Hamid Emminger, Thomas Kia (Hrsg.)

EXAPLAN

Das Kompendium der klinischen Medizin

Band 2

7. Auflage

ELSEVIER URBAN & FISCHER

URBAN & FISCHER München

Zuschriften und Kritik an:
Elsevier GmbH, Urban & Fischer Verlag, Lektorat Medizinstudium, Hackerbrücke 6, 80335 München

Wichtiger Hinweis für den Benutzer
Die Erkenntnisse in der Medizin unterliegen laufendem Wandel durch Forschung und klinische Erfahrungen. Herausgeber und Autoren dieses Werkes haben große Sorgfalt darauf verwendet, dass die in diesem Werk gemachten therapeutischen Angaben dem derzeitigen Wissensstand entsprechen. Das entbindet den Nutzer dieses Werkes aber nicht von der Verpflichtung, anhand weiterer schriftlicher Informationsquellen zu überprüfen, ob die dort gemachten Angaben von denen in diesem Buch abweichen und seine Verordnung in eigener Verantwortung zu treffen.

Wie allgemein üblich wurden Warenzeichen bzw. Namen (z. B. bei Pharmapräparaten) nicht besonders gekennzeichnet.

Bibliografische Information der Deutschen Nationalbibliothek
Die Deutsche Nationalbibliothek verzeichnet diese Publikation in der Deutschen Nationalbibliografie; detaillierte bibliografische Daten sind im Internet über http://dnb.d-nb.de abrufbar.

1. Auflage 1995
2. Auflage 1998
3. Auflage 2002
4. Auflage 2004
5. Auflage 2008
6. Auflage 2010
7. Auflage 2011

Um den Textfluss nicht zu stören, wurde bei Patienten und Berufsbezeichnungen die grammatikalisch maskuline Form gewählt. Selbstverständlich sind in diesen Fällen immer Frauen und Männer gemeint.

Planung: Dr. med. Dorothea Hennessen
Lektorat: Alexandra Frntic, Karolin Dospil, Dr. med. Constance Spring
Redaktion: Willi Haas
Herstellung: Peter Sutterlitte
Satz: Kösel, Krugzell
Druck und Bindung: Stürtz GmbH, Würzburg
Fotos/Zeichnungen: siehe Abbildungsnachweis
Umschlaggestaltung: SpieszDesign, Neu-Ulm
Gedruckt auf Primaset Bilderdruck 80 g, 0,98 Volumen

ISBN 978-3-437-42464-9

Aktuelle Informationen finden Sie im Internet unter www.elsevier.de und www.elsevier.com

Inhalt
Band 2

Ihr Plus im Web

- **IMPP-Fragen**
- **Tabellen zur Arzneitherapie**
- **Fremdsprachige Redewendungen**
- **Weiterführende Literatur**
- **Register als pdf zum Runterladen und Ausdrucken**

13 Allgemeinmedizin

Sabine Rutsch

Inhalt

1 Merkmale der Allgemeinmedizin

Definition. „Allgemeinmedizin versteht sich als Grundbetreuung aller Patienten mit körperlichen und seelischen Gesundheitsstörungen in der Notfall-, Akut- und Langzeitversorgung und beinhaltet wesentliche Bereiche der Prävention und Rehabilitation. Die Arbeitsweise des Allgemeinmediziners berücksichtigt somatische, psychosoziale, soziokulturelle und ökologische Aspekte. Dabei würdigt er den Patienten, sein Krankheitskonzept, seine Geschichte und sein Umfeld. Arbeitsgrundlagen sind die auf Dauer angelegte Arzt-Patient-Beziehung und die erlebte Anamnese..." (Dt. Gesellschaft für Allgemeinmedizin).

Die **Weiterbildung zum Facharzt** für Allgemeinmedizin dauert 5 Jahre und beinhaltet als Hauptfächer Innere Medizin, Chirurgie und Allgemeinmedizin. Die Genehmigung zum Führen der Bezeichnung erteilt die zuständige Landesärztekammer.

Die Allgemeinmedizin erfordert Kenntnisse in zahlreichen Fachgebieten, u.a. in der Inneren Medizin, der „kleinen" Chirurgie, Orthopädie, Pädiatrie, Geriatrie, Neurologie, Dermatologie und Augenheilkunde.

In diesem Kapitel werden auszugsweise Symptome und Krankheitsbilder besprochen, die in der Allgemeinpraxis häufig vorkommen bzw. Schwerpunkte in den vergangenen Prüfungen waren.

1.1 Aufgaben der Allgemeinmedizin

Haus- und familienärztliche Funktion

Dem Allgemeinarzt obliegt die ärztliche **Basisversorgung** der Bevölkerung bei **Gesundheit und Krankheit;** das Behandlungsspektrum ist dementsprechend außerordentlich breit. Als „klassischer" Haus- und Familienarzt kennt er durch die **Langzeitbetreuung** seiner Patienten die Probleme der ganzen Familie und versorgt sie oft über mehrere Generationen. Als Vertrauter der Familie und im Rahmen der Hausbesuche erhält er Einblick in die Beziehungen zwischen den Familienmitgliedern. Der Allgemeinarzt sieht den Patienten nicht nur als Individuum, sondern auch im Kontext seiner Umgebung, und die Familie in der Beziehung zu ihrem Wohn- und Lebensraum. Die Allgemeinmedizin versorgt den Patienten in seinem häuslichen Milieu und in seinem sozialen und beruflichen Umfeld. Dies führt zu einer besonders engen, privaten Beziehung zwischen dem Patienten und seinem Hausarzt.

Weitere Funktionen des Allgemeinarztes

Der Allgemeinarzt ist der **Gesundheitsanwalt** der Familie; durch umfassende Beratung trägt er zur Gesunderhaltung der Familie bei **(Gesundheitsbildungsfunktion,** ☞ Kap. 2.1). Viele Patienten suchen bei Anzeichen einer Erkrankung zuerst den Allgemeinarzt auf. Manche kommen auch mit einem Präsentiersymptom (vorgetäuschtes Symptom, um Kontakt zum Arzt zu erlangen und Probleme anzusprechen) oder einer schon fertigen Diagnose. Der erfahrene Allgemeinarzt hat die Aufgabe, eine Vielzahl von Beschwerden und Befunden nach Dringlichkeit der Therapie zu ordnen und lebensbedrohliche Krankheitszustände zu erkennen und abzuwenden **(Sieb- und Notfallfunktion).** Ferner integriert er **soziale und rechtliche Hilfsangebote** in die Behandlung, vermittelt zwischen gesellschaftlichen und medizinischen Aspekten und organisiert die **häusliche Pflege** bei bettlägerigen Patienten **(Integrationsfunktion).** Dem Allgemeinarzt obliegt als Hausarzt die **Steuerung der Diagnostik und Therapie.** Die Behandlung des Patienten durch verschiedene Ärzte stimmt er aufeinander ab und passt sie den Bedürfnissen des Patienten an **(Koordinationsfunktion).**

In den letzten Jahren ist die Stellung des Allgemeinarztes als „Lotse durch das Gesundheitswesen", auch unter dem Aspekt möglicher Kostensenkungen, deutlich gestärkt worden.

1.2 Häufigkeitsverteilung von Gesundheitsstörungen

Die Krankheiten der Gesamtbevölkerung sind je nach Beobachtungsfeld unterschiedlich verteilt. In einer Stadtpraxis wird der Allgemeinarzt mit anderen Störungen konfrontiert als in einer Landpraxis. Nach dem **Fälleverteilungsgesetz von**

Braun sind Bevölkerungsgruppen in ähnlichen Lebensumständen auch ähnlichen Gesundheitsstörungen unterworfen. Es ist bekannt, dass häufige Krankheiten häufig und seltene Krankheiten selten diagnostiziert werden.

Die Hälfte der Behandlungen durch den Allgemeinarzt entfällt auf Patienten mit so genannten **leichten Erkrankungen;** nur etwa jedem 10. Krankheitsbild lässt sich eine eindeutige klinische Diagnose zuordnen. Was in der Klinik die Regel ist, stellt in der Praxis die Ausnahme dar. Der Unterschied ist damit zu erklären, dass in der Praxis Funktionsstörungen – noch ohne feste Diagnose – und chronische Erkrankungen überwiegen, während akut gefährdende Erkrankungen (z. B. Appendizitis, Herzinfarkt) und bösartige Tumoren zunächst in der Klinik behandelt werden.

Am häufigsten wird der Allgemeinarzt konsultiert wegen:
- fieberhafter Infekte, vor allem der Atemwege
- Infektionskrankheiten
- Krankheiten des Bewegungsapparates
- Herz- und Kreislauferkrankungen

Über 70% der Erkrankungen gehören zum Bereich der Inneren Medizin; 50% von ihnen verlaufen chronisch.

1.3 Diagnostik und Therapie

Anamnese

Es ist sinnvoll, die Anamnese in eine Persönlichkeits- und eine medizinische Anamnese zu unterteilen. Die **Persönlichkeitsanamnese** ist gerade für den Allgemeinarzt von Bedeutung, um die Krankheit vor dem Lebenshintergrund des Patienten, d.h. seiner Biographie und dem sozialen und beruflichen Umfeld, zu sehen. Die **medizinische Anamnese** setzt sich aus der **Familienanamnese,** der Krankheitsvorgeschichte (**Eigenanamnese**) und dem Verlauf der aktuellen Krankheit (**jetzige Anamnese**) zusammen.

Je nach Möglichkeit erhebt der Allgemeinarzt eine erlebte, gezielte oder Situationsanamnese. Durch die enge Arzt-Patient-Beziehung und die Betreuung von Familienmitgliedern sowie die meist auch örtliche Nähe der Lebensbereiche ergibt sich für den Allgemeinarzt mittels der **erlebten Anamnese** ein Bild von der Privatperson des Patienten. So ist es dem Allgemeinarzt möglich, den Patienten in kurzer Zeit und mit wenig diagnostischem Aufwand adäquat zu betreuen. Ist eine ausführliche Anamnese aus Zeitgründen nicht möglich oder zweckmäßig, verschafft sich der Allgemeinarzt durch eine **gezielte Anamnese** einen schnellen Überblick. Bei Verletzungen oder Unfällen erhebt der Allgemeinarzt eine rasche **Situationsanamnese,** ohne Persönlichkeit und Vorgeschichte des Patienten besonders zu beachten. Die verschiedenen, je nach Gelegenheit und Möglichkeit durchzuführenden Anamneseformen sind in Tab. 13.1 zusammengefasst.

Tab. 13.1: Unterteilung der Anamnese

Art der Anamnese	Vorgehen bei der Erhebung
Persönlichkeitsanamnese	nach Biographie und Umfeld fragen
medizinische Anamnese	von der Familienanamnese und der (bekannten?) Vorgeschichte ausgehend zur aktuellen Krankheit überleiten
erlebte Anamnese	die Nähe des Lebensumfeldes erhöht den Informationsgehalt
gezielte Anamnese	schnellen Überblick durch gezielte Fragen gewinnen
Situationsanamnese	Kenntnis über den Hergang von Verletzungen oder Unfällen erlangen

Diagnostik an der Grenze zwischen Gesundheit und Krankheit

Als primärversorgender Arzt sieht der Allgemeinarzt häufig Frühstadien von Krankheiten mit uncharakteristischen Beschwerden wie Unwohlsein, Müdigkeit, Leistungsminderung, erhöhter Temperatur, Übelkeit oder Herzrasen. Während in der Klinik auf eine eingrenzende Diagnose hin untersucht wird, findet der **Allgemeinarzt** ein **breit gefächertes, mehrdimensionales Krankheitsspektrum** vor, das nicht immer mit nur einer Diagnose zutreffend zu beschreiben ist. Hat der Allgemeinarzt eine **abwendbare, gefährliche** Erkrankung durch Anamnese, körperliche Untersuchung und differentialdiagnostische Überlegungen ausgeschlossen, bietet sich ihm die Möglichkeit, die endgültige Diagnose noch offenzulassen, bis mehrere Dimensionen der Krankheit abgeklärt sind oder der weitere Krankheitsverlauf diagnostische Klarheit bringt. Dieses **abwartende Offenlassen** gewährt dem Allgemeinarzt einen größeren Einblick in die Krankheit und bewahrt ihn davor, sich vorschnell auf eine Diagnose festzulegen; dies muss jedoch vor dem Hintergrund erfolgen, rechtzeitig therapeutisch intervenieren zu können.

Einbeziehung des familiären und psychosozialen Umfeldes

Sowohl für die Diagnose als auch für die Therapie sollten das familiäre und psychosoziale Umfeld berücksichtigt werden. Lebt der Patient allein (Zunahme von „Single"-Haushalten), in einer Klein- oder Großfamilie? Einige Erkrankungen lassen sich durch die familiäre Situation erklären, andere Erkrankungen treten familiär gehäuft auf. Manche Erkrankungen (Stoffwechsel-, Suchtkrankheiten) erfordern es auch, die Familie in die Behandlungsstrategie mit einzubeziehen.

Leitlinien des diagnostischen Handelns

Das diagnostische Vorgehen des Allgemeinarztes erfolgt in zwei Stufen:

- 1. Stufe: **abgrenzendes** Vorgehen: Ausschließen gefährlicher und abwendbarer Krankheiten **(Siebfunktion)**
- 2. Stufe: **eingrenzendes** Vorgehen: weiterführende Diagnostik unter Berücksichtigung der wahrscheinlichen Krankheitsursache

Erst nachdem der Allgemeinarzt jeden Verdacht auf eine gefährliche oder abwendbare Erkrankung (z.B. Herzinfarkt, Ileus, Appendizitis), die sofort versorgt werden muss, ausgeschlossen hat, kann er weiter tätig werden. Für die weiterführende Diagnostik verfügt der Allgemeinarzt über begrenztere Mittel als die Klinik. Unter ambulanten Bedingungen muss er zwischen der **Zumutbarkeit** und **Notwendigkeit** für den Patienten und eigenen **wirtschaftlichen Überlegungen** abwägen.

Im Praxislabor kann eine grundlegende Diagnostik durchgeführt werden, z.B. BSG, Teststreifen- und mikroskopische Untersuchungen von Urin und Blut. Weiterführende Untersuchungen, wie Blutbild oder Elektrolyte, sind in einer gut eingerichteten Praxis möglich oder sie werden an eine Laborgemeinschaft weitergeleitet. Wirtschaftliche Aspekte spielen auch für den Praxisarzt eine immer größere Rolle. Daher soll jeder Diagnoseansatz sorgfältig überdacht werden, um überflüssige Untersuchungen zu vermeiden.

Klinischer Fall

Bei einer 42-jährigen Patientin, die seit 2 Tagen über allgemeines Krankheitsgefühl, trockenen Husten und Kratzen im Hals klagt, stellen Sie bei der Auskultation und Perkussion von Herz und Lunge keine pathologischen Veränderungen fest. Die Körpertemperatur beträgt rektal 38,0 °C.

Verdachtsdiagnose: banaler Infekt der oberen Luftwege

Vorgehen: Verordnung von Bettruhe, Inhalationen und Kontrolluntersuchung in 2 Tagen. Im Rahmen der Wirtschaftlichkeitspflicht sind eine weitergehende Diagnostik (Rö-Thorax) und Therapie (Antibiotika) zunächst nicht indiziert.

Eine **weiterführende** Diagnostik ist nur dann einzuleiten, wenn sich aus ihr Konsequenzen für die Therapie ergeben: Befunde ohne therapeutische Konsequenzen sind belastend für den Patienten, und grenzwertig pathologische Untersuchungsergebnisse können ein vermeintliches Leiden verstärken und den Arzt zu immer weiterer Diagnostik verleiten. Es besteht die Gefahr, dass sich der Patient zu einem „Befundkranken" entwickelt oder sich allzu stark auf seine Diagnose festlegt.

Leitlinien des therapeutischen Handelns

Der Patient erwartet vom Hausarzt eine schnelle und wirksame Linderung seiner Beschwerden. Eine Soforttherapie (z.B. bei starken Schmerzen, hohem Fieber) wirkt aber oft nur symptomatisch. Nach der eigentlichen Ursache der Erkrankung muss dann später gesucht werden. Für die Auswahl der Therapie besteht ein **Wirtschaftlichkeitsgebot.** Nach der gültigen Reichsversicherungsordnung (RVO) kann der Versicherte keine Leistungen beanspruchen, die für die Erzielung des Heilerfolgs nicht notwendig oder unwirtschaftlich sind. Aber auch die gewährten Leistungen bleiben oft ungenutzt: Ca. 40% aller verordneten Medikamente werden nicht eingenommen, was die Volkswirtschaft mit über 8 Mrd. Euro / Jahr belastet. Jedem Patienten sollte daher eine **individuelle Therapieanleitung** mitgegeben werden, die seine Wünsche und seine Belastbarkeit berücksichtigt (Problem der Zumutbarkeit von diagnostischen und therapeutischen Maßnahmen).

Die **Compliance** des Patienten ist umso größer, je zufriedener er mit der Arzt-Patient-Beziehung ist; Therapieüberwachung alleine reicht nicht aus.

Maßnahmen zur Verbesserung der Compliance sind:

- **Klare Therapieanweisungen** geben: Die Erläuterungen der Therapie sollen klar und verständlich (nichtmedizinische Sprache) sein und am besten schriftlich fixiert werden.
- Subjektive **Widerstände und Ängste berücksichtigen:** Gegen den inneren Widerstand des Patienten ist eine Therapie selten erfolgreich. Falls möglich, ist die Therapie den Vorstellungen des Patienten anzupassen und eventuell auf Hausmittel auszuweiten.
- Den Patienten zur **therapeutischen Mitarbeit** anregen: Es ist zu beobachten, dass sich der Gesundungsprozess beschleunigt, wenn der Patient aktiv daran beteiligt wird (z.B. Maßnahmen der physikalischen Therapie wie Umschläge, Bestrahlungen, Inhalationen, Bäder und Massagen). Chronisch Erkrankte können in Schulungsgruppen zusammengefasst werden.

Befindet sich der Patient wegen verschiedener Erkrankungen bei mehreren Ärzten in Behandlung, ist es Aufgabe des Allgemeinmediziners, die Therapie zu koordinieren. Die Medikation sollte auf das Allernotwendigste beschränkt werden.

Langzeitbehandlung

Mehr als $^1/_3$ der Patienten einer allgemeinärztlichen Praxis leidet unter einer chronischen Erkrankung und bedarf einer fortlaufenden Langzeitbehandlung. Die Kontrollabstände für die häufigsten chronischen Erkrankungen (Herz-Kreislauf-, Atemwegs- und Stoffwechselerkrankungen) variieren je nach Schwere der Krankheit zwischen 2 und 6 Wochen, in leichteren Fällen sind auch längere Intervalle möglich. Vielfach kommt dem Allgemeinarzt auch die Aufgabe zu, Pflegefälle langfristig zu betreuen oder z.B. Tumorpatienten palliativ zu versorgen.

1.4 Hausbesuche und telefonische Beratung

Allgemeinärzte führen annähernd 90% aller registrierten Hausbesuche durch. Jede 10. Konsultation des Allgemeinarztes ist ein Hausbesuch. Die meisten Hausbesuche finden auf dem Land und in Gebieten mit einem hohen Anteil älterer Menschen statt.

Die häufigsten Diagnosen bei notärztlichen Hausbesuchen sind:

- akute Ischialgie
- Asthma bronchiale
- Angina pectoris
- grippaler Infekt und akute Bronchitis
- Übelkeit und Erbrechen

Klinischer Fall

In Ihrem Praxisbereich treten zurzeit gehäuft Gastroenteritiden auf. Sie werden morgens telefonisch von der Mutter eines 1-jährigen Kindes informiert, dass ihr Kind erbreche, nicht esse und nicht trinke und außerdem starke Durchfälle habe. Das Kind sei müde und schlapp, weine und schreie jedoch nicht.

Diagnose: akute Gastroenteritis

Vorgehen: sofortiger Hausbesuch, da das Kind im Rahmen der Gastroenteritis akut ein gefährliches Flüssigkeitsdefizit entwickeln kann.

Dem vermehrten Zeitaufwand und den eingeschränkten diagnostischen Möglichkeiten stehen die Vorteile des Hausbesuchs mit direkter Einbeziehung der Angehörigen und dem Erleben des Patienten in seinem sozialen Umfeld entgegen (erlebte Anamnese).

Indikation und Dringlichkeit

Jeder Patient hat Anspruch auf einen Hausbesuch seines Allgemeinarztes, falls es ihm nicht möglich oder zuzumuten ist, in die Sprechstunde zu kommen (**Besuchspflicht** des Allgemeinarztes).

Nach dem Bundesmanteltarifvertrag hat der Allgemeinarzt jeden gewünschten Hausbesuch durchzuführen, sofern nicht folgende Ablehnungsgründe vorliegen und infolgedessen ein Kollege schneller am Einsatzort sein kann:

- zu große Entfernung (> 50 km oder > 30 min Fahrzeit; in ländlichen Gebieten das Doppelte)
- Überschreitung der Zumutbarkeit (gesundheitliche Gründe oder Übermüdung des Allgemeinarztes)
- eingeschränkte Fahrtauglichkeit des Allgemeinarztes

Zu unterscheiden ist zwischen **termingerechtem, planbarem** Hausbesuch (Folgebesuch im Rahmen der Langzeitbetreuung von immobilen Patienten) und **dringlichem** Hausbesuch (Erstbesuch zur

Notfallversorgung akut erkrankter Patienten). Jeder Notfall ist so lange als gefährlich einzustufen, bis der Allgemeinarzt sich davon überzeugen konnte, dass keine lebensbedrohliche Situation vorliegt.

Organisation der Besuchstätigkeit

Hausbesuche macht der Allgemeinarzt je nach Dringlichkeit während oder nach der Sprechstunde, d.h. auch in der Freizeit (Nachtbesuch). Es sollte schon am Telefon gezielt nach Art und Dauer der Symptomatik und eventuellen Ursachen der Erkrankung gefragt werden. Wird ein dringender Hausbesuch während der Sprechstunde angefordert, so hat er Vorrang vor den wartenden Patienten, auch wenn es dadurch zu Störungen im Praxisablauf kommt. Während des Hausbesuches muss die Erreichbarkeit des Arztes gewährleistet sein.

Medizinische Ausrüstung

Zur notwendigen Ausrüstung gehören die Arzttasche, der Notfallkoffer sowie wichtige Formulare (Karteikarte, Rezept, Attest).

Die **Arzttasche** enthält:

- Instrumente: Stethoskop, RR-Messgerät, Taschenlampe, Otoskop, Holzspatel, Thermometer, Reflexhammer, Staubinde, chirurgische Instrumente
- Verbrauchsmaterialien: Kanülen, Spritzen, Verbandsmaterial, Einmalkatheter, Handschuhe, Fingerlinge, Gleitmittel zur rektalen Untersuchung, Desinfektionsmittel, Urinteststreifen
- Medikamente: Adrenalin, ASS, Atropin, Antibiotika (z.B. Penicillin G, Amoxicillin, Clarithromycin, Ciprofloxacin), Betablocker, Biperiden, Butylscopolamin, Clemastin, Diazepam, Diclofenac, Dimenhydrinat, Furosemid, Haloperidol, Heparin, Ibuprofen, Lidocain, Metoclopramid, Morphin, Nifedipin, Nitroglycerin, Pilocarpin, Prednisolon, Theophyllin, Verapamil, Salbutamol oder ähnliches Betamimetikum als Dosieraerosol

Im **Notfallkoffer** befinden sich zusätzlich Infusionslösungen (NaCl 0,9%, Glukose, HAES, Ringer-Laktat), Sauerstoff, EKG-Gerät, Defibrillator und Intubationsbesteck.

Telefonische Beratung

Ein Allgemeinarzt kann, wenn er mit der Situation des Patienten gut vertraut ist, den Hausbesuch durch eine Beratung am Telefon ersetzen bzw. vereinbaren, weiter telefonisch über den Stand der Erkrankung unterrichtet zu werden. Dabei können jedoch wichtige Symptome übersehen werden, weil der Patient meist nur seine subjektiven Beschwerden schildert und einer objektiven Untersuchung nicht zugänglich ist.

1.5 Patientengruppen in der Allgemeinmedizin

1.5.1 Behandlung von Notfällen

☞ Anästhesie

Der niedergelassene Arzt ist durch die Berufsordnung verpflichtet, am ärztlichen Notdienst teilzunehmen. Patienten mit einer lebensbedrohlichen Erkrankung wird er umgehend in eine geeignete Klinik einweisen. Die ersten therapeutischen Schritte können jedoch bereits entscheidend für die weitere Prognose des Patienten sein. Als Erstes werden nach einer kurzen Orientierung über die betroffene Person und die örtlichen Gegebenheiten die Funktionen von **Atmung** und **Kreislauf** (Zirkulation) sowie die **zentralen Funktionen** (Bewusstseinslage, Pupillenreaktion) überprüft. Die **Reanimation** erfolgt nach dem **ABC-Schema: A**temwege frei machen, **B**eatmung und Unterstützung der Z(**C**)irkulation (extrathorakale Herzdruckmassage). Das Verhältnis von Beatmung zu Thoraxkompressionen beträgt **2:30** (entsprechend der neuen Leitlinien geändert; s. Eckpunkte der

Klinischer Fall

Während Ihres hausärztlichen Notdienstes werden Sie zu einer Ihnen unbekannten Patientin gerufen, die über plötzlich entstandene linksseitige Unterschenkelschmerzen klagt. Sie untersuchen die Patientin und dabei fällt Ihnen auf, dass die betroffene Extremität blass ist und die Fußpulse nicht zu tasten sind.

Diagnose: akuter arterieller Verschluss

Therapie: Tieflagerung der betroffenen Extremität, 5000–10000 I.E. Heparin i.v., Schmerztherapie mit Pethidin, sofortige stationäre Einweisung in gefäßchirurgische Klinik

Tab. 13.2: Lagerung des Patienten in verschiedenen Notfallsituationen [1]

Klinik	Lagerung	Ziel
Atemnot	Oberkörper erhöht, Arme aufstützen	Einsatz der Atemhilfsmuskulatur
Lungenödem	aufrecht sitzen, Beine tief, Arme aufstützen	Entlastung des Lungenkreislaufs
Volumenmangelschock	Beine hoch, Kopf tief (Schocklagerung)	venöser Rückfluss ↑ Durchblutung der lebenswichtigen Organe ↑
kardiogener Schock	Oberkörper erhöht (ca. 30°)	venöser Rückfluss ↓
Vena-cava-Kompressions-Syndrom	Linkshalbseitenlagerung	venöser Rückfluss ↑
akuter peripherer Arterienverschluss	Extremität tieflagern	Verbesserung des arteriellen Zuflusses über Kollateralen
akuter peripherer Venenverschluss	Extremität hochlagern	Verbesserung des venösen Abflusses über Kollateralen
hypertensive Krise	Oberkörper erhöht	Hirndurchblutung ↓

Bundesärztekammer für die Reanimation 2006; Deutsches Ärzteblatt, Jg. 103, 14 [2006], S. B813–814), unabhängig davon, ob ein oder zwei Helfer die Reanimation vornehmen.

Wichtig ist die richtige **Lagerung** des Patienten entsprechend dem vermuteten Krankheitsbild (☞ Tab. 13.2).

Angina-pectoris-Anfall, Myokardinfarkt, Lungenödem, Schlaganfall

Der **akute Angina-pectoris-Anfall** wird mit Nitroglycerin und einem Betablocker behandelt (Spray, Kapsel), sofern der **Blutdruck > 100 / 60** liegt. Wichtig ist die Beruhigung des Patienten; eventuell können eine medikamentöse Sedierung und O_2-Gabe sinnvoll sein. Kommt es nicht zu einem raschen Abklingen der Beschwerden, muss von einem **akuten koronaren Syndrom** (instabile Angina pect./Herzinfarkt) ausgegangen und sofort die Klinikeinweisung veranlasst werden.

Klinischer Fall

Ein 53-jähriger Mann klagt seit 2 h über heftige retrosternale Schmerzen mit Übelkeit und Brechreiz, außerdem über Schweißausbrüche. Im EKG finden Sie in mehreren Ableitungen monophasische ST-Hebungen; die Q-Zacke ist nicht vergrößert.
Diagnose: akuter Herzinfarkt

Beim geringsten Verdacht auf einen **Herzinfarkt** stehen nach Verständigung des NAW die Beruhigung des Patienten, die intravenöse Gabe von ASS und einem Betablocker und eine effiziente Analgesie (Opioide) im Vordergrund. Weitere Maßnahmen sind O_2-Gabe, Sedierung und ggf. Schockbekämpfung. Die Letalität ist in den ersten Stunden am höchsten, daher können bei typischer Symptomatik nicht erst die Laborergebnisse abgewartet werden.

Mit einem Anstieg der Herzmuskelenzyme ist zu rechnen bei:

- Troponin T oder I (herzmuskelspezifisch) nach 3–8 h
- CK-MB nach 4–8 h
- ASAT (früher: GOT) nach 4–8 h und HBDH nach 8–10 h

Cave: Eine **intramuskuläre** Schmerzmittelgabe ist wegen der Enzymdiagnostik und einer evtl. Lysetherapie **kontraindiziert.**

Beim **akuten Lungenödem** werden Nitrate (Mechanismus: venöses Pooling), Furosemid und O_2 gegeben.

Merke

Keine Nitrogabe bei RR syst. < 100 mmHg!

Erstmaßnahme bei der **hypertensiven Krise** (RR > 210–240/110–140 mmHg) ist die Gabe von 5 mg

13

Nitrendipin sublingual (nicht beim akuten koronaren Syndrom) oder von Nitroglycerin als Kapsel oder Spray.

Bei Verdacht auf einen **Schlaganfall** sollte der Patient umgehend in eine **„Stroke Unit"** eingewiesen werden. Erstmaßnahmen sind die Gabe von O_2 sowie die Kontrolle von BZ und RR.

Anaphylaktischer Schock

Ätiologie. Auslöser des anaphylaktischen Schocks ist die Reexposition des Patienten mit Allergenen wie Arzneimitteln (z.B. Penizilline, Cephalosporine, Dextrane, iodhaltige Kontrastmittel), Insektengift oder Nahrungsmitteln oder im Rahmen einer Hyposensibilisierungsbehandlung.

Klinik. Leitsymptome sind Juckreiz, Hypotonie, Tachykardie (hypovolämischer Schock), Urtikaria und evtl. ein Bronchospasmus mit Glottisödem.

Therapie. Nach Unterbindung der weiteren Allergenzufuhr wird sofort ein venöser Zugang geschaffen und der Oberkörper flach gelagert.

- Mittel der Wahl ist **Adrenalin:** 1 mg verdünnt in 10 ml 0,9%igem NaCl: jeweils 1–3 ml langsam i.v. unter Pulskontrolle, ggf. nach 3–10 min wiederholen oder doppelte Dosis intratracheal
- anschließend rasche Volumensubstitution (Ringer-Lösung, kolloidale Volumenersatzlösung)
- erst anschließend, wegen des verzögerten Wirkungseintritts, Einsatz von Glukokortikoiden (100–1 000 mg Prednisolon i.v.) und Antihistaminika (z.B. Dimetinden 4–8 mg i.v.)
- bei Vorliegen eines Bronchospasmus inhalatives Betamimetikum und evtl. Theophyllin langsam i.v., Sauerstoffgabe.

Weitere Erkrankungen

Beim **akuten Abdomen** stehen Schmerz- und Schockbekämpfung sowie Nahrungskarenz an erster Stelle. Geeignete diagnostische Maßnahmen sind Röntgen-Abdomenleeraufnahme (freie Luft, Verschattungen), Sonographie und Labor (Urinuntersuchung, Leukozyten, Hämoglobin, Hämatokrit, Amylase, Lipase). Als therapeutische Erstmaßnahmen können indiziert sein:

- nasales Einführen einer Magensonde (zur Aspirationsprophylaxe)
- hoher Schwenkeinlauf (zur Anregung der Darmtätigkeit bei Ileus)

Bei Verdacht auf **Gallenkolik** sollte **kein Morphin** zur Schmerzbekämpfung eingesetzt werden (Kontraktion des Sphincter Oddi).

Unfall

Bei Unfällen und Notfällen liegt es in der Verantwortung des einweisenden Arztes, den Klinikarzt über die Vorgeschichte des Patienten und die bisherigen diagnostischen und therapeutischen Schritte zu informieren. Meist setzt er auch die Angehörigen darüber in Kenntnis.

1.5.2 Chronisch Kranke

Der chronisch Kranke benötigt eine engmaschige kontinuierliche Betreuung durch den Allgemeinarzt. Oft sind es chronische Schmerzen, die den Patienten zum Allgemeinarzt führen, vor allem Kopf-, Rücken- oder Tumorschmerzen. Eine sorgfältige Abklärung ist nötig, bevor ein Schmerzmittel wiederholt gegeben wird (Entscheidungshilfen für die Arzneimittelwahl ☞ Therapie chronischer Schmerzen)

Bei jeder **Schmerztherapie** sollte mit dem Patienten ein **Therapieplan** abgesprochen werden, in dem die tägliche Dosis und die Dauer der Medikation festgelegt sind. Dem Patient sollten die häufigsten und gefährlichsten Nebenwirkungen bekannt sein. In einigen Fällen können der Einsatz von Naturheilverfahren und eine psychotherapeutische Mitbetreuung hilfreich sein. In schwierigen Fällen ist die Überweisung in eine **Schmerzambulanz** zu erwägen.

Andere Regeln gelten für **Tumorpatienten.** Hier sollten entsprechend dem Stufenplan für Schmerztherapie ohne Vorbehalt **Opiate** eingesetzt werden.

> **Merke**
>
> **Schmerzfreiheit** ist bei Tumorpatienten das oberste Therapieziel!

Opiate sind, gemessen an ihrer Wirksamkeit, nebenwirkungsarm (bis auf Obstipation, Übelkeit); bei ausreichend hoher Dosierung und Einhaltung eines festen Zeitschemas kommt es kaum zur Toleranzentwicklung. So können Patienten mit tumorbedingten Schmerzen über längere Zeit kontinuierlich mit Opioidanalgetika behandelt werden, ohne dass eine Dosissteigerung notwendig wird. Die Abhängigkeitsentwicklung ist gering, vermutlich weil durch die konstante Zufuhr Schwankungen der Plasmakonzentration unterbleiben und der euphorisierende Effekt ausbleibt. Für die Verschreibung von Opiaten und Opioiden wird ein **Betäubungsmittelrezept** (BtM-Rezept) benötigt, das aus drei Teilen besteht; die ersten beiden Teile verbleiben bei der Apotheke, der dritte Teil muss vom Allgemeinarzt drei Jahre lang aufbewahrt werden. Die entsprechenden Formblätter erhält der Allgemeinarzt von der Bundesopiumstelle des Bundesinstituts für Arzneimittel und Medizinprodukte (Bonn), sie sind diebstahlsicher aufzubewahren. Die Gültigkeitsdauer ist auf 7 Tage beschränkt. Pro Mittel wird die Tageshöchstmenge für den Patienten festgelegt. In begründeten Einzelfällen kann auf einem BtM-Rezept auch mehr als ein Mittel ohne Berücksichtigung der Höchstmenge und ohne Beachtung der zeitlichen Begrenzung verschrieben werden.

1.5.3 Allgemeinmedizinische Geriatrie

Stationäre Patienten > 70 LJ haben im Durchschnitt sieben verschiedene Krankheiten. Bei rund 50% der über 75-Jährigen in der Allgemeinpraxis können mehr als drei Diagnosen gestellt werden. **Multimorbidität** ist charakteristisch für Patienten in der Allgemeinmedizin, vor allem für die älteren. Die meisten Gesundheitsstörungen im Alter verlaufen chronisch und beginnen häufig schleichend mit atypischer Symptomatik. Krankheiten weisen im Alter oft ein verändertes klinisches Bild auf; klar definierte Symptome sind eher ungewöhnlich.

Häufige Krankheitskombinationen sind Hypertonie/Diabetes mellitus/Gicht und/oder chronisch-obstruktive Lungenerkrankung mit oder ohne Emphysem/Herzinsuffizienz. Um zu vermeiden, dass sich die Krankheiten gegenseitig potenzieren und es zu unerwünschten Interaktionen der verabreichten Medikamente kommt, gehört es zu den Aufgaben des Allgemeinarztes, die Behandlung der verschiedenen Erkrankungen zu koordinieren (s.o.).

Bei einer Pharmakotherapie mit nierengängigen Medikamenten ist die **eingeschränkte Nierenfunktion** im Alter zu beachten. Prävention und Rehabilitation kommt bei altersbedingten Erkrankungen eine besondere Bedeutung zu (☞ Kap. 5.3).

Weitere häufige Probleme in der Geriatrie sind Immobilität, Stürze, Depressionen, Demenz, Inkontinenz, chronische Obstipation, Exsikkose und Elektrolytstörungen.

1.5.4 Betreuung Sterbender und deren Angehöriger

Beim Sterbenden können häufig folgende **psychische Phasen** beobachtet werden: Dem Schock, den die Mitteilung oder Entdeckung der schweren Krankheit hervorruft, begegnet der Patient mit Verdrängungsprozessen wie Verleugnung und Isolierung. Es folgen Groll, Wut und Neid. Danach „verhandelt" er, bemüht sich quasi um Aufschub, und sobald die Wirklichkeit nicht mehr zu verleugnen ist, fällt der nun auch subjektiv aussichtslos Kranke in Verzweiflung und tiefe Depression. Zuletzt willigt er „fast frei von Gefühlen" in das Unvermeidliche ein.

Zu unterscheiden ist zwischen aktiver und passiver Sterbehilfe und der Hilfe beim Sterben:

- **aktive Sterbehilfe:** Das Leben gezielt zu verkürzen ist gesetzlich unzulässig, auch wenn es auf ausdrückliches Verlangen des Patienten hin erfolgt. Die **Beihilfe zur Selbsttötung** ist grundsätzlich nicht strafbar; allerdings gilt dies nicht für Personen, die eine „Garantenpflicht" für das Leben des Patienten haben, wie der Arzt oder Ehepartner. Von **indirekter Sterbehilfe** spricht man, wenn eine Lebensverkürzung als Nebenwirkung einer zulässigen Maßnahme (z.B. Schmerzlinderung) eintritt; sie ist kein Straftatbestand.
- **passive Sterbehilfe:** Lebensverlängernde Maßnahmen werden bei aussichtsloser Prognose oder einem für den Patienten unerträglichen Leiden unterlassen.
- **Hilfe beim Sterben:** Die Hilfe beim Sterben ist eine typische hausärztliche Aufgabe mit dem Ziel, die Menschenwürde des Patienten in allen Stadien des Sterbens zu bewahren (z.B. durch symptomatische Maßnahmen, Schmerzlinderung und Vermeidung unnötiger diagnostischer oder therapeutischer Maßnahmen), ihm eventuell zu ermöglichen, zu Hause zu sterben und bewusst das Gespräch mit dem Kranken über seine Situation zu suchen, soweit dieser ein Bedürfnis nach Information erkennen lässt.

Es ist keineswegs selten, dass Todkranke vom Allgemeinarzt eher gemieden oder distanzierende Gesprächstechniken angewandt werden (Vermeidungsverhalten). Dabei ist vom Allgemeinarzt ein aktiver Sterbebeistand gefordert, damit nicht „der soziale Tod dem biologischen Tod vorausgeht“ [2].

Zu den weiteren Aufgaben des Allgemeinarztes gehört es, den Tod festzustellen, den Totenschein auszustellen und sich um die Angehörigen zu kümmern, z.B. durch Unterstützung bei der Trauerarbeit, einem oft lang dauernden Prozess.

2 Prävention und Früherkennung von Krankheiten

2.1 Gesundheitsbildung

Ziel der **Gesundheitsberatung** als (allgemein-) ärztliche Aufgabe ist es, die Verantwortung des Einzelnen für die eigene Gesundheit so zu stärken und das individuelle Verhalten dauerhaft so zu verändern, dass es der Gesundheit dienlich ist (ggf. Umstellung der Lebens- und Ernährungsgewohnheiten, **Verhaltensprävention**). Leitbild der Verhaltensprävention ist das sog. KAP-Modell (knowledge, attitude, practice). Die Aufgaben des Allgemeinarztes umfassen **Prophylaxe** und **Rehabilitation** von Erkrankungen sowie die **Gesundheitsaufklärung** von Kranken und Gesunden in Fragen zu Hygiene (Wohn- und Arbeitsbedingungen), Ernährung, körperlicher Bewegung, Freizeitaktivitäten, Reisen, Schwangerschaft sowie Ehe- und Sexualberatung.

Ziel der **primären** Prävention ist es, die Entstehung von Krankheiten durch Vermeidung ursächlicher Faktoren (z.B. Risikofaktoren wie Nikotin- oder Alkoholabusus, Fehlernährung, Bewegungsmangel) zu verhüten. Die **sekundäre** Prävention interveniert in einem Stadium der Erkrankung, in dem noch keine Krankheitssymptome vorliegen; durch **Früherkennung** und frühzeitige Behandlung soll die Prognose der Erkrankung verbessert werden. Die **tertiäre** Prävention umfasst ähnlich wie die Rehabilitation Maßnahmen, die Leistungsfähigkeit und Lebensqualität **nach** einer Erkrankung zu erhalten sowie deren Fortschreiten und eventuelle Folgeschäden zu verhindern (☞ Abb. 13.1).

Der Allgemeinarzt übernimmt die gesundheitliche Betreuung seiner Patienten beim Eintritt in das Arbeitsleben und beim Ausscheiden aus der Berufstätigkeit u.a., um frühzeitig Berufskrankheiten zu erkennen.

2.2 Früherkennungsmaßnahmen

Vorsorgeuntersuchungen sind freiwillige, von den Krankenkassen getragene Untersuchungen zur Früherkennung von Erkrankungen, besonders in gefährdeten Lebensabschnitten.

Kinderrichtlinien

☞ Pädiatrie, Kap. 1

Die Vorsorgeuntersuchungen bei Neugeborenen, Säuglingen und Kleinkindern bis zum 6. Lebensjahr (U1 – U9) werden standardisiert erhoben und

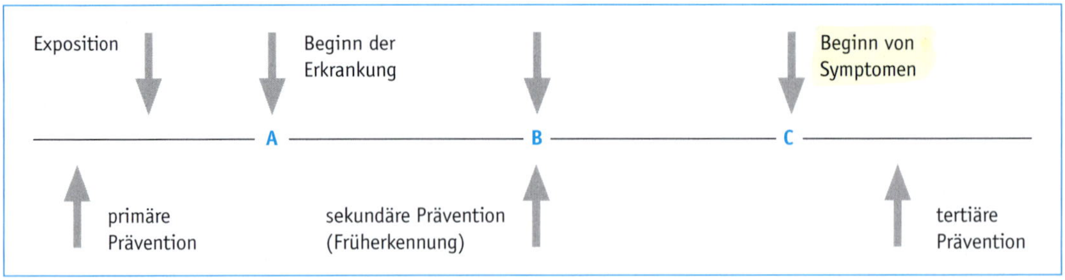

 Abb. 13.1: Zeitlicher Zusammenhang zwischen Prävention und Krankheitsstadium [3]

in einem Vorsorgebuch dokumentiert. Während die Erst- (U1) und die Basisuntersuchung (U2) von Neugeborenen vorwiegend in der Klinik durchgeführt werden, beginnt die Vorsorge beim Allgemeinarzt in der Regel ab der 4.–6. Lebenswoche (U3). Die Untersuchungen umfassen Hör- und Sehtest, Prüfung der Reflexe und der Sprachentwicklung sowie Sonographie der Hüftgelenke. Insbesondere die Vorsorgeuntersuchungen im 4. (U8) und 6. (U9) Lebensjahr bieten dem Allgemeinarzt auch die Gelegenheit, die geistig-seelische Entwicklung und das soziale Verhalten des Kindes zu überprüfen.

Jugendgesundheitsberatung

Die letzte empfohlene Untersuchung vor dem Erwachsenenstatus ist die Jugendgesundheitsberatung (J1). Sie erfolgt zwischen dem 12.–16. Lebensjahr und umfasst eine ausführliche Anamnese inklusive der Familienanamnese, eine ausführliche körperliche Untersuchung, eine Einschätzung der seelischen Entwicklung sowie die Aufklärung hinsichtlich Risikofaktoren wie Alkoholkonsum, Rauchen und AIDS-Gefährdung. Die J1 bietet außerdem eine gute Gelegenheit, nochmals den Impfstatus zu überprüfen.

Untersuchungen nach dem Jugendarbeitsschutzgesetz

Dieses Gesetz betrifft Personen, die ins Arbeitsleben eintreten und mindestens 14, aber noch keine 18 Jahre alt sind. Ziel ist, gesundheitliche Risiken durch die beabsichtigte Tätigkeit zu vermeiden. Gesetzlich vorgeschrieben sind eine standardisierte Anamneseerhebung mit Ganzkörper- und Urinuntersuchung vor Aufnahme der Berufstätigkeit und eine zweite vor Ablauf des ersten Beschäftigungsjahres zum gesundheitlichen Vergleich, sofern der Jugendliche das 18. Lebensjahr inzwischen noch nicht vollendet hat. Die Aufnahme der Beschäftigung darf erst nach Vorlage der Bescheinigung über die durchgeführte Untersuchung erfolgen.

Mutterschaftsrichtlinien

Ziel der Mutterschaftsrichtlinien ist das frühzeitige Erkennen von Risikoschwangerschaft und Risikogeburt. Die durchgeführten Untersuchungen und Befunde werden im „Mutterpass“ dokumentiert.

Gesundheitsuntersuchungsrichtlinien

Versicherte ab einem Alter von 35 Jahren haben Anspruch auf eine alle zwei Jahre durchzuführende Gesundheitsuntersuchung, die der Früherkennung von Krankheiten dient („Check-up 35“). Dieser Anspruch besteht auch dann, wenn sich der Versicherte bereits wegen einer der „Zielkrankheiten“ in ärztlicher Behandlung befindet.

Die Untersuchung umfasst:

- Erhebung der Anamnese mit Erfassung der wesentlichen Risikofaktoren
- Ganzkörperuntersuchung, inkl. Blutdruckmessung
- Laboruntersuchung auf Glukose und Cholesterin im Serum, Urinstreifentest auf Eiweiß, Glukose, Erythrozyten, Leukozyten und Nitrit
- Ruhe-EKG (fakultativ)
- eingehende Beratung mit Erörterung einer möglichen Prävention

Krebsfrüherkennungsrichtlinien

Die gesetzlichen Krankenversicherungen tragen abhängig vom Alter der Versicherten die Kosten jährlicher Vorsorgeuntersuchungen, die folgende Leistungen umfassen:

Frauen:

- ab 20. LJ: Untersuchung des Genitales
- ab 30. LJ: zusätzlich Untersuchung der Brust, der Axillen und der Haut
- ab 40. LJ: zusätzlich rektale Untersuchung
- ab 50. LJ: zusätzlich Untersuchung des Dickdarms per Stuhltest auf okkultes Blut, Mammographie

Männer:

- ab 45. LJ: Untersuchung des Genitales, der Leistenregion, der Prostata, der Haut und des Dickdarms per Stuhltest auf okkultes Blut

Die Untersuchung besteht aus Anamnese, körperlicher Untersuchung, evtl. radiologischer Untersuchung (Mammographie) und Labortests (BSG-Beschleunigung, Veränderung der Plasmaproteine, Anämie). Die Teilnehmerrate an diesen Untersuchungen ist trotz umfangreicher Aufklärung weiterhin alarmierend niedrig (ca. 25% der Männer, ca. 35% der Frauen).

Tumormarker sind bisher bis auf wenige spezielle Fragestellungen nicht zur Frühdiagnostik geeignet, sondern dienen meist der Verlaufsbeobachtung bzw. der Erkennung von Tumorrezidiven oder Metastasen.

Sporttauglichkeitsuntersuchung

Die Sporttauglichkeitsuntersuchung ist keine Leistung der gesetzlichen Krankenkassen. Sie beinhaltet im Wesentlichen die Prüfung der Herz-Kreislauf- und der Lungenfunktion. In der Sportmedizin wird zwischen Übung, Training und Sport unterschieden:

- **Übung** bedeutet die systematische Wiederholung gezielter Bewegungsabläufe zur Leistungssteigerung, die auf Grund geringerer Intensität nicht zu morphologisch fassbaren Veränderungen führt.
- **Training** stellt die systematische Wiederholung überschwelliger Muskelanspannung zur Leistungssteigerung dar, die wegen der Qualität und Quantität der Beanspruchung zu morphologischen Anpassungserscheinungen führt.
- **Sport** bezieht sich auf eine muskuläre Beanspruchung mit Wettkampfcharakter.

Die Empfehlung des Allgemeinarztes richtet sich nach der Grundkrankheit und der gegenwärtigen Belastbarkeit des Patienten. Personen mit vegetativen Allgemeinsymptomen ohne pathologischen körperlichen Befund können Sport treiben. Für Patienten mit koronarer Herzkrankheit und hoher Belastbarkeit empfiehlt sich ein Training, aber kein Sport. Für Patienten mit Herzinsuffizienz kann Übung indiziert sein, nicht aber Training oder Sport.

2.3 Impfungen

☞ Pädiatrie, Kap. 8.1.2; Mikrobiologie, Kap. 11

Impfungen gehören zu den **wirksamsten** und **wichtigsten präventiven** Maßnahmen in der Medizin. Sie sind eine effektive Maßnahme zur Verhütung von Infektionskrankheiten mit dem Ziel, bestimmte Krankheitserreger möglichst weitgehend zu eliminieren (Masern, Polio).

In Deutschland gibt es keine Impfpflicht; es ist daher eine wichtige hausärztliche Aufgabe, für einen ausreichenden Impfschutz der Patienten zu sorgen.

Man unterscheidet die **passive** Immunisierung durch Zufuhr von Immunglobulinen (humorale Immunität, nur kurze Schutzwirkung von 4 Wo. bis 3 Mo.) von der **aktiven** Immunisierung durch die Zufuhr von Antigenen der entsprechenden Krankheitserreger, entweder als **Tot**impfstoff (ab getötete Krankheitserreger oder aufbereitete Antigene) oder durch **Lebendimpfstoff** (attenuierte, noch vermehrungsfähige Krankheitserreger, **Cave:** erhöhtes Risiko für Immunsupprimierte und Schwangere).

Bis auf die Impfung gegen Gelbfieber werden alle Impfungen in der Allgemeinpraxis durchgeführt.

Das Robert-Koch-Institut unterhält eine **ständige Impfkommission (STIKO),** die regelmäßig die Impfempfehlungen aktualisiert (zuletzt 8/2008).

Indikationen

Man unterscheidet Impfungen mit breiter Anwendung (**Standardimpfung**) von Impfungen bei spezieller Indikation (**Indikationsimpfung**).

> **Merke**
>
> **Standardimpfungen im Kindesalter:**
> Diphtherie, Tetanus, Polio, Masern, Mumps, Röteln, Pertussis, Haemophilus influenzae Typ b, Hepatitis B, Pneumokokken, Meningokokken, humane Papillomaviren (HPV, für Mädchen von 12–17 J.) und Varizellen
> **Standardimpfungen für Erwachsene ab 60 Jahre:**
> Influenza und Pneumokokken

Die **Standardimpfungen** für Kinder werden nach dem Impfkalender der STIKO durchgeführt (☞ Pädiatrie, Kap. 8.1.2); Tetanus und Diphtherie werden im Erwachsenenalter alle 10 Jahre aufgefrischt. Auch nach längerer Impfpause beim Erwachsenen ist keine erneute Grundimmunisierung erforderlich („Jede Impfung zählt!").

Indikationsimpfungen werden je nach Exposition (z.B. Hepatitis-B-Impfung bei medizinischem Personal; Kontrolle des Impferfolges anhand des Hbs-AK-Titers) oder Reiseziel empfohlen. Im internationalen Reiseverkehr ist nur noch die Gelbfieberimpfung in einigen Ländern vorgeschrieben. Diese darf nur von staatlich autorisierten Stellen (z.B. Tropeninstitut) durchgeführt werden.

Lebendimpfstoffe können entweder simultan geimpft oder es muss ein Sicherheitsabstand von 4 Wochen zwischen den einzelnen Impfungen eingehalten werden. Bei Unfällen und fehlender oder unzureichender Grundimmunisierung ist eine Tetanussimultanimpfung erforderlich (aktive

Tab. 13.3: Impfabstände bei Standardimpfungen

Impfung gegen	Zeitpunkt zur Auffrischimpfung
Diphtherie, Tetanus	im 5.–6. Lebensjahr, dann alle 10 Jahre (mit reduzierter Toxoidmenge)
Polio, Pertussis	Auffrischimpfung im Alter von 9 – 17 Jahren, anschließend keine weitere Impfung erforderlich
Influenza	jährlich mit dem von der WHO empfohlenen Impfstoff
Pneumokokken	nach 6 Jahren nur für Patienten mit erhöhtem Risiko

Immunisierung mit passiver Immunprophylaxe).

Impfabstände

Die Grundimmunisierung durch die Standardimpfungen erfolgt im Säuglingsalter und ist in der Regel mit 2 Jahren abgeschlossen. Tab. 13.3 gibt die empfohlenen Termine zur Auffrischung wieder.

Die orale Polioimpfung nach Sabin (Lebendimpfstoff, Schluckimpfung) wurde wegen des Risikos einer Impfpolio durch die parenterale Impfung nach Salk (Totimpfstoff) ersetzt.

Kontraindikationen

Allgemeine Kontraindikationen sind akute Infektionskrankheiten oder eine Allergie gegen einen Bestandteil des Impfstoffes. Es sollte frühestens 2 Wochen nach Abklingen eines Infektes geimpft werden.

Der Mindestabstand vor und nach einem größeren elektiven **operativen Eingriff** sollte für eine Impfung mit einem Totimpfstoff 3 Tage und mit einem Lebendimpfstoff 14 Tage betragen.

Patienten mit **Immundefekten** oder unter **immunsuppressiver Therapie** sowie Schwangere sollten nicht mit Lebendimpfstoffen (z. B. Masern, Mumps, Röteln, Typhus, Gelbfieber) geimpft werden.

Impftechnik

Lebendimpfstoffe werden meist subkutan, Totimpfstoffe (z. B. Diphtherie, Tetanus, Pertussis) meist i. m. injiziert; nur die BCG-Impfung muss streng intrakutan erfolgen. ↳ Tuberkulose

2.4 Gesetzliche Bestimmungen bei Infektionskrankheiten

Infektionsschutzgesetz

Dieses Gesetz zur Verhütung und Bekämpfung von Infektionskrankheiten ersetzt seit Juli 2000 das ehemalige Bundesseuchengesetz und seit 2001 das Gesetz zur Bekämpfung der Geschlechtskrankheiten. Es regelt u. a. die Meldepflicht von übertragbaren Erkrankungen in Deutschland. Bei einer Reihe von Erkrankungen ist **namentlich** innerhalb von 24 h jeder Fall von **Krankheitsverdacht, Erkrankung** oder **Tod** (z. B. Botulismus, Cholera, Diphtherie) oder der direkte bzw. indirekte **Nachweis bestimmter Krankheitserreger** (z. B. Campylobacter als häufiger Erreger der infektiösen Enteritis; Nachweis im Stuhl) dem zuständigen Gesundheitsamt mitzuteilen.

Der Erkrankte darf keine Gemeinschaftseinrichtungen mehr besuchen oder nicht in seinem bisherigen Arbeitsbereich beschäftigt werden (betrifft vor allem Beschäftigte im Lebensmittel- oder Gesundheitsbereich), und er muss eventuell isoliert werden, um eine Ausbreitung der Infektion zu verhindern.

Eine **nichtnamentliche** Meldung an das Robert-Koch-Institut muss u. a. bei direktem oder indirektem Nachweis von HIV, Treponema pallidum, Malaria-Plasmodien innerhalb von 2 Wochen erfolgen.

3 Allgemeinärztliche Betreuung von Patienten

3.1 Erkrankungen des Bewegungs- und Stützapparates

Ein großer Teil der in der Allgemeinpraxis geäußerten Beschwerden gehören in den Bereich der Orthopädie. Dies liegt zum einen an den heute weit verbreiteten Fehlhaltungen und Fehlbelastungen, zum anderen an der veränderten Altersstruktur der Gesellschaft. Im Vordergrund stehen rezidivierende Wirbelsäulenbeschwerden, degenerative Gelenkerkrankungen oder chronisch-entzündliche Gelenkerkrankungen aus dem rheumatischen Formenkreis; auch Fibromyalgien spielen eine Rolle. Rückenschmerzen werden rasch zu einem chronischen Leiden; disponierend wirken nicht nur ein höheres Alter, Übergewicht und Rauchen, sondern auch psychische Faktoren wie Überforderung, Depression und Angst. **Rückenschmerzen** sind der **häufigste Berentungsgrund.** Bei Jugendlichen ist auf eine Seitneigung bei **Skoliose,** auf Bewegungseinschränkungen im BWS-Bereich auf Grund eines **Morbus Scheuermann** und besonders auf **Haltungsschwächen** (schlaffer Rundrücken) zu achten.

Die häufigsten Ursachen von **Rückenschmerzen** sind Myalgien mit Fehlhaltung, degenerative WS-Veränderungen und im LWS-Bereich gynäkologische Erkrankungen (Differentialdiagnose: ☞ Orthopädie, Kap. 3.7). **Degenerative Erkrankungen** der Wirbelsäule machen sich durch Bewegungseinschränkungen und schmerzhafte Muskelverspannungen bemerkbar. Das Ausmaß der Kreuzschmerzen korreliert häufig nicht mit den morphologisch fassbaren Veränderungen, so dass sich die **therapeutischen Maßnahmen** in erster Linie nach dem **Krankheitsgefühl** des Patienten richten sollten. Diagnostisch unterscheidet man zwischen **radikulären** (z.B. Ischialgie) und **nichtradikulären (pseudoradikulären)** Schmerzen.

Wurzelkompressionssyndrom

Ätiologie und Häufigkeit. Häufigste Ursache eines **Wurzelkompressionssyndroms** ist ein **Bandscheibenvorfall** nach dorsal. Lumbale Bandscheibenvorfälle kommen ca. 10-mal häufiger vor als zervikale, die Inzidenz liegt bei 150/100000 Einwohner. Bandscheibenvorfälle im Bereich der Brustwirbelsäule sind extrem selten. Am häufigsten sind Männer zwischen 40 und 50 Jahren betroffen. Disponierende Faktoren sind Schwerarbeit, monotone Körperhaltungen (LKW-Fahrer, Sekretärin) oder auch eine vorausgegangene Schwangerschaft.

Klinischer Fall

Beim Verrücken eines Kleiderschranks verspürt ein 37-jähriger Mann plötzlich einen einschießenden Schmerz im Bereich der LWS mit Ausstrahlung bis in die rechte Großzehe. Es besteht Schmerzverschlimmerung beim Husten und Pressen.

Diagnose: Wurzelirritationssyndrom L5 rechts.

Klinik. Prodromi können Steifigkeit und Ermüdungsschmerzen der Nacken- oder Rückenmuskulatur und Wadenkrämpfe sein. Die Zervikobrachialgien oder **Lumboischialgien** sind an Dermatome gebunden und werden durch Husten und Pressen verstärkt. Auslösende Faktoren sind **psychische** und **physische Belastungen.**

Diagnostik. Die Erhebung eines **neurologischen Status** ist unerlässlich (☞ Tab. 13.4a und b, ☞ Neurologie, Kap. 1).

Therapie. Die Therapie des Bandscheibenvorfalls erfolgt in erster Linie konservativ (in der Akutphase kurzzeitig Ruhigstellung im Stufenbett und Gabe von Antiphlogistika, sobald wie möglich Physiotherapie und „Rückenschule").

Merke

Absolute Operationsindikationen sind die Entwicklung eines Kaudasyndroms und akut einsetzende motorische Ausfälle funktionell wichtiger Muskeln.

Bestehen keine Paresen und lassen sich die Schmerzen keinem Dermatom zuordnen, so ist das Vorliegen einer akuten Wurzelkompression unwahrscheinlich. In diesem Fall sollte frühzeitig mit einer Bewegungsschulung begonnen werden.

Tab. 13.4 a: Zervikale Wurzelkompressionssyndrome

Wurzel (Segment)	Parese, Kennmuskel	Reflexverlust	Sensibilitätsstörungen
C5 (C4/5)	M. deltoideus M. biceps	BSR	Schulter und Oberarm lateral
C6 (C5/6)	M. biceps M. brachioradialis	BSR, RPR	radialer Ober- und Unterarm bis zum Daumen (Finger I, II)
C7 (C6/7)	M. triceps M. pectoralis major	TSR	Unterarmstreckseite Handrücken, Finger II–IV
C8 (C7/Th1)	kleine Handmuskeln	Trömner, TSR	ulnarer Unterarm, Finger IV u. V
RPR = Radius-Periost-Reflex = Biceps-brachii-Reflex			

Tab. 13.4 b: Lumbale Wurzelkompressionssyndrome

Wurzel (Segment)	Parese/Kennmuskel	Reflex-verlust	eingeschränkte Funktion/ motorische Störung	Sensibilitätsstörungen
L3 (L2/3)	M. quadriceps femoris (M. iliopsoas)	(PSR)	Hüftbeugung	Oberschenkelvorderseite
L4 (L3/4)	M. tibialis anterior	PSR	Streckung im Kniegelenk	Tibiakante
L5 (L4/5)	M. extensor hallucis longus	–	Großzehenhebung, Hebung des medialen Fußrandes	Unterschenkelaußenseite, Fußrücken, Großzehe
S1 (L5/S1)	M. triceps surae M. gluteus maximus	ASR	Hebung des lat. Fußrandes, Zehenstand, Plantarflexion	Beinrückenseite, Fußaußenrand

Gelenkbeschwerden, Arthrosen und Tendomyopathien

Arthrosen

Der Allgemeinarzt sieht häufig uncharakteristische Gelenkbeschwerden wechselnder Lokalisation mit morgendlichen, bewegungsabhängigen Schmerzen.

Diagnostik. Die radiologische Diagnostik trägt wenig zur Klärung bei, da bei den meisten über 60-Jährigen degenerative Gelenkveränderungen nachzuweisen sind. Die Diagnose einer **Arthrose** wird daher **klinisch** und **radiologisch** gestellt. Bei einer entzündlichen Reaktion (**Arthritis**) kommt es zu Schwellung, Überwärmung und Druckdolenz. Der reaktiv erhöhte Muskeltonus und die unnatürliche Schonhaltung beschleunigen den degenerativen Prozess. Deshalb sind Frühdiagnose und konsequente Behandlung von entscheidender Bedeutung.

Klinischer Fall

Ein 50-jähriger Patient ist morgens mit starken Schmerzen in der linken Schulter, die in den Arm ausstrahlen, aufgewacht. Er hält den Arm adduziert. Jede Bewegung der Schulter, insbesondere die Innenrotation, wird durch Schmerzen gehemmt. Das Schultergelenk ist äußerlich unauffällig, die neurologische Untersuchung ohne Befund.

Verdachtsdiagnose: Periarthropathia humeroscapularis.

Klinik. Die **Periarthropathia humeroscapularis** (Tendinitis und Bursitis des Schultergelenks) spielt als Schmerzursache beim Heben des Armes die wichtigste Rolle. Wegen der raschen Versteifung des Schultergelenks bei Immobilisierung ist eine Fixierung im Desault-Verband kontraindiziert. Therapeutisch sinnvoll sind Antiphlogistika, Kälteanwendungen und frühzeitige Bewegungsübungen. Die **Epicondylitis humeri radialis** („Tennisarm“) ist charakterisiert durch lokalen

Druckschmerz am Epicondylus lateralis und die schmerzhafte Supination des Unterarms (☞ Orthopädie, Kap. 3.4). Sonderformen der Arthrose sind die **Bouchard-Arthrose,** eine Polyarthrose der Finger**mittel**gelenke ohne typische serologische Veränderungen, die häufiger bei Frauen auftritt, und die **Heberden-Arthrose,** die die Finger**end**gelenke betrifft (☞ Abb. 13.2).

Tendomyopathien

Von der Arthrose abzugrenzen sind Tendomyopathien unklarer Genese wie das **Fibromyalgiesyndrom,** ein nichtentzündliches, multilokuläres Schmerzsyndrom mit uncharakteristischen Triggerpunkten im Bereich der myotendinösen Übergänge und vegetativen Symptomen, das überwiegend bei Frauen mittleren Alters auftritt.

Rheumatische Erkrankungen, endokrine Störungen

Rheumatische Erkrankungen (s.u.) und **endokrine Störungen** (Akromegalie, Hyperparathyreoidismus, Schilddrüsenerkrankungen und Diabetes mellitus) können Ursache häufiger Gelenkschmerzen ohne erkennbaren Anlass sein.

Baker-Zyste

Als Ursache eines Kniegelenkergusses kommen neben Verletzungen auch entzündliche Erkrankungen oder eine fortgeschrittene Gonarthrose, seltener eine Chondrokalzinose oder **Baker-Zyste** in Betracht. Letztere gehört zu den Poplitealzysten, sie geht von der dorsalen Kniegelenkkapsel aus. Mögliche Ursachen sind die chronische Polyarthritis, chronische Meniskusläsionen oder ein freier Gelenkkörper.

Rheumatische Erkrankungen

Klinischer Fall

Eine 35-jährige Patientin bemerkt seit drei Monaten an mehreren Fingergelenken Bewegungsbehinderung, Schmerzen und Schwellungen, eine Morgensteifigkeit der Gelenke und allgemeine Abgeschlagenheit. Vor drei Tagen ist eine schmerzlose Schwellung im Bereich des linken Handrückens aufgetreten. Die BSG ist mit 22/38 leicht erhöht, die Rheumafaktoren sind negativ, eine Röntgenaufnahme der Hände zeigt keinen krankhaften Befund.

Diagnose: Tendovaginitis bei chronischer Polyarthritis.

Chronische Polyarthritis

Klinik. Die **chronische Polyarthritis** (cP, Synonym: rheumatoide Arthritis) ist die häufigste rheumatische Erkrankung (☞ Innere Medizin, Bewegungsapparat, Kap. 1.1, und Orthopädie, Kap. 2.9). Sie beginnt schleichend; anfangs sind in der Regel nur die kleinen Gelenke schmerzhaft geschwollen (typisch: häufig symmetrischer Befall der Fingermittel- und -grundgelenke und der Handwurzelknochen, ☞ Abb. 13.2).

Im meist schubweise progredienten Verlauf

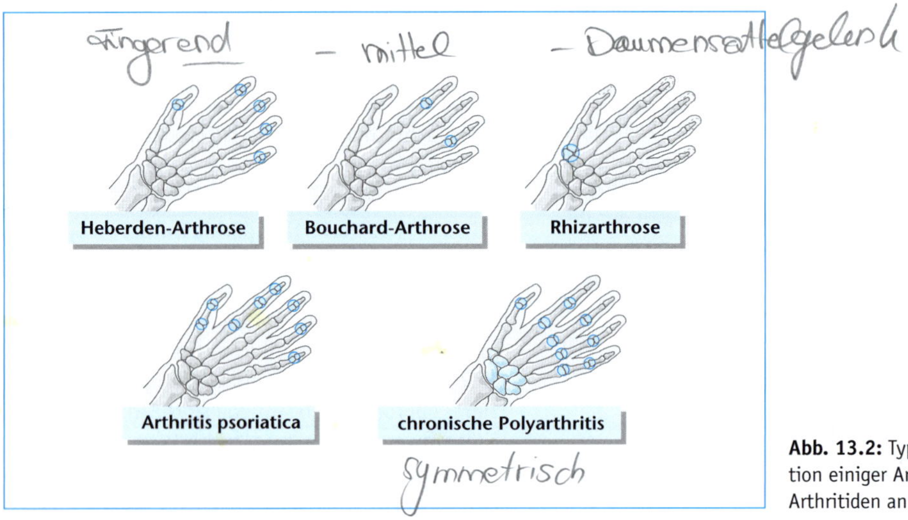

Abb. 13.2: Typische Lokalisation einiger Arthrosen und Arthritiden an der Hand [1]

kann der gesamte Gelenkapparat weitgehend versteifen. Das Verhältnis Frauen zu Männern beträgt 3:1, das Hauptmanifestationsalter liegt zwischen 30 und 50 Jahren; die cP kann sich jedoch auch bereits im Kindesalter manifestieren (**juvenile** Form).

Diagnostik. Anfangs ist der Rheumafaktor nur in 40% der Fälle positiv, später in bis zu 75%. Er ist jedoch nicht krankheitsspezifisch, sondern kann auch bei anderen rheumatischen Erkrankungen und bei Gesunden nachweisbar sein.

Differentialdignose. Diagnostische Schwierigkeiten bereiten Übergangsformen zu den Kollagenosen, speziell zum **systemischen Lupus erythematodes** (SLE, Symptomentrias: Fieber, Polyarthritis und Hauterscheinungen). Eine Eingrenzung erlaubt neben Anamnese und Untersuchung die Labordiagnostik (☞ Tab. 13.5).

Therapie. Zur **medikamentösen Therapie** stehen symptomatisch wirkende Antiphlogistika und Basistherapeutika zur Verfügung (☞ Klinische Pharmakologie, Kap. 11.2). Die hohe Nebenwirkungsrate dieser Medikamente verlangt vom Allgemeinarzt eine enge Betreuung des Patienten (z.B. regelmäßige Blutbildkontrollen) sowie Flexibilität bei der Auswahl der individuellen Therapie (unter Berücksichtigung der **physikalischen Therapie:** „Keine Tablette ohne Krankengymnastik!"), wobei der Patient mit der Zeit evtl. selbst – seinem jeweiligen Zustand angepasst – die notwendige Dosierung festlegen kann. Oberstes Therapieziel ist die Erhaltung der Gelenkfunktion und -kraft, um die Selbständigkeit im Alltag möglichst lange zu bewahren. In schweren Fällen können auch **operative** Maßnahmen erforderlich werden (Synovektomie, Gelenkersatz; ☞ Orthopädie, Kap. 2.9).

Merke

Bei jeder längerfristigen analgetischen/antiphlogistischen Therapie mit nichtsteroidalen Antirheumatika muss das Risiko einer gastrointestinalen Komplikation bedacht werden! Ggf. prophylaktische Gabe eines Protonenpumpenhemmers.

Cave: Keine Gabe von Cox-2-Hemmern bei erhöhtem kardialem Risiko!

Tab. 13.5: Labordiagnostik zur Klärung rheumatischer Erkrankungen

Laborparameter	Erkrankung
BSG	unspezifischer Parameter für entzündliche Erkrankungen, z. B. rheumatoide Arthritis
CRP	wie BSG; „klassisches" Akute-Phase-Protein, normalisiert sich schneller als die BSG (nach 2 Wochen)
Rheumafaktor	Autoantikörper gegen menschliches IgG, bei rheumatoider Arthritis und Felty-Syndrom oder syst. Lupus erythematodes (SLE), jedoch auch bei Gesunden nachweisbar
ANF	(antinukleäre Faktoren) Autoantikörper gegen Zellkernbestandteile, bei SLE positiv
HLA-B27	häufig beim M. Bechterew, aber auch bei 8% der Normalbevölkerung sowie bei reaktiven Arthritiden
Antistreptolysin(ASL)-Titer	erhöht bei rheumatischem Fieber oder sekundärer Arthritis nach Streptokokkeninfektion
alkalische Phosphatase	erhöht bei Knochenaufbau- und Knochenumbauvorgängen, bei rheumatoider Arthritis, Knochentumoren, Morbus Paget

Seronegative Arthritiden

Klinischer Fall

Ein 35-jähriger Patient leidet an rezidivierenden Kniegelenksergüssen. Bei der Anamnese erwähnt er tiefe Rückenschmerzen in den frühen Morgenstunden und morgendliche Steifheit.
Verdachtsdiagnose: Spondylitis ankylosans.

Der **Morbus Bechterew** (Syn.: Spondylitis ankylosans, Spondylitis ankylopoetica) gehört zu den seronegativen Spondarthritiden. Weitere Frühsymptome sind Schmerzen im Bereich der Sakralfugen und eine Iridozyklitis. Die Erkrankung tritt gehäuft bei Männern unter 40 Jahren auf, bei 95% ist HLA-B27 positiv. Weitere seronegative Arthritiden sind die **Psoriasis arthropathica** (meist asymmetrische Arthritis bei Psoriasis), die postdysenterischen Arthritiden (z. B. **Morbus Reiter**) und die Arthritis bei **Lyme-Borreliose.**

Morbus Behçet

Der **Morbus Behçet** ist eine chronische rezidivierende rheumatische Arthritis mit Iritis, oralen und genitalen Aphthen und Erythema nodosum. Betroffen sind meist Männer aus dem östlichen Mittelmeerraum.

Polymyalgia rheumatica

Klinischer Fall

Eine 75-jährige Frau bekommt leichtes Fieber und fühlt sich abgeschlagen. In den folgenden Tagen entwickelt sie zusätzlich Schmerzen im Schulter- und Beckenbereich. Als auch noch beidseitige Sehstörungen hinzutreten, sucht sie ihren Hausarzt auf. Laborchemisch finden sich eine stark erhöhte CRP-Konzentration und eine leichte Leukozytose. Welche therapeutische Maßnahme sollte vorrangig ergriffen werden?
Diagnose: Polymyalgia rheumatica.
Vorgehen: Gabe von Prednisolon.

Klinik. Bei der **Polymyalgia rheumatica** handelt es sich um eine generalisierte Riesenzellarteriitis, die meist bei älteren Frauen auftritt und in 50% d. F. mit einer **Arteriitis temporalis** einhergeht. Sie beginnt in der Regel plötzlich mit symmetrischen Schmerzen der stammnahen Muskulatur (meist nachts und frühmorgens). Typisch ist die **Symptomentrias** Muskelschmerzen, Sturzsenkung (BSG > 50 in der 1. Std.) und Anämie.

Therapie. Bei Arteriitis temporalis muss wegen der Gefahr der Erblindung sofort mit einer hoch dosierten Glukokortikoidtherapie begonnen werden. Charakteristisch für die Erkrankung ist das schlagartige Ansprechen auf diese Therapie.

Osteoporose

Ätiologie und Häufigkeit. Osteoporose ist vorwiegend eine Erkrankung des höheren Lebensalters und betrifft vor allem Frauen mit später Menarche, früher Menopause und Nulliparae (25–30% aller Frauen nach dem 60. LJ haben eine messbare Verminderung der Knochenmasse). Sie ist die häufigste generalisierte Knochenerkrankung. Begünstigend wirken eine geringe Skelettmasse, schwache Muskulatur, sitzende Lebensweise sowie Nikotin- und Alkoholabusus und eine lang dauernde Glukokortikoidmedikation (☞ Orthopädie, Kap. 3.7).

Merke

Bei jeder langfristigen Glukokortikoidmedikation muss an eine gleichzeitige Osteoporoseprophylaxe gedacht werden!

Klinik. Man unterscheidet die **primäre** Osteoporose, die in **Typ I und Typ II** eingeteilt wird (☞ Tab. 13.6), von der **sekundären** Form (verursacht durch z. B. Immobilisation, Hyperkortisolismus, Hypogonadismus, Hyperthyreose, Diabetes mellitus, Mangelernährung, Malabsorption, Heparin-Dauertherapie, chronische Niereninsuffizienz, metabolische Azidose).

Diagnostik. Die typischen Laborveränderungen bei Osteoporose finden sich in Tab. 13.7.

Tab. 13.6: Kennzeichen der primären Osteoporoseformen

Eigenschaft	Typ-I-Osteoporose	Typ-II-Osteoporose
Synonym	postmenopausale Osteoporose	senile Osteoporose
Manifestationsalter (Jahre)	50–70	> 70
Geschlecht (w:m)	7:1	2:1
Knochenabbau	Spongiosa	Spongiosa und Kompakta
häufigste Frakturen	Wirbelkörper (meist BWK), distaler Radius	proximaler Femur, Humerus, Radius, Wirbelkörper
ätiologische Faktoren	Östrogenmangel	biolog. Alterung, Immobilität, evtl. Kalzium- u./o. Vitamin-D-Mangel

Tab. 13.7: Differentialdiagnose zwischen Osteoporose und anderen Knochenerkrankungen anhand der Laborveränderungen

Parameter	Kalzium i.S.	Phosphat i.S.	alkalische Phosphatase i.S.
Osteoporose	n	n	n–↑
Osteomalazie	n–↓	n–↓	↑
pHPT, primärer Hyperparathyreoidismus	↑	↓	↑
Malignome	↑	n	↑

Therapie. Im Vordergrund der Therapie stehen bei der Osteoporose Physiotherapie und physikalische Maßnahmen. Bei der primären Osteoporose ist es wichtig, die Patienten frühzeitig auf Möglichkeiten der Prophylaxe hinzuweisen (kalziumreiche Ernährung, viel Bewegung, Verzicht auf Rauchen und Alkohol); bei der sekundären Osteoporose sollten möglichst auslösende Faktoren vermieden bzw. die Grunderkrankung behandelt werden.

Medikamentös werden Kalzium, Vitamin D, Kalzitonin, Fluoride und Biphosphonate eingesetzt. Ebenfalls wirksam zur Prophylaxe und Therapie der Osteoporose in der Menopause sind Östrogene in Kombination mit Gestagenen, diese sollten jedoch nur nach entsprechender individueller Risikoabschätzung verabreicht werden.

Verletzungsfolgen

Klinik. Mit Verletzungen sieht sich der Allgemeinarzt nicht nur bei der Erstversorgung am Unfallort, sondern auch in der Praxis konfrontiert. Meist handelt es sich um Prellungen, Zerrungen, Luxationen oder Frakturen. Bei der Untersuchung ist auf die Farbe der Haut, Durchblutung, Sensibilität und Motorik zu achten.

Klinischer Fall

Ein Kind wird beim Spielen umgestoßen und fällt auf den rechten Ellbogen. Danach kann es den Arm nicht mehr heben. Bei der Untersuchung zeigen sich eine deutlich deformierte Schulterwölbung und eine schmerzhafte, federnd fixierte Bewegungseinschränkung des rechten Oberarms. **Verdachtsdiagnose:** traumatische Schulterluxation.

Die häufigste Luxation ist eine **traumatische Schulterluxation,** die meist Folge eines Sturzes auf den Ellbogen oder den gestreckten Arm ist. Dabei ist immer die **Sensibilität des N. axillaris** zu prüfen! Nach schneller Reposition in Kurznarkose wird das Schultergelenk 2 Wochen im Desault-Verband immobilisiert.

Typische Zeichen einer **Oberschenkelhalsfraktur** sind Hüftschmerzen, Außenrotation und Verkürzung des Beines.

Diagnostik und Therapie. Allgemein gilt, dass bei den meisten Verletzungen nach der Erstversorgung unverzüglich eine entsprechende Diagnostik und Therapie einzuleiten sind. Aufgaben des Allgemeinarztes sind die Verlaufsbeobachtung (z. B. rechtzeitiges Erkennen einer **Sudeck-Dystrophie,** ☞ Chirurgie, Kap. 30.3.6) und das Vornehmen kleinerer chirurgischer Eingriffe (z. B. Wundversorgung).

3.2 Infektionen

Fieber. Fieber ist eine Sollwerterhöhung der Körpertemperatur durch Pyrogene oder Toxine und eine wichtige Allgemeinreaktion des Körpers auf Infektionen. Bis 38 °C spricht man von subfebrilen Temperaturen, bis 38,5 °C von mäßigem und ab 39 °C von hohem Fieber.

Zur näheren Diagnostik sind Fieberdauer und -typ, organbezogene Befunde sowie Krankheitsbeginn und -verlauf zu beachten (☞ Innere Medizin, Infektionskrankheiten, Kap. 1.3).

Bei Kindern zwischen 6 Monaten und 5 Jahren können in Verbindung mit Fieber generalisierte epileptische Anfälle ohne Hinweis auf eine intrakranielle Infektion oder eine andere zerebrale Ursache auftreten **(Fieberkrämpfe).** 2–5% aller Kinder sind einmal in ihrem Leben davon betroffen; bei bis zu 40% der Kinder liegt eine familiäre Belastung vor. Bei einer Anfallsdauer über 2–3 min wird Diazepam rektal gegeben. Im Falle eines Rezidivs sollte bei erneuten Infekten Fieber > 38,5 °C gesenkt werden (Antipyretika, Kühlung).

Fieber unbekannter Ursache. Unter „Fieber unbekannter Ursache" versteht man eine Temperaturerhöhung > 38,3 °C über mindestens 3 Wochen ohne eindeutige diagnostische Zuordnung. Der weiteren Diagnostik dienen Urin- und Stuhluntersuchung, BSG, CRP, Blutbild, Elektrophorese und Transaminasen. Auf Viruserkrankungen weisen ein biphasischer Fieberverlauf (z.B. bei Masern, Hepatitis) und eine häufige Organbeteiligung mit vegetativen Begleitsymptomen hin. Im Blutbild findet sich meist eine normale oder verminderte Leukozytenzahl (nichteitrige Entzündung) mit charakteristischer Lymphozytose.

Ursachen des unklaren Fiebers sind zu ca. 40% Infektionen, zu ca. 25% Tumoren und zu ca. 20% immunologische Erkrankungen.

Sepsis

Bei einer Sepsis gelangen kontinuierlich oder intermittierend pathogene Erreger aus einem Krankheitsherd in den Blutkreislauf. Das Fieber kann schnell wechselnd remittieren und mit Schüttelfrost einhergehen. Die Letalität ist hoch!

Grippale Infekte und Grippe

Erreger von **grippalen Infekten** der Atemwege sind überwiegend Adeno-, Echo- und Coxsackie-Viren. Im Gegensatz zur echten Grippe mit schlagartigem Beginn, hohem Fieber und schwerem Krankheitsgefühl (s.u.) verlaufen die grippalen Infekte eher blande; im Vordergrund stehen meist subfebrile Temperaturen, Schnupfen und zunächst trockener, auch schmerzhafter Husten. Bei enteralen grippalen Infekten kommen Bakterien (z.B. Staphylokokken, E.coli) oder Viren als Auslöser in Betracht. Die Symptomatik klingt bei grippalen Atemwegs- und enteralen Infekten nach einigen Tagen ab; die Prognose ist sehr günstig.

Bei der echten **Grippe (Influenza)** handelt es sich um eine Infektion mit Influenzaviren A, B oder C. Sie tritt in Abständen von einigen Jahren epidemisch mit jeweils geänderten Antigeneigenschaften (**Antigendrift, Antigenshift**) auf. Nach einer Inkubationszeit von 1–5 Tagen kommt es zu schwerem Krankheitsgefühl, hohem Fieber mit Schüttelfrost sowie zu heftigen Kopf- und Gliederschmerzen.

Gefährlich für den Patienten ist meist nicht der grippale Infekt oder die Influenza selbst, sondern es sind die möglichen Komplikationen (Bronchopneumonie, Nasennebenhöhlen- und Mittelohrbeteiligung, Myokarditis, Perikarditis, Meningoenzephalitis).

Ein grippaler Infekt geht in der Regel einer chronischen Bronchitis, chronischen Sinusitis oder chronischen Otitis media voraus.

Weitere Erkrankungen

Der Allgemeinarzt sollte die Inkubationszeiten und Symptome der wichtigsten, mit einem Exanthem einhergehenden Kinderkrankheiten kennen. Sie sind nachfolgend tabellarisch zusammengestellt (☞ Tab. 13.8).

(☞ Pädiatrie, Kap. 8. Tuberkulose: ☞ Innere Medizin, Atmungsorgane. AIDS: ☞ Innere Medizin, Infektionskrankheiten, Kap. 4.9)

Borreliose

Klinischer Fall

Eine 31-jährige Frau bemerkt an ihrem Unterarm eine festgebissene Zecke, nachdem sie am Wochenende zuvor im Wald Pilze gesammelt hatte. Es gelingt ihr mit Hilfe einer Pinzette, die Zecke vollständig zu entfernen. Nach einer Woche entwickelt sich um die Bissstelle ein ringförmiges Erythem, das zentral abblasst. Da es nach einiger Zeit jedoch wieder verschwindet, misst die 31-Jährige dem keine weitere Bedeutung zu. Nach einigen Wochen treten heftige Arthralgien und Myalgien auf, die die Patientin schließlich zu ihrem Hausarzt führen. Bei der körperlichen Untersuchung finden sich weder Gelenkschwellungen noch neurologische Auffälligkeiten.
Verdachtdiagnose: Borreliose Stadium 2.

Ätiologie. Der Erreger der Borreliose, Borrelia burgdorferi (eine Spirochäte), wird durch Zecken auf den Menschen übertragen (10–40% der Zecken sind infiziert).

Klinik. Die Krankheit verläuft in 3 Stadien, allerdings individuell sehr variabel. Im Frühstadium ist die Spontanheilungsrate hoch, dennoch sollte zur Prävention gefährlicher Spätmanifestationen immer antibiotisch behandelt werden.

- **Stadium 1** (Frühstadium): 2–6 Wo., im Mittel 10 d nach Infektion. **Erythema migrans** (an der

Tab. 13.8: Inkubationszeiten und Exanthemform einiger Infektionskrankheiten

Krankheit	Inkubation	Rachen	Exanthem
Dreitagefieber	5–15 d	geringe katarrhalische Erscheinungen	Beginn nach Entfieberung stammbetont, zartrot feinfleckig, nur einige Stunden sichtbar
Scharlach	2–7 d	düsterrotes Enanthem der Rachenhinterwand und des weichen Gaumens, „Himbeerzunge"	Beginn an Arm- und Leistenbeugen, Ausbreitung vom Stamm aus, Gesicht: periorale Blässe; stark gerötet, feinfleckig bis 1 mm, teilweise konfluierend
Masern	8–12 d	Enanthem, Koplik-Flecken, zeitlich vor Exanthem	Beginn retroaurikulär, Ausbreitung zentrifugal über Stamm und Extremitäten; stark gerötete, unregelm. geformte, bis ca. 1 cm große, auch konfluierende Flecken, selten hämorrhagisch
Röteln	2–3 Wochen	Enanthem, punktförmige Blutungen an der Uvula	Beginn retroaurikulär, Ausbreitung zentrifugal über Stamm und Extremitäten; blassrot, mittelfleckig bis 3 mm, leicht erhaben, nicht konfluierend
Windpocken	10–21 d	vereinzelt Bläschen am Gaumen	Beginn überall (Kopf und Schleimhäute!), Papeln, Bläschen und Pusteln („Heubner'sche Sternenkarte")

Bissstelle Papel mit Hyperpigmentierung mit zentrifugal sich ausbreitendem Erythem, über 7–10 Tage, bis zu 1 Monat möglich). Kriterium: Durchmesser > 5 cm (später mit zentraler Abblassung), Verlauf über 3–6 Wochen. **Begleitsymptome:** Fieber, Kopf- und Gliederschmerzen, allgemeine Schwäche und Müdigkeit, lokale Lymphadenopathie.

- **Stadium 2:** wenige Wochen bis Monate nach Infektion. Lymphozytäre Meningoradikulitis mit Hirnnervenparesen (Fazialisparese!) und peripherer Neuropathie. Lymphadenosis cutis benigna: rötlich-livide Hautveränderungen, v. a. im Bereich von Ohrläppchen, Mamillen und Skrotum. Myokarditis mit Gefahr von SA- und AV-Blockierungen. Frühe disseminierte Infektion, Spontanheilung noch möglich.
- **Stadium 3:** Spätstadium, Monate bis Jahre nach Infektion. Lyme-Arthritis (chronisch intermittierende Mono- oder Oligoarthritis der großen Gelenke), Acrodermatitis chronica atrophicans, nicht reversibel, Neuroborreliose mit multifokalem Befall des ZNS. Abgrenzung zur Multiplen Sklerose schwierig.

Diagnostik. Die Diagnose der Borreliose wird klinisch sowie serologisch durch den Nachweis von IgG- und IgM-Antikörpern gestellt. (Erhöhte Titer treten auch bei klinisch Gesunden auf!)

Therapie. Die Therapie erfolgt im Stadium 1 mit Doxycyclin 2 × 100 mg über 14–21 Tage (bei Kindern und Schwangeren mit Amoxicillin), alternativ mit Azithromycin oder Cefuroxim.

Im Stadium 2 und 3 ohne neurologische Symptome ist eine orale Therapie mit Doxycyclin ausreichend. Bei Vorliegen einer Lyme-Karditis und/oder neurologischer Manifestationen wird mit Ceftriaxon, Cefotaxim oder Penicillin G i.v. für 2–4 Wo. behandelt.

Eine antibiotische Prophylaxe nach Zeckenbiss wird auch in Endemiegebieten nicht empfohlen.

3.3 Störungen des Blut bildenden Systems

Anämien

Klinik. Die Symptomatik der Anämien ist abhängig vom Ausmaß des Erythrozytenmangels und vom Zeitraum, in dem sich die Anämie entwickelt. Leichte Anämien verursachen kaum Beschwerden; bei langsamem Verlauf sind die Patienten häufig gut an niedrige Erythrozyten- und Hb-Werte adaptiert. Hinweisende Symptome sind rasche Ermüdbarkeit, Kopfschmerzen, Schwindel, Konzentrationsstörungen, Kälteempfindlichkeit, Atemnot, Herzklopfen und Angina-pectoris-Beschwerden.

Diagnostik. Zur **Unterscheidung** der verschiedenen Anämieformen dienen die Laborparameter Hb, Hkt, Erythrozyten- und Retikulozytenzahl, Serumeisen, Ferritin und ggf. Transferrin. Die Einteilung erfolgt entsprechend dem Hb-Gehalt und der Erythrozytengröße (MCH und MCV, ☞ Tab. 13.9).

Therapie. Die Therapie der jeweiligen Anämie ist abhängig von der zugrunde liegenden Ursache. Bei Mangelerkrankungen (Eisenmangel s. u., Vitamin-B_6- oder Vitamin-B_{12}-Mangel, Folsäuremangel) erfolgt eine entsprechende Substitution. **Cave:** Vor alleiniger Folsäuregabe muss immer ein evtl. gleichzeitig bestehender Vitamin-B_{12}-Mangel ausgeschlossen werden, da sich sonst neurologische Symptome unbemerkt schleichend entwickeln können (☞ Innere, Blutzellsystem, Kap. 1).

Klinischer Fall

Eine 45-jährige Frau konsultiert Sie wegen zunehmender Schluckschmerzen und Zungenbrennen. Bei der Untersuchung fallen eine graue, glatte Zunge, Mundwinkelrhagaden, gewölbte, brüchige Nägel und eine blasse, trockene Haut mit geringem Turgor auf.
Verdachtsdiagnose: Eisenmangel.

Eisenmangelanämie

Ätiologie. Die **Eisenmangelanämie** ist die häufigste Anämieform (80% aller Anämien). Wegen des erhöhten Eisenbedarfs durch Menstruation, Schwangerschaft und Stillzeit sind vor allem Frauen betroffen. Weitere Ursachen können eine mangelhafte Zufuhr, eine mangelhafte Resorption oder (häufig!) ein Eisenverlust durch **chronische Blutungen** sein.

Diagnostik. Im Labor sind Hämoglobin, Erythrozyten, Eisen und Ferritin erniedrigt und Transferrin erhöht.

Therapie. Zur Substitution werden orale Eisen-II-Präparate eingesetzt.

Merke

Ein erniedrigter Eisenspiegel kann auch bei normalem Blutbild Symptome einer Eisenmangelanämie verursachen.

Hämorrhagische Diathese

☞ Innere Medizin, Blutzellsystem und Hämostase, Kap. 6

Ätiologie. Eine vermehrte Blutungsneigung findet man bei Störungen der plasmatischen Gerinnung (Koagulopathien), Thrombozytopenien oder Thrombopathien sowie bei Vasopathien (☞ Tab. 13.10).

Die Mehrheit der hämorrhagischen Diathesen entsteht auf dem Boden einer Thrombozytopenie/Thrombopathie.

Diagnostik. ☞ Tab. 13.10

Tab. 13.9: Differentialdiagnostik der Anämien

Mikrozytäre (MCV ↓), hypochrome (MCH ↓) Anämien	Normozytäre, normochrome Anämien	Makrozytäre (MCV ↑), hyperchrome (MCH ↑) Anämien (megaloblastäre Anämien)
• Eisenmangelanämie: Eisen und Ferritin ↓ • Entzündungs-, Infekt- oder Tumoranämie: Eisen ↓, Ferritin ↑ • Thalassämie, Vitamin-B_6-Mangelanämie, myelodysplastisches Syndrom: Eisen ↑	• Blutungs-, hämolytische Anämie (z. B. Favismus): Retikulozyten ↑ • aplastische Anämie, renale Anämie: Retikulozyten ↓	• perniziöse Anämie: Vitamin-B_{12}-Mangel • nicht-perniziöse Anämie: Folsäure- und/oder Vitamin-B_{12}-Mangel • makrozytäre Anämie: Leberzirrhose Cave: Alkoholkrankheit, Magenresektion

Tab. 13.10: Differentialdiagnostik der hämorrhagischen Diathesen [1]

		Koagulopathie	Thrombopathie, Thrombopenie	Vasopathie
Klinik		Hämatome (Blutung in Subkutis und Muskulatur); bei schweren Formen: Hämarthros, v. a. bei Hämophilie	stecknadelkopfgroße Blutungen (Petechien); kleinflächige Kapillarblutungen v. a. der unteren Extremität (Purpura); flächenhafte Blutungen (Ekchymosen = Sugillationen), Schleimhautblutungen	uncharakteristisch, meist petechial mit Hauteffloreszenzen und Purpura; ebenfalls Ekchymosen möglich
orientierende Diagnostik	Quick	erniedrigt	normal	normal
	PTT	verlängert	normal	normal
	Blutungszeit	normal	verlängert	verlängert
	Rumpel-Leede-Test	normal	normal oder pathologisch	pathologisch

3.4 Störungen der Herz- und Gefäßfunktion

☞ Innere Medizin, Herz und Gefäße. Zerebrale Durchblutungsstörungen: ☞ Neurologie,Kap. 3.6

Herz-Kreislauf-Erkrankungen sind die häufigste Todesursache in den Industrieländern (> 50%); jeder 2. Bundesbürger stirbt an ihren Folgen.

Hauptaufgabe des Allgemeinarztes sind Prävention und Rehabilitation von Herz-Kreislauf-Erkrankungen, insbesondere die Behandlung bzw. Vermeidung von Risikofaktoren (Raucherentwöhnung, Einstellung von Blutdruck und Blutzucker, Behandlung von Fettstoffwechselstörungen, Behandlung einer manifesten Schlafapnoe).

Diagnostik. In der Diagnostik von Herz-Kreislauf-Erkrankungen sind folgende Symptome und Befunde zu eruieren:

- **thorakale Beschwerden:** Schmerzen bzw. Engegefühl nur unter Belastung oder auch in Ruhe? Auslösende Faktoren? Ansprechen auf Nitroglycerin? Zunehmende Schmerzintensität? „Vernichtungsschmerz“ (Herzinfarkt)?
- Abklärung einer koronaren Herzkrankheit durch Belastungs-EKG (Entwicklung von horizontalen oder deszendierenden ST-Strecken-Senkungen unter Belastung), Stressechokardiogramm, Myokardszintigramm und ggf. Koronarangiographie
- **Dyspnoe:** in Ruhe oder auf welcher Belastungsstufe? DD: pulmonal bedingte Dyspnoe, andere Ursachen wie z. B. Anämie, metabolische Azidose
- **körperliche Leistungsfähigkeit, Müdigkeit:** Hinweise auf Schlafapnoe-Syndrom?
- **Rhythmus:** regelmäßig oder unregelmäßig, normfrequent oder brady- bzw. tachykard? Im EKG supraventrikuläre oder ventrikuläre Extrasystolen? Vorhofflimmern?
- **Risikofaktoren:** hypertone Blutdruckwerte, Fettstoffwechselstörung, Diabetes mellitus, Nikotinabusus, Übergewicht, Bewegungsmangel, Schlafapnoe-Syndrom, familiäre Belastung?
- **Ödeme:** Auftreten von Ödemen in den abhängigen Partien: seitengleiches Anschwellen der Beine, besonders abends mit nächtlicher Rückbildung? DD: lokale Ursachen (z. B. Varikosis, Thrombose, meist einseitig)
- **Nykturie:** nächtliches Ausschwemmen der Ödeme. DD: Pollakisurie bei nervöser Schlaflosigkeit, Zystitis, Urethritis, Prostatahypertrophie

Erkrankungen mit Brustschmerz

Merke

Bei akutem Brustschmerz müssen zuerst ein **akuter Herzinfarkt,** ein **disseziierendes Aortenaneurysma** und eine **Lungenembolie** ausgeschlossen werden, bevor andere Ursachen in Betracht gezogen werden.

Klinik.

- **akuter Herzinfarkt** (☞ Kap 1.5.1): keine seltene Diagnose in der Allgemeinpraxis! Zu bedenken ist, dass der sog. Vernichtungsschmerz mit Todesangst eher selten ist und v. a. bei Frauen und

Diabetikern eher vegetative Begleitsymptome im Vordergrund stehen können.

- stabile **Angina pectoris:** gekennzeichnet durch ein retrosternales, ringförmiges Druckgefühl mit Ausstrahlung in Hals, Unterkiefer, linke Schulter und Arm sowie in Rücken und Bauch. Typische Auslöser sind körperliche oder psychische Belastungen, Kälte oder ein üppiges Essen. Die Beschwerden verschwinden nach Beendigung der auslösenden Situation und bessern sich rasch nach der Gabe von Nitroglycerin (30–60 s). Manchmal kommen vegetative Begleitsymptome, wie Übelkeit, Schweißausbruch und Dyspnoe, hinzu.
- **kostovertebrales Syndrom:** eine häufige Ursache des Brustschmerzes in der Allgemeinpraxis. Vielgestaltiges Krankheitsbild mit Fehlhaltung, Muskelverspannung oder Knorpelveränderungen (**Tietze-Syndrom).**
- **funktionelle** Herzbeschwerden: Ein großer Teil der Patienten leidet darunter (**Herzneurose,** Ausschlussdiagnose!). In diesem Fall besteht die Gefahr, den Patienten in seiner Somatisierungstendenz und seelischen Anspannung zu verstärken; auf der anderen Seite soll er das Gefühl haben, richtig verstanden und ernst genommen zu werden.

Differentialdiagnose. Einen Überblick über weitere Erkrankungen mit akutem Brustschmerz gibt Tab. 13.11.

Herzinsuffizienz

Klinik. Mit dem zunehmenden Durchschnittsalter unserer Gesellschaft nimmt auch die Zahl der Patienten zu, die eine Herzinsuffizienz entwickeln. Die Herzinsuffizienz wird nach NYHA in die Stadien I–IV eingeteilt (☞ Abb. 13.3). Die unspezifischen Frühsymptome in den Stadien I–II nach NYHA (keine Beschwerden oder nur bei stärkerer körperlicher Belastung) sind in Tab. 13.12 zusammengestellt.

Therapie. Im Vordergrund der Behandlung steht die Therapie der Grundkrankheit (meist

Tab. 13.11: Differentialdiagnostik des akuten Brustschmerzes

Diagnose	Schmerzcharakteristik
stabile KHK	retrosternales Engegefühl mit Ausstrahlung, ausgelöst durch Belastung, prompte Besserung nach Nitroglycerin-Gabe
Herzinfarkt	wie KHK, steigert sich zu Todesangst und Vernichtungsgefühl, kann aber auch stumm verlaufen, unvorhersehbare Dauer, spricht nicht auf Nitroglycerin an
Lungenembolie	akuter Thoraxschmerz, Tachykardie, ausgeprägte Dyspnoe
Pneumonie	stechender Schmerz bei Pleurabeteiligung, Fieber, Dyspnoe
Peri-/Myokarditis	stechender retrosternaler Schmerz, verstärkt im Liegen
Dissektion eines thorakalen Aortenaneurysmas	starker Thoraxschmerz, ggf. Pulsdifferenz an beiden Armen
Pleuritis	schneidender, inspiratorisch verstärkter Schmerz mit Pleurareiben
Pneumothorax	plötzlicher stechender Schmerz, Dyspnoe
Tietze-Syndrom	Druckschmerz und Schwellung im Bereich der Sterno-Kostalgelenke 2 und 3
Herzneurose	zuerst spitzer, dann diffuser Schmerz über Tage, mit Ausstrahlung von der Herzspitze, unabhängig von körperlicher Belastung
Ösophagitis	dumpfer retrosternaler Schmerz mit Dysphagie
Thoraxwandsyndrom	bewegungs- und atemabhängiger Schmerz, oft durch Kälteeinwirkung und Muskelverspannung verstärkt; Besserung durch Lokalanästhetika
Zoster (radikuläres BWS-Syndrom)	lageunabhängiger, anhaltender, stechender Schmerz, Dermatom zuzuordnen, später Bläschen
Mondor-Thrombophlebitis	Phlebitis der V. thoracica oder V. epigastrica an der vorderen Brustwand

Tab. 13.12: Frühsymptome einer Herzinsuffizienz (mit Minderdurchblutung bestimmter Gefäßprovinzen) nach Haass

Minderversorgung	Frühsymptom
zerebral	geringe Belastbarkeit, Müdigkeit, Konzentrationsschwäche, Depressivität, Schwindel, Kopfschmerzen, Schlafstörungen, Beeinträchtigung des Hör- und Sehvermögens
kardial und kreislaufbedingt	Unfähigkeit, flach zu liegen, Gefühl der schweren Beine, Belastungsdyspnoe, Herzrhythmusstörungen
pulmonal	Husten, Belastungsdyspnoe
gastrointestinal	Verdauungsstörung, Appetitlosigkeit, Meteorismus
urogenital	Änderung der Miktionsgewohnheiten, Nykturie, Impotenz

Hypertonie und/oder KHK). Mittel der Wahl sind unter prognostischen Gesichtspunkten bereits im Stadium I **ACE-Hemmer,** nach Myokardinfarkt und Hypertonie ergänzt durch einen **Betablocker** und bei alleiniger Hypertonie durch ein Diuretikum.

AT_1-Blocker werden ab Stadium II bei Unverträglichkeit von ACE-Hemmern eingesetzt.

Glykoside sind nur noch indiziert bei vorwiegend systolischer Dysfunktion und supraventrikulären Tachyarrhythmien. Wegen ihrer geringen therapeutischen Breite sind regelmäßige Kontrolluntersuchungen notwendig (EKG, Bestimmung von Kreatininclearance, Kalium- und Glykosidspiegel). Bei Patienten > 75 LJ sollte wegen der eingeschränkten Nierenfunktion Digoxin durch Digitoxin ersetzt werden, das überwiegend hepatisch metabolisiert wird.

Hypertonie

Definition. Eine Hypertonie liegt ab einem Blutdruckwert von **140/90 mmHg** vor. Bei **Hochrisikopatienten** (Niereninsuffizienz, Diabetes mellitus, KHK) sollte der RR < **130/80 mmHg** und bei **Proteinurie** < **125/75 mmHg** liegen.

Bei ca. 25–30% der Erwachsenen sind ständig erhöhte Blutdruckwerte messbar. Nur ein kleiner Teil wird adäquat behandelt. 90% der Patienten haben einen essentiellen Hypertonus, bei ca. 10% ist die Hypertonie Folge einer anderen Erkrankung (z.B. Niereninsuffizienz, Nierenarterienstenose, endokrine Störungen).

Diagnostik. Zur endgültigen Diagnose sollte der Blutdruck mindestens dreimal innerhalb von 4 Wochen in Ruhe mit einer dem Armumfang angepassten Manschette gemessen werden. Der Auskultationspunkt sollte in Herzhöhe liegen, beim ersten Mal sollte der Blutdruck an **beiden** Armen gemessen werden. Ergänzend sind Blutdruckmessungen über 24 h und unter Belastung sinnvoll.

Für Kinder gelten niedrigere Referenzwerte als für Erwachsene.

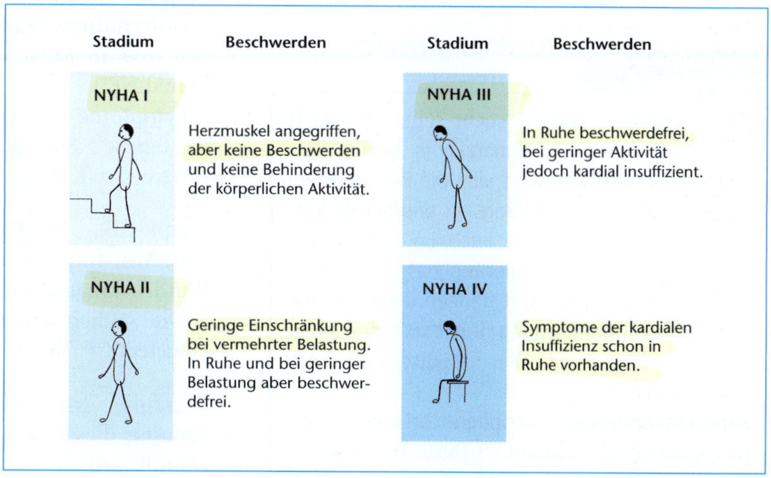

Abb. 13.3: Stadieneinteilung nach NYHA [1]

13

Therapie. Die nichtmedikamentöse Behandlung der Hypertonie umfasst Gewichtsreduktion, vermehrte körperliche Betätigung (Ausdauertraining ≥ 3 × 30 min / Woche), Raucherentwöhnung sowie Reduktion der Kochsalzzufuhr und des Alkoholkonsums.

Merke

Nichtmedikamentöse Maßnahmen sind Grundlage jeder antihypertensiven Pharmakotherapie und nicht nur bei leichter Blutdruckerhöhung indiziert.

Therapieziel ist die Senkung der Letalität durch Herz-Kreislauf-/Gefäß- und Nierenerkrankungen. In der Regel ist eine lebenslange medikamentöse (Kombinations-)Therapie notwendig, die je nach KHK-Risiko und Begleiterkrankung (Asthma bronchiale, Diabetes mell. u.a.) individuell auf den Patienten abgestimmt werden muss. **Medikamente der ersten Wahl** sind Betablocker, Diuretika, ACE-Hemmer, AT_1-Blocker und Kalziumantagonisten. Bei nicht ausreichendem Therapieerfolg sollte frühzeitig mit einer Kombinationstherapie begonnen werden.

Die **hypertensive Krise** (RR > 230/120 mmHg) wird mit Nitroglycerin, bzw. Nitrendipin oder bei unzureichender Wirkung mit Clonidin oder Urapidil behandelt.

Um frühzeitig Folgekrankheiten und unerwünschte Wirkungen der Antihypertensiva zu erkennen, sollten Hypertoniepatienten nach Tab. 13.13 engmaschig kontrolliert werden.

Tab. 13.13: Kontrolluntersuchungen bei Hypertonie

zeitlicher Abstand	Untersuchung
alle 3 – 6 Wochen	• Blutdruckmessung und körperliche Untersuchung
alle 12 Wochen	• Blut- und Harnuntersuchung
alle 12 Monate	• EKG (Ruhe- und Belastungs-EKG) • Augenhintergrunduntersuchung • Untersuchung des Gefäßsystems • Nierenfunktionsprüfung • Untersuchung des Fett-, Kohlenhydrat- und Harnsäurestoffwechsels sowie der Leberfunktion • Röntgen-Thorax

Periphere arterielle Verschlusskrankheit (pAVK) und akuter arterieller Verschluss

Periphere arterielle Verschlusskrankheit

Klinischer Fall

Ein 70-jähriger Landwirt sucht seinen Hausarzt wegen zunehmender Schmerzen in beiden Beinen auf. Er berichtet, dass sich die Beschwerden in den letzten Wochen langsam entwickelt hätten und in jüngster Zeit auch im Liegen aufträten. Eine gewisse Linderung trete ein, wenn er die Beine aus dem Bett hängen lasse. Bei der körperlichen Untersuchung findet sich eine leicht livide verfärbte Haut. Die Fußpulse sind nicht sicher tastbar.
Verdachtsdiagnose: periphere arterielle Verschlusskrankheit Stadium III (nach Fontaine).

Ätiologie. Die **periphere arterielle Verschlusskrankheit (pAVK)** manifestiert sich zu 90% an der unteren Extremität und betrifft überwiegend Männer (ca. 11% aller Männer > 70 LJ haben eine pAVK). Hauptrisikofaktoren sind Diabetes mellitus, Rauchen, Hypertonie, Hyperlipidämie und Adipositas. Bei der Mehrzahl der Patienten finden sich gleichzeitig auch andere Manifestationen der Arteriosklerose; das Risiko, an einem Herzinfarkt oder Schlaganfall vorzeitig zu versterben, ist deutlich erhöht.

Klinik. Leitsymptom der pAVK ist der belastungsabhängige ischämische Schmerz (Claudicatio intermittens, Stadium II), der beim Stehenbleiben bzw. in Ruhe verschwindet („Schaufensterkrankheit").

Symptome treten in der Regel erst ab einer Gefäßstenose > 80% auf, da sich v.a. bei langsamer Progression Kollateralen bilden.

Diagnostik. Als **Basisscreening** dient der Knöchel-Arm-Index, der mittels Doppler-Gerät und Blutdruckmanschette ermittelt wird.

Die Stadien der pAVK werden nach Fontaine eingeteilt (☞ Tab. 13.14).

Therapie. Im Stadium I–IIb regelmäßiges Gehtraining; dieses ist in den Stadien III und IV kontraindiziert!

Tab. 13.14: Stadien der pAVK nach Fontaine

Stadium	Klinik
I	nachweisbare Veränderungen, aber keine Beschwerden
IIa	Claudicatio intermittens, schmerzfreie Gehstrecke > 200 m
IIb	Claudicatio intermittens, schmerzfreie Gehstrecke < 200 m
III	Ruheschmerz, v.a. im Bereich der Akren in Horizontallage
IV	Ruheschmerz, Nekrose, Gangrän, Ulzera

Ein besonderes Augenmerk muss auf die Reduktion der begleitenden Risikofaktoren gerichtet werden. In der Pharmakotherapie werden Thrombozytenaggregationshemmer eingesetzt. Die Patienten dürfen keine engen Schuhe und Strümpfe und keine Kompressionsstrümpfe tragen. Wichtig ist eine sorgfältige Fuß- und Hautpflege.

In den fortgeschrittenen Stadien kommen lokale Lyse, die perkutane transluminale Angioplastie (PTA) sowie operative Verfahren wie Thrombendarteriektomie (TEA) und Bypass-Operation in Betracht. Als Ultima Ratio bleibt die Amputation.

Akuter arterieller Gefäßverschluss

Klinischer Fall

Ein 70-jähriger Patient klagt über plötzlich aufgetretene Schmerzen und Missempfindungen im rechten Bein. Die Fußpulse sind rechts nicht tastbar, das rechte Bein ist im Vergleich zum linken wesentlich blasser.
Verdachtsdiagnose: akuter arterieller Verschluss.

Ätiologie. Ursache des **akuten arteriellen Gefäßverschlusses** ist in 60–70% der Fälle eine Embolie bei Vorhofflimmern, Mitralvitium, Vorderwandaneurysma nach Myokardinfarkt oder Endokarditis. 20% sind durch eine Thrombose bei bestehender Arteriosklerose bedingt und bei 10–20% ist eine Differenzierung nicht möglich.

Klinik. Leitsymptome sind die **„6 P“: Pain** (Schmerz), **Paleness** (Blässe), **Paraesthesia** (Parästhesien), **Pulselessness** (Pulslosigkeit), **Paralysis** (Parese) und **Prostration** (Schock).

Therapie. Erstmaßnahme, ☞ Kap. 1.5.1. Anschließend ist eine **Dauerantikoagulation** mit Marcumar® erforderlich.

3.5 Erkrankungen der Mundhöhle und der oberen und unteren Atemwege

Entzündungen im Mund- und Rachenbereich

Soor

Ätiologie und Klinik. Im **Säuglingsalter** findet man häufig eine Candida-albicans-Infektion (Mundsoor) mit weißlichen, abstreifbaren Belägen im Mund- und Rachenraum. Bei **Erwachsenen** liegt dem Mundsoor meist eine **Abwehrschwäche** zugrunde (z.B. HIV-Infektion).

Therapie. Die Behandlung erfolgt lokal mit Nystatin oder Gentianaviolett.

Gingivostomatitis herpetica

Klinischer Fall

Ein 3-jähriges Kind erkrankt plötzlich mit hohem Fieber, starken Schluckbeschwerden und verweigert die Nahrungsaufnahme. Im Mundbereich finden sich multiple Bläschen und Aphthen mit Aussparung der Tonsillen und des Pharynx, die submandibulären Lymphknoten sind druckschmerzhaft geschwollen.
Verdachtsdiagnose: akute Gingivostomatitis herpetica.

Ätiologie und Klinik. Die **Gingivostomatitis herpetica** entwickelt sich in der Regel bei Erstinfektion mit dem Herpes-simplex-Virus. Der Altersgipfel liegt zwischen dem 1. und 4. Lebensjahr. Typisch sind hohes Fieber, allgemeines Krankheitsgefühl, Schwellung der Lymphknoten im Kieferwinkel, Verweigerung der Nahrungsaufnahme sowie Schwellung und Rötung von Lippen und Mundschleimhaut, die bei Berührung leicht bluten. Besonders im Bereich der vorderen Mundhöhle bilden sich schubweise 2–10 mm große, gruppiert stehende Bläschen, die spontan rupturieren und schmerzhafte Aphthen hinterlassen.

Therapie. Frühzeitige antivirale Lokalherapie mit Aciclovir. Anästhesierende Lösungen oder Gele, Spülungen mit Kamillentee, Dexpanthenol oder Hexetidin. Keine sauren Säfte.

Herpangina

Klinischer Fall

Ein 12-jähriger Junge kommt in Ihre Praxis mit allgemeinen Krankheitssymptomen, die seit 3 Tagen bestehen, und klagt über starke brennende Halsschmerzen. Ihre Untersuchung zeigt gering geschwollene Tonsillen ohne Beläge mit multiplen kleinen, von einem roten Hof umgebenen Bläschen im Bereich der vorderen Gaumenbögen, der Uvula und der Gaumentonsillen. Die Körpertemperatur beträgt 38,8 °C.
Verdachtsdiagnose: Herpangina.

Ätiologie und Klinik. Die **Herpangina** wird durch Coxsackie-A-Viren hervorgerufen. Typisch sind bläschenförmige Veränderungen im Bereich des weichen Gaumens. Der Verlauf ist gutartig.

Therapie. Mundpflege und Zufuhr flüssiger Nahrung.

Angina tonsillaris

Ätiologie. Die vor allem im Kindesalter häufige Entzündung der Gaumenmandeln (Angina tonsillaris) mit Rötung, Schwellung und weißlich-gelblichen Stippchen wird zu über 90% durch β-hämolysierende Streptokokken hervorgerufen.

Klinik. Der Beginn ist meist akut mit starken Halsschmerzen, Fieber und Schwellung der submandibulären Lymphknoten.

Diagnostik und Therapie. Vor Einleitung einer Penicillin-V-Therapie sollte von Rachen- und Gaumenmandeln ein Abstrich gemacht und ein Schnelltest auf Streptokokken durchgeführt werden. Der ASL-Titer steigt erst 4 Wochen p.i. an. Zur Verhütung von Streptokokken-Folgekrankheiten sollte die Penizillintherapie über 10 Tage erfolgen.

Rachenmandelhyperplasie

Klinischer Fall

Ein 3-jähriger Junge wird wegen Appetitmangels in der Praxis vorgestellt. Seine Nasenatmung ist stark behindert und der Mund ständig halb geöffnet. Er habe häufig Schnupfen und schnarche nachts. Es findet sich ein lappiger, weicher Tumor, der fast den ganzen Nasen-Rachen-Raum ausfüllt.
Diagnose: Rachenmandelhyperplasie

Eine Hyperplasie der Rachen- oder Gaumenmandeln ist bis zur Schulzeit physiologisch. Die **Indikation zur Tonsillektomie** besteht nur bei rezidivierender Otitis media oder Sinusitiden.

Angina Plaut-Vincenti, primäre akute Pharyngitis

Klinik.

- Typisch für die **Angina Plaut-Vincenti** ist eine einseitige Tonsillitis mit oftmals tiefem Ulkus an der Tonsille. Es besteht kein Fieber.
- Die **primäre akute Pharyngitis** tritt meistens im Zusammenhang mit Infektionen des oberen Respirationstraktes (z.B. chronische Sinusitis) auf. In den meisten Fällen ist sie **viral** (Influenza-, Parainfluenzaviren) bedingt. Bakterielle Superinfektionen werden meist durch β-hämolysierende Streptokokken der Gruppe A ausgelöst (s.o.).

Therapie. Bei bakterieller Pharyngitis: Penicillin V 3 × 1,2 Mega für mindestens 5 Tage, sonst symptomatische Therapie mit adstringierenden Lösungen, Kamille, Tee, ggf. ASS.

Infektiöse Mononukleose

Klinischer Fall

Ein bislang gesunder 20-jähriger Mann erkrankt plötzlich mit Fieber, zervikalen Lymphknotenschwellungen, Pharyngotonsillitis mit gräulich weißen Belägen und Splenomegalie, im Blutbild Leukozytose, davon 70% atypische Lymphozyten.
Verdachtsdiagnose: infektiöse Mononukleose.

Ätiologie. Die **infektiöse Mononukleose** (Syn: Pfeiffer'sches Drüsenfieber) wird durch das Epstein-Barr-Virus verursacht. Betroffen sind vor allem Jugendliche; wegen des Übertragungsweges durch Speichel wird die Erkrankung auch „Kissing Disease" genannt.

Klinik. Prodromi sind Abgeschlagenheit und Kopfschmerzen; das Akutstadium ist durch Fieber, starke Halsschmerzen, zervikale Lymphknotenschwellungen, Tonsillenhyperplasie, Splenomegalie und Pharyngotonsillitis mit Pseudomembranen gekennzeichnet.

Therapie. Die Therapie erfolgt symptomatisch mit Antipyretika und Antitussiva. Bis zur Rückbildung der Splenomegalie sollte sich der Patient körperlich schonen. Keine Gabe von ASS wegen Thrombozytenfunktionsstörung. Bei bakterieller Superinfektion kein Einsatz von Ampicillin oder Amoxicillin, da die Ausbildung eines Exanthems provoziert werden kann.

Speichelstein

Klinik. Schmerzen beim Kauen können Folge eines **Speichelsteins,** meist in der Glandula submandibularis, sein.

Therapie. Speichelsteine werden möglichst im entzündungsfreien Intervall entfernt.

Erkrankungen mit Leitsymptom Husten

Klinik und Diagnostik. Die Hauptfunktion des Hustens ist die Abwehr inhalierter körperfremder Stoffe und die Reinigung der Bronchien. Er ist das häufigste Symptom von Krankheiten des Respirationstraktes und kann, wie in Tab. 13.15 dargestellt, verschiedene Ursachen haben, die durch genaue Anamnese voneinander abzugrenzen sind.

Therapie. Je nach Ursache sekretolytische, antitussive, antibiotische und/oder antientzündliche Therapie. Keine Antibiotikagabe bei **unkomplizierter** akuter Bronchitis, da meist viral bedingt!

Nach einigen Tagen erneute Untersuchung und Überprüfung des Behandlungserfolgs. Bei Therapieresistenz spätestens nach 3 Wochen Röntgenuntersuchung veranlassen.

Merke

Jeder Husten, der länger als 3 Wochen dauert und nicht eindeutig auf einen akuten Atemwegsinfekt zurückgeführt werden kann, muss abgeklärt werden (Bronchialkarzinom!).

Akute und chronische Bronchitis

Keuchhusten: ☞ Pädiatrie, Kap. 8.3.1

Akute und chronische Erkrankungen der Atemwege sind in der Bevölkerung weit verbreitet (**Nikotinabusus!**). Sie führen den Patienten jedoch meist erst dann in die Praxis, wenn zu Husten und Auswurf eine zunehmende Dyspnoe hinzu-

Tab. 13.15: Differentialdiagnose mit Leitsymptom Husten

Hustenart	Erkrankung
akut, ggf. mit Fieber	virale, seltener bakterielle Infektionen
chronisch persistierend	chronische Lungenerkrankungen, z. B. chronische (obstruktive) Bronchitis, Asthma bronchiale, Tuberkulose oder Bronchialkarzinom, als Folge eines gastroösophagealen Refluxes
produktiv, mit Expektoration von Sekret	akute und chronisch-entzündliche Lungenerkrankungen
Hämoptyse, Sputum mit Blutbeimengung	Tuberkulose, Bronchialkarzinom, Bronchiektasen, Lungenembolie **Cave:** Erfordert immer diagnostische Klärung!
nichtproduktiv, Reizhusten	allergische oder unspezifische Reize (mechanische, chemische oder thermische; Tabakrauch!) Nebenwirkung von Medikamenten (ACE-Hemmer!)
bellend	Krupphusten mit Beteiligung von Larynx oder Epiglottis (kloßige Sprache und inspiratorischer Stridor)
schmerzhaft, retrosternal, Reizhusten ohne bzw. mit wenig zähem Sputum	Tracheitis
anfallsartig	Fremdkörperaspiration, bei Pertussis mit inspiratorischem Stridor
morgens, stakkatoartig	Bronchiektasen oder chronische Bronchitis
nachts	Linksherzinsuffizienz oder Asthma bronchiale

kommt. Pulmonale Ursachen der akuten Atemnot sind in Tab. 13.16 aufgeführt. Dyspnoe kann jedoch auch **kardial** bedingt sein (Linksherzinsuffizienz, „Asthma cardiale"); die differentialdiagnostische Abgrenzung zwischen kardialer und pulmonaler Dyspnoe kann schwierig sein.

Bei akuter **Erstickungsgefahr** können eine Fremdkörperaspiration, ein Insektenstich, eine allergische Reaktion oder ein angioneurotisches Glottisödem vorliegen.

Akute Bronchitis

Ätiologie. Es handelt sich meist um eine Tracheobronchitis infolge eines banalen Virusinfektes mit schmerzhaftem Husten bei hyperämisch geschwollener Bronchialschleimhaut. Bei bakterieller Superinfektion wird auch eitriges Sputum expektoriert.

Klinik. Symptome der kindlichen **Bronchiolitis** sind Tachypnoe, Nasenflügelatmung, hohes Fieber und exspiratorische Dyspnoe. Lippenzyanose und eine blasse, schweißige Haut beim Kleinkind sprechen für die Entwicklung einer **Pneumonie.**

Merke

Bei erneutem Fieberanstieg, vermehrter eitriger Sputumproduktion und Verschlechterung des Allgemeinzustandes muss immer eine Pneumonie ausgeschlossen werden.

Differentialdiagnose. ☞ Tab. 13.16. Bei Kleinkindern mit plötzlich auftretender Dyspnoe, Heiserkeit, bellendem Husten und inspiratorischem Stridor sollte man auch an die **stenosierende subglottische Laryngotracheobronchitis (Krupp-Syndrom)** denken. Bei dieser Viruserkrankung sind eine sofortige Sedierung und Kortikosteroidgabe erforderlich. Vom Krupp-Syndrom abzugrenzen ist die **akute Epiglottitis,** die durch Haemophilus influenzae b hervorgerufen wird und seit der Impfung (Hib) selten geworden ist. Es handelt sich um ein **lebensbedrohliches** Krankheitsbild, das die sofortige Klinikeinweisung erfordert (Letalität unbehandelt 50%!).

Therapie. Bei der unkomplizierten akuten Bronchitis reichen körperliche Schonung und symptomatische Maßnahmen wie Inhalationen und die Gabe von Sekretolytika meist aus. Atemwegsinfekte können v.a. bei Kindern eine **bronchiale**

Tab. 13.16: Differentialdiagnostik der akuten Dyspnoe

Erkrankung	Klinik
• akute obstruktive Bronchitis • Bronchiolitis	• trockener Husten, Dyspnoe, verlängertes Exspirium • bei Kleinkindern Tachypnoe, Nasenflügelatmung
Krupp-Syndrom	bellender Husten, inspiratorischer Stridor
akute Epiglottitis	hochgradige Dyspnoe mit Schluckbeschwerden und kloßiger Sprache, Fieber
Bronchialverschluss durch Fremdkörper	inverse Atmung, inspiratorischer Stridor, Atelektase
Pneumonie	Fieber, reduzierter Allgemeinzustand, Tachypnoe, Leukozytose u. CRP ↑
Lungenembolie	atemabhängiger Schmerz, Tachypnoe, Zyanose, Tachykardie, evtl. Hämoptyse
Pneumothorax	plötzlicher Thoraxschmerz, über dem betroffenen Lungenabschnitt aufgehobenes oder abgeschwächtes Atemgeräusch

Hyperreagibilität mit persistierendem Reizhusten hinterlassen, die die Entwicklung eines Asthma bronchiale begünstigen kann und daher antientzündlich behandelt werden sollte (inhalatives Glukokortikoid).

Chronische Bronchitis und chronisch-obstruktive Lungenerkrankung (COPD)

Ätiologie und Klinik. Die chronische Bronchitis ist definiert als Husten mit Auswurf über mindestens 3 Monate jeweils in 2 aufeinander folgenden Jahren. Weitaus häufigste Ursache ist das **Rauchen,** dann folgt die Exposition gegenüber inhalativen Noxen am Arbeitsplatz. Das Flimmerepithel wird frühzeitig zerstört, und beschleunigt durch rezidivierende Infekte (häufiger Krankheitserreger: Haemophilus influenzae) kommt es zu einer zunehmenden Obstruktion der Atemwege. Die resultierende chronisch-obstruktive Lungenerkrankung (COPD) ist die häufigste Ursache für Frühinvalidität bei 50- bis 60-jährigen

Tab. 13.17: Entwicklungsstufen der COPD und Abgrenzung zum Asthma bronchiale

Stufe	Erkrankung	Klinik
COPD		
1	chronische Bronchitis	Husten mit Auswurf ohne nachweisbare Bronchialobstruktion
2	chronisch-obstruktive Bronchitis	Husten mit zähem Auswurf, Giemen und Brummen, verlängertes Exspirium, Dyspnoe anfangs nur unter Belastung, Einschränkung der Ein-Sekundenkapazität
3	chronisch-obstruktive Bronchitis mit Lungenemphysem	Belastungs-, später Ruhedyspnoe, hypersonorer Klopfschall, leises Atemgeräusch, vergrößertes Residualvolumen (Überblähung), eingeschränkte Vital- und Ein-Sekundenkapazität, respiratorische (Global-)Insuffizienz
Asthma bronchiale		anfallsweise Atemnot, im Anfall Giemen, Brummen und verlängertes Exspirium, sonst normales Atemgeräusch (variable Obstruktion der Atemwege), beim leichtgradigen Asthma im Intervall normale Lungenfunktion

Männern. Endstadium ist die COPD mit Emphysem und Cor pulmonale (☞ Tab. 13.17).

Differentialdiagnose. Zur differentialdiagnostischen Abgrenzung der chronisch-obstruktiven Lungenerkrankungen (COPD) vom Asthma bronchiale ☞ Tab. 13.17, Innere Medizin, Atmungsorgane, Kap. 2.2.

Merke

Die Raucherentwöhnung hat bei Patienten mit COPD oberste Priorität, sie ist effektiver als jede medikamentöse Therapie.

Therapie. Basis jeder sinnvollen Therapie der COPD ist die Raucherentwöhnung. Die medikamentöse Therapie umfasst je nach Krankheitsstadium Beta-2-Sympathomimetika, Anticholinergika und Theophyllin (nicht bei Hyperkapnie!). Inhalative Kortikoide sind wirksam, wenn eine entzündliche Komponente der COPD vorliegt. Infektexazerbationen werden antibiotisch und ggf. kurzzeitig mit oralen Kortikoiden behandelt. In fortgeschrittenen Stadien kann eine Sauerstofflangzeittherapie oder auch eine nichtinvasive Beatmung notwendig werden.

Weitere Maßnahmen umfassen neben der Patientenschulung regelmäßige Impfungen gegen Influenza und Pneumokokken, das Meiden beruflicher Noxen und Physiotherapie.

Asthma bronchiale

☞ Innere Medizin, Atmungsorgane, Kap. 2.3

Häufigkeit. Asthma ist eine der häufigsten chronischen Erkrankungen; in Deutschland sind ca. 10% der Kinder und 5% der Erwachsenen betroffen. Bei Kindern ist es die häufigste chronische Erkrankung überhaupt.

Klinik. Asthma bronchiale ist definiert als **chronisch entzündliche Erkrankung** der Atemwege mit variabler Atemwegsobstruktion auf dem Boden einer **bronchialen Hyperreagibilität.** Es ist gekennzeichnet durch wiederholte Anfälle von Atemnot (mit pfeifender Atmung und verlängerter Exspiration), zunächst im Wechsel mit beschwerdefreien Intervallen.

Man unterscheidet das **allergische** Asthma (häufigere Form bei Kindern) von dem **nicht-allergischen** Asthma (häufig durch Infekte getriggert und kombiniert mit einer Polyposis nasi und / oder chronischen Sinusitis). Oft findet man im Verlauf **Mischformen** (primär allergisches Asthma mit rezidivierenden Infekten).

Therapie. Ziel der medikamentösen Therapie ist es, das Fortschreiten der asthmatischen Entzündung und damit Exazerbationen mit Notfallbehandlungen zu verhindern und Symptomfreiheit zu erzielen.

Die **entzündungshemmende** Therapie mit **inhalativen Kortikoiden** (bei Kindern mit leichtgradigem oder Belastungsasthma auch Einsatz von Cromonen und Leukotrienantagonisten möglich) steht daher im Vordergrund (**„Controller“**). Bei Fortschreiten der asthmatischen Entzündung kommt es anderenfalls zum Umbau der Bronchialschleimhaut und einer Fixierung der Obstruktion. Nur bei intermittierendem Asthma (Beschwerden bei Erwachsenen < einmal pro Woche, bei Kindern < einmal in 2 Monaten) ist die bedarfsweise Behandlung mit einem kurz wirksamen inhalativen Beta-2-Sympathomimetikum ausreichend („**Reliever**"). Wegen der weit verbreiteten „Kortisonangst" muss der Allgemeinarzt oft eine besondere Überzeugungsarbeit leisten, um die Compliance des Patienten zu erreichen (☞ Klinische Pharmakologie, Kap. 7.3).

Beim allergischen Asthma steht die **Allergenkarenz** im Vordergrund; falls diese nicht möglich ist (Pollen-, Hausstaubmilbenallergie) sollte die Möglichkeit einer **spezifischen Immuntherapie (SIT)** geprüft werden.

Merke

Frühzeitiger Einsatz der SIT bereits bei der allergischen Rhinokonjunktivitis, bevor es zum Etagenwechsel kommt!

Flankierende Maßnahmen sind Kranken- und Atemgymnastik, ggf. eine psychotherapeutische Mitbetreuung bzw. eine Familientherapie beim Kind sowie Kuraufenthalte.

Bei schwerem Asthma, das eine orale Dauertherapie mit Kortison erfordert, sind regelmäßige Untersuchungen nach Tab. 13.18 notwendig, um die entsprechenden Nebenwirkungen möglichst frühzeitig zu erkennen.

Pneumonie

☞ Innere Medizin, Atmungsorgane, Kap. 3.1

Ätiologie. Im ambulanten Bereich stehen Infektionen mit **Pneumokokken** und **Haemophilus influenzae** im Vordergrund; bei untypischen Beschwerden (kaum Fieber, kein eitriger Auswurf, keine Leukozytose) muss auch an eine **atypische** Pneumonie durch **Mykoplasmen, Chlamydien** oder **Legionellen** gedacht werden.

Klinik. Die **typische** Pneumonie beginnt akut mit hohem Fieber, Husten mit später eitrigem Sputum, allgemeinem Krankheitsgefühl und Dyspnoe. Bei pleuraler Beteiligung kommen (atemabhängige) Pleuraschmerzen hinzu.

Therapie. Patienten mit schweren Begleiterkrankungen oder Immundefekten (HIV) bzw. unter Immunsuppression sollten stationär behandelt werden. Je nach Begleiterkrankung ist die Letalität der Pneumonie weiterhin hoch!

Tab. 13.18: Überwachung bei längerfristiger Kortisontherapie

Kontrollzeitraum	Anamnese und Untersuchung von
alle 14 Tage	• Magenbeschwerden (→ Ulkus) • Rückenschmerzen (→ Osteoporose) • Gesicht (→ M. Cushing) • Blutdruck (→ Natrium- und Wasserretention) • Temperatur (→ Infektionsgefahr)
alle 3 Monate	• BSG (→ Infektionsgefahr, Wirkungskontrolle) • Glukosetagesprofil (→ diabetogene Wirkung) • Urinsediment und -kultur (→ Infektionsgefahr) • Augen (→ Glaukom und Katarakt)
einmal im Jahr	• Rö-Thorax (→ Tbc) • Röntgen der Wirbelsäule (→ Osteoporose) • Gastroskopie (→ Ulkus)

3.6 Erkrankungen der Verdauungsorgane

Funktionelle Störungen

40–60% aller Patienten mit gastrointestinalen Beschwerden leiden unter funktionellen Magen-/Darmsymptomen wie dem „Reizmagen" (Synonym: **funktionelle Dyspepsie**) oder „Reizdarmsyndrom" **(Colon irritabile).** Es handelt sich jeweils um eine **Ausschlussdiagnose!**

Klinik. Typisch für die funktionellen Störungen ist die meist bereits lang dauernde, variable und diffus wechselnde Symptomatik, meist ohne Gewichtsverlust, mit Zunahme der Beschwerden in Konflikt- und Stresssituationen und Besserung am Abend.

- **Dyspepsie:** Oberbauchschmerzen wechselnder Lokalisation, Druck- und Völlegefühl, Übelkeit, Erbrechen und (saures) Aufstoßen
- **Colon irritabile:** diffuse Bauchschmerzen, Blähungen, Stuhlunregelmäßigkeiten (Wechsel von Diarrhö und Obstipation) und das Gefühl

der inkompletten Entleerung. Die Patienten haben meist einen hohen Leidensdruck.

Diagnostik. Zur Ausschlussdiagnostik sind notwendig: Labor, Sonographie, Ösophagogastroduodenoskopie, Koloskopie und Röntgenuntersuchung der Dünndarmpassage.

Therapie. Das ärztliche Gespräch ist bei diesen psychosomatischen Beschwerden ein wesentlicher Teil der Behandlung.

> **Merke**
>
> Je kürzer die Vorgeschichte und je älter der Patient, desto unwahrscheinlicher ist ein Reizkolon. Fieber, nächtliche Schmerzen und Diarrhöen, Gewichtsverlust, Blut im Stuhl und Leukozytose schließen ein Reizkolon aus!

Ulcus ventriculi und Ulcus duodeni

Ätiologie. Die Ulkuskrankheit zählt zu den häufigsten gastroenterologischen Erkrankungen. Der wesentliche pathogenetische Faktor ist eine Infektion mit Helicobacter pylori (zu fast 100% beim Ulcus duodeni und ca. 80% beim Ulcus ventriculi); auch in der Pathogenese der Antrumgastritis spielt das Bakterium eine wesentliche Rolle (bei ca. 85%). Helicobacter pylori ist allerdings auch bei ca. 50% aller über 50-Jährigen ohne Krankheitszeichen nachweisbar.

Klinik. Die beim Ulkus als typisch angesehenen Beschwerden (Ulcus ventriculi: Sofortschmerz nach Nahrungsaufnahme, Ulcus duodeni: Spät- oder Nüchternschmerz) sieht man in der Praxis eher selten.

Als **Komplikationen** sind die **Ulkusblutung** und die **Ulkusperforation** mit Entwicklung eines **akuten Abdomens** gefürchtet.

> **Merke**
>
> Das Risiko einer Ulkuskrankheit mit Komplikationen erhöht sich erheblich durch die Therapie mit nichtsteroidalen Antirheumatika, besonders in Kombination mit Glukokortikosteroiden und bei > 75-Jährigen!

Diagnostik. **Gastroduodenoskopie** mit **Urease-Schnelltest** und/oder histologische Biopsieuntersuchungen, vor allem beim Ulcus ventriculi (**early cancer!**). Als Schnelltest oder Screening-Test ist der **^{13}C-Atemtest** geeignet.

Therapie. **Eradikationstherapie** (Tripeltherapie mit einem Protonenpumpenhemmer, Clarithromycin und Metronidazol oder Amoxicillin über 7 Tage). Der Erfolg wird 6–8 Wochen nach Ende der Therapie mittels ^{13}C-Atemtest überprüft.

Postoperative Magenbeschwerden

Klinik

- Mögliche Komplikationen nach Magenoperationen sind das **Dumping-Syndrom,** das in 10–20% nach Billroth II und ca. 4% der Fälle nach Billroth I auftritt. Es geht mit Schweißausbruch, Übelkeit und Kollapsneigung kurz nach dem Essen (Frühdumping) oder Heißhunger und Zittern 2–3 h nach dem Essen (Spätdumping) einher.
- Das **Syndrom der zuführenden Schlinge** nach Billroth II äußert sich durch Völlegefühl, Bauchschmerzen und galliges Erbrechen.

Bei jedem Magenoperierten sind regelmäßige endoskopische Nachuntersuchungen mit Biopsie erforderlich **(Cave: Anastomosenulkus** und **Magenstumpfkarzinom).** Es ist auch auf die Entwicklung einer **Vitamin-B$_{12}$-** und **Eisenmangelanämie** zu achten.

Therapie. Beim Dumping-Syndrom sollte der Patient jeweils nur kleine Mahlzeiten (8–12/d) ohne Flüssigkeit und ohne schnell resorbierbare Kohlenhydrate zu sich nehmen. Häufig besteht gleichzeitig eine Laktoseintoleranz. Das Syndrom der zuführenden Schlinge muss erneut operativ behandelt werden.

Erkrankungen der Leber

Fettleber

☞ Innere Medizin, Verdauungsorgane, Kap. 5

Ätiologie. Die Fettleber ist der häufigste pathologische Leberbefund in der Praxis. Sofern nicht Medikamente auslösend sind, kann das Fortschreiten der fibrotischen Umwandlung in der Regel nicht gestoppt werden, besonders wenn die ursächliche Noxe (zu > **90% Alkoholabusus (!),** chronische Hepatitis, vor allem Hepatitis C, Stoffwechselerkrankungen) weiter besteht.

Diagnostik. Zur Abklärung, inwieweit die Leber zirrhotisch verändert ist, ist eine Biopsie erforderlich.

Klinik und Therapie. Die Fettleber verursacht in der Regel außer einem Druckgefühl im Oberbauch keine Symptome. Bis auf die Karenz der auslösenden Noxe (Alkohol!) gibt es keine spezifische Therapie. Die Verfettung ist reversibel, solange noch keine zirrhotischen Veränderungen eingetreten sind.

Leberzirrhose

Klinik. Meist finden sich unspezifische Symptome wie Abgeschlagenheit, Schwitzen, Übelkeit, Obstipation, Fettintoleranz und Juckreiz. Typische Hautzeichen sind Spider-Nävi, Palmarerythem, Weißnägel und Lackzunge. Ein **Ikterus** (Erhöhung des Bilirubins > 2 mg/dl) tritt nicht nur bei der Leberzirrhose, sondern auch bei vielen anderen Lebererkrankungen auf. Die Differentialdiagnostik des Ikterus gibt Tab. 13.19 wieder.

Bei Leberinsuffizienz ist die verlängerte Wirkdauer von Medikamenten zu beachten, die von der Leber metabolisiert werden, z.B. Benzodiazepine, Morphin, Lidocain, Theophyllin. Bei manifester Leberschädigung sollten keine lebertoxischen Medikamente, z.B. Tetrazykline oder Paracetamol, verwendet werden.

Therapie. Eine spezifische Therapie ist nicht möglich. Die Allgemeinmaßnahmen umfassen absolute Alkoholkarenz und eine ausreichende Energie- und Eiweißzufuhr bei Salzrestriktion. In Einzelfällen kann eine Lebertransplantation indiziert sein.

Tab. 13.19: Differentialdiagnose des Ikterus [1]

Ätiologie	Typische Befunde
prähepatischer Ikterus	
• hämolytische Anämien (z. B. Sphärozytose, Sichelzellanämie) • ineffektive Erythropoese (z. B. perniziöse Anämie)	Bili < 7fach ↑, indirektes Bili ↑, evtl. Anämie, Stuhl und Urin unauffällig
hepatischer Ikterus	
Konjugationsstörung: Gilbert-Meulengracht-Syndrom	Bili < 7fach ↑, Abdominalkoliken, alles andere normal
Exkretionsstörungen	Urin dunkel, evtl. heller Stuhl, Juckreiz, Erhöhung von Bili, GOT, GPT, γ-GT, AP
Virushepatitis	Übelkeit, Abgeschlagenheit, Fieber
Leberzirrhose	Alkoholabusus (häufigste Ursache) 50% ohne Ikterus!
Metastasenleber	ggf. Symptome von Seiten des Primärtumors
medikamenteninduzierte Leberzellschädigung	Ikterus entwickelt sich 5–50 d nach Medikamenteneinnahme (z. B. Anabolika, Kortikosteroide, Chlorpromazin, Erythromycin)
Leberbeteiligung bei Systemerkrankungen wie Lymphome, Amyloidose	abhängig von Grunderkrankung
schwangerschaftsbedingte Cholestase	Auftreten im 3. Trimenon, starker Juckreiz
posthepatischer Ikterus	
• **intraluminale** Obstruktion: Gallensteine, Strikturen, Cholangitis, Gallengangstumoren • **extraluminale** Obstruktion: Pankreas-, Magen- und Lebererkrankungen (Abszess, Echinokokkuszyste)	Erhöhung von Bili, GOT, GPT, γ-GT, AP, dunkler Urin, heller Stuhl, Juckreiz

Prognose. Die Krankheitsfolgen einer Leberzirrhose, wie therapieresistenter Aszites, primäres Leberkarzinom oder Ösophagusvarizenblutung, können rapide zum Tode führen. Ein Kranker mit gesicherter Leberzirrhose kann jedoch auch jahrelang ohne Beschwerden bleiben.

Erkrankungen mit Diarrhö

Akute Diarrhö

Definition. Von einer Diarrhö spricht man bei > 3 Stühlen täglich. Bei der **akuten Diarrhö** stehen in der Praxis infektiöse Ursachen im Vordergrund.

Ätiologie und Klinik. Am häufigsten sind **infektiöse Diarrhöen** durch Lebensmittelvergiftungen mit Enterotoxinen und bakteriell bedingte Diarrhöen (Salmonellen, Campylobacter jejuni).

Klinischer Fall

Sie werden im hausärztlichen Notdienst zu einem 28-jährigen Mann gerufen, der seit circa 8 h unter wässrigen Durchfällen leidet. Sie erheben folgende Untersuchungsbefunde:

- Körpertemperatur: 38,0 °C
- Sichtbare Schleimhäute: unauffällig, feucht
- Abdomen: lebhafte, nicht-hochgestellte Darmgeräusche, keine Abwehrspannung, geringe Druckschmerzhaftigkeit im rechten Unterbauch

Diagnose: Gastroenteritis.

Tab. 13.20 gibt einen Überblick über die wichtigsten Erreger der infektiösen Diarrhö.

Tab. 13.20: Wichtigste Erreger der infektiösen Diarrhö mit Inkubationszeiten, Übertragungswegen, Symptomen und Krankheitsdauer

Erreger	Hauptübertragung	Inkubationszeit	Klinik	Krankheitsdauer
Staph. aureus hitzestabiles Enterotoxin, keine Vermehrung bei Kühlung	Fleisch (v. a. Geflügel), Milchprodukte, Soßen, Pudding, Dressings, Kartoffelsalat; typisch bei Gemeinschaftsverpflegung	1–6 h	plötzliche Übelkeit, Erbrechen, Diarrhö, Bauchkrämpfe, Schweißausbrüche, meist ohne Fieber	1–2 d
Campylobacter jejuni / coli	Geflügel, Rohmilch	2–5 d	schmerzhafte, schleimige, oft blutige Diarrhö, Fieber	7 d
Enteritis-Salmonellen	Geflügel, Hackfleisch	1–3 d	Fieber, Erbrechen, Diarrhö	3 d
enteropathogene E. coli (EPEC)	nosokomial bei Säuglingen	2–7 d	rezidiv. protrahierte Diarrhö	5 d
enterohämorrhagische E. coli (EHEC)	Rindfleisch, Rohmilch, Schmierinfektion	1–3 (–8) d	wässrige, später blutig-schleimige Diarrhö gefürchtete Komplikation bei Kindern: HUS (hämolytisch-urämisches Syndrom)	je nach Krankheitsverlauf
enterotoxische E. coli (ETEC), in Europa selten	Lebensmittel, Verbreitung in Mexiko, Asien	16–72 h	wässrige Diarrhö, Erbrechen	1–5 d
Shigellen	Schmierinfektion, Verbreitung in Lateinamerika, Afrika, Asien	2–7 d	schleimig-blutige Diarrhö, Tenesmen	5 d
Vibrio cholerae	Trinkwasser	16–72 h	profuse, wässrige Diarrhö	5 d
Giardia lamblia		5–10 d	rez. wässrige, fieberfreie Diarrhö	> 3 Wochen

Therapie. Bei den unkomplizierten Erkrankungen klingen die Durchfälle nach wenigen Tagen wieder ab; eine ausreichende Flüssigkeits- und Elektrolytzufuhr (z.B. Tee und Salzstangen) und ggf. fiebersenkende Medikamente sind in der Regel ausreichend.

Morbus Crohn

Klinischer Fall

Ein 30-jähriger Mann kommt zu Ihnen in die Sprechstunde und klagt über Schmerzen im rechten Unterbauch, verbunden mit 4 bis 6 Durchfällen pro Tag, die aber nicht blutig sind. Diese Beschwerden hätten vor ca. 5 Tagen begonnen. Außerdem berichtet er über Schmerzen im Bereich der linken Iliosakralfuge, die seit einigen Tagen bestünden. Im rechten Unterbauch tasten Sie eine druckschmerzhafte Resistenz.
Verdachtsdiagnose: Morbus Crohn.

Die beschriebene Symptomatik spricht für eine chronisch-entzündliche Darmerkrankung (M. Crohn oder Colitis ulcerosa). Sie manifestieren sich meist zwischen dem 20. und 40. Lebensjahr.

Klinik. Beim M. Crohn kommt es zum transmuralen, segmentalen Befall der Darmwand, v.a. im Kolon und terminalen Ileum („Ileitis terminalis"). Häufigste Symptome sind: Gewichtsverlust, abdominelle, z.T. heftige krampfartige Schmerzen (meist im Bereich des rechten Unterbauches, ähnlich dem „Appendizitis-Schmerz"), 3–6 Diarrhöen täglich (meist ohne Blut im Gegensatz zur Colitis ulcerosa), perianale Läsionen (Fisteln, Fissuren, Abszesse) und bei Kindern Gedeihstörungen. Extraintestinale Manifestationen sind Iridozyklitis und Uveitis, Cholangitis, Arthritis, Spondylitis und Sakroileitis, Pyoderma gangraenosum und Erythema nodosum.

Diagnostik. Im Labor findet man eine mikrozytäre Anämie, je nach Aktivität erhöhte Entzündungsparameter (Leukozytose, BSG und CRP) und ein niedriges Ferritin infolge eines Malabsorptionssyndroms.

Therapie. Die Therapie erfolgt mit oralen und/oder topischen Glukokortikoiden, Azathioprin und Methotrexat.

Erkrankungen mit Gewichtsverlust

☞ Innere Medizin

Viele Erkrankungen des Verdauungstraktes gehen mit **Gewichtsverlust** einher. V.a. Diarrhöen, anhaltendes Erbrechen und akute Infektionskrankheiten führen zu einem **raschen** Gewichtsverlust mit Leistungsknick (die Anorexia nervosa führt zum Gewichtsverlust ohne Leistungsknick). Weitere Ursachen eines raschen Gewichtsverlustes können HIV-Infektion, Diabetes mellitus, Hyperthyreose oder M. Addison sein.

Ein **allmählicher** Gewichtsverlust ist Symptom vieler chronischer Erkrankungen wie chronischer Herz- oder Niereninsuffizienz, chronischer Infektionskrankheiten oder Alkohol-/Medikamenten-/Drogenmissbrauch. Bei nicht eindeutiger Ursache muss immer nach einer Tumorerkrankung gefahndet werden!

Erkrankungen mit Obstipation

Gallenwegs- und Pankreaserkrankungen: ☞ Innere Medizin, Verdauungsorgane, Kap. 6 und 7

Von Obstipation spricht man bei einer Frequenz von weniger als 3 Stühlen pro Woche. Jeder 3. Bundesbürger und ein Großteil der über 65-Jährigen leiden an chronischer Verstopfung.

Ätiologie. Bei Kindern ist an das **aganglionäre** oder häufiger an das **idiopathische Megakolon** zu denken. Bei Erwachsenen muss immer ein **Kolonkarzinom** oder eine **Divertikulitis** ausgeschlossen werden (Koloskopie!).

Klinischer Fall

Ein 71-jähriger adipöser Patient entwickelt akut heftige Schmerzen im linken Unterbauch. Außer einer seit Jahren bestehenden Obstipationsneigung sind keine weiteren Stuhlunregelmäßigkeiten anamnestisch eruierbar. Die weitere Anamnese ergibt einen seit Jahren abgeschwächten Harnstrahl. Eine Restharnbildung sei bislang nicht festgestellt worden. Urinstatus unauffällig; im Blut: BSG 34/67 mm n.W., Leukozyten 15 600 × 10^6/l, CRP deutlich erhöht.
Verdachtsdiagnose: Sigmadivertikulitis.

Divertikel können prinzipiell im gesamten Gastrointestinaltrakt auftreten, in 80% d.F. ist jedoch ausschließlich das Sigma betroffen.

Häufiger ist die Obstipation funktioneller Genese. Begünstigende Faktoren sind Bewegungsmangel, ballaststoffarme Ernährung, Flüssigkeitsmangel (vor allem bei älteren Menschen) und eine Umstellung der Ernährungs- und Lebensgewohnheiten. Des Weiteren kommen metabolische und endokrine Störungen (Hypothyreose, Diabetes mellitus, Hypokaliämie) oder Medikamentennebenwirkungen in Betracht (Antidepressiva, Laxanzienabusus, Antazida, Morphin).

Therapie. Die Therapie ist abhängig von der Grunderkrankung; Laxanzien werden viel zu häufig benutzt, sie verstärken über den Kaliumverlust die Obstipation. Am wirksamsten sind eine **Ernährungsumstellung** auf ballaststoffreiche Kost (Verkürzung der Darmpassagezeit und Prävention von Divertikeln und Kolonkarzinom, Stabilisierung der Darmflora und Senkung des Serumcholesterins), viel **körperliche Bewegung** und **ausreichende Flüssigkeitszufuhr** (2 l täglich). Oft hat die Obstipation eine langjährige Vorgeschichte, und die Behandlung verlangt viel Geduld von Arzt und Patient.

3.7 Erkrankungen der Nieren, Harnwege und Geschlechtsorgane

Harnwegsinfekt

Häufigkeit und Klinik. Frauen sind 5-mal häufiger von Harnwegsinfekten betroffen als Männer (kurze Urethra, Nachbarschaft zur Genital-Anal-Region). Jede zweite Frau in Deutschland erleidet mindestens einmal in ihrem Leben einen Harnwegsinfekt mit Dysurie, Pollakisurie, Leukozyturie und Bakteriurie (meist E. coli). Der Harnwegsinfekt kann auch Komplikation einer vorbestehenden Nephrolithiasis sein, die durch Nierenfehlbildungen begünstigt wird.

Diagnostik. Hinweisend ist der Nachweis von Leukozyten, Erythrozyten und Nitrit im Urin mittels Streifentest. Ggf. können Urinkulturen zur Erreger- und Resistenzbestimmung angelegt werden. Ein semiquantitativer Erregernachweis ist mit Eintauchnährböden (Urikult) möglich.

Differentialdiagnose. Zur Differentialdiagnose der akuten Dysurie mit Leukozyt- und Bakteriurie ☞ Tab. 13.21.

Tab. 13.21: Differentialdiagnose des akuten Harnwegsinfekts der Frau

Symptome	Diagnose
Dysurie, Pollakisurie, suprapubischer Schmerz, Nykturie, Harninkontinenz	Zystitis
Fieber, Flankenschmerz, Bauchschmerzen, Hämaturie, Erbrechen	akute Pyelonephritis
Kinder bis zu 3 Jahren, Nierensteine, Diabetes mellitus, Harnwegsstenose	subklinische (chronische) Pyelonephritis
neuer Sexualpartner, gelbgrüner Fluor, häufig asymptomatisch	Gonokokken-Urethritis
neuer Sexualpartner, muköser Fluor vaginalis	Chlamydien-Urethritis
neuer Sexualpartner, Herpesbläschen	Herpes-simplex-Urethritis
Fluor vaginalis, genitaler Pruritus	Kolpitis

Therapie. Die Behandlung des unkomplizierten Harnwegsinfektes erfolgt mit Trimethoprim oder Nitrofurantoin über 3 Tage (Alternative: Ofloxacin). In der Schwangerschaft wird Amoxicillin oder ein orales Cephalosporin eingesetzt.

Merke

Bei Kindern und Männern sollte immer eine **urologische Diagnostik** erfolgen!

Gonorrhö

Klinischer Fall

Ein 50-jähriger Patient kommt in Ihre allgemeinärztliche Praxis. Nach einem kürzlich beendeten Urlaub in Südostasien entwickelten sich bei ihm zunehmende urethritische Beschwerden. Sie finden eine hochakute eitrige Urethritis und sehen bei der mikroskopischen Untersuchung des gramgefärbten Urethraabstrichpräparates gramnegative, überwiegend intrazellulär gelagerte Diplokokken.

Verdachtsdiagnose: Gonorrhö.

Klinik. Die Gonorrhö ist die häufigste sexuell übertragbare Erkrankung. Beim Mann kommt es ab dem 3. Tag p. i. zu Miktionsbeschwerden und gelbgrünlichem Ausfluss. Bei der Frau verläuft die Gonorrhö in bis zu 50% der Fälle asymptomatisch, häufig verursacht erst die Adnexitis Symptome.

Therapie. Die Behandlung erfolgt mit einer Einmaldosis Ceftriaxon i. m. (oder Ofloxacin bzw. Azithromycin oral) und wegen der häufig begleitenden Chlamydieninfektion anschließend mit Doxycyclin für 7 d (oder Roxithromycin). Eine **Partnertherapie** ist unbedingt erforderlich!

Prostataadenom

☞ Urologie, Kap. 7.6

Klinik. Eine benigne Prostatahyperplasie ist bei den meisten Männern nach dem 60. Lebensjahr palpatorisch nachzuweisen (glatt vergrößert, indolent, gut abgrenzbar), ohne dass notwendigerweise Zeichen der Harnwegsobstruktion, wie Pollakisurie, Nykturie oder ein abgeschwächter Harnstrahl, auftreten.

Therapie. Die Therapie richtet sich nach dem Stadium der Symptomatik und den Komplikationen.

Prostatakarzinom

Klinik. Das Prostatakarzinom ist das häufigste Karzinom bei Männern über 65 Jahre. Es verursacht im Frühstadium keine Symptome, im fortgeschrittenen Stadium führt es zur Harnwegskompression mit Pollakisurie, Nykturie und Hämaturie.

> **Merke**
>
> Jede schmerzlose Hämaturie ist verdächtig auf einen malignen Tumor des Urogenitaltraktes!

Diagnostik. Bei Männern über 45 Jahre sollte routinemäßig eine Krebsvorsorge stattfinden (palpatorischer Verdacht auf ein Karzinom ergibt sich bei höckerig vergrößerter, schlecht abgrenzbarer Prostata; Tumormarker: PSA).

Therapie. Die Therapie richtet sich nach dem Stadium der Erkrankung, dem Alter des Patienten und den Begleiterkrankungen (☞ Urologie, Kap. 7.6.2).

Harninkontinenz

Ätiologie. Eine Harninkontinenz beruht meist auf einer mechanischen Abflussstörung (z. B. iatrogene Sphinkterläsion bei Prostataoperation, Prostatakarzinom) oder auf neurologischen Störungen (Versorgung von Blase und Sphinkter durch S4–S6). Häufig kommt es bei Frauen mit Descensus uteri nach Geburten oder posttraumatischer bzw. konstitutioneller Lockerung des Stütz- und Suspensionsapparates zu einer **Stressinkontinenz** (unwillkürlicher Harnabgang, z. B. beim Husten oder Niesen).

Einige Medikamente können ebenfalls eine Harninkontinenz verstärken oder auslösen (z. B. Anticholinergika, Spasmolytika, Antihistaminika, Antidepressiva, Kalziumantagonisten, Diuretika).

Therapie. Bei Stressinkontinenz sind Miktionstraining und Beckenbodengymnastik sehr effektiv. Auslösende oder begünstigende Medikamente (s. o.) sind zu meiden.

Niereninsuffizienz

Ätiologie. Die häufigsten Ursachen für die Entwicklung einer chronischen, irreversiblen Niereninsuffizienz mit Retention harnpflichtiger Substanzen sind Diabetes mellitus, Hypertonus und Glomerulonephritiden.

Klinik. Unspezifische Symptome der chronischen Niereninsuffizienz sind Schwäche, Gewichtsverlust und vermehrte Infektanfälligkeit. In Abhängigkeit vom Stadium der Erkrankung entwickeln sich Hypertonie, Perikarditis, Pleuritis, Lungenödem und Verwirrtheit bis zu zerebralen Krampfanfällen (☞ Innere Medizin, Niere, Kap. 2).

Diagnostik. Der Allgemeinarzt sollte regelmäßig Laboruntersuchungen von Kreatinin, Harnstoff, Elektrolyten und pH-Wert veranlassen (☞ Tab. 13.22).

Therapie. Die chronische Niereninsuffizienz bleibt oft über Jahre kompensiert, wenn Grund- und Begleiterkrankungen konsequent behandelt und folgende Maßnahmen beachtet werden:

- Vermehrte Flüssigkeitszufuhr kann im Anfangsstadium durch Steigerung der Diurese die Harnstoffausscheidung fördern.
- Korrektur der Elektrolytstörungen und des Säure-Basen-Haushalts

Tab. 13.22: Elektrolyte und pH-Wert bei chronischer Niereninsuffizienz

Parameter	Veränderung
Phosphat	↑ durch Einschränkung der renalen Phosphatausscheidung bei Herabsetzung der Kreatinin-Clearance um 50%
Kalzium	↓ durch geringere Produktion von Vitamin D in der Niere führt zum sekundären Hyperparathyreoidismus
Natrium	↓ auf bis zu 60% der Natriumreabsorption
Kalium	↑ wird lange durch gesteigerte tubuläre Sekretion kompensiert
pH-Wert	↓ metabolische Azidose durch Säureretention, Aminogenese und Plasmabikarbonat

- Senkung des Anteils harnpflichtiger Substanzen aus dem Eiweißmetabolismus durch diätetische Eiweißreduktion
- Therapie der renalen Hypertonie (Blutdruckeinstellung < 130/80, bei Proteinurie < 125/75), Anämie (mit Erythropoetin) und Osteopathie (mit Phosphatbindern und Vitamin D, kalziumreiche, phosphatarme Ernährung)
- Meiden nephrotoxischer Medikamente, möglichst keine Kontrastmittelanwendung und Dosisanpassung bei nierengängigen Medikamenten

Die konservativen Maßnahmen erschöpfen sich jedoch, wenn der Serumkreatininwert 10 mg% und der Serumharnstoffwert 200 mg% überschreiten und urämische Symptome auftreten.

3.8 Störungen im endokrinologischen Bereich

☞ Innere Medizin, Endokrine Organe

Mit Ausnahme der Schilddrüsenerkrankungen fallen manifeste endokrinologische Krankheitsbilder eher selten in das Aufgabengebiet des Allgemeinarztes. Ihre Symptomatologie spielt eine Rolle im Rahmen differentialdiagnostischer Überlegungen (Siebfunktion des Allgemeinarztes).

Erkrankungen der Schilddrüse

Häufigkeit und Ätiologie. In Deutschland haben ca. 50% der Erwachsenen und Kinder in der Pubertät eine vergrößerte Schilddrüse. Weitaus häufigste Ursache ist die euthyreote Iodmangelstruma (95%).

Diagnostik. Die Diagnostik der Schilddrüsenerkrankungen umfasst neben der körperlichen Untersuchung (Hyper- und Hypothyreosezeichen, Palpation der Schilddrüse) die Bestimmung von TSH, ggf. TRH-Test, ergänzend FT_3 und FT_4, die Sonographie und ggf. Szintigraphie der Schilddrüse.

Hyperthyreose

Klinik. Symptome der Hyperthyreose sind zunehmende Nervosität, Schlaflosigkeit, vermehrte Reizbarkeit, Schwitzen, Tachykardie, Gewichtsabnahme trotz Heißhungers und gesteigerte Reflexe.

Therapie. Thyreostatika, ggf. Radioiodtherapie.

Hypothyreose

Klinischer Fall

Eine 68-jährige Frau klagt über brüchige Nägel und Haare; ihre Haut wirkt blassgelb, etwas teigig und ist leicht schuppend. Das Stimmungsbild ist bedrückt, schwunglos. Blutzucker und BSG sind im Normbereich. Im EKG findet sich eine Niedervoltage.
Verdachtsdiagnose: Hypothyreose

Ätiologie. Eine Hypothyreose kann iatrogen durch Strumaresektion, Radioiod- bzw. thyreostatische Therapie oder entzündlich durch **Hashimoto-Thyreoiditis** oder **Thyreoiditis de Quervain** (selten) bedingt sein.

Klinik. Die Hypothyreose wird häufig erst spät diagnostiziert, da sie oft schleichend, oligosymptomatisch und uncharakteristisch verläuft. Hinweisende Symptome sind Antriebsarmut, Gedächtnis- und Konzentrationsstörungen, raue Stimme, gesteigerte Kälteempfindlichkeit (Hypothermie), Obstipation, Gewichtszunahme und depressive Verstimmung (**Cave:** Hypothermie und Adynamie sind auch Symptome des **Morbus Addison**).

Merke

Bei einer Depression im Alter immer eine Hypothyreose ausschließen!

Therapie. Hormonsubstitution mit T_4.

Beschwerden im Klimakterium

Klinik. Im Klimakterium erfolgt eine Umstellung vieler Stoffwechselfunktionen, die weit über den gynäkologischen Bereich hinaus von Bedeutung ist. Neben den typischen Beschwerden der Wechseljahre (Hitzewallungen, Schweißausbrüche, depressive Verstimmung) und der Atrophie der Genitalorgane wächst mit der nachlassenden Östrogenbildung das Risiko für kardiovaskuläre Erkrankungen und Osteoporose.

Therapie. Die **Hormonersatztherapie** sollte nur sehr zurückhaltend und nur bei ausgeprägten klimakterischen Beschwerden eingesetzt werden, da sie das Risiko, an einem Mammakarzinom zu erkranken, deutlich erhöht und das kardiovaskuläre Risiko nicht senkt. Sie ist kontraindiziert bei bekannter Thromboseneigung, cholestatischem Ikterus und ausgeprägter Adipositas. Alternativ kann der Einsatz von Phytoöstrogenen oder anderer pflanzlicher Präparate (Agnus castus, Johanniskraut, Salbei, Baldrian) versucht werden.

3.9 Stoffwechselstörungen

Klinik. Fettstoffwechselstörungen und Diabetes mellitus sind die häufigsten Stoffwechselkrankheiten im Erwachsenenalter. Sie sind gemeinsam mit Hypertonie, Adipositas, Rauchen und familiärer Disposition die wesentlichen **Risikofaktoren** für die Entwicklung **kardiovaskulärer Erkrankungen** und erfordern daher eine konsequente, langfristige Behandlung. Der Typ-2-Diabetes tritt in der Regel als Teil des **metabolischen Syndroms** in Erscheinung, das durch **Insulinresistenz, Hyperinsulinämie, Adipositas (Bauchumfang!), Hypertrigyzeridämie, Erniedrigung des HDL-Cholesterins und Hypertonie** gekennzeichnet ist.

Therapie. Der Therapieerfolg in der Behandlung von Stoffwechselerkrankungen ist abhängig von der Bereitschaft des Patienten, seine Lebensgewohnheiten umzustellen, d.h. das Gewicht zu normalisieren, regelmäßiges körperliches Training durchzuführen, das Rauchen einzustellen und Diät- und medikamentöse Therapievorschriften einzuhalten. Schulung und Motivation des Patienten sind dabei vorrangig ärztliche Aufgaben.

Diabetes mellitus

☞ Innere Medizin, Endokrine Organe, Kap. 6.1
Die Häufigkeit des Diabetes mellitus, insbesondere vom Typ 2, hat in den beiden letzten Jahrzehnten dramatisch zugenommen. Die Mehrheit der Diabetiker stirbt vorzeitig an den Folgen eines Schlaganfalls oder eines Herzinfarktes. Bereits beim „Prädiabetes", der gestörten Glukosetoleranz, erhöht sich das kardiovaskuläre Risiko auf das 2- bis 3-fache.

Ätiologie und Klinik

Klinischer Fall

Ein 14-jähriger Patient berichtet Ihnen, vor 2 Wochen einen fieberhaften Infekt gehabt zu haben, klagt aber immer noch über Durst, obwohl er genügend trinke, sowie über Gewichtsverlust und Müdigkeit.
Diagnose: Diabetes mellitus Typ 1.

Typ-1-Diabetes. Häufigste Stoffwechselerkrankung im Kindesalter (5–7% aller Diabetiker). Die Erkrankung manifestiert sich meist vor der Pubertät; Jungen und Mädchen sind gleichermaßen betroffen. Man findet eine familiäre Häufung. Ursache ist eine immunologisch vermittelte Störung der β-Zellen des Pankreas, die zu einem absoluten Insulinmangel führt (Nachweis der Autoantikörper ICA und GAD-A).

Eine Sonderform des Typ-1-Diabetes ist der genetisch bedingte **MODY-Diabetes** (maturity onset diabetes in the young).

Leitsymptome des Typ-1-Diabetes sind Polyurie mit Polydipsie, Gewichtsverlust, vermehrte Müdigkeit und Leistungsminderung. Auslöser ist oft ein vorangegangener Infekt.

Typ-2-Diabetes. Gekennzeichnet durch einen **relativen** Insulinmangel und eine **Insulinresistenz** (Hyperinsulinämie, Nachweis durch C-Peptid). Risikofaktoren sind eine genetische Disposition (bei 30–40% der deutschen Bevölkerung vorhanden), Adipositas und Bewegungsmangel.

Symptome sind außer Polyurie und Polydipsie Müdigkeit, Infektanfälligkeit, Entzündungen der Haut, Pruritus, Depression und Konzentrationsstörungen.

Wichtig ist die Erfassung weiterer kardiovaskulärer Risikofaktoren wie erhöhter Blutdruck, Fettstoffwechselstörungen, Schlafapnoe und kardiovaskuläre Ereignisse in der Familie.

Gestationsdiabetes. Sonderform des Diabetes. Er betrifft > 3% aller Schwangeren und ist die häufigste Ursache der pränatalen Mortalität und perinatalen Morbidität (Geburtsgewicht > 4500 g). Der Grenzwert des Nüchtern-BZ liegt in der Schwangerschaft bei **85 mg/dl.** Mutter und Kind haben nach der Entbindung ein erhöhtes Risiko, später einen Typ-2-Diabetes zu entwickeln.

Diagnostik. Zur Diagnostik des Diabetes mellitus ☞ Tab. 13.23.

Komplikationen. Die Mehrheit der Diabetiker stirbt vorzeitig an Herzinfarkt oder Schlaganfall. Die periphere arterielle Verschlusskrankheit infolge eines Diabetes ist Ursache für 75% aller Amputationen (**Makroangiopathien**).

Die **Mikroangiopathie** des Diabetikers führt zu Neuro-, Retino- und Nephropathien mit Erblindung und Dialysepflichtigkeit.

Therapie und Therapieziele. Für jeden Patienten muss ein individueller Therapieplan mit möglichst realistischen Nahzielen festgelegt werden.

Typ-1-Diabetes. Eine Nahe-Normoglykämie mit einem Nüchtern-BZ < 100 ± 20 mg/dl, postprandial < 160 mg/dl und einem HbA_{1c} ≤ 6,5% ist anzustreben. Die intensivierte Insulintherapie mit Anpassung der Insulindosis an die Hauptmahlzeiten senkt das Risiko mikroangiopathischer Komplikationen. Körperliches Training senkt den **Insulinbedarf** bis um die Hälfte. Dieser ist erhöht bei Infektionen, hyperthyreoter Stoffwechsellage und Medikation mit Hormonen und/oder Glukokortikoiden.

Typ-2-Diabetes. Therapiebasis ist neben der Schulung des Patienten (Selbstkontrolle, Einhalten der Diät!) Gewichtsabnahme (zunächst 5–10% des Ausgangsgewichtes, Ziel: Body-Mass-Index < 25 kg/m²) und regelmäßiges körperliches Training. Ziel ist bei älteren Patienten ein präprandialer BZ < 200 mg/dl und ein HbA_{1c} < 8,5% sonst auch ≤ 6,5%.

Medikamente der ersten Wahl sind Metformin und Glibenclamid.

Diabetesstandarddiät. Diese weist folgende Zusammensetzung auf: Kohlenhydrate 55%, Fette bis 30%, Eiweiß 15%. Empfohlen werden langsam resorbierbare, ballaststoffreiche Kohlenhydrate, verteilt auf mehrere Mahlzeiten. Die meisten Kohlenhydrate sind in Kartoffeln und Getreide enthalten. Zuckeraustauschstoffe (Sorbit, Xylit) werden insulinunabhängig verstoffwechselt. Zu meiden sind schnell resorbierbare Zucker (Glukose, Saccharose) und Alkohol.

Der **Energiebedarf** beträgt je nach körperlicher Aktivität 20–45 kcal pro kg Normalgewicht (Körperlänge in cm – 100). Eine Broteinheit entspricht 10–12 g Kohlenhydratäquivalent oder 25 g Brot.

Merke

Allgemeine Devise: Viel Gemüse und Salat, wenig Fett, Eiweiß normal (50% tierischen und 50% pflanzlichen Ursprungs).

Bei **schwangeren** Diabetikerinnen muss der Blutzucker streng kontrolliert und die Therapie auf Insulin umgestellt werden. Zu beachten ist die veränderte Insulinempfindlichkeit in der Schwangerschaft.

Patienten, die ihren **Blutzucker selbst kontrollieren,** haben eine bessere Stoffwechsellage.

Tab. 13.23 Bewertung der Serum-Glukosewerte [1]

Bewertung	normal	gestörte Glukosetoleranz	Diabetes mellitus
Nüchtern-BZ	< 90 mg/dl	90–109 mg/dl → oGTT zur Abklärung	→ 110 mg/dl
2-h-postprandialer BZ, oraler Glukosebelastungstest (oGTT)	< 140 mg/dl	140–199 mg/dl	→ 200 mg/dl

Merke

Neben der Einstellung des Blutzuckers ist die wichtigste lebensverlängernde Maßnahme beim Diabetiker die konsequente antihypertensive Therapie (RR < 130/80, bei Proteinurie < 125/75).

Hyperlipoproteinämie

Häufigkeit. Fettstoffwechselstörungen sind mit einer Inzidenz von 3% (primäre Form) bzw. ca. 20% (sekundäre Form) die häufigste Stoffwechselstörung im Erwachsenenalter.

Klinik. Bei der **Hypercholesterinämie** ist die **individuelle Risikokonstellation** des Patienten ausschlaggebend für die Wahrscheinlichkeit, ein kardiovaskuläres Ereignis zu erleiden (Herzinfarkt, Schlaganfall), und bestimmt daher die Therapiebedürftigkeit. In das Risikoprofil gehen **Alter, Geschlecht, Blutdruck, Rauchgewohnheiten, HDL- und LDL-Cholesterin, Diabetes mellitus und familiäre Belastung** ein; entsprechend variieren die Grenzwerte des Serum-Cholesterinspiegels. Günstig ist ein hoher HDL-Spiegel (≥ 39 mg/dl bei Männern und ≥ 43 mg/dl bei Frauen) bei niedrigem LDL-Spiegel (je nach Risiko < 100–150 mg/dl).

Ein hohes Risiko haben zudem Patienten mit bereits manifester Arteriosklerose (KHK, v. a. nach Myokardinfarkt), positiver Familienanamnese und Diabetes mellitus.

Therapie. Eine Indikation zur medikamentösen Therapie der Hypercholesterinämie ist gegeben zur:

- Primärprävention bei Vorliegen weiterer Risikofaktoren
- Sekundärprävention bei bereits bestehender KHK, auch bei normalen Cholesterinwerten, und anderen Arteriosklerosemanifestationen.

Weitere Indikationen sind die Prävention einer Pankreatitis bei massiver Hypertrigyzeridämie und das nephrotische Syndrom mit Hypercholesterinämie.

Am effektivsten senken **Statine** (β-HMG-CoA-Reduktase-Hemmer, CSE-Hemmer) den LDL-Spiegel. Sie sind Standard in der Sekundärprävention des Myokardinfarktes. Statine können jedoch, v. a. in Kombination mit anderen Medikamenten, Myopathien mit der Gefahr einer Rhabdomyolyse verursachen, so dass vor allem zu Beginn der Therapie immer nach Muskelschmerzen gefragt und Kontrollen der CK durchgeführt werden sollten.

Die **Diät** bei Hyperlipoproteinämien sollte umfassen: 55% Kohlenhydrate und < 30% Fett (10% gesättigte, 10% einfach [Olivenöl] und 10% mehrfach ungesättigte Fettsäuren [Distel- und Leinsamenöl und mit geringerem Gehalt auch Sonnenblumen-, Soja- und Weizenkeimöl]).

Die **Triglyzeride** sollten < 200 mg/dl gesenkt werden (bei Diabetikern < 150 mg/dl). Sind diätetische Maßnahmen nicht ausreichend, können Fibrate oder Nikotinsäure eingesetzt werden.

Hyperurikämie und Gicht

Ätiologie. Eine Erhöhung des Harnsäurespiegels im Serum findet man überwiegend bei Männern (m : w = 20 : 1). Am häufigsten ist die primäre, genetisch bedingte Form der Hyperurikämie (90%), der zu 99% eine gestörte renale Harnsäureausscheidung zugrunde liegt.

Die restlichen 10% sind Folge einer vermehrten Harnsäurebildung bei Tumorerkrankungen (Leukämie, Polyzythämie, unter Chemo- und Strahlentherapie) oder einer verminderten renalen Harnsäureausscheidung durch Medikamente.

Klinik. Ab einer Hyperurikämie von 9 mg% kommt es fast immer zu einer schmerzhaften, **akuten Monarthritis** (**Gichtanfall**, zu 80% erstmals im Großzehengrundgelenk, oft auch Kniegelenk mit Gelenkerguss) und häufig zu einer **Uratnephrolithiasis** (DD: akutes Abdomen). Der Anfall kann durch eine üppige Mahlzeit oder Alkoholgenuss ausgelöst werden und mit einem **normalen** Harnsäurespiegel im Serum einhergehen!

Chronische Folgen der Hyperurikämie sind **Weichteil- und Knochentophi** und die **Gichtnephropathie.**

Therapie. Gewichtsreduktion und (purinarme) Diät sind Basis der Behandlung. Zu empfehlen ist eine fettarme, ovolaktovegetabile Kost. Purinhaltige Nahrungsmittel sind vor allem Innereien und Schalentiere, aber auch Kartoffeln enthalten essentielle Aminosäuren. Alkohol (Laktatazidose) und Diuretika (verminderte tubuläre Sekretion) sollten vermieden werden. Der akute Gichtanfall wird mit Ruhigstellung, kühlenden Umschlägen, Kolchizin und/oder Antiphlogistika (Indometacin) behandelt.

3.10 Störungen der Augen und Ohren

Hörstörungen

Ätiologie. **Ohrgeräusche** niedriger Frequenzen können auf Erkrankungen des Mittelohrs, Ohrgeräusche höherer Frequenzen auf Erkrankungen des Innenohrs oder auf zentrale Ursachen hinweisen oder Folge eines **idiopathischen Tinnitus** sein. Bei begleitendem **Schwindel** ist es wichtig, die Art des Schwindels zu klären (z.B. intermittierender Drehschwindel mit Tinnitus bei **Morbus Menière**). Schwindel mit vegetativen Symptomen (Blässe, Schweißausbruch, Hypotonie) ist typisch für die Reisekrankheit (**Kinetose**).

Diagnostik. Eine grobe Orientierung über die Art einer Schwerhörigkeit (**Schallleitungs- oder Schallempfindungsschwerhörigkeit**) liefern in der Allgemeinpraxis die Stimmgabelversuche (nach **Weber und Rinne**). Dazu gehört auch das Screening auf Hörstörungen im Säuglings- und Kindesalter. Die genauere Hördiagnostik bleibt dem Facharzt überlassen.

Otitis media

Klinik. Die akute Otitis media tritt häufig in Begleitung einer akuten Rhinitis auf (meist Streptokokken, Pneumokokken oder Haemophilus influenzae). Sie kann in jedem Lebensalter vorkommen. Im Säuglingsalter geht die manifeste Otitis media mit hohem Fieber, heftigen Schmerzen, Ohrenlaufen und Tragusdruckschmerz einher.

Therapie. Die Therapie besteht neben abschwellenden Nasentropfen in der Gabe von β-Laktam-Antibiotika. Eine gefürchtete Komplikation ist die **Mastoiditis.**

Reizungen der Augenbindehaut

Akute Konjunktivitis

Klinischer Fall

Ein 40-jähriger Patient klagt seinem Hausarzt über akut einsetzende Beschwerden am rechten Auge mit Brennen und Lichtscheu. Bei der Untersuchung finden sich ein vermehrter Tränenfluss und eine konjunktivale Injektion; das Sehvermögen ist nicht gestört.
Verdachtsdiagnose: akute Konjunktivitis.

Klinik. Jede Rötung der Augenschleimhaut weist auf eine Entzündung hin. Das typische **„rote Auge"** der **akuten Konjunktivitis** entsteht durch eine vermehrte Gefäßfüllung der Bindehaut (**konjunktivale** Injektion). Weitere Symptome sind oft Lichtscheu und Tränen des Auges. Bei Beteiligung des Hornhautepithels (**Keratokonjunktivitis**) findet man einen krampfhaften Lidschluss und eine vermehrte Blendung. Eine **einseitige** Rötung spricht gegen eine banale Konjunktivitis. Die konjunktivale Injektion bei Konjunktivitis (oberflächlicher, baumartig verzweigter Gefäßstamm) ist streng von einer **ziliaren Injektion** (tiefer liegender perikornealer blauroter Ring ohne einzelne Gefäßzeichnung) zu unterscheiden.

Differentialdiagnose. Die Differentialdiagnosen des roten Auges sind in Tab. 13.24 aufgelistet.

Therapie. Die unkomplizierte, nichtinfektiöse Konjunktivitis wird lokal mit Vasokonstriktiva behandelt. Bei Verdacht auf virale Konjunktivitis sollte der Patient wegen der hohen Kontagiosität isoliert werden.

Akutes Engwinkelglaukom

Klinischer Fall

Ein 61-jähriger Mann klagt über plötzlich aufgetretene starke rechtsseitige Kopf- und Augenschmerzen mit Erbrechen. Das Auge rechts ist gerötet, es besteht eine Mydriasis. Der Augenbulbus ist druckschmerzhaft und hart.
Verdachtsdiagnose: akutes Engwinkelglaukom.

Ätiologie. Ursache des primären akuten **Engwinkelglaukoms** ist die Verlegung des (anlagemäßig engen) Kammerwinkels durch die Iris. Der **Glaukomanfall** kann Folge einer spontanen oder medikamentösen Pupillenerweiterung (Pupillarblock), einer starken Hyperämie oder eines Ödems von Iris oder Ziliarkörper sein.

Klinik. Das wichtigste Zeichen ist die tastbare Härte des Augapfels (Bulbus beim Palpieren steinhart!), hinzu kommen heftige dumpfe Augenschmerzen, Nebelsehen sowie bei Dunkelheit Farbringe um Lichter infolge des Hornhautödems.

Differentialdiagnose. ☞ Tab. 13.24. Das Auge ist darüber hinaus bei vielen **Allgemeinerkrankungen** mit beteiligt; es sollte im Rahmen der all-

13

Tab. 13.24: Differentialdiagnostik des roten Auges [1]

Eigenschaft	akute Konjunktivitis	akute Keratitis	akutes Glaukom	akute Iritis
Symptome	Lidkrampf, Lichtscheu, Brennen, Fremdkörpergefühl, Tränenfluss, AZ meist gut	Schmerzen, Lichtscheu, Lidkrampf, Fremdkörpergefühl	starker Augenhöhlen- bzw. Kopfschmerz; allgem.: Übelkeit, Erbrechen, Fieber	Schmerzen, Lichtscheu, Tränen, Lidkrampf
Visus	normal	meist stark herabgesetzt	herabgesetzt (Handbewegung)	unterschiedlich herabgesetzt
Injektion	konjunktival	gemischt	Stauungshyperämie	ziliar
Pupille	normal	normal	weit, oval entrundet, lichtstarr	eng (Reizmiosis) träge Reaktion
Druck	normal	normal	erhöht, „brettharter" Bulbus	normal bis gering erniedrigt, selten erhöht

gemeinen Diagnostik immer mit untersucht werden (Fundusveränderungen bei Hypertonie und Arteriosklerose ☞ Abb. 13.4 im Farbteil).

Katarakt

Definition und Ätiologie. Als Katarakt wird jede Form der Linsentrübung bezeichnet. Begünstigende Faktoren sind zunehmendes Alter (ca. 15% der über 60-Jährigen haben eine senile Katarakt), **Diabetes mellitus** und eine längerfristige Therapie mit **Kortikosteroiden** (auch bei lokaler Applikation). Die angeborene Katarakt kann erblich oder Folge einer pränatalen Infektion sein (Röteln).

Therapie. Die Therapie besteht aus der operativen Entfernung der erkrankten Linse und Einsatz einer Hinterkammerlinse.

3.11 Hauterkrankungen

Chronische Hauterkrankungen stellen für den Betroffenen über Jahre eine psychische Belastung dar. Vor allem Akne- und Neurodermitispatienten benötigen eine besondere ärztliche Zuwendung. In der Langzeitbetreuung kann neben der dermatologischen Lokaltherapie eine psychotherapeutische Begleitung hilfreich sein.

Klinik und Differentialdiagnose. Wegen der zunehmenden Inzidenz des **malignen Melanoms** infolge der angestiegenen Exposition gegenüber UV-Strahlen sollte der Allgemeinarzt auf entsprechende Anzeichen achten (☞ Dermatologie, Kap. 14.4.4). Der häufigste Hauttumor ist das **Basaliom,** das vorzugsweise an lichtexponierten Stellen auftritt. Typisch ist ein perlschnurartiger Saum mit Teleangiektasien. Da das Basaliom zwar invasiv wächst, aber nicht metastasiert, wird es als „semi-maligne" angesehen.

Zahlreiche **Stoffwechselerkrankungen** gehen mit Hautmanifestationen einher, z. B. die Hämochromatose und die Porphyrie. Bei der **Porphyria cutanea tarda,** der häufigsten Porphyrie, findet man eine fleckige Hyperpigmentierung und eine erhöhte Vulnerabilität insbesondere der lichtexponierten Haut mit Krusten und Narben. In der Regel besteht ein Leberschaden. Wichtig ist die Meidung leberschädigender Noxen und der Lichtexposition.

Viele Hautkrankheiten gehen mit **Juckreiz (Pruritus)** einher.

In Tab. 13.25 sind einige Ursachen des Pruritus zusammengestellt.

Dermatitiden/Ekzeme

Kontaktdermatitis

Ätiologie. Die Kontaktdermatitis ist eine toxisch oder allergisch (Typ-IV-Allergie = zellulär vermittelte Spätreaktion) bedingte Entzündung der Epidermis. Sie betrifft 5–10% der Bevölkerung und ist für 20% aller Berufskrankheiten verantwortlich (Friseure, Maler, Maurer).

Diagnostik. Die Diagnostik erfolgt mittels Anamnese und Epikutantest.

Tab. 13.25: Differentialdiagnose des Pruritus (Auswahl)

Hauteffloreszenzen mit Pruritus oder Begleitsymptome	Diagnose
unscharf begrenzte Erytheme mit nässenden Erosionen und Krusten, vorwiegend Gesicht, Hals, Kniekehlen und Ellenbeugen betroffen	atopisches Ekzem
ekzemähnliches Exanthem mit Krustenbildung, besonders im Bereich der Interdigitalfalten (Kopf und Rücken meist frei)	Skabies (parasitäre Kontaktinfektion durch Krätzmilben)
uncharakteristische polymorphe Exantheme	Arzneimittelexanthem, Mycosis fungoides (niedrig malignes Non-Hodgkin-Lymphom)
keine sichtbaren Hauterscheinungen	Allgemeinerkrankungen, z. B. Diabetes mellitus, Leber- und Nierenkrankheiten (Hepatitis, Gallengangsverschluss, Ikterus, Urämie), Gicht
Nachtschweiß, Gewichtsverlust, Lymphknotenschwellung	Hodgkin-Lymphom
Blässe, Glossitis, vorzeitiger Haarverlust	Eisenmangelanämie
Leukoplakien und Craurosis vulvae (v. a. bei Diabetes mellitus)	Pruritus vulvae

Therapie. Entscheidend ist das Meiden der Noxe oder des Allergens.

Atopische Dermatitis

Häufigkeit und Ätiologie. Die **atopische Dermatitis** (endogenes Ekzem, Neurodermitis) betrifft ca. 4% der Bevölkerung. Sie beginnt meist im Kleinkindalter und bessert sich in der Pubertät, kann aber auch bis ins Erwachsenenalter chronisch-rezidivierend verlaufen. Sie ist häufig mit allergischen Typ-I-Reaktionen (Pollinosis, Asthma bronchiale) assoziiert; die Ätiologie ist bisher nicht eindeutig geklärt. Nahrungsmittelallergene und psychische Faktoren können mit eine Rolle spielen.

Klinik. Pruritus und Hauttrockenheit sind die Hauptsymptome der atopischen Dermatitis; Prädilektionsstellen sind Kopf, Hals, Ellen- und Kniebeugen (☞ Dermatologie, Abb. 18.20 im Farbteil).

Therapie. Therapeutisches Ziel bei der atopischen Dermatitis ist, möglichst frühzeitig den „Jucken-Kratzen-Jucken"-Teufelskreis medikamentös zu unterbinden (antiinflammatorische Therapie mit steroidhaltigen Externa oder Tacrolimus-Präparaten, harnstoffhaltige Salben, Antihistaminika, rückfettende Substanzen).

Seborrhoische Dermatitis

Klinischer Fall

Ein 45-jähriger Mann zeigt scharf begrenzte, teilweise konfluierende rötlich braune Herde mit groblamellösen, fettigen, gelben Schuppen, lokalisiert im Bereich der Augenbrauen und des behaarten Kopfes sowie in der Anal- und Inguinalregion.

Diagnose: seborrhoische Dermatitis

Ätiologie und Klinik. Die Ätiologie ist unklar; die Erkrankung betrifft ca. 2% der Bevölkerung. Die seborrhoische Dermatitis tritt bevorzugt im Bereich des behaarten Kopfes, von Wangen, Nase, Bart und „disponierten Schweißrinnen" (Rücken, Anal-, Inguinalbereich) auf. Typisch sind flächenhafte Erytheme mit weißlich-gelblicher Schuppung (☞ Dermatologie, Abb. 18.21 im Farbteil). Im Gegensatz zur atopischen Dermatitis besteht **kein Juckreiz.**

Therapie. Die seborrhoische Dermatitis wird lokal mit Antimykotika (z.B. Ketoconazol) und ggf. mit Hydrokortison behandelt.

Dyshidrotische Dermatitis

Ätiologie und Klinik. Mögliche Auslöser sind Kontaktallergien (Nickel), Arzneimittelexantheme oder Mykosen. Die dyshidrotische Dermatitis ist gekennzeichnet durch disseminiert stehende kleine, prall gespannte juckende Bläschen an Handinnenflächen (v.a. an den Fingerseitenkanten) und Fußsohlen.

Therapie. Meiden der Auslöser! Lokal werden austrocknende und entzündungshemmende Substanzen, ggf. auch Steroidsalben appliziert. Bei starkem Juckreiz können systemische Antihistaminika, in schweren Fällen systemische Kortikosteroide hilfreich sein.

Bakterielle Infektionen

Impetigo contagiosa

Klinischer Fall

Ein 5-jähriges Kind wird Ihnen in Ihrer Sprechstunde vorgestellt, weil sich seit 4 Tagen oberflächliche, verschieden große Eiterblasen im Gesicht, Mundbereich und an den Unterschenkeln entwickelt hatten. Die Mutter berichtet, dass sich anfangs kleine Bläschen und Pusteln um den Mund gebildet haben, die geplatzt sind, dann sei es zu den gleichen Läsionen an den Unterschenkeln gekommen. Das Kind hat asymmetrische, scharf begrenzte Herde mit goldgelben Krusten auf gerötetem Grund. Es besteht kein Fieber.
Verdachtsdiagnose: Impetigo contagiosa

Ätiologie. Die **Impetigo contagiosa** ist eine hochinfektiöse oberflächliche Infektion mit Blasenbildung meist durch Streptokokken der Gruppe A oder Staphylococcus aureus. Sie tritt überwiegend bei Kleinkindern und im Sommer auf, bevorzugt bei räumlicher Enge und schlechter Körperhygiene.

Klinik. Die Krankheit beginnt mit Erythemen, dann entwickeln sich rasch Bläschen und Pusteln (☞ Dermatologie, Abb. 18.14). Die charakteristischen honiggelben Krusten sind zu Beginn der Erkrankung häufig im Mund-Nasen-Bereich und an den Händen lokalisiert. Im Gegensatz zum Erysipel (s.u.) geht die Impetigo nur selten mit hohem Fieber einher.

Therapie. Bei ausgedehntem Hautbefall ist eine systemische Antibiotikatherapie notwendig, sonst ist die lokale Applikation von antimikrobiellen Lösungen ausreichend.

Erysipel

Klinischer Fall

Eine 38-jährige Patientin bittet Sie um einen Hausbesuch wegen allgemeinen Krankheitsgefühls und hohen Fiebers mit Schüttelfrost sowie starker Schmerzen im linken Unterschenkel. Sie finden eine flächenhafte, scharf begrenzte, flammende Rötung mit Schwellung und Überwärmung im Bereich des linken Unterschenkels.
Diagnose: Erysipel

Ätiologie und Klinik. Das **Erysipel** ist eine meist durch Streptokokken der Gruppe A hervorgerufene akute Entzündung der Dermis und Subkutis. Von einer Eintrittspforte (Rhagade, Interdigitalmykose) breitet sich die Infektion lymphogen aus. Typisch ist eine anfangs meist scharf begrenzte „flammende" Rötung mit Schwellung, Juckreiz, Druckschmerzhaftigkeit und Überwärmung (☞ Dermatologie, Abb. 18.15 im Farbteil). In der Regel besteht allgemeines Krankheitsgefühl mit Schüttelfrost und hohem Fieber.

Therapie. Therapeutisch wird hochdosiert Penicillin V, ggf. Penicillin G i.v., eingesetzt.

Akne

Die Akne, eine Entzündung des Haarfollikel-Talgdrüsen-Apparats, betrifft vor allem junge Männer in der Pubertät.

Klinik. Vor allem im Bereich des Gesichtes, der Schultern und des Rückens bilden sich zunächst kleine oberflächliche Zysten (Komedonen), dann Papeln und Pusteln bis hin zu Abszessen, die in schweren Fällen nur mit Narbenbildung abheilen.

Therapie. Wegen des hohen psychischen Leidensdrucks der Betroffenen ist eine einfühlsame Arzt-Patient-Beziehung entscheidend für den Therapieerfolg. Bei schweren Akneformen ist über die Lokaltherapie hinaus die systemische Behandlung mit Tetrazyklinen, Antiandrogenen und/oder Vitamin-A-Säure-Präparaten angezeigt (**Cave:** Teratogenität!).

Psoriasis

Ätiologie. Die Disposition zur chronisch-rezidivierenden Schuppenflechte, an der etwa 2% der Bevölkerung leiden, wird polygenetisch vererbt.

Klinik. Typisch sind scharf begrenzte, gerötete, rundliche Plaques mit charakteristischer groblamellär, silbrig glänzender Schuppung (☞ Dermatologie, Abb. 18.36 im Farbteil). Prädilektionsstellen sind die Streckseiten der großen Gelenke, der behaarte Kopf und die Iliosakralregion. Eine Vielzahl von Faktoren fördert die Krankheitsmanifestation: Infekte, chemische und physikalische Reize, Alkohol, Stress und einige Medikamente. Bei ca. 5% der Patienten kommt es zu einer Mitbeteiligung des Bewegungsapparats (**Psoriasis-Arthropathie**).

Therapie. Zur Behandlung werden u.a. Keratolytika und die Phototherapie eingesetzt.

Erythema exsudativum multiforme

Klinischer Fall

Ein 10-jähriger Knabe zeigt 1 Woche nach Beginn einer Stomatitis aphthosa an Armen und Beinen bilaterale, pfenniggroße, hellrote, leicht erhabene Erytheme, zum Teil mit zentraler Blase, in Form kokardenartiger Herde. Das Allgemeinbefinden ist gut.
Verdachtsdiagnose: Erythema exsudativum multiforme.

Ätiologie. Das **Erythema exsudativum multiforme** wird am häufigsten durch Infektionskrankheiten (v.a. Herpes-simplex-Infekt) oder Medikamente ausgelöst.

Klinik. Typisch sind die meist symmetrisch auftretenden runden Erytheme mit zentraler Hämorrhagie und/oder Blasenbildung (**Kokarden**).

Die schwerste, lebensbedrohliche Verlaufsform ist das **Stevens-Johnson-Syndrom** mit Schleimhautbefall von Mund, Augen und Genitale.

Therapie. Die Behandlung erfolgt mit systemischen Glukokortikoiden.

Weitere Dermatosen

Polymorphe Lichtdermatose

Ätiologie und Klinik. Die häufig vorkommende **polymorphe Lichtdermatose** („Sonnenallergie") wird durch Sonnenexposition (v.a. UV-A-Strahlung) ausgelöst und zeichnet sich durch vesikulöse, papulöse, plaqueartige, multiforme kleinfleckige und rundliche Erytheme aus. Sie manifestiert sich hauptsächlich an den lichtexponierten Hautregionen und betrifft überwiegend Frauen.

Prophylaxe. Zur Prophylaxe werden Sonnenschutzcremes mit hohem Lichtschutzfaktor gegen UV-A-Strahlung eingesetzt.

Pityriasis rosea und Pityriasis versicolor

Klinischer Fall

Eine junge Frau kommt wegen eines Exanthems, das seit 2 Tagen besteht, in die Praxis. Sie sehen ca. 1 cm große, ovale, scharf begrenzte, leicht erhabene rötliche Herde am Stamm, die eine kleieartige Schuppung zeigen und entlang den Spaltlinien der Haut angeordnet sind; es besteht **kaum Juckreiz.** Vor ca. 10 Tagen sei ein einzelner Herd aufgetreten, der ähnlich wie die jetzigen ausgesehen habe.
Verdachtsdiagnose: Pityriasis rosea.

Klinik. Die **Pityriasis rosea** ist eine akut-entzündliche Dermatose mit typischerweise zweiphasigem und selbstlimitierendem Verlauf. Mehrheitlich beginnt die Erkrankung mit einem sog. **„Primärmedaillon"**, einem scharf begrenzten, von einer Schuppenkrause umgebenen rötlichen Herd. Nach 3–15 d kommt es zum Ausbruch des Exanthems mit rötlichen Herden, die eine kleieförmige Schuppung aufweisen und in den Spaltlinien der Haut verlaufen. Es besteht **kaum** Juckreiz.

Die Pityriasis rosea ist nicht zu verwechseln mit der **Pityriasis versicolor,** einer Dermatomykose durch den Hefepilz Malassezia furfur. Letztere ist gekennzeichnet durch multiple, teilweise konfluierende, „kleieartig" schuppende hypo- oder hyperpigmentierte Flecken, v.a. in der Mitte von Brust und Rücken sowie im Bereich der Schulter (☞ Dermatologie, Abb. 18.19 im Farbteil).

Therapie. Die Pityriasis rosea wird lokal mit Kortikosteroiden, die Pityriasis versicolor mit antiseptischen Lösungen oder mit lokalen Breitspektrumantimykotika behandelt.

Lichen ruber planus

Syn.: Knötchenflechte

Klinik. Der Lichen ruber planus ist eine chronisch-entzündliche papulöse Dermatose mit

13

Schleimhautbeteiligung. Das Exanthem zeichnet sich durch gruppiert angeordnete, stecknadelkopfgroße, flache, meist livide Papeln aus (☞ Dermatologie, Abb. 18.39 im Farbteil). An der Oberfläche findet man eine weißliche Streifenzeichnung (**Wickham**-Streifen), oft besteht **starker Juckreiz.** Prädilektionsstellen sind Handbeugen, Innenseite der Füße, Streckseiten der Unterschenkel und Schleimhäute.

Therapie. Kortikosteroide, je nach Ausdehnung lokal oder auch systemisch.

Dermatitis herpetiformis Duhring

Klinischer Fall

Ein 30-jähriger Mann zeigt Ihnen im Gesäßbereich in gruppierter Anordnung Erytheme, Quaddeln, Bläschen, Erosionen und Krusten mit heftigem, teils brennendem Juckreiz, die vor einigen Wochen aufgetreten sind. Aus der Anamnese ist eine Neigung zu massigen Stühlen und Steatorrhö bekannt. Das Allgemeinbefinden ist nicht wesentlich gestört. Es besteht eine Iodempfindlichkeit.
Verdachtsdiagnose: Dermatitis herpetiformis.

Ätiologie und Klinik. Die Dermatitis herpetiformis Duhring ist eine seltene, polymorphe, oft chronisch-rezidivierend verlaufende Dermatose. Sie tritt überwiegend im frühen und mittleren Erwachsenenalter und bevorzugt bei Männern auf und geht mit brennendem und schmerzhaftem **Juckreiz** einher. Die Dermatitis ist durch gerötete, häufig exkoriierte Papeln an den Streckseiten der Gelenke (oft symmetrisch) gekennzeichnet; Bläschen (subepidermale Spannungsblasen, z.T. in Gruppen herpetiform angeordnet) sieht man selten; die Schleimhäute sind nicht betroffen.

Therapie. Die Erkrankung ist mit einer **glutensensitiven Enteropathie** assoziiert; unter einer konsequenten glutenfreien Ernährung bessern sich die Hautveränderungen. Mittel der Wahl ist Dapson, alternativ kann Sulfapyridin eingesetzt werden. Bei starkem Juckreiz können systemisch Antihistaminika versucht werden.

3.12 Beschwerden an mehreren Organsystemen aufgrund psychischer Probleme

Psychovegetative Störungen

Häufigkeit. Die Diagnose „psychovegetative Störung" (auch: funktionelles Syndrom, vegetative Dystonie) wird bei etwa 30% der Patienten in einer Allgemeinpraxis gestellt (ca. 25% der Bevölkerung geraten im Laufe ihres Lebens in eine psychische Krise).

Klinik. **Somatisierung** – oft werden psychische Erkrankungen als somatisches Leiden präsentiert (**Präsentiersyndrom**). Diesen funktionellen Organbeschwerden liegt eine Verlagerung psychischer Konflikte auf die körperliche Ebene zugrunde. Die Somatisierungstendenz wird durch den Allgemeinarzt zunächst noch verstärkt, da er nach körperlichen Befunden sucht, um eine Organbeteiligung auszuschließen. Er trifft sehr häufig auf Patienten mit wechselnden, atypischen Beschwerden (Schlafstörungen, allgemeine Schwäche, Herzstolpern, Schwindelanfälle, Magen- und Darmbeschwerden, Kopf-, Halsschmerzen, Muskelverspannungen, Wirbelsäulenbeschwerden, depressive Verstimmung) ohne entsprechende organische Befunde. Auslöser sind meist besondere körperliche oder seelische Belastungssituationen. Die Patienten mit funktionellen Beschwerden gehören daher zu den am besten untersuchten Patienten.

Diagnostik. Häufig wird eine aufwendige organische Ausschlussdiagnostik betrieben, die die Somatisierungstendenz der Patienten noch verstärkt. Es sollte frühzeitig an eine depressive Störung gedacht werden, um in diesem Sinne therapeutisch intervenieren zu können.

Therapie. Die Gesprächstherapie dient der emotionalen Entlastung des Patienten. Hilfreich können auch das Erlernen von Entspannungstechniken (Muskelrelaxation nach Jacobson, autogenes Training, Yoga u.ä.) und der Einsatz von Johanniskrautpräparaten sein.

Hypochondrie, Krebsphobie und Globussymptom

Klinik. Diesen Störungen liegt eine ängstlich übertriebene Selbstbeobachtung der körperlichen Funktionen zugrunde, die den Allgemeinarzt immer wieder zu erneuten diagnostischen Maßnahmen drängt. Beim Globussymptom klagt der Patient über Schluckstörungen durch einen „Kloß im Hals", dadurch sei sein Hals „wie zusammengedrückt".

Therapie. Nach Ausschluss organischer Ursachen kann eine Psychotherapie hilfreich sein.

3.13 Erkrankungen des Nervensystems und der Psyche

Akute, eindeutig psychiatrische Krankheitsbilder (z.B. Schizophrenie: ☞ Psychiatrie, Kap. 4) sind bei den Patienten des Allgemeinarztes selten zu finden.

Neurotische Persönlichkeit. Für den Allgemeinarzt ist es wichtig, die neurotische Persönlichkeitsstruktur des Patienten zu erkennen. Sie kann sich in zwanghaften Handlungen, mit ausgeprägter Angstsymptomatik oder verschiedenen funktionellen Beschwerden äußern (☞ Psychiatrie, Kap. 6).

Erkrankungen mit Kopfschmerzen

Ätiologie. 10–20% der Patienten, die den Allgemeinarzt aufsuchen, klagen über chronische oder chronisch-rezidivierende Kopfschmerzen. Bei 65% dieser Patienten liegen funktionelle Kopfschmerzen aus dem Formenkreis der **Migräne** vor. 25% aller Menschen, überwiegend Frauen, sind von **Spannungskopfschmerzen** betroffen. Es handelt sich um eine **Ausschlussdiagnose!** Man unterscheidet episodische von chronischen Verlaufsformen. Bei den restlichen 10% handelt es sich um **symptomatische Kopfschmerzen** verschiedener organischer Ursachen (z.B. bei HNO-Erkrankungen, Infekten, Hypo-/Hypertonie, HWS- oder Stoffwechselerkrankungen). Kopfschmerzen können auch als unerwünschte Nebenwirkung von Medikamenten in Erscheinung treten (Nitrate, Kalziumantagonisten, Antiarrhythmika, Östrogene, Gestagene u.a.) oder Folge der häufigen Einnahme von Analgetika, Ergotamin oder Triptanen sein (**medikamenteninduzierter Kopfschmerz**).

Klinik und Differentialdiagnose

Trigeminusneuralgie. Typisch für die idiopathische Trigeminusneuralgie sind heftige einseitige Schmerzattacken im Versorgungsgebiet eines oder mehrerer Äste des N. trigeminus, eventuell mit vegetativen Begleitsymptomen (Speicheldrüsensekretion und Hautrötung nach der Attacke).

Chronische Kopfschmerzformen

Klinischer Fall

Eine 42-jährige Patientin klagt über Kopfschmerzen, die vor allem morgens auftreten, im Nacken beginnen, über den Scheitel nach vorn ziehen und in der Stirn lokalisiert bleiben. Sie dauern Stunden an, sind oft einseitig betont und beeinträchtigen die Patientin stark. Sie waren deutlich verstärkt nach der Geburt des 2. Kindes vor 10 Jahren, nach Wiederaufnahme der beruflichen Tätigkeit als Sekretärin vor 3 Jahren und jetzt akut nach dem Tod der Mutter. Insgesamt sind Intensität und Häufigkeit progredient. Röntgenaufnahmen zeigen deutlich degenerative Veränderungen an der HWS. Bei der Untersuchung wird ein Blutdruck von 150/80 mmHg gemessen.
Verdachtsdiagnose: Spannungskopfschmerz.

Weitere Charakteristika der häufigsten chronischen Kopfschmerzformen sind in Tab. 13.26 aufgelistet.

Akute Kopfschmerzformen

Klinischer Fall

Ein 30-jähriger Mann bekommt ganz plötzlich (schlagartig) während der Defäkation rasende diffuse Kopfschmerzen, die danach sogar ständig zunehmen. Sie werden von ihm zu einem dringenden Hausbesuch gebeten. Der Patient klagt zusätzlich über Brechreiz. Es besteht eine Nackensteife.
Verdachtsdiagnose: Subarachnoidalblutung.

Die **Differentialdiagnostik** des **akuten** Kopfschmerzes umfasst vor allem: akute Subarach-

Tab. 13.26: Differentialdiagnose chronischer Kopfschmerzformen [1]			
Form	**Spannungskopfschmerz**	**Migräne**	**Cluster-Kopfschmerz**
Merkmale	diffus, dumpf, bohrend, beidseitig, oft von okzipital nach frontal ausstrahlend	anfallsartig, oft halbseitig mit Photo- und Phonophobie, Brechreiz und Aura	intensiv, meist einseitig periorbital, oft Tränen- und Nasenfluss, Augenrötung, oft nachts **Cave:** Suizidalität
Dauer	Stunden bis Tage	Stunden bis Tage	1–2 h, auch protrahiert
Maximum	untypisch	nach 1–2 h	nach 20 min
Häufigkeit	mehrmals pro Woche oder Monat	mehrmals pro Woche oder Monat, auch sporadisch	1–3 × tägl. bis zu Wochenrhythmus
Prävalenz	ca. 10% m:w = 3:1	ca. 3% m:w = 3:1	ca. 0,1% w:m = 1:5

noidalblutung, Migräne oder Arteriitis temporalis.

Folgende **Alarmsymptome** weisen auf **nichtbanale** Kopfschmerzen hin und erfordern die Überweisung zum Neurologen (nach Mumenthaler):

- erstmals aufgetretener Kopfschmerz, besonders bei über 40-Jährigen
- Dauerkopfschmerz: v.a. bei ungewohnten, konstanten Schmerzen mit zunehmender Häufung
- zunehmend intensiverer Kopfschmerz
- lokalisierter, seitenkonstanter Kopfschmerz
- Begleitsymptome wie Erbrechen (außer bei Migräne), neurologische Ausfälle

Merke

Bei Verdacht auf Meningitis immer Liquorpunktion!

Therapie. In der Akuttherapie werden Analgetika wie ASS, Paracetamol, Ibuprofen eingesetzt.

- Bei **Migräne** werden neben Metoclopramid, Domperidon, Ergotamin vor allem Triptane gegeben. Zur Prophylaxe der Migräne eignen sich Betablocker, Flunarizin, Topiramat und Valproinsäure.
- Zur Vorbeugung des **Spannungskopfschmerzes** können Antidepressiva wie Amitriptylin, Doxepin oder Imipramin eingesetzt werden.
- Beim **Cluster-Kopfschmerz** können im akuten Anfall nach Inhalation von 100% O_2 Sumatriptan sowie Lidocain (intranasal) verabreicht werden.
- Die **Trigeminusneuralgie** wird mit dem Antiepileptikum Carbamazepin behandelt, bei Nichtansprechen der medikamentösen Therapie ggf. operative Maßnahmen.

Parkinson-Syndrom und Demenz

☞ Neurologie, Kap. 3.3

Depression

☞ Psychiatrie, Kap. 3

Klinik und Diagnostik. Depressive Verstimmungen sind sehr häufig und vielgestaltig, wobei das Vollbild einer Depression selten vom Allgemeinarzt allein behandelt wird. Schwierigkeiten bereitet das Erkennen einer larvierten („versteckten“) Depression: Verschiedene Einzelsymptome (Kopfschmerzen, Obstipation) oder eine Fülle nicht zuzuordnender Beschwerden können die depressive Genese verdecken.

Es kann hilfreich sein, Patienten ohne verifizierbaren organischen Befund einige Fragen aus dem **Depressionsfragebogen nach Kielholz** zu stellen:

- Haben Sie das Gefühl verloren, sich freuen zu können?
- Sind Sie weniger initiativ als noch vor Wochen oder Monaten?
- Hat Ihr Interesse an den Dingen des Lebens generell nachgelassen?
- Plagt Sie das Gefühl, Ihr Leben sei sinnlos geworden?
- Fällt es Ihnen schwer, Entscheidungen zu treffen?

Werden diese Fragen bejaht und liegt gleichzeitig eine unspezifische funktionelle Symptomatik wie Erschöpfung, überhöhte Ängstlichkeit, Schlafstörungen, Appetitverlust und Impotenz vor, stützt dies den Verdacht auf eine larvierte Depression. Eine depressive Symptomatik findet sich auch häufig bei älteren Patienten mit zerebralem Abbau. Da jeder depressive Patient als suizidgefährdet zu gelten hat, sind frühzeitige Diagnose und Therapie besonders wichtig. Eine mögliche **Suizidneigung** muss während der Behandlung unbedingt angesprochen und ernst genommen werden.

Therapie. Psychotherapie! Die medikamentöse Behandlung umfasst in leichten Fällen Johanniskrautpräparate, anderenfalls Serotonin-Wiederaufnahmehemmer, trizyklische und tetrazyklische Antidepressiva und selektive MAO-Hemmer.

Suizidgefahr und Suizidversuch

Ätiologie. 13 000–14 000 Menschen nehmen sich jährlich in Deutschland das Leben (fünfthäufigste Todesursache, Zahl der Suizidversuche 10fach höher). Suizide und Suizidversuche sind z. B. bei Schizophrenie, Zyklothymie, psychoreaktiven Störungen und im Rahmen der Suchtproblematik zu beobachten. Am häufigsten stehen Suizide im Zusammenhang mit **depressiven Störungen;** besonders gefährdet sind sozial isolierte Menschen.

Diagnostik. In der Mehrzahl der Fälle ist vor dem Suizid noch der Allgemeinarzt konsultiert worden, und meist lassen sich retrospektiv **eindeutige Hinweise und Ankündigungen** erkennen. Das besondere Vertrauensverhältnis in der Praxis kann dem Allgemeinarzt die Gelegenheit bieten, die schwierige Situation des Patienten anzusprechen. Wichtig ist die Aufrechterhaltung zwischenmenschlicher Kontakte. Es empfiehlt sich, nach der Selbsteinschätzung der Suizidalität (nach Ringel) zu fragen:

- Haben Sie eine Bezugsperson, der Sie vertrauen können, und wie ist der Kontakt zu ihr?
- Was wünschen Sie sich momentan?
- Was ist nach Ihrer Sicht der Grund für die Verschlechterung Ihres Zustandes?
- Wie soll es Ihrer Ansicht nach weitergehen?

Oft bewirkt ein solches Gesprächsangebot bei Suizidgefährdeten eine spürbare Erleichterung, so dass sie sich öffnen können. Zu beachten ist, dass die Wiederholungsgefahr nach einem Suizidversuch deutlich erhöht ist, vor allem in den ersten Monaten danach. Wer vor der Tat autoaggressive Gedanken hatte und sich auch danach nicht besser oder gar schlechter fühlt, ist extrem gefährdet und sollte stationär überwacht werden.

Therapie. Gerade psychische Erkrankungen lassen sich nie isoliert vom Umfeld des Patienten betrachten. So haben sich neben der Psychotherapie auch Formen der Familien- und Soziotherapie etabliert. Hier besitzt der Allgemeinarzt auf Grund seiner langjährigen Vertrautheit mit der Persönlichkeit des Patienten, dessen Krankheitsverhalten und dessen familiärem und sozialem Umfeld diagnostische Vorteile gegenüber einem Spezialisten. Er sollte im Rahmen der Verteilerfunktion und im Interesse des Patienten Kontakt zu Sozialarbeitern, Beratungsstellen oder Psychologen aufnehmen und seine dadurch erweiterten sozio-psychologischen Kenntnisse in die Behandlung integrieren.

3.14 Suchtprobleme: Alkoholkrankheit

☞ Psychiatrie, Kap. 5

Häufigkeit. Unter den verschiedenen Suchtformen spielt die Alkoholkrankheit zahlenmäßig die größte Rolle. In Deutschland muss mit ca. 3 Mio. Alkoholabhängigen gerechnet werden, wobei der Alkoholkonsum von Jugendlichen in den letzten Jahren erheblich zugenommen hat.

Klinik und Diagnostik. In der Frühphase der Krankheit fühlt sich der Patient noch nicht als Alkoholiker stigmatisiert, so dass der Alkoholkonsum vorsichtig thematisiert und der Patient möglichst zu einer Kontaktaufnahme mit Selbsthilfegruppen und Suchtberatungsstellen motiviert werden kann.

Bei **längerem Alkoholkonsum** kommt es bei den meisten Patienten zu einem Folsäuremangel mit **hyperchromer Anämie und Erhöhung des MCV** (= mittl. korpuskuläres Volumen). Auf Grund der langen Lebensdauer der Erythrozyten (ca. 120 Tage) ist dieser Marker gegenüber kurzzeitiger Alkoholkarenz recht unempfindlich und kann deshalb als Langzeitmarker genutzt werden.

Aufgabe des Allgemeinarztes ist nicht nur die Primärprävention (Gesundheitsberatung), sondern auch die **Frühdiagnose** der Alkoholabhängigkeit. Einen ersten Hinweis kann neben dem äußeren Aspekt (z.B. gerötete Augen, ödematöses Aussehen) eine Erhöhung der *γ-GT* liefern (beim „Check-up 35" mit bestimmen).

Therapie. In der Regel ist eine jahrzehntelange Nachsorge erforderlich. Neben der Therapie der betroffenen Organe (Leber, Pankreas, Herz, ZNS) kommt auch der Betreuung der Angehörigen des Patienten besondere Bedeutung zu. Die Suchtkrankheit ist eine chronische, oft schubweise verlaufende Krankheit, die nicht heilbar, sondern nur zu stoppen ist. Daher müssen Suchtkranke ihren Alltag aufmerksamer gestalten als Gesunde (Selbsthilfegruppen als Möglichkeit, Gefühle wahrzunehmen, auszutauschen und mit unangenehmen Gefühlen umgehen zu lernen). Suchtkranke sollten beim Allgemeinarzt eine dauerhafte Arzt-Patient-Beziehung finden können, in der sie auch einen Rückfall nicht verbergen müssen.

3.15 Sexualprobleme

Inwieweit der Patient sexualmedizinische Informationen und eine Beratung beim Arzt sucht, hängt von der Arzt-Patient-Beziehung und der Fähigkeit des Arztes ab, Sexualität unbefangen zu thematisieren und sich jeder Wertung zu enthalten. Die Sexualberatung gibt keine Ratschläge an den Patienten weiter, sondern versucht, mit Hilfe des ärztlichen Informationsvorsprungs eine „gemeinsame Wirklichkeit" (von Uexküll) aufzubauen, um tabubedingte Denk- und Verhaltensblockaden zu lockern.

Anorgasmie und Impotenz

Ätiologie. Die Anorgasmie (Ausbleiben des Orgasmus bei Geschlechtsverkehr oder Masturbation) ist bei erhaltener Libido in der Regel psychisch bedingt.

Kommt es beim Mann über 3 Monate lang zu einer erektilen Impotenz (Impotentia coeundi) oder zu Ejakulationsstörungen mit Abnahme der Libido, so ist eine weitere Diagnostik indiziert. Die Impotenzrate steigt mit zunehmendem Alter (25% der > 65-Jährigen, 50% der > 75-Jährigen). Am häufigsten sind **vaskuläre** (60%) Ursachen; eine **psychogene** Ätiologie ist mit ca. 15% weitaus seltener als früher angenommen. Patienten mit arterieller Verschlusskrankheit (AVK) oder Risikofaktoren für vaskuläre Erkrankungen sollten regelmäßig auch auf Erektionsstörungen angesprochen werden. Eine erektile Dysfunktion tritt nicht selten nach **Prostataresektion** und Bestrahlung auf.

Darüber hinaus können zahlreiche **Medikamente** eine erektile Dysfunktion verursachen oder fördern, wie Betablocker, Hydrochlorothiazid, Clonidin, Psychopharmaka, Antiepileptika, Antiphlogistika, Hormone, Digitalis und Opiate. Alkohol- und Nikotinabusus begünstigen ebenfalls eine Impotenz (☞ Abb. 13.5).

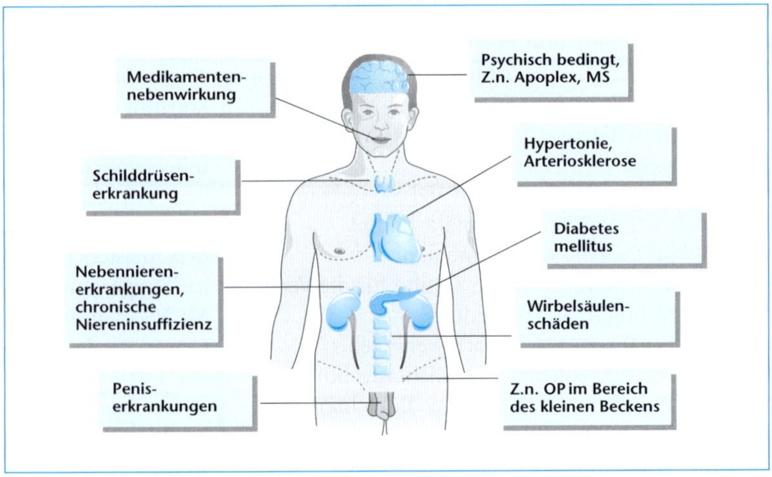

Abb. 13.5: Ursachen der erektilen Dysfunktion [1]

Therapie. Bei der psychogenen Impotenz sollte der Patient von einem Sexualtherapeuten mit behandelt werden. Unterstützend kann Sildenafil verordnet werden.

Medikamente, die eine erektile Dysfunktion begünstigen, sollten gemieden und auslösende Erkrankungen entsprechend behandelt werden.

Beim älteren Mann mit nachgewiesenem Androgenmangel kann eine Testosteronsubstitution erfolgen.

Sexualität im Alter

Altersbedingte morphologische und hormonelle Veränderungen bei Mann und Frau können das Sexualverhalten im Alter beeinflussen, sind aber keineswegs gleichbedeutend mit dem Ende des Sexuallebens. Fast alle älteren Menschen (97% der über 60-Jährigen) sind an Sexualität interessiert.

4 Bewertung von Hausmitteln, Selbstmedikation und Arzneistoffen

4.1 Hausmittel und Selbstmedikation

Vor allem zu Beginn einer Erkrankung, d.h. beim Wahrnehmen der ersten Symptome, werden die meisten Erwachsenen versuchen, dieser durch Eigendiagnose und Selbstmedikation zu begegnen. Bei leichten Gesundheitsstörungen werden bevorzugt Hausmittel eingesetzt, z.B. Inhalationen mit Wasserdampf oder Waden- bzw. Brustwickel. Gerade bei respiratorischen Virusinfekten sind Hausmittel für die Linderung der Beschwerden meist völlig ausreichend. Der volkswirtschaftliche Nutzen von richtig angewandten Hausmitteln ist beachtlich. Hausmittel und Selbstmedikation finden ihre Grenzen, wenn sie vom Patienten **anstelle** der vom Arzt verschriebenen Medikamente eingesetzt werden (Problem der **Non-Compliance**).

Bei der Selbstmedikation (z.B. unkontrollierte Einnahme rezeptfreier antipyretischer Analgetika wie Acetylsalicylsäure, Paracetamol oder Ibuprofen) können folgende Gefahren auftreten:

- Einnahme falscher Medikamente bzw. falsche Dosierung
- Gewöhnung an das Medikament und Medikamentenabusus
- Unterschätzung der möglichen Nebenwirkungen
- Verwendung längst verfallener Medikamente

4.2 Arzneistoffe

☞ Klinische Pharmakologie

Rund 3/4 aller Arzneimittel im ambulanten Sektor werden von praktischen Ärzten, Allgemeinärzten und Internisten verordnet. Die gesetzlichen Krankenkassen zahlten 2008 für verordnete Medikamente ca. 28 Mrd. Euro.

Die therapeutischen Entscheidungen des niedergelassenen Arztes sollten rational begründet sein, d.h., sie sollten den Kriterien der **„evidence-based medicine“** entsprechen. Gleichzeitig unterliegt der Arzt dem **Wirtschaftlichkeitsgebot** und soll dem einzelnen Patienten mit seinen individuellen Besonderheiten und Bedürfnissen gerecht werden.

Das Handeln des Arztes wird zunehmend von dem Druck der Kostensenkung im Gesundheitswesen bestimmt. Für die Behandlung chronisch Kranker wurden sog. „Disease-Management-Programme“ (DMP) eingeführt, in denen für definierte Krankheitsbilder Diagnostik- und Therapieschemata nach kosteneffizienten Gesichtspunkten festgelegt werden (z.B. Mammakarzinom, Diabetes mellitus, COPD).

Merke

Grundsätze der Arzneimitteltherapie [1]:

- sorgfältige Arzneimittelanamnese vor **jeder** Verordnung

- Beschränkung auf ein **überschaubares** Sortiment von Arzneimitteln, deren Sicherheit, Indikationen, Kontraindikationen und Interaktionen mit anderen Substanzen gut bekannt sind
- Auch bekannte Medikamente nicht zu häufig wechseln (Verlust an therapeutischer Erfahrung).
- Keine Wunschverordnungen durch den Patienten!
- Besonderheiten der Arzneimitteltherapie bei Kindern, älteren Menschen, Multimorbiden und während Schwangerschaft und Stillzeit beachten!
- Compliancefördernde Faktoren beachten, d.h., möglichst wenig verschiedene Präparate einsetzen und mehrfach tägliche Medikamenteneinnahmen vermeiden!
- Regelmäßig nach Verträglichkeit und NW fragen!

Die Möglichkeiten und Grenzen von **Naturheilverfahren** und **Homöopathie** werden in einem eigenen Kapitel dieses Buches besprochen.

5 Aufgaben im sozialen Bereich

5.1 Sozial- und arbeitsrechtliche Fragen

☞ Arbeitsmedizin und Sozialmedizin

Aufgabe des Allgemeinarztes ist es auch, den Gesundheitszustand von Patienten für den Anspruch auf Entgeltfortzahlung, Krankengeld oder Berentung zu begutachten. Grundlage für die Kranken-, Unfall- und Rentenversicherung sind die Sozialgesetzbücher (SGB) (☞ Tab. 13.27). Die privaten Versicherungen sind nicht Teil der gesetzlichen Sozialsysteme, deshalb sind sie in der Tabelle nicht aufgeführt.

Arbeitsunfähigkeit

„Eine **Arbeitsunfähigkeit** liegt vor, wenn ein Versicherter aus Krankheitsgründen seiner zuletzt ausgeübten Erwerbstätigkeit (oder einer ähnlich gearteten) zeitweise nicht mehr oder nur unter Gefahr der Verschlimmerung nachgehen kann."

Die **Arbeitsunfähigkeitsbescheinigung** (AU-Bescheinigung) erfolgt bei Mitgliedern der gesetzlichen Krankenkassen auf einem dreiteiligen Formular mit den Personendaten des Patienten und den relevanten Krankendaten:

- Teil 1 mit der zur Krankheit führenden Diagnose (als ICD-Code) erhält die Krankenkasse.
- Teil 2 ist zur Vorlage beim Arbeitgeber bestimmt.
- Teil 3 ist zur eigenen Dokumentation (Aufbewahrungspflicht für 1 Jahr) bestimmt.

Bei Privatpatienten erfolgt die „Krankschreibung" auf einem Privatrezept oder formlosen Blatt ohne Angabe der Diagnose (Wahrung des Arztgeheimnisses gegenüber dem Arbeitgeber).

4–5% der Erwerbstätigen befinden sich durchschnittlich im Krankenstand; über 70% der AU werden vom Hausarzt ausgestellt. Eine Rückdatierung des Beginns der AU ist in Ausnahmefällen um maximal 2 Tage zulässig (falls eine Regelung im Arbeitsvertrag dies erfordert). Bis zu einer AU-Dauer von 6 Wochen erhält der Patient weiter Lohn vom Arbeitgeber, anschließend hat er Anspruch auf **Krankengeld** von der Krankenkasse (s.u.).

Seit 1991 ist eine **stufenweise Wiedereingliederung** arbeitsunfähig erkrankter Patienten, in der Regel über eine Dauer von 4–6 Wochen, möglich (Hamburger Modell). Voraussetzung ist eine vertrauensvolle Zusammenarbeit zwischen Allgemeinarzt, Patient, Krankenkasse und Arbeitgeber. Der Patient erhält in dieser Zeit weiter Entgeltzahlungen bzw. Krankengeld.

Gesetzliche Regelungen zur Entgeltfortzahlung und Leistungen der gesetzlichen Krankenkasse

Die Entgeltfortzahlung für Angestellte und Arbeiter ist im **Entgeltfortzahlungsgesetz** geregelt. Bei einer AU bis zu einer Dauer von 6 Wochen bleibt für den Beschäftigten der Anspruch auf Entgeltfortzahlung bestehen. Dieser Anspruch besteht grundsätzlich für jede AU neu, allerdings nur, wenn bei wiederholter AU infolge derselben Krankheit ein Zeitraum von mindestens 6 Monaten dazwischenliegt, ansonsten verkürzt sich die Dauer der Entgeltfortzahlung.

Betriebe decken das Risiko der Lohnfortzahlung an Arbeiter durch eine Lohnfortzahlungsversicherung bei der Allgemeinen Ortskrankenkasse oder Innungskrankenkasse ab. Bei stationärem Aufenthalt und länger als 6 Wochen dauernder AU hat der Versicherte zeitlich unbefristeten Anspruch auf Krankengeld (ca. 70–75% des Nettogehaltes). Für den Fall der Arbeitsunfähigkeit wegen derselben Erkrankung wird es jedoch längstens für 78 Wochen innerhalb von 3 Jahren gezahlt.

Erwerbsminderung (früher: Berufsunfähigkeit und Erwerbsunfähigkeit)

Seit dem 01.01.2001 tritt der Begriff der **Erwerbsminderung (EM)** an die Stelle der Berufs- und Erwerbsunfähigkeit.

Teilweise erwerbsgemindert sind Versicherte, die wegen Krankheit oder Behinderung auf nicht absehbare Zeit außerstande sind, unter den üblichen Bedingungen des allgemeinen Arbeitsmarktes mind. 6 h täglich erwerbstätig zu sein.

Voll erwerbsgemindert sind Versicherte, die wegen Krankheit oder Behinderung auf nicht absehbare Zeit außerstande sind, unter den üblichen Bedingungen des allgemeinen Arbeitsmarktes mind. 3 h täglich erwerbstätig zu sein.

Renten wegen EM treten seit 2001 an die Stelle der früheren Berufsunfähigkeits- und Erwerbsunfähigkeitsrenten, vorher anerkannte Renten bleiben als Bestandsrenten erhalten.

Behinderung

Als „behindert" gelten Menschen, deren körperliche Funktionen, geistige Fähigkeiten oder seelische Gesundheit mit hoher Wahrscheinlichkeit länger als 6 Monate von dem für das Lebensalter typischen Zustand abweichen und deren Teilhabe am Leben in der Gesellschaft daher beeinträchtigt ist.

Das Ausmaß der Behinderung wird quantifiziert in den Grad der Behinderung (GdB) in 10er-Schritten von 20–100.

Pflegebedürftigkeit

Bei erheblichen Bewegungs- oder Gehstörungen und bei Unfähigkeit, sich auf Grund körperlicher, geistiger oder seelischer Krankheit oder Behinde-

Tab. 13.27: System der gesetzlichen Sozialversicherung [1]

	Krankenversicherung	Pflegeversicherung	Rentenversicherung	Unfallversicherung	Arbeitsverwaltung
Leistungsträger	gesetzliche Krankenkassen, z. B. AOK, IKK, BKK	gesetzliche Pflegeversicherung bei den Krankenkassen	deutsche Rentenversicherung (bis Sept. 2005 BfA, LVA, Bundesknappschaft, Landwirtschaftliche Alterskassen, Seekasse etc.)	gewerbliche Berufsgenossenschaften, landwirtschaftliche Berufsgenossenschaften, Gemeindeunfallversicherungsverbände	Bundesagentur für Arbeit
abgesichertes Risiko	Krankheit, Arbeitsunfähigkeit	Pflegebedürftigkeit	Alter, Erwerbsminderung	Arbeitsunfälle, Berufskrankheiten	Arbeitslosigkeit
Leistungen (Beispiele)	medizinische Therapie, Vorsorgemaßnahmen, Reha-Maßnahmen, Hilfsmittel, Krankengeld	Geld- und Sachleistungen, ambulante Reha-Maßnahmen, Pflegehilfsmittel	medizinische/berufliche Rehabilitation (ergänzende Reha-Leistungen, z. B. Übergangsgeld), Renten	medizinische/berufliche Rehabilitation, Renten, ggf. Pflegeleistungen	Arbeitslosengeld I und II, berufl. Reha (z. B. Umschulung)

rung selbst zu versorgen, ist Pflegebedürftigkeit gegeben. Die Pflegebedürftigkeit wird je nachdem, wie viel Grundpflege der Patient benötigt, in 3 Stufen (I–III) eingeteilt. Zurzeit übernimmt die Pflegeversicherung für die häusliche Pflege Kosten bis zu ca. 1430 € pro Monat (in Härtefällen max. 1918 € monatlich).

Überweisung, Einweisung und Konsil

Der Allgemeinarzt hat die Aufgabe, eine Vielzahl von Beschwerden und Befunden ihrer Dringlichkeit nach zu ordnen. Bei speziellen Fragestellungen oder ernsteren Erkrankungen überweist er den Patienten gezielt an den entsprechenden Facharzt oder in die Klinik (Einweisung zur stationären Weiterbehandlung). Der auf der Überweisung vermerkte Auftrag ist bindend für den beauftragten Arzt. Je nach Art der Überweisung ergeben sich für ihn folgende Leistungspflichten:

- **Auftragsbehandlung:** Erwünscht ist eine genau umschriebene ärztliche Tätigkeit (z.B. Röntgen-, Laboruntersuchung).
- **Konsiliaruntersuchung:** Die Überweisung erfolgt zur weiteren diagnostischen Abklärung ohne weitere Behandlungstätigkeit.
- **Mit-/Weiterbehandlung:** Der Überweisungsempfänger übernimmt eigenständig und selbstverantwortlich die weiterführende Diagnostik und Therapie.

Mit der Überweisung kommt ein neuer Arzt-Patient-Vertrag zustande. Für den beauftragten Arzt besteht eine Berichtspflicht an den Überweiser über die erhobenen Befunde und therapeutischen Maßnahmen. Von den Patienten, die einen Allgemeinarzt aufsuchen, werden die meisten allerdings direkt in der Praxis behandelt. In einzelnen Fällen, z.B. bei einer gestörten Arzt-Patient-Beziehung, ist auch ein Arztwechsel innerhalb einer Fachgruppe möglich.

Zusammenarbeit des Kassenarztes mit dem Medizinischen Dienst

Bei auffallend langer Krankheitsdauer und Zweifeln der Krankenkasse oder des Arbeitgebers an der Arbeitsunfähigkeit kann die Krankenkasse in Zusammenarbeit mit dem Hausarzt eine Kontrolluntersuchung durch ihren Medizinischen Dienst (MDK) durchführen. Der MdK ist auch zuständig für Fragen der Rehabilitationsbedürftigkeit und der Erwerbsminderung. Das Gutachten des MDK bezüglich der weiteren Arbeitsunfähigkeit ist verbindlich.

Berufskrankheiten

Berufskrankheiten gelten als Arbeitsunfall mit langer Einwirkungsdauer der Schädigung am Arbeitsplatz. Diese Erkrankungen (z.B. Lärmschwerhörigkeit, Asbestose, Silikose) sind in der Berufskrankheitenverordnung genannt und unterliegen der Meldepflicht an die Berufsgenossenschaft.

5.2 Soziale Hilfen

In sozialen Notlagen, persönlichen Krisensituationen sowie im Rahmen der Langzeitbetreuung von Patienten integriert der Allgemeinarzt verschiedene Hilfsangebote, stimmt sie aufeinander ab und übt folgende soziale Mittlerfunktionen aus:

- Zusammenarbeit mit Sozialstationen und Nachbarschaftshilfen
- Vermittlung zwischen Vertretern anderer Berufsgruppen (z.B. Gemeindeschwester, Sozialarbeiter) und dem Patienten
- Unterstützung beim Herausfinden sozialer Hilfsangebote
- Vermittlung von Hilfen im Rahmen des Sozialhilfegesetzes

Der Allgemeinarzt sollte die regionale Struktur der sozialen Hilfsangebote (z.B. örtliche Selbsthilfegruppen) kennen und auch über die Organisationsformen der Altenarbeit informiert sein (z.B. Altenclubs, Altentagesstätten, „Essen auf Rädern", Seniorenwohnheime, Pflegeheime). Er organisiert und überwacht die häusliche Pflege von Schwerkranken und Bettlägerigen unter Berücksichtigung der familiären Gegebenheiten.

5.3 Rehabilitation

Unter Rehabilitation versteht man Maßnahmen zur Wiedereingliederung chronisch Kranker. Man unterscheidet medizinische, berufliche und soziale Rehabilitation.

Medizinische Rehabilitation. Sie umfasst alle erforderlichen medizinischen Maßnahmen (neben den ärztlichen Maßnahmen und Heilmitteln auch Bewegungstherapie und Prothesen, ferner Belastungserprobung und Arbeitstherapie). Die

Leistungen werden meist während einer stationären Behandlung in einer Kurklinik erbracht.

Berufliche Rehabilitation. Diese dient insbesondere der Erlangung oder Erhaltung des Arbeitsplatzes (z.B. Umschulungsmaßnahmen). Sie beinhaltet Leistungen an den Arbeitgeber zur Förderung der (Wieder-)Eingliederung und sollte schon mit Beginn der medizinischen Rehabilitation eingeleitet werden.

Soziale Rehabilitation. Sie umfasst ergänzende Leistungen während einer medizinischen oder beruflichen Rehabilitation, die dazu beitragen sollen, das Rehabilitationsziel zu erreichen bzw. abzusichern (z.B. Übergangsgeld, Behindertentransport, Haushaltshilfe).

Insbesondere im Alter gehen Rehabilitation und Prävention ineinander über, da von jeder rehabilitativen Maßnahme zugleich präventive Wirkungen ausgehen.

Umfasst das Rehabilitationsverfahren mehrere Maßnahmen oder sind mehrere Leistungsträger beteiligt, wird ein Gesamtplan aufgestellt. Für dessen Einleitung, Fortschreibung und kontinuierliche Mitberatung ist der behandelnde Arzt zuständig. Ein bleibender Erfolg eines Reha-Plans ist nur zu erwarten, wenn der Patient eigenverantwortlich Übungsprogramme übernimmt und das nahe Umfeld mit in den Rehabilitationsprozess einbezogen wird.

Der Allgemeinarzt sollte Rehabilitationsmaßnahmen schon frühzeitig vorschlagen: Auf der AU-Bescheinigung an die Krankenkasse ist ein entsprechender Hinweis möglich, dass durch diese Maßnahmen die Arbeitsfähigkeit unter Umständen früher wiederhergestellt werden kann. Mit gezielten und frühzeitig eingeleiteten Reha-Maßnahmen lassen sich auch Kosten senken, die durch vorzeitige Rentenansprüche auf Grund einer Minderung der Erwerbsfähigkeit entstehen würden. Dem kann allerdings das Rentenbegehren des Rehabilitanden entgegenstehen.

Leistungsträger von Rehabilitationsmaßnahmen sind u.a. die gesetzliche Kranken-, Renten- und Pflegeversicherung, die Agentur für Arbeit und das Jugendamt. Im Zweifelsfall kann der zuständige Träger über die Krankenkasse oder die Agentur für Arbeit ermittelt werden.

✚ 021 IMPP-Fragen

14 Neurologie

Frank Zehrden

Inhalt

14

1 Neurologische Syndrome

1.1 Motorische, sensible und vegetative Syndrome des peripheren Nervensystems

1.1.1 Nerven und deren Schädigung

Definition

Als Folgen der Läsion eines gemischten peripheren Nervs treten motorische, sensible und trophisch-vegetative Störungen im jeweiligen Innervationsgebiet auf. Die Ursachen und Symptome der Läsion von peripheren Nerven sind in ☞ Abb. 14.1 und in den ☞ Tab. 14.1, 14.2 und 14.3 zusammengestellt.

Supinatorlogen-Syndrom. Es stellt eine Sonderform der mittleren Radialisparese dar, die durch die Kompression des N. radialis beim Durchtritt durch den M. supinator verursacht wird. Die Parese erstreckt sich auf die vom R. profundus n. radialis versorgten Finger- und Handstrecker. Sensibilitätsstörungen treten nicht auf. Der M. brachioradialis, einschließlich Radius-Periost-Reflex, und M. extensor carpi radialis sind intakt. Es besteht also keine Fallhand.

Interosseus-anterior-Syndrom (Kiloh-Nevin-Syndrom). Die Druckläsion des rein motorischen N. interosseus anterior, eines Asts des N. medianus, hat die Schwächung der Beugung von Daumenendglied und Zeigefingerendglied zur Folge. Ursachen können sein: Kompression durch Bänder, entzündliche Prozesse, seltener Läsionen des Nervs infolge von Unterarmfrakturen oder muskulärer Überanstrengung.

Symptomatik

Bei partieller Schädigung. Häufig Schmerzen, motorische Ausfallerscheinungen, Störungen der Oberflächensensibilität (Berührungs- und Schmerzempfinden) und Tiefensensibilität (Lage- und Vibrationsempfinden), vegetativ-trophische Störungen wie Hypohidrosis, Änderungen der Hauttemperatur, Hautrötung. Besonders bei Schädigungen des N. medianus und N. tibialis ist die Kausalgie typisch (☞ Kap. 1.1.5).

Bei kompletter Schädigung. Vollständiger Ausfall sämtlicher Funktionen der distalen Abschnitte. Die Schädigungshöhe lässt sich am besten durch eine Analyse der paretischen Muskeln bestimmen.

Reflexe

Eigenreflexe. Ein **Reflex** besteht in einer neuronal vermittelten, unwillkürlichen, raschen und gleichartigen Reaktion eines Organismus auf einen bestimmten Reiz, mit dem Zweck den Organismus zu schützen und eine Fortpflanzung sicherzustellen.

Tab. 14.1: Unterscheidungskriterien der peripheren und zentralen Lähmung

Kriterium	periphere („schlaffe") Lähmung	zentrale („spastische") Lähmung
Lokalisation	2. motorisches Neuron	1. motorisches Neuron
Muskeltonus	hypoton	hyperton
Muskelatrophie	ja	nein
grobe Muskelkraft	vermindert	vermindert
Feinmotorik	beeinträchtigt	fehlt, stattdessen Massenbewegungen
Eigenreflexe	herabgesetzt oder erloschen	gesteigert
Fremdreflexe	fehlen, wenn Erfolgsmuskel gelähmt	abgeschwächt
pathologische Reflexe	keine	vorhanden

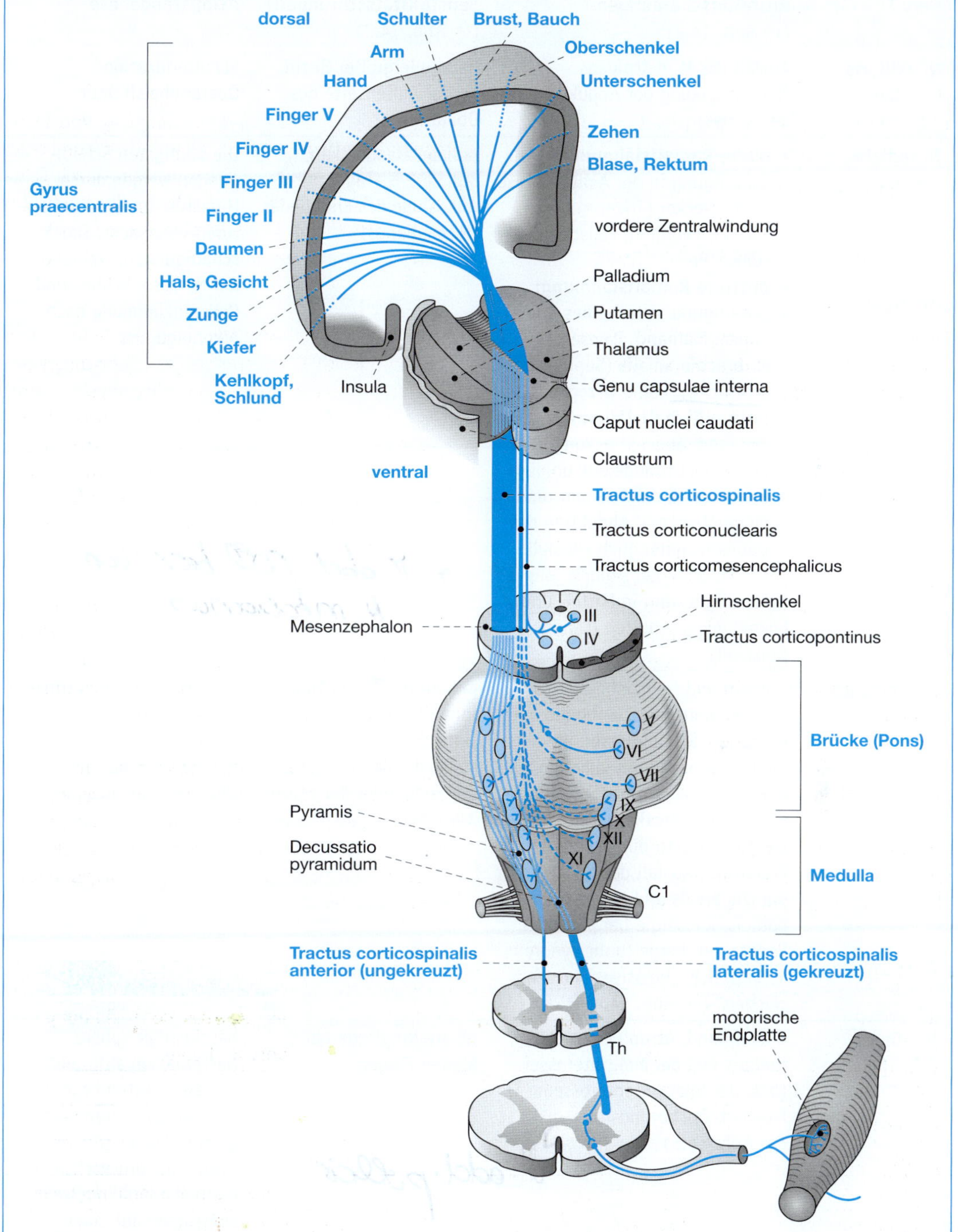

Abb. 14.1: Verlauf der Pyramidenbahn (Tractus corticospinalis) [1]

Tab. 14.2: Läsionen peripherer Nerven der oberen Extremität

Nerv	Ausfallerscheinungen (☞ Abb. 14.2)	Sensibilitätsstörungen (☞ Abb. 14.3)	Ätiopathogenese
N. axillaris C 5–C 6	Ausfall des M. deltoideus (Einschränkung der Abduktion des Armes)	handtellergroßer Bezirk an der Außenseite des Oberarmes	Schulterluxation, Oberarmhalsfraktur
N. radialis C 5–C 8	• **obere Radialislähmung:** Schädigung in der Axilla: Parese aller Strecker (Trizepsparese, TSR ↓), Fallhand, Faustschlussschwäche • **mittlere Radialislähmung:** Schädigung in Höhe des Oberarmes: Fallhand, Parese des M. brachioradialis (Supinationsschwäche), keine Trizepsparese! • **untere Radialislähmung:** keine Fallhand, aber: Streckung aller Finger im Grundgelenk unmöglich (Ausfall der Daumen- und Fingerstrecker), Abduktion des Daumens unmöglich (Ausfall des M. abductor pollicis longus) Merke: Streckung in Mittel- und Endgelenken erhalten (Ulnarisfunktion)	radialer Handrücken, radiale 2½ Finger mit Ausnahme des Endgliedes (N. medianus!)	Die häufigsten Schädigungen werden durch Humerus- und Radiusfrakturen verursacht. Druckschädigungen: während der Narkose, Schlaf- und Parkbanklähmung nach Alkoholgenuss
N. medianus C 5–Th 1	Schwurhand (nur bei hoher Läsion des Medianus am Ellenbogen oder Oberarm); Schädigungen im distalen Unterarm führen lediglich zu einem Ausfall der medianusinnervierten Handmuskeln. Atrophie des Daumenballens, eingeschränkte Pronation. Ausfall des M. abductor pollicis brevis und M. opponens pollicis. Kausalgie bei partieller Verletzung, Karpaltunnelsyndrom, ☞ Kap. 5.2, „positives Flaschenzeichen" (☞ Abb. 14.4)	radiale Hälfte der Handinnenfläche und Palmarseite der ersten 3½ Finger sowie die dorsale Seite der Endglieder der ersten 3½ Finger	Schnitt- und Stichverletzungen, Druckschädigung durch Kopf des schlafenden Partners auf dem Oberarm. Karpaltunnelsyndrom: relativ häufige Ursache
N. ulnaris C 8–Th 1	Krallenhand, Atrophie des Hypothenars und der Mm. interossei (bes. des Spatium interosseum I) Froment-Zeichen positiv (☞ Abb. 14.5)	ulnare Ringfingerhälfte, kleiner Finger	häufigste periphere Nervenläsion aufgrund der exponierten Lage des N. ulnaris im Ellenbogengelenk (Sulcus-ulnaris-Syndrom); Druckschädigungen bei längerem Aufstützen auf einer Unterlage; bei gehäuften Bewegungen im Ellenbogengelenk

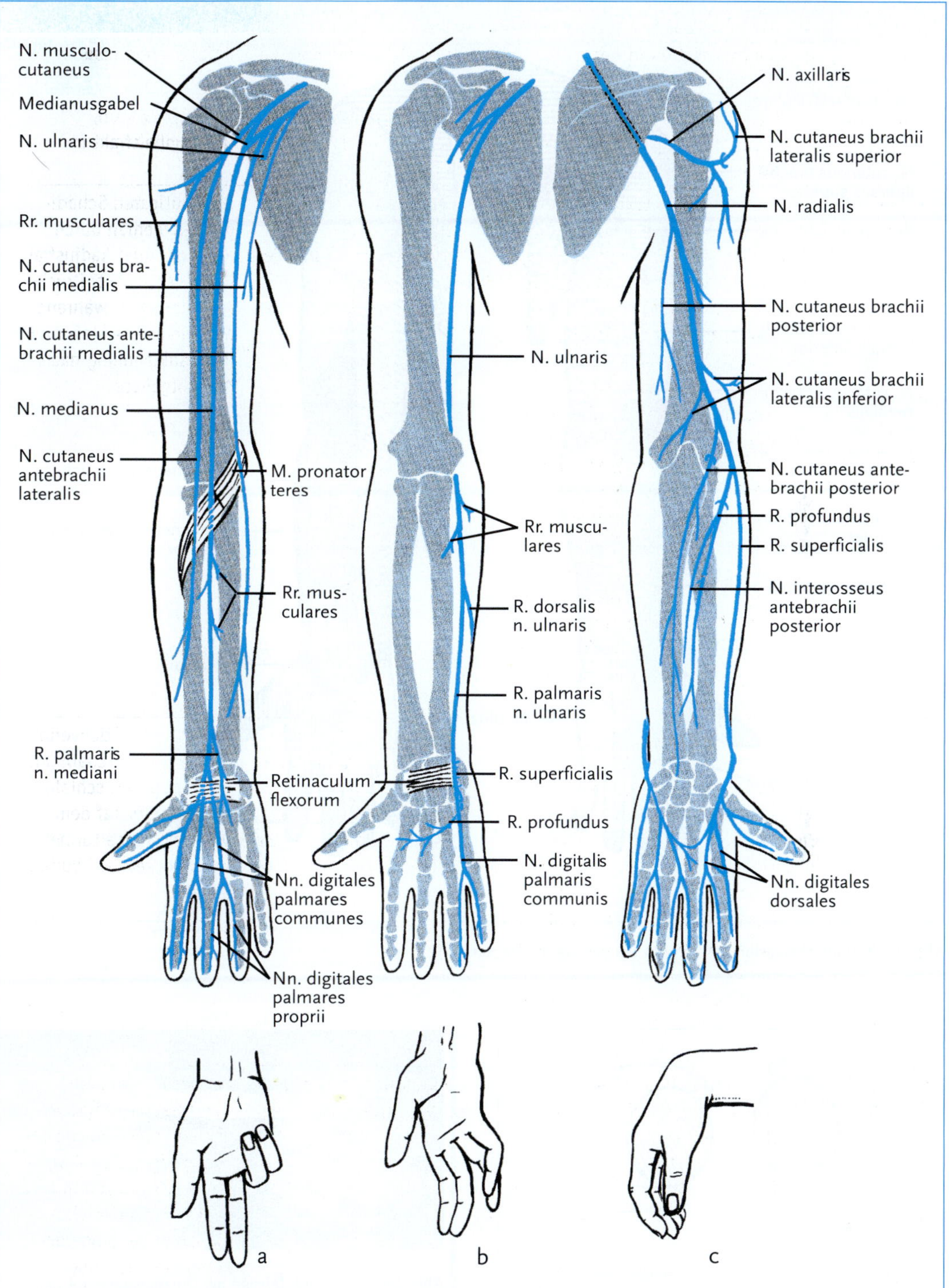

Abb. 14.2: Neurologische Ausfallerscheinungen am Arm: **a** Schwurhand bei Ausfall des N. medianus, **b** Krallenhand bei Ausfall des N. ulnaris, **c** Fallhand bei Ausfall des N. radialis [2]

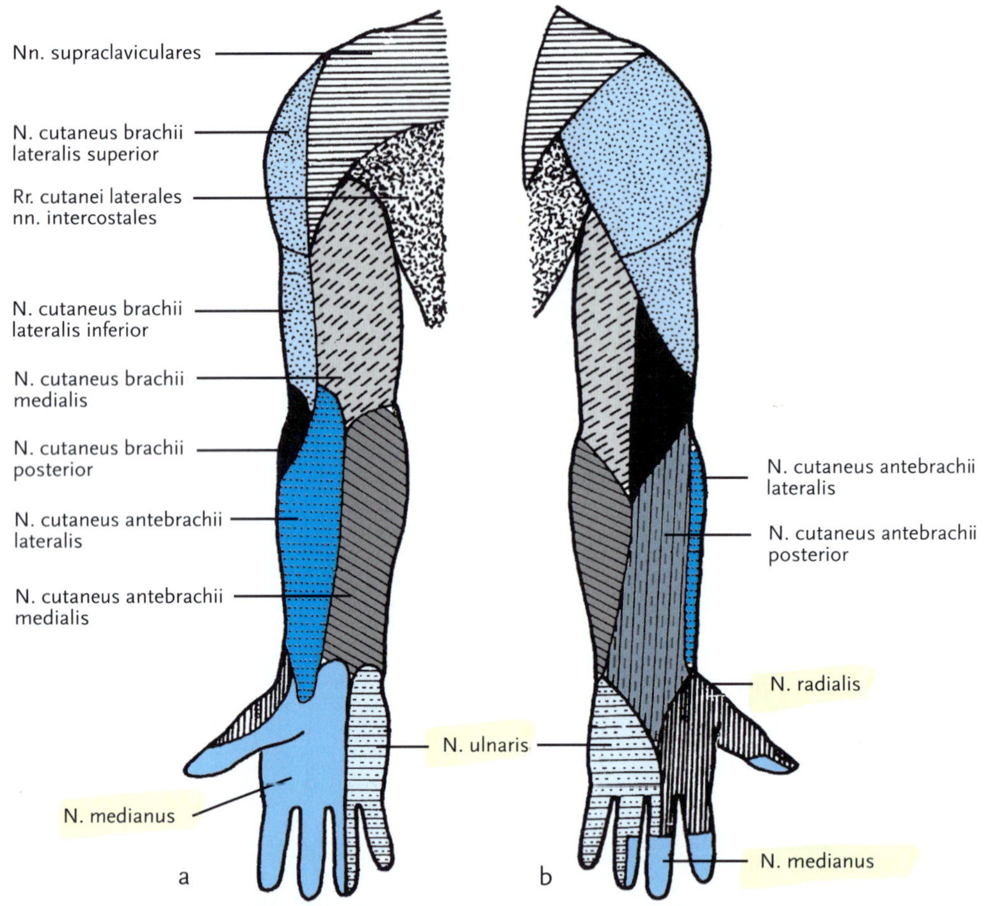

Abb. 14.3: Hautinnervation des Arms: **a** Beugeseite, **b** Streckseite [2]

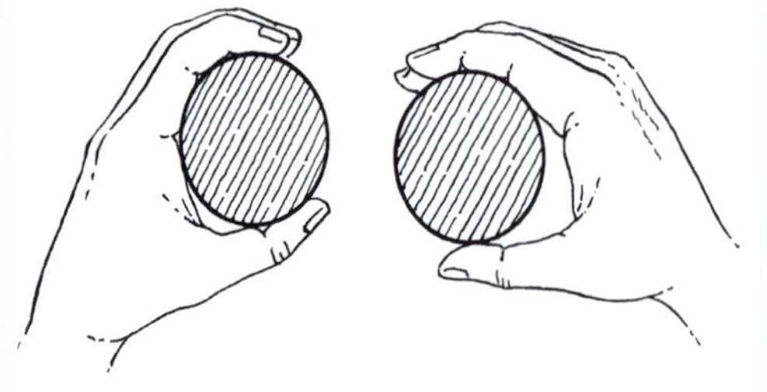

Abb. 14.4: Wegen einer Abduktions- und Oppositionsschwäche des Daumens (rechts) kann ein rundes Gefäß nicht völlig umfasst werden (Flaschenzeichen) [2]

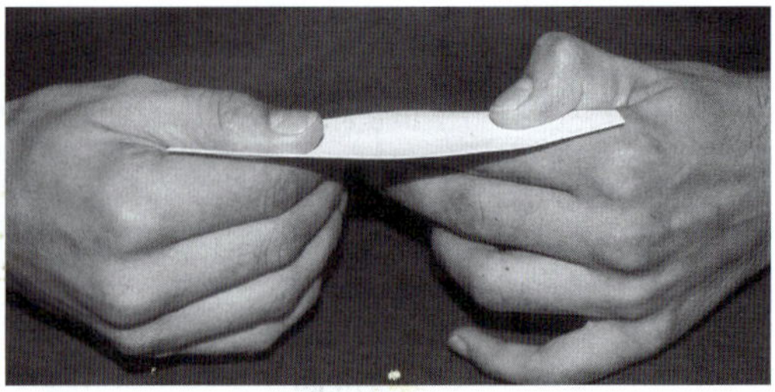

Abb. 14.5: Froment-Zeichen bei Ulnarisparese links: Beim Festhalten eines Papierstückes zwischen Daumen und Zeigefinger wird das Daumenendglied links stark gebeugt, da der M. adductor pollicis ausgefallen ist. [3]

Tab. 14.3: Läsionen peripherer Nerven der unteren Extremität

Nerv	Ausfallerscheinungen	Sensibilitätsstörungen (☞ Abb. 14.6)	Ätiopathogenese
N. femoralis L 2–L 4	Parese des M. iliopsoas und quadriceps femoris (Schwierigkeiten beim Treppensteigen), PSR ↓	Vorderseite des Oberschenkels (N. cut. fem. anterior) und an der Innenseite des Unterschenkels (N. saphenus)	Psoasabszess, Beckenfrakturen, Druck durch Bruchband, retroperitoneale Blutung (Antikoagulanzien, Hämophilie)
N. peroneus L 4–S 2	• **N. peroneus superficialis** Fuß ist supiniert, d. h. der mediale Fußrand ist angehoben (Parese der Mm. Peronei → Pronationsschwäche) • **N. peroneus profundus** Fuß- und Zehenheber parese (M. tibialis ant., M. extensor hallucis longus) → Stepper- oder Hahnentrittgang (Hackengang unmöglich) ASR intakt (Reflexbogen verläuft über den N. tibialis)	Haut des Fußrückens, laterale Außenseite des Unterschenkels Haut der einander zugekehrten Seiten der 1. und 2. Zehe	häufigster peripherer Nervenschaden des Beins; Druckschäden: • Gipsverbände • Lagerung • langes Knien • häufiges Übereinanderschlagen der Beine Fraktur des Fibulaköpfchens
N. tibialis L 4–S 3	Hackenfuß und Krallenzehen; Zehengang unmöglich; häufig Kausalgie, ☞ Kap. 1.1.5. Der Fuß ist proniert (Ausfall des supinierenden M. tibialis posterior) ASR ↓ TPR ↓	Fußsohle, Wade sowie an der Außenseite des Fußes	häufigste Ursache sind Tibiafrakturen im distalen Teil, ferner Kniegelenksverletzungen
N. ischiadicus L 4–S 3	Bei hochsitzenden Ischiadikusläsionen kommt es zu einer kombinierten Lähmung des N. peroneus und N. tibialis sowie zur Schwächung der Kniebeugung.		Beckenfrakturen, Hüftgelenksluxationen, iatrogene Schädigung durch unsachgemäße intragluteale Injektionen
N. gluteus superior L 4–S 1	Parese der Mm. gluteus medius und minimus (Abduktion und Innenrotation des Hüftgelenks), und M. tensor fasciae latae (Abduktion im Hüftgelenk) → Trendelenburg-Zeichen: Beim Stehen auf dem kranken Bein kommt es zum Absinken des Beckens zur gesunden Seite; sind beide Seiten betroffen → Watschelgang	keine (rein motor. Nerv)	intragluteale Injektion, Trauma, Tumor

14

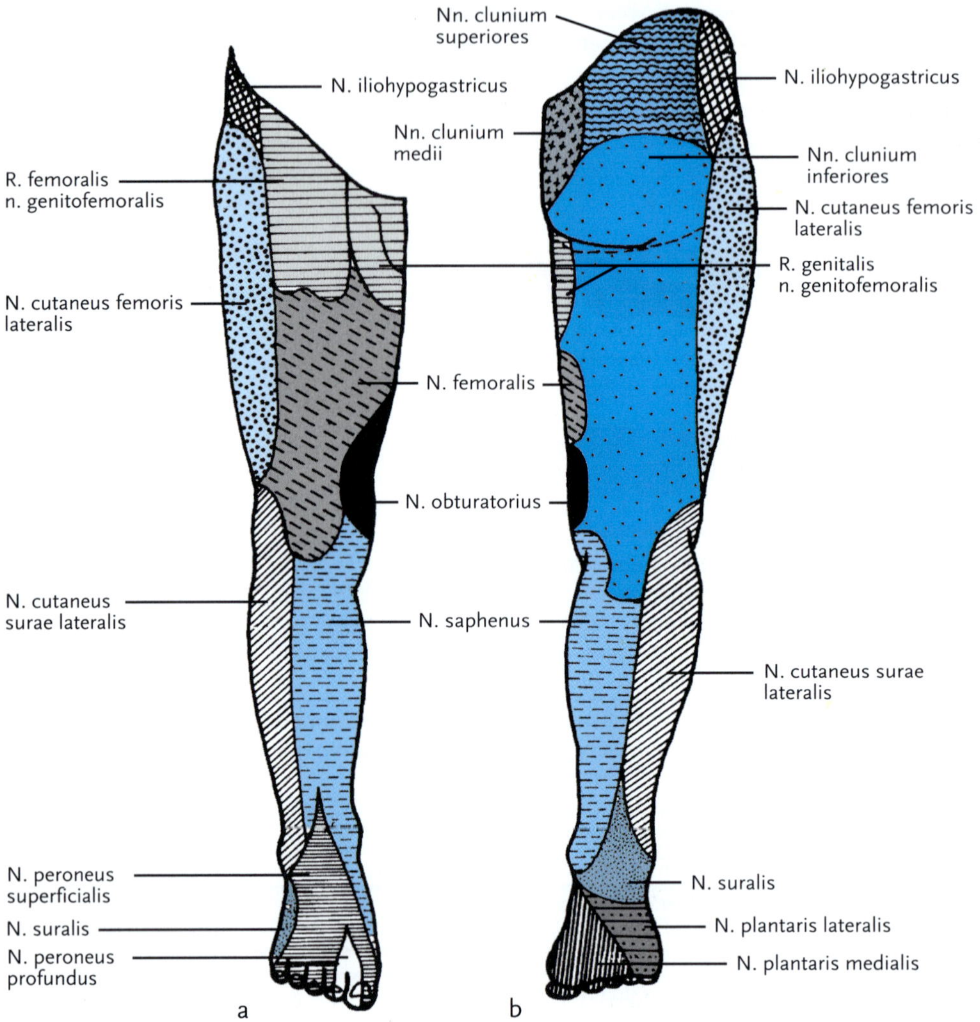

Abb. 14.6: Hautinnervation des Beins: **a** Vorderseite, **b** Rückseite [2]

Reizung der Muskelspindel führt zur Kontraktion des entsprechenden Muskels. Die Verschaltung ist **monosynaptisch,** Rezeptor und Effektor liegen im gleichen Organ. Die Reflexantwort führt **nicht** zu einer **Habituation** (Abschwächung). Pathologisch sind ausgefallene, einseitig gesteigerte oder einseitig abgeschwächte Reflexe und Kloni (rhythmische Folge von Eigenreflexen). Wichtige Muskeleigenreflexe ☞ auch Tab. 14.4.

Fremdreflexe. Hier sind Rezeptoren und Erfolgsorgan räumlich getrennt, die Verschaltung erfolgt **polysynaptisch,** bei wiederholter Auslösung kommt es zur **Habituation** der Reflexantwort.

- Bauchhautreflex (Th 5–Th 12): Kontraktion der Bauchmuskeln beim Bestreichen der Bauchhaut.
- Analreflex (S 5): Kontraktion des Schließmuskels beim Bestreichen der perianalen Haut.
- Kremasterreflex (L 1/L 2): Bestreichen der Haut an der Oberschenkelinnenseite führt zum Hodenhochzug.

Pathologische Reflexe. Fremdreflexe, die bei Läsion absteigender motorischer Bahnen (**Pyramidenbahnzeichen**) auslösbar sind:

- Babinski-Reflex (Bestreichen der Fußsohle von unten lateral nach oben medial),
- Oppenheim-Reflex (Bestreichen der Tibiavorderkante von oben nach unten) und
- Gordon-Reflex (Kompression der Wadenmuskulatur).

Diese Reflexe führen zur Dorsalextension der Großzehe und Spreizung der anderen Zehen.

1.1.2 Plexuslähmungen

Definition. Parese einzelner Gliedmaßen oder Gliedmaßenabschnitte infolge Schädigung des zugehörigen Nervengeflechts. Läsionen des Plexus treten am häufigsten nach Motorrad- und Arbeitsunfällen auf, ferner nach Stich- und Schnittverletzungen, Geburtstraumen, bei Halsrippen und Pancoast-Tumor.

Oberer Armplexus (Erb-Lähmung)

Definition. Schädigung der von den Fasern der Wurzeln C 5–C 6 versorgten Schulter-Arm-Muskulatur. Häufigste Plexus-brachialis-Lähmung (☞ Abb. 14.7).

Symptomatik. Schlaff herunterhängender Arm mit nach hinten gedrehter Handfläche. Sensibilitätsstörungen über dem M. deltoideus und an der radialen Seite des Unterarms. BSR und RPR sind ausgefallen.

Unterer Armplexus (Klumpke-Lähmung)

Definition. Läsion der Fasern aus den Wurzeln C 8–Th 1.

Symptomatik. Ausfall der kleinen Handmuskeln und der langen Fingerbeuger, Sensibilitätsstörungen besonders im ulnaren Bereich der Hand und des Unterarms. Häufig Horner-Syndrom. Der M. triceps wird in der Regel verschont.

Neuralgische Schulteramyotrophie

Definition. Armplexusneuritis unklarer Genese. Männer sind häufiger als Frauen betroffen.

Symptomatik. Zu Beginn heftige, akut auftretende, nächtlich betonte Schmerzen im Schultergürtelbereich, für die es keine Erklärungen wie

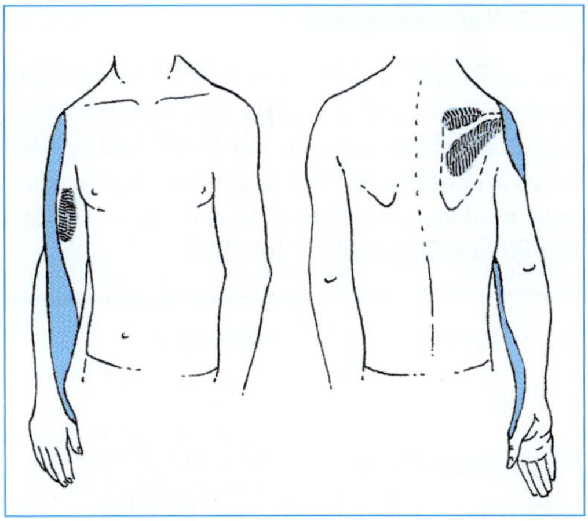

Abb. 14.7: Armhaltung und Sensibilitätsausfall bei oberer Armplexuslähmung rechts

Trauma oder Zerrung gibt. Die Schmerzen klingen meist nach wenigen Tagen ab. Es entwickelt sich nun rasch eine Lähmung des M. deltoideus und der benachbarten Muskeln des Schultergürtels einer Seite, selten bilateral. Nur ein Viertel der Patienten zeigt Sensibilitätsstörungen.

Diagnostik. MRT des Plexus brachialis. Der Liquor ist meist normal.

Therapie. In der Akutphase Ruhigstellung, Kortikosteroide. Wärmebehandlung, Krankengymnastik.

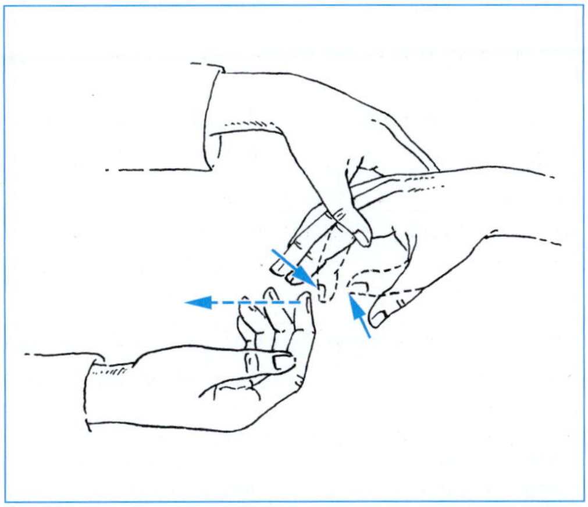

Abb. 14.8: Trömner-Reflex

14

1.1.3 Nervenwurzeln

Die häufigsten Ursachen von Wurzelläsionen sind lumbosakrale und zervikale Bandscheibenschäden. Bandscheibenvorfälle der HWS sind im Vergleich zu denen der LWS selten. Die Brustwirbelsäule wird aus statischen Gründen kaum befallen. Zur Höhendiagnostik ☞ Tab. 14.4.

1.1.4 Systemische Schädigungen

☞ Kap. 5

Polyneuropathien

Definition. Erkrankungen des peripheren Nervensystems. Es liegt ein mehr oder weniger simultaner Befall zahlreicher peripherer Nerven vor. Morphologisch findet man entweder eine primär segmentale Entmarkung oder eine primäre Axondegeneration oder beides. Zur ätiologischen Einteilung ☞ Tab. 14.5.

Symptomatik. Sensible Reizerscheinungen (Parästhesien) und Ausfallerscheinungen stehen am Anfang der meisten Polyneuropathien. Am häufigsten ist der **symmetrische, distal betonte Typ,** beginnend an den unteren Extremitäten. Die Sensibilitätsstörungen sind dabei nicht segmental, sondern **strumpf- oder handschuhförmig** angeordnet. Die **Reflexe** sind abgeschwächt oder fehlen, an den unteren Extremitäten (ASR, PSR) eher und ausgeprägter als an den oberen Extremitäten. Die motorischen Störungen äußern sich in einer Muskelschwäche (Parese) und Muskelatrophie.

Tab. 14.4: Synopsis der Wurzelsyndrome

Wurzel	Bandscheiben-lokalisation	Kennmuskel	Reflex	Dermatom
C 5	HWK 4/5	M. deltoideus (M. biceps)	BSR ↓	Außenseite der Schulter
C 6	HWK 5/6	M. biceps (M. brachioradialis)	BSR ↓	oberhalb des Ellenbogens, radiale Unterarmseite, Daumen und Radialseite des Zeigefingers
C 7	HWK 6/7	M. triceps, M. pronator teres	TSR ↓	Unterarm dorsal, Finger II–IV
C 8	HWK 7/BWK 1	kleine Handmuskeln (M. abductor digiti V, Mm. interossei)	TSR ↓, Trömner-Reflex ☞ Abb. 14.8)	Unterarm dorsolateral, Klein- und Ringfinger ulnar
L 3	LWK 3/4	Mm. adductores	ADR ↓	vom Trochanter major über den Oberschenkel nach medial bis an das Knie
L 4	LWK 4/5	M. quadriceps femoris, M. tibialis anterior	PSR ↓ (= Quadrizepsreflex)	vom lateralen Oberschenkel über die Patella zur Schienbeininnenseite bis medialer Fußrand
L 5	LWK 5 /SWK 1	M. extensor hallucis longus, M. gluteus medius	TPR ↓	lateral vom Oberschenkel zum Knie, Außenseite des Unterschenkels und Fußrücken bis zur Großzehe
S 1	SWK 1/ SWK 2	Mm. peronei, M. triceps surae, M. gluteus max.	ASR ↓ (= Triceps-surae-Reflex)	Außenrückseite des Ober- und Unterschenkels, Ferse und Fußaußenseite bis zur Kleinzehe

ASR = Achillessehnenreflex, ADR = Adduktorenreflex, BSR = Bizepssehnenreflex, TSR = Trizepssehnenreflex, PSR = Patellarsehnenreflex, TPR = Tibialis-posterior-Reflex
Dermatome ☞ Abb. 14.9

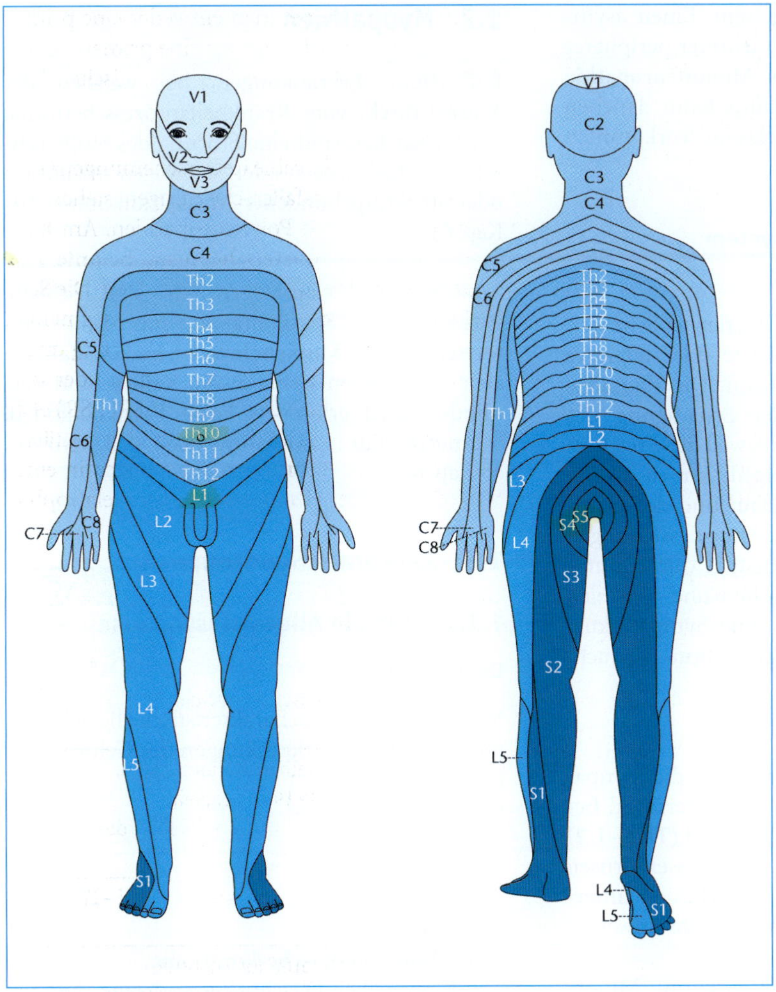

Abb. 14.9: Schema der Dermatome von ventral und dorsal [4]

Tab. 14.5: Ätiologische Klassifikation der Polyneuropathien

entzündlich-hyperergisch	exogen-toxisch	endogen-metabolisch	endokrin-metabolisch	vaskulär hereditär bedingt	paraneoplastisch bedingt
bakteriell: Borreliose, Lepra, Diphtherie, Botulismus **viral:** AIDS, Herpes zoster **immunologisch:** Guillain-Barré-Syndrom	Alkohol, Medikamente, Schwermetalle, Insektizide, Malresorption, Malnutrition	Diabetes, Urämie	Porphyrie, Morbus Refsum	HMSN, ischämische Neuropathie, Kollagenosen	Karzinome, Sarkome

HMSN: hereditäre motorisch-sensible Neuropathie

14

Hirnnerven können beteiligt sein. Einen asymmetrischen Befall eines oder mehrerer peripherer Nerven bezeichnet man als **Mononeuropathia multiplex.** Bei Diabetes mellitus kann daneben auch eine proximale Plexusläsion vorkommen (**diabetische Amyotrophie**).

1.1.5 Autonomes Nervensystem

Kausalgie

Dumpf brennender, unscharf begrenzter Schmerz, der durch leichte sensible Reize oder affektive Erregung verstärkt werden kann. Die Kausalgie tritt besonders bei partieller Schädigung des N. medianus und N. tibialis auf, weil diese reich an vegetativen Fasern sind. Infolgedessen ist sie mit trophischen Störungen der Haut und der Hautanhangsgebilde sowie Durchblutungsstörungen verbunden. Die Kausalgie entsteht durch Kurzschlüsse zwischen sympathischen und sensiblen Fasern. Therapeutisch kann eine Sympathikusblockade oder Grenzstrangresektion versucht werden.

Schweißsekretion

Das Centrum spinociliare, das nur die sympathisch innervierten Augenmuskeln versorgt, befindet sich in Höhe C 8–Th 2. Kaudal (**Th 3–L 2**) schließt sich die Innervation der Schweißdrüsen der gesamten Haut an. Eine Wurzelläsion **unterhalb L 2** führt deshalb zu keiner Schweißsekretionsstörung an den Beinen.

Funktionstest der Schweißsekretion: Minor-Schweißversuch, Ninhydrin-Test.

Eine mit einem Horner-Syndrom verbundene quadrantenförmige Anhidrose tritt bei Unterbrechung der Bahnen im Ganglion stellatum auf. Eine Anhidrose ohne Horner-Syndrom beruht auf einer Läsion kaudal des Ganglion stellatum.

Horner-Syndrom

Durch chronischen Druck auf den sympathischen Halsplexus auftretender Symptomenkomplex: **Miosis** (Parese des M. dilatator pupillae), **Ptosis** (Parese des M. tarsalis superior), **Enophthalmus** (Parese des M. orbitalis). Ein Horner-Syndrom kann auftreten z.B. bei Struma, traumatischen Plexusschädigungen, Lungentumoren (Pancoast-Tumoren).

1.2 Myopathien

Definition. Erkrankungen, bei welchen der Muskel direkt vom Krankheitsprozess betroffen wird. Ursachen sind eine Störung des Stoffwechsels der Muskelzellen oder Störungen membran- oder strukturgebundener Muskelfunktionen (☞ Kap. 6).

Symptomatik. Charakteristisch sind schlaffe Paresen ohne Sensibilitätsstörungen, langsam fortschreitende Muskelschwäche und -zerfall, die aber auch fehlen können; die Reflexe sind vermindert oder erloschen, keine Faszikulationen, Schmerzen nur in Ausnahmefällen (z.B. Myositis, ☞ Kap. 6).

1.3 Zerebrale Syndrome

1.3.1 Zerebrale Allgemeinsyndrome

Definition

Syndrome, die als uncharakteristische Begleitsymptome bei vielen Erkrankungen des Gehirns auftreten können:

- **Hirndruckzeichen:**
  - Kopfschmerzen
  - Übelkeit
  - Benommenheit
  - Erbrechen
- **psychopathologische Symptome:**
  - 1. reversibel: Durchgangssyndrome (können einzeln oder kombiniert auftreten und unterschiedliche Ausprägungsgrade zeigen):
    - Antriebsstörungen
    - Gedächtnisstörungen
    - Konzentrationsstörungen
    - Unruhe
    - Stupor
    - Koma
  - 2. irreversibel:
    - Persönlichkeitsabbau
    - Demenz

Koma

Definition. Bewusstlosigkeit, aus welcher der Patient auch durch Schmerzreize nicht erweckbar ist.

Spastik

Definition. Erhöhter Muskeltonus infolge Schädigung des 1. motorischen Neurons. Die spastische Tonuserhöhung ist typisch für eine Pyramidenbahnläsion mit gleichzeitiger Schädigung extrapyramidaler Bahnen.

Symptomatik. Es kommt zu einer Steigerung der Eigenreflexe und zum sog. **Taschenmesserphänomen** (Dehnungswiderstand, der beim rasch ausgeführten passiven Strecken des gebeugten Ellenbogens zunächst zunimmt, dann aber plötzlich nachlässt). Die Spastik entsteht unter funktioneller Beanspruchung und nimmt bei brüsker Bewegung zu. In Ruhe besteht keine Muskelhypertonie. In willkürlich entspannten Muskeln tritt bei Spastikern elektrophysiologisch kein Aktionspotenzial auf.

Therapie. Baclofen, Tizanidin, Diazepam. In schweren Fällen Injektion von Botulinumtoxin.

Klonus

Definition. Kloni sind aufeinanderfolgende rhythmische Kontraktionen nach einmaliger Reflexauslösung oder ruckartiger Dehnung des zugehörigen Muskels. Sie sind Ausdruck gesteigerter Reflextätigkeit. Man unterscheidet **erschöpfliche** (nur pathologisch bei Seitendifferenz) von **unerschöpflichen Kloni (Pyramidenbahnzeichen).**

Diagnostik. **Fußklonus:** Der Patient liegt entspannt in Rückenlage. Man nimmt (bei gebeugtem Knie) den Fuß des Patienten und flektiert ihn einmal kurz ruckartig fußrückenwärts, dann hält man ihn in dieser Position fest. Als Zeichen einer Pyramidenbahnschädigung sieht man mehrere Nachschläge des Fußes; beim Gesunden bewegt sich der festgehaltene Fuß nicht.

Ätiopathogenese. Eine Hyperreflexie mit Verbreiterung der Reflexzonen ist Zeichen einer Pyramidenbahnschädigung.

Apallisches Syndrom (Dezerebrationssyndrom, Enthirnungsstarre)

Definition. Der Hirnstamm ist funktionell vom Hirnmantel abgekoppelt.

Ätiopathogenese. Schweres Schädel-Hirn-Trauma, Einklemmung des Hirnstammes bei raumfordernden Prozessen, Enzephalitis, zerebrale Hypoxie, Intoxikationen → Unterbrechung der afferenten und efferenten Bahnen oberhalb des Hirnstammes.

Symptomatik. Die Augen des Patienten sind geöffnet (fixieren aber nicht!), z. T. diskonjugiertes Bulbuswandern, keine Reaktion auf Ansprechen oder Anfassen **(Coma vigile).** Es lassen sich Primitivreflexe (Saug-, Greifreflexe) auslösen, häufig sind orale Automatismen (Schluck-, Kaubewegungen) zu beobachten, ferner Streckstarre der Beine, die Arme sind gestreckt oder gebeugt, beidseitiges Babinski-Phänomen. Atmung und Puls sind beschleunigt, aber stabil. Trotz hochkalorischer Nahrungszufuhr entwickelt sich bei den Patienten oft ein Marasmus.

Locked-in-Syndrom

Definition. Ausgedehnte supranukleäre, also oberhalb der Hirnnervenkerne gelegene Schädigung der Pyramidenbahn und der extrapyramidalen Bahn.

Symptomatik. Vollständige Lähmung aller Extremitäten mit Einbeziehung der Hirnnerven. Die Patienten müssen immer beatmet werden. Sie sind wach und nehmen ihre Umgebung wahr, können sich jedoch weder sprachlich noch motorisch äußern. Die einzigen Äußerungsmöglichkeiten, die den Patienten verbleiben, sind vertikale Augenbewegungen und der Lidschluss, über die noch eine „Zeichensprache“ möglich ist (Belegung mit „Ja“ und „Nein“).

Klinischer Fall

Nach schwerem Schädel-Hirn-Trauma wird ein junger Patient bewusstlos in die Intensivstation eingeliefert. Er übersteht eine Vielzahl von internistischen Komplikationen. Die Herz-Kreislauf- und Lungen-Funktionen sind jetzt weitgehend stabil. Eines Tages schlägt er erstmals nach dem Unfall die Augen auf, reagiert aber trotz wiederholter Bemühungen des Arztes nicht auf Anruf und Schmerzreize. Er bewegt weder Arme noch Beine, in denen sich eine ausgeprägte Tonuserhöhung entwickelt.

Diagnose: Apallisches Syndrom

1.3.2 Hemisphärensyndrome

Schädigungen des Frontalhirns

Antriebsverarmung, Aspontanität, Initiativlosigkeit, Nivellierung der Affekte, Hemiparese, Gangunsicherheit, Riechstörungen. Generalisierte Krampfanfälle; motorische Jackson-Anfälle bei Läsion der Präzentralregion. Bei Läsion der sprachdominanten Hemisphäre: Broca-Aphasie, ☞ Kap. 2.3.

Schädigungen des Temporalhirns

Verstimmungen, Reizbarkeit, Ängstlichkeit, Depression, affektive und sexuelle Enthemmung, „orale Tendenzen", Hemianopsie, obere Quadrantenanopsie, Hemiparesen. In ca. 50% der Fälle: Epilepsien. Bei Schädigung der dominanten Hemisphäre: Wernicke- oder amnestische Aphasie.

Schädigung des Parietalhirns

Sensible Jackson-Anfälle, frühzeitig sensible bzw. sensomotorische Hemiparesen. Hemianopsie, untere Quadrantenanopsie. Agnosie (Störung des Erkennens), Störung der räumlichen Orientierung. Konstruktive Apraxie bei Läsion der nichtsprachdominanten Hemisphäre. Diese ist definiert als eine räumlich-konstruktive Störung: Beeinträchtigung beim Zeichnen oder Zusammensetzen von einzelnen Elementen zu einem komplexeren Gebilde. Vernachlässigung („Neglect") der kontralateralen Körper- und/oder Raumhälfte. Bei Schädigung der dominanten Seite: amnestische Aphasie. Psychisch keine Lokalsymptome.

Syndrom der inneren Kapsel

Fast alle Fasern der afferenten und efferenten Bahnen zwischen Kortex und Kernen des Hirnstammes bzw. Rückenmark verlaufen zusammengedrängt als Capsula interna zwischen Thalamus, Nucleus caudatus auf der einen und Pallidum auf der anderen Seite. Diese räumliche Konvergenz von Fasern erklärt die massiven Symptome einer Schädigung.

Ätiopathogenese. Ischämie und Erweichung im Ausbreitungsgebiet der A. lenticulostriata (A. cerebri media).

Symptomatik. Kontralaterale **spastische Hemiparese** (Halbseitenlähmung); charakteristisch ist das Gangbild vom Typ Wernicke-Mann: Der Patient zirkumduziert das überstreckte Bein (mit Spitzfuß), der Arm ist angewinkelt. Kontralaterale zentrale Fazialisparese, Hemianopsie und Hemihypästhesie.

Mantelkantensyndrom

Definition. Krankheitsprozess an der medialen Hirnmantelkante, insbesondere des Gyrus praecentralis.

Symptomatik. Parese und/oder Sensibilitätsstörungen an den Beinen, Blasenfunktionsstörungen, fokal-motorische Anfälle.

1.3.3 Hirnstammsyndrome

Mittelhirn, Brücke und Medulla oblongata werden als Hirnstamm bezeichnet. Zu einer Schädigung führen meist eine zerebrale Ischämie aufgrund arterieller Stenosen sowie vaskuläre Hirnblutungen.

Wallenberg-Syndrom (dorsolaterales Oblongatasyndrom)

Definition. Ischämie im Versorgungsgebiet der A. cerebelli inferior posterior, gelegentlich auch Verschluss der A. vertebralis. Häufigstes Gefäßsyndrom des Hirnstamms.

Symptomatik

- ipsilateral: Stimmbandparese, Gaumensegelparese (Schluckstörungen), Trigeminusstörung (Hypästhesie im Gesicht), Horner-Syndrom, Ataxie, Asynergie
- kontralateral: dissoziierte Empfindungsstörung (gestörte Schmerz- und Temperaturempfindung bei erhaltenem Berührungsempfinden) am Körper

Gekreuztes Hirnstammsyndrom (Hemiplegia alternans)

Nach einseitiger Hirnstammläsion kommt es auf der Seite der Schädigung zu ipsilateralen Hirnnervenausfällen und kontralateral zu einer zentralen Hemiparese.

Akutes Mittelhirnsyndrom

☞ Kap. 1.7.2.

Progressive Bulbärparalyse

Definition. Schädigung von motorischen Hirnnervenkernen (XII, X, VII, V) in der Medulla oblongata. Sie ist eine Form der nukleären Atrophien ☞ Kap. 4.3.

Symptomatik. Sprachstörungen, Schluckstörungen, Atrophien und Faszikulationen der Zunge. Häufig im Rahmen der bulbären Form der amyotrophischen Lateralsklerose (ALS).

Pseudobulbärparalyse

Definition. Arteriosklerotische Veränderungen von Gefäßen führen zur Ischämie im Bereich der zu den kaudalen Hirnnervenkernen ziehenden Tractus corticobulbares (supranukleäre Läsion). Nur eine Läsion in beiden Hemisphären führt zur Pseudobulbärparalyse.

Symptomatik. Pathologisches Lachen (Zwangslachen), gesteigerter Masseterreflex, Dysarthrie, Schluckstörungen, **keine Atrophie** und keine **Faszikulationen** der Zunge.

1.3.4 Extrapyramidale Syndrome

Das extrapyramidale System dient der Stützmotorik, der Steuerung der Mitbewegungen (z. B. Armpendeln beim Gehen), es sichert den geordneten Ablauf der Willkürbewegung und Automatismen sowie die Einstellung des Muskeltonus.

Parkinson-Syndrom

Definition. Erkrankung der Stammganglien mit der Trias: Tremor, Rigor, Akinese. Typische Erkrankung des höheren Lebensalters. Männer erkranken häufiger als Frauen.

Ätiopathogenese, Symptomatik und Therapie. ☞ Kap. 3.3.

Chorea Huntington

Definition. Autosomal-dominant vererbte degenerative Veränderung der Stammganglien mit Atrophie des Corpus striatum. In späten Stadien findet sich eine diffuse kombinierte Hirnatrophie.

Ätiopathogenese, Symptomatik und Therapie. ☞ Kap. 3.3.

Athetose

Definition. Unwillkürliche, träge, wurmförmige Hyperkinesen, bevorzugt in den distalen Extremitätenabschnitten. Die Gelenke werden oft übermäßig flektiert oder hyperextendiert (☞ Abb. 14.10).

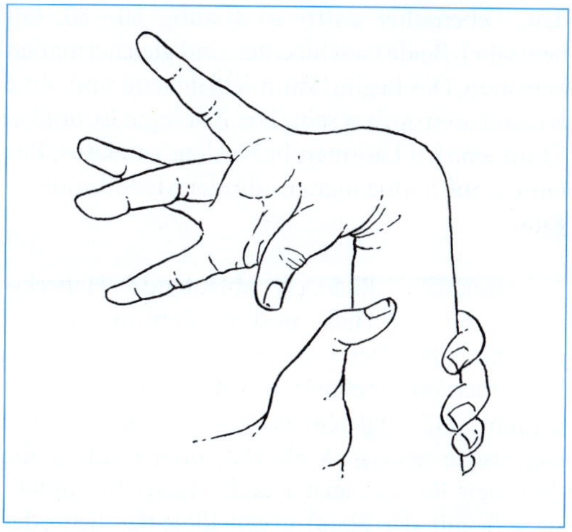

Abb. 14.10: Typische Handbewegung bei Athetose

Ätiopathogenese. Erkrankung der Basalganglien, z. B. durch frühkindlichen Hirnschaden, Thalamusinfarkt.

Symptomatik. Langsam schraubende Hyperkinesien der Hände und Füße. Spastische Gangstörung. Die Intelligenz ist nur wenig beeinträchtigt.

Therapie. Einzig erfolgversprechend ist Krankengymnastik.

Ballismus

Definition. Seltene Hyperkinese mit schnellen, schleudernden, weit ausfahrenden Bewegungen vorwiegend proximal (Schulter- und Beckengürtel). Sie erfolgen mit solcher Wucht, dass Sturz- und Verletzungsgefahr besteht. Die Bewegungsstörung tritt meist halbseitig auf (Hemiballismus).

Ätiopathogenese. Läsion des Nucleus subthalamicus, meist infolge eines vaskulären Insults.

Torticollis spasmodicus

Definition und Ätiologie. Häufigstes hyperkinetisches, extrapyramidales Krankheitsbild aus dem Formenkreis der Dystonien. Es kann in jedem Lebensalter auftreten (häufig 30.–50. Lebensjahr). Beide Geschlechter sind gleichermaßen betroffen. Der Beginn kann schleichend und ohne erkennbaren Anlass sein. Die Ätiologie ist unklar. Es finden sich Läsionen in Nucleus caudatus, Putamen, Substantia nigra und/oder Medulla oblongata.

Symptomatik. Phasisch ablaufende Hyperkinesien, die auf Hals- und Nackenmuskeln beschränkt sind. Der Kopf wird allmählich innerhalb mehrerer Sekunden stark auf eine Seite gedreht und zugleich auf die gleiche oder die Gegenseite geneigt. Viele Patienten mildern die dystonen Bewegungen durch Hilfsgriffe, indem sie z.B. mit der Hand gegen diejenige Seite des Gesichts (Kinn) drücken, auf die der Kopf gedreht wird: **Geste antagoniste.**

Therapie. Durch intramuskuläre Injektion von Botulinumtoxin wird die Ausschüttung von Acetylcholin gehemmt. Die reversible Lähmung tritt nach ca. 1–2 Wochen ein und hält für 12–16 Wochen an. Nach mehreren Wochen kommt es zur Reinnervation des gelähmten Muskels, dies erklärt den Wirkungsnachlass.

Blepharospasmus

Es handelt sich um eine fokale Dystonie mit krampfhaften Kontraktionen der Augenlider (M. orbicularis oculi). Die Patienten leiden unter dem intermittierenden oder anhaltenden Schließen beider Augen. Therapeutisch empfiehlt sich die Injektion von Botulinumtoxin (Wirkdauer 2–3 Monate).

Meige-Syndrom. Kombination eines Blepharospasmus und eines oromandibulären hyperkinetischen Syndroms (dystone Kieferkontraktionen mit forciertem Öffnen oder Schließen des Mundes und begleitenden Zungenbewegungen).

1.3.5 Zerebelläre Syndrome

Ataxie

Störungen der Gleichgewichtsregulation und Bewegungskoordination (Oberbegriff).

- Rumpfataxie: Unfähigkeit, gerade sitzen zu bleiben, Fallneigung nach rückwärts oder zur Seite.
- Standataxie: Im Stehen treten grobes Schwanken und eventuell Fallneigung auf. Prüfung durch Romberg-Stehversuch.
- Gangataxie: Beim Gehen weicht der Patient zur Seite ab. Die Schrittführung ist breitbeinig.

Eine **spinale Ataxie** kann auch bei Erkrankungen des Hinterstranges oder Schädigungen peripherer Nerven (z.B. Polyneuropathie) vorkommen. Sie beruht auf einer Sensibilitätsstörung (Ausfall der Tiefensensibilität). Die Ataxie nimmt bei Augenschluss zu.

Dysmetrie

Falsche Abmessung von Zielbewegungen, insbesondere überschießende Bewegungsimpulse (Hypermetrie). Gerade bei feineren Bewegungen ist das exakte Zusammenspiel von Muskelgruppen gestört (Asynergie).

Dysdiadochokinese

Unfähigkeit, rasche antagonistische Bewegungen durchzuführen z.B. Pronation und Supination („Glühbirneneinschrauben").

Intentionstremor

Tremor, dessen Amplitude bei Annäherung an das Ziel zunimmt (z.B. Finger-Nase-Versuch).

Dysarthrie

Skandierende Sprache, langsam, stockend, verwaschene Artikulation.

Rebound-Phänomen

Rückstoßbewegung, wenn der gegen den Widerstand des Untersuchers im Ellenbogen rechtwinklig gebeugte Arm des Patienten plötzlich losgelassen wird.

Muskelhypotonie

Auf Seite der Kleinhirnläsion.

Nystagmus

Unwillkürliche horizontale, vertikale und rotatorische Augenbewegungen.

1.4 Rückenmarks-, vertebragene und Kaudasyndrome

1.4.1 Querschnittsyndrome

Kompletter Querschnitt

Akute Symptomatik – spinaler Schock:

- **Definition.** Ein plötzliches Trauma oder eine Ischämie führt zu einer akuten Unterbrechung der efferenten und afferenten Bahnen des gesamten Rückenmarksquerschnitts → spinaler Schock (akute Phase des Querschnittsyndroms)
- **Symptomatik.** Schlaffe Para- oder Tetraparese kaudal der Läsion, Areflexie, vollständiger Ausfall der Blase (Retentio urinae, atone Überlaufblase), des Darms und der Potenz. Ausfall der Sensibilität für alle Qualitäten, der Gefäß- und Wärmeregulation.

Chronische Symptomatik – Querschnittsyndrom:

- **Definition.** Läsion des gesamten Rückenmarksquerschnitts.
- **Ätiopathogenese.** Etwa 6–8 Wochen nach der akuten Phase bilden sich abnorme Querverbindungen zwischen sensiblen oder autonomen und motorischen Bahnen beider Seiten aus (spinale Automatismen).
- **Symptomatik.** Spastische Para- oder Tetraplegie, gesteigerte Eigenreflexe, Babinski-Reflex, kompletter Sensibilitätsausfall, unwillkürliche Blasenentleerung bei geringer Füllung (Reflexblase).

Progredientes Querschnittsyndrom

- **Myelitis transversa:** durch bakterielle oder virale Infektionen, postinfektiös, nach Impfungen oder autoimmun (z.B. beim Lupus). Initial bestehen häufig gürtelförmige Schmerzen und eine zunächst schlaffe, später spastische Para- oder Tetraparese. Weiter finden sich querschnittförmige sensible Symptome, Schmerzen und Missempfindungen in den Extremitäten und eine Blasen- und Mastdarmstörung. Therapeutisch werden Kortikoide, evtl. zusätzlich Antibiotika oder Virostatika eingesetzt.
- **Encephalomyelitis disseminata,** ☞ Kap. 3.4.5): Die demyelinisierenden Herde können auch spinal auftreten und je nach Lage eine Querschnittsymptomatik auslösen.
- **Weitere Ursachen:** Trauma, Tumoren, Strahlenmyelopathie

Höhenlokalisation bei Rückenmarksläsionen

- Halsmark: Tetraparese (Arme und Beine), Zwerchfelllähmung bei Läsionen C 4 und darüber
- Brustmark: zentrale (spastische) Paraparese der Beine, höhenabhängige Lähmung der Rücken-, Brust- und Bauchmuskulatur
- Lumbalmark: schlaffe Beinparese
- Konus-Kauda-Syndrom: Reithosenanästhesie, schlaffe Beinparese, Blasen- und Mastdarminkontinenz, ☞ Kap. 4

Inkompletter Querschnitt

Brown-Séquard-Syndrom:

- **Definition.** Halbseitige Rückenmarkslähmung, selten.
- **Symptomatik.** Ipsilateral: zentrale Parese (Pyramidenseitenstrang), Störung der Tiefensensibilität (Hinterstrangbahn). Kontralateral: Störung der Schmerz- und Temperaturempfindung (Tractus spinothalamicus lateralis) bei erhaltenem Berührungsempfinden, sog. dissoziierte Empfindungsstörung.

1.4.2 Hinterstrangschädigung

Symptomatik. Parästhesien („Kribbeln, Ameisenlaufen"), Hypästhesie, Ausfall der Oberflächen- und Tiefensensibilität. Der Verlust der Tiefensensibilität führt zur Minderung des Lagesinnes sowie des Vibrationsempfindens (sensible Ataxie).

1.4.3 Paraspastik

Definition. Spastische Parese zweier symmetrischer Extremitäten. Eine paraspastische Gangstörung der Beine tritt am häufigsten bei einer Läsion des Thorakalmarks auf.

Ätiopathogenese. Spinales Hämangiom, chronisch zervikale Myelopathie, chronisch vaskuläre Myelopathie, ALS, Syringomyelie, funikuläre Myelose, spastische Spinalparalyse, MS, Tumoren, Traumen.

Symptomatik. Nach wenigen Schritten wird die Spastik geringer, dann folgt Ermüdung nach vergleichsweise kurzer Gehstrecke mit dem Gefühl, die Beine seien schwer wie Blei; die Schuhsohlen sind im vorderen Bereich besonders stark abgenutzt (Spitzfußstellung!).

1.5 Neuroophthalmologische Syndrome

☞ Augenheilkunde

1.5.1 Pupillenstörungen

Amaurotische Pupillenstarre

Pupillenstörung bei Amaurose auf einem Auge. Ausfall der direkten Lichtreaktion mit erhaltener konsensueller Lichtreaktion (bei Belichtung des gesunden Auges). Die Konvergenzreaktion bleibt erhalten. Die Pupillen sind in der Regel gleich weit.

Absolute Pupillenstarre

Fehlen der direkten und konsensuellen Lichtreaktion sowie der Konvergenzreaktion bei erhaltenem Visus.

Reflektorische Pupillenstarre (Argyll-Robertson-Pupille)

Fehlende direkte und konsensuelle Lichtreaktion bei erhaltener Konvergenzreaktion. Auffallend enge Pupillen. Häufig sind die Pupillen anisokor und entrundet. Die reflektorische Pupillenstarre ist ein wichtiges Symptom bei Tabes dorsalis bzw. Spätlues.

Pupillotonie (Adie-Syndrom)

Träge oder fehlende Lichtreaktion, verzögerte tonische Konvergenzreaktion, Blendungsempfindlichkeit bei hellem Licht. Meist einseitiges Phänomen, daher Anisokorie. Sind zudem die Eigenreflexe der Beine erloschen, spricht man vom **Adie-Syndrom.** Harmlose Störung bei jüngeren Erwachsenen.

1.5.2 Augenbewegungsstörungen

Ophthalmoplegie

Vollständiger Ausfall der optomotorischen Hirnnerven (III, IV, VI).

Ursachen. Sinus-cavernosus-Syndrom, Fissura-orbitalis-superior-Syndrom, Aneurysmen, Tumoren, Schädel-Hirn-Verletzungen, intrakranieller Druckanstieg.

Okulomotoriusparese

- **Ophthalmoplegia interna:** Lähmung der parasympathischen Mm. sphincter pupillae et ciliaris, Mydriasis, fehlende Licht- und Konvergenzreaktion, die Beweglichkeit des Bulbus bleibt erhalten. Die weite und lichtstarre Pupille reagiert jedoch prompt auf Miotika.
- **Ophthalmoplegia externa:** Ausfall nur der äußeren Augenmuskeln (Mm. rectus sup., med., inf. et obliquus inf.), das Auge weicht nach außen unten ab. Ptosis (Lähmung des M. levator palpebrae sup.). Die Mm. sphincter pupillae et ciliaris sind intakt. Schräg stehende Doppelbilder, die beim Blick nach innen oben noch stärker auseinanderweichen.

Ursachen. Basales Aneurysma, Trauma, basale Meningitis, Tumoren der Schädelbasis.

Nervus-trochlearis-Parese

☞ Tab. 14.6.

Nervus-abducens-Parese

☞ Tab. 14.6.

Parinaud-Syndrom

Definition. Syndrom der Mittelhirnhaube infolge Drucks auf die Vierhügelplatte, meist infolge Tumoren.

Symptomatik. Vertikale Blickparese, v.a. beim Blick nach oben. Konvergenzschwäche.

Tolosa-Hunt-Syndrom

Definition. Schmerzhafte Lähmung aller Augenmuskeln sowie Affektion des N. ophthalmicus (V.1) aufgrund einer granulomatösen Entzündung des Sinus cavernosus.

Symptomatik. Einseitiger Schmerz hinter der Augenhöhle, Parese des III., IV. und VI. Hirnnervs sowie Sensibilitätsstörungen im ersten Ast des Trigeminus.

Therapie. Die Symptomatik bildet sich unter Prednisolon-Gabe rasch zurück.

Tab. 14.6: Symptome und Ursachen von Läsionen des N. trochlearis und des N. abducens

	N. trochlearis	N. abducens
Symptome	Parese des M. obliquus sup., der normalerweise den Bulbus senkt. Der Bulbus steht daher etwas höher als auf der Gegenseite. Schräg stehende Doppelbilder. Zum Ausgleich neigt und dreht der Patient den Kopf zur gesunden Seite (Torticollis ocularis, Bielschowsky-Phänomen).	Parese des M. rectus lateralis, der das Auge normalerweise zur Seite abduziert. Das Auge weicht daher nach innen ab. Nebeneinanderstehende Doppelbilder. Kompensatorisch wird der Kopf zur Seite der Lähmung gehalten.
Ursachen	traumatische Hirnstammverletzung, häufig bleibt die Ursache unklar (40%), Verletzungen der Orbita, Diabetes mellitus, Arteriosklerose, Tumoren der hinteren Schädelgrube	Tumorkompressionen des Hirnstamms, Diabetes mellitus

Sinus-cavernosus-Fistel

Definition. Shunt zwischen dem intrakavernösen Anteil der A. carotis interna und dem Sinus cavernosus. Ursächlich können Kopftraumata, häufiger aber das spontane Einreißen der Wand der A. carotis interna sein.

Symptomatik. Einseitiger Stirnkopfschmerz (V.1), Doppelbilder (III, IV, VI), Visusstörungen (II) und ein pulssynchrones Gefäßgeräusch, das über den Bulbi auskultiert werden kann, u.U. Tinnitus. Meist ein- oder doppelseitiger pulsierender Exophthalmus und Chemosis (Ödem der Konjunktiven) mit Erweiterung der Venen. Die V. ophthalmica kann infolge Abflussbehinderung erweitert sein.

Therapie. Okklusion der Fistel.

Blickparesen

Definition. Blickparesen (☞ Tab. 14.7) betreffen die koordinierte Tätigkeit beider Augen, d.h., es handelt sich um gleichsinnige Funktionsstörungen beider Bulbi mit Einschränkung oder Aufhebung der vertikalen oder horizontalen Blickbewegungen. Blickparesen kommen durch supranukleäre Läsionen zustande.

Internukleäre Ophthalmoplegie (INO)

Definition. Schädigung des Fasciculus longitudinalis medialis (inneres Längsbündel). Häufige Ursachen sind Encephalomyelitis disseminata, Hirnstamminfarkte, Enzephalitis, Wernicke-Enzephalopathie.

Symptomatik. Das adduzierende Auge bleibt beim Blick zur Seite zurück, worauf ein monookulärer Nystagmus am führenden Auge auftritt.

Wird der Fasciculus longitudinalis medialis unilateral (z.B. links) geschädigt, so kann der Kranke den linken M. rectus medialis nicht mehr bewegen. Beim Versuch, nach rechts zu blicken, bleibt also das linke Auge zurück; am rechten Auge, das vom N. abducens innerviert wird, tritt ein monookulärer Nystagmus auf, sog. **dissoziierter Nystagmus.** Alle übrigen Augenbewegungen sind frei, die Pupillenreaktion ist ungestört.

1.5.3 Gesichtsfelddefekte

Die Art des Gesichtsfeldausfalls gibt wichtige Hinweise auf den Ort der Läsion (☞ auch Augenheilkunde, Abb. 16.34).

- Amaurose
- heteronyme bitemporale Hemianopsie
- nasale Hemianopsie links
- homonyme Hemianopsie
- Quadrantenanopsie unten links
- Quadrantenhemianopsie oben links

1.6 Neurootologische Syndrome

☞ auch Hals-Nasen-Ohren-Heilkunde.

1.6.1 Systematischer Schwindel

Labyrinthär-vestibulärer Schwindel

Definition. Gestörtes Gleichgewicht, das sich als Gefühl des Schwankens (Schwankschwindel) oder

Tab. 14.7: Blickparesen, Symptome und Lokalisation der Läsion		
	horizontale Blickparesen	**vertikale Blickparesen**
Symptom	aufgehobene seitwärts gerichtete Blickbewegung	Ausfall der Blickhebung, seltener der Blicksenkung
Lokalisation	kontralaterale Läsion der kortikopontinen Bahnen, ipsilateral: pontines Blickzentrum	Läsion der Mittelhirnhaube (bilateral)
Symptom	**Déviation conjuguée** a) Bulbusabweichung nach der Herdseite: „Patient blickt Herd an" b) Bulbusabweichung zur Gegenseite: „Patient schaut vom Herd weg"	**Parinaud-Syndrom:** aufgehobene Blickbewegung nach oben, kombiniert mit einer Konvergenzparese
Lokalisation	von a) frontale Läsion von b) pontine Läsion	Läsion der Mittelhirnhaube (Vierhügelplatte)

Drehens (Drehschwindel) manifestieren kann. Charakteristisch sind vegetative Begleitsymptome wie Übelkeit, Erbrechen, Schweißausbruch. Man unterscheidet einen peripher-vestibulären (Labyrinth, VIII. Hirnnerv) und einen zentral-vestibulären Schwindel (Vestibulariskerne, vestibulärer Integrationsapparat).

Ätiopathogenese. Ursachen **peripherer Läsionen:** Morbus Menière, Meningitis, basale Tumoren, Otosklerose, Infektionskrankheiten, Akustikusneurinom. Ursachen **zentraler Läsionen:** Encephalomyelitis disseminata, Syphilis, kongenitale Defekte, Hirntumoren, degenerative Erkrankungen des Gehirns, Ischämien, Medikamente.

Morbus Menière

Hydrops der Endolymphe. Drehschwindelanfälle (Minuten bis Stunden andauernd), Tinnitus, einseitige Innenohrschwerhörigkeit für **tiefe** Frequenzen, Erbrechen, horizontal rotierender Nystagmus, positives Recruitment, **keine** verzögerte Latenz im AEP (☞ Hals-Nasen-Ohren-Heilkunde, Kap. 1.5). Therapie: Dimenhydrinat, evtl. Sulpirid. Im Intervall: Betahistin.

Neuronitis vestibularis

Akut, über Tage (selten über Wochen) einsetzender Drehschwindel, Erbrechen, anfänglich bestehen ein Nystagmus und Fallneigung. Keine Gehörstörung (☞ Hals-Nasen-Ohren-Heilkunde, Kap. 1.5).

Benigner paroxysmaler Lagerungsschwindel

Definition. Häufigster peripherer vestibulärer Schwindel. Typische Alterskrankheit, Maximum in der 6.–8. Lebensdekade.

Ätiologie und Pathogenese. Partikel der Utrikulus-Otolithen lösen sich und lagern sich an der Cupula, meist des hinteren Bogenganges, an (Cupulithiasis). Dies geschieht meist spontan oder nach Kopftraumen.

Symptomatik und Diagnostik. Anfallsartiger, Sekunden dauernder Drehschwindel, Provokation durch Lagewechsel, rotierender Nystagmus, Nausea. Die Patienten geben an, dass immer dieselbe Kopfbewegung den Schwindel auslöst, z.B. Bücken nach vorn, Lagewechsel im Liegen. Sie meiden daher instinktiv die Einnahme der schwindelauslösenden Lage.

Differentialdiagnostisch ist ein Nystagmus zentraler Ursache abzugrenzen. Er ist, im Gegensatz zum benignen paroxysmalen Lagerungsschwindel, auch bei wiederholten Auslösemanövern nicht ermüdbar.

Therapie. Lagerungsmanöver: Durch wiederholte Lagerung werden die Otolithen-Partikel gelöst und aus dem Bogengang ausgeschwemmt.

1.6.2 Unsystematischer Schwindel

Dies ist ein verhältnismäßig vages Symptom. Dazu zählt man alle nicht durch labyrinthär-vestibuläre Schäden verursachten Schwindelsyndrome wie

Unsicherheits- und Betrunkenheitsgefühl im Stehen oder Gehen. Häufige Ursache sind Störungen der Orthostase und zerebrale Mangeldurchblutung. Tritt nach Belastung ein Schwindelgefühl auf, so muss auch an eine Herzinsuffizienz gedacht werden.

1.7 Meningeale Syndrome und Hirndrucksyndrome

1.7.1 Meningeale Syndrome

Akute meningeale Syndrome

Ätiopathogenese

- eitrige bakterielle oder virale Entzündung der Meningen (Eintrittspforte: Blutbahn, Respirationstrakt, Fortleitung nach Otitis und Sinusitis)
- Traumen, wie Verletzungen des Schädels und der Wirbelsäule
- körpereigene Erreger infolge einer verringerten Abwehrlage des Organismus
- iatrogen durch unsachgemäße Operations- und Punktionstechnik
- Reizzustand nach einer Subarachnoidalblutung

Symptomatik. Die Symptome treten innerhalb weniger Stunden oder Tage auf: starke Kopfschmerzen, die Patienten haben das Gefühl, dass „der Kopf zerspringt", Nackensteifigkeit, Übelkeit und Erbrechen, Fieber, Licht- und Geräuschempfindlichkeit, Bewusstseinsstörungen bis zum Koma. **Opisthotonus:** Der Kopf wird stark nach hinten gebeugt, die Beine sind angezogen, weil bei dieser Körperhaltung die Meningen etwas entspannt werden. Positives **Kernig-Zeichen** (☞ Abb. 14.11): Der Versuch, die in Hüfte und Knie gebeugten Beine passiv im Knie zu strecken, führt zu einer aktiven Beugung im Kniegelenk. Positives **Brudzinski-Zeichen** (☞ Abb. 14.11): Bei passiver Kopfbeugung nach vorn beugt der Patient reflektorisch Hüfte und Knie. Positiver **Lasègue:** Das Anheben des gestreckten Beins führt zu Schmerzen in Kreuz und Gesäß.

1.7.2 Hirndrucksteigerung

Definition. Intrakranieller Druckanstieg aufgrund einer Volumenzunahme innerhalb der knöchernen Schädelkapsel.

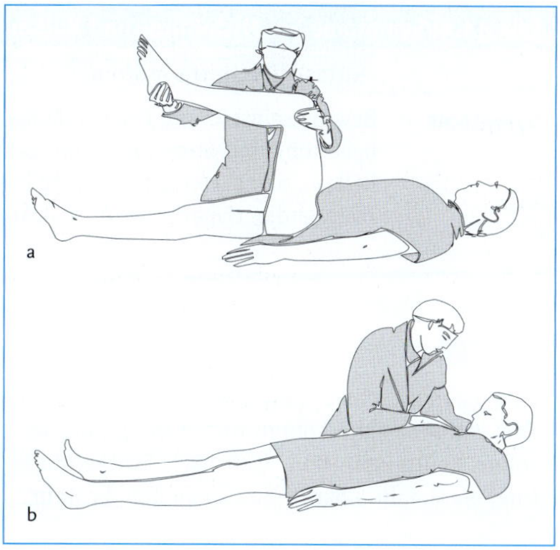

Abb. 14.11: Klinische Zeichen bei Meningitis: **a** Kernig-Zeichen, **b** Brudzinski-Zeichen

Ätiopathogenese. Häufigste Ursache sind raumfordernde Tumoren, subdurale und epidurale Hämatome, Hirnabszesse, entzündliche Granulome, Zysten, intrazerebrale und subarachnoidale Blutungen. Der erhöhte Schädelinnendruck führt zur Gefäßkompression und damit zur Zirkulationsbehinderung. Der Druck in den Venen steigt an, die arteriovenöse Druckdifferenz sinkt. Die Folge ist eine Verringerung des Sauerstoffangebots und somit eine Hypoxie des Hirngewebes. Diese Hypoxie bedingt zunächst ein lokales, später dann auch ein generalisiertes Hirnödem, wodurch der Druckanstieg weiter zunimmt.

Symptomatik. Kopfschmerz, Erbrechen (Druck auf die Vaguskerne am Boden des 4. Ventrikels), Stauungspapille (häufig erst mit Verzögerung), Schwindel, Singultus, Abduzensparese, innere Okulomotoriuslähmung (Mydriasis). Psychische Veränderungen: Aspontanität, herabgesetzte Aufmerksamkeit, Bewusstseinseintrübung. Störungen des Kreislaufs und der Atmung. Kann eine intrakranielle Drucksteigerung nicht mehr ausgeglichen werden, kommt es zur Einklemmung des Zwischen- und Mittelhirns im Tentoriumschlitz (akutes Mittelhirnsyndrom) bzw. des Kleinhirns und der Medulla oblongata im Foramen magnum (Bulbärhirnsyndrom), Symptome ☞ Tab. 14.8.

Tab. 14.8: Symptome bei Mittelhirn- und Bulbärhirnsyndrom		
	akutes Mittelhirnsyndrom	**Bulbärhirnsyndrom**
Symptome	Bewusstseinsstörung bis zum Koma, Muskelhypertonie mit Streckkrämpfen, pathologische Reflexe, mittelweite, entrundete Pupillen, Tachykardie, Hypertonie, Atemstörungen	tiefe Bewusstlosigkeit, schlaffer Muskeltonus, Areflexie, maximal weite, lichtstarre, entrundete Pupillen, vegetative Krise (Bradykardie, RR ↓), terminal Atemstillstand

Merke

Eine diagnostische Liquorpunktion bei bestehendem Verdacht auf erhöhten Hirndruck gilt als absolute Kontraindikation, weil nach Druckentlastung die Gefahr einer Hirneinklemmung besteht.

1.8 Schmerzsyndrome

1.8.1 Neuralgie

Definition. Schmerzsyndrom, das sich auf das Ausbreitungsgebiet eines peripheren Nervs beschränkt.

Trigeminusneuralgie (Tic douloureux)

Definition. Schwere, attackenförmig einschießende heftige Schmerzen, meist im Versorgungsgebiet des 2. und 3. Trigeminusastes. Frauen sind wesentlicher häufiger als Männer betroffen. Das Erkrankungsalter liegt meist in der **zweiten Lebenshälfte.** Man unterscheidet idiopathische und symptomatische Trigeminusneuralgien.

Ätiopathologie. Als Ursache der **idiopathischen** Trigeminusneuralgie gilt eine Kompression der sensiblen Trigeminuswurzel hirnstammnah an der Nervenaustrittszone durch ein Gefäß (A. cerebelli sup.). Ursache einer symptomatischen Trigeminusneuralgie können sein: Encephalomyelitis disseminata, Tumoren, Aneurysmen.

Symptomatik. Blitzartig einschießende Schmerzen von kaum erträglicher Intensität, die meist nur wenige **Sekunden** dauern, sich aber bis zu 100-mal am Tag wiederholen können. Die Schmerzen sind anfänglich immer in der gleichen Zone lokalisiert, später breiten sie sich auf benachbarte Areale aus. Doppelseitige Trigeminusneuralgien sind selten (5%). Die Schmerzen können durch Triggerreize wie Berührung, Kälte, Luftzug, Kauen, Sprechen oder Gesichtsbewegungen ausgelöst werden. Der Kornealreflex fehlt bei der symptomatischen Trigeminusneuralgie. Mitunter kommt es zu unwillkürlichen, durch den Schmerz bedingten grimassenartigen Kontraktionen der mimischen Muskulatur (Tic douloureux). Die Patienten können nicht essen (Gewicht ↓) und sind reaktiv depressiv verstimmt, oftmals bis an den Rand des Selbstmordes.

Therapie. 1. Wahl: Carbamazepin oder Oxcarbazepin. Evtl. Gabapentin, Phenytoin. Neurovaskuläre Dekompression nach Janetta. Evtl. perkutane Thermokoagulation oder perkutane Mikrokompression des Ganglion Gasseri.

1.8.2 Kopf- und Gesichtsschmerz

Kopfschmerzen sind sehr häufig ein Begleitsymptom verschiedener Krankheiten, sie können aber auch eine Krankheit an sich darstellen. Teilt man die Kopfschmerzen nach ätiologischen Gesichtspunkten ein, so bilden die vasomotorischen Kopfschmerzen die wichtigste Gruppe.

Vasomotorische Kopfschmerzen

Zirka 90% aller Kopfschmerzformen sind vasomotorischer Genese. Hierfür ist eine abnorme Reaktion der Gefäße im Bereich des Kopfs verantwortlich.

Spannungskopfschmerz

Definition. Man unterscheidet eine episodische und eine chronische Form. Auftreten zu unbestimmten Tageszeiten, häufig morgens nach dem Erwachen.

Symptomatik. Diffuser, dumpfer, bilateraler holozephaler Schmerz mit gelegentlichem Maximum über Stirn, Schläfe und Scheitel. Er verstärkt sich beim Pressen oder Bücken.

Auslösende Faktoren. Schlafmangel, Alkoholabusus (Kater), Wetterwechsel, psychische Spannungen.

Therapie. ASS, Paracetamol bei akutem Spannungskopfschmerz. Trizyklische Antidepressiva (z. B. Amitriptylin) bei der chronischen Form.

Migräne (Hemikranie)

Definition. Erkrankung mit periodisch auftretenden, einseitigen Kopfschmerzattacken verbunden mit vegetativen Störungen. Die Seitenlokalisation kann variieren. Frauen sind häufiger betroffen als Männer. Familiäre Häufung. Die Prävalenz beträgt etwa 8–15%. Der Krankheitsbeginn liegt in der Mehrzahl der Fälle zwischen dem 15. und 40. Lebensjahr.

Ätiopathogenese. Neurogen vermittelte, sterile, perivaskuläre Entzündung. Initial Konstriktion intrakranieller Gefäße, in einer zweiten Phase Vasodilatation → Kopfschmerzen.

Symptomatik

- Migräne ohne Aura (einfache Migräne): pulsierende, halbseitige Kopfschmerzen, die mehrere Stunden bis zu 2 Tage andauern. Typische vegetative Begleiterscheinungen sind Übelkeit, Erbrechen, Überempfindlichkeit gegenüber Geräuschen und Licht (Phono- und Photophobie)
- Migräne mit Aura (Migraine accompagnée, klassische Migräne): Kopfschmerzattacken mit begleitenden neurologischen Symptomen wie Parästhesien, Flimmerskotomen (binokulare flimmernde, wandernde Skotome mit gezacktem Rand), Paresen, Aphasien, Hemianopsie. Vegetative Begleitsymptome wie bei der einfachen Migräne
- Basilarismigräne: Dysarthrie, Doppelbilder, Schwindel, Ataxie, Missempfindungen an beiden Händen, beidseitige Paresen.

Auslösende Faktoren. Klimaschwankungen, Alkoholgenuss, Menstruationszyklus, psychische Belastungen, tyraminhaltige Speisen (Rotwein, Weißwein, Hartkäse, Schokolade).

Therapie. Anfallskupierung mittels Stufentherapie. 1. Stufe: frühzeitige Applikation von Antiemetika (z. B. Metoclopramid, Domperidon). 2. Stufe: Analgetika (bei leichten und mittelschweren Kopfschmerzen), z. B. ASS, Paracetamol, Naproxen. 3. Stufe (bei mittelschweren oder schweren Fällen): Sumatriptan oder Ergotamin. Eine chronische Einnahme von Ergotamin kann jedoch zu Kopfschmerzen führen. Im symptomfreien Intervall gibt man zur Prophylaxe Betablocker (z. B. Metoprolol).

Cluster-Kopfschmerz (Bing-Horton-Syndrom)

Definition. Akut einsetzende, streng einseitige, intensive Kopfschmerzen, die **wenige Minuten** bis zu **drei Stunden** dauern. Die Attacken können sich bis zu achtmal pro Tag wiederholen. Häufig betroffen sind Männer im mittleren Alter.

Symptomatik. Seitenkonstanter, v. a. in der Nacht auftretender, intensiver stechender Schmerz in der periorbitalen sowie frontotemporalen Region. Hinzu kommen vermehrter **Tränenfluss, Nasensekretion,** Miosis und Ptosis (partielles Horner-Syndrom) und Rötung des Auges. Übelkeit, Erbrechen und Photophobie gehören nicht zum Syndrom. Charakteristisch ist das gehäufte Auftreten solcher Attacken über einen Zeitraum von Tagen bis Wochen (Cluster), die mit monate- oder jahrelangen beschwerdefreien Intervallen abwechseln.

Auslösende Faktoren. Nikotin- und Alkoholgenuss.

Therapie. Anfallskupierung durch ca. 10-minütige Inhalation von 100%-igem Sauerstoff. Eventuell Sumatriptan oder Ergotamin als Dosieraerosol. Prophylaxe mit Verapamil, Kortikoiden (z. B. Prednison), Lithium.

Klinischer Fall

Bei einem 32-jährigen Mann, starker Raucher, treten ein- bis zweimal täglich – über einen Zeitraum von etlichen Wochen rezidivierend – akute Schmerzen in einer Orbitalregion, stets auf der gleichen Seite, auf. Sie sind verbunden mit homolateraler Augen- und Gesichtsrötung, Tränenfluss und Nasensekretion und remittieren jeweils spontan nach 1–2 h.
Diagnose: Bing-Horton-Syndrom

Analgetikainduzierter Kopfschmerz

Definition. Dauerkopfschmerz, der sich nach langjährigem und steigendem Medikamentenmissbrauch aufgrund einer langen Kopfschmerzanamnese entwickelt. Frauen sind häufiger betroffen, der Erkrankungsgipfel liegt um das 40. Lebensjahr. Meist wurden Mischpräparate bzw. mehrere Präparate gleichzeitig eingenommen.

Symptomatik. Fast täglicher, diffuser, dumpf-drückender Dauerschmerz gleichbleibender Intensität. Zusätzlich finden sich meist verschiedene Organschäden (z.B. Gastritis, Niereninsuffizienz, Leberschäden).

Therapie. Medikamentenentzug (ggf. stationär), Patientenaufklärung. Gegen Entzugskopfschmerzen können sedierende Antidepressiva eingesetzt werden.

Arteriitis temporalis (cranialis)

Definition. Immunvaskulitis (Riesenzellarteriitis) der A. temporalis und anderer größerer Arterien. Sie betrifft Patienten über 60 Jahre. Häufigste systemische Arteriitis.

Symptomatik. Dumpf-stechende Dauerschmerzen in Stirn, Schläfe und Ohr. Die A. temporalis ist gerötet, verdickt und häufig druckdolent. Es besteht oft ein allgemeines Krankheitsgefühl. Gelegentlich Augenmuskellähmungen, Claudicatio bei Kieferbewegungen, selten Zungenbrennen.

Die Arteriitis temporalis ist manchmal mit einem muskulären Schmerzsyndrom (Polymyalgia rheumatica, ☞ Kap. 6.3) vergesellschaftet.

Komplikationen. Im weiteren Verlauf in bis zu 30% der Fälle Befall der A. ophthalmica mit Gefahr des Visusverlustes → rechtzeitige Diagnosesicherung durch Biopsie.

Diagnostik. Stark erhöhte BSG. Biopsie: granulomatöse Arteriitis mit Riesenzellen.

Therapie. Sofortige Gabe von Glukokortikoiden schon bei begründetem Verdacht.

Klinischer Fall

Ein 73-jähriger (zuvor beschwerdefreier) Mann berichtet über seit drei Wochen bestehende dumpfe, links fronto-temporale Dauerkopfschmerzen. Er hat in dieser Zeit 3 kg unfreiwillig an Gewicht verloren, fühlt sich abgeschlagen, zeigt eine BSG n.W. von 60/80 mm und ein normales CT des Schädels. Die Symptomatik spricht auf ASS und Ibuprofen, die der Patient seit drei Wochen in hohen Dosen einnimmt, nicht an.
Diagnose: Arteriitis temporalis

1.9 Liquorsyndrome

Der Liquor cerebrospinalis ist eine wasserklare, farb- und geruchlose Flüssigkeit, die von Plexus choroidei der Hirnventrikel gebildet wird. Die Resorption des Liquors erfolgt größtenteils über die Granulationes arachnoidales (Pacchioni-Granulationen) in die Hirnsinus. Abflussbehinderungen können u.U. zu einem lebensbedrohlichen Anstieg des intrakraniellen Drucks führen.

1.9.1 Liquorentnahme, Beurteilung

Lumbalpunktion

Die Lumbalpunktion erfolgt am liegenden oder am sitzenden Patienten zwischen L 3 und L 4. Als Orientierungshilfe dient eine gedachte Verbindungslinie zwischen den beiden Beckenkämmen, die üblicherweise L 4 schneidet.

Komplikationen: Nach Liquorentnahme können sich mit einer Latenz von 1–2 Tagen Kopfschmerzen, Übelkeit, Ohrensausen und Ohnmachtsneigung einstellen (postpunktionelles Liquorunterdrucksymptom). Die Beschwerden nehmen beim Aufstehen zu und bessern sich im Liegen.

Kontraindikation: Eine Lumbalpunktion ist kontraindiziert bei Stauungspapille, Tumoren der hinteren Schädelgrube und bei erhöhtem intrakraniellem Druck, da es zur Einklemmung des Gehirns kommen kann.

Zellzahl und Zellbestimmung

Aus historischen Gründen ist es üblich, die Zellen des Liquor als n/3 anzugeben, da die Fuchs-Rosenthal-Zählkammer etwa 3 μl Liquor fasst.

Interpretation der Ergebnisse (☞ Tab. 14.9):
- Eine Zellzahl von mehr als 4 Zellen bzw. 12/3 Zellen ist pathologisch.
- erhöhtes Laktat: bei entzündlichen (v.a. bakteriellen) Prozessen
- Plasmazellen im Liquor-Differentialzellbild: bei viralen Meningitiden
- Ein Delpech-Lichtblau-Quotient > 0,8 zeigt eine intrathekale IgG-Bildung im Zentralnervensystem an.

Mittels isoelektrischer Fokussierung kann man zusätzlich oligoklonale IgG-Banden bestimmen. Sie kommen bei den verschiedensten chronisch-entzündlichen Erkrankungen wie bakteriellen Entzündungen (z.B. bakterielle Meningitis, Neuroborreliose, Lues), viralen Entzündungen (z.B. Herpes-simplex-, Herpes-zoster-, Zytomegalie-, Mumps-, Masernmeningitis, SSPE, HIV-Enzephalitis), Encephalomyelitis disseminata, mykotischen und parasitären Infektionen, auch bei Meningeosis carcinomatosa, Hirnabszessen oder liquornahen Tumoren vor.

Blutiger bzw. xanthochromer Liquor

Ursachen, die einen Bluteintritt in den Liquorraum bewirken: Aneurysmen, Angiome, tumorbedingte Blutungen, zerebrale Massenblutungen, Subarachnoidalblutungen, hämorrhagische Enzephalitiden, Venenthrombosen (☞ Tab. 14.10).

Unterscheidung von nativ und artifiziell blutigem Liquor: Zu einer artifiziellen Blutbeimengung kommt es durch eine Gefäßverletzung bei der Punktion. Zur Unterscheidung, ob die Blutbeimengung nativ oder artifiziell ist, wendet man die 3-Gläser-Probe (☞ Abb. 14.12) an. Bei der artifiziellen Blutung nimmt der Blutgehalt vom 1. zum 3. Auffanggefäß deutlich ab, während beim nativ blutigen Liquor in allen drei Proben die gleiche Blutbeimengung enthalten ist. Des Weiteren wird nach Zentrifugieren der Überstand beim artifiziell blutigen Liquor farblos, beim nativ blutigen Liquor ist er xanthochrom.

Tab. 14.9: Normalwerte des Liquors

Parameter	Normalwert
Liquordruck	60–200 mmH_2O
Zellzahl	1–4/µl bzw. $^{12}/_{3}$
Zellart	Lymphozyten + Monozyten (1:1)
Glukose	45–75 mg/dl bzw. 2,7–4,8 mmol/l bzw. 60 mg% (bezogen auf 100% Serumglukose)
Gesamteiweiß	15–45 mg/100 ml
Albumine	60%
Laktat	1,1–2,1 mmol/l bzw. < 20 mg/dl
Delpech-Lichtblau-Quotient (Eiweißquotient): < 0,8 $\frac{\text{IgG Liquor : IgG Serum}}{\text{Albumin Liquor : Albumin Serum}}$	

Tab. 14.10: Typische Liquorbefunde bei verschiedenen Erkrankungen, ☞ auch Tab. 14.16

Erkrankung	Aussehen	Zellzahl, Zellart	Gesamteiweiß	Glukose
Subarachnoidalblutung	blutig	nicht verwertbar	nicht verwertbar	nicht verwertbar
Polyradikulitis (Guillain-Barré-Syndrom)	klar	normal	stark erhöht	normal
Sperrliquorsyndrom	klar, oft auch xanthochrom	normal	stark erhöht (nur unterhalb der Blockade)	normal

14

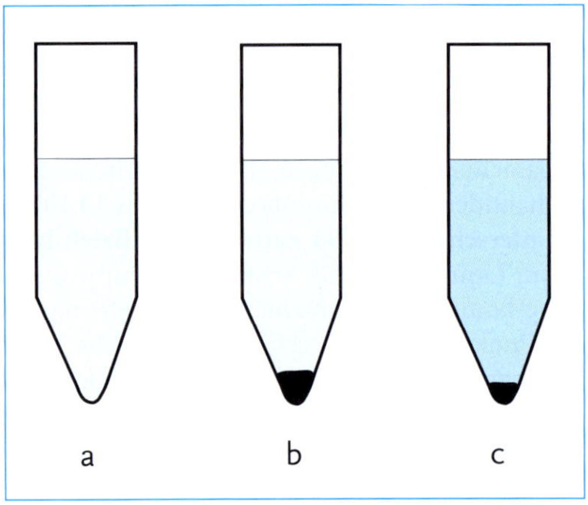

Abb. 14.12: Makroskopische Liquoruntersuchung nach Zentrifugation. **(a)** Normaler, kristallklarer Liquor. **(b)** Flüssigkeit einer blutigen Probe – am Boden des Reagenzglases befindet sich Blut, der Überstand ist klar. **(c)** Liquor eines Patienten mit subarachnoidalen Hämorrhagien – aufgrund des Zerfalls der Erythrozyten noch vor der Punktion ist der Bodensatz blutig und der Überstand gelb.

1.9.2 Zellvermehrung

Einige Krankheiten können mit einer **Pleozytose,** d.h. mit einer Zellvermehrung im Liquor, einhergehen: akute eitrige Meningitis, akute lymphozytäre Meningitis, tuberkulöse Meningitis, chronische Meningitis, Neurolues, Subarachnoidalblutungen, unspezifische meningeale Reizsymptome, Encephalomyelitis disseminata.

Reizpleozytose: Hierbei handelt es sich um eine Pleozytose, die als unspezifische Begleitreaktion im Liquor vorkommt, z.B. bei Tumoren, Hirnödem, Erweichungsherden, nach Lumbalpunktionen, intrathekaler Gabe von Kontrastmitteln und Medikamenten.

1.9.3 Eiweißvermehrung

Als **zytoalbuminäre Dissoziation** bezeichnet man eine **Eiweißvermehrung** bei **normaler Zellzahl.** Sie kommt vor bei der Polyneuroradikulitis (Guillain-Barré-Syndrom) und beim Sperrliquorsyndrom (Nonne-Froin-Syndrom). Eine **Eiweißvermehrung** mit **erhöhter Zellzahl** findet sich z.B. bei der eitrigen und der tuberkulösen Meningitis (☞ Kap. 3.4).

2 Neuropsychologische Syndrome

Definition. Hirnorganisch bedingte Störungen von psychischen Funktionen. Diese Störungen sind gekennzeichnet durch eine Beeinträchtigung des Erkennens und Verwertens von Informationen und werden mit Läsionen bestimmter Hirnregionen korreliert.

2.1 Dysarthrien

Definition. Hierbei handelt es sich um eine Störung der Lautbildung (Artikulation), also um eine Sprechstörung. Sie entsteht durch eine Funktionsstörung (Parese, Koordinationsstörung) der zum Sprechen benötigten Muskulatur (keine neuropsychologische Störung!). Konsonanten, Vokale und Wörter können nicht oder nur mangelhaft gebildet werden. Beim Sprechen bzw. der Lautbildung sind die Hirnnerven VII, IX, X und XII beteiligt. Je nach Lokalisation der Schädigung unterscheidet man eine kortikale, bulbäre, peripherneurogene, myogene und zerebelläre Dysarthrie. Artikulationsstörungen gibt es auch bei Krankheiten der Basalganglien, z.B. dem Parkinson-Syndrom und progressiver Paralyse.

Symptomatik. Die Silben werden „verschmiert" und wie stolpernd hervorgebracht. Die Worte wirken verwaschen.

Merke

Die Sprechstörungen (Dysarthrien) dürfen nicht mit den Sprachstörungen (Aphasien) verwechselt werden.

2.2 Aphasien

Definition. **Zentrale** Sprachstörungen, die sowohl die Sprachproduktion (Sprechen und Schreiben → **Agraphie**) als auch das Sprachverständnis (Verständnis für Lautsprache, Schriftverständnis → **Alexie**) betreffen (☞ Tab. 14.11). Sie müssen von den motorischen Sprechstörungen (Dysarthrien) unterschieden werden. Die weitaus häufigste Ursache aphasischer Störungen sind zerebrovaskuläre Erkrankungen.

2.3 Apraxien

Definition. Störung der sequentiellen, sinnvollen Bewegungs- und Handlungsabläufe. Motorik und Koordination sind erhalten. Der Patient kann Bewegungen weder zweckmäßig noch in der gewollten Weise ausführen. Die meisten Apraxien treten nach einer Läsion der sprachdominanten Hemisphäre (Assoziationskortex, Wernicke-Region) auf.

Tab. 14.11: Symptomatik und Lokalisation der verschiedenen Aphasieformen

	Symptomatik	Lokalisation
Broca-Aphasie motorische Aphasie	verminderte Sprachproduktion (die Patienten sprechen spontan fast gar nicht), Sprachfluss verlangsamt, Verzicht auf grammatikalische Strukturen (Agrammatismus, Telegrammstil), vermehrte Sprachanstrengung, Nivellierung der Sprachmelodie, relativ gut erhaltenes Sprachverständnis für syntaktisch einfache Sätze, phonematische Paraphasien (Störung der Wortstruktur: Afpel statt Apfel)	frontaler Anteil der Sprachregion, Gyrus frontalis inferior
Wernicke-Aphasie sensorische Aphasie	Verlust des Sprach- und Schriftverständnisses, Patienten erfassen Rede des Gesprächspartners nur ungefähr, z. T. unkontrollierte, überschießende Sprachproduktion, fehlerhafte Kombination von Wörtern und Satzteilen **(Paragrammatismus)**, phonematische und semantische Paraphasien (Wortverwechslung: Birne statt Apfel), Neologismen (z. B. Beißfrucht).	obere Schläfenwindung, Gyrus temporalis superior
amnestische Aphasie	**Wortfindungsstörungen:** Patient behilft sich mit Umschreibungen, z. B. „hängt am Baum" für Apfel, Sprachverständnis und Schreiben leicht gestört, selten phonematische und semantische Paraphasien	Läsion im temporoparietalen Bereich, Gyrus angularis
globale Aphasie	schwerste Form der Aphasie, fast keine Sprachproduktion, meist nur Sprachautomatismen, das Sprachverständnis ist schwer gestört	Läsionen im frontotemporoparietalen Bereich

14

Klinischer Fall

Ein Patient mit einer Hirnschädigung wird aufgefordert, die Bewegungen des Trinkens aus einem Glas nachzumachen, zeigt stattdessen in rudimentärer Form die Bewegungen des Rauchens einer Zigarette (eine sensorische Aphasie ist ausgeschlossen).
Diagnose: Apraxie.

2.4 Weitere neuropsychologische Syndrome

2.4.1 Transiente globale Amnesie

Definition. Akut einsetzende, vorübergehende Gedächtnislücke, die meist nur mehrere Stunden, jedoch nicht länger als 24 h andauert. Sie tritt überwiegend jenseits des 50. Lebensjahres auf.

Ätiopathogenese. Unklar, evtl. Perfusionsstörung der mediobasalen Temporalregion (hippokampale Läsionen).

Symptomatik. Eine Bewusstseinstrübung besteht nicht, der Patient ist wach, auffällig ratlos und wiederholt immer die gleichen Fragen. Routinetätigkeiten wie z.B. Hausarbeit können noch ausgeführt werden. Gelegentlich können Kopfschmerzen, Übelkeit und auch hypertone Blutdruckwerte vorkommen. Es bleibt eine Erinnerungslücke für den Zeitbereich der Episode. Die Symptome bilden sich i.d.R. vollständig zurück.

2.4.2 Agnosie

Modalitätsspezifische Störung der Objekterkennung.

- **Astereognosie/taktile Agnosie:** Gegenstände können dabei nicht mehr durch Betasten, sondern nur noch durch Sehen „erkannt" werden. Der Läsionsort liegt im posterioren Parietallappen, meist rechtshirnig.
- **Visuelle Agnosie:** Hierbei ist das Benennen von visuellen Stimuli gestört. Betastet der Patient dagegen den Gegenstand, so kann er ihn richtig benennen. Der Läsionsort liegt zwischen dem visuellen Kortex der dominanten Hemisphäre und dem Balken (Leitungsstörung).

2.4.3 Neglect

Reize verschiedener Modalitäten, die von einer Körperhälfte, Extremität oder einer Raumhälfte kommen, werden vernachlässigt, obwohl keine Beeinträchtigung des Wachbewusstseins oder der Orientierung vorliegt.

2.4.4 Anosognosie

Definition. Nichterkennen des eigenen krankhaften Zustandes.

2.4.5 Prosopagnosie

Definition. Unfähigkeit, Gesichter zu erkennen.

2.4.6 Autotopagnosie

Definition. Unfähigkeit, bei erhaltener Oberflächensensibilität Hautreize am eigenen Körper richtig zu lokalisieren.

3 Krankheiten und Schäden des Gehirns und seiner Hüllen

3.1 Fehlbildungen

3.1.1 Dysrhaphien

☞ Chirurgie, Kap. 10.

3.1.2 Hydrozephalus

Beim Hydrozephalus sind die inneren und/oder äußeren Liquorräume erweitert (innerer und/oder äußerer Hydrozephalus). Häufigste Ursache für den Hydrocephalus internus ist eine Liquorflussbehinderung. Der frühkindliche bzw. kongenitale Hydrozephalus ist gekennzeichnet durch eine ballonförmige Zunahme des Kopfumfangs, ein Auseinanderklaffen der Schädelnähte, eine verstärkte Füllung der oberflächlichen Venen und einen tympanitischen Klopfschall über der Kalotte (Symptom des „zersprungenen Topfes"). Die Ursache eines angeborenen oder in den ersten Lebensjahren sich entwickelnden Hydrozephalus ist meist unklar. ☞ Tab. 14.12 informiert über die verschiedenen Formen des Hydrozephalus.

Die klinische Symptomatik bei dem im Erwachsenenalter entstandenen **Hydrocephalus communicans** ist typischerweise gekennzeichnet durch intellektuell-mnestische Störungen, neurogene Blasenstörungen und Paraspastik.

Ein **Hydrocephalus internus** kann vielfältige **Ursachen** haben: dysrhaphische Störungen, Leukodystrophien, eitrige Meningitiden, Subarachnoidalblutungen, Kleinhirnastrozytom des Kindes- und Jugendalters, Obliteration der Foramina Luschkae und Magendii, Tumoren der hinteren Schädelgrube.

3.1.3 Basiläre Impression

Definition. Trichterförmige Einstülpung der Ränder des Foramen magnums in die hintere Schädelgrube. Durch den hochstehenden Dens axis wird gleichzeitig das Lumen des Foramen magnum eingeengt.

Ätiopathogenese. Entwicklungsstörung oder sekundär als Folge von Krankheiten, die den Knochen erweichen (Morbus Paget, Osteomalazie, Hyperparathyreoidismus).

Symptomatik. Auftreten der Symptome meist erst im 3. oder 4. Lebensjahrzehnt. Kopfschmerzen, bulbäre Symptome wie Schwindel, Erbrechen, Tachykardie. Sensibilitätsstörungen an Armen und Beinen, doppelseitige Pyramidenzeichen, Horner-Syndrom, Hydrocephalus internus durch Behinderung der Liquorpassage.

3.1.4 Klippel-Feil-Syndrom

Definition. Angeborene Blockwirbelbildung mehrerer (2–3) Halswirbelkörper; eventuell mit Bogenspalte (Spina bifida cervicalis).

Symptomatik. Kurzhals mit tiefstehender Nacken-Haar-Grenze, stark eingeschränkte Beweglichkeit des Kopfs, radikuläre Parästhesien in Armen und Händen.

3.1.5 Arnold-Chiari-Syndrom

Definition. Seltene komplexe Fehlbildung mit dysrhaphischer Spaltbildung im rostralen Halsmark und Kaudalverlagerung der Kleinhirntonsillen und der Medulla oblongata durch das erweiterte Foramen magnum in den zervikalen Spinalkanal, Hydrozephalus. Meist ist das Kleinhirn fehlgebildet.

Symptomatik. Bewegungseinschränkung des Kopfs, Lähmung kaudaler Hirnnerven, Einklemmungssymptome.

3.1.6 Phakomatosen

Genetisch bedingte Fehlbildungssyndrome, die insbesondere die neuroektodermalen Organe Haut, Nervensystem und Auge betreffen. An diesen entstehen Fehlbildungstumoren mit benignem, seltener malignem Wachstum. Über die verschiedenen Formen dieser neurokutanen Erkrankungen informiert ☞ Tab. 14.13.

Tab. 14.12: Die verschiedenen Formen des Hydrozephalus (nach Mumenthaler)

Hydrocephalus internus	**Erweiterung des Ventrikelsystems**
• **occlusus**	durch Verlegung des Liquorabflusses aus dem Ventrikelsystem z. B. Verschluss des Foramen interventriculare, des Aqueductus mesencephali
• **communicans**	bei erhaltener Verbindung zwischen Ventrikelsystem und Subarachnoidalräumen gestörte Liquorzirkulation z. B. aufgrund einer entzündlichen Verklebung der Meningen durch Meningitis
• **malresorptivus**	durch unzureichende Liquorrückresorption, z. B. aufgrund einer Resorptionsbehinderung in den Granulationes arachnoidales
Hydrocephalus externus	**Erweiterung der äußeren Liquorräume**
Hydrocephalus e vacuo	**Erweiterung des Ventrikelsystems und des Subarachnoidalraumes** aufgrund eines Substanzverlustes (Atrophie des Gehirns)

Tab. 14.13: Die klassischen Phakomatosen: Klinik und Ätiopathogenese

	Symptomatik	**Ätiopathogenese**
Neurofibromatose Morbus Recklinghausen	Café-au-lait-Flecken; knötchenartige Verdickungen entlang des Verlaufs peripherer Nerven, Visusstörungen, zerebrale Herdsymptome, Minderbegabung, Verhaltensstörungen **Typ 1** (85%, Schädigung auf Chromosom 17): vorwiegend **periphere Neurofibrome,** Optikusgliome, Irishamartome (Lisch-Knötchen); weiter kommen Knochenzysten, Skoliose, Intelligenzminderung und Entwicklungsstörungen vor **Typ 2** (5–10%, Chromosom 22): vorwiegend **bilaterale Akustikusneurinome** und **zentrale Tumoren** (Meningeome, Gliome); seltener Café-au-lait-Flecken und kutane Neurofibrome	autosomal-dominante Vererbung, Neurofibrome der Spinalwurzeln und der peripheren Nerven, (beidseitige) Akustikusneurinome, Astrozytome
tuberöse Sklerose Morbus Bourneville-Pringle	Adenoma sebaceum (gelblich braune, derbe Knötchen) schmetterlingsförmig um Mund und Nase, pigmentarme Flecken („white spots"), Schwachsinn, Epilepsien, knotige Tumoren am Herzen und an der Niere, Lungenfibrose. Bis nussgroße, periventrikuläre Verkalkungen im CCT.	kortikale Tubera (noduläre Hamartome), Fehlen von Melanozyten, subependymale Riesenzellastrozytome entlang der Ventrikelwände
Sturge-Weber-Krankheit enzephalotrigeminale Angiomatose	Naevus flammeus der Gesichtshaut im Gebiet eines oder mehrerer Trigeminusäste, epileptische Anfälle, Hemiparesen, homonyme Hemianopsie, geistige Behinderungen, girlandenartige Verkalkungen im Röntgenbild, entsprechend dem Verlauf der Kapillaren und Venolen an der Hirnoberfläche; die darunter liegende Hirnrinde ist durch Mangelernährung atrophisch	kapilläre und venöse Angiome der Leptomeninx, der ipsilateralen Gesichtshaut und Choroidea
v.-Hippel-Lindau-Krankheit	Kopfschmerzen, Stauungspapille, Hirnnervenlähmung, zerebelläre Ataxie	Kleinhirnangioblastome, Angiomatose der Retina

3.2 Raumfordernde Prozesse

3.2.1 Allgemeines

Pathophysiologie des Hirndrucks und allgemeine Hirndrucksymptomatik ☞ Kap. 1.7.2.

3.2.2 Klinik

Ein raumfordernder Prozess, der mit einer Druckerhöhung im Gehirn einhergeht, ist gekennzeichnet durch zerebrale Allgemeinsymptome und zerebrale Herdsymptome.

Zerebrale Allgemeinsymptome

Definition. Das Auftreten von Allgemeinsymptomen ist nicht an eine bestimmte Lokalisation des Herdes gebunden.

Symptomatik. Kopfschmerzen, Schwindelerscheinungen, vegetative Symptome wie Übelkeit und Erbrechen, epileptische Anfälle, psychische Veränderungen wie z.B. Aspontanität, rasche Ermüdbarkeit.

Zerebrale Herdsymptome

Definition. Symptome, die durch Läsionen an ganz bestimmten Orten des Gehirns ausgelöst werden. Zu Frontal-, Parietal- und Temporallappensyndromen ☞ Kap. 1.3.2, zu akutem Mittelhirnsyndrom und Bulbärhirnsyndrom ☞ Kap. 1.7.2.

Hirntumoren

Als Hirntumoren werden intrakranielle Geschwülste bezeichnet, die entweder vom Hirnparenchym selbst oder von anderen Strukturen des Schädelraums ausgehen. Jedem Hirntumor kann ein charakteristisches Erkrankungsalter zugewiesen werden.

Zur Diagnostik ☞ auch Klinische Radiologie, Kap. 1.2, zur Therapie: ☞ Chirurgie, Kap. 10.1.1.

Meningeome

Definition. In der Regel gutartige Tumoren, die von der Arachnoidea ausgehen. Sie wachsen gegen das Gehirn ausschließlich verdrängend, infiltrieren hingegen den Schädelknochen. Meningeome zeigen ein sehr langsames Wachstum (in der Regel über viele Jahre) und sind gut vaskularisiert. Sie sind die häufigsten intrakraniellen Tumoren.

Vorkommen. Häufigkeitsgipfel um das 50. Lebensjahr, bei Frauen doppelt so häufig wie bei Männern. Häufige Lokalisationen sind der Sinus sagittalis superior bzw. die Falx, die Konvexität, das Keilbein und das Tuberculum sellae. Meningeome kommen auch im Spinalkanal (intradural, extramedullär) vor.

Symptomatik. Charakteristisch für Meningeome des Großhirns sind das Auftreten von Spätepilepsien und die langsame Entwicklung von Herdsymptomen. Ein **parasagittales Meningeom** ist die häufigste Ursache eines Mantelkantensyndroms (Jackson-Anfälle, beinbetonte Parese, Blasenstörungen). **Keilbeinflügelmeningeome** führen zur Kompression des N. opticus mit Erblindung und Pupillenstarre. Daneben kommt es zu Antriebsminderung und Affektverarmung. Selten entsteht ein **Foster-Kennedy-Syndrom:** ipsilateral Optikusatrophie und kontralateral eine hirndruckbedingte Stauungspapille. Typisch für ein Falxmeningeom sind Hemiparesen und Hemisphärensyndrome. **Olfaktoriusrinnenmeningeome** sitzen der Lamina cribrosa des Os ethmoidale auf. Sie führen zur Hyposmie bzw. Anosmie und später zu einem Visusverlust (Optikusatrophie).

Diagnostik. Röntgenologisch sichtbar sind **Verkalkungen,** Knochenarrosionen, reaktive Hyperostosen; im CT sind Meningeome als scharf begrenzte, primär hyperdense, intensiv Kontrastmittel anreichernde Strukturen erkennbar (☞ Abb. 14.13).

Histologie. Zwiebelschalenartige Zellformationen, oft konzentrisch geschichtete Kalkablagerungen (Psammomkörperchen).

Therapie. Vollständige Tumorentfernung, falls nicht schwer zugänglich lokalisiert oder mit großen Gefäßen verwachsen. Evtl. radiochirugische Behandlung mittels Gamma-Knife.

Astrozytom

Definition. Die astrozytären Gliome sind mit einem Anteil von über 60% die häufigsten Gliome. Es werden zwei Gruppen unterschieden:

- Die Gruppe der diffus in das Hirngewebe einwachsenden astrozytären Tumoren, bestehend aus dem diffusen Astrozytom (WHO-Grad II),

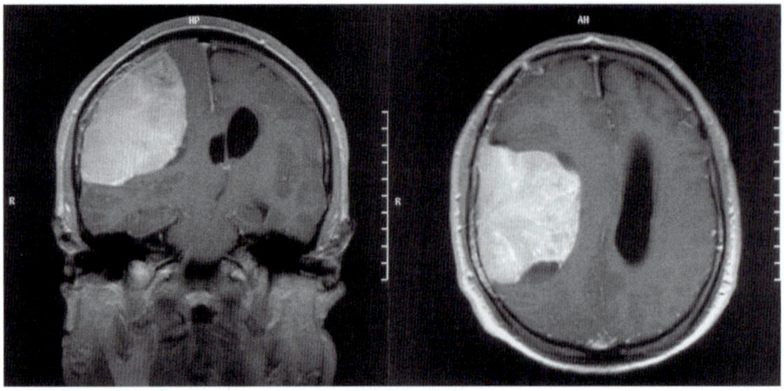

Abb. 14.13: Meningeom [5]

dem anaplastischen Astrozytom (WHO-Grad III) und dem Glioblastom (WHO-Grad IV).

- Die Gruppe der astrozytären Tumoren mit besser abgegrenztem Wachstum gegenüber dem Hirngewebe, dessen Hauptvertreter das pilozytische Astrozytom (WHO-Grad I) ist.

Einteilung

- Astrozytom Grad I (= juveniles = pilozytisches oder haarzelliges Astrozytom): Gipfel zwischen dem 7. und 17. Lebensjahr, Lokalisation am häufigsten im Kleinhirn, ferner im Bereich des N. Optikus oder Thalamus.
- Astrozytom Grad II: Gipfel zwischen dem 30. und 50. Lebensjahr, bevorzugt in der Konvexität des Frontalhirns, etwas seltener im Temporal- und Parietallappen.
- Astrozytom Grad III: Anaplastisches (malignes) Astrozytom. Können aus einem vorbestehenden diffusen Astrozytom hervorgehen oder unmittelbar neu entstehen. Der Altersgipfel liegt zwischen dem 35. und 45. Lebensjahr.
- Glioblastome

Symptomatik. Nackenschmerzen, Erbrechen (Druck auf die Medulla oblongata), Nystagmus, zerebelläre Ataxie, epileptische Anfälle, Frontalhirnsyndrom, (u.a.).

Diagnostik. Das wichtigste diagnostische Verfahren ist die Magnetresonanztomografie (MRT) des Schädels. Wenn dies nicht möglich ist, kommt die Computertomografie (CT) zum Einsatz.

Astrozytom Grad I: Zone verminderter Dichte mit zystischen Anteilen, Kontrastmittelanreicherung der soliden Anteile.

Astrozytom Grad II: Zone verminderter Dichte, keine Kontrastmittelaufnahme.

Therapie und Prognose. Astrozytom Grad I: gute Prognose nach Resektion, Rezidive sind bei radikaler Entfernung nicht zu befürchten. Eine Zweitoperation ist möglich. Strahlen- und Chemotherapie sind nicht indiziert.

Astrozytom Grad II: radikale Entfernung kleinerer Tumoren, Rezidive in ca. 20% d.F. Größere Ausdehnung und infiltratives Wachstum erhöhen Rezidivgefahr (Rezidive oft nicht mehr benigne). Eventuell Bestrahlung, Chemotherapie hat bei diesen Tumoren keine Bedeutung!

Astrozytom Grad III: Die Therapie besteht aus einer Operation, gefolgt von einer Strahlentherapie. Zusätzlich wird oft eine Chemotherapie eingesetzt.

Glioblastome

Definition. Dieser von den Gliazellen ausgehende Tumor ist sehr bösartig, wächst rasch und infiltrierend.

Vorkommen. Häufigkeitsgipfel zwischen dem 55.–65. Lebensjahr, Männer sind doppelt so häufig betroffen wie Frauen. Die Glioblastome finden sich bevorzugt im Großhirn. Im Kleinhirn sind sie fast nie anzutreffen.

Symptomatik. Frühsymptom ist der Kopfschmerz. Großes perifokales Ödem, das schnell zu einer Hirndrucksymptomatik führt. Häufige Herdsymptome sind Hemiparesen, Aphasien und Hemianopsie. Vielfach Psychosyndrome. Epileptische Anfälle sind selten.

Diagnostik. In der Nativ-CT zeigt sich ein hypodenser, unscharf polyzyklisch begrenzter Tumor, nach KM-Gabe eine ringförmige Kontrastmittelanreicherung, ferner ein ausgedehntes perifokales Ödem, u. U. mit Mittellinienverlagerung. Angiographisch erkennbar ist eine wilde Gefäßproliferation mit arteriovenösen Fisteln, es kommt häufig zu kleinen Blutungen, Gefäßthrombosen und zentralen Nekrosen (Glioblastoma multiforme).

Histologie. Nekrosen, hochgradig polymorphe Zellen mit vielgestaltigem Plasmaleib, Kernpolymorphie (☞ Abb. 3.63 im Farbteil).

Therapie. Resektion, eine Radikaloperation ist nicht möglich. Bei Resektion plus Radiotherapie beträgt die Überlebenszeit ca. 12 Monate. Als Chemotherapeutikum wird Temozolomid (Alkylierung der DNA) eingesetzt; eine orale Gabe ist möglich. Die Kombination Resektion plus Radiotherapie plus Chemotherapie zeigte eine Verlängerung der Überlebenszeit auf 14 Monate.

Oligodendrogliome

Definition. Sie stammen von der Oligodendroglia ab. Die Oligodendrogliome wachsen langsam infiltrierend vom Marklager aus in den Kortex. Der Krankheitsverlauf liegt im Durchschnitt zwischen vier und fünf Jahren.

Vorkommen. Häufigkeitsgipfel zwischen dem 30. und 50. Lebensjahr, bevorzugte Lokalisationen sind der Frontal-, Temporal- und Parietallappen.

Symptomatik. Epileptische Anfälle sind Erstsymptome. Später entwickeln sich Herdsymptome je nach Lokalisation. Oligodendrogliome neigen typischerweise zu Kalkeinlagerungen und zu Blutungen.

Diagnostik. Das wichtigste diagnostische Verfahren ist MRT des Schädels, ggf. CT → sichtbare Verkalkungen. Gesichert wird die Diagnose durch eine operative Probeentnahme.

Histologie. Honigwabenartige Anordnung der Zellen, häufig Verkalkungen (☞ Abb. 5.5 im Farbteil). Histologisch werden langsam wachsende Oligodendrogliome (WHO-Grad II) von schneller wachsenden anaplastischen Oligodendrogliomen (WHO-Grad III) unterschieden.

Therapie. Oligodendrogliome WHO-Grad II: Operative Tumorentfernung, ggf. Chemotherapie. Bei anaplastischen Oligodendrogliomen (WHO-Grad III) erfolgt nach der Operation eine Chemotherapie oder eine Strahlentherapie.

Neurinome

Definition. Gutartige, von den Schwann-Zellen (peripheres Nervensystem) abstammende Tumoren mit geringer Wachstumstendenz.

Vorkommen. Meist im mittleren Lebensalter; am häufigsten am VIII. Hirnnerv im Kleinhirnbrückenwinkel. Obwohl es vom vestibulären Anteil des VIII. Hirnnervs ausgeht, spricht man vom „Akustikusneurinom". Neurinome können auch doppelseitig vorkommen (2,5% der Fälle), sind dann aber fast immer mit der Neurofibromatose Recklinghausen vergesellschaftet. **Spinale** Neurinome gehen von den hinteren Wurzeln aus. Bei Aufweitung der Foramina vertebralia spricht man von sog. Sanduhrgeschwulsten.

Symptomatik. Einseitige **Hörverschlechterung** für hohe Frequenzen sowie **Tinnitus, Nystagmus** und unsystematischer **Schwindel.** Manchmal besteht eine Fallneigung zur Seite des Herdes. Komprimiert das Neurinom den N. trigeminus, findet sich eine Hypästhesie des 1. und 2. Trigeminusastes. Daneben kann es auch zu einer peripheren Lähmung des N. facialis kommen. Im Spätstadium entwickelt sich eine zunehmende Hirnstammkompression mit tumorseitiger Stand-, Gang- und Rumpfataxie und einer Liquorabflussbehinderung im Aqueductus cerebri, die zu einem allgemeinen Hirndruck mit Stauungspapille führt.

Diagnostik. Sicherer Nachweis durch MRT. Das Liquoreiweiß ist bei Neurinomen erhöht. Verlängerte Latenz der akustisch evozierten Potenziale (AEP).

Histologie. Palisadenartige Anordnung der Zellen.

Therapie. Vollständige Tumorentfernung (mit Hörverlust bei größeren Tumoren, N. facialis gefährdet).

Kraniopharyngeome

Definition. Benigner dysontogenetischer Tumor, der von Resten der Rathke-Tasche ausgeht. Die Kraniopharyngeome sind von einer Kapsel umgeben und wachsen ausschließlich verdrängend. Im Innern entwickeln sich oft Zysten. Geringe Wachstumsgeschwindigkeit. Metastasen kommen nicht vor (☞ Abb. 14.14).

Vorkommen. Bei Kindern und jugendlichen Erwachsenen, sie treten intra- und supraselIär auf.

Symptomatik. Kompression der Hypophyse, supraselIär gelegene Kraniopharyngeome führen frühzeitig zur Chiasmaschädigung und dehnen sich im weiteren Verlauf in den 3. Ventrikel aus. Die Kinder klagen über **Kopfschmerzen** und Erbrechen und sind im **Wachstum retardiert** (STH-Mangel aufgrund der Hypophysenvorderlappenläsion). Es kommt zu **Visusminderung** und bitemporaler Hemianopsie, ferner zu **Diabetes insipidus** centralis (durch ADH-Mangel) und Hydrozephalus durch Verschluss des Foramen interventriculare. In manchen Fällen treten auch Hypothyreose, Fettsucht und Hypogenitalismus (Amenorrhö, Unterentwicklung der sekundären Geschlechtsmerkmale) auf.

Diagnostik. Röntgenologisch erkennbar sind suprasellIäre Verkalkungen und eine Erweiterung des Sellaeingangs.

Therapie. Vollständige operative Entfernung. Endokrine Substitutionstherapie der Hypophyseninsuffizienz.

Hypophysenadenome

Definition. Tumoren des Hypophysenvorderlappens. Charakteristisch sind die dabei auftretenden endokrinen Störungen.

Vorkommen. Bei Erwachsenen, meistens zwischen dem 30. und 50. Lebensjahr, sie treten im Kindes- und Jugendalter kaum auf.

Symptomatik

- basophile Adenome: meist sehr kleine Tumoren ohne raumfordernde Wirkung, sie führen zu einer Überproduktion von ACTH → Cushing-Syndrom
- chromophobe Adenome: Destruktion des Vorderlappens mit hormoneller Insuffizienz, zunächst Ausfall gonadotroper Funktionen (Amenorrhö, Potenzstörungen, Hodenatrophie), dann folgt allmählich eine Unterfunktion der Schilddrüse (Hypotonie, Antriebsschwäche u.a.). Die Patienten zeigen eine zarte, blassgelbliche und runzelige Haut. Die Sekundärbehaarung und bei Männern der Bartwuchs fehlen. Größere Adenome erzeugen Druck auf das Chiasma opticum und führen zu einer allgemeinen Sehschwäche und zu bitemporaler Hemianopsie.
- eosinophile Adenome: Überproduktion von STH bei gleichzeitig bestehendem Mangel an Gonadotropinen. Dies führt im jugendlichen Alter zu Riesenwuchs und bei Erwachsenen zu Akromegalie, weiterhin zu Hyperthyreose und Diabetes mellitus.

Diagnostik. Das Röntgenbild zeigt Exkavation der Sella, Entkalkung des Dorsum sellae.

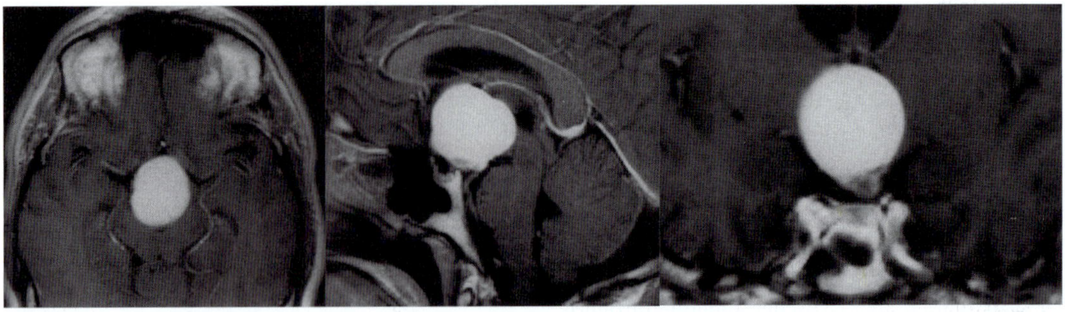

Abb. 14.14: Kraniopharyngeom [5]

Therapie. Operation, Strahlentherapie bei invasivem Wachstum und Rezidiven.

Medulloblastome

Definition. Sie entstehen im Kleinhirn, wachsen gegen den 4. Ventrikel vor und füllen diesen zunehmend aus. Rasches Wachstum, der Krankheitsverlauf ist ohne Therapie auf wenige Monate beschränkt.

Vorkommen. Häufigster bösartiger Hirntumor des Kindes- und Jugendalters (WHO IV).

Symptomatik. Frühsymptom ist Erbrechen durch Druck auf die Medulla oblongata und Verschlusshydrozephalus. Hinzu kommen eine Rumpfataxie und Muskelhypotonie. Mit zunehmendem Hirndruck treten Stauungspapille und Nackensteifigkeit auf. Neigung zu Abtropfmetastasen über den Liquor.

Diagnostik. Nachweis im MRT.

Histologie. Dicht zusammenliegende Zellen, eventuell angedeutete Rosettenbildung.

Therapie. Medulloblastome sind sehr strahlenempfindlich. Operation, Bestrahlung und Chemotherapie führen zu einer deutlichen Verbesserung der Überlebenszeit.

Klinischer Fall

Ein 10-jähriger (zuvor unauffälliger) Junge klagt in letzter Zeit über Kopfschmerzen und Übelkeit; vornehmlich bei Lagewechsel tritt ein anhaltendes Schwindelgefühl auf. Manchmal kommt es zu Erbrechen. Bei der neurologischen Untersuchung dominiert eine Rumpfataxie mit Stand- und Gangunsicherheit. Zudem werden Stauungspapillen festgestellt.
Diagnose: Medulloblastom

Angioblastome

Definition. Relativ kleine Neoplasmen der Kapillaren und Gefäße einer Kleinhirnhemisphäre (Lindau-Tumor, ☞ Abb. 14.15 im Farbteil).

Vorkommen. Meist zwischen dem 35. und 45. Lebensjahr.

Symptomatik. Intrakranielle Drucksteigerung durch Verlegung der Liquorwege. Kopfschmerzen, Stauungspapille, zerebelläre Ataxie. Liegt gleichzeitig eine Angiomatose der Retina vor, spricht man von der v.-Hippel-Lindau-Krankheit. Hierbei können auch Tumorzysten in Nieren und Pankreas vorkommen (☞ Kap. 3.1.6).

Therapie. Operation.

Hirnmetastasen

Definition. Intrakranielle heterologe Zellproliferation, ausgehend von einem Primärtumor außerhalb des Nervensystems. Die Metastasierung erfolgt überwiegend hämatogen, selten lymphogen. Metastasen verursachen meist zerebrale Herdsymptome, bevor der Primärherd entdeckt wird.

Vorkommen. Hirnmetastasen gehen am häufigsten von Bronchialkarzinomen aus. Der Häufigkeit nach folgen Mammakarzinome, maligne Melanome, Nierenzellkarzinome (Hypernephrome), gastrointestinale Tumoren, Schilddrüsenkarzinome, Uteruskarzinome, Ovarialkarzinome und Prostatakarzinome. Der Häufigkeitsgipfel liegt zwischen dem 50. und 60. Lebensjahr. Männer sind häufiger betroffen als Frauen (mehr Raucher als Raucherinnen).

Symptomatik. Initial Kopfschmerzen, manchmal epileptische Anfälle, frühzeitig kommt es zu Orientierungs- und Vigilanzstörungen. Herdsymptome je nach Lokalisation, Ataxie bei zerebellärer Metastasierung. Die Symptome entwickeln sich aufgrund des ausgedehnten Hirnödems rasch in wenigen Tagen oder Wochen.

Diagnostik. MRT (Methode der Wahl), CT. Größere Metastasen zeigen infolge einer zentralen Nekrose ein ringförmiges KM-Enhancement.

Therapie. Nur solitäre, kortexnahe Hirnmetastasen werden operiert. Radiotherapie. Evtl. Radiochirugie. Eine Cortison-Behandlung führt zur Remission des oft bedrohlichen Hirnödems.

Pseudotumor cerebri

Definition. Gutartige intrazerebrale Druckerhöhung. Meist bei übergewichtigen Frauen, Häufigkeitsgipfel zwischen dem 15. und 45. Lebensjahr. Wird auch als idiopathische intrakranielle Hypertension bezeichnet.

Ätiopathogenese. Pathogenetisch heterogenes Syndrom mit Liquordrucksteigerung und Stauungspapille ohne erkennbare Ursache (intrakranielle Raumforderung oder Hydrozephalus), evtl. durch gesteigerte Liquorproduktion oder mangelhafte Resorption. Evtl. medikamentös durch Vitamin-A-Intoxikation, Tetrazykline, plötzliches Absetzen von Steroiden.

Symptomatik. Die Patientinnen klagen über Kopfschmerzen, meist mit Übelkeit und Erbrechen, Schwindelgefühl sowie über fluktuierendes Verschwommensehen und Visusminderung. Es findet sich eine beidseitige Stauungspapille. Das Bewusstsein ist nicht gestört. Charakteristisch ist eine Hypophyseninsuffizienz (Druckschädigung der Hypophyse).

Diagnostik. MRT. Die Liquordruckwerte sind erhöht (die Gefahr einer postpunktionellen Einklemmung ist trotz erhöhter Druckwerte nicht zu befürchten).

Therapie. Gewichtsreduktion. Wiederholte Liquorentlastungspunktionen von 20–50 ml. Acetalzolamid (vermindert die Liquorproduktion).

Normaldruckhydrozephalus (NPH)

Definition. Überwiegend ältere Menschen (Gipfel zwischen dem 60. und 70. Lebensjahr) betreffende Erkrankung mit Ventrikelerweiterung bei normalem Liquordruck mit der Trias: Gangstörung, Demenz, Urininkontinenz. Hawkin-Trias

Ätiopathogenese. Idiopathischer NPH: 45% d.F. Symptomatischer NPH: SAB, Meningitis, neurochirurgische Eingriffe.

Symptomatik. In der Regel langsam fortschreitende Erkrankung. Schlurfendes, kleinschrittiges Gangbild, z.T. breitbasig, z.T. wirken die Füße wie am Boden haftend. Dagegen meist gute Beweglichkeit der Beine im Liegen. Störungen der Aufmerksamkeit und des Gedächtnisses. Oft auch Minderung von Antrieb und Interesse. Blaseninkontinenz.

Diagnostik. MRT. Wiederholte Liquorpunktionen (50 ml), unmittelbar vor und nach erster Probe-Lumbalpunktion: Ganguntersuchung (Schrittweite, Geschwindigkeit).

Therapie. Bei langandauernder Besserung nach LP: Shuntoperation mit Ventrikelkatheter.

3.3 Degenerative Prozesse

3.3.1 Demenzen

Morbus Alzheimer

Definition. Maligne verlaufende Demenz des höheren Lebensalters. Die Alzheimer-Krankheit ist die **häufigste** Ursache degenerativ bedingter Demenzen (ca. 60% d.F.). Eine Demenzkrankheit ist gekennzeichnet durch eine Abnahme des Gedächtnisses, Einschränkungen der Urteilsfähigkeit und Beeinträchtigung der gewohnten Lebensführung. Das Bewusstsein ist nicht getrübt. Man unterscheidet eine sporadische Form von einer familiären Form (mit frühem Krankheitsbeginn). Der Erkrankungsbeginn dieses hirnatrophischen Prozesses liegt zwischen dem 50. und 60. Lebensjahr. Drastische Zunahme der Inzidenz zwischen dem 6. und 8. Lebensjahrzehnt. Man spricht von den sog. Demenzen vom Alzheimertyp (DAT) und unterscheidet den präsenilen Typ (PDAT, < 65 Jahre) vom senilen Typ (SDAT, ≥ 65 Jahre). Frauen erkranken doppelt so häufig wie Männer. Unaufhaltsame Progredienz, die durchschnittliche Krankheitsdauer beträgt ca. acht Jahre.

Ätiopathogenese. Primär degenerative Demenz. Es kommt zu einer diffusen Atrophie besonders der **Hirnrinde** (☞ Abb. 14.16), im weiteren Verlauf auch des Marklagers. Die Ursache ist unbekannt, manches spricht für einen Einfluss genetischer Faktoren. Man findet einen (nicht gefäßabhängigen) **Schwund des Nervenparenchyms.** Mikroskopisch erkennbar sind die sog. **Alzheimer-Fibrillen** (strang- oder knäuelförmig verdickte Tubulibündel in Neuronen, „Tangles") und sog. senile Plaques, die β-A4-Amyloid enthalten. Das Amyloid-Vorläuferprotein, aus dem das β-A4-Protein abgespalten wird, ist auf dem Chromosom 21 kodiert. Amyloid lässt sich auch in den Gefäßwänden der Patienten nachweisen. Diese morphologischen Veränderungen sind nicht

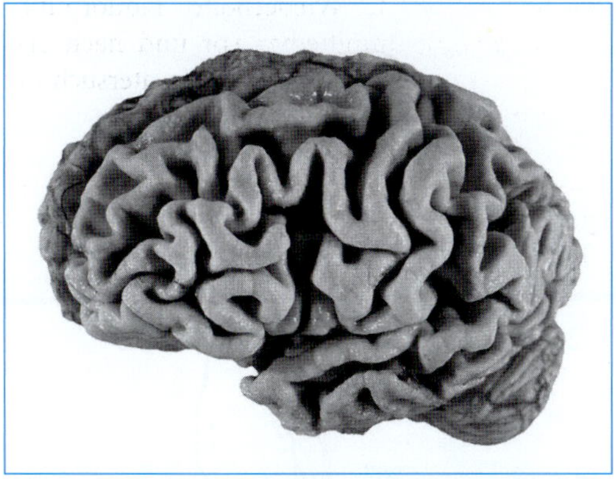

Abb. 14.16: Ausgeprägte kortikale Atrophie bei Morbus Alzheimer in allen Großhirnregionen [6]

spezifisch. Sie kommen sowohl im Rahmen normaler Alters- und Abbauvorgänge als auch bei der Trisomie 21 vor. Ein weiterer Risikofaktor ist das Epsilon4-Allel des Apolipoprotein-E-Gens auf Chromosom 19. Homozygote Träger haben ein bis zu zehnfach erhöhtes Erkrankungsrisiko. Das ApoE4-Allel beschleunigt die Bildung der Amyloid-Plaques. Bei der familiären Form finden sich Mutationen im Präsenilin-1-Gen auf Chromosom 14. Biochemisch ist eine hochgradige Verminderung von Neurotransmittern nachweisbar. Das Defizit an Acetylcholin führt zu mnestischen Defiziten. ↓ Ach

Symptomatik. Im Vordergrund stehen **Störungen** der **Merkfähigkeit** und der Orientierung (zeitlich, örtlich; erst später auch zur Person). Verlust der Kompetenz bei Alltagstätigkeiten. Hinzu kommen neuropsychologische Herdsymptome wie Apraxie und Aphasien. Die Patienten bleiben oft hartnäckig an einem gedanklichen Inhalt oder einem sprachlichen Ausdruck haften (Perseveration). Die Persönlichkeit bleibt über lange Zeit unversehrt, sie halten im sozialen Kontakt lange an konventionellen Umgangsformen fest (erhaltene „äußere Fassade"). Häufig finden sich Apathie, nicht selten auch depressive Symptome mit sozialem Rückzug, aber auch psychomotorische Unruhe mit Umherwandern, auch Rufen und Schreien, teils auch wahnhafte paranoid-halluzinatorische Symptome. Im späten Verlauf geht das Sprachverständnis ganz verloren, und es kommt zu Parkinson-ähnlichen Symptomen.

Diagnostik. MRT. Erhöhung von Tau-Protein im Liquor.

Therapie. Leichte bis mittelschwere Alzheimer-Demenz: Donepezil, Rivastigmin, Galantamin (selektive, reversible Acetylcholinesterasehemmer). Mittelschwere bis schwere Demenz: Memantin (NMDA-Antagonist). Bei Depressivität: SSRI, z. B. Citalopram. Keine trizyklischen Antidepressiva, diese sind wegen ihrer anticholinergen Wirkung kontraindiziert. Zur Behandlung psychotischer Symptome und von Erregungszuständen ist Risperdion zugelassen.

Pick-Atrophie (frontotemporale Demenz)

Definition. Diese progrediente Hirnatrophie mit Demenz beginnt meist zwischen dem 50. und 60. Lebensjahr und betrifft bevorzugt den **Frontal- und Temporallappen.** Die Dauer der Krankheit beträgt im Mittel 7 Jahre. Im Gegensatz zur Alzheimer-Krankheit beginnt die Pick-Atrophie mit **Persönlichkeitsstörungen** und **Veränderungen des Sozialverhaltens.** Sie ist wesentlich seltener als die Alzheimer-Krankheit.

Ätiopathogenese. Primär degenerative Demenz. In einem kleinen Teil der Fälle lässt sich eine dominante Erblichkeit nachweisen.

Symptomatik. Zu Beginn Nachlassen der Leistungsfähigkeit, Routineleistungen gelingen nicht mehr. Sehr bald **Persönlichkeitsstörungen** wie Verlust des Taktgefühls, Vergröberung der Persönlichkeit, Neigung zum Witzeln, sexuelle Enthemmung. Intelligenz und Orientierung bleiben zunächst erhalten. Amnestische Aphasien, Sprachverständnis im Endstadium erloschen. Pathologische Hand- und Mundgreifreflexe. Im Endstadium akinetisches Parkinson-Syndrom mit schwerer Demenz.

Morbus Binswanger (SAE, Multiinfarktdemenz)

☞ Kap. 3.6.3.

3.3.2 Erkrankungen der Stammganglien

Morbus Parkinson (idiopathisches Parkinsonsyndrom)

Definition. Degenerativer Prozess in den Stammganglien mit der Trias: Akinese, Rigor und Tremor, wobei die Akinese als die wichtigste Störung gilt. Der Tremor ist nicht obligat, kann aber auch als einziges Symptom auftreten. Die Ausprägung der drei Symptome schwankt, v.a. in Abhängigkeit vom seelischen Befinden. Die Symptome treten anfangs einseitig auf, später ergreifen sie die Extremitäten beider Körperseiten. Das Erkrankungsalter liegt meist zwischen dem 55. und 60. Lebensjahr. Männer sind etwas häufiger betroffen als Frauen. Die Prävalenz liegt bei 100–200 auf 100000 Einwohner, ☞ Abb. 14.17.

Ätiopathogenese. Die Ursache der Degeneration der melaninhaltigen Neurone in der Substantia nigra ist noch nicht bekannt. Eine unzureichende Dopaminsynthese führt zu einem Mangel des inhibitorisch wirkenden Dopamins und somit zu einem Überwiegen der cholinergen Mechanismen im Striatum.

Symptomatik

- **Akinese:** Sie umfasst die Verlangsamung (Bradykinese) bzw. das Fehlen (Akinese) von Spontan- und Willkürbewegungen. Sie äußert sich als Maskengesicht (Amimie) und Verkleinerung der Handschrift (Mikrographie). Das Sprechen wird monoton und leise. Die Patienten zeigen eine starre, vornübergebeugte, etwas hängende Haltung. Die Mitbewegung der Arme beim Gehen erlischt. Der Gang ist schlurfend und kleinschrittig, die Arme liegen dem Körper gebeugt an (sog. gebundenes Gangbild). Im späteren Verlauf Propulsions- und Retropulsionsneigung mit Sturzneigung; Schwierigkeiten, Bewegungen in Gang zu bringen und zu Ende zu führen, „freezing effect“: Sekunden dauernde Unbeweglichkeit, die den Patienten hindert, etwa durch eine Tür zu gehen oder sich vom Stuhl zu erheben.
- **Rigor:** Gleichmäßige Tonuserhöhung von Agonisten und Antagonisten, die als wächserner Widerstand imponiert. Der Rigor ist in Beugern und Streckern annähernd gleich stark ausgeprägt; u.U. Zahnradphänomen.
- **Tremor:** Ruhetremor, seine Frequenz beträgt 4–6/s, besonders typisch ist das „Pillendrehen“ oder „Münzenzählen“ der Finger (Antagonistentremor). Unter Anspannung nimmt die Amplitude (nicht die Frequenz) des Tremors zu.
- **vegetative Begleitsymptome:** starke Absonderung der Talgdrüsen (Salbengesicht), Schwitzen. Die Patienten klagen über Speichelfluss. Diese „Hypersalivation“ wird häufig nur durch die Akinese für Schluckbewegungen vorgetäuscht. Verlangsamte Darmmotilität mit Obstipation, Blasen- und Mastdarmstörungen bzw. erektile Dysfunktion.
- **Psychisch** sind die Patienten gelegentlich aspontan, die geistigen Funktionen verlangsamt (Bradyphrenie). Stimmungslabilität, Depressionszustände. Schlafstörungen werden beobachtet entweder im Rahmen des depressiven Syndroms oder wenn die Patienten sich im Schlaf nicht ausreichend drehen können.

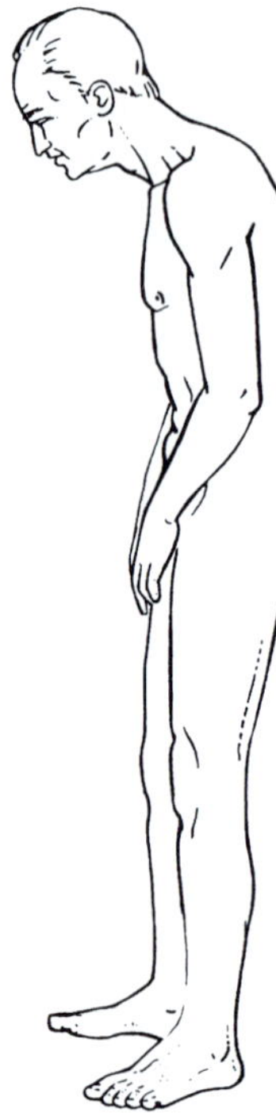

Abb. 14.17: Typischer Gang bei Parkinsonismus [7]

Diagnostik. Neurologische Untersuchung. MRT (Ausschluss einer SAE). Bei V.a. M. Parkinson u.U. L-Dopa-Test: Gabe von 200 mg L-Dopa als Einzeldosis (zuvor Gabe von Domperidon), Beurteilung nach 1 h, eine deutliche Verbesserung der Symptomatik bei der Anwendung bestimmter Bewertungsskalen spricht für einen M. Parkinson. Seltener wird mit der gleichen Fragestellung der

Apomorphin-Test durchgeführt (Dopamin-Agonist s.c.).

Klinischer Fall

Ein 53-jähriger Mann will das Sprechzimmer betreten, aber die Türschwelle scheint eine fast unüberwindbare Barriere zu bilden. Seine Frau hilft ihm darüber. Er geht mit langsamen kleinen Schritten weiter. Die Arme liegen dem Körper gebeugt an und bewegen sich nicht. Nach dem Setzen berichtet er leise mit fast unbewegtem Gesichtsausdruck. Auf die Untersuchungsliege gebeten, nimmt er mehrmals Anlauf, um aus dem Stuhl aufzustehen.

Diagnose: Morbus Parkinson

Therapie. ☞ Spezielle Pharmakologie, Kap. 9. Leitlinienempfehlung: Pat. unter 70 Jahre: Therapieeinleitung mit einem Dopaminagonisten; bei unzureichender Wirkung Kombinationstherapie mit L-Dopa. Pat. über 70 Jahre: zunächst Monotherapie mit L-Dopa solange keine Wirkungsfluktuationen auftreten. Ziel der medikamentösen Therapie der idiopathischen Parkinson-Krankheit ist es, das gestörte Gleichgewicht zwischen der dopaminergen und cholinergen Transmission wiederherzustellen. Zum Ausgleich des Dopaminmangels erfolgt die Gabe von L-Dopa und/oder eines Dopaminagonisten, wie z.B. Bromocriptin, Pergolid, Lisurid, Cabergolin, Ropinirol. Dopaminagonisten verursachen weniger Fluktuationen, jedoch häufiger psychotische Symptome als L-Dopa. Zur Vermeidung von unerwünschten Nebenwirkungen wie z.B. Hyperkinesien und Fluktuationen sollte nach Möglichkeit bei jüngeren Pat. keine L-Dopa-Monotherapie über lange Zeit erfolgen. Fluktuationen können durch Erhöhung der Anzahl der L-Dopa-Einzeldosen sowie durch die Gabe von Dopaminagonisten oder die zusätzliche Gabe eines COMT-Hemmers (z.B. Endacapone) vermindert werden. Proteinreiche Mahlzeiten können die intestinale Resorption von L-Dopa verschlechtern. Eine gute Wirksamkeit zeigt auch Amantadin. Amantadin i.v. ist in der notfallmäßigen Behandlung der akinetischen Krise das Mittel der Wahl. Anticholinergika, z.B. Biperiden, beeinflussen Rigor und Tremor durch Verringerung des Übergewichts von Acetylcholin. Zusätzlich können krankengymnastische Übungen die durch Akinese und Rigor bedingten Fehlhaltungen korrigieren. Zur Behandlung von medikamentös induzierten Psychosen kann Clozapin (Cave: Agranulozytose) gegeben werden. Als Antiemetikum ist Domperidon Mittel der Wahl.

Essenzieller Tremor – Exkurs. Die Ursache ist unbekannt. Beide Hände sind zugleich betroffen. Frequenz: 4–8 Hz. Er fehlt in Ruhe. Es handelt sich überwiegend um einen Aktionstremor (Halte- und Bewegungstremor) und macht sich besonders beim Zeitunglesen oder Trinken bemerkbar. Gelegentlich Ja-Ja- oder Nein-Nein-Tremor des Kopfes. Der Verlauf ist nicht progredient. Positive Familienanamnese. Besserung unter Alkohol. Therapie: Propranolol.

Parkinson bei Systemdegeneration

Bei diesen Multisystemerkrankungen treten neben verschiedenen anderen Symptomen auch die Kernsymptome der Parkinson-Erkrankung auf.

Meist sprechen diese Multisystemdegenerationen nicht genügend auf die Therapie mit L-Dopa oder Dopamin-Agonisten an.

Klinischer Fall

IBZM-Spect: Verfahren zur Diagnostik und Differenzierung des M. Parkinson gegenüber weiteren degenerativen Hirnerkrankungen mit Parkinsonsyndromen (I-123IBZM [= Iodobenzamid] ist ein postsynaptischer D2-Rezeptorligand).

Die sog. Multisystematrophien (MSA) oder die progressive supranukleäre Blickparese (PSP) gehen mit einer Degeneration der prä- und postsynaptischen Anteile des Striatums (Putamen und Nucleus caudatus) einher, während der M. Parkinson eine Degeneration lediglich der präsynaptischen Dopaminrezeptorendichte bewirkt.

Beurteilung: Bei MSA und PSP findet sich eine verminderte Bindung des Tracers im Striatum, während beim M. Parkinson eine normale bis erhöhte Bindung infolge einer kompensatorischen postsynaptischen D2-Rezeptor-Hochregulation vorliegt.

Olivo-ponto-cerebelläre Atrophie. (= OPCA, Syn.: MSA-C): Ataxie, Parkinsonsymptome, Demenz.

Progressive supranukleäre Blickparese (PSP). Syn.: Steele-Richardson-Olszewski-Syndrom. Neben extrapyramidalmotorischen Symptomen mit

Akinese besteht charakteristischerweise eine **vertikale Blickparese,** die v.a. beim Blick nach unten auftritt.

Shy-Drager-Syndrom. (= SDS, Syn.: primäre orthostatische Hypotension). Zusätzlich zu parkinsonoiden Symptomen finden sich Ausfälle des autonomen Nervensystems: **extreme Orthostaseneigung** (Kollaps beim Aufrichten im Bett), Blasenstörung, Impotenz, fehlendes Schwitzen.

Merke

PSP und Shy-Drager-Syndrom werden nach neuerer Anschauung nicht mehr zu den Multisystematrophien gerechnet. Dieser Bereich ist derzeit einem starken Wandel unterworfen.

Chorea major (Chorea Huntington)

Definition. Degenerative Veränderung der Stammganglien mit Atrophie des Corpus striatum. Das Erkrankungsalter liegt zwischen dem 35. und 45. Lebensjahr. Eine Manifestation in der Jugendzeit oder Kindheit ist sehr selten. Das Leiden wird **autosomal-dominant** vererbt. Vollständige Penetranz. Die Krankheit schreitet unaufhaltsam fort. Die Krankheitsdauer liegt durchschnittlich bei 12–15 Jahren.

Ätiopathogenese. Atrophie des Nucleus caudatus und des Putamens durch Nervenzelluntergänge mit Erweiterung der Vorderhörner der Seitenventrikel. Histologisch sind v.a. die kleinen Zwischenneurone (GABA-haltige Ganglienzellen) betroffen. Der Gendefekt liegt auf dem kurzen Arm des Chromosoms 4. Es findet sich eine CAG-Triplet-Expansion.

Symptomatik. Zu Beginn **psychische Veränderungen** wie Reizbarkeit, Unverträglichkeit, sexuelle Haltlosigkeit. Es kann zu Gewalttätigkeitsdelikten und zu schizophreniformen Psychosen kommen. Rasche, ineinander übergehende arrhythmische **Hyperkinesen** der Extremitäten (distal betont) und des Gesichts (Grimassieren), Schluck- und Sprechstörungen, herabgesetzte Muskelspannung. Im späteren Verlauf entwickelt sich eine Demenz, im Endstadium treten Rigidität und Hypokinese auf.

Therapie. Eine kausale Therapie gibt es nicht. Symptomatische Behandlung mit Neuroleptika wie Tetrabenazin, Tiaprid. Genetische Beratung nur mit größter Sachkenntnis und höchster Vorsicht.

Chorea minor (Chorea Sydenham, Chorea rheumatica)

Definition. Spätkomplikation nach rheumatischem Fieber im Rahmen einer Streptokokkeninfektion. Die Krankheit setzt im Kindesalter bis zur Vorpubertät ein. Mädchen sind häufiger betroffen als Knaben. Die Erkrankung heilt unter Therapie klinisch folgenlos aus.

Symptomatik. Hyperkinesen im Sinne von blitzartig einschießenden, raschen Zuckungen einzelner Muskeln und Muskelgruppen mit Bewegungseffekt. Die choreatische Bewegungsunruhe nimmt bei seelischen Belastungen zu. Hypotonie der Muskulatur.

Restless-legs-Syndrom

Definition. Syndrom der „ruhelosen Beine“ mit Empfindungen des Unbehagens und imperativem Bewegungsdrang. Prävalenz: ca. 5–10% der Bevölkerung.

Ätiopathogenese. Unklar, die Mehrzahl der Fälle ist idiopathisch, das dopaminerge Transmittersystem spielt eine wichtige Rolle. Ein Drittel d.F. sind sekundäre Formen, z.B. dialysepflichtige Niereninsuffizienz, Eisenmangelanämie, rheumatoide Arthritis, Schwangerschaft.

Symptomatik. Quälende Dysästhesien (Kribbeln, Ziehen, Reißen, „Krämpfe“) in den Beinen mit motorischer Unruhe. Die Patienten fühlen sich gezwungen, sich zu bewegen, z.B. Schütteln, Umhergehen. Die Symptome treten ausschließlich in Ruhe auf. Zunahme der Beschwerden abends und in der Nacht. Ein- und Durchschlafstörungen. Die neurologische Untersuchung ist unauffällig.

Therapie. L-Dopa, Dopaminagonisten.

3.3.3 Störungen des Hirnstoffwechsels

☞ auch Pädiatrie, Kap. 6.1, und Pathologie, Kap. 22. In der Regel handelt es sich bei den Stoffwechselanomalien um vererbte Enzymdefekte. Diese können sich dadurch auswirken, dass Zwischenprodukte des Stoffwechsels im ZNS, aber auch in anderen Organen des Körpers abgelagert werden. ☞ Tab. 14.14 nennt einige Stoffwechselstörungen.

Therapie des Morbus Wilson. Normalisierung der Kupferbilanz durch kupferarme Diät und Gabe von D-Penicillamin, das über Chelatbildung die Kupferausscheidung fördert.

Klinischer Fall

Eine 21-jährige Frau fällt ihrer Umgebung zunehmend durch ein affektlabiles, reizbares und aggressives Verhalten auf. Sie leidet in letzter Zeit auch – besonders bei psychischer Erregung – an choreatischen Hyperkinesen. Des Weiteren imponiert eine verwaschen-dysarthrische Sprechstörung. Bei einer Untersuchung findet der Arzt zudem einen Nystagmus, einen „Flapping-Tremor" und Zeichen einer Leberzirrhose. Die Coeruloplasmin-Konzentration im Serum ist deutlich vermindert.

Diagnose: Morbus Wilson.

Tab. 14.14: Genetisch bedingte Stoffwechselstörungen des Gehirns

	Symptomatik	Ätiopathogenese
Morbus Tay-Sachs (Gangliosidose, amaurotische Idiotie)	Beginn meist zwischen dem 3. und 8. Lebensmonat, Visusverfall bis zur Erblindung, Pendelnystagmus, schlaffe Paresen, psychischer und geistiger Verfall, Krämpfe; führt in kurzer Zeit zum Tode	Störung des Lipidstoffwechsels, Defekt der Hexosaminidase führt zur Speicherung von GM_2-Gangliosiden in der Retina sowie in Nervenzellen und zu deren Aufblähung
metachromatische Leukodystrophie	Beginn meist im Kindesalter, anfänglich Muskelhypotonie mit Pes valgus, geistige Retardierung, spastische Para- oder Tetraparese mit fehlenden Eigenreflexen, doppelseitige Optikusatrophie mit Blindheit, Ataxie und extrapyramidal-hyperkinetische Syndrome, Demenz. Unvermeidlich letaler Ausgang. Die Aktivität der Arylsulfatase A ist im Urin und in Leukozyten vermindert.	Defekt der Arylsulfatase A verhindert Umbau von Sulfatid zu Zerebrosid, führt zu Sulfatidspeicherung in ZNS und Peripherie und zu Demyelinisierung
Morbus Wilson (hepatolentikuläre Degeneration)	Beginn bevorzugt zwischen dem 15. und 25. Lebensjahr, Kayser-Fleischer-Kornealring, Leberzirrhose, Wesensänderungen, mitunter Durchgangssyndrome und Psychosen, im späteren Verlauf Demenz möglich, extrapyramidale (akinetisch-rigides Parkinson-Syndrom, choreatische Hyperkinesien) und zerebelläre Störungen (Nystagmus, skandierende Sprache), „Flapping-Tremor": grobe Beugebewegungen im Handgelenk insbesondere bei vor- und seitwärts gestreckten Armen („Asterixis"). Erhöhte Kupferausscheidung im Urin. Verminderter Kupfer- und Coeruloplasminspiegel im Serum. Das EEG zeigt nur uncharakteristische Veränderungen	Störung des Kupferstoffwechsels durch Mangel an Coeruloplasmin, das normalerweise 95% des resorbierten Kupfers speichert. Ist die Speicherkapazität der Leber erschöpft, wird Kupfer in Stammganglien, Kornea und Zerebellum abgelagert.

3.4 Entzündliche Prozesse und Entmarkungskrankheiten

3.4.1 Meningitisformen

☞ auch Innere Medizin, Infektionskrankheiten, Kap. 3.5. Zu den Symptomen bei Meningitis ☞ Kap. 1.7.1.

Bakterielle (eitrige) Meningitis

Definition. Eitrige Entzündung von Pia mater und Arachnoidea. Die häufigsten Erreger sind Pneumokokken (beim Erwachsenen 50% der Fälle), Meningokokken, Listerien und Haemophilus influenzae. Bei manchen Formen ist mehr die Konvexität des Gehirns, bei anderen mehr die Hirnbasis befallen.

Symptomatik. Hochakuter Beginn mit heftigsten Kopfschmerzen, Fieber 39–40 °C, Nackensteifigkeit, positiven Kernig-, Brudzinski- und Lasègue-Zeichen, das Bewusstsein ist getrübt, die Patienten können manchmal verwirrt oder delirant sein. Konjunktivitis mit Lichtscheu, fokale oder generalisierte Anfälle, Hirnnervenlähmungen bei basaler Meningitis, später Hydrozephalus. Bei schwerer Pneumokokken- und Meningokokkenmeningitis findet sich häufig ein fiebriger Herpes labialis. Gefürchtete Komplikation der Meningokokken-Meningitis ist das Waterhouse-Friderichsen-Syndrom mit petechialen Hautblutungen und hämorrhagischer Infarzierung der Nebennieren.

Diagnostik. Die wichtigste diagnostische Methode ist die Liquoruntersuchung. Die Bestimmung der Bakterienkultur bestimmt das weitere Vorgehen (s. u.). Der Liquorzucker sinkt unter ein Drittel des normalen Werts, weil die Bakterien Zucker konsumieren. Der Laktatspiegel ist erhöht (Normalwert 1,1–2,1 mmol/l bzw. < 20 mg/dl), weitere Liquorbefunde ☞ Tab. 14.15.

Procedere. Bei dringendem Verdacht auf eine Meningitis sollte folgendermaßen vorgegangen werden:

1. neurologische Untersuchung
2. Entnahme von Blutkulturen zur Erregeranzucht
3. Lumbalpunktion bei Pat. ohne Bewusstseinsstörung oder fokalneurologischem Defizit
4. nachfolgend Antibiotika i. v.

Bei schweren Bewusstseinsstörungen oder Pat. mit fokalneurologischem Defizit (z. B. Paresen) sollte schon unmittelbar nach der Blutentnahme die i. v.-Antibiotikagabe erfolgen, erst anschließend wird die CCT und – wenn der CT-Befund nicht dagegen spricht – die Lumbalpunktion durchgeführt.

Therapie. Die antibiotische Behandlung muss unverzüglich eingeleitet werden, sie wird später nach Erregernachweis und Antibiogramm variiert. Eine Verzögerung der Antibiotikagabe um mehr als 3 Stunden muss vermieden werden (Zunahme der Letalität). Bei zunächst unbekanntem Erreger wird eine Kombinationstherapie empfohlen, z. B. Cephalosporin (z. B. Ceftriaxon) plus Ampicillin (wegen der steigenden Zahl der Listerienmeningitiden). Bei Verdacht auf eine Meningokokkenerkrankung ist nach wie vor Penizillin G ausreichend.

Tab. 14.15: Typische Liquorbefunde bei verschiedenen Meningitisformen

	Aussehen	Zellzahl, Zellart	Gesamteiweiß	Glukose
Normalwerte	klar	1–4/µl Lymphozyten	15–45 mg/100 ml	40–75 mg/100 ml bzw. 2,7–4,8 mmol/l
bakterielle Meningitis	trüb bis eitrig	Lymphozyten 3000–10 000/µl massenhaft Granulozyten	stark erhöht 100–1000 mg/100 ml	stark verringert
lymphozytäre (virale) Meningitis	klar	10–2000/µl überwiegend Lymphozyten, anfangs auch Granulozyten	normal, selten gering erhöht	normal
tuberkulöse Meningitis	klar	20–500/µl Lymphozyten, Monozyten, Granulozyten, („gemischtes Zellbild")	erhöht	stark verringert

Hygienische Maßnahmen. Eine Isolierung ist nur bei einer Meningokokkenmeningitis erforderlich. Prophylaxe bei Kontaktpersonen: Rifampicin über 2 Tage oder Einmalgabe von Ciprofloxacin per os.

Tuberkulöse Meningitis

Sie entsteht im Gefolge einer Tuberkulose durch hämatogene Streuung eines Primärherdes oder einer Organtuberkulose. Typischerweise sind die **Meningen** der **Hirnbasis** und des **Rückenmarks** befallen.

Symptomatik. Die tuberkulöse Meningitis manifestiert sich häufig schleichend mit tage- bis wochenlang andauernden uncharakteristischen Frühsymptomen (Kopfschmerzen, Abgeschlagenheit, Reizbarkeit). Charakteristisch sind **Hirnnervenausfälle,** wobei besonders häufig der N. oculomotorius (innere und äußere Okulomotoriusparese) geschädigt ist, gefolgt vom N. abducens und N. facialis. Greift der Prozess auf das Hirnparenchym über, treten kortikale Herdsymptome wie Anfälle und Paresen auf. Infolge von arachnitischen Verklebungen kann als Komplikation ein Hydrozephalus auftreten.

Diagnostik. Der Liquor ist **eiweißreich** (eventuell **Spinngewebsgerinnsel**) und steht unter **erhöhtem Druck,** der Laktatspiegel ist erhöht, weitere Liquorbefunde ☞ Tab. 14.15. Nachweis des Erregers durch PCR.

Klinischer Fall

Eine 25-jährige Patientin hat seit 14 Tagen zunehmende Kopfschmerzen. Seit drei Tagen fällt sie durch leichte Benommenheit, Konzentrationsstörungen und erhöhte affektive Erregbarkeit auf. Sie kommt jetzt zum Arzt, weil seit gestern eine Abduzensparese rechts besteht.
Diagnose: tuberkulöse Meningitis

Lymphozytäre Meningitis (virale Meningitis)

Hierbei handelt es sich nicht um eine bestimmte Krankheit, sondern um ein vielfältiges Syndrom, das ätiologisch uneinheitliche Meningitisformen zusammenfasst. Die Erreger sind am häufigsten Viren (Echo-, Coxsackie-, Mumps-, Zostervirus).

Symptomatik. Kopfschmerzen, Nackensteifigkeit, Konjunktivitis mit Lichtempfindlichkeit. Fieber und Hyperpathie des Rumpfes sind in der Regel schwächer ausgeprägt als bei der eitrigen Meningitis. Nicht selten kommt es zu Zeichen eines Mitbefalls von Hirnnervenwurzeln oder einer Polyneuroradikulitis, einer Enzephalitis oder Myelitis.

Diagnostik. Blutbild und die BSG sind meist normal. Liquorbefunde ☞ Tab. 14.15.

Meningeosis carcinomatosa

Definition. Diffuse Metastasierung eines Karzinoms in die Meningen. Der Primärtumor sitzt meist in der Lunge oder in der Mamma.

Symptome. Je nach Lokalisation kommt es zu Kopfschmerzen, Hirnnervenlähmungen (III, IV, V, VII, IX, XII) mit Doppelbildern und Dysarthrie. Ferner Anfälle, Ataxie, Hirndruckzeichen, polyradikuläre Symptome. Selten Fieber.

Diagnostik. Der Liquor zeigt häufig erhöhte Zellzahl und besonders hohen Eiweißwert bei niedrigem Liquorzucker. Laktatanstieg ist ein wichtiger Hinweis. Tumorzellen im Liquor finden sich bei Erstpunktion in ca. 60% d. F.

Klinischer Fall

Bei einem 63-jährigen Patienten wurde vor zwei Monaten ein Karzinom der Lunge operativ entfernt. Zurzeit erfolgt eine Polychemotherapie. Er stellt sich jetzt wegen Doppelbildern vor. Sie finden eine Abduzensparese rechts, eine Gaumensegelparese links sowie eine Hypoglossusparese links.
Diagnose: Meningeosis carcinomatosa

Borreliose (Lyme-Krankheit)

Definition. Durch Zeckenbiss ausgelöste entzündliche Multisystemerkrankung infolge bakterieller Infektion mit der Spirochäte Borrelia burgdorferi. Es kommt zu einer **lymphozytären** (!) Meningitis.

Symptomatik. **Stadium I:** Nach Tagen bis Wochen entwickelt sich ein **Erythema chronicum migrans** um die Bissstelle; Fieber, Kopfschmerzen. Nach wenigen Wochen **Stadium II:** Meningoradikuloneuritis (**sog. Garin-Bujadoux-Bannwarth-Syndrom**): Hirnnervenlähmungen (insbesondere N. facialis, auch doppelseitig, und Augenmuskelnerven), schmerzhafte Arthralgien, heftige radikuläre Schmerzen, asymmetrische periphere Extremitätenlähmungen (Polyneuropathie vom Multiplextyp). Lymphadenosis cutis benigna. Monate bis Jahre nach Primärinfektion **Stadium III:** chronisch-intermittierende Arthritiden, Akrodermatitis chronica atrophicans (zigarettenpapierähnliche Haut und prominente Venenzeichnung; fibroide, gerötete Knoten im Bereich der Gelenke), progrediente Enzephalomyelitis.

Diagnostik. Lymphozytäre Pleozytose (ca. 50 Zellen/µl) und Proteinerhöhung im Liquor, Nachweis von IgM-Antikörpern bei frischer Infektion. Oligoklonale Banden als Ausdruck der IgG-Produktion im Liquor (Nachweis durch isoelektrische Fokussierung).

Therapie. Cephalosporine z.B. Ceftriaxon i.v. über 14 Tage.

Klinischer Fall

Bei einer (bisher gesunden) 34-jährigen Frau kommt es (nachdem sie in den letzten drei Wochen an heftigen Schmerzen im Rücken und den Beinen gelitten hat) zu beidseitigen peripheren Fazialisparesen (erst rechts, dann auch links) sowie symmetrischen radikulären Lähmungen an den Beinen. Im Liquor finden sich bei der Lumbalpunktion eine lymphomonozytäre Pleozytose von 38 Zellen/ml und eine mäßige Erhöhung des Gesamteiweißwertes.
Diagnose: Neuroborreliose.

3.4.2 Enzephalitis

Herpes-simplex-Enzephalitis

Definition. Sie wird v.a. durch eine Infektion mit dem Herpes-simplex-Virus Typ I verursacht. Sie ist die häufigste akute nekrotisierende sporadische Virusenzephalitis.

Ätiopathogenese. Das Virus dringt vermutlich über die Riechschleimhaut und den N. olfactorius in das ZNS ein. Man findet hämorrhagisch-nekrotisierende Herde bevorzugt im **basalen Temporal-** und **Frontallappen.** In den Zellkernen der Neurone sind Cowdry-Einschlusskörperchen nachweisbar.

Symptomatik. Prodromalstadium von 1–4 Tagen mit unspezifischen grippalen Allgemeinsymptomen und psychischen Veränderungen. Es kommt zu Fieber und einer **Bewusstseinseintrübung** als Folge eines sich rasch ausbreitenden malignen Hirnödems, sowie zerebrale Herdsymptome v.a. mit **aphasischen** Störungen, **fokalen epileptischen Anfällen** (60% d.F.) und leichten Halbseitenlähmungen.

Diagnostik. Allgemein verändertes EEG mit temporalen Herdbefunden(z.B. steile Wellen). Das CCT ist anfangs normal, hypodense Areale sind ab dem 4.–5. Tag in den Temporallappenregionen nachweisbar, in der MRT bereits 2–3 Tage früher. Lumbalpunktion und Nachweis der Virus-DNA mittels PCR.

Verlauf. Unbehandelt führte sie früher in bis zu 70% der Fälle zum Tode. Die Letalität der behandelten Herpesenzephalitis liegt inzwischen deutlich unter 20%.

Therapie. Schon bei begründeter Verdachtsdiagnose sofortige Gabe von Aciclovir und Antikonvulsiva, z.B. Phenytoin, sowie Ödembehandlung (Mannit, Glycerol). Antibiotische Behandlung bis zur gesicherten Diagnose.

Klinischer Fall

Ein 52-jähriger Oberkellner ist seit zwei Tagen erkrankt mit 39,5 °C Fieber, Kopfschmerzen, Übelkeit und Erbrechen. Hinzu treten Wortfindungsstörungen und dann auch ein sekundär generalisierter tonisch-klonischer Anfall, der zur stationären Aufnahme führte.
Bei der stationären Aufnahme ist der Patient somnolent. Es besteht keine Nackensteifigkeit. Das sofort angefertigte CCT ist unauffällig. Das EEG zeigt eine herdförmige Störung mit epileptischen Potenzialen links fronto-temporal sowie Allgemeinveränderungen.
Diagnose: Herpes-simplex-Enzephalitis.

Frühsommer-Meningoenzephalitis (FSME)

Definition. Durch Zeckenbiss übertragene Infektion mit Flaviviren. Infektionsgipfel in den

Monaten Juni/Juli und September/Oktober. Als Endemiegebiete kommen Süddeutschland und Österreich (Kärnten, Donaugebiete) in Betracht.

Symptomatik. Nach einer Inkubationszeit von drei Tagen bis drei Wochen treten uncharakteristische Kopf- und Gliederschmerzen und Fieber auf. Nach einem beschwerdefreien Intervall von einigen Tagen kommt es zu einem zweiten Fieberanstieg mit Kopfschmerzen, Schwindel und zu Symptomen einer Meningitis oder Meningoenzephalitis.

Diagnostik. Pleozytose im Liquor. Nachweis von IgM-Antikörpern im Serum.

Prophylaxe. Ausreichende Bekleidung zum Schutz vor Zeckenbiss, Meiden von Unterholz. Aktive Immunisierung mit inaktivierten FSME-Viren.

Therapie. Eine kausale Therapie existiert nicht mehr. Die passive Immunisierung ist infolge schwerer Nebenwirkungen nicht mehr zugelassen.

Neurologische Symptome bei AIDS

☞ auch Innere Medizin, Infektionskrankheiten, Kap. 4.4.

Definition. Im Verlauf der durch das Retrovirus HIV verursachten Immunschwäche AIDS kommt es in 30% der Fälle zu klinisch fassbaren neurologischen Komplikationen. Diese beruhen entweder auf einem direkten Befall des ZNS durch das Retrovirus oder sekundär auf **opportunistischen Infektionen.**

Symptomatik. Primärinfektionen durch HIV: akute HIV-Meningoenzephalitis (selten). **Chronische HIV-Enzephalopathie** (AIDS-Demenz-Komplex): häufigste neurologische Komplikation. Störungen des Antriebs und des Affekts, Gedächtnis- und Konzentrationsstörungen, zerebelläre Ataxie, Paraplegie, Harninkontinenz. **Polyneuropathien:** ☞ Kap. 5.1. Opportunistische Infektionen: **ZNS-Toxoplasmose** infolge einer Reaktivierung einer früher durchgemachten Erstinfektion: organische Psychosyndrome, fokale Störungen wie Hemiparesen, Aphasien. Krampfanfälle. Im Kontrastmittel-CT finden sich multiple Toxoplasmosegranulome mit ringförmiger Kontrastmittelanhebung. Die **Zytomegalievirusinfektion** unterscheidet sich klinisch nicht von der HIV-Enzephalopathie. Zur PML ☞ Kap. 7.3.

Subakute sklerosierende Panenzephalitis (SSPE)

Definition. Sehr seltene Slow-Virus-Infektion mit rasch fortschreitender Demenz. Die Krankheitsdauer liegt zwischen 6 und 30 Monaten. Meist bei 8- bis 11-jährigen Kindern **nach Maserninfektionen.** Knaben erkranken wesentlich häufiger als Mädchen.

Symptomatik. Nachlassen der Schulleistung durch abnehmende Merkfähigkeit und Gedächtnisleistung. Demenz, Myoklonien, komplexe extrapyramidale Hyperkinesien, häufig generalisierte Anfälle, im Endstadium: Dezerebration mit apallischem Syndrom.

Diagnostik. EEG: periodisch paroxysmale Delta-Wellen, Liquor: IgG-Erhöhung, Antikörper gegen Masernvirus, oligoklonale IgG-Banden als Ausdruck einer autochthonen IgG-Produktion.

Therapie. Eine Heilungsmöglichkeit ist nicht bekannt.

3.4.3 Creutzfeldt-Jakob-Krankheit

☞ auch Innere Medizin, Infektionskrankheiten, Kap. 8.

Definition. Progrediente Enzephalomyelopathie, hervorgerufen durch Proteinpartikel, sog. Prionen. Die Krankheit ist übertragbar und beginnt im mittleren Lebensalter. Der Altersgipfel liegt zwischen dem 55. und 75. Lebensjahr; die Inkubationszeit wird auf 10–30 Jahre geschätzt. Beide Geschlechter sind etwa gleich häufig betroffen. Die Erkrankung kann sowohl sporadisch (ca. 85% d.F.) als auch hereditär (ca. 15%) vorkommen.

Symptomatik. Sie beginnt in der Regel mit Schlaflosigkeit und psychischen Symptomen (Wesensänderungen). Es entwickelt sich eine zunehmende Demenz mit Aphasie und Dysarthrie. Im weiteren Verlauf kommt es zu zentralen Paresen, zerebellärer Ataxie, Myoklonien und epileptischen Anfällen. Die Krankheit führt nach ca. 6–12 Monaten zum Tode.

Histopathologie. Schwammähnliches Hirngewebe, astrozytäre Gliose, jedoch keine entzündlichen Veränderungen.

Diagnostik. MRT; EEG: periodische triphasische Wellenkomplexe. Liquor: Routineparameter unauffällig. Nachweis des Protein 14-3-3 bei CJK-Patienten, erhöhte Werte für Tau-Protein, Nachweis der neuronenspezifischen Enolase.

Therapie. Nicht bekannt.

3.4.4 Hirnabszess

Definition. Hirnabszesse sind umschriebene, z.T. abgekapselte, intrazerebrale Eiterherde.

Ätiopathogenese. Abszesse werden am häufigsten durch Staphylokokken, Streptokokken, Enterokokken und Pneumokokken hervorgerufen. Sie entstehen meistens **hämatogen** (Bronchiektasien, abszedierende Pneumonie, Endokarditis), **fortgeleitet** (Otitis media, Sinusitis), seltener **traumatisch** (offene Schädel-Hirn-Verletzungen).

Symptomatik. Das klinische Bild entspricht meist der progredienten Symptomatik einer intrakraniellen Raumforderung.

Diagnostik. Im Nativscan: scharf begrenzte Zone verminderter Dichte. **Ringstruktur** im CCT nach Kontrastmittelgabe (bei abgekapseltem Abszess), mit deutlichem perifokalem Ödem (☞ Abb. 14.18).

Therapie. Antibiotika unter CT-Kontrolle oder Radikaloperation, wenn der Abszess abgekapselt ist.

3.4.5 Verschiedene Formen syphilitischer Erkrankungen

Luetische Meningitis des Sekundärstadiums

Schon im Sekundärstadium der Lues, während des sog. Erstlingsexanthems, kommt es in vielen Fällen zu einer **meningealen Reaktion.** Die Behandlung erfolgt mit Penizillin. Meist Rückbildung innerhalb von 3–5 Jahren. Erreger ist die Spirochäte Treponema pallidum.

Symptomatik. Kopfschmerz, Abgeschlagenheit, Leistungsschwäche als Ausdruck einer meningealen Reaktion.

Diagnostik. Liquorzellzahl und Eiweiß sind leicht erhöht.

Neurolues

Wurde im Frühstadium der Lues keine ausreichende Penizillinbehandlung durchgeführt, besteht die Gefahr einer Neurolues. Neurolues sind die Spätformen der Lues mit Befall des ZNS.

Progressive Paralyse:

- **Definition.** Chronische Meningoenzephalitis, v.a. des Stirnhirns. Sie tritt bei 2–5% aller luetisch Infizierten ab dem 8.–15. Jahr nach der Infektion auf.

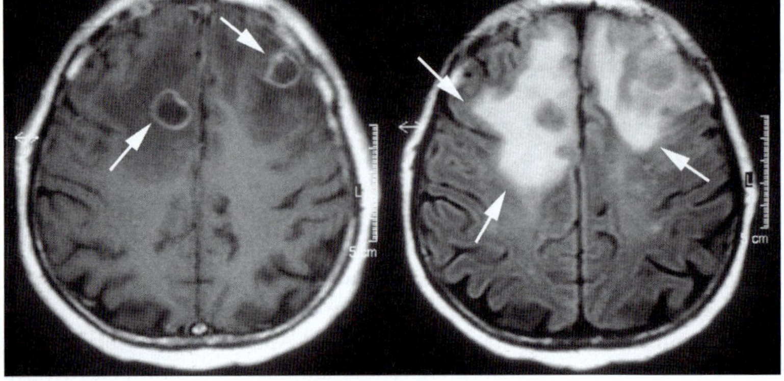

Abb. 14.18: Multiple Hirnabszesse, MRT. Links nach Gabe von Kontrastmittel: die Abszesskapseln stellen sich als ringförmige Struktur dar. Rechts: Darstellung des ausgeprägten Hirnödems. [3]

- **Ätiopathogenese.** Treponemen finden sich in der Hirnrinde und in den Stammganglien. Morphologisches Substrat ist eine Hirnrindenatrophie.
- **Symptomatik.** Beginn mit Syndromen wie Merkfähigkeits- und Konzentrationsstörungen und Leistungsabfall, sie endet mit der Demenz. Man beobachtet eine zunehmende Verflachung der Persönlichkeit, Affektlabilität und Psychosen. Frühzeitig fallen eine Unruhe der mimischen Muskulatur („mimisches Beben") und artikulatorische Sprachstörungen mit „verschmierten" Silben auf. In der Mehrzahl der Fälle finden sich Pupillenstörungen (reflektorische Pupillenstarre = Argyll-Robertson-Pupille, ☞ Kap. 1.5).

Tabes dorsalis („Rückenmarksschwindsucht"):

- **Definition.** Entzündlich-degenerative Krankheit der Hinterstränge des Rückenmarks, der hinteren Wurzeln und der Pia. Sie tritt bei 1–5% aller luetisch Infizierten ab dem 10.–20. Jahr nach der Infektion auf
- **Ätiopathogenese.** Entmarkungsprozess des Hinterstrangs und der Hinterwurzeln
- **Symptomatik.** Lanzinierende (anfallsartig auftretende, stechend-bohrende) Schmerzen in den Gliedmaßen. Fast immer Argyll-Robertson-Phänomen, Augenmuskellähmungen (N. oculomotorius, N. abducens), Doppelbilder, Optikusatrophie bis zur Amaurose. Die Läsion der Hinterstränge und Hinterwurzeln führt zu sensibler Gangataxie, Hypotonie der Beinmuskulatur, gestörtem Vibrations- und Lageempfinden an den unteren Extremitäten, verzögerter Schmerzleitung. Fehlende Patellar- und Achillessehnenreflexe infolge der Unterbrechung des spinalen Reflexbogens in den Hinterwurzeln. Blasenstörungen, deformierende, schmerzlose Veränderungen einzelner großer Gelenke (tabische Arthropathie).
- **Therapie.** Bei allen Formen der Lues rechtzeitige und hoch dosierte Gabe von Penizillin.

3.4.6 Encephalomyelitis disseminata (Multiple Sklerose)

Definition. Schubweise oder chronisch-progredient verlaufende immunvermittelte entzündliche Entmarkungskrankheit des Gehirns und des Rückenmarks unbekannter Ursache.

Vorkommen. Die Encephalomyelitis disseminata (ED) ist eine der häufigsten Nervenkrankheiten, die Prävalenz liegt in Deutschland bei ca. 80 auf 100 000 Einwohner. Die ED zeigt ein Nord-Süd-Gefälle mit hohem Erkrankungsrisiko im Norden Europas und in Nordamerika. In den nördlichen Bundesstaaten der USA ist die ED häufiger vertreten als in den südlichen. Sie manifestiert sich meist zwischen dem 20. und 40. Lebensjahr. Frauen erkranken etwa doppelt so häufig wie Männer. Familienuntersuchungen ergaben ein erhöhtes Erkrankungsrisiko für Angehörige eines ED-Kranken.

Verlauf. Bei ca. 80% **schubweise** mit Remissionen. Das Intervall zwischen zwei Schüben kann wenige Monate bis zu 1–2 Jahre, im Durchschnitt 1,4 Jahre dauern. Bei einem Teil der Kranken nimmt die ED einen **primär chronisch-progredienten** Verlauf ohne Remissionen (10–15%). Viele Kranke sind noch jahrelang nach Ausbruch der ED berufstätig.

Ätiopathogenese. Die Ursache ist unbekannt, genetische Faktoren spielen vermutlich eine prädisponierende Rolle. Man nimmt an, dass es sich um eine T-Zell-vermittelte **Autoimmunkrankheit** handelt. Die perivaskulär betonte entzündliche Entmarkung spielt sich vornehmlich an den Ventrikelwinkeln ab, kann aber disseminiert überall in der weißen Substanz des Hirns und des Rückenmarks auftreten. Die herdförmige Auflösung der Myelinhülle führt zu Störungen in der Erregungsleitung. Die disseminierten Entmarkungsherde **(Plaques)** können den Durchmesser eines Stecknadelkopfs bis zu dem einer Euromünze einnehmen und sind um größere Venen oder an ihnen entlang angeordnet. In frischen Herden lassen sich lymphoplasmazelluläre Infiltrate nachweisen. Man spricht von einer Sklerose, weil größere Herde gliös vernarben.

Prädilektionsstellen. Bevorzugt in der Umgebung der Ventrikel, Hirnstamm, insbesondere Pons, Sehnerv, Kleinhirn, Hinterstränge des Rückenmarks.

Symptomatik. Häufig gestörte Okulomotorik, z.B. als internukleäre Ophthalmoplegie (INO) mit dissoziiertem Nystagmus, Doppelbilder infolge Augenmuskelparesen. **Retrobulbäre Opti-**

kusneuritis, einseitig oder doppelseitig, mit Visusminderung (z. B. Schleiersehen) oder vorübergehender Blindheit. Die Optikusneuritis kann ein Frühsymptom der ED sein. Sehr häufig (81%) sind **zentrale (spastische) Paresen** mit lebhaften Reflexen, Steifigkeit des Ganges bis zur kompletten Para-, Hemi- oder Tetraplegie. Häufig sind **positive Pyramidenbahnzeichen** (Babinski-Zeichen) zu finden. Abgeschwächte oder erloschene Bauchhautreflexe sind ein **Frühsymptom.** Ebenfalls häufig (83%) sind **Sensibilitätsstörungen** wie Parästhesien an den Extremitäten, v. a. an Händen und Füßen. Unter dem **Lhermitte-Zeichen** versteht man kribbelnde Missempfindungen in den Händen und entlang der Wirbelsäule beim Vorwärtsneigen des Kopfes. Beeinträchtigung des Berührungs- und des Lageempfindens → sensible Ataxie. Oft Blasenstörungen. Sehr häufig sind **zerebelläre** Erscheinungen (79%): Nystagmus, Intentionstremor, skandierende Sprache **(Charcot-Trias),** zerebelläre Ataxie. Änderungen der Körpertemperatur können zu einer Verschlechterung der Symptomatik führen (Uhthoff-Phänomen). Wesensänderungen wie unangemessene Euphorie und Kritiklosigkeit, häufiger aber depressive Entwicklung. Im späteren Verlauf entstehen oft kognitive Beeinträchtigungen.

Diagnostik. Schubweiser Verlauf und multilokuläre Symptome begründen den Verdacht einer ED. Visuell evozierte Potenziale (VEP) sind bei ca. 80% pathologisch, weitere wegweisende elektrophysiologische Untersuchungen sind akustisch evozierte Potenziale (AEP), somatosensibel evozierte Potenziale (SEP) und motorisch evozierte Potenziale (MEP). Liquorbefund: In mehr als ¾ d. F. ist der Liquor pathologisch verändert, leichte **lymphozytäre Pleozytose** (10–20 Zellen/ml), Plasmazellen, das Gesamteiweiß ist normal oder leicht (0,60–0,80 g/l) erhöht. Deutliche Vermehrung des IgG mit intrathekaler Bildung, nachweisbar als **oligoklonale Banden.** Diese autochthone IgG-Vermehrung im Liquor wird durch den sog. Delpech-Lichtblau-Quotienten erfasst. Unter den bildgebenden Verfahren hat sich die MRT als Methode der Wahl durchgesetzt (☞ Abb. 14.19). Sie zeigt besonders frühzeitig und in größerer Häufigkeit Entmarkungsherde als das CT.

Therapie. Eine kausale Therapie ist unbekannt. Nach derzeitiger Studienlage ist die Gabe von **Interferon β1** mit immunmodulatorischen Eigenschaften Mittel der Wahl. Alternativ kann **Copolymer 1** (Glatirameracetat), ein synthetisches Polypeptid, eingesetzt werden. Bei schweren Verläufen vermindert Mitoxantron die Krankheitsprogression. Wegen der Gefahr der Kardiotoxizität muss eine Lebensmaximaldosis beachtet werden. Eine **hochdosierte Cortisonbehandlung** (Methylprednisolon) über einige Tage verkürzt die Dauer des akuten Schubs. Wichtig sind **Krankengymnastik** zur Verbesserung von Stand und Gang und eine **Therapie der Blasenstörung.** Zur medikamentösen Behandlung der Spastik ☞ Kap. 1.3.1.

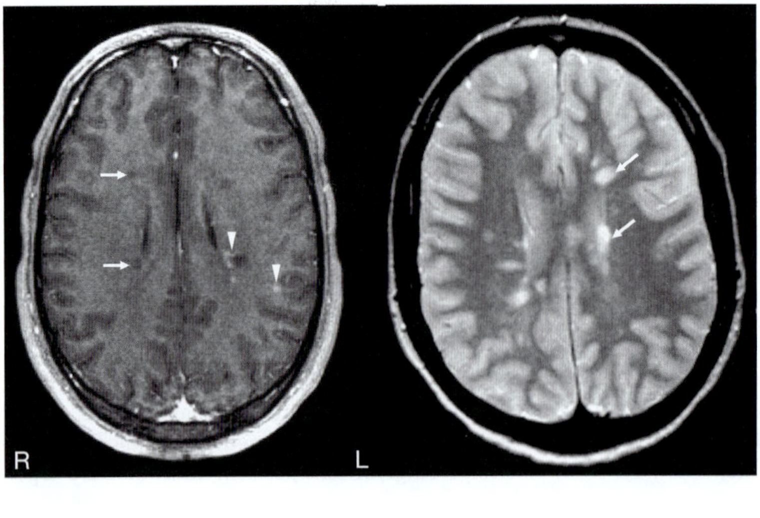

Abb. 14.19: Encephalomyelitis disseminata, Entmarkungsherde; 2 verschiedene Patienten, MRT (Pfeile) [1, 3]

3.5 Traumen

Zur Einteilung der Schweregrade eines Schädel-Hirn-Traumas (Tönnis-Loew, Glasgow-Koma-Skala) ☞ Chirurgie, Kap. 10.1.3.

3.5.1 Gedeckte Hirnverletzungen

Definition. Die Hirnverletzungen liegen unter einer intakten harten Hirnhaut.

Commotio cerebri (Hirnerschütterung)

Definition. Durch Schädelprellung verursachte akute Funktionsstörung des Gehirns ohne nachweisbare anatomische Veränderungen.

Symptomatik. Kardinalsymptom ist die sofort einsetzende **Bewusstseinsstörung** (Bewusstseinseintrübung oder -verlust) von einer Dauer zwischen wenigen Sekunden bis zu einer Stunde. Für den Zeitraum dieser Bewusstseinsstörung **nach** dem Unfall besteht eine Erinnerungslücke (anterograde Amnesie). Sie kann einige Minuten, aber auch mehrere Stunden betragen. Meist liegt auch eine **retrograde Amnesie** vor, d.h. der Patient kann sich an die letzten Ereignisse **vor** dem Unfall nicht mehr erinnern. Kennzeichnend sind ferner Übelkeit, Erbrechen und Schwindel. Keine neurologischen Ausfälle.

Diagnostik. Unspezifische EEG-Veränderungen sind nur innerhalb der ersten Stunden nach dem Trauma nachweisbar.

Therapie. Bei unauffälligen Befunden und subjektiver Beschwerdefreiheit Klinik-Entlassung, ansonsten Überwachung für 24 h.

Contusio cerebri (Hirnprellung)

Definition. Funktionsstörung des Gehirns, die mit einer lokalisierbaren substantiellen Hirnschädigung einhergeht.

Ätiopathogenese. Kontusionell geschädigt werden v.a. der Kortex (Rindenprellungsherde), aber auch das Marklager, die Stammganglien und der Hirnstamm. Nicht nur die Auftreffstelle der Gewalt (sog. Coup-Herd) wird geschädigt, sondern auch die gegenüberliegende Seite (Contrecoup) ist stark betroffen, weil sie einer erheblichen Sogwirkung (kurz andauernder Unterdruck) ausgesetzt ist. Der Contrecoup-Mechanismus führt vorzugsweise zu frontobasal und temporobasal gelegenen Läsionen.

Symptomatik. Mehrstündige bis tagelange Bewusstseinsstörung, anterograde und retrograde Amnesie, **zerebrale Herdsymptome** (Hemi- oder Tetraparese, epileptische Anfälle, Aphasien), ferner Hirnnervenausfälle. Häufig findet man auch ein **traumatisches hirnorganisches Psychosyndrom** (drei Verlaufsstadien: Koma, Delir, Korsakow-Syndrom).

Verlauf. Eine schwere, primäre (traumatische) Hirnstammschädigung (Dezerebration, Bulbärhirnsyndrom) wird meist nicht überlebt. Eine sekundäre (reaktive) Hirnstammschädigung beeinträchtigt die Vitalfunktionen (Atmung, Herz- und Kreislaufregulation) und hat damit eine Verstärkung des hypoxischen Ödems zur Folge. Die Prognose ist abhängig von der Dauer des Komas.

Dauerfolgen. Nach einer Contusio cerebri können körperliche und psychische Dauerschädigungen (Reizbarkeit, Antriebsarmut, Nachlassen der intellektuellen Fähigkeiten) zurückbleiben. Um überzogenen Entschädigungswünschen („Rentenneurose") bei entschädigungspflichtigen Unfällen vorzubeugen, sind eine genaue Untersuchung und eine exakte Dokumentation erforderlich.

Therapie. Freihalten der Atemwege (Gefahr der Aspiration), Sicherung einer ausreichenden Sauerstoffzufuhr zum geschädigten Gehirn, Ödemprophylaxe (Mannit, Sorbit, Glycerin) mit Hochlagerung des Oberkörpers (30°) und Kreislaufunterstützung.

Compressio cerebri (Hirnquetschung)

Definition. Auswirkungen der traumatisch bedingten epiduralen, subduralen und intrazerebralen Hämatome sowie des umschriebenen Hirnödems. Bei etwa 10% aller Schädel-Hirn-Traumen tritt eine Compressio cerebri auf.

Epidurales Hämatom

Definition. Arterielle Blutung zwischen Schädelknochen und Dura mater mit resultierender Gehirnkompression.

Ätiopathogenese. Zerreißung der A. meningea media oder eines ihrer Äste, häufig aufgrund einer Fraktur der temporo-parietalen Schädelkapsel. Das auslösende Trauma kann gering sein (Bagatelltrauma).

Symptomatik. Das **Bewusstsein trübt** ein. In einem Teil der Fälle schließt sich an die initiale Bewusstseinsstörung zunächst ein symptomarmes, **freies Intervall** an, bis schließlich die Bewusstseinseintrübung erneut einsetzt und der Zustand des Patienten sich progredient verschlechtert. Durch Kompression einer Hirnhälfte kommt es zur **kontralateralen Hemiparese,** häufig auch zu einer **homolateralen Mydriasis** durch Druck auf den N. oculomotorius → Anisokorie. Innerhalb weniger Stunden kann eine Einklemmung des Hirnstammes im Tentoriumschlitz auftreten, die zu einer Dezerebration führt. Der Patient stirbt am Versagen der medullären Kreislauf- und Atemregulation.

Diagnostik. Im CCT zeigt sich eine scharf begrenzte, **bikonvexe,** hyperdense raumfordernde Läsion.

Therapie. Schädeltrepanation mit Entlastung des Hämatoms.

Subdurales Hämatom

Definition. Blutung zwischen Dura mater und Arachnoidea (☞ Abb. 14.20).

Ätiopathogenese. Verletzung von Brückenvenen aufgrund einer Hirnkontusion. Die Brückenvenen (Vv. cerebri superiores) ziehen über die Hirnkonvexität hinweg und münden in den Sinus sagittalis superior. In ihrem Verlauf müssen sie eine kurze Strecke den Subduralraum durchziehen. Das auslösende Trauma kann gering sein und ist dem Patienten oft nicht erinnerlich (Bagatelltrauma).

Symptomatik. Das subdurale Hämatom verläuft akut, subakut oder chronisch. Die Symptomatik entspricht im Großen und Ganzen der des epiduralen Hämatoms, jedoch weniger dramatisch. Typisch sind die progrediente Bewusstseinsstörung, eine homolaterale Ophthalmoplegie und kontralaterale Hemiparese. Das sog. chronische subdurale Hämatom entwickelt sich erst Wochen bis Monate nach dem Trauma und geht oft mit unspezifischen Symptomen wie Kopfschmerz, psychomotorischer Verlangsamung und Gedächtnisstörungen einher.

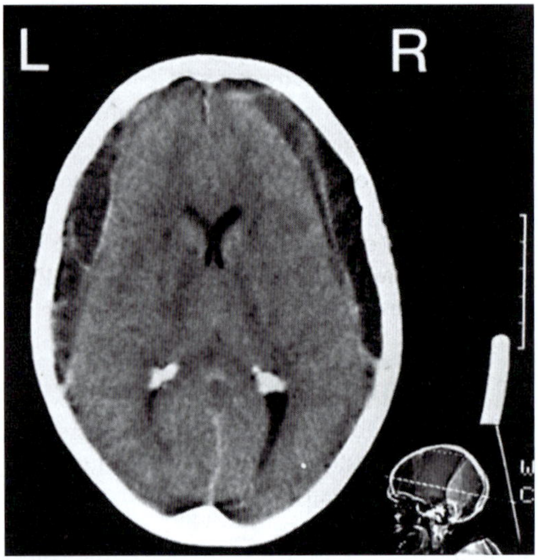

Abb. 14.20: Subdurales Hämatom [5]

Diagnostik. Im CCT hyperdense, manchmal isodense, **sichelförmige** Zone, die breitflächig der Kalotteninnenseite anliegt.

Therapie. Operative Hämatomentlastung.

Traumatisches intrazerebrales Hämatom

Definition. Kontusionsblutung in das Hirnparenchym, vorwiegend temporal und frontal, in der Mehrzahl mit sub- oder epiduralen Hämatomen kombiniert. Die Blutung kann in die Ventrikel einbrechen.

Symptomatik. Heftige Kopfschmerzen, Erbrechen, Herdsymptome wie Hemiparesen und Aphasien, Bewusstseinsstörung bis zum Koma. Weite, lichtstarre Pupillen deuten auf eine drohende Einklemmung des Mittelhirns (Dezerebration) hin.

Verlauf. Schlechte Prognose bei Ventrikeleinbruch.

Therapie. Hämatomausräumung bei großen raumfordernden Blutungen. Die häufigen kleinen Kontusionsblutungen bedürfen keiner Therapie.

3.5.2 Dissoziierter Hirntod

Definition. Vollständiger, irreversibler Funktionsausfall des Gehirns bei erhaltener Herzleistung. In der Mehrzahl der Fälle tritt er nach einem Hirntrauma auf. Die Diagnose Hirntod muss von zwei unabhängigen Untersuchern festgestellt werden.

Klinische Kriterien. Koma, Ausfall der Spontanatmung, Ausfall von Hirnstammreflexen (lichtstarre Pupillen, Fehlen des Kornealreflexes, Fehlen von Reaktionen auf Schmerzreize im Trigeminusgebiet, Fehlen des Würgreflexes). Die Feststellung eines Nulllinien-EEG kann erforderlich sein. Eine Intoxikation muss ausgeschlossen werden.

3.6 Gefäßkrankheiten

3.6.1 Allgemeines

Anatomie der Hirndurchblutung

Die Versorgungsgebiete der großen Hirnarterien sind im Folgenden genannt (☞ Abb. 14.21).

- **A. cerebri anterior:** mediale Großhirnhemisphäre bis zum Sulcus parietooccipitalis: Frontallappen, ein Teil des Parietallappens, Commissura anterior, Balken, Columnae fornicis, vorderer Schenkel der Capsula interna, Corpus striatum, Hypothalamus, sowie ein schmaler Anteil im Bereich der Mantelkante für die untere Extremität
- **A. cerebri media:** Außenseite der Großhirnhemisphäre und Seitenkante des Schläfenlappens, ein Teil des Frontallappens, des Schläfenlappens und des Okzipitallappens; Inselrinde, Commissura anterior, Putamen, Globus pallidus, Cap-

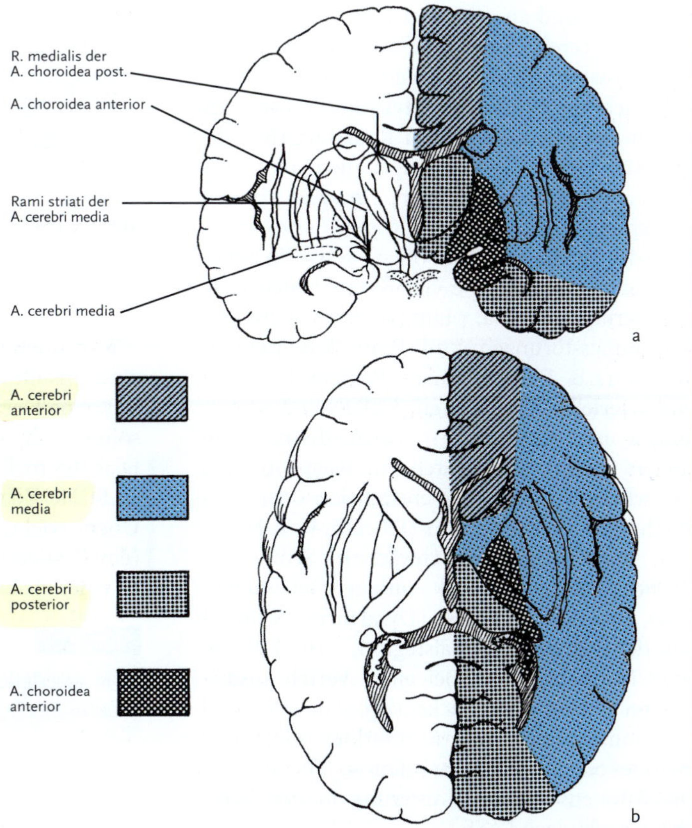

Abb. 14.21: Arterielle Versorgung der inneren Hirnstrukturen: **(a)** Frontalschnitt, **(b)** Horizontalschnitt

sula interna, Nucleus caudatus, die Sprach- und Gehörzentren, die sensomotorischen Rindenfelder mit Ausnahme der Anteile für die untere Extremität

- **A. cerebri posterior:** Nucleus ruber, Substantia nigra, Thalamus, Kerne des N. oculomotorius und des N. trochlearis, Anteile des Hypothalamus, das Tektum und das Tegmentum
- **A. vertebralis:** kaudaler Anteil des Kleinhirns, dorsolateraler Anteil der Medulla oblongata
- **A. basilaris:** rostrale Anteile der Medulla, Pons, Teile des Tegmentums, Kleinhirnrinde, Kleinhirnkerne, Vierhügelplatte, Corpus pineale.

Ursachen zerebraler Durchblutungsstörungen

In der überwiegenden Zahl der Fälle ist eine **Arteriosklerose** die Ursache einer vaskulären Insuffizienz. Aus lokalen Gefäßwandveränderungen entwickeln sich Stenosen oder thrombotische Verschlüsse (☞ Abb. 14.22). Die Hirnarteriosklerose tritt an den großen extrakraniellen, hirnversorgenden Gefäßen (A. carotis interna, A. vertebralis) und an größeren intrakraniellen Arterien (A. cerebri media, A. cerebri anterior, A. cerebri posterior und A. basilaris) auf. An zweiter Stelle steht die **hypertone Arteriolosklerose.** Dies betrifft vor allem die langen Radiärarterien, die das Marklager, die Stammganglien und den Hirnstamm versorgen. Andere Ursachen können sein: embolische Gefäßverschlüsse (arterio-arterielle oder kardiogene Embolien) sowie in seltenen Fällen entzündliche Gefäßkrankheiten (z.B. Panarteriitis nodosa, Lupus erythematodes), Gerinnungsstörungen und Blutviskositätsänderungen (z.B. Polyzythämie). Weitere Ursachen sind **arterielle Dissektionen** (Gefäßwandaufspaltungen mit Einblutung). **Carotisdissektionen** können bedingt sein durch ein Bagatelltrauma z.B. schweres Heben, Hyperextension oder auch durch ein Marfansyndrom (Fibrillin-Gen-Mutation mit Bindegewebsschwäche). Symptome: Horner-Syndrom (Druck infolge Gefäßhämatom), Hypoglossus-Parese (Dysarthrie), Schmerzen der betroffenen Halsregion, evtl. Zeichen eines Media-Infarktes. Bei einer **Vertebralisdissektion** kommt es zu Nackenkopfschmerzen und Symptomen eines Posteriorinfarktes, Kleinhirninfarktes oder einer Basilarisstenose. Therapie der Dissektionen: Vollheparinisierung in der Akutphase, nachfolgend ASS.

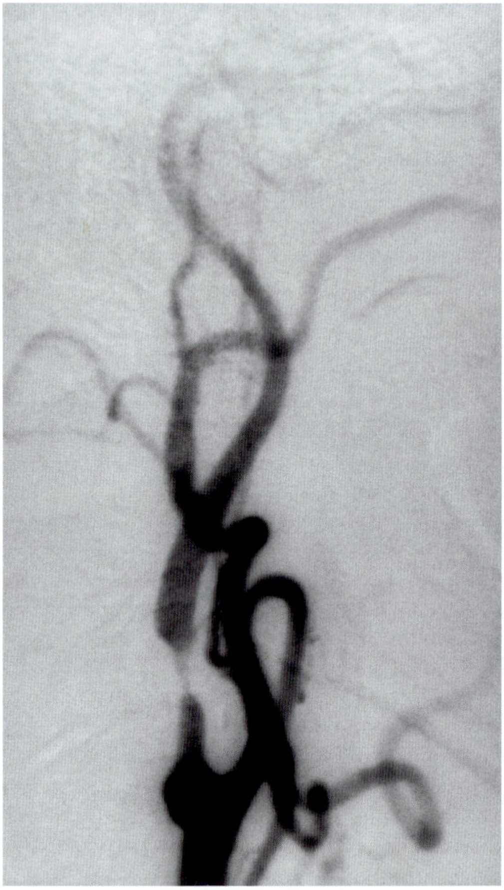

Abb. 14.22: Stenose der A. carotis interna rechts [5]

Mit zunehmendem Lebensalter steigt das Risiko eines Insultes, v.a. wenn ein arterieller Hypertonus, eine Herzerkrankung, insbesondere eine absolute Arrhythmie mit Vorhofthrombus, oder ein Diabetes mellitus vorliegt. Weitere Risikofaktoren sind Herzklappenfehler, Hypercholesterinämie, Übergewicht, Nikotinabusus, Homocysteinämie (ein Anstieg der Aminosäure Homocystein führt zu einer Frühareriosklerose).

Merke

Die arterielle Hypertonie ist der größte Risikofaktor des Schlaganfalls!

3.6.2 Klinik

Schlaganfall (Insult)

Definition. Umschriebene arterielle Durchblutungsstörungen des Gehirns mit meist schlagartig (apoplektisch) auftretenden neurologischen Symptomen. Zerebrale Insulte beruhen in etwa 85% der Fälle auf einer **Minderdurchblutung** und in ca. 15% auf einer **Massenblutung.** Der Schlaganfall hat verschiedene Ursachen (s. o.). Schlaganfälle stehen an dritter Stelle der Todesursachen in Deutschland. Der ischämische Insult ist die häufigste neurologische Krankheit überhaupt.

Verlaufsvarianten. Man unterscheidet nach Grad der Ausprägung und Verlauf verschiedene Stadien.

Transitorische ischämische Attacke (TIA)

Definition. Insulte mit plötzlich einsetzenden neurologischen Störungen, die innerhalb 1 h vollständig abklingen (frühere Definition: innerhalb von 24 h) und keine Läsionen im Gehirn hinterlassen. Meistens dauern die flüchtigen Insulte aber nur wenige Minuten. Die Attacken haben die Tendenz, sich zu wiederholen. Sie sind nicht selten die **Vorboten eines Hirninfarkts,** wie z. B. die **Amaurosis fugax,** eine flüchtige, einseitige Sehstörung aufgrund einer Mikroembolie im Versorgungsgebiet der A. carotis (A. ophthalmica), oder eine kurz andauernde Aphasie, eine flüchtige Arm-/Beinparese und **Drop-Attacks** (plötzliches Hinfallen ohne Bewusstlosigkeit bei vertebrobasilärer Insuffizienz). Die Einteilung in TIA und PRIND gilt inzwischen als veraltet, ist aber nach wie vor im klinischen Alltag gebräuchlich.

Ätiopathogenese. Mikroembolien von ulzerierenden atheromatösen Plaques extrakranieller (Karotisbifurkation, Aortenbogen) und intrakranieller Gefäße oder kardiogene Mikroembolien. Für Mikrozirkulationsstörungen gelten verschiedene Faktoren als maßgeblich (Plasmaviskosität etc.).

Prolongiertes reversibles ischämisches neurologisches Defizit (PRIND)

Definition. Neurologische Ausfälle, die innerhalb von 3 Tagen vollständig wieder abklingen.

Progredienter Insult

Definition. Fortschreitende Zunahme von neurologischen Ausfällen über 6–12 h.

Ätiopathogenese. Wachsender Thrombus, wiederholte Embolien, zunehmendes Hirnödem.

Kompletter Insult (Hirninfarkt)

Definition. Die neurologischen Ausfälle bilden sich nicht oder nur unvollständig zurück.

Diagnostik. Im CCT demarkiert sich ein ischämischer Infarkt nach ca. 12–24 h als hypodense Zone, die frühesten Veränderungen sind 3–6 h nach Symptombeginn erkennbar. Die sog. Frühzeichen eines Infarktes sind: thrombosierte Arterie als hyperdense Struktur darstellbar (hyperdenses Media-Sign); Verlust der Differenzierung von weißer und grauer Substanz; frühe hypodense Areale, evtl. Ödementwicklung (lokale Schwellung mit Kompression der inneren und äußeren Liquorräume). Mittels cMRT kann ein Infarkt rascher nachgewiesen werden. Nach mehreren Tagen kann das Infarktareal durch Schädigung der Blut-Hirn-Schranke Kontrastmittel aufnehmen. Die Doppler-Sonographie gibt Auskunft über hämodynamisch relevante Strömungsbehinderungen. Eine MR-Angiographie ist indiziert bei V. a. Dissektionen und vor Karotisoperation.

Therapie. Überwachung der Atmung, evtl. Beatmung, Behandlung von Herzinsuffizienz und Herzrhythmusstörungen, initial keine generelle und zu rasche Blutdrucksenkung wegen der Gefahr der Minderperfusion (Behandlung nur bei längerdauernden systolischen Werten über 200 mmHg, Zielwerte: 160–180 mm Hg), evtl. Senkung des Hämatokrit (Verbesserung der Hirndurchblutung), Behandlung des Hirnödems (Mannit, Glycerin), eine vorsichtige Hyperventilation senkt den arteriellen pCO_2 und führt zur Abnahme des intrakraniellen Drucks. Normalisierung erhöhter Blutzuckerwerte und Fiebersenkung mittels kalkulierter Antibiotikagabe.

Eine **Lysetherapie** mit rt-PA bei ischämischem Insult innerhalb eines Zeitfensters von 3–4,5 h nach Symptombeginn verbessert bei vielen Patienten die Progredienz und Prognose der Erkrankung. Ausschlusskriterien für eine Lyse sind: unklarer Zeitpunkt, Insult innhalb der letzten 3 Monate, Marcumarisierung, gastrointestinale Ulzera.

Bei höhergradigen, klinisch symptomatischen Stenosen (> 70%) der A. carotis interna wird eine Karotis-Thrombendarteriektomie empfohlen. Zur Sekundärprophylaxe, nach rezidivierenden TIAs und z.T. auch bei asymptomatischen Stenosen werden Thrombozytenfunktionshemmer empfohlen, z.B. ASS, Clopidogrel.

Merke

Eine rasche Blutdrucksenkung, auch bei systolischen Werten um 200 mmHg, gilt im akuten Stadium eines ischämischen Infarktes als Kunstfehler! Initial sind Blutdruckwerte um 200 mmHg tolerabel. Nur bei Hirnblutungen ist eine frühzeitige Blutdrucksenkung sinnvoll.

Symptomatik nach Gefäßgebieten

Arteria-carotis-interna-Syndrom. Prädilektionsstellen der Arteriosklerose sind die Karotisbifurkation und der Karotissyphon. Es finden sich flüchtige **kontralaterale Halbseitensymptome,** auch flüchtige ipsilaterale **Sehstörungen** (Amaurosis fugax) aufgrund von Zuflussstörungen der ipsilateralen A. ophthalmica. Ist die dominante Hirnseite betroffen, kann eine Aphasie auftreten. Bei einem extrakraniellen Verschluss gibt es eine gute Kollateralversorgung über A. ophthalmica, A. communicans anterior und Aa. communicantes posteriores. Bei komplettem Karotisverschluss und insuffizienter Kollateralversorgung entstehen schwere Insulte.

Arteria-cerebri-media-Syndrom. Hirninfarkte infolge intrakranieller Arterienverschlüsse betreffen am häufigsten das Versorgungsgebiet der A. cerebri media.

Charakteristisch ist eine kontralaterale, brachiofazial betonte Hemiparese, bei großen Infarkten auch homonyme Hemianopsie. Sprachstörungen, wenn die dominante Hemisphäre betroffen ist.

Arteria-cerebri-anterior-Syndrom. Ein Verschluss der A. cerebri anterior ist sehr viel seltener als ein Mediaverschluss. Symptomatisch sind eine beinbetonte Hemiparese und gelegentliche Blasenstörung.

Arteria-cerebri-posterior-Syndrom. **Kontralaterale homonyme Hemianopsie** oder Quadrantenausfälle. Da die A. cerebri posterior den Thalamus versorgt, kann ein kontralaterales **Thalamussyndrom** entstehen (Störung der Tiefensensibilität in der kontralateralen Körperhälfte).

A. vertebralis und A. basilaris. Der Verschluss der **Aa. vertebrales** führt nicht immer zu klinischen Symptomen, weil über den Circulus arteriosus Willisii eine Kompensation erfolgen kann. Am ehesten ist mit einem Wallenberg-Syndrom zu rechnen. Wird der Blutstrom in der **A. basilaris** plötzlich unterbrochen, so kommt es zu einer akuten Bulbärparalyse, Tetraparese der Extremitäten, Ausfällen im Trigeminusgebiet, Lähmung der mimischen Muskulatur, horizontalen Blickparesen, Augenmuskellähmungen. Bei vollständigem Verschluss entsteht ein massiver Hirnstamminfarkt mit Koma, der meist rasch zum Tode führt.

3.6.3 Ätiopathogenetische Klassifikation der Infarktmuster

Makroangiopathien

Territorialinfarkte:

- **Definition.** Thromboembolischer Verschluss der großen Hirnarterien. Die Folge ist ein Infarkt im Versorgungsgebiet der verschlossenen Arterie („Territorialinfarkt"). Sie sind häufig (☞ Abb. 14.23).
- **Ätiopathogenese.** Die Embolien gehen vom Herzen (z.B. sekundäre thrombotische Auflagerungen bei Mitralklappenprolaps, dilatative Kardiomyopathie) oder von dem Gehirn vorgeschalteten Arterien (Plaques an der A. carotis interna oder A. vertebralis) aus.

Hämodynamisch verursachte Infarkte:

- **Definition.** Seltene Infarkte, die durch Strömungshindernisse (Stenosen) entstehen. Man unterscheidet Endstrominfarkte und Grenzzoneninfarkte.
- **Ätiopathogenese.** Wichtigste Ursache der Stenosen sind arteriosklerotische Plaques. Endstrominfarkte entstehen hämodynamisch im terminalen Versorgungsgebiet der Piaarterien. Symptomatisch sind v.a. eine sensomotorische Halbseitensymptomatik und im linken Mediaterritorium Aphasien. Grenzzoneninfarkte entstehen in den Grenzzonen zwischen Anterior- und Mediaterritorium (beinbetonte

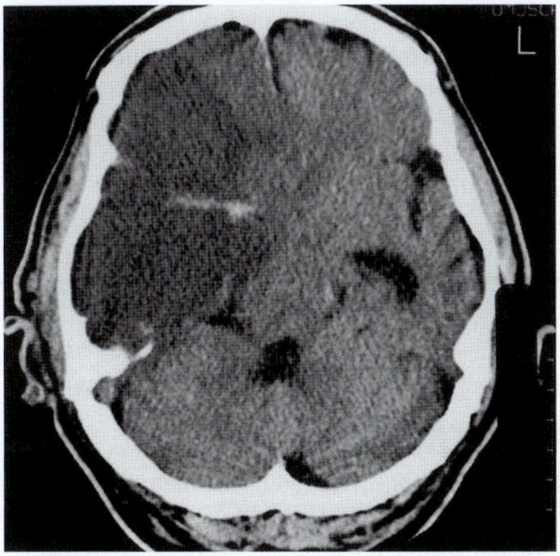

Abb. 14.23: Territorialinfarkt (hier Media-Infarkt) [5]

Hemiparese) oder Posterior- und Mediaterritorium (homonyme Quadrantenanopsie nach unten).

Mikroangiopathien

Lakunäre Infarkte:

- **Definition.** Hypertoniebedingte, zum Verschluss führende Erkrankung der langen und sehr dünnen penetrierenden Mark- und Stammganglienarterien.
- **Ätiopathogenese.** Autochthone Thrombosen bei hypertensiver Arteriolosklerose. Lakunen treten multipel in den Stammganglien, im Marklager und im ventralen Hirnstamm auf. Aus angioarchitektonischen Gründen treten lakunäre Infarkte im Kortex nicht auf, da der befallene Arterientyp im Kortex nicht vorkommt.
- **Symptomatik.** Es besteht häufig eine bestimmte Kombination von Symptomen, z.B. Dysarthrie und Ungeschicklichkeit der Hand oder Ataxie und Hemiparese.

Subkortikale arteriosklerotische Enzephalopathie (SAE, Morbus Binswanger, Multiinfarktdemenz):

- **Definition.** Vaskuläre Demenz infolge chronischen Bluthochdrucks.
- **Ätiopathogenese.** Die Hypertonie führt zu einer Hyalinose und Nekrose der langen, penetrierenden Markarterien mit lakunären Infarkten und Demyelinisierung des Marklagers.
- **Symptomatik.** Neuropsychologische Symptome: Merkfähigkeitsstörungen, Verlangsamung im Denken und Handeln, Affektlabilität, im späten Stadium Demenz. Neurologische Symptome: arteriosklerotischer Parkinsonismus mit Rigor und Akinese, Hemiparesen.
- **Diagnostik.** Kleine lakunäre Infarkte der Stammganglien und Hypodensitäten des Marklagers im CT.

Hirnstamminfarkt

Symptomatik. Schwindel, Erbrechen, Hemi- oder Tetraparese, Ataxie, Dysarthrie, Augenmuskellähmungen, vertikale oder horizontale Blickparesen, Doppelbilder und Vigilanzstörungen.

Thalamussyndrom

Ätiopathogenese. Schädigung der Thalamusregion durch Verschluss der Äste der A. cerebri posterior.

Symptomatik. Die Symptome treten alle **kontralateral** auf: rasch vorübergehende **Hemiparese** mit Hypotonie der Muskulatur, Störungen der Sensibilität (Hemianästhesie), besonders der **Tiefensensibilität,** gelegentlich mit brennenden **Schmerzen** (Hyperpathie) der kontralateralen Körperhälfte und des Gesichtes, unwillkürliche **Bewegungsunruhe,** die an Choreaathetose erinnert. **„Thalamushand“:** Beugung der Hand im Handgelenk, die Finger sind im Grundgelenk gebeugt und in den Interphalangealgelenken überstreckt.

Subclavian-Steal-Syndrom

Definition. Verschluss oder Stenose der A. subclavia vor Abgang der A. vertebralis. Bei verstärkter Beanspruchung, d.h. vermehrtem Blutbedarf des betroffenen Arms, kehrt sich der Blutstrom in der abhängigen A. vertebralis um. Diese Strömungsumkehr ist für die Blutversorgung des ipsilateralen Arms notwendig. Das „Anzapfen“ des Hirnkreislaufs kann zur vertebrobasilären Insuffizienz führen (☞ Abb. 14.24).

Symptomatik. **Schwindel,** Ohrgeräusche, Sehstörungen, Hinterkopfschmerzen, einseitige Pulsabschwächung und Blutdruckdifferenz über 25 mmHg zuungunsten des betroffenen Armes, besonders nach Anheben oder Muskelarbeit des Armes.

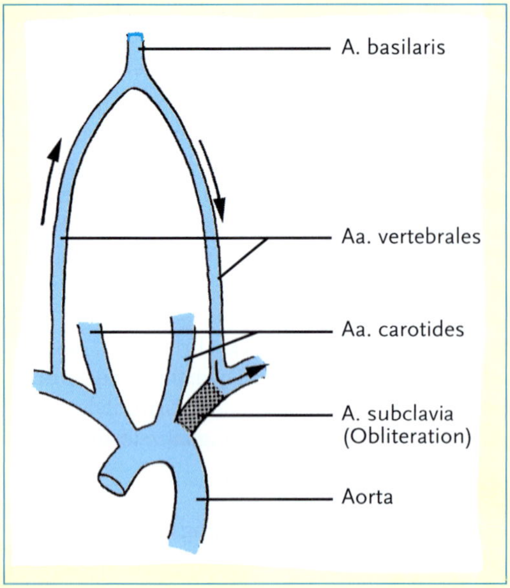

Abb. 14.24: Strömungsumkehr bei Subclavian-Steal-Syndrom

Diagnostik. Blutdruckmessung an beiden Armen, Nachweis durch Ultraschall-Doppler-Sonographie.

Fibromuskuläre Dysplasie

Definition. Seltene, wahrscheinlich genetisch bedingte Gefäßerkrankung der extra- und intrakraniellen Arterien.

Ätiopathogenese. Segmentale Hyperplasie, meist der Tunica media, die zu einer perlschnurartigen Einengung der Gefäße führt.

Symptomatik. Ischämische Insulte im Karotisstromgebiet, evtl. Dissekatbildung.

Diagnostik. Angiographie (DSA).

Therapie. Hemmung der Thrombozytenaggregation, evtl. Antikoagulation.

Antiphospholipid-Antikörper-Syndrom

Definition. Lokalthrombotische und/oder thromboembolische Gefäßerkrankung durch Antikörper gegen Phospholipide (Gerinnungsfaktoren, thrombozytäre Rezeptoren).

Symptomatik. Es kommt bei Patienten (< 50 Jahre) zu arteriellen und venösen Thrombosen, rezidivierenden TIA, Hirninfarkten, bei Frauen zu rezidivierenden Frühaborten und Fehlgeburten. Zu erfragen sind in der Anamnese auch Beinvenenthrombosen und Lungenembolien.

Diagnostik. Antiphospholipid-Antikörper (= Antikardiolipin-AK, Lupusantikoagulans).

Therapie. Gabe von ASS, bei Rezidiven: Marcumar®.

Klinischer Fall

Eine 34-jährige Frau erleidet einen A.-cerebri-posterior-Infarkt rechts. In der Vorgeschichte finden sich zwei durchgemachte tiefe Beinenvenenthrombosen und zwei Schwangerschaften, die mit Fehlgeburten endeten. Die Doppler-Sonographie der hirnversorgenden Arterien sowie die transösophageale Echokardiographie sind unauffällig und ohne Nachweis eines Rechts-Links-Shunts. Im Serum sind pathologisch erhöhte Titer von Cardiolipin-Autoantikörper (Anti-Cardiolipin-AK) nachweisbar.
Diagnose: Antiphospholipid-Syndrom

Sinusvenenthrombose

Ätiopathogenese. Zweite Hälfte der Schwangerschaft, Wochenbett, Einnahme von Ovulationshemmern bzw. Koagulopathien, auch Exsikkose, Kachexie oder das Behçet-Syndrom. Fortgeleitete Infektionen aus dem HNO- und Orbitabereich können eine heute seltene septische Sinusvenenthrombose verursachen. Die Abflussbehinderung führt zu einem Ödem → intrakranieller Druckanstieg → Diapedeseblutungen, in schweren Fällen Stauungsblutungen bis zur hämorrhagischen Infarzierung.

Symptomatik. Subakute diffuse Kopfschmerzen, Übelkeit, Brechreiz, fokale oder generalisierte epileptische Anfälle (in etwa 50%) und Bewusstseinsstörungen. Im weiteren Verlauf **Hemiparese,** Sensibilitätsstörungen; häufig **Abduzensparese,** meistens Stauungspapille. Die seltene Thrombose der tiefen Hirnvenen (z. B. V. cerebri magna) kann zu einer **Thalamusblutung** führen.

Diagnostik. CCT mit Kontrastmittel: **„Empty triangle“**, dreieckige Aussparung im Confluens sinuum, MRT mit MR-Angiographie oder konventionelle Angiographie (KM-Aussparung).

Therapie. Initial sofortige Vollheparinisierung, danach Antikoagulation mit Marcumar®, bei septischer Thrombose zunächst mit Antibiotika und Herdsanierung. Gegebenenfalls antiepileptische Therapie.

Klinischer Fall

Eine 25-jährige Wöchnerin klagt zwei Wochen, nachdem sie ihr zweites Kind geboren hat, über starke Kopfschmerzen, Übelkeit und Erbrechen. Sie fühlt sich außerdem zunehmend benommen und verspürt eine motorische Schwäche im linken Arm. Die Symptomatik fluktuiert. Nach einem epileptischen Anfall erfolgt die Notaufnahme ins Krankenhaus.
Diagnose: Sinusvenenthrombose.

Intrazerebrale Blutungen (ICB)

Definition. Massenblutungen unterschiedlicher Größe in das Hirnparenchym. Nur ungefähr 15% aller Insulte sind auf eine Hirnblutung zurückzuführen. Die Differenzierung zwischen ischämischem Insult und Hirnblutung ist nur mit bildgebenden Verfahren möglich.

Ätiopathogenese. Häufigste Ursache ist eine **chronische arterielle Hypertonie** → Ruptur arterieller Mikroaneurysmen bei hypertensiven Patienten (hypertensive Massenblutung). In Betracht kommen ferner Angiome, Gerinnungsstörungen (z.B. durch gerinnungshemmende Medikamente), blutende Hirntumoren und entzündliche Gefäßkrankheiten. Bevorzugte Lokalisation (70%) ist die Stammganglien- und Capsula-interna-Region, der Thalamus, seltener der Hirnstamm (10%) oder das Kleinhirn (5%). Bei einer Amyloidangiopathie, z.B. bei Morbus Alzheimer, kommt es zu rezidivierenden Lappenblutungen.

Symptomatik. **Stammganglienblutung:** Hemiplegie mit Hemianästhesie, schwere Bewusstseinsstörung und Déviation conjuguée. Blutung in die **Capsula interna:** kontralaterale Hemiparese. **Thalamische** Blutungen: Hemianästhesie mit Hemiparese, Hyperpathie (s.o. Thalamussyndrom). **Kleinhirnblutung:** Kopfschmerzen, Schwindel, Gang- und Rumpfataxie, Nystagmus. **Hirnstammblutung:** Koma, Tetraplegie, bilaterale Miosis.

Merke

Rezidivierende Lobärhämatome bei Patienten über 75 Jahre: zugrunde liegende Amyloidangiopathie!

Prognose. Die Prognose der Massenblutung quoad vitam ist erheblich schlechter als bei Hirninfarkt. Die Letalität bei ausgedehnten Stammganglien- und Hirnstammhämatomen beträgt 70–80%. Die meisten Patienten sterben innerhalb der ersten drei Tage durch massiven Einbruch der Blutung in das Ventrikelsystem und durch ein nicht beherrschbares Hirnödem. Patienten, die eine Massenblutung überleben, zeigen dagegen eine bessere Remission der neurologischen Symptome als Patienten mit ischämischem Insult: Eine Massenblutung führt zwar zur Komprimierung des Hirnparenchyms, jedoch nicht zur Nekrose wie der ischämische Insult (☞ Abb. 14.25).

Therapie. Die Initialtherapie zielt auf die Aufrechterhaltung der vitalen Funktionen. Die Begrenzung des Hirnödems umfasst die Hochlagerung des Oberkörpers um 30°, eine kontrollierte Hyperventilation, Applikation von hyperosmolaren Lösungen. Der Blutdruck soll frühzeitig, jedoch nicht zu stark gesenkt werden (Erfordernishochdruck bei gestörter Autoregulation!).

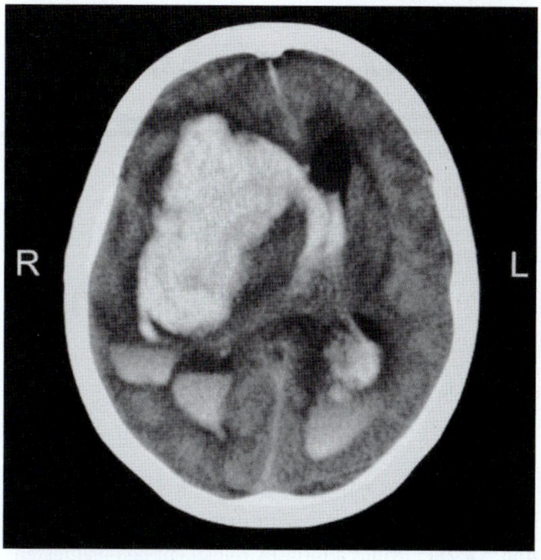

Abb. 14.25: Massenblutung [5]

Subarachnoidalblutung (SAB)

Definition. Akute spontane Blutung in den Subarachnoidalraum. Häufig sind Hirnarterienaneurysmen verantwortlich. Der Häufigkeitsgipfel liegt um das 50. Lebensjahr.

Ätiopathogenese. Blutungsquelle ist in 80% der Fälle ein basales sackförmiges Aneurysma. An zweiter Stelle (10%) steht das arteriovenöse Angiom. Aneurysmen sind sackförmige Ausstülpungen der Arterienwand. Sie sind oft nur stecknadelgroß, können aber auch die Größe eines Golfballes erreichen. Meist beruhen die Aneurysmen auf embryonal angelegten lokalen Mediadefekten. Sie finden sich ganz überwiegend am Circulus arteriosus Willisii (☞ Abb. 14.26), am häufigsten sitzen sie an der A. communicans anterior.

Der Blutaustritt in den Subarachnoidalraum bewirkt meist eine vollständige Tamponade der äußeren Liquorräume. Der intrakranielle Druckanstieg führt zu einem diffusen Hirnödem. Auch nach Resorption des Blutes kann durch Verklebung der Arachnoidalzotten und Verlegung der basalen Zisternen ein Hydrocephalus communicans entstehen. Durch Freisetzung vasoaktiver Substanzen (Serotonin, Histamin, Prostaglandine) kommt es in 70% der Aneurysmablutungen zu Gefäßspasmen, mit der Gefahr ischämischer Insulte. Sie setzen ab dem 4. Tag ein und bilden sich innerhalb von 2–3 Wochen zurück.

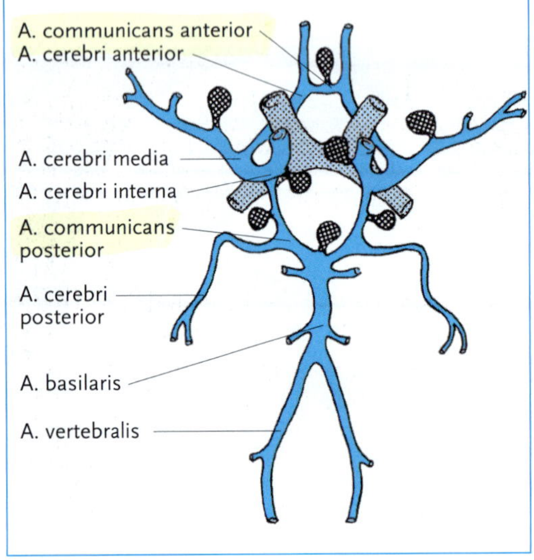

Abb. 14.26: Circulus arteriosus Willisii mit den häufigsten Aneurysmalokalisationen

Symptomatik. Die Subarachnoidalblutung setzt häufig aus voller Gesundheit, oft selbst aus **völliger Ruhe** ein. Etwa ein Drittel der Subarachnoidalblutungen tritt nach körperlicher Anstrengung auf, z.B. bei Lastenheben, Defäkation (Bauchpresse), Koitus. Erstsymptome sind plötzliche, **heftigste Kopfschmerzen** von noch nie erlebter Intensität („wie vom Blitz getroffen"), die in den Nacken ausstrahlen, und **Nackensteifigkeit** (Meningismus). Initial treten häufig auch **vegetative Symptome** wie Übelkeit, Erbrechen, Schweißausbruch und Herzrhythmusstörungen auf. Wegen des zunehmenden Hirndrucks kann es im weiteren Verlauf zu **Bewusstseinsstörungen** kommen. Ein initiales Koma ist selten. Die Pupille kann auf der Herdseite erweitert sein und schlecht auf Licht reagieren (innere Okulomotoriuslähmung). Gelegentlich finden sich Glaskörperblutungen (Terson-Syndrom). Im späteren Verlauf können neurologische Defizite bis hin zur Hemiparese und Hirndrucksymptomatik auftreten. Zur Stadieneinteilung nach Hunt und Hess ☞ Chirurgie, Kap. 10.1.2. In einigen Fällen kann laborchemisch eine Hyponatriämie nachgewiesen werden. Sehr häufig finden sich EKG-Veränderungen, die dem Bild eines Myokardinfarkts gleichen. Ihre Entstehung ist nicht geklärt. Bei ca. einem Drittel der Pat. gibt es Hinweise für eine vorausgegangene Warnblutung (ungewohnte Kopfschmerzen) zuvor (warning leaks).

Diagnostik. Als erstrangige diagnostische Maßnahme wird eine kraniale CT durchgeführt. In der **CCT** stellt sich die SAB hyperdens in den basalen Zisternen und Sulci dar (☞ Abb. 14.27 und 14.28). Mittels CCT gelingt heute der Nachweis einer SAB in über 95% der Fälle, wenn sie in den ersten beiden Tagen nach dem Blutungsereignis erfolgt. Eine Liquorpunktion ist nur bei zweifelhaftem oder negativem CT-Befund indiziert. Der **Liquor** ist bei 95% der Patienten blutig. Zeigt der Patient bereits neurologische Herdsymptome, verstärkt die Lumbalpunktion die Gefahr einer Hirnstammeinklemmung. Später als 6 h nach dem Ereignis ist der Überstand nach Zentrifugation xanthochrom. Das EEG trägt nicht zur Diagnose bei. Zur Feststellung eines Vasospasmus dient die **Doppler-**

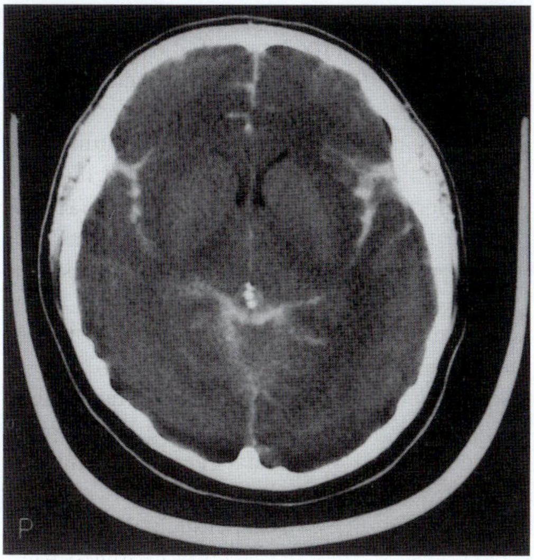

Abb. 14.27: SAB [5]

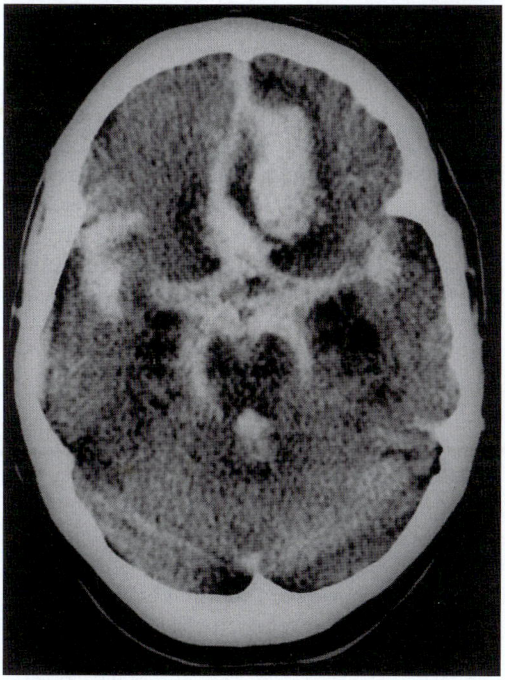

Abb. 14.28: SAB [5]

Sonographie. Mittels **Angiographie** erfolgt der Nachweis der Aneurysmalokalisation.

Komplikationen. Es besteht die Gefahr von **Rezidivblutungen.** Im Gegensatz zur ersten Blutung bricht die Rezidivblutung häufig in die Hirnsubstanz ein, da sich das Blut wegen leptomeningealer Verklebungen nicht im Subarachnoidalraum ausbreiten kann. Häufigste Komplikation im Spontanverlauf der SAB sind **Gefäßspasmen,** die ischämische Insulte auslösen können. Eine weitere bedrohliche Spätfolge ist der **Hydrocephalus communicans.** Leitsymptom ist hierbei die progrediente Bewusstseinsstörung.

Verlauf. Die Letalität liegt bei über 50%.

Therapie. Strikte Bettruhe, intensivmedizinische Überwachung. Zur Therapie von Gefäßspasmen gibt man Kalziumantagonisten: Nimodipin. In Abhängigkeit vom neurologischen Befund wird eine frühzeitige Intervention empfohlen, zwei Möglichkeiten stehen zur Wahl. **Coiling:** Interventionell neuroradiologisches Verfahren. Endovaskulär werden über einen Katheder Platinspiralen im Aneurysma platziert und füllen dieses aus (☞ Abb. 14.29). **Clipping:** Neurochirugisch wird der Aneurysmahals durch ein Gefäß-Clipp komprimiert.

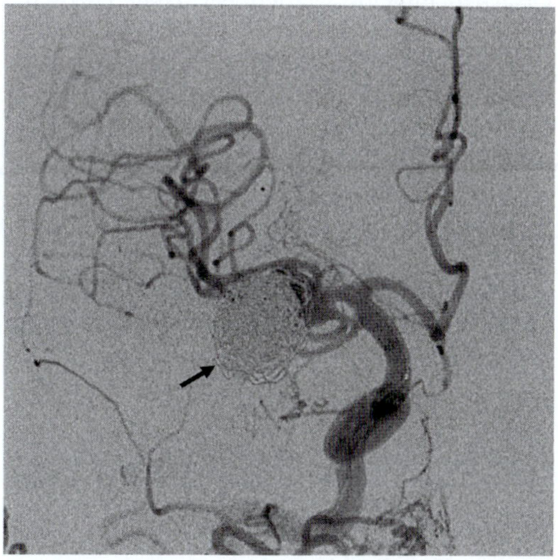

Abb. 14.29: Coiling eines Aneurysmas der ACI rechrts [5]

14

3.7 Anfallsleiden

3.7.1 Allgemeines

Definition. Epilepsien sind wiederholt auftretende zerebralorganische Anfälle mit unterschiedlichen Verlaufsformen, psychischen Veränderungen und pathologischen EEG-Veränderungen infolge paroxysmaler kortikaler neuronaler Entladungen. Neuerdings ist für die Diagnose einer Epilepsie nur noch ein Anfall notwendig, wenn **zusätzlich** durch einen EEG-Befund (epilepsietypische Potenziale) und einen MRT-Befund (z. B. Ammonshornsklerose) eine erhöhte Epileptogenität als wahrscheinlich angenommen werden kann.

Häufigkeit. Die Prävalenz der Epilepsien liegt in Deutschland bei ca. 0,5 – 1%; bei etwa 10% aller Menschen besteht erhöhte Krampfbereitschaft. Die Inzidenz liegt etwa bei 50 Erkrankungen auf 100 000 Menschen, wobei die meisten neu auftretenden Epilepsien in das Kindes- und Jugendalter fallen bzw. nach dem 60. Lebensjahr auftreten.

Einteilung. Epilepsien ohne erkennbare Ursache nennt man **genuine Epilepsien,** bei ihnen lässt sich keine hirnorganische oder metabolische Krankheit erheben. Die **symptomatischen Epilepsien** sind Ausdruck einer fassbaren körperlichen Erkrankung und können durch folgende Ursachen ausgelöst werden: perinatale Hirnschädigung, Tumoren, traumatische Hirnschädigung, Hämatome, Enzephalitiden, Angiome, Alkoholentzug, Stoffwechselkrankheiten (z. B. chronische Urämie, Hypokalzämie). In beiden Gruppen ist Erblichkeit nachzuweisen. Man unterscheidet generalisierte und fokale Anfälle. Zu den fokalen (partiellen) Anfällen rechnet man einfache fokale Anfälle (ohne Bewusstseinsstörung, z. B. Jackson-Anfall, Adversivanfall) und komplex-partielle Anfälle (mit Bewusstseinsstörung; z. B. psychomotorische Anfälle). Generalisierte Anfälle sind die Petit-Mal-Anfälle im Kindes- und Jugendalter und die Grand-Mal-Anfälle mit den großen generalisierten Anfällen.

Pathophysiologie. Grundsätzlich sind zwei Faktoren zu berücksichtigen:

- pathologische Entladungen in Gruppen von Nervenzellen
- fehlende Erregungsbegrenzung, die eine Ausbreitung der pathologischen Entladungen ermöglicht, d. h., es besteht eine gesteigerte Labilität des Membranpotenzials mit einer Tendenz zu Spontanentladungen. Es gibt weiterhin Faktoren, mit denen die Auslösung eines Anfalls gefördert werden kann: Schlafmangel, Hyperventilation mit Alkalose, Sauerstoffmangel, Wasseranreicherung in der Zelle

EEG. In jedem Fall ist ein EEG zur Beurteilung der Anfallsbereitschaft notwendig. Da pathologische Abläufe im EEG bei der Routineableitung oft fehlen, macht man sich klinisch die abnorme Ansprechbarkeit auf **Provokationsmaßnahmen** zunutze. Die wichtigsten Maßnahmen dazu sind Hyperventilation und Schlafentzug.

Verlauf. Anfallsfrei werden etwa 60 – 80% der Patienten nach medikamentöser Behandlung.

Soziale Probleme. Bei Anfallskranken, deren Beruf das Führen von Kraftfahrzeugen, das Besteigen von Leitern und Gerüsten mit sich bringt, ist nicht selten ein Berufswechsel erforderlich. Unfälle, die durch einen epileptischen Anfall am Steuer verursacht werden, sind sehr selten. Jedoch ist bei einem Anfallskranken die **Kraftfahrereignung** für PKW und Motorrad erst dann zu bejahen, wenn der letzte Anfall mindestens ein Jahr zurückliegt. Ist bei einem einmaligen Anfall (Gelegenheitsanfall) die anfallsauslösende Bedingung (z. B. extremer Schlafentzug) nicht mehr vorhanden, ist die Fahrtauglichkeit nach 3 Monaten Beobachtungszeit wieder gegeben; eine prophylaktische Medikation ist nicht zu empfehlen.

Differentialdiagnose. Gegenüber den epileptischen Anfällen muss differentialdiagnostisch die Gruppe der **nichtepileptischen Anfälle** abgegrenzt werden. Diesen fehlt die pathologische Entladung von Neuronengruppen, wie sie bei der Epilepsie stets vorliegt. **Ursachen** nichtepileptischer Anfälle können sein: vasovagale Synkopen (auch Miktionssynkopen), Karotissinussyndrom, Adams-Stokes-Anfälle, Narkolepsien, Hirntumoren, hypoglykämische Anfälle.

3.7.2 Klinik

Petit Mal (kleine, primär generalisierte epileptische Anfälle)

Diese Anfälle treten bevorzugt in einem bestimmten kindlichen oder jugendlichen Alter bzw. bestimmten Reifestadium des Gehirns auf. Das EEG zeigt bei bestimmten Epilepsien bilaterale, synchrone paroxysmale Entladungen. **Absencen** sind kurze (Sekunden dauernde) Bewusstseinstrübungen mit Amnesie. Die Absence zählt zu den kleinen epileptischen Anfällen (Pyknolepsie). Über die verschiedenen Formen der Petit-Mal-Anfälle informiert ☞ Tab. 14.16.

Therapie. Valproinsäure (Mittel der 1. Wahl). Zur Behandlung der Blitz-Nick-Salam-Krämpfe werden ACTH i.v. oder orale Steroide (z.B. Prednisolon) empfohlen. Bei der Absence-Epilepsie ist Ethosuximid wirksam (Mittel der 2. Wahl).

Grand Mal (große generalisierte epileptische Anfälle)

Definition. Die Grand-Mal-Epilepsie manifestiert sich mit großen generalisierten tonisch-klonischen Anfällen. Der Häufigkeitsgipfel liegt zwischen dem 9. und 25. Lebensjahr. Vor dieser Zeit auftretende Anfälle beruhen meist auf einer perinatalen oder früh erworbenen Hirnschädigung

Tab. 14.16: Verschiedene Petit-Mal-Formen

Petit-Mal-Typ	Erkrankungsalter	Symptomatik	EEG-Befund
Blitz-Nick-Salaam-Krämpfe (BNS) Propulsiv-Petit-Mal West-Syndrom	3.–8. Lebensmonat	blitzartiges Vorwärtsneigen des Kopfes („Nick“), evtl. Anheben der Beine und Einschlagen der Arme wie beim orientalischen Gruß („Salaam“), Anfallsdauer: wenige Sekunden, währenddessen Bewusstseinstrübung; typisch sind BNS-Krämpfe in Serien bis zu 50 Anfällen	„diffuse gemischte Krampfpotenziale“ „Hypsarrhythmie“
myoklonisch-astatisches Petit Mal Lennox-Gastaut-Syndrom	2.–4. Lebensjahr	blitzartiges Zu-Boden-Stürzen (Sturzanfälle), davor häufig Beugemyoklonie der Arme, Zuckungen der Gesichtsmuskulatur, mit und ohne Bewusstseinsverlust. Die Anfälle können sich statusartig häufen.	„Spike-Waves-Varianten“
pyknoleptisches Petit Mal Absence-Epilepsie	4.–14. Lebensjahr	Absence: Hautblässe, starrer Blick, Unterbrechung jeglicher Tätigkeit, keine Reaktion auf Ansprechen („seelische Pause“). Amnesie für die Dauer der Absence. Rhythmische Bewegungen von Augen, Kopf und Armen. Anfallsdauer: wenige Sekunden, bis zu 100-mal am Tag (pyknos = dicht)	„3/s spikes and waves“
Impulsiv-Petit-Mal myoklonisches Petit Mal	14.–17. Lebensjahr	einzelne oder salvenartige myoklonische Stöße, vorzugsweise in Schultern und Arm, Anfallsdauer: 2–3 s, das Bewusstsein ist nicht beeinträchtigt	„polyspikes-waves“

(Residualepilepsie). Nach dem 25. Lebensjahr muss auch an einen Tumor oder an andere Hirnkrankheiten gedacht werden.

Ätiopathogenese. Ein großer generalisierter Anfall entsteht, wenn sich die neuronale Spontanentladung primär oder sekundär über beide Großhirnhemisphären ausbreitet. Man unterscheidet Anfälle, die in der Aufwachsituation vorkommen (Aufwach-Grand-Mal) vom Schlaf-Grand-Mal und tageszeitlich ungebundenen Grand Mal (diffuse Epilepsie). Bei einer langjährigen Grand-Mal-Epilepsie findet sich häufig eine Ammonshornsklerose.

Symptomatik. Kann von einer Aura eingeleitet werden (Sprachstörungen, Lichtblitze, epigastrisches Unbehagen). Häufig Initialschrei zu Beginn, der Patient stürzt zu Boden (Verletzungsgefahr). Weite und lichtstarre Pupillen, die Augen sind geöffnet. **Tonisches Krampfstadium:** Beine gestreckt, Arme gebeugt oder gestreckt; Apnoe, das Gesicht wird u.U. zyanotisch, es besteht Brady-/Tachykardie, und es können subkonjunktivale Einblutungen auftreten. Nach etwa 30 s folgt die klonische Phase: rhythmische Zuckungen des Gesichts und der Extremitäten, Dauer der **klonischen Phase:** ca. 1 min. Häufig Zungenbiss und Schaum (Hypersalivation) vor dem Mund, häufig Urinabgang. Postiktal kommt es zum Terminalschlaf. Während des Anfalls liegt eine Bewusstseinsstörung vor, für die Zeit des Anfalls besteht Amnesie. Evtl. passagere (sog. postiktale oder Toddsche) Lähmung. Selten postparoxysmaler Dämmerzustand (Verlangsamung im Denken und Verhalten, Ratlosigkeit, Amnesie, überschießende Reaktionen wie Fluchtverhalten oder Aggression).

Diagnostik. **EEG:** Episodisches Auftreten von hohen langsamen Wellen mit einzelnen Krampfwellen und Spitzen. In mehr als einem Viertel der Fälle zeigt das EEG im anfallsfreien Intervall keinen krankhaften Befund. **Labor:** Anstieg der CK. Bildgebung mittels **MRT,** in der Notfallsituation reicht ein CT.

Therapie. (☞ auch Klinische Pharmakologie, Kap. 9.5) Valproinsäure (Mittel der 1. Wahl) in ausreichend hoher Dosierung, nach Möglichkeit nur ein Medikament (Monotherapie). Nebenwirkungen der Valproinsäure: Gewichtszunahme, Haarausfall, gastrointestinale Störungen. Wichtig ist die dauernde Gabe des Medikaments, da die Einnahme erst bei Ankündigung des Anfalls durch eine Aura bereits zu spät kommt. Weitere geeignete Medikamente sind: Carbamazepin, Levetiracetam, Lamotrigin, Oxcarbazepin, Topiramat.

Herdanfälle (fokale, partielle Anfälle)

Definition. Lokale, herdförmig auf eine Hirnhälfte beschränkte neuronale Entladung. Herdanfälle können in jedem Lebensalter einsetzen. Den meisten Herdanfällen liegt eine morphologische Hirnveränderung zugrunde, auch wenn sie manchmal nur schwer zu fassen ist. Bevorzugte Mittel der 1. Wahl zur Behandlung von Epilepsien fokalen Ursprungs sind Lamotrigin (günstigeres Nebenwirkungsprofil) sowie Levetiracetam, ferner auch Carbamazepin, Gabapentin. Zur Einteilung der fokalen Epilepsien ☞ Kap. 3.7.1.

Jackson-Anfälle

Definition. Einfache fokale Anfälle, bei denen es zu tonisch-klonischen Zuckungen (motorischer Jackson-Anfall) oder sensiblen Störungen (sensibler Jackson-Anfall) in einer Extremität oder im Gesicht kommt. Keine Altersbindung.

Ätiopathogenese. Umschriebene organische Schädigung der Zentralregion (prä- bzw. postzentrale Hirnregion). Ursache können sein: Hirntumoren, arteriovenöse Angiome, Hirnverletzungen oder frühkindliche Hirnschädigungen.

Symptomatik. Charakteristisch ist die Ausbreitung der Krämpfe bzw. Missempfindungen auf benachbarte Körperregionen derselben Seite (march of convulsion). Die Anfälle beginnen in der Regel an den Armen oder Beinen und setzen sich von distal nach proximal fort. Die Missempfindungen des sensiblen Anfalls äußern sich als Parästhesien (Kribbeln, Ameisenlaufen), Taubheitsgefühle, Schmerzen oder abnorme Temperaturempfindungen. Keine Bewusstseinstrübung. Manchmal zeigen die Jackson-Anfälle eine Tendenz zu statusartiger Anfallshäufung, und gelegentlich kann es in den betroffenen Extremitäten zu einer postparoxysmalen reversiblen Hemiparese kommen.

EEG. Während eines fokalen Anfalls zeigen sich Krampfpotenziale, das Intervall-EEG kann unauffällig sein.

Therapie. Lamotrigin, Levetiracetam, evtl. Carbamazepin, Gabapentin. Aufgrund der lokalen Schädigung der Hirnsubstanz können auch nach einer Operation die Anfälle fortdauern.

Adversivanfälle

Ätiopathogenese. Lokale Irritation der Hirnrinde in der lateralen und medialen Frontalregion.

Symptomatik. Nystagmusartige Seitwärtsbewegung der Augen und Drehbewegungen des Kopfs, seltener des Rumpfs. Der Patient blickt und dreht vom Herd weg. „Fechterstellung" mit Anhebung des kontralateralen Armes.

EEG und Therapie. Wie bei Jackson-Anfällen.

Epilepsia partialis continua (Kojewnikow)

Ätiopathogenese. Subkortikale Läsionen z.B. durch Tumoren und Enzephalitis. Auch eine nichtketotische, hyperosmolare Hyperglykämie kann Ursache sein. Im engeren Sinne handelt es sich um einen Status eines partiellen motorischen Anfalls.

Symptomatik. Stunden- oder tagelange, ununterbrochen („continua") ablaufende klonische Zuckungen in einem umschriebenen Körperbezirk wie etwa Mundregion oder Hand („partialis"). Oft bleiben diese Myoklonien auch im Schlaf bestehen.

Therapie. Clonazepam.

Psychomotorische Anfälle (Dämmerattacken, Temporallappenanfälle)

Definition. Komplex-fokale Anfälle mit kurzer Einengung des Bewusstseins, motorischen Automatismen und sinnlosen Handlungen. Sie sind nicht an ein bestimmtes Alter gebunden.

Ätiopathogenese. Sie entstehen aufgrund von Entladungen im limbischen System und besonders in Strukturen des medialen und basalen Temporallappens. Man bezeichnet sie daher auch als **temporale Epilepsie.** Ursachen sind perinatale Geburtsschäden und Hirntumoren. Häufig Ammonshornsklerose.

Symptomatik. Typischerweise besteht zu Beginn des Anfalls eine **Aura.** Sehr häufig ist die epigastrische Aura (aus der Magengegend aufsteigende Wärme- und Beklemmungsgefühle). Die Patienten klagen auch über eine Veränderung der Vertrautheit der Wahrnehmung („dreamy state", „jamais vu", „déjà vu"). Nachfolgend leichtere **Bewusstseinstrübung** von ½–2 min Dauer. Währenddessen häufig **orale Automatismen** wie Kau-, Schluck-, Leck- und Schmatzbewegungen, ferner auch manuelle Automatismen wie Nestel-, Knöpf- und Wischbewegungen. Vegetative Symptome wie Pupillenerweiterung, Blässe oder Röte des Gesichts, Speichelfluss, Veränderungen der Atmungs- und Herzfrequenz, Harndrang. Die Patienten stürzen nicht zu Boden, sondern bleiben stehen oder laufen ziellos umher. Aufhellung des Bewusstseins nach 30 s bis 2 min. Kurze Phase, in denen sich die Kranken wieder reorientieren müssen. Für das Anfallsgeschehen besteht eine Amnesie.

EEG. Paroxysmale Dysarrhythmie oder aber Wellen mit steilen Abläufen, meist temporal.

Therapie. Lamotrigin, Levetiracetam, evtl. Carbamazepin, Gabapentin.

Status epilepticus

Definition. Ein Grand-Mal-Status ist a) ein epileptischer Anfall, dessen Dauer eine festgelegte Grenze von mehr als 5 Minuten überschreitet oder b) eine Aufeinanderfolge von generalisierten Anfällen, zwischen denen klinisch oder elektroenzephalographisch keine Restitution erfolgt. Es handelt sich um einen lebensgefährlichen Zustand. Weniger gefährlich ist der Status der fokalen Anfälle (Jackson-Anfall, Adversivanfall). Erlangt der Patient zwischen den Anfällen das Bewusstsein wieder, liegt eine Häufung von epileptischen Anfällen vor, kein Status epilepticus.

Ätiopathogenese. In zwei Drittel der Fälle handelt es sich um symptomatische Epilepsien, die Hirntumoren wie Astrozytome und Glioblastome, offene Schädelverletzungen, Enzephalitiden oder einen apoplektischen Insult als Ursache haben können. Der Status bei einer genuinen Epilepsie kann ausgelöst werden z. B. durch unzureichende Behandlung oder plötzliches Absetzen von Medikamenten.

Verlauf. Innerhalb von Stunden entwickelt sich ein Hirnödem. Durch die während der Anfälle auftretende Apnoe, die Muskelbewegungen und die gesteigerte Gehirnaktivität kommt es zu einem erhöhten Sauerstoffverbrauch und in der Folge zu einer Hypoxie des Hirngewebes. Der Patient stirbt an zentralem Herz- und Kreislaufversagen, wenn es nicht gelingt, den Status zu unterbrechen.

Therapie. Frühzeitige Unterbrechung des Status, nicht zu geringe Initialdosis Benzodiazepine: Lorazepam (als Mittel der 1. Wahl), Clonazepam, Diazepam i. v. Wird hierdurch der Status nicht unterbrochen, kann Phenytoin oder evtl. Valproinsäure i. v. gegeben werden. Als wirkungsvollste Therapie gilt die Barbituratnarkose mit Phenobarbital. Bei Versagen der Schritte 1–3 können Thiopental, Midazolam oder Propofol angewendet werden.

3.7.3 Nichtepileptische Anfälle

Narkolepsie

Definition. Seltene Krankheit, die durch eine anfallsartige Störung des Schlaf-Wach-Rhythmus oder des Muskeltonus gekennzeichnet ist. Der Nachtschlaf ist gleichsam zerhackt, fast alle Patienten haben frühe REM-Phasen („sleep-onset-REM"-Phasen). Die ersten Symptome treten oft schon in der Kindheit auf. Prävalenz von bis zu 0,1%. Eine familiäre Häufung wird in 10–50% gefunden.

Narkoleptischer Anfall. Unwiderstehliche Schlafanfälle. Die Kranken leiden unter anfallsweisem, imperativem Einschlafen zu ungewöhnlichen Zeiten. Sie sind weckbar und wachen spontan nach 15–30 min frisch und ausgeruht wieder auf.

Klinischer Fall

Bei einem Patienten kommt es wiederholt zu plötzlichem Tonusverlust der Körpermuskulatur anlässlich affektiver Situationen, sodass er jeweils schlagartig hinstürzt. Neben diesen Zuständen tritt dann noch ein Schlafzwang am Tage auf, sodass der Patient jeweils für ca. 20 min – ohne unmittelbar zuvor gestürzt zu sein – in Schlaf fällt, ohne dies verhindern zu können.
Diagnose: Narkolepsie

Affektiver Tonusverlust (Kataplexie). Plötzliche Erschlaffung der Körpermuskulatur unter Einwirkung einer Gemütsbewegung wie z. B. Lachen („Lachschlag"), die Patienten können schlagartig in die Knie gehen oder hinstürzen. Die Kataplexie kann von außen nicht unterbrochen werden. Das Bewusstsein ändert sich nicht.

Manchmal bekommen Patienten auch Wachanfälle (Schlaflähmung) beim Einschlafen oder Erwachen. Sie sind charakterisiert durch eine für Minuten aufgehobene willkürliche Beweglichkeit und können oft nur durch Ansprechen oder passive Bewegung der Extremitäten unterbrochen werden (dissoziiertes Erwachen). Meist im Einschlafen erleiden viele Patienten „hypnagoge Halluzinationen", d. h. im Halbschlaf auftretende Sinnestäuschungen wie z. B. blutige Gewalttaten.

Diagnostik. Multipler Schlaflatenztest (Messung der Einschlafneigung).

Therapie. Narkolepsie: Modafinil, Methylphenidat, evtl. Selegilin. Kataplexie und Schlaflähmung: Clomipramin.

4 Fehlbildungen, Krankheiten und Schäden des Rückenmarks, der Kauda und der Rückenmarkshüllen

4.1 Fehlbildungen und Fehlbildungskrankheiten

4.1.1 Syringomyelie

Definition. Höhlenbildung im Rückenmarksgrau – i. d. R. neben dem Zentralkanal – evtl. mit Gliawucherung (Stiftgliom), bevorzugt im Hals- und Brustmark. Häufig erstreckt sich die Fehlbildung auch bis in die Medulla oblongata hinauf (Syringobulbie). Männer erkranken etwa doppelt so häufig wie Frauen. Die Symptome entwickeln sich langsam progredient zwischen dem 20. und 40. Lebensjahr.

Ätiopathogenese. Störung der Entwicklung des Neuralrohres, häufig kombiniert mit Skelettfehlbildungen (Skoliose, Trichterbrust), Arnold-Chiari-Syndrom und Spina bifida.

Symptomatik. Ein charakteristisches Frühsymptom sind häufig diffuse **Dauerschmerzen** in den Armen, den Schultern und am Thorax (Störung der sympathischen Innervation). Initial entwickelt sich häufig auch eine segmentale **dissoziierte Empfindungsstörung** (Schädigung des in der Commissura alba kreuzenden Tractus spinothalamicus lateralis). Als Folge dieser Schmerz- und Temperaturempfindungsstörungen treten Verletzungen und Verbrennungen an den Händen auf. Eine Läsion der sympathischen Ganglienzellen im Seitenhorn des Rückenmarks führt zu **vegetativ-trophischen** Störungen: Horner-Syndrom, Anhidrose, Akrozyanose, schmerzlose Arthropathie, schlecht heilende Wunden. Infolge einer Läsion der Vorderhörner entsteht eine **schlaffe Parese** mit Faszikulationen an Hand und Unterarm. Durch Druck auf die Pyramidenbahn entwickelt sich eine **zentrale Paraparese der Beine.** Bei der **Syringobulbie** kommt es zu Nystagmus, Sensibilitätsstörungen im Trigeminusbereich vom zentralen Typ (Zwiebelschalenmuster), Paresen der Kaumuskulatur, des Gaumens und der Zunge.

Diagnostik. In der MRT lässt sich die Höhlenbildung sehr gut erkennen.

Differentialdiagnose
- Spinalis-anterior-Syndrom (plötzliches Auftreten!)
- hereditäre motorisch-sensible Neuropathie (HMSN, Charcot-Marie-Tooth): Symptome beginnen stets an den Beinen, die Lähmung bleibt schlaff
- amyotrophische Lateralsklerose (ALS)
- zervikale Myelopathie: Degeneration der Bandscheiben der HWS, oft mit Bandscheibenprotrusion. Bewegungsabhängige Nackenschmerzen, Paraspastik oder atrophische Paresen und Reflexausfall.
- spinale Form der Encephalomyelitis disseminata
- Skalenussyndrom: untere Armplexusschädigung durch Kompression von Plexussträngen in einer zu engen Skalenuslücke (M. scalenus ant. und med. sowie erste Rippe). Auslösung für das Engpasssyndrom ist oft eine Halsrippe. Dadurch passagere und lageabhängige Brachialgien auf der ulnaren Seite des Unterarms und der Hand, häufig verbunden mit vasomotorischen Störungen im Arm, weil die A. subclavia mit ihrem sympathischen Geflecht gleichfalls in der Skalenuslücke behindert wird.

Therapie. Bei deutlicher Progredienz Shunt-Operation zwischen Syrinx und Subarachnoidalraum; symptomatische Behandlung der Spastik (Baclofen) und der Schmerzen (Kombination von Analgetika und Psychopharmaka).

4.2 Raumfordernde Prozesse

☞ auch Chirurgie, Kap. 10.2.1.

Raumfordernde **spinale** Prozesse sind seltener als intrakranielle Prozesse (Verhältnis 1 : 6). Benigne spinale Tumoren sind 10-mal häufiger als maligne. Zu den spinalen Raumforderungen gehören auch die zervikalen und lumbalen Bandscheibenvorwölbungen (Protrusion) und -vorfälle (Prolaps), Hämatome und epidurale Abszesse.

Lokalisation

- intramedulläre Tumoren: etwa 10% aller Rückenmarkstumoren: Ependymome, pilozytische Astrozytome, Glioblastome
- extramedulläre und intradurale Tumoren: etwa die Hälfte aller Rückenmarkstumoren: Meningeome, Neurinome
- extradurale Tumoren (etwa 40%): Metastasen, Chondrome, Osteome, Plasmozytome

Symptomatik

- extramedulläre Tumoren: radikuläre, d.h. **segmentale Schmerzen,** die sich bei Husten, Niesen oder Pressen verstärken. Im späteren Verlauf Rückenmarkssymptome: Druck von ventral → Arteria-spinalis-anterior-Syndrom, Druck von lateral → Brown-Séquard-Syndrom, von dorsal → sensible Ataxie (Parästhesien, verminderte Berührungs- und Lageempfindung)
- intramedulläre Tumoren: niveaubezogene, langsam progrediente Querschnittsymptomatik, die oft mit einer dissoziierten Empfindungsstörung beginnt und zu spastischer Lähmung unterhalb der Läsion und zu Blasenstörungen führt

Diagnostik. MRT. Sperrliquorsyndrom (Nonne-Froin-Syndrom): Eiweißerhöhung unterhalb der Läsion, normale Zellzahl (zytoalbuminäre Dissoziation)

Therapie. Laminektomie und Tumorentfernung (☞ Chirurgie, Kap. 10.2.1). Oftmals ist nur eine Bestrahlung möglich.

4.2.1 Lumbale Spinalkanalstenose

Definition. Verengung des Spinalkanals mit belastungsabhängig (Gehstrecke) auftretender, häufig beidseitiger Reiz- und Ausfallsymptomatik lumbosakraler Nervenwurzeln.

Ätiopathogenese. Ischämie der Wurzeln der Cauda equina durch Bandscheibenprotrusion, Spondylolisthesis, evtl. angeborene Enge des Spinalkanals.

Symptomatik. Nach bestimmter Gehstrecke oder Stehen einsetzende Parästhesien (Einschlafen, Kribbeln) und Hypästhesien, die sich von den Füßen nach proximal ausbreiten. Häufig klagen die Patienten auch über Krämpfe, v.a. der Unterschenkelmuskulatur. Gelegentlich kann eine Parese der Beine auftreten. Zunahme der Beschwerden beim Bergabgehen, Besserung beim Bergaufgehen; Hinlegen, Hinsetzen oder Vornüberbeugen (z.B. Radfahren) mit Verminderung der Lendenlordose (nach vorne gebeugte Rumpfhaltung) lässt die Symptome verschwinden (DD: ischämische Claudicatio: Besserung beim Stehenbleiben).

Diagnostik. MRT oder Myelo-CT.

Therapie. Therapie der Wahl bei ausgeprägter Klinik ist die operative Dekompression.

Klinischer Fall

Ein 55-jähriger Mann klagt über belastungsabhängige Missempfindungen und „Krämpfe" in den Beinen. Die Beschwerden treten nach längerem Gehen auf und breiten sich dabei von den Füßen nach proximal aus. Wenn er sich dann nicht hinsetzt, tritt eine motorische Schwäche der Beine hinzu. Setzt sich der Patient hin, verschwinden die Beschwerden wieder. Beim Radfahren tritt die Symptomatik nicht auf.
Diagnose: Syndrom des engen lumbalen Spinalkanals.

4.2.2 Konussyndrom

Definition. Schädigung des Conus medullaris (S 3–S 5), der auf der Höhe des 1. bis 2. LWK liegt (☞ Abb. 14.30).

Ätiopathogenese. Meistens Tumoren (Ependymome), gelegentlich Bandscheibenerkrankungen.

Symptomatik. Stuhl- und Urininkontinenz, Impotenz. Der Analreflex fehlt immer. Reithosenanästhesie. Keine Paresen der Beine.

4.2.3 Kaudasyndrom

Definition. Akute Kompression der Cauda equina (Fasern der Wurzeln L 3–S 5) unterhalb des 2. LWK (☞ 14.30).

Symptomatik. Schlaffe (periphere!) Lähmung beider Beine, Verlust des Triceps-surae-Reflexes

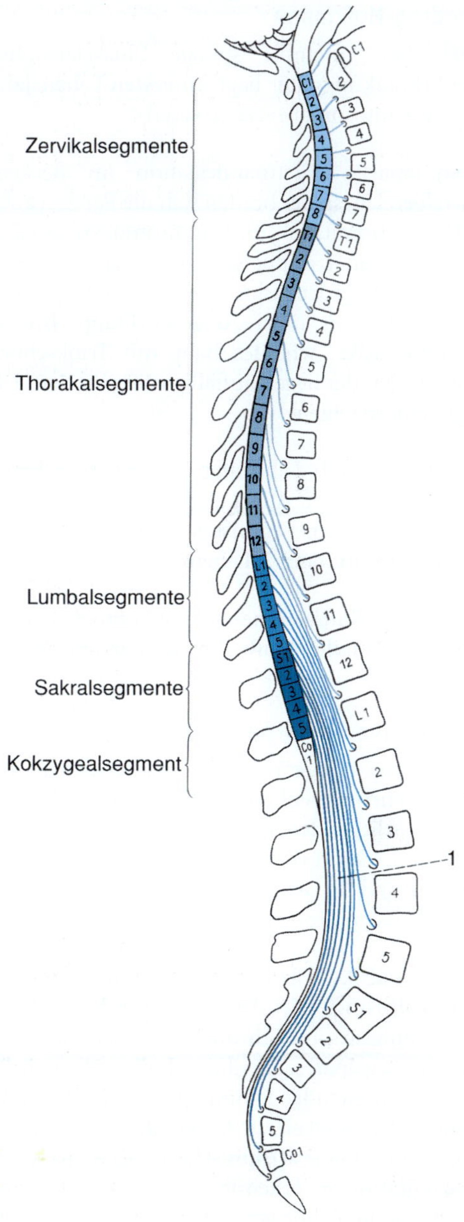

Abb. 14.30: Topographie der Wirbelsäule und Rückenmarkssegmente. Beachte, dass es acht zervikale Spinalnerven, aber nur sieben zervikale Wirbelkörper gibt.
1 Cauda equina [4]

(ASR), „reithosenartige" Sensibilitätsstörungen in den sakralen Segmenten, Blasen- und Mastdarminkontinenz.

Therapie. Konus- und Kaudasyndrom stellen eine absolute OP-Indikation dar.

4.3 Degenerative Erkrankungen

Die nachfolgend beschriebenen Krankheitsbilder gehören zur Gruppe der **Systemkrankheiten** des ZNS. Sie beruhen auf einem Schwund des Nervengewebes. Betroffen sind jeweils anatomisch und funktionell zusammengehörige Kern- und Bahnsysteme (die Pyramidenbahn, die Seitenstränge oder die Vorderhornzellen), während benachbarte Strukturen nicht oder nur gering betroffen sind. Der Untergang der Nervenzellen lässt sich histologisch nicht auf entzündliche oder gefäßabhängige Prozesse zurückführen. Die Erkrankungen setzen jeweils in einem charakteristischen Lebensalter ein und zeigen einen chronisch progredienten Verlauf. Bei den motorischen Systemkrankheiten unterscheidet man z.B. **nukleäre Atrophien** (Läsion der Vorderhornzellen und Hirnnervenkerne), die **Strangdegeneration der Pyramidenbahn** oder die kombinierte Degeneration beider Strukturen (z.B. **amyotrophische Lateralsklerose**).

4.3.1 Nukleäre Atrophien

Definition. Degeneration der motorischen Vorderhornzellen (2. motorisches Neuron), eventuell auch der kaudalen motorischen Hirnnervenkerne (V, VII, X, XII). Die spinalen Muskelatrophien (SMA) sind eine klinisch und genetisch heterogene Gruppe.

Symptomatik. Langsam progrediente **schlaffe** Lähmung mit **Muskelatrophien** und **Faszikulationen.** Fehlende Eigenreflexe.

Diagnostik. **Muskelbiopsie** mit gruppenförmiger Faseratrophie. Kompensatorisch hypertrophierte Fasern kommen vor. Die Differenzierung der **neurogenen** von den myogenen Erkrankungen stellt die wichtigste Indikation für die Ableitung eines **EMG** dar. Man findet Denervierungsaktivität (Fibrillationen, steile positive

Wellen und Faszikulationen) und durch den Ausfall einer Anzahl von Nervenfasern eine Lichtung des Aktivitätsmusters.

Therapie. Keine kausale Therapie bekannt.

Progressive spinale Muskelatrophie vom Typ Duchenne-Aran

Definition. Degeneration der Vorderhornzellen (2. motorisches Neuron). Beim Typ Duchenne-Aran liegt das Erkrankungsalter zwischen 20 und 45 Jahren, im Mittel um 30 Jahre. Häufigste Form der nukleären Atrophie. Eine eindeutige Erblichkeit lässt sich nicht nachweisen. Der Verlauf ist langsam progredient und erstreckt sich über viele Jahrzehnte.

Symptomatik. **Atrophie der kleinen Handmuskeln,** im weiteren Verlauf auch der Muskulatur des Schultergürtels. Frühzeitig sind **Faszikulationen** zu beobachten, auch in Muskeln, die noch nicht atrophiert sind. Die Eigenreflexe erlöschen.

Diagnostik. Im EMG finden sich gelegentlich eine pathologische Spontanaktivität in Form von Faszikulationspotenzialen und positiven scharfen Wellen; sog. „Riesenpotenziale" bei Willkürinnervation in einem gelichteten Aktivitätsmuster.

> **Merke**
>
> **Spinale Muskelatrophie** Typ Duchenne-Aran nicht verwechseln mit der **Muskeldystrophie** Typ Duchenne!

Muskelatrophie vom Typ Kugelberg-Welander

Definition. Juvenile proximale spinale Muskelatrophie, das Erkrankungsalter liegt zwischen dem 2. und 17. Lebensjahr. Sie wird zumeist autosomal-rezessiv, selten auch autosomal-dominant vererbt.

Symptomatik. Nach zunächst normaler motorischer Entwicklung tritt eine **proximale Schwäche der unteren Extremität** auf. Treppensteigen und das Aufstehen vom Stuhl fallen schwer. Muskelfaszikulationen sind häufig, die Reflexe erlöschen.

Verlauf. Die Lebenserwartung ist häufig unverändert.

Muskelatrophie vom Typ Werdnig-Hoffmann

Definition. Infantile spinale Muskelatrophie, das Erkrankungsalter liegt im **ersten Lebensjahr.** Sie wird autosomal-rezessiv vererbt.

Symptomatik. Erstmanifestation im Beckengürtelbereich, später breiten sich die Paresen auch auf die Extremitäten- und Stammmuskulatur aus. Aufgrund einer doppelseitigen Fazialisparese ist das Gesicht ausdruckslos. Die extreme Hypotonie der Muskulatur führt zu einer **Floppy-Infant-Symptomatik:** „schlaffes Baby mit Trinkschwäche", die Kinder liegen auffällig ruhig im Bett. Die Eigenreflexe fehlen.

Verlauf. Durch Lähmung der Interkostalmuskeln kommt es zu Atelektasen, die das Auftreten von **Pneumonien** begünstigen. Die Kinder sterben meist im 1. oder 2. Lebensjahr.

Therapie. Kausale Therapie nicht möglich. Physiotherapeutische Maßnahmen, Pneumonieprophylaxe.

Progressive Bulbärparalyse

Definition. Degeneration der kaudalen motorischen Hirnnervenkerne (XII, X, VII, V), die weiter rostral liegenden Augenmuskelkerne sind nicht betroffen. Das Erkrankungsalter liegt zwischen dem 3. und 5. Lebensjahrzehnt. Der Verlauf ist unaufhaltsam progredient.

Symptomatik. Die Krankheit beginnt mit einer **Sprechstörung.** Die Patienten sprechen schleppend, mühsam, ihre Stimme wird leiser und durch Gaumensegelparese näselnd („bulbäre Sprache"). Bei fortschreitender Lähmung entsteht eine vollständige Unfähigkeit zur Artikulation (Anarthrie). Frühzeitig ist eine **atrophische Zungenparese** mit **Faszikulationen** erkennbar. Die Zunge kann kaum vor die Zähne gebracht werden. Die Lippen werden schlaff, Pfeifen gelingt nicht mehr. Der Mundschluss ist unvollständig, später fließt Speichel aus dem Mund. **Kauen** und **Schlucken** sind anfänglich erschwert, später unmöglich. Im Spätstadium kommt es zur Aspiration von Nahrungsbestandteilen und Speichel, weil die Patienten aufgrund der gelähmten Kehlkopfmuskulatur nicht husten können. Häufig kommt es zum Phänomen des **pathologischen Lachens** und **Wei-**

nens. Eine Demenz tritt nicht ein. Die Kranken erleben ihr Leiden bei wachem Verstand und in voller Einsicht. Die progressive Bulbärparalyse ist eine Sonderform der amyotrophischen Lateralsklerose, bei der es nicht mehr zur Ausbildung von pyramidalen Symptomen kommt.

4.3.2 Amyotrophische Lateralsklerose (ALS)

Definition. Kombination von **nukleärer Atrophie** und **Degeneration der Pyramidenbahnen.** Die meisten Erkrankungen treten mit 40–70 Jahren auf. Männer sind häufiger als Frauen betroffen. Die Prävalenz liegt etwa bei 5 auf 100 000 Einwohner. Die ALS ist die **häufigste Systemkrankheit.** In etwa 5% der Fälle ist eine familiäre Häufung zu beobachten. Kennzeichnend ist das Nebeneinander von **schlaffer** Lähmung mit Eigenreflexabschwächung und Faszikulationen und **spastischer** Lähmung mit Reflexsteigerung und Pyramidenbahnzeichen.

Ätiopathogenese. Die Ätiologie dieser rasch progredienten degenerativen Erkrankung ist unbekannt. Pathologisch-anatomisch ist der Gyrus praecentralis atrophiert (1. motorisches Neuron), die Pyramidenbahn in der inneren Kapsel, der Medulla oblongata und dem Rückenmark ist verschmälert. Zudem besteht eine Atrophie der motorischen Vorderhornzellen (2. motorisches Neuron) und eventuell der kaudalen motorischen Hirnnervenkerne (XII, X, VII, V). Die Augenmuskeln bleiben intakt.

Symptomatik. Wichtigste klinische Kennzeichen sind Muskelschwäche, Muskelatrophie, Faszikulationen und lebhafte Reflexe, evtl. pathologische Reflexe. Bei etwa 25% der Patienten beginnt die Krankheit mit einer Atrophie der kleinen Handmuskeln. Dann entstehen eine Paraspastik der Beine und schließlich eine Degeneration der motorischen Hirnnerven. In der gleichen Häufigkeit beginnt die ALS mit atrophischen oder spastischen Paresen an den Unterschenkeln und Füßen und steigt im weiteren Verlauf zu den Armen und der bulbären Muskulatur auf. In 20% der Fälle sind bulbäre Lähmungen das Initialsymptom (☞ progressive Bulbärparalyse). Sensibilitätsstörungen gehören nicht zur ALS. Die Blasenfunktion bleibt intakt.

Diagnostik. Im **EMG** finden sich frühzeitig pathologische Spontanaktivitäten (Fibrillationen, Faszikulationen) und neurogen umgebaute Potenziale motorischer Einheiten. **Histopathologisch** findet sich neben der neurogenen Atrophie der Muskulatur (gruppiert liegende Muskelfaseratrophien) eine kompensatorische Hypertrophie der Muskelfasern. Dies erklärt, warum bei der ALS die Kraft erst in einem späteren Stadium nachlässt. Der Liquorbefund ist unauffällig.

Verlauf. Die mittlere Überlebenszeit beträgt 2–5 Jahre. Im Endstadium kommt es zu einem Befall der Rumpf- und Atemmuskulatur. Die Patienten sterben in der Regel an Ateminsuffizienz und Aspirationspneumonie (Schluckstörungen).

Therapie. Eine kausale Therapie gibt es nicht. Riluzol (Glutamat-Agonist) führt infolge einer neuroprotektiven Wirkung zu einer Verlängerung der Überlebenszeit im Vergleich zu Placebo. Im Anfangsstadium krankengymnastische Übungen. Diazepam und Baclofen können die Spastik lockern. Mit der Gabe von Atropinpräparaten versucht man, den quälenden Speichelfluss bei bulbären Symptomen zu behandeln. Wichtig ist die psychologische Betreuung der Kranken, die den fortschreitenden Prozess bei wachem Verstand genauestens beobachten.

Klinischer Fall

Eine 69-jährige Mutter und zuvor unauffällige Patientin leidet seit ca. sechs Monaten progredient an einer verwaschenen Sprache und Störungen beim Schlucken. Neurologisch zeigt sich eine bulbäre Sprache, eine Dysphagie, Faszikulationen der Zunge und an beiden Armen sowie pathologisch gesteigerte Muskeleigenreflexe der Beine. Der übrige neurologische Befund ist unauffällig.

Diagnose: Amyotrophische Lateralsklerose

4.3.3 Spinopontozerebelläre Ataxien

Eine weitere Gruppe von degenerativen Prozessen betrifft das Kleinhirn und seine afferenten Bahnen. Die häufigste Form dieser Systemerkrankung ist die Friedreich-Ataxie.

Friedreich-Ataxie

Definition. Hereditäre Ataxie mit Degeneration der **Hinterwurzeln** und Hinterstränge, des Tractus spinocerebellaris und **Atrophie des Kleinhirns.** Fakultativ, aber häufig finden sich Pyramidenbahndegenerationen. Die Krankheit setzt oft schon vor der Pubertät, etwa zwischen dem 8. und 14. Jahr ein, sie wird autosomal-rezessiv vererbt. Die Symptome entwickeln sich über 30–40 Jahre progredient.

Molekulargenetik. Repeatvermehrung GAA auf Chromosom 9.

Symptomatik. Parästhesien in den Füßen und Unterschenkeln, Leitsymptom ist die **Gangataxie,** Muskelhypotonie mit nachfolgender Skelettdeformität. Besonders charakteristisch ist der „Friedreich-Fuß“: Hohlfuß mit Krallenzehen. Fehlender oder abgeschwächter ASR (Befall der Hinterwurzeln). Häufig findet sich ein positives Babinski-Zeichen als Ausdruck einer Pyramidenbahnläsion. Im weiteren Verlauf treten Dysarthrie, Dysdiadochokinese, Intentionstremor, Nystagmus hinzu. Manchmal findet sich eine Störung der Okulomotorik mit Fixationsrucken. Im Endstadium kann eine Demenz beobachtet werden. Zwei Drittel der Patienten haben eine Kardiomyopathie und versterben an Herzversagen.

Spinozerebelläre Ataxien (SCA)

Definition. Genetisch und klinisch heterogene Gruppe zerebellärer Ataxien (SCA), die autosomal-dominant erblich sind. Anhand klinischer Kriterien gelingt die Differenzierung der Unterformen nicht zuverlässig (veralteter Begriff: Nonne-Pierre-Marie-Krankheit). **Molekulargenetik.** SCA 1: Chromosom 6, CAG-Expansion im Ataxin-1-Gen. SCA2: Chromosom 12, CAG-Expansion im Ataxin-2-Gen. SCA 3: Chromosom 14, CAG-Expansion im Ataxin-3-Gen.

Symptomatik. **Gemeinsam** ist allen SCA eine zerebelläre Gangataxie und Dysarthrie. Symptombeginn meist 30.–50. Lebensjahr. Sensibilitätsstörungen, Pyramidenbahnzeichen und okulomotorische Symptome können in unterschiedlicher Form und Ausprägung hinzutreten.

4.3.4 Funikuläre Spinalerkrankung (funikuläre Myelose)

Definition. Durch Mangel an Vitamin B_{12} (Cobolamin) kommt es zu Entmarkungen in den **Hintersträngen** und den **Pyramidenbahnen,** bevorzugt im Hals- und Brustmark. Die funikuläre Myelose ist die häufigste Stoffwechselkrankheit des ZNS. Krankheitsbeginn im mittleren und höheren Lebensalter, häufig schleichender Beginn.

Ätiopathogenese. Der B_{12}-Mangel wird hervorgerufen durch das Fehlen von Intrinsic-Faktor bei perniziöser Anämie, nach Gastrektomie, bei alkoholbedingter Gastritis, Magenkarzinom, Dünndarmresorptionsstörungen.

Symptomatik. Auffallend blass-gelbliche Hautfarbe; glatte, rote, brennende Zunge (Hunter-Glossitis). Parästhesien, Störung von Vibrationsempfinden (sog. Pallhypästhesie) und/oder Lagesinn, Gangunsicherheit (Hinterstrangataxie), Blasenstörungen, spastische Lähmungen, verminderte oder gesteigerte Eigenreflexe und Pyramidenbahnzeichen (pos. Babinski-Zeichen), psychische Störungen (Apathie, Verwirrtheitszustände, Psychosen). Polyneuropathie mit symmetrischen, distal betonten Ausfällen. Optikusatrophie und Augenmuskellähmungen sind selten. Sehr selten kann es zu psychischen Störungen mit Verwirrtheitszuständen und Psychosen kommen.

Diagnostik. Bestimmung Holo-Transcobolamin (Transporter), Metaboliten (Methylmalonsäure, Homozystein); positives Romberg-Zeichen.

Therapie. Frühzeitige Behandlung mit hoch dosierter Gabe von Vitamin B_{12} (1000 µg/d i.m. für 5 Tage, dann 1000 µg wöchentlich für 3 Monate). Bei fehlendem Intrinsic-Faktor lebenslange Dauerbehandlung mit 1000 µg/Monat. Eine Rückbildung der Symptome tritt nur ein, solange keine nennenswerte Degeneration der Axone vorliegt.

Prognose. Gelegentlich kommt es zu einer teilweisen, selten zu einer vollständigen Rückbildung der Symptome.

4.3.5 Spastische Spinalparalyse

Definition. Sehr seltene, meist erbliche Erkrankung, die zu einer Degeneration der Pyramidenbahn führt aufgrund des Untergangs des 1. motorischen Neurons im Gyrus praecentralis.

Symptomatik. Beginn meist im Kindes- und Jugendalter. Zunächst Steifigkeit in den Beinen, im Verlauf entwickelt sich eine Paraspastik der Beine mit doppelseitiger Zirkumduktion.

4.3.6 Spino-bulbäre Muskelatrophie (Kennedy-Syndrom)

Definition. Degeneration der spinalen und bulbären Motoneurone. X-chromosomaler Erbgang.

Symptomatik. Beginn um das 40. Lebensjahr mit Faszikulationen in Gesicht, Schlundmuskulatur und Extremitäten, proximale Muskelschwäche. Haltetremor. Infolge partieller Androgeninsuffizienz: Gynäkomastie, Hodenatrophie.

4.4 Entzündliche Prozesse und Entmarkungskrankheiten

Myelitis transversa

Definition. Durch virale (selten bakterielle) Infektion hervorgerufene, transversal orientierte Entzündung des Rückenmarks mit entsprechendem Querschnittssyndrom.

Ätiopathogenese. Häufig vorausgegangener katarrhalischer Infekt, vielfach bleibt die Ursache ungeklärt.

Symptomatik. Rückenschmerzen, Parästhesien, Temperaturanstieg, innerhalb von Stunden und Tagen entwickelt sich ein Querschnittssyndrom meist bis thorakal, Ausfälle v.a. der Pyramidenbahn.

Diagnostik. Der Liquorbefund ergibt meist eine lymphozytäre Pleozytose mit Eiweiß- und IgG-Erhöhung.

Therapie. Antiphlogistika und Analgetika, bei bakterieller Infektion Antibiotika.

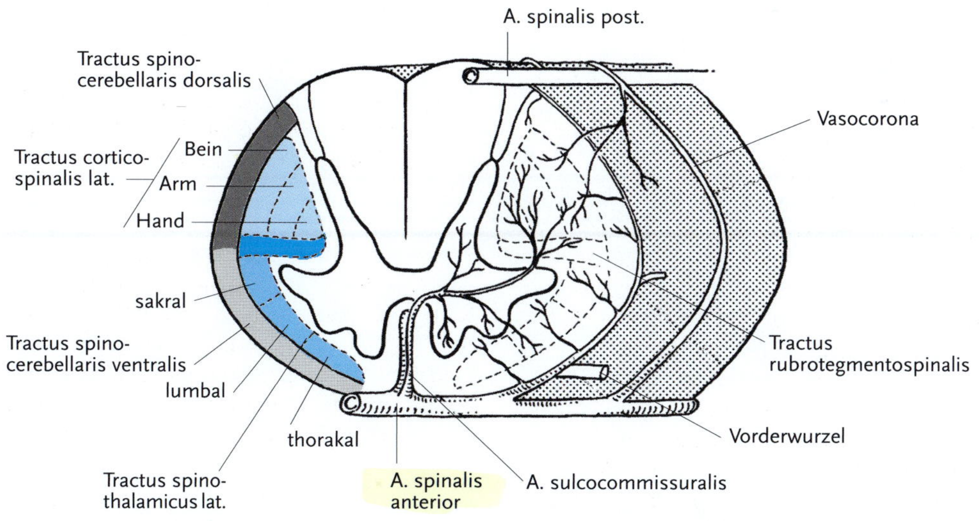

Abb. 14.31: Gefäßversorgung des Rückenmarks

4.5 Gefäßkrankheiten

Arteria-spinalis-anterior-Syndrom

Definition. Ischämische Schädigung des Rückenmarks im Versorgungsgebiet der A. spinalis anterior (☞ Abb. 14.31).

Ätiopathogenese. Infarkt der A. spinalis anterior, Kompression durch spinale Tumoren, epidurale Abszesse. Von der ischämischen Durchblutungsstörung betroffen sind Vorder- und Seitenhorn, die Basis des Hinterhorns, Teile des Pyramidenseitenstranges und die vordere Kommissur.

Symptomatik. Initial radikuläre Schmerzen auf dem segmentalen Niveau der betroffenen Arterie, innerhalb von Minuten bis Stunden entwickelt sich eine meist schlaffe Lähmung der Beine, dabei sind aber positive Pyramidenzeichen auszulösen. **Dissoziierte Sensibilitätsstörung** (gestörter Schmerz- und Temperatursinn bei erhaltener Berührungs- und Vibrationsempfindung) beidseits, immer **Blasenlähmung.** Keine sensible Ataxie (die Hinterstränge werden durch die Aa. spinales posteriores versorgt).

Diagnostik. Der Liquor ist normal oder nur geringfügig verändert.

Therapie. Tumorresektion, sonst konservativ, Thromboseprophylaxe.

Prognose. Zeigt sich nach 2–3 Wochen noch keine Rückbildung der Symptome, ist ein bleibender Defekt zu befürchten.

5 Krankheiten und Schäden des peripheren Nervensystems

5.1 Polyneuropathien

☞ auch Kap. 1.1.4.

Definition. Erkrankungen des **peripheren** Nervensystems mit zumeist symmetrischen, distal betonten sensiblen, vegetativen und motorischen Symptomen. Ursachen sind metabolische, entzündliche und toxische Krankheiten, die auf das periphere Nervensystem übergreifen. Etwa 10% der Polyneuropathien sind hereditär.

Ätiopathogenese. Bei den Polyneuropathien mit primär **axonaler Degeneration** (toxisch, vaskulär, diabetisch und alkoholisch bedingte Polyneuropathien) kommt es zu einem Ausfall von Axonen. Die Nervenleitgeschwindigkeit bleibt jedoch lange normal oder verzögert sich nur geringfügig. Hingegen kommt es bei der primären **segmentalen Demyelinisierung** (nephrogene, hereditäre Polyneuropathie und Guillain-Barré-Syndrom) frühzeitig zur Verlangsamung der Nervenleitgeschwindigkeit. In fortgeschrittenen Krankheitsstadien findet man Mischformen.

Symptomatik. Leitsymptome sind **Parästhesien** und **Sensibilitätsstörungen,** meistens symmetrisch und distal betont, beginnend an den unteren Extremitäten. Die sensiblen Ausfallsymptome betreffen die Oberflächensensibilität (Berührungs-, Schmerz- und Temperaturempfindlichkeit) und die Tiefensensibilität (Lage- und Vibrationsempfindung). Dabei sind die sensiblen Störungen socken- und handschuhförmig angeordnet. Fehlende oder abgeschwächte **Reflexe:** ASR, seltener PSR. **Motorische Ausfälle** sind seltener als Sensibilitätsstörungen und treten als atrophische Paresen v.a. an den Dorsalextensoren der Füße und Zehen auf. Hirnnerven können beteiligt sein, am häufigsten V, VII, III, VI. Störungen der **vegetativen** Innervation führen zu verändertem Vasomotorentonus in den Extremitäten, kardiovaskulären Störungen wie orthostatische Dysregulation und Tachykardien, reduzierter (in manchen Fällen auch gesteigerter) Schweißsekretion, trockener, glatter Haut, trophischen Ulzera; bei einigen Formen der Polyneuropathien finden sich auch Blasenentleerungs- und Darmmotilitätsstörungen. Häufig besteht eine Druckdolenz peripherer Nerven. **Mononeuritis multiplex:** asymmetrischer Befall eines oder mehrerer peripherer Nerven (z.B. bei Panarteriitis nodosa).

Diagnose

- klinischer Befund und Anamnese
- mit Hilfe von Elektromyographie und Elektroneurographie lassen sich demyelinisierende und axonale Formen der Polyneuropathie im Anfangsstadium unterscheiden; in fortgeschrittenen Stadien finden sich beide Formen des Befalls nebeneinander
- weitere Diagnostik je nach ätiopathogenetischer Grundlage (z.B. Diabetes, Alkoholerkrankung etc.)
- Labor: BSG, Blutzucker-Tagesprofil, Elektrolyte, Harnstoff, Creatinin, Tumormarker
- Nervenbiopsie: gut zugänglich ist der rein sensible N. suralis (Entnahme hinter dem Malleolus lat.).

Therapie. Es gibt bisher keine Möglichkeit, die Regeneration peripherer Nerven medikamentös direkt zu beeinflussen. Die Therapie liegt in der Ermittlung der Ursachen, Behandlung der Grundkrankheit und der Symptome. Die intravenöse Gabe von Liponsäure (Synonym: Thioctsäure) hilft häufig nur bei diabetischer Polyneuropathie. Bei sehr starken Reizerscheinungen werden Carbamazepin und trizyklische Antidepressiva eingesetzt.

5.1.1 Endogen-metabolisch bedingte Polyneuropathien

Diabetische Polyneuropathie

Definition. Metabolische Polyneuropathie. **Fast ein Drittel** aller Polyneuropathien muss auf Diabetes zurückgeführt werden. Mit steigendem Lebensalter und zunehmender Diabetesdauer nimmt die Häufigkeit zu.

Ätiopathogenese. Diabetische Stoffwechselstörung mit toxischen Metaboliten und Nährstoffmangel. Daneben wird auch die Mikroangiopathie der Vasa nervorum mit Durchblutungsstörungen der peripheren Nerven verantwortlich gemacht.

Symptomatik. **Störung der Eigenreflexe** (Frühsymptom). **Parästhesien,** besonders vom Typ „burning feet", d. h. brennende Schmerzen auf der Fußsohle. Quälende Muskelkrämpfe, insbesondere Wadenkrämpfe, können hinzutreten. Charakteristisch ist die Zunahme der Schmerzen in der Nacht. Symmetrische distale **sensible Ausfälle** (Aufhebung der Vibrationsempfindung, Reflexabschwächung) und **Paresen** an den unteren Extremitäten. Diese symmetrische distale Polyneuropathie ist die häufigste Form. In seltenen Fällen besteht eine proximale, oft asymmetrische Parese. Sensible Störungen finden sich hierbei nicht (proximale motorische Polyneuropathie, sog. diabetische Amyotrophie). **Hirnnervenlähmungen:** Am häufigsten sind einseitige Okulomotorius- und Abduzenslähmungen. In der Regel bilden sich diese Lähmungen wieder zurück. Häufig ist auch das **vegetative Nervensystem** beteiligt: Pupillenstörungen, Diarrhö, Urinretention, Impotenz, distale Anhidrose, orthostatische Dysregulation, Ruhetachykardie infolge Vagusläsion.

Therapie. Optimale Diabeteseinstellung.

5.1.2 Exogen-toxisch bedingte Polyneuropathien

Alkoholische Polyneuropathie

Ätiopathogenese. Überwiegend findet sich eine axonale Degeneration. Sie tritt zumeist nach jahrelangem Alkoholabusus auf. Die Ursache ist noch nicht genau geklärt. Man vermutet eine toxische Wirkung des Alkohols und seiner Metaboliten (Acetaldehyd) und eine Fehlernährung (Mangel an Vitamin B_1 und B_6).

Symptomatik. Störungen der Sensibilität an den unteren Extremitäten, insbesondere des Vibrationsempfindens. Oft finden sich **Wadenkrämpfe** und tiefer Wadendruckschmerz. Vegetative Symptome wie Schwitzen und Tachykardie sind häufig. Im weiteren Verlauf entwickeln sich distal betonte Muskelatrophien und Paresen. Die Beine sind in der Regel stärker betroffen als die Arme.

Therapie. Absolute Alkoholkarenz; ausreichende, vitaminreiche Ernährung, krankengymnastische Übungen. Die Symptome können sich nach Wochen und Monaten wenigstens teilweise wieder zurückbilden.

Toxische Polyneuropathie

Toxische Substanzen können sein: Thallium (Rattengift), Blei, Arsen (s. u.), Quecksilber, Gold und Insektizide (DDT, Lindan). Der Schweregrad der Polyneuropathie ist abhängig von der Menge der toxischen Substanz bzw. der Dauer der Aufnahme.

Symptomatik. In der Regel stehen distal betonte, symmetrisch angeordnete sensomotorische Ausfälle im Vordergrund.

5.1.3 Erregerbedingte Polyneuritiden

Bakteriell bedingte Polyneuritiden

Infektionskrankheiten als Ursachen der Polyneuropathien sind zahlenmäßig gering (bislang 5%), nehmen aber zu.

- **Borreliose** (Lyme-Krankheit): durch Zeckenbiss verursachte Borrelieninfektion, ☞ Kap. 3.4
- **Diphtherie:** durch Exotoxin des Corynebacterium diphtheriae hervorgerufene Myelinschädigung mit Paresen kaudaler Hirnnerven (Lähmung des Gaumensegels und der Rachenmuskulatur), perioralen Sensibilitätsstörungen, proximal betonter Tetraparese
  Therapie: Rechtzeitige Gabe von Diphtherieantitoxin (bis 48 h nach Infektionsbeginn), bevor das Toxin von den Schwann-Zellen aufgenommen wird
- **Botulismus:** Das von Clostridium botulinum ausgeschüttete Toxin blockiert die Freisetzung von Acetylcholin an den motorischen Endplatten (keine Sensibilitätsstörungen!). Die Symptome treten fast ausschließlich nach dem Genuss von Konserven auf: Lähmungen der äußeren und inneren Augenmuskeln mit Doppelbildern, Akkommodationsparese und Ptosis, Paresen der bulbären Hirnnerven IX (Störungen der Speichelsekretion), X (Aphonie) und XII (Zungenlähmung), Schluckstörung. Die Schwäche der Atemmuskulatur führt zur Ateminsuffizienz. Ferner kommt es zu Ösophaguslähmung, Magenatonie, Obstipation und Tachykardie

Therapie: Rechtzeitige Gabe von Botulinumantitoxin, Überwachung von Atmung und Kreislauf.

Viral bedingte Polyneuritiden

Polyneuritiden können z. B. durch folgende virale Infektionskrankheiten ausgelöst werden: Mononukleose, Masern, Varizellen, Influenza, Mumps, Röteln, Hepatitis epidemica, Herpes zoster und HIV-Infektion. Zumeist findet sich eine akute idiopathische Polyradikuloneuritis vom Typ Guillain-Barré.

Herpes zoster

Die Herpes-zoster-Radikuloneuritis (Gürtelrose) wird verursacht durch eine Reaktivierung latenter Varicella-Zoster-Viren in den Spinalganglien und den Ganglien der Hirnnerven. Die Häufigkeit des Zosters nimmt mit dem Lebensalter zu.

Symptomatik. Prodromalstadium mit Störung des Allgemeinbefindens (Abgeschlagenheit, Kopf- und Gliederschmerzen) und leichtem Fieber. Die typischen Hauteruptionen sind meist einseitig und in einem oder mehreren Dermatomen lokalisiert. Am häufigsten ist der Thorax befallen, danach folgen das Trigeminusgebiet und die lumbosakralen Dermatome. Starke Schmerzen und Sensibilitätsstörungen. Der Zoster ophthalmicus (Befall des 1. Trigeminusastes) geht einher mit Keratitis, Iritis und Neuritis nervi optici. Augenmuskellähmungen (N. oculomotorius, N. abducens) können auftreten. Beim Zoster oticus (Befall des Ganglion geniculi n. facialis) kommt es zu Bläschen am äußeren Ohr und Gehörgang und Schmerzen. Meist liegt eine Fazialisparese vor, die sich oft nur unvollständig wieder zurückbildet. Es können eine retrokochleäre Schwerhörigkeit und Schwindel mit Nystagmus auftreten.

Verlauf. Bei Jugendlichen heilt der Zoster klinisch folgenlos ab. Insbesondere bei Patienten über 60 Jahre entwickeln sich in mehr als 50% der Fälle im befallenen Dermatom hartnäckige Zosterneuralgien mit ziehenden oder bohrenden Dauerschmerzen.

Therapie. Aciclovir. Therapie der Zosterneuralgien mit Amitriptylin, Gabapentin, Carbamazepin. Die adjuvante Therapie mit Cortison kann die Phase des akuten Zosterschmerzes verkürzen. Evtl. Sympathikusblockade.

Polyneuropathien bei AIDS

Ein akutes oder chronisches Guillain-Barré-Syndrom ist im Stadium I und II zu beobachten. Im Stadium III tritt überwiegend eine proximal betonte Mononeuritis multiplex auf (☞ Kap. 1.1.4). Das Stadium IV im Vollbild des AIDS ist gekennzeichnet durch eine distal betonte vorwiegend sensible Polyneuropathie mit schmerzhaften Dysästhesien.

5.1.4 Immunologisch bedingte Polyneuritiden

Guillain-Barré-Syndrom (Polyneuritis, Polyneuroradikulitis)

Definition. Akut oder subakut auftretende Erkrankung mit symmetrischen motorischen Ausfällen, meist distal an den unteren Extremitäten beginnend. Das Guillain-Barré-Syndrom betrifft alle Altersgruppen. Die Häufigkeit ist relativ gering: ca. 2,4 Fälle auf 100 000 Einwohner.

Ätiopathogenese. **Markscheidenerkrankung** (segmentale Demyelinisierung). Diese beruht vermutlich auf einer autoimmunologisch bedingten entzündlichen Erkrankung der Spinalwurzeln und peripheren Nervenabschnitte. Oftmals geht ein Infekt (v. a. Campylobacter jejuni, aber auch Zytomegalie-, Epstein-Barr-Virus, Varicella-Zoster-Virus) voraus. In einigen Fällen findet sich auch eine gemischte Form (demyelinisierend und axonal), was die Chance einer vollständigen Restitution erheblich beeinträchtigen kann.

Symptomatik. Beginnend mit distalen Parästhesien entwickelt sich eine rasch fortschreitende, symmetrische **schlaffe Lähmung** der Extremitäten, beginnend an den Beinen mit **Areflexie.** Die Paresen können aufsteigen (Landry-Paralyse, s. u.) und eine Beatmung notwendig machen. Hirnnervenausfälle (v. a. des N. facialis, ferner des N. trigeminus, N. vagus, N. accessorius, N. hypoglossus) sind häufig. Ist auch das vegetative Nervensystem betroffen, treten Störungen der Schweißsekretion und unter Umständen lebensbedrohliche Störungen des Herzrhythmus und der Blutdruckregulation auf. Die Blasenfunktion kann bei schweren Verlaufsformen gestört sein. Als **Landry-Paralyse** bezeichnet man eine aufsteigende Lähmung mit Befall der Rumpfmuskulatur. Dabei kann eine Atemlähmung entstehen.

14

Verlauf. Der Höhepunkt der Erkrankung wird nach 2–4 Wochen erreicht. Die Rückbildung beginnt einige Wochen nach dem Stillstand der Progression und kann sich über Monate hinziehen. Die meisten Patienten erholen sich gut. Häufigste Ursachen von Todesfällen sind Atemlähmung, kardiale Komplikationen und Lungenembolien (als Folge langer Bettlägerigkeit).

Diagnostik. Für den **Liquorbefund** charakteristisch ist die **zytoalbuminäre Dissoziation** (☞ Kap. 1.9.3). Unter Umständen Nachweis des GM1-Antikörper (Antiglykolipid Antikörper) im Serum. **Elektroneurographisch** zeigen sich eine verlängerte distale motorische Latenz, eine deutliche Verlangsamung der Nervenleitgeschwindigkeit, sowie eine verlängerte Latenz der F-Welle. Die F-Welle ist ein motorisches Antwortpotenzial, hervorgerufen durch Aktivierung einer Vorderhornzelle durch einen rückläufigen Impuls nach Reizung seines Axons. **EMG:** typisch sind bei axonaler Degeneration niedrige Amplituden der Muskelaktionspotenziale. Abnahme der Herzfrequenzvariabilität.

Therapie. In leichten Fällen nur symptomatische Behandlung, Krankengymnastik, Thromboseprophylaxe. Therapie der Wahl ist die i.v. Gabe von Immunglobulinen, in schwereren Fällen Plasmapherese.

Klinischer Fall

Ein 35-jähriger Patient erkrankt aus dem Wohlbefinden heraus mit einer Gesichtslähmung rechts und klagt über Schmerzen. Die neurologische Untersuchung ergibt eine periphere Fazialisparese, eine Hörminderung und eine periphere vestibuläre Störung rechts. Zwei Tage später werden Bläschen im äußeren Gehörgang der erkrankten Seite festgestellt. Im Liquor findet sich eine lymphozytäre Pleozytose von 51/3 Zellen, kraniales CT: o. B.
Diagnose: Zoster oticus

Miller-Fisher-Syndrom

Definition. Seltene Variante des immunologisch bedingten Guillain-Barré-Syndroms.

Symptomatik. Parästhesien, akute **Augenmuskelparesen,** Nystagmus, evtl. fehlende Lichtreaktion, **Ataxie, Areflexie,** Dysarthrie, Dysphagie. **Paresen treten nicht auf.** Das Miller-Fisher-Syndrom ist rein peripher lokalisiert, es sind keine zentralen Strukturen beteiligt.

Diagnostik. Eiweißerhöhung im Liquor. Nachweis von anti-GQ1b-Antikörpern (Gangliosid-Antikörper) im Serum.

Therapie. Immunglobulin G i.v.

Chronisch inflammatorische demyelinisierende Polyneuropathie (CIDP)

Definition. Chronische Polyneuritis mit segmentaler Demyelinisierung.

Symptomatik. Über Wochen und Monate progrediente distale und proximale Muskelparesen, Parästhesien. Verteilung und Ausprägung sind dem Guillain-Barré-Syndrom ähnlich. Vegetative Begleitsymptome sind allerdings seltener.

Diagnostik. Im Liquor findet sich eine Eiweißerhöhung ohne Pleozytose. Nachweis von Antikörpern gegen GM1-Ganglioside im Serum. Elektroneurographisch verlangsamte Nervenleitgeschwindigkeit, Nachweis von Leitungsblocks in einzelnen Segmenten peripherer Nerven.

Therapie. Anders als das akute Guillain-Barré-Syndrom kann die CIDP mit Steroiden behandelt werden. Uneinheitliche Prognose.

5.1.5 Vaskulär-hereditär bedingte Polyneuropathien

Hereditäre motorisch-sensible Neuropathie (HMSN)

Definition. Kombinierte Systemkrankheit. Man unterteilt sie in verschiedene Typen. Am häufigsten ist der HMSN Typ I (Charcot-Marie-Tooth-Krankheit), eine vorwiegend autosomal-dominant vererbte neurale Muskelatrophie. Häufigstes Manifestationsalter zwischen dem 5. und 15. Lebensjahr.

Symptomatik. Die Symptome sind sensible Störungen wie Hypästhesien, herabgesetztes Lage- und Vibrationsempfinden. Charakteristisch sind langsam progrediente Atrophien der Unterschenkel („Storchenbeine") mit Steppergang, Hohlfüßen und Krallenzehen („Friedreich-Fuß"). Die Nervenleitgeschwindigkeit ist infolge der Markscheidendegeneration deutlich verlangsamt.

Vaskuläre Polyneuropathien

Nekrotisierende Vaskulitiden (Panarteriitis nodosa) und Kollagenosen (Lupus erythematodes) führen entweder zum Bild einer schmerzhaften Mononeuritis multiplex oder einer symmetrischen, sensomotorischen, an den unteren Extremitäten betonten Polyneuropathie.

5.2 Wichtige Nervenkompressionssyndrome

5.2.1 Karpaltunnelsyndrom

Definition. Druckschädigung des N. medianus am Handgelenk bei seinem Verlauf unter dem Retinaculum flexorum (Lig. carpi transversum). Das Erkrankungsalter liegt überwiegend zwischen dem 40. bis 70. Lebensjahr. Frauen sind häufiger betroffen als Männer. Beidseitiges Auftreten ist häufig (40–50% der Fälle).

Ätiopathogenese. Repetitive Arbeitsabläufe mit Flexion und Extension im Handgelenk, vibrierende Arbeitsgeräte, Tendosynovitis, Ödembildung während der Schwangerschaft, Akromegalie, rheumatoide Arthritis, Hypothyreose (Myxödem). Die Arbeitshand ist bevorzugt betroffen.

Symptomatik. Beginn mit nächtlichen, schmerzhaften Parästhesien, zunächst am Mittelfinger und später an der Beugeseite der Finger 1–3 (sog. Brachialgia paraesthetica nocturna). Die Missempfindungen können nach proximal bis zur Schulter ausstrahlen. Schütteln und Massieren der Hand bessern den Zustand. Morgensteife mit Hypästhesie, Dysästhesie und Störungen der Feinmotorik klingen zunächst im Laufe des Tages wieder ab. Im weiteren Verlauf kommt es zur Atrophie und Parese der Mm. abductor pollicis brevis et opponens pollicis.

Merke

Beim Karpaltunnelsyndrom kommt es zur Muskelatrophie der **Thenarseite** (Daumenseite der Hand)!

Diagnostik. Die Diagnose des Karpaltunnelsyndroms stützt sich auf Anamnese, klinisch-neurologischen Befund und Elektroneurographie. Durch die Parese der Daumenabduktion und -opposition kann eine Flasche nicht vollständig umschlossen werden **(positives Flaschenzeichen).** Das Beklopfen des Karpaltunnels führt zu einem in die Hand ausstrahlenden elektrisierenden Schmerz **(Hoffmann-Tinel-Zeichen).** Provokationstest durch forcierte Dorsalextension oder Palmarflexion für 60 s **(Phalen-Test).** Leitbefund ist die reduzierte Nervenleitgeschwindigkeit des N. medianus: Verlängerung der **distal-motorischen** Latenz, es findet sich auch eine Verlangsamung der sensiblen Nervenleitgeschwindigkeit. Zusatzdiagnostik: EMG des M. abductor pollicis brevis (Denervierungszeichen).

Therapie. Ruhigstellung mit Unterarmschiene, Injektionen mit Prednisolon. In schwereren Fällen: Operation; diese ist konservativen Maßnahmen eindeutig überlegen.

5.2.2 Tarsaltunnelsyndrom

Definition. Seltene Kompressionsschädigung des N. tibialis am Malleolus medialis unter dem Lig. lancinatum.

Ätiopathogenese. Fußdistorsionen, Malleolarfrakturen, enger Gipsverband.

Symptomatik. Brennende Schmerzen auf der Fußsohle, die sich beim Gehen verstärken. Im weiteren Verlauf treten sensible Ausfälle und Paresen der kleinen Fußmuskeln auf.

Therapie. Ruhigstellung des Fußes, bei fehlender Besserung operative Revision innerhalb von acht Wochen.

5.2.3 Meralgia paraesthetica

Definition. Parästhesien und Schmerzen im Versorgungsgebiet des rein sensiblen N. cutaneus femoris lateralis (Nerv des Plexus lumbosacralis) an der lateralen Vorderseite des Oberschenkels. Meist besteht eine ausgeprägte Hyperalgesie bei Berührung durch Kleidungsstücke. Die Schmerzen bilden sich oftmals innerhalb von Monaten spontan zurück.

Ätiopathogenese. Kompressionssyndrom des Nervs bei seinem Durchtritt durch das Leistenband (Schwangerschaft, Adipositas).

Therapie. Gewichtsreduktion, Vermeiden enger Kleidung. Unter Umständen Blockade des Nervs mit Lokalanästhetika, eventuell Neurolyse.

5.2.4 Tibialis-anterior-Syndrom

Definition. Kompartmentsyndrom der in der Tibialisloge verlaufenden Strecker der Unterschenkelmuskeln mit gefäßbedingter Schädigung des N. peroneus.

Ätiopathogenese. Eine Druckerhöhung in der Faszienkammer durch Volumenzunahme infolge Ödem oder Blutung führt zu einer Drosselung der Blutzufuhr und infolgedessen zu einer Ischämie der Muskeln (Nekrosegefahr!) und Schädigung des N. peroneus profundus. Ursachen können sein: Sportverletzungen, extreme Belastung beim Marschieren, Thrombose.

Symptomatik. Heftige prätibiale Schmerzen, harte Schwellung, myoplegische Lähmung der Muskeln. Sensibilitätsverlust im I. Spatium interosseum. Aufgrund der Kontraktur der Muskeln besteht kein Steppergang. Die arteriellen Pulse sind in der Regel erhalten, denn die Erhöhung des Gewebedrucks erreicht meist nicht den Druck in den großen arteriellen Gefäßen.

Therapie. Spaltung der Fascia cruris innerhalb von 8–12 h, sonst Nekrose des Muskels.

5.3 Läsionen einzelner Hirnnerven

5.3.1 N. facialis (VII)

Ätiopathogenese. Die überwiegende Mehrzahl der Fälle ist ungeklärter Ursache (idiopathische Form), weitere Ursachen sind: Borreliose, Herpes zoster, Felsenbeinfrakturen, Mastoiditis, Otitis media mit Cholesteatombildung, Tumoren des Kleinhirnbrückenwinkels oder der Parotis (☞ Abb. 14.32 und 14.33).

Symptomatik. Die Gesichtsmuskulatur kann infolge einer zentralen oder einer peripheren Fazialisparese gelähmt sein. Da die Stirnmuskulatur supranukleär von beiden Hirnhälften innerviert wird, kann der Patient bei einer **zentralen Fazialisparese** die Stirn immer runzeln und das Auge schließen. Die Mundpartie ist deutlich paretisch.

Bei der **nukleären** oder **peripheren Lähmung** ist dagegen die ganze ipsilaterale Gesichtshälfte gelähmt. Der Mundwinkel hängt leicht herab und wird beim Sprechen nicht mitbewegt. Die Nasolabialfalte ist verstrichen. Die Lidspalte ist erweitert. Ist der M. orbicularis oculi ausgefallen, kann das Auge nicht geschlossen werden **(Lagophthalmus).** Infolgedessen wird die Hebung beider Bulbi sichtbar, die als physiologische Mitbewegung beim Augenschluss erfolgt **(Bell-Phänomen).** Die Wimpern bleiben beim Zusammenkneifen der Augen auf der paretischen Seite besser sichtbar („signe des cils", sog. Wimpernzeichen). Oftmals gehen einer Fazialisparese Schmerzen im Kieferwinkel-Ohr-Bereich voraus. Die Parese entwickelt sich rasch innerhalb von Stunden, seltener im Verlauf von zwei, höchstens drei Tagen.

Eine komplette Läsion vor Abgang der Chorda tympani führt zu Geschmacksstörungen sowie Störungen der Speichelsekretion und bei einer Läsion proximal des Ganglion geniculi auch zu einer Störung der Tränensekretion. Die Lähmung des N. stapedius kann zu einer Hyperakusis führen.

Bei unvollständiger Restitution kann eine Kontraktur entstehen. Durch Fehleinsprossungen regenerierender Neurone kommt es als häufigstes Residuum zu **pathologischen Mitbewegungen,** z. B. Verengung der Lidspalte bei Mundbewegungen. Ein seltenes Phänomen der Fehlsprossung

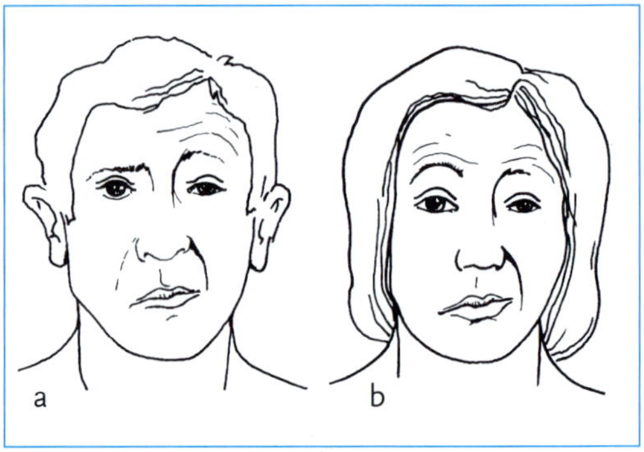

Abb. 14.32: Periphere **(a)** und zentrale **(b)** Fazialislähmung rechts [7]

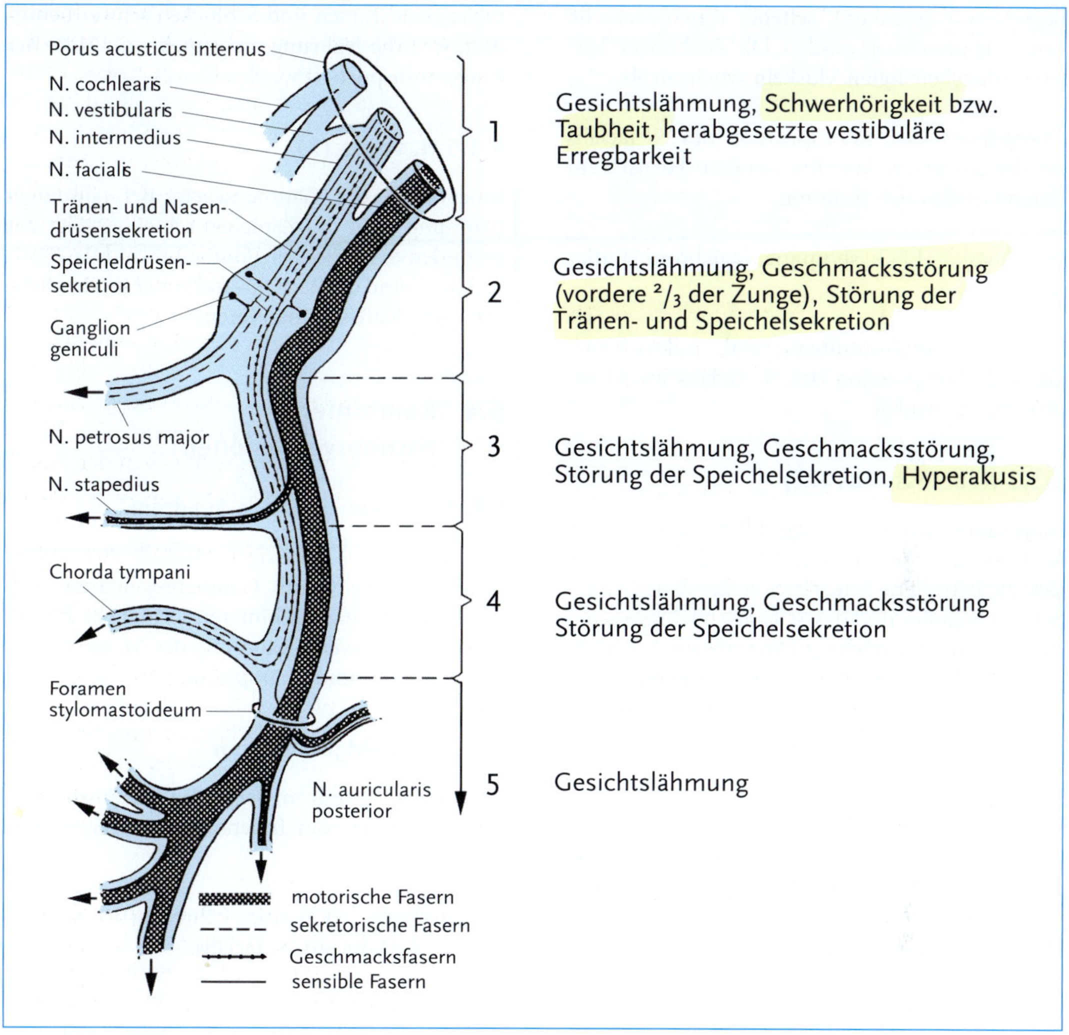

Abb. 14.33: Faseranteile, Verlauf und Schädigungsmöglichkeiten des N. facialis (nach Duus) [8]

sind die sog. „Krokodilstränen", bei denen es während des Essens nicht nur zur Speichelsekretion, sondern auch zum Tränenfluss kommt.

Komplikationen. Keratitis e lagophthalmo.

Verlauf. In etwa 80% der idiopathischen Fazialisparesen kommt es zu spontanen Remissionen, ansonsten Defektheilung.

Diagnostik. Klinik, Schirmer-Test (Prüfung der Tränensekretion), Gustometrie. Elektrodiagnostik zur Prognose.

Therapie. Prednisolon. Augensalbe und Augenklappe (Uhrglasverband). Gesichtsmassagen und mimische Übungen. Bei traumatischen Gesichtslähmungen ist eine frühzeitige operative Dekompression indiziert.

5.3.2 Hemispasmus facialis

Definition. Stets einseitige, schmerzlose tonische oder klonische Zuckungen der vom N. facialis (VII) versorgten Muskulatur einer Gesichtshälfte. Anfänglich ist zuerst der M. orbicularis oculi betroffen. Der Spasmus kann durch äußere

Reize (etwa Sprechen), seltener durch seelische Erregung provoziert werden. Die Zuckungen laufen in allen beteiligten Muskeln synchron ab.

Ätiopathogenese. Kompression des N. facialis im Bereich seines Austritts aus dem Hirnstamm durch Gefäße oder Tumoren.

Diagnostik. EEG: spontane, synchrone Entladungen.

Therapie. Botulinumtoxin, evtl. mikrochirurgische Dekompression des N. facialis im Kleinhirnbrückenwinkel.

5.3.3 N. accessorius (XI)

Innervation des M. sternocleidomastoideus und M. trapezius (auch C 3 und C 4). Klinisch zeigt sich die betroffene Seite tiefer stehend, das Anheben der Schulter und das Seitwärtshochheben des Armes sind beeinträchtigt (M. trapezius). Schädigung des Nervs meist im seitlichen Halsdreieck, z. B. durch Lymphknotenbiopsie oder intraoperativ bei einer „neck dissection".

5.3.4 N. hypoglossus (XII)

Symptomatik. Atrophie der gelähmten Seite der Zunge. Beim Herausstrecken weicht die Zunge zur gelähmten Seite hin ab. Bei doppelseitigen Hypoglossusläsionen (z. B. progressive Bulbärparalyse) sind Kauen und Schlucken schwer behindert, weil die Nahrung nicht mehr mit Hilfe der Zunge transportiert werden kann.

5.3.5 N. vagus (X)

Innervation des Gaumensegels. Bei einseitiger Lähmung steht das Zäpfchen schief, es zeigt zur gesunden Seite. Bei der Phonation sind das Gaumensegel und die Rachenwand zur gesunden Seite verzogen: **Kulissenphänomen.**

5.4 Kombinierte Hirnnervenläsionen

5.4.1 Foramen-jugulare-Syndrom

Symptomatik. Einseitiger Ausfall der Hirnnerven IX, X, XI mit Gaumensegelparese, Geschmacksstörung am hinteren Drittel der Zunge, heisere Sprechweise, Lähmung des M. sternocleidomastoideus und M. trapezius.

5.4.2 Gradenigo-Syndrom

Definition. Syndrom der Felsenbeinspitze. Häufig durch eine vom Innenohr durchgebrochene Eiterung.

Symptomatik. Einseitige Lähmung des N. trigeminus, N. abducens, N. facialis.

6 Muskelkrankheiten

6.1 Progressive Muskeldystrophien

Definition. Erbliche Erkrankungen, die durch einen degenerativen Abbau der quergestreiften Muskulatur und einen chronischen Verlauf gekennzeichnet sind.

6.1.1 Muskeldystrophie Typ Duchenne

Definition. Aufsteigende, bösartige Muskeldystrophie, die X-chromosomal-rezessiv vererbt wird. Es sind fast nur **Knaben** betroffen. Frauen sind Konduktorinnen. Die Erkrankung setzt in den **ersten drei Lebensjahren** ein. Häufigste Muskeldystrophieform.

Ätiopathogenese. Mutation eines Gens auf dem kurzen Arm des X-Chromosoms, welches ein Membranprotein (Dystrophin) der Muskelzelle kodiert. Die Mutation führt zu einem vollständigen Fehlen des Dystrophin oder einer Verminderung des Dystrophingehaltes auf weniger als 3% in der Muskelzellmembran.

Symptomatik. Zunächst Dystrophie des **Beckengürtels,** später auch der Schultergürtelmuskulatur. Die Parese der Rückenstrecker führt zu einer Haltungshyperlordose (☞ Abb. 14.34). Die Schwäche des M. gluteus medius bedingt den charakteristischen Watschelgang und das Trendelenburg-Zeichen. Aufgrund einer Schwäche des M. gluteus maximus stützt sich der Patient beim Aufrichten aus dem Sitzen mit den Händen an seinen Oberschenkeln ab, „klettert gewissermaßen an sich selbst hoch" **(Gowers-Zeichen).** Durch Einlagerung von Fett und Bindegewebe entsteht an den Waden eine Pseudohypertrophie **(„Gnomenwade").** Häufig kommt es im fortgeschrittenen Stadium zu einer respiratorischen Insuffizienz durch Befall der Atemmuskulatur. Eine Herzmuskelbeteiligung im Sinne einer dilatativen Kardiomyopathie ist nicht selten. Sensibilitätsstörungen fehlen ebenso wie Faszikulationen.

Verlauf. Die meisten Patienten sterben vor dem 25. Lebensjahr. Respiratorische Infektionen, Herzversagen oder Marasmus führen zum Tode.

Diagnostik. Schon im ersten Lebensjahr können hohe **CK-Werte** nachgewiesen werden. Auch die Mehrzahl der Konduktorinnen lässt sich über eine CK-Erhöhung erfassen. In der Muskelbiopsie zeigt sich ein Bild ganz unterschiedlicher Kaliber der Muskelfasern: **unterschiedlich** atrophische liegen dicht neben kompensatorisch hypertrophierten Fasern. Immunhistochemisch Darstellung von weniger als 3% Dystrophin in den Muskelfasern mittels Anti-Dystrophin-Antikörpern. Im Westernblot immunologisch fehlender Nachweis von Dystrophin. Wichtig sind ferner EMG (niedergespanntes Aktivitätsmuster) und Sonographie der Muskeln.

Klinischer Fall

Ein 6-jähriger Junge leidet seit etwa drei Jahren an einer zunehmenden Kraftlosigkeit der Oberschenkel- und Beckenmuskulatur. Die histologische und histochemische Untersuchung einer Biopsie aus dem M. vastus medialis zeigte eine massiv verstärkte Kalibervariation der Muskelfasern mit Degeneration und disseminierter Atrophie sowie Hypertrophie zahlreicher Muskelfasern.

Diagnose: progressive Muskeldystrophie

Therapie. Eine kausale Therapie der Muskeldystrophien ist bislang nicht bekannt. Die einzige wirksame Maßnahme ist eine physikalische Therapie (Klopf-Druck-Behandlung, isometrisches Muskeltraining) zur Kräftigung der noch funktionstüchtigen Muskeln. Eventuell kommen palliativ orthopädisch-operative Korrekturen in Betracht.

6.1.2 Muskeldystrophie Typ Becker-Kiener

Aufsteigende, benigne Beckengürtelform der progressiven Muskeldystrophie, X-chromosomal-rezessiver Erbgang, Manifestation zwischen dem 6. und 19. Lebensjahr. Deutlich langsamerer Verlauf als bei der Duchenne-Form, das Verteilungsmus-

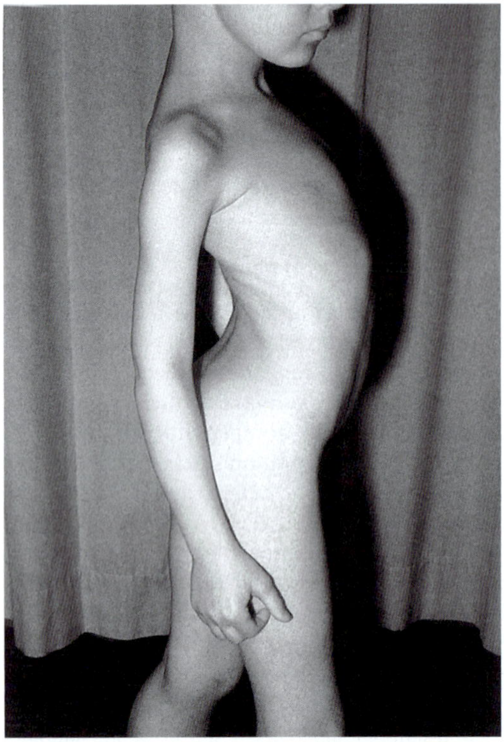

Abb. 14.34: Hyperlordose bei Muskeldystrophie Typ Duchenne [5]

ter des Befalls der Muskulatur entspricht dem Duchenne-Typ. Dystrophin ist lediglich reduziert und weist ein verändertes Molekulargewicht und veränderte biologische Aktivität auf. Beginn mit Schwäche des Beckengürtels, langsam progredienter Verlauf, die Patienten werden manchmal erst in der 5. Lebensdekade gehunfähig. Die Lebenserwartung ist leicht herabgesetzt.

6.1.3 Fazioskapulohumerale Muskeldystrophie

Definition. Seltenere, gutartige Verlaufsform der Muskeldystrophie. Sie wird autosomal-dominant vererbt. Krankheitsbeginn zwischen dem 7. und 25. Lebensjahr. Männer und Frauen sind etwa gleich häufig befallen.

Symptomatik. Zu Beginn Schwäche der **proximalen Arm-** und **Schultermuskulatur,** die Patienten können die Arme nicht mehr bis zur Horizontalen anheben. Auffällig ist eine doppelseitige **Scapula alata.** Durch die Atrophie ist der Schultergürtel so gelockert, dass der Untersucher die Schultern bis zur Höhe der Ohren verschieben kann (sog. „lose Schulter"). Die Schwäche der Gesichtsmuskulatur führt zum Bild der **Facies myopathica:** Die Gesichtszüge sind schlaff, die Patienten können nicht pfeifen und die Backen nicht aufblasen. Der Lidschluss ist unvollständig. Die Pseudohypertrophie (s.o.) des M. orbicularis oris führt zu einer Vorwölbung der Lippen (**„Tapirschnauze").** Im Allgemeinen greift die Dystrophie später auch auf die Muskeln des Rumpfes, des Beckengürtels und der Beine über. In einem Teil der Fälle kann die Symptomatik auch asymmetrisch ausgebildet sein.

Verlauf. Die Lebenserwartung ist nicht oder nur gering verkürzt.

6.2 Myotonie

Definition. Verzögerte Erschlaffung der Muskelfasern. Die Muskelkontraktion überdauert die Innervation. Betroffen ist nur die Willkürmuskulatur. Ursache sind **repetierende Depolarisationen** einzelner Muskelfasermembranen. Die beschriebenen Formen sind alle autosomal-dominant erblich.

6.2.1 Myotonia congenita (Thomsen)

Ätiopathogenese. Verminderung der Chloridleitfähigkeit der Muskelfasermembran.

Symptomatik. Manifestation in der ersten Lebensdekade. Charakteristisch sind eine generalisierte **Myotonie** und eine **Hypertrophie** der Willkürmuskulatur. Die Kranken klagen über Muskelsteifigkeit, Schwierigkeiten beim Starten von Willkürbewegungen sowie über Unfähigkeit zur Durchführung rasch alternierender Bewegungen. Die Myotonie lässt bei wiederholten Kontraktionen der Muskeln nach (**Warming-up-Phänomen).** Auffällig ist der Kontrast zwischen dem „athletischen" Aussehen („Herkulestyp") und den motorischen Störungen.

Verlauf. Fehlende oder nur geringe Progredienz. Im höheren Lebensalter lässt die Symptomatik eher nach. Die Lebenserwartung ist normal.

Diagnostik. Im **EMG** finden sich abnorme Entladungsserien mit an- und abschwellendem Frequenzgang, die sich als charakteristisches „Sturzkampfbombergeräusch" bemerkbar machen. Ein Schlag mit dem Perkussionshammer auf den Muskel löst eine Kontraktion aus (Perkussionsmyotonie).

Therapie. Bei manchen Patienten sind die täglichen Verrichtungen nur gering behindert. Eine Therapie ist dann meist nicht erforderlich, weil durch Trainingsbewegungen die motorische Behinderung kompensiert werden kann. In schwereren Fällen haben sich die neueren Antiarrhythmika Mexiletin und Tocainid (Blocker der schnellen Natriumkanäle) bewährt.

6.2.2 Myotone Dystrophie (Curschmann-Steinert-Syndrom)

Definition. Kombination von Muskeldystrophie, myotoner Reaktion und Begleitsymptomen. Autosomal-dominanter Erbgang. Die Erkrankung manifestiert sich meist zwischen dem 20. und 30. Lebensjahr.

Genetik. CTG-Expansion auf Chromosom 19, der Schweregrad der Erkrankung korreliert mit der Länge der CTG-Expansion.

Symptomatik. Schwäche des M. sternocleidomastoideus, M. brachioradialis, der distalen Extremitätenmuskulatur (Hand- und Fußmuskeln) sowie der Gesichtsmuskeln und des Herzens. Die Patienten zeigen eine Facies myopathica mit schlaffen Gesichtszügen, halb geöffnetem Mund und Ptosis; schlaffe Haltung, doppelseitiger Steppergang. Die Stimme ist schwach, die Sprache näselnd. Die **Myotonie** beschränkt sich auf die Vorderarme, die kleinen Handmuskeln und die Zunge. Charakteristisch sind ferner Stirnglatze (bei männlichen Patienten), Katarakt, Hodenatrophie bzw. Ovarialinsuffizienz und Innenohrschwerhörigkeit. Herzrhythmusstörungen sind häufig und können vital bedrohlich sein. Oft finden sich **psychopathologische** Störungen (z. B. Antriebsschwäche, affektive Verarmung). Bei vielen Patienten findet sich auch eine Intelligenzminderung.

Verlauf. Chronisch progredient, viele Patienten sind infolge der Muskeldystrophie vor dem 40. Lebensjahr arbeitsunfähig. Die Lebenserwartung ist verkürzt.

Therapie. Eine kausale Therapie der Muskeldystrophie gibt es nicht. Besonders wichtig sind krankengymnastische Übungen. Eine medikamentöse Behandlung der Myotonie ist nur selten erforderlich, da hier die myotone Reaktion vergleichsweise gering ausgeprägt ist.

Klinischer Fall

Ein 30-jähriger Patient berichtet, dass er wiederholt in Schwierigkeiten geriet, weil er bei der Begrüßung die Hand seines Gegenübers nicht gleich wieder loslassen konnte. Er hat sich deshalb angewöhnt, kurz vor solchen Gelegenheiten die Faust mehrfach zu öffnen und zu schließen, wodurch das Händereichen jeweils besser ging.
Diagnose: Myotonia congenita

6.3 Entzündliche Muskelkrankheiten

Myositiden sind eine heterogene Gruppe erworbener Muskelerkrankungen. Sie sind überwiegend immunogen bedingt, wesentlich seltener durch Erreger (Viren, Bakterien, Parasiten).

6.3.1 Polymyositis

Definition. Seltene, immunogene entzündliche Muskelkrankheit, die zu einer progredienten Bewegungseinschränkung führt. Frauen sind häufiger als Männer betroffen. Sie kann in jedem Lebensalter auftreten, der Häufigkeitsgipfel liegt zwischen dem 40. und 60. Lebensjahr.

Ätiopathogenese. Autoimmunkrankheit, zirkulierende Antikörper gegen Muskelgewebe.

Symptomatik. Die Symptome entwickeln sich über Wochen und Monate. Initial **muskelkaterähnliche Schmerzen** und proximal betonte **Muskelschwäche** im Becken- oder Schultergürtel. Treppensteigen und die Elevation der Arme werden mühsam. Die Muskulatur ist auch bei Druck (Palpation) oft schmerzhaft. Ein Viertel der Patienten klagt über Arthralgien. Sehr typisch ist der **Mitbefall** der **Nackenheber** (Kopf sinkt nach vorn) und der **Larynxmuskulatur** (Schluckstörung, nasale Sprache). Die Eigenreflexe sind in der Regel sehr lebhaft. In einigen Fällen kommt es zu einer Herzbeteiligung (Reizleitungsstörungen) und interstitiellen Lungenerkrankung. Treten charakteristische Hauterscheinungen hinzu, spricht man von einer **Dermatomyositis.** Es handelt sich um ein bläulich violettes Erythem mit leichtem Ödem der Augenlider, der Wangen, des vorderen Halsdreiecks und der Streckseiten der Extremitäten. Es finden sich über den Fingergelenken erythematöse schuppende Hautveränderungen. In diesen Gebieten kommt es auch zu Teleangiektasien und Änderungen der Pigmentierung.

Diagnostik. Die **CK-Werte** im Serum sind deutlich erhöht. Die BSG ist oft beschleunigt. Die Diagnose wird durch EMG und Muskelbiopsie gesichert. Typisches Bild in der Muskelbiopsie ist ein Nebeneinander von Degeneration und Regeneration.

Therapie. Die Behandlung erfolgt mit initial hoch dosierten Glukokortikoiden (Mittel der 1. Wahl), evtl. später mit Azathioprin, insbesonders bei schweren Verlaufsformen.

Differentialdiagnose. Polymyalgia rheumatica, Myasthenie. Bei der chronisch-schleichenden Polymyositis, die oft schmerzlos ist, ist die Abgrenzung gegen Muskeldystrophie schwierig. Bei Patienten jenseits des 50. Lebensjahres kann die Dermatomyositis als paraneoplastisches Syndrom bei Malignomen auftreten.

Klinischer Fall

Ein 25-jähriger Patient berichtet folgende seit etwa zwei Wochen progrediente Beschwerden: Er muss sich beim Treppensteigen mit den Händen am Geländer hochziehen, hat Gehbeschwerden und „Muskelkater" in den Beinen. Sie finden eine Erhöhung der BSG, der Gammaglobuline in der Serumelektrophorese und der Kreatinkinase (CK) im Serum.
Diagnose: Polymyositis

6.3.2 Polymyalgia rheumatica

Definition. Muskuläres Schmerzsyndrom, das am häufigsten mit der Arteriitis temporalis (☞ Kap. 1.8.2) assoziiert ist. Sie tritt meist jenseits des 60. Lebensjahres auf.

Ätiopathogenese. Unbekannt, wahrscheinlich Minorvariante der Riesenzellarteriitis. Die Polymyalgie kommt ferner vor bei Kollagenosen, rheumatoider Arthritis, Schilddrüsenerkrankungen (Malignome, Hypothyreose).

Symptomatik. Proximal betonte Muskel- und Gelenkschmerzen im Schulter- und Beckengürtel.

Die Symptome sind nachts und in den Morgenstunden verstärkt. Es besteht eine ausgeprägte Morgensteife. Die Oberarm- und die Oberschenkelmuskulatur sind druckempfindlich. Die meisten Patienten haben ein allgemeines Krankheitsgefühl. Evtl. subfebrile Temperaturen und Gewichtsverlust. Die Polymyalgie neigt zu Rezidiven.

Diagnostik. Massive Erhöhung der BSG, die CK ist nicht oder nur leicht erhöht. Anämie.

Therapie. Glukokortikoide verbessern die Symptomatik innerhalb weniger Tage.

6.4 Periodische oder paroxysmale Lähmungen

Definition. Durch Kaliumstoffwechselstörungen bedingte myopathische Symptome infolge episodischer Depolarisierungen der Muskelfasermembran.

Ätiopathogenese. Autosomal-dominanter Erbgang mit hoher Penetranz.

6.4.1 Hypokaliämische Lähmung

Symptomatik. Episodische, **schlaffe Lähmung,** die bis zur Tetraplegie mit Areflexie reichen kann. Die Anfälle treten überwiegend nachts oder in den frühen Morgenstunden auf und können mehrere Stunden andauern. Provozierend wirken starke körperliche Anstrengung mit nachfolgender Ruhe oder kohlenhydratreiche Mahlzeiten. Unter diesen Umständen können die Lähmungen auch tagsüber vorkommen.

Diagnostik. EKG (Verlängerung der PQ- und QT-Zeit, ST-Senkung), Kaliumspiegel ↓.

Therapie. Kaliumgabe (10 g per os). Wegen der Gefahr des Herzstillstandes darf die i.v. Gabe 20–30 mmol Kalium/h nicht überschreiten.

6.4.2 Hyperkaliämische Lähmung

Symptomatik. Schlaffe Lähmungen, die weniger lang andauern (etwa eine Stunde). Auslösende Faktoren: Hunger, Kälte, Ruhe nach körperlicher Anstrengung.

Therapie. Kalziumglukonat 1–2 g i.v.

6.5 Stoffwechselmyopathien

6.5.1 Glykogenosen

Definition. Diesen Myopathien liegt eine Störung im Glykogenabbau mit konsekutiver Anhäufung von Glykogen in Leber und Muskulatur zugrunde. Sie sind erblich bedingt und selten. Die Diagnose erfolgt durch die quantitative Bestimmung und die histologische Beurteilung des Glykogens in der Leber oder im Muskel sowie durch Enzymaktivitätsbestimmungen und molekulargenetisch. Im Folgenden werden zwei der insgesamt acht verschiedenen Typen beschrieben.

Glykogenose Typ II (Pompe)

Definition. Autosomal-rezessives Erbleiden, das durch einen Mangel an **saurer Maltase** verursacht ist.

Symptomatik. Bei der **frühkindlichen** Form kommt es zu einem manifesten **Floppy-Infant-Syndrom.** Eine dilatative Kardiomyopathie führt hier nach wenigen Jahren zum Tode. Die **adulte** und die frühkindliche Form zeigen weitgehend das Bild einer Dystrophie der proximalen Beinmuskulatur, später auch des Schultergürtels. Häufig führt eine Schwäche der Atemhilfsmuskulatur zu einer respiratorischen Insuffizienz.

Therapie. Bisher konnte das fehlende Enzym noch nicht substituiert werden. Die Therapie beschränkt sich auf eine kohlenhydratarme Kost.

Glykogenose Typ V (McArdle)

Definition. Autosomal-rezessiv vererbte Erkrankung, die durch einen Mangel an **Phosphorylase im Skelettmuskel** bedingt ist.

Symptomatik. Bereits im Adoleszenzalter kann es zu belastungsabhängiger Muskelschwäche und -schmerzen (insbesondere Schmerzen beim Gehen) und Kontrakturen der innervierten Muskulatur kommen. Zum Teil tritt auch eine Myoglobinurie auf.

Diagnostik. Mäßige CK-Erhöhung. Fehlender Laktatanstieg im ischämischen Arbeitsversuch (Laktat-Ischämietest). Myogene Veränderungen mit verkürzten Potenzialen und niedrigen Amplituden im EMG.

Therapie. Die Belastungstoleranz kann mit oralen Gaben von Glukose und Fruktose vor körperlicher Anstrengung verbessert werden.

Klinischer Fall

Eine 18-jährige Patientin berichtet über belastungsabhängige Muskelschmerzen, Muskelsteife und Muskelschwäche, die insbesondere beim Treppensteigen oder beim längeren Gehen oder Laufen auftreten. Ihr Bruder habe ähnliche Beschwerden, die Eltern seien völlig beschwerdefrei. Die CK im Serum ist mäßig erhöht. Der Ischämie-Test zeigt einen verminderten Anstieg der Serum-Laktat-Konzentration bei Muskelarbeit, in Kombination mit der Entwicklung von Kontrakturen. Bei der Muskelbiopsie findet sich histochemisch nur eine äußerst schwache Muskel-Phosphorylase-Reaktion im Biopsat.
Diagnose: Glykogenose Typ V (McArdle)

6.5.2 Mitochondriale Myopathien

Definition. Seltene Erkrankung, die durch Störungen in den Komplexen I–V der Atmungskette hervorgerufen wird. Die Atmungskette ist an der Innenseite der Mitochondrien lokalisiert. Der Beginn liegt im Jugend- oder frühen Erwachsenenalter.

Symptomatik. Leitsymptom ist eine belastungsabhängige Schwäche. Es kann zu Ataxie, Myoklonie, progressiver externer Ophthalmoplegie, Enzephalopathie und Demenz kommen.

- **Kearns-Sayre-Syndrom:** progressive externe Ophthalmoplegie mit zunehmender Störung der Augenmotilität und Ptose. Weiterhin treten

eine Retinopathia pigmentosa und Reizleitungsstörungen des Herzens auf.
- **MELAS-Syndrom:** Vorliegen einer Laktatazidose. Neben der belastungsabhängigen Muskelschwäche kommt es zu rezidivierenden zerebralen Ischämien, epileptischen Anfällen und fortschreitender Demenz.

Die Muskelbiopsie ergibt Mitochondrienanomalien und „ragged red fibers". Laktat-Ischämietest mit überschießender Laktatproduktion und erhöhtem Ruhelaktat.

6.6 Toxische und medikamentös induzierte Myopathien

Bestimmte Substanzen können Muskelkrankheiten auslösen (☞ Tab. 14.17).

6.6.1 Maligne Hyperthermie

Definition. Seltene, aber gefürchtete Narkosekomplikation. Sie äußert sich als lebensbedrohliche Muskelerkrankung, die bei genetischer Prädisposition nach Anwendung von Inhalationsnarkotika (Halothan, Isofluran) und dem Muskelrelaxans Succinylcholin auftreten kann.

Tab. 14.17: Toxische und medikamentös induzierte Myopathien

induzierte Erkrankung	auslösende Substanz
Paresen	Alkohol, Cimetidin, Clofibrat, Ergotamin, Kortikoide, Lithium, Procainamid
Muskelkrämpfe	ACTH, Alkohol, Chinidin, Cimetidin, Clofibrat, Salbutamol, Tocainid, Levodopa, Procainamid
Myopathien	ACTH, Alkohol, Kortikoide, Vincristin
Myositis	D-Penicillamin, Cimetidin, Clofibrat, Erofibrat, Phenytoin, Zidovudin
Myasthenie	D-Penicillamin
Myotonie	Propranolol

Ätiopathogenese. Störung der intrazellulären Kalziumausschüttung.

Symptomatik. Schon bei der Intubation fällt ein Rigor der Kiefermuskulatur auf. Es kommt zu einem exzessiven Anstieg der Körpertemperatur (bis zu 43 °C) mit Tachykardie und einer generalisierten Rigidität des Muskeltonus. Als Komplikation kann eine **Rhabdomyolyse** mit extremem Anstieg der CK-Werte entstehen. Unbehandelt beträgt die Letalität 70%, behandelt 10%.

Therapie. Abbruch der Narkose. Möglichst rasche Gabe von **Dantrolen** (bremst die pathologisch gesteigerte Freisetzung von Kalzium); evtl. zusätzliche externe Kühlung.

6.7 Myasthenie

6.7.1 Myasthenia gravis pseudoparalytica

Definition. Erworbene Autoimmunkrankheit, die zu einer belastungsabhängigen **vorzeitigen Ermüdbarkeit** der Willkürmuskulatur führt, typischerweise Zunahme im Tagesverlauf. Die Prävalenz liegt bei ca. 20 pro 100 000 Einwohner. Frauen erkranken etwa doppelt so häufig wie Männer. Das Erkrankungsalter schwankt zwischen dem 1. und 80. Lebensjahr, die meisten erkranken zwischen dem 20. und 40. Lebensjahr.

Ätiopathogenese. Etwa 80% der Erkrankten haben **Antikörper gegen Acetylcholinrezeptoren** der muskulären Endplatte → Blockade der Rezeptoren an der postsynaptischen Membran → Reduktion der neuromuskulären Impulsübertragung. Für die Antikörperproduktion werden autoimmunologische Vorgänge postuliert, bei denen der Thymus eine wesentliche Rolle spielt. In 10% der Fälle finden sich **Thymome,** in 70% **Thymushyperplasien.** Die Antikörper setzen nach einer Komplementaktivierung eine lytische Zerstörung der postsynaptischen Membran in Gang.

Symptomatik. Charakteristisch sind Schwäche und vorzeitige, abnorme Ermüdbarkeit der Skelettmuskulatur unter Belastung. Initial tritt häufig zunächst eine ein- oder doppelseitige **Ptosis** auf, die sich im Laufe des Tages verstärken kann. Die Patienten klagen frühzeitig über **Doppelbilder.**

Oftmals entwickelt sich eine vollständige externe Ophthalmoplegie. In 20% aller Fälle bleibt die Erkrankung auf die äußeren Augenmuskeln und Lidheber beschränkt (**okuläre Myasthenie**). Die generalisierte Form ist die häufigste Form. Die Schwäche der mimischen Muskulatur führt zu einem Erscheinungsbild wie bei der Facies myopathica: Der Mundschluss ist kraftlos, Pfeifen und Aufblasen der Backen sind erschwert. Die Sprache erscheint verwaschen und näselnd. Die Dysarthrie tritt nicht selten erst im Verlauf eines Gespräches auf. Kauen und Schlucken sind erschwert, es kommt zur Regurgitation von Flüssigkeiten durch die Nase. Die Krankheit breitet sich dann weiter auf den Rumpf und die Extremitäten aus, wobei die Schwäche zuerst in proximalen, dann in distalen Muskeln auftritt. Keine Sensibilitätsstörungen, keine Muskelatrophie, keine Faszikulationen.

In der **myasthenen** (und der cholinergen) Krise (☞ Tab. 14.18) kann es durch eine Lähmung der Atemmuskulatur zu einer bedrohlichen Ateminsuffizienz kommen, die eine Beatmung notwendig machen kann. Bei 40% der **Schwangeren** verbessern sich die Symptome, bei einem geringeren Teil der Patientinnen kann es zu einer Verschlechterung kommen. Die Neugeborenenmyasthenie klingt nach Abbau der mütterlichen AK in wenigen Wochen ab und kehrt im späteren Leben nicht wieder.

Diagnostik. Die Diagnose wird vor allem aus dem klinischen Bild sowie dem Nachweis von Acetylcholinrezeptor-Antikörpern (AChR-AK) sichergestellt. Weitere Methoden:

- **Tensilontest:** Nach i.v. Gabe von Tensilon® (Edrophoniumchlorid, Acetylcholinesterasehemmer) stellt sich eine vorübergehende Besserung der Muskelschwäche ein
- **Serienstimulation:** Durch repetitive Stimulation peripherer Nerven kommt es zu einer Abnahme (Dekrement) der Amplituden der Muskelaktionspotenziale von der 1. bis zur 5. Antwort im EMG.
- Nachweis einer **Thymusveränderung** durch Thorax-CT.

Therapie. Grundlage der Therapie ist einerseits die frühzeitige Thymektomie und andererseits die immunsuppressive Behandlung mit Azathioprin und Glukokortikoiden. Die Kombination von Azathioprin und Glukokortikoiden hat sich bewährt. Da Glukokortikoide initial eine negative Wirkung auf die neuromuskuläre Übertragung haben, kommt es in den ersten zwei Wochen zu einer Verschlechterung der Myasthenie. Deshalb sollte die Therapie nur stationär eingeleitet werden. **Cholinesterasehemmer** (Pyridostigmin) verbessern symptomatisch die neuromuskuläre Übertragung. Mögliche Nebenwirkungen können sein: Übelkeit, Diarrhö, Schwitzen, Hypersalivation, Bronchialsekretion. Eine Überdosierung von Cholinesterasehemmern kann durch Anhäufung von Acetylcholin (Depolarisationsblock!) zur **cholinergen Krise** (☞ Tab. 14.18) führen → allge-

Tab. 14.18: Gegenüberstellung myasthene/cholinerge Krise bei Myasthenia gravis

	myasthene Krise	cholinerge Krise
Atmung	Atemstörung durch Muskelschwäche	Atemstörung durch Muskelschwäche, Bronchokonstriktion, gesteigerte Bronchialsekretion
Herz	Tachykardie	Bradykardie
Pupillen	weit (Mydriasis)	eng (Miosis), Akkommodationsstörungen
Muskeln	schlaffe Lähmung	schlaffe Lähmung, Faszikulationen, Wadenkrämpfe
Hautkolorit	blass, evtl. kalt	gerötet und warm
Abdomen	evtl. Stuhldrang	Bauchkrämpfe, Diarrhö
Diagnose	Tensilon®-Test positiv	Tensilon®-Test negativ
Therapie	Neostigmin oder Pyridostigmin i.v., evtl. Intubation und Beatmung, evtl. Plasmapherese	Atropin i.v., evtl. Absaugen, Beatmung

meine Muskelschwäche, starkes Schwitzen, Übelkeit, Bradykardie, Miosis, Magen-Darm-Krämpfe, starke Bronchialsekretion bis zum Lungenödem, Faszikulationen, Angst. Grundsätzlich sollte möglichst frühzeitig eine **Thymektomie** durchgeführt werden. Ein Thymom stellt eine absolute OP-Indikation dar, auch bei älteren Patienten. In schwereren oder therapieresistenten Fällen und bei der myasthenen Krise wird zur Überbrückung eine Plasmapherese eingesetzt.

Kontraindikationen. Benzodiazepine, z.B. Diazepam (muskelrelaxierende Wirkung!) und Aminoglykosidantibiotika sowie Tetrazykline (neuromuskuläre Blockade) sind kontraindiziert! Ebenso sind Magnesiumpräparate (Hemmung der Acetylcholinfreisetzung) und D-Penicillamine (Skelett- und Augenmuskellähmungen) zu vermeiden, ferner Carbamazepin, trizyklische Antidepressiva.

Klinischer Fall

Eine 26-jährige Hausfrau beobachtet seit einigen Monaten folgende Symptome: Doppelbilder beim Lesen und abends beim Fernsehen, rasches Ermüden bei der Hausarbeit, gelegentliche Schluckbeschwerden. Klinisch finden sich eine doppelseitige Oberlidptose, eine beidseitige Lateralabduktionsschwäche der Augen und eine Schwäche der proximalen Skelettmuskulatur.
Diagnose: Myasthenia gravis

6.7.2 Lambert-Eaton-Syndrom

Definition. Paraneoplastisches Syndrom mit myasthenischer Reaktion. Männer sind häufiger als Frauen betroffen.

Ätiopathogenese. Präsynaptische Erkrankung der neuromuskulären Synapse, die zumeist mit einem kleinzelligen Bronchialkarzinom assoziiert ist. Bei vielen Patienten finden sich Antikörper gegen die spannungsabhängigen Kalziumkanäle der präsynaptischen Membran. Die Freisetzung von Acetylcholin ist gestört → Verminderung der neuromuskulären Impulsübertragung.

Symptomatik. Zu Beginn rasche Ermüdbarkeit der proximalen Beckengürtelmuskulatur, Abschwächung der Muskeleigenreflexe. Erst später kommen Ptosis, Doppelbilder und Schluckstörungen hinzu. Vegetative Störungen (trockener Mund, Potenz- und Sphinkterschwäche).

Diagnostik. Elektromyographisch sind bei repetitiver Reizung die Amplituden der ersten Muskelaktionspotenziale niedrig, werden aber mit zunehmender Reizfrequenz wieder größer (Inkrement).

Therapie. Tumorentfernung, Gabe von Diaminopyridin (Verbesserung der Transmitterausschüttung an der präsynaptischen Membran).

6.8 Rhabdomyolyse

Definition. Untergang der quer gestreiften Muskulatur unterschiedlicher Genese.

Ätiopathogenese. Toxisch bedingt: v.a. durch Alkohol, ferner Medikamente, Drogen (Heroin, Ecstasy). Im Rahmen einer malignen Hyperthermie, bei Verschüttungsunfällen und ausgedehnten Muskelverletzungen (Crush-Syndrom), Glykogenosen (McArdle).

Symptomatik. Akute Muskelschmerzen, Muskelparesen, Abschwächung der Muskeleigenreflexe.

Diagnostik. Der Zerfall der Muskulatur führt zur Myoglobinurie (rotbrauner Urin in den ersten 3–5 Tagen), zu einem massiven Anstieg der CK, einer Hyperkaliämie und eventuell zu einem akuten Nierenversagen.

Therapie. Kausale Therapie nicht bekannt. Im Vordergrund steht die Behandlung des akuten Nierenversagens (forcierte Diurese, Regulierung des Säure-Basen- und Elektrolyt-Haushaltes, gegebenenfalls Hämodialyse).

6.9 Stiff-man-Syndrom

Definition. Seltene Erkrankung mit unwillkürlicher Steifheit der axialen Muskulatur, mit z.T. schmerzhaft einschießenden Muskelspasmen. Wahrscheinlich durch Autoantikörper vermittelte ZNS-Erkrankung.

Symptomatik. Beginn oft mit Rückenschmerzen, später Dauerkontraktion der Rumpfmuskeln. Gesicht, Hände und Füße sind ausgespart. Die Muskelspasmen können durch akustische (Schreck) oder emotionale Reize ausgelöst werden. Bizarres, ängstlich-protektives und/oder steifbeiniges Gangmuster. Fixierte Hyperlordose. Autonome Dysregulation mit Tachykardie und profusem Schwitzen.

Diagnostik. Antikörper gegen Glutamat-Decarboxylase (= GABA-synthetisierendes Enzym). Liquor: oligoklonale Banden.

Therapie. Diazepam in hohen Dosierungen. Die Besserung der Symptome unter Diazepam stellt ein diagnostisches Kriterium dar.

7 Neurologische Syndrome bei nichtneurologischen Grundkrankheiten

7.1 Erkrankungen der Gefäße

7.1.1 Arteriitis temporalis (Riesenzellarteriitis)

Immunbedingte Vaskulitis der A. temporalis, ☞ Kap. 1.8.2.

7.2 Endokrinopathien und Stoffwechselkrankheiten

7.2.1 Morbus Wilson

Störung des Kupferstoffwechsels, ☞ Kap. 3.3.

7.2.2 B_{12}-Avitaminose

Allgemeinsymptome. Müdigkeit, Zungenbrennen, Widerwillen gegen Fleisch, blass-gelbliche Hautfarbe.

Neurologische Symptome. Die klassische neurologische Vitamin-B_{12}-Mangel-Symptomatik ist die funikuläre Spinalerkrankung (☞ Kap. 4.3.4).

7.2.3 Akute Hypoglykämie

Ätiopathogenese. Akuter Mangel an Glukose im Hirngewebe infolge Insuffizienz des Hypophysenvorderlappens, Morbus Addison, Inselzelladenome, Insulinüberdosierung, nach kohlenhydratreichen Mahlzeiten, denen gegenregulativ ein starker Blutzuckerabfall folgt.

Symptomatik. Vegetative Symptome (Unruhe, Schwitzen, Tachykardie, Schwindel, Kopfschmerzen), Tremor, Myoklonien, Bewusstseinstrübung, Delir, Koma, zerebrale Krampfanfälle, schwere Hirnstammfunktionsstörungen.

Therapie. Parenterale Zufuhr von 50%-iger Glukoselösung.

7.2.4 Tetanie

Definition. Anfallsartige Muskelkrämpfe und Parästhesien als Zeichen einer gesteigerten neuromuskulären Erregbarkeit.

Ätiopathogenese. Normokalzämische Tetanie: infolge anhaltenden Erbrechens, Hypomagnesiämie. Häufigste Ursache ist jedoch eine – meist psychogene – Hyperventilation, die über eine respiratorische Alkalose zur Tetanie führt. Infolge des alkalischen pH-Wertes treten an Serumproteine gebundene Wasserstoffionen ins Serum über und verringern die Alkalose. An die frei gewordenen Valenzen der Serumproteine lagert sich nun freies ionisiertes Kalzium an. Es kommt daher zu einem Abfall des freien Kalziums und einem Anstieg des proteingebundenen Kalziums.

Da die membranstabilisierende Wirkung des Kalziums ausschließlich durch freies ionisiertes Kalzium bedingt ist, treten die Symptome einer Hypokalzämie auf, obwohl im Serum ein normaler Gesamtkalziumspiegel vorliegt. **Hypokalzämische Tetanie** (selten): Hypoparathyreoidismus infolge von Ausfall oder Insuffizienz der Nebenschilddrüsen.

Symptomatik. Initial ängstliche Unruhe und **Kribbelparästhesien** in der Mundregion, an Händen und Füßen. Schmerzhafte Muskelkontraktionen in den distalen Extremitäten: **„Pfötchenstellung"**, auch Geburtshelferstellung genannt (Handgelenk gebeugt, Grundgelenk gebeugt, Interphalangealgelenke gestreckt, Daumen eingeschlagen), **Karpopedalspasmen** in den Füßen (maximale Plantarflexion, leichte Supination des Fußes = Anheben des inneren Fußrands). **„Fischmaul"** (tonische Vorstülpung des Mundes), Magen-Darm-Koliken, Schwindel, Sehstörungen.

Diagnostik. **Chvostek-Zeichen:** Beklopfen des N. facialis vor dem Kiefergelenk führt zu Zuckungen ipsilateraler Gesichtsmuskeln. **Fibularisphänomen:** Beklopfen des N. peroneus (fibularis) hinter dem Fibulaköpfchen führt zu einer kurzen Hebung und Pronation des Fußes. **Trousseau-Zeichen:** Abschnüren der Blutzirkulation am Oberarm durch eine Blutdruckmanschette führt zu einem tetanischen Krampf der Handmuskulatur.

Therapie. Eine intravenöse Kalziumgabe unterbricht tetanische Anfälle jedweder Genese. Hyperventilationsbedingte Tetanien klingen in der Regel allein durch Beruhigung und Rückatmung in einen Plastikbeutel wieder ab.

7.3 Malignome

7.3.1 Hirnmetastasen

☞ Kap. 3.2.

7.3.2 Paraneoplastische Syndrome

Definition. Symptomenkomplexe, die in Assoziation mit Tumoren vorkommen. Es handelt sich um Tumorfernwirkungen, d. h., die Funktionsstörungen kommen nicht metastatisch oder durch direkte Tumorinvasion oder Raumforderung zustande. Die paraneoplastischen Syndrome können einem okkulten Tumor bis zu zwei Jahren vorausgehen (Frühdiagnostik eines noch nicht erkannten Tumors).

Ätiopathogenese. Weitgehend unbekannt. Vermutlich autoimmune Mechanismen.

Als paraneoplastische Syndrome am peripheren Nerv und an Muskulatur und ZNS kommen in Betracht:

- Polyneuropathie, ☞ Kap. 5.1
- Myasthenia gravis pseudoparalytica, ☞ Kap. 6.8
- Lambert-Eaton-Syndrom, ☞ Kap. 6.8
- Polymyositis und Dermatomyositis, ☞ Kap. 6.3
- PML = progressive multifokale Leukoenzephalopathie
  - **Definition:** Subakute, entzündliche, demyelinisierende ZNS-Erkrankung aufgrund einer Infektion des Gehirns mit Papovaviren als Folge einer tumorbedingten, medikamentösen oder infektiösen Immunschwäche.
  - **Ätiopathogenese:** Paraneoplastische Komplikation bei lymphoproliferativen Tumoren (besonders Lymphome) und durch opportunistische Infektion bei HIV-Infizierten. Es finden sich multiple, asymmetrische Entmarkungsherde des Marklagers im Großhirn, Kleinhirn und Hirnstamm.
  - **Symptomatik:** Lokalisationsabhängige neurologische Herdsymptome, psychische Veränderungen, Abnahme der Hirnleistungen bis zur Demenz.
  - **Verlauf:** Unaufhaltsam progredienter Verlauf, der Tod tritt innerhalb von 3–20 Monaten ein.
- subakute Kleinhirnrindenatrophie
  - **Symptomatik:** Rumpf- und Extremitätenataxie, Dysarthrie, Nystagmus. Vor allem bei kleinzelligen Bronchialkarzinomen und Ovarialkarzinomen.

7.4 Intoxikationen

7.4.1 Wernicke-Enzephalopathie

Definition. B_1-Avitaminose, zumeist durch chronischen Alkoholismus bedingt. Sie ist in klassischer Ausprägung durch die Trias Augensymptome, Gangstörungen und Psychosyndrom gekennzeichnet.

Ätiopathogenese. Thiamin- (= Vitamin-B_1-) Mangel, insbesondere bei chronischem Alkoholismus mit begleitender Fehlernährung. Weitere seltenere Ursachen sind: Magenkarzinom, chronisches Magenulkus, exzessives Fasten, Hyperemesis gravidarum. Pathologisch-anatomisch findet sich eine spongiöse Auflockerung des Gewebes mit petechialen Blutungen hauptsächlich im zentralen Höhlengrau und um den 3. Ventrikel. Betroffen sind v.a. die Corpora mamillaria, der Thalamus, der Hypothalamus und die Brückenhaube.

Symptomatik. Die Krankheit setzt akut ein. Ganz im Vordergrund stehen die okulomotorischen Symptome. Dabei findet sich zumeist ein **Nystagmus,** ferner **Augenmuskellähmungen** (N. abducens, N. oculomotorius) mit Doppelbildern, konjugierte Blicklähmungen und Pupillenstörungen. Gleichzeitig können auch eine **zerebelläre Ataxie** und eine alkoholische Polyneuropathie vorliegen. **Psychische Störungen** (Apathie, Antriebsstörung, Halluzinationen, Konzentrationsstörungen, Bewusstseinsstörungen). Manchmal besteht ein Korsakow-Syndrom (mangelnde Orientierungsfähigkeit zu Zeit, Ort und Person, Lern- und Merkfähigkeitsstörungen, Konfabulationen).

Diagnostik. Der Liquor ist normal, allenfalls leichte Eiweißerhöhung.

Therapie. Rechtzeitige hoch dosierte parenterale Gabe von Vitamin B_1.

7.4.2 Zentrale pontine Myelinose

Definition. Funktionsstörung der Basis pontis. Sie tritt oft bei Alkoholismus auf (z.B. im Anschluss an ein Delirium tremens, in Kombination mit einer Wernicke-Enzephalopathie). Häufig bei zu schneller Korrektur einer Serumhyponatriämie.

Ätiopathologie. Demyelinisierende Erkrankung der zentralen Anteile der Brücke als Folge eines zu raschen Ausgleichs einer Hyponatriämie.

Symptomatik. Hyperreflexie, Babinski-Zeichen, Tetraparese, Sprech- und Schluckstörungen, Bewusstseinsstörungen.

Diagnostik. MRT. Wenn nach einem Delir oder einer längeren intensivmedizinischen Therapie die genannten pontinen Symptome auftreten, muss an eine Myelinolyse gedacht werden.

Therapie. Vorsichtige, nicht zu rasche Korrektur der Hyponatriämie (nicht mehr als 10 mmol/l/Tag), um einen sprunghaften Anstieg des Natriumspiegels zu vermeiden.

7.4.3 Spätatrophie der Kleinhirnrinde

Definition. Atrophie des Kleinhirnvorderlappens. Die häufigste Ursache ist ein **chronischer Alkoholabusus,** seltener Medikamentenabusus, Kachexie und Karzinome.

Symptomatik. Gang- und Standataxie, Rumpfataxie, an den Armen ist die Ataxie wesentlich geringer ausgeprägt, selten Nystagmus und Dysarthrie.

7.4.4 Arsenpolyneuropathie

Ätiopathologie. Arsenhaltige Farben, Insektenvernichtungsmittel.

Symptomatik. Wässrige Durchfälle, Hyperkeratose an Handflächen und Fußsohlen, fleckförmige, bronzeartige Verfärbung der Haut (Arsenmelanose), Mees-Streifen (weiße Querstreifen) der Nägel, Haarausfall. Später **Polyneuropathie** mit **quälenden** Missempfindungen und brennenden Schmerzen in Händen und Füßen. Symmetrische, distal betonte sensible Ausfälle und Lähmungen an Armen und Beinen.

Prognose. Nur inkomplette Rückbildung.

7.4.5 Bleipolyneuropathie

Ätiopathogenese. Bleiverarbeitende Arbeitsplätze in Akkumulatorenfabriken, Bleischmelzen, Autowerkstätten.

Symptomatik. Kopfschmerzen, Appetitlosigkeit, Darmkoliken, Obstipation. Blasse bis graugelbliche Haut (**Bleikolorit**). Mitunter dunkelgefärbter Zahnfleischrand (**Bleisaum**). Bei chronischer Bleivergiftung entsteht eine vorwiegend motorische **Polyneuropathie** mit Lähmung der Hand- und Fingerextensoren oder Atrophie und Parese der kleinen Hand- und Fußmuskulatur. Schmerzen treten nicht auf.

7.4.6 Botulismus

Blockade der Freisetzung von Acetylcholin durch Clostridium-botulinum-Toxin, ☞ Kap. 5.1.

7.4.7 Medikamentös ausgelöste Dyskinesien

Ätiopathogenese. Einnahme von Neuroleptika, Metoclopramid.

- **paroxysmale Dyskinesien** (Frühdyskinesien): tonische Krämpfe der Zungen- und Schlundmuskulatur, seltener der Rumpfmuskulatur, Torticollis, Blickkrämpfe, choreatische Hyperkinesen; besonders bei jungen Patientinnen kann es unter der Einnahme von Metoclopramid zu Frühdyskinesien kommen. Zur Behandlung der akuten Dyskinesie gibt man Biperiden (Anticholinergikum).
- **Akathisie:** quälende Unruhe in den Beinen → Unfähigkeit des Patienten, ruhig stehen oder sitzen zu bleiben
- **Parkinson-Syndrom:** Hypokinese, Hypomimie, Rigor, Tremor, Hypersalivation
- **Spätdyskinesien:** Hyperkinesen insbesondere des orofazialen Bereichs mit Zungenbewegungen, Schmatzen, Kauen; choreatische, ballistische und athetoide Bewegungsstörungen. Therapie: Verringerung der Dosis oder Absetzen der Medikamente. Anticholinergika sind in der Regel ohne Wirkung.

022 IMPP-Fragen

15 Pädiatrie

Thomas Kia

Inhalt

15

1 Wachstum, Entwicklung, Reife

1.1 Körperliche Entwicklung

Unter körperlicher Entwicklung versteht man die Entwicklung der Motorik, Wahrnehmung, Sprache und des Sozialverhaltens. Seit 1971 haben Kinder zur Beurteilung des Wachstums und der Entwicklung (bzw. zur Früherkennung von Krankheiten und Entwicklungsstörungen) einen gesetzlichen Anspruch auf die Durchführung von Vorsorgeuntersuchungen (U1–U9), die in folgenden zeitlichen Abständen stattfinden:

- **U1:** Neugeborenen-Erstuntersuchung
- **U2:** 3.–10. Lebenstag
- **U3:** 4.–6. Lebenswoche
- **U4:** 3.–4. Lebensmonat
- **U5:** 6.–7. Lebensmonat
- **U6:** 10.–12. Lebensmonat
- **U7:** 21.–24. Lebensmonat
- **U8:** 43.–48. Lebensmonat
- **U9:** 60.–64. Lebensmonat

Wachstum

Das Wachstum eines Individuums wird in die Parameter Länge, Gewicht und Kopfumfang unterteilt, die nicht linear verlaufen. Sie müssen grundsätzlich mit altersspezifischen Perzentilen im Somatogramm (Wachstumskurvennormogramm) verglichen werden (☞ Abb. 15.1 und Tab. 15.1). Dabei entspricht die 50er-Perzentile dem Mittelwert, die 10er- bzw. 90er-Perzentile begrenzen nach unten bzw. oben die normale Streubreite (einfache Standardabweichung; Normvarianten). Die Wachstumsgeschwindigkeit bleibt während der Kindheit nahezu konstant (ca. 6 cm/Jahr), um sich vor Beginn der Pubertät zu verlangsamen. Mit Einsetzen der Pubertät kommt es zu einer Beschleunigung der Wachstumsgeschwindigkeit auf 7–9 cm/Jahr (w) bzw. 10,3 cm/Jahr (m).

Merke

Die **Normalmaße (50er-Perzentile)** bei Geburt sind: Gewicht: 3,3 kg, Länge: 50 cm, Kopfumfang: 35 (± 2) cm.

Zu beachten ist, dass ein verzögertes intrauterines Wachstum (z. B. in Folge von Rauchen oder Alkoholabusus während der Schwangerschaft) in den ersten beiden Lebensjahren aufgeholt werden kann. Die Kinder entwickeln sich danach entlang ihrer eigenen Perzentile.

Klinischer Fall

Bei der 3. Vorsorgeuntersuchung (U3) klagt die Mutter eines 6 Wochen alten, voll gestillten Säuglings darüber, dass das Baby seit Entlassung aus dem Krankenhaus 3–4-mal täglich Stuhl absetze. Geburtsgewicht 3500 g, jetziges Gewicht 4300 g.

Indizierte Maßnahme: Beruhigung der Mutter.

(Stato-)Motorische Entwicklung

Haltung, Spontanbewegungen, einfache und komplexe Reflexe (☞ Abb. 15.2) stehen zunächst nahezu ausschließlich unter der Kontrolle und Steuerung motorischer Zentren im Stammhirn (insbesondere Pallidum). Daher ähnelt die Haltung weitgehend der intrauterinen und ist durch überwiegenden **Beugetonus der Extremitäten** gekennzeichnet, die Spontanbewegungen haben den Charakter von **Strampelbewegungen.**

Erst mit Reifung der kortikospinalen Bahnen kommt es zur Übernahme dieser Funktionen durch übergeordnete Zentren in der Hirnrinde. Die reflektorischen Bewegungsmuster werden zunehmend durch erlernte willkürliche Bewegungen abgelöst. Die Überprüfung der Statomotorik ist bei der Entwicklungsdiagnostik von Bedeutung. Die wichtigsten Etappen der motorischen Entwicklung sind in Tab. 15.2 aufgeführt. Tab. 15.3 fasst die wichtigsten Reflexe und Reaktionen im 1. Lebensjahr zusammen.

Skelettentwicklung

Neben der Beurteilung des Wachstums und der statomotorischen Entwicklung ist die Verlaufskontrolle der Skelettentwicklung von Bedeutung. Anhand von Anzahl, Form und Größe der Knochenkerne sowie dem Abstand zwischen Epiphysenkern und provisorischer Verkalkungszone lässt

Tab. 15.1: Altersabhängige Zunahme von Gewicht, Länge und Kopfumfang

Alter	(Geburts-)Gewicht	(Geburts-)Länge	Kopfumfang (cm)
4.–5. Monat (U4)	verdoppelt		40
12. Monat (U6)	verdreifacht	um die Hälfte zugenommen	47
30. Monat	vervierfacht		49
4. Jahr		verdoppelt	51
6. Jahr	versechsfacht		52
12. Jahr	verzwölffacht	verdreifacht	54

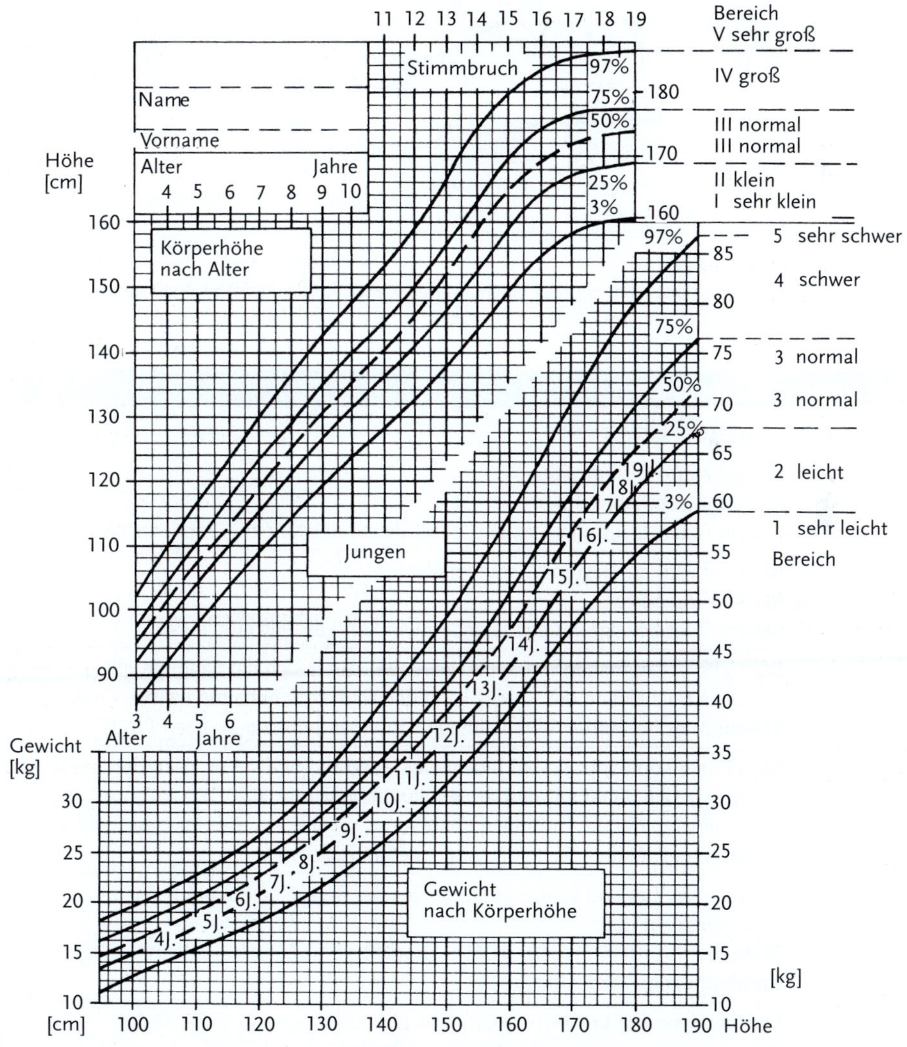

Abb. 15.1: Perzentilkurven der Längen- und Gewichtsentwicklung für Jungen [1]

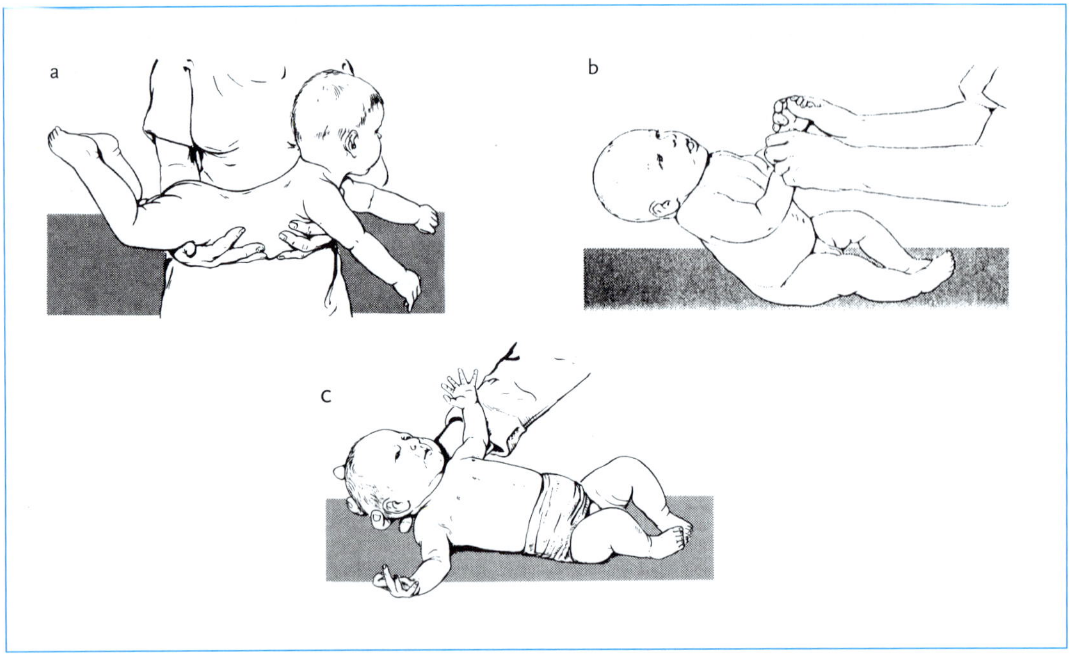

Abb. 15.2: Reflexe beim Säugling [1].
(a) Landau-Reflex; **(b)** ab dem 4. Monat wird der Kopf durch das Hochziehen aus der Rückenlage mit angehoben; **(c)** Mororeflex

Tab. 15.2: Motorische Entwicklung

Untersuchung	motorische Entwicklung
U1 + 2	**BL:** gebeugte Extremitäten **RL:** keine Kopfkontrolle **Sehen:** fixiert Licht oder Gesicht; bei Drehung des Körpers „Puppenaugenbewegung"
U3	**BL:** Kopf wird mindestens 3 s angehoben **RL:** Kopf zur Seite **Sehen:** folgt bewegten Gegenständen von Seite bis Mittellinie (90°)
U4	**BL:** sicheres Kopfheben in Bauchlage, dabei stützt sich der Säugling mit den Armen ab **RL:** beim Hochziehen des Kindes kann der Kopf aktiv gehalten werden (Traktionsversuch) **Sehen:** folgt bewegten Gegenständen von einer Seite zur anderen (180°)
U5	**BL:** sichere Kopfkontrolle bei jedem Lage- und Haltungsreflex, Säugling beginnt zu sitzen und stützt sich dabei mit den Armen ab; dreht sich in RL **RL:** Kopf wird von der Unterlage gehoben **Sehen:** fixiert Gegenstände und kann sie greifen
U6	**Sitzen:** sitzt frei und kann sich allein aus der BL aufsetzen, greift nach Gegenständen bzw. gebraucht diese **Stehen:** mit Unterstützung, läuft noch nicht frei **Krabbeln:** kann krabbeln
U7	**Laufen:** kann frei laufen (rennen) und Treppen steigen (2 Füße/Stufe) **Feinmotorik:** isst mit Löffel, trinkt aus Becher

BL Bauchlage, RL Rückenlage

Tab. 15.3: Wichtige Reflexe und Reaktionen im 1. Lebensjahr

Reflexe	Reiz	Reaktionen	Alter
Fluchtreaktion	schmerzhafte Reize	Beugung der Extremitäten	ab der 10. Woche
Schreitreaktion	Kontakt der Füße mit der Unterlage	Schreitbewegungen	bis zum 1. Monat
Rooting-Reflex (Suchreflex)	Bestreichen der Wange	Verziehen des Mundes und Kopfbewegung Richtung Reiz	bis zum 3. Monat
Saugreflex	Berührung der Lippen	Spitzen des Mundes (Mundphänomen) und Saugbewegungen	bis zum 3. Monat
Schluckreflex	Füttern	reflektorische Kontraktion der Pharynxmuskulatur	bis zum 3. Monat
Moro-Umklammerungsreflex	ruckartige Änderung der Kopfposition	Phase 1: Abspreizen der Arme und Öffnen der Hände Phase 2: Zusammenführen der Arme über die Brust	bis zum 3.–6. Monat
asymmetrisch-tonischer Nackenreflex (ATNR)	Kopfwendung zur Seite	Streckung des gesichtsseitigen Armes und Beines, Beugung auf der Gegenseite (Fechterstellung)	bis zum 6. Monat
symmetrisch-tonischer Nackenreflex (STNR)	Flexion des Kopfes nach ventral	führt zur Armbeugung und Beinstreckung	bis zum 6. Monat
	Flexion nach dorsal	führt zur Armstreckung und Beinbeugung	
Greifreflex	Berührung der Handflächen	palmares Greifen	bis zum 6. Monat
	Druck gegen Fußballen	Plantarflexion aller Zehen	bis zum 12. Monat
Landau-Reflex	Anheben des Kindes in BL	Streckung von Kopf und Rücken	ab dem 5. Monat

sich das Skelettalter bestimmen. Dazu fertigt man vom 3. Lebensmonat an eine Röntgenaufnahme der linken Hand an und vergleicht sie mit Normalserien in Röntgenatlanten (z. B. nach Greulich und Pyle, 1959).

Zur Beurteilung von Wachstumsstörungen ist die Bestimmung des Knochenalters notwendig (☞ Tab. 15.4).

Anhand der Skelettreifung kann außerdem auf die künftige Erwachsenengröße extrapoliert werden. Ein über das Lebensalter hinaus fortgeschrittenes Knochenalter signalisiert bei normal wachsenden Kindern ein reduziertes Wachstumspotential und umgekehrt.

Bei Mädchen kommt es früher als bei Jungen zur Verschmelzung der Epiphysenfugen und Ossifizierung der Knochenkerne.

Merke

Die Entwicklung eines Kindes korreliert eher mit der Knochenreifung als mit dem chronologischen Alter (= Lebensalter in Kalenderjahren).

Tab. 15.4: Anlage der Handwurzelknochen

Alter	Anzahl angelegter Handwurzelknochen (HWK)
12–15 Monate	2 HWK
30 Monate	3 HWK
4 Jahre	4–5 HWK
11 Jahre	alle HWK

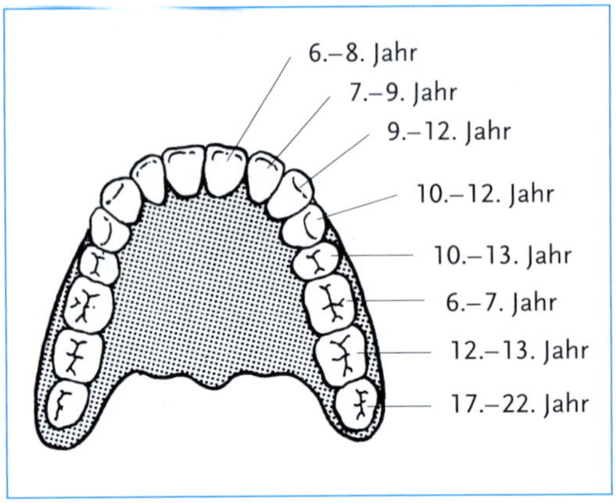

Abb. 15.3: Altersabhängiger Zahndurchbruch in der 2. Dentition

Zahnentwicklung

Bei der Zahnentwicklung unterscheidet man zwei Dentitionen.

1. Dentition. Ab dem **6. Lebensmonat** brechen die 20 Milchzähne (bis zum Alter von 2 1/2 Jahren) in folgender Reihenfolge durch:

- **1. Durchbruch (6.–8. Monat):** 2 untere zentrale Schneidezähne
- **2. Durchbruch:** 2 obere zentrale Schneidezähne
- **3. Durchbruch (8.–12. Monat):** 2 obere laterale Schneidezähne
- **4. Durchbruch:** 2 untere laterale Schneidezähne
- **5. Durchbruch (16.–20. Monat):** 4 Eckzähne
- **6. Durchbruch (12.–24. Monat):** 8 hintere Vor-Backenzähne (Prämolaren)

2. Dentition. Mit dem Erscheinen des so genannten **6-Jahres-Molaren** beginnt der Durchbruch der 32 bleibenden Zähne (☞ Abb. 15.3).

Pubertät

Die Pubertät beginnt mit dem Auftreten der ersten sekundären Geschlechtsmerkmale und endet mit der Geschlechtsreife. Sie setzt heute bei Mädchen im Alter von 11 und bei Jungen im Alter von 13 Jahren ein. Abb. 15.4 zeigt den zeitlichen Ablauf der Veränderungen während der Pubertät. Die **Pubertätsentwicklung** verläuft physiologisch in bestimmten Stadien, die nach Tanner und Whitehouse eingeteilt sind (☞ Tab. 15.5). Das Auftreten der Pubertätszeichen weist jedoch eine außerordentlich große Streubreite auf (± 2 Jahre).

Merke

Das erste Pubertätszeichen bei Jungen ist die Hodenvergrößerung, bei Mädchen die Brustdrüsenvergrößerung. Das Maximum des Pubertätswachstumsschubs erfolgt bei Jungen mit 14 Jahren, bei Mädchen mit 12 Jahren.

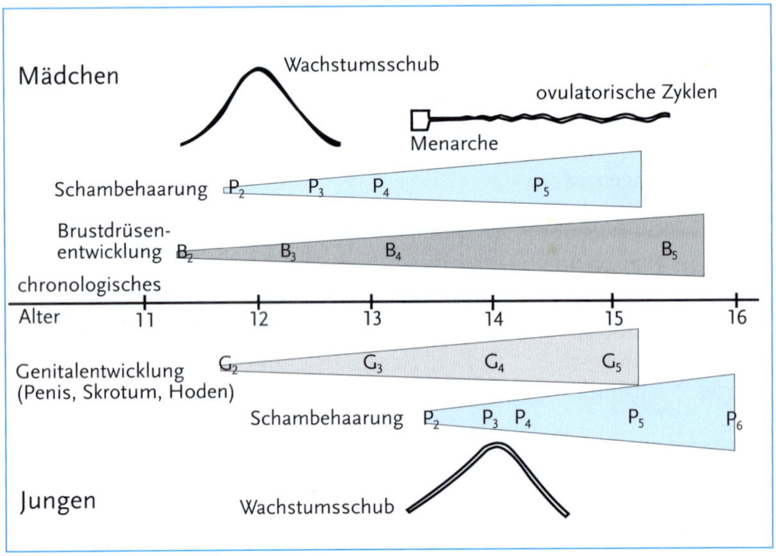

Abb. 15.4: Die zeitliche Entwicklung der wichtigsten Pubertätsmerkmale nach Blunck [2]

Tab. 15.5: Pubertätsstadien (nach Tanner und Whitehouse)	
Brustentwicklung bei Mädchen (= Thelarche)	
B1	präpuberal: kindliche Verhältnisse, Erhebung der Brustwarze
B2	Brustdrüse und Areoladurchmesser vergrößert, Warzenhofvorwölbung (Knospenbrust)
B3	Brust und Areola weiter vergrößert und stärker angehoben
B4	Areola und Warze bilden gegenüber der Brust eine zweite Erhebung
B5	voll entwickelte Brust
Schambehaarung (= Pubarche)	
P1	fehlende Behaarung
P2	leicht gekräuselte, leicht pigmentierte Haare an der Basis des Penis/der gr. Labien
P3	dunklere, dichtere, gekräuselte Haare über der Symphyse
P4	erwachsenenähnliche Haarstruktur, kein Haarübergang zum Oberschenkel
P5	dreieckförmige (feminine) Verteilung der Behaarung mit Übergang auf Oberschenkel
P6	dreieckförmige (maskuline) Verteilung auf Linea alba zum Nabel hin gespitzt
Genitalentwicklung bei Jungen (P: Penis, S: Skrotum, T: Testes)	
G1	kindliche Verhältnisse
G2	**P:** kaum gewachsen; **S:** vergrößert mit veränderter Oberfläche; **T:** leicht vergrößert
G3	**P:** Wachstum Länge > Breite; **S** und **T:** weiteres Wachstum
G4	**P:** Wachstum Breite > Länge; **S:** Haut dunkler; **T:** Volumenzunahme
G5	wie Erwachsener

1.2 Kognitive und psychische Entwicklung

1.2.1 Kognitive Entwicklung im Säuglingsalter

Kennzeichen einer altersgerechten Entwicklung kognitiver Funktionen sind:

- 1. Lebensmonat: Befähigung zum Hinsehen und Hinhören
- 2. Lebensmonat: erstes Lächeln
- 3. Lebensmonat: Zuwendung zu Licht- und Schallquellen
- zunehmende Beobachtung und Fixierung der Umgebung in den folgenden Monaten
- Greifen nach Gegenständen bzw. deren Gebrauch in den letzten Monaten des ersten Lebensjahres (☞ Tab. 15.2)

1.2.2 Sprachentwicklung

Die Entwicklung der Sprache reicht vom Schreien und „experimentierenden" Lallen des Säuglings bis zu Sprachverständnis und selbstständigem Sprechen (☞ Tab. 15.6).

Der Wortschatz umfasst mit 16 Monaten 3–50 Wörter (Einwortsätze), mit 2 Jahren 100–200 Wörter, mit 2,5 Jahren ca. 500 Wörter. Er wird in der folgenden Entwicklungshase bis zum 5. Lebensjahr enorm erweitert.

1.2.3 Kognitive Entwicklung nach dem Spracherwerb

Die folgenden Stadien der kognitiven Entwicklung werden nach dem Entwicklungspsychologen Piaget unterschieden.

1. **Vorschulalter (präoperationales Stadium):** Fähigkeit zum symbolischen Umgang mit Objekten; „trial and error" bestimmen das Verhalten.
2. **Grundschulalter (Stadium der konkreten Operationen):** Zusammenhänge werden erfasst, das Zeitgefühl wird entwickelt, Ursache-Wirkung-Zusammenhänge bestimmen das Lernen.
3. **Pubertät (Stadium der formalen Operationen):** Fähigkeit zu abstrakt-logischem und hypotheseprüfendem Denken, das zunehmend rationaler wird. Diese auch der Selbstfindung dienende Phase wird durch die körperliche Pubertätsentwicklung (☞ Kap. 1.1) stark beeinflusst.

Tab. 15.6: Sprach- und soziale Entwicklung

	Alter	Sprachentwicklung	Soziale Entwicklung
U3	1 Monat	kurze, gutturale Laute	lässt sich durch Aufnehmen und Sprechen beruhigen
U4	3 Monate	spontanes Vokalisieren	lächelt auf Ansprechen und Lächeln
U5	6 Monate 9 Monate	Vokalisieren auf Ansprache Silbenkette mit „a"	freut sich über Zuwendung, Ansprechen, Anlachen kann „bekannt" von „fremd" unterscheiden
U6	12 Monate 18 Monate	Doppelsilben mit „a" einzelne Wörter	enge emotionale Beziehung zur Bezugsperson versteht Gebote und Verbote
U7	2 Jahre 3 Jahre	Symbolsprache, Einwortsprache Mehrwortsätze („ich", „du", Plural)	spielt für sich, wenn Bezugsperson in der Nähe kann leichte Spielregeln befolgen
U8	4 Jahre 5 Jahre	erzählt Erlebnisse in annähernd richtiger zeitlicher und logischer Abfolge (fast) fehlerfreie Aussprache	sucht Kontakt mit Gleichaltrigen trennt sich ohne Schwierigkeiten von der Bezugsperson

1.2.4 Persönlichkeit und Sozialverhalten

Sozialverhalten/Kontaktverhalten. Das Sozialverhalten ist zunächst das Verhalten eines Menschen gegenüber seinen Mitmenschen: das Sprechen, der Blickkontakt, die Körpersprache. Es wird zum Beispiel durch Gefühle (Zuneigung oder Abneigung) beeinflusst, durch persönliche Erlebnisse und durch das Verhalten anderer Personen. Die Abgrenzung eines Kindes gegen seine Umwelt und seine Reaktionen auf (un)bekannte Personen zeigen sich im Kontaktverhalten, ☞ Tab. 15.6.

Selbstverständnis. Die Erfahrung des Angenommenseins im Vorschulalter und die schrittweise Übernahme der Selbstverantwortung im Schulalter führen zur Entwicklung einer Persönlichkeit, die zur Unterscheidung zwischen „selbst" und „fremd" fähig ist.

Bedeutung affektiver Beziehungen. Die kognitive, emotionale und soziale Entwicklung eines Kindes ist besonders in den ersten Lebensjahren abhängig von stabilen und positiven Bezugspersonen, die für die Befriedigung der Grundbedürfnisse sorgen. Das Fehlen einer elterlichen Bezugsperson, von emotionaler Wärme und Geborgenheit sowie sozial-kognitiver Anregung kann zum sogenannten **Deprivationssyndrom** mit Beeinträchtigung der Entwicklung bis hin zu Gedeihstörungen und psychosozialem Minderwuchs führen.

1.2.5 Kindergarten- und Schulreife

Kindergartenreife. Sie besteht ca. ab dem 3. Lebensjahr. Voraussetzung hierfür ist die Fähigkeit zur Loslösung von der Bezugsperson, zur Eingliederung in eine Gruppe und zur Wunschäußerung.

Schulreife. Durchschnittlich mit dem 6. Lebensjahr sind Kinder in der Lage, ihre Triebregungen zeitweilig zu unterdrücken und sich den Regeln der Gruppe zu fügen, die Autorität des Lehrers anzuerkennen und sich adäquat auszudrücken. **Kriterien** zur Schulreife: ausreichende Intelligenz und soziale Reife.

1.3 Physiologie der Perinatalzeit

1.3.1 Adaptation

Als Adaptation werden die Umstellungsvorgänge des Organismus vom intrauterinen auf das extrauterine Leben bezeichnet.

Lungenatmung

Ab der 13. Schwangerschaftswoche (SSW) sind beim Fetus intrauterine Atembewegungen nachweisbar, bei denen Fruchtwasser aspiriert wird. Ab der 22. SSW sezerniert die fetale Lunge eine Flüssigkeit, die u.a. Surfactant beinhaltet. In den letzten SSW sind konstante Atembewegungen in utero zu beobachten. Nach normalem vaginalem Geburtsvorgang wird die fetale Lungenflüssigkeit weitgehend über den Bronchialbaum resorbiert und über die Lymph- sowie Blutbahn abtransportiert. Maximal 20 sek nach der Geburt setzt die aktive Lungenatmung durch folgende Faktoren ein:

- thermische und taktile Reize
- Absinken des O_2-Gehaltes und Anstieg des CO_2-Gehaltes im arteriellen Blut
- Reizung der Chemorezeptoren im Glomus caroticum und aorticum

Die Lunge wird entfaltet und ein erneutes Kollabieren durch die Herabsetzung der Oberflächenspannung mittels Surfactant verhindert. Wenn dieser Faktor fehlt (besonders bei Frühgeborenen), kommt es zum Atemnotsyndrom. Bis zum 1. Atemzug wird der Organismus durch anaeroben Glukoseabbau versorgt (Milchsäure↑ → metabolische Azidose). Durch gleichzeitigen Anstieg des CO_2-Gehaltes kommt es zusätzlich zu einer respiratorischen Azidose. In den ersten 10 Lebensstunden normalisieren sich beide Komponenten. Die **Atemfrequenz** stellt sich beim Neugeborenen auf 40–60/min ein.

Kreislaufumstellung

Mit der Abnabelung und dem 1. Atemzug beginnt eine eingreifende Umstellung der Funktionen: Durch die Unterbrechung des Plazentarkreislaufes kommt es zum Anstieg des Widerstands in der Aorta descendens, wodurch der Zufluss in den rechten Vorhof aus der V. cava inferior geringer wird. Die Entfaltung der Lunge verursacht einen Abfall des pulmonalen Gefäßtonus; durch die Dilatation der Lungengefäße nimmt die Lungendurchblutung zu, und der Druck im linken Vorhof steigt an. Dieser Druckanstieg führt zum Verschluss des Foramen ovale. Durch den steigenden pO_2 und den Druckabfall im Pulmonalkreislauf kommt es zur Kontraktion der Mediamuskulatur des Ductus arteriosus, der sich physiologischerweise innerhalb einiger Tage vollständig verschließt. Nach diesem Primärverschluss können zahlreiche Faktoren (z. B. O_2-Mangel, Azidose) eine (zeitweilige) Wiedereröffnung bewirken. Die Herzfrequenz beträgt nach der Geburt 100–180/min.

Merke

Infolge der Kreislaufumstellung kann ein passageres Herzgeräusch vorhanden sein, welches aber – anders als bei einem echten Vitium – bereits von Geburt an besteht und nach wenigen Tagen nicht mehr auskultierbar ist.

Säure-Basen-Haushalt

In den ersten 10 Lebensstunden kommt es wegen der kurzen, geburtsbedingten Störung des Gasaustausches zu einer azidotischen Stoffwechsellage (s. o.).

Wärmeregulation

Die Wärmeregulation des Neugeborenen ist wegen der großen Körperoberfläche im Verhältnis zum Körpergewicht und der noch eingeschränkten Regulationsfähigkeit der Körpertemperatur sehr labil. Bei **Unterkühlung** ist Wärmeproduktion durch Oxidation von Fettsäuren im braunen Fettgewebe möglich → O_2-Bedarf ↑ → metabolische Azidose. Bei Überwärmung ist in Folge der ungenügenden Schweißdrüsenfunktion mit einer **Hyperthermie** zu rechnen.

Leberreifung

Besonders in Bezug auf die Bilirubinkonjugation (beim Hämabbau) ist die Enzymausstattung der Leber noch unzureichend, was zur physiologischen Hyperbilirubinämie („normal" bis 13 mg/dl) führt, die nicht behandlungsbedürftig ist (physiologischer Neugeborenenikterus).

Stoffwechsel

Transitorische Hypoglykämien. Blutzucker < 40 mg/dl; besonders Frühgeborene, Kinder diabetischer Mütter und dystrophe Kinder; oft symptomarm; **Therapie:** Glukosezufuhr.

Transitorischer Hypoparathyreoidismus. Tetanie vom Frühtyp; Ca^{2+} < 1,8 mmol/l; Myoklonie und Krampfanfälle (Hyperexzitabilität); **Therapie:** Ca^{2+} i. v.

1.3.2 Beurteilung der Vitalfunktionen

Für die Beurteilung der Vitalfunktionen werden die 1952 von der Anästhesistin Virgina Apgar aufgestellten Kriterien (Apgar-Index) verwendet, mit denen die neonatale Adaptation nach 1, 5 und 10 min beurteilt wird. Maximal können 10 Punkte pro Erhebungszeit erreicht werden (normal: 9–10, gefährdet: 5–8, lebensgefährlich: < 5 Punkte) (☞ Tab. 15.7). Eine Abnahme der Punktzahl zeigt also eine Zustandsverschlechterung des Kindes an und umgekehrt.

Tab. 15.7: Apgar-Schema

Kriterien	Bewertung		
	0	1	2
Aussehen	blau und blass	Körper rosig, Extremitäten blau	völlig rosig
Puls	fehlt	< 100	> 100
Gesichtsbewegung (beim Absaugen)	keine Reaktion	verzieht Gesicht	Schreien, Niesen
Aktivität	schlaff	geringe Beugung der Extremitäten	aktive Bewegungen
Respiration	fehlt	unregelmäßig, langsam	regelmäßig, kräftiger Schrei

1.3.3 Reifezeichen

Merke

Ein neugeborenes Kind gilt dann als reif, wenn es folgende äußere Normen erfüllt:
- **Normalmaße** bei Geburt (☞ Kap. 1.1)
- **Fingernägel:** überragen Fingerkuppen
- **plantare Hautfältelung:** über die ganze Fußsohle verteilt
- **Hoden:** im Skrotum
- **gr. Labien:** bedecken Klitoris u. kl. Labien
- **Stimme:** kräftig
- **Lanugobehaarung:** zurückgebildet bis auf Rücken, Schultern, Oberarme
- **Ohr:** Knorpel bis zur Peripherie

1.4 Blutbildung und Immunsystem

1.4.1 Blutbildung

Mesenchymale Phase. Die Blutbildung erfolgt ab der 4. Entwicklungswoche im Dottersack.

Hepatolienale Phase. Im 2. Fetalmonat übernehmen Leber und Milz die Blutbildung.

Medulläre Phase. Ab dem 5. Fetalmonat beginnt das Knochenmark mit der Hämatopoese und hat diese beim ausgetragenen Neugeborenen schon allein übernommen (→ kaum extramedulläre Blutbildung nach der Geburt). Etwa 80% des Neugeborenenhämoglobins sind fetales Hämoglobin (HbF = $\alpha_2\gamma_2$), das bis zum 6. Lebensmonat fast vollständig durch adultes Hämoglobin (HbA = $\alpha_2\beta_2$) ersetzt wird. Um den Gasaustausch in der Plazenta zu erleichtern, hat das fetale Hämoglobin eine höhere Sauerstoffaffinität. Durch Austritt von Blutplasma aus den Gefäßen kurz nach der Geburt kommt es zur vorübergehenden Erhöhung der Hämoglobinkonzentration mit Polyglobulie.

Trimenonreduktion. Nach den ersten 4 Lebenswochen kommt es durch Drosselung der Erythropoese zur Konzentrationsabnahme der roten Blutkörperchen mit einem Tiefpunkt im 3. Monat (☞ Tab. 15.8).

1.4.2 Immunsystem

☞ Kap. 9.1.1

Die zellvermittelte und die humorale Immunität nehmen ihre Arbeit bereits ab der 10. SSW auf. Die IgM- und IgG-Produktion setzt bereits früh ein, IgA wird erst ab der 30. SSW gebildet.

IgG-Antikörper werden aktiv von der Plazenta übertragen, weshalb der IgG-Titer des Neugeborenen ungefähr dem der Mutter entspricht. IgA- und IgM-Antikörper können die Plazenta nicht passieren. Im Blut des Neugeborenen findet man daher nur wenig IgA und IgM. Ein postpartal erhöhter IgM-Titer ist ein Zeichen für eine Auseinandersetzung mit einer intrauterinen Infektion.

Die niedrigsten IgG-Spiegel werden mit 3–4 Monaten erreicht. Dies ist auf die Elimination der übertragenen AK und eine erst allmählich mit dem Antigenkontakt einsetzende AK-Bildung zurückzuführen.

Tab. 15.8: Altersabhängige Blutnormwerte					
Parameter	**Alter**				
	1. Tag	1 Monat	3 Monate	1 Jahr	8 Jahre
Hb (g/dl)	19 (± 5)	14	11	12	14
Erythrozyten (Mio./µl)	5,5 (± 1)	4,7	3,8	4,9	5,1
Retikulozyten (‰)	34,0	5,5	12	9,5	10
HK (%)	60	44	34	37	41
Leukozyten (/µl)	15 000	11 000	11 000	9000	8000

Erwachsenenwerte werden bei IgM am Ende des Säuglingsalters, bei IgG um das 6. Lebensjahr und bei IgA erst in der Pubertät erreicht.

Nestschutz. Durch die diaplazentare Übertragung von mütterlichem IgG (nur IgG passiert Plazentarschranke) ist das Kind bis zum 6. Lebensmonat durch mütterliches IgG geschützt.

Transitorischer Immunglobulinmangel. Gelegentlich kommt es zu einer Entwicklungsverzögerung der AK-Bildung. Bis zum Abschluss des Entwicklungsprozesses der B-Zellen bei diesen Kindern (gegen Ende des 2. Lebensjahres) kommt es zu einer erhöhten Infektanfälligkeit.

1.5 Herz-Kreislauf-System

In Abhängigkeit vom Lebensalter ändern sich Herzfrequenz, Atemfrequenz und Blutdruck in charakteristischer Weise (☞ Tab. 15.9). Die Parameter sollten möglichst beim schlafenden Kind erhoben werden. Man beachte bei der Blutdruckmessung die Wahl der richtigen Manschette. Als Faustregel gilt: Die Manschettenbreite sollte $^2/_3$ oder minimal $^1/_2$ des Oberarm- bzw. Oberschenkelumfanges ausmachen.

1.6 Atmungsorgane

Bis zum 1. Lebensjahr sind Kinder **Nasenatmer;** sie können nur bei freiem Nasendurchgang saugen. Wegen des zeitweise insuffizienten Kehlkopfverschlusses kann es leicht zu Aspirationen kommen.

Die Atemfrequenz direkt nach der Geburt beträgt 90/min, sinkt dann aber innerhalb einer halben Stunde auf ca. 35–40/min. Die hohe Atemfrequenz ist durch die horizontale Rippenstellung bedingt. Hinzu kommt, dass die Zwerchfellatmung nur ein kleines Zugvolumen ermöglicht (relativ großer Bauchinhalt). Mit dem Absinken der Rippen wird dieser Atmungstyp um das 2. Lebensjahr durch die **thorakoabdominelle Atmung** ersetzt, wobei die Atemfrequenz sinkt und das Atemzugvolumen steigt (☞ Tab. 15.9). Mit zunehmendem Alter tritt die **thorakale Atmung** in den Vordergrund.

Bei der Auskultation eines Säuglings hört man das so genannte **puerile Atemgeräusch;** es ist laut und scharf (kein pathologischer Befund) und nimmt im Kindesalter zunehmend vesikulären Charakter an.

Tab. 15.9: Altersabhängige Änderung von Herzfrequenz, Atemfrequenz und systol. Blutdruck

Alter	Herzfrequenz (/min)	Atemfrequenz (/min)	Systol. Blutdruck (mmHg)
Geburt	140	40	60–80
6 Monate	110	30	90
1 Jahr	100	28	90
3–4 Jahre	95	25	100
5–10 Jahre	90	24	100–110
10–15 Jahre	85	20	110
> 15 Jahre	75–80	16–18	110–120

1.7 Wasserhaushalt

Die Flüssigkeitsbilanz des Neugeborenen ist in den ersten Tagen negativ. Zum einem ist der Wasserbedarf des Säuglings (bezogen auf das Körpergewicht) ca. 3–4-mal höher als beim Erwachsenen (höherer Grundumsatz, niedrige Konzentrationsfähigkeit der Nieren, größere extrarenale Verluste). Zum anderen befindet sich beim Säugling die Hälfte des Körperwassers im Extrazellularraum (beim Erwachsenen nur ein Drittel), wobei der Säugling täglich 50% seines extrazellulären Volumens umsetzt; beim Erwachsenen sind es lediglich 15%. Deshalb können schon leichte Flüssigkeitsverluste zum so genannten **transitorischen Fieber** (bis 40 °C) führen, das bei entsprechenden Maßnahmen bald wieder sinkt.

Merke

Physiologischerweise kommt es nach der Geburt durch Flüssigkeitsverluste und katabole Stoffwechsellage zur Abnahme von bis zu 10% des Geburtsgewichtes mit Tiefpunkt am 3. Lebenstag. Dieser Gewichtsverlust wird in den folgenden 2 Wochen wieder ausgeglichen.

1.8 Harnblase und Mastdarm

Reifung der Blasenkontrolle

Nach der Geburt entleeren Neugeborene ihre Blase täglich 1–2-mal, wobei die Frequenz bis zum Ende der 1. Lebenswoche auf 6–7-mal ansteigt. In der folgenden Zeit findet sich eine **physiologische Pollakisurie** mit bis zu 25 Miktionen pro Tag.

Die Kontrolle über die Blasenfunktion ist tagsüber ab ca. dem 2. Lebensjahr gegeben, die nächtliche Blasenkontrolle sollte bis zum 4. Lebensjahr entwickelt sein. Vom **Bettnässen** wird gesprochen, wenn Kinder nach Abschluss des 5. Lebensjahres noch keine Kontrolle über ihre Blasenfunktion haben (m > w). **Cave:** enorme individuelle Unterschiede!

Reifung der Mastdarmkontrolle

Neben den resorbierbaren Substanzen (Amnionflüssigkeit), die als Urin ausgeschieden werden, bilden nicht resorbierbare Substanzen wie abgeschilferte Hautzellen, Lanugo und eingedickter Gallensaft im unteren Darmabschnitt des Fetus das grünschwarze **Mekonium.** Die erste Mekoniumentleerung erfolgt unter der Geburt oder innerhalb der ersten 12–48 Lebensstunden. Etwa ab dem 4. Tag werden die Stühle heller und salbenartiger → **Übergangsstühle;** bei älteren Säuglingen sind sie weich und geformt. Die Mehrzahl der Kinder hat bis zum 4. Lebensjahr die Mastdarmkontrolle erreicht.

Magenkapazität

Die Magenkapazität ist beim Neugeborenen begrenzt. Sie steigt von 30 ml am 1. Lebenstag innerhalb einer Woche auf das Dreifache an. Die geringe Kapazität und ein ungenügender Kardiaverschluss erklären die Neigung zum Spucken und Erbrechen.

2 Wachstumsstörungen

2.1 Minderwuchs

Definition. Ein **Minderwuchs** besteht, wenn die Körperlänge eines Kindes unter der 3. Perzentile (☞ Abb. 15.1) liegt. Als **kleinwüchsig** werden Kinder bezeichnet, deren Körpergröße zwischen der 3. und 10. Perzentile liegt.

Ätiologie. Die Ursachen des Minderwuchses sind vielfältig, da für ein normales Wachstum verschiedenste Körperfunktionen notwendig sind. Die nachfolgende Einteilung des Minderwuchses richtet sich nach dem Gegenstandskatalog.

2.1.1 Normvarianten mangelhaften Wachstums

Familiärer Minderwuchs (Syn.: konstitutioneller primordialer Minderwuchs)

Ätiologie. Genetisch bedingter Mangel wachstumsfördernder Anlagen (kleine Eltern → kleine Kinder).

Klinik. Kinder mit familiärem Kleinwuchs zeigen eine altersgemäße Skelettreifung mit normaler Wachstumsgeschwindigkeit, liegen aber kurvenparallel im unteren Perzentilenbereich, d.h., das Knochenalter und das chronologische Alter stimmen überein. Die Pubertät tritt zeitgerecht ein.

Therapie. Die Endgröße bleibt unveränderbar vermindert und lässt sich medikamentös nicht beeinflussen.

Konstitutionelle Entwicklungsverzögerung (Syn.: idiopathische Pubertas tarda)

Ätiologie. Möglicherweise Störung in der Wachstumshormonsekretion; spätnormale Pubertätsentwicklung auch bei Vater und/oder Mutter.

Klinik. Häufigster Minderwuchs (> 80%). Er ist gekennzeichnet durch eine gleichmäßige Verzögerung aller Wachstumsprozesse, die in erster Linie Längenwachstum, Skelett- und Pubertätsentwicklung betrifft. Im Gegensatz zum familiären Minderwuchs entspricht das Knochenalter nicht dem chronologischen Alter. Die Kinder wachsen zwar langsamer, aber dafür über einen längeren Zeitraum als andere.

Therapie. Eine Behandlung ist nicht erforderlich, da die Endgrößenerwartung gut ist.

2.1.2 Störungen des Skelettwachstums

☞ Kap. 6.3 und 7.3

2.1.3 Chromosomale Störungen

Ullrich-Turner-Syndrom (UTS, Turner-Syndrom, Monosomie X0)

Ätiologie. Nummerische Chromosomenaberration (Karyotyp 45, X0). Durch eine nicht ordnungsgemäße Meiose einer der elterlichen Keimzellen (Non-Disjunction) besitzen die betroffenen Individuen nur ein X-Chromosom. Sehr häufig findet sich keine reine Monosomie, sondern ein sog. **chromosomales Mosaik** mit normalen Zellen (46, XX) oder ein strukturell verändertes X-Chromosom (z.B. Deletion des kurzen Armes u.a.).

Häufigkeit. 1:2500 aller weiblichen Neugeborenen.

Klinik. Im **Fetalstadium** sind durch Lymphödeme im Kopf- und Halsbereich entstandene sog. Nackenblasen zu erkennen. 98% der Feten werden spontan abortiert.

Beim **Neugeborenen** fallen zunächst lymphödematöse Schwellungen der Hand- und Fußrücken auf. Außerdem können Restzustände des (fetalen) Lymphödems als Flügelfell (Pterygium colli = Hautfalte vom Ohr zum Akromion) bestehen. Weiter auffällig sind der tiefe Haaransatz im Nacken, der breite, flache Thorax und der breite Mamillenabstand. Häufig sind übermäßige Radialdeviation des Unterarms (Cubitus valgus), multiple Pigmentnävi und angeborene Herzfehler (v.a. Aortenisthmusstenose) sowie Fehlbildungen der Niere. Ein wichtiges Merkmal ist die fehlende Funktion der Ovarien, die als bindegewebige Stränge ausgebildet sind (→ fehlende Primordialfollikel).

Erst in der **Pubertät** entwickelt sich die klassische Symptomatik.

Die Mädchen fallen durch einen proportionierten Minderwuchs (durchschnittliche Erwachsenengröße ca. 150 cm), eine primäre Amenorrhö und eine mangelhafte Entwicklung der sekundären Geschlechtsmerkmale auf. Neurologisch zeigen die Kinder einen normalen IQ, haben aber häufig Schwierigkeiten im abstrakten und räumlichen Denken.

Diagnostik

- **Chromosomenanalyse** und Nachweis des fehlenden Geschlechtschromatins (Chromatinnegativität bei der Kerngeschlechtsbestimmung)
- **Endokrinologische Diagnostik:** Gonadotropinspiegel im Blut (FSH↑), Östrogen↓
- **Herzecho:** Herzfehler, insbes. Aortenisthmusstenose
- **Sonographie der Niere:** Operationsbedürftige Nierenanomalien sind nicht selten.
- **Hörtest**

Therapie. Keine kausale Therapie; vor der Pubertät Wachstumsstimulation + Anabolikum. Daran schließt sich ab dem ca. 14. Lebensjahr eine Östrogentherapie an, die später im zyklischen Wechsel mit Progesterongaben kombiniert wird.

Chirurgische Maßnahmen: ggf. bei Nierenanomalien, prophylaktische Gonadektomie bei Vorhandensein von Y-Chromosomenanteilen (Gefahr der Malignitätsentwicklung)

Prognose. Der Wachstumsrückstand kann bei frühzeitig einsetzender Therapie (fast) aufgeholt werden. Trotz Hormontherapie bleiben fast alle Frauen mit Turner-Syndrom steril.

Down-Syndrom (Morbus Langdon-Down, Trisomie-21-Syndrom, Mongolismus)

Ätiologie. Erstmalig 1866 von dem englischen Apotheker und Neurologen Langdon-Down beschrieben. Sporadisch auftretende Non-Disjunction (95% der Fälle) mit freiem zusätzlichem Chromosom 21 (Karyotyp: 47, XX+21 oder 47, XY+21). Es kann meiotischen oder mitotischen Ursprungs sein. In 5% der Fälle liegt eine Translokationstrisomie vor, wobei das Translokationschromosom in knapp der Hälfte von einem Elternteil stammt (keine Neumutation). Bei 2% der Patienten findet man ein Mosaik, das auf einen Teilungsfehler während der Embryonalentwicklung zurückzuführen ist.

Häufigkeit. 1:600; häufigste nummerische Autosomenaberration, wobei die relative Häufigkeit mit dem Alter der Mutter (nicht des Vaters) zunimmt (mit 30 Jahren 0,5%, mit 40 Jahren 1–3%).

Klinik. Säuglinge können bereits durch Infektanfälligkeit, „Lethargie" (Trinkfaulheit) und eine verzögerte statomotorische Entwicklung auffallen. Charakteristische Symptome:

- **Extremitäten:** Abweichung des Handmusters (☞ Abb. 15.5), Tatzenhände, Sandalenfurche (großer Abstand zwischen 1. u. 2. Zehe), Klinodaktylie V (Einwärtsbewegung des kleinen Fingers), Gelenkbeweglichkeit ↑
- **Kopf/Hals:** Epikanthus (vom Oberlid sichelförmig über den inneren Augenwinkel ziehende Hautfalte), Hypertelorismus (Augenabstände ↑), von oben außen nach unten innen verlaufende Lidachsenstellung, Brushfield-Spots (kleine, weiße Depigmentierungsherde der Iris), Myopie über 5 Dioptrien in 25% der Fälle, Glaukom, Brachyzephalie (Längsdurchmesser des Kopfes ↓), kurzer Hals, Makroglossie, tief angesetzte, rundliche Ohren.
- **Innere Organe:** v.a. Herzfehler (50% der Fälle VSD, AV-Kanal) und Stenosen oder Atresien im Magen-Darm-Kanal (insbesondere im Duodenum).
- **Sonstiges:** In unterschiedlicher Ausprägung können Wachstumsstörungen, Minderbegabung (IQ < 50 u.a.) und Muskelhypotonie auftreten, ebenso besteht eine erhöhte Leukämieneigung im Kindesalter. Im Erwachsenenalter treten allerdings fast alle Krebserkrankungen deutlich seltener auf (z.B. Magen-Darm-Krebs, Neuroblastom, Nephroblastom).

Diagnostik

Pränatal:

- In der 15.–18. Schwangerschaftswoche Hormonbestimmungen im Blut (Triple-Test):
  - α-Fetoprotein (↓)
  - freies Estriol (↓)
  - freie β-Kette des Choriongonadotropins (β-hcG) (↑)
- Ultraschall in der Schwangerschaft: Nackentransparenz, fehlender Nasenknochen
- Amniozentese, Chorionzottenbiopsie, Cordozentese bringen eine eindeutige Diagnose

Postnatal:

- Chromosomenanalyse (Lymphozyten oder Fibroblasten des Kindes)
- Herzecho
- Augenuntersuchung
- Hörtest

Therapie. Keine kausale Therapie. Evtl. orthopädische Behandlung. Kinder mit Down-Syndrom profitieren von heilpädagogischer Förderung.

Beim Down-Syndrom ist eine Abruptio zulässig.

Prognose. Durch die frühzeitige Therapie der Begleitfehlbildungen (Herzvitien, Darmverschlüsse) beträgt die durchschnittliche Lebenserwartung in Europa 60 Jahre.

Prader-Willi-Syndrom (PWS)

Ätiologie. Eine interstitielle Deletion im langen Arm des väterlichen (paternalen) Chromosoms 15 zeigt sich bei 60% der Patienten (d.h. beim Prader-Willi-Syndrom fehlt ein väterliches Allel).

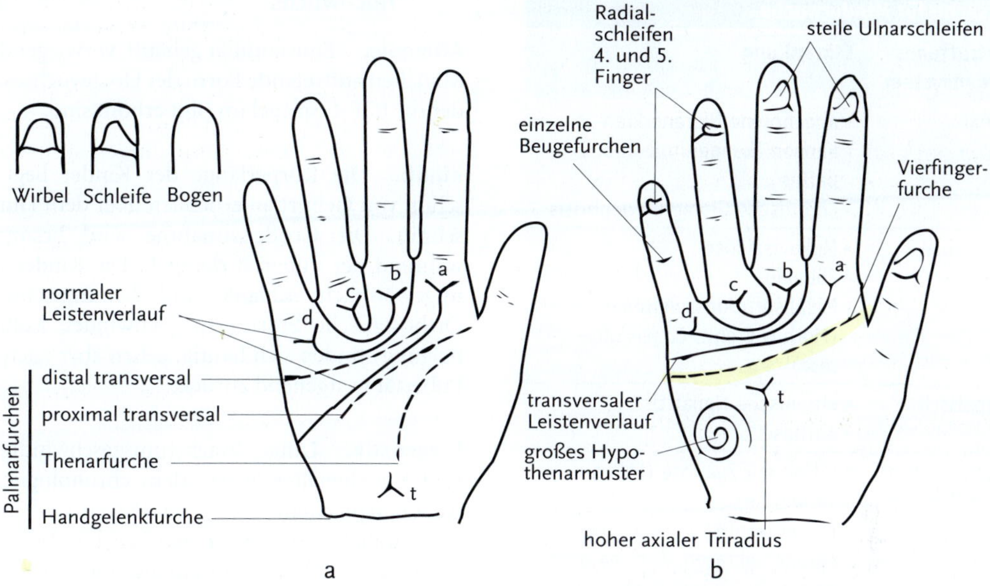

Abb. 15.5: Hautleistenmuster und Topographie **a** der normalen Hand und **b** der Hand eines Patienten mit Down-Syndrom [3]

Bei 30% findet man eine uniparentale Disomie, wobei zwei Chromosomen 15 von der Mutter vorliegen (das paternale Chromosom 15 fehlt auch hier).

Häufigkeit. 1:25000.

Klinik. Minderwuchs, neonatale Hypotonie, Adipositas, Entwicklungsverzögerung (geistige Retardierung), kleine Hände und Füße, Hypogonadismus und Hyperpigmentierung.

Diagnostik
- **Molekulargenetik:** Methylierungstest der DNA
- **Chromosomenanalyse**

Therapie. Die schwer beeinflussbare Adipositas wird diätisch behandelt.

Prognose. Prader-Willi-Kinder sterben in der Regel mit 20–30 Jahren.

2.1.4 Endokriner Minderwuchs

☞ Kap. 7.3 Hypophysärer Kleinwuchs

2.1.5 Symptomatischer (sekundärer) Minderwuchs

Ernährungsbedingter Minderwuchs

Mangel- oder Fehlernährung im Kindesalter führt nicht nur zu einer Hungerdystrophie oder einem Kwashiorkor-Syndrom (☞ Kap. 2.3), sondern auch zum Minderwuchs.

Minderwuchs bei chronischen Krankheiten

Tab. 15.10 zeigt einige wichtige chronische Erkrankungen, die mit einem Minderwuchs einhergehen.

Psychisch bedingter Minderwuchs

Die Verwahrlosung eines Kindes kann – trotz ausreichender und ausgewogener Nahrungszufuhr – zu Minderwuchs führen. Das Wachstum normalisiert sich bei diesen Kindern durch eine psychosoziale Intervention (Milieuwechsel oder Familientherapie), daher ist trotz erniedrigter STH-Sekretion keine Substitution indiziert.

Tab. 15.10: Chronische Erkrankungen als Ursache für Minderwuchs	
betroffenes Organsystem	**Erkrankung**
renal	• angeborene Nierenerkrankungen (kongenitale Tubulopathie) • chronische Glomerulonephritis
intestinal	• Mukoviszidose • Zöliakie • Malabsorptionssyndrome (Morbus Crohn, Colitis ulcerosa)
hepatisch	• chronische Hepatitis • Zirrhose
hypoxämisch	• Vitien mit Zyanose (Fallot-Tetralogie) • Lungenventilationsstörungen (Bronchiektasen, Asthma bronchiale, Mukoviszidose) • Anämien (Thalassaemia major, Kugelzellanämie, Sichelzellanämie)
rachitisch	• Vitamin-D-Mangel • Vitamin-D-resistente Rachitis
Speicherkrankheiten	• Glykogenosen • Morbus Gaucher • Morbus Niemann-Pick • Zystinosen • Mukopolysaccharidosen
zerebral	• angeborene Hirnschäden (infantile Zerebralparese) • intrauterin erworbene Hirnschäden (Infektionen, Trauma) • Hirntumoren (Kraniopharyngeome)

2.2 Hochwuchs

Definition. Als **hochwüchsig** werden Kinder bezeichnet, die über der 97. Perzentile (☞ Abb. 15.1) liegen; unter **Riesenwuchs** (Gigantismus) versteht man eine Länge oberhalb der 3-fachen Standardabweichung vom Mittelwert. Hochwuchs ist wesentlich seltener als Minderwuchs.

2.2.1 Konstitutioneller (familiärer) Hochwuchs

Ätiologie. Eine familiär gehäuft, vorwiegend bei Mädchen auftretende Form des Hochwuchses, bei der die IGF-I-Spiegel im Blut erhöht sind.

Klinik. Die Körperlänge der Kinder liegt oft schon von Geburt an erheblich über dem Durchschnitt. Die Größenzunahme wird besonders während der Pubertät deutlich. Die Kinder sind ungewöhnlich schlank und haltungsschwach. Orthostatische Störungen (Schwindel, Kollapsneigung) finden sich häufig, gehen aber nach der Pubertät weitgehend zurück.

Diagnostik. Länge, Wachstumsgeschwindigkeit und Knochenalter liegen, dem chronologischen Alter entsprechend, im oberen Perzentilenbereich (bei parallelem Verlauf). In der Regel sind ein oder beide Elternteile überdurchschnittlich groß und schlank (positive Familienanamnese).

Therapie. Grundsätzlich sollte eine das Wachstum bremsende Therapie nur aus psychosozialen Erwägungen (Mädchen > 185 cm, Jungen > 205 cm) oder bei sekundären Wirbelsäulenveränderungen erfolgen: hoch dosierte Östrogen- bzw. Testosterontherapie (vorzeitiger Schluss der Epiphysenfugen).

2.2.2 Hypophysärer Gigantismus

☞ Kap. 7.3

2.2.3 Chromosomale Störungen

Klinefelter-Syndrom

Ätiologie. Ursache dieser gonosomalen numerischen Chromosomenaberration ist eine Non-Disjunction bei der Reifeteilung (Karyotyp: 47, XXY). In seltenen Fällen kommt es zum atypischen Klinefelter-Syndrom, bei dem mehrere überzählige X- und manchmal auch ein zusätzliches Y-Chromosom vorhanden sind (XXXY, XXXXY). Gelegentlich finden sich Mosaikbefunde.

Häufigkeit. Mit einer Häufigkeit von 1:900 aller männlichen Neugeborenen ist das Klinefelter-Syndrom eine der häufigsten Chromosomenaberrationen.

Klinik. Die Anwesenheit des Y-Chromosoms bewirkt den männlichen Phänotyp, während das überzählige X-Chromosom die morphologische und funktionelle Hodenentwicklung stört (Testosteronproduktion ↓ → Imbalance der Geschlechtshormone).

Vor der Pubertät kann man bei Jungen mit Intelligenzminderung, kleinem Genitale und adipösem, mädchenhaftem Körper (Gynäkomastie) das Krankheitsbild nur vermuten. Während der Pubertät bleiben die Hoden klein, die sekundären Geschlechtsmerkmale entwickeln sich spät und unvollständig (☞ Abb. 15.14). Die Spermatogenese bleibt aus (→ Insuffizienz der Tubuli seminiferi, Tubulussklerosierung). Die typisch männliche Behaarung entwickelt sich ebenfalls nicht (weiblicher Behaarungstyp). Die Extremitäten sind durch den verzögerten Epiphysenschluss ungewöhnlich lang **(eunuchoider Hochwuchs).**

Diagnostik

- **Labor:** Unzureichende Testosteronsynthese in den Leydig-Zwischenzellen führt zur gesteigerten FSH-Bildung in der Hypophyse → FSH im Plasma und Urin ↑; Testosteronkonzentration im Plasma nach der Pubertät↓
- **Aspermie** (oder Oligospermie) im Ejakulat
- direkte **Chromosomenanalyse**

Therapie. Lebenslange Androgensubstitution und sozialpädagogische Betreuung. Eine starke Gynäkomastie kann operativ korrigiert werden.

Prognose. Probleme bereitet den Klinefelter-Patienten relativ frühzeitig eine Osteoporose, weshalb auch im Erwachsenenalter eine dauerhafte Hormonsubstitution erfolgen sollte. Trotz Therapie bleiben die Patienten infertil, und ihre geistige Entwicklung liegt oft im unteren Normbereich.

2.2.4 Großwuchssyndrome

Marfan-Syndrom

☞ Kap. 15.2

Klinik. Diese autosomal-dominante Störung der Kollagensynthese führt durch Entwicklung extrem langer und dünner Knochen zu grazilem Hochwuchs.

Therapie. Eine wirkungsvolle Therapie existiert nicht.

Sotos-Syndrom

Ätiologie. Punktmutation auf Chromosom 5 (NSD1-Gen), autosomal-dominant vererbt.

Klinik. Makrozephalus, vergrößerte Extremitäten und geistige Retardierung. In den ersten 4 Lebensjahren manifestiert sich diese Erkrankung durch beschleunigtes Wachstum und Ossifikation → Knochenalter > chronologisches Alter.

Therapie. Kinder mit Sotos-Syndrom haben eine ganz normale Lebenserwartung; viele Merkmale, die in der frühen Kindheit ausgeprägt sind, lassen später nach. Das Syndrom selbst kann nicht behandelt werden. Eine Betreuung durch ein sozialpädiatrisches Zentrum und/oder durch Frühförderstellen können für die Eltern sehr hilfreich sein (weitere Infos: EISS – Elterninitiative Sotos-Syndrom, www.sotossyndrom.de).

2.3 Untergewicht

2.3.1 Gedeihstörungen

Ätiologie. Gedeihstörungen können sehr unterschiedliche Ursachen haben:

- **quantitative Fehlernährung:** ungenügendes Nahrungsangebot
- **qualitative Fehlernährung:** fehlerhafte Nahrungszusammensetzung
- **ungenügende Nahrungsaufnahme:** Passagehindernisse im Verdauungstrakt (z.B. Ösophagus- bzw. Dünndarmatresien, -stenosen), Nahrungsverweigerung und Erbrechen bei neuropathischen Kindern, langwierige Allgemeinerkrankungen mit Appetitmangel
- **ungenügende Nahrungsverwertung:** Malabsorptionsstörungen, Nahrungsmittelunverträglichkeiten (z.B. gegen tierische Eiweiße, wie Kuhmilchproteine → β-Laktoglobulin, Kasein und Hühnereiweiß → Ovalbumin)
- **exzessiver Kalorienverbrauch:** Hypermetabolismus (z.B. Hyperthyreose), Verlust von Substrat (z.B. nephrotisches Syndrom), chronische

Systemerkrankungen (z. B. maligne Erkrankungen)

Klinik. Misslaunigkeit, Untergewicht, „Tabaksbeutelgesäß" und greisenhaftes Aussehen durch Verminderung des Hautturgors, der Muskulatur und des subkutanen Fettgewebes; Proteinmangelödeme, Blässe durch Eisenmangelanämie, herabgesetzte Widerstandskräfte, Wachstumshemmung. In extremen Fällen kommt es sogar zu Bradykardie und Hypothermie.

Therapie. Die Therapie richtet sich nach der Grunderkrankung, oft sind eine parenterale Ernährung (mit ausreichendem Eiweiß- und Vitaminangebot) und Flüssigkeitszufuhr notwendig.

Prognose. Die Prognose ist abhängig von der Ursache der Gedeihstörung, dem Zeitpunkt und der Dauer der Dystrophie. Es kann zu schweren Verläufen mit irreversibler Schädigung von Wachstum und Entwicklung bis hin zum Tod kommen.

Dystrophie und Atrophie

Sind keine Diagnosen, sondern von der Norm abweichende Zustände.

Als **Dystrophie** (Malnutrition) wird eine Gewichtsminderung gegenüber der Altersnorm um 15–20% des Sollgewichts bezeichnet (→ leichte bis mittelschwere Unterernährung).

Unter **Atrophie** (Marasmus; bei älteren Kindern: Kachexie) versteht man die schwerste Form der Gedeihstörung, wobei das Gewicht um > 30% der altersentsprechenden Norm verringert ist.

Kwashiorkor

Definition. Kwashiorkor ist ein Eiweißmangelsyndrom (☞ Kap. 2.1), das durch unzureichende Eiweißzufuhr oder chronische Eiweißverluste hervorgerufen werden kann.

Klinik. Die Kinder neigen zur Dystrophie, zu Ödemen und pellagraähnlichen Hautveränderungen (Hyperpigmentation, Desquamation, rissige Haut). Die Stühle fallen häufig durch ihren säuerlichen Geruch und das durchfallartige Aussehen auf.

Sonderform: **marantischer Kwashiorkor;** Kombination von Marasmus mit Ödemen ohne Hauterscheinungen.

Therapie. Die Therapie sollte mit vorsichtigem Kostaufbau und ggf. Humanalbumin-Infusionen erfolgen.

2.3.2 Untergewicht

Konstitutionelle Magerkeit

Kinder können eine Gewichtsminderung (bezogen auf ihr Längensollgewicht) bis zu 20% aufweisen, ohne krank zu sein.

Magersucht (Anorexia nervosa)

☞ Psychiatrie, Kap. 7.10

Hierbei handelt es sich im Gegensatz zur konstitutionellen Magerkeit um einen Zustand, bei dem es zu Symptomen wie einer Einschränkung des körperlichen Leistungsvermögens kommt. Bei der **Anorexia nervosa** handelt es sich um ein Krankheitsbild, das besonders bei jungen Mädchen/Frauen während der Pubertät beobachtet und durch eine psychisch ausgelöste Abneigung gegen jegliche Nahrungsaufnahme ausgelöst wird. Die Prävalenz auf 100 000 liegt bei 0,5–1,5; w : m = 20 : 1. Die Mortalität liegt bei 10%!

Abmagerung

Nicht näher definierter Gewichtsverlust.

2.4 Übergewicht

2.4.1 Adipositas (Fettsucht)

Ätiologie. In 99% der Fälle ist Adipositas alimentär bedingt durch ein Ungleichgewicht zwischen Kalorienaufnahme und Kalorienverbrauch. Weniger häufige Ursachen sind:

- **hormonelle Störungen:** STH-Mangel, Hypothyreose, Cushing-Syndrom
- Eine **hypothalamisch ausgelöste Adipositas** führt durch eine Störung im Esszentrum zu einer Hyperphagie (→ Morbus Fröhlich = Dystrophia adiposogenitalis), z. B. durch Enzephalitis, Kraniopharyngeom, Hypophysentumor, Gliom des Chiasma opticum oder Hirntrauma
- **erbliche Adipositas:** Prader-Willi-Syndrom (☞ Kap. 2.1) oder Laurence-Moon-Biedl-Bardet-Syndrom, eine autosomal-rezessiv bedingte Dysfunktion des Zwischenhirns mit Unterfunktion der Hypophyse

Klinik. Subkutanes Fettgewebe vermehrt, Pseudogynäkomastie, Pseudohypogenitalismus (Jungen), Striae distensae, früh einsetzender pubertärer Wachstumsschub (Mädchen und Jungen), frühe Entwicklung der sek. Geschlechtsmerkmale (Mädchen).

Therapie. Die Therapie ist durch 3 Maßnahmen gekennzeichnet:

1. Verminderung der Kalorienzufuhr
2. Anregung zu mehr Bewegung und sportlichen Aktivitäten
3. fachkundige Ernährungsberatung ggf. in Kombination mit einer Familientherapie

Prognose. Neuere Untersuchungen zeigen, dass sich aus der Gruppe von übergewichtigen Kindern überdurchschnittlich viele übergewichtige Erwachsene entwickeln.

3 Vorgeburtliche Schädigungen

Vorgeburtliche Störungen der Leibesfrucht sind in 30–40% der Fälle genetisch bedingt. In ca. 15% können sie auf äußere Faktoren zurückgeführt werden, der Rest ist unklarer Genese. Die Art der Schädigung ist vor allem davon abhängig, zu welchem Zeitpunkt die „Noxe" auf das Kind eingewirkt hat (**sensible Phase**). Bis zum 15. Tag post conceptionem wird dabei von der **„Alles-oder-nichts-Regel"** gesprochen, d.h., es kommt zum Fruchttod oder zur vollständigen Restitutio ad integrum nach Einwirkung der Noxe. Erst danach kann es zu den beschriebenen charakteristischen Veränderungen kommen. Sie gehen sämtlich mit Frühgeburtlichkeit, Erhöhung der perinatalen Mortalität, Adaptationsstörungen und Gewichtsminderung (verschiedener Ausprägung) einher. Nach den Entwicklungsphasen ihrer Entstehung werden Fehlbildungen in mehrere Gruppen unterteilt:

- **Gametopathien:** Störungen, die durch Defekte der Gameten (Spermium und Eizelle) vor ihrer Vereinigung zur Zygote entstehen (z.B. Ullrich-Turner-Syndrom und Klinefelter-Syndrom)
- **Blastopathien:** Fehlbildungen, die während der Blastogenese (1. und 2. Woche post conceptionem) entstehen (z.B. Doppelbildungen/Spaltbildungen)
- **Embryopathien:** Fehlbildungen, die durch teratogene Faktoren während der embryonalen Entwicklungsphase entstehen (3.–9. Woche p.c.)
- **Fetopathien:** Fehlbildungen, die während der Fetalperiode (10. Woche p.c. – Geburt) entstehen. In dieser Phase folgen die Störungen dem Abschluss der Organogenese.

3.1 Embryopathien und Fetopathien durch exogene Noxen

3.1.1 Pränatale Infektionen

In Tab. 15.11 sind die häufigsten pränatalen Infektionskrankheiten dargestellt.

Klinischer Fall

Bei einem Neugeborenen fallen bei der Erstuntersuchung (U1) eine Mikrozephalie und eine Hepatosplenomegalie auf. Spätere Untersuchungen ergeben periventrikuläre Verkalkungen im Röntgenbild des Schädels sowie eine Chorioretinitis und Schwerhörigkeit.
Diagnose: Am wahrscheinlichsten liegt eine Zytomegalie vor.

3.1.2 Drogen, Medikamente und Gifte

Zur fetopathogenen Wirkung der häufigsten Genussgifte und Pharmaka siehe Tab. 15.12.

Virilisierende Hormone. Sie werden diaplazentar übertragen und führen vor allem bei weiblichen Feten zu Hemmungsfehlbildungen und diversen Formen des Intersexes (☞ Kap. 7.7).

Tab. 15.11: Durch Infektionen verursachte Embryo- und Fetopathien

Erreger (Krankheit)	Klinik	Diagnose	Therapie/Prophylaxe	Besonderheit
Embryopathien				
Rötelnvirus (Röteln)	**Gregg-Syndrom:** • Taubheit 90% d. F. • Herzfehler (offener Ductus Botalli) 70% d. F. • Augenschäden (Katarakt, Glaukom, Retinopathie, Mikrophthalmie) 30% d. F. • zerebrale Defekte • thrombozytopenische Purpura	• AK im Serum der Mutter Virusisolierung • Rö: charakteristische Knochenveränderungen (Metaphysitis)	• Röteln-Immunglobulin bis 1. Woche nach Kontakt • Impfempfehlung: Mädchen vor der Pubertät bzw. seroneg. Frauen	• 3 Monate nach der Impfung: keine Schwangerschaft • nach der Geburt: Kinder scheiden mehrere Monate Viren aus (Isolierung der Kinder)
Varicella-Zoster-Virus (Varizellen)	• Mikrozephalie • Mikrophthalmie • Gliedmaßen-Hypoplasie	• AK-Nachweis – im Serum Virusanzüchtung	• Varizellen – Hyperimmunglobulin	• bei mütterlicher Erkrankung: um den Geburtstermin Gefahr sehr schwerer Verläufe mit tödlichem Ausgang
Fetopathien				
Zytomegalie-virus (Zytomegalie)	• Hepatosplenomegalie mit Ikterus • Thrombozytopenische Purpura • Hämolytische Anämie • Krämpfe • Meningoenzephalitis • Chorioretinitis • Schwerhörigkeit	• Virusisolierung CMV IgG- u. IgM-AK • Eulenaugenzellen im Speichel oder Urin • Rö Schädel: periventrikuläre Verkalkungen	• Ganciclovir	• häufigste konnatale Virusinfektion (1% aller Lebendgeborenen, wobei inapparente Infektionen überwiegen)
Listeria monocytogenes (Listeriose)	• Hautveränderungen • eitrige Meningitis, Enzephalitis • miliare Granulome in den Organen (v. a. Leber, Milz, Rachen) • Hepatosplenomegalie	• Erregeranzüchtung aus Mekonium, Liquor, Urin, Plazenta, Fruchtwasser, Blut und Trachealsekret	• Ampicillin + Gentamicin	• Frühgeburtlichkeit oft als einziges Symptom

Tab. 15.11: *Fortsetzung*

Erreger (Krankheit)	Klinik	Diagnose	Therapie/Prophylaxe	Besonderheit
Toxoplasma gondii (Toxoplasmose)	**ZNS-Manifestation:** • Chorioretinitis • intrazerebrale Verkalkungen • Hydrozephalus • Mikrozephalus **generalisierte Form:** • Multiorganbefall • Pneumonie • Hepatitis • Myokarditis u. a.	• mikroskopischer Nachweis im Liquor spez. IgM	• Sulfonamid + Pyrimethamin	• 50% der Erstinfektionen verlaufen subklinisch • Infektionsquellen Katzenkot u. rohes Fleisch
Hepatitis-B-Viren (Hepatitis B)	• Hepatitis mit vorübergehendem Transaminasenanstieg	• Ag-/AK-Nachweis	• Simultanimpfung: Hyper-IgG + HB-VAX • postpartal, dann weiter bis zum 6. Monat	• HBV auch in Muttermilch (Stillen nur, wenn Kind immunisiert)
Treponema pallidum (Lues connata)	• Osteochondritis, • Periostitis (evtl. Parrot'sche Pseudoparese, Exanthem, Koryza [blutig-eitriger Schnupfen]) • Neurosyphilis **Hutchinson-Trias:** • Keratitis parenchymatosa • Innenohrtaubheit • Zahnveränderungen (Tonnenform)	• Neugeb.: IgM-FTA-Test, mikroskopischer Erregernachweis • Rö: Osteochondritis	• Penicillin G	• Prognose u. a. vom Behandlungsbeginn abhängig

Tab. 15.12: Durch Drogen, Medikamente und Gifte verursachte Embryo- und Fetopathien

Noxe	Klinik
Alkohol	• intrauteriner und postnataler Minderwuchs • kraniofaziale Dysmorphie (Mikrozephalie, dünner Lippenwulst, Nasolabialfalte u. a.) • geistige Entwicklungsstörung • Extremitäten-, Nieren-, Augen- und Genitalfehlbildungen • Herzfehler
Aminoglykoside	• Schädigung des VIII. Hirnnervs (N. vestibulocochlearis)
Analgetika	• Entzugssymptome oft um den 5. Tag
Antiepileptika (Hydantoin, Barbiturate)	• kraniofaziale Dysmorphie • Mikrozephalus • Nagelhypoplasie • ZNS-Fehlbildungen • intrauteriner u. postnataler Minderwuchs
Chloramphenicol	Grey-Syndrom • Zyanose • Temperatursturz • Erbrechen • Kreislaufkollaps • aufgetriebener Leib • Beeinträchtigung der Blutbildung (Agranulozytose, aplast. Panzytopenie)
Cumarin-Derivate	• Blutungen durch Hypoprothrombinämie • intrauteriner Minderwuchs • Hypoplasie der Nase • Linsentrübung • Mikrophthalmus • Optikusatrophie • kalkspritzerartige Einlagerungen im Knorpel → **Tüpfelepiphysen**
Nikotin	Verringerung der plazentaren Durchblutung führt zu: • reduziertem Geburtsgewicht • Verkürzung der Tragzeit • evtl. mutagenen Fehlbildungen
Sulfonamide	• verdrängen Bilirubin aus der Plasmaeiweißbindung → Hyperbilirubinämie mit Kernikterus
Tetrazykline	• Gelbfärbung der Zähne • Schmelzhypoplasien • Photosensibilisierung
Thyreostatika/jodhaltige Medikamente	• hypothyreote Struma • evtl. embryotoxisch
Zytostatika	• Fruchttod • Fehlbildungen • intrauterine Wachstumsstörung

3.1.3 Strahlenschäden

Strahlen sind grundsätzlich schädlich, da sie Punktmutationen und Chromosomenaberrationen in den Keimzellen verursachen können. Ihre Wirkung hängt von der verabreichten Dosis und vom Zeitpunkt der Einwirkung auf den Organismus ab. Die größte Empfindlichkeit besteht zwischen der 5. und 13. Woche (hochsensible Neuroblasten entwickeln sich am 23. Tag). Das ZNS bleibt vermutlich bis über die Geburt hinaus verletzlich. Betroffene Kinder zeigen folgende Symptome: geistige Retardierung, Mikrozephalie, Mikrophthalmie und Minderwuchs. Eine Strahlenexposition in der Fetalperiode führt zu einem gehäuften Auftreten maligner Erkrankungen.

3.1.4 Stoffwechselerkrankungen der Mutter

Diabetes mellitus

☞ Gynäkologie, Kap. 3.5 und Innere Medizin, Endokrine Organe, Kap. 6.1

Ein Diabetes mellitus der Mutter kann – wenn er schlecht eingestellt ist – zur Embryo- und/oder Fetopathie führen. Besonders im 1. Trimenon ist der Embryo gefährdet, da noch keine Plazentarschranke für Glukose ausgebildet ist.

Bei der **diabetischen Embryopathie** finden sich Fehlbildungen am:

- Herz- und Gefäßsystem
- Skelett (Klumpfuß, Hüftgelenks- und Beckenanomalien)
- ZNS (Agenesien des Sakral- und Lumbalmarks)

Eine **diabetische Fetopathie** kann Folgendes verursachen:

- Fruchttod
- Frühgeburt
- Anpassungsstörungen

Bei **Neugeborenen** zeigt sich Folgendes:

In Abhängigkeit von der kindlichen Hyperglykämie findet sich eine β-Zell-Hyperplasie mit fetalem Hyperinsulinismus und Makrosomie (Riesenbabys).

Ansonsten werden Hypoglykämien, Hypokalzämien, Nierenvenenthrombosen, das Atemnotsyndrom (alte Bezeichnung: Syndrom der hyalinen Membranen) und das Hyperexzitabilitätssyndrom (Krämpfe) beobachtet.

Therapie. Überwachung und Inkubatorpflege sowie die Gabe von Glukose und Kalziumglukonat.

Schwangerschaftsgestose

☞ Gynäkologie, Kap. 3.5

Phenylketonurie

Neben dem genetischen Risiko (alle Kinder erben eines der beiden pathologischen Gene der Mutter) besteht ein hohes Risiko für eine Embryopathie. Liegt der mütterliche Phenylalaninspiegel im Serum über 10 mg/dl, kommt es zu untergewichtigen mikrozephalen Kindern.

3.2 Plazentainsuffizienz

☞ Gynäkologie, Kap. 3.3.3

3.3 Pränatale Diagnostik

☞ Gynäkologie, Kap. 4.2.3

4 Geburtsabhängige Besonderheiten und spezielle Erkrankungen des Neu- und Frühgeborenen

4.1 Einleitung

Die wichtigen Definitionen sind in Tab. 15.13 zusammengefasst.

4.2 Frühgeborenes

Definition. Ein Neugeborenes mit einer Gestationsdauer von weniger als 37 vollendeten Wochen, gerechnet vom 1. Tag der letzten Periode.

Ätiologie. Ursachen einer Frühgeburt können folgende Faktoren sein:

- **Krankheiten und Leiden der Mutter:** Uterus myomatosus, Uterusfehlbildungen, Genitalinfektionen, Traumen, chron. Nephritis, Gebäralter unter 18 und über 40 Jahren
- **schwangerschaftbedingte Störungen:** schwangerschaftsinduzierte Hypertonie, Placenta praevia, vorzeitiger Blasensprung, Plazentainsuffizienz
- **Krankheiten des Fetus:** z.B. pränatale Infektionen, Rh-Inkompatibilität, Fehlbildungen, Fetopathia diabetica
- **Sozialstatus der Mutter:** Alleinstehende Mütter haben verglichen mit verheirateten Müttern mehr als doppelt so viele Frühgeburten.

Häufigkeit und Vorkommen. Ca. 5% der Neugeborenen sind Frühgeburten. Meist liegt das Geburtsgewicht unter 2500 g und die Körperlänge unter 47 cm. Der Anteil der Frühgeborenensterblichkeit an der perinatalen Mortalität beträgt 60–70%, wobei Frühgeborene umso gefährdeter sind, je jünger bzw. je untergewichtiger sie sind.

Klinik. Frühgeborene neigen in Folge der Unreife ihrer Organe zu folgenden Störungen:

Lungenunreife

- Surfactantmangelsyndrom (☞ Kap. 4.4.2)
- Apnoe in Folge muskulärer Hypotonie: fehlende Ventilation > 20 s mit Zyanose und/oder Bradykardie

Merke

Ungenügende oder verzögerte Lungenbelüftung und -durchblutung bedingen eine Hypoxie, Azidose und lokale Freisetzung von Prostaglandinen, was zum Offenbleiben (Dilatation) des Ductus Botalli führt.

Störungen der Wärmeregulation

- **Hypothermie** durch mangelnde Ausbildung des subkutanen Fettgewebes. Kompensatorisch kommt es zu Stoffwechselsteigerung mit der Gefahr einer **Hypoglykämie** und **Hypoxie** (erhöhter O_2-Verbrauch)
- **Hyperthermie** durch eine verminderte Funktion der Schweißdrüsen (☞ Kap. 1.3)

Tab. 15.13: Wichtige Begriffe des Neugeborenenalters (WHO-Definitionen)

Begriff	Definition
Perinatalperiode	28. SSW–7. LT
Neugeborenenperiode	1.–4. LW
Säuglingsperiode	1. LT–1. LJ
Termingeburt (at-term)	37.–42. SSW
übertragen (post-term)	> 42. SSW
Frühgeburt (pre-term)	< 37. SSW
niedriggewichtig	Geburtsgewicht ≤ 2500 g
„Riesenbaby"	Geburtsgewicht > 4500 g
dystroph (Mangelgeborenes, small for date)	Geburtsgewicht zu gering für die Tragzeit (< 10er-Perzentile)
gewichtsbezogene Begriffe für Frühgeburten	
hypotrophes Kind	unreif, untergewichtig für den Reifegrad
eutrophes Kind	unreif, normalgewichtig für den Reifegrad
hypertrophes Kind	unreif, übergewichtig für den Reifegrad
LT = Lebenstag; LW = Lebenswoche; LJ = Lebensjahr	

Unreife Infektabwehr
- Gefahr einer Sepsis
- NEC (nekrotisierende Enterokolitis): Im Verlauf der Erkrankung kann es zum Auftreten von intramuraler Luft kommen (**Pneumatosis intestinalis,** ☞ Kap. 4.8).

Unreife der Leberfunktion. Es resultiert eine mangelhafte Elimination endogener und exogener Substanzen. So besteht z.B. eine herabgesetzte Glukuronidierungsfähigkeit, die eine verzögerte Bilirubinexkretion → Hyperbilirubinämie bedingt. Auch die Ausscheidung vieler Arzneimittel ist verzögert → kumulationstoxische Nebenwirkungen.

Verdauungsstörung. Durch Enzymunreife mangelnde Umwandlung von ungesättigten Fettsäuren → progressive Verhärtung des subkutanen Fettgewebes (Sklerembildung).

Unreife des ZNS
- Reflexe der Lage, Haltung und Bewegung unterscheiden sich in ihrem zeitlichen Auftreten und ihrer Ausprägung vom Reflexverhalten reifer Kinder (☞ Kap. 1.1).
- Gefahr der Nahrungsaspiration durch mangelhaft entwickelten Saug- und Schluckreflex
- Apnoe durch Insuffizienz des Atemzentrums (s.o.)
- Frühgeborenenenzephalopathie: Unreife der zerebralen Blutgefäße führt zu subependymaler Blutung oder Ventrikelblutung mit der Gefahr der **periventrikulären Leukomalazie (PVL).** Die PVL kann zu einer infantilen Zerebralparese führen.

Nierenunreife
- Krämpfe durch Hypokalziämie, -magnesiämie u.a.
- dekompensierte metabolische Azidose

Retinopathia praematurorum. Unreife Netzhautgefäße bei Frühgeborenen mit Geburtsgewicht < 1500 g; 80% spontane Rückbildung, **Therapie:** Kryo- oder Lasertherapie; evtl. Ausbildung einer retrolentalen Fibroplasie.

Therapie. Den genannten Gefährdungen entsprechend sollten Frühgeborene sorgfältig in so genannten Perinatalzentren überwacht werden. Dazu gehört:
- **Inkubator-** bzw. **Wärmebettpflege** (Abkühlungsschutz bzw. Wärmezufuhr) mit Regulation der Luftfeuchtigkeit (70–80%, um zusätzliche Verluste über die Lungen zu vermeiden) und der Möglichkeit der Sauerstoffzufuhr
- ggf. **Infektionsprophylaxe**
- bedarfsgerechte **Nahrungszufuhr** (Eiweißhydrolysat mit Maltose als Zuckerquelle und polyungesättigte FS)
- die **Intensivpflege** mit Monitorüberwachung

Prognose. Eine optimale Versorgung senkt die Frühgeborenensterblichkeit unter 10%. Mögliche Spätschäden können geistige und neurologische Defekte (erhöhte Krampfbereitschaft, Intelligenzminderung, Verhaltensstörungen u.a.) sein. Ein leichter Rückstand der geistigen und körperlichen Entwicklung wird bei entsprechender Förderung oft schon innerhalb der ersten 2 Lebensjahre aufgeholt.

Spätkomplikationen
Bronchopulmonale Dysplasie: Als Folge einer O_2-Überdruckbehandlung beim hyalinen Membransyndrom (s.o.) kann es zu einer Schädigung des Flimmerepithels und der Surfactant bildenden Pneumozyten Typ II kommen. Dabei entstehen eine interstitielle Fibrose, eine Störung des mukoziliaren Transportsystems, eine Bronchialepithelmetaplasie, Atelektasen und eine fokale Emphysembildung. Im ersten halben Jahr liegt die Letalität bei 30%, danach bei 5%.

Retrolentale Fibroplasie: Sie stellt eine Frühgeborenenretinopathie dar, die im Rahmen der O_2-Behandlung entstehen kann. Hierbei kommt es zu Glaskörperblutungen durch Kapillareinsprossung, Narbenbildung, Glaskörperschrumpfung und Netzhautablösung (→ Erblindung).

4.3 Geburtstraumatische Schäden

4.3.1 Knochenläsionen

Klavikulafraktur
Häufigste geburtsbedingte Fraktur.

Klinik. Berührungsempfindlichkeit der betroffenen Schulterregion, Schonhaltung des innenrotierten Armes, asymmetrischer Moro-Reflex (!).

Therapie. Nicht notwendig.

Humerusepiphysenlösung
Klinik. Scheinlähmung des betroffenen Armes.

Therapie. Abduktionsschienung.

Femurepiphysenlösung
Häufiger als Humerusepiphysenlösung.

Klinik. Scheinlähmung. Das betroffene Bein liegt unbewegt in Außenrotation.

Therapie. Chirurgisch.

4.3.2 Nervenläsionen

Plexuslähmung
Obere Plexuslähmung (Erb-Duchenne; C5/6)

Untere Plexuslähmung (Klumpke; C8/Th1)
☞ Neurologie, Kap. 1.1.2

Phrenikuslähmung
Klinik. Mangelnde Atemexkursionen der betroffenen Zwerchfellhälfte, Dyspnoe und Zyanose.

Diagnostik. Röntgen: Zwerchfellhochstand und bei Durchleuchtung sog. „Waagebalkenphänomen".

Therapie. Intensivmedizinische Betreuung (Intubation, Langzeitbeatmung) und Operation.

Fazialislähmung (meist peripher, selten zentral)
Klinik. Asymmetrie des Gesichts beim Schreien.

Therapie. Spontanheilung. Ist der Lidschluss nicht möglich, sollte eine Augensalbe verordnet werden, um Hornhautläsionen durch Austrocknung vorzubeugen.

4.3.3 Geburtstraumatische Läsionen des Schädels

Kephalhämatom
Ätiologie. Bei diesem kommt es durch den Einriss periostaler Gefäße (in Folge von Abscherungen des Periosts vom Schädelknochen unter der Geburt) zur subperiostalen Blutung, die immer (!) durch die Schädelnähte begrenzt wird.

Klinik. Subperiostal gelegene, fluktuierende Schwellung.

Therapie. Spontanresorption nach Monaten.

Differentialdiagnose. **Caput succedaneum** (Geburtsgeschwulst). Durch einen Blut- bzw. Lymphstau während des Geburtsvorganges bedingtes subkutanes Ödem des Kopfgewebes, das über die Schädelnähte hinausgeht (!). Eine Therapie ist nicht notwendig (Rückbildung innerhalb von Tagen).

Intrakranielle Blutungen
Durch Asphyxie bedingte Blutungen, die wegen der erhöhten Gefäßfragilität vor allem Frühgeborene betreffen, sind meist subependymal, selten periventrikulär oder Blutungen in die Ventrikel.

Geburtstraumatisch bedingt sind dagegen zumeist subdurale, subtentorielle und meningeale Blutungen.

Klinik und Prognose. Die Klinik wird vor allem von der Lokalisation der Blutung bestimmt, kann aber auch ganz unspezifisch sein. Die Prognose ist abhängig von Lokalisation und Ausmaß der Blutung.

Therapie. Operative Entlastung.

4.4 Sauerstoffmangel

4.4.1 Asphyxie

Definition. Unter Asphyxie wird jede Form des Sauerstoffmangels vor, während oder nach der Geburt verstanden.

Ätiopathogenese. Bei 5% aller Neugeborenen kommt es zur Asphyxie, und die Mehrzahl der frühkindlichen Hirnschäden ist durch Asphyxien bedingt. Die wichtigsten Ursachen einer Asphyxie sind in Tab. 15.14 dargestellt.

Die Hypoxie von Blut und Gewebe verursacht eine Reihe weiterer Stoffwechselstörungen, die rasch zu einem Circulus vitiosus führen können: Durch anaerobe Glykolyse steigt der Laktatspiegel im Blut an → **metabolische Azidose.** Durch ungenügende CO_2-Abgabe in der Lunge kommt es

Tab. 15.14: Ursachen einer Asphyxie

Art der Ursache	Erkrankung
intrauterine Asphyxie	
mütterlich	• Kreislaufstörungen • O_2-Mangel • Vena-cava-Kompression • Analgetika
plazentar	• Plazentaanomalien • vorzeitige Plazentalösung • Plazenta praevia • Nabelschnurumschlingung
kindlich	• fetomaternale und fetofetale Transfusion • Schädelkompression
postnatale Asphyxie	
pulmonal	• Mekoniumaspiration • Pneumonien (Fruchtwasser oder perinatale Infektion)
Fehlbildungen	• Herzfehlbildungen • Zwerchfellhernien • Choanalatresie
hämatologisch	• schwere Anämie • Blutungsschock
zerebral	• Schädigung des Atemzentrums (Geburtstrauma, Narkosefehler) • **idiopathisches Atemnotsyndrom**

gleichzeitig zur **respiratorischen Azidose.** Die hämodynamische Folge ist eine Zentralisation des Kreislaufes mit Vasokonstriktion in Haut, Muskulatur, Niere und Lunge. Hypoxie und Azidose führen zu Zell- und Kapillarschädigungen, Ödem, Blutungen sowie Zelluntergang und Nekrosen.

Klinik. Mit Hilfe des Apgar-Index (☞ Kap. 1.3.2) kann der Grad der kindlichen Hypoxie bestimmt werden. Unterschieden werden 2 Formen der Asphyxie:

- leichtere **blaue Asphyxie:** mit Zyanose, unregelmäßiger Atmung und kräftigen Herztönen, wobei Reflexe und Muskeltonus erhalten sind
- schwerere **blasse Asphyxie:** Schnappatmung und Apnoen (Lähmung des Atemzentrums), sehr leise Herztöne, verminderter Muskeltonus und nicht mehr auslösbare Reflexe. Die wichtigste Differentialdiagnose der blassen Asphyxie ist der Blutungsschock, da hier sofort mit Blutersatz zu therapieren ist. Die Ursachen eines Blutungsschocks sind: Blutverlust, Zwilling-zu-Zwilling-Transfusion bzw. fetomaternale Transfusion

Therapie. Bei einer Asphyxie bestehen die Sofortmaßnahmen postpartal aus:

1. Freimachen der Atemwege
2. Beatmung (evtl. Intubation)
3. Volumen- u. Glukosegabe
4. Azidoseausgleich selten notwendig
5. intensivmedizinischer Betreuung

4.4.2 Atemnotsyndrom (Surfactantmangelsyndrom, hyalines Membranensyndrom)

Das Atemnotsyndrom stellt die häufigste Todesursache der Neonatalperiode dar.

Ätiologie. Der Mangel an oberflächenaktivem Surfactant in der unreifen Lunge führt zum Kollabieren von Alveolen und dadurch zu schweren Atemstörungen (→ **primärer Surfactantmangel).** Minderperfusion und Hyperkoagulabilität in Folge eines perinatalen Schocks oder schwerer bakterieller Infektionen verursachen einen **sekundären Surfactantmangel.** Neben atelektatisch veränderten Bezirken finden sich überblähte Lungenabschnitte; Fibrinausgüsse der Alveolen führen zu den so genannten „hyalinen Membranen“.

Merke

Frühgeborene, durch Kaiserschnitt geborene Kinder und Kinder diabetischer Mütter sind besonders gefährdet, ein idiopathisches Atemnotsyndrom zu entwickeln.

Klinik. Nach kurzem freiem Intervall: zunehmende Tachypnoe mit exspiratorischem Stöhnen; abgeschwächtes Atemgeräusch; inspiratorisch interkostale, sternale und/oder epigastrische Einziehungen; Nasenflügeln, blass-graues Hautkolorit.

Diagnostik. Rö-Thorax: feingranuläre Lungenzeichnung (bis hin zur sog. „weißen Lunge“ = Totalatelektase), unscharfe Zwerchfell- und Herzkonturen, positives Luftbronchogramm; respiratorisch-metabolische Azidose.

Therapie. O_2-Überdruckbeatmung (CPAP), u. U. Respirationsbehandlung, Azidosebekämpfung, Surfactantsubstitution, intensivmedizinische Überwachung.

Prophylaxe. Bei Frühgeburten kann die Gabe von Kortikosteroiden 24–72 h präpartal zur Stimulierung der Surfactantbildung führen.

4.4.3 Sonstige Lungenerkrankungen

Syndrom der nassen Lunge beim Neugeborenen („wet lung")

Ätiologie. Verzögerte Resorption des Fruchtwassers in der Lunge nach der Entbindung. Relativ häufiger nach Schnittentbindungen als nach Spontangeburten. Auch eine Sturzgeburt gilt als disponierender Faktor.

Klinik. Postnatal fallen die Kinder durch Tachypnoe mit Einziehungen und Nasenflügeln sowie häufig Sauerstoffbedarf auf.

Therapie. Sauerstoffgabe bzw. bei Bedarf auch eine Atemhilfe (CPAP).

Neonatale Pneumonie

Ätiologie. Die neonatalen Pneumonien entstehen meist durch Aspiration (→ **Aspirationspneumonie**). Das Aspirieren von Mekonium, infiziertem Fruchtwasser, Schleim, Blut oder Mageninhalt führt zu gefährlichen Pneumonien; prä-/intranatale häufigste Erreger sind B-Streptokokken und postnatal E. coli. Außerdem kann es hämatogen, z. B. bei einer Nabelschnurinfektion, zu einer Staphylokokkenpneumonie oder aber aerogen zu einer Viruspneumonie kommen.

Klinik. Fieber, Tachypnoe, Zyanose, Einziehungen.

Diagnostik. Klinik und Rö-Thorax.

Therapie. Möglichst kausal (s. o.), Antibiose, Beatmung, O_2.

Pneumothorax

Ätiologie. Die Alveolarwandruptur durch Überblähung ist häufig iatrogen bedingt, vor allem bei beatmeten Früh- und Neugeborenen und unsachgemäßer Reanimation. Sonst kann ein Pneumothorax als Komplikation bei Atemnotsyndrom, Pneumonie, kongenitaler Zwerchfellhernie und Mekoniumaspiration auftreten.

Klinik. Plötzlich auftretende Atemnot, Einziehung, asymmetrische Thoraxexkursionen, abgeschwächte (fehlende) Atemgeräusche (rechts häufiger als links), Verlagerung der Herztöne, Bradykardie, RR ↓ bis hin zum Schock.

Diagnostik. Klinik und Rö-Thorax. In lebensbedrohlichen Situationen sofortige Pleurapunktion vor (!) einer radiologischen Diagnosesicherung.

Therapie. Notfallpunktion, z. B. mit einer Braunüle mit aufgestecktem Dreiwegehahn; anschließend sollte eine Bülau-Drainage gelegt werden.

4.4.4 Persistierende fetale Zirkulation (PFC-Syndrom)

Ätiologie. Ohne dass strukturelle Herzerkrankungen vorliegen, kommt es durch einen erhöhten Widerstand im Lungenkreislauf (z. B. bei Aspiration, Pneumonie, Zwerchfellhernie, Schock etc.) zu einem signifikanten Rechts-links-Shunt über das offene Foramen ovale oder über den persistierenden Ductus arteriosus.

Klinik. Zyanose, Tachypnoe, Einziehungen und exspiratorisches Stöhnen.

Diagnostik. Prä- und postduktale O_2-Differenz. ECHO.

Therapie. Maschinelle Beatmung mit ausreichender Oxygenierung. Evtl. Hyperventilationsbehandlung, Gabe eines α-Rezeptoren-Blockers oder inhalative NO-Therapie (Vasodilatation pulmonaler Gefäße). Im Extremfall muss eine extrakorporale Membranoxygenierung durchgeführt werden.

Prognose. Bildet sich meist unter Therapie innerhalb 1 Woche zurück.

4.5 Akut bedrohliche Fehlbildungen in der Neugeborenenperiode

4.5.1 Erkrankungen des Magen-Darm-Trakts

Hierbei handelt es sich um entwicklungsgeschichtlich bedingte Anomalien, die lebensbedrohliche Passagehindernisse im Magen-Darm-Trakt darstellen. Dabei stehen vor allem Atresien und Stenosen im Vordergrund.

Bei Fehlbildungen, die im **Ösophagus, Magen oder Dünndarm** lokalisiert sind, steht das Erbrechen im Vordergrund, wobei Zeitpunkt und Art des Erbrechens sowie Menge und Aussehen des Erbrochenen wichtige Aufschlüsse für die Diagnose geben.

Auf weiter **distal lokalisierte** Passagehindernisse weisen in erster Linie ein aufgetriebenes Abdomen und ausbleibende oder zu geringe Stuhlentleerung hin. Die Diagnosen können anhand von radiologischen Untersuchungen gesichert werden (☞ Abb. 15.6).

Merke

klares Erbrochenes → Magensaft
gelb-grünliches Erbrochenes → Galle
hellbraunes, bröckliges Erbrochenes → Dünndarminhalt

Ösophagusatresie bzw. -stenose

Definition. Es handelt sich um einen angeborenen **thorakalen Verschluss** der **Speiseröhre.** Nach

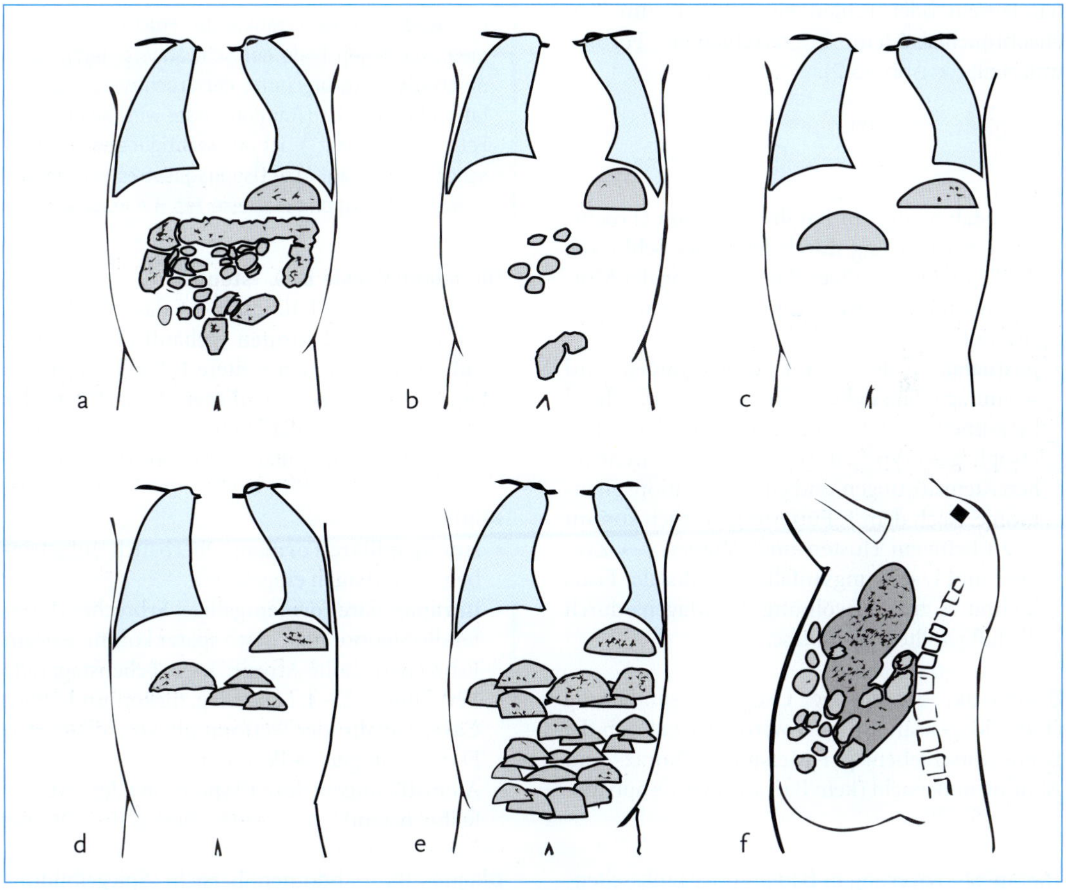

Abb. 15.6: Die wichtigsten Röntgenbefunde bei angeborenen Passagehindernissen [4]: **(a)** normal, **(b)** Pylorusstenose, **(c)** Duodenalatresie, **(d)** Jejunumatresie, **(e)** Ileus bei tiefsitzendem Hindernis (Rektumatresie), **(f)** Darstellung der Rektumatresie in Kopfhängelage (Analgrübchen durch Bleimarke gekennzeichnet)

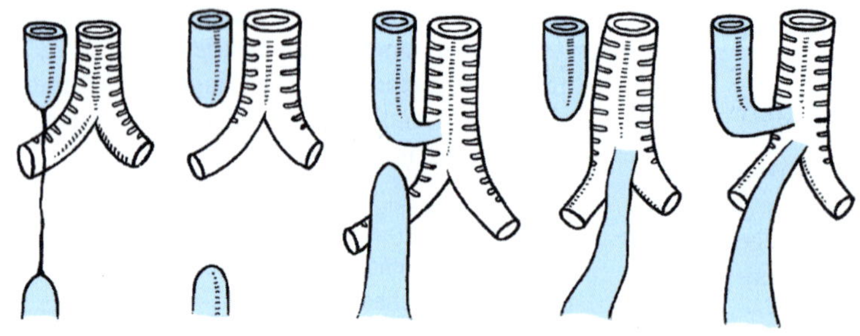

Abb. 15.7: Ösophagusatresieformen nach Vogt [5]

Vogt werden die Ösophagusatresien, je nach Vorhandensein oder Fehlen einer Fistel zum Tracheobronchialsystem, in verschiedene Formen unterteilt (☞ Abb. 15.7).

Häufigkeit. 1:3000.

Klinik

- **pränatal:** häufig ein **Polyhydramnion** (Fruchtwasservermehrung durch fehlendes Schlucken des Fetus, übermäßiger Bauchumfang der Mutter), das mit dem Risiko einer Frühgeburt assoziiert ist.
- **postnatal:** In den ersten Lebensstunden wird schaumige Flüssigkeit über Nase und Mund herausbefördert. Gelangt der Speichel aus dem Ösophagus (Typ 3 a u. 3 c) in die Trachea, entstehen Atemstörungen und eine Aspirationspneumonie. Nach dem 1. Fütterungsversuch kommt es zu heftigem Husten und Würgen (→ Zyanose und Erstickungsanfälle). Bei distaler Fistel kommt es zur Vorwölbung des Magens durch die luftgefüllte Magenblase.

Diagnostik. Sofortige Ösophagussondierung (Kann Magensaft aspiriert werden? Lässt sich die Sonde vorschieben? pH-Messung), Thorax- und Abdomenübersicht (kein Barium: evtl. Ösophagotrachealfistel!).

Therapie. Lagerung in Bauch- oder Linksseitenlage, parenterale Ernährung, Dauerabsaugen, um Aspirationen zu vermeiden, Operation möglichst innerhalb von 24 h.

Merke

Ein **Hydramnion** (krankhafte Fruchtwasservermehrung gegen Ende der Schwangerschaft), das durch die Unterbrechung der Fruchtwasserzirkulation bedingt ist (Amnionwasser wird nicht vom Fetus „geschluckt“), ist ein wichtiger anamnestischer Hinweis auf eine Ösophagusatresie. Es fehlt jedoch bei Ösophagusatresie Typ 3 c nach Vogt.

Dünndarmatresie bzw. -stenose

Definition. Am häufigsten ist das Duodenum, dann das Ileum betroffen (gehäuft beim Down-Syndrom). Es können weitere Fehlbildungen des Magen-Darm-Traktes vorliegen. Je nach Sitz der Verengung zur Papilla Vateri unterscheidet man supra- bzw. infrapapilläre Stenosen/Atresien.

Klinik

- **suprapapilläre Formen:** Oberbauch aufgetrieben, Unterbauch eingefallen
- **infrapapilläre Formen:** galliges Erbrechen. Je tiefer die Stenose sitzt, desto später kommt es zum Erbrechen (hohe Atresie: 1.–2. Lebenstag; tiefe Verschlüsse: 2.–4. Lebenstag, mekoniumhaltig). **Cave:** Gefahr der Perforation von dilatierten Darmschlingen → Peritonitis
- **Atemstörungen:** durch Aspiration oder Zwerchfellhochstand

Diagnostik. Abdomenübersicht (Spiegelbildungen, ☞ Abb. 15.6; „Double-Bubble-Phänomen“ bei Duodenalstenose, ☞ Abb. 15.8).

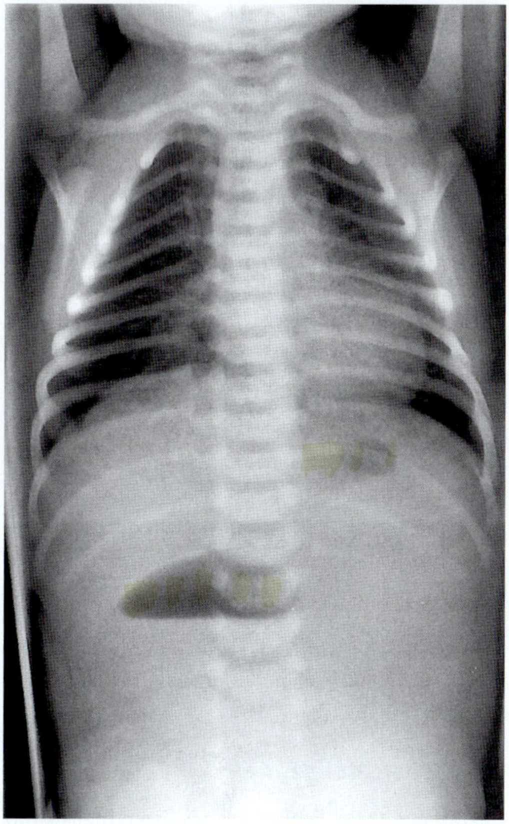

Abb. 15.8: Duodenalatresie mit typischem „Double-Bubble-Phänomen" [6]

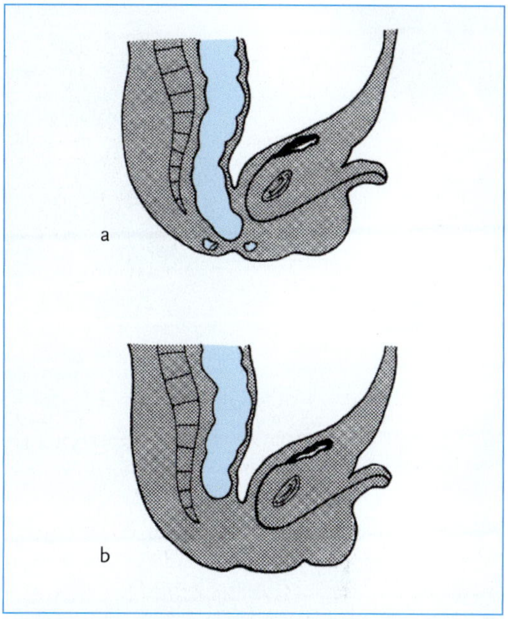

Abb. 15.9: **(a)** Analatresie: Persistenz der Analmembran; **(b)** Rektumatresie: Anus ist normal angelegt, 3–4 cm oberhalb des Afters endet der distale Blindsack.

Therapie. Parenterale Ernährung, nasogastrische Dekompression, frühzeitige Operation (außer bei geringgradigen Stenosen).

Rektum-/Analatresie bzw. -stenose

Definition. Eine Anal- und Rektumatresie kommt bei ca. 1:4500 Geburten vor (m = w). Man unterscheidet je nach Sitz verschiedene Formen. Neben den beiden wichtigsten Erscheinungsformen dieser Fehlbildung (☞ Abb. 15.9) gibt es u.a. auch Fistelbildungen zu Blase, Urethra und Perineum sowie bei Jungen zum Skrotum und bei Mädchen zur Vagina (90% mit und 10% d.F. ohne Fistel). Auch diese Fehlbildungen sind zu ca. 40% mit anderen Fehlbildungen vergesellschaftet (Herzfehler, Wirbelsäulenanomalien, z.B. Fehlen von Sakralwirbelkörper etc.).

Klinik. Ileussymptomatik 1–2 Tage postpartal. Liegen Fisteln vor, kann Stuhl aus der Blase oder Vagina ausgeschieden werden, und die Ileussymptomatik entwickelt sich verzögert. Ein Hinweis kann sein, dass sich das Thermometer nicht in den After einführen lässt.

Diagnostik. Inspektion, Invertogramm nach Wangensteen-Rice → Kopf nach unten, Luft steigt auf und zeigt distales Ende der Atresie ☞ Abb. 15.10. Abdomenübersicht mit Kontrastmittel durch Punktion des Rektums.

Therapie. Operation: Bei der tiefen Analatresie wird möglichst am 1. Lebenstag die Analmembran beseitigt oder eine Erweiterungsplastik durchgeführt, die vorhandenen Fisteln werden verschlossen. Bei der Mehrzahl der Patienten wird eine zufrieden stellende Stuhlkontinenz erreicht.

Bei der hohen Anal- und Rektumatresie wird zunächst ein Anus praeter transversalis angelegt. Im Alter von 3 Monaten erfolgt dann die endgültige Rekonstruktion: Der mobilisierte Enddarm wird im Bereich des M. sphincter ani externus herausgeleitet (abdomino-perineale Durchzugs-OP nach Rehbein). In 25–30% der Fälle ist mit schlechter Stuhlkontinenz zu rechnen.

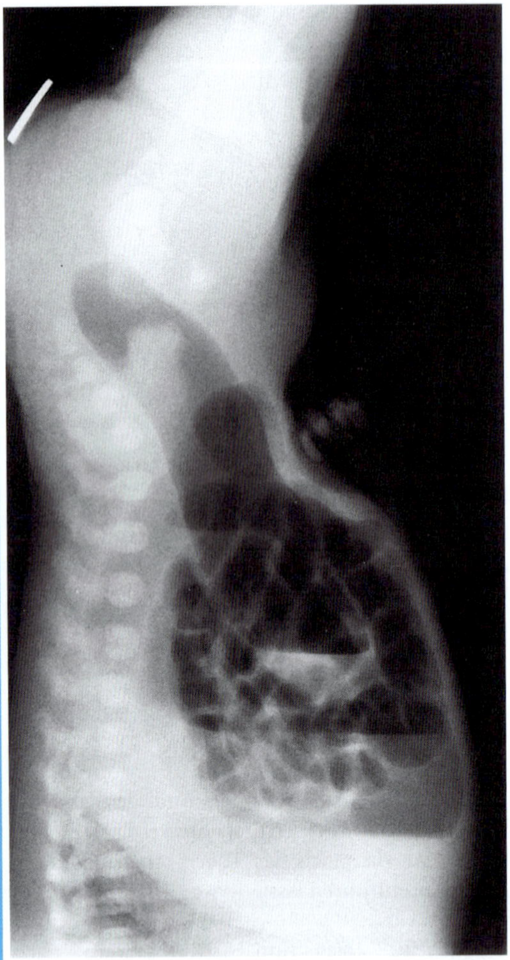

Abb. 15.10: Analatresie [6]

Hypertrophische Pylorusstenose

Ätiologie. Dies ist eine ätiologisch noch ungeklärte Entleerungsstörung des Magens, die durch Hypertrophie und Spasmus der präpylorischen und zirkulären Wandmuskulatur des Pylorus bedingt ist.

Häufigkeit. 1:500; m > w.

Klinik

- **schwallartiges Erbrechen:** Kurz nach der Mahlzeit kommt es zum Erbrechen großer Mengen säuerlich riechender Nahrung. Das Erbrochene enthält gelegentlich Blutfäserchen, niemals Galle.
- **sichtbare Magenperistaltik,** die vom linken Rippenbogen zum rechten Oberbauch verläuft (provozierbar durch 30–50 ml Tee)
- Bei dünner Bauchdecke ist palpatorisch die hypertrophische Pylorusmuskulatur als derber ovaler **„Tumor"** unterhalb der Leber (rechter Rand des M. rectus abdominalis) zu tasten.
- **Pseudoobstipation**

Verlauf. Durch das anhaltende Erbrechen gehen unter anderem große Mengen Cl- und K-Ionen verloren → Gefahr der hypochlorämischen metabolischen Alkalose. Kompensatorisch ist der pCO_2 erhöht → Atemstörung. Exsikkose, Gewichtsstillstand und -verlust, Muskelhypotonie und Bewusstseinseintrübung sind die Folgen.

Diagnostik. Charakteristische Klinik, Sonographie und Abdomenübersichtsaufnahme (☞ Abb. 15.6 b).

Therapie. Rehydrierung und Operation (Pyloromyotomie nach Weber-Ramstedt).

4.5.2 Zwerchfellhernie

Definition. Bei Fehlanlage des Zwerchfells kann es zum Übertritt von Organen des Bauchraums in die Thoraxhöhle kommen (meistens posterolateral links).

Klinik

- **Atemnot und Zyanose** durch Verdrängung der Lungen, die sich nicht voll entwickeln können und hypoplastisch bleiben
- **eingesunkenes Abdomen (paradoxe Atmung)**

Diagnostik

- **auskultatorisch** (abgeschwächte Atemgeräusche, plätschernde Darmgeräusche über dem Thorax)
- **perkutorisch** (tympanischer Klopfschall über dem Thorax)
- **sonographisch**
- **röntgenologisch**

Therapie. Lagerung auf die vom Enterothorax betroffene Seite, Legen einer offenen Magensonde, Intubation und chirurgische Intervention.

Merke

Die Prognose der Kinder mit Zwerchfellhernien ist zum einen von der Erstversorgung und zum anderen von der Lungenentwicklung abhängig.

4.5.3 Bauchwanddefekte

Bauchwandhernie (Omphalozele)

Definition. Es handelt sich um einen Vorfall des Dünn- und Dickdarmes sowie von Teilen der Leber in einen aus Nabelschnurhäuten bestehenden Bruchsack.

Therapie. Seitenlagerung des Kindes, um einen Zug auf die großen abdominellen Gefäße zu vermeiden. Legen einer offenen Magensonde. Präoperativ müssen die Säuglinge vor Auskühlung und Schock bewahrt werden.

Gastroschisis (Laparoschisis)

Definition. Meist kleiner, rechts paraumbilikal gelegener Bauchwanddefekt, durch den intestinale Organe (Darmanteile, Magen, Harnblase, Ovarien) ohne peritonealen Bruchsack prolabiert sind. Die verdrehten Darmschlingen sind ödematös und häufig durch Fibrinbeläge verbacken.

Therapie. ☞ Bauchwandhernie. Sofortige Behebung der Strangulation, baldige Operation.

4.5.4 Erkrankungen von Herz und Gefäßen

☞ Kap. 11.2

An dieser Stelle sollen nur die Herzfehler genannt werden, die der sofortigen Behandlung bedürfen: **Transposition der großen Gefäße** und **Trikuspidalatresie.**

4.5.5 Erkrankungen des Urogenitaltrakts

Stenosierung im Bereich der Ureteren und der Urethra

Klinik. Stenosen gehen mit der Gefahr einer Urinaufstauung einher, die zu Infektionen und in wenigen Wochen zu einer Zerstörung des Nierenparenchyms führt. Die Prädilektionsstellen sind Ureterabgang und Uretereinmündung.

Bei **Insuffizienz der Uretermündung** in die Blase kommt es zum Rückstau des Blasenurins (→ vesiko-uretero-renaler Reflux) mit der Gefahr der Keimverschleppung, Entzündung und Druckatrophie des Nierenparenchyms.

Urethralklappen werden durch persistierende embryonale Membranen in der Urethra gebildet und führen zu Harnabflussbehinderungen verschiedenen Ausmaßes.

Urethrastenosierungen führen bereits intrauterin zu schweren Aufstauungen im Bereich beider Ureteren und zu hochgradigen Hydronephrosen.

Therapie. Operative Beseitigung dieser Abflussbehinderungen.

4.5.6 Erkrankungen des ZNS

Hydrozephalus

Definition. Als Hydrozephalus bezeichnet man eine krankhafte Erweiterung der Liquorräume auf Kosten der Hirnsubstanz, die angeboren oder erworben sein kann. Der daraus resultierende intrakranielle Druckanstieg führt zur Kompression der oberflächennahen Gefäße des Kortex, zur Mangeldurchblutung und schließlich zur Druckatrophie der Hirnrinde (☞ Neurologie, Kap. 3.1).

Klinik. Makrozephalus.

Diagnostik. Kopfumfangbestimmung und Vergleich mit Perzentilenkurven (> 97% = Makrozephalus), Sonographie des Schädels, CT, Kernspintomographie.

Therapie. Entlastung mittels Drainage bzw. Shuntoperation.

Spina bifida aperta (Meningomyelozele)

Definition. Das Neuralgewebe liegt durch einen fehlenden Schluss des knöchernen Wirbelsäulenbogens (am häufigsten im unteren Lumbal- und oberen Sakralbereich) ohne Hautbedeckung frei im Bruchsack.

Klinik. Mehr oder weniger komplette Querschnittssymptomatik, evtl. mit Blasen- und Mastdarmfunktionsstörungen.

Therapie. Operativer Verschluss.

4.6 Morbus haemorrhagicus neonatorum

Ätiologie. Unter der Bezeichnung M. haemorrhagicus neonatorum (= Blutungsübel) werden Krankheitsbilder zusammengefasst, in deren Mittelpunkt Gerinnungsstörungen und Blutungen stehen. Die häufigste Ursache besteht in einem Vitamin-K-Mangel nach der Geburt. Dieser führt postpartal zu einer Mangelsynthese der Vitamin-K-abhängigen Gerinnungsfaktoren (Prothrombinkomplex, Protein C und S). Mikrotraumen, hypoxämische Gefäßwandschädigungen und immunologische Prozesse sind andere mögliche Ursachen.

Merke

Besonders gefährdet sind Frühgeborene (Aktivität der Gerinnungsfaktoren ↓) und Neugeborene von Müttern, die vor der Geburt Rifampicin, Cumarin, Phenytoin, Phenobarbital oder Primidon eingenommen haben.

Klinik. Man unterscheidet 2 Formen:
- **klassische Form** (selten): Spontanblutungen zwischen dem 2. und 5. Tag aus Magen-Darm-Trakt, Nabel, Nase, in die Haut, selten ins ZNS; bei mütterlichen Risikofaktoren gelegentlich schon am 1. Tag **(Frühform)**
- **Spätform:** Die gleichen Blutungen treten erst zwischen der 3. und 7. Lebenswoche (m > w) auf. Die Letalität der Spätform beträgt 20%.

Diagnostik. Gerinnungswerte (PTT und Quick ↓), Haemoccult®-Test, Schädelsonographie.

Therapie. Vitamin-K-Substitution (je nach Schwere i.v. oder oral). Da die Spätform der Vitamin-K-Mangelblutung zunehmend beobachtet wird, sollte generell eine Vitamin-K-Prophylaxe direkt nach der Geburt (U1), bei der U2 und U3 durchgeführt werden. V.a. gestillte Kinder sollten substituiert werden, da die Muttermilch im Vergleich zur Kuhmilch weniger Vit. K enthält.

4.7 Morbus haemolyticus neonatorum und Hyperbilirubinämie

4.7.1 Blutgruppenunverträglichkeit

Pathophysiologie

Hierbei besteht eine Unverträglichkeit (Inkompatibilität) zwischen mütterlicher und kindlicher Blutgruppe, die eine Hämolyse beim Fetus und Neugeborenen durch eine Antigen-Antikörper-Reaktion zur Folge hat. Bei Kontakt mit inkompatiblen kindlichen Erythrozyten (z.B. bei Aborten, Interruptiones, Geburt des 1. Kindes) oder nach vorheriger Transfusion mit nicht blutgruppengleichen Erythrozyten kommt es zur Bildung von spezifischen IgG-Antikörpern durch das mütterliche Immunsystem. Bei einer späteren Schwangerschaft mit der gleichen Blutgruppenkonstellation treten die plazentagängigen Blutgruppenantikörper der Mutter in den fetalen Kreislauf über und führen dort zur Hämolyse und Anämie. Kompensatorisch kommt es zur reaktiven Ausschüttung von Erythroblasten, Retikulozyten und unreifen Leukozyten aus den fetalen Blutbildungsstätten (Leber, Milz). Das bei der Hämolyse anfallende Bilirubin wird zunächst noch über die Plazenta ausgeschieden, führt jedoch sehr bald nach der Geburt zum verstärkten Ikterus.

Rh-Inkompatibilität

Ätiologie. Sie entsteht bei der Konstellation rh-negative (d/d) Mutter, Rh-positiver (D/D oder D/d) Vater, Rh-positives (D/d) Kind, wenn die Mutter in einer früheren Schwangerschaft mit einem Rh-positiven Kind oder durch eine Bluttransfusion sensibilisiert wurde.

Klinik. Das Spektrum reicht von leichter Hämolyse bis zur schwersten Anämie mit extramedullärer Blutbildung, massiver Hepatosplenomegalie, Hyperbilirubinämie mit Gefahr des Kernikterus, Ödemen, Aszites und kardialer Dekompensation (= **„Hydrops fetalis“**).

Diagnostik. Blutgruppenbestimmung, Antikörperbestimmung im mütterlichen Blut (indirekter Coombs-Test), Bestimmung der Antikörper auf den kindlichen Erythrozyten (direkter Coombs-Test).

Therapie. Phototherapie bei Bilirubin > 18 mg/dl (Kernikterusprophylaxe), medikamentöse Enzyminduktion, evtl. Austauschtransfusion mit 0-Rh⁻-EKs.

ABO-Inkompatibilität

Ätiologie. Die häufigste Konstellation ist Mutter 0, Vater A, B oder AB, Kind A oder B. Seltener ist die Konstellation Mutter A oder B, Kind B bzw. A. Im Gegensatz zur Rh-Inkompatibilität besitzt die Mutter ohne spezifische Sensibilisierung Anti-A- bzw. Anti-B-Antikörper. Die Krankheit kann bereits das 1. Kind betreffen.

Klinik. Die Symptome sind deutlich schwächer ausgeprägt als bei der Rh-Inkompatibilität. Neugeborene zeigen eine leichte hämolytische Anämie sowie Hyperbilirubinämie und können einen Icterus praecox entwickeln. Da die Erythrozyten der Neugeborenen noch nicht alle Blutgruppeneigenschaften des AB0-Systems tragen, tritt praktisch **kein Hydrops fetalis** auf.

Diagnostik. Coombs-Test negativ oder schwach positiv, im Blutausstrich finden sich Erythroblasten, Retikulozyten und Kugelzellen.

Therapie. Phototherapie ist meist ausreichend.

4.7.2 Differentialdiagnose sonstiger Neugeborenenhyperbilirubinämien

Ätiologie

Das beim Blutabbau in der Milz entstehende Bilirubin bildet im Blut einen Komplex mit Albumin (→ **indirektes Bilirubin**) und wird zur Leber transportiert. In der Leber wird es durch die Glucuronyltransferase an Glucuronsäure gebunden und als direkt reagierendes Bilirubinglucuronid (→ **direktes Bilirubin**) über die Galle ausgeschieden.

Wird das Bilirubin nicht mit der Galle ausgeschieden oder von der Leber nicht mit Glucuronsäure konjugiert, handelt es sich um eine **Hyperbilirubinämie.** Sie führt zu einer gelben Pigmentierung der Haut und der Schleimhäute und kann verschiedene Ursachen haben, die in Tab. 15.15 dargestellt sind.

Gesamtbilirubin Normalwerte:

- Nabelschnur: < 2 mg/dl
- < 24 h: < 6 mg/dl
- 3–5 Tage: < 12 mg/dl
- 1 Monat (= Erwachsenenwert): (< 1 mg/dl)

Anmerkung. Ab einem Bilirubin 5–8 mg/dl kommt es beim Neugeborenen zu einer sichtbaren Gelbfärbung der Haut.

Wenn der Bilirubinspiegel postpartal **langsam** ansteigt, können Werte bis 30 mg/dl ohne Schädigung toleriert werden (verbesserte Blut-Hirn-Schranke nach ca. 2 Wochen).

Definitionen

Icterus praecox. Bilirubinanstieg > 7 mg/dl in den ersten 24 h (immer pathologisch!)

Icterus gravis. Bilirubinerhöhung
- > 15 mg/dl bei reifen Neugeborenen
- > 10 mg/dl bei Frühgeborenen

Icterus prolongatus. Bilirubinerhöhung über den 10. Tag hinaus; z. B. erreicht der Bilirubinspiegel bei Frühgeburten höhere Werte und sinkt erst nach der 2. Lebenswoche ab.

Merke

Bei 60% der Reifgeborenen und ca. 80% der Frühgeborenen kommt es am 2.–3. Lebenstag zu einem physiologischen, nicht therapiebedürftigen **Neugeborenenikterus (Icterus neonatorum simplex)** durch Enzymunreife der Leber und erhöhten Bilirubinanfall, der bis zur 2. Lebenswoche vollständig abklingt.

Phototherapie. Die Phototherapie wird mit sichtbarem Licht durchgeführt (Wellenlänge 425–475 nm). Durch die Bestrahlung großflächiger Körperareale wird das in der Haut abgelagerte Bilirubin zu **nichttoxischen Bilirubinisomeren** umgewandelt. Diese können ohne Glukuronidierung über Niere und Galle ausgeschieden werden. Die Indikation zur Phototherapie ist abhängig von Gestationsalter, Lebensalter, Bilirubinkonzentration und Anstieg pro Zeiteinheit sowie von der Grunderkrankung. Nebenwirkungen der Phototherapie sind Wasser- und Elektrolytverluste, Netzhautschäden (Abdeckung der Augen mit Schutzbrille), Dermatitis u. a. Indikation zur Phototherapie ab Werten > 16–18 mg/dl (reife- u. lebensalterabhängig). Ist die Phototherapie erfolglos, wird eine Austauschtransfusion durchgeführt.

Tab. 15.15: Differentialdiagnose des Ikterus in der Neugeborenenperiode	
Ursache	**Pathologie**
1. Indirekte Hyperbilirubinämie	
Insuffizienz der Bilirubinglucuronidierungsreaktion der Leber	
physiologischer Ikterus	Beginn: 2. Tag Maximum 4.–6. Tag Ende: 10. Tag
Crigler-Najjar-Syndrom	genetisch bedingter Glucuronyltransferasemangel
Hypothyreose	verzögerte Reifung der Glucuronyltransferase
Medikamente (z. B. Benzodiazepine)	Muttermilch enthält Inhibitoren der Glucuronyltransferase
Gilbert-Meulengracht-Syndrom	insuffiziente Bilirubinaufnahme in die Leberzelle
hämolytische Erkrankungen	
Morbus haemolyticus neonatorum	insbesondere Rh- und AB0-Inkompatibilität
hämolytischer Ikterus	hereditäre Sphärozytose, Sepsis, Sichelzellanämie
vermehrter Anfall von abzubauenden Erythrozyten	
Polyglobulie	Hypoxie bei Nikotinabusus der Mutter gesteigerte Erythropoese beim Neugeborenen (z. B. durch Herzfehler)
Hämatome	durch Resorption gesteigerter Anfall von Bilirubin (Hirnblutung)
vermehrte enterale Rückresorption von Bilirubin	
intestinale Obstruktionen	
Gallengangsatresie	
2. Direkte Bilirubinämie	
intrahepatische Cholestase	
Infektionen	Hepatitis A, B, C, E; CMV, EBV, Röteln, Toxoplasmose u. a.
Stoffwechselstörungen	α_1-Antitrypsin-Mangel Galaktosämie Fruktoseintoleranz u. a.
Störung der Bilirubinexkretion aus der Leber (bei parenteraler Ernährung)	Dubin-Johnson-Syndrom Rotor-Syndrom
extrahepatische Störung der Gallesekretion	
Gallengangsatresie	
Choledochuszyste	
zystische Fibrose	eingedickte Galle

4.8 Infektionen in der Neugeborenenperiode

Nabelinfektionen (Omphalitis)

Ätiologie. Sie entstehen häufig auf Grund von Nabelanomalien oder durch Schmierinfektionen. In den ersten Kliniktagen erworbene Infektionen werden meist durch Hospitalkeime hervorgerufen, später sind v. a. Candida-Infektionen häufig. Auch Nabelvenenkatheter (Frühgeborene!) können zu Nabelinfektionen bis hin zur Sepsis führen.

Klinik. Klinisch zeigen sich eine Rötung am Nabel und Nässen.

Therapie. Antibiotika nach Antibiogramm und lokale Antiseptika.

Infektionen der Haut bzw. der sichtbaren Schleimhäute

Sie werden meist durch Staphylokokken (seltener Candida, Herpes, Pseudomonas, A-Streptokokken) hervorgerufen. Die häufigsten Formen sind

- großblasige Impetigo. Therapie: Antibiotika.
- subkutane Abszesse (evtl. in Phlegmone übergehend). Therapie: Antibiotika, ggf. Abszessspaltung.
- **Pemphigus neonatorum:** durch Staphylokokken ausgelöste bullöse Hauterkrankung. Therapie: Antibiotika, Antiseptika.
- **Dermatitis exfoliativa Ritter** (Sonderform des Lyell-Syndroms), Erysipel, Soor und Herpes simplex. Therapie: initial topische Antiseptika (z.B. Lavasept-Lösung, systemische Therapie initial mit β-Laktamase-stabilen Antibiotika (Flucloxacillin, Cephalosporine 1. oder 2. Generation).

Differentialdiagnose (harmlose Hautaffektionen)

- **Erythema toxicum neonatorum:** häufigstes pustulöses Exanthem (70% d. F.); erythematöse Flecken mit zentraler heller Papel; Beginn: 2.–3. Lebenstag, Rückbildung: nach 7 Tagen
- **Transitorische neonatale pustulöse Melanose:** selten, m > w, Pusteln bestehen bereits bei Geburt; Rückbildung: 3–4 Tage.
- **Milia neonatorum:** spontan reversible epidermale Talgretentionszysten bei Neugeborenen. Sie erscheinen im Gesicht als weiße stecknadelkopfgroße „Pünktchen" und sind völlig harmlos.

HNO-Infektionen: Otitis media:

Klinik. Fieber, Unruhe, Tragusschmerz und Trinkunlust prägen das klinische Bild.

Therapie. Antibiotika.

Sepsis

Ätiologie. Hierzu kommt es meist durch Pneumonien, Haut-, Schleimhaut- oder Nabelinfektionen (postnatal erworben), aber auch pränatal können Erreger entweder diaplazentar oder durch Fruchtwasserinfektionen übertragen werden. Häufige Erreger sind B-Streptokokken, E. coli und andere gramnegative Bakterien.

Klinik. Die Symptome ähneln denen der neonatalen Meningitis (s. u.; in 50% Begleitmeningitis bei Sepsis).

Therapie. Erfolgt antibiotisch nach kultureller Untersuchung entsprechend den Erregern.

Neonatale Meningitis

Ätiologie. Erreger der neonatalen Meningitis können grampositive (Streptokokken A–D, Listerien, Staphylokokken) oder gramnegative Bakterien (E. coli, Klebsiellen, Pseudomonas, Proteus, Serratia, Bacteroides, Salmonellen, Neisserien u. a.) sein. Virale oder durch Pilze verursachte Meningitiden sind selten. Ungefähr 50% der Meningitiden im Neugeborenenalter sind Begleitmeningitiden im Rahmen eines septischen Geschehens.

Klinik. Je jünger die Kinder, desto unspezifischer sind die Symptome und desto schleichender ist der Beginn. Trinkunlust, Berührungsempfindlichkeit, Apnoen, Unruhe, Krämpfe, Milzschwellung, Atemstörungen können erste Hinweise sein. Die typischen Meningitiszeichen, nämlich Fieber, Leukozytose, Nackensteife, Opisthotonus, gespannte Fontanelle oder schrilles Schreien, finden sich meist erst im fortgeschrittenen Stadium.

Diagnostik. Lumbalpunktion mit kultureller Liquoruntersuchung.

Therapie. Sofortige ungezielte Antibiotikagabe; nach Auswertung des Antibiogramms gezielte, hoch dosierte, 2–4 Wochen dauernde Antibiotikatherapie.

Komplikationen. Mögliche Folgeschäden sind Enzephalopathie, Taubheit, Oligophrenie, Hydrozephalus, Anfallsleiden und andere neurologische Schäden. Besonders bei Infektionen mit gramnegativen Keimen ist die Prognose ungünstig!

Nekrotisierende Enterokolitis (NEC)

Definition. Hämorrhagisch-nekrotisierende entzündliche Erkrankung des Dünn- und Dickdarmes. Die Ischämie begünstigt das Eindringen von toxinbildenden Bakterien. Die NEC kann zu Perforationen, Gangrän und Peritonitis führen.

Ätiologie. Betroffen sind v.a. untergewichtige Frühgeborene und hypotrophe Neugeborene. Zu den Risikofaktoren zählen die Asphyxie, Nabelschnurkatheterisierung, Blutaustauschtransfusionen, Polyzythämie, Schock, Hyperalimentation und Ernährung mit hyperosmolarer Nahrung.

Klinik. Tachypnoe, Bradykardie, Nahrungsverweigerung, Erbrechen, schleimig-blutige Stühle, gespanntes Abdomen, blassgrau marmoriertes Hautkolorit, Azidose, DIC, Schock.

Diagnostik. Abdomenleeraufnahme zeigt intramurale Gasansammlung (→ **Pneumatosis intestinalis**).

Therapie. Nahrungskarenz, parenterale Ernährung, systemische Antibiotikagabe. Bei intestinaler Gangrän oder einer Darmperforation chirurgisches Eingreifen.

5 Ernährung

5.1 Empfohlene Zufuhr

Die Zufuhr von Nahrungsstoffen ist abhängig vom Alter und vom Aktivitätsgrad eines Kindes. Je jünger die Kinder sind, umso mehr Energie benötigen sie. **Kalorienbedarf:**

- Früh- und Mangelgeborene bis 140 kcal/kg KG/d
- 1. Trimenon 110–120 kcal / kg KG / d
- 2. Trimenon auf 100 kcal / kg KG / d
- 3. Trimenon auf 80 kcal / kg KG / d
- 4. Trimenon auf 70 kcal / kg KG / d
- Erwachsene ca. 40 kcal / kg KG / d

Auch der Wasserbedarf ist 3- bis 5-mal höher als beim Erwachsenen, so dass auf ein entsprechend großes Trinkangebot zu achten ist.

5.2 Ernährung im 1. Lebensjahr

5.2.1 Stillen

Vorteile des Stillens

Folgende Faktoren sprechen zugunsten des Stillens:

- Das Stillen spielt für die Mutter-Kind-Beziehung eine wichtige Rolle und prägt die weitere Entwicklung des Kindes.
- Die Zusammensetzung der Muttermilch (MM) ist dem kindlichen Bedarf angepasst.
- Die MM enthält u.a. den Bifidumfaktor (Wachstum der Darmflora↑) und bestimmte Proteasen und Lipasen, die die Nahrung für das Kind leichter verdaulich machen.
- Durch den geringen Protein- und Mineralgehalt der MM ist die osmolare Belastung der Nieren geringer.
- Spezifische Abwehrfaktoren wie Makrophagen, Lymphozyten und Immunglobuline von Typ A (von den mütterlichen Umgebungskeimen geprägt) sowie ein unspezifischer Infektionsschutz durch Lysozym und Laktoferrin werden an das Kind weitergegeben.
- Allergieprophylaxe
- Die Gefahr der bakteriellen Milchverunreinigung ist gering.
- Das Stillen unterstützt die Uterusrückbildung.
- Mütter, die gestillt haben, haben ein statistisch geringeres Mammakarzinomrisiko.

Nachteile des Stillens

Folgende Faktoren können gegen die Muttermilchernährung sprechen:

- unterschiedlich starke Schadstoffbelastung abhängig von der Region, besonders mit lipidlöslichen, langlebigen chlorierten Kohlenwasserstoffen (Pestizide, Dioxine u.a.)
- Bei Frühgeborenen ist der Gehalt an Eiweiß, Kalzium, Phosphor und Eisen zu gering (Supplementation notwendig).
- MM kann bei Erkrankungen der Mutter das Kind infizieren (HIV, Hepatitis B und C).
- Medikamente und Drogen gehen in die MM über.

Merke

Sofern keine Stillhindernisse vorliegen, sollte den Müttern angeraten werden, **bis zum 6.–8. Monat** zu **stillen;** insbesondere gilt dies bei familiärer Allergiebelastung, bei Frühgeborenen und bei Kindern mit Mukoviszidose.
Da die Schadstoffbelastung durch Insektizid- und Pestizidrückstände sowohl die MM als auch tierische Milch betrifft, ist wegen der genannten Vorteile der MM für die Ernährung des Säuglings der Vorzug zu geben.

Stillhindernisse

Stillhindernisse können von Seiten der Mutter (Hohlwarzen, Mastitiden, schwere Krankheiten wie z.B. prolaktinabhängiger Tumor, Infektionsgefährdung des Kindes) oder von Seiten des Kindes (Fehlbildungen, z.B. Lippen-Kiefer-Gaumen-Spalte, schwere Krankheiten wie Pneumonie, Trinkschwäche, Stoffwechselerkrankungen wie Galaktosämie, PKU) bestehen.

Zusammensetzung der Muttermilch

In den ersten 4–6 Tagen nach der Geburt (**Kolostrum = Vormilch**) enthält die Muttermilch mehr Eiweiß und Mineralstoffe, aber weniger Fett, weniger Kohlenhydrate und weniger Energie als reife Muttermilch. Ab dem 10.–15. Tag wird **reife Frauenmilch** gebildet. Ihre Zusammensetzung ist Tab. 15.16 zu entnehmen.

Säuglingsstuhl

Der Stuhl eines voll gestillten Säuglings ist gelblich, dünnflüssig (substanzarm) und säuerlich.

5.2.2 Ernährung mit Fertignahrung

Unter künstlicher Ernährung versteht man industriell gefertigte oder selbst zubereitete Kuhmilchmischungen. Die Fertignahrungen können in 2 Gruppen eingeteilt werden (nach der WHO-Säuglingsnahrungsrichtlinie). Neben einer altersgerechten Kost wird heute zur Rachitis- und Kariesprophylaxe die Substitution von 500 IE/d Vit. D_3 (Frühgeborene 1000 IE/d) und 0,25 mg/d Fluorid empfohlen. Die Fluoridsubstitution ist umstritten.

Säuglingsanfangsnahrung

Säuglingsmilchnahrung. Bei einem 1:1-Wasser-Milch-Mischverhältnis ist – verglichen mit der Muttermilch – der Proteingehalt leicht erhöht. Das Kaloriendefizit wird durch Fett- und Kohlenhydratzusätze korrigiert. Der Energiegehalt entspricht ungefähr dem der Frauenmilch. Als Kohlenhydrat wird meist nur Laktose, seltener zusätzlich Saccharose oder Stärke verwendet.

Hydrolysatnahrung. Sie wird zur Allergieprävention in Atopikerfamilien eingesetzt und unterscheidet sich von der Säuglingsmilchnahrung durch die Verwendung von Kuhmilchprotein-Hydrolysat statt reiner Kuhmilch.

Sojamilch. Bei Kuhmilchallergie, Laktoseintoleranz, Galaktosämie und Glykogenose Typ I kann Kuhmilch durch Sojamilch ersetzt werden.

Cave: Mind. 30% der Kinder mit Kuhmilchproteinintoleranz haben auch eine Sojaproteinintoleranz!

Tab. 15.16: Vergleich zwischen reifer Muttermilch und Kuhmilch

Parameter	Muttermilch	Kuhmilch
Fettgehalt (g%)	3,5 (v.a. ungesättigte FS)	3,5 (v.a. gesättigte FS)
Eiweißgehalt (g%)	1,2 (Albuminmilch)	3,3 (Kaseinmilch)
Laktose (g%)	7	3,4
Vitamine	v.a. fettlösliche (außer Vitamin D)	v.a. wasserlösliche (außer Vitamin C)
Bakterien	quasi keimfrei (beim Stillen)	apathogene Säurebildner
Eisen/Kupfer	reichlich vorhanden	wenig
Phosphor	wenig	ausreichend vorhanden
Stuhl-pH	4,5–6,0	6,5–7,5

FS = Fettsäuren

Säuglingsfolgenahrung (ab dem 4. Monat). Sie hat im Gegensatz zur Säuglingsanfangsnahrung einen höheren Mineral- und Energiegehalt und enthält verschiedene Kohlenhydrate (nicht nur Laktose!). Die Proteinadaptation ist weggefallen.

5.2.3 Beikost

Unter Beikost versteht man alle Lebensmittel außer Muttermilch und Milchnahrung, die ab dem 6. Monat zur Ernährung von Säuglingen dienen. Eine frühere Beikostfütterung ist ernährungsphysiologisch nicht sinnvoll und auch unnötig, da die Muttermilch bzw. die Milchnahrung ausreichend Vitamine und Spurenelemente enthalten. Insbesondere die Gabe von Gluten sollte vor dem 6. Monat vermieden werden, um die Ausprägung schwerer Formen der Zöliakie (Glutenintoleranz) zu vermeiden.

Ausnahmen: Für eine ausreichende Vitamin-C-Versorgung sollten bereits ab der 4. Woche Vitamin-C-Säfte und ab der 12. Woche Gemüsebreie zugefüttert werden. Ab dem 6. Monat ist insbesondere die Eisenversorgung durch Muttermilch unzureichend, weshalb als Beikost Gemüse-Vollkorngetreide-Brei und Fleisch zu empfehlen sind. Ab dem 9. Monat kann dann zur Kleinkinderkost übergegangen werden. Für eine ausreichende Eisenzufuhr wird eine Fleischzufuhr von 2-mal/Woche empfohlen.

5.3 Ernährung von Kleinkindern

Grundlage der Ernährung sollte eine abwechslungsreiche Mischkost sein, die Vollkornprodukte, Obst, Gemüse, Kartoffeln, pflanzliche Öle, Seefisch und in Maßen Fleisch und Eier umfasst (optimierte Mischkost). Süßigkeiten und andere Zuckerwaren sollten unter 20% der Gesamtenergiezufuhr liegen. Während der Pubertät steigt der Bedarf an Kalzium und Phosphat deutlich an. Deren Bedarf wird über Milchprodukte gedeckt. Der Eisen- und Iodbedarf erhöht sich im Pubertätswachstumsschub. Eine **vegetarische Ernährung** ist nicht grundsätzlich abzulehnen. Allerdings ist hier die Unterteilung in mehrere Unterformen notwendig:

- **Ovolaktovegetarier:** verzichten auf Fleisch, akzeptieren aber Milch, Milchprodukte und Eier.
- **Non-ovo-non-lakto-Vegetarier** (Veganer, lt. IMPP strenge Vegetarier): ernähren sich ausschließlich von pflanzlicher Kost. Milch und Milchprodukte sind nicht gestattet.
- **Makrobioten:** essen geringe Mengen Fisch, aber sonst keine tierische Kost. Sie bevorzugen v.a. Getreide, Algen etc.

Eine **veganische Ernährung** kann aus heutiger Sicht die Bedürfnisse eines wachsenden Organismus nicht decken und ist daher abzulehnen. Die **ovolaktovegetarische** Ernährung hingegen deckt bei geschickter Auswahl und auch Kombination der Nahrungsmittel meist den erforderlichen Nährstoffbedarf in ausreichenden Mengen. Problematisch ist häufig eine zu geringe Zufuhr von Eisen. Daher sollten Kinder zusätzlich geringe Mengen mageren Fleisches erhalten. Ein Mangel tritt bevorzugt an Eisen, Vitamin B_{12}, Kalzium und Vitamin D sowie Vitamin B_2 auf.

6 Stoffwechsel

6.1 Stoffwechselanomalien

6.1.1 Störungen des Aminosäurestoffwechsels

Hyperphenylalaninämien

Phenylketonurie (PKU)

Ätiologie. Die PKU ist eine autosomal-rezessive Erkrankung, die durch eine verminderte Phenylalaninhydroxylaseaktivität hervorgerufen wird. Die **Phenylalaninhydroxylase** (PAH) wandelt Phenylalanin zu Tyrosin um (☞ Abb. 15.11). Ist die Aktivität dieses Enzyms vermindert, kommt es zum Anstieg der Phenylalaninkonzentration im Serum bzw. zum teilweisen Abbau des Phenylalanins auf Umwegen, wobei Phenylbrenztraubensäure (u.a.) entsteht. Die Folge ist eine fehlerhafte Myelinisierung der Neurone im ZNS, die zu einer irreversiblen mentalen Retardierung führt.

Häufigkeit. Ca. 1:7000 in Deutschland (bei Türken wesentlich häufiger).

Klinik. Bei der Geburt sind die Kinder unauffällig. Die erhöhten Phenylalaninwerte bedingen eine Gehirnschädigung, die meist erst nach dem

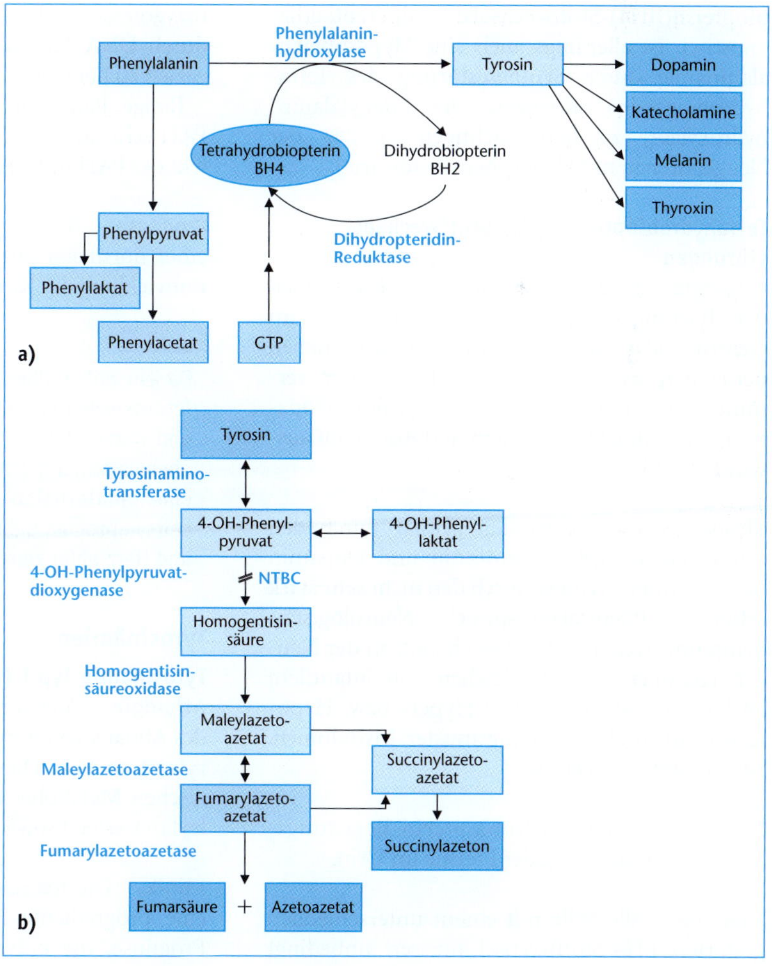

Abb. 15.11: **(a)** Stoffwechsel von Phenylalanin und Tetrahydrobiopterin (BH4) [7], **(b)** Tyrosinstoffwechsel [7]

15

6. Lebensmonat – wenn bereits irreversible Schäden vorliegen – zu Symptomen (Krämpfe, meist BNS-Anfälle) führt. Außerdem können Pigmentanomalien, ekzematöse Hautveränderungen, helle Augen und Haare (Melaninmangel) sowie der charakteristische Geruch der Kinder nach Mäuseurin auftreten.

Diagnostik. Der am 5. Lebenstag (nach Fütterung!) durchzuführende **Guthrie-Test** dient als Screeningtest, um diese Spätschäden zu vermeiden. Liegen hohe Blutspiegel vor, kann von einer klassischen PKU ausgegangen werden (normal < 1 mg%, PKU > 20 mg%).

Cave: Ausschluss einer Störung des Tetrahydrobiopterin(BH4)-Stoffwechsels und einer sekundären Phenylalaninämie (Leberwerte !), s. u.

Differentialdiagnose. **Störung des Tetrahydrobiopterin(BH4)-Stoffwechsels:** Differentialdiagnostisch ist allerdings auch eine Hyperphenylalaninämie durch Synthesestörung des Tetrahydrobiopterins (Koenzym der Phenylalaninhydroxylase) zu berücksichtigen (1–2% der Neugeborenen mit Hyperphenylketonurie).

Tetrahydrobiopterin(BH_4)-Stoffwechselstörungen

Ätiologie. BH4 ist Cofaktor der PAH, aber auch der Tyrosin- und Tryptophan-Hydroxylase im Gehirn, sodass sich ein Mangel an BH4 neben der Hyperphenylalaninämie auch in einer verminderten Synthese der Neurotransmitter Dopamin, Serotonin, Noradrenalin und Adrenalin auswirkt.

Klinik. Symptome werden primär durch den zerebralen Mangel an Serotonin und Dopamin hervorgerufen, weniger durch den nicht sehr stark erhöhten Phenylalaninspiegel. Neurologische Symptome treten in der Regel bereits in der Neugeborenenperiode auf (Zeichen von infantilem Parkinsonismus, muskuläre Hyper- bzw. Hypotonien, athetoide Bewegungsmuster, Myoklonien, Schluckstörungen etc.).

Diagnostik. Tetrahydrobiopterin-Belastungstest und Ausscheidung der Pterine im Urin.

Therapie. Alle Fälle mit einem unterschiedlich gestörten BH4-Stoffwechsel müssen unbedingt frühzeitig im Neugeborenenalter als solche erkannt werden, da eine spezifische Therapie mit Neurotransmitter-Vorstufen erforderlich ist (L-Dopa + Carbidopa und 5-Hydroxytryptophan). Eine normale Entwicklung ist durch eine lebenslang fortgesetzte Therapie möglich.

Sekundäre Hyperphenylalaninämie

Bei Frühgeborenen mit einer Leberfunktionsstörung kann es bei eiweißreicher Kost zu einer sekundären Hyperphenylalaninämie in Kombination mit einer Hyperthyrosinämie kommen.

Therapie. Phenylalanin**arme** Diät sofort nach Diagnosestellung.

Cave: keine phenylalanin**freie** Diät, da es sich um eine essentielle Aminosäure handelt. Daher sollte Phenylalaninspiegel bestimmt werden. Wichtig ist, insbesondere die unauffälligen heterozygoten Merkmalsträger (Häufigkeit 1:50) durch DNA-Analyse zu ermitteln, um Familien gezielt zu beraten.

Einige Patienten reagieren trotz Mangels an PAH sehr gut auf eine BH4-Substitution → Defekt der PAH mit BH4-Sensitivität.

Prognose. Bei konsequenter Therapie ist mit einer normalen intellektuellen und somatischen Entwicklung der Kinder zu rechnen.

> **Merke**
>
> Da ein hoher Phenylalaninspiegel embryo- und fetotoxisch ist, müssen PKU-kranke Frauen vor und während einer Schwangerschaft eine strikte phenylalaninarme Diät einhalten. Sonst ist mit einer **maternalen Phenylketonurie** mit den Leitsymptomen Geburtsgewicht ↓, Mikrozephalie und Herzfehler zu rechnen.

Tyrosinämien

Tyrosinämie Typ I (hepatorenale Tyrosinämie)

Ätiologie. Autosomal-rezessiv vererbte Störung des Abbaus von Tyrosin auf der Stufe der Fumarylazetoazetase. Diese führt zur Bildung der toxischen Metabolite Fumarylazetoazetat und Maleylazetoazetat sowie von Sukzinylazeton.

Klinik. Die toxischen Metaboliten verursachen eine progrediente Hepatopathie mit schlechter Prognose, die entweder im 1. Lebensjahr zum

Leberversagen und Tode oder – bei langsamerem, chronischem Verlauf – zur Leberzirrhose, häufig hepatozellulärem Karzinom und Tod in der späten Kindheit führt.

Die eher chronischen Verläufe sind meist mit einer tubulären Dysfunktion und hypophosphatämischer Rachitis kombiniert. Das Sukzinylazeton hemmt die Porphobilinogen-Synthase-Aktivität, induziert eine vermehrte Ausscheidung von 5-Aminolävulinsäure und Porphyrie-ähnlichen Attacken.

Diagnostik. Ausscheidung des Sukzinylazetons im Urin; geringe Tyrosinerhöhung im Plasma.

Therapie. NTBC [2-(2-Nitro-4-trifluoromethylbenzoyl)-1,3-zyklohexandion] inhibiert potentiell den Abbau von Tyrosin auf der Vorstufe der Fumarylazetoazetase. So wird die Entstehung der toxischen Metaboliten verhindert. Allerdings erhöht sich unter dieser Behandlung die Tyrosinkonzentration in den Körperflüssigkeiten exzessiv, sodass es zur Symptomatik einer Tyrosinämie Typ II (s. u.) kommt. Dies kann durch gleichzeitige Gabe von NTBC und einer tyrosinarmen Diät verhindert werden.

Tyrosinämie Typ II (Richner-Hanhart-Syndrom, okulokutane Tyrosinose)

Ätiologie. Defekt der hepatischen, zytosolischen Tyrosin-Aminotransferase, die wesentlich am Abbau des nicht für synthetische Zwecke benötigten Tyrosins in p-Hydroxyphenylpyruvat beteiligt ist.

Klinik.

- **Auge:** beiderseits auftretende korneale Läsionen, die herpetischen Ulzerationen ähneln, mit Lichtscheu, Tränenfluss, intensivem Fremdkörpergefühl, später Narbenbildung, Sehstörungen
- **Haut:** an den Fußsohlen und Handinnenflächen Blasenbildung mit Krusten, Hyperkeratosen und erythematösem Wall; sehr schmerzhaft

60% der Patienten entwickeln unterschiedliche neurologische Symptome: Koordinationsstörungen, Sprachstörungen, seltener selbstzerstörerische Tendenzen.

Diagnostik. Sehr hohe Tyrosinkonzentrationen (mehr als das 10-Fache erhöht).

Therapie. Phenylalanin- und tyrosinarme Spezialprodukte senken den Tyrosinspiegel unter 800 µmol/l, wodurch sich die Symptome innerhalb von Wochen bis Monaten beseitigen lassen.

Störungen des Homozysteins und Zystinsstoffwechsels

Homozystinurie

Ätiologie. Bei dieser autosomal-rezessiven Erkrankung liegt in den meisten Fällen eine fehlende Aktivität der Zystathionin-Synthetase vor (Typ 1), die durch Störung des Methioninabbaus (zu Zystein) zur Anhäufung von Homozystin/Homozystein im Körper führt.

Häufigkeit. 1 : 250 000.

Klinik. Eine erhöhte Homozysteinkonzentration im Blut schädigt die Gefäßendothelien und lagert sich an kollagenen Fasern an, sodass es zu Thromboseneigung (mit Herzinfarkten bereits im Kindesalter!) und gegen Ende des 1. Lebensjahres zu (Sub-)Luxation der Linse kommen kann. Gelegentlich finden sich dem Marfan-Syndrom ähnliche Skelettveränderungen (Arachnodaktylie, Langgliedrigkeit) und zum Teil Intelligenzdefizite.

Diagnostik. Homozystinausscheidung im Urin ↑, Homozystein- und Methioninkonzentration im Plasma ↑.

Therapie. Methioninarme und zystinreiche Diät. Bei einer geringen Aktivitätsminderung der Zystathionin-Synthetase ist eine Behandlung mit Vitamin B_6 (Kofaktor der Zystathionin-Synthetase) möglich.

Zystinose

Ätiologie. Die Zystinose ist eine autosomal-rezessive Erkrankung, die mit einer lysosomalen Transportstörung für Zystin (aus den Lysosomen) einhergeht und zu charakteristischen Symptomen an Augen und Niere führt.

Häufigkeit. 1 : 5000.

Klinik. Die Erkrankung beginnt zunächst mit Appetitlosigkeit, Erbrechen, Gedeihstörungen, unklarem Fieber. Rückresorptionsstörungen im proximalen Nierentubulus führen zu einem Symptomenkomplex, der als **De-Toni-Debré-Fanconi-**

Syndrom bezeichnet wird: renale Hyperaminoazidurie, renale Glukosurie, Hyperphosphaturie (Vitamin-D-resistente Rachitis), Proteinurie. Im fortgeschrittenen Stadium kommt es zur terminalen Niereninsuffizienz (Urämie). In den ersten 2 Lebensjahren lagern sich bei den meisten Kindern Zystinkristalle in der Kornea ab. Die Retina zeigt typische Pigmentveränderungen.

Diagnostik
- charakteristische Klinik
- quantitativer Nachweis von intrazellulärem Zystin im Gewebe (Diagnosesicherung)
- Spaltlampenversuch: Aufleuchten von eingelagerten Zystinkristallen in der Kornea und Konjunktiva

Therapie. Symptomatisch und Gabe von Zysteamin, was den Verlust der glomerulären Filtration positiv beeinflussen soll. Ausgleich der Elektrolytverluste.

6.1.2 Störungen des Kohlenhydratstoffwechsels

Diabetes mellitus

Ätiologie. Der kindliche Diabetes mellitus ist meistens ein insulinpflichtiger **Insulinmangeldiabetes** (Typ 1 bzw. bisher insulin-dependent diabetes mellitus, IDDM), der sich oft im Anschluss an banale Infekte manifestiert und autoimmunologisch bedingt scheint (90% Autoantikörper).

Häufigkeit. 1:3000; Häufigkeitsgipfel: Kleinkindalter u. Pubertät.

Klinik. Typischerweise findet sich ein phasenhafter Verlauf:
- **Erstmanifestationsphase:** 80% d.F. innerhalb von 4 Wochen erste Symptome (nächtliches Einnässen, Polyurie, -dipsie, Gewichtsabnahme, Müdigkeit); nur bei ca. 20% kommt es (meist nach einem Infekt) zur akuten Ketoazidose bis zum Coma diabeticum: Muskelhypotonie, pseudoperitonitische Zeichen (DD: Appendizitis).
- **Remissionsphase:** In dieser Phase besteht nach der Erstmanifestation noch eine Restsekretion von Insulin durch die verbliebenen B-Zellen, die Wochen bis Jahre anhalten kann, bis es schließlich zur absoluten Insuffizienz kommt. Eine geringe Insulinsubstitution (2 E/Tag) kann diese Phase verlängern.
- **Pubertätsphase:** In dieser Phase verschlechtert sich die Stoffwechsellage durch den Wachstumsschub und die sexuelle Reifung. Nach der Pubertät stabilisiert sich die Stoffwechsellage wieder.

Diagnostik. Wird wie beim Erwachsenen anhand der klinischen und anamnestischen Symptome, des Nachweises erhöhter Blutzuckerwerte (> 200 mg/dl), Urinzucker und durch den oralen Glukosetoleranztest (oGT) gesichert. Nachweis eines immunologisch bedingten Typ-1-Diabetes durch die Inselzellantikörperbestimmung (Insulin-AK, GAD-II-AK).

Therapie. Die Therapie besteht in Insulinsubstitution und Eltern- bzw. Patientenschulung (geregelte Kost, körperliche Tätigkeit etc.).

Um die Qualität der Stoffwechseleinstellung beurteilen zu können, sollten der Blutzuckerspiegel (vor den Mahlzeiten im Normalbereich), Glukose und Ketonkörper im Urin, außerdem HbA_{1c}, Cholesterin und Triglyzeride bestimmt werden. Zusätzlich können der Blutdruck und Body-Mass-Index zur Erkennung zusätzlicher Risikofaktoren für diabetische Folgeerkrankungen dokumentiert und ggf. therapiert werden.

Prognose. Bei optimaler Schulung und Kontrolle des Glukosespiegels ist die Prognose gut, Wachstum und Reifung bleiben unbeeinflusst; ansonsten sind die typischen Diabeteskomplikationen frühzeitig zu erwarten (Mikro-, Makroangiopathie, Hypo-, Hyperglykämien). Bei der Berufswahl sollte darauf geachtet werden, dass ein regelmäßiger Lebensrhythmus möglich ist.

Differentialdiagnose. In seltenen Fällen können im Kindesalter Sonderformen des Diabetes mellitus vorkommen:
- **MODY** (**M**aturity-**O**nset-**D**iabetes in **Y**oung People): autosomal-dominant vererbt, ähnelt dem Typ 2 und ist insbesondere durch einen „Flush" nach Alkoholgenuss, fehlende Progredienz und geringe Azetonurieneigung gekennzeichnet
- **DIDMOAD-Syndrom** (**D**iabetes **i**nsipidus, **D**iabetes **m**ellitus, **o**ptical **A**trophy, **D**eafness): autosomal-rezessiv vererbt, geht neben den namen-

gebenden Symptomen mit ausgeprägtem Diabetes mellitus und diabetischer Neuropathie einher

Hypoglykämien

☞ Innere Medizin, Endokrine Organe, Kap. 6.2

Bei Neugeborenen liegt der normale BZ-Spiegel bei 40–50 mg%, bei Säuglingen (wie bei Erwachsenen) bei 60–120 mg%. Hypoglykämien liegen dann vor, wenn der BZ unter den genannten Werten liegt, wobei insbesondere Frühgeborene und dystrophe Neugeborene verstärkt zu Hypoglykämien neigen.

Klinik. Symptome sind Heißhunger, Blässe, Schweißausbruch, Tremor, Schwindel, Übelkeit und zunehmend zerebrale Symptome (Bewusstseinsstörungen, Krämpfe, Hyperreflexie, Koma). Je nach Alter sind verschiedene Ursachen wahrscheinlich.

Neugeborene

- **transitorischer Hyperinsulinismus:** in Folge eines mütterlichen Diabetes, Früh-/Mangelgeborene, Asphyxie, Sepsis, Rh-Inkompatibilität
- **B-Zell-Nesidioblastose:** B-Zell-Proliferation in den Pankreasausführungsgängen; ätiologisch unklar
- **Wiedemann-Beckwith-Syndrom:** Hyperinsulinismus, der sich meist innerhalb von Wochen und Monaten zurückbildet

Ältere Kinder. Bei älteren Kindern ist meist eine ketotische Hypoglykämie bei verminderter Hungertoleranz vorhanden. Selten sind hormonell bedingte Hypoglykämien (Morbus Addison, Hypothyreose), angeborene Stoffwechseldefekte (Glykogenosen, Fruktoseintoleranz, Galaktoseintoleranz) oder Hyperinsulinismus durch ein B-Zell-Adenom anzutreffen. Die Therapie sollte ursächlich erfolgen und zur Normalisierung des BZ führen.

Galaktosämie

Ätiologie. Autosomal-rezessiver Mangel an Galaktokinase, Galaktose-1-Phosphat-Uridyl-Transferase (klassische Form) oder UDP-Galaktose-4-Epimerase. Dies führt zur Speicherung von Galaktose und Galaktose-1-Phosphat und nachfolgender Schädigung besonders von Gehirn, Leber, Nierentubuli und Augenlinse.

Häufigkeit. 1:40 000–1:100 000.

Klinik. In der 2. Lebenswoche fallen die Kinder bereits durch Zeichen eines Leberschadens auf (Ikterus, Transaminasenerhöhung). Eine Galaktosämie kann zur Nahrungsverweigerung und Dehydratation führen.

Symptomentrias: knotige Leberzirrhose, Katarakt und ausgeprägter Gehirnschaden.

Diagnostik. Im Rahmen des Neugeborenen-Screenings (Paigen-Test) sollte die Diagnose gestellt werden. Zur Sicherung kann die fehlende Enzymaktivität in den Erythrozyten nachgewiesen werden. Im Urin ist die Reduktionsprobe positiv (vermehrt reduzierende Substanzen). Hyperbilirubinämie (direktes Bili ↑).

Therapie. Galaktosefreie Diät (kontraindiziert sind Milchprodukte).

Prognose. Durch eine lebenslange, strikt galaktosefreie Diät kann eine normale Entwicklung möglich sein. Eine unbehandelte Galaktosämie dagegen führt meist früh zum Tod.

Hereditäre Fruktoseintoleranz (HFI)

Ätiologie. Autosomal-rezessiv vererbter Fruktose-1-Phosphat-Aldolase-Mangel → Anstieg von Fruktose-1-Phosphat in Leber, Nieren und Gehirn.

Klinik. Eine Fruktosezufuhr (saccharose- oder sorbithaltige Säuglingsnahrung, Zufütterung von Obst und Gemüse!) führt schon im frühen Säuglingsalter zu deutlichen Symptomen: Hypoglykämie, Erbrechen, Appetitlosigkeit, zunehmende Leberschädigung (Hepatomegalie bis zur Zirrhose) und Nierenschädigung (Proteinurie, Hyperaminoazidurie).

Diagnostik. Nachweis der verminderten Enzymaktivität in der Leberbiopsie.

Therapie. Um eine normale Entwicklung der Kinder zu gewährleisten, muss lebenslang auf Fruktose verzichtet werden.

Laktosemalabsorption (Laktoseintoleranz)

Ätiologie. Laktose kann nicht zu Glukose und Galaktose gespalten werden.

- **primäre Form:** Laktasemangel im Darm

- **sekundäre Form:** Darmerkrankungen (Zöliakie, Kuhmilchallergie); reversibel

Klinik. Diarrhö, Blähungen, Tenesmen, Flatulenz nach Milchgenuss.

Diagnostik. Saurer Stuhl (pH 5); Dünndarmbiopsie (Enzymaktivität ↓), H_2-Atemtest.

Differentialdiagnose. **Kuhmilchproteinintoleranz.** Vorübergehende, immunologisch bedingte Intoleranz gegen Kuhmilchprotein (Laktalbumin, Kasein) im Säuglings- und Kleinkindalter. Gastrointestinale Symptome verschwinden bei kuhmilchproteinfreier Ernährung. Nach Reexposition kommt es zu erneutem Auftreten der Symptome. Zusätzlich können auch nichtgastrointestinale Beschwerden vorliegen: periorale Dermatitis, Ekzeme, Urtikaria, Asthma, Glottisödem und im schlimmsten Fall eine anaphylaktische Reaktion. Oftmals wird die Kuhmilchproteinintoleranz durch eine virale Infektion ausgelöst. Erstmalig treten Beschwerden nach Infekten bei mit Formulanahrung ernährten Kindern auf bzw. nach Nahrungsumstellung auf Formulanahrung bei voll gestillten Kindern. Die Diagnose lässt sich nur durch die Symptome in Assoziation mit der Nahrung stellen. Der Nachweis von Kuhmilchproteinantikörpern ist weder beweisend, noch schließt das Fehlen der Antikörper eine Kuhmilchproteinintoleranz aus.

Therapeutisch wird für 18–24 Monate kuhmilchproteinfrei ernährt. Teilhydrolysierte Nahrungen (HA-Nahrungen) sind wegen der noch zu großen Eiweißbestandteile nicht geeignet. Wegen Kreuzreaktionen in 30% sollte auch keine Sojamilch gefüttert werden. Als Milchnahrung kommen nur vollhydrolysierte Semi-Elementarnahrungen in Frage (z.B. Alfare, Pregomin). Eine Reexposition nach 1–2 Jahren sollte v.a. bei allergischen Reaktionsformen vom Soforttyp unter stationärer Überwachung erfolgen. Nach 2 Jahren tolerieren 75% die Reexposition problemlos.

Therapie. Milchzuckerfreie Diät.

Saccharase-Isomaltase-Mangel

Ätiologie. Autosomal-rezessive Störung der Saccharosespaltung (Glu-Fru).

Klinik. Diarrhö, Blähungen, Tenesmen, Flatulenz nach Rohrzucker- bzw. Stärkegenuss.

Diagnostik. ☞ Laktoseintoleranz.

Therapie. Rohrzuckerfreie Diät.

Glykogenspeicherkrankheiten

Von den bis heute bekannten 6 Haupttypen der sog. Glykogenspeicherkrankheiten wird nachfolgend nur die **Glykogenose Typ I** (v.-Gierke-Krankheit) besprochen.

Ätiologie. Autosomal-rezessiv vererbter Glukose-6-Phosphatase-Mangel, der zur intrazellulären Glykogenspeicherung führt.

Klinik. Erst nach der Geburt kommt es zur Ausbildung der Symptome: Hypoglykämieattacken (ca. 4 h postprandial) mit auffallender Hepatomegalie, Nierenvergrößerung, „Puppengesicht", Minderwuchs, erhöhter Harnsäurespiegel (Gichtsymptome und Xanthome) und hämorrhagische Diathese.

Diagnostik

- Labor: Blutzuckerwerte im Tagesprofil ↓ ↓ bei gleichzeitig exzessiv erhöhtem Serumlaktat, Triglyzeride ↑ ↑, Harnsäure ↑ ↑ und Transaminasen ↑
- Diagnosesicherung durch Leberbiopsie
- keine pränatale Diagnosemöglichkeit

Therapie. Diese besteht in der Gabe häufiger glukosereicher Mahlzeiten zur Vermeidung von Hypoglykämie.

Prognose. Werden durch die Diät (bzw. nächtliche Dauersondierung mit Maltodextrinlösungen) Hypoglykämien vermieden, ist die Prognose relativ gut (normales Wachstum). In der Pubertät nimmt die Hypoglykämieneigung ab; dennoch muss die Diät fortgesetzt werden. Die Krankheit neigt im Erwachsenenalter zu Lebertumoren, die maligne entarten.

6.1.3 Störungen des Fett- und Lipidstoffwechsels

Von klinischer Bedeutung sind neben den **Hyperlipoproteinämien** vor allem die **Mukopolysaccharidosen** (z.B. Pfaundler-Hurler-Syndrom) sowie die **Sphingolipidosen** (z.B. Tay-Sachs- und Gaucher-Krankheit).

GM_2-Gangliosidose (Tay-Sachs-Krankheit, infantile amaurotische Idiotie)

Ätiologie. Autosomal-rezessiver Defekt der Hexosaminidase A, wodurch es zur Speicherung von GM_2-Gangliosiden besonders im Gehirn und in der Retina kommt.

Häufigkeit. Die Tay-Sachs-Krankheit hat bei aschkenasischen Juden eine ca. 10-fach höhere Erkrankungshäufigkeit (1:900) gegenüber nichtjüdischen Bevölkerungsgruppen.

Klinik. Die Kinder werden meist erst gegen Ende des 1. Lebensjahres auffällig, wenn der rasch fortschreitende Zerebralabbau bereits begonnen hat. Ein Frühsymptom ist die Hyperakusis, gefolgt von Muskelatrophien, Spastiken, Opisthotonus, feinem Fingertremor, Nystagmus und Krämpfen. Es kommt zur Erblindung; charakteristischerweise findet man einen **kirschroten Makulafleck**. Meist sterben die Kinder im 3.–4. Lebensjahr (Kachexie, Dezerebrationsstarre).

Diagnostik
- CT (Hirnatrophie)
- EEG (Krampfpotentiale)
- ophthalmoskopisch (kirschroter Makulafleck)
- pränatale Diagnosestellung durch Chorionzottenbiopsie oder Kultivierung von Amnionzellen. Heterozygote Eltern können sicher durch Screeningverfahren erkannt werden.

Therapie. Eine Therapie ist nicht bekannt.

Gaucher-Krankheit

Ätiologie. Ein autosomal-rezessiv bedingter enzymatischer Defekt der Glukozerebrosidase führt zu einer gestörten Glukoseabspaltung vom Zerebrosidmolekül, wodurch es zu einer lysosomalen Speicherung von Glukozerebrosid in Leber, Milz, Knochenmark und ZNS kommt (→ **Gaucher-Zelle:** histiozytäre Glukozerebrosidspeicherung).

Klinik. Es werden 3 Typen unterschieden:
- **Typ I** (Erwachsenenform): ZNS nicht beteiligt
- **Typ II** (akute infantile Form): beginnt kurz nach der Geburt mit Zerebralabbau, Anorexie, Dystrophie, Hepatosplenomegalie und führt in Folge Speicherung der Glukozerebroside in der Lunge zu Gasaustauschstörungen. Die Kinder versterben meist im 1. Lebensjahr.
- **Typ III** (juvenile Form): ZNS ebenfalls beteiligt; der Verlauf ist allerdings länger. Häufig sind Knochenschmerzen und Gelenkschwellungen.

Diagnostik
- Röntgen-Thorax (vermehrte interstitielle Lungenzeichnung)
- Abdomensono (Splenomegalie)
- histologischer Nachweis von Gaucher-Zellen
- pränatale Diagnostik und Heterozygotentest

Therapie. Substitution des fehlenden Enzyms i.v. (bei Typ I). Bei Hypersplenismus Splenektomie.

Hyperlipoproteinämie

☞ Innere Medizin, Endokrine Organe, Kap. 7.2

Im Kindesalter spielen nur Typ I und II eine Rolle.

Hyperlipoproteinämie Typ I

Ätiologie. Insuffizienz der Transportvehikel für Triglyzeride und Chylomikronen (selten).

Klinik. Akute Abdominalkoliken, Pankreatitiden; Triglyzeridwerte ↑.

Therapie. Fettreduktion und Ersatz der langkettigen Triglyzeride durch mittelkettige (Transport ohne Chylomikronen möglich!).

Hyperlipoproteinämie Typ II

Ätiologie. Erhöhte LDL-Konzentrationen (Cholesterinerhöhung) mit (IIb) oder ohne (IIa) Triglyzeriderhöhung.

Klinik. Atherosklerose mit Komplikationen bereits vor dem 20. Lebensjahr (besonders bei Homozygoten).

Therapie. Diätetisch (und ggf. medikamentös).

Mukopolysaccharidosen

Bei den Mukopolysaccharidosen handelt es sich um genetisch bedingte Störungen (bis auf Typ II sämtlich autosomal-rezessiv vererbt) des Mukopolysaccharidstoffwechsels, die zu Mukopolysaccharidablagerungen in Skelett („Dysostosis multiplex“), Augen (Korneatrübungen), viszeralen Organen (Hepatosplenomegalie, Kardiomegalie) und Gehirn (Retardierung) führen können. Bisher sind 6 verschiedene Gruppen bekannt, die sich anhand klinischer, biochemischer und genetischer Faktoren unterscheiden lassen. Es besteht die Möglichkeit der pränatalen Diagnostik und des Screenings auf Grund bestimmter Färbeeigenschaften der Mukopolysaccharide.

Hier soll nur der **Typ I-H (Pfaundler-Hurler-Syndrom)** näher besprochen werden:

Ätiologie. Durch einen Mangel an α-L-Iduronidase kommt es zur Anhäufung und Speicherung saurer Mukopolysaccharide, die fast im gesamten Körper abgelagert werden.

Klinik. Im Laufe des 1. Lebensjahres entwickeln sich die charakteristischen Symptome: Gargoylismus („Wasserspeiergesicht“ mit großem Kopf, eingesunkener Nasenwurzel bei breiter Nase, Makroglossie), disproportionierter Zwergwuchs, Skelettdysplasie, Hepatosplenomegalie, Hornhauttrübung, hochgradiger Schwachsinn.

Therapie. Unbekannt.

Prognose. Ungünstig, da die Kinder meist im 2. Lebensjahrzehnt an Herzversagen (Kardiomegalie, Koronarstenosen) versterben.

> **Merke**
>
> In Rahmen des **Neugeborenen-Massenscreenings** können folgende Stoffwechselkrankheiten nachgewiesen werden: Galaktosämie (nach Paigen), PKU und Ahornsirup-Krankheit (nach Guthrie), Hypothyreose (TSH-Nachweis), Mukoviszidose (IRT) und Homozystinurie (Methionin ↑).

6.1.4 Störungen des Purin- und Pyrimidinstoffwechsels

Lesch-Nyhan-Syndrom

Ätiologie. Das Lesch-Nyhan-Syndrom ist eine X-chromosomal-rezessiv vererbte Störung im Purinstoffwechsel, die auf einer unzureichenden Funktion des Enzyms Hypoxanthin-Guanin-P-Ribosyltransferase (HGPRT) beruht. Normalerweise werden Purinbasen, die aus Nukleosiden entstehen, reutilisiert. Beim HGPRT-Defekt ist die Bildung von Guanin und GMP aus Nukleosiden gehemmt. Die hemmende Wirkung dieser Substanzen auf die De-novo-Synthese von Purin entfällt, und es kommt zu einer vermehrten Bildung von Hypoxanthin, Xanthin und schlecht löslicher Harnsäure. Die Erkrankung manifestiert sich im Säuglingsalter.

Klinik. Das Lesch-Nyhan-Syndrom verursacht vielfältige Symptomenkombinationen durch Schädigung unterschiedlicher Organe:

- ZNS: Entwicklungsverzögerung (manifest im 3.–6. Lebensmonat), choreoathetoide Bewegungsstörung und Spastizität (manifest im 6.–12. Lebensmonat). Selbstverstümmelndes Verhalten manifestiert sich meist erst im 2.–3. Lebensjahr. Außerdem zeigt sich neben zerebralen Anfällen eine deutliche psychomotorische Retardierung (IQ 40–80).
- Niere: Infektionen, fortschreitende Nephropathie mit Harnsteinen und Nierenversagen.
- Gelenke: Arthropathie durch Harnsäurekristalle.
- Immunsystem und Hämatologie: Bei oftmals bestehendem Folsäuremangel kann es zu einer megaloblastischen Anämie kommen. Ferner zeigen sich eine pathologische Thrombozytenmorphologie und eine eingeschränkte B-Zell-Funktion.
- Sonstiges: Minderwuchs, evtl. Typ-VI-Hyperbetalipoproteinämie, ektope Kalzifikationen.

Diagnostik. Harnsäure im Urin massiv erhöht, im Serum erhöht. Hypoxanthin im Urin erhöht. Nachweis des Enzymdefektes in Fibroblasten.

Therapie. Allopurinol, purinarme Kost, hohe Flüssigkeitszufuhr. Die zerebralen Symptome lassen sich nicht durch Allopurinol beeinflussen. Zur Verbesserung der Harnsäureausscheidung sollte der Urin-pH-Wert im alkalischen Bereich gehalten werden. Die zerebralen Anfälle werden mit antikonvulsiven Medikamenten behandelt, zum Schutz vor Selbstverstümmelung sind häufig Helme etc. notwendig.

6.1.5 Störungen des Kalzium- und Phosphatstoffwechsels

Phosphatdiabetes

Ätiologie. Diese Vitamin-D-resistente Rachitisform ist eine X-chromosomal-dominant vererbte Störung, bei der es vermehrt zu tubulären Phosphatverlusten kommt (Phosphatrückresorption ↓↓).

Klinik. Die Symptome entwickeln sich erst nach (!) dem 1. Lebensjahr: statische Knochenschmerzen und Knochenverbiegungen mit resultierendem Minderwuchs.

Diagnostik. Alkalische Phosphatase ↑; Phosphat im Urin ↑, im Plasma ↓.

Therapie. Zur Therapie wird Phosphat oral substituiert (→ Wachstumsbeschleunigung der minderwüchsigen Kinder), zusätzlich werden sehr hohe Dosen Vitamin D gegeben (mehr als bei Vitamin-D-Mangelrachitis → Gefahr der Vitamin-D-Intoxikation!).

Tetanie-Syndrom

☞ Innere Medizin, Endokrine Organe, Kap. 5.5.2

6.1.6 Peroxisomale Erkrankungen

Zellweger-Syndrom (zerebrohepatorenales Syndrom)

Ätiologie. Autosomal-rezessiv vererbbare peroxisomale Stoffwechselstörung auf der Grundlage einer angeborenen Genmutation. In erster Linie ist das Syndrom gekennzeichnet durch das Fehlen von Peroxisomen bzw. durch eine Störung der peroxisomalen Biogenese, die mit einem Verlust entsprechender Leber-, Nieren- und weiterer Organfunktionen einhergeht. Des Weiteren kommt es zu einem Aktivitätsverlust mehrerer peroxisomaler Enzyme, was sich auf verschiedene Stoffwechselfunktionen auswirkt.

Häufigkeit. 1:100 000 Neugeborene. Mädchen und Jungen sind gleich häufig betroffen.

Klinik. Häufig Frühgeburten. Neugeborene Babys weisen eine Kombination von Besonderheiten auf, wobei nicht alle Merkmale bei allen Kindern bzw. in gleich starker Ausprägung vorliegen. Zu den häufigsten Symptomen zählen:

Besonderheiten von Kopf und Gesicht:
- senkrechte Überentwicklung des Kopfes (Skaphozephalus/Langschädel)
- wenig ausgeprägte (hypoplastische) Nasenwurzel
- vergleichsweise kurzes Philtrum (Kuhle zwischen Nase und Oberlippe)
- vergleichsweise flach und rechteckig wirkendes Gesicht
- hohe, vorgewölbte Stirn
- vergleichsweise tief am Kopf sitzenden Ohren
- bei neugeborenen Kindern vergleichsweise großer noch nicht verknöcherten Bereich auf der Schädeldecke (Fontanelle)
- Rücklage des Unterkiefers und der Zahnreihe aufgrund einer Wachstumsstörung (Retrogenie)
- Gaumensegelspalte
- auffallend wenig sichtbare Bewegungen der Gesichtsoberfläche (Mimik)

Besonderheiten der Augen:
- vergleichsweise großer Augenabstand (Hypertelorismus)
- flache Ränder der knöchernen Augenhöhle (Orbita)
- Hornhauttrübung
- Linsentrübung
- Rückbildung des Sehnervs, was zu Sehschärfeverlust, Gesichtsfeldausfällen und weitgehender Blindheit führt (Optikusatrophie)
- Brushfield-Spots (Sprenkelung der Regenbogenhaut)
- Epicanthus medialis (kleine Hautfalte an den inneren Augenwinkeln)
- geschrägte Lidachsen

Besonderheiten des Gehirns
- zerebrale Zysten (Zysten im Gehirn, subependymale Pseudozysten)
- verminderte Ausprägung von Hirnwindungen (Mikrogyrie) oder Windungslosigkeit (Agyrie)
- Vergrößerung der Seitenventrikel im Gehirn

Besonderheiten der inneren Organe:
- Unterentwicklung der Lunge (Lungenhypoplasie)

- multizystische Nierendysplasie
- Leberinsuffizienz
- starke Lebervergrößerung/Hepatomegalie
- Siderose/Eisenspeicherstörung (Serum Fe ↑, Transferin ↑)
- Leberzirrhose
- neonatale Cholestase
- Herzfehler (insbesondere Ventrikelseptumdefekte)
- Thymusdysplasie

Neurologische Symptome:
- Muskelhypotonie
- Hyporeflexie oder Areflexie
- zerebrale Krampfanfälle (Epilepsie)

Sonstige Symptome:
- schrill klingendes Weinen
- Minderwuchs
- Vierfingerfurche
- großer, breiter Daumen
- leichte Biegung der kleinen Finger und/oder der Ringfinger in Richtung des jeweils rechtsseitig nebenliegenden Fingers (Kamptodaktylie)
- Störung der Ossifikation
- Fehlentwicklung der äußeren Geschlechtsorgane bei Mädchen
- starke psychomotorische Entwicklungsverzögerung
- schwere kognitive Behinderung
- Hörverlust

Diagnostik. Nachweis von Veränderungen der Fettsäuren im Serum (Konzentration von Pipecolinsäure im Urin, Blut sowie Liquor, langkettige Dikarbonsäuren im Urin), Fibroblasten- und Hepatozytenkultur (Fehlen von Peroxisomen).

Therapie und Prognose. Das Zellweger-Syndrom verläuft letal, d.h., Kinder mit dieser Besonderheit sind langfristig nicht lebensfähig. Sie sterben in der Regel im Verlauf der ersten Monate nach ihrer Geburt.

6.2 Störungen des Wasser-, Elektrolyt- und Säure-Basen-Haushaltes

☞ Kap. 1.7

Da Säuglinge bzw. Kleinkinder (bis zu 50%) einen höheren Anteil des Extrazellularvolumens pro Tag austauschen als Erwachsene (nur 15%!), sind sie gegenüber Störungen dieser Homöostase besonders anfällig.

6.2.1 Störungen des Wasserhaushaltes

Dehydratation

Bei Dehydratation in Folge unzureichender Zufuhr bzw. hoher Verluste kommt es meist rasch zu bedrohlichen Exsikkosezuständen. Ist die Osmolarität normal, spricht man von **Isotonie** (281–279 mosm/l); bei erhöhter Osmolarität wird von **hypertoner,** bei erniedrigter von **hypotoner** Entgleisung gesprochen. Die verschiedenen Dehydratationsformen, ihre Ursachen und ihre spezifischen Symptome sind in Tab. 15.17 zusammengefasst.

Klinik. Oligurie, trockene und blasse Haut und Schleimhäute, tief liegende halonierte Augen mit seltenem Lidschlag, Durst, vertiefte Atmung, schwacher Saugreflex, Schwäche und eingesunkene große Fontanelle.

Merke

Sofortiges Handeln ist erforderlich bei Na^+ > 155 mmol/l oder Na^+ < 125 mmol/l.

Tab. 15.17: Dehydratationsformen: Ursachen und Symptome

Dehydratation	Ursache	Symptome
hypoton: Na^+-Verlust > H_2O-Verlust	• Enteritis • Aldosteronmangel • Mukoviszidose • Salzverlustsyndrom • chron. Niereninsuffizienz	• Adynamie • Muskelschmerzen • Krampfanfälle
isoton: Na^+-Verlust = H_2O-Verlust	• Gastroenteritis • Ileus • Erbrechen • Verbrennung • Blutung	• Tachykardie • Unruhe
hyperton: Na^+-Verlust < H_2O-Verlust	• Gastroenteritis (+ Fieber) • Diabetes insipidus • Nahrungsverweigerung	• Krampfanfälle • Koma

Diagnostik. Die Dehydratationsform lässt sich durch die in Tab. 15.17 aufgeführten Symptome nicht sicher bestimmen. Daher sind eine Bestimmung von Elektrolyten, Harnstoff, Kreatinin und Albumin sowie eine Blutgasanalyse obligatorisch.

Therapie. Bei **leichter Exsikkose** (Verlust von maximal 8% des Körpergewichts) reicht eine orale Rehydrierung (z.B. mit Elotrans®, Oralpedon®). Voraussetzungen sind, dass keine Elektrolytentgleisungen und kein Erbrechen vorliegen und das Kind älter als 6 Monate ist (→ Infusionstherapie).

Bei **schwerer Dehydratation** sollte keine sofortige Normalisierung der Elektrolyte angestrebt werden, da eine schnelle Rehydrierung zu Krampfanfällen und Entgleisung anderer Elektrolyte durch Verschiebungen zwischen ICR und ECR führen kann. Daher beginnt man die Infusionstherapie mit isotoner, 0,9%iger NaCl-Lösung (20 ml/kg/h). Anschließend richtet man sich nach der Dehydratationsform (Laborwerte!):

- **hypotone Dehydratation:** Infusionstherapie mit isotoner NaCl-Lösung, die 5% Glukose enthält. Bei sehr geringen Na^+-Konzentrationen im Blut ist eine 3%ige NaCl-Lösung indiziert.
- **isotone Dehydratation:** Infusion einer nach Schweregrad halbisotonen bzw. eine drittelisotonen NaCl-Lösung
- **hypertone Dehydratation:** langsame Senkung der Na^+-Konzentration (über 24 h), um ein Hirnödem (durch raschen Eintritt in die Zellen) zu vermeiden. Daher beginnt man mit einer isotonen Lösung, anschließend halbisotone NaCl-Lösung.

Hyperhydratation

Ätiologie. Leberzirrhose, nephrotisches Syndrom, Herzinsuffizienz, übermäßige Infusionstherapie, Niereninsuffizienz etc.

Klinik. Ödeme, vermehrter Hautturgor, feuchte Rasselgeräusche (fluid lungs).

Therapie. Kausal. Regelmäßige Gewichtskontrollen und Einfuhr-Ausfuhr-Bilanzierung. Meist kommt es zur Besserung durch Wasser- und Natriumrestriktion (nicht sofort Diuretika einsetzen!).

6.2.2 Störungen des Kaliumhaushaltes

Zur Aufrechterhaltung des Membranpotentials ist der Kaliumhaushalt eng mit dem Wasserstoffionen- bzw. Natriumhaushalt verknüpft. Isolierte Messungen des extrazellulären Kaliums (normal: 3,5–5,5 mmol/l) können bei Ionenverschiebungen keine Informationen über das zu 98% intrazellulär vorhandene Kalium geben.

Hypokaliämie ($K^+ < 3{,}2$ mmol/l)

Ätiologie. Hypokaliämie kann bedingt sein durch:

- **enteralen Verlust:** Durchfall, Erbrechen oder chron. Darmerkrankungen
- **unzureichende Zufuhr:** Nahrungsverweigerung, Hunger
- **renalen Verlust:** Glomerulonephritis, Tubulopathien, Urämie, Zystinose u.a.
- **diabetische Ketoazidose:** Kaliumabfall vor allem unter Therapie
- **seltener** durch Diuretika, Laxanzien oder Glukokortikoidbehandlung sowie Cushing-Syndrom, Conn-Syndrom, Hyperaldosteronismus

Klinik. Die Kinder fallen auf durch Adynamie, Muskelhypotonie, Obstipation und Reflexabschwächung. Im EKG finden sich die charakteristischen Veränderungen (T-Abflachung, ST-Senkung, evtl. U-Welle, TU-Verschmelzung).

Therapie. Die Therapie besteht bei intakter Nierenfunktion in Kaliumzufuhr (langsam und immer verdünnt [!] infundieren). Meist reicht die Gabe von Grapefruit, Bananen und Trockenobst.

Hyperkaliämie ($K^+ > 5{,}5$ mmol/l)

Ätiologie. Sie kann renale (Nierenversagen) und extrarenale Ursachen (Verbrennungen, Hämolyse, iatrogen übermäßige Zufuhr, Traumatisierungen) haben. Ferner bedingt eine Azidose die Abgabe von K^+ aus der Zelle.

Klinik. Gefahr besteht von Seiten des Herzens durch Herzrhythmusstörungen, Schenkelblöcke bis Kammerflimmern und Herzstillstand. Im EKG finden sich PQ-Verkürzung, QRS-Verbreiterung, hohe T-Zacke.

Therapie. Antagonistisch wirkende Kalziuminjektion, Kalium bindende Kationenaustauscher- und

Natriumbikarbonatgabe (zum Azidoseausgleich), forcierte Diurese (Furosemid- und gleichzeitige Flüssigkeitsgabe), höherprozentige Glukoseinfusion mit Insulinzusatz und u. U. Dialyse.

6.2.3 Störungen des Säure-Basen-Haushaltes

☞ Innere Medizin, Niere, Kap. 11

Ätiopathogenese. Die Ursachen und Symptome sind bei Kindern und Erwachsenen vergleichbar.

Bei Säuglingen findet sich jedoch eine erhöhte Neigung zur **Azidose** (metabolisch und respiratorisch), da eine Kompensation durch verstärkte CO_2-Abatmung wegen der ohnehin hohen Atemfrequenz nur in geringem Ausmaß möglich ist.

Alkalosen finden sich bei Kindern relativ selten, wobei es gelegentlich zur akuten metabolischen Alkalose durch Säureverluste (Erbrechen bei z. B. Pylorusstenose), Kaliummangel oder iatrogen bedingte übermäßige Basenzufuhr kommen kann.

Therapie. Die Therapie sollte ursächlich erfolgen.

6.3 Hypo- und Hypervitaminosen

6.3.1 Vitaminmangelkrankheiten

Vitamin-A-Mangel

Vitamin A ist ein **fettlösliches** Vitamin, das mit der Nahrung aufgenommen wird (z. T. als Vorstufe β-Karotin).

Ätiologie. Eine Vitamin-A-Hypovitaminose ist selten. Bei Malabsorption (z. B. Zöliakie), Lebererkrankungen (gestörte Speicherung) oder auch bei Hypothyreose (unzureichende Umwandlung von Karotin in Vit. A) kommt es zu Mangelerscheinungen.

Klinik. Anfangs besteht häufig nur Nachtblindheit, bei manifestem Vitamin-A-Mangel finden sich zusätzlich: Hyperkeratosen der Haut- und Schleimhäute, Austrocknung von Konjunktiven (Xerosis) und Hornhaut (Xerophthalmie); nach narbiger Ausheilung konjunktivaler Veränderungen können Bitot-Flecken entstehen.

Diagnostik. Quantitative Bestimmung des Vitamin-A-Gehaltes im Serum, Nachweis von Veränderungen der vorderen Augenabschnitte, mikroskopische Bestimmung der Vaginal- oder Darmschleimhaut und Messung der Dunkeladaptation (Schulkinder).

Therapie. Hoch dosiertes Vit. A für 2–3 Wochen.

Cave: Überdosierungen → Gedeihstörungen und Verminderung des Knochenkalkgehaltes.

Vitamin-C-Mangel (Skorbut, Möller-Barlow-Krankheit)

Vitamin C ist ein **wasserlösliches** Vitamin; es findet sich v. a. in pflanzlicher Nahrung.

Ätiologie. Sehr selten, kann aber bei einseitiger Ernährung oder Hungersnöten auftreten.

Klinik. Störung der Kollagensynthese mit Veränderungen an den Gefäßen und im Binde- und Stützgewebe; Gedeihstörungen, Gelenk- und Gliederschmerzen durch subperiostale/gelenknahe Blutungen; Pseudoparese der Extremitäten; Anämie; Störungen der Zahnentwicklung; durch die erhöhte Gefäßfragilität bedingte Blutungsneigung (positiver Rumpel-Leede-Test) und eine erhöhte Infektanfälligkeit. Die Kinder sind zunehmend berührungsempfindlich.

Diagnostik. Vitamin C im Serum und Leukozytenzahl sind herabgesetzt. Rö: Osteoporose mit verdünnter Kortikalis.

Therapie. Gabe von Vitamin C. Eine klinische Besserung ist bereits nach 48 h sichtbar.

Vitamin-D-Mangel (Rachitis)

☞ Orthopädie, Kap. 2.2

Vitamin-K-Mangel

☞ Kap. 4.6

Vitamin K spielt als **fettlösliches Vitamin** eine wichtige Rolle im Gerinnungssystem. Es ist essentiell für die Produktion der Faktoren des Prothrombinkomplexes und von Protein S und C in der Leber. Zu den Vitamin-K-Mangel-Blutungen zählen: Hämatemesis, gastrointestinale und intrakranielle Blutungen, Epistaxis, Nabelschnur- und Hautblutungen.

6.3.2 Vitaminüberdosierungen

Vitamin-D-Intoxikation (Hyperkalzämie-Syndrom)

Ätiologie. Meist iatrogen (Überdosierung), gelegentlich auch durch konstitutionelle Vitamin-D-Überempfindlichkeit bedingt. Längere Immobilisation, Hypothyreose und Hyperparathyreoidismus.

Klinik. **Hyperkalzämie-Syndrom** mit Anorexie, Obstipation, Erbrechen, Pankreatitis, Polyurie, Durst, Müdigkeit, Muskelhypotonie und Wachstumsstillstand. Bei längerer Dauer auch Nephrokalzinose, Nephrolithiasis, Bluthochdruck und Niereninsuffizienz.

Diagnostik. Hyperkalzämie/-urie mit Kalkablagerungen in Nieren (Nephrokalzinose), Gefäßen und anderen Organen.

Therapie. Da die o.g. Veränderungen nur teilweise reversibel sind, ist eine frühzeitige kalziumarme Diät in Kombination mit einer Prednisonbehandlung indiziert, um den Kalziumspiegel zu senken. Wegen der langen Halbwertszeit von Vitamin D sollte diese Therapie mindestens ein halbes Jahr dauern.

7 Erkrankungen endokriner Drüsen

7.1 Funktion der endokrinen Drüsen

☞ Innere Medizin, Endokrine Organe, Kap. 1–5

Die endokrinen Drüsen sondern Hormone direkt in die Blutbahn ab. Die Grundlage der Hormonsekretionssteuerung bildet dabei ein Regelkreis mit Rückkoppelungsmechanismen. In den Regelkreis integriert sind Hypothalamus (Releasing-Hormone), Hypophyse (glandotrope Hormone), Hormondrüse und Serumspiegel des freien Hormons.

7.2 Erkrankungen von Hypophyse und Hypothalamus

Diabetes insipidus neurohormonalis

Ätiologie. ADH-Mangel verschiedenster Ursache:

- **idiopathisch** (30% d.F.): Auto-AK gegen Vasopressin produzierende Zellen im Hypothalamus
- **angeboren:** autosomal-dominante Vererbung (sehr selten)
- **symptomatisch:**
  - Tumoren (2/3 d.F.): z.B. Kraniopharyngeom, Zysten, Pinealom, Keilbeinmeningeom
  - Infiltrationen: u.a. Lymphome, Granulomatosen, Histiozytosen
  - Metastasen: z.B. eines Bronchialkarzinoms
  - entzündliche Erkrankungen: Lues, basale Meningitis, Enzephalitis
  - Medikamente: z.B. Cyclophosphamid, Vincristin
  - sonstiges: Schädel-Hirn-Traumen, Blutungen, operative Eingriffe
  - Histiozytosen: z.B. Hand-Schüller-Christian-Erkrankung ☞ Kap. 10.3.3

Klinik. Polydipsie, Polyurie (10 l/h), Nykturie und Enuresis. Die Symptomatik beginnt oft schleichend, nach Traumen auch plötzlich. Bei Säuglingen, bei denen keine freie Flüssigkeitszufuhr möglich ist, können Dehydratationszeichen (Hyperosmolarität, Exsikkose, Fieber und Schock) richtungweisend sein (Durstfieber). Gedeihstörungen und Gewichtsabnahme sind häufig. Tumoren können sich auch durch eine neurologische Symptomatik (z.B. Sehstörungen) andeuten.

Diagnostik. Hypoosmolarer Urin (< 100 mosm/l); Hyperosmolarität des Serums und deren Beseitigung durch Gabe von ADH (ADH-Test). Das spezifische Gewicht des Morgenurins beträgt < 1,005 mosm/l. Zur Abklärung eines intrakraniellen Tumors müssen Röntgenaufnahmen und CT erfolgen.

Differentialdiagnose

- **psychogene Polydipsie:** Verhaltensstörung, bei der große Flüssigkeitsmengen aufgenommen werden, aber eine normale Harnkonzentrierung im Durstversuch möglich ist.
- **Diabetes insipidus renalis:** X-chromosomal bedingte Endorganresistenz, d.h., die Sammelrohrepithelien der Niere sprechen nicht auf das normal produzierte ADH an (ADH im Serum ist normal). Beim Diabetes insipidus renalis beginnen die Symptome (Fieber und Gedeihstörungen) schon bald nach der Geburt, und die Gabe von ADH beeinflusst die Harnflut nicht.
- **Diabetes mellitus**
- **Hyperkalzämie**
- **chronische Niereninsuffizienz**

Therapie. Eine ADH-Substitution mit synthetischem ADH (DDAVP) mit 2–3 Dosen intranasal/d ist möglich, wobei eine Osmolalität des Urins > 280 mosm/l erreicht werden soll.

Prognose. Sie richtet sich im Wesentlichen nach der auslösenden Ursache: Günstig ist sie beim idiopathischen Diabetes insipidus sowie nach Traumen, zweifelhaft hingegen bei einem Hirntumor.

Merke

Durchschlafen ohne Trinken und Wasserlassen schließt Diabetes insipidus praktisch aus.

Panhypopituitarismus

☞ Innere Medizin, Endokrine Organe, Kap. 1.2

Ätiologie. Bei einem totalen Ausfall des Hypophysenvorderlappens (HVL) spricht man von Panhypopituitarismus; im Kindesalter selten. Als Ursachen finden sich Hypophysentumoren (z.B. chromophobes Adenom und Kraniopharyngeom), Traumen sowie entzündliche Erkrankungen der Hypophyse.

Klinik

- **akute Form:** akutes hypophysäres Koma mit schläfrig-stuporösem Krankheitsbild (Hypotonie, -thermie, -glykämie, -ventilation u.a.). Als auslösende Faktoren kommen dabei Erbrechen, Diarrhöen, Infekte, Traumen und Operationen in Betracht.
- **chronische Form:** langsam progredienter Ausfall der Partialfunktionen in typischer Reihenfolge: Wachstumshormone (hypophysärer Zwergwuchs), Gonadotropine (beim Kind: Augenbrauenbehaarung verschwindet), TSH (sek. Hypothyreose mit Apathie, Hypothermie) und ACTH (sek. NNR-Insuffizienz mit Adynamie).

Diagnostik. Diese wird anamnestisch, klinisch und laborchemisch durch den Mangel der entsprechenden Hormone gestellt (kombinierter Hypophysenstimulationstest).

Therapie. Substitution der peripheren endokrinen Hormone. Beim hypophysären Koma ist die rasche Gabe von Glukokortikoiden und Glukose besonders wichtig.

Hypophysärer Kleinwuchs

Ätiologie. STH-Mangel unterschiedlicher Ursache:

- **idiopathisch (häufigste Form):** keine anatomische Schädigung der Hypophyse
- **beginnende Form** des Panhypopituitarismus (s.o.)
- **angeborene Formen:**
  - autosomal-rezessiver Typ Ia (Deletion des STH-Gens am Chromosom 17)
  - autosomal-rezessiver Typ Ib
  - autosomal-dominanter Typ II (beides unklare Defekte)

Häufigkeit. 1:10000.

Klinik. Das Leitsymptom ist der Minderwuchs, während bei der Geburt Länge und Gewicht gewöhnlich normal sind. Oft wird der zunehmende Wachstumsrückstand erst im 2. oder 3. Lebensjahr auffällig (Unterschreiten der 3. Perzentile, ☞ Abb. 15.1). Die Körperproportionen sind im Gegensatz zum Minderwuchs bei Hypothyreose und den meisten angeborenen Störungen der Knorpel-Knochen-Bildung normal.

Diagnostik. Messung von STH im Serum basal und nach Stimulation durch GRH bzw. eine Argininfusion oder eine durch Insulin induzierte Hypoglykämie.

Therapie. Allabendliche subkutane Injektion von gentechnisch hergestelltem Wachstumshormon. Nach Verschmelzung der Wachstumsfugen ist die Therapie unwirksam. Der Therapieerfolg steigt bei frühzeitigem Therapiebeginn. Bei gleichzeitigem Ausfall der Gonadotropine und künstlicher Pubertätseinleitung ist die Größe im Erwachsenenalter günstiger.

Prognose. Trotz Behandlung ist die Erwachsenengröße meist niedriger, als aufgrund der Elterngröße zu erwarten wäre.

Klinischer Fall

Eine 16-jährige Patientin kommt mit der Frage, ob ihr Minderwuchs (Größe 151 cm) hormonell behandelt werden kann. Sie hat seit dem 11. Lebensjahr regelrecht menstruiert und ist seit mehr als einem Jahr nicht gewachsen. Das radiometrisch bestimmte Knochenalter ist 17 Jahre.
Antwort: Die Behandlung mit Wachstumshormonen ist in diesem Fall sinnlos (die Epiphysenfugen sind mit einem Knochenalter von 17 Jahren schon verschlossen).

Hypophysärer Gigantismus

Ätiologie

- **häufig:** Überproduktion von STH durch ein somatotropes Adenom des HVL
- **selten:** überschießende Stimulation der Hypophyse durch Somatoliberin (GH-RH, SRH), z.B. ektope Produktion durch einen Pankreastumor

Klinik. Das Leitsymptom der Erkrankung ist ein (oft erst in der Pubertät einsetzendes) pathologisch gesteigertes Längenwachstum, welches sich bis ins Erwachsenenalter fortsetzt und akromegale Züge aufweist (große Hände, Füße, Ohren, Nase). Die Körperendgröße liegt deutlich über der 97. Perzentile, mindestens jedoch bei 2 m.

Diagnostik. Erhöhte IGF- (insulin-like growth factor) und STH-Spiegel im Serum, die sich nicht durch einen oralen Glukosebelastungstest senken lassen.

Differentialdiagnose. Familiärer Hochwuchs, Pubertas praecox (zunächst Hochwuchs, aber vorzeitiger Epiphysenschluss), Präpubertätsfettsucht (vorübergehende starke Wachstumsbeschleunigung), Hypogonadismusformen, Marfan-Syndrom (unverhältnismäßig lange Extremitäten), Sotos-Syndrom, Hyperthyreose u.a. (☞ Kap. 2.2).

Therapie. Transsphenoidale Adenomektomie.

Prognose. Bei totaler Adenomexstirpation gut.

7.3 Erkrankungen der Schilddrüse

7.3.1 Struma

Definition. Vergrößerung der Schilddrüse ohne Funktionsausfall oder entzündliche Veränderungen. Die Struma kann schon bei Geburt vorliegen (= neonatorum) bzw. sich im Laufe der Kindheit entwickeln.

Struma neonatorum

☞ Abb. 15.12

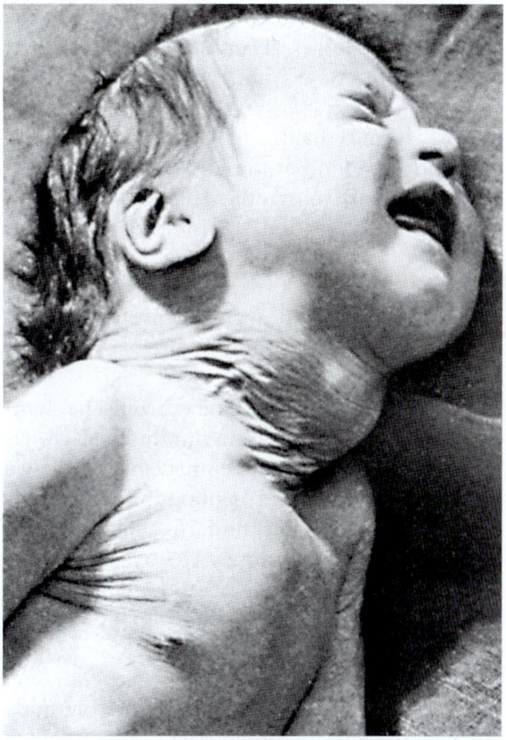

Abb. 15.12: Struma beim Neugeborenen [6]

15

Ätiologie. Die Struma des Neugeborenen kann verschiedene Ursachen haben:

- Iodmangel in der Gravidität ist die häufigste Ursache einer angeborenen Struma. In Iodmangelgebieten werden endemische Häufungen beobachtet.
- Bei starkem Mangel eines zur Schilddrüsenhormonsynthese benötigten Enzyms ist die Hormonproduktion bereits intrauterin unzureichend → TSH ↑ und Schilddrüse ↑. Der gleiche Mechanismus der Strumaentstehung liegt vor, wenn die Mutter in der Schwangerschaft mit einem Thyreostatikum behandelt wird; dies kann, muss aber nicht zu einer Struma neonatorum führen.
- Ein diaplazentarer Übertritt von Schilddrüsenantikörpern (z.B. bei Morbus Basedow der Mutter) kann eine transitorische Hyperthyreose des Neugeborenen erzeugen (☞ Innere Medizin, Endokrine Organe, Kap. 2.2)

Blande Struma

Ätiologie. Bei der blanden oder **juvenilen euthyreoten Struma** gilt die durch Iodmangel verursachte chronische TSH-Stimulation als Hauptursache. Familiäre Iodfehlverwertung spielt eine verstärkende Rolle. Hauptmanifestationsalter: Pubertät (w > m).

Klinik. Geburt häufig in Gesichtslage; diffuse Schilddrüsenvergrößerung, die sich unter baldiger Behandlung vollständig zurückbilden kann. Mit einer mechanischen Atemstörung ist zu rechnen.

Diagnostik. TSH im oberen Normbereich. Sonographische Untersuchung.

Differentialdiagnose. Eine **chronische lymphozytäre Thyreoiditis** kann nur durch Nachweis von Thyreoglobulin-AK, Feinnadelbiopsie sowie durch zytologische Untersuchung abgegrenzt werden; evtl. Szintigraphie und Nadelbiopsie zum Ausschluss eines Karzinoms. Des Weiteren können auch (jodhaltige) Arzneimittel eine Struma verursachen, z.B. Lithiumsatze, Thiouracil, Perchlorat.

Therapie. Iodsubsitution. Bei Nichterfolg muss L-Thyroxin gegeben werden. Alle Familien sollten generell jodiertes Kochsalz verwenden.

7.3.2 Hypo- bzw. Athyreose

Ätiologie

- **angeborene Hypothyreose** (häufigste Form): Schilddrüsengewebe kann völlig fehlen (Athyreose) oder hypoplastisch (Hypothyreose), evtl. auch ektopisch (z.B. am Zungengrund) sein.
- **seltener:** Enzymdefekte bei der Schilddrüsenhormon-, TSH- oder TRH-Synthese (meist autosomal-rezessiv)

Häufigkeit. 1:3000–4000 Lebendgeborene (w > m).

Die angeborene Hypothyreose ist nach dem Diabetes mellitus die zweithäufigste Endokrinopathie im Kindesalter.

Klinik. Beim Neugeborenen symptomarm.

- **in den ersten beiden Lebenswochen:** Rückstand der Knochenreifung, Icterus prolongatus (Leberunreife), kleine Fontanelle, Myxödeme im Gesicht
- **ab der 2. Lebenswoche:** Bindegewebsschwäche (großer Bauch, Nabelhernie); marmorierte, trockene Haut; Trinkfaulheit, Makroglossie, Bewegungsarmut, Obstipation, Muskelhypotonie, heiseres Schreien u.a.
- **ab dem 4.–6. Lebensmonat:** disproportionierter Minderwuchs (kurze Arme und Beine); struppige Haare; Hypercholesterinämie; Hypertriglyzerinämie

Diagnostik. In der Bundesrepublik Deutschland wird bei jedem Neugeborenen ein Hypothyreose-Screening durchgeführt (gleichzeitig mit dem Screening auf angeborene Stoffwechselkrankheiten am 5. oder 6. Lebenstag). Bei pathologischem Screeningergebnis wird eine Kontrolluntersuchung durchgeführt: T_4 ↓, T_3 ↓, TSH ↑ (Serumwerte).

Differentialdiagnose. Die Differentialdiagnose ist bei isoliert auftretenden Symptomen schwierig; insbesondere der Icterus prolongatus ist vieldeutig. Ist bei Verdacht auf eine angeborene Hypothyreose der TSH-Spiegel normal oder niedrig, muss eine T_4-Bestimmung erfolgen (möglicherweise seltene angeborene sekundäre Hypothyreose in Folge einer Hypothalamus- oder Hypophysenerkrankung). Eine transitorische Hypothyreose verschwindet nach wenigen Wochen.

Therapie. Lebenslange orale Substitution von synthetischem L-Thyroxin. Anpassung der Dosis zur Erhaltung eines physiologischen T_4- und TSH-Spiegels.

Prognose. Die Prognose ist abhängig vom Zeitpunkt der Diagnose. Eine 3–4 Wochen postnatal unbehandelte Hypothyreose führt zur irreversiblen Entwicklungsstörung des Gehirns (z. B. Intelligenzminderung).

7.3.3 Hyperthyreose

☞ Innere Medizin, Endokrine Organe, Kap. 2.2

Die Hyperthyreose ist im Kindesalter selten (w > m). In den meisten Fällen liegt eine Autoimmunerkrankung vor (Morbus Basedow). Bei Kindern kann auch ein größeres (TSH-unabhängiges) Schilddrüsenadenom Ursache einer Hyperthyreose sein).

7.4 Erkrankungen der Nebenschilddrüsen

7.4.1 Hyperparathyreoidismus

Primärer Hyperparathyreoidismus

Ätiologie

- Adenome der Nebenschilddrüse
- im Rahmen einer multiplen endokrinen Neoplasie (MEN):
  - **Typ I (Wermer-Syndrom):** prim. Hyperparathyreoidismus, Pankreastumoren, Hypophysentumor
  - **Typ IIa (Sipple-Syndrom):** prim. Hyperparathyreoidismus, C-Zell-Karzinom, Phäochromozytom

Klinik. Übelkeit, Erbrechen, Kopf- und Bauchschmerzen, Polyurie und Polydipsie, Muskelhypotonie und -adynamie. Hyperkalzämie führt zu Nierensteinen, verstärktem Umbau des Knochens (**Ostitis fibrosa**) und ist häufig mit einer Pankreatitis verbunden.

Diagnostik und Therapie. ☞ Innere Medizin, Endokrine Organe, Kap. 5.3

Sekundärer Hyperparathyreoidismus

Ätiologie. Chronische Niereninsuffizienz (Calcitriol = 1,25-Dihydroxycholecalciferol ↓) oder Rachitis. Eine chronische Hypokalzämie führt kompensatorisch zur vermehrten Parathormonausschüttung. Parathormon mobilisiert Ca^{2+} aus den Knochen zur Wiederherstellung des Gleichgewichts.

Klinik. Renale Osteodystrophie, Osteomalazie und Ostitis fibrosa.

Diagnostik und Therapie. ☞ Innere Medizin, Endokrine Organe, Kap. 5.3

7.4.2 Hypoparathyreoidismus

☞ Innere Medizin, Endokrine Organe, Kap. 5.1

Transitorischer Hypoparathyreoidismus

Ätiologie. Anpassungsstörung der kindlichen Nebenschilddrüsen bei hypokalzämischen Neugeborenen. Der Parathormonspiegel ist oft unter der Nachweisgrenze.

Klinik. Erhöhte muskuläre Erregbarkeit, Tetanie und Krampfanfälle.

Therapie. 10%ige Kalziumglukonatlösung (1–2 ml/kg KG i.v.).

Permanenter Hypoparathyreoidismus

Ätiologie

- idiopathisch (evtl. Autoimmungenese)
- Di-George-Syndrom: Aplasie der Nebenschilddrüse und des Thymus, bedingt durch eine Entwicklungsstörung der 3. und 4. Kiementasche
- im Rahmen eines polyglandulären Autoimmunsyndroms
  - **Typ I:** prim. Hypoparathyreoidismus, prim. NN-Insuffizienz, chron. mukokutane Candidiasis
  - **Typ II:** prim. Hypoparathyreoidismus, prim. NN-Insuffizienz, Hashimoto-Thyreoiditis, Diabetes Typ I, Ovarialinsuffizienz

Klinik. Diese wird durch Hypokalzämie und Hyperphosphatämie bestimmt. Die nervale und neuromuskuläre Übererregbarkeit führt beim Neugeborenen und Säugling zu generalisierten

Krampfanfällen, die klinisch nicht von Krampfanfällen anderer Genese zu unterscheiden sind. Beim älteren Kind ist die tetanische Symptomatik typisch: schmerzhafte Kontraktionen umschriebener Muskelgruppen, Karpopedalspasmen, Pfötchenstellung der Hand mit eingezogenem Daumen und Wadenkrämpfe.

Weitere Leitsymptome sind: psychomotorische Retardierung, intrakranielle Verkalkungen, Katarakt, Zahnanomalie, Alopezie, Brüchigkeit der Fingernägel, Innenohrschwerhörigkeit, Kleinwuchs, Muskelhypotonie, Ptosis, Nephropathie.

Diagnostik
- Parathormon ↓, Kalzium ↓, Phosphat ↑
- Rö: Schädel mit Nachweis von Verkalkungen
- CCT

Therapie. Der Serumkalziumspiegel kann mit Vitamin D oder synthetischen Derivaten angehoben werden, z.B. 1,25-Dihydroxycholecalciferol. Engmaschige Kontrollen sind nötig. Bei Tetanien wird Kalziumglukonat i.v. gegeben.

Differentialdiagnose

Pseudohypoparathyreoidismus

Dominant vererbte Störung der **Parathormonrezeptor- oder -postrezeptorfunktion** mit den klinischen Zeichen eines Hypoparathyreoidismus, allerdings bei normalen oder sogar erhöhten Parathormonspiegeln.

Leitsymptome sind Kleinwuchs, subkutane Verkalkungen, Brachymetakarpie, geistige Retardierung.

7.5 Erkrankungen der Nebennierenrinde (NNR)

7.5.1 Nebennierenrindeninsuffizienz

Ätiologie
- **primär-akute Form** (ACTH ↑):
  - Nebennierenapoplexie des Neugeborenen im Rahmen eines Geburtstraumas mit Hypoxie
  - Blutungen in der Nebenniere mit Mikrothrombenbildung und Verbrauchskoagulopathien bei schweren Infekten (z.B. Waterhouse-Friderichsen-Syndrom)
  - akute Insuffizienz bei Kindern mit kongenitalem adrogenitalem Syndrom (Salzverlustsyndrom)
- **primär-chronische Form** (ACTH ↑): meist idiopathisch (Morbus Addison durch Autoimmunprozess) und selten Entzündungen (Tbc)
- **sekundäre Form** (ACTH ↓): Hypothalamus-/Hypophyseninsuffizienz (z.B. durch Kraniopharyngeom)

Klinik. Durch den Ausfall der Hormone der NNR erklären sich die Symptome:
- **Glukokortikoide:** Hypoglykämien, Gewichtsabnahme, Ketoazidose, Lymphozytose, Eosinophilie, erhöhte ACTH- und MSH-Konzentration → Hyperpigmentierung (nicht bei der sek. Form)
- **Mineralokortikoide:** Hypernatriurie, Hyponatriämie, Hypochlorämie, Hyperkaliämie (EKG-Veränderungen, Muskelkrämpfe), metabolische Azidose, Hypovolämie (Kollapsneigung, Schwäche)
- **Androgene:** Impotenz, geringe Ausbildung der sekundären Geschlechtsmerkmale, fehlende Virilisierung, Eiweißkatabolismus mit Muskelschwund

Diagnostik
- ACTH ↑ → prim. Form
- ACTH ↓ → sek. Form, Kortisolbestimmung (bei erhaltener ACTH-Stimulationsreserve im Metopiron-Test

Therapie. Dauersubstitutionstherapie mit Gluko- und Mineralokortikoiden sowie eine ausreichende Zufuhr von NaCl.

7.5.2 Adrenogenitales Syndrom (AGS)

Ätiologie. Der NNR-Dysfunktion liegt in 90% d.F. ein autosomal-rezessiv vererbter Mangel an 21-β-Hydroxylase zugrunde. Die daraus resultierende niedrige Kortisol- (und Aldosteron- → Salzverlustsyndrom) Konzentration im Plasma bewirkt eine gesteigerte ACTH-Ausschüttung mit bilateraler NNR-Hyperplasie und vermehrter Androgensynthese.

Häufigkeit. 1:5000.

Klinik. Bei Mädchen (schon vor der Geburt) Virilisierung des weiblichen Genitales **(Pseudo-**

hermaphroditismus femininus), Entwicklung männlicher Muskulatur, Bartwuchs, tiefe Stimme. Bei Jungen ein verstärktes Peniswachstum (bei normaler Testesgröße) in den ersten Lebenswochen. Bei beiden Geschlechtern findet sich in den ersten Lebensjahren ein beschleunigtes Wachstum, es kommt zur Ausbildung einer „Scheinfrühreife" (Pseudopubertas praecox) mit sekundärem Hypogonadismus (Hemmung der Gonadotropinausschüttung wegen zu hoher Androgenspiegel) und mit ca. 10 Jahren zum Wachstumsstillstand (wegen frühzeitigen Schlusses der Epiphysenfugen).

Als Erwachsene bleiben die Patienten unbehandelt klein und unfruchtbar. Neben den Genitalanomalien kommt es im frühen Säuglingsalter zu mangelnder Gewichtszunahme und Erbrechen (☞ Abb. 15.13).

Diagnostik. Erhöhter 17-α-Hydroxyprogesteronspiegel im Plasma sowie erhöhte Pregnantriol-, 17-Ketosteroid- und Testosteronkonzentrationen im Urin.

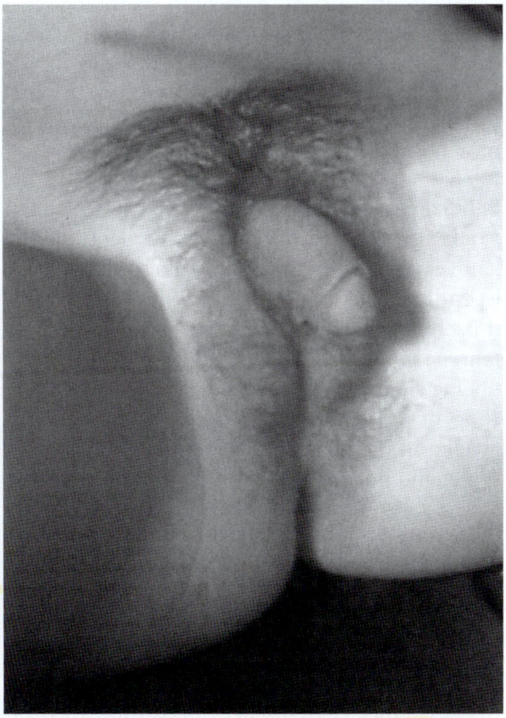

Abb. 15.13: Kongenitales adrenogenitales Syndrom. Genotypisch weibliche Patientin mit vermännlichtem Genitale [6]

Beim Salzverlustsyndrom: hyperkaliämische hypochlorämische Azidose; Aldosteronausscheidung im Urin vermindert. Wird die Diagnose nicht gestellt, kann es – insbesondere beim AGS mit Salzverlustsyndrom – bereits im Säuglingsalter zum Tod durch Schock und Kreislaufstillstand kommen.

Pränatale Diagnostik durch Chorionzottenbiopsie möglich.

Therapie. In unkomplizierten Fällen ist durch Hormontherapie eine normale Entwicklung mit Zeugungsfähigkeit bzw. Schwangerschaft möglich. Eine Klitorishypertrophie oder ein Sinus urogenitalis sollte bis zum 2. Lebensjahr operativ versorgt werden. Durch eine Dexamethasongabe während der Schwangerschaft lässt sich die Virilisierung weiblicher Feten praktisch verhindern, allerdings muss bereits in der 6.–8. SSW begonnen werden.

Merke

Beim **AGS mit Salzverlustsyndrom** kann es durch Stress, Infektionen etc. zu lebensgefährlichen Krisen **(Addison-Krise)** bereits in den ersten Lebenswochen kommen (Hypoglykämie, Hyperkaliämie, Hyponatriämie, Azidose, Kreislaufkollaps).

7.5.3 Adrenaler Hyperkortizismus (Cushing-Syndrom)

Ätiologie. Das Cushing-Syndrom wird im Kindesalter häufig durch Karzinome der NNR, gelegentlich durch Adenome oder eine diffuse NNR-Hyperplasie verursacht.

Klinik. Diese kann bei Kindern gelegentlich nur in einer **Wachstumsverzögerung** (katabole Wirkung des Kortisols) bei Fettleibigkeit bestehen. Daneben finden sich auch die für das Erwachsenenalter typischen Befunde: Stammfettsucht, Striae distensae, Stiernacken, Osteoporose (v.a. Wirbelkörper), Leistungsabfall, Muskelschwäche, Diabetes mellitus, Hirsutismus, Akne, Bluthochdruck etc.

Diagnostik. Die erhöhte Kortisolproduktion, der Verlust der zirkadianen Schwankungen des Hormonspiegels und die vermehrte Ausscheidung des Kortisols im Urin führen zur Diagnosestellung. Dexamethasonhemmtest.

Therapie. Operative Entfernung des verantwortlichen Tumors.

7.6 Erkrankungen des Nebennierenmarks

Phäochromozytom

☞ Innere Medizin, Endokrine Organe, Kap. 3.4

Ätiologie

- **95% d.F.:** gutartiger, meist im Nebennierenmark (selten in den Grenzstrangganglien) lokalisierter Tumor der enterochromaffinen Zellen, der durch eine vermehrte Katecholaminausschüttung gekennzeichnet ist (m > w)
- **selten:** im Rahmen multipler endokriner Neoplasien (MEN):
  - **Typ IIa (Sipple-Syndrom):** Phäochromozytom, prim. Hypoparathyreoidismus, C-Zell-Ca.
  - **Typ IIb (Gorlin-Syndrom):** Phäochromozytom, C-Zell-Karzinom, Neurinome, marfanoider Habitus

Klinik. Kontinuierlicher Hypertonus, Blässe, Gewichtsverlust, Glukosurie etc. Die für das Erwachsenenalter charakteristischen Hypertonieattacken (mit Kopfschmerzen, Schweißausbrüchen, Palpitationen) sind im Kindesalter selten.

Diagnostik. Bestimmung der Katecholamine bzw. ihrer Abbauprodukte (Vanillinmandelsäure) im Urin.

Therapie. Operative Entfernung des Tumors.

Cave: Unter der Operation ist mit Blutdruckkrisen zu rechnen!

7.7 Erkrankungen der Gonaden

7.7.1 Normalvarianten der Pubertätsentwicklung

Prämature Thelarche

Ein Anschwellen der Brustdrüsen (ein- oder beidseitig) bei Mädchen zwischen 1 und 3 Jahren ohne Pigmentierung oder Vergrößerung von Warzenhof und Warze beruht meistens auf vorübergehenden Schwankungen im Hormonhaushalt. Zur Abgrenzung kann ein Röntgenbild der Hand zur Knochenalterbestimmung hilfreich sein.

Differentialdiagnose. Pubertas praecox, hormonaktive Tumoren und Tumoren der Brustdrüse.

Prämature Pubarche (PP)

Ätiologie und Klinik. Tritt die Schambehaarung (oder Achselbehaarung) bei Mädchen vor dem 9. LJ, bei Jungen vor dem 10. LJ auf, spricht man von PP (w > m). Dieses relativ seltene Phänomen ist meist durch eine vorübergehend vermehrte Androgenkonzentration bedingt (17-Ketosteroide leicht erhöht). Zum Ausschluss pathologischer Ursachen sollte das Knochenalter bestimmt werden.

Differentialdiagnose. AGS, androgenaktive Tumoren.

Pubertätsgynäkomastie

Ätiologie und Klinik. Während der Pubertät kann es bei Jungen zu einer vorübergehenden, gelegentlich schmerzhaften Schwellung der Brustdrüsen kommen, die sich in der Regel nach 1–2 Jahren spontan zurückbildet. Insbesondere bei übergewichtigen Jungen findet sich durch Steigerung des Östrogenstoffwechsels eine Pubertätsgynäkomastie. Das Hodenvolumen ist altersentsprechend normal.

Differentialdiagnose. Hypogonadismus, hormonaktive Tumoren (Hoden, Adrenohypophyse, Chorionkarzinom).

Therapie. Primär eingehende Aufklärung des Patienten und der Eltern, da die Prognose gut ist. Bei extremer psychischer Belastung medikamentöse Therapie mit Androgenen oder Antiöstrogenen oder operative Entfernung möglich.

Merke

Bei Sekretion aus der Brustdrüse sollte untersucht werden, ob ein erhöhter Prolaktinspiegel vorliegt.

7.7.2 Menstruationsstörungen

☞ Gynäkologie, Kap. 1.6

7.7.3 Akne

☞ Dermatologie, Kap. 19.2

7.7.4 Störungen der Pubertätsentwicklung

Pubertas praecox

Ätiologie. Als echte Pubertas praecox wird die frühzeitige (Mädchen < 6 Jahre, Jungen < 8 Jahre) Pubertätsentwicklung bezeichnet. Bei 90% der Mädchen, aber nur 50% der Knaben ist eine idiopathische vorzeitige Sekretion der Gonadotropine die Ursache. Bei Jungen sind organische Ursachen häufiger, z.B. Hirntumoren (Astrozytome, Ependymome, Hamartome).

Klinik. Bei **Mädchen** fällt zunächst ein Brustwachstum auf. Das Skelettwachstum ist stark beschleunigt, der Epiphysenschluss erfolgt vorzeitig, so dass die Endgröße unter der Norm bleibt.

Bei **Jungen** wird zunächst eine Vergrößerung der Hoden und des Penis beobachtet. Anschließend kommt es zum Hochwuchs und zu einer vorzeitigen Ausbildung der Schambehaarung.

Diagnostik. LH-RH-Test; Gonadotropine: FSH ↑, LH ↑, geschlechtsspezifische Sexualsteroide: Testosteron/Östradiol ↑, Röntgenaufnahme der linken Hand (Knochenalter akzeleriert). Bei Mädchen zeigt das Vaginalepithel ein Zellbild wie bei der erwachsenen Frau (östrogenisiertes Vaginalepithel).

Differentialdiagnose

- **Pseudopubertas praecox:** Sie kann bedingt sein durch eine pathologisch vermehrte Synthese der gonadalen oder NNR-Steroide, wobei die Gonadotropinsekretion nicht angestiegen ist, z.B. im Rahmen eines AGS (☞ Kap. 7.5.2) oder durch Hoden- bzw. Ovarialtumoren. Die Therapie besteht in der operativen Entfernung des Tumors.
- **McCune-Albright-Syndrom:** Pubertas praecox kombiniert mit polyosteolytischer fibröser Dysplasie und milchfarbigen Pigmentflecken (Café-au-Lait-Flecken).

Therapie. Die Behandlung erfolgt bei der idiopathischen Form mit LH-RH-Analoga, welche die Gonadotropinsekretion hemmen (Downregulation).

Pubertas tarda

Definition und Ätiologie. Das verspätete, unvollständige oder ausbleibende Auftreten der Pubertätsentwicklung (Mädchen > 14 Jahre, Jungen > 16 Jahre) wird als Pubertas tarda bezeichnet. Der Begriff stellt somit keine Diagnose, sondern ein Symptom dar. Die Ursachen sind in Tab. 15.18 zusammengefasst.

Diagnostik. Diese erfolgt anhand der Bestimmung von Hormonsituation, Knochenalter, Längen- und Gewichtsentwicklung, gründlicher Erhebung der Familienanamnese und Beurteilung der Körperproportionen.

Therapie. Die Therapie richtet sich nach der Grunderkrankung.

Tab. 15.18: Ursachen der Pubertätsverzögerung (Pubertas tarda)

Störung	Beispiel
zentrale Störung	• hypophysärer Minderwuchs • Gonadotropinmangel • intra- oder supraselläre Tumoren
gonadale Störung	• Turner-Syndrom • Klinefelter-Syndrom • traumatische oder entzündliche Läsionen beider Hoden • Bestrahlung (nach ALL)
Allgemeinerkrankungen	• Malabsorptionssyndrome • Stoffwechselstörungen • Malignome • Leukosen
konstitutionelle Entwicklungsstörung	• ☞ Kap. 2.1
psychisch	• Anorexia nervosa

15

7.7.5 Hypogonadismus

Beim Hypogonadismus werden **primäre**, **sekundäre** und **tertiäre Formen** unterschieden, die sich sämtlich erst mit der Pubertät klinisch manifestieren.

Klinik. Die Symptomatik wird durch die jeweilige Form bestimmt, wobei ein führendes Symptom die verzögerte Geschlechtsentwicklung ist.

Therapie. Die Therapie ist kausal bzw. mit Hormonsubstitution durchzuführen.

Primärer Hypogonadismus

Ätiologie. Beim primären Hypogonadismus liegt die Störung in den Keimdrüsen und geht im Allgemeinen mit vermehrter Gonadotropinausschüttung durch den HVL einher **(hypergonadotroper Hypogonadismus).**

Daher kommen für **Jungen** ursächlich in Betracht:

- Klinefelter-Syndrom (☞ Abb. 15.14)
- Hodenhypoplasie
- Hodenschädigung bei Kryptorchismus, Verlust nach OP oder Trauma
- Anorchie

Für **Mädchen** kommen in Betracht:

- Turner-Syndrom
- Gonadendysgenesien
- Strahlenschädigungen

Sekundärer Hypogonadismus

Der sekundäre Hypogonadismus ist dagegen durch eine **verminderte Gonadotropinkonzentration** gekennzeichnet. Der **hypogonadotrope Hypogonadismus** kann bedingt sein durch:

- Ausfall der glandotropen Hormone auf Grund von Tumoren (Panhypopituitarismus)
- Entzündungen der Hypophyse
- funktionelle Störungen bei Hypothyreose
- Kallmann-Syndrom: kombiniert mit Anosmie, bedingt durch eine Hypoplasie im Rhinenzephalon
- Anorexia nervosa (☞ Kap. 2.3)

Tertiärer Hypogonadismus

Die sehr seltenen tertiären Formen imponieren wie die sekundären, sind aber durch Störungen auf Hypothalamusebene charakterisiert.

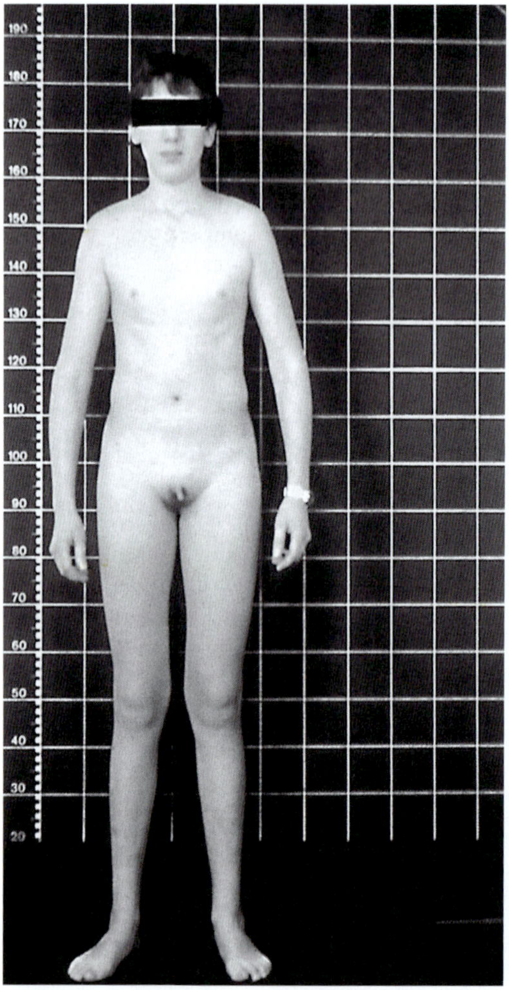

Abb. 15.14: Hypogonadismus beim Klinefelter-Syndrom [6]

7.7.6 Intersexualität

☞ Urologie, Kap. 5.5, und Gynäkologie, Kap. 1.1

Intersexualität bedeutet übersetzt „zwischen den Geschlechtern" d. h., die äußeren und/oder inneren Geschlechtsorgane sind in unterschiedlich starker Ausprägung entgegen dem chromosomalen Geschlecht entwickeln.

Pseudohermaphroditismus masculinus

Die Gonaden sind männlich, das genitale Geschlecht aber weiblich.

Beispiele hierfür sind:

- testikuläre Feminisierung (s. u.)

- inkomplette und reine Gonadendysgenesie: Differenzierungsstörung der Testes
- Testosteronbiosynthesedefekt
- 5α-Reduktase-Defekt
- Leydig-Zell-Hypoplasie

Testikuläre Feminisierung (Androgenresistenz)

Ätiologie. X-chromosomal-rezessiv vererbter kompletter oder inkompletter Androgenrezeptordefekt, bei dem es trotz erhöhter Testosteronsekretion zu einer unzureichenden Virilisierung der männlichen Individuen kommt. Das Genitale der Kinder ist normal weiblich, ohne dass ein Uterus vorhanden ist.

Klinik Eine **komplette testikuläre Feminisierung** ist bei weiblichem Phänotyp meist nicht erkennbar. Häufig Zufallsbefund in Rahmen einer Leisten-OP (Hoden im Leistenkanal!). In der Pubertät bleiben Schambehaarung und Menarche aus, während die Brustentwicklung normal ist („hairless woman"). Bei der **inkompletten testikulären Feminisierung** ist das Genitale intersexuell. Die Urethramündung liegt nicht auf der Penisspitze (perineale Hypospadie). Die Kombination aus perinealer Hypospadie und Mikropenis wird als **Reifenstein-Syndrom** bezeichnet.

Diagnostik Abdomen-Sono (kein Uterus), Hormonanalyse (Testosteron und LH im Serum ↑↑ nach der Pubertät). Biochemische Rezeptoranalyse.

Therapie Kinder mit **kompletter testikulärer Feminisierung** sollten als Mädchen erzogen werden. Auch bei der **inkompletten testikulären Feminisierung** ist durch das verminderte Ansprechen auf eine Testosteronsubstitution die Erziehung als Mädchen ratsam. Wegen der Gefahr einer malignen Entartung sollten vor der Pubertät die Hoden entfernt werden.

Pseudohermaphroditismus femininus

Die Gonaden sind weiblich, das genitale Geschlecht männlich.

Beispiele hierfür sind:

- kongenitales androgenitales Syndrom
- maternale Androgene während der Schwangerschaft: exogen (Medikamenteneinfluss) oder endogen (Tumoren, Zysten)

8 Infektionskrankheiten

8.1 Epidemiologie und Prophylaxe

8.1.1 Epidemiologische Grundlagen

☞ Innere Medizin, Infektionskrankheiten, Kap. 1

8.1.2 Impfungen und Seuchenbekämpfung

☞ Hygiene, Kap. 3

Zur **Infektionsprophylaxe** besteht die Möglichkeit der Immunisierung. Daher wurden durch die ständige Impfkommission des Bundesgesundheitsamtes (STIKO) Impfpläne zur Grundimmunisierung zusammengestellt. Tab. 15.19 zeigt den Impfkalender für Kinder und Jugendliche. Zur Durchführung der Immunisierung stehen verschiedene Möglichkeiten zur Verfügung (☞ Hygiene, Kap. 3, Tab. 20.10):

- **aktive Immunisierung:** Antigene (attenuierte, abgetötete Erreger) werden dem Körper zugeführt → körpereigene Antikörperproduktion wird stimuliert
- **passive Immunisierung:** Antikörper („körperfremd") werden übertragen
- **Chemoprophylaxe:** durch Medikamentengabe wird eine Infektion verhindert (v. a. bei Tbc und Malaria)
- **weitere Maßnahmen:** Expositionsprophylaxe durch Isolierung, Quarantäne, Desinfektion

Merke

Alle Lebendimpfstoffe sind in der Schwangerschaft kontraindiziert (Ausnahme: Reisen in Endemiegebiete).

Tab. 15.19: Impfkalender

Impfstoff/ Antigen-kombinationen	Alter in vollendeten Monaten						Alter in vollendeten Jahren			
	Geburt	2	3	4	11–14	15–23	5–6	9–17	ab 18	≥ 60
T*		1.	2.	3.	4.		A	A	A******	
D/d * siehe b)		1.	2.	3.	4.		A	A	A******	
aP/ap *		1.	2.	3.	4.		A	A		
Hib *		1.	2. c)	3.	4.					
IPV*		1.	2. c)	3.	4.			A		
HB*	d)	1.	2. c)	3.	4.			G		
Pneumokokken **		1.	2.	3.	4.					S
Meningokokken					1. e) ab 12 Mo					
MMR ***					1.	2.				
Varizellen					1.	f)		S g)		
Influenza ****										S
HPV *****										

Um die Zahl der Injektionen möglichst gering zu halten, sollten vorzugsweise Kombinationsimpfstoffe verwendet werden. Impfstoffe mit unterschiedlichen Antigenkombinationen von D/d, T, aP/ap, HB, Hib, IPV sind verfügbar. Bei Verwendung von Kombinationsimpfstoffen sind die Angaben des Herstellers zu den Impfabständen zu beachten. Zur gleichzeitigen Gabe von Impfstoffen sind die Angaben der Hersteller zu beachten. Der Zeitpunkt der empfohlenen Impfungen wird in Monaten und Jahren angegeben. Die Impfungen sollten zum frühestmöglichen Zeitpunkt erfolgen. Die untere Grenze bezeichnet vollendete Lebensjahre bzw. Lebensmonate. Die obere Grenze ist definiert durch den letzten Tag des aufgeführten Alters in Jahren/Monaten. Beispiel: 12–17 Jahre: Vom vollendeten 12. Lebensjahr (12. Geburtstag) bis zum Ende des 18. Lebensjahres (letzter Tag vor dem 18. Geburtstag).

A Auffrischimpfung: Diese sollte möglichst nicht früher als 5 Jahre nach der vorhergehenden letzten Dosis erfolgen (s. a. Epid. Bull. 32/2006, S. 274 f)
G Grundimmunisierung aller noch nicht geimpften Jugendlichen bzw. Komplettierung eines unvollständigen Impfschutzes
S Standardimpfungen mit allgemeiner Anwendung = Regelimpfungen
SM Standardimpfungen für Mädchen

a) Zu diesen Zeitpunkten soll der Impfstatus unbedingt überprüft und gegebenenfalls vervollständigt werden.
b) Ab einem Alter von 5 bzw. 6 Jahren wird zur Auffrischimpfung ein Impfstoff mit reduziertem Diphtherietoxoid-Gehalt (d) verwendet.
c) Bei monovalenter Anwendung bzw. bei Kombinationsimpfstoffen ohne Pertussiskomponente kann diese Dosis entfallen.
d) Siehe Anmerkungen „Postexpositionelle Hepatitis-B-Prophylaxe bei Neugeborenen"
e) Zur Möglichkeit der Koadministration von Impfstoffen sind die Fachinformationen zu beachten.
f) Bei Anwendung des Kombinationsimpfstoffes MMRV sind die Angaben des Herstellers zu beachten. Entsprechend den Fachinformationen ist die Gabe einer 2. Dosis gegen Varizellen erforderlich. Zwischen beiden Dosen sollten 4 bis 6 Wochen liegen.
g) Ungeimpfte 9–17-Jährige ohne Varizellen-Anamnese

* Abstände zwischen den Impfungen der Grundimmunisierung mindestens 4 Wochen; Abstand zwischen vorletzter und letzter Impfung der Grundimmunisierung mindestens 6 Monate
** Generelle Impfung gegen Pneumokokken für Säuglinge und Kleinkinder bis zum vollendeten 2. Lebensjahr mit einem Pneumokokken-Konjugatimpfstoff; Standardimpfung für Personen ≥ 60 Jahre mit Polysaccharid-Impfstoff und Wiederimpfung im Abstand von 6 Jahren nach Angaben der Hersteller für Personen mit erhöhtem Risiko für schwere Pneumokokken-Erkrankungen (Risiko-Nutzen-Abwägung beachten)
*** Mindestabstand zwischen den Impfungen 4 Wochen
**** Jährlich mit dem von der WHO empfohlenen aktuellen Impfstoff
***** Grundimmunisierung mit 3 Dosen für alle Mädchen im Alter von 12 bis 17 Jahren
****** Jeweils 10 Jahre nach der letzten vorangegangenen Dosis

Im Rahmen der Seuchenbekämpfung besteht nach dem Bundesseuchengesetz Meldepflicht bei:

- **Verdacht** auf: Salmonellen, Typhus abdominalis, Paratyphus, Ruhr, Enzephalitis, Poliomyelitis, Tollwut, Ornithose, Tbc, Pest, Pocken, Cholera
- **Erkrankung** an: Meningitis epidemica, Tetanus, Hepatitis, Diphtherie, Scharlach, Brucellose, Leptospirose, Malaria
- **Erregerausscheidung** nach: Ruhr, Paratyphus, Salmonellose, Typhus abdominalis

(An dieser Stelle sind nur die wichtigsten Infektionen genannt, für genauere Informationen ☞ Hygiene, Kap. 3.2.)

8.2 Virale Infektionskrankheiten

Einen zusammenfassenden Überblick gibt Tab. 15.20.

8.2.1 Adenovirus-Infektionen

Erreger. Adenoviren (41 Typen bekannt).

Inkubationszeit. 4–14 Tage.

Übertragungsmodus. Tröpfchen- oder Schmierinfektion.

Ansteckungsfähigkeit. Während der ersten 4 Tage am höchsten; ca. 50% stumme Verläufe.

Tab. 15.20: Überblick über die Viruskrankheiten

Erreger (Krankheit)	Übertragung	Inkubationszeit (Tage)	Labordiagnose	Hauptkomplikationen
Masernvirus (Masern)	Kontakt, Tröpfchen	9–14	Leukopenie, IgM	Pneumonie, Krupp, Otitis, Enzephalitis
Mumpsvirus (Mumps)	Kontakt, Tröpfchen	14–24	Amylase ↑, IgM, Leukopenie mit Lymphozytose, Plasmazellen	Meningitis, Orchitis, Pankreatitis, okuläre KO
Rötelnvirus (Röteln)	Kontakt, Tröpfchen	10–25	Hämagglutinationshemmtest, Leukopenie, rel. Eosinophilie	Embryopathie, Arthritiden
Polioviren I, II, III (Poliomyelitis)	Kontakt, Tröpfchen	7–14	Anzüchten (Liquor, Stuhl)	Atemlähmung
Epstein-Barr-Virus (infektiöse Mononukleose)	Kontakt	bis 50	initiale Leukopenie (mit Linksverschiebung), dann Leukozytose; lymphoide (mononukleäre) Zellen	Milzruptur, Enzephalitis
HHV 6B, HHV 7 (Exanthema subitum)	Kontakt	5–15	initial Leukozytose, ab 2. Tag Leukopenie	Infektkrampf
Parvovirus B19 (Erythema infectiosum)	Kontakt, Tröpfchen	6–18	IgM, PCR	aplastische Krisen
Influenzaviren A, B, C (Influenza)	Kontakt, Tröpfchen	1–3	–	Krupp, Pneumonie
Varicella-Zoster-Virus (Varizellen)	Kontakt, Tröpfchen	14–28	ELISA, PCR	Impetigo
Zytomegalievirus (Zytomegalie)	Tröpfchen, Schmier	bis 7	Virusnachweis (Urin)	Hepatitis, Mikro-/Hydrozephalus

15

Klinik. Akute Atemwegserkrankungen (je jünger die Kinder, desto unspezifischer die Symptome) mit breitem Spektrum: Pharyngitis bis Pneumonie. Gelegentlich gastrointestinale Symptomatik (Typ 40 u. 41), evtl. Keratokonjunktivitis/ Conjunctivitis follicularis (Typ 8), Zystitis.

Therapie. Symptomatisch.

Impfung. Keine.

Prognose. Gut.

8.2.2 Herpes simplex

☞ Dermatologie, Kap. 2.5

Erreger
- Herpesvirus Typ 1 (HSV 1, Haut-/Schleimhautbefall)
- Herpesvirus Typ 2 (HSV 2, v.a. Genitalschleimhaut)

Inkubationszeit. 2–12 Tage.

Übertragungsmodus. Tröpfchen- oder Schmierinfektion; der Mensch ist einziges Virusreservoir.

Ansteckungsfähigkeit. Bis zu mehreren Wochen; hohe Kontagiosität.

Klinik. Je nach Lokalisation und Ausbreitung sind verschiedene Krankheitsbilder zu unterscheiden:

Lokalinfektionen:
- **Herpes labialis:** meist an den Lippen gruppierte Bläschen, die platzen und ulzerieren können, v.a. bei Abwehrschwäche. Wird durch Sonnenstrahlen provoziert.
- **Herpes genitalis:** Bei Jungen sind Herpesbläschen und -ulzera auf der Glans, dem Präputium (Vorhaut) oder am Penisschaft lokalisiert. Bei Mädchen kommt es zu Vulvitis, Vaginitis und Zervizitis.
- **Keratoconjunctivitis herpetica:** schmerzhafte dentritische Ulzera der Hornhaut oder Bläschen an den Augenlidern. Es kann zur Linsentrübung und Erblindung kommen.

Allgemeininfektionen:
- **Stomatitis aphthosa:** meist bei Kleinkindern schmerzhafte Mundschleimhautläsionen mit Fieber, Abgeschlagenheit, Erbrechen und Lymphknotenschwellungen von 1–3-wöchiger Dauer und guter Prognose (Typ-1-Erstmanifestation)
- **Herpessepsis:** neonatale Infektion mit großer Variationsbreite: milde Erkrankung bis zu schwerstem generalisiertem Krankheitsbild mit Hepatomegalie, Icterus gravis, Zyanose, evtl. ZNS-Symptomatik mit schlechter Prognose (evtl. bleibende Gehirnschädigung, Tod)
- **Eczema herpeticum:** meist Inokulation eines endogenen Ekzems mit Herpesviren, wodurch es zu einer schweren Erkrankung mit hohem Fieber, lympho- und hämatogener Virusaussaat in andere Organe kommen kann. Diese Erkrankung dauert in der Regel 2 Wochen, die Prognose ist abhängig vom Organbefall, gelegentlich ungünstig.
- **HSV-Enzephalitis:** Tritt im Rahmen einer Primärinfektion (30%) oder Reaktivierung (70%) auf (meistens HSV 1). Unbehandelt in 70% d.F. letal.

Diagnostik. Die Diagnose wird klinisch gestellt. HSV lässt sich aus Bläscheninhalt, Schleimhaut- bzw. Hautabstrichen, Bioptaten, Liquor isolieren. Schnelltest zum Nachweis von HSV-Ag (EIA) oder HSV-DNA sind verfügbar. Mittels monoklonaler AK oder PCR lassen sich die Stämme nachweisen.

Komplikationen. Meningoenzephalitis (gefürchtet). Bakterielle Superinfektion der Effloreszenzen.

Therapie. Symptomatisch und virostatisch mit Aciclovir (in Salbenform, als Infusion bei Komplikationen etc.). Bei der systemischen Behandlung mit Aciclovir sollte die Nierenfunktion kontrolliert werden, weil es durch Auskristallisierung zu Nierenfunktionsstörungen kommen kann.

Impfung. Keine.

Prognose. Abhängig vom Krankheitsbild.

8.2.3 Varicella Zoster

☞ Dermatologie, Kap. 2.5

Erreger. Varicella-Zoster-Virus (Herpesvirus, DNA-Virus):

- Windpocken (Varizellen)
- Gürtelrose (Herpes zoster)

Inkubationszeit. 2–4 Wochen.

Übertragungsmodus. Tröpfcheninfektion und diaplazentar.

Ansteckungsfähigkeit. 1 Tag vor bis 1 Woche nach Bläschenauftritt; hohe Kontagiosität bei Varizellen (Altersgipfel: 2.–9. LJ), Durchseuchung bis zum 10. Lebensjahr > 90%; niedrige Kontagiosität bei Herpes zoster (!).

Klinik. **Varizellen:** Evtl. Prodromi mit flüchtigem Exanthem, dann schubweise Entwicklung der juckenden Bläschen (anfangs stammbetont) an Haut (auch behaarte Kopfhaut) und Schleimhäuten – nicht an Handtellern und Fußsohlen. Typisch ist das Nebeneinander von Effloreszenzen unterschiedlichen Alters (**„Heubner-Sternenkarte“:** Makula → Papula → Vesicula → Kruste); 1–2 Wochen nach Verschorfung der Bläschen fallen die Krusten ab, ohne Narben zu hinterlassen (narbige Abheilung nach bakterieller Superinfektion). Besonders gefährlich kurz vor oder unter der Geburt.

Herpes zoster: Endogene Reinfektion (Zweiterkrankung) eines teilimmunen Körpers (meist bei älteren Patienten); sie zeigt sich v.a. im Thoraxbereich durch segmental angeordnete Bläschen (entlang einem sensiblen Ast), die plötzlich auftreten und mit brennenden Schmerzen verbunden sind; die entstehenden Krusten fallen nach 1–2 Wochen gelegentlich unter Narbenbildung ab.

Diagnose. Klinik mit typischen Exanthemen der behaarten Kopfhaut. Für die Routinediagnostik haben serologische Methoden Vorrang (ELISA und indirekter Immun-Fluoreszenz-AK-Test).

Erregernachweis (Bläscheninhalt, Liquor) durch PCR und DNA-Hybridisierung möglich.

Komplikationen
- **Impetigo** (häufig): bakterielle Sekundärinfektion der Haut
- **Trigeminusbefall:** andauernde schwerste Schmerzattacken
- **interstitielle Pneumonie:** Dauer: 3 Monate
- selten: **Enzephalitis, Zoster generalisatus und zerebellare Ataxie** (Befall von Ganglion geniculi u.a.)
- **Purpura fulminans:** Verbrauchskoagulopathie bei Leukämie oder unter immunsuppressiver Therapie (Haut- und Schleimhautblutungen)

Therapie. Symptomatisch mit zinkhaltigen Schüttelmixturen, bei Komplikationen und immunsupprimierten Patienten: Aciclovir und evtl. Varizellen-Immunglobulin.

Impfung. Impfung mit attenuierten Lebendviren für Risikopatienten (Leukämie, AIDS u.a.).

Prognose. Günstig, lebenslange Immunität für Varizellen; Viruspersistenz in Spinalganglien/Hirnnerven möglich mit Gefahr der Reinfektion bei Abwehrschwächung (Herpes zoster).

Merke

Bei Kindern kann der Kontakt mit Zosterkranken (z.B. Großmutter) zu Windpocken führen.

8.2.4 Zytomegalie

Erreger. Zytomegalievirus (Herpesviridae-Familie).

Inkubationszeit. Bis 1 Woche.

Übertragungsmodus. Diaplazentar, Tröpfchen- oder Schmierinfektion.

Ansteckungsfähigkeit. Dauer unklar, Viren werden bis zu 1 Jahr ausgeschieden (Urin → Diagnose!).

Klinik. Je nach Infektionszeitpunkt:
- **konnatale Infektion** ☞ Kap. 3.1
- **postnatale Infektion:** meist subklinischer Verlauf, evtl. Hepatitis mit Ikterus und Hepatosplenomegalie, Gastroenteritis, Myokarditis, Pneumonie, Fieber und Lymphknotenschwellungen

Diagnose. IgG und IgM im Serum (Komplementbindungsreaktion – KBR).

Therapie. Symptomatisch.

Impfung. Keine.

Prognose. Virus verbleibt nach Primärinfektion im Körper und kann bei Abwehrschwäche zur Reinfektion führen. Bei der konnatalen Form kann es zu zerebralen Defektheilungen und chronischen Hepatopathien kommen.

8.2.5 Infektiöse Mononukleose (Pfeiffer-Drüsenfieber)

Erreger. Epstein-Barr-Virus (gehört zu den Herpesviridae).

Inkubationszeit. 1–7 Wochen

Übertragungsmodus. Kontaktinfektion **(kissing disease).**

Ansteckungsfähigkeit. Mind. 3 Monate nach Erkrankung (Gipfel: 15.–25. Lebensjahr).

Klinik. Uncharakteristische Prodromi („Pfeiffer macht alles"), Fieber, das sehr hoch ansteigen kann, dann generalisierte druckschmerzhafte Lymphknotenschwellung (selten auch Mesenteriallymphknoten), Angina lacunaris mit pseudomembranösen Belägen, Splenomegalie und evtl. Hepatomegalie sowie flüchtiges Exanthem (rötelnähnlich).

Diagnostik. Leukozytenzahl oft erhöht bei starkem Überwiegen der Lymphozyten, Monozyten und Plasmazellen. Nachweis spezifischer Antikörper im Serum.

Komplikationen. Milzruptur (!), Myokarditis, evtl. Nephritis und ZNS-Symptomatik. Beim Epstein-Barr-Virus besteht eine Assoziation mit der Entwicklung eines Burkitt-Lymphoms und nasopharyngealen Karzinoms.

> **Merke**
>
> Bei versehentlicher Behandlung mit Antibiotika (z. B. Ampicillin) kommt es zu sehr intensiven allergischen Exanthemen (80–100%!) – daher kontraindiziert.

Therapie. Symptomatisch.

Impfung. Keine.

Prognose. Lebenslange Immunität.

> **Klinischer Fall**
>
> Bei einem Schulkind werden folgende Befunde erhoben: hohes Fieber, Milztumor, generalisierte Lymphadenopathie, Angina mit flächenhaften Belägen, Leukozytose, erhöhte Werte für SGPT und SGOT.
> **Wahrscheinlichste Diagnose:** infektiöse Mononukleose.

8.2.6 Influenzavirus-Infektion

Erreger. Orthomyxovirus influenzae Typ A, B, C (RNS-Virus).

Inkubationszeit. 1–3 Tage.

Übertragungsmodus. Tröpfcheninfektion (evtl. Kontaktinfektion); Pandemien alle 10–15 Jahre; Epidemien alle 3–5 Jahre.

Ansteckungsfähigkeit. Kurz vor bis 1 Woche nach der Krankheit.

Klinik. Diese wird durch die Zytotoxizität gegen Flimmerepithelien des Respirationstraktes bestimmt: plötzlicher Beginn, hohes Fieber, zusätzlich unspezifische Symptome (Muskelschmerzen u. a.), starkes Krankheitsgefühl, respiratorische Symptome bis Bronchiolitis.

Diagnostik. Nasopharyngeale Aspirate/Abstrich mit direktem Erregernachweis. Influenza-PCR. Influenza-Antigen-Schnelltest.

Komplikationen. Besonders bei älteren Leuten bakterielle Sekundärinfektionen bis zur hämorrhagischen Pneumonie; Myokarditis, ZNS-Symptomatik.

Therapie. Symptomatisch, bei Pneumonieverdacht Antibiose.

Impfung. Aktive Immunisierung für abwehrgeschwächte Kinder und ältere Menschen, außer bei Hühnereiweißallergie (!). Besonders die A-Viren, weniger die B-Viren sind durch „Shift" (Antigensprünge) und „Drift" (kleine Antigenabweichungen) antigeninkonstant und variantenreich, daher ist keine lang anhaltende Impfprophylaxe möglich (Wirkungsdauer ca. 1 Jahr). Die Zusammensetzung der Impfung muss der jeweiligen epidemiologischen Situation der Subtypen angepasst werden.

Prognose. Trotz langsam einsetzender Rekonvaleszenz gut. Die Immunität ist wegen häufiger Antigenveränderungen zeitlich begrenzt.

8.2.7 Masern (Morbilli)

Erreger. Masernvirus (Paramyxovirus, RNA-Virus).

Inkubationszeit. 9–14 Tage.

Übertragungsmodus. Tröpfcheninfektion von Mensch zu Mensch – hochkontagiös (vor der Masernimpfung hatten 90% aller Kinder bis zum 10. Lebensjahr die Masern).

Ansteckungsfähigkeit. 4–5 Tage vor Exanthemausbruch (bereits am Ende der Inkubationszeit) und während der Exanthemphase.

Klinik. Die Erkrankung verläuft in zwei Stadien (☞ Abb. 15.15):

- **Prodromalstadium:** katarrhalische Prodromi (trockener Husten, Rhinitis, Konjunktivitis, Bronchitis, Fieber, Photophobie) mit pathognomonischen **Koplik-Flecken** („kalkspritzerartiges" Enanthem der Wangenschleimhaut)

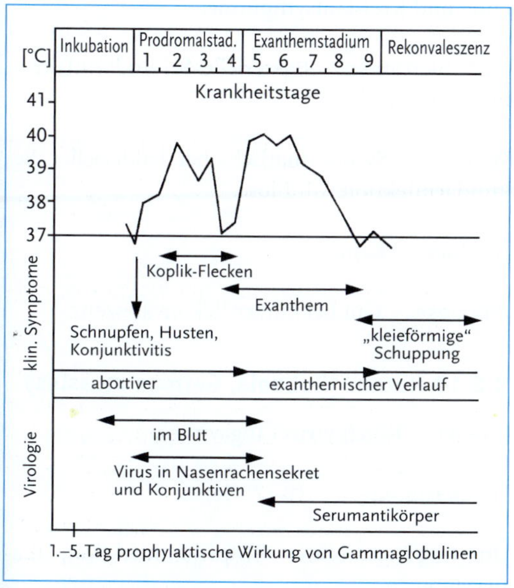

Abb. 15.15: Stadien und Fieberkurvenverlauf bei Masern [5]

- **Exanthemstadium:** erneut Fieberanstieg (zweigipfelige Kurve) und hellrotes, makulo-papulöses (morbilliform), konfluierendes Exanthem mit Beginn meist im Kopfbereich (hinter den Ohren und Gesicht) und kephalokaudaler Ausbreitung

Komplikationen

- Diarrhoe: 8% d.F.
- zwei **Pneumonie**-Formen (6% d.F.):
  1) Bronchopneumonie durch bakt. Superinfektion (häufig)
  2) Masernpneumonie (Riesenzellpneumonie), selten; bei Leukämien, oft tödlich
- **Otitis media:** 7% d.F., bakt. Superinfektion
- **Masernkrupp:** < 1% d.F.
- **Masernappendizitis:** evtl. mit Perforation
- **Masernenzephalitis:** < 0,1% d.F.; Letalität: 20%; oft Spätschäden
- **Tuberkulinanergie und Aktivierung tuberkulöser Prozesse** (in der Rekonvaleszenz)
- **subakute sklerosierende Panenzephalitis** (SSPE): Jahre nach Maserninfekt ausgelöste Erkrankung, bei der eine Persistenz defekter Viren im ZNS nachweisbar ist, Häufigkeit: 1:100 000, nach Masernimpfung 1:10 Mio. SSPE verläuft in 3 Stadien:
  1) Verhaltensauffälligkeiten, Nachlassen intellektueller Leistungen
  2) Myoklonien, zerebrale Anfälle
  3) Dezerebrationsstarre

Häufig zeigt sich ein typisches EEG-Muster: periodische, hochvoltige Slow-Wave-Komplexe, die nach Intervallen von 3,5–12 s wiederkehren. SSPE verläuft nach 3–5 Jahren zum Tode.

Diagnostik. IgM-AK im Serum mittels ELISA. Nach früherer Impfung kann IgM negativ sein, dann zeigt sich aber ein IgG-Titeranstieg. Bei SSPE Liquorpunktion mit IgM-Nachweis (IgM im Serum bleibt negativ!).

Therapie. Symptomatisch. Durch Vitamin-A-Gabe lassen sich Schweregrad und Letalität bei Risikopatienten mindern.

Impfung. Die Masern-Lebendimpfung (wirksam nach 2 Wochen) ab dem 15. Lebensmonat ist die wirksamste Prophylaxe (mindestens 15 Jahre immun). Die Masernschutzimpfung ruft bei einem Teil der Impflinge (< 5%) das Krankheitsbild in abgeschwächter Form hervor. Die Impfmasern sind nicht ansteckend. Auch seronegative Erwachsene können geimpft werden.

Prognose. Diese ist abhängig von den Komplikationen, dem Alter (je älter, desto schwerer der Verlauf) und dem Immunstatus des Patienten. Die nach der Erkrankung entstehende Immunität ist lebenslänglich wirksam.

Merke

Die Masernimpfung ist im immunsupprimierten Zustand (z. B. immunsuppressive Therapie, HIV-Infektion, fieberhafte Erkrankungen) kontraindiziert.

8.2.8 Mumps (Parotitis epidemica)

Erreger. Mumpsvirus (Paramyxovirus).

Inkubationszeit. 14–24 Tage.

Übertragungsmodus. Tröpfcheninfektion (Erkrankungsgipfel: 6.–15. Lebensjahr).

Ansteckungsfähigkeit. 6 Tage vor bis 14 Tage nach der Parotisschwellung.

Klinik. Anfangs meist einseitige Parotisschwellung (teigig, ödematös), später beidseitig mit regionaler Lymphknotenschwellung und starken Schmerzen beim Kauen. Fieber meist nur leicht, abstehende Ohrläppchen. Gelegentlich können auch andere Speicheldrüsen betroffen sein.

Komplikationen

- 60% d.F. abakterielle Meningitis (häufigste Komplikation im Kindesalter! m > w)
- Enzephalitis: Koma, Krämpfe, Paresen und Neuritis des VIII. Hirnnervs: Hypakusis bis Taubheit
- Orchitis: selten vor, meist nach der Pubertät, Gefahr der Sterilität (häufigste Komplikation im Erwachsenenalter)
- Oophoritis
- Pankreatitis: unproblematisch (Amylase und Lipase ↑)
- okuläre Komplikationen: Optikusneuritis, Uveokeratitis, Dakryoadenitis, Zentralvenenthrombose
- Nephritis, Thyreoiditis, Myokarditis, Arthritis

Diagnostik. Nachweis von spezifischen IgM-AK in der Komplementbindungsreaktion. Nachweis von Mumps-L-RNA mittels PCR aus Speichel, Rachenabstrich, Liquor und Urin möglich.

Therapie. Symptomatisch.

Impfung. Mumps-Lebendimpfung ab 15. Lebensmonat (mit Masern-/Röteln- und Varizellenimpfung).

Prognose. Lebenslange Immunität.

8.2.9 Parainfluenzavirus-Infektion

Erreger. Paramyxovirus mit den Arten Parainfluenzaviren Typ 1–4.

Inkubationszeit. 2–6 Tage.

Übertragungsmodus. Tröpfcheninfektion (evtl. Kontaktinfektion), sehr hohe Kontagiosität (Durchseuchung bis 4. Lebensjahr fast 100%).

Ansteckungsfähigkeit. 2 Tage vor bis 2 Wochen nach der Erkrankung.

Klinik. Infekt der oberen Luftwege, bei Säuglingen/Kleinkindern Gefahr des Krupp-Syndroms; evtl. gastrointestinale Beschwerden, ZNS-Beteiligung und Kreislaufsymptome.

Komplikationen. Bakterielle Sekundärinfektionen (selten).

Therapie. Symptomatisch, bei bakterieller Sekundärinfektion Antibiose.

Impfung. Keine.

Prognose. Gut bei kurzer Rekonvaleszenz.

8.2.10 Röteln (Rubeola, German measles)

Erreger. Rötelnvirus (Togavirus).

Inkubationszeit. 10–25 Tage.

Übertragungsmodus. Tröpfcheninfektion, diaplazentar.

Ansteckungsfähigkeit. 7 Tage vor bis 10 Tage nach dem Exanthem (Erkrankungsgipfel 5–14 Jahre); ca. 50% verlaufen klinisch „stumm".

Klinik. Katarrhalische Prodromi der oberen Luftwege, dann makulopapulöses, fein- bis mittelfleckiges, hellrotes und **nicht konfluierendes** Rötelnexanthem (hinter den Ohren beginnend, dann Gesicht, Hals, Rumpf, Extremitäten) mit schmerzhaften Lymphknotenschwellungen und evtl. Arthralgien.

Komplikationen. Selten Enzephalitis, Polyradikulitis; thrombozytopenische Purpura, Rötelnembryopathie.

Merke

Die Überprüfung des AK-Status bei Schwangeren ist obligat!

Diagnostik. Labor: Leukopenie mit relativer Lymphozytose, Plasmazellen ↑, Erregernachweis aus Rachenabstrich, Nachweis spezifischer IgM-AK, Nachweis Röteln-DNA mittels PCR.

Therapie. Symptomatisch, bei seronegativen (Früh-)Schwangeren: Rötelnimmunglobulin (1–2 Tage nach Exposition).

Impfung. 1. Impfung ab 15. Lebensmonat (mit Masern/Mumps), 2. Impfung ab 6. Lebensjahr; bei Mädchen erneute Impfung vor der Pubertät (Embryopathie!).

Prognose. Lang anhaltende Immunität.

Merke

Eine wertvolle diagnostische Hilfe bei Röteln ist das Auftreten nuchaler Lymphknotenschwellungen.

8.2.11 Poliomyelitis

Erreger. Poliomyelitisvirus Typ I–III (Enteroviren). In Europa sind Typ I (85%) und Typ III (10%), in Übersee Typ II verbreitet.

Inkubationszeit. 7–14 Tage.

Übertragungsmodus. Schmierinfektion, selten Tröpfcheninfektion; sehr kontagiös (Fäzes!).

Ansteckungsfähigkeit. 2 Tage nach Infektion bis 4 Wochen (bis 5 Monate) danach; 90–95% verlaufen klinisch „stumm" → symptomlose Überträger!

Klinik. Verlauf in 4 Stadien:

1) **katarrhalisches Initialstadium:** erhöhte Temperatur (2–3 Tage)
2) **fieberfreies Latenzstadium** (1–3 Tage)
3) **präparalytisches Stadium:** erneuter Fieberanstieg (zweigipfelig!), meningitische Symptome und Hyperästhesien (Stunden bis 2 Tage)
4) **paralytisches Stadium:** wird nur bei 1% der Erkrankten erreicht

Man unterscheidet 2 Lähmungsformen:

- **spinale Lähmungsform:** plötzlich auftretende asymmetrische, schlaffe Lähmungen (Areflexie); in schweren Fällen können auch die Interkostalmuskeln betroffen sein (→ **periphere Atemlähmung).** Die Lähmung kann sich nach einigen Tagen zurückbilden.
- **bulbär-pontine Form:** Schädigung der Hirnnerven in der Medulla oblongata (zentrale Atemlähmung, Fazialislähmung u. a.)

Therapie. Symptomatisch.

Impfung. Aktive Impfung mit trivalentem Totimpfstoff (inaktivierte Poliomyelitisvakzine, IPV nach Salk). Die Schluckimpfung mit attenuierter Lebendvakzine aller 3 Virustypen (nach Sabin) sollte wegen der Gefahr einer vakzineassoziierten paralytischen Poliomyelitis (VAPP) nicht mehr verwendet werden.

Prognose. Lebenslange Immunität, jedoch keine Kreuzimmunität → mehrfache Erkrankung möglich. Gelegentlich können Restlähmungen bestehen bleiben.

8.2.12 Coxsackie-Virus-Infektion

Erreger. Coxsackie-Virus A und B mit diversen Subtypen (Enteroviren).

Inkubationszeit. 2–9 Tage.

Übertragungsmodus. Schmierinfektion, gelegentlich auch Tröpfcheninfektion; epidemische Häufung in den Sommer- und Herbstmonaten.

Klinik. Je nach Virusbefall können unterschiedliche Erkrankungen resultieren:

Coxsackie A:
- **Herpangina:** Am vorderen Gaumenbogen entwickeln sich Bläschen, die aufplatzen und Ulzera bilden, verbunden mit Fieber und unspezifischen Allgemeinsymptomen (z. B. Halsschmerzen); Ausheilung innerhalb 1 Woche
- **Sommergrippe**
- **Hand-Fuß-Mund-Krankheit**
- **abakterielle Meningoenzephalitis**

Coxsackie B:
- **Bornholmer Krankheit (Syn.: Pleurodynie):** akutes Fieber, Brust- und Bauchschmerzen, Muskelschmerzen mit Schonhaltung und Allgemeinsymptomen für 2–3 Tage.
  Komplikationen: Meningitis, Peri- und Myokarditis, evtl. Nephritis und Orchitis
- **Encephalomyocarditis neonatorum:** sehr schwere Symptomatik, die sich in den ersten 2 Lebenswochen ausprägt mit: Enzephalitis, Myokarditis, evtl. Hepatitis und Pneumonie. Erste Symptome können Trinkunlust, Adynamie, Dyspnoe, Durchfälle und Tachykardie sein.
  Prognose: ungünstig, Letalität hoch

Therapie. Symptomatisch.

Impfung. Keine.

Prognose. Gut; wegen unterschiedlicher Serotypen; jedoch keine Immunität. Nach Coxsackie-Epidemien wurden Diabeteshäufungen beobachtet.

8.2.13 ECHO-Virus-Infektion

Erreger. **E**nteric-**C**ytopathogenic-**H**uman-**O**rphan-Viren (34 Serotypen).

Inkubationszeit. 1–12 Tage.

Übertragungsmodus. Schmier- oder Tröpfcheninfektion.

Klinik. Meist inapparenter Verlauf, selten: seröse Meningitis (Meldepflicht!), fieberhafte Infekte (+/– Exanthem, rötelnähnlich), Pharyngitis, epidemische Gastroenteritis, leichte passagere Paresen.

Therapie. Symptomatisch.

Impfung. Keine.

Prognose. Gut.

8.2.14 Hepatitis

☞ Innere Medizin, Infektionskrankheiten, Kap. 4.7

8.2.15 Exanthema subitum (Roseola infantum, Dreitagefieber)

Erreger. Humanes Herpesvirus Typ 6 (HHV 6), seltener HHV 7.

Inkubationszeit. 5–15 Tage.

Übertragungsmodus. Kontaktinfektion, gering kontagiös; es erkranken fast nur Kinder bis zum 3. Lebensjahr.

Klinik. Plötzlich hohes Fieber (über 3 Tage anhaltend) mit leichten katarrhalischen Erscheinungen, dann (kritischer) Fieberabfall und Exanthemausbruch: makulopapulös, hellrot, kleinfleckig, **nicht konfluierend,** erst am Rumpf (1–2 Tage), dann auf Hals, Arme, Gesicht und Beine übergreifend. Die Erkrankung kann auch mit einem initialen Krampfanfall beginnen.

Diagnostik. Nachweis spezifischer IgM-Ak. Leukopenie (während der Fieberphase), Leukozytose (bei Exanthemausbruch)

Klinischer Fall

Ein 6 Monate alter Säugling hat 3 Tage lang hohes Fieber. Am 4. Tag findet sich ein rubeoliformes Exanthem am ganzen Körper, besonders am Stamm, keine anderweitigen Symptome; dabei Entfieberung.
Wahrscheinlichste Diagnose: Exanthema subitum.

Komplikationen. Selten Krampfanfälle (Infektkrampf).

Therapie. Symptomatisch.

Impfung. Keine.

Prognose. Gut; das Exanthema subitum kann rezidivieren!

8.2.16 Erythema infectiosum (Ringelröteln)

Erreger. Humanes Parvovirus B19.

Inkubationszeit. 6–18 Tage.

Übertragungsmodus. Tröpfcheninfektion, nur gering kontagiöse Infektionskrankheit des Schulalters.

Klinik. Schmetterlingförmiges, juckendes Erythem der Wangen, das zunehmend girlandenartig wird (wallartige Rötung) und auf die Extremitäten übergreift. Typisch sind ein periodisches Abblassen und Neuentstehen der Effloreszenzen. Dauer ca. 2 Wochen. Atypischerweise können heftige Arthralgien, transiente Anämie oder Lymphadenopathie auftreten.

Therapie. Symptomatisch.

Impfung. Keine.

Prognose. Gut mit lebenslanger Immunität. Aplastische Krisen bei hämolytischen Anämien mit günstigem Verlauf. Bei Infektion nicht immuner Schwangerer (sehr selten) kann es zur Hemmung der fetalen Erythropoese, schwerer **Anämie** und **Hydrops fetalis** kommen.

8.2.17 RS-Virus-Infektionen

Erreger. **R**espiratory-**S**yncytial-Virus (Paramyxovirus).

Inkubationszeit. 1–10 Tage.

Übertragungsmodus. Tröpfcheninfektion; hohe Durchseuchung bereits im 1. Lebensjahr (bis 2. Lebensjahr fast 100%).

Klinik. „Erkältungskrankheit"; bei Säuglingen häufig Bronchiolitis (75%), bei Kindern häufig Viruspneumonien (25%) und Krupp-Anfälle (10%). Rückbildung innerhalb 1 Woche.

Komplikationen. Bakterielle Sekundärinfektionen.

Therapie. Symptomatisch; antibiotisch bei Superinfektion.

Impfung. Impfstoff in Erprobung.

Prognose. Gut, kurzzeitige Immunität.

8.2.18 Rotavirus-Infektionen

Erreger. Reoviridae der Gruppe A–E, wobei der Gruppe A die entscheidende klinische Bedeutung zukommt. Weltweit häufigster Gastroenteritis-Erreger bis zum Alter von 2 Jahren.

Übertragungsmodus. Von Mensch zu Mensch, fäkal-oral.

Klinik. Fieber, Diarrhö mit Elektrolytentgleisung und Dehydratation als Komplikation. In 50% d.F. zeigen Kinder unspezifische respiratorische Symptome.

Diagnostik. Antigennachweis im Stuhl.

Therapie. Symptomatisch, Flüssigkeitszufuhr.

Impfung. Tetravalente attenuierte orale Lebendvakzine steht zur Verfügung (wird von der STIKO noch nicht empfohlen).

8.2.19 HIV-Infektionen

☞ Innere Medizin Infektionskrankheiten, Kap. 4.9

8.3 Bakterielle Infektionskrankheiten

Einen zusammenfassenden Überblick gibt Tab. 15.21.

Tab. 15.21: Bakterielle Erkrankungen im Überblick

Erreger (Krankheit)	Übertragung	Inkubationszeit (Tage)	Labordiagnose	Hauptkomplikationen
Bordetella pertussis (Keuchhusten)	Tröpfchen	7–10	• Leukozytose mit rel. Lymphozytose	• Pneumonie • Enzephalitis • Apnoe
A-Streptokokken (Scharlach)	Kontakt, Tröpfchen	2–7	• Leukozytose • rel. Neutrophilie • Rachenabstrich	• Nephritis • Myokarditis
Corynebacterium diphtheriae (Diphtherie)	Tröpfchen, Schmier	2–6	• Erregernachweis kulturell u. mikroskopisch	• Myokarditis • Lähmungen
Clostridium tetani (Tetanus)	Verletzungen	3–21	• Toxinnachweis	• Pneumonie • Muskelrisse • Infraktionen
Mycobacterium tuberculosis (Tuberkulose)	Tröpfchen, Staub	20–60	• Anzüchten • Rö. • Tuberkulin-Test	• Miliar-Tbc • Meningitis
Haemophilus influenzae Typ B (Haemophilus influenzae)	Tröpfchen, Schmier	–	• Erregernachweis (Liquor, Sputum, Blut)	• akute Epiglottitis • eitrige Meningitis

8.3.1 Keuchhusten (Pertussis)

Erreger. Bordetella pertussis.

Inkubationszeit. 7–10 Tage.

Übertragungsmodus. Tröpfcheninfektion.

Ansteckungsfähigkeit. Von Beginn bis 3–4 Wochen nach Erkrankungsbeginn; hohe Kontagiosität; Erkrankungsgipfel im Kleinkindalter.

Klinik. Ablauf in 3 Stadien:

1) **Stadium catarrhale:** für 1–2 Wochen „grippale Symptome" mit noch uncharakteristischem Husten, Rhinitis u.a. bei hoher Ansteckungsfähigkeit
2) **Stadium convulsivum:** für 2–6 Wochen typische stakkatoartige Hustenanfälle mit 10–20 Hustenstößen (v.a. nachts), evtl. Zyanose mit hörbarem Inspirium; bei Säuglingen eher als lebensbedrohliche Apnoen imponierend
3) **Stadium decrementi:** über 1–2 Wochen langsamer Rückgang der Symptome

Diagnostik. Charakteristisch ist die Leukozytose mit relativer Lymphozytose. Nach 2–4 Wochen ist der Nachweis von spezifischen IgM-, IgG- und IgA-Ak möglich (ELISA). Der Erregernachweis erfolgt aus Nasopharyngealabstrich mittels Kultur und PCR.

Komplikationen. Bronchopneumonie, Obstruktionsatelektase, Apnoe-Anfälle (besonders im 1. Lebensjahr), Enzephalopathie bei Säuglingen (Krampfanfälle), Otitis media, subkonjunktivale Blutungen.

Therapie. Erythromycin (beeinflusst nicht die Hustenanfälle, da Toxinwirkung), symptomatisch. In der Inkubationsphase und im Stadium catarrhale kann eine Antibiose (evtl. Erythromycin) erfolgreich sein.

Impfung. Aktive Immunisierung mit azellulärem Impfstoff in Kombination mit Diphtherie und Tetanus wird empfohlen.
Cave: Fieberkrämpfe als Nebenwirkung.

Prognose. Je nach Alter und Krankheitsverlauf; Säuglinge sind wegen Enzephalitisgefahr und hoher Sterblichkeit stark gefährdet. Pertussis hinterlässt keine lebenslange Immunität.

Merke

Bei jungen Säuglingen können anstelle typischer Hustenanfälle (Stakkatohusten) auch Apnoeanfälle auftreten → Mortalität in den ersten 6 Monaten besonders hoch, daher stationäre Aufnahme und Monitoring.

8.3.2 Scharlach (Scarlatina), Angina tonsillaris

Erreger. β-hämolysierende Streptokokken der Gruppe A (selten C oder G) mit diversen Toxinen.

Inkubationszeit. 2–5 Tage.

Übertragungsmodus. Tröpfcheninfektion, Kontaktinfektion; gehäuft im Winter. Befallen werden vorwiegend Kinder im 2.–10. Lebensjahr.

Klinik. **Angina tonsillaris:** Plötzlich hohes Fieber mit Halsschmerzen, düster geröteter Rachen mit eitrigen Stippchen. Zervikale LK-Vergrößerung

Scharlach: Zu der Angina tonsillaris kommt ein feinfleckiges Exanthem (☞ Abb. 15.16) hinzu, das durch erythrogenes Exotoxin verursacht wird. „Himbeerzunge", Wangenrötung bei blassem Munddreieck, regionäre Lymphknotenschwellungen; charakteristische Hautschuppung an Händen und Füßen; evtl. Erythema nodosum sind weitere mögliche Symptome.

Diagnostik. Rachenabstrich (Schnelltest oder kultureller Streptokokkennachweis). Erhöhter Streptolysin-AK-Titer.

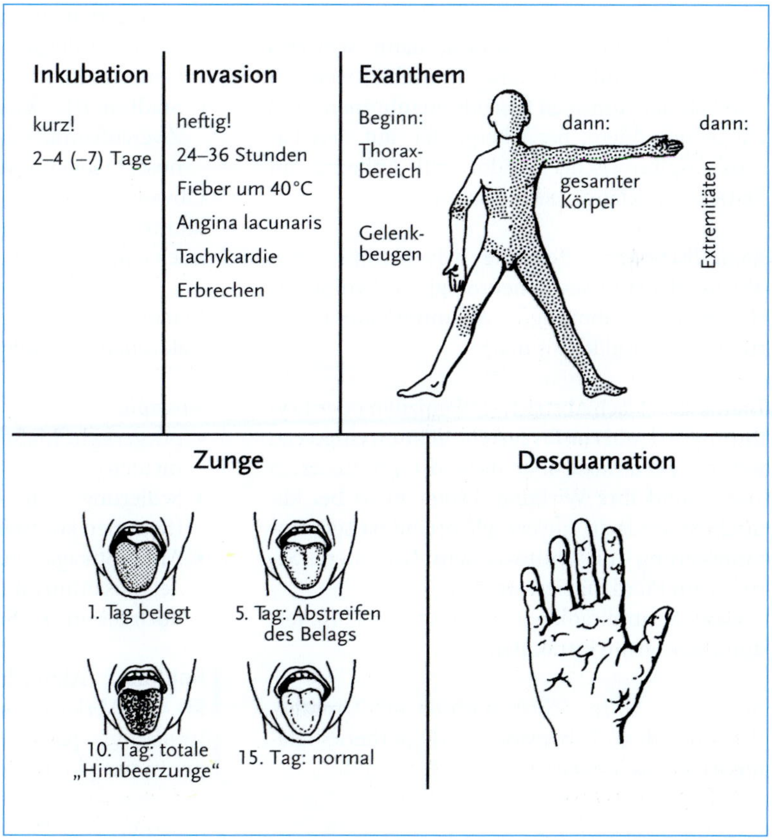

Abb. 15.16: Verlauf bei Scharlach [8]

Komplikationen. Myokarditis, interstitielle Nephritis, toxische Leberschädigung, Arthralgien, Otitis media

Therapie. Penizillin oral 10–14 Tage nach Auftreten der ersten Symptome (alternativ Erythromycin/Cephalosporin).

Impfung. Keine.

Prognose. Gut; autoimmunologische Folgeerkrankungen sind möglich (akutes rheumatisches Fieber, akute Glomerulonephritis).

8.3.3 Diphtherie („echter Krupp")

Erreger. Corynebacterium diphtheriae (Phathogenität durch Toxinbildung).

Inkubationszeit. 2–6 Tage.

Übertragungsmodus. Tröpfchen- u. Schmierinfektion; v.a. im Winter; Pandemien alle 30 Jahre.

Klinik. 1–2-tägige Prodromi, dann schweres Krankheitsgefühl bei mäßigem Fieber, weißlich gelb belegten Tonsillen (**Pseudomembranen**) und Umgebungsödem; bei Übergreifen auf den Larynx inspiratorischer Stridor, evtl. Aphonie mit Erstickungsgefahr („echter Krupp").

Komplikationen. Toxische Myokarditis, Nephritis, Hepatitis sowie neurologische Symptome (Gaumensegellähmung, Akkommodationsstörungen, Polyradikulitis u.a.).

Therapie. Nach Abstrich (!): Penizillin oder Erythromycin kann zur Erregerelimination eingesetzt werden, beeinflusst aber nicht die produzierten Toxine und ihre Wirkung. Daher muss bei klinischem Verdacht unverzüglich eine passive Immunisierung mit antitoxischem Diphtherie-Serum vom Pferd injiziert werden.

Cave: Serumkrankheit (Testung mit 1:10 verdünntem Serum intrakutan).

Impfung. Aktive Schutzimpfung mit Diphtherietoxoid ab 3. Lebensmonat (Diphtherie-Tetanus-Pertussis-Toxoid).

Prognose. Erkrankung hinterlässt geringe Immunität; obwohl Lähmungen und Myokarditiden sich zurückbilden können, ist auch heute noch die Letalität mit 10–20% sehr hoch.

8.3.4 Tetanus

☞ Chirurgie, Kap. 7.3

Erreger. Clostridium tetani (Ektotoxinbilder).

Inkubationszeit. 3–21 Tage (sehr selten Monate bis Jahre).

Übertragungsmodus. Stich- und Bissverletzungen (Bagatellverletzungen), bei Neugeborenen Nabelinfektion.

Klinik. Diese wird in 3 Stadien unterteilt:
- **Stadium I:** Rigor, Kieferklemme (Trismus), verzerrtes Lachen (Risus sardonicus), Opisthotonus
- **Stadium II:** allgemeine Reflexbereitschaft stark gesteigert, häufig generalisierte tonische Krämpfe (zur Auslösung reichen Sinnesreize wie Licht, Geräusche)
- **Stadium III:** Krämpfe von Bronchial- und Zwerchfellmuskelatur (→ flache Atmung, Zyanose, Erstickungstod)

Obwohl es nach 2–4 Wochen zur Ausheilung kommen kann, findet sich auch nach längerer Zeit noch eine gewisse Muskelsteife.

Komplikationen. Pneumonie, Muskelrisse, Infraktionen (besonders Wirbelkörper).

Therapie
- pflegerische Maßnahmen (Komplikationen vermeiden)
- Sedierung, evtl. Relaxierung und Beatmung (Spasmen kontrollieren)
- Antibiotikagabe und Desinfektion des Nabels
- Tetanusantitoxin (bindet freie Toxine, nicht jedoch die ans ZNS gebundenen!)

Impfung. Aktive Immunisierung (Tetanustoxoid). Bei Verletzungen und nicht ausreichendem Impfschutz passive Immunisierung (Tetanushyperimmunglobulin).

Prognose. Ungünstig bei kurzer Inkubationszeit, höherem Alter, schwerer Dehydratation, gleichzeitigem Bestehen anderer Krankheiten, Vergiftungen.

8.3.5 Tuberkulose

☞ Innere Medizin, Atmungsorgane, Kap. 6, Tuberkulöse Meningitis ☞ Neurologie, Kap. 3.4.1

8.3.6 Fakultativ pathogene Enterobakterien

☞ Innere Medizin, Infektionskrankheiten, Kap. 2.2

8.3.7 Pathogene Enterobakterien

☞ Innere Medizin, Infektionskrankheiten, Kap. 2.2

8.3.8 Borreliose

☞ Dermatologie, Kap. 5.4, ☞ Neurologie, Kap. 3.4

8.3.9 Haemophilus influenzae

Erreger. Haemophilus influenzae Typ B. Der Erreger ist als obligater Schleimhautparasit oft Bestandteil der Schleimhautflora der oberen Luftwege.

Klinik. Ein häufiger Keim bei Otitis, Sinusitis, Tracheitis u.a. (besonders nach Superinfektion einer Viruserkrankung) sowie der häufigste Erreger der akuten Epiglottitis. Neben Meningokokken ist der Keim auch der häufigste Erreger der eitrigen Meningitis bei Säuglingen und Kleinkindern. Weitere Infektionen sind septische Arthritis, Zellulitis u.a.

Übertragungsmodus. Tröpfchen- und Schmierinfektion, betrifft meist Kinder zwischen dem 1. und 4. Lebensjahr.

Therapie. Penizillinasefeste β-Lactam-Antibiotika.

Impfung. Alle Säuglinge ab dem 3. Lebensmonat mit einer konjugierten Hib-Vakzine.

8.3.10 Meningokokkeninfektionen

Erreger. Neisseria meningitidis sind gram-, bekapselte Bakterien, die in ca. 10% der Europäer im Nasenrachenraum vorkommen können. Unter „guten Bedingungen" (geschwächtes Immunsystem) können Meningokokken die Mukosa penetrieren und werden von Leukozyten in die Blutbahn transportiert. Eine Endotoxinausschüttung kann zur Vaskulitis und DIC führen (Petechien und Nekrosen entstehen in der Haut und in jedem anderen Organ). Bei Sepsis und Schockzustand mit Blutung in die Nebennierenrinde spricht man vom **Waterhouse-Friderichsen-Syndrom.** Die Meningokokkeninfektion wird durch Tröpfcheninfektion von Mensch zu Mensch durch die Serogruppe A, B, C, W-135 und Y übertragen.

Häufigkeit. 1 : 100 000. Das größte Erkrankungsrisiko haben Säuglinge < 1 Jahr.

Klinik. Infekt der oberen Luftwege. Hohes Fieber, makulopapulöses Exanthem, Myalgien und Arthralgien, Kopfschmerzen und Erbrechen. Eine Meningitis im Rahmen einer Meningokokkensepsis ist häufig. Blutdruckabfall, Schock, Thrombozytopenie, Leukozytopenie, Nierenversagen und Koma zeigen den foudroyanten Verlauf an, der zum Tod führt.

Diagnostik

- Meningokokkenisolierung aus Abstrich, Blutkultur und Liquor
- Antigennachweis in Blut, Urin und Liquor
- Liquoruntersuchung: Zellzahl $> 1000 \times 10^6$/l, Zucker ↓, Eiweiß > 1 g/l

Therapie. Wichtig ist eine frühzeitige i.v. Penizillingabe. Ggf. intensivmedizinische Maßnahmen.

Impfung. Tetravalenter Konjugatimpfstoff gegen A, C, W-135 und Y.

Prognose. Unter adäquater Therapie Erholung innerhalb von Stunden. Residuen einer Meningitis (neurologische Schäden). Hohe Letalität einer Meningokokkensepsis (25%) und Waterhouse-Friderichsen-Syndrom (95%).

8.3.11 Listeriose

☞ Medizinische Mikrobiologie, Kap. 5.4.2

- **konnatale Infektion** (☞ Kap. 3.1.1).
- **postnatale Infektion:** Selten.
  Klinik: Sind ältere Kinder betroffen, kommt es meist nur zu einer Lymphadenopathie und den

charakteristischen miliaren Granulomen der Haut.

8.3.12 Mykoplasmose

Als **Mykoplasmose** werden allgemein Infektionskrankheiten bezeichnet, die durch Bakterien der Gattung Mycoplasma hervorgerufen werden. Mykoplasmosen sind an der Entstehung der **atypischen Pneumonie** beteiligt und führen bei Schulkindern häufig zu Pneumonien. Die Mykoplasmenpneumonie wird ausführlich im Abschnitt Innere Medizin, Infektionskrankheiten Kap. 2.3.1, besprochen.

Merke

Bei Schulkindern verursachen Mykoplasmen häufig eine Pneumonie!

8.4 Sonstige Infektionskrankheiten

8.4.1 Toxoplasmose

Klinik

- **konnatale Infektion.** Bei voll ausgeprägtem Krankheitsbild findet sich die klassische Trias Hydrocephalus internus (oder Mikrozephalus), intrazerebrale Verkalkungen und Chorioretinitis. Neben dem ZNS können auch viszerale Organsysteme befallen sein (Hepatosplenomegalie, ☞ Kap. 3.1.1).
- **postnatale Infektion.** Bei älteren Kindern Lymphadenitis mit Fieber, LK-Schwellung über Monate, Hepatosplenomegalie und nur selten zerebrale Symptome; meist verläuft die Infektion „stumm".
  Therapie: Pyrimethamin, evtl. in Kombination von Sulfonamiden (z.B. Sulfadiazin) und Folsäure.

8.4.2 Pilzinfektionen

☞ Innere Medizin, Infektionskrankheiten, Kap. 5, und Dermatologie, Kap. 4

Ätiologie. Bei Kindern handelt es sich meist um einen Befall mit Candida albicans bei Störung des physiologischen Gleichgewichtes der Mund- und/oder Analschleimhaut. Ein generalisierter Candida-Befall ist selten.

Klinik. Flächenhaft festsitzende, weißlich-krümelige Beläge oder Bläschen, die zu größeren Herden verschmelzen können.

Therapie. Antimykotische Salben, Gentianaviolett- und auch Kaliumpermanganat-Bäder.

Prognose. Gut (außer bei der Soor-Sepsis).

9 Immundefekte, allergische und rheumatische Erkrankungen

9.1 Immundefekte

Die unterschiedlichen Formen der Immundefizienz lassen sich in 4 Gruppen unterteilen: **physiologische, primäre** (= angeborene), **sekundäre** (= erworbene) und **iatrogene Immundefekte.** Dabei stehen in der Pädiatrie die physiologischen (Neonatalperiode) und primären Immundefekte ganz im Vordergrund.

Merke

Bei (fast) allen genannten Erkrankungen, die mit einer **Immundefizienz** einhergehen, können sich mit zunehmendem Alter **maligne Tumoren** (meist Lymphome) entwickeln.

9.1.1 Physiologischer Immundefekt

☞ Kap. 1.4.2

Das Neugeborene ist zunächst postpartal durch diaplazentar übertragene mütterliche IgG und mit der Muttermilch übertragene sekretorische IgA gut geschützt. Die von der Mutter übertragenen Immunglobuline unterliegen jedoch einem physiologischen Katabolismus. Daher kommt es nach 2–3 Monaten zu einer zunehmenden physiologischen Hypogammaglobulinämie. Erst danach ist das kindliche Immunsystem in der Lage, ausreichend Immunglobuline zu bilden.

9.1.2 Primäre Immundefekte mit vorwiegender Störung der Antikörperbildung (B-Zell-Defekte)

Kongenitale Agammaglobulinämie (Morbus Bruton)

Ätiopathogenese. Die bekannteste Form ist die von Bruton beschriebene X-chromosomal-rezessive Agammaglobulinämie, die durch B-Zell-Reifungsstörungen im Stadium der Prä-B-Zellen gekennzeichnet ist. IgA und IgM fehlen; der IgG-Spiegel liegt unter 0,2 g/dl. B-Zellen sowie die Follikelstruktur in Milz und Lymphknoten fehlen, die T-Zell-Immunität ist jedoch erhalten. Die Erkrankung betrifft nur Jungen.

Klinik. Es kommt zumeist nach dem 6. Lebensmonat zu rezidivierenden bakteriellen Infektionen, besonders der oberen und unteren Atemwege, und wiederholt zu Meningitis/Enzephalitis und Sepsis.

Therapie. Gammaglobulinsubstitution. Unbehandelt tritt der Tod in den ersten Lebensmonaten ein.

Selektiver IgA-Mangel

Ätiologie. Autosomal-rezessiver oder -dominanter Immundefekt mit isoliertem Mangel an IgA im Serum (< 5 mg/dl, Normwert im 7.–24. Lebensmonat: 14–108 mg/dl, bei älteren Kindern zunehmend steigend).

Häufigkeit. Häufigster, genetisch bedingter Immundefekt (1:500).

Klinik. Erhöhte Infektanfälligkeit der Luftwege, des Gastrointestinal- und des Urogenitaltraktes. Atopie und Zöliakie; erhöhte Inzidenz von Autoimmunerkrankungen und Tumoren. Mehr als 50% der Patienten sind symptomfrei (Kompensation durch erhöhte IgM-Produktion). Begleitend kann ein IgG-Subklassen-Defekt vorliegen.

Diagnostik. IgA im Serum < 5 mg/dl (Normwert im 7.–24. Lebensmonat: 14–108 mg/dl, bei älteren Kindern zunehmend steigend), Fehlen von sekretorischem IgA. IgM ↑.

Therapie. IgA-Substitution. **Cave:** anaphylaktische Reaktion.

Selektiver IgM-Mangel

Ätiologie. Unbekannt.

Klinik. Erniedrigte IgM-Konzentration im Serum (< 0,2 g/l) → Neigung zu Sepsis durch gramnegative Keime, Meningitis, gastrointestinalen Störungen, Splenomegalie, Atopie und malignen Lymphomen.

Therapie. Symptomatisch.

Selektive IgG-Subklassen-Defekte

Sie gehen in der Regel mit normalen IgG-Konzentrationen einher.

Klinik. Abhängig von der Subklasse:
- **IgG_2-Mangel:** häufigste Form, evtl. rezidivierende Pneumonien, Bronchiektasen und Hautinfektionen
- **IgG_3-Mangel:** Pneumonien, eitrige Infektionen im HNO-Bereich
- **IgG_1-Mangel:** oft subklinisch wegen Kompensation durch andere Klassen
- **IgG_4-Mangel:** nur relevant bei gleichzeitigem IgG_2-Mangel

Therapie. Symptomatisch.

Humorale Immundefizienz

Ätiologie. X-chromosomal-rezessiv, sporadisch oder als Folge einer Rötelnembryopathie; geht mit polyklonaler IgM-Erhöhung bei gleichzeitiger Verminderung von IgA und IgG einher.

Klinik. Ab dem 1. und 2. Lebensjahr kommt es zu rezidivierenden Infekten der Atemwege mit persistierender Neutropenie, Thrombozytopenie, hämolytischer und hypoplastischer Anämie sowie Hepatosplenomegalie, zervikalen Lymphknotenschwellungen und manchmal auch einem intestinalen Lymphom.

Therapie. Immunglobuline und Antibiotika.

Transitorische Hypogammaglobulinämie

Ätiologie. Sie liegt bei einer Fortsetzung der physiologischen Neugeborenen-Hypogammaglobulinämie (bis in das 2. oder 3. Lebensjahr) vor. Betroffen sind v.a. Frühgeborene.

Klinik. Häufiges Auftreten von bakteriellen Infekten im HNO-Bereich: Otitis, Sinusitis.

Diagnostik. Isolierte Erniedrigung von Ig im Serum.

Therapie. Symptomatisch. In schweren Fällen IgG-Substitution.

Variable Hypogammaglobulinämie (common variable immunodeficiency = CVID)
Ätiologie. Nicht erblich, sporadisch (Epstein-Barr-Infektion); zweithäufigster primärer Immundefekt.

Klinik. Wie Morbus Bruton; Beginn ab dem 2.–3. Lebensjahrzehnt.

Therapie. Antibiotika- und IgG-Gabe.

9.1.3 Primäre Immundefekte mit Störung der T-Zell-Immunität

Di-George-Syndrom
Ätiologie. Embryonale Hemmungsfehlbildung infolge einer Entwicklungsstörung der 3. und 4. Kiementasche bewirkt die Kombination Thymushypoplasie, Hypoparathyreoidismus, Gesichtsdysmorphie und Aortenbogenfehlbildung. In 90% d. F. liegt eine Mikrodeletion des Chromosomenabschnitts 22q11.2 vor.

Klinik. Frühzeitiges Auftreten von Hypokalzämie (Tetanie) und Hyperphosphatämie sowie Pilz- und Virusinfektionen, die zur Generalisation neigen.

Therapie. Thymustransplantate bzw. Thymosinbehandlungen.

Prognose. Schlecht. 70% der Kinder sterben innerhalb des 1. Lebensjahres.

Nezelof-Syndrom
Ätiologie. Fehlende T-Zellen auf Grund einer Anlagestörung des Thymus.

Klinik. Die Immunglobulinspiegel sind normal bis erniedrigt (besonders IgM). Infektanfälligkeit (besonders bakterielle und Pilzinfektionen), Hypoplasie der lymphatischen Organe und Lymphozytopenie.

Therapie. Knochenmarktransplantation.

9.1.4 Kombinierte B- und T-Zell-Defekte

Schwere kombinierte Immundefekte (Severe combined immunodeficiency = SCID)
Ätiologie. Autosomal-rezessive oder X-chromosomal-rezessive Immundefekte, die durch ein (fast) vollständiges Fehlen der spezifischen zellulären und humoralen Immunabwehr gekennzeichnet sind.

Klinik. Gehäuftes Auftreten von bakteriellen, viralen und parasitären Infektionen aller Art. Klinische Leitsymptome sind:
- nicht tastbare Lymphknoten,
- fehlendes tonsilläres Gewebe und
- fehlendes Thymusgewebe.

Therapie. Knochenmarktransplantation. **Cave:** Lebendimpfungen sind kontraindiziert.

Ataxia teleangiectatica (Louis-Bar-Syndrom)
Ätiologie. Autosomal-rezessive Mutation des ATM-Gens auf Chromosom 11 (engl.: „Ataxia teleangiectasia mutated"). Dieses Gen ist wichtig für Zellwachstum, -teilung und -reparatur der DNA. Die Folge ist eine gestörte Chromosomenreparatur nach Chromosomenbrüchen v. a. an den Chromosomen 7 und 14, die sehr empfindlich gegenüber ionisierende Strahlen, jedoch für die Entwicklung des Immunsystems von besonderer Bedeutung sind.

Klinik. Kleinhirnataxie, okulokutane Teleangiektasien, rezidivierende Pneumonien und endokrine Ausfälle (Diabetes mellitus, Wachstumsretardierung, Impotenz) und Auftreten maligner Tumoren.

Diagnostik. 60% der Patienten zeigen einen IgA- und IgE-Mangel. 50% zeigen einen IgG-Subklassendefekt. Lymphopenie, T-Zell-Defekt, CD4: CD8 ↓.

Therapie. Nicht bekannt. Lebendimpfungen sind kontraindiziert.

Wiskott-Aldrich-Syndrom
Ätiologie. X-chromosomal-rezessive Erkrankung mit Mutation im Wiskott-Aldrinch-Syndrom(WAS)-Gen, die zu Störung der zellulären Signalübertragung führt.

Klinik. Thrombozytopenische Purpura, erhöhte Infektanfälligkeit und Ekzemneigung.

Therapie. Knochenmarktransplantation.

Hyper-IgE-Syndrom (Hiob-Syndrom)
Ätiologie. Autosomal-dominant bedingter hoher Serum-IgE-Spiegel sowie ein variabler T-Zell- und Granulozytendefekt.

Klinik. Ekzemneigung, rezidivierende Staphylokokkeninfekte der Haut und Lunge, Lymphadenitiden, Atopie und Eosinophilie.

Therapie. Symptomatisch.

Chronische mukokutane Candidiasis
Ätiologie. Autosomal-rezessiver Mannasedefekt der Monozyten, wobei durch Anhäufung von Mannan die zytotoxischen T-Zellen gehemmt werden.

Klinik. Chronische Schleimhautcandidiasis, die sich auf periorale und andere Hautareale ausbreitet. Häufige Assoziation mit **polyglandulärem Autoimmunsyndrom Typ I** (prim. Hypoparathyreoidismus, prim. NN-Insuffizienz).

Therapie. Antimykotika.

Primäre intestinale Lymphangiektasie
Ätiologie. Sporadisch auftretende embryonale Hemmungsfehlbildung, die zu chronischen intestinalen Protein- und Lymphozytenverlusten führt.

Klinik. Hypalbuminämie und Hypoglobulinämie → hypoproteinämische Ödeme und Infektionsneigung. Je älter die Kinder werden, umso häufiger können sich maligne Lymphome im Gastrointestinaltrakt entwickeln.

Therapie. Symptomatisch.

9.1.5 Granulozytendefekte

Progressive septische Granulomatose
Ätiologie. Unterschiedliche, meist X-chromosomal-rezessiv vererbte Enzymdefekte der Granulozyten: Bakterien können nach normaler Phagozytose intrazellulär nicht abgetötet werden.

Klinik. Beginn in den ersten Lebensmonaten mit rezidivierenden eitrigen Entzündungen, die mit Granulombildung abheilen.

Therapie. Langzeitprophylaxe mit Cotrimoxazol. Gezielte antibiotische und antimykotische Behandlung auftretender Infektionen.

Chediak-Higashi-Syndrom
Ätiologie. Autosomal-rezessiv vererbte Störung der Granulozyten.

Klinik. Rezidivierende bakterielle Infekte der Atemwege und der Haut, Albinismus, neurologische Symptome (Kleinhirnataxie u.a.) und lymphoretikuläre Tumoren. Charakteristisch für dieses Krankheitsbild sind Riesengranula in Monozyten, Granulozyten und Lymphozyten.

Therapie. Knochenmarktransplantation.

9.1.6 Primäre Komplementdefekte

Hereditäres angioneurotisches Ödem
Ätiologie. Angeborener C1-Esterase-Inhibitor (C1-INH)-Mangel. Der C1-INH ist der bedeutendste Inhibitor für die Inaktivierung von C1-Esterase (Protease) und Plasmin (Protease). Fehlt C1-INH, dann führen banale Verletzungen über die nicht mehr zu hemmenden Proteasen des Gerinnungssystems (ebenso bei Infekten, bei körperlicher Anstrengung und Stress) zur Komplementaktivierung mit der Freisetzung vasoaktiver Peptide.

Klinik. Rasch auftretende, nicht eindrückbare Ödeme der (Unter-)Haut mit Schmerzen, Pruritus und Urtikaria, die im Darmbereich Bauchkrämpfe und im Mund- und Kehlkopfbereich Erstickungsanfälle zur Folge haben.

Diagnostik. C1-INH-Bestimmung.

Therapie. Substitution von C1-INH-Faktor.

9.1.7 Sekundäre Immundefekte

X-linked lymphoproliferative syndrome (XLP-Syndrom, Duncan's disease, Purtilo-Syndrom)
Ätiologie. X-chromosomal vererbte Unfähigkeit, Epstein-Barr-Infektionen zu begrenzen (sehr selten).

Klinik. Nach EBV-Infektionen kommt es zu einer Selbstzerstörung des Immunsystems, die meist letal endet.

Therapie. Symptomatisch.

Erworbenes Immundefektsyndrom (acquired immunodeficiency syndrome = AIDS)
☞ Innere Medizin, Infektionskrankheiten, Kap. 4.9

Sekundäre Komplementdefekte
Von den primären Komplementdefekten sind die zahlreichen sekundären Formen mit Verminderung von Komplementkomponenten (durch Komplementverbrauch bedingt) schwer abzugrenzen; die Komplementfragmente (z.B. C3a, C3d) sind hierbei als Zeichen eines erhöhten Umsatzes meist erhöht. Zu den Ursachen gehören chronische Nierenerkrankungen, Autoimmunerkrankungen und Unterernährung.

9.2 Allergische Reaktionen, allergische Erkrankungen

☞ Dermatologie, Kap. 7.2

9.2.1 Allgemeine Grundlagen

Pathophysiologie
Allergie. Unter Allergie versteht man eine spezifische Änderung der Immunitätslage im Sinne einer krank machenden Überempfindlichkeit. Diese führt zu entzündlichen Reaktionen von Haut, Schleimhäuten oder des Gesamtorganismus infolge von immunologischen Reaktionen auf ein Antigen, gegen das zuvor eine Sensibilisierung eingetreten ist. Die lokale und/oder systemische Immunreaktion führt zur Freisetzung bestimmter Mediatoren, die für die Vielfalt der Symptome verantwortlich sind.

Pseudoallergie. Als Pseudoallergie bezeichnet man die direkte Mediatorenfreisetzung durch einen Fremdstoff, d.h. ohne die Aktivierung des Immunsystems. Zusätzlich können auch Virusinfekte, Stress und endogene Stoffe wie Hormone, Enzyme sowie die Mediatoren selbst das Mediatorensystem aktivieren. Einen Sonderfall stellen Reaktionen dar, bei denen die symptomauslösenden Mediatoren exogen zugeführt werden, z.B. Histamin aus Käse etc.

Klinik
Die Symptome der „Allergie" sind mannigfaltig. Nahezu alle Gewebe und Organe können erkranken. Am häufigsten sind die **Grenzflächen zur Umwelt** betroffen (☞ Tab. 15.22).

Diagnostik
Die Diagnose einer allergischen Erkrankung beruht maßgeblich auf der Anamnese. Bei anamnes-

Tab. 15.22: Symptome einer allergischen Reaktion an verschiedenen Organen

Organ	Symptome
Haut	Urtikaria, Quincke-Ödem, Vaskulitis, Arzneimittelexanthem, atopische Dermatitis, Kontaktekzem
Auge	Konjunktivitis, Augenlidödem und -entzündung
Atemwege und Lunge	Rhinitis, Sinusitis, Laryngitis, Glottisödem, Tracheobronchitis, obstruktive Bronchitis, Asthma bronchiale, exogen allergische Alveolitis
Magen-Darm-Trakt	Stomatitis, Erbrechen, Schleimhautschwellung, Bauchschmerzen, Diarrhö, okkulter Blutverlust, Gastritis, Enteritis, Kolitis, nekrotisierende Enterokolitis, Zöliakie
Sonstiges	Herz-Kreislauf-System (Vaskulitis, anaphylaktischer Schock), Blutsystem (Anämie, Thrombozytämie, Agranulozytose), Nieren (Immunkomplexnephritis, nephrotisches Syndrom), Gelenke (Arthralgie, Arthritis) sowie ZNS (Fieber, Schock)

tisch begründetem Verdacht auf ein allergisches Geschehen folgen der Krankheitsnachweis und die Ursachenanalyse, wie im folgenden Schema verdeutlicht wird:

Krankheitsnachweis

1) Anamnese (Symptome?)
2) körperlicher Befund, insbesondere Gesicht, Hals, Lunge (Pfeifen, Brummen?)
3) Lungenfunktionsprüfung (Spirometrie oder Kinder-Peak-Flowmeter)
4) unspezifische Provokation (Überempfindlichkeit der Atemwege?)
5) Röntgenaufnahme des Thorax (Überblähung, Emphysem?)
6) ggf. weiterführende Diagnostik

Ursachenanalyse

1) Hauttest (ubiquitäre Allergene, saisonale Allergene?)
2) ggf. ELISA (RAST) (spezifisches IgE?)
3) nasale, konjunktivale bzw. bronchiale Provokation mit Allergenen
4) ggf. spezielle Labordiagnostik

Therapie

Ziel der Therapie ist die Prophylaxe. Deshalb steht die **Allergenkarenz** als kausale Maßnahme immer an erster Stelle. Prophylaktisch wirkt auch die Toleranzentwicklung des Organismus, wobei die **Hyposensibilisierung** im Wesentlichen nur bei der IgE-vermittelten Allergie eine Rolle spielt. Durch Injektion des Allergens in steigender Dosis wird die Bildung schützender IgG-Antikörper induziert. Der Einsatz einer Hyposensibilisierung ist erst ab dem 6. Lebensjahr sinnvoll. Sie hat sich bei der Pollenallergie, dem allergischen Asthma und der Insektengiftallergie als wirksam erwiesen. Oft muss zusätzlich eine **medikamentöse Therapie** erfolgen:

- mastzellstabilisierend (Cromoglicin-Säure)
- antihistaminerg (H1-Antagonisten)
- antiinflammatorisch und immunsuppressiv (Kortikoide, Ciclosporin)

9.2.2 Allergische Krankheitsbilder

Atopiesyndrom

Definition. Genetisch bedingte Bereitschaft zur Bildung erhöhter Gesamt-IgE-Spiegel und zur Sensibilisierung. Unter Sensibilisierung versteht man die Bildung spezifischer IgE-AK gegenüber Umweltallergenen bereits bei geringer Expositionsstärke.

Häufigkeit. 5–15% der Gesamtbevölkerung; das Erkrankungsrisiko ist bei positiver Familienanamnese noch gesteigert:

- um 25–35% bei betroffenen Geschwister
- um 25–40% bei einem betroffenem Elternteil
- um 40–60% bei beiden betroffenen Eltern

60% der Erstmanifestationen im Laufe des 1. Lebensjahres.

Ätiopathogenese. Möglicherweise sind Atopiker u.a. aufgrund eines Enzymmangels (δ-6-Desaturase) nicht in der Lage, γ-Linolensäure aus der mit der Nahrung aufgenommenen Linolsäure zu synthetisieren. γ-Linolensäure ist wiederum Vorläufer von Prostaglandin E_1, das an der Hemmung der Histaminfreisetzung aus Mastzellen und basophilen Granulozyten beteiligt ist.

Klinik. Die häufigsten Manifestationen sind die **atopische Dermatitis** (Synonyme: atopisches Ekzem, endogenes Ekzem, Neurodermitis (☞ Abb. 15.17 im Farbteil), die akute und chronische **Rhinitis, Konjunktivitis** bzw. Rhinokonjunktivitis und das **Asthma bronchiale** (☞ Kap. 12.4.4). Diese Krankheiten können einzeln oder in verschiedenen Kombinationen und Abfolgen auftreten. In abnehmender Reihenfolge finden sich Urtikaria, gastrointestinale Beschwerden und Anaphylaxie.

Therapie. Langes Stillen (6 Monate) hat einen prophylaktischen Effekt auf den Ausbruch allergischer Erkrankungen. Atopiker sollten vermehrt γ-Linolensäure-haltige Nahrungsmittel (Nachtkerzenöl, Leinöl, Muttermilch) verzehren. Neben einer medikamentösen Therapie (Corticoide, Antihistaminika) ist an eine Klimatherapie (See und Hochgebirge) zu denken.

Prognose. Die Prognose ist zufrieden stellend. Mit zunehmendem Lebensalter kommt es im Allgemeinen zur Besserung. Etwa ein Drittel der Patienten ist bei Beginn der Pubertät subjektiv beschwerdefrei, ein weiteres Drittel gebessert, beim letzten Drittel persistieren die Beschwerden noch über die Pubertät hinaus.

Andere allergische Erkrankungen

An den nachfolgend beschriebenen Krankheitsbildern erkranken Atopiker und Nichtatopiker etwa gleich häufig.

Anaphylaktische Reaktion. Diese Maximalform der allergischen Sofortreaktion kann zum lebensbedrohlichen anaphylaktischen Schock führen (Notfall!). **Therapie:**
- keine weitere Allergenzufuhr
- großlumigen, intravenösen Zugang schaffen
- Adrenalin 0,25–1 mg, verdünnt in 10 ml = 0,9%iges NaCl, langsam i.v.
- rascher Volumenersatz
- Glukokortikoide, z.B. Methyl-Prednisolon 250–1000 mg i.v.
- Antihistaminika (H1- + H2-Blocker)
- bei Bronchospastik: Theophyllin
- bei Larynxödem: Intubation oder Koniotomie

Serumkrankheit. Verzögerte systemische immunologische Unverträglichkeitsreaktion (Allergie Typ III) nach parenteraler Gabe von Fremdeiweiß oder Haptenen (Komplikation: anaphylaktischer Schock bei Zweitapplikation). **Therapie:** Antihistaminika, Glukokortikoide. **Prophylaxe:** Bei anamnestisch bekannter Serumkrankheit nur humane Serumpräparate einsetzen.

Insektengiftallergien. Klinisch sehr wichtig sind vor allem Allergien auf Bienen- und Wespengift. Die Sensibilisierungshäufigkeit liegt bei 0,5–1%. Klinisch relevante Reaktionen sind allerdings seltener. Eine Hyposensibilisierung führt in 98% d.F. zum Erfolg.

Nahrungsmittelallergien. Lokale gastrointestinale oder systemische immunologische Reaktion, die durch orale Aufnahme eines Nahrungsmittels ausgelöst wird. Die wichtigsten Auslöser sind Hühnerei, Kuhmilch, Fisch, Soja, Getreideprodukte und Erdnüsse. Nahrungsmittelallergien sind bei Atopikern häufiger und manifestieren sich in früher Kindheit, mildern sich aber später. Nichtatopiker behalten die Unverträglichkeit meist lebenslang.

Allergische Arzneimittelreaktionen. Pathogenetisch kommen eine allergische, pseudoallergische und toxische Reaktion sowie Enzymdefekte in Frage. Penizilline sind die weitaus häufigsten Auslöser einer Arzneimittelallergie. Dabei kommt es in etwa 1% zur Anaphylaxie; in 10% besteht eine Kreuzreaktivität mit Cephalosporinen. **Therapie:** je nach Schweregrad, Medikament absetzen und Antihistaminika. In schweren Fällen s.o., anaphylaktische Reaktion.

9.3 Rheumatische Erkrankungen

☞ Innere Medizin, Bewegungsapparat, Kap. 1

9.3.1 Juvenile rheumatoide Arthritis (juvenile chronische Arthritis)

Definition. Chronisch-entzündliche Systemerkrankung des Bindegewebes, die vor dem 16. Lebensjahr beginnt und mindestens 6 Monate andauert oder rezidiviert.

Ätiologie. Bisher unklar.

Häufigkeit. 1–3:10 000; die rheumatische Arthritis ist im Kindesalter häufiger als das rheumatische Fieber (s.u.).

Klinik. Die juvenile chronische Arthritis wird in 5 Subtypen untergliedert. Die Einteilung in Subtypen wird nach den Symptomen während der ersten 6 Krankheitsmonate vorgenommen. Tab. 15.23 fasst die verschiedenen Subtypen und ihre klinischen Merkmale zusammen.

Die **Allgemeinsymptome** im Kindesalter gleichen weitgehend dem Krankheitsbild der Erwachsenen: Bewegungsschmerz, Morgensteife, Schwellung der befallenen Gelenke (ohne Rötung) u.a.

> **Merke**
>
> Beim **Morbus Still,** einer schweren Verlaufsform der JCA, stehen die **extraartikulären Symptome** im Vordergrund. Man findet sehr selten Rheumaknötchen und Augensymptome. Serologische Krankheitsmarker (pos. Rheumafaktor, ANA und HLA) existieren nicht.

Diagnostik

☞ Tab.15.23
- **IgM-Rheumafaktor (RF):** Im Unterschied zum Erwachsenen lässt sich der klassische Rheumafaktor (IgM-AK gegen IgG) bei Kindern nur in

10–20% der Fälle nachweisen (Waaler-Rose-Test).
- **antinukleäre Antikörper (ANA):** Antikörper, die gegen Zellkernbestandteile gerichtet sind (bei 30% nachweisbar)
- **Leukozytenantigen-B27 (HLA):** Das HLA-B27 findet man bei 40% der juvenilen Rheumatiker.
- **Entzündungsparameter:** BSG und die Akute-Phase-Proteine (z.B. CRP, Fibrinogen) korrelieren eng mit der klinischen Entzündung.

Therapie. Physiotherapie und **medikamentös:**
- symptomatisch, d.h. den Krankheitsverlauf nicht beeinflussende nichtsteroidale Antirheumatika und Steroide
- sog. Basistherapeutika (Gold, D-Penicillamin, Sulfasalzin, Chloroquin, Methotrexat oder Azathioprin), die die Progression der Erkrankung hemmen

9.3.2 Spondylarthropathien

Spondylarthropathien sind eine Gruppe von entzündlich-rheumatischen Erkrankungen mit primärer Beteiligung des Achsenskeletts, aber teilweise auch von peripheren Gelenken. Von diesem entzündlichen Prozess betroffen sind Sehnenansätze, Kapselansätze sowie die Synovialmembran.

Tab. 15.23: Subtypen der juvenilen chronischen Polyarthritis (JCA)

	systemische JCA (Morbus Still)	polyartikuläre (symmetrische) Arthritis		oligoartikuläre (asymmetrische) Arthritis	
Typ	viszeral	seronegativ	seropositiv	Typ I	Typ II
Geschlecht	m = w	w > m	w	w > m	m >> w
Alter	meist < 5	jedes	meist > 8	< 6	> 9
Häufigkeit	15%	30%	10%	30%	15%
betroffene Gelenke	alle	alle (besonders Hand- u. Fingergelenke)	alle (besonders kleine Gelenke)	erst Monarthritis (Sprung- u. Kniegelenke) dann Polyarthritis (< 5 Gelenke)	meist Gelenke der Beine
extraartikuläre Symptome	• hohes Fieber • kleinflächiges Exanthem • Myokarditis • Perikarditis • Anämie • Hepatosplenomegalie • Lymphadenopathie • u.a.	• leichtes Fieber • Lymphadenopathie	• Rheumaknötchen an Druckstellen (Ellbogen) • Vaskulitis	• Wachstumsstörung • chron. Iridozyklitis	• Schmerzen im ISG • Achsenfehlstellung • Insertionstendopathien • Iritis • Sakroileitis
Prognose	schlecht	gut	rasch progredient	gut	gut
serologische Diagnostik					
IgM-RF	–	–	+	–	–
ANA	–	+ (25%)	+ (75%)	+ (70%)	(+)
HLA	–	–	DR4	DR5	B27

Juvenile ankylosierende Spondylitis

Ätiopathogenese

- Die **juvenile rheumatoide Arthritis** (s. o.) kann auch die Iliosakralgelenke einbeziehen. Etwa jeder 10. juvenile Rheumatiker mit positivem HLA-B27-Nachweis entwickelt im späteren Verlauf eine Spondylitis ankylosans (Morbus Bechterew).
- **Psoriasisarthritis** (juvenile Arthritis psoriatica). Diese häufig verstümmelnde Polyarthritis kann auch bei Kindern vor oder während einer Psoriasis auftreten (w > m). Der RF ist negativ. In der Familienanamnese findet sich häufig eine Psoriasis, aber selten eine Arthritis (☞ Orthopädie, Kap. 2.9).

Klinik. Asymmetrische Arthritis, Daktylitis, Nagelgrübchen, psoriatiformer Ausschlag.

Therapie. Krankengymnastik und nichtsteroidale Antirheumatika.

Prognose. Gelenkzerstörungen und Spondylitis sind möglich. Die Erkrankung besteht bis ins Erwachsenenalter.

9.3.3 Kollagenosen

Kollagenosen sind chronisch-rheumatische Erkrankungen des Bindegewebes und der Fasern in den Zellzwischenräumen. Sie gehören bei der Klassifikation rheumatischer Erkrankungen in die Gruppe des Weichteilrheumatismus. ☞ auch Innere Medizin, Immunsystem, Kap. 2.1

Systemischer Lupus erythematodes (SLE)

Ätiopathogenese. Chronische, in Schüben verlaufende, generalisierte Immunkomplexvaskulitis unklarer Genese. Über eine Komplementaktivierung induzieren Immunkomplexe (Anti-DNA-AK) Läsionen an den unterschiedlichsten Organsystemen. Beginn im Schulalter, Pubertät (w > m). Häufiger betroffen sind auch Farbige, Orientalen, Asiaten, Indianer und Lateinamerikaner.

Klinik. Infolge der multiplen Organbeteiligung ist die Symptomatik sehr vielfältig (☞ Tab. 15.24).

Diagnostik. Hier gelten die Kriterien der amerikanischen Rheuma-Gesellschaft, die allerdings für erwachsene Patienten erstellt worden sind. Nach den Leitlinien der Deutschen Gesellschaft für Kinderheilkunde und Jugendmedizin sind diese Kriterien auch bei Kindern anzuwenden. Wenn 4 von 11 der u. g. Kriterien erfüllt sind, kann die Diagnose SLE gestellt werden:

- Schmetterlingserythem
- diskoider Hautlupus
- Photosensitivität
- Schleimhautulzeration in Mund oder Nase
- Arthritis
- Nephritis (Zylinder o. Proteinurie > 500 mg/d)
- Enzephalopathie (zerebrale Krampfanfälle o. Psychosen)
- Pleuritis oder Perikarditis
- Anämie, Leukopenie oder Thrombopenie
- Nachweis antinukleärer Antikörper (ANA)
- Nachweis von Antikörpern gegen Doppelstrang-DNA (nDNA) oder gegen Sm

Therapie. Nichtsteroidale Antirheumatika bei leichten, Immunsuppressiva bei aggressiveren Verläufen.

Prognose. 5-Jahres-Überlebensrate > 80% unter intensiver ärztlicher Überwachung.

Juvenile Dermatomyositis („Lilakrankheit")

☞ Innere Medizin, Bewegungsapparat, Kap. 8.1

Die Dermatomyositis ist wie die Polymyositis eine

Tab. 15.24: Symptome des systemischen Lupus erythematodes (SLE)

Organsystem	klinische Merkmale
Haut	schmetterlingsförmiges Erythem des Gesichts (provozierbar durch Sonnenstrahlung), Alopezie, orale Ulzera, diskoide Lupusherde
Gelenke	Schmerzen und Schwellungen, Arthritis > 2 periphere Gelenke
Niere	Proteinurie, Glomerulonephritis, nephrotisches Syndrom
Serosa	Pleuritis, Peritonitis
ZNS	zerebrale Anfälle, Psychosen, vaskuläre Insulte
Sonstiges	Alveolitis, Fieber, Schock, Sepsis, Lymphadenopathie, Hepatosplenomegalie, Augensymptome

entzündliche Systemerkrankung der Skelettmuskulatur mit sehr unterschiedlich ausgeprägter Hautbeteiligung. Die Erkrankung beginnt meist zwischen dem 4. und 10. Lebensjahr und ist im Kindesalter mit einer Vaskulitis und der Gefahr einer Kalzinose verbunden.

9.3.4 Vaskulitiden

Vaskulitiden sind entzündliche Erkrankungen der Blutgefäße. Sie gehören bei der Klassifikation rheumatischer Erkrankungen in die Gruppe des Weichteilrheumatismus. Nachfolgend werden nur die wichtigsten in der Pädiatrie vorkommenden und IMPP-relevanten Vaskulitiden besprochen.
☞ Innere Medizin, Immunsystem, Kap. 2.3

Purpura Schoenlein-Henoch

Ätiologie. Diese Erkrankung wird den Vaskulitiden zugeordnet und beruht auf einer unspezifischen hyperergisch-allergischen Entzündung der kleinen Gefäße unklarer Genese. Die Purpura Schoenlein-Henoch ist im Kindesalter relativ häufig und tritt in der Regel zwischen dem 2. und 7. Lebensjahr nach Atemwegs- und Virusinfektionen, Impfungen oder Arzneimittelallergien auf.

Klinik

- Schwellung der Sprung- und Ellbogengelenke (Purpura rheumatica)
- kolikartige Schmerzen, Blut- oder Teerstühle (Purpura abdominalis) → Invagination möglich
- Schoenlein-Henoch-Nephritis mit Hämaturie und Proteinurie
- erhöhte Entzündungsparameter in der 2. Krankheitswoche

Die Symptome können nach einigen Tagen verschwinden oder 4–6 Wochen andauern. Häufig folgen mehrere Krankheitsschübe aufeinander.

> **Merke**
>
> Die charakteristischen **petechialen (Schleim-) Hautblutungen** der **Purpura Schoenlein-Henoch** sind häufig symmetrisch an der Streckseite der Unterschenkel (in Gelenknähe) und am Gesäß.

Therapie. Symptomatisch. Bei starker abdomineller Beteiligung ist Prednisolon indiziert.

Prognose. In der Regel günstig. Ungünstig sind jedoch schwere Blutungen sowie ein Übergang in eine chronische Nephritis.

Kawasaki-Syndrom (mukokutanes Lymphknotensyndrom)

Ätiologie. Das Kawasaki-Syndrom ist eine akute febrile Erkrankung von Kleinkindern mit multiplem Organbefall. Die Ätiologie ist ungeklärt.

Klinik. „Kawasaki macht alles", daher folgen hier nur die klinischen Hauptsymptome:

- hohes, antibiotikaresistentes Fieber über mehr als 5 Tage
- morbilliformes Exanthem (stammbetont)
- Konjunktivitis mit konjunktivaler Injektion
- zervikale Lymphknotenschwellung
- Erythem der Mundschleimhaut, Himbeerzunge
- starke Rötung und Verhärtung von Handflächen und Fußsohlen mit konsekutiver feinlamellärer Schuppung im Finger- und Zehenbereich

Komplikation. Aneurysma der Herzkranzgefäße.

Therapie. Einmalige Gabe von Immunglobulin (i. v.) und Acetylsalicylsäure (ASS).

Prognose. Bei 20% der Pat. tritt in der 3.–4. Krankheitswoche eine Vaskulitis der Koronargefäße auf, an deren Folgen (Herzinfarkt, Rhythmusstörungen, Aneurysmaruptur) ca. 1–2% versterben.

9.3.5 Infektionsassoziierte Arthritiden

☞ Innere Medizin, Bewegungsapparat, Kap. 1
Reaktive Arthritiden können nach Infektionen mit Salmonellen der Gruppe B, Yersinien, Chlamydien, Campylobacter jejuni oder Borrelien (Lyme-Arthritis) sowie nach einer Reihe von Virusinfektionen vorkommen.

Akutes rheumatisches Fieber (RF)

Ätiopathogenese. Autoimmunreaktion nach Infektion mit β-hämolysierenden Streptokokken der Gruppe A, die sich manifestieren kann an: Herz, ZNS, Haut, Gelenken und Subkutangewebe. Möglicherweise kreuzreagieren die Streptokokken-AK mit den mesenchymalen Zellen der beteiligten Organe. Tritt am häufigsten zwischen dem 5. und 15. Lebensjahr auf.

Klinik. 10–20 Tage nach einem Infekt der oberen Atemwege durch β-hämolysierende Streptokokken kommt es zu folgenden Erscheinungen:

- **uncharakteristische Allgemeinsymptome**
- **akute wandernde Polyarthritis:** Überwärmung, Schwellung und Schmerzen von großen Gelenken (Sprung von Gelenk zu Gelenk)
- **Hautsymptome:** anuläre Flecken am Stamm (Erythema anulare rheumaticum); subkutane Knötchen, evtl. Erythema nodosum
- **kardiale Beteiligung** (Endo-, Myo-, Perikarditis)
- **Chorea minor** ☞ Neurologie, Kap. 3.3.2

Diagnostik. Sie stützt sich vor allen Dingen auf das klinische Bild (Jones-Kriterien; ☞ Innere Medizin, Bewegungsapparat, Kap. 1.3).

Merke

Der Rheumafaktor ist bei infektassoziierten Arthritiden immer negativ.

Therapie. Penizillin G oder V für 2 Wochen, ASS, Prednison, Bettruhe (stationäre Aufnahme) während des akuten Stadiums, ggf. Digitalis, Diuretika sowie Sedativa. Eine Rezidivprophylaxe über 10 J. ist erforderlich.

Prognose. Sie hängt von der erfolgreichen Behandlung der Karditis ab. Die häufigste Spätfolge der Endocarditis rheumatica sind erworbene Herzklappenfehler. Die Gelenkerscheinungen und das Fieber gehen unter der Therapie rasch zurück.

10 Erkrankungen des Blutes und der blutbildenden Organe; bösartige Tumoren

10.1 Erkrankungen des roten Systems

10.1.1 Anomalien und reaktive Veränderungen des Hämoglobins

Methämoglobinämien

Ätiopathogenese. Hämoglobin (Hb) unterliegt in den Erythrozyten in Gegenwart von O_2 einer ständigen Spontanoxidation zu Methämoglobin (MetHb, Anteil: < 1%). Beim Methämoglobin liegt das Eisen in dreiwertiger Form vor und ist für den O_2-Transport unbrauchbar. Verschiedene Enzymsysteme (MetHb-Reduktase) wandeln MetHb wieder in Hb um. Eine vermehrte Oxidation oder verminderte Reduktion führt zur Erhöhung des MetHb-Gehaltes im Blut. Es werden 2 Formen der Methämoglobinämie unterschieden:

- **toxische Methämoglobinopathien:** Nitritvergiftungen durch nitrathaltiges Wasser oder vermehrten Spinatkonsum, die zur „schmutzig braunen Zyanose" führen, ohne das Allgemeinbefinden anfangs zu beeinträchtigen. Bei intaktem Reduktionssystem ist der Zustand leicht reversibel (☞ Therapie).
- **enzymopathische Methämoglobinopathie:** wird durch einen autosomal-rezessiv vererbten Mangel an MetHb-Reduktase verursacht. Oft besteht von Geburt an eine Zyanose, die z. T. zu Mikrozephalie, Debilität, Reflexanomalien, psychomotorischen Störungen, seltener zu Angiokardiopathien und Augenveränderungen führt.

Therapie. Die Gabe von Redoxfarbstoffen (z. B. Thionin, Methylenblau) führt innerhalb 0,5 h zum Verschwinden der Zyanose. Therapeutisch werden deshalb reduzierende Substanzen (Vit. C) dauersubstituiert.

Hereditäre Hämoglobinopathien

☞ Innere Medizin, Blutzellsystem, Kap. 1

Definition. Erblich bedingte Veränderungen der Hb-Ketten (☞ Tab. 15.25).

Tab. 15.25: Häufige angeborene Anämieformen

	Vererbung	Defekt	Symptome	Vorkommen	Diagnose
hereditäre hämolytische Hämoglobinopathien					
Sichelzellanämie	autosomal-rezessiv	β-Kette des Hb verändert → HbS	Hypoxieneigung → hämolytische Krisen → Gefäßverschlüsse → Milztumor → Lungen- und ZNS-Infarkte	Zentralafrika, Mittelmeerraum	HbS-Nachweis
Thalassaemia					
major	homozygot	Störung der β-Ketten-Synthese des Hb	in den ersten LM: • schwere Anämie • Hepatosplenomegalie	Mittelmeerraum, Naher Osten	HbF ↑ (50–90%) Target-Zellen Mikrozytose Eisenwerte im Serum normal oder erhöht (Ferritin ↑)
minor	heterozygot		• ab 3. LJ mäßige Anämie		HbA_2 ↑ Target-Zellen
angeborene hämolytische Anämien					
Glukose-6-P-Dehydrogenase-Mangel	X-chromosomal-rezessiv	NADPH-Gewinnung ↓ → reduziertes Glutathion ↓	• hämolytische Krisen (durch Infekte, Medikamente)	Mittelmeerraum, Naher Osten	Enzymbestimmung in Erythrozyten
Sphärozytose	autosomal-dominant	Membrandefekt → osmotische Resistenz ↓	• hämolytische Krisen (bei Anstrengung, Infekten) • Splenomegalie • Ikterus • Cholelithiasis	Mitteleuropa	Kugelzellen

LM: Lebensmonat

10.1.2 Anämien

☞ Innere Medizin, Blutzellsystem, Kap. 1

Definition und Ätiologie. Bei Verminderung der Hämoglobinkonzentration und/oder Erythrozytenzahlen im Blut unter die altersentsprechende Norm spricht man von Anämie.

Nach ihrer Ätiologie lassen sich die Anämien in 3 Gruppen einteilen:
- verminderte Produktion von Erythrozyten und/oder Hb (aregeneratorische, megaloblastäre und mikrozytäre Anämien)
- verkürzte Lebensdauer der Erythrozyten (hämolytische Anämien)
- akute Blutungsanämie

Eine Einteilung nach MCV zeigt an, ob eine Anämie normo-, makro- oder mikrozytär ist. In Abb. 15.18 ist eine differentialdiagnostische MCV-Einteilung integriert.

Im Folgenden werden zunächst das diagnostische Vorgehen und anschließend die im Kindesalter häufig vorkommenden Anämieformen besprochen.

Klinik. Die Symptome sind im Kindesalter – abhängig vom Anämietyp – sehr variabel. Klassische Anämiesymptome sind:
- Blässe der Haut und Schleimhäute (!)
- Schwäche
- Leistungsabfall und Abgeschlagenheit

- Kopfschmerzen
- Belastungsdyspnoe
- Tachykardie und evtl. ein systolisches Herzgeräusch

Diagnose

Anamnese. Wichtig ist es zu erfragen, ob die Kinder ständig blass (bzw. gelb) ausgesehen haben oder ob es zu einer krisenhaften Verschlechterung kam. Unklare abdominelle Symptome können auf eine Hämolyse und aplastische Krise hinweisen (Medikamentenanamnese!). Ferner sollte nach Fieber und chronischen Infektionen gefragt werden. Familiäre Häufung ist ein Hinweis für eine genetisch bedingte Anämieform.

Ethnische Besonderheit. In Nordeuropa sind hereditäre Sphärozytose und Pyruvatkinasemangel häufig, während im Mittelmeerraum die Thalassämie und Glukose-6-Phosphat-Dehydrogenase-Mangel dominieren.

Manifestationsalter

- In der **Neugeborenenperiode** ist die Ursache einer Anämie ohne Ikterus meist Blutverlust, z.B. durch Blutung aus der Nabelschnur, fetomaternale oder fetofetale Transfusionen. Bei den hämolytischen Anämien stehen mütterliche Antikörper im Vordergrund, seltener Membrandefekte wie Sphärozytose oder angeborene Enzymdefekte
- In der **frühen Säuglingsperiode** (bis zum 6. Monat) manifestieren sich meist die angeborenen Anämieformen. Allerdings können auch immunhämolytische Anämien in dieser Phase schwere Ausmaße erreichen
- In der **späten Säuglings- und Kleinkinderperiode** dominieren nutritive Eisenmangelanämien.

Körperliche Untersuchung

- **Splenomegalie** ist bei hämolytischen Anämien, aber auch bei Sichelzellanämien und Thalassämien zu erwarten
- **Sklerenikterus** lässt an eine hämolytische Anämie denken (DD: Hepatitis).
- **Petechien** findet man bei immunhämolytischen Anämien, hämolytisch-urämischem Syndrom, Knochenmarkaplasie und Leukämien.
- **Mundwinkelrhagaden** und **Nagelanomalien** kommen bei einem Eisenmangel vor.

Labordiagnostik. Zur Basisdiagnostik zählen Erythrozytenzahl, Hämatokrit, Hämoglobinspiegel, MCV, Retikulozytenzahl, Bilirubin (direktes u. indirektes), Serumeisenspiegel, Ferritin, LDH und bei Verdacht auf Hämolyse Coombs-Test. Die Beurteilung der Erythrozytenmorphologie gehört ebenfalls zur Anämiediagnostik.

Anmerkung: Die Retikulozytenzahl ist ein wertvoller Gradmesser der Zelldynamik der Erythropoese. Hohe Werte zeigen die Bemühung des Körpers, eine Anämie zu kompensieren. Niedrige Retikulozytenwerte weisen auf eine Hyporegeneration oder aplastische Störung hin. Eine Differentialdiagnose der Anämie nach Retikulozytenzahlen zeigt Abb. 15.18.

Aregeneratorische Anämien

Kongenitale hypoplastische Anämie (Blackfan-Diamond-Anämie)

Ätiologie. Meist um den 6. Lebensmonat durch einen Autoimmunprozess (AK gegen Erythroblasten) beginnende Aplasie bzw. Hypoplasie der Erythropoese mit chronischer normochromer Anämie.

Klinik. Anämie im 2.–6. Lebensmonat. Eine Hepatosplenomegalie kann sich im späteren Krankheitsverlauf entwickeln. In 25% d. F. liegen zusätzlich kongenitale Fehlbildungen vor: kraniofasziale Dysmorphie und triphalangeale Daumen.

Diagnose. Blutbild, normochrome makrozytäre Anämie, MCV ↑, im Knochenmark zeigt sich eine isolierte Aplasie der Erythropoese.

Therapie und Prognose. Bluttransfusion, Prednisolontherapie (bei Nichtansprechen KM-Transplantation). In 15% der Fälle kommt es zur Spontanremission (Verlängerung durch Kortikoidtherapie). Heilung in $^2/_3$ aller Fälle.

Passagere aregeneratorische Anämie

Ätiologie. Meist bei Säuglingen und Kleinkindern vorkommende akute transitorische Aplasie bzw. Reifungsstörung der Erythropoese nach Virusinfekten.

Klinik. Zunehmende Blässe nach Virusinfekten.

Diagnose. Hb-Abfall, keine Retikulozyten oder ↓↓.

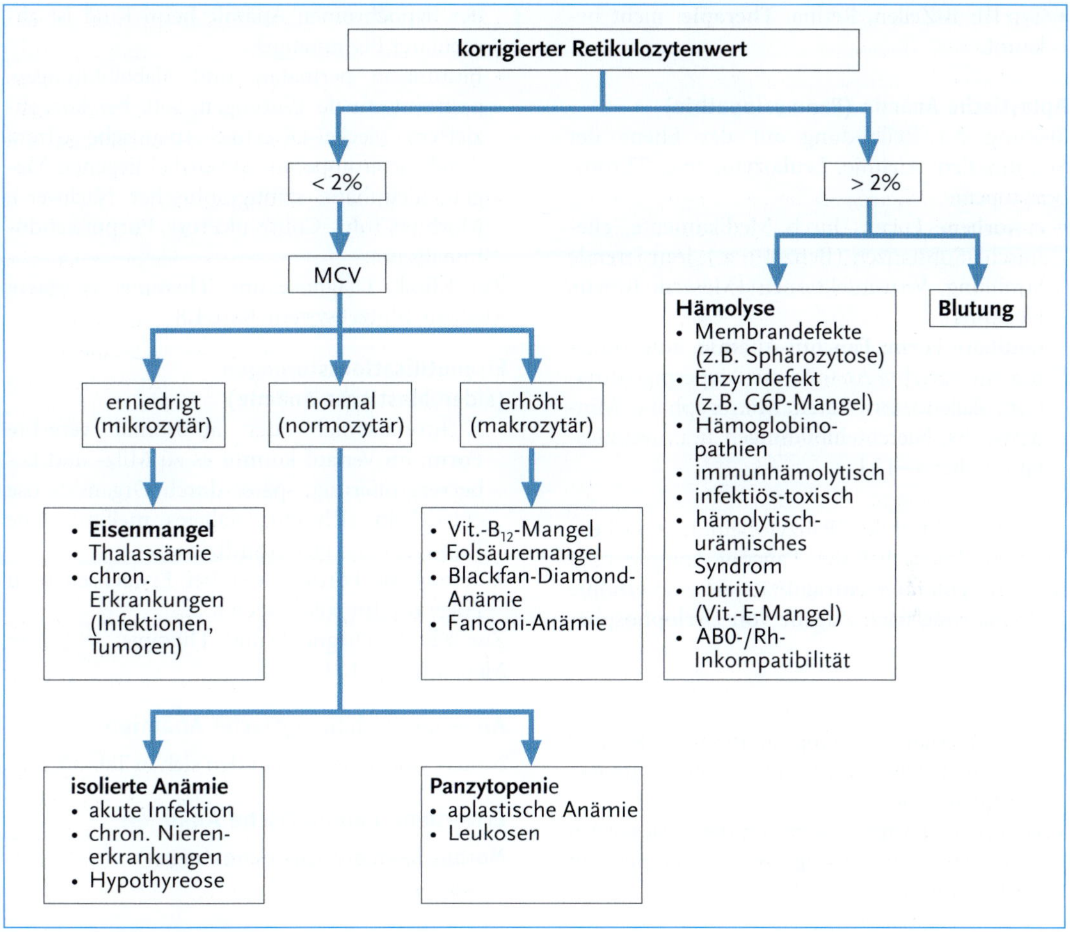

Abb. 15.18: Einteilung der Anämien nach Retikulozytenzahl und MCV. Im klinischen Alltag ist es üblich, die Retikulozytenzahl als korrigierten Retikulozytenwert anzugeben. Dieser errechnet sich folgendermaßen: (Retikulozyten in % × Ery-Zahl)/ altersentsprechende Ery-Zahl

Therapie und Prognose. Meist spontane Remission, Therapie meist nicht erforderlich. Bei extremem Hb-Abfall Bluttransfusion.

Kongenitale dyserythropoetische Anämie (CDA Typ I – III)

Definition und Ätiologie. Bei CDA handelt es sich um eine Gruppe genetisch und klinisch unterschiedlicher Erkrankungen, die jedoch ähnliche Störungen und Probleme bei den Betroffenen hervorrufen. Die allgemeinen Definitionskriterien sind:

- Nachweis der Heredität durch positive Familienanamnese
- Zeichen der ineffektiven Erythropoese
- charakteristische morphologische Veränderungen der Erythroblasten

Diagnose. Blutbild, Blutausstrich, Knochenmarkspunktion.

Klinik und Therapie. Die Schwere der Krankheit ist innerhalb der einzelnen Subtypen unterschiedlich ausgeprägt:

- Typ I: gehäuft Skelettveränderungen (Syndaktylie, überzählige oder fehlende Metacarpalia oder -tarsalia). **Therapie:** Interferon α, Eisendepletion.
- Typ II: verschiedenste Dysmorphien. **Therapie:** Splenektomie, Eisendepletion.

15

- Typ III: B-Zellen, Retina. **Therapie:** nicht bekannt.

Aplastische Anämie (Panmyelopathie)

Störung der Zellbildung auf der Ebene der Stammzellen: Anämie, Leukozytopenie, Thrombozytopenie.

- **erworbene Form:** durch Medikamente, chemische Substanzen (Benzol u.a.), ionisierende Strahlung, Virusinfektionen (Masern, Röteln, Hepatitis)
- **familiäre Form: Fanconi-Anämie**, autosomal-rezessiv vererbte Anämie mit Hyperpigmentation, Skelettdeformitäten, Mikrozephalie, Minderwuchs, Nierenfehlbildungen u.a., Manifestationsalter 4–12 J.

Diagnose. Blutbild (Panzytopenie), Knochenmarkspunktion, bei der Fanconi-Anämie zeigt sich im **Lymphozytenfragilitätstest** eine erhöhte Zellzerstörung nach Zugabe von Cyclophosphamid.

Therapie

- Fanconi-Anämie: symptomatisch (EK und Thrombozytenkonzentrate), Knochenmarktransplantation.
- erworbene Form: Ausschalten der auslösenden Noxe, ggf. immunsuppressive Therapie mit Cyclosporin A.

Megaloblastäre Anämien (DNA-Synthese-Störungen)

Perniziöse Anämie

Im Kindesalter bedingt durch unzureichende B_{12}- und/oder Folsäurezufuhr (z.B. bei gestillten Kindern durch vegetarische Ernährung der Mütter) selten durch Malabsorption o.Ä. ☞ Innere Medizin, Blutzellsystem, Kap. 1.9

Hypochrome Anämien (Hb-Synthese-Störung)

Eisenmangelanämie

Häufige Anämieform bei Kindern zwischen 6 Monaten und 2 Jahren.

Ätiologie

- erhöhter Eisenbedarf (Wachstum, Blutneubildung)
- ungenügende Eisenzufuhr: Häufigste Ursache der hypochromen Anämie beim Kind ist alimentärer Eisenmangel.
- Blutungen: perinatale und Nabelblutungen, gastrointestinale Blutungen: z.B. bei kompliziertem Meckel-Divertikel (peptische Ulzera durch heterotope, im Divertikel liegende Magenschleimhaut; szintigraphischer Nachweis), Morbus Crohn, Colitis ulcerosa, Purpura abdominalis u.a.

Zur Klinik, Diagnose und Therapie: ☞ Innere Medizin, Blutzellsystem, Kap. 1.8

Eisenutilisationsstörungen (sideroblastische Anämie)

- X-chromosomal oder autosomal **vererbte Form:** im Verlauf kommt es zu Milz- und Lebervergrößerung, später durch Organsiderose entwickeln sich ein Diabetes mellitus, eine Pankreas- und Herzinsuffizienz
- **erworbene Form:** meist bei Erwachsenen in Folge von Intoxikationen u.a.

Zur Klinik, Diagnose und Therapie: ☞ Innere Medizin, Kap. 1.10

Angeborene hämolytische Anämien

Nähere Informationen finden sich in Tab. 15.25.

Erworbene hämolytische Anämien

Morbus haemolyticus neonatorum

☞ Kap. 4.7

Hämolytisch-urämisches Syndrom

Meist bei Kleinkindern im Rahmen eines gastrointestinalen Infektes durch toxinbildende Bakterien ausgelöste hämolytische Anämie, thrombozytopenische hämorrhagische Diathese und Urämie (☞ Kap. 10.4).

Immunhämolytische Anämie

Definition und Ätiologie

- **autoimmunhämolytische Anämie:** Am häufigsten durch Wärmeantikörper (idiopathisch oder sekundär bei Lupus erythematodes, rheumatoide Arthritis, Tumoren, Immundefekte), seltener durch Kälteantikörper (in Folge viraler oder bakterieller Infektionen) bedingte Anämie. Bei Wärme- bzw. Kälteexposition kommt es zur Verstärkung der Anämie.
- **isoimmunhämolytische Anämie:** Rh- und AB0-Inkompatibilität, Ätiol., Klinik und Ther.: ☞ Kap. 4.7.1 Transfusionszwischenfälle.

- **medikamentöse Anämie:** Penizilline, Cephalosporine, Sulfonamide, Isoniazid

Klinik
- **akute Form:** Blässe, Hämoglobinurie, Ikterus, Erbrechen, abdominelle Schmerzen, Kopfschmerzen, seltener ist eine kardiale Dekompensation, mäßige Splenomegalie. Häufig kommt es zu einer Spontanerholung.
- **chronische Form:** stärkere Splenomegalie. Die Erkrankung verläuft über Monate und Jahre.

Diagnostik
- Blutbild: Anämie mit Retikulozytose
- Blutausstrich: Kugelzellen, Anisozytose, Nachweis von kernhaltigen roten Zellen
- direkter Coombs-Test immer positiv, indirekter Coombs-Test fakultativ positiv
- Autoantikörpernachweis

Therapie
- akut: Transfusion (nur bei viralen Infekten!), Glukokortikoide, ggf. Splenektomie.
- chronisch: Glukokortikoide, Immunglobuline, ggf. Transfusion.

Infektiös-toxische Anämie

Vorkommen bei Malaria, Toxoplasmose, Haemophilus influenzae u.a. sowie bei Intoxikationen, z.B. mit Blei, Kupfer, giftigen Pilzen u.a.

Akute Blutungsanämie

☞ Innere Medizin, Blutzellsystem, Kap. 1.12

10.2 Erkrankungen des weißen Systems

10.2.1 Reaktive Veränderungen der Leukozyten

☞ Innere Medizin, Blutzellsystem, Kap. 2

Diese nicht erblich bedingten Anomalien des weißen Systems werden durch Infektionen, allergische Reaktionen und toxische Substanzen hervorgerufen. Bei der Differentialdiagnose hilfreich sind folgende Charakteristika:
- **bakterielle Infektionen:** Leukozytose und Linksverschiebung (Ausnahmen: Keuchhusten, Typhus!)
- **Virusinfektionen:** Granulozytopenie (Leukozytopenie) und „relative Lymphozytose" (Ausnahme: Mononukleose)
- **allergische Reaktionen:** Eosinophilie
- **toxisch wirkende Substanzen:** Leukopenie (Agranulozytose)

Die Therapie ist abhängig von der Ursache.

10.2.2 Angeborene Anomalien der Leukozyten

Chediak-Higashi-Anomalie

Ätiologie. Sehr seltene, autosomal-rezessive Enzymopathie, gekennzeichnet durch Riesengranula in neutrophilen u. eosinophilen Granulozyten, Lympho- u. Monozyten.

Klinik. Pigmentmangel (partieller okulokutaner Albinismus), Pigmentdystrophie, Lichtscheu, rezidivierende eitrige Infektionen (Defekt der natürl. Killerzellen u. der Chemotaxis), gesteigerte Schweißbildung, verminderte Tränensekretion, Hepatosplenomegalie, Anämie, Leukopenie, Thrombopenie.

Therapie. Antibiotika, Vitamin C; Heilung nur durch Knochenmarktransplantation möglich. Andernfalls schlechte Prognose.

Progressive septische Granulomatose

☞ Kap. 9.1

10.2.3 Zyklische Neutropenie

Diese relativ gutartige Granulozytopenie ist durch einen phasenhaften Verlauf gekennzeichnet. Auf ca. 3 Wochen andauernde Phasen mit normaler Granulozytenzahl ohne Beschwerden folgen Phasen mit Granulozytenmangel (→ Krankheitsgefühl und bakterielle Infektionen) von ca. 1 Woche.

10.3 Erkrankungen des lymphatischen und Monozyten-/Makrophagensystems

10.3.1 Leukämie

☞ Innere Medizin, Blutzellsystem, Kap. 5.1 (auch zu anderen Leukämieformen)

Akute lymphoblastische Leukämie (ALL)

Definition. Unkontrollierte Proliferation unreifzelliger hämatopoetischer Blasten im Knochenmark auf Kosten der normalen Hämatopoese.

Häufigkeit. Häufigste maligne Erkrankung im Kindesalter. Altersgipfel: 2.–5. LJ (m > w).

Ätiologie. Weitgehend unbekannt.
- Knochenmarkschädigung: ionisierte Strahlen, chemische Substanzen (Benzol u.a.)
- primäre Immundefekte: ☞ Kap. 9.1

Klinik
- Allgemeinsymptome: Fieber, Nachtschweiß, Gewichtsverlust (= sog. B-Klinik), Abgeschlagenheit und evtl. Lymphknotenschwellungen
- Splenomegalie, evtl. Hepatomegalie
- Symptome in Folge Verdrängung der normalen Hämatopoese: Granulozytopenie (bakterielle und Pilzinfektionen), Anämie (Blässe, Müdigkeit), Thrombozytopenie (Blutungen, Petechien, Hämatomneigung)
- neurologische Symptome (Meningiosis leucaemica = leukämische Meningoenzephalopathie!)
- Knochen- und Gelenkschmerzen (!)
- Mikulicz-Syndrom (selten): leukämische Infiltration in Tränen- und Speicheldrüsen

Diagnostik
- **BB:** Lymphoblasten, Anämie, Thrombozytopenie, Granulozytopenie
- Hyperurikämie und LDH ↑ durch vermehrten Zellumsatz
- **KM-Punktion:** unreife Blasten (z.B. Lymphoblasten)
- **Zytochemie:** PAS-positiv
- **Sonographie:** Abdomen, Mediastinum, Thorax: Organomegalie, Niereninfiltrate, Darminfiltrate, Thymusbefall, Pleura-/Perikarderguss, Lymphknoten, Hoden
- **Rö-Th:** Mediastinalverbreiterung? Pleuraerguss
- **CCT/kranielles MRT:** Ausschluss einer zerebralen Blutung und leukämischer Infiltrate
- **CT/MRT Thorax und Abdomen:** Organinfiltrate, Raumforderungen
- **Skelettszintigraphie und MRT** zum Ausschluss von Skelettinfiltraten (Osteolysen)

Therapie. **Zytostatika:** Die Chemotherapie besteht im Wesentlichen aus 4 tragenden Elementen, in denen die Abfolge und die Dosierung der Zytostatika exakt festgelegt sind (☞ Tab. 15.26).

Strahlentherapie: Bei manifestem initialem ZNS-Befall („Meningeosis leucaemica": > 5 Zellen/mm³ und eindeutig Blasten im Liquor) ist bei allen Patienten (nach Erreichen des 1. Lebensjahres) eine Schädelbestrahlung notwendig.

Sonstiges: Bei allogener hämatopoetischer Stammzelltransplantation ist die Heilungsrate 50% (gemäß den aktuellen Leitlinien: www.leitlinien.net), evtl. Infektionsprophylaxe.

Prognose. Die 5-Jahres-Überlebensrate liegt bei ca. 80%. Prognostisch günstig sind „normale" Leukozytenzahlen bei Diagnosestellung und Rezidivfreiheit bereits nach der 1. Induktionstherapie.

> **Merke**
> Bei 50% der ALL-Kinder kommt es zu einem Rezidiv, das von den Meningen ausgeht, da die Zytostatika die Blut-Hirn-Schranke schlecht durchdringen → Meningeosis-leucaemica-Prophylaxe.

10.3.2 Lymphome

☞ Innere Medizin, Blutzellsystem, Kap. 5.4 u. 5.5

Non-Hodgkin-Lymphome (NHL)

☞ Innere Medizin, Blutzellsystem, Kap. 5.4

Ätiologie. Die NHL gehen entweder von B-Lymphozyten (ca. 97%) oder von T-Lymphozyten (ca. 3%) des lymphatischen Gewebes aus. Nach der Kiel-Klassifikation werden die NHL in B- bzw. T-Zell-Typen sowie niedrig- bzw. hochmaligne Formen eingeteilt.

Häufigkeit. Die NHL treten v.a. im höheren Lebensalter auf.

Morbus Hodgkin (Lymphogranulomatose)

☞ Innere Medizin, Blutzellsystem, Kap. 5.5

Ätiologie. Das Hodgkin-Lymphom ist eine von den Lymphknoten ausgehende neoplastische Erkrankung, die im weiteren Verlauf andere Organe befällt (KM, Lunge, Leber, Knochen). Das Hodgkin-Lymphom ist histologisch durch Reed-Sternberg- und Hodgkin-Zellen gekennzeichnet.

Tab. 15.26: Die wichtigsten Zytostatika der ALL-Therapie

Behandlungsabschnitt	Dauer	Funktion	Zytostatika
I. Induktionstherapie	4 Wochen	Reduktion der Tumorzellmasse	Prednison Vincristin (VCR) Daunorubicin (DNR) Asparaginase (L-ASP) Methotrexat (MTX) Cyclophosphamid (CPM) Cytarabin (ARA-C) Mercaptopurin (MP) VM26
II. Konsolidierungstherapie	2–4 Monate	Vernichtung der restlichen Tumormasse einschließlich eines möglichen ZNS-Befalls → Verminderung eines Frührezidivs	MP MTX (intrathekal)
III. Reinduktionstherapie	4 Wochen	Reduktion noch bestehender Tumorzellen	Dexamethason (DEXA) L-ASP Doxorubicin (DOX) VCR ARA-C CPM Thioguanin (TG)
IV. Erhaltungstherapie	bis 2 Jahre	Aufrechterhaltung der erreichten Tumorverdrängung	MP (oder TG) MTX

Häufigkeit. Ab dem 10. LJ kontinuierlicher Anstieg. Häufigkeitsgipfel: im 3. und im 7. Lebensjahrzehnt.

10.3.3 Histiozytosen

Tumorartige Proliferationen des retikuloendothelialen Systems (RES), insbesondere der Histiozyten vom Langerhans-Typ unklarer Ätiologie. Betroffen sind v.a. Kleinkinder.

Langerhans-Zell-Histiozytose (LCH), syn. Histiocytosis X

Die Häufigkeit der Langerhans-Histiozytose beträgt 0,4:100000 Kinder. Häufigkeitsgipfel 1.–3. LJ. Sie kann in drei Unterformen eingeteilt werden:

Eosinophiles Knochengranulom Jaffé-Lichtenstein

Definition. Lokalisierte Form der Langerhans-Zell-Histiozytose.

Klinik. Granulombildung, vor allem im Skelettsystem (Rippen, Schädeldach, Wirbel) → Knochenschmerzen, Spontanfrakturen.

Therapie. Zytostatika, ggf. Strahlenbehandlung.

Morbus Hand-Schüller-Christian

Definition. Disseminierte Form der Langerhans-Zell-Histiozytose.

Klinik. Große, gelbe histiozytäre Granulome vor allem im Skelettsystem. Typischerweise werden in das Zytoplasma der Histiozyten reichlich Lipide eingelagert (→ „Schaum- oder Wabenzellen"). Bei entsprechender Granulomlokalisation kann sich die **klassische Trias** mit Exophthalmus, Diabetes insipidus und Landkartenschädel entwickeln.

Therapie. Zytostatikatherapie, Strahlentherapie.

Prognose. Heilung möglich.

Morbus Abt-Letterer-Siwe

Definition. Disseminierte Form der Langerhans-Zell-Histiozytose mit Befall mehrerer Organe.

Klinik. Hepatosplenomegalie, Lymphknotenvergrößerung sowie ekzemähnliche Hautveränderungen, Lungen- und Knochenbefall, rezidivierende Infektionen und Fieber.

Therapie. Zytostatikatherapie.

Prognose. Bei Erfolglosigkeit tödlicher Ausgang.

10.4 Störung der Hämostase

10.4.1 Koagulopathien

Kongenitale Koagulopathien

Zu den häufigsten hereditären Koagulopathien gehören die Hämophilie A in 85% und die Hämophilie B in 15% d.F.

Hämophilie A

Ätiologie. Es liegt eine Aktivitätsminderung von Gerinnungsfaktor VIII vor. In 70% liegt ein X-chromosomal-rezessiver Erbgang, in 30% d.F. eine Neumutation zugrunde.

Die Hämophilie A tritt mit einer Häufigkeit von 1:5000–10 000 auf.

Einteilung und Klinik. Grundsätzlich werden 4 Schweregrade unterschieden:

- **Subhämophilie:** Faktorenaktivität 15–75%
- **leichte Hämophilie** (Faktorenaktivität 5–15%): Diese wird meist nach Traumen, OPs und Zahnextraktionen entdeckt
- **mittelschwere Hämophilie** (Faktorenaktivität 1–5%): wie bei der leichten Form, nur mit einer Zunahme spontaner Blutungen
- **schwere Hämophilie** (Faktorenaktivität 0–1%): Im Neugeborenenalter kann es zu intrakraniellen Blutungen (selten) und Nabelschnurblutungen kommen. Im Krabbelalter häufen sich Gelenkblutungen mit Arthropathien, flächenhaften Hautblutungen (keine Petechien), spontane (Psoas-)Hämatome, Blutungen nach kleinen zahnärztlichen Eingriffen etc.

Diagnostik. Für die Diagnosestellung relevant sind die Klinik und laborchemische Untersuchungen (PTT ↑, Quick normal, Faktorenanalyse), Mutationsanalyse. Eine pränatale Diagnose ist möglich.

Therapie. Die leichte und mittelschwere Hämophilie kann mit Desamino-D-Arginin-Vasopressin i.v. (DDAVP) therapiert werden. Bei der schweren Form ist die Faktorensubstitution notwendig. Probleme können dabei durch Infektionsübertragung (HIV, HBV etc.) und Induktion einer Antikörperbildung (→ „Hemmkörperhämophilie") entstehen.

> **Merke**
> I. m. Injektionen sind kontraindiziert! Thrombozytenaggregationshemmer sollten vermieden werden.

Hämophilie B

Bei der Hämophilie B liegt ein Mangel an Faktor IX („Christmas-Factor") vor. Sie tritt mit einer Häufigkeit von 1:50 000 auf. Die Klinik und Therapie entsprechen im Wesentlichen denen bei der Hämophilie A.

Verbrauchskoagulopathien

Waterhouse-Friderichsen-Syndrom

Ätiologie. Diese Erkrankung stellt eine perakute, durch Meningokokkensepsis induzierte Verbrauchskoagulopathie mit Mikrothrombosierungen dar. Dadurch bedingt ist ein Verbrauch von Gerinnungs- und Fibrinolysefaktoren.

Klinik. Klinisch finden sich intravitale Totenflecke, Petechien und Schleimhautblutungen; hämorrhagische Infarzierung der Nebenniere, Schockniere (Hämaturie), Schocklunge (Atemnot), Schockleber (cholestatischer Ikterus), Krämpfe und Somnolenz sind möglich.

Therapie. Unbehandelt kann diese Erkrankung rasch zum Tod führen. Therapeutische Ziele sind rechtzeitige Behandlung der Grundkrankheit, z.B. einer Meningitis, und ggf. Einsatz entsprechender Sofortmaßnahmen (Beseitigung der Hypovolämie, Ausgleich des Säure-Basen-Haushaltes, Erhalt der Organfunktionen).

Gasser-Syndrom (Hämolytisch-Urämisches Syndrom = HUS)

Ätiologie. Hier liegt eine Kombination aus mikroangiopathischer hämolytischer Anämie und Thrombozytopenie (Verbrauchskoagulopathie) vor, die immer mit akuter Niereninsuffizienz verbunden ist. Bekannt sind 2 Formen:

- **enteropathisches HUS:** Es wird durch enterohämorrhagische E. coli (EHEC) = Verotoxin bildende E. coli (VTEC) der Serogruppe 0517 ausgelöst.
- **nichtenteropathisches HUS:** Erreger sind u.a. Neuraminidase bildende Pneumokokken, Viren, Shigellen.

Klinik. Leitsymptome sind blutige Diarrhö, Fieber, Erbrechen und Bauchschmerzen.

Nach 5–10 Tagen kommt es zu Blässe (Anämie!), Abgeschlagenheit, Oligurie bis Anurie und ggf. Hämaturie sowie Ödemen und arterieller Hypertonie.

Komplikationen. Blutung, zerebrale Symptome wie Krampfanfälle bis Koma.

Diagnostik. Im Urin finden sich zahlreiche Leukozyten und Bakterien. Serologisch ist das Komplement C3 erniedrigt, und im Blutausstrich zeigen sich Fragmentozyten (Schistozyten, Ery-Bruchstücke). Normochrome bis hyperchrome Anämie, Thrombozytopenie, Kreatinin ↑, LDH ↑, Haptoglobin ↓.

Therapie. Eine kausale Therapie besteht derzeit nicht. Für die Prognose ist die rechtzeitige Therapie der Niereninsuffizienz entscheidend (Dialyse, Lasix, E'lyt-Bilanzierung). Die Letalität liegt in Folge von zerebralen Komplikationen bei 10%.

10.4.2 Thrombozytopathien, -penien

☞ Innere Medizin, Blutzellsystem, Kap. 2.6

Idiopathische thrombozytopenische Purpura (ITP)

Ätiologie. Durch Autoantikörper gegen Thrombozyten verursachte Thrombozytopenie. 2 Formen werden unterschieden:

- **akute postinfektiöse ITP**, v.a. bei Kindern
- **chron. ITP** (Morbus Werlhof): v.a. bei Erwachsenen

Klinik. 1–3 Wochen nach einem viralen Infekt oder nach einem Trauma kommt es zu Blutungen (Petechien, Ekchymosen), die häufig im Widerspruch zu dem guten Allgemeinbefinden der Kinder stehen. Selten findet sich eine Milzvergrößerung.

Diagnostik. Isolierte Thrombozytopenie; verkürzte Thrombozytenüberlebenszeit (mit Chrom 51 markierte Thrombozyten), Autoantikörpernachweis (IgG) und reaktiv gesteigerte Megakaryozytopoese.

Therapie. Sie ist zunächst abwartend, da es in 90% d.F. nach 2–6 Wochen zur Spontanheilung kommt. Fallen die Thrombozyten jedoch unter 30 000/µl ab und kommt es zu Blutungen, so ist bei der akuten und der chronischen ITP die Gabe von 7S-Immunglobulinen (→ RES-Blockade) und Steroiden indiziert (keine Thrombozytenkonzentrate). Eine Splenektomie kommt dagegen nur bei der chronischen Form zum Einsatz.

10.4.3 Vasopathien

Anaphylaktoide Purpura Schoenlein-Henoch

☞ Kap. 9.3.4

10.5 Bösartige Tumoren

Retinoblastom

Ätiologie. Deletion am Chromosom 13 (sporadisch oder hereditär), die zur malignen Wucherung der Netzhautzellen führt (Histologie: Rosettenbildung). Der Tumor wächst rasch über den Sehnerv in das Gehirn. In 50% d.F. beidseitig. Manifestationsalter im 2.–3. Lebensjahr (oder früher).

Häufigkeit. Häufigster maligner intraokulärer Tumor des Kindes.

Klinik. **Amaurotisches Katzenauge** mit gelbweißem Pupillenreflex (Leukokorie), Pupillenerweiterung, Exophthalmus (u.U. bereits im 1. Lebensjahr). Außerdem besteht ein gehäuftes Vorkommen von Zweittumoren (Osteosarkom, Ewing-Sarkom, Pinealoblastom). Fernmetastasen sind möglich.

Therapie. Operation bei unilateralem Befall (Enukleation), bei bilateralem Befall wird eine Seite enukleiert und kontralateral bestrahlt. Bestrahlung, Zytostatika.

Prognose. Beste Prognose unter den bösartigen Tumoren im Kindesalter: Heilungsrate 97%, bei extraokulärer Ausdehnung und Fernmetastasen (Stadium III und IV) immerhin ca. 50%.

Neuroblastom

Ätiologie. Ein sehr bösartiger, von dem Nebennierenmark bzw. dem sympathischen Grenzstrang ausgehender Tumor. In 90% d.F. produzieren die malignen Zellen Katecholamine und deren Derivate. Neuroblastome entstehen pränatal häufig durch eine Heterozygotie von Chromosom 1p.

Häufigkeit. Mit 10% die dritthäufigste bösartige Erkrankung sowie der häufigste extrakranielle maligne Tumor im Kindesalter. Manifestation bis zum 5. Lebensjahr, 30% im Säuglingsalter.

Klinik. In der Regel verursacht der Primärtumor keine Beschwerden. Allgemeinsymptome (unklares Fieber, Durchfall, Übelkeit etc.) können auftreten oder ein tastbarer Tumor im Bauchraum. Im Übrigen ist die Symptomatik abhängig vom Sitz des Tumors:

- **paravertebraler Sitz** → Der Tumor kann durch intervertebrale Löcher wachsen und durch Kompression des Rückenmarks neurologische Symptome auslösen (Lähmung der Beine u.a.).
- **im kleinen Becken** → Obstruktion der Harnwege
- **im hinteren Mediastinum** → Atemnot, Brustschmerzen

Merke

Etwa die Hälfte aller Neuroblastome ist bei Diagnosestellung bereits metastasiert. Metastasen werden in regionalen und entfernten Lymphknoten, Knochenmark, Knochen, Leber oder Haut beobachtet, seltener im ZNS, höchst selten in der Lunge.

Diagnostik

- **Labor:** Als Tumormarker werden Katecholamin-Metaboliten in Serum und Urin (Homovanillinmandelsäure, Vanillinmandelsäure, Dopamin) und NSE (neuronspezifische Enolase) eingesetzt. LDH oder Ferritin können unspezifisch erhöht sein und sind als Parameter zur Risikoabschätzung wichtig.
- **Knochenmarkdiagnostik:** Zum Ausschluss einer Metastasierung ins Knochenmark ist die Knochenmarkpunktion an 4 Stellen notwendig.
- **Sonographie und MRT:** zur Beurteilung des Primärtumors, eines regionalen Lymphknotenbefalls und zum Ausschluss bzw. Nachweis von Lebermetastasen.
- **Metajodbenzylguanidin (MIBG)-Szintigraphie:** wird zur spezifischen Markierung von Primärtumor und Fernmetastasen eingesetzt. Im Einzelfall (z.B. bei mIBG-negativen Tumoren) können zur szintigraphischen Darstellung auch markiertes Somatostatin oder markierte monoklonale Antikörper eingesetzt werden.
- **Technetium-Szintigramm:** bei Verdacht auf Metastasierung. Zusätzlich MRT des Schädels zum Ausschluss/Nachweis von intrakraniellen Metastasen. Oft liegen bereits bei der Diagnosestellung Knochen- oder Rückenmarkmetastasen vor (**mottenfraßartige Herde**). Radiologisch lassen sich häufig dystrophische Verkalkungsherde im Tumor nachweisen.

Therapie. Radikale Tumorexstirpation, wenn OP möglich, mit anschließender Strahlen- und Chemotherapie.

Prognose. Schlecht (Überlebensrate 60%). Spontanremissionen sind im Säuglingsalter möglich.

Nephroblastom (Wilms-Tumor)

Ätiologie. Von den Nieren ausgehende bösartige embryonale Mischgeschwulst mit epithelialen und mesenchymalen Anteilen. Stellt im Kindesalter 7% der Malignome und manifestiert sich zumeist im 1.–4. Lebensjahr. In 5% d.F. liegt der Tumor doppelseitig vor. Häufige Kombination mit anderen Fehlbildungen: Aniridie, Hemihypertrophie, Wiedemann-Beckwith-Syndrom (Exomphalos, Makroglossie, Gigantismus).

Klinik. Erstes Zeichen ist oft der tastbare Bauchtumor (☞ Abb. 15.19). Erbrechen und Obstipation können auftreten, daneben Blässe, Fieber, Hypertonie und Hämaturie (Zeichen für Tumoreinbruch in das Kelchsystem → progn. ungünstig). Metastasiert v.a. hämatogen in die Lunge.

Diagnostik. Abdomen-Sono, MRT nativ und mit Kontrastmittelgabe, Rö-Thorax in 2 Ebenen, bei Verdacht auf Lungenmetastasen CT oder MRT, i. v. Pyelogramm.

Therapie. Die Therapie umfasst folgende Schritte:

1) präoperative Chemotherapie zur Reduktion des Tumorstadiums, wodurch das Risiko einer intraoperativen Tumorruptur verringert wird
2) Tumornephrektomie
3) postoperative Chemotherapie u./o. Bestrahlung je nach intraoperativ festgestellter Tumorausbreitung
4) Metastasenbehandlung: Lungenmetastasen → Chemotherapie; Lebermetastasen → Operation

Prognose. Der Tumor metastasiert erst spät (vorwiegend hämatogen in die Lunge), die Heilungsrate beträgt daher 90%.

Rhabdomyosarkom

Definition. Das Rhabdomyosarkom ist ein besonders bei Kleinkindern vorkommender bösartiger Tumor der quergestreiften Muskulatur, der meistens im Kopf- und Halsbereich, in den Extremitäten oder dem Urogenitaltrakt lokalisiert ist.

Klinik. Diese ist wie bei fast allen Tumoren abhängig von der Lokalisation.

Diagnostik. Sonographie, Röntgen, Computertomographie und Biopsie.

Therapie. Operation und Chemotherapie.

Prognose. Diese ist abhängig von der Lokalisation. Der Tumor metastasiert hämatogen und lymphogen v. a. in Knochen und Lunge. Die 5-Jahres-Überlebensrate beträgt im Kindesalter 50%. Selbst bei Kombination von Strahlen- und Chemotherapie ist die Prognose relativ schlecht.

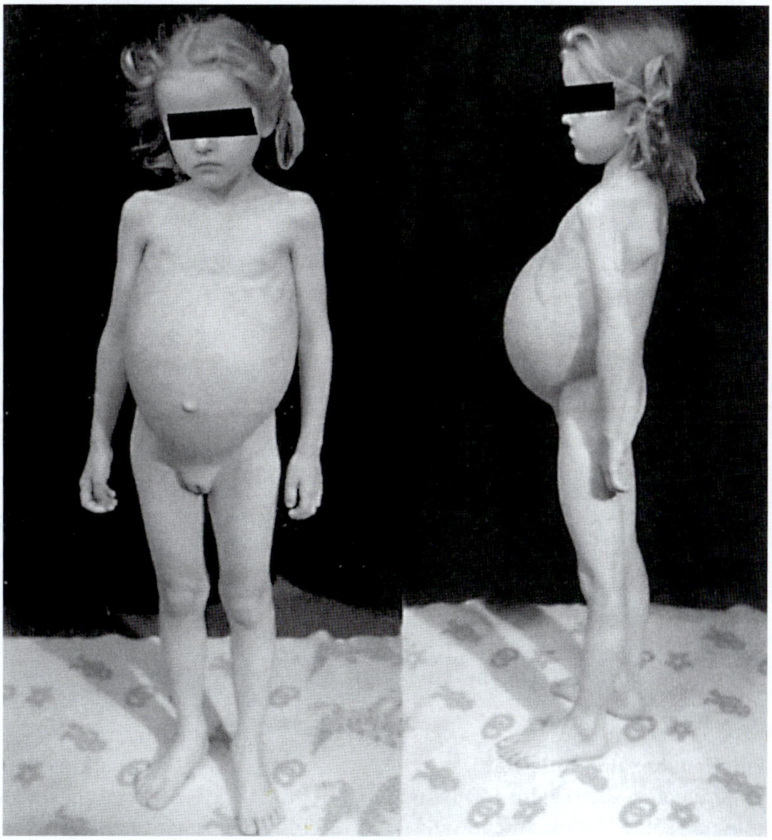

Abb. 15.19: Wilms-Tumor beim Kleinkind [6]

11 Herz- und Kreislauferkrankungen

11.1 Kardiologische Diagnostik

11.1.1 Anamnese und Klinik

Die Vorgeschichte gibt im Kindesalter nur relativ wenig sichere Hinweise auf Herz- und Kreislauferkrankungen. Je jünger die Kinder sind, desto uncharakteristischer sind die anamnestischen Beobachtungen und Angaben. Daher sollte bei der Anamneseerhebung die Mutter nach dem Verlauf der Schwangerschaft, möglichen Infektionen oder Einnahme von Medikamenten während der Schwangerschaft gefragt werden. Bei bestimmten Fehlbildungen (Trisomie, Rötelnembryopathie) ist von vornherein daran zu denken, dass sie häufig mit angeborenen Herzfehlern einhergehen. Außerdem ist gezielt nach den klassischen Symptomen für Herzfehler/-erkrankungen zu fragen:

- **Im frühen Säuglingsalter** stehen Zyanose und Dyspnoe, die beim Trinken zunehmen, an erster Stelle. Im Gegensatz zu pulmonalen und zerebralen Störungen geht die kardial bedingte Zyanose unter O_2-Beatmung gewöhnlich nicht zurück.
- **Im späteren Säuglingsalter** und im Kleinkindalter stehen zusätzlich Wachstums- und Gedeihstörungen, verminderte körperliche Belastbarkeit, Zyanose bei Anstrengungen und gehäufte bronchopulmonale Erkrankungen im Vordergrund.

Weiterhin können Zeichen der Herzüberlastung bzw. eines Blutrückstaus auffallen, z. B. Lebervergrößerung, feinblasige Rasselgeräusche über der Lunge, Stauung der Jugularvenen, Verlagerung des Herzspitzenstoßes, asymmetrische Vorwölbung der linken Thoraxwand (Herzbuckel), epigastrische und parasternale Pulsationen.

11.1.2 Untersuchungstechniken

Folgende Untersuchungen bzw. Untersuchungstechniken stehen zur Diagnosestellung zur Verfügung:

Pulsfrequenz und -qualität

Pulsfrequenz. Beträgt im 1. Lebensjahr 120–140/min und sollte 100/min nicht unter- und 160/min

nicht überschreiten. Bis zum Schulalter geht die Frequenz auf 80–90/min zurück (☞ Kap. 1.5, Tab. 15.9).

Pulsqualität. Ein stark fühlbarer Femoralispuls kann auf einen persistierenden Ductus arteriosus, ein abgeschwächter oder nicht fühlbarer Femoralispuls auf eine Aortenisthmusstenose oder Aortenklappenatresie hinweisen. Seitendifferenzen des Radialispulses kommen bei Anomalien im Aortenbogenbereich vor.

Blutdruckmessung

Die (indirekte) Blutdruckmessung ist ein wichtiges Instrument der kardiologischen Diagnostik. Zur Beurteilung sind die altersabhängigen Blutdruckgrenzwerte zu beachten (☞ Kap. 1.5, Tab. 15.9).

> **Merke**
>
> Die Breite der Blutdruckmanschette sollte ca. $^2/_3$ der Oberarmlänge betragen.

Palpation

Die Palpation der Herzgegend kann Aufschluss über Hypertrophie und Mehrarbeit der Herzkammern geben. Eine Verlagerung des Spitzenstoßes nach kaudal und außen weist auf eine Hypertrophie des linken Ventrikels, eine fühlbare Pulsation links parasternal auf Hypertrophie des rechten Ventrikels hin. Laute Herzgeräusche sind oft als Schwirren fühlbar (z. B. Klappenstenose, Vitien mit großem Shunt).

Auskultation

Die sorgfältige Auskultation kann für die Diagnose wegweisend sein. Folgende Aussagen zur Charakteristik sind möglich:

- Relation eines Geräuschs zum Herzzyklus
- Lautstärke
- Dauer
- Klangcharakter (rau, weich, gießend, musikalisch)
- Lokalisation mit Punctum maximum
- Ausbreitungstendenz des Geräusches
- Reinheit/Spaltung der Herztöne

Entsprechend ihrer diagnostischen und prognostischen Bedeutung werden 3 Gruppen von Geräuschen unterschieden:

Akzidentelle Geräusche. Bei ca. 50% aller gesunden Kinder zu hören und durch folgende Merkmale gekennzeichnet: kurz und systolisch; Lautstärke < $^3/_6$; im Sitzen deutlich leiser oder verschwindend; meist 2.–3. ICR li. parasternal; Klangcharakter weich oder musikalisch.

Funktionelle Geräusche. Diese meist systolischen Geräusche entstehen durch Strömungsunebenheiten (relative Stenose) an den Ostien, z.B. bei erhöhter Strömungsgeschwindigkeit durch Fieber, Anämie, Hypoproteinämie.

Organische Geräusche. Diese systolischen oder diastolischen Geräusche werden unmittelbar von Herz- und Gefäßfehlbildungen hervorgerufen (☞ Tab. 15.27).

Phonokardiogramm

Das Phonokardiogramm kann zur Dokumentation und zur Kontrolle der Auskultationsbefunde eingesetzt werden.

Elektrokardiogramm (EKG)

Das **EKG gibt Aufschluss** über:

- Erregungsbildung, -ausbreitung und -rückbildung einzelner Herzabschnitte
- Rhythmusstörungen
- Lageanomalien
- Stoffwechselstörungen (z.B. Hypo- und Hyperkaliämie, Hypo- und Hyperkalzämie)

Das EKG des Kindes weist **altersabhängige Besonderheiten** auf:

- relative Rechtshypertrophie des Neugeborenen, die sich im Laufe des 1. Lebensjahres zurückbildet
- altersabhängige höhere Herzfrequenz
- kürzere Überleitungszeit und verkürzte QRS-Dauer
- gelegentlich Zeichen eines physiologischen inkompletten Rechtsschenkelblockes (bei Kindern und Jugendlichen)

Merke

Das **Neugeborenen-EKG** ist physiologisch **rechtstypisch** und weist Zeichen der **Rechtshypertrophie** auf. Die Herzachse dreht innerhalb des 1. Lebensjahres nach links (Indifferenztyp).

Echokardiographie

Die Sonographie hat den höchsten Stellenwert unter den nichtinvasiven Untersuchungstechniken, da sie sowohl kardiale und vaskuläre Strukturen als auch Blutflussgeschwindigkeiten zur Darstellung bringt. Folgende Varianten werden eingesetzt:

- **M-Mode (motion-mode):** zeitliche Darstellung von kardialen Strukturen entlang einer Messlinie → Beurteilung der Kontraktilität
- **2-D-Mode (zweidimensional):** sektorförmige Schnittbilder des schlagenden Herzens → Beurteilung der kardialen Anatomie und Funktion
- **Doppler-Echokardiographie:** Beurteilung der Strömungsgeschwindigkeit → Stenosen, Klappeninsuffizienzen oder Shuntverbindungen

Radiologische Untersuchungen

Thorax-Übersichtsaufnahmen oder Kontrastmitteldarstellungen mit Hilfe eines Ösophagus-Breischlucks sind zur Beurteilung der Herzsilhouette, der Lungenstruktur und -transparenz geeignet.

Herzkatheteruntersuchungen und Angiographie

Dies sind invasive Methoden; die Indikation muss daher sorgfältig gestellt werden. Defekte der Scheidewände und ihre Größe, ein persistierender Ductus arteriosus Botalli etc. können hiermit dargestellt werden, ebenso werden die Methoden zur postoperativen Kontrolle eingesetzt. Durch Messung der Sauerstoffsättigung und der Drücke in den einzelnen Kammern können zusätzliche Informationen gewonnen werden.

11.2 Angeborene Herz- und Gefäßerkrankungen

☞ Chirurgie, Kap. 13

Die Häufigkeit angeborener Herz- und Gefäßfehler liegt bei Lebendgeborenen unter 1%. Sie stellen dennoch im Kindesalter die relativ häufigsten und wichtigsten Herzerkrankungen dar. Die Prognose der Herzfehler ist insbesondere von der Größe, vom Zeitpunkt der Diagnosestellung und von der Operabilität abhängig. Tab. 15.27 fasst

Tab. 15.27: Angeborene Herzvitien

Vitium	Allgemeines	Symptome	Geräusche	EKG	Therapie
Vitien ohne Kurzschluss					
Pulmonalstenose	**Formen:** • valvuläre (90%) • infundibuläre (= muskuläre Einengung der RV-Ausflussbahn) • supravalvuläre • periphere	**mittelschwere Stenose:** • Belastungsdyspnoe **schwere Stenose:** • Ruhedyspnoe, RV-Hypertrophie	• Systolikum P. m. 2.–3. ICR li. parasternal (crescendo – decrescendo)	• P dextrocardiale • Steil-Rechtstyp • RH-Hypertrophie	Ballonvalvuloplastie bei Druckgradienten > 40 mmHg
Aortenstenose	• Klappenstenose (75%) • subvalvuläre (20%) Form • supravalvuläre Form	• Zeichen der Herzinsuff. • Belastungsdyspnoe • Synkopen • Rhythmusstörungen • Angina-pectoris-Anfälle	• Systolikum P. m. 2. ICR re. • Fortleitung in Karotiden • paradoxe Spaltung des 2. HT	• ST-Strecke ↓ • LV-Hypertrophie	Ballonvalvuloplastie bei Druckgradienten > 60 mmHg
Aortenisthmusstenose	• präduktale Stenose (infantile Form): vor Ductus Botalli • postduktale Stenose: dist. des Lig. Botalli	• Hypertension der oberen Körperhälfte • Femoralispuls ↓ • akute Herzinsuffizienz	• Spätsystol. P. m. 4. ICR li. parasternal und am Rücken • 2. HT laut	• LV-Hypertrophie (postduktal)	Korrektur-OP möglichst früh
Vitien mit überwiegendem Links-rechts-Shunt					
Ventrikelseptumdefekt (VSD)	• membranöser Defekt (häufig) • muskulöser Defekt (selten)	größenabhängig: • Blässe • Zyanose • Leistung ↓ • Wachstum ↓ • Infekte	• lautes Systolikum P. m. 3.–4. ICR li. • präkordiales Schwirren	• LV-Hypertrophie • P sinistroatriale	Primärkorrektur
Vorhofseptumdefekt (ASD)	• ASD II > ASD I • Sinus-venosus-Defekt	• Dyspnoe • Infekte • Wachstum ↓	• nicht durch Defekt → rel. Pulmonalstenose (s. o.)	• ASD II: RV-Hypertrophie, Rechtsschenkelblock • ASD I: überdr. li. Typ	OP: Vorschulalter

RV = re. Ventrikel, RA = re. Atrium, HT = Herzton, FG = Frühgeburten, NG = Normalgeburten, LV = li. Ventrikel, LA = li. Atrium

Tab. 15.27: *Fortsetzung*

Vitium	Allgemeines	Symptome	Geräusche	EKG	Therapie
Atrioventrikularseptumdefekt (AV-Kanal, Canalis atrioventricularis communis)	• tief sitzender ASD, der kontinuierlich in einen VSD übergeht	• ☞ ASD, VSD • früh entstehender pulmonaler Hypertonus	• ☞ ASD, VSD	• ☞ ASD, VSD	Korrektur-OP
Persistieren der Ductus arteriosus	• bei FG: Spontanverschluss häufig • bei NG: Spontanverschluss selten	• Dyspnoe • Schwitzen • Gedeihstillstand • Infekte • Wasserhammerpuls	• Maschinengeräusch (kont. syst. + diast.), P. m. 2. ICR li. • Systolikum subklavikulär	• LV-Hypertrophie oder biventrikuläre Hypertrophie	OP, wenn therapierefraktär
Vitien mit überwiegendem Rechts-links-Shunt					
Fallot-Tetralogie	• Pulmonalstenose • VSD • reitende Aorta • RV-Hypertrophie	• hypoxämischer Anfall • Krämpfe • Zyanose • Trommelschlägelfinger • Uhrglasnägel	• lautes Systolikum 2.–4. ICR li.	• Rechtstyp • P dextrocardiale • RV-Hypertrophie	aortopulmonale Anastomose Prostaglandin
Pulmonalatresie mit Ventrikelseptumdefekt (PA-VSD)	• Extremvariante der Fallot-Tetralogie • 25% Mikrodeletion 22q11	• nach Duktusverschluss lebensbedrohliche Hypoxie	• Systolikum o. systolisch-diastolisches Shunt-Geräusch mit singulärem 2. HT	• unspezifisch	OP ggf. Ballondilatation Prostaglandin
Transposition der großen Gefäße	• RV mit Aorta verbunden + LV mit Pulmonalarterie • andere Formen selten	• lebensfähig nur, wenn Shunt zwischen den Kreisläufen besteht • Zyanose • Herzinsuffizienz	• unspezifisch	• unspezifisch	OP: Vorhofumkehr oder arterial switch
Seltene zyanotische Herzvitien					
Pulmonalisatresie mit intaktem Ventrikelseptum (PA/IVS)	• Hypoplasie des RV wg. fehlendem VSD	• nach Verschluss des Duktus: Zyanose	• Systolikum im 2. ICR li.	• P dextroatriale + pos. T in V1	Prostaglandin Ballondilatation o. OP

RV = re. Ventrikel, RA = re. Atrium, HT = Herzton, FG = Frühgeburten, NG = Normalgeburten, LV = li. Ventrikel, LA = li. Atrium

Tab. 15.27: *Fortsetzung*

Vitium	Allgemeines	Symptome	Geräusche	EKG	Therapie
Trikuspidalatresie	• membranöser Verschluss der Trikuspidalklappe • Hypoplasie des RV • immer ASD o. VSD	• Herzinsuffizienz • Zyanose	• uncharakteristisches Systolikum	• Links-Typ • P dextrocardiale	Lungendurchblutung ↑ → Banding ansonsten aortopulmonale Anastomose
Totale Lungenfehlmündung (TLVF)	• keine Verbindung von Lungenvene in LA, dafür Anschluss an RA o. Vena cava → Obstruktion mit Rückstau in die Lunge	• Herzinsuffizienz • Zyanose • „Schneemannfigur" im Rö-Thorax	• unterschiedlich	• P dextrocardiale • Rechts-Typ • RV-Hypertrophie	OP: Anastomose der Lungenvenen mit LV
Ebstein-Anomalie	• Verlagerung von Trikuspidalsegel in den RV durch fehlerhafte Ablösung in der embryon. Periode	• Trikuspidalinsuffizienz • Zyanose • 75% d. F.: R-L-Shunt durch Foramen ovale oder ASD, evtl. Herzinsuffizienz	• Systolikum 4. ICR li. • weite Spaltung des 1. u. 2. HT	• Rechtsschenkelblock	ggf. spontane Besserung medikamentös bei Herzinsuffizienz: OP
Hypoplastisches Linksherz (HLH)	• Hypoplasie + Funktionsstörung LV mit Mitral- + Aortenatresie • Hypoplasie der aszendierenden Aorta	• Tachypnoe • Einziehungen • Lungenödem • Hepatosplenomegalie • kardiogener Schock • Exitus innerhalb der ersten 10 d – 3 Monate	• unterschiedlich	• unspezifisch	Herztranzplantation OP n. Norwood
Weitere Herzfehler					
Koronaranomalie (Bland-White-Gerland-Syndrom)	• li. Koronararterie entspringt aus der A. pulmonalis	• Herzinsuffizienz	• Mitralinsuffizienzgeräusch	• tiefe Q-Zacken in I, aVL, V4–6 • ST-Veränderungen	OP

RV = re. Ventrikel, RA = re. Atrium, HT = Herzton, FG = Frühgeburten, NG = Normalgeburten, LV = li. Ventrikel, LA = li. Atrium

prüfungsrelevante Fakten zu angeborenen Herzfehlern zusammen; Tab. 15.28 zeigt die Häufigkeit der 11 wichtigsten Herzfehler, die 85% der Vitien ausmachen. Zur Differentialdiagnose der häufigsten Herzfehler ☞ Abb. 15.20.

Kardiomyopathien

☞ Innere Medizin, Herz, Kap. 4

Fibroelastose des Endokards

Definition. Verdickung und Versteifung des Endokards, v.a. im Bereich des linken Ventrikels und Vorhofs sowie der Mitralklappe. Es kommt zu einer Myokardhypertrophie mit obstruktiver und restriktiver Behinderung der Ventrikelfunktion.

Klinik. Unterschiedlich stark ausgeprägte Herzinsuffizienz, venöse Einflussstauung.

Diagnostik. Kardiomegalie im Röntgenbild, Linksherzhypertrophiezeichen im EKG, Myokard- und Endokardverdickung im Echokardiogramm, fehlende Herzgeräusche!

Therapie. Keine kausale Therapie bekannt. Frühzeitige und strikt durchgeführte Volldigitalisierung.

Prognose. Infaust. Bei der fulminanten Verlaufsform versterben die Säuglinge innerhalb weniger Tage. Bei der akuten Form liegen mehrere Wochen zwischen den ersten Symptomen und dem Tod. Beim seltenen chronischen Verlauf sterben die Kinder im späteren Schulalter.

Tab. 15.28: Häufigkeit der angeborenen Herz- und Gefäßanomalien (nach Muntau)

Vitien	Häufigkeit in (%)
Ventrikelseptumdefekt (VSD)	30
Transposition der großen Gefäße	15
Klappenatresie	13
Fallot-Tetralogie	8
hypoplastisches Linksherz	8
persistierender Ductus arteriosus (PDA)	7
Aortenisthmusstenose	7
Pulmonalstenose	7
Aortenstenose	6
Vorhofseptumdefekt (ASD)	4
totale Lungenfehlmündung (TLVF)	1

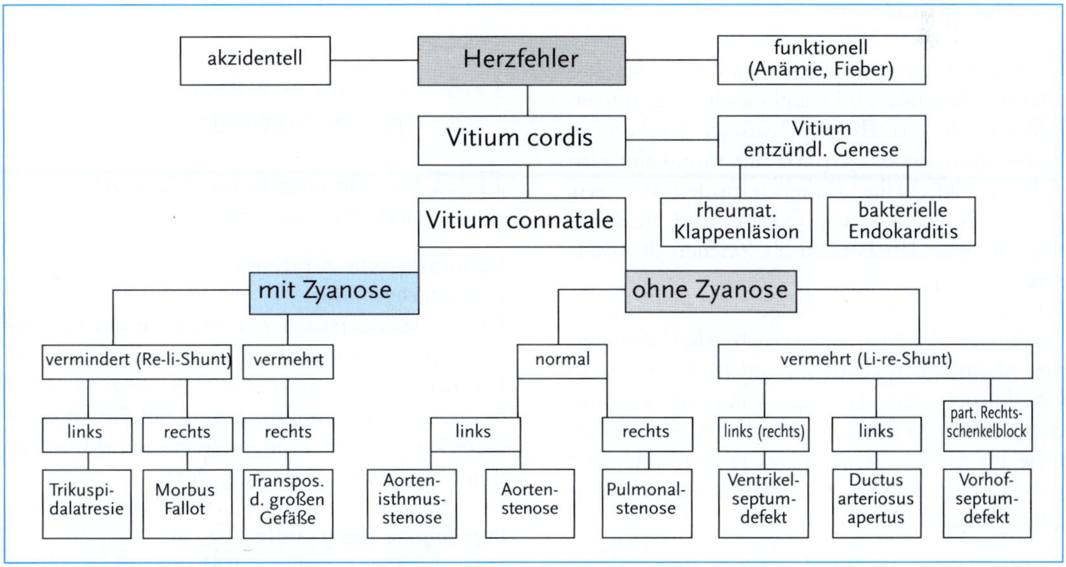

Abb. 15.20: Differentialdiagnose der häufigsten Herzfehler im Kindesalter [9]

11.3 Erworbene Herz- und Gefäßerkrankungen

11.3.1 Entzündliche Erkrankungen

- Myokarditis ☞ Innere Medizin, Herz, Kap. 4.1
- Perikarditis ☞ Innere Medizin, Herz, Kap. 5.1
- Endokarditis ☞ Innere Medizin, Herz, Kap. 6

11.3.2 Erworbene Herzklappenfehler

☞ Innere Medizin, Herz, Kap. 7

11.4 Herz- und Kreislaufinsuffizienz

11.4.1 Herzinsuffizienz

☞ Innere Medizin, Herz, Kap. 1

Definition. Die Unfähigkeit des Herzens, das vom Organismus benötigte Blutvolumen zu transportieren, wird als Herzinsuffizienz bezeichnet.

Ätiologie. Im Kindesalter liegt meist eine kombinierte Links- und Rechtsherzinsuffizienz (Globalinsuffizienz) vor, die in der Mehrzahl durch angeborene Herzfehler, entzündliche Herzerkrankungen oder Speicherkrankheiten (Glykogenspeicherkrankheit), gelegentlich auch durch schwere Allgemeinerkrankungen (Pneumonie, Sepsis, Anämie) hervorgerufen wird.

Klinik. Die Symptome sind häufig im Kindesalter und besonders im Säuglingsalter nur uncharakteristisch: vermehrtes Schwitzen, Trinkunlust, Blässe, Tachypnoe, Dyspnoe mit thorakaler Einziehung, Durchfälle. Daneben finden sich evtl. eine vergrößerte Leber, Ödeme und Rasselgeräusche über den Lungen als Zeichen des Blutstaus.

Therapie. Zur Therapie werden neben allgemeinen Maßnahmen (Bettruhe mit leicht erhöhtem Oberkörper etc.) die dem Pathomechanismus entsprechenden Konzepte eingesetzt, wobei ähnliche Pharmaka wie bei Erwachsenen eingesetzt werden (Digitalis, Diuretika, Nitrate, Kalziumantagonisten etc.).

11.4.2 Schock

☞ Chirurgie, Kap. 8

Definition. (Sub-)Akut einsetzendes Kreislaufversagen.

Ätiopathogenese. Schock entsteht durch:
- **H**ypovolämie (extern u./od. intern)
- **O**bstruktion (Perikardtamponade, Pneumothorax)
- **c**ardiogen (primäres Pumpversagen)
- **k**inetisch/distributiv (Sepsis, Anaphylaxie)

Klinik. Kühle, blasse und feuchte Haut, Tachykardie, niedriger Blutdruck mit kleiner Amplitude (ebenso wie im Erwachsenenalter).

Therapie. Wichtig ist neben der Erfassung der Ursache, dass entsprechende Sofortmaßnahmen (Kopftieflage, bei Bewusstlosigkeit: stabile Seitenlage, Freihalten der Atemwege, Flüssigkeitszufuhr) ergriffen werden, um eine Eskalation der Kreislaufinsuffizienz (mit intravasaler Gerinnung, Schocklunge, Niereninsuffizienz und zunehmender Einschränkung der Hirnfunktion) zu verhindern.

Merke

Bei kardiogenem Schock ist die Kopftieflage absolut kontraindiziert.

11.5 Funktionelle Herz- und Kreislaufbefunde

11.5.1 Funktionelle Befunde von Herzrhythmus und -frequenz

Respiratorische Arrythmie (Sinusarrhythmie)

Diese Form der passageren Herzrhythmusstörung findet sich vorwiegend bei Kindern im Schulalter. Bei Inspiration kommt es zum Anstieg der Herzfrequenz, bei Exspiration zum Abfall. Sie hat keine pathologische Bedeutung, sondern ist bei Kindern unter Vaguseinfluss physiologisch.

Psychogene Tachykardie

Die psychogene Tachykardie kann von organisch bedingten Tachykardien unterschieden werden, indem der Puls im Schlaf gemessen wird. Bei der psychogenen Tachykardie kommt es im Schlaf zur Normalisierung der Pulsfrequenz.

11.5.2 Orthostatische Dysregulation

Ätiologie. Kreislaufregulationsstörungen sind im Kindesalter häufig (w > m). Sie kommen vorwiegend primär (idiopathisch) vor und verschwinden dann meist bis zum Erwachsenenalter. Sie können aber auch sekundär (symptomatisch) durch endokrinologische, neurogene und kardiale Erkrankungen oder medikamentös bedingt sein. Im Kindesalter überwiegt die idiopathische Form.

Klinik. Bei der primären Form kommt es durch vegetativ bedingte vasogene Störungen nach längerem Stehen oder nach dem Aufstehen zum Versacken des Blutes in die abhängigen Partien, was zu Ohnmacht, Übelkeit, Erbrechen oder auch orthostatisch bedingten Krampfanfällen führen kann.

Diagnostik. Mit Hilfe von Orthostasebelastungstests mit gleichzeitiger Messung von Blutdruck und Herzfrequenz (z.B. nach Schellong) kann die Diagnose gestellt werden; Blutdruck und Puls sind im Liegen normal, im Stehen kommt es dagegen zu Hypotonie und Tachykardie.

Therapie. Eine regelmäßige sportliche Betätigung sollte den Kindern neben anderen „Abhärtungsmaßnahmen“ empfohlen werden (Saunieren).

11.6 Pathologische Herzrhythmusstörungen

11.6.1 Bradykarde Herzrhythmusstörungen

Kompletter AV-Block

Ätiologie. Der komplette AV-Block (AV-Block 3. Grades) kommt angeboren oder erworben nach kardiochirurgischen Eingriffen vor. Er kann isoliert oder in Kombination mit anderen Anomalien auftreten.

Klinik. Bei isoliertem AV-Block sind die Kinder oft wenig beeinträchtigt und normal belastbar, wobei die Grunderkrankung das klinische Bild bestimmt.

Diagnostik. Entscheidend ist das (Langzeit-) EKG, das eine völlige Dissoziation der Vorhof- und Kammeraktivität zeigt.

Therapie. Bei der angeborenen Form kann ein Therapieversuch mit Orciprenalin unternommen werden, die erworbenen Formen sind in der Regel therapierefraktär. Wegen der Gefahr synkopaler Anfälle müssen die Kinder sorgfältig überwacht werden. Oft ist die Implantation eines Herzschrittmachers unumgänglich.

Sinusknotensyndrom (Sick-Sinus-Syndrom)

Ätiologie. Bei Kindern und Jugendlichen ist es fast ausschließlich Folge herzchirurgischer Eingriffe oder von entzündlichen Herzmuskelerkrankungen.

Klinik. Diese Form der Herzrhythmusstörungen ist charakterisiert durch den Wechsel von Tachykardie- und Bradykardieattacken, gelegentlich mit persistierender Bradykardie oder Ausfall der Sinusfunktion bzw. der sinuatrialen Überleitung und dem Einspringen von Ersatzrhythmen.

Diagnose. Langzeit-EKG.

Therapie. Schrittmacherimplantation.

11.6.2 Tachykarde Herzrhythmusstörungen

Sinustachykardie

Ätiologie. Zu unterscheiden sind 2 Formen:

- **selektive Herzfrequenzerhöhung** bei körperlicher Belastung, Fieber (pro °C Fieberanstieg 10 Pulsschläge/min mehr), Anämie, Hypovolämie oder Herzinsuffizienz
- **Herzfrequenzerhöhung mit vermindertem Herzzeitvolumen** meist in Folge eines Schocks

Therapie. Behandlung der Grunderkrankung.

Supraventrikuläre Tachykardie

Ätiologie. Diese im Kindesalter relativ häufige Herzrhythmusstörung tritt oft **idiopathisch** auf. Zumeist kommt es anfallsartig zu einem Herzfrequenzanstieg – bei Säuglingen bis auf Werte von > 300/min (plötzlich auftretendes Herzjagen).

Außerdem findet sie sich bei **Herzerkrankungen** (Mitralklappenprolaps u.a.), Hyperthyreose oder im Rahmen eines **Präexzitationssyndroms.** Hier kommt es über akzessorische Leitungsbahnen zwischen Vorhof und Kammer zu einer vorzeitigen Kammererregung. Beispiele:

- **WPW(Wolff-Parkinson-White)-Syndrom:** verkürzte PQ-Zeit, Verbreiterung des QRS-Komplexes durch Delta-Welle
- **LGL(Lown-Ganong-Levin)-Syndrom:** verkürzte PQ-Zeit, keine Delta-Welle

Therapie

- **Vagusreizung:** Druck auf den Karotissinus, Valsalva-Pressversuch, Trinken kalten Wassers etc.
- **medikamentös:** Verapamil oder Adenosin i. v., bei Erfolglosigkeit Digitalis (CAVE: bei WPW kontraindiziert). Beim Präexzitationssyndrom ist Ajmalin Mittel der Wahl.

Ventrikuläre Tachykardie

Ätiologie. Ventrikuläre Tachykardien sind im Kindesalter selten. Sie können gelegentlich durch Digitalis ausgelöst werden oder durch eine angeborene Verlängerung der QT-Dauer mit Störung der Erregungsrückbildung entstehen. Beispiele:

- **Jervell-Lange-Nielsen-Syndrom:** autosomal-dominant mit Taubheit in 30% d. F.
- **Romano-Ward-Syndrom:** autosomal-dominant ohne Taubheit

Klinik. Zeichen der Herzinsuffizienz, Synkope, Schwindel, Palpitationen.

Therapie. Lidocain.

11.7 Kardiale Notfälle

11.7.1 Akut bedrohliche Herzrhythmusstörungen

Supraventrikuläre und ventrikuläre Tachykardien

☞ Kap. 11.6.2

11.7.2 Akut bedrohliche Kreislaufstörungen

Herzbeuteltamponade

☞ Innere Medizin, Herz, Kap. 5.2

Hypertensive Krise

Im Kindesalter sind hypertensive Krisen sehr selten und meist sekundärer Natur (zu ca. 83% renal).

Therapie. Behandlung der Ursache. Akut: Nitro oder Ca-Antagonisten s. l.

11.7.3 Synkopen

Es werden verschiedene Formen der Synkopen unterschieden, nämlich **kardiale, vaskuläre, konvulsive** und **vagovasale** Synkopen.

Klinik. Die im Kindesalter gelegentlich auftretenden Synkopen sind oft kardial bedingt. Bei Herzfehlern, Rhythmusstörungen oder Herzinsuffizienz kommt es zur Minderdurchblutung des Gehirns mit anfallsartig auftretender, kurz dauernder Ohnmacht ohne motorische Symptomatik.

Therapie. Die Therapie erfolgt je nach Grundleiden operativ, medikamentös oder symptomatisch.

12 Erkrankungen der Atmungsorgane

12.1 Differentialdiagnostische Symptomatik

Erkrankungen der Atmungswege gehören zu den häufigsten akuten und chronischen Krankheiten im Kindesalter. Nachfolgend werden die charakteristischen Symptome – Husten, Stridor, Dyspnoe – besprochen.

12.1.1 Husten

Definition und Klinik. Der Charakter und die Art des Auftretens geben entscheidende Hinweise auf den Entstehungsort (Pharynx, Trachea, Bronchien oder Pleura) und die mögliche Erkrankungsursache. In Tab. 15.29 sind die wichtigsten Hustentypen zusammengefasst. Differentialdiagnostisch hilfreich ist die Einteilung in akuten, anfallsartigen und chronischen Husten.

- **akuter Husten:** akute Infekte der oberen Atemwege, Pneumonien, obstruktive Lungenerkrankungen, Masern, Keuchhusten, Fremdkörperaspiration, Reizgase, akute allergische Bronchitiden
- **anfallsartiger Husten:** Typisch sind die stakkatoartigen Hustenstöße bei Pertussis und evtl. bei Fremdkörperaspiration.
- **chronischer Husten:** chronisch behinderte Nasenatmung (z.B. Adenoide) mit gehäuften Infektionen, Allergie (Asthma bronchiale und allergische Alveolitis), rezidivierende Infekte bei hyperreagiblem Bronchialsystem, Bronchiektasen (z.B. Mukoviszidose u.a.), Tuberkulose u.a.

12.1.2 Stridor

Definition und Klinik. Als Stridor bezeichnet man ein pfeifendes Atemgeräusch, das durch Einengung der oberen Atemwege bedingt, inspiratorisch und/oder exspiratorisch auf Distanz hörbar ist.

- Der **inspiratorische Stridor** mit **ziehend-juchzendem** Klangcharakter weist auf eine Stenose der oberen, komprimierbaren Atemwege außerhalb des knöchernen Thorax hin (z.B. Krupp-Syndrom, Tonsillenhyperplasie, akute Angina u.a.). Die häufigste Ursache beim Säugling ist ein weicher Kehlkopf und Kehldeckel (Laryngomalazie).
- Der **pfeifende exspiratorische Stridor** wird durch eine Verengung der unteren, intrathorakalen Atemwege verursacht. Dies ist allgemein bei obstruktiven Lungenveränderungen wie Asthma bronchiale oder obstruktiver Bronchitis der Fall (☞ Abb. 15.21).

Tab. 15.29: Hustentypen

Hustentyp	Ursache	Besonderheit
feucht	Pneumonie	feinblasige RGs
feucht, rasselnd	Bronchitis mit Schleim	häufigster Hustentyp
	Bronchiektase	grobblasige RGs
trocken	Pleuritis	Unterdrückung durch Schmerz
trocken, heiser, rau, bellend	Infektkrupp	evtl. inspiratorischer Stridor
trockenes Hüsteln, Räuspern	chron. Pharyngitis	mit Kitzel- o. Juckreiz (bei Allergie)
trocken, klingelnd, rasselnd	Pertussis	Stakkato, anfallsartig
trocken, hart bis gepresst	Asthma	oft bei Anstrengung, nachts oder beim Aufstehen
bitonal (bellend-rau/klingelnd-pfeifend)	Einengung der Trachea (z. B. Lymphknotenschwellung)	

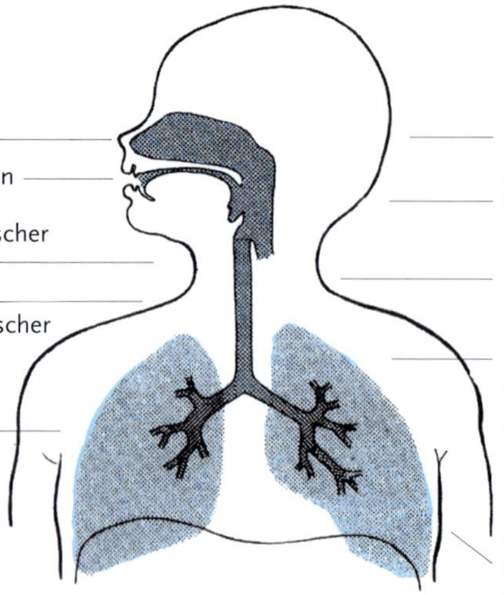

Abb. 15.21: Ursachen und Lokalisation von Nebengeräuschen bei der Atmung [10]

12.1.3 Dyspnoe (Atemnot)

Definition. Dyspnoe bezeichnet einerseits die subjektive Atemnotempfindung des Patienten, andererseits die objektiven Zeichen der Atemerschwernis.

Klinik. Es gibt eine Fülle von objektiven Dyspnoezeichen: Nasenflügeln, Tachypnoe, Orthopnoe, Hyperpnoe, Schnorcheln und Rasseln bei nasaler bzw. pharyngealer Behinderung, anstoßende bzw. inverse Atmung (Pause zwischen In- und Exspiration mit stöhnendem Beginn der Ausatmung), Einziehungen (jugulär, interkostal, sternal, subkostal), Einsatz der Atemhilfsmuskulatur, verlängertes Exspirium, Zyanose und Stridor. Obstruktive Dyspnoen sind oft, aber nicht zwingend mit einem hörbaren Stridor verbunden.

Differentialdiagnose. Bei obstruktiver Dyspnoe ohne Stridor ist differentialdiagnostisch an eine Rhinitis jeder Art, die Choanalatresie und an die Pierre-Robin-Sequenz (☞ Kap. 12.2.3) zu denken.

12.1.4 Ateminsuffizienz

Definition. Bei der Ateminsuffizienz ist der Gasaustausch in der Lunge gestört. Tritt bei gesteigerter Atemtätigkeit eine Blutgasveränderung auf, so ist eine Dekompensation (der zunächst kompensierten Ateminsuffizienz) eingetreten. Man unterscheidet eine partielle und eine globale respiratorische Insuffizienz:

- **Partialinsuffizienz** → $pO_2\downarrow$
- **Globalinsuffizienz** → $pO_2\downarrow + pCO_2\uparrow$

Die **chronische** Ateminsuffizienz kommt im Rahmen schwerer Grunderkrankungen vor. Die **akute** Ateminsuffizienz kann durch eine neu aufgetretene Störung oder durch eine Verschlechterung einer bereits bestehenden chronischen Ateminsuffizienz bedingt sein.

12.2 Angeborene Fehlbildungen

12.2.1 Choanalatresie

Ätiologie und Häufigkeit. Bei 1:2000–5000 der Lebendgeborenen besteht ein angeborener ein- oder doppelseitiger Verschluss der Nasengänge. Die Choanalatresie ist der häufigste angeborene Nasenverschluss.

Klinik. Da Säuglinge im 1. Lebensmonat fast ausschließlich durch die Nase atmen, zeigen Kinder mit doppelseitiger Atresie schon bald nach der Geburt Atemnot und Zyanose, die sich nach einer „Schreiattacke" bessert. Die Nahrungsaufnahme ist erschwert, weil Saugen und Trinken ständig unterbrochen werden müssen, um zu atmen.

Diagnostik und Therapie. Die Choanalatresie wird durch eine Sondierung der Nasengänge festgestellt und muss chirurgisch behandelt werden.

12.2.2 Konnataler inspiratorischer Stridor

Ätiologie. Dieser von Geburt an bestehende inspiratorische Stridor ist meistens die Folge einer übermäßigen Weichheit des Kehlkopfgerüstes (**Laryngomalazie**). Neurogene und infektiöse Ursachen werden diskutiert.

Klinik. Bei Inspiration kollabiert der Larynx, und die noch dünne Epiglottis und die Aryknorpel werden in die Kehlkopföffnung hineingezogen (= Omega-Epiglottis).

Therapie. Die Laryngomalazie ist benigne und verschwindet innerhalb der ersten beiden Lebensjahre. Andere laryngeale Ursachen des konnatalen Stridors müssen durch Laryngoskopie ausgeschlossen werden.

12.2.3 Pierre-Robin-Syndrom (frz. Pierre-Robin-Sequenz)

Ätiologie. Autosomal-rezessive Fehlbildung mit der charakteristischen Trias:

- Hypoplasie des Unterkiefers (Mikrogenie)
- Gaumenspalte
- Glossoptose (Zunge ragt in den Nasen-Rachen-Raum hinein, partielle Verlegung des Larynxeinganges).

Klinik. Bei initialen Trinkversuchen Asphyxie, Schluck- und Atembehinderung, Stridor, tiefe inspiratorische Einziehungen, Zyanose.

Folgende Begleitfehlbildungen sind möglich: Dysmorphie-Syndrom, kongenitales Glaukom, kongenitale Katarakt, progressive Myopie, Skelettdefekte (spondylo-epiphysäre Dysplasie, Rippendysplasie), kongenitale Herzfehler.

Therapie. In der Akutsituation: Zunge nach vorn ziehen, Guedel-Tubus, endotracheale Intubation, Glossopexie (Verankerung der Zunge am Unterkiefer (für 3–4 Wochen).

Im Übrigen: Nursing, Kopf des Säuglings pronieren, besonders beim Füttern, Spezialsauger, Bauchlage, Kunstharzplatte zur Deckung der Gaumenspalte, Verschluss der Gaumenspalte mit 12 Monaten, Sondenernährung. Gastrostoma und Tracheostoma sind Ausnahmen.

Prognose. Lebensgefahr besteht im Wesentlichen durch unmittelbare postnatale Asphyxie (ARDS) und zerebrale Dauerschäden durch Hypoxie. Bei Überwindung akut lebensbedrohlicher Situation ist mit einer guten Entwicklung zu rechnen, soweit keine gravierenden weiteren Fehlbildungen vorliegen. Spontankorrektur der Mikrogenie möglich (Saugen unterstützt diesen Vorgang).

12.2.4 Kongenitales lobäres Lungenemphysem

Ätiologie. Diese meist im linken Oberlappen lokalisierte Überblähung eines Lungenlappens entsteht durch angeborene Anomalien im Bereich der Bronchien (Ventilstenose). Sie tritt isoliert oder im Zusammenhang mit Herzvitien auf.

Klinik. Bereits in den ersten Lebenswochen tritt Atemnot auf, ganz selten nach dem 6. Monat.

Diagnostik. Die Röntgenaufnahme des Thorax zeigt lokalisierte Emphysemzeichen. Differentialdiagnostisch müssen eine Aspiration und das Atemnotsyndrom (Syn.: Syndrom der hyalinen Membranen) ausgeschlossen werden.

Therapie. Sofortige Lobektomie.

12.3 Erkrankungen von Ohren, Nase und Rachen

12.3.1 Erkrankungen der Ohren

Otitis media acuta im Säuglings- und Kleinkindalter

Ätiologie. Sie geht meist von einer akuten, fiebrigen Infektion des Nasen-Rachen-Raumes (Rhinitis, Pharyngitis, Tonsillitis) aus und aszendiert durch die Tube ins Mittelohr (die Eustachio-Röhre ist bei Kleinkindern kürzer und weiter als beim Erwachsenen). Im Säuglingsalter sollte man auch im Rahmen eines gastrointestinalen Infektes an eine Otitis denken.

Häufigkeit. Häufigkeitsgipfel zwischen dem 6. und 24. Lebensmonat und zwischen dem 4. und 6. Lebensjahr.

Klinik. Ohrschmerzen, die von Kleinkindern oft nicht lokalisiert werden können, evtl. Schwerhörigkeit. Das Trommelfell ist gerötet und (bei eitriger Otitis) vorgewölbt oder (bei katarrhalischer Otitis) eingezogen, der Lichtreflex fehlt oft.

Therapie. Die akute Otitis media heilt bei rechtzeitiger Antibiotikatherapie (Penizillin oder Makrolide) häufig ohne Spontanperforation rasch ab.

Komplikationen. Bei unterlassener oder falscher Therapie bildet sich in einem Teil der Fälle nach 2–3 Wochen eine **Mastoiditis** mit Druckschmerz hinter der Ohrmuschel aus. Zudem kann sich eine **chronische Otitis media** entwickeln, die mit Knocheneiterung und randständigem Trommelfelldefekt nie spontan heilt und stets eine operative Maßnahme zur Verhinderung weiterer Komplikationen erfordert.

Merke

Säuglinge greifen sich bei einer Otitis ans Ohr („Ohrzwang").

Hörstörungen

Hörstörungen bei Kindern gefährden den Spracherwerb und bergen Gefahren für die seelische und geistige Entwicklung. Man unterscheidet:

- **kongenitale Hörstörungen:** Fehlbildungen, intrauterine Blutungen und Infektionen
- **postnatale Hörstörungen:** Störung der Schallleitung durch Infektionen und Ergüsse (häufig) oder zentrale Hörstörungen (selten)

Wichtig sind im Verdachtsfall die sofortige gründliche Diagnostik und eine adäquate Therapie.

12.3.2 Erkrankungen der Nase und der Nasennebenhöhlen

Rhinitis, Rhinopharyngitis

Ätiologie und Häufigkeit. Am häufigsten treten Infekte der oberen Luftwege im Alter von 0,5–6 Jahren auf (bis zum 6. Monat sind die Kinder durch mütterliche Antikörper geschützt). Bei einem Kleinkind sind mehr als 6 Infektionen/Jahr noch physiologisch, da ihre IgA-abhängige Abwehr nicht ganz ausgebildet ist und sie noch keinen Kontakt mit verschiedenen Viren hatten. Meistens handelt es sich um Infektionen mit RS-, Rhino-, Adeno-, Coxsackie-, (Para-)Influenza-, ECHO-Viren u. a. Kinder im Vorschulalter haben durchschnittlich 8–9 virale Infekte der oberen Luftwege im Jahr, bei Kindergartenbesuch bis zu 12.

Zu den **Sonderformen** werden gerechnet:

- **allergische Rhinitis** (z. B. Heuschnupfen)
- **vasomotorische Rhinitis** (selten bei Kindern; typisch sind Niesattacken und starke Schleimhautschwellung)
- **primär bakterielle Rhinitis** (Haemophilus influenzae, Streptococcus pneumoniae)

Klinik. Nach kurzer Inkubationszeit (Stunden bis Tage) zeigen sich die Anfangssymptome Niesen, Hüsteln und Kratzen im Rachen. Später kommt es zur Schwellung und wässrigen Sekretion der Nasenschleimhaut, die i.R. einer bakteriellen Superinfektion allmählich schleimig-eitrig werden kann. Rachenrötung und Heiserkeit kommen oft hinzu. Säuglinge können auch mit hohem Fieber und Apathie reagieren, die Nahrung verweigern oder erbrechen. Nach 1–2 Wochen klingen die Symptome ab; ein längerer Verlauf deutet auf eine Komplikation hin (Sinusitis, Otitis media, Pneumonie u. a.).

Therapie. Die körpereigenen Abwehrkräfte können durch pflanzliche Immunstimulanzien unterstützt werden. Die symptomatische Therapie erfolgt mit abschwellenden Nasentropfen für max. 7 Tage (bei allen Kindern zur Nacht, bei Säuglingen zusätzlich vor den Mahlzeiten). Hierdurch sollen die Nasennebenhöhlenausführungsgänge und Tubenöffnungen offen gehalten und einer Sinusitis und einem Tubenkatarrh vorgebeugt werden. Fieber ist eine physiologische Reaktion auf Virusinfekte und sollte bei Kindern ohne Vorerkrankung nur nach Bedarf gesenkt werden.

Nasennebenhöhlenentzündungen (Sinusitiden)

Ätiologie. Eine Sinusitis kann die Kieferhöhle, Siebbeinzellen, Keilbeinhöhle und/oder Stirnhöhle betreffen und isoliert oder im Rahmen einer generalisierten Atemwegserkrankung (z. B. als Komplikation einer viralen Entzündung oder beim Vorliegen einer chronischen Rhinitis) auftreten. Die wesentlichen Erreger einer eitrigen Sinusitis sind Haemophilus influenzae, Pneumokokken oder Staphylokokken.

Klinik. Die akute virale Sinusitis zeigt keine spezifischen Symptome. Bei der akuten bakteriellen Sinusitis stehen Schmerzen und oft einseitige Sekretabsonderungen aus der Nase im Vordergrund. Dieses schwere, aber seltene Erkrankungsbild kann zu lebensbedrohlichen orbitalen und intrakraniellen Komplikationen führen.

Diagnostik. Jeder einseitige und länger als 3 Wochen andauernde Schnupfen ist verdächtig. Röntgenologisch zeigt sich eine Spiegelbildung (Flüssigkeitsansammlung) in der verschatteten Kieferhöhle.

Therapie. Bei akuter eitriger Sinusitis initial i. v. Antibiotika, symptomatische Therapie mit Nasentropfen in Seitenlage und Spülungen.

Prognose. Gut bei akuten, ungünstig bei chronischen Sinusitiden.

Merke

Die Lokalisation der Sinusitis ist vom Alter abhängig, da die Nasennebenhöhlen bis zum ca. 6. Lebensjahr noch nicht voll angelegt sind:
- im 1. Lebensjahr → Sinus ethmoidalis
- Kleinkinder → Sinus maxillaris und sphenoidalis
- Im 6.–10. Lebensjahr → Sinus frontalis

12.3.3 Krankheiten des lymphatischen Rachenringes

Akute Pharyngitis und Epipharyngitis

Bei der Pharyngitis handelt es sich prinzipiell um die gleichen Erreger wie bei der Rhinitis (s. o.).

Klinik. Üblicherweise finden sich Brennen und Kratzen im Hals, Schmerzen beim Schlucken, eine gerötete Rachenhinterwand und bei Kleinkindern Erbrechen. Bei der akuten Epipharyngitis sind eine Eiter-Schleim-Straße an der Rachenhinterwand und eine behinderte Nasenatmung typisch.

Therapie. Heiße Getränke, evtl. Analgetika.

Rachenmandelhyperplasie (Adenoide)

☞ HNO, Kap. 3

Eine Vergrößerung der Rachenmandel ist bei Kindern Ausdruck ihres besonders aktiven Immunsystems.

Klinik. Die adenoiden Vegetationen sind per se ohne Krankheitswert. Durch die Vergrößerung der Rachenmandeln kann jedoch die Nasenatmung so weit behindert werden, dass sich gehäuft Entzündungen des Rachens, Dauerschnupfen, Sinusitis und Otitis einstellen. Die Kinder schnarchen nachts und haben eine näselnde Sprache.

Therapie. Adenotomie.

Gaumenmandelhyperplasie

Sie ist, ebenso wie die Adenoide, per se ohne Krankheitswert. Die hyperplastischen, glatten oder zerklüfteten Tonsillen können sich evtl. in der Mittellinie berühren; die Sprache kann kloßig, die Einatmung stridorös werden. Bei Hypoventilation ist eine Tonsillektomie zwingend.

Akute und chronische Tonsillitis (Angina tonsillaris)

☞ HNO, Kap. 3

Ätiologie. Entzündungen der Gaumenmandeln sind im Kindesalter sehr häufig Begleiterkrankungen bei Infektionen der oberen Luftwege mit Befall des gesamten lymphatischen Rachenringes. Sie können aber auch isoliert vorkommen. Die Haupterreger der Angina tonsillaris bzw. der Tonsillopharyngitis sind β-hämolysierende Streptokokken der Gruppe A.

Klinik. Meist plötzlicher Beginn mit hohem Fieber, schwerem Krankheitsgefühl, Halsschmerzen, Schluckbeschwerden und schmerzhafter Anschwellung der Kieferwinkellymphknoten. Oft finden sich ein eitriges Exsudat oder leicht abwischbare Beläge auf den Tonsillen.

Diagnostik. Klinik, Bakterienkultur, Anstieg des Antistreptolysintiters; eine Leukozytopenie schließt eine akute Streptokokkentonsillitis in der Regel aus.

Therapie. Bei Streptokokkeninfektion Penizillin V oral, bei Penizillinallergie Erythromycin.

Komplikationen. Peritonsillarabszess, tonsillogene Sepsis (beide erfordern die sofortige Tonsillektomie). Gefürchtet sind die Streptokokkenfolgekrankheiten Endokarditis, akute Glomerulonephritis und akutes rheumatisches Fieber.

12.4 Erkrankungen von Kehlkopf, Trachea und Bronchien

☞ Innere Medizin, Atmungsorgane, Kap. 2

12.4.1 Krupp-Syndrom

Bei diesen verschiedenen Erkrankungen des „Krupp-Syndroms" ist die Nomenklatur oft uneinheitlich und verwirrend. Daher ist es sinnvoll, im Rahmen des Krupp-Syndroms die **subglottische Laryngotracheitis** von der **supraglottischen Laryngitis** abzugrenzen. Eine isolierte Tracheitis kommt sehr selten vor. Tab. 15.30 fasst Differentialdiagnosen und mit Krupp-Symptomen einhergehende Krankheitsbilder zusammen.

Subglottische Laryngotracheitis (stenosierende Laryngotracheobronchitis)

Ätiologie. Durch Virusinfektion (vor allem Parainfluenza-, Influenza-, RS- oder Adenoviren) entsteht eine bei disponierten Säuglingen und Kleinkindern rasch zunehmende entzündliche Schwellung der subglottischen Schleimhaut. Die Laryngotracheitis kommt bei Jungen und dicken Kindern häufiger vor.

Klinik. Die Symptome werden nach Schweregrad in vier Stadien eingeteilt (☞ Tab. 15.31).

Therapie. Diese richtet sich nach dem Schweregrad der Erkrankung (☞ Tab. 15.31).

Supraglottische Laryngitis (Epiglottitis acutissima, akute phlegmonöse Epiglottitis)

Ätiologie. Es handelt sich um eine bakterielle Entzündung, die am häufigsten durch Haemophilus influenzae Typ B hervorgerufen wird und mit einem entzündlichen Ödem der Epiglottis und Verlegung des Kehlkopfeingangs einhergeht.

Tab. 15.30: Krupp-Syndrom und Differentialdiagnose (modifiziert nach Palitzsch)

Krupp-Syndrom	Differentialdiagnose
subglottische Laryngotracheitis (stenosierende Laryngotracheobronchitis): • Masernkrupp • Krupp bei anderen Viruserkrankungen	Fremdkörper in Larynx, Trachea oder Ösophaguseingang • Extubationsstridor • Laryngospasmus (Rachitis)
supraglottische Laryngitis (akute phlegmonöse Epiglottitis)	Anomalien in Larynx und Trachea
Diphtheriekrupp („echter Krupp")	• Glottisödem • Insektenstich • Tonsillenhyperplasie

Tab. 15.31: Schweregrade und Therapie der subglottischen Laryngotracheitis

Grad	Symptome	Therapie
I	bellender Husten, Heiserkeit oder Aphonie	frische angefeuchtete Luft
II	inspiratorischer Stridor, leichte Atemnot, leichte juguläre Einziehung	Inhalation mit Epinephrin
III	starker Stridor, deutliche Atemnot, juguläre, sternale, interkostale und epigastrische Einziehungen, Unruhe, Tachykardie > 160/min	Steroid (inhalativ oder rektal) stationäre Einweisung
IV	starke Dyspnoe, in- und exspiratorischer Stridor, Zyanose, Bewusstseinsstörung	Sedierung Intubation sofort Intensivstation Antibiotikaprophylaxe

Seit Einführung der Haemophilus-influenzae-B-Impfung ist die Epiglottitis acutissima sehr selten geworden.

Klinik. Sie beginnt plötzlich mit hohem Fieber, Leitsymptom ist ein inspiratorischer Stridor mit schnell zunehmender Atemnot. Die Sprache ist kloßig. Bei Berührung der Rachenhinterwand kann durch Schwellung ein Laryngospasmus oder ein Herzstillstand eintreten. Innerhalb von Minuten kann die Stenosierung so stark zunehmen, dass der Erstickungstod eintritt. Ausgeprägte Leukozytose.

Therapie. Tracheotomie und Intubation sind fast immer erforderlich. Antibiose mit Cephalosporin, stets stationäre Einweisung mit Notarzt.

Merke

Die rechtzeitige Unterscheidung der subglottischen Laryngotracheitis von der supraglottischen Laryngitis (☞ Tab. 15.32) ist für den Patienten von vitaler Bedeutung.

Tab. 15.32: Differentialdiagnose von subglottischer Laryngotracheitis und supraglottischer Laryngitis

	subglottische Laryngotracheobronchitis	supraglottische Laryngitis
Symptome		
Allgemeinzustand	meist gut bis befriedigend	stark beeinträchtigt
Fieber	meist < 39 °C	> 39 °C
Husten	Krupp-Husten	kaum
Speichelfluss	keiner	meistens
Heiserkeit	ausgeprägt	kaum
Dysphagie	keine	meist stark
Beginn	oft geht Infekt voraus	schnell, toxisch
Risikofaktoren		
Alter	< 3 Jahre	> 3 Jahre
Jahreszeit	Herbst, Winter	keine spezielle
Tageszeit	> abends, nachts	keine spezielle
Rezidive	häufig	selten

Diphtheriekrupp („echter Krupp")

☞ Kap. 8.3

Die typische Pseudomembranbildung tritt häufig kombiniert mit einer Nasen- und Rachendiphtherie auf.

Klinik. Allmählicher Beginn mit Heiserkeit, bellendem Husten und inspiratorischem Stridor. Es kann zur plötzlichen Ablösung von Pseudomembranen und damit zu Erstickungsanfällen kommen (Tracheotomie!). Neben dem typischen Lokalbefund spricht ein nur mäßiges Fieber bei schwerem Krankheitsgefühl und starker Halslymphknotenschwellung für eine Diphtherie.

12.4.2 Bronchitis

☞ Innere Medizin, Atmungsorgane, Kap. 2

Die Bronchitisformen werden folgendermaßen eingeteilt:

- **Bronchitis ohne Obstruktion:** akute Bronchitis, chronische Bronchitis
- **Bronchitis mit Obstruktion:** obstruktive Bronchitis, Bronchiolitis, Asthma bronchiale

Akute Bronchitis

Ätiologie. Die akute Bronchitis ist eine zumeist mit Exsudatbildung einhergehende Entzündung der Bronchialschleimhaut, die vorwiegend durch Virusinfektionen (Parainfluenza-, RS-, Rhino- und Adenovirus) ausgelöst wird und im Herbst und Winter gehäuft vorkommt. Sie wird begünstigt durch Feuchtigkeit, Kälte, Staub, Rauch und Gase. Die Bronchitis ist sehr häufig mit einer Rhinitis, Sinusitis, Pharyngitis, Laryngitis oder Tracheitis kombiniert.

Klinik. Sie entwickelt sich meistens im Anschluss an eine Rhinitis oder Pharyngitis. Es finden sich ein trockener, später lockerer Husten, grobblasige Rasselgeräusche, evtl. Fieber. Bei Mitbeteiligung der Trachea ist der Husten bellend. Bei allen Formen der akuten Bronchitis können Hustenanfälle Erbrechen auslösen. Kleinkinder klagen oft über Bauchschmerzen. Die akute Bronchitis heilt nach spätestens 2 Wochen komplikationslos ab. Rezidive sind im Kindesalter häufig. Je jünger die Kinder sind, desto häufiger sind bakterielle Sekundärinfektionen.

Therapie. Bei leichten Fällen ist keine Behandlung nötig, sonst pflanzliche Sekretolytika, Inhalation mit Kochsalzlösung oder Kräuterextrakten. Bei Säuglingen besteht die Gefahr der Dehydratation und der Bewusstseinstrübung, so dass parenterale Flüssigkeitszufuhr notwendig sein kann.

Komplikationen. Jeder länger als 1–2 Wochen andauernde Husten ist verdächtig auf eine bakterielle Superinfektion → Übergang in **Bronchopneumonie** (erneuter Anstieg des Fiebers!). Durch eine übermäßige Schleimhautschwellung und massive Sekretbildung kann eine **obstruktive Bronchitis** entstehen.

Chronische Bronchitis

Definition. Husten und ein entsprechender Auskultationsbefund bestehen länger als 3 Monate in mindestens 2 aufeinanderfolgenden Jahren.

Ätiologie. Meist geht eine chronische Bronchitis mit einer Grunderkrankung einher:

- **chronische eitrige Entzündungen** der oberen Luftwege
- **Allergie**
- **erworbene Störungen der unteren Luftwege** (Fremdkörperaspiration, persistierende Infektionen, z. B. Tbc, Mykosen, Herzfehler u. a.)
- **angeborene Störungen der unteren Luftwege** (Mukoviszidose, α1-Antitrypsin-Mangel, Kartagener-Syndrom)
- **permanent wirkende Noxen:**
  - gastroösophagealer Reflux bei Säuglingen
  - angeborene Herzfehler mit Links-rechts-Shunt
  - Passivrauchen
  - O_3

Therapie. Sie richtet sich nach den Ursachen.

Obstruktive Bronchitis

Ätiopathogenese. Meist bei **Virusinfekten** (Parainfluenza-, RS-, ECHO-, Adenovirus), seltener bei **Allergien** kommt es zu einer entzündlichen Schleimhautschwellung der größeren und mittleren Bronchien.

Klinik. Nähere Informationen sind in Tab. 15.33 zu finden.

Therapie. β-Mimetika, Theophyllin, Steroide (wenn überhaupt nur sinnvoll bei sehr schweren Obstruktionen) und Sekretolytika.

Bronchiolitis

Ätiopathogenese. Sie wird meistens durch das RS-Virus verursacht, wobei es durch eine Schleimhautschwellung zu einer Obstruktion der kleinen Bronchien und Bronchiolen kommt. Die Erkrankung betrifft hauptsächlich Kinder im 1.–2. LJ.

Klinik. ☞ Tab. 15.33.

Therapie. Bei leichtem Verlauf ☞ obstruktive Bronchitis. Bei schwerem Verlauf Intubation und Beatmung.

12.4.3 Fremdkörperaspiration

In der Perinatalzeit spielt die Mekoniumaspiration die wichtigste Rolle. Zwischen dem 6. und 24. Lebensmonat dominiert die Aspiration von festen Nahrungsteilen und Genussmitteln sowie kleinen Gegenständen aus unterschiedlichen Materialien. Fremdkörper gelangen überwiegend in den rechten Hauptbronchus.

Klinik. Zunehmende Dyspnoe, Überblähungszeichen, evtl. Schmerzen.

Tab. 15.33: Differentialdiagnose von obstruktiver Bronchitis und Bronchiolitis

	obstruktive Bronchitis	Bronchiolitis
Allgemeinzustand	mäßig reduziert	stark reduziert
Atmung	mäßige exspiratorische Tachy-/Dyspnoe, unproduktiver Husten	starke (in- u.) exspiratorische Tachy-/Dyspnoe, Einziehungen, Zyanose, Nasenflügeln
Auskultation	Giemen, Pfeifen, Brummen, gelegentlich RGs	anfangs Pfeifen und Giemen, später stille Obstruktion bei schwerer Form
Überblähung	mäßige	massive (Zwerchfelltiefstand)

Diagnostik. Anamnese, klinischer Befund, Rö-Thorax (Transparenzunterschied zwischen rechter und linker Lunge, Überblähungszeichen, ggf. Atelektase), Bronchoskopie.

Therapie. Bei Verdacht Bronchoskopie mit baldiger Absaugung bzw. Extraktion des Fremdkörpers, ggf. Kortikoide.

Komplikationen. Bereits innerhalb kurzer Zeit finden Gewebsreaktionen statt, die zu Atelektasen führen. Bei längerem endobronchialem Verweilen können Pneumonien, Bronchiektasen und Emphysem entstehen.

12.4.4 Asthma bronchiale

☞ Kap. 9.2 und Innere Medizin, Atmungsorgane, Kap. 2.3

Häufigkeit. Das Asthma bronchiale ist eine der häufigsten Kindererkrankungen. Die Häufigkeit wird in der Bundesrepublik auf 8% geschätzt und scheint weiter zuzunehmen.

Ätiopathogenese. Das Asthma bronchiale ist eine variable und reversible Atemwegsobstruktion in Folge einer Entzündung und Hyperreaktivität der Atemwege mit Schleimhautschwellung, Hypersekretion und Spasmus der Bronchialmuskulatur.

Es werden verschiedene Asthmaformen unterschieden:

- **Extrinsic-Asthma** (rein allergisches Asthma): bei Kindern häufig kombiniert mit Atopiesyndrom (Neurodermitis, Urtikaria u.a.)
- **Intrinsic-Asthma:** bei Kindern seltener (durch Kältereiz oder Infekte auslösbar)
- **Mischformen:** häufigste Form bei Kindern
- **Belastungsasthma:** häufig bei Kindern nach einer körperlichen Anstrengung

Klinik. Exspiratorisches Pfeifen, Giemen, Brummen und eine exspiratorische Dyspnoe, die im Asthmaanfall bedrohlich zunimmt und zur Zyanose und Atemnot führen kann. Nach einem beschwerdefreien Intervall kann der Anfall plötzlich wieder einsetzen. Dabei ist der Brustkorb gebläht (hypersonorer Klopfschall), die Atemhilfsmuskulatur wird eingesetzt, außerdem bestehen Angstgefühl, Tachykardie und Schweißausbruch.

Diagnostik

- typische Anamnese
- Bei größeren Kindern Lungenfunktionsuntersuchung: reversible obstruktive Ventilationsstörung → Vitalkapazität ↓, exspiratorischer Peak flow ↓ und Exspirationsvolumen der 1. Sekunde (Einsekundenkapazität) ↓.
- Labor: nur bei allergischem Asthma Eosinophielie (**Cave:** nicht bei einem Belastungsasthma).
- Nachweis einer Sensibilisierung durch körperliche Belastung oder inhalativen Provokationstest.

Therapie. In der Anfallsbehandlung sind β_2-Symphathikomimetika und Theophyllinpräparate wichtig. Als Dauerprophylaxe dienen inhalative Steroide und Mastzellstabilisatoren.

Prognose. Sie ist meist günstig, da $^2/_3$ aller Kinder unter der Therapie symptomfrei werden. In 50% d.F. Ausheilung während der Pubertät.

12.4.5 Interstitielle Lungenerkrankungen (ILD)

(Syn. Intestinal Lung Disease)
ILD sind nichtinfektiöse, chronische Lungenparenchymerkrankungen, die zu einer vermehrten Gewebebildung im interstitiellen und/oder alveolären Kompartiment der Lunge führen. ILD kann u.a. durch inhalative Noxen ausgelöst werden, wie z.B. bei der exogenen allergischen Alveolitis (s.u.) oder im Rahmen systemischer Erkrankungen, z.B. Sarkoidose ☞ Innere Medizin, Atmungsorgane, Kap. 7, Histiocytose X: ☞ Kap. 10.3.3, Kollagenosen: ☞ Kap. 9.3.3

Exogen allergische Alveolitis

(Syn. allergische Pneumonitis)

Ätiologie. Durch Inhalation organischer Stäube (Vogelantigene, Schimmelpilze) ausgelöste allergische Reaktion vom Typ III und Typ IV, die zu einer Entzündung des Lungeninterstitiums (Alveolarwände, perialveoläres Gewebe) führt.

Klinik

- **akut:** Fieber, Schüttelfrost und zunehmende Atemnot in wenigen Stunden
- **chronisch:** trockener Husten, Tachy-/Dyspnoe,

Gewichtsabnahme, Leistungsknick, Belastungszyanose

Diagnostik
- Lungenfunktion: restrikt. Ventilationsstörung
- hochauflösendes Spiral-CT (HRCT)
- Labor: präzipitierende AK gegen mögliche Antigene, Leukozytose, γ-Globulin-Erhöhung
- Lungenbiopsie: „Goldstandard" zur Diagnosesicherung

Therapie. Allergenkarenz, beim akuten Verlauf Steroide.

Prognose. Übergang in eine Lungenfibrose möglich.

12.4.6 Bronchiektasen und Lungenveränderungen

Bronchiektasen

Ätiologie. Bronchiektasen sind irreversible, sackartige oder zylindrische Erweiterungen der Bronchien. Sie können in Folge einer Entwicklungsstörung der Bronchien **angeboren** sein oder **erworben** werden, z. B. nach Infektionskrankheiten (Masern, Keuchhusten) oder bei Vorliegen eines abnormen, besonders zähen Schleims (Mukoviszidose, s. u.); außerdem können sie postbronchitisch oder poststenotisch (bei Fremdkörperaspiration) entstehen.

Klinik. Bronchiektasen äußern sich durch oft fieberhaften, rezidivierenden oder chronischen Husten, wobei in der Regel größere Mengen Sputum expektoriert werden. Bei der Auskultation sind grobblasige Rasselgeräusche zu hören. Eventuell finden sich Uhrglasnägel und Trommelschlägelfinger als Zeichen der peripheren Zyanose.

Diagnostik. Klinisches Bild, Röntgen-Thorax, Bronchographie.

Therapie. Zunächst konservative Therapie mit dem Ziel, den Sekretstau und die rezidivierenden Infektionen zu verhindern. Eine Lungenteilresektion ist gerechtfertigt, wenn die Bronchiektasen auf 1–2 Lungenlappen beschränkt sind.

Mukoviszidose (zystische Fibrose, CF)

Ätiologie. Autosomal-rezessiv vererbte Krankheit der exokrinen Drüsen. Derzeit sind ca. 850 Mutationen bekannt. Das vom CFTR-Gen (Cystic Fibrosis Transmembran Regulator) normalerweise exprimierte CFTR-Protein hat die Funktion eines Chloridkanals. Je nach Mutation wird das CFTR-Protein nicht vollständig gebildet, bleibt im Zytoplasma der Zelle liegen und wird mit fehlender Funktion in die Zellmembran eingebaut.

Bei der mit ca. 70% in Nord- und Mitteleuropa häufigsten Mutation fehlt an Position 508 die Codierung für Phenylalanin (δ F 508). Durch die Funktionsstörung des Chloridkanals wird der eigentlich nach außen gerichtete Cl-Strom blockiert. Die Folge ist ein vermehrter Influx von Na^+-Ionen, wodurch den Sekreten auch Wasser entzogen wird. Es resultieren eine **pathologische Zusammensetzung der Sekrete und eine deutliche Viskositätszunahme.** Die Drüsenausgänge werden teilweise verlegt und erweitert, und es entstehen zystisch-fibröse Veränderungen. Der Chloridkanaldefekt betrifft insbesondere die Drüsenzellen des Respirationstraktes, die Zellen des Pankreas- und Gallengangsystems, die Darmepithelzellen und die Epithelien der Vasa deferentia. Die Mukoviszidose ist somit eine Multiorgankrankheit.

Häufigkeit. Mit 1 auf ca. 2000–3000 Geburten ist CF die häufigste angeborene und grundsätzlich letal verlaufende Stoffwechselerkrankung der weißen Rasse.

Klinik. Die Krankheit manifestiert sich beim Neugeborenen in 15% d. F. als Mekoniumileus (kein Mekoniumabgang innerhalb von 48 h), später als bronchopulmonale Erkrankung (rezidivierende Bronchitiden und Pneumonien) in Kombination mit einer schweren exokrinen Pankreasinsuffizienz (Steatorrhö, große Stuhlmengen, Blähung, Bauchschmerzen, aufgetriebenes Abdomen). Weitere Organmanifestationen sind chronische bzw. rezidivierende Sinusitis (Pansinusitis), Arthritis, Nephrolithiasis und Infertilität. Bei älteren Patienten entwickeln sich häufig Subileuszustände (distales intestinales Obstruktionssyndrom, DIOS – vergleichbar dem Mekoniumileus).

Diagnostik

- pränatal durch den Nachweis veränderter DNA-Abschnitte auf Chromosom 7
- Schweißtest: erhöhter Natrium- und Chloridgehalt im Schweiß (> 60 mmol/l)
- Potentialdifferenzmessungen der Nasenschleimhaut (bei nicht eindeutigem Schweißtestergebnis)
- Trypsinogenbestimmung im Fersenblut des Neugeborenen (bei CF ↑)
- Familienanamnese!

Komplikationen

- **Lunge:** Hämoptysen, Pneumothorax, chronisches Cor pulmonale, Atelektasen (**Cave:** Gefahr allergischer bronchopulmonaler Aspergillose, kurz ABPA, in 10% d. F.), allergisches Asthma (30% d. F.), persistierende Infektion mit Pseudomonas aeruginosa
- **Wirbelsäule:** Kyphose in Folge der chron. Ateminsuffizienz
- **Herz:** Rhythmusstörungen, Rechtsherzversagen
- **Pankreas:** Endokrine Pankreasinsuffizienz führt in 10–15% d. F. zum sek. Diabetes mellitus.
- **Rektumprolaps:** 25% d. F. meist Kleinkinder
- **Leber- und Gallensystem:** Hepatomegalie mit Fettleber, Mikrogallenblase, Cholezysto-/Cholangiolithiasis, periportale Fibrose und biliäre Fibrose mit Ausbildung einer portalen Hypertension, Leberzirrhose in 5% d. F.

Therapie. Fast immer ist eine Dauertherapie erforderlich. Basistherapie der pulmonalen Erkrankung sind Physiotherapie (insbesondere Sport), Inhalationstherapie, sekretolytische Maßnahmen und ggf. Antibiotikatherapie bei Lungeninfektionen. Bei sehr zähem Sekret: rhDNAse 1–2-mal täglich über Wochen oder Inhalation von hypertoner Kochsalzlösung 2–3-mal täglich. Außerdem Verabreichung von Pankreasfermenten, Vitaminsubstitution und hochkalorische Ernährung.

Prognose. Ohne Therapie liegt die Letalität in den ersten Lebensjahren bei 90%. Die CF verläuft immer chronisch, heute erreicht allerdings die Mehrzahl der Patienten das Erwachsenenalter. Todesursachen sind fast immer schwere entzündliche Lungenkomplikationen.

Bronchopulmonale Dysplasie

Diese morphologischen Veränderungen im Bereich der Bronchialschleimhaut, des Lungenparenchyms und des Lungeninterstitiums sind die Folge einer Langzeitbeatmung bei Früh- und Neugeborenen mit hohen Beatmungsdrücken und O_2-Konzentrationen. Oft kommt es im weiteren Verlauf zu einer weitgehenden Restitution, die bronchiale Hyperreagibilität bleibt allerdings oft als Spätschaden bestehen.

12.5 Erkrankungen der Lunge und Pleura

12.5.1 Pneumonien im Kindesalter

☞ Innere Medizin, Atmungsorgane, Kap. 3.1

Das klinische Bild der Pneumonie im Kindesalter wird von der Art des Erregers sowie dem Alter und der Resistenzlage des betroffenen Kindes bestimmt. Bestimmte Pneumonien weisen sowohl vom Erreger als auch vom Verteilungsmuster her eine gewisse Altersprävalenz auf (☞ Abb. 15.22).

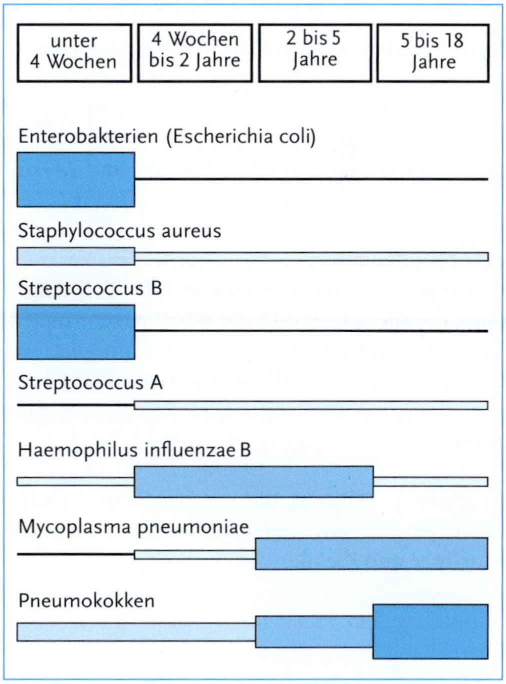

Abb. 15.22: Altersabhängiges Erregerspektrum für Pneumonien im Kindesalter [11]

15

Tab. 15.34: Klinische Unterschiede der wichtigsten Pneumonieformen

	Bronchopneumonie	Lobärpneumonie	interstitielle Pneumonie
Husten	trocken, dann produktiv	pertussiform	trocken, kurze Hustenattacken
Auskultation	mittel- u. grobblasige RGs	Knistern	feinblasige, ohrferne RGs
Atemfrequenz	normal	↑	↑↑
Sputum	wechselnd, wenig	rostbraun	weißlich, schaumig
Perkussion	unauffällig	Dämpfung über betroffenen Partien	unauffällig
BB	• **viral:** Granulozytopenie mit rel. Lymphozytose • **bakteriell:** Leukozytose mit Linksverschiebung	Leukozytose mit Linksverschiebung	je nach Ätiologie

Ätiologie

Neugeborene

- **pränatal** durch transplazentare Übertragung (Röteln, Listeriose, Zytomegalie)
- **konnatal** durch aszendierende Keime (E. coli, Streptokokken Typ B)
- **postnatal** durch aerogene und hämatogene Infektionen sowie durch Aspiration (Fruchtwasser, Erbrochenes)

Säuglings- und Kleinkindalter. Überwiegend viral bedingt; bakterielle Superinfektionen (Pneumokokken, H. influenzae, Streptokokken).

Schulalter. Die häufigsten Erreger sind Mykoplasmen, H. influenzae und Pneumokokken.

Bronchopneumonie

Ätiologie. Sie ist gekennzeichnet durch Entzündung der Bronchien und der ihnen zugeordneten Läppchenbereiche. Meist geht eine Rhinopharyngitis oder eine Bronchitis voraus, wobei der Übergang zwischen Bronchitis und Pneumonie fließend ist.

Häufigkeit. Dies ist die häufigste Pneumonieform bei Kindern. Befallen werden besonders Säuglinge und Kleinkinder.

Klinik. ☞ Tab. 15.34.

Therapie. Bei viralen Pneumonien gibt es keine kausale Therapie. Bei Verdacht auf bakterielle Pneumonie wird eine gezielte antibiotische Therapie eingeleitet. Die Auswahl der Antibiotika richtet sich nach dem Alter des Kindes und den am häufigsten vorkommenden Erregern:

- **Neugeborene:** Ampicillin + Aminoglykosid ggf. + Oxacillin
- **Säuglinge und Kleinkinder:** Cephalosporine der 2. Generation
- **Schulkinder < 9 J.:** Makrolide
- **Schulkinder > 9 J.:** Doxycyclin

Zusätzliche symptomatische Maßnahmen sind Fiebersenkung, Flüssigkeitszufuhr und Physiotherapie.

Prognose. In aller Regel günstig. Nur bei jungen Säuglingen und Kindern mit Grundleiden kommen chronische und tödliche Erkrankungen häufiger vor.

Lobärpneumonie

Ätiologie und Häufigkeit. Sie spielt im Vergleich zur Bronchopneumonie eine deutlich geringere Rolle. Sie tritt vorwiegend im Schulalter in Folge einer Pneumokokkeninfektion auf (☞ Tab. 15.34). Sie kommt im Säuglingsalter praktisch nicht vor.

Therapie und Prognose. ☞ Bronchopneumonie.

Interstitielle Pneumonie

Ätiologie. Die interstitielle Pneumonie kann immunologisch oder infektiös (Mycoplasma pneumoniae) bedingt sein. In 50% d. F. bleibt die Ätiologie ungeklärt.

Klinik. ☞ Tab. 15.34.

Diagnostik. Röntgen-Thorax (bei hilusnahen Prozessen kann der Befund sehr diskret sein), Sputum, evtl. Bronchoskopie zur sterilen (ohne Mund-Rachen-Flora) Materialgewinnung.

Therapie. Makrolide und symptomatische Therapie, siehe oben.

12.5.2 Erkrankungen der Pleura

☞ Innere Medizin, Atmungsorgane, Kap. 8

13 Erkrankungen des Verdauungstraktes

13.1 Passagehindernisse des Magen-Darm-Kanals

Zu den folgenden Erkrankungen ☞ Kap. 4.5:
- Ösophagusstenose, -atresie (Symptombeginn: post partum)
- Zwerchfellhernie (Symptombeginn: post partum)
- Atresie/Stenose des Dünn- oder Dickdarms (Symptombeginn: 1. Lebenstag)
- Hypertrophische Pylorusstenose (Symptombeginn: ab 2. Lebenswoche)

13.1.1 Hiatushernie

Definition und Ätiologie. Die Verlagerung des gastroösophagealen Übergangs durch einen abnorm weiten Hiatus oesophageus in den Thoraxraum wird als Hiatushernie bezeichnet. Sie kann angeboren oder erworben, fixiert oder nicht fixiert sein.

Zu unterscheiden sind verschiedene **Formen:**
- axiale Gleithernie (häufig)
- paraösophageale Hernie (selten)
- Upside-down-Magen (Sonderform)

Klinik. Häufig asymptomatisch! Sonst Erbrechen in den ersten Lebenswochen von kleinen oder größeren Nahrungsmengen und ungenügende Gewichtszunahme (Dystrophie). Der gastroösophageale Reflux mit Blutungen (Blutungsanämie) ist im Kindesalter eine seltene Komplikation.

Diagnostik. Die Diagnose wird mit Hilfe einer Röntgenkontrastuntersuchung von Ösophagus und Magen gestellt → epiphrenale Magentasche (☞ Abb. 15.23).

Therapie. In leichten Fällen kann das Erbrechen durch eine Hochlagerung des Oberkörpers gemildert werden, dadurch kommt es in einigen Wochen zur Spontanheilung. In schweren Fällen ist eine Operation indiziert.

13.1.2 Malrotation des Darms

Ätiologie. Die Drehung der Darmschleife im 3. Fetalmonat kann unvollständig bleiben oder

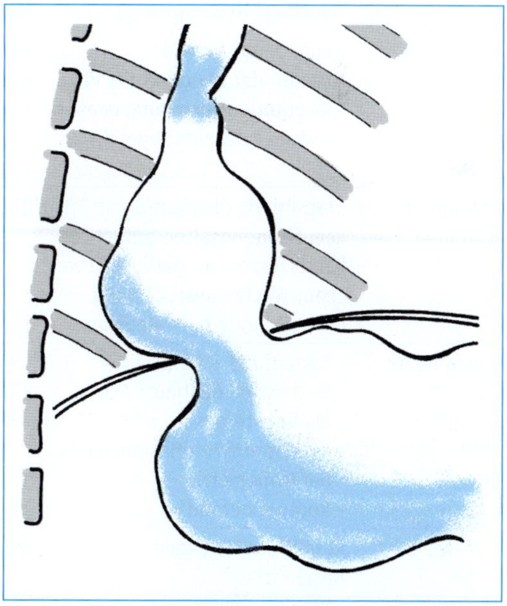

Abb. 15.23: Schematische Röntgenkontrastmitteldarstellung einer axialen Gleithernie [12]

15

ausfallen, so dass verschiedene Formen der Malrotation resultieren:

- **Typ I:** Das Duodenum kreuzt **hinter** den Mesenterialgefäßen und wird durch das im rechten Oberbauch fixierte Zäkum komprimiert.
- **Typ II:** inverse Drehung, wobei das Duodenum die Mesenterialgefäße **vorn** überkreuzt
- **Nonrotation:** Duodenum und Jejunum liegen im linken Bauchraum, ohne die Mesenterialgefäße zu kreuzen.

Unabhängig von der Form kommt es zur mangelnden Fixierung des Mesenteriums und damit zur Gefahr eines Volvulus (Drehung von Darmschlingen um die Mesenterialwurzel), eines Mesenterialgefäßverschlusses und einer Darmnekrose.

Klinik. Diese ist durch krampfartige Bauchschmerzen, galliges Erbrechen, rezidivierende Stenoseattacken und eine reaktive Hyperperistaltik geprägt.

Diagnostik. Ein Kolonkontrasteinlauf zeigt die Zäkumposition und damit die Form der Malrotation.

Therapie. Bei entsprechender Symptomatik ist eine Operationsindikation zur funktionellen Korrektur der Lageanomalie gegeben.

13.1.3 Megakolon

Eine Erweiterung des Kolons bzw. einzelner Kolonabschnitte wird als Megakolon bezeichnet. Man unterscheidet angeborene und erworbene Formen (☞ Tab. 15.35, Abb. 15.24).

13.1.4 Invagination

Definition und Ätiologie. Als Invagination bezeichnet man die Einstülpung eines kranial gelegenen Darmabschnittes in den kaudal gelegenen. Sie ist in 95% d. F. durch eine Hyperperistaltik ungeklärter Ursache bedingt. In 5% d. F. (besonders bei älteren Kindern) geht eine Darmerkrankung voraus: Meckel-Divertikel, Purpura Schoenlein-

Tab. 15.35: Formen des Megakolons

	aganglionäres Megakolon (Morbus Hirschsprung)	symptomatisches Megakolon	idiopathisches Megakolon
Ätiologie	• angeboren (m > w) • Fehlen der Ganglien der Pl. myentericus und submucosus rektal (evtl. aufsteigend)	• angeboren o. erworben • mechanische Hindernisse • neurologische Ausfälle • Z.n. OP, Rhagaden, Hypothyreose	• erworben • unbekannte Ätiologie • häufig • besonders Kleinkinder
Symptome	protrahiert, Obstipation ab dem Säuglingsalter, aufgetriebenes Abdomen, galliges Erbrechen, Wachstumsrückstand, leere Ampulle bei Palpation	Obstipation	weite kotgefüllte Ampulle, evtl. tastbare Walze: re. Unterbauch, geringe Obstipation, AZ kaum beeinflusst
Diagnostik	• Tastbefund + Biopsie der Rektumschleimhaut: Acetylcholinesterase ↑ • kein Sphinkteröffnungsreflex bei Manometrie • Röntgenbefund	• Anamnese • Tastbefund • Röntgenbefund	• Ausschlussdiagnose • Anamnese • Tastbefund
Therapie	Resektion des engen Abschnitts	möglichst kausal	Stuhlregulation evtl. Dickdarmtonisierung
Prognose	nach OP gut	abhängig von der Ursache	gut bei konsequenter Therapie

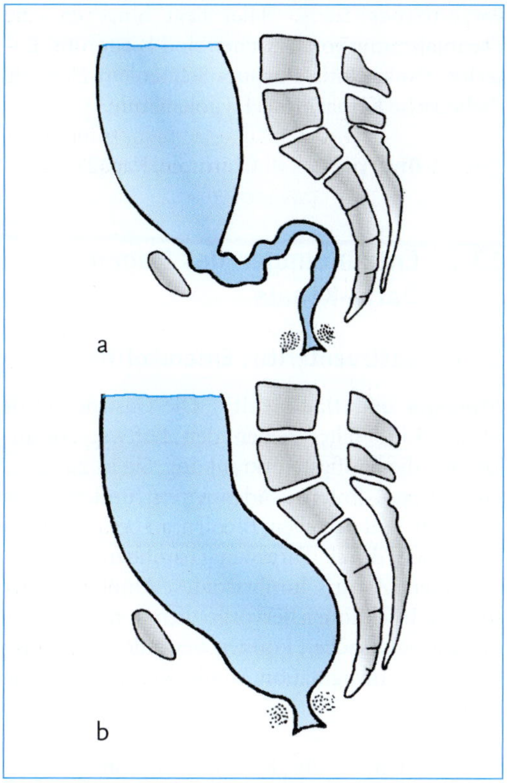

Abb. 15.24: Megakolon: **(a)** aganglionäres Megakolon (Morbus Hirschsprung), **(b)** idiopathisches Megakolon [12]

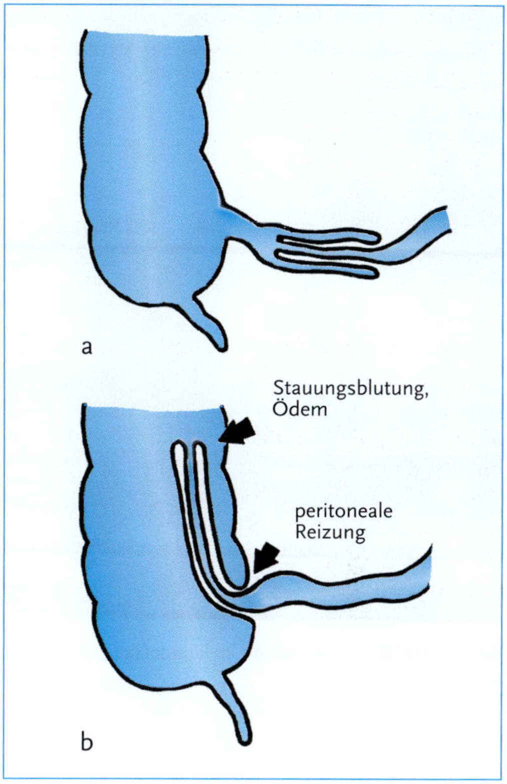

Abb. 15.25: Schematische Darstellung der Invagination: **a** Invaginatio ileoilealis, **b** Invaginatio ileocolica [12]

Henoch, Polypen, Darmtumoren, Enteritiden, Mukoviszidose. Die Folge ist ein akuter Verschlussileus.

Häufigkeit. Sie tritt am häufigsten zwischen dem 3. und 11. Lebensmonat auf (m > w).

Meist handelt es sich um eine ileokolische Invagination; die isolierte Dünn- bzw. Dickdarmform ist selten (☞ Abb. 15.25).

Klinik. Typisch sind plötzlich eintretende krampfartige Leibschmerzen (peritoneale Reizung), die rezidivieren können, (galliges) Erbrechen, Abgang „himbeergeleeartigen Stuhls", Blässe, metallisch klingende Darmgeräusche. Bei ileokolischer Invagination lässt sich im rechten oberen Quadranten oft eine walzenförmige Resistenz tasten, die dem Invaginat entspricht. Nach einigen Stunden kann durch beginnende Gangränisierung eine Erleichterung eintreten.

Komplikationen. Perforation mit kotiger Peritonitis und Ileus.

Diagnostik. Bei der rektalen Palpation findet sich eine leere Ampulle mit Abgang von blutigem Schleim. Sonographisch findet sich typischerweise das Schießscheibenphänomen. Radiologisch ist die Invagination am Abbruch des Kontrastmittels mit unterschiedlicher Begrenzung zu erkennen (Kokardenform, Amputationsform, ☞ Abb. 15.26).

Therapie. Im Frühstadium (< 24 h) ist die Invagination in über 75% reversibel (hydrostatische Reposition durch Kontrastmitteleinlauf). Spontanheilungen sind hingegen selten, die Prognose ist ohne Behandlung schlecht (Tod innerhalb weniger Tage). Liegt bereits eine Gangränisierung vor, muss das betroffene Segment reseziert werden.

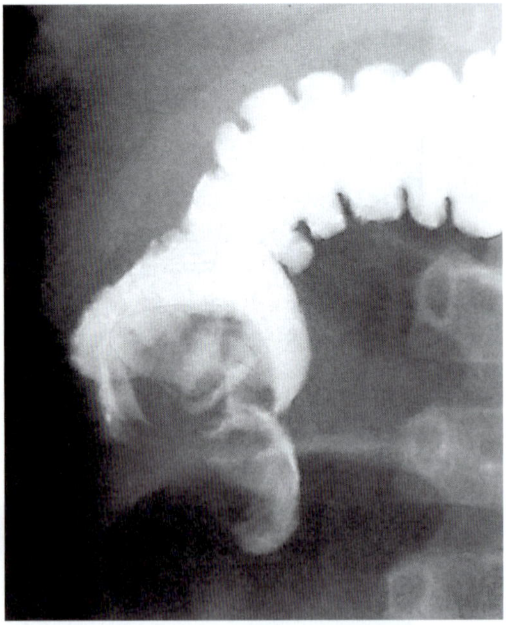

Abb. 15.26: Darminvagination im Röntgendoppelkontrast [6]

Klinischer Fall

Ein 1-jähriger Junge erkrankt plötzlich mit heftigen intermittierenden Bauchkoliken und erbricht. Befund: Zunge nicht belegt, diffuse Druckempfindlichkeit des Abdomens, vermehrte Spannung im rechten Unter- und Mittelbauch, dort deutliche Resistenz, Druckschmerz am McBurney-Punkt, Rovsing und Blumberg negativ, hochgestellte Peristaltik rechter Unter- und Mittelbauch, Temperatur axillär 36,8 °C, rektal 37 °C. **Wahrscheinlichste Diagnose:** ileozäkale Invagination.

13.1.5 Ileus

☞ Chirurgie, Kap. 24.3

Mechanischer Ileus. Es besteht ein Passagehindernis, zu dessen Überwindung die Peristaltik anfangs gesteigert wird (später Übergang in paralytischen Ileus möglich). Ursachen sind Hernien, Volvulus, Invaginationen, Morbus Hirschsprung, Tumoren, Polypen, Stenose bei Morbus Crohn, Parasiten.

Paralytischer Ileus. Hier liegt hingegen eine Darmlähmung vor. Ursachen sind Peritonitis, Enteritis, Pankreatitis, Purpura Schoenlein-Henoch, diabetische Ketoazidose, Hypokaliämie.

Meckel-Divertikel. ☞ Chirurgie, Kap. 21.1.

13.2 Entzündungen des Magen-Darm-Kanals

13.2.1 Gastroenteritis, Enterokolitis

Ätiologie und Häufigkeit. Die Gastroenteritis ist im Kindesalter neben den Luftwegserkrankungen die häufigste Erkrankung. Sie ist zu ca. $^2/_3$ viral (Rota-, Entero-, Adenoviren) und zu 20% bakteriell (Salmonellen, E. coli u. a.) bedingt, kann aber auch durch Parasiten (Lamblien, Kryptosporidien, Ascaris lumbricoides, Amöben) oder sonstige Infektionen hervorgerufen werden. Nichtinfektiöse Ursachen können besonders im Säuglingsalter Invagination und Kuhmilchallergie sein.

Klinik. Durch die Kardinalsymptome Erbrechen und Durchfall kommt es zu Störungen des Wasser- und Elektrolythaushaltes (metabolische Azidose) mit der Gefahr der Dehydratation (→ stehende Hautfalten, eingesunkene Fontanelle und Bulbi, Bewusstseinsstörung, Krämpfe).

Diagnostik. Wichtig ist neben den klinischen Befunden die Bestimmung von Hämatokrit, Elektrolyten und Serumosmolarität, die eine Aussage über Schwere und Form der Dehydratation (☞ Kap. 6.2) erlaubt.

Therapie. Ausgleich des Wasser- und Elektrolythaushaltes, Antibiotika nur bei septischen Verlaufsformen.

Merke

Kernproblem der Gastroenteritis ist der **Flüssigkeits- und Elektrolytverlust** (je jünger der Patient, desto schlimmer).

13.2.2 Appendizitis

☞ Chirurgie, Kap. 22.2.1

Häufigkeit. Die Entzündung der Appendix tritt zumeist im Schulalter auf.

Klinik. Kennzeichnend sind Leibschmerzen (periumbilikal bzw. rechter Unterbauch), Druckschmerz am McBurney-Punkt, Loslassschmerz, Übelkeit, Erbrechen, Stuhlunregelmäßigkeiten und Leukozytose. Je jünger die Kinder sind, desto unspezifischer ist die Symptomatik.

Therapie. Nahrungskarenz, Kühlung und Appendektomie.

13.2.3 Colitis ulcerosa, Morbus Crohn (Enteritis regionalis)

☞ Innere Medizin, Verdauungsorgane Kap. 4.4 und 4.5

13.3 Verletzungen des Magen-Darm-Kanals

13.3.1 Ösophagusverätzungen

Ätiologie. Ösophagusverätzungen können sowohl durch Laugen (Kolliquation), z.B. Spülmaschinenreiniger, als auch durch Säuren (Koagulation) hervorgerufen werden und über Entzündung und Nekrose zu narbigen Strikturen des Ösophagus führen.

Klinik. Retrosternale Schmerzen, Erbrechen und Speichelfluss. Ferner sind meist (aber nicht immer) Mund und Pharynx mit betroffen (Mundinspektion → schließt aber Ösophagusverätzung nicht aus).

Komplikationen. Striktur, Perforation, Mediastinitis.

Therapie. Zum Verdünnen reichlich Wasser nachtrinken lassen. Glukokortikoidgabe. Liegt bereits eine Stenose vor, kann diese aufbougiert oder operativ korrigiert werden.

Merke

Bei Ösophagusverätzung **nie Erbrechen** induzieren und **keine Neutralisationsversuche** unternehmen (Milch oder Ähnliches).

13.3.2 Analfissur

☞ Chirurgie, Kap. 23.4 und Dermatologie Kap. 23

13.4 Malabsorption, Maldigestion

13.4.1 Zöliakie

Ätiologie. Erkrankung des oberen Dünndarms: allergische Reaktion gegenüber Gliadin, das Klebereiweiß von Gluten, das in Roggen, Weizen, Hafer und Gerste enthalten ist. Es besteht eine HLA-B8-, -DR3- und -DR7-Assoziation.

Häufigkeit. Inzidenz 1:1000 (w > m).

Klinik. Charakteristisch sind fettglänzende, massige und übel riechende Stühle (Steatorrhö), Gerinnungsstörungen (Vitamin K ↓), Gewichtsstillstand bzw. -verlust, auffällig mürrischer Gesichtsausdruck, Muskelhypotonie, aufgetriebener Bauch etc. Diese Symptome treten nach ca. 2-monatiger Latenzzeit auf, wenn Getreideprodukte zugefüttert werden, also ab dem 6.–8. Monat.

Diagnostik
- klinisches Bild
- Dünndarmsaugbiopsie (Zottenatrophie, Kryptenhyperplasie)
- Nachweis von Gliadinantikörper (IgG und IgA) und Anti-Endomyosin-AK

Prognose. Bei lebenslanger, streng gliadinfreier Diät gut. Sekundäre Komplikationen können als Folge der Malnutrition auftreten: z.B. Eisenmangelanämie, Minderwuchs, Hypovitaminosen (Gerinnungsstörungen, Xerophthalmie, Osteoporose), evtl. Laktoseintoleranz (durch Schädigung der Dünndarmschleimhaut), sehr selten T-Zell-Lymphome des Dünndarms.

13.4.2 Mukoviszidose

☞ Kap. 12.4

13.5 Psychosomatische und funktionelle Beschwerden

13.5.1 Ulkusleiden

☞ Innere Medizin, Verdauungsorgane, Kap. 2.4

Ätiologie
- **Akutes Stressulkus:** meist ein einmaliges Ereignis; es manifestiert sich bevorzugt bei Intensivpatienten (Säuglinge), im Rahmen schwerer Erkrankungen, bei Verbrennungen oder Polytrauma oder auch iatrogen bei Steroid- bzw. Antiphlogistikatherapie.
- **Chronisch-rezidivierendes Ulkus:**
  - 90% d. F. Helicobacter-pylori-Gastritis
  - 10% d. F. chemische Gastritis (Gastritis Typ C) durch z. B. Gallereflux
  - Zollinger-Ellison-Syndrom (Gastrin bildender Tumor)

Klinik. Sie sind weniger typisch als beim Erwachsenen und bestehen in epigastrischen, krampfartigen Bauchschmerzen, nächtlicher Übelkeit sowie Erbrechen bis hin zur Blutung aus dem oberen Gastrointestinaltrakt.

Therapie. Wie beim Erwachsenen werden Antazida und Säureblocker verabreicht, bei Helicobacter-pylori-Gastritis Omeprazol + Metronidazol und/oder Clarithromycin + Amoxicillin für 1 Woche.

Komplikationen. Blutung, Perforation, Penetration (insbes. Pankreas), Narbenstriktur mit Magenausgangsstenose.

> **Merke**
> Beim Säugling ist die Penetration oft die primäre Manifestation eines Ulkus → eine Änderung des Essverhaltens ist oft das Erstsymptom!

13.5.2 Irritables Kolon

☞ Innere Medizin, Verdauungsorgane Kap. 4.1

Ätiologie. Es handelt sich um eine harmlose, ätiologisch ungeklärte Beschleunigung der Darmpassage ohne Malabsorption oder Maldigestion. Betroffen sind meist Kinder zwischen 8 Monaten und 5 Jahren.

Klinik. Morgens fester Stuhl, im Laufe des Tages weicher werdend, mit unverdauten Nahrungsresten und Schleimbeimengung. Oft finden sich ähnliche Symptome bei den Familienangehörigen.

Therapie. Ballaststoffreiche Kost und Erhöhung der Fettzufuhr.

13.5.3 Nabelkoliken

Definition. Die sog. Nabelkoliken zählen zu den psychosomatischen Erkrankungen. Da besonders kleine Kinder „Bauchschmerzen“ oft in den Bereich des Nabels lokalisieren, spricht man von „Nabelkoliken“ (Ausschlussdiagnose!).

Klinik. Erbrechen, Fieber, Mattigkeit, Kopfschmerzen und Blässe.

Therapie. Einfühlsame, spannungsabbauende Gespräche führen meist zur Besserung der Beschwerden. Spasmolytika können die Symptomatik positiv beeinflussen.

13.5.4 Obstipation

☞ Innere Medizin, Verdauungsorgane, Kap. 4.1

13.5.5 Rumination

Definition und Ätiologie. Unter Rumination („Wiederkäuen“) versteht man das willkürliche Hochwürgen und erneute Schlucken von bereits geschluckter Nahrung. Diese Essstörung findet sich insbesondere bei stark vernachlässigten Säuglingen und kann sich durch liebevolle Zuwendung normalisieren.

13.6 Erkrankungen von Leber, Gallenwegen und Pankreas

13.6.1 Hepatitis

☞ Innere Medizin, Verdauungsorgane, Kap. 5.1

Virushepatitiden (A – G)
Klinik. Der Verlauf entspricht im Wesentlichen dem im Erwachsenenalter. Bei Kindern und Jugendlichen überwiegen allerdings die anikteri-

schen Verläufe; fulminante Verläufe sind wesentlich seltener.

Therapie. Eine spezifische Therapie existiert nicht. Kleinkinder (und stuhlinkontinente ältere Menschen) mit Hepatitis A oder E sollten isoliert werden, um die fäkal-orale Infektionsgefahr für die Umgebung möglichst gering zu halten.

Riesenzellhepatitis (neonatale Hepatitis)

Ätiologie. Sie stellt eine Besonderheit des Neugeborenenalters unklarer Ätiologie dar. Infektiöse Ursachen werden diskutiert, z.B. viral (HBV, CMV, Parvo B_{19}, EBV), bakteriell (E. coli, B-Streptokokken) oder durch Protozoen (Toxoplasmose).

Klinik. In der 1.–2. Lebenswoche entwickeln die Kinder einen verstärkten Neugeborenenikterus mit Verschlusssymptomatik (DD: Verschlussikterus). Etwa 20% der betroffenen Kinder versterben, 10% entwickeln eine Leberzirrhose, und die restlichen 70% genesen vollständig.

Therapie. Symptomatisch. Bei bakterieller Genese sind Antibiotika indiziert.

Reye-Syndrom

Ätiologie. Diffuse Leberverfettung mit akuter Enzephalopathie im Zusammenhang mit Acetylsalicylsäureeinnahme. Das Krankheitsbild tritt typischerweise bei Kindern im Anschluss an eine Virusinfektion auf (bevorzugt Influenza und Varizellen). Die Mortalität beträgt 30%.

Klinik. Unstillbares Erbrechen, Lethargie oder Agitiertheit, Halluzinationen und Hirndruckzeichen prägen das klinische Bild.

Diagnostik. Transaminasen ↑, Ammoniak ↑, Hypoglykämie, Gerinnungsstörung, metabolische Azidose.

Therapie. Eine kausale Therapie ist nicht bekannt.

Merke

Acetylsalicylsäure sollte bei Kindern nicht eingesetzt werden.

13.6.2 Leberzirrhose

☞ Innere Medizin, Verdauungsorgane, Kap. 5.3

Ätiologie. Leberzirrhosen sind im Kindesalter selten und haben andere Ursachen als im Erwachsenenalter. In Frage kommen:

- **biliäre Zirrhose:** Gallengangsatresien machen etwa die Hälfte aller Leberzirrhosen aus.
- **Stoffwechselerkrankungen:** α_1-Antitrypsin-Mangel, Mukoviszidose, Galaktosämie, Fruktoseintoleranz, Morbus Wilson u.a.
- **postnekrotische Zirrhose:** Toxine, Medikamente, Bestrahlung, Autoimmunhepatitis u.a.
- **Infektionen:** Hepatitis B, C, Zytomegalie, Epstein-Barr-Virus

Klinik. Klinisch auffällig sind die portale Hypertension (→ Splenomegalie, Caput medusae), gelbliche Hautfarbe, Spider-Nävi, Palmarerythem, Trommelschlägelfinger und Gedeihstörungen.

Diagnostik. Leberbiopsie, Sonographie des Abdomens, Labor.

Therapie. Sie erfolgt meist nur palliativ; lediglich bei den Autoimmunhepatitiden kommen Steroide zum Einsatz und bei Stoffwechselstörungen entsprechende diätetische oder medikamentöse Therapien. Eine weitere kurative Therapiemöglichkeit stellt die Lebertransplantation in Kombination mit Immunsuppressiva dar.

13.6.3 Gallengangsatresie

Ätiologie und Häufigkeit. Bei den Gallengangsatresien wird eine **intrahepatische** von einer **extrahepatischen Form** unterschieden.

Die extrahepatische Gallengangsatresie kommt wesentlich häufiger vor (1 : 10000 Lebendgeburten) und kann mit intrahepatischen Atresien kombiniert sein. Die Ätiologie ist letztlich unklar, vermutet werden pränatale Virusinfektionen.

Klinik. In den ersten Lebenstagen bis -wochen kommt es zum Verschlussikterus → acholische Stühle und dunkelgelber bis -brauner Urin. Später entwickelt sich eine Hepatosplenomegalie, und im weiteren Verlauf kommt es zum vollständigen zirrhotischen Umbau der Leber, falls zuvor keine Operation (Therapie der Wahl) erfolgt.

Diagnostik. Die Diagnose ist schwierig, da sie neben bildgebenden Verfahren (Lebersequenzszintigraphie) invasive Maßnahmen (Leberbiopsie) erfordert.

Therapie. „Operable“ (Verschluss distal des Ductus hepaticus oder des Ductus choledochus) und „inoperable“ Formen (Verschluss proximal oder auf Höhe des Ductus hepaticus) müssen voneinander abgegrenzt werden. Von den korrigierbaren Formen der extrahepatischen Gallengangsatresie werden nur ca. 25% der Kinder geheilt, und selbst in diesen Fällen kann es später noch zur Entwicklung einer Leberzirrhose mit portaler Hypertension kommen. Ohne ausreichenden Galleabfluss („inoperable Form“) ist stets die Lebertransplantation als Mittel der Wahl zu erwägen.

13.6.4 Gallengangsverschluss

Ätiologie. Das Gallensteinleiden ist im Kindesalter eine Rarität. Im Kindesalter spielen lediglich die Choledochuszysten als Ursache eines Gallengangsverschlusses eine Rolle. Zu unterscheiden sind 3 Typen:
- **Typ A** mit großer zystischer Erweiterung des Ductus hepatocholedochus
- **Typ B** mit divertikelartiger Ausstülpung des Ductus choledochus
- **Typ C** mit Choledochuszyste an der Papilla Vateri.

Klinik. Die Kinder fallen zwischen dem 1. und 10. Lebensjahr durch rezidivierenden Ikterus und Schmerzen unter dem rechten Rippenbogen auf.

Therapie. Die Therapie sollte chirurgisch erfolgen.

13.6.5 Pankreatitis

☞ Innere Medizin, Verdauungsorgane, Kap. 7

Ätiologie. Eine (akute) Pankreatitis im Kindesalter ist meist infektiös bedingt (Mumps-, Masern-, Coxsackie-B5-, Epstein-Barr-Virus oder Mycoplasma pneumoniae). Sie kann aber auch iatrogen (Steroide, Sulfonamide), durch Sepsis, Toxikämie oder Trauma verursacht sein.

Klinik. Die Pankreatitis manifestiert sich zumeist mit Bauchschmerzen, Übelkeit und Erbrechen, wobei je nach Verlauf, Anamnese und sonographischem Befund zwischen akuter, akutrezidivierender oder chronischer Pankreatitis unterschieden wird.

Diagnostik. Sie wird wie bei Erwachsenen laborchemisch gestellt. Abdomen-Sono.

Therapie. Schmerzbekämpfung, Cimetidin zur Magensekretionshemmung, Antibiose bei Fieber.

13.6.6 Pankreasinsuffizienz

Ätiologie und Häufigkeit. Die Ursachen einer Pankreasinsuffizienz im Kindesalter sind in abnehmender Häufigkeit:
- Mukoviszidose ☞ Kap. 12.4
- Shwachman-Diamond-Syndrom: autosomalrezessive Pankreashypoplasie mit Minderwuchs, Panzytopenie und Knochenveränderungen sowie Thoraxdystrophie und metaphysären Dysostosen
- sonstige seltene Ursachen: Johanson-Blizzard-Syndrom, isolierte Enzymdefekte u. a.

Klinik. Sie ist abhängig von der Ätiologie, ansonsten kommt es trotz guten Appetits und großer Nahrungsmengen zu Gedeihstörungen. Auffällig sind Diarrhö mit gräulichen, fettigen, nicht wässrigen, extrem übel riechenden Stühlen, Ödeme, Hypoproteinämie, Anämie und Blutungen (Vitamin-K-Mangel).

Diagnostik. Klinisches Bild, Schweißtest (☞ Kap. 12.4), Pankreassonographie.

Therapie. Enzymsubstitution, Ernährungstherapie.

13.7 Darmparasiten

☞ Innere Medizin, Infektionskrankheiten, Kap. 7

14 Erkrankungen der Nieren, der ableitenden Harnwege und der äußeren Geschlechtsorgane

14.1 Glomeruläre Nephropathien

14.1.1 Akute Glomerulonephritis

☞ Innere Medizin, Niere, Kap. 2.4

Bei der akuten Glomerulonephritis (GN) handelt es sich um eine diffuse, nichtbakterielle Entzündung der Glomeruluskapillaren, die oft durch Immunkomplexe bedingt ist.

Poststreptokokken-Nephritis (akute postinfektiöse Glomerulonephritis, AGN)

Ätiologie und Häufigkeit. Die häufigste GN-Form im Kindesalter. Sie tritt meist 1–3 Wochen nach einer Infektion mit β-hämolysierenden Streptokokken auf. Es finden sich vor allem AK vom IgM- und IgG-Typ. Sie kommt vor dem 3. Lebensjahr kaum und im Schulalter am häufigsten vor. Nach dem 12. Lebensjahr nimmt die Häufigkeit kontinuierlich ab (m > w). Seltener können andere Bakterien, Viren, Pilze und Parasiten eine AGN auslösen.

Klinik. Appetitlosigkeit, Schwäche, Kopfschmerzen, subfebrile Temperaturen, rötlich brauner Urin (Erythrozyten), Lidödeme und Schmerzen in der Lendengegend.

Komplikation. Nephrotisches Syndrom, Anurie, kardiale Symptome (hypertensive Krise), zerebrale Komplikationen (Kopfschmerzen, Bewusstseinsstörung, Krampfanfälle durch hypertensive Krise).

Diagnostik

- **U-Status:** Proteine, Erythro- und Leukozyten, Erythrozytenzylinder
- **Rachenabstrich:** Streptokokkennachweis
- **Serum:** Kreatinin, Harnstoff und -säure ↑, AK-Nachweis gegen Streptokokken-AG, Komplementwert ↓, Antistreptolysin ↑.

Therapie. Bettruhe, kochsalzarme und vom Eiweißgehalt her reduzierte Kost. Flüssigkeitszufuhr nach Bilanz. Penizillingabe über 10 d.

Prognose. Die Protein- und Hämaturie kann für Monate anhalten. Die Erkrankung heilt in > 90% d.F. vollständig aus. Die unmittelbare Letalität ist gering.

IgA-Glomerulonephritis

Ätiologie. Diese bei Kindern sehr häufige Form der akuten Glomerulonephritis tritt zwischen dem 5. und 12. Lebensjahr auf. Kennzeichnend ist eine massive IgA-Produktion nach banalen Infekten der oberen Luftwege. Diese führt zu IgA-Ablagerungen im Mesangium der Glomeruli, wo es lokal und segmental zur Mesangiumproliferation kommt.

Klinik. Phasen mit Makro- und Mikrohämaturie sowie ohne Hämaturie wechseln einander ab. Die Nierenfunktion ist selten eingeschränkt, sekundäre Manifestationen fehlen, und der Komplementgehalt ist normal.

Diagnostik. Nierenbiopsie mit immunhistologischem Nachweis von IgA-Ablagerungen in den Glomeruli. IgA im Serum in 15% ↑.

Therapie. Eine kausale Therapie ist nicht bekannt.

Prognose. Trotz variabler Dauer ist die Prognose günstig. In 20% kommt es jedoch zunehmend zu eingeschränkter Nierenfunktion mit Proteinurie (> 1 g/m²/d), Hypertension etc.

14.1.2 Nephrotisches Syndrom

Definition. Eine glomeruläre Erkrankung mit ausgeprägter selektiver Proteinurie (> 1 g/dl bzw. 3 g/d), Hypalbuminämie (< 2,5 g/dl) und Ödemen wird als nephrotisches Syndrom bezeichnet und ist die Manifestationsform zahlreicher Glomerulopathien.

Ätiologie. Im Kindesalter werden verschiedene Formen des nephrotischen Syndroms unterschieden:

- **idiopathische Form** (Syn. Minimal-Change-

Glomerulonephritis, Lipoidnephrose): 80–90% d. F.
- **sekundäre** (symptomatische) **Form:** bei Amyloidose, Lupus erythematodes etc.
- **kongenitale Form**

Klinik. Die Kinder zeigen meist ausgeprägte periphere Ödeme mit Aszites, seltener auch Pleuraergüsse.

Diagnostik
- klinisches Bild
- Serum: Cholesterin und Triglyzeride ↑. Elektrophorese: Albumin und γ-Globulin ↓; relative Zunahme von α_2- und β-Globulin
- U-Status: selektive Proteinurie

Therapie. Neben diätetischen Maßnahmen (kalorienreiche, NaCl-arme Kost) werden Glukokortikoide eingesetzt, evtl. Immunsuppressiva (bei Steroidresistenz). Beim angeborenen nephrotischen Syndrom ist nur eine Nierentransplantation möglich.

Prognose. Sie ist abhängig von der Form und dem Ansprechen auf Steroide und bei der idiopathischen Form relativ gut.

14.2 Hereditäre Nephropathien

14.2.1 Zystische Nierenerkrankungen

☞ Urologie, Kap. 5.2

14.2.2 Familiäre juvenile Nephronophthise

Ätiologie. Bei diesem autosomal-rezessiv vererbten Leiden kommt es ab der Pubertät zunehmend zum Schwund des tubulären Nierenapparates, evtl. mit Bildung kleiner Zysten.

Klinik. Anfangs finden sich Polyurie und Nykturie. Innerhalb weniger Jahre kommt es zur Niereninsuffizienz und Dialysepflichtigkeit.

Diagnostik. Die Diagnose wird laborchemisch und mittels Biopsie gestellt.

14.2.3 Angeborene Tubulopathien

De-Toni-Debré-Fanconi-Syndrom

Ätiologie und Häufigkeit. Bei dieser Erkrankung liegt eine angeborene oder erworbene Störung der Rückresorption von Phosphat, Glukose und Aminosäuren in den proximalen Tubuli vor. Häufiger findet sich dieser Symptomenkomplex sekundär bei Stoffwechselerkrankungen wie der autosomal-rezessiv vererbten Zystinose (Häufigkeit 1 : 50 000). Hier kommt es zur Mitbeteiligung von Knochenmark, Leber, Milz und Augen (☞ Kap. 6.1).

Klinik. Unklare Fieberschübe, Polyurie und Polydipsie, hypophosphatämische Rachitis und Minderwuchs.

Diagnostik. Zur Diagnose führen der Urinbefund (Hyperaminoazidurie, Hyperphosphaturie, Glukosurie) und die metabolische Azidose mit Verlusten von Kalium, Natrium und Kalzium.

Therapie. Symptomatisch (Ausgleich der Verluste).

Familiäre Hypophosphatämie („Phosphat-Diabetes")

Ätiologie. X chromosomal dominant vererbte Störung der tubulären Phosphatrückresorption.

Klinik. Bild der Vitamin-D-resistenten Rachitis (☞ Kap. 6.1).

Therapie. Phosphat- und 1,25-$(OH)_2$-Vitamin-D_3-Substitution.

14.2.4 Basalmembranopathien

Alport-Syndrom

Ätiologie. Autosomal-dominant vererbtes Krankheitsbild.

Häufigkeit. Jungen erkranken früher und schwerer (m = w).

Klinik. Kombination aus progredienter Schallempfindungsschwerhörigkeit (Innenohr) und mesangioproliferativer Glomerulonephritis mit Hämaturie. Gelegentlich finden sich auch Augenfehlbildungen.

Prognose. Nach langjährigem Verlauf terminale Niereninsuffizienz.

Idiopathische familiäre Hämaturie

Definition. Es handelt sich um eine hereditäre, benigne Nephritis, die dem Alport-Syndrom entspricht. Niereninsuffizienz, Augenbeteiligung und Schwerhörigkeit liegen jedoch nicht vor.

14.3 Harnwegserkrankungen

14.3.1 Angeborene Anomalien

☞ Urologie, Kap. 5.2.

14.3.2 Harnwegsinfektionen (HWI)

Definition und Ätiologie. Der Begriff Harnwegsinfektion (HWI) umfasst neben der akuten und chronischen Pyelonephritis (Entzündung des Nierenparenchyms) auch die Entzündung der unteren Harnwege (Zystitis).

Ursächlich in Betracht kommen Fehlbildungen der Harnwege (z.B. Urethralklappen, Phimose, Ureterstenosen, vesikoureteraler Reflux) und Nieren, die Infektionen begünstigen. Allerdings kann eine HWI auch ohne Harnwegsanomalien auf hämatogenen Weg (v.a. bei Säuglingen) oder aszendierend (durch Darmkeime) entstehen:

- **bakterielle Erreger:** Am häufigsten sind E. coli (60–80%), Proteus, Enterokokken, Pseudomonas und Klebsiellen.
- **virale Erreger:** Sie treten im Rahmen von Allgemeininfektionen auf (z.B. Adenovirus, Coxsackie-Viren).
- **Sprosspilze:** selten; vor allem nach Antibiotikatherapie, nach chirurgischen Eingriffen und bei Abwehrschwäche

Häufigkeit. Die HWI ist die häufigste Nierenerkrankung im Kindesalter. In der Neugeborenenperiode erkranken mehr Jungen, im Schulalter mehr Mädchen. Bis zum 15. Lebensjahr beträgt die Inzidenz der akuten HWI 5% bei Mädchen und < 1% bei Jungen.

Klinik. Die klinischen Symptome sind altersabhängig:

- **erste Lebensmonate:** Temperaturschwankungen, Icterus prolongatus, Atemstörung, Schockzeichen etc.
- **1.–2. Lebensjahr:** meist unspezifische Symptomatik wie Fieber, Blässe, Apathie, Trinkschwäche, Diarrhö, Gedeihstörungen, geblähtes Abdomen, diffuse Bauchschmerzen u.a.
- **ab dem 2. Lebensjahr:** wie bei Erwachsenen Pollakisurie, Dysurie, Fieber, Flankenschmerzen, Nierenklopfschmerz und evtl. Wiedereinnässen

Therapie. Um die Entwicklung einer pyelonephritischen Schrumpfniere und damit einer Niereninsuffizienz zu vermeiden, sollte besonders bei Fehlbildungen und vesikoureteralem Reflux operiert werden. Ansonsten sind die sorgfältige Infektionsprophylaxe (Stix) und Antibiotikagabe nach Antibiogramm ausreichend. Die chronische Pyelonephritis beruht meist auf einer nicht ausgeheilten akuten Infektion und verläuft oft in Schüben.

Merke

Aufgrund der unspezifischen Symptomatik sollte bei 1–2-jährigen Kindern mit Fieber immer eine **Harndiagnostik (Stix)** durchgeführt werden.

14.3.3 Urolithiasis und Nephrokalzinose

Urolithiasis

Ätiologie und Häufigkeit. Harnsteine sind im Kindesalter selten. Im Gegensatz zum Erwachsenenalter wird die Nierensteinbildung bei Kindern **in fallender Häufigkeit verursacht durch:**

- HWI (Proteus!)
- anatomische Anomalie
- metabolische Störung (Zystinurie)

Klinik. Hämaturie, Koliken und Miktionsbeschwerden.

Diagnostik

- U-Status: Erythrozyten (Bakterien und Leukozyten)
- Abdomen-Leeraufnahme und Abdomen-Sono

Therapie. Konservative, physikalische und operative Verfahren.

Nephrokalzinose

Ätiologie. Ablagerung von Kalksalzen in den Tubulusepithelien, im Lumen der Tubuli und im interstitiellen Nierengewebe.

- **primäre Form:** gestörte renale Kalziumausscheidung oder mangelnde Harnsäuerung
- **sekundäre Form:** bei Vorschädigung des Nierengewebes

Diagnostik. Abdomen-Leeraufnahme, Urographie, Abdomen-Sonographie (☞ Urologie, Kap. 8).

14.4 Niereninsuffizienz

☞ Innere Medizin, Niere, Kap. 2

Akute Niereninsuffizienz

Ätiologie

- **prärenale Ursachen:** Hypoperfusion der Niere (Blutverlust, Dehydratation)
- **renale Ursachen:**
  - hämolytisch-urämisches Syndrom (HUS, Gasser-Syndrom), das oft im Anschluss an eine hämorrhagische Gastroenteritis u.a. Infektionen vorkommt. Symptomentrias: akutes Nierenversagen, Thrombozytopenie, akute hämolytische Anämie (☞ Kap. 10.4)
  - Thrombosen (arteriell und venös)
  - akute Glomerulonephritis
  - Pyelonephritis
  - ischämisch oder nephrotoxisch bedingte tubuläre Nekrose
  - interstitielle Nephritis bei Paracetamol- oder NSAR(nichtsteroidale Antirheumatika)-Abusus

Klinik und Therapie

☞ Innere Medizin, Niere, Kap. 2.3

Chronische Niereninsuffizienz

Ätiologie. Die chronische Niereninsuffizienz im Kindesalter kann bedingt sein durch:

- **angeborene Nephropathien:** 70% d.F. (Fehlbildungen, Uropathien, Stoffwechselerkrankungen wie Zystinose)
- **erworbene Nephropathien** (HUS, Schoenlein-Henoch-Glomerulonephritis, systemischer Lupus erythematodes u.a.)

Klinik. Im Vordergrund stehen die sekundären Symptome:

- renale Anämie (Erythropoetinmangel)
- renale Osteopathie (mangelnde Synthese von 1,25-Dihydroxycholecalciferol→Ca^{2+} ↓, PO_4^{2-} ↑) mit Knochenschmerzen und Skelettdeformitäten
- Hypertension (80% der Kinder)
- Minderwuchs
- Urämie bei fortgeschrittener Niereninsuffizienz

Therapie. Diätetische Einstellung, Dialyse, Nierentransplantation.

14.5 Fehlbildungen und Erkrankungen des äußeren Genitales

14.5.1 Labiensynechien und Hymenalatresie

Labiensynechien

Definition und Klinik. Labiensynechien kommen durch unvollständige spontane Lösung der verklebten kleinen Labien zustande.

Therapie. Labiensynechien können durch lateralen Zug evtl. unter Zuhilfenahme einer Knopfsonde gelöst werden. Um eine Wiederverklebung zu verhindern, werden anschließend über einige Wochen östrogenhaltige Salben aufgetragen.

Hymenalatresie

Definition und Klinik. Hierbei handelt es sich um ein angeborenes Fehlen der Hymenalöffnung mit komplettem membranartigem Verschluss des Scheideneingangs, was nach der Menarche zur Entwicklung von Hämatokolpos bzw. -metra führt.

Therapie. Die operative Herstellung eines Abflusses beseitigt die auftretenden Beschwerden.

14.5.2 Phimose

Bis zum 2. Lebensjahr ist die epitheliale Verklebung von Vorhaut und Eichel physiologisch (Schutzfunktion), wobei die Miktion im Strahl problemlos möglich ist und die Lösung von selbst erfolgt. Manipulationen sind zu unterlassen, da es durch Mikrotraumen und Entzündungen zur narbigen Phimose mit Harnabflussbehinderung kommen kann und eine Zirkumzision notwendig wird.

14.5.3 Hypospadie

☞ Urologie, Kap. 5.4

14.5.4 Hydrocele testis und funiculi spermatici

☞ Urologie, Kap. 3.1

14.5.5 Hodentorsion

Klinik. Die Hodentorsion ist gekennzeichnet durch eine akut auftretende einseitige Hodenschwellung mit Entzündungszeichen und evtl. Schocksymptomatik.

Häufigkeit. Häufigkeitsgipfel: Neugeborene und Pubertät.

Diagnostik. Klinisch und Transillumination (Durchleuchtung) neg., Farbdoppler-Sono.

Therapie. Sofortige OP (sonst Infarzierung nach 4–6 h) und Orchidopexie = Annähen des Hodens im Hodensack (auch der Gegenseite, um keine erneute Torsion zu riskieren).

Differentialdiagnose. V.a. Epididymitis (positives Prehn-Zeichen), Hydatidentorsion und Hodentumoren (☞ Urologie, Kap. 14.3).

14.5.6 Maldescensus testis

Normalerweise (zu 95%) sind die Hoden bis zur Geburt vollständig deszendiert. Erfolgt der Deszensus nicht bis zum vollendeten 2. Lebensjahr, drohen die Gefahr der späteren Infertilität sowie eine erhöhte Entartungstendenz der Hoden. Verschiedene Formen des Maldescensus testis sind zu unterscheiden:

- **Kryptorchismus:** Die Hoden sind nicht palpierbar → sie befinden sich noch in der Bauchhöhle, oder es liegt eine echte Intersexualität vor.
- **Pendelhoden:** Bei dieser nicht behandlungsbedürftigen Form ist der Processus vaginalis nicht obliteriert, so dass z.B. bei Kältereiz der/die Hoden durch den M. cremaster in den Leistenkanal gezogen werden können.
- **Gleithoden:** Die im Skrotaleingang befindlichen Hoden können nur unter Spannung in den Hodensack gezogen werden, gleiten aber sofort wieder zurück (→ Operation).

Therapie. HCG-Gabe (in 50% erfolgreich), bei Misserfolg operativ. Keine Therapie bei Pendelhoden.

14.5.7 Intersexuelle Malformation

☞ Kap. 7.7

14.5.8 Vulvovaginitis und Balanitis

Vulvovaginitis

- Bei Kleinkindern (v.a. in Heimen) finden sich gelegentlich **gonorrhoische Infektionen,** die anhand des Eiterausstrichs diagnostiziert und mit Penizillin behandelt werden.
- Präpubertär und prämenstruell kann es besonders bei adipösen Mädchen zu **unspezifischen Infektionen** mit Fluor vaginalis albus kommen, der gut auf Kamille-Sitzbäder und antibiotikahaltige Puder anspricht (Differentialdiagnose: Harnwegsinfekt).
- **Weitere Ursachen** (chronischer) Vulvovaginitiden sind Trichomonaden, Oxyuren und Fremdkörper.

Balanitis

Zur bakteriellen Entzündung des Präputialsackes kommt es z.B. durch eine Phimose oder eine Windeldermatitis. Sie spricht gut auf feuchte Alkoholumschläge und Antibiotikasalben an. Entzündungen können zu Phimosen führen, was evtl. eine Zirkumzision notwendig macht.

15 Knochen und Gelenke

15.1 Allgemeine Skelettentwicklung

☞ Orthopädie, Kap. 1

15.2 Anlagebedingte Systemerkrankungen des Skeletts

Achondroplasie und Osteogenesis imperfecta

☞ Orthopädie, Kap. 2.1

Marfan-Syndrom (Arachnodaktylie)

Ätiologie. Die Erkrankung wird autosomal-dominant vererbt und führt zu einer Störung der Kollagensynthese.

Häufigkeit. 1:50000.

Klinik. Graziler Hochwuchs mit extrem langen und dünnen Knochen, besonders an den Händen (→ Arachnodaktylie = Spinnenfingrigkeit). Überstreckbarkeit der Gelenke, Infektanfälligkeit, Trichterbrust und Kyphoskoliose, Fehlbildungen der Aorta (Aortenaneurysma), Mitralklappenprolaps, Augenfehler (z.B. Linsenschlottern) und mangelhaft ausgebildete Muskulatur und Fettgewebe.

Therapie. Eine wirkungsvolle Therapie existiert nicht.

Prognose. Sie ist variabel und hängt insbesondere von den Aortenfehlbildungen ab.

Fibröse Knochendysplasie (Jaffé-Lichtenstein-Syndrom)

Ätiologie. Bei der fibrösen Knochendysplasie wird in solitären oder multiplen Knochenherden anstelle von Knochen fibröses, statisch insuffizientes Gewebe gebildet.

Klinik. Sie kann lediglich in Knochenschmerzen, evtl. auch in Spontanfrakturen bestehen. Knochenverbiegungen sind selten. Die Erkrankung wird deshalb erst relativ spät diagnostiziert. Die Knochenherde breiten sich bis zum Ende der Pubertät aus, um dann zu persistieren.

Diagnostik. Sie wird radiologisch gestellt.

Therapie. Nicht bekannt.

15.3 Fehlbildungen

Dyskranie (prämature Synostosen, Kraniosynostose)

Definition

Die **Synostose** ist aus anatomischer Sicht lediglich eine knöcherne Verbindung. In der Klinik ist damit ein pathologischer Zustand gemeint, z.B. die **Kraniosynostose (Syn. prämature Synostose)** als vorzeitige (intrauterine) Verknöcherung einer oder mehrerer Knochennähte des Schädels, wodurch es zu einer Deformierung des Schädels (**Dyskranie**) kommt.

Epidemiologie und Ätiologie

- m = w (außer Sagittalnaht m > w [4:1]), Häufigkeit: 1:2000.
- Bei genetischen Syndromen treten in 10–20% Kraniosynostosen auf.

Primäre Synostosen. Familiär autosomal-dominant, autosomal-rezessiv (Chrom: 7p21.3–p21.2).

Sekundäre Synostosen. Entstehen durch ein fehlendes Hirnwachstum mit konsekutiver Mikrozephalie.

Formen der Kraniosynostosen

☞ Tab. 15.36

Klinik

☞ Abb. 15.27, Tab. 15.37

Skaphozephalus/Dolichozephalus (Langschädel). Kraniosynostose der Sagittalnaht.

- langer und schmaler Kopf
- prominenter Hinterkopf und vorgewölbte Stirn
- kleine oder fehlende große Fontanelle
- meist nicht mit anderen Fehlbildungen oder Komplikationen verbunden
- normale Neurologie

Tab. 15.36: Kraniosynostosen

Betroffene Naht	Häufigkeit	Klinik
sagittal	40%	Skaphozephalus
bikoronal	20%	Brachyzephalus
unikoronal	15%	anteriorer Plagiozephalus
koronar + sagittal	10%	Akrozephalus
metapikal	4%	Trigonozephalus
Lambda + sagittal	1%	Plagiozephalus (okzipital)
alle Nähte		Mikrozephalus

Brachyzephalus (Kurzschädel). Kraniosynostose der Koronarnaht beidseits.

- weiter und breiter Kopf
- charakteristische Veränderung der Orbita: flacher, wenig geformter Orbitarand und Frontalknochen, sodass das Orbitavolumen verkleinert ist
- Proptosis, Kornealäsionen
- Hypertelorismus
- Verengung des Tränenkanals: Konjunktivitis
- verminderter Visus (Optikusschädigung)
- Komplikationen: Hydrozephalus mit erhöhtem Druck
- assozierte Fehlbildungen: Choanalatresie und hoher Gaumen, Hypoplasie der Maxilla mit prominentem Unterkiefer und schlechter Okklusion.
- assoziierte Syndrome: Akrozephalosyndaktyliesyndrom ☞ Tab. 15.37

Anteriorer Plagiozephalus (Schiefkopf). Kraniosynostose der Koronarnaht einseitig.

- kraniofaziale Asymmetrie
- unilaterale Abflachung der Stirn
- Elevation der ipsilateralen Orbita und Augenbraue
- prominentes ipsilaterales Ohr
- ipsilateraler Orbitarand wenig geformt: Proptosis und schlechtes Allignement der Augen

Akrozephalus. Kraniosynostose der Koronar- und Sagittalnaht.

- konische Kopfform
- große Fontanelle kann weit offen bleiben
- evtl. erhöhter intrakranieller Druck
- assoziertes Syndrom: Pfeiffer-Syndrom

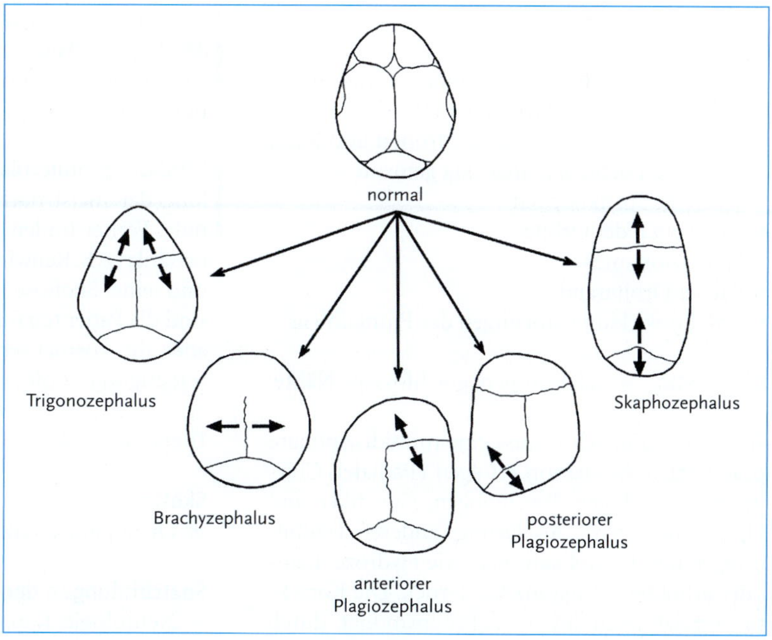

Abb. 15.27: Schädelformen bei vorzeitigen Nahtsynostosen [7]

Tab. 15.37: Konstitutionelle Dysostosen, die mit einer Kraniostenose einhergehen	
Krankheit	**Klinik**
kraniofaziale Dysostose Typ I (Crouzon-Syndrom)	Buckelfontanelle, Akrozephalie, Exophthalmus mit flacher Orbita, Sehnervatrophie, Oberkieferhypoplasie, Adlernase
Akrozephalopolysyndaktylie (Carpenter-Syndrom)	Poly- und Syndaktylie, Fettsucht, Minderbegabung, Hypogenitalismus
Akrozephalosyndaktylie Typ I (Apert-Syndrom)	Akrozephalie, kurze, nach außen gebogene Nase, Hypertelorismus, Syndaktylie, Minderbegabung
Akrozephalosyndaktylie Typ III (Saethre-Chotzen-Syndrom)	Brachyzephalus, hohe Stirn, Ptosis, Stabismus, Hypertelorismus, tiefsitzende Ohren, Hörschwäche, Prognatismus, Hautsyndaktylie zwischen 2. und 3. Finger, Brachydaktylie mit kurzem 4. Mittelhandknochen, Klinodaktylie
Akrozephalosyndaktylie Typ V (Pfeiffer-Syndrom)	Akrozephalie, Hypertelorismus, Strabismus, Proptosis, tiefsitzende Ohren, Mittelgesichtshypoplasie, Prognatismus, Syndaktylie zwischen 2. und 3. Finger, der 2.–4. Zehen

Plagiozephalus (okzipital). Kraniosynostose der Lambda- und Sagittalnaht.
- flacher Hinterkopf
- vorgewölbte Frontalknochen
- evtl. unilateral

Mikrozephalus. Totale Kraniosynostose.
- Schädel hat eine normale, jedoch zu kleine Form.
- evtl. erhöhter intrakranieller Druck und Entwicklungsverzögerung

Trigonozephalus (Dreieckschädel). Kraniosynostose der Metopica (Frontalnaht).
- kielförmige Stirn (prominent frontal und Rand von außen sichtbar), dreieckig geformt
- verdickte Stirnknochen
- Deformität der Orbita
- Hypotelorismus
- flacher Orbitarand
- evtl. Entwicklungsstörungen des Frontalhirns

Diagnostik. Schädelröntgen: geschlossene Nähte

Therapie. Zunächst muss eine multidisziplinäre präoperative Evaluation erfolgen (Pädiater, Chirurgen, Neurologen, Psychologen, Genetiker und Ophthalmologen). Abklärung anderer Fehlbildungen und Komplikationen, wie Hydrozephalus oder erhöhter intrakranieller Druck. Die Korrektur erfolgt noch im 4.–6. Lebensmonat durch **Kraniotomie,** wodurch die Kopfform korrigiert wird und intrakranielle und ophthalmologische Komplikationen vermieden werden.

Bei weniger ausgeprägten Formen kann eine „Helmtherapie“ (Kopforthese) indiziert sein.

Dysostosen

Dysostosen sind Entwicklungsstörung einzelner Knochen (☞ Tab. 15.37).

Sprengel-Deformität

Ätiologie. Angeborene Fehlbildung mit meist einseitiger Elevation und Innenrotation der Skapula.

Klinik. Schulterblatthochstand mit Flügelstellung der meist nach ventral umgebogenen Skapula. Ferner finden sich Anomalien der Halswirbelsäule (z. B. Keilwirbel, Blockwirbel, Halsrippen) und eine Skoliose der Brustwirbelsäule. Selten sind die Patienten funktionell stark eingeschränkt, aber die kosmetische und psychosoziale Beeinträchtigung ist oft erheblich.

Therapie. OP

Skoliosen

☞ Orthopädie, Kap. 2.1

Spaltbildungen der Wirbelsäule

☞ Neurologie, Kap. 4.1

Mikromelie, Phokomelie, Amelie

Definition. Die Verkürzung einer Extremität wird als **Mikromelie** bezeichnet, das Ansetzen der Hände/Füße direkt am Rumpf als **Phokomelie** („Robbengliedrigkeit"). **Amelie** ist gleichbedeutend mit dem Fehlen einer Extremität.

Ätiologie. Zu diesen Fehlbildungen kommt es bei Störungen zwischen dem 29. und 46. Schwangerschaftstag (z.B. Thalidomid-Embryopathie, O_2-Mangel).

Therapie. Im Vordergrund stehen Schulung und Training der fehlgebildeten Extremität (Ergotherapie). Fehlt eine Hand, so kommt die Versorgung mit Greifhilfen und Orthesen in Betracht, um das beidhändige Arbeiten zu ermöglichen. Armlose Kinder müssen auf Greifen mit den Zehen geschult werden. Mikrochirurgische Eingriffe können für die frühfunktionelle Entwicklung eines Kindes förderlich sein.

15.4 Angeborene Hüftgelenksdysplasie und Luxation

☞ Orthopädie, Kap. 3.9

Ätiologie. Diese multifaktoriell vererbte Erkrankung führt oft zur beidseitigen Flachpfanne mit dem Risiko der Femurkopfluxation.

Häufigkeit. 2–4% der Neugeborenen (w > m).

Diagnostik und Therapie. Bei positivem sonographischem Befund sollte sofort mit einer Spreizhosenbehandlung begonnen werden (falls erfolglos → Schiene bzw. Operation). Die Frühdiagnose (U3: 4.–6. Lebenswoche) bestimmt die Prognose.

Merke

Die Hüftdysplasie ist die **häufigste angeborene Skelettfehlentwicklung.**

15.5 Sonstige Anomalien des Bewegungsapparates

15.5.1 Schiefhals, KISS-Syndrom (Kopfgelenk-induzierte Symmetriestörung)

Ätiologie. Erschwerte Geburt, bei der der Kopf des Kindes unter Wehendruck die verschiedenen Rotations-, Ante- und Retroflexionsbewegungen im Geburtskanal durchlaufen muss, kann reflektorisch zu Tonusstörungen des Kopfgelenks, aber auch des Gesamtorganismus führen. Weitere Ursachen kann die Enge im Mutterleib mit Schieflage, Steiß- oder Beckenendlage oder Übertragung sein. Auch Fehlbildungen der HWS (ossär) oder eine seltene Augenmuskelschwäche (okulär) können zu einem Schiefhals führen.

Klinik. Der Kopf ist zur kranken Seite geneigt, das Gesicht zur gesunden Seite gedreht (→ mögliche Gesichtsasymmetrie).

Therapie und Prognose. Die Therapie erfolgt konservativ (Osteopathie, physikalische Therapie nach Vojta oder Bobath). Die Prognose ist abhängig vom frühen Therapiebeginn.

15.5.2 Fußdeformitäten

☞ Orthopädie, Kap. 3.12

15.6 Entzündliche Erkrankungen

15.6.1 Akute hämatogene Osteomyelitis

Ätiologie. Hierbei handelt es sich um eine bakterielle Entzündung des Knochenmarks mit sekundärer Beteiligung des kompakten Knochens. Ungefähr 80% aller Osteomyelitiden betreffen Kinder (m > w).

Das **Erregerspektrum** ist altersabhängig:

- Neugeborene → gramnegative Erreger
- Säuglinge → Staphylococcus aureus
- Kleinkinder → Staphylococcus aureus und Streptokokken

Weitere mögliche Erreger sind Haemophilus influenzae, Salmonellen und Pseudomonas aeruginosa. Man unterscheidet die (häufige) hämatogene Infektion, die von einem Streuherd ausgeht, von der fortgeleiteten bzw. traumatisch bedingten Infektion.

Der **Verlauf** ist altersabhängig:

- Säuglingsalter: Gelenkbefall (bes. der langen Röhrenknochen)
- Kindesalter: Entzündung kann nicht auf Epiphysen und Gelenke übergreifen (Ausnahme: Hüftgelenk), da der Wachstumsknorpel eine Gefäßbarriere darstellt.
- Jugendlichen- und Erwachsenenalter: Gelenke sind wieder mitbefallen.

Häufigkeit. Die Erkrankung ist in Folge der weiten Verbreitung der Antibiotikatherapie insgesamt selten, bevorzugt betroffen sind Säuglinge (erhöhte Empfindlichkeit für Staphylokokkeninfektionen) und 8–14-jährige Kinder (beschleunigtes Wachstum).

Klinik. Fieber mit Schüttelfrost, evtl. entzündliche lokale Schwellung und Schonhaltung. Bei Säuglingen ist eine Osteomyelitis im Oberkiefer relativ häufig (→ Ödeme, Orbita- u. Gesichtsphlegmone). Eine Absiedlung im Bereich des Hüftgelenks kann bei jüngeren Säuglingen zu Hüftluxationen führen.

Diagnostik

- Blutkultur mit Erregeranzüchtung und Resistenzprüfung
- Labor: BSG ↑, Leukozytose mit Linksverschiebung
- Röntgen (ab 14. Tag Knochenherd nachweisbar; unscharfe Weichteilgrenzen) und MRT
- Punktion im Falle eines subperiostalen Abszesses

Differentialdiagnose. Rheumatisches Fieber, Tumoren (Ewing-Sarkom, Osteoidosteome), Leukämie, Tumormetastasen (z. B. Neuroblastom).

Therapie. Frühzeitige, mindestens 6-wöchige Antibiotikatherapie (**Cave:** Rezidivgefahr); ggf. operatives Vorgehen.

Prognose. Abhängig vom Therapiebeginn: Restitutio ad integrum, Defektheilungen, Übergang in chronische Osteomyelitis, lokale Osteolyse mit Abszessbildung (Brodie-Abszess) und letaler Ausgang möglich.

15.6.2 Coxitis simplex

☞ Orthopädie, Kap. 3.9

15.6.3 Akute Arthritis

☞ Orthopädie, Kap. 2.9

15.7 Aseptische Knochennekrosen

☞ Orthopädie, Kap. 3.10.4

Ätiologie. Die aseptische Knochennekrose wird meist durch eine Ischämie unklarer Genese verursacht. Tab. 15.38 zeigt die wichtigsten aseptischen Knochennekrosen im Kindesalter.

15.8 Benigne und maligne Knochentumoren

Tab. 15.39 fasst die wichtigsten Knochentumoren im Kindesalter zusammen (☞ Orthopädie, Kap 2.4).

Tab. 15.38: Aseptische Knochennekrosen im Kindes- und Jugendalter

Bezeichnung	Lokalisation	Alter (Jahre)	m:w
Morbus Perthes	Hüftkopfepiphyse	3–12	5:1
Morbus Köhler I	Os naviculare pedis	3–12	4:1
Morbus Köhler II	Metatarsalköpfchen 2–4	8–18	1:4
Morbus Sever	Kalkaneusapophyse	7–16	m > w
Morbus Osgood-Schlatter	Tibiaapophyse	12–16	m > w
Morbus Sinding-Larsen	unterer Patellateil	10–15	m > w

Tab. 15.39: Benigne und maligne Knochentumoren im Kindesalter

	Definition/Ätiologie	Klinik	Röntgenbild
benigne Knochentumoren			
Osteochondrom	häufigster benigner Knochentumor meist 10.–20. LJ tritt isoliert (knienahe Metaphysen o. Humerusende) oder multipel auf Entartungsrisiko 2%	selten Beschwerden	zapfenförmige Vorsprünge
solitäre juvenile Knochenzyste	proximaler Humerus und Femur meist 6.–15. LJ	selten Beschwerden Spontanfrakturen	scharf begrenzte rundliche Aufhellungsherde
nicht ossifizierendes Fibrom	meist proximale und distale Tibia- und distale Femurmetaphyse meist (Prä-)Pubertät	selten Beschwerden Spontanfrakturen	aneinandergereihte traubenförmige Aufhellungen
Osteoidosteom	sehr selten, osteoblastische Knochenläsion mit zentralem Kern (Nidus) Femur und Tibia meist 10.–25. LJ	nächtliche Schmerzen Schwellung	Aufhellungsherd → Nidus
eosinophiles Granulom	Histiocytosis X einzelne oder multiple Herde in Schädel, Becken, Wirbelsäule, Rippen, Wirbelkörper	keine Beschwerden	unregelmäßige, aber scharfe Aufhellungen mit sklerotischem Saum
Chondroblastom	Epiphyse der Kniegelenke, proximaler Humerus; v.a. Kinder und Jugendliche	anhaltende Schmerzen	Knochenzyste
maligne Knochentumoren			
Osteosarkom	häufigster maligner Knochentumor ungeordnete neoplastische Knochenneubildung (meist knienahe Metaphysen) meist im 10.–20. LJ (m > w) frühzeitige Lungen- und Lebermetastasen	lokaler Schmerz Schwellung	dreieckförmige subperiostale Knochenverdickung **(→ Codman-Dreieck)** Knochensporne **(Spiculae)**
Ewing-Sarkom	Knochenendotheliom meist im meta-, diaphysären Extremitätenknochen reaktive Knochenneubildung Kortikaliszerstörung meist im 5.–20. LJ frühzeitige Lungen-, Leber- und Knochenmetastasen	Fieber Schwellung Schmerzen Leukozytose	Osteolysen und Auftreibungen Zwiebelschalenbildung

15

16 Pädiatrisch wichtige Hauterkrankungen

16.1 Hereditäre und konnatale Hauterkrankungen

16.1.1 Ichthyosis und Epidermolysis bullosa

☞ Dermatologie, Kap. 1

Ichthyosis

Ätiologie. Die Ichthyosis ist eine hereditäre Verhornungskrankheit, die charakteristischerweise mit einer generalisierten, groblamellösen, trockenen Schuppung einhergeht. Nach dem Vererbungsmuster unterscheidet man verschiedene Formen der Ichthyosis (☞ Tab. 15.40).

Therapie. Entfernung der Schuppung, Erhöhung des Wassergehaltes der Haut durch Ölbäder sowie NaCl-Salben und Vitamin-A-Derivate.

Epidermolysis bullosa hereditaria

Definition. Hierbei handelt es sich um Hautkrankheiten, bei denen sich nach mechanischen Traumen nichtentzündliche Blasen bilden (☞ Dermatologie, Kap. 1.2).

Therapie. Symptomatisch.

16.1.2 Nävi („Flecken")

☞ Dermatologie, Kap. 14.1

Nävi sind scharf umschriebene, flächenhafte oder tumorförmige Haut- oder Schleimhautfehlbildungen. Sie beruhen auf einer embryonalen Entwicklungsstörung. Man unterscheidet mesodermale Nävi (Blutgefäßnävi) und ektodermale Nävi (Pigmentnävi).

Blutgefäßnävi

Naevus flammeus medialis („Storchenbiss")

Harmlose angeborene Erweiterungen der Blutgefäße v.a. im Nacken, die im Verlauf des 1. Lebensjahres abblassen.

Naevus flammeus lateralis („Feuermal")

Klinik. Weinrote, flächenhafte Veränderungen, die meist an einer Gesichts-, Hals- oder Körperseite lokalisiert sind und die Mittellinie nicht überschreiten. Sie bilden sich nicht zurück und sind gehäuft mit anderen Fehlbildungen kombiniert, z.B.:

- **Sturge-Weber-Syndrom:** Ein ausgedehnter Nävus im Bereich des 1. u. 2. Trigeminusastes ist mit einer Angiomatose des gleichseitigen Auges, Glaukom, Herdepilepsie und Debilität kombi-

Tab. 15.40: Ichthyosistypen

Ichthyosistyp	Vererbung	Beginn	Klinik
Ichthyosis vulgaris (☞ Dermatologie, Abb. 13.5)	autosomal-dominant	1. LJ oder später	variable Schuppung (nicht in den Gelenkbeugen), Hyperkeratose, Talg- und Schweißsekretion ↓
Ichthyosis congenita			
• nichtbullöse ichthyosiforme Erythrodermie	autosomal-rezessiv	ab der Geburt	flächenhafte Schuppung bei Erythrodermie (auch Gelenkbeugen), lamelläre Ichthyosis, „Kollodiumbaby"
• bullöse ichthyosiforme Erythrodermie	autosomal-dominant	ab der Geburt	feine Schuppung mit Blasenbildung und Erythrodermie (auch Gelenkbeugen), „verbrühtes Baby", Hyperkeratose
• X-chromosomale	X-chromosomal rezessiv	Geburt bis 1. LJ	größere Schuppung am ganzen Körper (nicht Handteller u. Fußsohle), Steroidsulfatasemangel

niert. **Therapie:** antikonvulsive Medikation, ggf. operative Lobektomie oder Hemisphärektomie.

- **Klippel-Trenaunay-Syndrom:** Ein flächenhafter Nävus einer ganzen Extremität ist mit Venektasien, arteriovenösen Shunts und Weichteil- u. Knochenhyperplasie kombiniert. **Therapie:** Keine spezifische Therapie bekannt, ggf. chirurgische Intervention.
- **kapilläres planotuberöses Hämangiom („Blutschwamm"):** Diese rasch wachsende Form bildet sich in den ersten Lebensmonaten heraus und meist im Schulalter zurück. **Therapie:** Bei störender Lokalisation (Gesicht, Auge, Gesäß) ist eine Kryo-, Laser- oder Steroidtherapie möglich.

Pigmentnävi

Mongolenfleck

Harmlose Pigmenthäufung, die blaugrau aus der Tiefe durchschimmert. Er kommt oft bei türkischen, asiatischen und afrikanischen Kindern vor und ist durch tief liegende Melanozyten bedingt. Lokalisation: meist kaudaler Rumpfbereich.

Nävuszellnävi

Braune, homogen pigmentierte, rundliche, scharf begrenzte Flecken, die sehr häufig vorkommen (☞ Dermatologie, Abb. 13.42). Bei größeren und dysplastischen Formen besteht ein Melanomrisiko.

Café-au-Lait-Fleck

Handtellergroße, milchkaffeefarbene Flecken. Bei > 6 großen Flecken besteht der Verdacht auf das Vorliegen einer Neurofibromatose v. Recklinghausen.

16.2 Seborrhoische Dermatitis

☞ Dermatologie, Kap. 7.4

Ätiologie und Klinik. Diese auch seborrhoische Säuglingsdermatitis (Trimenon-Dermatose) genannte Erkrankung unbekannter Ätiologie betrifft meist Säuglinge in den ersten 3 Lebensmonaten (im Gegensatz zur atopischen Dermatitis).

Kennzeichen ist ein nicht juckendes, grob-fettig-gelblich schuppendes Erythem typischerweise an behaartem Kopf („Gneis"), Hals, Achseln und Genitoanalbereich (☞ Dermatologie, Abb. 13.21). Für die generalisierte Form ist ein Mangel an Komplementfaktor 5 verantwortlich. Die Erkrankung kann im Erwachsenenalter chronisch-rezidivierend verlaufen (bevorzugt bei Männern) und ist dann in der vorderen Schweißrinne, dem Gesicht und retroaurikulär lokalisiert.

Therapie. Einweichen der Schuppen mit Öl (Salicylvaseline) und anschließende Entfernung mit Shampoo. Kurzfristig können Hydrokortisonderivate eingesetzt werden, bei Superinfektion mit Hefen auch Antimykotika.

16.3 Atopische Dermatitis (Neurodermitis)

☞ Dermatologie, Kap. 7.3

Ätiologie. Die multifaktoriell vererbte atopische Dermatitis gehört zum Formenkreis der Atopien (☞ Kap. 9.2). Kennzeichnend für die chronische bzw. chronisch-rezidivierende Erkrankung ist die stark juckende und trockene Haut.

Häufigkeit. Sie manifestiert sich meist im Kleinkindalter (70% < 1 Jahr, 80% < 5 Jahre), hat eine geschätzte Inzidenz von 3–4% und nimmt in den Industrieländern an Häufigkeit zu. Jahreszeitlicher Gipfel sind die Herbst- und Wintermonate.

Klinik. In den ersten Lebenswochen treten bevorzugt an den Wangen scharf begrenzte Rötungen von unterschiedlicher Größe auf, die von kleinen Schuppen bedeckt sind („Milchschorf"). Jenseits des 3. Lebensmonats entsteht dann das charakteristische nässende Säuglingsekzem (besonders Gesicht, Stirn, Schläfen und behaarter Kopf). Unter starkem Juckreiz bilden sich stecknadelkopfgroße Papeln, z. T. auch Bläschen. Nach Aufkratzen gerinnt die eiweißreiche Flüssigkeit zu Krusten und Borken (Infektionsgefahr → **Eczema impetiginosum** oder **Eczema herpeticum**). Im Laufe der Kindheit wandeln sich Lokalisation und Erscheinungsbild. Die Bevorzugung von Kopf und Gesicht geht über ein disseminiertes Stadium mit herdförmigen papulosquamösen Herden in die chronische, mit Lichenifikation einhergehende Beugenlokalisation über (☞ Abb. 15.28).

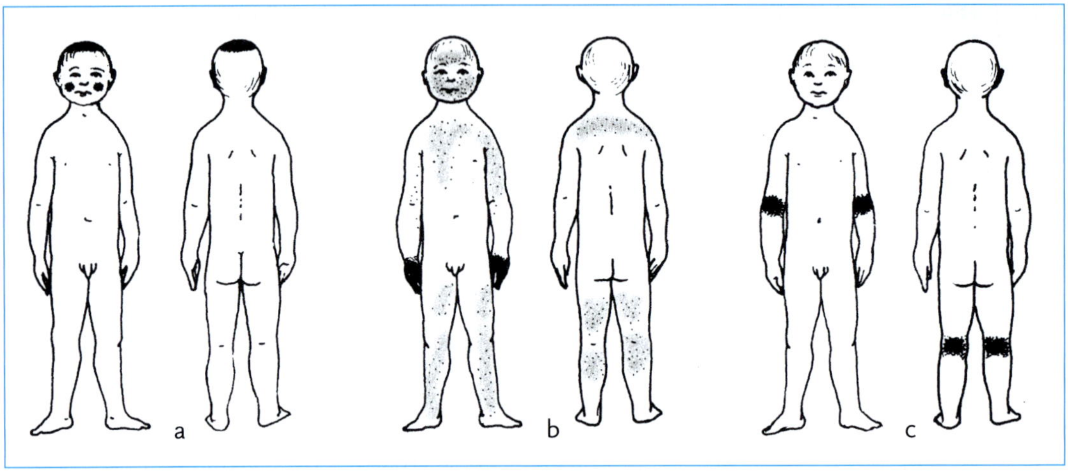

Abb. 15.28: Lokalisation der Dermatitis atopica. **(a)** Milchschorf, **(b)** disseminierte Form, **(c)** Beugelokalisation [13]

Diagnostik. Sie wird anamnestisch und klinisch gestellt und kann mittels diagnostischer Haupt- und Nebenkriterien objektiviert werden.

Therapie. Sie besteht in rückfettenden Salben und Glukokortikoidgaben im akuten Schub. In einigen Fällen kann eine zehntägige Reis-Kartoffel-Diät durchgeführt werden (Elimination von IgE). Ferner sollten Atopiker vermehrt γ-Linolsäure-haltige Nahrungsmittel (Nachtkerzenöl, Distelöl, Muttermilch) verzehren.

16.4 Infektiöse Hauterkrankungen

16.4.1 Bakteriell bedingte Hauterkrankungen

☞ Dermatologie, Kap. 3.
Zu den bakteriellen Hauterkrankungen fasst Tab. 15.41 wichtige Fakten zusammen.

16.4.2 Pilzbedingte Hauterkrankungen

Candidose
☞ Dermatologie, Kap. 4.2

16.4.3 Parasitenbedingte Hauterkrankungen

Pediculosis capitis („Kopfläuse")
☞ Dermatologie, Kap. 5.3

Skabies („Krätzmilbe")
☞ Dermatologie, Kap. 5.2

16.5 Sonstige Hauterkrankungen

Miliaria rubra
☞ Dermatologie, Kap. 19.3

Klinik. Bei dieser in den Tropen insbesondere nach starkem Schwitzen auftretenden Erkrankung (sog. „Lichen tropicus") finden sich Bläschen oder Pusteln mit rotem Hof (gesichtsbetont) sowie tiefrote punktförmige Papeln (stammbetont).

Windeldermatitis
☞ Dermatologie, Kap. 7.5

Ätiologie. Bei der Windeldermatitis handelt es sich um eine entzündliche Reizung der Windelregion. Stuhl und Urin mazerieren die zarte Säuglingshaut; begünstigend wirken das feuchte Klima im Windelpaket, Pflegefehler, Infekte oder Antibiotikatherapie. Sekundär kommt es zur Besiedlung mit Hefepilzen (Candidose), seltener mit Staphylokokken.

Klinik. Schmerzende und juckende Dermatitis, die meist in den Leistenbeugen beginnt. Ferner finden sich Rötung, Mazerationen, Papeln, Erosionen und ekzematöse Hautveränderungen.

Tab. 15.41: Wichtige bakterielle Hautinfektionen

Krankheit	Erreger	Klinik
Pemphigus syphiliticus	Treponema pallidum	bei konnataler Lues Blasenbildung am Körper (bes. Handflächen u. Fußsohlen), selten
Pemphigus neonatorum	Staphylokokken	Blasenbildung bes. an Unterbauch- u. Leistengegend, am 4.–10. Lebenstag; nässende Haut nach Aufplatzen der Blase
Poritis/Periporitis		Entzündung der Ausführungsgänge der ekkrinen Schweißdrüsen mit Abszessbildung; bei dystrophen Säuglingen
Dermatitis exfoliativa	Staphylococcus aureus	meist im Säuglingsalter; fleckige, später diffuse Rötung mit Blasenbildung (steriler Inhalt); Ablösung der Epidermis, Nikolski-Phänomen
Follikulitis		Infektion der Haarfollikel; rote entzündliche Papeln mit zentraler Pustelbildung um ein Haar
Impetigo contagiosa	Staphylo- > Streptokokken	Blasen u. Pusteln mit honiggelber Kruste, perifokale Rötung (meist im Gesicht, behaarter Kopf, Gesäß), häufiger bei Atopikern u. Neugeborenen
Erysipel	β-hämolysierende Streptokokken	hochrote scharf begrenzte Rötung u. Schwellung mit Druckschmerz, Lymphangitis u. Fieber

Therapie. Trockenlegung der meist nässenden Entzündung („unten ohne"), Ausschalten von Pflege- und Ernährungsfehlern und evtl. Mitbehandlung einer mykotischen Superinfektion.

Allergische Hauterkrankungen

☞ Dermatologie, Kap. 7

Phakomatosen

☞ Kap. 17.7, Neurologie, Kap. 3 und Dermatologie, Kap. 1.4

17 Erkrankungen des Nervensystems

17.1 Normale Entwicklung und neurologische Untersuchungsverfahren

☞ Kap. 1
Zur Beurteilung einer normalen Entwicklung sind eine umfassende Anamnese mit Schwangerschafts- und Geburtsanamnese sowie eine sorgfältige körperliche Untersuchung des Kindes notwendig.

Neben der Anamneseerhebung, der körperlichen Untersuchung mit Beobachtung von Bewegungen und Verhaltensweisen sind bildgebende Verfahren, elektrophysiologische und histopathologische Untersuchungen von Bedeutung.

17.2 Abnorme Untersuchungsbefunde der Motorik

☞ Neurologie, Kap. 1
Die nachfolgend aufgeführten motorischen Auffälligkeiten bei Frühgeborenen und Säuglingen können passager sein, sich nach krankengymnastischer Behandlung zurückbilden oder zu bleibenden **Bewegungsstörungen** führen:

- **Hypotonie:** herabgesetzter Muskeltonus → „schlaffes Kind“
- **Hypertonie:** gesteigerter Muskeltonus → „steifes Kind“
- **Apathie:** Bewegungsarmut und Teilnahmslosigkeit
- **Hyperexzitabilität:** Schreckhaftigkeit und Übererregbarkeit mit Muskelzittern (oft nach Asphyxie und Fetopathia diabetica)
- **Hemisyndrome:** Bewegungsasymmetrien (hypoton oder hyperton)

Residualsyndrome

Treten bleibende Bewegungsstörungen auf, manifestieren sie sich als:

- **Spastik:** Schädigung des 1. Motoneurons (in der motorischen Rindenregion bzw. dem Tractus corticospinalis) → gesteigerte Muskeleigenreflexe (Kloni), „Taschenmesser-Phänomen“, Bewegungsarmut der betroffenen Extremität und Erhalt primitiver Greifmuster, positiver Babinski-Reflex, Muskelhypotrophien, Verzögerung der motorischen Entwicklung etc.
- **Rigidität:** Schädigung im extrapyramidalmotorischen System → starker Widerstand gegen passive Muskeldehnungen und andere Bewegungen, schwer auslösbare Muskeleigenreflexe, Störungen der Feinmotorik und der Augenmotorik, Schluckstörungen
- **Athetosen:** Hirnstammschädigung → bei meist hypotonem Muskeltonus plötzliche Tonussteigerungen (mangelnde Kopfkontrolle, Schluckstörungen, verzögerte Sprachentwicklung, wurmartige Extremitätenbewegung etc.)
- **Ataxie:** Kleinhirn- oder Rückenmarkschädigung → ungeschicktes Laufen (multiple Hämatome), evtl. Hypotonie, Hyporeflexie, Sprachstörungen, Intentionstremor, Nystagmus

17.3 Zerebrale Anfälle und zerebrales Anfallsleiden (Epilepsie)

☞ Neurologie, Kap. 3.7
Hierbei handelt es sich um eine Gruppe von schlagartig (paroxysmal) einsetzenden zerebralen Reaktionen, die sich durch unwillkürliche Zustandsänderungen des Bewusstseins, der Motorik, des Verhaltens sowie der sensiblen, sensorischen oder vegetativen Funktionen äußern können. Nosologisch unterscheidet man die Gelegenheitskrämpfe (**Okkasionsanfälle**) von den chronisch-rezidivierenden Anfällen (**Epilepsien**).

17.3.1 Okkasionsanfälle

Infekt- oder Fieberkrämpfe

Ätiologie. Infekt- oder Fieberkrämpfe sind die häufigsten Okkasionskrämpfe im frühen Kindesalter (6. Lebensmonat bis 4. Lebensjahr). Sie treten bei genetischer Disposition (m > w) im Rahmen fieberhafter Allgemeinerkrankungen meist als tonisch-klonische Krämpfe auf.

Bei folgenden Symptomen wird von **komplizierten Krampfanfällen** gesprochen:

- länger als 15 min dauernde Fieberkrämpfe
- fokale Fieberkrämpfe

- isolierte Lähmungen nach dem Anfall
- ständig nachweisbare Herdbefunde und Krampfaktivitäten im EEG
- Zeichen einer zerebralen Vorschädigung
- familiäre Belastung mit Epilepsie
- Fieberkrämpfe nach dem 5. LJ bzw. vor dem 6. Lebensmonat

Therapie. In der Akutphase Diazepam rektal.

Prognose. Günstig, nur in 1–2% ist ein Übergang in ein Anfallsleiden zu beobachten, 10% bei komplizierten Fieberkrämpfen.

Merke

Bei komplizierten Infekt- und Fieberanfällen beobachtet man wesentlich häufiger einen Übergang in ein Anfallsleiden als bei einfachen Fieberkrämpfen.

Neugeborenenkrämpfe

Ätiologie. Neugeborenenkrämpfe können die verschiedensten Ursachen haben:

- Hirnblutungen (Subarachnoidalblutungen → tonisch-klonische Anfälle, hohe Frequenz)
- Hypoxie
- Infektionen
- Hypokalzämie
- Stoffwechselerkrankungen, u.a. Hypoglykämie
- Hirnfehlbildungen
- benigne familiäre Neugeborenenkrämpfe (s.u.)

Klinik. Die Symptomatik ist sehr variabel und die Prognose abhängig von der Ursache (25% sterben, 10% entwickeln eine Residualepilepsie).

Therapie. Therapie des Grundleidens und symptomatisch.

Benigne familiäre Neugeborenenkrämpfe („5th day fits")

Ätiologie. Autosomal-dominanter Erbgang, tonisch-klonische Krämpfe (3.–7. Lebenstag). In 10% d.F. entwickeln die Kinder eine Epilepsie.

Klinik und Prognose. Klonische, apnoische oder tonische Anfälle, meistens sistieren die Anfälle).

Therapie. Bei rezidivierenden Anfällen Therapieversuch mit Vitamin B_6.

17.3.2 Epilepsien

Ätiologie. Diese chronisch-rezidivierenden Krampfanfälle werden durch zerebrale Funktionsstörungen hervorgerufen.

Ätiopathogenetisch kommen verschiedene Ursachen in Frage:

- genetische und konstitutionelle Faktoren
- hirnorganische Defektzustände, z.B. nach Traumen, Asphyxie, Hirnblutung, Meningitis, Enzephalitis u.a.
- Hirnfehlbildungen (Phakomatosen, zerebrale Gefäßfehlbildungen)
- Chromosomenaberrationen (Klinefelter-Syndrom, Triple-X-Zustände)
- degenerative Hirnerkrankungen (Neurolipidosen, Hirnsklerose)

Klinik. Die Symptomatik hängt vom jeweiligen Anfallstyp ab (Tab. 15.42).

Diagnostik. Neurologische Untersuchung, EEG (**Cave:** Normalbefund schließt Epilepsie nicht aus) und allgemeine Laboruntersuchung.

Differentialdiagnose

- **Respiratorische Affektkrämpfe:** Sie treten im 1.–4. Lebensjahr auf und werden meist durch starkes Weinen, Schmerz und Zorn ausgelöst. Durch Hyperventilation kommt es zu zerebraler Hypoxie, Zyanose und Bewusstlosigkeit mit Atemstillstand in Exspirationsstellung. Dabei können gelegentlich eine tonische Starre der Muskulatur oder einzelne Kloni auftreten. Die Anfälle enden meistens innerhalb 1 min und hinterlassen deshalb keine bleibenden Schäden. Das EEG zeigt keine bleibenden Veränderungen. Die Affektkrämpfe haben eine gute Prognose und treten nach dem 5. Lebensjahr nicht mehr auf.
- **Synkopen:** Vasovagale, orthostatische oder Reflexsynkopen bei Schrecksituationen sind abzugrenzen.
- **Pavor nocturnus:** Nächtliche Angstzustände kommen häufig bei 4–7-Jährigen vor und äußern sich v.a. im ersten Schlafdrittel in Form einer Durchschlafstörung: Die Kinder fahren

Tab. 15.42: Anfallstypen und Symptome

Anfallstyp	Alter	Symptome	EEG
primär generalisierte Anfälle			
Grand Mal	häufig ab dem 8. Lebensjahr und bei Adoleszenten	plötzlich auftretender Bewusstseinsverlust ohne Aura mit tonisch-klonischen Krämpfen, oft verbunden mit Speicheln, Zungenbiss, Einnässen und Nachschlaf; oft nach Erwachen aus dem Schlaf	Spikes oder Sharp-Waves mit rascher Frequenz und rasch ansteigender Amplitude
Petit Mal (altersgebunden) • myoklonisch-astatische • Absencen, pyknoleptische Anfälle	 • Kleinkinder • Schulkinder	 • Sturzanfälle, davor häufig Einknicken, Taumeln, Gesichtsmyoklonie, ohne Bewusstseinsverlust; oft Status epilepticus • Unterbrechung jeglicher Tätigkeit, keine Reaktion auf Ansprechen, oft verbunden mit Myoklonie, Automatismen, Einnässen; Amnesie für die Dauer der Absence; Anfallsdauer wenige Sekunden bis zu 100-mal/d	 Spike-Wave(S/W)-Variantenmuster 3/s-S/W-Varianten
juvenile myoklonische Epilepsie, Syn.: Impuls-Petit-Mal	Jugendliche	einzelnes oder salvenartiges Kopf-Schulter-Arm-Schleudern, häufig bilateral symmetrisch, ohne Bewusstseinsverlust; Anfallsdauer: 2–3 s	Poly-S/W-Variantenmuster
generalisierte Anfälle fokaler Genese			
Grand Mal fokaler Genese	jedes Kindesalter	meist nach Aura tonisch-klonische Anfälle mit Seitenbetonung, oft Initialschrei, oft im Schlaf	langsame rhythmische 4–7-Hz-Wellen über der Herdregion daneben häufig niederamplitudige hochfrequente Aktivität
BNS-Krämpfe (West-Syndrom)	meist Säuglinge	bedingt durch prä- u. perinatale Hirnschädigung (z. B. PKU), 30% d. F. sterben bis zum 3. Lj. **B**litzkrämpfe: blitzartiges Zusammenfahren d. Körpers **N**ickkrämpfe: Beugen des Kopfes **S**alaamkrämpfe: grußähnliche Bewegung	Hypsarrhythmie (1–7/s)
Lennox-Syndrom	meist Kleinkinder	tonisch-astatische, myoklonische, tonisch-klonische Petit-Mal-Anfälle, atypische Absencen	langsame Aktivität mit Spike-Wave-Komplexen über der Frontozentralregion

Tab. 15.42: *Fortsetzung*

Anfallstyp	Alter	Symptome	EEG
fokale Anfälle (Partialanfälle)			
Jackson-Anfälle • motorische Herdanfälle	• Klein- und Schulkind	• fokale Myoklonie ohne tonische Verkrampfung (meist halbseitig), gelegentlich mit Ausbreitungstendenz; ohne Bewusstseinseintrübung, postiktale Halbseitenlähmung (Todd-Lähmung)	hypersynchrone Aktivität im Bereich des Fokus, niederamplitudige Rhythmisierung rascher und langsamer Wellen, zentrotemporale Spikes
• sensorische Herdanfälle	• sehr selten im Kindesalter	• plötzliches Taubheitsgefühl oder Parästhesien; auch auditive, optische, gustatorische oder olfaktorische Symptome	
Adversivanfälle	sehr selten im Kindesalter	paroxysmale tonische Blick- und Kopfwendung, evtl. auch Rumpfdrehung	
komplexe Partialanfälle (psychomotorische Anfälle, Dämmerattacken, Temporallappenanfälle)	Kindesalter	nach Aura (Angstgefühl, vegetative Symptome) paroxysmale Eintrübung unterschiedlichen Grades; absencenähnlich bei Kleinkindern, bei älteren Kindern oft motorische Automatismen	Theta- und Delta-Wellen
Rolando-Epilepsie	2–12 Jahre	häufige Epilepsie im Kindesalter; sensomotorischer Herdanfall mit sensiblen Störungen und tonisch-klonischen Krämpfen der Gesichts-, Kau- und Schlundmuskulatur; meist im Schlaf bei erhaltenem Bewusstsein; Tendenz zu Generalisierung; in 98% d. F. Rückbildung bis zur Pubertät	zentrotemporales Sharp-Wave-Muster

plötzlich schreiend aus dem Schlaf (Non-REM) hoch, sind verwirrt, ängstlich und bewusstseinsgetrübt. Der Pavor nocturnus kann mit komplexen Partialanfällen verwechselt werden, zeigt jedoch keine pathologischen EEG-Veränderungen.

Komplikationen. Gefahr der zerebralen Hypoxie und des Hirnödems im Status epilepticus.

Therapie. Im akuten Anfall Freihalten der Atemwege, Schutz vor Verletzungen, medikamentös mit Diazepam oder Clonazepam.

17.4 Geistige Behinderung

☞ Psychiatrie, Kap. 7

Martin-Bell-Syndrom (Fragiles-X-Syndrom)

Häufigste genetisch bedingte Form der unspezifischen geistigen Behinderung, die überwiegend im männlichen Geschlecht auftritt. Ätiologisch findet man eine fragile Stelle im langen Arm des X-Chromosoms. Die Kinder sind häufig großwüchsig, hyperaktiv, unkonzentriert und sprachentwicklungsretardiert.

17.5 Fehlbildungen

Hydrozephalus, Spina bifida

☞ Neurologie, Kap. 3.1

17.6 Neurokutane Syndrome (Phakomatosen)

☞ Neurologie, Kap. 3.1

17.7 Heredodegenerative Systemerkrankungen

Spinale Muskelatrophien

☞ Neurologie, Kap. 4.3.1

Bei diesen Erkrankungen handelt es sich um erbliche Degenerationen der α-Motoneuronen im Vorderhorn mit konsekutiver Muskelatrophie und -schwäche. In Tab. 15.43 ist die Klassifikation der spinalen Muskelatrophie im Kindesalter zusammengefasst. Typischerweise findet sich keine Erhöhung der CK. Drei wichtige Formen der (proximal) spinalen Muskelatrophien (SMA) können unterschieden werden. Tab. 15.44 fasst wichtige Merkmale zusammen.

Spinozerebellare Friedreich-Ataxie

Ätiologie. Diese autosomal-rezessiv vererbte Erkrankung beginnt meist im Schulalter und beruht auf einer isolierten Degeneration der spinozerebellaren, kortikospinalen und der Hinterstrangbahnen.

Klinik. Gangunsicherheit, skandierte Sprache, Nystagmus, Muskelhypotonie, positiver Babinski-Reflex mit abnehmenden Muskeleigenreflexen und gestörter Tiefensensibilität. Im weiteren Verlauf bilden sich Skelettdeformierungen (Hohlfuß,

Tab. 15.43: Klassifikation der spinalen Muskelatrophie im Kindesalter

Typ		Manifestationsalter, Verlauf	Vererbung
I	proximale SMA		
	• Typ I (Werdnig-Hoffmann)	1. Lebensjahr, rasch progredient	AR
	• Typ II (intermediäre SMA)	1. Lebensjahr, chronischer Verlauf	AR
	• Typ III (Kugelberg-Welander)	Kindesalter, chronischer Verlauf	AR
II	distale SMA der oberen Extremität	2. Dekade, langsam progredient	AD
III	SMA mit diaphragmaler Schwäche	Neugeborene, rasch progredient	
IV	SMA mit Arthrogrypose u. Knochenfrakturen	in utero, Frakturen bei Geburt	AR
V	SMA mit olivopontozerebellärer Atrophie	1. Lebensjahr, rasch progredient	AR
VI	infantile SMA mit Kontrakturen	Neugeborene, rasch progredient	XR

Skoliose), Demenz, Blasen- und Mastdarminkontinenz aus.

Therapie. Nicht bekannt; die meisten Patienten sterben vor dem 20. LJ.

17.8 Erkrankungen peripherer Nerven

Hereditäre sensomotorische Neuropathie (HMSN)

Unter dem Begriff HMSN fasst man eine Gruppe von genetisch bedingten Krankheiten zusammen, bei denen die peripheren Nerven langsam degenerieren. Dabei sind die motorischen Neurone stärker betroffen als die sensorischen. Als klassischer Vertreter der HMSN soll hier nur die neurale Muskelatrophie Charcot-Marie-Tooth besprochen werden.

Neurale Muskelatrophie Charcot-Marie-Tooth (HMSN Typ I)

Ätiologie. Im Alter von 5–15 Jahren kommt es bei variablem Erbgang (meist autosomal-dominant) durch Degeneration der Hinterstränge und peripheren Nerven (bes. N. peroneus) zur Manifestation dieser Erkrankung.

Klinik. Steppergang (Peroneuslähmung) und Atrophie der distalen Extremitätenmuskulatur (Storchenbeine) sind erste Zeichen dieser langsam fortschreitenden, gelegentlich persistierenden Form der Muskelatrophie.

Therapie. Symptomatisch.

17.9 Traumatische Schäden des Nervensystems

☞ Neurologie, Kap. 3.5 und 4.5

Eine Traumatisierung des Nervensystems kann zu zerebralen Blutungen (z. B. subduralen und epiduralen Hämatomen), zur Commotio bzw. Contusio cerebri, zum apallischen Syndrom und zur Querschnittslähmung führen.

Subdurales Hämatom

Ätiologie. Das akute subdurale Hämatom entsteht vorwiegend geburtstraumatisch, kann aber auch Folge einer postnatalen traumatischen Einwirkung (oft bei Kindesmisshandlung) sein. In einem Teil der Fälle liegt eine Ruptur der in den Sinus longitudinalis einmündenden Venen (Brückenvenen) vor, in anderen Fällen spielen auch hypoxisch bedingte Gefäßwandschäden in Ver-

Tab. 15.44: Proximal spinale Muskelatrophien

	Werdnig-Hoffmann (Typ I)	Intermediärform (Typ II)	Kugelberg-Welander (Typ III)
Häufigkeit	25%	50%	25%
Beginn	pränatal	ab dem 1. Lj.	2. Lj. bis Erwachsene
Schwäche	beinbetont, Froschhaltung, Trinkschwäche, typisches Faszikulieren der Zunge	beinbetont, kein Stehen und Gehen, Skoliose	proximal-beinbetont, Watschelgang, Probleme beim Rennen und Treppensteigen, evtl. Skoliose
Tremor	–	+	+++
Faszikulationen	+	+	+
Verlauf	progredient	leicht progredient	leicht progredient
Therapie	symptomatisch	symptomatisch	symptomatisch
Prognose	Tod im 1. Lj. (resp. Insuff.)	Tod im 2. Lebensjahrzehnt	abhängig von Komplikationen (Pneumonie)
Sonstiges	schwache Kindesbewegung intrauterin, EMG: hochamplitudig breite Aktionspotentiale		

bindung mit Gerinnungsstörungen eine Rolle. Subakute und chronische Verläufe sind möglich.

Klinik. Zunehmende Hirndruckzeichen, insbesondere Vorwölbung der großen Fontanelle, Vigilanzstörung mit homolateraler Ophthalmoplegie und kontralateraler Hemiparese. Beim chronischen subduralen Hämatom können folgende Befunde vorliegen: Trinkschwierigkeiten, anomales Schädelwachstum, Krampfanfälle, Netzhautblutung.

Diagnostik. Bildgebende Verfahren (CT: sichelförmige Hyperintensität).

Therapie. Druckentlastung durch Drainieren und operative Hämatomausräumung.

Epidurales Hämatom

Ätiologie. Als Folge eines gedeckten Schädel-Hirn-Traumas kann es in jedem Lebensalter zu einer arteriellen Blutung (meist A. meningea media) zwischen Dura und Schädelkalotte kommen.

Klinik. Kardinalsymptome sind: Anisokorie (homolaterale Mydriasis in Folge Druckschädigung des N. oculomotorius), Bewusstseinsverlust, Hirnnervenausfälle, Hirndrucksymptomatik und kontralaterale Hemiparese.

Diagnostik. EEG und Computertomogramm (bikonvexe Hyperintensität).

Therapie. Sofortige operative Hämatomausräumung.

17.10 Entzündliche Erkrankungen des Nervensystems

Bakterielle und abakterielle Meningitiden

☞ Kap. 4.8 und Innere Medizin, Infektionskrankheiten, Kap. 3.5. Zu den typischen Liquorbefunden: ☞ Neurologie, Kap. 3.4

Enzephalitis

Ätiologie. Die Enzephalitis (Entzündung des Gehirns) kann allein oder gemeinsam mit einer Meningitis (→ Meningoenzephalitis) auftreten. Sie kann entweder durch eine direkte Hirninfektion oder postinfektiös durch eine Immunantwort auf spezielle Keime entstehen (☞ Tab. 15.45).

Klinik. Kopfschmerzen, Fieber, Meningismus und zerebrale Dysfunktion (neurologische Auffälligkeiten der Motorik, Bewusstseinsstörung, Krämpfe, Halluzinationen).

Diagnostik. Eindeutig sichere Diagnose nur durch Hirnbiopsie möglich. Liquorpunktion (AK-Nachweis, reaktive Pleozytose, Lymphozytose, Eiweiß ↑), Erregerkultur (nur manchmal möglich), EEG.

Therapie. Gabe von Antikonvulsiva, Überwachung und Steuerung des erhöhten Hirndrucks. Nur gegen wenige Erreger gibt es eine spezifische Behandlung (Herpes → Aciclovir).

Tab. 15.45: Ursachen einer Enzephalitis

	infektiöse Enzephalitis	postinfektiöse Enzephalitis
Viren	• Herpes simplex • Enteroviren • Masern • Mumps • Röteln • Varicella Zoster • ZMV • EBV • Tollwut • Influenza • FSME	• Masern* • Mumps* • Röteln* • Varicella Zoster • EBV • Influenza* • Hepatitis A
Bakterien	• Treponema pallidum • Brucella spp. • Borrelia burgdorferi • Rickettsia spp.	• Bordetella pertussis* • Mycoplasma pneum. • Clostridium tetani* • Legionella pneumophila
Protozoen	• Toxoplasma gondii • Plasmodium spp. • Trypanosomas	

* Postimmunisierungs-Enzephalitiden (Syn.: perivenöse Enzephalitis, bei der insbesondere die weiße Hirnsubstanz betroffen ist)

Hirnabszess

Ätiologie. Hämatogen, fortgeleitet oder durch eine offene Gehirnverletzung kann es zur Abszessbildung kommen. Bei Bronchiektasen, Pneumonien, Endocarditis lenta oder Amöbiasis entwickeln sich gehäuft hämatogene Hirnabszesse.

Klinik. Man unterscheidet akute und chronische Formen:

- **akute Hirnabszesse** → meningitische Symptome (Kopfschmerz, Nackensteife, Bewusstseinstrübung etc.) und evtl. zusätzlich Herdsymptome
- **chronische Abzesse** → Herdsymptome und epileptische Anfälle. Meningitische Zeichen fehlen oft, ebenso die laborchemischen Befunde.

Diagnostik

- Liquor: meist steril mit Eiweißerhöhung und mäßiger Pleozytose
- Labor: Entzündungsparameter (BSG-Erhöhung, Leukozytose) können fehlen.
- EEG: zeigt Allgemeinveränderungen, einen ausgeprägten Verlangsamungsherd und epileptische Potentiale
- CCT: Nach Kontrastmittelgabe stellt sich eine Ringstruktur dar.
- MRT: weist die höchste Sensitivität auf.

Therapie. Aspiration und Drainage des Abszesses sowie Antibiose (besonders gegen Anaerobier u. Staphylococcus aureus).

Polyradikulitis und Neuritis

☞ Neurologie, Kap. 5.1

17.11 Vaskuläre Erkrankungen des Gehirns

☞ Neurologie, Kap. 3.6

17.12 Erkrankungen der Muskulatur

Muskeldystrophien

Es handelt sich um degenerative Erkrankungen der quergestreiften Muskulatur. Die degenerierten Muskelfasern werden durch Bindegewebe und Fett ersetzt.

Muskeldystrophie Typ Duchenne (maligne Beckengürteldystrophie)

☞ Neurologie, Kap. 4.3

Sie tritt mit einer Häufigkeit von 1:5000 auf. X-chromosomal-rezessiv vererbte Myopathie mit Schwäche und Atrophie der Muskeln an Gliedmaßen und Rumpf, die im Kindesalter beginnt und langsam fortschreitet. Es kommt häufig zu Kontrakturen. Vor dem 13. Lebensjahr sind die Betroffenen gehunfähig. Die Lebenserwartung liegt bei 20 Jahren (pulmonale und kardiale Insuffizienz).

Therapie. Symptomatisch, Physiotherapie, operative Korrektur von Kontrakturen, ggf. Langzeittherapie mit Prednisolon.

Myositis

Ätiologie. Myositiden sind entzündliche Erkrankungen der Muskulatur, genauer des gefäßführenden interstitiellen Bindegewebes. Man unterscheidet primäre (autoimmunologische?) und sekundäre Myositiden (bedingt durch Bakterien, Viren, Parasiten, Pilze). Wichtige Formen sind die Dermatomyositis und die **Polymyositis.** Letztere kommt sehr selten vor.

Die **Dermatomyositis („Lilakrankheit")** ist autoimmunologisch bedingt und betrifft Kinder um das 10. Lebensjahr und gehäuft 30–50-jährige Frauen. Sie kann auch paraneoplastisch und postinfektiös entstehen. Da es sich um eine generalisierte Entzündung des Mesenchyms handelt, sind neben der Muskulatur auch die Haut und innere Organe betroffen (Herz, Nieren, Lunge).

Klinik. Ödematöse Verdickung der Haut und des Unterhautfettgewebes. Proximal betonte Schwäche mit Schmerzen. Das Gesicht ist lilabläulich gefärbt, evtl. mit Schmetterlingserythem.

Diagnostik. Muskelbiopsie. Typischerweise sind die Muskelenzyme im Serum erhöht.

Therapie. Kortikoide, Immunsuppressiva, Plasmapherese und Krankengymnastik können die schlechte Prognose (30% Mortalität in den ersten 2 Jahren) bessern.

Myasthenia gravis

☞ Neurologie, Kap. 6.7

Bei diesem Krankheitsbild kommt es durch Bildung pathologischer Autoantikörper zur Blockierung und Zerstörung der Acetylcholinrezeptoren (AChR). Möglicherweise spielen AChR-spezifische T-Lymphozyten eine Rolle, die bei Thymomen oder im Rahmen einer Thymushyperplasie im Thymus synthetisiert werden und in der Peripherie die Bildung von AChR-AK induzieren. Die Folge ist eine Störung der neuromuskulären Überleitung. Es kommt zu fluktuierender Ermüdbarkeit der Haltearbeit leistenden Muskeln (z.B. Lidheber) und belastungsabhängiger Muskelschwäche.

Passagere neonatale Myasthenie. Bei etwa 10% der Kinder myasthenischer Mütter kommt es durch transplazentare Übertragung der AChR-AK zu einer transitorischen Myasthenie. Kennzeichnend sind Muskelhypotonie, Saug- und Trinkschwäche und Ptose bei oder kurz nach der Geburt. Die Erkrankung dauert selten länger als 5 Wochen und heilt vollständig aus. Zur Therapie werden Cholinesteraseblocker eingesetzt.

17.13 Tumoren des Nervensystems

Unter den kindlichen Tumoren stehen ZNS-Tumoren mit 10–15% nach den Leukämien an 2. Stelle. **Die häufigsten ZNS-Tumoren sind der Reihe nach:**

- Kleinhirnastrozytom 50% d.F. (häufigster benigner Tumor)
- Medulloblastom 20% d.F. (häufigster maligner Tumor)
- Ependymom 10% d.F.
- Kraniopharyngeom 8% d.F.

Frühsymptome raumfordernder Prozesse im Gehirn sind Kopfschmerz, epileptische Anfälle und psychische Veränderungen.

Im fortgeschritteneren Stadium kommt es zu der „Hirndruck-Trias“: Kopfschmerzen, Erbrechen und Stauungspapille.

Zusätzlich zu dieser allgemeinen Symptomatik finden sich Symptome, die vom Sitz des Tumors bestimmt werden.

Kleinhirnastrozytom

Ätiopathogenese. Das gutartige Gliom wächst langsam in die Kleinhirnmitte, ist gut abgrenzbar und neigt zu Kalkeinlagerung und Zystenbildung, in die es bluten kann.

Häufigkeit. Es handelt sich um den häufigsten Hirntumor des Kindes- und Jugendalters mit einem Häufigkeitsgipfel im 8. Lebensjahr.

Klinik

- Kopf- und Nackenschmerzen, Erbrechen
- vorwiegend ipsilaterale zerebrale Symptome (Ataxie mit Falltendenz, Hypotonie der Muskulatur, der Kopf wird nach der Seite des Tumors gehalten, Nystagmus)

Diagnostik. MRT mit KM (hypo-/isodense RF mit zystischen und verkalkten Anteilen), MRT auch vom Spinalkanal.

Therapie. OP.

Prognose. 90% Heilungsrate.

Medulloblastome, Syn.: primär neuroektodermaler Tumor (PNET) des Kleinhirns

Ätiopathogenese. Medulloblastome sind undifferenzierte embryonale Tumoren, die von primitiven, pluripotenten Zellen abstammen. Sie wachsen infiltrativ vom Boden oder Dach des IV. Ventrikels in die Nachbarschaft.

Häufigkeit. Medulloblastome stellen 20% der kindlichen Hirntumoren (zweithäufigster Hirntumor im Kindesalter); Häufigkeitsgipfel bei 5 J.; m:w = 2:1.

Klinik

- Hirndruckzeichen und Kleinhirnsymptome
- Pyramidenbahnzeichen und Lähmung des V. u. VII. Hirnnervs bei Hirnstammbefall
- Hydrozephalus
- Abtropfmetastasen via Liquor in den Spinalkanal
- extrakranielle Metastasen (5%): Knochenmark, Lungen, Lymphknoten

Therapie. OP + Nachbestrahlung, Chemotherapie.

Prognose. 50% Heilungsrate.

Ependymom

Ätiopathogenese. Langsam wachsender Tumor, der sich vom Ventrikelependym herleitet. Gelegentlich kommt es zur malignen Entartung und

Metastasierung (→ anaplastisches Ependymom Grad III). Histo: Neigung zur rosettenförmigen Zusammenlagerung.

Häufigkeit. Ca. 10% der kindlichen Hirntumoren; dritthäufigster Tumortyp nach Astrozytomen und Medulloblastomen; vornehmlich Kleinkinder.

Klinik
- zerebrale Lähmungen, Krämpfe, Sprach- und Wahrnehmungsstörungen
- spät auftretende Hirndrucksymptomatik
- Zystenbildung, Verkalkungen

Diagnostik. CCT und MRT. Liquor (eventuell Tumorzellen).

Therapie. OP und Nachbestrahlung, Chemotherapie.

Prognose. Rezidivneigung.

Kraniopharyngeom
Ätiopathogenese. Benigner dysontogenetischer Tumor, der sich aus Resten des Ductus craniopharyngeus (Rathke-Tasche) im Sellabereich (meist supraselläг) entwickelt. Wächst ausschließlich verdrängend und langsam. Histologisch finden sich Zysten mit grünbraunem, cholesterinreichem Inhalt.

Häufigkeit. 8% aller Hypophysentumoren, die sich oft vor dem 20. LJ entwickeln.

Klinik
- hypophysär-hypothalamische Störungen (Diabetes insipidus, Hypothyreose, Minderwuchs)
- Chiasmasyndrom (bitemporale Hemianopsie)
- Verschlusshydrozephalus (Kopfschmerzen und Erbrechen)

Diagnostik. Rö-Schädel (Verkalkungen), CCT und MRT.

Therapie. OP, evtl. Substitutionstherapie.

Hirnstammgliom
Gliom ist ein Sammelbegriff für alle von der Neuroglia ausgehenden ZNS-Tumoren (z. B. Glioblastome, Astrozytome u. a.).

Klinik. Bei den sehr bösartigen Hirnstammgliomen finden sich je nach Lokalisation (Medulla, Brücke, Mittelhirn) Kleinhirnsymptome, häufig doppelseitige Hirnnervenlähmungen, Gangstörungen und Pyramidenbahnsymptome.

Therapie. Hochvolt-Bestrahlung (in 10–20% Symptomfreiheit).

Prognose. Schlecht.

Spinale Tumoren
Definition und Klinik. Die im Rückenmark wachsenden Tumoren sind selten. Meist handelt es sich um Meningeome, Neurinome und intramedulläre Gliome, mit Lokalisation im Zervikal- od. Thorakalbereich.

Therapie. Die Therapie erfolgt operativ oder mittels Bestrahlung.

17.14 Infantile Zerebralparese (= ICP, Little-Krankheit)

Ätiopathogenese. Motorische Störung, die durch eine Schädigung des unreifen Gehirns bedingt ist und keine Progredienz aufweist.

Häufigkeit. 2/1000 Lebendgeburten.

Klinik. Die ICP ist keine einheitliche Erkrankung, sondern ein Symptomenkomplex. Folgende Untergruppen werden unterteilt:
- **beim Reifgeborenen:** in 30% d. F. nach schwerer Asphyxie oder Schock, in 40% d. F. nach ischämischer Läsion im 3. Trimenon, in 15% d. F. genetisch entstanden und in 15% d. F. idiopathisch.
- **beim Frühgeborenen:** periventrikuläre Leukomalazie, periventrikuläre Parenchymdefekte nach Blutung.

Klinisch unterscheidet man eine beinbetonte Form (Diplegie → Beine schwerer betont als Arme), eine tribetonte Form (Beine und ein Arm schwer betroffen), eine seitenbetonte Form (Extremitäten einer Seite schwerer betont als die Gegenseite) und eine komplette Form (Arme und Beine gleich stark oder Arme schwerer als Beine betont).

- **spastische Hemiparese:** typische CP des Reifgeborenen, die durch Gefäßverschlüsse meist Ende des 3. Trimenons entstehen. Beim Frühgeborenen ist die CP meist durch peri- und neonatale Blutungen bedingt.
- **spastische Tetraparese:** typische CP des Frühgeborenen; 1,2/1000 Lebendgeburten
- **ataktische CP:** vorwiegend bei Reifgeborenen, ätiologisch unklar. Häufig progrediente Erkrankung
- **dyskinetische CP:** vorwiegend bei Reifgeborenen, in 70% d. F. hypoxisch-ischämische Enzephalopathie, langsam progredient

Diagnostik. Die Diagnose erfolgt i. d. R. im Rahmen der Vorsorgeuntersuchung (Anamnese hinsichtlich Schwangerschaft und Geburt, intellektueller und motorischer Entwicklung); Sonographie, Rö-Schädel (Größen- und Formänderungen), EEG (herdförmige Veränderungen), CCT und MRT.

Therapie. Kinder mit ICP sind schwerbehindert, daher muss die Therapie interdisziplinär ausgerichtet sein: Krankengymnastik, Medikamente (Baclofen, Botulinumtoxin), ggf. operative Versorgung von Kontrakturen u. a.

18 Sozialpädiatrie

18.1 Mortalität und Morbidität im Kindesalter

Säuglingssterblichkeit

Die meisten Säuglinge versterben im 2.–4. Lebensmonat. Die Inzidenz beträgt 1–2 Kinder auf 1000 Lebendgeborene. Häufigste Ursache ist die Frühgeburt. Folgende Faktoren beeinflussen die Säuglingssterblichkeit:

- **Geburtsgewicht:** Je niedriger das Geburtsgewicht, desto höher die Mortalität.
- **Geschlecht:** Knaben sterben häufiger als Mädchen.
- **Erstgeborene** sind geringfügig häufiger betroffen.
- **Familienstand:** Das Mortalitätsrisiko im Säuglingsalter steigt laut IMPP, wenn die Mutter alleinstehend ist.
- **Alter der Mutter:** unter 18 und über 40
- **Schwangerschaftsdauer:** Frühgeborene haben eine höhere Sterblichkeit.

Kindersterblichkeit

Die Kindersterblichkeit ist weniger vom sozialen Umfeld abhängig, sondern in über 40% durch Unfälle bedingt. An 2. Stelle folgen die Malignome.

Kindermorbidität

Die Morbidität, also die Erkrankungsrate, wird im Kindesalter bis zu 80% durch Infektionen (insbesondere der Atemwege), zu ca. 9% durch Unfälle und zu etwa 5% durch Verhaltens- und Entwicklungsstörungen bestimmt.

18.2 Prävention

18.2.1 Untersuchungen zur Krankheitsfrüherkennung im Kindesalter

☞ Kap. 1

Die Untersuchungen zur Krankheitsfrüherkennung im Kindesalter beginnen bereits mit der konsequenten Mutterschaftsvorsorge und dem Mutterschutz.

Bei Neugeborenen werden durchgeführt: U1- und U2-Untersuchung, gesetzlich vorgeschriebene Schilddrüsen- und Stoffwechseluntersuchungen, Beginn der Blutungs- und Rachitisprophylaxe), Credé-Prophylaxe (zur Verhinderung der gonorrhoischen Blenorrhö).

Bei Säuglingen und Kleinkindern erfolgen die Vorsorgeuntersuchungen U3–U9 und die Schutzimpfungen (☞ Impfschema, Kap. 8, Tab. 15.19). Die Rachitis- und Kariesprophylaxe wird fortgesetzt, daneben erfolgt eine Ernährungs- und allgemeine Gesundheitsberatung der Mütter.

18.2.2 Beratung und Gesundheitserziehung für bestimmte Altersgruppen

Der Arzt sollte für die Eltern Ansprechpartner in den verschiedenen Stadien der kindlichen Entwicklung sein. Während im Säuglingsalter die Grundlagen von Pflege und Ernährung im Mittelpunkt stehen, sind im Kleinkindalter die Entwicklung des Kindes in der Familie und im Kindergarten sowie die Aufklärung über Unfallgefahren und deren Verhütung wichtig.

Ab dem Schulalter sollten die Eltern über die Belastungs- bzw. Erholungsfähigkeiten des Kindes informiert werden, um eine Überforderung des Kindes zu vermeiden und die Fähigkeiten des Kindes optimal zu fördern. Darüber hinaus wichtig ist die sexuelle Aufklärung des Kindes durch Eltern und Schule, ebenso muss über die Gefahren von Drogen, Alkohol und Nikotin gesprochen werden, um durch Einsicht in die Problematik einem Missbrauch vorzubeugen.

18.2.3 Schulärztliche und zahnärztliche Aufgaben

Sowohl Schulärzte als auch Schulzahnärzte stehen als Angehörige des Gesundheitsamtes im Dienst der Gesundheitsüberwachung. Sie stellen den Gesundheitszustand bei der Einschulung fest und überwachen ihn. Falls ihnen Gesundheitsschäden auffallen, veranlassen sie die Behandlung. Weiterhin können sie seuchenhygienische Maßnahmen verordnen, z. B. Klassenschließung bei mehreren Salmonelleninfektionen.

18.2.4 Sport- und Berufsfähigkeit

Grundsätzlich sollte jedes gesunde Kind am Schulsport teilnehmen. Bei akuten oder chronischen Erkrankungen kann durch Entschuldigungsschreiben der Eltern bzw. ein Attest des Arztes das Kind (vorübergehend) vom Sport befreit werden.

Die Berufsfähigkeit wird anhand von Untersuchungen nach dem Jugendarbeitsschutzgesetz geprüft. Dabei stellt der Arzt fest, für welche Berufe ein Jugendlicher nicht geeignet ist, z. B. Epileptiker nicht als Flugpilot.

18.3 Das behinderte Kind

18.3.1 Definition

Behinderung ist „jede Beeinträchtigung, die das geschädigte Individuum erfährt, wenn man es mit einem nichtgeschädigten Individuum des gleichen Alters, Geschlechts und gleichem kulturellem Hintergrund vergleicht" (nach dem „Rehabilitationscode").

18.3.2 Rehabilitation

Verlieren Kinder bereits erworbene Funktionen durch Krankheit oder Unfall oder werden diese aufgrund einer Behinderung nicht erworben, so kann mittels Rehabilitationsmaßnahmen ein (erneutes) Erlernen dieser Funktionen gefördert werden.

18.3.3 Rechtsgrundlage der Rehabilitation und gesetzliche Aufgabenträger

Im Bundessozialhilfegesetz (BSHG) ist die Kostenübernahme für die Betreuung Behinderter geregelt. Zusätzliche Verordnungen finden sich in der RVO, dem Schwerbehindertengesetz und dem Rehabilitationsangleichungsgesetz. Träger sind die Sozial- und Rentenversicherung sowie Krankenkassen, Versorgungsämter (Bundesversorgungsgesetz) und die öffentliche Fürsorge mit Sozial- und Jugendhilfe.

18.3.4 Möglichkeiten der Rehabilitation spezieller Störungen

Die Möglichkeiten zur Behandlung von beispielsweise Hüftluxationen, Spaltbildungen des Gesichts und der Wirbelsäule sind wesentlich abhängig vom Zeitpunkt der Diagnosestellung. Je früher die Diagnose gestellt wird, desto besser sind in der Regel die Heilungsaussichten. Da oft Mehrfachbehinderungen vorliegen, sind eine umfangreiche Diagnostik und Therapie notwendig, die in eigens dafür ausgerichteten Diagnose- und Behandlungszentren optimal geleistet werden können.

18.4 Betreuung des sozial benachteiligten Kindes

18.4.1 Störungen der frühen Sozialentwicklung

Die Ursachen einer Störung der frühen Sozialentwicklung sind vielfältig. Im Wesentlichen liegen sie allerdings in der Umgebung des Kindes, der Mutter-Kind-Beziehung, einer etwaigen Behinderung, dem Familienstand und dem Alter der Mütter sowie den sozialen Strukturen. Die Behandlung der Störungen sollte in einer Änderung des sozialen Umfeldes und einer individuellen (psychotherapeutischen) Betreuung des Kindes bestehen. Gegebenenfalls kann die Einschaltung eines Vormundschaftsgerichtes zur Regelung der Vormundschaft, einer möglichen Adoption oder Heimunterbringung beitragen.

18.4.2 Kindesmisshandlung und Vernachlässigung

Kindesmisshandlungen finden sich weltweit in allen sozialen Schichten. Sie betreffen insbesondere Kinder bis zum 3. Lebensjahr, wobei die meisten Kinder jünger als ein Jahr sind. Die Dunkelziffer ist hoch und der Nachweis schwierig. Allerdings gibt es charakteristische Verletzungsmerkmale: streifenförmige, parallel angeordnete Hämatome deuten auf Schlagspuren hin, das Verteilungsmuster und Alter der Hämatome (Gesäß, Kopf – linksbetont bei Rechtshändern) und multiple Frakturen in verschiedenen Abheilungsstufen können weitere Hinweise liefern. Außerdem kann es zu subduralen Hämatomen und Traumatisierung des Abdomens mit Mesenterialeinriss, Kontusionen und Darmverletzungen kommen.

Oft widersprechen die ausgedehnten Befunde den bagatellisierenden Erklärungen der Eltern bzw. Pflegepersonen. Die Kinder weisen meist zusätzliche Zeichen der Vernachlässigung auf (Zeichen von Unterernährung, vernachlässigte Körperpflege, schlechter Allgemeinzustand) und zeigen Verhaltensauffälligkeiten (Ängstlichkeit, Schreckhaftigkeit). Für den Arzt oder Psychologen ist es oft schwierig, mit einer aggressiv-psychopathischen Pflegeperson ins Gespräch zu kommen, um so das Wiederholungsrisiko zu vermindern. Auch besteht für den Arzt ein Konflikt zwischen der Melde- und der Schweigepflicht. Zu überlegen ist außerdem, ob es für das Kind besser ist, in der Familie zu bleiben oder von ihr getrennt zu werden. Zur weiteren Betreuung können Beratungsstellen eingeschaltet werden.

19 Kinder- und Jugendpsychiatrie

☞ Psychiatrie, Kap. 7

20 Unfälle und akzidentelle Vergiftungen im Kindesalter

20.1 Unfälle

Säuglingsalter

Im Säuglingsalter sind der „Sturz vom Wickeltisch“ und das Ersticken die häufigsten Unfallursachen. Beim Sturz bestimmen Fallhöhe und Bodenbeschaffenheit das Ausmaß des Schädel-Hirn-Traumas und damit – neben dem klinischen Bild – das weitere diagnostische und therapeutische Vorgehen. Meist verlaufen derartige Unfälle ohne Komplikationen. Zu Erstickungsunfällen kommt es durch Strangulation und Fremdkörperaspiration.

Kleinkindalter

Der Bewegungsdrang und die Neugierde von Kleinkindern sind häufig die Ursache von Unfällen. So werden Gegenstände, Chemikalien und Tabletten in den Mund gesteckt, was zu gefährlichen Ingestions- und Vergiftungserscheinungen führen kann. Töpfe und Gefäße mit heißen Flüssigkeiten oder auch ein zu heißes Bad können schwere Verbrennungen/Verbrühungen verursachen. Wichtig sind die Aufklärung der Eltern über im Haushalt drohende Gefahren und deren Vermeidung.

Zu Erstmaßnahmen bei Verbrennungen gehören Entfernen der Bekleidung, Kühlung der verbrannten Haut mit kaltem Wasser, Schmerzbekämpfung und Abdecken der Wunden mit sterilen Tüchern. Nach der Neunerregel kann die Flächenausdehnung bestimmt werden, die für die Berechnung des Flüssigkeits- und Elektrolytersatzes von Bedeutung ist. Außerdem ist der Tetanusschutz zu überprüfen.

Beispiele für Vergiftungen im Kleinkindalter:

- Zigaretteningestion: < 2 Zigaretten (= 6 Stummel = Kippe) kann zu Übelkeit, Blässe, Tachykardie, Schwitzen, Apathie oder Unruhe führen. Größere Mengen führen zu einer zentralen Atemlähmung. Therapie: Aktivkohlesuspension
- Haarshampoo: Gefahr der Aspiration durch die Schaumbildung, wenn es zum Erbrechen kommt.
- Lampenöl und andere Brennstoffe: Durch Aspiration oder die toxischen Dämpfe kann es zum ARDS, Pneumonien und Atelektasen kommen.

Schulalter

In dieser Altersgruppe stehen Unfälle im Straßenverkehr, Stürze und Ertrinkungsunfälle im Vordergrund. Die Erste-Hilfe-Maßnahmen entsprechen denen beim Erwachsenen (ABC-Regel: Atemwege freimachen, evtl. beatmen, Bewusstsein prüfen, Zirkulation sichern).

20.2 Arzneimittelreaktionen bei Neugeborenen und Säuglingen

☞ Pharmakologie, Kap. 1.3

Die Pharmakokinetik bei Neugeborenen und Säuglingen wird durch die unzureichende Ausscheidungs- und Entgiftungsfunktion der Leber bzw. Niere, die verkürzte Lebenszeit der Erythrozyten, die relativ hohe Empfindlichkeit des Gehirns, den relativ hohen Wasserumsatz etc. beeinflusst. Die Dosierungsrichtlinien von Medikamenten müssen dieser besonderen Situation angepasst werden.

20.3 Plötzlicher Tod

☞ Rechtsmedizin, Kap. 1.9

Säuglingsalter: Plötzlicher unerwarteter Kindstod (sudden infant death syndrome, SIDS)

Ätiologie. Die Ätiologie ist unbekannt und der Obduktionsbefund unauffällig. Möglicherweise handelt es sich um eine zentrale Fehlregulation der Atem- und Herztätigkeit. Die Kinder versterben aus voller Gesundheit heraus (meistens nachts).

Ein erhöhtes Risiko besteht bei:

- Bedeckung des Kopfes durch Kissen oder Decke (größter Risikofaktor!)
- Knaben
- Frühgeborenen
- Kindern mit niedrigem Geburtsgewicht (< 2500 g)
- Kindern drogenabhängiger Mütter (auch Rauchen der Mutter während der Schwangerschaft!)
- Stillverzicht
- Mehrlingen
- Alter der Mutter < 20 J
- alleinlebender Mutter
- Kindern mit positiver Familienanamnese (z.B. SIDS bei Geschwistern)
- Bauchlage
- infektbelasteter kalter Jahreszeit ($^2/_3$ der Sterbefälle!)

Häufigkeit. Die häufigste Unfallursache mit tödlichem Ausgang ist im Säuglingsalter der plötzliche Kindstod (Gipfel: 2.–4. Lebensmonat). Betroffen sind durchschnittlich 0,5 von 1000 Lebendgeborenen (seit 1991 rückläufig, damals 2 von 1000).

Merke

Neben möglichen natürlichen Ursachen des Todes ist immer auch ein Tod aus nicht natürlichen Ursachen zu denken. L-Schein: immer unklare Todesursache!

Kindesalter

Die häufigsten Ursachen der Kindersterblichkeit jenseits des Säuglingsalters sind (in absteigender Häufigkeit):

- Unfälle
- maligne Erkrankungen
- Infektionen

20.4 Therapie akzidenteller Vergiftungen

20.4.1 Ingestionsunfälle

☞ Pharmakologie, Kap. 17.1

Interventionelle Maßnahmen

Magenentleerung. Die Kochsalzemesis kann bei Kindern > 6 Jahren angewendet werden (2 Essl. Kochsalz auf ein Glas Wasser). Sollte dieser Versuch erfolglos bleiben, muss wegen der Gefahr einer NaCl-Vergiftung eine Emesis erzwungen werden (**Cave:** keine Kochsalzemesis bei Kindern < 6 Jahren!). Die Apomorphin-Emesis kommt zur Anwendung, wenn z.B. eine Emesis erzwungen werden muss. Auch hier gilt die Einschränkung, bei Kindern < 6 Jahren das Erbrechen nicht mit Apomorphin einzuleiten. Als Goldstandard der Emesis gilt heute die Anwendung von **Ipecacuanha-Sirup.** Da bei Säuglingen unter 6 Monaten ein toxischer Effekt nicht eindeutig ausgeschlossen ist, ist hier Vorsicht angezeigt. Sollten die konservativen Maßnahmen versagen (oder kontraindiziert sein), muss eine Magenspülung durchgeführt werden.

Resorptionshemmung. Die Resorptionshemmung erfolgt im Kindesalter mittels **Kohlegabe** (Carbo medicinalis, max. 0,5 g/kg KG), auch nach Erbrechen oder Magenspülung, um etwaige Giftrückstände zu binden. Auch Abführmittel oder Paraffinöl können eingesetzt werden.

Antidote. Bei Laugen- bzw. Säureningestion ist die wesentlichste Maßnahme die **Verdünnung** mit reichlich Wasser, bei Säuren u.U. in Kombination mit Antazida, bei Laugen mit verdünnter Essigsäure; Milch darf nicht verabreicht werden, da sie emulgierend wirkt und die Resorption fettlöslicher Gifte sogar begünstigt. Grundsätzlich sollte vor unsachgemäßer Behandlung Kontakt mit der Giftzentrale aufgenommen werden, um das **spezifische Antidot** dort zu erfragen.

20.4.2 Vergiftungen durch Inhalationen

Durch Inhalation von Gasen und Dämpfen kann es zur Reizung der Schleimhäute bis hin zum gefährlichen Lungenödem kommen. Eine stationäre Einweisung sollte sofort erfolgen, da sich insbesondere das Lungenödem erst nach einer gewissen Latenzzeit ausbildet. Die Therapie besteht in hohen Dosen von Glukokortikoiden, strenger Bettruhe, Sauerstoffgabe, Codein (zur Unterdrückung des Hustenreflexes), Strophanthin und Diuretika.

20.4.3 Giftaufnahme durch Biss- und Insektenstichverletzungen

Nach direkter Giftzufuhr durch Biss oder Stich kann es zu lokalen oder systemischen Reaktionen kommen.

Erstmaßnahmen:

- Abspülen mit klarem, kaltem Wasser
- Entfernung des Stachels
- Ruhigstellung der Extremität bzw. des Patienten, um eine weitere Verbreitung des Giftes zu verhindern
- u.U. Schockbehandlung
- u.U. Gegengiftgabe
- möglichst sofortige Klinikeinweisung

023 IMPP-Fragen

16 Gynäkologie und Geburtshilfe

Gisela Fecker

Inhalt

1 Geschlechtsspezifische Entwicklung und ihre Störungen

1.1 Sexuelle Differenzierung

1.1.1 Normale Geschlechtsentwicklung

Das chromosomale Geschlecht, der **Karyotyp** (XX oder XY), wird bei der Befruchtung der Eizelle (X) durch ein Spermium (X oder Y) determiniert. Die primäre innere **Gonadenanlage** ist **indifferent.** Bei Abwesenheit eines Y-Chromosoms differenziert sie zu weiblichen Geschlechtsorganen: Die inneren **weiblichen Geschlechtsorgane** entstehen in der 4. Embryonalwoche aus den **Müller-Gängen.** Aus dem kranialen Abschnitt entstehen die Tuben. Die kaudalen Abschnitte verschmelzen zum Canalis uterovaginalis, aus dem sich Uterus und die oberen $^2/_3$ der Vagina bilden. Die Ovarien werden aus den Urkeimzellen, die aus dem Dottersack einwandern, und dem Mesenchym des Keimstranges gebildet. Das untere Drittel der Vagina entwickelt sich aus dem Sinus urogenitalis, der mit dem Müller-Gang verschmilzt. Klitoris, kleine und große Labien entwickeln sich aus Genitalhöcker, -falte und -wulst der indifferenten äußeren Genitalanlage.

1.1.2 Störungen der Geschlechtsentwicklung

Man unterscheidet nummerische und strukturelle Chromosomenaberrationen:

Bei **nummerischen Aberrationen** ist die Zahl der Chromosomen verändert. Zu nummerischen Aberrationen kommt es bei einer Fehlverteilung der Chromosomen während der Meiose oder während der ersten postzygotischen Teilung (Mitose). In letzterem Fall kommt es zur Ausbildung eines Mosaiks.

Bei **strukturellen Aberrationen** finden sich Veränderungen der Chromosomenstruktur, z.B. im Sinne einer partiellen Monosomie oder partiellen Trisomie bei unbalancierter Translokation.

Klinik. Die Ovarien sind rudimentär angelegt, Keimzellen fehlen (Stranggonaden/streak gonads). Bei weiblichem Phänotyp besteht eine primäre Amenorrhö mit Sterilität; aufgrund des Mangels weiblicher Geschlechtshormone sind die sekundären Geschlechtsmerkmale unterentwickelt (spärliche Schambehaarung).

Ullrich-Turner-Syndrom (UTS)

Ätiologie. Es liegt eine komplette gonosomale Monosomie mit Karyotyp 45,X0 oder ein Mosaik (mit evtl. unvollständiger Symptomatik) vor.

Klinik. Neben primärer Amenorrhö mit Sterilität finden sich Kleinwuchs, Genitalhypoplasie, Pterygium colli, Cubitus valgus, Pigmentnävi, tiefer Nackenhaaransatz, Herzfehler (insbesonders Aortenisthmusstenose) und andere Fehlbildungen.

Therapie. Indikation für eine Therapie mit Wachstumshormon. Evtl. Herzfehler müssen korrigiert werden. Zur Einleitung der Pubertät werden Östrogene verabreicht, später als zyklisches Präparat. Liegt ein Y-Anteil vor, muss nach evtl. Hodengewebe gesucht und dies entfernt werden.

Intersexualität

Definition. Bei Intersexualität finden sich Merkmale beider Geschlechter bei einem Individuum (Hermaphroditismus verus), oder das gonadale Geschlecht entspricht nicht dem Phänotyp (Pseudohermaphroditismus). Abzugrenzen ist die psychische Intersexualität (Transsexualität).

Die Begriffe Intersexualität, Hermaphroditismus verus und Pseudohermaphroditismus werden in der wissenschaftlichen Literatur zunehmend durch den Begriff: Disorders of Sex Developement (DSD), zu deutsch: Störung der Geschlechtsdeterminierung und -differenzierung mit zahlreichen Unterformen ersetzt. Auch in aktuellen Lehrbüchern und in den Fragen des IMPP wird jedoch die klassische Einteilung noch verwendet.

Hermaphroditismus verus

Ätiologie. Der Karyotyp dieser seltenen Erkrankung kann 46,XX oder 46,XY oder selten ein Mosaik sein.

Klinik. Es liegen Ovotestes (Ovarial- und Hodengewebe) vor. Das äußere Genitale ist zwittrig, meist sind Vagina, Uterus und Tuben angelegt.

Therapie. Die Ovotestes sollten wegen des Entartungsrisikos operativ entfernt werden.

Pseudohermaphroditismus masculinus

Ätiologie. Die **testikuläre Feminisierung** aufgrund einer angeborenen **Androgenresistenz** der Erfolgsorgane ist die häufigste Form des Pseudohermaphroditismus masculinus.

Klinik. Der Phänotyp ist weiblich mit weiblichem äußerem Genitale. Die „Vagina" (Sinus urogenitalis) endet blind. Uterus, Tuben und Ovarien fehlen, die Hoden finden sich in Ovarialposition. Auffällig ist das Fehlen der Scham- und Achselbehaarung (hairless woman), die auch bei weiblichen Individuen androgenabhängig ist.

Therapie. Entfernung der Hoden, Vaginalplastik, Östrogensubstitution, psychische Betreuung.

Differenzialdiagnosen. 5α-Reduktase-Mangel, Leydig-Zell-Hypoplasie. Das Genitale kann in der gesamten Bandbreite intersexuell ausgebildet sein.

Swyer-Syndrom („reine" Gonadendysgenesie)

Ätiologie. Der Karyotyp ist meist 46,XY. Die Gonadendysgenesie beruht auf dem Funktionsverlust des HY-Gens.

Klinik und Therapie. Der (weibliche) Phänotyp ähnelt dem UTS mit unterschiedlich starker Androgenisierung. Das Entartungsrisiko der Gonaden ist stark erhöht (Dysgerminom), eine operative Entfernung indiziert.

Pseudohermaphroditismus femininus

Ätiologie. Eine Form des Pseudohermaphroditismus femininus ist das **adrenogenitale Syndrom** (AGS) bei Mädchen (Häufigkeit 1 : 5000). Ursache des AGS ist ein Enzymdefekt der Cortisolsynthese (meist 21-Hydroxylase). Die niedrige Cortisolkonzentration bedingt vermehrte ACTH-Ausschüttung, Hyperplasie der Nebennierenrinde und wegen des Enzymdefekts verstärkte Synthese von Androgenen.

Klinik. Bei Mädchen kommt es zur Virilisierung: virilisiertes äußeres Genitale, Hirsutismus. Bei Knaben führt das AGS zu

Klinischer Fall

17-jährige Patientin, 179 cm, primäre Amenorrhö. Klinisch gute Brustentwicklung (Stadium 4 nach Tanner), fehlende Scham- und Axillarbehaarung, kaum ausgebildete Vagina, fehlender Uterus.
Diagnose: testikuläre Feminisierung.
Therapie: psychologische Betreuung, Versuch einer plastischen Rekonstruktion der Vagina, Entfernung der Hoden, Substitution mit Östrogenen

Pseudopubertas praecox. Das AGS kann mit oder ohne Salzverlust auftreten.

Therapie. Diese besteht in Cortisolsubstitution und operativer Genitalkorrektur. AGS ist Teil des Neugeborenenscreenings.

1.2 Anatomie und Funktion von Geschlechtsorganen und Brustdrüsen

1.2.1 Anatomie und Funktion

Der **Beckenboden** setzt sich zusammen aus:
- Diaphragma pelvis (M. levator ani)
- Diaphragma urogenitale (M. transversus perinei profundus)
- Schließmuskelschicht (M. bulbocavernosus, M. sphincter ani, M. transversus perinei superficialis, M. ischiocavernosus)

Zum **äußeren Genitale (Vulva)** der Frau gehören Mons pubis, große und kleine Labien, Klitoris, Vestibulum vaginae und Bartholini-Drüsen.

Zum **inneren Genitale** zählen Vagina, Uterus, Tuben und Ovarien. Die Grenze zu den inneren Geschlechtsorganen bildet das Hymen, das sich im Introitus vaginae befindet.

Die **Vagina** (Länge ca. 10 cm) ist mit einem nicht verhornenden, vierschichtigen Plattenepithel ausgekleidet, dessen Ausprägung zyklusphasenabhängig ist. Es ist mit Döderlein-Bakterien besiedelt, die das aus den abgeschilferten Zellen freigesetzte Glykogen spalten und so einen pH-Wert von 4 aufrechterhalten.

Der oberen $^{2}/_{3}$ des **Uterus** werden als Korpus, das untere Drittel als Cervix uteri, der in die Vagina reichende Teil als Portio uteri bezeichnet. Das Corpus setzt sich aus Myo- und Endometrium zusammen und ist von Peritoneum überzogen. Das Myometrium besteht aus glatter, zirkulär angeordneter Muskulatur. Das Endometrium besteht aus der Pars basalis, die bei der Menstruation erhalten bleibt, und der sich zyklusabhängig verändernden Pars functionalis, die bei der Menstruation abgestoßen wird. Der Uterus befindet sich normalerweise in Anteversio und Anteflexio (Versio: Neigung der Zervixachse gegenüber der Vaginalachse, Flexio: Neigung der Korpusachse gegenüber der Zervixachse).

Die **Tuben** bestehen aus Flimmerepithel, Muskelschicht und Peritoneumüberzug. Man unterscheidet den intramuralen, isthmischen und ampullären Teil.

Die **Ovarien** bestehen aus Mark und Rinde mit den Follikeln. Sie werden von Tunica albuginea und Peritoneum überzogen. Bei Geburt sind ca. 0,5 Mio. Eizellen vorhanden. In den Ovarien werden außerdem Östrogen und Progesteron gebildet.

Die **Mammae** bestehen aus Drüsen-, Fett- und Bindegewebe. Das Drüsenparenchym setzt sich aus 15–20 Lobi zusammen, die in Lobuli unterteilt sind. und jeweils einen Ausführungsgang besitzen.

1.2.2 Fehlbildungen von Geschlechtsorganen und Brustdrüsen

Fehlbildungen der weiblichen Geschlechtsorgane liegt meist eine Störung der Differenzierung der Müller-Gänge oder eine mangelhafte Kanalisierung der Organe zugrunde.

Hymenalatresie

Definition. Bei der **Hymenalatresie** (Hymen imperforatus) verschließt das Hymen die Vagina vollständig.

Klinik. Die Hymenalatresie wird meist erst in der Pubertät nach der **Menarche** symptomatisch mit rezidivierenden **menstruationsabhängigen Unterbauchschmerzen ohne Blutung.** Es kommt zu einem Rückstau des Blutes in die Vagina (Hämatokolpos), den Uterus (Hämatometra) bis in die Tuben (Hämatosalpinx).

Therapie. Therapeutisch wird die Querspaltung des Hymens durchgeführt.

Klinischer Fall

Bei einem 12-jährigen Mädchen kommt es alle 25–30 Tage zu starken Unterbauchbeschwerden, keine Menstruationsblutung. Hinter der Harnblase ist ein großer Tumor tastbar.
Diagnose: Hymenalatresie.
Therapie: Querspaltung des Hymens unter antibiotischem Schutz.

Mayer-von-Rokitansky-Küster-Hauser-Syndrom

Als **Mayer-von-Rokitansky-Küster-Hauser-Syndrom** bezeichnet man eine kongenitale Anomalie des weiblichen Genitales infolge **Hemmungsfehlbildung** der **Müller-Gänge.** Symptome sind Hypoplasie des äußeren Genitales, Vaginalaplasie, rudimentärer Uterus und daraus resultierend primäre Amenorrhö und Sterilität bei normal ausgeprägten sekundären Geschlechtsmerkmalen und XX-Karyotyp.

Doppelbildungen und Uterusfehlbildungen

Doppelbildungen bei fehlender Verschmelzung der Müller-Gänge können Vagina, Uterus oder beide Organe betreffen, die Spanne reicht vom Vaginalseptum bis zum Uterus duplex (☞ Abb. 16.1). Symmetrische Doppelanlagen sind meist symptomlos und werden erst bei Sterilitätsdiagnostik entdeckt, asymmetrische führen häufig zu Abflussstörungen.

Fehlbildungen der Mamma

Es existieren folgende Fehlbildungen von Brust und Brustdrüsen:

- **Amastie:** fehlende Brustdrüsen- und Mamillenanlage
- **Mammaaplasie:** vorhandene Mamille bei fehlender Drüsenanlage
- **Athelie/Dysthelie:** fehlende bzw. fehlgebildete Brustwarzen
- **Polythelie/Polymastie:** überzählige Brustwarzen/Brustdrüsen
- **Anisomastie:** unterschiedliche Größenentwicklung der Brüste
- **Mamma aberrata:** akzessorisches Drüsengewebe außerhalb der Brustdrüse. Bei Polymastie und Mamma aberrata besteht erhöhtes Entartungsrisiko.
- **Mammahyperplasie:** ernährungs- oder konstitutionsbedingtes überschießendes Wachstum

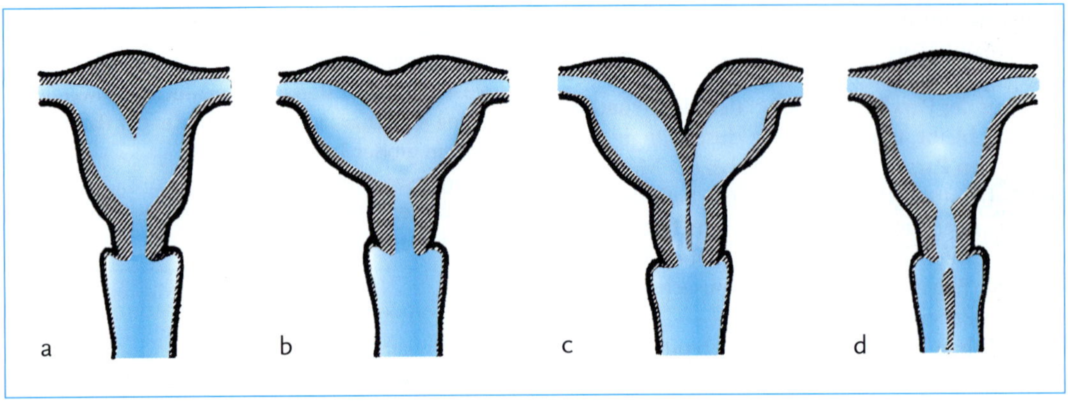

Abb. 16.1: Uterusfehlbildungen: **(a)**, Uterus arcuatus (subseptus), **(b)**, Uterus bicornis unicollis, **(c)**, Uterus bicornis bicollis, **(d)**, Vagina subsepta [1]

des Binde- und Fettgewebes der Mamma bis zum Abschluss der Wachstumsperiode, welche zu statischen Wirbelsäulen- und Schulterbeschwerden führen kann. Eine physiologische Hyperplasie tritt in der Schwangerschaft auf und bildet sich nach dem Abstillen zurück.

- **Hypoplasie:** bei konstitutionsbedingt kleiner Mamma

Korrekturmöglichkeiten

- **Mammareduktionsplastik:** bei Hyperplasie
- **Mammaaugmentationsplastik:** bei Mammaaplasie oder -hypoplasie, z.B. Implantation einer Silikonprothese (Silikonsack mit Gel- oder NaCl-Füllung)

1.3 Sexuelle Entwicklung

1.3.1 Sexuelle Entwicklung

Intrauterin wird das Brustdrüsengewebe des weiblichen Fetus durch mütterliche Hormone stimuliert, es kann zur Sekretabsonderung (Hexenmilch) beim Neugeborenen kommen.

Anschließend folgt die hormonale Ruhephase bis zum Erreichen der **Präpubertät.** In dieser Phase (8.–12. Lebensjahr) kommt es zum Wachstumsschub und zum Anstieg von DHEAS.

Mit Beginn der **Pubertät** (10.–14. Lebensjahr, ab 8 Jahren möglich) werden verstärkt GnRH, Gonadotropine und Östrogen gebildet. Es kommt zu Thelarche, Pubarche, Uteruswachstum, Menarche und zunehmend ovulatorischen Zyklen (☞ Tab. 16.1). Die Pubertät dauert etwa 4 Jahre und tritt bei Mädchen früher als bei Jungen ein. Das Alter bei Pubertätsbeginn hat sich in den letzten 100 Jahren verringert (säkulare Akzeleration).

1.3.2 Komplikationen während der sexuellen Entwicklung

Pubertas praecox vera und Pseudopubertas praecox

Ätiologie. Bei der **Pubertas praecox vera** handelt es sich um eine hypothalamisch-hypophysär bedingte (z.B. durch Hirntumoren, postentzündlich, posttraumatisch, idiopathisch) vorzeitige sexuelle Reifung, bei der **Pseudopubertas praecox** ist die vorzeitige Geschlechtsentwicklung durch autonome periphere Hormonproduktion (meist östrogenproduzierende Ovarialtumoren, selten östrogenproduzierende Tumoren der NNR) bedingt. Die endgültige Körpergröße ist durch den vorzeitigen Epiphysenschluss herabgesetzt, obwohl das Längenwachstum durch die Östrogenwirkung beschleunigt ist.

Klinik. Bei diesen Störungen beginnt die Entwicklung der sekundären Geschlechtsmerkmale vor dem 8. Geburtstag.

Therapie. Bei Pubertas praecox wird eine Therapie mit GnRH-Analoga versucht. Bei Pseudopubertas praecox richtet sich die Therapie nach der zugrunde liegenden Erkrankung.

Pubertas tarda

Ätiologie. Die Pubertas tarda kann hypothalamisch-hypophysär oder ovariell bedingt sein.

Klinik. Es kommt zur verzögert einsetzenden Entwicklung der sekundären Geschlechtsmerkmale nach dem 14. oder zur Menarche nach dem 16. Lebensjahr.

Tab. 16.1: Zeitlicher Ablauf der sexuellen Entwicklung

Entwicklungsabschnitt	Entwicklung	Alter
Adrenarche	Anstieg von DHEAS	ab 6. LJ
Thelarche	Brustentwicklung (☞ Abb. 16.2)	10.–11. LJ
Pubarche	Schambehaarung (☞ Abb. 16.2)	11. LJ
Wachstumsschub	relativ rasche Zunahme der Körperhöhe	12.–13. LJ
Menarche	1. Menstruationsblutung	12.–14. LJ

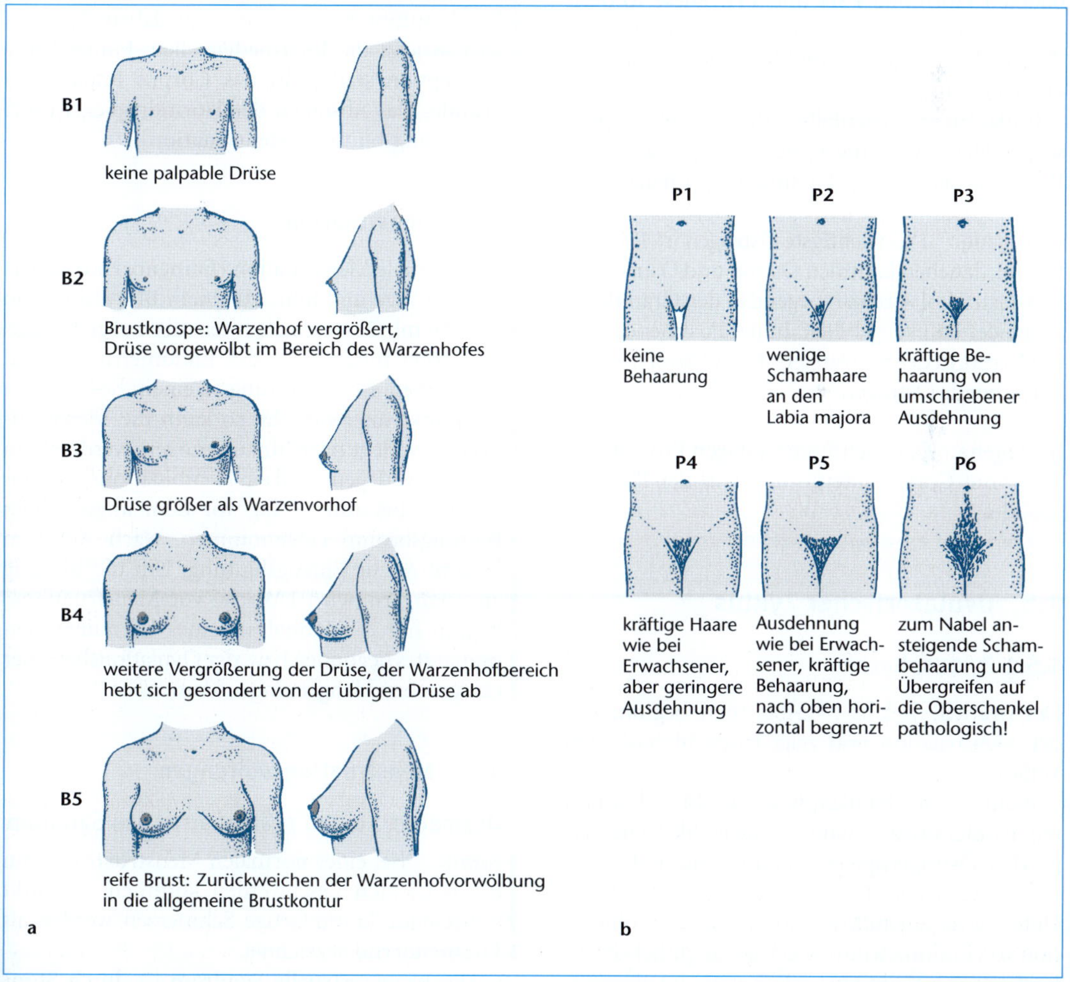

Abb. 16.2: Stadien der Brustentwicklung (a) und Pubesentwicklung (b) nach Tanner [3]

Therapie. Induktion mit Östrogenen. Zyklusauslösung mit Östrogen/Gestagen.

1.4 Hormonelle Regulation in der Geschlechtsreife

Die hormonale Steuerung der Genitalorgane unterliegt einem fein abgestimmten Feedback-Mechanismus zwischen **Hypothalamus, Hypophyse** und **Ovar,** der die charakteristischen zyklischen Schwankungen der Hormonspiegel ermöglicht.

Das vom Hypothalamus freigesetzte **Gonadotropin-Releasing-Hormon (GnRH)** steuert die Ausschüttung der von der Adenohypophyse gebildeten Hormone **FSH** und **LH.** Diese fördern die Steroidbiosynthese, die Follikelreifung und die Gelbkörperbildung und lösen gemeinsam die Ovulation aus.

Prolaktin wird ebenfalls in der Adenohypophyse gebildet und fördert die Laktogenese. Hohe Prolaktin-Serumspiegel hemmen die Ovulation.

Östrogene. Das wichtigste Östrogen ist 17β-Östradiol, daneben kommen Östron und Östriol vor. 17β-Östradiol wird vorwiegend in den Granulosazellen der Follikel gebildet. In der Postmenopause ist Östron, in der Schwangerschaft Östriol das vorherrschende Östrogen.

Gestagene. Das wichtigste Gestagen Progesteron wird vom Corpus luteum und von der Plazenta gebildet.

1.5 Ovulatorischer Zyklus

1.5.1 Zyklusphasen

Der ovarielle Zyklus (☞ Abb. 16.3) beginnt mit der Menstruation und zeigt einen biphasischen Verlauf.

Während der **Follikelphase** (4.–14. Zyklustag) reifen unter Östrogeneinfluss die Follikel. Die steigenden Östrogenspiegel hemmen die FSH-Ausschüttung, so dass nur ein Follikel sprungreif wird. Unter Östrogeneinfluss kommt es zur Proliferation von Endometrium und Vaginalepithel (Proliferationsphase), im Abstrich (Zytologie) überwiegen große Superfizialzellen. Die Zervixsekretion nimmt zu, das Sekret wird dünnflüssig. Eingetrocknetes Zervikalsekret bildet unter Östrogeneinfluss farnähnliche Kristallmuster (Farnkrautphänomen). Eine Spermienaszension und somit eine Konzeption ist nur in dieser Phase möglich. Durch weiteren Östrogenanstieg kommt es im Sinne eines positiven Feedbacks zum charakteristischen LH/FSH-Peak und zur **Ovulation.** Die Basaltemperatur steigt durch Progesteroneinfluss nach der Ovulation.

In der **Lutealphase** (15.–28. Zyklustag) produziert der zum Corpus luteum umgewandelte Follikel Progesteron und Östrogen. Das Endometrium wird sekretorisch umgewandelt: Die Drüsenschläuche schlängeln sich und produzieren Sekret (Sekretionsphase). Die Menge des Zervixsekrets ist vermindert, die Viskosität erhöht, der Farnkrauttest negativ. Im Vaginalabstrich überwiegen jetzt die Intermediärzellen. Findet keine Konzeption statt, geht das Corpus luteum zugrunde. Das Absinken der Hormonspiegel führt zur Entzugsblutung (**Menstruation**).

1.5.2 Menstruation

Die normale Menstruation (**Eumenorrhö**) dauert ca. 3–5 Tage und führt zu einem Blutverlust von etwa 80 ml. Das normale Intervall beträgt 28 Tage. Die Zona functionalis des Endometriums wird abgestoßen. Ist die Blutung zu einem bestimmten Zeitpunkt unerwünscht, so kann die Menstruation vorverlegt oder hinausgezögert werden: Um sie vorzuverlegen, wird ein Kombinationspräparat („Pille“) bis zum 3. Tag vor dem angestrebten Blutungsbeginn eingenommen. Nach Absetzen kommt es zur Entzugsblutung. Um die Blutung zu verzögern, wird 1 Woche vor Menstruationsbeginn mit der Einnahme eines Kombinationspräparates begonnen bzw. der Ovulationshemmer entsprechend länger eingenommen.

1.5.3 Menstruationsstörungen

Dysmenorrhö und prämenstruelles Syndrom

Klinik. Bei einer normalen Menstruation kann es zu leichten Beschwerden kommen, verstärkt auftretende krampfartige Schmerzen werden als **Dysmenorrhö** bezeichnet.

Das **prämenstruelle Syndrom** ist durch Stimmungsschwankungen, Ödeme, Übelkeit, Kopf-

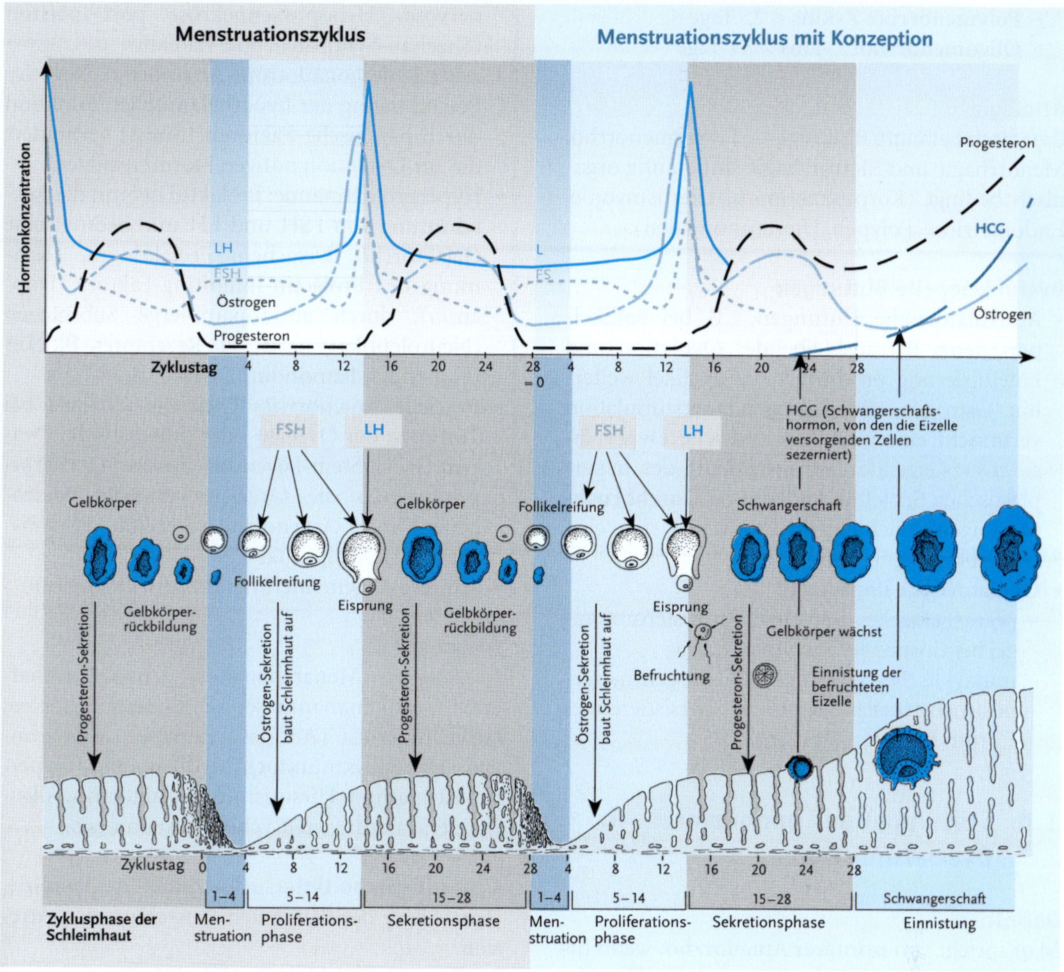

Abb. 16.3: Ovarieller Zyklus [3]

schmerzen und Spannungsgefühl in der Brust ab ca. 1 Woche vor Menstruation gekennzeichnet.

Ätiologie und Therapie. **Primäre Dysmenorrhö** bei Uterusfehlbildungen oder Lageanomalien der Genitalorgane setzt mit der Menarche ein.

Die **sekundäre** (erworbene) **Dysmenorrhö** hat organische (Endometriose, Uterusmyome, -polypen oder durch Verwachsungen entstandene Lageanomalien) oder psychosomatische Ursachen.

Beim prämenstruellen Syndrom lindern Ovulationshemmer die Beschwerden, da sie die Stimulation des Endometriums reduzieren.

Blutungsanomalien

Definition

Blutungsanomalien bestehen hinsichtlich der:

- Stärke der Blutung
  - **Hypermenorrhö:** verstärkte Blutung, evtl. mit Koagelabgang
  - **Hypomenorrhö:** abgeschwächte Blutung
  - **Schmierblutung:** Abgang geringer Blutmengen in unregelmäßigen Abständen **(Spotting)**
- Dauer der Blutung
  - **Menorrhagie:** Blutung länger als 6 Tage
  - **Brachymenorrhö:** Blutung kürzer als 3 Tage
- Rhythmik der Blutung
  - **Metrorrhagie:** Blutung außerhalb des Zyklus (azyklisch)

16

– **Polymenorrhö:** Zyklus < 25 Tage
– **Oligomenorrhö:** Zyklus > 31 Tage

Ätiologie

Organisch bedingte Blutungen. Hypermenorrhö, Menorrhagie und Metrorrhagie sind häufig organisch bedingt (Korpuskarzinom, Uterusmyome, Endometriose, Polypen, Uterusanomalien).

Dysfunktionelle Blutungen

- **Anovulatorische Blutungen,** z.B. bei **Follikelpersistenz:** Bei ausbleibender Ovulation und Luteinisierung produziert der Follikel weiterhin Östrogen, die Östrogendauerstimulation verursacht eine glandulär-zystische Hyperplasie. Der steigende Östrogenbedarf der hyperplastischen Schleimhaut führt zu **Durchbruchblutungen.** Nachfolgend entwickelt sich eine Dauerblutung.
- **Ovulatorische Blutungen:**
  – prämenstruelles Spotting: Progesteronmangel bei Corpus-luteum-Insuffizienz
  – mittzyklisches Spotting: rel. Östrogenmangel
  – postmenstruelles Spotting: persistierendes Corpus luteum

1.6 Störungen der endokrinen Ovarialfunktion

Definition

Man spricht von **primärer Amenorrhö,** wenn bis zum vollendeten 16. Lebensjahr keine Menarche eintritt, von **sekundärer Amenorrhö,** wenn die Regelblutung länger als 3 Monate ausbleibt.

Ätiologie

Primäre Ammenorrhö

- Gondadendysgenesie
- Atresien der Genitalorgane (uterine Amenorrhö)
- hormonelle Störung auf hypothalamisch-hypophysärer Ebene (zentrale hypogonadotrope Amenorrhö): Kallmann-Syndrom, Tumoren, Infektionen, Mangelernährung, Anorexia nervosa, post Radiatio

Sekundäre Ammenorrhö

- Schwangerschaft (häufigste Ursache)
- hormonelle Störung auf hypothalamisch-hypophysärer Ebene (zentrale hypogonadotrope Amenorrhö): Tumoren, Infektionen, Anorexia nervosa, Hypophysennekrose post partum (Sheehan-Syndrom), post Radiatio
- zentrale dysgonadotrope Amenorrhö: Negative Beeinflussung der hypothalamischen Funktion durch psychische Faktoren (Stress) verhindert die zur Ovulation nötigen Hormonspitzen.
- Hyperprolaktinämie: Prolaktin hemmt die Ausschüttung von FSH und LH und bedingt eine Galaktorrhö. Ursachen: Prolaktinom, Hemmung des Prolactin-inhibiting-Faktors (Dopamin), durch antidopaminerge Substanzen (Neuroleptika) und H_2-Rezeptoren-Blocker (Cimetidin, Famotidin)
- ovarielle Amenorrhö: Ovarialinsuffizienz bei Tumoren der Ovarien oder polyzystische Ovarien (PCO, Stein-Leventhal-Syndrom). Hierbei produzieren die Ovarien vermehrt Androgene. Klinik: Amenorrhö, Sterilität, Hirsutismus, Akne, Adipositas
- schwere Allgemeinerkrankungen, Psychosen

Diagnostik

Anamnese. Menarchenalter, Schwangerschaften, Familienanamnese, Zyklusauffälligkeiten, Gewichtsverlust (Anorexia nervosa), Sehstörungen (Hypophysentumor), Medikamente (Hyperprolaktinämie), Hirsutismus, Galaktorrhö, Allgemeinerkrankungen. Psychische Anamnese.

Gynäkologische Untersuchung und Sonographie. Beurteilung der Genitalien, Ausschluss von Atresien.

Ausschluss einer Schwangerschaft. HCG-Bestimmung im Urin.

Zyklusdiagnostik.

Gestagentest. Positives Testergebnis bei Entzugsblutung nach 10-tägiger Einnahme eines Gestagenpräparats. Schlussfolgerung: funktionstüchtiges Endometrium, stattgehabte östrogenbedingte Proliferation und gonadotrope Stimulation.

Östrogen-Gestagen-Test. Bei negativem Gestagentest wird das Endometrium durch ein 2-Phasen-Präparat (21-Tage-Östrogenpräparat, in 2. Zyklushälfte zusätzlich Gestagen) stimuliert. Bei Blutung Diagnose eines Östrogenmangels, bei ausbleibender Blutung uterine Amenorrhö.

Therapie. Bei positivem Gestagentest Gestagen zur Stabilisierung des Zyklus, bei Hypogonadismus Substitution mit Östrogen und Gestagen, operative Korrektur von Fehlbildungen, Behandlung einer Hyperprolaktinämie durch dopaminerge Substanzen (Bromocriptin), operative Entfernung von Prolaktinomen, Behandlung der PCO mit Antiandrogenen.

1.7 Fertilitätsstörungen

Definition. Eine Ehe ist steril, wenn es trotz regelmäßiger Kohabitationen innerhalb von 2 Jahren nicht zu einer Schwangerschaft kommt, die Ursache liegt zu ca. 40% auf Seiten des Mannes und ca. 50% auf Seiten der Frau, in 10% auf beiden Seiten. Man unterscheidet zwischen **Sterilität** (kein Eintreten einer Schwangerschaft) und **Infertilität** (kein Austragen einer Schwangerschaft möglich).

Primäre Sterilität. Trotz Kinderwunsch und regelmäßiger Kohabitation tritt innerhalb von 2 Jahren keine Schwangerschaft ein.

Sekundäre Sterilität. Eine Frau hat bereits Kinder geboren, wird dann aber trotz Kinderwunsch und regelmäßiger Kohabitation nicht mehr schwanger.

Ist einer der Partner nicht zum Geschlechtsverkehr fähig, spricht man von **Impotentia coeundi.**

Ätiologie der Sterilität der Frau

- ovarielle Sterilität (ca. 40%): Anovulation, gestörte Follikelreifung (polyzystische Ovarien), Corpus-luteum-Insuffizienz
- tubare Sterilität (ca. 30%): Passagebehinderung bei Tubenverschluss (Entzündungen, postoperativ, Endometriose)
- uterine Sterilität (ca. 7%): Fehlbildungen, Myome, Asherman-Syndrom (Verlust des Endometriums), Lageanomalien, Synechien, z.B. nach Entzündungen
- zervikale Sterilität (ca. 5–10%): Narben und Stenosen der Zervix nach Konisation oder Traumata, Entzündungen, veränderte Zusammensetzung des Sekrets, Antikörper gegen Spermien
- vaginale Sterilität (ca. 5–10%): Aplasie oder Atresie
- psychosomatische Ursachen
- idiopathisch

Diagnostik

- Anamnese und Untersuchung von Frau und Mann
- Zyklusmonitoring (Basaltemperaturkurve, Blutungsverhalten, Kohabitationsfrequenz, Hormonanalysen)
- Sonographie: Follikelgröße, Ovulation
- **Postkoitaltest** nach Huhner-Sims: Abstrich der Zervix 4–12 h nach Kohabitation. Beurteilung der Spermienmotilität und Anzahl.
- **Miller-Kurzrok-Test:** Vermischung von Zervikalsekret mit Donorspermien und Sperma mit Donorsekret, Unterscheidung zwischen mangelnder Spermienaszensionsfähigkeit und zervikaler Ursache.
- Prüfung der Durchgängigkeit der Tuben per Farbkontrastdarstellung oder Laparoskopie

Therapie

- Stimulationsbehandlung mittels Clomifen (Antiöstrogen), HMG (LH/FSH-Kombination), GnRH
- Ovulationsauslösung mit HCG (humanes Choriongonadotropin)
- Dopaminagonisten (Bromocriptin) bei Hyperprolaktinämie
- operative Korrektur von Fehlbildungen, Adhäsiolysen
- homologe Insemination: Die Spermien des Ehemanns werden direkt in den Muttermund gespritzt.
- heterologe Insemination: Die Spermien eines Spenders werden direkt in den Muttermund gespritzt.
- In-vitro-Fertilisation (IVF): Mehrere Eier werden entnommen, in vitro befruchtet und danach in den Uterus implantiert (Embryonentransfer). Erfolgsquote maximal 25%. Gefahr der Mehrlingsschwangerschaft
- Intrazytoplasmatische Spermieninjektion: Im Rahmen der IVF werden die Spermien direkt in Oozyten injiziert.

Bei Versagen aller Maßnahmen kann zur Adoption geraten werden. Die Motivation des Kinderwunsches ist auch immer kritisch zu hinterfragen. Durch Diagnostik und Entscheidung zur Therapie wird häufig die psychische Anspannung gelöst und es tritt eine Schwangerschaft ein.

1.8 Klimakterium

Das Klimakterium bezeichnet die Übergangsphase von der geschlechtsreifen Frau zum Senium und erstreckt sich zwischen dem 45. und 55. Lebensjahr. Die Menopause ist die letzte vom Ovar gesteuerte Regelblutung. Als Climacterium praecox bezeichnet man das Sistieren der Ovarialfunktion vor dem 43. Lebensjahr. Endokrinologisch ist diese Lebensperiode gekennzeichnet durch ein Nachlassen der Ovarialfunktion (Involution) mit allmählicher Abnahme des Östrogenspiegels, vermehrter extraovarieller Östrogensynthese (Östron); Anstieg der Gonadotropine (v.a. FSH). Die Beschwerden der Prä- und Postmenopause werden unter dem Begriff **klimakterisches Syndrom** zusammengefasst.

Klinik

- vegetat. Symptome: Hitzewallungen, Schweißausbrüche, Kopfschmerzen, Schwindel, Tachykardien
- dysfunktionelle Blutungen: DD Karzinome!
- Osteoporose
- Involution der Mammae
- Reduktion der Schambehaarung
- psychische Probleme: Reizbarkeit, Schlafstörungen, depressive Stimmung.

Diagnostik. Anamnese, Untersuchung, FSH-Bestimmung und Osteodensitometrie der LWS (nachlassende Knochendichte bei Osteoporose).

Therapie. Orale Östrogensubstitution (HRT: Hormon Replacement Therapy) nur indiziert bei starken Beschwerden. Der Verbesserung des Allgemeinzustandes und der Verminderung der Osteoporose steht das erhöhte Risiko von Mamma-Ca, Corpus-Ca, venöser Thrombosen und Atherosklerose gegenüber. Information und Anpassung von Lebensführung und Ernährung, ggf. ergänzt durch pflanzliche Präparate (Johanniskraut/Traubensilberkerze) reichen häufig aus.

1.9 Postmenopause und Senium

In Postmenopause und Senium können folgende gynäkologische Erkrankungen auftreten:

- **Vulvadystrophie** (Lichen sclerosus et atrophicus, Craurosis vulvae, ☞ Dermatologie, Kap. 13.3): Sklerosierung der Subkutis, Hauptsymptom starker Juckreiz (Pruritus vulvae). Therapie: Östrogene systemisch, lokal Testosteron, ggf. Kortikoide gegen den Juckreiz.
- **Colpitis senilis:** Atrophie des äußeren Genitales und der Vagina bedingt Veränderungen des Scheidenepithels, welche Infektionen begünstigen, Therapie: Östrogene lokal.
- Atrophie des Urogenitaltrakts mit **Senkungsproblemen,** Zysto- und Rektozelen, Inkontinenz. Therapie: Pessare, ggf. Operation (s.u.)
- Osteoporose

Merke

Bei postmenopausalen Blutungen immer Karzinome ausschließen!

2 Familienplanung

2.1 Demographische Faktoren

Etwa seit Mitte des 18. Jh. verdoppelt sich die Weltbevölkerung in einem Zeitraum von jeweils 40 Jahren. Dies liegt an der Bevölkerungsexplosion in den Entwicklungsländern aufgrund eines Rückgangs der Sterberate bei Stagnation der Geburtenrate. Wegen sozialer und religiöser Normen wird Kontrazeption in diesen Ländern eher selten durchgeführt.

2.2 Empfängnisverhütung

Indikation. Die Notwendigkeit einer wirkungsvollen Kontrazeption ist aus persönlichen, medizinischen, gesundheits- und bevölkerungspolitischen Gründen gegeben. Ziel ist es, durch eine gezielte Familienplanung die Zahl der Abtreibungen zu reduzieren und soziales Elend zu vermeiden. In den Industrieländern ist die Hauptindikation, Zeitpunkt und Anzahl der Schwangerschaften der eigenen Lebensplanung anzupassen. **Medizinische Indikationen** zur Empfängnisverhütung bestehen, wenn sich der physische oder psychische Zustand der Frau durch eine Schwangerschaft verschlechtern würde oder mit hoher Wahrscheinlichkeit ein geschädigtes Kind geboren wird. Solche Indikationen sind Herzerkrankungen, maligne Erkrankungen, Infektionen wie AIDS und Hepatitis, Psychosen und Erbkrankheiten.

Methodenwahl. Die Verhütungsmethode richtet sich nach den individuellen Bedürfnissen: hohe Zuverlässigkeit, einfache Anwendung, geringe Nebenwirkungen, geringe Kosten und Akzeptanz durch beide Partner. Aus medizinischer Sicht spielen das Alter der Frau, die Zyklusstabilität und die sozialen Gegebenheiten eine wichtige Rolle. Eine ausführliche Anamnese und eine körperliche und gynäkologische Untersuchung sind vor Verordnung eines Kontrazeptivums notwendig.

Die Zuverlässigkeit einer Methode wird mit dem **Pearl-Index** (Versagerquote) beschrieben. Dies ist die Zahl der ungewollten Schwangerschaften pro 100 Frauenjahre = 1200 Zyklen. Der Pearl-Index beträgt bei geschlechtsreifen Frauen, die keine Empfängnisverhütung betreiben, etwa 60–90. Die Tab. 16.2 zeigt die Wirksamkeit der Kontrazeptionsmethoden im Vergleich.

2.2.1 Zeitwahlmethoden

Das Prinzip der Zeitwahlmethoden (natural family planning) beruht auf Abstinenz an den fruchtbaren Tagen. Allerdings schwankt die Versagerquote je nach Motivation, Disziplin und Zyklusstabilität der Frau beträchtlich.

Methode nach Knaus/Ogino

Bei dieser Methode werden über 12 Monate hinweg der kürzeste und der längste Zyklus ermittelt. Zur Berechnung des 1. fertilen Tages werden vom kürzesten Zyklus 17 (Knaus) bzw. 18 (Ogino) Tage abgezogen. Der letzte fertile Tag errechnet sich, indem vom längsten Zyklusintervall 13 bzw. 11 Tage subtrahiert werden.

Tab. 16.2: Zuverlässigkeit der Kontrazeptionsmethoden

Methode	Pearl-Index
Sterilisation	< 0,2
Depotgestagene	0–0,9
Pille (Kombinationspräparat)	0,03–1,4
Intrauterinpessar	0,3–3
Minipille	0,4–3
Temperaturmethode	1–3
Kondom	3–3,6
Diaphragma und Spermizid	2,1–6
spermizide Cremes	4–8
Portiokappe	7
Coitus interruptus	10–20
periodische Abstinenz	15–20
Vaginalspülung	21–41

Klinischer Fall

Eine Frau hat einen regelmäßigen 28-tägigen Zyklus. An welchen Tagen ist sie nach Ogino fertil und muss abstinent bleiben?
Antwort: Vom 10.–17. Tag (28 – 18 = erster fertiler Tag, 28 – 11 = letzter fertiler Tag).

Messung der Basaltemperatur

Die Sicherheit der Methode nach Knaus und Ogino steigt durch zusätzliche Messung der **Basaltemperatur** (kombinierte Temperaturmethode nach Döring): Zur Bestimmung des Eisprungs wird täglich morgens die rektale Temperatur gemessen. Die Ovulation findet im Mittel 0–2 Tage vor einem Basaltemperaturanstieg um 0,2 °C über 3 Tage im Vergleich zu den Tagen zuvor statt. Vom 3. Tag nach dem Temperaturanstieg bis zur nächsten Menstruation ist die Frau sicher unfruchtbar, möglicherweise unfruchtbar vom 1. Zyklustag bis zum 6. Tag vor dem frühesten gemessenen Temperaturanstieg. Eine weitere Möglichkeit bietet die Beobachtung des Zervixsekrets (Spinnbarkeit, Methode nach Billings). Die Methoden können auch kombiniert werden, damit lässt sich ein Pearl-Index von 1–2 erreichen.

Zykluscomputer

Es sind Computer erhältlich, welche aus der morgendlichen Temperatur die fruchtbaren und unfruchtbaren Tage determinieren. Das Computersystem Persona® misst die Konzentrationen von E_2-Glucoronid und LH im Urin und berechnet daraus die fruchtbaren und unfruchtbaren Tage im Voraus. Die Zuverlässigkeit ist abhängig von der exakten Durchführung und der Wahl des Verhütungsmittels während der fruchtbaren Tage (Enthaltsamkeit vs. z.B. Kondom).

2.2.2 Mechanische und lokal-chemische Verhütungsmittel

Das **Scheidendiaphragma** ist eine vom Arzt angepasste Gummischeibe, die vor jedem Geschlechtsverkehr mit Spermiziden versehen in die Vagina eingesetzt wird und mindestens 6 h belassen werden muss.

Im Gegensatz dazu verbleibt die **Portiokappe,** die über die Portio gestülpt wird, über einen Zyklus in der Scheide. Auch hier ist eine Kombination mit Spermiziden sinnvoll.

Das **Kondom,** welches vor dem Geschlechtsverkehr über das erigierte Glied des Mannes gestreift wird, bietet zusätzlich einen gewissen Schutz gegen sexuell übertragbare Krankheiten.

2.2.3 Intrauterinpessare (IUP, „Spirale")

Das IUP (☞ Abb. 16.4) aus Kunststoff und Kupfer gehört zu den sicheren Verhütungsmitteln, es wird vom Arzt in das Cavum uteri eingebracht und verbleibt dort. Die Applikation wird während der Menstruation vorgenommen, da dann die Zervix gut passierbar ist. Das IUP muss nach 2–3 Jahren ausgewechselt werden. Sonographische Kontrollen sollten halbjährlich erfolgen. IUP können bei Angst vor einer ungewollten Konzeption auch postkoital appliziert werden.

Wirkungsmechanismus. Die Wirkung beruht auf spermiziden Eigenschaften des Kupfers und der Reizung des Endometriums, die eine Nidation verhindert. Es gibt auch Gestagenspiralen, die neben der lokalen Wirkung das Prinzip der Minipille nutzen.

Komplikationen. Fluor, Endometritis, Adnexitis, azyklische Blutungen, Hyper-/Dysmenorrhö, Perforation, Extrauteringravidität. Aszendierende Infektionen können eine tubare Sterilität verursachen, daher sollte man bei der Verordnung eines IUP an junge Frauen mit evtl. späterem Kinderwunsch zurückhaltend sein. Bei Schwangerschaft trotz IUP muss dieses wegen der Abort- und Infektionsrate umgehend entfernt werden, Fehlbildungen sind nicht beschrieben.

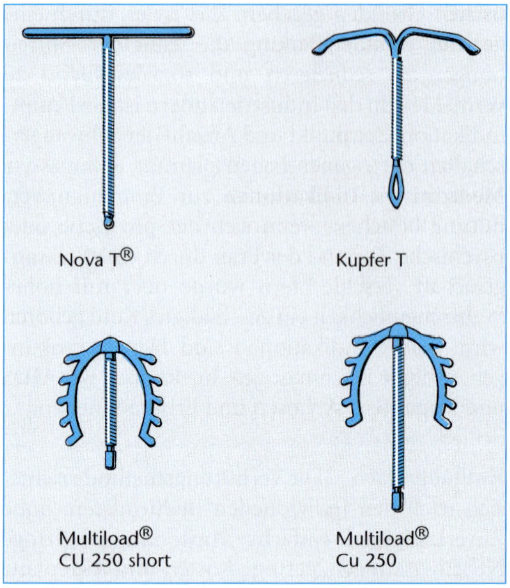

Abb. 16.4: Verschiedene Formen des IUP [3]

Kontraindikationen. Chronische oder frisch abgelaufene Infektionen des Genitaltrakts, Meno- und Metrorrhagien, Uterus myomatosus, Uterusfehlbildungen, Antikoagulanzientherapie, mögliche Gravidität, Verdacht auf Korpuskarzinom und Kupferallergie.

Klinischer Fall

Eine 30-jährige Patientin mit einem Uterus subseptus und Menorrhagien wünscht die für sie beste und sicherste Antikonzeption für 1 Jahr. Welche Methode würde man empfehlen?
Antwort: hormonelle Kontrazeption (Kombinationspräparat), auf keinen Fall IUP.

2.2.4 Hormonelle Methoden

Definition. Die hormonelle Kontrazeption stellt eine sichere und einfache Methode dar und ist deshalb die am weitesten verbreitete Methode. Je nach der Zusammensetzung von Östrogen- und Gestagenanteil unterscheidet man folgende Präparatklassen:

Ein-Phasen-Präparate. Durchgehend konstanter Östrogen- und Gestagenanteil, Gesamteinnahmedauer 21 Tage, Pearl-Index 0,1–0,8. Präparate mit einem Ethinylestradiolgehalt von weniger als 0,035 mg werden als Mikropillen bezeichnet (häufigste Präparate).

Zwei-Phasen-Präparate (Sequenzpräparate). Durchgehend konstanter Östrogenanteil, in einer 2. Phase (beginnend am 7.–11. Tag) konstanter Gestagenanteil über 10–15 Tage. Pearl-Index 0,3–0,9, seltener eingesetzt.

Zwei-Stufen-Präparate. Durchgehend konstanter Östrogenanteil, in der 1. Phase (11 Tage) eine niedrige Gestagendosis, in der 2. Phase eine höhere Gestagendosis. Pearl-Index 0,3–0,9.

Drei-Stufen-Präparate. Die Hormondosis ist dem natürlichen Zyklus angepasst.

1. Stufe: niedriger Östrogen- und Gestagen-Anteil
2. Stufe: leicht erhöhter Östrogen- und Gestagen-Anteil
3. Stufe: Reduktion des Östrogens, Steigerung des Gestagens v.a. bei Zwischenblutungen unter Kombinationspräparaten.

Pearl-Index 0,3–0,9.

Minipille. Niedrig dosiertes Gestagen, hemmt vorwiegend die Spermienaszension durch Veränderung des Zervixsekrets. Neuere Präparate führen auch zu einer Ovulationshemmung und sind durch größeren zeitlichen Spielraum in der Einnahme sicherer geworden. Häufig iatrogene Amenorrhoe. Pearl-Index 0,4–3.

Reine Östrogenpräparate. Sie finden Anwendung als „Pille danach" (Postkoitalpille). Hohe Östrogendosen verhindern die Implantation, wenn die Pille innerhalb von 48 h nach dem Verkehr genommen wird.

Depotgestagene bzw. **Hormonimplantate** (ebenfalls gestagenhaltig) hemmen die Ovulation, Pearl-Index 0,2–0,8. Indikation v.a. bei sonst unzuverlässiger Einnahme.

Wirkungsmechanismus. Die folgenden Ausführungen beziehen sich auf die Einphasenpräparate, die am weitesten verbreitet sind. Die Wirkung beruht auf folgenden Faktoren:

- Hemmung von Follikelwachstum und Ovulation durch Unterdrückung der Gonadotropine
- Störung der Tubenmotilität
- erschwerte Spermienaszension durch Änderung der Viskosität des Zervixsekrets
- Hemmung der Nidation durch Veränderung des Endometriums

Die meisten Ovulationshemmer enthalten Ethinylöstradiol als Östrogenkomponente und Norethisteron, Lynestrenol oder Desogestrel als Gestagenkomponente.

Nebenwirkungen. Erwünschte und unerwünschte Nebenwirkungen:

- **positiv:** Linderung von Akne, Hirsutismus und Seborrhö, Zyklus wird regelmäßig, starke, lange und schmerzhafte Blutungen werden gelindert.
- **negativ:** Übelkeit, Kopfschmerz, Gewichtszunahme (Östrogene), Müdigkeit und depressive Tendenzen (Gestagene), Lipiderhöhung, Blutdruckerhöhung, gesteigerte Gerinnungsaktivität mit der Folge Myokardinfarkt, Venenthrombosen. Diese Gefahren hängen bei den heutzutage niedrig dosierten Ovulationshemmern aber in starkem Maße mit Vorerkrankungen und besonders mit Nikotinabusus zusammen.

Anwendungsweise

Merke

Vor der Verordnung ausführliche **Anamnese, Familienanmnese** und Untersuchung, um **Kontraindikationen** zu eruieren. Erste **Verordnung für 3 Monate** zum Test der Verträglichkeit.

Praktische Anwendung: Beginn der Einnahme am 1. Zyklustag. Nach einer Monatspackung (21 Dragees) Einnahmepause von 7 Tagen. Entzugsblutung 3 Tage nach der letzten Pille. Beginn der neuen Packung am 8. Tag. Bei vergessener Einnahme innerhalb von 12 h nachholen. Bei Erbrechen oder Durchfall innerhalb von 2–3 h nach Einnahme weitere Pille einnehmen.

Kontraindikationen

Absolute Kontraindikationen. Zustand nach tiefer Beinvenenthrombose, Lungenembolie, Herzinfarkt, Hypertonus, Leberschädigung, Mammakarzinom, Sichelzellanämie, Raucherinnen über 35 Jahre, schwere Migräne und schwer einstellbare Herzerkrankungen, Diabetes mellitus.

Relative Kontraindikationen. Jüngere Raucherinnen, Epilepsie, Diabetes mellitus, Adipositas und Atherosklerose. Die Einnahme von Kontrazeptiva über mehrere Jahre schützt nachweislich vor dem Ovarial- und Endometriumkarzinom, ein evtl. erhöhtes Risiko eines Mammakarzinoms ist umstritten.

2.2.5 Sterilisation

Die gebräuchlichsten Methoden zur Sterilisation der Frau sind die laparoskopische Elektrokoagulation oder Unterbindung der Tuben. Eine medizinische Indikation kann gestellt werden, wenn schwere Krankheiten eine Schwangerschaft unmöglich machen, nach mehreren Kaiserschnitten, bei Belastung durch Erbkrankheiten, aus sozialen Gründen, wenn bereits mehrere Kinder vorhanden sind. Eine Sterilisation auf Wunsch der Frau ist rechtlich ebenfalls möglich. Der Gynäkologe muss die Patientin darüber aufklären, dass Rekanalisierungsversuche nur eine geringe Erfolgschance haben und dass es auch eine Versagerquote gibt, die jedoch sehr gering (Pearl-Index 0,2) ist.

3 Schwangerschaft

3.1 Konzeption und Implantation

Konzeption

Nach der Ovulation in der Zyklusmitte wird die Eizelle vom Fimbrientrichter der Tube aufgenommen. Die Lebensfähigkeit der Eizelle beträgt nur wenige Stunden. Die Lebensdauer der Spermien liegt bei maximal 2–3 Tagen. Die Möglichkeit der Konzeption besteht damit 3 Tage lang: bei Geschlechtsverkehr 2 Tage vor und 1 Tag nach der Ovulation. Die Spermien aszendieren aus der Vagina, deren pH-Milieu hemmend auf ihre Beweglichkeit wirkt. Erst während ihrer Wanderung durch das Cavum uteri werden die Spermien voll befruchtungsfähig (**Kapazitation**). Sie treffen im distalen ampullären Teil auf die Eizelle und durchdringen mittels lytischer Enzyme ihre äußere Schicht, die Zona pellucida (**Imprägnation**). Nur ein Spermium gelangt ins Innere der Eizelle. Die beiden Zellkerne („Vorkerne“) verschmelzen zur Zygote. Diese wird durch aktiven Transport durch die Tube bewegt und beginnt sich zu teilen. Ihre Größe bleibt zunächst konstant. Nach 3 Tagen ist das 16-Zell-, nach 4 Tagen das 32-Zell- oder Morulastadium erreicht. Nun erreicht der Keim das Cavum uteri. Die Morula entwickelt sich zur **Blastozyste,** die aus dem **Trophoblasten** (äußere Zellschicht) und dem **Embryoblasten** (innere Zellschicht) besteht.

Datierung der Schwangerschaft

Die Dauer der Schwangerschaft wird mit 280 Tagen oder 40 Schwangerschaftswochen (SSW) nach dem 1. Tag der letzten Regel, also post menstruationem (p.m.), angegeben. Genauer ist es, die Schwangerschaft mit 266 Tagen oder 38 Wochen post conceptionem (p.c.) anzusetzen. Die Errechnung des Geburtstermins (Naegele-Regel) geht vom meist bekannten 1. Tag der letzten Menstruation und von einem 28-tägigen Zyklus aus.

> **Merke**
>
> **Naegele-Regel:** Geburtstermin = 1. Tag der letzten Regel + 7 Tage – 3 Monate

Bei längerem Zyklus müssen die überzähligen Tage addiert, bei kürzerem Zyklus subtrahiert werden. Mit Hilfe eines so genannten Gravidariums kann der errechnete Termin im Verlauf der Schwangerschaft anhand von Sonographiebefunden und anderen Ereignissen, wie z. B. den ersten Kindsbewegungen angepasst werden.

Klinischer Fall

Eine Schwangere gibt als 1. Tag der letzten Blutung den 15.01.2006 an, die Zyklusdauer beträgt 29 Tage. Wann ist der Geburtstermin?
Antwort: 23.10.2006 (15.01.06 + 7 Tage – 3 Monate + 1 Tag, verlängerter Zyklus!).

Implantation

Die **Implantation** beginnt am 6. Tag p.c. mit dem Anheften des Keimes an die Hinterwand des Uterus, dabei zeigt der Embryoblastenpol in Richtung der Endometriumoberfläche. Bei Implantation in Ovar, Bauchhöhle oder Tube kommt es zur Extrauteringravidität. Eine erfolgreiche Nidation ist durch den Anstieg von HCG im Urin und Serum nachweisbar. Zunächst wird der Keim per diffusionem ernährt, später eröffnet der Trophoblast enzymatisch mütterliche Gefäße, so dass Blut in den Trophoblasten einströmt. Für eine erfolgreiche Nidation ist ein funktionstüchtiges sekretorisches Endometrium notwendig. Es wandelt sich nach der Implantation zur dreischichtigen **Dezidua** um. Der zeitliche Verlauf bis zur Nidation ist in Tab. 16.3 dargestellt.

Die frühe Phase der Entwicklung ist außerordentlich anfällig gegenüber jeder Art schädigender Einflüsse, so dass in dieser Phase eine große Zahl von Keimen abstirbt. Die Wanderung durch die Tube kann durch Motilitätsstörungen, Hypoglykämie oder Hypoxie, die Nidation durch mangelnde hormonelle Stimulation des Endometriums gestört werden. Bleibt die Polarisation des Embryoblasten aus, tritt gehäuft eine Insertio velamentosa auf. Auch spätere Komplikationen der Schwangerschaft haben ihren Ursprung in dieser Phase: Eine Implantation in Zervixnähe führt zur Placenta praevia, eine mangelhafte Entwicklung der Dezidua hat zur Folge, dass die Plazenta fest mit dem Myometrium verwachsen ist (Placenta accreta). Potentielle Noxen für den Embryo sind Strahlen, Pharmaka, Drogen, Alkohol und Infektionen. In den ersten zwei Entwicklungswochen führen solche Ereignisse nach dem **Alles-oder-nichts-Prinzip** entweder zu einem Frühabort, oder sie bleiben ohne Folgen. Danach können sie bis zum Abschluss der Organogenese (ca. 8. Woche) multiple Fehlbildungen verursachen, die man als Embryopathie bezeichnet. Entscheidend sind Zeitpunkt und Dauer der Einwirkung, z. B. bei der Thalidomid-Embryopathie der 35.–50. Tag. Die sensiblen Phasen während der Organogenese sind in Abb. 16.5 dargestellt.

3.2 Adaptation des mütterlichen Organismus

3.2.1 Adaptation

Eine Schwangerschaft geht mit beträchtlichen **Veränderungen des mütterlichen Organismus** einher. Die Gewichtszunahme – bis zu 15 kg – ist hauptsächlich Folge einer subkutanen Wassereinlagerung aufgrund erhöhter Natriumretention.

Herz und Kreislauf. Hypertrophie des Herzens, Lageveränderungen, evtl. mit akzidentellen Geräuschen, Frequenzerhöhung, Steigerung des Herzminutenvolumens, Zunahme des Blutvolu-

Tab. 16.3: Zeitlicher Verlauf bis zur Nidation

Stadium	Bedeutung	Tag p.o.	Entwicklungsstufe
Ovulation	Eisprung	0	Ovum
Imprägnation	Eindringen des Spermiums	1	Ovum
Konjugation	Verschmelzung der Kerne	1	Zygote
Tubenpassage	Wanderung Richtung Cavum uteri	2–4	Morula
Uteruspassage	Erreichen der Nidationsstelle	4–6	Blastozyste
Nidation	Implantation ins Endometrium	6–9	Blastozyste

p.o.: post ovulationem

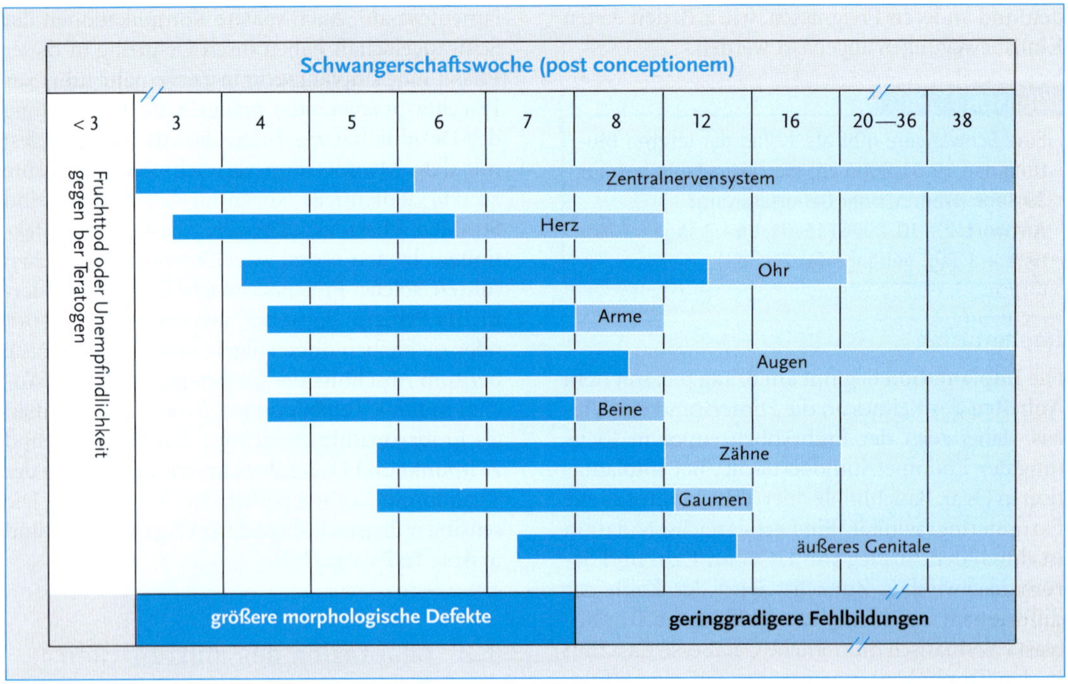

Abb. 16.5: Sensible Phasen während der Organogenese (dunkelblau: besonders empfindlich; hellblau: mäßig empfindlich) [3]

mens, insbesondere des Plasmaanteils, Hämatokritabfall, Neigung zu Anämie, Erhöhung der BSG, Anstieg des Fibrinogenspiegels, Hyperlipidämie.

Niere und Harnwege. Durch erhöhte Nierendurchblutung Pollakisurie, verstärkte Ausscheidung von Harnstoff und Kreatinin sowie Glukosurie. Harnstase mit erhöhter Infektanfälligkeit durch Dilatation der Ureteren.

Endokrinium. Erhöhte Cortisol- und Aldosteronausschüttung. Positive Natriumbilanz, gesteigerter Grundumsatz. Evtl. Manifestation eines latenten Diabetes mellitus.

Haut. Vermehrte Pigmentierung, Chloasma gravidarum, Striae, Haarausfall, Neigung zur Entstehung oder Verstärkung von Varizen.

Verdauungstrakt. Gingivitis, vermehrter Speichelfluss, Ausbildung von Granulomen der Mundschleimhaut (Epuliden), Obstipation, im letzten Trimenon gastroösophagealer Reflux

Brustdrüse. Größenzunahme, Spannungsgefühl, Drüsenproliferation, vermehrte Pigmentierung der Brustwarze.

Genitalorgane. Verstärkte Durchblutung und livide Verfärbung von Vulva und Vagina, Ausbildung von Varizen, vermehrter Fluor, Anfälligkeit gegenüber Infektionen (Candida), Uterushypertrophie und -hyperplasie, Steigerung des Gewichts von 50 g auf 1000 g, Auflockerung der Zervix, Formveränderung von birnenförmig zu eiförmig.

3.2.2 Störungen der Adaptation

Die Übergänge zwischen physiologischer Anpassung und Erkrankung sind fließend.

Zu weiteren Störungen, z. B. Eisenmangelanämien und Hämorrhoiden s. u.

Hyperemesis gravidarum

Definition und Ätiologie. Gelegentliche Übelkeit und morgendliches Erbrechen sind physiologisch durch die hohen HCG-Spiegel zu erklären.

Häufiges oder andauerndes Erbrechen mit Gewichtsverlust wird als Hyperemesis gravidarum bezeichnet. Psychosomatische Faktoren sind an der Pathogenese mitbeteiligt.

Klinik. Es kommt zu Exsikkose, hypochlorämischer Alkalose.

Therapie. Eine stationäre Aufnahme mit Rehydratation, Antiemetika, Sedativa, ggf. parenteraler Ernährung ist indiziert.

3.3 Entwicklung der Plazenta und des Fetus

3.3.1 Anatomie der Plazenta

Die Plazenta ist ein flaches kuchenartiges Gebilde, wiegt bei Geburt ca. 500 g und hat 15–20 cm Durchmesser. Sie entsteht im Bereich des Endometriums, den der **Trophoblast** durchdringt, und besteht aus **fetalen** und **maternalen** Anteilen (☞ Abb. 16.6). Auf der fetalen Seite befindet sich die Chorionplatte. Sie wird wie die Nabelschnur von Amnionepithel überzogen. Die maternale Seite bildet die Dezidua basalis (Basalplatte). Dazwischen befindet sich der intervillöse Raum, der mit mütterlichem Blut gefüllt ist. Die Dezidua bildet Septen, die die Plazenta in 15–20 Areale (**Kotyledonen**) unterteilen. Aus dem Trophoblasten entstehen Primär- und Sekundärzotten. Sie werden durch Kapillarisierung zu Tertiärzotten. Ab der 4. Woche, wenn das Herz zu schlagen beginnt, versorgen sie den Embryo.

Die **Zotten** ragen in den blutgefüllten intervillösen Raum hinein. Ein Kontakt zwischen oder gar eine Vermischung von fetalem und maternalem Blut findet jedoch nicht statt. Dennoch können viele Moleküle die so genannte **Plazentaschranke** passieren, z.B. Antikörper und Medikamente. Fett- und Aminosäuren passieren die Plazentaschranke mittels enzymatischer Prozesse, Lipide durch Pinozytose, Kreatinin und Harnstoff durch Einfachdiffusion, Glukose durch erleichterte Diffusion. Die Zottengefäße münden in die Nabelschnurvene, die das nährstoff- und sauerstoffreiche Blut zum Fetus transportiert. Über

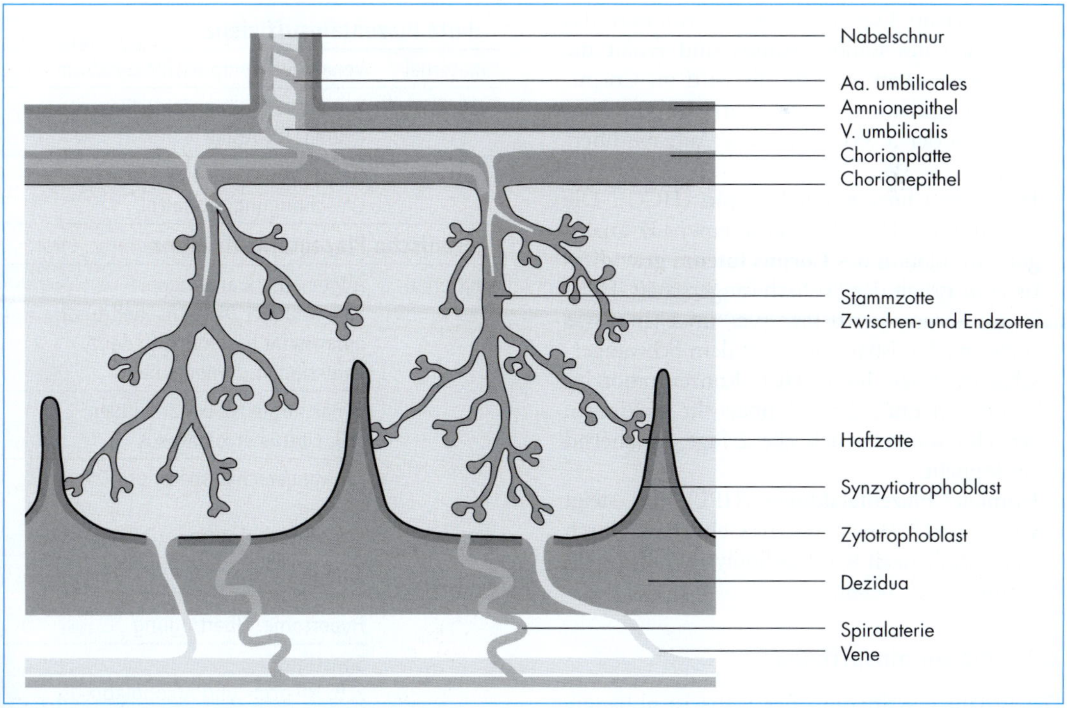

Abb. 16.6: Aufbau der Plazenta (modifiziert nach [2])

zwei Arterien wird venöses Blut zur Plazenta zurückgeführt. Die plazentare Austauschfläche (Zottenoberfläche) beträgt 11 – 14 m^2, die Nabelschnur hat eine Länge von ca. 50 cm.

Merke

In den Nabelschnurgefäßen (eine Vene mit „arteriellem" Blut, zwei Arterien mit „venösem" Blut) fließt kindliches Blut.

3.3.2 Funktion der Plazenta

In der Plazenta findet der **Stoffaustausch zwischen mütterlichem und kindlichem Blut** statt, sie stellt eine **immunologische Barriere** dar. Außerdem **synthetisiert** sie aus Vorstufen, die zum Teil der fetale Organismus zur Verfügung stellt, **Steroidhormone,** die der Aufrechterhaltung der Schwangerschaft dienen:

- **Östrogene,** insbesondere Östriol. Vorstufe ist das Dehydroepiandrosteron (DHEAS), welches von der fetalen NNR gebildet wird. Die Östriolausscheidung im Urin gilt als Indikator für die Intaktheit der feto-utero-plazentaren Einheit. Die Gesamtauscheidung der Östrogene nimmt im Verlauf der Schwangerschaft kontinuierlich zu.
- **Progesteron:** Dieses Hormon verhindert das Abstoßen des Endometriums und erhält die Schwangerschaft aufrecht. Es wird im Corpus luteum graviditatis produziert, bis die Plazenta ab der 5. SSW p.c. diese Aufgabe übernimmt.
- **Humanes Choriongonadotropin** (HCG): Die Funktion des HCG besteht in einer LH-analogen Stimulation des **Corpus luteum graviditatis** zum Erhalt der Frühschwangerschaft. HCG ist im Serum ca. 10 Tage p.c., im Urin etwas später nachweisbar und dient dem Schwangerschaftsnachweis. Bis die HCG-Konzentration im Serum am Ende des 3. Monats ihr Maximum erreicht, sollte sie sich alle 2 Tage annähernd verdoppeln.
- **Humanes Plazentalaktogen** (HPL): HPL steigt von der 6.–7. Woche bis zur Geburt an. Durch STH-Ähnlichkeit wirkt es lipolytisch und stellt damit Energie bereit.

3.3.3 Plazentainsuffizienz

Die Ernährungssituation des Fetus ist abhängig von der Blutzufuhr durch den mütterlichen Kreislauf (Substratanlieferung), vom Zustand der Plazenta (Substrataustausch) und von der Funktion des fetalen Kreislaufs (Abtransport von Abfallprodukten). Diese 3 Parameter sind sehr störanfällig. Eine **Insuffizienz der feto-utero-plazentaren Einheit** (Plazentainsuffizienz) ist trotzdem selten, weil die Plazenta eine Reserveleistung zeigt und erst eine Abnahme auf 30–40% der Austauschfläche zum Fruchttod führt. Je nach zeitlichem Verlauf unterscheidet man akute (Minuten bis Stunden) und chronische (Wochen bis Monate) Formen der Plazentainsuffizienz (☞ Tab. 16.4).

Klinik. Die Plazentainsuffizienz verläuft akut oder chronisch und kann zu retardiertem Wachstum, Geburtskomplikationen (Asphyxie) und intrauterinem Tod führen.

Diagnostik. Klinische Untersuchung: zu niedriger Stand des Fundus uteri, mangelnde Gewichtszunahme der Mutter; Ultraschalluntersuchung: Wachstumsretardierung, pathologischer Doppler

Tab. 16.4: Ätiologie der Plazentainsuffizienz

Ort	Ursache
akute Plazentainsuffizienz	
maternal	Vena-cava-Kompressionssyndrom
intrapartal	Wehensturm, vorzeitige Plazentalösung, RR-Abfall
fetal	Nabelschnurprobleme (Knoten, Umschlingung, Vorfall)
chronische Plazentainsuffizienz	
maternal	Allgemeinerkrankungen: z. B. Anämie, Diabetes mellitus, chronische Niereninsuffizienz, Infektionen, Hypertonie
	gynäkologische Erkrankungen: z. B. Uterus myomatosus
	schwangerschaftsbedingte Erkrankungen: z. B. Rhesus-Inkompatibilität, Multiparität, Präeklampsie, schwangerschaftsinduzierte Hypertonie, Übertragung
	Sonstiges: z. B. Nikotin- und Alkoholabusus, eiweißarme Ernährung

der A. uterinae, CTG: späte Dezelerationen, anhaltende Bradykardie und silenter Oszillationstyp.

- **Oxytocin-Belastungstest:** Ab der 32. SSW bei Verdacht auf Plazentainsuffizienz oder bei Terminüberschreitung kann man einen Oxytocin-Belastungstest durchführen. Die fetale Herzfrequenz wird während medikamentös ausgelöster Wehen kardiotokographisch registriert (CTG). Bei vorhandener Plazentainsuffizienz kommt es zu einem auffälligen CTG-Muster (Dezeleration, Bradykardie, silenter Typ). Nach Kontrolle des Fetalbluts (Mikroblutuntersuchung, MBU) wird ggf. die Indikation zur Beendigung der Schwangerschaft per Sectio gestellt.

Therapie. Behandlung der Grundkrankheit, Bettruhe, bei akuter Plazentainsuffizienz Tokolyse, sofortige Sectio-Entbindung.

3.3.4 Fruchtwasser

Das Fruchtwasser schützt den Fetus vor Austrocknung und traumatischen Einwirkungen, dient aber auch dem Stoffaustausch, der Temperaturregulation, der freien Beweglichkeit des Fetus und der Entwicklung der fetalen Lungen. Es wird über das Amnionepithel in die Fruchthöhle abgegeben. Der Fetus schluckt das Fruchtwasser und gibt es z. T. über den plazentaren Kreislauf wieder ab, z. T. wird es in den Atemwegen resorbiert und über die Nieren als Urin in die Amnionhöhle ausgeschieden. Bis zur 20. SSW entspricht das Fruchtwasser in seiner Zusammensetzung der Extrazellulärflüssigkeit des Fetus. Danach gewinnt die fetale Urinausscheidung zunehmend an Bedeutung. Am Ende der Schwangerschaft beträgt die Menge ungefähr 1000 ml.

Polyhydramnion und Oligohydramnion

Zu einem **Polyhydramnion** (Fruchtwassermenge > 1,5–2 l) kommt es bei Diabetes mellitus der Mutter, Blutgruppenunverträglichkeit, Anenzephalus, kranialen/dorsalen Spaltbildungen, Ösophagusatresie, Dünndarmatresie.

Ein **Oligohydramnion** kommt im Rahmen einer **beidseitigen Nierenagenesie** oder einer bilateralen schweren Nierenfehlbildung vor. In der Folge kommt es zur sogenannten **Potter-Sequenz:** weiter Augenabstand, Abflachung und Verbreiterung der Nase, schmale Hände und schmaler, hypoplastischer Thorax, meist mit unbehandelbarer letaler Lungenentfaltungsstörung und Ateminsuffizienz.

3.3.5 Fetalentwicklung

Unter normalen Bedingungen nimmt der Fetus in Abhängigkeit von der Schwangerschaftsdauer an Gewicht und Größe zu, außerdem verschieben sich die Körperproportionen (☞ Tab. 16.5).

3.3.6 Fetopathien

Als Fetopathien bezeichnet man Schädigungen der Frucht nach Abschluss der Organogenese (Embryonalphase). Sie sind hauptsächlich bedingt durch pränatal erworbene Infektionen (Viren, Bakterien, Protozoen), Erkrankungen der Mutter (Diabetes), Medikamente und Rhesus-Inkompatibilität. Die Prognose hängt davon ab, ob die Er-

Tab. 16.5: Fetalentwicklung

Monat	Länge [cm]	Faustregel: Berechnung nach Haase		Gewicht [g]
III	9	3 × 3	Mens III – V: Mens^2	45
IV	16	4 × 4		200
V	25	5 × 5		450
VI	30	6 × 5	Mens > V: Mens × 5	700
VII	35	7 × 5		1000
VIII	40	8 × 5		2100
IX	45	9 × 5		2900
X	50	10 × 5		3400

krankung zu beeinflussen ist. Bleibende Schäden oder ein intrauteriner Fruchttod sind nicht auszuschließen.

Die diabetische Fetopathie, pränatale Infektionen und die Rhesus-Inkompatibilität werden weiter unten beschrieben (☞ Kap. 3.7).

3.4 Trophoblasterkrankungen, ektope Schwangerschaft, Fehlgeburt

3.4.1 Trophoblasterkrankungen

Abortivei

Als Abortivei bezeichnet man einen bedingt lebensfähigen Trophoblasten bei frühzeitig degeneriertem Embryoblasten. Es muss eine komplette Kürettage erfolgen.

Blasenmole

Definition. Unter einer Blasenmole versteht man eine nicht bösartige **Trophoblastenwucherung,** die jedoch in eine destruierende, **invasive Blasenmole** oder ein Chorionkarzinom (Chorionepitheliom) übergehen kann. Kennzeichen der Blasenmole sind gefäßlose, hydropische Zotten in Form traubenartiger Bläschen und eine gesteigerte Proliferations- und Wachstumstendenz des Trophoblasten mit vermehrter HCG-Synthese. Bei einer **kompletten Blasenmole** findet man kein embryonales Gewebe, bei einer **partiellen Blasenmole** findet man neben den veränderten auch normale Zotten und eine Embryonalanlage.

Klinik. Eine Blasenmole äußert sich durch Blutungen, evtl. mit Bläschenabgang in der Frühschwangerschaft und eine Hyperemesis gravidarum. In der Sonographie finden sich ein gemessen am Schwangerschaftsalter zu großer Uterus, echoarme und echogene Uterusabschnitte: „Schneegestöber", meist ohne erkennbare fetale Strukturen (☞ Abb. 16.7) und Luteinzysten der Ovarien. Die **HCG-Konzentration** ist stark erhöht.

Therapie. Wegen der Gefahr der Entartung muss die Mole mittels Kürettage komplett entfernt werden (Perforationsgefahr des weichen Uterus). Zum Nachweis des vollständigen Entfernens und zum Ausschluss eines Chorionkarzinoms muss HCG im Serum bestimmt werden, bis es nicht

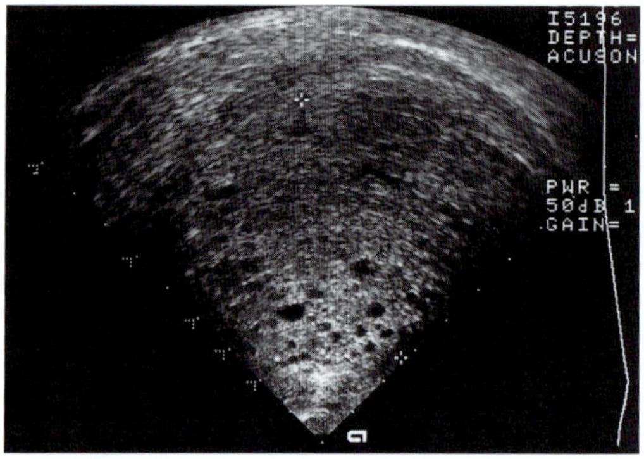

Abb. 16.7: Blasenmole [4]

mehr nachweisbar sein ist (sollte nach 12 Wochen der Fall sein).

Chorionepitheliom (Chorionkarzinom)

Definition. Dieses Karzinom entsteht in 50% d.F. aus **Resten einer Blasenmole,** in 30% nach Aborten und in 20% bei normalen oder ektopen Schwangerschaften. Es metastasiert frühzeitig insbesondere in die Lungen, aber auch in Vulva und Vagina, kleines Becken, Leber und ZNS.

Klinik und Diagnostik. Klinisch können starke Blutungen auftreten oder zuerst die Fernmetastasen auffallen. Der HCG-Spiegel ist massiv erhöht, in der Sonographie stellt sich der Tumor dar, der histologischen Sicherung folgt die Suche nach **Fernmetastasen.**

Therapie. Neben der operativen Entfernung von Trophoblasttumorgewebe (**Kürettage,** ggf. Hysterektomie) ist die **chemotherapeutische Behandlung** unerlässlich. Bei **Low-Risk-Chorionkarzinom** (< 39 J., 1 oder 2 vorausgegangene Schwangerschaften, Intervall zwischen klinischer Manifestation und letzter SS < 6 Monate, HCG < 100 000 IE/l, Metastasen auf kleines Becken und/oder Lunge beschränkt) wird Methotrexat als Monotherapie eingesetzt. Bei **High-Risk-Chorionkarzinom** (> 39 J., > 3 vorausgegangene Schwangerschaften, Intervall zwischen klinischer Manifestation und letzter SS > 6 Monate, HCG > 100 000 IE/l, Metastasen in ZNS, Leber, Niere) erfolgt eine Polychemotherapie. Der Therapieerfolg und der weitere Verlauf werden mittels HCG-Bestimmung kontrolliert.

Prognose. Eine dauerhafte Heilung ist in 75% bei High-Risk- und in praktisch 100% bei Low-Risk-Chorionkarzinom möglich. Nach 2 Jahren Rezidivfreiheit kann eine erneute Schwangerschaft erwogen werden.

3.4.2 Ektope Schwangerschaft

Definition und Ätiologie. Unter einer **Extrauteringravidität** (EUG) versteht man eine Implantation der Blastozyste in den Tuben (99% d.F.), im Ovar oder in der freien Bauchhöhle (☞ Abb. 16.8). Die Ursache liegt in einem behinderten Transport des Keims durch die Tube, meistens aufgrund von Verwachsungen nach Salpingitiden oder Endometriose. Auch bei Anwendung einer Spirale (IUP) kann es zur EUG kommen.

Klinik. Da der Keim am ektopen Implantationsort keine optimalen Ernährungsbedingungen vorfindet, kommt es spätestens im 3. Monat zum Absterben der Frucht. Die HCG-Synthese ist vermindert, dies führt zu uterinen Blutungen (Hormonentzugsblutung). Wegen der destruktiven Potenz des Trophoblasten kann es zu lebensbedrohlichen inneren Blutungen kommen.

Die **Symptomatik** wird durch den Implantationsort bestimmt:

- **interstitielle und isthmische Tubargravidität** (34% d.F.): Aufgrund des engen Tubenlumens treten schon ab der 5. SSW einseitige Unterbauchschmerzen auf. Es folgt eine Tubarruptur mit plötzlichem intensivem Schmerz bei akutem Abdomen und Schock wegen innerer Blutungen.

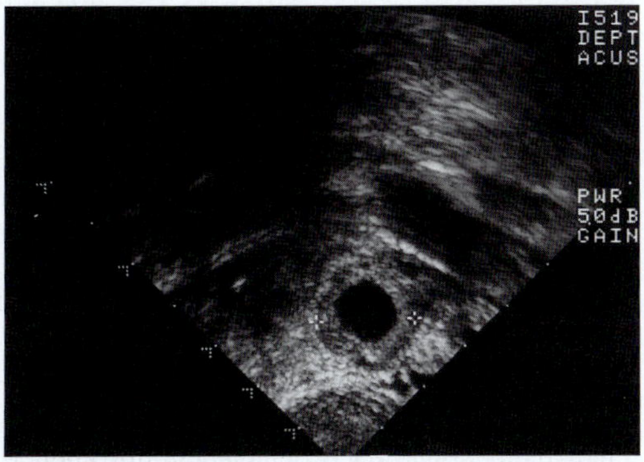

Abb. 16.8: Extrauteringravidität [4]

- **ampulläre Tubargravidität** (66% d.F.): Die Symptomatik entwickelt sich langsam, Schmerzen treten ab der 6.–8. SSW auf. Die gestörte Fruchtentwicklung führt über ein Absinken von HCG zu Entzugsblutungen. Blutungen aus der Tube fließen in den Douglas-Raum ab (Hämatozele). Der Douglas-Raum ist druckempfindlich. Schließlich kommt es zum Tubarabort ins Abdomen.

Therapie. Mittels Laparoskopie oder im Notfall durch Laparotomie wird die Fruchtanlage möglichst organerhaltend entfernt.

Merke

Bei Frauen in gebärfähigem Alter muss bei akutem Abdomen immer eine EUG ausgeschlossen werden!

3.4.3 Fehlgeburt

Definition und Ätiologie. 10% aller Schwangerschaften enden mit einer Fehlgeburt. Bis zur 16. SSW spricht man von Frühabort, danach von Spätabort (seltener).

Die Ursachen können mütterlicher (Lageanomalien und Fehlbildungen des Uterus, Zervixinsuffizienz, Infektionen, Endokrinopathien), fetoplazentarer (Abortivei, Chromosomenaberrationen) oder externer Natur (Strahlen, Medikamente, Interruptio) sein.

Klinik. Nach dem Verlauf unterscheidet man folgende Formen des Aborts:

- **Abortus imminens** (drohender Abort): uterine Blutung mit zunehmend wehenartigen Schmerzen. Zervikalkanal geschlossen, Schwangerschaft noch intakt.
- **Abortus incipiens** (in Gang befindlicher Abort): zunehmende Blutung aus dem dilatierten erweiterten Zervikalkanal, Abgang von Koageln, evtl. Gewebsteilen. Schwangerschaft nicht mehr zu retten.
- **Abortus completus oder incompletus** (vollständiger oder unvollständiger Abort): Da nach Ausstoßung des Schwangerschaftsprodukts Reste im Uterus zurückbleiben können (Abortus incompletus), muss immer nachkürettiert werden.
- **Missed abortion** (verhaltener Abort): Die Frucht stirbt ab, wird aber nicht ausgestoßen. Sistie-

ren des Schwangerschaftswachstums, fehlende kindliche Lebensäußerungen und braune bis schwarze Absonderungen aus der Scheide. Gefahr der Koagulopathie, Sepsis, Entfernung der Fruchtanlage durch Kürettage. Ab der 12. SSW muss aufgrund der Größe des Fetus ein Spontanausstoß eingeleitet werden.

- **Abortus complicatus** (komplizierter Abort): durch Infektion komplizierter Abort (Endomyometritis, Adnexitis, Parametritis, Pelveoperitonitis), häufig infolge unsachgemäßer Abtreibungsversuche. Symptome: hohes Fieber, Schmerzen, Blutung und abdominelle Abwehrspannung. Bei Progredienz des Geschehens septischer Schock **(septischer Abort)** und infolgedessen Verbrauchskoagulopathie.
- **Abortus habitualis** (habitueller Abort): 3. Abort in Folge

3.5 Risikoschwangerschaft

Eine Schwangerschaft, die durch angeborene oder – vor oder während der Schwangerschaft – erworbene Risikofaktoren beeinträchtigt oder gefährdet ist, wird als Risikoschwangerschaft bezeichnet. Sie bedarf der besonderen Überwachung und Behandlung, da das Leben von Mutter oder Kind bedroht sein kann.

3.5.1 Hypertensive Erkrankungen

Definition und Klinik

Hypertensive Erkrankungen in der Schwangerschaft (früher EPH-Gestosen) sind von großer klinischer Bedeutung: Sie sind für 30% der perinatalen Sterblichkeit und 20% der Müttersterblichkeit verantwortlich. Leitsymptom ist der schwangerschaftsinduzierte Hypertonus (SIH) (> 140/90 mmHg), der in schweren Fällen 180/110 mmHg überschreitet. Weitere Symptome sind Proteinurie und generalisierte Ödeme, deren Auftreten als prognostisch ungünstig gewertet wird.

Präeklampsie. Das gleichzeitige Auftreten von Hypertonie und Proteinurie wird als Präeklampsie bezeichnet. Disponierende Faktoren sind Primiparität (besonders sehr junge Erstgebärende), Mehrlingsschwangerschaft, Adipositas, Diabetes mellitus und familiäre Vorbelastung. In 20% d.F. findet sich eine Leberbeteiligung mit Erhöhung von Transaminasen, alkalischer Phosphatase und Bilirubin. Symptome sind Kopfschmerzen, Schwindel, Augenflimmern und Sehstörungen, motorische Unruhe, Übelkeit, Erbrechen und Hyperreflexie.

Pfropfgestose. Von einer Pfropfgestose spricht man, wenn zu einer vorbestehenden bzw. chronischen Hypertension (Auftreten vor der 20. SSW) in der Schwangerschaft eine Proteinurie hinzukommt. Folge kann eine Beeinträchtigung der Plazentafunktion mit ausgeprägter Wachstumsretardierung des Kindes sein.

Eklampsie. Dies ist die schwerste Form der hypertensiven Schwangerschaftserkrankung. Sie tritt bei etwa 0,1% aller Schwangerschaften auf, das Verhältnis von Erst- zu Mehrgebärenden beträgt 3 : 1. Zusätzlich zu den Symptomen der Präeklampsie treten Zyanose, Bewusstlosigkeit oder tonisch-klonische Krampfanfälle auf. Gefäßspasmen vermindern die plazentare Durchblutung. Die Eklampsie ist daher für Mutter **und** Kind lebensbedrohlich.

HELLP-Syndrom (hemolysis, elevated liver enzyms, low platelets). Sonderform der schweren schwangerschaftsinduzierten Hypertonie. Rechtsseitige Oberbauchschmerzen, teilweise von Übelkeit und Erbrechen als frühes Alarmzeichen des HELLP-Syndroms begleitet. Ansonsten kommt es, wie der Name sagt, zu Hämolyse, erhöhten Transaminasen und Thrombozytopenie.

Therapie. Nur leichte Hypertonien können ambulant behandelt werden. Intermittierende CTG-Kontrollen und sonographische Überwachung des Wachstumsverlaufs sind indiziert. Bei allen anderen Formen ist eine stationäre Therapie mit Bettruhe, eiweißreicher Kost, vorsichtiger Blutdrucksenkung mit z. B. α-Methyldopa, Nifedipin, Dihydralazin oder β-Blocker (keine Diuretika), kontinuierlicher CTG-/RR-Kontrolle indiziert. Bei Eklampsie müssen die Krampfanfälle antikonvulsiv behandelt werden. Bei Gefährdung von Mutter und/oder Kind ist eine umgehende Beendigung der Schwangerschaft vaginal oder per Sectio erforderlich.

Prognose. Mehrere früh in der 2. Schwangerschaftshälfte sowie nach der Geburt auftretende Anfälle sind prognostisch ungünstig.

3.5.2 Diabetes mellitus

Man unterscheidet den **präexistenten Diabetes mellitus** der Schwangeren und den **Gestationsdiabetes (Typ IV-Diabetes).** Für Mutter und Kind bestehen erhöhte Komplikationsrisiken.

Klinik. Die Mutter ist vermehrt durch schwangerschaftsinduzierte Hypertonie, Pyelonephritis und eine Stoffwechselentgleisung gefährdet. Beim Ungeborenen kann es zu Fehlbildungen (Wirbelsäule/Niere/Herz) kommen. Polyhydramnion und Makrosomie sind häufig. Das kaudale Regressionssyndrom (Hypoplasie von unterer Wirbelsäule/Becken/Beine) ist selten. Leber und Lunge sind häufig unreif. Beim Neugeborenen kommt es zu Atemnotsyndrom (IRDS), Hyperbilirubinämie, Hypoglykämie und Hypokalzämie. Die perinatale Mortalität ist im Vergleich zu Kindern nichtdiabetischer Mütter bei idealer Einstellung nur gering, bei schlechter Einstellung oder unerkanntem Diabetes jedoch deutlich erhöht.

Diagnostik. Zur Diagnose eines Gestationsdiabetes erfolgt ein Glukosurie-Screening, evtl. ein oraler Glukose-Toleranz-Test.

Therapie. Bei vorbestehendem Diabetes sollte bereits vor Konzeption eine optimale Einstellung bestehen. Der Insulinbedarf sinkt zu Beginn der Schwangerschaft und steigt nach der 20. SSW stark an. Nach der Geburt kommt es zum abrupten Abfall des Insulinbedarfs. Bei Gestationsdiabetes ist häufig eine Ernährungstherapie ausreichend, ca. 15% benötigen eine Insulintherapie. Sulfonylharnstoffe sind in der Schwangerschaft kontraindiziert. Die kontinuierliche Überwachung der Blutzuckereinstellung und der fetalen Entwicklung sind entscheidend, ggf. die umgehende Einleitung der Geburt, evtl. per Sectio.

3.5.3 Blutgruppeninkompatibilität

Man unterscheidet die Rhesus- und die AB0-Inkompatibilität.

Rhesus-Inkompatibilität

Definition und Ätiologie. Die häufigere und gefährlichere Form der Blutgruppeninkompatibilität ist die Rhesus-Inkompatibilität. Ist die Schwangere Rh-negativ und Kindsvater und Fetus Rh-positiv (10% aller Schwangerschaften), wird die Schwangere durch den Übertritt kindlichen Blutes in den mütterlichen Kreislauf (fetomaternale Transfusion) sensibilisiert und bildet in der Folge Rh-(D)-Antikörper. Die fetomaternale Transfusion findet meist unter der Geburt bzw. bei einem Abort oder einer Interruptio statt, die 1. Schwangerschaft ist daher in der Regel nicht gefährdet. Bei einer 2. Schwangerschaft und Rh-positivem Kind kommt es zu einer Immunreaktion vom Typ II zwischen den diaplazentar übertragenen IgG-Antikörpern und dem erythrozytenständigen Rh-Antigen, die eine Hämolyse der fetalen Erythrozyten zur Folge hat (alter Ausdruck: **Morbus haemolyticus fetalis bzw. neonatorum).**

Klinik. Das Ausmaß der Hämolyse ist unterschiedlich, die Symptome reichen von Anämie über Ödeme und Icterus gravis bis zum Hydrops congenitus universalis durch Kapillarschaden.

Diagnostik. Suche nach Antikörpern im Serum der Mutter während der Schwangerschaft (indirekter Coombs-Test). Zur Abschätzung der Anämie wird eine Dopplersonographie der fetalen A. cerebri media durchgeführt. Ggf. muss eine Chordozentese (Blutentnahme aus Nabelschnur) oder eine Bilirubinbestimmung im Fruchtwasser durchgeführt werden.

Therapie. Vorzeitige Entbindung. Bei schwerer Hämolyse und noch großer Unreife zur Überbrückung pränatale Transfusionen. Postpartal Phototherapie, ggf. Austauschtransfusion.

Prophylaxe.

Merke

Jede Rh-negative Frau sollte in folgenden Fällen eine Anti-D-Prophylaxe, d. h. Anti-D-IgG-Antikörper, verabreicht bekommen:

- nach Geburt eines Rh-positiven Kindes
- nach Schwangerschaftsabbruch oder Spontanabort
- nach einer EUG
- nach Eingriffen während der Schwangerschaft mit erhöhtem Risiko einer fetomaternalen Transfusion wie Amniozentese und Chorionzottenbiopsie
- bei Blutungen während der Schwangerschaft

- in der 28.–29. SSW als Prophylaxe gegen das allerdings geringe Risiko einer Sensibilisierung in der Spätschwangerschaft
- nach einer irrtümlichen Transfusion von Rh-positivem Blut

Anti-D-Antikörper sollten spätestens 48 h nach einem solchen Ereignis (☞ Merkekasten) verabreicht werden, um die fetalen Erythrozyten schnell zu eliminieren und so die Antikörperbildung bei der Mutter zu verhindern.

AB0-Inkompatibilität

Definition. Die AB0-Inkompatibilität tritt auf, wenn die Mutter Blutgruppe 0 und das Kind A oder B haben.

Klinik. Der Verlauf ist wesentlich milder als bei der Rhesus-Inkompatibilität, da die Immunreaktion erst gegen Ende der Schwangerschaft stattfindet und es meistens erst beim Neugeborenen zur Hämolyse kommt. Ein Ikterus kann auftreten, der ggf. einer phototherapeutischen Behandlung bedarf.

Diagnostik. Vor der Geburt ist keine serologische Diagnose möglich.

Therapie. ☞ Rhesus-Inkompatibilität

3.5.4 Schwangerschaftsunabhängige Erkrankungen

Herz und Kreislauf

Da die Schwangerschaft eine erhöhte kardiale Belastung darstellt, sind **Herzvitien** und **Herzinsuffizienz** als Risikofaktoren anzusehen: Bei höhergradiger Herzinsuffizienz ist eine Interruptio dringend anzuraten.

Chronische Hypotonie ist wegen verminderter Plazentaperfusion relevant.

Eisenmangelanämien und megaloblastische Anämien (Folsäuremangel) entstehen relativ häufig während der Schwangerschaft, der Hb-Wert sollte 12 g/dl nicht unterschreiten.

Niere und ableitende Harnwege

Eine **Pyelonephritis gravidarum** ist ein häufiges Problem. Begünstigt wird ihre Entstehung durch eine asymptomatische Bakteriurie und die schwangerschaftsbedingte Dilatation der Ureteren. Haupterreger der meist einseitigen und symptomarm (afebril) verlaufenden Erkrankung ist E. coli.

Eine **Glomerulonephritis** führt in bis zu 70% d. F. zum sekundären Auftreten einer Präeklampsie: Pfropfgestose.

Merke

Eine Pyelonephritis gravidarum muss in jedem Falle (mit Cephalosporinen, Aminopenicillinen) behandelt werden, auch bei afebrilem Verlauf!

Leber

In der Schwangerschaft kann es zu folgenden Krankheitsbildern kommen: akute Fettleber (meist tödlich verlaufendes Krankheitsbild), Ikterus bei Präeklampsie, HELLP-Syndrom, idiopathische intrahepatische Cholestase.

ZNS

Bei Schwangeren mit Epilepsie ist die antiepileptische Therapie problematisch, da die meisten Antiepileptika eine teratogene Wirkung haben, ihre Einnahme aber während der Schwangerschaft unumgänglich ist. Ein epileptischer Anfall nach Absetzen der Medikamente würde aufgrund der mangelnden Plazentaperfusion den Fetus stark gefährden.

Infektionskrankheiten

Viele Infektionskrankheiten, insbesondere viral bedingte, können die Frucht schädigen. Klinisch am bedeutsamsten sind:

AIDS. Das Risiko der prä- oder perinatalen Infektion von Feten HIV-infizierter Mütter wird mit 30% angegeben. Durch Screening in der Schwangerschaft und peripartale Prophylaxe kann es auf 1–2% gesenkt werden.
- Zidovudin ab 32. SSW, ggf. auch Kombinationstherapie
- vorzeitige Wehen vermeiden, primäre Sectio
- Zidovudin für 10 Tage beim Neugeborenen
- kein Stillen

Diese Richtlinien gelten für Deutschland. In der 3. Welt werden z. B. vaginale Geburt und Stillen empfohlen, da die Nutzen/Risiko-Abwägung völlig anders ist.

Röteln. Schwangere, die noch nicht an Röteln erkrankt waren (Rötelntiter < 1:32), können sich durch Kontakt mit Rötelnerkrankten infizieren. Das Virus wird diaplazentar auf das Kind übertragen. Besonders bei einer **Infektion in den ersten 12 SSW** (Organogenese) kommt es zum Fruchttod oder zu einem charakteristischen Fehlbildungssyndrom **(Rötelnembryopathie, Gregg-Syndrom):** Augen- und Innenohrschaden (Katarakt, Glaukom, Retinopathie, Taubheit), Mikrozephalie mit intrakraniellen Verkalkungen, Herzfehler, Hepatosplenomegalie. Bei Verdacht einer Ansteckung müssen sofort Rötelnimmunglobuline verabreicht werden.

Merke

Röteln-HAH-Titer > 1:32 = sichere Immunität, 1:8 und 1:16 = fraglicher Schutz vor Rötelninfektion, < 1:8 = kein Schutz.

Zytomegalie. Häufigste pränatale Infektion (1% aller Schwangerschaften), die allerdings nur selten (10%) zu Komplikationen wie Meningoenzephalitis, Ikterus, Hepatosplenomegalie, Anämie, Thrombopenie, Schwerhörigkeit führt.

Toxoplasmose. Sporozoeninfektion, die nur bei einer während der Schwangerschaft (über rohes Fleisch, Haustiere) erworbenen Erkrankung das Kind gefährdet. Mögliche Fehlbildungen sind Hydrozephalus, Chorioretinitis und intrakranielle Verkalkungen. Serologischer Nachweis durch IgM und IgG, Behandlung mit Spiramycin.

Listeriose. Die Erreger werden in der Spätschwangerschaft diaplazentar übertragen. Symptome der konnatalen Listeriose sind miliare Granulomatose, Pneumonie, Enzephalitis.

Lues. Heute seltene Erkrankung, die wahrscheinlich erst ab dem 5. Monat zu Schäden des Kindes führt. Bei einer Infektion im 2. Trimenon kommt es in 25% zum Tod des Kindes, bei späterem Zeitpunkt zum Bild der konnatalen Lues: Pemphigoid, Exantheme, Osteochondritis, blutiger Schnupfen (Koryza), Anämie. Eine Behandlung der Mutter mit Penizillin ist nach der Diagnosesicherung sofort einzuleiten. **Cave:** Resistenzentwicklung!

Varicella-Zoster-Virus. In der Frühschwangerschaft führt die Infektion in ca. 2% d. F. zu schweren kongenitalen Fehlbildungen wie Chorioretinitis, zerebrokortikaler Atrophie, Hydronephrose oder Beindefekten. Bei Infektion nach der 20. SSW treten keine kongenitalen Fehlbildungen mehr auf. Eine Primärinfektion kurz vor oder während der Geburt ist eine ernste Bedrohung für den Fetus bzw. das Neugeborene, da die Mutter noch keine Antikörper gebildet hat und dem Kind somit der „Nestschutz" fehlt. Es kommt zur generalisierten neonatalen Infektion mit Hepatitis, Enzephalitis und häufig letalem Verlauf. Gabe von Hyperimmunglobulin an die Mutter, passive Impfung des Neugeborenen.

Herpes simplex Typ II. Sind zum Zeitpunkt der Entbindung frische Bläschen zu sehen und bei vorzeitigem Blasensprung muss das Kind per Sectio entbunden werden, um eine Übertragung mit generalisierter Herpes-Infektion des Neugeborenen zu vermeiden.

Merke

Bei Herpes simplex Typ II gilt: „No lesions, no caesareans."

Virushepatitis A. Eine Infektion in der Schwangerschaft führt nicht zu Schädigung der Frucht. Bei der akuten Infektion der Mutter nahe dem Geburtstermin sollte eine Immunglobulingabe an das Neugeborene erfolgen.

Virushepatitis B. Bei HBsAg- und HBeAg-positiver Mutter beträgt die Wahrscheinlichkeit der Übertragung auf das Kind bei der Geburt ca. 70–80%, ist nur das HBsAg positiv, so liegt die Wahrscheinlichkeit der Infektion des Kindes bei ca. 6%. Die Übertragung geschieht meist während der Geburt, selten auch transplazentar. Die Kinder der HBsAg-positiven Mütter werden unmittelbar post partum aktiv und passiv geimpft. Abstillen ist nicht notwendig!

Merke

In den Mutterschaftsrichtlinien ist ein HBsAg-Screening nach der 32. SSW vorgesehen.

3.5.5 Mehrlingsschwangerschaft

Die Häufigkeit beträgt für Zwillinge etwa 1:85, für Drillinge etwa 1:85^2 usw. (Hellin-Regel). Bei Sterilitätsbehandlung wird die Häufigkeit von Mehrlingen erhöht. Schwangerschaftsdauer und Geburtsgewicht sind verringert (Frühgeburt), die Fehlbildungsrate verdoppelt. Die perinatale Sterblichkeit (bis 7. Tag p.p.) ist um das 3- bis 4-Fache erhöht, wobei der 2. Zwilling häufiger stirbt.

Komplikationen. Gestosen, Präeklampsie, Plazentainsuffizienz, Placenta praevia, vorzeitiger Blasensprung und Lösung der Plazenta mit Hypoxiegefahr für den 2. Zwilling (Entbindung innerhalb von 20 min!), verlängerte Geburtsdauer, Zervixinsuffizienz, Uterusatonie, Lageanomalien, Wehenschwäche.

- **Fetofetales Transfusionssyndrom:** Bei monochorialen Zwillingen können die Kreisläufe beider Feten miteinander verbunden sein, ein Zwilling wird zum Donor, der andere zum Akzeptor, beide Kinder sind stark gefährdet.
- **Vanishing Child:** Häufig stirbt eines der Mehrlinge in der Frühschwangerschaft.

Merke

Das Vorliegen einer Zwillingsschwangerschaft allein ist keine Sectioindikation!

3.5.6 Weitere Risikofaktoren

Neben den genannten Schwangerschafts-Risikofaktoren gibt es noch weitere, die der Anamnese zu entnehmen sind:

- Alter und Parität: Alter unter 18 Jahren, Erstgebärende über 35, Mehrgebärende über 40 Jahre; Vielgebärende (> 4 Kinder)
- Vorerkrankungen (Herz-, Lungen-, Nierenerkrankungen)
- Adipositas
- Nikotin- oder Alkoholabusus
- Uterusfehlbildungen und Uterusoperationen
- Sterilitätsbehandlung, da es hierbei vermehrt zu Mehrlingsschwangerschaften kommt
- Komplikationen bei früheren Graviditäten: Aborte, Frühgeburt, Plazentalösung

3.5.7 Betreuung von Risikoschwangerschaften

Bei jeder Schwangeren mit Risikofaktoren muss die Schwangerschaft individuell überwacht werden, je nach Grad des Risikos in unterschiedlicher Intensität. Die Betreuung von Risikoschwangerschaften umfasst die rechtzeitige Erkennung und Behandlung von Erkrankungen, die fetale Überwachung mittels CTG, Sonographie, Chorionzottenbiopsie, Amniozentese, Amnioskopie, EKG, Hormonanalysen und serologischer Tests und ggf. eine vorzeitige stationäre Aufnahme in ein Perinatalzentrum.

3.6 Schwangerschaftsspezifische Notfälle

Komplikationen können während der Schwangerschaft, unter der Geburt und im Wochenbett auftreten. Zu den Notfällen in der Schwangerschaft gehören:

- Blutungen. DD Abort, EUG, vorzeitige Plazentalösung, Sinusrandblutung, Placenta praevia, Verletzungen und Blutung aus Ektopie der Portio oder Varizen der Vulva, Karzinome
- Krampfanfälle und komatöse Zustände. DD: Eklampsie, Epilepsie, Hyper- oder Hypoglykämie
- vorzeitige Plazentalösung
- intrauteriner Fruchttod
- Amnioninfektionssyndrom

Die einzelnen Notfälle werden in den jeweiligen Kapiteln besprochen.

3.7 Mütterliche und kindliche Mortalität

Mütterliche Mortalität. Die mütterliche Mortalität umfasst jene Sterbefälle von Frauen, deren Tod durch Komplikationen von Schwangerschaft, Geburt oder Wochenbett (d.h. 6 Wochen nach Geburt) verursacht wurde, bezogen auf 100 000 Lebendgeburten. In den Industriestaaten beträgt sie 8–12 Sterbefälle pro 100 000 Lebendgeborene. Infektionen (20%), hypertensive Schwangerschaftserkrankungen (20%), Kaiserschnitte (20%) und Blutungen (15%) sind die häufigsten Ursachen. Auch ein Schwangerschaftsabbruch ist mit der Gefahr des Todes der Mutter behaftet.

Perinatale Mortalität. Hierunter versteht man die Sterblichkeit von Kindern mit einem Geburtsgewicht über 500 g bis zum 7. Lebenstag. Die Berechnung bezieht sich auf 1000 Lebend- oder Totgeborene. In Europa beträgt die perinatale Mortalität 5–8 Todesfälle pro 1000 Geborene. Die mit bis zu 70% häufigste Ursache ist die Frühgeburtlichkeit mit ihren Komplikationen, weitere Ursachen sind Plazentainsuffizienz, angeborene Fehlbildungen sowie Diabetes mellitus, Geburtstraumata und Rh-Inkompatibilität.

Säuglingssterblichkeit. Sterblichkeit aller Lebendgeborenen bis zum Ende des 1. Lebensjahres.

4 Ärztliche Betreuung in der Schwangerschaft

4.1 Diagnose der Schwangerschaft

Schwangerschaftszeichen. Der häufigste Hinweis auf eine Schwangerschaft ist das Ausbleiben der erwarteten Regelblutung. Daneben können Übelkeit, Appetitlosigkeit und Spannung in den Brüsten auftreten.

Merke

- **unsichere Schwangerschaftszeichen:** Übelkeit, Erbrechen, Appetitveränderungen
- **wahrscheinliche Schwangerschaftszeichen:** sekundäre Amenorrhö, Mastodynie, livide Verfärbung von Vulva und Vagina, Vergrößerung und Auflockerung des Uterus, Uteruszeichen, HCG-Nachweis
- **sichere Schwangerschaftszeichen:** sonographischer Nachweis fetaler Herzaktion, Hören von Herztönen, Kindsbewegungen

Erstuntersuchung. Diese dient der Feststellung der Schwangerschaft und möglicher Risikofaktoren und der Berechnung des voraussichtlichen Geburtstermins: Sie umfasst eine körperliche Untersuchung inkl. Blutdruck und Gewicht, eine gynäkologische Untersuchung (bis zur 20. SSW innere vaginale und ab der 20. SSW äußere abdominale Untersuchung) inklusive Zytodiagnostik und Laboruntersuchungen: Hämoglobin, Blutgruppe, Rhesusfaktor und Antikörpersuchtest, Rötelnantikörpersuchtest, Lues-Suchreaktion, HIV-Test (nur mit ausdrücklichem Einverständnis der Patientin). Toxoplasmosescreening ist sinnvoll, aber nicht in den Mutterschaftsrichtlinien enthalten.

Im Serum lässt sich HCG ab dem 8.–10. Tag p.c. (post conceptionem), noch vor dem Ausbleiben der Regelblutung, im Urin mit modernen Schwangerschaftstests auch bereits zum Zeitpunkt der ausbleibenden Regelblutung nachweisen (qualitativer Test, nicht quantitativ).

Berechnung des Geburtstermins. Der voraussichtliche Geburtstermin wird mit der Naegele-Regel (☞ Kap. 3.1) berechnet. Mit Hilfe früher Ultraschalluntersuchungen und des Gravidariums kann man den Termin korrigieren. Die Kenntnis des voraussichtlichen Geburtstermins ist wichtig, um fetale Retardierung bzw. Makrosomie nicht zu übersehen.

4.2 Betreuung während der Schwangerschaft

4.2.1 Untersuchungen

Merke

Kontrolluntersuchungen:

- in den ersten 4 Monaten (bis 16. SSW) alle 4 Wochen
- in den nächsten 3 Monaten (bis 28. SSW) alle 3 Wochen
- in den nächsten 2 Monaten (bis 36. SSW) alle 2 Wochen
- im letzten Monat (bis 40. SSW) jede Woche
- ab Terminüberschreitung: jeden 2. Tag
- ab 10 Tage Terminüberschreitung: stationäre Aufnahme

Ultraschalluntersuchungen (☞ Abb. 16.9 a–d):

- Erstuntersuchung
- 19.–22. SSW: Fehlbildungen?
- 29.–32. SSW: Retardierung/Makrosomie?
- bei Risikoschwangerschaften häufigere Untersuchungen und Sonographien

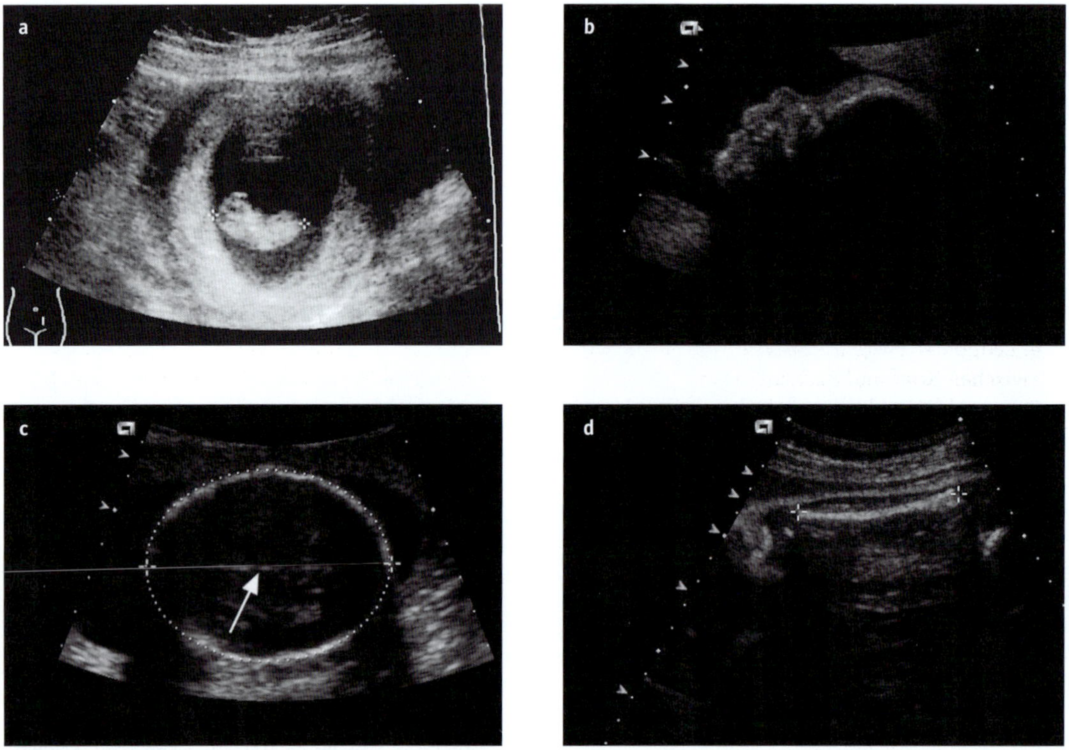

Abb. 16.9: Sonographie **(a)** im 1. Trimenon, intakte Schwangerschaft, Scheitel-Steiß-Länge markiert; **(b)** im 2. Trimenon, kindlicher Kopf im Profil und **(c)** biparietaler Durchmesser, Falx cerebri markiert; **(d)** im 3. Trimenon, Femurlänge markiert. [3]

Vorsorgeuntersuchungen. Körpergewicht (regelrechte Gewichtszunahme?), Blutdruck (Hypertonie?), Proteinurie (Präeklampsie?), Glukosurie (Gestationsdiabetes?), Leukozyturie (Harnwegsinfekt?), Hämoglobin (Anämie?), Fundusstand (zeitgerechte Entwicklung?), Kindslage, kindliche Herztöne (CTG ab 28. SSW), HBs-Ag-Screening ab 32. SSW, evtl. oGTT 24.–28. SSW (nicht vorgesehen, aber sinnvoll).

Der Stand des Fundus uteri (☞ Abb. 16.10) ist ein Maß für die normale Größenzunahme des Uterus: Ende 16. SSW 3 Querfinger über Symphyse, Ende 24. SSW Nabel, Ende 36. SSW Rippenbogen und Ende 40. SSW 2 Querfinger unter Rippenbogen (Eintreten des Kindes in den Geburtskanal).

Ursachen für Abweichungen:

- **Fundus zu hoch:** Terminirrtum, Blasenmole, Hydramnion, Makrosomie, Mehrlinge
- **Fundus zu niedrig:** Terminirrtum, Plazentainsuffizienz, Nikotin- und Alkoholabusus, Fehlbildungen, Fruchttod

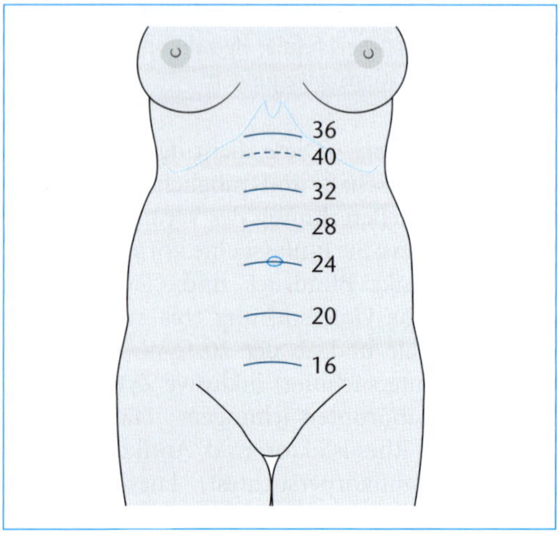

Abb. 16.10: Stand des Fundus uteri während der Schwangerschaft (modifiziert nach [5])

Die genaue Messung des fetalen Wachstums erfolgt durch **Ultraschallfetometrie** (Scheitel-Steiß-Länge, biparietaler Durchmesser, Femurlänge)

Zur Ermittlung der Kindslage werden die **Leopold-Handgriffe** (☞ Abb. 16.11) angewendet:

- 1. Leopold-Handgriff: **Fundusstand** als Maß für die Uterusgröße ab 22.–24. SSW
- 2. Leopold-Handgriff: **Lage und Stellung des Rückens**
- 3. Leopold-Handgriff: **vorangehendes Kindsteil**
- 4. Leopold-Handgriff: räumliche **Beziehung zwischen Kopf und Beckeneingang**
- 5. Leopold-Handgriff (Zangemeister-Handgriff): eine Hand auf die Symphyse, andere Hand parallel dazu auf den dahinter/darüber fühlbaren Kopf. Es sollte eine Stufe tastbar sein, sonst ist ein **Missverhältnis** zu befürchten.

4.2.2 Beratung

Ernährung, Hygiene und Geburtsvorbereitung

Es sollte eine **ausgewogene,** eiweiß- und kohlenhydratreiche, aber fettarme **Ernährung** durchgeführt werden. Die Gewichtszunahme sollte im 1. Drittel der Schwangerschaft (1. Trimenon) pro Woche 250 g, im 2. Trimenon 350 g, im 3. Trimenon 500 g nicht überschreiten (Gewichtszunahme insgesamt 8–12 kg). Der **Vitamin- und der Mineralbedarf** (besonders Eisen) sind erhöht, so dass evtl. eine Substitution erfolgen sollte. Außerdem ist eine Iodid- und Folsäuresupplementierung wichtig. Rohes Fleisch ist kontraindiziert (Toxoplasmose). **Nikotin** und **Alkohol** sollten konsequent gemieden, Kaffee und Tee auf 5 Tassen pro Tag begrenzt werden.

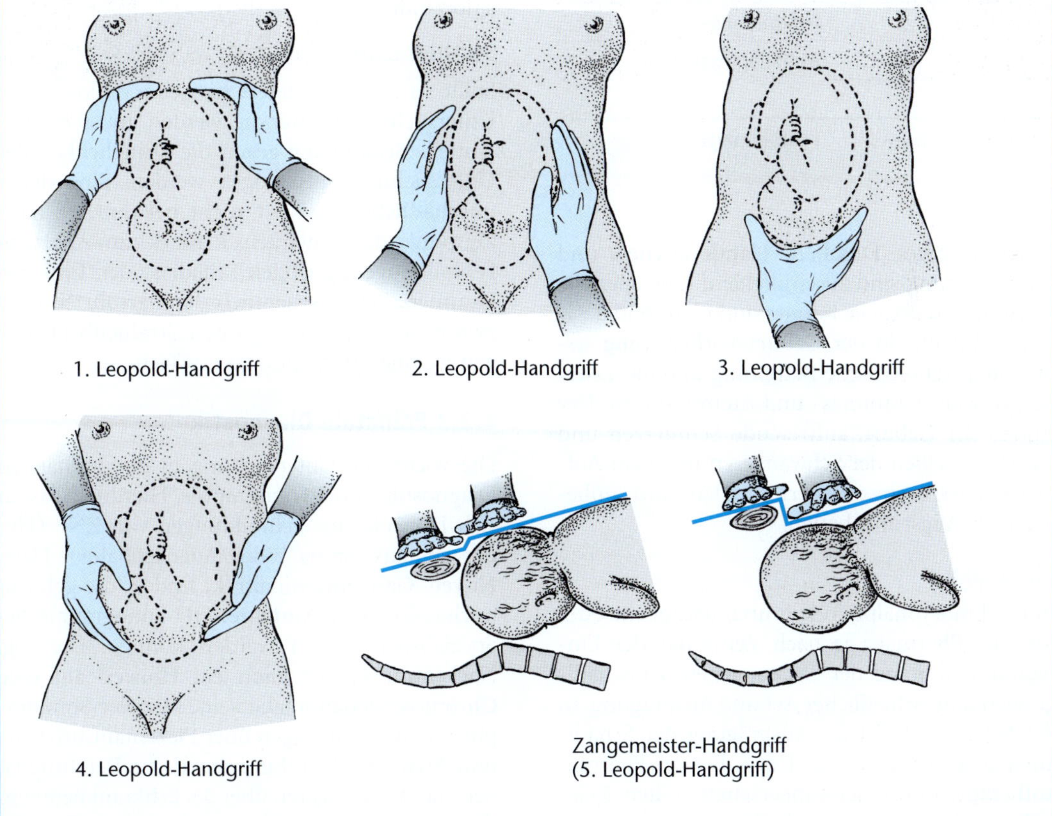

Abb. 16.11: Leopold-Handgriffe [5]

Tab. 16.6: In der Schwangerschaft kontraindizierte Medikamente

Medikament	Toxizität
Antibiotika	
Aminoglykoside	Nephro- und Ototoxizität
Tetrazykline	Zahnschäden
Chloramphenicol	Grey-Syndrom
Sulfonamide	Icterus gravis
Virustatika	Teratogenität
Hormone	
Ethinylstilbestrol	Vaginalkarzinom
Anabolika	Virilisierung
Kortison	Gaumenspalte
Sulfonylharnstoffe	Fehlbildungen
Thyreostatika	Struma
andere Präparate	
Zytostatika	Teratogenität
Cumarine	Fehlbildungen
Opiate	Atemdepression
Sedativa	
zahlreiche Antikonvulsiva	Fehlbildungen

Regelmäßiges Duschen, Händewaschen und Zahnreinigung sind zu empfehlen. Eine spezielle Hygiene und sexuelle Karenz sind nicht nötig.

Im Mittelpunkt der **Geburtsvorbereitung** stehen die psychologische Betreuung und das Erlernen von Entspannungs- und Atemübungen. Der Ablauf der Geburt, auftretende Schmerzen und Gefahren sollten der Schwangeren in einem Aufklärungsgespräch erläutert werden, um unbegründete Angst abzubauen.

Pharmaka

In der Embryonalperiode führen teratogene oder toxische Pharmaka je nach Zeitpunkt der Einnahme und Stand der Organogenese zu Schädigungen unterschiedlicher Art und Ausprägung. In der Fetalperiode ist die Ausprägung der Schädigung auch eine Frage der Dosis. Bei der Pharmakotherapie in der Schwangerschaft sollten 3 Gesichtspunkte beachtet werden:

- Die Indikation ist streng zu stellen; wichtige Medikamente müssen jedoch verabreicht werden.
- Nach Möglichkeit weit verbreitete, länger auf dem Markt befindliche Präparate bevorzugen, da mehr über Nebenwirkungen bekannt ist.
- Bei notwendigen Medikamenten ist zu prüfen, ob es ein vergleichbares Präparat mit geringerer Toxizität gibt.

Zahlreiche Medikamente gehen auch in die Muttermilch über.

Für die antibiotische Therapie bei Schwangeren stehen Penizilline und Cephalosporine zur Verfügung.

Impfungen

Aktive Impfungen mit Lebendimpfstoffen sind in der Schwangerschaft kontraindiziert, obwohl es keine definitiven Hinweise für Schäden gibt. Totimpfungen können bei besonderer Indikation durchgeführt werden.

Passive Impfungen bei Hepatitis A, B, FSME, Mumps, Röteln, Tollwut, Varizellen sind bei Exposition indiziert.

Strahlenexposition

Sollte in der Schwangerschaft eine radiologische Untersuchung notwendig werden, muss die potentielle Schädigung gegen die Dringlichkeit der Untersuchung aufgewogen werden. Eine **sicher unschädliche Dosis** ist **nicht bekannt.** Je nach Zeitpunkt des Einwirkens kann es zum Abort, zu Fehlbildungen, geistigen Schäden oder Tumoren kommen. Bei versehentlich durchgeführten oder zwingend indizierten großen Strahlenbelastungen ist eine Interruptio zu erwägen.

4.2.3 Pränatale Diagnostik

Die wichtigste Untersuchung in der pränatalen Diagnostik ist die Sonographie. Hierdurch lassen sich Hinweise für Fehlbildungen von ZNS (Hydrozephalus, Spina bifida/Anenzephalus), Herz, Nieren, Gastrointestinaltrakt finden, die ggf. mit hochauflösenden Verfahren/3D-Sonographie bei Spezialisten ergänzt werden können. Die sog. Nackentransparenz kann ein Hinweis auf eine Chromosomenanomalie sein. Doppler-Sonographien können Aussagen über Plazentainsuffizienz und Anämie geben. Eine genetische Beratung ist bei einer Schwangeren über 35, Erbkrankheiten in der Familie, Konsanguinität oder habituellen Aborten indiziert. Die Schwangere muss auf die

Möglichkeit der invasiven Diagnostik hingewiesen werden. Eine Karyotypisierung kann nach Materialgewinnung durch Chorionzottenbiopsie und/oder Amniozentese erfolgen.

Chorionzottenbiopsie. Mit dieser Methode ist die Diagnose chromosomaler Aberrationen früher (8. SSW) und schneller (12 Tagen vs. 2–3 Wochen) möglich als bei Amniozentese. Das Abortrisiko nach dieser Untersuchung liegt mit 1% etwas höher als bei der Amniozentese.

Amniozentese. Die transabdominale Amniozentese dient der pränatalen Diagnostik von Chromosomenanomalien, Enzymdefekten, X-chromosomal vererbten Erkrankungen und Neuralrohrdefekten. In Lokalanästhesie und unter Ultraschallkontrolle wird die Fruchtblase punktiert und Fruchtwasser gewonnen (10–20 ml). Dieses wird im Anschluss zytogenetisch, biochemisch oder mikroskopisch untersucht. Der günstigste Zeitraum ist die 15.–17. SSW, da für einen Abbruch der Schwangerschaft bei genetischer Erkrankung genügend Zeit bleibt. Es kann auch eine Nabelschnurpunktion im Rahmen der Amniozentese durchgeführt werden, dies wird dann als Chordozentese bezeichnet.

Untersuchungsmöglichkeiten nach Amniozentese:

- Karyotypisierung (häufigste Fragestellung
- Molekulargenetischer Nachweis von z. B. Stoffwechselerkrankungen
- Lungenreifungsdiagnostik (Lezithin/Sphingomyelin-Quotient)
- Bilirubinbestimmung bei Blutgruppeninkompatibilität
- Nachweis von erhöhtem AFP bei Neuralrohrdefekten

Das Risiko einer Fehlgeburt nach Amniozentese liegt bei 0,5%. Weitere Risiken sind vaginale Blutung und vorzeitiger Blasensprung.

Wird in keinem Fall eine Interruptio erwogen, sollte man von der Amniozentese Abstand nehmen.

Triple-Test. Beim Triple-Test werden in der 15.–20. SSW AFP, β-HCG und unkonjugiertes freies Östriol im mütterlichen Serum bestimmt. Daraus lässt sich – allerdings mit relativ hoher Störanfälligkeit – das Risiko für eine Chromosomenstörung oder Spaltbildung berechnen. α-Fetoprotein wird im Dottersack und in der fetalen Leber synthetisiert. Durch die Ausscheidung ins Fruchtwasser und über die Plazenta gelangt es ins mütterliche Serum. Die Konzentration ist abhängig vom Gestationsalter. Ist die Grenzfläche zwischen Fetus und Fruchtwasser verletzt (Spina bifida, Anenzephalus, Bauchwanddefekte), ist die Konzentration im Fruchtwasser und damit auch im mütterlichen Serum erhöht. Ein neuerer laborchemischer Test zur Risikoabschätzung einer Chromosomenanomalie bezieht sich auf schwangerschaftsassoziiertes Plazentaprotein A (PAPP-A) und freies β-hCG in der 10.–14. SSW. PAPP-A ist bei Trisomien erniedrigt, β-hCG erhöht.

Trisomien. Die häufigsten und pränatal diagnostizierbaren nummerischen Chromosomenaberrationen sind die Trisomien 13 (Pätau-Syndrom), 18 (Edwards-Syndrom) und 21 (Down-Syndrom).

- Trisomie 13: Mikrozephalie, Mikrophthalmie, Lippen-, Kiefer-, Gaumenspalte, Hexadaktylie, Herzfehler. Die Kinder sterben noch vor der Geburt oder im 1. Lebensjahr. Häufigkeit 1:4000 bis 1:10 000.
- Trisomie 18: ausladender Kopf, Mikrognathie, Ohr-, Skelett-, Organfehlbildungen, Zeige- liegt über Mittel-, Klein- Ringfinger. Über 90% der Kinder versterben im 1. Lebensjahr. Häufigkeit 1:8000, m:w = 4:1.
- Trisomie 21: Mikrozephalie, ansteigende Lidachsen, Protrusion der Zunge, tiefer Ohrenansatz, muskuläre Hypotonie, kurzer Hals, Herzfehler, erhöhtes Leukämierisiko. Die Lebenserwartung ist verkürzt, aber die meisten Patienten überleben bis ins Erwachsenenalter. Häufigkeit 1:700. Bei älteren Müttern wesentlich höher als bei jüngeren!

Merke

Bei Trisomie 21 ist das α-Fetoprotein erniedrigt!

4.3 Mutterschutzrecht

Im **Mutterschutzgesetz** sind Arbeitsbedingungen und Beschäftigungsverbote für werdende Mütter, die sich in einem Arbeitsverhältnis befinden, gesetzlich geregelt: In der Schwangerschaft generell verboten sind Fließbandarbeit, langes Stehen, Heben über 5 kg, Nacht- und Sonntagsarbeit, Überstunden sowie Tätigkeiten, bei denen es zum Kontakt mit schädlichen Einflüssen (z. B. Röntgenstrahlen) kommt. Ein allgemeines Beschäftigungsverbot besteht in der Zeit von 6 Wochen vor dem errechneten Geburtstermin bis 8 Wochen nach der Geburt. Bei Früh- und Mehrlingsgeburten verlängert sich die Frist nach der Geburt auf 12 Wochen. Ein Kündigungsschutz besteht in der Schwangerschaft und bis 4 Monate nach Geburt.

Die **Mutterschaftsrichtlinien** regeln unter anderem z.B. die Führung des Mutterpasses und die Vorsorgeuntersuchungen.

4.4 Schwangerschaftsabbruch

4.4.1 Gesetzesvorgaben

Die Neuregelung des § 218 StGB trat 1995 in Kraft. Demnach ist ein Schwangerschaftsabbruch rechtswidrig, aber nicht strafbar, wenn er von der Frau nach eingehender, dokumentierter **Beratung** gewünscht wird. Abbrüche aus medizinischer bzw. kriminologischer **Indikation** sind nicht rechtswidrig.

Schwangerschaftsabbruch nach Beratung

Eine Frau, die einen Schwangerschaftsabbruch wünscht, muss sich in einer anerkannten **Beratungsstelle** beraten lassen, der Angriff kann frühestens 3 Tage später von einem Arzt vorgenommen werden, der mit der Beratungsstelle nicht verbunden sein darf. Seit der Empfängnis dürfen nicht mehr als **12 Wochen** vergangen sein (14 Wochen p.m., **Fristenregelung**). Die Beratung muss „ergebnisoffen" sein, d.h., die Frau entscheidet selbst, ob sie den Abbruch vornehmen lassen wird oder nicht. Zugleich dient die Beratung laut Gesetz „dem Schutz des ungeborenen Lebens" (Information über Rechtsansprüche und Hilfsmöglichkeiten). Die Beratung kann auf Wunsch auch mehrere Gespräche umfassen. Um eine Beratungsbescheinigung zu erhalten, muss die Frau die Gründe für einen beabsichtigten Schwangerschaftsabbruch mitteilen. Eine Überprüfung findet nicht statt. Die Beratung erfolgt auf Wunsch anonym.

Schwangerschaftsabbruch mit Indikation

Schwangerschaftsabbrüche sind nicht rechtswidrig, wenn von ärztlicher Seite eine der folgenden Indikationen gestellt wird. Es besteht keine Beratungspflicht. Der Arzt, der die Indikation stellt, darf nicht selbst den Abbruch vornehmen.

Medizinische Indikation: Gefahr für die körperliche oder seelische Gesundheit der Frau durch die Fortsetzung der Schwangerschaft unter Berücksichtigung der gegenwärtigen und zukünftigen Lebensverhältnisse. Dies kann auch durch eine Fruchtschädigung (früher als embryopathische Indikation bezeichnet) bedingt sein. Bei dieser Indikation gilt keine Frist für den Abbruch.

Kriminologische Indikation: Die Patientin ist durch eine Straftat, z.B. eine Vergewaltigung, schwanger geworden. Bei dieser Indikation darf der Abbruch nur bis zum Ende der 12. Woche nach der Empfängnis durchgeführt werden.

Merke

Die Beratung ist kostenlos. Die Kosten für den Schwangerschaftsabbruch nach Beratung werden nicht von der Krankenkasse getragen, können jedoch u.U. vom Sozialamt übernommen werden. Schwangerschaftsabbrüche nach medizinischer oder kriminologischer Indikation werden von der Krankenkasse bezahlt.

4.4.2 Methoden

Merke

Methoden des Schwangerschaftsabbruchs

- 5.–14. SSW p.m.: Vakuumaspiration nach Dehnung des Muttermundes, ggf. begleitet von Curretage, falls erforderlich
- Bis zur 9. SSW: Gabe von Mifepriston (Antigestagen: RU 486: „Abtreibungspille"): Führt zum Absterben der Frucht, Ausstoß des Fetus nach Gabe von vaginalen Prostaglandinen. Keine Nachcurettage erforderlich
- Ab 14. SSW (nur stationär): Auslösung einer Totgeburt durch Gabe von Mifepriston und nachfolgend Prostaglandin, ggf. Nachcurettage. Bei Abbrüchen ab 22. SSW ggf. davor Fetozid.

Komplikationen.

- Blutungen
- Chorionkarzinom bei Plazentaresten
- Perforation des Uterus
- Endometritis, Adnexitis mit Gefahr der Sterilität
- Zervixinsuffizienz bei folgenden Schwangerschaften

Die Komplikationsrate (auch tödliche Zwischenfälle) nimmt mit der Schwangerschaftsdauer zu. Bei Rhesus-negativen Frauen muss anschließend eine Rhesusprophylaxe erfolgen.

5 Geburt

5.1 Geburtsfaktoren

5.1.1 Becken

Der Geburtskanal besteht aus **Weichteilen** (Zervix, Vagina, Beckenboden und Vulva) und wird von den **knöchernen Anteilen** des **kleinen Beckens** begrenzt. Entscheidend für den Durchtritt des Kindes durch den Geburtskanal sind nicht nur die Weite der knöchernen Strukturen und die Dehnbarkeit des Weichteilkanals, sondern auch die Relation zwischen Geburtskanal und kindlichem Kopf. Aufgrund der anatomischen Verhältnisse des kleinen Beckens vollzieht das Kind während der Passage verschiedene Drehungen und Stellungsänderungen als Zeichen der Adaptation. Das Becken wird in 3 Ebenen unterteilt:

- **Beckeneingangsebene** (Apertura pelvis superior): queroval, ventral von der Hinterkante des Os pubis bis dorsal zum Promontorium des Os sacrum.
  - gerader Durchmesser (Conjugata vera): 11 cm
  - schräger Durchmesser (Diameter obliqua I und II): je 12 cm
- **Beckenmitte** (Interspinalebene): rund, parallel zur Beckeneingangsebene zwischen den Spinae ischiadicae. Durchmesser 12 cm
- **Beckenausgangsebene** (Apertura pelvis inferior): längsoval, vom Schambeinbogen (Arcus pubis) bis zum Steißbein (☞ Abb. 16.12). Querdurchmesser 11 cm.

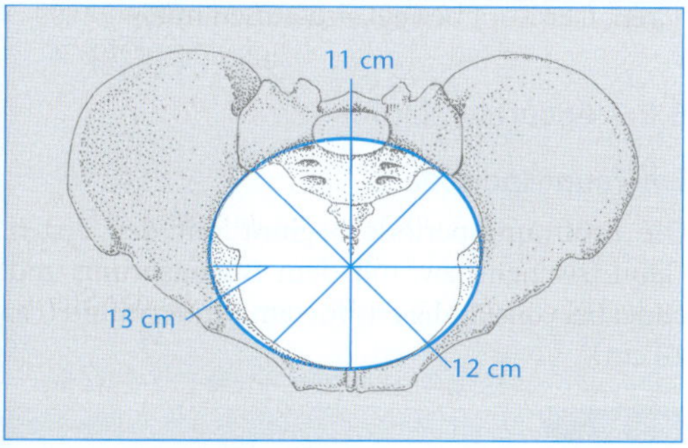

Abb. 16.12: Beckeneingang [3]

5.1.2 Kind

Das größte Geburtshindernis ist der kindliche Kopf, in ca. 95% d. F. der vorangehende Kindsteil. Im Bereich der Schädelnähte und der Fontanellen ist der Kopf gut verschieblich. Der Umfang hängt stark vom Grad der Beugung (Flexion) ab (☞ Abb. 16.13).

5.1.3 Geburtswiderstände und -kräfte

Während der Geburt wird der Geburtskanal stark gedehnt. Die Dehnung des Muttermundes bis zum Durchtritt des Kopfes erfordert die längste Zeit. Dieser Vorgang wird als Eröffnungsperiode bezeichnet und von der Austreibungsperiode, der eigentlichen Geburt, abgegrenzt. Die **Wehen** sind autonom gesteuerte Muskelkontraktionen des Uterus, die sich vom Fundus aus wellenförmig in Richtung Zervix ausbreiten.
Man unterscheidet:

- **Schwangerschaftswehen:** unregelmäßige Kontraktionen während der Schwangerschaft
- **Senkwehen:** unkoordinierte Wehen beim Eintritt des kindlichen Kopfes in das Becken (3–4 Wochen vor Geburt)
- **Vorwehen:** zunehmende Kontraktionen in den Tagen vor Geburt
- **Eröffungswehen:** regelmäßige Kontraktionen zur Muttermundsöffnung
- **Austreibungswehen:** regelmäßige Kontraktionen nach Muttermundsöffnung, bei Unterstützung durch die Bauchpresse **Presswehen** genannt
- **Nachgeburtswehen:** Lösung und Ausstoßung der Plazenta
- **Nachwehen:** Uterusinvolution im Wochenbett

Eine medikamentöse Beeinflussung der Wehentätigkeit ist möglich durch:

- Oxytocin: Weheninduktion, Verstärkung oder Koordination der Wehen
- β-Sympathomimetika, Prostaglandinsynthesehemmer, Magnesium: Hemmung der Wehentätigkeit (Tokolyse)

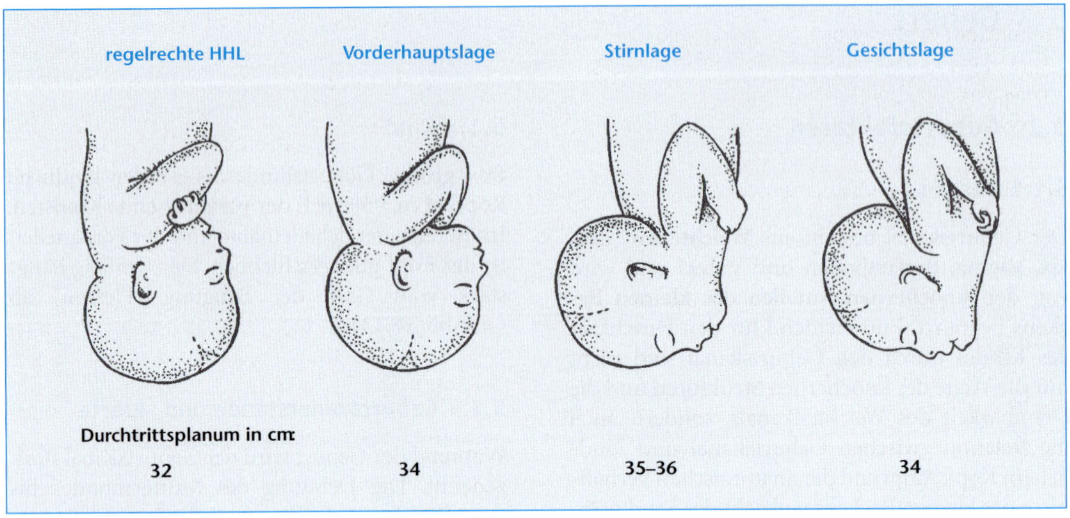

Abb. 16.13: Flexions- und Deflexionshaltungen des kindlichen Kopfes beim Eintritt in das Becken und relevanter Kopfumfang [3]

5.2 Regelrechte Geburt

Merke

Als **regelrechte Geburt** bezeichnet man die spontane Entbindung eines eutrophen, reifen Kindes (2500 – 4000 g) aus vorderer Hinterhauptslage nach vollendeten 37 – 42 SSW.

5.2.1 Vorzeichen

Fruchtwasserabgang (Blasensprung), Abgang blutigen Schleims („Zeichnen") oder regelmäßige Wehentätigkeit kündigen die baldige Geburt an. Die Schwangere sollte sich dann in die Entbindungsklinik begeben. Maßgebend für die tatsächliche Geburtsreife ist der Zervixbefund (Weite des Muttermundes).

5.2.2 Geburtsmechanik

Die Begriffe zur Beschreibung der kindlichen Position sind in Tab. 16.7 dargestellt.

Merke

Rücken rechts (2 × R) = II. Stellung

Die Geburt verläuft in folgenden Phasen (☞ Abb. 16.14):

- **Phase I:** Eintritt des kindlichen Kopfes mit quer verlaufender Pfeilnaht (Sutura sagittalis) in den querovalen Beckeneingang. Der Rücken des Kindes liegt links (I. Lage) oder rechts (II. Lage). Pfeilnaht von vaginal quer zu tasten.
- **Phase II:** Beim Durchtritt durch das Becken Flexion des Kopfes, die kleine Fontanelle führt. Außerdem dreht sich der Kopf von quer nach längs, mit dem Gesicht zum Rücken der Mutter. Die Pfeilnaht steht senkrecht, der Kopf wird in der Vulva sichtbar (Einschneiden).
- **Phase III:** Durch eine Deflexion des Kopfes tritt dieser aus dem Geburtskanal aus. Der übrige Körper macht nachfolgend die gleichen Drehbewegungen, um den Geburtskanal zu passieren. Der Kopf bewegt sich außen mit.

5.2.3 Geburtsverlauf

Eröffnungsperiode

Die Eröffnungsperiode beginnt mit den ersten Geburtswehen bzw. mit dem Blasensprung und endet bei vollständig eröffnetem Muttermund (ca. 10 cm).

Merke

- vorzeitiger Blasensprung = Blasensprung vor Beginn der Wehentätigkeit (Gefahr der Amnioninfektion)

- frühzeitiger Blasensprung = Blasensprung während der Eröffnungsperiode
- rechtzeitiger Blasensprung = Blasensprung bei vollständig eröffnetem Muttermund

Die Dauer der Geburt beträgt bei Erstgebärenden 7–10 h, bei Mehrgebärenden ca. 4 h.

Austreibungsperiode

Der Eröffnungsperiode schließt sich die Austreibungsperiode an, die mit der Geburt endet. Nach dem Blasensprung wird die Schwangere auf dem Kreißbett gelagert. Zunehmend werden Geburten jedoch auch im Wasser (weniger Schmerzmittelbedarf, weniger Dammschnitte und -risse durch die Entspannung im warmen Wasser) und Geburten in aufrechter Position auf einem sogenannten Gebärstuhl durchgeführt. Bei der letzteren Methode, die eigentlich schon sehr alt ist, wird die Geburt des Kindes durch die Schwerkraft erleichtert.

Während der gesamten Austreibungsperiode werden Herztöne und Wehen kontinuierlich aufgezeichnet (CTG). Sie dauert bei Erstgebärenden ca. 60 min, bei Mehrgebärenden ca. 20 min. Bei längerer Dauer droht dem Kind eine **Asphyxie.** Eine Verschlechterung des fetalen Befindens kann eine operative Beendigung der Geburt nötig machen. Ist der kindliche Kopf im Beckenausgang tastbar, unterstützt die Kreißende durch Mitpressen während der Wehe die Austreibung des Kindes. Das Erscheinen des Kopfes in der Vulva wird als „Einschneiden" bezeichnet. Zur Erleichterung des weiteren Durchtritts („Durchschneiden") wird bei Bedarf eine **Episiotomie** (Dammschnitt) angelegt. Ein Mitpressen ist beim Durchtritt untersagt. Nach dem Kopf werden zuerst die Schultern, dann Rumpf, Hüften und die untere Extremität geboren („Entwickeln"). Nach der Geburt wird die Nabelschnur mit zwei Klemmen unterbunden und durchtrennt.

Nachgeburtsperiode

Die Nachgeburtsperiode reicht von der Geburt bis zur **Ausstoßung der Plazenta.** Durch Kontraktion und Retraktion des Uterus (Nachgeburtswehen) kommt es zur Abscherung und Ablösung der Plazenta. Durch ein retroplazentares Hämatom wird die Lösung erleichtert. Die Plazenta sollte bis 30 min nach Geburt ausgestoßen sein, der Blutverlust beträgt ca. 300 ml. Nach Geburt der Plazenta ist die Vollständigkeit zu prüfen.

Merke

Niemals an der Nabelschnur ziehen!

Tab. 16.7: Kindliche Position während der Geburt

Position	Beschreibung
Lage	Längsachse des Kindes zum mütterlichen Körper: • Längslage (normal) • Querlage (pathologisch) • Schräglage (pathologisch)
Stellung	Stellung des kindlichen Rückens innerhalb des Uterus: • nach links I. Stellung • nach rechts II. Stellung
Haltung	Verhältnis der kindlichen Körperteile zueinander: • Flexionshaltung (normal) • Deflexionshaltung (pathologisch)
Einstellung	• hoher Querstand im querovalen Beckeneingang, tiefer Geradstand im längsovalen Beckenausgang (normal) • hoher Geradstand, tiefer Querstand (pathologisch)
Poleinstellung	Beziehung des vorangehenden Kindsteil zum Geburtskanal: • Hinterhauptseinstellung („die kleine Fontanelle führt") (normal) • Beckenendlage (pathologisch)

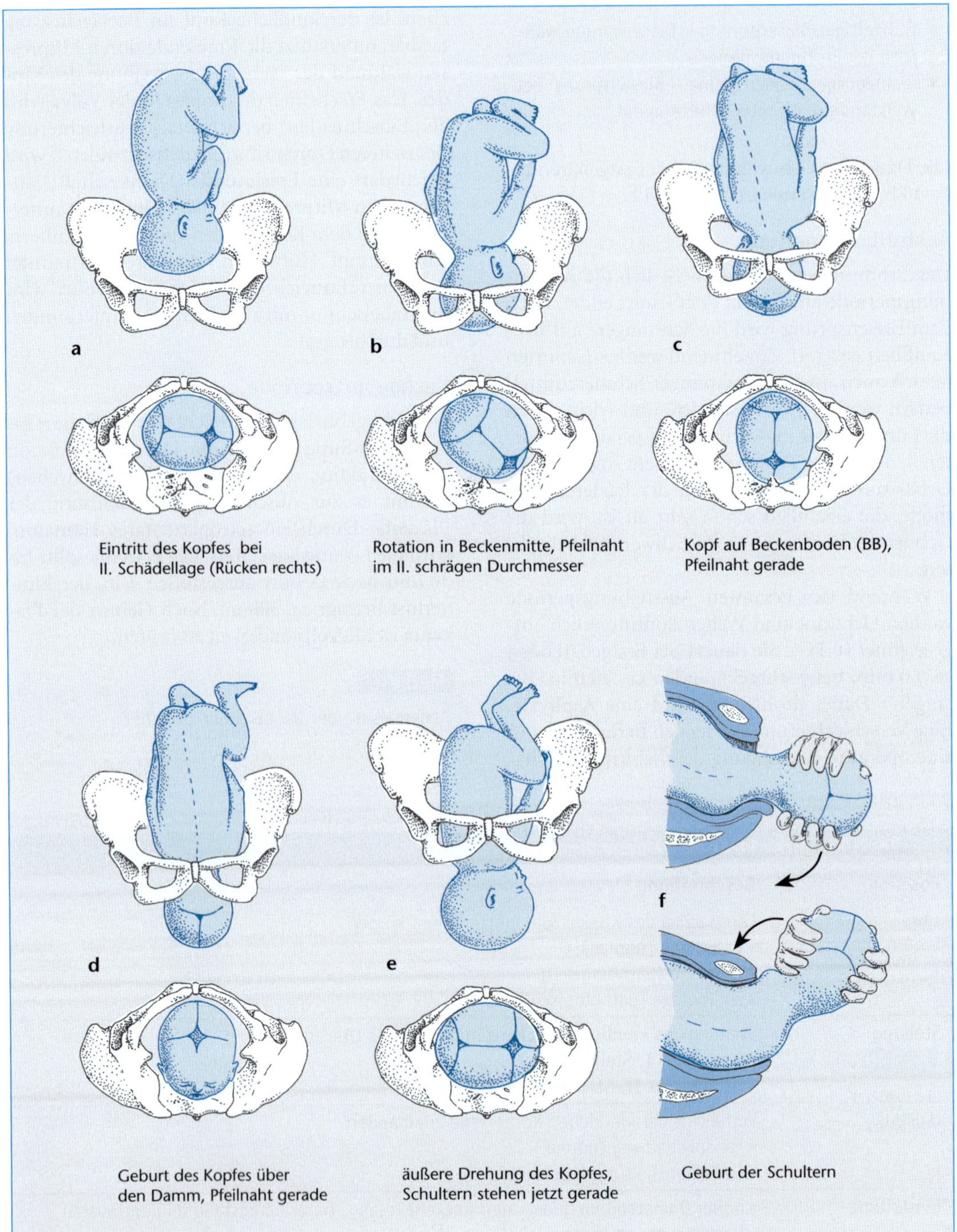

Abb. 16.14: Normaler Geburtsverlauf [3]

5.2.4 Geburtserleichterung

Vorteilhaft ist eine schon mehrere Wochen vorher begonnene Geburtsvorbereitung der Schwangeren. Sie beinhaltet Informationen über die Geburt, Physiotherapie, Atemübungen und evtl. Akupunktur, so dass es möglichst gar nicht erst zum Circulus vitiosus Schmerz – Angst – Schmerz kommt. Zur intrapartalen **Analgesie** werden **Butylscopolamin** (Spasmolyse), aber auch Opiate eingesetzt (Gefahr der Atemdepression des Neugeborenen!). Bei starken Schmerzen oder Risikogeburten ist eine **Periduralanästhesie** in der Eröffnungsperiode indiziert. In der Austreibungsperiode kann ein **Pudendusblock** gesetzt werden, z.B. bei vaginaloperativer Entbindung oder frühzeitiger Episiotomie.

5.3 Regelwidrige Geburt

5.3.1 Missverhältnis zwischen Kopf und Becken

Bei einem relativen Missverhältnis zwischen Kopf und Becken zeigt sich trotz Wehentätigkeit kein Geburtsfortschritt. Der Kopf steht über dem Beckeneingang oder sitzt der Symphyse auf und ist beweglich.
Ursachen:

- zu großer Kopf: Hydrozephalus oder Makrosomie (Gewicht über 4500 g)
- Beckenformvariationen, Fehlbildungen oder erworbene Veränderungen
- Hindernisse im Geburtskanal: Myome, Tumoren, Placenta praevia

Bei Persistenz des Zustands trotz guter Wehentätigkeit oder bei Störungen des fetalen Zustands ist eine Sectio indiziert.

Merke

Missverhältnis zwischen Kopf und Becken: Zangemeister-Handgriff positiv (☞ Abb. 16.11)

5.3.2 Haltungs- und Einstellungsanomalien, Beckenendlage und Querlage

Haltungsanomalien

Ist der kindliche Kopf nicht flektiert, spricht man von Deflexionshaltungen mit erhöhtem relevanten Kopfumfang. In der Regel liegt eine **dorsoposteriore** Einstellung vor. Die Austreibungsperiode ist deutlich verzögert, ein Spontanpartus ist bei **Vorderhauptslage** und **Gesichtslage** in der Regel möglich, bei **Stirnlage** ist eine Sectio indiziert. Bei der **dorsoanterioren (mentoposterioren) Gesichtslage** zeigt der Rücken nach vorne, das Kinn nach hinten. Eine zusätzliche Streckung des Kopfes im Beckenausgang ist nicht möglich.

Merke

Die **mentoposteriore Gesichtslage** ist eine geburtsunmögliche Lage.

Einstellungsanomalien

Bei Störungen der Anpassung des Kindes an den Geburtskanal spricht man von Einstellungsanomalien.

Beim **hohen Geradstand** (Beckeneingangskomplikation) steht der Kopf mit gerader Pfeilnaht am Beckeneingang. Wenn diese Einstellung persistiert, kommt es zum Geburtsstillstand, und ein Kaiserschnitt wird erforderlich.

Beim **tiefen Querstand** steht der Kopf quer im Beckenausgang. Wenn diese Beckenausgangskomplikation durch Seitenlagerung nicht behoben werden kann, wird die Geburt durch Vakuum- oder Forzepsextraktion beendet.

Beckenendlage

Definition. Eine Beckenendlage kommt bei 5% aller Geburten vor. Man unterscheidet die reine **Steißlage** (am häufigsten), die **Steiß-Fuß-Lage** und die **Fußlage** (☞ Abb. 16.15). Der Geburtskanal wird nur mangelhaft gedehnt. Durch den Kopf kommt es zur Kompression der Nabelschnur.

Therapie. Bei normalgewichtigen reifen Kindern und unauffälligem Becken kann eine vaginale Entbindung – auch bei Erstgebärenden – angestrebt werden. Nach Geburt des Steißes wird eine Episiotomie vorgenommen und das Kind mittels **Manualhilfe nach Bracht** und **Arm- und Kopflösung nach Veit-Smellie** (☞ Abb. 16.16) entwickelt. Aufgrund der großen Kräfte auf Kopf, Wirbelsäule und Hals kommt es gehäuft zu neurologischen Auffälligkeiten. Bei pathologischem CTG, unreifen oder makrosomen Kindern, engem Becken, Nabelschnurvorfall ist eine primäre Sectio indiziert.

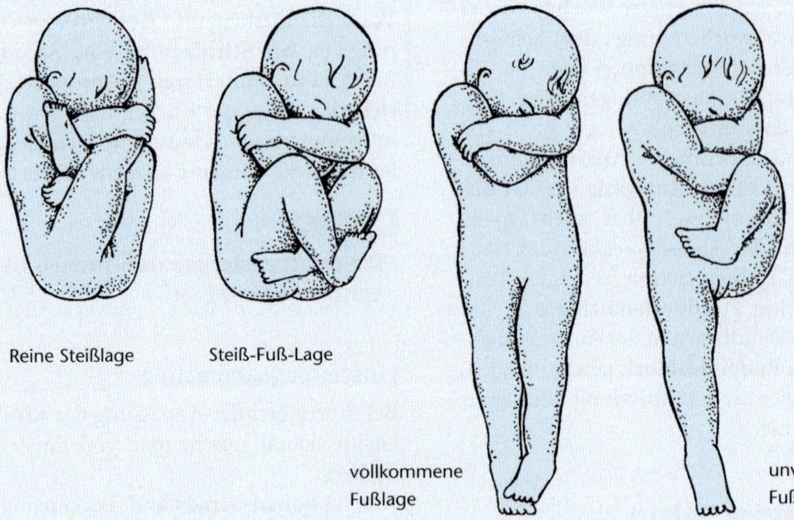

Abb. 16.15: Unterschiedliche Formen der Beckenendlage [3]

Querlage

Bei 1% aller Geburten liegt das Kind quer über dem Beckeneingang. Eine **primäre Sectio** ist indiziert. Nach Blasensprung kann es zum Armvorfall und zum Einkeilen des Kindes (verschleppte Querlage) kommen. Es droht eine Uterusruptur mit Verblutungsschock. Zur Rettung der Mutter wird eine Laparotomie notwendig, das Kind ist meistens verloren.

Merke

Ein vorzeitiger Blasensprung ist bei Querlagen häufiger als bei Schädellagen.

5.3.3 Regelwidrige Geburtsdauer

Geburtsstillstand in der Eröffnungsperiode

Ein Geburtsstillstand in der Eröffnungsperiode liegt vor, wenn bei teilweise eröffnetem Muttermund über 2 h kein Fortschritt zu verzeichnen ist. Ursächlich können Missverhältnis, Einstellungs-/Haltungsanomalien oder Wehenschwäche sein. Häufig ist eine Sectio indiziert.

Geburtsstillstand in der Austreibungsperiode

Ein Geburtsstillstand in der Austreibungsperiode liegt vor, wenn bei vollständig eröffnetem Muttermund über 1 h kein Fortschritt zu verzeichnen ist. Ursächlich können Einstellungs-/Haltungsanomalien, hyperkinetische Wehenstörung und verminderter Pressdrang bei PDA sein. Häufig ist eine vaginal operative Entbindung indiziert.

Wehenstörungen

Bei den Wehenstörungen unterscheidet man:

- **hypotone Wehenschwäche:** Wehen unter der Geburt zu selten, zu kurz oder zu schwach, Überdehnung der Uterusmuskulatur, Erschöpfung der Kreißenden, Geburtsstillstand. Therapie: Steigerung der Frequenz und Amplitude der Wehe durch Oxytocin-Dauerinfusion
- **hypertone Wehenschwäche:** Weheneffekt vermindert, Wehenfrequenz gesteigert, Basaltonus erhöht. Therapie: Oxytocin kontraindiziert, Kurzzeittokolyse
- **hyperaktive Wehentätigkeit (Wehensturm):** bei Oxytocin-Überdosierung, Missverhältnis, geburtsunmöglichen Lagen. Therapie: Tokolyse oder Sectio, da sonst Uterusruptur droht

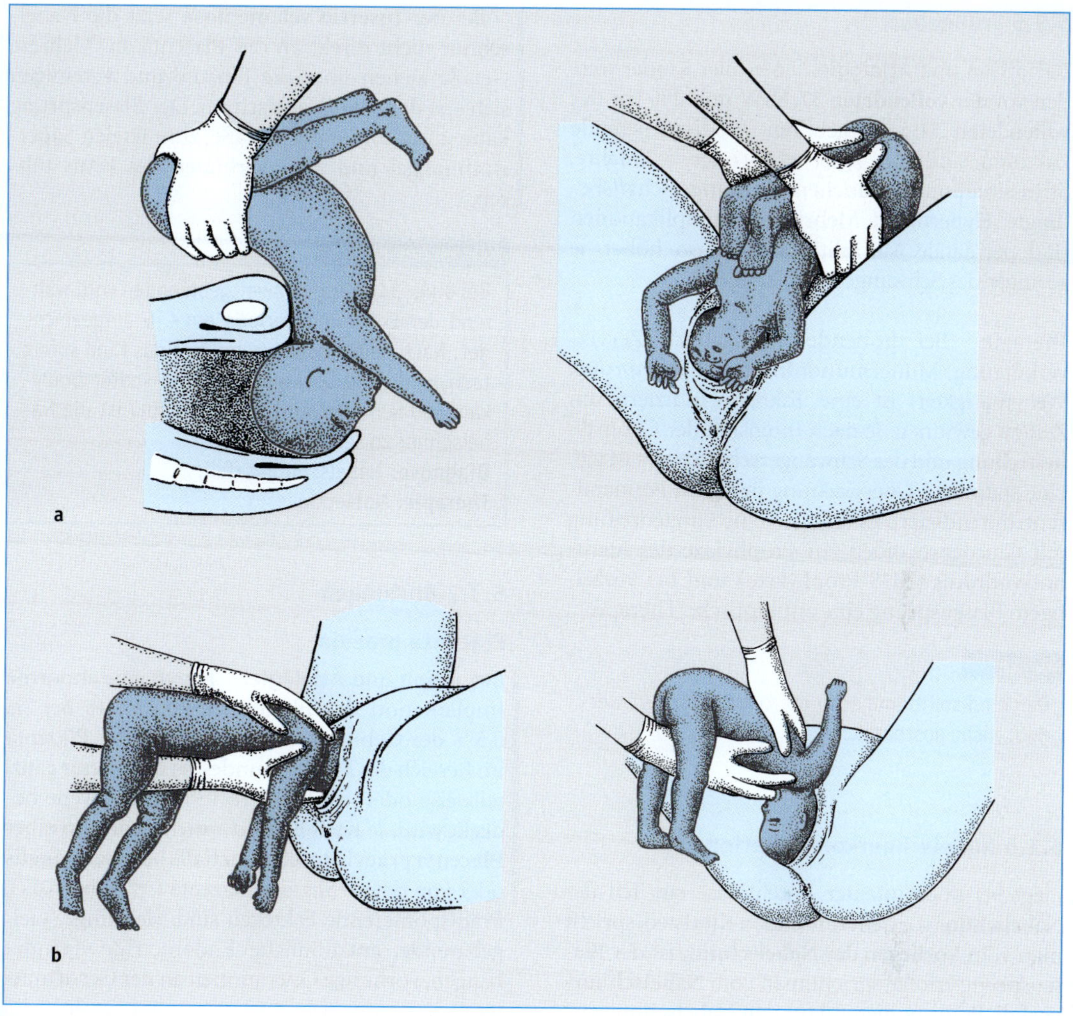

Abb. 16.16: Manualhilfe nach Bracht **(a)**, Arm- und Kopflösung nach Veit-Smellie **(b)** [3]

5.3.4 Vorzeitiger Blasensprung

Definition. Als vorzeitiger Blasensprung bezeichnet man den Fruchtwasserabgang vor Beginn der Wehentätigkeit. Ursächlich sind vorzeitige Zervixreifung, Polyhydramnion, Mehrlingsschwangerschaft, Infektion oder iatrogene Maßnahmen (z. B. Amniozentese, Cerclage).

Klinik und Diagnostik. Meist kommt es zu schwallartigem Austritt von Fruchtwasser. In Zweifelsfällen ist die Lackmusprobe oder der „Amnicheck" (Membranimmunoassay zum Nachweis von Fruchtwasser in der Vagina) durchzuführen.

Therapie. Bei fortgeschrittener Schwangerschaft sollte die Geburt durch Weheninduktion eingeleitet werden. Bei kindlicher Unreife muss die Gefahr der Amnioninfektion gegen die Risiken der Frühgeburtlichkeit abgewägt werden. Unter antibiotischer Therapie wird die Lungenreifung durchgeführt, bei Zeichen eines **Amnioninfektionssyndroms** (Fieber, Leukozytose, CrP-Anstieg, fetale Tachykardie) ist eine Beendigung der Schwangerschaft indiziert. Neben der Gefahr der Frühgeburt und des Amnioninfektionssyndroms kann es bei fehlender Barriere zum Nabelschnurvorfall (mit Hypoxie) und zum Vorfall von Kindsteilen kommen.

5.3.5 Frühgeburt

Definition und Ätiologie. 6% aller Kinder werden **vor der vollendeten 37. SSW** und 2% vor der vollendeten 34. SSW geboren. Prädisponierende Faktoren sind u.a. Alter < 18 oder > 35 Jahre, Stresssituationen, Rauchen, schwangerschaftsbedingte Hypertonie, Mehrlinge. Komplikationen und perinatale Mortalität sind umso höher, je geringer das Schwangerschaftsalter ist.

Therapie. Bei drohender Frühgeburt (Zervixverkürzung, Muttermundöffnung, Blasensprung, Wehentätigkeit) ist eine Tokolyse indiziert, um Zeit zu gewinnen. Je nach Intensität der Geburtsbestrebung und des Schwangerschaftsalters ist ggf. eine stationäre Überwachung in einem Perinatalzentrum indiziert. Es erfolgen eine Lungenreifung mit Glucocorticoiden zur Prophylaxe des Atemnotsyndroms (RDS-Prophylaxe) und bei vorzeitigem Blasensprung eine antibiotische Therapie.

Merke

Das Kind sollte immer in utero transportiert werden, nicht postnatal.

5.3.6 Nabelschnurkomplikationen

Liegt bei noch intakter Fruchtblase ein Teil der Nabelschnur vor dem führenden Kindsteil, spricht man vom **Vorliegen der Nabelschnur,** ist der Blasensprung erfolgt, spricht man vom **Nabelschnurvorfall.** Prädisponierend für den Nabelschnurvorfall sind Lage- und Einstellungsanomalien durch die fehlende abdichtende Wirkung des Kopfes. Auch bei Schädellagen kommt es jedoch zum Nabelschnurvorfall, dann mit besonders intensiver Kompression mit Unterbindung der Blutzirkulation und fetaler Hypoxie. Durch Beckenhochlagerung und Wehenhemmung ist der Vorgang evtl. reversibel. Finden sich im CTG Zeichen der fetalen Gefährdung, ist eine sofortige Sectio indiziert.

Bei der **Nabelschnurumschlingung** legt sich die Nabelschnur um den Hals des Kindes. Bei einfacher Nabelschnurumschlingung ist eine vaginale Entbindung meist möglich, bei mehrfacher Umschlingung steigen die Komplikationen. Ein Nabelschnurknoten stellt nur dann eine Bedrohung dar, wenn er sich unter Geburt zuzieht.

Bei der **Insertio velamentosa** setzt die Nabelschnur nicht direkt an der Plazenta an. Mehrere Gefäße ziehen über die Eihäute und vereinigen sich erst dann zur Nabelschnur. Der Blasensprung kann zum Einriss der Gefäße, zum fetalen Sauerstoffmangel und zum Verbluten des Fetus führen.

Klinischer Fall

Bei einer 34-jährigen Zweitgebärenden wird während der Eröffnungsperiode ein CTG aufgezeichnet. Nach dem Blasensprung wird das Kind sofort tachykard (180 Schläge/min) und später bradykard (60 Schläge/min). In der Vagina ist die Nabelschnur zu sehen.
Diagnose: Nabelschnurvorfall.
Therapie: Notsectio.

5.3.7 Blutungen

Placenta praevia

Definition und Ätiologie. Durch eine abnorme Implantation der Blastozyste kommt es bei ca. 0,5% der Geburten zur Ausbildung der Plazenta im Bereich des Muttermundes, so dass dieser ganz, teilweise oder am Rand von Plazentagewebe bedeckt wird. Je nach Befund spricht man von einer **Placenta praevia totalis, partialis** oder **marginalis** oder von tiefem Sitz der Plazenta (☞ Abb. 16.17). Prädisponierende Faktoren sind Mehrlinge, Vielgebärende, entzündliche Endometriumveränderungen, vorherige Operationen an der Gebärmutter.

Klinik. Typischerweise kommt es im letzten Trimenon zu einer **schmerzlosen vaginalen Blutung.** Es kann zu schwerem Blutverlust mit Schock und fetaler Asphyxie kommen.

Diagnostik. Die Diagnose wird durch vorsichtige Spekulumeinstellung in Sectiobereitschaft und Sonographie gestellt.

Therapie. Bei Placenta praevia marginalis ist eine vaginale Entbindung oft möglich, ansonsten ist eine Sectio indiziert. Vor der 37. SSW und bei leichteren Blutungen kann unter Bettruhe und Tokolyse abgewartet werden, bei starker Blutung oder auffälligem CTG ist sofort eine Sectio durchzuführen.

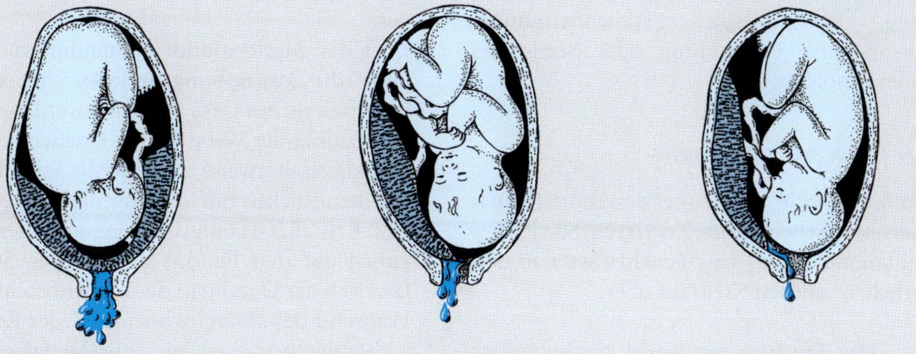

Abb. 16.17: Placenta praevia totalis, partialis, marginalis [3]

Ablatio placentae

Definition. Es handelt sich um eine komplette oder partielle vorzeitige Lösung der normal angelegten Plazenta von der Uteruswand vor oder unter der Geburt. Auch die partielle Lösung führt zu ausgedehnten Blutungen und zur Bildung eines retroplazentaren Hämatoms. Die kindliche Letalität beträgt 10%.

Klinik. Plötzlich einsetzender abdominaler Schmerz, Übergang in Dauerschmerz. Meist, aber nicht immer vaginale Blutung, Schocksymptomatik.

Diagnostik. Druckempfindlicher, gespannter harter Uterus, im CTG fetale Hypoxie, in der Sonographie retroplazentares Hämatom.

Therapie. Neben Schockbekämpfung bei lebensfähigem Kind sofortige Sectio, bei totem Kind Versuch der vaginalen Entbindung.

Klinischer Fall

Eine Schwangere in der 35. SSW bemerkt einen plötzlich auftretenden Schmerz im Abdomen, ihr Zustand verschlechtert sich zunehmend. Es sind keine kindlichen Herztöne mehr nachweisbar. **Verdachtsdiagnose:** vorzeitige Plazentalösung.

Merke

Keine digitale vaginale Untersuchung bei vaginaler Blutung in der Schwangerschaft!

5.3.8 Uterusruptur

Ätiologie. Bei Überdehnung des Uterus durch geburtsunmögliche Lagen, Missverhältnis, Oxytocinüberdosierung, Wehensturm, bei Wandschädigung des Uterus, durch vorangegangene Sectio, bei Wendungen oder Entwicklung bei Schulterdystokie kann es zur Uterusruptur kommen. Die kindliche Letalität beträgt 50%, die mütterliche 10%.

Klinik. Wehensturm, Unruhe, Todesangst, akuter Rupturschmerz, Abwehrspannung, plötzliches Sistieren der Wehen, Schock.

Diagnostik. Klinisches Bild: akutes Abdomen, keine kindlichen Herztöne, kindliche Teile durch die Bauchdecke tastbar.

Therapie. Bei drohender Ruptur sofortige Wehenhemmung und Sectio, bei Ruptur Schockbehandlung und Laparotomie, ggf. Hysterektomie.

5.3.9 Gefahren für das Kind: intrauteriner Sauerstoffmangel

Ätiologie. Akute Plazentainsuffizienz, dekompensierte chronische Plazentainsuffizienz, Nabelschnurkomplikationen, vorzeitige Plazentalösung, Wehensturm, Vena-cava-Kompressionssyndrom, mütterliche oder fetale Anämie.

Diagnostik. Abgang von Mekonium, dadurch grünes Fruchtwasser, pathologisches CTG, Azidose in der Fetalblutanalyse.

Therapie (intrauterine Reanimation). Seitenlagerung, Sauerstoffgabe, Wehenhemmung, vaginal-operative Entbindung oder Sectio bei fehlender Erholung.

5.3.10 Fruchtwasserembolie

Definition. Nach Verletzung des mütterlichen Genitaltrakts (Scheidenriss, Zervixriss, Sectio caesarea, Plazentalösung) tritt **Fruchtwasser** in den mütterlichen venösen Kreislauf über.

Klinik. Das Fruchtwasser wirkt thromboplastisch und führt dadurch zur **intravasalen Gerinnung,** die antigenen Eigenschaften können einen **anaphylaktischen Schock** bedingen, die festen Bestandteile wie Haare und Haut können eine **Lungenembolie** hervorrufen. Es kommt zu einem Schock mit respiratorischer Insuffizienz, evtl. Bewusstseinstrübung.

Therapie. Es muss eine intensivmedizinische Behandlung erfolgen.

5.4 Überwachung der Geburt

5.4.1 Aufnahmeuntersuchung

Die Aufnahmeuntersuchung im Krankenhaus beinhaltet eine geburtshilfliche Untersuchung (vaginale Untersuchung, Leopold-Handgriffe ☞ Abb. 16.11), ein CTG sowie eine allgemeine Untersuchung. Der Geburtstermin wird kontrolliert. Die Gebärende muss Wasser lassen und den Darm entleeren.

Merke

Eine volle Blase hemmt die Wehen reflektorisch!

5.4.2 Überwachung der Geburt

Während der **Eröffnungsperiode** wird die Gebärende auf das Kreißbett gelagert, bevorzugt in Seitenlage. Es sollte ein peripher venöser Zugang vorhanden sein. In regelmäßigen Abständen werden Blutdruck, Puls und Temperatur kontrolliert, außerdem palpatorisch die Weite des Muttermundes und die Position der Pfeilnaht. Mittels intermittierender Kardiotokographie (CTG) werden Wehentätigkeit und fetale Herzfrequenz aufgezeichnet.

Ist der Muttermund vollständig eröffnet, beginnt die **Austreibungsperiode.** Nun sollte ein kontinuierliches CTG abgeleitet werden. Auf dem Höhepunkt der Wehe soll die Kreißende mitpressen, klassischerweise entweder in Seitenlage oder auf dem Rücken mit angezogenen Beinen. Durch den Kristeller-Handgriff (manueller Druck von außen auf den Fundus in Richtung Steißbein) lässt sich der Durchtritt des Kopfes beschleunigen. Während des „Durchschneidens" des Kopfes soll nicht mitgepresst werden. Eine Hand des Geburtshelfers liegt auf dem Damm, die andere leitet den Kopf. Zur Erleichterung des Durchtritts und zur Vermeidung eines Dammrisses wird bei Bedarf ein Dammschnitt (Episiotomie, medial, lateral oder medio-lateral, ☞ Abb. 16.18) angesetzt. Nach der Geburt wird die Wunde sofort schichtweise verschlossen. Bei einem Dammriss kann es zu einer Sphinkterverletzung kommen.

5.4.3 Überwachung des Fetus

Kardiotokographie (CTG)

Die **Kardiotokographie** (CTG) erfasst kontinuierlich simultan sowohl die **Wehentätigkeit** als auch die **fetale Herzfrequenz.** Die Beurteilung der fetalen Herzfrequenz erfolgt nach folgenden Kriterien (☞ Abb. 16.19):

- **Basalfrequenz:** normal Herzfrequenzen zwischen 110 und 150/min

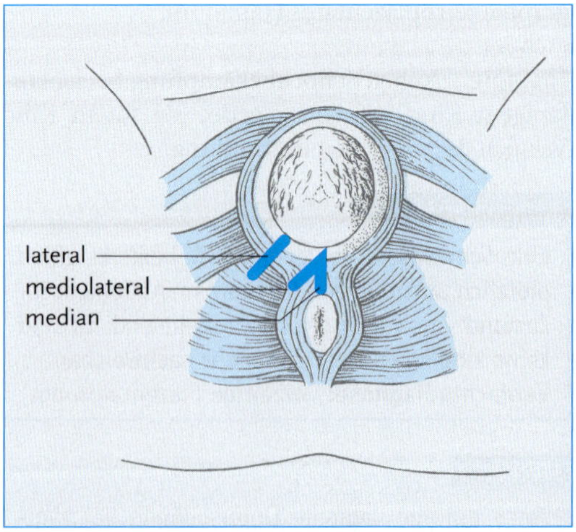

Abb. 16.18: Methoden der Episiotomie [3]

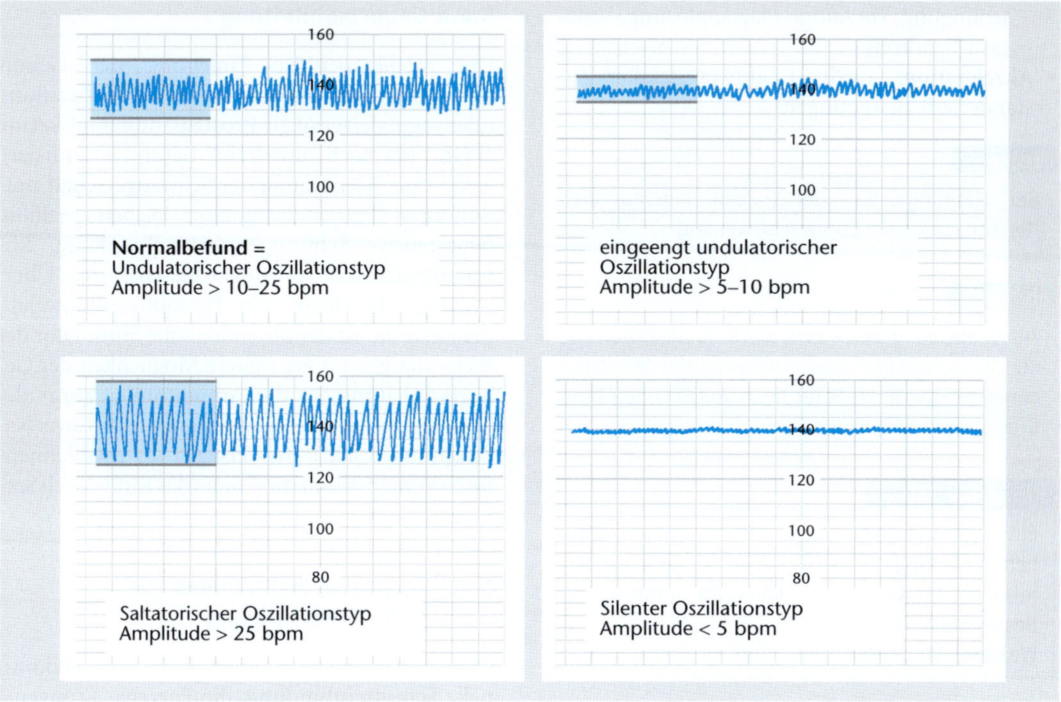

a

- **Oszillation:**
  - Oszillationstyp 0 (silente Kurve): möglicher Ausdruck von fetaler Hypoxie
  - Oszillationstyp 1 (eingeengt undulatorische Kurve): Schlafzustand des Fetus
  - Oszillationstyp 2 (undulatorische Kurve): Wachzustand des Fetus
  - Oszillationstyp 3 (saltatorische Kurve): evtl. Folge einer partiellen Nabelschnurkompression
- **Dezelerationen:** Verlangsamung der kindlichen Herzfrequenz
  - **Frühdezeleration:** setzt mit der Wehe ein und ist mit Wehenende wieder aufgehoben, physiologische Antwort des Fetus auf den erhöhten Uterusdruck
  - **Spätdezeleration:** setzt erst nach der Wehe ein, Warnzeichen einer **drohenden intrauterinen Asphyxie**
  - **variable Dezelerationen:** häufigste Art von Dezelerationen vor, während und nach den Wehen. Kompressionen der Nabelschnur führen zu kurzfristigen Unterbrechungen der Blutversorgung.
  - **sporadische Dezelerationen:** unabhängig von Wehen, bedingt z. B. durch Nabelschnurum-

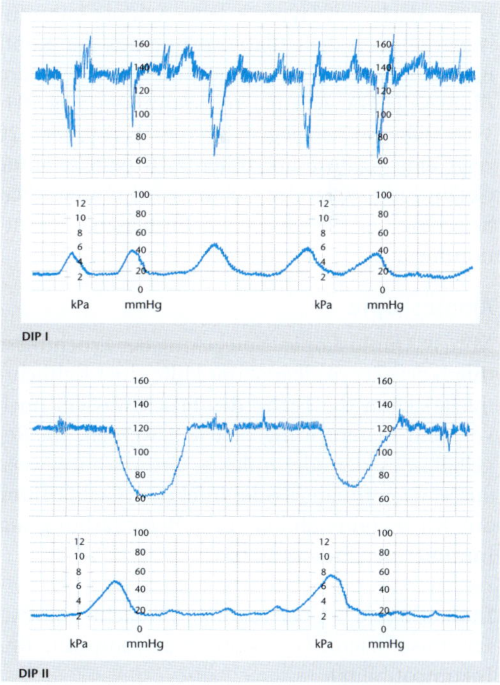

b

Abb. 16.19: Verschiedene CTG-Muster [3]:
(a) Oszillationstypen
(b) Dezelerationen

16

schlingung, vorzeitige Plazentalösung, Vena-cava-Syndrom
- **Akzeleration:** Ausdruck aktiven fetalen Zustands (z.B. Bewegungen)

Merke

Bei Mehrlingsschwangerschaften müssen die Herztöne getrennt überwacht werden!

Merke

Zur Vermeidung einer Vena-cava-Kompression in der Spätschwangerschaft Lagerung der Schwangeren auf die linke Seite beim Aufzeichnen des CTG.

Klinischer Fall

Eine Schwangere kommt in der 38. SSW mit Wehen in die Klinik. Im CTG zeigen sich Spätdezelerationen. Die Gabe von β-Mimetika bringt keine Besserung.
Weiteres Vorgehen: Indikation zur Sectio.

Mikroblutuntersuchung

Bei Verdacht auf Hypoxie bzw. Azidose kann intrapartal nach dem Blasensprung aus der Kopfhaut des Fetus Blut entnommen werden, um Blutgase (BGA, Astrup) zu bestimmen. Der pH-Wert sollte bei 7,30 liegen. Ein pH-Wert unter 7,20 zeigt eine Azidose an; unter 7,10 besteht akute Gefährdung. Nach der Geburt wird Blut aus Nabelarterie und Nabelvene zur Blutgasanalyse entnommen.

Amnioskopie

Mittels **Amnioskopie** (Spiegelung der Fruchtblase durch den Zervikalkanal mit Hilfe einer Kaltlichtquelle) kann die Farbe des Fruchtwassers noch vor dem Blasensprung beurteilt werden. Im Regelfall ist es klar oder milchig. Grünfärbung weist auf Sauerstoffmangel oder Infektion, Gelbfärbung auf Rh-Inkompatibilität und Braunfärbung auf intrauterinen Fruchttod hin.

Indikationen. Übertragung, Verdacht auf Plazentainsuffizienz (Diabetes, Präeklampsie), Rh-Inkompatibilität

5.4.4 Geburtseinleitung

Die medikamentöse Einleitung der Geburt durch **Oxytocin-Infusion** bei reifem Muttermund oder vaginale/zervikale **Prostaglandinapplikation** (PGE_2) bei noch „unreifem" Befund ist indiziert, wenn eine Beendigung der Schwangerschaft notwendig ist (Plazentainsuffizienz, Diabetes mellitus, hypertensive Schwangerschaftserkrankung, Rh-Inkompatibilität, vorzeitiger Blasensprung, Übertragung). Oxytocin, ein Hypophysenhinterlappenhormon, ist der physiologische Stimulator der Wehentätigkeit. Eine weitere Möglichkeit der Geburtseinleitung ist die Amniotomie, wenn der Kopf fest auf dem Beckeneingang steht (**Cave:** Nabelschnurvorfall!). Bei Versagen der medikamentösen Wehenstimulation muss das Kind durch Sectio entbunden werden.

5.4.5 Operative Maßnahmen zur Geburtsbeendigung

Geburtshilfliche Operationen sind die abdominelle Schnittentbindung, die Forzeps- (Zangen-) und die Vakuumextraktion. Die Indikation für eine operative Geburt wird gestellt, wenn Abwarten keinen Erfolg verspricht oder mit einem höheren Risiko behaftet ist. Die Wahl des Verfahrens richtet sich auch nach dem Stand der Geburt.

Vaginal-operative Geburt

Vorbedingungen für vaginal-operative Entbindung. Vollständig eröffneter Muttermund, eröffnete Fruchtblase, kein Missverhältnis, Kopf mindestens in Beckenmitte, lebendes Kind.

Indikationen. Geburtsstillstand in Beckenmitte oder Beckenboden, drohende kindliche Asphyxie.

Durchführung. Bei der **Zangenextraktion** wird die Zange unter sterilen Bedingungen mit beiden Händen bedient und umfasst den Kopf, bis dieser geboren ist, bei der **Vakuumextraktion** wird eine Saugglocke mit Unterdruck auf den Schädel aufgesetzt (**Cave:** Gesichtslage, Anenzephalus). Der übrige Körper wird in beiden Fällen wie bei einer Spontangeburt entwickelt.

Sectio caesarea (Kaiserschnitt)

Indikationen.
- **kindlich:** Nabelschnurvorfall, pathologisches CTG oder Mikroblutuntersuchung, HIV-Infektion, Rh-Inkompatibilität, Fehlbildungen
- **mütterlich:** schwere Systemerkrankungen, Erschöpfung
- **geburtsmechanisch** und **gemischt:** geburtsunmögliche Lagen (Querlage, Gesichtslage), Beckenendlage, Armvorfall, relatives Missverhältnis, drohende Uterusruptur, Placenta praevia, Eklampsie, vorzeitige Plazentalösung

Man unterscheidet **primäre Sectio** (vor Beginn der Wehentätigkeit) und **sekundäre Sectio** (bei kindlicher oder mütterlicher Gefährdung unter Geburt, ggf. Notsectio)

Durchführung. Transperitoneal durch einen suprasymphysären horizontalen Schnitt nach Pfannenstiel (2–3 Querfinger oberhalb der Symphyse). Nach Abpräparieren der Blase und Eröffnung des Uterus Entwicklung des Kindes. Danach schichtweiser Wundverschluss.

Komplikationen. Verletzungen von Harnblase und Ureteren, Fruchtwasserembolie. Mütterliche Mortalität 1:1000–1:5000.

Zunehmend wird auch die Sectio auf Wunsch bei Angst der Schwangeren vor den Schmerzen der Geburt durchgeführt. Dieses Vorgehen ist jedoch sehr umstritten.

Klinischer Fall

Bei einer 16-jährigen Primipara zeigen sich in der Eröffnungsperiode im CTG lang anhaltende späte Dezelerationen. Das Kind befindet sich im hohen Geradstand über dem Beckeneingang.
Weiteres Vorgehen: Bei einer jungen Erstgebärenden handelt es sich um eine Risikogeburt. Bei dieser Beckeneingangskomplikation mit pathologischem CTG ist ein Kaiserschnitt indiziert.

5.5 Notfälle in der Nachgeburtsperiode

5.5.1 Gefahren für die Mutter

Der normale Blutverlust in der Nachgeburtsperiode beträgt 200–300 ml, höchstens 500 ml. Jede während der Nachgeburtsperiode sowie 2–4 h nach der Geburt auftretende Blutung über 500 ml ist pathologisch. Ursachen: Plazentalösungs- oder Kontraktionsstörungen, Verletzungen, Gerinnungsstörungen.

Plazentalösungsstörungen

Definition
- **Placenta adhaerens:** keine spontane Plazentalösung nach Geburt bei zu fester Haftungsfläche oder mangelndem retroplazentarem Hämatom
- **Placenta accreta, increta, percreta:** Die Zotten sind bis zum Myometrium (P. accreta), in das Myometrium (P. increta) bzw. durch das Myometrium bis in die Serosa (P. percreta) eingewachsen, sodass die Plazenta sich nicht ablöst.
- **Placenta incarcerata:** Wegen eines Zervixspasmus kann die Plazenta nicht ausgestoßen werden und wird eingeklemmt.

Therapie. Entleerung der Blase, Kontraktionsmittel, manuelle Expression der Plazenta (Credé-Handgriff (☞ Abb. 16.20), manuelle Lösung der Plazenta in Narkose, Nachkürettage, ggf. Laparotomie und als Ultima Ratio Hysterektomie.

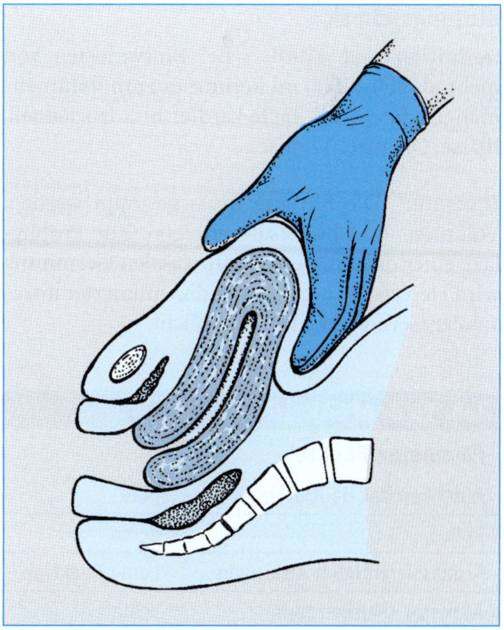

Abb. 16.20: Credé-Handgriff [3]

16

Kontraktionsstörungen

Eine Kontraktionsschwäche des Uterus tritt bei Zurückbleiben kleiner Plazentareste, bei Nebenplazenten und gehäuft bei Zwillingsgeburten auf. Es kommt zu starken atonischen Nachblutungen.

Vorgehen. Plazenta auf Vollständigkeit überprüfen, Nachtasten des Uterus, Gabe von Oxytocin, Eisblase, bimanuelle Kompression des Uterus.

Rissverletzungen

Bei langem Geburtsverlauf und bei Zangen- oder Vakuumextraktion kann es zu **Scheiden-** und **Zervixrissen** kommen. Bei ungenügendem Dammschutz und ungenügender Episiotomie kann ein **Dammriss** auftreten, man unterscheidet 4 Grade:

- Grad I: Hautverletzung von Introitus, Scheide oder Damm ohne Muskelverletzung
- Grad II: Riss der Dammmuskulatur bis M. sphincter ani externus
- Grad III: kompletter Dammriss mit Riss des M. sphincter ani externus
- Grad IV: Grad III mit Riss der Rektumschleimhaut

Es kann zu Inkontinenzproblemen kommen.

Therapie. Schichtweiser Wundverschluss.

Blutungsschock

Definition und Klinik. Bei Blutverlusten von mehr als 800–1000 ml kommt es zum Volumenmangelschock mit Tachykardie, Blutdruckabfall, Blässe, Oligurie, Azidose.

Therapie. Die Blutung muss gestoppt werden, Volumen- und Blutersatz erfolgen. Zur Prophylaxe einer disseminierten intravasalen Gerinnung wird Heparin, bei manifester disseminierter intravasaler Gerinnung FFP verabreicht.

5.6 Das Neugeborene

5.6.1 Untersuchung des Neugeborenen

Nach der Geburt wird das Kind abgenabelt – bei dringender Reanimation sofort, bei gesundem Kind kann abgewartet werden, bis die Nabelschnur aufhört zu pulsieren (Steigerung des kindlichen Blutvolumens). Anschließend wird es abgesaugt, abgetrocknet und zum Schutz vor Auskühlung in ein Tuch gewickelt. Der Zustand des Neugeborenen wird nach dem APGAR-Schema beurteilt (☞ Tab. 16.8). Die Bewertung erfolgt nach 1, 5 und 10 min.

8–10 Punkte: lebensfrisch
4–7 Punkte: leichte Depression
0–3 Punkte: schwere Depression

Anschließend werden Gewicht, Körpermaße und Temperatur des Neugeborenen bestimmt und eine komplette körperliche Untersuchung inkl. Prüfung des Muskeltonus und der Neugeborenenreflexe sowie der Reifezeichen durchgeführt. **Reifezeichen** sind rosige Haut, subkutane Fettpolster, Reste von Lanugobehaarung an Oberarmen und Rücken, Kopfhaare bei freier Stirn, tastbare Ohrknorpel, die Fingerkuppen überragende Fingernägel bzw. die Zehenkuppen erreichende Zehennägel, durchgehende Furchung der Fußsohlen, Hodendeszensus bzw. Bedecken der kleinen Labien durch die großen.

5.6.2 Atemnotsyndrom (Respiratory-Distress-Syndrom, RDS)

Ätiologie. Zu einer **respiratorischen Adaptationsstörung** kommt es bei Unreife des Atemzentrums (Frühgeborene), Lungenunreife (Frühgeborene, Diabetes mellitus), Opiatüberhang, Fruchtwasseraspiration, kardialen oder pulmonalen Fehlbildungen, Plazentainsuffizienz.

Tab. 16.8: APGAR-Schema

Parameter/Punkte	0	1	2
Aussehen der Hautfarbe	blau	Akrozyanose	rosig
Puls	keine	< 100	> 100
Grimassieren beim Absaugen	keine Reaktion	vorhanden	Husten, Niesen, Schreien
Aktivität (Muskeltonus)	schlaff	reduziert	aktive Bewegungen
Respiration	keine	unregelmäßig	regelmäßig

Klinik. Die typische Symptomatik umfasst Apnoe, Tachypnoe, Einziehungen, stöhnende, anstoßende Atmung, Zyanose, Nasenflügeln, Bradykardie.

Therapie. Als Erstversorgung wird das Neugeborene abgesaugt, es erfolgen eine Maskenbeatmung und Sauerstoffgabe und eine Atemstimulation. Bei Persistenz der Atemstörung müssen eine Intubation und die Verlegung auf die neonatologische Intensivstation erfolgen. Unter Umständen muss auch eine kardiale und medikamentöse Reanimation durchgeführt werden.

Merke

Warmhalten des **Kindes** unter einer Wärmelampe ist bei allen Maßnahmen obligat, da das Neugeborene nicht über eine ausreichende Wärmeregulation verfügt.

5.6.3 Mangelgeburt

Von einer Mangelgeburt spricht man, wenn das Neugeborene weniger wiegt, als nach der Schwangerschaftsdauer zu erwarten ist **(SGA: small for gestational age).** Bei Mangelgeborenen treten gehäuft Anpassungsstörungen, Hypoglykämien und Verdauungsstörungen auf; das Infektionsrisiko ist erhöht. Zur Therapie: ☞ Kinderheilkunde.

5.6.4 Geburtsverletzungen

Kephalhämatom. Subperiostale Blutung im Bereich des Schädels, die die Schädelnähte nicht überschreitet. Keine spezifische Therapie, Gefahr der Hyperbilirubinämie, langsame Rückbildung.

Caput succedanum. Geburtsgeschwulst durch Ödem der Kopfhaut, überschreitet die Schädelnähte, Rückbildung in 1–2 Tagen.

Klavikulafraktur. Häufigste Fraktur unter der Geburt, nach Ausschluss einer Verletzung des Plexus brachialis keine Therapie nötig.

Obere Plexuslähmung (Erb-Duchenne, C5–C6). Nach schwerer Schulterentwicklung, z.B. bei Schulterdystokie. Adduktions-, Streck- und Innenrotationsfehlstellung, Handmotorik intakt. Therapie: Physiotherapie, gute Prognose.

Untere Plexuslähmung (Klumpke, C8–Th1). Pfötchenstellung oder Krallhand, ggf. Kombination mit Horner-Syndrom (Ptosis, Miosis, Enophthalmus) durch Mitverletzung sympathischer Fasern. Therapie: Schienung zur Kontrakturprophylaxe, Physiotherapie, unsichere Prognose.

6 Wochenbett

6.1 Postpartale Umstellung

Der Zeitraum nach Ende der Geburt (Ausstoßung der Plazenta), in dem sich die schwangerschaftsbedingten Veränderungen wieder zurückbilden, heißt Wochenbett oder **Puerperium** (6–8 Wochen). Er ist gekennzeichnet durch endokrine Umstellung sowie Rückbildungs- und Wundheilungsvorgänge an den Geschlechtsorganen. Die **Laktation** setzt am 2.–4. postpartalenTag ein. Der Ausstoß der Plazenta führt zu einem raschen Abfall der Plazentahormone (HCG, Östrogene, Progesteron). Dadurch wird die Hypophyse stimuliert und produziert neben FSH und LH vermehrt Prolaktin. Bei nicht stillenden Frauen sinkt der Prolaktinspiegel nach einigen Wochen auf Normwerte ab, die erste Follikelreifung erfolgt ca. 6–8 Wochen post partum. Stillt die Frau, hemmt der erhöhte Prolaktinspiegel die Gonadotropinsekretion, es kommt zur Stillamenorrhö.

Merke

Stillen ist dennoch kein sicherer Konzeptionsschutz!

Die Rückbildung des **Uterus** auf seine ursprüngliche Größe erfolgt durch Gewebeinvolution und rhythmische Kontraktion der Uterusmuskulatur (Nachwehen). Durch das Stillen wird dieser Vorgang gefördert, da das Saugen an der Brust die Oxytocinfreisetzung stimuliert.

Involution des Uterus. Diese lässt sich am Fundusstand ablesen:
- post partum: zwischen Nabel und Symphyse
- 24 h p.p.: Nabelhöhe, täglich ein Querfinger tiefer
- 10 Tage p.p.: nicht mehr tastbar

Lochien. Aus dem Uterus entleert sich ein keimhaltiges Sekret (ca. 300 ml/Tag) aus Blut, Exsudat und Zellen (Lochialsekret, Lochien, Wochenfluss).

Die Zusammensetzung und Farbe der Lochien ändern sich mit der Zeit:
- post partum: Lochia rubra (blutig)
- ab 4. Tag p.p.: Lochia fusca (braunrot)
- ab 14. Tag p.p.: Lochia flava (gelb)
- ab 21. Tag p.p.: Lochia alba (farblos)
- nach 4–6 Wochen: Versiegen der Lochien

Extragenitale Veränderungen. Rückbildung der Wassereinlagerung, Gewichtsabnahme, möglicherweise Miktionsstörungen bei mechanischer Irritation (ggf. Einmalkatheterismus), Stuhlgang bis spätestens 3 Tage p.p.

Vorsorgemaßnahmen. Frühmobilisierung: Thromboseprophylaxe, Förderung der Blasen- und Darmentleerung. Rückbildungsgymnastik: Uterusrückbildung, Deszensusprophylaxe.

6.2 Puerperale Erkrankungen

6.2.1 Subinvolutio uteri

Definition. Bei der **unkomplizierten** Subinvolutio uteri steht lediglich der Fundus zu hoch. Häufig besteht gleichzeitig ein Stau des Lochienflusses (Lochialverhalt, Lochiometra), z.B. bei Schnittentbindung und geschlossenem Muttermund (Zervixspasmus). Die Entstehung einer Infektion wird dadurch begünstigt. Bei Auftreten einer Infektion spricht man von **komplizierter** Subinvolutio uteri.

Ätiologie. Ursachen der verzögerten Rückbildung des Uterus sind Überdehnung (Mehrlinge), Wandschäden, Sectio, Überbelastung, Oxytocinmangel (Abstillen), Polypen, Myome und verzögerter Wiederaufbau des Endometriums.

Klinik. Lochialstau, Fieber, druckempfindlicher Uterus.

Therapie. Oxytocin, ggf. Zervixdilatation.

6.2.2 Puerperale Infektionen

Ätiologie. Bei verzögerter Uterusrückbildung, Verletzungen, Plazentaresten oder nach Amnioninfektion kann es postpartal zu einer Endometritis puerperalis durch Staphylokokken, Streptokokken, E. coli oder Mischinfektionen kommen. Bei Übergreifen auf das Myometrium (Endomyometritis) kann es auch zu Adnexitis, Peritonitis und Puerperalsepsis (Kindbettfieber) kommen.

Klinik. Endometritis: verzögerte Rückbildung und Druckempfindlichkeit des Uterus, Fieber, Schüttelfrost, vermehrte blutige, fötide Lochien. Bei Endomyometritis zusätzlich massive uterine Blutung (Hyperfibrinolyse).

Therapie. Kontraktionsmittel, Antibiotika.

Prophylaxe. Frühzeitige Behandlung von Infektionen im Genitalbereich, Asepsis bei der Geburtshilfe, schnelle Versorgung von Geburtsverletzungen.

Klinischer Fall

Eine Wöchnerin, 70 h p.p., fühlt sich abgeschlagen. Die rektale Temperatur beträgt 38,5 °C. Der Uterus ist allseits druckempfindlich, der Fundus steht 2 QF unter dem Nabel. Die Lochien sind blutig, vermehrt und leicht übelriechend. **Verdachtsdiagnose:** beginnende Endometritis puerperalis.

6.2.3 Blutungen

Ätiologie. Blutungen im Wochenbett entstehen durch:
- Plazentareste, Plazentapolypen (Anlagerung von Blutkoageln an Plazentarest)
- Uterusatonie

- Geburtsverletzungen (Zervix-, Scheiden-, Perineumrisse)
- Endometritis, Endomyometritis, Hyperfibrinolyse

Therapie. Bei Plazentaretentionsblutung Kürettage des Uterus, Gabe von Kontraktionsmitteln. Bei Uterusatonie Gabe von Kontraktionsmitteln. Chirurgische Versorgung geburtstraumatischer Blutungen.

Klinischer Fall

Eine junge Wöchnerin kommt am 10. Tag nach einer ambulanten Geburt mit starken vaginalen Blutungen in die Klinik. Der Uterus ist gut kontrahiert. Das Sonogramm zeigt Blut und echoreiche Areale im Cavum uteri.
Diagnose: Blutung durch Plazentareste.
Therapie: Kürettage.

6.2.4 Thrombose und Embolie

Definition und Ätiologie. Prädisponierende Faktoren der Schwangerschaft (Venostase, Hyperkoagulabilität) und Immobilisation können im Wochenbett zu **Thromboembolien** führen. Man unterscheidet oberflächliche und tiefe Beinvenenthrombose. Bei einer tiefen Bein- oder Beckenvenenthrombose (Phlebothrombose) kann es durch Verschleppung des Thrombus zur Lungenembolie kommen. Als Spätfolgen einer Phlebothrombose können Venenklappeninsuffizienz und trophische Störungen (postthrombotisches Syndrom) auftreten.

Klinik
- oberflächliche Beinvenenthrombose: lokale schmerzhafte Schwellung/Rötung
- tiefe Beinvenenthrombose: Schmerz, Schwellung, Überwärmung, livide Verfärbung
- Lungenembolie: akute Dyspnoe, Tachykardie, Thoraxschmerzen, Angst

Therapie
- oberflächliche Beinvenenthrombose: Mobilisation, Heparinsalbe
- tiefe Beinvenenthrombose: Bettruhe, Vollheparinisierung
- Lungenembolie: ggf. Lysetherapie, Schockbehandlung, Beatmung

Prophylaxe. Frühmobilisation, Kompressionsstrümpfe, ggf. Low-Dose-Heparinisierung.

6.2.5 Endokrine Störungen (Sheehan-Syndrom)

Ätiologie. Das Sheehan-Syndrom (**postpartaler Hypopituitarismus**) wird durch eine ischämische Nekrose der Hypophyse verursacht. Starke Blutungen oder Kreislaufversagen unter der Geburt sind die Auslöser. Typischerweise sind alle Funktionen des Hypophysenvorderlappens betroffen.

Klinik. Amenorrhö, Agalaktie, Verlust der Geschlechtsbehaarung, Adynamie, Hypothermie.

Diagnostik. Die Spiegel der thyreotropen, gonadotropen und adrenokortikotropen Hormone sind vermindert.

Therapie. Hormonsubstitution.

6.3 Laktation und ihre Störungen

6.3.1 Laktation

Nach der Geburt führt der rasche Abfall der Plazentahormone zum Beginn der Milchsekretion, welche durch Prolaktin aufrechterhalten wird. Durch den Saugreiz freigesetztes Oxytocin fördert den Einstrom der Milch in die Ausführungsgänge. Deshalb sollte das Neugeborene noch in der ersten Lebensstunde angelegt werden. Der Milcheinschuss beginnt ab dem 2. Tag p.p. In den ersten 2 Wochen sezerniert die Brustdrüse Kolostrum (Vormilch), danach die eigentliche Muttermilch. Damit ausreichend Milch gebildet wird, ist das Leertrinken der Brust erforderlich.

Merke
- **Laktogenese:** Vorbereitung der Brustdrüse auf die Milchproduktion in der Schwangerschaft
- **Galaktogenese:** Milchproduktion
- **Galaktokinese:** Milchsekretion

6.3.2 Stillen

Das Stillen ist aus psychologischen, ernährungsphysiologischen und immunologischen Gründen ratsam. Das Kind sollte möglichst 6 Monate lang gestillt werden. Hygiene und Vermeidung von Verletzungen und Rhagaden im Bereich der Brust dienen der Mastitisprophylaxe. Es ist zu beachten, dass Genussmittel und zahlreiche Medikamente in die Muttermilch übergehen.

6.3.3 Abstillen

Wird die Laktation sofort nach der Geburt unterbunden, nennt man dies **primäres Abstillen.** Wurde bereits eine Zeit lang gestillt, spricht man von **sekundärem Abstillen.** Das Abstillen erfolgt durch Gabe eines Prolaktinhemmers (Dopaminagonist, z.B. Bromocriptin) über 2 Wochen oder Gabe von Östrogen-Gestagen-Kombinationspräparaten. Beim sekundären Abstillen ist die physikalische Therapie sehr wichtig (kalte Brustumschläge, Hochbinden der Brüste, wenig trinken, kein Obst).

6.3.4 Störungen der Laktation und der Stillfähigkeit

Die fehlende oder primär unzureichende Bildung von Muttermilch (Agalaktie/**primäre Hypogalaktie**) ist eher selten. **Sekundäre Hypogalaktie** beruht häufig auf psychovegetativen Ursachen. Die Milchbildung kann nicht direkt medikamentös beeinflusst werden, wird jedoch bei Abpumpen der Milch und Gabe von Oxytocin-Nasenspray indirekt durch forcierte Entleerung angeregt.

Bei Hohl-/Flachwarzen ist dem Säugling das Saugen erschwert. Durch den Einsatz von Stillhütchen ist Stillen jedoch in der Regel möglich.

Bei oralen Fehlbildungen des Kindes (z.B. Lippen-Kiefer-Gaumen-Spalte) oder bei Frühgeburtlichkeit muss die Muttermilch abgepumpt und verfüttert werden.

Kontraindikationen für die Ernährung mit Muttermilch sind z.B. Stoffwechselstörungen des Kindes, Medikamenteneinnahme oder Infektionskrankheiten der Mutter.

Eine **Galaktorrhö** (spontane Milchabsonderung bei nicht stillenden Frauen) findet sich beim Prolaktinom. Makroprolaktinome müssen einer neurochirurgischen Therapie zugeführt werden. Bei Mikroprolaktinomen ist eine medikamentöse Therapie mit Dopaminagonisten, z.B. Bromocriptin, indiziert.

6.3.5 Mastitis puerperalis

Ätiologie. Die granulomatöse Entzündung der Brustdrüse ist eine häufige Erkrankung des Wochenbettes. Bei Hausgeburten kommt sie wesentlich seltener vor als bei Klinikgeburten (nosokomiale Infektion). Die Mastitis tritt in 70% d.F. einseitig auf, meist zu Beginn der 2. Woche p.p. Der Erreger – in > 90% d.F. Staphylococcus aureus – gelangt aus dem Rachen des Säuglings über Fissuren und Rhagaden in den Drüsenkörper. Die Infektion breitet sich fast immer über die Lymphbahnen (**interstitielle Mastitis**), selten über die Milchgänge aus (**parenchymatöse Mastitis**).

Klinik. Hohes Fieber, schmerzhafte Schwellung, Überwärmung und Rötung der Brust, fluktuierender Tumor bei Abszess, Schwellung der axillären Lymphknoten.

Therapie. Abstillen ist entgegen früherer Annahmen kontraindiziert. Gabe von Antibiotika, chirurgische Therapie von Abszessen.

6.4 Fieber im Wochenbett

Differentialdiagnose des Fiebers im Wochenbett je nach Zeitpunkt des Auftretens:
- 2.–4. Tag p.p.: Milcheinschuss
- 2.–10. Tag p.p.: Endometritis, Lochialstau, Endo-/Myometritis
- ab 5.–6. Tag p.p.: Mastitis puerperalis
- jederzeit: Thrombose, Pyelonephritis

7 Entzündungen der Fortpflanzungsorgane und der Brustdrüse

7.1 Entzündliche Erkrankungen der Vulva

7.1.1 Vulvitis

Definition. Die Entzündung der Vulva ist eine unspezifische Erkrankung unter dem Bild einer Dermatitis.

Ätiologie

- **nichtinfektiös (allergisch-toxisch):** chemische, mechanische und allergische Reize, Atrophie der Vulva bei Östrogenmangel
- **primär infektiös:** bakterielle (Schmier-)Infektion, virale Infektionen (Herpes genitalis)
- **sekundär infektiös:** deszendierende Infektionen der Vagina, insbesondere Mykosen (Candida)

Das Entstehen sekundärer Vulvitiden, insbesondere Mykosen, wird durch Diabetes mellitus, Östrogenmangel oder längere Antibiotikabehandlung begünstigt.

Erregerspektrum. Staphylokokken, Streptokokken, Herpesviren, Candida.

Klinik. Pruritus vulvae (Juckreiz), Rötung, Schwellung, ekzematöse Veränderungen, brennender Schmerz bei Miktion, Laufen und Geschlechtsverkehr.

Diagnostik. Die Diagnose wird inspektorisch gestellt. Geschlechtskrankheiten wie Gonorrhö oder karzinomatöse Prozesse müssen ausgeschlossen werden.

Therapie. Je nach Ursache: Clotrimazol oder Miconazol lokal bei Candidose, Aciclovir lokal bei Herpes genitalis, Östrogene lokal bei atrophischer Vulvitis, lokales Antiseptikum bei bakterieller Infektion.

7.1.2 Bartholinitis

Definition und Ätiologie. Als **Bartholinitis** bezeichnet man eine Entzündung der bartholinischen Drüsen der Vulva. Die häufigsten Erreger sind E. coli, Anaerobier, Staphylokokken und Gonokokken.

Pathogenese. Die Entzündung des Ausführungsganges führt zu seiner Verklebung, so dass es zu Empyembildung kommt. Es entwickelt sich eine bis hühnereigroße, eitergefüllte Retentionszyste. Eine Bartholinitis rezidiviert häufig.

Klinik. Einseitige massive Schwellung, Rötung, Schmerzen der Labien.

Diagnostik. Ausschluss einer Gonorrhö, bakteriologische Untersuchung.

Therapie. Inzision und Marsupialisation (die Zystenwand wird nach außen mit dem Wundrand der Labia minora vernäht), bei Gonorrhö Antibiotika.

Merke

Die Bartholinitis tritt meist einseitig auf. DD: Abszess der großen Labien.

7.2 Entzündliche Erkrankungen der Vagina

Ätiologie. Das saure Vaginalmilieu (pH 3,8–4,2) wird durch Laktobazillen (Döderlein-Bakterien) aufrechterhalten, die aus Glykogen Milchsäure produzieren. Die Glykogenbildung im Vaginalepithel wird durch Östrogene gefördert. Störungen dieses Gleichgewichts führen zu erhöhter Infektionsanfälligkeit.

7.2.1 Fluor genitalis

Der physiologische Fluor genitalis setzt sich zusammen aus Transsudat der Vaginalschleimhaut und Sekret der Zervix- und Vorhofdrüsen.

Vermehrter Fluor kann aus dem Vestibulum vaginae, Vagina, Zervix, Uterus oder Tuben stammen:

- **vestibulärer Fluor:** Hypersekretion der Vorhofdrüsen, Begleitsymptom der Vulvitis. **Cave:** feuchte Kammer!
- **vaginaler Fluor:** infektiöse Kolpitiden, Colpitis senilis, Vaginalkarzinom
- **zervikaler Fluor:** Gonorrhö und Chlamydieninfektion (jeweils eitriger Fluor), Candida-In-

fektion (weißer, krümeliger Fluor), Zervixkarzinom
- Fluor aus **Uterus** und den **Tuben** ist meist entzündlich, andere Ursachen sind submuköse Myome und IUP.

Merke

Bei Kleinkindern ist übel riechender Fluor Leitsymptom einer Fremdkörperkolpitis.

7.2.2 Vaginitis/Kolpitis

In Tab. 16.9 werden mögliche Ursachen und Therapien bei Vaginitis/Kolpitis zusammengefasst.

7.3 Entzündliche Erkrankungen des Uterus und der Parametrien

7.3.1 Zervizitis/Endometritis cervicis uteri

Ätiologie. Eine Entzündung der Cervix uteri tritt meist im Rahmen einer **Gonorrhö** oder **Chlamydieninfektion** auf (☞ Kap. 8.1), seltener durch Keimbesiedlung nach diagnostischen Eingriffen (Abrasio). Die Infektion kann auf Endometrium, Adnexe, Parametrien und Peritoneum übergreifen.

Klinik. Eitriger Fluor, Kontaktblutung.

Diagnostik. Spekulumuntersuchung, bakteriologischer Nachweis. Zytologische Untersuchung zum Ausschluss einer Neoplasie.

Therapie. ☞ Kap. 8.1.

7.3.2 Endometritis corporis uteri

Ätiologie. Eine Endometritis entsteht meist aufsteigend durch Anaerobier, Staphylokokken, Streptokokken oder E. coli. Außerhalb des Wochenbetts ist die Endometritis sehr selten, dann am ehesten iatrogen: Abrasio, IUP-Einlage.

Klinik. Blutungsstörungen, leichter Unterbauchschmerz, bei Aszension Symptome der Adnexitis bis zum akuten Abdomen.

Diagnostik. Spekulumeinstellung.

Therapie. Antibiotika, Bettruhe, bei Pyometra Zervixdilatation, nach akuter Phase fraktionierte Abrasio zum Ausschluss von Zervix- und Korpuskarzinom.

7.3.3 Parametritis

Ätiologie. Verletzung der Zervix peripartal, nach Abrasio. Phlegmonöse Entzündung durch Ausbreitung der Keime in den Lymphbahnen.

Tab. 16.9: Erreger, Symptome und Therapie der Vaginitis/Kolpitis

Erreger	Symptome	Therapie
Candida albicans	geruchloser, weißgelblicher, krümeliger Fluor, Pruritus	Clotrimazolzäpfchen, Crème
Gardnerella vaginalis (bakterielle Vaginose, Aminkolpitis)	flüssig-blasiger Fluor, starker Fischgeruch	Metronidazol lokal oder oral
Trichomonas vaginalis	gelblicher, schaumiger Fluor, Brennen	Metronidazol oral
Herpes simplex	Schmerzen am Introitus, vesikulöse Entzündung, Fluor	Aciclovir lokal
Mykoplasmen	wässriger Fluor	lokales Antiseptikum
Kokken	grünlicher Fluor	lokales Antiseptikum
Chlamydien	eitriger Fluor	Tetrazykline, Makrolide
Colpitis senilis (Östrogenmangel)	evtl. blutig tingierter Fluor, Pruritus, Dysurie	Östrogene lokal

Erregerspektrum. Staphylokokken, Streptokokken, Anaerobier, Mykoplasmen, Chlamydien, selten Gonokokken.

Klinik. Unterbauchschmerzen, hohes Fieber.

Diagnostik. Palpatorisch dolente Parametrien.

Differentialdiagnose. Adnexitis, EUG, Divertikulitis, Zystitis, Douglas-Abszess.

Therapie. Antibiotika.

7.4 Entzündliche Erkrankungen der Adnexe

7.4.1 Adnexitis

Akute Adnexitis

Ätiologie und Pathogenese. Die akute Adnexitis entsteht meist durch aszendierende Infektion postmenstruell und periovulatorisch, selten hämatogen. Häufige Erreger sind Chlamydien, Mykoplasmen, E. coli, Enterokokken, Klebsiellen, Anaerobier. Die Erkrankung beginnt fast immer als Entzündung der Tube (**Salpingitis**) und greift dann auf das Ovar über (**Oophoritis**). Oft sind beide Eileiter betroffen. Die Tubenwände verkleben, es kann zum Sekretstau (Pyo-, Hydro- oder Hämatosalpinx) und zur Abszessbildung (Tuboovarialabszess) kommen. Bei diffuser Ausbreitung der Erreger drohen Pelveoperitonitis, Douglas-Abszess oder Peritonitis. Altersgipfel: 15.–20. Lebensjahr, durch Verwachsungen und Verklebung besteht die Gefahr von Sterilität und Extrauteringravidität.

Klinik. Unterbauchschmerzen, Fieber, Fluor, Blutungsstörungen, bei der Untersuchung sehr druckdolente Adnexe, Portioschiebeschmerz.

Diagnostik. Klinik, Zervixabstrich mit Kultur (einschließlich Gonokokken), BSG-Beschleunigung, Leukozytose, CrP-Erhöhung. Sonographisch freie Flüssigkeit und geschwollene Adnexe, ggf. Laparoskopie.

Differentialdiagnose. Appendizitis, Extrauteringravidität.

Therapie. Bettruhe, Entfernen eines IUP, Antibiotika: Tetrazykline, bei Versagen Cephalosporine, ggf. Antiphlogistika, bei Abszess laparoskopische Sanierung.

Chronische Adnexitis

Ätiologie. Ursache einer chronischen Adnexitis ist meist eine Chlamydieninfektion.

Klinik. Chronische Unterbauchschmerzen, Schmerzen beim Geschlechtsverkehr, Sterilität.

Therapie. Begrenzte Möglichkeiten, da Beschwerden meist Folge einer narbigen Defektheilung. Antibiose mit Tetrazyklinen. Nach erfülltem Kinderwunsch evtl. Entfernung der Adnexe.

> **Merke**
> Bei einer Virgo intacta ist die Adnexitis eine sehr unwahrscheinliche Diagnose.

7.4.2 Genitaltuberkulose

Ätiologie und Pathogenese. Die Genitaltuberkulose entsteht durch hämatogene Streuung aus einem Primärkomplex. Befallen sind meist Tuben (> 90%), Endometrium, seltener Ovarien und Vulva. Durch Sekretstau, Einschmelzungen und Narbenbildung entstehen derbe Adnextumoren.

Klinik. B-Symptomatik, Zyklusstörungen, Sterilität, nur diskrete lokale Beschwerden.

Diagnostik. Doppelseitig tastbare Adnextumoren. Bakteriologische Untersuchung von Menstrualblut, Endometriumbiopsie, Urin. Pelviskopie, Röntgen-Thorax.

Differentialdiagnose. Adnexitis.

Therapie. Tuberkulostatische Kombinationstherapie: Rifampicin, Ethambutol, Isoniazid. Ggf. operative Sanierung.

> **Klinischer Fall**
> Bei einer 25-Jährigen werden anlässlich einer Sterilitätsuntersuchung beidseits indolente, derbe Adnextumoren festgestellt. BSG 18/32. In der Anamnese findet sich eine Pleuritis serosa.
> **Verdachtsdiagnose:** Genitaltuberkulose.

7.5 Entzündliche Erkrankungen der Brustdrüse

7.5.1 Mastitis puerperalis

☞ Kap. 6.3.5

7.5.2 Mastitis nonpuerperalis

Ätiologie. Bei dieser außerordentlich seltenen Erkrankung führt meist – wie bei Mastitis puerperalis – ein Sekretstau zur bakteriellen Infektion. Erreger sind Staphylokokken oder Anaerobier. Erhöhte Prolaktinspiegel, Einnahme von Ovulationshemmern, Mastopathie scheinen begünstigend zu wirken.

Klinik. Rötung, Abszedierung, geschwollene axilläre Lymphknoten.

Diagnostik. Inspektion, Sonographie, Prolaktinspiegel, Ausschluss eines Mamma-Ca durch Mammographie.

Therapie. Prolaktinhemmer, Ruhigstellung, Antibiotika, ggf. Abszessspaltung.

Klinischer Fall

Bei einer 17-Jährigen treten starke Schmerzen in der linken Brust auf, die Region um die Areola ist stark gerötet. Keine Sekretion aus der Brustwarze. Axilläre Lymphknoten etwas vergrößert und dolent. Leukozytose, CrP- und BSG-Erhöhung.

Diagnose: Mastitis nonpuerperalis.

Therapie: Bromocriptin.

8 Sexuell übertragbare Erkrankungen

Definition. Unter **sexuell übertragbaren Erkrankungen,** auch sexually transmitted diseases (STD) genannt, versteht man alle infektiösen Erkrankungen, die beim Geschlechtsverkehr übertragen werden. Erreger können Bakterien, Viren, Parasiten oder Pilze sein. Die sogenannten **klassischen Geschlechtskrankheiten** umfassen Gonorrhö, Lues, Ulcus molle, Lymphogranuloma inguinale.

Merke

Die kausale Behandlung von STD muss immer auch den Geschlechtspartner umfassen.

8.1 Bakterielle Erkrankungen

8.1.1 Bakterielle Vaginose (Aminkolpitis)

Ätiologie. Durch die Verdrängung der Milchsäurebakterien kommt es zur Vermehrung anderer Bakterien.

Klinik und Diagnostik. Juckreiz, Brennen oder Schmerzen. Dünnflüssiger, leicht schaumiger, weißlich-grauer Fluor mit fischartigem Geruch. Der pH-Wert der Scheide liegt bei 5–5,5. Die mikroskopische Untersuchung des Vaginalabstrichs zeigt **Schlüsselzellen** (Clue cells).

Therapie. Metronidazol oral oder vaginal, Lactobacillus-Zäpfchen.

8.1.2 Chlamydieninfektion

Ätiologie. Die Serotypen D–K von Chlamydia trachomatis verursachen eine Zervizitis (☞ Kap. 7.3.1) oder Salpingitis, bei Frauen nur selten eine Urethritis. Übertragungsweg ist fast ausschließlich der Geschlechtsverkehr. Die Serotypen L1–L3 verursachen das Lymphogranuloma inguinale (venereum).

Klinik. ☞ Tab. 16.10

Diagnostik. Abstrich von Zervix oder Urethra, Punktion eines betroffenen Lymphknotens.

Therapie. Tetrazykline.

Merke

Bei nicht behandelter Chlamydieninfektion in der Spätschwangerschaft kann das Neugeborene

Tab. 16.10: Krankheitsbilder bei Chlamydieninfektion

Krankheitsbild	Klinik	Komplikationen
Zervizitis	Kontakt- und Zwischenblutungen, eitriger Fluor	Endometritis, Salpingitis
Salpingitis	unklare Unterbauchbeschwerden	Sterilität, EUG, Perihepatitis (Fitz-Hugh-Curtis-Syndrom)
Urethritis	Dysurie	reaktive Arthritis (Reiter-Syndrom)
Lymphogranuloma inguinale	indolentes Ulkus an der Infektionsstelle, schmerzhafte Schwellung der regionären Lymphknoten	Lymphstau mit Elephantiasis durch narbige Abheilung der entzündeten Lymphknoten

unter der Geburt infiziert werden (Pneumonie, Konjunktivitis). Die Crede-Prophylaxe wirkt nicht gegen Chlamydien!

8.1.3 Mykoplasmeninfektion

Ätiologie. M. hominis und Ureaplasma urealyticum breiten sich auf dem Lymph- und Blutweg aus und rufen, meist in Kombination mit anderen Erregern, eine Zervizitis oder Kolpitis hervor.

Therapie. Behandlung mit Tetrazyklinen.

8.1.4 Gonorrhö

Definition und Ätiologie

Man unterscheidet

- **untere Gonorrhö:** eitrige Urethritis, eitriger Fluor, Befall der paraurethralen Drüsen und der bartholinischen Drüsen
- **obere Gonorrhö:** Endometritis und Adnexitis gonorrhoica (☞ Kap. 7.4.1)

Eine gonorrhoische Kolpitis findet man eher vor der Geschlechtsreife, während der Schwangerschaft oder im Senium, da das Vaginalepithel in diesen Lebensabschnitten keinen ausreichenden Schutz gegen Gonokokken bietet.

Die Gonorrhö wird durch Neisseria gonorrhoeae hervorgerufen.

Diagnostik. Abstriche von Urethra und Zervix, Mikroskopie (Gram-Färbung) und kultureller Erregernachweis.

Therapie. Cephalosporine (Penizillin-Resistenz!), z.B. Cefuroxim (Zinacef®) oder Cefuroximaxetil (Elobact®).

Prognose. Gefahr der tubaren Sterilität.

Zur Prophylaxe der Gonoblenorrhö beim Neugeborenen war früher die Credé-Prophylaxe (Silbernitrat) vorgeschrieben, heute ist sie nicht mehr allgemein empfohlen.

8.1.5 Lues (Syphilis)

Erreger. Treponema pallidum (Spirochät).

Klinik

- **Primärstadium** (ca. 3 Wochen nach Infektion): Primäraffekt (Ulcus durum/harter Schanker) mit schmerzloser Schwellung der regionären Lymphknoten
- **Sekundärstadium** (6–8 Wochen nach Infektion): makulöses, papulöses oder pustulöses Exanthem an Stamm sowie Hand- und Fußinnenflächen, Condylomata lata
- **Tertiärstadium** (2–5 Jahre nach Infektion): Gummae, papulomatöses Syphilid, luetisches Aortenaneurysma, Neurolues

Diagnostik. Spirochätennachweis im Abstrich aus dem Ulcus durum oder den Effloreszenzen des Sekundärstadiums. Serologische Untersuchungen: TPHA, FTA, Cardiolipin-Reaktion, KBR.

Therapie. Penizillin intramuskulär.

Merke

Bei Lymphogranuloma inguinale, Gonorrhö und Lues besteht anonyme Meldepflicht, bei Therapieverweigerung namentliche Meldepflicht.

8.1.6 Ulcus molle (weicher Schanker)

Erreger. Haemophilus ducreyi.

Klinik. Papulopustulöse Läsionen im Genitalbereich, Entwicklung zu schmerzhaftem Ulcus mit weichem Rand, Schwellung der regionären Lymphknoten, schmerzhafte, verbackene Lymphknotenpakete (Bubonen), Einschmelzung und Spontanperforation.

Diagnostik. Kultureller Nachweis.

Therapie. Tetrazykline.

8.2 Virale Erkrankungen

8.2.1 Papillomavirusinfektion

Erreger. Die humanen Papillomaviren (HPV), besonders HPV 16 und 18, besitzen karzinogenes Potential bei der Entstehung von Zervixkarzinomen. HPV 6 und 11 rufen **Condylomata acuminata** (spitze Kondylome oder Feigwarzen) hervor, primär gutartige, blumenkohlartig aussehende Tumoren im Bereich des äußeren Genitales. Die Übertragung erfolgt durch Geschlechtsverkehr.

Therapie. Die Kondylome werden abgetragen (Laservaporisation) und histologisch untersucht.

Merke

Bei Kondylomata in der Schwangerschaft muss eine Sectio durchgeführt werden.

8.2.2 Herpes genitalis

Erreger. Herpes genitalis wird durch Herpes-simplex-Virus, v.a. HSV 2, hervorgerufen. Die Durchseuchung mit HSV 1 beträgt je nach Alter bis 90%, mit HSV 2 ca. 25%.

Klinik. Bläschen, später Ulzera an Vulva, Vagina und Portio, starke Schmerzen. Ein isolierter Befall der Zervix bei der Primärinfektion ist selten. Schwellung der regionären Lymphknoten. HSV 2 persistiert im Körper, bei geschwächter Immunabwehr kommt es häufig zu Rezidiven.

Diagnostik. Klinisches Bild, Direktnachweis, Serologie.

Therapie. Aciclovir lokal bei kleinen Läsionen, sonst systemisch.

Merke

Bei jeder floriden Infektion zum Zeitpunkt der Entbindung ist eine Sectio indiziert.

8.2.3 HIV

☞ Innere Medizin, Infektionskrankheiten, Kap. 4.9

8.2.4 Hepatitis B und C

☞ Innere Medizin, Verdauungsorgane, Kap. 5.1

8.3 Parasitäre Erkrankungen: Trichomoniasis

Erreger. **Trichomonas vaginalis,** ein Flagellat, verursacht über 10% aller Kolpitiden, häufig als Mischinfektion.

Klinik. Verstärkter Fluor, brennende Schmerzen und Dysurie, keine Lymphknotenschwellung.

Diagnostik. Nativpräparat mit Nachweis der Flagellaten.

Therapie. Einmalbehandlung mit Metronidazol, Partnerbehandlung.

8.4 Mykotische Erkrankungen: Candidiasis

Ätiologie. Die Candidiasis wird vorwiegend durch Candida albicans, selten durch Candida glabrata hervorgerufen. Eine Soorkolpitis und eine -vulvitis entstehen bei Veränderungen des Vaginalmilieus. Prädisponierende Faktoren sind Schwangerschaft, Ovulationshemmer (insbesondere Gestagenkomponente), lange Antibiotikagabe, Diabetes, HIV. Der pH-Wert der Scheide spielt in der Pathogenese keine Rolle. Genitale Pilzinfektionen könnten auch ohne sexuelle Übertragung auftreten.

Klinik. Weißliche Beläge auf rötlichem Grund, Pruritus, Brennen, geruchloser, gelblich-weißlicher, krümeliger Fluor.

Diagnostik. Nativpräparat: Myzelien.

Therapie. Clotrimazol-Creme/-Vaginaltablette.

9 Tumorartige Läsionen und Tumoren der Fortpflanzungsorgane und der Brustdrüse

9.1 Gutartige Tumoren und tumorartige Läsionen

9.1.1 Vulva und Vagina

Ätiologie. Die häufigsten benignen Tumoren im Bereich der Vulva und Vagina sind **Condylomata acuminata,** welche durch verschiedene Papillomaviren, v. a. HPV 6 und 11, hervorgerufen werden.

Diagnostik und Therapie. Nach histologischer Untersuchung zur Abgrenzung blumenkohlartig wachsender Karzinome werden die Kondylome bevorzugt mittels Laserevaporisation entfernt.

9.1.2 Cervix uteri

Gutartige Veränderungen der Portiooberfläche

Zervixpolypen

Definition. Bindegewebe und Blutgefäße, überzogen von endozervikalem Zylinderepithel.

Klinik. Schleimiger Fluor, unregelmäßige Blutungen. Oft symptomlos (Zufallsbefund).

Diagnostik. Dunkelrote weiche Veränderungen im Zervikalkanal oder aus dem Muttermund herausragend, breitbasig oder gestielt, histologisch Abgrenzung zum Karzinom.

Therapie. Abtragen des Polypen mit anschließender Kürettage.

Zervixmyome

Definition. Gutartige Neubildungen der glatten Muskulatur der Zervix, oft gemeinsames Vorkommen mit Korpusmyomen (☞ Kap. 9.1.3). Als **Myoma in statu nascendi** bezeichnet man ein aus dem Zervikalkanal herauswachsendes Myom.

Klinik. Größere Myome können wehenartige Schmerzen hervorrufen.

Therapie. ☞ Kap. 9.1.3, Corpusmyome.

9.1.3 Corpus uteri

Polypen

Ätiologie. Endometriumpolypen entstehen im Fundus uteri als umschriebene Hyperplasie des Endometriums und treten gehäuft im Klimakterium auf.
Man unterscheidet:
- hyperplastische Polypen: östrogen-sensitiv.
- atrophische Polypen: typisch für die Postmenopause
- funktionelle Polypen: selten, reagieren zyklussynchron

Klinik. Schmierblutung, postmenopausale Blutungen, oft symptomlos.

Tab. 16.11: Gutartige Veränderungen der Portiooberfläche

Veränderung	Definition, Histologie, Pathogenese	Therapie
Ektopie	Zervixdrüsenepithel im Bereich der Ektozervix, physiologisch während der Geschlechtsreife	bei Beschwerden Östrogene, Kryotherapie oder Laserkoagulation
Metaplasie	Reservezellen unter dem Drüsenepithel proliferieren und transformieren zu Plattenepithel.	keine
Ovulum Nabothi	schleimgefüllte Retentionszyste einer Zervixdrüse durch Reepithelialisierung einer Ektopie	bei Beschwerden Inzision
Leukoplakie	Hyperkeratose, Epithelverdickung	Beobachtung
Condylomata acuminata	durch Papillomaviren entstandene warzenähnliche Epithelverdickung	Biopsie und Laserevaporisation

Diagnostik und Therapie. Hysteroskopie, fraktionierte Kürettage, Histologie zur Abgrenzung vom Endometriumkarzinom.

Endometriumhyperplasie

Ätiologie. Eine Östrogenstimulation (anovulatorische Zyklen mit Follikelpersistenz, alleinige Östrogensubstitution, endogene extragenitale Östrogenproduktion) führt zu einer exzessiven Proliferation von Endometriumdrüsen und Stroma. Man unterscheidet:
- glandulär-zystische Hyperplasie
- adenomatöse Hyperplasie: Präkanzerose des Endometriumkarzinoms

Klinik. Dauerblutung, Zwischenblutung, postmenopausale Blutung.

Diagnostik und Therapie. Fraktionierte Kürettage, Gestagentherapie über 3 Monate. Bei postmenopausalen Frauen evtl. Hysterektomie.

Myome

Definition und Klinik. Gutartige Neubildungen der glatten Uterusmuskulatur, häufigste benigne Neubildung vor der Menopause, bei 20–30% aller Frauen über 30 Jahren.

Häufig symptomlos, ansonsten bedingen Größe und Lokalisation die Beschwerden (☞ Abb. 16.21):
- **intramurale Myome:** am häufigsten, in der Uteruswand, Hypermenorrhö, Menorrhagie, Schmerzen
- **subseröse Myome:** Beschwerden durch Beeinträchtigung der Nachbarorgane, bei Stieldrehung akutes Abdomen
- **submuköse Myome:** Meno- bzw. Metrorrhagien, Hypermenorrhö, Dysmenorrhö, Infertilität
- **intraligamentäre Myome:** Beschwerden durch Beeinträchtigung der Nachbarorgane

Man unterscheidet ferner:
- **Leiomyome:** überwiegend glatte Muskulatur
- **Fibromyome:** mit Bindegewebsanteil
- **Adenomyome:** mit Endometrioseherden

Komplikationen. Entartung zum Sarkom (0,5%), Nekrose und Infektion, Sterilität, Stieldrehung, in der Schwangerschaft: Fehl- oder Frühgeburt, Lageanomalie, Geburtshindernis, verzögerte Plazentalösung, atonische Nachblutung.

Diagnostik. Sonographie, ggf. Hysteroskopie und Laparoskopie.

Therapie. Konservativ ggf. durch Gestagene, GnRH-Analoga, bei Kinderwunsch Myomenukleation (laparoskopisch oder hysteroskopisch). In der Postmenopause vaginale oder abdominelle Hysterektomie.

Endometriose

Definition und Ätiologie. Ektopes Vorkommen von Endometrium außerhalb des Cavum uteri, welches ebenfalls der hormonellen Regulation folgt. Ätiologisch werden embryonale Anlagestörung, Verschleppung bei Menstruation, lymphogene, hämatogene und iatrogene Verschleppung verantwortlich gemacht. Man unterscheidet:
- **Endometriosis genitalis interna:** Tuben, Myometrium (Adenomyosis uteri)
- **Endometriosis genitalis externa:** Ovar, Lig. rotundum, Douglas-Raum, Vagina, Vulva, Perineum
- **Endometriosis extragenitalis** (selten): gesamtes Abdomen, Blase, Nabel, Lunge, Gehirn

Klinik. Die Symptomatik sistiert häufig während und nach einer Schwangerschaft, sicher in der Postmenopause. Leitsymptom ist die sekundäre (erworbene) Dysmenorrhö, bedingt durch erhöhte Prostaglandinsynthese. Je nach Lokalisation auch

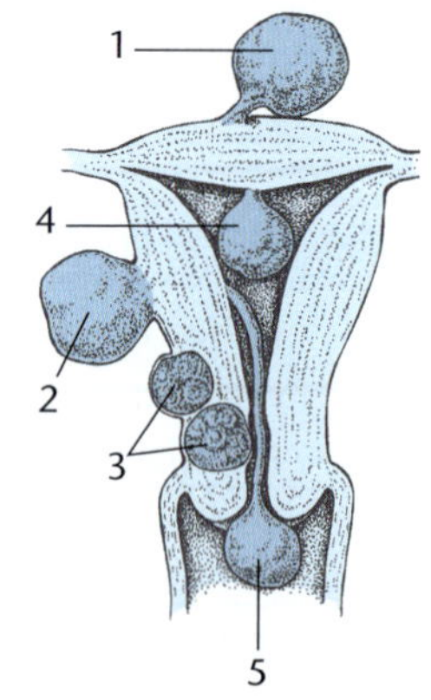

Abb. 16.21: Lokalisation von Uterusmyomen: 1 subserös, 2 intraligamentär, 3 intramural, 4 submukös, 5 in statu nascendi [3]

menstruationsabhängige Defäkationsbeschwerden, Miktionsbeschwerden, Kohabitationsschmerzen etc. Ausbildung großer Retentionszysten, v. a. bei Ovarialendometriose (Schokoladenzysten). Bei Tubenendometriose kommt es zur Hämatosalpinx, durch Verklebung der Tubenwände und Verwachsungen zur Sterilität.

Diagnostik. Bei typischer Klinik Laparoskopie, am besten prämenstruell. Nur große Herde sind in der klinischen Untersuchung tastbar.

Therapie. Operative Ausschälung großer Herde, Koagulation kleiner Herde. Medikamentöse Therapie zur Rezidivprophylaxe oder nicht operabler Befunde: Unterdrückung der Ovarialfunktion durch Gestagene, Danazol, GnRH-Analoga.

Merke

Die beste natürliche Therapie der Endometriose ist eine Schwangerschaft. Leider ist die Sterilität eine häufige Komplikation der Endometriose.

Klinischer Fall

Eine 30-jährige Patientin klagt über starke zyklusabhängige Unterbauchschmerzen seit mehreren Monaten. Es besteht Kinderwunsch. Unauffälliger Untersuchungs- und Sonographiebefund.
Verdachtsdiagnose: Endometriose.
Diagnostik: Laparoskopie und gleichzeitige Chromopertubation zeigen einen beidseitigen Tubenverschluss, sonst keine Herde nachweisbar.
Diagnose: Endometriosis genitalis interna.
Empfehlung: In-vitro-Fertilisation (IVF).

9.1.4 Tube

Sowohl gutartige wie bösartige Tumoren der Tube sind selten. Aus den Resten des Müller-Ganges können sich kleine Zysten im Bereich der Pars ampullaris der Tube (**Morgagni-Hydatiden**) bilden. Sie sind klinisch unbedeutend.

9.1.5 Ovar

Ovarialzysten

Definition. Man unterscheidet:

- **Follikelzysten:** persistierendes Follikel nach ausgebliebener Ovulation
- **Corpus-luteum-Zyste:** in der Schwangerschaft physiologisch
- **polyzystische Ovarien** (PCO, Stein-Leventhal-Syndrom): in beiden Ovarien mehrere Zysten unter einer verdickten Tunica albuginea. Klinisch Zyklusstörungen, Sterilität, Hirsutismus, Adipositas, Insulinresistenz
- **Retentionszysten:** bei Ovarialendometriose

Klinik. Häufig Zufallsbefund, bei Zystenruptur oder Stieldrehung (Infarzierung) akutes Abdomen.

Therapie. Bei Zufallsbefunden beobachten, bilden sich häufig nach Menstruation zurück, Gestagensubstitution, ggf. operative Entfernung.

Benigne Tumoren

Definition. Man unterscheidet:

- **epitheliale Tumoren:** häufigste benigne Tumoren des Ovars. Seröse und muzinöse Zystadenome (Kystome): einfache oder gekammerte Tumoren, mit seröser oder geleeartiger Flüssigkeit gefüllt. Sie können extrem groß werden. Die serösen Kystome gehen in 25–50% d. F. in Zystadenokarzinome über, muzinöse dagegen entarten selten. Bei Ruptur eines muzinösen Kystoms entstehen **Pseudomyxoma peritonei** („Gallertbauch") und führen zu Kachexie.
- **Keimstrangtumoren:** Produktion von Steroidhormonen
  - **Granulosazelltumor:** Produktion von Östrogen, evtl. auch Progesteron und Testosteron, potentiell maligne (25% maligne Entartung)
  - **Thekazelltumoren:** Produktion von Östrogen, benigne
  - **Androblastome:** Produktion von Androgenen und Östrogenen
- **Dermoid, Teratom, Dysterminom** (Keimzelltumoren): ausgehend von den Keimzellen des Ovars, in 95% d. F. gutartig. Gewebe aus allen 3 Keimblättern, v. a. Haut und Haare, Dermoidzyste durch Talgproduktion, selten auch Schilddrüsengewebe (Struma ovarii).
- **Fibrome:** ausgehend vom Mesenchym, **Meigs-Syndrom** bei begleitenden Aszites und Pleuraergüssen

Klinik. Kleine Tumoren symptomarm, bei Wachstum Beeinträchtigung der Nachbarorgane:

Miktionsbeschwerden, Darmentleerungsstörungen, Zunahme des Bauchumfangs. Bei östrogenbildenden Tumoren Endometriumhyperplasie, Blutungsstörungen, bei Mädchen Pseudopubertas praecox. Bei androgenbildenden Tumoren Virilisierung.

Diagnostik. Bimanuelle vaginale Untersuchung, Abdominal- und Vaginalsonographie, Bestimmung der Hormonspiegel.

Therapie. Laparoskopie, Laparotomie und Entfernung des Tumors.

9.1.6 Brustdrüse

Mastopathie

Definition. Die Mastopathie ist die häufigste Brustdrüsenerkrankung der Frau. Es handelt es sich um eine primär gutartige Erkrankung der weiblichen Brustdrüse mit hormonell induzierten, progressiven und/oder regressiven, dysplastischen Veränderungen von mehr oder weniger großen Bezirken der Mamma. Betroffen sind hauptsächlich Frauen zwischen dem 30. und 50. Lebensjahr.

Verlaufsformen und Schweregrade. Die histologischen Korrelate der Mastopathie sind Mikro- und Makrozysten, Fibrose und Epithelhyperplasien.
Nach dem histologischen Befund unterscheidet man folgende Verlaufsformen:

- Mastopathia fibrosa: Ersatz des Epithelanteils durch hyalines Bindegewebe
- Mastopathia fibrosa cystica: Vermehrung des Bindegewebes in Kombination mit Erweiterung der Drüsengänge
- Mastopathia fibroadenomatosa: adenomatöse Hyperplasie der Drüsengänge, die mit Blut, Sekret oder Eiter gefüllt sein können

Die Proliferationstendenz bedingt das Entartungspotential. Histopathologisch wird die Mastopathie nach **Prechtel** in 3 Schweregrade unterteilt:

- Grad I: benigne Parenchymdysplasie ohne Epithelproliferation (häufigste Form, 70%), Entartungsrisiko 1%
- Grad II: benigne Parenchymdysplasie mit Epithelproliferation ohne Atypien (20%), Entartungsrisiko 2–4%
- Grad III: Parenchymdysplasie mit Epithelproliferation und mäßigen Atypien (Grad IIIa) oder gehäuften Atypien (Grad IIIb, Carcinoma in situ), Entartungsrisiko 30%, Präkanzerose

Klinik. Druckdolente Knoten, „Schrotkugelbrust“ bei kleinzystisch-knotigen Veränderungen, prämenstruelle Spontanschmerzen, Mamillenabsonderung.

Diagnostik. Tastuntersuchung, Mammographie, Sonographie, Feinnadelpunktion, Stanzbiopsie oder Vakuumsaugbiopsie mit anschließender Zytologie und Histologie.

Therapie. Bei Mastopathie Grad I und II lokal oder systemisch Gestagene, bei Grad III subkutane Mastektomie (Belassung der Haut und der Mamille).

Mastodynie

Definition und Ätiologie. Schmerzen und Spannungsgefühl in beiden Brüsten. Häufig im Rahmen des prämenstruellen Syndroms, hormonabhängig (z.B. bei Corpus-luteum-Insuffizienz oder bei Mastopathie) oder auch psychosomatisch.

Therapie. Progesteron lokal oder evtl. zyklusgerecht systemisch.

Fibroadenome

Definition und Ätiologie. Dies sind im geschlechtsreifen Alter vor der Menopause die häufigsten Tumoren der Brust. Sie entstehen durch hormonelle Dysregulation der Gonadotropine, Östrogene und Gestagene und treten in 10% d.F. multipel auf.

Diagnostik. Palpation (glatt, gut beweglich, nicht druckdolent, keine Lymphknotenbeteiligung), Mammographie und Sonographie.

Therapie. Biopsie, ggf. Exstirpation und histologische Untersuchung.

Merke

In jeder gutartigen Veränderung kann ein Karzinom versteckt sein!

9.2 Maligne Tumoren

40% der malignen Tumoren der Frau sind im Bereich der Geschlechtsorgane (30%) und der Brust (20%) lokalisiert. Mammakarzinome stehen an der Spitze mit einer Inzidenz von 67 pro 100 000 pro Jahr, gefolgt von den Zerzixkarzinomen mit einer Inzidenz von 28 pro 100 000 pro Jahr.

Der Erkrankungsgipfel ist das 5. Lebensjahrzehnt, insbesondere Zervixkarzinome treten jedoch häufig schon früher auf. Besondere Bedeutung kommt der Früherkennung von Dysplasien und Präkanzerosen durch Vorsorgeuntersuchungen zu.

9.2.1 Vulvakarzinom

Definition und Ätiologie. Etwa 3% aller malignen Tumoren des weiblichen Genitaltraktes sind Vulvatumoren, es handelt sich um eine Erkrankung der älteren Frau.

Präkanzeröse Läsionen des Vulvaepithels werden unter dem Begriff **vulväre intraepitheliale Neoplasie (VIN)** zusammengefasst. Man unterscheidet:

- **VIN I:** leichte Dysplasie
- **VIN II:** mäßige Dysplasie
- **VIN III:** schwere Dysplasie, Morbus Bowen, Erythroplasia Queyrat
- **Morbus Paget der Vulva**

90% aller Vulvakarzinome sind Plattenepithelkarzinome, es kommen jedoch z.B. auch Melanome vor. Das Karzinom entsteht in 25% multizentrisch. Prädisponierend sind atypische Dystrophien und Infektionen mit HPV, v.a. 16 und 18. Die Metastasierung erfolgt über die inguinalen, femoralen und pelvinen Lymphknoten. Hämatogene Metastasierung ist selten.

Klinik. Ausgeprägter Pruritus, Schmerzen, flache Ulzeration oder polypöse Veränderungen, Blutungen.

Diagnostik. Inspektion: papillomartige Tumoren, Ulzerationen, lokale Metastasen. Palpation: inguinale Lymphknoten tastbar. Sicherung der Diagnose durch Biopsie.

Stadieneinteilung nach FIGO und TMN:

- Stadium 0: Carcinoma in situ
- Stadium I: Tumor bis 2 cm, keine Metastasen ($T_1N_0M_0$)
- Stadium II: Tumor größer als 2 cm, keine Metastasen ($T_2N_0M_0$)
- Stadium III: Infiltration von Urethra, Perineum, Vagina oder Anus ($T_3N_0M_0$) oder einseitige Lymphknotenmetastasen ($T_{1-3}N_1M0$)
- Stadium IV: Infiltration von Beckenboden, Blase, Rektum ($T_4N_0M_0$) oder doppelseitige Lymphknotenmetastasen ($T_{1-4}N_{2-3}M_0$) [IVa] oder Fernmetastasen ($T_{1-4}N_{1-3}M_1$) [IVb]

Therapie. Exzision von Präkanzerosen im Gesunden. Radikale Vulvektomie mit Entfernung der inguinalen und femoralen Lymphknoten. Tumorresektion mit palliativer Radiatio und Chemotherapie bei nicht komplett operablen Befunden.

Prognose. Stadienabhängige 5-Jahres-Überlebensrate: 82% Stadium I bis 20% Stadium IV.

9.2.2 Vaginalkarzinom

Definition und Ätiologie. Histologisch handelt es sich bei diesem seltenen Karzinom in 90% um **Plattenepithelkarzinome,** in 10% um Adenokarzinome, Melanome, Sarkome. Die vaginalen **Präkanzerosen (VAIN)** entsprechen histologisch denjenigen der Vulva. Häufiger als primäre Vaginalkarzinome sind vaginale Metastasen von Korpus-, Zervix-, Vulva-, Urethral- oder Blasenkarzinomen. Beim echten Vaginalkarzinom gilt ebenfalls die HPV-Infektion als Risikofaktor. Bei Frauen, die pränatal Diethylstilbestrol ausgesetzt waren (mittlerweile aus dem Handel), entwickelten sich früh Vaginalkarzinome.

Pathogenese. Das Vaginalkarzinom metastasiert vorwiegend **lymphogen:** Karzinome im oberen und mittleren Drittel der Vagina primär in die iliakalen, Karzinome im unteren Drittel in die inguinalen Lymphknoten.

Klinik. Exophytischer Tumor, Ulzeration, Fistelbildung, vaginaler Fluor, Blutung nach Geschlechtsverkehr.

Diagnostik. Inspektion, Kolposkopie, Biopsie, fraktionierte Abrasio, Zysto-/Rektoskopie, AUG

Stadieneinteilung nach FIGO:

- Stadium 0: Carcinoma in situ
- Stadium I: begrenzt auf vaginale Mukosa

- Stadium II: Ausbreitung in unmittelbare Umgebung der Vagina
- Stadium III: Ausbreitung bis zur Beckenwand
- Stadium IV
  - IVa: Ausbreitung auf Schleimhaut von Harnblase/Rektum oder aus dem kleinen Becken heraus
  - IVb: Fernmetastasen

Therapie. In den Stadien I und II operatives Vorgehen je nach Lage des Tumors wie bei Zervixkarzinom bzw. Vulvakarzinom möglich. Ansonsten bzw. zusätzlich Strahlentherapie in Afterloadingtechnik, ggf. perkutane Strahlentherapie.

Komplikation. Fistelbildung zwischen Rektum und Vagina durch Radiatio.

Prognose. 5-Jahres-Überlebensrate bei Stadium I 60%, bei Stadium IV 17%.

9.2.3 Zervixkarzinom

Definition und Ätiologie. Unter dem Begriff **zervikale intraepitheliale Neoplasie (CIN)** werden Portioveränderungen von der leichten Dysplasie bis zum Carcinoma in situ zusammengefasst. Man unterscheidet:

- CIN I: leichte Dysplasie
- CIN II: mittelschwere Dysplasie
- CIN III: schwere Dysplasie und Carcinoma in situ

CIN finden sich in erster Linie in der **Transformationszone** zwischen Plattenepithel und Zylinderepithel. Diese Zone liegt während der Geschlechtsreife im Bereich der Ektozervix und verschiebt sich mit zunehmendem Alter in den Zervikalkanal. Zunehmend finden sich schwere Dysplasien schon im Alter zwischen 20 und 30 Jahren. Von großer Bedeutung ist deshalb die Vorsorgeuntersuchung mit Zervixabstrich und zytologischer Färbung nach Papanicolaou (☞ Tab. 16.12).

Für die Entstehung des Zervixkarzinoms werden neben dem Papillomavirus (v.a. HPV 16, 18) auch Nikotin, Smegma des Mannes, früher regelmäßiger Geschlechtsverkehr und Promiskuität mitverantwortlich gemacht („Karzinom der Prostituierten"). Zervixkarzinome machen etwa 20% aller Malignome des weiblichen Genitaltraktes aus, in 90% sind es Plattenepithelkarzinome, in 10% Adenokarzinome. Seit kurzem steht eine Impfung gegen HPV 16/18 zur Verfügung, die für alle Mädchen zwischen 12 und 17 Jahren empfohlen wird.

Pathogenese. Das manifeste Karzinom wächst kontinuierlich in die benachbarten Strukturen – Blase, Rektum, Vagina, Parametrien – ein, es können sich Fisteln bilden. Metastasierung v.a. lymphogen in die iliakalen Lymphknoten, hämatogene Metastasen (Lunge, Leber, Knochen) sind selten.

Klinik. Frühformen asymptomatisch, später azyklische Blutungen, postmenopausale Blutungen, blutiger oder fötider Fluor.

Diagnostik. Kolposkopie nach Essigsäureprobe: auffällige Oberfläche der Portio, knolliger oder kraterförmiger Tumor, Ulzerationen, aufgetriebene Zervix beim endozervikalen Karzinom. Abstriche, Zytologie, ggf. Sicherung der Diagnose durch Biopsie, fraktionierte Kürettage oder Konisation (Erfassung der Transformationszone ist entscheidend, daher unterschiedliche Technik je nach Alter der Patientin, ☞ Abb. 16.22). Bei invasivem Karzinom Staging-Untersuchungen.

Stadieneinteilung nach FIGO:

- Stadium 0: Carcinoma in situ
- Stadium Ia: mikroinvasives Karzinom, Invasionstiefe max. 3 mm (Ia1) bzw. 5 mm (Ia2), Oberflächenausbreitung max. 7 mm
- Stadium Ib: Karzinom auf Uterus beschränkt
- Stadium IIa: Ausdehnung auf obere zwei Drittel der Scheide
- Stadium IIb: Ausdehnung auf Parametrien
- Stadium IIIa: Ausdehnung auf unteres Drittel der Vagina
- Stadium IIIb: Ausdehnung auf Parametrien bis zur Beckenwand oder Hydronephrose
- Stadium IVa: Befall von Blase und Rektum
- Stadium IVb: Ausdehnung über das kleine Becken hinaus

Vorsorge: Bei regelmäßiger Vorsorgeuntersuchung kann das Zervixkarzinom im Frühstadium diagnostiziert und behandelt werden. Befund und Konsequenzen der zytologischen Untersuchung nach Papanicolaou sind in Tab. 16.12 dargestellt.

Therapie. Heute individualisierte, differenzierte komplexe Therapie. Anhaltspunkte: Bei Carcinoma in situ Konisation, bei mikroinvasivem Karzinom Hysterektomie. Bei lokal begrenzten

Tumoren (Stadium Ib–IIa) Operation nach Wertheim-Meigs: Entfernung von Uterus, Parametrien, oberer Vagina, paravaginalem Bindegewebe und pelviner Lymphknoten. Bei Lymphknotenbefall perkutane Radiatio, evtl. neoadjuvante Chemotherapie. In den Stadien IIb und III kombinierte Radiatio (Afterloading und perkutane Radiatio), im Stadium IV Radiochemotherapie, zusätzlich symptomatische Therapie, Exenteration.

Prognose. 5-Jahres-Überlebensrate in Stadium I 85–90%, in Stadium II 70%, in Stadium III 40% und in Stadium IV 10%.

9.2.4 Uteruskarzinom

Definition und Ätiologie. Das Endometrium- oder Korpuskarzinom gehört überwiegend zu den **Adenokarzinomen** (sehr selten Uterussarkom). Der Tumor macht etwa 20% aller Tumoren des weiblichen Genitaltraktes aus und manifestiert sich vor allem zwischen dem 55. und 60. Lebensjahr. Die Inzidenz des Uteruskarzinoms nimmt zu, während die Inzidenz des Zervixkarzinoms abnimmt. Eine Präkanzerose ist die **atypische adenomatöse Hyperplasie.**

Merke

Im Gegensatz zur atypischen adenomatösen Hyperplasie (in 20% maligne Entartung) ist die glandulär-zystische Hyperplasie keine Präkanzerose.

Aufgrund der **Östrogensensitivität** der meisten Endometriumkarzinome stellen häufige anovulatorische Zyklen, alleinige Östrogensubstitution, späte Menopause, Adipositas, Nulliparität Risikofaktoren dar („Karzinom der Nonnen").

Pathogenese. Der Tumor kann auf Zervix, Vagina, Adnexe, Blase und Darm übergreifen und metastasiert relativ spät lymphogen, je nach Lage in die pelvinen bzw. paraaortalen Lymphknoten. Das gleichzeitige Auftreten eines Ovarialkarzi-

Tab. 16.12: Zytologische Färbung des Zervixabstrichs nach Papanicolaou

Pap	Zytologische Diagnose	Empfohlene Maßnahme
0	Zellabstrich **technisch unbrauchbar**	sofortige Kontrolle
I	regelrechtes Zellbild	jährliche Kontrolle
II	**entzündliche,** regenerative, metaplastische oder degenerative Veränderungen, normale Endometriumzellen	jährliche Kontrolle
III	**schwere** entzündliche oder degenerative **Veränderungen** mit **nicht sicher beurteilbarer Dignität**	Behandlung der Entzündung, kurzfristige Kontrolle, bei Persistenz histologische Kontrolle
III D	leichte (CIN I) oder mäßige **Dysplasie** (CIN II)	Kontrolle innerhalb von 3 Monaten, bei HPV-16- oder -18-Nachweis sofort histologische Abklärung, sonst erst bei wiederholtem Auftreten
III G	Drüsen- oder Stromazellen des Endometriums **nach der Menopause** mit **nicht sicher beurteilbarer Dignität**	histologische Abklärung: fraktionierter Kürettage und Hysteroskopie
IV A	schwere Dysplasie (CIN III) = **zervikale intraepitheliale Neoplasie III** oder **Carcinoma in situ**	histologische Abklärung: Kürettage, Konisation, gezielte Biopsie
IV B	**Carcinome in situ,** Verdacht auf invasives Wachstum	histologische Abklärung: Kürettage, Konisation, gezielte Biopsie
V	invasives Karzinom	Konisation und Abrasio, Probeexzision bei makroskopisch erkennbarem Tumor

noms und Zervixkarzinoms mit einem Endometriumkarzinom ist beschrieben. Hämatogen Metastasen sind selten.

Klinik. Postmenopausale Blutungen, Zwischenblutungen, Schmierblutungen, fötider oder blutiger Fluor.

Diagnostik. Vaginalsonographie: verbreiterter, unregelmäßiger Endometriumreflex, Hysteroskopie, fraktionierte Abrasio.

Stadieneinteilung nach FIGO:

- Stadium I: auf Corpus uteri beschränkt
  - Ia: auf Endometrium beschränkt
  - Ib/c: </> 50% Myometriuminfiltration
- Stadium II: Ausdehnung auf Zervix
  - IIa: Zervixdrüsen
  - IIb: Zervixstroma
- Stadium III: Tumorinfiltration außerhalb des Uterus, aber innerhalb des kleinen Beckens
  - IIIa: Serosa/Adnexe
  - IIIb: Vagina
  - IIIc: pelvine/paraaortale Lymphknoten
- Stadium IV
  - IVa: Infiltration der Harnblase oder des Rektums und/oder außerhalb des kleinen Beckens
  - IVb: Fernmetastasen

Therapie. Im Stadium I abdominelle Hysterektomie und Adnektomie, ggf. Afterloading-Bestrahlung des Scheidenstumpfes, in den Stadien II bis III erweiterte Operationen bis zur Operation nach Wertheim-Meigs und Adnektomie, pelvine, ggf. paraaortale Lymphadenektomie, bei inoperablen Patientinnen kombinierte Radiatio mit intrakavitärer Kontaktbestrahlung und perkutaner Radiatio. Palliativ: hoch dosierte Gestagentherapie, bzw. Chemotherapie.

Prognose. 5-Jahres-Überlebensrate stadienabhängig: 10% im Stadium IVb, bis 90% im Stadium Ia.

9.2.5 Tubenkarzinom

Definition und Pathogenese. Tubenkarzinome sind eine **Rarität.** Sie treten am ehesten nach der Menopause auf. Durch Verschluss der Tube kommt es zum Tubenhydrops. Histologisch handelt es sich um Adenokarzinome, meist primär einseitig. Sie metastasieren frühzeitig in die para-

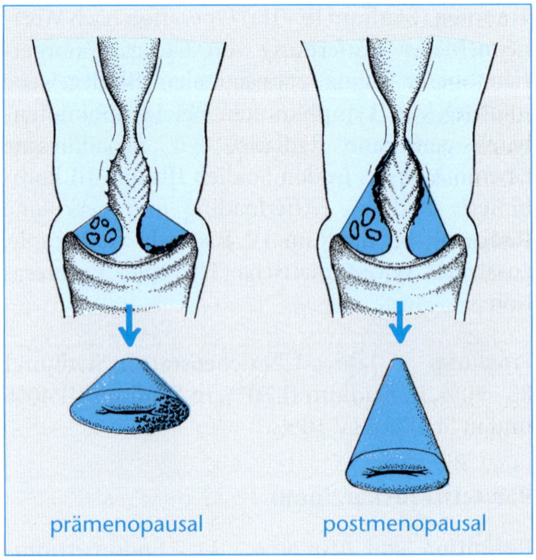

Abb. 16.22: Konisation [3]

aortalen Lymphknoten und peritoneal. Hämatogene Metastasierung ist selten.

Therapie. Die Therapie entspricht der bei Ovarialtumoren, die Prognose beträgt studienabhängig 36–84%.

9.2.6 Maligne Ovarialtumoren

Definition und Ätiologie. Die malignen Ovarialtumoren machen etwa 10% aller weiblichen Genitaltumoren aus, ca. 90% sind epithelialen Ursprungs (Ovarialkarzinome).

Ovarialtumoren manifestieren sich meist zwischen dem 60. und 65. Lebensjahr, können aber auch bei Kindern auftreten. Maligne Ovarialtumoren lassen sich unterteilen in:

- **epitheliale Tumoren:**
  - seröses Zystadenokarzinom (häufigste Form)
  - muzinöses Zystadenokarzinom
  - undifferenzierte Karzinome und Karzinosarkome
- **Keimstrangtumoren:**
  - Granulosazelltumor
  - Thekazelltumor
  - Androblastome
- **Keimzelltumoren:**
  - malignes Teratom
  - Dottersacktumor

- **Metastasen:**
  - Krukenberg-Tumor beim Magenkarzinom
  - Endometriumkarzinome

Als Risikofaktoren des **Ovarialkarzinoms** gelten Nulliparität, weiße Hautfarbe, Vorliegen eines Mammakarzinoms.

Pathogenese. Ovarialkarzinome können das Rektum, die Blase und die Vagina infiltrieren, breiten sich peritoneal aus, metastasieren aber auch lymphogen (pelvine, paraaortale, inguinale und supraklavikuläre Lymphknoten) und selten hämatogen (Leber, Pleura). Eine Raumforderung in den Ovarien ist mit Ausnahme der reinen Ovarialzyste ohne Binnenechos, solide Anteile oder auffällige Randstrukturen bis zum Beweis des Gegenteils malignitätsverdächtig, in 20–30% maligne. Eine Laparotomie zur histologischen Klärung ist indiziert.

Klinik. Frühsymptome sind selten, Symptome treten meist durch Verdrängung der Nachbarorgane bzw. bei Keimstrangtumoren durch Hormonproduktion auf: Bauchumfangszunahme, Miktions- und Defäkationsbeschwerden, Unterbauchschmerzen, Aszites, Blutungsstörungen, Virilisierung, Pubertas praecox.

Komplikationen. Akutes Abdomen bei Ruptur oder Stieldrehung.

Diagnostik. Sonographie, Schnittbildgebung, Tumormarker (CA12-5, CEA), explorative Laparotomie.

Therapie. Bei Malignitätsverdacht intraoperative Schnellschnittuntersuchung. Bei gesicherter Malignität Hysterektomie, Adnektomie beidseits, Resektion von Omentum, pelvinen und paraaortalen Lymphknoten, Appendektomie, Probebiopsien. Die Radikalität der Primäroperation ist prognostisch von entscheidender Bedeutung. Postoperativ wird eine Polychemotherapie durchgeführt.

Prognose. Die 5-Jahres-Überlebensrate beim Ovarialkarzinom beträgt stadienabhängig 11% (Stadium IV) bis 80–90% (Stadium I).

Keimstrangtumoren und Keimzelltumoren

Typisch für **Keimstrangtumoren** ist die Hormonproduktion, es kommen gutartige und bösartige Formen vor (☞ Kap. 9.1.5).

Keimzelltumoren treten vorwiegend bei jüngeren Patientinnen auf. Eine einseitige Adnektomie ist häufig ausreichend, Dysgerminome sind strahlensensibel. Teratome sprechen gut auf Polychemotherapie an.

Klinischer Fall

Bei einer 65-jährigen kinderlosen Patientin wird folgender Befund erhoben: aufgetriebenes Abdomen, Aszites, knollige Tumormassen im Abdomen und im Douglas-Raum.
Diagnose: V. a. Ovarialkarzinom.
Vorgehen: Laparotomie.

9.2.7 Mammakarzinom

Definition und Ätiologie. 85% der Mammakarzinome gehen von den Epithelien der Milchgänge aus (**duktale Karzinome),** 15% von den Drüsenläppchen (**lobuläre Karzinome).** Das Mammakarzinom ist der häufigste maligne Tumor der Frau (25% aller Krebserkrankungen, jede 10. Frau). Es manifestiert sich meist in der 7. Lebensdekade. Risikofaktoren sind eine positive Familienanamnese, Karzinom der Gegenseite, frühe Menarche und späte Menopause, Nulliparität und fleischreiche Ernährung. Der Gebrauch von oralen Kontrazeptiva erhöht das Brustkrebsrisiko nach derzeitigem Stand der Forschung nicht. 5% der Mamma-Ca sind hereditär. Die häufigste Lokalisation ist der obere äußere Quadrant, die zweithäufigste der Mamillenbereich (☞ Abb. 16.23). Gelegentlich tritt der Tumor multifokal, multizentrisch oder beidseitig auf.

Das Carcinoma lobulare in situ (CLIS) und das duktale Carcinoma in situ (DCIS) stellen eine Präkanzerose dar. CLIS tritt in 30% d. F. bilateral auf. Die Tumoren sind z. T. Hormonrezeptor-positiv. Sonderformen sind der M. Paget der Mamille, das Komedokarzinom (intraduktales Wachstum mit Nekrose), szirrhöses und muzinöses Karzinom sowie das inflammatorische Karzinom (mit kutaner Lymphangiosis carcinomatosa).

Pathogenese. Das Mammakarzinom metastasiert in die axillären Lymphknoten, bei medialem Sitz in die retrosternalen Lymphknoten und früh hämatogen in Skelett, Leber, Lunge, Pleura, Ovar und ZNS.

Merke

Die Prognose des Mammakarzinoms wird durch die Metastasierung bestimmt.

Klinik. Asymmetrie der Mammae, Hauteinziehungen, Vorwölbungen, Veränderungen der Mamille, tastbarer Knoten: hart, indolent, nicht verschiebbar, palpable Lymphknoten axillär oder supraklavikulär, blutige Absonderung aus der Mamille, bei Paget-Karzinom Rötung der Brustwarze mit nässenden, krustenartigen Belägen. Bei inflammatorischem Karzinom Rötung und indurierte Haut durch Lymphangiosis carcinomatosa.

Diagnostik. Selbstuntersuchung ist entscheidend für die Früherkennung, Palpation von Brust und Lymphknoten, Mammographie (unregelmäßig begrenzte Verschattungen, Spikulae, gruppierter Mikrokalk), Sonographie, MRT, bei Verdacht: mikroinvasive Biopsie. Bei bewiesenem Karzinom Staging-Untersuchungen.

Merke

Jeder Malignomverdacht (auch in der Schwangerschaft) muss abgeklärt werden.

Stadieneinteilung nach TNM-Klassifikation, vereinfacht

- T1: Tumor bis 2 cm
- T2: Tumor 2–5 cm
- T3: Tumor größer als 5 cm
- T4: Infiltration von Brustwand, Haut, Muskulatur oder inflammatorisches Karzinom
- N0: keine Lymphknotenmetastasen
- N1: 1–3 ipsilaterale, axilläre Lymphknotenmetastasen
- N2: 4–9 ipsilaterale, axilläre Lymphknotenmetastasen
- N3: supra-/infraklavikuläre Lymphknotenmetastasen, Lymphödem des Armes, 10 ipsilaterale, axilläre Lymphknotenmetastasen
- M0: keine Fernmetastasen
- M1: Fernmetastasen

Therapie

- **Operation:** heute Standard ist die brusterhaltende Operation (Tumorexstirpation im Gesunden), ggf. modifiziert radikale Mastektomie unter Belassung des M. pectoralis. **Kontraindikation zur brusterhaltenden Therapie:** Wunsch der Patientin, inkomplette Tumorentfernung auch bei Nachresektion, Multifokalität, ausgedehntes intraduktales Karzinom, Lymphangiosis cutis, Infiltration von Haut oder Muskeln. Bei Ablatio sollte insbesondere bei jüngeren Frauen immer die Möglichkeit des primären Wiederaufbaus, z. B. durch einen Latissimus-dorsi-Flap oder Silikonprothese, angeboten werden. Axilläre Lymphknoten-Dissektion, ggf. Exstirpation des Sentinel-Lymphknotens: Einschätzen der Prognose und der Indikationsstellung für adjuvante Chemotherapie.
- **Chemotherapie:** Die adjuvante Chemotherapie wird angewandt bei prämenopausalen Frauen mit Lymphknotenmetastasen oder schlechten Prognoseparametern (s. u.) und bei postmenopausalen Frauen mit negativem Rezeptorstatus. Vor der Operation eines inflammatorischen Mammakarzinoms ist eine neoadjuvante Chemotherapie erforderlich.
- **Radiatio:** Nachbestrahlung nach brusterhaltender Operation, Bestrahlung der Lymphabflussgebiete bei High-Risk-Tumoren, primäre Radiatio bei ausgedehnten Tumoren, inoperablen Patientinnen. Reduktion des Lokalrezidivrisikos nach Mastektomie.
- **Hormontherapie:** Bei Hormonrezeptor-positiven Karzinomen (75% Östrogenrezeptor-positiv) werden adjuvant bei postmenopausalen Frauen vorwiegend Tamoxifen (Antiöstrogen)

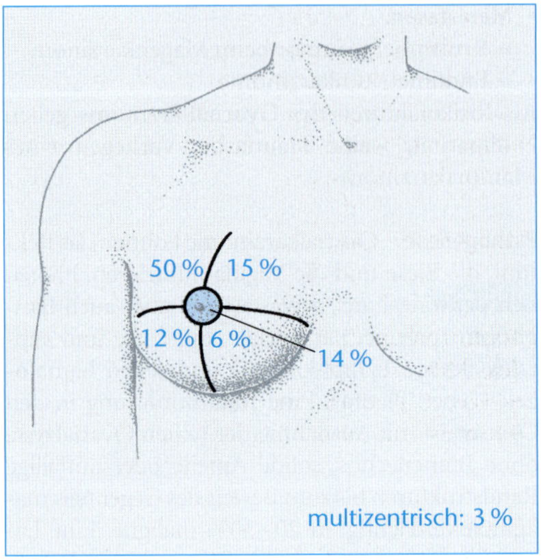

Abb. 16.23: Lokalisation des Mammakarzinoms [3]

oder Aromataseinhibitoren, in der Prämenopause GnRH-Analoga eingesetzt.

- **Antikörperbehandlung:** Bei HER(**h**uman **e**pidermal growth factor **r**eceptor)-2-positiven Tumoren stellt die Behandlung mit Trastuzumab (Herceptin®), einem monoklonalen Antikörper, eine spezifische und erfolgversprechende Behandlung dar.

Merke

Trastuzumab kann bei HER-2-positiven Tumoren (ca. 30 % der Fälle) die komplette Heilung bewirken. Eine immunhistochemische Diagnostik ist daher inzwischen obligatorisch.

Prognosefaktoren

- Alter der Patientin (langsameres Wachstum in hohem Alter)
- Tumorgröße
- Zahl der Lymphknotenmetastasen
- bei Fernmetastasen ist eine kurative Therapie nicht möglich, die Therapie erfolgt palliativ
- Histologie
- Rezeptorstatus (bessere Prognose Hormonrezeptor-positiver Karzinome)
- neue Prognose- und Prädiktionsfaktoren:
  - S-Phase-Index, Ki-67-Antigen, Kathepsin D
  - Onkogene (HER-2), EGF-Rezeptor
  - Tumorzellnachweis im Knochenmark

Merke

Auch in der männlichen Brust kann – wenngleich selten – ein Mammakarzinom vorkommen!

9.3 Medizinische und psychosoziale Nachsorge

9.3.1 Medizinische Nachsorge

Nach der stationären Therapie eines Karzinoms hat die **ambulante Nachsorge** vor allem folgende Ziele:

- Früherkennung von Lokalrezidiven, Metastasen und Zweittumoren
- Früherkennung und Behandlung von Therapienebenwirkungen
- Diagnostik und Behandlung von Begleiterkrankungen

Merke

Unter einem **Rezidiv** versteht man das Wiederauftreten des Karzinoms nach einem mindestens 6-monatigen krebsfreien Intervall.

Die Nachsorge umfasst Anamnese, körperliche und gynäkologische Untersuchung, Bestimmung des Körpergewichts, Labor (BSG, Blutbild, Leberenzyme, AP, Tumormarker), Mammographie und Mammasonographie (halbjährlich bis jährlich bei Mammakarzinom), Röntgen-Thorax, Abdomensonographie (jährlich), ggf. Knochenszintigraphie.

Empfohlen werden:

- in den Jahren 1–3 nach Primärtherapie: alle 3 Monate
- in den Jahren 4–5 nach Primärtherapie: alle 6 Monate
- danach: jährlich (lebenslang)

Für die einzelnen gynäkologischen Krebserkrankungen sind durch die Fachgesellschaft detaillierte Leitlinien zur Diagnostik, Behandlung und Nachsorge herausgegeben worden, die regelmäßig den neuesten wissenschaftlichen Erkenntnissen angepasst werden.

9.3.2 Psychische Betreuung

Eine ausführliche, schrittweise und den Bedürfnissen der Patientin angepasste Aufklärung über Erkrankung, Therapie und aktuelle Prognose ist essentiell für eine gutes Vertrauensverhältnis, gute Compliance und gute Krankheitsverarbeitung.

Problemfelder

Folgendes sollte thematisiert werden:

- Angst vor akuter Lebensbedrohung und Lebensverkürzung
- Angst vor Schmerzen
- verminderte Leistungsfähigkeit durch Erkrankung und Therapie
- Verlust der körperlichen Integrität, v.a. bei Mammaamputation
- Einschränkung der Sexualität durch Verlust der Ovarialfunktion und Operation/Bestrahlung
- Angst vor Ablehnung durch den Partner

Rehabilitation

- Eine berufliche Wiedereingliederung, ggf. in Teilzeit oder nach Umschulung, ist auch aus psychosozialer Sicht zu befürworten.

- Es besteht ein Anspruch auf Nachsorgekuren.
- Je nach Operation kann ein Antrag auf Schwerbehinderung gestellt werden.
- wichtige Hilfsmittel: Mammaprothese, spezieller Badeanzug, Perücke.

9.4 Vorsorge und Früherkennung

Die Vorsorgeuntersuchungen dienen der Erkennung von Dysplasien, Präkanzerosen sowie Frühstadien eines Karzinoms. Sie sind ab dem 20. Lebensjahr vorgesehen. Die Heilungschancen sind bei frühzeitiger Diagnose deutlich besser. Zur Vorsorge gehören:

- Anamnese
- Inspektion der Haut und des äußeren Genitales
- bimanuelle Untersuchung und Spekulumuntersuchung
- zytologische Untersuchung
- Palpation von Mammae und axillären Lymphknoten (auch durch Patientin selbst!)
- Blutdruckmessung und Urinuntersuchung
- rektale Untersuchung (ab 40. Lebensjahr)
- Haemoccult®-Test (ab 45. Lebensjahr)
- Mammographie: bei Verdacht jederzeit, bei Risikopatientinnen (positive Familienanamnese) jährlich. Sonst Basismammographie um das 40. Lebensjahr, zwischen dem 40. und 50. Lebensjahr 1-mal in 2 Jahren, nach dem 50. Lebensjahr jährlich (ohne Indikation leider nicht Leistung der Krankenkasse, aber trotzdem sinnvoll)
- Sonographie inneres Genitale/Mamma ergänzend möglich, Kassenleistung

10 Lage- und Haltungsveränderungen der Beckenorgane

10.1 Deszensus und Prolaps

Definition und Ätiologie. Der Bandapparat der inneren Genitale und die Muskulatur des Beckenbodens (M. levator ani und Diaphragma urogenitale) stabilisieren die Lage der Organe im kleinen Becken (☞ Abb. 16.24). Bei Bindegewebsschwäche, Übergewicht, dauerhafter körperlicher Überanstrengung oder mehreren vorausgegangenen Geburten können diese Strukturen insuffizient werden. Es kommt zu Deszensus oder Prolaps.
Beim **Deszensus** treten die inneren Geschlechtsorgane im kleinen Becken tiefer. Man unterscheidet:

- Descensus vaginae
- Descensus uteri
- Descensus vaginae et uteri

Bei progredientem Descensus vaginae et uteri kann sich das Vaginalrohr umstülpen, so dass die Portio uteri in der Vulva sichtbar wird. Dies bezeichnet man als **Prolaps uteri.** Da der Uterus mit Blase und Rektum Kontakt hat, folgen diese beiden Organe der Abwärtsbewegung und stülpen sich an der Vorder- bzw. Hinterwand der Vagina vor, so dass eine **Zystozele** bzw. eine **Rektozele** entsteht.

Klinik. Uncharakteristisches Druckgefühl nach unten, diffuse Unterbauchschmerzen durch Zug am Halteapparat, Pollakisurie, Harnwegsinfekte, Kolpitiden, Stressinkontinenz, Überlaufinkontinenz, Druckulzera an der Portiooberfläche bei Prolaps uteri.

Diagnostik. Anamnese, vaginale Untersuchung mit Pressen.

Therapie. Es gibt folgende Therapieoptionen:
konservativ:

- Beckenbodengymnastik bei leichten Senkungsbeschwerden
- Östrogene lokal oder systemisch
- Pessare bei inoperablen Patientinnen (Wechsel alle 6 Wochen wegen Gefahr von Druckulzera)

operativ:

- Hysterektomie wegen Rezidivrisiko, bei Kinderwunsch muss eine Abwägung getroffen werden.
- plastische Operationen von vaginal zur Raffung der Scheidenhaut: Colporrhaphia anterior und posterior
- Kolposuspension von abdominell nach Marshall-Marchetti-Krantz oder Burch (Aufhängung der Vagina durch paraurethrale Fäden am

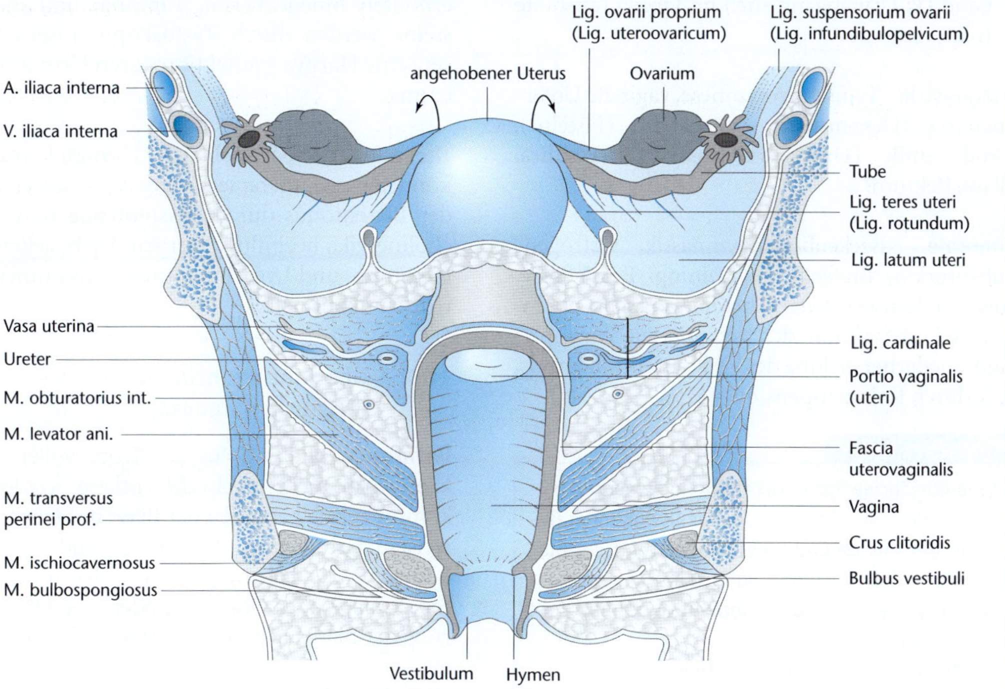

Abb. 16.24: Muskulatur und Bänder des Beckenbodens (modifiziert nach [2])

Hinterrand der Symphyse bzw. dem Oberrand des Os pubis)
- Kolpektomie oder als Minimaloperation Kolpokleisis (Verschluss der Vagina)

Komplikationen: Verletzung von Blase und Rektum mit Fistelbildung, Restharn, Zystitis, Rezidivdeszensus oder -prolaps.

10.2 Harninkontinenz

Definition und Ätiologie. Unter Harninkontinenz versteht man den unwillkürlichen Harnabgang unabhängig von der willkürlichen Miktion, der eine Folge von anatomischen oder funktionellen Störungen im Bereich des Harntraktes ist. Harninkontinenz stellt für die Betroffenen eine sehr große psychische und physische Belastung dar. Man unterscheidet folgende Störungen, die zur Inkontinenz führen können:

anatomisch:
- urethro- oder vesikovaginale Fistelbildungen bei Status nach Operationen, Bestrahlung oder Verletzungen

funktionell:
- Stress- oder Belastungsinkontinenz
- Urge- oder Dranginkontinenz
- Reflexinkontinenz

10.2.1 Stressinkontinenz

Ätiologie und Pathogenese. Durch Insuffizienz des Blasenverschlusses kann es bei erhöhtem intraabdominalem Druck zu Urinabgang kommen. Ursache ist eine angeborene oder durch Entbindungen erworbene Beckenbodenschwäche. Als Folge eines Deszensus steigt der dorsale Vesikourethralwinkel, der Verschlussdruck in der Urethra ist geringer als der intraabdominale Druck, beispielsweise beim Husten. Es kommt zu unwillkürlichem Urinabgang.

Schweregrade
- Grad I: Urinabgang bei Husten, Lachen, Niesen
- Grad II: Urinabgang bei leichter körperlicher Arbeit, Treppensteigen
- Grad III: Urinabgang im Stehen

- Grad IV: Urinabgang auch im Liegen (absolute Inkontinenz)

Diagnostik. Typische Anamnese, vaginale Untersuchung (Deszensus?), Zystoskopie (Fisteln?), Urodynamik (Druckverhältnisse in Urethra, Blase, Rektum?).

Therapie. Beckenbodengymnastik, Östrogensubstitution, Biofeedback-Training. Bei Misserfolg der konservativen Therapieversuche operative Rekonstruktion der veränderten Anatomie und Wiederherstellung des Vesikourethralwinkels, z. B. durch Kolposuspension.

Klinischer Fall

Eine 40-jährige Patientin stellt sich wegen Harninkontinenz vor. In der Urodynamik folgender Befund: Bei Husten und Pressen übersteigt der Blasendruck den Harnröhrendruck, es kommt zum Harnabgang. Keine Detrusorkontraktionen. Kein ausgeprägter Deszensus.
Diagnose: Stressinkontinenz Grad I.
Therapie: Beckenbodengymnastik.

10.2.2 Urge-Inkontinenz

Definition und Ätiologie. Bei der Urge-Inkontinenz handelt es sich nicht um eine Verschlussschwäche, sondern um eine verstärkte Aktivität des M. detrusor (Detrusordyssynergie oder -hyperreflexie) bei **motorischer Urge-Inkontinenz** oder um eine Senkung der Reizschwelle der Dehnungsrezeptoren bei **sensorischer Urge-Inkontinenz.** Charakteristisch ist der Harndrang, dem nach kurzer Zeit auch bei geringer Blasenfüllung der unwillkürliche Harnabgang folgt. Häufig finden sich als Ursachen Infektionen der Blase, seltener Steine oder Tumoren. Auch eine idiopathische Urge-Inkontinenz ist beschrieben.

Diagnostik. Die Diagnose kann mittels einer urodynamischen Untersuchung (Zystomanometrie) gestellt werden: Die Blase wird langsam mit Flüssigkeit gefüllt und der Blaseninnendruck gemessen. Bei der Urge-Inkontinenz kommt es zu frühzeitigen Detrusorkontraktionen bei allgemein erhöhten Innendrücken. Tumoren und Blasensteine werden durch Zystoskopie ausgeschlossen, eine Harnwegsinfektion durch Urinuntersuchung.

Therapie. Diese Ursachen der Dranginkontinenz können kausal therapiert werden, ansonsten kann der Blasentonus durch Spasmolytika und Anticholinergika beeinflusst werden. Nicht selten treten Stress- und Urge-Inkontinenz zusammen auf (Mischinkontinenz).

10.2.3 Überlaufinkontinenz (Ischuria paradoxa)

Definition und Ätiologie. Trotz voller Blase kann Urin nicht regelrecht entleert werden, es kommt zum Überlaufen der Blase mit **tröpfchenweisem Urinabgang.** Ursächlich sind z. B. eine Verlegung der Harnwege durch Myome, Tumoren, Prolaps oder Gravidität oder eine Denervierung der Blase nach radikalen Operationen.

Therapie. Es muss eine Blasenentleerung durch Katheterismus erfolgen, die mechanische Abflussbehinderung muss beseitigt werden.

10.2.4 Reflexinkontinenz

Definition. Bei der Reflexinkontinenz ist die Kontrolle über die Blasenfunktion infolge von spinalen Läsionen, z. B. Querschnittslähmung, aufgehoben. Es kommt zur reflektorischen Blasenentleerung.

Therapie. Parasympatholytika und intermittierender Einmalkatheterismus.

10.2.5 Harnfistel

Definition und Diagnostik. Bei Harnfisteln (z. B. durch Karzinomdurchbruch, Operationsverletzungen, Pfählungsverletzungen) kommt es zu ständigem Urinabgang. Durch Instillation von Farblösung kann die Fistel identifiziert werden.

Therapie. Nach Ausschluss eines Karzinoms wird sie operativ verschlossen.

11 Akute Notfallsituationen

11.1 Blutungen

Viele gynäkologische und geburtshilfliche Erkrankungen präsentieren sich durch Blutungen. Die Quelle der Blutung kann Uterus, Zervix, Vagina oder Vulva sein. Intraabdominale Blutungen präsentieren sich als akutes Abdomen (☞ Kap. 11.2). Ursächlich sind Extrauteringravidität mit Tubarruptur oder Tubarabort, Ruptur einer Ovarialzyste, Uterusruptur, usw.

Merke

Ätiologie genitaler Blutungen
Geschlechtsreife:
Defloration, dysfunktionelle Blutungen, Portioektopie, Uterus myomatosus, Zervix- oder Korpuspolypen, Entzündungen, Adenomyosis uteri, Zervix- oder Endometriumkarzinom, hormonbildende Tumoren, Verletzungen von Vagina und Vulva, Fremdkörper (z. B. Intrauterinpessar), Varizen, Residuen nach vorausgegangenem Abort
Postmenopause:
Endometrium-, Vulva- oder Vaginalkarzinom, Ovarialkarzinom, Polyposis uteri, Verletzungen, Abbruchblutung nach Östrogentherapie
Gravidität, Geburt und Puerperium:
- 1. Hälfte der Schwangerschaft: Abort, Portioektopie, Blasenmole, Extrauteringravidität, Zervixkarzinom
- 2. Hälfte der Schwangerschaft: Placenta praevia, tiefer Sitz der Plazenta, vorzeitige Lösung der Plazenta, Randsinusblutung, Myome
- Geburt: Rissblutungen, Uterusruptur, Uterusatonie
- Puerperium: Uterusatonie, Plazentaretention

Diagnostik
- Anamnese: Seit wann? Wie stark? Schmerzen? Traumata? Geschlechtsverkehr? Intrauterinpessar? Schwangerschaft?
- Untersuchung: Lokalisation der Blutungsquelle (Ulzeration, Tumor, Ektopie, Verletzung), Bestimmung von Stärke und Alter der Blutung, evtl. rektale Untersuchung
- bildgebende Verfahren: Vaginal- und Abdomensonographie, Röntgen, CT
- Labor: Blutbild, Urinstatus inkl. Bestimmung von β-HCG im Urin, evtl. Bestimmung von β-HCG im Serum
- Abgrenzung von Makrohämaturie oder rektaler/analer Blutung

Merke

Bei Schwangerschaft, V. a. Abort oder Extrauteringravidität unbedingt Blutgruppe und Rhesusfaktor feststellen und evtl. eine Anti-D-Prophylaxe durchführen!

Therapie. Je nach Ursache, bei Verletzungen Kompression der Wunde, evtl. vaginale Tamponade, chirurgische Versorgung (s. a. vorherige Kapitel).

Klinischer Fall

Eine 59-jährige Patientin stellt sich wegen vaginaler Blutung vor. Letzte regelmäßige Periodenblutung vor ca. 5 Jahren. Die vaginale Untersuchung ist unauffällig. Sonographie: verbreitertes Endometrium mit zystischen Einschlüssen.
Diagnose: Verdacht auf Endometriumkarzinom.
Weitere Maßnahmen: fraktionierte Kürettage.

11.2 Akutes Abdomen

Definition. Das Syndrom des akuten Abdomens wird charakterisiert durch akute Schmerzen, Störung der Darmmotorik und der Miktion, Erbrechen, Abwehrspannung, rasche Verschlechterung des Allgemeinzustandes (☞ Chirurgie, Kap. 24.1).

Ätiologie. Akute abdominale Schmerzen können bedingt sein durch:
- **chirurgische Ursachen:** intraabdominale Blutungen, Perforation und Penetration der Hohlorgane, Ileus, Thrombose/Embolie der intraabdominalen Gefäße, Divertikulitis, Cholezystolithiasis, Appendizitis, Peritonitis
- **internistische Ursachen:** Pankreatitis, Nephrolithiasis, Myokardinfarkt, Harnverhalt, Porphyrien, Diabetes mellitus

- **gynäkologische Ursachen:** Tubarruptur oder Tubarabort bei Extrauteringravidität, Stieldrehung oder Ruptur einer Ovarialzyste oder eines subserösen Myoms, Hydrosalpinx, Hämatosalpinx, Adnexitis, Parametritis, Endometritis, Douglas-Abszess, Uterusruptur, Tumorruptur, Dysmenorrhö, vorzeitige Lösung der Plazenta

Diagnostik

- Anamnese: Schwangerschaft? Fieber? Art und Dauer der Schmerzen? Medikamentenanamnese
- körperliche Untersuchung (RR, Puls!) inkl. Vaginal- und Rektaluntersuchung
- Labor: Blutbild, CrP, Elektrolyte, Leber- und Pankreasparameter, evtl. CK-MB und Troponin, Kreatinin, Gerinnung, BSG, Urinstatus inkl. β-HCG im Urin
- Keimanalyse aus Zervix und Urethra
- Sonographie, Abdomenübersichtsaufnahme, Hysteroskopie, Laparoskopie, explorative Laparotomie

Klinischer Fall

20-jährige Patientin, letzte Periode vor 7 Wochen, plötzliche starke rechtsseitige Unterbauchschmerzen, Brechreiz, vaginale Schmierblutung. Bei vaginaler Untersuchung weiche Resistenz in rechter Adnexgegend, β-HCG im Urin positiv, sonographisch keine intrauterine Gravidität, freie Flüssigkeit im Douglas-Raum.
Diagnose: Verdacht auf rechtsseitige Tubarruptur bei Extrauteringravidität.
Therapie: Laparoskopie, Salpingotomie, ggf. Salpingektomie.

11.3 Toxisches Schocksyndrom

Ätiologie. Bei Infektionen im Genitalbereich (z. B. septischer Abort, Tuboovarialabszess, Tamponeinlage bei Kolpitis) kann es durch Staphylokokkentoxine zum toxischen Schocksyndrom kommen.

Klinik. Fieber, Blutdruckabfall, Herzfrequenzanstieg, zunächst vermehrte Hautdurchblutung, dann Vasokonstriktion und Zentralisierung, Niereninsuffizienz, ggf. Exanthem, als Komplikation disseminierte intravasale Gerinnung.

Diagnostik. Staphylococcus aureus Typ 1 in der Vagina, Labor: Leuko-, Thrombopenie, Anstieg der harnpflichtigen Substanzen, Gerinnungsstörungen.

Therapie. Intensivmedizinische Therapie des Schocks, Antibiotika.

11.4 Ovarielles Überstimulationssyndrom

Ätiologie. Die Stimulation der Ovulation mit Clomifen oder Gonadotropinen bei Sterilitätsbehandlung führt bei einem Teil der Patientinnen zur Überstimulation der Ovarien mit Reifung mehrerer Follikel. Durch hohe Östrogenspiegel kommt es zur Verschiebung großer Flüssigkeitsmengen in die Ovarialzysten und die Pleura- bzw. Peritonealhöhle und damit zu Hämokonzentration und Gefahr der Thrombembolie.

Einteilung. Das ovarielle Überstimulationssyndrom wird in 3 Schweregrade eingeteilt:

- **Grad I:** erhöhte Konzentration von Östradiol und Progesteron, Ovarien nur mäßig vergrößert, keine oder leichte Beschwerden. Therapie: engmaschige ambulante Überwachung
- **Grad II:** Ovarien 5–12 cm, Aszites, gespanntes Abdomen, Übelkeit, Erbrechen, Diarrhö. Therapie: stationäre Überwachung des Kreislaufs, des Hämatokriten und der Gerinnung
- **Grad III:** zahlreiche große Ovarialzysten, Aszites, Pleuraergüsse mit respiratorischer Insuffizienz, Hämokonzentration, Thrombozytenaggregation, Salzretention. Lebensgefährliches Krankheitsbild! Therapie: Punktion von Aszites und Pleuraergüssen, Flüssigkeits- und Elektrolytkorrektur, Heparinisierung

Prophylaxe. Vermeidung einer Überstimulation Grad III durch engmaschige sonographische Kontrolle und Östradiolbestimmung. Bei drohender Überstimulation Abbruch des Zyklus.

11.5 Vergewaltigung

Definition. Eine **Vergewaltigung** liegt vor, wenn das Glied in den Scheidenvorhof eingedrungen ist, eine Ejakulation muss nicht erfolgt sein. Ansonsten handelt es sich evtl. um sexuelle Nötigung oder versuchte Vergewaltigung.

Diagnostik. Anamnese und gynäkologische Untersuchung bei einer Frau nach Vergewaltigung müssen äußerst einfühlsam durchgeführt werden. Dennoch ist wegen der juristischen Konsequenzen eine **genaue Befunderhebung** und **Dokumentation** notwendig.

Bei der **körperlichen Untersuchung** müssen Hämatome, Würgemerkmale, Verletzungen am Genitale und sonstigen Körper (foto)dokumentiert werden. Am inneren Genitale werden Abstriche (Sperma, Mikrobiologie) entnommen und Verletzungen diagnostiziert. Beim Auskämmen der Schamhaare können Haare des Täters gewonnen werden. Sinnvoll sind eine serologische Untersuchung hinsichtlich Geschlechtskrankheiten und HIV sowie ein Schwangerschaftstest. Zur Verhütung einer Schwangerschaft durch die Vergewaltigung empfiehlt sich die Verabreichung der **Postkoitalpille.**

024 IMPP-Fragen

17 Orthopädie

Andreas Warnking

Inhalt

1 Grundlagen

1.1 Pathophysiologie und Biomechanik

Skelettentwicklung und Ossifikationszentren

Das Skelettwachstum beginnt in der Embryonalphase und endet mit dem Verschluss der Wachstumsfugen in der Pubertät. Man unterscheidet enchondrales Längen- und periostales Dickenwachstum (☞ Kap. 2.1.2).

Eine normale Wachstumsfuge (Epiphysenfuge) richtet sich immer senkrecht zu den auf sie einwirkenden Kräften aus. Bei unphysiologischer Biomechanik treten störende Kräfte, z. B. in Form von Muskelungleichgewichten auf, und es resultieren entsprechende Wachstumsstörungen. Ebenso können bei regelrechter Biomechanik bestehende Deformitäten, z. B. Frakturfehlstellungen, im Wachstumsverlauf korrigiert werden, wobei gilt, je größer die noch verbleibende Wachstumspotenz, desto größer das Korrekturvermögen.

Biomechanik

☞ Kap. 3.9

Der CCD-Winkel (Centrum-Collum-Diaphysen-Winkel, ☞ Abb. 17.1) wird durch Ausmessen einer a. p.-Aufnahme beider Hüftgelenke bestimmt. Der gemessene Winkel ist ein projizierter Winkel, der, bedingt durch die physiologische Antetorsion der Hüfte, größer ist als der reelle CCD-Winkel. Zur Bestimmung des reellen CCD-Winkels ist eine Röntgenaufnahme der Hüften nach Rippstein (90° Flexion und 20° Abduktion) anzufertigen. In diesen Aufnahmen wird der AT-Winkel (Antetorsionswinkel, ☞ Abb. 17.2) der Hüften bestimmt. Über Umrechnungstabellen lässt sich dann der reelle CCD-Winkel errechnen. CCD- und AT-Winkel erlauben Aussagen über vorliegende Fehlstellungen des Schenkelhalses und ermöglichen Verlaufskontrollen sowie Verlaufsprognosen.

Knochenstruktur bei Knochendeformierungen

Jeder Knochen ist den an ihn gestellten Normalbeanspruchungen optimal angepasst. Dort, wo Druck-, Zug-, Dehnungs- und Biegungskräfte am größten sind, besteht die größte Festigkeit. So verlaufen die Spongiosabälkchen überwiegend im

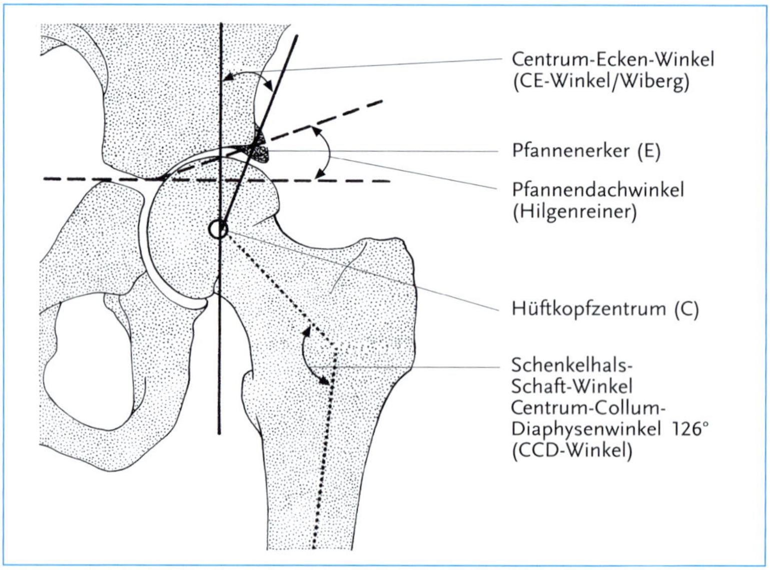

Abb. 17.1: Centrum-Collum-Diaphysen-Winkel (CCD-Winkel) des Schenkelhalses [1]

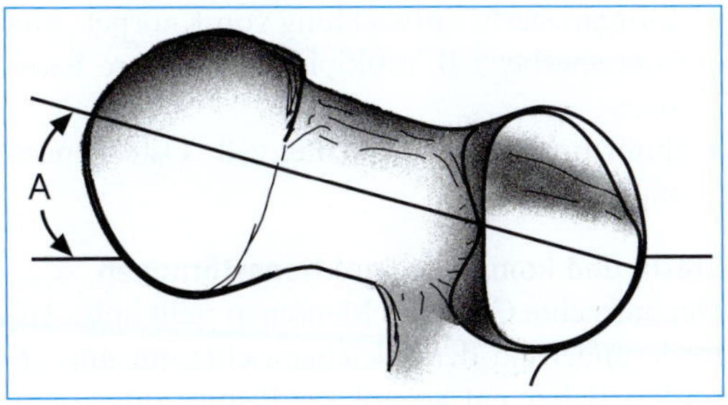

Abb. 17.2: Antetorsionswinkel des Schenkelhalses (Norm 12°)

Verlauf der Hauptspannungslinien. Auch in der Kortikalis findet sich diese Ausrichtung. Verändern sich die Hauptspannungslinien als Folge von Deformitäten, so passt sich der Knochen den veränderten Belastungen an. Die Spongiosabälkchen bilden je nach mechanischer Belastung Zug- und Drucktrajektorien, die sich bei regelgerechter Statik in einem Gleichgewichtszustand befinden. Bei Gelenkfehlstellungen kommt es zu Umbaureaktionen.

Pathophysiologie degenerativer Veränderungen

☞ Kap. 3.1

Degenerative Veränderungen der Gelenke sind charakterisiert durch eine Degeneration des Knorpelgewebes mit sekundärer Knochenläsion und entzündlich bedingter Kapselschrumpfung. Die morphologischen Veränderungen korrelieren häufig nicht mit den Beschwerden des Patienten. Der Verlauf der degenerativen Gelenkerkrankungen ist langsam progredient. Am Anfang steht ein Elastizitätsverlust des Knorpels, dieser wird bei weiterem Fortschreiten als Höhenminderung des Gelenkspalts in der Röntgenaufnahme sichtbar. Begleitend treten Spaltbildungen des Gelenkknorpels sowie eine vermehrte subchondrale Sklerosierung auf. Die Höhenminderung des Knorpels bedingt das Auftreten von Schub- und Scherkräften an den Gelenkflächenrändern, reaktiv kommt es zur Ausbildung von wulstartigen Knochenvorsprüngen, den so genannten Exo- und Osteophyten.

Mit dem Schwinden des Gelenkknorpels verkleinern sich die kraftaufnehmenden Gelenkflächen, die verbliebenen Flächen werden vermehrt belastet, so dass es hier zur Knochenatrophie mit begleitender Zystenbildung (Geröllzysten) kommt. Über lange Zeit besteht ein Gleichgewicht zwischen Degeneration und Reparation durch Osteophytenbildung. Wird die Arthrose klinisch relevant, so liegt eine aktivierte Arthrose vor. Sie entsteht, wenn der vermehrte Anfall von Knorpelabriebprodukten zu reaktiven Entzündungen der Gelenkinnenhaut führt oder es zum Einbruch von Geröllzysten kommt, so genannten subchondralen Knochennekrosen. Stehen zu Beginn der Arthrose Belastungsschmerz und Muskelverspannung im Vordergrund, so kommt es im Verlauf zu Bewegungsschmerzen und Kontrakturbildungen, letztendlich zu Ruheschmerz und zunehmender Gelenkeinsteifung. Die zunehmende Deformierung der Gelenkkörper kann zu Achsenfehlstellungen und Gelenkinstabilität führen, begleitend kommt es zur Muskelatrophie.

Skelettdeformitäten bei systemischen Erkrankungen

Skelettdeformitäten können u.a. durch angeborene oder erworbene systemische Erkrankungen verursacht werden. In der Gruppe der angeborenen Erkrankungen sind die Störungen des Kohlenhydratstoffwechsels orthopädisch von wesentlicher Bedeutung, insbesondere die Mukopolysaccharidosen. Diese führen durch die Speicherung von Mukopolysacchariden im Skelettsystem zu Minderwuchs und Deformitätenbildung.

Auswirkungen auf das Skelettsystem haben u.a. folgende systemische Erkrankungen:

- **Rachitis** führt, bedingt durch Vitamin-D-Mangel, zu einer Mineralisationsstörung im wachsenden Skelett. Folgen sind Appetitlosigkeit und Blässe in der Frühphase, Extremitäten- und Brustkorbdeformitäten (z.B. Kraniotabes, Kielbrust, rachitischer Rosenkranz, metaphysäre Auftreibungen und Genua vara, Femur varum, Crus varum) in der Spätphase.
- **Nierenerkrankungen** können zu einer verringerten 1,25-$(OH)_2$-Vitamin-D-Synthese führen. Dies führt zu einer verminderten intestinalen Kalziumresorption mit resultierender Hypokalzämie. In der Folge kommt es zu Rachitis und Osteomalazie sowie zu einem sekundären Hyperparathyreoidismus mit dem Krankheitsbild der Osteodystrophia fibrosa (braune Tumoren).
- **Hyperparathyreoidismus** (Osteodystrophia fibrosa generalisata, Morbus Recklinghausen, (☞ Innere Medizin, Endokrine Organe, Stoffwechsel und Ernährung, Kap. 5.3) entsteht als

Folge einer vermehrten Sekretion von Parathormon. Diese tritt auf bei Adenomen der Nebenschilddrüse, negativer Kalziumbilanz oder Hyperplasie der Nebenschilddrüsen nach sekundärer Hyperparathyreose. Es finden sich klinisch-orthopädisch braune Tumoren, Ostitis fibrosa cystica und Chondrokalzinosen.

- **Hypophysendysfunktionen** beruhen auf einem Überschuss oder einem Defizit des somatotropen Hormons. Der Mangel führt zu hypophysärem, proportionalem Zwergwuchs sowie Osteochondronekrosen insbesondere im Bereich der Hüftgelenke. Der Überschuss bedingt vor Wachstumsabschluss einen hypophysären Riesenwuchs, Erwachsene entwickeln eine Akromegalie.
- **Nebennierenrindendysfunktionen** betreffen vor allem eine Glukokortikoidüberproduktion, die zum Cushing-Syndrom (☞ Innere Medizin, Endokrine Organe, Stoffwechsel und Ernährung, Kap. 3.2) mit unter anderem einer hochgradigen Osteoporose der Wirbelsäule führt.

Luxationen und Dysplasien

Eine **Luxation** stellt die Verschiebung zweier gelenkbildender Knochenenden aus ihrer Funktionsstellung dar. Man unterscheidet Subluxationen mit noch teilweisem Gelenkflächenkontakt von vollständigen Luxationen und angeborene von erworbenen Luxationen. Weiterhin gibt es habituelle Luxationen, bei denen es aufgrund vorbestehender Kapselausweitungen und/oder Gelenkflächeninkongruenzen schon bei geringen Belastungen zur Luxation kommt. Beispiele sind habituelle Schultergelenks- und habituelle Patellaluxation. Paralytische Luxationen resultieren aus Muskellähmungen, z.B. bei poliomyelitisch bedingten schlaffen Lähmungen. Pathologische Luxationen sind die Folge schon bestehender Vorschäden, z.B. Distensionsluxation bei bestehender Kapselüberdehnung durch Erguss. Häufig ist die traumatische Luxation, die nach direkter und indirekter Gewalteinwirkung auftreten kann.

Dysplasien bezeichnen Fehlbildungen als Folge einer gestörten Gewebsentwicklung. Es gibt 3 wesentliche Dysplasiearten:

- Wachstums- und Entwicklungsstörungen von Knorpel- und Knochengewebe: Manche sind schon bei Geburt (z.B. Achondroplasie) und andere erst im weiteren Leben (Pseudoachondroplasie) manifestiert.
- disorganisierte Entwicklung von Knorpel- und Fasergewebe: z.B. multiple kartilaginäre Exostosen
- abnormale Knochendichte: z.B. Osteogenesis imperfecta

Statik und komplexe Funktionsstörungen

Der aufrechte Gang des Menschen stellt hohe Anforderungen an den Gleichgewichtssinn und erfordert daher ein komplexes Regulationssystem. Die Motorik des Menschen wird zwar durch das willkürliche Nervensystem kontrolliert, ist aber nur zu einem geringen Grad willkürlich gesteuert, das heißt, eine Bewegung kann willkürlich induziert werden, der Bewegungsablauf ist aber dann der willentlichen Beeinflussung entzogen. Differenzierte zerebrale Bewegungsprogramme steuern Gang und Stand des Menschen. Alle Bewegungen und auch die Ruhelage werden durch verschiedene Reflexarten beeinflusst und durch

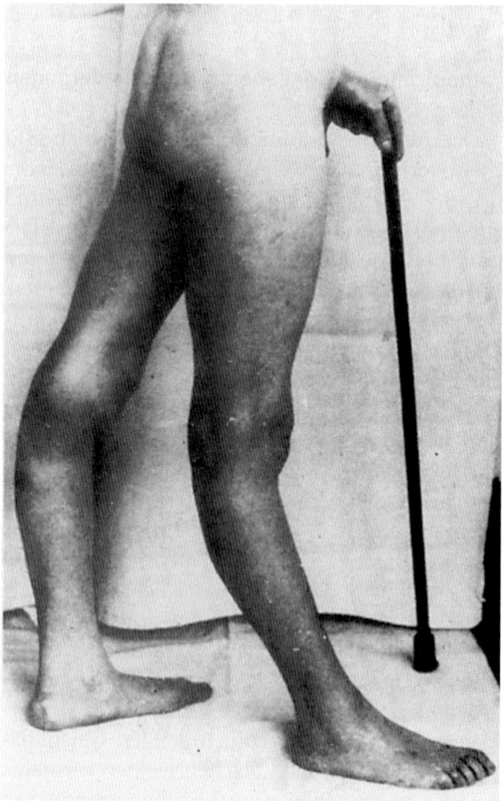

Abb. 17.3: Gangbild bei Quadrizepsparese nach Polioerkrankung [2]

diese erst möglich. Zu unterscheiden sind folgende Reflexe:

- **statische Reflexe:** beeinflussen Liegen, Sitzen und Stehen in Form von Stehreflexen, welche die Ruhehaltung kontrollieren, und Stellreflexen, die dem Körper die Rückkehr aus verschiedenen Stellungen in die Gleichgewichtslage ermöglichen.
- **Bewegungsreflexe:** sind phasisch und dienen der Kontrolle von Bewegungsabläufen. Zahlreiche neurogene Erkrankungen können das Bewegungs- und Haltungssystem des Menschen stören, wobei das Hauptsymptom der neurogenen Erkrankung die Lähmung ist. Zu unterscheiden sind bei der Lähmung **(Plegie)** die vollständige **(Paralyse)** und unvollständige **(Parese)** Lähmung.

Merke

Störungen des 1. motorischen Neurons bedingen spastische, Störungen des 2. motorischen Neurons schlaffe Lähmungen.

Beispiel für eine komplexe Störung ist die infantile Zerebralparese. Es handelt sich hier um eine

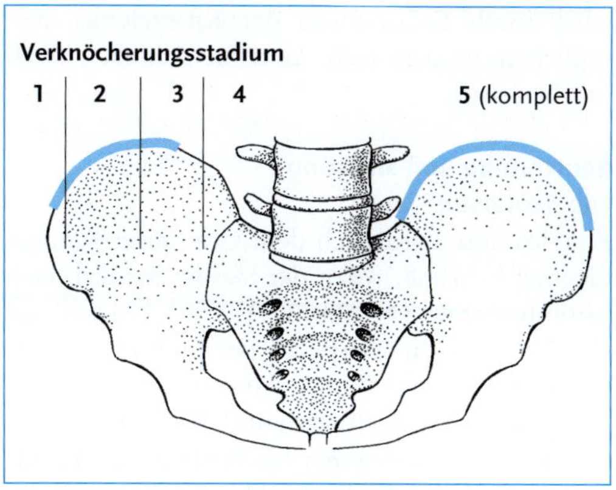

Abb. 17.5: Radiologische Beurteilung der Skelettreife nach Risser [3]

Schädigung des sich entwickelnden Gehirns, bei der es zu spastischen Lähmungen unterschiedlicher Ausdehnung kommt. Schlaffe Lähmungen treten z.B. bei der Poliomyelitis auf, die durch einen Virusinfekt zu einer Degeneration der Vorderhornzellen des Rückenmarks führt.

Eine typische Poliofolge ist die Quadrizepsparese (☞ Abb. 17.3). Der fehlende muskuläre Halt

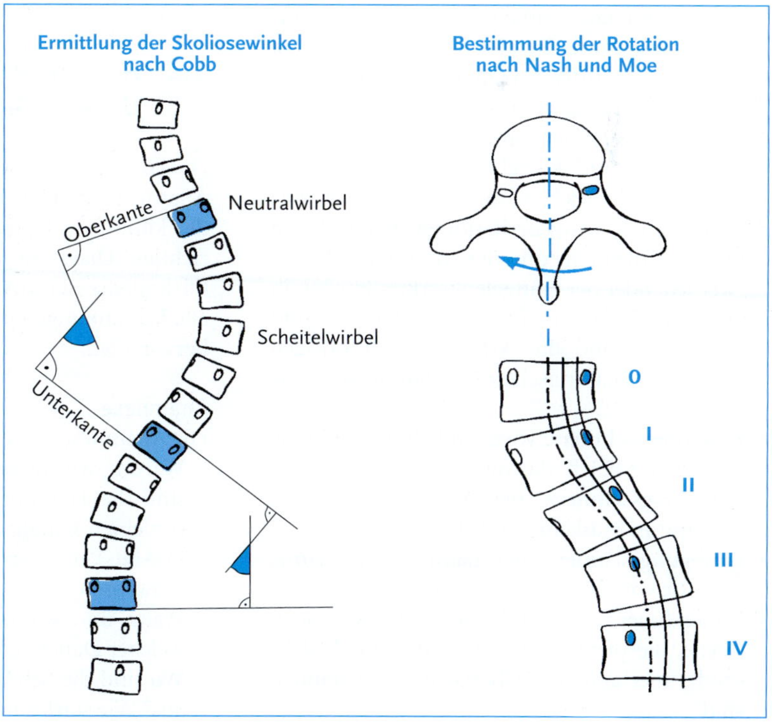

Abb. 17.4: Ermittlung von Skoliosewinkel und Rotation [3]

wird durch Rekurvation der Kniegelenke ausgeglichen, so dass Geh- und Stehfähigkeit noch gegeben sind.

Beurteilung und Messung von Skoliosen

Eine Skoliose wird nach dem Grad ihrer Seitausbiegung beurteilt, wozu der Skoliosewinkel nach Cobb bestimmt (☞ Abb. 17.4) wird. Ein weiteres Kriterium ist die Wirbelkörperrotation, die anhand der Pedikelstellung bestimmt wird (Bestimmungsverfahren nach Nash und Moe). Wesentlich für die Progredienz einer Skoliose ist die Skelettreife, die anhand der Entwicklung der Darmbeinkammapophyse (Risser-Zeichen) beurteilt werden kann (☞ Abb. 17.5).

Analyse und Definition schmerzauslösender Faktoren

Der Schmerz ist das Hauptsymptom orthopädischer Erkrankungen. Er kann außer vom Knorpelgewebe von allen Strukturen des Bewegungsapparates ausgehen. Um Schmerzzustände zu differenzieren, wird eine Schmerzanamnese durchgeführt, wobei die Erfassung der Schmerzart, des Schmerzortes, der Schmerzausstrahlung, der schmerzverschlimmernden oder -lindernden Faktoren und tageszeitlicher Intensitätsschwankungen wesentlich ist. Der Schmerzort lässt Rückschlüsse auf das betroffene Gewebe zu, die Schmerzart ermöglicht Aussagen über die Art der vorliegenden Veränderungen.

Schmerzort und korrelierende Struktur sind nicht immer identisch. Schmerzprojektionen entstehen z.B. bei Wurzelirritationen in Form von Schmerzen, die in die untere Extremität fortgeleitet werden, oder bei Hüftgelenkserkrankungen in Form von Knieschmerz. Im Folgenden sind Schmerzarten und die Art der dazugehörigen pathologisch-anatomischen Veränderungen aufgeführt:

- **Belastungsschmerz:** vornehmlich mechanische Ursachen, z.B. Überlastung
- **Bewegungsschmerz bei aktiver Bewegung:** Prozesse an Muskeln und Sehnen
- **Bewegungsschmerz bei passiver Bewegung:** Prozesse von Gelenk und Kapsel
- **Ruheschmerz:** entzündliche Vorgänge, auch solche, die primär oder sekundär durch dauernde mechanische Überlastung entstanden sind
- **radikulärer Schmerz:** Wurzelkompressionsschmerz durch mechanische Einengung eines Spinalnervs. Es findet sich eine segmentale Schmerzausbreitung im entsprechenden sensiblen Dermatom. Motorische Ausfälle der Kennmuskeln und Reflexabschwächungen können begleitend vorliegen.
- **pseudoradikulärer Schmerz:** ausstrahlende Schmerzsymptomatik ohne Segmentzuordnung. Die verursachenden Strukturen können Bandscheiben, Zwischenwirbelgelenke, Muskeln und Bänder der Wirbelsäule sein.
- **zentrale Schmerzen:** „Thalamusschmerz", spontan oder durch verschiedene Sinnesreize ausgelöste Schmerzzustände, häufig im Zusammenhang mit apoplektischen Insulten
- **übertragener Schmerz:** Schmerzempfindlichkeit bestimmter Hautareale, bedingt durch Erkrankungen an inneren Organen (Head-Zonen)

Die Frage nach tageszeitlichen Intensitätsschwankungen gibt ebenfalls Hinweise auf entzündliche (Nachtschmerz) und mechanische (Anlaufschmerz) Prozesse. Schmerz ist ein subjektives Geschehen, welches zahlreichen Modulationen, vor allem solchen psychischer Natur, unterliegt. Schmerz ist nicht objektiv messbar.

1.2 Anamnese und klinische Untersuchung

Die Diagnose kann in 60% der Fälle allein aus der Anamnese gestellt werden, und zusammen mit der klinischen Untersuchung ist in fast 90% die richtige Diagnose möglich. Besonders in der Orthopädie ist die Anamnese wesentlich, da nicht alle Erkrankungen permanente klinische Befunde hervorrufen.

Anamnese

Die Anamnese sollte systematisch aufgebaut sein:

- Warum wurde der Arzt aufgesucht? Welches sind die Hauptbeschwerden? Handelt es sich um einen Unfall? Wenn ja: Bei Arbeitsunfällen D-Arzt-Verfahren einleiten. Liegen weitere Beschwerden vor?
- Wann und wie oft treten die Schmerzen mit welcher Dauer auf?
- Wo sind die Schmerzen lokalisiert, strahlen sie aus? Wie stark sind die Schmerzen?

- Wie ist der Schmerzcharakter (brennend, stechend, elektrisierend, dumpf, lokal, wandernd)?
- Seit wann bestehen Beschwerden und Schmerzen? Wie war der bisherige Verlauf?
- Gibt es Umstände oder Verhaltensweisen, die den Schmerz beeinflussen?
- Welche funktionellen Einschränkungen ergeben sich aus den Beschwerden?
- Wurden bisher Therapien durchgeführt? Wenn ja, welche und mit welchem Erfolg?
- Eigenanamnese: Vorerkrankungen, Operationen, Unfälle, Medikation, Alkohol, Nikotin, Allergien
- Familienanamnese: chronische Erkrankungen, wie Diabetes mellitus, Gicht, arterielle Hypertonie, Tumoren, KHK, Erbleiden
- Sozialanamnese: Beruf und ausgeübte Tätigkeit mit Erörterung der spezifischen Belastungsfaktoren: Besteht Arbeitslosigkeit? Besteht Arbeitsunfähigkeit? Fehlzeiten in der Vergangenheit? Ist ein Rentenantrag gestellt? Ein Antrag auf Schwerbehinderung? Familienstand?

Klinische Untersuchung

Inspektion. Alter, Gewicht und Konstitution des Patienten sind wichtige Informationen. Die funktionellen Fähigkeiten lassen sich beim Entkleiden des Patienten abschätzen. Die Beurteilung der Statik der Stütz- und Bewegungsorgane erfolgt sinnvollerweise im Stehen unter Berücksichtigung folgender Gesichtspunkte:

- Schulterstand, Beckenstand, Beinlängendifferenz, Statik der Wirbelsäule (Lordose, Kyphose, Seitausbiegung), Kopfhaltung
- Beurteilung des Gangbildes: Hinken? (Schmerz-, Schon-, Verkürzungs-, Versteifungs-, Lähmungs-, Insuffizienz-, Duchenne-Hinken)
- Sind die Beine in Innen- oder Außenrotationsstellung?
- Sind Zehen- und Hackengang möglich? Ist der Einbeinstand möglich?
- Finden sich Auffälligkeiten der Haut, wie Narben, Pigmentierungen, Ödeme, Schwellungen etc.?
- Bestehen Lähmungen oder Muskelatrophien?
- Benötigt der Patient Hilfsmittel wie Prothesen, Orthesen, Gehhilfen? Wie kommt er damit zurecht?
- Palpation: Palpieren von Schmerzpunkten, insbesondere Kennpunkte bestimmter Muskeln, Sehnen und Nerven (z. B. Ischiasdruckpunkte). Weiterhin sind Ödeme, Schwellungen, Ergüsse, Resistenzen, Myogelosen und Muskeltonus zu ertasten.
- neurologischer Status: Motorik, Sensibilität, Reflexe, Nervendehnungsproben wie Lasègue und Bragard, Blasen- und Mastdarmfunktion
- Gefäßstatus
- psychische Situation

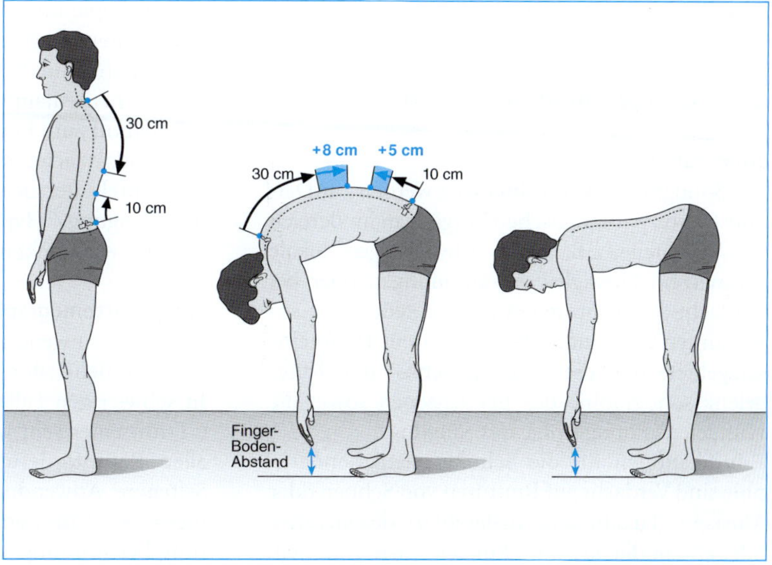

Abb. 17.6: Funktionsprüfung der Wirbelsäule [4]

Tab. 17.1: Grade der muskulären Leistungsfähigkeit

Grad	Leistungsfähigkeit	Leistung
5	normal	volles Bewegungsausmaß gegen starken Widerstand
4	gut	volles Bewegungsausmaß gegen leichten Widerstand
3	schwach	volles Bewegungsausmaß gegen Schwerkraft
2	sehr schwach	volles Bewegungsausmaß ohne Schwerkrafteinwirkung
1	Spur	sicht-/tastbare Aktivität, unvollständiges Bewegungsausmaß
0	null	komplette Lähmung, keine Kontraktion

Bestimmung der Bewegungsumfänge. Die Beweglichkeit wird durch die Neutral-Null-Methode ermittelt. Messung bei aufrechtem, geradem Stand mit hängenden Armen in „anatomischer Neutralstellung". Es werden sowohl aktive (der Patient bewegt) als auch passive (der Untersucher bewegt) Bewegungsumfänge bestimmt (☞ Zusatzwissen, Kap. 33.1).

Funktionsprüfung der Wirbelsäule. HWS-Rotation 80°–0°–80°. Li/Re-Seitneigung der WS 60°–0°–60°. Zeichen nach Schober. Zeichen nach Ott. Finger-Boden-Abstand, ☞ Abb. 17.6.

Quantifizierung der Leistung der Muskulatur. Die muskuläre Leistungsfähigkeit lässt sich nach Tab. 17.1 bestimmen.

1.3 Bildgebende Verfahren

Sonographie

Die Sonographie kann eingesetzt werden zur Diagnostik von pathologischen Vorgängen im Bereich der Weichteile, z.B. lokale Schwellungen, lokale Schmerzen, Flüssigkeitsansammlungen oder bei Verdacht auf Rupturen von Weichteilgewebe sowie unter Umständen bei Frakturen. Haupteinsatzgebiete sind die Schultergelenks- und Kniegelenkssonographie des Erwachsenen sowie die Hüftgelenkssonographie des Säuglings.

Indikationen für die Schultergelenkssonographie sind Verdacht auf Rupturen von Sehnen oder Muskeln, Luxationen, Instabilität, degenerative oder entzündliche Erkrankungen sowie Traumen.

Die Hüftgelenkssonographie des Säuglings dient der Erfassung und Verlaufskontrolle von Hüftreifungsstörungen.

Röntgenaufnahmen

Konventionelle Röntgenaufnahmen stellen die Standarddiagnostik in der Orthopädie dar. Sie ermöglichen wichtige Aussagen über Knochenstatik und Struktur, Frakturen und degenerative Veränderungen. In der Regel werden Röntgenbilder in 2 Ebenen beurteilt, wobei eine standardisierte Einstelltechnik wesentlich ist.

Kontrastmitteluntersuchungen

Kontrastmitteluntersuchungen, so genannte Arthrographien, werden auf Grund der Vorteile der Arthroskopie und der Kernspintomographie nur noch selten eingesetzt. Die Myelographie wird zunehmend durch CT und MRT verdrängt. Sie kommt heute hauptsächlich bei unklarem MRT/CT-Befund zum Einsatz.

Grundsätzliche Kontraindikationen für Kontrastmitteluntersuchungen sind Jodallergie, Blutungsneigung, Hyperthyreose, Kreatinin > 3,0 mg/dl sowie Infekt im Injektionsbereich.

Computertomographie (CT)

Häufigste Anwendung als Nativ-CT der Wirbelsäule zur Beurteilung fast aller WS-Erkrankungen. In schwierigen Fällen kann ein Myelo(graphie)-CT mit einer sehr hohen Aussagekraft bezüglich aller Raumforderungen durchgeführt werden. Seltenere Anwendungen sind Extremitäten-CTs meist bei Tumoren zur präoperativen Ausbreitungsbestimmung. Weiterhin gibt es das Doppelkontrast-CT der Schulter bei rezidivierenden Luxationen zur Therapieplanung. Weiterhin wird das CT in der Osteoporosediagnostik eingesetzt, so genannte Osteodensitometrie. Eine weitere Einsatzform ist die 3-D-Oberflächenrekonstruktion, ebenfalls zur präoperativen Planung bei Tumoren.

Kernspintomographie (MRT)

Wesentliche Vorteile sind die gute Darstellung sämtlicher Weichteilstrukturen, die fehlende Strahlenbelastung und die Möglichkeit, Schnittbilder in allen Ebenen zu erhalten. Hauptsächliches Einsatzgebiet sind ZNS-Erkrankungen, Bandscheibenvorfälle (hier auch Unterscheidung zwischen alten und frischen Vorfällen bzw. Narbengewebe), aseptische Knochennekrosen, Knochentumoren sowie die Osteochondrosis dissecans. Das MRT ist die einzige Diagnosemöglichkeit im Frühstadium der Femurkopfnekrose. Das MRT-Verfahren stellt eine nichtinvasive Alternative zur Arthroskopie in der Beurteilung von traumatischen und degenerativen Veränderungen an Schulter- und Kniegelenk dar.

Skelettszintigraphie

Die Szintigraphie ermöglicht die Analyse des Knochenstoffwechsels. Die Skelettszintigraphie ist sehr sensitiv bei geringer Spezifität. Man unterscheidet folgende Arten der Skelettszintigraphie:

- **statische Skelettszintigraphie:** lokale oder Ganzkörperskelettszintigraphie; 2 h nach Injektion werden mit einer Szintillationskamera Aufnahmen angefertigt, in denen sich Regionen mit vermehrter Anreicherung als verstärkte Belegungszonen darstellen.
- **Dreiphasenskelettszintigraphie:** Hier werden Aufnahmen schon in der Anflutungsphase des Radionuklids angefertigt und nachfolgend zu verschiedenen späteren Zeitpunkten (frühstatisch und spätstatisch). Diese Art der Untersuchung ermöglicht eine Differenzierung zwischen Weichteil- und Knochenprozessen (☞ Abb. 17.7).
- **quantitative Skelettszintigraphie** mit Auswertung nach der ROI (Region-of-interest)-Methode. Vornehmliche Anwendung als Therapiekontrolle bei Tumoren.
- **Leukozytenskelettszintigraphie:** Die injizierten radioaktiv markierten Leukozyten reichern sich in möglichen Infektzonen an.
- **Immunskelettszintigraphie:** dient ebenfalls als Infektnachweis. Es kommen monoklonale Antikörper zur Anwendung.

Endoskopische Verfahren

Arthroskopien werden durchgeführt an Schulter, Ellenbogen, Hand, Hüfte, Knie und oberem Sprunggelenk. Grundsätzlich stellen unklare Beschwerdebilder, die ohne invasive Maßnahmen nicht abklärbar sind, eine Arthroskopieindikation dar. Weitere Indikationen sind Meniskusläsionen mit Resektionsnotwendigkeit, Synovektomien, Knorpelglättungen, Hämarthros, Verdacht auf freie Gelenkkörper, Synovitiden, Arthrosen zur Therapieplanung und im Sprunggelenk auch die Durchführung von Arthrodesen.

1.4 Behandlungsmethoden

1.4.1 Nichtoperative Behandlungsmethoden

Lagerung

Schienenlagerung zur Ruhigstellung und Verbesserung des venösen Rückstroms, z.B. Braun-

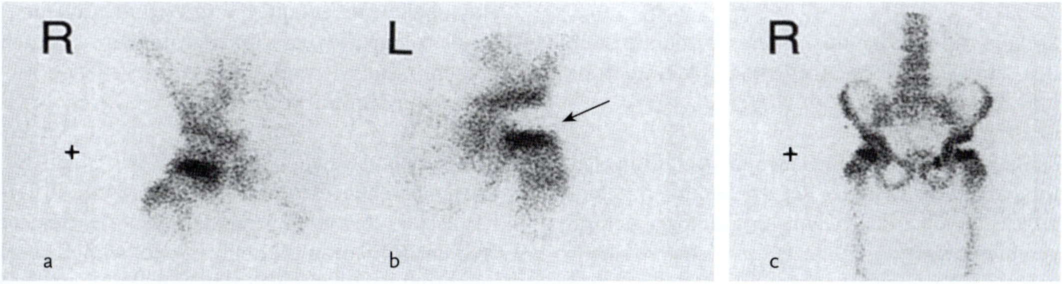

Abb. 17.7: Szintigraphische Darstellung eines Morbus Perthes (Knochenspeicherphase). **a** rechte Hüfte, **b** linke Hüfte, **c** Übersicht. Der linke Hüftkopf weist einen Speicherdefekt auf (Pfeil). [2]

Schiene zur postoperativen Hochlagerung, die Volkmann-Schiene, so genannte Flügelschiene, z. B. nach Hüft-TEP zur Luxationsvorbeugung.

Bei längerfristiger Ruhigstellung sind zur Sicherung der späteren Funktionsfähigkeit folgende Immobilisationsstellungen sinnvoll:

- **Hand:** Faustschluss mit ca. 80° Flexion der Fingergelenke
- **Handgelenk:** 20° Dorsalextension
- **Ellenbogengelenk:** 80° Flexion, Unterarm in 0° Rotation
- **Schultergelenk:** 80–90° Abduktion und horizontale Abduktion 10°
- **Hüftgelenk:** Rotationsnullstellung mit leichter Abduktion
- **Kniegelenk:** Nullstellung, ggf. leichte Flexion zum besseren Gehen
- **OSG:** Nullstellung
- **Fuß:** Nullstellung mit leichter Pronation

Verbände

Wundverbände. Sie werden bei primär verschlossenen Wunden angelegt. Es kommen Mullkompressen, abgedeckt durch spannungsfrei geklebtes elastisches Klebeband, zum Einsatz, wobei die Luftdurchlässigkeit des Verbandes wichtig ist. Trockene Wunden sind in die offene Wundbehandlung zu überführen. Nässende Wunden werden mit Fettgaze oder Salbe versorgt, hier sind vor allem Verklebungen mit dem Verband zu vermeiden. Bei infizierten Wunden ist die Abflussmöglichkeit des Wundsekrets sicherzustellen. Weiterhin kommen hydrokolloidale Wundverbände zum Einsatz. Ein hydrophiles Trägermaterial verbindet sich mit dem Wundsekret zu einem antibakteriellen und granulationsfördernden Gel, der wasserdichte Verband kann über mehrere Tage verbleiben. Ideales Einsatzgebiet ist die Dekubitus- und Ulcus-cruris-Therapie.

Kompressionsverbände. Diese Verbände werden zur Thromboseprophylaxe, Ödemtherapie und Blutstillung angelegt.

Schienenverbände. Sie dienen zur Ruhigstellung und werden in der Regel gelenkübergreifend angelegt, wobei das Gelenk in Funktionsstellung geschient wird.

Desault-Verband. Dieser Verband dient zur Ruhigstellung von Schulter- und Ellenbogengelenk. Eine vereinfachte Variante stellt der Velpeau-Verband dar.

Rucksackverband. Er wird bei der konservativen Therapie von Schlüsselbeinfrakturen angelegt.

Funktionelle Tapeverbände. Sie dienen als Schutz, Stütze und zur gezielten Entlastung durch Blockierung bestimmter Bewegungsrichtungen.

Redression

Die Redression bezeichnet die unblutige, von Hand oder apparativ ausgeführte Korrektur von Skelettdeformitäten mit anschließender Fixation des betreffenden Skelettabschnitts.

Physikalische Therapie

Die physikalische Therapie ist der gezielte Einsatz physikalischer Einflüsse, z. B. von Wärme oder Kälte, zur Beeinflussung verschiedener Erkrankungen.

Thermo- und Kryotherapie. Sie beruhen auf neurophysiologischen, vasomotorischen und metabolischen Wirkmechanismen. Wärme wird besonders bei chronisch-degenerativen Erkrankungen mit dem Ziel der Stoffwechselanregung genutzt. Kälte hat den Einsatzschwerpunkt bei akut entzündlichen Erkrankungen und Verletzungen zur Schmerz- und Entzündungshemmung.

Wasserbehandlung. Diese Therapie bedingt eine Verstärkung der Wärme- und Kältewirkung auf den Körper. Weitere günstige Effekte entstehen durch die Schwerkraftreduktion. Chemische Wirkungen lassen sich durch Badezusätze erzielen.

Massagen. Sie entfalten ihre Wirkung auf neurophysiologischer Basis und darüber hinaus durch Hyperämisierung und damit einhergehende Verbesserung der Stoffwechsellage.

Elektrobehandlung. Sie wird in Form von hydroelektrischen Bädern, Iontophoresen, diadynamischen Strömen, transkutaner elektrischer Nervenstimulation (TENS) sowie Mittel- und Hochfrequenztherapie durchgeführt.

Ultraschallbehandlung. Diese Therapie führt im Wesentlichen zur Wärmewirkung, z.B. bei Tendinosen.

Strahlenbehandlung. Sie erfolgt in Form von Röntgenstrahlen zur Analgesie.

Ergotherapie

Zielsetzungen sind die Selbständigkeit des Patienten in der Bewältigung von Anforderungen des täglichen Lebens sowie die berufliche Wiedereingliederung des Patienten. Die Ergotherapie kennt 3 Arbeitsbereiche:

- **Alltagstraining:** Selbsthilfetraining, Hilfsmittelversorgung, Haushaltstraining, Gelenk- und Wirbelsäulenschutz, Rollstuhl- und Prothesentraining
- **funktionelle Therapie:** Muskelkräftigung, Gelenkmobilisation und Belastungstraining
- **Schienenversorgung:** z.B. Lagerungsschienen, Daumensplint, Antiulnardrift

Krankengymnastik

Durch die Krankengymnastik werden primär planmäßige körperliche Bewegungsübungen durchgeführt mit dem Ziel, Schäden an den Bewegungsorganen zu bessern. Ziele der Krankengymnastik sind die Verbesserung der Beweglichkeit und der Stabilität von Wirbelsäule und Gelenken. Zu unterscheiden sind passive Krankengymnastik (der Patient wird bewegt) und aktive Krankengymnastik (hier bewegt sich der Patient gemäß Anleitung). Beide Krankengymnastikformen kennen isometrische Übungen (Muskelanspannung gegen Widerstand ohne Bewegungsarbeit) und isotonische Übungen (Bewegungen gegen geringeren Widerstand). Isokinetische Übungen mit Bewegungsabläufen unter konstanten Winkelgeschwindigkeiten bringen maximale Trainingseffekte für Ausdauer und Kraft. Ein weiterer wesentlicher Bereich sind Krankengymnastikformen auf neurophysiologischer Basis. Hierbei werden durch Komplexbewegungen pathologische Bewegungsmuster unterdrückt und über zerebrale Bahnung neue Bewegungsabläufe induziert. Wesentlich sind die Methoden nach Bobat, Vojta, Kabat (propriozeptive neuromuskuläre Fazilitation, PNF) und Brügger.

Orthesen

Orthesen sind Heil- und Hilfsmittel zum Ersatz für verloren gegangene Funktionen. Aufgaben von Orthesen sind:

- Stützung: z.B. bei Senk-Spreiz-Füßen oder bei Osteogenesis imperfecta zur Frakturprophylaxe
- Redression, Fixation: z.B. nach Wirbelsäulenoperation
- Entlastung
- Längenausgleich
- Immobilisation und Mobilisation

Prothesen

Prothesen dienen als Ersatz für verloren gegangene oder angeboren fehlende Gliedmaßenabschnitte, wobei vor allem Grundfunktionen wieder ermöglicht werden sollen.

Orthopädische Schuhe

Orthopädische Schuhe und orthopädische Schuhzurichtungen haben folgende Funktionen:

- Ausgleich von Beinlängendifferenzen (1–7 cm: Schuhzurichtung, 7–12 cm: orthopädischer Schuh, > 12 cm: Orthoprothese)
- Stilllegung schmerzhafter Gelenke mittels Sohlenversteifung oder Schaftversteifung
- Verbesserung der Gesamtbeweglichkeit steifer Gelenke z.B. durch eine Ballenrolle
- Einschränkung unerwünschter Bewegungen beispielsweise bei einem Fallfuß nach Peroneuslähmung durch Peroneusfeder oder „Heidelberger Winkel“
- Bettung und Stützung von Deformitäten

Manuelle Therapie

Die manuelle Therapie, auch **Chirotherapie** genannt, ist eine Therapieform zur Behandlung reversibler Funktionsstörungen am Halte- und Bewegungsapparat. Durch gezielte Grifftechniken werden so genannte Blockierungen (Gelenkfunktionsstörung in Form von Bewegungseinschränkungen) lokalisiert und aufgelöst. Es werden Weichteil-, Mobilisations- und Manipulationstechniken unterschieden. Häufige Indikation für die manuelle Therapie sind Blockaden der Wirbelsäule.

Injektionen

Die Injektionsbehandlung ist in Form von intraartikulären Injektionen und als therapeutische oder diagnostische Lokalanästhesie durchführbar.

Intraartikuläre Injektionen werden bei degenerativen Erkrankungen gegeben, um Gleitflüssigkeiten oder die Regeneration anregende Substanzen zu instillieren, sowie bei entzündlichen Erkrankungen, um Substanzen mit antiphlogistischer, antiexsudativer und antiproliferativer Wirkung, z. B. Kortikoide, einzubringen.

Die **therapeutische Lokalanästhesie** (TLA) gehört zu den Reflextherapien. Lokalanästhetika werden in so genannte Triggerpunkte (Schmerzpunkte) injiziert und so bestehende Schmerz-Verspannungs-Kreisläufe unterbrochen. Eine Therapievariante ist die Injektionsakupunktur; hierbei werden Lokalanästhetika in Akupunkturpunkte injiziert.

Massage

Die Wirkung spezieller Massageformen beruht auf viszerokutanen Verbindungen. Hervorzuheben sind hier die **Fußreflexzonenmassage** und die **Bindegewebsmassage.** Beide nutzen viszerokutane Reflexbögen zwischen Hautprojektionsarealen bestimmter Organe und Gewebe zur Diagnostik sowie zur Therapie von Organstörungen. Bei der Fußreflexzonenmassage werden betroffene Areale durch rhythmisch an- und abschwellende Druckanwendung behandelt, während bei der Bindegewebsmassage eine Verschiebung der Haut gegen ihre Unterlage erfolgt.

Elektrotherapie

☞ Rehabilitation, Physikalische Medizin, Naturheilverfahren, Kap. 2.2

Zur Anwendung kommen Gleichstrom (galvanischer Strom), Niederfrequenz- (< 1000 Hz), Mittelfrequenz- (1000 Hz – 1000 kHz) und Hochfrequenzströme (> 1000 kHz). Kontraindiziert ist die Elektrotherapie bei Metallen im Stromflussbereich, bei akut entzündlichen Erkrankungen, Erkrankungen des venösen Gefäßsystems, AVK II. und III. Grades und Herzschrittmacherpatienten.

Man unterscheidet folgende Einsatzgebiete:

- **Gleichstrom:** kommt zur Anwendung bei Stangerbädern, Vierzellenbädern und Iontophoresen. Er wirkt analgetisch, antiphlogistisch und hyperämisierend. Bei der Iontophorese wird der Gleichstrom genutzt, um Medikamente transkutan einzubringen.
- **faradischer Strom** (niederfrequenter Dreieckimpulsstrom): wird bei atrophischer Muskulatur mit intakter Innervation verwendet
- **Exponentialstrom:** zur Reizung denervierter Muskulatur indiziert, um eine Atrophie während der Nervenregenerationsphase zu verhindern
- **diadynamische Ströme:** bestehen aus verschiedenen Impulsstromanteilen unterlegt mit Gleichstrom. Dabei wirken alle Stromarten analgetisch, die Impulsstromanteile haben aber verschiedene Wirkungen (z. B. Tonisierung oder Sympathikusdämpfung)
- **transkutane elektrische Nervenstimulation (TENS):** kommt bei chronischen Schmerzzuständen zur Anwendung, die einer kausalen Therapie nicht zugänglich sind (z. B. Phantomschmerz)
- **Kurz-, Ultrakurz- und Mikrowellen:** bewirken hauptsächlich eine Hyperämie und Analgesie durch elektromagnetische Felder, die je nach Frequenz in unterschiedlichen Tiefen ihre Wirkung entfalten
- **Ultraschall (US):** erzeugt mechanische Vibration und Wärmewirkung. Insgesamt wirkt Ultraschall analgesierend, hyperämisierend und regenerationsanregend.

1.4.2 Operative Behandlungsmethoden

Besonders in der Orthopädie stellt die Operation häufig den letzten Schritt eines Therapieplanes dar, wenn alle konservativen Maßnahmen ausgeschöpft sind. Lediglich bei orthopädischen Notfallsituationen, z. B. dislozierten oder dislokationsgefährdeten Frakturen, Epiphyseolysis capitis femoris acuta, Phlegmonen oder einem Kaudasyndrom, sind primär operative Behandlungen angezeigt.

> **Merke**
>
> Eine **Operationsindikation** ist nur gegeben, wenn die Prognose des Spontanverlaufs eindeutig ungünstig ist und eine technisch ausgereifte Operationsmethode mit guten Erfolgsnachweisen zur Verfügung steht.

Neben der Frage der eigentlichen Operationsindikation ist in der Orthopädie gerade bei chronischen Erkrankungen der **Operationszeitpunkt** entscheidend. Der Patient ist selbstverständlich über die Vor- und Nachteile und Komplikationsmöglichkeiten verschiedener Operationsmethoden sowie über den voraussichtlichen Spontanverlauf der Erkrankung aufzuklären, denn nur so wird er auch schwierige Verläufe mittragen.

Grundlagen

Muskeln. Myotomie bezeichnet die Durchtrennung eines Muskels mit dem Ziel der Detonisierung, z.B. beim Torticollis. Die Myoplastik wird u.a. zur Auffüllung von Defekten mit Weichteilgewebe oder zur Schaffung eines Weichteilpolsters an Stümpfen durchgeführt.

Sehnen. Tenotomie bezeichnet eine Sehnendurchtrennung mit der Zielsetzung einer Detonisierung oder Verlängerung (z.B. durch die Z-Plastik der Achillessehne im Rahmen der Spitzfußkorrektur). Die Tenoplastik dient der Defektüberbrückung nach Sehnenrupturen. Sehnentranspositionen haben einen hohen Stellenwert in der Lähmungschirurgie, wo sie durch Korrektur der veränderten Biomechanik die Funktion verbessern.

Bänder. Bandplastiken werden z.B. bei Kreuzbandverletzungen durchgeführt. Es kommt in der Regel autologes Material wie Semitendinosussehne oder ein Teil der Patellasehne zu Einsatz. Im Bereich der Sprunggelenke werden Bandrupturen in der Regel konservativ behandelt. Auch bei anderen Bandverletzungen wird meist eine muskuläre Stabilisierung angestrebt.

Knochen. Die zahlreichen operativen Verfahren werden terminologisch nach dem zu operierenden Gewebe eingeordnet:

- Osteotomie: chirurgische Knochendurchtrennung, meist um eine Fehlstellung zu korrigieren (z.B. intertrochantäre Valgisierungsosteotomie bei Coxa vara)
- Osteosynthese: häufig nach Frakturen durchgeführte Verbindung von Knochenteilen durch genormte Metallteile (☞ AO = Arbeitsgemeinschaft Osteosynthese)
- Osteoplastiken: Operationen, bei denen autologes oder homologes Knochenmaterial, in der Regel Spongiosa, zur Defektbeseitigung in den Körper eingebracht wird (z.B. Spongiosaunterfütterung bei einer Tibiakopffraktur oder Defektfüllung nach Tumoroperation)

Gelenke. Ein unverzichtbares therapeutisches und diagnostisches Hilfsmittel sind **Arthroskopien.** Die **Arthrotomie** bezeichnet die Gelenkeröffnung, die **Arthrodese** die Versteifung des Gelenks. Einen wesentlichen Bereich der Gelenkoperationen stellen die **Arthroplastiken** dar. Hier erfolgt der plastische Aufbau eines destruierten Gelenks, wobei auch Fremdmaterial bis hin zur TEP Verwendung findet. Die Synovektomie ist definiert als Entfernung der Gelenkinnenhaut, sie erfolgt häufig bei rheumatischen Erkrankungen. Letztendlich ist noch die Gelenkmobilisation unter Narkose erwähnenswert.

Osteosyntheseverfahren

Es kommt in der Regel Material zum Einsatz, das von der Arbeitsgemeinschaft Osteosynthese entwickelt wurde (☞ Chirurgie, Kap. 4).

Gelenkersatzmaßnahmen

Der Gelenkersatz sollte der letzte Schritt nach Ausschöpfen der konservativen Therapieformen sein. Die Totalendoprothese (TEP) ist bei Hüfte und Knie etabliert. Seltener werden der Ersatz von Daumengelenken sowie die Schultergelenkendoprothese durchgeführt. Die begrenzte Haltbarkeit der TEPs erfordert eine strenge Indikationsstellung besonders bei jungen Menschen.

Amputation

Indikation. Die Amputation ist indiziert bei schwerem Trauma, malignem Tumor, schweren Durchblutungsstörungen und nicht beherrschbarer Osteitis. Relative Indikationen sind Gliedmaßenfehlbildungen und komplette Extremitätenlähmungen.

Vorgehensweise. Wesentlich für die spätere prothetische Versorgung sind gute Stumpfverhältnisse. Der Stumpf sollte eine leicht konische Form haben, gut beweglich sein und spannungsfrei von einer hinreichend dicken Weichteilschicht bedeckt sein. Die günstigste Amputationslinie am Unterschenkel liegt im Übergang vom proximalen zum mittleren Drittel, am Oberschenkel im mittleren Drittel. Es wird die prothetische Frühversorgung mit einer Übergangsprothese am 12.–14. Tag postoperativ angestrebt. Nach ca. 3–6 Monaten erfolgt bei stabilen Stumpfverhältnissen die endgültige Prothesenversorgung.

Komplikationen. Hierzu gehören Wundheilungsstörungen, Stumpfschmerz – häufig durch Neurome hervorgerufen – und Phantomschmerz.

Amputationen bei Kindern. Folgende Besonderheiten sind zu beachten: Bei traumatischen Amputationen ist der Erhalt der distalen Epiphyse anzustreben, um das Längenwachstum so wenig wie möglich zu beschränken. Häufig kommt es bei Kindern zu überschießendem Wachstum der Stumpfspitze mit eventueller Hautperforation, dieses Risiko kann durch die Versorgung mit einer osteochondralen Stumpfkappe vermindert werden. Aus psychologischen Gründen erfolgt bei Kindern nach Amputation die Sofortversorgung mit einem belastbaren Gipsverband.

Komplikationen

Als typische Komplikationen verschiedener orthopädischer Eingriffe sind zu nennen:

- Läsionen von Nerven und Blutgefäßen
- Über- oder Unterkorrektur bei Umstellungsosteotomien
- Versagen des Osteosynthesematerials oder des Knochens
- Lagerungsschäden und Schäden durch die eventuelle intraoperative Blutleere
- Thrombose und Embolie
- Infektion

Postoperative Behandlung

Zu den Prinzipien der postoperativen Behandlung gehört neben der direkt postoperativ durchgeführten hinreichenden Schmerztherapie und konsequenter Embolieprophylaxe (Heparin s.c., Stützstrümpfe und Frühmobilisation) eine langfristig angelegte krankengymnastische Nachsorge, ggf. ist ein Anschlussheilverfahren einzuleiten. Eine unzureichende Nachbehandlung gefährdet den gesamten Operationserfolg.

Rehabilitation und soziale Wiedereingliederung

Neben der medizinischen Rehabilitation ist auch eine soziale Rehabilitation erforderlich. Träger der Rehabilitationsmaßnahmen sind die Krankenversicherung, die Rentenversicherung und die gesetzliche Unfallversicherung.

Wesentlich für die medizinische Rehabilitation sind die Früherkennung und Behandlung chronischer Behinderungen. Die soziale Rehabilitation umfasst die Schul- und Berufsausbildung.

> **Merke**
> Bei jeder Behinderung gilt der Leitsatz: Rehabilitation geht vor Rente.

1.4.3 Biomaterialien

Metalle. Diese werden für Osteosynthese- und Gelenkersatzverfahren eingesetzt. Die Metalle verfügen über hohe Festigkeit und gute Biokompatibilität. Bei allen Metallimplantaten ist präoperativ eine eventuell bestehende Allergie abzuklären.

Prinzipiell sind temporäre und Langzeitimplantate zu unterscheiden. Erstere werden in der Regel nach 1–2 Jahren entfernt, um einer Knochenresorption mit der Gefahr von Spontanfrakturen vorzubeugen. Langzeitmetallimplantate werden zum Teil mit einer speziellen Oberfläche versehen, die ein Einwachsen von Knochengewebe ermöglicht.

Kunststoffe und Keramikmaterialien. Auch sie sind im Bereich der Orthopädie anwendbar. Besonders Polyäthylen hat sich wegen seiner Festigkeit, Dämpfungsfähigkeit und Abriebbeständigkeit als Kunststoff bewährt. Er findet vor allem bei der Produktion von Hüftgelenkspfannen Anwendung. Zusammen mit Keramikhüftköpfen ergeben sich hier günstige tribologische Eigenschaften (Schmierung, Reibung und resultierend Verschleiß). Keramik zeichnet sich durch eine hohe Gewebsverträglichkeit und geringen Abrieb aus.

Als im Körper härtender Kunststoff kommt Polymethylmetacrylat (**Knochenzement**) zur Anwendung. Der Knochenzement wird zur Prothesenverankerung eingesetzt, wobei er schneller Primärstabilität erreicht als zementfreie Implantate. Langfristig ist allerdings an der Grenzschicht Knochenzement – Knochen regelmäßig mit Lockerungserscheinungen zu rechnen.

1.5 Soziale Orthopädie

☞ Arbeitsmedizin und Sozialmedizin, Kap. 7

Begutachtung für gesetzliche und private Versicherungsträger

Ein Gutachten stellt eine schlussfolgernde, beurteilende Prüfung dar, der ein Auftrag zugrunde liegt. Es besteht eine gesetzliche Verpflichtung zur gutachterlichen Äußerung bei Bestellung durch ein Gericht (Ausnahme: Befangenheit oder zeitliche Überlastung).

Das Gutachten beinhaltet keine Entscheidung, sondern lediglich sachverständige Beurteilungsvorschläge. Es ist in allgemein verständlicher Sprache zu formulieren, die gestellten Fragen sind eindeutig zu beantworten, Wertungen und subjektive Formulierungen sind zu vermeiden. Grundlage des Gutachtens ist die klinische Untersuchung. Die Frage der Schweigepflicht ist vor der Begutachtung eindeutig zu klären. Das Ergebnis des Gutachtens wird dem Begutachteten nicht mitgeteilt.

Besonderheiten der Sozialversicherungsinstitutionen

Krankenversicherung (KV). Entscheidung über die Arbeitsfähigkeit des Patienten. Im Gegensatz zur privaten KV kennt die gesetzliche KV keine Teilarbeitsunfähigkeit.

Rentenversicherung. Entscheidung über Möglichkeiten der beruflichen Rehabilitation oder aber Entscheidung zur Rentengewährung aufgrund von Erwerbsunfähigkeit (EU).

Unfallversicherung. Beantwortung der Frage, ob der Unfall eine wesentliche Bedeutung bei dem Zustandekommen der Verletzung hatte (z.B. Meniskusläsion: unfallbedingt oder degenerativ). Bei der Beurteilung der Minderung der Erwerbsfähigkeit (MdE) wird die medizinisch-körperliche Beeinträchtigung unabhängig von der tatsächlichen beruflichen Tätigkeit erfasst. Es erfolgt die Bestimmung einer Gesamt-MdE, keine Addition von Einzelschäden.

Schwerbehindertengesetz. Bestimmung des Grades der Behinderung (GdB). Die Bestimmung ist unabhängig von der beruflichen Tätigkeit. Berücksichtigt werden alle Leiden, die gemessen am Alter des Patienten nicht typisch sind. Auch hier erfolgt keine Addition von Einzelerkrankungen, sondern die Bestimmung eines Gesamtgrades der Behinderung, orientiert an der tatsächlichen Auswirkung der vorliegenden Behinderungen. Zwischen MdE, GdB sowie Berufsunfähigkeit (BU) und EU bestehen keine zwingenden Beziehungen, so kann z.B. eine Person trotz eines GdB von 60% noch voll berufsfähig sein.

Berufskrankheiten. Beurteilung, ob eine Berufskrankheit vorliegt, wobei die anzuerkennende Erkrankung i.d.R. in der Liste der Berufserkrankungen aufgenommen sein muss.

Schadensrecht. Bei Haftpflichtfällen sind der tatsächliche materielle Schaden (medizinische Behandlung, Verdienstausfall) sowie der immaterielle Schaden (Schmerzensgeld) zu beurteilen.

Präventionsmaßnahmen

☞ Arbeitsmedizin und Sozialmedizin, Kap. 11.3

Zur Kompensation chronischer Minderanforderungen an die Stütz- und Bewegungsorgane werden Präventionsmaßnahmen durchgeführt. Prävention ist prinzipiell zu gliedern in:

- **Vorbeugung gegen Erkrankungen (Primärprävention):** Ausschaltung von Belastungsfaktoren in Schule, Arbeit und Freizeit durch Aufklärung der Bevölkerung, Anleitung zu Ausgleichsgymnastik bei Bewegungsmangel, Aufklärung über richtiges Schuhwerk etc.
- **Früherkennung von Erkrankungen (Sekundärprävention):** Da orthopädische Erkrankungen des Kindesalters umso erfolgreicher beeinflusst werden können, je früher sie erkannt werden, wird diesen in den Vorsorgeuntersuchungen besondere Beachtung zuteil.
- **Vorbeugung gegen Erkrankungsrückfälle (Tertiärprävention):** Bei degenerativen Erkrankungen insbesondere der Wirbelsäule kann durch Patientenschulung die Rezidivrate deutlich gesenkt werden. Hierzu gehört die Aufklärung des Patienten über sein Leiden, das Erlernen eines individuellen Krankengymnastikprogramms (Rückenschule) sowie das Erlernen von für die Wirbelsäulenbelastung günstigen Bewegungsabläufen. Dies kann effektiv im Rahmen von Heilverfahren erfolgen.

2 Generelle Erkrankungen

2.1 Kongenitale Deformierungen

2.1.1 Allgemeines

Definition. Als kongenitale Deformierungen bzw. Erkrankungen werden Fehlbildungen und Entwicklungsstörungen von Skelett und Bindegewebe bezeichnet. In der Embryonalperiode ist die Sensibilität für das Entstehen von Fehlbildungen sehr hoch.

Ätiologie. Als Ursache dieser Erkrankungen kommen genetische, traumatische und nichttraumatische Faktoren in Betracht. Ursächlich für **exogen bedingte Schäden** sind intrauterine Infektionen, mütterliche Stoffwechselerkrankungen, ionisierende Strahlen, Medikamente, Chemikalien und Genussgifte. Eine Auswahl von Noxen, die mit einer Fehlbildung des Skeletts und Bindegewebes einhergehen können, stellt die nachfolgende Liste zusammen:

- **Varizellen- und Zosterinfektion:** können Extremitätendefekte bewirken
- **Thalidomid** (Contergan®): wirkt in der frühen Schwangerschaft teratogen und führt zu Phokomelien und Extremitätenfehlbildungen
- **Valproinsäure:** kann Neuralrohrschlussdefekte bedingen
- **Alkohol:** Die Alkoholembryopathie äußert sich u.a. in Minderwuchs und zerebraler Minderleistung.
- **Traumen:** Traumatische Embryopathien können z.B. durch eine Amniozentese hervorgerufen werden.
- **Amnionfehlentwicklung:** führt zu Schnürfurchen oder genauer amniotischen Abschnürungen. Je nach Ausprägung finden Abschnürungen an Rumpf und Extremitäten bis hin zur völligen Aplasie einzelner Fingerglieder statt.

Entscheidend für Ausmaß, Prognose und Therapie der Erkrankung ist neben der Ursache der Zeitpunkt, zu dem die Störung aufgetreten ist. Generell gilt, je früher in der Schwangerschaft die Störung auftritt, umso größer ist das Ausmaß der Deformität und umso schlechter ist die Prognose.

Fehlbildungen an Extremitäten und Wirbelsäule sind in 90% d.F. **auf genetische Faktoren** zurückzuführen. Es gibt Fehlbildungen aufgrund multifaktorieller Erbgänge (z.B. Hüftgelenksluxation), einzelner Gendefekte und Chromosomenanomalien. In 10% der Fälle sind äußere Faktoren verantwortlich.

Klinik. Die angeborenen Gliedmaßendefekte umfassen alle Defektbildungen der Extremitäten, welche auch als **Dysmelien** bezeichnet werden. Dysmelien werden als Plus- und Minusbildungen klassifiziert und werden weiterhin in transversale und longitudinale Defekte eingeteilt:

- **transversale Defekte:** Sie können mit dem Schlagwort „Amputation" bezeichnet werden:
  - **Amelie:** Fehlen einer gesamten Gliedmaße
  - **Peromelie:** amputationsartiges Fehlen von Teilen einer Extremität (z.B. fehlende Hand)
  - **Perodaktylie:** Fehlen eines Fingers
- **longitudinale Defekte:** werden auch als Ektromelien bezeichnet und sind durch Minderanlage oder Fehlen einzelner Skelettabschnitte (z.B. Fehlen des Radius) charakterisiert:
  - **Phokomelie** (Robbengliedrigkeit): Hand oder Fuß setzen direkt am Rumpf an.
  - **Klumphand:** Hypoplasie der Ulna bedingt die Ulnarabweichung der Hand.
  - **Polydaktylie:** zusätzliche Zehen oder Finger, evtl. auch als Rudiment
  - **Syndaktylie:** häutige oder knöcherne Verbindung von Zehen- oder Fingergliedern. In der Maximalausprägung liegt eine so genannte Löffelhand vor.
  - **Spalthand und Spaltfuß:** krebsscherenartige Spaltung von Hand oder Fuß aufgrund des Fehlens von zentralen Hand- oder Fußknochen
  - **Femurhypo- oder -aplasie:** Beinverkürzung, in bestimmten Fällen auch Dysplasie des Kniegelenks
  - **Tibia- und Fibulahypoplasie bzw. -aplasie:** Varus- oder Valgusfehlstellung des Fußes durch die mangelnde mediale bzw. laterale Abstützung im oberen Sprunggelenk

2.1.2 Generelle Entwicklungsstörungen des Knochens

Die Röhrenknochen werden in **Diaphyse** (Knochenschaft), **Epiphyse** (gelenkbildender Knochen eines Röhrenknochens) und die dazwischen liegende **Metaphyse** gegliedert (☞ Abb. 17.8).

Man teilt das Längen- und Breitenwachstum eines Röhrenknochens in 2 wesentliche Ossifikationsformen ein:

- **enchondrale Ossifikation:** Längenwachstum, das von den Epiphysenfugen ausgeht. Dabei proliferieren die epiphysennahen Schichten, während die metaphysennahen Schichten Kalk einlagern. Der Röhrenknochen wächst am metaphysären Rand der Epiphysenfuge appositionell, wobei er die Epiphyse vor sich herschiebt.
- **periostale Ossifikation:** Breitenwachstum. Es geht in appositioneller Weise vom Periost aus und bleibt auf die Diaphyse beschränkt.

Angeborene Störungen der Differenzierungsvorgänge von Knorpel und Knochen im Rahmen der Wachstumsprozesse werden als **Skelettdysplasien** bezeichnet. Diese umfassen verschiedenartige Erkrankungen, die im Folgenden beschrieben werden.

Achondroplasie (dysproportionierter Zwergwuchs)

Ätiologie. Autosomal-dominantes Erbleiden mit Zunahme der Neumutationen mit dem Alter des Vaters. Häufigste Skelettdysplasie mit Störung des enchondralen Längenwachstums (23 auf 100 000 Geburten). Aufgrund einer Punktmutation im Fibroblasten-Wachstumsrezeptor-Gen (FGFR-3) ist die Knorpelproliferation der Epiphysenfuge gehemmt. Das periostale Breitenwachstum bleibt dagegen unbeeinflusst (☞ Pädiatrie, Kap. 15).

Klinik. Dysproportionierter Zwergwuchs (Körpergröße 120–135 cm) mit Verkürzung und Verplumpung der Gliedmaßen (Mikromelie) und normaler Stammlänge. Relativ großer Gehirnschädel und Balkonstirn bei verkleinertem Gesichtsschädel, Sattelnase. Außerdem Coxa und Genua vara, Lendenhyperlordose, Skoliose, flache Hüftpfannen, verplumpte Hüftköpfe. Durch gestörtes WS-Wachstum Einengung des Spinalkanals. Bewegungseinschränkung, vorzeitige Arthrosen in Folge statischer Fehlbelastung, normale Intelligenz.

Diagnostik. **Röntgen:** verbreiterte Röhrenknochen, becherartige Form der Metaphysen (☞ Abb. 17.9).

Therapie. Keine kausale Therapie möglich. Bei stärkeren Achsenfehlstellungen Epiphyseodesen im Wachstumsalter und Korrekturosteotomien nach Wachstumsabschluss.

Osteogenesis imperfecta

Syn.: Glasknochenkrankheit

Ätiologie. Skelettdysplasie mit angeborener Störung der Kollagensynthese, die zu Osteoblastenschwäche und mangelnder Osteoidbildung führt. Betroffen ist das gesamte mesenchymale Gewebe: Sehnen, Bänder, Skleren, Dentin und vor allem Knochen. Die Vererbung folgt zu 90% einem autosomal-dominanten, in 10% einem rezessiven Erbgang (☞ Pädiatrie, Kap. 15).

Epidemiologie. 4–7 Fälle pro 100 000 Neugeborene.

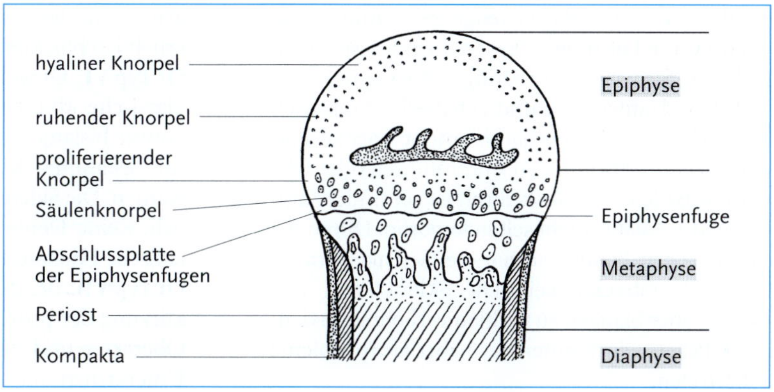

Abb. 17.8: Anatomie der Wachstumsfuge [1]

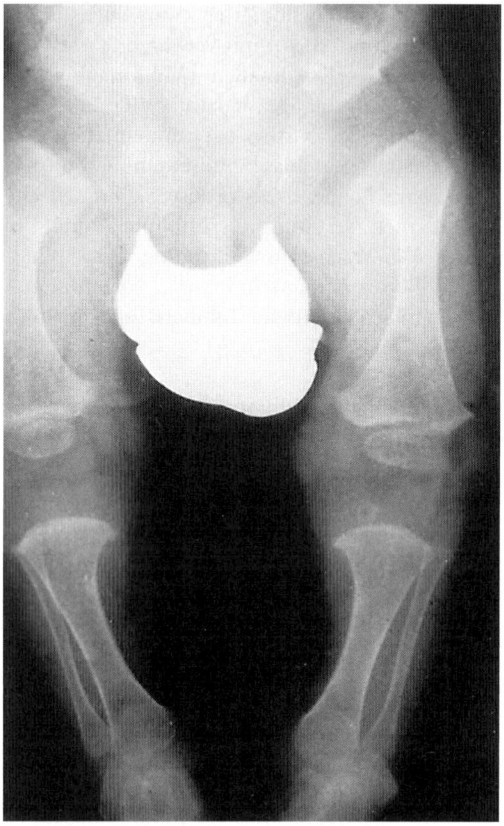

Abb. 17.9: Achondroplasie: Beachte die becherartige Form der Röhrenknochen. [2]

Klinik. Leitsymptom ist die abnorme Knochenbrüchigkeit. Die 4-Typen-**Klassifizierung** von David Sillence wurde von Francis H. Glorieux um die Typen V, VI und VII erweitert. Aufgrund der hohen **Ausprägungsvariabilität** lassen sich jedoch die Betroffenen nicht immer klar einem dieser OI-Typen zuordnen.

- **OI Typ I (ehemals Osteogenesis imperfecta tarda, Typ Lobstein):** Dies ist die mildeste Form der OI. Sie wird daher häufig erst erkannt, wenn das Kind laufen lernt und sich hierbei Frakturen zuzieht. Der Körperbau ist meist normal und Knochenverformungen sind minimal oder fehlen gänzlich. Die Muskelkraft ist gemindert und die Muskulatur nicht selten hypoton. Durch die schwachen Bänder neigen die Gelenke oftmals zur Überstreckbarkeit. Die **Sklera** kann von weiß über bläulich zu tiefblau variieren. Ab dem 20. Lebensjahr können vermehrt Hörprobleme auftreten.
- **OI Typ II:** Ist die schwerste Form der OI mit unterentwickelter Lungenfunktion, hoher Frakturanfälligkeit und starken Deformierungen, galt bisher als letal. Die Prognose hat sich in den letzten Jahren deutlich verbessert.
- **OI Typ III (ehemals Osteogenesis imperfecta congenita, Typ Vrolik oder auch Vrolik-Syndrom):** Die Betroffenen dieses Typs sind **kleinwüchsig.** Mit der geringsten Größe und der höchsten Neigung zu Deformierungen und Brüchen der Knochen gehören sie in der Typisierung nach dem Typ II zur Extremform unter den OI-Betroffenen, was häufig den Gebrauch eines Rollstuhls erforderlich macht. Neben den Extremitäten können der Schädel, der Brustkorb und die Wirbelsäule in unterschiedlicher Ausprägung verformt sein, dies begünstigt Atemprobleme.
- **OI Typ IV:** Betroffene dieses Typs sind ebenfalls kleinerwüchsig, meist jedoch leichter betroffen als bei dem Typ III und somit häufiger Fußgänger. Die Skleren sind normal bis leicht bläulich. Die Neigung zu Frakturen und Verformungen der Knochen ist häufig geringer als bei Typ III.
- **OI Typ V:** Betroffene dieses Typs neigen zum seltenen Phänomen des sogenannten hyperplastischen **Kallus** (*Callus luxurians*), einer spontan überschießenden Kallusbildung ohne eine hierfür übliche Fraktur mit anschließender Verknöcherung. Durch Einlagerung von Calziumsalzen in die bindegewebigen Strukturen (**Syndesmosen**) zwischen den beiden Unterarmknochen Elle und Speiche, sowie den Unterschenkelknochen Schien- und Wadenbein (Calzifizierung der Membranae interossea antebrachii et cruris) ist die Ein- und Auswärtsdrehung (**Pronation/Supination**) des Unterarms bzw. des Unterschenkels der Betroffenen erheblich blockiert.
- **OI Typ VI:** Obwohl Betroffene dieses OI-Typs klassische klinische Symptome der OI zeigen, konnte bislang keinerlei Mutation auf den hierfür bekannten Kollagen-Genen nachgewiesen werden. Die Skleren sind normal bis leicht bläulich. Keine Dentinogenesis imperfecta. Die alkalische **Phosphatase** ist leicht erhöht.
- **OI Typ VII:** Bei dem OI-Typ VII liegt eine Verkürzung der proximalen Extremitäten, also der Oberarme und -schenkel, im Verhältnis zu den Unterarmen und -schenkeln vor (Rhizomelie).

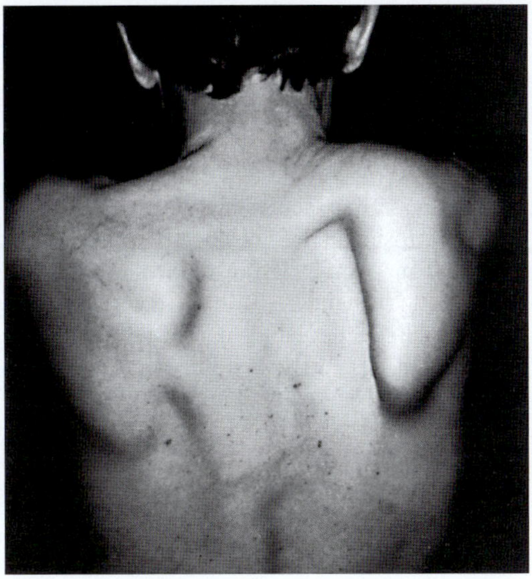

Abb. 17.10: Scapula alata [2]

Diagnostik. **Röntgen:** glasige, grazile Knochen, Spongiosa rarefiziert und weitmaschig, dünne Kortikalis, multiple Frakturen unterschiedlichen Alters, Pseudarthrosen, Säbelscheidenform der Tibia, Hirtenstabdeformität des Femurs, Skoliose, Thorax- und Fußdeformitäten. Genetische Diagnostik.

Therapie. Keine kausale Therapie möglich. Die Prophylaxe von Verbiegungen und Frakturen sowie Vertikalisierung des Körpers stehen im Vordergrund: Lagerungsschienen, Steh- und Gehapparate, intramedulläre Stabilisierung der Frakturen, evtl. Teleskopnägel zur Wuchslenkung. Medikamentär Biphosphonatgabe.

2.1.3 Obere Extremität

Angeborener Schulterblatthochstand

Syn.: Scapula alata, Sprengeldeformität

Ätiologie. Zuordnung zu den **Dysostosen** (dysharmonische Entwicklungsstörung einzelner Knochen). Seltene, in ca. 90% einseitig vorkommende Fehlbildung, die wahrscheinlich erblich ist. Ursächlich liegt eine Störung des Descensus scapulae während der embryonalen Entwicklung zugrunde. Das Vorkommen beim weiblichen gegenüber dem männlichen Geschlecht überwiegt mit 3 : 1. Häufig zusätzliche skelettäre und muskuläre Fehlbildungen (z. B. Skoliose, Rippenanomalien, Klippel-Feil-Syndrom, Spina bifida).

Klinik. Mehr oder weniger hoch stehendes Schulterblatt, häufig Lage- und Formveränderungen der Skapula (z. B. hackenförmiger oberer Skapulawinkel) und in 50% knöcherne, knorpelige oder fibröse Verbindung zur WS (☞ Abb. 17.10). Vor allem die knöcherne Verbindung (Os omovertebrale) führt zur Behinderung der skapulothorakalen Beweglichkeit.

Therapie. In leichten Fällen Abtragung des Angulus superior scapulae und Entfernung der omovertebralen Verbindung. In schweren Fällen zusätzlich Verschiebeosteotomie der Skapula oder Kaudalversetzung der ganzen Skapula.

Radioulnare Synostose

Definition. Angeborene knöcherne Verbindung zwischen Radius und Ulna, meist im proximalen Drittel des Unterarmes.

Ätiologie. Seltene Hemmungsfehlbildung, die ein- oder beidseitig auftreten kann.

Klinik. Aufgehobene Drehbewegung des Unterarmes mit kompensatorischer Mehrbeweglichkeit der Nachbargelenke. Unterarm steht gewöhnlich in Pronation.

Therapie. Operative Trennung der Synostose wegen häufiger Rezidive nicht angezeigt. Darüber hinaus häufiges Fehlen von Unterarmmuskeln (z. B. des M. supinator brevis). Bei ungünstiger Rotationsstellung Drehosteotomie zur Funktionsverbesserung.

Sonderform. Erworbene radioulnare Synostose als Brückenkallus nach Unterarmfrakturen. **Therapie:** Kallusresektion und Interposition einer Silastikmembran.

Radiusaplasie

Ätiologie. Zuordnung zu den **Ektromelien:** Hemmungsfehlbildung mit Hypo- oder Aplasie einzelner oder mehrerer Röhrenknochen, die mit Fehlstellung der Gliedmaßen oder Kontrakturen verbunden sein können.

Klinik. Die Hypo- oder Aplasie des Radius mit Verkürzung seines distalen Endes führt zur **Klumphand:** Krümmung der Elle zur Radialseite und oft Abknickung zur Beugeseite. Fehlen des radialen Teils der Handwurzel, Hypoplasie oder vollständiges Fehlen des Daumens. Häufig gleichzeitiges Vorliegen einer proximalen radioulnaren Synostose.

Therapie. Operative Einstellung der Elle in die Handwurzel. Schienenbehandlung nur zur Vorbereitung auf oder als Rezidivprophylaxe nach Korrekturoperation.

Madelung-Deformität

Definition. Erbliche Wachstumsstörung der distalen Radiusepiphyse, im Schulalter zeigt sich eine meist bds. starke dorsale Prominenz des Ulnaköpfchens (Bajonettstellung der Hand). Geschlechterverhältnis Frauen : Männer ca. 4 : 1.

Klinik. Bis zum Wachstumsabschluss progrediente Verschiebung der Hand speichenwärts bis hin zur radialen Klumphand. Bewegungseinschränkung, selten Schmerzen, aber frühe Entwicklung einer Handgelenksarthrose sind charakteristisch.

Therapie. Zum Wachstumsende korrigierende Osteotomie des Radius mit gleichzeitiger Verkürzung der Ulna. Bei fortgeschrittener Arthrose Handgelenksarthrodese.

2.1.4 Untere Extremität

Angeborene Hüftdysplasie

Diese Entwicklungsstörung ist durch eine steil gestellte und flache Hüftpfanne gekennzeichnet. Der Pfannenerker ist unterentwickelt und das Hüftgelenk abnorm weit. Ohne adäquate Therapie entwickelt sich eine Hüftluxation (☞ Kap. 3.9).

Aplasie, Hypoplasie und Pseudarthrosen

Femurdefekte. Angeborene Femurdefekte zählen zu den longitudinalen Fehlbildungen und können je nach Ausprägung von einer geringfügigen Beinverkürzung bis zum vollständigen Fehlen des Oberschenkelknochens reichen. Entsprechend der Dysplasieausprägung kommt es zu einer Verkürzung der Oberschenkelmuskulatur und zu Bewegungseinschränkungen in Knie- und Hüftgelenk. **Therapeutisch** ist die frühzeitige Versorgung mit Orthesen und Prothesen anzustreben. Eventuell sind vor der prothetischen Versorgung operative Eingriffe notwendig.

Fibula- und Tibiahypoplasie und -aplasie. Diese führen zu Instabilitäten im oberen Sprunggelenk und im Kniegelenk, da die Malleolengabel nur inkomplett vorhanden ist bzw. das Tibiakopfplateau fehlt. Bei der Fibulaaplasie entwickelt sich eine Valgität des Rückfußes mit Verkürzung der Achillessehne. Die Aplasie der Tibia führt zu einer Varusstellung des Unterschenkels und zu einem Klumpfuß. **Therapeutisch** stehen rekonstruktive Maßnahmen zur Wiederherstellung der Stabilität im Vordergrund.

Pseudarthrosen

Als Beispiel für Pseudarthrosenbildung sei das **Crus varum congenitum** genannt, eine Erkrankung unklarer Genese, die auch als Begleiterscheinung der Neurofibromatose auftritt.

Definition. Das Crus varum congenitum (☞ Abb. 17.11) ist definiert als Verbiegung des

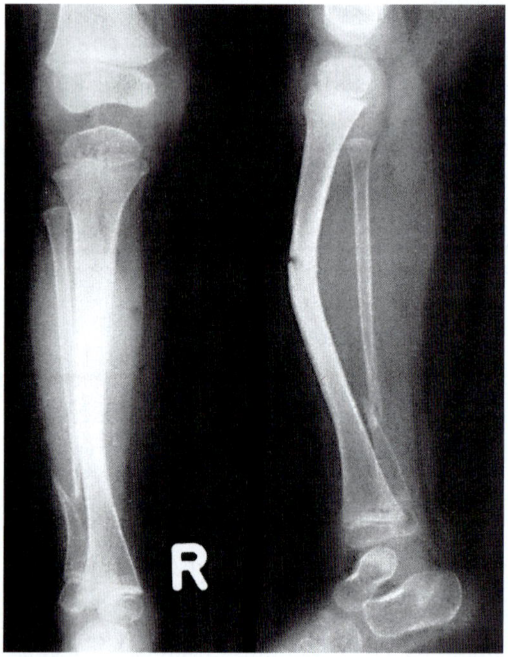

Abb. 17.11: Crus varum congenitum [2]

Unterschenkels im mittleren und unteren Knochendrittel. Häufig kommt es im weiteren Verlauf zu einer Spontanfraktur mit anschließender Ausbildung einer Pseudarthrose, aus der eine Beinverkürzung durch Atrophie der Frakturenden resultiert.

Therapie. Es wird versucht, durch Schienen- und Hülsenapparate die Fraktur zu verhindern. In diesem Stadium sind operative Maßnahmen kontraindiziert. Ist die Fraktur eingetreten, kann eine osteosynthetische Versorgung durchgeführt werden.

Kongenitale Fußdeformitäten

☞ Kap. 3.12

Kongenitale Kniegelenksluxation

Definition. Angeborene Luxation des Unterschenkels im Kniegelenk nach ventral.

Klinik. Überstreckstellung des Kniegelenks bei deutlichem Beugedefizit.

Therapie. In der Neugeborenenzeit redressierende Gipsbehandlung in Beugestellung, später offene Reposition mit Verlängerung der Weichteilstrukturen.

Kniescheibenteilung

Die Kniescheibenteilung (Patella partita) ist eine nicht therapiebedürftige, anlagebedingte Anomalie, die bei ausbleibender Verschmelzung der patellabildenden Knochenkerne entsteht. Meist ist der äußere obere Quadrant betroffen. Der Befund ergibt sich häufig zufällig bei Röntgenuntersuchungen, differentialdiagnostisch ist auch an eine Kniescheibenfraktur zu denken.

2.1.5 Wirbelsäule

Fehlbildungsskoliose und -kyphose

Ätiologie. Sowohl die Fehlbildungsskoliose als auch Fehlbildungskyphose beruhen auf Wirbelkörperfehlbildungen, die häufig mit weiteren Anomalien kombiniert sind. Tab. 17.2 stellt die Wirbelfehlbildungen den resultierenden Wirbelsäulendeformitäten gegenüber.

Therapie. Leider weisen kongenitale Skoliosen und Kyphosen in der Regel eine schwere Progression auf und machen daher im Gegensatz zu idiopathischen Skoliosen häufig schon früh im Wachstumsalter korrigierende Eingriffe notwendig (☞ Kap. 3.7). Wichtig ist der präoperative Ausschluss einer Diastematomyelie sowie des Tethered-Cord-Syndroms.

Diastematomyelie bezeichnet die sagittale Längsspaltung des Myelons durch ein knöchernes oder bindegewebiges Septum. Eine frühzeitige operative Entfernung des Septums ist zu erwägen, da progrediente Lähmungen auftreten können.

Das **Tethered-Cord-Syndrom** ist definiert als Ausbleiben des Aszensus des Rückenmarks aufgrund von Verklebungen und Verwachsungen, die meist eine Folge begleitender Defekte sind (z.B. Meningomyelozele oder Diastematomyelie). Auch hier sollte spätestens bei Auftreten erster neurologischer Erscheinungen die operative Lösung erfolgen.

Klippel-Feil-Syndrom

Definition. Das Klippel-Feil-Syndrom bezeichnet die Blockwirbelbildung mehrerer Halswirbel, daraus resultiert klinisch ein **Kurzhals.** Die Fehlbildung kann bis zur oberen Brustwirbelsäule reichen, wobei sich häufig eine Kombination mit

Tab. 17.2: Übersicht über verschiedene Wirbelfehlbildungen

Wirbelfehlbildung	resultierende Deformität
ventrale Segmentationsstörung	progrediente Kyphose
lokale Segmentationsstörung	Skoliose mit Konkavität an der Störungsseite
beidseitige Segmentationsstörung	Hypermobilität der benachbarten Segmente
anteriore Störung der Wirbelkörperbildung	progrediente Knickskoliose bzw. Gibbus
anterolaterale Wirbelkörperbildungsstörung	kombinierte Knickskoliose und -kyphose
laterale Störung der Wirbelkörperbildung	Knickskoliose

anderen Fehlbildungen wie z.B. Skoliosen und Nierenfehlbildungen findet.

Klinik. Hauptmerkmale sind die eingeschränkte Beweglichkeit der HWS, der Kurzhals sowie der vertiefte Haaransatz.

Diagnostik. Die Diagnose wird klinisch gestellt und radiologisch gesichert.

Therapie. Eine kausale Therapie ist nicht möglich, lediglich sich entwickelnde Zervikalgien werden symptomatisch behandelt.

Spaltbildungen

Es gibt zahlreiche Arten von Spaltbildungen mit und ohne Beteiligung des Myelons. Häufigste Spaltbildung ist die **Spina bifida occulta.** Bei dieser Erkrankung bleibt der knöcherne Bogenschluss im Lumbosakralbereich aus (☞ Neurologie, Kap. 4.1).

2.2 Metabolische Knochenerkrankungen

☞ Innere Medizin, Endokrine Organe, Stoffwechsel und Ernährung

Hyperparathyreoidismus (HPT)

Syn.: Osteodystrophia fibrosa cystica generalisata, Morbus Recklinghausen

Definition. Vermehrte Bildung von Parathormon (PTH) bei:

- Adenomen, Hyperplasie und Karzinomen der Nebenschilddrüse (primärer Hyperparathyreoidismus)
- niedrigem Blutkalziumspiegel in Folge Fehlernährung und Vitamin-D-Mangels (sekundärer Hyperparathyreoidismus)
- Hyperplasie der Nebenschilddrüsen nach sekundärem HPT (tertiärer Hyperparathyreoidismus)

Pathogenese. Aktivierung der Osteoklasten aufgrund erhöhten Parathormonspiegels. Folge: allgemeine Knochenresorption, alkalische Phosphatase↑, Hyperkalzämie, Phosphat↓.

Klinik. Unbestimmte Rücken- und Gelenkschmerzen, nächtliche Knochenschmerzen, Nephrolithiasis, Chondrokalzinose, peptische Magenulzera. Im Kindesalter kann es zu Femurkopfepiphyseolysen kommen.

Diagnostik. **Röntgen:** regellose Entkalkung des Skeletts, subperiostale Knochenresorption, als Frühsymptom Usuren im Bereich des Kiefers und an den Fingerphalangen, fibröse Umwandlung des Knochenmarks, Knochenzysten, „braune Tumoren" als Folge von Einblutungen, (Spontan-) Frakturen, gelegentlich massive Skelettdeformitäten.

Therapie. Beim primären Hyperparathyreoidismus Entfernung der Nebenschilddrüsenadenome, beim sekundären Hyperparathyreoidismus Behandlung der Grunderkrankung. Der tertiäre Hyperparathyreoidismus kann evtl. chirurgisch behandelt werden.

Klinischer Fall

Eine 65-jährige Patientin wird mit Spontanfrakturen mehrerer Wirbel stationär eingewiesen. Erste Laboruntersuchungen ergeben eine Hyperkalzurie, Hyperphosphaturie und Hyperkalzämie. **Diagnose:** Osteodystrophia fibrosa generalisata (M. Recklinghausen).

Gicht

Syn.: Arthritis urica

☞ Innere Medizin, Endokrine Organe, Stoffwechsel und Ernährung, Kap. 7.4

Definition. Durch Ablagerung von Uratkristallen in Binde- und Stützgewebe entstandene Gelenkerkrankung, die hauptsächlich bei Männern nach dem 40. Lebensjahr auftritt.

Ätiologie und Pathogenese

- **primäre Gicht:** hereditäre Stoffwechselerkrankung durch Enzymdefekt im Purinstoffwechsel
- **sekundäre Gicht:** vermehrte Zufuhr (fleischreiche Nahrung, erhöhter Zelluntergang) oder verminderte Ausscheidung (chronische Nierenerkrankung) von Harnsäure. Eine Zunahme der Serumharnsäurekonzentration – von Hyperurikämie spricht man bei einem Spiegel > 7 mg/dl (416 µmol/l) bei Männern und > 5,7 mg/dl (339 µmol/l) bei Frauen – führt zu Ablagerungen von Uratkristallen im Knorpel, in der Kapsel und im periartikulären Gewebe.

Klinik

- **akuter Gichtanfall:** Nach einer fett- und alkoholreichen Mahlzeit oder nach einer physischen Überlastung treten plötzliche, nächtliche Schmerzen fast immer im Großzehengrundgelenk (Podagra) auf. Es zeigen sich alle Symptome einer akuten Arthritis: Rötung, Schwellung, Druckempfindlichkeit und Überwärmung des Gelenkes, Leukozytose, mäßige BSG-Erhöhung, eventuell Fieber, Schüttelfrost
- **chronische Gicht:** Bei unbehandelter Hyperurikämie treten die Gichtanfälle häufiger auf und breiten sich auf andere Gelenke aus, insbesondere Mittelfuß-, Sprung-, Knie- und Handgelenke. Übergang in eine deformierende Arthrose (Arthrosis urica)

Diagnostik. Typische Anamnese, Nachweis von Uratkristallen bei der Synoviaanalyse. Röntgen im Frühstadium unauffällig, im Spätstadium Knochentophi (scharf begrenzte Osteolysen) im Epi- und Diaphysenbereich, Weichteiltophi mit Osteolyse, Arthrose.

Merke

Harnsäurekristalle sind röntgenologisch nicht nachweisbar.

Therapie

- **akuter Gichtanfall:** Colchicin und/oder nichtsteroidale Antirheumatika (z.B. Indometacin) sowie lokale kühlende Alkoholumschläge
- **chronische Gicht:** Dauerbehandlung durch Diät (wenig Kaffee, kein Alkohol), Urikostatika (Allopurinol) oder Urikosurika (Benzbromaron). Gabe von ASS und Thiaziddiuretika vermeiden

Rachitis

Definition. Mineralisationsstörung des Knochens durch Vitamin-D-Mangel. Auftreten bei Kindern vom 3. Lebensmonat bis zum vollendeten 2. Lebensjahr.

Pathogenese. Aufgrund eines Vitamin-D-Mangels kommt es zur verminderten intestinalen Kalziumresorption. Folge: Störung der Ossifikation in der vorgebildeten Knochengrundsubstanz (Osteoid). Der Knochen bleibt weich, es entstehen Verbiegungen.

Klinik. Allgemeinerkrankung mit Appetitlosigkeit, Blässe und verspäteter motorischer Entwicklung. Typische Knochendeformierungen: Eindrückbarkeit des Hinterhauptknochens (Kraniotabes), Auftreibung der Knorpel-Knochen-Grenze der Rippen (rachitischer Rosenkranz), eingezogene Rippen am Zwerchfellansatz (Harrison-Furche), aufgeworfene untere Thoraxapertur (Glockenthorax), Kiel- oder Trichterbrust, Skoliosen, abgeflachtes Becken (Kartenherzbecken), symmetrische Verbiegungen der Röhrenknochen (Coxa vara, Genu varum, Crus varum), Knick-Senk-Füße, tastbare Auftreibung der distalen Metaphysen, vor allem der Hand- und Knöchelgelenke, verspätete Zahnentwicklung, Hypotonie der Bauchmuskulatur (Froschbauch).

Labor. Alkalische Phosphatase erhöht, Kalzium und Phosphat meist erniedrigt.

Röntgen. Becherförmige Auftreibung der Metaphysen, verbreiterte und unregelmäßige Wachstumsfugen, vermehrte Strahlentransparenz der Diaphysen, erweiterte Markhöhlen, „Looser-Umbauzonen" an Stellen starker mechanischer Belastung (Konvexseite der Röhrenknochen).

Therapie. Tägliche Vitamin-D-Zufuhr, ausreichend Kalzium und Phosphat, Sonnenlicht. Prophylaxe: 500–1000 IE Vitamin D/Tag ab der 2. Lebenswoche bis Ende des 1. Lebensjahres. Knochenverbiegungen korrigieren sich weitgehend spontan. Bei schweren Deformitäten eventuell Korrekturosteotomien.

Osteomalazie

Definition. Osteopathie mit Reduktion des mineralisierten Knochens. „Rachitis des Erwachsenen". Manifestation im höheren Lebensalter, Frauen sind häufiger betroffen.

Ätiologie. Vitamin-D-Mangel (ungenügende Sonnenexposition, Mangelernährung, verminderte intestinale Resorption), Leber- und Niereninsuffizienz führt zu mangelhafter Metabolisierung von Vitamin D, Medikamente (Antiepileptika).

Pathogenese. Mangelhafte Mineralisierung des neu gebildeten Knochens bei normalem Abbau des vorhandenen Knochens führt zu verminderter Belastbarkeit des Skeletts, Weichheit und Verbiegbarkeit des Knochens.

Klinik. Schleichender Verlauf, unspezifische Beschwerden wie Muskelschwäche, diffuse Gelenkbeschwerden und Schmerzen. Wirbelkörpersinterung (Keil- und Fischwirbel wie bei Osteoporose), Kyphose mit Abnahme der Körpergröße, gelegentlich Gibbus. Im Bereich besonderer mechanischen Belastung Auftreten von so genannten Pseudofrakturen (Looser-Umbauzonen): proximaler Unterschenkel (Genu varum), Hüftgelenk (Coxa vara, Protrusio acetabuli), Becken (Kartenherzbecken durch Einsinken des Kreuzbeins in das Becken).

Diagnostik
- Labor: wie bei Rachitis, Kalziumausscheidung im Urin ↓
- Röntgen: vermehrte Strahlentransparenz, Konturunschärfe der Spongiosabälkchen, Looser-Umbauzonen, Knochenverbiegungen, Eindellungen an Deck- und Grundplatten der WS, Keil- und Fischwirbel

Therapie. Vitamin-D-Zufuhr. Evtl. vorübergehende Bettruhe oder Stützkorsett wegen Schmerzen oder Insuffizienz des Skeletts. Bei ausgeprägten Deformierungen Umstellungsosteotomie.

Phosphatdiabetes

Definition. Hereditäre hypophosphatämische Vitamin-D-resistente Rachitis.

Ätiologie. Dominant vererbbare Störung der Nierentubuli mit erhöhter Phosphatausscheidung, die zu Knochenverbiegungen und Spontanfrakturen führt.

Klinik. Symptome ähneln denen der Rachitis, treten aber erst nach dem 1. Lebensjahr auf. Leitsymptome sind Knochenverbiegungen, Spontanfrakturen und erheblich erhöhte Phosphatausscheidung im Urin.

Therapie. Phosphatzufuhr, Calcitriolgabe; keine Beeinflussung durch Vitamin-D-Gaben. Frühzeitige operative Deformitätenkorrektur.

Osteoporose

☞ Kap. 3.7

2.3 Knocheninfektionen

Osteomyelitis

Definition. Die Osteomyelitis ist eine durch Erreger, meist Bakterien, hervorgerufene Knochenentzündung.

Man differenziert:
- nach dem Erreger
  - unspezifische (eitrige) Osteomyelitis: häufiger, zu 90%, durch Staphylokokken, Streptokokken verursacht
  - spezifische Osteomyelitis: Tuberkulose, Typhus, Lues, Pilze
- nach der Eintrittspforte und dem Ausbreitungsweg:
  - hämatogene (endogene) Osteomyelitis: Nach hämatogener Aussaat der Erreger entstehen Markraumabszesse, die je nach Abwehrlage des Organismus lokal begrenzt bleiben oder sich ausweiten.
  - posttraumatische (exogene) Osteomyelitis
- nach dem Verlauf: akute und chronische Osteomyelitis

Folgende klinischen Erscheinungsbilder werden unterschieden:

Akute hämatogene Osteomyelitis

Aufgrund unterschiedlicher Vaskularisationsmuster des Knochens ist der Verlauf der Osteomyelitis vom Lebensalter abhängig:

Säuglingsosteomyelitis

Ätiologie. Meist nach einer Allgemeinerkrankung (z.B. Nabelschnurinfektion) kommt es zur eitrigen Infektion des Knochenmarks, insbesondere der (Femur-)Metaphyse. Da bei Säuglingen die terminalen Blutgefäße durch die knorpelige Epiphysenfuge verlaufen, können die Bakterien von der Meta- über die Epiphyse in das Gelenk eindringen und zum eitrigen Gelenkerguss (Pyarthros) führen. Gefahr der Wachstumsfugenzerstörung mit nachfolgender Wachstumsstörung.

Klinik. Es imponieren schmerzhafte Schonhaltung, lokale Schwellung, Überwärmung, Rötung, Fieber, Leukozytose, BSG-Erhöhung, Linksverschiebung im Differentialblutbild.

Diagnostik. Mittels MRT. Das Röntgenbild ist im Frühstadium unauffällig, erst nach ca. 3 Wochen finden sich Auftreibungen der Meta- und eventuell auch der Epiphyse mit Periostabhebung und Verkalkung. Im Szintigramm ist bereits nach einer Woche eine Mehranreicherung sichtbar.

Therapie. Antibiotika i. v., Ruhigstellung der betroffenen Region, Spülung des eitrigen Gelenkergusses durch Gelenkpunktion oder Spül-Saug-Drainage. Lokale Sanierung und Einbringen von resorbierbaren Antibiotikaträgern.

Juvenile Osteomyelitis

Ätiologie. Auftreten nach Allgemeininfektion. Erkrankungsalter: 2.–16. Lebensjahr mit Häufigkeitsgipfel um das 8. Lebensjahr. In diesem Alter bilden die Wachstumsfugen gefäßlose Barrieren, so dass sich die Knochenmarksentzündung vorwiegend im meta- und diaphysären Bereich ausbreitet, während die Epiphysen verschont bleiben. Bei intraartikulärer Lage der Metaphysen (Hüfte, Knie, Schulter) kann der Infekt auch in das Gelenk einbrechen.

Klinik. Symptome wie bei Säuglingsosteomyelitis.

Diagnostik. Im Röntgen periostale Ossifikationen. Zur Differentialdiagnose MRT erforderlich.

Differentialdiagnose. Ewing-Sarkom.

Therapie. Antibiotika und Ruhigstellung. Bei Markphlegmonen und subperiostalen Abszessen chirurgische Ausräumung. Einbringung von antibiotika-imprägnierten Knochentransplantaten.

Erwachsenenosteomyelitis

Definition. Seltenere akute Osteomyelitis, die neben den langen Röhrenknochen bevorzugt die Wirbelsäule befällt (Spondylitis). Wegen der fehlenden Wachstumsfugen kann der Infekt ins Gelenk einbrechen.

Klinik. Allgemeinsymptome sind meist gering ausgeprägt, Schmerzen und Funktionseinschränkung stehen im Vordergrund.

Diagnostik. Im Röntgen fleckige Aufhellungen, Periostreaktionen und Knochensequester (Knocheninfarkt im Zentrum der Entzündung), reaktive Knochenneubildung mit Randsklerose (Totenlade). Zur Differentialdiagnose MRT.

Therapie. Wie bei juveniler Osteomyelitis.

Chronische Osteomyelitis

Neigung zu Therapieresistenz und Rezidiven. Auftreten meist als sekundär chronische Osteomyelitis nach verschleppter akuter Osteomyelitis. Die primär chronische Osteomyelitis, die sich bei günstiger Abwehrlage und geringer Virulenz der Erreger ohne Zwischenstufen entwickelt, ist seltener.

Formen der primär chronischen Osteomyelitis:

- **Brodie-Abszess:** runde Abszesshöhle aus Granulationsgewebe und Eiter mit ausgeprägtem Sklerosesaum. Vorkommen meist am distalen Femur und am Tibiakopf. DD: Knochentumor
- **plasmazelluläre Osteomyelitis:** Kaverne mit Plasmazellen und Sklerosierung. Kein Erregernachweis
- **sklerosierende Osteomyelitis Garré:** kein Erregernachweis. Klinisch Schmerzen und zunehmende Auftreibung der befallenen Knochenabschnitte. Therapie: Ausräumung der Sklerosezonen bei anhaltenden Schmerzen

Posttraumatische Osteomyelitis

Definition. Sekundär chronische Verlaufsform. Die Ausbreitung der primär lokalisierten Entzündung hängt ab von der Menge und Virulenz der eingedrungenen Keime, vom Weichteilschaden, von der Störung der Bruchheilung und von eingebrachten Fremdmaterialien.

Klinik. Klinisch wechselhafter Verlauf. Nach langer Inaktivität kann es zu Rezidiven mit akuten Entzündungszeichen und eventuell Sepsis kommen.

Diagnostik. Im Röntgen Sklerosierungen und Sequester. Zur Therapieplanung MRT erforderlich.

Therapie. Nur die radikale operative Ausräumung des infizierten und nekrotischen Gewebes kann zur Ausheilung führen. Stabilisierung der instabilen Knochenabschnitte mit äußerem Spanner (Fixateur externe).

Tuberkulöse Osteomyelitis

Ätiologie. Häufigste spezifische Osteomyelitis durch das Mycobacterium tuberculosis. Entstehung immer auf hämatogenem Wege, am häufigsten in der WS.

Klinik. Die Spondylitis tuberculosa, die besonders die untere Brust- und die obere Lendenwirbelsäule betrifft, kann durch Sinterung der Wirbelkörper zur Abknickung der WS (Gibbus), begleitender Querschnittslähmung und zu Senkungsabszessen führen.

Diagnostik. Entsprechende Veränderungen im Röntgen, Anamnese und positiver Mendel-Mantoux-Test liefern Hinweise, beweisend ist lediglich der Erregernachweis aus dem Krankheitsherd.

Therapie. Tuberkulostatische Behandlung, Ruhigstellung, evtl. operative Ausräumung und Defektauffüllung mit Spongiosa.

2.4 Knochentumoren und tumorähnliche Veränderungen

Epidemiologie. Tumoren der Stütz- und Bewegungsorgane sind selten. Die primären Knochentumoren machen nur 1% aller Tumoren aus. Weichteiltumoren sind noch rarer. Die primär aus Knochengewebe stammenden Tumoren treten zu $^2/_3$ in der präpubertären Wachstumsphase auf, dagegen stehen die sekundären Tumoren (Metastasen) im Erwachsenenalter im Vordergrund.

Diagnostik. 3 Hauptkriterien sind bei Knochentumoren wichtig:

- **Alter und Geschlecht:** Viele Tumoren haben ihren Häufigkeitsgipfel in einem bestimmten Alter. Die Häufung von primären Knochentumoren während des präpubertären Wachstumsschubes und an Orten des intensivsten Längenwachstums (Epiphysenfugen) lässt einen engen Zusammenhang mit der Gewebedifferenzierung erkennen.
- **Lokalisation:** Die Mehrzahl der Tumoren bevorzugt bestimmte Knochen. Bei Befall eines Röhrenknochens differenziert man die Lokalisation in der Epi-, Meta- oder Diaphyse (☞ Abb. 17.12).
- **Röntgen:** Das Röntgenbild liefert Information über die Dignität und Art des Tumors (☞ Radiologie, Abb. 10.19). Ein Tumor mit deutlicher Sklerosierungszone lässt auf langsames Wachstum schließen, während ein infiltrierend und rasch wachsender Tumor eher unscharf begrenzt ist und Osteolysen in der Randzone des Tumors evtl. mit dazwischen eingelagerten Knocheninseln (Mottenfraß) aufweist. Mineralisation im abgehobenen Periost spricht auch für einen rasch wachsenden malignen Tumor. Wenn dieser die Kortikalis durchbricht, wird das Periost abgehoben und ossifiziert. Im Übergangsbereich zwischen Tumor und gesunder Kortikalis entwickelt sich ein typischer Periostsporn (Codman-Sporn). Bei mehrfacher Perforation des abgehobenen Periosts ergeben sich zwiebelschalenartige Auflagerungen, manchmal mit Spikula. Zur Differenzialdiagnose dienen Zusatzuntersuchungen wie MRT, CT, Szintigraphie, Angiographie und die Biopsie.

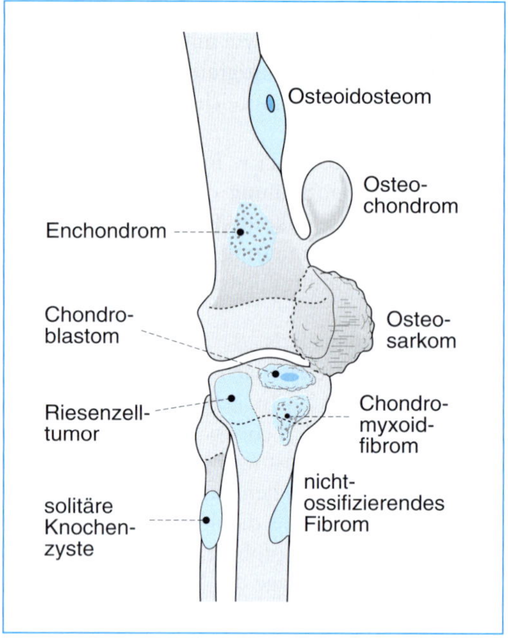

Abb. 17.12: Knochentumoren und ihre bevorzugte Lokalisation [4]

Klassifikation. Man unterscheidet benigne, maligne und semimaligne Tumoren (☞ Tab. 17.3). Zu den letzteren gehören Tumoren, die primär gutartig sind, aber potentiell maligne entarten können, sowie Tumoren, die lokalisiert maligne wachsen, jedoch nicht metastasieren. Primäre Knochentumoren entstehen aus ortsständigem

Tab. 17.3: Klassifikation der primären Knochen- und Weichteiltumoren (Auswahl)

Herkunftsgewebe	Gutartige Tumoren	bösartige Tumoren
Knorpelgewebe	• Osteochondrom = solitäre kartilaginäre Exostose • multiple kartilaginäre Exostosen • solitäres Enchondrom/Chondrom • multiple Enchondrome • Chondroblastom = Codman-Tumor	• Chondrosarkom: primär, sekundär
Knochengewebe	• Osteom • Osteoidosteom/Osteoblastom	• Osteosarkom: primär, sekundär
Bindegewebe	• nicht ossifizierendes/ossifizierendes Knochenfibrom • fibröse Knochendysplasie = Morbus Jaffé-Lichtenstein, Osteoklastom (Grad I)	• Fibrosarkom, Knochenfibrom • Osteoklastom (Grad III)
Fettgewebe, Knochenmark	• Lipom	• Liposarkom • medulläres Plasmozytom • Ewing-Sarkom
Gefäße	• Hämangiome des Knochens, der Skelettmuskulatur und der Synovia	• ossäres Hämangiosarkom
Muskelgewebe	• Rhabdomyom	• Rhabdomyosarkom
Synovialgewebe	• Synovialom	• Synovialsarkom

Gewebe, während sekundäre Knochentumoren aus anderen Geweben metastasieren.

2.4.1 Benigne Knochentumoren

Osteochondrom

Syn.: solitäre kartilaginäre Exostose

Definition. Metaphysennah wachsende, pilzförmige Knochentumoren mit aufliegender Knorpelkappe.

Erkrankungsgipfel. 2. Lebensjahrzehnt, geschlechtsunabhängig.

Lokalisation. V.a. distale Femurmetaphyse und proximale Metaphyse von Tibia und Humerus.

Sonderform. Multiple Osteochondrome = (hereditäre) multiple kartilaginäre Exostosen. Autosomal-dominanter Erbgang. Bereits im Kindesalter (3.–6. Lebensjahr) über das ganze Skelett verteilte Tumoren, insbesondere wachstumsfugennah in der Nähe des Schulter-, Hüft- und Kniegelenkes und der Rippen. In weniger als 2% maligne Entartung zum Chondrosarkom.

Klinik. Oft nur schmerzlose Vorbuckelung, aber auch Schleimbeutelbildung und -entzündung, Komprimierung von Nerven oder Gefäßen, Einschränkung der Gelenkfunktion und Achsfehlstellung.

Diagnostik. Pilzartige Vorwölbung des Tumors im Röntgenbild. Der Tumor kann breitbasig aufsitzen oder schmal gestielt sein. Fragliche Malignität kann durch vermehrte Speicherung im Szintigramm abgeklärt werden (☞ Abb. 17.13).

Therapie. Oft keine, da solitäre Osteochondrome äußerst selten entarten. Bei Funktionsbehinderung operative Entfernung. Radikale Resektion bei maligner Entartung.

Prognose. Solitäres Osteochondrom: gut. Entartung selten.

Enchondrom (Chondrom)

Definition. Vom Markraum des Knochens, die Spongiosa und Kortikalis verdrängend, wachsender Tumor aus hyalinem Knorpelgewebe.

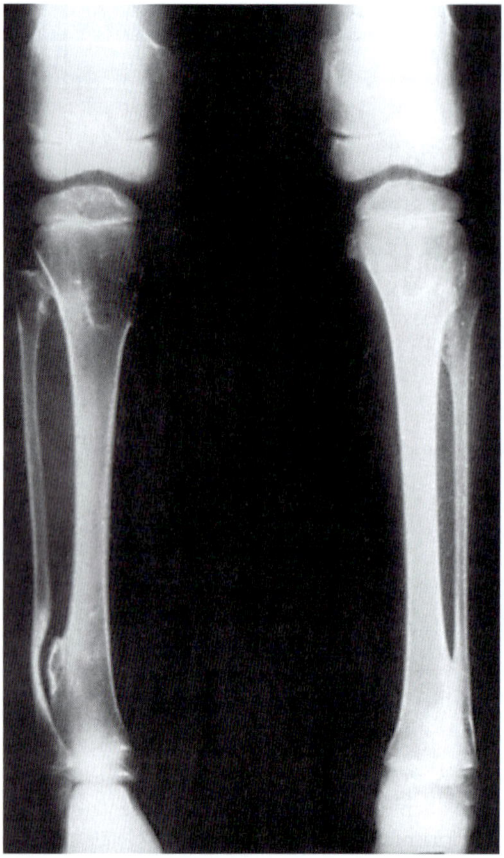

Abb. 17.13 Osteochondrom des Unterschenkels [2]

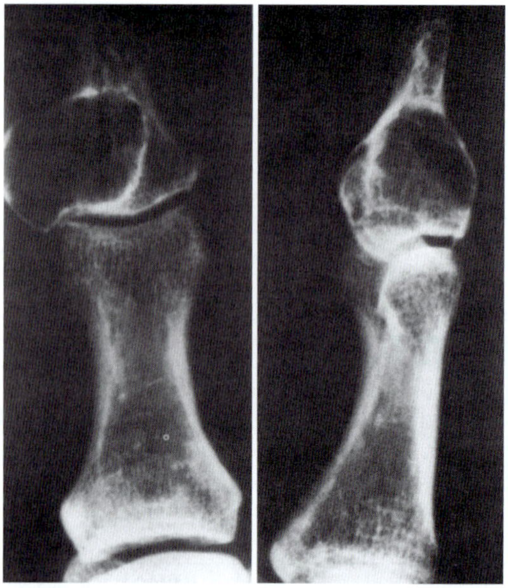

Abb. 17.14: Enchondrom des Fingerendgliedes [2]

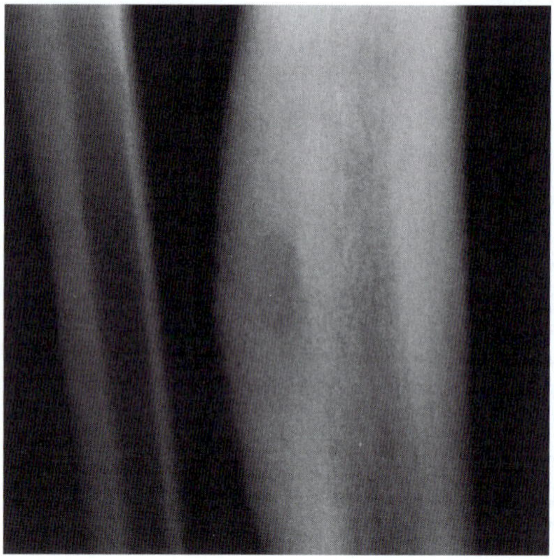

Abb. 17.15: Osteoidosteom der Tibia [2]

Vorkommen. Jedes Lebensalter, geschlechtsunabhängig.

Lokalisation und Prognose

- zu 50% in den **kurzen Röhrenknochen** der Hände, seltener der Füße (☞ Abb. 17.14); meist benigne
- **lange Röhrenknochen:** häufig semimaligne
- **Becken:** häufige Entartung zum Chondrosarkom

Klinik. Keine Schmerzen. Klinisch sichtbare Auftreibung oder Spontanfrakturen.

Diagnostik. Röntgenologisch zentral gelegene, scharf begrenzte Zyste ohne Randsklerose, die die Kortikalis kolbig auftreibt (insbesondere das Grundglied des 2. und 3. Fingers), gelegentlich mehrfach gekammert. Zentral gelegene Kalkspritzer möglich.

Therapie. Chirurgische Ausräumung und Spongiosaauffüllung bei Frakturgefahr oder entstellenden Enchondromen der Hand oder des Fußes. Sorgfältige Resektion der potentiell malignen Enchondrome.

Sonderform. Enchondromatose = chondrale Dysplasie; bereits im Kindesalter systemisch auftretende Knorpelnester im normalen Knochen, die mit zunehmendem Wachstum zur Instabilität der Knochen, Wachstumsstörung und Deformität führen können. Der Befall einer Körperhälfte wird als **Morbus Ollier** bezeichnet. Die Veränderungen können sich nach Wachstumsabschluss zurückbilden, aber auch eine maligne Entartung ist möglich (25%). Die Kombination von multiplen Enchondromen mit Haut- und/oder Organhämangiomen nennt man **Maffucci-Syndrom.**

Osteoidosteom

Klinischer Fall

Eine 20-jährige aktive Sportlerin klagt seit 3 Monaten über Schmerzen im Schienbein, die besonders nachts verstärkt auftreten und nach Einnahme von Acetylsalicylsäure weitgehend abklingen.
Diagnose: Osteoidosteom.

Definition. Seltener, gutartiger, osteoblastischer Tumor mit röntgenologisch erkennbarer zentraler Aufhellungszone (Nidus).

Erkrankungsgipfel. Meist bei Jugendlichen, geschlechtsunabhängig.

Lokalisation. Zu 50% in der Kortikalis von Femur und Tibia.

Klinik. Heftiger, meist nachts auftretender Schmerz, der typischerweise unter Acetylsalicylsäure nachlässt.

Diagnostik. Röntgen (☞ Abb. 17.15). Auftreibung der Kortikalis mit einer bis zu 2 cm großen runden Sklerose, die im Zentrum einen Nidus (Aufhellungsherd) aufweist. Szintigraphisch erheblich vermehrte Speicherung. DD: Brodie-Abszess oder Osteomyelitis.

Therapie. Nach Entfernung des Nidus schlagartiges Nachlassen der Schmerzen.

Osteom

Definition. Seltener Tumor, der vom Knochengewebe ausgeht.

Erkrankungsgipfel. Jedes Lebensalter, geschlechtsunabhängig.

Lokalisation. Auftreten in sämtlichen Knochen möglich.

Klinik. Meist asymptomatischer Zufallsbefund.

Therapie. Nicht erforderlich.

2.4.2 Maligne primäre Knochentumoren

Chondrosarkom

Definition. Primäres Chondrosarkom entwickelt sich aus ortsständigem Knorpelgewebe. Sekundäres Chondrosarkom geht aus einer zunächst gutartigen Knochengeschwulst hervor.

Erkrankungsgipfel. 5.–7. Lebensjahrzehnt, geschlechtsunabhängig.

Lokalisation. ³/₄ im Bereich des Beckenringes und des Schultergürtels.

Klinik. Relativ langsames Wachstum, das recht lang eine milde Symptomatik zeigt.

Diagnostik. Röntgenologisch alle Zeichen der Malignität: mottenfraßartige Osteolyse, Tumornekrosen mit Kalkspritzern, Durchbrechung der Kortikalis, Codman-Dreieck, Spikula.

Therapie. Wegen des relativ langsamen Wachstums unempfindlich gegenüber Chemo- und Strahlentherapie. Deshalb radikale chirurgische Entfernung.

Osteosarkom

Definition. Mit 40% Gesamtanteil häufigster primär maligner Knochentumor, aus knochenbildenden Zellen bestehend.

Erkrankungsgipfel. Bevorzugt männliche Jugendliche (m : w = 3 : 2) in der Pubertät und junge Erwachsene.

Lokalisation. **Metaphyse;** 60% der Tumoren liegen kniegelenksnah (distale Femurmetaphyse, proximale Tibia- und Fibulametaphyse). Auch der proximale Humerus ist oft betroffen. Das Osteosarkom wächst sehr rasch und setzt frühzeitig Metastasen in die Lunge.

Klinik. Unspezifische Schmerzen, tastbare, seltener sichtbare Schwellung mit lokal verstärkter Venenzeichnung, Spontanfraktur.

Klinischer Fall

Ein 14-jähriger Schüler klagt ohne erinnerliches Trauma seit ca. 8 Wochen über zunächst allmählich, aber zuletzt deutlich zunehmende Schmerzen im li Kniegelenk. Klinisch findet sich eine derbe Schwellung der proximalen Tibia. Im Röntgen fanden sich im Bereich des Tibiakopfes unregelmäßig sklerotisch-osteolytische Läsionen sowie lamelläre periostale Knochenschalen. Das 3-Phasen-Skelettszintigramm zeigt im Tibiakopf eine intensive Mehrbelegung des Isotops in allen 3 Phasen. Die Magnetresonanztomographie des li Kniegelenkes zeigt im Tibiakopf eine ausgedehnte tumoröse Veränderung, die kniekehlenwärts in die Weichteile infiltriert.
Diagnose: Osteosarkom.

Diagnostik. Röntgenologisch alle Zeichen des malignen Wachstums: Periostabhebung, Spikula, Zwiebelschalen, Codman-Sporn, mottenfraßähnliche Osteolysen (☞ Abb. 17.16). Beurteilung der Tumorausdehnung durch MRT. Lungenmetastasensuche im CT. Sicherung der Diagnose durch Probeexzision. Zusätzlich Skelettszintigraphie.

Therapie. Zur Vermeidung von intraoperativ ausgesäten Mikrometastasen wird vor der radikalen chirurgischen Resektion eine Chemotherapie durchgeführt. Postoperativ nochmalige Chemotherapie. Die 5-Jahres-Überlebensrate konnte dadurch bis auf 50–70% angehoben werden. Das Osteosarkom ist nicht strahlensensibel.

Ewing-Sarkom

Definition. Hochmaligner Knochentumor, der von undifferenzierten Mesenchymzellen des Knochenmarks ausgeht.

Erkrankungsgipfel. Kinder und Jugendliche zwischen dem 5. und 15. Lebensjahr. Männliche Jugendliche doppelt so häufig betroffen wie weibliche.

Lokalisation. Hauptsächlich diaphysär oder metaphysär in den langen Röhrenknochen von Femur und Tibia, aber auch im Becken und Schul-

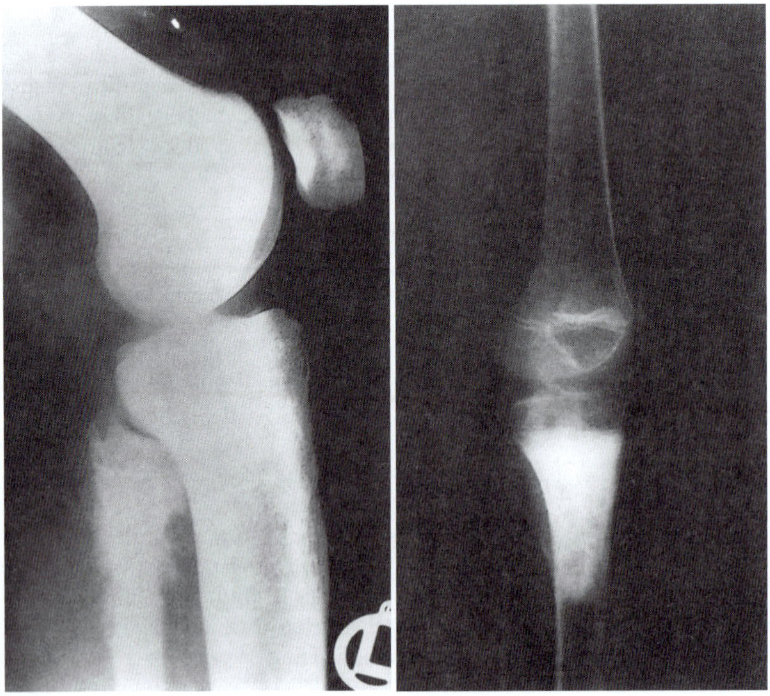

Abb. 17.16: Osteosarkom des Femurs: Beachte die Periostabhebung sowie die mottenfraßähnlichen Osteolysen [2]

tergürtel. Frühe Metastasierung in Lunge, später in Leber und andere Skelettabschnitte.

Klinik. Klinische Ähnlichkeit mit einer Osteomyelitis: Fieber, BSG-Erhöhung, Leukozytose, lokale Schwellung, Überwärmung und Schmerzen. Patienten machen schwer kranken Eindruck, fühlen sich matt.

Klinischer Fall

Ein 15-jähriger kommt in Ihre Sprechstunde und klagt über Schmerzen im Bein, die seit ca. 2–3 Wochen bestehen. Sie tasten eine druckschmerzhafte Schwellung am proximalen Unterschenkel. Untersuchungsbefunde: Temperatur 37,5 °C, BKS 45/75, Leukozyten 12 000/µl.
Diagnose: Ewing-Sarkom.

Diagnostik. Alle Zeichen des malignen Wachstums im Röntgenbild, insbesondere mottenfraßähnliche Strukturauflösung der Kortikalis (☞ Abb. 17.17). Sicherung der Diagnose mit Probeexzision.

Therapie. Präoperative Chemotherapie, radikale chirurgische Ausräumung mit Nachbestrahlung, anschließende Chemotherapie.

Merke

Das Ewing-Sarkom ist (im Gegensatz zum Osteosarkom) strahlensensibel.

Prognose. Die 5-Jahres-Überlebensrate beträgt etwa 50%.

2.4.3 Semimaligner Tumor

Osteoklastom (Riesenzelltumor des Knochens)
Definition. Knochentumor wechselnder Dignität (benignes, semimalignes, malignes Osteoklastom), der mit zahlreichen Riesenzellen durchsetzt ist.

Erkrankungsgipfel. 20.–30. Lebensjahr, Frauen etwas häufiger betroffen.

Merke

Das Osteoklastom ist neben dem Chondroblastom der einzige in der Epiphyse lokalisierte Tumor. Zu 50% findet er sich in der Nähe des Kniegelenkes (proximale Tibia, distales Femur).

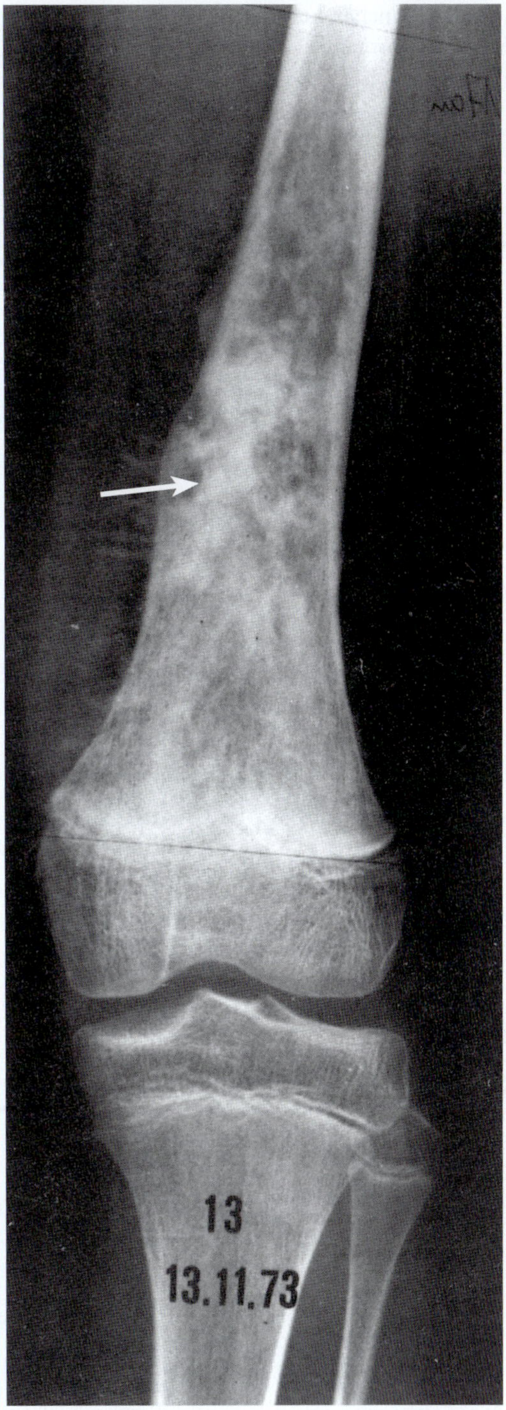

Abb. 17.17: Ewing-Sarkom des distalen Femurs: Beachte die mottenfraßähnliche Strukturauflösung der Kortikalis [2]

Klinik. Uncharakteristische Schmerzen, gelegentlich Spontanfraktur.

Diagnostik. Im Röntgen in der Epiphyse gelegene mehrkammerige osteolytische Zyste ohne auffällige Randsklerose. Ausdünnung und blasige Auftreibung der Kortikalis.

Therapie. Möglichst frühzeitige radikale Entfernung, da hohe Rezidivgefahr und Möglichkeit der malignen Entartung und Metastasierung.

2.4.4 Maligne sekundäre Knochentumoren

Diese treten als Skelettmetastasen anderer Tumoren auf.

Definition. Absiedlung von Tochtergeschwülsten eines primären Tumors im Knochen.

Ätiologie und Pathogenese. Skelettmetastasen sind mit einem Anteil von etwa 16% unter allen Tumoren viel häufiger als die primären Knochentumoren. Hauptlokalisation der Metastasen ist die WS. Die Absiedlung erfolgt fast immer auf hämatogenem Weg, selten lymphogen oder intrakanalikulär. Am häufigsten werden sekundäre Knochentumoren bei Mamma-, Prostata-, Bronchial-, Nieren- und Schilddrüsenkarzinom gefunden. Man unterscheidet **osteolytische** (Nierenkarzinom), **osteoblastische** (Prostatakarzinom) Knochenmetastasen und deren **Mischformen** (Bronchial- und Mammakarzinom).

Klinik. Uncharakteristisch; ziehende Schmerzen, Spontanfrakturen.

Diagnostik. Nativröntgenologischer Nachweis erst bei lokalem Mineralisationsverlust von 30–40%. Bei der Metastasensuche ist die Skelettszintigraphie wesentlich empfindlicher als der röntgenologische Nachweis. Ggf. MRT-Diagnostik.

Labor: alkalische Phosphatase erhöht bei osteolytischen Metastasen, Serumkalzium ist normal oder leicht erniedrigt.

Therapie. Abhängig von Primärtumor, Lokalisation und (metastatischer) Ausdehnung. Behandlung kann palliativen oder (seltener) kurativen Charakter haben. Zur Verfügung stehen: Strahlen-, zytostatische Chemo-, Hormon- und operative Therapie (häufig stabilisierend oder dekomprimierend, z. B. an der WS). In jüngerer Zeit gute Ergebnisse mit Bisphosphonaten.

2.4.5 Tumorähnliche Knochenläsionen

Definition. Skelettläsionen, bei denen klinisch und radiologisch alle Zeichen eines Knochentumors vorliegen, ohne dass Kriterien eines echten Geschwulstwachstums (infiltratives, destruktives Wachstum, Metastasierung) erfüllt werden.

Solitäre (juvenile) Knochenzyste

Definition. Einkammerige Zyste, die mit seröser Flüssigkeit gefüllt ist und expansiv wächst.

Erkrankungsgipfel. Meist zwischen dem 8. und 15. Lebensjahr.

Lokalisation. Proximaler Humerus und proximales Femur.

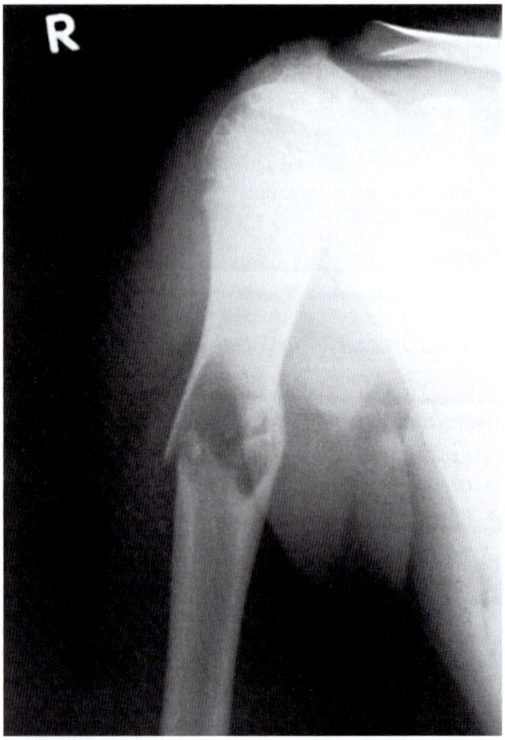

Abb. 17.18: Juvenile Knochenzyste am Oberarm mit Spontanfraktur [2]

Klinik. Meist Zufallsbefund oder Feststellung anlässlich einer Spontanfraktur.

Diagnostik. Im Röntgenbild kolbige Auftreibung der Metaphyse mit großer Osteolyse und Verdünnung der Kortikalis (☞ Abb. 17.18). Fallen-Fragment-Sign.

Therapie und Prognose. Etabliertes Verfahren ist die intramedulläre Osteosynthese (Prevot-Nagelung). Gute Prognose.

Aneurysmatische Knochenzyste

Definition. Knochentumor, der zur blasigen, aneurysmaartigen Auftreibung des Knochens führt.

Erkrankungsalter. Vorwiegend Mädchen/Frauen zwischen 5. u. 25. Lebensjahr.

Lokalisation. WS, platte Knochen (Becken) und metaphysärer Bereich der langen Röhrenknochen (distales Femur).

Klinik. Schmerzen, Spontanfrakturen.

Diagnostik. Im Nativröntgen zeigt sich eine blasige Auftreibung der Knochenstrukturen. Im MRT „Spiegelbildung" in der Zyste.

Therapie und Prognose. Intramedulläre Osteosynthese (Prevot-Nagelung).

Pseudotumor bei Hyperparathyreoidismus

Auch als brauner Tumor bezeichnete Knochenmanifestation des primären Hyperparathyreoidismus. Entstehung in den Osteolyseherden der Röhrenknochen durch wiederholte Einblutungen.

2.5 Weichteiltumoren und tumorähnliche Veränderungen

Nicht ossifizierendes Fibrom des Knochens

Definition. Zu den tumorähnlichen Erkrankungen des Bindegewebes zählender Knochentumor fibrösen Ursprungs, der Ausdruck einer lokalen Wachstumsstörung ist.

Erkrankungsalter. 2. Lebensjahrzehnt.

Lokalisation. Distale Femurmetaphyse, Metaphyse der Tibia.

Klinik. Belastungsschmerzen, Spontanfrakturen. Meist Zufallsbefund nach Trauma.

Diagnostik. Osteolyse mit zarter Randsklerose und traubiger Randzone (☞ Abb. 17.19).

Therapie. Ambulante Verlaufskontrollen, Kürettage und Spongiosaauffüllung wegen Frakturgefahr nur bei größeren Tumoren.

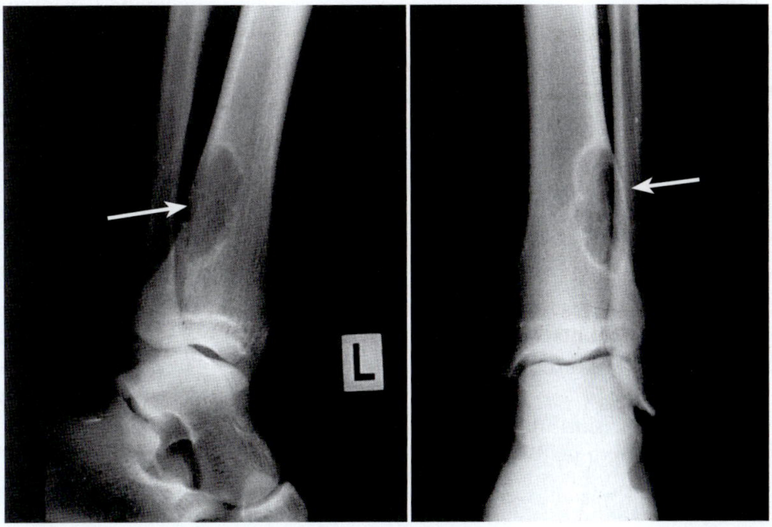

Abb. 17.19: Nicht ossifizierendes Fibrom am Sprunggelenk [2]

Ossifizierendes Fibrom

Definition. Fibröser Knochentumor mit Spongiosabälkchen, zu den tumorähnlichen Läsionen gehörend.

Erkrankungsalter und Lokalisation

- bei Erwachsenen im Bereich des Unterkiefers
- bei Kindern unter 10 Jahren vorwiegend in der Tibia, als osteofibröse Dysplasie (Campanacci) bezeichnet

Diagnostik. **Röntgen:** aufgetriebene Kortikalis der Tibia, osteolytische Herden, von strähnigen Trabekeln durchzogen.

Klinik und Therapie. Spontanfrakturen und Entwicklung einer schwer beherrschbaren Tibiapseudarthrose. Deshalb radikale chirurgische Resektion des Tumors.

Fibrosarkom

Definition. Seltener, maligner Tumor mit fibroblastenähnlicher Differenzierung und Faserbildung.

Erkrankungsgipfel. 5.–7. Lebensjahrzehnt.

Lokalisation. Bevorzugt Oberschenkelweichteile.

Klinik. Symptomarmut, Spontanfrakturen. Lunge als bevorzugter Metastasierungsort.

Therapie. Onkologisch radikale Entfernung des Tumors.

Prognose. Nur das hochdifferenzierte Fibrosarkom hat eine günstige Prognose.

Lipom

Definition. Häufigste gutartige Geschwulst der Weichteile, die aus reifem Fettgewebe besteht und eine Kapsel besitzt.

Erkrankungsgipfel und Lokalisation. 4.–6. Lebensjahrzehnt. Solitäres und multiples Auftreten jeglicher Lokalisation.

Therapie. Exzision mit Kapsel, Enukleation der subkutanen Lipome.

Liposarkom

Definition. Bösartige Fettgewebsgeschwulst.

Erkrankungsgipfel. Jenseits des 50. Lebensjahres.

Lokalisation. Bevorzugt Weichteile am Oberschenkel, Retroperitoneum, Körperhöhlen.

Therapie. Onkologisch radikale Tumorentfernung.

Prognose. Gut differenzierte Liposarkome und myxoide Liposarkome: 5-Jahres-Überleben 88–100%. Rundzellige oder schlecht differenzierte Liposarkome: 5-Jahres-Überleben 50%

Pigmentierte villonoduläre Synovialitis

Syn.: benignes Synovialom

Definition. Gutartige Wucherung der Synovialmembran unter Bildung von braunen Zotten und lokalisierter Erosion der Gelenke.

Erkrankungsalter. Mittleres Lebensalter.

Lokalisation. Am häufigsten Knie- und Hüftgelenke.

Klinik. Schmerzen, Schwellung, Gelenkdestruktion, blutiges Gelenkspunktat.

Diagnostik. Subchondrale Osteolysen in Gelenknähe, Gelenkspaltverschmälerung.

Therapie. Vollständige Synovektomie.

Synovialsarkom

Syn.: malignes Synovialom

Definition. Seltene, hochmaligne Geschwulst des Synovialgewebes.

Erkrankungsalter. 20.–40. Lebensjahr.

Lokalisation. In der Nähe der Synovialschleimhaut, fast immer extraartikulär. Bevorzugt Kniegelenk.

Klinik. Schmerzen, Schwellung.

Therapie und Prognose. Radikale chirurgische Entfernung des aggressiven Tumors, der schnell rezidiviert und Metastasen insbesondere in Lunge und Lymphknoten setzt.

Knochenhämangiom und kavernöses Hämangiom der Skelettmuskulatur

Definition. Gutartige Blutgefäßneubildung im Knochen bzw. intramuskulär.

Erkrankungsalter. Auftreten in jedem Lebensalter.

Lokalisation. Das Knochenhämangiom bevorzugt die WS.

Klinik. Meist symptomlos; bei Knochenhämangiom eventuell Zusammenbruch der WK.

Diagnostik und Therapie
- **Knochenhämangiom:** Im Röntgen gitterartige Spongiosastruktur. Keine Behandlung notwendig.
- **intramuskuläres Hämangiom:** Angiographie, Kontrastmittel-CT, MRT. Geschwulstentfernung in toto.

Rhabdomyom

Definition. Seltene, gutartige Geschwulst der quer gestreiften Muskulatur.

Rhabdomyosarkom

Definition. Häufiger maligner Weichteiltumor, von der quer gestreiften Muskulatur ausgehend. Unterscheidung zwischen Rhabdomyosarkom des Kindes- und Erwachsenenalters.

Erkrankungsgipfel. Bei Kindern vor dem 6. Lebensjahr.

Lokalisation. Bei **Kindern** im Kopf-Hals-Bereich und im oberen Genitaltrakt (Sarcoma botryoides, sogenanntes Traubensarkom, tritt bei Mädchen vor dem 3. Lebensjahr am Introitus vaginae oder an der Cervix uteri auf). Bei **Erwachsenen** am Oberschenkel, Rumpf.

Histologie. Bei Kindern fast immer embryonales, bei Erwachsenen pleomorphes Rhabdomyosarkom.

Klinik. Von der Lokalisation abhängig. Bevorzugte Metastasierung in Lunge und Lymphknoten.

Therapie und Prognose. Bei **Kindern** lokale Tumorexzision, Polychemo- und Strahlentherapie. 50% bleiben dauerhaft tumorfrei. Bei **Erwachsenen** radikale chirurgische Therapie und adjuvante Chemotherapie. 5-Jahres-Überlebensrate nur 30%.

2.6 Muskel- und Sehnenerkrankungen

Myogelosen

Definition. Umschriebene, schmerzhafte, selbst in Narkose fortbestehende Muskelverhärtungen.

Ätiologie und Pathogenese. Dauerbeanspruchungen (Fehlhaltungen, Gelenkerkrankungen), funktionelle Überforderungen (z.B. Sport), stumpfe Traumen, chemische oder immunologische Veränderungen führen zu lokalisierter Ischämie, Stoffwechselstörung und damit verbundener Muskelfaserschwellung, später evtl. Atrophie und wachsartige Degeneration von Muskelfibrillen.

Klinik. Etwa bohnengroße tastbare Verhärtungen im Muskel; Bewegungs- und Druckschmerzen; evtl. Krämpfe.

Differentialdiagnose. Hartspann: flächenhafte Muskelverhärtung als reflektorischer Dauertonus auf einen Reiz (z.B. Entzündung, artikuläre Störung); → Verschwinden in Narkose.

Therapie. Wärmeanwendungen, leichte Massagen, Infiltration mit Lokalanästhetika.

Tendopathien

Syn.: Tendinosen

Definition. Degenerative Veränderungen der Sehnen (Tendinose), deren Gleitgewebe und Ansatzzonen (Insertionstendopathie).

Ätiologie und Pathogenese. Man unterscheidet zwischen primären Tendopathien an mechanisch überbeanspruchten Sehnen oder Sehnen mit primär kritischer Vaskularisation und sekundären Tendopathien als Folge einer zugrunde liegenden anderen Erkrankung (Fehlbelastung, Gelenk- und Knochenerkrankung). Es kommt zu Degeneration, Nekrose und herdförmiger Verkalkung am Sehnenansatz.

Klinik. Lokalisierter Druckschmerz am Sehnenansatz, passiver Dehnungsschmerz, aktiver Bewegungsschmerz bei Anspannung der dazugehörenden Muskulatur. Tendopathien kommen überwiegend an der oberen Extremität vor, bei Sportlern dagegen eher an der unteren Extremität.

Lokalisation. Bevorzugt am Epicondylus radialis humeri (Tennisellenbogen), Tuberculum majus humeri (Läsionen der Rotatorenmanschette, insbesondere des M. supraspinatus), Processus coracoideus, Kalkaneus (Achillodynie, s. u.).

Therapie. Mechanische Entlastung, Korrektur ursächlicher Fehlstellungen, Ultraschallbehandlung, Iontophorese, Analgetika, Infiltration mit Lokalanästhetika und Querfriktion über dem Sehnenansatz.

Merke

Kortikosteroide wegen Nekrosegefahr und nachfolgender Sehnenruptur nie direkt in die Sehne injizieren!

Sehnenscheidenentzündung

Syn.: Tendovaginitis, Tendosynovitis

Definition. Entzündung des Sehnengleitgewebes unterschiedlicher Genese.

Ätiologie. Meist nach Überanstrengung, stumpfen Traumen; seltener bakteriell oder entzündlich-rheumatisch bedingt.

Klinik. Schmerzhafte Schwellung, Überwärmung, durch Ausscheidung von Fibrin kommt es bei jeder Bewegung zu tastbarer Krepitation im Gleitgewebe (Knarren, Schneeballknirschen) und zu Schmerzen.

Klinischer Fall

Ein 45-jähriger Montagearbeiter klagt seit 3 Monaten über bewegungsabhängige Schmerzen auf der Beugeseite des rechten Daumens. Seit ca. 4 Wochen bestehen zusätzlich schmerzhafte Beuge- und Streckhemmungen des Daumens.
Diagnose: Tendovaginitis stenosans (schnellender Finger).

Sonderformen. Eigenständige Formen der Tendovaginitis mit lokalisierter Stenose der Sehnenscheide an anatomisch präformierten Stellen. Als Folge läuft die spindelig aufgetriebene Sehne nur schwer und mit einem ruckartigen Widerstandsverlust durch die Sehnenscheide:

- **Tendovaginitis stenosans de Quervain:** betrifft die Sehnenscheiden der Mm. extensor pollicis brevis et abductor pollicis longus im ersten Sehnenfach des Retinaculum extensorum der Hand; lokaler Druckschmerz mit Schwellung über dem ersten Sehnenfach und Verstärkung des Schmerzes beim Abspreizen und Strecken des Daumens gegen Widerstand
- **schnellender Finger:** betroffen sind die Sehnenscheiden der Fingerbeuger über den Grundgelenken. Zusätzlich zu der entzündlichen Sehnenscheidenstenose treten tastbare und druckschmerzhafte Knötchen beugeseitig über den Grundgelenken auf. Es kommt zu Blockierung der Finger in Beugung und zu typischen Schnapp-Phänomenen bei der Streckung im Endgelenk.

Therapie. Ruhigstellung, Beseitigung der auslösenden Ursache, Antiphlogistika. Hinsichtlich des schnellenden Fingers ggf. Ringbandspaltung.

Kompartmentsyndrome

☞ Chirurgie, Kap. 30.3.4

Progressive Muskeldystrophie

☞ Neurologie, Kap. 6.1

Definition. Genetisch bedingte Degeneration von Muskelfasern, die zur Atrophie der Skelettmuskulatur führt.

Klinik und Therapie. Man unterscheidet mehrere klinische Formen:

- Schultergürtelform (juvenile Form)
- Beckengürtelform (infantile Form)
  - benigne Verlaufsform (Typ Becker)
  - maligne Verlaufsform (Typ Duchenne): nur das männliche Geschlecht betroffen, Beginn vor dem 5. Lebensjahr mit Muskelschwund an Mm. glutaei, iliopsoas und quadriceps, Wadenhypertrophie; der Patient „klettert beim Aufrichten an sich selbst hoch"; aszendierender Verlauf mit Tod vor dem 40. Lebensjahr; im Spätstadium gelegentlich schwere Skoliosen, Spitzfußstellungen und Gelenkkontrakturen; nur symptomatische Therapie möglich: Physiotherapie und Krankengymnastik zur Kontrakturprophylaxe, orthopädisch-technische Versorgung; bei schweren Kontrakturen operative Eingriffe

Klinischer Fall

Ein 5-jähriger Junge wird vorgestellt, weil er seit mehreren Monaten einen zunehmend watschelnden Gang zeigt. Er habe mit 18 Monaten zu laufen begonnen. Das Aufstehen vom Boden gelingt ihm nur über den Vierfüßlerstand und durch Abstützung mit den Armen an den Oberschenkeln. Bds. bestehen diskrete Spitzfüße.
Diagnose: Duchenne-Muskeldystrophie.

2.7 Bindegewebserkrankungen

Fibröse Dysplasie (Morbus Jaffé-Lichtenstein)

Definition. Zweithäufigste Knochenentwicklungsstörung, hervorgerufen durch eine nichtvererbbare Mutation des G-Proteins, die zu einer fehlerhaften Differenzierung des Knochen bildenden Mesenchyms führt.

Pathogenese und Klinik. Meist im 1. Lebensjahrzehnt lokalisiertes Auftreten von Spindelzellnestern im Knochen, aus denen später Faserknochenbälkchen entstehen. Sekundär Atrophie der Kompakta mit Auftreibung und erheblicher Deformierung bei Erweiterung des Markraumes. Bei hüftgelenksnahem Befall Ausbildung einer Coxa vara mit starker Schaftverbiegung (Hirtenstabdeformität) und Neigung zur Spontanfraktur. Man unterscheidet 3 Formen:

- monostotische fibröse Dysplasie (85%)
- polyostotische fibröse Dysplasie ohne Endokrinopathie
- polyostotische fibröse Dysplasie mit Endokrinopathie (McCune-Albright-Syndrom). **Symptomentrias:** disseminierte fibröse Dysplasie,

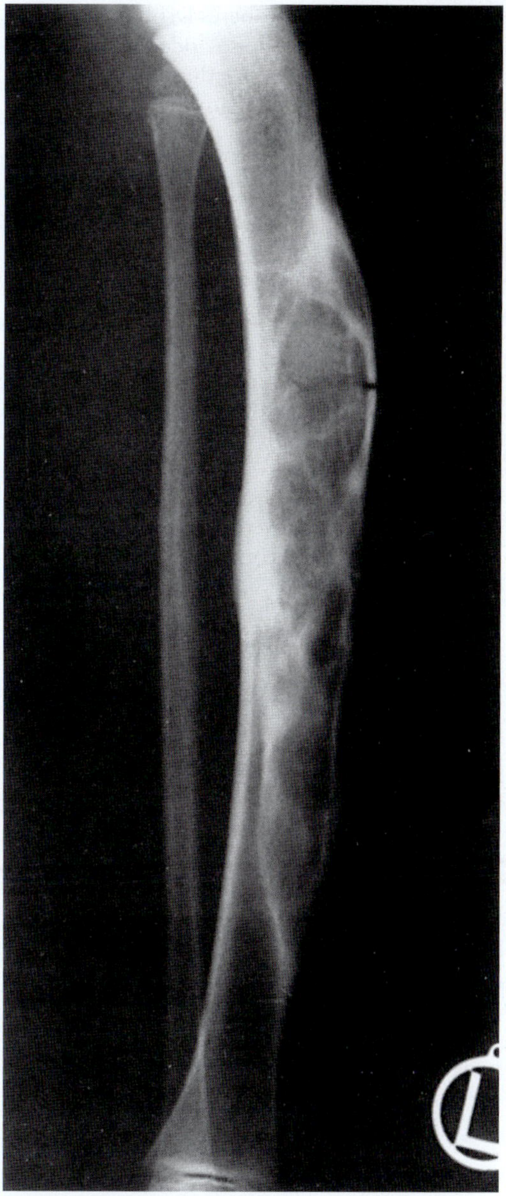

Abb. 17.20: Fibröse Knochendysplasie am Unterschenkel: Beachten Sie die polyzystische Aufhellungszone, die verdünnte Kompakta sowie die Deformierung des Knochens. [2]

Pigmentflecken (Café-au-Lait-Flecken) auf der Seite des Knochenbefalls, Pubertas praecox

Auch andere Endokrinopathien führen zu dem Bild der fibrösen Dysplasie: Morbus Cushing, Diabetes mellitus, Hyperthyreose, Akromegalie und Hyperparathyreoidismus.

Diagnostik. Häufigste Lokalisation: Epi- und Diaphysen von Femur (oberes Drittel), Tibia und Rippen. Im Röntgen mono- oder polyzystische ovale Aufhellungszonen, Verdünnung der Kompakta, Auftreibung und Deformierung des Knochens (☞ Abb. 17.20).

Differentialdiagnose. Juvenile Knochenzyste, nicht ossifizierendes Fibrom, Enchondrom, Riesenzelltumor, Osteodystrophia fibrosa generalisata Recklinghausen, Morbus Paget u.a.

Therapie und Prognose. Primär konservativ mit entlastenden Orthesen. Kürettagen im Wachstumsalter haben eine hohe Rezidivrate. Eine spontane Besserung nach Wachstumsabschluss ist häufig. Bei schneller Progredienz von Einzelherden kann eine Ausräumung und Auffüllung mit Spongiosa notwendig werden. Bei groben Verbiegungen erfolgen auch Korrekturosteotomien. Bisphosphonate.

Neurofibromatose (Morbus Recklinghausen)

☞ Dermatologie, Kap. 1

Ätiologie und Klinik. Autosomal-dominante Erkrankung mit charakteristischen Neurofibromen der Haut und Café-au-lait-Flecken. Häufig bereits seit der Geburt ein Crus varum congenitum, das wegen des neurofibromatischen Gewebes zu Spontanfraktur und Pseudarthrose neigt. Im frühen Kindesalter kann sich durch Zusammenbruch neurofibromatisch veränderter Wirbel eine kurzbogige Skoliose entwickeln.

Therapie. Wegen rascher Progredienz und Neigung zu neurologischen Komplikationen erfordert die Skoliose eine frühzeitige operative Stabilisierung.

2.8 Sonstige Knochenerkrankungen

Morbus Paget

Syn.: Osteodystrophia deformans

Definition. Regionale Osteopathie durch Slow-Virus-Infektion der Knochenzellen mit überstürzt ablaufendem Knochenumbau, die sich monostotisch, oligostotisch und sehr selten polyostotisch manifestieren kann.

Epidemiologie. Jenseits des 40. Lebensjahres beträgt die Prävalenz in Westeuropa 1–2%. Männer sind häufiger betroffen als Frauen.

Pathogenese. Zahl und Aktivität der Osteoklasten sind vermehrt. Dadurch kommt es zum beschleunigten Knochenabbau und reaktiv zum überstürzten Knochenanbau von mechanisch minderwertigen Faserknochen ohne ausreichende Mineralisation. Folgen sind verminderte Belastbarkeit, Spontanfrakturen und Deformierungen.

Lokalisation. Vorwiegend lumbosakrale WS, Schädel, Becken, seltener Tibia, Femur, Klavikula und Sternum.

Klinik. Bei 30% asymptomatischer Zufallsbefund; Schmerzen, vor allem des Rückens, und Knochenverbiegungen stehen im Vordergrund. Morbus Paget kann sich durch Vergrößerung des Kopfes (der Hut wird zu klein), Verbiegung am Unterschenkel („Säbelscheidentibia"), Varusfehlstellung des Femurs, knöcherne Einengung des Spinalkanals mit Kompressionssyndrom des Rückenmarks und seiner Wurzeln äußern, sowie Beckendeformierung, die rad. als „Herzkartenbecken" imponiert. Weitere Komplikationen sind Koxarthrose und Keilwirbelbildung. Maligne Entartung zum Osteosarkom in weniger als 2%.

Diagnostik

- **Labor:** alkalische Phosphatase exzessiv erhöht, Kalzium und Phosphat im Serum normal, vermehrte Ausscheidung von Hydroxyprolin im Urin. Erhöhung C-terminales Telopeptid.
- **Röntgen:** im Frühstadium lokalisierte Osteolysen, später Sklerosierungen und grobsträhniger Umbau der Spongiosastruktur (☞ Abb. 17.21). Szintigraphisch starke Anreicherung der befallenen Regionen.

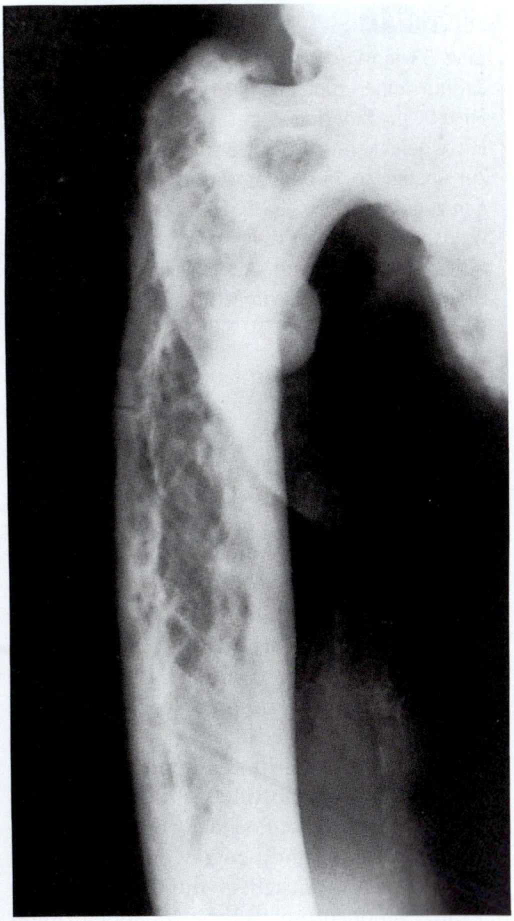

Abb. 17.21: Morbus Paget, Oberschenkel [2]

Therapie. Primär Biphosphonattherapie. Bei starker Schmerzintensität ist eine Kalzitonintherapie (Osteoklastenhemmung) wg. der begleitenden analgetischen Wirkung sinnvoll. Bei Deformierungen eventuell Umstellungsosteotomien oder Gelenkersatz.

2.9 Gelenkerkrankungen

Diagnostik. Die normale Gelenkflüssigkeit, auch als Gelenkschmiere oder **Synovia** bezeichnet, besteht im Wesentlichen aus Hyaluronsäure und Proteinen. Sie ist sehr viskös und enthält reichlich Glukose. Ihre Aufgabe ist die Gelenkschmierung und die Ernährung des Gelenkknorpels durch Diffusion. Die Untersuchung der Gelenkflüssigkeit dient hauptsächlich der Abklärun[g] [von Ar]thritiden unbekannter Genese.

Degenerative Gelenkerkrankungen der Extremitäten und der Wirbelbogengelenke

Erkrankungen der Hand

☞ Kap. 3.5.1

Erkrankungen des Ellenbogens

Ätiologie. Die Arthrose des Ellenbogengelenks wird meist durch kongenitale oder traumatisch bedingte Achsfehlstellungen sowie durch Entzündungen hervorgerufen.

Erkrankungen der Schulter

Omarthrose

Definition und Ätiologie. Verschleiß des Glenohumeralgelenkes, hervorgerufen durch abgelaufene Luxationsfrakturen und entzündliche Veränderungen. Durch die auftretenden großen mechanischen Belastungen entwickelt sich häufig eine Arthrose des Akromioklavikulargelenks (Schultereckgelenk); auch posttraumatisch bedingte Arthrosen kommen vor.

Therapie. Zunächst physikalische Therapie, NSAR-Gabe, bei starken Bewegungseinschränkungen und progredienter Schmerzsymptomatik Implantation einer Endoprothese.

Subakromialsyndrom

Definition. Ebenfalls häufige degenerative Erkrankung, bei der eine schmerzhafte Enge des subakromialen Raumes vorliegt, durch welchen die Sehnen der Rotatoren ziehen. Charakteristisch für dieses Krankheitsbild ist der „painful arc“; dieser bezeichnet einen bei Abduktion im Schultergelenk auftretenden ventrolateralen Schmerz im Bereich zwischen 60° und 120°.

Therapie. Zunächst konservativ, Kryotherapie, NSAR, KG im schmerzfreien Bewegungsraum, subakromiale Injektionen mit Lokalanästhetika und Kortison. Bei Beschwerdepersistenz Akromioplastik nach Neer mit Bursektomie, Resektion des Lig. coracoacromiale und partielle Resektion des Akromionunterrandes.

Bizepssehnensyndrom

Definition. Umfasst alle degenerativen Erkrankungen der langen Bizepssehne. Vor allem im Ver-

… des Sulcus intertubercularis kommt es zu …hmerzhaften Reizzuständen dieser Sehne. Bei …portlern und im höheren Alter sind Bizepssehnenrupturen nicht selten.

Therapie. Die Ruptur heilt ohne wesentliches Funktionsdefizit aus, da die kurze Bizepssehne kompensiert. Nur bei jungen Menschen und Hochleistungssportlern ist eine operative Refixierung erforderlich.

Periarthrosis humeroscapularis (PHS)
Definition. Oberbegriff für zahlreiche degenerative Erkrankungen der Schulter, wird daher heute zunehmend durch spezifische Bezeichnungen ersetzt.

Periarthrosis calcarea
Definition. Ist gekennzeichnet durch Kalkeinlagerungen in der Rotatorenmanschette, wobei diese Einlagerungen nur bei einem Teil der Patienten symptomatisch werden (☞ Kap. 3.3).

Veränderungen der Hüfte, des Knies und des Fußes

☞ Kap. 3.9, 3.10 und 3.12

Veränderungen der Wirbelbogengelenke

Degenerative Veränderungen der Wirbelbogengelenke führen zu einer so genannten arthrotischen Hypertrophie, in deren Folge es zu Spinalkanalengen kommen kann. Von besonderer Bedeutung ist die knöcherne Einengung des Recessus lateralis mit einer möglichen Nervenwurzelkompression.

Therapie. Konservative Maßnahmen wie bei Lumbalsyndrom und Lumboischialgie. Bei Beschwerdeprogredienz operative Erweiterung des Spinalkanales durch Resektion der hypertrophen Facettenglenke, Recessuserweiterung und Resektion des Lig. flavum.

Rheumatoide Arthritis (chronische Polyarthritis)

☞ Innere Medizin, Bewegungsapparat, Kap. 1.1

Definition. Häufige entzündlich-rheumatische Systemerkrankung, die typischerweise die von Synovialis ausgekleideten Regionen, d.h. Gelenke, Sehnenscheiden und Bursen, befällt. Frauen sind 3-mal häufiger betroffen als Männer.

Klinischer Fall

Eine 53-jährige Patientin bemerkt seit einigen Jahren eine zunehmende Verkrümmung ihrer Mittel- u. Ringfinger mit Beugekontraktur im Mittelgelenk und Überstreckung im Endgelenk. Zur Anamnese gibt sie weiterhin an, dass sie wegen zunehmender Knie- u. Hüftbeschwerden ihre Waldspaziergänge nicht mehr durchführen könne. Außerdem leide sie an „Alterszucker".
Diagnose: rheumatische Arthritis.

Erkrankungsgipfel. Mittleres Lebensalter (35.–50. Lebensjahr).

Klinik. (☞ Abb. 17.22) Meist schleichender Beginn. Erstmanifestationsort sind häufig die Hände mit symmetrischen, spindeligen Schwellungen und schmerzhafter Bewegungseinschränkung der Fingermittel- und Fingergrundgelenke. Morgensteifigkeit, Verstreichen der Knöchelkonturen und schmerzhafter Händedruck durch Kompression der Grundgelenkreihe (Gaenslen-Zeichen) sind typisch. Nicht selten kommen Tendovaginitiden im Bereich des Handgelenks vor, die palmar zum Karpaltunnelsyndrom führen können. Eine weitere typische Handdeformität ist die Ulnardeviation der Finger. Knopflochdeformitäten (Überstreckung im DIP- und Beugung im PIP-Gelenk, (☞ Abb. 17.23) entstehen durch Schädigung der Streckaponeurose. Schwanenhalsdeformitäten (Überstreckung im PIP- und Beugung im DIP-Gelenk, ☞ Abb. 17.24) entstehen durch Schädigung des Beugesehnenapparates.

Diagnostik

- **Labor:** BSG, CRP erhöht, in 80% d.F. IgM-Rheumafaktoren positiv, CCP-Antikörper positiv (hochspezifischer RA-Marker)
- **Röntgen:** gelenknahe Osteoporose und Knochenrandusuren, Destruktion der Gelenke, typische „Eierbecherdeformierung" an den Fingergrundgelenken, Subluxationen und Ankylosen

Therapie. Behandlung orientiert sich an der Aktivität der entzündlichen Reaktion und am Stadium der Erkrankung. Sehr wichtig sind physikalische, krankengymnastische und beschäftigungstherapeutische Maßnahmen zum Erhalt der Beweglichkeit und Verhinderung von Fehlstel-

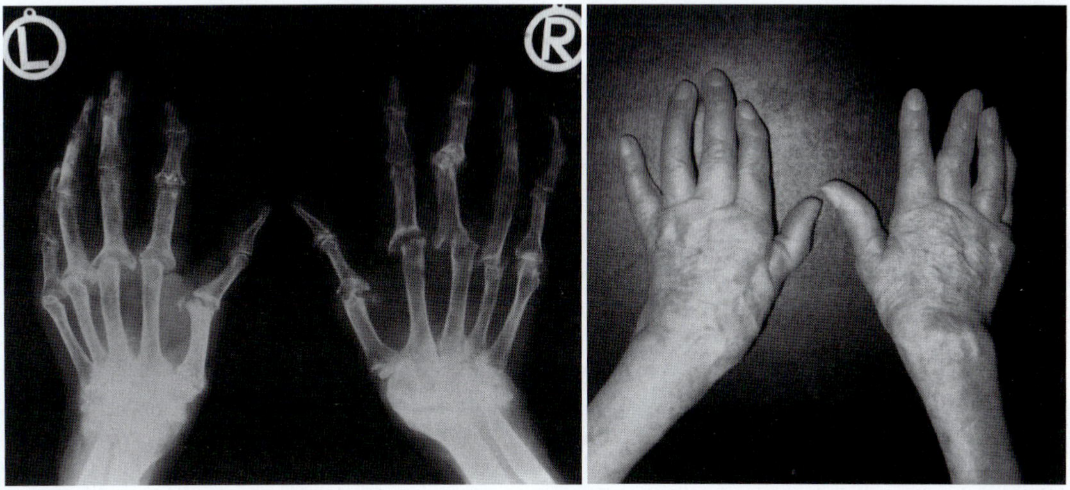

Abb. 17.22: Rheumatoide Arthritis [2]

lungen. Medikamentös erfolgt eine Basistherapie mit DMARDs (Disease modifying antirheumatic drugs). Klassisch: Methotrexat, Leflunomid, Sulfasalazin, Hydrochloroquin. Biologische Therapeutika: TNF-α-Antagonisten wie Adalimumab, Etanercept, Infliximab. Interleukin-1-Rezeptor-Antagonist (Anakinra), B-Zell-Therapie mit Rituximab C, monoklonaler CD20-Antikörper. Begleittherapie mit NSAR und Steroiden. Operativ werden folgende Therapien durchgeführt: Früh- und Spätsynovektomien auch als Radiosynoviorthesen (intraartikuläre Instillation eines β-Strahlers wie Yttrium, Rhenium oder Erbium → Fibrosierung der Synovialmembran), Resektionen der entzündeten Sehnenscheiden sowie plastisch-rekonstruktive Eingriffe bei Sehnenrupturen, Schwanenhals- und Knopflochdeformitäten. Bei ausgeprägten Deformierungen an Händen und Füßen sind Arthrodesen möglich, an den großen Gelenken sind Gelenkersatzoperationen sinnvoll.

Juvenile rheumatoide Arthritis

☞ Pädiatrie, Kap. 9.3

Definition. Sammelbegriff für verschiedene im Kindes- und Jugendalter auftretende entzündlich-rheumatische Erkrankungen:

- systemische Form (Still-Syndrom)
- polyarthritische Form
- oligoarthritische Form

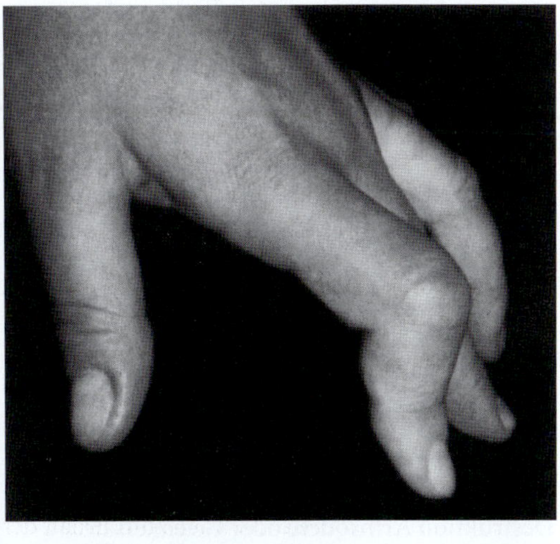

Abb. 17.23: Knopflochdeformität [2]

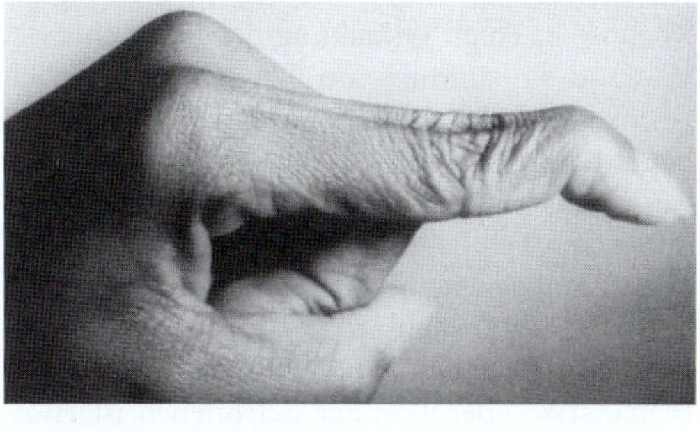

Abb. 17.24: Schwanenhalsdeformität [2]

Klinik. Gelenkschwellung, schmerzhafte Bewegungseinschränkung, Kontrakturen, Wachstumsstörung, beim Still-Syndrom Organbefall (z.B. Myokarditis, Hepatosplenomegalie), Iridozyklitis bei der oligoarthritischen Form. Rheumaserologie nur bei 10% der Kinder positiv. Röntgenbild ähnlich der chronischen Polyarthritis.

Therapie. Wie bei rheumatoider Arthritis.

Spondylitis ankylosans

Syn.: Morbus Bechterew

☞ Innere Medizin, Bewegungsapparat, Kap. 1.2.1

Definition. Seronegative entzündlich-rheumatische Erkrankung mit vorwiegendem Befall der WS und der Sakroiliakalgelenke. Im Spätstadium ist die Verknöcherung der gesamten WS (Bambusstabform) typisch.

Ätiologie. Erbleiden mit Assoziation zum HLA-B27 und wahrscheinlicher Auslösung durch Infekte (Urogenital- und Gastrointestinalinfekte).

Erkrankungsgipfel. 15.–35. Lebensjahr. Es sind überwiegend Männer betroffen, das Geschlechterverhältnis ist 3 : 1.

Klinik. Progredient chronischer Verlauf.

Frühsymptome: nächtliche Kreuzschmerzen und Zerrschmerz im Sakroiliakalgelenk (Mennell-Zeichen, pathologisch, wenn bei Überstreckung des Hüftgelenkes in Seitlage des Patienten ein Schmerz im Kreuzdarmbeingelenk ausgelöst wird), Gesäß- und Sternumschmerz, unklare Schwellungen im Bereich peripherer Extremitätengelenke (insbesondere Kniegelenk), Engegefühl im Brustkorb, Fersenschmerzen, Iridozyklitis.

Spätsymptome: von kaudal nach kranial fortschreitende Versteifung der WS in großbogiger Kyphose in Folge Verkalkung der Ligamente der WS und Entzündung im Bereich der Wirbelgelenke (☞ Abb. 17.25). Mögliche Atmungsbehinderung bei entzündlicher Beteiligung der Kostotransversalgelenke und zunehmender kyphotischer Fehlhaltung. Abnahme des Schober-Wertes und der Atembreite, Zunahme des Hinterhaupt-Wand-Abstandes.

Diagnostik. Bei 95% der Betroffenen ist HLA-B27 positiv, eventuell BSG erhöht.

Röntgen: Ein MRT der IS-Gelenke ist zur Frühdiagnostik geeignet. Nativradiologisch finden sich initial osteolytische und sklerosierende Veränderungen („buntes Bild") an den Sakroiliakalgelenken. Zunehmende Verknöcherung von Iliosakralfugen, Längsbändern und Intervertebralgelenken der WS. Im Spätstadium zunehmende Syndesmophytenbildung bis zur völligen Verknöcherung der WS in kyphotischer Fehlhaltung (Bambusstabform).

Therapie. Nichtsteroidale Antirheumatika gegen Schmerzen. Ein Therapieversuch mit MTX und TNF-α-Blockern ist sinnvoll. Intensive Krankengymnastik zur Vermeidung einer Wirbelsäulenversteifung in ungünstiger Stellung. Bei ausgeprägtester Kyphosierung lordosierende Osteotomie der WS.

Eitrige Arthritis

☞ Chirurgie, Kap. 7

Ätiologie. Eitrige Gelenkentzündung meist exogen nach offener Gelenkverletzung, postoperativ, iatrogen durch Injektion oder Punktion des Gelenkes, seltener endogen im Rahmen einer hämatogenen Osteomyelitis. Die in das Gelenk eingebrochenen Keime (meist Staphylococcus aureus, Streptokokken u.a.) breiten sich zunächst in der Gelenkschleimhaut (Synovialitis), dann in der Gelenkflüssigkeit aus (Empyem, Pyarthros), um unbehandelt das gesamte paraartikuläre Gewebe (Kapselphlegmone) zu erfassen.

Klinik. Eine **Panarthritis** (Arthritis mit Beteiligung aller Gelenkstrukturen) führt zur Destruktion der Gelenkflächen, zur fibrösen Gelenksteife und zuletzt zur knöchernen Ankylose. Klassische Entzündungszeichen wie Rötung, Schwellung, Überwärmung und Funktionseinschränkung stehen im Vordergrund.

Lokalisation. Knie- und Hüftgelenk. Sofortige bakteriologische Untersuchung des Gelenkpunktates ist geboten.

Therapie. Im Frühstadium Synovektomie, Gelenkspülung, Antibiotika und Lagerung auf motorischer Bewegungsschiene. Bei fortgeschrittener Destruktion Arthrodese oder Gelenkersatz.

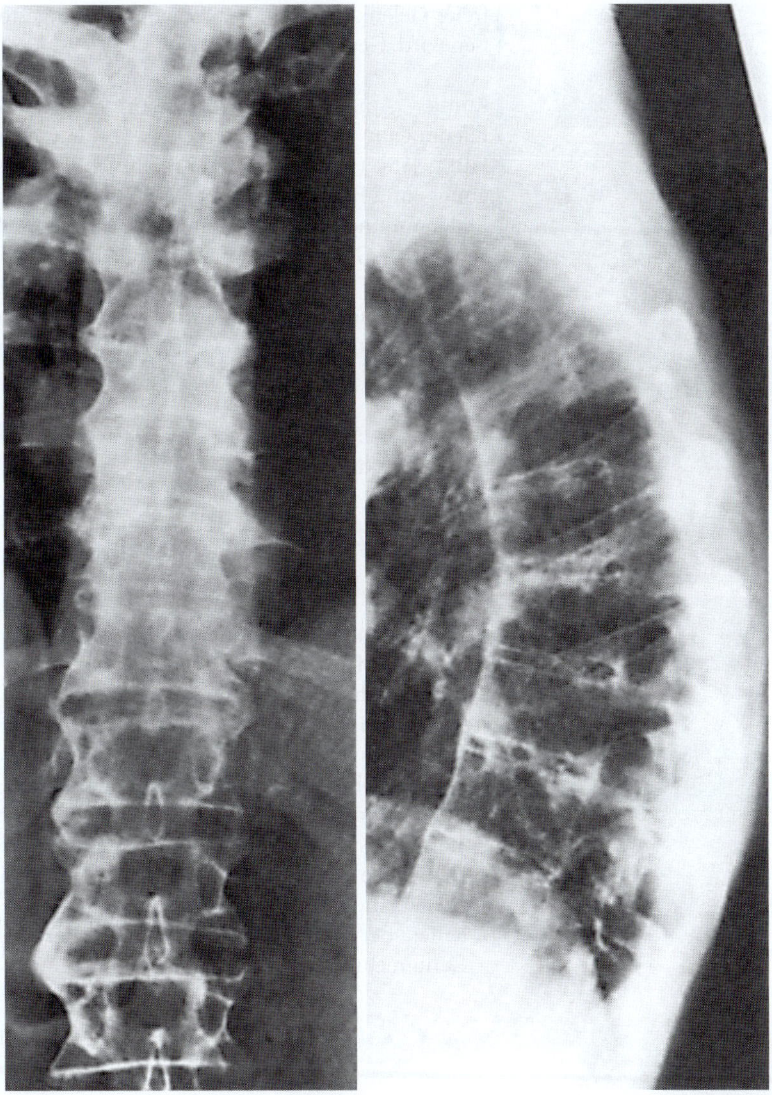

Abb. 17.25: Wirbelsäulenveränderungen bei Morbus Bechterew [2]

Hämophile Arthropathie

Definition. Deformierende Gelenkerkrankung durch rezidivierende Einblutungen in die Gelenke bei X-chromosomal-rezessiv vererbtem Mangel an Gerinnungsfaktoren VIII (Hämophilie A) oder IX (Hämophilie B).

Pathogenese. Die rezidivierenden intraartikulären Einblutungen führen zu ausgeprägten degenerativen Veränderungen mit bindegewebiger Überwachsung des Knorpels (Pannusbildung) und subchondralen Einblutungen. Progrediente Deformitäten sind die Folge.

Klinik und Therapie. Betroffen sind meist das Knie-, seltener Sprung-, Ellenbogen-, Hand- und Hüftgelenk (☞ Abb. 17.26). Beginn schon im Kindesalter. Bei akuter Einblutung Ruhigstellung des Gelenkes und Substitution der Faktoren VIII bzw. IX, dann Krankengymnastik zur Erhaltung der Gelenkbeweglichkeit. Bei schweren Deformitäten Umstellungsosteotomien, Arthrodesen, operativer Gelenkersatz.

Gelenkchondromatose

Definition. Gutartige metaplastische Umwandlung des synovialen Gewebes zu Knorpel, der als

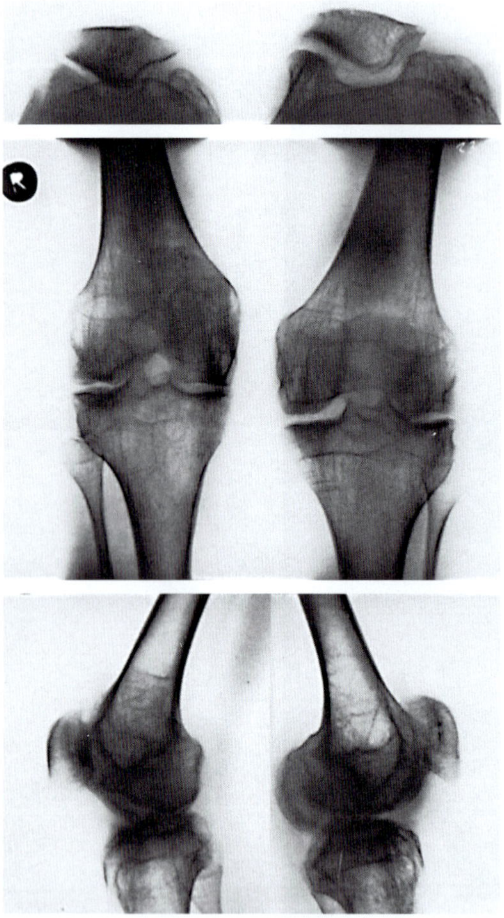

Abb. 17.26: Hämophile Arthropathie [2]

freier Gelenkkörper in den Gelenkraum abgestoßen wird. Genese unbekannt.

Klinik. Am häufigsten betroffen sind Knie-, Ellenbogen- und Schultergelenk, seltener das Hüftgelenk (☞ Abb. 17.27). Zunehmende Bewegungs- und Belastungsschmerzen, Ergussbildung, Einklemmungserscheinungen und Arthrose durch zahlreiche Gelenkkörper. Im Röntgen sind die Chondrome nur bei Verkalkung und Verknöcherung sichtbar. Chondrome aus Knorpel können durch Arthroskopie oder MRT sichtbar gemacht werden.

Therapie. Entfernung der freien Gelenkkörper mit Synovektomie.

2.10 Orthopädische Erkrankungen als Folge anderer Krankheiten

Deformierungen bei angeborenen und erworbenen schlaffen und spastischen Lähmungen

Schlaffe Lähmungen (z.B. bei Poliomyelitis) stellen einen Funktionsverlust dar, der begleitet wird von Muskeldysbalancen, Kontrakturen und Muskelatrophien. Langfristig entstehen so progrediente Deformitäten. Häufige Deformitäten bei Poliomyelitis sind:

- **Hüfte:** alle Grade von der Pfannendysplasie bis zur Luxation
- **Knie:** überwiegend Beugekontraktur, aber auch Genu recurvatum

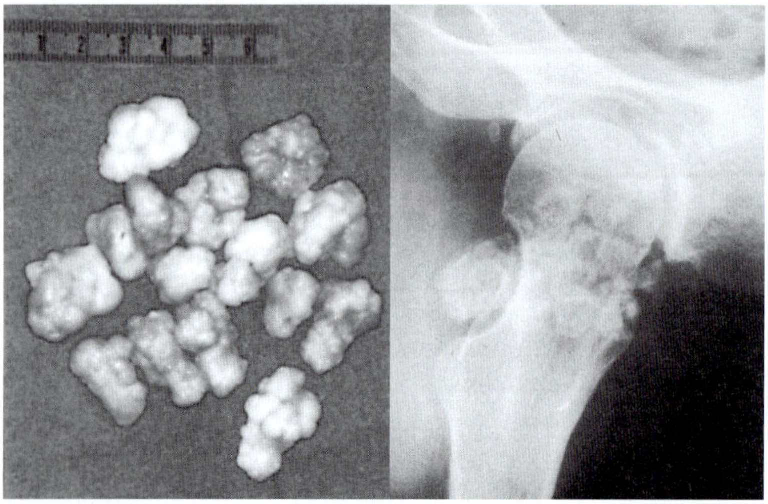

Abb. 17.27: Ausgeprägte Chondromatose des Hüftgelenkes [2]

- **Fuß:** in Abhängigkeit von der Lähmungshöhe Klump- oder Hackenfußstellung
- **WS:** Skoliose, Lordose und Kyphose

Spastische Lähmungen (z.B. bei infantiler Zerebralparese) entstehen vor allem durch Schädigung zentraler pyramidal- und/oder extrapyramidalmotorischer Neurone. Die Willkürinnervation ist durch die Kontraktion von Agonisten und Antagonisten stark gestört. Wesentlichste Folge der spastischen Paresen ist das Entstehen von Gelenkkontrakturen. Häufige Kontrakturen sind:

- **Hüftgelenk:** Adduktions-, Flexions- und Außenrotationskontraktur; durch erhöhten Adduktorentonus Scherengang und Coxa valga et antetorta mit der Folge einer spastischen Hüftluxation
- **obere Extremität:** Innenrotation des Armes, Pronations-Beugekontraktur des Ellenbogens, Beugekontraktur der Hand- und Fingergelenke, Adduktionskontraktur des Daumens, ☞ Kap. 3.5.2
- **Unterarm:** Pronationskontraktur
- **OSG und Fuß:** Spitzfuß-, Klumpfuß- oder Knick-Plattfußstellung
- **Wirbelsäule:** Hyperlordose, teils hochgradige Skoliose
- **Knie:** Beugekontraktur, Hochstand der Kniescheibe (Patella alta)

Querschnittslähmungen

Querschnittslähmungen sind ätiologisch folgendermaßen einzuteilen:

Angeborene Querschnittslähmungen (Myelodysplasie). Sie sind Folge eines mangelnden Neuralrohrverschlusses, der Fehlbildungen des Rückenmarks induziert. Die Höhenlokalisation der Fehlbildung entscheidet über das Gehvermögen des Kindes. Läsionen oberhalb L2 bedeuten in der Regel dauerhafte Gehunfähigkeit. Fehlbildungen zwischen L2 und L4 erlauben eine eingeschränkte Gehfähigkeit. Ab L4 und tiefer ist von Gehfähigkeit auszugehen. Lähmungsbedingt entwickelt sich eine Inaktivitätsosteoporose, die auch zu Spontanfrakturen führen kann. Weiterhin kommt es zu lähmungsbedingten Wachstumsstörungen besonders an der Wirbelsäule und der unteren Extremität. Muskelimbalancen führen auch hier zu Gelenkluxationen, Subluxationen und Kontrakturen (☞ Tab. 17.4).

Tab. 17.4: Schädigung in Abhängigkeit von der Lähmungshöhe

Lähmungshöhe	Schädigung
L1/L2	Hüftluxation
L3/L4	Kniestreckkontraktur
L5/S1	Hackenfuß

Erworbene Querschnittslähmungen. Sie sind Folge einer Läsion des Rückenmarks, wobei die Ursachen Traumen, raumfordernde Prozesse, entzündliche Erkrankungen und vaskuläre Myelopathien sein können. Verletzungen des Myelons (1. motorisches Neuron) führen letztendlich zu spastischen Lähmungen, lediglich tiefe lumbale Läsionen rufen schlaffe Lähmungen hervor, da hier bereits periphere Nervenwurzeln betroffen sind. Spastische Lähmungen führen zur Entwicklung von Gelenkkontrakturen und behindern die Fortbewegung mit Hilfe von Gehapparaten. Weitere Folgen ergeben sich durch die begleitenden Sensibilitätsstörungen. Es kann zur Entwicklung von Druckstellen mit begleitender sekundärer Osteomyelitis kommen. 30% der Querschnittsgelähmten leiden unter paraartikulären Ossifikationen, die bis zur Gelenkversteifung führen können.

Diabetes mellitus

☞ Innere Medizin, Endokrine Organe, Stoffwechsel und Ernährung, Kap. 6.1

Eine häufige Folge eines länger bestehenden Diabetes mellitus (> 10 Jahre) sind **Arthropathien** vorwiegend im Bereich des Fußskelettes, gelegentlich auch des Sprung- oder Kniegelenks. Als entscheidender Auslösefaktor dieser Erkrankungen wird die **diabetische Polyneuropathie** angesehen. Durch den Verlust der afferenten Impulsleitung fallen die Gelenkschutzmechanismen aus, und es kommt zur chronischen Traumatisierung von Knochen und Gelenken. Man beobachtet reaktionslose Osteolysen im Mittelfußbereich, Spontanfrakturen der Fußwurzelknochen, Bandlockerungen und -risse (☞ Abb. 17.28). Hieraus entwickeln sich massive Gelenkzerstörungen.

Lues

☞ Gynäkologie und Geburtshilfe, Kap. 8.1

Tabes dorsalis ist eine Spätmanifestation einer

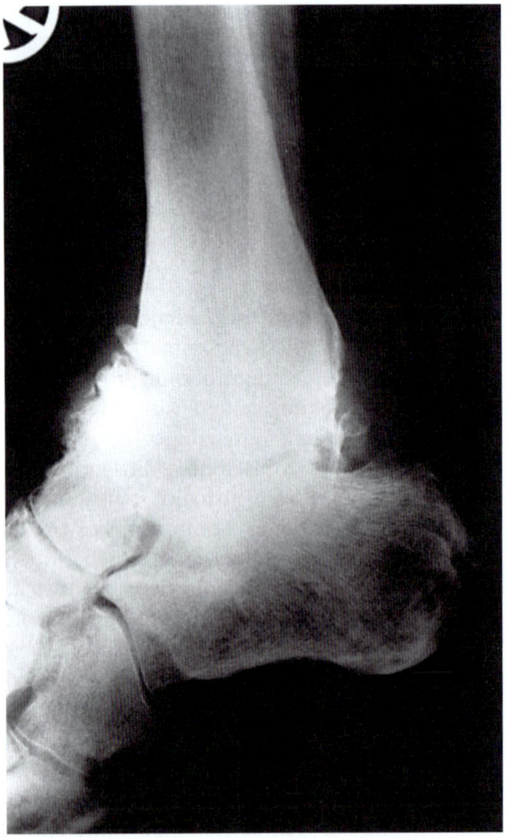

Abb. 17.28: Neurogene Arthropathie bei Diabetes mellitus [2]

Treponema-pallidum-Infektion. Durch eine Degeneration der Hinterstrangbahnen kommt es zum Verlust der Tiefensensibilität. ASR und PSR sind meist erloschen, es besteht eine spinale Ataxie. Der Verlust der Tiefensensibilität führt auch hier zur chronischen Gelenktraumatisierung mit später ausgeprägten Deformierungen und osteophytären Wucherungen.

Morbus Sudeck, Algodystrophie, CRPS

☞ Chirurgie, Kap. 30.3.6

Definition. Der Morbus Sudeck ist definiert als **Dystrophie** und **Atrophie von Weichteilen und Knochen,** ausgehend von einem entzündlichen Stadium mit schmerzhafter Funktionseinschränkung. Endstadium der Erkrankung ist oft die Einsteifung des betroffenen Gelenks (☞ Chirurgie, Abb. 2.71).

Klinischer Fall

Bei einem 57-jährigem Patienten findet sich 3 Monate nach einer Radiusfraktur in loco typico folgender Befund: Muskelatrophie, glänzende, zyanotische und trockene Haut an Unterarm u. Hand, zunehmende Bewegungseinschränkung der Fingergelenke. Radiologisch besteht eine fleckige Knochenentkalkung in Hand- und Unterarm.

Diagnose: Algodystrophie, M. Sudeck.

Ätiologie. Auslöser des Sudeck-Syndroms können sein: Traumen, Infektionen, Nervenschädigungen und primär vegetative Störungen, vielfach bleibt die Ursache unklar, psychosomatische Einflüsse sollen von wesentlicher Bedeutung sein.

Klinik. Glänzende, zyanotische und trockene Haut, Bewegungseinschränkung und Muskelatrophie.

2.11 Verletzungen des Bewegungsapparates und deren Folgen

☞ Chirurgie, Kap. 30

Sportspezifische Verletzungen und chronische Überlastungsschäden

Muskulatur

Muskelkater, Muskelzerrung, Muskel(faser)riss

Klinik. Plötzlicher, stechender Schmerz, eventuell Dellenbildung und Funktionsverlust kennzeichnen einen Muskelriss.

Therapie. Muskelkater und Muskelzerrungen: Ruhigstellung, Kühlung, topische und systemische Antiphlogistika. Muskelteilrupturen können häufig wie Muskelzerrungen behandelt werden, komplette Rupturen werden frühzeitig operativ versorgt: Hämatomausräumung, Fasziennaht.

Knorpel

Degenerative Veränderungen, Knorpelablösungen, Osteochondrosis dissecans

Meniskusläsionen und -risse

Ätiologie. Häufige Sportverletzungen. Der mediale Meniskus ist etwa 20-mal häufiger betroffen als der laterale. Meist findet sich ein degenerativer Vorschaden mit Abnutzung und Usurrissen des

Meniskus. Ein akutes Trauma führt dann zum kompletten Riss.

Klinik. ☞ Kap. 3.10.1

Therapie. ☞ Kap. 3.10.1

Sehnen

Tendopathien

Ätiologie. In Folge (chronischer) Überlastung, Mikrotraumen, Durchblutungsstörungen – hier vor allem, wenn die Sehne über Knochenvorsprünge oder durch Engpässe verläuft – kommt es zu Nekrosen, Kalkeinlagerungen und (partiellen) Rupturen der Sehne.

Lokalisationen. Rotatorenmanschette (Werfer), Achillessehne (Läufer), oberer und unterer Patellapol (Sprinter), Adduktoren (Fußballer), Ellenbogen (Tennisspieler).

Klinik. Druckschmerz über dem betroffenen Sehnenanteil, Schmerz bei Anspannung des betroffenen Muskels gegen Widerstand.

Therapie. Systemische und topische Antiphlogistika. Kältetherapie. Lokalinfiltrationen mit Scandicain, ggf. Kortikoidinfiltration.

Cave: Wegen Nekrosegefahr keine Injektionen in Sehnenansätze. Bei anhaltender Symptomatik ggf. operative Entspannung der Sehnenstruktur.

Spontanrupturen

Ätiologie. Bedingt durch degenerative Veränderungen des Sehnengewebes.

Lokalisation. Quadrizeps- und Achillessehne, Lig. patellae, lange Bizepssehne und Sehnen im Handbereich.

Klinik. Akuter Schmerz, fühlbare Delle und Funktionsausfall.

Therapie. Sehnennaht bei Lig. patellae, Quadrizeps- u. Achillessehnenruptur, konservative Therapie bei langer Bizepssehnenruptur (☞ Kap. 3.3).

Knochen

Ermüdungsbrüche

Ätiologie. Entstehen durch wiederholte Mikrotraumen und anhaltende Überlastung.

Lokalisation. Tibia und Fibula (Langstreckenläufer), Os naviculare pedis (Sprinter, Springer), Os metatarsale (sog. „Marschfraktur"; Langstreckenläufer), WS (Spondylolyse; Kunstturnerinnen), Collum femoris (Langläufer; ☞ Abb. 17.29).

Klinik. Zuerst lokalisierte Osteoporose und Mikrofraktur, dann sichtbare Fissurlinie bei gleichzeitiger Knochenbruchheilung im Bereich von Spannungsspitzen bei rezidivierender submaximaler Belastung. Belastungsabhängige Schmerzen stehen im Vordergrund.

Therapie. Entlastung, Ruhigstellung, bei ausbleibender Knochenheilung operative Versorgung.

Apophysenausrisse

Ätiologie. Häufige Verletzung des 2. Lebensjahrzehnts. Ursache sind die mechanisch noch nicht genug gefestigten Knochenkerne im Ansatzbereich von Sehnen, Bändern und Gelenkkapseln (Apophysen).

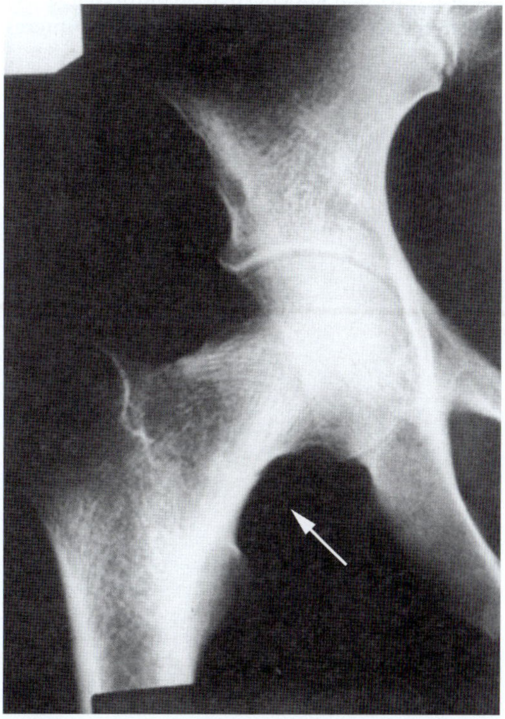

Abb. 17.29: Stressfraktur des Schenkelhalses [2]

Lokalisation. Häufig am Becken, z. B. Spina iliaca anterior inferior (M. rectus femoris), Tuber ischiadicum (ischiokrurale Muskulatur).

Klinik. Plötzlicher Schmerz bei sportlicher Belastung, lokalisierter Druckschmerz, Funktionseinschränkung, typisches Röntgenbild.

Therapie. Lagerungsstabile Bohrdrahtosteosynthesen und Gipsbehandlung, Zugschraubenosteosynthese, Plattenosteosynthese.

Gelenkverletzungen

Definition. Unter Gelenkverletzungen versteht man alle Folgen von Prellungen (Kontusionen), Zerrungen (Distorsionen) und Verrenkungen (Luxationen), die zu Schäden am Kapselbandapparat, an knorpeligen Strukturen und knöchernen Gelenkflächen führen.

Ätiologie. Die Stabilität der Gelenke wird durch knöcherne, muskuläre und ligamentäre Führung aufrechterhalten. Je nachdem, welche Führung im Vordergrund steht, wirkt sich die indirekte Gewalteinwirkung vorwiegend am Kapselbandapparat oder den knöchernen Strukturen aus. Bei knöchern geführten Gelenken (z. B. unteres Sprunggelenk) stehen Bandausrisse und Gelenkflächenfrakturen im Vordergrund, während es beim band- und muskelgeführten Gelenk (z. B. Schultergelenk) zu Verletzungen dieser Strukturen bis zur Luxation kommt.

Klinik. Verletzungen am Kapselbandapparat, die durch plötzliche Überdehnung entstehen, werden unterteilt in **Zerrung, Dehnung** und **vollständige Ruptur** der Bänder.

Folgen sind:

- Stabilitätsverlust
- mögliche Abscherung von Gelenkflächen: osteochondrale bzw. „Flake"-Frakturen
- bei kräftigen Bändern Ausriss von Knochenfragmenten, bevor das Band selbst reißt: ligamentäre Frakturen, z. B. Abrissfraktur der Außenknöchelspitze
- Subluxation bei partieller Verschiebung der Gelenkflächen gegeneinander, Luxation bei kompletter Dislokation

Spätfolgen sind:

- bleibende Instabilität des Gelenkes (Schlottergelenk) mit Neigung zu rezidivierender Mikrotraumatisierung
- posttraumatisch rezidivierende Luxationen (z. B. Schultergelenk)

3 Regionale Erkrankungen

3.1 Halswirbelsäule

Die Halswirbelsäule ist der mit Abstand beweglichste Teil der Wirbelsäule, vor allem die Rotation findet hauptsächlich in der HWS statt. Beschwerden der HWS sind ein häufig geklagtes Krankheitsbild, wobei degenerative Erkrankungen vor allem der Segmente C5/C6 und C6/C7 im Vordergrund stehen. Zunehmende Bedeutung gewinnen verletzungsbedingte HWS-Syndrome. Der Diskusprolaps ist eine der selteneren HWS-Erkrankungen.

Bandscheibenerkrankungen

Pathogenese. Die Bandscheiben der HWS unterliegen wie die übrigen Bandscheiben einem typischen Alterungsprozess: Am Anfang der Degeneration steht die Verminderung des Wassergehalts der Bandscheibe, auch als **Chondrose** bezeichnet. Dieser Vorgang bedingt eine Höhenminderung des Zwischenwirbelraumes mit resultierender Instabilität des betroffenen Bewegungssegmentes und einer vermehrten Belastung der Wirbelkörpergrund- und -deckplatten. Reaktiv auf diese Mehrbelastung kommt es zur **Osteochondrose,** d.h. die Abschlussplatten der Wirbelkörper sklerosieren, was sich radiologisch in einer erhöhten Strahlendichte zeigt. Spätfolge ist die Degeneration der Wirbelgelenke, die so genannte **Spondylarthrose.** Es folgt die Einsteifung des Bewegungssegments durch spangenartige Spondylophytenbildung, auch als **Spondylosis deformans** bezeichnet (☞ Kap. 3.7).

Im Verlauf der Degeneration kann es zum Austritt von Bandscheibengewebe aus dem Zwischenwirbelraum kommen. Ein solcher **Diskusprolaps** ist allerdings in der HWS selten (Verhältnis Diskusprolaps HWS : LWS = 1 : 100).

Klinik. Der Diskusprolaps der HWS kann sich in radikulären Nacken-Schulter-Arm-Schmerzen äußern, wobei Parästhesien auftreten können (☞ Chirurgie, Kap. 10.2.2). Meist bestehen eine schmerzhafte Bewegungseinschränkung sowie ein Kompressionsschmerz der HWS mit Paresen, Sensibilitätsstörungen, Reflexausfällen oder -abschwächungen. Der radikuläre Schmerz ist das Kardinalsymptom der Nervenwurzelkompression. Charakteristisch sind die segmentbezogene Schmerzausbreitung im sensiblen Dermatom und gelegentlich der Ausfall von so genannten Kennmuskeln.

Bei dem seltenen medialen Diskusprolaps ist auch eine Querschnittssymptomatik möglich.

Diagnostik. Es werden Röntgenaufnahmen der HWS in 4 Ebenen und eine MRT durchgeführt. Das EMG (Elektromyelographie) dient neben der Objektivierung von Paresen zur Differentialdiagnose gegenüber der neuralgischen Schultermyatrophie, dem Karpaltunnelsyndrom und der Nervus-ulnaris-Kompression.

Therapie. Zunächst ist immer eine konservative Therapie angezeigt, mit einer Ausnahme: Bei akuten Massenvorfällen ist die umgehende Operation unumgänglich. Es wird dann eine Bandscheibenausräumung mit anschließender Spondylodese durchgeführt.

Zervikale Myelopathie

Das Krankheitsbild der zervikalen Myelopathie betrifft Männer häufiger als Frauen. Durch dorsale spondylotische Randzackenbildung (am häufigsten im Bereich C4/5, C5/6 und C6/7) kommt es zu einer Spinalkanalenge mit zunehmender Kompression des Myelons.

Klinik. Der Vorgang äußert sich in zunehmenden Beschwerden, wie einer meist seitenbetonten Schwäche in Armen und/oder Beinen, Gangunsicherheit, Miktionsstörungen, diffusen Schmerzen und Sensibilitätsstörungen in Armen und Beinen. In der körperlichen Untersuchung zeigen sich Tetra- oder Paraspastik, Paresen, gesteigerte Muskeleigenreflexe und Sensibilitätsstörungen.

Diagnostik. Röntgenaufnahmen der HWS in 4 Ebenen, MRT und evtl. Myelographie sind wesentlich. CCT, EMG, NLG und evozierte Potenziale sind zur Differentialdiagnose gegebenenfalls notwendig.

Therapie. Zunächst kommen konservative Maßnahmen, wie z. B. Muskelrelaxanzien und Ruhigstellung der HWS, zur Anwendung. Bei Verschlimmerung der Beschwerden und Therapieresistenz ist eine operative Dekompression der HWS zu erwägen.

Degenerative Gelenkerkrankungen

Definition. Neben der schon erwähnten Bandscheibendegeneration (Chondrose und Osteochondrose) sind an der HWS die **Unkovertebralarthrose** und die Arthrose der Wirbelgelenke (**Spondylarthrose,** ☞ Kap. 3.7, Bandscheibenleiden) von Bedeutung.

Die Unkovertebralarthrose ist gekennzeichnet durch die degenerative Vergrößerung der Processus uncinati. In Folge der ventralen Einengung der Foramina intervertebralia kommt es zu radikulären und/oder neurovaskulären Symptomen.

Klinik. Es stehen rezidivierend auftretende Nackenschmerzen, Nacken-Arm-Schmerzen, Bewegungseinschränkungen der HWS sowie meist pseudoradikuläre Dysästhesien im Vordergrund. Kommt es zur Irritation der A. vertebralis (bevorzugt im Bereich C6/C7), so treten Kopfschmerzen, Schwindel, Hör-, Schluck- und Sehstörungen auf, wobei die Beschwerden positionsabhängig sind.

Diagnostik. Die Diagnosestellung erfolgt durch eine gezielte manuelle sowie eine neurologische Untersuchung. Weiterhin werden Röntgenaufnahmen der HWS in 4 Ebenen angefertigt. Bei unklaren Diagnosen sind MRT sowie EMG hilfreich.

Therapie

- **konservativ:** Maßnahmen stehen im Vordergrund, z. B. Wärmeanwendung, Ruhigstellung mit einer Schanz-Halskrawatte, Analgetika- und Antiphlogistikatherapie, therapeutische Lokalanästhesie, Elektrotherapie und Krankengymnastik.
- **operativ:** bei Nervenwurzel-, A.-vertebralis- oder Medullakompression evtl. Unkoforaminektomie und Spondylodese. Die Operationsindikation wird insgesamt zurückhaltend gestellt.

Muskulärer Schiefhals (Torticollis)

Definition. Der muskuläre Schiefhals ist eine Erkrankung von Neugeborenen oder jungen Säuglingen. Aufgrund einer bindegewebigen Verkürzung des M. sternocleidomastoideus kommt es zu einer fixierten Schiefstellung des Kopfes mit Neigung zur erkrankten und Rotation zur gesunden Seite.

Ätiologie. Ursächlich sind geburtstraumatisch bedingte Hämatome des M. sternocleidomastoideus, intrauterine Zwangslagen und genetische Faktoren. Ebenso können Seh- und Hörstörungen einen Schiefhals hervorrufen.

Klinik. Neben der typischen Kopfstellung bestehen eine eingeschränkte HWS-Beweglichkeit sowie eine Verkürzung und Verhärtung des M. sternocleidomastoideus.

Therapie. Die Therapie des muskulären Schiefhalses muss früh und konsequent erfolgen, da es unbehandelt zu einer Gesichtsasymmetrie und einer HWS-Skoliose kommt, wobei die HWS-Skoliose als präarthrotische Deformität zu werten ist. Die Primärtherapie besteht in einer gegensinnigen Lagerung des Säuglings, das heißt, dem Säugling werden akustische und optische Reize vornehmlich auf der erkrankten Seite präsentiert. Im Vorschulalter, bevorzugt um den 12. Monat, wird meist eine operative Therapie in Form einer kaudalen sternoklavikulären sowie mastoidalen Tenotomie des M. sternocleidomastoideus notwendig. Wesentlich sind die postoperative Ruhigstellung für 4–6 Wochen in Überkorrektur sowie danach die Durchführung von Dehnungs- und Haltungsübungen.

Rheumatoide Arthritis

Definition. Bei langjährigem Bestehen einer rheumatoiden Arthritis oder einer juvenilen chronischen Polyarthritis (cP) wird häufig auch ein Befall der HWS beobachtet. Es kommt besonders im Bereich der oberen HWS (C0–C2) zu Band- und Gelenkdestruktionen mit resultierenden zervikalen Instabilitäten.

Klinik. Die Patienten zeigen Fehlhaltungen, Bewegungseinschränkungen, Nackenschmerzen, zum Okziput hin projizierte Schmerzen sowie Geräuschphänomene bei Bewegung. Hinzu kommen Zeichen der Radikulo- bzw. Myelopathie, z.B. Parästhesien, Para- oder Tetraparesen, Spastiken, Areflexie und Sensibilitätsstörungen.

Diagnostik. Röntgenaufnahmen der HWS in 4 Ebenen und Funktionsaufnahmen, weiterführend und insbesondere zur Indikationsstellung für operative Maßnahmen sind MRT, ggf. CT notwendig.

Therapie. In der Frühphase konservativ durch Stabilisierung mittels Zervikalbandagen. Lässt sich hiermit keine befriedigende Besserung erzielen oder treten progrediente Instabilitäten mit entsprechender neurologischer Symptomatik auf, so ist eine Spondylodese indiziert.

Verletzungen der HWS

☞ Chirurgie, Kap. 30.5

3.2 Zervikobrachiale Region

Thoracic-Outlet-Syndrom

Definition und Ätiologie. Sammelbegriff für verschiedene neurovaskuläre Kompressionssyndrome im Verlauf des Gefäß-Nerven-Bündels von der oberen Thoraxapertur bis zum M. pectoralis minor. Die wichtigsten sind:

- **Skalenussyndrom:** Kompression des Plexus brachialis und der A. subclavia in der dreieckigen Skalenuslücke, gebildet von Mm. scalenus anterior et medius und 1. Rippe. Ursächlich sind Hypertrophie oder angeborene anatomische Varianten der Skalenusmuskulatur, Halsrippen (auch knorpelig-fibrös), fibröse Bänder, Kallus nach Klavikulafraktur.
- **Kostoklavikularsyndrom:** Einengung des Gefäß-Nerven-Bündels, insbesondere des Plexus brachialis und der V. subclavia zwischen Klavikula und 1. Rippe in Folge Rippenanomalie, Klavikuladeformitäten, Tragen von schweren Lasten, Arbeiten über der Horizontalen
- **Hyperabduktionssyndrom** (Pectoralis-minor-Syndrom): Druck des M. pectoralis auf den dahinter verlaufenden Plexus brachialis und die A. axillaris bei maximaler Abduktion und Retroversion des Armes; seltenes Engpasssyndrom

Klinik. Brachialgien, vor allem an der Ulnarseite von Unterarm und Hand, neurovaskuläre Störungen wie Parästhesien, evtl. Muskelschwäche, Ödeme, Zyanose, lage- und tätigkeitsabhängige Schwäche des Radialispulses.

Diagnostik. Adson-Test: Patient inspiriert tief, rekliniert den Kopf und rotiert ihn zur betroffenen Seite. Bei positivem Befund deutliche Pulsabschwächung am Handgelenk. Verstärkung der Symptomatik durch Zug am herabhängenden Arm. Doppler-Sonographie, Röntgen, Arteriographie.

Differentialdiagnose. Zervikalsyndrome, Tumoren (z.B. Pancoast-Tumor), Periarthritis humeroscapularis, Karpaltunnelsyndrom, Ulnarislähmung, Neuritiden, Morbus Raynaud, Paget-Schroetter-Syndrom (akute oder chronische Thrombose der V. axillaris), arterielle Verschlüsse.

Therapie. In leichten Fällen Ruhigstellung, sonst Resektion der Halsrippe und/oder Skalenotomie.

Armplexusläsion

☞ Pädiatrie, Kap. 4

Definition. Schädigung des Plexus brachialis (bestehend aus den Nervenwurzeln C4–Th1).

Ätiologie. Meist traumatisch (Motorradfahrer), selten tumorös oder entzündlich bedingte Läsionen. Bei der **geburtstraumatischen Plexuslähmung** (Plexusläsion) unterscheidet man zwischen der häufigeren oberen (**Typ Erb-Duchenne,** C5/6) und der selteneren unteren (**Typ Klumpke,** C7/8 und selten Th1) Plexusläsion.

Klinik

- **obere Plexusläsion:** Ausfall der schulterführenden Muskulatur, der Beuger und Supinatoren am Unterarm. Folge: Arm hängt schlaff herab, Adduktion und Innenrotation des Oberarmes, Unterarm in Streckung und Pronation, so genannte „Ruderstellung“, Moro-Reflex negativ
- **untere Plexusläsion:** Ausfall der Armstrecker, der Fingerbeuger und der Handbinnenmuskulatur. **Folge:** charakteristische **„Pfötchenstellung“,** bei Mitbeteiligung des Sympathikus (Th1) Horner-Trias mit Miosis, Ptosis und Enophthalmus

Therapie. Bei geburtstraumatischer Plexusläsion Krankengymnastik auf neurophysiologischer Basis (Vojta-Therapie), wechselseitige Lagerung des Armes, bei zurückbleibenden Kontrakturen Sehnenplastik. Bei komplettem Wurzelausriss neurochirurgische Rekonstruktion, wobei nach 1–2 Jahren mit keiner weiteren nervalen Regenerationsfähigkeit mehr gerechnet wird. Spättherapie bei Ausfall der schulterführenden Muskulatur: Arthrodese im Glenohumeralgelenk. Besserung der Beugefähigkeit im Ellenbogen durch Proximalisierung der Muskelansätze am Epicondylus radialis. Bei kompletter Plexusläsion mit Verlust der Handfunktion und der Sensibilität: Amputation und prothetische Versorgung.

Prognose. Relativ gut bei der geburtstraumatischen Plexusläsion, insbesondere beim Typ Erb-Duchenne. Bei der unteren und der totalen Plexusläsion ist die spontane Remissionsrate schlechter.

3.3 Schulter und Oberarm

Periarthropathia humeroscapularis (PHS)

Definition. PHS ist ein Sammelbegriff für alle periartikulär gelegenen, degenerativ verursachten Weichteilschäden am Schultergelenk. Man differenziert 4 verschiedene Krankheitsbilder:

Supraspinatussehnensyndrom

Ätiologie. Degenerative Veränderungen am distalen Sehnenansatz des M. supraspinatus, begünstigt durch die primär hypovaskularisierte Ansatzzone und Unterbrechung der Blutzufuhr bei Ab- und Adduktion des Armes.

Klinik. Aktive und passive Beweglichkeit uneingeschränkt, aber hochgradiger Bewegungsschmerz, insbesondere bei Elevation des Armes, der auch nachts beim Schlafen auf der erkrankten Seite auftritt.

Diagnostik. Druckschmerz zwischen Tuberculum majus des Humeruskopfes und Akromionrand, Schmerzen bei Abduktion gegen Widerstand (Null-Grad-Abduktionstest), positiver Supraspinatustest (Druck nach unten auf den gestreckten, 90° abduzierten und 30° nach vorn gerichteten, innenrotierten Arm löst heftigen Schmerz aus), Außenrotationsstress, schmerzhafter Bogen zwischen 60–120° in Folge Einengung der Sehne unter dem Schulterdach bei aktiver Abduktion.

Therapie
- **konservativ:** Analgetika, Antiphlogistika, nur ausnahmsweise subakromiale Kortisoninjektion. Krankengymnastik und Kryotherapie
- **operativ:** Akromioplastik zur Vergrößerung des subakromialen Raumes

Ruptur der Rotatorenmanschette (Pseudoparalytische Schulter)

Ätiologie. Die Rotatorenmanschette (ventral M. subscapularis, kranial M. supraspinatus, dorsal Mm. infraspinatus et teres minor) reißt meist in Folge ausgeprägter degenerativer Vorschädigung, selten nur traumatisch. Die Rupturen reichen von kleinen Einrissen bis zur kompletten Durchtrennung (Humeruskopfglatze). Mehr als die Hälfte aller 50-Jährigen weist im Sektionsbefund größere oder kleinere Risse auf.

Klinik. Starke Schmerzen nach mäßiger Anstrengung. Bei ausgeprägter Ruptur liegt eine so genannte Pseudoparalyse des Arms mit Unfähigkeit zur aktiven Abduktion (Starterfunktion für die Abduktion des Armes ausgefallen) vor.

Diagnostik. Anamnese, Druckschmerz am Tuberculum majus und vor dem Korakoid, Sonographie, Arthroskopie und MRT. Im Röntgen Hochstand des Humeruskopfes.

Therapie. Bei kleineren Rissen konservative Therapie: Schmerzmedikation, Kryotherapie und Krankengymnastik. Bei ausgedehnten Läsionen operative Rekonstruktion in Form einer transossären Refixation.

Adhäsive Kapsulitis (frozen shoulder; schmerzhafte Schultersteife)

Definition. Einschränkung der aktiven und passiven Beweglichkeit im Glenohumeralgelenk in Folge Kapselschrumpfung und fibröser Verklebungen der Bursa subacromialis.

Ätiologie. Nach Ruhigstellung, posttraumatisch, bei neurologischen Störungen. Häufig keine Ursache zu eruieren.

Klinik. Zunächst starke Schmerzen bei freier Beweglichkeit, später abnehmende Schmerzen bei zunehmender Bewegungseinschränkung (Kapselmuster: Bewegungseinschränkung in der Reihenfolge Außenrotation, Abduktion und Innenrotation) bis zur vollständigen Blockierung des Glenohumeralgelenkes und Muskelatrophie. Ausheilung nach Monaten bis Jahren mit Rückgewinn von aktiver und passiver Beweglichkeit.

Diagnostik. Anamnese, Druckschmerz unterschiedlicher Lokalisation. Röntgen unauffällig, eventuell Dekalzifikation. Arthrographie: Kapselschrumpfung.

Therapie
- **akutes Stadium:** Antiphlogistika, Analgetika, Kryotherapie, Krankengymnastik
- **chronisches Stadium:** Wärme, Mobilisation in Narkose

Prophylaxe: Thoraxabduktionsgips bei Ruhigstellung der Schulter über 3 Wochen.

Kalzifizierende Tendopathie

Syn.: Tendinitis calcarea

Klinischer Fall

Eine 48-jährige Patientin hat seit langem Schmerzen der rechten Schulter, die sich vor allem nächtlich bei Lagerung auf der Schulter bemerkbar macht. Seit einiger Zeit kann sie den Arm nicht mehr richtig anheben.
Diagnose: Subacromialsyndrom bei Tendinosis calcarea.

Ätiologie. Verkalkung in der hypovaskularisierten Zone des Sehnenansatzes am Tuberculum majus. Supraspinatussehne am häufigsten betroffen.

Erkrankungsgipfel. 3.–4. Lebensjahrzehnt.

Klinik. Phasenhafter Verlauf mit 4 klinischen Stadien: latentes, chronisches, akutes und Reparationsstadium. Im akuten und chronischen Stadium kann es bei Durchbruch des Kalkherdes in die Bursa zur Mitbeteiligung der Bursa (Bursitis subacromialis) und dadurch heftigen Schmerzen in der Schulter kommen. Danach Abklingen der Schmerzen. Charakteristischer Wechsel zwischen relativer oder völliger Beschwerdefreiheit und heftigen Schmerzen.

Diagnostik. Anamnese, Schmerz am Ansatz des M. deltoideus, Druckschmerz am Tuberculum majus, schmerzhafter Bogen, vor allem bei Innenrotation, Supraspinatustest positiv, im Röntgen Kalkschatten, sonographisch Schallschatten hinter Kalkherd.

Therapie. Im akuten Stadium Analgetika, Antiphlogistika, Immobilisation, Kryotherapie, evtl. orale Kortikoide. Punktion und Ausspülung des verflüssigten Kalkherdes. Operative Ausräumung oder Lithotripsie der Kalkherde bei anhaltenden Beschwerden. Zur Rezidivprophylaxe des Supraspinatussehnensyndroms sind Pendelübungen bei herabhängendem Arm sinnvoll.

DD des Schulterschmerzes
- **mechanisch bedingter Schmerz:** Bizepssehnentendinose, Supraspinatussehnensyndrom, Arthrosen
- **Entzündungsschmerz:** kalzifizierende Tendopathie, rheumatische Arthritis, spezifische und unspezifische Entzündungen
- **viszeraler Schmerz** mit Ausstrahlung in Schulter bzw. Arm: Herzinfarkt, Angina pectoris, Zwerchfellhernie
- **aufsteigende Schmerzen:** Karpaltunnelsyndrom, Epicondylitis humeri
- **sonstige:** Thoracic-Outlet-Syndrom, Zervikalsyndrom, Herpes zoster, Syringomyelie, Skapulokostalsyndrom, Skapulakrachen, Morbus Raynaud, Sklerodermie, Tumoren von Schulter, Oberarm und HWS, Pancoast-Tumor und andere

Bizepssehnenruptur

Ätiologie. M. biceps brachii (Caput longum et breve) verläuft mit seiner langen Bizepssehne im engen Sulcus intertubercularis. In Folge entzündlicher und degenerativer Veränderungen des proximalen Sehnenanteils kann es zu schmerzhaften Reizzuständen (Bizepssehnensyndrom) und (häufiger bei Sportlern und Älteren) zur Spontanruptur kommen.

Klinik. Jäher Schmerz in der Schulter bei maximaler Anspannung, kugelige Vorwölbung des heruntergerutschten Bizepskopfes am distalen Oberarm.

Therapie. Da der Funktionsausfall nur gering ist, ist eine operative Behandlung nur bei Sportlern und Handarbeitern indiziert: Transposition der langen Sehne auf den kurzen Muskelbauch. Bei der seltenen Ruptur der distalen Bizepssehne (3%) ist die Kraftminderung erheblich; hier ist die operative Rekonstruktion obligat.

Habituelle bzw. traumatische Schultergelenksluxation (SL)

☞ Chirurgie, Kap. 30

Klinischer Fall

Ein 36-jähriger Patient erlitt einen generalisierten epileptischen Anfall. Klinisch findet sich eine starke Schwellung im Bereich der rechten Schulter mit Innenrotationsstellung des Armes und schmerzhafter Abduktionshemmung. Welche Verletzung liegt aufgrund der Anamnese und der Klinik am wahrscheinlichsten vor?
Diagnose: Hintere Schulterluxation.

Definition und Ätiologie

- **habituelle Luxation:** gewohnheitsmäßige Schulterluxation (SL) ohne vorausgegangenes Trauma in Folge erblicher Dysplasie von Kopf und Pfanne (Pfanne zu klein und zu flach oder Kopf zu groß), angeborener Schwäche der Muskulatur und/oder des Kapselbandapparates, veränderten Pfannenneigungswinkels (z.B. verstärkte Anteversion)
- **posttraumatisch rezidivierende SL:** wiederkehrende Verrenkung des Schultergelenkes nach traumatischer Erstluxation. Strukturelle Veränderungen, die die SL begünstigen sind: Impressionsfraktur am Humeruskopf (Hill-Sachs-Delle) und am vorderen unteren Pfannenrand (Bankart-Läsion: Abriss des Labrum glenoidale inferius), Verletzungen am Muskel- und Bandapparat
- **willkürliche SL:** vom Patienten absichtlich herbeigeführte Luxationen und deren Reponierungen
- **angeborene SL**

Häufigkeit. Das Schultergelenk luxiert am häufigsten von allen Gelenken, da seine Stabilität nicht durch knöcherne Strukturen gewährleistet wird. Meist (80–90%) posttraumatisch rezidivierende SL. Rezidivneigung vom Alter des Patienten abhängig (je jünger, desto häufiger die Reluxation).

Klinik. Auslösung der habituellen SL durch Abduktions-/Außenrotationsbewegungen, manchmal schon spontan oder bei Bagatelltraumen, z.B. beim Ausziehen oder im Schlaf. Die Schulter luxiert am häufigsten nach vorn (Luxatio subcoracoidea), selten nach hinten. Im Intervall Instabilitätsgefühl im Schultergelenk bei Abduktion und Außenrotation.

Diagnostik. Anamnese, Zwangshaltung des Armes (leichte Abduktion, Außenrotation), tastbar leere Pfanne, Röntgen in 2 Ebenen (Darstellung der Hill-Sachs-Delle), Kernspintomographie.

Therapie. Reposition, eventuell in Narkose. Vor Reposition sind eine klinische Funktionsprüfung des N. axillaris sowie eine Röntgendokumentation erforderlich. Nach mehr als 3 Luxationen Operationsindikation. Operation nach Putti-Platt (reiner Weichteileingriff, vordere Kapselstraffung, Lateralisierung des M. subscapularis), selten Humeruskopfdrehosteotomie nach Weber bei Hill-Sachs-Delle u.a.

Prognose. Gut, postoperative Rezidive in 2–4%.

Supraskapulariskompression

Ätiologie. Anlagebedingte Variationen der Incisura scapulae oder des Lig. transversum scapulae können zu Ausfallerscheinungen des Nervs führen (betroffen: Mm. supra- et infraspinatus).

Therapie. Operative Revision kann notwendig werden.

Schulterblattkrachen

Ätiologie. Peritendinosen, gelegentlich Exostosen auf der Innenseite des Schulterblattes.

Klinik. Durch unterschiedliche Bewegungen willkürlich auslösbares Knarren oder Krachen an der hinteren oberen Kante der Skapula. Häufig findet man schlaffe Haltung mit hängenden Schultern, verspannte Nacken- und Rückenmuskulatur, ziehende und von der Skapula ausstrahlende Schmerzen.

Therapie. Haltungsgymnastik, eventuell Lokalanästhetika, selten Operation.

3.4 Ellenbogen

Ellenbogenluxation

Definition. Luxation im Bereich des Humeroulnargelenkes.

Ätiologie und Klinik. Meist direkter Sturz auf die Hand. Die beiden Unterarmknochen luxieren häufig über den Processus coronoideus ulnae hinaus, der dabei oft abreißt (Luxatio antebrachii posterior). Seltener tritt die Luxatio antebrachii anterior mit Fraktur des Olekranons auf.

Komplikationen. Seitenbandrisse, Gefäß-Nerven-Verletzungen.

Therapie. Reposition in Narkose, gegebenenfalls Naht des Seitenbandapparates, bei größeren Frakturen des Processus coronoideus Osteosynthese. Zur Vermeidung einer posttraumatisch rezidivierenden Ellenbogenluxation sollte eine 1- bis 3-wöchige Gipsfixation in Repositionsstellung erfolgen.

Kongenitale Radiusköpfchenluxation

Definition. Seltene angeborene Verrenkung des Speichenköpfchens unbekannter Genese.

Klinik. Ein- oder doppelseitiges Auftreten, häufig mit anderen Fehlbildungen kombiniert. Während des Wachstums kann ein Cubitus valgus mit oft nur minimaler Bewegungseinschränkung entstehen. Keine Schmerzen.

Therapie. Operation selten indiziert. Bei Kindern operative Rekonstruktion mit Ligamentum-anulare-Plastik. Bei Erwachsenen Radiusköpfchenresektion.

Pronatio dolorosa

Syn.: Chassaignac-Lähmung, Subluxatio radii perianularis

Definition. Subluxation des Radiusköpfchens beim Kleinkind durch plötzlichen Zug am ausgestreckten, pronierten Arm (z.B. Hochreißen des Kindes bei einer gefährlichen Situation im Straßenverkehr).

Klinik. Schonhaltung des Armes in Ellenbeugung und Unterarmpronation. Druckschmerz über dem Radiusköpfchen.

Therapie. Reposition durch gleichzeitige schnelle Supination und Extension im Ellenbogengelenk. Sofortige Beschwerdefreiheit. Prognose gut, nach dem 6. Lebensjahr wird die Ausrenkung kaum noch beobachtet.

Distale Humerusfraktur

Definition. Häufigste Frakturform im Kindesalter durch Sturz auf den ausgestreckten Arm. Bruchformen: supra- und transkondylär, Abbruch des Epikondylus, Kondylenfraktur.

Therapie. Da es durch Muskelzug zu erheblicher Verschiebung der Fragmente kommen kann, ist meist eine operative Therapie erforderlich: Osteosynthese mit Kirschner-Drähten bei Kindern, Platten- oder Zugschraubenosteosynthese bei Erwachsenen.

Komplikationen. Gefäß-Nerven-Verletzungen, Pseudarthrosen, Fehlwachstum, z.B. bei epiphysären Frakturen, Ulnarisspätlähmung, Volkmann-Kontraktur.

Olekranonfraktur

Definition. Meist Abrissfraktur, wobei durch Zug des M. triceps erhebliche Dislokationen entstehen können.

Therapie. Zuggurtungsosteosynthese und frühzeitige Krankengymnastik (☞ Chirurgie, Kap. 30).

Epicondylosis humeri radialis („Tennisellenbogen") et ulnaris („Golferellenbogen")

Syn.: Epikondylitis

Definition. Sehr häufiges Schmerzsyndrom im Bereich des Ursprungs der Hand- und Fingermuskulatur, meist des radialen, seltener des ulnaren Epicondylus humeri.

Ätiologie. Insertionstendopathie in Folge chronischer mechanischer Belastung (z.B. Tennisspieler, Stenotypistinnen) oder eines Traumas, die zur schmerzhaften Degeneration im Ansatzbereich der Muskulatur an den Epikondylen führt. Betroffen sind insbesondere Männer zwischen dem 35. und 50. Lebensjahr.

Klinik. Bewegungsschmerz im Ellenbogen, der in den Bereich der Streckmuskulatur bei Epicondylosis radialis (Dorsalextension des Handgelenkes und Supination des Unterarmes gegen Widerstand besonders schmerzhaft) oder Beugemuskulatur bei Epicondylosis ulnaris (Pronation und Volarflexion schmerzhaft) ausstrahlt. Verschlimmerung bei Muskelanspannung. Druck- und Berührungsschmerz des entsprechenden Epikondylus. **Röntgen** normal, selten Knochensporne bei älterer Epikondylosis.

Therapie

- **akute Epikondylosis:** Ruhigstellung für 10 Tage im versteifenden Verband
- **chronische Epikondylosis:** Krankengymnastik, Salbenverbände, Ultraschalltherapie, Iontophorese, Friktionsmassage, evtl. Lokalanästhetika- und Kortikosteroidinfiltrationen. Bei Erfolglosigkeit operative Ablösung der Muskulatur am Epikondylus (Operation nach Hohmann) evtl. mit gleichzeitiger Denervierung (Operation nach Wilhelm).

Osteochondrosis dissecans

Definition. Aseptische Nekrose eines umschriebenen Gelenkflächensegmentes, die zur Abstoßung eines Gelenkflächenfragmentes (Gelenkmaus) unter Zurückbleiben eines Gelenkflächendefektes (Mausbett) führen kann.

Ätiologie. Ursache unbekannt, mitunter rezidivierende Mikrotraumen oder Vibrationsbelastungen (z.B. Leistungssportler, Straßenbauarbeiter), die zur lokalisierten Durchblutungsstörung, Demarkierung eines Knochenbereichs mit Osteolyse oder Sklerosierung und letztlich zur Lösung eines Dissekats aus der Gelenkfläche führt. Nach dem Kniegelenk ist das Ellenbogengelenk die 2.-häufigste Lokalisation. Auftreten insbesondere bei Männern zwischen dem 20. und 40. Lebensjahr.

Klinik. Belastungsschmerzen als Frühsymptom in Folge reaktiver Synovialitis. Bei freiem Gelenkkörper Gelenksperre und Funktionsverlust.

Diagnostik. Anamnese, im Röntgen Nachweis eines freien Gelenkkörpers. Im Frühstadium MRT.

Therapie. Operativ; Entfernung der freien Gelenkkörper, evtl. Pridie-Bohrung.

Myositis ossificans

Definition. Langsam progrediente Verknöcherung der quer gestreiften Muskulatur, die eigenständig und meist systemisch (Myositis ossificans progressiva) oder lokalisiert (Myositis ossificans circumscripta) auftreten kann.

Ätiologie. **Myositis ossificans progressiva** ist eine genetisch bedingte Erkrankung mit autosomal dominantem Erbgang mit eingeschränkter Lebenserwartung (Befall der Atemmuskulatur). Bei **Myositis ossificans circumscripta** kommen traumatische (ausgedehnte Muskelquetschungen, vorzeitige oder zu intensive Übungen und Wärmeanwendungen nach Muskeltrauma, nach Hüft-TEP) oder neurologische (Querschnittsläsionen, apallisches Syndrom) Ursachen in Frage.

Klinik. Funktionsbehinderung, möglicherweise bis zur völligen Versteifung. Betroffen sind insbesondere Muskeln, die dem Knochen breit aufliegen (M. brachialis nach Ellenbogenverrenkungen, M. rectus femoris nach Quetschungen) oder Muskeln, die häufigen Verletzungen mit Hämatombildung (z.B. Adduktoren bei Reitern und Fußballspielern) ausgesetzt sind. Positives Szintigramm, im Frühstadium Erhöhung der alkalischen Phosphatase.

Therapie. Operative Entfernung nach Abschluss der Umbauvorgänge. Frühestens nach 3 Monaten Szintigraphie zur Verlaufskontrolle sinnvoll. Verkalkungsprophylaxe mit Indometacin oder Nachbestrahlung. Kausale Therapie bei Myositis ossificans progressiva nicht möglich.

Engpasssyndrome peripherer Nerven

Periphere Nerven können in verschiedenen Bereichen durch Kompression geschädigt werden:

- Kompressionssyndrome des **N. radialis:**
  - Axillabereich: z. B. bei Verwendung von Achselstützen
  - Oberarmschaft: Fraktur (direkt oder sekundär durch überschießende Kallusbildung) oder Druckschädigung als so genannte „Parkbanklähmung“
  - im Bereich des M. supinator: Supinatorlogensyndrom
- Kompressionssyndrome des **N. ulnaris:**
  - Epicondylus medialis humeri: Sulcus-ulnaris-Syndrom
  - Handgelenk: in der Loge de Guyon
- Kompressionssyndrome des **N. medianus:**
  - Bereich des M. pronator teres: Pronatorsyndrom
  - Unterarmbereich: Nervus-interosseus-antebrachii-anterior-Syndrom
  - unter dem **Retinaculum flexorum:** Karpaltunnelsyndrom

Nachfolgend werden die wichtigsten Engpasssyndrome genannt.

Supinatorlogensyndrom

Ätiologie. Schädigung des N. radialis im Muskelkanal des M. supinator durch stumpfe Unterarmtraumen, (Monteggia-)Frakturen, Tumoren, lokalisierte Fibrose, aber auch vermehrte Belastung des M. supinator.

Klinik. Rein motorische Ausfälle (Fingerextensoren, M. abductor pollicis longus, ulnarer Handgelenksextensor), Schwäche der Extensoren, ausstrahlende Schmerzen vom Epicondylus radialis humeri bei Supination gegen Widerstand, lokalisierter Druckschmerz distal des Speichenköpfchens.

Differentialdiagnose. Epikondylitis.

Therapie. Bei Versagen konservativer Maßnahmen (Schonung, lokale Kortisoninjektionen) operative Dekompression.

Sulcus-ulnaris-Syndrom

Ätiologie. Schädigung des N. ulnaris im Sulkus am medialen Epicondylus humeri durch stumpfe Traumen (Musikantenknochen), Frakturen des distalen Oberarms, vibrationsbedingte transitorische Ischämien, direkte Druckschädigung bei längerer Bettlägerigkeit, fehlerhafter Lagerung des Patienten auf dem OP-Tisch, Ganglien, Chondromatose, chronische Polyarthritis u. a.

Klinik. Parästhesien meist als erste Krankheitszeichen, motorische Ausfälle der Handbinnenmuskulatur und der Fingerbeuger IV und V, elektrisierender Schmerz im Ulnarisgebiet bei Beklopfen des Nervs im Sulkus. Positives Froment-Zeichen: Blatt Papier kann zwischen Daumen (Ausfall des M. adductor pollicis) und Zeigefinger nicht mehr festgehalten werden; als Ersatz wird der M. flexor pollicis longus (N. medianus) eingesetzt und das Daumenendgelenk stark gebeugt.

Therapie. Meist operatives Vorgehen mit Ventralverlagerung des Nervs (überwiegend subkutan), Dekompression des Sulkus, evtl. Abtragung des medialen Epikondylus.

3.5 Hand und Finger

Ganglion („Überbein“)

Definition. Häufige, gutartige Veränderung, die von Sehnen, Sehnenscheiden, Menisken, Bursen, selten von Nervenscheiden ausgeht und in enger Beziehung zu Gelenken steht.

Ätiologie. Infolge degenerativer Veränderungen im Kapselapparat bei Überbelastung, chronischen Reizzuständen oder als myxomatöse Neubildung entstanden. Zystischer Aufbau der mit mukoider Flüssigkeit gefüllten Gebilde.

Lokalisation. Ganglien können intratendinös, intraneural und intraossär lokalisiert sein. Bevorzugtes Auftreten auf der radialen Streckseite des Handgelenkes über dem Os capitatum, aber auch auf der radialen Beugeseite des Handgelenkes und Mitte der Fingergrundglieder.

Klinik. Häufig lediglich prall-elastische Geschwulst an typischen Stellen ohne Symptomatik. Manchmal neuralgische Schmerzen bei Nervenscheidenganglien in Folge Nervenkompression oder belastungsabhängige Schmerzen bei intraossären Ganglien.

Therapie. Operative Entfernung, da Zerdrücken oder Veröden häufige Rezidive zur Folge hat.

3.5.1 Degenerative Erkrankungen

Arthrose des distalen Radioulnargelenkes

Ätiologie. Auftreten bei Diskrepanz des Längenwachstums der Vorderarmknochen (z.B. Radiusaplasie), Madelung-Deformität, Tumoren, **federnder Elle** (vor allem bei Mädchen vorkommende Lockerung des Bandapparates im Bereich des distalen Radioulnargelenkes bei entsprechender Konstitution, nach Traumen und Entzündungen).

Handgelenkarthrose

Ätiologie. Verschleiß des Handgelenkes meist posttraumatisch nach Frakturen des Kahnbeins oder der Speichengelenkfläche, bei Lunatummalazie, Navikularepseudarthrose und Gelenkrheumatismus.

Klinik. Primärer Befall des Radiokarpalgelenkes, sekundär auch der Handwurzelgelenke. Schmerzen, Bewegungseinschränkung und Schwellung sind charakteristisch. Tastbare osteophytäre Anbauten.

Therapie. Ruhigstellung in Handgelenkmanschette. In schweren Fällen Arthrodese (Funktionsstellung mit Dorsalextension von 20°) oder Denervierung zur Funktionsverbesserung.

Rhizarthrose

Definition. Arthrose des Daumensattelgelenkes. Arthrose zwischen I. Mittelhandknochen und Os trapezium.

Ätiologie. Die idiopathische Arthrose des Daumensattelgelenkes kommt bei ca. 10% der Bevölkerung vor (isoliert oder gemeinsam mit Veränderungen an anderen Fingergelenken), insbesondere bei Frauen nach der Menopause und fast immer beidseits. Posttraumatische Rhizarthrose nach MC-I- (intraartikulärer Schrägbruch des Metakarpale I an dessen Basis) oder Trapeziumfrakturen mit Gelenkbeteiligung.

Klinik und Diagnostik. Schmerzhafte Bewegungseinschränkung der Abduktion und Opposition des Daumens, Adduktionskontraktur des I. Mittelhandknochens (MHK) und Kompensation durch Überstreckung des Daumengrundgliedes. Im **Röntgen** Gelenkspaltverschmälerung, subchondrale Sklerosierung der Kortikalis, gelenknahe Zystenbildung und Subluxation des I. MHK.

Therapie. Im Frühstadium Ruhigstellung in Manschette, lokale Infiltrationen, physiotherapeutische Behandlung. Im Spätstadium Denervation/Synovektomie, Resektions-Interpositions-Arthroplastik, Arthrodese, oder Elektro-Sattelgelenksendoprothese.

Heberden-Arthrose

Definition. Arthrose der Endgelenke der Finger.

Ätiologie. Sehr häufige Arthrose, die vor allem Frauen nach der Menopause betrifft (☞ Abb. 17.30). Das Verhältnis von Frauen zu Männern beträgt 10:1. Es liegt eine genetische Disposition vor.

Klinik. Beginn mit Weichteilveränderungen, im Spätstadium Gelenkdeformierungen mit Beugekontrakturen, Seitenbandinstabilitäten und Subluxationen. Kaum Schmerzen.

Therapie. In ausgeprägten Fällen Endgelenksarthrodese.

Fingermittelgelenkarthrose

Syn.: Bouchard-Arthrose

Definition. Arthrose der Mittelgelenke der Finger.

Klinik. Seltener als die Heberden-Arthrose. Kaum Weichteilveränderungen, aber ausgeprägte Gelenkdeformierungen.

Therapie. Synovektomie, Denervation. Bei Beschwerdepersistenz Arthrodese.

Lunatummalazie

Syn.: Morbus Kienböck

Klinischer Fall

Ein 45-jähriger, im Straßenbau tätiger Patient klagt seit einiger Zeit über Schmerzen im Bereich des rechten Handgelenkes. Es werden eine konventionelle Röntgenschichtaufnahme und ein T1-gewichtetes koronares Kernspintomogramm angefertigt.
Diagnose: Lunatummalazie.

Definition. Aseptische Osteonekrose des Mondbeins, die überwiegend Männer im Geschlechterverhältnis 4 : 1 mit einem Altersgipfel zwischen 15 und 40 Jahren betrifft.

Ätiologie. Arterielle Durchblutungsstörung durch (Mikro-)Traumen. Gehäuftes Auftreten bei Pressluftarbeitern sowie bei Patienten mit relativer Verkürzung der distalen Ulna (Minusvariante) mit vermehrter Druckbelastung des Os lunatum.

Klinik. Uncharakteristische Schmerzen, diffuse Schwellung des Handgelenkes, dorsalseitiger Druckschmerz, zunehmende Kraftminderung und Bewegungseinschränkung, insbesondere der Dorsalextension im Handgelenk. Stadieneinteilung nach dem radiologischen Befund:
- **Stadium I:** Verdichtung des Os lunatum
- **Stadium II:** Sinterung mit sklerotisch-osteolytischem Mischbild
- **Stadium III:** scholliger Zerfall und Zusammenbruch
- **Stadium IV:** Arthrose der Handwurzel (☞ Abb. 17.31)

Therapie. Vermeidung weiterer Traumatisierungen.
- **Stadium I und II:** Ulnaverlängerung bzw. Verkürzungsosteotomie des Radius
- **Stadium III:** Resektion des Os lunatum mit Interpositionsarthroplastik (z. B. Einsetzen der aufgerollten Palmaris-longus-Sehne)
- **Stadium IV:** Denervierung bzw. Handgelenksarthrodese

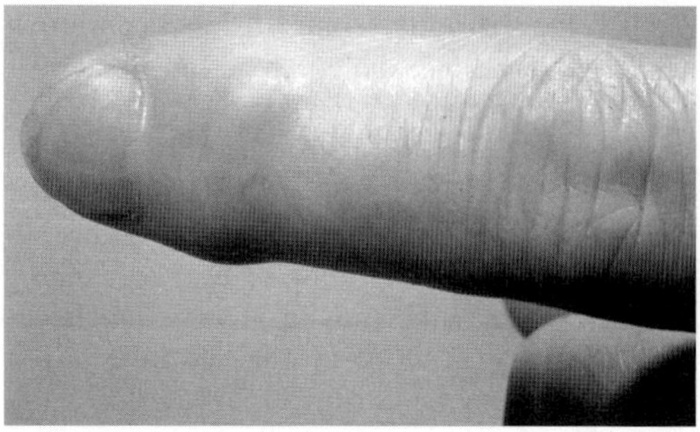

Abb. 17.30: Heberden-Knötchen [2]

Morbus Dupuytren (Palmarfibromatose)

Definition. Idiopathische Proliferation der Palmaraponeurose (Hohlhandfaszie) mit Schrumpfung und Beugekontraktur der Finger.

Häufigkeit. Bevorzugt sind Männer über 40 Jahre betroffen. Geschlechterverhältnis Männer : Frauen 5 : 1.

Ätiologie. Unbekannt; familiäre Disposition gesichert, mechanische Faktoren kommen evtl. in Frage. Koinzidenz mit Diabetes und alkoholbedingten Lebererkrankungen.

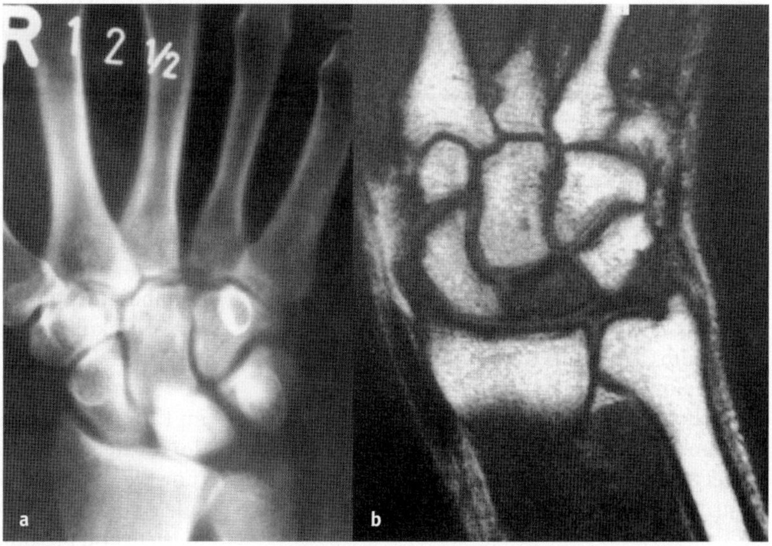

Abb. 17.31: Lunatummalazie: **a** konventionelles Röntgentomogramm, **b** T1-gewichtete Kernspintomographie [2]

Klinik. Hypertrophe, schmerzlose Schrumpfung der Hohlhandfaszie, die zur fixierten Beugestellung der betroffenen Finger und Funktionsbehinderung führt (☞ Chirurgie, Abb. 2.84). Beginn mit einseitiger knotiger Verhärtung in der Hohlhand, später Ausbreitung auf die Finger (bevorzugt Ring- und Kleinfinger) und regelmäßig auch auf die andere Hand. Bei 10% liegen gleichzeitig strang- und knotenförmige Veränderungen der Plantaraponeurose (Morbus Ledderhose) und bei 2–3% eine Induratio penis plastica vor. Einteilung der Palmarfibromatose in 4–5 Schweregrade.

Therapie. Resektion der Palmaraponeurose. Bei schweren Kontrakturen Hautschwenklappenplastik. Prognose unsicher, in 40% treten Rezidive oder Verhärtungen an anderer Stelle nach operativer Resektion auf.

Karpaltunnelsyndrom

☞ Neurologie, Kap. 5.2.1

Definition. Engpasssyndrom des N. medianus unter dem Lig. carpi transversum am Handgelenk mit besonders nachts auftretenden Schmerzen und Dysästhesien (Brachialgia paraesthetica nocturna) der radialen Finger I–III. Später Hypästhesie, Daumenballenatrophie mit Parese der Mm. abductor pollicis brevis et opponens pollicis (Thenaratrophie). Gehäuftes Auftreten bei chronischer Polyarthritis.

Therapie. Schienenversorgung zur nächtlichen Lagerung. Kortikoidinfiltration. Bei Beschwerdepersistenz Spaltung des Lig. carpi transversum.

3.5.2 Deformierungen bei spastischer und schlaffer Lähmung

☞ Kap. 2.10

Spastische Lähmung (z. B. infantile Zerebralparese). Hier stellen die **Kontrakturen,** die zu Wachstumsstörungen und schmerzhaften Gelenkveränderungen führen können, die hauptsächlichen orthopädischen Deformierungen dar. Es kommt zu Beugekontraktur der Hand- und Fingergelenke, Adduktionskontraktur des Daumens.

Schlaffe Lähmung (z. B. Poliomyelitis). Als Folge dieser stehen **Deformitäten** und **Kontrakturen** an den unteren Extremitäten im Vordergrund (☞ Kap. 2.10).

Weitere Komplikationen: Inaktivitätsosteoporose, Druckstellen.

3.5.3 Verletzungen und Verletzungsfolgen

☞ Chirurgie, Kap. 30

Unterarmfrakturen

Definition. Man unterscheidet folgende Frakturen:

- Parierfraktur der Elle: isolierte Ulnafraktur. Meist verursacht durch Schlag auf den zum Schutz des Kopfes erhobenen Arm; kurzfristige Ruhigstellung genügt
- Monteggia-Fraktur: Ulnafraktur mit Radiusköpfchenluxation; Zerreißung des Lig. anulare; operative Stabilisierung notwendig
- Galeazzi-Fraktur: Radiusschaftfraktur mit Luxation der distalen Ulna; operative Stabilisierung nötig
- Radiusfraktur loco typico:
  - Colles-Fraktur: durch Sturz auf die dorsalextendierte Hand
  - Smith-Fraktur: durch Sturz auf die palmarflektierte Hand (seltener)

Klinik. Fehlstellung und Verplumpung des Handgelenks, schmerzhafte Bewegungseinschränkung, gelegentlich begleitende Ulnafraktur, Abriss des Processus styloideus oder Zerreißung des Kapselbandapparates.

Komplikation. Sudeck-Dystrophie.

Therapie. Reposition und Gipsruhigstellung. Osteosynthese bei intraartikulären Frakturen mit großen Fragmenten.

Kahnbeinfraktur

Syn.: Navikularefraktur, Os-scaphoideum-Fraktur

Ätiologie und Klassifikation. Häufigste Fraktur im Handwurzelbereich, meist durch Sturz auf die dorsalextendierte Hand. Nach der Verlaufsrichtung werden Querbrüche, horizontale und vertikale Schrägbrüche, nach der Lokalisation distale, mittlere und proximale Brüche unterschieden. Bei den proximalen Brüchen mit kritischer Blutversorgung und den durch Scherkräfte gefährdeten vertikalen Schrägbrüchen besteht die Gefahr einer späteren Nekrose.

Klinischer Fall

Ein 20-jähriger Sportler ist beim Handballspiel auf die ausgestreckte linke Hand gestürzt. Klinisch bestehen eine druckschmerzhafte Schwellung im Bereich des Handgelenkes, Druckschmerz in der Tabatière und endgradige Bewegungseinschränkung im Handgelenk (☞ Abb. 17.32).
Diagnose: Kahnbeinfraktur.

Klinik. Schwellung und Druckschmerz in der Tabatière. Schmerzen bei verstärkter Radialabduktion im Handgelenk und bei axialer Stauchung des Daumens. Die Fraktur des Os naviculare wird häufig übersehen. Bei Verdacht sollten deshalb neben den Standardaufnahmen in 2 Ebenen immer Navikularespezialaufnahmen erfolgen. Gegebenenfalls Kontrollaufnahmen nach 2–3 Wochen oder MRT.

Therapie. Allgemein konservativ: Ruhigstellung im Navikularegips (6 Wochen Oberarm-, anschließend 6 Wochen Unterarmgips). Primär dislozierte Frakturen oder Frakturen mit weit klaffendem Bruchspalt werden operativ mit einer Zugschraube versorgt. Bei verkannter Diagnose kann es zu Navikularepseudarthrose mit chronischen Handgelenkbeschwerden kommen. Diese wird in der Technik nach Matti-Russe (Entfernung des pseudarthrotischen Gewebes und Verblockung mit einem kortikospongiösen Darmbeinspan) versorgt.

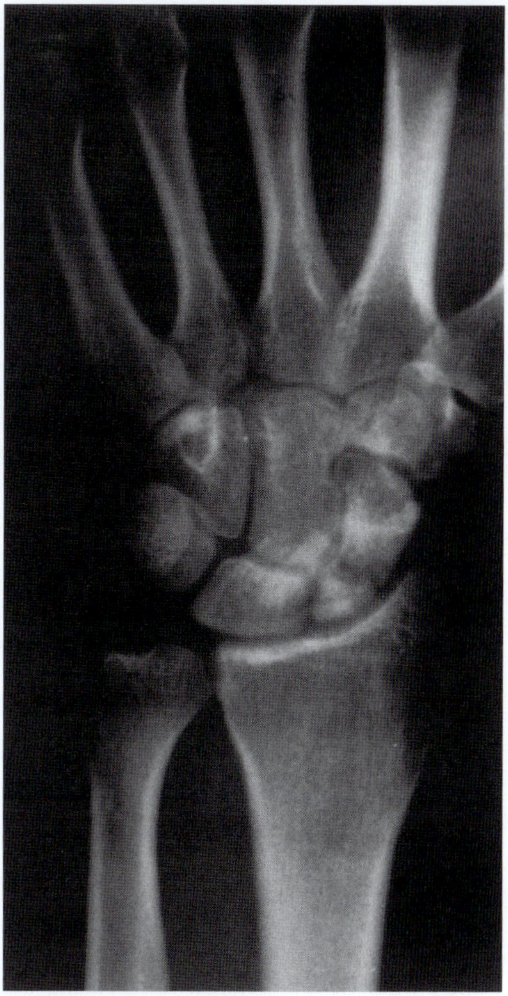

Abb. 17.32: Kahnbeinfraktur/Os-scaphoideum-Fraktur [2]

Mittelhandfrakturen

Definition und Therapie

- **Fraktur der Mittelhandknochen II–IV**
  Therapie: Ruhigstellung in volarer Gipsschiene unter Einschluss der benachbarten Finger
- **Bennett-Fraktur:** intraartikulärer Schrägbruch der Basis des Metakarpale I kombiniert mit Luxation im Karpometakarpalgelenk; Entstehung durch axiale Stauchung des adduzierten Daumens
  Therapie: Osteosynthese
- **Rolando-Fraktur:** Y-förmiger Bruch an der Basis des Metakarpale I
  Klinik: Schwellung des Handrückens, Zug- und Stauchungsschmerz des betroffenen Fingers, eventuell Fehlstellung
  Therapie: Osteosynthese
- **perilunäre Luxation:** seltene Verletzung des Mondbeins, das meist nach palmar, seltener nach dorsal luxiert. Beugeseitige Prominenz und mögliche Kompression des N. medianus.
  Therapie: Bei früher Diagnose konservative Reponation, später nur operative Einrichtung mit schlechter Prognose

3.6 Thorax

Trichterbrust

Syn.: Pectus excavatum; Pectus infundibiliforme

Definition. Trichterförmige Einziehung der vorderen Brustwand mit tiefstem Punkt im Bereich des Processus xiphoideus (☞ Abb. 17.33).

Epidemiologie und Ätiologie. Mit einer Inzidenz von 0,1% häufigste Thoraxdeformität. Angeborene Fehlbildung mit vereinzelt dominantem Erbgang. Überwiegen des männlichen Geschlechts (3:1).

Pathogenese. Wachstumsstörung der vorderen Thoraxwand, wobei der untere und mittlere Brustbeinabschnitt gegenüber den Rippen zurückbleibt. Entwicklung während der Wachstumsschübe bis zum Wachstumsabschluss.

Klinik. Einziehung kann symmetrisch oder asymmetrisch sein und verschiedene Schweregrade annehmen. Meist asymptomatischer Befund, selten und nur in schweren Fällen Störung der Herz-, Kreislauf- und Lungenfunktion durch Verdrängung. Gelegentlich Brustkyphose. Häufig psychische Beeinträchtigung.

Diagnostik. Röntgen in 2 Ebenen, wobei zur besseren Darstellung des Trichters im seitlichen Strahlengang ein Bleistreifen dem Trichter anmodelliert wird. CT des Thorax. Abschätzung des Abstandes zwischen Sternum und WS. Lungenfunktionstest, Ruhe- und Belastungs-EKG.

Therapie. Die Möglichkeiten der konservativen Behandlung (Atemgymnastik, Sport) sind begrenzt. Therapie der Wahl ist die Operation, insbesondere bei kardiorespiratorischen Störungen, aber auch aus psychisch-kosmetischen Gründen. Optimaler Operationszeitpunkt ist das 4.–8. Lebensjahr. Vorgehen: Osteotomie der Rippen und des Sternums, Anheben des Trichters und Stabilisierung mittels Metallplatten oder minimalinvasive Technik nach Nun.

Kielbrust

Syn.: Hühnerbrust; Pectus carinatum

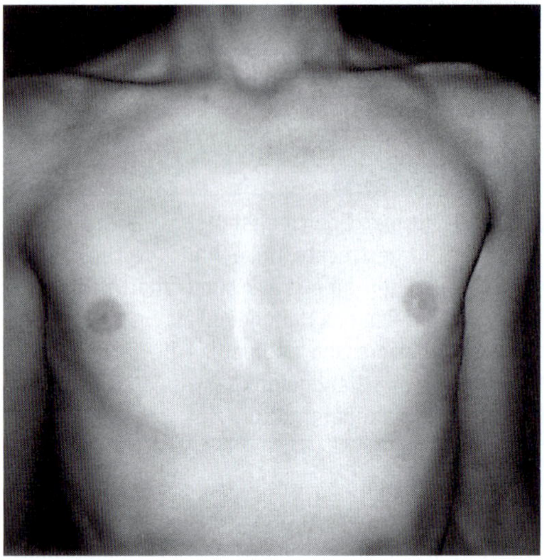

Abb. 17.33: Trichterbrust [2]

Definition. Prominenz des Sternums mit den angrenzenden Rippen in seinem kaudalen Anteil (☞ Abb. 17.34).

Ätiologie. Wie bei der Trichterbrust sternokostale Fibrodysplasie mit familiärer Häufung. Aber 10-fach seltener als Trichterbrust.

Klinik. Kielförmige Vorwölbung der vorderen Brustwand, keine Beeinträchtigung der Thoraxorgane, lediglich kosmetische Beeinträchtigung.

Therapie. Im Wachstumsalter Anlage eines Leibchens mit Druckpelotte im Bereich des Brustbeins zur Wuchslenkung. Operative Therapie aus kosmetischen Gründen analog der Trichterbrustoperation selten.

3.7 Brust- und Lendenwirbelsäule

Schmerzen im Bereich der Wirbelsäule gehören zu den am häufigsten beklagten gesundheitlichen Problemen, fast 80% aller Menschen werden mindestens einmal in ihrem Leben wegen Rückenschmerzen behandelt. Zahlreiche Erkrankungen können Rückenschmerzen verursachen. Im Folgenden werden die charakteristischen Symptome einiger ausgewählter Erkrankungen des Rückens erläutert.

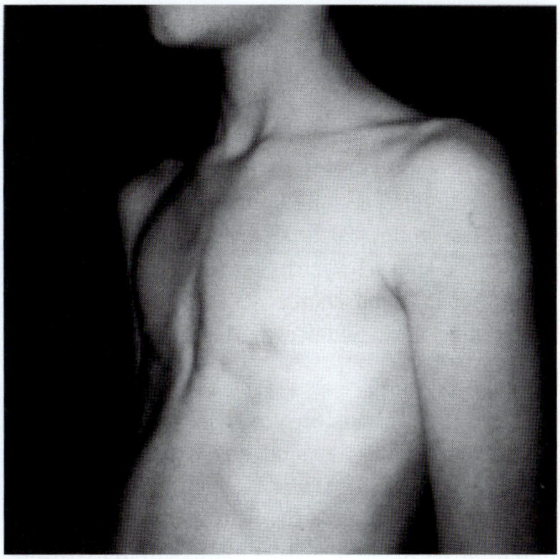

Abb. 17.34: Kielbrust [2]

Kreuzschmerz

Differentialdiagnose. ☞ Tab. 17.5
Differentialdiagnostisch müssen bei Kreuzschmerzen allerdings auch arterielle Durchblutungsstörungen und raumfordernde Prozesse des Wirbelkanals gegenüber degenerativen Veränderungen abgegrenzt werden. Das häufige Vorkommen von degenerativ bedingtem Kreuzschmerz sollte nicht dazu verleiten, seltene, aber wichtige Differentialdiagnosen zu übersehen, deren Vorliegen für den Patienten vital bedrohlich werden kann. So äußert sich der Aortenbifurkationsverschluss (Leriche-Syndrom) gelegentlich durch ischialgiforme Beschwerden, diese werden meist begleitet durch Belastungsschmerzen in Hüft- und Oberschenkelmuskulatur, weiterhin Erektionsschwäche.

Kommt es im Rahmen anhaltender Kreuzschmerzen zu langsam zunehmenden neurologischen Ausfällen bzw. zunehmenden radikulären Beschwerden, so ist auch an einen raumfordernden Prozess zu denken und eine entsprechende Diagnostik einzuleiten.

Bandscheibenleiden

Pathogenese. Das Bandscheibenleiden lässt sich in verschiedene **Stadien** einteilen (☞ Kap. 3.1): **Chondrose, Osteochondrose, Spondylarthrose, Spondylosis deformans.**

Klinik. Leitsymptom des Bandscheibenleidens ist der Schmerz, er kann schleichend oder akut beginnen, je nach Ausmaß der Veränderungen ist er

Tab. 17.5: Differentialdiagnose Kreuzschmerzen

Ursache	Beispiel
vertebragen	degenerativ: • Chondrose • Osteochondrose • Spondylarthrose • Spondylosis deformans
	• Osteoporose • Fraktur (traumatisch oder pathologisch)
	Spondylolisthesis; statisch: • Übergewicht • Gon- u. Koxarthrose • Fußdeformitäten
	• Morbus Bechterew • Morbus Scheuermann
myogen	• Myogelosen • Lumbago
psychogen bzw. weitere Ursachen	• gynäkologische Erkrankungen • anorektale Erkrankungen
retroperitoneale Prozesse	• urologische Erkrankungen

auf einzelne Wirbelsäulensegmente begrenzt oder betrifft größere Abschnitte. Es kann zu radikulären (dermatombezogenen) oder pseudoradikulären (nicht dermatomgebundenen) Schmerzausstrahlungen kommen, wobei der Schmerz als dumpf-ziehend, gelegentlich auch als stechend bezeichnet wird. Wird der Schmerz durch ventrale Affektionen der Wirbelsäule verursacht, so ist er nicht genau lokalisierbar, dagegen bedingt die Reizung dorsaler Strukturen meist punktuelle Schmerzen.

Schmerzauslöser sind in der Regel mechanische Faktoren, eine Schmerzverschlimmerung tritt meist unter Belastung auf; Ruhe und Entlastung führen zur Besserung. Der klinische Befund bietet häufig segmentale Funktionsstörungen in Form von Blockierungen, aber auch abnormen Lockerungen. Begleitend kommt es zu reaktiven Weichteilveränderungen, wie Tendinosen und Myogelosen, weiter entstehen durch reflektorische Muskelverspannung bedingte Zwangshaltungen.

Diagnostik. Neben Anamnese und klinischer Untersuchung sind eine Röntgenaufnahme der LWS in 2 Ebenen im Stehen, ggf. auch seitliche Funktionsaufnahmen notwendig. CT, MRT und elektromyelographische Untersuchung sind bei Nervenwurzelkompressionen indiziert. Bei Verdacht auf Tumor oder Spondylodiszitis kommen Szintigraphie, Serologie, Tine-Test, Tomographie und evtl. eine Punktion hinzu.

Therapie. Die Therapie ist in der Regel **konservativ:** im Akutstadium Analgetika, Antiphlogistika und Muskelrelaxanzien, ggf. Stufenbettlagerung, Krankengymnastik, Massagen, Extensionen und Rückenschule.

Operative Maßnahmen sind bei der degenerativen Bandscheibenerkrankung mit Zurückhaltung zu betrachten. Eine Operationsindikation ist nur bei sicher nachgewiesenen Bandscheibenvorfällen mit entsprechenden neurologischen Ausfällen gegeben.

Bandscheibenvorfall

Pathogenese. Im Verlauf der Bandscheibendegeneration kann es durch Rissbildung im Anulus fibrosus zum Austritt von Bandscheibengewebe aus dem Intervertebralraum kommen. Wird nur das Längsband durch dieses Gewebe vorgewölbt, so liegt eine **Protusion** vor, wird das Längsband perforiert, handelt es sich um einen **Diskusprolaps,** der als **sequestriert** bezeichnet wird, wenn das Bandscheibengewebe als freier Anteil im Spinalkanal vorliegt. 90% aller Bandscheibenvorfälle betreffen die Segmente L4/L5 und L5/S1.

Klinischer Fall

Ein 35-jähriger Mann klagt seit 1 Woche nach dem Heben schwerer Lasten über starke Rückenschmerzen mit Ausstrahlung ins linke Bein bis zum Fußaußenrand. Über der Außenknöchelregion und dem Fußaußenrand besteht eine Sensibilitätsstörung, der linksseitige Achillessehnenreflex ist abgeschwächt.

Diagnose: Bandscheibenschaden mit Nervenwurzelläsion im Segment S1 links.

Klinik. Wesentliche Folge ist eine periphere neurologische Symptomatik, wobei die häufigeren mediolateralen Vorfälle zur Kompression von Nervenwurzelabgängen führen können und eine radikuläre Symptomatik erzeugen. Die medialen Vorfälle hingegen können ein Kaudasyndrom (Blasen-, Mastdarmstörung und Reithosenanästhesie) durch Kompression des Conus medullaris hervorrufen. In dem Fall besteht eine absolute Operationsindikation. Die Nervenwurzelkompression erzeugt einen scharfen, stechenden, am Bein nach peripher ziehenden Schmerz, die **Ischialgie.** Weiterhin besteht eine Sensibilitätsstörung im entsprechenden Dermatom, begleitet durch die Lähmung oder Schwäche entsprechender Muskeln sowie Reflexausfall oder -schwächung. Aus den Ausfällen kann der Ort der Kompression bestimmt werden (☞ Neurologie, Kap. 1.1).

Diagnostik. Zur Diagnosestellung und -sicherung werden bevorzugt MRT und CT eingesetzt (☞ Abb. 17.35). Die Myelographie kommt heute nur noch präoperativ oder bei besonderen Fragestellungen zur Anwendung.

Therapie. Die Therapie des Bandscheibenvorfalls ist zunächst konservativ (☞ Therapie der Bandscheibenleiden).

Wurzelirritationen mit geringen Ausfallerscheinungen, die auch nach 3-monatiger konservativer Therapie noch fortbestehen, sind eine relative Operationsindikation.

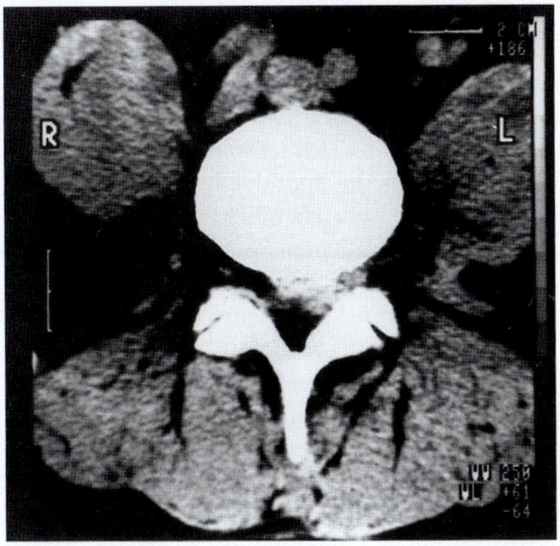

Abb. 17.35: CT der LWS, Prolaps L4/5 [2]

Merke

Bei akut einsetzenden, schweren Lähmungen der Fuß- und Zehenheber sowie des M. quadriceps oder bei der Cauda-equina-Lähmung besteht eine absolute Operationsindikation.

Spezielle Behandlungsverfahren des Bandscheibenvorfalls: Die Bandscheiben-OP erfolgt überwiegend mikrochirurgisch. Der Spinalkanal wird von dorsal durch Resektion des Lig. flavum eröffnet. Es folgt die Sequestrektomie (Entfernung der prolabierten Bandscheibenanteile) und Nukleotomie (Entfernung gelockerter Bandscheibenanteile). Ein weiteres Verfahren ist die **perkutane Laserdiskusdekompression (PLDD)** bei der der Nucleus pulposus „verdampft“ wird.

Komplikationen. Wesentliche Komplikation vor allem der Nukleotomie ist das Auftreten eines Postdiskektomiesyndroms. Bedingt durch Vernarbungsprozesse, treten hierbei erneut Nervenkompressionssymptome auf. Weiterhin besteht im Bereich der ausgeräumten Bandscheibe eine segmentale Instabilität, diese kann zu Osteochondrose und Spondylarthrose führen.

Degenerative Spinalkanalstenose

Ätiologie und Klinik. Auch die degenerative Spinalkanalstenose ist u.a. eine Folge der Bandscheibendegeneration. Man unterscheidet die **laterale Wirbelkanalstenose,** bedingt durch arthrotische Veränderungen der Wirbelgelenke (Spondylarthrose), die hauptsächlich zur Einengung der Foramina intervertebralia führt, und die **mediale Stenose,** hervorgerufen durch eine Hypertrophie des Ligamentum flavum sowie durch Spondylophyten der Wirbelkörper, die zur Myelokompression führen können. Der Patient klagt neben Kreuzschmerzen oft über plötzlich einschießende, stechende Schmerzen in den Beinen. Unter Belastungen wie längerem Gehen nehmen die Beschwerden zu; unter Ruhe und Wirbelsäuleninklination sind die Beschwerden rückläufig.

Diagnostik. Die Diagnose lässt sich durch Röntgen der LWS in 2 Ebenen stellen. Im CT oder MRT sollte die Weite des Spinalkanals mehr als 12 mm betragen. Ist der Durchmesser geringer als 10 mm, besteht eine absolute Stenose. Eine Sicherung der Diagnose kann durch die Myelographie mit Funktionsaufnahmen geschehen.

Therapie. Die Therapie umfasst im Akutstadium steroidale und nichtsteroidale Antiphlogistika bei kyphotischer Lagerung des Patienten. Es folgt später die stabilisierende Krankengymnastik. Ergänzend kann Radfahren als stabilisierende Sportart empfohlen werden. Bei therapieresistenten Beschwerden kann eine operative Entlastung in Form einer Teilresektion von Wirbelbögen und -gelenken durchgeführt werden. Bei älteren Patienten wird eher eine Spondylodese durchgeführt.

Wirbelkörper- und Wirbelbogenfrakturen

☞ Chirurgie, Kap. 30.5

Spondylolyse und Spondylolisthesis

Definition. Mit **Spondylolyse** bezeichnet man die meist beidseitige Unterbrechung der Interartikularproportion (☞ Kap. 2.1.5). Sie tritt bei rund 6% der erwachsenen Bevölkerung auf und ist zu 80% im Bogen des 5. LWK lokalisiert.

Eine **Spondylolisthesis** (Wirbelgleiten) liegt vor, wenn es nach der Spondylolyse zu einer Ventralverschiebung und Verkippung des kranial gelegenen Wirbels kommt. Der Grad der Verschiebung wird in Grad I–IV nach Meyerding oder als prozentualer Gleitweg (Gleitweg geteilt durch Deckplattentiefe) angegeben.

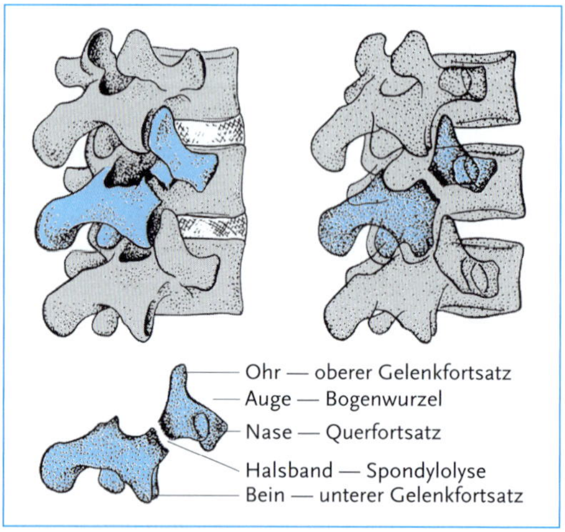

Abb. 17.36: Nachweis einer Spondylolyse auf Röntgenschrägaufnahmen der LWS [1]

Diagnostik. Spondylolysen sind oft ein radiologischer Zufallsbefund. In 45°-Schrägaufnahmen der LWS (☞ Abb. 17.36) stellt sich der Wirbelbogen als „Hündchenfigur" dar, die Lyse imponiert als „Halsband". Den Befund bei Spondylolisthesis zeigt Abbildung 17.37.

Klinik. Klinisch bleiben die Spondylolysen und Spondylolisthesen häufig asymptomatisch, sie können aber auch die Ursache für Kreuzschmerzen mit meist pseudoradikulärer Ausstrahlung darstellen. Bei ausgeprägtem Gleiten ist eine Stufenbildung zwischen den Dornfortsätzen zu tasten, bei Kindern findet sich teilweise eine Hüftstrecksteife. Je früher die Spondylolyse im Kindesalter auftritt, desto wahrscheinlicher ist die Entwicklung einer progredienten Spondylolisthesis.

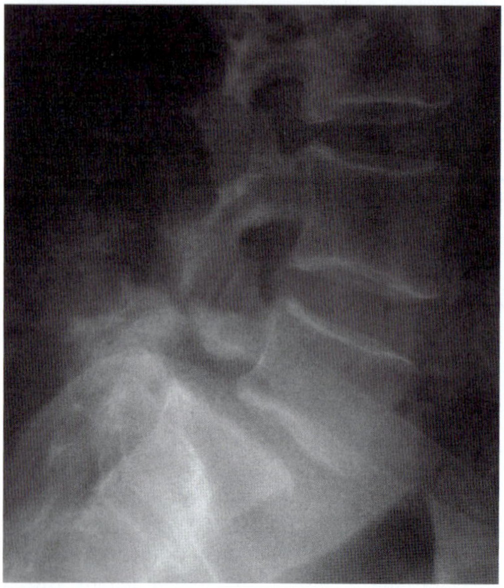

Abb. 17.37: Spondylolisthesis [2]

Therapie. Wenn keine neurologischen Ausfälle oder Beschwerden vorliegen, wird konservativ therapiert. Frische Spondylolysen des Kindesalters können durch eine Rumpforthese zur Konsolidierung gebracht werden. Eine operative Therapie ist angezeigt bei Progredienz im Kindesalter oder bei persistierenden Beschwerden sowie neurologischen Ausfällen. Operativ wird meist eine Spondylodese durchgeführt, wobei es hier zahlreiche Operationsvarianten gibt.

Adoleszentenkyphose

Syn.: Morbus Scheuermann

Ätiologie. Die Adoleszentenkyphose tritt im Jugendalter auf als Wachstumsstörung der Grund- und Deckplatten der BWS und/oder der LWS mit vermehrter Kyphosierung der BWS.

Lokalisation. Man unterscheidet 3 Lokalisationen der Erkrankung: **thorakal** mit Ausbildung eines Hohlrundrückens, **thorakolumbal** mit totalem Rundrücken und seltener **lumbal** mit einem Flachrücken. Der M.Scheuermann stellt eine präarthrotische Veränderung der Wirbelsäule dar.

Klinik. Im akuten Stadium kann die Wirbelsäule druck- u. stauchungsempfindlich sein, häufig bestehen Insertionstendinopathien und muskuläre Verspannungen.

Diagnostik. Typische Veränderungen in der Röntgenaufnahme: Keilwirbelbildung, unregelmäßig begrenzte Grund- und Deckplatten, vergrößerter ventrodorsaler Wirbelkörperdurchmesser sowie Schmorl-Knötchen, entstanden durch den Einbruch von Bandscheibengewebe in den Wirbelkörper (☞ Abb. 17.38).

Therapie. In leichten Fällen stehen eine Kräftigung der Rumpfmuskulatur und Rückenschule im Vordergrund, bei ausgeprägten Kyphosen (ab

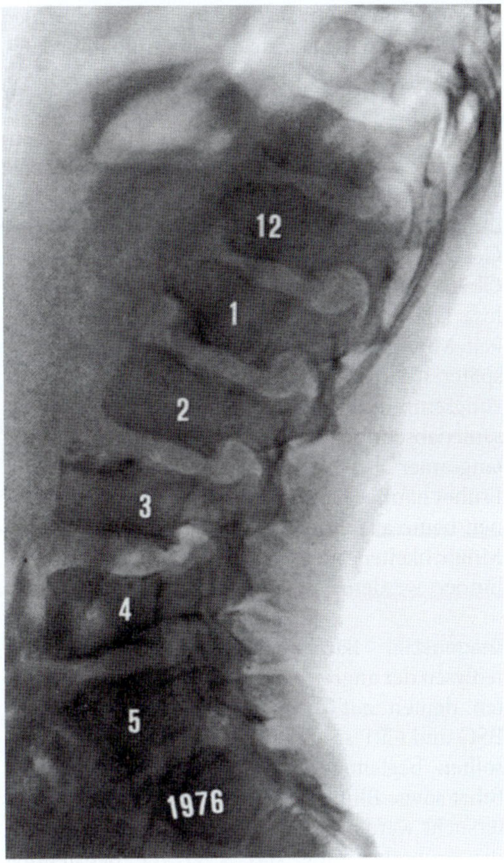

Abb. 17.38: Morbus Scheuermann [2]

ca. 50°) wird zusätzlich eine Korsettversorgung notwendig. Nur selten ist eine operative Therapie notwendig bei Kyphosen von mindestens 70°. Die Prognose des Morbus Scheuermann ist gut, die Erkrankung determiniert sich meist durch das Ende der Wachstumsperiode.

Abakteriell-entzündliche Erkrankungen

Unter diese Erkrankungen fällt u.a. die Spondylitis ankylosans (Morbus Bechterew, ☞ Kap. 2.9). Der Morbus Bechterew gehört zu den entzündlich-rheumatischen Erkrankungen. Es kommt im Verlauf der Erkrankung zur Verknöcherung der gesamten Wirbelsäule. 95% der Patienten sind HLA-B27-positiv.

Osteoporose

Definition. Osteopathie mit pathologischem Knochenschwund, der die Grundsubstanz und den Hydroxylapatitanteil des Knochens gleichermaßen betrifft.

Epidemiologie. Häufigste Knochenerkrankung. 25% aller Frauen über 60 Jahre haben eine ausgeprägte Osteoporose mit Wirbelkörperdeformierungen.

Pathogenese. Das menschliche Skelett besteht etwa je zur Hälfte aus Grundsubstanz und Hydroxylapatit. **Osteopenie** bezeichnet eine Reduzierung der Gesamtskelettmasse, wobei dieses Verhältnis erhalten bleibt. Unterteilung der Osteopenie in **Altersatrophie** (physiologischer Verlust) und **Osteoporose** (pathologischer Knochenschwund). Unterscheidungsmerkmal: Bei Wirbelkörperdeformierungen (ohne adäquates Trauma) liegt eine manifeste Osteoporose vor. Differenzierung durch quantitatives CT (QCT), DEXA oder Ultraschalltransmissionsgeschwindigkeit. Die Osteoporose zeigt eine pathologische Reduzierung der Spongiosa, während sich der Abbau der Kompakta parallel zur Altersatrophie entwickelt.

Ätiologie. Man unterscheidet die primäre Osteoporose (95%) im Postklimakterium und die sekundäre Osteoporose in Folge Kortikoidüberschusses (Steroidosteoporose), Hyper- und Hypothyreose, Immobilisation, chronischer Polyarthritis (cP), Hypogonadismus, Laktoseintoleranz, Anorexia nervosa und Diabetes.

Risikofaktoren. Speziell bei Frauen nach der Menopause sowie prinzipiell bei akuten oder chronischen Rückenschmerzen sollte an die Osteoporose gedacht werden, und auch Wirbelkörper- oder Schenkelhalsfrakturen ohne adäquates Trauma weisen auf die Diagnose hin. Hinzu kommen helle Hautfarbe, Rauchen, Vitamin-D-arme Ernährung, geringe Sonnenexposition, wenig Bewegung.

Klinik. Da die Wirbelsäule das tragende Knochensystem des Körpers ist, wirkt sich die Osteoporose hier besonders aus. Es kommt zu zunehmender Kyphosierung der BWS („Witwenbuckel") und Körperlängenverlust, Hartspann der Rückenmuskulatur, Schmerzen bei Seitneigung (Rippen berühren den Beckenkamm), Müdigkeit und scheinbarer Überlänge der Arme durch Rumpfverkürzung.

Diagnostik. In der Röntgenaufnahme von BWS und LWS finden sich typische Veränderungen: Fischwirbelbildung, Flachwirbel, Keilwirbel und Bodenplatteneinbrüche, wobei Knochendichteveränderungen im Röntgen erst ab 30% Knochenmasseverlust erkennbar sind. Skelettszintigraphisch finden sich bandförmige Mehranreicherungen. Zur genauen Bestimmung der Knochendichte wird heute zunehmend die Osteodensitometrie eingesetzt, sie ermöglicht auch die Erkennung einer präklinischen Osteoporose.

Therapie

- **symptomatisch:** Analgetika/Antiphlogistika, physikalische Maßnahmen, Krankengymnastik, Mobilisation, evtl. Entlastung der WS im Mieder oder Korsett. Nur ausnahmsweise kurzfristige Immobilisierung durch Bettruhe wegen der Gefahr einer zusätzlichen Inaktivitätsosteoporose.
- **medikamentös:** Kalzium und Vitamin-D-Gabe, Östrogene, Fluoride, Kalzitonin, Biphosphat, Raloxifen und Strontiumranelat.
- **operativ:** Vertebroplastie, Einbringung von Knochenzement in den gesinterten Wirbelkörper zur Aufrichtung und Stabilisierung.

Spondylitis und Spondylodiszitis

Klinischer Fall

Ein 29-jähriger HIV-positiver Patient klagt nach mehrfachen Afrikaaufenthalten über zunehmend dumpfe Rückenschmerzen in Bereich der LWS, die insbesondere nachts vorhanden sind. Zusätzlich Schmerz und Schwellung in der rechten Leiste sowie subfebrile Temperaturen.
Diagnose: Spondylitis tuberculosa mit Senkungsabszess.

Definition. Unter diese Krankheitsbilder fallen spezifische und unspezifische Entzündungen der Wirbelkörper und der Bandscheibe. Meist ist ein Bewegungssegment (Bandscheibe und angrenzende Grund- und Deckplatten) betroffen.

Ätiologie. Die spezifische Spondylodiszitis wird durch das Mycobacterium tuberculosis hervorgerufen. Die unspezifische Spondylodiszitis kann durch alle Eitererreger verursacht werden, bevorzugt durch Staphylococcus aureus (30–40%). Hier ist zwischen endogenen, durch hämatogene Streuung entstandenen Infekten, und exogenen Infekten durch bakterielle Kontamination (z.B. intraoperativ) zu unterscheiden.

Klinik. Fieber, BSG↑, lokaler Klopfschmerz. Im Verlauf der Spondylitis/Spondylodiszitis kommt es zur Wirbelkörperdestruktion mit Keilwirbelbildung und resultierendem Gibbus (☞ Abb. 17.39). Gelegentlich können Senkungsabszesse bis zum Oberschenkel reichen. Die Spondylitis tuberculosa fällt zusätzlich klinisch durch Appetitlosigkeit, Müdigkeit, Nachtschweiß und Fieber auf, erst später stellen sich eine Bewegungs- und Berührungsempfindlichkeit des betroffenen Wirbelsäulenabschnitts ein. Ihr Verlauf ist insgesamt langsamer als bei der unspezifischen Spondylitis. Früher häufige Lähmungen nach Spondylitis können heute auf Grund verbesserter radiologischer Möglichkeiten und wirksamer Antibiotika verhindert werden.

Diagnostik. Bandscheibenerniedrigung mit Osteolysen der angrenzenden Grund- und Deckplatten deuten auf die Diagnose Spondylodiszitis. BSG und CRP sind meist deutlich erhöht. Immer sollten begleitend ein Tuberkulintest durchgeführt sowie Blutkultur, Urin- und Magensaft untersucht werden. Das Skelettszintigramm erlaubt die Früherkennung, das MRT die Beurteilung der Abszessausdehnung und der Wirbelkörperdestruktion.

Therapie. Bettruhe, Immobilisation in Gipsliegeschale und später Gipskorsett. Weiterhin erfolgt nach Sensibilitätsprüfung eine langfristige Antibiotikatherapie. Große Abszesse sind operativ auszuräumen.

Vertebra plana

Syn.: eosinophiles Granulom, Morbus Calvé, Retikuloendotheliose

Definition. Hier findet sich radiologisch eine auffällige Knochenverdichtung eines stark gesinterten und abgeplatteten Wirbelkörpers, wobei die angrenzenden Bandscheiben unauffällig sind (☞ Abb. 17.40).

Klinik. Es zeigt sich eine leichte Gibbusbildung, Schmerzen sind nicht obligat.

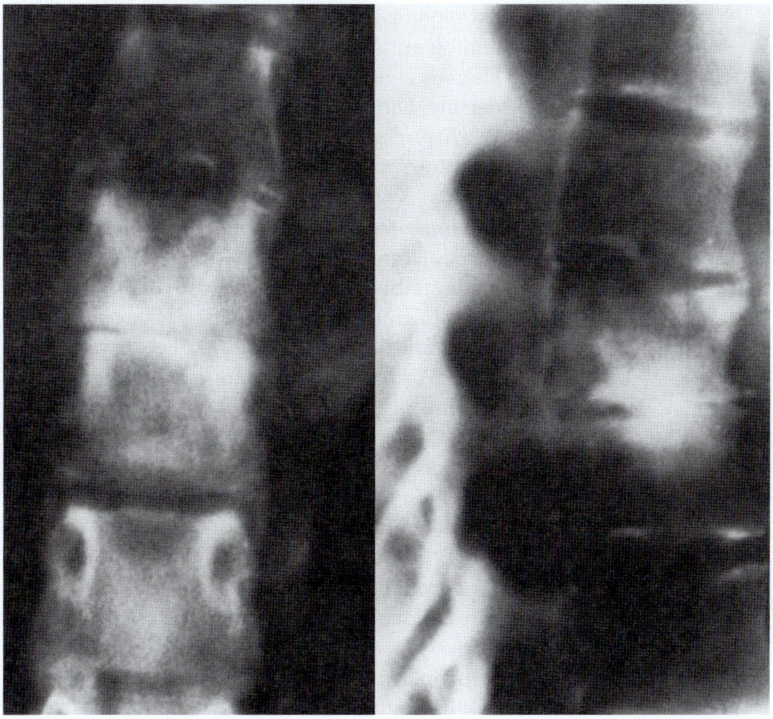

Abb. 17.39: Bakterielle Spondylodiszitis [2]

Ätiologie. Ursache für den Wirbelkörperzusammenbruch können ein eosinophiles Granulom oder eine andere retikuläre Speicherkrankheit (Histiocytosis X) sein.

Therapie und Prognose. Diese hängen von der Grunderkrankung ab. Spontanheilungen sind möglich.

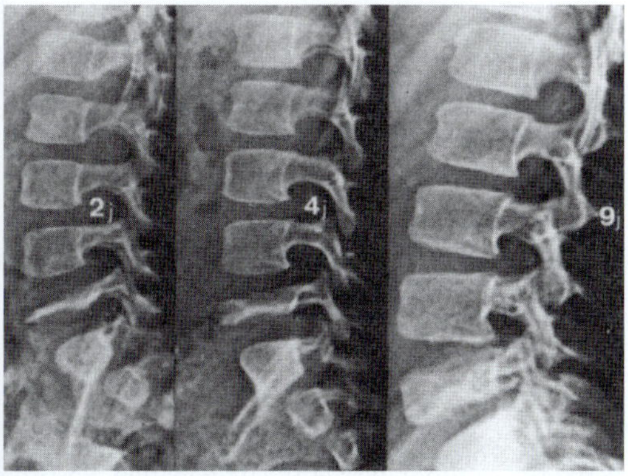

Abb. 17.40: Vertebra plana [2]

Säuglingsskoliosen

Definition. Säuglingsskoliosen sind teilfixierte, seitliche Wirbelsäulenverkrümmungen ohne Torsion und strukturelle Veränderungen (☞ Abb. 17.41).

Ätiologie. Als Ursache wird eine neuromotorische Entwicklungsstörung mit einseitiger Kontraktur der Stammmuskulatur angenommen. In der Regel liegt eine großbogige, C-förmige Seitausbiegung vor.

Therapie. Diese besteht in Bauchlagerung des Säuglings und Krankengymnastik. Der Säugling soll weiterhin so liegen, dass jede Zuwendung auf der konvexen Seite erfolgt. In 90% kommt es zur Spontanheilung, die Therapie hat unterstützenden Charakter. Trotzdem sollte eine regelmäßige Verlaufskontrolle erfolgen, damit keine infantile progrediente Skoliose übersehen wird.

Strukturelle Skoliosen

Definition. Strukturelle Skoliosen (☞ Abb. 17.42) sind fixierte Seitausbiegungen der Wirbelsäule; zusätzlich besteht eine Wirbelkörpertorsion.

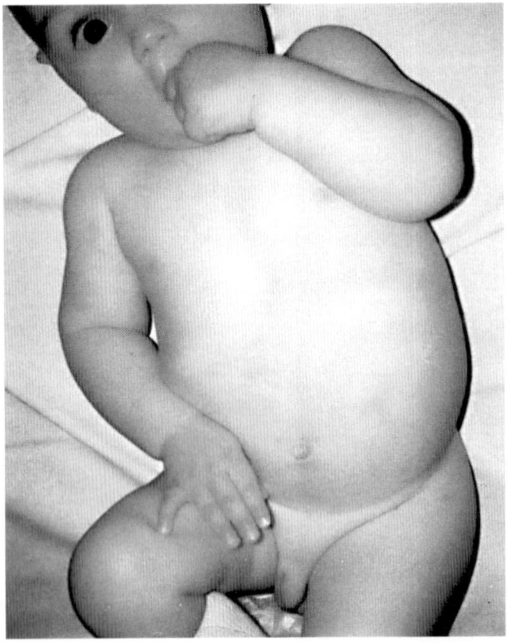

Abb. 17.41: Säuglingsskoliose [2]

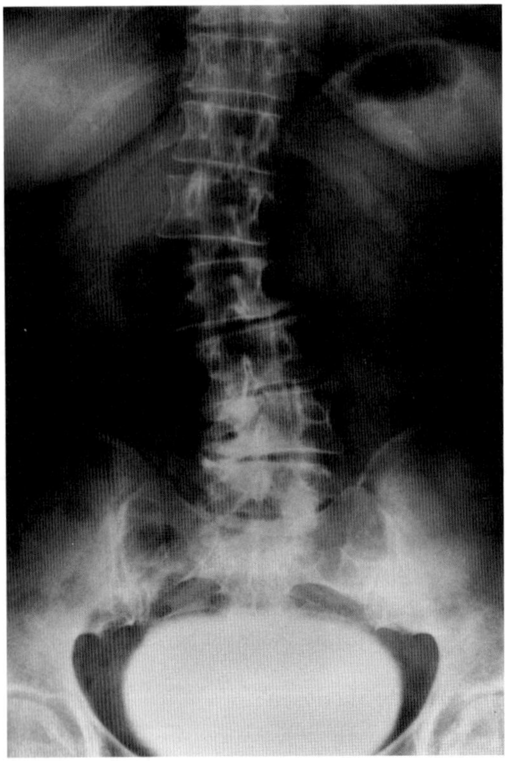

Abb. 17.42: Strukturelle Skoliose [2]

Pathogenese. Es wird eine ungleiche Druckverteilung auf die Wachstumsplatten angenommen. Hieraus ergibt sich eine zunehmende Formveränderung. Die Torsion entsteht durch die differente Wachstumsgeschwindigkeit zwischen Konvex- und Konkavseite der Wirbelkörper.

Ätiologie. Die strukturellen Skoliosen lassen sich differenzieren in:

- **idiopathische Skoliosen:** 90% d. F., weitere Aufteilung in:
  - **infantile Skoliosen:** 1.–3. Lebensjahr, meist linkskonvex bei Knaben, starke Progredienz
  - **juvenile Skoliosen:** 4.–9. Lebensjahr, ebenfalls deutliche Progredienz
  - **adoleszente Skoliosen:** 10.–15. Lebensjahr, meist Mädchen, deutliche Progredienz
  - Säuglingsskoliosen (s. o.)
  - **Fehlbildungsskoliosen** (☞ Kap. 2.1)
- **neuropathische Skoliosen:** z. B. bei Zerebralparese, Poliomyelitis, spinaler Muskelatrophie und Myelomeningozele
- **myopathische Skoliosen:** z. B. Arthrogrypose, Muskelatrophie, Muskeldystrophie
- **Skoliosen bei mesenchymalen Erkrankungen:** z. B. bei Marfan-Syndrom, Ehlers-Danlos-Syndrom
- **Skoliosen bei Systemerkrankungen:** z. B. bei Achondroplasie, Mukopolysaccharidosen
- **metabolisch bedingte Skoliosen:** z. B. bei Rachitis, Osteoporose, Osteogenesis imperfecta
- **posttraumatische Skoliosen**
- **neoplastische Skoliosen**
- **entzündliche Skoliosen**

Klinik. Die meisten Skoliosen werden im Alter von 10–12 Jahren zufällig entdeckt, Beschwerden sind zu diesem Zeitpunkt sind selten.

Unbehandelte ausgeprägte Skoliosen führen zur Wirbelsäulendegeneration. Deformierung und Verkürzung des Rumpfes schränken die kardiopulmonale Leistungsfähigkeit ein, die zunehmende Rechtsherzbelastung kann auch zur Einschränkung der Lebenserwartung führen.

Diagnostik. (☞ Kap. 1.1) Die Diagnosestellung erfolgt durch klinische Inspektion und Untersuchung. Als Screening-Untersuchung dient der Vorbeugetest, da bei diesem Rückendeformitäten verstärkt sichtbar werden. Zur genauen Bestimmung der Skolioseausprägung sind Röntgenaufnahmen unerlässlich. Die **Messung der Seitausbiegung** erfolgt durch das Verfahren nach Cobb (☞ Abb. 17.4). Die **Rotationsmessung** wird durch die Methoden nach Nash und Moe oder nach Drerup bestimmt. Da für die Prognose der Skoliose sowie für die weiteren Therapieentscheidungen die Skelettreife wichtig ist, sollte auch das **Risser-Zeichen** bestimmt werden. Durch Funktionsaufnahmen der Seitbeugung (**Bending-Aufnahmen**) kann die Rigidität bzw. Flexibilität der Skoliose bestimmt werden. Bevor die Diagnose idiopathische Skoliose gestellt wird, müssen alle weiteren Skolioseursachen ausgeschlossen sein.

Therapie. Die Therapie der Skoliose hängt neben der Ätiologie wesentlich von dem Alter des Patienten, dem Ausmaß der Deformität, der Progression und der noch verbliebenen Wachstumspotenz ab. Allgemeines Ziel ist es, eine Progredienz aufzuhalten, bestehende Krümmungen zu korrigieren und das Korrekturergebnis zu erhalten. Nur 10% aller Skoliosepatienten benötigen eine Operation. Wichtig ist die regelmäßige radiologische Kontrolle im Wachstumsalter und bei Skolioseprogredienz, ebenso bei Orthesenbehandlung.

Differentialtherapie:

- leichte Skoliosen bis ca. 20° nach Cobb: krankengymnastische Behandlung und radiologische Kontrolle. Wichtig: Progredienz kann durch Krankengymnastik nicht aufgehalten werden.
- Skoliosen zwischen 20 und 50° nach Cobb: krankengymnastische Behandlung. Bis zum Wachstumsabschluss erfolgt eine Korsettbehandlung. Die Orthesen sind täglich 23 h zu tragen. Ein Aufhalten der Progression gilt als Therapieerfolg.
- schwere Skoliosen über 50° nach Cobb: Operationsindikation. Die Operation sollte kurz vor dem Wachstumsabschluss erfolgen (ca. 12.–14. Lebensjahr).
- Erwachsenenalter: Operation bei anhaltend starken Schmerzen oder Einschränkung der Herz-Lungen-Funktion.

Es gibt zahlreiche Operationsverfahren. Alle haben das Ziel der Korrektur und Stabilisation. Dies bedeutet eine knöcherne Versteifung (Spondylodese) durch Einbringen verschiedener Metallimplantate. Zu unterscheiden sind ventrale komprimierende (Wirbelsäulenverkürzung) und dorsale distrahierende (Wirbelsäulenverlängerung) Verfahren.

Prognose. Für die Prognose struktureller Skoliosen gilt der Grundsatz: Sie ist umso schlechter, je jünger das Kind ist, je höher die Krümmung liegt, je stärker die Krümmung ausgeprägt ist. Fehlbildungs- und Lähmungsskoliosen haben generell eine schlechte Prognose.

3.8 Becken

Arthrosen des Sakroiliakalgelenks

Diese Arthrosen sind im Verhältnis zu den häufiger auftretenden Insertionstendinosen besonders des Lig. iliolumbale und Lig. sacrotuberale von geringerer Bedeutung.

Therapie. Infiltrationen mit Lokalanästhetika, auch als therapeutische Lokalanästhesie (TLA) bezeichnet, und Kortisoninfiltrationen sowie physikalische Maßnahmen kommen zur Anwendung.

Blockierung oder Hypomobilität des Sakroiliakalgelenks

Definition. Funktionelle Störung der Gelenkmobilität. Der Sakroiliakalgelenkblock tritt in der Regel bei Rotationsbewegungen durch Gelenkflächenverkantung ein.

Klinik. Schmerz an der Oberschenkelhinterseite bis zum Knie, so genannter pseudoradikulärer Schmerz. Ein Sakroiliakalgelenkblock kann Insertionstendinosen induzieren.

Therapie. Kausal kommt die manualtherapeutische Deblockierung, als symptomatische Maßnahmen kommen physikalische Therapie und TLA zur Anwendung.

Kokzygodynie

Definition. Globalbegriff für Schmerzen in der Steißbeinregion, wobei der Schmerz sehr unterschiedliche Ursachen haben kann. Frauen sind gehäuft betroffen. Klinisch zeigt sich ein Druckschmerz über dem Steißbein und rektal. Das Röntgenbild ist unauffällig.

Therapie. TLA, Muskeldehnung der Glutealmuskulatur, Beckenbodengymnastik, Sitzkissen,

Laxanzien. Auf Grund der guten Krankheitsprognose sollte keine Steißbeinresektion erfolgen.

Sacroileitis condensans

Definition. Dreieckige Sklerosierungszone des Os ilium an der kaudalen Grenze zum Iliosakralgelenk. Es sind gehäuft Frauen mittleren Alters betroffen.

Ätiologie. Ein einseitiger Befall ist häufig entzündlich-bakterieller, ein doppelseitiger häufig rheumatisch-entzündlicher Genese (z.B. Morbus Bechterew).

Diagnostik. Es handelt sich um einen Röntgenbefund ohne klinische Relevanz, welcher nur als DD bei entzündlichen Sakroileitiden eine Rolle spielt.

Beckenfrakturen und ihre Folgen für Hüftgelenk, Sakroiliakalgelenk und untere WS

☞ Chirurgie, Kap. 30.10.1

3.9 Hüfte

Hüftgelenksluxation

Epidemiologie. Die so genannte angeborene Hüftgelenksluxation bezeichnet eine Erkrankung, die vorwiegend Mädchen (Verhältnis w:m 6:1) betrifft, wobei doppelseitiges Auftreten häufig ist. Geographische und familiäre Häufungen sind ebenso bekannt wie Häufungen bei Beckenendlage.

Ätiologie und Pathogenese. Grundlage der Hüftgelenksluxation ist die Hüftdysplasie, deren Ursache eine Ossifikationsstörung der Hüftpfanne ist (☞ Abb. 17.43).

Die eigentliche Luxation entwickelt sich erst postnatal, am häufigsten ist dabei die Luxatio iliaca. Im Zuge der zunehmenden Luxation können sich Ossifikationsstörungen des Hüftkopfkerns sowie eine Coxa valga antetorta ausbilden, weiterhin kommt es zur Bildung einer Sekundärpfanne und zu Weichteilveränderungen. Spätfolge ist die Koxarthrose.

Diagnostik. Entscheidend ist die Frühdiagnose. Ein unsicheres klinisches Erkennungsmerkmal ist das Ortolani-Zeichen: Ausgehend von einer Beugung des Hüftgelenks in Adduktionsstellung und leichtem Dorsalschub ist bei kongenitaler Hüftdysplasie durch eine Abduktionsbewegung ein „Schnapp-Phänomen" auslösbar. Es können auch eine Abspreizbehinderung (ab 2. Monat Abspreizung > 65° physiologisch, Abspreizung < 45° sicher pathologisch), Faltenasymmetrien, Beinverkürzung und hinkendes Gangbild (Duchenne-Hinken) vorliegen. Bei doppelseitigem Befall Watschelgang, positives Trendelenburg-Zeichen.

> **Merke**
>
> Heutiger **Diagnostikstandard ist die Sonographie der Säuglingshüfte** (☞ Abb. 17.44). Sie ermöglicht die Früherkennung und eine frühzeitige **Therapie.**

Das Röntgen dient eher der Kontrolle. Wesentlich ist die Bestimmung des Zentrum-Erker- sowie des Pfannendachwinkels (AC): AC-Winkel ab 3. Monat < 30°, ab 1. Lebensjahr < 25°. Die Arthrographie kommt bei Hüftrepositionshindernissen zum Einsatz.

Therapie. Therapieprinzip ist die Zentrierung des Hüftkopfes in der Pfanne, wobei die nachträgliche Ausbildung einer normalen Pfanne angestrebt wird. Die Therapie hängt vom klinischen und morphologischen Befund sowie vom Alter des Kindes ab. Seltene Komplikation aller Therapieformen ist die Hüftkopfnekrose.

Therapieschema der dezentrierten Hüften (Typ III, IV [und IId]) **nach Graf:**

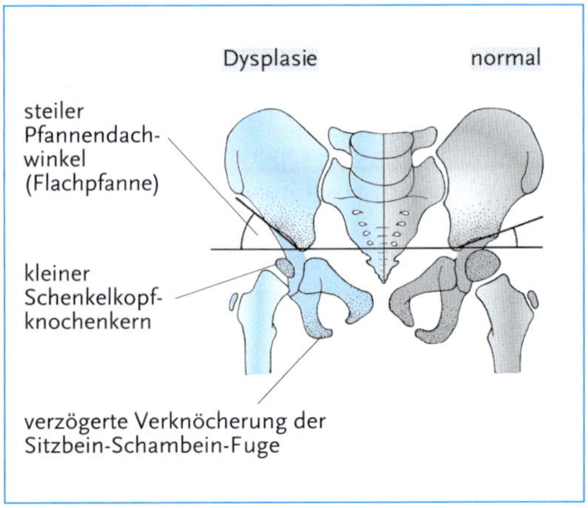

Abb. 17.43: Radiologische Kriterien der Hüftdysplasie [1]

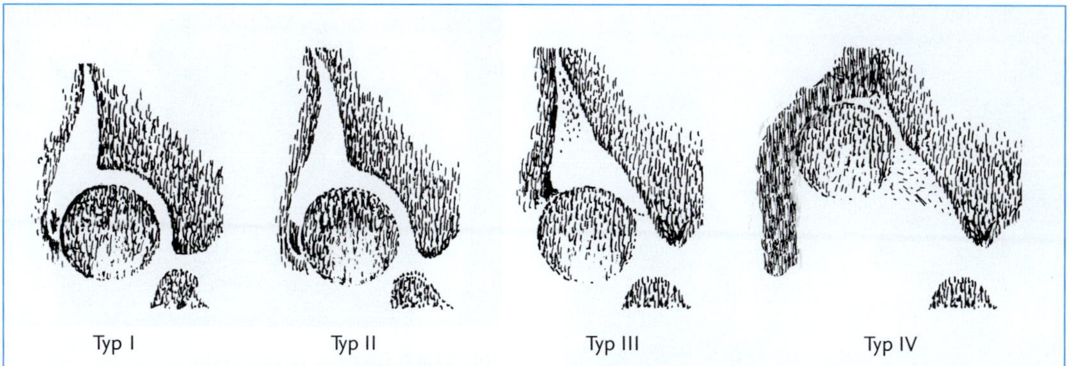

Abb. 17.44: Sonographische Einteilung von Hüftreifungsstörungen im Neugeborenenalter [1]

- **Reposition:** Overheadextension oder manuelle Reposition
- **Retention:** Sitzgips nach Fettweis (besser als Schienenbehandlung), maximal 2-mal 4 Wochen
- **Nachreifung:** Spreizhose

Nur selten ist eine offene Reposition notwendig. Beginnt die Therapie zu spät oder bleibt eine Restdysplasie bestehen, kommen operative Maßnahmen zur Anwendung: Beckenosteotomie nach Salter, Pfannendachplastik, Tripelosteotomie, Beckenosteotomie nach Chiari (☞ Abb. 17.45) und Femurosteotomie (Varisierung).

Wird eine Hüftdysplasie nicht erkannt oder nicht erfolgreich behandelt, so entwickelt sich eine Dysplasiekoxarthrose (☞ Abb. 17.46).

Fehlstellungen des proximalen Femurs

In Normalstellung beträgt der reelle CCD-(Centrum-Collum-Diaphysen-)Winkel 126° bei einer Antetorsion von 12°.

Diagnostik. Die Diagnose von Fehlstellungen erfolgt radiologisch, wobei eine Aufnahme in 2 Ebenen und eine Rippstein-II-Aufnahme (Oberschenkel 20° abduziert, 90° Hüft- und Kniebeugung) die Berechnung des reellen CCD-Winkels ermöglichen.

Coxa vara

Definition. Abflachung des Schenkelhalswinkels unter 120° CCD (☞ Abb. 17.47). Die Coxa vara ist zurückzuführen auf angeborene Fehlbildung, Epi-

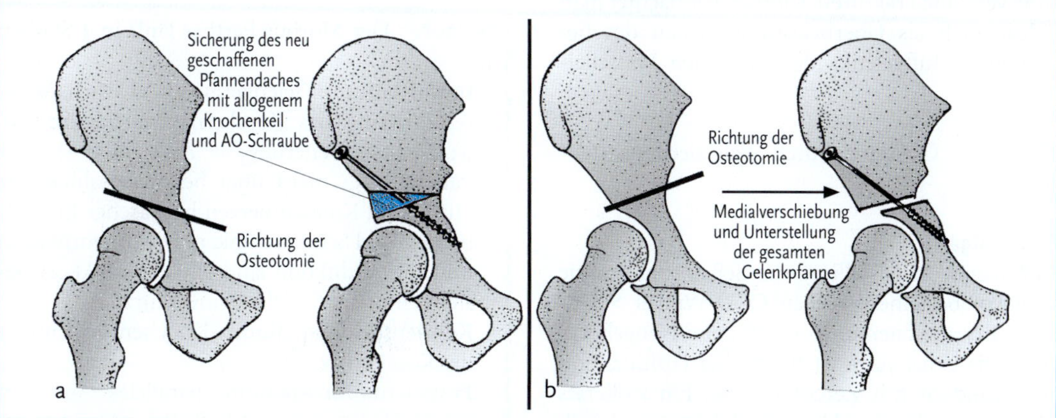

Abb. 17.45: Schematische Darstellung der Beckenosteotomie: **a** nach Salter, **b** nach Chiari [1]

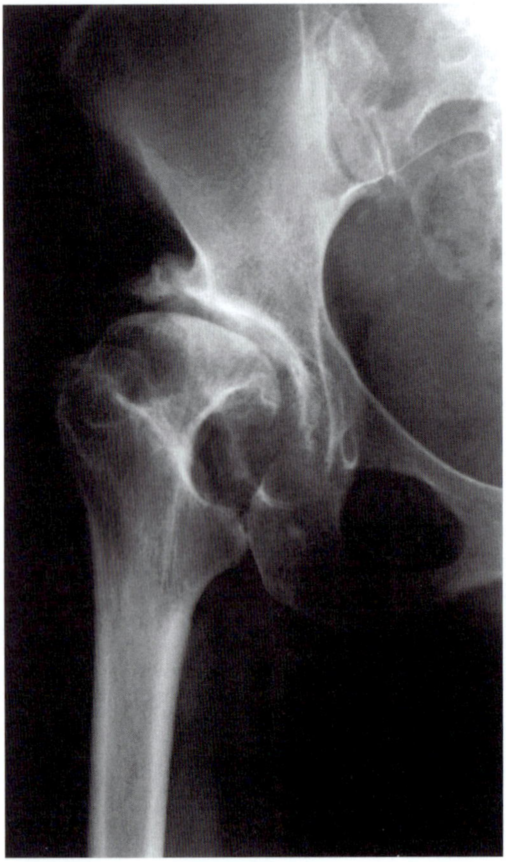

Abb. 17.46: Dysplasiekoxarthrose [2]

physenlösungen, knochenerweichende Systemerkrankungen, Morbus Perthes und in Fehlstellung verheilte Frakturen. Klinisch beobachtet man gelegentlich als Überbelastungszeichen des betroffenen Hüftgelenks den typischen Watschelgang.

Therapie. Operativ durch Valgisierungsosteotomie.

Coxa valga

Definition. Steilstellung des Schenkelhalses, sie liegt vor bei einem reellen CCD-Winkel > 130° beim Erwachsenen und > 150° beim Neugeborenen. Die Coxa valga ist häufig bei Hüftluxation und Kindern mit Zerebralparese. Ein isoliertes Vorkommen ist ohne klinische Relevanz und stellt keine präarthrotische Deformität dar.

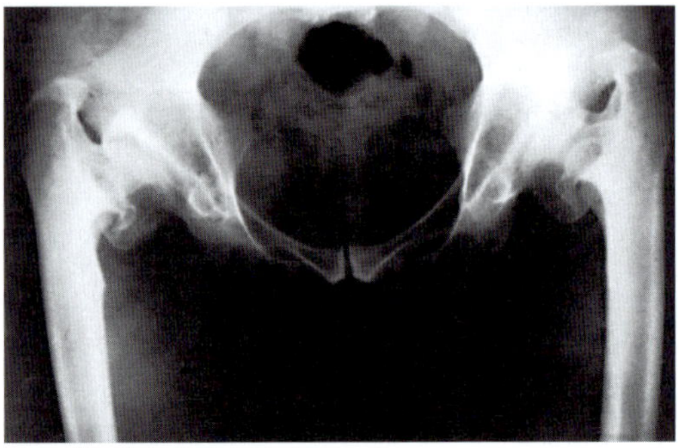

Abb. 17.47: Coxa vara congenita [2]

Therapie. Aufgrund hoher Spontanheilungstendenz selten notwendig. Hohe Rezidivrate bei Varisierungsoperation im Wachstumsalter.

Coxa antetorta et Coxa retrotorta

Definition. Vor- bzw. Rückwärtstorsion des Schenkelhalses. Die Coxa retrotorta findet sich z.B. bei neuromuskulären Erkrankungen. Die Coxa antetorta liegt häufig begleitend vor bei Hüftgelenksluxation.

Therapie. Selten notwendig, nur bei starken Gangstörungen oder gleichzeitig bestehender Hüftpfannendysplasie wird operativ interveniert.

Morbus Perthes

Definition. Bei der kindlichen Epiphysenlösung, dem Morbus Perthes, handelt es sich um eine ischämische Nekrose des Hüftkopfes (HKN) mit Schwerpunkt im 5.–6. Lebensjahr, wobei Jungen 4-mal häufiger betroffen sind als Mädchen.

Verlauf. Der Morbus Perthes läuft in 4 Stadien ab:

- **Initialstadium:** Gelenkerguss und Wachstumsretardierung des Kopfkerns (scheinbare Gelenkspaltverbreiterung, ☞ Abb. 17.48 a). Der Patient klagt meist über belastungsabhängige Hüft- und Knieschmerzen bei rascher Ermüdbarkeit und Schmerzhinken. Die Innenrotation und die Abduktion sind eingeschränkt, es besteht eine funktionelle Beinverkürzung.
- **Kondensationsstadium:** Knochenverdichtung des Kopfkernes
- **Fragmentationsstadium:** paralleles Auftreten von Verdichtungs- und Aufhellungsbezirken im Röntgenbild (☞ Abb. 17.52 b)

- **Reparationsphase:** struktureller Wiederaufbau.

Der Gesamtprozess erstreckt sich über 2–4 Jahre. Bei Mitbeteiligung der Epiphysenfuge besteht die Gefahr einer Wachstumsstörung.

Diagnostik und Verlaufskontrolle. Radiologisch. Nativröntgen und MRT.

Differentialdiagnose. Coxitis fugax. Die Sonographie dient der Ergussdiagnostik, die MRT ermöglicht die Bestimmung der Nekroseausdehnung, und die Szintigraphie ist hilfreich zur DD. Je nach Ausmaß des Hüftkopfbefalls erfolgt die Einordnung in die 4 Gruppen der Catterall-Klassifikation oder in die A/B-Typ-Klassifikation nach Salter und Thompson. So genannte Risikozeichen wie Hüftkopflateralisation und laterale Kalzifikation der Epiphyse sind von prognostischer Wichtigkeit. Der wesentliche Prognosefaktor ist das Erkrankungsalter. Je älter das Kind, desto schlechter ist die Prognose.

Therapie. Ziel ist die Vermeidung von Hüftkopfdeformitäten durch möglichst vollständige Überdachung des Hüftkopfes. Hier kommen entlastende Orthesen wie die Thomas- oder Mainzer-Schiene zum Einsatz. Bei eingetretener Gelenkinkongruenz sind operative Maßnahmen notwendig, wie Varisierungsosteotomie, Beckenosteotomie nach Salter oder Triple-Osteotomie. Primär operative Verfahren werden der konservativen Behandlung zunehmend vorgezogen.

Osteonekrose des Schenkelkopfes beim Erwachsenen

Definition. Bei der Hüftkopfnekrose (HKN) des Erwachsenen handelt es sich um eine aseptische nichttraumatische subchondrale Osteonekrose, deren eigentliche Ursache vielfach nicht geklärt werden kann (idiopathische HKN). Bevorzugt werden Männer im Alter zwischen dem 30. und 60. Lebensjahr betroffen; der doppelseitige Befall ist häufig.

Risikofaktoren. Es werden Kortison- und Zytostatikabehandlungen, Alkoholabusus, Stoffwechselstörungen und Gefäßerkrankungen genannt. Als letztendlicher Nekroseauslöser wird eine lokale Durchblutungsstörung angenommen.

Klinik. Der Patient beklagt zunehmende belastungsabhängige Schmerzen mit Bewegungseinschränkungen.

Diagnostik. Im Nativ-Rö sind Veränderungen erst spät erkennbar, daher ist zur Frühdiagnostik die Kernspintomographie sinnvoll. Ein Teileinbruch des Hüftkopfes ist radiologisch als subchondrale Doppelkontur (Crescent sign) erkennbar.

Nach Diagnosestellung erfolgt die Stadieneinteilung nach der ARCO-Klassifikation:

- 0: MRT/Rö o. B., Histologie positiv
- I: Nekrosezeichen im MRT, Rö o. B.

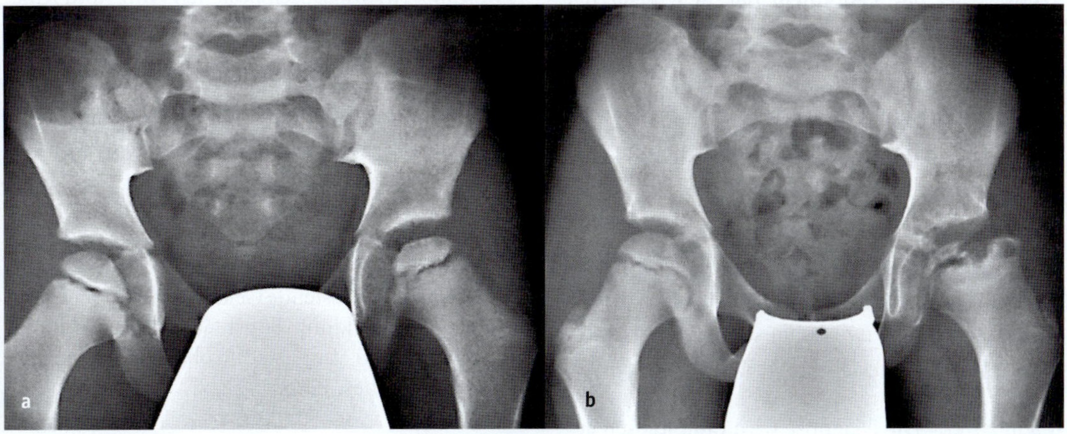

Abb. 17.48 a, b: Morbus Perthes: Initialstadium (**a**) und 22 Monate nach Ausbruch der Erkrankung (**b**) [2]

- II: Demineralisierungszeichen im Rö.
- III: subchondrale Fraktur im Rö.
- IV: Kollaps des Femurkopfes im Rö.
- V: rad. Sekundärarthrose
- VI: vollständige Destruktion des Hüftkopfes

Differentialdiagnose. Bakterielle sowie rheumatische Koxitis, Koxarthrose und Tumor.

Therapie. Je nach Stadium erfolgt die Therapie durch Anbohrung des Nekroseherdes oder Markraumdekompression (Stadium 1 und 2), Umstellungsosteotomie (Stadium 3 und 4) oder TEP. Die Prognose der HKN ist schlecht, da sich langfristig meist eine Sekundärarthrose entwickelt.

Epiphyseolysis capitis femoris

Klinischer Fall

Ein 12-jähriger adipöser Junge fällt beim Schulsport plötzlich ohne ersichtlichen Grund hin und kann danach mit dem rechten Bein nicht mehr auftreten. Bei der Untersuchung ist das rechte Bein verkürzt und liegt außenrotiert.
Diagnose: Epiphyseolysis capitis femoris acuta.

Definition. Die Epiphyseolysis capitis femoris (ECF) bezeichnet ein meist langsames Abgleiten (Lentaform) der proximalen Femurkopfepiphyse, selten ist eine akute ECF. Vorwiegend sind Jungen während der Pubertät betroffen (Verhältnis 2–3:1). Ein beidseitiger Befall ist häufig. Übergewicht stellt einen Prädilektionsfaktor dar, ebenso wie der Hypogonadismus.

Klinik. Bei der **Lentaform** der ECF klagt der Patient über Kniebeschwerden und Schmerzen der Oberschenkelvorderseite, die Innenrotation ist vermindert bei positivem Drehmann-Zeichen, das Bein ist verkürzt. Bei der seltenen **akuten Form** gleichen Beschwerden und Befund der Schenkelhalsfraktur, wobei die akute ECF einen orthopädischen Notfall darstellt.

Merke

Bei der akuten ECF sind absolute Bettruhe und Belastungsverbot notwendig, die schnellstmögliche Epiphysenreposition ist erforderlich.

Diagnostik. Die Diagnose wird radiologisch gestellt (☞ Abb. 17.49).

Therapie. Die Therapie ist operativ. Bei Gleitwinkeln < 30° erfolgt eine Kirschner-Draht-Spickung, bei größeren Winkeln ist die intertrochantäre Korrekturosteotomie nach Imhäuser indiziert. Eine prophylaktische Spickung der Gegenseite zur Stabilisation des Hüftkopfes wird bei noch offenen Wachstumsfugen durchgeführt. Für eine gute Prognose sind die Frühdiagnose und -therapie notwendig.

Flüchtige Synovitis des Hüftgelenks

Klinischer Fall

Ein 3-jähriger, etwas übergewichtiger Junge klagt über rechtsseitige Beinschmerzen und will nicht mehr laufen. Eine Woche vorher war ein fieberhafter Infekt abgeklungen. Bei der Untersuchung findet sich eine schmerzhafte Einschränkung der Innenrotation am rechten Hüftgelenk, sonographisch erkennt man eine leichte Kapseldistension. Körpertemperatur, Blutbild, BKS, CRP liegen im Normbereich, das Rö-Bild ist unauffällig.
Therapie: Bettruhe und Gabe eines Antiphlogistikums für einige Tage, Verlaufskontrolle, um eine Coxitis fugax von anderen Erkrankungen, insbesondere einem beginnenden M. Perthes, abzugrenzen.

Definition. Die flüchtige Synovitis des Hüftgelenks (Coxitis fugax) bezeichnet eine abakterielle Koxitis, die häufig bei Kindern im Alter zwischen 4 und 8 Jahren ca. 4 Wochen nach einer durchgemachten Infektionserkrankung auftritt.

Klinik. Anamnestisch bestehen Hüft- und Knieschmerzen. Die Entzündungsparameter sind mäßig erhöht.

Diagnostik. Das Röntgenbild ist meist unauffällig. Mit der Sonographie lässt sich ein evtl. vorhandener Erguss gut darstellen.

Differentialdiagnose. Morbus Perthes.

Therapie. Entlastende Gelenkpunktion bei deutlicher Ergussbildung. Sonst Gabe eines Antiphlogistikums und Verlaufskontrolle zur Abgrenzung vom M. Perthes.

Protrusio acetabuli

Definition. Bei der Protrusio acetabuli liegt eine vermehrte Tiefe der Hüftgelenkspfanne vor, hervorgerufen durch verschiedene Faktoren. Frauen sind häufiger betroffen als Männer, die Protrusio acetabuli tritt oft beidseitig auf. Man unterscheidet primäre und sekundäre Protrusionen, wobei die primäre endogen, die sekundäre durch Knochenerweichung, entzündliche Erkrankungen oder posttraumatisch bedingt ist.

Klinik. Klinisches Kardinalzeichen ist die eingeschränkte Hüftgelenksbeweglichkeit.

Therapie. Therapeutisch kommt bei der primären Protrusio während des Wachstums eine Valgisierungsosteotomie in Betracht. Die Protrusio acetabuli stellt eine präarthrotische Deformität dar.

Coxa saltans

Klinischer Fall

Eine 25-jährige Frau klagt seit Monaten über ein Schnappphänomen im Bereich des Trochanter major beim Gehen, das von ihr auch willkürlich herbeigeführt werden kann. Zeitweise bestünden hier auch Schmerzen, die sich unter Einnahme von NSAR bessern. Anamnestisch keine Vorerkrankungen.

Diagnose: Coxa saltans.

Definition. Die Coxa saltans, auch als schnellende Hüfte bezeichnet, ist definiert als schmerzhaftes Springen der Fascia lata (Tractus iliotibialis) über dem Trochanter major. Dieses Phänomen wird vor allem beim Gehen beobachtet und betrifft vorwiegend junge Frauen.

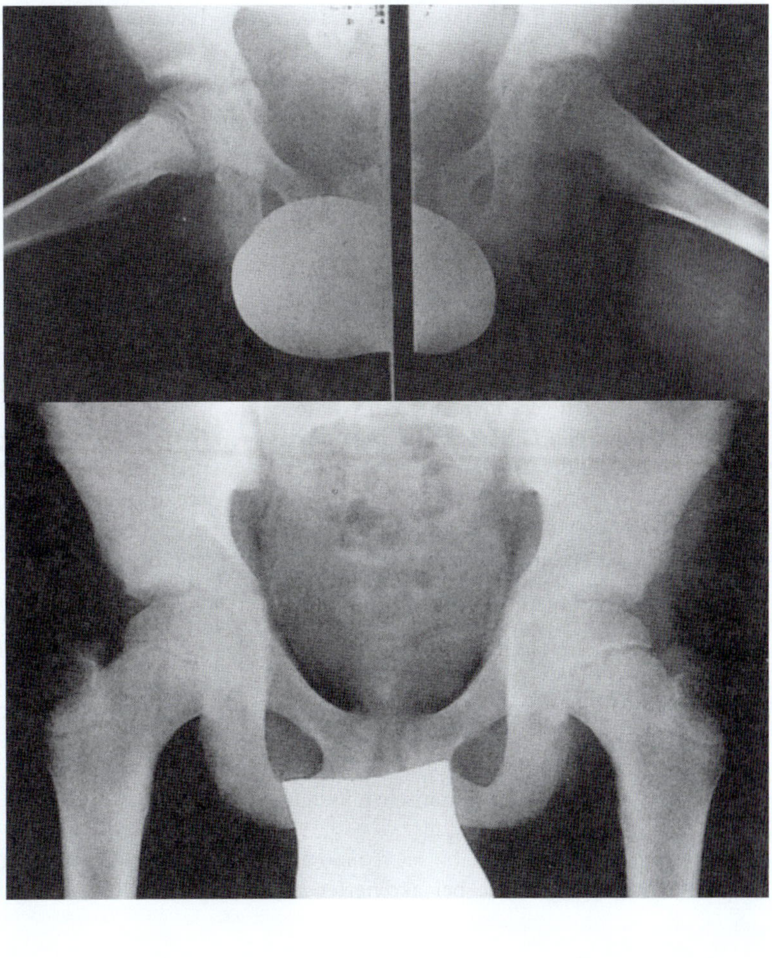

Abb. 17.49: Epiphyseolysis capitis femoris [2]

Therapie. Die Erkrankung wird zunächst durch eine Injektionstherapie und Krankengymnastik angegangen. Bei Beschwerdepersistenz bestehen operative Möglichkeiten, z. B. die Verlängerung der Fascia lata oder eine Fixation derselben am Trochanter.

Hüftgelenksinfektionen

Definition. Hüftgelenksinfektionen (Koxitiden) stellen eine entzündliche Hüftgelenkserkrankung dar, wobei die Unterscheidung zwischen bakteriell und rheumatisch verursachten Koxitiden wesentlich ist.

Klinik. Generelle klinische Zeichen der Koxitis sind der Schmerz und die Funktionseinschränkung. Man beobachtet eine flektierte, außenrotierte und abduzierte Hüfthaltung (Kapselspannung).

Infektiöse Hüftgelenksentzündungen

Ätiologie. Sie werden durch unspezifische oder spezifische Erreger hervorgerufen. Spezifische Erreger wie das Mycobacterium tuberculosis führen häufig zu chronischen Verläufen. Ein besonderes Problem stellt die im Rahmen von septischen Allgemeinerkrankungen auftretende Säuglingskoxitis dar. Sie führt vielfach zur vollständigen Gelenkdestruktion.

Diagnostik. Die Diagnose der Koxitis erfolgt durch Ultraschalluntersuchung, mit der sich ein Gelenkerguss (Pyarthros) gut nachweisen lässt. Durch die Hüftpunktion gelingt der Erregernachweis. Bei Säuglingen geschieht diese in Narkose. Des Weiteren sind eine CRP-Bestimmung und das Anlegen von Blutkulturen sinnvoll. Im Knochenszintigramm zeigt sich eine deutliche Mehrbelegung im Entzündungsbereich. Spätfolgen der Koxitis sind Knorpelzerstörung und Osteoporose im Gelenkbereich.

Therapie. Parenterale Antibiose und eventuell Entlastungsoperation mit Anlage einer Spül-Saug-Drainage.

Rheumatische Koxitis

Auftreten bei entzündlich rheumatischen Systemerkrankungen.

Klinik. Erscheinungen wie bei aktivierter Arthrose mit Leistendruckschmerz und Gelenkerguss.

Diagnostik. Zur Differentialdiagnose sind die Synoviahistologie und ein Gelenkpunktat hilfreich.

Therapie. Die Behandlung entspricht der Rheumatherapie, wobei speziell im Hüftgelenk die Aspiration des Gelenkergusses mit nachfolgender Kortikoidinjektion schmerzmindernd wirkt. Die Indikation zur Synovektomie wird aufgrund der Hüftkopfnekrosegefahr zurückhaltend gestellt. Letztendlich erfolgt im weiteren Verlauf der Erkrankung meist die Totalendoprothese (TEP).

Paralytische Hüftgelenksdislokationen

Paralytische Hüftgelenksdislokationen kommen z. B. vor bei der infantilen Zerebralparese (ICP), wo ein erhöhter Adduktorentonus eine Coxa valga et antetorta mit resultierender Subluxation oder Luxation herbeiführt. Ebenfalls findet sich die Luxationshüfte bei Personen mit einer Meningomyelozele, wenn die Lähmungshöhe im Bereich L1/L2 liegt.

Therapie. KG nach Bobath, ggf. Kapsulotomie zur Beseitigung einer Beugekontraktur, Osteotomie zur Korrektur einer Coxa valga.

Primäre und sekundäre Arthrosis deformans des Hüftgelenks

Syn.: Arthropathia deformans, Osteoarthrosis deformans, Koxarthrose

Definition. Die Arthrosis deformans ist definiert als eine chronische, schmerzhafte, zunehmend funktionsbehindernde Gelenkveränderung in Folge eines Missverhältnisses von Tragfähigkeit und Belastung.

Ätiologie. Während die Ursache der sekundären Arthrosis deformans in nicht ad integrum ausgeheilten Vorerkrankungen, so genannten Präarthrosen (Hüftdysplasie, Epiphyseolysis capitis femoris, M. Perthes, Frakturen), liegt, ist die Ursache der primären Arthrosis deformans unbekannt.

Klinik. Im Vordergrund steht die Schmerzsymptomatik: am Beginn der Erkrankung Anlaufschmerz, mit weiterem Fortschreiten auch Belastungsschmerz und Ruheschmerz. Typisch ist der wellenförmige Verlauf der Erkrankung mit Phasen geringer und hoher Schmerzintensität. Phasen mit hoher Schmerzintensität werden auch als Phasen der **aktivierten Arthrose** bezeichnet.

Diagnostik. Wegweisend für die Diagnose ist eine zunehmende Bewegungseinschränkung, bedingt durch die Entwicklung von Gelenkkontrakturen. Zunächst findet sich meist eine Einschränkung der Innenrotation. Ab-, Adduktion- und Außenrotationseinschränkung folgen, die Scharnierfunktion der Hüfte (Extension/Flexion) ist erst später betroffen. Das Drehmann-Zeichen (zwangsweise Hüftaußenrotation bei geführter Flexion) wird zunehmend positiv. Die Kontrakturen bedingen eine Fehlstatik der LWS (Hyperlordosierung), so dass in diesem Bereich häufig starke Begleitbeschwerden auftreten. Eine Beugekontraktur des Hüftgelenks kann durch den **Thomas-Handgriff** diagnostiziert werden: Dabei erfolgt eine maximale Flexion z.B. des rechten Hüftgelenks mit Aufhebung der Lendenlordose. Besteht eine Kontraktur der linken Hüfte, so hebt sich der linke Oberschenkel von der Untersucherliege ab. Kennzeichnend für die aktivierte Arthrose sind die druckschmerzhafte ventrale Gelenkkapsel (Leistendruckschmerz) und der Gelenkerguss. **Radiologisch** sind Gelenkspaltverschmälerung, gelenknahe Osteosklerose, Geröllzysten sowie osteophytäre Anbauten zu erwarten, wobei der radiologische Befund häufig den Beschwerden des Patienten weit vorauseilt.

Therapie. Hauptziel der Therapie ist eine Belastungsverminderung im betroffenen Gelenkbereich. Einfache Maßnahmen sind hier die Versorgung mit einem kontralateral zu benutzenden Handstock und Pufferabsätzen. Zur Erhaltung und Verbesserung der Beweglichkeit dienen krankengymnastische Übungsbehandlung und balneologische Anwendungen. Die Möglichkeiten der medikamentösen Therapie beschränken sich auf die möglichst nur zeitweilige Gabe von nichtsteroidalen Antirheumatika und intraartikulären Kortisongaben, besonders in Phasen der aktivierten Arthrose.

Operativ gibt es im Wesentlichen 2 Strategien: gelenkerhaltende Eingriffe in Form von valgisierenden und varisierenden Umstellungsosteotomien (DVO: derotierende varisierende/valgisierende Osteotomie, ☞ Abb. 17.50) und Gelenkersatzoperationen (TEP). Die DVO ermöglicht die Vergrößerung und Verlagerung der Belastungszonen durch eine verbesserte Gelenkzentrierung. Die Umstellungsosteotomie kommt vornehmlich bei jüngeren Menschen mit mechanisch bedingter Arthrosis deformans zum Einsatz. Hauptsächlich aufgrund der begrenzten Lebensdauer von Totalendoprothesen werden diese bei jungen Menschen meist nur dann eingesetzt, wenn eine totale Gelenkdestruktion vorliegt, es sich um eine primäre Arthrose handelt, die Ge-

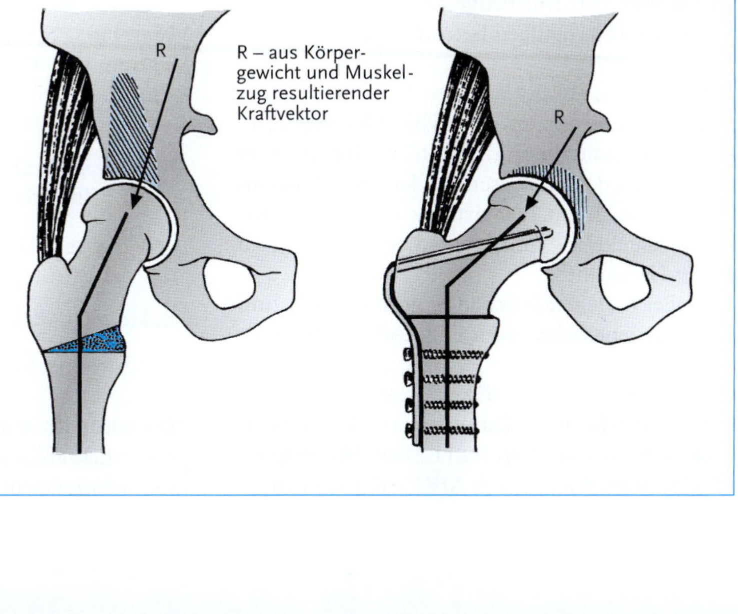

Abb. 17.50: Intertrochantäre varisierende derotierende Osteotomie mit übungsstabiler Osteosynthese mittels AO-Winkelplatte [1]

nese rheumatisch ist oder ein beidseitiger Befall vorliegt. Bei älteren Menschen (> 60 Jahre) mit fortgeschrittener Arthrosis deformans ist die TEP die Methode der Wahl.

Schenkelhalsfraktur

☞ Chirurgie, Kap. 30.10.1

3.10 Knie

Das Knie ist das größte Gelenk des Menschen. Es besitzt nur eine geringe knöcherne Führung, die komplexe Bewegungsabläufe ermöglicht, aber zugleich eine aktive und passive Stabilisierung durch Muskulatur und Bänder unabdingbar macht (Anatomie, ☞ Chirurgie).

3.10.1 Verletzungen und degenerative Veränderungen der Menisken

Meniskusriss

Klinischer Fall

Eine 64-jährige Frau klagt seit einiger Zeit über Bewegungsschmerzen im Knie. Der Befund imponiert palpatorisch als ein praller, wenig verschieblicher Tumor, der nicht mit der darüber liegenden Haut verwachsen ist. Im Rö-Bild Arthrose beider Kniegelenke.
Diagnose: Poplitealzyste (Baker-Zyste).

Definition. Der Meniskusriss ist eine durch akute Fehlbelastung hervorgerufene Verletzung (meist Oberschenkelrotation über fixiertem Unterschenkel bei Kniebeugestellung), wobei der Innenmeniskus häufiger betroffen ist.

Klinik. Klinisch beklagt der Patient einschießende Schmerzen und Gelenkblockierungen (federnde Streckhemmung). Es bildet sich ein seröser Reizerguss oder bei Rissen an der Meniskusbasis eventuell auch ein Hämarthros aus. Ein Meniskuskorbhenkelriss führt typischerweise nicht zu einem Hämarthros.

Länger bestehende Schädigungen können zum Auftreten eine Baker- oder Poplitealzyste führen.

Diagnostik. Für die Diagnosestellung bieten sich zahlreiche Provokationstests (Meniskuszeichen, ☞ Chirurgie, Kap. 30.11.2) an. Die Diagnosesicherung erfolgt durch MRT oder arthroskopisch, wobei gleichzeitig therapiert werden kann (Meniskektomie). Bei chronischen Meniskusläsionen finden sich radiologisch häufig osteophytäre Anbauten am betroffenen Gelenkspalt (Rauber-Konsole), inaktivitätsbedingt ist die Oberschenkelmuskulatur gelegentlich rückgebildet.

Therapie. Therapeutisch wird die Meniskusteilresektion angestrebt, da Totalresektionen langfristig zur Arthrose führen.

Scheibenmeniskus

Der Scheibenmeniskus ist die embryonale Meniskusform (im Gegensatz zur postnatalen Sichelform). Persistiert diese Form, kommt es im Schulalter zu einer charakteristischen Symptomatik mit Streckhemmung und Einklemmungserscheinungen. Die Diagnosesicherung und Therapie (Meniskusteilresektion) erfolgen arthroskopisch.

Kalzifikation und Ossifikation der Menisken (Pseudogicht oder Chondrokalzinose)

Definition. Bei der Chondrokalzinose kommt es überwiegend idiopathisch zur Ablagerung von Kalziumpyrophosphatkristallen in Gelenkknorpel, Synovialis, Sehnen, Bändern, Menisken und Bandscheiben.

Klinik. Es gibt akute und subakute Verläufe. In den meisten Fällen leidet der Patient unter chronischen Gelenkschmerzen, leider kommt es nicht selten zu destruktiven Arthropathien.

Diagnostik. Arthroskopie und Röntgen.

Therapie. Symptomatisch: Ergusspunktion, Injektion von Glukokortikoiden, nichtsteroidalen Antirheumatika (NSAR) und Kryotherapie.

3.10.2 Verletzungen der Knieligamente und ihre Rekonstruktionsmöglichkeiten

☞ Chirurgie, Kap. 30.11.2

3.10.3 Muskel- und Patellaverletzungen

☞ Chirurgie, Kap. 30.11.2

Chondropathia patellae

Diese Erkrankung wird besser als **femoropatellares Schmerzsyndrom** bezeichnet, da nicht der schmerzrezeptorfreie Knorpel die Schmerzen verursacht, sondern umliegende Strukturen.

Ätiologie. Ursache des femoropatellaren Schmerzsyndroms ist in vielen Fällen eine mechanische Überlastung, z.B. bei Fliesenlegern. Es kommt zu Reizzuständen der die Patella umfassenden ligamentären und synovialen Strukturen. Auch in der Pubertät tritt diese Erkrankung häufig auf, wobei eine pathogenetische Erklärung hier noch aussteht.

Klinik. Klinisch äußert sich das femoropatellare Schmerzsyndrom durch belastungsabhängige Schmerzen im vorderen Kniebereich, wobei die Symptomatik sich nach längeren Beugephasen verstärkt.

Diagnostik. Diese kann klinisch gestellt werden. Der Patellaandruckversuch löst Schmerzen aus, Anspannung des M. quadriceps bei fixierter Kniescheibe (Zohlen-Zeichen) führt zur Schmerzauslösung.

Therapie. Zunächst konservativ mit Krankengymnastik (Auftrainieren des M. vastus medialis, Dehnung der ischiokruralen Muskulatur, Elektrotherapie, Tapeverbände und Antiphlogistika). Operative Maßnahmen nur nach Versagen aller konservativen Maßnahmen, da insbesondere bei Jugendlichen eine hohe Spontanheilungsrate besteht.

Chondromalacia patellae

Definition. Die Chondromalacia patellae bezeichnet die Erweichung des Patellaknorpels, wobei die Genese nicht geklärt ist; diskutiert werden Überlastungsschäden. Resultat der Chondromalazie ist häufig die Femoropatellararthrose.

Klinik. Es finden sich retropatellarer Schmerz, Krepitationen und gelegentlich ein Gelenkerguss.

Diagnostik. Im Frühstadium arthroskopisch (☞ Abb. 17.51), da das Röntgenbild oft unauffällig ist.

Therapie. Schonung und Antiphlogistikagabe. Chondroprotektiva haben im Wesentlichen eine subjektiv positive Wirkung. Eine balneologische und physikalische Therapie ist hilfreich. Operativ kommen Knorpelglättung, Pridie-Bohrungen und selten Medialisierung der Tuberositas tibiae oder Spaltung des lateralen Retinakulums zur Anwendung.

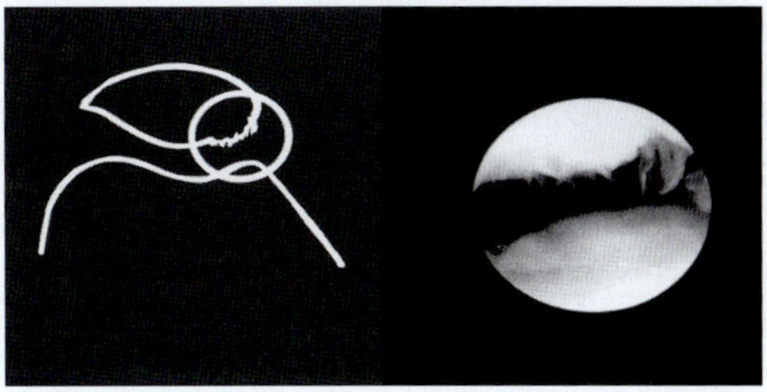

Abb. 17.51: Chondromalacia patellae; rechts: arthroskopischer Befund, links: Schemazeichnung [2]

Kniescheibenspitzensyndrom

Definition und Therapie. Das Kniescheibenspitzensyndrom ist eine Überlastungserscheinung des Knies, es kommt hier zu einem Druckschmerz am unteren Patellapol. Die Therapie besteht in Entlastung und evtl. therapeutischer Lokalanästhesie.

3.10.4 Weitere Erkrankungen

Osteonekrosen

Bei Osteonekrosen (☞ Tab. 17.6) kommt es zum lokalen Absterben von Knochengewebe. Ursächlich können physikalische, chemische oder bakterielle Einwirkungen sein. Außerdem gibt es aseptische Nekrosen.

Osteochondrosis dissecans

Definition. Die Osteochondrosis dissecans ist eine aseptische Knochennekrose meist des lateralen Randes der medialen Femurkondyle. Auch am OSG (meist mediale Talusrolle) und Ellenbogen kommt ein Befall vor. Bevorzugt tritt die Osteochondrosis dissecans bei männlichen Patienten mit Ende des Wachstumsalters auf. Der doppelseitige Befall ist nicht selten (25%).

Klinik. Klinisch zeigen sich uncharakteristische belastungsabhängige Schmerzzustände, bei Dissekatlösung sind Gelenkblockierungen möglich.

Diagnostik. Röntgen in 2 Ebenen (☞ Abb. 17.52), Tunnelaufnahme nach Frick. Eventuell

Tab. 17.6: Osteonekrosenauswahl mit Eigennamen

Name	Betroffener Knochen
M. Panner	Caput humeri
Lunatummalazie (M. Kienböck) ☞ Kap. 3.5.1	Os lunatum
M. Perthes ☞ Kap. 3.9	Hüftkopfepiphyse
M. Ahlbäck ☞ s. u.	med. Femurkondylus
M. Osgood-Schlatter ☞ s. u.	Tuberositas tibiae
M. Köhler I ☞ Kap. 3.12	Os naviculare pedis
M. Köhler II ☞ Kap. 3.12	Metatarsalköpfchen II – IV
M. Sinding-Larsen-Johnson	dist. Patellapol
M. Haglund-Sever	Apophysitis calcanei

Arthroskopie. Kernspintomographisch kann auch eine Stadieneinteilung erfolgen.

Therapie. Entlastung für zunächst 6–8 Wochen. Kommt es nicht zur Besserung, so ist operativ bei noch intakter Gelenkfläche die ante- oder retrograde Anbohrung des Dissekats möglich. Bei Knorpeldemarkierung sollte die Refixation des Dissekats angestrebt werden. Eine Möglichkeit ist die Defektfüllung durch homologes oder autologes Material (z. B. Umkehrbolzung). Der Erfolg der Defektdeckung durch Chondrozytentransplantation ist noch nicht eindeutig belegt.

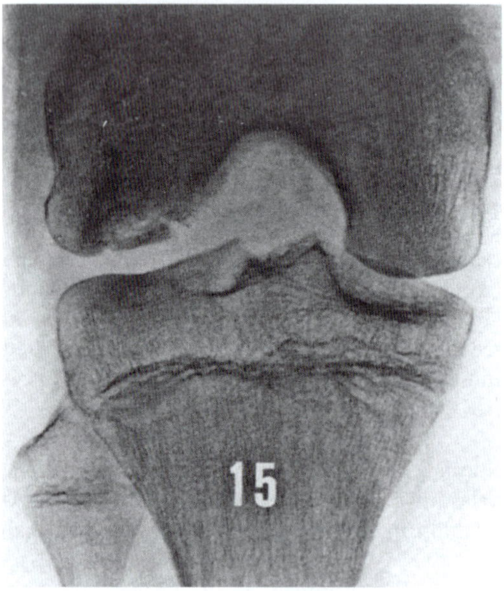

Abb. 17.52: Osteochondrosis dissecans [2]

Spontane Osteonekrose des Knies

Syn.: Morbus Ahlbäck

Definition. Dies ist eine Erkrankung des höheren Lebensalters, wobei neben idiopathischem Vorkommen eine Kortisontherapie ursächlich sein kann. Es kommt zu einer segmentalen Osteonekrose des medialen Femurkondylus.

Klinik. Es imponiert ein beeinträchtigender Belastungsschmerz, der plötzlich auftritt. Begleitend kommen Kapselschwellung und Erguss hinzu, später eine zunehmende Varusdeformität.

Diagnostik. Kernspintomographie. Nativ-Rö häufig lange unauffällig.

Therapie. Therapeutisch wird im Frühstadium eine Entlastung durch eine valgisierende Umstellungsosteotomie herbeigeführt. Fortgeschrittene Veränderungen sind eine Indikation für eine mediale Schlittenprothese.

Morbus Osgood-Schlatter

Definition. Der Morbus Osgood-Schlatter (☞ Abb. 17.53) ist eine relativ häufige Erkrankung bei Kindern und Jugendlichen. Es kommt zur Ausbildung einer aseptischen Nekrose der Tibiaapophyse.

Ätiologie. Ursächlich ist ein Ungleichgewicht zwischen Belastung und Belastbarkeit des Knorpelgewebes.

Klinik. Leitsymptome sind lokaler Belastungsschmerz und deutliche Druckschmerzhaftigkeit der Tuberositas tibiae. Gelegentlich tritt eine Prominenz der Tuberositas auf.

Therapie. Sportkarenz und Behandlung mit lokalen antiphlogistischen Salbenanwendungen führen in der Regel zur folgenlosen Ausheilung.

Kniedeformitäten

Sämtliche Deformitäten haben meist eine der 3 folgenden Kniefehlstellungen zur Folge: Genu varum, Genu valgum und Genu recurvatum.

Genu varum, Genu valgum

Definition. Das Genu varum bezeichnet die vermehrte O-Bein-Stellung im Kniegelenk, das Genu valgum die X-Bein-Stellung. Bei normaler Entwicklung bestehen im Säuglingsalter O-Beine, mit etwa 3 Jahren entwickelt sich eine Valgusstellung von 10° und im Schulalter (ab 7. Lebensjahr) eine physiologische Valgusstellung von 5–7°.

Ätiologie. Ursachen für beidseitige Beinachsenfehlstellung in der Kindheit sind Stoffwechselerkrankungen (z.B. Rachitis, Phosphatdiabetes), sowie Systemerkrankungen (z.B. Achondroplasie, Osteogenesis imperfecta). Einseitige Achsenfehlstellungen entstehen idiopathisch durch Läsionen der Wachstumsfugen nach Entzündungen und Traumen sowie bei Tumoren, Blount's Disease, Lähmungen (z.B. Poliomyelitis) und Hüftadduktionskontraktur (mit kompensatorischem X-Bein).

Unterbleibt die Achsenkorrektur, so besteht eine ständige Verschlimmerungstendenz der Fehlstellung. Im weiteren Verlauf stellen sich Bandlockerungen und degenerative Veränderungen in Form von medialen (varus) und lateralen (valgus) Arthrosen ein (☞ Abb. 17.54).

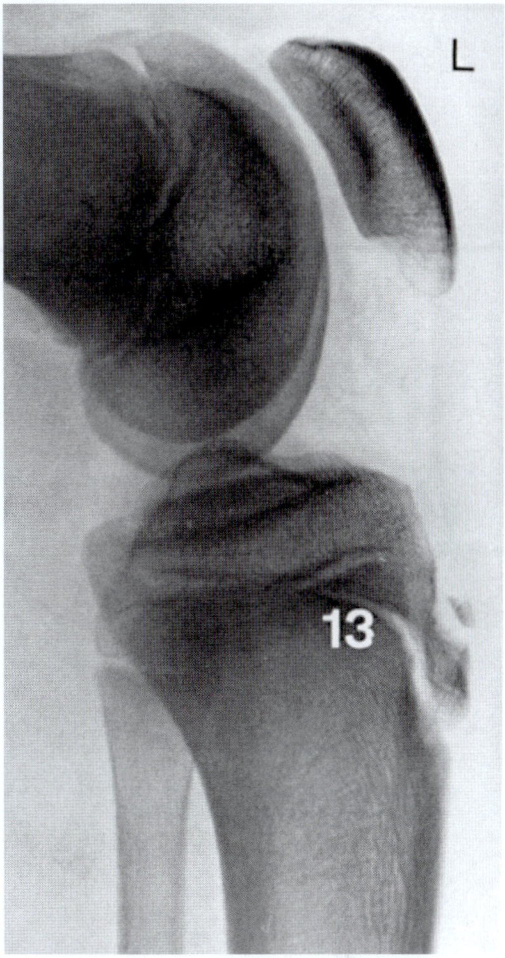

Abb. 17.53: Morbus Osgood-Schlatter [2]

Klinik. Die Fehlstellungen verursachen selten Beschwerden, die Deformität ist lediglich optisch auffällig. Das Ausmaß der Deformität lässt sich durch Messung des Kondylen- oder Malleolenabstandes objektivieren. Radiologisch werden lange Beinachsenaufnahmen im Stehen angefertigt.

Therapie. Eine Therapie ist wegen der präarthrotischen Potenz der Deformität unumgänglich. Bei geringen Fehlstellungen sind Schuhzurichtungen (Außenranderhöhung bei O-Beinen und Innenranderhöhung bei X-Beinen) ausreichend. Liegen erhebliche Deformitäten vor (10 cm und mehr Intermalleolar- oder Interkondylärabstand), so sollte eine Korrekturosteotomie durchgeführt werden. Möglich ist auch eine Epiphyseodese nach Blount vor Wachstumsabschluss.

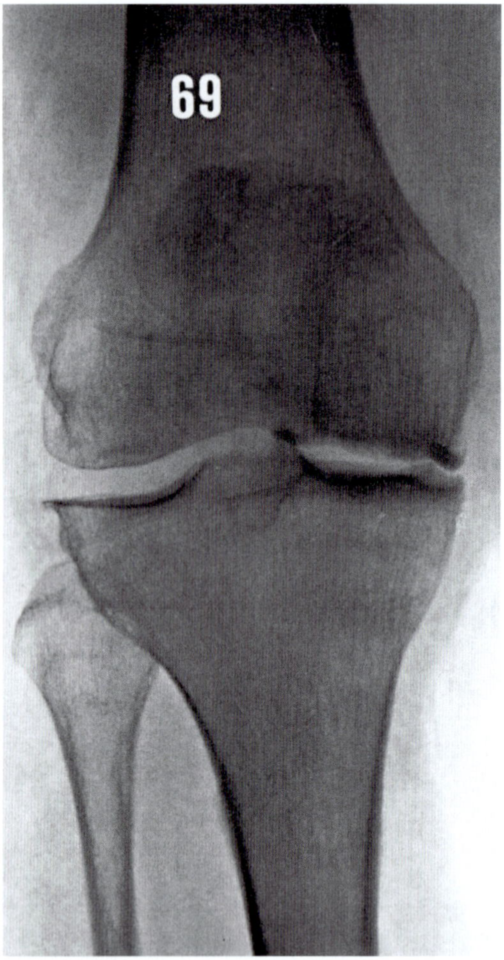

Abb. 17.54: Medial betonte Gonarthrose als Spätfolge eines Genu varum [2]

Tibia vara

Syn.: Blount's Disease

Definition. Es handelt sich um eine seltene Osteochondronekrose der proximalen medialen Tibiaepiphyse und -metaphyse, die durch eine resultierende Wachstumsstörung zum Genu varum führt. Es gibt 2 Formen, die nach dem Zeitpunkt ihres Auftretens definiert werden: die infantile Form, die bevorzugt im 2.–4. Lebensjahr auftritt, und die seltenere juvenile Form mit Auftreten im Alter von ca. 8 Jahren.

Klinik. Beim Genu varum zeigt sich ein kniegelenksnah gelegener Krümmungsscheitel der Tibia. Begleitend kann ein Innendrehfehler der Tibia oder ein Genu recurvatum auftreten. Bei der infantilen Form findet sich im Gegensatz zur juvenilen Form häufig eine Verkürzung des Unterschenkels.

Diagnostik. Radiologisch ist ein Abknicken der medialen Hälfte der proximalen Tibiaepiphyse zu beobachten, weiterhin ist die unregelmäßige Verknöcherung in diesem Bereich auffällig.

Differentialdiagnose. Abzugrenzen sind das beiderseits auftretende O-Bein bei Rachitis und Chondrodystrophie sowie das Crus varum congenitum, wobei bei letzterem der Krümmungsscheitel im unteren Drittel der Diaphyse liegt.

Therapie. Therapeutisches Ziel ist es, ein Fortschreiten der Varusdeformität zu verhindern. Hierzu kommen konservativ Nachtlagerschienen zur Anwendung. Sind diese nicht erfolgreich, ist eine Umstellungsosteotomie die Methode der Wahl, wobei während der gesamten Wachstumsperiode mehrere Operationen notwendig werden können.

Arthrosis deformans der einzelnen Kniegelenkskompartimente (Gonarthrose)

Definition. Das Knie besteht aus 3 Gelenkanteilen: medialer, lateraler und femoropatellarer Anteil. Diese Bereiche können einzeln oder gemeinsam von einer Arthrose betroffen sein.

Ätiologie. Ursächlich werden **idiopathische** und **sekundäre Gonarthrosen** unterschieden. Die sekundären Gonarthrosen können durch folgende Faktoren bedingt sein:

- statische Belastungen, z.B. Achsfehlstellungen nach Menikusverletzungen
- posttraumatisch nach intra- oder extraartikulären Frakturen oder instabilisierende Kapselbandverletzungen
- Entzündungen
- kongenitale Entwicklungsstörungen, Stoffwechselstörungen und Wachstumsstörungen

Einseitige Belastungen des Kniegelenks, z.B. durch eine Varusstellung, führen zu unilateralem Gelenkverschleiß.

Diagnostik. Anamnestisch berichtet der Patient über Gelenkschmerzen, Steifigkeitsgefühl, Schwellneigung, Anlauf- und Belastungsschmerz.

Im weiteren Verlauf kommen Dauer- und Nachtschmerz sowie eine verminderte Belastbarkeit hinzu. **Radiologisch** zeigt die Kniegelenksaufnahme stehend in 2 Ebenen mit Patellatangentialaufnahme je nach Ausprägung der Arthrose subchondrale Sklerosierungsvermehrung, osteophytäre Randanbauten (Rauber-Konsole), Ausziehungen der Eminentiae intercondylaria, Gelenkspaltverschmälerung, Geröllzysten und Achsfehlstellungen.

Merke

Interessanterweise besteht keine enge Korrelation zwischen dem Röntgenbefund und den Beschwerden des Patienten.

Konservative Therapie. Die Therapie ist zunächst konservativ in Form von physikalischen Maßnahmen (Krankengymnastik, Thermotherapie, Hydrotherapie und Elektrotherapie), medikamentöser Behandlung oral sowie intraartikulär und Maßnahmen zur Versorgung mit orthopädietechnischen Hilfsmitteln, wie z. B. Pufferabsätzen, Schuhranderhöhung und Gehstützen. All diese Maßnahmen können den unumgänglichen Verlauf der Arthrose nicht aufhalten, sie wirken lediglich symptomatisch.

Operative Therapie. Überschreiten die subjektiven Beschwerden des Patienten das Maß des Erträglichen, sind operative Maßnahmen indiziert. Man unterscheidet folgende Operationen:

- **Gelenkerhaltung:** Hier werden vornehmlich Umstellungsosteotomien bei durch Achsfehlstellungen bedingten asymmetrischen Gonarthrosen durchgeführt. Voraussetzungen sind ein stabiler Bandapparat und eine ausreichend gut erhaltene Gelenkfläche im postoperativen Belastungsbereich.
- **Gelenkversteifung:** indiziert bei bestehenden oder abgelaufenen Entzündungen mit schwerer Gelenkzerstörung, nicht rekonstruierbarer Knieinstabilität und misslungenen gelenkprothetischen Versorgungen. Bei schwerem Gelenkschaden des kontralateralen Knies oder der homolateralen Hüfte ist eine Arthrodese kontraindiziert.
- **Gelenkersatz:** Ausgeprägte, stark schmerzhafte Arthrosen, die alle Gelenkkompartimente betreffen, können mit verschiedenen Prothesetypen versorgt werden. Voraussetzung für eine Endoprothese ist eine ausreichende Knochenfestigkeit. Bei Gelenkinfektion, hochgradiger Osteoporose oder einem Lebensalter unter 60 (relativ) ist der Gelenkersatz kontraindiziert. Bei jeder prothetischen Maßnahme sollte möglichst knochensparend operiert werden, um bei einer evtl. später notwendig werdenden Arthrodese keine wesentliche Beinverkürzung hinnehmen zu müssen.

  Prothesentypen: Man verwendet gegenwärtig folgende Prothesenarten:
  - Achsengeführte Knieendoprothesen, so genannte Halbscharnier- und Scharnierprothesen; sie kommen bei schweren Pangonarthrosen mit begleitender schwerer Bandinstabilität zum Einsatz.
  - Ungekoppelter bikondylärer Oberflächenersatz, auch als Schlittenprothesen bezeichnet; ist bei Pangonarthrose mit stabilem Bandapparat indiziert.
  - Unikondylärer Oberflächenersatz, auch zu den Schlittenprothesen zählend; wird bei medialer oder lateraler Gonarthrose bevorzugt.

Kniegelenksentzündungen (Gonitis)

Die Gonitis kann bakteriell, abakteriell, entzündlich-rheumatisch, systemisch oder reaktiv bedingt sein.

Bakterielle Gonitis

Klinischer Fall

Wenige Tage nach einer wegen Gonarthrose erfolgten Kniegelenksinjektion mit Mukopolysacchariden kommt es zur Rötung und starker Schmerzhaftigkeit des Kniegelenks.
Diagnose: eitrige Gonitis.

Definition. Das **Kniegelenksempyem** ist als bakterielle Kniegelenksentzündung definiert. Bei der **primären Arthritis** gelangt der Erreger direkt in das Knie, z. B. durch eine intraartikuläre Injektion. Bei der **sekundären Arthritis** gelangt der Keim hämatogen bei einem Herdgeschehen, z. B. Wurzelgranulom eines Zahnes, in das Knie.

Ätiologie. Als häufige Erreger finden sich Staphylokokken, seltener Gonokokken, Meningokokken, Pneumokokken oder Streptokokken. Infektionen mit diesen Erregern verlaufen rasch progredient. Selten ist eine Infektion mit dem Tuberkelbakterium, charakteristisch ist hierbei der langsame, schleichende Verlauf mit zunehmender Schwellung bei ausgeprägtem Muskelschwund.

Klinik und Diagnostik. Es finden sich alle Anzeichen einer Entzündung (Rubor, Calor, Dolor, Tumor und Functio laesa). Die allgemeinen Entzündungssymptome wie Fieber, Schüttelfrost und reduzierter Allgemeinzustand treten auf. Die Laborparameter zeigen eine akute Entzündung (CRP und BSG hoch, Leukozytose) an. In der Regel liegt ein Gelenkerguss vor, eine Punktion sichert bei Gewinnung von Eiter die Diagnose. Zur Differentialdiagnose kann eine Synoviaanalyse durchgeführt werden.

Therapie. Behandlung durch gezielte parenterale Antibiotikatherapie, weiterhin wird die Gelenkeröffnung zur Gelenkspülung, Synovektomie und Einlage einer Spül-Saug-Drainage angestrebt. Das Gelenk ist postoperativ schnellstmöglich zu mobilisieren.

Prognose. Die Prognose der bakteriellen unspezifischen und spezifischen Entzündung hängt wesentlich vom Therapiebeginn ab, wobei sich unbehandelt meist eine Ankylose einstellt. Die Prognose der parainfektiösen Gonitis ist gut.

Abakterielle Gonitis

Ätiologie. Die abakterielle Gonitis tritt häufig parainfektiös auf, bei den toxinbildenden Erregern in Form allergisch-hypergischer Reaktion.

Klinik und Therapie. Die Beschwerden sind insgesamt geringer ausgeprägt als beim Kniegelenksempyem. Die Krankheitserscheinungen sind meist nach wenigen Tagen rückläufig, im Röntgenbild finden sich keine Veränderungen. Eine spezielle Therapie ist nicht notwendig.

Bursitis

Definition. Bei Bursitiden handelt es sich um Erkrankungen der Schleimbeutel des Kniegelenks. Es ist zwischen akuten und chronischen Bursitiden, welche meist durch mechanische Überlastung entstehen, zu differenzieren.

Klinik. Die akute Bursitis ist durch exsudative Vorgänge und eine ödematöse Schwellung charakterisiert, während die chronische durch die Proliferation der Schleimbeutelwand auffällt. Letztendlich können Bursen auch kalzifizieren.

Die meistbetroffenen Schleimbeutel sind die Bursae suprapatellaris, prepatellaris und infrapatellaris.

Therapie. ☞ Merke-Kasten

> **Merke**
> Eitrige Bursitiden bedürfen der sofortigen Eröffnung und Drainage, chronische Bursitiden können bei Beschwerdepersistenz ausgeräumt werden.

Insertionstendinose

Definition. Schmerzhafte degenerative Veränderung in den Ursprungs- und Ansatzzonen der quergesteiften Muskulatur am Übergang Sehnenfaser/Knochen.

Klinik. Die allgemeinen klinischen Zeichen einer Insertionstendinose sind Kraftlosigkeit des betroffenen Muskels, Verspannungen der synergistischen Muskulatur und Druckschmerz der Sehne oder ihrer Insertionszone. Begleitend besteht eine Schmerzhaftigkeit bei aktiver Anspannung und passiver Dehnung des betroffenen Muskels. Bei chronischen Verläufen sind häufig knotenförmige Verdickungen der zugehörigen Gleitgewebe oder Formstörungen der Sehnen feststellbar. Aus obigen Angaben lässt sich die Symptomatik spezieller Insertionstendinosen herleiten.

- **Insertionstendinose des M. popliteus:** Druckschmerz über dem lateralen Epicondylus femoris und Schmerz bei Flexion und Innenrotation im Kniegelenk
- **Insertionstendinose des Pes anserinus:** Druckschmerz medial der Tuberositas tibiae und/oder über dem Condylus medialis tibiae. Schmerz bei Flexion und Innenrotation im Knie
- **Insertionszone des Tractus iliotibialis:** Druckschmerz unterhalb des lateralen Tibiaplateaus (Gerdy-Tuberkulum); Schmerz bei Kniestreckung

Therapie. Dehnungstherapie, Querfriktion und Infiltrationen mit Lokalanästhetika.

Deformierungen nach epiphysären Verletzungen

Definition. Für die Funktion des Knies sind die proximale Epiphyse der Tibia und die distale Epiphyse des Femurs von wesentlicher Bedeutung. Nach folgenden Frakturen ist mit einer Wachstumsstörung zu rechnen:
- Typ Aitken II/Salter 3: definiert als Epiphyseolyse mit epiphysärem Fragment
- Aitken III/Salter 4: definiert als Fraktur mit epimetaphysärem Fragment
- Salter 5: definiert als Stauchung

Bei Störungen im medialen Epiphysenbereich resultieren Varusdeformitäten, bei Störungen im lateralen Epiphysenbereich kommt es zu Valgusdeformitäten (☞ Chirurgie, Kap. 30.3.9).

Therapie. Rasche Reposition. Vorübergehende Fixation mit Kirscher-Drähten begleitend Gipsruhigstellung bis zur Ausheilung. Persistierende relevante Achsenfehler erfordern eine Epiphysiodese oder nach Abschluss des Wachstums eine Korrekturosteotomie.

Kniegelenksbeschwerden als einziges Symptom einer Hüfterkrankung

Dieses Phänomen wird häufig beim Morbus Perthes und der Lentaform der ECF (☞ Kap. 3.9) beobachtet. Bei nicht zu klärenden Knieschmerzen sollte daher immer auch eine Untersuchung der Hüften, eventuell auch eine Beckenübersichtsaufnahme angefertigt werden.

3.11 Unterschenkel und Knöchelregion

Traumatologie, ☞ Chirurgie, Kap. 30.11

Achillessehnenruptur

Definition. Meist degenerativ bedingter Riss durch direktes oder indirektes Trauma vorwiegend bei Männern.

Klinik. Tastbare Delle, aufgehobene Plantarflexion.

Bevorzugte Lokalisation der Ruptur: 90% Sehnentaille, 8% proximales Drittel und 2% in Kalkaneusnähe mit knöchernem Ausriss.

Diagnostik. Sonographie.

Therapie. Lediglich knöcherne Ausrisse werden operativ versorgt, ansonsten hat sich eine konservativ-funktionelle Behandlung mit Spezialschuhwerk etabliert. Die primär operative Behandlung erfolgt weiter bei offenen Rupturen sowie bei Hochleistungssportlern.

Achillodynie

Definition. Schmerzen im distalen Anteil der Achillessehne.

Ätiologie. Meist degenerative Veränderungen, aber auch entzündliche Erkrankungen mit Beteiligung des Paratendineums an der Achillessehne, z. B. bei Gicht oder Hypercholesterinämie.

Klinik. Schmerzbedingte Spitzfußstellung, in schweren Fällen Gehunfähigkeit. Achillessehne distal verdickt, Verschieblichkeit des Gleitgewebes reduziert.

Differentialdiagnose. Knochenerkrankungen (z. B. Osteoporose), Fersensporn, Arthritis des oberen und unteren Sprunggelenkes u. a.

Therapie
- **akutes Stadium:** Ruhigstellung (Gips, Tapeverband), Analgetika, Antiphlogistika und Lokalanästhetika
- **chronisches Stadium:** Absatzerhöhung, Salbenverbände, Elektrotherapie

Arthrose des Talokruralgelenkes

Der Verschleiß des oberen Sprunggelenkes entsteht am häufigsten nach in Fehlstellung verheilten Luxationsfrakturen. Das Abrollen im Rückfußbereich ist schmerzhaft eingeschränkt; es können eine Instabilität und Fehlstellung vorliegen. Die konservative Therapie besteht in der Versorgung mit einer Knöchelbandage, Einlagenversorgung, Pufferabsätzen oder aber der Versorgung mit einem Arthrodesestiefel. Operativ wird die Arthrodese des oberen Sprunggelenkes durchgeführt.

Tarsaltunnelsyndrom

Definition. Kompression des N. tibialis am Eintritt in den Tarsaltunnel am Innenknöchel unter dem Retinaculum musculi flexorum.

Ätiologie. Traumen, Entzündungen, Tumoren, Blutergüsse, Ganglien.

Klinik. Selteneres Äquivalent zum Karpaltunnelsyndrom an der Hand. Belastungsabhängige und nächtliche Dysästhesien, Parästhesien und Hypästhesien sowie Schmerzen im Bereich der Fußsohle und Zehen. Zunahme der Beschwerden bei Druck hinter dem Innenknöchel. Gelegentlich Ausstrahlung in die Wadenmuskulatur. Man sieht gelegentlich eine Atrophie und Lähmung der Zehenspreizer.

Diagnostik. EMG, Elektroneurographie.

Therapie. Entlastung durch Abstützung des Längsgewölbes. Bei Fortbestand der Beschwerden Dekompression durch operative Spaltung des Retinaculum musculi flexorum.

3.12 Fuß

Morbus Köhler I

Syn.: Osteochondrosis juvenilis ossis naviculare pedis

Definition. Juvenile aseptische Knochennekrose des Kahnbeins.

Erkrankungsgipfel. 3.–12. Lebensjahr, Geschlechterverteilung Jungen : Mädchen 4 : 1.

Pathogenese. Auf Grund einer Vaskularisationsstörung kommt es zum Umbau des Kahnbeins. Die Erkrankung durchläuft unterschiedliche Stadien: Initial-, Kondensations-, Fragmentations-, Reparations- und Ausheilungsstadium (wie bei Morbus Perthes). Seltene Komplikation ist eine sekundäre Arthrose der angrenzenden Gelenke.

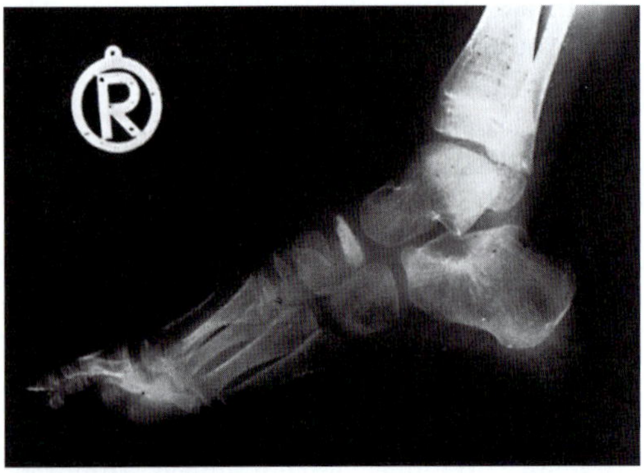

Abb. 17.55: Spontane Osteonekrose des Kahnbeins [2]

Klinik und Diagnostik. Schmerzen, Schwellung und Druckschmerz im Bereich des Fußinnenrandes, Einschränkung der Pro- und Supination. **Röntgenologisch** typische Zeichen der Osteochondrose (☞ Abb. 17.55).

Therapie. Ruhigstellung im Tapeverband für mehrere Wochen, danach Einlagenversorgung.

Prognose. Gut.

Morbus Köhler II

Syn.: Morbus Freiberg-Köhler

Definition. Aseptische Nekrose der Metatarsalköpfchen II, III oder IV.

Erkrankungsgipfel. 8.–18. Lebensjahr, Geschlechterverteilung Jungen : Mädchen 1 : 4.

Pathogenese. Ursache unbekannt.

Klinik und Diagnostik. Belastungsabhängige Schmerzen im Vorfußbereich, Funktionseinschränkung, gelegentliche Schwellung, Gehen auf dem Fußaußenrand. Im **Röntgen** typische Zeichen der Osteochondrose (☞ Abb. 17.56).

Therapie. Im floriden Stadium Einlage mit retrokapitaler Abstützung. Später evtl. operative Verschmälerung des verplumpten Metatarsalköpfchens.

Prognose. Nicht selten Defektheilung mit Deformierung des Metatarsalköpfchens.

3.12.1 Fußdeformitäten, degenerative Erkrankungen

Die Belastung des Fußes stützt sich physiologischerweise auf 3 Punkte: Großzehenballen (Metatarsalköpfchen I), Kleinzehenballen (Metatarsalköpfchen V) und Ferse. Auf diese Weise entstehen das Längs- und das Quergewölbe des Fußes. Die Gewölbe werden durch statische (Knochen, Bänder, Plantaraponeurose) und dynamische (Muskeln) Faktoren aufrechterhalten. Beim gesunden Fuß entspricht das Schwielenmuster diesen Belas-

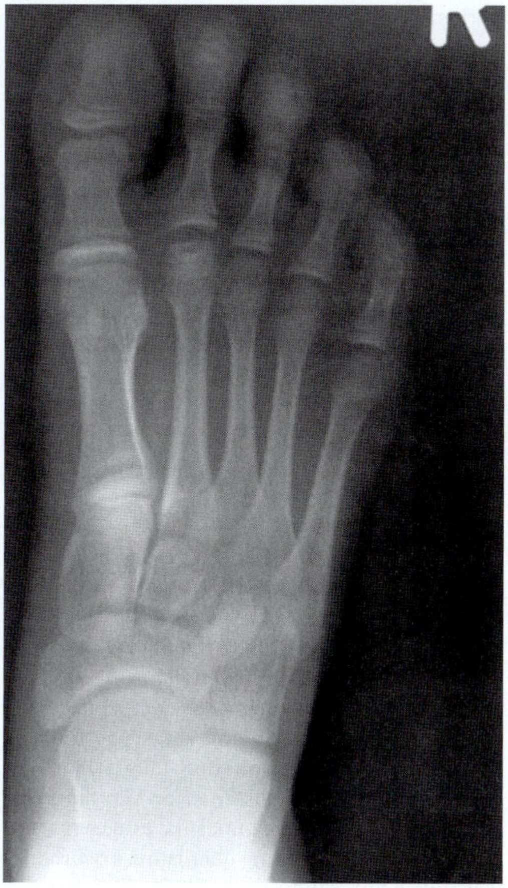

Abb. 17.56: Morbus Köhler II am Fuß [2]

tungspunkten. Bei unphysiologischer Belastung oder Fehlbildung des Fußes kommt es zum pathologischen Schwielenmuster, z.B. können Hornhautschwielen über Metatarsalköpfchen III auf einen Spreizfuß hinweisen. Die ideale Fußform ist nicht definierbar. Dennoch unterscheidet sich die echte Deformität von der harmlosen Fehlhaltung dadurch, dass sie weder aktiv noch passiv ausgeglichen werden kann.

Klumpfuß

Syn.: Pes equinovarus, excavatus et adductus

Definition. Komplexe Fußdeformität mit 4 Komponenten:

- Spitzfußstellung (Pes equinus)
- Supinationsstellung des gesamten Fußes (Pes varus)
- Sichelfuß (Pes adductus)
- Hohlfuß (Pes excavatus)

Regelmäßig besteht eine Atrophie des M. triceps surae.

Epidemiologie. Nach der Hüftdysplasie zweithäufigste angeborene Skelettfehlbildung. Betroffen ist ca. 1% der Neugeborenen (Jungen:Mädchen 2:1). Kombination mit anderen Fehlbildungen, z.B. Hüftdysplasie, nicht selten.

Ätiologie. Meist angeborener, so genannter muskulärer Klumpfuß, dessen Ätiologie ungeklärt ist; wahrscheinlich latent-rezessiver Erbgang. Ein- und doppelseitiger Befall werden gleich häufig beobachtet (☞ Abb. 17.57). Seltener kommt ein erworbener Klumpfuß als Folge eines Muskelungleichgewichtes vor, z.B. bei Poliomyelitis, spastischer Lähmung bei Zerebralparese oder nach Hemiplegien.

Diagnostik. Der angeborene Klumpfuß wird bereits bei der Geburt diagnostiziert. Vom echten Klumpfuß sind Klumpfußhaltungen abzugrenzen, die auf eine intrauterine Lageeinengung zurückzuführen und passiv bereits bei Geburt völlig korrigierbar sind. Der echte Klumpfuß lässt sich manuell nur teilweise redressieren, die Wadenmuskulatur ist verschmächtigt („Klumpfußwade"). Im **Röntgen** imponiert ein Parallelstand von Talus und Kalkaneus im a.p.- und im Seitbild. Beim normalen Fuß ist der zwischen Talus- und Kalkaneuslängsachse gemessene Winkel in der a.p.- bzw. Seitaufnahme nach distal bzw. dorsal offen und beträgt in beiden Fällen 30–40°.

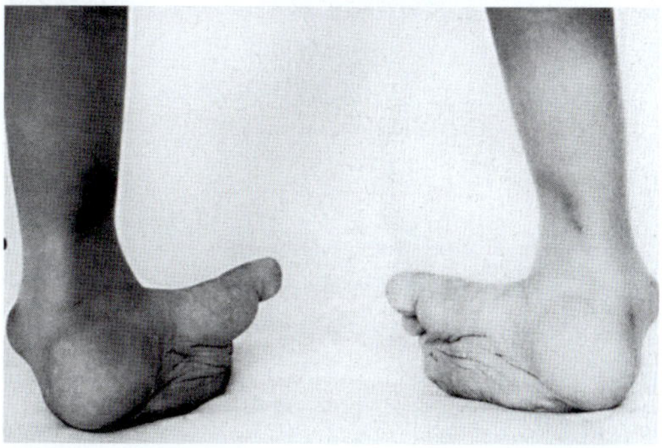

Abb. 17.57: Klumpfuß [2]

Therapie. Beginn unmittelbar nach der Geburt mit redressierenden Gipsverbänden. Die zirkulären Oberschenkelgipsverbände mit rechtwinklig gebeugtem Knie werden anfangs alle 3 Tage, später 1-mal wöchentlich bis zum 3. Lebensmonat gewechselt (Korrektur der Varus-Adduktions-Supinations-Fehlstellung). Korrektur der Spitzfußstellung erst im 3.–4. Lebensmonat, evtl. operative Achillessehnenverlängerung. Danach Gipsruhigstellung, später Nachtschienen bis ins Vorschulalter, Einlagen mindestens bis zum Wachstumsabschluss, Krankengymnastik. Bei Versagen der konservativen Therapie oder Klumpfußrezidiven spricht man vom **„rebellischen Klumpfuß"**. Dieser wird operativ behandelt: mediale Fußrandentflechtung (Verlängerung der Sehnen des Fußinnenrandes und Kapsulotomie der medialen Gelenkkapseln), Verlagerung der Tibialis-anterior-Sehne, subtalare Arthrodese nach Wachstumsabschluss.

Plattfuß

Syn.: Talus verticalis; Pes planus

Definition. Abflachung des Fußlängsgewölbes mit Steilstellung des Talus und hoch stehendem Kalkaneus bei luxiertem Talonavikulargelenk (☞ Abb. 17.58).

Ätiologie. Der **angeborene Plattfuß** ist eine seltene Fehlbildung mit ungünstiger Prognose. Gehäuft bei Kindern mit Spina bifida oder Arthrogrypose. Meist einseitiges Auftreten. Der erworbene Plattfuß ist der häufige Endzustand eines dekompensierten Knick-Senkfußes. Ursachen sind in der Regel konstitutionelle Band- und Muskelinsuffizienz, aber auch Lähmungen bei Poliomyelitis und Zerebralparese, Kalkaneusfraktur, chronischer Polyarthritis, Synostosen der Fußwurzelknochen.

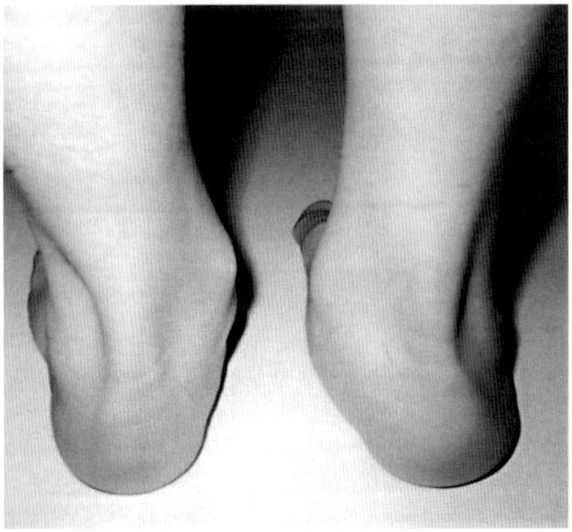

Abb. 17. 58: Einseitiger Plattfuß [2]

Diagnostik. Aufhebung des medialen Längsgewölbes, starke Pronation des Fußes, Verkürzung der Achillessehne, Luxation des Talus nach medial/plantar aus dem Talonavikulargelenk, Valgusstellung des Rückfußes, Einschränkung der Beweglichkeit; im **Röntgen** Steilstellung des Talus, oft in direkter Verlängerung der Tibia. Talokalkanealwinkel nach dorsal offen zwischen 50 und 90°.

Klinik. Schmerzen, Bewegungseinschränkung, Überlastung von Bändern und Gelenken, Arthrose sowie entzündlicher, kontrakter Plattfuß.

Therapie. Beim angeborenen Plattfuß redressierende Gipsverbände sofort nach der Geburt; nach 3 Monaten Achillessehnenverlängerung, dorsale Kapsulotomie, Reposition des Talonavikulargelenkes, eventuell Tibialis-anterior-Verpflanzung; konsequente Krankengymnastik, Einlagen- und Nachtschienenversorgung über Jahre. Erworbener Plattfuß: beim Kind konservative Therapie mit supinierenden Schaleneinlagen, Maßschuhe, in schweren Fällen Rückfußarthrodese. In seltenen Fällen Tripelarthrodese beim Erwachsenen.

Spitzfuß

Syn.: Pes equinus

Definition. Fixierte Plantarflexion des Fußes.

Ätiologie. Häufige Kontraktur, insbesondere bei spastischen (Zerebralparese) oder schlaffen (Poliomyelitis) Lähmungen, iatrogen durch Fixation in Spitzfußstellung (z. B. Gipsverband), längeres Krankenlager ohne abstützendes Fußbrett, posttraumatische Achillessehnenverkürzung.

Klinik. Belastung nur des Vorfußes, funktionelle Beinverlängerung, Genu recurvatum (Überstreckung im Kniegelenk), evtl. Lumbalskoliose bei einseitigem Befall, Schmerzen.

Therapie. Prophylaxe durch Fußbrett und Krankengymnastik bei längerer Immobilisation. Redression durch Gips. Bei reiner Weichteilkontraktur operative Achillessehnenverlängerung mit dorsaler Kapsulotomie. Bei knöcherner Deformität korrigierende Arthrodese. Ausgleich durch Absatzerhöhung beidseitig.

Hohlfuß

Syn.: Pes cavus, Pes excavatus

Definiton. Fußdeformität mit Verstärkung des medialen Fußlängsgewölbes (☞ Abb. 17.59).

Ätiologie. Leichtere Fälle können konstitutionelle Varianten sein. Häufiger bei neurologischen Störungen wie schlaffen und spastischen Lähmungen, amyotrophischer Lateralsklerose, Spina bifida, neurogener Muskelatrophie. Eine Variante ist der Hackenhohlfuß (☞ Abb. 17.60).

Klinik. Verstärkung des Fußlängsgewölbes, Steilstellung der Metatarsalia (Ballenhohlfuß), insbesondere des Metatarsale I mit Überkreuzung von Metatarsale I und V im seitlichen Röntgenbild. Dadurch Varusstellung des Rückfußes, Begünstigung von Supinationsverletzungen (Außenbandruptur), unphysiologische Belastung der Mittelfußköpfchen und Entwicklung von Krallenzehen.

Therapie. Konservativ korrigierende Einlagen, Innenschuhe, die das Gewölbe abflachen und gleichzeitig den Hohlfuß pronieren, oder Maßschuhe. Bei Kindern evtl. operative Spaltung der Plantaraponeurose, bei Erwachsenen korrigierende Arthrodese, basisnahe Osteotomie des Metatarsale I, Zehenkorrekturen.

Sichelfuß

Syn.: Pes adductus

Definition. Vermehrte Adduktion des Vor- und Mittelfußes.

Ätiologie. Endogene Entstehung mit familiärer Häufung oder Lagerungsdeformität bei Bauchlage des Säuglings.

Klinik. Vor- und Mittelfuß, vor allem die Großzehe, sind stark einwärts gekrümmt. Rückfuß normal und mobil.

Therapie. Bei angeborenem Sichelfuß frühestmögliche Behandlung mit redressierenden Gipsverbänden und Krankengymnastik, Nachtlagerungsschalen und fersenumfassende Einlagen mit vorgezogenem Innenrand. Selten operative Korrektur. Bei Bauchliegern Entlastung der Füße durch Unterschenkelschaumstoffringe.

Knick-Senkfuß

Definition. Valgusstellung des Rückfußes (Knickfuß = Pes valgus) und Abflachung des Fußlängsgewölbes (Senkfuß = Pes planus).

Ätiologie. Prädisponierende Faktoren sind Übergewicht und Bandschwäche. Auch nach Traumen, Entzündungen, bei Fibulahypoplasie/-agenesie und Knochenerkrankungen.

Diagnostik. Statische Deformität in Folge Insuffizienz des aktiven und passiven Halteapparates des Fußes. Folge: Abflachung des Fußlängsgewölbes, Valgusstellung des Rückfußes und zusätzlich oft Abflachung des Quergewölbes (Spreizfuß).

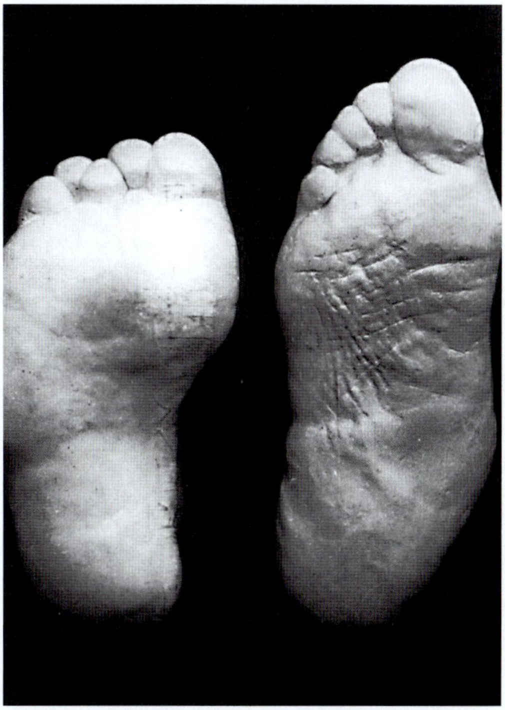

Abb. 17.59: Hohlfuß (links), Knick-Senkfuß (rechts) [2]

Abnutzung der Schuhsohlen am Innenrand. Der während des Wachstums erworbene Knick-Senkfuß bildet sich häufig spontan zurück.

Therapie. Bei Kindern Fußgymnastik, Einlagenversorgung meist mit stützenden Einlagen. Sinnvoller propriozeptive oder sensomotorische Einlagen, die über eine Stimulation der Propriozeptoren zu einer anhaltenden Statikverbesserung der Füße führen. Selten operative Korrektur bei Erwachsenen.

Hackenfuß

Syn.: Pes calcaneus

Definiton. Fußdeformität mit Steilstellung der Ferse.

Ätiologie. Häufige Hackenfüßigkeit des Neugeborenen aufgrund der intrauterinen Zwangsposition. Selten Hackenfuß in Folge Ausfalls der Wadenmuskulatur (Achillessehnendurchtrennung, Schädigung des N. tibialis).

Klinik. Unphysiologische Belastung der steil nach unten stehenden Ferse (☞ Abb. 17.60), die zu Schmerzen und Drucknekrosen führt. Vorfuß wird kaum aufgesetzt.

Therapie. Orthopädische Schuhe. Bei Ausfall der Wadenmuskulatur Muskelersatzplastiken. Günstige Prognose des Neugeborenenhackenfußes mit spontaner Rückbildung in den ersten Lebenswochen.

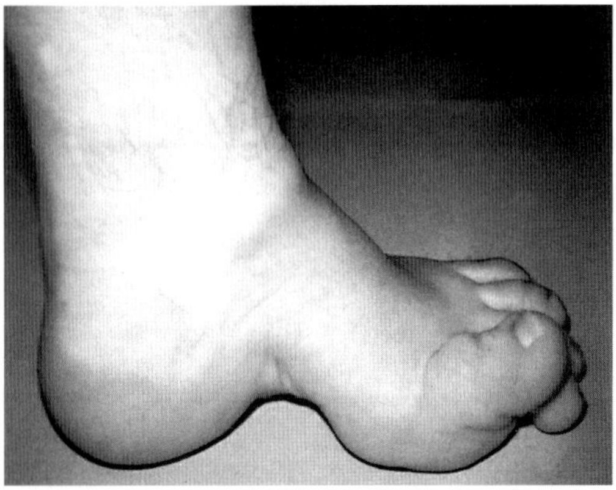

Abb. 17.60: Hackenhohlfuß [2]

Spreizfuß

Syn.: Pes transversoplanus

Definition. Häufigste schmerzhafte Fußdeformität in Folge Absenkung des Quergewölbes des Fußes.

Ätiologie. Statische Deformität, die durch endogene Faktoren (Bindegewebsschwäche), Übergewicht, hochhackige Schuhe und entzündliche Erkrankungen entsteht.

Klinik. Das Absinken des Fußquergewölbes führt zur Verbreiterung des Vorfußes und zur unphysiologischen Belastung der Metatarsalköpfchen II bis IV mit der Folge von Metatarsalgien, schmerzhaften Schwielen und Klavi (Hühneraugen) über den Knochenvorsprüngen und Druckschmerz plantar zwischen den Metatarsalköpfchen II–IV. Durch den verbreiterten Vorfuß entstehen sekundäre Zehendeformitäten wie Hallux valgus, Digitus quintus varus, Krallen- oder Hammerzehen mit dorsalen Klavi (☞ Abb. 17.61).

Therapie. Fußgymnastik, Fußbettung mit retrokapitaler Abstützung der Metatarsalköpfchen. Ruhigstellung bei akuten Reizzuständen. Sehr selten wird eine operative Fußverschmälerung durchgeführt.

Hallux valgus

Definition. Abweichung der Großzehe nach lateral (Subluxation im Grundgelenk) bei Varusstellung des Metatarsale I.

Ätiologie und Pathogenese. Häufige Begleitdeformität beim Spreizfuß (☞ Abb. 17.62, enges, modisches Schuhwerk). Häufigkeitsgipfel im Alter. Selten bei endogener Disposition (kindlicher Spreizfuß). Durch das fächerförmige Auseinanderweichen der Metatarsalia kommt es zur Valgusstellung der Großzehe, die durch Zug der Großzehenstrecksehne verstärkt wird.

Klinik. Verbreiteter Vorfuß mit Abflachung des Fußquergewölbes. Bewegungseinschränkung, Belastungsschmerzen, Subluxation, Abduktionskontraktur und Arthrose im Großzehengrundgelenk. Exostose und Bursitis am Metatarsalköpfchen I.

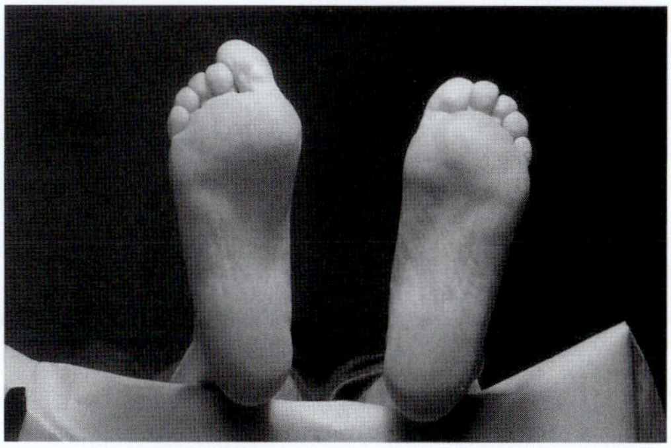

Abb. 17.61: Spreizfüße [2]

Differentialdiagnose. Hallux rigidus.

Therapie

- **konservativ:** Behandlung des ursächlichen Spreizfußes, Hallux-valgus-Nachtlagerungsschiene zur Verhinderung einer weiteren Progression bzw. postoperativ.
- **operativ:** Umstellungsosteotomien des Metatarsale I oder bei jüngeren Patienten ohne arthrotische Veränderungen Weichteiloperation mit Sehnenumlagerung. Bei älteren Patienten Resektions-Interpositions-Arthroplastiken (Operation nach Keller-Brandes mit Basisresektion des Grundgliedes und Entfernung der medialen Exostose des Metatarsale I).

Digitus quintus varus

Definition. Varische Subluxation im Kleinzehengrundgelenk.

Ätiologie. Häufige Fußdeformität beim Spreizfuß. Selten angeboren. Pathomechanismus ähnelt dem des Hallux valgus. Aus Platzmangel kommt die 5. Zehe auf oder unter der 4. Zehe zu liegen, man spricht dann von Digitus quintus superductus bzw. subductus.

Therapie. Bei Kindern Pflasterzügelverbände zur Wuchslenkung. Bei Therapieresistenz und jüngeren Patienten retrokapitale Osteotomie des Metatarsale V. Bei älteren Patienten Resektions-Interpositions-Arthroplastik wie bei Hallux valgus.

Hammer- und Krallenzehen

Definition. Mit Hammerzehen bezeichnet man eine Beugekontraktur im Zehenendgelenk bei gestrecktem Grundgelenk. Krallenzehen entstehen durch eine Beugekontraktur im End- und Mittelgelenk bei Überstreckung im Zehengrundgelenk.

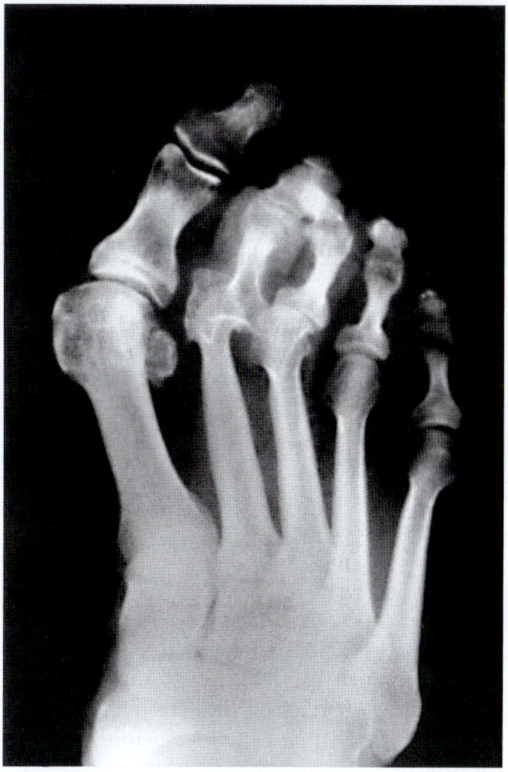

Abb. 17.62: Spreizfuß mit Hallux valgus [2]

Ätiologie und Pathogenese. Häufiges Auftreten bei Hallux valgus bzw. Spreizfuß und Ballenhohlfuß. Verstärkung durch zu enges Schuhwerk. Auch bei neurologischen Störungen, Muskel- und Nervenverletzungen des Unterschenkels, chronischer Polyarthritis.

Klinik. Charakteristische Fehlstellung, Klavi auf der Dorsalseite der Zehen (Mittelgelenk), Schmerzen durch degenerative Veränderungen.

Therapie. Wechsel des Schuhwerkes, korrigierende Einlagen, Auspolstern des Schuhes, Nachtlagerungsschienen. In schweren Fällen Resektions-Interpositions-Arthroplastik.

Unguis incarnatus

Definition. Eingewachsener Zehennagel.

Ätiologie. Enges Schuhwerk, gebogenes Abschneiden der Fußnägel.

Klinik. Schmerzen, Nagelfalzinfektionen (Paronychien) insbesondere an der Großzehe.

Therapie. Zur Prophylaxe Geradeschneiden der Fußnägel. Bei akuter Paronychie Fußbäder, Nagelentfernung, eventuell nur der Nagelhälfte. Bei chronischer Paronychie Keilexzision des gesamten Nagelfalzes mitsamt der Wurzel.

Morton-Interdigitalneuralgie

Definition. Schmerzhafte Neurombildung zwischen den Metatarsalköpfchen beim Spreizfuß.

Ätiologie. Neurombildung durch chronisch-mechanische Reizung.

Klinik. Stechende, oft plötzlich einschießende heftige Schmerzen zwischen den Metatarsalköpfchen II und IV. Häufig lokalisierte Druckdolenz, manchmal auch bei seitlicher Kompression des Vorfußes. Gelegentlich leichte Sensibilitätsstörung an den schmerzhaften Zehen. Kolbenförmige Verdickung des Interdigitalnervs.

Therapie. Allgemeinbehandlung des Spreizfußes. Bei Beschwerdepersistenz operative Neuromentfernung.

Synostosen der Fußwurzelknochen (Coalitio tarsi)

Definition und Ätiologie. Familiär vermehrt auftretende knöcherne oder knorpelige Verbindung zwischen einzelnen Fußwurzelknochen, die wahrscheinlich auf das Verschmelzen von Knochenkernen zurückgeht. Meist bilaterales Auftreten.

Klinik und Therapie. Die häufigsten Synostosen sind:

- **kalkaneonavikulare Synostose** mit Knick-Plattfußstellung und eingeschränkter Pro- und Supination. Wenn die angrenzenden Gelenke diesen Funktionsausfall nicht mehr kompensieren können, treten Schmerzen wie bei dem schmerzhaft kontrakten, entzündlichen Plattfuß als Zeichen der beginnenden Arthrose auf.
  Therapie der Wahl: Resektion der Knochenbrücke
- **talokalkaneale Synostose:** schmerzhafte Bewegungsaufhebung im unteren Sprunggelenk, Valgusstellung des Rückfußes.
  Therapie: supinierende Einlagen oder subtalare Korrekturosteotomie bei Persistenz der Beschwerden

Plantarer Fersensporn (Kalkaneussporn)

Definition. Knöcherne dornartige Ausziehung an der Medialseite des Kalkaneus am Ansatz der Plantarfaszie. Demgegenüber stellt der **obere Fersensporn** eine knöcherne Ausziehung am Ansatz der Achillessehne dar. Sein Krankheitswert ist gering, in der Regel röntgenologischer Zufallsbefund.

Epidemiologie. Relativ häufig auftretende (10% der Bevölkerung) Veränderung. Oft nur Zufallsbefund ohne Symptome.

Ätiologie. Häufiges Auftreten mit einem Knick-Senkfuß, der zu einer Mehrbelastung des medialen Fersenbeines führt. Prädisponierende Faktoren sind Alter, hohes Körpergewicht und stehender Beruf.

Klinik. Selten Belastungs- oder stechende Druckschmerzen im Bereich des Kalkaneus.

Röntgen. Knöcherner Sporn unterschiedlicher Länge vom Kalkaneus plantarwärts zeigend.

Therapie. Entlastung durch Locheinlage, Kurzwellen, Lokalanästhetika, evtl. lokale Kortisoninfiltration; selten Operation.

Arthrose des Talonavikulargelenkes

Ätiologie. Gehäuftes Auftreten beim schmerzhaft kontrakten Plattfuß, aber auch nach Traumen und durch funktionelle Überbelastung (z. B. Adipositas).

Klinik. Es treten Belastungs- und Bewegungsschmerzen auf; die Dreh-Spreiz-Bewegung im Vorfuß ist typischerweise eingeschränkt bzw. aufgehoben.

Therapie

- **konservativ:** entlastende Einlagen und orthopädische Schuhe

- **operativ:** subtalare Arthrodese als Therapie der Wahl

Hallux rigidus

Definition. Arthrose des Großzehengrundgelenkes.

Ätiologie. Rezidivierende Traumen, Frakturen, manchmal endogene Disposition. Häufig unbekannte Ursache.

Klinik und Diagnostik. Zunehmende Bewegungseinschränkung im Großzehengrundgelenk (Streckung), belastungsabhängige Schmerzen, Behinderung des Abrollvorganges. Im Spätstadium Beugekontraktur im Großzehengrundgelenk und kompensatorisch Hyperextension im Endgelenk. Die Patienten rollen zunehmend über den Fußaußenrand ab. Im **Röntgenbild** typische Arthrosezeichen: Gelenkspaltverschmälerung, subchondrale Sklerosierung, Zystenbildung und Osteophyten.

Differentialdiagnose. Gicht, chronische Polyarthritis, Tbc.

Therapie
- **konservativ:** Entlastung des Großzehengrundgelenkes durch Metalleinlage und vordere Schuhabrollung
- **operativ:**Resektions-Interpositions-Arthroplastik nach Keller-Brandes wie bei Hallux valgus

Talusnase

Osteophytäre Ausziehung am Talonavikulargelenk als Folge einer statischen Fußfehlstellung. Häufig beim Platt- und Hohlfuß. Lokalisierter Druckschmerz durch Schuhdruck kann durch entsprechende Schuhzurichtung oder operative Abtragung beseitigt werden.

3.12.2 Weitere Erkrankungen des Fußes

Morbus Ledderhose

Syn.: plantare Fibromatose

Definition. Selteneres Äquivalent zu Morbus Dupuytren an der Plantaraponeurose: idiopathische Proliferation der Plantarfaszie mit Schrumpfung und Knotenbildung unbekannter Ätiologie.

Klinik. Umschriebene Knotenbildung an der Plantaraponeurose. Im Gegensatz zu Morbus Dupuytren praktisch nie Beugekontrakturen der Zehen.

Therapie. Bei Beschwerden operative Entfernung der Knoten.

Akzessorisches Os tibiale externum

Häufigster akzessorischer Fußwurzelknochen (10–15%) medial/plantarseitig des Os naviculare. Akzessorische Knochenkerne sind insgesamt ein häufiger Zufallsbefund auf Fußröntgenbildern. Selten Belastungs- oder Druckschmerz. Wichtige Differentialdiagnose zu knöchernen Absprengungen nach Frakturen.

Klinik. Infolge seiner exponierten Lage am medialen Fußrand kann er lokalisierte Druck- und gelegentlich Spontanbeschwerden hervorrufen, insbesondere bei engen Schuhen und/oder Knick-Senkfuß. Röntgenologische Darstellung in der a.p.-Ansicht.

Therapie. Entlastende Schuheinlagen, in schweren Fällen operative Entfernung.

Akzessorisches Os trigonum

Hinter dem Talus liegender akzessorischer Fußwurzelknochen, der selten klinische Beschwerden hervorruft.

Posttraumatische Fußdeformierungen nach Rück- und Mittelfußverletzungen

Ätiologie. Am häufigsten ist die Arthrose des unteren Sprunggelenkes nach Kalkaneusfraktur (z.B. nach Sturz aus großer Höhe). Nicht selten bleibt eine Inkongruenz der Gelenkflächen zurück, die zur Versteifung des unteren Gelenkes, später Arthrose und Schmerzen wie bei kontraktem Plattfuß führt. Nach Mittelfußfrakturen können auch schmerzhafte Arthrosen entstehen.

Therapie. In beiden Fällen hilft eine die Gelenke entlastende Schuhversorgung mit steifer Sohle oder Abrollrampe. In schweren Fällen Arthrodese.

Luxationen und Luxationsfrakturen

Definition. Durch massive Gewalteinwirkung können schwere Verletzungen der Fußwurzel-

und Mittelfußknochen resultieren, z.B. Talusfraktur/-luxation, Luxationsfraktur des unteren Sprunggelenkes, Luxationsfraktur im Chopart- oder Lisfranc-Gelenk, multiple Metatarsalfrakturen.

Therapie. Die exakte Reposition ist wichtig, denn sonst können schwere Fehlstellungen, versteifte Gelenke, Zehendeformitäten und Schmerzen entstehen.

025 IMPP-Fragen

18 Dermatologie

Alexander Meves, Ralf Ludwig

18

Inhalt

Einleitung

Allgemeines

Aufbau der Haut

Die Haut ist mit ca. 1,5–2 m^2 die größte äußere Austauschfläche des Menschen mit der Umwelt und zugleich sein größtes Organ.

Strukturelle und funktionelle Bestandteile der Haut umfassen die Haut im engeren Sinne (Kutis) mit ihren Komponenten **Oberhaut** (Epidermis) und **Lederhaut** (Dermis oder Korium) sowie ihren Anhangsgebilden (Haare, Nägel, Drüsen) und – als Hautelement im weiteren Sinne – die **Unterhaut** (Subkutis) mit Fettpolster und zum Teil auch mit Hautmuskeln (☞ Abb. 18.1).

Die **Hautfarbe** entsteht v.a. durch die Eigenfarbe des Gewebes, den Gehalt an ortsständigen endogenen (Melanin) und exogenen Pigmenten sowie durch die Durchblutung.

Die **Blutversorgung** erfolgt von der Unterhaut her durch je ein an der Unterhaut-Lederhaut-Grenze und ein unter dem Papillarkörper der Lederhaut gelegenes Blutgefäß.

Die **Innervation** geschieht durch markhaltige sensible und marklose autonome Äste der peripheren Nerven, die einen subpapillären Plexus bilden und entweder als freie Nervenendigungen oder an besonderen Körperchen bzw. an Gefäß- und Haarmuskeln oder an Drüsen enden (Hautsinne).

An der Hautoberfläche finden sich genetisch fixierte, rhombische bis polygonale, an Handflächen und Fußsohlen besonders tiefe Furchungen

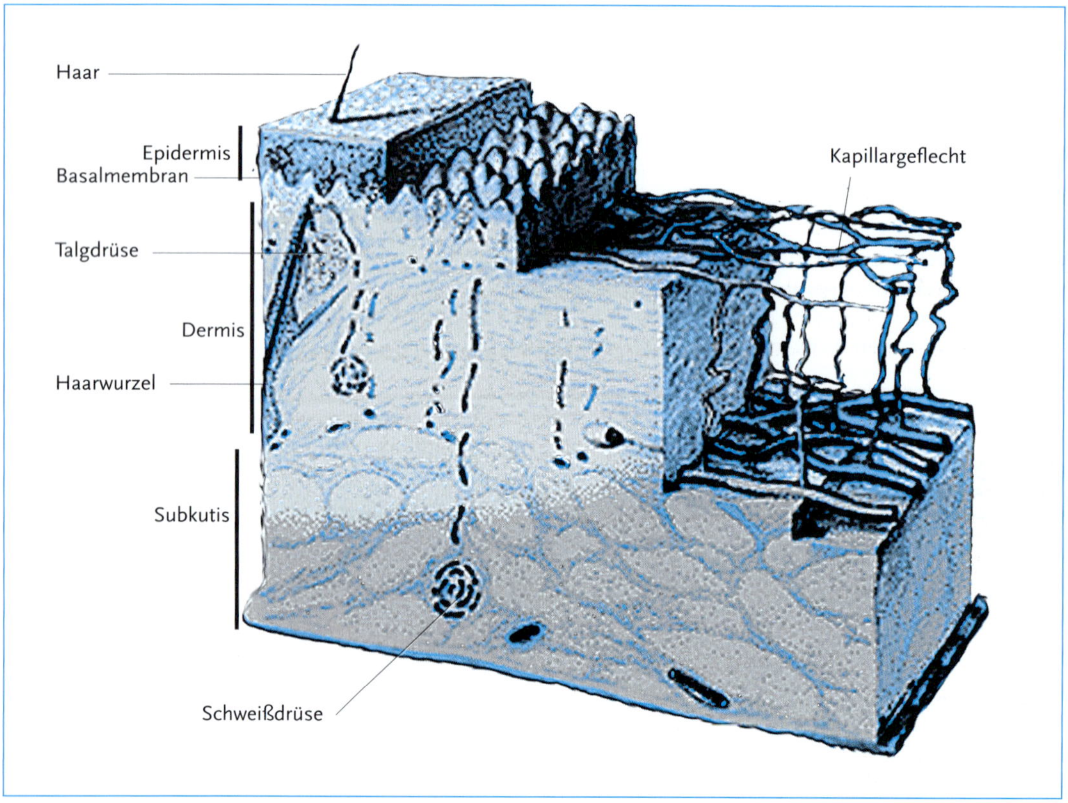

Abb. 18.1: Schematische Darstellung der Anatomie der Haut und der Hautanhangsgebilde [1]

und – durch Anordnung der Hautpapillen – charakteristische Papillarlinien (Hautspaltlinien).

Strukturell wichtige Bestandteile der Haut

Epidermis. Die Epidermis ist ein mehrschichtiges verhornendes Plattenepithel. Je nach mechanischer Beanspruchung sind die Epidermis und ihre einzelnen Schichten unterschiedlich aufgebaut. Vom **Stratum basale** geht die Regeneration des Hautepithels aus. Von dort schieben sich die Zellen höher und bilden nacheinander das **Stratum spinosum** und das **Stratum granulosum.** Im Folgenden **Stratum corneum** haben die Zellen keine Kerne mehr, sie bestehen fast nur noch aus gebündeltem Keratin (sog. Tonofilamente) und einer dicken Zellhülle. Diese setzt sich zusammen aus einer Reihe von Proteinen, darunter Fillagrin, Loricrin und Involucrin. Die Epithelzellen der Haut werden als **Keratinozyten** bezeichnet. Neben den Keratinozyten finden sich noch weitere Zellen in der Epidermis, darunter Melanozyten, Langerhans-Zellen und Merkel-Zellen.

Die Regenerationszeit der Epidermis beträgt unter normalen Umständen ca. 3 Wochen.

Manche Hauterkrankungen gehen mit typischen histologischen Veränderungen der Epidermis einher, die in Tab. 18.1 zusammengefasst sind.

Dermis. Die Dermis besteht aus zwei Schichten: dem höher gelegenen **Stratum papillare** und dem tieferen **Stratum reticulare.** Dermis und Epidermis sind durch die Basalmembran voneinander getrennt. Durch die „sägezahnartige" Beschaffenheit des Stratum papillare entsteht eine große Kontaktfläche zwischen Dermis und Epidermis, was neben den Papillen zu einem festen Kontakt der beiden Hautschichten führt (☞ Abb. 18.1).

Die Epidermis ist eng mit der unter ihr liegenden Dermis verzahnt. Die Dermis besteht im Wesentlichen aus Bindegewebe: Kollagen- und elastischen Fasern, welche von Fibroblasten produziert werden. In der Dermis verlaufen auch die die Epidermis versorgenden Blutgefäße.

Funktionen der Haut

Die Haut dient als:

- gegen die Umwelt abgrenzendes mechanisches Schutzorgan
- Wärmeschutzorgan (Variabilität der Durchblutung → Temperaturregelung; Verdunstung von Schweiß → Regulation des Wasserhaushaltes)
- Schutzorgan gegen Infektionserreger und UV-Strahlung (Pigmentbildung)
- Energiespeicher (Fettdepot)
- wichtiges Sinnesorgan (Hautsinne)
- Teil des Immunsystems

Effloreszenzenlehre

Die Dermatologie war und ist ein sehr deskriptives Fach. Fast noch vor der Anamnese ist eine genaue Beschreibung der Hautveränderungen (Effloreszenzen) für die Diagnosefindung von großer Bedeutung.

Effloreszenzen sind das morphologische Grundelement einer krankhaften Hautveränderung. Man unterscheidet zwischen **Primär- und Sekundäreffloreszenzen.** Die Sekundäreffloreszenzen gehen durch Umwandlung, Entzündung, Abheilung oder Rückbildung aus den Primäreffloreszenzen hervor (☞ Abb. 18.2 bis 18.4).

Tab. 18.1: Histologische Veränderungen in der Epidermis

Veränderung	histologischer Befund	Diagnose
Pigmentinkontinenz	• Melaninfreisetzung durch geschädigte Basalzellen • Makrophagen der oberen Epidermis speichern freigesetztes Melanin	Lichen ruber
Akantholyse	• Lösung von Zell-Zell-Kontakten der Epidermis • intraepidermale Blasenbildung	Pemphigus vulgaris Herpes simplex
Dyskeratose	vorzeitige und inadäquate Verhornung vereinzelter Keratinozyten	Morbus Darier
Hyperkeratose	abnorme Verdickung des Stratum corneum	Psoriasis
Parakeratose	unvollständige Verhornung	Psoriasis
Akanthose	Verdickung der Epidermiszellen	Psoriasis

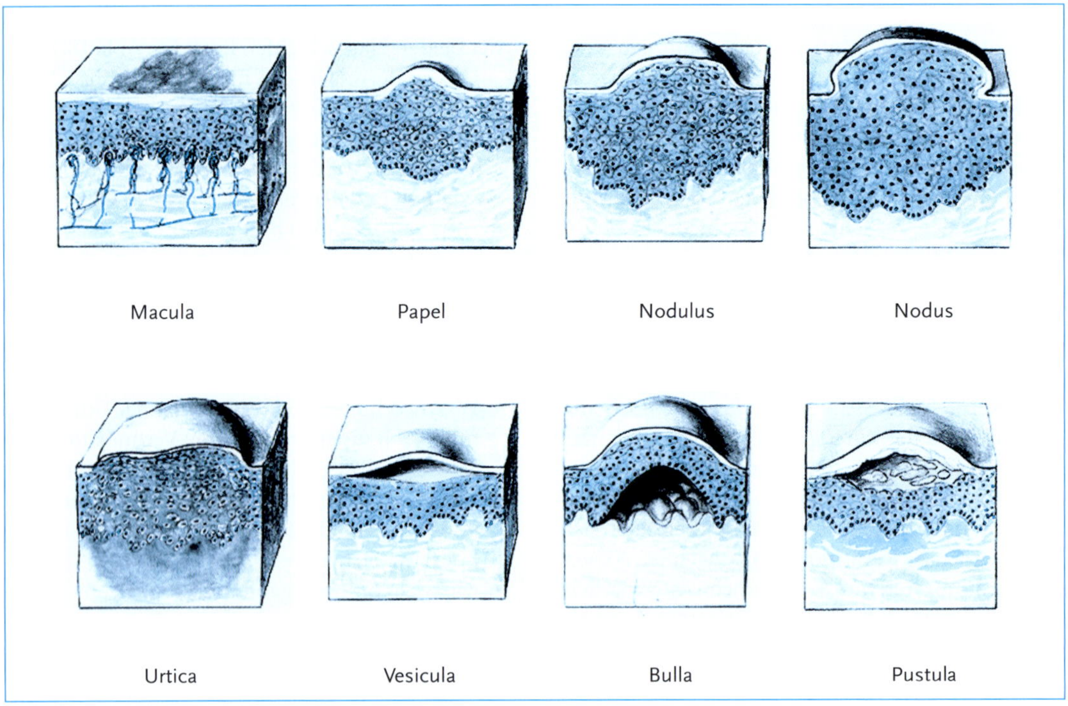

Abb. 18.2: Primäre Effloreszenzen der Haut (Beschreibung im Text) [1]

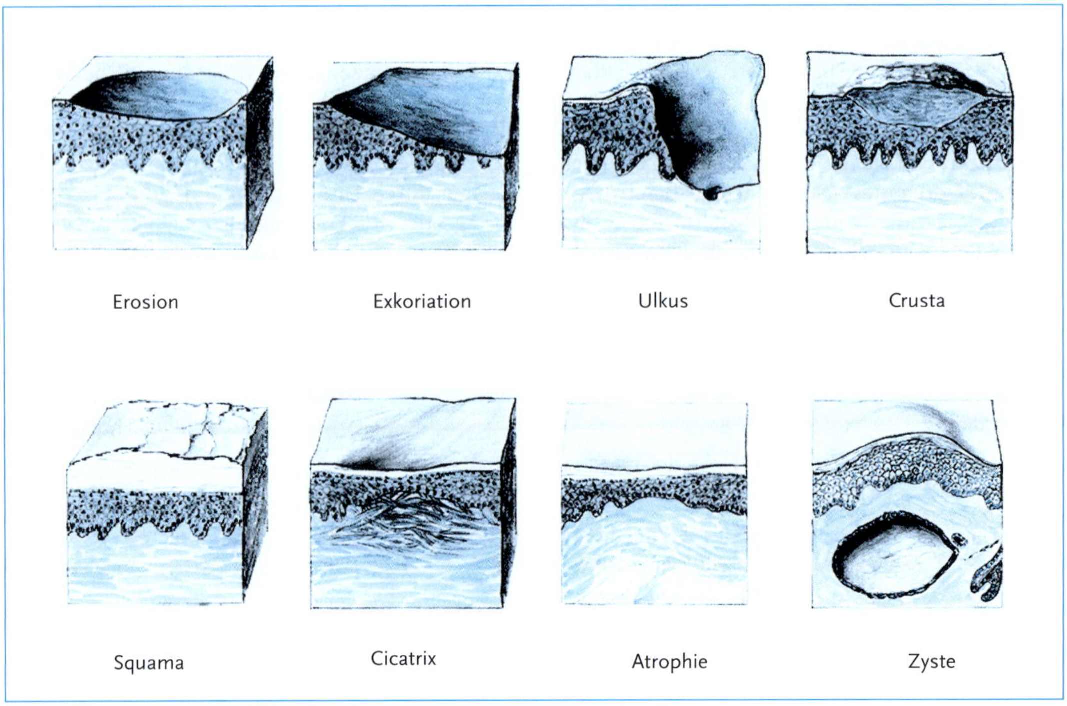

Abb. 18.3: Sekundäre Effloreszenzen der Haut (Beschreibung im Text) [1]

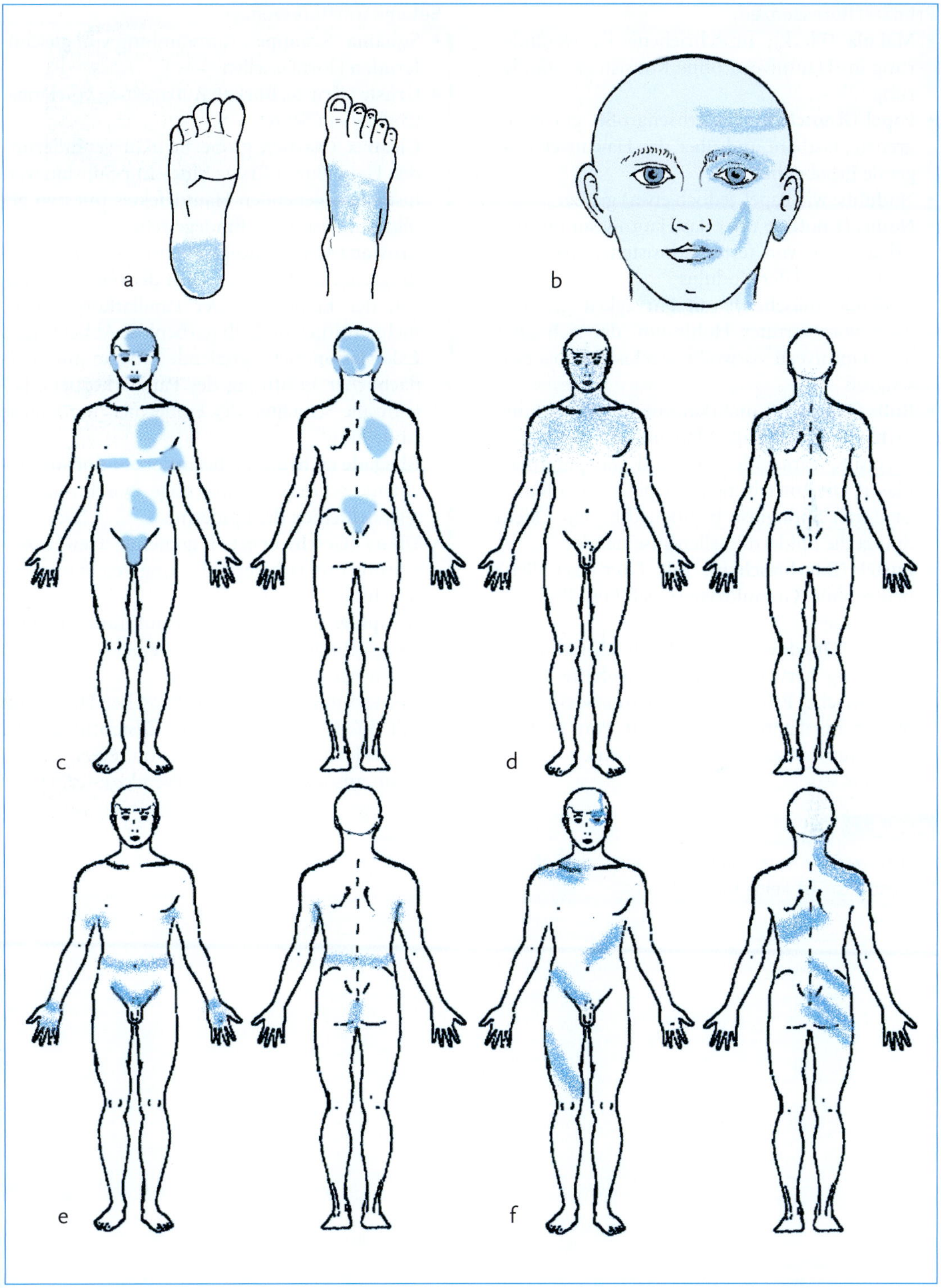

Abb. 18.4: Verteilung der Hautläsionen bei ausgewählten Hauterkrankungen: **a** Kontaktdermatitis (Schuhe); **b** Kontaktdermatitis (Kosmetika, Parfüm, Ohrringe); **c** seborrhoische Dermatitis; **d** Akne; **e** Skabies; **f** Herpes zoster (segmental)

Primäreffloreszenzen.

- **Makula (Fleck):** umschriebene Farbveränderung im Hautniveau ohne Konsistenzveränderung
- **Papel (Knötchen):** bis erbsengroße, gut abgegrenzte, tastbare und über das Hautniveau ragende Erhabenheit
- **Nodulus:** wie Papel, jedoch etwas größer
- **Nodus (Knoten):** über das Hautniveau ragende Erhabenheit von fester Konsistenz, größer als die Papel und der Nodulus
- **Vesikula (Bläschen):** mit Flüssigkeit gefüllter, nicht vorgeformter Hohlraum, der sich über das Hautniveau vorwölbt, stecknadel- bis erbsengroß
- **Bulla (Blase):** oft mehrkammeriger Hohlraum, mehr als linsengroß. Man unterscheidet subkorneale, intraepidermale und subepidermale Blasen. Die Entstehung intraepidermaler Blasen ist durch Spongiose bedingt, d.h., ein Ödem drängt die Epidermiszellen auseinander.
- **Pustel (Eiterbläschen):** mit Eiter (zerfallene neutrophile Granulozyten) gefülltes Bläschen oder Blase
- **Urtika (Quaddel):** meist durch Histaminausschüttung hervorgerufene flächenhafte, flüchtige, weiche Erhabenheit (Dermisödem) mit blasser bis hellroter Farbe, oft von weißem Randsaum umgeben; charakteristisch ist der Juckreiz

Merke

Alles, was wie eine Quaddel aussieht, aber nicht flüchtig ist, ist keine Quaddel.

Sekundäreffloreszenzen

- **Squama (Schuppe):** Ansammlung von abschilfernden Hornlamellen
- **Crusta (Kruste, Borke):** Auflagerung von eingetrocknetem Sekret
- **Cicatrix (Narbe):** grobe Strukturveränderung der Haut durch Ersatz eines mit Substanzverlust einhergehenden Hautdefektes mit neu gebildetem faserigem Bindegewebe
- **Erosion (Abschürfung):** höchstens bis zur Koriumgrenze reichender Verlust der oberen Zelllagen der Epidermis. Der Papillarkörper wird nicht eröffnet, deshalb narbenlose Abheilung.
- **Exkoriation:** tiefer greifende Erosion mit oberflächlicher Eröffnung des Papillarkörpers, betrifft alle Schichten der Epidermis (narbenlose Abheilung)
- **Rhagade (Schrunde):** bis ins obere Korium reichende schmale, spaltförmige Durchtrennung aller Schichten der Epidermis
- **Ulkus (Geschwür):** tief greifende Gewebszerstörung mit narbiger Abheilung; reicht mindestens bis ins Korium
- **Atrophie:** Schwund von Haut und Hautanhangsgebilden. Man unterscheidet schlaffe und straffe Atrophie.
- **Zyste:** durch Gewebe abgekapselter Hohlraum mit flüssigem Inhalt. Ist die Zyste mit Epithel ausgekleidet, spricht man von einer echten Zyste, ansonsten von einer Pseudozyste.

1 Erbkrankheiten und Fehlbildungen

1.1 Häufige Ichthyosen

Ichthyosis vulgaris (ichthys = Fisch)

Es handelt sich um eine autosomal-dominante follikuläre **Retentionshyperkeratose** (epidermale Durchwanderungszeit verlängert), die mit vermehrter Schuppung einhergeht. Man geht davon aus, dass die Proteine Filaggrin und Profilaggrin in nicht ausreichenden Mengen vorliegen. Beides sind wichtige Strukturproteine der Epidermis.

Klinik. Die Patienten zeigen am gesamten Integument eine schuppige, trockene Haut (☞ Abb. 18.5 im Farbteil), bevorzugt jedoch an den Extremitäten (verstärkte Handfurchen, Ichthyosishand). Die Schweiß- und Talgsekretion ist evtl. vermindert. Die Erkrankung manifestiert sich im 1.–2. Lebensjahr. Im Sommer und in feuchter Umgebung bessern sich die Beschwerden.

Therapie. Lokal mit rückfettender Hautpflege (z.B. Ölbäder), Hydratation durch harnstoffhaltige Salben.

Merke

Die Ichthyosis vulgaris ist mit einer Prävalenz von 1:250 die häufigste hereditäre Verhornungsstörung.

X-chromosomal-rezessive Ichthyose

Seltener als die Ichthyosis vulgaris. Bei dieser Erkrankung treten erste Auffälligkeiten bereits **während der Geburt** auf (ausbleibende Wehen bzw. inadäquate Progression).

Klinik. Die Hautveränderungen manifestieren sich meist in den ersten Lebenswochen, darunter eine generalisierte großflockige Schuppung. Betroffen sind v.a. die Streckseiten der Extremitäten, aber auch die Beugeseiten, die Nackenregion, Handflächen, Fußsohlen und das Gesicht, aber nicht die präaurikuläre Region. Im Gegensatz zur Ichthyosis vulgaris bessert sich die Symptomatik nicht im Erwachsenenalter. Begleiterkrankungen beinhalten **Hornhauttrübungen** sowie ein 20-fach erhöhtes Risiko für **Kryptorchismus** und daraus resultierendes erhöhtes Hodenkrebsrisiko.

Therapie. Wie bei der Ichthyosis vulgaris. Evtl. zusätzlich topische Retinoide.

1.2 Palmoplantarkeratosen

Meist erblich bedingte flächenhafte Verhornungsstörung der Handteller und Fußsohlen. Man findet eine Verdickung oder hornige Papeln an Handtellern und Fußsohlen. Viele verschiedene Typen, z.T. mit Syndromen assoziiert. Die meisten werden autosomal-dominant vererbt.

Therapie. Symptomatisch mit Salicylsäure, lokalen Retinoiden oder harnstoffhaltigen Externa, in schweren Fällen eventuell orale Retinoide.

1.3 Epidermolysis bullosa hereditaria

Charakteristisch für diese seltenen Erbkrankheiten der Haut ist eine gesteigerte Bereitschaft zur Blasenbildung. Die Einteilung erfolgt nach der Art des Erbganges sowie nach der „Etage" der Blasenbildung in **epidermolytische** (Spaltbildung in der Epidermis, auch als Typ „simplex" bezeichnet), **junktionale** (Spaltbildung in der Basalmembran) und **dystrophische Epidermolysen** (Spaltbildung in der Dermis). Beispiele für Epidermolysis bullosa-Erkrankungen:

- **Epidermolysis bullosa simplex (Typ Koebner):** Häufigste nicht vernarbende Epidermolyse mit autosomal-dominantem Erbgang. Ursache sind Mutationen im Keratin 5 bzw. 14. Die Erkrankung manifestiert sich zwischen dem 1. und 2. Lebensjahr. An mechanisch belasteten Stellen treten zunächst erythematöse Herde mit Blasen auf. Sekundär bilden sich Erosionen, Krusten und Pusteln (bei Superinfektion). Da die Spaltebene der Blasen in der Epidermis liegt, kommt es zur **narbenlosen Abheilung.**
- **Junktionale Epidermolysis bullosa (Typ Herlitz):** Ursache ist ein Defekt im Laminin 5, einem wichtigen Bestandteil der Basalmembran. Bereits bei Geburt kommt es zum Auftreten großflächiger, erosiver Wundflächen an der Haut

sowie an der Mund-, Luftröhren- und Bronchialschleimhaut. Bakterielle Superinfektionen können zu einer tödlich verlaufenden Sepsis führen. Viele Patienten versterben früh an den Komplikationen der Erkrankung.

- **Dystrophische Epidermolysis bullosa (Typ Hallopeau-Siemens):** Ursache sind Defekte im Kollagen VII. Häufigste autosomal-dominant erbliche vernarbende Epidermolyse, die mit dermolytischer Blasenbildung einhergeht. Auf Grund der tiefen Spaltbildung kommt es zur **narbigen Abheilung.** Im Krankheitsverlauf können sich auch Kontrakturen der Gelenke, Keloide, Milien und Nagelatrophien entwickeln. Das Risiko für die Entwicklung **aggressiver Spinalzellkarzinome** in Folge ausgeprägter Narbenbildung ist stark erhöht.

Therapie. Zurzeit ist noch keine kausale Behandlung möglich. Eine Vermeidung von Traumen ist anzustreben. Zur Prävention von Superinfektionen empfehlen sich antiseptische Maßnahmen oder eine systemische Antibiose. Genetische Familienberatung ist empfehlenswert, eine pränatale Diagnostik möglich.

1.4 Hereditäre Erkrankungen des Bindegewebes

Pseudoxanthoma elasticum (Grönblad-Strandberg-Syndrom)

Autosomal-rezessiv oder autosomal-dominant vererbte degenerative Systemerkrankung, die mit einer Auffaserung und Verquellung der elastischen Fasern einhergeht (Elastorrhexis generalisata). Besonders betroffen sind Haut, Augen und das kardiovaskuläre System.

Klinik. Kennzeichnend sind folgende Veränderungen:

- **Haut:** Durch Degeneration der elastischen Fasern wirkt die Haut weich, schlaff und unregelmäßig konturiert **(Cutis laxa).** Zusätzlich finden sich eine streifige, netzförmige Zeichnung und kleine weißlich-gelbliche Papeln, die meist in Gruppen zusammenstehen. Die Herde treten bevorzugt an den seitlichen Hals- und Rumpfpartien und großen Gelenkbeugen auf.
- **Auge:** Am Augenhintergrund finden sich radiär von der Papille ausgehende schwärzliche, gefäßähnliche Streifen. Meistens sind beide Augen betroffen.
- **Kardiovaskuläres System:** Durch die Schädigung der elastischen Fasern in den Gefäßwänden kommt es zu einer verminderten Anpassungsfähigkeit der Gefäße (z. B. Nachlassen der Windkesselfunktion der Aorta) und zu einer erhöhten Gefäßfragilität. Die Folgen können Hypertonie, Arteriosklerose, Schlaganfall und Hämorrhagien an inneren Organen sein.

Die Erkrankung verläuft **chronisch-progredient;** die Schäden bilden sich nicht zurück.

Therapie. Eine kausale Therapie ist derzeit nicht möglich.

> **Merke**
>
> Das Pseudoxanthoma elasticum führt zu **Erblindung** und schweren **kardiovaskulären Problemen.**

Ehlers-Danlos-Syndrom

Diese meist autosomal-dominant vererbte Erkrankung (verschiedene Subtypen sind beschrieben) beruht auf einer Störung der Kollagensynthese, die je nach Erkrankungstyp unterschiedlich ausgeprägt ist (Typ I–VIII). Das männliche Geschlecht ist bevorzugt betroffen.

Klinik. Durch die falsche Bildung der Kollagenfasern kommt es zu einer abnormen Dehnbarkeit der Haut **(Cutis hyperelastica),** einer Art „Gummihaut", die sich in großen Falten abheben lässt und nach dem Loslassen in ihre ursprüngliche Lage zurückkehrt. Gleichwohl ist die Haut stärker verletzlich, besonders an exponierten Stellen wie Ellenbogen und Knie, wobei es zu Blutungen und Narbenbildungen kommen kann. Da die Gelenkkapseln ebenfalls schlaff sind, können die Gelenke übermäßig gedehnt werden (sog. „Schlangenmenschen"); die Muskulatur ist hypoton. Durch die erhöhte Brüchigkeit der Hautgefäße neigen die Betroffenen zur Hämatombildung.

Therapie. Eine kausale Therapie ist nicht möglich.

1.5 Phakomatosen

Als Phakomatosen bezeichnet man eine Gruppe von Erkrankungen, die durch Veränderungen an Haut, Augen und ZNS in Form von ektodermalen oder mesenchymalen Tumoren oder angeborenen Gefäßveränderungen (Angiophakomatosen) gekennzeichnet sind.

Neurofibromatose Typ 1 (Morbus Recklinghausen)

Klinik. Charakteristisch für die Erkrankung sind:

- **≥ 6 Café-au-Lait-Flecken:** Milchkaffeefarbene Hautflecken, bereits bei oder kurz nach der Geburt zu erkennen.
- **≥ 2 Neurofibrome oder ein plexiformes Neurofibrom:** Neurofibrome sind weiche, eindrückbare Knoten (Klingelknopf-Phänomen). Sie treten ab der Pubertät auf. Ausgedehnte subkutane Geschwulste werden als plexiforme Neurofibrome bezeichnet (von manchen Autoren auch als „Wammen"). Ein Teil dieser Tumore entwickelt sich zu aggressiven, oft tödlichen Neurofibrosarkomen.
- **Freckling:** Sommersprossenartige, gelbbräunliche Hyperpigmentierungen der Axillen, manchmal auf der Leisten. Auch als Crowe-Zeichen bezeichnet.
- **Lisch-Knötchen:** Pigmentierte Fehlbildungen (Hamartome) der Iris.

Darüber hinaus kann es zu Lernbehinderungen, Knochenfehlbildungen und weiteren Tumoren kommen (z. B. Optikusgliome).

Therapie. Multidisziplinär. Neurologische Kontrolluntersuchungen. Hautveränderungen können chirurgisch behandelt werden.

Merke

Die Neurofibromatose ist die **häufigste Phakomatose** mit autosomal-dominantem Erbgang (in 50% d. F. Neumutationen).

Tuberöse Hirnsklerose (Morbus Bourneville-Pringle)

Es handelt sich um eine autosomal-dominant vererbte Systemerkrankung. Sie ist charakterisiert durch das Auftreten epileptischer Anfälle, geistiger

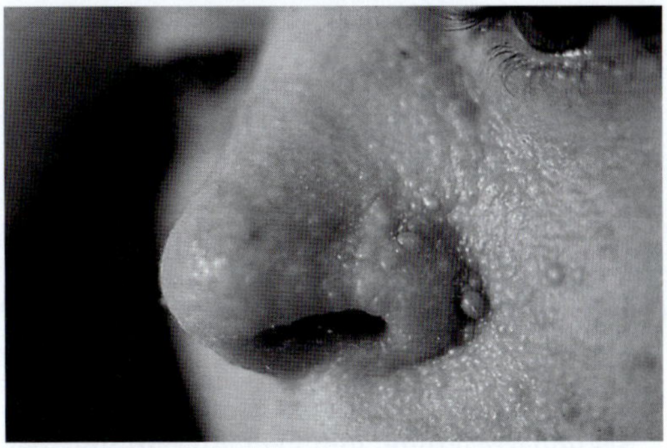

Abb. 18.6: Adenoma sebaceum. Bei den Läsionen handelt es sich um Angiofibrome. Sie sind bei tuberöser Sklerose mit Oligophrenie, Epilepsie und manchmal mit anderen Hautveränderungen kombiniert.

Behinderung und verschiedener Hautveränderungen. Die meisten Erkrankungen entstehen durch Neumutationen (> 75% der Fälle).

Klinik. Charakteristisch für die Erkrankung sind:

- **White spots:** Hypomelanotische Flecken, schon bei Geburt vorhanden. Je nach Form, Zahl und Größe auch als Eschenlaubflecken oder Konfetti-Flecken bezeichnet. White spots gehören zu den ersten charakteristischen Zeichen der Erkrankung.
- **Adenoma sebaceum:** Angiofibrome im Gesichtsbereich, die gewöhnlich in den ersten beiden Lebensjahren entstehen (☞ Abb. 18.6).
- **Chagrinleder-Plaque:** Lumbosakraler Bindegewebsnävus, bis zu 10 cm groß mit unebener Oberfläche. Entwickelt sich ab dem 2. Lebensjahr.
- **Koenen-Tumore:** Sub- und periunguale Fibrome, die ab der späten Kindheit auftreten.

Darüber hinaus kommt es zu weiteren Fehlbildungen innerer Organe.

Therapie. Multidisziplinär. Neurologische Kontrolluntersuchungen. Hautveränderungen können chirurgisch behandelt werden.

Andere Phakomatosen

☞ Neurologie, Kap. 3.1.6

- Morbus Sturge-Weber
- Morbus Hippel-Lindau

2 Viruskrankheiten der Haut

2.1 Allgemeines

Virusinfektionen der Haut lassen sich pathogenetisch wie folgt unterscheiden:

- **Primärreaktion:** Die Schädigung der infizierten Zelle entsteht durch direkte Inokulation (z. B. Herpes labialis, Molluscum contagiosum).
- **Sekundärreaktion:** indirekte Auswirkung der Infektion auf den Gesamtorganismus, die immer immunologisch bedingt ist (Virusexantheme bei Varizellen, Masern etc.)
- **Reaktivierung** einer latenten, außerhalb der Haut lokalisierten Virusinfektion (z. B. Herpes simplex recidivans, Herpes zoster)

Tabelle 18.2 fasst alle dermatologisch wichtigen Viren zusammen.

2.2 Exanthematische Viruserkrankungen

☞ Kap. 11.1 und Innere Medizin, Infektionskrankheiten, Kap. 4.

Tab. 18.2: Dermatologisch wichtige Viren

Virus	Klinik
humanes Papillomavirus (HPV)	Warzen, Kondylome
Pockenviren	Pocken, Vaccina, Molluscum contagiosum, Melkerknoten, Orf
Herpesviren	Herpes simplex, Varizellen, Herpes zoster, infektiöse Mononukleose
Retroviren	$HTLV_1$: T-Zell-Lymphome HIV_1 u. HIV_2: HIV-Infektion
Picornaviren	Herpangina, Hand-Mund-Fuß-Krankheit, Exantheme
Paramyxoviren	Masern
Parvoviren	Erythema infectiosum (Ringelröteln)

2.3 Humane Papillomaviren (HPV)

Eine Untergruppe der Papovaviren, die humanen Papillomaviren (HPV), induziert primär gutartige Tumoren der Haut und Schleimhäute wie Warzen und Kondylome. Serologisch lassen sich über 50 Typen unterscheiden; elektronenmikroskopisch ist diese Differenzierung jedoch nicht möglich. Mikroskopisch stellen sich die intrazellulären Viruspartikel als basophile Kerneinschlusskörperchen dar. Die Inkubationszeit schwankt zwischen Wochen und Monaten. Einige Viren dieser Gruppe, z. B. HPV-16 und HPV-18, sind an der Entstehung genitoanaler Karzinome beteiligt.

Verrucae planae juveniles (Flachwarzen)

Diese vorwiegend durch HPV Typ 3 und 10 hervorgerufene Krankheit befällt meist Kinder und Jugendliche.

Klinik. Man findet zahlreiche, flach erhabene, runde oder polygonale, gelblich-bräunliche, oft auch hautfarbene Papeln vorzugsweise im Gesicht (Mundregion, Stirn, Wangen, ☞ Abb. 18.7) und an Händen und Armen. Das Virus kann durch Kratzen übertragen werden.

Therapie. Abwartende Haltung aufgrund der Spontanheilung vertretbar. Ansonsten stehen zwei Alternativen zur Verfügung:

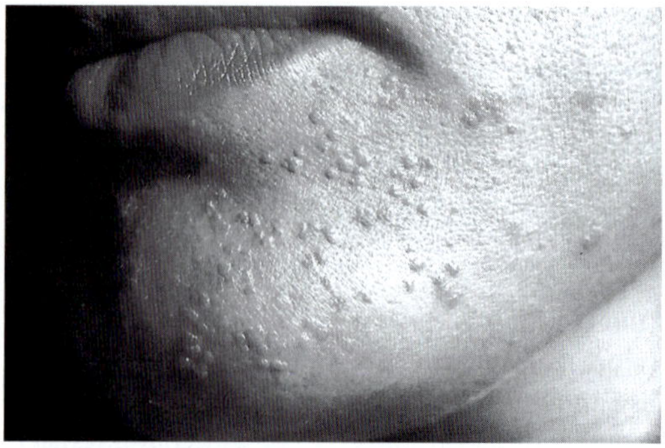

Abb. 18.7: Verrucae planae juveniles: flach erhabene Papeln im Gesicht [2]

- **Immunmodulation:** Durch Auslösen eines entzündlichen Reizes mit Hilfe von Imiquimod, Dithranol oder einem Kontaktallergen werden Leukozyten in die betroffene Haut rekrutiert. Im Zuge dieser Entzündung werden die HP-Viren erkannt, und es entsteht eine spezifische Immunantwort gegenüber HPV. Zum Teil sind diese Therapien jedoch noch nicht zugelassen. Die relativ lange Zeit (6–8 Wochen) bis zur Abheilung ist ein weiterer Nachteil. Von Vorteil ist allerdings die im Gegensatz zu ablativen Verfahren schonendere Behandlung; das heißt, es kann auch in Problemregionen (z.B. Nägel) angewendet werden.
- **Ablative Verfahren:** Kryotherapie, operative Entfernung oder ablative Laser können angewendet werden, um die Warzen operativ zu entfernen.

Epidermodysplasia verruciformis Lewandowski-Lutz

Eine seltene Erkrankung mit wahrscheinlich autosomal-dominatem Erbgang. Charakterisiert durch das Auftreten ausgedehnter warzenartiger Hautveränderungen in der frühen Kindheit, v.a. im Bereich sonnenlichtexponierter Areale. Einer initialen Infektion mit Flachwarzenerregern (HPV Typ 3 und 10) folgen weitere Infektionen, schließlich auch solche mit kanzerogenem Potenzial (häufig Typ 5 und 8). Bei ungefähr der Hälfte der Betroffenen kommt es im Erwachsenenalter zu malignen Entartungen. Die Therapie ist chirurgisch-ablativ.

Verrucae vulgares (vulgäre Warzen)

Diese Warzen werden hauptsächlich durch die HPV-Typen 1, 2 und 4 hervorgerufen.

Klinik. Vulgäre Warzen sind größer als Flachwarzen, haben eine stärker zerklüftete Oberfläche (wegen stärkerer Verhornung) und sind meist von graubrauner Farbe. Sie treten vorwiegend an Fingern, Hand- und Fußrücken, Handgelenken und im Gesicht auf (☞ Abb. 18.8). Es werden sowohl Jugendliche als auch Erwachsene befallen.

Sonderformen sind Plantarwarzen (Dornwarzen, flache Oberfläche, oftmals in die Tiefe wachsend und dadurch starke Schmerzen verursachend), Verrucae filiformes (fadenförmige, gestielte, häufig im Gesicht vorkommende Warzen) und Schleimhautwarzen (weißlich, ähnlich aussehend wie Condylomata acuminata).

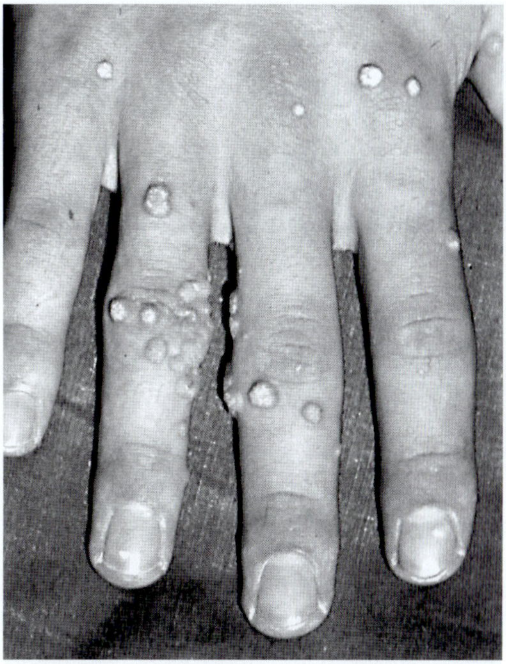

Abb. 18.8: Verrucae vulgares mit der typischen zerklüfteten Oberfläche [2]

Therapie. Wie bei juvenilen Warzen.

Condylomata acuminata (Feigwarzen)

Meist durch HPV-Typen 6 und 11 hervorgerufene, überwiegend am Genitale lokalisierte Warzen. Perineal- und Perianalbereich können jedoch auch betroffen sein. Je nach Übertragungsweg auch Befall im Mund möglich. Die Feigwarzen können auch auf Vagina, Urethra und Rektum übergreifen. Neben dem feuchten Milieu wirken Infektionen wie Gonorrhö, Urethritis oder Kandidose krankheitsfördernd.

Klinik. Es imponieren einzelne, stecknadelkopfgroße, rötliche bis graugelbliche, weiche Papeln (☞ Abb. 18.9), die später konfluieren können, sodass sich „hahnenkammähnliche“ bis „himbeerartige“ Tumoren ausbilden. Durch zunehmende Verhornung werden die Warzen härter. Condylomata acuminata können in seltenen Fällen auch extragenital auftreten, eine maligne Entartung er-

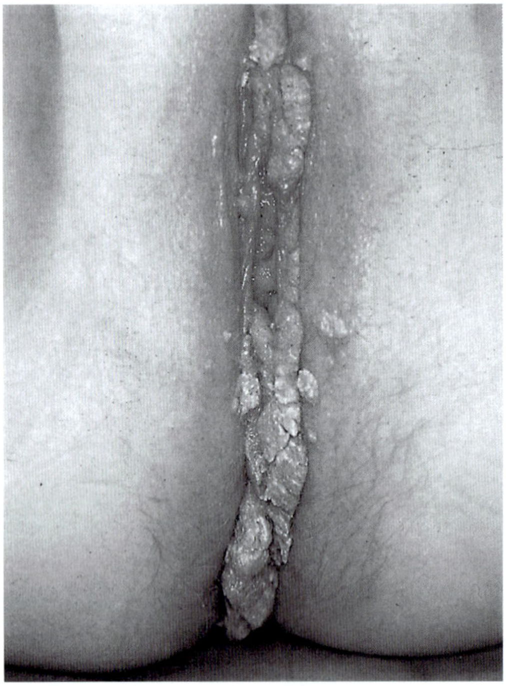

Abb. 18.9: Condylomata acuminata [2]

folgt in der Regel nicht (**cave:** Assoziation des Zervixkarzinoms mit den HPV-Typen 16 und 18).

Differentialdiagnose. Condylomata lata bei Lues im Sekundärstadium.

Merke

Condylomata acuminata nicht mit Condylomata lata verwechseln! C. acuminata → weiche, rötliche bis graugelbliche Papel, hahnenkammartig. C. lata → breitbasig aufsitzende rote Papeln. Da u. U. die klinische DD nicht immer sicher zu stellen ist, sollte die Lues-Serologie bestimmt werden.

Therapie. Je nach Ausprägung des Befunds. Kleinere Herde können mit Kryotherapie angegangen werden. Eine Abtragung mit dem Elektrokauter oder unspezifische Immunstimulation (Interferon, Imiquimod) sind weitere therapeutische Alternativen. Unter Umständen ist eine Abtragung in Vollnarkose notwendig. Nach OP immer Nachbehandlung mit Imiquimod, um ein Rezidiv zu vermeiden.

2.4 Poxviren

Poxviren sind relativ große, quaderförmige DNS-Viren, die mikroskopisch eosinophile, zytoplasmatische Einschlusskörperchen bilden. Zu den von ihnen ausgelösten Erkrankungen zählen die echten Pocken (Variola vera), die Impfpocken (Vaccina), die Dellwarzen (Molluscum contagiosum) und der Melkerknoten (Paravaccina).

Variola vera (Pocken)

Die Pocken sind eine schwere virale Allgemeininfektion mit einem hohen Kontagions- und Manifestationsindex beim Ungeimpften. Die Übertragung erfolgt durch Tröpfchen oder indirekt über Gegenstände. Eintrittspforte bildet der Nasen-Rachen-Raum.

Klinik. Man unterscheidet 3 Krankheitsphasen:

- **1. Phase:** Vermehrungsphase im ortsständigen lymphatischen Gewebe
- **2. Phase:** hämatogene Aussaat mit erneuter Vermehrung im retikulohistiozytären System (1. Virämie), Verbreitung durch Makrophagen und/oder Virämie
- **3. Phase:** Virämie mit Befall der Haut und Ausbildung des Pockenexanthems (2. Virämie)

Das Pockenexanthem ist makulopapulopustulös. Alle Hautveränderungen befinden sich typischerweise im selben Entwicklungsstadium (**monomorphes Exanthem).**

Differentialdiagnose. Windpockenexanthem. Es bietet jedoch im Gegensatz zum Pockenexanthem ein **polymorphes** Bild = Heubner-Sternenkarte (☞ Kap. 2.5.2).

Die Prognose hängt von der Schwere des Verlaufes ab. Bei sehr schwerem Verlauf kann es zur Ausbildung von hämorrhagischen Pusteln kommen, die Letalität beträgt dann bis 75%.

Im Jahre 1979 erklärte die WHO die Pocken offiziell für ausgerottet. Im Verdachtsfall besteht noch Meldepflicht.

Therapie. Immunseren, Gammaglobuline, Antibiotika zur Vermeidung von Sekundärinfektionen, ggf. Antipyretika.

Merke

Die Impfpflicht gegen Pocken wurde 1976 abgeschafft, da die Gefahr der Impfkomplikationen größer war als die der Einschleppung von Pocken.

Vakzinale Erkrankungen
Hierunter versteht man abnorme Reaktionen auf die Pockenschutzimpfung. Man unterscheidet **Autoinokulation** (der Impfling ist selbst betroffen) und **Heteroinokulation** (das Vakzinevirus wird bei aktiver Lebendimpfung vom Impfling auf andere Personen übertragen).

Postvakzinale Exantheme. Etwa 5–10 Tage nach Erstimpfung auftretende urtikarielle, papulöse, morbilli- oder scarlatiforme Hauterscheinungen, die sich nur beim Erstimpfling ausbilden und sich nach wenigen Tagen spontan zurückbilden. Differentialdiagnose: Erythema exsudativum multiforme.

Postvakzinale Enzephalitis. Schwerste Impfreaktion. Häufigkeit 1:10000, Letalität bis zu 60%, Gefahr bleibender Schädigung des Gehirns.

Eczema vaccinatum. Superinfektion einer primär ekzematös veränderten Haut (am häufigsten bei Neurodermitis) mit dem Vakzinevirus.

Molluscum contagiosum (Dellwarze)
Dellwarzen werden durch Viren der Pockengruppe hervorgerufen. Betroffen sind meist Kinder und Jugendliche mit atopischer Diathese.

Klinik. Die Einzeleffloreszenz ist eine hautfarbene, halbkugelige Papel mit einer zentralen Eindellung (☞ Abb. 18.10). Prädilektionsorte sind Gesicht, Augenlider und Hals. Auf Druck entleert sich ein grauweißer, krümeliger „Molluskumbrei". Histologisch findet man durch bindegewebige Septen getrennte sackartige Läppchen mit infizierten Epithelzellen, die zytoplasmatische Einschlusskörperchen enthalten.

Therapie. Anritzen und Auspressen, anschließend Betupfen mit desinfizierenden Lösungen. Falls dieses Vorgehen von den meist kleinen Patienten nicht toleriert wird, kann auch bei nicht zu ausgedehntem Befall abgewartet werden, da es oft zu einer Spontanremission kommt. Alternativ, jedoch nicht zugelassen, Imiquimod topisch. In Analogie zu den HP-Viren heilen die Mollusken in dieser Entzündung ab.

2.5 Herpesviren

Die Herpesviren sind DNS-Viren und verursachen charakteristische eosinophile Kerneinschlüsse. Zu den Herpesviren gehören:

- Herpes-simplex-Virus (HSV 1 und HSV 2)
- Varicella-Zoster-Virus (VZV)
- Epstein-Barr-Virus (EBV)
- Zytomegalie-Virus (CMV)
- Herpes-Virus 6 und 7 (HHV 6 und HHV 7)
- Herpes-Virus 8 (HHV 8)

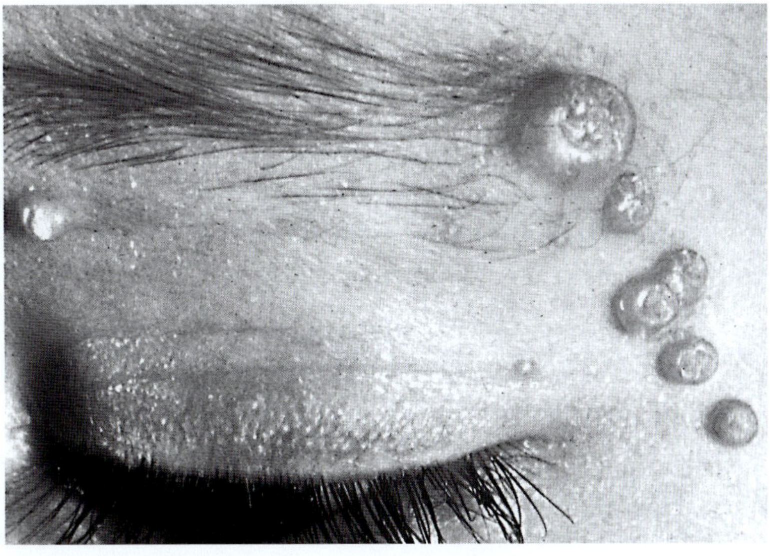

Abb. 18.10: Molluscum contagiosum (Dellwarze): hautfarbene, halbkugelige Papeln mit einer zentralen Eindellung [2]

2.5.1 Herpes simplex

Die Herpes-simplex-Erkrankungen gehören zu den häufigsten Viruserkrankungen des Menschen. Der erste Kontakt findet meistens schon in der Kindheit statt. 90% der Erstinfektionen verlaufen inapparent.

Es werden 2 Typen von HS-Viren unterschieden:
- **Typ 1** als vorwiegender Erreger der Haut- und Schleimhautveränderungen am Gesicht
- **Typ 2** als Verursacher des Herpes genitalis

Klinik. Die häufig mit Juckreiz und schmerzhaftem Brennen einhergehende Krankheit äußert sich klinisch durch polyzyklisch gruppiert stehende Bläschen auf geröteter Haut (☞ Abb. 18.11). Die Bläschen entwickeln sich zu Pusteln, die eintrocknen und verkrusten und nach ca. 2 Wochen abheilen. Die Bläschen können jedoch auch aufplatzen, sodass kleine Erosionen entstehen.

Primärmanifestation des Herpes simplex

Die zumeist im frühen Kindesalter auftretende Primärmanifestation verläuft meist inapparent. Bei Manifestation äußert sich die HSV-Infektion typischerweise nach einer Inkubationszeit von 2–7 Tagen mit dem Auftreten einer **Stomatitis aphthosa** (Gingivostomatitis herpetica). Im Mund-Rachen-Bereich bilden sich zahlreiche schmerzhafte Bläschen, die rasch mazerieren und Ulzerationen bilden. Die regionalen Lymphknoten sind häufig schmerzhaft geschwollen. Meist besteht hohes Fieber. Falls die Infektion intra partum erfolgt, besteht die Gefahr einer Herpessepsis, die fast immer letal endet. Außerdem kann es zu einer Keratokonjunktivitis und Meningoencephalitis herpetica kommen. **Therapeutisch** kann Aciclovir systemisch gegeben werden.

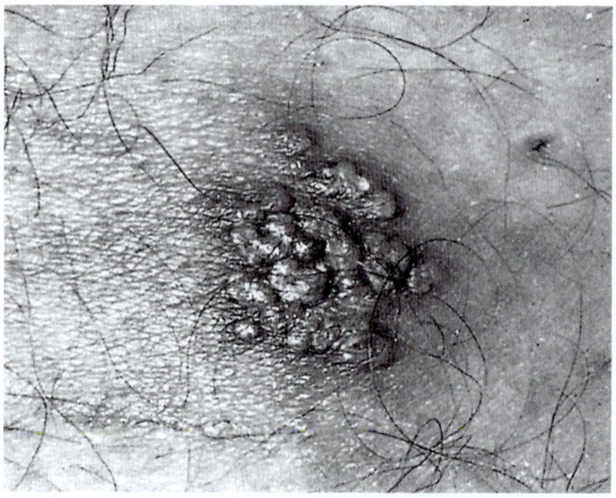

Abb. 18.11: Herpes simplex. Beachte die gruppenförmige (= herpetiforme) Anordnung der Bläschen. [2]

Sekundärmanifestation des Herpes simplex

Sie äußert sich klinisch meist als Herpes labialis oder Herpes facialis. Der Herpes simplex neigt häufig zu Rezidiven, oft an der gleichen Stelle; man spricht dann von einem Herpes recidivans in loco.

Therapie. Austrocknende, antiseptische Externa. Topische Virostatika (z. B. Aciclovir) sind wenig wirksam und könnten u. U. Resistenzen verursachen. In schweren Fällen systemische Verabreichung von Aciclovir. HSV-Infektionen lassen sich heute erfolgreich medikamentös behandeln, jedoch gibt es bisher keine wirksame Strategie zur Prävention.

Eczema herpeticatum

Hierbei handelt es sich hier um eine Superinfektion einer ekzematös veränderten Haut (insbesondere bei Neurodermitis) mit HSV (☞ Abb. 18.12 im Farbteil).

Klinik. Bei diesem schweren Krankheitsbild mit hohem Fieber kommt es zur Eruption von Bläschen, später Pusteln im Gesicht sowie an Armen, Beinen und Stamm. Abhängig von der Schwere des Verlaufes kommt es nach 2–10 Wochen zur Abheilung. Bei Kindern und Säuglingen kommen jedoch auch letale Verläufe vor.

Merke

Das Eczema herpeticatum des Kleinkindes ist ein medizinischer Notfall und muss frühzeitig mit Aciclovir behandelt werden!

Therapie. Systemische Gabe von Aciclovir. Wichtig ist ferner eine Therapie/Prophylaxe von Komplikationen: Antibiotika und antiseptische Externa zur Verhinderung von Superinfektionen.

2.5.2 Varicella Zoster

Sowohl die Windpocken (Varizellen) als auch die Gürtelrose (Herpes zoster) werden durch das Varicella-Zoster-Virus, ein DNS-Virus der Herpesgruppe, hervorgerufen. Dabei stellen die Windpocken die meist im Kindesalter auftretende Erstinfektion, die Gürtelrose die sich meist im Erwachsenenalter manifestierende Sekundärinfektion (Reaktivierung bei Viruspersistenz und geschwächter Immunitätslage?) dar.

Varizellen

☞ Pädiatrie, Kap. 8.2

An Windpocken erkranken meist Kinder im 2.–6. Lebensjahr. Die Ansteckung an der hochkontagiösen Erkrankung erfolgt entweder durch ebenfalls infizierte Kinder oder Erwachsene mit Herpes zoster.

Klinik. Nach einer Inkubationszeit von 14–17 Tagen treten bei meist niedrigem Fieber bevorzugt im Gesicht, am Rumpf und am behaarten Kopf frischrote, stecknadelkopfgroße Flecken auf, die sich sehr rasch zu Papeln, Vesikeln und Pusteln entwickeln und nach wenigen Tagen eintrocknen. In der Regel heilen die Effloreszenzen folgenlos ab, durch Aufkratzen der stark juckenden Bläschen kann es jedoch zur Narbenbildung kommen. Die Mund- und Genitalschleimhäute sind oft mitbefallen, während die Hand- und Fußinnenflächen meist ausgespart werden. Typisch ist der Befall der behaarten Kopfhaut.

Im Unterschied zur Pockeninfektion tritt das Exanthem in mehreren Schüben auf, sodass man nebeneinander Effloreszenzen in verschiedenen Entwicklungsstadien findet („buntes Bild“, sog. **Heubner-Sternenkarte**).

Differentialdiagnose. Herpes zoster generalisatus (meist primärer Segmentbefall erkennbar)

Therapie. Austrocknende Lokalbehandlung mit Puder oder Lotio, ggf. mit antibiotischen Zusätzen zur Prophylaxe von Superinfektionen; evtl. orale Gabe von Antihistaminika zur Juckreizstillung. In schweren Fällen Gabe von Aciclovir.

Prophylaxe. Die Schutzimpfung mit einem Lebendimpfstoff gegen Varizellen ist möglich und wird in Deutschland seit 2004 generell empfohlen.

Herpes zoster

Klinik. Nach einem Prodromalstadium kommt es nach wenigen Tagen zum Aufschießen von gruppiert stehenden kleinen, roten Papeln, die sich schnell zu Vesikeln entwickeln (☞ Abb. 18.13 im Farbteil). Diese bleiben meist auf ein Nervensegment oder benachbarte Segmente beschränkt. Bei Überschreiten der Mittellinie oder Befall anderer Segmente spricht man von aberrierenden Bläschen. Ein doppelseitiger Befall, der sog. Herpes duplex, ist selten. Subjektiv leiden die Patienten unter starken, brennenden Schmerzen, welche nach Abheilung weiterbestehen können, sog. postzosterische Neuralgie. Die Abheilung dauert ca. 2–4 Wochen; Narbenbildung ist möglich.

Komplikationen. Befall innerer Organe, Zoster generalisatus (2–5%), generalisierte Ausbreitung eines ursprünglich segmental begrenzten Zosters (v.a. bei abgeschwächter Immunitätslage oder konsumierender Erkrankung). Die sog. „postherpetische Neuralgie“ entwickelt sich v.a. bei älteren Menschen. Es kommt zu einschießenden starken Schmerzzuständen, die in Extremfällen zu einem Suizid führen können.

Therapie. Lokal austrocknende Maßnahmen, systemische Gabe des Virostatikums Aciclovir, analgetische Behandlung der Neuralgien. Die Prognose ist außer bei schweren Allgemeinerkrankungen oder Auftreten von Komplikationen gut.

Prophylaxe. Seit kurzer Zeit steht ein Lebendimpfstoff gegen die Erkrankung zur Verfügung (Zostavax®). Geimpfte Personen erfahren durch erneuten Kontakt mit dem abgeschwächten Erreger eine Reaktivierung des Immunsystems, welche vor einer Reaktivierung und postherpetischer Neuralgie des Herpes zoster schützt.

2.5.3 HHV 8

Eine Infektion mit dem humanen Herpesvirus 8 wird mit der Pathogenese des Kaposi-Sarkoms in Verbindung gebracht.

2.5.4 Sonstige Herpesviren

☞ Innere Medizin, Infektionskrankheiten, Kap. 4.2.1

2.6 Retroviren (HIV-Infektion)

☞ Innere Medizin, Infektionskrankheiten, Kap. 4.9

3 Bakterielle Infektionen

3.1 Pyodermien

Bakterielle Infektionen der Haut werden auch als Pyodermien (Pyos = Eiter; Derma = Haut) bezeichnet, und können sich sowohl an den Haarfollikeln manifestieren (follikuläre Pyodermie) als auch unabhängig von den Haarfollikeln auftreten (nichtfollikuläre Pyodermie).

3.1.1 Nichtfollikuläre Pyodermien

Impetigo contagiosa („Schmutzflechte")
Häufigste nichtfollikuläre Pyodermie, betrifft vorwiegend Kinder. Die Erreger, meist Staphylokokken oder Streptokokken, treten über kleine Hautläsionen ein. Die Läsionen finden sich bevorzugt im Gesichtsbereich (insbesondere Wangen- und Mundregion, ☞ Abb. 18.14), an den Händen und

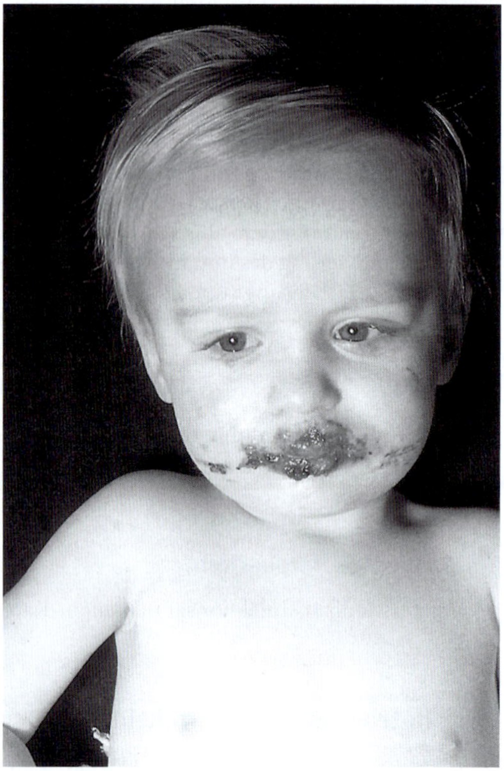

Abb. 18.14: Impetigo contagiosa [2]

am Hals. Besonders betroffen von der Impetigo contagiosa sind Atopiker. Die Krankheit ist hochinfektiös, sodass es zu Epidemien in Kindergärten oder Schulen kommen kann. Ursache sind meist Infektionen mit Staphylokokken, seltener Streptokokken.

Klinik. Primäreffloreszenz ist eine Blase auf erythematösem Grund. Im weiteren Verlauf füllen sich diese mit Eiter und das klinische Bild ist von Erythemen mit „honiggelben" Krusten gekennzeichnet (☞ Abb. 18.14). Subjektiv besteht leichter Juckreiz. Allerdings sollten Manipulationen unterbleiben, da es sonst zu Autoinokulation (neue Herde) kommen kann. Bei schwerem Befall, regionäre Lymphknotenschwellung und Fieber möglich.

Komplikationen. Generalisierte Impetigo, dem SSS-Syndrom (☞ Kap. 3.2) ähnlich. Rheumatisches Fieber bei Streptokokken-Infektion.

Therapie. Lokal antiseptische Externa in einer dem Hautzustand angepassten Grundlage. Für nässende Läsionen z.B. Linola Sept-Emulsion®, damit die Herde austrocknen. Zum Lösen fest anhaftenden Krusten Linola Sept-Creme® oder Salycyl- und jodhaltige Externa. Herde mit Pflaster abdecken, um Manipulationen zu vermeiden. Bei mehreren Herden oder bei Atopikern systemische Antibiose mit Staphylokokken- und Streptokokken-wirksamem Präparat.

Erysipel (Wundrose)
Vorwiegend durch β-hämolysierende Streptokokken der Gruppe A hervorgerufene Erkrankung. Die Erreger dringen durch kleinste Hautläsionen ein und verursachen in kurzer Zeit ein schweres Krankheitsbild mit heftigen Allgemeinsymptomen (hohes Fieber und Schüttelfrost).

Klinik. Lokal finden sich eine scharf begrenzte starke Rötung und Schwellung (Epidermis und Dermis befallen). Der betroffene Körperteil, meist eine Extremität (v.a. Unterschenkel bei bestehender Fußmykose als Eintrittspforte, ☞ Abb. 18.15 im Farbteil) oder das Gesicht, ist überwärmt. Das Erythem vergrößert sich zentrifugal. Die Ausbreitung der Erreger in den Lymphspalten zeigt sich in flammend roten, zungenartigen Ausläufern. Die regionalen Lymphknoten sind meist geschwollen;

ferner Fieber. Diese beiden Symptome können jedoch bei immunsupprimierten Patienten fehlen. Der Mund-Nasen-Rachen-Raum kann ebenfalls betroffen sein (**cave:** Glottisödem). Bei Befall des Gesichtes, insbesondere des Oberlides, besteht die Gefahr der Ausbildung einer Sinusthrombose. Schwere Verläufe mit Blasenbildung (E. bullosa) oder Nekrosen (E. gangraenosum) kommen vor (besonders bei abwehrgeschwächten Patienten).

Labor. CRP ↑, Leukozytose und Linksverschiebung.

Differentialdiagnose. Erysipeloid (keine schwere Allgemeinsymptomatik), Kontaktdermatitis.

Therapie. Bettruhe (**cave:** Antikoagulation nicht vergessen!); systemisch Penizilline oder Tetrazykline in hoher Dosierung; lokal antiseptische feuchte, kühle Umschläge. Zurückbleibende Erreger können zu einem Rezidiv führen (chronisches Erysipel) – daher immer suffiziente Therapie. Bei einem Erysipelrezidiv sollte eine Prophylaxe nach erfolgreicher Therapie angeschlossen werden: Depotpenicillin i.m. über 3–6 Monate.

Prognose. Gut. Bei rezidivierenden Erysipelen kann es zu einer „Verklebung" der Lymphkapillaren kommen. Klinisch fällt dies zunächst als Lymphödem, später schließlich als chronische Stauungsdermatitis auf.

3.1.2 Pyodermien der Haarfollikel

Je nach Tiefe können die an die Haarfollikel gebundenen Pyodermien in Ostiofollikulitiden, Follikulitiden, Furunkel und Karbunkel eingeteilt werden.

Ostiofollikulitis

Meist bei jungen Männern an Brust, Armen und Beinen auftretende oberflächliche Haarfollikelentzündung. Das Auftreten der Erkrankung wird u.a. durch Schwitzen und Seborrhö begünstigt.

Follikulitis

Der gesamte Haarfollikel ist in die Entzündungsreaktion einbezogen (häufigste Form ist die Folliculitis barbae, meist an der Oberlippe, seltener an den Augenbrauen).

Furunkel

☞ Chirurgie, Abb. 2.14, 2.15

Hier ist zusätzlich das den Haarfollikel umgebende subkutane Gewebe betroffen. Meist handelt es sich um eine Infektion mit koagulasepositiven Staphylokokken. Prädilektionsstellen für Furunkel sind Nacken, Nase, Oberlippe, Gesäß und Oberschenkelinnenseiten.

Merke

Furunkel bergen bei Lokalisation im Gesicht die Gefahr einer Sinusthrombose.

Furunkel heilen unter Narbenbildung ab. Als **Furunkulose** wird das Auftreten zahlreicher Furunkel an verschiedenen Körperstellen bezeichnet (häufig in Assoziation mit Diabetes mellitus oder Abwehrschwäche).

Karbunkel

Zusammenfließen mehrerer Furunkel mit phlegmonöser Ausbreitung in die Tiefe (Prädilektionsstellen sind Nacken und Rücken). Dieses Krankheitsbild geht häufig mit Fieber und starken Allgemeinsymptomen einher (**cave:** Sepsis). Die befallene Region fühlt sich bretthart an.

Therapie der Haarfollikelpyodermien

Lokale Gabe von desinfizierenden und antibiotischen Wirkstoffen sowie Eröffnung der reifen Pusteln. Bei Karbunkel Klinikeinweisung, chirurgische Eröffnung, hoch dosierte systemische Gabe von Antibiotika.

3.1.3 Pyodermien der Schweißdrüsen

Bakterielle Infektion der apokrinen Schweißdrüsen, meist in der Axilla (selten an der Vulva, der Mamma oder in der Analregion).

Klinik. In den Axillen entwickeln sich aus kleinen rötlichen Papeln tief liegende, harte, druckschmerzhafte Infiltrate. Bei Stichinzision entleert sich rahmiger Eiter. Die Krankheit verläuft oft chronisch-rezidivierend. Häufig bestehen starke Schmerzen und eine Bewegungseinschränkung des Armes. Begünstigend wirken sich starkes Schwitzen, Ausrasieren der Achselhaare oder Stoffwechselerkrankungen (v.a. Diabetes mellitus).

Therapie. Stichinzision, anschließend Pflege der betroffenen Hautpartien mit desinfizierenden oder antibiotischen Agenzien; systemische Gabe von Antibiotika; Suche nach begünstigenden Faktoren.

3.2 Scharlach und SSS-Syndrom (staphylokokkeninduziertes Lyell-Syndrom)

☞ Kap. 11.1 und Innere Medizin, Infektionskrankheiten, Kap. 3

3.3 Borreliose (Lyme-Disease)

☞ Kap. 5.4 und Neurologie, Kap. 3.4.1

3.4 Infektionskrankheiten durch Mykobakterien

3.4.1 Hauttuberkulose

Erreger der heute seltenen Hauttuberkulose ist das **Mycobacterium tuberculosis.** Die Infektion kann exogen, hämatogen oder lymphogen erfolgen. Die Hauttuberkulose gehört zu den Organtuberkulosen.

Erstinfektion

Falls es sich um eine Erstinfektion handelt (meist bei Kleinkindern), spricht man von einer **Tuberculosis cutis primaria.** Die Hauteffloreszenz bildet zusammen mit den regionär befallenen Lymphknoten den **Primärkomplex.**

Klinik. Zunächst kommt es zur Ausbildung einer lividen Papel, die zerfällt und sich zu einem kleinen Ulkus mit höckrig-schmierigem Grund und lividen unterminierten Randwällen entwickelt. Sitz der **Primärläsion** ist meist das Gesicht. Da es sich um eine Erstinfektion handelt, fällt der Tuberkulintest anfangs negativ aus. Im Abstrich vom Ulkusgrund finden sich in der Ziehl-Neelsen-Färbung rote Stäbchen. Eine Kultur auf Spezialnährböden ist möglich.

Bei diagnostischer Unsicherheit sollte eine Probebiopsie angestrebt werden. Auch in der Haut lassen sich die für die Tuberkulose typischen epitheloidzelligen Granulome nachweisen. Ferner kann ein Teil der Biopsie zum direkten Nachweis von Mycobacterium tuberculosis verwendet werden (Kultur oder PCR).

Zweitinfektion

Je nach Abwehrlage des Organismus sind bei Zweitinfektion folgende Verläufe möglich:

- **Miliartuberkulose:** bei schlechter Abwehrlage, disseminiert oder ulzerös, Schleimhautbefall, schlechte Prognose.
- **Tuberculosis colliquantiva cutis (Skrophuloderm):** entsteht durch endogene Ausbreitung (meist per continuitatem von betroffenen Lymphknoten) bei mittelguter Abwehrlage. Klinisch imponieren derbe, subkutane Infiltrate. Im weiteren Verlauf Zerfall, Perforation und Fistelbildung.
- **Tuberculosis ulcerosa cutis et mucosae (orifizielle Tuberkulose):** Befall der Haut durch Autoinokulation von inneren Organen bei schlechter Abwehrlage; Tuberkulintest daher negativ. Klinisch an den Körperöffnungen schmerzhafte Tumoren.
- **Lupus vulgaris** (Tuberculosis cutis luposa): bei normergischer Reaktionslage bevorzugt an Gesicht und Händen auftretende, chronisch verlaufende Dermatose. Es besteht Meldepflicht!

Merke

Unter Lupus vulgaris versteht man rötlich-braune Plaques, meist am Kopf oder im Nacken, die Narben und manchmal eine Zerstörung des tiefen Gewebes (wie des Knorpels) hinterlassen.

Therapie. Therapie wie bei Lungen-Tuberkulose nach den aktuellen Empfehlungen; eventuell chirurgische Exzision kleiner Herde oder plastische Eingriffe bei Mutilationen.

3.4.2 Lepra

Durch **Mycobacterium leprae** hervorgerufene chronische Systemerkrankung, die heute fast nur noch in den Tropen und Subtropen auftritt. Die Inkubationszeit beträgt 2–7 Jahre. Es werden bevorzugt Kinder befallen.

Ähnlich wie bei der Tuberkulose unterscheidet man je nach Abwehrlage zwei Hauptformen:

- **Lepra lepromatosa** (lepromatöser Typ): Bei schlechter Abwehrlage kommt es zu einem anergischen, infektiösen Verlauf mit schlechter Prognose. Es treten braunrötliche Infiltrate auf, die später knotig werden. Die Knoten sind unscharf begrenzt. Bevorzugte Lokalisationen sind Ellenbogen, Gesäß und Knie, oft auch Nasenschleimhaut und Augen. Die Erkrankung kann sich auch an inneren Organen manifestieren.

- **Lepra tuberculoides** (tuberkuloider Typ): hyperergе Reaktion bei guter Abwehrlage mit niedriger Infektiosität und günstiger Prognose. Scharf begrenzte rötliche Flecke und Papeln dehnen sich zentrifugal aus, zentral bleiben depigmentierte Stellen zurück. Die Hautläsionen sind charakteristischerweise schmerzunempfindlich (Hypästhesie wegen Nervenbeteiligung!).
- **Borderline-Lepra** (Lepra indeterminata): Zwischenform beider Typen.

Therapie. Dapson, Rifampicin und Clofazimin; bei Lepra tuberculoides eventuell zusätzlich Steroide und Antiphlogistika; bei Lepra lepromatosa eventuell Thalidomid.

Merke

Thalidomid (früher unter dem Handelsnamen Contergan®) führt zu schwersten Fetopathien. Deshalb Einnahme bei Frauen im gebärfähigen Alter nur unter sicherer Kontrazeption!

3.4.3 Atypische Mykobakteriosen

Eine recht häufige atypische Mykobakteriose, die sich an der Haut manifestiert, ist das Schwimmbadgranulom.

Klinik und Diagnostik. Es imponieren rote, schuppende Plaques, die eitrig einschmelzen können. Erreger sind M. marinum oder M. kansasii, die in feuchtem Milieu (Schwimmbad, häufiger Übertragung durch Fische – Aquariumbesitzer) leben. Die Diagnose stützt sich auf die Anamnese, das klinische Bild und den histologischen Nachweis von Granulomen. In einigen Fällen kann es gelingen, den Erreger mittels PCR oder Kultur aus einer Hautbiopsie zu isolieren.

Therapie. Antibiotische Behandlung über mehrere Wochen andauernd. Alternativ können Doxycyclin oder INH plus Rifampicin verwendet werden. Bei isolierten Herden ist auch ein operatives Vorgehen eine probate Therapieoption.

3.5 Pseudomykosen

Erythrasma und Aktinomykose werden wegen des klinischen Bildes bzw. der unglücklichen Nomenklatur mit Mykosen der Haut verwechselt. Daher rührt die Bezeichnung als „Pseudomykosen".

Erythrasma

Durch **Corynebacterium minutissimum** hervorgerufene, vor allem axillär und inguinal auftretende Infektion, die im Wood-Licht karminrot fluoresziert.

Klinik. Man findet scharf begrenzte, polyzyklische, schuppende Herde mit rötlichem oder bräunlichem Farbton. Die Erkrankung neigt zu Rezidiven.

Therapie. Erythromycin, Tetrazyklin; oft genügen lokale Desinfektion und Waschen mit sauren Seifen.

Aktinomykose

Durch den normalerweise in der Mundhöhle vorkommenden Anaerobier Actinomyces israelii ausgelöste Hautinfektion.

Klinik. Es kommt zur Ausbildung blauroter, bretharter Infiltrate, die abszedieren und fisteln können. Bevorzugt werden Hals und Wangen befallen, aber auch innere Organe (Darm, Lunge, Nervensystem) können betroffen sein. Der Erregernachweis im Eiter ist nicht immer möglich. Kulturen können angezüchtet werden.

Merke

Die Aktinomykose (Erreger Actinomyces israelii) ist keine mykotische, sondern eine **bakterielle** Infektion!

Therapie. Hoch dosiert Penizillin oder Breitspektrumpenizilline; eventuell Punktion, Drainage oder Exzision.

4 Dermatomykosen

Pilzerkrankungen der Haut gehören zu den häufigsten Infektionskrankheiten des Menschen; ihre Zahl nimmt trotz neuer Therapiemöglichkeiten weiterhin zu. Die Pilze können lange Zeit apathogen auf der Haut siedeln. Bestimmte Faktoren begünstigen das Auftreten von Krankheitserscheinungen, z.B.:

- Allgemeinerkrankungen, z.B. Diabetes mellitus
- Medikamente (insbes. Kortikoide, Antibiotika und Zytostatika)
- starkes Schwitzen (Hyperhidrosis)
- Defekte im Säuremantel der Haut

Diagnostische Nachweismöglichkeiten von Pilzinfektionen:

- mikroskopisches **Nativpräparat,** das in 30%iger Kalilauge getrocknet wird (die Schuppenentnahme sollte aus dem schuppenden Randbezirk erfolgen)
- **Pilzkultur:** ermöglicht Identifizierung des Erregers
- einige Spezies mit Hilfe des **Wood-Lichts** (UV-A-Licht der Wellenlänge 360 nm)
- **serologischer Nachweis** mittels Hämagglutination oder Immunfluoreszenz – eher für experimentelle Fragestellungen
- **Polymerase-Kettenreaktion** (PCR)

4.1 Oberflächliche Mykosen

4.1.1 Dermatophytosen (Tinea)

Als Tinea bezeichnet man eine von Epidermophyton-, Trichophyton oder Mikrosporum-Arten hervorgerufene Infektion der Haut, Haare oder Nägel. Der Begriff Trichophytie bezeichnet eine durch Trichophyton-Arten, Mikrosporie eine durch Mikrosporum-Arten hervorgerufene Tinea-Erkrankung. Viele Tinea-Erkrankungen können sowohl von Trichophyton- als auch von Mikrosporum-Arten verursacht werden. Epidermophyton-Arten befallen die Haut, nicht jedoch Haare und Nägel.

Tinea pedis (Fußpilz)

Meist durch Trichophytenarten hervorgerufene, sehr häufige Mykose, die sich zunächst in den Zehenzwischenräumen als lokalisierte Rötung und Schuppung der Haut manifestiert. Es können sich auch Bläschen bilden. Begünstigend wirken starkes Schwitzen und feuchte Umgebung („Sportlerfüße", ☞ Abb. 18.16 im Farbteil). Bei schwerem Verlauf können Erosionen, tiefe Rhagaden und eine interdigitale weißliche Verquellung der Haut auftreten.

Da die Mykose immer eine Eintrittspforte für Keime darbietet, kann es zum Erysipel kommen.

Tinea manum (Handpilz)

Schuppende, hyperkeratotische Erscheinungen, ggf. Rhagaden an der gesamten Palmarfläche, einschließlich Fingerkuppen und Fingerbeugeseiten (vgl. Dyshidrosis). Die Erkrankung ist seltener als eine Tinea pedis, ist jedoch fast immer mit einer Tinea pedis assoziiert.

Tinea corporis (Körperpilz)

Klassisches Bild mit runden, ovalen oder unregelmäßig geformten entzündlichen Herden. Durch die Ausbreitung des Pilzes von innen nach außen kommt es zu der typischen randbetonten Schuppung mit zentraler Abblassung (☞ Abb. 18.17).

Trichophytia barbae (Tinea barbae)

Im Bartbereich bilden sich follikuläre Papeln, Pusteln und Knoten aus. Zusammen bilden die Effloreszenzen eine krustöse, eitrige, höckrig-tumoröse Oberfläche. Der Erregernachweis ist in abgebro-

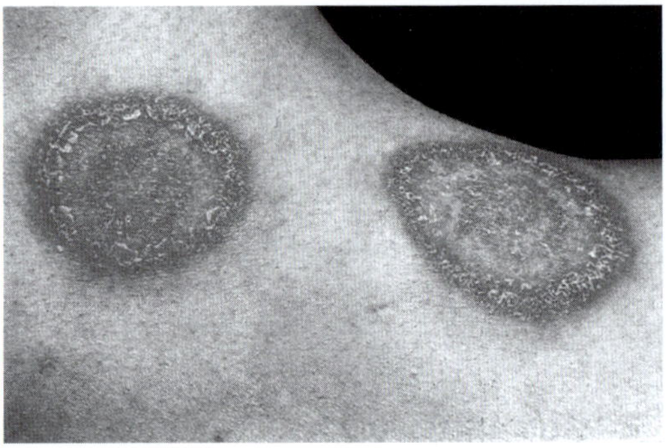

Abb. 18.17: Tinea corporis. Einzelne oder multiple, rundlich-ovale Plaques mit Schuppung und Erythem, vor allem am Rand der Herde. [2]

chenen Haaren leicht möglich. In besonders schweren Fällen können sich Pusteln, Abszesse und Fisteln in entzündlich angeschwollener, behaarter Haut entwickeln. Man spricht dann auch von einem **Kerion barbae.**

Trichophytia capilliti (Tinea capitis)

Ähnliche Erscheinungen am behaarten Kopf. Bei besonders schwerem Befall spricht man hier von einem **Kerion celci.** Man unterscheidet verschiedene Muster des Haarbefalls:

- **Endothrix-Muster:** verursacht durch Pilze der Gattung Trichophyton. Die Erreger dringen in den Haarschaft ein, das Haar bricht am Haaransatz ab („black dot"-Tinea capitis).
- **Ektothrix-Muster:** verursacht durch Pilze der Gattung Mikrosporum. Die Erreger legen sich auf das Haar, der Schaft wird von außen zerstört. Die Haare brechen teilweise ab, das klinische Erscheinungsbild erinnert z.T. an eine „schlecht gemähte Wiese", ☞ Abb. 18.18. Im Wood-Licht fluoreszieren die Erreger i.U. zu Endothrix-Erregern gelbgrün.
- **Favus-Muster:** klassisch verursacht durch Trichophyton schoenleinii, schwerste Form der Haarinfektion, in Deutschland nur noch selten. Im Haarschaft finden sich Hyphen und Luftblasen. Die Kopfhaut weist dicke gelbe Krusten (Skutula) auf. Auch als Tinea capitis favosa bzw. Kopfgrind oder Erbgrind bezeichnet.

Die Behandlung der Tinea capitis muss wegen der Tiefe der Infektion in den Haarfollikeln immer systemisch erfolgen (s.u.).

Eine Tinea capitis birgt stets die Gefahr eines permanenten Haarverlustes. Ursache ist eine durch Entzündungsprozesse bedingte Zerstörung und Vernarbung der Haarfollikel („narbige Alopezie"). Die Erkrankung muss deshalb rechtzeitig erkannt und adäquat therapiert werden.

Diagnostik und Therapie der Tinea

Diagnostik per Anamnese, Klinik, Nativpräparat, evtl. Kultur. Prädisponierende Faktoren sollten ausgeschaltet werden. Wichtig sind eine gewissenhafte Hygiene und das Tragen leichter, luftdurchlässiger Kleidung bzw. Schuhe. Weitere Therapieoptionen:

- **Lokaltherapie:** Lokale Antimykotika werden erfolgreich zur Behandlung oberflächlicher Tinea-Erkrankungen eingesetzt, z.B. bei den häufigen auftretenden Tinea corporis, Tinea pedis.
- **Systemische Therapie:** Bei tiefen Infektionen, z.B. Tinea capitis, Kerion barbae. Verschiedene Wirkstoffe stehen zur Verfügung, z.B. Griseofulvin, Itrakonazol, Terbinafin und Flukonazol.

Onychomykose (Nagelmykose)

☞ Kap. 17.2

4.1.2 Soor (Kandidose)

Häufigster Erreger ist Candida albicans. Prädisponierend wirken ein reduzierter Allgemeinzustand, Kortikosteroide, Zytostatika, Antibiotika, Gravidität, orale Kontrazeptiva sowie ein feuchtes Milieu.

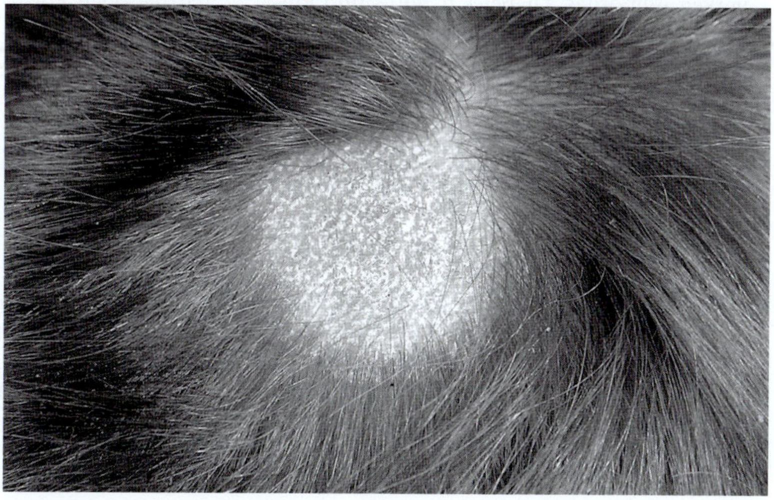

Abb. 18.18: Mikrosporie: kleine, pityriasiform schuppende Herde mit scharfer Begrenzung [2]

Klinik. Je nach dem Sitz der Infektion unterscheidet man verschiedene Formen:

- **intertriginöse Kandidiasis** (Achselhöhle, Analfalte, Submammärregion, Vulva): nässende Rötung durch Zusammenfließen und Erosion vorhandener Pusteln. Am Rand charakteristischerweise Schuppenkrausen (Collerette) und Satellitenpusteln.
- **interdigitale Kandidiasis:** bevorzugt zwischen dem 3. und 4. Finger auftretende, scharf begrenzte Rötung, Erosion und Rhagadenbildung (auch zwischen den Zehen). Beim Säugling evtl. auch in Gluteal- und Perianalfalten (ähnliches klinisches Bild wie Windeldermatitis).
- **Kandidainfektionen der Schleimhäute** (Soor, s.u.)
- **generalisierte Soormykose:** durch Einbruch in die Blutgefäße kann es zur Metastasenabsiedlung in Lunge, Gehirn, Knochenmark und Nieren kommen (besonders bei schlechter Abwehrlage).

Die Kandidainfektionen der Schleimhäute lassen sich nach ihrer Lokalisation noch weiter unterteilen:

- **Soor der Mundhöhle:** bevorzugt an Zunge und Wangenschleimhaut auftretende weißliche, plaqueförmige Beläge, aus einzelnen Stippchen hervorgehend. Beim Abstreifen treten leicht Blutungen auf.
- **Soorbalanitis:** in erster Linie am Sulcus coronarius sowie an Glans und Präputium lokalisierte weißliche Stippchen auf gerötetem Grund, gelegentlich mit Erosionen. Die Infektion kann auf die Harnröhre übergreifen. Disponierend wirken Adipositas, Diabetes mellitus und Phimose. Subjektiv bestehen starkes Brennen und Ausfluss.
- **Soorvulvitis** (klinisches Bild analog Intertrigo)
- **Soorparonychie** (Kandidiasis der Nägel): oft nach Maniküreschäden, Arbeiten im Wasser, Dyshidrosis, Durchblutungsstörungen. Meist sind Nagelwall und Nagelbett befallen. Bei Befall des Nagelwalls entwickeln sich eine stark schmerzhafte Rötung und Schwellung, seitlich kann Eiter exprimiert werden. Der Nagel ist oft grünschwärzlich verfärbt, bei längerem Bestehen kommt es oft zu Wachstumsstörungen.

Diagnostik. Nativpräparat (Nachweis von Sporen und Hyphen), Kultur, Serologie (Hämagglutination und Immunfluoreszenz).

Therapie. Grundleiden behandeln. Lokalbehandlung: Antimykotika (Nystatin), Imidazolderivate (Clotrimazol, Ketoconazol, Ciclopiroxolamin, Tolnaftat u.a.) in austrocknender Grundlage (flüssig oder Paste). Alt, aber dennoch gut sind auch Farbstofflösungen (z.B. Brilliantgrün), die zum Teil jedoch nicht (mehr) zugelassen sind.

4.1.3 Pityriasis versicolor

Durch **Pityrosporum orbiculare** (Malassezia furfur) hervorgerufene Hauterkrankung. Sie gilt als eine der häufigsten Mykosen des Menschen.

Klinik. Man findet bevorzugt am Stamm (Schulter, Hals, Rücken, Brust) lokalisierte, scharf begrenzte, unterschiedlich große, konfluierende Herde mit kleinlamellöser (hobelspanförmiger) Schuppung (☞ Abb. 18.19 im Farbteil).

Die befallenen Stellen imponieren hellbraun auf normaler Haut, auf gebräunter Haut jedoch weißlich (der Pilz produziert ein Enzym, das die Melaninsynthese hemmt, Pityriasis versicolor alba). Das Auftreten der Pityriasis versicolor wird durch starkes Schwitzen (im Sommer oder bei fieberhaften Erkrankungen) begünstigt. Im Nativpräparat durch Tesastreifenabriss findet man Myzelstränge zwischen runden Sporenhaufen („Spaghetti mit Klößchen"); im Wood-Licht goldgelbe Fluoreszenz.

Therapie. Behandlung der verstärkten Schweißneigung. Lokale Desinfektion der Herde (z.B. Salicylspiritus 3%), Waschen mit sauren Seifen. Bei hartnäckigen Formen hochwirksame Antimykotika (Clotrimoxazol) topisch. Die Behandlung sollte noch 2–3 Wochen nach Abklingen der Beschwerden fortgeführt werden (Rezidivneigung!). Kontrolle durch Wood-Licht.

4.2 Subkutane Mykosen

Eine Gruppe von Erkrankungen, die durch das Eindringen von Pilzen aus dem Erdreich in Dermis oder Subkutis hervorgerufen wird (z.B. durch Dornen, Splitter etc.). Der bloße Kontakt mit Erregern bei intakter Hautbarriere führt nicht zur Erkrankung. Zu den subkutanen Mykosen zählen u.a.:

- **Sporotrichose (Rosengärtnerkrankheit):** Verursacht durch Sporothrix schenckii. In den gemäßigten Zonen Europas infizieren sich z.B. Gärtner. Nach einem Dornenstich gelangt der Erreger in die Haut. Er kommt am Ort der Inokulation zu Papeln und Knoten, die ulzerieren und eitern können. Im Verlauf der Erkrankung entstehen weitere gerötete Knötchen entlang der ableitenden Lymphbahnen. Eine systemische Ausbreitung der Infektion ist sehr selten.

- **Chromoblastomykose:** Tropenerkrankung, tritt gelegentlich auch in Europa auf. Landwirte, Grubenarbeiter und andere Freiluftberufe können betroffen sein. An der Inokulationsstelle bilden sich zuerst Knoten, dann warzige Plaques. Diese können ulzerieren. Ihre Oberfläche weist zahlreiche braun-schwärzliche Pünktchen auf, bei denen es sich um verklumpte Pilzelemente handelt. Konstitutionelle Krankheitssymptome sind selten, ebenso eine systemische Ausbreitung der Infektion.
- **Myzetom:** Progressive, destruierende Infektion der Haut, Subkutis, Muskeln und Knochen als Folge einer Verletzung mit nachfolgender Infektion durch Pilze und Bakterien. Mehrere Dutzend verschiedene Pilzarten sowie Aktinomyzeten und Nokardien können die Erkrankung hervorrufen. Verbreitet v.a. in Indien, Indonesien, Südamerika und Zentralafrika. Betrifft v.a. Landarbeiter, die barfuß gehen.

Therapie. Systemische Antimykotika (z.B. Itrakonazol), ferner chirurgisch-destruktive Maßnahmen wie Kryotherapie und Exzision.

4.3 Systemmykosen

Bei den Systemmykosen unterscheidet man echte und opportunistische Mykosen. Echte Systemmykosen können auch immungesunde Menschen befallen, opportunistische v.a. Abwehrgeschwächte. Die Sporen der Pilze gelangen zunächst durch Inhalation in die Lunge, später kommt es zu einer systemischen Aussaat, u.a. mit Hautbefall. Zu den echten Systemmykosen zählen die in Deutschland nicht endemischen Histoplasmose, Blastomykose, Kokzidiomykose und Parakokzidiomykose. Opportunistische Systemmykosen beinhalten die Kandidasepsis, Aspergillose, Kryptokokkose, Penicillium-Infektion und Mukormykose. Diese z.T. schweren Erkrankungen werden systemisch antimykotisch therapiert.

5 Protozoenerkrankungen, Epizoonosen

5.1 Leishmaniose

Der Erreger ist **Leishmania tropica,** ein Flagellat. Die Übertragung erfolgt durch stechende Mückenweibchen (Gattung Phlebotomus) oder durch direkten Kontakt. Die Inkubationszeit beträgt 10 Tage bis mehrere Monate. Insgesamt lassen sich 4 Verlaufsformen der Erkrankung unterscheiden (☞ Tab. 18.3).

Diagnostik. Klinik und Anamnese (Aufenthalt in einem der Endemiegebiete?). Zur Diagnosesicherung Materialentnahme aus dem Ulkusgrund, dann direkter mikroskopischer Nachweis oder Kultur.

Therapie. Je nach Verlaufsform (☞ Tab. 18.3). In der Regel gute Prognose.

5.2 Skabies (Krätze)

Diese Hauterkrankung wird durch die Krätzmilbe hervorgerufen und durch engen (oft sexuellen) Körperkontakt, selten auch durch Wäschestücke übertragen. Die Milbenweibchen bohren Gänge in die Hornschicht und legen dort ihre Eier ab.

Klinik. Die gangartigen Papeln finden sich vorwiegend in den Fingerzwischenräumen, den Mamillen und am Genitale. Besonders nachts tritt quälender Juckreiz auf. Als diagnostischer Hinweis gilt der Nachweis von Milben, Larven oder Kotballen. Die Symptome der Skabies werden nicht durch die Milben direkt, sondern durch eine Kontaktsensibilisierung gegen Milbenantigene verursacht.

Therapie. Verbesserung der Körperhygiene. Eine effektive Alternative ist die Behandlung mit Permethrin-Creme. Sie ist als 5%ige Creme für Erwachsene und als 2,5%ige für Kinder und Schwangere geeignet. Eine einmalige Therapie ist ausreichend. Symptomatische Therapie des Juckreizes (Antihistaminika). Nachbehandlung des postskabiösen Ekzems mit rückfettenden Externa. Auf alle Fälle müssen eine Untersuchung und Behandlung der im Haushalt lebenden Personen erfolgen.

Tab. 18.3: Verlaufsformen der Leishmaniose

Typ	Erreger	Vorkommen	Klinik	Therapie
Viszerale Leishmaniose (Kala-Azar)	• L. donovanii • u. a.	• mittlerer Osten • Ostasien • Afrika • Südamerika	• schwere Systemerkrankung mit Fieber, AZ ↓, Splenomegalie • Hyperpigmentierungen (Kala-Azar: schwarze Krankheit)	• Na-Stibogluconat • Ggf. zusätzlich Interferon-γ
Kutane Leishmaniose der alten Welt	• L. tropica • L. major • L. aethiopica	• naher Osten • Mittelmeergebiet • Afrika • Indien	• Primäreffloreszenz: rote Papel • im Verlauf schmerzloses Ulkus	• Exzision • Kryotherapie • Ausgehnter Befall: Na-Stibogluconat
Kutane Leishmaniose der neuen Welt	• L. mexicana • L. amazonensis	Mittel- und Südamerika	s. o.	• Exzision • Kryotherapie • Ausgehnter Befall: Na-Stibogluconat
Mukokutane Leishmaniose	• L. brasiliensis • u. a.	Mittel- und Südamerika		meist wie bei Kala-Azar

Merke

In aller Regel ist die Skabies nicht ansteckend, da sich normalerweise nur wenige (ca. 3–5) Milben auf einem betroffenen Patienten finden.
Die Ausnahme von der Regel ist die sogenannte **Scabies norwegica,** die meist nur unter schlechten hygienischen Bedingungen oder bei Immundefizienz auftritt. Bei den betroffenen Patienten lassen sich **massenhaft Milben** nachweisen. Daher ist diese Verlaufsform auch recht ansteckend, eine Übertragung durch Wäsche oder Kämme ist möglich.
Klinisch zeigt sich eine **schuppende Erythrodermie.**
Therapie wie bei „normaler" Skabies. Sicherheitshalber sollte ggf. länger behandelt werden. Ferner entsprechende Therapie der Erythrodermie.

5.3 Hauterkrankungen durch Ektoparasiten

Pediculosis (Läusebefall)

Drei Gruppen von Läusen kommen beim Menschen vor:

- Kopflaus (Pediculus capitis, 2–3 mm groß)
- Kleiderlaus (Pediculus humanus, 3–4,5 mm groß)
- Filzlaus (Phthirus pubis, 1–2 mm groß).

Die **Kopflaus** legt länglich-ovale Eier („Nissen"), die an den Haaren festkleben; sie durchläuft bei der Entwicklung drei Larvenstadien. Der Lebenszyklus ist in 3 Wochen abgeschlossen. Die bevorzugten Temperaturen liegen um 28–30 °C.

Epidemiologie. Übertragung von Mensch zu Mensch durch verlauste Kopfbedeckungen, Decken, Kämme etc.

Klinik. Juckreiz durch Stich der Läuse (Blutsaugen); Kratzeffekte am Kopf mit eventuellen Sekundärinfektionen (Impetigo, Ekzeme, regionale Lymphknotenschwellungen hinter den Ohren mit Abszedierung).

Diagnostik. Sorgfältige Inspektion; Läuse und Nissen sind mit bloßem Auge oder mit der Lupe sichtbar. Die Nissen haften fest am Haar (im Gegensatz zu Schuppen).

Komplikationen. Unter hygienisch schlechten Bedingungen sind Läuse oft Überträger von Infektionskrankheiten (z. B. Fleckfieber).

Therapie. Haarwäsche mit Essigwasser (löst Nissen ab), Auskämmen mit essigfeuchtem Läusekamm, anschließend Permethrin lokal, ggf. Behandlung des Ekzems (das oft durch Allergie auf Läuseantigene entsteht).

Pulicosis (Flohstich)

Klinik. Der Flohstich hinterlässt eine runde, entzündliche Rötung oder Quaddel, oft mit einem kleinen blutigen Punkt in der Mitte. Gelegentlich kann eine juckende Purpura pulicosa auftreten.

Therapie. Permethrin lokal.

Cimicosis (Wanzenstich)

Klinik. Nach Wanzenstichen können sich Quaddeln, Blasen oder Exantheme ausbilden. Bei Gewöhnung kann jedoch eine Reaktion völlig ausbleiben.

Therapie. Symptomatisch (juckreizlindernd); wohnungshygienische Maßnahmen.

5.4 Borreliose

Die Krankheit wird durch Infektion mit der Spirochäte Borrelia burgdorferi verursacht. Übertragen wird das Bakterium durch Zeckenbiss. Durch den Biss des Holzbockes (Ixodes ricinus) können sowohl Viren (z. B. FSME-Viren: Frühsommermeningoenzephalitis) als auch Bakterien (z. B. Borrelia burgdorferi) übertragen werden. Nach einem Biss werden Zecken am besten manuell mit einer Zeckenzange entfernt. Bei dem oft praktizierten Betupfen mit Öl kann es durch die Hypoxie der Tiere zu einer vermehrten Erregerübertragung kommen. Bleibt der Versuch, die Zecke zu entfernen, ohne Erfolg, evtl. kleine Hautstanze.

Im Folgenden werden die dermatologischen Manifestationen der **Borrelieninfektion** beschrieben, die stadienhaft durchlaufen werden können; jedoch können einzelne Krankheitsbilder auch gänzlich fehlen

Erythema chronicum migrans (ECM)

☞ Neurologie, Kap. 3

Klinik. Tage bis Wochen nach einem Zeckenbiss entsteht um die Bissstelle herum ein sich zentrifugal ausbreitendes Erythem mit zentraler Abblassung. Weitere mögliche Symptome sind Lymphknotenschwellungen und Abgeschlagenheit. Mitunter gelingt das Anzüchten der Borrelien aus einer Probebiopsie aus dem Randbereich des Erythema migrans.

Lyme-Disease

Klinik. Mehrere Monate nach einem Zeckenbiss treten Fieber, Kopf- und Gliederschmerzen, arthritische Beschwerden sowie Störungen des Herzerregungsleitungssystems auf. Der Rheumafaktor ist negativ.

Merke

Das Krankheitsbild ist nach dem nordamerikanischen Ort Lyme benannt, in dem dieser Symptomenkomplex in den 70er Jahren nach Zeckenbissen und anschließendem Erythema chronicum migrans endemisch beobachtet wurde.

Garin-Bujadoux-Bannwarth-Syndrom (Meningopolyneuritis und -radikulitis)

Klinik. Wenige Wochen nach Zeckenbiss und anschließendem Erythema chronicum migrans treten starke einseitige Schmerzen mit sensorischen und motorischen Ausfällen (oft Nervi facialis und abducens) auf. Es besteht häufig eine Liquorpleozytose. Die Erkrankung verläuft meist langwierig.

Lymphadenosis cutis benigna

Klinik. Monate bis Jahre nach Zeckenbiss (oft ohne ECM) kommt es zum Auftreten eines rötlich lividen Knotens, der histologisch durch eine Lymphozytenansammlung charakterisiert ist (Lymphozytom). Bevorzugte Lokalisationen sind Ohrläppchen oder Brustwarzen.

Acrodermatitis chronica atrophicans Herxheimer

Klinik. Jahre bis Jahrzehnte nach Zeckenbiss entwickelt sich im Bereich einer Extremität, selten auch beidseitig, ein Areal zigarettenpapierartig gefältelter, atrophischer Haut mit verstärkter Venenzeichnung. Die Atrophie bezieht histologisch alle Hautschichten mit ein. Es besteht ein lymphozytenreiches Infiltrat. Die Hautveränderungen sind auch unter Therapie kaum rückbildungsfähig. Gleichwohl können fibroide Knoten in Gelenknähe und eine Arthritis bestehen.

Diagnostik der Borreliose

Eine Borrelieninfektion wird klinisch diagnostiziert. Im Zweifel ggf. Probebiopsie zur histologischen und mikrobiologischen Untersuchung. Die Serologie kann in unklaren Fällen durchgeführt werden. Allerdings ist sie ein eher schlechter Parameter und sollte nicht routinemäßig eingesetzt werden.

Therapie der Borreliose

Stadienabhängig. Eingesetzt werden Doxycyclin bzw. Amoxicillin, in schweren Fällen Penizilline oder Cephalosporine der 3. Generation (z. B. Ceftriaxon). Die Dosierung und Darreichungsform (p. o. oder i. v.) richten sich nach dem Stadium der Erkrankung.

Klinischer Fall

Ein 5-jähriges Mädchen wird wegen einer akut auftretenden einseitigen Fazialisparese in die Klinik eingewiesen. In letzter Zeit Klagen über Unwohlsein, Kopf- und Gliederschmerzen, insbesondere Nackenschmerzen. Anamnestisch wird über einen Zeckenbiss am linken Oberarm vor 6 Wochen berichtet. Um die Bissstelle entwickelte sich eine sich allmählich ausbreitende, schließlich handtellergroße erhabene Rötung, die dann von innen nach außen langsam abblasste und erst vor 2 Wochen wieder ganz abklang. In der linken Achselhöhle sei vorübergehend eine kirschgroße Schwellung aufgetreten.
Befund: schlechter Allgemeinzustand, periphere Fazialisparese links, ausgeprägte Nackensteife, Temperatur sublingual 38 °C. Lumbalpunktion: Liquor klar, 450 Zellen/µl, vorwiegend Lymphozyten, Liquorzucker 2 mmol/l (44 mg/dl), Liquoreiweiß 70 mg/dl, mikroskopisch und kulturell keine Bakterien nachweisbar. Blutzucker 99 mg/dl. **Diagnose:** Lyme-Krankheit durch Borrelieninfektion mit Erythema chronicum migrans.

6 Physikalisch und chemisch bedingte Hauterkrankungen

6.1 Lichtdermatosen

Die größte Bedeutung für die Auslösung lichtabhängiger Dermatosen hat das UV-Licht. Das sichtbare Licht (400–780 nm) spielt diesbezüglich nur eine geringe Rolle. Je nach Wellenlänge werden UV-A-, UV-B- und UV-C-Strahlen unterschieden (☞ Tab. 18.4).

Als **minimale Erythemdosis (MED)** ist diejenige Lichtdosis (Joule/cm^2) definiert, die bei bestimmter Wellenlänge gerade noch eine Rötung hervorruft (abhängig von Wellenlänge und individuellem Hauttyp).

- UV-A: MED ca. 10–50 J/cm^2
- UV-B: MED ca. 10–20 mJ/cm^2 (ca. 1/1000 der Dosis von UV-A)

Zu den verschiedenen Hauttypen ☞ Tab. 18.5.

Dermatitis solaris (Sonnenbrand)

Klinik. Akuter Lichtschaden durch UV-B, ausnahmsweise auch durch UV-A, mit schmerzhafter Rötung der belichteten Hautpartien, evtl. auch mit Blasenbildung sowie Hypotonie und Kollapsneigung.

Therapie. Lokal Glukokortikoidlotionen; systemisch nichtsteroidale Antiphlogistika, z.B. Indometacin, bei großflächigem Sonnenbrand auch systemische Kortikoidapplikation.

Hautalterung (Skin-Aging)

Klinik. Die lebenslange Summation von UV-A-Bestrahlung führt zu chronischen Hautschäden mit Faltenbildung und Runzeln (Elastosis actinica/senilis). Besonders im Gesicht und Nacken kann es auch zu einer tiefen, rautenförmigen Furchung der Haut kommen (Cutis rhomboidalis nuchae), vor allem bei Landwirten und Wassersportlern. UV-B-Effekte sind aktinische Keratosen, Lentigo maligna, Basalzell- und spinozelluläre Karzinome.

Phototoxische Dermatitis

Durch UV-Licht werden bestimmte Substanzen in entzündungsprovozierende Stoffe umgewandelt, die dann eine akute Dermatitis mit ödematöser Rötung und Bläschen hervorrufen. Die Hauterscheinungen bleiben meist streng auf das belichtete Areal beschränkt (im Gegensatz zur photoallergischen Dermatitis). Phototoxisch wirksame Substanzen sind:

- **lokal:** Teer, ätherische Öle, Furocumarine (in bestimmten Pflanzen enthalten)
- **systemisch:** Furocumarine, Tetrazykline, Phenothiazine, Nalidixinsäure
- **systemisch-endogen:** Porphyrine (bei Porphyrien, ☞ Kap. 10.1)

Tab. 18.5: Einteilung der Hauttypen nach Reaktion auf Sonnenexposition

Hauttyp	Hautreaktion
Typ I	immer Sonnenbrand, nie braun
Typ II	immer Sonnenbrand, selten braun
Typ III	gelegentlich Sonnenbrand, immer braun
Typ IV	extrem selten Sonnenbrand, immer braun
Typ V	Dunkelhäutige (Inder, Mittelmeerbewohner, amerikanische Ureinwohner)
Typ VI	Schwarze

Tab. 18.4: Wirkung unterschiedlicher UV-Strahlen

UV-A (400–320 nm)	UV-B (320–280 nm)	UV-C (280–200 nm)
• Sofortpigmentierung (Dunkelung farbloser Pigmentvorstufen) • Hautalterung • Karzinogenese	• indirekte Pigmentierung (Stimulierung der Melanozyten) • Karzinogenese	• Effekte wie UV-B • wesentlich stärker karzinogen • wird durch Ozonschicht weitgehend absorbiert (noch!)

Klinischer Fall

Eine 42-jährige Frau unterzieht sich während der Wintermonate zur Osteoporoseprophylaxe einer UV-Bestrahlung. Seit mehreren Tagen nimmt sie wegen einer Schlafstörung regelmäßig das Phenothiazinderivat Promethazin ein. Etwa 8 h nach der zweiten lege artis durchgeführten UV-Bestrahlung tritt eine akute, sonnenbrandähnliche Dermatitis auf, die streng auf die bestrahlten Areale beschränkt ist.
Wahrscheinliche Diagnose: Photosensibilisierung.

Die Therapie der phototoxischen Dermatitis erfolgt mit topischen Steroiden, ggf. in Kombination mit topischen Antiseptika. Um eine hier häufige postinflammatorische Hyperpigmentierung zu vermeiden, sollten die Patienten die betroffenen Areale vor direkter Sonnenbestrahlung schützen.

Spezielle Formen phototoxischer Dermatitiden

Dermatitis bullosa pratensis (Wiesengräserdermatitis). Dermatitis nach Kontakt mit furocumarinhaltigen Pflanzen, z.B. Wiesengräsern, und anschließender UV-Bestrahlung (Sonnenbad auf Wiese).

Man beobachtet strichförmige Rötungen (Abbild der Pflanze) mit Bläschen. Die Effloreszenzen hinterlassen nach Abheilen lang dauernde Hyperpigmentierungen. Auftreten meist 24 h nach Sonnenexposition.

Berloque-Dermatitis (Photodermatitis pigmentaria). Eine Lichtdermatitis mit Pigmentationen in Form kleiner Uhrkettenanhänger (franz.: berloque), hervorgerufen durch ätherische Öle (z.B. Bergamottöl) in spirituösen Kosmetika (z.B. Kölnischwasser).

Photoallergische Dermatitis. Durch UV-Licht können bestimmte lokal applizierte oder systemisch verabreichte Stoffe (sog. Haptene) so verändert werden, dass sie zu einem Allergen werden. Der Körper vermag auf dieses „Allergen" mittels einer Typ-IV-Reaktion nach Coombs zu reagieren (diese Reaktion kann jedoch auch ausbleiben). Man findet eine akute Dermatitis an lichtexponierten Hautarealen. Streureaktionen in angrenzende Gebiete oder auch systemisch sind möglich. Die Reaktion kann bereits bei geringer UV-Dosis auftreten. Zur Diagnose wird der sog. **belichtete Epikutantest** durchgeführt (Nachweis photoallergischer Reaktion durch Aufbringen der vermuteten Substanzen auf die Haut für 24 h, anschließend UV-A-Bestrahlung mit halber MED. Im positiven Fall Auftreten der Dermatitis nach weiteren 24 h).

Stoffe mit photoallergischer Potenz sind:
- **lokal:** antimikrobielle Substanzen, optische Aufheller, Lichtschutzstoffe
- **systemisch:** Sulfonamide, Diuretika, Sulfonylharnstoffe, Phenothiazine, Cyclamat (Süßstoff)

Licht kann außerdem das Auftreten bestimmter Erkrankungen provozieren. Dazu gehören: Rosazea, Lupus erythematodes (alle Formen), Lichen ruber planus, rezidivierender Herpes, Porphyrien, seborrhoisches Ekzem, eventuell Neurodermitis und Psoriasis.

Merke

Phototoxische Substanzen sind bei jeder Person toxisch wirksam (chemisches Irritans), **photoallergische** jedoch nur bei sensibilisierten Personen. Bei der phototoxischen Reaktion steht die Rötung im Vordergrund der Hautveränderung, bei der photoallergischen überwiegt das Ödem.

6.2 Hautschäden durch ionisierende Strahlen

Sie werden meistens durch Strahlen hervorgerufen, die von Isotopen abgegeben oder infolge einer atomaren Explosion freigesetzt wurden.

Akute Radiodermatitis

Die akuten Veränderungen treten nach Stunden bis Tagen auf. Sie verlaufen bei allen Strahlenarten gleich. Man unterscheidet 3 Schweregrade (☞ Tab. 18.6).

Chronische Radiodermatitis (Radioderm)

Chronische Schäden treten oft erst nach Jahren bis Jahrzehnten auf. Typische Veränderungen sind Hautulzerationen, Pigmentverschiebungen, Teleangiektasien, Röntgenkeratosen (Präkanzerosen) mit Entwicklung von Basaliomen und Spinaliomen und bleibende Atrophie der Haut.

Tab. 18.6: Schweregrade der akuten Radiodermatitis

Grad 1	Grad 2	Grad 3
• düsterrotes Erythem • erhöhte Irritabilität mit gesteigertem Dermographismus • reversibler Haarausfall	• entzündliches, ödematöses Erythem mit Bläschen und Zerfall der oberflächlichen Hautschichten • irreversibler Haarausfall • Verlust von Nägeln, Talg- und Schweißdrüsen	• tief greifende Gewebsnekrose • radiogenes Ulkus

6.3 Erfrierungen, Verbrennungen und Verätzungen

6.3.1 Erfrierungen (Congelatio)

Das Ausmaß von Erfrierungen hängt von Temperatur, Expositionsdauer, Luftfeuchtigkeit, Kleidung, Körperbewegung und Durchblutung ab. Als Erstbehandlungsmaßnahme sollte zunächst die Durchblutung gefördert werden, z.B. durch heiße Getränke mit Alkohol oder Medikamente wie Pentoxifyllin (zur Klinik und Therapie ☞ Tab. 18.7).

Perniones (Frostbeulen)
Frostbeulen treten bereits bei Temperaturen um +10 °C auf. Oftmals sind junge Frauen mit funktionellen Durchblutungsstörungen betroffen.

Klinik. Es bilden sich livide, ödematöse, polsterartige Infiltrate aus, vor allem an den Akren (Ohren, Nase, Hände, Unterschenkel und Füße). Bei Wiedererwärmung treten Juckreiz und Brennen auf.

Therapie. Kälteschutz, hyperämisierende Salben (Rubriment), bei starker Rötung kurzfristig kortikoidhaltige Salben.

6.3.2 Verbrennungen

Unter Einwirkung trockener Hitze kommt es zu einem kontinuierlichen Wasserverlust der Haut.

Die Hautschädigung ist abhängig von Temperatur und Einwirkungsdauer der schädigenden Wärmequelle. Zur Gradeinteilung von Verbrennungen und Verbrühungen ☞ Tab. 18.8.

Therapie. Sofort mit kaltem Wasser abkühlen. Klinikeinweisung bei großflächigen Verbrennungen (**cave:** Schockgefahr!), Gabe von Schmerzmitteln (Morphin etc.), Lokalbehandlung je nach Stadium (☞ Tab. 18.8).

Tab. 18.7: Gradeinteilung der Erfrierungen

	Grad 1	Grad 2	Grad 3
Klinik	• weiße, gefühllose Haut • Schmerzen • bei Wiedererwärmung flüchtiges, juckendes Erythem	wie Grad 1, nach Wiedererwärmung jedoch seröse oder hämorrhagische Blasen	blauschwarze, harte Gewebsnekrose
Therapie	• keine	• desinfizierendes Puder • zur Vermeidung von Infektion Blasen nicht eröffnen, höchstens abpunktieren	• desinfizierendes Puder • sterile Verbände • Mumifikation abwarten: vorsichtige chirurgische Nekroseabtragung erst nach dem 3.–5. Tag • **Komplikation:** feuchte Nekrose mit bakterieller Besiedlung (Gangrän), Sepsisgefahr

Tab. 18.8: Gradeinteilung von Verbrennungen und Verbrühungen

	Grad 1	Grad 2	Grad 3
Klinik	• Erythem • Schwellung • Schmerzen	• Erythem • Ödem • Schmerzen • Blasenbildung	• Zerstörung von Epidermis, Korium und Hautanhangsgebilden • Koagulationsnekrose
Therapie	• Kühlung • Zinkschüttelmixtur • kortikoidhaltige Lotion, Gel oder Creme	• kortikoidhaltige Lotion, Gel oder Creme • zur Vermeidung von Infektion Blasen nicht eröffnen, höchstens abpunktieren • Erosionen mit kortikoidhaltiger Creme, mit Desinfiziens (z. B. Vioform) behandeln • sterile Verbände mit Vioform	• desinfizierende Puderverbände • vorsichtige chirurgische Nekroseabtragung erst nach dem 3.–5. Tag • enzymatisch-nekrolytische Salben • Defektdeckung mit Spalthaut

Merke

Schmerzen entstehen nur bei intakten Schmerzrezeptoren der oberen Kutis, also bei Verbrennungen 1. und 2. Grades.

6.3.3 Verätzungen

Man unterscheidet 2 Formen:

- **Säureverätzungen:** Säuren führen zu einer **Koagulationsnekrose** durch Ausfällen von Eiweiß. Die Wirkung ist streng auf die Einwirkfläche begrenzt.
- **Laugenverätzungen:** Laugen verursachen eine **Kolliquationsnekrose.** Diese ist nicht auf die Einwirkfläche begrenzt, sondern dringt tiefer in die Haut ein.

Therapie. Sofortige, gründliche Spülung mit Wasser, physiologischer Kochsalzlösung oder Ringer-Laktat-Lösung, eventuell lokale Kombination mit Kortikoiden und Antibiotika.

6.3.4 Mechanische Hautschäden

- **Blasenbildung:** Sie kann durch Druck oder Reibung ausgelöst werden.
- **Schwielenbildung:** Ausformung von **Klavi** (Hühneraugen) durch chronischen Reiz (Therapie: Reizmeidung, Salicylate).
- **Granuloma fissuratum:** Druckschwiele, z. B. hinter dem Ohr oder auf dem Nasenrücken bei Brillenträgern.

6.4 Artefakte und Parasitophobien

Selbstverstümmelung und Parasitophobien sind diagnostisch und therapeutisch eine große Herausforderung. Auf Grund verschiedener Psychosen, besonders bei Somatisierungsstörungen, provozieren die betroffenen Patienten sichtbare Hautveränderungen. Dies geschieht oft durch extensives Kratzen an harmlosen Papeln. Patienten mit Parasitophobien sind der festen Überzeugung, dass sie von Parasiten befallen sind. Als „Beweismaterial" werden Kleiderfussel, Hautschuppen und Ähnliches präsentiert. Die Patienten von ihrer eigentlichen Grunderkrankung zu überzeugen, gelingt meist leider nicht.

7 Intoleranzreaktionen und allergisch bedingte Erkrankungen der Haut

7.1 Grundlagen der Immunologie

Normalerweise dient die Immunabwehr dem Schutz des Organismus. Eine überschießende Reaktion kann jedoch auch zu einer Schädigung des Körpers führen. In einem solchen Fall spricht man von Überempfindlichkeit oder Allergie. Coombs und Gell haben 1963 die Überempfindlichkeitsreaktionen in 4 verschiedene Allergietypen eingeteilt (☞ Tab. 18.9).

7.2 Kontaktekzem

Die Begriffe **Dermatitis** und **Ekzem** werden häufig synonym gebraucht. Im eigentlichen Sinne beschreibt Dermatitis eher die akute Form der Hautveränderungen, während sich Ekzem meist auf chronische Hauterscheinungen bezieht. Die Kontaktdermatitiden können in toxische und allergische Dermatitiden sowie nach ihrem Akuitätsgrad eingeteilt werden.

Merke

Dermatitis: akute Hautveränderung
Ekzem: chronische Hautveränderung

Toxische Kontaktdermatitis

Klinik. Toxische Stoffe schädigen die Haut direkt. Am Einwirkungsort kommt es zu einer schmerzhaften Rötung, Schwellung und Bläschenbildung, in schweren Fällen sogar zu Blasenbildung und Hautnekrosen. Auslöser sind u.a. Laugen, Säuren und Lösungsmittel. Nach dem Entzug der Noxe kommt es zur raschen Abheilung mit transienten Hyper- oder Hypopigmentierungen. Subjektiv kann Juckreiz auftreten. Chronische Exposition kann zur Atrophie und Lichenifikation der Haut führen (Hausfrauen- oder Friseurhandekzeme). Die Behandlung besteht im Entzug der Noxe. Kortikoidhaltige Cremes beschleunigen die Abheilung.

Merke

Die akut-toxische Kontaktdermatitis ist im Gegensatz zur allergischen Kontaktdermatitis streng begrenzt.

Therapie. Ggf. kurzfristig topische Steroide.

Kumulativ-toxische Kontaktdermatitis

Die kumulativ-toxische oder irritative Kontaktdermatitis stellt die häufigste Manifestationsform eines Handekzems dar. Durch chronische Exposition gegenüber der Noxe kommt es zu einer Schädigung der Haut. Arbeiten im feuchten Milieu oder andere hautbelastende Tätigkeiten führen auf Dauer zu einer Austrocknung der Haut, die die Barrierefunktion stört.

Klinik. Es findet sich ein unscharf begrenztes Ekzembild. Häufigste Noxe ist Wasser („Hausfrauenekzem“).

Therapie. Meiden der Noxe und Hautpflege; im schweren Schub ggf. kurzzeitig topische Steroide. Die Therapie sollte konsequent durchgeführt werden, da durch die gestörte Barrierefunktion Allergene die Haut leichter penetrieren können, was zu Sensibilisierungen führen kann.

Allergische Kontaktdermatitis

24–48 h nach Antigenkontakt kann bei sensibilisierten Menschen eine allergische Kontaktdermatitis auftreten. Es handelt sich um eine Typ-IV-Reaktion (T-Zell-Reaktion vom Spättyp).

Klinik. An der Einwirkungsstelle kommt es nach 24–72 h zu Rötung, Papelbildung und Nässen durch Austritt von Serum. Nach Entzug des Antigens trocknet die Effloreszenz ein. Im Gegensatz zur streng begrenzten toxischen Kontaktdermatitis können bei der allergischen Kontaktdermatitis durch hämatogene Verschleppung des Antigens oder der ausgeschütteten Lymphokine auch **Streureaktionen** an kontaktfernen Körperregionen auftreten. Hält die Antigenexposition über längere Zeit an, kann sich ein chronisches Kon-

Tab. 18.9: Ätiopathogenetische Einteilung der verschiedenen Allergieformen

	Typ I	Typ II	Typ III	Typ IV
Reaktionstyp	anaphylaktisch	zytotoxisch	Immunkomplexreaktion	T-Zell-vermittelt (Spättyp)
Reaktionszeit beim Sensibilisierten	Sekunden bis Minuten	einige Stunden	Minuten bis Stunden (max. 8 h)	12–72 h
Antigene	• Pollen • Bienen-, Wespenstiche • Nahrungsmittel • Medikamente	an Zelloberflächen lokalisierte oder fixierte Antigene, z. B. Medikamente an Blutzellen	• mikrobielle Antigene • Medikamente • Fremdproteine	• mikrobielle Antigene • Medikamente • Fremdgewebe • Kontaktallergen, z. B. Nickel, Salben
Antikörper	IgE (auf Mastzellen-Oberfläche) gegen spez. Antigen	IgG, IgM gegen zellständige Antigene	lösliche Immunkomplexe aus Antigenen und IgG, IgM und IgA → Ablagerung an Wänden von Gefäßen oder an Membranen	spezifisch sensibilisierte T-Lymphozyten
Mediator	Histamin, Serotonin, Bradykinin aus Mastzellen	aktivierte Komplementfaktoren, insb. C5	aktivierte Komplementfaktoren	Lymphokine aus sensibilisierten T-Zellen
Gewebsreaktion	vorwiegend Histamineffekt: → Gefäßerweiterung → Ödemsteigerung → Kontraktion der glatten Muskulatur (Bronchospasmus)	Zytolyse der Antigen-präsentierenden Zellen durch Makrophagen, Neutrophile und Granulozyten	Chemotaxis von Leukozyten → Freisetzung lysierender Enzyme → Schädigung des umliegenden Gewebes	lymphohistiozytäre Entzündung im Korium (Tuberkulintyp) oder in der Epidermis (Ekzemtyp)
klinische Erscheinungsbilder	• anaphylaktischer Schock • Urtikaria • Quincke-Ödem • Asthmaanfall • Pollinosis • Nahrungsmittelallergie	• medikamenteninduzierte Agranulozytose • Goodpasture Syndrom • hämolytische Anämie • thrombozytopenische Purpura	• Vasculitis allergica (Schoenlein-Henoch) • Serumkrankheit • Arthus-Reaktion • exogene Alveolitis (Farmerlunge) • Immunkomplexnephritis	• Arzneimittelexantheme • Kontaktallergie • Transplantatabstoßung • akutes und chronisches allergisches Kontaktekzem

taktekzem mit Rötung, Bläschen, Schuppung und Krustenbildung ausbilden.

Diagnostik.

- Anamnese: Schmuck, Nickel, Kosmetika, Hobbys etc.
- Epikutantestung (Test auf Typ-IV-Reaktion): Ein gekammertes Pflaster mit Allergenen wird auf nicht betroffene Haut aufgebracht, das Ergebnis nach 24, 48 und 72 h abgelesen. Positive Ergebnisse gegenüber Berufsstoffen müssen der Berufsgenossenschaft gemeldet werden.

Häufige Allergene sind Nickel, Kobalt und Chromat (häufig bei Maurern, ☞ Abb. 22.1 im Farbteil), Parfümduftstoffe, Paragruppenstoffe, Antibiotika (z.B. Chloramphenicol, Neomycin), Salbengrundlagen.

18

Tab. 18.10: Vergleich zwischen toxischer und allergischer Kontaktdermatitis

Kriterium	toxisch	allergisch
Hautveränderungen bei Erstkontakt	ja	nein
Streuung	nein	ja
Auftreten	alle exponierten Personen	nur sensibilisierte Personen

Merke

Eine Epikutantestung sollte möglichst
- im erscheinungsfreien Intervall
- ohne Begleitmedikation (Steroide, Antihistaminika)

erfolgen. Sonst ist mit falsch positiven respektive falsch negativen Ergebnisse zu rechnen, die diagnostische Schwierigkeiten nach sich ziehen.

Therapie. Allergenkarenz, feuchte Umschläge (bei akuter, nässender Kontaktdermatitis), kortikoidhaltige Lotio (bei akuter Dermatitis) oder Creme (bei chronischer Dermatitis), teerhaltige Salben (bei chronischer Kontaktdermatitis), Antihistaminika (bei starkem Juckreiz), eventuell systemische Kortikoidgabe. Eine Desensibilisierung ist nicht durchführbar, weil es sich um eine Typ-IV-Reaktion handelt (keine ursächliche Beteiligung von IgE).

In Tab. 18.10 sind die Unterschiede zwischen allergischer und toxischer Kontaktdermatitis gegenübergestellt.

7.3 Atopisches Ekzem (endogenes Ekzem, Neurodermitis)

Definition. Die **Neurodermitis** ist eine sich meist im Kleinkindalter manifestierende, chronisch-rezidivierende Hauterkrankung mit genetischer Disposition. Leitsymptome sind der starke Juckreiz, die trockene Haut und Beugeekzeme. Zurzeit leiden ca. 3–4% der Kinder an manifester Neurodermitis; die Tendenz ist weiterhin steigend. Die Erkrankung tritt gehäuft mit anderen Krankheiten des atopischen Formenkreises auf, z. B. mit Rhinitis allergica und allergischem Asthma bronchiale. Außerdem besteht eine Assoziation mit der Ichthyosis vulgaris (☞ Kap. 1.1).

Pathogenetisch spielen bestimmte **Provokationsfaktoren,** wie Klima, Nahrungsmittel, Allergene, Stress und Infekte, eine wichtige Rolle. Ursächlich für die Erkrankung scheinen allerdings Mutationen im **Profilaggrin**-Gen zu sein. Profilaggrin kodiert für das wichtige epidermale Strukturprotein Filaggrin. Auch die Ichthyosis vulgaris soll durch Mutationen im Profillagrin-Gen verursacht werden, beide Erkankungen haben also eine gleiche genetische Grundlage.

Als **Hauptkriterien** der Atopie gelten Pruritus, atopische Eigen- oder Familienanamnese, typische Morphe (☞ Abb. 18.20 im Farbteil) und Lokalisation, chronische oder chronisch-rezidivierende Dermatitis.

Nebenkriterien sind: Eosinophilie, erhöhtes Serum-IgE, Xerodermie (trockene Haut), weißer Dermographismus (durch abnorme Gefäßreaktion), Juckreiz beim Schwitzen, positive Hauttests (Soforttyp), Gesichtsblässe oder -rötung, Cheilitis sicca, Mundwinkelrhagaden, gedoppelte Lidfalte **(Denny-Morgan-Falte),** halonierte Augen, Verlust der lateralen Augenbrauen **(Hertoghe-Zeichen),** pelzmützenartiger Haaransatz, Augenbeteiligung (Katarakt), Woll- und Nahrungsmittelunverträglichkeit, Nickelallergie, dyshidrosiformes Ekzem der Hände und Füße, Pityriasis alba (Hypopigmentierung der Haut nach Abheilung), Ichthyosis vulgaris, Fersenrhagaden.

Eine harmlose Verhornungsstörung der Haarfollikel mit Prädilektion der Oberarmstreckseiten und Oberschenkel sowie der Wangen bei Kindern ist die **Keratosis pilaris** (Syn.: Keratosis follicularis). Die Haut fühlt sich „reibeisenartig" an. Die Erkrankung beginnt in der frühen Kindheit bis Pubertät und tritt überdurchschnittlich häufig bei Patienten mit atopischer Dermatitis auf.

Klinik. Das klinische Bild ist durch die Vielzahl der oben angeführten Symptome gekennzeichnet. Entsprechend dem zeitlichen Ablauf der Erkrankung können 3 Stadien unterschieden werden (☞ Tab. 18.11).

Komplikationen. Eczema herpeticatum (Superinfektion der ekzematös geschädigten Haut durch

Tab. 18.11: Stadien des atopischen Ekzems

Phase	Alter	Klinik
1 (E-Typ)	2. Trimenon bis Ende des 2. Lebensjahres	Papulovesikel, ekzemähnlich
2 (L-Typ)	4.–12. Lebensjahr	Lichenifikation, lichenoide Papel
3 (P-Typ)	ab 13. Lebensjahr	Papel auf urtikariellem Grund, Übergang in Prurigoknoten

Herpes-simplex-Viren mit großflächiger Bläscheneruption und starken Allgemeinsymptomen), Eczema molluscatum (Superinfektion mit dem Molluscum-contagiosum-Virus, die zur großflächigen Ausbreitung von Dellwarzen führt), Impetiginisierung (Pyodermisierung, besonders durch Staphylococcus aureus, gekennzeichnet durch Pusteln und gelbliche Krusten).

Therapie. Mit relativ einfach durchzuführenden **Basismaßnahmen** kann viel erreicht werden: Die trockene Haut belastet zum einen die Patienten (Juckreiz!), zum anderen ist eine trockene Haut kein optimaler Schutz vor Infektionen (Eczema herpeticatum, Impetigo contagiosa). Aus diesem Grund sollten Patienten mit Neurodermitis auf eine besonders gute Hautpflege achten: 2–3 Ölbäder pro Woche, tägliches Eincremen mit einer rückfettenden Creme. Zu den Basismaßnahmen zählen auch das Meiden von Nahrungsmitteln, gegen die eine Überempfindlichkeit besteht (oft Zitrusfrüchte oder Milch), und ggf. eine Hyposensibilisierungsbehandlung bei nachgewiesener Typ-I-Sensibilisierung.

Diese grundsätzlichen Verhaltensregeln sollte der Patient stets beibehalten. Sie unterstützen eine Abheilung im Schub und verhindern gleichzeitig ein Rezidiv. Die weitere Therapie der atopischen Dermatitis (☞ Tab. 18.12) richtet sich vor allem nach dem Alter des Patienten und dem Ausmaß der Erkrankung.

Lokaltherapeutisch sollten kurzfristig (1–2 Wochen) Steroide eingesetzt werden, um akutentzündliche Hautveränderungen zur Abheilung zu bringen. Auch lokale Teerpräparate wirken antientzündlich und können eingesetzt werden – diese sind allerdings nicht mehr zugelassen. Eine weitere Alternative stellen die seit kurzem verfügbaren topischen Immunsuppressiva Pimecrolimus und Tacrolimus dar. Den oft quälenden Juckreiz kann man gut extern mit Lokalanästhetika behandeln. Dazu werden sie in die Grundlage gemischt, die für den jeweiligen Befund am besten geeignet ist.

Wie die Lokaltherapie verfolgt die **systemische Therapie** der atopischen Dermatitis zwei Ziele: die Besserung der Symptome und die Beeinflussung der Entzündungsreaktion. Juckreizmindernd werden Antihistaminika eingesetzt. Dabei sollte man möglichst auf ein nicht sedierendes Antihistaminikum zurückgreifen. In schweren Fällen werden u.a. Steroide, Azathioprin, Ciclosporin A und Immunglobuline i.v. eingesetzt.

Auch die **Lichttherapie** kommt bei der Neurodermitis zum Einsatz. Hier haben sich vor allem

Tab. 18.12: Therapie der atopischen Dermatitis

Basismaßnahmen	• rückfettende Therapie • Meiden von bestimmten Nahrungsmitteln • ggf. Hyposensibilierungstherapie
lokale Therapie	• im Schub kurzfristig Steroide • Pimecrolimus/Tacrolimus • Teer (nicht zugelassen) • Lokalanästhetika (z. B. Thesit®, 5–10% in DAC-Basis-Creme)
systemische Therapie	• im Schub kurzfristig Steroide • Immunsuppressiva • Antibiose bei Nachweis von superantigenproduzierenden Erregern • Antihistaminika
Phototherapie	• UV-B 311 nm • UV-A1 • SUP • (UV-A/UV-B)

Bestrahlungen mit UV-B (311 nm, 3–5 × pro Woche, 4–6 Wochen lang) und eine UV-A_1-Therapie (10 Bestrahlungen) bewährt. Unterstützend kann mit SUP oder UV-A/UV-B-Bestrahlung behandelt werden. Die Wirkung des Lichts beruht auf seiner immunsuppressiven Wirkung, die vor allem die Haut betrifft, aber auch systemisch nachweisbar ist.

Bei jedem Patienten sollte auch eine **antibiotische Behandlung** erwogen werden, wenn superantigenproduzierende Keime (z.B. Staph. aureus) nachgewiesen werden (Abstriche von Nase, Rachen und Haut). Superantigene sind bakterielle Substanzen, die Lymphozyten unspezifisch stimulieren und somit die atopische Dermatitis verschlimmern.

Die meisten Therapien der atopischen Dermatitis sind mehr oder weniger immunsuppressiv wirksam. Daher sollten die Patienten während der Behandlung regelmäßig auf evtl. auftretende Superinfektionen (z.B. Eczema herpeticatum) untersucht werden, um rechtzeitig entsprechende therapeutische Maßnahmen treffen zu können.

7.4 Weitere Ekzeme bzw. Dermatitiden

Seborrhoisches Ekzem

☞ Kap. 6

Die seborrhoische Dermatitis ist eine chronisch-rezidivierende Dermatitis in talgdrüsenreichen Arealen. Hyperhidrosis und Seborrhö sind meistens vorhanden, jedoch keine zwingende Voraussetzung. Subjektiv besteht nur selten Juckreiz. Bezüglich der Pathogenese des Krankheitsbildes scheint die Anwesenheit von Pityrosporum orbiculare bzw. ovale, einem Hefepilz, eine Rolle zu spielen.

Klinik. Man beobachtet relativ scharf begrenzte, erythematöse Herde mit gelblich-fettiger, gelegentlich auch feiner Schuppung am behaarten Kopf, an der Stirn, im Augenbrauenbereich und paranasal (☞ Abb. 18.21 im Farbteil). Die Rötungen sind follikulär betont. Die Erkrankung tritt gehäuft bei HIV-positiven Patienten (oft als Frühsymptom!), Alkoholikern und psychiatrischen Patienten (möglicherweise neuroleptikainduziert) auf.

Therapie. Antimykotische Cremes (wegen Pityrosporum ovale), Cremes mit Salicylsäure oder Teer, schwache Steroidcreme (kurzfristig).

Mikrobielles Ekzem

Klinik. Auftreten von münzförmigen (diskoiden), entzündlich roten, schuppig-krustösen Herden mit randständigen Papulovesikeln mit bevorzugtem Befall der Unterschenkel und Handrücken. Subjektiv besteht mäßiger bis starker Juckreiz.

Therapie. Antiseptische Steroidcreme, kurzfristig bei ausgeprägtem oder therapierefraktärem Verlauf systemische Antibiose und Steroide.

Austrocknungsekzem (Eczéma craquelé)

Dieses meist bei älteren Menschen auftretende Ekzem zeigt einen sehr langwierigen Verlauf. Als Ursachen findet man oft eine Sebostase, aber auch übertriebene Reinigungsmaßnahmen können eine Rolle spielen.

Klinik. Die trockenen, schuppenden, schwach roten, juckenden Erytheme treten bevorzugt an den Unterschenkeln und den Händen auf. Einrisse in der Hornschicht führen häufig zu einer netzartigen roten Streifung.

Therapie. Reinigungsmaßnahmen reduzieren, rückfettende Cremeseifen, Fettsalben, eventuell mit Harnstoffzusatz.

Dyshidrotisches Ekzem

Definition. Als Dyshidrose bezeichnet man das Auftreten kleiner Bläschen an Händen und Füßen, vor allem an Handinnenflächen, den Fußsohlen und seitlich an den Fingern. Die Dyshidrose ist ein typisches Reaktionsmuster der Haut an o.g. Stellen, da hier die Hornschicht besonders dick ist. Als Auslöser kommen eine Reihe von Erkrankungen in Betracht:

- im Rahmen einer atopischen Diathese
- allergisches Kontaktekzem
- dyshidrotische Mykose
- Streureaktion auf eine Mykose
- selten ein lokalisiertes bullöses Pemphigoid
- selten eine lokalisierte Mycosis fungoides (T-Zell-Lymphom der Haut).

Diagnostik. Die Diagnose lässt sich auf Grund des klinischen Bildes stellen. Die Ursache der Dyshidrose lässt sich jedoch nur durch eine genaue Anamnese und ggf. entsprechende Untersuchungen eruieren.

Therapie. Die Therapie richtet sich nach der Grunderkrankung. Ansonsten symptomatische Behandlung mit potenten externen Steroiden und austrocknenden Maßnahmen (Handbäder in Gerbstoffen, Iontophorese). Eine Creme- oder Bade-PUVA kann versucht werden.

Merke

Bei therapierefraktären Hand- und Fußekzemen ohne erkennbare Ursache immer eine Gewebeprobe histologisch untersuchen, um eine Mycosis fungoides auszuschließen!

7.5 Intertrigo und Windeldermatitis

Intertrigo (intertriginöse Dermatitis)

Klinik. In den Hautfalten, besonders inguinal und submammär, finden sich scharf begrenzte, entzündliche, eventuell nässende Rötungen mit randständigen Pusteln und Schuppenkrausen. Meistens sind ältere Menschen betroffen. Ein Kandidabefall ist fast immer vorhanden. Begünstigend wirken Adipositas, Hyperhidrosis, Diabetes mellitus, Immunsuppression und mangelnde Hygiene.

Therapie. Pinselung mit Farbstoffen (z.B. Solutio castellani oder Pyoktanin) wirken gut, sind aber nicht mehr zugelassen. Gut wirken auch Zinkpasten mit Nystatin sowie die Beseitigung begünstigender Faktoren.

Windeldermatitis (Dermatitis ammoniacalis)

Die Windeldermatitis ist eine toxische Dermatitis im Windelbereich, die vorrangig durch die Anwesenheit von Ammoniak im Urin ausgelöst wird. Mangelnde Fürsorge, Diarrhö, bakterielle Besiedlung und Kandidainfektion (☞ Abb. 18.22 im Farbteil) tragen zur Verschlimmerung des Bildes bei.

Therapie. Austrocknende hygienische Maßnahmen (häufiges Windelwechseln), Behandlung der eventuell bestehenden Diarrhö, Zinkpasten mit Nystatin.

7.6 Exantheme

Hauterscheinungen stellen eine häufig beschriebene Nebenwirkung von Medikamenten dar. Das klinische Bild ist äußerst vielfältig. Pathogenetisch scheinen sowohl klassische Allergieformen als auch abweichende Intoleranzreaktionen beteiligt zu sein. Oftmals handelt es sich um noch unerforschte Interaktionen zwischen infektiösen Agenzien (Bakterien und Viren) und Medikamenten.

Morphologisch können folgende Exanthemformen beobachtet werden: morbilliform (masernähnlich), scarlatiniform (scharlachähnlich), rubeoliform (rötelnähnlich), urtikariell, makulopapulös, erythematovesikulös, -bullös, nodös.

Häufige Auslöser von Arzneimittelexanthemen sind Sulfonamide, Penizilline, Pyrazolone, Salicylate, Hydantoin, Barbiturate und Iodpräparate.

Diagnostik. Genaue Anamnese, Karenz- und Expositionstests (**cave:** nur stationär), eventuell Epi- und Intrakutantestung.

Therapie. Absetzen des Medikaments, Antihistaminika, eventuell Kortikoide.

Urtikaria (Nesselsucht)

Ätiologie. Ursächlich für die Urtikaria ist eine Histaminfreisetzung aus dermalen Mastzellen. Neben Histamin werden eine Reihe weiterer proinflammatorischer Mediatoren freigesetzt bzw. neu synthetesiert (u.a. Prostaglandine und Leukotriene). Die Mastzelldegranulation kann durch allergische (Nahrungsmittelbestandteile, Medikamente), nichtallergische (Lebensmittelzusätze), physikalische (Kälte, Wärme, Druck), autoimmunologische Vorgänge oder toxische Reize (Brennnessel, Ameisenbiss) hervorgerufen werden.

Klinik. Das exanthematische, z.T. blitzartige Auftreten von stecknadelkopf- bis handtellergroßen, runden bis polyzyklischen, hellrosafarbenen bis weißlichen, beetartigen, stark juckenden Hauterhebungen (☞ Abb. 18.23 im Farbteil) ist die Folge eines Ödems in Epidermis und Korium.

Diagnostik. Die genaue Anamneseerhebung ist die wichtigste Grundlage der Urtikariadiagnostik. Besonderer Wert sollte auf die zeitlichen Zusammenhänge zwischen Antigenexposition und Auftreten der Krankheitserscheinungen gelegt werden. Man unterscheidet die akute (kürzer als 6 Wochen bestehend) von der chronischen Urtikaria (länger als 6 Wochen bestehend). In der Hälfte d. F. bleibt die Ursache jedoch ungeklärt (sog. idiopathische Urtikaria). Als zusätzliche Untersuchungsverfahren kommen in Frage:

- **zusätzliche allgemeine Untersuchungen:** Kandida- und Wurmdiagnostik, bakterielle Fokusabklärung (v.a. Nasen-Rachen-Raum), Tumorabklärung, Hormonuntersuchungen
- **autologer Serum-Prick:** Eine chronische Urtikaria wird häufig autoimmunologisch ausgelöst: Es werden Autoantikörper gegen IgE gebildet, welches die Mastzellen zur Degranulation bringt. Um die Diagnose einer autoimmunen Urtikaria zu stellen, wird autologes Serum intrakutan injiziert. Kommt es im Vergleich zu NaCl und Histamin zu einer Quaddelbildung, kann die Diagnose gestellt werden.
- **bei Verdacht auf bestimmtes Agens:** Testung auf spezielles Agens. Leider beschränken sich die zur Verfügung stehenden Testreagenzien auf Pollen, Gräser, Tierhaare und Nahrungsmittelbestandteile, die meisten Medikamente können jedoch nicht getestet werden.
- **Prick-Test:** Ein gelöstes Agens wird mittels einer Prick-Nadel in die Haut eingebracht, meist am Unterarm. Nach 20 min wird das Testergebnis abgelesen, als Vergleich dient eine gleichzeitig gesetzte Histaminquaddel (Test auf Typ-I-Reaktion).
- **Intrakutantest:** 0,2 ml einer Allergenlösung werden streng intrakutan mit einer Tuberkulinspritze appliziert. Etwas sensibler als der Prick-Test (Test auf Typ-I-Reaktion).

Therapie. Meist nur symptomatische Therapie. Je nach Schweregrad nichtsedierende Antihistaminika p.o. oder sedierende Antihistaminika und/oder Steroide i.v. Bei bekannter Ursache kann eine symptomatische Therapie erfolgen, z.B. Behandlung von (okkulten) Infekten.

Quincke-Ödem (Angioödem)

Klinik. Das Quincke-Ödem (☞ Abb. 18.24) tritt meist im Lidbereich oder perioral auf. Es handelt sich um ein akut auftretendes, meist nicht juckendes, histamininduziertes subkutanes Ödem. Eine Assoziation mit Urtikaria ist häufig. Nach mehreren Stunden verschwindet es in der Regel wieder. Eine Mitbeteiligung des Larynx kann jedoch zu

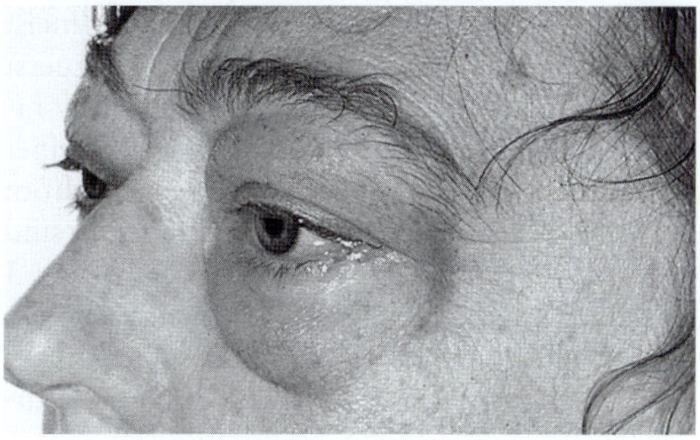

Abb. 18.24: Quincke-Ödem [6]

lebensbedrohlichen Komplikationen führen. Eine Ursache lässt sich oftmals nicht eruieren.

Therapie. Ähnlich wie bei Urtikaria mit Kortikoiden und Antihistaminika. Bei Glottisödem intensivmedizinische Behandlung, ggf. Intubation oder Koniotomie. Bei dem seltenen C1-Esterase-Inhibitor-Mangel (hereditär oder erworden) sind Antihistaminika und Steroide wirkungslos. Im Akutfall hilft nur die Substitution des C1-Esterase-Inhibitors.

Anaphylaktischer Schock

☞ Chirurgie, Kap. 8.1, und Anästhesie Kap. 4.2

Der anaphylaktische Schock stellt die lebensbedrohliche Maximalvariante einer Überempfindlichkeitsreaktion Typ I dar. Es kommt nacheinander zu heftigem Juckreiz, Urtikaria, Quincke-Ödem, Übelkeit, Blutdruckabfall, Bronchospasmus, Erbrechen, Krämpfen, Urin- und Stuhlabgang, Kreislaufversagen, Atem- und Herzstillstand. Häufige Auslöser sind Medikamente (z.B. Analgetika, Penizilline), Bienen- und Wespengifte.

Therapie. Antigenzufuhr stoppen, großlumigen intravenösen Zugang legen, Volumensubstitution, Antihistaminika, Kortikoide, Theophyllin i.v., Adrenalin langsam i.v., O_2-Gabe.

Medikamentöses Lyell-Syndrom (toxische epidermale Nekrolyse [TEN], Epidermolysis acuta toxica, Syndrom der verbrühten Haut)

Das Lyell-Syndrom (☞ Abb. 18.25 im Farbteil) ist die Maximalvariante eines erythematobullösen Arzneimittelexanthems und endet in 30–50% d.F. tödlich.

Klinik. Nach Medikamenteneinnahme, meist wegen eines fiebrigen Infektes, kommt es zuerst zum Auftreten großflächiger Rötungen mit rascher Blasenbildung und konsekutiv zu einer großflächigen Ablösung der Epidermis (Syndrom der verbrühten Haut). Die Schleimhäute sind meist mit betroffen. Die Nikolski-Phänomene I und II (☞ Kap. 8) sind positiv. Wegen des hohen epidermalen Flüssigkeitsverlustes besteht Schockgefahr. Das meist sehr hohe Fieber trägt maßgeblich zur Verschlechterung der Prognose bei.

Pathogenetisch scheint die Kombination von Medikament und Infekt eine große Rolle zu spielen. Die häufigsten Auslöser sind Penizilline, Sulfonamide, Pyrazolone, Hydantoine, Barbiturate, Allopurinol. Als weitere mögliche Ursachen vermutet man Allergien vom Typ I, II oder IV oder auch eine Intoleranzreaktion.

Therapie. Absetzen des Medikamentes, intensivmedizinische Betreuung, hoch dosierte Gabe von Kortikoiden (nur vor Auftreten der epidermalen Nekrolyse), lokale Schockbehandlung mit Antiseptika und Metallinefolie.

Differentialdiagnose. Staphylogenes Lyell-Syndrom = superfiziell spreitendes Staphylokokkenschälsyndrom = SSSS (staphylococcal scalded skin syndrome).

7.7 Typ-I-Allergien gegen Bienen- und Wespengift

☞ Kap. 7.1, Tab. 18.9

8 Autoimmunkrankheiten

Definition und Ätiologie. Bei Autoimmunkrankheiten kommt es zu einer inadäquaten Immunantwort gegen körpereigenes Gewebe. Man unterscheidet **organspezifische** Autoimmunerkrankungen wie Diabetes mellitus von **generalisierten** wie dem systemischen Lupus erythematodes (SLE). Die Ursache von Autoimmunerkrankungen ist noch nicht bekannt. Genetische Disposition und Umweltfaktoren scheinen für die Pathogenese eine wichtige Rolle zu spielen. Bei Autoimmunerkrankungen können **autoreaktive T-Zellen** (Psoriasis) oder **Autoantikörper** (Morbus Basedow) für das Krankheitsbild verantwortlich sein.

Diagnostik. Bei der Diagnostik zahlreicher Autoimmunkrankheiten ist der Nachweis der Autoantikörper mittels verschiedener Methoden ein wichtiges Hilfsmittel. Am bedeutsamsten sind die **direkte Immunfluoreszenz** (mikroskopische Darstellung von Antikörpern, die gegen die Interzellularsubstanz der Epidermis gerichtet sind) und die **indirekte Immunfluoreszenz** (Nachweis von Antikörpern mittels fluorochrommarkierter Anti-Immunglobulin-Antikörper im Serum). Die Autoimmunkrankheiten der Haut werden in zwei Gruppen unterteilt:

- **blasenbildende Dermatosen:** Pemphigus vulgaris, bullöses Pemphigoid, Dermatitis herpetiformis Duhring (zur Differentialdiagnose ☞ Tab. 18.13)
- **Kollagenosen** (☞ Innere Medizin, Immunsystem und Bindegewebe, Kap. 2): Diese Krankheiten sind durch immunologisch bedingte Veränderungen des kollagenen Gewebes gekennzeichnet. Zu ihnen zählen: Lupus erythematodes (systemischer Lupus erythematodes und chronischer diskoider Lupus erythematodes), Sklerodermie (progressiv systemische Sklerodermie und zirkumskripte Sklerodermie) und Dermatomyositis.

8.1 Blasenbildende Dermatosen

Pemphigus vulgaris

Der Pemphigus vulgaris ist eine chronische blasenbildende Dermatose. Autoantikörper (IgG) gegen oberflächenassoziierte Antigene der Keratinozyten bewirken ein Auseinanderweichen der

Tab. 18.13: Differentialdiagnose von Pemphigus vulgaris, bullösem Pemphigoid, Dermatitis herpetiformis Duhring

	Pemphigus vulgaris	bullöses Pemphigoid	Dermatitis herpetiformis
Morphologie	• schlaffe Blasen auf normaler Haut • Erosionen	• pralle Blasen auf entzündlich veränderter Haut	synchrone Polymorphie von Erythem, Plaques Blasen und Krusten
Erkrankungsalter	30–60 Jahre	über 60 Jahre	20–50 Jahre
Geschlecht	Frauen = Männer	Frauen etwas häufiger	überwiegend Männer
Prädilektion	Gesicht, Kopf, Rumpf	Unterarmbeugeseiten, Achseln, Oberschenkel	Streckseiten der Extremitäten, Abdomen, Schultern, Glutealregion
Mundschleimhautbefall	regelmäßig	selten	fast nie
Nikolski-Phänomen I	positiv	negativ	negativ
Nikolski-Phänomen II	positiv	positiv	negativ
Tzanck-Test	positiv	negativ	negativ
Histologie	• intraepidermale Blasen • Akantholyse	subepidermale Blasen	• subepidermale Blasen • Mikroabszesse an den Papillenspitzen
direkte Immunfluoreszenz	IgG intrazellulär in der Epidermis	IgG und C_3 entlang der Basalmembran	IgA granulär an den Papillenspitzen
Juckreiz	meist keiner	keiner bis gering	brennend oder schmerzend
Therapie	• Glukokortikoide • Azathioprin	• Glukokortikoide • Azathioprin • Tumorsuche	• DADPS • glutenfreie Diät

Epidermiszellen (**Akantholyse**). In die unteren Epidermislagen dringt Serum ein, und es entstehen intraepidermale Blasen. Die abgelösten, gerundeten Keratinozyten (Pemphiguszellen) lassen sich am Blasengrund zytologisch nachweisen (**Tzanck-Test**).

Merke

Für die autoimmunologische Genese spricht auch die **Assoziation mit bestimmten HLA-Antigenen:** Bei 90% der Patienten findet man HLA-DRw4 und -6.

Klinik. Die Blasenbildung beginnt häufig an der Mundschleimhaut, die im weiteren Verlauf fast immer betroffen ist (90%). Prädilektionsstellen an der freien Haut sind Gesicht, Kopf, Rumpf und Inguinalregion. Charakteristisch sind schlaffe Blasen mit dünner Blasendecke und serösem Inhalt. Da die Blasendecke nur aus ein paar Epithelzellen besteht, reißt sie leicht auf. Deshalb sieht man bei der klinischen Untersuchung hauptsächlich Erosionen. Platzen die Blasen, so entstehen schmerzhafte Erosionen, die ohne Narbenbildung abheilen (☞ Abb. 18.26 im Farbteil).

Diagnostik. Histologisch herrschen akantholytische Blasen vor, in deren Lumen sich Pemphiguszellen und Leukozyten befinden. Die Nikolski-Phänomene zeigen die Neigung zur Blasenbildung. Durch Schiebedruck auf noch unbefallene Haut kann eine Blase erzeugt werden (Nikolski I). Bereits vorhandene Blasen lassen sich durch Druck von der Seite verschieben bzw. vergrößern (Nikolski II).

Von diagnostisch großer Bedeutung sind die Pemphigusantikörper, die mittels direkter und indirekter Immunfluoreszenz nachgewiesen werden können:

- **direkte Immunfluoreszenz (erkrankte Haut):** Nachweis von interzellulären IgG- und Komplementablagerungen in der Epidermis

- **indirekte Immunfluoreszenz (Patientenserum):** Nachweis von Pemphigusantikörpern (IgG)

Therapie und Verlauf. Unbehandelt verläuft der Pemphigus vulgaris innerhalb von 2–3 Jahren letal (Sekundärinfektionen, Flüssigkeits- und Eiweißverlust). Schmerzhafte Erosionen der Mundschleimhaut führen häufig zu Nahrungsverweigerung und Kachexie. Leider ist nur eine symptomatische Therapie möglich: initial 40–200 mg Prednisolon (je nach Ausprägung des Befunds und Gewicht des Patienten), bis keine neuen Blasen mehr auftreten. Dann die Steroiddosis auf eine möglichst niedrige Erhaltungsdosis reduzieren. Gegebenenfalls Azathioprin (Imurek®) zusätzlich, um die Steroiddosis niedrig zu halten. Bei Erfolglosigkeit der Therapie kommen folgende Alternativen in Betracht:

- Ciclosporin A
- extrakorporale Photopherese zur Reduktion der Autoantikörper im Serum
- Immunglobuline i. v. zur Blockierung des RES

Die **Lokaltherapie** soll vor allem eine Superinfektion der Läsionen verhindern. Bei Gelenkbefall intensive Krankengymnastik zur Kontrakturprophylaxe. Unter dieser lebenslang notwendigen Therapie kann die Blasenbildung meist unterdrückt werden. Die Patienten leiden jedoch häufig unter den Nebenwirkungen der Therapie.

Bullöses Pemphigoid

Das bullöse Pemphigoid ist eine chronische Erkrankung des hohen Lebensalters. Autoantikörper gegen Antigene (z. B. BP180) in der Lamina lucida der Basalmembran führen zur Spaltbildung zwischen Epidermis und Korium (subepidermale Blasenbildung). Die intakte Epidermis wird zum Blasendach; ein Auseinanderweichen der Epidermiszellen findet nicht statt. Der Tzanck-Test ist negativ.

Klinik. Prall gespannte, gelegentlich juckende Blasen auf entzündlich veränderter Haut treten am gesamten Körper, bevorzugt aber im Inguinalraum auf (☞ Abb. 18.27 im Farbteil). Die Mundschleimhaut ist in 10–20% d. F. befallen. Der Blaseninhalt ist klar oder hämorrhagisch. Nach dem Platzen der Blasen entstehen flache krustige Erosionen, die narbenlos abheilen.

> **Merke**
>
> Beim **bullösen Pemphigoid** besteht die Blase aus der gesamten Epidermis, beim **Pemphigus vulgaris** nur aus wenigen Epithelzellen. Daher bleibt die Blase beim bullösen Pemphigoid länger bestehen.

Diagnostik. Das Nikolski-Phänomen I ist negativ, das Nikolski-Phänomen II positiv. Histologisch herrschen subepidermale Spaltbildungen vor.

- **direkte Immunfluoreszenz (erkrankte Haut):** lineare IgG- und Komplement-C3-Ablagerungen entlang der Basalmembran
- **indirekte Immunfluoreszenz (Patientenserum):** Anti-Basalmembran-Autoantikörper (IgG) bei 50–70% der Patienten

Therapie und Verlauf. Die Prognose des bullösen Pemphigoids ist günstiger als die des Pemphigus vulgaris. Oft ist eine Therapie mit topischen Steroiden ausreichend. Systemische Glukokortikoide, ggf. in Kombination mit Immunsuppressiva, falls die topische Therapie kein ausreichendes Ansprechen zeigt.

Dermatitis herpetiformis Duhring

Die Dermatitis herpetiformis Duhring ist eine chronisch-rezidivierende, polymorphe Dermatose mit subepidermaler Blasenbildung, die überwiegend Männer betrifft, lokal oder systemisch provozierbar ist und häufig gemeinsam mit glutensensitiven Enteropathien (Sprue) auftritt (in 60–70% Zottenatrophie bei Dünndarmbiopsie). Genetisch ist die Dermatitis herpetiformis Duhring in 80% mit HLA-B8 und HLA-DRw3 assoziiert.

Klinik. Auf erythematösen Plaques entstehen herpetiform gruppierte Bläschen mit starkem, z. T. brennendem Juckreiz. Prädilektionsstellen sind die Streckseiten der Extremitäten, Abdomen, Gluteal- und Oberschenkelregion. Die Schleimhäute werden praktisch nicht befallen. Die Bläschen werden aufgekratzt und verkrusten rasch. Charakteristisch ist die synchrone Polymorphie von Erythem, Plaques, Blasen, Bläschen und Krusten.

Merke

Der **extreme Juckreiz** in Verbindung mit **Bläschen** ist wegweisend für die Diagnose.

Diagnostik

- **Histologie:** subepidermale Spaltbildung mit Ansammlung von neutrophilen Granulozyten (Mikroabszesse) in den Papillenspitzen
- **direkte Immunfluoreszenz:** granuläre IgA-Ablagerungen in den Papillenspitzen
- **indirekte Immunfluoreszenz:** im Serum von 60–70% der Patienten mit Dermatitis herpetiformis Duhring und glutensensitiver Enteropathie sind IgA-Retikulinfasern nachweisbar (pathologische Bedeutung noch unklar)
- **Labor:** häufig Eosinophilie und erniedrigte IgM-Spiegel bei erhöhtem IgA

Therapie und Verlauf. Eine glutenfreie Diät verbessert die Enteropathie und führt zu einem langsamen Rückgang der Hautveränderungen. Zur Standardtherapie zählen Diaminodiphenylsulfon (DADPS = Dapson) oder andere Sulfone. Antihistaminika sind bei starkem Juckreiz indiziert. Extern: Glukokortikoide, Lotio alba, Teerpräparate.

8.2 Lupus erythematodes (LE)

Der Lupus erythematodes ist eine Autoimmunerkrankung mit Bildung von Autoantikörpern v.a. gegen Antigen der Zellkerne (sog. antinukleäre Antikörper = ANA), aber auch gegen Blutzellen und andere Gewebe. Die dadurch entstehenden löslichen Immunkomplexe zirkulieren im Blutkreislauf, lagern sich in Gefäßwände ein und lösen dadurch eine Gefäßentzündung (= **Immunkomplexvaskulitis**) aus, die je nach Verlaufsform zu einer Reihe charakteristischer Veränderungen an Haut, Gelenken und inneren Organen führen kann. Er kann sich akut als Systemkrankheit (systemischer LE) mit schlechter Prognose manifestieren oder als eher harmlose, auf die Haut beschränkte chronische Form auftreten (diskoider LE). Daneben gibt es Zwischen- und Übergangsformen. Häufiger betroffen sind Afrikaner, Orientalen, Asiaten, Indianer und Lateinamerikaner.

Systemischer Lupus erythematodes (SLE)

Definition. Chronisch-entzündliche Multisystemerkrankung, die sämtliche Organe des Körpers befallen kann und mit zellulären und humoralen Autoimmunphänomenen einhergeht. Bevorzugt befallen werden jüngere Erwachsene (um das 30. Lebensjahr), Frauen etwa 10-mal häufiger als Männer.

Klinik. In 70–80% d.F. treten Hautveränderungen auf (☞ Abb. 18.28 und 18.29 im Farbteil). Typisch ist ein zentrales Gesichtserythem, das **„Schmetterlingserythem“**. An Brust und Rücken finden sich uncharakteristische disseminierte Exantheme, an den Fingern zeigen sich häufig fleckig-gestreifte keratotische Hautveränderungen und ein Raynaud-Syndrom. Am Nagelfalz beobachtet man Hämorrhagien und Teleangiektasien. An der Mundschleimhaut treten sehr schmerzhafte und therapieresistente Ulzera auf. Zur Beteiligung innerer Organe: ☞ Innere Medizin, Bewegungsapparat, Kap. 13.1.

Diagnostik

- **direkte Immunfluoreszenz:** Lupusband, granuläre IgG- und C3-Ablagerungen bandförmig entlang der epidermalen Basalmembran in kranker und gesunder Haut. Der Nachweis des Lupusbandes in unveränderter, nicht sonnenexponierter Haut gilt als prognostisch ungünstiges Zeichen, da dann mit einer Nierenbeteiligung zu rechnen ist.
- **indirekte Immunfluoreszenz:** Im Serum finden sich Autoantikörper gegen Zellkernantigene (ANA), zytoplasmatische Antigene, Blutzellen und andere gewebsspezifische Antigene. 95% der Patienten haben ANA im Serum. Ein positiver Nachweis ist jedoch nicht beweisend für einen systemischen Lupus erythematodes (☞ Innere Medizin, Immunsystem und Bindegewebe, Kap. 2.1).

Merke

Nachweis des **Lupusbandes** in unveränderter Haut deutet auf **Nierenbeteiligung** hin.

Therapie

- **milde Form ohne Nierenbeteiligung:** Kortikoide topisch oder intraläsional, konsequenter Lichtschutz

- **schwere Form mit Nieren- oder ZNS-Beteiligung:** Kortikoide systemisch, Immunsuppressiva (z.B. Azathioprin), Antimalariamittel (z.B. Chloroquin), eventuell Plasmapherese

Prognose. Schubweiser Verlauf über Jahre. 5-Jahres-Überlebensrate beträgt 90%, bei Nierenbeteiligung schlechtere Prognose.

Chronischer diskoider Lupus erythematodes (CDLE)

Definition. Chronisch verlaufende kutane Form des Lupus erythematodes ohne systemische Beteiligung, die vorwiegend das Gesicht befällt und narbig abheilt. Es erkranken überwiegend Frauen zwischen dem 20. und 40. Lebensjahr.

Klinik. Scheibchenförmige (diskoide), scharf begrenzte, leicht erhabene, mit festhaftenden weißlichen Schuppen bedeckte Erytheme an lichtexponierten Arealen (Gesicht, Ohr, Schultern), die durch Sonnenlicht provozierbar sind (☞ Abb. 18.30 im Farbteil). Zentrifugale Ausbreitung und Ausheilung mit hypopigmentierten Narben. Bei Befall des behaarten Kopfes kommt es zu narbiger Alopezie. Bei Schleimhautbefall entwickeln sich hartnäckige erosive Läsionen der Mundschleimhaut und der Gingiva. Typisch sind die Berührungsempfindlichkeit (seitlicher Druck auf die Schuppung stimuliert freie Nervenendigungen) und das **Tapeziernagelphänomen:** entfernt man eine Schuppe, ist an ihrer Unterseite ein keratotischer Sporn sichtbar (bedingt durch follikuläre Hyperkeratose).

Histologie. Immunhistologie: Lupusband nur in befallener Haut. Keine Autoantikörper.

Therapie. Systemische Gabe von Chloroquin, lokal Glukokortikoide. Bei Therapieresistenz Diaminodiphenylsulfon (DADPS).

Prognose. Chronischer Verlauf, kosmetische Beeinträchtigung durch Narbenbildung.

Subakut-kutaner Lupus erythematodes (SCLE)

Der SCLE nimmt eine Zwischenstellung zwischen dem DLE und SLE ein.

Klinik. Der SCLE befällt vor allem die Haut. Hier treten flache, schuppende rote Plaques vor allem an lichtexponierten Arealen auf. Diese heilen jedoch ohne Narbenbildung folgenlos ab (Unterschied zum DLE: Narbenbildung). Im Gegensatz zum DLE sind beim SCLE bei 90% der Patienten antinukleäre Antikörper nachweisbar. Beim SCLE können im akuten Schub allgemeine Krankheitserscheinungen (Fieber, Myalgie, Abgeschlagenheit) auftreten, und es kann sich ein SLE entwickeln (häufiger als aus einem DLE).

Therapie. Konsequenter Lichtschutz. In leichten Fällen ist eine lokale Steroidtherapie ausreichend. Systemisch werden Steroide, Dapson, Retinoide oder Azathioprin eingesetzt.

8.3 Dermatomyositis

☞ Innere Medizin, Bewegungsapparat, Kap. 8.1

Diese chronisch-entzündliche Erkrankung der Haut und der Muskulatur hat zwei Häufigkeitsgipfel: Kinder vom 5.–15. Lebensjahr und Erwachsene vom 30.–50. Lebensjahr.

Klinik

- **Hautveränderungen: Hypomimie** und typischer trauriger Gesichtsausdruck; livid-rötliche Papeln an Fingerrücken (**Gottron-Papeln** bei 60–80% der Patienten), Ellenbogen und Knie; periunguale Hyperkeratose und Teleangiektasien; fliederfarbene Erytheme z.T. mit ödematöser Schwellung an den Wangen und im Décolleté („Lilakrankheit"); Poikilodermie (= atrophische Plaques am Stamm und an den Extremitäten mit Hyper- und Depigmentierung); Kalkablagerungen (Calcinosis cutis)
- **Muskelsymptomatik:** progrediente Schwäche und Schmerzhaftigkeit besonders der proximalen Extremitätenmuskulatur; Muskelschwund; Dysphagie, Dyspnoe
- **innere Organe:** Glomerulonephritis, Myokarditis.

Diagnostik. Klinik, BSG↑, CK↑, LDH↑, typisches Elektromyogramm, Muskelbiopsie: herdförmige Degeneration der Myozyten, lymphohistiozytäres Infiltrat. Hautbiopsie: Histologie wie beim Lupus erythematodes.

Therapie. Körperliche Schonung, Glukokortikoide und Immunsuppressiva wie Azathioprin oder Ciclosporin A. Beim Überwiegen der Hautsymptome gegenüber den Muskelsymptomen sind Kortikoide extern und Antimalariamittel (z.B. Chloroquin) ausreichend.

Prognose. Schlecht. Die Mortalität während der ersten 2 Jahre liegt bei 30% (trotz Therapie); die Patienten versterben an Infekten (häufig Pneumonien auf Grund von Ateminsuffizienz und Aspiration), die im Verlauf auftreten.

8.4 Sklerodermie

Progressive systemische Sklerodermie (PSS)

Definition. Chronische Erkrankung des Bindegewebes, die zu einer diffusen Sklerose der Haut und der inneren Organe führt. Erkrankungsbeginn meist zwischen dem 20. und 40. Lebensjahr. Frauen sind 3–10-mal häufiger betroffen als Männer.

Ätiologie. Die Ätiologie der PSS ist unklar. Es ist wahrscheinlich, dass mehrere Faktoren zur Manifestation der Erkrankung beitragen:
- Durchblutungsstörung (oft vorausgehende Raynaud-Symptomatik)
- fehlende oder gesteigerte Kollagensynthese
- autoimmunologisches Geschehen
- genetische Ursachen (Assoziation mit HLA-B8).

Klinik. Es gibt drei Verlaufsformen der PSS: Akrosklerodermie, diffuse Sklerodermie und das CREST-Syndrom.

Am häufigsten ist die Akrosklerodermie (95%). Die Hauterscheinungen entwickeln sich meist an den Händen in folgenden Stadien:
- Über Jahre hinweg entwickelt sich eine zunehmende Raynaud-Symptomatik der Hände.
- Das Stadium oedematosum ist gekennzeichnet durch entzündlich-ödematöse Schwellung der Finger und Hände.
- Im Stadium sclerosum kommt es zu sklerotischer Schrumpfung der Haut mit Beugekontrakturen und Fingerkuppennekrosen.
- Im Endstadium findet man die sog. Sklerodaktylie – schlanke, verhärtete, distal verschmälerte Finger in Beugekontraktur (Madonnenfinger) und sog. Rattenbissnekrosen an den Fingerkuppen.

Weitere typische Hautbefunde sind Amimie des Gesichtes, spitze Nase, Mikrostomie (verkleinerte Mundöffnung, ☞ Abb. 18.31), der sog. Tabaksbeutelmund (verschmälerte Lippen, periorale, ra-

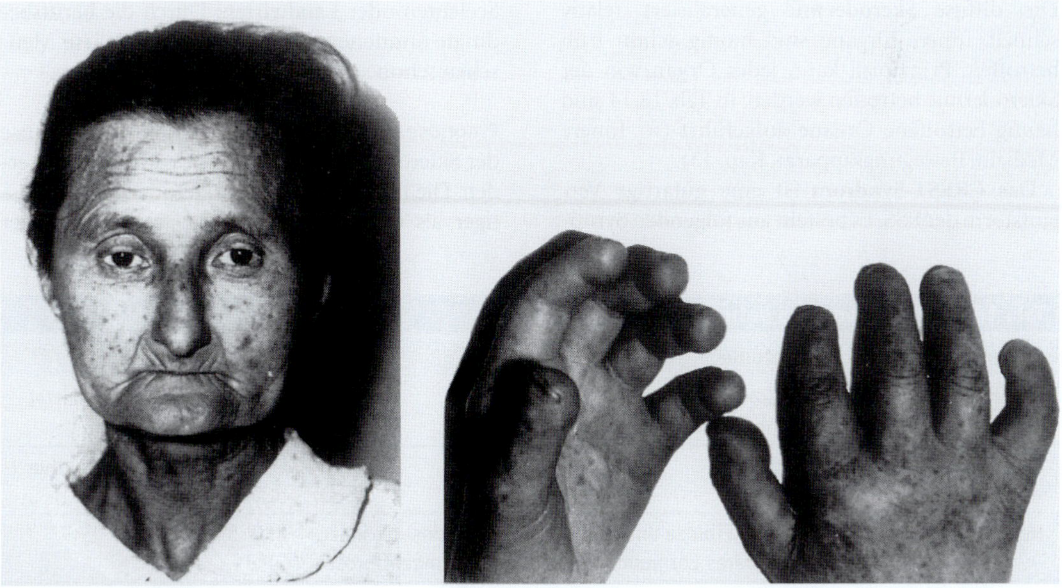

Abb. 18.31: Sklerodermie am Gesicht mit typischer Mikrostomie (verkleinerte Mundöffnung) und Tabaksbeutelmund; an den Händen Beugekontrakturen [2]

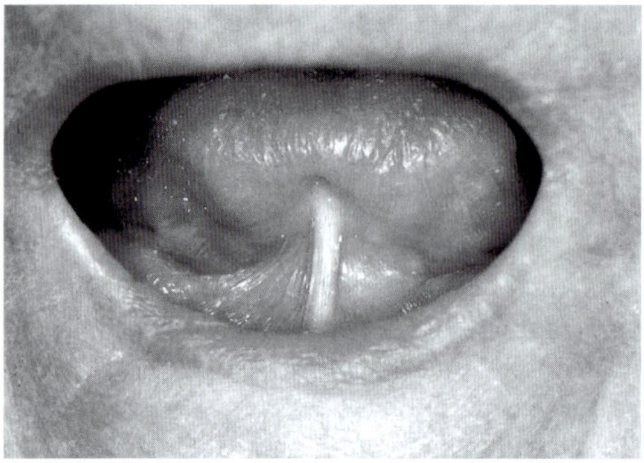

Abb. 18.32: Frenulumsklerose bei Sklerodermie [2]

diäre Faltenbildung) und die Frenulumsklerose (☞ Abb. 18.32), d.h. die Verhärtung und Verkürzung des Zungenbändchens.

Die genannten Symptome treten bei allen Formen auf.

Akrosklerodermie (AS) und diffuse Sklerodermie (DS) unterscheiden sich durch

- frühen Organbefall bei DS
- Raynaud-Syndrom zu Beginn bei AS

Merke

Die Frenulumsklerose ist ein diagnostisch wichtiges Frühsymptom!

Die **diffuse Skerodermie** generalisiert relativ schnell. Innere Organe sind häufig schon früh betroffen. Prinzipiell kann jedes Organ von der Sklerodermie betroffen werden; in Tab. 18.14 sind häufig betroffene Organe aufgeführt (☞ Innere Medizin, Bewegungsapparat, Kap. 13).

Das **CREST-Syndrom** ist eine gutartige Verlaufsform der PSS. Es besteht aus folgenden Symptomen: **C**alcinosis cutis (kleine Papeln, die mit Kalk gefüllt sind), **R**aynaud-Syndrom, Ösophagusbeteiligung (engl. **e**sophagus), **S**klerodaktylie (Sklerose der Finger und Zehen), **T**eleangiektasien.

Labor und Histologie. Oft findet sich eine erhöhte BSG, der Nachweis von antinukleären Antikörpern (ANA) gelingt in 95% d.F. Histologisch lassen sich die Veränderungen von Kollagengehalt und -qualität sowie ein lymphozytäres Infiltrat nachweisen.

Therapie. Einen entscheidenden Beitrag zur Therapie liefert die **physikalische Therapie.** Wärme und Bewegung der Gelenke zögern die Entstehung von Kontrakturen hinaus. Ansonsten zielt die Behandlung auf die vermuteten Auslöser der Erkrankung. Immunsuppressiva (Steroide und Azathioprin), Hemmstoffe der Kollagenbiosynthese (D-Penizillamin) und durchblutungsfördernde Substanzen (Pentoxifyllin, ASS, Ca-Antagonisten) werden zur Therapie der PSS eingesetzt. Eher symptomatisch – aber oft sehr erfolgreich – ist eine UV-A_1- oder PUVA-Therapie. UV-A-Licht induziert eine Kollagenase in der Haut, die die Sklerose deutlich bessern kann (siehe auch Therapie der Morphaea). Wie stark UV-A-Licht die Kollagenase aktiviert, zeigt die Haut von Seeleuten oder Landwirten: Durch die berufsbedingte Sonnenexposition bekommen diese Menschen schon sehr früh Falten.

Prognose. Der Verlauf und somit die Prognose der Sklerodermie können nicht vorausgesagt werden. Die Prognose der Akrosklerodermie ist günstiger als die der diffusen, da erstere langsamer

Tab. 18.14: Häufig von PSS betroffene Organe

Organ	Symptome	Diagnostik
Ösophagus	• Reflux • Dysphagie	Röntgen mit Kontrastmittel
Lunge	Dyspnoe	Lungenfunktion (restriktive Störung), Röntgen
Herz	• primäre Fibrose mit nachfolgender Herzinsuffizienz • sekundäres Cor pulmonale (Folge der Lungenfibrose)	EKG, Sonographie
Niere	• Proteinurie • Niereninsuffizienz	Urinstatus

voranschreitet und ein Organbefall relativ spät auftritt. Prognostisch bedeutsam ist vor allem der Nierenbefall mit seinen Folgen (renaler Hypertonus). In seltenen Fällen kann die diffuse Form fulminant verlaufen (Tod innerhalb von Monaten). Meistens ist jedoch ein Krankheitsverlauf über 15–20 Jahre zu beobachten. Ein spontaner Stillstand der Erkrankung kann auftreten, ist aber die Ausnahme.

Zirkumskripte Sklerodermie (ZS, Morphaea)
Die ZS ist eine umschriebene Sklerose der Haut ohne systemische Organbeteiligung. Sie tritt häufiger auf als die progressive systemische Sklerodermie und betrifft Frauen 3-mal häufiger als Männer. Der Erkrankungsgipfel liegt im 3. und 4. Lebensjahrzehnt. In 30% d. F. sind im Blut Antikörper gegen Borrelien nachweisbar. Es wird vermutet, dass die Borrelieninfektion sklerodermieartige Hautveränderungen hervorrufen kann.

Klinik. Einzelne oder disseminierte fibrotische Plaques am Stamm, die im Frühstadium von einem entzündlichen Wanderythem (**lilac ring,** ☞ Abb. 18.33 im Farbteil) umgeben sind. Im Spätstadium kommt es zur Hautatrophie mit Hyperpigmentierung. Am Kopf findet sich die sog. zirkumskripte lineare Sklerodermie (en coup de sabre = wie ein Säbelhieb).

Diagnostik. Histologie wie bei der progressiven systemischen Sklerodermie.

Merke
Die zirkumskripte Sklerodermie **heilt häufig spontan** innerhalb weniger Monate bis Jahre.

Therapie. Häufig ist die zirkumskripte Sklerodermie mit einer Borrelieninfektion assoziiert. Eine entsprechende **Antibiose** lässt oft auch die zirkumskripte Sklerodermie abheilen. Bei fehlendem Borreliennachweis oder ausbleibendem Therapieerfolg kann eines der folgenden Verfahren angewandt werden, u. U. auch in Kombination: **UV-A-Licht** besitzt die Eigenschaft, in der Haut eine Kollagenase zu aktivieren. Die Kollagenase wiederum baut das überschüssige Kollagen ab. UV-A-Licht kann als langwelliges UV-A_1-Licht oder in Verbindung mit einem Lichtsensitizer (Psoralen) mit nachfolgender UV-A-Bestrahlung appliziert werden (**PUVA**-Therapie). Lokale Steroide, Krankengymnastik (Vermeidung von Kontrakturen) und Lymphdrainage sind weitere Therapieoptionen. Bei schwerem Befall kann die systemische Gabe von Penizillin indiziert sein (Wirkungsweise unbekannt).

9 Berufsdermatosen

☞ Arbeitsmedizin, Kap. 4.10
Berufsdermatosen sind Hauterkrankungen, deren Entstehung ganz oder teilweise auf Einwirkungen während der beruflichen Tätigkeit zurückzuführen ist. Nach der Berufskrankheitenverordnung (BeKV) vom 1. 4. 1988 sind folgende Hautkrankheiten entschädigungspflichtig:

- § 101: schwere oder wiederholt rückfällige Hauterkrankungen, die zur Unterlassung aller Tätigkeiten gezwungen haben, die für die Entstehung, die Verschlimmerung oder das Wiederaufleben der Krankheit ursächlich waren oder sein können
- § 102: Hautkrebs oder zu Krebsbildung neigende Hautveränderung durch Ruß, Rohparaffin, Teer, Anthrazen, Pech oder ähnliche Stoffe.

Berufsdermatosen sind die häufigsten Berufskrankheiten, 10% aller Hautkrankheiten sind Gewerbedermatosen. Jeder Arzt, der einen Verdacht auf das Vorliegen einer berufsbedingten Hautkrankheit hat, muss den Patienten entweder konsiliarisch einem Hautarzt vorstellen oder Anzeige bei der zuständigen Berufsgenossenschaft bzw. dem staatlichen Gewerbearzt erstatten.

Die Anerkennung einer entschädigungspflichtigen Berufsdermatose wird in einem fachdermatologischen Gutachten festgestellt, wenn die Voraussetzungen des § 101 BeKV erfüllt sind.

Allergische Kontaktdermatitis

Die allergische Kontaktdermatitis (☞ Abb. 18.34 im Farbteil) macht 10% aller Berufsdermatosen aus. Die häufigsten Auslöser sind Metalle und Metallverbindungen (Nickel, Kobalt, Dichromat, Quecksilber), organische Lösungsmittel (Terpentin, Benzol-Chlor-Derivate), aromatische Kohlenstoffverbindungen, Farbstoffe, Formaldehyd, Acryl- und Epoxidharze, Gummibestandteile (z.B. Latex in OP-Handschuhen), Arzneimittel.

Besonders gefährdete Berufsgruppen sind Friseure, Köche, Kellner, Maler, Lackierer, Maurer, Beschäftigte in der Metall verarbeitenden Industrie, im Baugewerbe, in der chemischen Industrie und im Reinigungsdienst.

Merke

Bei Verdacht auf eine allergische Kontaktdermatitis erfolgt eine **Epikutantestung.**

Gewerbliche Akneformen

Sie werden durch Kontakt mit Teerprodukten (Straßenarbeiter), technischen Ölen (Öl-Teer-Akne bei Schlossern und Automechanikern) oder durch halogenierte aromatische Karbolsäuren (Chlor-Halogen-Akne) verursacht.

Berufliche Hautkrebserkrankungen

Kanzerogene Substanzen sind Teer, Pech, Anthrazen, Rohparaffin, Ruß, Asphalt, Arsen.

Klinik. Ekzematöser Erstschaden, dann bläulich-fleckige Pigmentierung (Melanose), es folgen Teerwarzen (Präkanzerosen) und schließlich das spinozelluläre Karzinom.

10 Hautveränderungen bei Erkrankungen des Stoffwechsels und Erkrankungen der inneren Organe

10.1 Porphyrien

Porphyrien sind angeborene oder erworbene Porphyrinstoffwechselstörungen, die auf einem Enzymdefekt der Hämsynthese im Knochenmark oder in der Leber beruhen. Porphyrine wirken in hohen Konzentrationen in der Haut phototoxisch und führen deshalb zu einer erhöhten Lichtempfindlichkeit der Haut. Die Porphyrinkrankheiten werden folgendermaßen unterteilt:

- **erythropoetische Porphyrien** (Störung der Hämsynthese im Knochenmark): erythropoetische Protoporphyrie, erythropoetische Uroporphyrie (Morbus Günther)
- **hepatische Porphyrien** (defekte Hämsynthese in der Leber): Porphyria cutanea tarda

Porphyria cutanea tarda

Diese häufigste Porphyrieform tritt bei 1% der Bevölkerung zwischen dem 40. und 70. Lebensjahr auf. Sie ist meist erworben (Leberschädigung durch Alkohol, Medikamente, Hepatitis), selten auch autosomal-dominant vererbt.

Klinik. Große subepidermale, prall-elastische Blasen treten meist nach Lichtexposition auf (Handrücken, Unterarm, Gesicht) und heilen mit Krusten, Narben und Milien ab. Im Gesicht imponiert eine starke Elastose in Verbindung mit vermehrter Faltenbildung und Hypertrichose an den Wangen. Ferner kommt es zu einer verstärkten Verletzlichkeit der Haut. Minimaltraumen verursachen Blasen und schlecht heilende Wunden.

Diagnostik. Klinik, erhöhte Porphyrinausscheidung im Urin und Stuhl – Nachweis hochkarboxylierter Porphyrine im Urin durch Chromatographie. Rotfluoreszenz des Urins im Wood-Licht, Rotfluoreszenz eines Leberstanzzylinders.

Therapie. Vermeidung lebertoxischer Einflüsse (Alkohol!), Meidung von Sonnenlicht, 1–2-mal wöchentlich Aderlass (500 ml; Wirkung durch Enzyminduktion?), Chloroquin 2 × 125 mg/Woche (Komplexbildung mit Porphyrinen; **cave:** Gefahr der Retinopathie durch Chloroquin; deshalb regelmäßig den Augenhintergrund untersuchen).

10.2 Diabetes mellitus

Folgende Hautveränderungen bei Diabetes mellitus sind häufig, aber unspezifisch:

- Pruritus sine materia (Juckreiz ohne Hauterkrankung)
- Hautinfektionen durch Staphylokokken und Streptokokken (Furunkel, Karbunkel)
- Kandidainfektionen der intertriginösen Räume, Kandidavulvitis, -vaginitis und -balanitis
- trophische Ulzera (Mal perforant)
- diabetische Gangrän
- Necrobiosis lipoidica: derbe, blaurote, scharf begrenzte, im Vergleich zum Hautniveau leicht eingesunkene Plaques, meist in der Schienbeinregion lokalisiert

10.3 Lipidstoffwechselstörungen

Definition. **Xanthome** und **Xanthelasmen** entstehen infolge einer lokalen Infiltration der Haut mit lipoproteinhaltigen Perizyten und Makrophagen.

Merke

- **Xanthome** sind die dermatologischen Leitsymptome der Hyperlipidämien;
- **Xanthelasmen** entstehen meist durch lokale Fettstoffwechselstörungen.

Klinik. Es werden verschiedene Xanthomtypen unterschieden: plane, tuberöse, eruptive, disseminierte und Sehnenxanthome.

Xanthelasmen imponieren als symmetrische, gelbe, flache, weiche Plaques, sie finden sich meist beidseits am Oberlid und im inneren Augenwinkel. Im Gegensatz zu den Xanthomen sind sie selten Folge einer Hyperlipoproteinämie, sondern entstehen meist auf Grund einer lokalen Fettstoffwechselstörung. Entscheidend ist die Behandlung der zugrunde liegenden Stoffwechselstörung. Xanthelasmen lassen sich gut mit Laser abtragen.

10.4 Paraneoplastische Syndrome

Definition. Paraneoplasien sind Hauterkrankungen oder -symptome, die gehäuft mit malignen Tumoren oder malignen Systemerkrankungen assoziiert sind. Man unterscheidet **obligate** und **fakultative** Paraneoplasien.

Klinik. Obligate Paraneoplasien sind:

- **Acanthosis nigricans maligna:** braunschwarze verruköse Veränderungen in den großen Beugen, meist assoziiert mit Adenokarzinomen des Gastrointestinaltraktes (☞ Abb. 18.35)
- **paraneoplastische Akrokeratose:** Hyperkeratose, Nagelveränderungen bei Larynx-, Pharynx- und Bronchialkarzinomen

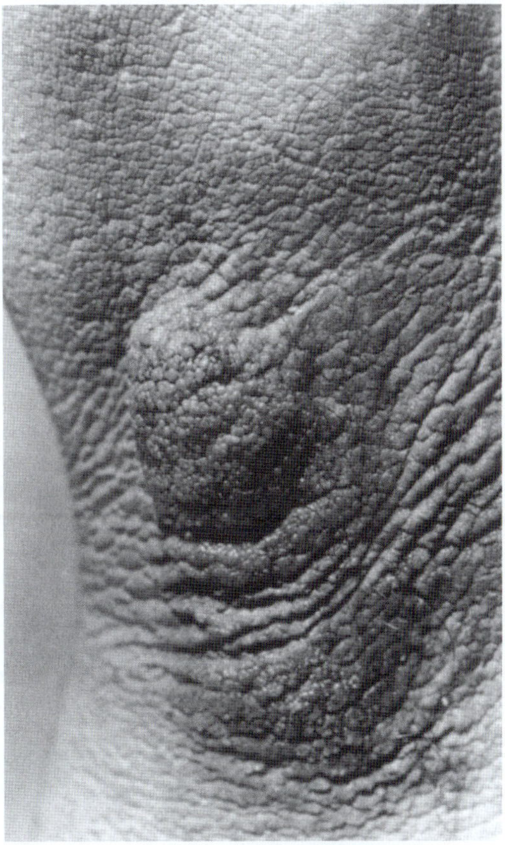

Abb. 18.35: Acanthosis nigricans bei einem Malignom. Man erkennt die typische axilläre Verteilung und die großen, für eine paraneoplastische Genese typischen warzigen Hyperkeratosen. [9]

18

- **Erythema gyratum repens:** streifenförmige oder anuläre Erytheme. Durch die parallele Abfolge der Erytheme entsteht der Eindruck von Jahresringen eines Baumes oder einer zebraartigen Streifung.
- **Hypertrichosis lanuginosa acquisata:** plötzliches Auftreten einer lanugoartigen Behaarung am ganzen Körper bei Karzinomen aller Organe

Wichtige fakultativ paraneoplastische Syndrome sind:

- Dermatomyositis
- bullöses Pemphigoid
- akute febrile neutrophile Dermatose

10.5 Erkrankungen innerer Organe

In Tab. 18.15 sind die typischen dermatologischen Nebenbefunde bestimmter innerer Erkrankungen zusammengestellt.

Tab. 18.15: Hautveränderungen bei Erkrankungen innerer Organe

Organ	Erkrankung	Klinik (Hauterscheinungen)
Schilddrüse	Hyperthyreose	• diffuses telogenes Effluvium • warme, feuchte Haut • prätibiales Myxödem (= apfelsinenschalenartige feste Ödeme mit Hypertrichose)
	Hypothyreose	• diffuses Myxödem (= wächserne Verdickung der Haut im Gesicht und an den Extremitäten) • trockene, schuppende Haut • stumpf abbrechende Haare • Pigmentierung der Akren
Hepatopathien	Gefäßveränderungen	• Spinnennävi • Palmar- und Plantarerythem • petechiale Purpura (hämorrhagische Diathese) • Caput medusae
	hormonell bedingte Phänomene (mangelnder Hormonabbau in der Leber)	• Striae cutis distensae • Porphyria cutanea tarda • Hodenatrophie oder -hypotrophie • Gynäkomastie • Verlust der Achselhaare, „Bauchglatze“ • Acne vulgaris • Lackzunge • Dupuytren-Kontraktur • Uhrglasnägel, Weißnägel
Nebennieren	Morbus Cushing	• Striae cutis distensae • Hirsutismus • hämorrhagische Diathese • Acne vulgaris • generalisierte Hautatrophie • erhöhte Verletzlichkeit der Haut • schlecht heilende Wunden • Knöchelödeme
	Morbus Addison	• Hyperpigmentierung der Haut • Pigmentierung der Schleimhäute • Vitiligo

11 Erythematöse und erythematosquamöse Erkrankungen

11.1 Exanthematische Infektionskrankheiten

☞ Innere Medizin, Infektionskrankheiten, Kap. 4.2, und Pädiatrie, Kap. 8

Scharlach (Scarlatina)

Eine Infektion mit Streptokokken der Gruppe A manifestiert sich z.T. unter dem Bild einer Angina tonsillaris mit typischen Hautveränderungen. Auslöser der Hauterscheinungen ist ein erythrogenes Toxin. Die Inkubationszeit beträgt 2–5 Tage. Die Übertragung erfolgt durch Tröpfcheninfektion.

Klinik. **Erstkontakt:** Fieber, Kopfschmerzen, Erbrechen, Pharyngotonsillitis mit Halsschmerzen. **Gleichzeitig oder verzögert:** blassrotes, sehr kleinherdiges, follikuläres, makulopapulöses Exanthem, bes. in den Schenkelbeugen, später auch am Stamm. Gesichtsrötung mit charakteristischer perioraler Blässe. Bei Abklingen groblamellöse Abschilferung sowie sog. Himbeerzunge.

Komplikationen. Nekrotisierende Angina, Sinusthrombose, Poststreptokokkenglomerulonephritis, rheumatisches Fieber.

Therapie. Penizillin oral, bei Penizillinallergie Erythromycin oder Tetrazyklin.

Masern (Morbilli)

Die Inzidenz der durch das Masernvirus, ein RNS-Myxovirus, hervorgerufenen, hochkontagiösen Kinderkrankheit ist durch Einführung der Masernschutzimpfung stark zurückgegangen.

Klinik. Die **Inkubationszeit** beträgt ca. 11 Tage (± 2 Tage). Nach einem katarrhalischen Vorstadium (1.–2. Tag) mit Rhinitis, Konjunktivitis und Lichtscheu entwickeln sich weißliche, nicht abwischbare Flecken mit rotem Hof auf der Mundschleimhaut, gegenüber den Prämolaren (sog. Koplik-Flecken). Ab dem 4. Tag folgt das **Exanthemstadium.** Das grobfleckige, konfluierende, zunächst blasse, dann dunkelrote Exanthem beginnt hinter den Ohren und breitet sich dann auf den Hals, den Stamm und die Extremitäten aus, gleichzeitig besteht ein Enanthem an Gaumen, Tonsillen und Uvula. Nach Entfieberung blasst das Exanthem in der Reihenfolge des Auftretens unter Ausbildung einer kleieförmigen Schuppung ab.

Komplikationen. Otitis media, Bronchopneumonie, Enzephalitis (selten).

Therapie. Symptomatisch.

Prophylaxe. Schutzimpfung mit Masernlebendimpfstoff.

Röteln (Rubeola)

Die durch ein RNS-Virus der Togagruppe hervorgerufene Erkrankung beeinträchtigt das Allgemeinbefinden nur wenig und besitzt eine geringe Kontagiosität.

> **Merke**
>
> Wegen der Gefahr der Rötelnembryopathie sollten **alle** Mädchen gegen Röteln geimpft werden. Vor einer geplanten Schwangerschaft sollte der Impfschutz mittels Titerbestimmung kontrolliert werden.

Klinik. Das blassrote, kleinherdige, makulopapulöse Exanthem beginnt im Gesicht und hinter den Ohren und breitet sich dann schnell über den gesamten Körper aus. Außerdem findet sich eine Lymphadenopathie (okzipitale, nuchale und retroaurikuläre LKs).

Komplikation. Rötelnembryopathie (v.a. Augen-, ZNS- und Herzanomalien) bei Infektion einer nicht immunisierten Frau im ersten Schwangerschaftstrimenon.

Prophylaxe. Rötelnimpfung mit Lebendimpfstoff.

Exanthema subitum (Dreitagefieber)

Das Dreitagefieber ist eine seltene, meist bei Kleinkindern auftretende Infektion. Erreger sind wahrscheinlich die humanen Herpesviren (HHV) Typ 6 und 7.

Bei der Erkrankung kommt es charakteristischerweise nach dreitägigem hohem Fieber zur Ausbildung eines rötelnähnlichen Exanthems beim Fieberabfall. Im Gegensatz zu den Röteln bleibt das Gesicht ausgespart, und die Lymphadenopathie fehlt. Komplizierend können Fieberkrämpfe auftreten.

Therapie. Symptomatisch mit Gabe von Antipyretika (z.B. Paracetamol). Eine Schutzimpfung ist derzeit noch nicht möglich.

Ringelröteln (Erythema infectiosum)

Durch Parvovirus B19 ausgelöste, sehr seltene, epidemisch auftretende Infektionskrankheit. Meist sind Kinder betroffen. Bei Erwachsenen manifestiert sich die Infektion mit atypischen Exanthemen, Arthralgien, evtl. sogar mit aplastischen Krisen. Die Inkubationszeit beträgt 13–17 Tage. Die Übertragung erfolgt über Tröpfchen.

Klinik. Ohne Prodromalerscheinungen, Allgemeinsymptome oder Lymphadenopathie treten zunächst diffuse Erytheme auf beiden Wangen auf. Diffuse ringförmige Erytheme an den Arminnenseiten entwickeln sich durch Zusammenfließen zu girlandenförmigen Hauterscheinungen. Das Exanthem besteht über Stunden bis Wochen.

Therapie. Symptomatisch.

Infektiöse Mononukleose (Pfeiffer-Drüsenfieber)

Die infektiöse Mononukleose ist eine meist bei Jugendlichen auftretende Infektion mit dem Epstein-Barr-Virus, einem Virus aus der Herpesgruppe. Die Inkubationszeit der durch Tröpfchen übertragenen Krankheit beträgt 8–21 Tage.

Klinik. Allgemeinsymptome, Fieber, Gelenkschmerzen, generalisierte Lymphadenopathie, simultan Tonsillitis mit graugelben Belägen, Milz- und Leberschwellung (**cave:** Milzruptur).

Bei ca. 10% zusätzlich unspezifische scharlach- oder rötelnähnliche Exantheme. Bei (falscher) Behandlung mit Ampicillin kommt es in fast 100% zur Ausbildung eines stammbetonten kleinfleckigen Exanthems. Es handelt sich dabei nicht um eine Ampicillinallergie, sondern wahrscheinlich um einen immunologischen Vorgang, der durch die gleichzeitige Anwesenheit von Virus und Ampicillin ausgelöst wird.

Differentialdiagnose. Ein ähnlicher Symptomenkomplex findet sich bei einer primären Zytomegalievirusinfektion, bei Toxoplasmose und als sog. akutes retrovirales Syndrom bei HIV-Infektion.

Therapie. Symptomatisch.

Merke

Bei der infektiösen Mononukleose darf auch bei bakterieller Superinfektion **kein Ampicillin** gegeben werden.

11.2 Psoriasis vulgaris

Definition. Die Psoriasis (Schuppenflechte) ist eine häufige Erkrankung. Etwa 3–5% der Bevölkerung sind in unterschiedlichen Schweregraden von dieser chronischen Erkrankung betroffen.

Man unterscheidet drei Formen der Psoriasis:

- **Psoriasis vulgaris:** zu Plaques konfluierende rote Papeln mit silberweißer Schuppung (erythrosquamöse Plaques)
- **Psoriasis pustulosa:** sterile Pusteln als vorherrschende Effloreszenz
- **Psoriasis arthropathica:** Befall von Gelenken

Die **Psoriasis vulgaris** kann nach weiteren Kriterien unterteilt werden (☞ Tab. 18.16). Die Einteilung ist durchaus von klinischer Relevanz für den Patienten; z.B. ist der Krankheitsverlauf einer Typ-I-Psoriasis meist schwerer als bei Typ II, was wiederum die Wahl der Therapie beeinflusst.

Pathogenese. Die Psoriasis ist eine schubweise verlaufende chronische Entzündung der Haut mit inadäquater Entzündungsreaktion. Pathogenetisch liegt eine Verhornungsstörung mit überstürzter Zellproliferation (Steigerung der Epidermopoese um den Faktor 10) und fehlerhafter Ausdifferenzierung (parakeratotische Verhornung) vor. Etwa 2–5% der Bevölkerung haben die Disposition, auf bestimmte Reize mit der Ausbildung von Psoriasisherden zu reagieren. Die Ursache ist leider noch nicht komplett geklärt. Mittlerweile gilt als gesichert, dass bei prädisponierten Menschen bestimmte Triggerfaktoren eine Psoriasis auslösen bzw. verschlechtern können.

Tab. 18.16: Unterteilung der Psoriasis vulgaris

Kriterium	Formen
Verlauf	• **akut exanthematisch:** Die vorherrschenden Hautveränderungen sind flache, wenig schuppende, konfluierende rote Papeln. Diese Form der Psoriasis wird oft durch eine Besiedlung mit Staph. aureus getriggert. • **chronisch stationär:** Das klinische Bild ist vor allem durch dicke erythrosquamöse Plaques an den Prädilektionsstellen der Psoriasis (Streckseiten der Extremitäten, vor allem Knie und Ellenbogen, Lendenbereich, behaarter Kopf) gekennzeichnet. • Mischformen
Verteilung	• **P. punctata:** kleine Psoriasisherde • **P. guttata:** tropfenförmige Herde • **P. geographica:** landkartenartige Herde (groß) • **P. erythrodermatica:** Befall der ganzen Haut
Typ	• **Typ I:** früher Beginn (bis zum 40. Lebensjahr), HLA-Assoziation (Cw6, DR7 u. a.), schwerer Krankheitsverlauf • **Typ II:** später Beginn (ab dem 40. Lebensjahr), keine/geringe Assoziation mit HLA-Antigenen, milderer Verlauf als Typ I; jedoch häufiger Psoriasis arthropathica

Die Assoziation mit bestimmten HLA-Antigenen weist zum einen auf eine genetische Komponente bei der Entstehung der Psoriasis hin. Zum anderen ist diese Assoziation ein wichtiger Hinweis auf ein T-Zell-vermitteltes immunologisches Geschehen. Der Therapieerfolg mit Immunsuppressiva unterstreicht die Bedeutung von T-Lymphozyten an der Pathogenese der Psoriasis. Bestimmte von T-Lymphozyten sezernierte Zytokine sind u.a. in der Lage, Keratinozyten zur Proliferation anzuregen. Dies führt zur Hyperproliferation von Keratinozyten in den Psoriasisherden, was klinisch als Schuppung erkennbar ist.

Bestimmte Noxen können als **Triggerfaktoren** eine Psoriasis auslösen bzw. verschlimmern. Hierzu zählen u.a. Medikamente wie β-Blocker und Lithium, Rauchen, Alkoholkonsum, psychische Belastungen, Infektion mit Staph. aureus, Klima und mechanische Belastung, z.B. Klavierspielen bei Nagelpsoriasis.

Klinik.

Psoriasis vulgaris (☞ Tab. 18.16). Es imponieren klinisch gerötete, scharf begrenzte, schuppende Papeln, die zu größeren Plaques konfluieren (☞ Abb. 18.36 im Farbteil). Je nach Ausprägung unterscheidet man eine Psoriasis punctata (oft nach Streptokokkeninfektionen), Psoriasis guttata (tropfenförmig), Psoriasis nummularis (münzförmig), Psoriasis geographica (landkartenartig) und Psoriasis erythrodermatica (generalisierter Befall der gesamten Haut).

Prädilektionsstellen sind die Streckseiten der Extremitäten, die Lendengegend und der Kopf. Die Psoriasis kann prinzipiell überall auf der Haut auftreten; Anal- und Genitalbereich, Hände und Füße, Nägel können befallen werden. Subjektive Symptome wie Juckreiz sind bei der Psoriasis selten. Die Hautveränderungen stellen für viele Patienten eine große psychische Belastung dar.

Psoriasis pustulosa. Bei starkem Eruptionsdruck der Psoriasis können aus den sonst nur mikroskopisch sichtbaren Munro'schen Abszessen (☞ Diagnostik der Psoriasis) makroskopisch sichtbare Pusteln werden. Der Inhalt der Pusteln ist steril, da er aus zerfallenen neutrophilen Granulozyten besteht. Die P. pustulosa tritt oft an Händen und Füßen auf. Generalisierter Befall kommt selten vor und ist ein zum Teil lebensbedrohliches Krankheitsbild.

Psoriasis arthropathica. Bei 5–10% der Patienten mit Psoriasis kommt es zu einem Befall der Gelenke. Beide Geschlechter sind gleich häufig betroffen; der Erkrankungsgipfel liegt zwischen dem 20. und 40. Lebensjahr. Es gibt mehrere Verlaufsformen der P. arthropathica. Typisch ist jedoch ein

Befall der Gelenke im Strahl; d.h., Grund-, Mittel- und Endgelenk eines Fingers oder Zehs sind gleichzeitig betroffen (Wurstfinger). Der Befall ist in der Regel asymmetrisch. Aber auch andere Verlaufsformen können auftreten. So kann die P. arthropathica einen Morbus-Bechterew-artigen Verlauf mit Sakroileitis und Spondylitis nehmen, als Mono- oder Oligoarthritis auftreten oder als symmetrische Polyarthritis, ähnlich einer chronischen Polyarthritis.

Merke

- In 20% d.F. tritt die Arthritis (Monate bis Jahre) **vor** den psoriasistypischen Hautveränderungen auf.
- Die P. arthropathica ist mit HLA-B27 assoziiert und Rheumafaktor-negativ.

Nagelpsoriasis. Bei 30–50% der Patienten mit Psoriasis treten **Nagelveränderungen** auf. Diese äußern sich auf verschiedene Weise und sind Ausdruck eines Psoriasisbefalls des Nagelbetts oder der Nagelmatrix (☞ Abb. 18.37).

Merke

Das Auftreten von Tüpfelnägeln, Ölflecken und Krümelnägeln erleichtert die dermatologische Differentialdiagnose.

- **Tüpfelnägel:** kleinere Substanzdefekte auf den Nägeln. Ursächlich sind punktförmige Psoriasisherde in der **Nagelmatrix.** Der in den Psoriasisherden gebildete Nagel ist weicher; er fällt beim Herauswachsen aus dem Nagel heraus (☞ Abb. 18.38 im Farbteil).
- **Ölflecken** sind bräunliche Verfärbungen des Nagels. Sie entstehen durch einen Befall des **Nagelbetts.**
- **Krümelnägel** entstehen bei Erkrankung von **Nagelbett und Nagelmatrix.** Eine geregelte Hornbildung ist nicht mehr möglich. Wichtige DD: Nagelmykose.
- **Onycholyse:** Ablösung des Nagels durch Hyperkeratose des Nagelbetts
- **fehlendes Nagelhäutchen (Kutikula):** hervorgerufen durch Psoriasisherde am Nagelwall

Diagnostik. Die Diagnose Psoriasis kann meistens aus Anamnese und Klinik gestellt werden. In Zweifelsfällen sollte eine histologische Untersuchung einer Probebiopsie angestrebt werden.

Histologische Merkmale

- **Munro-Abzesse:** Infiltrat neutrophiler Granulozyten an den Papillenspitzen
- **Akanthose:** Verbreiterung der Epidermis auf Grund einer Verdickung des S. spinosum
- **Parakeratose:** gestörte (gesteigerte) Verhornung; S. granulosum verschwindet

Bei vielen Psoriatikern lassen sich durch mechanische, chemische oder physikalische Irritation an den Orten der Reizung psoriasistypische erythrosquamöse Plaques auslösen. Dies wird als isomorpher Reizeffekt (Synonym: Koebner-Phänomen) bezeichnet. Das Koebner-Phänomen ist bei der Therapie der Psoriasis zu beachten: Reizt man die Haut durch eine zu aggressive Therapie (z.B. zu schnelle Steigerung der Cignolin-Dosis), kann man die Psoriasis verschlimmern.

Kratzphänomene. Diese Phänomene werden heute bei Psoriasis kaum mehr zur Diagnostik verwendet. Das IMPP fragt sie trotzdem immer wieder gern ab: Durch vorsichtiges Kratzen an einem Psoriasisherd mit einem Holzspatel kann man Folgendes beobachten (**cave:** mitunter für den Patienten schmerzhaft):

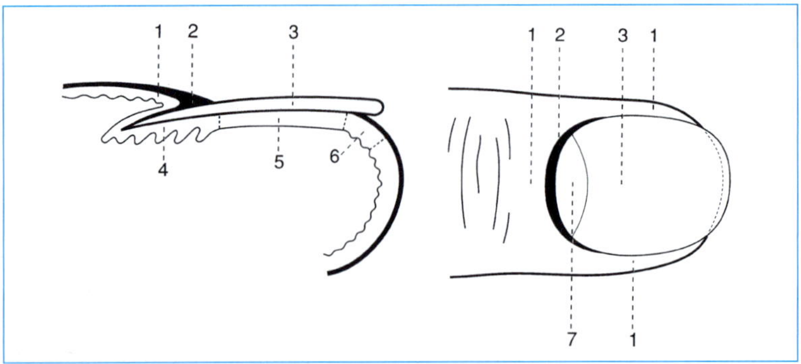

Abb. 18.37: Schematischer Aufbau des Nagels [10]
1. Nagelplatte, **2.** Nageltasche, **3.** Nagelwall, **4.** Nagelhäutchen (Kutikula), **5.** Nagelmatrix, **6.** Nagelbett (Hyponychium), **7.** Lunula

- **Kerzenfleckphänomen:** Die abgekratzten Schuppen erinnern an Wachsschuppen.
- **Phänomen des letzten Häutchens:** Nach Entfernung aller Schuppen sieht man ein feines silbergraues Häutchen. Dieses Häutchen ist die unterste Epidermisschicht vor den Papillenspitzen.
- **Auspitz-Phänomen:** Nach Entfernung der untersten Epidermisschicht werden die Papillenspitzen durch das Kratzen arrodiert; es resultiert eine punktförmige Blutung.

Merke

Kratzphänomene bei Psoriasis: Kerzenfleckphänomen, letztes Häutchen und Auspitz-Phänomen.

Sonderformen. Psoriasis pustulosa und Psoriasis arthropathica gelten als Sonderformen der Psoriasis (s.o.).

Tab. 18.17: Allgemeine Therapieansätze der Psoriasis

Therapeutischer Ansatz	Maßnahme
immunologisches Geschehen	• Dithranol (Zytostase) • Teer (antiinflammatorisch, antiproliferativ) • Steroide (antiinflammatorisch, antiproliferativ) • Lichttherapie (Immunsuppression) • Zytostatika • Biologics
genetische Prädisposition	noch keine Therapie möglich
Triggerfaktoren	• Antibiose bei Nachweis von Bakterien • mechanische Belastungen meiden • Nikotin-/Alkoholkarenz • auslösende Medikamente absetzen • supportive Psychotherapie
Sonstiges	Vitamin D und Vitamin A (Hemmung der Epidermishyperproliferation)
Generell ist die Kombination unterschiedlicher Verfahren möglich und sinnvoll.	

Therapie. Eine effiziente Therapie der Psoriasis ist nur dann möglich, wenn sie so nah wie möglich an der Ursache ansetzt. Deshalb sollten immer die Art der Psoriasis, Vorbehandlung sowie Alter und Geschlecht des Patienten in Betracht gezogen werden. Auch muss man die Patienten über den chronischen Verlauf der Erkrankung aufklären. Tabelle 18.17 gibt eine Orientierung. Die einzelnen Substanzen werden dann näher vorgestellt.

Merke

Nach Steroid-Monotherapie treten oft schnell heftige Rezidive auf.

Lokale Therapie. Am Beginn steht die abschuppende Behandlung mit Salicylsäure oder Harnstoff. Beide Wirkstoffe werden meist in einer Konzentration von 2–10% in einer fettigen Grundlage appliziert (z.B. Cholesterin-Vaseline).

Merke

Vorsicht bei großflächiger Anwendung von Salicylsäure bei Kindern: Resorption kann zu systemischen Nebenwirkungen führen.

Nach 2–3 Tagen sind die Schuppen entfernt. Im Anschluss kann zwischen verschiedenen Externa ausgewählt werden (☞ Tab. 18.18).

Systemische Therapie. Hierfür kommen u.a. Retinoide (Neotigason®) in Betracht. Vor der Gabe von Retinoiden müssen die Leberwerte kontrolliert werden und bei Frauen muss eine Kontrazeption absolut sichergestellt sein. Aufgrund der teratogenen Wirkung sollte bei Frauen im gebärfähigen Alter die Indikation zu einer systemischen Therapie mit Retinoiden äußerst streng gestellt werden.

Bei schweren Krankheitsverläufen – vor allem bei schwerer Psoriasisarthropathie – können Fumarsäure, Methotrexat, Ciclosporin oder Biologics therapeutisch verwendet werden.

Lichttherapie. Es werden im Wesentlichen zwei Verfahren eingesetzt:

- Bestrahlung mit einem bestimmten Spektrum des UV-B-Lichts (UV-B 311 nm). Eine ältere Spielart des UV-B 311 ist die SUP-Bestrahlung (selektive ultraviolette Phototherapie). Hier ist

Tab. 18.18: Übersicht über Lokaltherapeutika bei der Psoriasis

Wirkstoff	Handelsname	Wirkung	Anwendung/Besonderheiten
Dithranol	Cignolin	• zytostatischer Effekt: Hemmung der Epidermishyperproliferation • antientzündliche Wirkung	Entweder in hoher Konzentration (1–2%ig) für Minuten einwirken lassen oder schwächer konzentriert länger auftragen ($^{1}/_{32}$%ig, über Nacht steigern auf 0,25–0,5%ig)
Teer	LCD; Pix lit	• antiproliferativ • antientzündlich	wirkt lichtsensibilisierend
Steroide	Hydrocortison; Dermatop®; Dermoxin®	• antiproliferativ • antientzündlich	nur kurzfristig anwenden (außer an der Kopfhaut); führt schnell zur Abheilung, aber auch rasch zum Rezidiv
Vitamin D	Psorcutan®	• antiproliferativ • fördert die Zelldifferenzierung	zerfällt unter Lichteinfluss
Vitamin A (Retinoide)	Zorac®	• fördert die Differenzierung der Epidermis • Hemmung der Talgproduktion (Aknetherapie)	trocknet Haut und Schleimhäute aus

das Spektrum breiter als bei UV-B 311, insgesamt aber weniger gut wirksam.
- Bestrahlung mit UV-A in Verbindung mit einem Psoralen (PUVA; Psoralen-UV-A). Das Psoralen kann systemisch als Tablette, lokal als Bad oder – neuerdings und sehr elegant, da die Wirkung sich nur am Applikationsort entfaltet – als Creme appliziert werden. Als Psoralen wird 8-Methoxypsoralen (8-MOP) verwendet.

Die Lichttherapie ist eine extrem effektive Therapie der Psoriasis. Sie darf jedoch nicht unbegrenzt angewendet werden, da mit steigender Licht-/Sonnenexposition das Hautkrebsrisiko zunimmt.

Merke

Lichttherapie der Psoriasis: UV-B 311, SUP, orale, Bade- oder Creme-PUVA.

Die meisten Patienten mit Psoriasis können ambulant mit einer effizienten Lokaltherapie, ggf. Lichttherapie, gut behandelt werden. Wichtig ist es ferner, den Patienten über die sehr wahrscheinlich lebenslang notwendige Therapie aufzuklären. Ggf. kann sich ein Aufenthalt an der See oder im Hochgebirge günstig auf die Psoriasis auswirken.

Prognose. Die Psoriasis zeigt einen chronisch-rezidivierenden Verlauf.

Merke

Psoriasis und **Parapsoriasis** (☞ Kap. 14.6.6) sind zwei völlig verschiedene Krankheitsbilder. Klinisch kann die Parapsoriasis der Psoriasis ähneln. Die Parapsoriasis ist eine chronische Entzündung der Haut, die z. T. in ein kutanes T-Zell-Lymphom übergehen kann.

11.3 Morbus Reiter

☞ Innere Medizin, Bewegungsapparat, Kap. 1.2

11.4 Pityriasis rosea

Definition. Meist im jüngeren Erwachsenenalter auftretende akute Dermatose unklarer Ätiologie ohne stärkere Beeinträchtigung des Allgemeinbefindens. Gewöhnlich erkranken die Patienten nur einmal im Leben.

Klinik. Zunächst bildet sich ein münzförmiger erythrosquamöser Herd, die sog. „Mutterplatte“ (plaque mère), die meist am Stamm lokalisiert ist. Danach kommt es zur exanthematischen Aussaat in den Hautspaltlinien angeordneter rötlicher

Herde mit randständiger Schuppenkrause (Collerette). Das Gesicht bleibt ausgespart. Juckreiz besteht in der Regel nicht. Nach 1–3 Monaten heilt die Erkrankung narbenlos ab. Die wichtigste Differentialdiagnose, Lues im Sekundärstadium, kann durch die Luesserologie ausgeschlossen werden.

Therapie. Hautpflege, Vermeidung von Hautirritationen durch übertriebenes Duschen und Baden.

11.5 Erythrodermien

Klinik. Von starken Allgemeinsymptomen begleitete, am gesamten Körper auftretende entzündliche Rötung und Schuppung der Haut, gelegentlich mit Exsudation. Bei chronischen Verläufen kann sich eine bleibende Pigmentverschiebung ausbilden (Melanoerythrodermie). In den meisten Fällen entwickeln sich Erythrodermien nicht auf primär gesunder Haut, sondern auf vorbestehenden Dermatosen, die inadäquat behandelt wurden.

Primäre Erythrodermien

Sie entwickeln sich akut oder chronisch auf vorher unveränderter Haut, z. B. bei Arzneimittelexanthemen (Lyell-Syndrom), Morbus Hodgkin, Mycosis fungoides oder Sézary-Syndrom (T-Zell-Lymphom der Haut).

Sekundäre Erythrodermien

Sie entstehen durch zunehmende Ausdehnung bereits vorhandener Dermatosen wie Neurodermitis, Psoriasis, seborrhoisches Ekzem, staphylogenes Lyell-Syndrom (Dermatitis neonatorum exfoliativa, Morbus Ritter von Rittershain), Pemphigus vulgaris, allergische Kontaktdermatitis, Lichen ruber planus.

Merke

Bei starken Protein- und Wasserverlusten oder ausgeprägten Kachexiesymptomen kann die Erkrankung auch zum Tode führen.

Differentialdiagnose. SCALPID:

- S Skabies, Sézary-Syndrom, seborrhoische Dermatitis
- C Contact Dermatitis (Kontaktdermatitis)
- A Atopische Dermatitis
- L Lichen ruber, Lues, Lymphom, Lyell-Syndrom
- P Psoriasis, Pemphigus
- I Ichthyose
- D Drugs (Medikamente)

Therapie. Je nach Grunderkrankung, ggf. zunächst symptomatische Therapie, z. B. Flüssigkeitssubstitution.

12 Papulöse Hauterkrankungen

12.1 Lichen ruber planus

Definition. Der Lichen ruber ist eine chronisch-rezidivierende Krankheit der Haut und der hautnahen Schleimhäute. Meist erkranken Erwachsene, wobei beide Geschlechter gleich stark betroffen sind. Die Ätiologie ist unbekannt. Ein autoimmunologisches Geschehen kommt in Betracht.

Klinik. Die Hautveränderungen jucken sehr stark. Charakteristische Morphe ist eine polygonale, scharf begrenzte, rötliche Papel mit weißlicher, netzartiger Zeichnung (Wickham-Streifung). Die Papeln können konfluieren. Es findet sich ein positives Koebner-Phänomen (isomorpher Reizeffekt, ☞ Kap. 11.2). Prädilektionsstellen sind mechanisch belastete Areale, wie Handgelenkbeugeseiten, Unterschenkelvorderseiten, Sakralgegend, Wangenschleimhaut, eventuell Ellenbeugen und Kniekehlen. An den Schleimhäuten findet sich eine weißliche, netzartige Streifung. Betroffen ist häufig die Mundschleimhaut, meist im Wangenbereich (durch Verbreiterung des Stratum granulosum), seltener die Glans penis und der Introitus vaginae (☞ Abb. 18.39 im Farbteil). Nagelveränderungen können sich in Form von Querstreifungen, rauen Nagelplatten, eventuell auch Nagelverlust manifestieren.

> **Merke**
>
> Lichen ruber: starker Juckreiz, glänzende Papeln und Wickham-Streifung.

Histologie. Lymphoidzelliges Infiltrat im oberen Korium, ballonierende Degeneration der Basalzellschicht der Epidermis, verdicktes Stratum spinosum (Akanthose), dadurch insg. verdickte Epidermis, verdicktes Stratum granulosum (Wickham-Streifung) und Hyperkeratose (verbreitertes Stratum corneum; trotzdem glatte Oberfläche).

Verlauf. Der Lichen ruber ist keine lebensbedrohliche Erkrankung. Jedoch sind die Patienten oft durch den quälenden Juckreiz schwer betroffen. Die Erkrankung kann nach 1–2 Jahren unter Hinterlassung von Hyperpigmentierung abheilen. Chronisch-rezidivierende Verläufe sind jedoch nicht selten.

Therapie. Die Therapie gestaltet sich langwierig und oft frustran. Bisher gibt es keine Studie mit nachgewiesenem Therapieerfolg. Unter der Annahme eines immunologischen Krankheitsgeschehens werden folgende Therapien eingesetzt:

- Steroide lokal oder systemisch
- PUVA (Psoralen + UV-A)
- Ciclosporin A

Ferner werden auch Retinoide gegeben.

Symptomatisch kann der Juckreiz mit Antihistaminika bekämpft werden.

Sonderformen des Lichen ruber planus

Lichen ruber verrucosus. Durch stark verhornende Plaques an den Tibiakanten gekennzeichnet; verläuft sehr oft chronisch.

Lichen ruber generalisatus. Exanthematische Aussaat der Knötchen über den ganzen Körper.

Lichen ruber follicularis. Betroffen sind Haarfollikel, insbesondere der behaarte Kopf. Erkrankung kann durch Vernarbung zum irreversiblen Haarverlust führen (Graham-Little-Syndrom).

12.2 Prurigoerkrankungen

Definition. Bei den Prurigoerkrankungen handelt es sich um eine heterogene Gruppe exanthematischer Hauterkrankungen, deren gemeinsames Merkmal das Auftreten stark juckender Knötchen ist.

Prurigo acuta (Strophulus infantum, Urticaria papulosa)

Klinik. Bei Kindern kommt es plötzlich zum Auftreten stark juckender Knötchen. Besonders betroffen sind das Gesicht, die Extremitäten und die Flanken. Die Schleimhäute bleiben frei. Außer dem Juckreiz ist das Allgemeinbefinden unbeeinträchtigt. Nach Aufkratzen der Papeln bis „aufs Blut“ bessert sich der Juckreiz. Pathologisch-anatomisch handelt es sich um urtikarielle Seropapeln. Als Auslösemechanismus wird eine allergische Reaktion auf Insektenstiche oder intestinalen Wurmbefall diskutiert. Die Krankheit verläuft gutartig und selbstlimitierend.

Therapie. Man behandelt lokal juckreizstillend (z.B. Zinkschüttelmixtur). Teepause und Darmsanierung können auch zur Besserung beitragen.

Prurigo simplex subacuta

Klinik. Diese Erkrankung betrifft vorwiegend Frauen mittleren Alters. Man findet derbe Seropapeln an den Extremitätenstreckseiten, am dorsalen Schulterbereich und am Gesäß. Nach dem Zerkratzen hört der Juckreiz auf, jedoch bleiben oft atrophische Narben und Hyperpigmentierungen zurück. Die Krankheit verläuft schubweise über Monate oder Jahre. Als Auslöser werden verschiedene Faktoren diskutiert, darunter Lebererkrankungen, Gallensteine, hormonelle Veränderungen, Diabetes mellitus, Wurmbefall, psychologische Stresssituationen, Dermatozoenwahn.

Therapie. Ursachensuche; Ausschluss von Diabetes mellitus, Lebererkrankung, CLL, Nierenfunktionsstörung u.a. Ansonsten Therapie mit Steroiden (lokal oder systemisch), Chloroquin oder Östrogenpräparaten (bei Patientinnen in der Menopause). Symptomatische Therapie mit Antihistaminika und lokal juckreizstillenden Externa (Thesit®, Lokalanästhetikum) in einer wässrigen Grundlage, z.B. Zinkschüttelmixtur (Verdunstung kühlt und mildert so zusätzlich den Juckreiz).

Bewährt hat sich auch eine Bestrahlung mit UV-B 311 (Licht der Wellenlänge um 311 nm aus dem UV-B-Spektrum). UV-B 311 wirkt zum einen gegen den Juckreiz, zum anderen antiinflammatorisch.

12.3 Rosazea, Rhinophym und periorale Dermatitis

Diese Erkrankungen gehören zum Formenkreis der Akne.

Rosazea

Definition. Die Rosazea (☞ Abb. 18.40 in Farbteil) ist eine entzündliche Dermatose des Gesichts älterer Menschen. Die Ätiologie ist nicht bekannt. Die Rosazea kommt bei Frauen etwas häufiger vor als bei Männern, die aber meist schwerer (Rhinophym) betroffen sind. Die Ätiopathogenese ist unklar; evtl. spielen Demodex-Milben eine Rolle.

Klinik. Die Rosazea fällt zunächst nur durch länger persistierende Erytheme im Gesicht auf. Wärme, scharfe Gewürze, Alkoholkonsum, körperliche Anstrengung und Sonnenbestrahlung können die Erytheme auslösen bzw. verschlimmern. Zusätzlich treten vermehrt Teleangiektasien auf (**Rosacea erythematosa).** Im Verlauf (**R. papulopustulosa**) entwickeln sich auf den Erythemen Papeln und Pusteln. Im Gegensatz zur Acne vulgaris finden sich keine Komedonen. Auch eine Follikelbindung ist nicht nachweisbar.

Komplikationen. Bei etwa 10% der männlichen Patienten mit Rosazea entwickelt sich durch Talgdrüsenhypertrophie, Bindegewebshyperplasie und Gefäßerweiterung ein **Rhinophym** (☞ Abb. 18.41). Die Nase ist knollig vergrößert; weitere Anzeichen einer Rosazea können auch fehlen.

> **Merke**
>
> Bei 2–5% der Patienten mit Rosazea kommt es zu einer **Augenbeteiligung** (Konjunktivitis und/oder Blepharitis), die **nicht** mit der Schwere der Rosazea korreliert. Aus diesem Grund muss jeder Patient mit Rosazea augenärztlich kontrolliert werden!

Therapie. Vermeiden der auslösenden Faktoren (s.o.) und konsequenter Lichtschutz. Zur **Lokalbehandlung** der Rosazea werden lokale Antibiotika eingesetzt (Tetrazykline, Erythromycin, Metronidazol). Die Wirkstoffe werden in einer Konzentration von 1–2% in einer nicht zu fettigen Grundlage eingesetzt und meist einmal täglich aufgetragen. Bei schwererem Befall kann man zusätzlich teerhaltige Externa verwenden. In schweren Fällen kann eine **systemische Therapie** mit Tetrazyklinen oder Retinoiden nötig werden. Unterstützend kann eine Massage des Gesichts durch den Patienten wirken. Die Therapie erstreckt sich meist über 1–2 Monate. Hierauf muss man die Patienten vor Beginn der Therapie unbedingt aufklären, da sie sonst enttäuscht sind. Rezidive kommen leider vor.

Merke

Eine Übersicht zum Lernen gibt Tab. 18.19. Fragen zur Rosazea werden gerne gestellt!

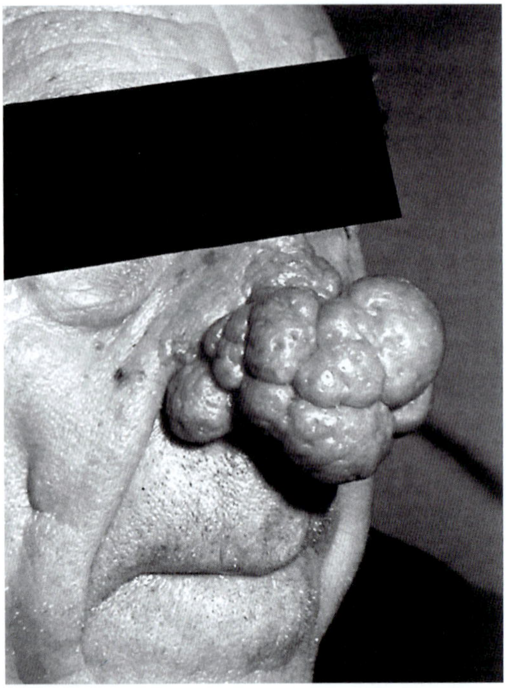

Abb. 18.41: Rhinophym [2]

Periorale Dermatitis („Stewardessen-Krankheit")

Definition. Entzündliche Hauterkrankung, die vor allem Frauen im jüngeren und mittleren Alter betrifft. Vor allem erkranken Stewardessen und Kosmetikerinnen.

Ätiologie. Auslösend scheint die ungezielte und chronische Anwendung topischer Steroide. Die Patienten benutzen die steroidhaltigen Externa, um meist minimale Hautveränderungen zu therapieren. Aber auch die chronische Anwendung von Reinigungssubstanzen, Feuchtigkeitscremes etc. kann eine periorale Dermatitis auslösen. Die genaue Ursache der perioralen Dermatitis ist jedoch noch unklar.

Klinik. Perioral finden sich Papeln und Pusteln auf einem Erythem. Ein schmaler Rand um die Lippen bleibt erscheinungsfrei (wichtig für die Diagnose!). Die Patienten klagen oft über Brennen und Spannungsgefühl. Eine Dermatitis kann auch um die Augen (periokuläre Dermatitis) auftreten. Die Erkrankung heilt narbenlos ab, es sei denn, es kommt zu einer Superinfektion. Die Diagnose ergibt sich aus Anamnese und Klinik.

Therapie. Aufklärung der Patienten über die Ursachen der perioralen Dermatitis und die Notwendigkeit einer längeren Therapie. Dann alle Externa absetzen! Lokaltherapie mit lokalen Antibiotika analog zur Rosazea. Bei schweren Verläufen auch systemische Gabe von Tetrazyklinen oder Erythromycin. Unter der Therapie kommt es anfangs zu einer Verschlechterung des Hautbefunds und der subjektiven Symptome (Jucken, Spannungsgefühl). Ggf. niedrig dosierte Retinoide (**cave:** Kontrazeption!) oder systemische Steroide kurzfristig. Hierüber die Patienten unbedingt aufklären! Leider kommen Rezidive vor.

Merke

Das A und O bei der Therapie der perioralen Dermatitis ist eine gute **Patientenaufklärung.** Topische Kortikoide sind kontraindiziert.

Tab. 18.19: Rosazea auf einen Blick

Definition	chronisch-entzündliche Gesichtsdermatose
Epidemiologie	Auftreten ab dem 40.–50. Lebensjahr; Frauen > Männer
Klinik	• Stadium erythematosum • Stadium papulopustulosum • hyperplastische Rosazea
Komplikationen	• Rhinophym (Männer) • Konjunktivitis (2–5%)
Therapie	• **lokal:** Tetrazykline, Erythromycin, Metronidazol; teerhaltige Externa • **systemisch:** Tetrazykline, Retinoide • **zusätzlich:** Lichtschutz, Meiden der auslösenden Faktoren
Prognose	gut, aber langwierige Therapie (über Monate) und z. T. Rezidive

13 Granulomatöse und atrophisierende Hautkrankheiten und Hautveränderungen

18

13.1 Sarkoidose

Diese nicht verkäsende granulomatöse Systemerkrankung unklarer Ätiologie befällt bevorzugt Frauen zwischen dem 20. und 40. Lebensjahr.

Klinik. Die Krankheit manifestiert sich vorwiegend an der Lunge, den hilären Lymphknoten und der Haut. Die Einzeleffloreszenz ist ein blaurötliches Knötchen, das unter Glasspateldruck eine apfelgeleeartige Farbe annimmt. Die Knötchen können großknotig, kleinknotig-disseminiert oder auch in Form eines **Narbenlupus** auftreten (☞ Innere Medizin, Atmungsorgane, Kap. 7).

Merke

Morbus Boeck bezeichnet die Symptomentrias:
- bihiläre Lymphknotenschwellung,
- Arthralgie,
- Erythema nodosum,

wobei das Erythema nodosum eine Reaktion auf die Sarkoidose darstellt. Ein Erythema nodosum tritt u. a. auch bei verschiedenen Infektionserkrankungen (Tuberkulose, Staphylokokken-Infektion), bei chronisch-entzündlichen Darmerkrankungen oder im Rahmen von Medikamentennebenwirkungen auf.

Therapie. Sehr zurückhaltend wegen hoher Spontanheilungsrate. Kortikoide werden systemisch v.a. bei Befall der Lunge und bei Hyperkalzämie eingesetzt (**cave:** Nierenschädigung). Das Erythema nodosum wird mit Bettruhe, kühlenden Umschlägen und ggf. NSAID behandelt.

13.2 Granuloma anulare

Diese auf die Haut beschränkte granulomatöse Erkrankung tritt meist bei Kindern und jungen Erwachsenen auf. Die Ursache ist unbekannt.

Klinik. Ringförmige, hautfarbene oder rötlichbraune Papeln meist am Hand- und Fußrücken, kein Juckreiz, meist spontane, narbenlose Abheilung nach Monaten.

Meist zeigen sich nur wenige Herde: selten disseminiertes Granuloma anulare. Dies tritt vor allem bei Patienten mit Diabetes mellitus auf.

Therapie. Zurückhaltend wegen Spontanremission. Ausschluss eines Diabetes mellitus. Therapie mit PUVA, Dapson und Steroiden lokal oder systemisch.

13.3 Lichen sclerosus

Bevorzugt bei älteren Frauen auftretende, stark juckende Erkrankung des Genitalbereiches. Die Hautveränderung gilt als fakultative Präkanzerose (☞ Gynäkologie, Kap. 1.9).

Klinik. Lichenifizierte, atrophische Herde im Genitalbereich, die sehr stark jucken.

Therapie. Lokalbehandlung mit kortikoid-, testosteron- oder östrogenhaltigen Salben.

Klinischer Fall

Eine 67-jährige Patientin kommt wegen Pruritus vulvae. Die Inspektion der Vulva ergibt Schrumpfungserscheinungen mit atrophischer Haut sowie Pigmentverlust und Kratzeffekte.
Wahrscheinliche Diagnose: Lichen sclerosus.

13.4 Striae cutis distensae

Klinik. Durch Hautüberdehnung bedingte streifige Atrophie der Epidermis mit Schwund der elastischen Fasern im Korium. Prädilektionsstellen sind Bauch, Oberschenkel und Gesäß. Mögliche Ursachen sind Schwangerschaft, Morbus Cushing (endogen oder iatrogen) sowie rasche Gewichtszu- und -abnahme. Keine Therapie möglich (nötig?).

13.5 Altershaut

☞ Kap. 6.1

14 Tumoren der Haut

14.1 Nävi

Nävi sind umschriebene, **primär gutartige** Veränderungen der Haut infolge einer fehlerhaften Ausdifferenzierung des embryonalen Keimmaterials (Hamartome). Je nach den betroffenen Strukturen unterscheidet man:

- **ektodermale** Nävi:
  - melanozytärer Nävus, epidermal oder dermal
  - Nävuszellnävus (NZN)
  - Naevus sebaceus (Talgdrüsennävus)
- **mesodermale** Nävi:
  - Naevus flammeus
  - Hämangiome

14.1.1 Ektodermale Nävi und gutartige Neoplasien

Melanozytärer Nävus

Bedingt durch vermehrte Aggregation von Melanozyten in der Epidermis oder Dermis oder erhöhte Melaninproduktion. Melanozyten sind spindelförmige Zellen, die die Fähigkeit besitzen, Melanin zu produzieren und an ihre Umgebung abzugeben.

Klinik

Epidermale melanozytäre Nävi. Man unterscheidet:

- **Lentigo simplex (Lentigo = Linsenfleck):** hell- bis dunkelbraune Makula, die auf einer Anhäufung von Melanozyten im Stratum basale beruht
- **Café-au-Lait-Fleck:** meist am Stamm lokalisierte, relativ große, scharf begrenzte bräunliche Flecken; mehr als fünf sollten an eine Neurofibromatosis generalisata (Morbus von Recklinghausen) denken lassen
- **Naevus spilus:** Café-au-lait-Fleck mit eingestreuten Pigmentzellnestern, daher gesprenkeltes Aussehen (dunkelbraune Flecken auf leicht bräunlicher Unterfläche)
- **Epheliden (Sommersprossen):** durch Sonnenlicht provozierbare umschriebene Melaninvermehrung in der Epidermis

Dermale melanozytäre Nävi. Umschriebene Ansammlung stark pigmentierter Melanozyten im Korium. Wegen der relativ tiefen Lage weisen sie meist eine bläuliche oder schwarze Farbe auf. Beispiele:

- blauer Nävus oder Naevus coeruleus (kleines, blauschwärzliches Knötchen)
- Nävus von Ota (im Orbitalbereich lokalisierter, flächenhafter dermaler Nävus)
- Nävus von Ito (im Schulterbereich liegender, flächenhafter dermaler Nävus)

Nävuszellnävus

Sehr häufige, gutartige, angeborene oder erworbene herdförmige Ansammlung von Melanozyten in Epidermis und/oder Korium. Etwa 1% aller Neugeborenen haben Nävuszellnävi (☞ Abb. 18.42 im Farbteil).

Klinik. Gleichmäßig pigmentierte, regelmäßig runde bis ovale, scharf begrenzte, flache oder leicht erhabene Herde, seltener papillomatöse Gebilde; Behaarung möglich. Großflächige pigmentierte Nävuszellnävi (sog. **Tierfellnävi**) sind selten.

Differentialdiagnose. Vor- und Frühformen maligner Melanome unter dem Bild atypischer Lentigoherde bzw. atypischer Nävuszellnävi (Unregelmäßigkeiten der Pigmentierung, Gestalt, Form, Begrenzung).

Therapie. Bei Verdacht auf maligne Entartung, bei kosmetischer oder mechanischer Beeinträchtigung, Juckreiz oder Schmerzen Exzision im Gesunden und histologische Kontrolle.

Komplikationen. Entzündung (mechanische Irritation, Sekundärinfektion), selten maligne Entartung (malignes Melanom). Großflächige Tierfellnävi mit knotigen Anteilen entarten zu 10–25% maligne.

Naevus sebaceus (Talgdrüsennävus)

Halbkugeliger, hautfarbener, weicher Tumor, dem eine angeborene, umschriebene Vermehrung der Talgdrüsen zugrunde liegt. Der meist im Kopfbereich auftretende Tumor sollte exzidiert werden, weil er in 30% d. F. in ein Basaliom übergeht.

Merke

Nävuszellnävi sind gutartig und häufig (1% aller Neugeborenen).
Tierfellnävi entarten jedoch in bis zu 25% maligne.
Talgdrüsennävi können in bis zu 30% d. F. in ein Basaliom übergehen.

Erworbene gutartige Neoplasien

Seborrhoische Keratose (seborrhoische Warze, Alterswarze)

Der gutartige epidermale Tumor ist sehr häufig und harmlos. Meist entwickelt er sich ab dem 4.–5. Lebensjahrzehnt und ist oft am Rumpf lokalisiert. Melanozyten oder Nävuszellen sind nicht beteiligt. Bezüglich der Pathogenese herrscht noch Unklarheit.

Merke

Verrucae seborrhoicae sind im Gegensatz zu den Verrucae vulgares **nicht viraler Genese!**

Klinik. Relativ unscharf begrenzter, graubrauner bis schwarzer, exophytisch wachsender Tumor mit gelblich-fettiger Oberfläche und weicher Konsistenz; charakteristische komedoartige Einschlüsse verhornter Zellen (sog. Hornperlen). Das Erscheinungsbild der histologisch als Basalzellpapillome einzuordnenden Effloreszenzen variiert von dünnen Plaques bis zu halbkugeligen Knoten (☞ Abb. 18.43 und 18.44 im Farbteil).

Therapie. Nicht notwendig, ggf. Kürettage mit dem scharfen Löffel.

Merke

Ein eruptives Auftreten zahlreicher seborrhoischer Keratosen mit Juckreiz wird als (unsicheres) Zeichen eines paraneoplastischen Syndroms gewertet (Leser-Trélat-Zeichen).

14.1.2 Mesodermale Nävi, Hyperplasien und gutartige Neoplasien

Von Gefäßen ausgehende Tumoren werden unterteilt in Gefäßaussackungen (Hämangiektasien) und Gefäßneubildungen (Hämangiome).

Hämangiektasien (Gefäßaussackungen)

Naevus flammeus (Feuermal). Angeborene Erweiterung der arteriellen Blutgefäße. Klinisch imponieren dunkelrote, bizarr geformte Gebilde, die mit einem Spatel ausgedrückt werden können. Das Feuermal bleibt im Laufe des Lebens meist unverändert bestehen.

Der **mediale Naevus flammeus** manifestiert sich als sog. **Storchenbiss** meist im Nacken. Es besteht keine Assoziation mit anderen Fehlbildungen.

Der **laterale Naevus flammeus** kommt dagegen meist einseitig im Bereich des 1. oder 2. Trigeminusastes vor, oft als Symptom von Phakomatosen (z.B. Sturge-Weber-, Hippel-Lindau-, Klippel-Trénaunay-Syndrom, ☞ Kap. 1.4 und Neurologie, Kap. 3.1.6).

Gutartige Gefäßneubildungen (Hämangiome)

Kavernöses Hämangiom (Blutschwamm)

Angeborene tumoröse Gefäßneubildung (☞ Abb. 18.45 im Farbteil). Man unterscheidet planotuberöse, tuberöse und subkutane Formen.

Klinik. Im 1. Lebensjahr wächst der rote oder bläuliche, weiche, flach erhabene Blutschwamm oft noch, bildet sich dann aber bis zum 10. Lebensjahr fast immer vollständig zurück. Deshalb sollte trotz Drängens der Eltern zunächst abgewartet werden.

Therapie. Gelegentlich kann mit kurzfristigen hoch dosierten Kortisongaben, Lasertherapie oder einer Kryotherapie eine Regression induziert werden.

Naevus araneus (Spider-Nävus, Gefäßsternchen)

Klinik. Von einem Zentralgefäß ausgehende Proliferation arterieller Äste. Während sich die Veränderung bei schwangeren Frauen und Kindern meist zurückbildet, bleiben die Spinnennävi bei Leberkranken oft bestehen.

Angioma senile (seniles Angiom)

Klinik. Meist multipel auftretendes, rubinrotes Konvolut aus neu gebildeten Kapillaren. Diese harmlose Hauterscheinung findet man häufig am Rumpf älterer Menschen.

Granuloma pyogenicum (Granuloma teleangiectaticum)

Klinik. Blutreiches Granulationsgewebe, das sich im Anschluss an eine Verletzung mit nachfolgender bakterieller Infektion ausbildet. Es entwickelt sich ein pilzförmiger, rötlich-livider Tumor, der leicht blutet und verkrustet.

Glomustumor

Klinik. Von den arteriovenösen Shunts der Haut ausgehender gutartiger Tumor. Makroskopisch imponiert ein meist solitärer, rotbläulicher, stark druckdolenter Knoten, der häufig subungual (unter den Nägeln) lokalisiert ist.

Therapie. Die Läsionen sollten exzidiert werden.

Von Bindegewebe und Fettgewebe ausgehende gutartige Tumoren

Fibrome

Wahrscheinlich reaktiv bedingte, umschriebene Fibroblasten oder Kollagenvermehrung. Entfernung (Scherenschlag) hat nur kosmetische Gesichtspunkte.

Klinik. Man unterscheidet zwei Formen:

- **Dermatofibrom (hartes Fibrom):** halbkugeliger, oft an den Extremitäten auftretender hautfarbener Tumor. Da Fibroblasten auch Hämosiderin und Lipide speichern können, sind auch rötlich-gelbliche Farbschattierungen möglich.
- **Fibroma pendulans (weiches Fibrom, F. molle):** oft gestielte, hautfarbene, weiche Papel. Multiples Vorkommen an Augenlidern und Hals ist häufig.

Lipom

Gutartiger, abgekapselter Fettgewebstumor, der aus reifen Fettläppchen besteht. Diese meist asymptomatische Hautveränderung tritt gehäuft bei früheren Hochleistungssportlern auf. Gefäßreiche (Angiolipome) oder fibrosierende (Fibrolipome) Lipome kommen ebenfalls vor.

Hypertrophe Narbe und Keloid

Klinik. Nach einer Hautverletzung auftretende überschießende Bindegewebsproliferation. Häufig sind Schulter- und Sternumbereich betroffen. Während die hypertrophe Narbe auf den verletzten Hautbereich beschränkt bleibt, bezieht das Keloid auch umliegendes Gewebe mit ein.

Therapie. Zunächst Therapie mit 3 × Kryotherapie (Vereisung mit flüssigem Stickstoff) im Abstand von je 1 Monat, gefolgt von 3 × intraläsionaler Steroidapplikation in einmonatigen Abständen. Unterstützend Kompression. Falls der Erfolg ausbleibt, ggf. Exzision von funktionell störendem Keloid (Gelenkversteifung).

14.2 Sonstige gutartige Geschwülste und Zysten

14.2.1 Mastozytosen

Umschriebene Mastzellenansammlungen in der Haut (kutane Mastozytose) oder in inneren Organen (systemische Mastozytose). Die Histamingranula in den Mastzellen können mit Spezialfärbungen (Giemsa und Toluidinblau) nachgewiesen werden.

Kutane Mastozytosen

Ein **solitäres Mastozytom** ist ein meist schon bei Geburt vorhandener rötlich-bräunlicher Knoten mit spontaner Rückbildungstendenz.

Urticaria pigmentosa (U. p.)

Klinik. Gekennzeichnet durch multiples Auftreten gelb-bräunlicher, kleiner Flecken am Stamm oder am ganzen Körper. Nach kräftigem Reiben kommt es durch Histaminfreisetzung zur Ausbildung einer Urtikaria (positives Darier-Zeichen). Histologisch findet man eine Akkumulation von Mastzellen im Korium. Subjektiv besteht oft nur mäßiger Juckreiz. Die U.p. des Kindesalters (juvenile Urticaria pigmentosa) bildet sich meist spontan zurück, während die des Erwachsenenalters (adulte Urticaria pigmentosa) oft in eine systemische Mastozytose übergeht.

Therapie. Meiden von Speisen, die viel Histamin enthalten (z.B. Erdbeeren) oder den Abbau von Histamin hemmen (z.B. Rotwein). Auch ein Behandlungsversuch mit PUVA oder UV-A_1 ist möglich.

Systemische Mastozytose

Hier finden sich Mastzellenaggregationen nicht nur in der Haut, sondern auch in Leber, Milz, Knochenmark und anderen Organen. Durch bestimmte Reize (z.B. Röntgenkontrastmittel, Acetylsalicylsäure oder Wärme) kann die Histaminfreisetzung getriggert werden. Es kommt zu Schocksymptomen.

Maligne Mastozytose
Sehr seltene systemische Mastozytose mit im Blut zirkulierenden atypischen Mastzellen (wird auch als **„Mastzellenleukämie"** bezeichnet).

14.2.2 Zysten

Milien (Hautgrieß)
Stecknadelkopfgroße hautfarbene Hornzysten aus versprengter Epidermis, häufig im Gesicht von Kindern und Jugendlichen vorkommend.

Merke

Milien treten oft im Gefolge abheilender **bullöser Dermatosen** oder in Assoziation mit **Neurodermitis** auf.

Die Therapie besteht im Anritzen und Ausdrücken (im Gegensatz zu Aknekomedonen hat die Milie keinen Ausführungsgang).

Epidermis-, Trichilemmzyste (Atherom, Grützbeutel, Talgretentionszyste)
Von den Ausführungsgängen der Talgdrüsen ausgehende Retentionszysten. Der Zysteninhalt besteht aus geschichtetem Hornmaterial oder einer amorphen, breiigen Masse. Klinisch findet man hautfarbene, prall-elastische bis erbsgroße Zysten. Sie sollten inzidiert und der gesamte Zystensack entfernt werden, da sich sonst ein Rezidiv entwickeln kann.

14.3 Präkanzerosen

Präkanzerosen sind Vorläufer bösartiger Hauttumoren. Man unterscheidet **obligate** Präkanzerosen mit hoher Entartungswahrscheinlichkeit und **fakultative** Präkanzerosen, die weniger häufig entarten. Im Folgenden soll zwischen Präkanzerosen (gehen über in Stachelzellkarzinom) und Präblastomatosen (gehen über in malignes Melanom) unterschieden werden. Das IMPP differenziert diesbezüglich nicht.

14.3.1 Obligate Präkanzerosen

Keratosis actinica (aktinische Keratose, K. senilis)
In chronisch sonnenexponierter Haut auftretende intraepidermale Veränderung, die wahrscheinlich einem Carcinoma in situ entspricht.

Klinik. Das klinische Bild ist durch unregelmäßig geformte, scharf begrenzte rötliche Herde mit unterschiedlich starker Schuppung gekennzeichnet (☞ Abb. 18.46 im Farbteil).

Therapie. Nach histologischer Diagnosesicherung durch eine Probebiopsie bieten sich je nach Patient und Befund zur **Therapie** folgende Alternativen an: Exzision, Kryotherapie oder Lokalbehandlung mit 5-Fluorouracil. Wichtig: dem Patienten **konsequenten Lichtschutz** anraten.

Merke

Die **aktinische Keratose** ist eine Präkanzerose, die unbehandelt sehr wahrscheinlich in ein spinozelluläres Karzinom übergeht. Nicht zu verwechseln mit der **senilen Keratose,** die auch in erster Linie ältere Menschen betrifft, aber abgesehen von kosmetischen Aspekten völlig harmlos ist.

Morbus Bowen
Klinik. Meist am Rumpf lokalisiertes Carcinoma in situ. Makroskopisch stellt sich der Herd als rundliche, scharf begrenzte, braunrötliche Läsion mit variabel ausgeprägter Hyperkeratose dar (**Differentialdiagnose:** Psoriasis oder Ekzem). Histologisch finden sich typischerweise große basaloide Zellen. Die regelmäßige Schichtung der Epidermis ist aufgehoben, die Basalmembran jedoch noch intakt. Ist die Basalmembran durchbrochen, so spricht man von einem Bowen-Karzinom. Eine vorausgegangene Arsenexposition ist häufig (früher wurden Psoriasisherde oft mit Arsen behandelt).

Therapie. Exzision im Gesunden.

Bowenoide Papulose des Genitales
Klinik. Im Genitalbereich vorkommende papulöse Veränderungen, die histologisch einem Morbus Bowen entsprechen. Ein Übergang in ein Bowen-Karzinom ist denkbar, ein invasives

Wachstum wurde jedoch noch nicht beobachtet. Ursächlich wird eine Infektion mit dem humanen Papillomavirus Typ 16 angenommen. Es entwickeln sich meist mehrere rotbraune, bis linsengroße, papulöse Herde. Betroffen sind meist 20–40-jährige Patienten.

Therapie. Die Hautveränderung ist primär gutartig; daher zunächst abwartende Therapie, eventuell Lokalbehandlung mit Zytostatika oder Kryotherapie. Der Verlauf ist jedoch chronisch-rezidivierend.

Keratoakanthom

Klinik. Gutartiger, schnell wachsender Tumor, der von den Mündungsanteilen der Haarfollikel ausgeht (☞ Abb. 18.47). Das halbkugelige Gebilde mit zentralem Hornpfropf entwickelt sich plötzlich und kann sich innerhalb von sechs Monaten spontan zurückbilden.

Therapie. Die Herde können exzidiert oder mit Methotrexat unterspritzt werden. Die Rückbildung kann auch durch Röntgenbestrahlung gefördert werden.

Papillomatosis cutis carcinoides

Klinik. Meist an den Unterschenkeln älterer Patienten auftretende, übel riechende, hyperplastische Wucherung mit extrem chronischem Verlauf. Prädisponierend wirken Unterschenkelulzera, z. B. auf dem Boden eines Lymphödems, Erysipels oder einer chronischen venösen Insuffizienz. Histologisch besteht Ähnlichkeit mit einem hochdifferenzierten Stachelzellkarzinom. Die Ursache ist möglicherweise eine sekundäre Pyodermie mit sekundärer Epithelproliferation.

Therapie. Der Tumor sollte unter systemischer und lokaler antibiotischer Behandlung abgetragen werden.

Erythroplasia Queyrat

Klinik. Dieser Tumor wird auch als Morbus Bowen der Schleimhäute bezeichnet. Er kommt meist im Genitalbereich vor und imponiert als scharf begrenzter rötlicher Herd mit samtartiger Oberfläche.

Therapie. Therapie der Wahl ist die Exzision oder Röntgenbestrahlung.

Cornu cutaneum (Hauthorn)

Klinik. Hornartige, keratotische Hautgeschwulst (aus hartem Keratin, Abb. 18.48). Entscheidend ist die Zuordnung zu einer der zugrunde liegenden Dermatosen: Viruswarzen, seborrhoische Warzen, aktinische Keratosen, Keratoakanthome und Spinaliome können alle zur Ausbildung eines Cornu cutaneum führen. Es geht meist mit Zelldysplasien einher, ist jedoch nicht immer maligne.

Therapie. Exzision.

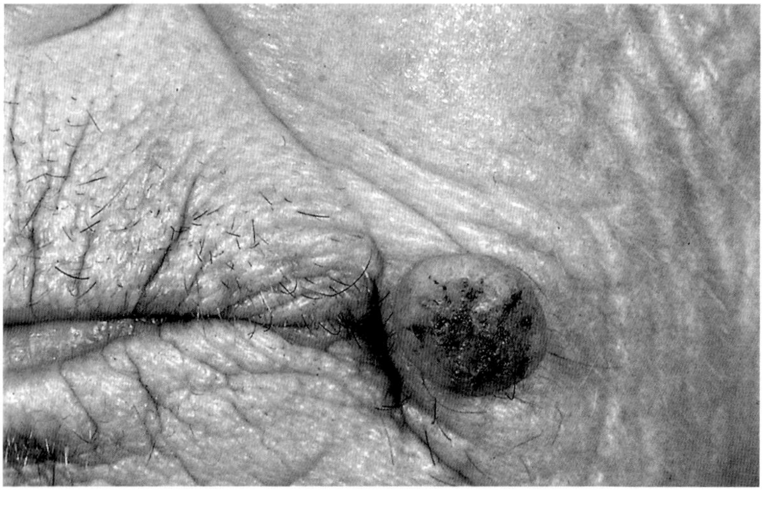

Abb. 18.47: Keratoakanthom: scharf begrenzter, über die Haut erhabener Knoten mit zentraler Eindellung, die von einem keratotischen Pfropf ausgefüllt ist [2]

Leukoplakie

Diese präkanzeröse Schleimhautveränderung befällt häufiger das männliche Geschlecht. Chronische Reizungen wie Tabakrauch und Hitze fördern die Entwicklung der Hautveränderung (☞ Abb. 18.49 im Farbteil).

Klinik. Man findet scharf begrenzte, zunächst flache, nicht abwischbare weißliche Herde (**Differentialdiagnose:** Kandida → lässt sich abstreifen). Eine spontane Rückbildung nach Weglassen der Noxe ist möglich. Die verrukösen und erosiven Formen sind jedoch mit einer höheren Entartungswahrscheinlichkeit verbunden.

Therapie: Meidung fördernder Noxen, Exzision verruköser und erosiver Herde, Kryotherapie, Vitamin-A-Säure.

14.3.2 Fakultative Präkanzerosen

Zu den fakultativen Präkanzerosen zählen:

- atrophische Hautbereiche (insbesondere Lupus vulgaris)
- straffe Narbenbezirke (insbesondere Verbrennungsnarben)
- Lichen sclerosus et atrophicans (Craurosis vulvae)
- Radioderm
- Ulcus cruris venosum

14.3.3 Präblastomatosen

Präblastomatosen sind Hautveränderungen, bei denen das Risiko der Entwicklung eines malignen Melanoms besteht.

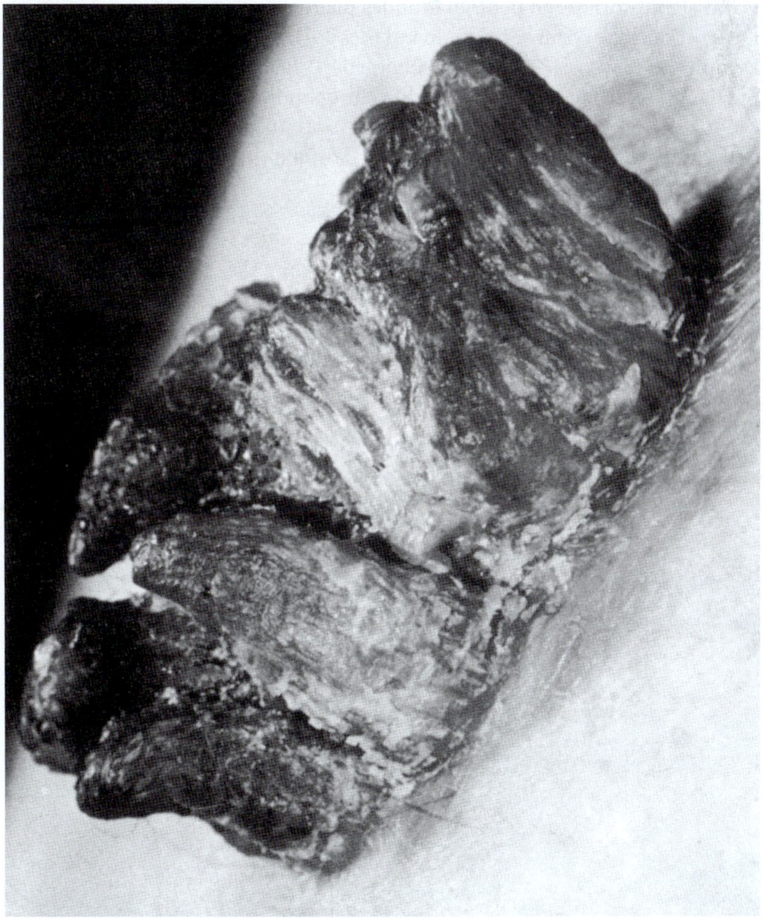

Abb. 18.48: Cornu cutaneum (Hauthorn) auf dem Boden eines Spinalioms [13]

Lentigo maligna

Klinik. Melanoma in situ der epidermalen Melanozyten im Bereich chronisch sonnenexponierter Haut. Der unscharf begrenzte, bizarr geformte, bräunlich-schwärzliche Herd entwickelt sich meist langsam (☞ Abb. 18.50). Durch die unregelmäßige Pigmentierung ergibt sich ein wolkiger Eindruck. Das Auftreten von erhabenen Bezirken weist auf einen Übergang in ein Lentigo-maligna-Melanom hin (☞ Abb. 18.54).

Therapie. Exzision im Gesunden.

14.3.4 Parapsoriasis

Die Parapsoriasis ist eine chronische Entzündungsreaktion der Haut unbekannter Ätiologie.

Klinik. Je nach Größe der Einzeleffloreszenz unterscheidet man eine klein- und großfleckige Form (Parapsoriasis en petit/en grandes plaques). Die großfleckige Form kann in ein kutanes T-Zell-Lymphom (Mycosis fungoides) übergehen. Die Einzeleffloreszenz ist eine rote, leicht schuppende Makula. Die Makulae sind stammbetont und an den Hautspaltlinien ausgerichtet. Unter Sonnenexposition bessert sich die Erkrankung.

Therapie. Analog zur Besserung unter Sonnenexposition ist eine Behandlung mit UV-B 311 eine effektive Therapie. Die Patienten sollten jedoch regelmäßig klinisch gesehen werden, da die Erkrankung leider chronisch-rezidivierend verläuft und in eine Mycosis fungoides übergehen kann.

14.4 Bösartige Geschwülste

14.4.1 Basaliom

Basaliome sind von den Basalzellen der Epidermis ausgehende sog. semimaligne Tumoren.

Merke

Basaliome sind **semimaligne,** d. h., sie wachsen infiltrierend und destruierend, metastasieren aber nicht. Unter den nichtgutartigen Tumoren der Haut sind Basaliome die **häufigsten** (ca. 0,02% der Europäer; 0,05% der Australier).

Als Auslöser werden chronische UV-Exposition, Arsenbelastung (oft Jahrzehnte zurückliegend) und genetische Faktoren angenommen (☞ Abb. 18.51 im Farbteil).

Klinik. Bevorzugter Sitz im Gesicht, besonders im Stirn-, Augenwinkel- und Nasenbereich. Meist sind ältere Personen betroffen. Bei Patienten mit Xeroderma pigmentosum tritt es besonders früh auf. Man unterscheidet:

- **solides Basaliom:** hautfarbener bis roter Tumor. Im Randbereich finden sich meist Teleangiektasien und ein „perlschnurartiger" Randsaum aus vielen kleinen Papeln; oft zentral eine kleine Ulzeration.
- **sklerodermiformes Basaliom** (bereitet oft diagnostische und therapeutische Schwierigkeiten): imponiert klinisch als atrophische oder narbige Hautläsion, selten mit Teleangiektasien. Beim sklerodermiformen Basaliom ist die Ab-

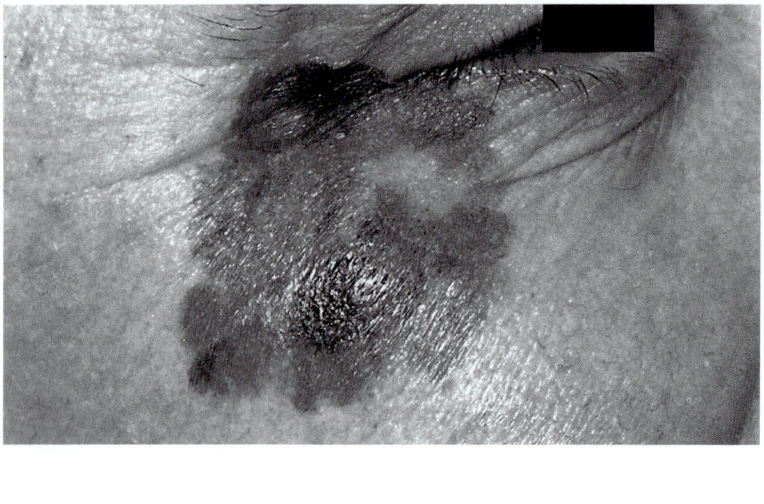

Abb. 18.50: Lentigo maligna (IMPP)

grenzung zwischen gesundem und erkranktem Gewebe oft schwer. Dies führt zu Problemen bei der Operation; es muss häufig nachreseziert werden.

- **pigmentiertes Basaliom:** durch die starke braunschwarze Pigmentierung schwer vom malignen Melanom zu unterscheiden. Das pigmentierte Basaliom hat jedoch im Randbereich Teleangiektasien und einen perlschnurartigen Randsaum.
- **Rumpfhautbasaliom:** ähnelt klinisch der Psoriasis mit scharf begrenzten erythrosquamösen Plaques oder Makulae. Rumpfhautbasaliome findet man gehäuft bei Patienten mit Arsenexposition in der Anamnese (Winzer → Haustrunk, ältere Patienten mit Psoriasis → frühere Lokaltherapie mit Arsen).
- **Ulcus rodens/Ulcus terebrans:** Maximalvariante des Basalioms mit massiv invasivem Wachstum. Das Ulcus rodens wächst eher flächig destruierend; beim Ulcus terebrans kommt es durch Arrosion des tiefer liegenden Gewebes nicht selten zu schwerwiegenden Mutilationen.

Histologie. Von der Basalzellschicht der Epidermis ausgehende Zellstränge mit Palisadenstellung der untersten Zellreihe. Die Basalmembran kann durchbrochen sein, oft findet sich ein lymphohistiozytäres Infiltrat.

Therapie. Exzision im Gesunden. Da die Basaliome meist im Gesicht lokalisiert sind, wird ein **zweizeitiges Verfahren** angewendet: Zunächst wird der Befund so knapp wie möglich exzidiert. Die Wunde wird nicht verschlossen, sondern bis zum Eintreffen des histologischen Befunds offen gelassen. Sind die Schnittränder tumorfrei, kann der Defekt gedeckt werden. Sollten jedoch an einigen Stellen Basaliomreste nachweisbar sein, ist eine gezielte Nachresektion möglich. Auf diese Weise wird so viel wie nötig und so wenig wie möglich entfernt. Bei Inoperabilität nach histologischer Diagnose Röntgenbestrahlung oder Kryotherapie.

Bei allen Therapieformen regelmäßige Nachkontrollen (Rezidiv, Zweitbasaliom) und konsequenter Lichtschutz.

14.4.2 Morbus Paget

Intraepidermales Karzinom der Milchdrüsengänge, das histologisch durch große, basophile Zellen, sog. Paget-Zellen, gekennzeichnet ist.

Klinik. Charakteristisch ist ein unscharf begrenzter, krustöser, schuppiger Herd im Bereich der Mamille, der klinisch einem Mamillenekzem sehr ähnlich sein kann. Extramamilläres Vorkommen, z. B. am Genitale, ist möglich.

Therapie. Großzügige Exzision, eine Ablatio mammae ist nicht immer erforderlich.

14.4.3 Spinozelluläres Karzinom (Spinaliom)

Dieser Tumor geht von den epidermalen Stachelzellen aus. Das Spinaliom wächst destruierend und metastasiert frühzeitig lymphogen und hämatogen.

> **Merke**
> Spinaliome sind mit die häufigsten bösartigen epithelialen Tumoren.

Ätiologie. UV-Strahlen, Röntgenstrahlen, chronische Entzündungszustände der Haut, Tabak-, Teer- und Rußexposition, Smegma.

Klinik. Das Spinaliom tritt fast immer auf vorgeschädigter Haut auf. Männer sind häufiger betroffen als Frauen. Man beobachtet bretthartе, nicht schmerzhafte, hautfarbene Plaques, die zentrale Ulzerationen aufweisen können (☞ Abb. 18.52 im Farbteil). Bevorzugte Lokalisationen: Unterlippe (oft bei Pfeifenrauchern), Zunge (schnelle lymphogene Metastasierungstendenz), Penis (über Leukoplakie, chronische Balanitis, seltener bei zirkumzidierten Männern), Vulva (meist in Bezirken mit Craurosis vulvae).

Histologie. Ungeordnete Epidermisschichtung mit bis ins Korium reichenden Tumorzellsträngen. Häufig bestehen Zell- und Kernatypien und atypische Mitosefiguren.

Therapie. Großzügige Exzision; in inoperablen Fällen Röntgenweichbestrahlung, lokale Zytostatikatherapie (z. B. 5-Fluorouracil); bei ausgedehnten Fällen oder Metastasierung Chemotherapie mit Methotrexat und Bleomycin.

14.4.4 Malignes Melanom

Von den epidermalen Melanozyten ausgehender hochmaligner Tumor. In den letzten Jahrzehnten hat die Inzidenz des malignen Melanoms deutlich zugenommen. UV-Bestrahlung und genetische Disposition (z.B. heller Hauttyp, Xeroderma pigmentosum, Syndrom der dysplastischen Nävi u.a.) scheinen pathogenetisch bedeutsam. Das maligne Melanom tritt meistens zwischen dem 30. und 50. Lebensjahr auf. Frauen erkranken etwa doppelt so häufig wie Männer, jedoch mit besserer Prognose.

Merke

Das maligne Melanom ist auf Grund der frühen **lymphogenen** und **hämatogenen Metastasierung** der bösartigste Hauttumor.

Pathogenese. 60% entstehen auf der Basis eines Nävuszellnävus, 20% auf unveränderter Haut, 20% auf dem Boden einer Lentigo maligna.

Klinische Manifestationsformen.

- **superfiziell spreitendes Melanom (SSM, 65%):** Dieses durch horizontales Wachstum gekennzeichnete maligne Melanom ist bei Frauen oft am Unterschenkel, bei Männern häufiger am Stamm lokalisiert. Das oft über Jahre wachsende Melanom manifestiert sich als unregelmäßig pigmentierter, unscharf begrenzter Fleck (☞ Abb. 18.53 im Farbteil). Gelegentlich beobachtet man zungenförmige Ausläufer oder Inseln depigmentierter Areale (wahrscheinlich durch Autoimmunphänomene bedingte Regressionszonen). Bei Ausbildung erhabener Anteile hat ein Übergang in vertikales Wachstum stattgefunden.
- **noduläres Melanom (NMM):** Charakteristisch für diesen prognostisch ungünstigen Melanomtyp ist das schnelle vertikale Wachstum. Man findet einen braunen bis tiefschwarzen Tumor mit glatter oder ulzerierter Oberfläche, der leicht blutet. Der Tumor tritt bevorzugt an Rücken, Brust und Extremitäten auf.
- **Lentigo-maligna-Melanom (LMM):** auf dem Boden einer Lentigo maligna auftretendes malignes Melanom mit bevorzugter Lokalisation im Gesicht älterer Menschen (☞ Abb. 18.54). Klinisch findet man einen großen, unregelmäßig pigmentierten Fleck mit erhabenen Anteilen. Das Lentigo-maligna-Melanom entwickelt sich ziemlich langsam und hat deshalb eine relativ günstige Prognose.
- **akrolentiginöses Melanom (ALM, 5%):** an den Extremitäten oder Schleimhäuten lokalisiertes Melanom, das histologisch Ähnlichkeiten mit dem Lentigo-maligna-Melanom besitzt, jedoch schneller und aggressiver wächst. Das akrolentiginöse Melanom stellt sich klinisch als unregelmäßig pigmentierte Makula mit papulösen Anteilen dar. Es besteht eine erhöhte Blutungsneigung. Bei subungualem Sitz kann es zur Nagelablösung führen. Dieser Melanomtyp tritt bevorzugt bei dunkelhäutigen Menschen auf.
- **amelanotisches Melanom (AMM):** Es entspricht dem nodulären Melanom, jedoch fehlt das Pigment.

Die Beurteilung einer braunen Hautläsion soll immer nach der **ABCDE-Regel** erfolgen:

A Asymmetrie
B Begrenzung unscharf
C Colorit sehr dunkel oder unregelmäßig
D Durchmesser > 5 mm
E Erhabenheit

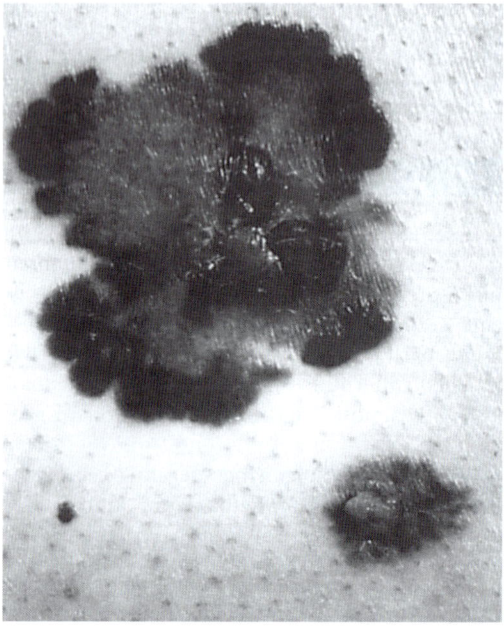

Abb. 18.54: Lentigo-maligna-Melanom [15]

Auch jede schnelle Veränderung einer Pigmentläsion sollte zur Kontrolle bei einem Dermatologen vorgestellt werden. Juckreiz, Blutung und entzündlicher Randsaum treten auf, sind aber keine Frühsymptome.

Merke

Melanomverdächtige Hautveränderungen sollten immer **in toto** exzidiert werden. Probeexzisionen sind wegen der Gefahr der Metastasensetzung kontraindiziert.

Diagnostisches Vorgehen zur Stadieneinteilung. Nach erfolgter Exzision werden u.a. die **Eindringtiefe nach Clark** und die **Tumordicke nach Breslow** bestimmt. Vor allem die Tumordicke korreliert gut mit der Prognose (☞ Tab. 18.20 und 18.21).

Staging. Das Staging des malignen Melanoms richtet sich nach dem Schweregrad der Erkrankung. Immer sollte eine genaue Inspektion der gesamten Haut auf suspekte Pigmentläsionen erfolgen; auch eine Untersuchung des Augenhintergrundes ist notwendig (Aderhautmelanom). Ferner: allgemeine klinische Untersuchung mit Kontrolle aller Lymphknoten, Sonographie des Abdomens und Röntgen des Thorax. Wenn nötig, muss das Staging entsprechend erweitert werden: MRT-Schädel, Ganzkörper-PET, Tumormarker S-100 im Blut, Sonographie der drainierenden Lymphknoten, Sentinel-Node (Entfernung des ersten das Tumorareal drainierenden Lymphknotens).

Tab. 18.20: Tumoreindringtiefe nach Clark

Level I	Tumor auf Epidermis beschränkt
Level II	Tumor durchbricht Basalmembran
Level III	Tumor reicht bis ans Stratum reticulare
Level IV	Tumor reicht ins Stratum reticulare
Level V	Tumor infiltriert subkutanes Fettgewebe oder tiefer

Tab. 18.21: Tumordicke nach Breslow

pT1	Tumordicke < 0,76 mm
pT2	Tumordicke 0,76–1,5 mm
pT3	Tumordicke 1,51–4,0 mm
pT4	Tumordicke > 4,0 mm

Therapie. Oberstes Therapieprinzip ist die Entfernung des Primärtumors mit einem ausreichenden Sicherheitsabstand. Bei einer Tumordicke < 0,7 mm genügt 1 cm, ansonsten 2–3 cm Sicherheitsabstand. In die Tiefe wird die Exzision bis zur Muskelfaszie durchgeführt.

Bei Melanomen mit niedrigem TNM-Stadium ist außer regelmäßigen Nachkontrollen keine weitere Therapie notwendig. Bei Hochrisikomelanomen kann entweder eine adjuvante Chemo- oder Interferontherapie angeschlossen werden. Bei Nachweis von Metastasen gibt es eine Reihe von Therapiealternativen:

- **Chemotherapie:** verwendete Zytostatika sind DTIC oder Fortemostin
- **Immuntherapie:** Interferon α s.c. oder i.v.
- **Impftherapie:** entweder mit autologen Lymphozyten oder antigenpräsentierenden Zellen
- **Chirurgie:** Reduktion der Tumormasse
- **radiologisch:** Metastasen verkleinern
- lokale Chemotherapie

Prognose. Die Prognose des malignen Melanoms ist primär von folgenden Faktoren abhängig:

- **Eindringtiefe:** bei intraepidermalem Tumorsitz praktisch 100% Heilung
- **Ulzeration:** verschlechtert die Prognose

Weniger bestimmende Faktoren:

- **Mitosezahl**
- **Geschlecht:** Die Prognose bei Frauen ist besser
- **Alter:** ältere Menschen haben eine etwas bessere Prognose
- **Lokalisation:** schlecht ist ein Sitz an Skalp, Hals, Rumpf und Oberarmen

Metastasierte Melanome haben insgesamt eine schlechte Prognose. Aus diesem Grund kommt es auf die Früherkennung des Melanoms an. Bei einer Tumordicke < 0,76 mm ohne Metastasen beträgt die 10-Jahres-Überlebensrate 97%. Etwa 25% aller deutschen Melanom-Patienten haben Fernmetastasen (häufig betroffen sind Lunge, Haut, ZNS, Knochen und Leber).

Merke

Das frühe maligne Melanom ist eine **heilbare** Krankheit! Öffentliche Gesundheitserziehung sollte zum frühzeitigen Besuch beim Arzt ermuntern, wenn sich Pigmentläsionen verändern.

14.4.5 Non-Hodgkin-Lymphome

Mycosis fungoides

Niedrigmalignes **T-Zell-Lymphom** der Haut mit chronischem Verlauf und spätem Befall der Lymphknoten und inneren Organe. Männer erkranken doppelt so häufig wie Frauen. Die Krankheit manifestiert sich meist zwischen dem 50. und 60. Lebensjahr. Subjektiv besteht oft quälender Juckreiz. Die Mycosis fungoides kann in 3 Stadien eingeteilt werden:

- **Stadium I (prämykosides Stadium):** Auftreten von großflächigen, flachen, geröteten, schuppenden Herden (Differentialdiagnose: Ekzem, Psoriasis). Die Histologie zeigt eine unspezifische entzündliche Reaktion.
- **Stadium II (infiltratives Stadium):** zunehmende Infiltration der Herde. Charakteristisch sind Inseln gesunder Haut zwischen den Plaques. In der histologischen Untersuchung erkennt man schon T-Zell-Infiltrationen im Korium und in der Epidermis (Auftreten zerebriformer, sog. Lutzner-Zellen) und T-Zell-Ansammlungen in der Epidermis (Pautrier-Abszesse).
- **Stadium III (tumoröses Stadium):** rasches Wachstum von rotbräunlichen, pilzförmigen (fungoiden) Tumoren. Ulzerationen mit konsekutiver bakterieller Superinfektion sind häufig. In diesem Stadium sind oft schon innere Organe befallen.

Therapie. ☞ Tab. 18.22.

Sézary-Syndrom

Die Erkrankung beginnt wie Mycosis fungoides, geht dann aber meist in eine generalisierte, stark schuppende Erythrodermie über. Begleitend tritt oft eine generalisierte Lymphknotenschwellung auf. Die Histologie ist durch Lutzner-Zellen und Pautrier-Abszesse gekennzeichnet. Im Blut kommt es häufig zu einer mäßigen Leukämie mit >10% atypischen T-Zellen (Sézary- oder Lutzner-Zellen). Klinisch besteht oft starker Juckreiz.

Therapie. Photophorese, PUVA, systemische Retinoide, Chemotherapie, rekombinante Anti-CD52-Antikörper.

14.4.6 Hautmetastasen

Das klinische Bild metastatischer Hauttumoren lässt selten einen Rückschluss auf den Primärtumor zu. Histologisch kann man jedoch meist den Karzinomtyp bestimmen. Organkarzinome, die häufig in die Haut metastasieren, sind Mamma-, Magen-, Lungen-, Darm- und Nierenkarzinome.

14.4.7 Mesenchymale Tumoren der Haut

Zu den insgesamt seltenen mesenchymalen Tumoren der Haut werden gezählt:

Fibrosarkom

Klinik. Rasch metastasierender Tumor dermaler Fibroblasten. Klinisch imponieren derbe Knoten, die rasch wachsen und oft ulzerieren.

Therapie und Prognose. Trotz großzügiger Exzision mit nachfolgender Chemotherapie ist die Prognose ungünstig.

Hämangiosarkom

Ein im höheren Alter vorkommender maligner Gefäßtumor.

Klinik. Zunächst findet sich ein einem Hämatom gleichender Fleck, der zu einem blauroten Tumor wächst.

Therapie. Wenn keine Metastasen nachweisbar, wird der Tumor mit einem kurativen Ansatz exzidiert.

Tab. 18.22: Stadiengerechte Therapie der Mycosis fungoides

Stadium I	Stadium II	Stadium III
• Exzision • PUVA	• Steroide • PUVA • Lokale Zytostatika oder Retinoide • Radiotherapie (schnelle Elektronen/ Röntgenweichstrahltherapie)	• PUVA + Interferon α bzw. Retinoide • Photophorese • CD52-Antikörper • Chemotherapie

Malignes Endotheliom (Lymphangiosarkom)
Klinik. Dieser maligne Tumor entsteht auf Grund eines chronischen Lymphödems an den Extremitäten. Zunächst finden sich blaurote Erytheme, die im weiteren Krankheitsverlauf tumorös werden.

Therapie und Prognose. Die Prognose ist auch nach Amputation der betroffenen Extremität und Chemotherapie infaust.

Kaposi-Sarkom
Klinik. Man vermutet, dass das humane Herpesvirus Typ 8 eine auslösende Rolle spielt. Das klassische Kaposi-Sarkom hat eine langsame Wachstumstendenz und relativ gute Prognose. Das HIV-assoziierte Kaposi-Sarkom kann rasch disseminieren und verhält sich aggressiv. Die Primäreffloreszenz gleicht sich jedoch bei beiden Formen: Es finden sich blaue bis braunrote Plaques an der Haut. Einzelherde können entweder exzidiert oder mit Kryotherapie behandelt werden.

Therapie. Bei ausgedehntem oder systemischem Befall kommt bei immunkompetenten Personen eine Therapie mit Interferon in Frage. Ist dies auf Grund der Immunsuppression jedoch nicht möglich, sollte eine Chemotherapie (z. B. Bleomycin) in Betracht gezogen werden.

14.4.8 Langerhans-Zell-Histiozytosen

Die Langerhans-Zell-Histiozytose (früher: Histiozytose X) ist eine seltene Erkrankung der Langerhans-Zellen meist im Kindesalter.

Klinik. Je nach Verlaufsform werden drei Histiozytosen voneinander unterschieden. Symptome der einzelnen Formen können jedoch auch überlappend auftreten.

- **Abt-Letterer-Siwe-Syndrom.** Diese Form der Histiozytose X ist durch einen schweren, oft zum Tode führenden Krankheitsverlauf gekennzeichnet. An der Haut treten gelbbraune Papeln auf. Schubartiges Auftreten neuer Papeln und nekrotischer Zerfall bereits bestehender Papeln führen zu einem bunten klinischen Bild. Gleichzeitig zu den Papeln treten hohes Fieber, eine Lymphadenopathie und eine Hepatosplenomegalie auf.
- **Hand-Schüller-Christian-Krankheit.** Diese Form der Histiozytose X verläuft chronisch. Analog zum Abt-Letterer-Siwe-Syndrom finden sich gelbbraune Papeln auf der Haut. Die Hand-Schüller-Christian-Krankheit manifestiert sich auch in Knochen: Es treten ossäre Granulome auf. Je nach Lokalisation der Granulome treten entsprechende klinische Symptome auf (z. B. Befall der Sella → Diabetes insipidus). Der Verlauf der Erkrankung erstreckt sich über mehrere Jahre und endet oft letal.
- **Eosinophiles Granulom.** Ist eine milde, zum Teil spontan abheilende Form der Hand-Schüller-Christian-Krankheit. Durch den Befall von Knochen kann es zu pathologischen Frakturen kommen.

Therapie. Die Therapie aller Formen richtet sich nach der Verlaufsform: Bei akutem Geschehen ist eine Therapie mit Steroiden und Chemotherapeutika angebracht. Veränderungen an der Haut können mit PUVA gut behandelt werden.

15 Pseudokanzerosen

Die Erkrankungen, die vom GK3 unter dieser GK-Ziffer zusammengefasst sind, wurden im Kap. 14.2.1 abgehandelt.

16 Erkrankungen des Pigmentsystems der Haut

16.1 Vitiligogruppe

Vitiligo

Definition und Ätiologie. Erworbene fleckförmige Depigmentierung. Pathogenetisch wird eine Autoimmunreaktion gegen Melanozyten vermutet. Dafür spricht die häufige Assoziation mit anderen immunologisch bedingten Erkrankungen, wie Schilddrüsenerkrankungen (z. B. Thyreoiditis), atrophische Gastritis, Morbus Addison und Alopecia areata. Gleichwohl scheinen genetische Faktoren beteiligt zu sein, denn familiäre Häufungen kommen vor. Die Erkrankung ist harmlos, jedoch kosmetisch störend.

> **Merke**
>
> Vitiligo betrifft ca. 1% der Bevölkerung und tritt bei Menschen aller Hautfarben auf.

Klinik. Man findet scharf begrenzte, teilweise bizarr geformte, depigmentierte Flecken. Der Rand kann gerötet oder gering hyperpigmentiert sein (Entzündungsreaktion?). Haare auf Vitiligoherden können pigmentiert oder weiß sein. Bevorzugt betroffen sind Extremitäten, Kopf und Genitale.

Therapie. Sie ist insgesamt wenig erfolgversprechend. Es kann eine Lichttherapie (am besten geeignet UVB 311 nm oder auch topische PUVA-Therapie) oder eine topische Steroidtherapie versucht werden. Experimentelle Ansätze sind die autologe Transplantation von Melanozyten. Bei starkem Leidensdruck und ausgedehnten Depigmentierungen kann eine totale Depigmentierung der Haut mit Hilfe von topischem Hydrochinon erwogen werden, diese ist jedoch irreversibel und sollte daher Einzelfällen vorbehalten bleiben. Wichtig sind **Lichtschutz** (die Abwesenheit von Melanin begünstigt die Entwicklung maligner Hauttumoren) und kosmetische Abdeckung. Ferner Suche bzw. Ausschluss mit Vitiligo assoziierter Autoimmunopathien und Aufklärung über die Harmlosigkeit der Erkrankung.

Perinävische Vitiligo

Klinik. Nävus mit depigmentiertem Hof. Wahrscheinlich wird die Entfärbung durch eine autoimmunologische Reaktion gegenüber Melanozyten hervorgerufen. Ein Übergreifen auf den gesamten Nävus ist ebenso möglich wie Repigmentierungen.

16.2 Albinismus

Albinismus totalis

Autosomal-rezessiv vererbter Tyrosinasemangel mit nachfolgender verminderter Melaninsynthese. Die Betroffenen haben auf Grund des Fehlens sämtlichen Körperpigmentes weiße Haare, rosaweißliche Haut und eine rote Iris. Wegen der extrem hohen Lichtempfindlichkeit müssen sich die Menschen lebenslang vor Sonne schützen.

Albinismus parietalis

Autosomal-dominant vererbter umschriebener Mangel an Melanozyten. Die Herde sind meistens am behaarten Kopf lokalisiert, die dort wachsenden Haare sind weiß gefärbt. Die Veränderung bleibt lebenslang bestehen.

16.3 Leukodermie

Depigmentierungen der Haut nach bestimmten Erkrankungen können entweder bleibend oder vorübergehend sein:

- **bleibende Depigmentierung:** z. B. nach Lichen sclerosus et atrophicans, Sklerodermie (systemische und zirkumskripte), Atrophie blanche (nach chronischer venöser Insuffizienz), atrophische Narben (gel. rückbildungsfähig)
- **vorübergehende Leukodermie:** abgeheilte Psoriasisherde, ältere Ekzemherde (v. a. nach Neurodermitis), Lichen ruber planus (oft auch Abheilung unter Hyperpigmentierung), Lues II (syphilitische Leukodermie, z. B. sog. „Halsband der Venus" im Nacken), Pityriasis-versicolor-Herde (Schuppen absorbieren UV-Licht)

16.4 Chloasma (Melasma)

Klinik. Meist bei Frauen auftretende erworbene Hyperpigmentierung des Gesichtes. Prädilektionsstellen sind Stirn und Wangen. Sonneneinstrahlung verstärkt die bräunlichen Verfärbungen. Ein ursächlicher Zusammenhang mit Östrogen scheint wahrscheinlich, da derartige Hautveränderungen insbesondere in der Schwangerschaft, manchmal aber auch nach Einnahme von oralen Kontrazeptiva vorkommen.

Therapie. Auslöser meiden, Sonnenexposition verringern, langsame Entfernung des Pigments mit Hilfe von Bleichmitteln (z.B. Hydrochinon). Die Herde können monatelang bestehen bleiben.

17 Erkrankungen der Nagelplatte und des Nagelbetts

17.1 Nagelpsoriasis

☞ Kap. 11.2

17.2 Nagelmykose (Onychomykose)

Pilzinfektion des Nagelbetts und der Nagelplatte. Haupterreger sind keratinophile Dermatophyten (Trichophyton rubrum u.a.), seltener Hefe- (v.a. Candida albicans) oder Schimmelpilze (z.B. Scopularis brevicaulis). Die Füße sind aufgrund des langsameren Wachstums im Vergleich zu den Fingernägeln wesentlich häufiger betroffen als die Hände; Ausgangspunkt ist meist eine Tinea pedis.

Klinik. Die Erkrankung beginnt im Allgemeinen am seitlichen Nagelrand und dringt weiter zur Mitte vor. Der Nagel verfärbt sich zunächst gelblich, dann schmutzig graubraun; schließlich kommt es zu einer Verdickung mit bröckeligem Zerfall (☞ Abb. 18.55 im Farbteil). Am Ende steht die völlige Ablösung des Nagels.

Eine Onychomykose tritt bevorzugt an feuchten, kalten Extremitäten auf. Begünstigend wirken: arterielle Verschlusskrankheit, chronische venöse Insuffizienz, Diabetes mellitus, geschlossenes Schuhwerk (z.B. Gummistiefel oder Turnschuhe), aber auch Nagelekzeme und Nagelpsoriasis.

Therapie. Die Therapie der Nagelmykosen hat sich mit wenigen Ausnahmen mittlerweile von einst praktizierten Therapien wie Nagelextraktionen zu weniger „brachialen" Methoden hingewandt. Gute Erfolge werden z.B. mit antimykotischen Nagellacken erzielt. Diese müssen z.T. allerdings über Monate konsequent aufgetragen werden. Sollten mehr als 2–3 Nägel betroffen sein, ist in aller Regel eine systemische Therapie notwendig, da es sonst nicht zu einer Abheilung kommt.

17.3 Paronychie

Auch als **Panaritium** bezeichnete eitrige Entzündung des Nagelwalls, meist durch eine Infektion mit Staphylokokken oder Candida albicans. Das Eindringen der Erreger wird durch Verletzungen begünstigt.

Klinik. Es kommt zu einer stark schmerzhaften Schwellung und Rötung des Nagelfalzes. Auf Druck oder Inzision kann sich Eiter entleeren.

Therapie. Ruhigstellung, feuchte, antiseptische Umschläge, Inzision bei Abszedierung, eventuell systemische Antibiotika (z.B. penizillinasefeste Penizilline), Beseitigung begünstigender Faktoren.

Unguis incarnatus (eingewachsener Nagel)
Ein Einwachsen der Nagelplatte in den seitlichen Nagelfalz mit anschließender schmerzhafter Entzündung tritt oft am großen Zeh auf. Vorher bestanden meist gekrümmte Nägel. Das Tragen von engem Schuhwerk wirkt fördernd.

Therapie. Mechanische Entlastung, Emmert-Plastik (Nagelkeilresektion): streifenförmige Exzision des eingewachsenen Nagels mit angrenzender Nagelmatrix (Nagel bleibt lebenslang verschmälert).

17.4 Symptomatische Nagelveränderungen

Symptomatische Nagelveränderungen im Rahmen von Dermatosen (z.B. Ekzem) und Allgemeinerkrankungen (z.B. Lungenerkrankungen) sind häufig. Nachfolgend sind die häufigsten Nagelveränderungen aufgelistet:

Dyschromie (Verfärbung)
- gelblich-weiß bei Psoriasis
- streifenförmig weiß bei Morbus Darier (Dyskeratosis follicularis)
- streifenförmig braun bei Nävuszellnävi in der Nagelmatrix
- grünschwarz bei Pseudomonas- oder Schimmelpilzbefall
- komplette Weißfärbung bei Herzfehlern und Lebererkrankungen

Tüpfelnägel. Bei Psoriasis (☞ Abb. 18.38 im Farbteil), Ekzemen, Lichen ruber planus, Alopecia areata und Mykosen.

Onychoschisis. Horizontale Spaltung der distalen Nagelplatte, meist durch zu häufiges Waschen.

Onychorrhexis. Erhöhte Brüchigkeit des freien Nagelrandes, meist bei Vitamin- und Kalziummangel oder Schilddrüsenerkrankungen.

Onychodystrophie. Durch subunguale Hyperkeratose abgehobener, verfärbter Nagel; häufig bei Psoriasis, Ekzemen, Onychomykose und angeborenen Epidermolysen (☞ Abb. 18.56 im Farbteil).

Onychogryposis. Krallenartig gekrümmter Nagel. Oft bei älteren Menschen am großen Zeh. Fördernd wirken enges Schuhwerk und schlechte Nagelpflege.

Koilonychie. Löffelartig eingedellte Nägel, meist bei Eisenmangelanämie.

Mees-Querbänder. Quer über den Nagel verlaufende gelbliche Rillen. Ursachen sind lokale Traumen, Vergiftungen (v.a. Quecksilber), Infektionskrankheiten und Lichen ruber planus.

Uhrglasnägel. Bei schweren Lungenerkrankungen und zyanotischen Herzfehlern auftretende Nagelveränderung. Ein durch Hypoxie vermehrt ausgeschütteter, gefäßproliferativ wirkender Faktor scheint ursächlich beteiligt zu sein.

18 Erkrankungen der Haare und der Haarfollikel

18.1 Grundzüge der Diagnostik

Aufbau und Wachstum des normalen Haares

Der Haarschaft (sichtbares Haar außerhalb der Haut) besteht aus Haarmark und Haarrinde. Die Haarwurzel ist von der Wurzelscheide und Glashaut umgeben und erweitert sich basal zur Haarzwiebel, in welche wiederum die Haarpapille eingestülpt ist. Man unterscheidet verschiedene Haarzyklen:
- **Anagen- oder Wachstumsphase** (1,5–3 Jahre): Anlagerung neuer Haarsubstanz an der Haarzwiebel
- **Katagen- oder Übergangsphase** (wenige Wochen): Produktion neuer Haarsubstanz erlischt, die Haarzwiebel rückt hoch
- **Telogen- oder Ruhephase** (3 Monate): Haarzwiebel wird durch das unter ihr neu nachwachsende Haar ausgestoßen, das Haar fällt aus

Das Haarwachstum wird durch Thyroxin beschleunigt und durch Östrogene verlangsamt. Androgene sind verantwortlich für die Ausbildung der Geschlechts- und Körperbehaarung und hemmen das Wachstum der Kopfhaare.

Erhöhter Haarverlust und Alopezie

Zur Objektivierung eines erhöhten Haarverlustes (Haarausfall, Effluvium) fertigt man ein **Trichogramm** (= Haarwurzelstatus) an. Hierzu wird ein Büschel von 50–70 Haaren frontal und/oder okzipital ausgerupft, und die Haarwurzeln werden unter dem Lichtmikroskop der jeweiligen Phase des Haarzyklus zugeordnet.

Normalerweise findet man 85% Anagenhaare, 1% Katagenhaare, 14% Telogenhaare, 0% dystrophe Haare.

Unter **Alopezie** wird der Zustand der Haarlosigkeit verstanden, das Ausfallen der Haare bezeichnet man als **Effluvium.** Das Effluvium geht also einer erworbenen Alopezie voraus.

Eine deutlich erhöhte Telogenrate weist auf eine Alopezie vom Spättyp (Effluvium vom verzögerten Typ) oder eine Alopecia androgenetica hin. Einen hohen Anteil dystropher Haare finden wir bei der Alopezie vom Frühtyp (Effluvium vom Soforttyp), z. B. bei schwerer toxischer Schädigung des Haares durch Zytostatika oder Thallium und im Randbereich frischer Alopecia-areata-Herde. In der Gruppe der Erkrankungen der Haare und Haarfollikel unterscheiden wir grobnarbige und nichtnarbige Alopezien.

18.2 Androgenetische Alopezie

Häufigste Alopezie des Erwachsenenalters (95% aller männlichen Alopezien), polygen vererblich, ohne Krankheitswert.

Klinik. Verminderte Haardichte, verkürzte Anagenphase, die Terminalfollikel werden regressiv in Vellushaarfollikel umgewandelt, Telogenhaare im Trichogramm vermehrt. Man unterscheidet:

- **„Male pattern“:** typische Geheimratsecken, später zentrale Haarlichtung im Tonsurbereich bis zur ausgeprägten Glatze mit einem nur noch handtellerbreiten Haarkranz
- **„Female pattern“:** Der Haarausfall beginnt später und verläuft langsamer. Es entwickelt sich eine diffuse Ausdünnung der Haare im Scheitelbereich. Ätiologisch werden abfallende Östrogenspiegel nach der Menopause diskutiert.

Therapie. Wenig effektiv. **Extern:** Minoxidil topisch als das einzige wirksame Therapeutikum beim Haarausfall beschrieben.

18.3 Alopecia areata (Pelade, kreisrunder Haarausfall)

Definition. Akut einsetzender, potentiell reversibler umschriebener Haarausfall, ohne klinische Entzündungszeichen, wahrscheinlich autoimmunbedingt. Die Haarfollikel werden nicht zerstört, sodass ein erneuter Haarwuchs möglich ist.

Klinik. Beginn in jedem Lebensalter, meist aber im 2. oder 3. Lebensjahrzehnt. Der Patient bemerkt das plötzliche Auftreten von Kahlstellen. Die Kahlstellen sind völlig haarlos, die Follikelöffnungen sind sichtbar, die Kopfhaut erscheint unauffällig (☞ Abb. 18.57 im Farbteil). Am Rand des Herdes findet man „Ausrufungszeichenhaare“ (kurze, abgebrochene Härchen, die nur distal pigmentiert und nach proximal verjüngt sind). Im Trichogramm ist bei stark ausgeprägtem Befall ein dystrophes Effluvium, sonst ein telogenes Effluvium nachweisbar.

Merke

Ausrufungszeichenhaare sind beweisend für die Alopecia areata. Wichtig für die Abschätzung der Prognose ist die Beurteilung des klinischen Bildes. Diese ist z. B. schlecht bei einem Rezidiv und beim Befallsmuster vom **Ophiasis-Typ:** Haarausfall okzipital von Ohr zu Ohr.

Therapie. Bei leichten Formen wird die Spontanremission abgewartet. Bei schweren Formen: Glukokortikoide lokal, Dithranol lokal, Photochemotherapie (PUVA, z. B. Creme-PUVA). Nicht zugelassen, jedoch von allen Optionen mit am wirksamsten ist die Induktion einer Kontaktdermatitis mittels eines obligaten Kontaktallergens (DNCB).

18.4 Symptomatischer diffuser Haarausfall

Reversible, diffuse Alopezien ohne Vernarbung mit erhaltenen Haarfollikeln finden sich in der Schwangerschaft und postpartal, bei Schilddrü--senerkrankungen, bei Lues II (Alopecia specifica), Mikrosporie (abgebrochene Haare und Schuppung), bei schweren Allgemeininfektionen, bei Thallium- und Arsenvergiftungen sowie als Nebenwirkung bestimmter Medikamente (Zytostatika, Antikoagulanzien, Retinoide).

18.5 Vernarbende Alopezie

Vernarbende Alopezien sind irreversibel. Die Haarfollikel sind meist infolge entzündlicher Veränderungen zerstört, sodass ein Haarwuchs an der betroffenen Stelle nicht mehr möglich ist. Eine haarlose Narbe ist der irreversible Endzustand. Ursachen narbiger Alopezien sind:

- **physikalische Schädigungen:** Verbrennungen, Verätzung, Strahlenschäden (Radioderm), mechanische Verletzungen
- **bakterielle Infektionen:** tiefe Staphylodermien (Furunkel, Karbunkel), Lupus vulgaris, Lepra
- **Pilzinfektionen:** tiefe Trichophytie, Favus
- **Virusinfektionen:** Windpocken, Zoster
- **Dermatosen unklarer Genese:** Pseudopelade Brocq (vernarbende Alopezie unklarer Genese mit kleinen, ovalären Herden ohne Entzündungszeichen), Lichen ruber follicularis decalvans, zirkumskripte Sklerodermie, chronischer diskoider Lupus erythematodes, vernarbendes bullöses Pemphigoid.

18.6 Hypertrichose und Hirsutismus

Definition. **Hypertrichose** bedeutet verstärkte Behaarung. **Hirsutismus** bezeichnet die verstärkte, dem männlichen Behaarungstyp entsprechende Behaarung bei Frauen und Kindern. Im Gegensatz zur Hypertrichose ist der Hirsutismus durch Androgene induziert, sei es durch eine erhöhte Androgenempfindlichkeit der Haarfollikel (idiopathisch, ca. 90% d. F.) oder durch einen erhöhten Androgenspiegel im Blut. Androgenbildende Tumoren v. a. des Ovars, der Nebennierenrinde und des Hypophysenvorderlappens müssen durch die Bestimmung von Testosteron und Dehydroepiandrosteronsulfat im Serum ausgeschlossen werden. Ggf. Therapie der Grunderkrankung – ansonsten Entfernung der Haare.

19 Erkrankungen der Talg- und Schweißdrüsen

19.1 Seborrhö und Sebostase

Eine pathologisch verminderte Talgproduktion (**Sebostase**) findet man bei atopischen Erkrankungen, z. B. Neurodermitis, bei der Ichthyosis vulgaris und bei der ektodermalen Dysplasie. Eine **Seborrhö** (vermehrte Talgsekretion mit glänzender Haut und fettigen Haaren) tritt häufig auf bei Akne, Rosazea, seborrhoischem Ekzem und ZNS-Erkrankungen (z. B. Salbengesicht bei Morbus Parkinson).

19.2 Akneerkrankungen

Zu den Erkrankungen der Talgdrüsenfollikel zählen die Akne, die Rosazea (inkl. Rhinophym) und die periorale Dermatitis.

19.2.1 Acne vulgaris

Die **Acne vulgaris** ist eine der häufigsten Hautkrankheiten. Sie ist eine Erkrankung der Haarfollikel und der Talgdrüsen, die sich in der Pubertät und Adoleszenz manifestiert und gewöhnlich bis zum 25. Lebensjahr abheilt. Männliche Patienten sind wesentlich häufiger und schwerer betroffen als weibliche Patienten, ein familiär gehäuftes Vorkommen spricht für eine genetische Prädisposition.

Akneerkrankungen können auch durch **exogene Faktoren** verursacht werden. Medikamente, die Brom oder Iod in freier, ionisierter Form enthalten, können blaurote Papulopusteln, vor allem im Gesicht und am Rücken, hervorrufen (**Brom- bzw. Iodakne).** Bei langfristiger lokaler oder systemischer Therapie mit Steroiden können follikuläre Hyperkeratosen und Talgzysten als so genannte **Steroidakne** resultieren. Androgene, Ovulationshemmer, INH und Vitamin B_{12} können ebenfalls **akneiforme Erscheinungen** auslösen.

Zu berufsspezifischen Akneformen: ☞ Kap. 9 und Arbeitsmedizin, Kap. 4.10.

Pathogenese. Die Akne ist ein polyätiologisches Geschehen. Wesentliche Faktoren bei der Entstehung der Akne sind Seborrhö und follikuläre Hyperkeratose. In der Pubertät kommt es unter Androgenwirkung zu einer Vergrößerung der Talgfollikel und einer vermehrten Talgproduktion. Eine Proliferations- und Retentionshyperkeratose in den Follikeln führt zur Entstehung von Mikrokomedonen. Korneozyten werden ständig weiter gebildet, sodass schließlich der ganze Follikel von einem stabilen Hornpfropf ausgefüllt ist (geschlossener Komedo, Mitesser).

Lipasebildende Bakterien, vor allem das Propionibacterium acnes, spalten die Triglyzeride des primär sterilen Talges in freie Fettsäuren. Diese sind potente Entzündungsmediatoren und induzieren eine entzündliche Reaktion des Follikels. Es bildet sich eine entzündlich gerötete Papel aus, die bei zentraler Einschmelzung auch eine Pustel tragen kann. Lymphozyten und neutrophile Granulozyten wandern in die Follikelwand ein, der Follikel bricht ins umgebende dermale Bindegewebe durch, und entzündliche Knoten, Granulome und Zysten können entstehen.

Klinik. Das klinische Bild wird im Wesentlichen von der Verteilung und der Ausprägung der vier wichtigsten Effloreszenzen geprägt: Komedonen, Papeln, Pusteln, Knoten. Prädilektionsstellen sind die Stirn, die seitlichen Gesichtspartien, der Nacken und die vordere und hintere Schweißrinne. Je nach vorherrschendem Effloreszenzentyp wird die Akne als Acne comedonica, Acne papulopustulosa oder Acne conglobata bezeichnet.

Die **Acne conglobata** ist die schwerste Verlaufsform. Sie betrifft häufig junge Männer. Charakteristisch sind neben Komedonen, Papeln und Pusteln schmerzhafte Knoten und Fistelkomedonen besonders im Gesicht und am Oberkörper (☞ Abb. 18.58 im Farbteil). Entstellende Narben und Keloide können zurückbleiben.

Acne fulminans (Sonderform). Hier stellt sich bei Patienten mit vorbestehender Acne conglobata aus noch ungeklärter Ursache eine starke Beeinträchtigung des Allgemeinbefindens ein mit Leukozytose, BSG-Beschleunigung, Fieber, Polyarthralgien und hämorrhagischen Nekrosen. Eine stationäre Behandlung ist meist notwendig. Initial werden Steroide systemisch eingesetzt.

Therapie.

- **lokal:** gründliche Reinigung mit Syndets oder alkoholischen Lösungen, Peeling oder Komedolyse durch Lokalbehandlung mit Benzoylperoxid (Verkleinerung der Talgdrüsen, bakterizid). Bei Acne comedonica Schälbehandlung mit Vitamin-A-Säure und Benzoylperoxid. Bei Acne papulopustulosa lokale antibiotische Therapie mit Erythromycin oder Clindamycin.
- **systemisch:** Bei starker Pustelbildung werden Tetrazykline oral in niedriger Dosierung gegeben. Propionibacterium acnes ist sehr tetrazyklinempfindlich. Bei Frauen zeigen orale Kontrazeptiva mit antiandrogener Wirkung in Kombination mit Östrogenen gute Erfolge. Ein besonders bei der schweren Acne conglobata sehr wirksames Präparat ist das Testosteron-Derivat Cyproteronacetat bzw. Isotretinoin. Isotretinoin hat schwere Nebenwirkungen: Teratogenität, Trockenheit der Haut und Schleimhäute, Muskel- und Gelenkbeschwerden, Cholesterin- und Triglyzeridanstieg im Blut. Eine Indikation ist nur bei schweren oder vernarbenden Akneformen gegeben.

Merke

Isotretinoin wirkt teratogen. Daher ist bei Frauen eine zu dokumentierende, konsequente Kontrazeption während und bis 3 Monate nach der Therapie obligat.

19.2.2 Rosazea und periorale Dermatitis

☞ Kap. 12.3

19.3 Schweißsekretions- und Schweißtransportstörungen

Die ekkrinen Schweißdrüsen sind über den ganzen Körper verteilt. Als **Hypohidrosis** bezeichnet man eine verminderte Schweißsekretion. Wir finden sie bei Atopien, insbesondere der Neurodermitis, bei Ichthyosen, Sklerodermie, Sjögren-Syndrom, Morbus Addison, Diabetes insipidus, Hypothyreose und bei Retinoideinnahme.

Eine universelle **Hyperhidrosis** (vermehrtes Schwitzen) tritt auf bei Diabetes mellitus, im Klimakterium, in der Gravidität, bei Hyperthyreose, Phäochromozytom, akuten Infektionskrankheiten mit Fieber, Tuberkulose, HIV-Infektion, Sarkoidose, ZNS-Störungen, z.B. Parkinson, sowie bei Angst und psychischen Belastungen. Diese Erkrankungen sollten vor einer Therapie ausgeschlossen werden.

Eine **umschriebene Hyperhidrosis** tritt vor allem an Fußsohlen, Handinnenflächen und axillär auf. Meist lässt sich diese Störung therapeutisch gut beeinflussen. Bei allen Formen sollte eine Iontophorese (Wasserbad mit Strom) versucht werden, bei Händen und Füßen begleitend mit Bädern, denen eine gerbende Substanz zugefügt worden ist. Axillär können die Schweißdrüsen mit Hilfe von Aluminiumhydrochlorid, welches abends aufgetragen wird, verschlossen werden. Führen diese Maßnahmen alleine oder in Kombination nicht zum Erfolg, kann Botulinum-Toxin injiziert werden, welches durch eine Unterbrechung der Nervenleitung zu einem Sistieren der Schweißproduktion führt. Dies ist vor allem axillär sehr gut wirksam. Allerdings hält die Wirkung nur 2–6 Monate an, sodass die Injektionen wiederholt werden müssen. Axillär können die Schweißdrüsen operativ entfernt werden. Als Ultima Ratio gelten eine Therapie mit systemischen Anticholinergika oder eine operative Sympathikusblockade.

Miliaria

Bei übermäßigem Schwitzen kann es zur Okklusion des Drüsenausführungsganges kommen. Es resultiert eine sogenannte Miliaria.

Klinik. Bei der **Miliaria cristallina** wird der Ausführungsgang der ekkrinen Drüse im Niveau der Hornschicht der Epidermis blockiert, sodass auf der Hautoberfläche kleine, pralle, mit klarem Inhalt gefüllte Bläschen zu sehen sind. Die Miliaria cristallina tritt hauptsächlich bei fieberhaften Erkrankungen auf.

In den Tropen ist häufiger die **Miliaria rubra** zu sehen. Hier liegt die Blockade des Drüsenausführungsganges in der Dermis oder tiefen Epidermisschichten, und es kommt zu einer lokalen Entzündungsreaktion. Die Folge sind juckende, gerötete Papeln, die nur z.T. ein Bläschen tragen.

Therapie. Antiseptika

20 Erkrankungen des subkutanen Fettgewebes

20.1 Pannikulitis

Definition. Entzündliche Krankheit des subkutanen Fettgewebes.

Ätiologie. Pankreaserkrankungen, Lupus erythematodes profundus, Kältepannikulitis, Steroidpannikulitis nach subkutaner Injektion von Steroiden in Kristallsuspension.

Klinik. Schmerzhafte, tief liegende, derbe, rötliche Knoten. Prädilektionsstellen: untere Extremitäten; bevorzugtes Auftreten in der kalten Jahreszeit.

Therapie. Je nach Ursache.

20.2 Erythema nodosum

Definition. Akut entzündliche, schmerzhafte Dermatose der Subkutis, die hauptsächlich im Anschluss an Infektionen auftritt. Früher war die Tuberkulose der häufigste Auslöser des Erythema nodosum, heute sind Streptokokkeninfekte, die Sarkoidose und die Yersiniose die häufigsten Ursachen. Darüber hinaus kommen eine Vielzahl von Infektionskrankheiten als Auslöser in Frage, ebenso kann das Erythema nodosum als Nebenwirkung bei zahlreichen Medikamenten (z.B. Sulfonamide, Penizillin, Analgetika, Antipyretika, Kontrazeptiva, Brom) auftreten. Frauen und Kinder sind bevorzugt betroffen.

Klinik. Nach Prodromen wie Krankheitsgefühl und Gelenkschmerzen entwickeln sich plötzlich hochrote, stark schmerzhafte, teigig-derbe, subkutan-symmetrisch gelegene Knoten. Prädilektionsstellen sind die Unterschenkelstreckseiten, seltener Unterarme, Oberschenkel oder Glutäen. Häufig besteht Fieber bis ca. 39 °C mit schubweisem Verlauf. Die Knoten heilen innerhalb von 2–3 Wochen ab und wechseln dabei oft ähnlich wie ein Hämatom die Farbe von blau über grün bis gelb; gleichzeitig entstehen neue Knoten. Nach 6–8 Wochen bilden sich die Hauterscheinungen meist spontan zurück.

Merke

Löfgren-Syndrom: Erythema nodosum und bihiläre Lymphadenopathie bei Sarkoidose.

Diagnostik. Suche nach der Grundkrankheit, stark beschleunigte BSG, Leukozytose, erhöhter ASL-Titer bei Streptokokkenerkrankungen, Röntgen-Thorax zum Ausschluss einer Tuberkulose oder Sarkoidose.

Therapie. Bettruhe, feuchte Umschläge, heparinhaltige Salben und nichtsteroidale Antiphlogistika, bei starken Beschwerden kurzfristige Kortisongabe, Behandlung der Grundkrankheit.

21 Hautveränderungen bei Gefäßerkrankungen

21.1 Varizen und chronische Veneninsuffizienz (CVI)

Varikosis

Die Varikosis ist eine sehr häufige Erkrankung (ca. 15% der Bevölkerung), betroffen sind überwiegend Frauen (m : w = 3 : 1).

Definition. Schlauchartige, z.T. ampulläre Erweiterung oberflächlicher Venen. Man unterscheidet:

- **Stammvarikosis:** Erweiterung der V. saphena magna und parva durch Klappeninsuffizienz
- **Seitenastvarikosis:** Erweiterung der Seitenäste durch Klappeninsuffizienz
- **retikuläre Varizen:** Erweiterung netzartiger intrakutaner Venengeflechte durch Gefäßwandschwäche
- **Besenreiservarizen:** Erweiterung kleinster Hautvenen

Therapie. Primäre Varizen ohne Insuffizienzerscheinungen sind nicht behandlungsbedürftig, sekundäre Varizen sollten frühzeitig behandelt werden, um die chronisch-venöse Insuffizienz zu vermeiden. Es kommen Kompressions-, Verödungs- und chirurgische Behandlungsmethoden („Stripping") zur Anwendung.

Chronische venöse Insuffizienz (CVI)

Definition. Als chronische venöse Insuffizienz werden Hautveränderungen an den distalen Unterschenkeln bezeichnet, die durch venöse Stauung bedingt sind. Beruht die chronisch-venöse Insuffizienz auf einer durchgemachten Thrombose, spricht man vom postthrombotischen Syndrom. Mehr als 10% der erwachsenen Bevölkerung sind vom postthrombotischen Syndrom betroffen, 1% hatten oder haben ein Ulcus cruris. Zur Diagnostik: ☞ Chirurgie, Kap. 14.1.1.

Klinik. Frühsymptome sind neben den abendlichen, belastungsabhängigen Unterschenkelödemen die **Corona phlebectatica paraplantaris** (Besenreiservarizen) unterhalb des Innenknöchels. Im weiteren Verlauf können sich folgende Veränderungen entwickeln:

- **Dermatoliposklerose,** d.h. Verhärtung und Verschwielung der Unterschenkelhaut
- Hyperpigmentierungen, besonders die **Purpura jaune d'ocre** (ockergelbe Pigmentierung v.a. im Knöchelbereich)
- Hypopigmentierungen wie die **Atrophie blanche** (narbenartige, weißliche, atrophische Areale, die wahrscheinlich auf eine herdförmige Degeneration der Endstrombahn zurückzuführen sind)

- **Stauungsdermatitis** (ekzemartige, schuppende Rötung)

Das **Ulcus cruris venosum** ist das Finalstadium der CVI. Es ist ein sehr schmerzhafter, tief reichender, feuchter Substanzdefekt der Unterschenkelhaut und wird häufig durch äußere Einwirkungen (Verletzungen, Infektionen) ausgelöst. Fast immer befindet es sich medial im Knöchelbereich oder am Unterschenkel.

Merke

90% aller Beinulzera sind venöse Ulzera, 5% sind arterielle Ulzera und 5% haben eine andere Genese (Vaskulitis, Thrombozytose, exulzerierte Malignome etc.).

Therapie. Grundsätzlich so früh wie möglich, um Folgeschäden vorzubeugen. Kompression, Sklerosierung (Verödung), Operation, Medikamente (Diuretika, venentonisierende Mittel, z.B. Dihydroergotamin).

21.2 Thrombophlebitis und Phlebothrombose

Thrombophlebitis

Definition. Entzündung oberflächlicher Venenstämme.

Klinik. Rötung, Schwellung, Druck- und Spontanschmerz im Verlauf einer Vene. Bei schweren Verlaufsformen Fieber und Blutbildveränderungen.

Therapie. Mobilisierung, Kompressionsverband, Heparingel lokal, Antiphlogistika systemisch und Antikoagulation mit niedermolekularem Heparin. Bei der Diagnose einer Thrombophlebitis sollten auslösende Faktoren abgeklärt werden. Häufig leiden jüngere Patienten mit Thrombophlebitis an einem hereditären Gerinnungsdefekt. Bei älteren Patienten sollte ein Malignom ausgeschlossen werden.

Merke

Das Auftreten einer Thrombophlebitis bei einem Malignom wird als **Trousseau-Syndrom** bezeichnet.

Phlebothrombose

Definition. Thrombotischer Verschluss der tiefen Venen, oft nach Verletzungen, Operationen und Entzündungen sowie bei hämatologischen und neoplastischen Erkrankungen.

Pathogenese. Die Entstehung von Phlebothrombosen wird durch die von Virchow beschriebenen Faktoren begünstigt.

Merke

Virchow-Trias:
- hohe Blutviskosität
- Venenwandschädigung
- Blutgerinnungsstörung

Klinik. Beinödeme, Zyanose, Schwere- und Müdigkeitsgefühl, ziehende Schmerzen in der Wade oder Fußsohle beim Gehen, Erweiterung oberflächlicher Venen, hart gespannte Muskulatur, druckschmerzhafte Resistenz in der Tiefe.

Diagnose. Phlebographie, Dopplersonographie, Plethysmographie.

Komplikationen. 3% Lungenembolie, 50% postthrombotisches Syndrom, selten **Phlegmasia coerulea dolens:** komplette Thrombosierung aller Venenstämme einer Extremität (stark geschwollene, schmerzhafte, prall-harte, blauschwarz verfärbte Extremität).

Therapie. Die Therapie soll zunächst verhindern, dass der Thrombus sich löst. Dies wird durch eine **Kompressionsbehandlung** des betroffenen Beins erreicht. Nächstes therapeutisches Ziel ist es, dem weiteren Wachstum des Thrombus bzw. der Entstehung neuer Thromben vorzubeugen. Dazu dient die antikoagulatorische Behandlung mit **Heparin.** Statt Vollheparin wird mehr und mehr niedermolekulares Heparin s.c. (z.B. Fraxiparin®) verabreicht. Therapiekontrolle anhand des Faktor-Xa-Spiegels. Zu Beginn der Behandlung Bettruhe. Eine medikamentöse Thrombolyse (Streptokinase, Urokinase, tPA) oder chirurgische Thrombektomie wird heute nur noch in Sonderfällen durchgeführt.

21.3 Lymphödem

Primäres Lymphödem

Ätiologie. Hypo- und Dysplasien von Lymphgefäßen mit konsekutiver Lymphtransportstörung.

Klinik. Abendliche Fußrücken- und Unterschenkelschwellungen mit porzellanfarbener, teigig verdickter Haut; Extremform ist die Elephantiasis (elefantenhautähnliche Hautveränderung).

Komplikationen. Rezidivierende Erysipele.

Verlauf. Chronisch, progredient.

Therapie. Keine kausale Therapie möglich.

Sekundäres Lymphödem

Es entwickelt sich bei Tumorblockade, Filarienbefall, Erysipel und anderen Lokalinfektionen. Nach Manifestation Therapie wie beim primären Lymphödem ähnlich schwierig.

> **Merke**
>
> Das Lymphödem beteiligt immer die Zehen, das venöse Ödem spart die Zehen meist aus.

21.4 Periphere arterielle Verschlusskrankheit

☞ Innere Medizin, Herz und Gefäße, Kap. 11

21.5 Morbus Raynaud

Intermittierend auftretende Gefäßspasmen der Endarterien, vor allem im Bereich der Finger, die fast nur bei Frauen vorkommen. Die Finger sind meist symmetrisch befallen.

Klinik. Der Morbus Raynaud verläuft in drei Phasen:

1. Hautblässe (Arteriolenspasmus)
2. Zyanose, Schwellung (Venolenatonie)
3. Rötung, Schmerzen (reaktive Hyperämie)

Auslösend wirken Kältereiz sowie psychische Erregung. Als Folge können sich rattenbissartige Nekrosen der Fingerspitzen entwickeln.

Therapie. Im Anfall Vasodilatanzien, zur Prophylaxe Kalziumantagonisten und physikalische Therapie.

21.6 Angiolopathien

Akrozyanose

Klinik. Livide, fleckige Verfärbung der Akren meist auf Grund vegetativer Dysregulation, aber auch bei angeborenen Herzfehlern, ovariellen Störungen und Anorexia nervosa, vorwiegend bei jungen Frauen. Meist besteht eine starke Kälteempfindlichkeit. Typisch ist das **Irisblendenphänomen:** Nach Druck auf die zyanotische Stelle kommt es zum Abblassen der Haut mit verzögertem Wiederauffüllen der Gefäße von außen nach innen.

Cutis marmorata

Klinik. Marmorartige Gefäßzeichnung der Haut, kälteprovozierbar, verschwindet nach Wiedererwärmung der Haut. Ausgelöst wird es durch vegetative Dysregulation oder Spasmus der Arteriolen mit Hyperämie der Venolen.

Perniones (Frostbeulen)

Klinik. Livide, ödematöse, schmerzhafte Schwellungen an kälteausgesetzten Körperteilen (Akren, Gesicht, Knie) bei Patienten mit peripheren Gefäßstörungen.

21.7 Necrobiosis lipoidica

Die Necrobiosis lipoidica ist eine granulomatöse Entzündungsreaktion der Haut, die vor allem bei Diabetikern auftritt. Allerdings ist sie auch bei Diabetikern selten (3/1000 Diabetikern sind betroffen).

Klinik. Es imponiert die Necrobiosis lipoidica als indurierte, scharf begrenzte, rote bis rotbraune Plaque. Oft kommt es zu einer Atrophie der Epidermis und zentralen Ulzerationen. Prädilektionsstelle ist der Unterschenkel.

Therapie. Da die Ätiologie der Necrobiosis lipoidica unbekannt ist, steht leider keine kausale Therapie zur Verfügung. Ist ein Diabetes bekannt, sollte dieser ggf. eingestellt werden. Therapieerfolge mit lokalen Steroiden oder Creme-PUVA sind beschrieben.

21.8 Vaskulitis

☞ Innere Medizin, Immunsystem und Bindegewebe, Kap. 2.3

21.9 Angiodysplastische Syndrome

☞ Chirurgie, Kap. 11.2.1

Morbus Osler

Autosomal-dominant vererbte, nach der Pubertät auftretende Teleangiektasien (Teleangiectasia hereditaria haemorrhagica).

Klinik. Multiple dunkelrote Flecke und Gefäßknötchen mit radiären Teleangiektasien im Gesicht und an den Schleimhäuten. Prädilektionsstellen: Gesicht, Ohren, Lippen, Hände, Zunge, Mund- und Nasenschleimhaut, aber auch an Schleimhäuten des Gastrointestinaltraktes und der ableitenden Harnwege. **Leitsymptom ist Nasenbluten**, es können jedoch auch gastrointestinale Blutungen auftreten. **Cave:** Eisenmangelanämie. Nur symptomatische Therapie möglich.

22 Erkrankungen der Lippen und der Mundschleimhaut

22.1 Cheilitis (Entzündungen und Ekzeme der Lippen)

Lippenekzeme sind nichtinfektiöse Entzündungen allergischer, (photo)toxischer oder atopischer Genese.

Allergisches Kontaktekzem der Lippen

Häufige Ursachen sind Lippenpflegemittel, Kosmetika, Zahnpasten und Mundwässer.

Klinik. Beim akuten allergischen Lippenekzem sind die Lippen geschwollen und gerötet, es bilden sich Papulovesikel aus, die unter Krustenbildung abheilen. Das chronische allergische Lippenekzem ist durch raue Lippen mit Schuppung und Rötung gekennzeichnet.

Diagnostik. Epikutantest zur Identifizierung des auslösenden Agens.

Therapie. Allergenkarenz, kurzfristige Applikation einer Kortisoncreme.

Toxisches Kontaktekzem

Es wird häufig durch hochprozentigen Alkohol, Tabak oder intensive Sonneneinstrahlung ausgelöst. Eine Sonderform ist die **Cheilitis actinica chronica**, eine obligate Präkanzerose, die fast ausschließlich bei Männern auftritt. Hauptsächlich an der Unterlippe kommt es zur Atrophie des Lippenrotes mit keratotischen Auflagerungen.

Therapie. Konsequenter Lichtschutz, bei Cheilitis actinica chronica lokale Exzision.

Atopisches Lippenekzem

Atopiker haben häufig Lippenekzeme. Sie äußern sich in ständig trockenen und geröteten Lippen, die von einer trockenen Schuppung bedeckt sind. Median und auch am Mundwinkel kann es zur Rhagadenbildung (Cheilitis angularis, Perlèche) kommen.

Therapie. Lippenpflege mit fettenden Externa, bei Exazerbation kurzfristig Kortikosteroide.

Merke

Eine Mundwinkelentzündung (Cheilitis angularis) tritt außerdem auf bei Zink-, Eisen- und Folsäuremangel, Diabetes mellitus, chronischer Candidose sowie Staphylokokkeninfektion.

22.2 Stomatitis

Gingivostomatitis herpetica

Es handelt sich um eine Erkrankung des Kleinkindalters, die zu 90% inapparent verläuft. Ursache ist die Primärinfektion (Tröpfchen- oder Kontaktinfektion) mit dem Herpes-simplex-Virus.

Klinik. Sehr schmerzhafte Aphthen und Vesikel der Mundschleimhaut, deshalb häufig Nahrungsverweigerung; außerdem bestehen Fieber und Abgeschlagenheit.

Komplikation. Meningoencephalitis herpetica.

Therapie. Lokal Kamillenlösung, bei Komplikationen (Meningoenzephalitis) systemisch Aciclovir.

Candidose der Mundschleimhaut (Mundsoor)

Mykose der Mundschleimhaut bei Befall mit Candida albicans. Bevorzugt erkranken abwehrgeschwächte und immunsupprimierte Patienten (HIV, Zytostase), Diabetiker, Kleinkinder sowie alte, pflegebedürftige Patienten.

Klinik. Weißliche Plaques auf geröteter Schleimhaut, die nach dem Abwischen leicht blutende Erosionen hinterlassen.

Therapie. Pyoktaninlösung, Nystatin lokal, evtl. Ketoconazol systemisch.

22.3 Aphthen

Rezidivierende benigne Aphthen

Klinik. Aphthen sind runde bis ovale, mit Fibrin bedeckte, schmerzhafte, von einem entzündlichen Saum umgebene, häufig rezidivierende Ulzerationen der Mundschleimhaut. Die Ätiologie ist unbekannt. Sie treten meist als Begleiterscheinung von Allgemeinerkrankungen (z.B. grippaler Infekt) oder bei Menstruationsstörungen auf. Bei starker Schmerzhaftigkeit kann eine steroidhaltige Paste verordnet werden.

Differentialdiagnostisch sind aphthoide Ulzera bei der Gingivostomatitis herpetica, der Herpangina und der Hand-Fuß-Mund-Krankheit abzugrenzen. Außerdem ist an einen Schleimhautbefall bei Erythema exsudativum multiforme und bei bullösen Dermatosen zu denken.

Typischerweise treten Aphthen beim **Morbus Behçet** auf. Der Morbus Behçet ist eine chronisch-rezidivierende Erkrankung mit der Symptomentrias bipolare Aphthose (Aphthen oral und genital), Iritis und Polyarthritis. Begleitend zu diesen Symptomen treten grippeartige Beschwerden auf: Fieber, Myalgie und Abgeschlagenheit. Die Erkrankung ist selten; Männer sind wesentlich häufiger betroffen. Die Diagnose lässt sich auf Grund des klinischen Bildes stellen. Bei diagnostischer Unsicherheit und im akuten Schub der Erkrankung kann die Diagnose durch Auslösung einer Stichkanalreaktion gesichert werden: Man quaddelt die Haut des Patienten mit Kochsalzlösung; nach wenigen Tagen bildet sich am Ort der Injektion eine sterile Pustel.

Therapie. Insgesamt unbefriedigend; topische Steroide. In schweren Fällen ggf. Colchizin.

22.4 Zungenveränderungen

Lingua geographica

Sehr häufige, harmlose Zungenveränderung ohne Krankheitswert.

Pathogenese. Nekrose der obersten Zellschichten der Zunge, die abgestoßen werden und rote, unregelmäßig begrenzte Areale hinterlassen.

Klinik. Landkartenartige, rote, von gelblichem Randsaum umgebene Flecke (☞ Abb. 18.59), Brennen beim Genuss scharfer und saurer Speisen.

Therapie. Nicht erforderlich.

> **Merke**
>
> Die Lingua geographica ist weder eine Präkanzerose noch ein Hinweis auf Zungenkrebs.

Lingua nigra pilosa (schwarze Haarzunge)

Relativ häufige und harmlose Veränderung der Zunge, die allerdings über Monate hin persistieren kann. Man findet eine haarförmige Verlängerung der verhornten Spitzen der Papillae filiformes mit Bakterienbefall.

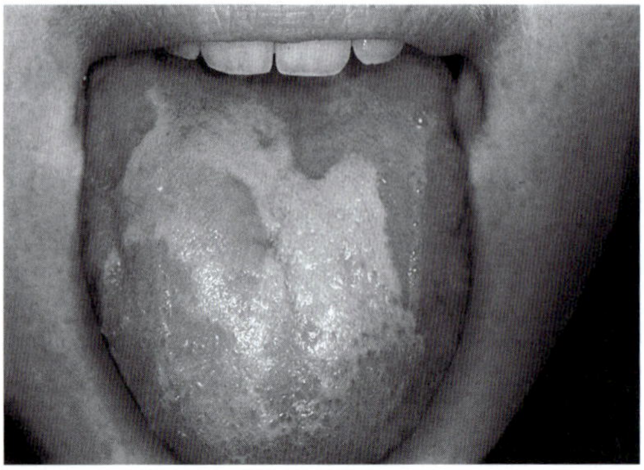

Abb. 18.59: Lingua geographica [2]

Klinik. Die Zunge ist von pelziger Beschaffenheit und hat eine Farbe von schmutzig weiß bis tiefschwarz. Die Patienten klagen über eine Geschmacksbeeinträchtigung („alles schmeckt nach Pappe").

Pathogenese. Viele nur vermutete Ursachen, wie chromogene Bakterien, Hepatopathien, Nikotinabusus, Vitamin-B-Mangel, Antibiotikatherapie usw.

Therapie. Abtragen der Papillen durch regelmäßiges Bürsten mit einer mittelharten Zahnbürste.

22.5 Mundschleimhautbefall bei Hauterkrankungen

Hauterkrankungen, bei denen typischerweise auch die Mundschleimhäute betroffen sind, sind in Tab. 18.23 aufgelistet.

22.6 Mundschleimhautveränderungen als Zeichen innerer Erkrankungen

Innere Erkrankungen mit typischen Mundschleimhautveränderungen sind in Tab. 18.24 dargestellt.

Zungenveränderungen bei internistischen Erkrankungen

Bei der **perniziösen Anämie** entwickelt sich eine rot glänzende Zunge mit atrophischen Papillen sowie Zungenbrennen.

Tab. 18.23: Hauterkrankungen mit Mundschleimhautbefall

Erkrankung	Klinik
Erythema exsudativum multiforme	flache, krustige Ulzerationen
Pemphigus vulgaris	schmerzhafte, bizarr geformte Erosionen
systemischer Lupus erythematodes	schmerzhafte, therapieresistente Ulzerationen
chronischer diskoider Lupus erythematodes	mit weißlichen Plaques belegte Herde, die zu Ulzerationen neigen
Lichen ruber planus	netzförmige, baumartige, weißliche Zeichnung
progressive systemische Sklerodermie	Zungenbandsklerose

Tab. 18.24: Innere Erkrankungen mit Mundschleimhautbefall

Erkrankung	Klinik
Scharlach	Himbeerzunge
Masern	Koplik-Flecken
Herpangina	aphthöse Veränderungen am Gaumen
Lues	Ulcus durum, Plaques muqueuses, Gumma
Eisenmangel	Schleimhautatrophie, Mundwinkelrhagaden
Vitamin-B_{12}-Mangel	Atrophie der Zunge, Hunter-Glossitis
Riboflavinmangel	Mundwinkelrhagaden
Leberkrankheiten	rote Lackzunge
Diabetes mellitus	rezidivierende Candidose
Sjögren-Syndrom	Xerostomie

Typisch für eine **Eisenmangelanämie (Plummer-Vinson-Syndrom)** sind eine Schleimhautatrophie der Zunge (glatte und rote Zunge), des Gaumens und des Rachens sowie Schluckbeschwerden und Mundwinkelrhagaden.

23 Anorektaler Symptomenkomplex

Hämorrhoiden

Hämorrhoiden sind Gefäßerweiterungen des Plexus haemorrhoidalis (rectalis), eines subkutan lokalisierten arteriellen Gefäßkissens in der distalen Rektumschleimhaut, das aus den Aa. rectales superiores gespeist wird. Typischerweise sind sie bei 3, 7 und 11 Uhr (Steinschnittlage) lokalisiert.

Ätiologie. Multifaktorielles Geschehen, häufig bei chronischer Obstipation mit falscher, ballaststoffarmer Ernährung.

Stadieneinteilung

- **Stadium I:** nur endoskopischer Nachweis der Hämorrhoiden
- **Stadium II:** Prolaps der Knoten bei Pressversuch, spontane Retraktion
- **Stadium III:** Knoten ohne Pressen prolabiert, aber manuell reponierbar
- **Stadium IV:** Hämorrhoiden permanent prolabiert und nicht manuell reponierbar

Stadium I und II werden auch als innere Hämorrhoiden, Stadium III und IV als äußere Hämorrhoiden bezeichnet (☞ Abb. 18.60 im Farbteil).

Klinik. Schmerzfreier Abgang von hellrotem Blut während der Defäkation, seröse Sekretion aus dem After, Juckreiz und Brennen. Folgeerkrankungen können sein: Ekzeme, Fissuren und Thrombosen (s. u.).

Therapie. Ballaststoffreiche Ernährung mit reichlicher Flüssigkeitszufuhr als konservative Therapie im Stadium I. Sklerosierung der zuführenden Arterien bzw. elastische Gummibandligatur bei Stadium II und III. Submuköse Hämorrhoidektomie bei Stadium III und IV.

Merke

Vor jeder Behandlung muss – auch wenn der Hämorrhoidalknoten sichtbar ist – rektal-digital und endoskopisch ein tief sitzendes kolorektales Karzinom ausgeschlossen werden.

Analekzem

Das Analekzem ist die häufigste proktologische Erkrankung. Es handelt sich um eine Dermatitis im Analbereich.

Ätiologie. Stauungsekzem bei inneren Hämorrhoiden, Candidaekzem bei intestinaler Candidose, allergisches Kontaktekzem auf Hämorrhoidalsalben und Suppositorien, Psoriasis, Neurodermitis, mangelnde oder übertriebene Hygiene.

Klinik. Pruritus ani (besonders nachts).

Diagnostik. Proktoskopie, Stuhluntersuchung auf Candida, Epikutantestung.

Therapie. Kausale Therapie der zugrunde liegenden Erkrankung, also Sklerosierung der Hämorrhoiden, Nystatintherapie bei Candidose, Meiden des Allergens; bei Psoriasis und Neurodermitis: hochenergetische UV-A-Therapie, lokale Steroide in Pastengrundlage. Externe Therapeutika sollten im Analbereich generell bevorzugt in Pastengrundlage (oder flüssig) verabreicht werden. Beide Grundlagen wirken austrocknend; Pasten haften zudem auch gut.

Analvenenthrombose

Klinik. Eine akute Thrombosierung einer äußeren Analvene manifestiert sich als perianal gelegener druckdolenter, livider Tumor (☞ Abb. 18.61 im Farbteil). Meist bestehen gleichzeitig innere Hämorrhoiden. Die Patienten geben ein plötzliches Druck- und Spannungsgefühl an und klagen über Schmerzen beim Gehen und Sitzen. Dem akuten Ereignis geht oftmals voraus: übermäßiges Pressen bei der Defäkation, Entbindung, Alkoholabusus, ungewohnte körperliche Anstrengung, Menses.

Therapie. Chirurgisch (Stichinzision mit Exprimation) wird nur bei Schmerzen und während der ersten 3 Tage vorgegangen; konservativ wird in jedem Stadium mit oraler Gabe von Antiphlogistika behandelt. Zur Rezidivprophylaxe wird das Hämorrhoidalleiden saniert.

Klinischer Fall

Bei einer 30-jährigen obstipierten Patientin hat sich nach starkem Pressen ein schmerzhafter Knoten am After gebildet, der bei der Inspektion bläulich-livide imponiert, von Analhaut bedeckt ist und sich bei der Palpation prall-elastisch anfühlt.
Diagnose: Analvenenthrombose.

Analfissur

Sehr schmerzhafter, ovalärer Defekt der Haut des Analringes, in Steinschnittlage meist bei 6 Uhr.

Ätiologie. Trauma bei hartem Stuhl; venöse Abflussstörung bei Hämorrhoiden, die zu Wundheilungsstörungen der Analhaut führt; Infektion.

Klinik. Heftigste, krampfartige Schmerzen bei der Defäkation, die oft mehrere Stunden anhalten; der Patient leidet häufig unter Angst vor der Defäkation.

Diagnostik. Anamnese und Inspektion, unter Umständen in Lokalanästhesie.

Therapie. Bei akuter Fissur konservativ: der Patient bougiert täglich mit einem mit lokalanästhetischer Salbe bestrichenen Dilatator. Bei Versagen der konservativen Therapie und chronischer Analfissur chirurgische Fissurektomie mit Sphinktermyotomie.

Mariske

Marisken sind hypertrophische, perianale Haut- und Schleimhautfalten, die sich beim Pressen im Gegensatz zu äußeren Hämorrhoiden nicht mit Blut füllen.

Klinik. Meist keine Beschwerden, gelegentlich Defäkationsbeschwerden, Analekzem.

Therapie. Bei Beschwerden Abtragen in Lokalanästhesie.

24 Erkrankungen des äußeren Genitales

Balanitis

Eine Entzündung der Glans penis und des Präputiums (Balanoposthitis) wird durch Phimose (Sekretstauung, feuchtes Milieu), unspezifische Urethritis, Diabetes mellitus, Inkontinenz sowie durch mechanische oder chemische Irritation begünstigt.

Man unterscheidet zwei Formen:

- **Balanitis erosiva acuta:** rötliche Erosionen mit graugelben Belägen, Schwellung, Nässen der Eichel und Vorhaut, Juckreiz. Ursache ist eine bakterielle Entzündung, die sich unter den o.g. begünstigenden Faktoren ausbreiten konnte, Erreger sind z.B. Fusospirillen, Staphylokokken, Streptokokken, gramnegative Bakterien. Zur Therapie werden desinfizierende Cremes eingesetzt.
- **Balanitis erosiva circinata:** landkartenartige Erytheme und Erosionen, die von einem weißlichen Epithelsaum begrenzt sind und bei Morbus Reiter auftreten können. Die Therapie besteht in der Behandlung der Grundkrankheit sowie lokalen Kortikoidapplikationen.

Vulvovaginitis

☞ Kap. 26

Entzündung der Vulva und Vagina. Das geschichtete Plattenepithel der Scheide bildet während der Geschlechtsreife eine gute Barriere gegen Gonokokken. Bei Kindern und postmenopausalen Frauen ist das Scheidenepithel auf Grund des Östrogenmangels wenig differenziert und auf wenige Schichten reduziert. Es kann deshalb von Gonokokken besiedelt werden. Eine **Vulvovaginitis gonorrhoica** tritt nur bei kleinen Mädchen und älteren Frauen auf, in Ausnahmefällen bei vorgeschädigten Scheidenepithelien und in der Schwangerschaft.

Als weitere Ursachen einer Vulvovaginitis kommen in Frage: Infektion durch Candida albicans, Trichomonaden, Gardnerella vaginalis, Staphylokokken, Streptokokken, gramnegative und andere

Bakterien, Condylomata acuminata, Kontaktallergie auf Intimsprays, Oxyuriasis, mechanische Reizungen, mangelnde oder übertriebene Körperhygiene, Östrogenmangel u.a.

Therapie. Kamillenbäder, antimikrobielle Salben, Vainalsuppositorien.

Condylomata acuminata

☞ Kap. 2.3

25 Grundbegriffe der dermatologischen Therapie mit Externa

25.1 Grundbegriffe

Äußerlich anzuwendende Arzneimittel setzen sich aus zwei Komponenten zusammen: einer **Trägersubstanz** (Vehikel) und einem **Wirkstoff** (Pharmakon). Durch die Trägersubstanz allein kann eine therapeutische Wirkung erreicht werden. Es werden drei Arten von Trägersubstanzen, nämlich feste, flüssige und fette Trägersubstanzen, unterschieden.

Feste Grundstoffe sind in erster Linie mineralische Stoffe, wie Zinkoxidpulver, Talkumpulver (= Magnesiumsilikat), aber auch Kartoffel-, Weizen- und Maisstärke. Ihre Wirkung nach Aufstreuen auf die Haut besteht in einem geringen kühlenden Effekt, da die Verdunstungsoberfläche vergrößert wird.

Flüssige Grundstoffe sind Wasser, Alkohol, Aceton, Chloroform, Glyzerin u.a. Durch Verdunstung dieser Grundstoffe wird ein kühlender, entzündungshemmender Effekt erreicht.

Fette Grundstoffe sind pflanzliche Öle wie Erdnuss-, Oliven- und Rizinusöl, tierische Fette wie Woll- und Bienenwachs, mineralische Fette wie weiße und gelbe Vaseline, dick- und dünnflüssiges Paraffin und synthetische Fette wie Polyethylenglykol. Fette behindern die Abdunstung durch Schaffung eines artifiziellen intertriginösen Raumes. Wirkstoffe können durch die sekretdurchtränkte Haut leichter in die Tiefe vordringen.

25.2 Kombination der Grundlagen

Die indifferenten Grundlagen lassen sich zu Therapeutika mit unterschiedlichen Eigenschaften kombinieren. Die Wahl der Grundlagen ist abhängig von der Körperregion, der geplanten Anwendung und dem Zustand der Haut. Salbe, Lösung, Puder, Creme, Paste und Schüttelmixtur werden auch als die sechs klassischen galenischen Zubereitungen bezeichnet (☞ Abb. 18.62).

Verbindungen zwischen Fetten und Flüssigkeiten bezeichnet man als **Emulsionen.** Eine Salbe ist eine Wasser-in-Öl-Emulsion, d.h. der Fettanteil überwiegt; eine Creme bzw. Milch ist eine Öl-in-Wasser-Emulsion, d.h. der Wasseranteil überwiegt.

Merke

Grundsätze der Therapie:
- **feucht auf feucht:** akute nässende Entzündung → feuchter Umschlag
- **trocken auf trocken:** akute trockene Entzündung → Puder
- subakute Entzündung → Creme
- chronische Entzündung → Salbe
- in intertriginösen Räumen → Pasten, Puder oder austrocknende Lösungen

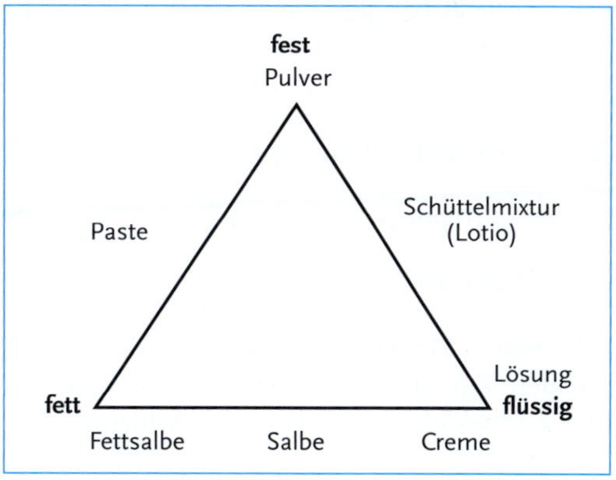

Abb. 18.62: Phasendreieck der Grundlagen der lokalen Hautbehandlung: Die Wahl der Trägersysteme und damit der Grundlagen richtet sich nach der Körperregion, der geplanten Anwendung und dem Hautzustand. Dabei ist von wesentlicher Bedeutung, ob die Hornschicht und deren Lipidbarriere intakt oder durch die Erkrankung alteriert sind.

26 Sexuell übertragbare Krankheiten

☞ Gynäkologie, Kap. 8, und Innere Medizin, Infektionskrankheiten, Kap. 2.4

Sexuell übertragbare Krankheiten (sexually transmitted diseases) sind Infektionskrankheiten, die überwiegend durch Geschlechtsverkehr oder engen körperlichen Kontakt übertragen werden.

Neben den vier „klassischen“ Geschlechtskrankheiten Syphilis, Gonorrhö, Ulcus molle und Lymphogranuloma inguinale zählen zu den sexuell übertragbaren Erkrankungen nach der WHO-Definition auch die unspezifischen Urogenitalentzündungen (Urethritis, Vulvovaginitis, Zervizitis), die durch Trichomonaden, Candida albicans, Neisserien, Mykoplasmen, Chlamydien und Herpesviren hervorgerufen werden; des Weiteren AIDS, Virushepatitis, Skabies und Pediculosis.

Syphilis, Gonorrhö, Ulcus molle und Lymphogranuloma inguinale sind meldepflichtige Krankheiten im Sinne des Gesetzes zur Bekämpfung der Geschlechtskrankheiten. Kranke und Krankheitsverdächtige sind zur Untersuchung und Behandlung bei einem Arzt verpflichtet. Der behandelnde Arzt ist bei Diagnose einer Geschlechtskrankheit zur Meldung beim Gesundheitsamt **ohne** Nennung des Namens und der Anschrift des Patienten verpflichtet. Eine namentliche Meldung beim Gesundheitsamt wird jedoch erforderlich, wenn der Patient die Behandlung verweigert, unterbricht oder Nachuntersuchungen ablehnt.

26.1 Syphilis (Lues)

Erreger. Treponema pallidum.

Inkubationszeit. 2–4 Wochen.

Infektion. Meist beim Geschlechtsverkehr durch direkten Kontakt mit erregerhaltigen Läsionen über Epitheldefekte der Haut- und Schleimhaut.

Einteilung. Man unterscheidet die angeborene (Lues connata) von der erworbenen Syphilis. Letztere wird in folgende Stadien eingeteilt:

- Frühsyphilis: Lues I, Lues II, Lues latens seropositiva
- Spätsyphilis (ab 2. Jahr post infectionem): Lues III, Lues latens, Lues IV

Merke

Syphilis ist eine **anonym meldepflichtige** Erkrankung. Bei Therapieverweigerung muss der Patient jedoch namentlich gemeldet werden.

Diagnostik

- **Dunkelfeldmikroskopie:** direkter Nachweis der Treponemen im Reizserum des Primäraffektes oder von Läsionen der Lues II
- **Syphilisserologie:** Zum spezifischen Nachweis von Antikörpern (IgG und IgM) gegen Treponema pallidum stehen heute **Suchreaktionen** (TPHA), **Bestätigungsreaktionen** (FTA-Abs-Test) und Reaktionen zur Beurteilung der **Aktivität** der Infektion (VDRL) zur Verfügung:
  - TPHA-Test (Treponema-pallidum-Hämagglutinationstest): Suchtest, lebenslang positiv
  - FTA-Abs-Test (Fluoreszenz-Treponema-pallidum-Antikörper-Absorptionstest): Bestätigungstest, bleibt auch nach erfolgreicher Behandlung meist bis ans Lebensende positiv
  - VDRL-Test (Test der Venereal Disease Research Laboratories): guter, einfach durchführbarer Test zur Verlaufs- und Therapiekontrolle. Titer über 1:16 sprechen für das Vorliegen eines aktiven syphilitischen Prozesses. Nach erfolgreicher Behandlung sinkt der Titer ab.
  - 19-S-IgM-FTA-Abs-Test: bei Zweifeln, ob eine therapiebedürftige (Früh-)Lues vorliegt, sowie zur Bestätigung einer Lues connata und zur Diagnose eines Reinfektes

Zeitpunkt der frühestmöglichen positiven Testreaktion:

- IgM-Test: 2 Wochen p.i.
- TPHA-Test: 3 Wochen p.i.
- FTA-Abs-Test: 3 Wochen p.i.
- VDRL-Test: 5 Wochen p.i.
- TPI-Test: 9 Wochen p.i.

Therapie. Mittel der Wahl zur Behandlung der Syphilis ist Penizillin. Bei Penizillinallergie sind Tetrazykline und Erythromycin wirksame Alternativen. Die Generationszeit von Treponema pallidum beträgt ca. 33 h (die der meisten Bakterien zwischen 15 und 45 min), deshalb muss die Penizillingabe bei Syphilis über einen längeren Zeitraum erfolgen. Bei Frühlues verabreicht man Penizillin G 1 Mio. IE/d über 14 Tage, bei Spätlues über 21 Tage. 3, 6 und 12 Monate nach Therapieende werden serologische Kontrollen durchgeführt.

Merke

Bei erstmaliger Behandlung besteht die Gefahr der **Herxheimer-Reaktion:** 2–6 Stunden nach Penizillingabe werden durch plötzlichen Erregerzerfall toxische Zerfallsprodukte frei, die eine Allgemeinreaktion mit Temperaturerhöhung, Kopfschmerzen und manchmal Befundverschlechterung verursachen.
Prophylaxe/Therapie: Kortikoide i. v.

Prognose. Ohne Therapie kommt es in $^2/_3$ d. F. zur Spontanheilung. Bei 16% entstehen Gummen, bei 10% eine kardiovaskuläre Syphilis, bei 7% eine Neurosyphilis. Die antibiotische Therapie führt in den Stadien I und II zur Heilung. In den Stadien III und IV wird die Infektion durch die Antibiose beseitigt. Gummen (granulomatöse Abszesse) können jedoch Organe bereits irreversibel geschädigt haben. Unter Umständen kann die Therapie in diesen Stadien lebensgefährlich sein, wenn z. B. Gummen in der Aorta vorhanden sind (Ruptur bei Zerfall der Gummen).

Merke

Immer an gleichzeitige Lues-, HIV-Infektion, Hepatitis-B- oder -C-Infektion denken! Auch eine Gonorrhö und/oder Chlamydieninfektion sollte nicht übersehen werden.

Erworbene Syphilis

Lues I (Primärstadium)

2–4 Wochen nach Infektion entsteht an der Eintrittspforte (meist Präputium, Sulcus coronarius, Anus, Portio uteri, große und kleine Labien, aber auch an Lippen, Zunge, Finger etc.) ein derbes, indolentes Geschwür (☞ Abb. 18.63 im Farbteil), der **Primäraffekt.**

4–6 Wochen post infectionem (p. i.) bildet sich eine einseitige, derbe, schmerzlose, verschiebliche Schwellung der regionären Lymphknoten aus. Primäraffekt und Lymphadenopathie werden zusammen als **Primärkomplex** bezeichnet.

Die **Diagnose** der Lues I erfolgt durch den mikroskopischen Erregernachweis im Reizserum des Primäraffektes. Unbehandelt heilt der Primärkomplex nach 7–9 Wochen ab.

Lues II (Sekundärstadium)

Etwa 9 Wochen p. i. kommt es zur generalisierten hämatogenen und lymphogenen Aussaat der Treponemen, das Sekundärstadium der Syphilis beginnt. Die Lues II ist gekennzeichnet durch:

- generalisierte Lymphknotenschwellung (**Polyskleradenitis**); diagnostisch wegweisend ist die Beteiligung der Kubitallymphknoten
- Krankheitsgefühl, Arthralgien, Temperaturanstieg
- **syphilitische Exantheme:** makulöse, papulöse, papulosquamöse und papulopustulöse Syphilide (☞ Abb. 18.64 im Farbteil)
- **Angina specifica:** akute eitrige Tonsillitis, Schluckbeschwerden, kein Fieber
- **Condylomata lata:** flache, nässende Papelbeete im Genitoanalbereich, hochgradig infektiös (besonders geeignet zum Direktnachweis der Treponemen im Dunkelfeldmikroskop)
- **Alopecia specifica:** 5–6 Monate p. i. auftretender mottenfraßähnlicher Haarausfall

Merke

Die Syphilis ist der „Affe" unter den Krankheiten. Sie kann zahlreiche dermatologische Erkrankungen imitieren (☞ Tab. 18.25).

Wichtig ist, dass die Syphilide nicht jucken und auf Sondendruck schmerzhaft sind. Unbehandelt klingt das Exanthem 4 Monate p. i. wieder ab. Es kann ein postinflammatorisches Leukoderm (Depigmentierung) hinterlassen (sog. „Halsband der Venus" bei Lokalisation im Nacken). Rezidive des Exanthems können über 2 Jahre hinweg auftreten.

Die Haut- und Schleimhautläsionen im Stadium II der Lues sind stark erregerhaltig und des-

Tab. 18.25: Hautveränderungen bei Syphilis

Stadium	Hautveränderung
I	Ulcus durum, Primärkomplex
II	Condylomata lata, Plaques muqueuses, Plaques opalines, makulopapulöse Exantheme, Enantheme
III	Gummen

halb hochkontagiös. Die Diagnose der Lues II erfolgt durch direkten Erregernachweis in der Dunkelfeldmikroskopie oder durch serologische Tests.

Die weitere Entwicklung der Syphilisinfektion hängt von der Immunitätslage des Patienten ab. Das Sekundärstadium kann sich mit erscheinungsfreien Intervallen (Lues latens seropositiva) über Monate bis Jahre hin erstrecken. Bei ca. 70% der Patienten kommt es zu einer andauernden Latenz. Bei anerger Reaktionslage manifestiert sich 10–20 Jahre p.i. die Neurolues.

Lues III (Tertiärstadium)

Kennzeichnend für die Lues III sind granulomatöse Entzündungen (syphilitische Granulome) der Haut sowie innerer Organe. Typische Veränderungen sind:

- **tuberoserpiginöse Syphilide:** rötlich-bräunliche, girlandenförmig angeordnete Knötchen
- **Gummen:** livide oder braunrote, derbe, indolente Knoten, die schmerzlos ulzerieren, dickflüssigen Detritus absondern und mit Narbenbildung heilen. Gummen können sich in allen Geweben des Körpers ausbilden.
- **Mesaortitis luica:** sackförmiges Aneurysma der Aorta, Mortalität (76–92%) bei Ruptur
- **Lues cerebrospinalis:** Parenchymatrophie, Demenz

Merke

Alle Läsionen der Syphilis im Primär- und Sekundärstadium und der Syphilis congenita praecox sind hochinfektiös. Gummen als Manifestationen der Spätphase sind praktisch nicht infektiös.

Merke

Bei Diagnose auch Ausschluss weiterer STD!

Lues IV (Quartärstadium)

Die verschiedenen Manifestationen der Lues IV entwickeln sich bis zu 30 Jahre nach der Erstinfektion.

- **Neurosyphilis:** Syphilis des Nervensystems mit spezifischen mesodermalen (meningealen, vaskulären) Veränderungen.
- **Tabes dorsalis:** Befall der Hinterstränge: Schmerzattacken, Sensibilitäts- und Reflexausfall an den Beinen, Ataxie, reflektorische Pupillenstarre (Argyll-Robertson-Phänomen), trophische Geschwüre an der (gefühllosen) Fußsohle (Malum perforans pedis). ☞ Neurologie, Kap. 3.4.5.
- **progressive Paralyse:** psychotische Wesensveränderung, Demenz (☞ Neurologie, Kap. 3.4.5)

Lues connata

Eine Infektion des Feten kann während der gesamten Schwangerschaft stattfinden. Das Risiko für den Feten ist umso höher, je kürzer der Zeitraum zwischen der Syphilisinfektion der Mutter und der Konzeption ist. Klinisch unterscheidet man nach pränataler Infektion die **Frühsyphilis** (Lues congenita praecox) und die **Spätsyphilis** (Lues congenita tarda).

Da IgM nicht plazentagängig ist, deutet der IgM-Syphilisantikörper-Nachweis beim Säugling auf eine Syphilisinfektion hin.

Therapeutisch wird Penizillin G i.v. oder i.m. 2 × 25 000 IE/kg KG/d über 10 Tage gegeben.

Frühsyphilis

Dieser Begriff schließt alle Krankheitsformen bis zum Ende des 2. Lebensjahres ein. Symptome sind syphilitischer Schnupfen, Sattelnase, Parrot-Furchen um den Mund, makulopapulöse Exantheme, Condylomata lata, Knochenveränderungen (Osteochondritis, Periostitis, Osteomyelitis) → schmerzbedingte Schonhaltung = Parrot-Pseudoparalyse, entsprechender Organbefall.

Spätsyphilis

Hierunter werden Krankheitsformen ab dem 3. Lebensjahr subsumiert. Sie ist gekennzeichnet durch die **Hutchinson-Trias:** halbmondförmige Defekte der oberen Schneidezähne, Taubheit, Keratitis parenchymatosa. Im Schulalter können Gummen bei Befall der Nasenscheidewand zu einer Sattelnase führen.

26.2 Gonorrhö (Tripper)

Die Gonorrhö ist die häufigste bakterielle Geschlechtskrankheit.

Erreger. Neisseria gonorrhoeae (gramnegative Diplokokken). Inkubationszeit: 2–4 Tage.

Infektion. Übertragung im eitrigen Ausfluss von Schleimhaut zu Schleimhaut.

Lokalisation. Urethra, Zervix, Rektum, Pharynx, Tonsillen, eventuell Konjunktiven, bei Kindern und älteren Frauen auch Vulva und Vagina.

Klinik

- **Gonorrhö der Frau:** Urethritis mit Dysurie, Zervizitis mit geringem eitrigem Fluor, häufig asymptomatischer Verlauf (untere Gonorrhö). Regionäre Komplikationen durch aufsteigende Entzündung (obere Gonorrhö), z.B. bei der Menstruation: Endometritis, Adnexitis mit Tubenverschluss und Sterilität
- **Gonorrhö des Mannes:** Dysurie, rahmig-eitriger Fluor urethralis (☞ Abb. 18.65 im Farbteil), dessen Menge auch ohne Behandlung abnimmt. Regionäre Komplikationen durch aufsteigende Entzündung: Infektion paraurethraler Drüsen, chronische Prostatitis, akute Epididymitis mit Gefahr der Verschlussazoospermie und Sterilität
- **Gonorrhö bei Mädchen oder Frauen nach der Menopause:** Vulvovaginitis gonorrhoica (weil das Scheidenepithel in diesen Lebensabschnitten keinen ausreichenden Schutz gegen Infektion bietet), Urethritis und Zervizitis

Diagnostik. Mikroskopisch lassen sich nach Methylenblau- oder Gram-Färbung eines Urethralabstriches, eventuell auch eines Zervikal-, Rachen-, Konjunktival- oder Rektalabstriches intraleukozytäre Diplokokken nachweisen. Ein kultureller Nachweis ist ebenfalls möglich.

Therapie. Der Erreger ist weltweit penizillinresistent. Bei unkomplizierter Gonorrhö ist eine Einzeldosis von Cefuroxim oder Cefotaxim angezeigt. Zur Einmaltherapie ist auch Spectinomycin verwendbar (2 g i.m., Versagerquote ca. 10%). Bei oraler Gabe wirken die Gyrasehemmer (Ofloxacin, Ciprofloxacin) bisher zuverlässig. Kontrollkultur 4–7 Tage nach Therapieende.

Merke

Vor und sechs Wochen nach der Behandlung sollten Lues-, HIV-, Hepatitis-B- und -C-Serologie kontrolliert werden. Der Sexualpartner sollte mituntersucht werden.

Klinischer Fall

Zu Ihnen kommt ein junger Mann, der über seit 2 Tagen zunehmendes Brennen beim Wasserlassen sowie Ausfluss klagt. Vor 4 Tagen habe er Geschlechtsverkehr mit einer neuen Partnerin gehabt. Bei der Untersuchung sehen Sie rahmig-eitrigen Ausfluss aus der Harnröhre; eine tastbare Lymphknotenvergrößerung findet sich nicht.
Wahrscheinliche Diagnose: Gonokokkeninfektion.

26.3 Ulcus molle

In Deutschland seltene, hauptsächlich in den Tropen und Subtropen verbreitete Erkrankung.

Erreger ist Haemophilus ducreyi.

Inkubationszeit. 2–5 Tage.

Klinik. 2–5 Tage nach Infektion treten sehr schmerzhafte, scharf begrenzte, schmierig belegte Ulzera im Genitalbereich auf. 1–2 Wochen später entwickelt sich eine meist doppelseitige inguinale Lymphadenitis. Die Lymphknoten (Bubonen) sind hochschmerzhaft, stark geschwollen, gerötet, schmelzen ein und perforieren spontan.

Diagnostik. Im Abstrich vom Ulkusrand oder Ausstrich von Buboneneiter lassen sich mikroskopisch fischzugartig angeordnete gramnegative Stäbchen nachweisen.

Therapie. Tetrazykline oder Cotrimoxazol.

Klinischer Fall

Ein 25-jähriger Mann kommt zur Behandlung wegen eines rasch aufgetretenen schmerzhaften Geschwürs am Penis. Bei der körperlichen Untersuchung sehen Sie ein scharf begrenztes Ulkus an der Glans penis, das sich bei der schmerzhaften Palpation weich anfühlt. Inguinale Lymphknoten sind nicht tastbar. Auf Befragen bejaht der Mann Geschlechtsverkehr mit einer ihm nur flüchtig bekannten Frau vor 8 Tagen.
Wahrscheinliche Diagnose: Ulcus molle.

26.4 Lymphogranuloma inguinale

Erreger. Chlamydia trachomatis, Serotyp L1–3. Kleines, obligat intrazelluläres, gramnegatives Bakterium.

Inkubationszeit. 3–10 Tage.

Klinik. Zunächst unscheinbare Primärläsion (Knötchen, Bläschen oder Ulkus), die spontan abheilt. Nach 3–4 Wochen Krankheitsgefühl und einseitige schmerzhafte Lymphknotenschwellung mit eitriger Einschmelzung und Entleerung über Fisteln nach außen.

Diagnostik. Direkter Nachweis durch Anzüchtung auf Zellkulturen, Nachweis von Chlamydienantigenen im direkten Immunfluoreszenztest.

Therapie. Doxycyclin oder Erythromycin.

26.5 Unspezifischer Urogenitalinfekt

Als unspezifischen Urogenitalinfekt bezeichnet man urogenitale Infektionen, die nicht durch Neisseria gonorrhoeae verursacht werden. Häufige Ursachen sind:

- Chlamydien (30–50%)
- Mykoplasmen (Ureaplasma urealyticum) (20%)
- Trichomonaden (4%)
- Bakterien (Staphylokokken, E. coli, Pneumokokken, Proteus u.a.)
- Pilze (v.a. Kandida)
- Viren (v.a. Herpes simplex)
- physikalische Noxen (z.B. Katheterisierung)
- allergisierende Stoffe
- Allgemeinerkrankungen, z.B. Morbus Reiter

Gemeinsame Symptome der unspezifischen Urogenitalinfekte sind Brennen, Jucken, Dysurie, Ausfluss.

Urogenitalinfekt durch Chlamydia trachomatis

Erreger. Chlamydia trachomatis.

Klinik. Der Gonorrhö ähnlich. Beim Mann entwickelt sich 1–3 Wochen nach Infektion eine seröse Urethritis mit Dysurie und wässrigem Fluor, bei der Frau eine seröse bis mukopurulente Zervizitis, die meist unerkannt bleibt.

Therapie. Tetrazykline, Erythromycin.

Komplikation. Aszension (Aufsteigen) der Chlamydien führt zur Salpingitis mit Verklebung der Tuben und Sterilität. Bei länger bestehender Chlamydieninfektion kann es zur Perihepatitis, Einschlusskörperchenkonjunktivitis und reaktiven Arthritis (Morbus Reiter) kommen.

Differentialdiagnose. Gonorrhö, Mykoplasmeninfektion.

Urogenitalinfekt durch Trichomonaden

Erreger. Trichomonas vaginalis.

Inkubationszeit. 2–21 Tage.

Klinik. Meist sind Frauen betroffen, es entwickeln sich eine Kolpitis mit weißlich-schaumigem Fluor sowie eine juckende, brennende Vulvitis. Beim Mann kommt es zur chronischen Urethritis mit serösem Fluor, die Infektion kann auch asymptomatisch verlaufen.

Diagnostik. Nativpräparat (Urinsediment, Urethral- oder Vaginalsekret), Kultur.

Therapie. Metronidazol 1 × 2 g einmalig oder 2 × 500 mg p.o. für 5–7 Tage.

Urogenitale Kandidose

Erreger. Candida albicans.

Klinik. Bei Frauen Kolpitis mit weißlich-käsigem Fluor und typischem Geruch, Vulvitis mit Pruritus. Beim Mann Urethritis, Balanitis.

Diagnostik. Abstrich, Kultur.

Therapie. Nystatin oder Clotrimazol in Form von Vaginalzäpfchen oder -cremes.

Haemophilus vaginalis

Die Pathogenität dieses fakultativ anaeroben, gramnegativen Stäbchenbakteriums ist umstritten. Es verursacht einen übel riechenden Ausfluss. Bei Zugabe von 1 Tropfen Kalilauge zum Abstrichmaterial entsteht der typische Fischgeruch (KOH-Test).

Therapie. Metronidazol.

Morbus Reiter

Diese Erkrankung des rheumatischen Formenkreises tritt in der Regel im Anschluss an bakterielle gastrointestinale oder auch urogenitale Infektionen auf. Zu 90% sind Männer befallen. Krankheitsauslöser können sein:

- Urethritis durch Chlamydien, Gonokokken oder Ureaplasmen 2–3 Wochen vorher
- Enteritis durch Campylobacter, Salmonellen, Shigellen oder Yersinien mehrere Wochen vorher

Klinik Krankheitsbild mit typischer Trias:

- **Arthritis** (schmerzhafte Schwellung v.a. der Fuß- und Kniegelenke)
- nichtbakterielle **Urethritis** mit geringem Ausfluss (keine Gonorrhö)
- beidseitige, seröse **Konjunktivitis** (eventuell auch Iridozyklitis)

Häufig treten Hauterscheinungen hinzu, die klinisch und histologisch oftmals nicht von einer Psoriasis abzugrenzen sind. Zusätzlich kann eine **Balanitis circinata** mit rundlichen, polyzyklisch begrenzten Erythemen mit weißlichen Randleisten auf der Glans penis auftreten.

Labor. Rheumafaktoren, ANA und Antistreptolysintiter sind nicht nachweisbar. Die Entzündungsparameter BSG und CRP sind mäßig bis stark erhöht. In ca. 80% HLA-B27 positiv.

Verlauf. In mehr als $^2/_3$ d. F. heilt Morbus Reiter nach mehreren Monaten spontan aus. Chronisch-rezidivierende Verläufe mit Gelenkdestruktionen sind selten.

Therapie. Symptomatisch mit nichtsteroidalen Antiphlogistika und Physiotherapie.

Merke

Häufigster Erreger eines Harnwegsinfektes ist E. coli, gefolgt von Klebsiellen, Enterokokken und Pseudomonas. Häufigster Erreger des sog. Urethralsyndroms der Frau (Dysurie, häufiger Harndrang) ist dagegen Chlamydia trachomatis.

26.6 HIV-Infektion und AIDS

☞ Innere Medizin, Infektionskrankheiten, Kap. 4.9

26.7 Gesetzliche Vorschriften

Das Bundesseuchengesetz wurde am 29.12.2000 durch das Infektionsschutzgesetz abgelöst. Im Infektionsschutzgesetz ist die Meldepflicht bei sexuell übertragbaren Erkrankungen wie folgt geregelt: Namentlich ist bei folgenden Krankheitserregern, soweit nicht anders bestimmt, der direkte oder indirekte Nachweis zu melden, soweit diese auf eine akute Infektion hinweisen: Hepatitis B und C.

Nichtnamentlich ist bei folgenden Krankheitserregern der direkte oder indirekte Nachweis zu melden: Treponema pallidum und HIV. Wer bezüglich der Meldepflichten immer auf dem aktuellen Stand sein möchte, kann sich im Internet unter folgender Adresse informieren:

http://www.bmgesundheit.de/rechts/k-bek/infekt/ifsg.htm.

27 Andrologie

27.1 Andrologische Erkrankungen

☞ Urologie, Kap. 11

Wichtige andrologische Erkrankungen sind:

- **Impotentia coeundi:** Unfähigkeit zur Kohabitation
- **Impotentia generandi:** Zeugungsunfähigkeit (Sterilität) des Mannes
- **Deszensusstörungen:** Maldeszensus, Hodendystopie, Kryptorchismus

Deszensusstörungen

Während des 3.–10. Embryonalmonats wandern die männlichen Keimdrüsen normalerweise in das Skrotalfach.

Nicht deszendierte Hoden sollten so früh wie möglich behandelt werden, da auf Grund der höheren Umgebungstemperatur eine irreversible Schädigung des Keimepithels mit Einschränkung der Fertilität droht. Die Wahrscheinlichkeit einer malignen Entartung der retinierten Hoden ist um den Faktor 30 erhöht. Eine leichte, nicht behandlungsbedürftige Lageanomalie ist der **Pendelhoden.**

Therapie. Versuch mit LHRH und HCG. Bei Erfolglosigkeit wird die **Orchidopexie** durchgeführt (operative Fixierung des Hodens im Hodensack, ggf. nach Samenstrangverlängerung).

Klinischer Fall

Bei einem Schulanfänger stellt der Schularzt fest, dass beide Hoden im Leistenkanal liegen, durch leichtes manuelles Verschieben lassen sie sich in das Skrotum verlagern und verbleiben dort. Beim Auslösen des Kremasterreflexes, z. B. durch Kälte, steigen die Hoden in den Leistenkanal hoch, gleiten dann aber wieder in das Skrotum zurück.
Diagnose: Pendelhoden.

27.2 Andrologische Diagnostik

Die Andrologie besteht im Wesentlichen aus Anamnese und klinischer Untersuchung.

Anamnese. Zunächst sollte die Frage nach der Häufigkeit des Geschlechtsverkehrs gestellt werden und eine Aufklärung über das Konzeptionsoptimum (LH-Gipfel **vor** Temperaturanstieg) erfolgen. Erst danach folgt die Anamnese von Erkrankungen, die die Fertilität beeinträchtigen können:

- Mumpsorchitis
- Operationen, Verletzungen
- Gonorrhö
- Diabetes mellitus
- Hypertonie
- Medikamente
- Alkohol, Nikotin

Schließlich die Frage nach Kindern aus der jetzigen oder früheren Beziehungen.

Diagnostik. Wichtig ist eine Palpation der Hoden zum Ausschluss eines Hodentumors (geht oft mit Infertilität einher). Mit der Palpation des Genitales lassen sich auch eine Hydro- oder Varikozele diagnostizieren. Ein normaler Hoden hat ca. ein Volumen von 15–20 ml und fühlt sich prallelastisch an. Ein weicher, kleiner Hoden lässt z. B. auf einen Hodenschaden schließen. Fettverteilung, Wachstum und Behaarungstyp können Hinweise auf das Vorliegen eines Klinefelter-Syndroms geben.

Merke

Wichtig ist auch eine Palpation des Ductus deferens beidseitig. Ein Fehlen des Ductus deferens ist eine Minimalvariante der Mukoviszidose, deren Vorhandensein vor In-vitro-Fertilisationsverfahren sicher ausgeschlossen sein sollte.

Weitergehende Untersuchungen:

- **Spermiogramm** (☞ Tab. 18.26)
- **Hormonanalyse:** Bei Oligo- und Azoospermie wird die Funktion des Hypothalamus-Hypophysenvorderlappen-Hoden-Regelkreises geprüft. Bestimmt wird die Basissekretion von FSH, LH und Testosteron. Das follikelstimulierende Hormon (FSH) ist beim Mann für die Aufrechterhaltung der Spermiogenese verantwortlich. Das zwischenzellstimulierende Hormon (LH) fördert die Entwicklung der Leydig-

Tab. 18.26: Ejakulatuntersuchung: Spermiogramm (nach 5-tägiger sexueller Karenz)

Makroskopisch	Mikroskopisch
• Farbe: weiß bis gelblich-trüb • Konsistenz: zähflüssig • Geruch: kastanienblütenartig • pH-Wert: 7,2–7,8 • initialer Fruktose-Wert: > 1,2 mg/ml • Fruktoseverbrauch: ca. 0,5 mg/ml in 5 h **Volumen** • 2–6 ml (normal) • Aspermie: kein Ejakulat • Hypospermie: < 2 ml • Hyperspermie: > 6 ml	**Spermiendichte** • Normozoospermie: 40–250 Mio./ml (normal) • Oligozoospermie: 1–40 Mio./ml • Kryptospermie: < 1 Mio./ml • Polyzoospermie: > 250 Mio./ml • Azoospermie: keine Spermatozoen nachweisbar **Motilität** • Normokinospermie: 60–80% beweglich (normal) • Asthenozoospermie: < 40% beweglich • Nekrozoospermie: nur abgestorbene Spermien **Morphologie** • Normomorphospermie: normal geformt: 60–80% • Teratozoospermie: < 60% normal:

Zwischenzellen und die Produktion von Testosteron in diesen Zellen.

- **Hodenbiopsie:** absolute Indikation bei Azoospermie und normaler Hodengröße. Der Nachweis von Spermien im Tubuluslumen deutet auf einen Verschluss der ableitenden Samenwege hin.
- **Chromosomenanalyse:** bei V. a. Klinefelter-Syndrom oder Hermaphroditismus.

Merke

F**S**H → **S**ertoli-Zellen → **S**amenproduktion
LH → **L**eydig-Zellen → Testosteron-Produktion

27.3 Therapie der männlichen Fertilitätsstörungen

☞ Urologie, Kap. 11

28 Systematische Sortierung dermatologischer Gesundheitsstörungen nach dem GK

☞ Tab. 18.27

Tab. 18.27: Dermatologische Störungen und ihre möglichen Differentialdiagnosen

Störung	Mögliche Differentialdiagnosen
Atrophie der Haut	• Altersatrophie der Haut • topische Steroidtherapie
Blasenbildung der Haut bzw. Schleimhaut	• infektiöse Erkrankungen Herpes zoster/Herpes simplex Impetigo contagiosa • physikalische Noxen Licht Säuren/Laugen • angeborene oder immunologisch bedingte blasenbildende Erkrankungen • Stevens-Johnsons-Syndrom/TEN • SSSS
Blässe	• anlagebedingt, z. B. Hauttyp I • Anämie • Albinismus
Ekzem	• Toxisch • kumulativ-toxisch • allergisch • seborrhoisches Ekzem • mikrobielles/nummuläres Ekzem
Erythem	• Sonnenbrand (D. solaris) • Primäreffloreszenz vieler Dermatosen
Exanthem	• infektiös, z. B. Masern, Windpocken • allergisch, z. B. durch Medikamente
Haarausfall	• androgenetische Alopezie • Alopezia areata • Tinea • vernarbende Alopezie • toxisch, z. B. Hyperthyreose
Hautschuppung	• Tinea • Psoriasis • Häufige Sekundäreffloreszenz
Hyperhidrose	• lokalisiert • systemisch
Hypertrichose bzw. Hirsutismus	• anlagebedingt • endokrinologische Störung
mamillare Hautveränderungen	• Ekzem • Morbus Paget
Nagelanomalien bzw. Nagelveränderungen	• Tüpfelnägel, Krümelnagel und Ölflecken bei Psoriasis • Tüpfelnägel bei Ekzemen und Alopecia areata • Nagelmykosen • Nävus subungual
Photosensibilität der Haut	• z. B. durch diverse Medikamente (Doxycyclin)
Pigmentierungsstörungen	• postinflammatorische Hyper- oder Hypopigmentierungen • Chloasma • Vitiligo • Pityriasis versicolor
Pruritus	• durch Hauterkrankung bedingt, z. B. Lichen ruber Urtikaria Prurigo-Erkrankungen • durch internistische Erkrankungen bedingt Leber- oder Nierenstoffwechselstörungen Lymphe • idiopathisch (Pruritus sine materia)
Teleangiektasien	• iatrogen durch dauerhafte Anwendung externer Steroide • Rosazea

026 IMPP-Fragen

19 Psychiatrie

Hamid Emminger

19

Inhalt

1 Untersuchungs-, Diagnosetechnik und Symptomatik in der Psychiatrie

Dieses Kapitel beschäftigt sich mit den Grundlagen und Symptomen in der psychiatrisch-psychotherapeutischen Diagnostik. Es behandelt folgende Aspekte:

- psychiatrisch-psychotherapeutisches Erstgespräch
- psychopathologischer Befund
- Möglichkeiten der Objektivierung und Quantifizierung psychopathologischer Befunde

Teil der Diagnostik ist immer auch der Ausschluss körperlicher Ursachen, welche die psychische Symptomatik erklären können (z.B. Ausschluss einer Hypothyreose bei Depression). Dies erfolgt durch die körperliche Untersuchung und die Anwendung apparativer Diagnoseverfahren, wie z.B. Labordiagnostik und bildgebender Verfahren. In besonderen Fällen kann eine testpsychologische Untersuchung (s.u.) notwendig sein.

Basierend auf diesen Untersuchungsergebnissen folgt dann eine Darstellung von **diagnostischer Einschätzung** und differentialdiagnostische Überlegungen (☞ Kap. 1.2), die anschließend durch eine ausführliche Beschreibung der **Symptome** (☞ Kap. 1.3–1.11) ergänzt wird.

1.1 Psychiatrische Anamnese- und Untersuchungstechnik

Die psychiatrische Anamnese- und Untersuchungstechnik ist stets mehrgleisig, da sie auf unterschiedliche Sachverhalte gerichtet ist: soziale, somatische, psychiatrische und neurologische Aspekte der Krankheit sind hierbei von besonderer Bedeutung. Dabei wird in einer zunächst unstrukturierten, offenen Gesprächsführung (Exploration) nach den augenblicklichen Beschwerden gefragt. Anschließend erfolgen die Erhebung der Vorgeschichte, biographische Anamnese und die Familienanamnese. Besonders zu eruieren sind auch konflikthafte Erlebnisse (etwa im Sinne von Versuchungs- und Versagungserlebnissen) im Vorfeld der Erkrankung. Tab. 19.1 gibt einen Überblick über die Inhalte einer vollständigen psychiatrischen Untersuchung.

1.1.1 Psychische Untersuchung (Exploration)

Die psychische Untersuchung erfolgt vor allem im ärztlichen Gespräch (Exploration) mit dem Patienten. Das Gespräch hat dabei mehrere Funktionen: Beziehungsaufnahme zum Patienten, Erhebung der Anamnese, eigentliche psychische Untersuchung und therapeutische Wirkungen.

Einige Regeln des ärztlichen Gesprächs: Der Arzt sollte dem Patienten keine Fragen in bestimmter Reihenfolge vorlegen und sie beantworten lassen, sondern der Patient selbst soll den Gang des Gesprächs weitgehend bestimmen. Statt zu fragen, sollte der Arzt zunächst zuhören und den Patienten beobachten, ohne eine betont explorative Haltung hervorzukehren. Zu achten ist insbesondere auf das äußere Erscheinungsbild, Gestik, Mimik, Sprache, Kontakt zum Untersucher, Gesprächsbereitschaft und Abwehr des Patienten.

Ergänzt wird die Untersuchung durch Prüfung der elementaren psychischen Funktionen (Bewusstsein, Auffassung, Orientierung) und einfache Leistungsprüfungen (z.B. Unterschiedsfragen: „Was ist der Unterschied zwischen Kind und Zwerg?“). Latente Denkstörungen treten oft deutlich hervor, wenn man dem Patienten strukturierte Aufgaben stellt: Nacherzählen von Fabeln, Erklären von Sprichwörtern, Definitionsaufgaben (z.B. der Wortschatztest aus dem HAWIE). Tab. 19.2 beschreibt einige wichtige Intelligenz-, Leistungs- und Persönlichkeitstests.

Merke

IQ = Intelligenzalter × 100/Lebensalter!

1.1.2 Körperliche Untersuchung

Eine eingehende körperliche Untersuchung ist unerlässlich, um eine mögliche körperliche Ursache einer psychischen Störung zu erkennen. Dies gilt nicht nur für organisch begründbare Psychosen, sondern auch für depressive, manische, kata-

Tab. 19.1: Inhalte einer vollständigen psychiatrischen Untersuchung	
Anamnese	• aktuelle Krankheitsgeschichte: Vorgeschichte und gegenwärtige Beschwerden • psychische und somatische Vorgeschichte • Drogen- und Medikamentenanamnese • Biographie: körperliche und psychische Entwicklung, beruflicher und sozialer Werdegang, Lebensgewohnheiten, Freizeitgestaltung, chronische Konflikte, Traumata • Familienanamnese: soziale, allgemein medizinische, psychische und neurologische Familienvorgeschichte • Fremdanamnese
Befund	• psychischer (psychopathologischer) Befund • körperlicher Befund • apparative Diagnostik • evtl. testpsychologischer Befund

tone, paranoid-halluzinatorische und andere Syndrome.

1.2 Diagnoseschemata

Triadisches System

Das traditionelle triadische Diagnoseschema teilt die Erkrankungen nach ihren Ursachen ein:

- **exogene/organische Psychosen:** entstehen auf dem Boden einer körperlichen Erkrankung bzw. einer Erkrankung des Gehirns (☞ Kap. 2).
- **endogene Psychosen:** Hier spielen biologische Anlagefaktoren eine zentrale Rolle (☞ Kap. 3 und 4).
- **psychogene Störungen:** Hierbei kommt psychodynamischen und erlebnisreaktiven Faktoren die größte Bedeutung zu (☞ Kap. 6).

Merke

Triadisches System: Unterteilung in exogene, endogene und psychogene Störungen

DSM IV

„Diagnostic and Statistical Manual of Mental Disorders", derzeit 4. Fassung der American Psychiatric Association. DSM IV und ICD-10 (s. u.) bilden ein weltweit anerkanntes Klassifikationssystem psychischer Erkrankungen. Für beide Diagnosesysteme gelten folgende Merkmale:

- **operationalisierte Diagnostik:** Ein- und Ausschlusskriterien ermöglichen eine eindeutige Diagnose der Krankheitsbilder (z. B. Depression, schizophrene Psychose).
- **Komorbiditätsprinzip:** Möglichkeit des gleichzeitigen Auftretens verschiedener psychiatri-

Tab. 19.2: Wichtige Intelligenz-, Leistungs- und Persönlichkeitstests

Intelligenztests	Leistungstests	Persönlichkeitstests
unabhängig vom Untersucher		**untersucherabhängig**
HAWIE: Hamburg-Wechsler-Intelligenz-Test für Erwachsene (klassischer Intelligenztest)	KVT: Konzentrations-Verlaufs-Test	Rorschach-Test: projektiver Test mit Deutung von Farbklecksen
HAWIK: Hamburg-Wechsler-Intelligenz-Test für Kinder	Konzentrations-Leistungs-Test	TAT: thematischer Apperzeptions-Test
Raven-Test: sprachfreier Test für Probanden mit geringerer Schulbildung	Pauli-Test	FPI: Freiburger Persönlichkeits-Inventar
	d2 (Aufmerksamkeits-Belastungs-Test)	Gießen-Test

scher Erkrankungen wie z.B. Depression und Angsterkrankung
- **multiaxiale Diagnostik:** Beschreibung der vorliegenden Störung mit Hilfe unterschiedlicher Achsen (z.B. klinische Diagnose, soziales und psychosoziales Funktionsniveau), welche den Klassifikationssystemen zugrunde liegen

ICD-10

„International Classification of Diseases" der WHO, liegt in der 10. Version (2006) vor.

Zur Beschreibung ☞ DSM IV.

1.3 Bewusstseinsstörungen, Störungen der Vigilanz

Definition. Unter Bewusstseinsstörung versteht man die Unfähigkeit, sich der Umwelt mit wacher, fokussierender und selektiver Aufmerksamkeit zuzuwenden und sich mit ihr erkennend und handelnd aktiv auseinander zu setzen. Sie ist das diagnostische Leitsymptom organisch begründbarer Psychosen.

Klinisch wird die Bewusstseinsstörung eingeteilt in:
- **Benommenheit:** leichte Bewusstseinstrübung mit verlangsamter Informationsaufnahme
- **Somnolenz:** Einschlafbereitschaft, durch äußere Reize aber noch weckbar
- **Sopor:** tiefe Bewusstseinstrübung, keine Weckbarkeit, nur noch Reaktion auf Schmerzreize
- **Koma:** tiefe Bewusstlosigkeit, ohne Reaktion auf Außenreize

1.4 Störungen der Aufmerksamkeit, Auffassung, Gedächtnis und Orientierung

Aufmerksamkeitsstörung

Aufmerksamkeit ist definiert als aktive Hinwendung zu einem Objekt unter Fernhaltung störender Nebeneindrücke. Als übergreifendes Symptom tritt eine Störung der Aufmerksamkeit bei vielen psychiatrischen Krankheitsbildern auf. So wirken halluzinierende Patienten bei einer Unterredung ständig „abgelenkt", sie können ihre Aufmerksamkeit nicht auf die an sie gerichteten Fragen konzentrieren. Oder es gelingt nicht bei bewusstseinsgetrübten oder aber durch ihre psychischen Ängste und Wahnideen völlig in Anspruch genommenen Patienten, ihre Aufmerksamkeit zu wecken.

Gedächtnisstörungen

Gedächtnisstörungen bezeichnen globale oder partielle Beeinträchtigung der Merkfähigkeit und des Reproduktionsvermögens. Das **Langzeitgedächtnis** des Patienten wird bei der Erhebung der Vorgeschichte getestet. Zur Prüfung des **Kurzzeitgedächtnisses** lässt man z.B. den Patienten eine Anekdote, die ihm in nicht mehr als 1 oder 2 min erzählt wurde, mit seinen eigenen Worten wiederholen.

Amnesie

Unter Amnesie versteht man eine inhaltlich und zeitlich begrenzte Gedächtnislücke. Amnesien kommen meist nach funktionell-traumatischer Hirnschädigung (Commotio cerebri) vor. Bezogen auf den Zeitpunkt des Auftretens der zerebralen Schädigung unterscheidet man zwischen **retrograder** (Gedächtnislücke für die Zeit unmittelbar vor der Schädigung) und **anterograder** (Gedächtnislücke für eine begrenzte Zeitspanne nach der Schädigung) Amnesie.

Geordneter Dämmerzustand

Beim sog. geordneten Dämmerzustand (z.B. bei Epilepsie) kann der Patient trotz veränderten Bewusstseinszustandes auch kompliziertere Handlungen ausführen (zur Arbeit fahren, den Haushalt machen oder Ähnliches), aber ohne eigentliche Planung und ohne reflexiven Selbstbezug. Nach einem Dämmerzustand besteht eine (nicht immer totale) Amnesie für die Zeit der Umdämmerung.

Transitorische globale Amnesie

Als transitorische globale Amnesie wird ein paroxysmal auftretender und plötzlich endender Zustand extremer Merkschwäche mit retrograder Amnesie bezeichnet. Sie tritt überwiegend in der 2. Lebenshälfte auf. Als Ursache werden vaskuläre Störungen (basiläre Zirkulationsstörungen), aber auch toxische (Alkohol) oder hypoglykämische Ursachen diskutiert.

Orientierungsstörungen

Im Falle von Orientierungsstörungen bzw. Desorientiertheit ist die Fähigkeit aufgehoben, sich in Raum und Zeit und zur eigenen Person zu orientieren. Man findet sie bei Bewusstseinstrübungen, Intoxikation, Korsakow-Syndrom (s. u.), Demenz und Ähnlichem.

Déjà-vu-Erlebnis

Unter déjà vu oder déjà vécu versteht man das Gefühl, gegenwärtig Erlebtes schon einmal genauso gesehen bzw. gehört zu haben. Es kann bei Psychosen, epileptischer Aura, aber auch bei Gesunden auftreten.

Korsakow-Syndrom

Der Begriff beschreibt primär die Korsakow-Psychose der chronischen Alkoholiker. Da das Korsakow-Syndrom aber nosologisch unspezifisch ist, wird diese Bezeichnung heute nur noch im Sinne eines unspezifischen organischen Psychosyndroms unter besonderer Betonung der Gedächtnisfunktionen verwendet.

Symptomatik. Zu den Symptomen gehören:

- Desorientiertheit zu Zeit und Ort
- Störung von Kurz- und Langzeitgedächtnis
- Konfabulationen (Gedächtnislücken werden mit erfundenen oder in keinem Zusammenhang mit der Situation stehenden Berichten gefüllt)

Vorkommen bei organischen Psychosen, Alkoholismus und ähnlichen Krankheitsbildern.

1.5 Denkstörungen

Denkstörungen sind weitgehend krankheitsunspezifisch. Je nachdem, ob der formale Ablauf oder das inhaltliche Ergebnis des Denkprozesses abnorm ist, kann man zwischen **formalen** und **inhaltlichen Denkstörungen** unterscheiden.

Merke

Formale Denkstörungen sind Störungen des Denkablaufs (z. B. Denkverlangsamung).
Im Gegensatz dazu ist bei den **inhaltlichen Denkstörungen** das inhaltliche Ergebnis des Denkprozesses enorm verändert. Hierzu gehören der Wahn, überwertige Ideen und Zwänge.

1.5.1 Formale Denkstörungen

Sie gehören nach E. Bleuler (1856–1939) zu den **Grundsymptomen der Schizophrenie** und umfassen die nachfolgend genannten Erscheinungsformen:

Denkhemmung

Das Denken ist in seinem Ablauf verlangsamt oder gehemmt. Hinter dem mühsamen, verzögerten Denkablauf („Ich komme beim besten Willen nicht mit dem kleinsten Gedankenschrittchen voran.“) kann beispielsweise die allgemeine psychomotorische Hemmung einer depressiven Psychose stecken.

Ideenflucht

Sie ist die typische Denkstörung des Manischen. Der Patient bringt immer wieder neue Einfälle, die flüchtig und unbeständig sind, dabei redet er viel, meist laut und pausenlos, ohne einen etwas längeren Gedankengang zu Ende zu führen.

Zerfahrenheit

Das Denken wirkt zusammenhangslos und inkohärent. Im Extremfall verfehlt die Sprache jede kommunikative Funktion, wenn Wörter nur noch bruchstückhaft zusammengesetzt werden („Wortsalat“). Sie ist typisch für schizophrene Psychosen und kann im Kontext der Krankheit durchaus einen Sinn haben.

Gedankensperrung

Sie bezeichnet eine plötzliche Unterbrechung des Gedankenganges, die von den Patienten als Gedankenabreißen empfunden wird. Sie kommt hauptsächlich bei Schizophrenien vor.

Perseveration

Der Begriff bezeichnet das ständige Wiederholen von gleichen Gedanken, Fragen, Befürchtungen und Redewendungen.

Verbigeration

Das stereotype, auch rhythmische Wiederholen von isolierten Wörtern oder Wortbruchstücken wird als Verbigeration benannt.

1.5.2 Inhaltliche Denkstörungen

Sie umfassen überwertige Ideen, Zwangsdenken und Wahnideen. Nach neueren Klassifikationen werden inhaltliche Denkstörungen nicht mehr als echte Störungen des Denkens angesehen.

Zwangssymptome

Definition. Zwang (Anankasmus) liegt vor, wenn sich bestimmte Denkinhalte, Vorstellungen oder Handlungsimpulse immer wieder aufdrängen und nicht unterdrückt werden können, obwohl (im Gegensatz zu Wahnvorstellungen) erkannt wird, dass sie unsinnig oder zumindest ungerechtfertigt sind. Zwang ist eine häufige und unspezifische psychische Reaktionsweise. Leichte, harmlose Zwangserscheinungen finden sich auch beim Gesunden, wenn einem z.B. eine Melodie nicht aus dem Kopf gehen will. Der Zwangskranke fühlt sich hingegen seinen Zwangsgedanken in quälender Weise ausgeliefert und ist dagegen völlig machtlos.

Klinischer Fall

Ein Patient hat die Angewohnheit entwickelt, auf dem Bürgersteig nicht auf die Plattenfugen zu treten, weil er befürchtet, dass sonst seiner Familie ein Unglück zustößt. Er findet diese Verknüpfung selbst unsinnig.
Verdachtsdiagnose: Zwangssymptomatik.

Zwangseinfälle
Sie beschreiben die Angst, es könne einem etwas zustoßen, man könne abstürzen, überfahren werden usw. Dabei geht es weniger um die eigene Person (wie bei den Phobien) als um andere Menschen (Angehörige), denen etwas passieren könnte, an deren Unglück man schuld sei (pathologische Schuldgefühle).

Zwangsbefürchtungen
Zwangsbefürchtungen liegen vor, wenn sich immer wieder Befürchtungen mit meist aggressiv-schädigendem, obszönem oder anderem verbotenem Inhalt aufdrängen. Der Patient befürchtet, andere umgebracht oder ruiniert, in der Kirche etwas Obszönes in die Stille hinein gesagt zu haben.

Zwangsimpulse
Zwangsimpulse beinhalten aufdrängendes, meist aggressives Verlangen, jemandem zu schaden (z.B. mit einem Messer, sobald man eins in der Hand hat), jemanden verletzen oder gar töten zu können, Obszönes oder Blasphemisches, also Verbotenes zu vollziehen. Zwangsimpulse werden fast nie verwirklicht, quälen den Patienten aber besonders und führen zu Schuldgefühlen.

Zwangshandlungen
Zwangshandlungen sind Verhaltensweisen, die oft zur Abwehr von Zwangsimpulsen (z.B. zu waschen, zu kontrollieren) oder Zwangsbefürchtungen durchgeführt werden müssen, da sonst Angst entsteht. Beim Zählzwang muss alles, was in kleineren oder größeren Mengen vorkommt (Eisenbahnwagen, Knöpfe des Gegenübers, Formulare etc.), immer von neuem gezählt werden.

Zwangszeremoniell
Bei einem Zwangszeremoniell muss der Patient eine bestimmte Folge häufig wiederkehrender Verhaltensweisen wiederholen, ehe er Ruhe findet.

Vorkommen. Häufiges Symptom bei Neurosen; außerdem kommen Zwänge auch bei Depressionen (anankastische Depression), selten bei Schizophrenie (Zwangsimpulse werden dabei nicht als immer unsinnig erlebt) und bei chronischen hirnorganischen Veränderungen (MS, Epilepsie) vor.

Zwangsphänomene sind therapeutisch meist nur schwer anzugehen. Die **Prognose** ist auch bei neurotischer Genese trotz Psychotherapie schlecht.

Wahn

Definition. Wahn beschreibt Vorstellungen und Ansichten, die spontan im Gedankengang des Patienten auftauchen und die – obwohl sie augenscheinlich falsch sind – für den Patienten den Grad einer unabänderlichen, subjektiven Gewissheit und Überzeugung besitzen. Wahnhafte Überzeugungen bedeuten kein bloßer Irrglaube oder verfälschtes Denken. Es handelt sich vielmehr beim Wahn um ein eigenständiges abnormes Erleben, das sich auf die Erfahrung der Ich-Umwelt-Beziehung erstreckt.

Merke

Wahninhalte werden, solange sie aktuell sind, niemals als unsinnig empfunden.

Man muss beachten, dass Wahnvorstellungen nicht vom Patienten ausgedacht oder erfunden sind, sie basieren vielmehr auf primären psychotischen Erlebnissen und Erfahrungen und sind in diesem Kontext zuweilen verständlich. Wahnerlebnisse kommen bei den unterschiedlichsten psychischen Erkrankungen vor (s. u.).

Klinischer Fall

Ein Patient gibt – beim Erblicken eines Strohhalmes auf der Straße – an, der Strohhalm sei eigens für ihn hingelegt als Zeichen, er solle eine bestimmte Frau aufsuchen.
Verdachtsdiagnose: Wahnwahrnehmung.

Wahnkriterien. Um wahnhafte Erlebnisse von anderen psychischen Erscheinungen abzugrenzen, wurden bestimmte Wahnkriterien aufgestellt:
- objektive Falschheit der Wahninhalte
- unmittelbare subjektive Gewissheit des Patienten trotz Unvereinbarkeit mit der Realität
- Unkorrigierbarkeit des Wahns auf dem Höhepunkt der Erkrankung.

Wahnerlebnisse

Wesentliche primäre Wahnerlebnisse sind:
- **Wahnstimmung:** Sie ist oft die Vorläuferin des eigentlichen Wahns. Der Patient hat zwar noch keine bestimmten, fest umrissenen Wahnideen, wird aber vom Gefühl einer bedrohlichen und unheimlichen Atmosphäre, von einer ungreifbaren Veränderung umgeben: „Irgendetwas ist los."
- **Wahneinfall:** plötzliches Auftreten von wahnhaften Überzeugungen. „Dem Patienten ist es auf einmal klar, dass er der uneheliche Sohn des früheren Kaisers ist."
- **Wahnwahrnehmung:** wahnhafte Fehlinterpretation einer an sich normalen, realen Sinneswahrnehmung, die nur für den Patienten Gültigkeit besitzt (z. B. ein Sackgassenschild als Zeichen für den Weltuntergang)
- **Wahnarbeit:** ein Denkvorgang, durch den Wahneinfälle, Wahnwahrnehmungen, wahnhafte Erklärungen (Erklärungswahn, s. u.) und normale Beobachtungen zu einem Wahnsystem logisch verknüpft werden.

Wahnthemen

Wahnerlebnisse können die unterschiedlichsten Themen erfassen. Allerdings gestattet die Kenntnis des Wahninhalts noch keine Zuordnung zu einer bestimmten Krankheit.
- **Bedeutungswahn:** Ein zufälliges Ereignis wird mit einer neuen Bedeutung belegt.
- **Beeinträchtigungswahn:** Gefühl der Schädigung durch missgünstige Menschen, fremde Mächte, eine kriminelle Organisation usw.
- **Beziehungswahn:** Der Patient bezieht alle Ereignisse in seiner Umgebung auf sich (oft bei beginnender Schizophrenie).
- **sensitiver Beziehungswahn:** Beschreibung durch Kretschmer, betroffen sind Personen mit besonders sensitivem Charakter. Hier liegt der Vermutung, von anderen beobachtet oder zum Gesprächsthema anderer zu werden, ein meist als beschämend oder schuldhaft erlebtes Ereignis zugrunde.
- **Verfolgungswahn:** die Überzeugung, von anderen Menschen oder Organisationen verfolgt oder überwacht zu werden; besondere Form der Beeinträchtigungswahn; oft bei Schizophrenie.
- **Größenwahn:** krankhafte Selbstüberschätzung; der Patient „weiß", dass er zum König oder Propheten erhöht ist.
- **Verarmungswahn:** unbegründete Sorgen um die Existenzgrundlage, oft bei depressiven Zuständen und bei älteren Patienten (seniler Verarmungswahn).
- **Erklärungswahn:** kein unmittelbares Wahnerleben; vielmehr beschreibt er einen Versuch des Patienten, sich sein abnormes Verhalten zu „erklären" bzw. zu rechtfertigen, um sich in der krankhaft veränderten Welt zurechtzufinden.
- **weitere Wahnthemen:** Sie beinhalten Eifersuchtswahn (endogene Psychosen, Alkoholismus), hypochondrischen Wahn (endogene Depression und Schizophrenie), Versündigungswahn (Depression) und andere.
- **symbiontische Psychose:** Psychose, die sich vom Erkrankten auf den gesunden Partner in der Lebensgemeinschaft „überträgt", es entwickelt sich ein gemeinsamer Wahn. Zugehöriger Begriff: **Folie à deux.**

1.6 Sinnestäuschungen und Wahrnehmungsstörungen

1.6.1 Sinnestäuschungen

Definition. Als Sinnestäuschungen bezeichnet man allgemein Trugwahrnehmungen aus dem Gebiet der verschiedenen Sinnesorgane. Man unterscheidet Halluzinationen, Pseudohalluzinationen, Illusionen und Zönästhesien. Sinnestäuschungen kommen als Symptom meist bei endogenen und organischen Psychosen vor. Allerdings treten Sinnestäuschungen in Extremsituationen auch bei Gesunden auf und sind daher allein zur Diagnosesicherung nicht ausreichend.

Halluzinationen

Die Wahrnehmung von Sinneseindrücken ohne vorhandene Sinnesreize ist definitionsgemäß eine Halluzination. Sie werden leibhaftig empfunden und erscheinen als reale Wahrnehmungen. Halluzinationen können alle Sinnesqualitäten betreffen:

- **akustische Halluzinationen:** Der Patient hört Stimmen, die ihn ansprechen, beschimpfen, sein Handeln kommentieren oder ihm Befehle erteilen. Ferner unstrukturierte Geräusche, Klopfen, Schritte etc. Diese werden oft als Signale wahnhaft verarbeitet.
  Vorkommen: Schizophrenie, organische Psychosen und Ähnliches.
- **optische Halluzinationen:** Sie können sowohl ungeformte elementare optische Reize, wie Farben und Lichterscheinungen, als auch Gegenstände, Bilder, Personen, Tiere etc. beinhalten, die Bezug auf den Wahn des Patienten haben.
  Vorkommen: organische Psychosen, Schizophrenie, Delir, Drogen und Ähnliches.
- **zönästhetische Halluzinationen:** betreffen vielfältige abstruse schmerzhafte oder verformende Körpermissempfindungen (z. B. Brennen, Zerren) oder Körpergestaltsveränderungen („der Rücken wird immer länger"), die den gesamten Körper umfassen oder auch lokalisiert sein können. Auch die Geschlechtsteile sind oft einbezogen.
  Vorkommen: Schizophrenie, depressive Syndrome, Delir und Ähnliches.
- **leibliches Beeinflussungserleben:** Störungen des Leibempfindens, die den Charakter des „von außen Gemachten" haben (wichtige Abgrenzung zur Zönästhesie).

Klinischer Fall

Ein Patient berichtet: „Während der Arbeit spürte ich immer wieder deutlich eine starke Hitze an den Oberschenkeln und am Geschlechtsteil. Es war eine Aufgeilung, die von einem bestimmten Vorgesetzten von fern erzeugt wurde."
Wahrscheinliche Diagnose: leibliches Beeinflussungserlebnis.

Halluzinose

Als Halluzinose bezeichnet man ein vorwiegend oder ausschließlich von Halluzinationen (auf einem einzigen Sinnesgebiet) bestimmtes Krankheitsbild. Bei der **taktilen Halluzinose** oder **Dermatozoenwahn** sind die Patienten unverrückbar davon überzeugt, dass auf ihrer Haut Ungeziefer oder Vergleichbares herumkrabbelt, und versuchen, dieses durch Desinfektionsmittel oder Einfangen zu vertreiben.

Weiterhin kommen **olfaktorische** und **gustatorische** Halluzinationen (Sinnestäuschungen im Bereich von Geruch und Geschmack) vor.

Eine typische **akustische Halluzinose** ist die Alkoholhalluzinose (☞ Kap. 5.2).

Klinischer Fall

Ein bisher gesunder Landwirt klagt seit 2 Jahren (seit seinem 56. Lebensjahr) über quälende krabbelnde, kribbelnde und zwickende Sensationen auf und unter der Haut im Bereich von Kopf, Rumpf, Genitale und Beinen. „Es ist so, als ob kleine Tiere über die Haut oder in der Haut laufen." Zeitweise ist er überzeugt, dass lebende Tiere sich unter seiner Haut bewegen, und gerät zunehmend in Erregung, da er befürchtet, andere Menschen anzustecken.
Übriger psychischer Befund: diskretes pseudoneurasthenisches Syndrom. Neurologische Untersuchung: ohne pathologischen Befund.
Wahrscheinliche Diagnose: chronische taktile Halluzinose.

Pseudohalluzinationen

Sie werden im Gegensatz zu Halluzinationen als unwirklich empfunden, der Trugcharakter der Wahrnehmungen wird erkannt. Der Patient ist ihnen nicht ausgeliefert. Pseudohalluzinationen werden oft von Wunschvorstellungen oder Angst bestimmt.

Vorkommen: beim Einschlafen, Bewusstseinsveränderungen (hypnagoge Sinnestäuschungen), bei autogenem Training, beginnender Schizophrenie und Ähnlichem.

Illusionäre Verkennung

Reale Sinneseindrücke (meist Sehen und Hören) werden fehlgedeutet, tatsächlich Vorhandenes für etwas anderes gehalten = verkannt (Beispiel: der Baumstumpf im Dunkeln erscheint in der Angst als lauernde Gestalt). Illusionen treten meist unter Affektdruck auf und ermöglichen so Rückschlüsse auf das Erleben eines Menschen, speziell unbewusste Impulse. Illusionen kommen auch bei Schizophrenien vor, sind aber nicht so kennzeichnend wie Halluzinationen.

1.6.2 Wahrnehmungsstörungen

Definition. Von den eigentlichen Sinnestäuschungen werden die einfachen Wahrnehmungsveränderungen unterschieden. So können schon bei Gesunden in bestimmten Situationen die Qualität und Intensität des Wahrgenommenen als verändert empfunden werden. Sinneseindrücke erscheinen farbiger, intensiver (Manie, LSD-Rausch) oder farbloser (schwere Depressionen), weiterhin treten Verschwommensehen, Verzerrtsehen und Farbigsehen auf.

Unter **Metamorphopsie** versteht man eine gestörte Wahrnehmung der Größenproportionen (Makropsie = Größersehen; Mikropsie = Kleinersehen).

1.7 Ich-Störungen, Entfremdungserlebnisse

Das Ich bildet den kohärenten Hintergrund für das komplette bewusste Erleben. Als eine Art innerseelische Struktur grenzt sich das Ich gegenüber der Außenwelt, aber auch nach innen gegenüber Triebimpulsen ab. „Wichtig ist das Selbstsein des Ich, das sich seiner selbst als wahrnehmend und erlebend, als aktiv bewusst ist" (Feldmann).

1.7.1 Ich-Störungen

Bei Ich-Störungen geht die Einheit von Person und Erleben verloren. Denken, Fühlen und Wollen verlieren ihre „Ich-Haftigkeit". Die inneren und äußeren Grenzen des Ich werden dabei durchlässig, die Umwelt kann mit Beeinflussungserlebnissen und „gemachten" Erlebnissen ungehindert eindringen. Von K. Schneider wurden die Ich-Störungen als „Symptome ersten Ranges" bei der Diagnose der Schizophrenie herangezogen (☞ Kap. 4).

Als Ich-Störungen im engeren Sinn bezeichnet man:

- **Beeinflussungserlebnisse:** Gedanken, Gefühle und Handeln werden als von außen „gemacht", eingegeben oder als fremdgesteuert empfunden. Der Patient muss z.B. gegen seinen Willen ständig den Kopf zur Seite drehen.
- **Gedankenentzug:** Gedanken werden dem Patienten von außen weggenommen, eventuell durch eine bestimmte Person.
- **Gedankenausbreitung (Syn.: Gedankenlautwerden):** Der Patient hat das Gefühl, dass andere unmittelbar an seinen Gedanken teilhaben können.

Klinischer Fall

Ein Patient berichtet, er habe bemerkt, dass ihm seine Gedanken weggenommen würden. Er werde von jemand dirigiert, z. B. müsse er gegen seinen Willen bestimmte Bewegungen ausführen. Man verursache, vermutlich durch Apparate, in seinen Körper elektrische Ströme, die in Wellen kämen.
Wahrscheinliche Diagnose: Gedankenentzug und Beeinflussungserlebnisse im Rahmen einer schizophrenen Psychose.

1.7.2 Entfremdungserlebnisse

Entfremdungserlebnisse sind im Gegensatz zu schizophrenen Ich-Störungen krankheitsunspezifisch. Dabei werden die Umwelt, eigene Handlungen, Gefühle und Empfindungen als verfremdet, unecht oder unwirklich erlebt. Entfremdungserlebnisse werden eingeteilt in:

- **Depersonalisation:** Gedanken und Gefühle, auch Teile des Körpers werden als fremd, nicht mehr zum Ich gehörig empfunden.
- **Derealisation:** Die vertraute Umwelt, die eigene

Wohnung, Mitmenschen erscheinen einem fremd, unwirklich, wie durch eine Glaswand getrennt.

1.8 Störungen der Affektivität

Definition. Unter **Affektivität** wird die Gesamtheit von Gefühlsleben, Stimmungen und Emotionen sowie Lust und Unlust verstanden. Die Affektivität bestimmt Richtung und Kraft des Handelns, sie prägt die persönliche Reaktionsweise, den Charakter.

Als **Affekt** bezeichnet man wiederum eine kurzfristige, aber heftige Gefühlsregung mit vegetativen Begleiterscheinungen, auch mit kurzfristiger Einschränkung der Kontrolle und des Bewusstseins, z. B. Freude, Zorn, Trauer, Begeisterung etc. Psychopathologische Affektzustände treten bei bestimmten Psychosen, aber auch beim Gesunden als allgemeine Fehlreaktion auf starken affektiven Druck auf. Formen der Affektivitätsstörung:

- **Affektlabilität:** schneller, meist durch geringfügige Reize auslösbarer Stimmungswechsel.
  Vorkommen: normal bei Kindern und Jugendlichen, ferner bei chronischen organischen Psychosen
- **Affekthandlung:** Handlung aus einem plötzlich aufschießenden Affekt (Wut, Trauer) ohne kritisches Abwägen
- **Affektinkontinenz:** mangelnde Affektkontrolle und -steuerung, plötzliches, grundloses Umschwenken von Lachen zum Weinen
  Vorkommen: organische Psychosen und verwandte Krankheitsbilder
- **inadäquater Affekt (Parathymie):** eine der Situation oder dem Denken nicht entsprechende Affektäußerung (z. B. Lachen bei einem Begräbnis)
  Vorkommen: Schizophrenie
- **Affektarmut (Athymie):** Mangel an affektiver Ansprechbarkeit
  Vorkommen: hirnorganisches Psychosyndrom, Residualzustände schizophrener Psychosen, so genannte Soziopathien und andere
- **Ambivalenz:** gleichzeitiges Nebeneinander gegensätzlicher, miteinander unvereinbarer Gefühle, Gedanken, Absichten („Patient möchte die Hand geben, zieht sie aber gleich wieder zurück")
  Vorkommen: Schizophrenien, Neurosen

1.8.1 Angst

Angst wird beschrieben als qualvolles Gefühl von Beklemmung und Unsicherheit, indem man sich ohnmächtig Unbekanntem ohne Möglichkeit der Abhilfe ausgeliefert sieht. Freud spricht von einem Zustand hochgespannter Erwartung, der als Unlust verspürt wird und dessen man durch Entladung nicht Herr werden kann. Angst tritt häufig sekundär bei akuten Psychosen auf (normale oder neurotische Reaktion), aber auch häufig bei endogener Depression und Schizophrenie.

Man unterscheidet zwei Angstformen:

- **Realangst:** stellt sich bei äußerer Bedrohung und Gefahrensituationen ein
- **neurotische Angst:** Hierfür ist die bis zur Panik gesteigerte, frei flottierende, lähmende Angst kennzeichnend, eine Angst, die sich auf kein(e) bestimmte(s) Objekt oder Situation richtet

Hypochondrie

Hypochondrie ist eine ängstlich übertriebene Selbstbeobachtung der Körperfunktionen, verbunden mit starker Furcht vor eventuellen Krankheiten.

Vorkommen. Psychosen, Neurosen.

1.8.2 Phobie

Zwanghaft (neurotisch) sich aufdrängende, inadäquate, irrationale Angst vor bestimmten Situationen oder Objekten, obwohl die Tatsache, dass die Befürchtungen unangebracht sind, eingesehen wird und dieser Angst häufig auch ein deutlich empfundener innerer Widerstand entgegensteht.

Manche dieser Ängste sind harmlos, krankhaft werden sie dagegen besonders dann, wenn das Sozialverhalten durch die Ängste und die sekundären Vermeidungsstrategien stärker beeinträchtigt wird.

Einige der vielen Formen der Phobie sind:

- **Agoraphobie:** Angst vor offenen Plätzen
- **Aichmophobie:** Angst vor spitzen Gegenständen
- **Akrophobie:** Höhenangst
- **Arachnophobie:** Angst vor Spinnen
- **Erythrophobie:** Angst zu erröten
- **Klaustrophobie:** Angst vor engen, geschlossenen Räumen

- **Phobophobie:** Angst vor der Angst
- **Zoophobie:** Angst vor Tieren

Vorkommen. Neurosen, aber auch bei Gesunden.

1.9 Antriebsstörungen und psychomotorische Störungen

1.9.1 Antriebsstörungen

Definition. **Antrieb** wird als eine ungerichtete, hypothetische Kraft definiert, die allen psychischen Vorgängen und allen Bewegungsabläufen zugrunde liegt und individuell verschieden ist. Störungen des Antriebs sind ein häufiges Symptom bei körperlichen Erkrankungen (z. B. Tumorkachexie), endokrinen Störungen, umschriebenen Hirnschädigungen, organischen und endogenen Psychosen sowie Residualsyndromen schizophrener Psychosen. Folgende Formen der Antriebsstörung werden unterschieden:

Antriebsschwäche, -verlangsamung

Fehlende oder unzureichende Spontaneität bzw. schnelle Erlahmung der Affektivität

Vorkommen. Bei asthenischer Persönlichkeit, Depressionen, zerebralen Störungen und organischem Psychosyndrom.

Antriebshemmung

Herabsetzung der Grundstimmung und des Antriebes, verbunden mit einer Hemmung der Bewegungen und Entschlusslosigkeit.

Vorkommen. Depressionen, organische Psychosen.

Antriebsarmut

Verlust des ursprünglich vorhandenen Antriebes, meist auf Dauer.

Vorkommen. Chronische zerebrale Prozesse und Residualzustände schizophrener Erkrankungen.

Antriebssteigerung/Enthemmung

Starker, kaum zu bremsender Aktivitätsdrang und Betriebsamkeit, die sich bis zum Toben steigern können.

Vorkommen. Manie, maniforme Schizophrenie, Hyperthyreosen, hirnorganische Schädigung und andere Krankheitsbilder.

1.9.2 Psychomotorische Störungen

☞ Kap. 4.2

Katatones Syndrom

Das katatone Syndrom bezeichnet eine Kombination von psychischen und motorischen Störungen mit bizarren Verhaltensweisen. Auffallend sind häufig eckige oder gezierte Bewegungen, die Patienten zeigen häufig Stereotypien, leere Rituale oder Manierismen, in denen bestimmte Bewegungen wiederholt werden (Rumpfschaukeln, Klopfen mit der Hand, Grimassieren usw.). Es kann weiterhin zwanghafte Nachahmung von Handlungen und Äußerungen (Echopraxie und Echolalie) auftreten. Erregtheit und Hyperkinesien wechseln mit Stuporzuständen.

Weitere katatone Symptome sind:

- **Negativismus:** Der Patient tut grundsätzlich das Gegenteil des Verlangten.
- **Befehlsautomatie:** Automatenhaft wird alles Verlangte ausgeführt.
- **Manierismus:** Verschrobenheit und Skurrilität der Sprache, der Körperhaltung, des Ganges usw. Die Bewegungen werden auffällig, bizarr und ritualisiert durchgeführt, als ob sich hinter jeder Geste bestimmte Signale und Bedeutungen verbergen würden.

Viele katatone Erscheinungen lassen sich zwischen zwei entgegengesetzten Polen anordnen (☞ Tab. 19.3).

Vorkommen. Vorwiegend Schizophrenien, wobei nach der Einführung der Neuroleptika das Auftreten katatoner Symptome selten geworden ist.

Katatone Erstarrung (Stupor)

Katatoner Stupor bezeichnet Bewegungsstarre und Reaktionslosigkeit bei erhaltenem Bewusstsein und Wahrnehmung der Umwelt. Der Patient nimmt die Vorgänge seiner Umgebung mit besonderer Empfindlichkeit wahr, kann an ihnen aber nicht teilnehmen.

Katalepsie ist das Verharren in bestimmten Haltungen und Stellungen, wobei zunächst die Patienten der passiven Bewegung der Glieder einen leichten (wächsernen) Widerstand entgegen-

Tab. 19.3: Systematik katatoner Symptome (nach Feldmann)

katatone Erstarrung	↔	katatone Erregung
Katalepsie (Haltungsverharren)	↔	Bewegungsstereotypie
Negativismus	↔	Befehlsautomatie

bringen, dann aber die eingenommene, auch unbequeme Stellung lange Zeit beibehalten.

Vorkommen. Schizophrenien, hirnorganische Erkrankungen, Hysterie.

Katatone Erregung

Eine starke psychomotorische Erregung mit Hyperkinesien und stereotypen Bewegungsabläufen, Schreien, Gestikulieren, Umsichschlagen und Aggressivität findet man im Rahmen der katatonen Erregung. Als Zeichen der Regression auch Einnässen, Einkoten, Exhibitionieren, puerilistisches (kleinkindhaftes) Verhalten. Bei der lebensbedrohlichen Verlaufsform katatoner Psychosen, der **pernizösen Katatonie,** finden sich neben der psychomotorischen Störung hohes Fieber, Kreislaufstörungen, Exsikkose, Zyanose und Hämorrhagien.

1.10 Kontaktstörungen

Störungen der Kontaktfähigkeit bzw. Kontaktbereitschaft sowohl in quantitativer als auch in qualitativer Hinsicht können bei vielen psychiatrischen Krankheitsbildern beobachtet werden, wobei ein direkter ätiologischer Zusammenhang mit der Krankheit nicht in allen Fällen vermutet werden kann.

Durch Retrospektivstudien konnte ein prädestinierender Einfluss der Familienverhältnisse auf das spätere Auftreten von z. B. schizophrenen Psychosen aufgezeigt werden (☞ Kap. 4.1). Als besondere kommunikative Konfliktkonstellation wurde die Double-bind-Situation beschrieben: Die Hypothese geht bei jeder Kommunikation von einem verbal geäußerten Inhalt und einem nonverbalen Beziehungsaspekt aus. Bei der paradoxen Kommunikation zwischen den Eltern und dem (später schizophrenen) Kind begegnet das Kind widersprüchlichen Aufforderungen, sodass, wie immer es sich auch verhalten mag, es sich stets falsch verhält.

Beispiel: Eine Mutter sagt zu ihrem Kind: „Willst du nicht zu mir kommen?", äußert dies aber mit feindseligem Ausdruck.

Kontaktstörungen werden im Allgemeinen unterteilt in:

- **quantitative Kontaktstörungen:** übersteigerte Intensivierung des Kontaktstrebens (Kontaktfreudigkeit, Distanzlosigkeit) oder eine Herabsetzung der Kontaktfähigkeit
- **qualitative Kontaktstörungen:** betreffen die Stimmungslage, die die Interaktion trägt (traurig, fröhlich, misstrauisch usw.). **Vorkommen:** Persönlichkeitsstörungen, Neurosen, Psychosen, organische Veränderungen

1.11 Schlafstörungen

Dyssomnien

Schlafstörungen mit Unterbrechung des Schlaf-Wach-Rhythmus:

- **Insomnie:** allgemeine Ein- und Durchschlafstörungen
- **Hypersomnie:** verlängerter Nachtschlaf
- **Narkolepsie:** imperative Einschlafattacken
- **Apnoesyndrome**
- Schlafstörungen durch **Änderung der zirkadianen Rhythmik**

Parasomnien

Schlafstörungen ohne Unterbrechung des Schlaf-Wach-Rhythmus:

- **Pavor nocturnus:** tritt am häufigsten im Vorschulalter auf. Plötzliches Aufwachen, meist im ersten Nachtdrittel, Schreckensschrei und vegetative Angstsymptome. Die Dauer liegt bei mehreren Minuten, beruhigender Zuspruch hat wenig Effekt. Für dieses Ereignis besteht am nächsten Morgen meistens eine Erinnerungslücke.
- nächtliche **Albträume,** hauptsächlich im letzten Nachtdrittel
- **Somnambulismus** (Schlafwandeln): meist im ersten Nachtdrittel. Primär betroffen sind Kinder und Jugendliche, seltener Erwachsene. Die Betroffenen setzen sich im Bett auf, führen unsinnige Bewegungen aus, der Gesichtsausdruck ist starr und leer. Die Augen sind zwar offen, und beim Umhergehen kann bekannten Ob-

jekten ausgewichen werden, jedoch werden äußere Reize nicht wahrgenommen, Blickkontakt wird vermieden. Die Betroffenen sind während des Schlafwandelns nur schwer zu wecken und dann zunächst desorientiert. **Wichtigste Differentialdiagnose:** nächtliche epileptische Anfälle, besonders psychomotorische Anfälle (komplexfokale Anfälle, „Temporallappenanfälle"). Sie dauern kürzer und sind von Automatismen (Schmatzen, Kauen etc.) begleitet.

Schlafstörungen bei anderen psychiatrischen Erkrankungen

☞ Kap. 3.2, 3.3, 6.1, 7.10

2 Organische Psychosen

☞ Neurologie, Kap. 3.4.2

Synonyme. Exogene, körperlich begründbare, somatogene oder symptomatische Psychosen.

Definition. Bei organischen Psychosen kann stets ein Zusammenhang mit einer das Gehirn direkt oder indirekt schädigenden erworbenen Noxe nachgewiesen werden. Es handelt sich hier nicht um selbständige Geistes- oder Gehirnkrankheiten, sondern um psychische Nebenerscheinungen von anderen Grundkrankheiten. Die große Gruppe der organischen Psychosen wird traditionell in **akute** bzw. **chronische** organische Psychosen unterteilt.

Ätiologie. Ätiologisch sind organische Psychosen unspezifisch, d.h., das Gehirn reagiert auf die verschiedenen Krankheitsursachen mit einer begrenzten Anzahl von Syndromen. Je nach Art der das Gehirn schädigenden Noxe unterscheidet man:

Direkte Noxen.
- Schädel-Hirn-Trauma
- hirneigene Erkrankungen: z.B. Entzündungen, Tumoren, Gefäßerkrankungen
- Intoxikationen: Medikamente, Alkohol, Drogen, gewerbliche Vergiftungen mit Blei, anderen Schwermetallen, Kohlenmonoxid

Indirekte Noxen.
- infektiöse Allgemeinerkrankungen: z.B. Typhus, Pneumonie, Sepsis
- innere Krankheiten: Herz-Kreislauf-Krankheiten, Stoffwechselkrankheiten, Urämie
- endokrine Störungen: Morbus Basedow, Diabetes
- Allgemeinleiden: Kachexie, Erschöpfungs- und Hungerzustände, Anämie
- Operationen: postoperative Psychose

Merke

Bei allen organischen Psychosen zunächst **raumfordernde intrakranielle Prozesse** ausschließen, auch wenn neurologische Symptome (Hirndruckzeichen etc.) fehlen.

2.1 Akute organische Psychosen

Definition. Im Gegensatz zu den chronischen organischen Psychosen zeichnen sich die akuten organischen Psychosen durch häufige Reversibilität nach Abklingen der körperlichen Schädigung aus.

Klinik. Bestimmte Krankheiten geben den begleitenden psychischen Störungen zwar eine bestimmte Färbung (z.B. eine ängstlich-depressive bei Grippe oder eine ängstlich-delirante bei Herzinsuffizienz), aber im Allgemeinen sind die Symptome einer organischen Psychose unspezifisch, d.h., ein Rückschluss vom psychopathologischen Bild auf die Art der Schädigung ist meist nicht möglich.

Das Leitsymptom der akuten organischen Psychose sind Bewusstseinsstörungen mit deren quantitativ unterschiedlichen Graden der Wachheit, Aufmerksamkeit und Orientierung (☞ Kap. 1.3). Daneben kommen auch qualitativ-produktive klinische Bilder der organischen Psychose (Desintegration psychischer Abläufe) mit Verwirrtheit, Dämmerzustand und Delir vor. Es können aber auch depressive, ängstliche oder manische Verstimmungen sowie Wahnsymptome und Halluzinationen auftreten (z.B. euphorisch-expansive Stimmung bei Sepsis).

Weiterhin fallen allgemein auf: Verlangsamung des psychischen Tempos, Antriebsminderung bis Stupor, Gedächtnisstörungen, erhöhte Ablenkbarkeit.

Merke

Alle schweren Infektionskrankheiten können akute organische Psychosen hervorrufen.

Verwirrtheitszustand (amentielles Syndrom). Eine mehr oder weniger ausgeprägte Bewusstseinstrübung, die mit Desorientiertheit bezüglich Zeit, Ort, Situation und der eigenen Person einhergehen kann. Typisch sind ein inkohärenter Gedankenablauf mit Neigung zum Haften an einzelnen Gedanken, verbunden mit Verkennung der Umwelt (mit Ratlosigkeit, Angst, Aggressivität), und eine Amnesie für den Zeitraum der Verwirrtheit. **Vorkommen:** Meist bei zerebralen Durchblutungsstörungen, Schädel-Hirn-Traumen und Medikamentenunverträglichkeiten.

Dämmerzustand. Bewusstseinsveränderung mit Einengung und traumhafter Veränderung des Bewusstseins und Fehlen der kritischen Selbstvergegenwärtigung des eigenen Handelns, wobei die Patienten äußerlich besonnen und umsichtig wirken können (z.B. bei geordnetem Dämmerzustand). Dämmerzustände können zeitlich relativ scharf begrenzt sein. Sie gehen meist in einen terminalen Schlaf über, gefolgt von einer Amnesie für die Dauer des Dämmerzustandes. **Vorkommen:** Epilepsie, pathologische Rauschzustände und Ähnliche.

Delir. Als Delir wird eine akute organische Psychose bezeichnet, die mit Desorientierung, Störungen der Konzentration und des Gedächtnisses, des Antriebes und des Vegetativums einhergeht. Charakteristisch sind optische (besonders kleine, bewegte Objekte: Tiere, Fäden), eventuell auch akustische Halluzinationen mit bedrohlichem Charakter, Desorientiertheit, Gedächtnis- und Aufmerksamkeitsstörungen, illusionäre Verkennung der Umgebung, grobschlägiger Tremor und vegetativ-vasomotorische Symptome (z.B. starkes Schwitzen).

Klinischer Fall

Der 43-jährige Patient war bei der stationären Aufnahme zu Zeit und Raum nicht, zur Person mangelhaft orientiert. Es fielen deutliche Merkfähigkeits- und Konzentrationsstörungen auf. Der Patient war hochgradig suggestibel und las von einem leeren Blatt Sätze ab. Er berichtete über optische Halluzinationen, so über Hunde und Elefanten. Er wirkte deutlich schreckhaft. Es bestanden Tremor und Schweißigkeit.
Wahrscheinliche Diagnose: Delir.

Vorkommen: Die Ursachen für Delir können vielfältig sein. Am häufigsten sind alkoholinduzierte Delirien. Des Weiteren können hohes Fieber, Intoxikationen, Medikamentenunverträglichkeiten, zerebrale Gefäßprozesse zu deliranten Symptomen führen.

Merke

Ein Delir ist eine **Notfallsituation!**

Durchgangssyndrom. Es bezeichnet reversible Symptomenkombinationen, die in der Initialphase einer akuten organischen Psychose, vor dem Übergang in eine Bewusstseinstrübung bzw. bei der Rückbildung der Störung nach einer Bewusstseinstrübung durchlaufen werden. Es bestehen qualitative Bewusstseinsveränderungen im Sinne affektiver (depressiver oder maniformer), amnestischer, paranoider oder halluzinatorischer Syndrome.

Korsakow-Syndrom. ☞ Kap. 1.4

Diagnostik. Die Diagnose einer akuten organischen Psychose ist an folgende Kriterien gebunden:

- Nachweis eines relevanten Körperbefundes
- meist zeitliche Parallelität von körperlicher Krankheit und Psychose
- Vorhandensein bestimmter Leitsymptome

Therapie. Die Therapie der akuten organischen Psychose besteht, so weit wie möglich, in der Behandlung der Grundkrankheit (z.B. Operation von raumfordernden Prozessen, Behandlung von

Stoffwechselkrankheiten etc.). Daneben Überwachung der Vitalfunktionen, zuverlässige pflegerische Überwachung, bei Selbst- oder Fremdgefährdung Einweisung in eine psychiatrische Klinik. Bei Erregung Anwendung von sedativen bzw. neuroleptischen Medikamenten.

2.2 Chronische organische Psychosen

Syn.: hirnorganisches Psychosyndrom (HOPS)

Definition. Die hirnorganischen Psychosyndrome stellen die wichtigste psychiatrische Krankheitsgruppe im Alter dar. Im Vordergrund stehen **Veränderungen der Persönlichkeit** und der **Abbau intellektueller Leistungen.** Beim irreversiblen Verlauf kann die Hirnleistungsschwäche schließlich das Ausmaß einer Demenz annehmen. Es besteht anders als bei akuten organischen Psychosen keine Bewusstseinseintrübung.

Ätiologie. Als Ursache kommen meist einmalige **schwere Hirnerkrankungen** oder **fortschreitende Hirnprozesse** in Frage, die sich nach außen zunächst als Leistungsschwäche und organische Wesensänderung äußern. Wichtigste ätiopathogenetisch in Zusammenhang stehende Erkrankungen:

- **reine Alzheimer-Demenz (55%):** häufigste Ursache einer kognitiven Leistungsabnahme im Alter (betrifft ca. 5% der über 65-jährigen). Kognitive Defizite (Gedächtnisstörung etc.) relativ gleichmäßig verteilt, keine fokalen neurologischen Defizite. Langsamer und schleichender Verlauf.
- **vaskuläre (Multiinfarkt-)Demenz (15%):** Hier finden sich typischerweise vaskuläre Risikofaktoren wie Hypertonie, Nikotinabusus, Hypercholesterinämie, Diabetes mellitus oder eine Vorgeschichte zerebraler Infarkte.
- **vaskuläre und Alzheimer-Demenz (Mischformen, 15%)**
- **Demenzen im Rahmen anderer neurologischer Erkrankungen** (5%): Hier finden sich spezifische Hinweise auf eine zugrunde liegende neurologische Erkrankung. Beispiele sind Chorea Huntington, Morbus Parkinson sowie Creutzfeldt-Jakob-Erkrankung.
- **potentiell reversible dementielle Syndrome** (5%): Beispiele sind infektiöse (progressive Paralyse, Encephalomyelitis disseminata), metabolische (Morbus Wilson = hepatolentikuläre Degeneration, Hypothyreose, Thiaminmangel), toxische (Medikamente, Alkohol) und traumatische Veränderungen.

Klinischer Fall

Ein 17-jähriges Mädchen wird wegen einer paranoid-halluzinatorischen Psychose in einer psychiatrischen Klinik behandelt. Seit dem 7. Lebensjahr bestehe ein zunehmend störender Tremor (Frequenz 7 Hz), der sowohl in Ruhe vorhanden ist als auch erheblich bei Intentionsbewegungen zunimmt).
Wahrscheinliche Diagnose: Morbus Wilson.

Klinik

Organische Wesensänderung. Als organische Wesensänderung wird eine unspezifische, erworbene, meist irreversible psychische Veränderung der Persönlichkeitsstruktur beschrieben. Man beobachtet insbesondere eine Antriebsverarmung, erhöhte Reizbarkeit, leichte Verstimmbarkeit, Minderung von Kreativität und Entschlussfreudigkeit, Störung von Auffassung, Gedächtnis, Denken und Orientierung. Typisch ist die Zuspitzung oder Nivellierung vorbestehender Persönlichkeitszüge. Daneben ist die Affektivität bevorzugt betroffen (Affektlabilität und -inkontinenz).

Klinischer Fall

Ein 68-jähriger Mann lebt nach dem Tod seiner Frau vor 6 Jahren allein in seiner Wohnung. Zunehmend verdächtigt er in letzter Zeit die Nachbarn, dass sie ihn durch Schikanen, wie nächtliches Geflüster und Klopfen, zum Auszug zwingen wollen. Er gibt an, Gasgeruch zu vernehmen, und fürchtet, vergiftet zu werden. Auf seine Einsamkeit angesprochen, weint er heftig. Über aktuelle Tagesereignisse ist er nicht unterrichtet. Datum und Ort können nicht benannt werden.
Wahrscheinliche Diagnose: paranoid-halluzinatorische Symptomatik im Rahmen eines hirnorganisches Psychosyndroms.

Demenz. Der Endzustand der chronischen organischen Psychose mit schwerem Verlust früherer intellektueller Fähigkeiten wird als Demenz bezeichnet.

Klinischer Fall

Ein 59-jähriger früherer Pilot und späterer Versicherungsangestellter kommt mit seiner Ehefrau in die Klinik. Seit dem 55. Lebensjahr Aufgabe seiner Hobbies. Wegen zahlreicher Fehler bei der Arbeit mit 58 vorzeitiger Eintritt in den Ruhestand. Kontinuierlich sich verstärkend Gedächtnis- und Merkfähigkeitsstörungen und schließlich Desorientierung.
Wahrscheinliche Diagnose: Alzheimer-Demenz.

Als Hauptcharakteristikum dieses fortschreitenden geistigen Verfalls steht die **Gedächtnisschwäche** im Vordergrund; daneben die **Störung der Auffassung** (das Denken ist verlangsamt, umständlich, zähflüssig, stereotyp und eingeengt) und der **Orientierung** (zeitlich, räumlich, personenbezogen) sowie der höheren kortikalen Leistungen (Aphasie, Apraxie), bei evtl. noch erhaltener Fassade. Der Patient ist nicht mehr fähig, eine Umwelt kognitiv ausreichend zu erfassen und sich mit ihr wirksam auseinander zu setzen. Die Prävalenz schwerer Demenzen in der über 65 Jahre alten Bevölkerung liegt zwischen 5 und 8%, wobei die relative Häufigkeit mit zunehmendem Alter wächst. Die Inzidenz beträgt im Mittel über 1%.

Ungünstig ist bislang mangels adäquater Therapiemöglichkeiten die Prognose bei den Systematrophien (z.B. Morbus Alzheimer, Morbus Pick, Chorea Huntington), ferner bei chronischem Alkoholismus und schwereren Hirntraumata. Von den Infektionserkrankungen führen die Creutzfeldt-Jakob-Erkrankung, die erworbene Immunschwäche AIDS und die – wahrscheinlich autoimmunologisch induzierte – chronisch-progrediente Form der Encephalomyelitis disseminata zu fortschreitenden psychischen Ausfallserscheinungen.

Verschiedene prä- oder perinatale Noxen können eine frühkindliche Hirnschädigung bedingen mit der Folge von kognitiven Defiziten, Reifungsverzögerung und Verhaltensstörungen (☞ Neurologie, Kap. 5).

Therapie. Eine ursächliche Therapie der Demenz ist derzeit nicht möglich. Zur Stabilisierung bzw. Verlangsamung des Fortschreitens der Erkrankung werden verschiedene Methoden eingesetzt.

Nichtmedikamentöse Behandlung. Bei chronischen oder residualen psychoorganischen Erscheinungen, z.B. nach Trauma oder senilen Abbauerscheinungen, sind ausreichendes und differenziertes Reizangebot, Rhythmisierung des Tagesablaufes, Aktivierung von Leistung, Anregung von Interessen, aber auch spezielle kognitive Trainingsprogramme therapeutisch von Bedeutung.

Medikamentöse Behandlung. Alle derzeit verfügbaren medikamentösen Therapieansätze können wahrscheinlich bei 20% der behandelten Patienten die Krankheitssymptomatik für einen begrenzten Zeitraum von etwa 6–12 Monaten stabilisieren.

Bei der leichten und mittelschweren Alzheimer-Demenz sind **ACh-Hemmer** wie Donepezil (Aricept®), Rivastigmin (Exelon®) sowie Galantamin (Reminyl®) Mittel der Wahl. Bei positivem Ansprechen ist eine Langzeitgabe über mehrere Jahre sinnvoll. Daneben kommen sogenannte **Nootropika** (z.B. Ginkgopräparate oder Piracetam) zur Anwendung.

Bei bis zu 70% der Alzheimer-Patienten treten depressive Verstimmungen bzw. andere psychische Störungen wie Wahn, Angst, Agitiertheit auf, deren Behandlung mit den entsprechenden Psychopharmaka angezeigt ist. Die medikamentöse Behandlung sollte jedoch schleichend begonnen und die Therapieindikation regelmäßig überprüft werden.

Merke

Ein **medikamentöser Behandlungsversuch** sollte immer für **mind. 6 Monate** durchgeführt werden.

3 Affektive Psychosen

Dazugehörige Begriffe. Manisch-depressive Krankheit, bipolare Erkrankung, Zyklothymien, endogene Depression, endogene Manie. Definition nach Emil Kraepelin (1856–1926): „manisch-depressives Irresein".

Definition. Als affektive Psychosen werden **krankhafte Verstimmungen** bezeichnet, die das Erleben der Wirklichkeit deutlich beeinflussen und beeinträchtigen.

Psychopathologische Kennzeichen für diese Erkrankung sind das **depressive** und das **manische Syndrom:** vorübergehende, meist restlos heilende, aber wiederkehrende, miteinander abwechselnde oder sich durchmischende Zustände von Traurigkeit und Hemmung (Depression) oder Heiterkeit und Erregung (Manie). Beide Formen können sich bei einem Patienten abwechseln (bipolarer Verlauf) oder aber einzeln auftreten (monopolarer Verlauf).

3.1 Epidemiologie und Ätiologie

3.1.1 Epidemiologie

Die Prävalenz liegt bei ca. 0,8% der Geamtbevölkerung; unter 1000 Menschen sind also etwa 8 Personen manisch-depressiv. Wenn man aber auch die leichteren manisch-depressiven Verstimmungszustände, die nicht in ärztliche Behandlung kommen, erfassen könnte, so würde sich eine wesentlich höhere Häufigkeitsziffer ergeben. Dabei überwiegen reine monopolare Depressionen mit $^2/_3$ der Fälle. Frauen erkranken häufiger an Depressionen als Männer.

Affektive Psychosen. Diese Psychosen können monopolar oder bipolar verlaufen. Monopolare Krankheitsbilder zeigen entweder die manische oder die depressive Komponente der Psychose. Monopolare Depressionen überwiegen (ca. 60%). Der Anteil an bipolaren Verlaufsformen beträgt 30–35%. Monopolare Verläufe mit ausschließlichen manischen Phasen sind sehr selten (ca. 5%). Sie beginnen meist etwas später als die Schizophrenie. Die ersten Krankheitsphasen gewöhnlich im 3.–5. Lebensjahrzehnt, aber auch zum Teil (20%) schon vor dem 20. Lebensjahr, wobei eine frühe Manifestation besonders manischer Phasen als prognostisch ungünstig gilt. Patienten mit bipolaren Zyklothymien erkranken im Durchschnitt früher als Patienten mit monopolar-depressiven Verlaufsformen.

3.1.2 Ätiologie

Hereditäre Faktoren. Das Krankheitsrisiko erhöht sich bei erblicher Belastung mit zunehmendem Verwandtschaftsgrad. Bei Eltern, Kindern und Geschwistern von Patienten mit einer manisch-depressiven Psychose beträgt es 10–15%. Eineiige Zwillinge sind bis zu 70% konkordant, bei zweieiigen Geschwistern besteht dagegen kaum ein Unterschied zu anderen Geschwistern (20%).

Auslösende Faktoren. Obwohl die häufigere Inzidenz manisch-depressiver Psychosen in der Familie der Patienten für eine Heredität der Erkrankung spricht, ist noch unbekannt, welche Faktoren von der Erbanlage bis zur manifesten Erkrankung führen. Eine gewisse Rolle scheinen neurobiochemische Funktionsstörungen der Neurotransmitter zu spielen.

Aufgrund der Untersuchung der biochemischen Wirkungen der Antidepressiva und des Antihypertonikums Reserpin wurde die **Indolamindefizithypothese** aufgestellt: So wurden Veränderungen im Bereich des zerebralen Stoffwechsels von biogenen Aminen nachgewiesen. Einige Befunde haben zu der Hypothese geführt, dass es zwei biochemisch differente Formen endogener Depression gibt, bei denen entweder eher der **Serotonin-** oder eher der **Noradrenalinmetabolismus** gestört ist. Antidepressiva bewirken eine Anreicherung der Transmitter an den Synapsen. Auch hormonelle Störungen sind in diesem Zusammenhang immer wieder diskutiert worden, wobei die so genannte klimakterische Depression nosologisch nicht sicher abzugrenzen ist.

Äußere Faktoren. Neben einer erblichen Komponente wirken wohl auch äußere Faktoren bei der Entstehung manisch-depressiver Phasen mit: bei einem Teil der Patienten sind somatische (schwere Infektionen, Operationen, Tumorkrankheiten) oder psychische (schwere seelische Erschütterungen bzw. Konflikte) Ereignisse vorausgegangen.

3.2 Endogene Depression

Definition

Der Begriff „endogen“ ist in der Psychiatrie überholt. Er wurde im vorigen Jahrhundert eingeführt unter der Vorstellung, dass die Seele unabhängig von Körper und Umwelt, also von „innen heraus“, erkranken kann. Heute versteht man unter dem Begriff „endogen“ hauptsächlich Krankheiten unbekannter bzw. nicht eindeutiger Genese.

Bei der endogenen Depression ist die traurige Verstimmung (Schwermut, Trübsinn, Niedergeschlagenheit, Hoffnungslosigkeit) häufig ohne erkennbaren äußeren Anlass, d.h. nicht durch ein bedrückendes Erlebnis ausgelöst. Es handelt sich dabei weniger um Traurigkeit als um das Erleben eines unbegreiflichen Gefühls der Leere, des Nicht-Fühlen-Könnens.

Klinik

Zu den Symptomen gehören:

- **melancholische Grundstimmung:** Gefühl der Gefühllosigkeit → Unfähigkeit zur wärmeren Anteilnahme, zur lebhafteren Gemütsregung, Lust-, Interessen-, Freud- und Hoffnungslosigkeit (das Syndrom der „-losigkeit“), Verlust des Interesses an der Umwelt
- **Willenshemmung (Antriebsarmut):** Gefühl der Entschluss- und Handlungsunfähigkeit, schleppender Gang, schlaffe und gebeugte Haltung, langsame und zögernde Sprache, Stimme wenig moduliert und monoton, Mundwinkel herabgezogen, Nasolabialfalten vertieft. Der Patient kann sich zu nichts aufraffen, braucht für die einfachsten Verrichtungen und Tätigkeiten (Aufstehen, Ankleiden, Essen usw.) unmäßig lange Zeit, kommt mit der Arbeit nicht voran und versagt bei der Arbeit, was ein Minderwertigkeitsgefühl erzeugt und die Verstimmung reaktiv verstärkt.
- **Denkhemmung:** Dem Patienten fällt nichts ein, er ist im Gespräch unproduktiv und einsilbig und kann dem Gedankengang nur schwer folgen; Konzentrations- und Aufnahmefähigkeit sind beeinträchtigt. Das Denken dreht sich karussellartig um ein bestimmtes Thema; zwanghaftes und selbstquälerisches Grübeln.
- **wahnhafte depressive Ideen:** Minderwertigkeits-, Versündigungs-, Verarmungs- und Krankheitswahn (hypochondrische Ideen). Die Versündigungsideen führen zu Selbstvorwürfen, die sich gewöhnlich auf weit zurückliegende oder geringfügige Handlungen und Unterlassungen beziehen: Lügen oder Naschen in der Kindheit usw. Sie können sich ins Maßlose steigern: mancher Depressive glaubt, am Krieg, an der Not seiner Nachbarn, am Unglück der ganzen Menschheit, überhaupt „an allem“ schuld zu sein. Im Zusammenhang mit den Wahnideen gibt es auch illusionäre Verkennungen (Fehldeutung von Wahrnehmungen): Eine Patientin sieht den Gärtner graben und ist überzeugt, dass ihr Grab geschaufelt wird.
- **Entfremdungserlebnisse:** in Form von Depersonalisation oder Derealisation (☞ Kap. 1.7)
- **vital-vegetative Symptome:** Endogene Depressionen gehen oft mit vital-vegetativen Beschwerden einher → Verlust der Libido und sexueller Ansprechbarkeit, Appetitlosigkeit mit Gewichtsverlust, Obstipation, gelegentlich Amenorrhö, oft hartnäckige Schlafstörungen, die im Zusammenhang mit Störungen der zirkadianen Rhythmik auftreten, Schwere- und Druckgefühl in verschiedenen Bereichen des Körpers.

Unterformen

Angstdepression. In manchen Fällen besteht keine eigentliche Gedrücktheit, sondern nur eine dumpfe Gleichgültigkeit, ein Verblassen aller Gefühle, auch der Liebe zu den nächsten Angehörigen mit gleichzeitigem Kummer darüber. Die Färbung der gedrückten Stimmung kann aber auch mürrisch, gereizt (**agitierte Depression**) sein. Bei der agitierten Depression herrschen anstatt der Hemmung unruhige, ängstlich Betriebsamkeit und gehetzte innere Unruhe.

Larvierte Depression. Von einer larvierten Depression spricht man, wenn die vegetativ-funktionellen Beschwerden (Kopf- und Brustschmerzen, Schlafstörungen, Obstipationen) im Vordergrund der Krankheit stehen und nicht die depressive Verstimmung. Die untergeordnete depressive Verstimmung und Antriebshemmung führen oft zu Fehldiagnosen und langen Patientenkarrieren.

Klinischer Fall

Ein 43-jähriger Patient klagt über nachlassende Initiative, verminderten Antrieb, schlechten Schlaf mit frühem Erwachen, mit Schweißausbruch verbundenes Herzklopfen ohne Anlass, Erstickungsgefühl mit Engegefühl im Hals und Todesangst; zeitweise bestehe ein brennendes Gefühl an einer umschriebenen Stelle am Rücken oder an den Oberschenkeln, ein taubes Gefühl am Fuß, das komme und gehe; er habe keinen Appetit, verliere an Gewicht.
Neurologisch und internistisch findet sich – bis auf eine arterielle Hypotonie – kein pathologischer Befund. EEG und EKG: unauffällig.
Wahrscheinliche Diagnose: larvierte Depression.

Saisonale Depression. Diese Form ist durch ihr Auftreten in der lichtarmen Jahreszeit (Winterdepression) charakterisiert. Die Symptome sind oft **atypisch,** die Patienten klagen über Hypersomnie, Gewichtszunahme und Heißhunger nach Süßem („carbohydrate craving"). Therapeutisch gutes Ansprechen auf **Lichttherapie.**

Spätdepression oder Involutionsdepression. Erstes Auftreten der depressiven Phase nach dem 45. Lebensjahr. Ihr Erscheinungsbild ist oft ängstlich-agitiert oder hypochondrisch-paranoid gefärbt, der Verlauf eher chronisch-schleppend.

Organische Depression. Im Zusammenhang mit einer Hirnerkrankung (Tumor, Traumata usw.) oder sekundär als Folge von Beeinträchtigung der Gehirnfunktion bei extrazerebralen Erkrankungen (z.B. toxisch, postoperativ) auftretende Depression.

Schwere depressive Episode (ICD-10). Die ICD-10 unterscheidet leichte, mittelschwere und schwere depressive Episoden. Gefordert wird eine Zeitdauer von mindestens 2 Wochen. Die Symptome entsprechen denen der oben beschriebenen endogenen Depression, meist liegen auch somatische Symptome (Schlafstörungen, Appetitminderung) vor. Trotz einer hohen Rezidivrate (ca. 50%) kann eine Depression mono- oder polyphasisch verlaufen, die Heilungschancen sind prinzipiell gut, die Ausbildung eines Residuums ist kein Bestandteil der Diagnose. In ca. 20% d.F. kommt es zu einer „hypomanen Nachschwankung".

Wochenbettdepression. Tritt meist in den ersten 2 Wochen post partum auf, als verursachend werden die hormonellen Umstellungen vermutet. Symptomatik und Verlauf entsprechen dem endogener Depressionen, mit Rezidiven muss v.a. nach einer erneuten Geburt gerechnet werden. Auch die medikamentöse Therapie ist grundsätzlich gleich, wird aber der besonderen Situation (evtl. stillende Wöchnerin) angepasst. Differentialdiagnostisch abzugrenzen ist eine Wochenbettpsychose, die aber ca. 5-mal seltener auftritt. Insgesamt seltener treten diese Erkrankungen während der Schwangerschaft auf.

Klinischer Fall

Eine etwa 40-jährige Patientin klagt ohne erkennbaren Anlass über Symptome, die seit einigen Wochen aufgetreten sind: Druck über dem Brustkorb, Schlafstörung, Leistungsinsuffizienz und Appetitlosigkeit. Die Stimmung ist besonders am Morgen sehr niedergedrückt. Eine gründliche internistische und neurologische Untersuchung erbrachte keinen pathologischen organischen Befund.
Wahrscheinliche Diagnose: endogene Depression.

Therapie

Organische Depressionen

Sie sind – soweit möglich – kausal durch Therapie der Grundkrankheit zu behandeln. In manchen Fällen ist auch der Einsatz antidepressiver Medikamente gerechtfertigt, die aber bei zerebraler Schädigung vorsichtig zu dosieren sind.

Endogene Depressionen

Bei den endogenen Depressionen ist eine Kombination aus medikamentöser und psychotherapeutischer Behandlung notwendig. Leichte und mittlere Formen der Depression können ambulant behandelt werden; bei schweren Formen ist eine Klinikeinweisung notwendig (Suizidrisiko!).

Medikamentöse Therapie. ☞ Klinische Pharmakologie, Kap. 9.2.2

Die wichtigsten antidepressiv wirksamen Medikamente sind die Gruppe der trizyklischen Antidepressiva, nichttrizyklischen Antidepressiva, Serotonin-Wiederaufnahme-Hemmer und die Monoaminooxidasehemmer (MAO-Hemmer). Mittel der ersten Wahl sind die trizyklischen Antidepressiva. Sie wirken kurzfristig über eine Hemmung des präsynaptischen „Reuptakes" von Noradrenalin und Serotonin (Steigerung der Transmitterkonzentration) und langfristig durch eine Reduzierung der als krankheitsunterhaltend angesehenen, erhöhten postsynaptischen β-Rezeptoren (Downregulation).

Bei akuter Suizidalität oder starker Erregung werden auch Tranquilizer (Benzodiazepine = Anxiolytika) wie z. B. Bromazepam (Lexotanil®) oder Lorazepam (Tavor®) eingesetzt. Vor allem bei längerer Anwendung besteht hierbei die Gefahr der Abhängigkeit, weswegen diese Medikamente kontrolliert ein- und abgesetzt werden müssen („langsames Ausschleichen").

Merke

Bei Antidepressiva, Phasenprophylaktika und Neuroleptika besteht – anders als bei den Tranquilizern – keine Gefahr der Abhängigkeit!

Trizyklische Antidepressiva. Je nach Vorherrschen und Färbung der Grundsymptomatik kommen verschiedene Gruppen von trizyklischen Antidepressiva zur Anwendung:

- **Amitriptylintyp:** depressionslösend und leicht dämpfend, z. B. Doxepin (Aponal®), Trimipramin (Stangyl®)
  Indikation: agitiert-ängstliche Zustände
- **Imipramintyp:** depressionslösend und psychomotorisch aktivierend, z. B. Clomipramin (Anafranil®), Dibenzepin (Noveril®)
  Indikation: vital-depressives Syndrom ohne starke Antriebshemmung
- **Desimipramintyp:** depressionslösend und psychomotorisch stark aktivierend, z. B. Desipramin, Nortriptylin
  Indikation: gehemmt-apathisches depressives Syndrom

Merke

Die hemmungslösende Wirkung antriebssteigernder Antidepressiva kann vor ihrer stimmungsaufhellenden Wirkung eintreten und die Suizidalität erhöhen. Daher ist initial die zusätzliche Gabe eines Tranquilizers erforderlich.

Serotonin-Wiederaufnahme-Hemmer. Diese Gruppe neuerer Antidepressiva hat insgesamt eine eher aktivierende Wirkung, ist aber grundsätzlich in ihrer Wirksamkeit mit den Trizyklika vergleichbar. Präparate: Paroxetin (Seroxat®), Fluoxetin (Fluctin®), Citalopram (Cipramil®).

MAO-Hemmer. Entsprechend der Symptomatik erfolgt die Auswahl eines Präparates. MAO-Hemmer, z. B. Moclobemid (Aurorix®), sind primär stark antriebssteigernd (**cave:** bei Persistieren der depressiven Verstimmung Suizidgefahr!), vegetativ labilisierend (Blutdruckveränderungen) und stimmungsaufhellend. Auf Grund der geringen therapeutischen Breite und starken Nebenwirkungen werden ältere, irreversible MAO-Hemmer in erster Linie nach Versagen einer vorausgegangenen Antidepressivatherapie eingesetzt (zu Wirkungsweise, Nebenwirkungen und Dosis der einzelnen Medikamente ☞ Klinische Pharmakologie, Kap. 9.2.3). Nicht indiziert sind MAO-Hemmer bei erregten agitierten Patienten.

Lithium (Hypnorex®). Wirkt nicht unmittelbar antidepressiv, jedoch antimanisch, hat rezidivprophylaktische Wirkung.

Merke

Lithium sollte eingesetzt werden, wenn innerhalb von 3 Jahren mindestens 2 Phasen (depressiv oder manisch) aufgetreten sind (Faustregel).

Schlafentzug. Als kurzfristig sehr wirksame Ergänzung zur medikamentösen Therapie → nach durchwachter Nacht bei 60–80% der Patienten Besserung von Stimmung und Antrieb. Im Erfolgsfall ist zur Stabilisierung 3-mal Schlafentzug in wöchentlichem Abstand erforderlich. Vorteil: keine Nebenwirkungen!

Elektrokrampftherapie (EKT) Einführung 1937 durch Cerletti und Bini. Dieses Verfahren hat z. B. in den USA einen festen Platz in der Therapie depressiver Erkrankungen, in Deutschland restriktiverer Einsatz.

Indikationen. Pharmakoresistente endogene Depression, besonders auch für Patienten mit psychotischer Symptomatik, perniziöse Katatonie (heute seltene Form der katatonen Schizophrenie, ☞ Kap. 4.2)

Prinzipien der Anwendung. **Unilaterale** temporoparietale Platzierung beider Elektroden an der **nichtdominanten Hemisphäre,** um die Nebenwirkung passagerer Gedächtnisstörungen zu reduzieren. **Kurznarkose** und **Muskelrelaxation** (eine Intubation ist in der Regel nicht notwendig). Auslösung eines durch die Muskelrelaxation überlagerten **epileptischen Krampfanfalls.** Insgesamt werden in der Regel 6–10, ggf. auch bis zu 20 Heilkrämpfe verabreicht.

Kontraindikationen. Erhöhter Hirndruck, schwere Herz-Kreislauf-Erkrankungen, kürzlich überstandener Herzinfarkt, organische Hirnerkrankungen.

Psychotherapie. In der akuten Phase hat die Psychotherapie eine begleitende und stützende Funktion: der Patient sollte ernst genommen werden und persönliche Zuwendung erhalten.

Merke

Aufdeckende Deutungen und ständige Appelle, sich „zusammenzureißen", können die Suizidalität erhöhen!

Erst nach Remission oder Besserung können längerfristige Therapieansätze erfolgen: Versuch, Risikostrukturen der Persönlichkeit (Anklammerungstendenzen; Aggressionsunterdrückung aus Angst vor Liebesentzug) zu bearbeiten bzw. mit dekompensationsträchtigen Situationen adäquater umgehen zu lernen. Außerdem Bearbeitung von prämorbiden Problemen, Konflikten, belastenden Situationen, aber auch denjenigen Problemen, die durch die Erkrankung entstanden sind (am Arbeitsplatz, innerhalb der Familie). Wichtig sind auch verhaltenstherapeutische und kognitive Trainingsverfahren: schrittweiser Aufbau von Aktivitäten zugleich mit kognitiven Verstärkungen, um dem Patienten wieder positive Erfahrungen zu vermitteln und Aktivitäten wieder attraktiv zu machen (☞ Kap. 10).

3.3 Endogene Manie

Definition

Psychopathologisch ist die Manie das Gegenstück der Depression: vorherrschend ist die grundlose, euphorisch-gehobene, ansteckend-unbeschwerte oder gereizte, keinen Widerstand duldende Grundstimmung. Die unkritische Selbstüberschätzung führt beim Maniker nicht selten zu Komplikationen.

Klinik

Zu den Symptomen zählen:

- **gehobene Grundstimmung:** Durch übermütige, rosige, strahlende Laune gekennzeichnet. Der Patient wirkt humorvoll und optimistisch. In manchen Fällen kann die Stimmung jedoch gereizt oder zornig sein.
- **Antriebssteigerung:** äußert sich in erhöhtem, kaum zu bremsendem Aktivitätsdrang, in Betriebsamkeit und ungehemmtem Pläneschmieden. Der Patient empfindet vermehrte Körper- und Geisteskräfte, er schläft kaum mehr und meint, keinen Schlaf zu benötigen, er ist sexuell leichter ansprechbar. Die starke Selbstüberschätzung kann sich mit dem übersteigerten Überlegenheitsgefühl bis hin zum Größenwahn entwickeln.
- **Ideenflucht:** Typische Denkstörung des Manikers. Das beschleunigte Denken folgt allen sich anbietenden Assoziationen oft oberflächlicher

Klinischer Fall

Ein 29-jähriger Mann wird von seiner Frau zum Arzt gebracht und ist nur mit Mühe zu einem Explorationsgespräch zu überreden, da er sich nicht krank fühlt. Die Frau berichtet von einem starken Bewegungsdrang und Schlafstörungen seit etwa 14 Tagen. Auch in der Exploration bleibt der Mann nicht mehr als ein paar Minuten auf dem Stuhl sitzen, sondern rennt im Zimmer herum. Dabei redet er pausenlos, beschwert sich über seine Eltern und den Arzt, kann in seinen Ausführungen nicht beim Thema bleiben, sprüht vor Ideenreichtum und berichtet von seinen Plänen, Formel-I-Fahrer zu werden. Das Bewusstsein ist klar, Gedächtnis ungestört. Die neurologische Untersuchung zeigt keine pathologischen Veränderungen.

Wahrscheinliche Diagnose: Manie.

Art. Er redet pausenlos mit überstürzenden Einfällen, springt von einem Thema zum anderen, verliert sich in Nebensächlichkeiten.

- **Vital-vegetative Störungen:** Ebenso wie bei der depressiven Erkrankung treten bei der Manie Störungen der vital-vegetativen Funktionen auf, wobei die Schlafstörungen meist überwiegen. Diese werden aber vom Maniker im Sinne seiner Überlegenheit, seiner gesteigerten Leistungsfähigkeit interpretiert und nicht als quälend empfunden. Durch sexuelle Enthemmung, zügellose Kauflust (neue Autos), Streitsucht bis zur manischen Erregung, unüberlegte Aktivitäten (Firmengründungen) oder besserwisserische Fehlhandlungen (eigenmächtiges Regeln des Straßenverkehrs) kann der Patient in soziale und wirtschaftliche Schwierigkeiten geraten.

Therapie

Der Patient sollte davor bewahrt werden, in seinem überschießenden Tatendrang verschwenderisch Geld auszugeben und kritiklos Geschäfte abzuschließen (evtl. Einrichtung einer Vermögenspflegeschaft).

Medikamentöse Therapie. Zur akuten medikamentösen Dämpfung der starken affektiven Ansprechbarkeit und Nivellierung der Grundstimmung wird bei der Manie eine Kombination von stärker antipsychotisch wirkenden Neuroleptika (z.B. Haloperidol oder Flupentixol [Fluanxol®]) und mehr dämpfenden Neuroleptika (z.B. Levomepromazin) eingesetzt. Lithiumsalze sind nicht nur akut therapeutisch wirksam, sondern auch zur Prophylaxe im Intervall zwischen den Phasen geeignet.

Rasch aufeinander folgende Phasen (rapid cyclers) sind am ehesten mit Carbamazepin zu behandeln. Mittlerweile hat sich Valproinsäure als gute Alternative zur Lithium- und Carbamazepin-Behandlung und insbesondere auch zur Behandlung mit klassischen Neuroleptika erwiesen, die aufgrund ihrer Nebenwirkungen von den Patienten meist abgelehnt werden.

3.4 Diagnostik und Differentialdiagnose

3.4.1 Diagnostik

Die entscheidenden Merkmale der manisch-depressiven Psychose sind der phasenhafte Verlauf mit Melancholie und Hemmung oder Heiterkeit und Erregung, verbunden mit der Stimmungslage entsprechenden wahnhaften Ideen („affektiven Wahnideen"), und das Fehlen der für andere Psychosen sprechenden Symptome. Bei leichteren Fällen kann die Diagnose durch ungenügende Ausprägung oder gänzliches Fehlen wichtiger Symptome erschwert sein.

Anamnese und Testverfahren. Anamnestisch wird häufig zunächst über unspezifische vegetative Beeinträchtigungen geklagt: hartnäckige Schlafstörungen, Obstipationen, Druckgefühl auf der Brust oder dem Bauch, Herzschmerzen, Magenschmerzen usw., wobei die Abklärung organischer Begleiterkrankungen primär vorrangig ist. Zur Differenzierung der Diagnose können diverse Testverfahren (Leistungstests, Beurteilungsskalen, Fragebogenverfahren, Fremdbeurteilungsverfahren) eingesetzt werden.

3.4.2 Differentialdiagnose

Differentialdiagnostisch sollte primär eine organische Depression ausgeschlossen werden, zumal bei dieser eine kausale Therapie anzustreben ist. Als Ursachen hierfür kommen verschiedene Hirnkrankheiten, innere Erkrankungen, Vergiftungen, Infektionen etc. in Frage, die einer neurologischen bzw. internistischen Abklärung bedürfen → nachweisbares Grundleiden, Bewusstseinstrübung, Inkohärenz statt Ideenflucht. Des Weiteren sollten endogene Depressionen gegenüber neurotischen und reaktiven Depressionen, so genannte Erschöpfungsdepressionen, sekundär vitalisierten depressiven Reaktionen und Depressionen im Rahmen von Persönlichkeitsstörungen abgegrenzt werden.

3.5 Verlauf der affektiven Psychosen

3.5.1 Verlaufsformen

Die **Zyklothymie** ist, wie bereits erwähnt, eine phasenhafte Erkrankung. Zwischen den einzelnen Krankheitsphasen kommen beschwerdefreie Intervalle von unterschiedlicher Dauer vor. Die Dauer der Krankheitsphasen ist ebenfalls verschieden: depressive Phasen dauern unbehandelt durchschnittlich ein halbes Jahr, manische etwas kürzer. Mit dem Lebensalter nimmt die Phasendauer zu. Altersdepressionen können jahrelang anhalten.

Intervalle. Obwohl über die Dauer und den Verlauf der beschwerdefreien Intervalle kaum eine Prognose möglich ist (Dauer von wenigen Tagen bis Jahrzehnten), lässt sich feststellen, dass vor allem bei bipolarem Verlauf der Krankheit die Abstände zwischen den Krankheitsphasen umso kürzer werden, je häufiger die Phasen auftreten.

Hypomanische Nachschwankungen. Beginn und Abklingen der depressiven bzw. manischen Phasen können allmählich oder abrupt erfolgen. Das Abklingen einer depressiven Phase kündigt sich meist durch einen Anstieg des Körpergewichts, manchmal auch durch angenehme Träume an. Einer depressiven Phase kann eine kürzere, hypomanische Nachschwankung folgen. Zu einem ähnlichen Phänomen kommt es manchmal bei Manien: kurze subdepressive Vor- und Nachschwankungen. Bei der Hypomanie ist die Stimmung deutlich gehoben, es ist jedoch kein Verlust der Kritikfähigkeit zu beobachten.

Subdepressive Nachschwankungen. Im Gegensatz zu den schizophrenen Psychosen führen Zyklothymien zu keinem tief greifenden Persönlichkeitsverlust. Es werden aber in $^1/_3$ d.F. leichte Veränderungen wie Restdepressivität, emotionale Labilität oder uncharakteristische asthenische Residualzustände beobachtet.

3.5.2 Prognose

Depressionen haben im Allgemeinen eine gute Prognose unter der Voraussetzung, dass sie gründlich diagnostiziert und behandelt werden. Die Probleme bestehen in der Tendenz zur Rezidivierung, die etwa 20% beträgt. Wegen des hohen Suizidrisikos muss bei gefährdeten Patienten eine stationäre Einweisung erfolgen. Die Prognose bei Patienten mit wiederholten manischen Phasen hat sich im Zuge der Erfolge der Lithiumbehandlung verbessert. Im höheren Alter beobachtet man eine Therapieresistenz bei Patienten, die in frühen Phasen erfolgreich behandelt wurden.

Suizidalität. Viele depressive Patienten sind suizidgefährdet, besonders ältere Patienten, die vor der Erkrankung aktiv und entscheidungsfreudig waren und den depressiven Zustand als Versagen oder Schuld empfinden. Insgesamt sterben etwa 15% der depressiven Patienten durch Suizid. Bei gehemmt-depressiven Patienten kann es unter antidepressiver Therapie zu einer Antriebssteigerung ohne gleichzeitige und ausreichende Stimmungsaufhellung kommen. Diese ungleiche Wirkung auf Antrieb und Stimmung steigert das Suizidrisiko. Die Mortalitätsrate ist auch sonst durch weitere somatische Erkrankungen und Unfälle erhöht.

4 Schizophrene Psychosen

Definition. **Emil Kraepelin** (1856–1926) prägte 1896 den Begriff „Dementia praecox“ und grenzte es vom „manisch-depressiven Irresein“ ab. **Egon Bleuler** (1857–1939) führte 1911 die Bezeichnung „Schizophrenie“ ein. Er hielt den Begriff „Dementia praecox“ für entbehrlich, weil er viele Fälle beobachtete, die spät begannen und keinen progredienten Verlauf aufwiesen.

Unter schizophrenen Psychosen wird eine Gruppe psychischer Störungen zusammengefasst, die trotz ihrer mannigfaltigen klinischen Symptomatik durch die zunehmende Desintegration und Zersplitterung der Persönlichkeit und ihrer Beziehung zur Umwelt gekennzeichnet ist. Der Kontakt zur Umwelt ist gestört. Emotionale Stabilität und Denken sind beeinträchtigt. Die Krankheit geht

Klinischer Fall

Ein (bisher unauffälliger) 25-jähriger – bewusstseinsklarer – Mann sucht ärztlichen Rat. Er berichtet, dass er seit 3 Wochen unruhig sei, nicht schlafen und sich schlecht konzentrieren könne. Er sei nicht mehr er selbst und finde sich in seiner Umgebung kaum zurecht. Er müsse sich jetzt auch oftmals am Tag die Hände waschen, aus Angst, Keime weiterzutragen, die dann die ganze Stadt verunreinigen könnten. Seine Hände hätten sich außerdem in der Form verändert, kämen ihm sehr groß vor, die Finger schienen gegeneinander verschoben. Von den Händen würden seltsame Stromgefühle ausgehen, die sich im ganzen Körper ausbreiteten.

Wahrscheinliche Diagnose: Der Patient schildert eine innere Unruhe, Schlaf-, Konzentrations- und Orientierungsstörungen. Er berichtet von einer zwanghaften Symptomatik, die aber in diesem Fall weniger als Zwangsneurose zu deuten ist, sondern eher als Wahnthema (Versündigungswahn). Weiterhin schildert er eine Metamorphopsie (veränderte Größen- und Gestaltwahrnehmung) und Zönästhesien (Stromgefühl ohne den Charakter des von außen Gemachten).

meist mit Denkstörungen, Wahnideen, Sinnestäuschungen, Gefühls-, Antriebs- und Ich-Störungen sowie absonderlichem, unverständlichem Verhalten einher und führt oft in chronisch fortschreitendem oder schubweisem Verlauf zu bleibenden Persönlichkeitsveränderungen (Defekten).

Die Schizophrenien werden traditionell zu den **endogenen Psychosen** gezählt (☞ Kap. 1.2).

4.1 Vorkommen und Entstehungsbedingungen

4.1.1 Epidemiologie

Schizophrene Psychosen sind außerordentlich häufig: etwa 0,8–1,0% der Gesamtbevölkerung erkranken zu irgendeiner Zeit ihres Lebens an einer schizophrenen Störung. Zeitereignisse (Kriege, Hunger, Arbeitslosigkeit) scheinen auf die Erkrankungshäufigkeit keinen Einfluss zu haben. Die Prävalenz beträgt etwa 0,4%, die Inzidenz 15–40/100000. Menschen zwischen 15 und 45 Jahren, also in der aktivsten Lebenszeit, sind besonders betroffen. Mehr als die Hälfte aller Schizophrenien beginnt vor dem 30. Lebensjahr. Männer und Frauen erkranken etwa gleich häufig, wobei die Erkrankung bei Frauen durchschnittlich später beginnt (durchschnittliches Erkrankungsalter beträgt bei Männern etwa 30, bei Frauen 36 Jahre). Die **Hebephrenie,** als eine Unterform der Schizophrenie, tritt häufiger im Jugendalter auf (s. u.). **Spätschizophrenien** werden Erkrankungen jenseits des 40. Lebensjahres genannt. Es sind meist chronisch verlaufende paranoide Formen, die bei ausschließlicher Wahnsymptomatik und gut erhaltener Persönlichkeit auch als **Paraphrenie** bezeichnet werden.

4.1.2 Ätiologie

Für die Schizophrenie wird eine multifaktorielle Ätiologie postuliert. Folgende Faktoren spielen eine Rolle:

Familiäre Häufung. Analog zur Zyklothymie wird auch bei der Schizophrenie eine familiäre Häufung beobachtet, die mit dem Verwandtschaftsgrad zunimmt: es findet sich bei 10% der Eltern schizophrener Patienten ebenfalls eine Schizophrenie, bei 10% der Geschwister, bei etwa 7 % der Halbgeschwister und bei 14 % der Kinder, falls der Betreffende einen gesunden Partner heiratet. Heiratet der schizophrene Patient einen anderen Schizophrenen, so steigt der Prozentsatz auf 50%. Die Konkordanzrate beträgt bei eineiigen Zwillingen 40–60 %, bei zweieiigen Zwillingen ist sie der von normalen Geschwistern gleich.

Vulnerabilität. Es wird eine erhöhte Verwundbarkeit des Individuums beobachtet, die in einer Störung von Informationsverarbeitung und emotionalen Stabilisierungsfunktionen besteht. Diese kann bedingt sein durch organische (frühkindlicher Hirnschaden, genetische Disposition, Störung des dopaminergen Transmitterstoffwechsels) oder psychosoziale (Defizite der Sozialisation) Faktoren.

Stress. Auf der Grundlage dieser erhöhten Vulnerabilität kann Stress zu kognitiven und affektiven Dysfunktionen führen, die sich bis zur manifesten psychotischen Dekompensation hochschaukeln können. Als Stressoren gelten insbesondere somatisch und psychisch belastende Lebensereignisse (z. B. Generationsvorgänge, familiäre Konflikte), psychosoziale Überstimulation und kommunikative Konfliktsituationen (z. B. Double bind).

Merke

Als „Double bind" wird eine Situation beschrieben, in der ein Kind mit einer widersprüchlichen Informationssituation (eines) der Eltern konfrontiert wird. Die verbalen Signale der Sprache und die nonverbalen Signale des Körpers stimmen nicht überein, das Kind wird somit in eine unmögliche Situation der inneren Zerrissenheit gebracht, da es nicht weiß, wonach es sich richten soll. Die Folge von häufig erlebten Double-bind-Situationen können nach Bateson das Zurückziehen in eine Fantasiewelt und das Entwickeln von schizophrenen Syndromen sein.

Schizoide Primärpersönlichkeit. Viele Autoren sehen eine schizoide Primärpersönlichkeit für die Ätiologie der Schizophrenie als bedeutend an: kühle, meist ruhelose, träumerisch-exzentrische oder einsame Menschen, die außerdem schüchtern, sensitiv und misstrauisch wirken und mit zunehmendem Alter immer unfähiger werden, mit der äußeren Realität fertig zu werden und anderen zu vertrauen. Etwa 35–50% der Patienten zeigen zuvor Persönlichkeitszüge dieses Zuschnitts.

Dekompensation. Ob es zu einer manifesten schizophrenen Dekompensation kommt, hängt manchmal auch davon ab, inwieweit dem Betreffenden wirksame Bewältigungsstrategien zur Verfügung stehen. Diese können sein: aktive Auseinandersetzung mit dem problematisch gewordenen Wirklichkeitsbereich oder Rückzug und Ausweichen in weniger belastende Situationen.

4.2 Klinik

4.2.1 Leitsymptome

Wesentliche Zustandsbilder der Krankheit können unter den nachfolgend genannten 5 Hauptgesichtspunkten subsumiert werden, die jedoch nicht scharf voneinander zu trennen sind (☞ Kap. 1).

Denkstörungen

Die schizophrene Denkstörung kann auch als „verschwommen" bezeichnet werden. Der Denkprozess selbst ist gestört; die Assoziationen verschiedener Wörter können nicht klar voneinander unterschieden werden. Folgende Symptome sind kennzeichnend:

Zerfahrenheit. Der Zusammenhang eines Gedankens mit dem vorhergehenden ist gelockert, das Denken entgleitet dem Patienten, es wird vage und faselig.

Beispiel: „als lebensernsten Anzeige Ernährerdank der ganzen Konkursschuldner Besitzstand in Stadtroda euch unsichtbaren alten Fischer Riesen Lebensgroßmächte Jesuitan" usw.

Gedankenabreißen/Gedankensperrung. Ein zunächst flüssiger Gedankengang bricht plötzlich ab.

Begriffsverschiebungen. Ein Begriff wird durch einen anderen belegt oder nicht in seinem ursprünglichen Kontext verwendet.

Symboldenken. Denken nicht in abstrakten Begriffen, sondern in Symbolen, die andere Begriffe oder komplexe Inhalte bedeuten können.

Sprachstörungen. Die Sprechweise Schizophrener wirkt oft abstrus, verschroben, manieriert, pathetisch oder umständlich. Die Sprache verliert langsam ihre kommunikative Funktion. Es kommen vor:

- **Verbigerationen:** stereotypes, auch rhythmisches Wiederholen von Wörtern und Satzteilen
- **Kontamination:** unübliches Zusammenfügen von Wörtern zu einem neuen Begriff (Beispiel: „Glasverrenkung")
- **Neologismen:** Wortneubildungen, die nur noch für den Patienten selbst eine sprachliche Bedeutung haben. Beispiel: „Makulamana ist laki geblieben im Wift."

Merke

Die Pseudologica phantastica (krankhafte Neigung, zu lügen oder erfundene Geschichten zu erzählen) gehört nicht zu den für die schizophrene Psychose typischen Denkstörungen.

Ich-Erlebnisstörungen

☞ Kap. 1.7

Die subjektiven Grenzen der Persönlichkeit wirken verwaschen, das Ich transparent. Die schizophrenen Ich-Störungen werden auch als Störungen der Meinhaftigkeit bezeichnet: eigene seelische Vorgänge, Akte und Zustände werden als von außen und von anderen „gemacht" erlebt. Störungen des Ich-Erlebens sind:

- Gedankeneingebung
- Gedankenentzug
- Gedankenausbreitung
- das Gemachte
- Willensbeeinflussung

Klinischer Fall

Ein Patient berichtet, dass unbekannte Personen ihm Gedanken aufzwingen, dass ihm Gedanken weggenommen würden und er wie ein Roboter von außen gelenkt und dirigiert werde.

Wahrscheinliche Diagnose: schizophrene Störung des Ich-Erlebens.

Störung der Affektivität

Bei schizophrenen Verstimmungen ist die vorherrschende Gefühlslage im Gegensatz zu den modulationsfähigen manisch-depressiven Verstimmungen auffallend gleich bleibend. Die emotionale Schwingungsfähigkeit ist stark beeinträchtigt und die gefühlsmäßige Ansprechbarkeit herabgesetzt („Affektsteifigkeit"). Es kann zu Störungen des emotionalen Erlebens (z.B. ängstliche, depressiv-misstrauische, ekstatische Verstimmung), der Kontaktfähigkeit und des Antriebes (Antriebsminderung, dranghafte Enthemmung, Störung der Impulskontrolle) kommen. Es werden folgende Arten von Störung der Affektivität beschrieben:

Ambivalenz. Gleichzeitiges Auftreten unvereinbarer, gegensätzlicher Gefühlsregungen oder widersprüchlicher Strebungen. Der Gegensatz wird nicht bewusst erlebt.

Autismus. Verlust des Realitätsbezugs. Von der Umwelt abgekapselt, bezieht sich das Erleben in erster Linie auf die eigene Person. Als so genannter sekundärer Autismus bedeutet er eine sekundäre In-sich-Gekehrtheit als Vermeidungs- und Schutzreaktion.

Parathymie. Gefühlsreaktionen entsprechen nicht dem Gesagten bzw. dem jeweiligen Gedankeninhalt. Die Patienten bringen manchmal die grausigsten Ideen lächelnd vor oder weinen über Belangloses. Diese „Spaltung" von Denkinhalten und dazugehörigem Gefühlston ist im Namen der Krankheit zum Ausdruck gebracht worden.

Wahnvorstellungen und Sinnestäuschungen

Wahnerlebnisse und Sinnestäuschungen treten bei der Erstmanifestation schizophrener Erkrankungen häufig auf. In der primären Wahnstimmung treten Wahnideen aus einem alles durchdringenden Gefühl von bedeutungsvoller Verworrenheit auf. Der Patient kann sogar von unerklärbaren Veränderungen im Universum oder im Innenleben überzeugt sein. Von außen betrachtet erscheint der schizophrene Wahn nicht nachfühlbar und unverständlich. Tieferes Eindringen in das schizophrene Erleben, in die Lebensgeschichte des Patienten und in seine besondere Psychodynamik macht jedoch vieles nachfühlbar und lässt auch den Wahn als eine besondere Konsequenz einer Persönlichkeitsentwicklung verstehen.

Wahnformen. ☞ Kap. 1.5. In der Schizophrenie häufig vorkommende Wahnformen sind: Beziehungswahn, Bedeutungswahn, Beeinträchtigungswahn, Verfolgungswahn, Größenwahn, Verarmungswahn, Erklärungswahn (Näheres siehe unten). Wesentliche primäre Wahnerlebnisse sind Wahnstimmung, Wahneinfall und Wahnarbeit.

Klinischer Fall

Ein Polizeileutnant klopft in einem Kaffeehaus mit dem Knöchel auf die Tischplatte. Ein in der Nähe sitzender Schizophrener fühlt sich dadurch als ein „Beklopfter" (d.h. Dummkopf) verhöhnt (nach Kloos).

Wahrscheinliche Diagnose: schizophrener Beziehungswahn.

Halluzinationen. ☞ Kap. 1.6. Besonders charakteristisch für die Schizophrenie sind akustische Halluzinationen, Stimmen, die den Patienten beim Namen rufen, ihn beschimpfen, Unheil prophezeien, ihn warnen, bedrohen, manchmal auch loben, mit kritischen Bemerkungen sein Handeln kommentieren (kommentierende Stimmen) oder ihm Befehle erteilen (imperative Stimmen). Die Stimmen werden oft wegen ihrer Rätselhaftigkeit selbst zum Ausgangspunkt wahnhafter Deutungen. Seltener kommen Geruchs- und Geschmackshalluzinationen vor. Illusionäre Verkennungen, Pseudohalluzinationen und zönästhetische Halluzinationen oder leibliches Beeinflussungserleben werden dagegen öfter angegeben.

Störung des Antriebs und der Psychomotorik

Die ganzheitliche Bewegungsgestalt der Körpermotorik und die Ausrichtung der Bewegungen an der Umwelt sind „gespalten", blockiert, oder die Energie wird sinnlos freigesetzt. Symptome sind:

Stupor. Zustand gespannter Reglosigkeit, der hellwache Patient spricht und bewegt sich kaum noch.

Katatone Erregungszustände. Stürmische Bewegungsunruhe (Tobsucht), unbändiger Rededrang, Schreien, Heulen, Schimpfen mit Gefahr der Selbstverletzung oder Angriffe auf die Personen der Umgebung; Dauer von wenigen Minuten bis Tagen; heute, nach der Einführung der Psychopharmaka, selten.

Automatismen. Bestimmte Bewegungsabläufe und Redensarten werden stereotyp ständig wiederholt.

Katalepsie. Bestimmte Körperteile des Patienten können in beliebige Stellungen gebracht werden und verharren darin.

Negativismus. Der Patient verweigert sich jeder äußeren Einwirkung oder macht das Gegenteil von dem, was vom auslösenden Motiv her erwartet wird.

Mutismus. Beharrliches Schweigen bei intaktem Sprechorgan.

4.2.2 Weitere klinische Merkmale

Plus- und Minussymptomatik

Neuere Einteilung der Psychopathologie in Plus-/Positivsymptome (alles, was zum „normalen Erleben" dazukommt) und in Minus-/Negativsymptome (alles, was ein „Weniger" darstellt), ☞ Tab. 19.4. Die Minussymptome sprechen insgesamt weniger gut auf die meisten Neuroleptika an, eine Ausnahme stellt hierbei Clozapin (Leponex®) dar.

Perniziöse Katatonie

Perniziöse Katatonie ist eine heute dank der Einführung wirksamer Psychopharmaka selten gewordene, akut tödlich verlaufende Katatonie mit hohem Fieber, Elektrolytstörungen, Exsikkose und Kreislaufstörungen. Daneben besteht der Ausdruck innerer Gespanntheit und psychomotorischer Unruhe mit Übergang in Bewegungsstarre. Das Krankheitsbild stellt eine der Indikationen für Elektrokrampfbehandlung dar.

Besondere Prägnanztypen

Die traditionellen klinischen Varianten der Schizophrenie werden in 4 Unterformen unterteilt, obwohl die Kategorien nicht klar abgrenzbar sind:

Paranoid-halluzinatorische Form. Das klinisch vorherrschende Bild wird durch Sinnestäuschungen, Wahnbildungen und Denkstörungen geprägt. Schizophrenien mit weitgehend paranoid-halluzinatorischer Symptomatik beginnen meist später als andere Unterformen. Prognose insgesamt eher günstig.

Klinischer Fall

Ein 27-jähriger Maschinenschlosser, seit 2 Wochen arbeitslos nach Konkurs der Firma, entwickelte erstmals vor 2 Wochen überraschend eine akute Psychose. Er fühlte sich von anderen komisch angesehen, nahm wahr, dass man ihn aus einem fahrenden Fahrzeug vor seinem Haus beobachtete. Seine Gedanken wurden ihm – so behauptete er – entzogen, und er fühlte seinen Willen beeinflusst. Er verbarrikadierte sich vor Angst in seiner Wohnung, hörte dann Stimmen vor seiner Tür über ihn reden (z. B.: „Den machen wir jetzt endgültig fertig"). Er fühlte sich vom Nachbarhaus aus am Geschlechtsteil bestrahlt. Schließlich äußerte er abrupt, dass seine Frau ihn mit Linsensuppe vergiften wollte.
Wahrscheinliche Diagnose: paranoid-halluzinatorische Schizophrenie.

Tab. 19.4: Einteilung psychopathologischer Symptome der Schizophrenie

Plussymptome	Minussymptome
Erregtheit	Antriebsverlust, Apathie
bizarres Verhalten	Affektverflachung
Denkzerfahrenheit	Aufmerksamkeitsstörungen
Wahn	Anhedonie
Halluzinationen	Sprachverarmung (Alogie)

Katatone Form. Tief greifende Störung der Psychomotorik im Sinne des Stupors einerseits oder im Sinne von Erregungszuständen. Psychomotorische Unruhe, Echolalie, Mutismus, Hyperkinesien, Stupor, Katalepsie. Akut katatone Schizophrenien haben im Allgemeinen eine gute Prognose.

Hebephrene Form. Meist in der Pubertät beginnend mit läppisch-albernem Verhalten, verbunden mit einer bizarren Sprechweise, exzentrischem Auftreten sowie mit flüchtigen Halluzinationen und unsystematischen Wahnvorstellungen. Die Denkzerfahrenheit setzt bei hebephrenen Patienten sehr schnell ein und führt fast immer zu bleibenden Persönlichkeitsveränderungen.

Schizophrenia simplex. Chronisch-schleichender Verlauf, verbunden mit gering ausgeprägten formalen Denkstörungen, langsamer Antriebs- und Affektverarmung und dem Auftreten einer apathischen Indifferenz gegenüber der realen Welt. Der meist progrediente Verlauf ist prognostisch ungünstig, da es oft zu ausgeprägten Residualzuständen kommt.

4.3 Diagnostik und Differentialdiagnose

Die Diagnose Schizophrenie darf nur gestellt werden, wenn alle organischen und exogenen Faktoren, die teilweise in ihrem psychopathologischen Bild schizophrenen Psychosen entsprechen, ausgeschlossen werden können.

Von großer diagnostischer Bedeutung ist die Tatsache, dass das schizophrene Zustandsbild bei klarem Bewusstsein auftritt, und nicht etwa in einem Zustand der Desorientierung, wie bei organischen Psychosen. Meist ist der Schizophrene örtlich und zeitlich genau orientiert, obwohl ihn Ort und Zeit nicht interessieren. Der verwirrte, an einer organischen Psychose leidende Patient hingegen ist desorientiert.

Für die Diagnose Schizophrenie sind im akuten Zustand die von **K. Schneider** (1887–1967) eingeführten **Symptome des ersten Ranges** von Bedeutung, bei den chronischen Zuständen vor allem die **Grundsymptome** nach E. Bleuler (1857–1939).

Akutes Stadium

Symptome 1. Ranges

- Gedankeneingebung
- Gedankenentzug
- Gedankenausbreitung
- Gedankenbeeinflussung: Erlebnisse des von anderen Gemachten und Beeinflussten im Fühlen, Streben, Wollen und Denken
- Wahnwahrnehmung
- akustische Halluzinationen: Stimmenhören in Form von Rede und Gegenrede, kommentierender und anredender Stimmen
- leibliche Beeinflussungserlebnisse

Klinischer Fall

Ein Patient berichtet: „Häufig höre ich meinen Namen rufen. Wenn ich dann aus dem Fenster sehe, um festzustellen, wer mich gerufen hat, ist niemand da."

Wahrscheinliche Diagnose: Wahnwahrnehmung als Symptom ersten Ranges im Rahmen einer Schizophrenie.

Symptome 2. Ranges

Zu den Symptomen 2. Ranges gehören:

- Wahneinfall
- Ratlosigkeit
- Zönästhesien und andere Halluzinationen (optische, olfaktorische, gustatorische etc.)
- erlebte Gefühlsverarmung und Verstimmungen

Klinischer Fall

Der jetzt 28 Jahre alte Patient berichtet, mit 23 Jahren mit folgenden Beschwerden erkrankt zu sein: einem eigenartigen Gefühl, wie ein Ring um den Kopf; mit Schmerzen in den Schultern und Gliedern, wie ein allgemeiner Zahnschmerz, aber doch ganz anders; Ziehen in den Extremitäten; furchtbaren brennenden und reißenden, anfallsartig sich verstärkenden Magenschmerzen und heißen Stellen am Körper, wie eine partielle Heizsonne. Die Beschwerden hätten in den vergangenen Jahren in unterschiedlicher Intensität angehalten. In den letzten Wochen seien die Kollegen im Betrieb auch dabei, ihn klein zu machen, wollten ihn außerdem „aufgeilen" – er habe eine starke Wärme an Oberschenkeln und im Schoß verspürt –, um ihn zu irritieren. Nach 4-wöchiger stationärer psychiatrischer Behandlung verschwinden diese Beschwerden weitgehend.

Wahrscheinliche Diagnose: Zönästhesien als Symptom 2. Ranges im Rahmen einer Schizophrenie.

Chronisches Stadium

Zu den **Grundsymptomen** gehören

- Denkstörungen, vor allem Denkzerfahrenheit
- Störung der Affektivität (die Affektivität verflacht und wird zum Teil inadäquat
- Ambivalenz
- Autismus

4.4 Therapie

Die Behandlung schizophrener Patienten muss neben der Pharmakotherapie auch soziotherapeutische und rehabilitative Maßnahmen umfassen. Im Einzelfall kann die Behandlung mit Psychopharmaka zunächst Vorrang haben. Sie schafft durch Beseitigung schwerster Störungen erst die Vorbedingungen für Psychotherapie und sozialpsychiatrische Maßnahmen.

Medikamentöse Therapie

☞ Klinische Pharmakologie, Kap. 9.6.1

Im Vordergrund steht die Behandlung mit Neuroleptika, die je nach Präparat eine unterschiedlich starke dämpfende bzw. normalisierende Wirkung hinsichtlich psychomotorischer Erregung, aggressiver Verhaltensweisen, affektiver Spannungen, psychotischer Wahrnehmungsstörungen und Wahngedanken aufweisen. Die Halluzinationen werden rückläufig, und die quälenden Wahnerscheinungen nehmen an Schwere ab. Denkstörungen, Autismus und Antriebsstörungen sprechen weniger gut an. Die Auswahl des geeigneten Präparates erfolgt nach der Zielsymptomatik. Im Folgenden werden die wichtigsten Präparatekategorien kurz beschrieben (☞ Tab. 19.5).

Merke

Neuroleptika führen wie auch Antidepressiva weder zu einer psychischen noch zu einer physischen Abhängigkeit.

Hochpotente Neuroleptika

Bei akuten Krankheitszuständen, produktiv-psychotischer Symptomatik, starker motorischer Erregung werden z. B. Flupentixol (Fluanxol®) oder Haloperidol (Haldol®) eingesetzt.

Niederpotente Neuroleptika

Zusätzlich werden bei psychomotorischer Unruhe, Schlafstörungen usw. Levomepromazin, Promethazin u. a. appliziert.

Nebenwirkungen. Die Intensität der therapeutischen Wirkung auf eine produktiv-psychotische, schizophrene Symptomatik ist bei Neuroleptika mit starker neuroleptischer Potenz ausgeprägter

Tab. 19.5: Die wichtigsten Neuroleptika (NL) (pharmakologische Substanzen und Beispielhandelsnamen)

hochpotente NL	mittelpotente NL	niederpotente NL
• Haloperidol (Haldol®) • Perphenazin (Decentan®) • Benperidol (Impromen®) • Flupentixol (Fluanxol®) • Pimozid (Orap®) • Fluspirilen (Imap®)	• Clozapin (Leponex®) • Risperidon (Risperdal®) • Olanzapin (Zyprexa®) • Quetiapin (Seroquel®) • Amisulprid (Solian®) • Ziprasidon (Zeldox®)	• Chlorprotixen (Truxal®) • Levomepromazin (Neurocil®) • Melperon (Eunerpan®) • Pipamperon (Dipiperon®) • Thioridazin (Melleril®) • Amisulprid (Solian®)

als bei Neuroleptika mit schwacher neuroleptischer Potenz. Umgekehrt verhält es sich mit den vegetativen Nebenwirkungen (Hypotonie, Tachykardie, Mundtrockenheit): die Neuroleptika mit starker neuroleptischer Potenz zeichnen sich gegenüber den schwach potenten Neuroleptika durch geringere sedative und vegetative Nebenwirkungen aus.

Merke

Die starken Neuroleptika sind schwächer bezüglich vegetativer Nebenwirkungen.

Typisch vor allem bei hochpotenten Neuroleptika sind extrapyramidalmotorische Nebenwirkungen: Frühdyskinesien (20% der Patienten), Parkinsonoid, Akathisie (Unfähigkeit stillzusitzen), Spätdyskinesien.

Klinischer Fall

Bei einer Patientin mit akuter Schizophrenie tritt nach 4-wöchiger Behandlung mit Haloperidol eine permanente quälende Unruhe auf, welche die Patientin vor allem in den Beinen empfindet. Diese Unruhe ist so quälend, dass die Patientin im Sitzen unruhig die Beine hin und her bewegt, oft aufstehen muss und dann abwechselnd von einem Bein auf das andere auf der Stelle tritt.

Wahrscheinliche Diagnose: Akathisie im Rahmen einer psychopharmakologischen Behandlung.

Atypische Neuroleptika

Im Vergleich mit den klassischen (hoch- und niederpotenten) Neuroleptika haben die neueren Atypika keine oder weitaus geringere extrapyramidalmotorische Nebenwirkungen zu verzeichnen, erreichen jedoch eine gute antipsychotische Wirkung.

Hauptvertreter. Clozapin (Leponex®), gut wirks. Neuroleptikum v.a. bei therapieresistentem Verlauf und vorherrschender Negativsymptomatik.

Merke

Wegen relativ hoher Inzidenz von Agranulozytosen (1–2%), sind wöchentliche Kontrollen des Blutbilds bei Behandlungsbeginn mit Clozapin obligat, nach der 18. Behandlungswoche monatliche Kontrollen.

Daneben wird Risperidon (Risperdal®) bei der Exazerbation einer schizophrenen Psychose, als Erhaltungstherapie zur Rezidivprophylaxe und bei chronischer schizophrener Psychose eingesetzt.

Therapieverlauf. Je nach Applikationsweise (p.o., i.m., i.v.) tritt der dämpfende Effekt nach Minuten bis zu 1 h, der antipsychotische Effekt aber erst nach Tagen bis Wochen ein. Die medikamentöse Behandlung wird bei einer Erstmanifestation der Schizophrenie für 3–6 Monate nach Vollremission fortgesetzt. Nach 2–3 schizophrenen Phasen innerhalb weniger Jahre wird zur Rezidivprophylaxe in der Regel eine Langzeitneurolepsie (mit Depotneuroleptika, z.B. Flupentixoldecanoat) eingeleitet.

Elektrokrampfbehandlung

Die Elektrokrampftherapie, ausgelöst durch Ströme von 400–800 mA mit 60–130 V, die 1–6 s lang zwischen 2 an den Schläfen angelegten Elektroden durch den Kopf geleitet werden, stellte vor der Einführung der medikamentösen Therapie die wichtigste Behandlungsmaßnahme bei unbeherrschbaren katatonen Zuständen dar. Heute ist die Indikation schwersten Formen der perniziösen Katatonie vorbehalten.

Psychotherapie

☞ Kap. 10

Zu Beginn der Behandlung ist das persönliche Gespräch des Arztes mit dem Patienten sowohl für die Diagnostik als auch für die Therapie unerlässlich. Eine initiale stationäre Einweisung und Applikation von Neuroleptika sind häufig der einzige Weg, um die eskalierte Situation, die von Furcht und gegenseitigen Missverständnissen zwischen Patient und Umwelt getragen ist, zu stabilisieren. Nach dem Abklingen der akuten Störungen stehen neben der Pharmakotherapie supportive Maßnahmen, psychotherapeutische Gespräche und soziale Hilfen im Vordergrund. Eine aufdeckende analytische Therapie ist in den wenigsten Fällen angebracht.

Psychotherapeutische Gespräche

In psychotherapeutischen Gesprächen wird versucht, zu dem verworrenen, ängstlichen oder misstrauischen Patienten einen Kontakt herzustellen. Der Patient soll spüren, dass man ihm gerne hilft, dass man seine Nöte mitempfindet und dass man ihn ebenso achtet wie einen geistesgesunden Patienten. Die Grundhaltung des Therapeuten wird von uneingeschränktem Annehmen des Patienten bestimmt. Eine Schwierigkeit der Psychotherapie besteht in der Neigung mancher Patienten, den Therapeuten in ihr Wahnsystem einzubeziehen.

Soziotherapie

Die Förderung der Kontaktmöglichkeiten durch Anregung zur Zusammenarbeit in Stations- und Beschäftigungsgruppen ist ebenfalls ein wichtiges Therapieinstrument. Monotonie, Leerlauf und Sich-selbst-überlassen-Bleiben müssen vermieden werden. Besonders Patienten mit so genannten Minussymptomen (psychomotorische und sprachliche Hemmung, Motivationslosigkeit, Affektverflachung, kognitive Störungen) bedürfen einer stärkeren sozialen Stimulation.

Merke

Keine Überforderung des Patienten durch pausenlose Aktivität und affektive Nähe!

Verhaltenstherapie

Bei der Verhaltenstherapie werden Grundsätze des operanten Konditionierens angewandt, um ein wünschenswertes soziales Verhalten zu fördern. Familientherapeutische Ansätze dienen der Aufklärung der Familie über die Erkrankung und den adäquaten Umgang mit dem Patienten. Zur Veränderung des emotionalen Familienklimas ist in Einzelfällen eine explizite Familientherapie möglich.

Soziotherapie, Rehabilitation

Ergotherapie. Die Ergotherapie soll Eigentätigkeit und Freude an Selbstgeschaffenem aktivieren und damit Selbstbestätigung vermitteln. Das Training kognitiver und sozialer Fertigkeiten in Therapiegruppen fördert die korrekte Wahrnehmung einer Situation, die Kommunikation darüber und adäquate soziale Verhaltensweisen.

Tageskliniken. Die Langzeittherapie erfolgt ambulant in Tageskliniken, ausgenommen sind Patienten mit schweren Residualbildern, die nicht mehr allein für sich sorgen können. Die Tagesklinik ist eine Übergangseinrichtung mit dem Ziel der Rehabilitation bzw. Vermeidung stationärer Aufenthalte. Hier werden Patienten betreut, die nicht mehr voll hospitalisierungsbedürftig sind, oder solche, die bei psychotischen Rezidiven keiner vollstationären Versorgung bedürfen. Nach der beruflichen Wiedereingliederung kann bei Patienten mit ungünstigem sozialem Hintergrund eine Unterbringung in Nachtkliniken erfolgen.

4.5 Verlauf

Schizophrene Psychosen sind häufig durch einen schubweisen Verlauf gekennzeichnet. Nach einem Vorstadium (meist Monate, manchmal Jahre) mit empfindlicher Reizbarkeit, Unzugänglichkeit, subdepressiver oder hypochondrischer Verstimmung und Ähnlichem beginnt die Psychose akut ($^2/_3$ d. F.) oder langsam ($^1/_3$ d. F.).

4.5.1 Stadien

Ein Schub dauert im Schnitt etwa 3 Monate, der Patient ist in den Intervallen gesund. Eine frühe Diagnose mit anschließender Behandlung ist für die Langzeitprognose der Schizophrenien wichtig. Unbehandelt heilen höchstens 20% der Schizophrenien ohne Residuen ab. Auch bei wiederholten Schüben kann die Schizophrenie folgenlos für die Persönlichkeit abheilen. Die Mehrheit der Erkrankungen hinterlässt mehr oder weniger gravierende Residualbilder. Diese sind durch das dauerhafte Bestehen der schizophrenen Grundsymptome Denkstörung, Affektverarmung und Antriebsstörung gekennzeichnet.

4.5.2 Prognose

Nach Abklingen der Ersterkrankung kann die Schizophrenie unterschiedlich weiter verlaufen. Folgende Kriterien sprechen erfahrungsgemäß für eine günstige Prognose der Erkrankung:

- akuter Krankheitsbeginn
- ausgeprägte depressive oder manische Verstimmungen
- psychoreaktive Auslösung des Schubes
- unkomplizierte Persönlichkeitsstruktur mit Bewältigungsfähigkeit und gute soziale Integration vor Beginn der Erkrankung

Prognostisch ungünstige Faktoren sind:
- schizoide Persönlichkeitszüge mit Kontaktstörungen
- früher oder schleichender Krankheitsbeginn
- häufige Schübe

Merke

Akuter Beginn und dramatische Symptomatik sind eher günstig, schleichender Beginn und chronifizierter Verlauf sind eher ungünstig.

5 Abhängigkeit von Alkohol, Arzneimitteln und illegalen Drogen

5.1 Definition und Entstehung von Abhängigkeit (Sucht)

5.1.1 Definition

Zu allen Zeiten haben Menschen natürliche oder eigens dazu hergestellte Stoffe verwendet, um eine Veränderung ihres Bewusstseins (auch mit Halluzinationen) zu bewirken, die Antriebslage zu steigern oder herabzusetzen, die Leistungsfähigkeit zu verbessern, einen Zustand der Euphorie oder die Dämpfung von Angst oder Schmerzen zu erreichen.

Abhängigkeit

Nach WHO-Definition ist die **Abhängigkeit** ein unwiderstehlicher Drang, ein Suchtmittel einzunehmen, um entweder ein Gefühl des Wohlbefindens zu erzielen oder um Missempfindungen auszuschalten. Nach ICD-10 spricht man von einer Abhängigkeit, wenn mind. 3 der folgenden Kriterien innerhalb eines Jahres auftreten (☞ Tab. 19.6).

Zu den **Merkmalen der Abhängigkeit** gehören:
- psychische und/oder physische Abhängigkeit von Rauschmitteln
- Tendenz zur Dosissteigerung (Toleranzentwicklung)
- unwiderstehliches Verlangen, den Drogeneffekt zu wiederholen
- Bedürfnis, sich die Drogen um jeden Preis zu beschaffen (Drogenkriminalität)
- charakteristische Abstinenzsyndrome bei der Entziehung
- Folgeschäden für das Individuum und die Gemeinschaft

Missbrauch oder schädlicher Gebrauch

Unter **Missbrauch** (Abusus) versteht man den qualitativ oder quantitativ abweichenden Gebrauch eines chemischen Stoffes, Medikaments oder Genussmittels. **Rauschgiftabhängigkeit** (Medikamentensucht, Toxikomanie) ist wiederum definiert als ein Zustand periodischer oder chronischer Intoxikation, der durch wiederholten Gebrauch einer natürlichen oder synthetischen Droge hervorgerufen und für das Individuum und die Gemeinschaft schädlich ist. Die Übergänge von normalem (freiem) Genießen über Gewöhnung zur Abhängigkeit sind fließend. Jede Leidenschaft kann zur Abhängigkeit entarten. Beispiele für nichttoxische Sucht: Machtsucht, Spielsucht.

Tab. 19.6: Abhängigkeitsdiagnose nach ICD-10

Nr.	Kriterium
1	starker Wunsch oder Zwang, eine Substanz zu konsumieren
2	verminderte Kontrollfähigkeit bezüglich des Beginns, der Beendigung und der Menge des Substanzkonsums
3	körperliches Entzugssyndrom
4	Nachweis einer Toleranz (um die ursprüngliche Wirkung zu erzielen, sind zunehmend höhere Dosen erforderlich)
5	Vernachlässigung anderer Vergnügungen und Interessen
6	anhaltender Substanzkonsum trotz Nachweis eindeutiger schädlicher Folgen (körperlich, psychisch, sozial)

Suchtmittel

Die Merkmale der Abhängigkeit werden in hohem Maße von den pharmakologischen Eigenschaften der Suchtmittel bestimmt. Wichtig hierbei ist die Suchtpotenz, die einer Stoffgruppe zukommt. Zum Ausmaß der Abhängigkeit trägt das Suchtpotential des jeweiligen Mittels erheblich bei. Tab. 19.7 fasst die wichtigsten Suchtmittel und deren Potential zusammen.

Polytoxikomanie

Abhängigkeit von mehreren Suchtmitteln, gleichzeitig oder nacheinander. Bei der Drogenabhängigkeit werden zur Wirkungssteigerung zusätzlich Benzodiazepine oder Barbiturate eingenommen.

Progredienz

Die Progredienz einer Abhängigkeitsentwicklung wird stark durch das Suchtpotential der Droge bestimmt; so entwickelt sich eine Abhängigkeit vom Morphintyp weit schneller als eine vom Alkoholtyp. Kokain und Cannabis erzeugen eine nur geringe körperliche Abhängigkeit, hier ist die psychische Abhängigkeit von größerer Bedeutung.

5.1.2 Entstehung und Entwicklung von Abhängigkeit

Es existiert keine eigentliche „Suchtpersönlichkeit“, allerdings kommen überdurchschnittlich häufig empfindsame und verschlossene Persönlichkeitstypen vor, die übergewissenhaftes Verhalten und übertriebenes Leistungsstreben an den Tag legen und bei Diskrepanz von Leistungswunsch und -fähigkeit unter Insuffizienzgefühlen leiden. Es finden sich daneben passive, bequeme Persönlichkeiten mit einem Reizhunger oder einer Stimmungslabilität und Frustrationsintoleranz. Nicht selten bestehen Symptome einer erlebnisreaktiven und neurotischen Persönlichkeitsentwicklung.

Abhängigkeitsmotive

Motivationen, die zur Entwicklung von Abhängigkeit führen können, sind häufig:

- Bekämpfung von Schmerz oder Schlafstörungen
- Lösung von Angst
- Leistungssteigerung
- Beeinflussung von dysphorisch-depressiven Verstimmungszuständen
- Betäubung („Nichts-mehr-wissen-Wollen“)
- Berauschung
- Steigerung der Erlebnisfähigkeit

Soziokulturelles Milieu

Bestimmte Mechanismen beeinflussen im Sinne von positiver oder negativer Verstärkung die Entstehung von Abhängigkeit: Suchtgewohnheiten innerhalb der Gesellschaft (Alkohol, Zigaretten), Ablehnung des Leistungsprinzips einer Industriegesellschaft, Zugänglichkeit zur Droge, Modeerscheinungen. Die Abhängigkeitsentwicklung ist in Progredienz und Intensität nach Abhängigkeitstyp, Persönlichkeitsstruktur und Lebensalter unterschiedlich (s. u.).

Präventive Maßnahmen

Wegen der großen Verbreitung von Suchtkrankheiten kommt der Prävention eine entscheidende Rolle zu. Wichtig sind die sachgerechte, aber nicht drohende oder dramatisierende Information und Aufklärung, besonders von Jugendlichen. Einen wichtigen Einfluss hat die Modellwirkung der Eltern als Vorbild für einen

Tab. 19.7: Ausmaß der physischen und psychischen Abhängigkeit bei verschiedenen psychotropen Substanzen

Substanz	psychische Abhängigkeit	körperliche Abhängigkeit
Opioide	+++	+++
Alkohol/Barbiturate	++	++
Kokain	++	(+)
Psychostimulanzien	++	(–)
Cannabinoide	++	(+)
Halluzinogene (z.B. LSD)	++	–

verantwortlichen und kontrollierten Genussmittelverbrauch. Eine Verbesserung des sozialen Images von nicht trinkenden Personen muss mit einem Abbau des positiven Images des Konsumenten („Ein Mann kann etwas vertragen.") einhergehen. Die Zahl der Abhängigen insgesamt lässt sich durch gesetzgeberische Maßnahmen (Spirituosenverteuerung durch Besteuerung, Strafe bei Alkohol im Straßenverkehr, Verbot der Werbung) senken.

Auswirkungen der Sucht

Die Abhängigkeit geht in der Regel mit gravierenden Folgeschäden für das Individuum und die Gemeinschaft einher. Als individuelle Auswirkungen der Abhängigkeit kommen vor:

- psychische Auswirkungen: z.B. Wesensänderung, Interessenverlust, Störung der Kritikfähigkeit
- körperliche Auswirkungen: z.B. vegetative Störungen, Schlafstörungen, Gewichtsverlust, neurologische Ausfälle
- soziale Auswirkungen: z.B. Suizidgefährdung, sozialer Abstieg, Kriminalität

Therapie

Die Patienten müssen ermutigt werden, ohne den Missbrauch von giftigen und gefährlichen Substanzen ihr Leben zu gestalten. Als Behandlungsziele gelten Abstinenz, psychosoziale Stabilisierung und Nachreifung der Persönlichkeit. Entziehung ist zwar unerlässlich, aber allein unzureichend: Nur die intensive psychosoziale Betreuung innerhalb eines informierten, unterstützenden Umfeldes (Angehörige, Arbeitskollegen, Nachbarn, Freunde) führt nach der Entgiftung über die Entwöhnung zur Freiheit von Abhängigkeit. Mit Ausnahme der Drogen vom Barbiturattyp erfolgt die Entziehung abrupt (s.u.).

5.2 Alkoholabhängigkeit

Epidemiologie

Man rechnet in der Bundesrepublik mit etwa 2–3% (1,6–2,4 Mio.) behandlungsbedürftigen Alkoholikern und einer Alkoholismusgefährdung von 4–5%. Unter den Patienten von Allgemeinkrankenhäusern sind 11–14%, unter den von psychiatrischen Krankenhäusern etwa 20–35% Alkoholiker, 70% davon sind Männer. Unter Frauen und Jugendlichen wird in den letzten Jahren eine Zunahme der Suchtprobleme beobachtet. Das Verhältnis Männer : Frauen lag bis vor einigen Jahren noch bei 10 : 1, inzwischen beträgt der Anteil der Frauen $^1/_4$ der Erkrankungsfälle. Der Pro-Kopf-Verbrauch an reinem Alkohol beträgt in der Bundesrepublik 12,5 l/Jahr, der Bierverbrauch, seit Jahren der höchste in der Welt, jährlich etwa 150 l/Person.

Diagnostik

Die Diagnose Alkoholabhängigkeit stützt sich auf ein **abweichendes Trinkverhalten,** auf Zeichen körperlicher und psychischer Abhängigkeit sowie auf die unterschiedlichen Folgeschäden. Dabei zeigt sich das abweichende Trinkverhalten besonders in der Trinkmenge (als Richtlinie gelten mehr als 80 g reiner Alkohol täglich und/oder mehr als 240 g Alkohol mehrmals im Monat) und Trinkmuster (morgens trinken, heimlich trinken, in sozial unangemessenen Situationen trinken).

Entwicklung und Formen des Alkoholismus

Nach Bleuler versteht man unter Alkoholismus „den Gebrauch alkoholischer Getränke, der dem Individuum oder der Gesellschaft oder beiden schadet". Mit dieser Definition wird ausgesagt, dass der Alkoholiker unter einer Krankheit leidet, die in soziopsychosomatischen Begriffen gesehen werden muss. Der Terminus Alkoholismus wird heute als allgemeiner Oberbegriff für Alkoholmissbrauch schlechthin und die verschiedenen psychiatrischen Krankheitsbilder gebraucht, die mit Alkoholmissbrauch im Zusammenhang stehen. Es sind dies die Alkoholabhängigkeit sowie die akuten und chronischen Alkoholpsychosen.

Prägnanztypen nach Jellinek. Jellinek (1960) führte die Unterscheidung zwischen 5 verschiedenen Prägnanztypen des Alkoholismus ein (☞ Tab. 19.8). Zwischen diesen Typen gibt es Übergänge, sie sind aber nicht als Stadien einer Entwicklungsreihe aufzufassen.

- **Alphatyp:** Konflikttrinker ohne Kontrollverlust bei gewisser psychischer Abhängigkeit, Fähigkeit zur Abstinenz erhalten
- **Betatyp:** Gelegenheitstrinker (periodisch auf Grund von Trinksitten), keine psychophysische Abhängigkeit, kein Kontrollverlust
- **Gammatyp:** Suchttrinker mit psychischer Abhängigkeit, Kontrollverlust, später ebenfalls physische Abhängigkeit

Tab. 19.8: Typeneinteilung der Alkoholkrankheit nach Jellinek				
Typ	**Bezeichnung**	**Kontrollverlust**	**Klinik, Folgen**	**Abhängigkeit**
Alpha	Konflikttrinker	kein Kontrollverlust	Übergang in Gammatyp möglich, keine Spätfolgen	nur psychisch
Beta	Gelegenheitstrinker	kein Kontrollverlust	Übergang in Epsilontyp möglich, keine Spätfolgen	keine Abhängigkeit
Gamma	Suchttrinker	Kontrollverlust, aber abstinenzfähig	Toleranzentwicklung, soziale Spätfolgen	erst psychisch, dann auch physisch
Delta	Gewohnheitstrinker	kein Kontrollverlust, nicht abstinenzfähig	Spiegeltrinker, ohne Rausch	physisch
Epsilon	Quartalstrinker	Kontrollverlust, aber abstinenzfähig	„Dipsomanie", teilweise als larvierte Depression anzusehen	psychisch

- **Deltatyp:** Gewohnheitstrinker, ausgeprägte physische Abhängigkeit ohne Abstinenzmöglichkeit, kein Kontrollverlust (oft in Weinanbaugebieten anzutreffen)
- **Epsilontyp:** episodischer Trinker mit episodischem Kontrollverlust („Quartalstrinker", Dipsomanie)

Kontrollverlust. Unter den zentralen Begriff des Kontrollverlustes („kann kein Glas stehen lassen") wird ein Zwang zu kontinuierlichem Abusus mit durchgehend physischer Abhängigkeit verstanden. Delta- und Gammaalkoholismus charakterisieren die Alkoholkrankheit (Alkoholismus) im engeren Sinne. Die übrigen Typen können als Vorformen aufgefasst werden.

Phaseneinteilung. Allgemein, besonders jedoch beim Gammatyp, lassen sich in der Entwicklung zur schweren Alkoholkrankheit die **präalkoholische, prodromale, kritische und chronische Phase** differenzieren, ohne dass diese Stadien bei allen Alkoholikern nachweisbar sind. Auch die Zeitspanne, in der sich diese Entwicklung abspielt, variiert: sie beträgt im Durchschnitt 6–12 Jahre, kann sich aber auch, zumal bei Beginn des Alkoholmissbrauchs in der Jugend, auf 2–3 Jahre reduzieren. Außer dem Lebensalter sind aber auch andere Faktoren, wie Persönlichkeitsstruktur, individueller Metabolismus und das Trinkmuster, bedeutsam. In der Praxis ist es wichtig, die initialen Stadien des Alkoholismus, die voralkoholische und prodromale Phase, den Alpha- und Betatyp zu kennen, um noch vor Entwicklung schwerwiegender und irreversibler körperlicher, psychischer und sozialer Schäden therapeutisch bzw. präventiv intervenieren zu können (☞ Innere Medizin, Herz und Gefäße, Kap. 9, und Neurologie, Kap. 14).

Toleranzentwicklung. Die Toleranzentwicklung ist beim Alkohol ausgeprägt, in späteren Stadien nimmt die Toleranz jedoch wieder ab, sodass bereits geringe Alkoholmengen zur Intoxikation führen.

Klinik und Therapie

Die Behandlung des Alkoholabhängigen wird üblicherweise in 4 Phasen eingeteilt: so genannte **Kontakt-, Entgiftungs-, Entwöhnungs- und Nachsorgephase.** Die Kontaktphase kann Tage bis Monate dauern, die Nachsorgephase erstreckt sich bis zum Lebensende. Dazwischen liegen die relativ kurzen Entgiftungs- und Entwöhnungsphasen. Je nach Erfahrung des Therapeuten können auch Ansätze der Verhaltenstherapie, Selbsthilfegruppen (Anonyme Alkoholiker) und zur Linderung der Entzugserscheinungen Clomethiazoltherapie hilfreich sein. Clomethiazol darf allerdings wegen der Gefahr der Ateminsuffizienz und Abhängigkeit nur im Rahmen des Alkoholentzugssyndroms kontrolliert und zeitlich begrenzt eingesetzt werden.

Für die Interaktion zwischen Arzt und Patient ist es wichtig, dass der Patient folgendes erkennt bzw. akzeptiert:

- Eine Änderung der gegenwärtigen Situation ist erforderlich: „So geht es nicht mehr weiter."

- Für eine Änderung ist Hilfe durch andere notwendig: „Ich schaffe es nicht allein."
- Die angebotene Hilfe wird akzeptiert: „Ich lasse mir helfen."
- Der Alkoholikerstatus wird anerkannt: „Ich bin ein Alkoholiker."
- Das Abstinenzziel wird anerkannt: „Ich darf überhaupt keinen Alkohol mehr trinken."
- Das Ziel einer allgemeinen Lebensumstellung wird anerkannt: „Ich muss mein Leben anders gestalten, wenn ich abstinent bleiben will."

Zur medikamentösen Prophylaxe des Alkoholkonsums wird nur noch selten auch die Substanz Disulfiram (Antabus®) verwendet. Durch Hemmung eines für den Alkoholabbau wichtigen Enzyms erhöht sich bei Alkoholkonsum der Acetaldehydspiegel. Schon bei Einnahme geringer Alkoholdosen entstehen dadurch starke und unangenehme Unverträglichkeitsreaktionen wie Hautrötung, Kopfschmerzen, Kältegefühl in den Extremitäten und Übelkeit, oft auch Herz-Kreislauf-Beschwerden (Acetaldehydsyndrom).

Da die angesprochenen Unverträglichkeitsreaktionen bei Einnahme größerer Alkoholmengen sogar tödlich sein können (Acetaldehyd ist giftig), werden disulfiramhaltige Präparate nur noch selten und nur bei solchen Patienten angewandt, bei denen von guter Mitarbeit bei der Behandlung ausgegangen werden kann.

Alkoholrausch

Definition. Trunkenheit ist die Form einer akuten Alkoholintoxikation, die in der Schwere abhängig ist von Art und Menge des Getränks und der Zeitspanne, in der es getrunken wurde, sowie der persönlichen Alkoholverträglichkeit und dem augenblicklichen Gesamtzustand (Ermüdung, Hunger, Verstimmung).

Klinik. Zu den Symptomen gehören:

- verlangsamte ZNS-Funktionen, gestörte Koordination, Nystagmus
- erhöhte Magen-Darm-Motilität (Aspirationsgefahr durch Erbrechen)
- Koma mit Blutdruckabfall, Tachykardie, Hypoglykämie, Areflexie, Atemlähmung, Bewegungsstörungen

Therapie. ☞ Anästhesie, Kap. 9, und Klinische Pharmakologie, Kap. 4

Die Behandlung sollte auf Grund der Gefährdung von Vitalfunktionen stationär (internistisch oder psychiatrisch-neurologisch) erfolgen. Als Standardmedikation zur Linderung der Entzugserscheinungen während der akuten Entgiftungsphase hat sich Clomethiazol (Distraneurin®) bewährt. Die Anfangsdosis orientiert sich an der Schwere der Abhängigkeit (z. B. 2 Kapseln alle 4 h) und wird mit Nachlassen der Entzugssymptomatik (psychomotorische Unruhe, Tremor usw.) langsam ausgeschlichen, Höchstdauer der Therapie (wegen Gefahr der Entwicklung einer Abhängigkeit) 2–3 Wochen.

Alternativ werden dämpfende Neuroleptika (z. B. Promazin, Promethazin, Chlorprothixen oder Melperon verabreicht. Bei ausgeprägter vegetativer Symptomatik (z. B. Hypertonie) alternativ Clonidin. Bei milderem Verlauf: Antidepressivum (z. B. Doxepin®) oder Carbamazepin.

Merke

Stets tägliche Verabreichung von Vitamin B_1 (Thiamin), Folsäure und Magnesiumpräparaten!

Die Akutbehandlung, d. h. die Entgiftungsphase, sollte als eine der 4 Behandlungsphasen (s. o.) des Alkoholabhängigen gesehen werden. Eine Anschlussheilbehandlung in speziellen Rehabilitationseinrichtungen kann durch Weiterführung und Vertiefung der eingeleiteten therapeutischen und sozialpsychiatrischen Maßnahmen stabilisierend auf den Therapieerfolg wirken.

Delirium tremens (Alkoholdelir)

Klinik. Akute delirante Psychose mit gesteigerter motorischer Aktivität (z. B. Nesteln) und vegetativen Symptomen (Flush, Tremor, Schwitzen). Daneben findet man Desorientiertheit, vermehrte Suggestibilität, inkohärentes Denken, meist optische Halluzinationen, Schlaflosigkeit und in schweren Fällen epileptiforme Entzugsanfälle. Auftreten meist am 2. oder 3. Tag der Abstinenz, aber auch früher möglich. Häufig in der Folge von akuten Erkrankungen, nach Unfällen und Operationen.

Merke

Das unbehandelte Alkoholdelir hat eine Mortalität von bis zu 25%. Schwere Folgezustände sind die Wernicke-Enzephalopathie und das Korsakow-Syndrom.

Klinischer Fall

Der 43-jährige Herr P. war bei der stationären Aufnahme zu Zeit und Raum nicht, zur Person mangelhaft orientiert. Es fielen deutliche Merkfähigkeits- und Konzentrationsstörungen auf. Der Patient war hochgradig suggestibel und las von einem leeren Blatt Sätze ab. Er berichtete über optische Halluzinationen, so über Hunde und Elefanten. Er wirkte deutlich schreckhaft. Es bestanden Tremor und Schweißigkeit.
Wahrscheinliche Diagnose: Delirium tremens wahrscheinlich als Folge des Entzugs beim chronischen Alkoholismus.

Therapie. Die Therapie entspricht der Behandlung der Entzugserscheinungen. Neben Clomethiazol (Distraneurin®, Mittel der 1. Wahl) werden fakultativ Neuroleptika (symptomatisch gegen halluzinatorische Symptome) und zur Anfallsprophylaxe Carbamazepin eingesetzt. Unbehandelt endet das Delir in 15–30% der Fälle letal.

Pathologischer Rausch

Klinik. Unter dem sehr seltenen pathologischen Rausch versteht man eine Alkoholunverträglichkeit mit epileptiformen Erregungszuständen, Dämmerzuständen, Halluzinationen und Amnesie nach vergleichsweise geringen Alkoholmengen. Mögliche prädisponierende Faktoren: Hirntraumata, Zerebralsklerose, starke seelische Erregung.

Alkoholhalluzinose

Klinik. Auftreten seltener als Alkoholdelir. Kennzeichen sind fehlende Bewusstseinseintrübung, eine ängstlich-paranoide Grundstimmung, typischerweise **akustische Halluzinationen** und das Wissen der Patienten, dass sie halluzinieren. Die Alkoholhalluzinose kann Tage bis Monate andauern. Die symptomatische Behandlung erfolgt mit Neuroleptika.

Klinischer Fall

Ein Patient, von dem ein langjähriger Alkoholabusus bekannt ist, berichtet, seit mehreren Tagen Stimmen zu hören, die ihn bedrohen. Es seien viele und sehr laute Stimmen, so als ob das ganze Dorf, in dem er wohne, sich versammelt habe. Aus Angst, dass man ihn totschlagen wolle, wage er kaum noch die Wohnung zu verlassen und verstecke sich vor seinen Feinden.
Wahrscheinliche Diagnose: Alkoholhalluzinose.

Alkoholfolgeerkrankungen

- **periphere Polyneuropathie:** häufigste Folgeerkrankung (☞ Neurologie, Kap. 5)
- **Korsakow-Syndrom** (☞ Kap. 1)
- **Wernicke-Enzephalopathie** (☞ Neurologie, Kap. 7)
- **Marchiafava-Bignami-Syndrom:** neuropsychiatrische Folgekrankheit mit Intelligenzabbau, Wesensänderung, Sprach- und Bewegungsstörungen und epileptischen Anfällen
- **zentrale pontine Myelinolyse** (☞ Neurologie, Kap. 7)
- **Zieve-Syndrom:** internistische Folgekrankheit mit akuter hämolytischer Anämie, Pankreatitis,-cholestatischer Fettleber oder Leberzirrhose und Hyperlipidämie
- **Spätatrophie der Kleinhirnrinde** (☞ Neurologie, Kap. 7)

5.3 Missbrauch und Abhängigkeit von Arzneimitteln

Definition

Als Medikamentenabhängigkeit oder -missbrauch wird der nicht bestimmungsgemäße Gebrauch einer Gruppe von Medikamenten in Bezug auf Indikation, Dosis und Dauer der Applikation bezeichnet. Am häufigsten handelt es sich hierbei um

- Analgetika
- Sedativa/Hypnotika
- Tranquilizer
- Laxanzien

Epidemiologie und Entstehungsbedingungen

Die Zahl der Abhängigen von (auf Rezept oder frei erhältlichen) Medikamenten wird in der Bundesrepublik auf 250 000 bis 900 000 geschätzt. Der Missbrauch ist sicher um vieles größer. Der Umfang des Medikamentenmissbrauchs ist schwer zu fassen, da die Symptome einer Abhängigkeit und körperliche Schäden erst spät auftreten. Der Pro-Kopf-Verbrauch an Arzneimitteln ist in den letzten Jahren ständig angestiegen. Analgetika, Psychopharmaka und Sedativa/Hypnotika werden mit zunehmendem Alter häufiger verschrieben.

Analgetika

Analgetika (z. B. Salizylate, Phenazetin, Pyrazolon, aber auch Koffein und Kodein) werden missbräuchlich bei Verstimmungen, Kopfschmerz, Spasmen sowie zur Stimulation und Leistungssteigerung verwendet. Frauen sind häufiger betroffen als Männer.

Hypnotika

Hypnotika (z. B. Barbiturate, Chloralhydrat, Piperidinderivate) werden bei Schlafstörungen, Spannung und Unruhe verwendet. Nach längerem Verbrauch aber auch tagsüber (mit zum Teil extrem hohen Dosen) zur Steigerung des Antriebs und Provokation von rauschhaften Zuständen.

> **Merke**
>
> Barbiturate werden wegen ihrer erheblichen Nachteile nicht mehr zur Therapie von Schlafstörungen eingesetzt.

Benzodiazepine. ☞ Kap. 5.4. Werden als Tranquilizer verwendet bei: akuter Suizidalität, Schlafstörungen, Unruhe, Spannung, Angst, Phobien, vegetativen Störungen und Verstimmungen. Die einzelnen Benzodiazepinderivate, z. B. Flunitrazepam (Rohypnol®), Diazepam (Valium®), sind bei Abhängigen weitgehend austauschbar. Zu unterscheiden ist die (relativ seltene) Hochdosisabhängigkeit von der Niedrigdosisabhängigkeit.

Niedrigdosisabhängigkeit. Es werden kontinuierlich niedrige Dosen des Medikaments eingenommen, die meist die ursprünglich verordnete Menge nicht überschreiten. Die Abhängigkeit ergibt sich aus der Befürchtung, dass bei einer Unterbrechung der Therapie die Beschwerden wieder auftreten könnten. Die Therapie besteht in einem konsequenten Absetzen.

Hochdosisabhängigkeit. Aufgrund der früher eintretenden Nebenwirkungen relativ bald auffällig. Eine Muskelerschlaffung (weiche Knie, Artikulationsstörung), verbunden mit depressiver Verstimmung und Antriebsstörungen, sollte an einen Benzodiazepinabusus denken lassen. Therapeutisch wird die Tagesdosis unter stationären Bedingungen langsam ausgeschlichen.

5.4 Abhängigkeit von illegalen Drogen

Epidemiologie und Ätiologie

Drogenabusus und Drogenabhängigkeit waren in Europa bis in die sechziger Jahre kein allgemeines Problem. Opium- und Kokainabhängigkeit waren selten, Barbiturate und Amphetamine wurden meist von Hausärzten über lange Zeiträume neurotischen Patienten verschrieben. Dadurch waren zahlenmäßig nur wenige junge Menschen betroffen.

In den sechziger Jahren begann der Abusus von Opiaten, speziell von Heroin, anzusteigen. Es entwickelten sich Modeströmungen, häufig wurden viele Drogen gemischt und intravenös injiziert. Rauschdrogen werden heute meist vor dem 20. Lebensjahr aufgenommen. Mehr als 90% aller Abhängigen haben ihre erste Drogenerfahrung durch Freunde, die sie in den Gebrauch einführen. Wie oben bereits erwähnt, können bei der **Entstehung von Drogenabhängigkeit** folgende Faktoren eine Rolle spielen:

- psychopathische Persönlichkeitsstörungen
- Insuffizienzgefühle, Kontakthemmung, dysphorische Stimmung
- erlebnisreaktive und neurotische Störungen
- chronische Schlafstörungen oder Schmerzzustände
- soziokulturell bedingte Verhaltensstile im Umgang mit Drogen
- Verwöhnung und Mangel an Versagung in der Kindheit

Drogenkarriere

Einstiegsdroge ist nach Huber vielfach Haschisch. Aus Probieren und Nachahmen wird nur bei einem Teil der Fälle gewohnheitsmäßiger Drogengebrauch mit Übergang zu harten Drogen (Heroin, LSD, Amphetamin, Kokain). Zumindest am Anfang kommt es immer wieder zu Versuchen, den Abusus aufzugeben oder auf weniger gefährliche Stoffe umzusteigen. Rückfälle verstärken jedoch die Resignation. Schließlich dreht sich alles um den Stoff. In diesem Stadium verliert der Abhängige die sozialen Kontakte. Weitere **Komplikationen** ergeben sich aus den Folgekrankheiten des Rauschdrogenabusus (Unterernährung, Hepatitis, AIDS).

Klinik

☞ Klinische Pharmakologie, Kap. 9.5, 10.3

Benzodiazepine

Benzodiazepine (z. B. Diazepam, Brotizolam) stellen die am häufigsten missbräuchlich eingenommenen Medikamente dar. Flunitrazepam (Rohypnol®) ist ein in der Drogenszene beliebtes Mittel bei Polytoxikomanie. Die Substanzgruppe wird in der allgemeinärztlichen Praxis als Standardmittel gegen mittlere bis schwere Schlafstörungen verordnet. Es besteht eine Kreuztoleranz mit Alkohol und Barbituraten. Alkohol verstärkt die Wirkung erheblich.

Symptome der Benzodiazepin-Einnahme sind ähnlich wie bei Alkoholmissbrauch: Müdigkeit und Benommenheit, Anxiolyse, gleichzeitig gehobene Stimmungslage, Kontakterleichterung bis zur Enthemmung. Körperlich kann es akut zu Muskelerschlaffung, verwaschener Sprache, Schwindel, Ataxie, Hypotonie kommen.

Zu den Folgen der chronischen Einnahme gehören Tremor, Nystagmus, Ataxie, Gewichtsverlust, allmähliche Gewöhnung und Steigerung der Dosis (Toleranzerhöhung) oder Niedrigdosisabhängigkeit ohne Steigerung (low dose dependence). Epidemiologisch sind Frauen deutlich häufiger betroffen als Männer.

Der Entzug erfolgt am besten stationär mit allmählicher Substanzreduzierung in kleinen Schritten, z. B. tropfenweise (bei Diazepam [Valium®] über Wochen!). Supportive Maßnahmen: Entspannungsübungen (autogenes Training), Psychotherapie und kognitive Verhaltenstherapie, Bewegungstherapie, Ergotherapie.

> **Merke**
>
> Kein abruptes Absetzen! Langsam ausschleichen.

Opiate

(Morphin, Heroin = Diacetylmorphin, Kodein sowie synthetische Morphinersatzmittel Dolantin, Polamidon). Regelmäßiger Gebrauch führt zu ausgeprägter psychischer und physischer Abhängigkeit, Toleranzentwicklung und in der Folge zu Entzugserscheinungen. Oft findet man eine Aushöhlung der Persönlichkeit bei noch erhaltener „Fassade“.

Nebenwirkungen. Miosis, Hypotonie, Bradykardie, Wechsel von Obstipation und Diarrhö, Potenzstörungen, Schlafstörungen, Müdigkeit, Gewichtsverlust, Leistungsabfall, Antriebsminderung.

Opiatintoxikation. Zuerst: Gesichtsrötung, Hautjucken, Miosis und Benommenheit. Im Verlauf: Atemdepression (evtl. mit Cheyne-Stokes-Atmung), Störungen des Herz-Kreislauf-Systems, Bewusstlosigkeit bis zum Koma (je nach Komatiefe bis hin zur Areflexie) und evtl. auch Krampfanfälle. Wegen z. T. toxischer Beimengungen (Streckung des Heroins) kann es auch zu einem Lungenödem oder einer Rhabdomyolyse kommen. **Nicht** zu den Symptomen gehört die Kataplexie (plötzlicher affektiver Tonusverlust). Therapie mit dem Opioidantagonisten Naloxon (Narcanti®).

Opiatentzug. Nach 6–12 h Frieren, Temperaturanstieg, abdominelle Krämpfe, Übelkeit und Erbrechen, Angst und Unruhe, Muskelschmerzen, Schlaflosigkeit, Mydriasis, Blutdruckanstieg. Nur selten kommt es zu psychotischen Erscheinungen (meist taktile Halluzinationen; olfaktorische Halluzinationen sind extrem selten).

Barbiturate

Zum Beispiel Phenobarbitale (Luminal®); in der Folge treten psychische und physische Abhängigkeit, Toleranzentwicklung und Entzugserscheinungen auf. Die Psychopharmakologie dieser Substanzen ähnelt der des Alkohols → Beeinträchtigung der höheren zerebralen Funktionen, Erniedrigung der Hemmschwelle, Verlängerung der Reaktionszeit. Entwicklung einer ausgesprochenen Toleranz durch Synthese kataboler Enzyme in der Leber. Bei manchen Menschen wirken Barbiturate nicht sedativ-hypnotisch, sondern zentral erregend und euphorisierend (paradoxe Wirkung).

Kokain

Kokaingebrauch führt zur Entwicklung einer starken psychischen Abhängigkeit, keiner oder nur mäßiger physischer Abhängigkeit, fehlende Toleranz. Beim Kokainrausch wird das „euphorische Stadium“ (Antriebssteigerung, inhaltloses Glücksgefühl, Steigerung des Selbstwertgefühls und der Libido, Halluzinationen) vom „depressiven Stadium“ (Umschlagen in Angst und Depression) unterschieden. Beim chronischen Kokainkonsum (Kokainismus) kommt es häufig zu paranoid-halluzinatorischen Psychosen, Inappetenz, Abmagerung und taktilen Mikrohalluzinationen.

Halluzinogene

LSD, Meskalin, Psilocybin. Es kommt zur Entwicklung einer psychischen, aber nicht physischen Abhängigkeit. Bei Anwendung von LSD werden häufig Durchgangssyndrome, Halluzinationen und illusionäre Verkennungen beobachtet. Nachhallphänomene (flash back) können noch Monate nach Absetzen auftreten. Akut treten eine starke Mydriasis und Veränderung im EEG auf.

Psychostimulanzien

Amphetamin, Theophyllin, Dimethylxanthin. Es handelt sich um eine chemisch heterogene Gruppe von psychisch anregenden, hauptsächlich antriebssteigernden Pharmaka (so genannte Designerdrogen). Das subjektive Leistungsgefühl wird stärker gesteigert als die objektive Leistungsfähigkeit. Einzige Indikation für Amphetamine: Hyperkinesie bei Kindern, Narkolepsie.

Cannabistyp

Der Gebrauch führt zu psychischer, aber nicht physischer Abhängigkeit (umstritten); fehlende Toleranzentwicklung (z. B. Haschisch, Marihuana). Als Folge von längerem Cannabisabusus kann sich ein Passivierungssyndrom mit Interessenschwund und Verwahrlosungstendenzen entwickeln.

Neue Drogen

Crack ist eine Mischung aus Kokain und Bikarbonat, z. B. Backpulver. Der Euphoriekick ist ungeheuer stark und schnell, wirkt aber nur wenige Minuten. Crack gilt derzeit als stärkste und toxischste Droge überhaupt; Folgen sind paranoide Zustände und irreparable Herz-Kreislauf-, Gefäß- und Lungenschäden bis zum sofortigen Tod. Weitere neue Drogen sind die in Chemielabors vollsynthetisch hergestellten „Designerdrogen“ **Ecstasy** (3,4-Methylendioxy-Metamphetamin) und **Speed** (Metamphetamin), beides Drogen vom Amphetamintyp.

Auch **Butan** ist ein neueres Rauschmittel. Butansniffer stecken den Nippel einer Feuerzeug-Nachfülltube zwischen die Zähne, auf Druck schießen dann die Schwaden in die Mundhöhle. Neben Euphorie treten Verwirrtheit und Halluzinationen auf. Da das Gas eine Temperatur von – 20 °C hat, kann ein Gefrierbrand der Atemwege oder ein reflektorischer Herzstillstand auftreten.

Therapie

Stationäre Entziehung und Entgiftung. Barbiturate und Tranquilizer werden fraktioniert, Opiate abrupt entzogen. Beim Auftreten von Abstinenzerscheinungen Gabe von Neuroleptika (ggf. zusätzlich Antidepressiva).

Aufdeckung der Motive

Entwöhnungsbehandlung. In speziellen Behandlungseinrichtungen für Drogenabhängige wird durch Individual- und Gruppenpsychotherapie, autogenes Training und andere Entspannungsübungen eine Stärkung der Persönlichkeit zur drogenfreien Lebensgestaltung geübt. Intensive, langfristige Fürsorge auch durch Selbsthilfeorganisationen ist notwendig.

6 Erlebnisreaktionen, Neurosen, Persönlichkeitsstörungen

6.1 Erlebnisreaktionen

Definition. Eine Erlebnisreaktion ist eine sinnvoll motivierte, unmittelbare, emotionale Antwort auf ein Erlebnis (z.B. Todesfall von Nahestehenden), mit dem sie zeitlich, ursächlich und thematisch zusammenhängt. Bei sog. **Anpassungsstörungen** (früher „abnorme Erlebnisreaktion") handelt es sich um Störungen, bei denen **traumatisierende Ereignisse** zu einer über das Normalmaß hinausgehenden psychischen Reaktion führen. So stehen diese Erlebnisreaktionen zwar mit dem auslösenden Erlebnis ebenfalls in einem zeitlichen und verständlichen Zusammenhang, weichen nach Beschaffenheit, Intensität und Dauer jedoch vom Durchschnitt der normalen Erlebnisreaktion ab. Zur ungewöhnlichen Intensität gehört auch die Inadäquatheit im Verhältnis zum Anlass, d.h. zum verursachenden Erlebnis.

Ätiologie. Psychoreaktive Störungen beruhen nicht auf einer neurotischen Entwicklung, d.h., das belastende Ereignis besteht nicht in den typischen Versuchungs- und Versagungssituationen wie bei den Neurosen (s.u.). Eine scharfe Trennung zu den neurotischen Reaktionen ist jedoch auch nicht möglich. Es handelt sich um belastende Ereignisse und Situationen, die jeden Menschen betreffen können. Sie führen aber nur im Einzelfall und nicht zwangsläufig zu einer krankhaften seelischen Reaktion.

Persönliche Faktoren. Der belastende Charakter eines Erlebnisses hängt auch von seinem persönlichen Stellenwert ab, aber auch von Belastbarkeit und Widerstandskraft des Individuums und seinen Verarbeitungsmöglichkeiten. Außerdem spielen intrapsychische Konflikte eine gewisse Rolle. Auch für viele reaktive Störungen werden persönliche Voraussetzungen angenommen. Für Erschöpfungsreaktionen wird eine asthenische, für Erregungszustände eine ängstlich-reizbare Ausgangspersönlichkeit angenommen. Hierbei ist wichtig, dass sehr heftige und massive Belastungssituationen auch bei nicht neurotischen Menschen abnorme psychische Reaktionen hervorrufen können.

Klinik

Abnorme Trauerreaktion. Eine durch betrübende Erlebnisse (Schicksalsschläge), unüberwindbare Lebensschwierigkeiten oder nach Verlust eines nahestehenden Menschen verursachte reaktive Depression, die im Verhältnis zu ihrem Anlass übermäßig schwer oder langwierig wird. Nicht selten sind somatische Beschwerden: Kopfschmerzen, Inappetenz, Schlafstörungen, aber auch psychosomatische Reaktionen wie Obstipationen, Durchfälle oder nervöse Atembeschwerden.

Erschöpfungsreaktion. Reaktive Erschöpfungszustände treten besonders bei Menschen auf, die in ihrer psychophysischen Konstitution nicht sehr belastbar (= asthenisch) sind, vor allem wenn Anstrengung und Belastung als sinnlos oder als widersprochen erlebt werden. Erschöpfungsreaktionen können durch rein psychische Symptomatik bis zu vegetativ-funktionellen Beschwerden in Erscheinung treten.

Angstreaktion. Plötzliche und überraschende Erschütterung durch massive Angst kann den Angstschutz, d.h. den Schutz vor extremer Angststimulation, durchbrechen.

Symptome: motorische Erregung, sinnloses Davonlaufen, Kurzschlusshandlungen, Verwirrtheit und desorganisiertes Verhalten. Psychogene Körperstörungen (Zittern, Tic, Sprachverlust, Stottern und Lähmungen) können in vielen Fällen als Fixierungen solcher reflexartiger somatischer Begleitsymptome der Angst aufgefasst werden.

Posttraumatische Belastungsstörung nach ICD-10. Störung, die mit einer Latenz von bis zu 6 Monaten (ICD-Kriterium) nach einem lebensbedrohlichen traumatischen Erlebnis (Krieg, Naturkatastrophen, körperliche und seelische Grausamkeiten wie z.B. bei Häftlingen von Konzentrationslagern während des Dritten Reichs) auftreten kann. Zu den diagnostischen Kriterien zählen: wiederholt sich aufdrängende Erinnerungen, das Erlebnis wird in Träumen und in der Phantasie immer wieder durchlebt, Konzentrationsstörungen, vegetative Erregbarkeit mit Ein- und Durchschlafstörungen, verstärkte Reizbarkeit, das Gefühl der emotionalen Stumpfheit bis hin zu Amnesien, Vermeidungsverhalten gegenüber ähnlichen Situationen. Der Verlauf unterscheidet akute, intermittierende und chronische Formen.

Therapie. Die Therapie erfolgt in Form von Kriseninterventionen. Dabei bringt der Therapeut sich selbst aktiver ein als bei anderen Psychotherapien (☞ Kap. 10): Er muss stützen, von eventuellen Schuldgefühlen entlasten, bei lebenspraktischen Problemen helfen. Er muss auch bei heftigeren affektiven Reaktionen der Patienten als konstante Bezugsperson verfügbar sein. Später kann eine konfliktzentrierte Kurzpsychotherapie angezeigt sein.

Prognose. Während die einfachen Erlebnisreaktionen gewöhnlich spontan abklingen, können einfache und besonders neurotische Entwicklungen lebenslang andauern und dabei Lebens- und Leistungsfähigkeit stark einengen.

6.2 Theorien zur Entstehung von Neurosen

Definition. Unter **Neurosen** versteht man Störungen der Erlebnis- und Konfliktverarbeitung mit seelischen oder körperlichen Folgeerscheinungen. Über die Pathogenese der Neurosen gibt es zahlreiche, voneinander abweichende Vorstellungen und Theorien, von denen im Folgenden zwei erläutert werden sollen.

6.2.1 Pathogenese in psychodynamischer Sicht

Aus psychoanalytischer Sicht wird dasjenige Verhalten neurotisch genannt, das direkt oder indirekt aus einem unbewussten intrapsychischen Triebimpuls-Abwehr-Konflikt entsteht. Das Konfliktergebnis stellt nicht die optimal mögliche Lösung dar, sondern eine so genannte intraindividuelle Kompromisslösung. Als Ergebnis entstehen bestimmte Symptombilder und Verhaltensstörungen, die zu einer Einschränkung der persönlichen und zwischenmenschlichen Entfaltung und Selbstverwirklichung führen können.

Neurotische Symptombildung

Jedes neurotisches Verhalten ist daher zunächst ein Symptom. Dabei ist dieses neurotische Symptom als Ausdruck einer Anpassungsstörung an die Realität zu verstehen. Es wird dem Patienten als Störung seiner Auseinandersetzung mit der Realität bewusst. Im Gegensatz dazu sind die psychotischen Symptome Ausdruck einer Störung des Erlebens der Realität. Psychodynamisch müssen hinter den einzelnen neurotischen Symptomen jeweils sehr unterschiedliche Bedingungen und Kräfte angenommen werden.

Unbewusste Konflikte

Nach psychoanalytischer Lehre (**Freud,** 1895) lassen sich Erlebens- und Verhaltensweisen auf Vorläufer, d.h. auf frühe seelische Vorgänge und Erlebnisse, frühere Konflikte und Beziehungen zur Umwelt, zurückverfolgen. Daneben wird alles Verhalten und Erleben von bestimmten inneren Antrieben gesteuert. Ein Großteil dieser motivierenden Antriebe und Gegentriebe, ihre Konflikte sowie die damit verbundenen Wunschvorstellungen, Phantasien und Affekte sind uns jedoch nicht bewusst. Neurotische Symptome sind demnach Ausdruck eines längerfristigen, unbewussten Konfliktes, der durch aktuelle Situationen reaktiviert wurde.

Charakterentwicklung während der Entwicklungsphasen nach Freud

Als die wesentlichen verhaltensbestimmenden Faktoren gelten in der Psychoanalyse die sexuellen Antriebe und deren ungestörte Entwicklung in der Kindheit. Nach Freud werden verschiedene Phasen der infantilen psychosexuellen Entwicklung unterschieden. Danach entscheiden die oralen Reiz- und Lustmöglichkeiten, die durch den Mund in der oralen Phase (1. Lebensjahr) vermittelt werden, über Erfahrung des Urvertrauens bzw. Urmisstrauens. Die anale Phase (2./3. Lebensjahr) steht für den Wunsch nach Zurückhalten/Hergeben (Besitzwünsche, Selbstbehauptungs- und Durchsetzungswünsche). In der phallischen Phase (4./5. Lebensjahr) erfährt das Kind Lustgewinn über die Genitalorgane. In diese Phase fällt auch der Ödipuskomplex, der ein bestimmtes Beziehungsmuster zwischen Eltern und Kind beschreibt. Über die anschließende Latenzphase (6./7. Lebensjahr bis Pubertät) erreicht das Kind die so genannte genitale Phase als Zeit reifer Genitalität und Bindungsfähigkeit.

Ereignisse in diesen Phasen beeinflussen nach psychoanalytischer Lehre entscheidend die Charakterentwicklung. Außerdem sollen Konflikte, entsprechend der Phase, in der sie auftreten, ausschlaggebend für die Form und Thematik späterer psychischer Krankheiten sein.

In der **oralen Phase** liegen narzisstische bzw. Abhängigkeitskonflikte sowie Depressionen und schizophrene Psychosen begründet.

Aus der **analen Phase** resultieren Aggressions- bzw. Autonomiekonflikte und Zwangsneurosen. Die **phallische/ödipale Phase** führt zu ödipalen Konflikten; Hysterie.

Abwehrmechanismen

Es, Ich und **Über-Ich** sind wesentliche hypothetische Begriffe der psychoanalytischen Persönlichkeitstheorie. Nach Freud existiert ein Urkonflikt zwischen dem Ich und dem Es, aber auch zwischen dem Über-Ich und dem Ich als einzelne Instanzen der Persönlichkeit.

Unter dem Es ist dabei eine Vielzahl von Trieben (Sexual-, Aggressions-, Macht- und Selbsterhaltungstrieb, Strebungen nach Genuss und Besitz) zu verstehen. Das Ich hat die Funktionen der Kontrolle des Libido genannten Energiepotentials der Triebe, der Integration des Erlebens und Abgrenzung gegen die Außenwelt.

Das Über-Ich umfasst als höchste Instanz der Persönlichkeit die ethischen und sozialen Normen. Als **Abwehrmechanismen** werden in der Psychoanalyse Funktionen des Ich bezeichnet, mit denen unangenehme Inhalte (Triebimpulse, Vorstellungen, Erinnerungen, Ängste usw.) aus der bewussten Wahrnehmung ausgeschlossen werden, nachdem eine Konfliktverarbeitung misslingt und Konfliktspannung nicht toleriert werden kann. Mittels dieser auf Entlastung zielenden Mechanismen kommt es zu einer Konfliktverdrängung und nachfolgender sekundärer neurotischer Symptombildung. Einige der Abwehrmechanismen sind:

- **Verdrängung:** Wegschieben unerwünschter Triebimpulse und der damit verbundenen Vorstellungen aus dem aktuellen Bewusstseinsfeld; häufig bei der hysterischen Neurose
- **Verschiebung:** Ein Triebimpuls (z.B. aufgestaute, meist feindselige Gefühle) wird auf ein Ersatzobjekt verschoben, das leichter und gefahrloser zu erreichen ist; häufig bei Neurosen. Sonderform: Wendung gegen das Selbst
- **Reaktionsbildung:** Umkehr von nicht akzeptablen Triebwünschen, Verhaltensweisen, Motiven etc. in gegenteilige, entgegengesetzte Einstellungen und Verhaltensweisen; häufig bei der Zwangsneurose
- **Verleugnung:** Ein Teil der Angst machenden Außenrealität wird von der Wahrnehmung ausgeschlossen.
- **Projektion:** Eigene, vom Ich nicht akzeptable Eigenschaften, Gefühle oder Triebregungen werden nach außen verlagert und anderen Personen oder Objekten zugeschrieben.
- **Regression:** Wiederaufnahme von bereits überwundenen, entwicklungsmäßig früheren, infantilen Verhaltensweisen. Vorbedingung ist jedoch eine Libidofixierung auf diese Phase, sodass die Libido auf diese Phase zurückverlagert werden kann. Häufig dient Regression als Entlastung in einer aktuellen Konfliktsituation.
- **Identifikation:** Identifizierung mit einigen oder allen Eigenschaften einer anderen Person. Beispiel: ein Patient, dessen Mutter an einem Gallengangskrebs verstarb, über Appetitverlust, Bauchschmerzen und Gewichtsabnahme klagt.
- **Sublimierung:** Umwandlung sexueller Triebenergie in sozial oder ethisch höher gestufte Aktivitäten
- **Ungeschehenmachen:** Beseitigung von Schuldgefühlen durch ständig wiederholte Handlungen oder Unterlassungen
- **Rationalisierung:** Ein Verhalten oder Erleben wird nachträglich anders interpretiert und erhält so eine Scheinbegründung.
- **Intellektualisierung:** Emotionale Inhalte werden in formalistischer, also affektiv abgespaltener Art behandelt.

Pathogenität von Abwehrmechanismen

Abwehrmechanismen sind nicht grundsätzlich pathologische Vorgänge, sondern finden sich ubiquitär. Sie gewinnen ihre Pathogenität erst durch ihre Intensität, Dauer, unzureichende Differenzierung, Rigidität, Realitätsverzerrung und Unangemessenheit.

Primärer Krankheitsgewinn. Wenn die Verdrängung unerträglicher Wunschvorstellungen, Affekte oder Impulse auf Dauer misslingt, kommt es

Klinischer Fall

Ein Patient berichtet, dass er unruhig und gespannt wurde, als seine Frau nach ihrem Volkshochschulabendkursus erst mit $^1/_2$ Stunde Verspätung nach Hause kam. Er habe sie genau befragt, was sie getan habe und mit wem sie zusammen war. Nach dem Grund befragt, antwortet er: „Eigentlich kam mein Ärger wieder hoch, weil mein Seniorpartner am selben Morgen eine Stunde zu spät zur Besprechung kam."
Abwehrmechanismus: Verschiebung.

Auf Grund tiefenpsychologisch orientierter Interviews haben sich Hinweise ergeben, dass eine Mutter ihr Kind unbewusst ablehnt. In ihrem offenen Verhalten dem Kind gegenüber ist sie aber überprotektiv und sehr verwöhnend.
Abwehrmechanismus: Reaktionsbildung.

Ein an einem metastasierenden Karzinom erkrankter Patient muss sich wiederholt bestrahlen lassen. Er ist trotz sichtbarer Verschlechterung des Allgemeinbefindens unbekümmert und optimistisch. Gesprächen über die Erkrankung weicht er aus.
Abwehrmechanismus: Verleugnung.

Ein Patient kommt verspätet zur Psychotherapiesitzung. Bei Beginn des Gesprächs äußert er die Befürchtung, der Therapeut habe wohl heute wenig Lust, ihn zu sehen.
Abwehrmechanismus: Projektion.

zur Ausbildung eines neurotischen Symptoms. Die Konfliktspannung hat dann ein Ausmaß angenommen, dass das Symptom als ein Ausweg erscheint. Die dadurch erreichte Entlastung stellt im psychoanalytischen Sinn den primären Krankheitsgewinn für den Patienten dar.

Sekundärer Krankheitsgewinn. Der Begriff des sekundären Krankheitsgewinns beschreibt dagegen objektive Vorteile, welche ein neurotisches Symptom dem Kranken bringt (z.B. Rente). Diese können dazu führen, dass die Symptomatik aufrechterhalten wird.

Auslösende Situationen von Neurosen

Den Neurosen liegen aus psychodynamischer Sicht Fehlentwicklungen der Persönlichkeit zugrunde, die bis in die frühe Kindheit zurückreichen, dem Patienten selbst aber verborgen sind. Die psychoanalytische Neurosentheorie geht von einer misslungenen Verarbeitung unbewusster Konflikte aus. Diese sind von ihrer Genese her infantile Konflikte (frühkindliche Entwicklungsstörungen), die durch aktuelle, strukturell ähnliche Konfliktsituationen (Versuchungs-/Versagungssituationen = Triebbefriedigungswunsch und seine Abwehr gleichzeitig mobilisiert) reaktiviert werden.

Beispiele für solche Auslösesituationen als Kombination von inneren und äußeren Belastungen/Entlastungen → Wegfall zielgerichteter Anspannung sind: entwicklungsbedingte Lebensereignisse (z.B. Examensabschluss), Enttäuschungs- und Verlusterlebnisse (Tod des Partners, Trennung), Veränderung zum Besseren hin (z.B. Beförderung im Beruf), schwere Lebensbelastungen (z.B. Verlust der beruflichen Existenz).

6.2.2 Pathogenese von Neurosen in lerntheoretischer und kognitionspsychologischer Sicht

Definition. Aus lerntheoretischer Sicht sind Neurosen erlernte Fehlverhalten. Bei einfacheren Lernprozessen, insbesondere Angstsyndromen (Phobien), sind Prinzipien der klassischen Konditionierung anwendbar. Angstanlässe werden zunächst gelernt; anschließend treten neue Auslöserreize an die Stelle der ursprünglichen und führen jetzt allein zur Angst. Viele Zwangssymptome haben daneben offenbar eine angstreduzierende Wirkung, sodass hieraus ein verstärkender Faktor entsteht.

Operante Lernbedingungen bei Neurosen

Für operante Lernbedingungen neurotischen Verhaltens sind Angst und Unlust wesentliche Faktoren: Vermeidung von Angst oder Unlust bedeutet eine Belohnung und damit negative Verstärkung. Alle Verhaltensweisen, die Angst und Unlust vermeiden helfen (hierzu gehören sehr viele neurotische Verhaltensweisen), haben durch die Angstvermeidung also ein selbstverstärkendes Moment.

Neurosen in der Kognitionspsychologie

Einen weiteren Ansatz zur Erklärung neurotischen Verhaltens bildet die Kognitionspsychologie: Durch Fehleinschätzung der Situation und der

Zielerwartung, durch falsche kognitive und emotionale Bewertung von Verhaltensweisen und deren Folgen gerät der Patient in ein von ihm selbst entworfenes kognitives Schema. Diese unrealistische Sichtweise des Neurotikers mit fälschlichen Erwartungen negativer Handlungsfolgen oder falschen kausalen Zuordnungen (Attribuierungen) erfährt beim Neurotiker immer erneute Verstärkung, dass er ungünstige Handlungsausgänge durch sein eigenes Verhalten herbeiführt und sich immer wieder bestätigt findet (z.B. bei neurotischer Depression, s.u.).

6.3 Spezielle Krankheitsbilder

6.3.1 Neuroseformen

Die Prävalenz neurotischer Verhaltensstörungen wird mit 10% angegeben, bei Einbeziehung leichterer Fälle bei etwa 25%. In allgemeinärztlicher Praxis machen Neurosen einen beachtlichen Anteil aus. In der nervenärztlichen Praxis bilden die Neurosen etwa 50% der Krankheiten.

Symptomneurose und Charakterneurose

Die einzelnen Neuroseformen werden nach der jeweils vorherrschenden Symptomatik unterteilt, wobei wegen vieler Überschneidungen keine scharfe Trennung zwischen diesen Formen möglich ist. Daneben muss man zwischen Symptomneurose und Charakterneurose unterscheiden: Bei der **Symptomneurose** sieht der Patient das Symptom zwar von ihm selbst ausgehend, er empfindet dieses jedoch als seltsam oder unsinnig, als Ich-dyston. Der entstehende „Leidensdruck" ist für ihn quälend.

Bei der **Charakterneurose** hingegen wird das Verhalten als Ich-synton, als ganz der eigenen Persönlichkeit gehörig erlebt. So ist der zwangsstrukturierte Pedant durch seine Zwanghaftigkeit nicht gequält, er will ja selbst peinlich genau sein und fühlt sich in seiner Haut wohl. Die neurotische Charakterstörung bildet sich oft schon in der Kindheit aus, zu neurotischen Symptombildern kommt es dagegen meist erst später.

Angstneurosen

Definition. Psychodynamisch gesehen handelt es sich bei Angstneurosen um Trennungsängste bei stark von „Schutzfiguren" abhängigen Menschen, wobei aus der Lebensgeschichte Züge von Trennungsempfindlichkeit zu erfahren sind. Angstneurosen können über Jahre und Jahrzehnte in einer zirkumskripten monothematischen Form persistieren.

Klinik. Symptomatisch beobachtet man häufig motorische Unruhe, Zittern, Herzklopfen, kalten Schweiß, Harndrang, Durchfall, zum Teil auch Übergänge zur Herzneurose.

Merke

Depressionen gehen ebenfalls fast immer mit Ängsten einher. Eine Angststörung sollte nur dann zusätzlich zur Depression diagnostiziert werden, wenn die Angstsymptomatik auch längere Zeit unabhängig von der affektiven Symptomatik besteht.

Differentialdiagnose. Von der frei flottierenden, gegenstandslosen (unmotivierten) Angst wird die **Phobie** unterschieden, bei der das Angstgefühl an bestimmte Situationen, Gegenstände, Räume, Tiere oder Menschen gebunden ist (☞ Kap. 6.3.2).

Differentialdiagnostisch müssen auch Psychosen ausgeschlossen werden: Eine heftige und lang anhaltende Angst, die sich nicht aus Erlebnissen verständlich ableiten lässt, ist meist Symptom einer Psychose. Des Weiteren somatische Syndrome, die mit einer hyperreaktiven Symptomatik einhergehen.

Klinischer Fall

Eine 29-jährige Patientin leidet seit $^1/_2$ Jahr an Anfällen mit Herzrasen, Schwitzen, Zittern, Schwindelgefühlen, Taubheitsgefühlen in den Fingerspitzen und Atembeklemmungen. Zwischen den Anfällen sei ihre Stimmung normal.
Jetzt hatte sie – während des Besuches der Schwiegereltern – wieder einen Anfall, der diesmal besonders heftig gewesen sei. Ihr Ehemann bringt sie daraufhin in die Notambulanz des Städtischen Krankenhauses. Bei der Ankunft dort hat sich ihr Zustand gebessert. Arterieller Blutdruck: 185/95 mmHg, Puls: 156/min.
Differentialdiagnostisch relevante Diagnosen: Panikstörung, Hyperthyreose, Herzangstneurose, hypoglykämische Zustände.

Therapie. Unterstützende medikamentöse Therapie mit Tranquilizern, Serotonin-Wiederaufnahmehemmern, trizyklischen Antidepressiva und MAO-Hemmern ist meist erforderlich. Spontanheilungen sind möglich. Ungeachtet der theoretischen Vorstellungen kann auch Verhaltenstherapie durch eine Dekonditionierung die Angst reduzieren bzw. ihr den zentralen Stellenwert im Leben nehmen.

Neurotische Depression

Klinik. Sie ist vor allem durch traurige Verstimmung, Antriebsminderung und gestörte emotionale Resonanzfähigkeit gekennzeichnet. Es können aber auch körperliche Beschwerden (vegetative Symptome und funktionelle Organstörungen) mehr oder minder das Krankheitsbild bestimmen, sodass die Abgrenzung zu endogenen Depressionen oft schwierig ist. Hinweise auf orale Charakterzüge („orale Fixierung") sind immer zu finden. Der Konflikt des neurotisch Depressiven besteht im Gegensatz zwischen einem starken Anhänglichkeitsbedürfnis und einer uneingestandenen Aggressionshaltung. Auslösend wirken Situationen, die einen Geborgenheitsverlust bedeuten. Da die Patienten versuchen, entsprechend ihren oralen Wünschen den Arzt an sich zu binden, können sie auf eine zu rasche Trennung mit schwerer Verlustangst reagieren (Suizidgefahr).

Differentialdiagnose. Differentialdiagnostisch gegenüber endogenen Depressionen beobachtet man ein Alternieren zwischen mehr trauriger und mehr dysphorischer Stimmungslage, stärkere Abhängigkeit von Umwelteinflüssen und bis in die Kindheit zurückreichende neurotische Brückensymptome. Für endogene Depressionen sprechen vor allem wahnhafte Vorstellungen und das Auftreten von manischen Phasen.

Klinischer Fall

Ein 57-jähriger Patient entwickelt nach dem Tode seiner Ehefrau, die an einem Dickdarmkarzinom starb, eine hochgradige Obstipation mit schwerem Meteorismus und starken Unterbauchkrämpfen, sodass er das Haus nicht mehr verlassen kann. Eine organische Erkrankung konnte ausgeschlossen werden.
Wahrscheinliche Diagnose: Somatisierung einer reaktiven Depression.

Zwangsneurosen

Definition. Auftreten von Zwangsideen, Zwangsimpulsen und Zwangshandlungen, die von den Betroffenen selbst als persönlichkeitsfremd und unsinnig empfunden werden. Versuche, die Zwangserscheinungen zu unterdrücken, lösen jedoch Angst oder andere negative Affekte aus.

Epidemiologie. Zwangsstörungen sind relativ häufig: ihre Lebenszeitprävalenz liegt in der Bundesrepublik bei etwa 2%. Das Geschlechterverhältnis ist fast ausgeglichen (55% Frauen, 45% Männer). Die Störung beginnt in der Regel in der Adoleszenz oder im jungen Erwachsenenalter. Nur 5% der Erkrankungen manifestieren sich nach dem 40% Lebensjahr. Erkrankungsbeginn ist häufig schleichend, Verlauf ist überwiegend chronisch und Spontanremissionen sind äußerst selten.

Ätiologie. **Psychoanalytisch** gesehen ist bei der Zwangsneurose eine Fixierung auf die anale Phase anzunehmen, die sich vor allem in der charakterlichen Ambivalenz, dem magischen Denken sowie der Tatsache begründet, dass viele Zwänge eine Verminderung von Beschmutzung und/oder Unordnung implizieren. Aus **psychodynamischer** Sicht handelt es sich um einen Abhängigkeits-Autonomie-Konflikt (Über-Ich-Strenge und Hypermoralität).

Klinik. Zwangssymptome sind, wie alle psychoneurotischen Symptome, Kompromissbildungen zwischen abzuwehrenden Impulsen und Abwehrtendenzen, wobei einmal der Impulsaspekt (z.B. Zwangsvorstellungen aggressiven Verhaltens), ein anderes Mal mehr die Abwehrkomponente im Vordergrund stehen (z.B. Waschzwang). Dabei stehen die Abwehrmechanismen der Affektisolierung, des Ungeschehenmachens und der Reaktionsbildung im Vordergrund.

Folgende **Häufigkeit von Symptomformen** wird in der Praxis beobachtet:
- Kontrollzwänge: 42%
- Wasch- und Kontrollzwänge: 25%
- Waschzwänge: 21%
- Zwangsgedanken: 12%

Klinischer Fall

Der 19-jährige Herr T. leidet seit ca. 6 Jahren an exzessivem Händewaschen, seinerzeit anscheinend ausgelöst durch eine Bandwurmerkrankung der Großmutter. Die Symptomatik (Händewaschen) wird ausgelöst durch Beschmutzungsbefürchtungen, die zum Teil phobischen Charakter tragen. Im Vordergrund steht dabei die Befürchtung, andere könnten mit schmutzigen und giftigen Substanzen nicht so umgehen, dass eine Kontamination ausgeschlossen ist. Zur Erhaltung der „Sauberkeit" in der Wohnung dienen täglich durchgeführte Rituale, in die auf Drängen des Patienten zum Teil auch seine Eltern eingespannt sind.
Wahrscheinliche Diagnose: Zwangsstörung.

Differentialdiagnose. Einzelne Zwangserscheinungen für sich allein rechtfertigen nicht die Diagnose Zwangsneurose, da Zwänge in harmlosen Formen bei vielen Gesunden, ferner oft bei psychotischen depressiven Phasen und Schizophrenien vorkommen.

Therapie. Therapeutisch werden neben analytischen Verfahren vor allem verhaltenstherapeutische Methoden eingesetzt. Als Methode der Wahl wird heute die **multimodale Verhaltenstherapie** betrachtet. Neben den für eine Verhaltenstherapie obligaten Elementen des Beziehungsaufbaus und der Diagnostik bilden die Reizkonfrontation im Rahmen einer Expositionsbehandlung und bestimmte kognitive Techniken den zentralen Bestandteil der Behandlung.

Zur medikamentösen Behandlung werden in erster Linie **serotonerg wirksame trizyklische Antidepressiva** wie Clomipramin (z.B. Anafranil®) eingesetzt. Hiermit wird bei ca. 60–80% der Patienten ein Rückgang der Symptomatik erreicht, der allerdings bei Absetzen zurückkehren kann.

Klinischer Fall

Ein Patient fühlt sich immer wieder unwiderstehlich gedrängt, Gott zu lästern. Um sich davon abzulenken, sucht er nach abzählbaren Gegenständen (Auto- oder Hausnummern, Stäbe in einem Haustürgitter). Sind diese geradzahlig, hat ihm Gott verziehen. Falls nicht, muss er 3 gerade Zahlen hintereinander finden.
Wahrscheinliche Diagnose: Zwangsneurose.

6.3.2 Phobien

Definition. Phobien sind unbegründete oder übertriebene, nicht objektiv gerechtfertigte Ängste vor einer Situation oder einem Objekt, z.B. Platzangst (Agoraphobie), Angst, sich in engen oder geschlossenen Räumen aufzuhalten (Klaustrophobie), Angst vor einzelnen Tieren (Tierphobie), Angst zu erröten (Erythrophobie). Dabei treten einzelne Phobien auch bei Psychosen oder anderen psychischen Erkrankungen auf. Daher sollte man von einer phobischen Neurose nur bei Überwiegen der phobischen Symptomatik sprechen. Nach der psychoanalytischen Theorie sind Phobien das Ergebnis einer Verdrängung und einer Verschiebung, wobei die Angst, die einer inneren unbewussten Gefahr gilt, auf eine scheinbar belanglose Situation oder einen Gegenstand verschoben wird, die dann systematisch vermieden werden können. Freud beschreibt den kleinen Hans: Der kleine Junge verschob seine ödipale Angst vor dem rivalisierenden Vater und die Furcht vor seiner eigenen Gegenaggression auf Pferde. Hans entwickelte eine Pferdephobie mit der Befürchtung, gebissen zu werden.

Therapie. Phobie und Panikstörungen sprechen sehr gut auf eine kognitiv-behaviorale Therapie an, die ein Expositionsverfahren, kognitive Techniken und Entspannungsverfahren beinhaltet. Eng umschriebene Phobien ohne schwere charakterneurotische Störung lassen sich durch Verhaltenstherapie gut behandeln (so genannte Desensi-

Klinischer Fall

Eine 23-jährige Büroangestellte berichtet, dass sie seit etwa 6 Monaten anfallsartig an „Schwindelzuständen" leidet, die jeweils mit Herzrasen, Schwitzen, Atembeschwerden, Zittern, dem Gefühl, die Umwelt sei unwirklich, und der Angst, womöglich zu sterben, einhergehen. Diese Symptomatik sei zumeist bei Menschenansammlungen aufgetreten, z.B. mittags beim Anstehen in der Kantine. Sie gehe deshalb nur noch in Begleitung ihrer Kollegin in die Kantine. Eine umfangreiche neurologische, internistische und HNO-ärztliche Untersuchung erbrachte keinen pathologischen Befund.
Wahrscheinliche Diagnose: Agoraphobie mit Panikstörung.

bilisierung). Durch die Dekonditionierung wird die Angst reduziert bzw. ihr der zentrale Stellenwert im Leben genommen. Es kommen aber auch länger andauernde psychoanalytische Behandlungen in Frage.

Meist werden zunächst Serotonin-Wiederaufnahmehemmer (z.B. Fluoxetin = Fluctin®, Prozac®) angewandt. Bei Nichtansprechen kommen alternativ Benzodiazepine, trizyklische Antidepressiva oder MAO-Hemmer zum Einsatz. Generell sind die Erfolgsaussichten für eine medikamentöse Behandlung schlechter als bei Depressionen oder Schizophrenien, die Gefahr des Wiederauftretens von Symptomen nach Absetzen der Behandlung ist hoch. Daher sollte für diese Störungsbilder in fast allen Fällen die verhaltenstherapeutische Behandlung den Medikamenten vorgezogen werden.

Merke

Eine Pharmakotherapie ist bei spezifischen Phobien nicht sinnvoll.

6.3.3 Konversionsneurosen und dissoziative Störungen

Konversionsneurosen

Definition. Aus psychodynamischer Sicht versucht ein Patient mit Konversionsneurosen, durch eine neurotische Scheinlösung seine intrapsychischen Konflikte unbewusst als etwas anderes darzustellen, als es der tatsächlichen Realität entspricht. So kann z.B. im Rahmen dieser psychischen Krankheit praktisch jede Form einer organischen Krankheit imitiert werden.

Klinik und Diagnostik. Aufgrund einer abnormen Angstverarbeitung sind die Patienten emotional übermäßig stark ansprechbar: schon bei kleinen Anlässen kommt es zu Konversionssymptomen (z.B. Lähmungen, Dämmerzustände, Anästhesien, Blindheit, Taubheit, Erbrechen) und/oder Dissoziationserscheinungen (z.B. Amnesien, gespaltenes Bewusstsein). Für die Diagnose ist es daher wichtig, dass möglicherweise zugrunde liegende körperliche Erkrankungen sicher ausgeschlossen werden. Schwierig kann auch die Abgrenzung gegenüber Simulationen (vorgetäuschten Störungen) sein.

Dissoziative Störungen (ICD-10)

Dissoziative Amnesie

Definition. Es besteht eine teilweise oder vollständige Amnesie für aktuelle traumatisierende oder belastende Ereignisse. Intoxikationen, extreme Erschöpfung oder hirnorganische Störungen müssen ausgeschlossen sein.

Dissoziative Fugue

Definition. Hierbei liegt eine zielgerichtete Ortsveränderung (von zu Hause oder vom Arbeitsplatz aus) vor, wobei die Person sich geordnet verhält. Teilweise wird eine neue Identität angenommen, meist für wenige Tage, gegebenenfalls auch für lange Zeiträume. Für die Zeitspanne der Fugue besteht Amnesie.

Ganser-Syndrom

Definition. Komplexes Syndrom, neben anderen dissoziativen Symptomen kommen Vorbeireden, Vorbeihandeln und Nicht-wissen-Wollen vor.

Multiple Persönlichkeiten

Definition. Seltene Störung mit dem grundlegenden Merkmal des Vorhandenseins von zwei oder mehreren Persönlichkeiten in einem Individuum. Dabei ist zu einem Zeitpunkt immer nur eine vollständige Persönlichkeit nachzuweisen (es besteht kein Zusammenhang mit einer schizophrenen Psychose!).

6.3.4 Hysterische Neurosen und Somatisierungsstörung

Charakterneurose/Symptomneurose

Definition und Klinik. Man unterscheidet zwischen hysterischer Charakterneurose und hysterischer Symptomneurose. Die hysterische Charakterstruktur ist dabei durch eine erhöhte Tendenz zur Dramatisierung, Suggestibilität, Ich-Bezogenheit und intensive Phantasietätigkeit gekennzeichnet. Außerdem ist die hysterische Charakterneurose durch körperliche Konversionssymptome gekennzeichnet. Hierbei handelt es sich um psychogene Körperstörungen bei völlig intaktem Organ und intakter Innervierung; es fehlen die von den psychosomatischen Krankheiten bekannten Organläsionen.

Therapie. Schwerpunkt der Therapie liegt auf psychotherapeutischen Verfahren, Psychopharmaka kommen nur in Ausnahmefällen zum Einsatz. Die psychoanalytische Therapie der Konversionssymptome wird dadurch erschwert, dass die Konflikte in der Übertragungssituation immer neu ausgelebt, aber nicht verbalisiert und bearbeitet werden. Außerdem ist der unerfahrene Arzt von hysterischen Patienten oft zunächst fasziniert. Dadurch kann er sehr schnell in das starke Agieren des Patienten mit einbezogen werden. Bei somatischen Konversionssymptomen kommen Verhaltenstherapie, aber auch suggestive Verfahren (z. B. Hypnose) in Frage.

Merke

Dem Patienten nie das Gefühl geben, dass die dargebotene organische Symptomatik als eingebildet betrachtet wird.

Somatisierungsstörung (ICD-10)

Epidemiologie. Frauen sind häufiger betroffen als Männer, der Beginn liegt meist im frühen Erwachsenenalter.

Klinik und Diagnostik. Charakteristisch sind **wiederholt auftretende multiple körperliche Beschwerden,** die **häufig wechseln.** Als diagnostisches Kriterium wird eine Beschwerdedauer von mindestens 2 Jahren gefordert. Die Patienten berichten von wiederholten Arztbesuchen und Zusatzuntersuchungen („doctor-shopping“). Charakteristisch ist die Weigerung der Patienten, eine fehlende körperliche Ursache zu akzeptieren. Es kommt im Verlauf häufig zu Beeinträchtigungen im familiären und sozialen Bereich der Betroffenen (z. B. lange Arbeitsunfähigkeitszeiten).

Differentialdiagnose. Es muss eine hypochondrische Störung (s. u.) ausgeschlossen werden, hier bestehen Befürchtungen hinsichtlich eines fortschreitenden und ernsthaften Krankheitsprozesses.

6.3.5 Hypochondrische Störungen

Hypochondrie

Definition. Als Hypochondrie werden sachlich nicht begründbare ängstlich-misstrauische Aufmerksamkeitszuwendungen (Sorgen) auf körperliche und/oder seelische Zustände bezeichnet, die in Extremfällen bis zu wahnähnlichen Situationen führen können. Vorkommen in jedem Lebensalter oft bei neurotischen Depressionen und anderen Psychoneurosen und sogar vorübergehend bei Nichtkranken. Psychoanalytisch gesehen, werden hypochondrische Reaktionen als Verschiebung von Aufmerksamkeit und Interesse auf eine isolierte Störung des eigenen Befindens interpretiert, wodurch der Patient unbewusst seine diffusen Ängste abwehrt, äußere interpersonelle Belastungen nach innen verschiebt und das eigene Selbstwertgefühl rettet.

Therapie. In der Arzt-Patient-Beziehung kann das starke Drängen des Hypochonders auf immer neue diagnostische Interventionen belastend werden. Nicht-ernst-Nehmen kann allerdings dazu führen, eine tatsächliche Krankheit zu übersehen. In der Therapie am ehesten sinnvoll sind analytisch oder nicht-direktiv orientierte Gespräche, die sich auf die interpersonalen Probleme des Kranken konzentrieren und ihn die tiefer liegende Bedeutung seiner Ängste erkennen lassen.

Dysmorphophobie (ICD-10)

Definition. Anhaltende Überzeugung, dass ein Körperteil entstellt oder fehlgestaltet sei.

Epidemiologie. Häufiger bei Frauen.

Klinik. Angst davor, dadurch unter Menschen unangenehm aufzufallen, sozialer Rückzug, hoher Leidensdruck. Häufig finden sich dabei depressive Syndrome (Komorbidität).

6.3.6 Psychosomatische Störungen

Anorexia nervosa: ☞ Kap. 7

Definition und Klinik. Psychosomatische Störungen weisen im Gegensatz zu Konversionssymptomen keinen Sinneszusammenhang zum verdrängten Konflikt auf. Bei der Entstehung der Krankheit spielen hier vorgegebene körperliche Faktoren eine wesentliche pathogenetische Rolle, weswegen sie auch als somatopsychische Krankheiten (G. Engel) bezeichnet werden: z. B. Ulcus pepticum, Asthma bronchiale, Colitis ulcerosa. Hier findet bei somatischer Grundkrankheit eine neurotische Verarbeitung der Krankheitssituation statt (angstneurotische oder depressive Symptomatik), wobei die Krankheitsbewältigung dadurch erschwert werden kann, dass eine Dekompensation von bisher stabilisierten neurotischen Strukturen stattfindet.

Differentialdiagnose. Bei gleichzeitigem Vorkommen eines körperlichen und eines psychischen Befundes darf der Körperbefund nicht ohne weiteres als psychogen aufgefasst werden. Andererseits können psychische Veränderungen Symptome oder Folgen einer somatischen Krankheit sein, z.B. bei symptomatischen Psychosen und Wesensveränderungen bei der Demenz.

6.4 Persönlichkeitsstörungen

Definition. Abnorme Persönlichkeiten werden als ausgeprägte Extremvarianten menschlicher Wesensart aufgefasst, bei denen die Abweichung vom Durchschnitt weniger im Merkmal an sich als in dessen Ausprägung und Dominanz liegt. Wesentlich dabei ist, dass es überdauernde, situationsübergreifende stabile Persönlichkeitseigenschaften sind, die sich an regelmäßig wiederkehrenden Verhaltensweisen ablesen lassen. Es besteht oft eine geringere Angst bzw. ein geringerer Leidensdruck als bei neurotischen Störungen, wodurch einerseits die Behandlungsbereitschaft geringer ist und sich andererseits nur zeitweise in für die jeweilige Charakterstruktur kritischen Lebenssituationen behandlungsbedürftige Krisen entwickeln.

6.4.1 Entstehungsbedingungen

Psychodynamische Faktoren. Aus psychodynamischer Sicht sind Reifungs- und Entwicklungsstörungen im Bereich der Persönlichkeitsstruktur mit der Folge reduzierten Funktionsniveaus für die Entstehung abnormer Persönlichkeiten verantwortlich (Schwäche der Ich-Funktionen, Unreife der Abwehr, Instabilität des Selbstbildes, narzisstische Störungen der Selbstwertregulation, Unsicherheit der Selbst-Objekt-Differenzierung).

Organische Faktoren. Neben psychosozialen Bedingungen können auch Folgen einer frühkindlichen Hirnschädigung zu Persönlichkeitsstörungen führen. Andererseits können auch später im Leben erworbene leichtere Hirnschädigungen zu Persönlichkeitsveränderungen führen, die fälschlich als Psychopathie betrachtet werden (Pseudopsychopathie).

6.4.2 Prägnanztypen

Es gibt eine Reihe prägnanter Typen abnormer Persönlichkeiten, die aufgrund besonders dominierender, individuell und sozial relevanter Eigenschaften definiert werden. Hierzu gehören:

- **anankastisch:** pedantisch, perfektionistisch, fest eingefahren, sparsam, solide
- **asthenisch:** Mangel an Spannkraft, Erschöpfbarkeit, körperlich empfundene Schwäche
- **depressiv:** negative Lebenseinstellung, still, pessimistische, skeptische Grundauffassung
- **haltschwach:** willensschwach, leicht verführbar, Hang zur Kriminalität
- **hyperthym:** oberflächlich heiter, lebhaft, gesteigerte Aktivität, manische Züge
- **hysterisch:** geltungs-, erlebnis-, kontaktsüchtig
- **querulatorisch:** fanatisch-rechthaberisch, starrsinnig
- **sensitiv:** selbstunsicher, daher oft in Konflikte geratend, ehrgeizig, ordentlich
- **schizoid:** Konfliktmensch, kühl-schroff, aber auch überempfindlich, kontaktgehemmt

Differentialdiagnose und Therapie. Zwischen den Einzeltypen psychopathischer Persönlichkeitsstörungen gibt es vielfältige Übergänge. Außerdem bereitet die differentialdiagnostische Abgrenzung zu neurotischen Verhaltensstörungen, endogen-psychotischen Wesensveränderungen und Defizienzsyndromen sowie körperlich begründbaren Psychosen oft Probleme. Therapeutisch kann bei jüngeren Patienten psychoanalytische Gruppenbehandlung versucht werden. Bei älteren Patienten bleibt meist nur die Möglichkeit psychagogischer Betreuung sowie entlastender und stützender Gespräche in aktuellen Schwierigkeiten.

Persönlichkeitsstörungen nach ICD-10

Bei **Persönlichkeitsstörungen** weichen Charaktereigenschaften und -ausprägungen an Intensität, Inhalt und Dauer deutlich von der Norm ab. Die Betroffenen leiden darunter teils sehr, teils wirken sie störend auf die Umwelt. Es werden nach ICD-10 folgende Arten von Persönlichkeitsstörungen unterschieden:

Emotional-instabile Persönlichkeitsstörung

Definition. Folgende Persönlichkeitstypen zählen zu einer emotional-instabilen Persönlichkeitsstörung:
- Borderline-Typ
- impulsiver Typ: unerwartetes Handeln, Streitsucht, Wut- und Gewaltausbrüche, unbeständige Stimmung etc.
- histrionische Persönlichkeitsstörung: dramatische Selbstdarstellung, Suggestibilität, oberflächlicher Affekt, Geltungssucht etc.

Diagnostik beim Borderline-Typ. Zur Diagnose einer Persönlichkeitsstörung vom Borderline-Typ müssen zunächst mindestens drei der folgenden **Kriterien** erfüllt sein:
- unerwartetes Handeln ohne Berücksichtigung der Konsequenz
- Tendenz zu Streitereien und Konflikten
- Neigung zu Ausbrüchen von Wut und Gewalt mit Kontrollverlust
- Schwierigkeiten, Handlungen beizubehalten
- unbeständige und unberechenbare Stimmung

Klinik beim Borderline-Typ. Zusätzlich zu den diagnostischen Kriterien müssen noch 2 der folgenden **Symptome** vorliegen:
- Störung und Unsicherheit bezüglich des Selbstbildes
- Neigung, sich auf intensive, aber instabile Beziehungen einzulassen, oft mit der Folge emotionaler Krisen
- übertriebene Versuche, Verlassenwerden zu verhindern
- Drohungen und Handlungen mit Selbstschädigung
- anhaltendes Gefühl von Leere

Paranoide Persönlichkeitsstörung

Definition. Die Betroffenen sind streitsüchtig, misstrauisch, leicht kränkbar und überempfindlich gegenüber Kritik.

Schizoide Persönlichkeitsstörung

Definition. Es besteht eine Kontakthemmung, die Betroffenen sind introvertiert und neigen zur Vereinsamung.

Merke

Bei der schizoiden Persönlichkeit bestehen keine Symptome einer Schizophrenie!

Klinischer Fall

Ein 24-jähriger Student fällt Mitgliedern seiner Arbeitsgruppe dadurch auf, dass er sich nur ungern an sozialen Aktivitäten beteiligt. Er nimmt zwar an Arbeitsgruppentreffen und auch anderen Zusammenkünften teil, es ist jedoch schwer möglich, mit ihm einen vertrauensvolleren Kontakt zu bekommen, zumal er öfter unvermittelt kühl und gelegentlich auch schroff wirkt. Am Aufbau von Freundschaften oder einer sexuellen Beziehung ist er offensichtlich nicht interessiert. Hinsichtlich seiner Arbeiten im Studium, aber auch bei anderen Aufgabenstellungen fällt er durch guten Realitätsbezug, Umsicht und Fleiß auf (wirkt allerdings gleichgültig gegenüber Lob oder Kritik). Dennoch machen sich die Mitglieder der Arbeitsgruppe Sorgen um ihn, nicht zuletzt, weil sie wissen, dass die Eigenheiten des Patienten schon sehr lange bestehen.

Wahrscheinliche Diagnose: schizoide Persönlichkeitsstörung.

Dissoziale Persönlichkeitsstörungen
- **narzisstische** Persönlichkeitsstörung
- **ängstlich-vermeidende** Persönlichkeitsstörung
- **dependente** Persönlichkeitsstörung
- **zwanghafte** Persönlichkeitsstörung

7 Kinder- und Jugendpsychiatrie

7.1 Allgemeine Charakteristik psychischer Störungen

Bei Kindern und Jugendlichen stehen andere seelische Störungen im Vordergrund als bei Erwachsenen. Besonders häufig sind Fälle von Persönlichkeitsstörung und geistiger Behinderung (Oligophrenie, Demenz), ferner Entwicklungsstörungen (retardierte psychosoziale Reifung), angeborene oder früh erworbene Hirnschädigungen sowie Neurosen und Verhaltensstörungen. Die eigentlichen Geisteskrankheiten (Schizophrenie, manisch-depressive Krankheit und Ähnliche) sind ausgesprochen selten.

Anamnese. Bei der Anamneseerhebung sollte im Hinblick auf die oft multifaktorielle Genese vieler Störungen auf folgende Aspekte geachtet werden: genetische Dispositionen (Familie), somatische (insbesondere zerebrale) Erkrankungen, genaueste Geburtsanamnese, individuelle Lerngeschichte und spezifische Konflikt- und Umweltsituationen. Besonders wichtig sind die direkte Exploration und Beobachtung des Kindes. Daneben sollten Fremdbeurteilungen und psychodiagnostische Untersuchungsverfahren in die Diagnostik mit einbezogen werden.

7.2 Intelligenzminderung

Oligophrenie

Definition. Oligophrenie (Schwachsinn) ist als eine angeborene oder unmittelbar nach der Geburt erworbene Störung der intellektuellen Entwicklung definiert. Außer der Intelligenz sind Auffassung und Aufmerksamkeit, Merk- und Erinnerungsfähigkeit, Sprache und Motorik mehr oder weniger stark beeinträchtigt. Häufig treten auch affektive Störungen, körperliche Dysplasien und evtl. auch vegetative Veränderungen auf.

Epidemiologie. Die Häufigkeit der Oligophrenien nimmt mit zunehmendem Schweregrad ab: in der Gesamtbevölkerung sind etwa 0,25% schwere und etwa 0,5 % mäßige Schwachsinnszustände; der Rest von über 2 % sind leichtere Formen. Die Häufigkeit der Oligophrenien insgesamt wird auf etwa 3 % geschätzt.

Ätiologie. **Organische Faktoren:** Bei organischen Ursachen kann man 3 Gruppen unterscheiden:

- Stoffwechselstörungen
- Chromosomenanomalien
- angeborene und früh erworbene Hirnschädigungen

Soziokulturelle Faktoren: Soziokulturelle Faktoren bedingen im Wesentlichen die leichteren Formen, haben jedoch in Wechselwirkung mit organischen und genetischen Faktoren eine große Bedeutung für die Ausprägung und Beeinflussbarkeit der Intelligenzminderung.

Diagnostik. Statt der früheren Unterscheidung von **Debilität, Imbezillität** und **Idiotie** spricht man heute von einer Oligophrenie oder geistigen Unterentwicklung leichten (IQ 50–70), mittleren (IQ 35–50) oder schweren (IQ 20–35) Grades. Von Demenzen sind Oligophrenien durch ihre psychopathologische Symptomatik zu unterscheiden: Der Untersucher kann erkennen, dass die Entwicklung der Intelligenzfunktionen schon von vornherein beeinträchtigt war, da bei den im Erwachsenenalter entstandenen Demenzen meist Fragmente und Residuen des früher erworbenen Wissens als Hinweise auf das zuvor höhere Intelligenzniveau erkennbar sind.

Differentialdiagnose. Differentialdiagnostisch sind leichte Oligophrenien abzugrenzen von Teilleistungsschwächen wie der Legasthenie (Lese-Rechtschreib-Schwäche), vom frühkindlichen Autismus, vom psychischen Hospitalismus und von neurotisch oder sozial bedingten Formen von Pseudodebilität.

Therapie. Die frühzeitige Diagnostik erlaubt in vielen Fällen stoffwechselbedingter Oligophrenie eine direkte Prävention der Intelligenzminderung, z.B. durch Diäten (u.a. bei Phenylketonurie). Im Übrigen ist eine ursächliche Therapie der Oligophrenie nicht möglich. Gleichwohl kann durch förderliche Erziehung, geeignete Schulungsplatzierung und Förderung der Grad der geistigen Behinderung in vielen Fällen günstig beeinflusst werden. Eine medikamentöse Behandlung wird dann erforderlich, wenn aufgrund der geistigen Behinderung weitere psychische Störungen auftreten. Dann orientiert sich die Therapie an den Krankheitssymptomen, z. B. Behandlung der Unruhe durch niederpotente Neuroleptika (Truxal®) oder Carbamazepin (Tegretal®).

Demenz

☞ Kap. 2.2

Definition. Es handelt sich um eine während des Lebens infolge von Hirnerkrankungen erworbene Reduktion der intellektuellen Fähigkeiten (Intelligenz, Auffassung, Gedächtnis usw.).

7.3 Organische Psychosyndrome

☞ Pädiatrie, Kap. 17, und Neurologie, Kap. 3

Die angeborenen und frühkindlich erworbenen Hirnschädigungen sind als Ursachen des frühkindlichen exogenen Psychosyndroms und residualer geistiger und motorischer Behinderungen von Bedeutung.

Klinischer Fall

Ein 9-jähriger Junge wird wegen Schulversagens beim Arzt vorgestellt. Der psychopathologische Befund ist durch hypermotorisches Verhalten, Distanzlosigkeit, Merkfähigkeitsstörungen und Affektlabilität gekennzeichnet. Die Intelligenzuntersuchung ergibt einen Gesamtwert von IQ = 87. In der Anamnese findet sich ein Verkehrsunfall vor 2 Jahren mit 10-tägiger retrograder Amnesie.

Wahrscheinliche Diagnose: chronisches organisches Psychosyndrom.

7.4 Spezifische Entwicklungsstörungen im Kindesalter

Sprechstörungen

Ätiologie. Ätiologisch spielen hirnorganische Faktoren eine Rolle, überwiegend sind jedoch psychogen-neurotische Momente.

Klinik. Es gibt unterschiedliche Formen von Sprechstörungen:

- **Stottern** (Balbuties): Störung des Redeflusses durch tonische und klonische Funktionsstörungen. Es kommt primär zu tonischer Pressung der Atmung (langes Ausatmen vor dem Sprechen, Störung der Inspiration) und klonischen Unterbrechungen mit Wiederholung von Einzellauten. Weiterhin findet man Schluck- und Schmatzgeräusche, Einbau von Flickwörtern (Füllwörtern), Mitbewegungen von Extremitäten und Gesicht und vegetative Symptome.
- **Stammeln:** Störung der Artikulation, bei der einzelne Laute fehlen oder durch andere ersetzt werden (z. B. K durch T); zwischen dem 2. und 4. Lebensjahr physiologisch
- **Poltern:** überstürzter, hastiger Redefluss, zum Teil mit verwaschener Artikulation; auch in Kombination mit Stottern möglich
- **Mutismus:** Sprechverweigerung nach normaler Sprachentwicklung; total (selten) oder elektiv (situations- oder personenbezogen; häufig)

Merke

Die Aufforderung, ruhig zu sprechen, führt beim Poltern zu einer Besserung, beim Stottern aber zu einer Verschlechterung der Symptomatik.

Diagnostik. Die Diagnose einer Sprachentwicklungsstörung wird gestellt, wenn ein Kind mit 2–2,5 Jahren nur sehr wenige Wörter beherrscht bzw. bis zum Ende des 3. Lebensjahres keine Sprachentwicklung begonnen hat.

Therapie. Vorübergehende Sprachstörungen im Kindesalter haben eine gute Prognose und bedürfen keiner Behandlung. Durch unangemessene Reaktion der Eltern (Ermahnungen, Bloßstellung, Ungeduld beim Zuhören) ist allerdings eine sekundäre Neurotisierung möglich. **Therapeutisch** kommen Übungsbehandlungen und Verhaltenstherapie in Betracht.

Legasthenie

Definition. Die Lese- und Schreibstörung ist eine Teilleistungsschwäche bei normaler Intelligenz.

Epidemiologie und Ätiologie. Legasthenie kommt bei Knaben häufiger vor als bei Mädchen

(3:1). Eine organische Ursache (minimale zerebrale Dysfunktion) wird diskutiert.

Klinik. Die akustische und visuelle Analyse des Wortes bzw. des Textes ist gestört: Die Kinder sind nicht in der Lage, einzelne Buchstaben zu erfassen oder ein Wort in Buchstaben zu zerlegen. Es kommt zu Verwechslungen zwischen klanglich gleich lautenden oder optisch ähnlichen Buchstaben.

Psychosoziale Auswirkungen. Die Störung führt zu Schwierigkeiten in der Schule und bringt den Jugendlichen leicht in eine Außenseiterposition mit Insuffizienzgefühlen. Das dissozial-deviante Verhalten kann als Kompensation der erlebten Schwäche verstanden werden. Es besteht das Risiko sekundär-psychischer Störungen.

Dyskalkulie (Rechenschwäche)

Die Rechenschwäche zählt ebenfalls zu den Teilleistungsstörungen. Die Kinder schreiben Ziffern seitenverkehrt, können größere und kleiner Zahl nicht unterscheiden und verwechseln Rechenarten. Auswirkungen sind denen der Legasthenie ähnlich.

7.5 Hyperkinetische Störungen und Tic-Erkrankungen

Hyperkinetische Störungen

Epidemiologie. Hyperkinetische Störungen kommen überwiegend bei Jungen vor und finden sich bei 3–5% der Grundschulkinder. Meist beginnen sie im Vorschulalter, klingen vielfach bis zur Pubertät ab, können aber auch bis zur Adoleszenz anhalten.

Klinik. Hyperaktivität, beeinträchtigte Aufmerksamkeit und Impulsivität sind Leitsymptome des hyperkinetischen Syndroms. Die Kinder wirken ruhelos, können sich auch in Situationen, die das verlangen, nicht ruhig halten, stören den Unterricht durch Zappeln, Schwätzen usw. Eine auffallende Angst- und Distanzlosigkeit in sozialen Beziehungen und das Überschreiten sozialer Regeln sind begleitend. Die Kinder sind übermäßig impulsiv: Tätigkeiten werden nicht vollendet, häufig gewechselt, die Ablenkbarkeit ist groß.

Psychosoziale Folgen. Unaufhörlicher Bewegungsdrang („Zappelphilipp"), Ungeschicklichkeit und Reibereien mit den anderen Kindern in der Klasse können schließlich dazu führen, dass das Kind von der Schule verwiesen wird und damit im Lernprozess benachteiligt ist. Bei Jugendlichen können Autoritäts- und Disziplinschwierigkeiten störend werden.

Therapie. Die Behandlung ist stets mehrdimensional: Elternberatung, sonderpädagogische Maßnahmen und medikamentöse Therapie mit Psychostimulanzien (Dextroamphetamin, Methylphenidat [Ritalin®]). Bei Ineffektivität sind Behandlungsversuche mit Neuroleptika (Haloperidol) und Antidepressiva indiziert. Von der Pubertät an kommen Psychostimulanzien wegen der Gefahr der Abhängigkeit nicht mehr in Frage.

Gilles-de-la-Tourette-Syndrom

Hierbei handelt es sich um eine Tic-Erkrankung mit Beginn im Kindesalter (meist 2.–5. Lj., nie nach dem 21. LJ).

Ätiologie. Als Ursache wird eine Unreife des extrapyramidalen Systems diskutiert, wahrscheinlich auch ein hereditärer Faktor. Ein tiefenpsychologischer Konflikt ist nicht nachgewiesen.

Klinik. Hauptmerkmal ist das Auftreten verschiedenster, insbesondere **motorischer „Tics"**, spontanes Auftreten von gleichförmigen Muskelzuckungen, die willkürlich nicht steuerbar sind (Zwinkern, Grimassieren). Beim Tourette-Syndrom ist die Muskulatur des gesamten Körpers betroffen. Häufig treten auch **verbale Tics** auf, bei denen es zum unwillkürlichen, explosionsartigen Ausstoßen von Wörtern und Lauten kommt (Grunz- und Ächzlaute, obszöne Begriffe).

Therapie. Die Erkrankung ist nicht heilbar, die Behandlung ist symptomatisch mit antidopaminerg wirksamen Substanzen, z. B. Haloperidol, und supportiver (unterstützender) Psychotherapie.

7.6 Spezifische emotionale Störungen

Da das Kind noch sehr reizoffen reagiert, angstbereiter als die Erwachsenen ist und ganz von Schutz, Fürsorge und Zuwendung der Familie abhängt, ist es auch den Einflüssen aus der Umwelt besonders ausgesetzt.

Angstsyndrome und Phobien

Definition und Klinik. An erster Stelle stehen Störungen mit Trennungsangst, die bereits im Vorschulalter beginnen und sich auf reale und befürchtete Trennungen beziehen. Die Ängste erreichen phobisches Ausmaß und sind geprägt von Besorgnissen, z. B., dass einer Hauptbezugsperson, meistens der Mutter, etwas zustoßen könnte; sie haben weitreichende soziale Folgen, so besonders im Schulalter die Verweigerung des Schulbesuchs im Sinne der sog. Schulphobie. Sie hängt zum Teil mit Leistungsversagen, Kränkungen und Demütigungen, aber auch mit Kontaktstörungen in der Schule zusammen.

Abnorme Ängste

Definition. Weniger problematisch sind Störungen, die mit der Unreife des kognitiven Apparates zusammenhängen und sich klinisch als abnorme Ängste zeigen. Sie beziehen sich meist auf einzelne Objekte wie Gewitter, Hund, Dunkelheit.

Therapie. Therapeutisch sind Desensibilisierungsverfahren wirksam, sobald es gelingt, symptomverstärkende Haltungen bei Bezugspersonen abzubauen.

7.7 Störungen des Sozialverhaltens

Ätiologie. Der familiäre Hintergrund ist häufig durch chronischen Streit, aggressive Modelle unter Eltern und Kameraden, große Familien und mangelnde soziale Kontrolle gekennzeichnet. Eine persistierende Delinquenz stellt teilweise ein vorübergehendes Phänomen der späten Kindheit und der Adoleszenz dar. Das Alter, in dem ein antisoziales Verhalten als allgemeines Problem auftaucht, trifft man vom 10. Lebensjahr an über die gesamte Adoleszenz.

Klinik. Überschreitungen sozialer Regeln, die bei Erwachsenen in den Bereich der Delinquenz (Straffälligkeit) fallen, sind der Kern der Symptomatik. Die betroffenen Kinder lassen sich schon früh schlecht lenken, zeigen Wutausbrüche, häufige inner- und außerfamiliäre Konflikte und kommen ihren Pflichten nicht nach. Hinzutreten können körperliche Auseinandersetzungen, aggressives Verhalten, Lügen, Stehlen, Schuleschwänzen, Streunen und Auflehnung gegen jegliche Normen und Autorität.

Differentialdiagnose. Differentialdiagnostisch kommen Störungen des Sozialverhaltens im Zusammenhang mit anderen psychiatrischen Störungen in Frage (z. B. organische Psychosyndrome, hyperkinetische Störungen, Teilleistungsstörungen, Psychosen).

Therapie. Die Therapie ist stets mehrdimensional (Verhaltenstherapie, pädagogische Interventionen, Sozialarbeit).

7.8 Frühkindlicher Autismus

Kanner- und Asperger-Autismus

Definition. Der frühkindliche Autismus ist eine von frühester Kindheit bestehende und das ganze Leben prägende psychotische Kontaktstörung und Selbstbezogenheit. Man unterscheidet 2 Formen, **Kanner-** und **Asperger-Autismus** (☞ Tab. 19.9). Der Asperger-Typ zeigt dabei ein insgesamt wesentlich geringer ausgeprägtes Krankheitsbild, deshalb hat er eine günstigere Prognose. Häufig treten auch Mischformen auf.

Klinik. Symptomatisch steht die Unfähigkeit der Kinder im Vordergrund, soziale Beziehungen einzugehen und aufrechtzuerhalten, sprachliche und nichtsprachliche Kommunikation zu erzeugen, eine Häufung stereotyper Verhaltensweisen und zwanghaftes Festhalten an der jeweiligen Umwelt sowie ein eingeschränktes Spektrum der Interessen und Aktivitäten. Daraus ergeben sich im frühen Kindesalter ein fehlender Blickkontakt, Verzögerung und drastische Einschränkung der sprachlichen Entwicklung mit Umkehr der Pronomen (z.B. ich statt du) und Neologismen, Echolalie, affektierte Sprechweise, sonderbare Po-

Tab. 19.9: Unterscheidungsmerkmale der beiden Autismusformen

Merkmal	Asperger-Typ (autistische Psychopathie)	Kanner-Typ (frühkindlicher Autismus)
Geschlecht	meist Jungen	Jungen und Mädchen
Alter bei Auftreten	2–5 Jahre	Monate bis 3 Jahre
Intelligenz	normal bis hoch	niedrig
Entwicklung	Kinder sprechen, bevor sie laufen (motorische Ungeschicklichkeit) wirken frühreif	verspätete Sprachentwicklung (Kinder laufen, bevor sie sprechen) wirken retardiert
Reaktion auf die Umwelt	als störend empfunden	wird meist nicht erfasst

sen, Grimassieren und andere seltsame Angewohnheiten.

Differentialdiagnose. Die Ursache des Krankheitsbildes ist bisher unbekannt. Differentialdiagnostisch müssen Taubheit, Oligophrenien, Sprach- und Sprechstörungen, Psychosen des Kindesalters, Deprivationssyndrome, Sinnesstörungen sowie das sog. **Rett-Syndrom** (s. u.) ausgeschlossen werden.

Beim **Rett-Syndrom** kommt es nach normaler Frühentwicklung ab dem 2. Lebensjahr bei Mädchen zu einem Stillstand oder Rückschritt der psychomotorischen und Sprachentwicklung. Es zeigen sich u.a. stereotype knetende Bewegungen, eine Rumpfataxie, sekundäre Mikrozephalie. Das Rett-Syndrom kann eine wichtige Differentialdiagnose zum frühkindlichen Autismus darstellen.

Klinischer Fall

Das jetzt 4-jährige, schwer intelligenzgeminderte Mädchen entwickelte sich in den ersten 1½ Jahren weitgehend unauffällig. Etwa ab dem 20. Lebensmonat kam es zu einer Verlangsamung des Kopfwachstums, einem Rückgang der Sprachentwicklung, zum Verlust zielgerichteter Handbewegungen, stattdessen zum Auftreten von stereotypen Handbewegungen wie Händewringen oder „Händewaschen", schließlich auch zu choreoathetoiden Bewegungen.
Wahrscheinliche Diagnose: Rett-Syndrom.

Therapie. Verschiedene medikamentöse und sensomotorische Therapien haben bisher leider nur begrenzte Erfolge erzielen können. Die Behandlung mit Phenothiazin vermag den Gesamtprozess zwar nicht zu verändern, doch kann sie dazu beitragen, eine gewisse Verhaltenskontrolle bei den Patienten zu erzielen.

Symbiotische Psychose

Definition. Neben den beiden Autismusformen dritte Form der frühkindlichen Psychose. Der Beginn liegt später als beim Autismus.

Klinik. Hauptsymptom ist starke Angst, die sich bei der Trennung des Kindes von der Mutter zeigt. Hintergrund ist vermutlich eine mangelhafte Selbstdifferenzierung des Kindes nach der ersten Lebensphase.

Cave: nicht zu verwechseln mit **symbiontischer Psychose** (☞ Kap. 1.5)!

Deprivationssyndrom

Definition. Reaktive Bindungsstörung. Auf Grund mangelnder emotionaler Zuwendung (durch die Primärperson) kommt es bei Kleinkindern zu Entwicklungsverzögerungen bzw. bei längerer Dauer auch zu schweren intellektuellen und emotionalen Retardierungen.

Cave: nicht zu verwechseln mit **Depravation** (Verfall der sittlichen Vorstellungen vor dem Hintergrund einer durch chronischen Substanzmissbrauch [z.B. Alkohol] veränderten Persönlichkeitsstruktur)!

7.9 Psychosen des Kindes- und Jugendalters

☞ Kap. 4

Ätiologie. Oft findet sich eine Belastung mit Schizophrenie in der Familie.

Klinik. Vom 8. Lebensjahr an treten in seltenen Fällen schon schizophrene Krankheitsbilder auf. Halluzinationen, Wahnvorstellungen und Gefühle der Passivität des Denkens kommen ebenso wie bei den Erwachsenen vor. Ein organisches Krankheitsbild muss ausgeschlossen werden.

Therapie. Die Behandlung besteht in der Anwendung von Neuroleptika und supportiven psychotherapeutischen Maßnahmen für die gesamte Familie.

7.10 Verhaltensstörungen und Neurosen

Neurotische Entwicklungen im Kindesalter können Hinweise auf die Entwicklung einer klassischen Neurose sein. Nicht selten aber sind es vorübergehende Reaktionen und Anpassungsschwierigkeiten, oder es handelt sich um eine sekundäre Neurotisierung, etwa die Ausbildung einer ängstlichen Erwartungshaltung nach demütigend erlebtem Schulversagen. Zwangssymptome, insbesondere solche, die als Rituale ausgestaltet sind, finden sich häufig, in den meisten Fällen jedoch auch als passageres Phänomen.

Klinischer Fall

Nach dem Tod seiner Mutter auf Grund eines Verkehrunfalls entwickelt ein 7-jähriges Mädchen ein psychopathologisches Bild, das von depressiver Verstimmtheit, Schlafstörungen, Appetitlosigkeit, Leistungsabfall in der Schule und Kontaktschwäche bestimmt wird. Die Symptome bilden sich unter begleitender Psychotherapie innerhalb weniger Monate vollständig zurück.
Wahrscheinliche Diagnose: Anpassungsstörung im Rahmen einer reaktiven Depression.

Enuresis

Definition. Das Alter, in dem Kinder nicht mehr einnässen, variiert stark. Beim 4-jährigen Kind ist die Kontrolle der Darmentleerung zu 98% erreicht, beim 5-jährigen die Blasenkontrolle tagsüber und nachts bei ca. 90%. Die Enuresis (Einnässen) wird als primär bezeichnet, wenn das über 4 Jahre alte Kind nie trocken war, und als sekundär bei Wiederauftreten des Einnässens.

Epidemiologie. Enuresis nocturna (Bettnässen) ist häufiger als die Enuresis diurna (Einnässen bei Tage). Die primäre Form tritt etwa doppelt so häufig auf. Knaben sind häufiger als Mädchen betroffen. Die **Enkopresis** (unwillkürlich, wiederholte Stuhlentleerung ohne organische Ursache ab dem 4. Lebensjahr) ist wesentlich seltener.

Ätiologie. Als vorübergehende regressive Reaktion (z.B. nach der Geburt eines Geschwisters) ist Einnässen sicher bedeutungslos. Sonst kommen viele Ursachen in Betracht: forciertes Sauberkeitstraining durch die Mutter, harte mütterliche Erziehungsanforderungen, familiäre Konfliktsituationen usw.

Differentialdiagnose. Differentialdiagnostisch muss an organische Ursachen einer Harninkontinenz, epileptische Anfälle und Harnwegsinfekte gedacht werden. Enuresis hat überwiegend eine günstige Prognose hinsichtlich spontaner Normalisierung.

Therapie. Zur Behandlung werden verhaltenstherapeutische (positive Verstärkung) und medikamentöse (Imipramin) Maßnahmen eingesetzt. Wichtig sind die geduldige Haltung der Eltern und Korrektur von Erziehungsfehlern.

Pica

Definition. Frühkindliche Essstörung: über das Alter von 2 Jahren hinaus wird alles (unabhängig davon, ob es genießbar ist oder nicht) in den Mund genommen und auch verschluckt.

Ätiologie. Diese Störung kommt häufig bei psychischem Hospitalismus, Psychosen oder Minderbegabung vor.

Komplikation. Ileus.

Anorexia nervosa

Definition. Sie ist die häufigste Essstörung mit psychischen Begleiterscheinungen der Pubertät und betrifft etwa 0,5% der weiblichen Jugendlichen und nur selten männliche Adoleszente. Die Betroffenen mindern ihr Gewicht bzw. stoppen die Gewichtszunahme infolge intensiver Furcht, dick zu werden, wobei Körperform und Körpergewicht von vielen Betroffenen, auch bei Untergewicht, verzerrt wahrgenommen werden.

Klinik. In der Regel besteht sekundäre, bei 20% auch primäre Amenorrhö. Das Krankheitsbild umfasst ferner Hypotonie, Hypothermie, Hypokaliämie, Bradykardie, Hypoglykämie, Heißhungerattacken, Obstipation, Krankheitsverleugnung, Hyperaktivität und Kontaktstörungen. Der Verlauf der Anorexie ist schwierig, einige Fälle gehen in eine schizophrene Psychose über.

Therapie. Die Therapie ist schwierig. Es kommen psycho- und verhaltenstherapeutische Maßnahmen in Betracht. Bei bedrohlichem Körperzustand ist allerdings die Auffütterung unter stationären Bedingungen vordringlich.

Bulimia nervosa

Definition. Essstörung mit zunehmender Häufigkeit, Erkrankungsgipfel um das 18. LJ.

Epidemiologie. Häufigkeit unter 14- bis 20-Jährigen bei ca. 2–4%.

Klinik. Das Gewicht unterliegt starken Schwankungen. Durch Einnahme von Laxanzien (Abführmittel) und wegen des rezidivierenden Erbrechens kommt es zu einer metabolischen Alkalose (Verlust von Wasserstoff- und Kaliumionen). Die im Erbrochenen enthaltene Salzsäure des Magens führt bei chronischem Erbrechen zur Ösophagitis und zu Zahnkaries. Bei meist depressiver Grundstimmung besteht, ähnlich wie bei der Anorexia nervosa, eine Körperschemastörung.

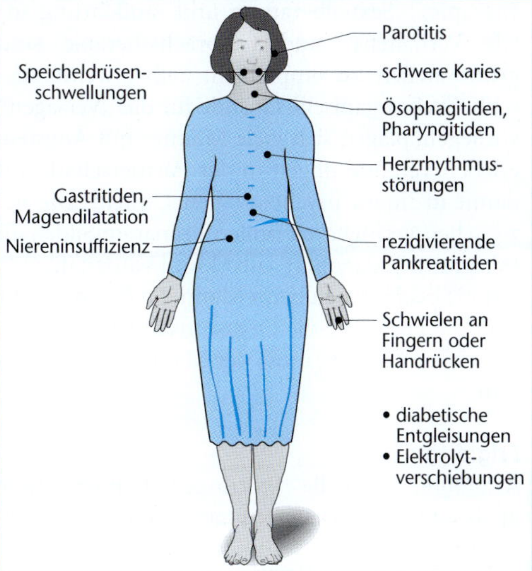

Abb. 19.1: Körperliche Folgen der Bulimia nervosa.

Diagnostik. Fressattacken > 3 Monate, mind. 2-mal/Woche, andauernde Beschäftigung mit der Nahrungsaufnahme, Selbstwahrnehmung, „zu dick zu sein", selbst induziertes Erbrechen als gegensteuerndes Verhalten, Hungerperioden und Medikamentenabusus (Appetitzügler, Diuretika), geringe Selbstachtung, Schamgefühl für die Essstörung.

Therapie. ☞ Anorexia nervosa.

8 Sexualstörungen, Sexualabweichungen

8.1 Sexuelle Funktionsstörungen

☞ Gynäkologie, Kap. 1, und Urologie Kap. 11

Sexuelle Funktionsstörungen sind nur insoweit Gegenstand der Psychiatrie, als sie im Rahmen psychoreaktiver, neurotischer und psychopathischer Persönlichkeitsstörungen und (seltener) bei endogenen, vor allem depressiven Psychosen auftreten.

Impotenz

Ätiologie. Impotenz (Impotentia generandi) und Frigidität (Gefühls- oder Geschlechtskälte) sind viel häufiger psychisch als organisch bedingt.

Klinik. Häufige Unterformen der Impotentia generandi beim Mann sind:

- **Impotentia coeundi:** Erektionsschwäche
- **Ejaculatio praecox:** zu früher Samenerguss
- **Ejaculatio retarda:** verzögerter Samenerguss
- **Impotentia satisfactionis:** Gefühl der Unlust nach dem Verkehr

Therapie. Sexualberatung und -aufklärung sowie Verhaltens- und Gesprächstherapie sind grundsätzlich zu empfehlen. Selbst wenn ausschließlich organische Gründe für das „Versagen" vorliegen, plagen sich viele Männer mit Ängsten, erleben Veränderungen in der Partnerschaft und damit in ihrem psychosozialen Umfeld. Die inzwischen verfügbaren oralen Präparate Sildenafil (Viagra®), Tadanafil (Cialis®) und Vardenafil (Levitra®) beeinflussen beim Mann die Potenz, nicht aber die Lust oder die Orgasmusfähigkeit. Damit sie wirken können, muss der Mann sexuell erregt sein.

Frigidität

Ätiologie. Sexuelle Störungen können zwar auch somatische Ursachen haben, sind aber überwiegend seelischer Natur, z.B. erhöhte Erwartungsspannung und willensmäßige Anstrengung, Angst vor erneutem beschämendem Versagen oder vor Genitalverletzungen. Andere Faktoren sind Ablehnung des Partners, Angst von ihm/ihr, in Besitz genommen zu werden, und andere mehr oder minder unbewusste neurotische Partnerkonflikte (persistierende libidinöse oder ambivalente Beziehung zu Eltern). Gewöhnlich sind beide Partner, nicht nur der Symptomträger, am Zustandekommen der Störung beteiligt.

Klinik. Bei der Frau werden im Allgemeinen folgende Störungen unterschieden:

- **Alibidinie:** fehlendes sexuelles Verlangen
- **Anorgasmie:** Fehlen des Höhepunktes beim Geschlechtsverkehr
- **Dyspareunie/Algopareunie:** Schmerzen beim Verkehr
- **Vaginismus:** psychogener Scheidenkrampf

Therapie. Therapeutisch kann psychoanalytisch orientierte Psychotherapie (Paar- und Einzeltherapie) sehr wirksam sein. Erfolge sind vor allem dann zu erzielen, wenn die interpersonalen Beziehungen des Patienten beachtet und angesprochen werden. Auch die so genannte Masters-Johnson-Therapie als eine symptomorientierte Paartherapie sexueller Funktionsstörungen hat sich bewährt.

8.2 Abweichendes sexuelles Verhalten, Perversionen

Definition. Bei den sexuellen Deviationen (Perversionen, heute **Paraphilie**) ist definitionsgemäß entweder die Triebhandlung oder die Objektwahl abnorm und die Befriedigung ausschließlich daran geknüpft. Folgende Formen werden unterschieden:

- **Exhibitionismus:** Zeigen der entblößten männlichen Genitalien vor Frauen und Kindern mit oder ohne gleichzeitige Masturbation. Die Exhibitionisten sind gewöhnlich scheue, selbstunsichere, kontaktschwache Persönlichkeiten.
- **Voyeurismus:** sexuelle Befriedigung durch Zuschauen beim Entkleiden oder beim Geschlechtsakt anderer
- **Sadismus:** sexuelle Erregung durch Unterwerfen, Quälen und Demütigen des Partners
- **Masochismus:** sexuelle Erregung durch Erdulden von Schmerzen und Demütigung
- **Fetischismus:** sexuelle Befriedigung durch Masturbation mit Hilfe von Gegenständen, die dem anderen Geschlecht gehören
- **Pädophilie:** der sexuelle Trieb richtet sich wahllos auf Kinder beider Geschlechter; bei homosexueller Beziehung von Männern zu Knaben spricht man von **Päderastie**
- **Sodomie:** sexuelle Handlungen mit Tieren, meist mit dem lebenden, selten dem toten Tier
- **Transvestismus:** gestörtes Erleben der eigenen Geschlechtsidentität, mit dem Bedürfnis, die Kleidung des Gegengeschlechts zu tragen und in dieser Rolle akzeptiert zu werden

Ätiologie. Was als sexuelle Deviation und Perversion aufgefasst wird, hängt in weiten Teilen von den jeweiligen soziokulturellen Normen ab, wie es das Beispiel der Tabuierung von Inzest demonstriert. Abweichendes Sexualverhalten kann in leichter Form Teilkomponente des normalen Sexualverhaltens sein, auch in Form begleitender Phantasievorstellungen. Manche sexuelle Abweichungen können wiederum Ausdruck von sexueller Unsicherheit oder von Suche nach Ersatz für unerreichte sexuelle Kontakte sein.

Therapie. Eine Psychotherapie sexueller Deviationen in Form von Verhaltenstherapie oder psychoanalytisch orientierten Verfahren ist nur bei bestehendem Leidensdruck und/oder neurotischer Genese der Störung erfolgversprechend. Bei ausgeprägten sexuellen Perversionen bzw. Delinquenz kommen die „medikamentöse Kastration" (mit Cyproteronacetat) und nur selten die operative Kastration zur Libidominderung in Frage.

8.3 Homosexuelles Verhalten

Epidemiologie. Homosexuelles Verhalten gehört zur Variationsbreite menschlichen Verhaltens. Eine gleichgeschlechtliche sexuelle Beziehung kommt bei etwa 4% der männlichen und 2% der weiblichen Population vor.

Definition. Homosexuelles Verhalten wird in die nachfolgend beschriebenen zwei Formen unterteilt.

- Neigungshomosexualität: dauerhafte Festlegung des psychosexuellen Interesses auf das gleiche Geschlecht
- Hemmungshomosexualität: neurotische Form der Homosexualität, bei der die gleichgeschlechtliche Wahl nur auf neurotischer Hemmung vor dem anderen Geschlecht beruht

Ätiologie. Die in der Pubertät (bzw. frühen Adoleszenz) vorkommende Homosexualität stellt sehr häufig nur eine Episode während der psychosexuellen Reifung dar. Es können bei Homosexuellen in der Regel keine körperlichen, hormonellen und chromosomalen Anomalien gefunden werden. In ihrem interpersonalen Verhalten sind sie, abgesehen von der sexuellen Ausrichtung, im Allgemeinen unauffällig. Psychoanalytisch gibt es verschiedene psychodynamische Erklärungsmodelle für homosexuelles Verhalten: Fehlidentifikation auf Grund bestimmter Familienkonstellationen, präödipale Triebfixierungen.

Therapie. Homosexuelle verspüren keinen manifesten Leidensdruck, leiden jedoch wegen häufiger Partnerkonflikte und der sozialen Isolierung (vor allem im Alter) häufig unter depressiven Verstimmungen mit erhöhtem Suizidrisiko. Diagnostiziert wird die Konflikthaftigkeit der sexuellen Orientierung (Ich-dystone versus Ich-syntone Homosexualität). Zielsetzung der Psychotherapie ist, die Begleitsymptomatik (depressive Verstimmungen) zu beseitigen. Gegenübertragungsreaktionen des Arztes müssen beim Umgang mit Homosexuellen wegen der üblichen Tabus in besonderer Weise kontrolliert werden.

8.4 Transsexualismus

Definition. Beim Transsexualismus handelt es sich um das Verlangen nach Wechsel der Geschlechtszugehörigkeit. Die Betroffenen leiden unter dem Widerspruch, dass ihre Anatomie ein anderes Geschlecht ausweist, als sie innerlich empfinden, und streben letztlich eine hormonelle und operative Geschlechtsumwandlung an. Die sexuelle Befriedigung steht beim Transsexualismus nicht im Vordergrund, vielmehr geht es diesen Menschen darum, in der von ihnen akzeptierten Geschlechtsidentität sozial zu leben und auch von anderen anerkannt zu werden.

Klinischer Fall

Bei der 17-jährigen Patientin Frau M. sind seit dem 15. Lebensjahr Verhaltensauffälligkeiten beschrieben wie Grimassieren, läppisch-albernes Verhalten, z. T. sinnlose Handlungen, Konzentrationsstörungen, Affektstörungen und formale Denkstörungen.
Es wurde daraufhin eine neuroleptische Behandlung eingeleitet. Zu ihrer Problematik berichtet die Patientin jetzt, seit dem 3. Lebensjahr wolle sie lieber ein Junge sein als ein Mädchen, insbesondere seit der Pubertät habe sie massive Probleme mit der Übernahme der weiblichen Rolle. Sie habe diese Schwierigkeiten jedoch über Jahre verborgen, erst vor wenigen Wochen dem Hausarzt offenbart.
Wahrscheinliche Diagnose: Transsexualismus.

Ätiologie und Therapie. Ätiologische Erklärungen für Transsexualismus fehlen bislang. Da psychotherapeutische Behandlungsversuche zur Beseitigung der Störung von den Betroffenen zumeist abgelehnt werden, kann bei sehr starkem Leidensdruck (depressive Reaktionen, Suizidversuche, soziale Isolation) und nach längerer sexualmedizinischer Betreuung und vorausgegangener Hormontherapie eine operative Geschlechtsumwandlung in Frage kommen.

Klinischer Fall

Ein 24-jähriger, körperlich gesunder junger Mann kommt erstmals in die ambulante Sprechstunde und berichtet, dass er sehr unter seiner Geschlechtszugehörigkeit leide und sich eigentlich als Frau fühle. Bereits in der Kindheit habe er lieber mit Mädchen gespielt und sich nicht mit der Jungenrolle zurechtgefunden. Seit der Pubertät sei es jedoch immer schlimmer geworden. Der Körper entspreche nicht seinem seelischen Erleben. Penis und Hoden seien ihm fremd, er ekele sich regelrecht vor ihnen. Er habe bislang weder zu einer Frau noch zu einem Mann sexuelle Beziehungen gehabt, wünsche sich aber auf Dauer eine Partnerschaft mit einem Mann. Seit mehr als 3 Jahren, seit er eine eigene Wohnung bezogen habe, trage er, wo immer dies möglich sei, Frauenkleider und lasse sich im Bekanntenkreis mit weiblichem Vornamen anreden. Jetzt wolle er eine Hormonbehandlung und die baldige Durchführung einer Geschlechtsumwandlung.

Wahrscheinliche Diagnose: Transsexualismus.

9 Suizidalität

9.1 Epidemiologie

Nach Schätzungen der WHO sterben jährlich annähernd eine halbe Million Menschen durch Suizid. Im Durchschnitt sterben in Deutschland jährlich zwischen 11 000 und 12 000 Menschen durch Suizid, wobei zusätzlich von einer hohen Dunkelziffer auszugehen ist. Diese Zahl entspricht ca. 1,3 Prozent aller Todesfälle und übersteigt damit die Anzahl der Verkehrstoten (5362 Todesopfer im Jahr 2005) bei weitem. In der Altersgruppe der 15- bis 35-Jährigen ist der Suizid die zweithäufigste Todesursache (nach dem Unfalltod). Allerdings ist die verbreitete Annahme, dass Suizid in dieser Altersgruppe besonders häufig verübt wird, ein Trugschluss: Suizid ist in dieser Altersklasse neben Mord und Unfall auf Grund der weniger häufigen Krankheiten die nahezu einzig mögliche Todesursache.

Die Zahl ernsthafter Suizidversuche liegt bei ca. 100 000 bis 150 000 (auch hier sind genaue Erkenntnisse auf Grund der hohen Dunkelziffern schwierig), also um den Faktor 10 bis 15 über der der ausgeführten Suizide.

Merke

Etwa jeder zehnte Suizidversuch geht tödlich aus.

Die Zahl der Suizidversuche ist bei Frauen weit höher als bei Männern. Die Zahl erfolgreicher Suizidversuche ist jedoch bei Männern deutlich höher als bei Frauen mit weiter steigender Tendenz: Drei Viertel aller erfolgreich Suizid Begehenden sind Männer. Von den 10733 Suiziden im Jahr 2004 in Deutschland wurden 7939 (74%) von Männern und 2794 von Frauen begangen.

Die Suizidversuche der psychisch Kranken führen überdurchschnittlich häufig zum Tode (mind. $^1/_3$), ohne dass diese den größten Teil der Suizidhandlungen insgesamt ausmachen. Im Alter zwischen 15 und 45 ist Suizid die dritthäufigste Todesursache. Ledige begehen häufiger Suizidversuche als Verheiratete, wobei das männliche Geschlecht deutlich überwiegt. Hinsichtlich der Methoden steht bei den Suizidversuchen die Vergiftung mit Schlafmitteln in etwa $^2/_3$ der Fälle an erster Stelle. Männer wählen durchschnittlich aggressivere Suizidtechniken als Frauen.

9.2 Erweiterter Suizid

Definition. Unter einem erweiterten Suizid versteht man eine Selbsttötung, der die Tötung von Bezugspersonen (Familienangehörige, besonders Kinder) gegen deren Willen einschließt.

9.3 Einflussfaktoren

Fast jeder Mensch beschäftigt sich im Laufe seines Lebens mit dem Gedanken an Suizid. Er kann als eine spezifisch menschliche Entscheidungsmöglichkeit, als letzter Ausdruck menschlicher Freiheit gesehen werden. Manche Suizidhandlungen sind als Appell an die Umwelt angelegt, um die Ernsthaftigkeit bestimmter Interessen zu verdeutlichen. Dabei liegt zugleich eine starke Verzweiflung vor. Auch ist die Absicht zum Suizid manchmal nicht nur durch die Aggressivität gegen die eigene Person, sondern auch durch die aggressive Absicht gegen die Umwelt geprägt. Die meisten Suizidanten schwanken zwischen dem Wunsch zu sterben und dem zu leben. Viele überlassen es dem Zufall und/oder den anderen, sie zu retten. In vielen Fällen bleibt unklar, ob der Patient sich tatsächlich das Leben nehmen oder sich aus einer ihm unerträglich erscheinenden Situation befreien wollte.

Risikofaktoren. Das Suizidrisiko ist für bestimmte Personengruppen besonders hoch: Schizophrene, endogen Depressive, ältere Menschen mit hirnorganischem Psychosyndrom, Alleinstehende, Entwurzelte, Verfolgte, unheilbar Kranke, Suchtkranke und ähnliche Krankheitsbilder. Für ältere Menschen können, abgesehen von Krankheiten aller Art, insbesondere die zunehmende Vereinsamung und mangelnde Möglichkeit, am aktiven Leben teilzunehmen, erhebliche psychische Belastungen darstellen, die nicht selten zu Selbstmordversuchen führen.

Motivation. Die von den Patienten angegebene Motivation ist dabei oft wenig überzeugend. Am häufigsten werden Trennungskrisen oder berufliche Misserfolge angegeben. Die Phantasien des Suizidanten kreisen um die Vorstellung von Ruhe, Entlastung, Geborgenheit. Im Allgemeinen wird nicht der Tod als irreversibler Zustand intendiert. Insgesamt überwiegen bei den Suizidhandlungen Kurzschlussreaktionen bei weitem: Zwischen dem ersten Gedanken bzw. dem Entschluss und der Ausführung liegen nur wenige Stunden. Dabei erlauben der tödliche Ausgang der Suizidhandlung bzw. das Überleben keine sicheren Rückschlüsse auf die Ernsthaftigkeit der Suizidabsicht.

Prognose. Grundsätzlich können sich Suizidversuche wiederholen, wobei dann die Gefährlichkeit der Suizidhandlung zunimmt, was vor allem für psychisch Kranke gilt. In den ersten Monaten nach einem Suizidversuch besteht, statistisch gesehen, das größte Risiko hinsichtlich einer erneuten Suizidhandlung.

9.4 Prophylaxe suizidaler Handlungen

Vorboten, Verhaltensänderungen und versteckte Andeutungen des Patienten lassen sich meist retrospektiv erkennen. Bei nichtpsychotischen Suizidanten lässt sich ein **präsuizidales Syndrom** (nach Ringel) beschreiben:

- Einengung vom Denken und Fühlen auf depressive Inhalte, Gefühl der Einsamkeit und Ausweglosigkeit
- innere ohnmächtige Aggression, Vorwürfe gegen die anderen mit schmerzlicher Resignation und Ankündigung der Suizidabsicht
- Phase der „Ruhe vor dem Sturm“: Suizidphantasien mit Ausmalen der den anderen aus dem eigenen Suizid entstehenden Leiden

Risikofaktoren. Der von Kielholz entwickelte Leitfaden zur Abschätzung der Suizidalität zählt einige besonders gefährdende Faktoren auf, die auf einen möglichen Suizidversuch hinweisen:

- eigene frühere Suizidversuche und Suizidhinweise
- Vorkommen von Suizid in der Familie oder Umgebung
- Selbstmordgedanken, ohne dass ein konkreter Plan zur Ausführung der Tat besteht
- direkte oder indirekte Suiziddrohungen
- Äußerung konkreter Vorstellungen über die Durchführbarkeit oder Vorbereitungshandlungen

Prävention. Telefonseelsorge, Beratungsstellen und Ärzte sind für die Prävention von Suizidhandlungen wichtig, weil sie wegen ihrer Zugänglichkeit, ihrer relativen Unparteilichkeit und ihres Expertenansehens von Suizidgefährdeten am ehesten in Anspruch genommen werden. Einen Arzt suchen Suizidgefährdete zwar häufig auf, sprechen dann aber nicht von ihren Suizidabsichten, sondern von anderen Beschwerden. Wichtig ist bei Suizidgefährdeten die genaue Erhebung der Anamnese bezüglich früherer Suizidversuche.

Merke

Bei angekündigten Suizidabsichten oder bei Verdacht auf Suizidneigung sollte man mit dem Betreffenden dieses Thema offen ansprechen. Jede Suizidäußerung muss hierbei ernst genommen werden!

9.5 Therapeutisches Handeln nach Suizidversuchen

Nach Suizidhandlungen muss der Arzt versuchen, durch diagnostische Klärung und Analyse von Vorgeschichte, Vorbereitung, Methode und Durchführung des Suizidversuchs sowie Reaktion des Patienten und dessen Umgebung nach der Tat ein Urteil über die Intensität der selbstdestruktiven Tendenz und damit eine Einschätzung des Risikos der Wiederholung suizidaler Handlungen zu gewinnen.

Therapiemaßnahmen. Bei einem Teil der Patienten, die einen Suizidversuch unternommen haben, erfährt der zugrunde liegende Konflikt hierdurch eine scheinbare Erledigung. Sie sind vorübergehend zugänglicher für psychotherapeutische Hilfe, so dass ein ärztliches Gespräch zu diesem Zeitpunkt erfolgen sollte. Am wichtigsten sind die Herstellung eines tragfähigen therapeutischen Kontaktes und die Klärung der Diagnose. Bei endogenen Psychosen ist neben supportiver Psychotherapie eine adäquate Behandlung mit Neuroleptika und/oder Thymoleptika (wenn nötig auf einer geschlossenen psychiatrischen Station) wichtig. Bei nichtpsychotischen, psychischreaktiven Störungen ist eine psychotherapeutische Behandlung vorrangig. Folgende Maßnahmen kommen hierbei in Betracht: Gesprächspsychotherapie, Betreuung durch Beratungsstellen, supportive Psychotherapie, Gruppentherapie.

Klinischer Fall

Eine 40-jährige, in psychiatrischer Behandlung stehende Patientin wird bewusstlos auf die Notfallstation eingewiesen. Man vermutet einen Suizidversuch. Eine Begleitperson berichtet von einem abgelaufenen Krampfanfall. Die Haut der Patientin ist gerötet und trocken. Ihr Puls ist unregelmäßig, das EKG zeigt breite QRS-Komplexe und ventrikuläre Extrasystolen bzw. Kammertachykardien.
Wahrscheinliches Toxin: Amitriptylin.

10 Arzt-Patient-Beziehung und Psychotherapie

10.1 Prinzipien der Arzt-Patient-Beziehung

Prägnanztypen

Bei jeder Arzt-Patient-Beziehung lassen sich hinsichtlich der Führungsintensität des Arztes und der Abhängigkeit des Patienten drei Prägnanztypen unterscheiden:

- **uneingeschränkte ärztliche Führung:** z.B. bei komatösen Patienten oder bei schwerem psychotischem Kontaktverlust; lebensgeschichtlicher Vorläufer dieser Beziehung ist das Eltern-Kleinstkind-Verhältnis.
- **Arztführung mit Patientenkooperation:** z.B. medikamentöse Behandlung; Vorläufer: Eltern – Jugendliche
- **arbeitsteilige Partnerschaft:** z.B. bei chronischen Krankheiten, etwa Diabetes; aktuelle lebensgeschichtliche Parallele ist die Partnerschaft

Therapieformen. Von den verbreitetsten Psychotherapieverfahren werden bezüglich der drei Prägnanztypen der Arzt-Patient-Beziehung eingesetzt die Hypnose als Form der uneingeschränkten ärztlichen Führung, autogenes Training und Verhaltenstherapie als Form der Arztführung mit Patientenkooperation, und die psychoanalytische und Psychotherapie nach Rogers als Modell der arbeitsteiligen Partnerschaft. Eine inadäquate Führungsintensität des Arztes bzw. falsche Patientenrollenerwartung (z.B. selbstverständliche Ergebenheit bei mündigen

Patienten mit chronischer Krankheit) kann die Diagnose und Therapie erheblich beeinträchtigen, z.B., indem Anweisungen nicht ausgeführt oder Arztbesuche ganz eingestellt werden.

Behandlungserwartung

Bei psychoneurotischen und psychosomatischen Erkrankungen gibt es im Zusammenhang mit den Vorstellungen der Patienten über die Ursache der Erkrankung (Laienätiologie) typischerweise bestimmte Behandlungserwartungen: Die Krankheit ist entweder organisch (womöglich versteckt), psychogen (liegt in eigenen seelischen Problemen) oder sozial (Umweltbelastung) bedingt; daran sind entsprechende Behandlungserwartungen geknüpft. Der Entschluss, zum Arzt zu gehen, ist einer der wesentlichen Aspekte des Krankenverhaltens, da er bestimmt, ob die medizinische Versorgung überhaupt im Krankheitsfalle beansprucht wird. Es gibt bei vielen somatischen Erkrankungen, z.B. Malignomen, arztmeidende Reaktionen, die für die Erkrankung selbst typisch sind und die Behandlung verzögern oder behindern können. Auch bei bestimmten psychogenen Krankheitsbildern beeinflusst das arztmeidende (z.B. bei Depressiven mit Schuldgefühlen) oder das arzthaftende (hypochondrische Reaktionen) Verhalten des Patienten den Verlauf der Behandlung.

Methodenwahl

Die verschiedenen psychotherapeutischen Methoden unterscheiden sich nicht nur durch verschiedenartige theoretische Erklärungsansätze psychiatrischer Erkrankungen und die dafür zur Verfügung gestellten therapeutischen Werkzeuge. Von außerordentlicher Relevanz ist ihre Konfliktzentriertheit: während die psychoanalytischen Behandlungsverfahren (Psychoanalyse, psychoanalytische Psychotherapie, Kurztherapie, Gruppenanalyse) über Introspektion eine Konfliktverarbeitung anzielen, wird z.B. in der Verhaltenstherapie eine Verhaltensmodifikation mit Hilfe des klassischen oder operanten Konditionierens angestrebt.

10.2 Psychoanalytische Verfahren

Klassische Psychoanalyse

Die **Psychoanalyse** (Freud) ist eine Untersuchungs- und Behandlungsmethode psychisch Kranker. Nach psychoanalytischer Auffassung ist neurotisches Erleben und Verhalten die intraindividuelle, unteroptimale Lösung eines Trieb-Abwehr-Konfliktes. Aufgabe der Psychoanalyse ist es, die unbewussten Konflikte aufzudecken und dem Patienten aufzuzeigen. Hierbei muss nach bestimmten „technischen Grundregeln" verfahren werden: 3–4 Wochenstunden, wobei der Analytiker hinter dem auf einer Couch liegenden Patienten sitzt. Dies soll die äußere Wahrnehmung einschränken und die **freie Assoziation** fördern. Diese freie Assoziation spielt bei der „Materialgewinnung" eine wichtige Rolle: Wenn die Psychoanalyse einmal begonnen hat, dann wird alles, was sich in der therapeutischen Beziehung abspielt, einem psychoanalytischen Verständnis zugeführt. Die Beziehung zwischen dem Analysanden und dem Analytiker steht auch im Mittelpunkt des psychoanalytischen Prozesses und wird anhand der Abkömmlinge des Unbewussten (der freien Assoziation, der Träume und des averbalen Geschehens) studiert. Ursprünglich hatte die Deutung der Träume des Patienten einen besonderen Stellenwert.

Indikationen. Folgende neurotische Erkrankungen können unter anderen eine Indikation zur psychoanalytischen Behandlung darstellen: neurotische Depression, hysterische Neurose, Phobie und Zwangsneurose. Prognostisch ungünstig bei konfliktbearbeitenden Psychotherapien sind fehlender Leidensdruck, geringe Motivation und mäßige Intelligenz.

Methodik. Von allen anderen psychotherapeutischen Behandlungsverfahren unterscheidet sich Psychoanalyse dadurch, dass sie gezielt eine **Übertragungsneurose** herstellt, welche als Wiederholung der infantilen Neurose angesehen wird, und dass die Psychoanalytiker vorwiegend die Übertragung und den Widerstand deuten. Als Widerstand werden alle sich dem Fortschritt der Behandlung widersetzenden Kräfte bezeichnet (z.B. Widerstände des Patienten gegen das Bewusstwerden peinlicher Erlebnisinhalte). Als psychoanalytisches Verfahren kommt bei der **klassischen Psychoanalyse** nach Freud die **„freie Assoziation"** zum Einsatz: Dabei wird die zu analysierende Person aufgefordert, alles auszusprechen, was ihr in den Sinn kommt, auch wenn es ihr unzusammenhängend oder nebensächlich vorkommt.

Trotz akzeptierender Grundhaltung soll der Analytiker neurotische Wünsche und Triebbedürfnisse des Patienten nicht befriedigen **(Abstinenzregel).** Die eigentliche Intervention des Therapeuten besteht aus **Deutung** der vom Patienten geäußerten freien Assoziationen, **Konfrontation** des Patienten mit den unbewussten Konflikten und dem Widerstand und **Klärung** (Durcharbeiten der Ursachen). Ein wesentliches Mittel der Therapie ist die **Übertragung:** Der Patient „überträgt" emotionelle Einstellungen auf den Therapeuten. Dieser muss nun ebenfalls zu einer Introspektion fähig sein, um die auf ihn übertragenen Emotionen zu erfassen. Er gewinnt dadurch Einblick in die Konfliktsituation des Patienten. Auf diese Weise können Wünsche, Bedürfnisse und vergangene Konflikte erkannt und geklärt werden. Während dieses Prozesses können sich beim Patienten statt eines situationsgerechten Erlebens und Verhaltens frühere, nicht verarbeitete Verhaltensmuster abspielen, die neurotischen Charakter haben können. Dies bezeichnet man als **Übertragungsneurose.** Die Übertragungsneurose zählt zu den psychoanalytischen Verfahren und gibt die Möglichkeit, früheres Erlebnismaterial neu durchzuarbeiten, und ist daher nicht „in erster Linie" durch „konsequentes Bemühen" zu verhindern.

Klinischer Fall

Ein Patient ärgert sich in einer Therapiestunde über seinen Psychotherapeuten und kommt zur nächsten Stunde 20 min zu spät, ohne dass äußere Gründe hierfür verantwortlich sind. Offenbar reproduziert er hiermit unbewusst ein Verhalten – in einer bestimmten Konstellation – aus seiner Kindheit.
Die Verspätung lässt sich aus psychoanalytischer Sicht am besten durch den Begriff **Agieren** beschreiben.

Psychoanalytisch orientierte Psychotherapie

Die psychoanalytisch orientierte Psychotherapie stellt ein von der Psychoanalyse abgeleitetes Behandlungsverfahren dar, mit einer Behandlungsfrequenz von 1–2 h pro Woche im Gegenübersitzen, die auch in Fällen anwendbar ist, die eine Realitätskontrolle erfordern (z. B. paranoische Vorstellungen). Von der klassischen Psychoanalyse unterscheidet sie sich hauptsächlich dadurch, dass bei dieser die Übertragungsneurose nicht gezielt angestrebt wird. Es werden jedoch die Übertragungen, die deutlich zu fassen sind, auch gedeutet.

Psychoanalytische Kurztherapie

Die psychoanalytische Kurztherapie wird mit etwa einer Behandlungsstunde pro Woche und insgesamt höchstens 50 Sitzungen durchgeführt und beschränkt sich darauf, ein Symptom oder einen akuten Konfliktzustand (Angst, Suizidgefahr) zu mildern bzw. zu beseitigen sowie einer chronischen Entwicklung entgegenzuwirken. Als **Indikation** gelten insbesondere akut entstandene Symptome und Verhaltensänderungen wie Depressionen, Panikzustände, Katastrophenreaktionen und Ähnliches.

10.3 Klientenzentrierte Psychotherapie (Gesprächspsychotherapie)

„Jeder Arzt praktiziert im Gespräch Psychotherapie. Psychotherapeuten sind wir doch alle." Mit solchen und ähnlichen Äußerungen wird die Existenz einer selbständigen **Gesprächspsychotherapie** vielerorts von Ärzten in Frage gestellt. **Balint** hat in London als Erster versucht, das Sprechstundengespräch des Arztes psychotherapeutisch wirksam werden zu lassen, indem er interessierte praktische Ärzte in Gruppen zusammenfasste und ihre Fälle unter psychodynamischen Aspekten mit ihnen besprach.

Methodik. Das Fehlen einer speziellen Neurosentheorie unterscheidet die Gesprächstherapie im engeren Sinne von der Psychoanalyse und den lerntheoretischen Verfahren. Sie interessiert sich vielmehr für die bewussten Konflikte des Patienten, für das Hier und Jetzt. Die klientenzentrierte Psychotherapie (Gesprächspsychotherapie) nach **Rogers** geht davon aus, dass dem Menschen eine Tendenz zur Selbstgestaltung innewohnt, für die in der Behandlung möglichst gute Entfaltungsmöglichkeiten eröffnet werden sollen. Angestrebtes Ziel ist ein erhöhtes Ausmaß seelischer Funktionsfähigkeit im emotionalen und sozialen Bereich. Dabei berichtet der Patient in der Behandlungsstunde frei über seine Erlebnisse. Der Therapeut versucht dann, die damit verbundenen Affekte zu charakterisieren, und gibt dem Patienten zu verstehen, dass er sie akzeptiert, wodurch es dem Patienten möglich wird, Abwehrhaltungen aufzugeben und Bereiche in das bewusste Erleben zuzulassen, die bisher ausgeschlossen waren. Dabei korreliert der Therapieerfolg mit bestimmten Eigenschaften des Therapeuten:

- intensive Anteilnahme gegenüber dem Patienten
- Fähigkeit zur Verbalisierung emotionaler Erlebnisinhalte
- Echtheit in der Selbstdarstellung

10.4 Verhaltenstherapie und kognitive Therapie

Die verhaltenstherapeutischen Methoden werden von der Lernpsychologie hergeleitet. Ziel der verschiedenen Methoden ist es, bestimmte Verhaltensmuster bzw. definierte Symptome unter Anwendung lerntheoretischer Modelle zu beseitigen bzw. anzueignen. Als Lernen wird jede relativ dauerhafte Verhaltensveränderung bezeichnet, die als Folge von Übung und Erfahrung auftritt.

Es werden folgende Arten des Lernens unterschieden:

- klassisches Konditionieren: Erwerben bedingter Reflexe bzw. Reaktionen = Signallernen
- operantes Konditionieren: Lernen am Erfolg
- Lernen am Modell: Imitation

Methodik. Mittels dieser Methoden ermöglichen die so genannten Aneignungstechniken das Verlernen schlechter und das Lernen neuer, normaler Verhaltensweisen. Bei der so genannten „token economy" werden beispielsweise in einer Abteilung für chronische Psychosen den Patienten für erwünschtes Verhalten (z.B. Gespräche miteinander, Körperpflege, Essen am gemeinsamen Tisch) Gutscheine gegeben, die später gegen Vergünstigungen umgetauscht werden können. Die Beseitigungstechniken werden hingegen bei sonst schlecht zugänglichen Zwangsneurosen und Phobien eingesetzt. Wichtigste Beseitigungstechnik ist die systematische Desensibilisierung: hier wird versucht, in einer angenehmen, entspannten Umgebung dem Patienten in einer vorher festgelegten Reihenfolge (Angsthierarchie) Angst auslösende Reize zu präsentieren, um eine Extinktion der bedingten Reaktionen zu erhalten.

Klinischer Fall

Eine Patientin verweigert seit längerer Zeit eine für sie dringend notwendige Gallen-Operation aufgrund der Angst, dabei sterben zu können. Mit Hilfe eines vorbereitenden Relaxationstrainings, in das die Vorbereitung auf die Operation (mitsamt den angstbesetzten Situationen) in der Imagination eingebaut wird, kann sich die Patientin schließlich problemlos dem Eingriff unterziehen.

Welchem Wirkmechanismus verdankt man diesen therapeutischen Erfolg? Gegenkonditionierung.

10.5 Suggestive Verfahren

Definition. Bei den Suggestivverfahren handelt es sich um symptomorientierte, meist kurzfristig wirkende psychische Beeinflussungen, die sich dadurch von den konfliktlösenden Psychotherapien unterscheiden.

Hypnose

Die klassische Suggestivmethode ist die Hypnose. Sie ist die Einengung des Bewusstseins durch die Einstellung auf den Hypnotiseur und die anschließende Senkung des Bewusstseins in einen schlafähnlichen Zustand. Innerhalb der Hypnose ist es möglich, dem Patienten eine Reihe von beruhigenden und stabilisierenden Verhaltensanweisungen zu geben. Diese ermöglichen dem Patienten nach Beendigung der Hypnose nicht nur eine größere innere Ruhe, sondern auch das Unterlassen neurotischer Handlungen bzw. das Unterdrücken neurotischer Symptome. Es gibt 2 Arten von Hypnose: **heterosuggestive** (klassische Form) und **autosuggestive** (abgestufte Aktivhypnose). Indiziert ist die Hypnose bei Schmerzsyndromen, funktionellen Beschwerden bei neurotischen und psychosomatischen Störungen, Angstsyndromen und Ähnlichem.

Autogenes Training

Das autogene Training unterscheidet sich von der Fremdhypnose dadurch, dass der Patient die eigene Regie übernimmt. Es stellt eine konzentrative Selbstentspannung dar und beruht darauf, dass gedankliche Vorwegnahme eines Zustandes den körperlichen Nachvollzug bewirken kann. Die Behandlung kann in Einzelsitzungen oder in der Gruppe durchgeführt werden, wobei sich der Patient auf Übungsformeln einstellt, mit deren Hilfe er dann die systematische Entspannung im ganzen Körper erreichen kann. Hauptindikation sind mit Spannung und Verkrampfung einhergehende funktionelle Störungen und Beschwerden.

Progressive Relaxation

Die progressive Relaxation nach **Jacobson** zielt wie das autogene Training auf eine selbst gesteuerte Entspannung. Unter Verzicht auf die Beeinflussung vegetativer Funktionen wird hier jedoch gelernt, sämtliche Muskeln des Körpers zu entspannen, um ein besonders intensives Körpererleben zu erreichen. Sie wird vor allem in Verhaltenstherapien und bei psychosomatisch Kranken verwendet.

10.6 Führende und stützende Psychotherapie auf längere Sicht

Ein stützendes (supportives) und den Aktualkonflikt bearbeitendes Vorgehen einschließlich soziotherapeutischer Maßnahmen hat neben den aufdeckenden, konfliktzentrierten Verfahren bei den meisten psychiatrischen Krankheitsbildern eine Berechtigung. Als Indikationsgebiete gelten unter anderem Psychosen (Kombination mit Pharmakotherapie) und chronische Neurosen.

Die **paradoxe Intention** (nach Frankl) ist eine psychotherapeutische Technik zur Überwindung von phobischer, anankastischer und Erwartungsangst. Der Betroffene wird aufgefordert, sich für einen kurzen Moment das zu wünschen, wovor er Angst hat. Er soll dadurch lernen, sich von seiner Angst zu distanzieren.

10.7 Psychosomatische Grundversorgung

Das ärztliche Gespräch ist bei allen organischen und psychischen Krankheiten die Kommunikationsform der patientenzentrierten medizinischen Behandlungsweisen. Der zwischen Arzt und Patient geführte Dialog soll dem Patienten helfen, sich in seinem Kranksein zu verstehen. Er unterscheidet sich vom lediglich helfend-mitmenschlichen Dialog durch die Einbeziehung entwicklungs-, motivations- und persönlichkeitspsychologischen Wissens.

Psychologische Beratung. Die psychologische Beratung stellt ein aktiv-direktives Verfahren dar, das sich auf entwicklungspsychologisches und psychodynamisches Wissen stützt und sich an die Einsicht des Patienten wendet, ohne in jedem Fall die Lösung des intrapsychischen Konfliktes anzustreben.

10.8 Gruppenpsychotherapien

In der Gruppenpsychotherapie werden viele divergierende Methoden angewandt, etwa Psychodrama nach Moreno (spielerische Darstellung unbewusster Konflikte mit Anstreben einer kathartischen Affektentladung), Arbeits- und Beschäftigungsgruppen, Patientenclubs, direktive Gruppentherapie und psychoanalytische Gruppentherapie. Bei Letzterer werden die psychoanalytischen Elemente der Übertragung und Widerstandsdeutung auf das Gruppengeschehen angewandt. Vorteilhaft ist, dass sich multilaterale Übertragungen und Abwehrmechanismen in vielfältiger Weise im Hier und Jetzt entwickeln und den Patienten dadurch bewusst werden. Besondere Indikation bilden Kontaktstörungen und Identifikationsprobleme Jugendlicher.

10.9 Paartherapie und Familientherapie

Die Paar- und Familientherapie wurde in den letzten Jahren sehr verbreitet und basiert auf der Erkenntnis, dass Verhaltensstörungen und psychische Konflikte nicht nur auf intrapsychischen Prozessen beruhen, sondern in einer Wechselbeziehung mit interpersonellen Vorgängen in der Familie stehen. Vor allem Kinder und Jugendliche mit delinquenten oder süchtigen Verhaltensstörungen und schizophrenen Erkrankungen eignen sich für Familientherapien auf der Grundlage von psychoanalytischen, lerntheoretischen oder systemtheoretischen Modellen.

Klinischer Fall

Eine 12-jährige Patientin hat seit 2 Jahren Asthma bronchiale. Sie berichtet von häufigen Streitigkeiten zwischen den Eltern. Beide Elternteile würden sich fürsorglich um sie kümmern und auch miteinander besser auskommen, wenn sie asthmatische Beschwerden habe. Das Asthma habe begonnen, nachdem die 4 Jahre ältere Schwester wegen einer Anorexia nervosa eine Sondenernährung erhielt. Die Schwester, inzwischen kurz vor dem Abitur stehend, habe ihr Gewicht bislang gut gehalten.

Am ehesten kommt eine **Familientherapie** in Betracht.

11 Sozialpsychiatrie

11.1 Sozialpsychiatrie und psychiatrische Versorgung

Sozialpsychiatrie

Definition. Die Sozialpsychiatrie erforscht den Einfluss sozialer Faktoren auf Entstehung, Verlauf und Behandlung von psychiatrischen Erkrankungen einschließlich der Beziehungen zwischen psychisch Kranken und Gesellschaft, der Einstellung der Öffentlichkeit zum psychisch Kranken und der Soziologie der Geisteskrankheiten. Jede psychiatrische Störung und Krankheit ist nicht nur ein medizinisches, sondern zugleich ein soziales Problem.

Aufgabenfeld der Sozialpsychiatrie. Häufigkeit, Verteilung, Art und Ausprägungsgrad psychischer Störungen unter verschiedenen sozialen Bedingungen werden von der psychiatrischen Epidemiologie untersucht, die auch so der Frage nachgeht, inwieweit soziale Faktoren Manifestation, Verlauf, Prognose und Therapieerfolg bei psychischen Störungen beeinflussen. Bei verschiedenen psychiatrischen Krankheitsbildern haben soziale Faktoren ganz unterschiedliche Bedeutung. So kann man für manche psychoreaktiven Störungen eine primäre Soziogenese annehmen, während bei der Entstehung endogener Psychosen soziale Einflüsse nur mitbeteiligt sind. Sozioökologische Untersuchungen haben gezeigt, dass beispielsweise schizophrene Erkrankungen in unteren sozialen Schichten und in schlechten Wohngegenden großer Städte häufiger vorkommen, Befunde, die zumindest für eine Mitverantwortung sozioätiologischer Faktoren sprechen.

Soziotherapie

Definition. Unter Soziotherapie versteht man die verschiedenen Behandlungs- und Rehabilitationsverfahren sowie -institutionen, die jeder psychiatrischen Klinik zur Verfügung stehen sollten und integraler Bestandteil der modernen Psychiatrie sind. Die psychiatrischen Kliniken müssen stets auf einer Integration von biologisch-psychiatrischen, psychopathologischen und sozialpsychiatrischen Grundlagen basieren und neue Erkenntnisse aus diesen Bereichen bei der Behandlung berücksichtigen.

Methoden. Die **Mental-Health-Bewegung** vereint beispielsweise die verschiedenen psychiatrischen Methoden zu einem Entwicklungsprogramm: sozialpsychiatrische Ambulatorien, Tages- und Nachtkliniken, Patientenclubs, beschützende Werkstätten, Übergangswohnheime, Wohngemeinschaften und Elternvereinigungen bilden ein Behandlungsnetz zur Resozialisierung der Patienten und Vorbeugung eines Hospitalismussyndroms.

Die so genannte **therapeutische Gemeinschaft** basiert auf dem Abbau hierarchischer und autoritärer Strukturen der Krankenhausstation zugunsten einer Partnerschaft zwischen Patienten und Personal, wo das Selbsthilfepotential des Patienten und seine Mitverantwortung für das Gemeinschaftsleben gefördert und für die Behandlung nutzbar gemacht werden.

Psychiatrische Versorgung in der BRD

In der Bundesrepublik (alte und neue Bundesländer) standen im Jahr 2005 insgesamt knapp 90 000 Betten für die psychiatrische Versorgung zur Verfügung. Zwei Drittel der Betten standen in reinen psychiatrischen Einrichtungen, ca. 20 000 Betten in Fachabteilungen allgemeiner Krankenhäuser und etwa 6000 Betten in Vorsorge- oder Rehabilitationseinrichtungen. Für die Kinder- und Jugendpsychiatrie waren etwa 11 000 dieser Betten bestimmt, für die Behandlung von Suchterkrankungen 13 000 Betten.

Gegenüber stationärer Versorgung hat die ambulante Behandlung viele Vorteile; der Trend geht daher zur ambulanten Behandlung und zur Versorgung in Übergangseinrichtungen. Die Realisierung der Reformkonzepte, die von der bestehenden Situation ausgehen müssen, muss gewährleisten, dass mit den vorhandenen, stets begrenzten Mitteln die psychiatrische Versorgung einer möglichst großen Zahl von Patienten möglichst rasch verbessert wird. Als nützliche Alternative bzw. Ergänzung zu den ambulanten, stationären und halbstationären Diensten haben sich die so genannten komplementären Dienste inzwischen bewährt: Übergangsheime zur Wiedereingliederung, Wohnheime zur Daueruntebringung und Tagesstätten insbesondere für Alterskranke und solche Patienten, die sonst in psychiatrischen Krankenhäusern untergebracht werden müssten.

11.2 Prävention und Rehabilitation in der Psychiatrie

Prävention von psychischen Krankheiten

Die Prävention von psychischen Krankheiten erfolgt überwiegend durch psychosoziale Maßnahmen (Meidung bzw. Korrektur von schädlichen Umwelteinflüssen, Planung und Organisation der Lebensführung). Im gewissen Sinne ist aber auch eine Dauertherapie mit Neuroleptika und stützenden Gesprächen bei Schizophrenen eine „Prävention“ vor einem neuen Schub der Erkrankung.

Genetische Beratung. Eine besondere Form der Prophylaxe ist die genetische Beratung. Sie kommt in der Psychiatrie bei Erbkrankheiten (Stoffwechselstörungen mit Oligophrenie, Chorea Huntington usw.) in Frage. Bei endogenen Psychosen ist insbesondere die familiäre Häufigkeit von Bedeutung. Eine prophylaktische Bedeutung haben auch Maßnahmen zur Verhinderung von körperlichen Erkrankungen (z. B. Vermeidung von toxischen oder mechanischen Schädigungen in der Schwangerschaft).

Rehabilitation

Unter Rehabilitation werden in der Psychiatrie ärztliche, sozialpädagogische und psychotherapeutische Maßnahmen bzw. Hilfen bezeichnet, mit denen Kranke oder Genesene die Wiedereingliederung in die Gesellschaft erlangen können. Vorrangig geht es dabei um schwer beeinträchtigte, chronische oder teilremittierte Patienten, vor allem aus dem Formenkreis der Schizophrenien, um Anfallskranke und Hirnverletzte und um ausgeprägte neurotisch-psychopathische Persönlichkeitsstörungen. Soziotherapeutische Programme helfen, die Zäsur zwischen klinischer und außerklinischer Behandlung zu mildern und eine Kontinuität der Behandlung und damit eine reibungslose Rehabilitation zu ermöglichen.

027 IMPP-Fragen

20 Psychosomatik

Sopna Pulicottil

Inhalt

1 Grundlagen

1.1 Definitionen

Psychosomatik

Merke

Psychosomatik (griech.: Psyche = Atem, Seele; Soma = Körper) ist eine ärztliche Grundhaltung, in der die Interaktionen zwischen körperlichen, seelischen und sozialen Prozessen in Bezug auf Entstehung, Aufrechterhaltung und der Therapie verschiedener Krankheiten beachtet werden. Dabei steht immer die einzelne Person im Mittelpunkt (= personenzentrierte Medizin). (☞ Hoffmann/Hochapfel, S. 195, 2004)

Zum ersten Mal wurde der Begriff Psychosomatik von J. Heinroth 1811 in Leipzig benutzt.

Inhalt der Psychosomatik. Versorgungsgebiete der Psychosomatik sind folgende:

- Therapie von Patienten mit körperlichen Beschwerden seelischen Ursprungs (z. B. funktionelle Herzbeschwerden)
- Reduktion psychischer Beschwerden bei ursprünglich körperlichen Krankheiten (depressive Episode nach Krebsdiagnose)

Dabei kommt es häufig zur Überschneidung mit anderen Fachrichtungen (z. B. Innere Medizin).

Anamnese

Als besonders wichtig in der Psychosomatik gilt dabei die Erhebung der biographischen Anamnese. Ihr Ziel ist es, die psychische, soziale und medizinische Entwicklung des Patienten in Erfahrung zu bringen:

- Welche Beziehungserfahrungen hat der Patient in bestimmten Lebensabschnitten gesammelt?
- Lässt sich anhand der Biographie und der daraus entstandenen Persönlichkeitsstruktur ein Auslöser für das aktuelle Symptom finden?

Psychosomatische Annamnese. Neben den aktuellen Symptomen wird (neben der somatischen Abklärung) immer auch der Zeitpunkt bzw. die entsprechende Lebenssituation bei Beschwerdebeginn erfragt (Schicksalsschläge, z. B. Partnerverlust), um zu klären, ob ein Zusammenhang bestehen könnte. Ein zusätzlich durchgeführter biographischer Rückblick (Kindheit, Verhältnis zu den Eltern, Schul- und Berufsentwicklung, Sexualität) ermöglicht Hinweise auf die Persönlichkeitsstruktur und den daraus resultieren Konflikten des Patienten (evtl. pathologische Verhaltensmuster?).

Multifaktorielle Genese. Eine körperliche Erkrankung (z. B. KHK) kann durch vielfältige psychische Erkrankungen bedingt sein. Je vielfältiger die Ursachen der psychischen Erkrankungen, z. B.:

- erworbene Disposition (z. B. Nikotinabusus)
- genetische Defekte (z. B. Hyperlipidämie)
- Schicksalsschläge (z. B. psychosozialer Stress durch Arbeitsplatz- oder Partnerverlust)
- sowie aufrechterhaltende Faktoren (z. B. Depression, fehlendes soziales Umfeld),

desto höher das Risiko, körperlich zu erkranken (hier am Beispiel KHK).

Stressmodelle

Bio-psycho-soziales Systemmodell. In diesem Modell spielen bei der Entstehung von Stress hauptsächlich die folgenden 4 Dimensionen eine Rolle:

- biologische Dimension
- intrapsychische Dimension
- interpersonelle Dimension
- soziokulturelle Dimension

Bei der Suche nach der Ursache des Stresses wird jeweils eine der Dimensionen genauer untersucht, ohne die anderen dabei außer Acht zu lassen, da sie alle miteinander in Zusammenhang stehen.

Vulnerabilitäts-Stress-Modell. Der Handelnde dieses Modells verfügt über mangelnde Problemlösungskompetenz in Bezug auf einen äußeren oder inneren Reiz. Dies führt durch einen falschen Problemlösungsversuch zur überschießenden Reaktion, um die Aufrechterhaltung der Homöostase (= biolog. Gleichgewicht) gewährleisten zu können.

Alarmreaktion (z. B. vegetatives Hyperarousal) → Widerstand (erhöhte Leistungsbereitschaft) → Erschöpfung (Zusammenbruch bei Dauerbelastung)

Stressoren können sein:
- psychosozialer Stressor als wichtiger Auslöser
- Traumata (sexueller Missbrauch, Naturkatastrophen)

Merke

Die Bewertung eines Stressors ist interindividuell stark unterschiedlich, also subjektiv! Zusätzlich müssen Stressoren nicht passiv erduldet, sondern können abgewehrt werden (= Coping).

Psychosomatische Erklärungsansätze

Psychodynamischer Ansatz: Das Konversionsmodell nach Sigmund Freud. Ein primär psychischer Konflikt/unbewusster Wunsch wird ins Körperliche (z. B. Somatisierungsstörung) übertragen, wobei diese Körpersprache vom Patienten nicht mehr verstanden wird. Thure von Uexküll (bekannter Psychosomatiker) bezeichnete daher die Konversion auch als „Ausdruckskrankheit" (☞ v. Uexküll, 2003).

Verhaltenstherapeutischer Erklärungsansatz. Fehlende oder falsch programmierte Lernprozesse führen zu Verhaltensstörungen. Dieses **„erlernte Fehlverhalten"** wird durch Anwendung diverser lerntheoretischer Verfahren (Modell-Lernen, Konditionierung, positive Verstärkung, systematische Desensibilisierung, Reizüberflutung, Soziotherapie, Stärkung des Selbstwertgefühls, Rollenspiele etc.) „umprogrammiert" bzw. verlernt.

Kognitive Wende in den 70er Jahren. Vorher wurde der Mensch als **Black box** betrachtet. Seit 1970 werden auch zunehmend intrapsychische Prozesse (Kognition, Emotion und innere Konflikte) beachtet.

Therapieverfahren (Verhaltenstherapie und Psychoanalyse) ☞ Psychiatrie, Kap. 10.2 – 10.4

1.2 Arzt-Patient-Beziehung

☞ Psychiatrie, Kap. 10

Dienstleistungsmodell. Dieses Modell betrachtet den Patienten als Kunden, den Arzt als Dienstleister, der als Informationenquelle dient und die Entscheidungen des Patienten ausführt. Bei negativen Informationen besteht die Gefahr, dass der Patient den Arzt wechselt.

Paternalistisches Modell Es handelt sich um ein veraltetes Modell, das bis auf Hippokrates zurückgeht. Der Arzt als „Halbgott in Weiß" entscheidet mit väterlicher Autorität für den unmündigen, passiven Patienten (nur noch in Notfallsituationen angebracht).

Partnerschaftliches Modell Patient und Arzt kooperieren. Als gleichberechtigte Partner akzeptiert der Arzt die autonome Entscheidung des Patienten, die dieser aufgrund der durch ihn vermittelten Informationen trifft (auch die Ablehnung eines medizinischen Eingriffs). Ideal ist es, wenn beide gemeinsam eine Entscheidung treffen.

Merke

Die Arzt-Patient-Beziehung kann den Erfolg einer Behandlung positiv beeinflussen, Im Gegensatz zum früher vorherrschenden paternalistischen Modell ist heutzutage eine vertrauensvolle Beziehung erwünscht (partnerschaftliches Modell). Dabei stehen ärztlicherseits Empathie, sicheres Auftreten und verständliche Informationsvermittlung im Vordergrund, so dass der gut informierte Patient aktiv seine eigene Entscheidung fällen kann.

Ziele der **patientenzentrierten** Medizin sind:
- Einfühlungsvermögen (= **Empathie**), Echtheit (**Authentizität**) und **positive Wertschätzung** seitens des Arztes
- gemeinsame Entscheidungsfindung mit Patient als aktivem Partner
- Beachtung der subjektiven Krankheitsvorstellung des Patienten
- Berücksichtigung psychosozialer Stressoren

Solch hohe Ansprüche im hektischen Klinikalltag, der wenig Zeit und Freiraum für individuelles Vorgehen oder Entscheidungen lässt, können zum Burn-out-Syndrom führen (☞ Kap. 2.7).

1.3 Aspekte der Gesprächsführung

Gesprächsführung. Man unterscheidet zwischen patientenzentrierter (Patient legt fest, was er erzählt) und arztzentrierter (Arzt erfragt die Symptome) Gesprächsführung. Ideal wäre eine Flexibilität bezüglich beider Phasen.

Fragetypen. Während eines Gesprächs unterscheidet man 3 verschiedene Fragetypen:
- offene Fragen: „Wie geht es Ihnen?"
- geschlossene Fragen: „Hatten Sie gestern auch schon Schmerzen?" Antwortmöglichkeiten: „Ja" oder „Nein"
- Suggestivfragen: „Eheprobleme haben Sie sicher keine?"

Anamnese. Im Rahmen einer ausführlichen Anamnese können unterschiedliche Dimensionen des bio-psycho-sozialen Modells beleuchtet werden, um verschiedene mögliche Ursachen eines Symptoms zu finden:
- **somatische Dimension:** wird bei der Klärung der aktuellen körperlichen Beschwerden erreicht. Es handelt sich um körperliche Symptome (akut oder chronisch) sowie Sachzwänge (z. B. Krankschreibung, ärztliches Attest).
- **intrapsychische Dimension:** findet während der **persönlichen Anamnese** statt. Es handelt sich um Gefühle, Werte, Überzeugungen (z. B. rein pflanzliche Medikamente), Wünsche.
- **interpersonelle Dimension:** kann während der Erstellung der **Familienanamnese** (familiäre Disposition, Erfahrungshintergrund) erfragt werden. Beispiele sind: mangelnde familiäre Unterstützung oder Partnerschaftskonflikte, die die Compliance gefährden könnten.
- **soziokulturelle Dimension:** kann während der Erhebung der **Sozialanamnese** erfragt werden. Hierzu gehören nationalitätsbedingte ethische Konflikte, Wertvorstellungen, Schuldgefühle, Krankheitsvorstellungen, die eine Krankheit erschweren können.

Ebenen einer Botschaft. In einem Gespräch gibt es verschiedene Ebenen:

Beispiel: „Ich esse so wenig, daran kann meine Gewichtszunahme nicht liegen!"
- Sachebene (falsche Sachinformation)
- Beziehungsebene: „Ich vertraue Ihnen, dass Sie mir helfen können."
- Selbstoffenbarung: „Ich habe soviel probiert und weiß mir nicht mehr zu helfen."
- Appell: „Bitte keine Vorwürfe!" oder „Hilf mir bei der Gewichtsreduktion!"

Weder die Beantwortung auf der reinen Sachebene, z. B. „ Auch kleine Mengen machen bei Bewegungsmangel fett!", noch das komplette Ignorieren des Essverhaltens mit Verschreibung von Schlankheitsmitteln führt zur Lösung des Problems.

Tipps für die Gesprächsführung
- Stell dich dem Patienten mit Namen und Funktion vor. So banal das klingt, es wird häufig in der Hektik vergessen!
- Passe dich der Sprache und dem Niveau des Patienten an.
- Erfrage die subjektive Krankheitsvorstellung des Patienten und passe die Informationen seiner Erfahrungswelt ann.
  Beispiel: Einem Klempner das Prinzip der Lyse am Beispiel eines verkalkten Wasserrohrs mit „Rohr-frei" erklären.
- Gebe keine geballte Informationsladung in kurzer Zeit. Das kann der Patient nicht behalten. Hilfreich ist auch eine erkennbare Ordnung der Infos (Diagnostik, ambulantes Procedere).

Folgende gesprächsfördernde Aspekte sollten beachtet werden:
- Ausreden lassen!
- Ruhige Gesprächsatmosphäre schaffen!
- Bequeme Gesprächsposition (z. B. beide sitzend) für den Patienten auf Augenhöhe mit dem Arzt schaffen!
- Verständliche Sprache (wenig Fachbegriffe) gebrauchen bzw. sich dem Niveau des Patienten anpassen!
- Bildmaterial zur Erklärung anwenden!
- Non-verbale Zeichen beachten!

2 Psychosomatische Erkrankungen

2.1 Depression

☞ Psychiatrie, Kap. 3.2

Klinik

Merke

Kennzeichen einer Depression sind folgende **Hauptsymptome:** Herabgestimmtheit (Niedergeschlagenheit/gedrückte Stimmung), Anhedonie (Freud-/Interesselosigkeit, z. B. Libidoverlust) sowie Antriebsstörung (Aktivitätsminderung)/rasche Ermüdbarkeit).
Wichtig ist immer auch die Abklärung der Suizidaliät!

Zusatzsymptome:
- Konzentrations-/Aufmerksamkeitsdefizite
- Schlafstörungen (Ein-/Durchschlafstörung mit morgendlichem Früherwachen)
- veränderte Essgewohnheiten (Appetitverlust/„Kummerspeck") sowie vegetative Symptome (Stuhlunregelmäßigkeiten etc.)
- veränderte Körperhaltung/Mimik (z. B. reduziert, verlangsamt, starr/versteinert, fehlend oder parathym = lacht bei Suizidäußerung)
- Selbstwertverlust/Minderwertigkeitsgefühl bei gleichzeitig sehr hohen Ansprüchen an sich selbst
- Perspektivlosigkeit oder ausschließlich negative Perspektivvorstellungen
- Schuldgefühle
- **Grübelzwang:** Patient ist auf ein negatives Thema eingeengt, um das seine Gedanken ständig kreisen, z. B. Schuld
- **Suizidgedanken/-handlungen:** konkrete Pläne oder bereits sogar Suizidversuch in der Vorgeschichte?

Einteilung. Für eine **depressive Reaktion** sollten für wenigstens 2 Wochen außer den Hauptsymptomen (☞ Merke-Kasten) noch Zusatzsymptome vorhanden sein. Bei Anhalten der Symptome über 4 Wochen spricht man nicht mehr von einer depressiven Reaktion, sondern von einer **depressiven Episode.**

Abhängig von Zeitdauer und Ausprägung unterscheidet man:

- 2 Hauptsymptome + 2 Zusatzsymptome = **leichte depressive Episode**
- 2 Hauptsymptome + 3–4 Zusatzsymptome = **mittelgradige depressive Episode**
- 3 Hauptsymptome erfüllt, sowie 4 Zusatzsymptome = **schwergradige depressive Episode.** Diese kann **mit/ohne psychotische** Symptome (z. B. Halluzinationen, Verfolgungs-/Vergiftungswahn, Derealisationserleben) auftreten.
- **Dysthymie** (= früher neurotische Depression): mind. 2-jährige milde ausgeprägte Symptomatik mit Krankheitswert. Beginn meist in der Adoleszenz.

Merke

Eine **stationäre Behandlung** ist zwingend notwendig bei schwerer Antriebsstörung, psychotischer Dekompensation oder akuter Suizidalität.

Epidemiologie. Die Depression stellt die dritthäufigste psychische Erkrankung dar. Die Depression mit psychotischen Symptomen ist in der 5. + 6. Lebensdekade häufiger. Man beobachtet eine familiäre Häufung der Depressionen, wobei man bisher eine rein genetische Ursache ausschließt.

Ätiologie. Man unterscheidet folgende Erklärungsansätze:

Psychodynamischer Ansatz: Häufige Persönlichkeitsfaktoren bestehen aus mangelndem Selbstwertgefühl mit starken Abhängigkeits- und Versorgungswünschen, Bezugspersonen werden idealisiert mit reaktiver Trennungs- bzw. Verlustangst. Um erneute Trennungen zu vermeiden, haben viele Patienten häufig ein hohes Verantwortungs- und Pflichtbewusstsein entwickelt, um andere zufrieden zu stellen, gebraucht zu werden und ihr Liebesdefizit bzw. Selbstwertgefühl auszugleichen.

Verhaltenstherapeutischer Ansatz (Konzept der „erlernten Hilflosigkeit"): Vergangene traumatische Situationen, in denen die Patienten zur Passivität gezwungen waren, ohne entsprechende Bewältigungsstrategien entwickeln zu können, führen zur „erlernten Hilflosigkeit", d. h. negative

Erfahrungen werden vom Patienten als generell unkontrollierbar interpretiert, es kommt zu einer selektiv verzerrten Wahrnehmung, sodass Lösungsmöglichkeiten nicht genutzt werden, sondern ein negatives Verhaltensmuster, z. B. ein depressiver Rückzug, erfolgt. Das wiederum begünstigt den Mangel an positiven Erfahrungen (Teufelskreis!).

Eine erhöhte depressive Reaktionsbereitschaft kann auch durch reaktiv abhängiges oder altruistisches Verhalten verarbeitet werden.

Neurochemisches Erklärungsmodell. Serotoninspiegel ↓ → Dysregulation der neuronalen Aktivität (Antidepressiva: Serotonin-Verfügbarkeit/Noradrenalin↑↑). Zusätzlich entsteht während der Depression über die Hypothalamus-Hypophysen-Nebennierenrinden-Achse ein Hyperkortisolismus.

Therapie. Zunächst werden die depressiven Hauptsymptome (Rückzugstendenzen, Antriebsstörungen, Selbstvorwürfe, Selbstmordgedanken) behandelt. Dabei werden innere Unruhe/innere Ängste kurzzeitig mit **Benzodiazepinen** gedämpft sowie der Neurotransmitterstoffwechsel durch **Antidepressiva** reguliert.

> **Merke**
>
> Viele Antidepressiva haben eine **Wirklatenz** von mind. 14 Tagen, wohingegen Nebenwirkungen sofort auftreten können!

Durch stationären Aufenthalt entsteht häufig eine Entlastung von äußerlichen Anforderungen (Beruf, Familie, Partner), sodass die vegetative Dysregulation durch geregelten Tagesablauf bzw. Schlaf-Wach-Rhythmus und sportliche Betätigung geordnet werden kann.

Anschließend erfolgt in einer **psychodynamisch-orientierten Therapie** die Sensibilisierung für typische depressive Verhaltensmuster, z. B. Idealisierung anderer mit reaktiver Selbstentwertung und daraus folgenden Abhängigkeitsgefühlen und Trennungsängsten. In der **kognitiven Verhaltenstherapie** liegt das Ziel eher in einer Kompetenzsteigerung und Kognitionsveränderung (Veränderung der verzerrten Wahrnehmung sowie negativer Verhaltensmuster) sowie Coping von psychosozialen Belastungen. Eine weitere Möglichkeit ist die **interpersonelle Therapie (IPT):** In 16 Sitzungen wird der Zusammenhang zwischen Depression und aktuellen interpersonellen Konflikten, z. B. Trennungskonflikt, Trauerarbeit etc., bearbeitet.

Differentialdiagnose. Anpassungsstörung, Trauerreaktion (geringere Ausprägung der depressiven Symptome ohne dauerhafte Perspektivlosigkeit oder anhaltenden Verlust des Selbstwertgefühls, jedoch erhaltener Fähigkeit, Hilfe zu suchen), konsumierende Erkrankungen (körperl. Ermüdung), Minussymptomatik bei Schizophrenie, hirnorganische Psychose.

2.2 Angststörung

☞ Abb. 20.1, Psychiatrie, Kap. 6.3.

Definition. Angst ist – ähnlich der Schmerzempfindung – ein überlebenswichtiges Gefühl. Als Störung bezeichnet man es, wenn aufgrund unrealistischer Ängste das normale Leben stark beeinträchtigt ist. Man unterscheidet zwischen

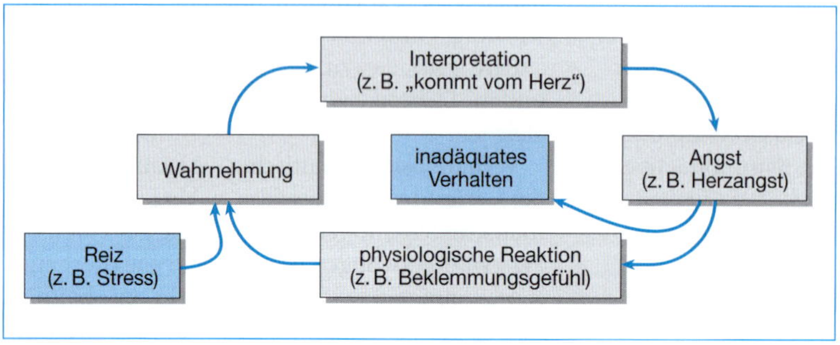

Abb. 20.1: Angstspirale

Phobien (situationsspezifische Angststörung) und einer Panikstörung/generalisierten Angststörung (situationsunabhängige Angstattacken).

Epidemiologie. Vereinzelte Panikattacke ca. 10% Prävalenz, Panikstörung 1–3% Prävalenz, isolierte Phobie ca. 10% höherer Frauenanteil, Angststörung ca. 5% Prävalenz.

Ätiologie
- neurobiologische Prädisposition (Mangel an GABA-Rezeptoren oder veränderter Serotonin-Rezeptor) in Kombination mit psychosozialen Belastungen
- psychosoziale Auslöser: negative Bindungserfahrungen, mangelnde empathische Erziehung, oder überbehütet sein ohne Entwicklungsmöglichkeit von Bewältigungsstrategien
- Stressoren: z.B. Trauma bei Krebsdiagnose, Arbeitsplatzverlust, Partnerverlust

Einteilung
- Panikattacke/Angstanfall (z.B. Angst vor Kontrollverlust, Angst zu sterben oder verrückt zu werden)
- Panikstörung: gekennzeichnet durch „Angst vor der Angst“
- generalisierte Angststörung: ständige nicht unterdrückbare Sorge vor alltäglichen Problemen
- phobische Störungen: Agoraphobie, soziale Phobie, etc.
- Herzangststörung
- hypochondrische Störung: Angst vor Krankheit
- Neurasthenie (= Chronic fatigue syndrome)

Klinik
- vegetatives Hyperarousal: Zittern, Tachykardie etc.
- übertriebene Gedanken: „Ich werde getötet!“
- Gefühlschaos: Verzweiflung, Hilflosigkeit
- Fluchtverhalten

Differentialdiagnose. Psychose, Depression.

Therapie. Bei Panikstörung kann das ausgeprägte **Vermeidungsverhalten** verhaltenstherapeutisch mit folgenden Therapiemethoden behandelt werden:
- **systematische Desensibilierung:** schrittweise gesteigerte Exposition bis zum realen Reizauslöser.
  Beispiel: Fernsehturm von außen betrachten, bis man nicht mehr zittern muss (Habituation), anschließend Betreten des 1. Stockwerks
- **Reizüberflutung** (Flooding)
  Beispiel: bei Höhenangst solange auf dem Fernsehturm stehen bleiben, bis Angstreaktionen erschöpft sind und Patient lernt, dass er doch nicht gestorben ist.

Zusätzliches Erlernen von Entspannungsmethoden ist erstrebenswert.

> **Merke**
>
> Ängstliche Patienten zeigen häufig **Anklammerungstendenzen** an ihren Therapeuten, da sie sich in einer angstbesetzten Situation Schutz von ihm erhoffen, daher sollte überfürsorgliche Haltung des Therapeuten vermieden werden.

Zusätzliche Unterstützung durch Antidepressiva (z.B. SSRI) möglich oder kurzzeitig Benzodiazepine (**cave:** Gefahr der seelischen Abhängigkeit!) oder Betablocker.

2.3 Somatoforme/Somatisierungsstörung

Somatisierungsstörung (☞ Abb. 20.2)

Definition. Meist bei jüngeren Frauen auftretende, häufig **wechselnde** und über **mind. 2 Jahre** bestehende körperliche Beschwerden ohne organisches Korrelat. Die Patientinnen lassen sich kaum vom Fehlen eines Organkorrelats überzeugen, was häufig zum „Doctor-shopping“ und wiederholten (auch invasiven) diagnostischen Eingriffen führt. Chronischer Verlauf mit Einschränkung im familiären und sozialen Bereich aufgrund des Verhaltens oder der Beschwerden. Früher auch als Briquet-Syndrom bekannt.

> **Merke**
>
> Unterschied der Somatisierungs- zur hypochondrischen Störung: Hypochonder konzentrieren sich auf noch nicht eingetretene Krankheiten und deren Auswirkungen, Patienten mit Somatisierungsstörung konzentrieren sich eher auf tatsächlich vorhandene Symptome.

Epidemiologie. Frauen unter 35 sind häufiger betroffen als Männer. Vollbild einer Somatisierungsstörung mit Prävalenz von 1% sehr selten. Häufige Komorbidität mit Depression und Angststörung sowie Persönlichkeitsstörungen.

Ätiologie. Zur Ursache der Depression gibt es folgende Erklärungsansätze:

Psychodynamischer Ansatz: Bei der Somatisierungsstörung handelt es sich um eine „Überlauffunktion" als „diffuse Reaktion auf diffuse Überlastung" (☞ Hoffmann/Hochapfel, 2004). Diese kann durch negative Bindungserfahrungen, mangelndes Selbstwertgefühl mit erhöhter Kränkbarkeit sowie durch sekundären Krankheitsgewinn (erhöhte Zuwendung, geringere Anforderungen) verursacht sein. Bei ca. einem Drittel der Patientinnen besteht V.a. sexuellen Missbrauch.

Klinik. Außer der o.g. klinischen Einteilung wird im ICD-10 ein Vorhandensein von mind. 6 Symptomen aus einer Liste von 14 verlangt, die zusätzlich aus wenigstens 2 verschiedenen Organsystemen entstammen sollten.

Beschwerden betreffen häufig:
- Gastrointestinaltrakt: Übelkeit, schlechter Geschmack im Mund, Regurgigation von Speisen
- Hautsystem: Juckreiz, Kribbelgefühl
- kardiovaskuläres System: pektanginöse Beschwerden, Dyspnoe
- Genitaltrakt: Dysurie, Mensesstörungen, vaginaler Ausfluss

Sind nicht alle Kriterien erfüllt, wird die Krankheit als „undifferenzierte Somatisierungsstörung" bezeichnet.

Therapie. Hausarzt als Schlüsselfigur: Vertrauensperson und Arzt, bei dem alle Infos zusammenkommen und der diese dann auch richtig deuten und erklären kann. Sollte der Patient wider Erwarten zu einer externen Psychotherapie bereit sein, ist enge Zusammenarbeit zwischen Hausarzt und Facharzt wichtig.

Regelmäßige fest vereinbarte Termine (z.B. alle 4 Wochen) beim Hausarzt sind ratsam, um einer Konditionierung von Fehlverhalten vorzubeugen.

Der Arzt sollte nicht:
- gleich zu Beginn verlangen, dass der Patient alle körperlichen Symptome als psychisch verursacht akzeptieren kann.
- Bagatelldiagnosen stellen.

Undifferenzierte somatoforme Funktionsstörung

Definition. Mildere Verlaufsform der Somatisierungsstörung, wenn nicht alle Kriterien einer Somatisierungsstörung erfüllt werden (Dauer der Symptome mind. 6 Monate).

Somatoforme Störung

Definition. Wechselndes Bild körperlicher Beschwerden (von Allgemeinsymptom „Müdigkeit" bis Organsysteme [„Herzschmerzen"] betreffend vieles möglich) ohne organisches Korrelat. Hinzu kommen seitens des Patienten:
- Forderung nach diagnostischer Abklärung trotz wiederholten Ausschlusses krankhafter Befunde
- Weigerung, eine psychische Ursache auch nur in Betracht zu ziehen, selbst wenn eine klare

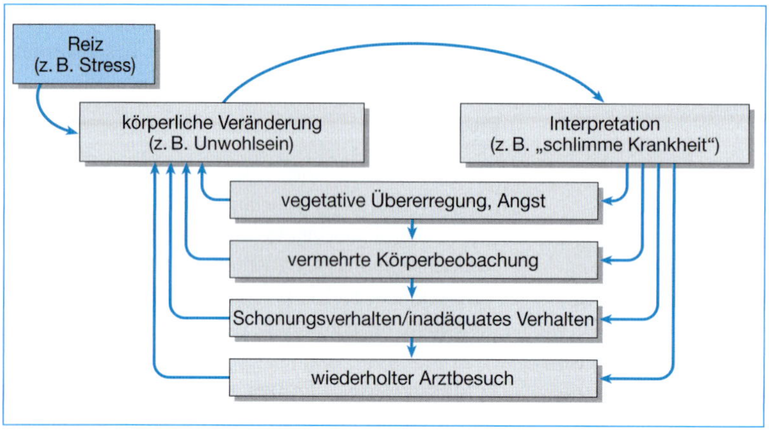

Abb. 20.2: Entstehung einer Somatisierungsstörung

Beziehung zwischen Symptombeginn und konfliktreicher Erlebnisse erkennbar ist (z. B. Partnerverlust und Herzschmerz ohne pathologischen Befund)

4 Dimensionen der somatoformen Störung:

- wechselnde Beschwerdeanzahl oder Dauer
- hypochondrische Dimension: erhöhte Bereitschaft zu Krankheitsbefürchtungen
- emotionaler Distress: bei Komorbidität mit Depression oder Angststörung können emotionale Belastungen nicht verbalisiert werden, sondern werden stattdessen in körperliche Symptome umgesetzt, da gesellschaftlich körperliche Beschwerden eher als psychische Probleme akzeptiert werden.
- Krankheitsverhalten: Doctor shopping inklusive Akzeptanz invasiver und nebenwirkungsreicher Untersuchungen/Operationen oder kostspieliger Untersuchungen bis zum finanziellen Ruin.

Epidemiologie. Ca. 20% der Patienten in Hausarztpraxen leiden an einer somatoformen Störung. Dabei liegen häufig erschwerte Lebensbedingungen vor: niedriger sozioökonomischer Status, Scheidung, Alkoholkrankheit oder psychische Erkrankung der Eltern, bei dissoziativen Störungen häufig auch sexueller Missbrauch.

Ätiologie. Psychodynamik: Emotionale Belastungen werden nicht als solche registriert, sondern stattdessen in körperliche Symptome übersetzt. Zusätzlich zur erhöhten Wachsamkeit gegenüber diesen Symptomen werden sie negativ bewertet und dadurch negativ verstärkt.

Differentialdiagnose. Angststörung, Depression.

Therapie

- regelmäßige Arztkontakte auch ohne dringende/dramatische Beschwerden
- Vermeidung gehäufter diagnostischer Eingriffe zur Bestrafung oder Beruhigung
- spezifische pharmakologische Intervention: keine Verlegenheits-rund-um-Medikation oder zusätzliche Medikation ohne klare Indikation
- Vermeidung der Vorstellung, dass der Patient den Arzt bewusst täuschen wolle (Simulation/Aggravation)
- Statt die Aussage „Sie sind körperlich gesund" zu äußern, die Beschwerdeentstehung erklären: Rückenschmerzen durch verspannte Muskulatur bei chronischer psychischer Anspannung

Somatoforme autonome Funktionsstörung

Definition. Funktionsstörungen hauptsächlich vom autonomen Nervensystem kontrollierter Organe ohne pathologisches Korrelat oder zeitlicher Dauer.

Klinik. Vegetative Symptome kombiniert mit Herzbeschwerden, Dyspnoe, unnatürlich schnelle Erschöpfung, Aerophagie, Singultus (Schluckauf) oder brennendes Gefühl im Epigastrium. Darunter fallen auch Syndrome wie Reizdarm-Syndrom, Da Costa-Syndrom, Reizblase, funktionelle Miktionsstörung.

Therapie. ☞ somatoforme Störungen

Anhaltende somatoforme Schmerzstörung

Definition. Monatelange stärkste Schmerzen mit hohem Leidensdruck ohne Organkorrelat. Die Beschreibung der Schmerzen (Intensität, Lokalisation, Qualität, Situation) lässt erste Verdachtsmomente zu bei

- diffuser Lokalisation
- mehr Benutzung emotionaler als sensorischer Adjektive zur Schmerzbeschreibung
- fehlenden Tagesschwankungen der Schmerzintensität.

Wichtig ist die Unterscheidung zwischen primär verursachenden und sekundären (durch die Erkrankung entstandenen) Belastungsfaktoren. Dafür sollte man den zeitlichen Verlauf und die Lebensumstände kennen.

Simulation: bewusste Vortäuschung krankhafter Symptome zum Erreichen bestimmter Ziele.

Aggravation: bewusst übertriebene Darstellung von Symptomen zum Erreichen bestimmter Ziele (höhere Prozente bei Begutachtung zur Schwerbehinderung).

Therapie. Der Hausarzt steht unter hohem Handlungsdruck, allerdings kommt hier der Psychotherapie ein größerer Stellenwert und Therapieerfolg zugute als dem rein pharmakologischen Aspekt (**cave:** keine Neuroleptika, sondern eher Antidepressiva!). Die Schmerzbewältigung erfolgt mittels Entspannungsverfahren oder Wahrnehmung des schmerzerhaltenden Verhaltensmusters.

Konversionsstörung

Definition. Funktionseinbußen der Willkürmotorik (psychogene Lähmung) und des Sensoriums (psychogene Blindheit).

☞ Psychiatrie, Kap. 6

2.4 Belastungs- und Anpassungsstörungen

Definition. Kennzeichen eines psychischen Traumas ist ein kurz oder länger dauerndes Ereignis, das außerhalb der üblichen menschlichen Erfahrung liegt und für jeden belastend wäre (z. B. Naturkatastrophen, Gewaltverbrechen, Terrorismus). Per definitionem gelten eine Ehekrise oder der plötzliche, natürliche Tod eines Elternteils im Erwachsenenalter **nicht** als psychisches Trauma!

Einteilung. Je nach Coping (Bewältigungsstrategien) kann es nach dieser Schreckenserfahrung zu folgenden Störungen kommen:
- akute Belastungsreaktion
- Anpassungsstörung
- posttraumatische Belastungsstörung

Akute Belastungsreaktion

Definition. Zeitlich begrenzte Reaktion nach ungewöhnlichen, seelisch oder körperlich belastenden Ereignissen bei sonst psychischer Gesundheit, deren Symptome (vegetative Dysfunktion, ängstlich sein, sich abwesend oder betäubt fühlen) sich nach 2 Wochen von selbst regulieren. Es ist eine adäquate Reaktion auf das belastende Ereignis.

Anpassungsstörung

Definition. Meist depressive oder ängstliche Reaktionen, die bis zu 6 Monate dauern können. Findet keine Krankheitsbewältigung statt, besteht die Gefahr einer Suchtentwicklung (Alkohol, Beruhigungsmittel) als Kompensation.

Therapie. Leichtgradige Anpassungsstörungen können meist schon ambulant von Ärzten aus somatischen Fächern erkannt und durch ein ausführliches Gespräch abgefangen werden. Außer der emotionalen Unterstützung ist auch das Erarbeiten eines Zusammenhangs zwischen psychischen Beschwerden und belastender Lebenserfahrung wichtig!

Posttraumatische Belastungsstörung (PTBS)

Engl: Posttraumatic stress disorder (PTSD)

Definition. Es handelt sich um die mögliche Folgereaktion eines Traumas (Gewaltverbrechen, Naturkatastrophen, Unfallopfer, Diagnose einer lebensbedrohlichen Krankheit), die an eigener Person, aber auch an anderen Personen erlebt werden kann. Dabei entstehen ein Gefühl der Hilflosigkeit sowie eine Erschütterung des Selbst- und Weltverständnisses. Man unterscheidet zwischen akutem (Wochen bis 6 Monate) und verzögertem PTSD-Beginn (6 Monate bis Jahre später, sog. late-onset PTSD).

Epidemiologie. PTDS-Häufigkeit variiert nach Art des Traumas:
- ca. 50% Prävalenz nach Vergewaltigung
- ca. 25% Prävalenz nach anderen Gewaltverbrechen
- ca. 20% bei Kriegs- und 15% bei Verkehrsunfallopfern
- ca. 15% bei schweren Organerkrankungen (Herzinfarkt, Malignome)
- Lebenszeitprävalenz der Allgemeinbevölkerung liegt bei 2–7%.

Bei der PTSD besteht eine hohe Chronifizierungsgefahr.

Ätiologie. Man unterscheidet folgende Erklärungsansätze:

Psychodynamischer Ansatz: Ich-Funktion durch Trauma überfordert → interpersonale Abwehr statt intrapsychischer Verarbeitung → erzwungene Regression durch Trauma (kindliche Hilflosigkeit) → Affektisolierung (Leugnung der emotionalen Bedeutung) bzw. Dissoziation (Abwehr durch Abspaltung als nicht-zu-mir-gehörig bzw. von außen-beobachtet) zum Selbstschutz.

Verhaltenstherapeutischer Ansatz: Durch Trauma konditioniertes Fehlverhalten (erlernte Hilflosigkeit) und negative Verstärkung (Vermeidungsverhalten) kann es zu einer Reaktivierung des Traumas durch Trigger kommen, die dann Alarmreaktionen (z. B. psychovegetative Reaktionen) auslösen.

Manchmal kann man bei schwer Traumatisierten ohne erfolgte Trauma-Bewältigung eine „Viktimisierung“ beobachten (Wiederholungszwang der konfliktträchtigen Situation, in der die Person erneut in die Opferrolle gerät).

Klinik
- Intrusionen: sich plötzlich aufdrängende, belastende Gedanken und Erinnerungen
- Flash-backs, partielle Amnesie (Erinnerungslücken)
- Hyperarousal (vegetative Übererregbarkeit) mit Schlafstörungen, Schreckhaftigkeit, Konzentrationsschwäche, Reizbarkeit
- Vermeidungsverhalten: Meiden von Trauma-ähnlichen Orten, Personen, etc.)
- Affektverflachung (emotionale Taubheit, innere Leere, Interessensverlust)

Merke

Bei Kindern mit PTSD ist ein gegenteiliges Verhalten möglich, indem sie z. B. das Ereignis wiederholt durchspielen oder aggressive Verhaltensweisen ausbilden.

Therapie
- Schutz vor weiterer Traumaeinwirkung!!! Kein Täterkontakt!
- frühes Einbeziehen eines mit PTSD-Behandlung erfahrenen Therapeuten
- Organisation des psycho-sozialen Helfersystems, Information bzgl. traumatypischer Symptome
- Erlernen von Distanzierungstechniken, imaginativer Verfahren, evtl. unterstützende Pharmakotherapie (evtl. Antidepressiva, Benzodiazepine). **Cave:** Das Risiko einer Abhängigkeit ist sehr groß.
- evtl. Eye movement desensitisation and reprocessing (EMDR): Die mit dem Trauma assoziierten negativen Empfindungen werden mit dem Therapeuten bearbeitet, während eine beidseitige Stimulation beider Hirnhälften in Form von akustischen oder auch taktilen Reizen durchgeführt wird. Dabei werden negative Gedanken („Ich bin schuld!") neu bewertet werden („Ich habe überlebt!").

2.5 Persönlichkeitsstörung

☞ Psychiatrie, Kap. 6.4

Definition. Erste Züge einer Persönlichkeitsstörung zeigen sich häufig schon in der frühen Jugend, beherrschen die Denkweise, die Gefühlswelt und dadurch auch das Verhalten (z. B. Impulskontrolle oder Beziehungen). Patienten mit dieser Erkrankung fallen meist aufgrund ihrer Non-Konformität bezüglich sozialer Normen auf, die die Betroffenen aber nicht als ursächliches Problem erkennen (wollen).

Epidemiologie. Die Prävalenz der Persönlichkeitsstörungen insgesamt beträgt international ca. 10%.

Ätiologie
- vererbtes neurophysiologisches Ungleichgewicht
- hirnorganische Störungen
- frühe und prägende Bindungsstörungen
- psychische Traumata (PTSD)

Psychodynamischer Ansatz:
- Die Persönlichkeitsstörung entsteht durch Reaktivierung früherer erlebter und noch unverarbeiteter negativer Erlebnisse, d.h. es besteht ein unbewusster Konflikt als Hintergrund für eine Symptomneurose **(Konflikthypothese).** Im Rahmen dieser Konfliktpathologie kann es zu **Ganz-Objekt-Übertragungen** kommen: Therapeut als „Vater-Figur"
- Die Persönlichkeitsstörung wird durch unterentwickelte Ich-Funktionen **(pathologische Struktur),** z. B. Impulskontrolle, Angsttoleranz aufgrund mangelnder Beziehungserfahrungen (fehlende Anerkennung oder Tröstung), verursacht. Dies führt zum Mangel an Selbstregulierungsfähigkeiten, die dann von außen ersetzt werden müssen, d.h. eine **Teil-Objekt-Übertragung** ist möglich, z. B. Funktionalisierung des Therapeuten als „gut" oder „böse".

Klinik/Einteilung. Folgende Symptome treten auf:
- starre Denkweise bzw. starkes Kontrast-Denken ohne die Möglichkeit eines „Mittelwegs": Schwarz-Weiß-Denken bzw. Alles oder Nichts
- mangelhafte Gefühlsbewältigung/Störung der Gefühlswelt (Impulskontrolle, z. B. unkontrollierbare Wut aus völlig unwichtigem Anlass)

Man unterscheidet:
- **ich-synton:** Der Patient ist in der Lage seine Verhaltensweisen und die dadurch entstehenden Probleme zu erkennen, aber die Krankheitseinsicht fehlt (→ Umwelt leidet). Daher werden Persönlichkeitsstörungen auch Charakterneurosen genannt.

- **ich-dyston:** tritt eher bei Symptomneurosen auf (→ Patient leidet)
  Beispiel: Kontrollzwang, über den der Patient klagt und Veränderung wünscht. Kompensationsversuch der kognitiven, emotionalen und interpersonellen Defizite durch z.B. Rückzug, Isolation, Gefühlsabspaltung, Unterwerfung oder umgekehrt herrisches Verhalten.

Merke

Man unterscheidet zwischen **Persönlichkeitszügen** und einer tatsächlichen Störung. Als **Persönlichkeitsstörung** lässt sich dies erst betiteln, wenn aufgrund der Erkrankung ein so hoher Leidensdruck entsteht, dass die Alltagswelt mit den üblichen Anforderungen (Beziehung, Ausbildung etc.) für den Patienten nicht mehr zu bewältigen ist.

Einteilung der Persönlichkeitsstörungen nach DSM-IV:

- **Cluster-A** (sonderbar, exzentrisch): paranoide, schizoide oder schizotype Persönlichkeitsstörung
- **Cluster-B** (dramatisch, emotional, launisch): dissoziale, emotional-instabile (Borderline), histrionische oder narzisstische Persönlichkeitsstörung
- **Cluster-C** (ängstlich, furchtsam): ängstlich-vermeidende, abhängige oder anankastische (zwanghafte) Persönlichkeitsstörung

Differentialdiagnose. Psychose, hirnorganisches Psychosyndrom (= HOPS).

Im Folgenden 2 ausgewählte Persönlichkeitsstörungen.

Borderline-Störung = emotional instabile Persönlichkeit

Definition. Eine Erkrankung an der Grenze zwischen neurotischer Störung und Psychose, die mehr Frauen als Männer betrifft. Sie ist gekennzeichnet durch Instabilität im emotionalen Bereich. Die durch die Interaktionen mit der Umwelt entstandenen Spannungen werden mit Hilfe von Selbstverletzungen abgebaut.

Epidemiologie. 2% der Bevölkerung, deutlich höherer Frauenanteil, familiäre Häufung).

Ätiologie. Es sind psychosoziale und biologische Ursachen möglich.

Psychodynamischer Ansatz: Es gibt diverse Theorien. Gemeinsame Grundidee ist die Vorstellung einer mangelnden Ausbildung der Ich-Funktionen (z.B. Angsttoleranz, Impulskontrolle) aus unterschiedlichen Gründen.

Klinik

- Affektinstabilität
- wechselndes Selbstwertgefühl
- häufig wechselnde/instabile Beziehungen mit ungeheurer Angst, verlassen zu werden
- brüchige Beziehungen mit gleichzeitiger Nähe-Distanz-Problematik
- häufige Umsetzung der durch Verzweiflung und Wut angestauten Spannung oder des oft beschriebenen Gefühls der Leere in selbstverletzendes Verhalten (Schnittverletzungen)
- dissoziative Momente mit Derealisationserleben
- starke manipulative Eigenschaften, „Spaltung" unvorbereiteter Teams auch innerhalb der eigenen Familie: Personen, die Mitleid und unerschütterliche Hilfsbereitschaft zeigen, vs. Personen die Abstand suchen, da sie sich benutzt, wütend oder abgestoßen fühlen
- appellative Suiziddrohungen mit z.T. erpresserischem Charakter
- selbstgefährdende impulsive Durchbrüche: unangemessene Wutausbrüche mit Tätlichkeiten, Substanzmissbrauch, Sexualität, Essstörungen, Suizidversuche
- evtl. Missbrauch in der Vorgeschichte (weniger oft als behauptet)

Therapie. Bei gehäuftem dissoziativem Erleben und Impulsdurchbrüchen Therapieversuch mit **atypischen Neuroleptika** möglich. Die Therapie fordert sehr viel Geduld und Erfahrung seitens des Therapeuten!! Diverse Therapieansätze vorhanden: dialektisch-behaviorale Therapie (DBT) nach Linehan, übertragungsfokussierte Therapie (TFP: transference focussed psychotherapy) nach Clarkin.

Narzisstische Persönlichkeitsstörung

Definition. Eine narzisstische Persönlichkeit hat wenig mit „Selbstverliebtheit", sondern eher mit der „Bedrohung des Selbstgefühls" zu tun.

Epidemiologie. Keine verlässlichen Daten verfügbar.

Klinik
- mangelndes Einfühlungsvermögen
- Wunsch nach Bewunderung aus Angst vor negativer Beurteilung durch andere
- Störungen des Identitätsgefühls, verbunden mit Selbstunsicherheit, die auch mit Arroganz überspielt werden kann
- hohe Kränkbarkeit
- evtl. erhöhtes Misstrauen gegenüber anderen

Narzisstische Persönlichkeiten haben ein stärkere Ich-Funktion als emotional-instabile Persönlichkeiten.

Therapie. Sollte ein Behandlungswunsch bestehen, kommt ein verhaltenstherapeutisches Vorgehen in Frage. Generell sind für die Therapie von Persönlichkeitsstörungen eindeutige Rahmenbedingungen, z.B. im Sinne einer schriftlichen Behandlungsvereinbarung mit festgelegten Konsequenzen bei Therapieverstößen, (fast) immer hilfreich!

2.6 Essstörungen

Anorexie

☞ Tab. 20.1

Definition. Psychische Essstörung im Pubertätsalter mit verzerrter Wahrnehmung des eigenen Körperbildes, die häufig zu lebensbedrohlichem Untergewicht führt.

Epidemiologie. Meist bei Frauen auftretende Krankheit mit 2 Erkrankungsgipfeln um das 14. und das 18. Lebensjahr, sehr viel seltener nach dem 20. Lebensjahr. Zur Risikogruppe gehören Sportler mit „Schlankheitsdruck" (Ballettschüler, Tänzer, Turner) und andere Personen mit hohen Leistungsansprüchen an sich selbst sowie Personen aus höheren sozialen Schichten. Ist ein Verwandter 1. Grades betroffen, besteht eine 8-fach erhöhte Wahrscheinlichkeit, selbst an Anorexie zu erkranken. Ein früher Krankheitsbeginn vor dem 16. Lebensjahr **ohne** Komorbidität (z.B. Persönlichkeitsstörung, Suchtmittelabusus oder Zwangsstörung) gilt als prognostisch günstig. Ungefähr

Tab. 20.1: Gegenüberstellung von Anorexie, Bulimie und Adipositas

	Anorexie	Bulimie	Binge eating disorder, Adipositas
Charakteristika	• „Ich bin zu fett." • Abnehmzwang • Kachexie • Körperschemastörung • restrictive type/purging type	• „Ich habe Angst zuzunehmen." • Norm-/Übergewicht • Gewichtsschwankungen • evtl. Körperschemastörung • Purging type/Non-purging type	• Übergewicht • eher Gewichtszunahme • kein Hungergefühl
Persönl. Einstellung zur Krankheit	• Krankheitsverleugnung • kein Leidensdruck • schlechte Compliance	• Scham • großer Leidensdruck • gute Compliance nach Entdeckung der Essstörung	• Scham • Leidensdruck • mittlere Compliance
Symptomatik	• Amenorrhö (obligatorisch) • Komorbidität • Kontrollzwang • Gewicht↓ als Machtzeichen • Laxanzienabusus • Persönlichkeitsstörung • Depression • Zwangsstörung	• Amenorrhö • Komorbidität • Kontrollverlust • selbstinduziertes Erbrechen • Fressattacken • Persönlichkeitsstörung • Depression • gestörtes Selbstwertgefühl • „innere Leere"	• keine Amenorrhö • Komorbidität • Kontrollverlust • Abwehr von Kränkungen durch Essen „wie im Rausch" **ohne** Erbrechen • Depression

5% der Anorexiekranken sind Männer, die manchmal zusätzlich an psychotischen Erkrankungen leiden.

Ätiologie. Psychodynamischer Ansatz:

- Krankheitsbeginn nach herablassender Bemerkung über sich entwickelnde Brüste oder ersten sexuellen Annäherungsversuchen des anderen Geschlechts (Abwehr der weiblichen Geschlechtsrolle)
- Kampf um Unabhängigkeit bei Dominanzkonflikten als Abgrenzungsversuch, z. B. bei dominanten Eltern. Dabei vermittelt die Beherrschung des eigenen Hungers ein Machtgefühl.
- hoher Leistungsanspruch
- Körperschemastörung: verzerrte Wahrnehmung bestimmter Körperpartien und Angst vor Gewichtszunahme
- Spaltung des Umfelds der Patientin in gute und böse Behandler als Spiegelbild für die inneren Konflikte der Patientin

Einteilung

- asketischer Typ (restricting type):
  - Gewichtsabnahme durch Nahrungskarenz
  - später kein empfundenes Hungergefühl mehr
  - hoher Leistungsanspruch
- hyperorektischer Typ (purging type)
  - Diät, phasenhaftes Erbrechen, Laxanzien/Diuretikaabusus
  - motorische Überaktivität
  - erhaltenes Hungergefühl → Heißhungeranfälle möglich
  - konstante Gewichtsreduktion als Ziel

Klinik. Man unterscheidet:

- **primäre Symptome:** Gewichtsreduktion manchmal bis zur Kachexie mit Body-Mass-Index (Gewicht/Größe^2 in kg/m^2) < 17,5 (☞ Abb. 20.3), gestörtes Essverhalten (s. u.), Krankheitsverleugnung, volumenmäßige Überschätzung des Körperbildes (Körperschemastörung, einzelne „eklige" Körperpartien), Obstipation (durch reduzierte Nahrungsaufnahme), meist sekundäre Amenorrhö (reduzierte Funktion Hypothalamus-Hypophysen-Gonaden-Achse), fehlende Krankheitseinsicht, körperliche Überaktivität trotz Schwäche
- **sekundäre Symptome:** Hypothermie, brüchige Haare und peripher betonte Polyneuropathie (durch Vitaminmangel), Fehlernährung (Grundumsatz↓), Hypokaliämie (Diuretika/Laxanzienabusus), häufig depressive Verstimmung, Karies (Zahnschmelzschäden durch Erbrechen)

Differentialdiagnose. Organische Ursachen (Tumore o. Ä.).

Therapie. Familientherapie, stationärer Aufenthalt bei BMI < 15 in Spezialkliniken, bei lebensbedrohlichen Zuständen (BMI < 12,5) Sondenernährung. Aufgrund der Krankheitsverleugnung ist eine Therapie schwierig. Pseudogefügigkeit bezüglich der Behandlungsverträge: So wird z. B. die wöchentliche Gewichtszunahme um mind. 500 g durch Laxantienabusus oder exzessiven Sport verhindert.

Bulimia nervosa

☞ Tab. 20.1

Definition. Psychogene Essstörung mit Heißhunger- und Fressattacken, denen Erbrechen und andere Manipulationen (Diuretika-/Laxantienabusus u. ä.) nachfolgen, um eine Gewichtszunahme zu verhindern.

Epidemiologie. Es erkranken deutlich mehr Frauen als Männer. Meist späterer Krankheitsbeginn (20.–35. Lebensjahr) als bei Anorektikerinnen.

Ätiologie. Psychodynamischer Ansatz: Krankheitsausbruch meist nach der ersten narzisstisch enttäuschenden Partnerbeziehung als Ausdruck einer gestörten Selbstwertregulation bzw. Unsi-

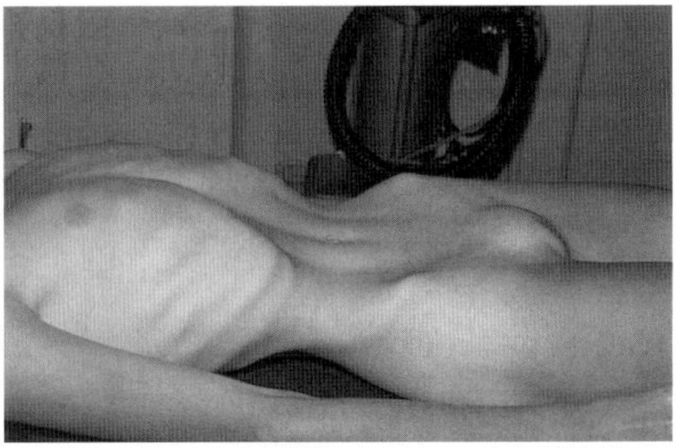

Abb. 20.3: Anorexie-Kranke [1]

cherheit. Die Selbstwertzweifel und Versagensängste werden durch gegenteiliges Auftreten (kompetentes, stabiles Verhalten) überspielt, sodass Identitätskonflikte und „schwache“ Anteile auf die Nahrung und den Körper übertragen werden (Schlankheit als Ausdruck von „Stärke“, Leistungsfähigkeit und Attraktivität). Abbau von „emotionaler Leere“ und inneren Spannungen ist nur durch Nahrungsaufnahme und anschließendes Erbrechen möglich. Zusätzlich finden sich manchmal auch selbst beigebrachte Verletzungen (Schnitte an Armen/Beinen) im Sinne einer Impulskontrollstörung, evtl. mit dissoziativen Elementen (☞ Kap. 2.5, Emotional instabile Persönlichkeit).

Einteilung

- Non-purging type: bulimische Episode mit Gewichtsreduktion durch Hyperaktivität oder Fasten, ohne Erbrechen
- Purging type: mit selbst-induziertem Erbrechen, evtl. Laxanzien-/Diuretikaabusus

Klinik. Man unterscheidet:

- **primäre Symptome:** ständige Beschäftigung mit Essen, Phobie-ähnliche Angst vor Gewichtszunahme, zusätzlich zum Erbrechen Diuretika-/Laxantienabusus, phasenweise Hungerperioden, häufig Anorexie in der Vorgeschichte, meist normgewichtig, oft Amenorrhö, Krankheit wird verschwiegen
- **sekundäre Symptome:** Elektrolytstörungen (Hypokaliämie → Herzrhythmusstörungen), Niereninsuffizienz, Karies, Ösophagitis und Magenulcera, „Hamstergesicht“ (durch Parotitis)

Therapie. Wegen starker Schamgefühle (Bulimie = Versagen) und des heimlichen Verhaltens wird professionelle Hilfe erst nach langer Zeit in Anspruch genommen. Dabei findet sich häufig eine „Alles-oder-Nichts-Einstellung“ mit anfänglicher Behandlungseuphorie und schneller Enttäuschung. Die darauf folgenden Manipulationen, Lügen und Heimlichkeiten erfordern viel Geduld und Erfahrung seitens des Therapeuten. Mehrfacher Ansatz nötig, Familientherapie (wenn noch im Elternhaus lebend), Einzeltherapie (Bearbeitung der seelischen Konflikte), Entspannungsübungen, Kochkurse (normale Essensmengen, Stabilisierung des Essverhaltens), Selbstsicherheitstraining (Abgrenzungsfähigkeiten stärken, sich in Konfliktsituationen behaupten). Pharmakologisch können bei zusätzlich bestehenden depressiven Zügen auch Antidepressiva gegen die Heißhungerattacken eingesetzt werden.

Adipositas

☞ Tab. 20.1

Definition. Körperfetteinlagerung mit Übergewicht (BMI > 30) durch hyperkalorische Nahrungszufuhr. Erfolgt die überhöhte Kalorienzufuhr durch Fressattacken im Sinne einer Impulskontrollstörung, spricht man von einer Binge-eating-disorder.

Epidemiologie. 50% aller über 40-Jährigen sind übergewichtig (Frauen > Männer), wobei 17% der Bevölkerung an einem BMI < 30 leiden. Dabei tritt Adipositas in der westlichen Welt in unteren sozialen Schichten häufiger auf.

Ätiologie. Eine genetische Disposition wird diskutiert, wobei natürlich auch pathologische Lernmuster innerhalb der Familien (Regulierung von Nähe und Emotion über Essverhalten) daran beteiligt sein können.

Psychodynamischer Ansatz: Auslöser sind meist Enttäuschungen (Trennungen) oder Stress. Häufig werden depressive Gefühle, Ängste und narzisstischen Kränkungen durch Nahrungsaufnahme abgewehrt und durch angenehmere Empfindungen ersetzt. Depressive Reaktionsbereitschaft↑ → Patient leicht kränkbar → Abwehr der „Unlust“ durch „lustvolles“ Essen.

Klinischer Fall

Eine Frau im Klimakterium ist enttäuscht über abnehmendes sexuelles Interesse ihres Partners bei nachlassender körperlicher Attraktivität → Tröstung mit hochkalorischer Nahrung → Gewicht↑ → Attraktivität↓ → Unzufriedenheit + Angst vor Partnerverlust↑ → Süßigkeiten → Gewicht↑↑ → tatsächlicher Partnerverlust

Eher selten ist Fettsucht ein Mittel zur Selbstzerstörung oder eine unbewusste Abwehr der weiblichen Rolle.

Einteilung. Nicht jeder Adipöse ist gleich ein Binge-eater (obwohl fließende Übergänge beobachtet werden)!

- Binge-eater: plötzliche Heißhungerattacken werden mit Fressorgien („Essen wie im Rausch") befriedigt, per definitionem Essanfälle mind. 2 Tage die Woche über 6 Monate.
- Daueresser: ständige Nahrungszufuhr unabhängig von Hauptmahlzeiten, über den ganzen Tag verteilt, da ständig Appetit (häufig während stundenlangen Fernsehguckens)
- „Nimmersatt": erst bei Nahrungsaufnahme auftretender Hunger ohne Sättigungsgefühl
- Night-eater: gestresste Personen mit Ein- und Durchschlafstörung, die nachts den Kühlschrank plündern, nur um morgens das Frühstück auszulassen und nachts wieder Hunger zu bekommen (Teufelskreis)

Merke

Bei **kindlichem Übergewicht** steigt das Risiko für Adipositas im Erwachsenenalter!

Klinik

Symptom: BMI > 30.

Therapie

- Herstellung einer Vertrauensbasis, ohne den Patienten seine Gegenübertragungsgefühle von Ärger und Verachtung über Kommentare wie „Keine Ahnung, warum ich zunehme, ich esse wie ein Spatz!" spüren zu lassen bzw. ohne diese Aussagen als bewusste Lüge zu interpretieren
- Setzen kleiner Ziele (5% weniger Gewicht pro Jahr), also langsame, aber konstante Gewichtsabnahme, Aufklärung über die Möglichkeit von Rückfällen und Akzeptanz dieser
- langfristige Begleitung notwendig
- Selbstwertstärkung und psychotherapeutische Klärung belastender Konflikte, da Patienten häufig enttäuscht sind, dass Gewichtsreduktion nicht automatisch Lösung der persönlichen Probleme herbeiführt (gestörtes Körperbild)
- verhaltenstherapeutische Veränderung des pathologischen Essverhaltens, z. B. Kochgruppe
- Bewegungstherapie, Sport!
- operative Reduzierung des Magenvolumens (gastric banding) bei BMI > 40, Langzeiteffekt unklar (☞ Chir. Kap. 20.6)

2.7 Burn-out-Syndrom

Schleichende Entwicklung, die in Erschöpfung, Arbeitsunfähigkeit, depressiver Verstimmung, Alkohol- oder Medikamentenabusus und sogar in Selbstmord enden kann.

Klinik

- Wechsel von Idealismus zu Zynismus und negativer Einstellung gegenüber Kollegen und Patienten
- Der Überforderung folgt die emotionale Erschöpfung.
- Kompensationsversuch durch vermehrtes Engagement mit erneutem Misserfolg
- negatives Selbstbild: „Meine Arbeit ist sinnlos und qualitativ schlecht!"
- Hoffnungslosigkeit („Fass ohne Boden")

Therapie. Reduziert werden kann die Gefahr eines Burn-outs durch Entspannungsmethoden, Balintgruppe, Mentorenprogramme.

3 Krankheitsbewältigung (Coping)

Definition. Mit Coping bezeichnet man die verschiedenen bewussten und unbewussten Formen der Krankheitsbewältigung, sei es emotional, kognitiv oder durch Verhaltensformen, die benötigt werden, um eine Krankheit und die damit verbundenen Belastungen zu verarbeiten.

Epidemiologie. Die Art der Krankheitsbewältigung (aktiver Coping-Stil) hat Einfluss auf die subjektive Lebensqualität. Es wird vermutet, dass eine hohe subjektive Lebensqualität die Überlebenszeit positiv beeinflussen könnte. Dies konnte wissenschaftlich noch nicht ausreichend bewiesen werden.

Einteilung. Es bestehen verschiedene Möglichkeiten der Krankheitsbewältigung:
- kognitive Verarbeitung: Erklärungsversuche finden, Informationssuche, erhöhte Eigenbeobachtung
- affektive Verarbeitung: aggressives Verhalten, depressive Episode, Selbstmordgedanken, Angststörung/Panikattacke, von Angst und Trauerreaktion bis zu Panikattacken
- Verhaltensebene: Kapitulation, Vermeidung, Rückzug vs. Aktivität, Optimismus

Anteil an der Krankheitsverarbeitung haben:
- Schweregrad der Erkrankung: Stadium, Multimorbidität, Prognose
- subjektive Krankheitsvorstellung: „Nicht das Rauchen, sondern der Elektrosmog haben meinen Lungenkrebs verursacht!"
- Persönlichkeit: ängstlich vermeidend. vs. extrovertiert, forsch
- Krisenbewältigungsmuster
- Kontrollüberzeugung:
  - externale (passive) Überzeugung: „Es ist Schicksal, ich bin hilflos, kann nichts tun!"
  - internale (aktive) Überzeugung: „Ich kann meine Krankheit beeinflussen!"
- soziale Unterstützung (familiärer Rückhalt, Freundeskreis): Je besser die soziale Unterstützung, desto geringer die Ausprägung von Angst und Depression, was wiederum positiven Einfluss auf den Verlauf der organischen Grundkrankheit haben kann.
  Beispiel: Ein optimistisch gestimmter vormals nikotinabhängiger KHK-Patient, dessen Familie und Arbeitskollegen ihn beim Abstinenzversuch behilflich sind, hat bessere Chancen auf Nikotinabstinenz und damit ein verringertes Infarktrisiko. Dagegen hat ein alleinstehender, depressiver Barkeeper, dessen Arbeitsplatz unsicher, stressig und nikotinbelastet ist, schlechtere Chancen auf Nikotinabstinenz und im Fall des Versagens ein unverändert hohes Infarktrisiko.

Kennzeichen. ☞ Tab. 20.2
Weitere unbewusste Abwehrmechanismen sind:
- **Projektion:** „Die Angst meiner Kinder um mich ist schlimmer als der Krebs!"
- **Intellektualisierung:** Affekte werden völlig ausgeblendet, z. B.: „Ich habe gelesen, dass die 2. Brust auch erkranken kann, also entfernen Sie doch gleich beide, damit ich gesund bleibe!"
- **Rationalisierung und Verschiebung:** Abgespaltene Emotionen werden mit Nebensächlich-

Tab. 20.2: Unbewusste und bewusste Krankheitsbewältigung

(unbewusste) Abwehrmechanismen		bewusste Bewältigungsmaßnahmen	
Mechanismus	**Beispiel**	**Maßnahme**	**Beispiel**
Verleugnung	„Mir geht's gut! Das geht schon wieder vorbei!"	**Informationssuche**	Internet, Laienliteratur
Dissoziation	„Das gelähmte Bein gehört nicht zu mir."	**Ablenkung**	Kino, Theater
Regression	„Ich bin hilflos und kann gar nichts mehr!"	**Religiosität**	„Mein Glaube schenkt mir Kraft."

keiten verbunden, z.B.: „Angst machen mir nur die Medikamente, die mich krank machen, nicht die Krankheit."
- **Verkehrung ins Gegenteil:** „Ich sehe Krebs als gute Lebenserfahrung."

Psychoonkologie

Definition. Die Psychoonkologie beschäftigt sich mit den psychosomatischen Interaktionen bei der Entstehung, beim Verlauf und der Therapie von Malignomen.

Grundlagen der Psychoonkologie. Hierzu gelten folgende Aussagen:
- Bis heute konnte **nicht** bewiesen werden, dass Malignome **rein** psychisch bedingt auftreten.
- Allerdings sind in manchen retrospektiven Studien bestimmte Persönlichkeitszüge gehäuft anzutreffen: z.B. hohe Ansprüche an sich selbst bis zur Selbstaufopferung und Selbstverleugnung, depressive Verstimmung, Introvertiertheit und aggressive Gehemmtheit
- Kumulation von **life events** (belastende Lebensereignisse) im Vorfeld der Erkrankung, allerdings **ohne Spezifizität** in Bezug auf die Diagnose (sowohl bei Krebs als auch bei Myokardinfarkt oder multipler Sklerose).
  Die **Psychoimmunologie** erklärt dies folgendermaßen: Stress↑↑ → Kortisolproduktion↑↑ (über Hypophysen-Hypothalamus-Nebennierenrinden-Achse = HHNS) → Immunabwehr (Killerzellen)↓↓

Die Diagnose Krebs wird häufig als lebensbedrohliche Krise interpretiert. Die damit verbundenen Ängste und Erwartungen sollte man erfragen, z.B:
- Unsicherheiten bezüglich der Prognose
- Ambivalenz bezüglich invasiver Therapien (Chemo-/Strahlentherapie, OP) wegen wahrscheinlicher Körperbildstörungen → Organverlust oder Körperfunktionsstörungen

Jedes Erkrankungsstadium (Erstdiagnose, Primärtherapie, Remission, Rezidiv, Progression, Terminalstadium) erfordert unschiedliche Coping-Strategien von Patient und sozialem Umfeld.

Kann der Patient die Unsicherheit bezüglich der Prognose, die narzisstische Krise (Selbstwerterschütterung) und die Ängste nicht bewältigen, kommt es zu Anpassungsstörung, Depression oder Angststörung, von denen ca. 30% therapiebedürftig sind.

Psychokardiologie

Definition. Psychokardiologie behandelt diverse Erscheinungen, z.B. Transplantationseffekte, Herzrhythmusstörungen etc. Hauptaugenmerk liegt im Folgenden allerdings auf KHK (koronare Herzerkrankung) und Myokardinfarkt.

Epidemiologie. Ca. 30% der Postinfarkt-Patienten entwickeln eine depressive oder eine Angststörung.

Erklärungsansätze. Kindheitstraumata führen zu intrapsychischen Spannungen, die durch Nikotinkonsum und vermehrte Nahrungszufuhr kompensiert werden

Negative Bindungserfahrungen und berufliche Enttäuschungen führen zu Retraumatisierung mit negativen Affekten. Das Herztodrisiko steigt um das 10-fache!

Merke

Psychopharmakologie: Trizyklische Antidepressiva sollten bei Herzpatienten wegen ihrer kardialen Nebenwirkungen vermieden werden. Stattdessen ist die Anwendung von SSRI (Citalopram) oder tetrazyklischen Antidepressiva (Mirtazapin) möglich.

Psychosomatik und Kardiologie. Zusätzlich zu den aus der Inneren Medizin bekannten kardiovaskulären Risikofaktoren (= CVRF: Adipositas, Hyperlipidämie, Hypertonie, Diabetes, Nikotin) gibt es noch psychosoziale Faktoren (☞ Tab. 20.3).

Tab. 20.3: Psychosoziale kardiovaskuläre Risikofaktoren

langfristige Vorboten	kurzfristige Auslöser
chronischer Berufsstress: mangelnde Würdigung und Kontrollierbarkeit der Arbeit bei hohen Ansprüchen	akute Stressbelastungen
familiärer Stress (vor allem Frauen)	akuter Ärger
mangelnde soziale Unterstützung	vitale Erschöpfung

Weitere langfristige, psychosoziale Risikofaktoren sind:
- niedriger sozioökonomischer Status
- Depressivität (☞ Abb. 20.4)
- ungesundes Verhalten
- negative Bindungserfahrungen in der Kindheit

Nach Myokardinfarkten unterscheidet man folgende psychosomatischen Phasen:
- **Akutphase:** Zwiespalt zwischen Wunsch nach Unabhängigkeit und hypochondrischen Ängsten. Werden pektanginöse Beschwerden verleugnet, kommt es nur kurzfristig zu einer Reduktion der Angst, allerdings auf Kosten einer erhöhten Mortalitätsrate, da medizinische Hilfe (z.B. Bettruhe, Reha) zu spät und dann oft nur unvollständig angenommen wird. Nach Einweisung beherrscht die Angst vor kardialen Komplikationen, Verlust des Arbeitsplatzes und der körperlichen Versehrtheit sowie Abhängigkeit von Ärzten das Empfinden.
- **Postinfarktphase:** Patienten sind ungeduldig bezüglich ihrer Genesung, da sie Schonung als Passivität missdeuten. Daher verfallen sie oft relativ schnell wieder in alte Verhaltensweisen.

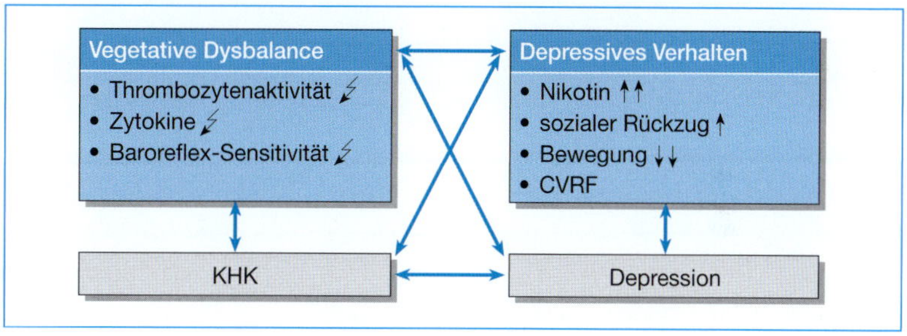

Abb. 20.4: Gegenseitige Beeinflussung von Depression und KHK (CVRF = kardiovaskuläre Faktoren = metabolisches Syndrom)

028 IMPP-Fragen

21 Augenheilkunde

Steffen Herting

Inhalt

1 Lider

1.1 Anatomische Grundkenntnisse

☞ Abb. 21.1 und 21.2

Die Lider schützen das Auge vor dem Austrocknen. Durch ihr funktionelles Zusammenwirken mit den Tränendrüsen ergibt sich eine Art „Scheibenwischeranlage" der Hornhaut. Die Tränenflüssigkeit setzt sich aus einer von den Tränendrüsen produzierten wässrigen Phase, Lipoiden aus den Lidranddrüsen (verhindern Verdunstung) und Muzinen, die von den konjunktivalen Becherzellen sezerniert werden, zusammen.

Den Lidapparat bilden je ein Ober- und ein Unterlid, die aus jeweils zwei Blättern bestehen:

- äußeres Blatt (anteriore Lamelle): M. orbicularis oculi für den aktiven Lidschluss, innerviert vom N. facialis (VII); M. levator palpebrae für die aktive Lidhebung, innerviert vom N. oculomotorius (III); Moll-Drüsen, Zeis-Drüsen, Zilien (Wimpern)
- inneres Blatt (posteriore Lamelle): Lidknorpel (Tarsus), Meibom-Drüsen, M. tarsalis (Müller-Lidheber), innerviert vom Halssympathikus; Konjunktiva des Lides.

An den Lidrändern befinden sich drei verschiedene Arten von Drüsen. Die **Meibom-** und die **Zeis-Drüsen** sind modifizierte Talgdrüsen, die **Moll-Drüsen** modifizierte Schweißdrüsen.

Innervation. Sensible Versorgung durch den N. trigeminus (Oberlid: N. ophthalmicus, V1; Unterlid: N. maxillaris, V2).

Gefäßversorgung. Äste der A. ophthalmica (aus der A. carotis interna) und Äste der A. facialis und A. angularis (aus der A. carotis externa).

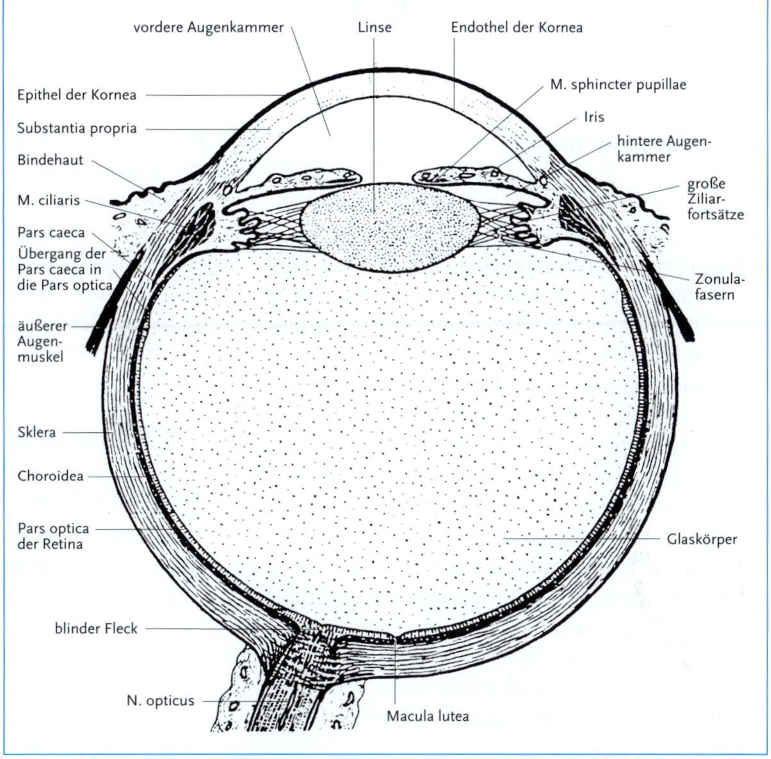

Abb. 21.1: Horizontalschnitt durch das rechte Auge [1]

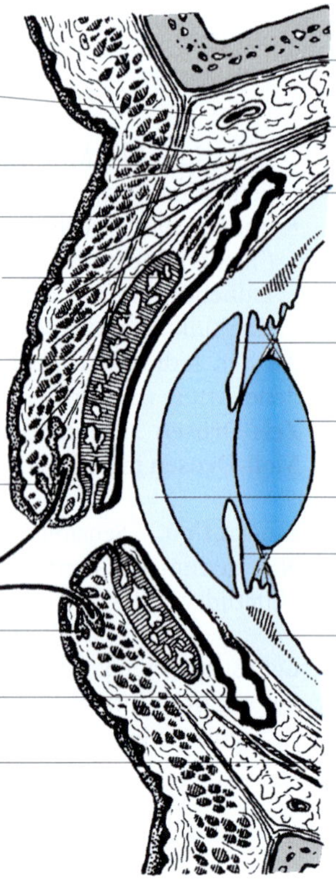

Abb. 21.2: Lider, Bindehaut und vordere Bulbushälfte [2]

1.2 Untersuchung

Bei der Inspektion beurteilt man die Beschaffenheit der Lider (Tumoren, Chemosis = entzündliches glasiges Bindehautödem, Exanthem), Veränderungen der Lidspalte in Form und Weite sowie die Stellung der Lider und des Lidrandes (Ektropium, Entropium; s. u.).

- Lidspaltenerweiterung: Sie kommt bei Buphthalmus (krankhaft vergrößerter Augapfel, „Ochsenauge"), exzessiver Myopie, Lagophthalmus, endokriner Ophthalmopathie, Protrusio bulbi und raumfordernden Prozessen vor.
- Lidspaltenverengung: Sie besteht bei Mikrophthalmus, Phthisis bulbi, Ptosis congenita, Okulomotoriusparese, Myasthenia gravis, Ophthalmoplegia progressiva externa (von-Graefe-Syndrom), Horner-Syndrom (Ptosis, Miosis, Enophthalmus), Pseudoptosis bzw. Reizptosis und bei „Blow-out-Fraktur" (traumatischer Enophthalmus).

Bindehaut, Tarsus sowie die Übergangsfalte der Lider werden am Oberlid durch einfaches Ektropionieren (mit Watteträger bzw. Glasstab, ☞ Abb. 21.3) oder doppeltes Ektropionieren (mit Desmarres-Lidhalter, ☞ Abb. 21.4) dargestellt, am Unterlid durch einfaches Abziehen der Lidkante bei gleichzeitigem Blick nach oben (☞ Abb. 21.5).

1.3 Fehlbildungen

Ankyloblepharon

Verwachsung zwischen Ober- und Unterlid am äußeren oder inneren Kanthus, teilweise oder vollständig, führt zu horizontaler Verkürzung der Lidöffnung, häufig mit unterentwickeltem Augapfel vergesellschaftet.

Therapie. Wenn der Bulbus intakt ist, wird das Lid operativ korrigiert.

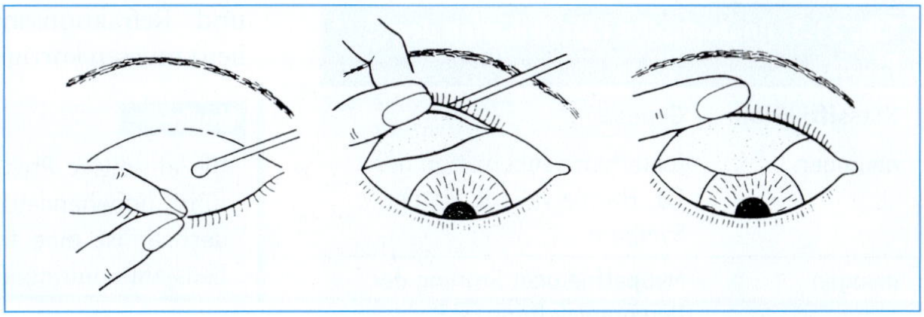

Abb. 21.3: Einfaches Ektropionieren des Oberlides [3]

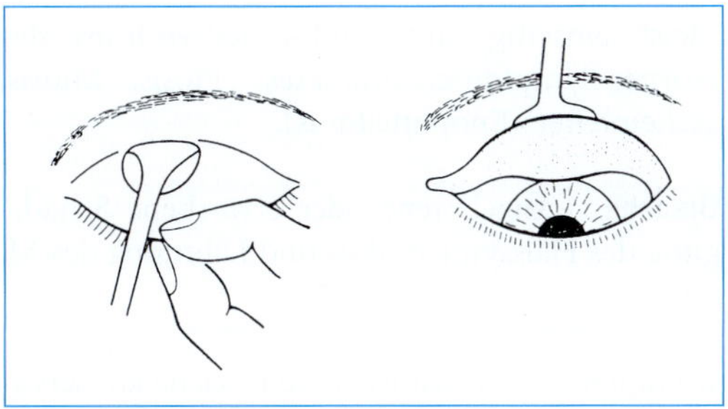

Abb. 21.4: Doppeltes Ektropionieren des Oberlides mittels Desmarres-Lidhalter [3]

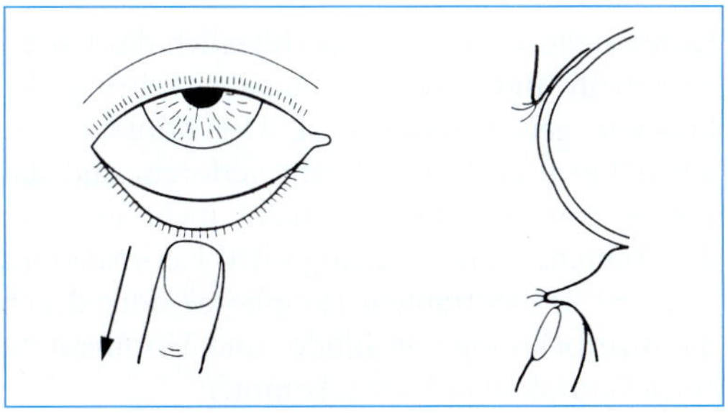

Abb. 21.5: Einfaches Ektropionieren des Unterlides [3]

Blepharophimose

Beidäugige, autosomal-dominant vererbte Verengung und Verkürzung der Lidspalte, häufig mit Ptosis congenita und Epikanthus vergesellschaftet (Waardenburg-Syndrom).

Therapie. Strabismus (Schielen), Amblyopie (funktionelle Sehschwäche) und Refraktionsanomalien sind auszugleichen. Eine schwere Ptosis (Amblyopiegefahr) wird operativ korrigiert.

Epikanthus

Diese halbmondförmige Hautfalte im inneren Lidwinkel ist u.a. mit Trisomie 21 vergesellschaftet. Sie täuscht häufig Strabismus vor (Pseudostrabismus).

Kolobom

Das Lid-Kolobom entsteht durch einen Fusionsdefekt. So kann es zu einer unterbrochenen Lidkante in der Form eines Dreiecks mit der Basis am freien Lidrand kommen. Dieser Defekt findet sich am Oberlid bevorzugt in der nasalen und am Unterlid in der temporalen Hälfte. Durch den unvollständigen Lidschluss und die damit verbundene unregelmäßige Benetzung mit dem Tränenfilm sind schwere Hornhautkomplikationen möglich.

Ursache. Meist ungeklärt oder traumatisch, gelegentlich kongenital.

Therapie. Das Lid wird plastisch gedeckt. Bei Hornhautkomplikationen konservativ therapieren.

Distichiasis

Zusätzliche Wimpernreihe, die teilweise oder vollständig ausgeprägt ist; entwickelt sich häufig aus einer Trichiasis, bei der die Wimpern in eine falsche Richtung wachsen.

Therapie. Bei Trichiasis erfolgt eine mechanische Epilation oder eine Kryoepilation.

1.4 Fehlstellungen oder Stellungsanomalien

Ptosis

Das Herabhängen des Oberlides kann kongenital oder erwoben sein. Eine Ptosis kann auch nach der Fehlfunktion anatomischer Strukturen klassifiziert werden (☞ Tab. 21.1).

Tab. 21.1: Anatomische Klassifikation der Ptosis

Klassifikation	Genese
neurogen	fehlerhafte Innervation des III. Hirnnervs, z. B. Horner-Syndrom
myogen	Myopathie oder Störung der Nervenreizleitung, z. B. Myasthenie
aponeurotisch	Defekt der Levatoraponeurose
mechanisch	Raumforderung oder Vernarbung

Ptosis congenita (einfache kongenitale Ptosis)

Das ein- oder beidseitige, dominant oder rezessiv vererbte Herabhängen der Lider beruht vermutlich auf einem Ausfall im Kerngebiet des N. oculomotorius (III) und somit auf einer Parese des M. levator palpebrae. Häufig ist der M. rectus superior mitbeteiligt (benachbartes Kerngebiet). Betroffene Kinder neigen den Kopf oft rückwärts und heben die Augenbrauen (M. frontalis), um durch den freien unteren Teil der Pupille zu sehen.

Differentialdiagnose. Das kongenitale Horner-Syndrom und das Marcus-Gunn-Syndrom (kongenitale Erkrankung mit Lid-Kiefer-Phänomen durch pathologische Mitinnervation: Hebung des herabhängenden Lides bei Mundöffnung und Bewegung des Unterkiefers zur Gegenseite) haben eine ähnliche Symptomatik.

Komplikationen. Amblyopie, eventuell Astigmatismus (Krümmungsanomalie des optischen Apparates) durch den unphysiologisch hohen Druck auf die Hornhaut.

Therapie. Die Dringlichkeit der operativen Korrektur durch eine Levatorresektion richtet sich nach dem Ausmaß der Ptose. Bei Herabhängen des Oberlides über die Pupillenmitte bestehen immer eine große Amblyopiegefahr und damit eine zwingende Indikation zur frühzeitigen Operation. Die Operation sollte spätestens im Vorschulalter durchgeführt werden. Astigmatismus und Refraktionsanomalien (Brechungsanomalien) müssen korrigiert werden.

Merke

Die einseitige Ptose mit Verdeckung der Pupille führt unbehandelt immer zu einer Amblyopie, deshalb ist eine frühe Operation im 2.–4. Lebensjahr vordringlich.

Ptosis sympathica

Meist einseitig auftretendes Teilsyndrom des Horner-Symptomenkomplexes (Ptosis, Miosis, „scheinbarer“ Enophthalmus).

Ursache. Angeborene oder erworbene Schädigung des Halssympathikus und Lähmung des M. tarsalis.

Therapie. Zunächst wird die Ursache konservativ therapiert. Wenn dies unmöglich ist, ist eine Operation angezeigt.

Ektropium

Lidfehlstellung, die fast ausschließlich das Unterlid betrifft und durch eine Auswärtskehrung der Lidkante gekennzeichnet ist. Der Kontakt zwischen Lid und Augapfel geht verloren, und das untere Tränenpünktchen taucht nicht mehr in den Tränensee ein (Eversio puncti lacrimalis). Es kann zu Tränenträufeln (Epiphora) oder durch die Austrocknung von Binde- und Hornhaut zu einer Keratokonjunktivitis kommen.

Komplikationen. Erosio corneae, Ulcus corneae.

Ursachen

- Ectropium congenitum (dominant vererbt): vermutlich durch Tarsusaplasie
- mechanisches Ektropium: Verdrängung des Lides durch Tumoren der Orbita, Buphthalmus, Bindehautverdickung, Exophthalmus
- Ectropium senile: altersbedingte Atonie der prätarsalen Anteile des M. orbicularis mit seniler Tarsusatrophie und frühzeitiger Eversio puncti lacrimalis
- Ectropium paralyticum: Erschlaffung des M. orbicularis, meist infolge einer Fazialisparese (VII), dadurch Übergewicht der antagonistischen Lidheber (M. levator palpebrae, M. tarsalis).

Therapie. Es werden Keilexzision, Tarsorrhaphie (Vernähen der lateralen Anteile des Ober- und Unterlids) und eine Lidplastik bei Narbenektropium vorgenommen. Bei Keratitis und Konjunktivitis werden benetzende Augentropfen und -salben verordnet.

Merke

Bei peripherer Fazialisparese sind Stirn-, Augen- und Mundast betroffen. Es kann zu einer Keratitis e lagophthalmo kommen, die zunächst mit einem Uhrglasverband (luftdicht abschließender Augenverband mit zentralem Kunststoffsichtfenster), behandelt wird. Manchmal ist auch eine Tarsorrhaphie angezeigt.

Lagophthalmus

Bezeichnet eine erweiterte Lidspalte mit inkomplettem Lidschluss. Dabei ist die Gefahr einer Austrocknung und Entzündung der Hornhaut gegeben. Die Genese kann paralytisch (z.B. Fazialisparese) oder mechanisch (z.B. extremer Exophthalmus) sein. Grundsätzlich muss neben der Therapie der Grunderkrankung auch für eine suffiziente Befeuchtung der Hornhaut gesorgt werden.

Entropium

Im Unterschied zum Ektropium ist hierbei das Lid einwärts gekehrt. Meist ist das Unterlid betroffen. Die Lidkanten schlagen unphysiologisch aufeinander.

Bei gleichzeitiger Trichiasis (Fehlstellung der Wimpernreihe) kann es durch Reiben auf der Hornhaut zu einer chronischen Keratokonjunktivitis mit der Gefahr einer Erosio oder eines Ulcus corneae kommen.

Ursachen. (Genauere Ausführung siehe Ektropium!)

- **Entropium congenitum:** hereditäre Tarsusaplasie und Hypertrophie von Fasern des M. orbicularis
- **Entropium spasticum:** Folge eines reflektorischen Blepharospasmus (s.u.) bei chronischen Augenleiden wie Keratitis, Keratokonjunktivitis, Sicca-Syndrom, intraokuläre Entzündungen
- **Entropium senile:** Erschlaffung der Lidretraktoren im Alter. Der Oberlidrand sinkt dadurch nach unten, der Unterlidrand steigt höher.
- **Entropium cicatriceum:** durch Narbenzug verursacht, auch als Folge eines Trachoms oder okulären Pemphigoids durch Narbenschrumpfung von Bindehaut und Tarsus.

Therapie. Das Unterlid wird zur Ruhigstellung durch Heftpflasterstreifen (Zügelpflaster) abgezogen. Eine operative Korrektur ist z.B. nach Blaskovics oder als Retraktorenraffung mit Schöpfer- bzw. Feldstein-Nähten möglich.

Stellungsanomalien durch Innervationsstörungen

Die Tab. 21.2 gibt einen Überblick über mögliche Innervationsstörungen und daraus resultierende Fehlstellungen der Lider.

1.5 Erkrankungen der Lidhaut und der Lidkanten

An den Lidern sind folgende Veränderungen der Haut zu beobachten:

- Exantheme: bei Infektionskrankheiten (z.B. Scharlach, Masern, Varizellen)

Tab. 21.2: Stellungsanomalien der Lider durch Innervationsstörungen

periphere Fazialisparese	zentrale Fazialisparese	Okulomotoriusparese	Sympathikusläsion	Störung an der mot. Endplatte bei Myasthenia gravis
Lagophthalmus + Ectropium paralyticum + Keratitis e lagophthalmo	i.d.R. kein Lagophthalmus, 1. Fazialisast nicht betroffen!	Ptosis paralytica	Ptosis sympathica Horner-Syndrom	**doppelseitige** Ptosis wechselnden Grades mit abendlicher Verschlimmerung

21

- Lidödeme: in angioneurotischer Form als Quincke-Ödem, bei Allergien und Niereninsuffizienz als Urtikaria
- Blasen und Pusteln: nach Vakzine-(Virus-)Infektion und bei Zoster ophthalmicus
- Effloreszenzen: bei Lues, Pemphigus vulgaris und Lupus vulgaris
- Lidekzeme: bei Medikamentenallergien, z.B. Anästhetika, Antibiotika u.a.

Blepharochalasis/Epiblepharon senile

Atrophische Veränderungen der Lider, die mit dünner, vorgewölbter, gefäßreicher Oberlidhaut und mit rezidivierenden akuten Angioödemen einhergehen (nicht zu verwechseln mit einer Ptosis!). Im Gegensatz zur Blepharochalasis handelt es sich bei der **Dermatochalasis** um eine reine Faltenbildung durch überschüssige Oberlidhaut.

Therapie. Exzision der überschüssigen Lidhaut.

Molluscum contagiosum

Stecknadelkopfgroße, lidrandnahe Knötchen, häufig mit zentraler Eindellung. Erreger sind Viren aus der Pockengruppe.

Therapie. Mit einem scharfen Löffel werden in Lokalanästhesie die Knötchen ausgeschält (☞ Dermatologie, Kap. 2.4).

Erysipel

Sehr schmerzhafte **Streptokokkendermatitis,** die mit intensiver Rötung und Schwellung der Lidhaut und häufig auch mit Allgemeinsymptomen wie Schüttelfrost und Fieber einhergeht. Als Komplikation kann ein Lidabszess auftreten.

Therapie. Systemisch hoch dosierte Antibiotika, antiseptische Umschläge.

Pyodermie

Impetigo mit Eiterbläschen in der Augenbrauengegend durch Infektion mit Staphylokokken oder Streptokokken.

Therapie. Systemisch Antibiotika.

Blepharitis

Entzündung der Lidränder mit Hyperämie, Teleangiektasie, Schuppenbildung und kleinen Ulzerationen. Bei einem **Befall der Zeis- und Moll-Drüsen** kommt es zu einer **seborrhoischen Dermatitis.** Auch kann es zu sekundären Veränderungen der Konjunktiva und der Kornea (Tränenfilminstabilität) kommen. Die Folgen sind Augenbrennen, Fremdkörpergefühl und Lidkrusten.

Ursachen. Staphylokokkeninfektion und Seborrhö.

Therapie. Neben der Lidrandhygiene mit feuchtwarmen Umschlägen, Krustenentfernung (Bürste, Babyshampoo-Lösung) und Lidkantenmassage kann eine Abdeckung mit antibiotischen Salben und/oder schwachen topischen Steroiden erfolgen. Zur Behandlung der Tränenfilminstabilität werden künstliche Tränen eingesetzt.

Lidabszess/Lidphlegmone

Heftige entzündliche, schmerzhafte Rötung, Schwellung und Überwärmung der Lidhaut mit daraus resultierender Verengung der Lidspalte.

Ursachen. Lidverletzung, Fremdkörper, Ekzem, Impetigo, Erysipel, Hordeolum, Konjunktivitis, Tränenwegs-, Nasennebenhöhlen- und Orbitainfektionen.

Komplikationen. Ausbreitung in die Orbita und nach kranial, Sinus-cavernosus-Thrombose.

Differentialdiagnose. Hordeolum, Blepharitis.

Therapie. Es wird entweder eine lokale und systemische Breitbandantibiose (z.B. Gentamicin) oder eine erregerspezifische Antibiotikatherapie nach Antibiogramm durchgeführt. In der Regel sind die stationäre Aufnahme und Ruhigstellung des Patienten notwendig, und es werden antiseptische Umschläge appliziert. Abszesse werden inzidiert und drainiert, zusätzlich erfolgt die lokale Applikation von Antibiotika (z.B. Aminoglykoside).

> **Merke**
>
> **Unterschied zwischen Lidabszess und Lidphlegmone:**
> **Abszess:** Eiteransammlung, die von einer Membran umgeben ist, tastbare Fluktuation, jedoch keine Einschränkung der Bulbusmotilität.

Phlegmone: diffus-eitrige, kutane und subkutane Entzündung ohne Kapselbildung, eingeschränkte Bulbusmotilität.

Zoster ophthalmicus

Durch das **Varicella-Zoster-Virus** ausgelöste, neuralgiforme, mit allgemeinem Krankheitsgefühl einhergehende Schmerzen im Ausbreitungsgebiet des ersten, seltener des zweiten Trigeminusastes. Die Bläschen platzen einige Tage nach Krankheitsbeginn, und es bildet sich eine Kruste.

Merke

Zoster breitet sich streng segmental und zumeist einseitig aus.

Eine Beteiligung der Augen kann als mukopurulente Konjunktivitis, als so genannte Zoster-Keratitis mit Herabsetzung der Hornhautsensibilität, als Zoster-Iritis, Episkleritis, Sekundärglaukom, Optikusneuritis, Choroiditis, retinale Perivaskulitis oder akutes retinales Nekrosesyndrom beidseits in Erscheinung treten.

Therapie. Virostatika lokal und systemisch (z.B. Aciclovir, Zovirax®), Mydriatika (z.B. Atropin, Scopolamin). Da meist abwehrgeschwächte Personen betroffen sind, sollte immer eine **Abklärung der Grunderkrankung** erfolgen.

Allergische Dermatitis

Sie kann bei **lokaler Anwendung von Augenmedikamenten** (z.B. Atropin, Pilocarpin, Chloramphenicol, Procain, Benzalkoniumchlorid als Konservierungsstoff u.a.) auftreten.

Therapie. Die Noxe wird ausgeschaltet, und es werden Kortikoide verordnet.

1.6 Erkrankungen der Liddrüsen

Hordeolum (Gerstenkorn)

- **Hordeolum externum:** akute purulente Entzündung eines Wimpernfollikels und der angrenzenden **Zeis-** oder **Moll-Drüsen,** die mit einem Ödem des äußeren Lidrandes und der angrenzenden Bindehaut einhergeht und mit der Bildung eines Eiterpfropfes an der Lidkante fortschreitet (☞ Abb. 21.6). Sie wird meist durch Staphylokokken, seltener durch Streptokokken hervorgerufen. Die Patienten haben Fieber und fühlen sich krank.
- **Hordeolum internum:** akute Staphylokokken- oder Streptokokkeninfektion der **Meibom-Drüsen.**

Komplikationen. Lidabszess, Orbitaphlegmone, Sinus-cavernosus-Thrombose.

Therapie. Trockene Wärme (Rotlicht, Heizkissen) zur schnelleren Einschmelzung, **kein Verband,** antibiotische Augentropfen.

Merke

Bei Rezidiven und multiplem Auftreten (Hordeolosis) an Diabetes mellitus denken!

Chalazion (Hagelkorn)

Chronisch granulomatöse Entzündung der **Meibom-Drüsen** durch Sekretstauung. Der gut abgrenzbare Knoten ist im Gegensatz zum Hordeolum abgekapselt, schmerzlos und reizfrei (☞ Abb. 21.7).

Therapie. Ausschälung von innen oder von außen mit histologischer Untersuchung ist unbedingt erforderlich **(Differentialdiagnose Adenokarzinom!).**

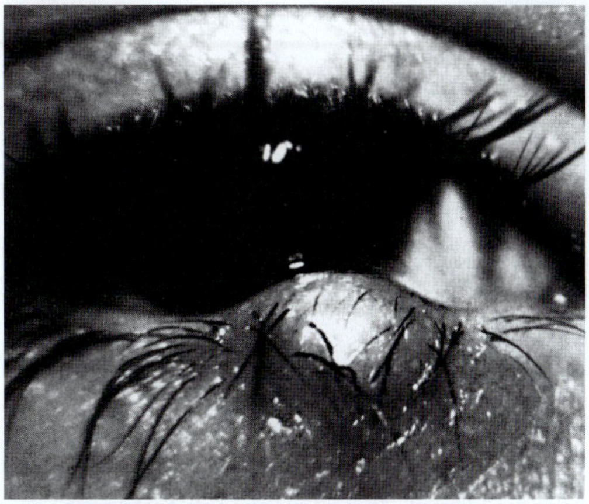

Abb. 21.6: Hordeolum [4]

21

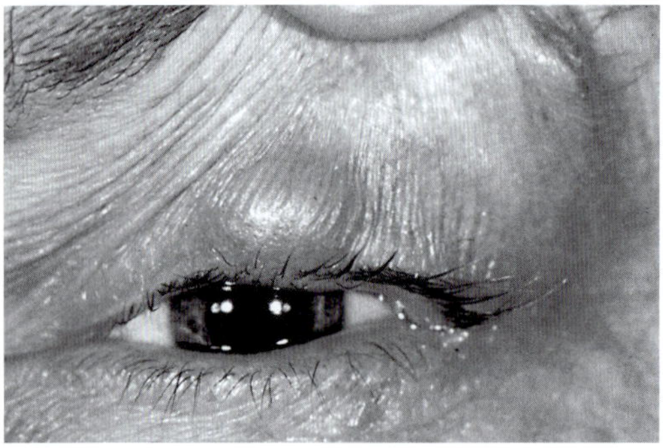

Abb. 21.7: Chalazion [4]

1.7 Tumoren

Dermoidzyste

Die angeborene, kirschkerngroße, kugelige Vorwölbung ist am oberen Orbitarand temporal lokalisiert. Sie wächst langsam. Die Haut über der Zyste ist gut verschieblich. Es handelt sich um eine genuine **Versprengung von Gewebe epithelialen Ursprungs.**

Therapie. Im zweiten Lebensjahr oder später wird die Zyste in toto operativ entfernt.

Haemangioma simplex/ Haemangioma cavernosum

Angeborene planotuberöse/tuberonodöse, kavernöse Gefäßgeschwulst (Hämangiom) mit bevorzugtem Sitz am Oberlid (☞ Abb. 21.8).

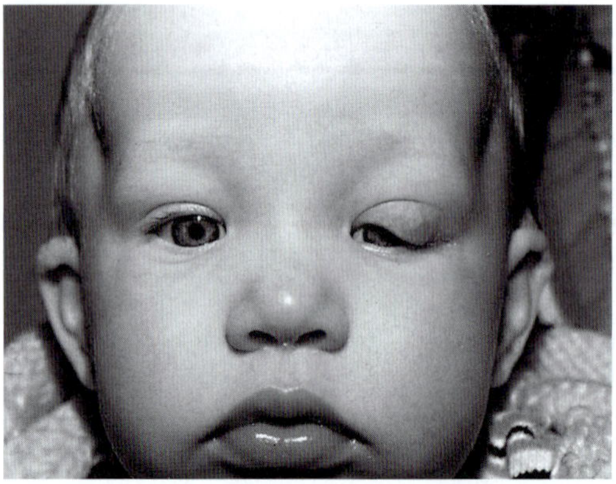

Abb. 21.8: Hämangiom. In diesem Fall ist eine dringende Operation indiziert, da sonst bleibende **Sehschwäche (Amblyopie)** droht. [4]

Therapie. Abwartend, wenn das Sehen nicht beeinträchtigt ist. Häufig erfolgt eine Spontanremission. Die Refraktion muss bestimmt werden. Wenn nötig, muss eine Brille verordnet werden. Amblyopieprophylaxe, bei Amblyopiegefahr Operation.

Naevus flammeus/Naevus teleangiectaticus

Planes hereditäres Angiom der Lidhaut und der angrenzenden Gesichtshaut ohne Wachstumstendenz. Häufig mit **Sturge-Weber-Krabbe-Syndrom** (flächenhaftes halbseitiges Hämangiom mit Buphthalmus, intrakraniellen Verkalkungen und Krampfanfällen) vergesellschaftet.

Therapie. Regelmäßige Tonometrie (Kontrolle des Augeninnendrucks), Ophthalmoskopie, eventuell plastische Chirurgie.

Lipom

Seltener, gutartiger, hereditärer Tumor, der subkutan lokalisiert ist.

Therapie. Operative Entfernung.

Neurofibrom

Bindegewebiger, gutartiger Tumor am Oberlid, oftmals Erstsymptom einer **Neurofibromatosis v. Recklinghausen** (Neurofibrome der Haut, Café-au-lait-Flecken, Optikusneurinome, intrakranielle Tumoren).

Therapie. Frühzeitige operative Entfernung bei einzelnen Tumoren.

Xanthelasmen

Die flachen, leicht erhabenen, gelb-bräunlichen Plaques der Lider entstehen durch **Cholesterineinlagerung.** Sie treten gewöhnlich bilateral auf und sind in 30% der Fälle mit einem von fünf Subtypen einer essentiellen oder sekundären Hyperlipidämie vergesellschaftet.

Therapie. Der Befund ist harmlos. Eine Exzision kann aus kosmetischen Gründen indiziert sein.

Lidkarzinome

Basaliom (Basalzellkarzinom)

Dieser häufigste maligne Lidtumor (etwa 85–95% der Fälle) ist bevorzugt im nasalen Drittel des Unterlides lokalisiert. Er beginnt als derbes Knötchen und ulzeriert oberflächlich (**Ulcus rodens**) oder wächst oberflächlich flach indurierend, aber in die Tiefe infiltrierend (**Ulcus terebrans**). Das Basaliom ist semimaligne. Es zeigt zwar Wachstumstendenz, in der Regel findet jedoch keine Metastasierung statt. Metastasen sind in weniger als 0,6% beschrieben und als Todesursache ungewöhnlich.

Klinischer Fall

Das Basaliom kommt häufig bei älteren Menschen vor. Risikofaktoren sind eine blasse Hautfarbe, fehlende Hautbräunung bei Sonnenlichtexposition und chronische Sonnenlichtexposition. So sind viele am Unterlid oder am medialen Kanthus zu finden.

Spinaliom (Stachelzellkarzinom)

Mit einem Anteil von etwa 20% der Lidkarzinome ist das Spinaliom der zweithäufigste maligne Tumor am Lid; Lokalisation meist am Unterlid. Oft ist es nur histologisch vom Basaliom zu unterscheiden. Es entsteht auf präkanzeröser Haut und metastasiert in die regionären Lymphknoten, Fernmetastasen kommen nicht vor.

Adenokarzinom

Nur etwa 5% der malignen Lidtumoren sind Adenokarzinome. Wegen der hohen Anzahl von **Meibom-Drüsen** ist bevorzugt das Oberlid befallen. Das Adenokarzinom metastasiert in die regionären Lymphknoten, bildet aber nur selten Fernmetastasen. Eine Differentialdiagnose ist das Chalazion.

Therapie. Alle Lidkarzinome werden operativ mit mindestens 0,2 cm Sicherheitsabstand zum Gesunden entfernt (Histologiebefund). Im Anschluss kann eine plastische Korrektur erfolgen.

Lidsarkome

Diese bösartigen Bindegewebstumoren der Lider sind selten. Sie wachsen intratarsal als knotige Geschwülste, die sich rasch mit großen Tumormassen ausbreiten. Die Prognose ist schlecht.

Therapie. Eine Exzision im Gesunden wird bei kleinen Tumoren versucht, sonst Exenteratio orbitae (operatives Ausräumen der Orbitainhaltes) und Radiatio.

Lidmelanom

Bösartiger Pigmenttumor, der primär oder sekundär aus einem Nävus entsteht. Zeichen beginnender Malignität sind Pigmentierungszunahme, rasches Wachstum, entzündeter Rand, Blutungen und Juckreiz.

Therapie. Frühzeitige, vollständige Entfernung, **keine Probeexzision!**

2 Tränenorgane

2.1 Anatomische Grundkenntnisse

Der Tränenapparat sorgt für ein Gleichgewicht zwischen der Produktion von Flüssigkeit und deren Abtransport aus dem Bindehautsack in Nase und Rachenraum. Dementsprechend besteht das Tränenorgan aus einem **tränenerzeugenden** (Tränendrüse, akzessorische Tränendrüsen) und einem **tränenableitenden** Teil (Tränenpünktchen, Tränensack, Tränennasengang). Die Tränendrüse liegt oberhalb des temporalen Augenwinkels in einer Grube des Orbitadachs und wird durch die Sehne des M. levator palpebrae in einen kompakten **orbitalen** und einen kleineren **palpebralen** Bereich unterteilt.

Für einen intakten präkornealen und präkonjunktivalen Tränenfilm ist das Zusammenspiel von regelrechter Tränenorganfunktion und Lidschlag verantwortlich. Der Film dient zum Schutz (z. B. vor Infektion: Lysozym) zur Befeuchtung, als Ernährungsmedium sowie zur Verbesserung der optischen Eigenschaften der Kornea.

Syntheseort und Zusammensetzung der Tränenflüssigkeit:

- Meibom- und Zeis-Drüsen: monomolekulare oberflächliche Lipidschicht

- Tränendrüsen und akzessorische Tränendrüsen: mittlere wässrige Schicht (Salze und Proteine)
- konjunktivale Becherzellen: tiefe muzinöse Schicht (schafft hydrophile Oberfläche).

Gefäßversorgung. Äußerer und innerer Ast der **A. lacrimalis** aus der **A. ophthalmica.**

Innervation. Die **Tränenorgane** werden sensibel über den **N. lacrimalis** (erster Ast des N. trigeminus), sekretorisch über die parasympathischen Fasern des **N. intermedius** versorgt (N. petrosus superficialis major → Ggl. pterygopalatinum → N. zygomaticus → Ramus communicans → N. lacrimalis).

2.2 Untersuchung

Tränendrüse

Schirmer-Test. „Genug Tränenflüssigkeit?" Ein Filterpapierstreifen (35 mm lang, 5 mm breit) wird nach Lokalanästhesie am temporalen Lidwinkel in die untere Übergangsfalte eingehängt (☞ Abb. 1.66). Nach 5 min sollten mehr als 15 mm des Papierstreifens angefeuchtet sein, weniger als 15 mm sind pathologisch (Schirmer-Test positiv).

Tränenfilmabrisszeit (Break-up-time, BUT; „Qualität der Tränenflüssigkeit"). Intervall zwischen dem letzten Lidschlag und dem Auftreten der ersten nicht fluoreszierenden Tränenfilmdefekte auf der Kornea nach Anfärbung der Tränenflüssigkeit mit Fluorescein, Betrachtung bei Kobaltblaubeleuchtung mit der Spaltlampe. Mehr als 15 s sind normal, weniger als 10 s deuten auf einen verminderten **Muzingehalt** der Tränenflüssigkeit hin.

Ableitende Tränenwege

Inspektion. Tauchen die Tränenpünktchen in den Tränensee ein? Entleert sich Eiter beim Ausstreichen des Saccus lacrimalis in retrograder Richtung (Indikation zur Spülung der Tränenwege)?

Überprüfung der Durchgängigkeit der Tränenwege

- Farbstoffuntersuchung: Einträufeln von Fluorescein oder Bengalrot
- Spülung der Tränenwege: Das untere und das obere Tränenpünktchen werden nach Tropfanästhesie des Bindehautsackes zunächst mit einer konischen Sonde erweitert, um anschließend eine stumpfe Kanüle zur Spülung der Tränenwege einzuführen. Man achte auf eitrigen, schleimigen Reflux an den Tränenpünktchen beim Spülvorgang. In diesem Fall: Tränenwegssondierung.
- bildgebende Verfahren: Echographie, Dakryozystographie, Radionuklid-Szintigraphie u.a. geben einen guten Aufschluss über die anatomischen Verhältnisse im Verlauf der ableitenden Tränenwege.

2.3 Funktionsstörungen

Epiphora (vermehrter Tränenfluss)

Das Tränenträufeln kann durch eine **Hypersekretion** bei Reizzuständen der vorderen Augenabschnitte im Rahmen der Abwehrtrias (Tränen, Lichtscheu, Blepharospasmus) bedingt sein sowie bei Dakryoptose (Tiefertreten der Tränendrüse bei Atrophie des Septum orbitale) und als „psychisches Weinen" bei ZNS-Erkrankungen auftreten. Außerdem können auch eine **Störung des Tränenabflusses** bei Eversio puncti lacrimalis (z.B. Ektropium), eine Verlegung des Tränensees durch Tumoren, eine Stenose der ableitenden Tränenwege oder eine Pumpinsuffizienz des Tränenpünktchens die Ursache sein.

Therapie. Dakryozystorhinostomie bei Stenose, plastische Korrektur bei Ektropium.

Trockenes Auge

Ursachen

- Unterfunktion der Tränendrüse bei:
  - Sjögren-Syndrom mit der Trias trockenes Auge, trockener Mund, chronische Polyarthritis
  - seniler Tränendrüsenfibrose
  - Ausfall der sekretorischen Innervation bei Kleinhirnbrückenwinkeltumor
  - Systemerkrankungen wie Leukämie, M. Boeck u.a.
  - Medikamenten (Betablocker, Atropin, Anästhetika u.a.)
  - Vitamin-A-Mangel → Störung der Muzinproduktion → Verhornung der Bindehaut

- Verödung der Ausführungsgänge der Tränendrüsen durch vernarbende Prozesse (Trachom)
- gesteigerte Verdunstung von Tränenflüssigkeit bei chronischen Entzündungen (→ Keratitis e lagophthalmo, Keratitis paralytica)

Therapie. Mit benetzenden Augentropfen (Tränenersatzstoffe) und pflegenden Augensalben (Dexpanthenol, Vitamin A) kann häufig eine Linderung der Beschwerden erzielt werden.

2.4 Entzündungen der Tränendrüse

Dakryoadenitis acuta

Druckschmerzhafte Vergrößerung der Tränendrüse temporal oben mit Rötung und Schwellung (Tumor), meist einseitig auftretend. Man sieht die **Paragraphenform der Lidspalte.** Die Ursache sind meist Infektionskrankheiten bei Kindern (Masern, Diphtherie, Scharlach, Mumps, Mononukleose, Grippe u.a.).

Differentialdiagnose. Hordeolum, Lidabszess, Orbitaphlegmone, Stirnbeinosteomyelitis, Conjunctivitis purulenta.

Therapie. Wärme beschleunigt die Einschmelzung; Antibiotika: lokal als Augentropfen (z.B. Gentamicin) und systemisch (z.B. Dicloxacillin); antiseptische Umschläge; HNO-Konsil.

Dakryoadenitis chronica

Sie entsteht oft aus einer nicht ausgeheilten akuten Entzündung. Schmerzen, Rötung und Schwellung sind nicht so ausgeprägt wie bei dem akuten Krankheitsbild. Ätiologisch spielen häufig Systemerkrankungen (Tuberkulose, M. Boeck, Lues, Leukämie, M. Hodgkin u.a.) eine wichtige Rolle. Bei beidseitiger chronischer Dakryoadenitis in Kombination mit einer Schwellung der Speicheldrüsen spricht man von einem **Mikulicz-Syndrom.**

Therapie. Behandlung der Grunderkrankung, Biopsie bei unklarer Genese.

2.5 Pseudotumoren und Tumoren der Tränendrüse

Pseudotumoren

Es gibt zystische Degenerationen der Tränendrüse, die als einseitige, langsam größer werdende Geschwulst unter der Bindehaut temporal oben imponieren (Dakryops), und Dermoidzysten.

Therapie. Exstirpation.

Echte Tumoren

Angiome, Lymphome, Adenolymphome, Plasmozytome und Histiozytome sind die benignen Geschwülste der Tränendrüse. Sie wachsen langsam, infiltrieren nicht in das umliegende Gewebe und bilden keine Metastasen. Die malignen Tumoren wachsen schneller und sind fast ausschließlich Mischtumoren, selten Karzinome oder Sarkome.

Symptomatik. Der Bulbus wird nach unten verlagert, es kommt zu einem Exophthalmus und zu Motilitätsstörungen mit Doppelbildern.

Therapie. Die Tumoren müssen frühzeitig und vollständig operativ entfernt werden. Bei Einbruch in die Orbita **Exenteratio orbitae.**

2.6 Tränenwegsstenosen

Kongenitale Dakryostenose

Verschluss an der Einmündungsstelle des Ductus nasolacrimalis in den unteren Nasengang in Gestalt einer dünnen Membran (Hasner-Membran).

Symptomatik. Epiphora von Geburt an, einige Tage später zeigt sich eine eitrige Konjunktivitis, Eiterentleerung bei Druck auf den Tränensack.

Therapie. Antibiotische (z.B. Kanamycin) und schleimhautabschwellende Augentropfen in Kombination mit Ausstreichen des Tränensacks in Richtung der Stenose mehrfach am Tag für mindestens zwei Wochen. Führt dies nicht zum Erfolg, wird die Hasner-Membran mittels Sondierung durchstoßen.

Aplasie der Tränenpünktchen oder Tränenröhrchen

Sehr selten! Die Therapie besteht in einer operativen Rekanalisation.

Klinischer Fall

Ein 2 Monate altes Kind zeigt eine mäßige Bindehautrötung, eitriges Sekret im Bindehautsack und eine reizfreie Schwellung unterhalb des inneren Lidbändchens.
Diagnose: Dakryozystitis bei kongenitaler Atresie des Tränennasenganges.

Erworbene Dakryostenosen

Sie befinden sich am häufigsten an der Einmündung des Tränenröhrchens in den Tränensack.

Ursachen. Fremdkörper, Entzündungen, Verwachsungen durch Narbenbildung nach Verletzungen oder Verätzungen.

Symptomatik. Epiphora, chronische Dakryozystitis.

Therapie. Man schafft eine direkte Verbindung zwischen Tränensack und Nasenhöhle und umgeht dabei den stenosierten Ductus lacrimalis. Dies geschieht z.B. durch eine Tränenwegsspülung mit hohem Druck, Sondierung oder operative Wiedereröffnung nach **Toti** (chirurgische Anastomosierung des Tränensacks mit dem mittleren Nasengang, damit lässt sich eine direkte Verbindung zwischen Tränensack und Nasenhöhle schaffen unter Umgehung des stenosierten Ductus nasolacrimalis).

Merke

Bei allen Tränenwegsstenosen besteht die Gefahr, dass eine chronische Dakryozystitis resultiert.

Akute Dakryozystitis

Heftige, druckschmerzhafte Rötung und Schwellung der Tränensackgegend mit Ödem der Umgebung und Bindehautchemosis (☞ Abb. 21.9).

Ursache. Tränenwegsstenose oder akute Exazerbation einer chronischen Dakryozystitis (→ Reflux von eitrigem Tränensackinhalt in den Bindehautsack), möglicherweise auch Keimeinschleppung durch Tränenwegssondierung.

Komplikationen. Dakryophlegmone (☞ Abb. 21.10) mit Tränensackfistel, Orbitaphlegmone.

Differentialdiagnose. Hordeolum, Ethmoidal- oder Frontalsinusentzündung, Kanalikulitis.

Therapie. Wärme; Antibiotika lokal (z.B. Gentamicin-Augentropfen und nachts Augensalbe) und systemisch (z.B. Dicloxacillin oral für 2 Wochen); antiseptische Umschläge; HNO-Konsil. Eventuell muss der Abszess nach Abklingen der Entzündung eröffnet und/oder der erkrankte Tränensack entfernt werden.

Chronische Dakryozystitis

Sie entwickelt sich häufig aus einer akuten Dakryozystitis oder ist die Folge einer fast immer vorhandenen Tränenwegsstenose. Erreger sind Pneumokokken, Streptokokken, Staphylokokken und

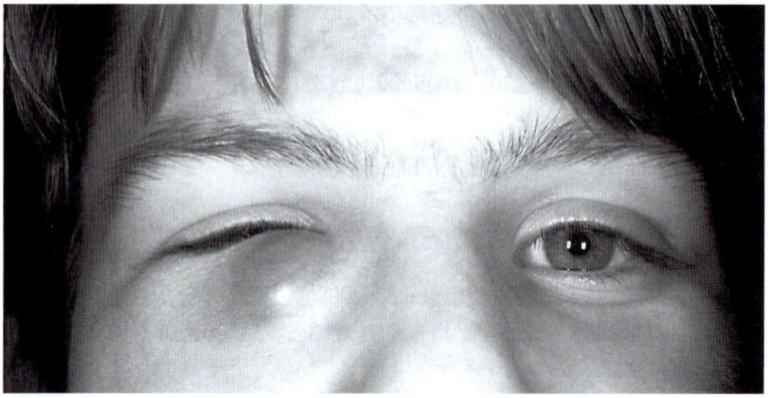

Abb. 21.9: Dakryozystitis. Medial, d.h. an der anatomischen Einmündung des Tränenröhrchens in den Tränensack erkennbare druckdolente Schwellung [4]

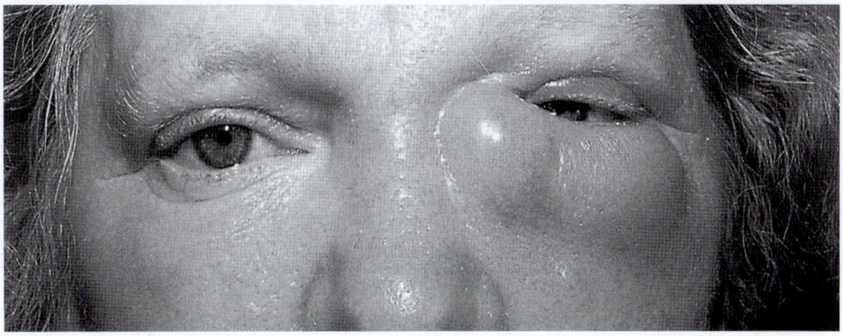

Abb. 21.10: Tränensackphlegmone [4]

Escherichia coli. Als **spezifische Dakryozystitis** wird die chronische Tränenwegsentzündung bei spezifischen Infektionen wie z. B. Tuberkulose, Syphilis, Trachom oder Pilzerkrankungen bezeichnet.

Symptomatik. Der vergrößerte Tränensack wölbt sich vor und schrumpft später wieder. Auf Druck entleert sich Eiter aus den Tränenpünktchen.

Therapie. Dakryocystorhinostomia externa (Operation nach Toti).

Merke

Der erkrankte Tränensack ist ein Keimreservoir mit fortlaufender Infektionsgefahr für das Auge und kann bei geringster Hornhautaffektion ein **Ulcus serpens corneae** (weiterschreitendes Hornhautgeschwür mit Vorderkammerbeteiligung) verursachen.

Kanalikulitis

Rötung und Schwellung der Tränenpünktchen mit Epiphora, häufig Ursache oder Folge einer Infektion der Tränenkanälchen mit **Actinomyces-**Arten (bakterielle Infektion → **Aktinomyzes-Kanalikulitis**).

Therapie. Bei Aktinomyzeten Tetracyclin-Augensalbe und sulfonamidhaltige Augensalbe.

3 Bindehaut

3.1 Anatomische Grundkenntnisse

Die Bindehaut ist eine Schleimhaut, die die Innenfläche der Lider und die Bulbusvorderfläche bedeckt. Sie erstreckt sich als Conjunctiva bulbi vom Limbus corneae zur oberen und unteren Übergangsfalte (Fornix conjunctivae). Von dort geht sie als Conjunctiva tarsi auf die Innenseite der Lider über. Im nasalen Lidwinkel befindet sich eine bewegliche Schleimhautduplikatur (Plica semilunaris); nasal der Plica liegt die Karunkel.

Gefäßversorgung. Aa. palpebrales mediales et laterales aus der A. ophthalmica und der A. lacrimalis, außerdem Aa. ciliares anteriores aus der A. ophthalmica. Der venöse Abfluss erfolgt über die Vv. ciliares anteriores und die Vortexvenen in die Vv. ophthalmicae superior et inferior.

Sensible Nervenversorgung. Das Oberlid wird vom N. ophthalmicus über die Nn. lacrimalis et frontalis innerviert, das Unterlid vom N. trigeminus über den N. maxillaris.

3.2 Untersuchung

Die Lider werden vom Augapfel leicht abgezogen, die Konjunktiven und die Übergangsfalten lassen sich durch Ektropionieren der Lider darstellen (☞ Kap. 1.2). Ikterus, Anämie und Pigmenteinlagerungen erkennt man am Farbton der Bindehaut. Anhand der Blutgefäße ist eine **konjunktivale Injektion** von einer **ziliaren Injektion,** wie sie bei Entzündung der tieferen Augenabschnitte (Keratitis, Iritis, Uveitis) vorkommt, zu unterscheiden. Beweglichkeit (Verwachsungen) und Regelmäßigkeit der Oberfläche geben Auskunft über den Zustand der Lider.

Eine ausreichende Befeuchtung weist man mit dem **Schirmer-Test** oder mit dem **Break-up-Test** nach (☞ Kap. 2.2). Bei hartnäckigen und schwer therapierbaren Entzündungszuständen der Bindehaut ist ein Bindehautabstrich angebracht: Staphylokokken, Streptokokken, Pneumokokken und Korynebakterien färben sich bei der Gram-Färbung blauviolett an (grampositiv), Gonokokken, Kolibakterien, Haemophilus aegypticus, Moraxella lacunata u.a. rot (gramnegativ). Zellen und Zelleinschlüsse (z.B. Chlamydien) werden mit der Giemsa-Färbung nachgewiesen. Die Methylenblaufärbung dient der groben zytologischen Differenzierung.

Hyposphagma

Harmlose, meist nur einseitig auftretende, flächenhafte subkonjunktivale Blutung, der eine Kapillarruptur zugrunde liegt. Prädisponierend sind Blut- und Gefäßerkrankungen, Ursache ist vor allem eine intraokuläre Druckerhöhung, beispielsweise durch einen Hustenanfall, schweres Heben, Reiben der Augen u.a. Der Patient wird über die Harmlosigkeit der Erkrankung aufgeklärt; eine Therapie ist nicht notwendig.

3.3 Bindehautentzündung (Konjunktivitis)

Als Bindehautentzündung oder Konjunktivitis wird ein Reizzustand der Bindehaut bezeichnet, der unterschiedliche Ursachen haben kann.

Hauptsymptome:

- Hyperämie (konjunktivale und ziliare Injektion)
- Chemosis (ödematöse Bindehautschwellung)
- Pseudoptosis
- Sekretion
- Pseudomembranen und Membranen
- papilläre Hypertrophie
- Follikel
- Epiphora (gesteigerter Tränenfluss)

Subjektive Symptome:

- Juckreiz
- Photophobie (Lichtscheue)
- Blepharospasmus (Lidkrampf)
- Schmerzen
- Brennen

Conjunctivitis simplex acuta

Ursache. Mechanische Reizung, physikalisch-chemischer Einfluss, Rauch, Staub, trockene Luft.

Symptomatik. Brennen, Jucken, Hyperämie, Chemosis, wässrig-schleimige Sekretion.

Therapie. Adstringierende Augentropfen.

Merke

Tritt eine Conjunctivitis simplex wiederholt auf, muss man abklären, ob ein nicht erkannter Brechungsfehler (dadurch verminderter Lidschlag und dementsprechend verminderte Tränenbenetzung) zugrunde liegt.

Conjunctivitis nodosa

Ursache. Toxische und mechanische Infektion durch Raupenhaare.

Symptomatik

- Stadium I: allgemeine Konjunktivitissymptomatik
- Stadium II: Granulombildung in Form von kleinen konjunktivalen Knötchen.

Therapie. Die Raupenhaare werden sorgfältig entfernt, die Granulome exzidiert.

Keratoconjunctivitis sicca

Ursache. Ein in Qualität oder Quantität nicht ausreichender Tränenfilm (☞ Kap. 2.1 und 2.2).

Formen. Keratitis superficialis punctata oder

Keratitis filiformis (feine Epithelfädchen, die bei Lidschlag auf der Kornea sichtbar werden).

Therapie. Benetzende Augentropfen oder -gels.

3.3.1 Allergische Konjunktivitiden

Conjunctivitis allergica

Ursache. Eine abnorm erhöhte und spezifische Empfindlichkeit gegen bestimmte Antigene (z.B. Pollen, Staub, Gase, Nahrungsstoffe, Medikamente, Parasiten oder bakterielle Toxine) liegt der allergischen Konjunktivitis zugrunde.

Symptomatik. Starker Juckreiz, wässrige Sekretion, häufig ausgeprägte Lidchemosis, **eosinophile Granulozyten** im Bindehautabstrich.

Therapie. Das Antigen sollte möglichst vermieden werden. Die Histaminfreisetzung hemmende Medikamente (cromoglykathaltige Augentropfen) und Kortikosteroide werden lokal appliziert.

Conjunctivitis phlyctaenulosa et scrofulosa

Episodisch auftretende, bakteriell-allergische Blepharokonjunktivitis.

Symptomatik. Lidrandschwellung und am Hornhautrand gelegene, milchig-glasige graue Knötchen (so genannte Phlyktäne) mit hoher Rezidivneigung.

Differentialdiagnose. Man sollte immer an Tuberkulose denken (Tuberkulintest).

Therapie. Behandlung der Grunderkrankung (z.B. Tuberkulose), kortikosteroidhaltige Augentropfen.

Conjunctivitis vernalis („Frühjahrskatarrh")

Papilläre Hypertrophie mit **pflastersteinartigem** Bild; häufig atopische Genese (Typ-I-Allergie des äußeren Auges).

Therapie. Chromoglykathaltige Augentropfen (→ Hemmung der Mastzelldegranulation), systemisch Antihistaminika.

Gigantopapilläre Konjunktivitis

Konjunktivale Rötung und Reizung, auch mit papillärer Hypertrophie (pflastersteinartiges Bild). Häufig durch langes Tragen von Kontaktlinsen oder Glasauge hervorgerufen.

Therapie. Solange die Entzündung besteht, vorübergehender Verzicht auf Kontaklinsen/Kunstauge. Anpassen neuer Haftschalen/Prothesen und Verwerfen der alten.

3.3.2 Bakterielle und virale Konjunktivitiden

Konjunktivitis bei infektiösen Allgemeinerkrankungen

Eine Begleitkonjunktivitis tritt bei Masern, Röteln, Windpocken und anderen Erkrankungen auf. Sie liegt meist beidseitig mit insgesamt geringer Symptomatik vor. Im Bindehautabstrich können keine Erreger nachgewiesen werden.

Therapie. Therapie der Grunderkrankung.

Konjunktivitis durch Staphylo-, Strepto-, Pneumokokken

Symptomatik. Meist beidseitig mit gelber, eitriger Sekretion. Es bilden sich Membranen und Pseudomembranen (besonders bei Streptokokken).

Therapie. Neomycin, Kanamycin, Tetracyclin und Sulfonamide lokal.

Gonokokkenkonjunktivitis oder Gonoblennorrhö

Bei Erwachsenen meist einseitiges Auftreten durch Schmierinfektion; bei Neugeborenen Befall beider Augen 2–4 Tage nach der Geburt durch Infektion unter der Geburt (☞ Abb. 21.11). Im Nativausstrich können gramnegative Diplokokken nachgewiesen werden.

Symptomatik. Die Augen sind stark vereitert, das Sekret ist hochinfektiös. Es liegt ein Blepharospasmus vor. **Cave:** Hornhautulkus mit Einschmelzung.

Prophylaxe. Einträufeln einer 1%igen Silbernitratlösung unmittelbar nach der Geburt (Credé-Prophylaxe).

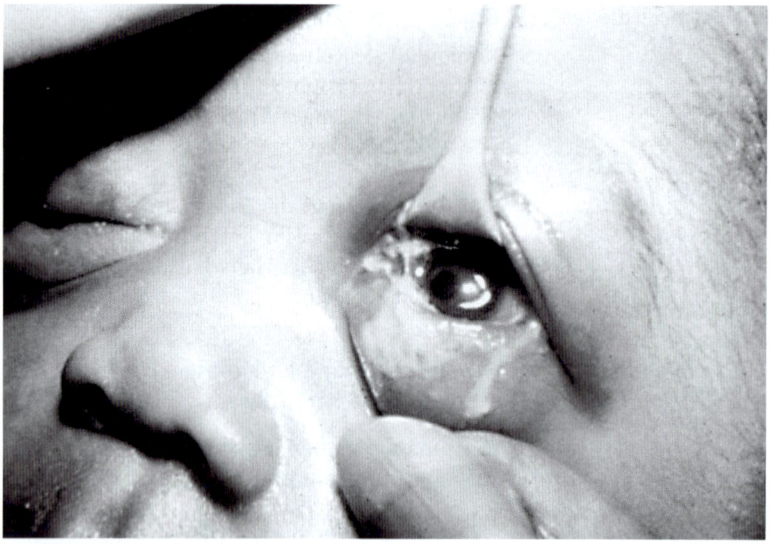

Abb. 21.11: Gonoblenorrhö. Hochgefährliche, durch die Einführung der Credé-Prophylaxe inzwischen selten gewordene Infektion der Bindehaut [4]

Therapie. Säuglinge müssen unverzüglich stationär aufgenommen werden! Antibiose lok. mit Gentamicin, Tetracyclin, Kanamycin, Chloramphenicol; system. mit wässrigem Penicillin G.

Blepharoconjunctivitis angularis

Erreger. Haemophilus lacunatus (Diplococcus Morax-Axenfeld).

Symptomatik. Befallen sind die Lidwinkel und die Lidränder, wobei die Symptome temporal stärker ausgeprägt sind. Die Lidhaut ist rötlich-livide verfärbt und oberflächlich mazeriert.

Therapie. Zinksulfathaltige Augentropfen.

Conjunctivitis diphtherica

Erreger. Corynebacterium diphtheriae.

Symptomatik. Subtarsal ist die Lidbindehaut nekrotisch, es bilden sich Membranen. Die Lymphknoten sind geschwollen, und der Patient hat Fieber. **Cave:** sekundärer Hornhautbefall, Narbensymblepharon.

Diagnostik. Erregernachweis mit der Neisser-Polfärbung.

Therapie. Breitspektrumantibiotika lokal; bereits bei Verdacht systemische Gabe von Diphtherieantitoxin. **Meldepflicht!**

Trachom (Conjunctivitis granulosa)

Weltweit häufigste Erblindungsursache!

Erreger. Chlamydia trachomatis.

Symptomatik. Die Krankheit beginnt schleichend. Die Bindehäute sind chronisch gerötet und geschwollen, und es kommt zur Pannusbildung.

Krankheitsverlauf (nach MacCallahan):

- Stadium I: lymphoide Hyperplasie
- Stadium II: floride Entzündung mit Follikelbildung und zunehmendem Pannus trachomatis
- Stadium III: Rückgang aller Symptome und Vernarbung von Submukosa und Mukosa
- Stadium IV: abgeheiltes Trachom mit Entropium, Trichiasis, Symblepharon (Zusammenwachsen von Conjunctiva tarsi und bulbi) und Xerosis (Trockenheit) conjunctivae et corneae

Alle vier Krankheitsstadien können zur gleichen Zeit vorkommen (buntes Krankheitsbild).

Diagnostik. Im Epithel der Konjunktiven und des Urogenitalsystems können Einschlusskörperchen nachgewiesen werden. Die Erkrankung wird zytologisch, kulturell und serologisch nachgewiesen (Giemsa-Blaufärbung, Gewebekulturen nach McCoy).

Therapie. Tetracyclin oder Erythromycin lokal und systemisch, bei Symblepharon und Narbenentropium eventuell plastische Lidchirurgie.

Klinischer Fall

Ein Patient hat folgende Symptome: gerötete Bindehaut und Follikelschwellungen in der Conjunctiva tarsi der Oberlider mit Narbenbildungen.
Diagnose: Es handelt sich wahrscheinlich um ein Trachom.

Einschlusskörperchenkonjunktivitis

Erreger. Chlamydia trachomatis.

Formen. **Blennorrhö (schleimig-eitrige Bindehautentzündung) des Neugeborenen:** Infektion beider Augen, Übertragung auf dem Geburtsweg, Inkubationszeit 8–10 Tage, im Bindehautabstrich oft keine Bakterien nachweisbar, eventuell Pseudomembranenbildung, serös-hämorrhagisches Exsudat. Differentialdiagnose zur Gonoblennorrhö: Bei Gonoblennorrhö ist der Bindehautabstrich immer positiv, das Exsudat ist eitrig-rahmig. **Schwimmbadkonjunktivitis des Erwachsenen (Paratrachom):** Inkubationszeit zehn bis zwölf Tage; Übertragung in Schwimmbädern; starke Schwellung der Follikel, besonders im unteren Tarsusbereich; keine Membranenbildung.

Therapie. Bei Neugeborenen gibt man Tetracyclin oder Erythromycin lokal. Bei Erwachsenen genügt meist eine lokale Therapie.

Keratoconjunctivitis epidemica

Die Erkrankung tritt epidemisch auf mit grippeähnlichen Symptomen als Prodromi. Am Anfang ist meist nur ein Auge betroffen, später auch das andere.

Erreger. Adeno-pharyngeal-konjunktivales Virus. Die Inkubationszeit beträgt acht bis zehn Tage, hohe Kontagiosität.

Symptomatik. Schwellung der präaurikulären Lymphknoten, Chemosis (gallertiges Bindehautödem, Abhebung von der Lederhaut), Lidödem, entzündliche Pseudoptosis, Fremdkörpergefühl, Tränenträufeln, Rötung und Schwellung der Karunkel und der Plica semilunaris mit seröser bis eitriger Sekretion (morgens gelbe Verklebungen der Lider).

Komplikationen. Eine Visusverschlechterung durch Hornhautbeteiligung (subepitheliale Trübungen, Narben) ist möglich. Sie beginnt etwa eine Woche nach Krankheitsbeginn mit einer **Keratitis superficialis punctata** (in der Regel kein Ulkus) und geht dann allmählich in die münzenförmige **Keratitis nummularis** über, die häufig erst nach Wochen bis Monaten wieder verschwindet.

Merke

In vielen Fällen besteht eine lebenslange Immunität.

Therapie. Rein symptomatisch. Durch lokale Antibiotika (z. B. Gentamicin) lässt sich eine bakterielle Superinfektion vermeiden. Die Gabe kortisonhaltiger Augenpräparate zur Rückbildung oder zur Prophylaxe der Hornhautbeteiligung ist umstritten.

3.3.3 Mykotische Konjunktivitiden

Erreger. Meist Candida albicans.

Symptomatik. Es kommt selten zu reinen Bindehautentzündungen. Meist ist eine Beteiligung der abführenden Tränenwege zu beobachten.

Diagnostik. Im Nativpräparat mit 10%iger Kalilauge sind die Pilzmyzelien unter dem Mikroskop sichtbar.

Therapie. Nystatin oder Amphotericin B lokal.

3.4 Degenerative Veränderungen und Tumoren

Pinguecula (Lidspaltenfleck)

Elastoide Verquellung der submukösen Kollagenfasern am Limbus corneae, imponiert als gelbliche Verdickung im Bereich der Lidspalte. Höheres Lebensalter und exogene Reizfaktoren (UV-Strahlung, Wind u. a.) spielen ursächlich eine wichtige Rolle.

Therapie. In den meisten Fällen ist keine Therapie erforderlich; bei Malignitätsverdacht chirurgische Abtragung.

Pterygium (Flügelfell)

Proliferatives, gefäßhaltiges Bindegewebe, das – im Laufe von Monaten bis Jahren – von der Konjunktiva des Limbus ausgehend in die Hornhaut einwächst. Es entsteht eine dreieckige Bindehautduplikatur, die im Limbusbereich typischerweise mit einer Sonde unterfahren werden kann. Als Ursache sieht man eine hohe UV-Strahlen-Belastung in südlichen Breitengraden an (☞ Abb. 21.12).

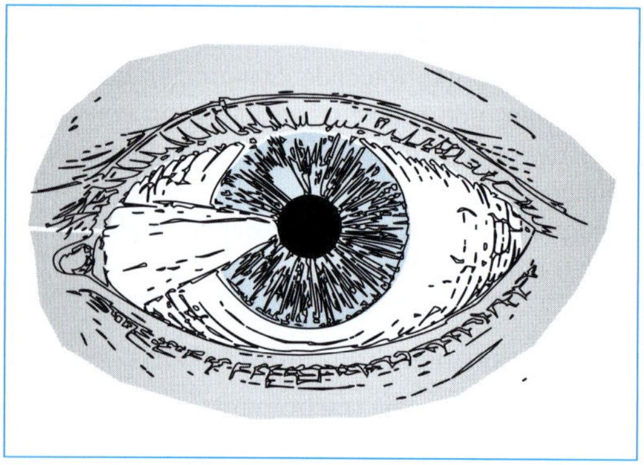

Abb. 21.12: Pterygium

Therapie. Eine chirurgische Abtragung ist notwendig, wenn das Flügelfell in den Pupillarbereich einwächst und zu einer Visusminderung führt; eine konservative Therapie ist selten erforderlich. **Hohe Rezidivrate!**

Papillom

Meist stark vaskularisierter, dadurch zartrosa gezeichneter Tumor der Bindehaut. Am Limbus imponieren häufig so genannte Alterspapillome; gestielte Tumoren finden sich meist an der Karunkel.

Therapie. Eine operative Entfernung ist wegen der – wenn auch geringen – Gefahr der malignen Entartung angezeigt.

Hämangiom

Angeborener vaskulärer Tumor mit sehr langsamer Wachstumstendenz.

Therapie. Abwartend, wenn das Sehen nicht beeinträchtigt ist. Das Hämangiom besitzt die Fähigkeit zur Spontanremission in den ersten Lebensjahren, später kann es chirurgisch abgetragen werden.

Melanozytärer Nävus (Pigmentnävus)

Angeborene, melaninhaltige, prominente Verdickung der Konjunktiva mit Tendenz zur Umwandlung in ein malignes Melanom.

Therapie. Beobachtung, auch Fotodokumentation. Wenn sich der Nävus vergrößert, wird er im Gesunden exzidiert.

Dermoid (epibulbäres Dermoid)

Kongenitale zystische Fehlbildung. Sitzt als runder, solider, grau-gelblicher oder weißer Tumor am temporalen Limbusrand.

Therapie. Das Dermoid wird exzidiert, wenn es sich vergrößert.

Malignes Melanom

Melanozytärer Tumor, geht in den meisten Fällen aus einem Pigmentnävus oder einer **Melanosis conjunctivae** (flächenförmige Ausbreitung von Melanozyten über die Bindehaut) hervor. Das Melanom wächst sehr schnell und weist eine hohe Wahrscheinlichkeit der Metastasierung auf.

Merke

Auf der Konjunktiva neigt das maligne Melanom nicht so stark zur Malignität wie auf Iris oder Aderhaut.

Therapie. Eher zurückhaltend! Exzision weit im Gesunden; eventuell Enukleation oder Exenteratio orbitae.

Karzinom

Epithelialer Tumor, meist ein Plattenepithelkarzinom, geht häufig aus einer Epitheldysplasie (z. B. Morbus Bowen, Carcinoma in situ mit Leukoplakie) hervor.

Therapie. Exzision im Gesunden, Radiatio.

Bindehautlymphom

Lachsfarbene, meist schmerzlose Schwellung in der Umschlagfalte. Diagnose per Biopsie.

Therapie. Exzision im Gesunden, Radiatio, Chemotherapie.

4 Hornhaut

4.1 Anatomische und klinisch-physiologische Grundkenntnisse

Von außen nach innen unterscheidet man bei der Hornhaut fünf Schichten:

- mehrschichtiges, unverhornendes Plattenepithel
- Bowman-Membran (Lamina limitans externa)
- Hornhautstroma (Substantia propria corneae, etwa 90% der Schichtdicke der Kornea)
- Descemet-Membran (Lamina limitans interna)
- einschichtiges Endothel

Die Hornhaut wird peripher über das am Limbus befindliche Randschlingennetz ernährt, zentral durch Diffusion des Kammerwassers von innen und durch Diffusion der Tränenflüssigkeit von außen. Funktionell gesehen schützt die Kornea die inneren Augenabschnitte. Darüber hinaus stellt sie wegen ihrer Gefäßlosigkeit und ihrer Wasserarmut ein optisches Fenster dar. Mit ihrer Gesamtbrechkraft von 43 Dioptrien (dpt) ist sie der wichtigste Faktor für die Lichtbrechung und -bündelung im optischen System „Auge".

Der Hornhautdurchmesser beträgt vertikal etwa 10,6 mm, horizontal etwa 11,7 mm, das entspricht einer Schwankungsbreite beim Erwachsenen von 10–13 mm (beim Neugeborenen 8–11 mm). Die Hornhautdicke beträgt zentral etwa 0,52 mm, peripher etwa 0,67 mm.

Innervation. Sensibel versorgt wird die Kornea über marklose Nervenfasern des **N. nasociliaris** aus dem **N. ophthalmicus** (erster Trigeminusast).

4.2 Untersuchung

Die einfachste Untersuchung ist die Inspektion bei Tageslicht ohne Hilfsmittel. Es lässt sich erkennen, ob eine **Megalokornea** (Hornhautdurchmesser > 13 mm) oder eine **Mikrokornea** (Hornhautdurchmesser < 10,5 mm) vorliegt und ob der Fensterkreuzreflex regelmäßig oder unregelmäßig (bei Veränderungen der Hornhautoberfläche und des -krümmungsradius) ist. Darüber hinaus ist bei der Inspektion der Oberflächenglanz der Hornhaut zu beachten (bei Epithelödem, Entzündungen oder Infiltrationen herabgesetzt).

Als unterstützende Hilfsmittel stehen für die Inspektion Augenspiegel und Spaltlampe zur Verfügung. Im durchfallenden Licht kann man mit dem Augenspiegel Trübungen als schwarze Reflexe vor der rot aufleuchtenden Pupille wahrnehmen (Brückner-Test). Im fokalen Licht stellen sich vorhandene Trübungen grau bis weiß dar. Mit Hilfe der vergrößernden Spaltlampe lassen sich bei fokaler Beleuchtung die Schichten der Kornea, die Vorderkammer und die Linse gut beurteilen. Die Hornhautsensibilität lässt sich orientierend mit einem am Ende zusammengedrehten Wattebausch überprüfen. Genauere Untersuchungen der Sensibilität werden mit standardisiertem Reizhaar in allen vier Quadranten durchgeführt. Hornhautepitheldefekte lassen sich gut erkennen, wenn sie mit Fluoresceinlösung angefärbt werden.

4.3 Fehlbildungen

Keratokonus

Kegelförmige Vorwölbung der Hornhaut, gehäuft bei Trisomie 21. Die Genese ist unklar, wahrscheinlich ist diese Fehlbildung erblich bedingt.

Ursache. Man nimmt an, dass nach einem Einriss der Lamina limitans interna Kammerwasser in die Kornea einströmt und sie vorwölbt (☞ Abb. 21.13).

Symptomatik. Der irreguläre myope Astigmatismus ist mit einer Sehverschlechterung verbunden. Bei fortschreitender Erkrankung kann es durch Einrisse der Descemet-Membran zu Eintrübungen der Hornhaut kommen (→ akuter Keratokonus).

Therapie. Harte Kontaktlinsen, da eine Brillenkorrektur meist unzureichend ist; bei Fortschreiten der Erkrankung muss eventuell eine Keratoplastik vorgenommen werden.

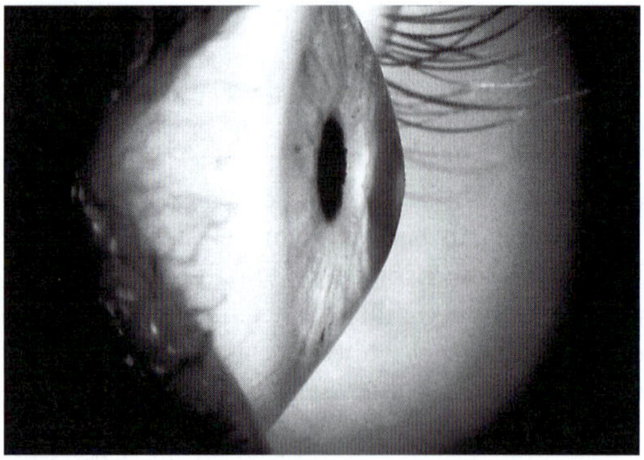

Abb. 21.13: Keratokonus. Beachten Sie die kegelförmige Vorwölbung der Hornhaut. [4]

4.4 Entzündung (Keratitis)

Keratoconjunctivitis photoelectrica

Ursache. UV-Licht (Verblitzung beim Schweißen ohne Schutzbrille, Höhensonne).

Symptomatik. Beide Augen schmerzen heftig, es bestehen ein ausgeprägter Blepharospasmus mit Photophobie und eine Keratitis superficialis mit konjunktivaler Injektion.

Therapie. Ruhigstellung durch Salbenverband (z. B. Gentamicin, Dexpanthenol, Vitamin A).

Merke

Keine Lokalanästhetika in Patientenhände! Sie können bei übermäßiger Anwendung zu Hornhautgeschwüren führen.

Oberflächliche Keratitis dendritica

Ursache. Oberflächliche Infektion der Hornhaut mit Herpes-simplex-Viren (☞ Abb. 21.14 im Farbteil).

Symptomatik. Ödembildung und Trübung der Hornhaut; führt typischerweise zu einem dendritischen, also bäumchenartigen Ulkus; Reduktion der Hornhautsensibilität! Epiphora, Photophobie, starkes Fremdkörpergefühl mit Visusminderung.

Komplikationen. Hohe Rezidivneigung, **Keratitis disciformis.**

Therapie. Virostatische Augensalben und -tropfen (Aciclovir, Trifluorthymidin), lokale Antibiotika zur Prophylaxe bakterieller Superinfektionen, gegebenenfalls oberflächliche Abrasio der Hornhaut.

Merke

Bei Keratitis dendritica niemals Kortison geben.

Tiefe Keratitis disciformis

Umschriebene Trübung des Hornhautparenchyms bei intaktem Hornhautepithel.

Ursache. Infektion des Korneaparenchyms mit Herpes-simplex-Viren, seltener durch Herpes-zoster- oder Windpockeninfektionen. Häufig ist die (tiefe) Keratitis disciformis auch eine Komplikation der (oberflächlichen) Keratitis dendritica.

Symptomatik. Scheibenförmige Parenchymverdichtung mit Epithelödem und Sehverschlechterung. Das Hornhautepithel ist nicht anfärbbar, die Epitheldecke verschlossen.

Komplikationen. Keratitis metaherpetica, Iridozyklitis, Sekundärglaukom.

Therapie. Kortison nur bei intaktem Korneaepithel, ansonsten lokale Virostatika, bei Iritis/Iridozyklitis auch Mydriatika.

Zoster ophthalmicus

Bei einer Herpes-zoster-Infektion im Versorgungsgebiet des ersten Trigeminusastes (N. ophthalmicus) mit typischen, einseitig auftretenden Hauteffloreszenzen kann es symptomatisch zu einer Konjunktivitis, Keratitis (insbesondere Keratitis superficialis punctata oder Keratitis disciformis) und Uveitis kommen. Bei einem Befall des N. nasociliaris sind auf der betroffenen Seite auf dem Nasenrücken Effloreszenzen bis zur Nasenspitze zu sehen (Hutchinson-Zeichen). Da dieser Nerv auch die Kornea versorgt, können die Hauterscheinungen ein Hinweis für eine mögliche intraokuläre Beteiligung sein.

Komplikationen. Postherpetische Neuralgien, Augenmuskellähmungen und die Folgen einer vorderen Uveitis (Sekundärglaukom, Cataracta complicata, hintere Synechien usw.).

Therapie. Eine symptomatische Therapie (Vitamin B, lokale Antibiotika gegen Superinfektionen, orale Analgetika) sowie lokal Aciclovir sind meist ausreichend. In besonderen Fällen ist bei intakter Hornhautoberfläche eine Kortisontherapie angebracht. Bei einer intraokulären Beteiligung wird Aciclovir systemisch gegeben. Die Behandlung sollte in Zusammenarbeit mit dem Dermatologen erfolgen.

Ulcus serpens corneae

Zentrales Hornhautgeschwür nach Eindringen von Bakterien (meist Streptococcus pneumoniae) bei einer oberflächlichen Hornhautverletzung. Prädisponiert sind Patienten mit einer chronischen Dakryozystadenitis.

Symptomatik. Mit fortschreitender Erkrankung vergrößert sich das Ulkus innerhalb von Tagen, und am Boden der Vorderkammer sammelt sich Eiter an (Hypopyon). Einige Tage später kann es zu einer hernienartigen Vorwölbung der Descemet-Membran (Descemetozele) kommen, die als Zeichen einer bevorstehenden Perforation zu werten ist (☞ Abb. 21.15).

Komplikationen. Perforation, Panophthalmitis.

Therapie. Man gibt systemisch hoch dosierte Antibiotika. Antibiotika-Augentropfen müssen halbstündlich angewendet werden (Neomycin, Polymyxin B, Bacitracin, Rifamycin und Gentamicin), nach Bindehautabstrich zur Keimbestimmung. Mit Mydriatika wird die Pupille ruhig gestellt, zur Vermeidung eines Sekundärglaukoms wird Diamox® verordnet. Bei chronischer Dakryozystadenitis werden die Tränenwege saniert.

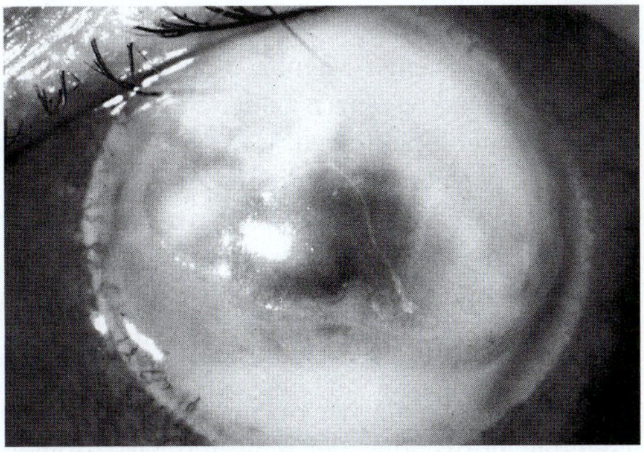

Abb. 21.15: Hypopyonkeratitis [4]

Merke

Bei jeder Erosio corneae und nach jeder Fremdkörperentfernung ist eine lokale Antibiotikaapplikation über einen Zeitraum von mindestens 24 h unumgänglich.

Mykotische Keratitiden (Keratomykosen)

Oberflächliche Ulzerationen der Hornhaut mit mehreren satellitenartigen Infiltraten, die in einen Abszess übergehen können.

Ursachen. Meist nach Langzeittherapien mit Antibiotika, Immunsuppressiva oder Kortikosteroiden; aber auch nach oberflächlicher Hornhautverletzung durch Kontamination mit pilzhaltigem Fremdkörpermaterial. Die häufigsten Erreger sind Candida albicans, Fusarium, Aspergillus, Penicillium u.a.

Symptomatik. Zentrale, scheibenförmige, graue Korneainfiltration. Durchdringen die Pilze die Descemet-Membran, kommt es zu einer intraokulären Entzündung mit Hypopyonbildung.

Therapie. Antimykotika (Nystatin, Amphotericin B) lokal, eventuell systemisch.

Keratitis parenchymatosa

Seltene Erkrankung mit allergisch-hyperergischer Ursache bei Tuberkulose, Syphilis und Lepra. Die Entzündung greift auf tiefere Hornhautstrukturen über, es kommt zu einem Einbruch in die Bowman-Membran mit Zerstörung tieferer Parenchymanteile.

Symptomatik. Zunächst sieht man einzelne fleckförmige Trübungen, später eine tiefe Keratitis mit diffuser Hornhauttrübung und tiefer Vaskularisation.

Therapie. Symptomatisch; lokal Kortikoide, Mydriatika; Keratoplastik bei irreversiblen starken Trübungen.

Keratitis marginalis

Häufig im höheren Senium auftretende graue Infiltration oder Geschwürbildung der Hornhaut, die limbusnah und limbusparallel gelegen ist und typischerweise durch eine klare Zone vom Limbus getrennt ist; Rezidivneigung.

Therapie. Antibiotika-Kortison-Mischpräparate.

Keratitis sicca

Keratitis bei verminderter oder fehlender Tränensekretion oder unvollständiger kornealer Benetzung (☞ Kap. 2.3).

Therapie. Siehe Keratoconjunctivitis sicca, benetzende Augentropfen.

Keratitis e lagophthalmo

Folge mangelhaften Lidschlusses bei peripherer Fazialisparese, Narbenektropium oder Koma.

Symptomatik. Ulkus im unteren Drittel der Hornhaut bei **erhaltener Hornhautsensibilität.**

Therapie. Pflegende Augensalben (z.B. Dexpanthenol), Uhrglasverband, eventuell Tarsorrhaphie.

Keratitis neuroparalytica

Infolge Leitungsunterbrechung des N. trigeminus im Bereich des Ggl. Gasseri durch Tumoren, Traumata oder Trigeminusneuralgie verursachte Keratitis.

Symptomatik. **Aufgehobene Hornhautsensibilität** und fehlender reflektorischer Lidschluss. Dadurch hat der Patient keine Beschwerden. Es kommt zur Erosio, später folgt ein Ulcus corneae.

Therapie. Benetzende Augentropfen und pflegende Salben, Antibiotikasalbe bei Sekundärinfektionen.

4.5 Degenerationen und Dystrophien

Arcus senilis (Gerontoxon)

In höherem Lebensalter auftretende Lipoideinlagerung in der Hornhaut, die als weißer Ring in der peripheren Hornhaut mit einem 1–2 mm breiten, klaren Intervall zum Limbus imponiert.

Therapie. Keine.

Pterygium

☞ Kap. 3.4

Bandkeratopathien

Die seltenen bandförmigen Hornhautdegenerationen sind erworbene Degenerationen mit weißlich-scholligen Trübungen im Lidspaltenbereich (☞ Abb. 21.16 im Farbteil). Sie treten bevorzugt bei Morbus Still-Chauffard, chronischer Polyarthritis, Hyperparathyreoidismus, chronischer Niereninsuffizienz und bei Vitamin-A-Mangel (Keratomalazie) auf.

Hornhautdystrophien

Die meisten Hornhautdystrophien werden autosomal-dominant vererbt. Sie werden eingeteilt in:

- **Dystrophien der vorderen Hornhautabschnitte** (Epithel und Bowman-Membran). Dazu zählt man die juvenile epitheliale Dystrophie nach Meesmann, die Reis-Bücklers-Dystrophie und die Cogan-Dystrophie.
- **Dystrophien des Hornhautparenchyms** (Stroma). Diese Gruppe enthält die häufigsten und bekanntesten Dystrophien: die granuläre Dystrophie Groenouw I, die autosomal-rezessiv vererbte makuläre Dystrophie Groenouw II und die Dystrophie Groenouw III (Biber-Haab-Dimmer).
- **Dystrophien der hinteren Grenzmembran** (Descemet-Membran und Endothel). Hierzu zählt man die **Fuchs-Dystrophie**, die besonders bei 50- bis 70-jährigen Frauen anzutreffen ist und zu einem Schwund endothelialer Zellen führt. Darüber hinaus kommt es zu Verdickungen der Descemet-Membran, auf der sich so genannte Exkreszenzen bilden, die in die Vorderkammer hineinragen. Man spricht von einer **Cornea guttata.** Durch die Insuffizienz des Endothels kann sich ein Parenchym- und Endothelödem entwickeln, das zur Bildung so genannter Bullae und Vesikel führt. Man spricht dann von einer **bullösen Keratopathie.**

Therapie. Bei einfacher Cornea guttata ist keine Therapie notwendig. Bei schweren Dystrophien ist eine rechtzeitige Keratoplastik unumgänglich.

Kayser-Fleischer-Ring

In der Hornhautperipherie gelegene, ringförmige, gelblich-bräunliche Verfärbung bei der Wilson-Erkrankung (hepatolentikuläre Degeneration), exogener Kupferzufuhr (Kupferarbeiter) oder längerer Kupfermedikation. Der Kornealring kann unter einer Penicillamintherapie verschwinden. Meist ist er optisch nicht störend.

4.6 Keratoplastik

Der Hornhautersatz hat zwei Indikationsgebiete:

- Verhütung einer drohenden Perforation bei entzündlichen oder progredienten degenerativen Prozessen
- Ersatz narbig veränderten Hornhautgewebes

4.7 Refraktive Hornhauteingriffe

Radiale Keratotomie

Durch radiale Einschnitte mit einem entsprechenden Messer kann die Steilheit der Krümmung und damit die Brechkraft der Hornhaut verändert werden. Gegenwärtig wird diese Methode zunehmend von der Laserchirurgie abgelöst.

Fotorefraktive Keratektomie (PRK)

Durch schichtweise Gewebeablation (Abtragung) mit dem Excimer-Laser kann die Krümmung der Hornhaut beeinflusst werden. Zum Ausgleich einer Myopie wird eine Abflachung der Hornhautkurvatur vorgenommen, zum Ausgleich einer Hyperopie wird die Hornhautkrümmung verstärkt. Die besten Ergebnisse sind bei der Korrektur einer Myopie unter –6 dpt zu erreichen.

Laser-in-situ-Keratomyleusis (LASIK)

Mit einem Mikrokeratom wird eine Hornhautlamelle (ca. 150 µm) unvollständig abgehoben. Dieser so genannte Flap wird umgeschlagen und das exponierte Hornhautstroma mit einem Excimer-Laser fotorefraktiv behandelt. Anschließend wird der Flap wieder zurückgeklappt. Wegen der Adhäsionskraft fixiert sich die Hornhautlamelle von selbst, so dass in der Regel keine Naht notwendig ist. Gute Ergebnisse konnten bei der Korrektur einer Myopie bis –10 dpt und einer Hyperopie bis +3 dpt erzielt werden.

5 Lederhaut

5.1 Anatomische Grundkenntnisse

Die porzellanweiße Lederhaut (**Sklera**) verleiht dem Auge Festigkeit und Form. Als Teil der äußeren Augenhülle geht die Sklera vorne in die Hornhaut, orbitawärts in Duraschichten des Fasciculus opticus über. Die Außenschicht bildet eine feine elastische Haut, die **Episklera.** In der Lederhaut verlaufen die **Ziliarnerven,** die die Schmerzempfindung bei Entzündungen der Sklera vermitteln.

5.2 Erkrankungen und Verletzungen

Episkleritis

Einseitige, scharf umschriebene Entzündung mit rötlicher Verfärbung unterhalb der skleralen Bindehaut, umrandet von einem diffusen hyperämischen Bezirk, der buckelförmig vorgewölbt erscheint (☞ Abb. 21.17). Der Prozess ist sehr schmerzhaft und kann die Sklera, die Tenon-Kapsel und die Bindehaut umfassen.

Ursache. Vermutlich geht die Episkleritis auf ein autoallergisch-hyperergisches Geschehen zurück, da sie gehäuft bei Kollagenosen (z. B. rheumatoide Arthritis) und Allgemeinerkrankungen wie Tuberkulose, Lues und Gonorrhö auftritt.

Therapie. Lokal Kortikosteroide, gegebenenfalls Mydriatika.

Skleritis

Bei der Skleritis handelt es sich um eine seltene Form einer chronischen Entzündung. Kennzeichnend sind starke Augenschmerzen mit Orbita-

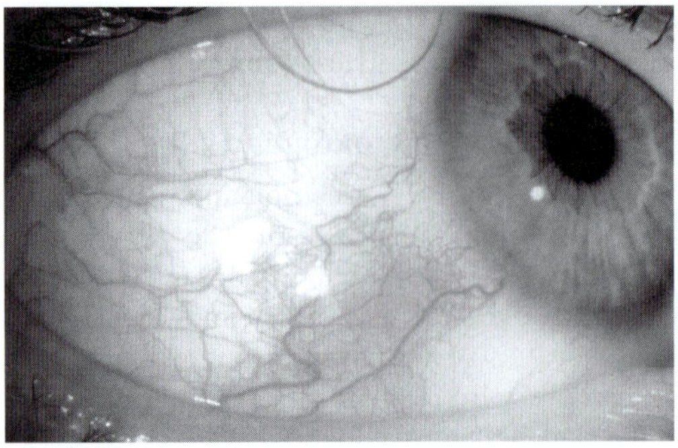

Abb. 21.17: Episkleritis [4]

beteiligung. Bei der Inspektion imponiert eine bläulich-rote, scharf begrenzte Verfärbung unter der skleralen Bindehaut.

Therapie. Wie bei Episkleritis, eventuell zusätzlich systemische Kortikosteroidgabe.

Merke

Differentialdiagnose Skleritis/Episkleritis – Konjunktivitis:
Die Applikation von vasokonstriktiven Augentropfen (z. B. Phenylephrin) ermöglicht die Differenzierung einer Konjunktivitis von einer Episkleritis. So bewirkt der Vasokonstriktor eine Verengung der konjunktivalen Gefäße, wobei die radiär angeordneten episkleralen Gefäße in der Tenon-Kapsel weiter durchblutet werden.
Eine Skleritis ist seltener als eine Episkleritis. Auch sind bei der Skleritis meist ältere Menschen und häufiger Frauen betroffen. Hier immer an Systemerkrankungen aus dem rheumatologischen Formenkreis denken.

Sklerastaphylom

Ektasie der Sklera mit Beteiligung von uvealem Gewebe; tritt meist als Komplikation einer Skleritis/Episkleritis auf, kann aber auch Ausdruck eines chronisch erhöhten Augeninnendrucks sein. Das Staphylom hat eine tiefblaue Farbe und kann nach vorne, äquatorial oder nach hinten ausgebuchtet sein (☞ Abb. 21.18 im Farbteil).

Therapie. Keine.

Blaue Skleren

Die Skleren sind diffus dünnschichtig und erscheinen durch das Durchschimmern der Uvea (Aderhaut) blau. Das Symptom kommt im Rahmen einer dominant vererbten Systemerkrankung des mesenchymalen Bindegewebes (z. B. Osteogenesis imperfecta und Ehlers-Danlos-Syndrom) vor. Diese Verfärbungen haben allerdings keinen Krankheitswert.

Therapie. Nicht möglich.

Skleraverletzung

Häufiger als die Erkrankungen sind perforierende oder stumpfe Verletzungen der Lederhaut.

Symptomatik. Intraokuläre Schichten (z. B. Uvea) dringen durch den Wundspalt, und es kommt zu intraokulären Blutungen und zu intraokulären Reizzuständen.

Therapie. Kontrolle unter dem Mikroskop mit anschließender Wundreinigung, Rückverlagerung prolabierter Strukturen.

6 Linse

6.1 Anatomische Grundkenntnisse

Die Linse ist ein gefäß- und nervenloses epitheliales Organ ektodermalen Ursprungs. Ihre Ernährung geschieht durch Diffusion aus dem Kammerwasser.

Der glasklare, bikonvexe Linsenkörper hat einen Durchmesser von etwa 1 cm und eine Dicke von 0,35–0,45 cm. Die Vorderfläche hat einen höheren Krümmungsradius als die Rückfläche, d.h. die Vorderfläche ist weniger stark gekrümmt als die Rückfläche. Die Linse hat eine Brechkraft von etwa 15 dpt und trägt somit als zweiter Faktor neben der Kornea (Brechkraft 43 dpt) zur Gesamtbrechkraft des Auges von 58 dpt bei. Die Linse ist durch die **Fibrae zonulares** am **Ziliarkörper** befestigt. Diese ziehen vom **Processus ciliaris** zum **Linsenäquator** und übertragen die Akkommodationsbewegungen der Ziliarmuskeln auf die Linse.

Die Linse besteht aus:

- Kapsel
- Rinde
- Embryonalkern
- Alterskern

Entwicklung und Wachstum der Linse

Einstülpung von Ektoderm in den Augenbecher (aus der Augenblase) mit Bildung der Linsengrube → Bildung der Linsenblase → Abscheidung der Linsenblasenzellen zur Linsenkapsel → Bildung der Linsenfasern durch innen liegende Zellschichten.

Die Linsenfasern werden vom Linsenäquator ausgehend ständig nachproduziert und legen sich schalenartig um ältere Fasern. Durch einen Schrumpfungsprozess, bei dem Wasser abgegeben wird, werden diese dünner und bilden den so genannten Linsenkern. Mit fortschreitendem Alter kommt es durch Veränderung der hochmolekularen Linsenkristalline zu einem Elastizitätsverlust der Linse mit nachfolgender **Kernsklerose im hohen Alter.** Durch den allmählichen Elastizitätsverlust des Linsenkerns entsteht die Presbyopie, die mit Überschreiten des vierzigsten Lebensjahres beginnt. So rückt der Nahpunkt in die Ferne mit der Folge, dass ein Ausgleich mit einer Lesebrille (Plusgläser von 1–3 dpt) erfolgen muss.

6.2 Untersuchung

Eine **Linsenluxation** ist mit bloßem Auge meist nur bei erweiterter Pupille (**diagnostische Mydriasis**) zu sehen.

Die **Spaltlampe** ermöglicht eine gute Beurteilung der einzelnen **Linsenschichten** und eine genaue Charakterisierung der verschiedenen **Kataraktformen** unter diagnostischer Mydriasis.

Im durchscheinenden Licht werden bei der Augenspiegelung Trübungen der Linse als dunkle Schatten vor dem rot aufleuchtenden Augenfundus sichtbar (**Brückner-Test**).

6.3 Trübungen (Katarakte)

Cataracta congenita (angeborene Linsentrübung)

Die Anlage der fetalen Linse erfolgt in der fünften bis achten Schwangerschaftswoche. Das Linsengewebe ist noch nicht durch die Linsenkapsel geschützt. Bei Virusinfektionen (**Röteln, Masern, Mumps, Varizellen, Poliomyelitis**) oder **Toxoplasmose** der Mutter kann es in dieser Zeit zu einer fetalen Katarakt kommen.

Folgende kongenitale Linsentrübungen sind möglich:

- Cataracta nuclearis
- Cataracta zonularis
- Cataracta polaris anterior et posterior
- Cataracta totalis (am häufigsten)

Merke

Terminologie: **Der** graue Star, aber **die** Katarakt.

Cataracta senilis (Grauer Star)

Man unterscheidet zwei Gruppen des „Altersstares": den häufigeren Rindenstar (Cataracta corticalis) mit zwei Ausprägungsformen – als supranukleärer tiefer Rindenstar mit Wasserspalten und Radspeichentrübungen, als subkapsulärer Rindenstar mit vorderer und hinterer Schalentrübung – und den selteneren Kernstar (Cataracta nuclearis) mit grün-brauner Kernsklerose (Cataracta brunescens).

Ursache. Für die Veränderung der sonst klaren Linsenproteine im Alter und die Strukturänderungen des Linsenkerns besteht eine genetische Disposition.

Symptomatik. Der Patient klagt über Nebelsehen, erhöhte Blendempfindlichkeit und eine Sehverschlechterung.

Befunde:
- tiefer Rindenstar: langsame Progredienz, geringe Visusveränderungen
- subkapsulärer Rindenstar: rasche Progredienz, frühe Visusveränderungen
- Kernstar: langsame Progredienz, monokulare Doppelbilder, Myopisierung (Kurzsichtigkeit)

Stadien der senilen Katarakte:
- Cataracta incipiens
- Cataracta provecta
- Cataracta praematura
- Cataracta matura
- Cataracta hypermatura

Merke

Eine beginnende Kernkatarakt kann durch ihre Myopisierung die Presbyopie ausgleichen.

Therapie. Kataraktextraktion (s.u.) und Implantation von Kunstlinsen, meist Hinterkammerlinsen (HKL). Stargläser werden bei beidseitiger **Aphakie** (Linsenlosigkeit) nur noch in Sonderfällen angewandt, bei einseitiger Aphakie kann eine Kontaktlinse getragen werden.

Katarakt-Sonderformen

Cataracta complicata

Durch vowiegend intraokulare Augenerkrankungen kann es zu meist einseitigen Linsentrübungen kommen. So kann eine chronische Uveitis, Heterochromie oder Retinopathia pigmentosa hintere subkapsuläre Rindentrübungen induzieren. Ein Glaukomanfall kann dagegen Trübungen der vorderen subkapsulären Rinde (Glaukomflecken) hervorrufen.

Cataracta traumatica

Nach Kontusionsverletzung ist an der vorderen oder hinteren Kapsel eine Kontusionsrosette zu sehen **(Kontusionskatarakt).** Bei einer Perforation kommt es zum Übertritt von Kammerwasser mit Linsenquellung **(Perforationskatarakt).** Sonderformen der Cataracta traumatica sind die durch Eisensplitter hervorgerufene **Cataracta siderotica** und die durch Kupferspäne ausgelöste **Chalcosis lentis.**

Cataracta diabetica

Subkapsuläre schneeflockenartige Trübung der vorderen oder in seltenen Fällen der hinteren Rinde bei juvenilen Diabetikern mit schlecht eingestelltem Blutzucker.

Merke

Bei Diabetikern wird das Auftreten einer Cataracta senilis früher als bei Gesunden beobachtet.

Strahlenstar

Scheibenförmige hintere Poltrübung, fakultativ begleitet von einer so genannten Feuerlamelle auf der vorderen Linsenkapsel bei Hochofenarbeitern und Glasbläsern (Infrarotstar). Zwei bis fünf Jahre, nachdem eine Person ionisierender Strahlung ausgesetzt war (Ionendosis an der Linse: > 200 R bei Kindern, > 300 R bei Erwachsenen), kommt es zu einer tuffsteinartigen hinteren Poltrübung (Röntgenstar).

Kortisonkatarakt

Schalenförmige hintere Poltrübungen nach längerer lokaler oder systemischer Kortisongabe. Kortison sofort absetzen!

Cataracta secundaria (Nachstar)

Nach extrakapsulärer Kataraktextraktion oder Phakoemulsifikation mit Implantation einer Hinterkammerlinse (s.u.) entstehende Linsentrübungen, die von persistierenden hinteren Kapselresten ausgehen. Es kommt zu einem erneuten Wachstum verbliebener Linsenepithelien, dem so genannten **regeneratorischen Nachstar.** Kommt es zu einer Fibrosierung der Kapselreste (Kapselfibrose), spricht man von einem **fibrotischen Nachstar.**

Therapie. Entweder Nachstarexzision (sekundäre Exzision der hinteren Kapsel) oder Laserkapsulotomie (Beschuss der hinteren Kapsel mit einem YAG-Laser).

Kataraktoperation

Allgemeines

Das Operationsziel ist zum einen die Entfernung der getrübten Linse, zum anderen die Wiederherstellung der Brechkraft durch Implantation einer Kunstlinse.

Operationstechniken

- **Phakoemulsifikation** mit Implantation einer Hinterkammerlinse (HKL): Ein zentrales Segment der Linsenvorderkapsel wird entfernt, der Kern mit Ultraschall zertrümmert. Die Kernfragmente und die Rindenanteile werden abgesaugt, der Kapselsack (vordere und hintere Kapsel) bleibt als Hülle bestehen. Dann implantiert man die Kunstlinse in den Kapselsack (Kapselsackfixierung). Diese Methode hat den Vorteil, dass nur ein kleiner Schnitt an der Hornhaut nötig ist und dadurch die Gefahr des postoperativen Astigmatismus geringer wird.
- **extrakapsuläre Kataraktextraktion** (ECCE) mit Implantation einer Hinterkammerlinse (HKL): Diese Methode wird besonders dann angewandt, wenn der Linsenkern zu hart und zu trüb geworden ist. Im Gegensatz zur Phakoemulsifikation werden der Linsenkern bzw. die Kernfragmente im Ganzen mittels Schielhaken aus einem – entsprechend größeren – Korneoskleralschnitt herausluxiert. Die Wunde muss mit einer fortlaufenden Kreuzstichnaht verschlossen werden. Dadurch entsteht in den meisten Fällen ein größerer postoperativer Astigmatismus.
- **intrakapsuläre Kataraktextraktion (ICCE):** Wird heute äußerst selten angewandt. Hierbei wird die Linse in toto entfernt (inklusive Kapselsack!). Eine solche Operation erfordert dann eine Nahtfixation der Hinterkammerlinse oder das Implantieren einer Vorderkammerlinse (VKL).

Intraoperative Komplikationen

Manipulationen an der Linse, können zu einer Zonulolyse (Abreißen des Aufhängeapparates) und damit zu einer Gefährdung der Zentrierung des Kapselsackes führen. Beim Zerteilen des Linsenkerns besteht die Gefahr der Ruptur der hinteren Kapsel. Dabei können Kern- oder Rindenfragmente in den Glaskörperraum abrutschen. Auch kann es bei rupturierter hinterer Kapsel zu einem Glaskörperprolaps in die Vorderkammer kommen.

Postoperative Komplikationen

Wundfistel, Iritis, Fibrinexsudation, zystoides Makulaödem (CME), Hornhautödem mit entsprechender Trübung (Dekompensation durch Endothelschädigung), Ptosis durch Lidsperrer, Aphakie-/Pseudophakieablatio, Endophthalmitis (schwere Entzündung des gesamten Auges).

6.4 Lage- und Formveränderungen der Linse

Zu einer **angeborenen Linsenektopie** kommt es bei:

- Marfan-Syndrom: Arachnodaktylie, Irisschlottern bei Subluxatio lentis, Iriskolobom, Kugellinse, Myopie, Trichterbrust, Herzfehler, Hochwuchs
- Marchesani-Syndrom: Brachydaktylie, Kleinwuchs, Kugellinse, Linsenluxation
- Homozystinurie: Störung des Abbaus schwefelhaltiger Aminosäuren, Kugellinse, Linsenluxation, Katarakt, Hochwuchs, Schwachsinn

Erworbene Linsenektopien sind durch einen Abriss der Zonulafasern (Iridodialyse) bei Kontusionstraumen bedingt und können als Linsenluxation, -subluxation und Irisschlottern (Iridodonesis) in Erscheinung treten.

Merke

Die Vorderkammer kann unterschiedlich tief sein. Bei einer flachen Vorderkammer kann durch eine medikamentöse Mydriasis ein Glaukomanfall (Winkelblockglaukom) induziert werden.

Symptomatik. Monokulare Doppelbilder.

Komplikationen. Sekundärglaukom, Phakolyse.

Therapie. Nur bei einer Luxation wird die Linse entfernt, bei Subluxationen ist man zurückhaltend.

7 Gefäßhaut (Uvea)

7.1 Anatomische Grundkenntnisse

Die **Uvea** wird in drei Abschnitte unterteilt:

- **Iris (Regenbogenhaut):** Hinter der Hornhaut gelegener, mit Chromatophoren besetzter vorderer Abschnitt der Gefäßhaut, der eine Grenzstruktur („Raumteiler") zwischen vorderer und hinterer Augenkammer darstellt. Die Iris wird als „Blende" des optischen Systems Auge bezeichnet. Reguliert wird die „Blendenöffnung" durch die beiden antagonistischen Muskeln **M. dilatator pupillae** (sympathisch innerviert) und **M. sphincter pupillae** (parasympathisch innerviert).
- **Corpus ciliare (Ziliarkörper),** unterteilt in die beiden Abschnitte **Pars plana** und **Corona ciliaris:** Die Funktion des Ziliarkörpers besteht zum einen in der Regulation der **Akkommodation,** an der der M. ciliaris und die Zonulafasern maßgeblich beteiligt sind, zum anderen in der **Produktion des Kammerwassers,** das in den stark vaskularisierten Ziliarfortsätzen gebildet wird.
- **Choroidea (Aderhaut):** Zwischen Sklera und Retina gelegene Gefäßhaut, deren Aufgabe es ist, die äußeren Schichten der Netzhaut und die Lederhaut mit Blut zu versorgen. Die Choroidea besteht aus vier Schichten, die von der Lederhautseite aus gesehen in folgender Reihenfolge vorliegen:
  - Lamina suprachoroidea
  - Lamina vasculosa
  - Lamina choroidocapillaris
  - Lamina basilaris

Die Lamina basilaris (Bruch-Membran) besteht aus einer Basallamina, Kollagenen und elastischen Fasern.

Gefäßversorgung

Die Aderhaut gehört zu dem am stärksten durchbluteten Gewebe des Körpers.

- Choroidea über Aa. ciliares breves aus der A. ophthalmica
- Ziliarkörper und Iris über Aa. ciliares longae zum Circulus arteriosus iridis
- Vortexvenen

7.2 Untersuchung

Iris. Die beste Untersuchungsmethode der Irisvorderseite ist das Betrachten mit der **Spaltlampe.** Der Untersucher achtet hierbei auf die Farbe der Regenbogenhaut; Farbunterschiede zwischen beiden Augen werden als **Heterochromie** bezeichnet. Bei Ödem und Exsudation wirkt die Iris matt und glanzlos. Gefäße können durch Hyperämie bei Iritis und Glaukomanfall sowie durch Gefäßneubildungen im Rahmen einer proliferativen diabetischen Retinopathie sichtbar werden (**cave:** hämorrhagisches Sekundärglaukom!). Eine **flache Vorderkammer** findet man beim Glaukom, eine **tiefe Vorderkammer** bei Aphakie und Linsenektopien. Um die Iriswurzel und den Kammerwinkel zu untersuchen, ist eine **Gonioskopie mit dem Dreispiegelkontaktglas nach Goldmann** Methode der Wahl.

Pupille. Der Untersucher achtet auf Formabweichungen der normalerweise runden Pupille (z.B. bei Kolobom, Trauma mit Sphinkterriss, Iridodialyse, Synechien, Subluxatio lentis, Tumoren, Irisinfarkt nach akutem Winkelblockglaukom). Die direkte und indirekte Lichtreaktion der Pupillen gibt Aufschluss über die Funktion des M. sphincter und M. dilatator pupillae (☞ Kap. 8.2).

Corpus ciliare. Es lässt sich spaltlampenmikroskopisch nur mit aufgesetztem Dreispiegelkontaktglas nach Goldmann beurteilen.

Aderhaut. Eine genauere Beurteilung ist nur mit aufwendigeren Methoden wie einer Fluoreszenzangiographie möglich.

7.3 Fehlbildungen und Farbanomalien

Aniridie

Kongenitales komplettes **Fehlen (Nichtanlage) der Iris** oder lediglich Anlage in Form eines **kleinen Irisstumpfs.**

Symptomatik. Starke Blendungsempfindlichkeit.

Komplikation. Winkelblockglaukom.

Therapie. Lichtschutzgläser, Kontaktlinsen mit aufgemalter Iris und intraokulare Implantation von Irisprothesen.

Kolobom

Beim **angeborenen** Kolobom, das auf einem unzureichenden Verschluss der embryonalen Augenbecherspalte beruht, ist die Pupille typischerweise nach nasal unten „ausgezogen". Im Gegensatz dazu wird das **operative** Kolobom (z.B. bei peripherer Iridektomie) nach oben angelegt (☞ Abb. 21.19), damit der künstliche Spalt durch das Oberlid bedeckt wird.

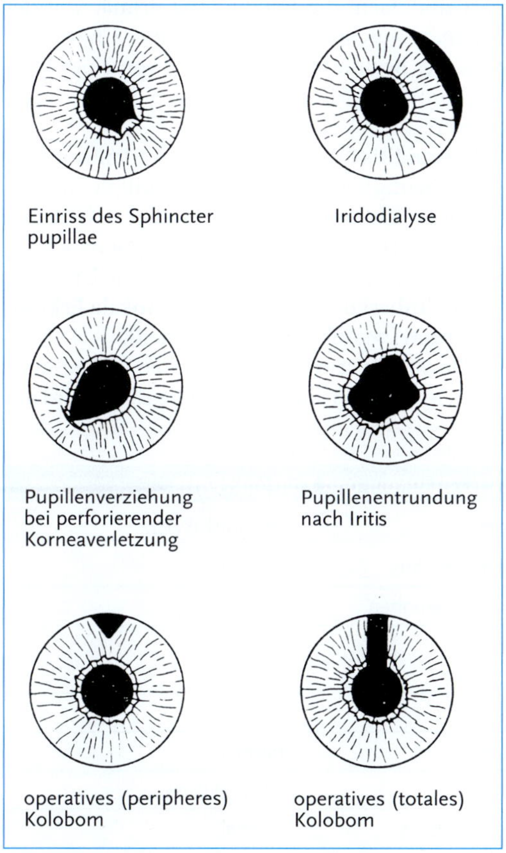

Abb. 21.19: Beispiele für wichtige Formveränderungen der Pupille [3]

Heterochromie der Iris

Die **Heterochromia simplex** ist eine harmlose, dominant vererbte Hemmung der Pigmententwicklung in der Iris eines Auges. Die **Fuchs-Heterochromie-Zyklitis** tritt im 3.–4. Lebensjahrzehnt als einseitige Uveitis anterior auf und imponiert durch Depigmentierung der Iris, „speckige" weiße Präzipitate auf der Hornhautrückfläche und durch die Entwicklung einer **vorzeitigen Katarakt.** Als Komplikationen können sich **Glaskörpertrübungen** und ein **Sekundärglaukom** entwickeln.

Albinismus

Bei dieser **autosomal-rezessiv** vererbten Erkrankung fehlen die Chromatophoren in der Iris. Es kommt zu einer fehlenden optischen Blendenwirkung mit Lichtscheu, Astigmatismus, Hypoplasie der Makula, Nystagmus und Visusverschlechterung.

Therapie. Lichtschutzgläser.

7.4 Entzündungen (Uveitis anterior, intermedia, posterior)

Akute Iritis/Iridozyklitis

Steht die Regenbogenhautentzündung im Vordergrund, spricht man von einer Iritis, bei vorherrschender Entzündung des Ziliarkörpers von Iridozyklitis (☞ Tab. 21.3).

Ursachen

endogen (häufiger als exogen):

- hämatogene Keimverschleppung bei **Lues, Tuberkulose, Toxoplasmose, Leptospirose (Morbus Weil), Brucellose, Lepra, Viruserkrankungen**
- **allergisch-hyperergische Genese** bei Tuberkulose (häufiger allergisch-hyperergisch als metastatisch!), **Boeck-Sarkoidose, rheumatischen Erkrankungen** wie Spondylarthritis ankylopoetica (Morbus Bechterew), Still-Chauffard-Syndrom, Morbus Reiter (Konjunktivitis, Arthritis, Urethritis), Morbus Behçet
- Teilsymptom **systemischer Erkrankungen,** z.B. Gicht

exogen: perforierende Verletzung, Hornhautgeschwür (Ulcus serpens corneae, ☞ Kap. 4.4), Raupenhaare (Ophthalmia nodosa).

Symptomatik/Befunde. Stechender, dumpfer Schmerz, Photophobie, Blepharospasmus, Epiphora, Visusminderung.

Ziliare oder gemischte Injektion, Hornhauttrübung durch Ödembildung, Reizmiosis, verwaschene Irisstruktur, Eiweiß in der Vorderkammer (**Tyndall-Phänomen**) mit Trübung des Kammerwassers, Fibrinablagerungen, Hypopyon (Fibrin/Eiter am Boden der Augenvorderkammer), hintere Synechien (entzündliche Verklebungen der Irisrückfläche mit der Linse) mit Entrundung der Pupille, Kleeblattpupille (Form eines Kleeblatts), Glaskörpertrübungen, Abnahme der Akkommodationsbreite.

Zur differentialdiagnostischen Abgrenzung gegenüber Glaukom und Konjunktivitis: ☞ Tab. 21.3.

Komplikationen. Hintere Synechien, Seclusio und Occlusio pupillae (durch Verklebung der Iris mit der Linse und Schwartenbildung entsteht eine Unterbrechung der Kammerwasserzirkulation zwischen vorderer und hinterer Augenkammer, es kommt zu einer **napfkuchenartigen Vorwölbung der Iris in die Vorderkammer**), **cave:** Sekundärglaukom!, Cataracta complicata, Traktionsamotio durch Glaskörperschwarten, Phthisis bulbi.

Therapie. Behandlung der Grundkrankheit, lokale und gegebenenfalls systemische Gabe von Kortison, parasympatholytische Mydriatika (homatropin- oder scopolaminhaltige Augentropfen und -salben zur Synechieprophylaxe), trockene Wärme (Rotlicht), Senkung des Augeninnendrucks bei sekundärem Glaukom (Betablocker, Carboanhydrasehemmer).

Chronische Iritis/Iridozyklitis

Ursachen, Komplikationen und Therapie wie bei der akuten Iritis und Iridozyklitis.

Symptomatik/Befunde. Die Symptome (Schmerz, Abwehrtrias) sind bei der chronischen Iritis etwas schwächer.

Auch geringer ausgeprägte Gefäßinjektionen, weniger Eiweiß und Zellen in der Vorderkammer. Präzipitate auf der Hornhautrückfläche in Form von **„Arlt-Dreiecken"**, Synechien, Glaskörpertrübungen.

Choroiditis und Chorioretinitis

Choroiditis und Chorioretinitis treten meistens kombiniert auf, da beide Schichten eng benachbart sind. Geht die Entzündung primär von der Aderhaut aus, spricht man von einer Chorioretinitis, bei Beginn in der Netzhaut von einer Retinochoroiditis. Man unterscheidet drei Verlaufsformen:

- **Choroiditis disseminata:** Diese Verlaufsform ist am häufigsten. Dabei treten multiple, im frischen Stadium unscharfe, später scharf begrenzte Herde mit grau-gelber Färbung schubweise am Augenhintergrund auf. Die Ursachen sind **Tuberkulose, Syphilis** und **fokale Erkrankungen** (☞ Abb. 21.20 im Farbteil).
- **Choroiditis centralis:** Sie ist selten und gekennzeichnet durch einen zentralen gelben Herd am

Tab. 21.3: Differentialdiagnostische Abgrenzung von Iritis, Glaukom und Konjunktivitis

Befunde	Iritis	Glaukom	Konjunktivitis
Druck, palpatorisch	normal/erhöht	steinharter Bulbus	normal
Vorderkammertiefe	normal	flach bis aufgehoben	normal
Vorderkammer-reizung	+++	+/++	–
Kammerwasser	trüb	trüb	normal
Iriszeichnung	verwaschen	verwaschen	normal
Gefäßinjektion	ziliar/gemischt	gemischt	konjunktival
Pupillenweite/-reaktion	eng/träge (Reizmiosis)	weit/reaktionslos	normal
Schmerzcharakter	dumpf/stechend	sehr stark/Erbrechen	mäßig bis leicht

Augenhintergrund und kommt bei Systemerkrankungen (rheumatische, granulomatöse Genese) und fokalen Erkrankungen vor.
- **Choroiditis juxtapapillaris Jensen:** sehr seltene Form mit einem papillennahen zentralen Herd und Visusminderung. Ursache ist eine Toxoplasmose.

Therapie. Behandlung des Grundleidens (Fokussuche und -sanierung), systemisch Kortison und gegebenenfalls Antibiotika.

Retinitis centralis serosa (Chorioretinopathia centralis serosa)

Eine Erkrankung unbekannter Ursache bei jungen Männern. Sie geht mit einem **Ödem** in der Netzhautmitte einher, das durch **kleine Leckbildungen in den Gefäßwänden** der Netzhautgefäße entsteht.

Symptomatik. Geringe Herabsetzung der Sehschärfe, Metamorphopsien, Mikropsien, relatives Zentralskotom, Hyperopisierung; **Quellpunkt in der Fluoreszenzangiographie.**

Therapie. Kausal. Alkohol, Nikotin und Stress sollten vermieden werden. Als symptomatische Therapie gibt man Kortison systemisch. Je nach Lage des Quellpunktes in Beziehung zur Fovea centralis in der Fluoreszenzangiographie kann anschließend eine Laserkoagulation sinnvoll sein.

Klinischer Fall

Ein 28-jähriger Mann bemerkte in den letzten Jahren wiederholt eine leichte Herabsetzung der Sehschärfe eines Auges, die sich mit Plusgläsern verbesserte, sowie eine Verkleinerung und Verzerrung der Gegenstände.
Verdachtsdiagnose: Retinitis centralis serosa. **Zur endgültigen Abklärung des Krankheitsbildes ist eine Fluoreszenzangiographie unerlässlich.**

Retinochoroiditis toxoplasmotica

Es handelt sich um eine infektiöse fokale Netz- und Aderhautentzündung. Der Erreger, **Toxoplasma gondii,** wird auf zwei Arten übertragen:
- **erworbene Form:** orale Aufnahme durch Zysten in rohem Fleisch oder Oozysten in Katzenkot.
- **kongenitale Form:** diaplazentare Infektion, wenn die Mutter in den ersten drei Schwangerschaftsmonaten an Toxoplasmose erkrankt.

Symptomatik. Bei der Fundoskopie sind grauweiße retinochoroiditische Herde mit umgebender Glaskörperinfiltration und begleitender Vaskulitis zu sehen (☞ Abb. 21.21 im Farbteil). Die kongenitale Form verursacht meist eine Makulanarbe mit irreversibler Visusbeeinträchtigung. Dagegen ist bei der erworbenen Form eine Visusbeeinflussung nur bei einem makulären Befall zu beobachten, denn die peripheren Narben heilen gewöhnlich ohne massiven Visusverlust ab.

Therapie. Kombination aus Pyrimethamin, Sulfonamid, Folinsäure und Steroiden.

Sympathische Ophthalmie

2 Wochen bis 10 Jahre (!) nach einem **intraokulären Eingriff** oder einer **perforierenden Verletzung** des einen Auges kann am anderen Auge eine chronische Uveitis auftreten; man spricht dann von einer **sympathischen Ophthalmie.**

Ursache. Vermutlich eine **Autoimmunreaktion** auf uveales Melanin.

Symptomatik. Der Ziliarkörperbereich ist druckschmerzhaft, der Patient lichtscheu. Die Akkommodationsbreite ist verringert. Man findet eine Glaskörpertrübung, einen erhöhten Zellgehalt des Kammerwassers und eine Entzündung des Sehnervs. Das **Endstadium ist eine Amaurosis.**

Therapie. Ist das zuerst betroffene Auge erblindet, wird es entfernt (Enukleation). Das „sympathisierende" Auge kann man heute in den meisten Fällen mit einer hoch dosierten Gabe von Kortison und Immunsuppressiva retten. Auch Antibiotika werden eingesetzt.

7.5 Rubeosis iridis

Bei **chronischem Sauerstoffmangel** der Iris kommt es zu Gefäßneubildungen, die typischerweise an der Iriswurzel oder am Pupillarsaum lokalisiert sind. Die Rubeosis iridis wird durch alle Erkrankungen hervorgerufen, die zu einer **Vasoproliferation** an den Augen führen, wie z.B. ein

Zentralvenenverschluss, oder entwickelt sich im Rahmen proliferativer **diabetischer Augenveränderungen.** Greifen die Gefäßneubildungen auf den Kammerwinkel über, kann es zu einem **hämorrhagischen Glaukom** (sekundäres Winkelblockglaukom) kommen.

7.6 Tumoren

Aderhautmelanom

Maligner, pigmenthaltiger Tumor der Aderhaut, der **langsam wächst** und **hämatogen metastasiert.** Er kann auch in die Orbita einwachsen und Fernmetastasen bilden. Maligne Melanome der Iris und des Ziliarkörpers sind seltener.

Symptomatik. Der Tumor tritt meist einseitig als prominenter graubrauner Aderhautherd in Erscheinung. Es kommt zur **Begleitamotio** und zum **Sekundärglaukom.**

Differentialdiagnose. Nävus der Aderhaut (nicht prominent, scharf begrenzt, geringes Wachstum), Pseudotumor maculae.

Therapie. Enukleation, bei kleineren peripheren Tumoren Blockexzision. Bei kleinen Tumoren und Befall des einzig verbliebenen Auges wird bestrahlt oder eine Lichtkoagulation vorgenommen. Durch episkleral aufgenähte Strahlenträger kann man den Tumor gezielt bestrahlen.

Metastasen

In der Aderhaut kommen hämatogen gestreute Metastasen bei **Mamma-, Lungen-** und **Schilddrüsenkarzinomen** vor, die als weißgelbliche Tumoren am hinteren Augenpol imponieren. Sie treten häufig beidseits auf und haben eine **infauste Prognose.**

7.7 Traumen

- **Aniridie:** vollständiges Abreißen der Iriswurzel. **Cave:** Sekundärglaukom!
- **Iridodialyse:** unvollständiges Abreißen der Iriswurzel, die Pupille ist zur Gegenseite verlagert. Der Patient sieht manchmal **monokulare Doppelbilder.**
- **Sphinkterriss:** Die Pupille ist durch einen Einriss des Sphinkters entrundet und weist eine gestörte Lichtreaktion auf.

8 Pupille

8.1 Neurophysiologische Grundlagen

Die Pupille hat die Funktion einer **optischen Blende** in unserem Augenapparat; je nach Lichtintensität wird die Weite der Pupille durch zwei autonom innervierte glatte Muskeln reguliert:

- M. dilatator pupillae (Halssympathikus) öffnet die Pupille → **Mydriasis**
- M. sphincter pupillae (Parasympathikus) schließt die Pupille → **Miosis**

Merke

In Ruhe überwiegt der Parasympathikus! Das Pupillenspiel reguliert die einfallende Lichtmenge so, dass die Belichtung der Netzhaut nahezu konstant bleibt.

Für die Lichtreaktion und die Naheinstellungsmiosis ist die **Pupillenreflexbahn** verantwortlich:

- **afferenter Schenkel:** Retina → N. opticus → Chiasma → Tractus opticus (Sehbahn) → Abzweigung vor dem Corpus geniculatum laterale → Nuclei praetectales → Edinger-Westphal-Kerne (Okulomotoriuskerngebiet)
- **efferenter Schenkel:**
  - Die **sympathischen** Nervenfasern, die den M. dilatator pupillae versorgen, kommen vom Centrum ciliospinale (Übergang HWS/BWS) und verlaufen über den Grenzstrang und das Karotisgeflecht sowie den N. ophthalmicus zur Orbita.
  - Die **parasympathischen** Nervenfasern des M. sphincter pupillae gehen vom Nucleus

oculomotorius Edinger-Westphal aus und verlaufen mit dem N. oculomotorius (III) über das Ggl. ciliare zum Augapfel.

8.2 Untersuchung und Bedeutung der Pupillenreaktion

Inspektion mit der Spaltlampe. Der Untersucher achtet auf die Form (rund, entrundet), Lage (zentral, exzentrisch) und Weite der Pupille (eng, mittelweit, weit, Anisokorie).

Messung der Pupillenweite (Pupillometrie). Bei ruhender, statischer Pupille und gleich bleibenden Lichtverhältnissen wird mit einem Pupillometer der Durchmesser der Pupille gemessen. Die normale Pupillenweite beträgt 2–5 mm (☞ Abb. 21.22). Eine Weite von < 3 mm bezeichnet man als **Miosis,** von > 5 mm als **Mydriasis.** Bei einer Seitendifferenz > 1 mm spricht man von **Anisokorie.**

Pupillenreaktion
- direkte Lichtreaktion: konzentrische Pupillenverengung des beleuchteten Auges
- indirekte (konsensuelle) Lichtreaktion: gleich starke, konzentrische Pupillenverengung des nicht beleuchteten Auges bei Beleuchtung eines Auges mit einer Visitenlampe
- Naheinstellungs- bzw. Konvergenzreaktion: konzentrische gleichmäßige Verengung beider Pupillen bei beidäugiger Fixation eines etwa 25–30 cm entfernten Gegenstandes nach vorherigem Blick in die Ferne

Pharmakologische Pupillentests. Die unterschiedliche Reaktion der Pupille auf bestimmte Medikamente lässt Rückschlüsse auf die Lokalisation einer Läsion zu, z. B. der Kokain-Pilocarpin-Test bei Pupillotonie (dilatierte tonische Pupille, die langsam auf Licht reagiert).

8.3 Arzneimittelwirkung und toxische Effekte auf die Pupillenweite

Miotika

- **Direkte Parasympathomimetika** (Pilocarpin, Carbachol) wirken direkt an der Muskelzelle.
- **Indirekte Parasympathomimetika** (Prostigmin, Neostigmin, Eserin) hemmen die Cholinesterase beim Abbau des Acetylcholins.
- **Sympatholytika** (Ergotamin, Yohimbin)

Indikation. Miotika werden z. B. bei einer Engwinkelsituation oder einem Glaukomanfall mit dem vorrangigen Ziel der Pupillenverengung eingesetzt.

Kontraindikation. Reizzustände der Vorderkammer (Iritis, Uveitis).

Mydriatika

- **Direkte Sympathomimetika** (Adrenalin, Phenylephrin, Kokain) bewirken eine direkte Sympathikusreizung.
- **Indirekte Sympathomimetika** (Amphetamin, Tyramin) setzen Noradrenalin aus den Speichervesikeln frei.

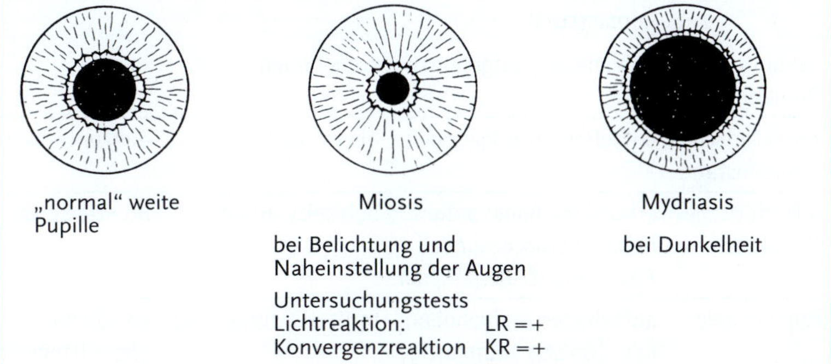

Abb. 21.22: Regelrechtes Pupillenverhalten [3]

- **Kurz wirkende Parasympatholytika** blockieren die Acetylcholin-Effektorzellen kurzfristig (Homatropin 3 h, Cyclopentolat bis 24 h, Tropicamid 30 min bis 5 h).
- **Lang wirkende starke Parasympatholytika** blockieren die Acetylcholin-Effektorzellen längerfristig (Atropin bis 14 Tage, Scopolamin 2–3 Tage).

Indikation. Mydriatika werden bei Reizzuständen der Vorderkammer (Iritis, Uveitis) zur Ruhigstellung des Ziliarkörpers und zur Vermeidung von Synechien gegeben.

Kontraindikation. **Enger Kammerwinkel!** Es kann ein akutes Winkelblockglaukom ausgelöst werden.

Drogen- und toxische Effekte

Folgende Substanzen können die Pupillenweite beeinflussen: Morphin, Heroin und E 605 verursachen eine Miosis, Kokain eine Mydriasis.

8.4 Störungen der Pupillenmotorik

☞ Tab. 21.4

Ursache. Läsion im **efferenten** Schenkel der Pupillenreflexbahn, meist im Bereich des Edinger-Westphal-Kerns oder prä- bzw. postganglionäre Störung im Verlauf des N. oculomotorius (III). Besteht gleichzeitig eine Akkommodationslähmung, liegt eine Ophthalmoplegia interna vor (Prozess im Bereich der Schädelbasis bzw. des Mittelhirns).

Reflektorische Pupillenstarre (Argyll-Robertson)

Enge, entrundete Pupille mit Herabsetzung bzw. Aufhebung der direkten und indirekten (konsensuellen) Lichtreaktion bei normaler oder überschießender Naheinstellungsreaktion.

Ursache. Eine Störung im Bereich der Sphinkterkerne, im Schaltneuronensystem der Pupillenreflexbahn, die typischerweise im Rahmen einer Tabes dorsalis bei Lues vorkommen kann.

Merke

Die Pupillenweite wird durch Kokain oder Pilocarpin kaum beeinflusst.

Amaurotische Pupillenstarre

Die direkte Lichtreaktion des amaurotischen (völlig erblindeten) Auges ist aufgehoben. Eine indirekte (konsensuelle) Lichtreaktion und die Konvergenzmiosis können von der erkrankten Seite nur gering bzw. gar nicht ausgelöst werden. Allerdings ist eine indirekte Lichtreaktion von der gesunden Seite aus möglich (☞ Abb. 21.23).

Ursache. Störung des **afferenten** Schenkels der Reflexbahn infolge einer Schädigung im Bereich der Netzhaut oder des Sehnervs (einseitige Amaurose). Die Pupille des erblindeten Auges erscheint im Vergleich zum gesunden Auge etwas weiter.

Tab. 21.4: Störungen der Pupillenmotorik

Erkrankung	Lichtreaktion direkt/ konsensuell	Konvergenzmiosis	Weite der Pupille	Reaktion auf Medikamente
absolute Pupillenstarre	aufgehoben/aufgehoben	aufgehoben	weit	ja
reflektorische Pupillenstarre	aufgehoben/aufgehoben	überschießend	eng/untermittelweit	kaum Ansprechen auf Atropin/Kokain
amaurotische Pupillenstarre	erkranktes Auge: aufgehoben/intakt gesundes Auge: intakt/aufgehoben	beidseits intakt	normal/seitengleich	normal
Pupillotonie	aufgehoben/aufgehoben oder tonisch (wurmartig)	tonisch (wurmartig)	entrundet/ übermittelweit	Kokain → Mydriasis Pilocarpin → Miosis

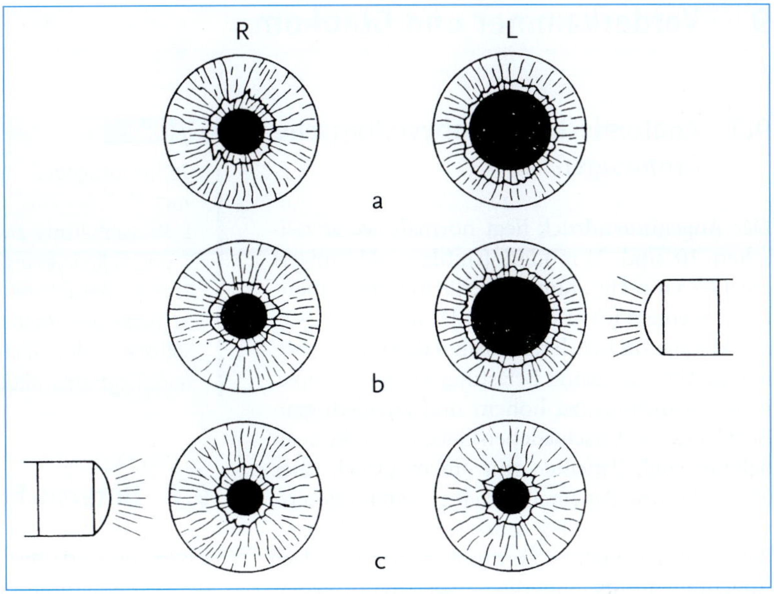

Abb. 21.23: Amaurotische, einseitige (linksseitige) Pupillenstarre. Dabei am linken Auge (a) Pupille weiter, (b) direkte LR = negativ, (c) indirekte LR = positiv. [3]

Pupillotonie

Harmlose, ätiologisch ungeklärte Störung der Pupillenreaktion, meist mit einseitig weiter bis mittelweiter Pupille. Die direkte und die indirekte Lichtreaktion des betroffenen Auges sind erloschen oder nur verzögert auslösbar. Die Pupille reagiert langsam auf den Nahreflex und erfolgt „wurmartig" mit segmentalen Kontraktionen. Auch ist die Akkommodationszeit verlängert, so dass die Patienten längere Zeit benötigen, von der Nähe in die Ferne zu fokussieren. Durch die verminderte Pupillenreaktion klagen viele Patienten über eine vermehrte Blendempfindlichkeit.

Merke

Die Pupille spricht stark auf Pilocarpin und Kokain an. Bei einer zusätzlichen Hyporeflexie (besonders des Patellar- und Achillessehnenreflexes) besteht ein Adie-Syndrom (harmlose Störung der Pupillenbewegung, mit einem weiteren neurologischen Defizit vergesellschaftet).

Anisokorie

Ungleiche Pupillenweite beider Augen mit einer Seitendifferenz von mehr als 1 mm aus unterschiedlichen Ursachen:

- angeboren
- nach Contusio bulbi
- bei einseitigem Reizzustand der Vorderkammer
- im akuten Glaukomanfall eines Auges
- bei Hirndruck
- bei Commotio cerebri
- bei einseitiger Medikamentengabe

8.5 Pupillenveränderungen als Begleitsymptom

- **Horner-Syndrom:** Ausfall der sympathischen Innervation mit kompensatorischem Überwiegen des Parasympathikus. Es findet sich folgende Symptomentrias: Ptosis, Miosis und Enophthalmus.
- **Sphinkterläsion und Iridodialyse (traumatischer Irisabriss):** Es kann zu Verziehungen und Entrundungen der Pupille und zur Störung der Pupillenreaktion kommen (☞ Kap. 7.7).
- Bei **akutem Glaukom** kommt es zu einer Mydriasis, bei **Iritis/Uveitis** zu einer Miosis.
- **Leukokorie:** Die Pupille leuchtet nicht wie normal rot, sondern weißlich-gelb. Bei Kindern ist eine Leukokorie in der Hälfte der Fälle Erstsymptom eines **Retinoblastoms.** Bei Erwachsenen findet man sie bei einem persistierenden hyperplastischen primären Glaskörper (**PHPV,** persistent hyperplastic primary vitreous) und als Folge einer **Uveitis** oder einer **Glaskörperblutung.**

9 Vorderkammer und Glaukom

9.1 Anatomische und physiologische Grundlagen

Der **Augeninnendruck** liegt normalerweise zwischen 10 und 21 mmHg (mittlerer Normwert etwa 15,5 mmHg). Kontrollbedürftig sind Patienten mit einem leicht erhöhten Druck von 21–25 mmHg, die zusätzlich mit **Risikofaktoren** wie höherem Alter, familiärer Belastung, starker Myopie, Diabetes mellitus, zu hohem und zu niedrigem Blutdruck und verschiedenen Gefäßerkrankungen belastet sind. Patienten mit einem Druck über 25 mmHg und Patienten mit einer Seitendifferenz von mehr als 5 mmHg müssen ebenfalls behandelt und regelmäßig kontrolliert werden. Der Augeninnendruck unterliegt tagesrhythmischen Schwankungen. Die höchsten Werte werden bei einem Patienten mit Glaukom morgens vor dem Aufstehen gemessen, die niedrigsten Werte mittags und nachmittags.

Anatomische Begrenzung der Hinterkammer:
- ventral: Irisrückfläche
- dorsal: Linsenvorderfläche, Zonulaapparat
- lateral: Ziliarkörper

Anatomische Begrenzung der Vorderkammer:
- ventral: Hornhautrückfläche
- dorsal: Irisvorderfläche
- lateral: Kammerwinkel

Die Vorderkammer enthält das **Kammerwasser,** das für Volumenkonstanz, Ernährung und Stoffwechsel der gefäßlosen Augenbestandteile (Hornhaut und Linse) benötigt wird. Es wird im Epithel des Ziliarkörpers gebildet und von den Ziliarfortsätzen in die Hinterkammer sezerniert. Von dort gelangt das Kammerwasser durch die Pupille in die Vorderkammer. Der Abfluss erfolgt über das **Trabeculum corneosclerale** in den **Schlemm-Kanal** (Kammerwinkelbereich) und von dort aus in die Blutgefäße.

Der intraokuläre Druck ist abhängig von der Sekretionsrate und dem Abflusswiderstand des Schlemm-Kanals, er steigt bei Verdichtung des trabekulären Gewebes („Abfluss-Verstopfung").

Merke

Definitionsgemäß liegen bei einem **Glaukom** vor:
1. Missverhältnis zwischen Augeninnendruck (↑) und Sehnervenresistenz (↓)
2. vergrößerte Papillenexkavation
3. charakteristische Gesichtsfelddefekte

Sollte ausschließlich das erste Symptom gegeben sein, liegt eine **okuläre Hypertension** vor.

9.2 Untersuchung

Inspektion mit der Spaltlampe. Man beurteilt die Vorderkammertiefe und den Vorderkammerinhalt (z. B. Zellen, Eiweißvermehrung, Trübungen, Einblutungen, Fibrinausschwitzungen).

Bestimmung des Augeninnendrucks. Die **Applanationstonometrie nach Goldmann** (Messung durch Abplatten der Hornhaut) ist die exakteste Methode. Daneben gibt es noch die **Impressionstonometrie nach Schiötz** und die **Non-Contact-Tonometrie** (Messung durch einen Luftstoß, ohne Berührung der Hornhaut).

Gonioskopie. Mit dem Dreispiegelkontaktglas nach Goldmann beurteilt man vor der Spaltlampe die **Kammerwinkelweite.**

Perimetrie. Die einfachste Methode zur Bestimmung der Grenzen des Gesichtsfeldes ist der **Parallelversuch.** Untersucher und Patient haben das gleiche Auge abgedeckt. Ein Gegenstand wird langsam von außen nach innen in das Gesichtsfeld geführt, und der Patient gibt ein Zeichen, sobald er den Gegenstand sieht. Nach demselben Prinzip arbeiten **Perimeter.** In eine Halbkugel werden Lichtpunkte projiziert, die der Patient erfassen muss, während er eine vorgegebene Marke fixiert. Beim Erkennen eines Lichtpunkts gibt der Patient ein **mechanisches** (**Perimeter nach Goldmann,** ☞ Abb. 21.24) oder elektronisches Signal (**elektronisches, computerunterstütztes Perimeter**), das vom Untersucher oder einem Rechner während der Untersuchung in ein Diagramm

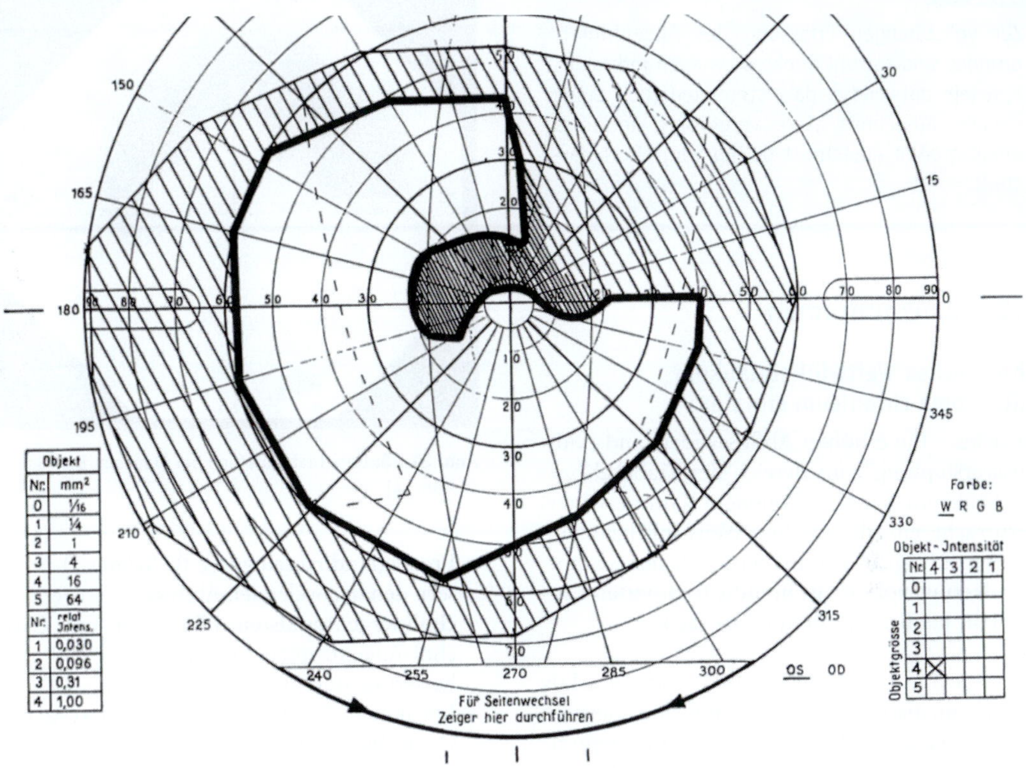

Abb. 21.24: Perimetrischer Gesichtsfeldbefund (nach Goldmann) bei Glaucoma chronicum simplex. Schraffierte Fläche: Normalbefund; zentrale weiße Fläche: Patientenbefund (konzentrischer Schaden, papillomakulärer Defekt). [4]

übertragen wird. Für die Glaukomdiagnostik ist besonders das zentrale Gesichtsfeld (30°) von Bedeutung.

Ophthalmoskopie (direkt/indirekt). Sie dient zur Untersuchung der **Papillenexkavation.** Wird der Durchmesser der Exkavation in Beziehung zum Gesamtdurchmesser der Papille gesetzt, ergibt das den **C/D-Quotienten** (normal bis 0,3). Bei einer Papille, die randständig vital ist, hat eine vermehrte Exkavation (C/D größer als 0,3) keine krankhafte Bedeutung (physiologische Exkavation). Für ein Glaukom sprechen krankhafte Veränderungen des Sehnervenaustritts, wie z.B. ein randständiger Gefäßaustritt und ein bajonettförmiges Abknicken der Blutgefäße (**Notches**) am Rand zur Exkavation (☞ Abb. 21.25).

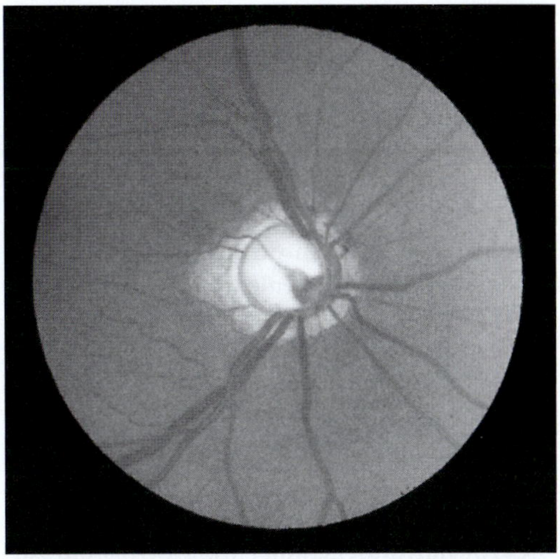

Abb. 21.25: Papille bei Glaukom. Beachten Sie den Gefäßaustritt am Rand. [4].

> **Merke**
>
> Zur vollständigen Erfassung des Augenhintergrundes sind sowohl direktes als auch indirektes Spiegeln notwendig, da ersteres lediglich einen kleinen Ausschnitt stark vergrößert, letzteres einen großen Ausschnitt gering vergrößert darstellt.

9.3 Glaukomformen

Chronisches Weitwinkelglaukom (Glaucoma chronicum simplex)

Ursache. Ein erhöhter Abflusswiderstand („Abflussverstopfung") im Bereich der Trabekel bzw. des Schlemm-Kanals bei offenem Kammerwinkel verursacht ein chronisches Weitwinkelglaukom (☞ Abb. 21.24). Es kommt bei 2–3% der Gesamtbevölkerung vor und ist in industrialisierten Ländern die häufigste Erblindungsursache.

Symptomatik. Es bleibt lange Zeit subjektiv asymptomatisch! Erste Symptome sind meistens massive Gesichtsfeldausfälle und eine zentrale Visusminderung. Man findet einen erhöhten Augeninnendruck, eine zunehmende glaukomatöse Exkavation der Papille, einen randständigen Gefäßaustritt am nasalen Papillenrand und bajonettartig abknickende Gefäße. Bei der Perimetrie zeigen sich ein vergrößerter blinder Fleck und ein von ihm ausgehender bogenförmiger Ausfall mit nasalem Sprung (**Bjerrum-Skotom,** ☞ Abb. 21.26). Das Endstadium der Papillenschädigung ist die **glaukomatöse Optikusatrophie** mit weißer, atrophischer Papille.

Therapie. Die Senkung des Augeninnendrucks soll den progredienten Sehnervenzerfall aufhalten. Folgende Medikamente werden angewandt:
- **β-Rezeptorenblocker** (z.B. Timolol) hemmen als Augentropfen die Kammerwasserproduktion im Ziliarkörper. Kontraindikationen sind bestehendes Asthma und AV-Block.
- **Sympathomimetika** (z.B. Clonidin, cave: Blutdruckabfall) sorgen für eine Verbesserung des uveoskleralen Abflusses.
- **Carboanhydrasehemmer** wie Dorzolamid-Augentropfen bzw. systemisch Acetazolamid hemmen die Kammerwasserproduktion.

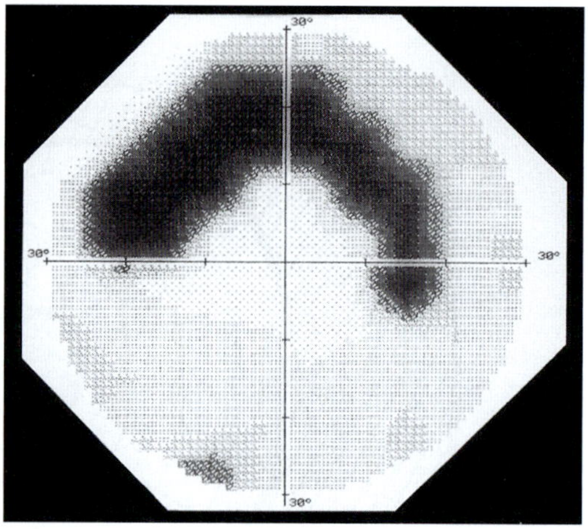

Abb. 21.26: Gesichtsfeldbefund bei Glaukom, Bjerrum-Skotom [4]

- **Prostaglandinanaloga** (z.B. Xalatan®) verbessern den uveoskleralen Abfluss.
- **cholinerge Agonisten:** Pilocarpin- und Carbachol-Augentropfen bewirken eine Abflussverbesserung und Pupillenverengung.
- Im akuten Glaukomanfall werden **systemisch Osmotika** gegeben (z.B. Mannit).

Lässt sich der Druck medikamentös nicht mehr senken, wird eine **Lasertrabekuloplastik** (LTP), beim Glaukomanfall eine **basale Iridektomie** (Iridektomie bei zwölf Uhr, siehe Therapie des akuten Engwinkelglaukoms) durchgeführt. Als Ultima Ratio bei Versagen aller anderen Maßnahmen kommen **fistulierende** oder **filtrierende Operationen** (Schaffung eines neuen Kanals bzw. einer Fistel für den Kammerwasserabfluss zwischen der Vorderkammer und dem Sub-Tenon-Raum), z.B. die **Trabekulektomie** oder auch die Goniotrepanation, in Frage. Des Weiteren kann die Kammerwasserbildung im Ziliarkörper durch Vernarbung mittels **Zyklokryokoagulation** (CCK) gedrosselt werden. Dabei wird durch äußerliche Applikation von Kälte dosiert der Ziliarkörper zerstört und eine Reduktion der Kammerwasserproduktion erreicht.

Normaldruckglaukom

Beim Vorliegen von glaukomatösen Papillenschäden und Gesichtsfelddefekten bei einem normalen Augeninnendruck spricht man von einem Normaldruckglaukom. Die Therapie entspricht größtenteils dem eines Weitwinkelglaukoms.

Akutes Engwinkelglaukom (Glaukomanfall)

Ursache. Bei Verlegung des Kammerwinkels kommt es durch die Behinderung des Kammerwasserabflusses zu einem Glaukomanfall. Prädisponierend sind enge Kammerwinkelverhältnisse bei starker Hyperopie, Mikrophthalmus, Verlagerung der Linse nach vorn und Linsenquellung. Auslöser können Mydriasis, Mydriatika, Aufregung, zu hoher und zu niedriger Blutdruck sein.

Symptomatik. Steinharter Bulbus im Anfall, Hornhautepithelödem, weite, reaktionslose Pupillen, kongestive Bindehauthyperämie, Epiphora, Schmerzausstrahlung in den gesamten Organismus durch Vagusreiz (**Differentialdiagnose: Appendizitis),** Übelkeit, Erbrechen, Kopfschmerzen, subjektive Sehstörungen wie Nebelsehen, farbige Ringe um Lichtquellen (Halos), Visusverschlechterung.

Differentialdiagnose. Akute Iritis (kein steinharter Bulbus, Reizmiosis! ☞ Tab. 21.3).

Merke

Bei Diagnosen wie Trigeminusneuralgie, Migräne, Zahnschmerz, akutem Abdomen oder Hirndrucksteigerung auch an einen akuten Glaukomanfall denken!

Klinischer Fall

Eine 60-jährige Frau hat im abgedunkelten Wohnzimmer im Fernsehen einen Krimi gesehen und gerade an der spannendsten Stelle einen sehr starken Stirn-Augen-Schmerz mit Übelkeit und Bauchschmerzen verspürt, die schlagartig einsetzten. Außerdem nimmt sie regenbogenfarbige Lichtringe um Lichtquellen wahr, die Sehschärfe ist deutlich herabgesetzt. Das rechte Auge ist gerötet und tränt, die Pupille zeigt sich lichtstarr, der Bulbus ist steinhart.
Diagnose: akuter Glaukomanfall, prädisponierend: Alter (dickere Linse); Dunkelheit und Erregung (Sympathikus ↑) wirken pupillenerweiternd.

Komplikationen. Sehnervenschädigung mit halbmondförmigen nasalen Gesichtsfeldausfällen, Optikusatrophie, Erblindung.

Therapie. Im akuten Anfall Acetazolamid intravenös, zur Pupillenverengung Applikation von 2%igen Pilocarpin-Augentropfen in 15-minütigen Abständen. Zwei Gläschen Schnaps sind durchaus legitim! Danach sofortige Einweisung in eine Klinik, dort zusätzlich Mannit-Infusionen und gegebenenfalls operative Druckentlastung durch **basale Iridektomie** oder **YAG-Laser-Iridotomie.**

Klinischer Fall

Iridektomie: Die Iris wird ausgestanzt, um eine Verbindung der hinteren mit der vorderen Augenkammer zu schaffen. Diese Operation dient dem Zweck der Druckentlastung (operatives, peripheres Kolobom, typischerweise bei zwölf Uhr lokalisiert).

Drohender Winkelblock

Bei flacher Vorderkammer oder auch bei chronischem Weitwinkelglaukom mit Engwinkeldisposition ist jederzeit ein Glaukomanfall (Winkelblock) möglich. Um einem Anfall vorzubeugen, sollte man rechtzeitig eine basale Iridektomie oder eine YAG-Laser-Iridotomie durchführen.

Angeborenes Glaukom (Hydrophthalmus, Buphthalmus, Ochsenauge)

Ursache. Auf Grund einer Entwicklungsstörung kommt es zur Verlegung des Kammerwinkels durch persistierendes embryonales Gewebe.

Symptomatik. Großer Hornhautdurchmesser (Differentialdiagnose: Megalokornea, Druck normal), verstrichener Limbus, Myopie, Hornhautepithelödem, Epiphora, Blepharospasmus, Risse der Descemet-Membran durch Überdehnung.

Therapie. **Immer operativ!** Goniotomie nach Barkan, Trabekulotomie. Beide Operationen sollten in den **ersten Lebenstagen** in Narkose durchgeführt werden. Erblindung bei Nichtbehandlung!

Sekundäre Glaukome

Sie treten nach einer Grundkrankheit auf, die nicht in direktem Zusammenhang mit der Kammerwasserbildung oder dem Kammerwasserabfluss steht und in deren Folge es zu einer Druckerhöhung kommt.

Ursachen. Diabetes mellitus (Verengung des Kammerwinkels durch proliferierende Gefäße bei Rubeosis iridis → hämorrhagisches Sekundärglaukom), intraokuläre Tumoren, Iridozyklitis, perforierende Verletzungen, Pseudoexfoliatio lentis (Pseudoexfoliationssyndrom = intraokulare Ablagerungen von grauweißem fibrillogranulärem extrazellulärem Matrixmaterial), Pigmentdispersionssyndrom (= intraokulare gelöste Pigmentgranula), Linsendislokation, essentielle Irisatrophie, Zentralvenenverschluss, Morbus Sturge-Weber-Krabbe (Buphthalmus mit Sekundärglaukom durch Naevus vasculosus der Choroidea).

Therapie. Behandlung der Grunderkrankung.

Absolutes Glaukom

Als absolutes Glaukom bezeichnet man ein Krankheitsbild, bei dem ein Auge auf Grund einer glaukomatösen Optikusatrophie erblindet ist.

10 Glaskörper

10.1 Anatomische Grundkenntnisse

Embryologisch durchläuft der Glaskörper (Corpus vitreum) drei Entwicklungsabschnitte: primärer, sekundärer und tertiärer Glaskörper. Er hat eine mechanische Pufferfunktion für Zug-, Druck- und Stoßkräfte und ist eine Stoffwechselbarriere zwischen vorderem und hinterem Augenabschnitt. Der transparente Glaskörper besteht zu 98% aus Wasser und zu 2% aus Hyaluronsäure und kollagenen Fasern, die ihm Festigkeit verleihen. Er ist nur an zwei Stellen (Papille und Ora serrata) mit der Netzhaut verbunden. Bei Myopie und proliferativer Retinopathie kann es zu zusätzlichen Verbindungen zwischen Netzhaut und Glaskörper kommen **(vitreoretinale Adhärenzen).** Die Folge kann eine Netzhautablösung **(Traktionsablatio)** sein.

10.2 Untersuchung

Der Glaskörper wird mit Spaltlampe, Ophthalmoskop, diaskleraler Durchleuchtung (**Diaphanoskopie**) und Ultraschall (Echographie) untersucht.

10.3 Trübungen

Mouches volantes („Fliegende Mücken")

Harmlose, altersbedingte, durch Verflüssigung und Destruktion des Glaskörpers induzierte bewegliche Glaskörpertrübungen. Dabei kommt es auch zu einer Ablösung des Glaskörpers von der Netzhaut. So treten diese Degenerationen bei Myopie frühzeitiger auf. Da diese Trübungen frei flottieren können, werden sie von den Patienten als schwarze Punkte (Mouches volantes, „fliegende Mücken") wahrgenommen.

Differentialdiagnose. Altersbedingte Glaskörpertrübungen, Netzhautablösungen mit Wahrnehmen von Blitzen und Rußregen.

> **Merke**
>
> Obwohl das bloße Auftreten von Mouches volantes ein harmloses und den Patienten oft nicht beeinträchtigendes Symptom sein kann, ist hier immer eine Netzhautablösung auszuschließen. Dies gilt insbesondere, wenn der Patient neu auftretende Lichtblitze und eine von unten aufsteigende schwarze Mauer oder einen schwarzen Vorhang von oben sieht! Plötzlich auftauchende, zahlreiche schwarze Gebilde sind im Gegensatz zu harmlosen halbdurchsichtigen Schlieren (Mouches volantes) Schatten von Glaskörperblutungen, die bei Netzhauteinriss entstehen. Hier unbedingt sofort sorgfältige Untersuchung der Netzhaut beider(!) Augen.

Therapie. Ausschluss der Differentialdiagnosen.

Synchisis scintillans (Cholesterin-Hyalose)

Meist harmlose degenerative Glaskörperveränderungen mit frei schwimmenden Cholesterinkristallen nach vorausgegangener **Ablatio retinae** (Netzhautablösung) oder anderen schwerwiegenden Schädigungen. Ophthalmoskopisch nimmt der Untersucher einen „Goldregen" hinter der Linse wahr.

Glaskörperblutung

Ursachen. Ablatio retinae, Ruptur von Netzhautgefäßen, diabetische Retinopathie, Periphlebitis, proliferative Retinopathie, retrolentale Fibroplasie, Verletzungen, Tumoren.

Therapie. Allgemeine Maßnahmen bei frischer Glaskörperblutung sind Bettruhe und ein Verband für beide Augen zur Ruhigstellung **(Binokulus).** Dehydrierende Maßnahmen (z. B. Mannitol intravenös und Glycerin p. o.) unterstützen eine hyperosmolare Ausschwemmung.

Glaskörperentzündung

Ursachen. Introakuläre Ooperationen, Traumata, hämatogene Aussaat von Bakterien, Pilzen (v. a. bei Abwehrschwäche).

Therapie. Bei erregerbedingter Glaskörperentzündung (z. B. **Begleitvitritis, Endophthalmitis,** d. h. mikrobielle Entzündung des Augeninneren einschließlich des Glaskörpers) ist eine kombinierte lokal-systemische oder intravitreale Antibiotikatherapie erforderlich.

10.4 Glaskörperchirurgie (Vitrektomie)

Der Glaskörper wird mit dem Glaskörperschneider (Pars-plana-Vitrektomie, PPV mit Vitrektor) entfernt.

Indikationen

- störende Trübungen in der optischen Achse (z. B. Nachstar, Blutungen)
- Stränge und Membranen, die die Netzhaut traktieren
- Fremdkörper (z. B. amagnetische Kupfersplitter)
- Schaffung von Raum für Injektionen von Gasen, Silikon oder Antibiotika
- histologische Diagnostik (Keimnachweis)

11 Netzhaut

11.1 Anatomische und physiologische Grundkenntnisse

Die Netzhaut wird nach Rohen als ein **vorgeschobener Teil des Zwischenhirns** angesehen und stellt die innerste Schicht der drei Augenhüllen dar. Sie umfasst zehn Schichten, die in zwei Funktionseinheiten bzw. in drei Neurone unterteilt werden.

Die dem Licht abgewandte, choroideawärts gelegene äußere Einheit enthält die **Fotorezeptoren** (Stäbchen und Zapfen) und bildet das als Sinnesepithelschicht (Stratum neuroepitheliale) bezeichnete **1. Neuron.** Hier erfolgt die Umwandlung fotochemischer Reize in nervale Erregungen. Die **Zapfen** (zentrale Sehschärfe, Farbensehen) enthalten die Sehpigmente **Jodopsin** und **Zyanopsin,** die **Stäbchen** (nicht farbiges Dämmerungssehen) das **Rhodopsin.** Diese Sehpigmente sind fotosensibel und zerfallen bei Lichteinfall. Dadurch wird eine Erregung in den Sinnesrezeptoren (Stäbchen, Zapfen) ausgelöst **(photoelektrische Transduktion),** die wiederum Potentialschwankungen in den **retinalen Ganglienzellen** hervorruft und zu einem spezifischen Erregungsmuster im primären Sehzentrum **(Corpus geniculatum laterale)** führt.

Die dem Licht zugewandte, glaskörperwärts gelegene innere Funktionseinheit der Netzhaut dient der Weiterleitung fotochemisch transformierter Reize und bildet mit den Ganglienzellen das als Gehirnschicht (Stratum cerebrale) bezeichnete

2. und 3. Neuron. Als **gelber Fleck (Macula lutea, ca. 5° temporal)** wird die Stelle des schärfsten Sehens am Augenhintergrund bezeichnet, die sich in der Netzhautmitte des hinteren Augenpols befindet. Dieser flache, etwa 1,5 mm im Durchmesser große, gefäßlose Bezirk ist durch den Farbstoff Xanthophyll zitronengelb gefärbt. In der Mitte liegt die so genannte Netzhautgrube **(Fovea centralis).** Sie gehört zum 1. Neuron, enthält aber keine Stäbchen (nur Zapfen!). Da hier fast keine Gehirnschicht (2. und 3. Neuron) vorgelagert ist, die den Lichteinfall bremsen könnte, treffen die Lichtreize ungehindert auf die Sinneszellen (1. Neuron). Das erklärt die hohe Sehschärfe in diesem Bereich.

Am Austritt des Sehnervs aus dem Bulbus (Papilla nervi optici, ca.15° nasal) finden sich keine Sensoren (blinder Fleck).

Merke

Die Retina ist an nur zwei Stellen, der **Ora serrata** (Grenze zwischen Retina und Ziliarkörper) und der Papille, mit der Unterlage verbunden.

11.2 Untersuchung

Ophthalmoskopie. Dem Untersucher stehen drei gängige Möglichkeiten zur Verfügung.

- Spiegeln im aufrechten Bild (**direkte Ophthalmoskopie**) bei 16facher Vergrößerung
- Spiegeln im umgekehrten Bild (**indirekte Ophthalmoskopie**) bei 4facher Vergrößerung, monokular oder binokular
- **Dreispiegelkontaktglas nach Goldmann** (exakteste Methode zur Beurteilung der Netzhautperipherie)

Echographie. Der Vorteil dieser nichtinvasiven Untersuchung liegt in der fehlenden Strahlenbelastung und einer hohen differentialdiagnostischen Aussagekraft und Treffsicherheit. Indikationen sind alle unklaren intraokulären Prozesse bei Trübungen in den brechenden Medien, Abklärung vor einer Vitrektomie, perforierende Verletzungen, intraokuläre Fremdkörper und Verdacht auf einen intraokulären Tumor.

Fluoreszenzangiographie. Sie ist zur besseren Beurteilung der physiologischen und pathologischen Zusammenhänge bei der Durchblutung der Netz- und Aderhaut sowie zur Prüfung der üblicherweise undurchlässigen Blut-Retina-Schranke geeignet.

Prüfung des Farbsinnes. Die **pseudoisochromatischen Tafeln nach Ishihara** ermöglichen eine qualitative Aussage über (Farb-)Sehstörungen im Rot-Grün-Bereich. Eine quantitative Untersuchung dieser Farbenanomalie lässt sich mit dem **Anomaloskop** durchführen. Blausinnstörungen können mit Hilfe der **Farbflecktests nach Panel** objektiviert werden.

Merke

Die häufigste Farbenfehlsichtigkeit in der deutschen Bevölkerung ist die **Deuteranomalie** (Grünschwäche, etwa 4–5% der Bevölkerung), gefolgt von der **Protanomalie** (Rotschwäche, etwa 1–2% der Bevölkerung). Männer sind häufiger von Störungen des Farbsinnes betroffen als Frauen.

Perimetrie. Zur Gesichtsfelduntersuchung: ☞ Kap. 9.2.

Sehschärfebestimmung. Die Sehschärfe wird mit standardisierten Zeichen (Optotypen: **Landolt-Ringe, Pflüger-Haken, Snellen-Haken,** Zahlen- und Buchstabenreihen, Kinderbilder) in normierten Entfernungen (Fernvisus 5 m, Nahvisus 30–40 cm) geprüft. Die Nahsehschärfe wird mit **Lesetafeln (nach Nieden, Birkhäuser)** bestimmt.

Merke

Der **Visus** (zentrale Sehschärfe) ist ein Maß für die Fähigkeit des Auges, zwei eng beieinander liegende Punkte getrennt voneinander wahrzunehmen. Dieses optische Auflösungsvermögen, dessen unterer Grenzwert als **Trennschärfe** (Minimum separabile) bezeichnet wird, ist eine Leistung der Netzhautmitte (Fovea centralis).

Elektrophysiologische Methoden

- Das **Elektroretinogramm** (ERG) misst Potentialschwankungen zwischen der inneren und äußeren Oberfläche der Retina.
- Das **Elektrookulogramm** (EOG) registriert Störungen des Pigmentepithels und der Sinnesepithelschicht.

- **Visuell evozierte Potentiale** (VEP) sind Potentiale der Regio occipitalis, die als Antwort auf Lichtreize in Höhe der medialen Hemisphärenfläche des Okzipitallappens abgeleitet und von einem Computer analysiert werden.

11.3 Gefäßerkrankungen

Retinopathia praematurorum (retrolentale Fibroplasie, Frühgeborenen-Retinopathie, Retinopathia of prematurity)

Diese proliferative Erkrankung der noch nicht ausdifferenzierten Netzhautgefäße betrifft Frühgeborene, die im Inkubator einem zu hohen Sauerstoffpartialdruck ausgesetzt waren.

Fundus. Die peripheren Netzhautbezirke sind ödematös verändert. Im Glaskörper bilden sich neue Gefäße und verzweigen sich strangartig. Die Papille ist temporalwärts verzogen. Schließlich entsteht eine solide **Ablatio retinae** (Traktionsablatio) mit einer **retrolentalen Membran** (fibröse Platte hinter der Linse, bestehend aus Gefäßen, Bindehautgewebe und abgelösten Netzhautanteilen).

Therapie. Es gibt keine kurative Therapie. Im Frühstadium ist eine Spontanheilung möglich. Ansonsten wird, je nach Stadium, eine Kryo- oder Laserkoagulation, eine Operation zur Netzhautanlagerung oder eine Vitrektomie durchgeführt.

Prophylaxe. Strenge Indikation zur Sauerstoffbeatmung im Inkubator. Die Sauerstoffkonzentration muss langsam reduziert werden.

Diabetische Retinopathie

Häufigste Erblindungsursache in Mitteleuropa (☞ Abb. 21.27).

Die „Early Treatment Diabetic Retinopathy Study Group" (ETDRSG) unterscheidet zwischen nichtproliferativer diabetischer Retinopathie (NPDR) und proliferativer diabetischer Retinopathie (PDR).

Nichtproliferative diabetische Retinopathie (NPDR)

Man unterscheidet drei Schweregrade:

- **milde/geringe Retinopathie:** wenige Mikroaneurysmen und intraretinale Blutungen; Kontrolle nach drei bis sechs Monaten bei Typ-1-Diabetes, nach sechs Monaten bei Typ-2-Diabetes
- **mäßige Retinopathie:** Mikroaneurysmen, intraretinale Blutungen und zusätzlich perlschnurartig veränderte Venen; Kontrolle nach drei Monaten bei Typ-1-Diabetikern, nach sechs Monaten bei Typ-2-Diabetikern
- **schwere (früh präproliferative) Retinopathie:** Mikroaneurysmen und intraretinale Blutungen in allen vier Quadranten oder perlschnurartige Venen in mindestens zwei Quadranten oder intraretinale mikrovaskuläre Anomalien (IRMAs) in mindestens einem Quadranten (**„4-2-1-Regel"**)

Therapie. Milde und mäßige Retinopathien werden regelmäßig kontrolliert. Bei einer schweren Retinopathie ist eine **disseminierte (panretinale) Laserkoagulation** mit etwa 1000 Laserherden in zwei bis drei Sitzungen indiziert, insbesondere bei Typ-1-Diabetes und ungenügender Compliance des Patienten; Kontrolle nach drei Monaten.

Proliferative diabetische Retinopathie (PDR)

Die **proliferative** diabetische Retinopathie (PDR) bzw. die diabetische **proliferative Vitreoretinopathie** (PVR) ist gekennzeichnet durch Proliferationen der Papille (NVD) und Proliferationen der peripheren Netzhautoberfläche (NVE) mit präretinalen (subhyaloidalen) Blutungen und Glaskör-

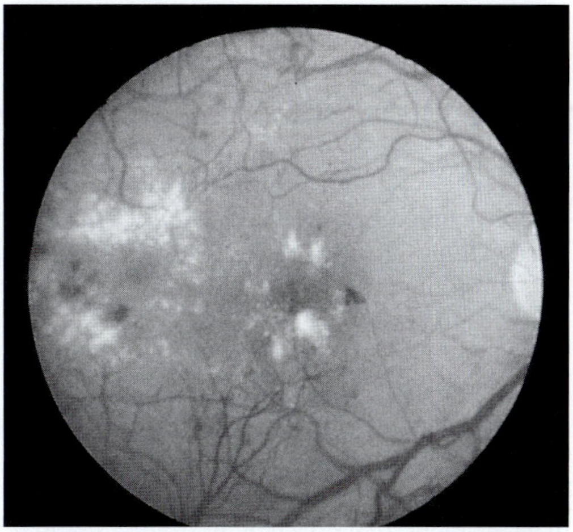

Abb. 21.27: Diabetische Retinopathie und diabetische fokal exsudative Makulopathie [4]

perblutungen. So zeigt der ophthalmoskopische Befund des Augenhintergrundes neben den Neovaskularisationen fibrovaskuläre Membranen, Exsudationen und punktförmige und ausgedehnte Blutungen. Die Neovaskularisationen treten auch im Bereich der Pupillenkrause und im Kammerwinkel auf (Rubeosis iridis). Dort können sie ein Sekundärglaukom (Neovaskularisationsglaukom) bewirken.

Therapie. Bei PDR **disseminierte (panretinale) Laserkoagulation** mit etwa 2000 Herden in etwa 4–6 Sitzungen. Bei PVR **Pars-plana-Vitrektomie** (PPV), je nach Befund mit Ölauffüllung und Membranpeeling.

Diabetische Makulopathie

Formen

- **fokal exsudative Makulopathie:** gekennzeichnet durch umschriebene Zonen mit Ödembildung (Verdickung der Netzhaut mit und ohne Transparenzverlust), harten Exsudaten (Lipidablagerungen), Mikroaneurysmen und intraretinalen Blutungen (☞ Abb. 21.27). Wenn die oben genannten Veränderungen der Netzhautmitte ganz oder teilweise innerhalb eines Papillendurchmessers von der Foveola entfernt liegen, spricht man von einem visusbedrohenden oder **klinisch signifikanten Makulaödem** (CSME). **Therapie:** Wenn der Befund nicht klinisch signifikant ist, Kontrolle in drei Monaten. Bei klinisch signifikantem, visusbedrohendem Makulaödem: zentrale Laserkoagulation der Mikroaneurysmen und Ödemzonen nach Fluoreszenzangiographiebefund oder zentralem Fundusfoto.
- **diffuse Makulopathie:** Durch einen generalisierten Zusammenbruch der Blut-Retina-Schranke wird ein **diffuses Makulaödem** mit ausgedehnten harten Exsudaten und intraretinalen Blutungen hervorgerufen. **Therapie:** je nach Fluoreszenzangiographiebefund zentrale herdbetonte Laserkoagulation.
- **ischämische Makulopathie:** führt zum Untergang des perifovealen Kapillarnetzes; der Befund ist nur fluoreszenzangiographisch zu sichern!

Ursache einer diabetischen Retinopathie bzw. Makulopathie. Die Hyperglykämie induziert pathobiochemische Vorgänge wie die Verdickung der kapillären Basalmembran, eine Abnahme der Erythrozytenverformbarkeit und Endothelzellschäden bzw. -proliferation. Dadurch kommt es zu einer Erhöhung der Blutviskosität und vermehrter Thrombozytenaggregation und -verklumpung mit entsprechend gestörtem Sauerstofftransport. Die Folge sind **Netzhautischämien** mit hypoxischen Regionen. Es bilden sich arteriovenöse Shunts (IRMA) und Neovaskularisationen (NVE, NVD). Der Zusammenbruch der Blut-Retina-Schranke führt zu Ödemen und Blutungen.

Ursache der proliferativen Vitreoretinopathie (PVR). Durch den **progredienten Perizytenverlust** und **die chronische Gewebshypoxie** kommt es zu einer verminderten Sekretion des Transforming Growth Factor (negativer Wachstumsfaktor), der die Proliferation der Endothelzellen hemmt. Es bilden sich überschießende Neovaskularisationen im präretinalen Raum. Mit den Gefäßproliferationen (Wundernetze) wächst auch Bindegewebe in den Glaskörper ein. Diese fibrovaskulären Membranen können an der Retina ziehen und eine Ablösung bewirken (**Traktionsamotio**).

> **Merke**
> Liegt eine ischämische Makulopathie vor, ist eine **Laserkoagulation kontraindiziert,** da noch mehr Gewebe zerstört würde.

> **Merke**
> Ist bei einer koagulationsbedürftigen Retinopathie gleichzeitig eine visusbedrohende, klinisch signifikante Makulopathie vorhanden, immer **zuerst die Makulopathie zentral lasern.**

> **Merke**
> Besteht bei einer koagulationsbedürftigen Makulopathie/Retinopathie gleichzeitig eine Katarakt, kann man bei relativ gutem Einblick zuerst lasern, während bei **schlechtem Einblick zuerst die Katarakt zu operieren ist.**

Arteriosklerose

Arteriosklerotische Gefäßveränderungen in der Netzhaut treten im Rahmen einer generalisierten Arteriosklerose auf.

Fundus. Die Gefäßwände sind verdickt und das Lumen eingeengt. Gefäße, deren Kaliber schwankt, schlängeln sich durch den Elastizitätsverlust der Gefäßwand. Man sieht verbreiterte Reflexstreifen, Gunn-Kreuzungszeichen (Kompression der Venen durch die verhärteten Arterien), Silberdrahtarterien (silbriger Reflex), Kupferdrahtarterien (kupferfarbener Reflex), Mikroblutungen und eine **Retinitis circinata** (= radiäre, demnach strahlenförmig angeordnete Lipidexsudate in der Nervenfaserschicht) bei hochgradigen Durchblutungsstörungen.

Im höheren Alter kann es zu einer Makulopathie, zu Gefäßverschlüssen und zu einer Arteriitis temporalis kommen.

Merke

Bei allgemeinen Gefäßveränderungen/Hypertonus/Blutviskositätsveränderungen (z. B. im Rahmen einer Leukämie) immer auch an eine Mitbeteiligung der Augengefäße denken!

Hypertonie

Die Augenhintergrundveränderungen bei Hypertonie werden in vier Grade eingeteilt:

- Grad 1–2: fokale oder diffuse Engstellungen der Arteriolen, **Tortuositas** (auffallende Schlängelung der Arteriolen), **Salus-Zeichen** (Venen kreuzen im stumpfen Winkel)
- Grad 3: zusätzlich harte Exsudate, intraretinale Blutungen, **Cotton-Wool-Herde** (weiche Exsudate, Nervenfaserinfarkte, weißliche Areale), Kupferdrahtarterien, Gunn-Kreuzungszeichen, Sternfigur der Makula
- Grad 4: zusätzliches Papillenödem

Therapie. Behandlung der Grunderkrankung!

Merke

Die Genese der **hypertensiven Retinopathie** ist ein erhöhter arterieller Perfusionsdruck und ein erhöhter peripherer Widerstand. Bei einem Fortbestand des Hypertonus kommt es schließlich zu einer Unterbrechung der inneren Blut-Retina-Schranke. So kann eine fortgeschrittene hypertensiven Retinopathie bei Nierenerkrankungen, Phäochromozytom und EPH-Gestose in der Gravidität **(Retinopathia eclamptica gravidarum)** auftreten.

Zentralarterien- (ZAV) oder Arterienastverschluss (AAV)

Verlegung der zentralen Blutzufuhr durch einen Thrombus, der bei Arteriosklerose und/oder Hypertonie auf der veränderten Gefäßinnenwand entsteht (☞ Abb. 21.28 und 21.29 im Farbteil).

Symptomatik. Der Patient erleidet **innerhalb von Sekunden** einen **schmerzlosen Sehverlust.**

Fundus. Charakteristisches Bild des „Netzhautinfarktes“ mit milchig-weißem Netzhautödem und **kirschrotem Fleck** in der Makula (durchscheinender orangeroter Reflex der intakten Choroidea im Bereich der Fovea, umgeben von der im Gegensatz zum restlichen Fundus besonders ödematösen, dicken Retina), blutleere Netzhautarterien.

Therapie. Durchblutungsfördernde Infusionen, systemische Kortisongaben, Ursachenklärung, z. B. durch Doppler-Sonographie der Karotiden, Duplex (Farbduplexsonographie) der hirnversorgenden Gefäße etc.

Verschluss der Zentralvene (ZVV) oder Venenastverschluss (VAV)

Die Venenverschlüsse sind multifaktoriell bedingt und können bei Arteriosklerose, Hypertonie und Gefäßveränderungen, die sich auf die Rheologie (Flusseigenschaft des Blutes) auswirken, auftreten (☞ Abb. 21.30 im Farbteil). Die „Apoplexia retinae“ ist weitaus häufiger als eine Embolie!

Symptomatik. Innerhalb von Minuten setzt eine schmerzlose Sehverschlechterung ein. Bei der ischämischen Variante kommt es in 20–35% der Fälle zusätzlich zu Cotton-Wool-Herden und harten Exsudaten.

Fundus. Hämorrhagisch verfärbte Papille, Netzhaut- und Makulaödem, **streifige Blutungen bis in die Peripherie,** gestaute Venen.

Komplikationen. **Proliferative Retinopathie** (PVR), Traktionen mit der Gefahr einer Amotio, Glaskörperblutungen, Rubeosis iridis mit **hämorrhagischem Sekundärglaukom.**

Therapie. Bekämpfung der Ursachen durch Verminderung der Risikofaktoren, rheologische und gefäßabdichtende Medikamente, bei proliferativen Veränderungen disseminierte Fotokoagulation.

Vasculitis retinae, Periphlebitis retinae, Morbus Eales

Die Ursache dieses Krankheitsbildes, das bevorzugt bei jungen Männern (15–35 Jahre) vorkommt, ist unbekannt. Diskutiert wird ein ätiologisch multifaktorielles Geschehen (z.B. Tuberkulose, Fokalerkrankungen). Es gibt drei Erscheinungsformen: **exsudativ, hämorrhagisch und proliferativ.**

Symptomatik. Perivaskulitis, ein- oder beidseitig auftretend, Glaskörperblutungen, proliferative Retinopathie (PVR) mit in den Glaskörper einsprossenden Gefäßen (Wundernetze), Traktionsamotio.

Therapie. Behandlung der Grunderkrankung, gefäßabdichtende Medikamente, Laserkoagulation bei proliferativem Blutungsgeschehen.

Angiopathia retinae traumatica (Purtscher)

Eine durch **schwere Körpertraumen** (z.B. Frakturen, Thoraxkompression) hervorgerufene arterielle und venöse retinale Durchblutungsstörung (wahrscheinlich durch Fettembolien und Gefäßspasmen).

Symptomatik. Sofort oder mit 3–4 Tagen Verzögerung kommt es zur akuten Netzhautischämie mit Sehstörung und Visusverlust. Fundoskopisch sind Cotton-Wool-Herde und intraretinale Blutungen zu sehen.

Therapie. Meist tritt eine selbständige Besserung ein, zum Teil werden hoch dosiert systemisch Steroide und Prostaglandinhemmer gegeben.

11.4 Degenerative/dystrophische Erkrankungen der Netzhaut

Juvenile Makuladegeneration

Es gibt zwei Erscheinungsformen, die **vitelliforme** und die **Stargardt-Degeneration.** Beide sind hereditär bedingt.

Symptomatik. Metamorphopsien (Verzerrtsehen), Farbsehstörungen.

Fundus. Schießscheibenmakulopathie (M. Stargardt), „eidotterartige“ Zyste der Makula (M. Best).

Diagnostik. ERG normal, Angiographie und EOG pathologisch!

Therapie. Keine! Lediglich fotographische Dokumentation des Krankheitsverlaufes.

Altersabhängige Makuladegeneration (AMD)

Die AMD ist die zweithäufigste Erblindungsursache bei den 45- bis 65-Jährigen und die häufigste Erblindungsursache bei den über 65-jährigen Patienten in den Industrieländern. Da diese Erkrankung im asiatischen und afrikanischen Raum weniger beobachtet wird, wird sie auch als die Erkrankung des blonden, blauäugigen Menschen bezeichnet. Kardiovaskuläre Erkrankungen, Hypertonus, Myopie und Rauchen induzieren den Krankheitsverlauf. Dabei kommt es zu Ablagerungen von **anomalem Material in der Bruch-Membran** (d.h. zwischen retinalem Pigmentepithel und Aderhaut). Diese Ablagerungen werden als **harte Drusen** (fokale Fehlfunktion des retinalen Pigmentepithels) und **weiche Drusen** (abgehobenes und atrophiertes Pigmentepithel) bezeichnet.

Formen

Es wird zwischen einer trockenen (nichtexsudativen, atrophischen) und einer feuchten (exsudativen, neovaskulären) Form unterschieden.

Trockene (nichtexsudative, atrophische) AMD: Ursachen sind eine langsam fortschreitende Atrophie der Photorezeptoren, des Pigmentepithels und der Aderhaut. Die Folge ist eine langsame Visusminderung. Die Retina zeigt fokale Hyperpigmentierungen und zirkuläre atrophische Areale.

Therapie. Es gibt bisher keine befriedigende Behandlung.

„Feuchte“ (exsudative, neovaskuläre) AMD:

Ursachen sind **choroidale Neovaskularisationen** (CNV), die sich ausdehnen und zu Flüssigkeitsleckagen führen können. Diese Veränderungen werden von den Patienten als Verzerrtsehen

(Metamorphopsien) wahrgenommen. Die Funduskopie kann in diesen Fällen eine seröse Netzhautabhebung mit gräulichen Veränderungen, ein Netzhautödem, harte Exsudate (Lipidablagerungen) und subretinale Blutungen (☞ Abb. 21.31 im Farbteil) zeigen.

Therapie. Laserkoagulation der angiographisch gut abgrenzbaren choroidalen Neovaskularisationen. Ein neueres Behandlungskonzept stellt die photodynamische Therapie (PDT) dar. Dabei kommt es nach intravenöser Gabe eines Photosensibilisators (lichtaktivierbarer Farbstoff) zu einer Farbstoffanreicherung im neovaskulären Gewebe. Durch Aktivierung des Farbstoffes mit einem speziellen Laser (nichtthermischer Diodenlaser) können dementsprechend die pathologischen Gefäße, unter Schonung der darüber liegenden Netzhautstrukturen, thrombosiert werden. Die Ursache der pathologischen Gefäßneubildung (Neovaskularisationen) wird u.a. in der vermehrten Expression des „vascular endothelial growth factor" (VEGF) vermutet. Wiederholte spezielle Medikamenteneingabe direkt in den Glaskörperraum (intravitreale Injektion) von anti-VEGF-Präparaten stellen daher eine neue therapeutische Option dar.

Auf Grund der aktuellen Forschungsergebnisse werden diese Medikamente teilweise ohne Zulassung für die genehmigte Indikation (Off-Label-Use) verabreicht. So verspricht man sich von u.a. folgenden anti-VEGF-Präparaten: Ranibizumab (Lucentis®), Bevacizumab (Avastin®/Off-Label-Use) und Pegaptanib (Macugen®/Off-Label-Use) und intravitreale Kortisoninjektionen (Triamzinolon/Off-Label-Use) eine Befundverbesserung.

Retinopathie durch Chloroquin

Chloroquin wird zur Malariaprophylaxe und als Basistherapeutikum im Rahmen der chronischen Polyarthritis eingesetzt. Hierbei kann es, besonders nach langer Anwendung, zu einer irreversiblen Makulopathie kommen.

Symptomatik. Störung des Farbensehens und der Lesefähigkeit. Manchmal kommt es zur reversiblen Einlagerung in die Hornhaut.

Fundus. Feinfleckige Pigmentierung der Makula, durch Degeneration und Atrophie des Pigmentepithels entsteht ein heller Ring (**Schießscheibenmakula**).

Myopische Degeneration

Klinisch schwerwiegende Veränderungen bei stärkerer Kurzsichtigkeit (bis 30 dpt), die **nur bei maligner, d.h. progressiver Myopie** auftreten. Zu Symptomen kommt es nur bei Komplikationen!

Fundus. (☞ Abb. 21.32 im Farbteil) **Conus myopicus** (zirkumpapilläre Aderhautatrophie), Verdünnung der retinalen Gefäße, hellweiße Dehnungsstellen am hinteren Pol, **Lacksprünge** der Bruch-Membran, **Fuchs-Fleck** in der Makula durch rezidivierende Aderhautblutungen in der Netzhautmitte, **Staphyloma posticum** (Bulbusverlängerung → Ausdünnung der Sklera → Ausbuchtung der Sklera am hinteren Pol).

Komplikationen. Ablatio retinae, rezidivierende Aderhautblutungen, zentraler Gesichtsfeldausfall.

Tapetoretinale Dystrophien (Photorezeptordystrophien)

Häufigster Vertreter ist die überwiegend rezessiv vererbte **Retinopathia pigmentosa,** die sich meistens im Schulalter manifestiert.

Symptomatik. Erstes Zeichen ist die Nachtblindheit (**Hemeralopie**).

Befund. Im Vollbild wachsgelbe atrophische Papille, verdünnte Gefäße, Durchsetzung der Netzhautperipherie mit feinen, knochenkörperartigen Pigmentfleckchen.

> **Merke**
> Das Elektroretinogramm ist bei Retinopathia pigmentosa frühzeitig ausgelöscht!

Therapie. Keine.

11.5 Netzhautablösung (Ablatio retinae, Amotio retinae)

Rhegmatogene Ablatio

Von einem Riss (Rhegma) oder einem Loch ausgehende Ablösung der Netzhaut. Dabei kommt es zu einer Trennung der sensorischen Netzhaut vom retinalen Pigmentepithel. Disponierende Faktoren sind Kurzsichtigkeit, hohes Alter, Linsenlosigkeit, periphere Netzhautdegeneration, eine proliferative Vitreoretinopathie (PVR), vitreoretinale Adhärenzen, Glaskörperverflüssigung.

Symptomatik. Frühsymptome sind Lichtblitze (**Photopsien**) und Rußregen. Charakteristisches Symptom einer bereits eingetretenen Ablösung ist ein **schmerzloses Vorhang-, Schatten-** oder **Schleiersehen,** das nach nächtlicher Ruhe ab- und tagsüber zunehmen kann.

Befunde. Die abgelöste Netzhaut erscheint als weißlich graues, zeltförmiges Gebilde, das in den Glaskörper ragt, der Fundus scheint an der Rissstelle deutlich rot durch (durchscheinende Aderhaut), peripher liegt die Netzhaut in Falten. Nicht immer lässt sich ein Foramen als erkennbare Ursache für die Ablösung entdecken (sorgfältige Anamnese, Untersuchung bei maximal weiter Pupille, Echographie!). Nicht selten ist die Makula mit abgehoben, was zu einer starken Visusminderung führt.

Differentialdiagnose. Netz- oder Aderhauttumor, **Retinoschisis** (Spaltung innerhalb der sensorischen Netzhaut), retrolentale Fibroplasie.

Therapie. Bei einem Foramen ohne Ablösung oder mit geringer Begleitablatio wird eine **Laserkoagulation,** bei ungünstig lokalisierten Foramina eine **retinale Kryokoagulation** (RCK) durchgeführt. Bei Ablatio wird entweder von außen eine Plombe aus Silikon aufgenäht **(Plombenoperation),** oder es wird der Bulbus mit einem Silikonschläuchlein umschnürt **(Cerclage), um die Netzhaut wieder an Pigmentepithel/Aderhaut zu fixieren.** In schwierigen Fällen muss nach einer Pars-plana-Vitrektomie (PPV) Silikonöl eingebracht werden **(Silikonölendotamponade),** um die Netzhaut von innen an die Unterlage zu pressen (hauptsächlich bei nicht rhegmatogener Ablatio).

Nicht rhegmatogene Ablatio

Die nicht rhegmatogene Netzhautablösung entsteht im Unterschied zur rhegmatogenen ohne vorausgehenden Einriss der Retina. Unterschieden wird zwischen der **exsudativen Ablatio** und der **Traktionsablatio.** Bei der **exsudativen Ablatio** führen pathologische Prozesse zwischen Retina und Choroidea, entzündliche Exsudate, Blutungen und Tumoren (Melano-, Retinoblastome), zu Druck von hinten auf die Netzhaut. Im Gegensatz zur **Traktionsablatio,** bei der die Netzhaut durch Zug nach vorne, durch die Verminderung des Glaskörpervolumens (z.B. nach Schrumpfung) und von kontrahierenden Glaskörpermembranen (z.B. durch perforierende Verletzungen) oder proliferativen diabetischen Veränderungen abgezogen wird. Symptome und Therapie wie bei rhegmatogener Ablatio.

11.6 Retinoblastom

Ist der häufigste maligne intraokulare Tumor im Kindesalter. Das in 25% der Fälle an beiden Augen auftretende Retinoblastom entsteht aus wuchernden embryonalen Zellen der Retina. Es bildet sich meistens in den ersten drei Lebensjahren, teils hereditär, teils sporadisch (Spontanmutation!).

Symptomatik. Graugelber Pupillenreflex (**Leukokorie**) bei erblindetem Auge (**amaurotisches Katzenauge**), Begleitschielen, weite, reaktionslose Pupille.

Differentialdiagnose. Retrolentale Fibroplasie, Katarakt, Glaskörperabszess, Ablatio, Retinoschisis, Morbus Coats (**Retinitis exsudativa externa**), Pseudogliom, Gliom.

Therapie. Im frühen Stadium bei kleinen Tumoren kann eine Laserbehandlung oder Kobaltbestrahlung erfolgen, bei großem Tumor muss die **Enukleation** (Entfernung des Bulbus) vorgenommen werden.

Prognose. Ernst, **bei Infiltration des Sehnervs infaust!**

11.7 Malignes Melanom der Aderhaut

Der häufigste primäre intraokulare Tumor im Erwachsenenalter. Andere Melanome können auch im Ziliarkörper oder an der Iris vorkommen.

Symptomatik. Viele Patienten beschreiben wandernde „Lichtbälle“ im Gesichtsfeld. Fundoskopisch sind subretinale, kuppelförmige, braune oder graue Tumoren zu sehen. Häufig kann auch eine exsudative Ablatio beobachtet werden.

Differentialdiagnose. Aderhautnävus, **(Chorio-) Retinopathia centralis serosa (Makulopathie infolge subretinaler Flüssigkeit),** Retinoschisis.

Therapie. Grundsätzlich sollte eine Metastasierung in das Abdomen (v.a. Leber) ausgeschlossen werden. Die Therapie ist von der Größe, Lokalisation, Ausdehnung und Tumoraktivität abhängig. So besteht die Möglichkeit der Fotokoagulation, der Bestrahlung (Brachytherapie, externe Strahlentherapie), der Thermotherapie, der Resektion und, bei einem großen Tumor, der Enukleation.

11.8 „Amaurotisches Katzenauge"

Unter durchscheinender Beleuchtung sieht der Untersucher anstatt des aufleuchtenden Fundusrots einen gelbgrauen Pupillenreflex (Leukokorie). Meist ist das Krankheitsbild mit einer **amaurotischen Pupillenstarre** kombiniert, die Sehschärfe ist fast völlig aufgehoben.

Ursache. Retinoblastom, Glaskörperabszess, retrolentale Fibroplasie, komplette Netzhautablösung, Morbus Coats (Retinitis exsudativa externa), Gliome, Pseudogliome.

11.9 Toxoplasmose

Die Toxoplasmose ist eine der häufigsten Ursachen einer infektiösen Retinitis. Wenn auch postnatale Infektionen möglich sind, handelt es sich meist um eine Reaktivierung einer kongenital erworbenen Toxoplasmose.

Symptomatik. **Inaktive Form:** scharf begrenzte chorioretinale Atrophie mit randbetonten Pigmentierungen. **Aktive Form:** fokale Retinitis als entzündlicher Herd, der u.U. auch den Glaskörper befallen kann. Dementsprechend kann eine Entzündung des Glaskörpers **(Vitritis),** der Papille **(Papillitis)** oder bei immunschwachen Personen eine ausgedehnte Entzündung der Retina **(Retinits)** beobachtet werden.

Therapie. Wenn durch denn Befall der Makula oder des Sehnervs das Sehvermögen bedroht ist, sollte eine antibiotische Behandlung mit Clindamycin, Sulfadiazin, Pyrimethamin oder Cotrimoxazol erwogen werden.

11.10 Morbus Coats (Retinopathia exsudativa externa)

Einseitige Erkrankung, die meist Jungen im Kindesalter befällt. Durch **retinale Teleangiektasien** kommt es zu einer **exsudativen Amotio,** die dem Beobachter als Leukokorie deutlich wird. Im frühen Stadium kann versucht werden, durch Laserkoagulation oder Kryotherapie (Vereisung) diese Gefäßneubildung zu veröden.

11.11 (Chorio-) Retinopathia centralis serosa

Sie ist eine Erkrankung des jungen ehrgeizigen Mannes.

Symptomatik. Die Patienten beschreiben Metamorphopsien und eine plötzlich einsetzende, mäßige Visusminderung. Fundoskopisch ist eine umschriebene Abhebung der sensorischen zentralen Retina zu sehen. Die Fluoreszenzangiographie zeigt ein **kleines fokales Leckageareal** (Quellpunkt) mit einer späteren Ansammlung subretinaler Flüssigkeit **(Rauchfahnenphänomen, Pilz- oder Schirmkonfiguration).**

Differentialdiagnose. Aderhauttumoren.

Therapie. Hat eine hohe Spontanheilungsrate (80–90% in 6 Monaten).

12 Sehnerv

12.1 Anatomische Grundkenntnisse

Der Sehnerv (**N. opticus**) ist ein vorgelagerter Teil des Gehirns. Er besteht intrabulbär aus den marklosen Axonen der retinalen Ganglienzellen, die sich im nasal der Netzhautmitte gelegenen Kopf des Sehnervs (**Papille**) sammeln. Ohne Sinnesepithelzellen (Stäbchen, Zapfen) ist die Papille optisch leer und entspricht dem **blinden Fleck** im Gesichtsfeld. Dura, Arachnoidea und Pia umgeben den von Liquor cerebrospinalis umspülten N. opticus. Zur Anpassung an extreme Augenbewegungen zieht der Sehnerv S-förmig durch den retrobulbären Raum bis zum knöchernen **Canalis opticus.** Von dort erreicht er nach kurzem intrakraniellem Verlauf das **Chiasma opticum.** Hier vereinigt sich der N. opticus des einen Auges mit dem des anderen Auges (weiterer Verlauf: ☞ Kap. 13.1).

Die Blutversorgung erfolgt aus dem Ziliargefäßsystem, das im Niveau der Lamina cribrosa den **Zinn-Gefäßkranz** bildet. Vermutlich anastomosieren mit ihm auch Äste der Zentralarterie.

Die normale Papille ist scharf begrenzt, hat eine runde bis längsovale Form (1,5–1,7 mm Durchmesser), ist blassrosa gefärbt (temporal etwas heller als nasal), im Niveau der Netzhaut gelegen und hat eine kleine, zentrale (physiologische) Exkavation (Aufhellung).

Normvarianten, Anomalien

- **Markhaltige Nervenfasern (Fibrae medullares):** weiße, flammig begrenzte, radiär gestreifte Bezirke in Papillennähe ohne klinische Relevanz
- **Drusenpapille:** Diese Papille mit leichtgradig prominenter und höckriger Oberfläche (☞ Abb. 21.33) kann mit folgenden Krankheitsbildern assoziiert sein: Neurofibromatose, Retinopathia pigmentosa, Papillitis. Nur in seltenen Fällen hat sie eine klinische Bedeutung.
- **vermehrte Papillenexkavation: Solange** der Rand vital und die Poren der Lamina cribrosa klein und rund sind, ist die Exkavation als physiologisch anzusehen. Eine Abgrenzung zur **glaukomatösen Exkavation** ist nur durch eine genaue Verlaufsbeobachtung möglich.
- **Pseudopapillitis hyperopica:** Unschärfe und geringe Prominenz der Papille bei Hyperopie. Im Gegensatz zur echten Papillitis kommt es nicht zu Blutungen oder Stauungszeichen.
- **zilioretinales Gefäß:** Anastomose zwischen retinalen und choroidalen Gefäßen, die sich spazierstockartig um den Papillenrand zieht. Bei einem Zentralarterienverschluss hat dies den Vorteil, dass ein auf diesem Weg versorgtes Gebiet weiterhin durchblutet wird.

12.2 Untersuchung

Visusbestimmung, Ophthalmoskopie, Kampimetrie (Messen des zentralen Gesichtsfelds), Perimetrie (Messen des peripheren und zentralen Gesichtsfelds): ☞ Kap. 9.2 und 11.2.

12.3 Stauungspapille

Ursache ist in zwei Drittel der Fälle ein raumfordernder intrakranieller Prozess, bei dem es auf Grund eines erhöhten Liquordrucks zu einem Stauungsödem der Papille kommt. (Eine Ausnahme sind Sellatumoren, die ohne Stauungs-

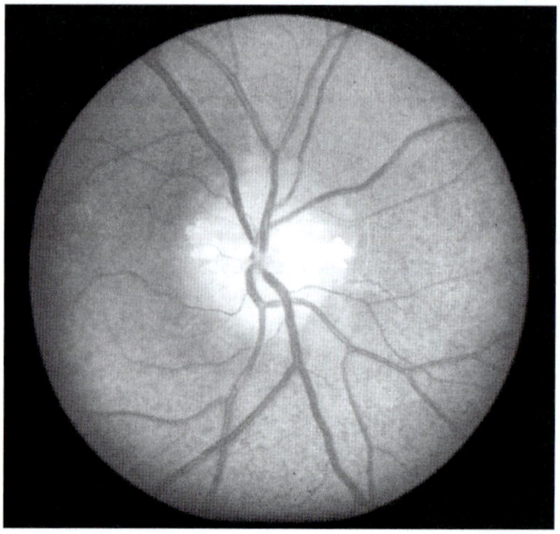

Abb. 21.33: Drusenpapille [4]

zeichen zu einer absteigenden Atrophie des Sehnervs führen.

Symptomatik. Die Patienten klagen über Kopfschmerzen, Übelkeit, Erbrechen und beschreiben vorübergehende Sehstörungen (bei schnellen Kopfbewegungen) bei meist normalem Visus.

Fundus. Zuerst zeigen sich in der nasalen Papillenhälfte eine Hyperämie und eine glasige Schwellung durch das Stauungsödem. Später folgt die Ausweitung auf die temporale Papillenhälfte. Bei voll ausgeprägtem Krankheitsbild kommt eine venöse Stauung hinzu: Die prall gestauten Venen klettern zur pilzförmig in den Glaskörper ragenden Papille hoch und von da in den Gefäßtrichter hinab. Die prominente, hyperämische Papille weist streifige Blutungen auf.

Komplikation. Optikusatrophie.

Therapie. Eine neue entdeckte Stauungspapille ist ein Notfall. So muss der Patient umgehend einer Bildgebung (MRT) und einer neurologischen Diagnostik zugeführt werden. Auch ist in den meisten Fällen eine Lumbalpunktion zur Liquorgewinnung und Messung des intrakraniellen Druckes notwendig. Bei einem Druckgefälle zwischen zerebralem und spinalem Liquorraum ist eine Lumbalpunktion kontraindiziert.

12.4 Entzündungen

☞ Tab. 21.5.

12.4.1 Papillitis

Eine Entzündung der Papille kann bei Fokalerkrankungen, Systemerkrankungen (z. B. Lupus erythematodes), Encephalomyelitis disseminata und bei Intoxikationen auftreten.

Symptomatik. Herabsetzung der Sehschärfe (teilweise dramatisch!), zentrale Gesichtsfeldausfälle, sektorenförmige Skotome, Druckschmerzen. Im Gegensatz zur Stauungspapille erlischt die Funktion schlagartig.

Fundus. Peripapilläres Ödem, Exsudat im Gefäßtrichter, Stase im Kapillarnetz. Die Papille ist nur wenig prominent, der Gefäßtrichter ist durch ein Exsudat verschlossen.

Therapie. Systemisch Kortison, gegebenenfalls immunsuppressive Therapie.

12.4.2 Retrobulbäre Neuritis (Neuritis nervi optici, NNO)

Ursache ist eine autoimmun bedingte Entzündung des Sehnervs die entweder idiopathisch bzw. postinfektiös oder mit einer **Encephalomyelitis disseminata (Multiple Sklerose, MS)** vergesellschaftet ist. Weniger häufig liegt eine Intoxikation mit Tabak, Alkohol oder Chinin zu Grunde (☞ Abb. 21.34 und 21.35).

Symptomatik. Wie bei Papillitis. Häufig kommen Schmerzen bei Druck auf das Auge hinzu **(Repulsionsschmerz).**

Fundus. Ophthalmoskopischer Normalbefund!, evtl. später temporale Abblassung der Papille (partielle Opikusatrophie).

Therapie. Grundsätzlich muss die Grunderkrankung abgeklärt werden. Orale Steroide alleine sind kontraindiziert, da sie zu keiner Besserung führen, aber die Rezidivrate erhöhen können. Daher sollten systemische Kortisongaben (bei akutem schweren Verlauf: hochdosiert i. v. für vier Tage, dann ausschleichen) erfolgen. Bei der Erstmanifestation einer MS konnten gute Erfahrungen mit der intramuskulären Gabe von Interferon-Beta-Ia gemacht werden.

Prognose. Hängt von der Grunderkrankung ab. So können auf Dauer eine starke Visusminderung und auch Spontanheilungen beobachtet werden. Bei einer MS findet meist eine gute Spontanheilung statt, wobei diskrete Funktionsdefekte (z. B. vermindertes Kontrastsehen) bestehen können.

Morphologisch bleibt meist eine abgeblasste Papille zurück.

Merke

Retrobulbäre Neuritis: „Der Patient sieht nichts, und der Arzt sieht auch nichts."

21

Tab. 21.5: Differentialdiagnose der Erkrankungen des Sehnervs

Diagnose	Pathogenese	Ursache	Blutungen	NH-Gefäße	Gefäßtrichter	Gesichtsfeld	Sehschärfe
Drusenpapille (sagokornartiges Bild)	Anomalie	multikausal	keine	normal	normal	mögliche Einschränkung!	mögliche Einschränkung!
Pseudopapillitis hyperopica	Anomalie	verkürzter Bulbus bei Hyperopie	keine	normal	normal	keine Einschränkung	keine Einschränkung
Stauungspapille	Stauungsödem	intrakranielle Drucksteigerung	ausgeprägte Streifenblutungen	gestaut	zunächst erhalten	evtl. vergrößerter blinder Fleck	meist keine Einschränkung
Papillitis	entzündliches Ödem	Entzündung der Papille, z. B. Multiple Sklerose, Infekt	Blutungen möglich, nicht obligat!	hyperämisch	verstrichen	sektorenförmig eingeschränkt	herabgesetzt
Retrobulbärneuritis (papillennah)	entzündliches Ödem	Entz. hinter der Papille, z. B. Multiple Sklerose, Intoxikation	keine	normal bis hyperämisch	normal bis verstrichen	Zentralskotom (☞ Abb. 21.34)	herabgesetzt
vordere ischämische Optikusneuropathie (AION), z. B. arteriosklerotisch, Morbus Horton	ischämisches Ödem	nutritiver Gefäßverschluss am N. opticus	Blutungen möglich	blass, ischämisch	erhalten	Ausfall der unteren Gesichtsfeldhälfte bis Totalausfall	stark herabgesetzt!

12.5 Ischämische Erkrankungen

Ischämische Neuropathie

Ursache ist eine akute Minderdurchblutung des papillenversorgenden Zinn-Haller-Gefäßkranzes. Meist bestehen weitere Risikofaktoren wie Hypertonie, Diabetes mellitus, Arteriosklerose, Morbus Horton etc. Das Durchschnittsalter der Patienten liegt bei 61 Jahre.

Symptomatik. Ist durch folgende Trias gekennzeichnet:
- plötzliche schmerzlose Sehverschlechterung
- Papillenödem und
- Nervenfaserausfall im Gesichtsfeld.

Komplikation. Partielle Optikusatrophie. In manchen Fällen kommt es nach dem akuten Beginn zu einer weiteren Verschlechterung. Häufig werden Rezidive am Partnerauge beobachtet.

Therapie. Hämorheologische Maßnahmen (blutverdünnende Maßnahmen, wie z. B. HAES 10%, Pentoxyphyllin-Infusionen, ASS, Aderlass je nach Hämatokrit) zur Verbesserung der Mirkozirkulation, wenn möglich Therapie der Grunderkrankung, Ausschaltung von Risikofaktoren, Beheben von Infiltrationen und Kompressionen des N. opticus. Bei 30–50% der Patienten entwickelt sich innerhalb von Monaten oder Jahren auch eine AION des anderen Auges.

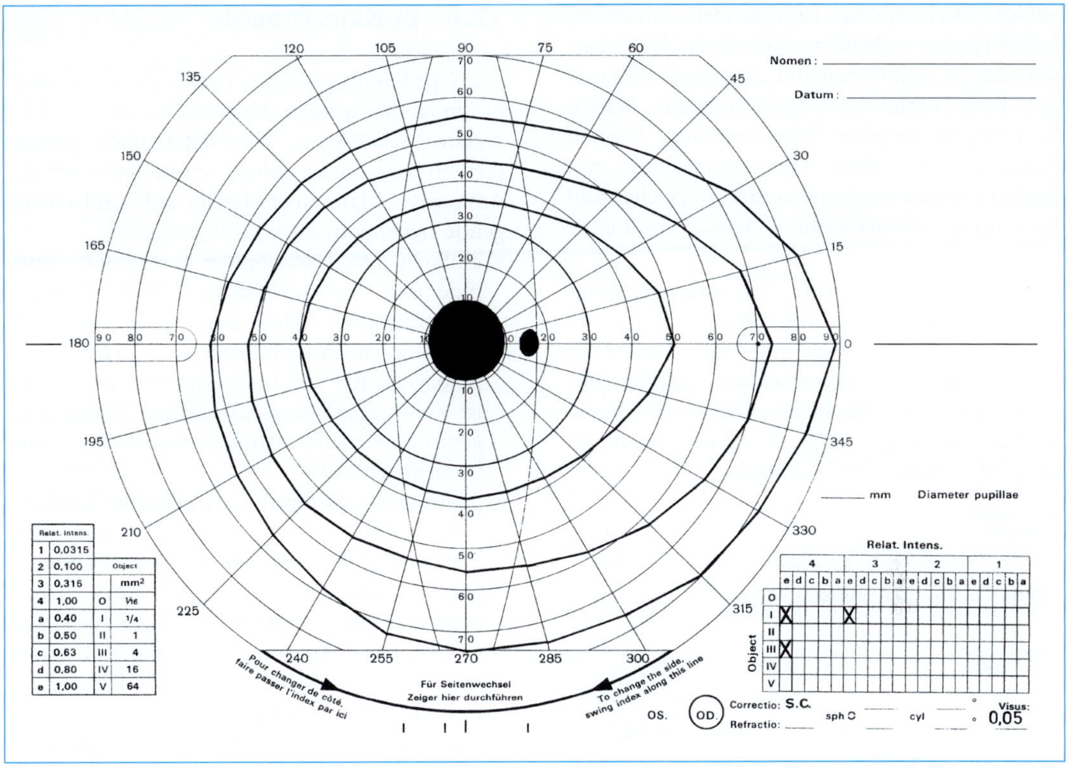

Abb. 21.34: Gesichtsfeldschema bei retrobulbärer Neuritis mit typischem zentralem Gesichtsfeldausfall [4]

Arteriitis temporalis (Morbus Horton, Riesenzellarteriitis)

Auftreten vorwiegend bei Frauen über 50 Jahre. Vermutlich durch ein autoimmunes Geschehen verursachte Entzündung der mittleren und kleinen Arterienäste. Arteriosklerotische Gefäßveränderungen werden als prädisponierend angenommen.

Symptomatik. Einseitig und plötzlich beginnende massive Sehverschlechterung, die unbehandelt zum Sehverlust führt; geht bei Nichtbehandlung auf das andere Auge über. Das voll ausgeprägte Krankheitsbild zeigt Übelkeit, **Schmerzen beim Kauen,** intensiven Schläfenkopfschmerz, Fieber, hohe Blutsenkungsgeschwindigkeit (**Sturzsenkung**) und Blutbildveränderungen (mäßige Leukozytose, hypochrome Anämie). Die Temporalarterie ist geschlängelt, verhärtet und pulslos tastbar. Sind retinale Gefäße beteiligt, kann es durch Minderdurchblutung der Papille zu erheblicher ein- oder beidseitiger **Sehverschlechterung bis hin zur Erblindung** kommen. Auch ist ein Befall der Gehirnarterien mit Hirnnervenlähmung (evtl. Diplopie) möglich.

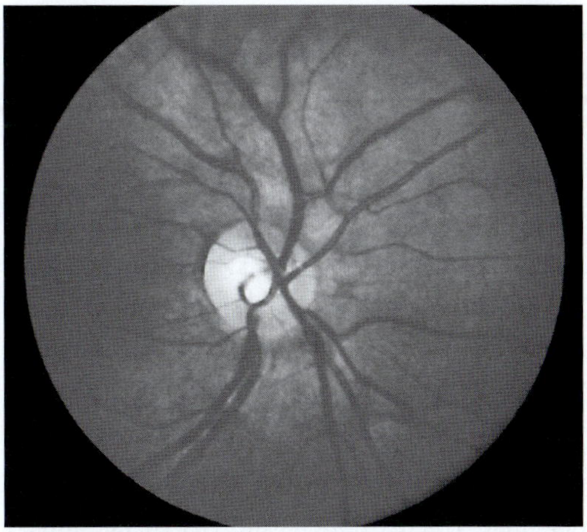

Abb. 21.35: Augenhintergrund bei Retrobulbärneuritis: normaler Fundus! [4]

Fundus. Ischämisches Papillenödem mit einem unveränderten ophthalmoskopischen Netzhautbild (der Augenhintergrund ist primär unbeteiligt!). Beim Fortschreiten der Entzündung werden die retinalen Arterien fadendünn und können schließlich zum Zentralarterienverschluss mit einem ischämischen Netzhautbild (typisches Bild der Zentralarterienembolie, ☞ Kap. 11.3) führen.

Therapie. Stationäre Aufnahme, **sofortige Biopsie/Histologie der A. temporalis** zur Diagnosesicherung, Kortisongaben mit hoher Initialdosis (1000 mg intravenös) mit einem Histamin-H_2-Blocker zur Ulkusprophylaxe. Häufig ist lebenslang eine niedrig dosierte Kortisonbehandlung nötig (regelmäßige BSG-Kontrolle).

Merke

Die **sofortige Kortisongabe** ist auch zur **Rettung das anderen Auges** unerlässlich!

Merke

Die Arteriitis Horton kann auch zerebrale Gefäße befallen, daher ist sie eine **akute, lebensbedrohliche Erkrankung!**

12.6 Optikusatrophie

Die Optikusatrophie mit irreversiblen Axonverlusten ist die Antwort des Sehnervs auf eine progressive Schädigung. Dies leitet einen progredienten Sehschärfenverlust ein und endet mit der Amaurose. Man unterscheidet **auf- und absteigende** Degenerationen des N. opticus.

- **einfache Optikusatrophie:** absteigende Atrophie nach Druckschädigung (z. B. durch Hypophysentumor), Tabes dorsalis, als vaskuläre Atrophie (nach Optikusmalazie), nach Retrobulbärneuritis und Intoxikationen. Die Papille ist weiß, scharf begrenzt und im Niveau gelegen; bei partieller Atrophie erscheint sie temporal abgeblasst.
- **postneuritische Optikusatrophie:** bei Papillitis, z. B. im Rahmen einer Multiplen Sklerose. Die Papille zeigt sich weiß und unscharf begrenzt.
- **glaukomatöse Optikusatrophie:** weiße, scharf begrenzte Papille mit randständiger, meist kesselförmiger Exkavation und bajonettartig abknickenden Gefäßen (Notches); ☞ Kap. 9.3.
- **retinale Optikusatrophie:** aufsteigende Atrophie mit Schädigung des 3. Neurons peripher der Papille. Wachsgelbe, scharf begrenzte Papille mit fadendünnen Gefäßen bei verschiedenen Netzhauterkrankungen (z. B. tapetoretinale Degeneration).

13 Sehbahn

13.1 Anatomische und sinnesphysiologische Grundlagen

Die aus den nasalen Hälften der Retina kommenden Sehnervenfasern beider Augen kreuzen sich in ihren medialen Anteilen im **Chiasma opticum.** Der von hier abzweigende rechte **Tractus opticus** beinhaltet die Faserbündel der rechten Netzhauthälften (linke Gesichtshälfte), umgekehrt enthält der linke Tractus opticus die Fasern der linken Netzhauthälften (rechte Gesichtshälfte). Im weiteren Verlauf strahlen die Fasern des Tractus opticus in das **Corpus geniculatum laterale** („primäres Sehzentrum") ein, das die Verbindung zur **Gratiolet-Sehstrahlung** (Radiatio optica) und über diese zur **Sehrinde** (visueller Kortex) in der Fissura calcarina herstellt (☞ Abb. 21.36).

13.2 Untersuchung

Bestimmung von Sehschärfe, Gesichtsfeld (☞ Kap 9.2), Pupillenreaktionen (☞ Kap. 8.2), neurologische Untersuchung.

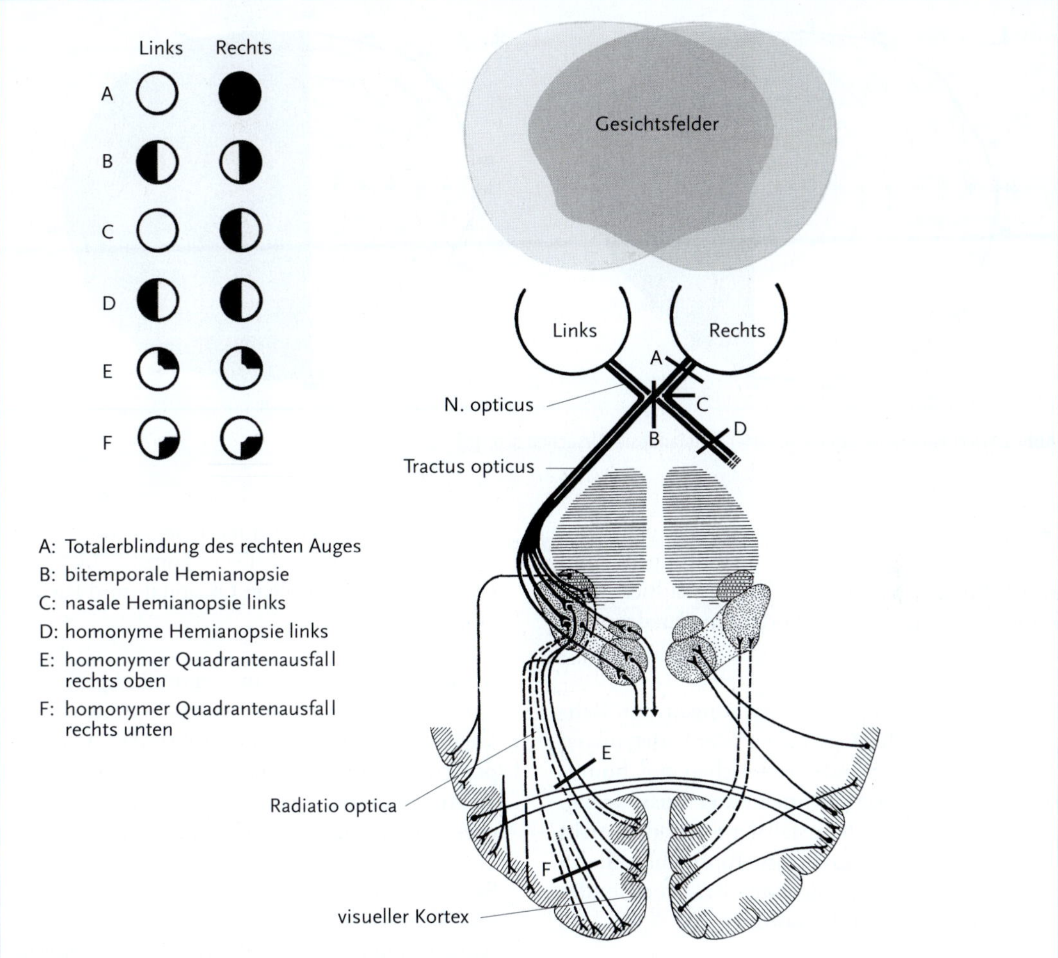

Abb. 21.36: Gesichtsfelder und Beispiele für Gesichtsfeldausfälle entlang dem N. opticus, dem Chiasma opticum, dem Tractus opticus und der Sehstrahlung im Kortex

13.3 Erkrankungen und Lokalisation der Sehbahnschädigungen/ Gesichtsfeldausfälle

Chiasma opticum. Ursache einer hier lokalisierten Schädigung sind Tumoren (z. B. Hypophysenadenom, Kraniopharyngeom, Meningeom des Tuberculum sellae, Olfaktoriusmeningeom, Keilbeinflügelmeningeom, Chiasmagliom, Tumoren der mittleren Schädelbasis) oder ein Aneurysma der A. carotis interna. Das **Chiasmasyndrom** geht einher mit einer Visusminderung, einer **heteronymen (bitemporalen) Hemianopsie** und einer Atrophie des Sehnervs. Wenn Prozesse das Chiasma von beiden Seiten einengen (Aneurysma der A. carotis interna, bestimmte Hypophysenadenome), kann es zu einer **binasalen Hemianopsie** kommen.

Tractus opticus. Außer Tumoren (Stirnhirn, Schläfenlappen, Thalamus, Vierhügelplatte, Hirnbasis) und Aneurysmen kommt hier auch eine basale Meningitis oder eine Ischämie (Apoplex!) als Ursache in Betracht. Die Symptome sind **homonyme Hemianopsie** (☞ Abb. 21.37) oder hemianopischer **Quadrantenausfall,** Visusminderung, Gesichtsfelddefekte, hemianopische Pupillenstarre. Die Papille ist atrophisch, manchmal auch gestaut.

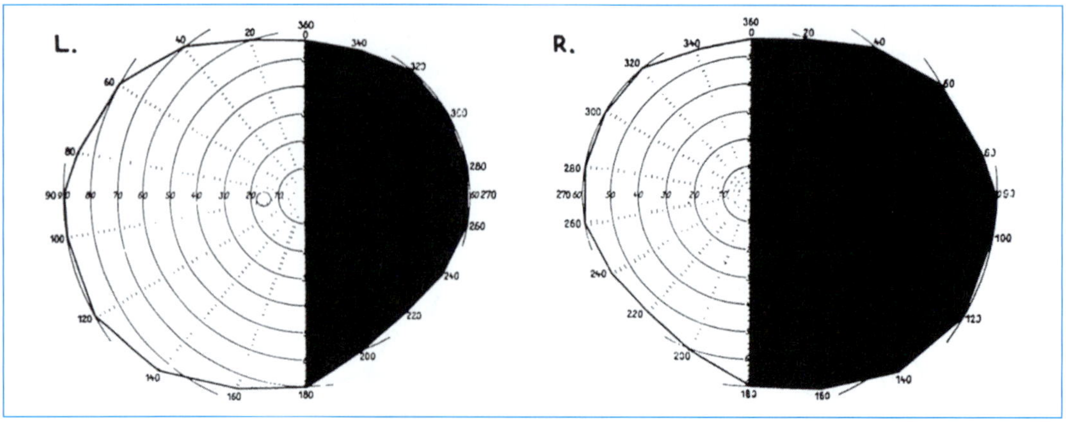

Abb. 21.37: Perimetrie bei homonymer Hemianopsie, Ursachen s. o. [4]

Sehstrahlung. Bei Tumoren des Parietal- und Okzipitallappens, Abszessen, Blutungen und Erweichungen in diesem Gebiet resultiert eine **homonyme Hemianopsie** oder ein **Quadrantenausfall.**

Sehrinde. Blutungen, Erweichungen im Rahmen apoplektischer Geschehen oder Verletzungen im Bereich der Sehrinde verursachen eine **homonyme Hemianopsie mit makulärer Aussparung.** Bei Erblindung durch Ausfall der Sehrinde spricht man von **kortikaler Amaurose (Rindenblindheit).** Auch die beiden nachfolgenden Krankheitsbilder lassen sich der Sehrinde zuordnen.

Seelenblindheit. Man versteht unter Seelenblindheit die Unfähigkeit, Personen oder Gegenstände, die wahrgenommen/gesehen werden, benennen zu können. Dies kommt bei einer kombinierten Läsion von Okzipital- und Parietallappen vor.

Augenmigräne (Migraine ophtalmique). Die Ursache sind temporäre, spastisch-atonische Zirkulationsstörungen in der Sehrinde (A. cerebri posterior). Ein einseitig parazentral auftretendes **Flimmerskotom,** das unter Größenzunahme zackenartig aneinander gereihte Lichtblitze zu einem Halbkreis vereint, und Farbsehstörungen sind die Symptome dieser Patienten. Sie sollten Blendung und Stress vermeiden. Im Anfall gibt man koffeinhaltige Analgetika, langfristig gefäßerweiternde Medikamente.

14 Augenhöhle

14.1 Anatomische Grundkenntnisse

Die Augenhöhle öffnet sich nach vorne wie ein Trichter, dessen Achse nach außen divergiert. Der Augapfel beansprucht lediglich ein Viertel der Orbita. Von klinischer Bedeutung ist die enge Beziehung zu den **benachbarten Nasennebenhöhlen:**

- Kieferhöhle unten
- Stirnhöhle oben
- Siebbeinzellen nasal
- Keilbeinhöhle nasal hinten

Erkrankungen dieser Strukturen (z. B. Entzündungen, Tumoren) können in die Augenhöhle einbrechen und den **Sehnerv durch Kompression schädigen.** Bei Frakturen kann aus den Siebbeinzellen einströmende Luft zum **Lidemphysem** führen.

14.2 Untersuchung

Inspektion. Zu achten ist auf: Einschränkungen der Augenbeweglichkeit, Ex- oder Enophthalmus, Protrusio bulbi. Qualifizierung mit dem **Exophthalmometer nach Härtel.**

Ultraschalldiagnostik. Die Bulbus- und Orbitagrenzen kann man auf Grund ihrer unterschiedlichen Dichte auf dem Ultraschallbild unterscheiden (Amplituden- und Brightness-Mode).

Röntgendiagnostik. Seitliche und frontale Aufnahmen der Orbita dienen zur Beurteilung der knöchernen Strukturen (immer im Seitenvergleich!) und zur Darstellung und genauen Lokalisation schattengebender intraorbitaler Fremdkörper; bei schwierigeren Fragestellungen werden **computertomographische** Aufnahmen hinzugezogen.

14.3 Leitsymptom Exophthalmus (Protrusio bulbi)

Entzündungen

Orbitaphlegmone

Häufigste Ursache ist eine **fortgeleitete Entzündung (z.B. aus den Nebenhöhlen),** die zu einer eitrigen Infektion des orbitalen Gewebes führt. Weniger häufig liegen ihr Komplikationen bei einem **Lidabszess, Hordeolum** oder **Erysipel,** eine **Tenonitis** (Entzündung der Tenon-Kapsel) oder ein **Pseudotumor orbitae** (lymphozytischer Tumor unklarer Genese mit unspezifischer Lymphozyteninfiltration, s.u.) zugrunde.

Symptomatik. Prall-elastische Lidschwellung, Exophthalmus, Einschränkung der Augenbewegung, Fieber, Schmerzen, BSG-Erhöhung.

Komplikationen. Sinus-cavernosus-Thrombose, Meningitis.

Therapie. Hoch dosierte systemische Antibiose.

Sinus-cavernosus-Thrombose

Eine septische Thrombose des Sinus cavernosus kann durch eine **fortgeleitete Orbitaphlegmone** oder **andere entzündliche Prozesse** in Umgebung der Augenhöhle wie **Furunkel, Lidabszess** oder **Felsenbeinprozess** hervorgerufen werden. Symptome und Therapie wie bei Orbitaphlegmone.

Komplikation. Meningitis, **akute Lebensbedrohung!**

Pulsierender Exophthalmus

Ein vaskulär bedingter Exophthalmus kann auf Varizen in der Orbita (z.B. bei **Morbus Osler**), einem **arteriovenösen Aneurysma** zwischen A. carotis interna oder A. ophthalmica und Sinus cavernosus, einer **Sinus-cavernosus-Thrombose** oder einer **intraorbitalen Blutung** beruhen.

Symptomatik. Exophthalmus, tast- und (für den Patienten; für den Arzt mit dem Stethoskop auf dem Bulbus) hörbare Pulsationen, Stauungshyperämie der Lider, der Konjunktiven und der retinalen Gefäße, Sekundärglaukom.

Therapie. Bei AV-Shunt operativ (neurochirurgisch).

Tumoren und Pseudotumor orbitae

Man unterscheidet **primäre** Orbitageschwülste (Dermoidzyste, Neurofibrom, Hämangiom, Rhabdomyosarkom, Lipom, Tränendrüsentumor, Lymphome) von **sekundären** Tumoren durch Einbruch in die Orbita (Karzinom, Osteom der Nebenhöhlen, Keilbeinmeningeom, Glioblastom sowie Metastasen eines Bronchial-, Prostatakarzinoms oder Plasmozytoms). Als **Pseudotumor orbitae** bezeichnet man ein von einem Tumor oft schwierig zu unterscheidendes entzündliches Geschehen mit Zeichen einer Vaskulitis oder einer unspezifischen lymphozytären Infiltration.

Symptomatik. Einseitiger Exophthalmus mit Augapfelverlagerung, Bewegungseinschränkung, Lidschwellung und Doppelbildern.

Therapie. Die Therapie orientiert sich an der Ausdehnung des Tumors (→ Tumorklassifikation). Der Pseudotumor orbitae kann gut mit systemischen Steroiden behandelt werden. Totalexstirpation der Geschwulst nach **Orbitotomie,** bei malignen Tumoren **Exenteratio orbitae** (Ausräumung des gesamten Orbitainhalts mit Periost und, wenn nötig, Nasennebenhöhlen), Bestrahlung.

Mukozele

Die Verlegung eines Ausführungsganges einer Nasennebenhöhle mit einer orbitawärts gelegenen Auftreibung durch angestauten Schleim verursacht einen Exophthalmus.

Endokrine Ophthalmopathie

Die häufigste Ursache des ein- und beidseitigen Exophthalmus. Es handelt sich um eine Autoimmunerkrankung, die oft mit Störungen des endokrinen Gleichgewichts zwischen Thyreoidea und Hypophyse assoziiert ist.

Symptomatik. Exophthalmus, klaffende Lidspalte (Lagophthalmus), Bindehautödem, Lidflattern und fibrilläres Zucken beim Lidschluss (☞ Abb. 21.38).

- Zurückbleiben des Oberlides beim Blick nach unten (**von Graefe**)
- seltener Lidschlag (**Stellwag**)
- Konvergenzschwäche (**Möbius**)
- Sichtbarwerden der Lederhaut am oberen Hornhautdrittel (**Dalrymple**)
- Lidheberspasmus (**Gifford**)

Merke

Eine Sonderform ist der **Basedow-Exophthalmus** mit der Merseburger-Trias: **Exophthalmus, Struma, Tachykardie.**

Diagnostik. Inspektion, Motilität, Exophthalmometer nach Härtel, Röntgendiagnostik, CT, endokrinologische Diagnostik.

Komplikationen. Keratitis e lagophthalmo, Ulcus corneae.

Therapie. Ursächliche Behandlung des Schilddrüsenleidens auf endokrinologischer Ebene; benetzende Augentropfen.

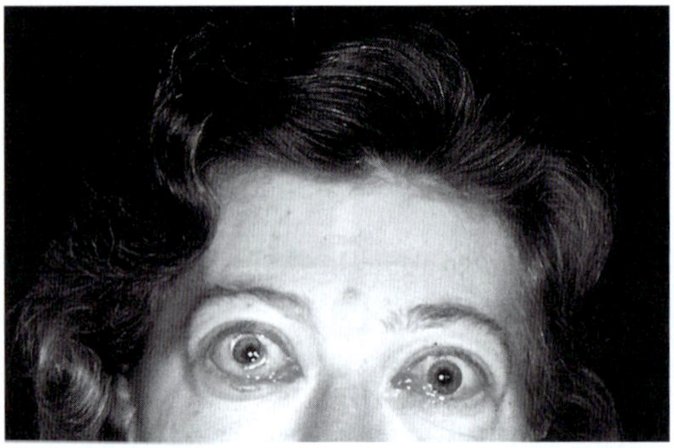

Abb. 21.38: Endokrine Ophthalmo-/Orbitopathie [4]

15 Optik und Refraktion

15.1 Grundlagen

Die Refraktion (Lichtbrechung) des Auges wird durch die Brechkraft (Brechkraft = 1/Brennweite f [in Meter], Einheit: Dioptrie [dpt]) seiner Medien bestimmt. Zur Gesamtbrechkraft von 58 dpt tragen die Hornhaut mit 43 dpt und die Linse mit 15 dpt bei einer Achsenlänge von etwa 24 mm bei. Der dioptrische Apparat setzt sich aus Hornhaut, Vorderkammer, Linse und Glaskörper zusammen.

Akkommodation

Die Veränderung der Linsenbrechkraft bezeichnet man als Akkommodation.

Nahakkommodation. Durch Kontraktion der Ziliarmuskulatur nimmt die Zugkraft der Zonulafasern ab, und die Linsenkapselspannung verringert sich. Dies führt zu einer verstärkten Linsenkrümmung.

Fernakkommodation. Erschlafft die Ziliarmuskulatur, kann sich die Zugkraft der Zonulafasern voll auswirken. Die Spannung der Linsenkapsel erhöht sich, und die Linse wird flacher.

15.2 Untersuchung

Der Untersucher misst die Refraktion objektiv mittels **Skiaskopie** oder mit dem **Refraktometer.** Bei Kindern und jungen Erwachsenen wird dabei die Akkommodation medikamentös ausgeschaltet (**Zykloplegie).** Subjektiv wird die Refraktion durch Vorsetzen verschiedener Gläser mit Hilfe eines **Probierbrillengestells** oder des **Phoropters** gemessen.

15.3 Refraktionsanomalien und Korrektur von Brechungsfehlern

Ein Missverhältnis zwischen der Brechkraft des Auges und seiner Achsenlänge führt zu einer Fehlsichtigkeit (**Ametropie).**

Myopie

Am häufigsten wird sie durch einen zu langen Bulbus (**Achsenmyopie**) verursacht, seltener durch eine zu große Brechkraft der Linse (**Brechungsmyopie).** Der Brennpunkt des optischen Systems liegt bei der Myopie vor der Netzhaut.

Symptomatik. Blinzeln, unscharfes Sehen in der Ferne, **Asthenopie** (Fundusbild: ☞ Abb. 21.32 im Farbteil).

Korrektur. Zerstreuungslinse (konkav); der Kurzsichtige kann damit sowohl in der Ferne als auch in der Nähe scharf sehen.

Merke

Immer das schwächste Minusglas, mit dem eine gute Sehschärfe erreicht wird, verwenden, da eine zu starke Korrektur die Myopie verschlechtern kann.

Bei starker Myopie (> 8 dpt) ist eine Korrektur durch Kontaktlinsen angebracht, da sie nicht zu einer Bildverkleinerung führen und das Blickfeld nicht behindern (kein brillenbedingtes Ringskotom).

Hyperopie

Am häufigsten durch einen kurzen Bulbus, seltener durch eine verminderte Brechkraft des Auges bei Aphakie und Pseudophakie.

Merke

80% der Neugeborenen kommen mit einer physiologischen Hyperopie zur Welt, die sich in den folgenden Lebensjahren allmählich zurückbildet.

Der Brennpunkt des optischen Systems liegt **hinter** der Netzhaut.

Symptomatik. Große akkommodative Anstrengung beim Sehen in der Nähe bei normaler Fernsehschärfe, **Asthenopie** (Kopfschmerzen, Schwindel, Übelkeit) bei latenter Hyperopie. Der **Strabismus convergens** ist bei Kindern häufig mit einer Hyperopie kombiniert; es handelt sich um eine akkommodative Esophorie (latentes Einwärtsschielen, ☞ Kap. 16.2).

Korrektur. Sammellinse (konvex); stärkstes Plusglas verwenden, mit dem eine optimale Sehschärfe erreicht wird! Kontaktlinsen sind bei höherer Hyperopie sinnvoll, da sie nicht, wie Brillengläser, das Bild vergrößern und das Blickfeld einschränken.

Merke

Der zu kurz gebaute, hyperope Augapfel mit engem Vorderabschnitt ist im höheren Alter zu einem akuten Glaukom disponiert, der zu lange Augapfel bei der Myopie kann schon im mittleren Alter zu einer Ablatio retinae führen.

Astigmatismus (Stabsichtigkeit)

Durch eine Fehlkrümmung der Hornhaut vereinigen sich parallel einfallende Strahlen nicht zu einem Punkt auf der Netzhaut. Die Folge ist ein „stabförmig“ auseinander gezogenes Netzhautbild. Beim **regulären Astigmatismus** weist die Hornhaut in der horizontalen Achse nicht die gleiche Krümmung auf wie vertikal. Der **irreguläre Astigmatismus** zeigt eine unregelmäßig veränderte Brechkraft, die in der Regel durch Hornhautnarben verursacht wird.

Symptomatik. Verschwommenes und verzerrtes Sehen.

Korrektur. Zylindergläser. Der irreguläre Astigmatismus lässt sich nur mit Kontaktlinsen annähernd korrigieren.

15.4 Akkommodationsstörungen

Allgemeinerkrankungen. Zu einer Ophthalmoplegia interna mit nachfolgenden Akkommodationsstörungen können folgende Erkrankungen führen:
- Meningitis
- Botulismus
- Diabetes mellitus
- postdiphtherische Parese
- komplette Okulomotoriusparese
- Tumoren
- subdurales Hämatom (Klivuskantensyndrom)

Vergiftungen. Atropin (Tollkirsche), Stechapfel und Bilsenkraut führen zu einer Akkommodationslähmung. Cholinesterasehemmstoffe wie Carbaryl (in der Landwirtschaft eingesetztes Insektizid) und Parathion (E 605) lösen einen Akkommodationskrampf aus.

Medikamente. Parasympathomimetika (Pilocarpin, Carbachol, Eserin) können einen Akkommodationsspasmus auslösen, Parasympatholytika (Atropin, Homatropin, Zyklolat) eine Akkommodationslähmung.

> **Merke**
> Parasympatholytika werden auch zur diagnostischen Zykloplegie eingesetzt.

15.5 Presbyopie

Die alternde Linse verliert auf Grund sklerotischer Prozesse allmählich ihre Verformbarkeit und ist dann immer weniger in der Lage, die zur Naheinstellung erforderliche Kugelform anzunehmen, so dass nahe gelegene Gegenstände nicht mehr scharf auf die Netzhaut projiziert werden. Die Akkommodationsbreite beträgt mit 5 Jahren 14 dpt und mit 60 Jahren 1 dpt.

Symptomatik. Abrücken des akkommodativen Nahpunktes.

Therapie. Nahzusätze (Addition von Plusgläsern zur Refraktion in der Ferne).

16 Bulbusmotilität, Schielen

16.1 Anatomische und sinnesphysiologische Grundlagen

Augenmuskulatur und Innervation. Sechs quer gestreifte äußere **Augenmuskeln** (☞ Abb. 21.39) bewegen den Augapfel in der Orbita (☞ Tab. 21.6).

Okulomotorik. Die Kerne der Augenmuskelnerven liegen im Mittelhirn am Boden des vierten Ventrikels und sind im Gebiet der Vierhügelplatte mit dem Vestibularapparat gekoppelt. Dies garantiert eine Konstanthaltung der Augenstellung im dreidimensionalen Raum.

Netzhautkorrespondenz. Beide Augen fixieren reflektorisch, durch den Fusionszwang bedingt, einen Gegenstand innerhalb der Netzhautgrube (Fovea centralis). In diesem Fall gelangen alle auf dem Sehkreis (**Horopter**) befindlichen Gegenstände bzw. Punkte zur Deckung. Man spricht von einer normalen Netzhautkorrespondenz. Bei einer Schielfehlstellung der Augen ist dies nicht der Fall, es liegt eine anomale Korrespondenz vor.

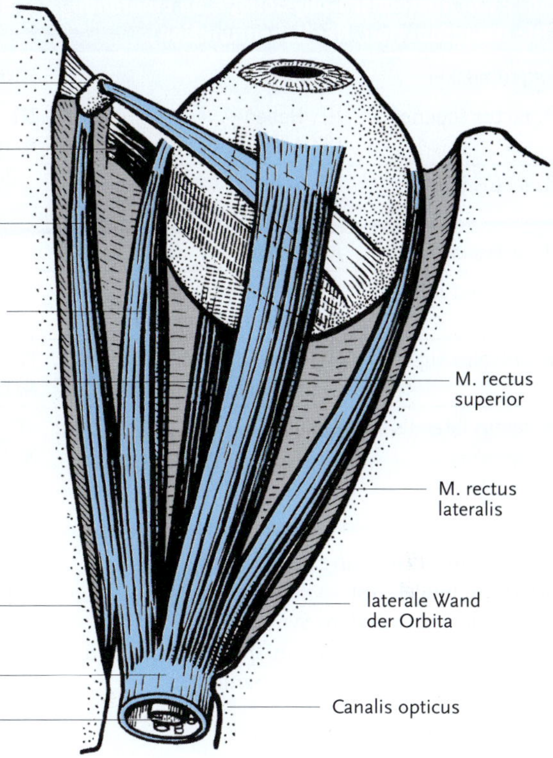

Abb. 21.39: Rechte äußere Augenmuskeln, Ansicht von kranial [2]

16.2 Untersuchung

Prüfung auf manifestes und latentes Schielen

Abdecktest (Cover-Test). Der Untersucher fordert den Patienten auf, ein vorgegebenes Objekt zu fixieren, und deckt ein Auge ab (Hand des Untersuchers, Abdeckscheibe). Gleichzeitig achtet er darauf, ob das andere, unverdeckte Auge mit einer sichtbaren Augenbewegung (Einstellbewegung) reagiert, um die Fixation zu übernehmen. Ist dies der Fall, schielt der Patient mit dem betreffenden Auge.

- **einseitiger (unilateraler) Abdecktest:** Folgt auf die Abdeckung des linken Auges eine blitzschnelle Einstellbewegung des rechten Auges (oder umgekehrt), ist der Test positiv. Dieses Verfahren eignet sich besonders zum Nachweis des **manifesten Schielens.**
- **Wechselseitiger (alternierender) Abdecktest:** Die Abdeckung des linken und rechten Auges erfolgt wechselseitig (alternierend) ohne zwischenzeitliches Offenlassen beider Augen. Kommt es nur beim wechselseitigen (und nicht beim einseitigen) Abdecktest zu einer sichtbaren Einstellbewegung, spricht man von **latentem Schielen (Heterophorie).**

Wenn die Einstellbewegung von außen kommt, spricht man von latentem Auswärtsschielen **(Exophorie),** und kommt sie von innen, von latentem Einwärtsschielen **(Esophorie).**

Prüfung des Binokularsehens

Während Cover-Tests objektiv nachvollziehbare Ergebnisse liefern, muss sich der Untersucher bei der Überprüfung des Binokularsehens auf subjektive Patientenangaben verlassen. Im Rahmen des Binokularsehens gilt es vor allem die Frage einer Suppression (Unterdrückung des Seheindruckes) und Netzhautkorrespondenz zu klären. Folgende Tests dienen der Überprüfung des Binokularsehens:

- Vier-Lichter-Test nach Worth
- Streifengläser- oder Schweiftest nach Bagolini

Tab. 21.6: Anatomisch-physiologische Einordnung der Bulbusmuskeln (HF: Hauptfunktion, NF: Nebenfunktion)

Augenmuskel	Funktion	Hirnnerv	weitere Muskeln
M. rectus superior	HF: Heben NF: Adduktion, Einwärtsrollen	III N. oculomotorius	M. levator palpebrae M. sphincter pupillae
M. rectus inferior	HF: Senken NF: Adduktion, Auswärtsrollen		
M. rectus medialis	Adduktion		
M. obliquus inferior	HF: Auswärtsrollen NF: Heben, Abduktion		
M. obliquus superior	HF: Einwärtsrollen NF: Senken, Abduktion	IV N. trochlearis	
M. rectus lateralis	Abduktion	VI N. abducens	

- Nachbilduntersuchung nach Hering
- Maddox-Flügel-Test
- Untersuchung mit dem Synoptophor

Näheres zu diesen Tests ist in speziellen Lehrbüchern der Augenheilkunde nachzulesen.

Schätzung des Schielwinkels

Der Schielwinkel ist der Winkel zwischen der Achse des schielenden Auges und der des normalen Auges. Genauere Angaben liefern Untersuchungen mit vorgesetzten Prismen, am Maddox-Kreuz und am Synoptophor. Auch hier sei auf spezielle Lehrbücher der Augenheilkunde verwiesen.

16.3 Lähmungsschielen (Strabismus paralyticus)

Ursachen. Am häufigsten sind **Abduzens-** und **Trochlearisparesen** (bei okulärem Schiefhals) die Ursache des Lähmungsschielens, seltener Okulomotoriusparesen (bei Ptosis). Es kann auch auf einer kongenitalen Aplasie des Okulomotorius- bzw. Abduzenskerngebietes oder einem Geburtstrauma beruhen. Lähmungsschielen tritt unter Umständen auch bei Enzephalitis, Meningitis, multipler Sklerose, Poliomyelitis anterior, Herpes zoster, Tumoren, Traumen (Schädelbasisfraktur) und Intoxikationen auf.

Symptomatik. Doppelbilder, kompensatorische Zwangshaltung des Kopfes, inkomitanter Schielwinkel (d.h. der Schielwinkel ist in verschiedenen Blickrichtungen unterschiedlich groß).

Merke

Bei Augenmuskelparesen ist in Blickrichtung des betroffenen Muskels der Doppelbildabstand am größten.

Therapie. Behandlung des Grundleidens. Okklusion mit Mattglas zur Ausschaltung von Doppelbildern. Eine operative Korrektur wird nur vorgenommen, wenn innerhalb eines Jahres keine Rückbildung der Lähmung eingetreten ist.

Klinischer Fall

Ein Patient hat eine rechtsseitige Ptose, eine erweiterte Pupille und eine Abweichung des Auges nach außen unten.
Verdachtsdiagnose: Okulomotoriusparese

Okulärer Schiefhals

Kompensatorische Zwangshaltung des Kopfes zur Unterdrückung von Doppelbildern.

Ursache. **Trochlearisparese,** seltener andere Augenmuskellähmungen, Nystagmusformen.

Symptomatik. Drehung und Neigung des Kopfes in Zugrichtung des paretischen Muskels.

Therapie. Behandlung der Lähmung.

16.4 Begleitschielen (Strabismus concomitans)

Merke

Jedes Kind wird als „potentieller Schieler" geboren.

In 80% der Fälle tritt ein Schielen vor dem zweiten Lebensjahr auf. In Europa findet man bei etwa 4% der Bevölkerung ein Begleitschielen. Die für das Binokularsehen wichtigen Bahnen haben sich bis zum fünften Lebensjahr stabilisiert.

Zu den Ursachen gehören erbliche Fusionsschwäche, Refraktionsfehler (Hyperopie, Anisometropie) und Kinderkrankheiten, die durch Toxine die Fusion schwächen. Ein Strabismus convergens kann ein erster Hinweis auf das Vorliegen eines Retinoblastoms sein. Ein Kind kann die durch das Schielen entstehenden Doppelbilder durch Supprimierung eines Auges ausschalten. Man spricht von **Amblyopie.**

Formen

- **Strabismus concomitans unilateralis:** Das eine Auge schielt und bewegt sich begleitend in alle Richtungen mit. Nur das sehtüchtige, nicht schielende Auge fixiert normal. Das schielende, schwachsichtige Auge fixiert nicht zentral, sondern außerhalb der Fovea centralis. Sein Bild wird, um Doppelbilder zu vermeiden, vom Gehirn permanent unterdrückt; das Auge bleibt dauerhaft amblyop.
- **Strabismus concomitans alternans:** Beide Augen schielen abwechselnd, so dass immer nur ein Auge fixieren kann, während der Seheindruck des anderen Auges supprimiert wird. Dadurch werden beide Augen „trainiert", und es kommt nicht zu einer Amblyopie.
- **Heterophorie (latentes Schielen):** Bei vielen Menschen stehen die Augen nicht ganz parallel zueinander, sondern leicht divergent (Exophorie) oder konvergent (Esophorie). In den höheren Zentren des Gehirns wird diese leichte Fusionsschwäche völlig ausgeglichen. Eine Fusionsschwäche findet man auch bei Alkoholkonsum, Müdigkeit und reduziertem Allgemeinzustand jeglicher Form.

Therapie des Begleitschielens. Zur Korrektur der Fehlsichtigkeit wird eine Brille verordnet. Bei unilateralem Schielen wird das gesunde Auge entweder abgedeckt, um das schwachsichtige Auge zu trainieren (Amblyopiebehandlung des schwachsichtigen Auges), oder das führende Auge wird mit Atropin für die Ferne eingestellt, so dass Nahsehen jetzt nur mit dem amblyopen Auge möglich ist **(Penalisation).** Der Schielwinkel wird mit einem Prismenglas ausgeglichen **(pleoptische Schulung).** Bei alternierendem Schielen erfolgt eine wechselseitige Okklusion, um die Ausbildung einer anomalen Netzhautkorrespondenz zu verhindern. Das Binokularsehen wird prä- und postoperativ geschult.

Es bestehen unterschiedliche Meinungen, wann die Kinder operiert werden sollten; günstig ist eine **Schieloperation** zwischen dem 3. und 6. Lebensjahr.

Grundsätzlich wird beim Einwärtsschielen (Esotropie) eine kombinierte Operation mit Rückverlagerung des M. rectus medialis und Resektion des M. rectus lateralis vorgenommen. Analog wird beim Auswärtsschielen (Exotropie) eine umgekehrte Operation durchgeführt. Die Dosierung richtet sich nach dem jeweiligen Schielwinkel.

16.5 Pseudostrabismus

Ein Pseudostrabismus kann durch anatomische Gegebenheiten hervorgerufen werden. Ursachen können sein: Telekanthus (breiter Nasenrücken), Epikanthus (prominente epikanthale Falte), ein Hypertelorismus (vergrößerter Augenabstand) oder ein pathologischer Winkel κ (Winkel zwischen Seh- und optischer Achse).

16.6 Nystagmus

☞ Hals-, Nasen, Ohrenheilkunde, Kap. 1.5.1.

16.7 Blicklähmungen

☞ Neurologie, Kap. 7.4.

17 Wichtige Leitsymptome

17.1 Schwellungen in Umgebung des Auges

Nicht entzündliche Schwellungen. Luftemphysem, Myxödem bei Herz- und Nierenerkrankungen, Lymphstauung bei Tumoren und Pseudotumoren, Parasiten, nach Kontusion.

Entzündliche Schwellungen. Hordeolum, Chalazion, allergische Lidekzeme, Herpes simplex, Zoster ophthalmicus, Vakzine, Erysipel, Mykosen, Dakryoadenitis, Orbitaphlegmone, bestimmte Bindehautentzündungen, Verätzungen, endokrine Ophthalmopathie.

17.2 Exophthalmus

☞ Kap. 14.3.

17.3 Schmerzen

Schmerzen beim Lesen. Akkommodative Asthenopie (Hyperopie, Myopie, Astigmatismus, Presbyopie, Anisometropie), muskuläre Asthenopie (Konvergenzinsuffizienz), Asthenopie durch Blendung oder bei Trübung und Mydriasis, nervöse Asthenopie.

Schmerzen in der Augenregion. Lidrandentzündung, Bindehautentzündung, Zoster ophthalmicus, Hornhauterkrankungen (Erosio, Ulcus corneae), Episkleritis/Skleritis, Iridozyklitis, Glaukom, Verletzungen; Dakryoadenitis, Arteriitis temporalis, Tenonitis, Orbitaphlegmone.

Schmerzen bei Augenbewegungen. Neuritis nervi optici.

Augenbeteiligung bei Kopfschmerzen. Migräne, Neuralgien, Arteriitis temporalis, Hirndruck.

17.4 Rotes Auge

Rötung mit Entzündung. Hyposphagma, Stauungshyperämie.

Rötung ohne Entzündung. Bei konjunktivaler Injektion liegt eine Bindehautentzündung unterschiedlicher Genese vor. Bei ziliarer oder gemischter Injektion handelt es sich um Erkrankungen oder Verletzungen der Hornhaut, Iritis, Iridozyklitis, akutes Glaukom oder Bulbusverletzungen.

17.5 Tränenträufeln (Epiphora)

Bei Einwirkung von Noxen, Allergien, Konjunktivitis, Keratitis, Iritis, Episkleritis/Skleritis, Fremdkörpern (Lider/Hornhaut), Trichiasis, Tränenwegsstenose, Hypersekretion der Tränendrüse, Thyreotoxikose (endokrine Ophthalmopathie), Pharmaka (Parasympathomimetika, Pilocarpin).

17.6 Akute starke Sehverschlechterung

- Zentralarterienverschluss → Sehminderung innerhalb von **Sekunden**
- Zentralvenenverschluss, Glaskörpereinblutung → Sehverschlechterung innerhalb von **Minuten**
- akutes Glaukom, akute Iritis → Sehverschlechterung innerhalb von **Stunden**
- Neuritis retrobulbaris, Neuritis nervi optici, zentrale Chorioretinitis → Sehverschlechterung innerhalb von **Stunden bis Tagen**

Merke

Bei einer Sehverschlechterung innerhalb von Jahren handelt es sich meist um eine senile Katarakt, ein Glaucoma chronicum simplex oder um diabetische oder hypertone Augenveränderungen.

17.7 Doppeltsehen

- binokular: Augenmuskellähmungen (z.B. Multiple Sklerose, Hirntumor), Augapfelverdrängung (Orbitatumor, Orbitabodenfraktur, endokrine Ophthalmopathie)
- monokular: Verlagerung der Linse, Iridodialyse, Kernkatarakt

17.8 Blendung

Bei Mydriasis, Aniridie, Iriskolobom, Albinismus (Fehlen von Pigmenten in der Iris), Trübungen mit vermehrtem Streulicht (Keratitis punctata, Katarakt, Korneaödem, Netzhautödem).

18 Unfallophthalmologie

18.1 Verätzungen und Verbrennungen

Verätzungen

Säure führt zu einer **Koagulationsnekrose** (Zelleiweiß gerinnt), Lauge bzw. gelöschter Kalk zu einer **Kolliquationsnekrose** (Gewebsverflüssigung).

Merke

Während eine Koagulationsnekrose durch Gerinnung selbstlimitierend ist, frisst sich die Kolliquationsnekrose ungehindert durch das Gewebe → wesentlich ausgedehntere Verletzungen durch Laugen als durch Säuren!

Man unterteilt die Verätzungen in **drei Grade:**
- Stadium I mit Rötung durch eine konjunktivale Hyperämie, eventuell mit Erosio corneae (☞ Kap. 18.3), Restitutio ad integrum
- Stadium II mit Blasenbildung (Ischämie, Chemosis) mit Restitutio nach Rezirkulation
- Stadium III mit Ischämie und Nekrose durch Erosio und Trübung der Hornhaut, konjunktivale Ischämie bis hin zur Nekrose und Symblepharonbildung

Merke

Bei Verätzungen entsteht oft ein Ulcus corneae mit **Perforationsgefahr.** Bei der Verätzung vierten Grades spricht man vom „gekochten Fischauge".

Sofortmaßnahmen. Spülung mit Pufferlösung, z.B. Natriumhydrogenphosphat, ersatzweise mit Wasser, und mechanische Entfernung von Kalkresten am Unfallort.

Merke

Auch wenn weder Puffer noch Wasser vorhanden sind, ist es sinnvoll, so lange wie möglich mit irgendeiner unschädlichen Flüssigkeit zu spülen, also z.B. notfalls im Biergarten mit Bier!

Augenärztliche Maßnahmen. Puffernde Augentropfen/-salben, epithelialisierende Augensalben, vorbeugende Mydriasis, **Peritomie nach Passow** (Ablassen des subkonjunktivalen Exsudates durch limbusnahe Bindehauteinschnitte), eventuell **Peridektomie nach Schmidt-Martens** (Exzision ischämisch-nekrotischer Bindehaut).

Verbrennungen

Verbrennungen ersten bis dritten Grades mit Rötung, Blasenbildung, Ischämie und Nekrose von Lid- und Bindehaut, Erosio corneae ☞ Kap. 18.3 (identisch mit Verätzung!).

Therapie. Wie bei Verätzungen; später Narbenplastik, Keratoplastik.

18.2 Verletzungen der Lider und der Orbita

Lidverletzung

Blutungen aus Lidwunden sind nach allen Gesichtsverletzungen möglich.

Therapie. Topographisch-schichtweises Zusammenfügen der Wundränder bei Lidrandeinschnitten bzw. bei Lidabrissen nach Windschutzscheibenverletzung. Eingerissene Tränenröhrchen werden über einer Sonde genäht.

Komplikationen. Narbenektropium, Motilitätsstörung, Epiphora.

Orbitaverletzung

Brillenhämatom

Einblutung in das periorbitale Bindegewebe als Kontusionsfolge, nach Lid- und Nasenwurzelprellung und bei Schädelbasisfraktur.

Orbitafrakturen

☞ Contusio orbitae, Kap. 18.5).

18.3 Oberflächliche Verletzung des vorderen Augenabschnitts

Subtarsale Fremdkörper

Symptomatik. Schmerzen bei Lidschlag, **Abwehrtrias (Blepharospasmus, Photophobie und Epiphora),** konjunktivale Injektion.

Therapie. Entfernung nach einfachem oder doppeltem Ektropionieren (☞ Kap. 1.2).

Hornhautfremdkörper

Symptomatik. Schmerzen (N. nasociliaris, erster Trigeminusast), Abwehrtrias, gemischte Injektion.

Therapie. Entfernung mit Fremdkörpernadel nach Tropfanästhesie; Hohlmeißel oder Bohrer zur Entfernung eines Rosthofes; antibiotischer Augensalbenverband (z.B. Gentamicin).

Erosio corneae

Oberflächliche Epithelverletzung der Hornhaut durch Gegenstände von außen.

Symptomatik. Schmerzen, Abwehrtrias, gemischte Injektion, Anfärbbarkeit des Epitheldefekts durch Fluorescein!

Therapie. Ausschluss subtarsaler Fremdkörper, antibiotischer Salbenverband, eventuell prophylaktische Mydriasis.

18.4 Perforierende Verletzungen

Ursache. Metallische oder nichtmetallische Fremdkörper (Anamnese!), Windschutzscheibenverletzung, spitze Wurfgeschosse, Schussverletzung.

Symptomatik. Schmerzen (**nicht immer!**), gemischte Injektion, Pupillenentrundung, **Hyphaema** (d.h. Blut in der Vorderkammer), Irisprolaps, Sehverschlechterung, Hypotonie des Auges (Augeninnendrucksenkung durch Perforation und nachfolgenden Augenflüssigkeitsverlust).

Diagnostik. Visusbestimmung, fokale Beleuchtung, Spaltlampe, Augenspiegel, Röntgen, Echographie.

Therapie. Tetanusprophylaxe, Antibiose, operativer Verschluss der Perforation, gegebenenfalls Magnetextraktion intraokulärer metallischer Fremdkörper, mikrochirurgische Extraktion nichtmetallischer Fremdkörper, bei Netzhautverletzungen Kryopexie oder Plombenoperation. **Cave: sympathische Ophthalmie** (sympathisierende Entzündung des Partnerauges autoimmuner Genese, bei der das Uvea,- Linsen- oder Netzhautgewebe des traumatisierten Auges als Antigen wirkt; verläuft meist schwer und chronisch), **Siderosis, Chalkosis** (Kupferablagerung) bei intraokulären Fremdkörpern, **Phthisis bulbi** (Schrumpfung und Hypotonie des Auges als finale Komplikation nach schweren Verletzungen, Netzhautablösungen, Sekundärglaukom, großen Glaskörperverlusten oder langen Entzündungen).

Merke

Bei Verletzung/wiederholter Operation eines Auges immer an die Gefährdung des anderen Auges durch **sympathische Ophthalmie** denken! Ein durch Verletzung funktionsloses Auge sollte **zur**

Prophylaxe enukleiert werden, sonst muss das Partnerauge **langfristig und regelmäßig** im Hinblick auf die sympathische Ophthalmie **kontrolliert werden!**

18.5 Contusio

Contusio bulbi

Ursache. Stumpfe Gewalteinwirkung.

Symptomatik. Abwehrtrias, gemischte Injektion, Lidödem, Hyposphagma, Hyphaema, Sphinkterlähmung **(traumatische Mydriasis),** Sphinkterrisse, Iridodialyse (Irisabriss an ihrer Wurzel), Kontusionsrosette der Linse bei unverletzter Kapsel, Subluxation (Irisschlottern), Sekundärglaukom durch Blutung, Glaskörpervorfall und Linsenverlagerung, Berlin-Ödem (weißlich an der Aufprallstelle des Bulbus oder im Sinne eines Contre-coup auf der gegenüberliegenden Seite des Bulbus zu sehen) an der Netzhaut, Makulaforamen, Ablatio retinae.

Therapie. Ruhigstellen der Augen (z.B. durch Fernsehen), strengstes Leseverbot, Bettruhe, operative Behandlung von Netzhautschäden.

Contusio orbitae

Symptomatik. Lidemphysem (bei Siebbeinfraktur), retrobulbäres Hämatom (kann zur Protrusio bulbi führen), **Blow-out-Fraktur** des Orbitabodens (typisch: hängende Tropfen in der Röntgenaufnahme, ☞ Chirurgie Kap. 15.1) mit Einklemmung des M. rectus inferior (selten: M. obliquus), Doppelbilder, besonders beim Blick nach oben!

Therapie. Antibiose und **kein Naseputzen!** Bei Enophthalmus und Motilitätsstörungen erfolgt eine chirurgische Reposition der Hernie (bei Einklemmung des M. rectus inferior).

Merke

Sind Fremdkörper im Auge (gewesen), immer an die Tetanusprophylaxe denken!

18.6 Strahlen-/Lichtschäden

Keratitis photoelectrica (Verblitzung)

Ursache. UV-Strahlung (z.B. Schweißen, Gebirge) bewirkt eine Lid-, Binde- und Hornhautreizung.

Symptomatik. Starker Schmerz nach 3–5 h, Abwehrtrias mit starkem Blepharospasmus.

Therapie. Analgetika, beidäugiger antibiotischer Salbenverband zur Ruhigstellung (Binokulus).

19 Sehbehinderung, Begutachtung

19.1 Sehbehinderung

Als **sehbehindert** gelten Personen, die auf dem besseren Auge eine Sehschärfe von < **0,3** haben, als **hochgradig sehbehindert** Personen mit einer Sehschärfe von < **0,05 auf dem besseren Auge.**

19.2 Blindenwesen

Die **Definition der Blindheit** berücksichtigt zwei Faktoren: die **Restsehschärfe** und die Ausdehnung eines noch erhaltenen **Gesichtsfeldes.** Nach dem Bundessozialhilfegesetz (BSHG, Fassung von 1974) liegt Blindheit im Sinne des Gesetzes vor, wenn die zentrale Sehschärfe auf dem besseren Auge $^1/_{50}$ oder weniger beträgt oder bei vergleichbarer Sehschädigung das Gesichtsfeld bis auf weniger als 5° eingeschränkt ist (röhrenförmiges Gesichtsfeld), unabhängig von der Sehschärfe.

In Deutschland ist die Gewährung der Blindenhilfe **(Blindenpflegegeld)** entweder durch die Bundesländer oder durch das Bundessozialhilfegesetz geregelt.

Hilfsmittel für Blinde und hochgradig Sehbehinderte. Weißer Blindenstock, Blindenhund, Blindenschrift nach Braille, Fernrohrbrille, Fernsehlesegerät, gelbe Armbinde.

Möglichkeiten der Ausbildung. Blindenschulen, Blindenheime, Blindenausbildungsstätten für Umschulungen, spezielle Blindenberufsschulen.

19.3 Begutachtung

- Minderung der Erwerbsfähigkeit (MdE) bei Erblindung **eines** Auges: 25%
- Minderung der Erwerbsfähigkeit bei Erblindung **beider** Augen: 100%

Merke

Das **Glaukom** ist in Deutschland die **häufigste Erblindungsursache.**

029 IMPP-Fragen

22 Hals-, Nasen-, Ohrenheilkunde

Daniela Kölbel

Inhalt

1 Ohr

1.1 Anatomische und physiologische Grundlagen

Äußeres Ohr

Zum äußeren Ohr gehören die Ohrmuschel und der äußere Gehörgang (= Meatus acusticus externus). Beim äußeren Gehörgang unterscheidet man den **lateralen knorpeligen** und den **medialen knöchernen Anteil.** Enge topographische Beziehungen bestehen zum Kiefergelenk, zur Gl. parotis, zum N. facialis (VII) und zum Warzenfortsatzsystem (= Processus mastoideus, Mastoid).

Mittelohr

Zum Mittelohr zählen das **Trommelfell** (= Membrana tympani), die **Paukenhöhle** (= Cavum tympani) mit den **Gehörknöchelchen** (vom Trommelfell zum ovalen Fenster: **Hammer, Amboss** und **Steigbügel** bzw. Malleus, Incus, Stapes), die pneumatisierten **Räume des Mastoids** sowie die **Ohrtrompete** (= Tuba auditiva Eustachii). Topographische Beziehungen der Paukenhöhle bestehen zum Antrum mastoideum, zum horizontalen Bogengang, zum Canalis n. facialis, zur Chorda tympani, zur mittleren Schädelgrube, zum Sinus sigmoideus, zur V. jugularis und zur Schnecke (= Cochlea).

Innenohr

Das Innenohr beherbergt das **periphere Hör- und das periphere Gleichgewichtsorgan.** Zur Anatomie des Innenohres: ☞ Abb. 22.1, 22.2, 22.3 und 22.4.

Physiologie des Gleichgewichtsorgans

Das Gleichgewichtsorgan, der sog. **Vestibularapparat,** wird aus dem **Sacculus,** dem **Utriculus** und den von ihm abgehenden **drei Bogengängen** gebildet.

Macula utriculi und **Macula sacculi** stehen in einem rechten Winkel zueinander. Auf ihren Sinneszellen liegt die sog. **Otolithenmembran** (= Sta-

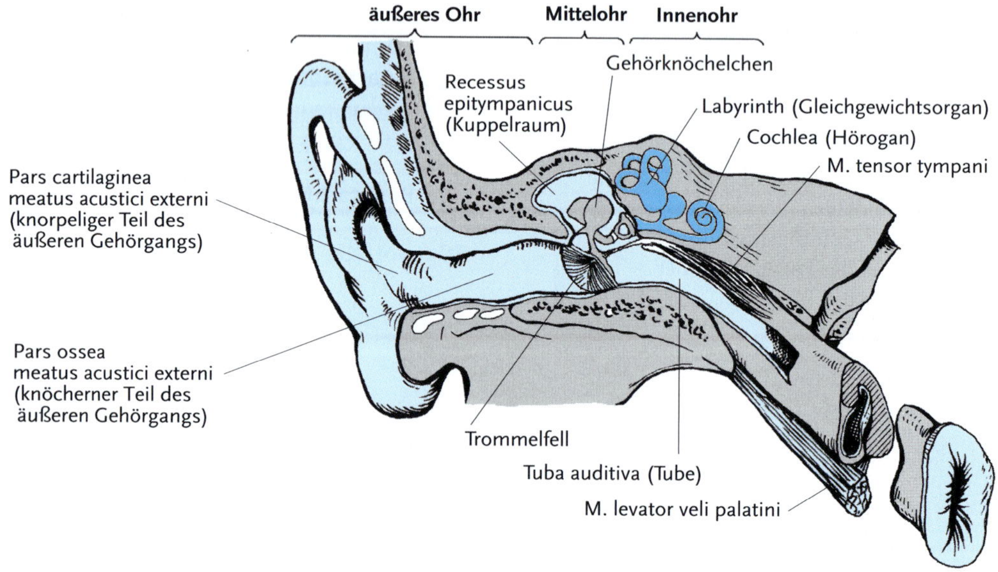

 Abb. 22.1: Rechtes Ohr, Übersicht [1]

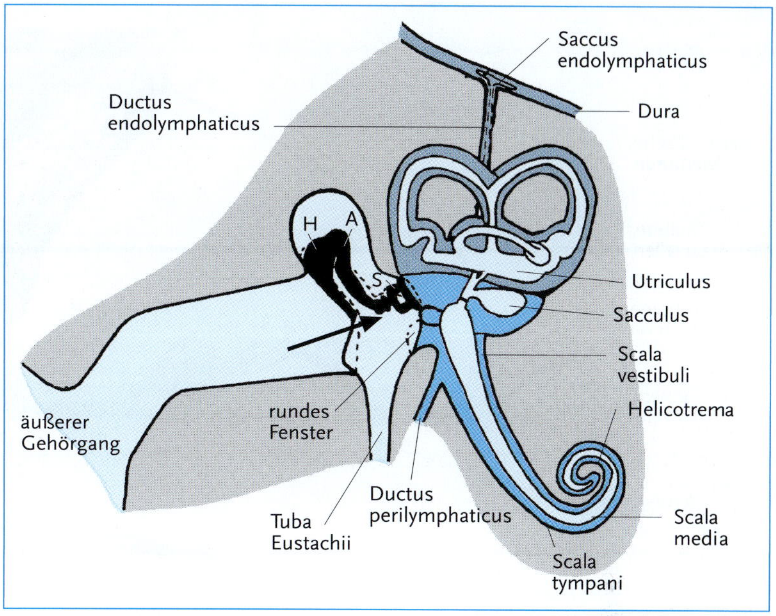

Abb. 22.2: Querschnitt durch Mittel- und Innenohr mit knöchernem und häutigem Labyrinth; **H** Hammer, **A** Amboss, **S** Steigbügel [1]

tolithenmembran) mit aufgelagerten Partikeln aus Kalziumkarbonat, den sog. **Statolithen.** Ihr adäquater Reiz ist die Scherkraft, bei zunehmender Beschleunigung kommt es zu einer tangentialen Verschiebung zwischen Otolithenmembran und Sinneszellen. Sie reagieren auf **lineare Beschleunigung** in verschiedene Richtungen.

Die drei **Bogengänge** (= **Ductus semicirculares**) stehen senkrecht zueinander. Sie enthalten die

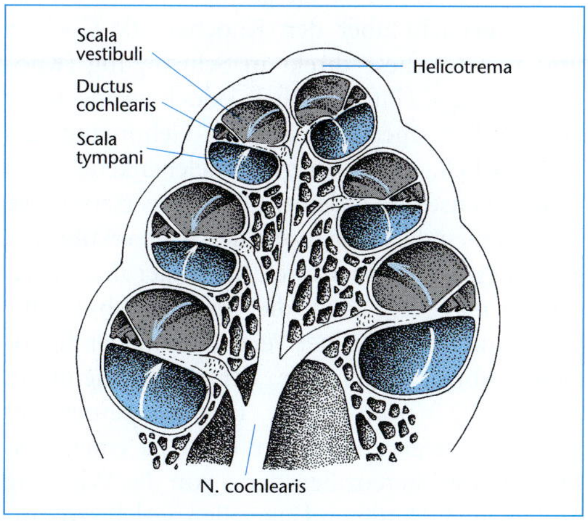

Abb. 22.3: Schnitt durch die Cochlea [2]

Cristae ampullares, deren Zilien in die schwenkbare **Cupula** eingebettet sind. Die Bogengänge registrieren Bewegungen um alle möglichen Raumachsen (Nicken, Wenden, Seitwärtsneigen des Kopfes). Sie reagieren auf **Drehbeschleunigung.**

Physiologie des Gehörorganes

Vom Eintreffen eines Schallereignisses bis zur Schallwahrnehmung unterscheidet man folgende Vorgänge:

Schalltransport. Übertragung der Luftschwingungen über Gehörgang, Trommelfell und Gehörknöchelchen auf die **Perilymphe.** Die Gehörknöchelchenkette erhöht den Schalldruck um den Faktor 22 (**Impedanzanpassung** zwischen Luft und Perilymphe).

Schallverteilung. Die im ovalen Fenster (= Fenestra vestibuli) durch die Bewegung der Steigbügelfußplatte entstandene **Wanderwelle** erzeugt eine Auslenkung der **Basilarmembran.** Der Ort der maximalen Amplitude ist frequenzabhängig. Schwingungen mit hoher Frequenz (z.B. hohe Töne) haben ihr Amplitudenmaximum (d.h. den Ort der maximalen Auslenkung der Basilarmembran) nahe der Stapesfußplatte, Schwingungen

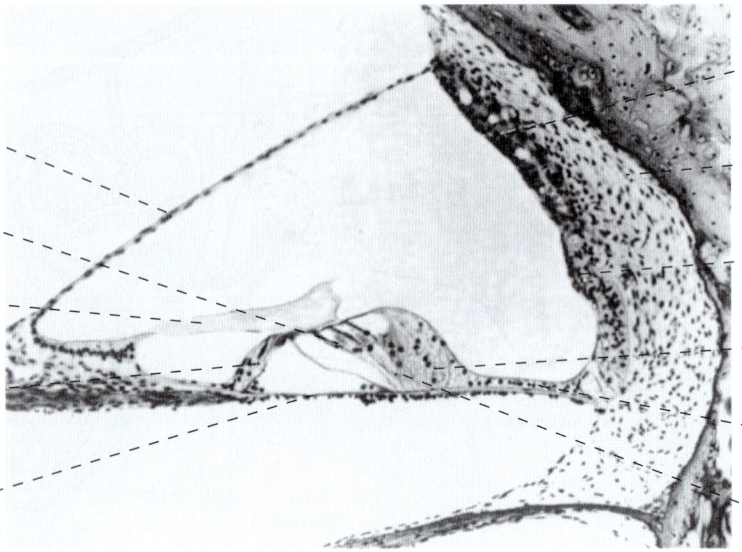

Abb. 22.4: Ductus cochlearis [3]

mit niedriger Frequenz in der Nähe des Helicotremas („Frequenz-Orts-Abbildung)".

Eselsbrücke: Tief im Ohr (Helicotrema) werden die **tiefen Töne** umgewandelt.

Schalltransformation. Die Auslenkung der Basilarmembran und damit der **Membrana tectoria** erzeugt Scherkräfte, die den adäquaten Reiz für die Haarzellen darstellen, mechanische Reize in elektrische Impulse umzuwandeln **(„mechanoelektrische Transduktion").** Frequenz und Intensität des Schallereignisses werden kodiert. Der intrazelluläre Ablauf der Reiztransformation ist weitgehend unbekannt.

Schalldruckpegel. Was wir hören, gelangt in Form von Schallwellen an unser Ohr. Die Schallwellen erzeugen einen Druck (P). Die Frequenz eines Schalls entspricht der Anzahl der Schallschwingungen pro Sekunde und wird in Hertz (Hz) angegeben. Der Schall muss einen bestimmten **Schalldruckpegel** (L) überschreiten, um gehört zu werden. Den hierfür notwendigen Wert nennt man **Hörschwelle.** Die Hörschwelle ist frequenzabhängig. Bei 2000–5000 Hz ist unser Ohr am empfindlichsten, d. h., ein kleiner Schalldruck reicht aus, um ein Hören zu ermöglichen, oder, umgekehrt ausgedrückt, haben wir eine Schallfrequenz von z. B. nur 20 Hz, so muss der Schalldruck sehr hoch sein, damit wir etwas hören.

Merke

Bei der Einheit dB handelt es sich um ein nach Frequenz gewichtetes Maß des Schalldruckpegels.

Hörstörungen

Hören kommt durch die Transformation von Schallwellen zustande. Ein geringer Teil der Schallwellen erreicht über den Knochen die Cochlea und versetzt diese direkt in Schwingung **(Knochenleitung).** Hauptsächlich jedoch gelangen die Schallwellen über den äußeren Gehörgang, das Trommelfell, die Gehörknöchelchenkette zum ovalen Fenster (Luftleitung). Hier versetzen die Schallwellen die Perilymphe der **Scala vestibuli** in Schwingung. Die hierdurch hervorgerufene Flüssigkeitsbewegung läuft die Scala vestibuli aufwärts und führt zu einer Verschiebung der **Tektorialmembran** gegenüber der Basilarmembran (☞ Abb. 22.3 und 22.4). Die Bewegung der Membranen gegeneinander führt zu einer Auslenkung der Stereozilien der – von der Windung aus gesehen – äußeren Haarzellen, welche zusammen mit den inneren Haarzellen und den Stützzellen das **Corti-Organ** bilden. Der mechanische Reiz an den Stereozilien der äußeren Haarzellen öffnet deren Kaliumkanäle. Auf Grund des bestehenden Potentialgefälles zwischen Perilymphraum (kaliumarm) und äußerer Haarzellen strömt Kalium aus der kaliumreichen Endolymphe in die äußeren Haarzellen ein und führt zu deren **Depolarisation.** Die **äußeren Haarzellen** fungieren als **„kochleärer Verstärker"** für die inneren Haarzellen, die erst sekundär erregt werden. Über die Freisetzung eines Transmitters (diskutiert wird Glutamat) werden die afferenten Nervenfasern von den inneren Haarzellen aktiviert und somit die Informationen über den **Hörnerv** an die **Cochleariskerne** weitergeleitet.

Fasern vom **ventralen Cochleariskern** kreuzen als **Corpus trapezoideum** und steigen als **Lemniscus lateralis** zu den unteren Zweihügeln auf. Fasern vom **dorsalen Cochleariskern** kreuzen im schrägen Verlauf als **Striae acusticae dorsales** und steigen dann ebenfalls im Lemniscus lateralis zu den unteren Zweihügeln auf. Von den unteren Zweihügeln wird die Information weiter zum **Corpus geniculatum mediale** geleitet. Von hier aus nimmt die **Hörstrahlung** ihren Ausgang. Sie verläuft über die innere Kapsel (Capsula interna) zum **Temporallappen (Hörrinde, Hechl'sche Windung).**

Schallleitungsschwerhörigkeit. Sie entsteht infolge einer Störung der Schallzufuhr über den äußeren Gehörgang, das Trommelfell, die Gehörknöchelchenkette bis hin zum ovalen Fenster.

Schallempfindungsschwerhörigkeit. Sie entsteht infolge einer **kochleären (Innenohr)** Störung sowie infolge einer **retrokochleären (neuralen) Störung.**

22

1.2 Untersuchungsmethoden

Tonaudiometrie
Hierbei werden Töne zwischen 125 Hz und 12 000 Hz in 5-dB-Schritten dargeboten. Die Hörschwelle bezeichnet die gerade noch hörbaren Töne für Luft- und Knochenleitung und wird für jedes Ohr getrennt bestimmt (☞ Abb. 22.5). Der **Hörverlust**

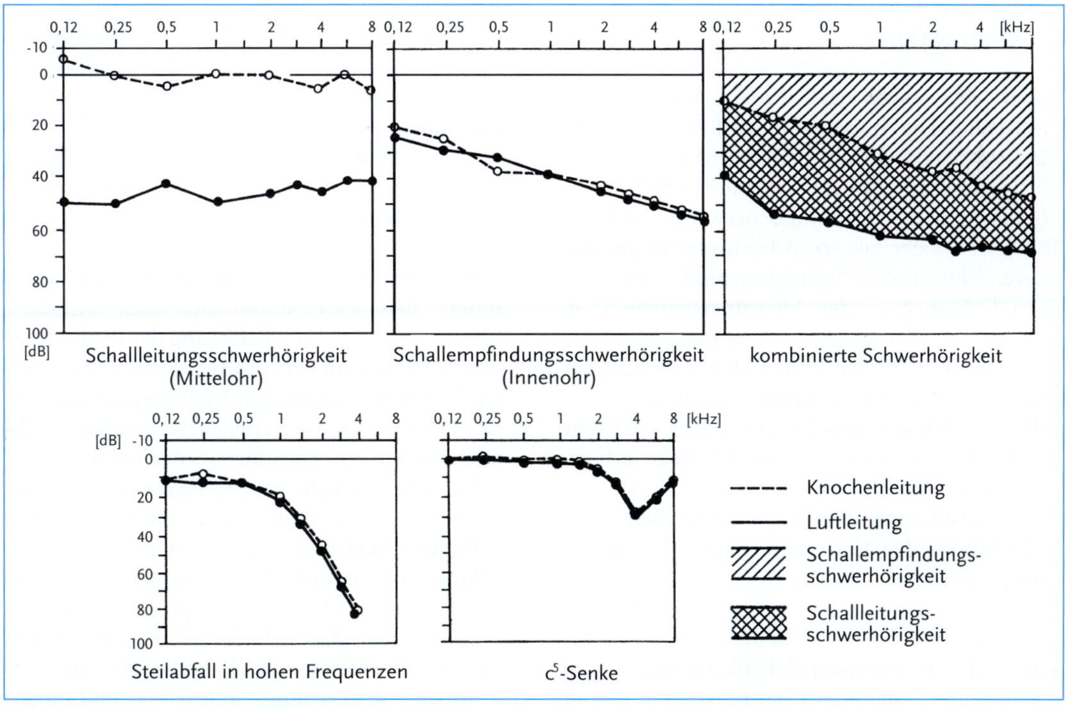

Abb. 22.5: Tonschwellenaudiometrie [2]

wird jeweils für Knochen- und Luftleitung als **Differenz zwischen normaler und tatsächlicher Hörschwelle in Dezibel** angegeben.

Die Stimmgabelversuche nach Weber, Rinne und Gellé

Weber und Rinne sind nur geeignet, generell eine **Schallleitungsschwerhörigkeit** oder eine **Schallempfindungsschwerhörigkeit** zu diagnostizieren. Eine Innenohrschwerhörigkeit (kochleär) kann damit nicht (!) von einer retrokochleären (neuralen) Schwerhörigkeit unterschieden werden. Man benutzt eine a^1-Stimmgabel (440 Hz).

Stimmgabelversuch nach Weber. Vergleicht die Knochenleitung. Die Stimmgabel wird auf die Kopfmitte aufgesetzt. Physiologischerweise wird der Ton mittig lokalisiert, d.h. auf beiden Ohren gleich laut empfunden.

- Bei **Schallleitungsschwerhörigkeit** wird der Ton **ins kranke Ohr** lateralisiert. Beispiel: Schallleitungsschwerhörigkeit rechts: → Weber nach rechts. (Erklärung: u.a. fehlt der Maskierungseffekt von Umgebungsgeräuschen).
- Bei **Schallempfindungsschwerhörigkeit** wird der Ton **ins gesunde Ohr** lateralisiert. Beispiel: Schallempfindungsschwerhörigkeit rechts: → Weber nach links.

Stimmgabelversuch nach Rinne. Vergleicht die Luftleitung. Die Stimmgabel wird zuerst auf das Mastoid gesetzt. Sobald der Patient nichts mehr hört, wird die Stimmgabel vor den äußeren Gehörgang halten. Physiologischerweise wird der Ton jetzt wieder gehört, d.h., Rinne ist positiv. (**Cave:** „Rinne positiv" ist im Gegensatz zum sonstigen Gebrauch in der Medizinersparche [z.B. HIV-positiv] physiologisch. **Achtung, Falle:** Dasselbe gilt auch für den Gellé-Test, s.u. Umgekehrt weist „Rinne negativ" auf Pathologie hin).

- Bei **Schallleitungsschwerhörigkeit** **> 25 dB** wird der Ton auf dem Mastoid länger gehört, d.h., **Rinne ist negativ.**
- Bei **Schallempfindungsschwerhörigkeit** wird der Ton vor dem Ohr länger gehört, d.h., **Rinne ist positiv.**

Stimmgabelversuch nach Gellé. Weist eine **Fixation der Gehörknöchelchenkette** nach. Die schwingende Stimmgabel wird auf das Mastoid gesetzt, der äußere Gehörgang mit einem Politzer-Ballon luftdicht verschlossen. Durch Kompression/Dekompression kommt es zu einer mehr oder weniger starken Fixation der Gehörknöchelchenkette. Liegt eine Fixation vor, wie z.B. bei der **Otosklerose,** wird der Gellé-Versuch als **negativ** bezeichnet (Schallleitungsschwerhörigkeit). Ist jedoch die Gehörknöchelchenkette noch beweglich, gilt der Gellé-Versuch als positiv.

Diagnostik von Schallleitungsstörungen

Otoskopie. Durch Zug an der Ohrmuschel nach hinten oben außen gleicht man den Verlauf des äußeren knorpeligen Gehörgangs dem des knöchernen an und erhält so eine bessere Sicht auf das Trommelfell.

Probe-Tympanotomie. Operative Technik: Lokalanästhesie. Endauraler Schnitt, Anlegen eines hinteren tympanomeatalen Lappens, Auslösen des Anulus tympanicus, Vorklappen des Trommelfells. Angezeigt bei intaktem Trommelfell, aber unklarer Schallleitungsschwerhörigkeit.

Stapediusreflex. Der **M. stapedius (N. facialis)** setzt am Steigbügel an. Seine Kontraktion bewirkt eine Verkürzung der Schallleitungskette und damit eine Einziehung des Trommelfells, der Widerstand (= Impedanz) steigt, die Schallwellen werden vermehrt reflektiert, der empfundene Lärmpegel sinkt. Bei einem gesunden Probanden wird dieser Reflex bei einem Pegel von 75–85 dB erreicht. Als **Reflexschwelle** wird der Schallpegel bezeichnet, der soeben eine Änderung der Trommelfellimpedanz hervorruft.

Tubenfunktionsprüfung. Die Tuba Eustachii verbindet den Rachenraum mit dem Mittelohr (Pauke) und dient der **Belüftung** der Pauke sowie dem **Druckausgleich** zwischen Rachen und Mittelohr. Mit den nachfolgenden Tests prüft man, ob ein Druckausgleich zwischen Paukenhöhle und Rachenraum herbeigeführt werden kann:

- **Valsalva-Versuch.** Mit zugehaltener Nase presst der Patient Luft in den Nasen-Rachen-Raum.
- **Politzer-Verfahren.** Mittels eines Gummiballons wird Luft in die Nasenhaupthöhle gepresst, während der Patient durch Sprechen eines „K"-Lautes den Nasen-Rachen-Raum verschließt und die Gaumenmuskulatur die Tube öffnet.
- **Tubenkatheterismus.** Transnasale Einführung eines Tubenröhrchens, Luftinsufflation.

Alle genannten Tubenfunktionsprüfungen sind positiv (physiologisch), wenn der Patient ein deutliches Knacken im Ohr wahrnimmt oder der Untersucher gleichzeitig eine Trommelfellbewegung beobachtet. Sie sind negativ beim Ausbleiben dieser Reaktionen.

Tympanometrie. Indirekte Prüfung der Tuba Eustachii durch Messung des akustischen Widerstandes (Impedanz) des Trommelfells. Die Trommelfellbeweglichkeit wird im **Tympanogramm** in Form einer Kurve dargestellt. Normalbefund: die Kurve zeigt einen Gipfel zwischen 0 und 100 mmH_2O. Bei Unterdruck im Mittelohr (z.B. infolge eines Tubenkatarrhs, einer akuten Sinusitis oder von Adenoiden) verschiebt sich die Kurve nach links. Bei Ergussbildung oder Adhäsivprozessen im Mittelohr flacht die Kurve ab. Bei weiter (klaffender) Tube zeigt die Impedanzkurve eine atemsynchrone Schlangenlinie, und der Patient hört den Widerhall der eigenen Stimme (= Autophonie).

Diagnostik von Schallempfindungsschwerhörigkeit

Um eine **kochleäre** (Innenohrschwerhörigkeit, Defekt der äußeren Haarzellen) von einer **retrokochleären** Schwerhörigkeit (neurale oder zentrale Störung) zu differenzieren, bedient man sich der Ableitung akustisch evozierter Potentiale (AEP; als audiometrische Untersuchung wird auch von der „electric response audiometry", ERA gesprochen) der Messung von otoakustischen Emissionen (OAE) und der überschwelligen Tonaudiometrie (Fowler-Test, SISI-Test, Lüscher-Test).

Ableitung von akustisch evozierten Potentialen (AEP). Objektive Hörprüfmethode. Die durch Oberflächenelektroden gemessenen AEP geben entsprechend ihrem zeitlichen Auftreten (Latenz) Rückschlüsse über die **Lokalisation der Hörstörung.** Potentiale der Kochlea (**ECochG,** Elektrocochleographie) treten mit einer Latenz von 1–3 ms nach dem Reiz auf. Potentiale des Hirnstammes (**BERA,** brainstem evoked response audiometry) treten innerhalb von 10 ms auf. Potentiale der Hirnrinde (**CERA,** cortically evoked response audiometry) treten mit Latenz bis zu 0,5 s auf. Die Ableitung von AEP stellt die bedeutendste Hörprüfung (Hirnstammaudiometrie) bei der Suche nach einem **Akustikusneurinom (AKN)** dar. Im Falle eines AKN zeigt sie auf der betroffenen Seite eine Latenzzeitverzögerung.

Electric response audiometry (= ERA). Objektive Hörprüfmethode. Durch akustische Stimulation werden neuronale Aktivitäten der Hörbahn für eine gewisse Zeit synchronisiert und dann an der Kopfhaut mit Oberflächenelektroden als kurze Spannungsschwankungen registriert.

Otoakustische Emissionen (= OAE). Objektive Hörprüfmethode. Sie misst im Gehörgang mittels hochauflösender Mikrophone kochleär (von den äußeren Haarzellen) erzeugte Schallwellen. Diese Schallwellen sind Ausdruck einer intakten Cochleafunktion.

Überschwellige Tonaudiometrie. Sie dient wie der Fowler,- SISI- und Lüscher-Test (s.u.) der **Unterscheidung** zwischen **kochleären** und **retrokochleären Hörstörungen.** Die äußeren Haarzellen sind im Vergleich zu den inneren Haarzellen die empfindlicheren, sie dienen der Verstärkung niedriger Schallintensitäten. Sind die äußeren Haarzellen geschädigt, resultiert eine Innenohrschwerhörigkeit (Schallempfindungsschwerhörigkeit). Bei höheren Schallpegeln werden die inneren Haarzellen direkt erregt, so dass die Lautheit des Tones wieder normal empfunden wird: Ein (positives) **Recruitment,** d.h. ein Lautheitsausgleich, hat stattgefunden. Bei einer retrokochleären Störung lässt sich der Hörverlust durch eine Erhöhung der Lautstärke nicht ausgleichen, d.h., das Recruitment bleibt aus, das Recruitment ist negativ.

Merke

Ein negatives Recruitment, d.h. ein fehlender Lautheitsausgleich, kennzeichnet die retrokochleäre (neurale) Schallempfindungsschwerhörigkeit. Ein positives Recruitment ist charakteristisch für eine (kochleäre) Innenohrschwerhörigkeit.

Fowler-Test. Bei diesem Test wird ein **Lautstärkevergleich** durchgeführt. Voraussetzung ist eine vorhandene Hörseitendifferenz von mindestens 30 dB. Auf beiden Ohren wird ein gleich lauter Ton angeboten, dann erfolgt eine Verstärkung des Tones auf der erkrankten Seite, bis der angebotene Ton als gleich laut zum gesunden Ohr empfunden wird. Beurteilung: bei einer vorhandenen Innenohrschwerhörigkeit erfolgt ein Lautheitsausgleich, d.h., das Recruitment ist positiv. Bei einer retrokochleären Störung erfolgt kein Lautheitsausgleich, das Recruitment ist negativ.

Klinischer Fall

Bei einem Patienten mit Schädigung des Corti-Organs nimmt mit ansteigender Schallintensität durch Rekrutierung intakter Haarzellen die Lautheitsempfindung auf der erkrankten Seite stärker zu als auf der gesunden Seite (Fowler-Test).

SISI-Test. Dieser Test prüft, ob der Patient eine **Tonschwellenverstärkung von 1 dB** wahrnehmen kann. Hierzu wird ein Prüfton, der 20 dB über der Hörschwelle liegt, im Abstand von 5 s zwanzig Mal um ein Dezibel verstärkt. Der Normalhörende nimmt in der Regel fünf Mal eine Lautstärkeerhöhung wahr, wohingegen der Innenohrschwerhörige oftmals alle Lautstärkeerhöhungen wahrnimmt (die Intensitätsunterschiedsempfindlichkeit seiner Ohren ist erhöht). Beurteilung: werden mehr als 80% der Tonschwellenverstärkungen wahrgenommen, ist das Recruitment positiv (kochleäre Schädigung), werden weniger als 20% wahrgenommen, ist das Recruitment negativ (retrokochleäre Schädigung).

Lüscher. Dieser Test sucht nach der **Intensitätsunterschiedsschwelle bei Schalldrücken > 60 dB.** Beurteilung: liegt das Erkennungsvermögen für Amplitudenmodulationen bei 1 dB oder darunter, gilt dies als Zeichen einer kochleären Schädigung.

Vestibularisprüfung

Zur Abklärung des komplexen pathologischen Bildes des Schwindels ist eine genaue Anamnese mit gezielten Fragen nach **neurologischen, internistischen** und **orthopädischen Erkrankungen** sowie erlittenen **Traumen** unerlässlich. Mit Koordinationsprüfungen wird das **Zusammenspiel** zwischen Vestibularorgan sowie Rumpf- und Extremitätenmotorik getestet.

Romberg-Stehversuch. Der Patient steht mit offenen/geschlossenen Augen, streckt die Arme mit den Handflächen nach oben aus und stellt die Füße parallel nebeneinander. Pathologisch sind starke Schwankungen und eine Fallneigung, **meist zur Seite des erkrankten Labyrinths.**

Posturographie. Objektive Messung und Registrierung der vestibulospinalen Reaktion mittels Druckmessplatten, welche die Körperschwankungen registrieren (objektivierbarer Romberg-Versuch).

Unterberger-Tretversuch. Ausgangsstellung wie beim Romberg-Stehversuch. Der Patient tritt auf der Stelle, die Beine werden deutlich angehoben. Pathologisch ist eine Drehung von > 60° zur erkrankten Seite bei peripher-vestibulären Erkrankungen.

Röntgenuntersuchungen des Os temporale

Zur Diagnostik von Erkrankungen des Ohres und seiner Umgebung werden spezielle Röntgenaufnahmen angefertigt. Von großer Bedeutung sind CT und MRT, wenngleich die konventionellen Röntgenuntersuchungen nach wie vor angewendet werden.

Aufnahme nach Schüller. Die Röntgenplatte liegt dem zu untersuchenden Ohr an. Der Zentralstrahl kommt von der gegenüberliegenden Seite mit einem Neigungswinkel von 20° von oben. Dargestellt werden **Warzenfortsatz, Kiefergelenk,** knöcherne Begrenzung des **Sinus sigmoideus** (Sinusschale), **äußerer** und **innerer Gehörgang** (übereinander projiziert) und **Felsenbeinlängsfrakturen** (☞ Abb. 22.6 a).

Aufnahme nach Stenvers. Die Röntgenplatte liegt mit einer Neigung von 45° seitlich der Orbita. Der Zentralstrahl kommt von okzipital mit einem Neigungswinkel von 12° von unten und zielt auf die Mitte zwischen lateralem Orbitarand und äußerem Ohr. Dargestellt werden der **innere Gehörgang, horizontaler** und **oberer Bogengang, Pyramidenspitze** und **Felsenbeinquerfraktur** (☞ Abb. 22.6 b).

Aufnahme nach Mayer. Die Röntgenplatte liegt mit einer Neigung von 45° hinter dem Ohr. Der Zentralstrahl kommt von der gegenüberliegenden Stirnseite mit einem Neigungswinkel von 45° von oben und zielt auf das äußere Ohr der zu untersuchenden Seite. Dargestellt werden **äußerer Gehör-**

gang, Paukenhöhle, Mastoid und **Kiefergelenk** (☞ Abb. 22.6 c).

Fazialisdiagnostik

Der N. facialis (VII. Hirnnerv) verlässt das Gehirn im **Kleinhirnbrückenwinkel** und tritt mit dem **N. vestibulocochlearis** (VIII. Hirnnerv) über den **Meatus acusticus internus** in den **Canalis facialis** ein. Am **Ggl. geniculi** gibt der N. facialis den **N. petrosus major** ab (sekretorische Fasern für Tränendrüse, Nasenschleimhautdrüsen, Gaumendrüsen). Im weiteren Verlauf durch das **Felsenbein** zweigt der **N. stapedius** ab (motorische Fasern für den M. stapedius, Regulation des Spannungszustandes des Schallleitungsapparates).

Die **Chorda tympani** (Geschmacksfasern für die vorderen zwei Drittel der Zunge – süß, sauer, salzig – und sekretorische Fasern für die Gll. submandibularis und sublingualis) verlässt den N. facialis kurz vor dem **Foramen stylomastoideum** und verläuft in einer Schleimhautfalte zwischen Hammergriff und Amboss durch die **Paukenhöhle,** bevor sie den Schädel durch die **Fissura petrotympanica** (Glaseri) verlässt und sich dem **N. lingualis** (Ast des N. mandibularis) anschließt. Der N. facialis verlässt den knöchernen Schädel durch das **Foramen stylomastoideum** und teilt sich beim Verlauf durch die **Gl. parotis** in seine **motorischen Endäste** (mimische Muskulatur) auf.

Topodiagnostik. Man unterscheidet zwischen einer **zentralen** und einer **peripheren** Fazialislähmung. Durch die Kenntnis des Verlaufs des N. facialis und seiner Äste kann man aus der Art der Ausfallerscheinungen auf die Lokalisation der Schädigung schließen.

Zentrale Fazialislähmung. Mit Ausnahme der Stirnmuskeln (bikortikale Innervation) sind alle Funktionen des N. facialis ausgefallen.

Periphere Fazialislähmung. Schlaffe Lähmung der mimischen Muskulatur **einschließlich der Stirnmuskeln.** Zusätzlich finden sich je nach Lokalisation der Schädigung weitere Funktionsausfälle. Mittels **Elektromyographie** (= EMG) werden die Muskelaktionspotentiale bei Willkürbewegungen gemessen. Der **Schirmer-Test** vergleicht die **Tränensekretion** (N. petrosus major) auf der gelähmten mit derjenigen der gesunden Seite. Bei Lähmung des N. stapedius resultiert eine **Hyperakusis** (zum Stapediusreflex siehe Diagnostik von Schallleitungsstörungen). Die **Geschmacksprüfung** (= Gustometrie) und die quantitative **Speichel**bestimmung geben Auskunft

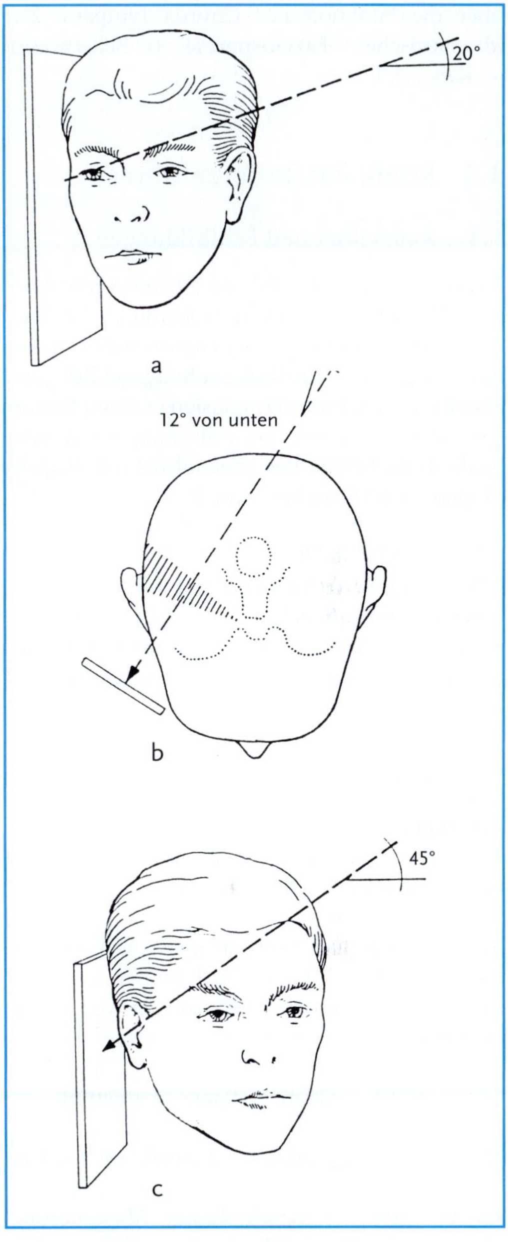

Abb. 22.6: Einstellungen von Röntgenaufnahmen: **(a)** nach Schüller, **(b)** nach Stenvers, **(c)** nach Mayer [4]

über die Funktion der Chorda tympani. Zur **idiopathischen Fazialisparese** (= Bell-Parese): ☞ Kap. 7.3.3.

1.3 Klinik des äußeren Ohres

1.3.1 Anomalien und Fehlbildungen

Neben einer großen Zahl von Normvarianten bezüglich Form und Größe der Ohrmuschel existieren Anomalien von geringer Deformität des äußeren Ohres über **Aurikularanhangsgebilde** und **Fisteln,** mittelschwere **Dysplasien** (z. B mit Gehörgangsstenose) bis hin zum vollständigen ein- oder beidseitigen **Fehlen des Innenohres** mit Begleitdysplasien des Gesichtsschädels.

- **Apostasis:** Die abstehende Ohrmuschel ist die häufigste Fehlbildung.
- **Mikrotie:** Bezeichnet eine nur rudimentär angelegte Ohrmuschel.
- **Anotie:** Bedeutet das Fehlen einer Ohrmuschel. Geht häufig einher mit Gehörgangsstenose und Mittelohrfehlbildung.

1.3.2 Nicht entzündliche Prozesse

Othämatom

Definition. Hämatom zwischen Knorpel und Perichondrium der Ohrmuschel.

Ätiopathogenese. Entsteht meist nach tangentialer Gewalteinwirkung (Boxkämpfer, post-operativ nach Ohrmuschel-OP) an der Vorderseite des Ohres.

Symptomatik. Schmerz, Spannungsgefühl.

Therapie. Sollte punktiert oder inzidiert werden.

Komplikation. Knorpelnekrose, Abszedierung. Über eine rezidivierende Durchwanderungsperichondritis kann es zur Ausbildung eines „Blumenkohlohres“ kommen.

Zerumen und Fremdkörper

Die Talgdrüsen des Gehörgangs sezernieren das gelbbraune, dickflüssige Zerumen (= Ohrschmalz) in den Gehörgang. Bei mangelnder Selbstreinigung des Ohres kann der Gehörgang verschlossen werden (**Cerumen obturans**). Das Zerumen wird ebenso wie Fremdkörper im Gehörgang mit speziellen Instrumenten unter Sicht entfernt.

1.3.3 Entzündungen

Chondrodermatitis nodularis helicis chronica

Definition. Im Bereich der **Helix** lokalisierte, ausgeprägt druckschmerzhafte, hirsekorngroße graue **Knötchen der Haut-Perichondrium-Einheit.**

Ätiopathogenese. Unklar, wahrscheinlich entzündlich bedingt.

> **Merke**
>
> Bei **Chondrodermatitis nodularis helicis chronica** handelt es sich um eine umschriebene entzündliche Reaktion des Perichondriums mit begleitender Akanthose und Hyperkeratose der darüberliegenden Haut. Keine Präkanzerose.

Therapie. Exzision im Gesunden.

Prognose. Hohe Rezidivneigung.

Otitis externa circumscripta

Synonym. Gehörgangsfurunkel.

Definition. Umschriebener, bakterieller **Infekt** im knorpeligen Bereich des **äußeren Gehörganges.**

Ätiopathogenese. Staphylokokkeninfektion, meist von Haarbälgen oder Zeruminaldrüsen ausgehend.

Symptomatik. Heftiger Ohrschmerz, Tragusdruckschmerz, Schmerz beim Zug an der Ohrmuschel.

Diagnostik. Otoskopisch: umschriebene, druckdolente Schwellung im Gehörgang.

Therapie. Vorsichtige Reinigung, lokale Behandlung mit Alkohol. Antibiotika (lokal Polymycin-Salbe®; systemisch Penizillin).

Differentialdiagnose. Bei Therapieresistenz müssen eine **Pilzinfektion, maligne Geschwulst, Pseudomonas-aeruginosa-Infektion** und eine **chronische Otitis media** ausgeschlossen werden.

Zoster oticus

Synonym. Gürtelrose des Ohres.

Definition. Infektion des **VII.** und **VIII. Hirnnervs** mit dem neurotropen **Varicella-Zoster-Virus** (= VZV, Herpes-Zoster-Virus).

Ätiopathogenese. Nur nach einer Erstinfektion mit Windpocken kann es nach Jahren zu einer **dermatombezogenen Reaktivierung** des neurotropen Varicella-Zoster-Virus kommen.

Symptomatik. Schmerzen, Fieber, periphere Fazialisparese, vestibuläre Reizerscheinungen (Schwindelanfälle), neuralgiforme Beschwerden (nur ältere Patienten betroffen), retrokochleäre Schallempfindungsschwerhörigkeit (negatives Recruitment). **Cave:** Ertaubung möglich!

Diagnostik. Erythem mit typischen herpetiformen Bläschen am äußeren Ohr und im Gehörgang (☞ Abb. 22.7 im Farbteil), Virusnachweis aus Bläscheninhalt.

Therapie. Virostatika (Aciclovir).

Differentialdiagnose. Grippeotitis (= Otitis externa bullosa): viral bedingte, blutig-seröse, stark schmerzhafte, Blasen bildende Infektion im Bereich der medialen Gehörgangshaut und des Trommelfells.

Otitis externa

Definition. Entzündung von **Kutis und Subkutis des äußeren Gehörganges** ohne oder mit Beteiligung des Trommelfells (Myringitis = Trommelfellentzündung), meist durch Staphylokokken, Streptokokken oder Pseudomonas aeruginosa und Proteus vulgaris verursacht.

Ätiopathogenese. Mikrotraumen, Superinfektionen auf dem Boden von Gehörgangsexostosen, Gehörgangsekzemen und chron. eitrigen Mittelohrentzündungen.

Symptomatik. Typisch ist der **Tragusdruckschmerz.** Juckreiz, heftiger Ohrschmerz, fötide Sekretion.

Therapie. Lokalbehandlung (tgl. Säuberung, antibiotika- und glukokortikoidhaltige Ohrentropfen, gegebenenfalls systemische Antibiose).

Nekrotisierende (maligne) Otitis externa

Synonym. Otitis externa maligna.

Definition. Osteomyelitis der Pars tympanica des Schläfenbeines (externa: äußerer Gehörgang, maligna: destruktiv fortschreitende Entzündung).

Ätiopathogenese. Typischerweise bei älteren **Diabetikern** durch **Pseudomonas aeruginosa** verursachte Gehörgangsinfektion mit invasiven Knorpel- und Knochendestruktionen. **Cave:** keine(!) Metastasierung.

Symptomatik. Typisch sind der **Tragusdruckschmerz** und die **fötide Eiterung** aus dem Ohr, heftiger Ohrschmerz, Parese des N. facialis.

Diagnostik. Gehörgangsabstrich, Probeexzision, Blutzuckerbestimmung (Nachweis Diabetes mellitus). Otoskopisch: Granulationen und Knochennekrosen.

Therapie. Antibiotika, eventuell operative Sanierung notwendig.

1.4 Klinik des Mittelohres

Typische Operationsverfahren

Parazentese

- **Definition:** Schlitzung des Trommelfells im unteren Quadranten (vorne/hinten)

> **Merke**
> Der Hammergriff ist bei der Quadranteneinteilung die Mittelachse, senkrecht dazu wird auf Höhe seines unteren Endes die Querachse gezogen.

- **Indikation:** Flüssigkeit im Mittelohr, Legen eines Paukenröhrchens
- **Komplikation:** Labyrinthitis, Mastoiditis, Fazialisparese

Tympanoplastik

- **Definition:** operative Rekonstruktion des Schallleitungsapparates im Mittelohr. Nach **Wullstein** werden **5 Typen** unterschieden:
  - **Typ I:** Rekonstruktion des Trommelfells (**Myringoplastik**). Sie ist indiziert bei **intakter Gehörknöchelchenkette.**

- **Typ II:** Rekonstruktion der Gehörknöchelchenkette. Sie ist indiziert bei **kleineren Defekten** der Gehörknöchelchenkette.
- **Typ III:** Herstellung einer unmittelbaren Verbindung zwischen Trommelfell und Steigbügel durch Interposition einer Prothese (**Columella-Effekt).** Sie ist indiziert, wenn **nur noch der Steigbügel erhalten** ist.
- **Typ IV:** Schaffung einer sehr kleinen Paukenhöhle durch Verklebung des Trommelfells an die Wand zwischen ovalem und rundem Fenster (keine Impedanz mehr möglich, Hörverlust 25 dB). Sie ist indiziert, wenn nur noch die **Steigbügelfußplatte erhalten,** aber **beweglich** ist.
- **Typ V:** Fenestrierung des lateralen Bogenganges. Diese Methode ist heute **nicht mehr indiziert,** stattdessen werden Prothesen eingesetzt.

1.4.1 Verletzungen, Frakturen

Verletzungen des Trommelfells

Definition. Zerreißung des Trommelfells mit oder ohne Impression, Luxation oder Fraktur der Gehörknöchelchenkette.

Ätiopathogenese. Manipulationen (Wattestäbchen), plötzlich erhöhter Druck (Knalltrauma), Felsenbeinlängsfraktur, Fremdkörper, Verbrennungen (z.B.: glühende Schweißperle gelangt beim Schweißen in den Gehörgang).

Symptomatik. Schallleitungsschwerhörigkeit, Tinnitus, Schmerzen, eventuell Blutung, Schwindel.

Diagnostik. Inspektion, Hörprüfung.

Therapie. Je nach Ausmaß der Verletzung ist eine **Trommelfellschienung** (Trommelfellabdeckung mit Papier oder Silikonfolie), eine **Myringoplastik** (Verschluss eines Trommelfelldefekts mit einem Faszientransplantat) oder eine **Tympanoplastik** (Wiederherstellung von Anatomie und Funktion des schallleitenden Apparates nach Beseitigung krankhafter Prozesse im Mittelohr, ggf. auch des Trommelfells (Myringoplastik Teil der Tympanoplastik) angezeigt.

Schädelbasisfrakturen

Definition. Man unterscheidet **laterobasale** Frakturen von **frontobasalen** Frakturen und **Mittelgesichtsfrakturen** (☞ Kap. 2.3.1). Zu den laterobasalen Frakturen gehören die Felsenbeinlängsfraktur und die Felsenbeinquerfraktur.

Felsenbeinlängsfraktur

Definition. Berstungsbruch durch **seitliche Gewalteinwirkung.** Die Frakturlinie schädigt meist das **Mittelohr.** Sie verläuft entlang der Vorderkante des Felsenbeines über das Tegmen tympani nach oben in die Schläfenbeinschuppe und nach unten in die medialen Anteile der hinteren Gehörgangswand.

Symptomatik. Trommelfellzerreißung, Schallleitungsschwerhörigkeit, Blutung aus dem Ohr, Liquorrhö, Fazialisparese (15–30% d.F.).

Diagnostik. Röntgenaufnahme nach Schüller, CT, Nachweis **Otoliquorrhö** (positiver Glukosetest).

Felsenbeinquerfraktur

Definition. Berstungsbruch durch **frontale** oder **okzipitale Gewalteinwirkung.** Die Frakturlinie schädigt meist das **Innenohr.** Sie verläuft quer durch die Felsenbeinpyramide entweder durch Kochlea und Labyrinth oder weiter medial im Bereich des Meatus acusticus internus.

Symptomatik. Innenohrschwerhörigkeit (Schallempfindungsschwerhörigkeit), Labyrinthausfall, richtungsbestimmter Nystagmus (Ausfallnystagmus), Hämatotympanon (da typischerweise Trommelfell intakt, dahinter sieht man bei der Otoskopie schwärzliches Blut), Fazialisparese (50% d.F.).

Diagnostik. Röntgenaufnahme nach Stenvers, CT, Glukosebestimmung im Nasensekret (Pseudorhinoliquorrhö).

Therapie. Da es sich **meist** um **polytraumatisierte Patienten** handelt, ist eine intensivmedizinische Betreuung notwendig. Bei Fazialisparese sofortige operative Freilegung des Nervs. Liquorgängige Antibiose, abschwellende Nasentropfen.

1.4.2 Tubenfunktionsstörungen

Die wichtigste Funktion der Tube (= Tuba Eustachii, Ohrtrompete) ist die **Belüftung** der **Paukenhöhle.** Wird diese Funktion gestört, zum Beispiel durch große Rachenmandeln (= Adenoide), Infekte im Nasen-Rachen-Raum, Gaumenspalten, Barotrauma (schnelle Druckänderung → Aero-Otitis, z. B. zu schnelles Auftauchen von Tauchern, Flugzeug) oder auch durch Tumoren (besonders bei Erwachsenen), so kommt es wegen mangelnder Ventilation zunächst zu einem **Unterdruck** in der **Paukenhöhle.** Hält die Tubenfunktionsstörung an, führt sie zu einer **entzündlichen Schleimhautschwellung** und zur **Retention von Sekret.**

Tubenmittelohrkatarrh

Synonym. Chronisch seromuköse Otitis media.

Definition. Seromukotympanon mit Schallleitungsschwerhörigkeit auf Grund einer chronischen Tubeninsuffizienz.

Ätiopathogenese. Die häufigste Ursache ist die Dysfunktion der Ohrtrompete bei Adenoiden.

Symptomatik. Paukenerguss, Druckgefühl, Schallleitungsschwerhörigkeit (**häufigste Ursache einer Schwerhörigkeit bei Kindern!).**

Diagnostik. Otoskopisch: meist Trommelfellretraktion.

Komplikation. Kann unbehandelt zu Adhäsivprozessen führen (fibröse Narbenbildungen zwischen Gehörknöchelchen, Trommelfell und Paukenhöhlenwänden). **Cave:** Schlechtes Hören → verzögerte Sprachentwicklung bei Kindern!

Therapie. Ursächlich, zum Beispiel durch Adenotomie. Nasentropfen. Paukendrainage (Parazentese mit Einlage eines Röhrchens).

> **Merke**
> Die Belüftungsstörung muss behoben werden, da die Gefahr besteht, dass es durch Verwachsungen zu definitiven Hörstörungen kommt.

1.4.3 Akute Mittelohrentzündungen

Otitis media

Synonym. Akute Mittelohrentzündung.

Definition. Akute, bakterielle Infektion der Mittelohrschleimhaut, immer mit Beteiligung der Schleimhaut des Mastoids. Verläuft in drei Stadien. Stadium **1: Exsudative** Entzündung hinter intaktem Trommelfell (Vorwölbung des hinteren oberen Quadranten). Stadium **2: Trommelfelldurchbruch.** Stadium **3: Heilung.**

Ätiopathogenese. Meistens handelt es sich um **bakterielle, aufsteigende Infektionen** über die **Tube** im Rahmen eines **Infektes der oberen Luftwege** (Erreger: Streptokokken, Pneumokokken, Haemophilus). Hämatogene Infektionen sind selten und können zum Beispiel im Rahmen von Viruserkrankungen (Masernotitis) entstehen. Häufig findet man auch hyperplastische Adenoide und eine behinderte Nasenatmung. Selten hingegen ist eine angeborene Tubenstenose oder eine Choanalatresie.

Symptomatik. Heftiger, pulsierender Ohrschmerz. Schallleitungsschwerhörigkeit (bei Begleitmastoiditis: Druckschmerz hinter dem Ohr).

> **Merke**
> Kein Tragusdruckschmerz, kein Schmerz beim Zug an der Ohrmuschel, beide Symptome sind Symptome der Otitis externa maligna (☞ Kap. 1.3.3)!

Frühkomplikation. Akute Labyrinthitis, Fazialisparese (fortgeleitete Infektion), Mastoiditis, Zygomatizitis.

Spätkomplikation. Pyramidenspitzeneiterung, Hirnabszess, epidurales Empyem, Meningitis, Thrombose des Sinus sigmoideus, Sepsis.

Therapie. Schleimhautabschwellende Tropfen. Antibiotika. Eine Parazentese ist indiziert bei: Vorwölbung des Trommelfells, Druckempfindlichkeit des Mastoids, Labyrinthitis, Fazialisparese. Befundkontrolle mit Eltern vereinbaren.

Labyrinthitis

Definition. Entzündliche Erkrankung des Innenohres.

Ätiopathogenese. **Seröse** Labyrinthitis: Meist Komplikation der akuten Otitis media. **Eitrige** Labyrinthitis: Komplikation nach Mittelohrerkrankungen, nach Traumata oder Operationen mit Eröffnung des Innenohres.

Symptomatik. Drehschwindel, Übelkeit, Erbrechen. Seröse Labyrinthitis: Spontannystagmus zur kranken Seite (Reiznystagmus), Schallempfindungsschwerhörigkeit, keine Ertaubung. Eitrige Labyrinthitis: Spontannystagmus zur gesunden Seite (Ausfallnystagmus), Schallempfindungsschwerhörigkeit bis zur irreversiblen Ertaubung.

Therapie. Hoch dosierte Antibiose. Behandlung der auslösenden Ursache. Operative Sanierung.

Mastoiditis

Definition. **Eitrige Einschmelzung** der Zellen des Mastoids (Warzenfortsatzes) mit Übergriff auf den Knochen. **Cave: ärztlicher Notfall!**

Ätiopathogenese. Auftreten nach einer **scheinbar abgeheilten Otitis media** mit erneutem **Fieberanstieg** und **dreistelliger BSG-Erhöhung.** Tubenventilationsstörung, Diabetes mellitus, reduzierter AZ, Erregervirulenz und -resistenz.

Symptomatik. Heftiger Ohrschmerz, abstehende Ohrmuschel (Schwellung hinter dem Ohr nicht obligat), Mastoiddruckschmerz.

Diagnostik. Otoskopisch: Vorwölbung bzw. Absenkung der hinteren oberen Gehörgangswand. **Cave:** intaktes Trommelfell.

Die Röntgenaufnahme nach Schüller zeigt eine Trübung der Mastoidzellen und evtl. eine sichtbare Knocheneinschmelzung.

Komplikation. Sinusthrombose vor allem des Sinus sigmoideus, Fazialisparese, subperiostaler Abszess bei Durchbruch in das Planum mastoideum, Pyramidenspitzeneiterung, Epiduralabszess, Subduralabszess, Kleinhirnabszess, Temporallappenabszess, Meningitis, Zygomatizitis (s. u.).

Therapie. Mastoidektomie (Ausräumung der Warzenfortsatzzellen und Freilegung des Antrum mastoideum), Antibiotika (Clindamycin i. v.), Nasentropfen.

Zygomatizitis

Definition. Eitrige Entzündung des Jochbogens.

Ätiopathogenese. Meist als Komplikation einer **Mastoiditis, Otitis media.**

Symptomatik. Druckdolente, teigige Schwellung vor dem Ohr, Lidödem möglich, dreistellige BSG-Erhöhung.

Therapie. Operative Sanierung, Antibiotika.

1.4.4 Chronische Mittelohrentzündungen

Otitis media chronica mesotympanalis

Synonym. Chronische Mittelohrentzündung.

Definition. Chronische Entzündung der Schleimhaut von Mittelohr und Mastoid, in deren Folge eine **zentrale Trommelfellperforation** auftritt.

Ätiopathogenese. Folge einer perforierten Otitis media acuta, persistierende bakterielle Entzündung der Mittelohrräume, nach Traumen.

Symptomatik. Schleimig-eitrige Ohrsekretion, Schwerhörigkeit vom Schallleitungstyp. **Cave:** kein heftiger Ohrschmerz, keine endokraniellen Komplikationen (dies sind Symptome der akuten Mittelohrentzündung, Mastoiditis, ☞ Kap. 1.4.3).

Diagnostik. Zentraler Trommelfelldefekt. Die Röntgenaufnahme nach Schüller zeigt häufig eine Minderpneumatisation des Warzenfortsatzes.

Therapie. Tympanoplastik.

Cholesteatom

Synonym. Otitis media epitympanalis.

Definition. Mit **Knochendestruktion** einhergehende **chronisch-eitrige Mittelohrentzündung** mit meist **randständigem Trommelfelldefekt.** Kommt bei Säuglingen extrem selten vor.

Ätiopathogenese. Folge von Verschleppung **ortsfremden, verhornenden Plattenepithels** in die physiologischerweise nur mit Schleimhaut ausgekleideten Mittelohrräume über einen meist randständigen Trommelfelldefekt der **Pars flac-**

cida (Shrapnell-Membran; hinten oben), seltener der Pars tensa (vorne oben).

- kongenitales = genuines = wahres = echtes Cholesteatom (durch embryonale Keimversprengung im Sinne eines Epidermoides)
- primäres Cholesteatom: papilläres Tiefenwachstum, von der Pars flaccida ausgehend
- sekundäres Cholesteatom: meist nach randständigem Trommelfelldefekt, seltener nach traumatischem zentralem Trommelfelldefekt

Symptomatik. Schallleitungsschwerhörigkeit (Destruktion der Ossicula), anhaltende fötid-eitrige Ohrsekretion. **Cave:** Geht nicht in jedem Fall mit fötider Sekretion einher.

Komplikation. Charakteristisch sind Labyrinthfistel (bei Reinigung: Schwindel), Hirnabszess, Fazialisparese. Mögliche Komplikationen sind Temporallappenabszess, Sinusthrombose, Hörverschlechterung bis zur Ertaubung. **Cave:** keine maligne Entartung; Symptomatik nicht charakteristisch, eine Mastoiditis kann vorkommen.

Therapie. Jedes Cholesteatom muss operiert werden, gegebenenfalls mit Rekonstruktion des Schallleitungsapparates. **Ausheilung durch konservative Therapie nicht möglich!** Eine sofortige Operation ist indiziert bei eingetretenen Komplikationen (Fazialisparese, Nystagmus, Abszess).

Differentialdiagnose. Mittelohrkarzinom (☞ Kap. 1.4.5).

1.4.5 Tumoren

Mittelohrtumoren sind selten. Am häufigsten findet man Glomustumoren, gefolgt von Plattenepithelkarzinomen und Metastasen.

Glomustumor

Definition. Es handelt sich um ein gefäßreiches **parasympathisches,** nicht chromaffines Paragangliom, welches im Bereich des **Glomus caroticum, Glomus jugulare** oder des **Glomus tympanicum** lokalisiert ist. Es ist die häufigste gutartige Geschwulst des Mittelohres (Tumor des Erwachsenenalters ohne Geschlechtsprävalenz).

Ätiopathogenese. Von den Glomuskörpern ausgehende, langsam wachsende Tumoren. **Destruierendes Wachstum** bis zur **intrakraniellen Ausbreitung** möglich.

Symptomatik. Anfänglich **pulssynchrone Ohrgeräusche** und Hörminderung. Später finden sich vestibuläre Störungen und Hirnnervenausfälle (IX, X, XI, XII).

Diagnostik. Otoskopisch: rötlich, bläulich schimmernder Tumor hinter meist intaktem Trommelfell.

Differentialdiagnose. Hämangiom oder hochstehender Bulbus venae jugularis. (**Cave:** Nie Probeexzision bei Verdacht auf Glomustumor! Hochgradige Blutungsgefahr!)

Therapie. Radiotherapie (50–70 Gy).

Mittelohrkarzinom

Definition. Destruierend wachsendes Plattenepithelkarzinom, primär selten.

Symptomatik. Sanguinolente Sekretion, Halslymphknotenmetastasen, durch Destruktion von Nachbarorganen: Schallleitungsschwerhörigkeit, Schwindel, Fazialisparese; häufig starke Schmerzen.

Therapie. Operation, Bestrahlung, Chemotherapie.

1.4.6 Otosklerose

Otosklerose

Definition. Nicht entzündliche Erkrankung der **knöchernen Labyrinthkapsel.** Unregelmäßig dominanter Erbgang, **Frauen** sind viel häufiger betroffen als Männer. Manifestationsalter zwischen dem **2. und 4. Lebensjahrzehnt,** Progredienz oft während der **Schwangerschaft.**

Ätiopathogenese. **Meist beidseitig** auftretende Knochenumbauprozesse (Bildung atypischer spongiöser Knochenherde) im Bereich des ovalen Fensters, die zur **Fixierung** der **Stapesfußplatte** führen.

Symptomatik. Schallleitungsschwerhörigkeit, Tinnitus (konstant oder progredient). **Cave:** Nicht charakteristisch ist ein Gefühl des Ohrdruckes (dieses findet man beim Morbus Menière, Tubenmittelohrkatarrh, Cerumen obturans).

Diagnostik. Stapediusreflex: nicht auslösbar. Im Audiogramm: Senke bei 2000 Hz, so genannte **Carhart-Senke.** Röntgenaufnahme nach Schüller: keine Entzündungszeichen, meist gute Pneumatisation der Mastoidzellen.

Therapie. Stapedektomie, Stapesplastik. Natriumfluorid i.v.

1.5 Klinik des Innenohres

1.5.1 Kochleäre und vestibuläre Störungen

Nystagmus

Definition. Ruckartige Bewegung beider Augen, die sich in eine schnelle und in eine langsame Phase mit rhythmischer Wiederkehr einteilen lässt. Der Nystagmus wird vereinbarungsgemäß nach seiner **schnellen Richtungsphase** bezeichnet, da diese besser zu erkennen ist, obwohl die langsame Komponente der Ausdruck der pathologischen Veränderung im vestibulären System ist. **Physiologischerweise** tritt er bei **Kopfbewegungen** auf, um die optische Erkennbarkeit der Umwelt sicherzustellen. Der **pathologische Nystagmus** tritt typischerweise **in Ruhe** auf, auch wenn zu seiner Auslösung u.U. Provokationsmaßnahmen (Kopfbewegungen) notwendig sind.

Untersuchungsmethoden. Der Nystagmus wird mit Hilfe der **Frenzel-Brille** sichtbar gemacht (Leuchtbrille mit 18 dpt zur Vermeidung von Blickfixation) oder mit der **Elektronystagmographie** (= ENG) gemessen. Die ENG ist eine objektive, elektronische Registrierungsmethode von **korneoretinalen Potentialen,** die durch die Augenmuskelbewegungen beim Nystagmus entstehen.

Spontannystagmus

Definition. Tritt **ohne Provokation in Ruhe** auf und ist **immer** als **pathologisch** zu werten. Er schlägt meist zur gesunden, funktionell intakten Seite **(Ausfallnystagmus).**

Ätiopathogenese. Schlägt er **horizontal,** gilt dies als ein Zeichen für eine **vestibuläre** (= periphere) **Störung.** Schlägt er **rein rotatorisch** oder **vertikal,** gilt dies als ein Zeichen für eine **zentrale Störung.**

Provokationsnystagmus

Definition. Nystagmus, der nach Reizung auftritt, wenn der in Ruhe noch kompensierte Zustand zusammenbricht. Er ist **bei komplettem Labyrinthausfall nicht auslösbar.**

Diagnostik. Schlägt bei thermischer Labyrinthprüfung immer zum wärmeren Ohr.

Experimentelle Labyrinthprüfung

Thermische Prüfung. Beim liegenden Patienten wird der Kopf um 30° angehoben, um den lateralen Bogengang senkrecht zu stellen. Beide Ohren werden getrennt mit 44 °C warmen und 30 °C kaltem Wasser 30 s lang gespült. Durch Erwärmung und Abkühlung der Bogengänge kommt es zu Strömungen und zu Ablenkungen der Cupulae, des gelatinösen Gebildes, in das die Sinneszellen hineinragen. **Pathologisch** sind **Asymmetrien** und **Unter-** oder **Unerregbarkeit** eines **Vestibularorgans.**

> **Merke**
>
> Warmspülung → Nystagmus zur gespülten Seite. Eselsbrücke: „Der Nystagmus hat's gern warm".
> Kaltspülung → Nystagmus zur entgegengesetzten Seite.

Rotatorische Prüfung. Der Patient wird auf einem Drehstuhl in 20 s zehnmal gedreht. Wird er aus der Drehbewegung plötzlich angehalten, beobachtet man einen **postrotatorischen Nystagmus** zur **Gegenseite. Cave:** Bei wiederholten Untersuchungsgängen werden die objektiven wie auch die subjektiven Symptome schwächer (Reizermüdung).

Mechanische Prüfung. Bei chronischer Otitis media kann es zu Fisteln im lateralen Bogengang kommen, die z.B. durch Knochendestruktion bei einem Cholesteatom entstanden sind. Mittels eines **Politzer-Ballons** wird über den äußeren Gehörgang ein Über- oder Unterdruck im Mittelohr erzeugt. Die Druckschwankungen übertragen sich auf den häutigen Bogengangsschlauch und lösen das Fistelsymptom aus: Bei **Kompression** des **Ballons** entsteht ein Nystagmus zur **kranken Seite,**

bei **Sog** zur **gesunden Seite (d.h. Fistelsymptom positiv).**

Schwindel

Definition. Schwindel ist ein Oberbegriff für eine subjektive Störung der Orientierung des Körpers im Raum, die charakteristischerweise einhergeht mit **Übelkeit, Erbrechen, Nystagmus** und **Ataxie.**

Folgende Formen werden unterschieden:

- **Anfallsschwindel:** Tritt typischerweise bei **Lageänderungen** auf. Dauert er nur wenige Sekunden, ist er pathognomonisch für den **benignen paroxysmalen Lagerungsschwindel** (s.u.). Bei einer Dauer von Minuten bis Stunden, verbunden mit Tinnitus und Hörverlust, ist er pathognomonisch für den **Morbus Menière** (s.u.).
- **Dauerschwindel:** Dauert über mehrere **Stunden bis Tage.** Er ist charakteristisch für den **akuten Labyrinthausfall,** z.B. nach Trauma oder bei Neuronitis vestibularis (s.u.).
- **Lageschwindel:** Er wird durch das Einnehmen einer bestimmten Lage (und Halten dieser Position für länger als 20 s) hervorgerufen (provoziert). Dabei auftretender **Lagenystagmus** spricht für eine zentrale Schädigung des vestibulären Systems.
- **Lagerungsschwindel:** Tritt während der Lagerung, d.h. während eines Positionswechsels, auf. Der begleitende Lagerungsnystagmus spricht für eine **periphere Läsion.**

Nach dem Ort der Schädigung unterscheidet man:

- **Nicht vestibulärer Schwindel:** Das Vestibularorgan ist bei dieser Form nicht an der Symptomatik beteiligt. Auslösefaktoren sind „exogene" (z.B. Höhenschwindel) oder „endogene" (z.B. Hypoglykämie) Faktoren.
- **Zentraler Schwindel:** Hier liegt eine Störung der zentralen Verarbeitung oder der zentralen Afferenzen vor. Auslösende Faktoren können u.a. zerebrale Durchblutungsstörungen und Entzündungen sein.
- **Peripherer vestibulärer Schwindel:** Labyrinthärer Schwindel, der durch eine Störung im Vestibularorgan oder des N. vestibularis entsteht. Auslösende Faktoren sind: Neuronitis vestibularis, benigner paroxysmaler peripherer Lagerungsschwindel, Commotio labyrinthi, Labyrinthitis, Morbus Menière, Felsenbeinfrakturen, Fensterruptur des Innenohres, Akustikusneurinom, physiologischer Reizschwindel (Seekrankheit, Kinetosen), Knochenusuren (Arrosion) des lateralen Bogenganges.

Benigner paroxysmaler Lagerungsschwindel

Definition. Kurzer, äußerst heftiger Drehschwindel, der bei raschen Körperbewegungen (Lagewechsel) infolge **Cupulolithiasis** auftritt.

Ätiopathogenese. Die Cupulolithiasis kann spontan (ohne Hinweis auf eine Genese) ausgelöst werden oder durch Kopftrauma, nach Vestibularisausfall, nach Steigbügel-OP.

Symptomatik. Drehschwindel (für Sekunden) und Nausea (Provokation durch Lagewechsel).

Therapie. **Lagerungsübung nach Epley:** Drehung des in rücklings liegender Position herabhängenden Kopfes mit anschließendem Aufsetzen des Patienten.

Neuronitis vestibularis

Synonym. Neuronopathia vestibularis, Neuritis vestibularis.

Definition. Akuter, einseitiger (teilweise oder vollständiger) Ausfall des Vestibularorgans oder afferenter Fasern des N. vestibularis.

Ätiopathogenese. Unklar, möglicherweise idiopathisch. Als Ursachen werden Virusinfektion, Mikrozirkulationsstörung diskutiert.

Symptomatik. Drehschwindel (Dauerschwindel über Tage möglich), Schwankschwindel (Liftgefühl, Lateropulsion). Fallneigung zur erkrankten Seite. Spontaner heftiger, vornehmlich horizontaler Nystagmus. Er schlägt in der **Anfangsphase** zur **gesunden Seite** (Ausfallnystagmus), erst später tritt ein **Erholungsnystagmus** zur **erkrankten Seite** auf. **Cave:** keine Hörstörung.

Therapie. Förderung der Durchblutung, Antivertiginosa (Dimenhydrinat = Vomex®).

Innenohrschwerhörigkeit

Definition. Schallempfindungsschwerhörigkeit, deren Ursache auf einen Schaden des Innenohres zurückzuführen ist. Das Recruitment ist positiv (positiver Lautheitsausgleich, positiver SISI-Test, positiver Fowler-Test).

Ätiopathogenese. Hörsturz, chronisches Lärmtrauma, Presbyakusis, Morbus Menière.

Hörsturz

Definition. Ist eine plötzliche, innerhalb von Sekunden bis Stunden auftretende, meist einseitige Schallempfindungsschwerhörigkeit (positives Recruitment). **Ärztlicher Notfall!**

Ätiopathogenese. Unbekannt (vaskuläre und virale Faktoren werden diskutiert).

Symptomatik. Hörminderung bis Hörverlust (**cave:** Ertaubung möglich!), häufig Tinnitus, selten Schwindel.

Therapie. Verbesserung der Mikrozirkulation (Pentoxifyllin, Rheomacrodex®).

Als geeignete Sofortmaßnahme dient die **Stellatumblockade:** Die Ausschaltung des Halssympathikus bedingt eine Erweiterung der Blutgefäße im Innenohrbereich. Das Ganglion stellatum ist in Höhe des ersten Rippenköpfchens lokalisiert.

Prognose. Häufig erholt sich das Gehör nach Hörsturz spontan. **Vestibuläre Begleiterscheinungen** sind als **prognostisch ungünstige Zeichen** zu werten.

Chronisches Lärmtrauma (Berufsschwerhörigkeit)

Definition. Schallempfindungsschwerhörigkeit, die im Audiogramm zu Beginn eine sog. **C^5-Senke** (Innenohrsenke bei 4 kHz) **binaural symmetrisch** aufweist und mit **positivem Lautheitsausgleich/Recruitment** einhergeht.

Ätiopathogenese. Entsteht nach langjähriger, ganztägiger Lärmexposition mit einem Dauerpegel von 85–90 dB.

Symptomatik. **Irreversible** Hörschädigung bis Hörverlust. Es fällt eine Diskrepanz zwischen guter Hörweite für Umgangssprache und schlechter Hörweite für Flüstersprache auf, da vor allem die Frequenzen der Flüstersprache betroffen sind. Ohrgeräusche.

Therapie. Reduktion/Vermeidung der Lärmexposition.

Merke

Anerkannte Berufskrankheit. Eine Entschädigung (Rentenleistung) wird ab einer MdE (= Minderung der Erwerbsfähigkeit, ☞ Arbeitsmedizin, Kap. 4) von 20% gewährt. Arbeitet der Geschädigte im Lärmbetrieb weiter, müssen Nachuntersuchungen in 5-Jahres-Abständen erfolgen.

Presbyakusis

Definition. Altersschwerhörigkeit.

Symptomatik. **Ab dem 50. Lebensjahr** beginnende, allmählich progrediente, meist symmetrische Schallempfindungsschwerhörigkeit mit einem relevanten Hörverlust von mindestens 23 dB. In der Regel sind **höhere Frequenzen stärker betroffen** als der Tieftonbereich.

Morbus Menière

Definition. Anfallsweise auftretende, überwiegend einseitige Erkrankung des kochleovestibulären Organs mit charakteristischer Symptomentrias, welche Minuten bis Stunden anhalten kann.

Ätiopathogenese. Ursächlich wird ein Labyrinthhydrops (Hydrops der Endolymphe) mit Schwellung des Ductus cochlearis und Ruptur der Reissner-Membran diskutiert. Nach Ruptur der Reissner-Membran strömt kaliumreiche Endolymphe in den kaliumarmen Perilymphraum. Folge ist eine reversible Depolarisation (des Ruhemembranpotentials der Haarzellen) und die damit verbundene Auslösung eines Anfalls.

Symptomatik. Typisch ist die **Symptomentrias: Tinnitus, Drehschwindel** (Minuten bis Stunden) und **fluktuierender Hörverlust** (zuerst im Tieftonbereich, später pantonal). Zusätzlich werden Druckgefühl in der Tiefe des Ohres, Nystagmus (Ausfallnystagmus, Reiznystagmus) und den Anfall begleitender Schweißausbruch genannt.

Diagnostik. Das Audiogramm zeigt dabei häufig einen Hörverlust mit Betonung der tiefen Frequenzen zwischen 500 und 2000 Hz von 30 dB. Positives Recruitment.

Therapie. Antiemetika (Torecan®, Vomex®), Verbesserung der Durchblutung durch Infusion niedermolarer Dextrane. Operationsindikationen stellen das Versagen der konservativen Therapie sowie invalidisierende Schwindelanfälle dar.

1.5.2 Verletzungen

☞ Kap. 1.4.1, Felsenbeinfrakturen

1.5.3 Tumoren

Akustikusneurinom

Definition. Im **Kleinhirnbrückenwinkel** und im **Porus acusticus internus** langsam wachsender, histologisch **gutartiger Tumor** des **N. vestibularis,** ohne Geschlechtsprävalenz.

Ätiopathogenese. Meist einseitiges Wachstum, ausgehend von den **Schwann-Zellen** des Neurolemms der Pars vestibularis des VIII. Hirnnervs, bevorzugt im 4. und 5. Lebensjahrzehnt.

Symptomatik. **Neurale** (retrokochleäre) **Hochtonschwerhörigkeit,** daher **negatives Recruitment.** Tinnitus, Fazialisparese, Gleichgewichtsstörungen (evtl. Ausfallnystagmus).

Diagnostik. Im **Liquor** Nachweis einer **Eiweißerhöhung.** Bei der Registrierung der Hirnstammpotentiale (BERA, Ableitung akustisch evozierter Potentiale, ☞ Kap. 1.2) misst man eine **Latenzzeitverzögerung.** Die Röntgenaufnahme nach Stenvers kann eine **Aufweitung** des **inneren Gehörganges** zeigen. Der sicherste Nachweis erfolgt mittels der MRT.

Therapie. Operative Entfernung.

2 Nase, Nebenhöhlen und Gesicht

2.1 Anatomische und physiologische Grundlagen

Nasenhaupthöhlen (NHH). Sie werden durch das **Nasenseptum** voneinander getrennt. Dieses besteht in seinem vorderen knorpeligen Anteil aus dem **Crus mediale** der **Flügelknorpel** und dem **Viereckknorpel;** knöchern schließen sich dahinter kranial die **Lamina perpendicularis ossis ethmoidalis** und kaudal der Vomer an. Das Dach der NHH bildet die **Lamina cribrosa** mit der **Regio olfactoria.** In die NHH ragen von lateral drei Nasenmuscheln **(Conchae nasales),** die die drei Nasengänge voneinander trennen (☞ Abb. 22.8).

Die Mündungsstellen der Nasennebenhöhlen und des Tränennasenganges sind:

- im unteren Nasengang: **Ductus nasolacrimalis**
- im mittleren Nasengang: Sinus frontalis über den Ductus nasofrontalis, Sinus maxillaris durch den Hiatus semilunaris, die vorderen und mittleren Ethmoidalzellen (Siebbeinzellen)
- im oberen Nasengang: hintere Ethmoidalzellen und Sinus sphenoidalis

Gefäßversorgung der inneren Nase. Durch die **Aa. nasales** aus der **A. sphenopalatina.** Diese ist ein Ast aus der **A. maxillaris,** die ihrerseits aus der **A. carotis externa** entspringt. Von oben treten die **vordere** und **hintere A. ethmoidalis,** die aus der **A. carotis interna** stammen, in die NHH.

Nasennebenhöhlen (NNH). Die Entwicklung der NNH (paarig angelegte lufthaltige Räume) beginnt bereits im Fetalstadium, aber **nur die Ethmoidalzellen (Siebbeinzellen)** sind bereits **bei Geburt voll ausgebildet.** Die Größenzunahme der Keilbeinhöhlen beginnt ab dem 3. bis 4. Lebensjahr und ist ungefähr mit der Pubertät abgeschlossen. Die Größenzunahme der Stirnhöhlen beginnt ab dem 4. bis 7. Lebensjahr und ist im Alter von circa 25 abgeschlossen. Die Kieferhöhlen vergrößern sich nur langsam und erreichen erst im Erwachsenenalter ihre volle Ausdehnung. Die Ausdehnung der NNH ist anlagebedingt sehr unterschiedlich. Die NNH sind von **Schleimhaut** (= **Flimmerepithel**) ausgekleidet. Der Flimmerschlag ist zu den Ausführungsgängen gerichtet, so dass Sekret und Fremdkörper durch den gerichteten Flimmerschlag der Zilien abtransportiert werden können.

Physiologische Funktionen der Nase

Reinigung, Anfeuchtung und **Erwärmung** der Atemluft und **Regulation des Atemstromes.** Zur Infektabwehr enthält das Nasenschleimhautsekret diverse **Enzyme, Interferone, IgA, IgM, IgE** und **Abwehrzellen.** Bei der Artikulation der Sprache dient die Nase einschließlich ihrer Nebenhöhlen als **Resonanzraum.** Das **Geruchsorgan (Riechepithel)** ist am Oberrand der **oberen Nasenmuschel** und auf der **gegenüberliegenden Fläche der Nasenscheidewand** lokalisiert. Über den **N. olfactorius** werden Riechsensationen vermittelt.

2.2 Untersuchungsmethoden

Zur Untersuchung der Nase gehören Anamnese, äußere Inspektion, Palpation und innere Inspektion. Zur Inspektion der inneren Nase führt man mit Stirnreflektor und **Hartmann-Spekulum** eine **Rhinoscopia anterior** durch. Der Nasenrachenraum und die Choanen sind mit einem durch den Mund eingeführten gebogenen Spiegelchen einsehbar **(Rhinoscopia posterior).** Zur genaueren Inspektion der tiefen Nasenabschnitte und der Nasennebenhöhlen stehen verschiedene Endoskope zur Verfügung.

Die Luftdurchgängigkeit der Nase kann **qualitativ** durch Exspiration auf eine Metallplatte (Niederschlag der warmen Atemluft auf dem kälteren Metall) oder **quantitativ** mit Hilfe der **Rhinomanometrie** geprüft werden. Bei der Rhinomanometrie wird der Flow der Atemluft durch beide Nasenlöcher mit speziellen Sonden gemessen (in ml/s).

Mit der **Olfaktometrie** wird der Geruchssinn geprüft. Hierbei werden dem Probanden reine Riechstoffe (Vanille, Kaffee, Zimt, Lavendel, Birkenteer, Terpentinöl), Riechstoffe mit einer zusätzlichen Geschmackskomponente (Chloroform: süß, Pyridin: bitter) und Riechstoffe mit einer zusätzlichen Trigeminusreizkomponente (Menthol, Formalin, Essigsäure) angeboten. Unter **Anosmie** versteht man ein fehlendes Riechvermögen.

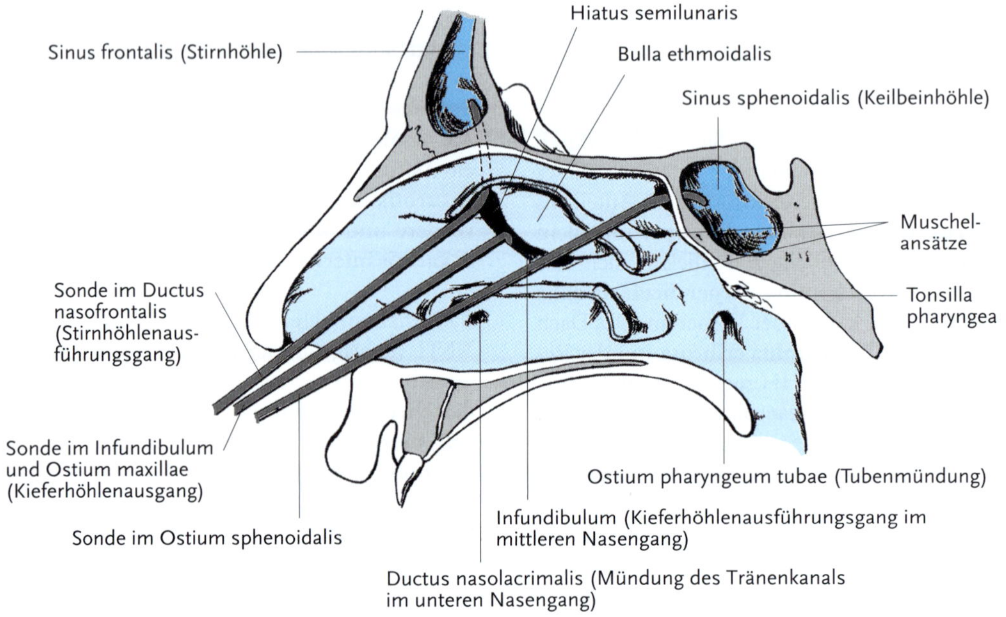

Abb. 22.8: Seitliche Wand der Nasenhöhle nach Abtragung der Muscheln [1]

Untersuchungen der Nase und der Nasennebenhöhlen mit bildgebenden Verfahren

Röntgenuntersuchungen. Mit verschiedenen Röntgenuntersuchungen lassen sich der Gesichtsschädel und pathologische Veränderungen der NNH darstellen. Wegen häufiger Überlagerungen zahlreicher Strukturen des Schädels bedient man sich unterschiedlicher Aufnahmetechniken. Die gebräuchlichsten sind die **okzipitonasale (o.n.) Aufnahme** zur Darstellung der Stirnhöhlen, der Siebbeinzellen und der Orbitae, die **okzipitofrontale (o.f.) Aufnahme** zur Darstellung der Stirnhöhlen und die **okzipitomentale (o.m., = okzipitodentale)** Aufnahme zur Darstellung der Kieferhöhlen, der Keilbeine, der Orbitae, eventueller Jochbeinfrakturen und der Nasenpyramide (☞ Abb. 22.9).

Computertomographie und MRT-Aufnahmen. Diese ergänzen heute die diagnostischen Möglichkeiten. Die Siebbeinzellen sind nur in CT-Aufnahmen sicher zu beurteilen.

Sonographie. Mit dem **A-Scan** können Kiefer- und Stirnhöhlen hinsichtlich Luft- oder Sekretgehalt, Zysten oder Tumoren untersucht werden. Der **B-Scan** dient der Darstellung von Halsweichteilen, Speicheldrüsen, Lymphknoten usw.

2.3 Klinik der Nase, der Nasennebenhöhlen und des Gesichts

2.3.1 Frakturen

Schädelbasisfrakturen werden in laterobasale Frakturen (☞ Kap. 1.4.1), frontobasale Frakturen und Mittelgesichtsfrakturen unterteilt.

Frontobasale Frakturen (= rhinobasale Frakturen)

Definition. Verletzungen der knöchernen Hirnschädelbasis in der vorderen Schädelgrube. Einteilung nach **Unterberger I–II** und **Escher I–IV.**

Symptomatik. Brillenhämatom, Rhinoliquorrhö.

Diagnostik. CT. Glukosebestimmung im Nasensekret. Eine **Nasen-Liquor-Fistel** wird mittels der Liquorszintigraphie dargestellt.

Komplikation. Die häufigste Ursache einer posttraumatischen Meningitis ist die Liquorfistel in Höhe Siebbeinzellen und Lamina cribrosa. Die Liquorfistel kann sich als „ständiger Schnupfen“ bemerkbar machen.

Therapie. Antibiotika. Bei einer Liquorfistel ist eine **sofortige OP** indiziert!

Mittelgesichtsfrakturen

Definition. Diese Frakturen werden in **zentrale** (Blow-out-Fraktur, Siebbeinfraktur, Nasenbeinfraktur), **laterale** (Jochbeinfraktur, Kiefergelenkfortsatzfraktur) und in Frakturen nach **Le Fort I–III** unterteilt (☞ Abb. 22.11).

Le Fort I bis III

Definition. Klassifiziert nur transversale, doppelseitige Gesichtsschädelbrüche.

- **Typ I:** Oberkieferquerfraktur. Abtrennung der Gaumenplatte mit dem Alveolarfortsatz vom Schädel
- **Typ II:** Abtrennung des gesamten Oberkiefers vom Schädel. Die Frakturlinie verläuft von unten (Mundwinkel) nach oben durch die Nasenwurzel
- **Typ III:** Abtrennung des gesamten Mittelgesichtes einschließlich der Jochbeine von der Schädelbasis. Die Frakturlinie verläuft durch das Siebbein. **Cave:** Verletzung der Dura vorprogrammiert

Blow-out-Fraktur

Definition. Isolierte Orbitabodenfraktur.

Symptomatik. Ein **Enophthalmus mit Augenmuskeleinklemmung** führt durch vertikale Motilitätsstörungen des Augapfels zu **Doppelbildern.**

Diagnostik. Röntgenaufnahme mit okzipitofrontalem Strahlengang (Verschattung der Kieferhöhle). CT.

Siebbeinfraktur

Symptomatik. Gesichtsemphysem (Leitsymptom!).

Nasenbeinfraktur

Symptomatik. Behinderte Nasenatmung, Epistaxis.

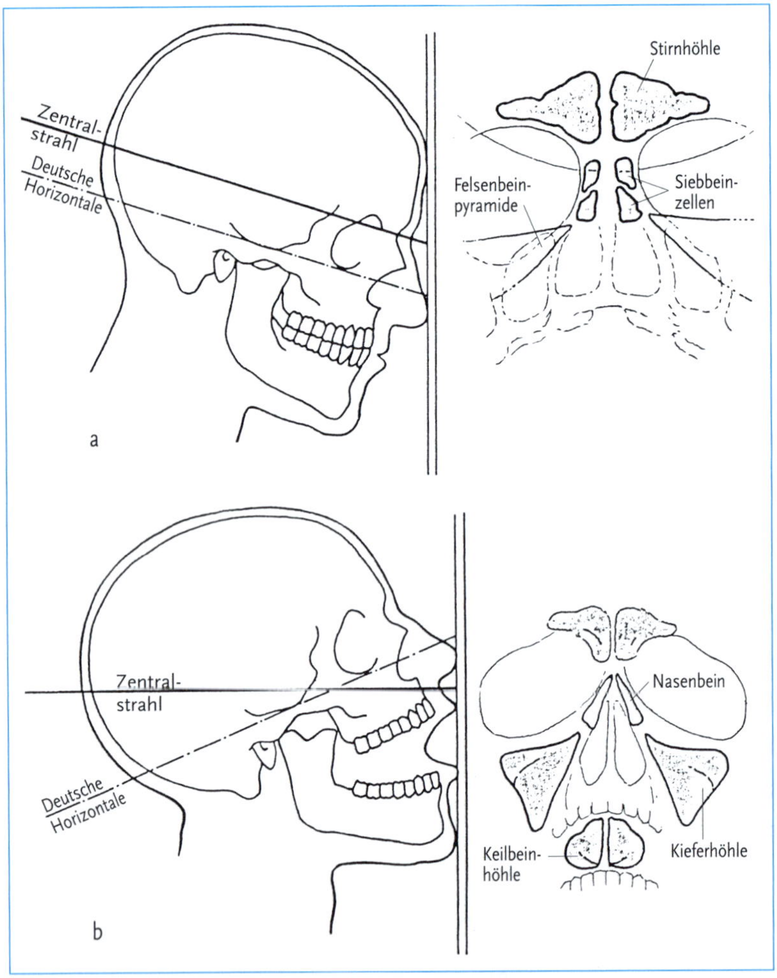

Abb. 22.9: **(a)** Okzipitofrontale und **(b)** okzipitomentale Röntgenaufnahme [4]

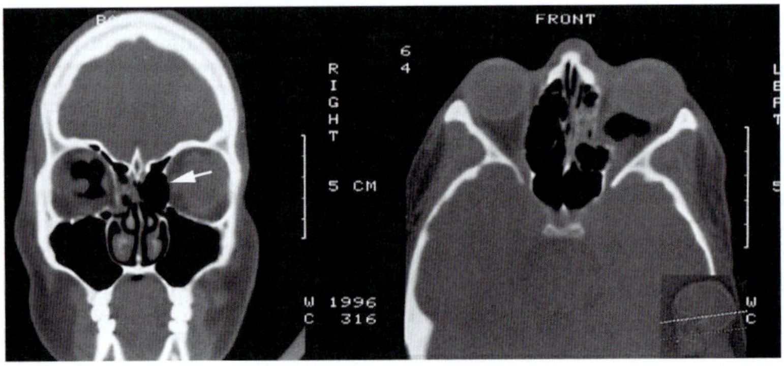

Abb. 22.10: Fraktur der medialen Orbitawand links, CT [5]

Komplikation. Posttraumatisch kann sich ein beidseits unter dem Perichondrium gelegenes **Nasenseptumhämatom** entwickeln. Bei Infektion des Hämatoms kommt es zum **Septumabszess.** Zudem besteht die Gefahr der Entstehung einer **Knorpelnekrose.**

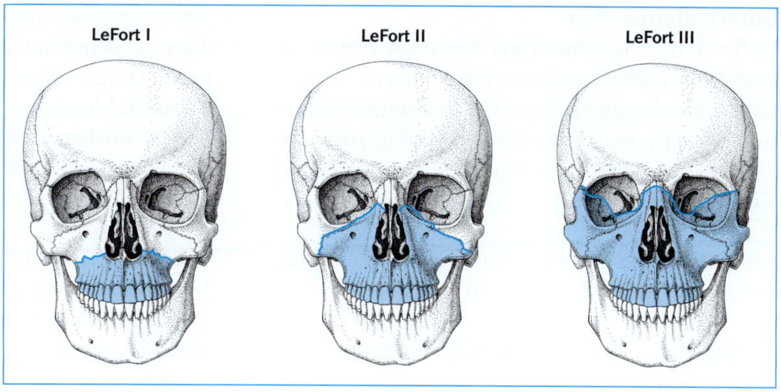

Abb. 22.11: Mittelgesichtsfrakturen; Einteilung nach Le Fort I–III [2]

Therapie. Bei dislozierter Fraktur muss die Reposition binnen 8 Tagen erfolgen. Beim **Nasenseptumhämatom** muss umgehend eine **operative Revision der Nasenscheidewand** erfolgen, da mit keiner Spontanresorption zu rechnen ist.

Jochbeinfraktur

Definition. Sprengung der Sutura frontozygomatica (zwischen Stirn- u. Jochbein).

Symptomatik. Monokelhämatom, Diplopie, Hypästhesie des N. infraorbitalis, Kieferklemme (s. u.).

Kiefergelenkfortsatzfraktur

Symptomatik. Druckschmerzhafte Schwellung der Parotisregion und Schmerz bei Stauchung. Okklusionsstörung (Kieferklemme, s. u.).

Kieferklemme

Definition. Erschwerte Mundöffnungsbewegung.

Ätiopathogenese. Typisch bei **Peritonsillarabszess.** Weitere Ursachen sind: **entzündliches Mundbodeninfiltrat, Otitis externa,** erschwerter **Weisheitszahndurchbruch, Kiefergelenkfortsatzfraktur** und **Karzinome** durch Infiltration der Kaumuskulatur (**cave:** am seltensten durch Zungenkörperkarzinom).

Kiefersperre (= Bisssperre)

Definition. Unfähigkeit zum Mundschluss mit vollständigem oder teilweisem Auseinandersperren der Zahnreihen.

Ätiopathogenese. Luxation des Kiefergelenkes, infolge von Kieferfehlbildungen.

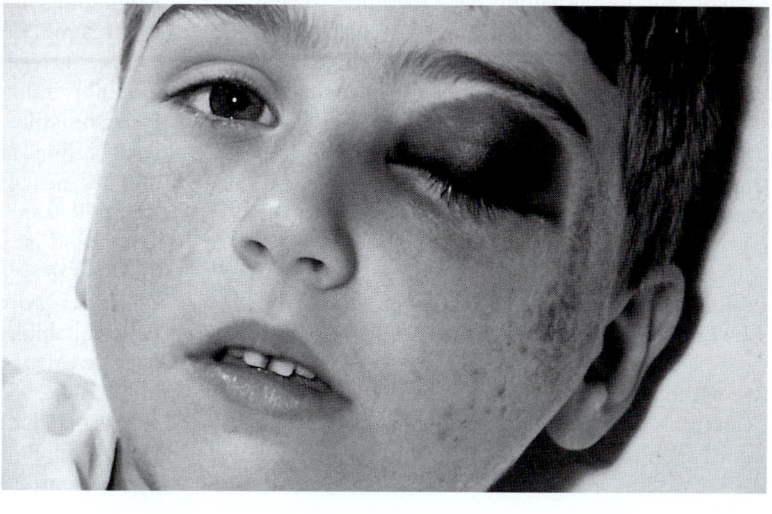

Abb. 22.12: Monokelhämatom bei Schädelbasisfraktur [5]

Unterkieferluxation

Definition. Bei **einseitiger** Luxation kommt es zum Mundschiefstand mit Abweichen des Unterkiefers zur gesunden Seite. Bei **beidseitiger** Luxation – meist mit doppelseitiger Verlagerung des Gelenkköpfchens nach ventral – kommt es zur **Kiefersperre.**

Ätiopathogenese. Kann durch ein extrem weites Öffnen des Mundes verursacht werden.

Diagnostik. Tastbare, leere Gelenkpfanne.

Therapie. **Sofortige Reposition** (ohne Lokalanästhesie, Zug nach **vorn** mit Druck nach **unten** und anschließend nach **hinten** führen bis zum deutlich spürbaren Einrasten).

2.3.2 Entzündungen

Oberlippenfurunkel und Nasenfurunkel

Definition. Der Furunkel ist eine **einschmelzende, nekrotisierende Entzündung** des gesamten **Haarfollikels** und des umgebenden Gewebes.

Ätiopathogenese. Es handelt sich meist um eine Staphylokokkeninfektion.

Komplikation. Sinus-cavernosus-Thrombose (daher Patienten vor „Pickelausdrücken" oberhalb der Oberlippe warnen), Thrombophlebitis, Orbitalphlegmone.

Therapie. Feuchte Umschläge, Sprechverbot, Breikost zur Ruhigstellung der Oberlippe sowie hoch dosiert Antibiotika (systemisch: Flucloxacillin [Staphylex®], bei Penizillinallergie: Erythromycin. Lokal: Gentamicin-Salbe). Gegebenenfalls stationäre Behandlung.

Ozaena

Synonyme. Stinknase, Rhinitis atrophicans, Coryza foetida.

Definition. Chronisch progrediente, **atrophische Entzündung** der Nasenschleimhaut.

Ätiopathogenese. Unklar, es werden exogene (Trauma, Nasentropfenabusus) und endogene (zu weite Nasenlumina) Faktoren diskutiert.

Symptomatik. Trockene Rhinitis, Atrophie der Nasenschleimhaut mit **Verlust des Riechvermögens.** Durch sekundäre Keimbesiedlung kommt es zur Bildung von **übel riechenden grün-gelblichen Borken. Eselsbrücke:** „Wenigstens kann der Ozaena-Patient das üble Sekret nicht mehr riechen!"

Therapie. Ursächlich (Ausschalten der Noxe), Lokalbehandlung mit weicher Nasensalbe oder Emulsion nach Abtragung der Krusten, gegebenenfalls operative Sanierung.

Rosazea

Definition. Chronische Entzündung der Haut mit **Hyperplasie** der **Talgdrüsen, Rötung** und **Schuppung** der Haut, **Teleangiektasien** und Ausbildung von **tuberkuloiden Granulomen.** Führt bevorzugt bei Männern zur Ausbildung eines **Rhinophyms** (= **Knollennase,** ☞ Kap. 2.3.3).

Therapie. Das Rhinophym wird chirurgisch abgetragen.

Akute Sinusitis

Definition. Entzündung der Nasennebenhöhle, benannt entsprechend ihrer Lokalisation. Sind alle Nebenhöhlen betroffen, spricht man von einer **Pansinusitis.**

- **Sinusitis ethmoidalis**
  - **Definition:** Entzündung der Siebbeinzellen. Es ist die einzige **Sinusitis des Kindesalters,** da die übrigen NNH noch nicht ausgebildet sind.
  - **Ätiopathogenese:** Häufig liegt eine akute Rhinitis mit Verlegung der NNH-Ostien zugrunde. Erreger: Pneumokokken und Haemophilus influenzae
  - **Symptomatik:** behinderte Nasenatmung. Druckgefühl im Bereich der Nasenwurzel und des medialen Augenwinkels
  - **Komplikation:** Die häufigste Komplikation beim Kind ist das Übergreifen der Entzündung auf die Orbita **(Orbitalphlegmone).**
  - **Therapie:** symptomatisch (Nasentropfen). Bei Orbitalphlegmone: Eröffnung und Drainage des Abszesses sowie hoch dosierte Antibiotikagabe.
- **Sinusitis maxillaris**
  - **Definition:** Entzündung der Kieferhöhle(n)
  - **Symptomatik: Kopfschmerzen** (Verstärkung

der Kopfschmerzen beim **Bücken**), Klopfschmerz über den Kieferhöhlen, eitrige Nasensekretion
- **Sinusitis frontalis**
  - **Definition:** Entzündung der Stirnhöhle(n)
  - **Symptomatik:** heftiger Klopfschmerz über der Stirn
- **Sinusitis sphenoidalis**
  - **Definition:** Entzündung der Keilbeinhöhle(n)
  - **Symptomatik: Kopfschmerz** mit Projektion auf den **Hinterkopf bis Schädelmitte,** Schmerzen hinter den Augen
  - **Komplikation:** Orbitalphlegmone (werden am häufigsten durch Sinusitiden verursacht), einseitiger Exophthalmus
  - **Therapie:** Nasentropfen (Oxymetazolin, Einsatz nur 1–2 Wochen; **cave: Privinismus,** bei Kleinkindern zentralnervöse Dämpfung möglich)

2.3.3 Tumoren

Benigne Tumoren

Polyposis nasi

Definition. **Nasenschleimhautpolypen** (ödematöse, polypöse Schleimhauthyperplasie), welche im Verlauf einer chronischen Rhinitis auftreten können. **Choanalpolyp:** meist von der Kieferhöhle ausgehender, langgestielter Nasenpolyp.

Ätiopathogenese. Sie kommen gehäuft bei Salicylat-Unverträglichkeit vor. Patienten mit Nasenpolypen haben überdurchschnittlich häufig eine asthmoide Bronchitis. Kinder mit Mukoviszidose haben häufig Nasenpolypen.

Symptomatik. Behinderte Nasenatmung, Rhinophonia clausa, Paukenerguss.

Therapie. OP (**cave:** Rezidivneigung).

Mukozele

Definition. **Schleimansammlung** in einer präformierten Höhle (NNH).

Ätiopathogenese. Obliteration des Ostiums (Abflussverlegung, narbige Veränderungen der Ausführungsgänge) führt zu Sekretaufstau mit **Zystenbildung.** Mukozelen finden sich meist in den **Stirnhöhlen,** da ihre geschlängelten Ausführungsgänge zu Verwachsungen neigen.

Symptomatik. Sie wird bestimmt durch die Ausdehnung der Mukozele. Eine Druckerhöhung führt zum **Abbau der knöchernen Wände** mit **Vorwölbung in Nase und Orbita.**

Therapie. Operative Entfernung. Bei Stirnhöhlenmukozele durch Resektion des Stirnhöhlenbodens mit Schaffung einer breiten Verbindung zur Nasenhöhle.

Rhinophym

Definition. Knollige Verdickung der Nase (Knollennase, Pfundnase) infolge Hyperplasie von Talgdrüsen und Bindegewebe, vorwiegend im Bereich der Haut der knorpeligen Nase. Ältere Männer bevorzugt.

Ätiopathogenese. Multifaktoriell, z.B. Alkoholabusus, mangelnde Hygiene oder als Folge einer Rosazea (☞ Kap. 2.3.2).

Juveniles Nasenrachenfibrom. ☞ Kap. 3.3.3, Benigne Tumoren der Mundhöhle und des Pharynx.

Maligne Tumoren

Definition. Es handelt sich überwiegend um Karzinome (60% d.F.). Das **Plattenepithelkarzinom der Kieferhöhle** ist der häufigste Tumor der inneren Nase. Das **Adenokarzinom der NNH** gilt als Berufskrankheit bei Holzarbeitern. Das **Basaliom** ist der häufigster Tumor der äußeren Nase. Weitaus seltener findet man **maligne Lymphome,** ein **malignes Melanom,** das **Esthesioneuroblastom** (= olfaktorische Neuroblastom, ausgehend von den Riechzellen) und **Metastasen.**

2.3.4 Nasenbluten (= Epistaxis)

Definition. Blutung, deren Quelle in der Nase oder den NNH lokalisiert ist. **Cave: ärztlicher Notfall!**

Ätiopathogenese. Besonders häufig tritt das Nasenbluten im Kindes- u. Jugendalter sowie zwischen dem 50. und 70. Lebensjahr auf. **Hypertonie** (häufigste Ursache), **Traumen** (Sturz auf die Nase), **Entzündungen, Neoplasien.**

Therapie. Aufrechte Sitzhaltung mit nach vorne gebeugtem Kopf und geöffnetem Mund. Konse-

quentes Zusammendrücken der Nasenflügel im Bereich des **Locus Kiesselbachii** (10 min), kalte Umschläge im Nacken, Blutdruck und Pulskontrolle. Bei Blutung aus den hinteren Nasenabschnitten ist eine beidseitige Nasentamponade erforderlich. Man unterscheidet:
- vordere Nasentamponade: Nur die **Nasenhaupthöhle** wird austamponiert.
- vordere und hintere Nasentamponade = **Belloq-Tamponade: zusätzlicher Tampon hinter den Choanen**

Merke

Bei einer Nasentamponade ist eine Antibiotikaprophylaxe unumgänglich!

2.3.5 Fehlbildungen und Formfehler der äußeren und inneren Nase

Fehlbildungen

In der Embryonalentwicklung entsteht das Gesicht durch **Faltung und Zusammenschluss mehrerer Processus in der Mittellinie.** Durch Hemmung dieser Vorgänge (genetisch oder durch Noxen) kann es zu Fehlbildungen und insbesondere zu Spaltbildungen kommen. **Gesichts- und Nasenspalten** finden sich bevorzugt lateral vom Mund (nach lateral erweiterte Mundöffnung) und im Bereich der Nase (Doppelnase, Rüsselbildung). **Nasenfisteln** können vom Nasenrücken ins knorpelige Septum oder die Glabella reichen oder blind enden. Sie machen sich oft erst durch Entzündungen bemerkbar.

Therapie. Plastisch-rekonstruktive Chirurgie; definitive Versorgung erst im Jugendalter.

Stenosen und Atresien

Der **Naseneingang** kann verengt oder vollständig stenosiert sein. Die **Choanen** können durch eine dünne Haut oder knöchern ein- oder beidseitig verschlossen sein.

Symptomatik. **Ernährungsprobleme beim Säugling,** da dieser beim Saugen durch die Nase atmen muss; bei einseitiger Atresie wird dies oft spät bemerkt. Häufig chronische Sinusitis.

Diagnostik. Man versucht, eine dünne Sonde über die Nase in den Rachen einzuführen; Endoskopie, Röntgen mit Kontrastmittelapplikation durch die Nase.

Therapie. Operative Abtragung des Hindernisses, eventuell endoskopisch oder mit Laser.

Formfehler

Angeborene oder durch Traumen erworbene Formfehler können Ursache für Nasenatmungsbehinderung, Sinusitis und eine Reihe weiterer Beschwerden sein. Häufig führen kosmetische Gründe zur Konsultation eines Arztes. **Höcker-**, **Sattel-** oder **Hakennasen** sind die häufigsten Varianten. Sie kommen durch Stellungsfehler der einzelnen knorpeligen und knöchernen Anteile des Nasenskeletts zustande. Auch bei äußerlich normalem Nasenprofil liegt häufig eine **Nasenseptumdeviation** vor.

Symptomatik. Behinderte Nasenatmung.

Therapie. Eine operative Korrektur wird **von endonasal** vorgenommen. Nach Ablösen der Schleimhaut von Knorpel und Knochen werden Stellungsfehler der Nasenskelettanteile korrigiert, überschüssige Skelettanteile reseziert, fehlende durch Transplantate (Rippenknorpel, Beckenkammknochen etc.) ersetzt.

3 Mundhöhle und Pharynx

3.1 Anatomische und physiologische Grundlagen

Die vordere Begrenzung der Mundhöhle sind die Lippen. Zwischen Lippen und **Alveolarfortsätzen** liegt das **Vestibulum oris.** Das Dach der Mundhöhle wird nach vorne durch den harten und hinten durch den weichen Gaumen gebildet. Die Begrenzung zum **Oropharynx** ist der vordere Gaumenbogen. Am Mundboden ist die Zunge mit dem **Phrenulum linguae** fixiert. Lateral daneben befinden sich die **Carunculae** mit den Ausführungsgängen der **Gll. sublingualis und submandibularis.** Der Ausführungsgang der **Gl. parotis** endet in der Wange gegenüber dem oberen dritten Molaren. In der Mundhöhle nimmt die Zunge den größten Raum ein. Die kräftige Zungenmuskulatur setzt am **Zungenbein** und am **Processus styloideus** an. Das Epithel des Zungenrückens bildet zahlreiche **Papillen.** Sie dienen der Tastempfindung und enthalten Geschmacksknospen und Spüldrüsen.

Papillen der Zunge:

- Papillae filiformes: über den gesamten Zungenrücken verstreut
- Papillae fungiformes: an Zungenrand und -spitze
- Papillae foliatae: am Zungenrand
- Papillae vallatae (☞ Abb. 22.13): V-förmig angeordnet, warzenförmig

Innervation der Zunge:

- sensibel: N. mandibularis
- sensorisch: vordere zwei Drittel durch die Chorda tympani (N. VII, süß, sauer, salzig), hinteres Drittel durch den N. IX (sauer, salzig, bitter)
- motorisch: N. hypoglossus

Hypoglossusparese

Definition. Parese des XII. Hirnnervs (rein motorisch, innerviert die Binnenmuskulatur der Zunge: Mm. genioglossus, hypoglossus, styloglossus).

Symptomatik. Hemiatrophie der Zunge auf der betroffenen Seite und Abweichen der Zunge zur atrophierten, kranken Seite (zur Seite der Parese).

Der Pharynx (☞ Abb. 22.14) wird in **Nasopharynx** (vom Rachendach bis zum Gaumensegel), **Oropharynx** (vom Gaumensegel bis zum Oberrand der Epiglottis) und **Hypopharynx** (vom Oberrand der Epiglottis bis zum Ösophagusmund und Ringknorpel) unterteilt. Die Wand des **Nasopharynx** trägt **Schleimhaut mit Flimmerepithel, Oro- und Hypopharynx nicht verhornendes Plattenepithel.**

Am Übergang der Mundhöhle zum Pharynx befindet sich der **lymphatische Rachenring (Waldeyer-Rachenring)** mit der **Tonsilla palatina (Gaumenmandel, paarig, zw. den Gaumenbögen)**, der **Tonsilla pharyngea (Rachenmandel, unpaar, am Rachendach)**, der **Tonsilla lingualis (Zungengrundmandel)** und dem **Seitenstrang** (lymphatisches Gewebe in der seitlichen Pharynxwand,

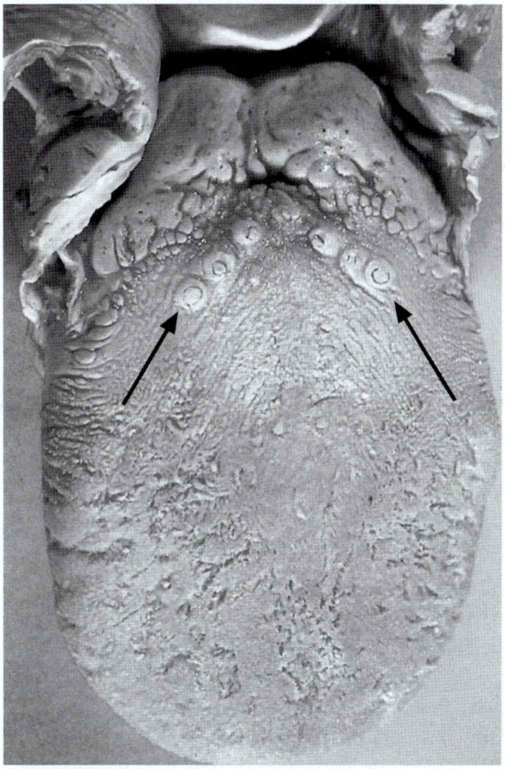

Abb. 22.13: Papillae vallatae, V-förmig angeordnet, dienen der Geschmacks- und Tastempfindung [5]

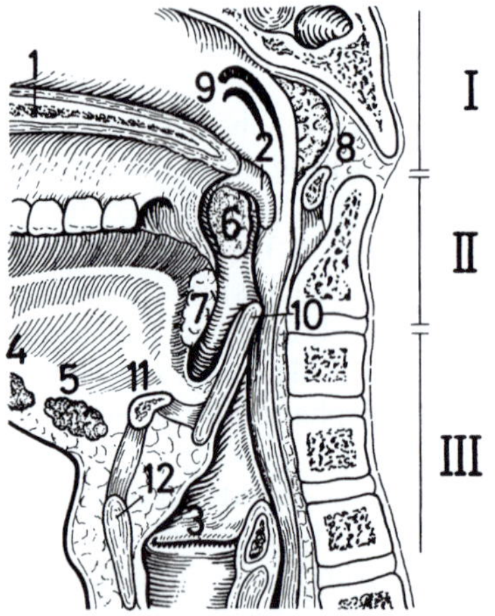

1 Harter Gaumen 2 Weicher Gaumen
3 Plica vocalis 4 Glandula sublingualis
5 Glandula submandibularis
6 Tonsilla palatina 7 Tonsilla lingualis
8 Tonsilla pharyngea
9 Ostium tubae auditivae 10 Epiglottis
11 Hyoid 12 Thyreoid
I Epipharynx (Nasopharynx) II Mesopharynx (Oropharynx) III Hypopharynx

Abb. 22.14: Pharynx von lateral [3]

welches sich am Eingang der Tuba Eustachii (= Tuba auditiva) zur **Tonsilla tubaria** verdichtet).

3.2 Untersuchungsmethoden

Inspektion und **Palpation** gehören auch hier zum unbedingten Muss einer jeden körperlichen Untersuchung. Je nach Fragestellung werden CT, MRT, Röntgen und Sonographie ergänzend angefordert.

Sialographie. Röntgendarstellung des Speicheldrüsenausführungsgangsystems nach retrogradem Einspritzen von Kontrastmittel.

Geschmacksprüfung (Gustometrie). Die Prüfung erfolgt mittels aufgetropfter Lösungen mit aufsteigenden Konzentrationen der **Testsubstanzen** (süß: Glukose, salzig: NaCl, sauer: Zitronensäure, bitter: Chinin) oder mittels **Elektrogustometrie** (Reizung der Geschmacksareale mit Anodenstrom).

3.3 Klinik der Mundhöhle und des Pharynx

3.3.1 Fehlbildungen, Entzündungen

Fehlbildungen

Lippen-Kiefer-Gaumen-Spalte

Definition. Gehört zu den **häufigsten angeborenen Formen der kraniofazialen Dysplasie.** Man unterscheidet zwischen:

- Lippen-Kiefer-Spalten ohne oder in Kombination mit Gaumenspalte
- isolierten Gaumenspaltformen

Ätiopathogenese

- Lippen-Kiefer-Spalte: entsteht in der 5.–6. Embryonalwoche. Der Oberkiefer ist im Bereich des seitlichen Schneidezahnes gespalten.
- submuköse Gaumenspalte: entsteht in der 7. Embryonalwoche.

Symptomatik. Durch eine Tubenfunktionsstörung kommt es (häufig) zum **Seromukotympanon,** verbunden mit **Hörstörungen** (Schallleitungsschwerhörigkeit). Durch eine behinderte Nasenatmung kommt es zur **Rhinolalia aperta** (offenes Näseln). Zudem hat der Säugling **Schwierigkeiten beim Saugen und Trinken.**

Therapie. Plastisch-rekonstruktive Chirurgie, Paukendrainage (bei Seromukotympanon).

Entzündungen

Angina tonsillaris lacunaris

Definition. Akute Entzündung der Gaumentonsillen (= **Tonsillae palatinae),** meist durch β-hämolysierende Streptokokken der Gruppe A.

Ätiopathogenese. Man unterscheidet die **Angina catarrhalis** (Schwellung, Rötung), **Angina follicularis** (gelblich-weiße Stippchen) und die **Angina lacunaris** (grau-weiße Beläge).

Symptomatik. **Schweres Krankheitsgefühl mit hohem Fieber,** häufig Dysphagie, kloßige Sprache und schmerzhafte Halslymphknotenschwellungen.

Komplikation. **Peritonsillarabszess/Parapharyngealabszess (Spatium parapharyngeum), cave: rheumatisches Fieber, u.a. Mitral- und/oder Aortenklappenfehler, daher sofortige Antibiose!** Selten kommt es zur tonsillogenen Sepsis oder einer septischen Thrombose der V. jugularis interna.

Therapie. Penicillin V für mindestens 10 Tage! Analgetika, Flüssigkeitssubstitution. Die Tonsillektomie ist indiziert bei chronischem Verlauf, bei Verdacht auf Herdgeschehen, bei Peritonsillarabszess oder bei Tonsillenhyperplasie (kissing tonsils).

Peritonsillarabszess

Definition. Eitrige Einschmelzung des phlegmonös entzündeten peritonsillären Gewebes. Er ist die häufigste Komplikation im Rahmen einer akuten oder chronischen Tonsillitis.

Lokalisation. Vorderer Gaumenbogen oberhalb der Tonsille.

Komplikation. Ausbreitung in das **Spatium parapharyngeum (Parapharyngealabszess).**

Therapie. Operative Sanierung, Antibiotika.

Angina agranulozytotica

Definition. Begleiterkrankung im Rahmen einer meist medikamentös-toxisch bedingten Knochenmarksschädigung (→ Leukopoesestörung → Agranulozytose → Abwehrschwäche). Man findet **beidseitig nekrotisierende, ulzeröse Tonsillen mit schmutzig grauen Belägen.**

Symptomatik. Starke Halsschmerzen, allgemeines Krankheitsgefühl, Fieber, vermehrter Speichelfluss, Foetor ex ore. (**Cave: keine** LK-Schwellung!).

Angina Plaut-Vincenti

Synonym. Angina ulceromembranacea.

Definition. Durch **fusiforme Stäbchen (Fusobacterium fusiforme)** und **Spirillen (Borrelia vincenti)** hervorgerufene Angina.

Symptomatik. **Schmerzloses einseitiges Tonsillenulkus,** einseitige Kieferwinkellymphome, Foetor ex ore. Typisch ist die Diskrepanz zw. ausgeprägtem Tonsillenbefund und geringem Beschwerdebild.

Therapie. Penizillin, Cephalosporine.

Infektiöse Mononukleose

Synonym. Monozytenangina, Studentenfieber, Pfeiffer'sches Drüsenfieber, lymphoidzellige Angina, Kissing Disease.

Definition. Es handelt sich um eine durch Tröpfcheninfektion übertragbare **Epstein-Barr-Virus-Infektion,** die zu einer Hyperplasie und Hypertrophie des lymphatischen Gewebes mit **charakteristischen Blutbildveränderungen** führt. Die Inkubationszeit beträgt 1–2 Wochen.

Symptomatik. Allgemeines Krankheitsgefühl mit Fieber bis 39 °C. **Lymphome** am Hals, eventuell axillär und inguinal. **Hepatomegalie, Milzschwellung.**

Diagnostik. Ulzeröse und nekrotisierende Tonsillen mit fibrinösen Belägen **(diphtherieähnliches Bild).** Im Blutbild sieht man **bis zu 90% mononukleäre Zellen und atypische Lymphozyten** (charakteristische Blutbildveränderung). Die Seroreaktion (**Paul-Bunnell-Test**) ist erst ab der 2. Woche positiv.

Komplikation. Milzruptur, Hepatitis, Myokarditis, Meningitis, Enzephalitis.

Therapie. Symptomatisch (Bettruhe, Analgetika, Antipyretika, Mundpflege). **Cave:** Auf die Gabe von Antibiotika (z.B. Tetracyclin) tritt bei der Mononukleose keine Besserung des Krankheitsbildes ein, da Virusinfekt! Antibiotika (z.B. Tetracyclin) dienen bei der Mononukleose nur der Verhinderung von Sekundärinfektionen. **Kontraindiziert** ist die Gabe von Ampicillin, da es ein immunologisch gesteuertes **Exanthem** hervorrufen kann!

Orale Kandidamykose (= Soor)

Besonders bei abwehrgeschwächten Patienten, also auch im Rahmen von AIDS, tritt gehäuft ein Soor auf. Hierbei handelt es sich um eine Pilzinfektion der Mund-, manchmal auch der Rachenschleimhaut oder auch des gesamten Ösophagus.

Symptomatik. Brennen, Schluckbeschwerden, weißliche Beläge mit rotem Saum, die abwischbar sind.

Therapie. Antimykotika lokal, z.B. Amphotericin B, bei schwerem Befall auch Antimykotika systemisch.

Merke

Als Differentialdiagnose kommt eine **Leukoplakie (cave:** Präkanzerose! ☞ Pathologie, Kap. 7.4) in Betracht. Sie ist im Gegensatz zu den Pilzbelägen **nicht abwischbar.**

Syphiliden

Bei der Lues im Stadium II kann es zu so genannten **Syphiliden** im Sinne von papulösen, oberflächlichen Erosionen an der Mundschleimhaut kommen **(Plaques muqueuses).**

Veränderungen des Zungenoberfläche

☞ Dermatologie, Kap. 22.4.

Glossitis

Meist handelt es sich um eine Beteiligung der Zunge an Entzündungen der Mundschleimhaut. Achtung: Den Begriff **Glossitis** nicht mit dem Symptom **Zungenbrennen** (= **Glossodynie**) verwechseln. **Zungenbrennen** kann als Symptom vieler verschiedener Erkrankungen auftreten. Die häufigsten sind **Allergie, Diabetes mellitus, perniziöse Anämie (Hunter-Möller-Glossitis), gastrointestinale Erkrankungen** (auch Karzinome), **endogene Depression.** Diagnose und Therapie bereiten oft größte Schwierigkeiten.

Symptomatik. Zungenbrennen, oft als alleiniges Symptom, umschriebene oder diffuse Rötung, Schwellung und deutliches Hervortreten der Zungenpapillen.

Therapie. Ausschalten der Ursache.

3.3.2 Tonsillektomie und Adenotomie

Tonsillektomie

Definition. Entfernung der Gaumenmandeln (= Tonsillae palatinae).

Indikationen. Indikationen für eine Tonsillektomie stellen **häufig rezidivierende Tonsillitiden (mindestens drei pro Jahr)**, mechanische **Atmungsbehinderung** durch Tonsillenvergrößerung, so genannte „kissing tonsils", **Peritonsillarabszesse** und **Herderkrankungen** dar. Herd- oder Fokalerkrankungen sind Krankheiten, die als direkte oder indirekte Folge rezidivierender oder chronischer Tonsillitiden angesehen werden. Sie werden zum Teil auch durch Immunkomplexe aus Antikörpern und Streptokokkenantigen hervorgerufen, zum Teil ist ihr Pathomechanismus noch unbekannt. Die häufigsten Herderkrankungen sind akutes rheumatisches Fieber, Poststreptokokken-Glomerulonephritis, Endokarditis und Chorea minor. Das Auftreten von **Hauterkrankungen** wie Psoriasis und Neurodermitis sowie einiger **Augenerkrankungen** und **Neuritiden** soll durch rezidivierende Tonsillitiden und andere Infektionen des HNO-Bereichs getriggert werden können. Bei **Verdacht auf einen Tonsillentumor** erfolgt die **diagnostische Tonsillektomie.** Eine **Probeentnahme (PE) gilt als obsolet,** da sich häufig kleine Tumoren in der Tiefe der Tonsillenkrypten befinden, die mit einer PE nicht erfasst werden.

Merke

Eine negative PE ist kein Beweis für die Abwesenheit eines Tumors.

Prinzip. In Lokalanästhesie oder Vollnarkose wird die Tonsille aus ihrem Bett herausgeschält, mit einer Tonsillenzange gefasst und am Gefäßstiel am Zungengrund mit einem so genannten Tonsillenschnürer (Drahtschlinge) abgetrennt. Anschließend erfolgt eine sorgfältige Blutstillung durch Kompression, Koagulation oder, in seltenen Fällen, Ligatur. **Cave:** Starke Nachblutungen sind nicht selten und treten gehäuft am ersten und am siebten postoperativen Tag auf.

Adenotomie

Definition. Entfernung der Rachenmandel mit dem Ringmesser nach Beckmann in Vollnarkose.

Indikation. Rachenmandelhyperplasie.

Kontraindikation: hämorrhagische Diathese.

Rachenmandelhyperplasie

Definition. Adenoide Vegetationen der Tonsilla pharyngea.

Symptomatik. Behinderte Nasenatmung und Funktionsstörung der Tuba auditiva. Wachstumsstörungen des Gaumens. **Sinusitiden** und **Bronchitiden** kommen als Begleiterkrankungen vor.

Therapie. **Adenotomie** (Entfernung der Rachenmandel mit dem Ringmesser nach Beckmann).

Kontraindikation: hämorrhagische Diathese.

3.3.3 Tumoren der Mundhöhle und des Pharynx

Benigne Tumoren

Juveniles Nasenrachenfibrom

Synonym. Juveniles Angiofibrom.

Definition. **Benigner, gefäßreicher, bindegewebiger Tumor** am Übergang zwischen Nasenhöhle und Epipharynx mit lokal expansivem, **destruierendem Wachstum, jedoch ohne Metastasierung.** Gelegentlich wird eine spontane Rückbildung beobachtet. Neigt nach operativer Entfernung zu **Rezidiven.** Männliche Jugendliche (Durchschnittsalter: 15–16 Jahre) sind besonders häufig betroffen.

Symptomatik. **Behinderte Nasenatmung, Rhinophonia clausa, Epistaxis, Tubenfunktionsstörung, Schallleitungsschwerhörigkeit. Pulsierende Vorwölbung** an der lateralen Pharynxwand. Durch expansives Wachstum kann es zu einer **Gesichtsasymmetrie** kommen.

Therapie. Operativ, nach vorheriger Embolisation der Tumorgefäße. Nur bei inoperablen Tumoren: Strahlentherapie.

Maligne Tumoren

Definition. Überwiegend Plattenepithelkarzinome.

Ätiopathogenese. Bei den **Mundhöhlen- und Hypopharynxkarzinomen** wird **übermäßigem Tabak- und Alkoholgenuss** eine ätiologisch wichtige Funktion zugesprochen. Zusätzlich kann eine **schlechte Zahnhygiene** die Entstehung eines **Zungenkarzinoms** fördern. Der Altersgipfel liegt um das 50.–70. Lebensjahr. Männer sind häufiger betroffen als Frauen.

Symptomatik. Lokalisationsabhängig. Oft sind bei Diagnosestellung bereits Halslymphknotenmetastasen vorhanden.

Therapie. Operation, Bestrahlung, Zytostatika.

Nasopharynxkarzinom

Synonym. Schmincke-Tumor, lymphoepitheliales Karzinom.

Definition. Am Dach des Nasopharynx lokalisiertes, **Epstein-Barr-Virus-assoziiertes undifferenziertes Plattenepithelkarzinom** mit lymphozytärer Stromareaktion.

Symptomatik. Eine behinderte Nasenatmung führt zu einer einseitigen Tubenbelüftungsstörung. Es bildet sich ein **Mittelohrerguss** mit der Folge einer **Schallleitungsschwerhörigkeit. Nuchale Halslymphknotenmetastasen,** ein- oder beidseits, sind oft ein Frühsymptom. **Rezidivierendes Nasenbluten.** Typische Nervenschädigung: N. trigeminus, N. vagus, N. abducens und N. glossopharyngeus.

Diagnostik. Endoskopie des Nasen-Rachen-Raumes, verbunden mit einer Biopsie, bei submukösem Wachstum: Blindbiopsie.

Therapie. Bestrahlung mit einer Herddosis von 60–80 Gy. **Cave:** Zuvor **Zahnsanierung,** um die **Gefahr einer radiogenen Osteonekrose** zu senken.

Klinischer Fall

Ein 24-jähriger Chinese bemerkt seit 6 Monaten gelegentlich Nasenbluten sowie eine Einschränkung des Hörvermögens links. Seit 6 Wochen bestehen mehrere knotige schmerzlose Schwellungen links am Hals.

Untersuchungsergebnis: ein Serotympanum links sowie mehrere walnussgroße Lymphknoten hinter und unter dem oberen Drittel des linken M. sternocleidomastoideus.

Verdachtsdiagnose: am ehesten Nasopharynxkarzinom (IMPP, 8/2003).

22

4 Larynx und Trachea

4.1 Anatomische und physiologische Grundlagen

Kehlkopf

Der Kehlkopfraum wird in drei Etagen (**supraglottisch, glottisch und subglottisch**) unterteilt (☞ Abb. 22.15).

Das Kehlkopfskelett besteht aus:
- Ringknorpel (= Cartilago cricoidea)
- Schildknorpel (= Cartilago thyroidea)
- Stellknorpeln (= Cartilagines aryepiglotticae)
- Kehldeckel (= Epiglottis)

Die **Schleimhaut** im Bereich des Kehlkopfes besteht aus **mehrreihigem Flimmerepithel.** Die **Stimmbänder,** die **Taschenbänder** und die **laryngeale Epiglottis** weisen hingegen **mehrschichtiges, nicht verhornendes Plattenepithel** auf.

Nervale Versorgung des Kehlkopfes

Der Kehlkopf wird von dem **N. laryngeus superior** und dem **N. laryngeus recurrens** innerviert. Beides sind Äste des **X. Hirnnervs (Vagus).** Der **Ramus externus** des N. laryngeus superior versorgt motorisch nur den **M. cricothyroideus** (äußerer Kehlkopfmuskel), dessen Aufgabe es ist, die Stimmlippen zu spannen. Der **Ramus internus** versorgt den Kehlkopf **sensibel** bis in Höhe der Stimmlippen. Vom N. laryngeus recurrens gehen die sensiblen **Rami tracheales** und **Rami esophagei** ab. Der Endast des N. laryngeus recurrens ist der **N. laryngeus inferior,** welcher **motorisch die Kehlkopfmuskeln** – außer den M. cricothyroideus (s. o.) – und **sensibel die Schleimhaut unterhalb der Stimmlippen** versorgt. Der u. a. von ihm versorgte **M. cricoarytenoideus posterior** (= **Posticus**) ist der **einzige Erweiterer der Stimmritze.** Der N. laryngeus inferior kreuzt die unteren **Schilddrüsenarterien** bzw. deren Aufzweigungen. Der rechte N. laryngeus recurrens schlingt sich um die **A. subclavia dextra,** der linke um den **Aortenbogen.**

4.2 Untersuchungsmethoden

Da der Kehlkopf dicht unter der Haut liegt, werden zunächst seine äußere Kontur und seine Beweglichkeit beim Schlucken inspiziert. Palpiert werden vorhandene **Lymphknoten, Schwellungen und die Schilddrüse.** Physiologischerweise steigt die Schilddrüse während des Schluckaktes mit dem Kehlkopf nach oben. Die **Haut über der Schilddrüse ist frei verschieblich.** Die Schilddrüse ist bei der Palpation von **weicher Konsistenz, ohne tastbare Knoten, ohne fühlbares Schwirren.**

Die **Sonographie** dient neben der Differenzierung pathologischer Palpationsbefunde der Darstellung von **Schilddrüse** (sonographisches Volumen bei der Frau: 18 ml, beim Mann: 25 ml), **Lymphknoten, Fisteln** und **Abszessen.** Bei Fragen zur Tumorausdehnung (**Staging**) werden vor allem **CT** und **MRT** genutzt. Mittels der **indirekten Laryngoskopie,** dem so genannten „Spiegeln", verschafft man sich einen ersten Überblick über das Kehlkopfinnere. Der dabei zum Einsatz kommende Kehlkopfspiegel zeigt eine seitengleiche Wiedergabe der Stimmlippen, die vordere Kommissur liegt oben (Eselsbrücke zur Antomie: Das von den geöffneten Stimmlippen gebildete Dreieck zeigt mit seiner Spitze als „Pfeil" nach ventral, wo auch die Epiglottis ihren Ansatz hat). Unter der **Mikrolaryngoskopie** (= **direkte Laryngoskopie**) versteht man die Beurteilung des Kehlkopfinneren mit einem Operationsmikroskop. Zur genauen Beurteilung der Stimmlippen**funktion** dient die **Laryngostroboskopie.** Diese Technik macht die für das bloße Auge nicht fassbaren **Feinschwingungen der Stimmlippen sichtbar** (☞ Kap. 8.1).

Merke

Vor Laryngoskopie Zahnersatz entfernen! Spiegel anwärmen (Schutz vor Beschlagen). Bei indirekter Laryngoskopie: Herausgestreckte Zunge mittels Mullläppchen festhalten, Handhaltung beachten und abstützen, Gaumen beim Einführen nicht berühren (Würgereiz). Patienten „Hiii" sagen lassen (Beweglichkeit der Stimmlippen?).

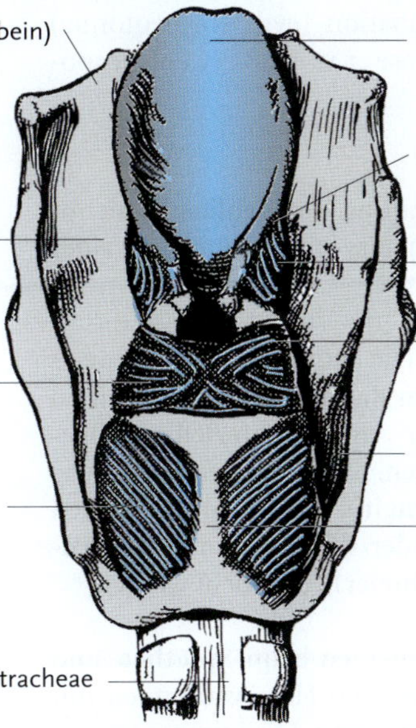

Abb. 22.15: Anatomie des Kehlkopfes (von dorsal) [1]

4.3 Klinik des Larynx und der Trachea

4.3.1 Fehlbildungen, Entzündungen

Fehlbildungen

Fehlbildungen von Larynx und Trachea sind sehr selten. Es kommen **Kehlkopfatresie, Zysten, Hämangiome, Ösophagotrachealfisteln** und **Trachealstenosen** vor.

Stridor congenitus

Definition. Symptom bei **Neugeborenen und Säuglingen** auf Grund einer angeborenen Entwicklungsstörung oder Hemmungsfehlbildung des Respirationstraktes.

Ätiopathogenese. Durch **abnorm weiches Knorpelgewebe** kollabieren der Kehlkopf und Teile der Trachea bei Inspiration.

Symptomatik. **Inspiratorischer Stridor,** der sich in **Rückenlage verstärkt.** Bei Stenosen auch exspiratorischer Stridor. Dysphonie, Dysphagie.

Therapie. Bauchlage. Kontrolliertes Abwarten, da eine physiologische Stabilisierung des Knorpelgerüstes innerhalb der ersten Lebensmonate wahrscheinlich ist.

Entzündungen

Akute Epiglottitis

Synonym. Akut-phlegmonöse Epiglottitis.

Definition. Durch Haemophilus influenzae Typ b verursachte, akute phlegmonöse Entzündung der Epiglottis mit der **Gefahr einer rasch progredienten, lebensgefährlichen Atemwegsobstruktion.** Sie kann durch die komplette Verlegung der Luftwege zum Tode führen. **Ärztlicher Notfall! Vor allem Vorschulkinder, aber auch Erwachsene (selten) betroffen. Selteneres Auftreten seit Impfung gegen Haemophilus influenzae** Typ **b.**

Symptomatik. **Schweres Krankheitsbild.** Sie beginnt mit **plötzlich einsetzendem hohem Fieber,** gefolgt von rasch zunehmender **Dyspnoe** (Erstickungsgefahr). Das Kind will mit nach vorn abgestützten Armen sitzen **(tripod position)** und weigert sich zu liegen. **Inspiratorischer Stridor.** Die **Sprache ist kloßig.** Es kommt zu **Dysphagie** und **Speichelfluss.** Im Blutbild findet man eine **Leukozytose.**

Therapie. Notfall! Sie muss **stationär** erfolgen. Häufig ist eine Intubation (evtl. Tracheotomie) erforderlich. Antibiose i.v. (z.B.: Cephalosporine).

Laryngitis

Definition. Entzündung der **Kehlkopfschleimhaut.** Man unterscheidet eine **akute** von einer **chronischen Form.**

Ätiopathogenese. Die akute Laryngitis kann als Begleiterkrankung im Rahmen einer allgemeinen **Virusinfektion** oder eines **bakteriellen Allgemeininfektes** auftreten. Sie kann aber ebenso wie die **chronische Laryngitis** durch **exogene Noxen** (z.B. Tabakrauch) oder durch **Stimmbeanspruchung** (z.B. Marktschreier) verursacht werden.

Symptomatik. **Schmerzen** beim Sprechen und Schlucken. **Kratzgefühl** im Hals, verbunden mit **Räusper- und Hustenzwang.** Die Stimme ist rau. Es kann zur **Heiserkeit** kommen.

Diagnostik. Man sieht eine **walzenförmige Schleimhautverdickung.** Bei der akuten Laryngitis ist die Schleimhaut gerötet und trocken. Bei der chronischen Laryngitis ist die Schleimhaut blass, blau-rot und trocken. Sie kann mit einer **präkanzerösen atypischen Leukoplakie** einhergehen und zu entzündlichen Polypen führen.

Therapie. Symptomatisch (Stimmschonung, Vermeidung von Noxen).

Laryngitis subglottica

Synonym. Pseudokrupp.

Definition. Akute, meist durch das Parainfluenza-Virus Typ I verursachte Erkrankung des Respirationstraktes im Kindesalter, welche vor allem durch die stenosierende Anschwellung des subglottischen Gewebes charakterisiert ist.

Symptomatik. Charakteristisch sind der **bellende Husten** sowie Atemnot mit inspiratorischem Stridor. Im Laufe der Erkrankung kann es zu Heiserkeit bis Aphonie kommen.

Therapie. Kortikosteroide. **Notfall!** Auf Grund der Gefahr einer raschen Progredienz ist mit der **Krankenhauseinweisung** nicht zu zögern.

Diphtherie

Definition. Durch Corynebacterium diphtheriae verursachte **lebensbedrohliche Erkrankung** (☞ Pädiatrie, Kap. 8.3.3), die einhergeht mit Entzündung der Tonsillen und der respiratorischen Schleimhäute. **Meldepflichtige Erkrankung.**

Symptomatik. Man findet nicht abziehbare, fibrinöse, bei Berührung **leicht blutende pseudomembranöse Beläge** der Oropharynxschleimhaut, begleitet von **süßlichem Mundgeruch.** Bei Kehlkopfbeteiligung ist der **Krupphusten** (trocken, schmerzhaft, bellend) charakteristisch. Schmerzhaft vergrößerte, derbe Lymphknoten.

Therapie. Sofortige (!) Gabe des spez. Diphtherie-Antitoxins sowie Antibiotika (z.B. Cephalosporine).

Kehlkopftuberkulose

Definition. Sie entsteht im Rahmen einer durch das Mycobacterium tuberculosis verursachten Erkrankung (☞ Innere Medizin, Kap. 6), entweder durch Fortleitung einer bestehenden Entzündung, seltener als Primärherd.

Symptomatik. Geringe Heiserkeit und Räusperzwang. Nachtschweiß. Im fortgeschrittenen Stadium kommen starke Schluckschmerzen vor, die bis zur Schluckunfähigkeit führen können. Selten findet sich eine atemrelevante Lumeneinengung.

Diagnostik. Laryngoskopisch sieht man das Bild einer **Monochorditis** (einseitige, rötlich bis bräunliche Verdickung einer Stimmlippe) sowie eine **hahnenkammartige Faltenbildung** (durch Schleimhautschwellung der Kehlkopfhinterwand zw. den Aryhöckern).

Therapie. Kombinierte Chemotherapie (Isoniazid, Rifampicin, Pyrazinamid, Ethambutol).

Halslymphknotentuberkulose

☞ Kap. 6.3

Reinke-Ödem

Definition. Subepitheliales, meist doppelseitiges Ödem der Stimmlippen (Wassereinlagerung zwischen Epithel und Bindegewebe des **Lig. vocale** = Reinke'scher Raum). ☞ Abb. 22.16 im Farbteil.

Ätiopathogenese. Nikotinabusus, Personen mit starker Stimmbelastung.

Symptomatik. Heiserkeit. Dysphonie. Kann zu inspiratorischem Stridor führen.

Therapie. Mikrochirurgische Dekortikation (vollständige Entfernung des Stimmlippenepithels). Ausschalten der Noxe, logopädische Übungen. Eine symptomatische Therapie ist nur unmittelbar zu Beginn der Ödementwicklung sinnvoll (Antiphlogistika, Kortikosteroide).

4.3.2 Kehlkopflähmung

Synomym. Stimmbandlähmung, Rekurrensparese.

Definition. Ein- oder beidseitig auftretende, eingeschränkte oder komplette Aufhebung der Stimmlippenbeweglichkeit.

Ätiopathogenese. Am häufigsten tritt die Rekurrensparese nach **Strumektomie** auf. Weitere Ursachen sind: eine Raumforderung im Verlauf des Nervs (Aneurysma, Struma, Karzinome), das **Wallenberg-Syndrom (Hirnstammsyndrom)**, Traumata etc. Die Parese kann aber auch idiopathische Ursachen haben.

Symptomatik. Die **gelähmte Stimmlippe steht in Paramedianstellung,** gespannt durch die Kontraktion des **M. cricothyreoideus (N. laryngeus sup.! ☞ Kap. 4.1).**

- Bei **einseitiger** Lähmung ist die Stimmbildung intakt, die Atmung noch möglich.
- Bei **beidseitiger** Lähmung stehen beide Stimmlippen in Paramedianstellung **(Phonationsstellung). Es resultiert eine akut lebensbedrohliche Luftnot (Erstickungsgefahr!).** Inspiratorischer Stridor.

Rekurrensparese rechts:
Stimmlippe rechts: in Paramedianstellung
Stimmlippe links: beweglich
→ Atmung möglich
→ Stimmbildung intakt
Rekurrensparese beidseits:
rechte und linke Stimmlippe in Paramedianstellung (Phonationsstellung):
→ lebensbedrohliche Luftnot

Therapie. Ursachenbezogen. Bei akuter Luftnot sofortige Tracheotomie (☞ Kap. 4.3.4.). Logopädisch-phoniatrische Behandlung.

4.3.3 Tumoren des Larynx

Benigne Tumoren

Juvenile Papillomatose des Kehlkopfes
Definition. Warzenähnliche Tumoren des Kehlkopfes, vorzugsweise der Stimmlippen.

Ätiopathogenese. Infektion mit **Papillomaviren (HPV-6, HPV-11).** Sie haben gewöhnlich keinen Stiel und haben eine ausgesprochene Rezidivneigung. **Keine maligne Entartung.** Die Rückbildung in der Pubertät ist möglich.

Symptomatik. Heiserkeit, Dyspnoe.

Therapie. Operative Entfernung.

Kehlkopf-Papillomatose des Erwachsenen
Definition. Warzenähnliche Tumoren des Kehlkopfes, vorzugsweise der Stimmlippen. Gilt als **Präkanzerose.**

Ätiopathogenese. Infektion mit Papillomaviren. **Maligne Entartung (20% d.F.)** möglich (im Gegensatz zur juvenilen Form). Geringe Rezidivneigung.

Symptomatik. Abhängig von Größe und Lokalisation. Meist steht die Stimmstörung (Dysphonie) im Vordergrund.

Therapie. Operativ (**Histologie** zwingend erforderlich).

Stimmlippenknötchen (= Schreiknötchen, Sängerknötchen), Kontaktgranulome
Definition. Stimmlippenknötchen: Am Übergang vom **vorderen zum mittleren Drittel** der Stimmlippen gelegene **symmetrische Verdickungen** in Form eines umschriebenen **Ödems (weiche Knötchen)** oder einer **subepithelialen Fibrosierung (harte Knötchen). Kontaktgranulome** entwickeln sich aus **Kontaktulzera** (z.B. im Rahmen einer Langzeitbeatmung). Meist ist **bilateral das hintere Drittel** der Stimmlippen betroffen.

Ätiopathogenese. Folge einer akuten oder chronischen Fehlfunktion der Stimmlippen.

Symptomatik. Heiserkeit, besonders nach stimmlicher Belastung.

Therapie. Konservativ, logopädische Stimmübungen. Evtl. operative Sanierung.

Präkanzerosen. Zu den Präkanzerosen gehören:
- die Kehlkopf-Papillomatose des Erwachsenen
- der Morbus Bowen (intraepidermales Karzinom, intakte Basalmembran, ☞ Dermatologie, Kap. 14.3.1)
- die Leukoplakie (epitheliale Hyperplasie/Hyperkeratose, Dysplasie/Dyskeratose, zelluläre Atypien, vermehrte und oder atypische Mitosen, polymorphe und hyperchromatische Kerne). Männer sind häufiger betroffen als Frauen.

Maligne Tumoren

Auch hier gilt, wie bei den Mundhöhlenkarzinomen, dass **Tabak- und Alkoholgenuss** in der Ätiopathogenese eine entscheidende Rolle spielen. Männer sind häufiger betroffen als Frauen.

Hypopharynxkarzinom

Definition. **Plattenepithelkarzinom,** meist im **Sinus piriformis** lokalisiert. Es metastasiert häufig, d. h., bei Diagnosestellung liegen bereits meist Halslymphknotenmetastasen vor.

Therapie. Radikale operative Entfernung, **Neck-Dissection** und postoperative Bestrahlung.

Prognose. Schlecht, die 5-Jahres-Überlebensrate beträgt bestenfalls 30%.

Larynxkarzinom

Definition. Zu 95% handelt es sich um ein Plattenepithelkarzinom.

Lokalisationen

- supraglottisch: $^{1}/_{3}$ d. F., meist Kehldeckel, frühe Metastasierung
- glottisch: $^{2}/_{3}$ d. F., vorderer Bereich der Stimmlippen (**T1:** beide Stimmlippen voll beweglich, **T1a:** Befall einer Stimmlippe, **T1b:** Befall beider Stimmlippen). Späte Metastasierung (☞ Abb. 22.17 im Farbteil)
- subglottisch: primär selten, < 3% d. F. Metastasierungsrate meist abhängig von der Tumorgröße

Symptomatik. Lokalisations- und größenabhängig. Leit- und Frühsymptom beim Stimmlippenkarzinom ist die **Heiserkeit.** Möglich sind Reizhusten und Räusperzwang, Atemnot bei stenosierendem Wachstum **(Notfall, Erstickungsgefahr!).** Ist die Stimmlippenfunktion nicht mit betroffen, können unspezifische Beschwerden wie **Halsschmerzen mit Ausstrahlung ins Ohr, Gewichtsabnahme, blutiger Auswurf** oft leider erst in einem fortgeschrittenem Tumorstadium auf einen Primärtumor hinweisen.

> **Merke**
> Jede Heiserkeit, die **länger als 3 Wochen** anhält, ist verdächtig auf ein Karzinom und muss daher unbedingt abgeklärt werden!

Lymphknotenmetastasen (= LKM)

Je nach Ausprägung der Lymphkapillarnetzdichte am Ort des Primärtumors kommt es zu einer frühen bzw. späten überwiegend lokalen Halslymphknotenmetastasierung. Die **supraglottische Region** hat ein ausgeprägtes lymphatisches Netzwerk, daher findet man schon oft in einem **frühen Tumorstadium LKM** (30–70% d. F.). Die **glottische Region** weist hingegen ein eher spärliches Lymphdrainagesystem auf, so dass hier **LKM selten** und wenn ja, dann erst in einem **fortgeschrittenen Stadium** gefunden werden (< 10% d. F.).

Therapie. Sie erfolgt lokalisations- und TNM-Stadien abhängig. Neben der Operation und Neck-Dissection kommen auch Strahlentherapie (60 Gy) und/oder Chemotherapie zum Einsatz. Je nach Ausmaß der notwendigen Operation folgt eine logopädische Behandlung. Beispiele:
- subglottisch: Laryngektomie, Trachealkanüle
- glottisch: T1a: Chordektomie der befallenen Seite, oder: Sind beide Stimmlippen voll beweglich, ist die Strahlentherapie der Operation gleichwertig.
- Die kehlkopflosen Patienten erlernen die so genannte **Speiseröhrenersatzstimme** (= **Ruktussprache, Ösophagusstimme**) oder den Gebrauch von **elektrischen Tongebern.**

Prognose. Sie ist abhängig vom TNM-Stadium. **Glottisch lokalisierte Karzinome** mit T1N0M0 haben die **beste Prognose.** Die **5-Jahres-Überlebensrate** liegt für dieses Tumorstadium bei **ca. 90%. Supraglottisch und subglottisch** lokalisierte Karzinome haben eine **schlechtere Prognose,** da sie oft erst in einem fortgeschrittenen Tumorstadium mit bereits vorhandenen Halslymphknotenmetastasen diagnostiziert werden.

4.3.4 Intubation, Tracheotomie, Koniotomie

Intubation

Definition. Einführen eines Spezialtubus durch den Mund oder die Nase in die Trachea, idealerweise bis kurz vor die Karina.

Indikation. Überbrückung akuter Kehlkopfstenosen.

> **Merke**
>
> Der Intubationstubus muss nach **spätestens 48 h durch eine Tracheotomie ersetzt werden,** da folgende Schädigungen (Komplikationen) möglich sind: **Drucknekrosen, Aryknorpelluxation, Verwachsungen der Stimmbänder, die Bildung von meist beidseitigen Intubationsgranulomen** (besonders häufig im Bereich des Processus vocalis der Cartilago arytenoidea).

Tracheotomie

Definition. Anlage einer stabilen Öffnung in der Luftröhre (**Tracheostoma**) unterhalb der Engstelle.

Indikation. Larynxödem mit Atemnot, stumpfes Kehlkopftrauma mit Knorpelfraktur, Notwendigkeit einer mehrtägigen künstlichen Dauerbeatmung.

> **Merke**
>
> Die Tracheotomie muss die Koniotomie (s. u.) bei längerer Krankheitsdauer ersetzen.

Komplikation. Laryngealstenose, Tracheomalazie, Arrosionsblutung, Mediastinalemphysem.

Koniotomie

Definition. Notfallmäßige Eröffnung des Atemrohres zwischen Unterrand des Schildknorpels und Oberrand des Ringknorpels (**Lig. cricothyroideum**). Sie muss bei längerer Krankheitsdauer durch die Tracheotomie ersetzt werden.

5 Ösophagus und Bronchien

5.1 Anatomische und physiologische Grundlagen

Ösophagus. Er ist beim Erwachsenen ca. 25–30 cm lang und weist drei physiologische Engen auf:

- obere Enge: Ösophagusmund, liegt in Höhe des Ringknorpels (HWK 6)
- mittlere Enge: Aortenenge, liegt in Höhe Aortenbogen/Trachealbifurkation
- untere Enge: Zwerchfellenge, beim Durchtritt durch den Hiatus oesophageus des Zwerchfelles (BWK 11)

Die Ösophagusschleimhaut besteht aus mehrschichtigem, unverhorntem Plattenepithel. Die Muskulatur besteht im **oberen Drittel aus quergestreifter,** im **unteren Drittel aus glatter innerer Ring- und äußerer Längsmuskulatur.** Innerviert wird der Ösophagus von Fasern des **Sympathikus,** des **N. glossopharyngeus** und des **N. vagus.**

Trachea. In Höhe der Karina teilt sich die Trachea in einen rechten und einen linken Hauptbronchus auf, die sich wiederum weiter auffächern. Der **rechte Hauptbronchus** geht in einem

Winkel von ca. **25–30°,** der **linke Hauptbronchus** in einem Winkel von ca. **45°** ab.

Klinischer Fall

Der Notarzt wird zu einem 4-jährigen Kind mit Atembeschwerden gerufen. Die Mutter berichtet, es habe Erdnüsse gegessen. Verdacht: Fremdkörperaspiration. In welchem Hauptbronchus wird der Fremdkörper höchstwahrscheinlich stecken?
Lösung. Rechts, da aufgrund seines steileren Winkels Fremdkörper leicht in ihn gleiten können.

5.2 Untersuchungsmethoden

Mit flexiblen und starren Instrumenten **(Ösophagoskop, Bronchoskop),** die mit speziellen Vorrichtungen und Optiken ausgestattet sind, können Ösophagus, Trachea und Hauptbronchien inspiziert werden. Indikationen sind Diagnostik, Fremdkörperentfernungen, Bougierungen (Aufdehnung, Aufweitung), Probeexzisionen sowie auch kleinere therapeutische Eingriffe.

Zur Diagnostik mediastinaler Krankheitsprozesse gehört eine Röntgenaufnahme des Thorax. Bei Erkrankungen des Ösophagus kann ein **Ösophagusbreischluck** angefertigt werden (☞ Bildgebende Verfahren, Kap. 6.1.7). Bei bestimmten Fragestellungen wie Diagnostik mediastinaler Lymphknoten, intrapulmonaler Prozesse usw. können CT und MRT indiziert sein.

5.3 Klinik des Ösophagus und der Bronchien

Fremdkörper

- **Aspirierte Fremdkörper** gelangen auf Grund der anatomischen Verhältnisse (s. o.) häufiger in den rechten Hauptbronchus.
- **Verschluckte Fremdkörper** haben ihre häufigste Lage vor dem Ösophagusmund.

Symptomatik. Je nach Lage des Fremdkörpers beklagt der Patient ein Fremdkörpergefühl. Er leidet unter Würgereiz, Hustenattacken und Stridor.

Diagnostik. Anamnese. Indirekte Laryngoskopie, Ösophagoskopie, Bronchoskopie. Im Röntgenbild kann sich nach geraumer Zeit die emphysematische Blähung eines Lungenabschnittes zeigen, später sieht man das Bild einer Atelektase.

Therapie. Umgehende Entfernung des Fremdkörpers, z. B. bei Lage des Fremdkörpers in einem Bronchus mittels eines starren Bronchoskops.

Ösophagusperforation

Definition. Wandüberschreitende Verletzung der Speiseröhre.

Ätiopathogenese. Fremdkörper, iatrogen, Spontanruptur, Schussverletzung, Verätzung.

Symptomatik. Schmerzen bei Druck auf das Sternum, zwischen den Schulterblättern und beim Schlucken. Tastbares Luftemphysem der Halsweichteile. Seltener findet sich Hämoptoe. **Rezidivierender Hustenreiz bei der Nahrungsaufnahme** ist verdächtig auf eine **ösophagotracheale Fistel.**

Diagnostik. Rö.: **Cave:** Bei **Verdacht auf Aspirationsgefahr** (Fistel, Perforation, aufgebrochenes Ulkus) muss ein **wasserlösliches Kontrastmittel (Gastrografin®)** genommen werden, da nach **Aspiration von wasserunlöslichem Bariumsulfat die Gefahr der Fremdkörpergranulombildung besteht.**

Divertikel

Definition. Angeborene oder erworbene sackförmige Ausstülpung umschriebener Wandteile des Verdauungstraktes.

- **Echtes Divertikel.** Umschriebene, sackförmige Ausstülpung der **gesamten Wand**
- **Pseudodivertikel.** Umschriebene, sackförmige Ausstülpung **nur der Mukosa durch eine Muskellücke**

Zenker-Divertikel (Pulsionsdivertikel)

Zum Unterschied zwischen Traktionsdivertikel und Pulsionsdivertikel: ☞ Chirurgie, Kap. 17.1

Definition. Pseudodivertikel an der Pharynx-Ösophagus-Grenze. Es stellt eine Ausstülpung der Schleimhaut der Hypopharynxhinterwand oberhalb des Ösophagusmundes dar. Die Muskelschwachstelle liegt dorsal im Bereich des sog. **Killian-Dreiecks,** das zwischen der Pars obliqua und der Pars fundiformis (Pars horizontalis) des M. cricopharyngeus, Teil des M. constrictor pharyngis inferior (Killian'scher Schleudermuskel), gelegen ist. Entwickelt sich meist während der 6.–7. Lebensdekade.

Ätiopathogenese. Neurogene Störung der krikopharyngealen Relaxation. Es kommt zu einer Dauerkontraktion der Pars fundiformis des M. constrictor pharyngis. Durch Druckerhöhung während des Schluckaktes wird die Schleimhaut des Hypopharynx durch das muskelschwache Killian-Dreieck gepresst. Sie liegen häufig links der Mittellinie und gehen oft mit einer Divertikulitis des Magen-Darm-Traktes einher.

Symptomatik. Das Zenker-Divertikel kann faustgroß werden und sich als Schwellung an der linken Halsseite bemerkbar machen. Große Divertikel können zu einer Kompression des Ösophagus führen, was eine Nahrungsaufnahme erschwert bis unmöglich macht. Als Folge findet man **Dysphagie, Gewichtsabnahme, Regurgitation besonders zur Nachtzeit (cave: Aspirationsgefahr)** und **nächtliche Hustenanfälle.** Der Patient berichtet von einem Gefühl „wie zugeschnürt" und gibt ein Druckempfinden im Jugulum an.

Diagnostik. Typische Anamnese. Die Röntgenkontrastaufnahme zeigt das z. T. mit Kontrastmittel gefüllte Divertikel sowie Kontrastmittelaussparungen, entsprechend den retinierten Speiseresten.

Therapie. Operative Abtragung des Divertikels und **Myotomie** des oberen Ösophagussphinkters.

Epiphrenale Divertikel

Definition. Pseudodivertikel, meist links im distalen Ösophagus lokalisiert. Es tritt gehäuft bei **Achalasiepatienten** und bei Vorliegen einer **Hiatushernie** auf.

Therapie. Operativ.

Traktionsdivertikel

Definition. Echtes Divertikel, welches durch Narbenzug in Höhe der Trachealbifurkation entsteht. Benachbart finden sich verkalkte Lymphknoten und stärkere Vernarbung. Oftmals Zufallsbefund.

Therapie. Meist nicht erforderlich. Kommt es jedoch zu klinischen Beschwerden, ist auch hier die Operation das Mittel der Wahl.

Ösophaguskarzinom

Definition. Es handelt sich meist um stenosierend wachsende **Plattenepithelkarzinome** (85% d. F.), welche bevorzugt die drei physiologischen Engen des Ösophagus befallen (☞ Innere, Kap. 1.5 und Chirurgie, Kap. 17.5.2).

Ätiopathogenese. Als Risikofaktoren werden **Rauchen** und **Alkoholabusus** genannt. Männer höheren Alters (> 50 LJ) sind häufiger betroffen als Frauen.

Symptomatik. Oft ist die **Rekurrensparese** erstes Symptom. Der Patient beklagt **Dysphagie, Brennen und Völlegefühl hinter dem Sternum** und **retrosternalen Schmerz mit Ausstrahlung in den Rücken.** Liegt eine Ösophagotrachealfistel vor, kann es zur Ausbildung einer **Aspirationspneumonie** kommen. Eine **frühe Metastasierung** ist typisch.

Diagnostik. Kontrastmittelbreischluck, Biopsie, Bürstenabstrich.

Therapie. Das Karzinom ist zum Zeitpunkt der Diagnose meist inoperabel ($^2/_3$ d. F.).

Prognose. Die **5-Jahres-Überlebensrate** beträgt **postoperativ 10%** und nach **Bestrahlung 0–5%.**

6 Hals

6.1 Anatomische und physiologische Grundlagen

Unter der Haut des Halses befindet sich das unterschiedlich stark ausgeprägte **Platysma (Hautmuskel).** Die vordere Halsmuskulatur wird in die **suprahyoidale** und **infrahyoidale Gruppe** unterteilt. Zur suprahyoidalen Muskulatur gehören die **Mm. mylohyoideus, digastricus** und **stylohyoideus;** zur infrahyoidalen Muskulatur zählen die **Mm. thyrohyoideus, sternohyoideus** und **sternocleidomastoideus.** Die Gefäße und Nerven der seitlichen Halsweichteile sind in den Abb. 22.18 bis 22.20 dargestellt.

Die Halslymphknoten werden in **sechs Regionen (Neck-Level)** untergliedert, die typische Lokalisationen der Halslymphknotenmetastasen von Karzinomen des Kopf-Hals-Gebietes darstellen. Die systematisierten Lymphabflussrichtungen sind als bevorzugte Drainagerichtungen zu verstehen, Abweichungen hiervon können immer auftreten!

Die Halsregion (Neck-Level) I umfasst Lymphknoten des submentalen und submandibulären Dreiecks. Die Halsregionen II, III und IV umfassen die entlang der Vena jugularis interna im oberen, mittleren und unteren Abschnitt lokalisierten Lymphknoten. Der Halsregion V werden die Lymphknoten des hinteren Halsdreieckes und der Halsregion VI die prä- und paratrachealen sowie die prä- und paralaryngealen Lymphknoten zugeordnet.

Lymphknotengruppen, die für die Metastasierung von Plattenepithelkarzinomen der oberen Luft- und Speisewege keine Rolle spielen, bleiben von dieser **Nomenklatur unberücksichtigt**. Zu diesen gehören beispielsweise die **retroaurikulär, subokzipital und parotideal gelegenen Lymphknoten.** In diesen finden sich vor allem **Metastasen von kutanen Plattenepithelkarzinomen** und von **Melanomen.**

Die oben genannten regionalen Lymphknotengruppen drainieren wiederum in überregionale Lymphknotenstationen. Zu diesen überregionalen Lymphknotenstationen gehören die **supraklavikulären Lymphknoten.** Diese erhalten Lymphe u.a. aus der Halsregion, der Axillargegend, vom Thorax und Abdomen. Abb. 22.21 gibt eine Übersicht über die Lymphknotenstationen im Halsbereich. **Cave:** Die Kenntnis der Lage von Lymphabflusswegen des Kopfes ist für die Erkennung von Metastasen maligner Tumoren des HNO-Gebietes von größter Bedeutung.

6.2 Untersuchungsmethoden

Bei der Inspektion achtet man auf Veränderungen der Haut und auf Schwellungen. Mit der Palpation fahndet man in erster Linie nach Lymphknoten, deren Konsistenz, Größe, Verschieblichkeit und Schmerzhaftigkeit beurteilt werden.

Die Sonographie schließt sich der manuellen Untersuchung bei auffälligen Befunden an. Größe und Konsistenz vorhandener Schwellungen (**Struma, Zysten, Lymphknoten**) können hiermit sehr gut beurteilt werden. Die Szintigraphie, bei der radioaktiv markierte Substanzen injiziert werden, die sich über bestimmte Stoffwechselprozesse in den gewünschten Organen anreichern und dort mittels Strahlendetektoren nachgewiesen werden können, findet am Hals besonders in der Schilddrüsendiagnostik Anwendung. Mit konventionellen Röntgenaufnahmen sowie CT und MRT lassen sich Tumoren, Lymphknoten und Verletzungen darstellen.

6.3 Klinik des Halses

Mediane Halszysten und -fisteln

Definition. Median gelegene Relikte/Reste (**Entwicklungshemmung**) des **Ductus thyreoglossus.** Sie sind am **Os hyoideum** fixiert und münden zum Teil am **Foramen caecum** (Grube hinter dem Sulcus terminalis der Zunge). Ihre Manifestation erfolgt vorwiegend im Kindesalter.

Symptomatik. Die **supralaryngeal** gelegene Schwellung ist als **kirsch- bis faustgroßer, prallelastischer Tumor unter der Haut** palpabel. Eine sekundäre Fistelbildung durch Spontanperforation ist möglich. Man findet dann eine stecknadelkopfgroße, grübchenförmige Einziehung. Auf

Druck kann sich ein meist trübes Sekret entleeren. Bei vorhandener Entzündung ist die Haut zudem gerötet und geschwollen.

Therapie. **Exstirpation der Zyste und des Fistelganges** unter **Mitresektion des Zungenbeinkörpers.** Bei zurückgebliebenen Gangresten sind Rezidive möglich.

Laterale Halszysten und -fisteln

Definition. Branchiogene (griech. branchia = Kiemen) Zysten. Sie entwickeln sich aus dem

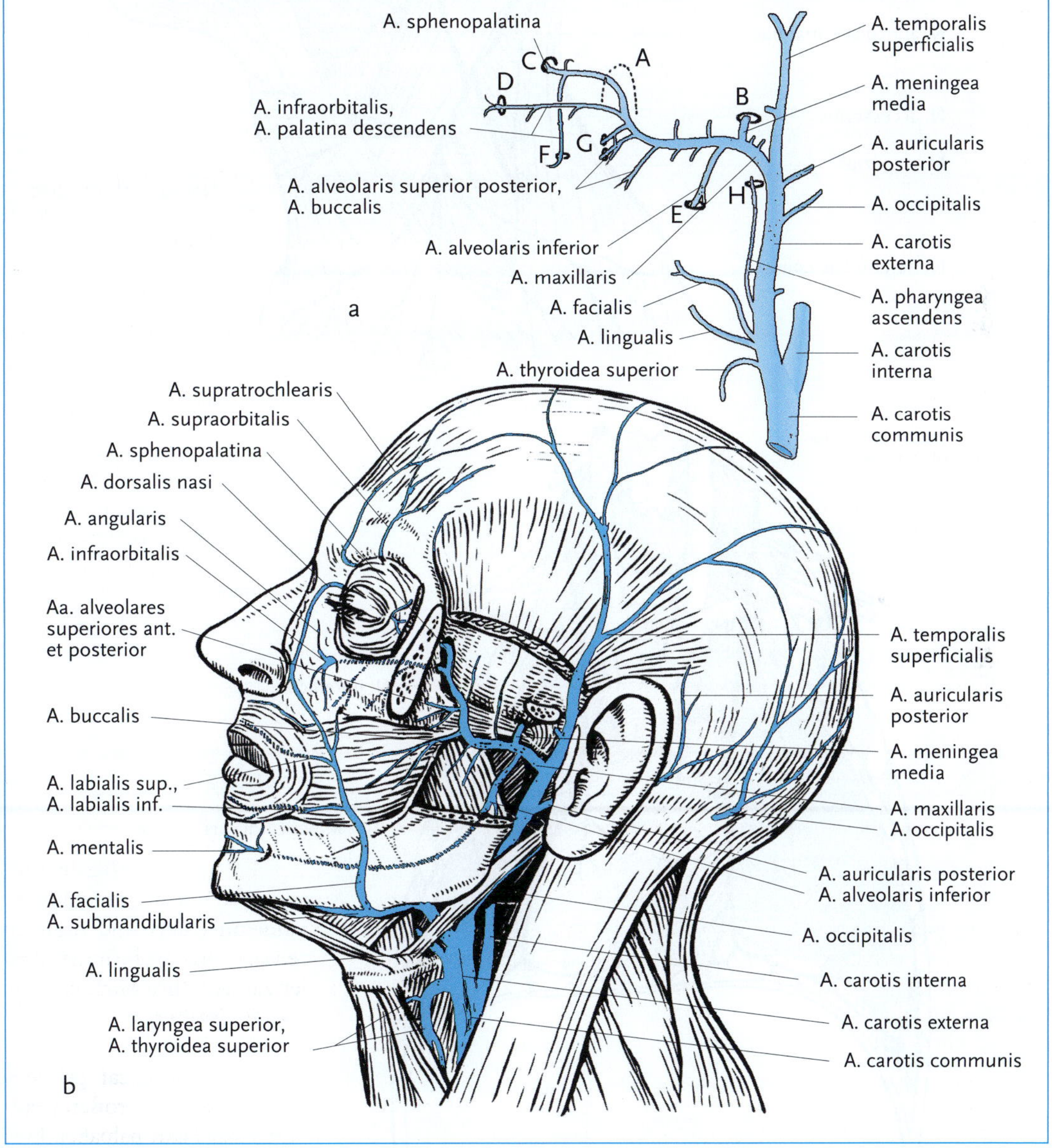

Abb. 22.18: Arterien des Halses und Kopfes: **(a)** Verzweigungen der A. carotis ext.; A: Fossa pterygopalatina, B: Foramen spinosum, C: Foramen sphenopalatinum, D: Foramen infraorbitale, E: Foramen mandibulare, F: Foramen palatinum majus, G: Foramina alveolaria, H: Foramen jugulare; **(b)** oberflächliche und tiefe Arterien des Kopfes [6]

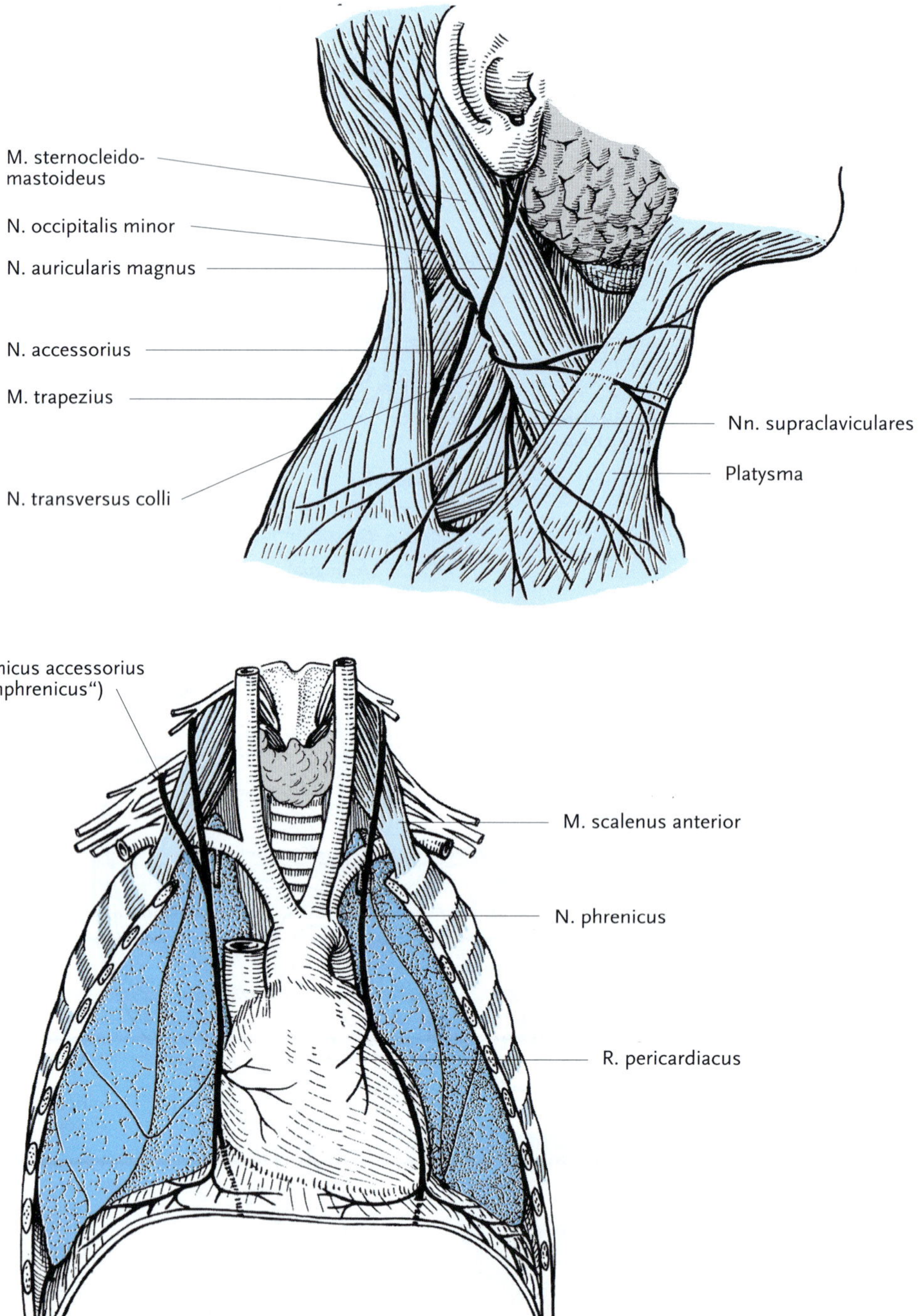

 Abb. 22.19: Nerven des Punctum nervosum [6]

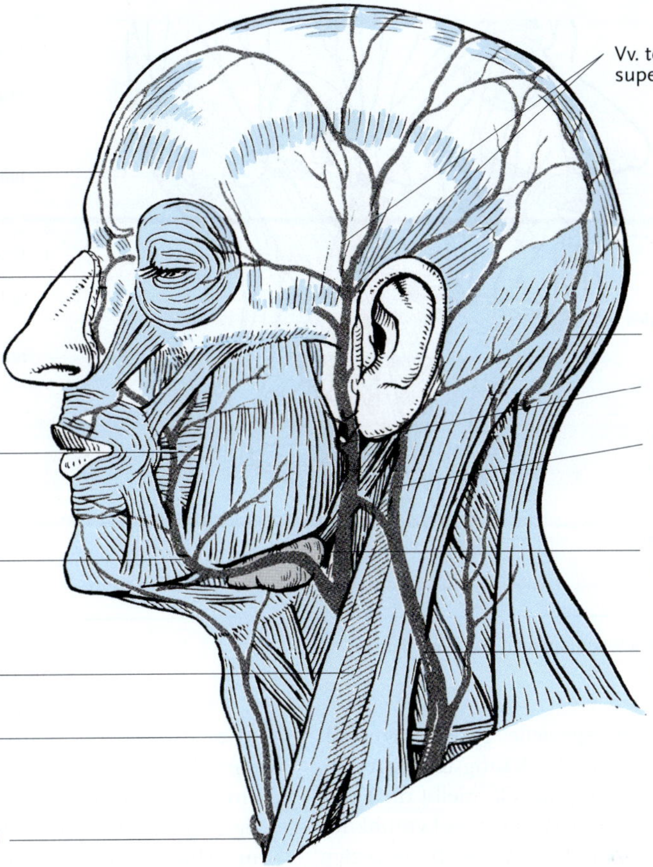

Abb. 22.20: Venen des Kopfes und Halses [6]

2.–4. Kiemenbogen (als Fehlbildung aus Überresten der zweiten Kiemenspalte, Persistieren der 2. Schlundtasche, Persistieren des Sinus cervicalis). Laterale Halsfisteln können u.a. am unteren Tonsillenpol oder am vorderen Rand des M. sternocleidomastoideus münden. Ihre Gänge ziehen häufig durch die Karotisgabel. Der Fistelgang kann sich bis in den Pharynx fortsetzen.

Symptomatik. **Plötzlich** auftretende **fluktuierende Schwellung** am Vorderrand des **M. sternocleidomastoideus.** Bei Infektion zusätzlich Schmerzen und Rötung der Haut, Abszedierung möglich.

Therapie. Exstirpation der Zyste im entzündungsfreien Intervall.

Lymphadenitis colli

Definition. Ein- oder beidseitige Halslymphknotenschwellung infolge bakterieller oder viraler Infektionen.

Ursachen. Unspezifische Lymphadenitis als Mitreaktion auf Entzündungen im Kopf-Hals-Bereich (viele Kinderkrankheiten), als generalisierte Lymphknotenschwellung bei Systemerkrankungen (besonders hämatologische Erkrankungen, Lymphome, Leukämien), bei Mononucleosis infectiosa; als spezifische Entzündung bei Tuberkulose, Toxoplasmose, Katzenkrankheit, Ornithose, Borreliose u.a.

Diagnostik. Genaue Inspektion und Palpation, Spiegeluntersuchung des Rachens, Entzündungs-

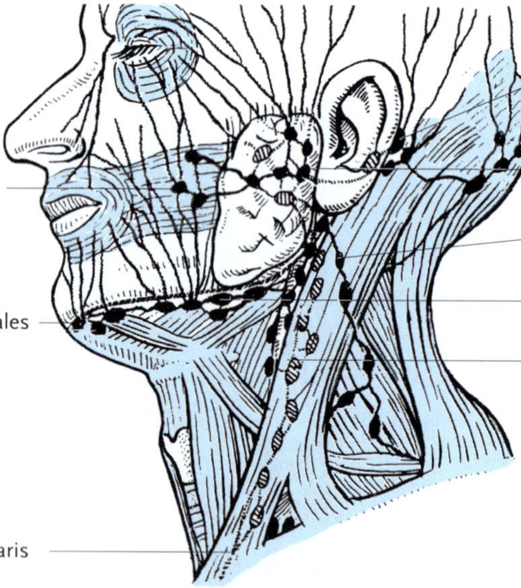

Abb. 22.21: Lymphknotengruppen an Kopf und Hals [6]

parameter im Blut, spezielle Serumdiagnostik (Antikörpertiter gegen die häufigsten Erreger), Tuberkulintest, Sonographie. Oft bleibt die Ursache unklar, nur die Exstirpation eines Lymphknotens und die histologische Untersuchung bieten eine sichere Diagnose.

Therapie. Antibiose. Nach Diagnosestellung spezifische Therapie je nach Ursache.

Halslymphknotentuberkulose

Definition. Sie entsteht im Rahmen einer durch das **Mycobacterium tuberculosis** verursachten Erkrankung (☞ Innere Medizin, Kap. 6). Es handelt sich um eine **meldepflichtige Erkrankung.**

Ätiopathogenese. Eine Rarität stellt die primär einseitig-lymphogene Form dar. Diese geht von einem oropharyngealen Primäraffekt aus. Häufiger findet man die **postprimär, hämatogen verursachte Form.** Diese tritt ein- oder beidseitig auf, wobei ein oder mehrere Lymphknoten befallen sein können (untere juguläre, supraklavikuläre, nuchale Lymphknoten bevorzugt betroffen).

Symptomatik. Die Halslymphknotentuberkulose ist **nicht oder nur wenig schmerzhaft.** Typisch ist die **Fistelbildung.**

Therapie. Kombinierte Chemotherapie (Isoniazid, Rifampicin, Pyrazinamid, Ethambutol), gegebenenfalls operative Sanierung.

7 Kopfspeicheldrüsen

7.1 Anatomische und physiologische Grundlagen

Die **Parotis** ist die größte der drei paarig angeordneten Speicheldrüsen, neben denen es noch viele kleinere Drüsen im Kopfbereich gibt. Die Parotis sitzt vor dem **Ohr** und reicht kaudal bis zum **Unterkieferwinkel,** ventral bis zum **M. masseter.** Der Ausführungsgang der Parotis (**Stenon-Gang**) zieht über diesen Muskel hinweg und mündet gegenüber dem zweiten oder dritten Molaren in die Mundhöhle. In der Parotis teilt sich der **N. facialis** in seine peripheren Äste und teilt so die Parotis in zwei Lappen. Die Parotis wird sensorisch nicht vom N. facialis, sondern von Fasern aus dem **N. salivatorius** versorgt, die mit dem N. glossopharyngeus bis zum **Ggl. oticum** ziehen und dort auf den **N. auriculotemporalis** umgeschaltet werden. Die **Gl. submandibularis** sitzt **kaudal des M. mylohyoideus.** Ihr Ausführungsgang (**Wharton-Gang**) führt nach kranial und endet in der **Caruncula sublingualis.** Sie wird sensorisch von Fasern der **Chorda tympani** versorgt. Die **Gl. sublingualis** sitzt **kranial des M. mylohyoideus** und besitzt **mehrere Ausführungsgänge.** Der **größte von ihnen mündet** gemeinsam mit dem Wharton-Gang in der Caruncula sublingualis.

Merke

Die Parotis produziert serösen Speichel, ca. 25% der Gesamtmenge. Die Gl. submandibularis produziert gemischten Speichel, ca. 70% der Gesamtmenge. Die Gl. sublingualis produziert überwiegend mukösen Speichel, ca. 5% der Gesamtmenge.

Täglich werden 1–1,5 l Speichel produziert. Speichel ist ein eiweißreiches Gleitmittel für die Nahrung und enthält **Amylasen** zur Kohlenhydrataufspaltung, **Elektrolyte** (Natrium-, Kalium-, Kalzium-, Chlorid-, Phosphat-, Bicarbonationen) sowie **IgA-Proteinkomplexe.**

7.2 Untersuchungsmethoden

Die Ostien der Ausführungsgänge in der Mundhöhle werden inspiziert und auf Rötung oder Austritt von Eiter oder Sekret untersucht. Bei der Parotis wird auf ein- oder beidseitige Schwellung geachtet. Alle Speicheldrüsen können von außen, die Gll. submandibularis und sublingualis auch von oral palpiert werden. Dabei wird auf Resistenzen, Verdickungen und Konsistenzänderungen geachtet. Auf Röntgenaufnahmen in zwei Ebenen können kontrastgebende Steine ebenso wie mit der Sonographie nachgewiesen werden.

Bei der **Sialographie** wird Kontrastmittel in die Ausführungsgänge einer Speicheldrüse injiziert und die Struktur des Gangsystems somit auf dem Röntgenbild sichtbar gemacht. Aussparungen durch Steine, Gangektasien, Füllungsdefekte, chronisch entzündlich bedingte Veränderungen usw. lassen sich so erkennen. CT, MRT und Szintigraphie sind weitere diagnostische Verfahren, die speziellen Fragestellungen vorbehalten bleiben.

7.3 Klinik der Kopfspeicheldrüsen

7.3.1 Sialadenitis, Sialolithiasis, Sialosen

Parotitis epidemica

Synonym. Mumps, Ziegenpeter

Definition. Entzündung der Gl. parotis, hervorgerufen durch eine Tröpfcheninfektion mit dem Mumpsvirus (gehört zu den Parainfluenzaviren). Die Inkubationszeit beträgt 17–21 Tage.

Symptomatik. Nach einem Prodromalstadium von 2–3 Tagen kommt es zur schmerzhaften, teigigen Parotisschwellung, die **Ohrläppchen werden hochgedrückt und stehen ab.**

Komplikation. Die Parotitis epidemica ist die häufigste Ursache für eine einseitige **Ertaubung** im Kindesalter. Des Weiteren ist auf Zeichen der **Pankreatitis, Orchitis** und **Meningitis** zu achten. **Seltener** kommt es zu einer **Schilddrüsenmitbeteiligung** und sehr selten zu einer **Myokarditis.**

Diagnostik. Anamnese, Inspektion und Palpation. Das Virus ist bereits bis zu 5 Tage vor Beginn der klinischen Symptome im Speichel nachweisbar. Die Virusausscheidung im Speichel hört eine Woche nach Krankheitsbeginn auf, während im Urin das Mumpsvirus noch einige Wochen nachgewiesen werden kann.

Therapie. Symptomatisch: Bettruhe, breiige Ernährung.

Akute Sialadenitis

Definition. Bakterielle Entzündung der großen Kopfspeicheldrüsen.

Lokalisation. Am häufigsten ist die **Glandula parotis** betroffen, gefolgt von der **Glandula submandibularis.**

Ätiopathogenese. Gestörter, reduzierter Speichelfluss, z.B. infolge unzureichender Flüssigkeitszufuhr, Abwehrschwäche, Diabetes mellitus, konsumierender Erkrankungen. Erreger: Staphylokokken, Streptokokken, Pseudomonas.

Symptomatik. Schmerzhafte Schwellung der Speicheldrüse, allgemeines Krankheitsgefühl, Fieber.

Therapie. Bei eitriger Einschmelzung (Abszess) Inzision. **Cave:** Verlauf der Nervenäste beachten. Antibiotika (Cephalosporine). Feuchte Umschläge, Flüssigkeitszufuhr, breiige Kost.

Postoperative Parotitis

Definition. Durch Aszension von Erregern über den Ausführungsgang (Stenon-Gang) gegenüber dem 2. oberen Molaren verursachte Entzündung der Glandula parotis.

Ätiopathogenese. Bevorzugt betroffen sind **kachektische Patienten** in einem schlechten Allgemeinzustand. Begünstigend wirken eine **orale Dauersonde bei Nahrungskarenz** sowie **Speichelstau,** z.B. infolge Gangverlegung.

Therapie. s.o.

Prophylaxe. Aufrechterhaltung des Speichelflusses (z.B. Kaugummi).

Myoepitheliale Sialadenitis (Sjögren-Syndrom)

☞ Innere Medizin, Bewegungsapparat, Kap. 14.1 und Immunsystem, Bindegewebe, Kap. 2.1.4.

Epitheloidzellige Sialadenitis

Synonym. Heerfordt-Syndrom, Febris uveoparotidea.

Definition. Extrapulmonale Manifestation der Sarkoidose (Morbus Boeck, siehe Innere Medizin, Kap. 7).

Symptomatik. Meist symmetrische, **wenig schmerzhafte Schwellung der Glandula parotis. Mundtrockenheit, Keratokonjunktivitis, Uveitis, Fazialisparese, Innenohrschwerhörigkeit** (Schallempfindungsschwerhörigkeit) und **Fieber.**

Therapie. Symptomatisch: ausreichende Flüssigkeitsaufnahme, Kaugummi. In schweren Fällen: Kortikosteroide.

Sialolithiasis (= Speichelsteinbildung)

Definition. Bildung von Steinen in den Speicheldrüsen oder ihren Ausführungsgängen.

Lokalisation. In 85% der Fälle ist die **Glandula submandibularis** betroffen. Der Stein findet sich im **Wharton-Gang,** welcher an der Caruncula sublingualis neben dem Zungenbändchen mündet. Weitaus seltener (7%) ist die Glandula sublingualis betroffen. Ihr Hauptausführungsgang mündet meist gemeinsam mit dem der Gl. submandibularis an der Caruncula.

Symptomatik. **Schmerzhafte Schwellung beim Essen** (der vermehrt anfallende Speichel kann infolge der steinbedingten Stenose nicht mehr abfließen).

Diagnostik. Sialographie.

Therapie. Liegt der Stein in der Drüse, erfolgt die Exstirpation der Drüse von außen. Ist der Stein im Ausführungsgang lokalisiert, wird eine Schlitzung des Ganges mit anschließender Exstirpation des Steines durchgeführt.

Sialadenosen

Definition. **Nichtentzündliche Sekretbildungsstörung** mit **endokrin-metabolischer Ursache**

(Schwangerschaft, Diabetes, hormonelle Störungen, Fehlernährung, Alkoholismus usw.) oder bei **primären Neuropathien des autonomen Nervensystems.**

Symptomatik. Rezidivierende, schmerzlose Speicheldrüsenschwellungen.

Diagnostik. Feinnadelbiopsie und histologische Untersuchung, Diagnosestellung schwierig!

Therapie. Je nach Ursache.

7.3.2 Sialome (= Speicheldrüsentumoren)

Mehr als 80% der Speicheldrüsentumoren kommen in der **Gl. parotis** vor. Neubildungen der **Gl. submandibularis** kommen **seltener** vor, sind jedoch **häufiger bösartig** als Neubildungen der Gl. parotis.

Gutartige Tumoren

Pleomorphes Adenom (Mischtumor)

Definition. Benigner, langsam wachsender epithelialer Speicheldrüsentumor.

Ätiopathogenese. Häufigster Tumor der **Parotis.** Die Erkrankung betrifft bevorzugt das weibliche Geschlecht im mittleren Lebensalter.

Histopathologie. Histologisch buntes Bild, kann chondroides Gewebe enthalten und Myoepithelzellproliferation aufweisen. Immunhistochemisch zeigt sich eine Zytokeratinexpression.

Symptomatik. Derber Tumor. Gute Verschieblichkeit. **Cave:** keine Schmerzen.

Therapie. Teilparotidektomie. Exzision im gesunden Gewebe, da sich sonst multizentrisch Rezidive bilden können.

Prognose. Selten maligne Entartung (5%) zum Karzinom im pleomorphen Adenom (s. u.).

Ranula

Definition. **Retentionszyste (Pseudotumor)** eines Ausführungsganges der **Gl. sublingualis.**

Ätiopathogenese. Rezidivierende Entzündungen oder Traumata führen zur Obliteration des Ausführungsganges.

Symptomatik. Die Zyste imponiert bläulich glasig. Sie ist **paramedian** neben dem Frenulum gelegen und kann bei entsprechender Größe zum Anheben der Zunge und damit zu Schluck- und Sprechstörungen führen.

Therapie. Jede Ranula, die Beschwerden bereitet, wird chirurgisch entfernt.

Zystadenolymphom (= Whartin-Tumor) und Onkozytom

Definition. Benigne, langsam wachsende, von einer bindegewebigen Kapsel umschlossene monomorphe Adenome, meist der **Gl. parotis.** Männer sind häufiger betroffen als Frauen.

Symptomatik. Patient beschwerdefrei.

Therapie. Enukleation.

Bösartige Tumoren

Etwa **20% aller Speicheldrüsentumoren** sind maligne. Histologisch unterscheidet man zwischen den **schnell wachsenden Plattenepithel-, Adeno- und Azinuszellkarzinomen,** dem **Karzinom im pleomorphen Adenom** (maligne Fehldifferenzierung eines pleomorphen Adenoms) und dem ungewöhnlich **langsam wachsenden adenoidzystischen Karzinom.**

> **Merke**
>
> Als **Malignitätskriterien** für einen **Parotistumor** gelten:
> Schmerzen, Fazialisparese, derbe Infiltration mit geringer Verschieblichkeit sowie der Nachweis von Halslymphknotenmetastasen.

Adenoidzystisches Karzinom

Synonym. Zylindrom.

Definition. Ungewöhnlich langsam wachsendes Karzinom. Das Manifestationsalter liegt im 6. Lebensjahrzehnt, wobei Männer häufiger betroffen sind als Frauen.

Ätiopathogenese. Es entwickelt sich aus dem terminalen Gangsystem und wächst entlang von Nerven und Gefäßen. Histologisch ist das Zylindrom durch siebartig durchlöcherte (kribriforme) Epithelstränge charakterisiert.

Symptomatik. Periphere Fazialisparese. Stark schmerzhafte Parotis.

Diagnostik. Man tastet einen sehr schmerzhaften, schlecht verschieblichen, derben Knoten. Bei der **Staginguntersuchung finden sich bis zu 42% Fernmetastasen (Lunge, Hirn, Skelett).**

Therapie. **Grundsätzlich** werden alle Malignome, wenn möglich (Allgemeinzustand des Patienten, Ausdehnung des Tumors), **operativ entfernt.** Es erfolgt eine **Parotidektomie mit N.-facialis-Resektion, Neck-Dissection** und eventuell **Unterkieferteilresektion,** gefolgt von Bestrahlung. **Cave:** Rezidivneigung.

7.3.3 Fazialisparese

Der N. facialis kann auf Grund seines anatomischen Verlaufes bei vielen Erkrankungen und Verletzungen im HNO-Bereich mit betroffen sein. Siehe hierzu: Zoster oticus (☞ Kap. 1.3.3), Felsenbeinfraktur (☞ Kap. 1.4.1), Otitis media, Mastoiditis (☞ Kap. 1.4.3), Cholesteatom (☞ Kap. 1.4.4), Akustikusneurinom (☞ Kap. 1.5.3), epitheloidzellige Sialadenitis (☞ Kap. 7.3.1) und Parotismalignom (☞ Kap. 7.3.2). Im Weiteren kommen kongenitale und perinatal erworbene, viral bedingte oder idiopathische Fazialisparesen vor. Zur Anatomie und Diagnostik: ☞ Kap. 1.2.

Idiopathische Fazialisparese

Synonym. Bell-Parese.

Definition. **Plötzlich** auftretende Fazialisparese **ohne erkennbare Ursache.** Ein gehäuftes Vorkommen findet sich bei Diabetikern, bei immunsupprimierten Patienten und während der Schwangerschaft.

Ätiopathogenese. Diskutiert werden: Reaktivierung von Herpes-simplex-Typ-1-Viren, Zeckenbiss, Grippeviren.

Symptomatik. **Entsprechend Lokalisation der Nervenschädigung:** Ausfall der mimischen Muskulatur (z.B. fehlender Lidschluss), Störung der Tränensekretion, Geschmacksverlust, Hyperakusis (☞ Kap. 1.2, Fazialisdiagnostik).

Therapie. Virostatikum (Aciclovir) und Glukokortikoide (Ultracortenol®), Infusionstherapie mit Rheologika (Trental®).

8 Stimm- und Sprech- bzw. Sprachstörungen

8.1 Funktionsprüfung

Zur Erhebung des **Stimmstatus** gehören die Prüfung der **Atemtechnik,** des **Stimmumfanges,** der **Tonqualität von Sprech-, Ruf- und Singstimme** usw. Es werden physiologisch-physikalische Parameter des Stimmerzeugungsapparates bestimmt.

Beim **Sprachstatus** werden komplexe Funktionen wie **freies Sprechen und Lesen, Nacherzählen, Sprachverständnis und Artikulation** geprüft sowie **psychologische** und **neurologische Untersuchungen** durchgeführt.

Mit der **Stroboskopie** werden Stimmlippenschwingungen sichtbar gemacht, indem schnelle Lichtblitze mit den Stimmlippenschwingungen synchronisiert werden. In der **Lupenlaryngoskopie** entsteht so ein stehendes Bild. Somit können funktionelle und/oder anatomische Veränderungen sichtbar gemacht werden.

8.2 Klinik

Stimmentwicklung

- initialer Säuglingsschrei: $a^1 = 440$ Hz
- Stimmumfangszunahme: ca. $1\,^1/_2$ Töne/Jahr
- **Mutation:** Stimmwechsel in der Pubertät. Beim Mädchen vertieft sich die Stimme um eine Terz, beim Jungen um eine Oktave. Die mittlere Sprechstimmlage liegt nach der Mutation bei durchschnittlich 240 Hz.
- Altersstimme: Die mittlere Stimmlage wird bei alten Frauen tiefer, bei alten Männern höher.

Normale Sprachentwicklung

- ab 2. Monat Lallen
- ab 8. Monat Echolalie, erstes Sprachverständnis
- ab 1. Jahr Einwortsätze
- ab 18. Monat Zweiwortsätze
- mit 3 Jahren Mehrwortsätze
- mit 4 Jahren vollständiger Spracherwerb

Verzögerte Sprachentwicklung

Die **Sprachentwicklungsverzögerung** (= SEV) ist durch die Symptomentrias: eingeschränkter **Wortschatz, Dysgrammatismus und Stammeln** (falsche Artikulation von einzelnen Lauten, Silben und Wörtern) charakterisiert. Als Komplikation droht die Gefahr einer Entwicklung **sekundärer Verhaltensauffälligkeiten** (z. B. ungewohntes Randalieren) sowie **späteren Schulversagens.**

Psychologische Ursachen für eine verzögerte Sprachentwicklung können unzureichende Anregung, Isolation, familiäre Sprachschwäche und Intelligenzminderung sein. **Hirnschädigungen oder Teilleistungsschwächen** und **Hörstörungen** kommen ebenso in Frage.

Ein normales Gehör ist für einen regelrechten Spracherwerb unerlässlich, daher ist eine **frühzeitige Diagnose** anzustreben. Nach Ausschluss von organischen Ursachen (z. B. Tubenmittelohrkatarrh, ☞ Kap. 1.4.2) sollten die Anpassung von Hörgeräten sowie eine logopädische Behandlung erfolgen.

Merke

Bei einer Sprachentwicklungsstörung muss immer eine Hörstörung ausgeschlossen werden!

Artikulationsfehler

Zu den Störungen der Lautbildung und der Aussprache gehören die Dyslalie, die Rhinolalie, die Dysglossie und die Dysarthrie.

Dyslalien (Stammelfehler)

Definition. Funktionelle Störung der Lautbildung, bei der **einzelne Laute fehlen oder durch andere ersetzt** werden (falsche Artikulation von einzelnen Lauten, Silben, Wörtern). **Physiologisches Stammeln kann bis zum 4. Lebensjahr auftreten.** Ist die Ursache des Stammelns auf eine Schwerhörigkeit zurückzuführen, spricht man von **audiogener Dyslalie.** Zu den Stammelfehlern gehören:

- Sigmatismus (= Lispeln).
- Rhotazismus (= Fehlbildung des stimmhaften R-Lautes).
- Gammazismus (= Fehlbildung des G-Lautes).

Rhinolalie

Definition. Näseln.

- Rhinolalia aperta: offenes Näseln, typisch bei **Gaumensegellähmung**
- Rhinolalia clausa: geschlossenes Näseln, typisch bei **Schnupfen**

Dysglossien

Definition. Peripher-organisch bedingte Artikulationsstörung infolge Schädigung der Sprechorgane oder deren Innervation. Hierzu gehören:

- Zungenmotilitätsstörung (Zungenkarzinom)
- verkürztes Zungenbändchen (Sklerodermie, ☞ Dermatologie, Kap. 8.2.2)

Dysarthrien

Definition. Organisch-zentrale Artikulationsstörung i. S. einer verwaschenen Sprache. Je nach Ort der Schädigung unterscheidet man **kortikale, pyramidale, extrapyramidale, zerebellare, bulbäre** (Schädigung der Medulla oblongata, betroffen sind die Hirnnervenkerne V, VII, IX, X, XII) und **pseudobulbäre** (hier sind die zum Kortex ziehenden Bahnen der Hirnnervenkerne IX bis XII geschädigt) **Dysarthrien.**

Stimmstörungen

Synonym. Dysphonien.

Definition. Störung der Phonation mit Veränderung des **Stimmklangs** und Einschränkung der **Stimmleistung.**

Ätiopathogenese. Funktionell (z. B. psychogen, berufsbedingt beim Marktschreier) oder organisch (z. B. Rekurrensparese).

Therapie. Behandlung der Grundkrankheit, logopädische Therapie.

Redeflussstörungen

Zu den Störungen des Sprechvorganges gehören Poltern und Stottern.

Poltern

Definition. Rasches, überhastetes Reden mit Auslassen von Silben, Wort- und Lautverstümmelungen sowie verwaschener Artikulation. Es kommt zu einer **Besserung** durch die **Aufforderung, langsam zu sprechen.**

Stottern

Definition. Stottern ist Folge einer **Koordinationsstörung** der **Atmung** sowie der **Stimm-** und **Lautgebung** mit temporärer Blockade der Rede. Man unterscheidet:
- tonisches Stottern: Blockierung im Sprachablauf.
- klonisches Stottern: Wiederholungen von Wörtern, Lauten, Silben.

Im Gegensatz zum Poltern kann Stottern meist nicht willentlich behoben werden.

9 Begutachtung

Bei Rentenverfahren, Berufsunfähigkeitsfeststellungen, bei der Beurteilung von Unfallfolgen oder bei Gericht kann an den Arzt die Frage nach der Einschätzung des Schweregrades einer gesundheitlichen Störung gestellt werden. Für Unfallfolgen muss die Invalidität geschätzt werden, für Rentenfragen die Minderung der Erwerbsfähigkeit (MdE, ☞ Arbeitsmedizin, Kap. 6.2.4).

Bestimmte Erkrankungen sind im Hinblick auf die MdE tabellarisch erfasst und können zur Schätzung herangezogen werden.

Beispiele:
- Taubheit beidseits: MdE 80–100%
- Hörrest beidseits: MdE 80–90%
- Taubheit einseitig: MdE 10–20%
- Kehlkopfverlust: MdE 50–70%
- bei schwerer Labyrinthstörung (Unfähigkeit, zu stehen oder zu gehen): MdE 100%

10 Notfälle und Erstmaßnahmen

Als ärztliche Notfälle gelten folgende Erkrankungen:
- Epistaxis (Nasenbluten), ☞ Kap. 2.3.4
- Hörsturz, ☞ Kap. 1.5.1
- Atemnot bei stenosierendem Kehlkopftumor, ☞ Kap. 4.3.3
- Laryngitis subglottica (Pseudokrupp), ☞ Kap. 4.3.1
- akute Epiglottitis, ☞ Kap. 4.3.1
- Mastoiditis nach akuter Otitis media, ☞ Kap. 1.4.3

030 IMPP-Fragen

23 Urologie

David Brix

Inhalt

1 Pathomechanismen, allgemeine Symptomatologie und Prinzipien der Therapie

1.1 Niereninsuffizienz

☞ Innere Medizin, Niere und Harnwege, Kap. 2
Als Niereninsuffizienz bezeichnet man eine Reduktion der exokrinen und endokrinen Funktionen der Niere mit Erhöhung der retentionspflichtigen Substanzen im Serum (Kreatinin, Kalium, Harnstoff, Phosphat). Man unterscheidet dabei zwischen chronischen und akuten Verlaufsformen mit dem Sonderfall des akuten Nierenversagens (ANV), auf das im Folgenden näher eingegangen wird.

Definition. Zum akuten Nierenversagen kann es auch bei nicht vorgeschädigter Niere auf dem Boden prärenaler (70–80%), renaler (10–20%) und postrenaler (10%) Ursachen kommen, die prinzipiell in eine Tubulusnekrose münden. Diese ist grundsätzlich reversibel. Prognostisch ungünstig ist das Auftreten einer Oligurie (Urinproduktion < 400 ml/d) oder Anurie gegenüber dem nichtoligurischen ANV.

Pathogenese.

- Häufigste Ursache für ein **prärenales ANV** ist eine Verminderung des effektiven zirkulatorischen Blutvolumens mit Abfall des Blutdrucks (z. B. Blutungen, Diarrhöen, Herzinsuffizienz, Kompression der V. cava, Sepsis, Anaphylaxie) oder (selten) das TUR-Syndrom nach Einschwemmung von hypotoner Spülflüssigkeit bei der TUR-Prostata.
- Das **renale ANV** wird am häufigsten auf dem Boden einer toxischen Schädigung ausgelöst (z. B. Aminoglykoside, Cephalosporine, NSAR, jodhaltiges Röntgenkontrastmittel, Rhabdomyolyse), aber auch durch akute Verlaufsformen chronischer Niereninsuffizienzen (z. B. rapid-progrediente Glomerulonephritis, Minimal-Change-Glomerulonephritis, Goodpasture-Syndrom). Weiterhin kann sie bei interstitiellen (z. B. infektiöse interstitielle Nephritis, Hantaviren, gramnegative Bakterien) und vaskulären (z. B. Nierenarterienstenose, Nierenvenenthrombose) Erkrankungen entstehen.
- **Postrenale Ursachen** („urologisches Nierenversagen") im Sinne einer Störung des Harntransports sind grundsätzlich kausal angehbar. Es ist hilfreich, hier extrinsische und intrinsische Ursachen zu unterscheiden. Extrinsisch sind alle Einflüsse, die den Harnleiter von außen komprimieren: nichturologische Tumoren (z. B. Ovarial-Ca, Rektum-Ca, Lymphome, Lymphknotenmetastasen), retroperitoneale Fibrose (Morbus Ormond), akzidentelle Harnleiterligaturen bei Voroperationen. Intrinsisch sind Verlegungen des Harntransportes innerhalb des harnleitenden Traktes: Lithiasis (Uratverstopfung der Nieren, Konkremente im harnleitenden Trakt), Tumoren (Urothel-Ca, Prostata-Ca), BPH, Harnröhrenstrikturen, Harnröhrenklappe, Phimose, Meatusstenose, neurogene Blase.

Merke

Eine häufige Ursache des ANV ist eine kurzzeitige Blutdrucksenkung während einer Narkose. Meist ist das ANV vorübergehend, wenn es rechtzeitig erkannt und behandelt wird.

Symptome. Beim prärenalen ANV stehen die auslösenden Ursachen mit ihrer Klinik im Vordergrund (Schockzeichen, laufende Operation, Sepsis). Leitsymptom aller Formen ist die Verminderung der Urinausscheidung (Anurie/Oligurie). Im weiteren Verlauf kommt es zu unspezifischen Symptomen wie Übelkeit, Erbrechen, Müdigkeit und Tachy-/Dyspnoe (fluid lung).

Verlauf. 1. Initialphase, 2. Phase des manifesten Nierenversagens mit oligurischem oder nichtoligurischem Verlauf, 3. diuretische/polyurische Phase.

Laborparameter. Bei der NI sind Serumkreatinin ↑ (Normwert 0,7–1,5 mg/dl ≙ 62–133 µmol/l), Harnstoff ↑, Na^+ ↓, Kalium ↑, GFR ↓, metabolische Azidose.

Merke

Eine sich eventuell entwickelnde Hyperkaliämie (Normwert 3,5–5,5 mmol/l) ist der Laborparameter, der die höchste akute Gefährdung anzeigt, da sich ab Serumkaliumwerten > 5,5 mmol/l lebensgefährliche ventrikuläre Arrhythmien entwickeln können.

Prognose. Falls keine Restitutio ad integrum erfolgt, z. B. weil die Therapie zu spät oder inkonsequent erfolgt, kann das ANV in eine chronische NI übergehen. Hierbei wird die Niere progredient irreversibel geschädigt. Die häufigsten Ursachen hierfür sind Glomerulonephritis, Pyelonephritis und Zystennieren. Diabetiker sind besonders gefährdet, dass ein ANV in eine chronische NI übergeht.

Therapie. Die Beseitigung des ANV richtet sich nach der Ursache:

- **prärenal:** Therapie des Schocks und der Hypovolämie, ggf. Öffnung eines Gefäßverschlusses
- **renal:** antibiotische Behandlung des entzündlichen Geschehens bis hin zur intensivmedizinischen Therapie einer Sepsis, Absetzen der toxischen Substanzen bzw. Vermeiden jodhaltiger Kontrastmittel bei Patienten mit Risikofaktoren!
- **postrenal:** Entfernung des Abflusshindernisses, ggf. vorübergehend Entlastung durch perkutane Nephrostomie, suprapubischer Katheter je nach Lokalisation des Abflusshindernisses

Grundsätzlich muss eine intensivmedizinische, ggf. interdisziplinäre Behandlung mit engmaschigen Laborkontrollen, ZVD und Bilanzkontrollen erfolgen. Eine rasche Wiederherstellung der renalen Perfusion sowie ein Ausgleich des Säure-Base-Haushaltes sowie der Elektrolyte sind entscheidend für den Krankheitsverlauf (☞ Innere Medizin, Niere, Kap. 2.3).

1.2 Störungen des Harntransports

Ätiologie und Pathogenese. An der Papillenspitze tritt der Urin in das harnleitende System ein, wird durch die Peristaltik des Harnleiters in die Blase transportiert und dort zwischengespeichert. Die Speicher- und Entleerungsphase der Blase wird über eine komplexe neurologische Steuerung reguliert. Der Urin verlässt den Körper am Meatus urethrae externus. Auf allen Stufen dieses Systems kann es zu Harntransportstörungen kommen (☞ Abb. 23.1). Je nach Lokalisation wird in supravesikal, vesikal und infravesikal eingeteilt. Die Ursachen können angeboren oder erworben sein, wobei in benigne und maligne unterschieden wird. Der Verlauf ist chronisch oder akut. Diagnostisch zielführend sind der Ultraschall und das Ausscheidungsurogramm. Die radiologische Einteilung der supravesikalen Obstruktionen erfolgt nach Emmet (☞ Abb. 23.2 und Tab. 23.1).

Supravesikale Obstruktion

- angeboren: Ureterabgangsstenose, retrokavaler Ureter, hoher Ureterabgang, Hufeisenniere, Megaureter, Ureterozele, vesikoureteraler Reflux (VUR), ektoper Ureter
- erworben: Papillennekrose, Steine, Koagel, Tuberkulose, extrinsische Harnleiterkompression, iatrogene Harnleiterverletzung/Radiatio, Tumoren

Vesikale Obstruktion

Blasentumoren, Blasensteine, Schrumpfblase.

Tab. 23.1: Schweregrade der Harnstauungsniere nach Emmet [2]

Ausprägung der Harnstauung	Beschreibung
Emmet I	Nierengröße und -parenchym normal, dilatiertes Nierenbeckenkelchsystem (NBKS)
Emmet II	Nierengröße und -parenchym normal bis leicht vergrößert, Harnleiter und NBKS deutlich erweitert, Kelche verplumpt
Emmet III	☞ Emmet II, zusätzlich noch ausgeprägtere Kelchverplumpung mit beginnender Papillenabflachung
Emmet IV	Nieren vergrößert, verschmälertes Parenchym, vollständige Abplattung der Papillen
Emmet V	Parenchym bis auf schmalen Saum vermindert

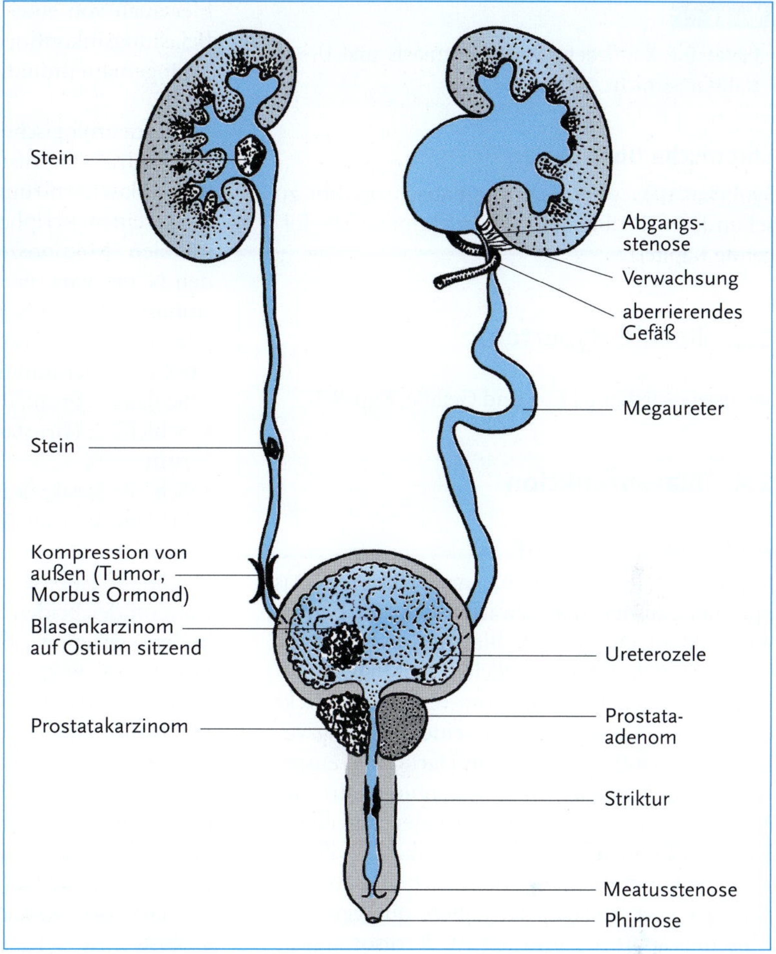

Abb. 23.1: Mögliche Ursachen der Harnabflussstörungen [1]

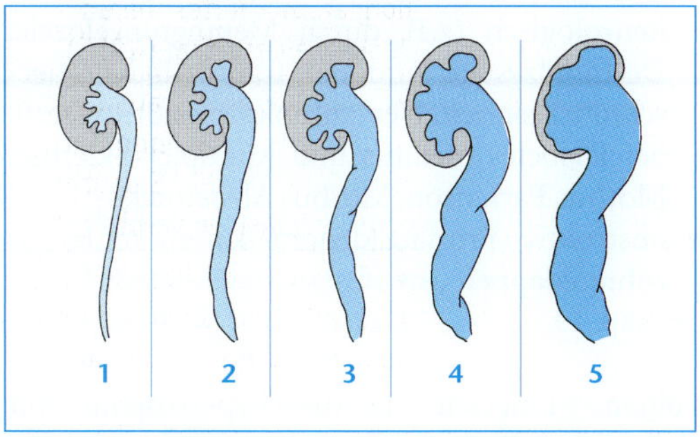

Abb. 23.2: Schweregrade der Harnstauungsniere nach Emmet [2]

Infravesikale Obstruktion

- angeboren: Urethralklappen, Meatusstenose, Phimose, neurologische Störungen, Urethrastrikturen
- erworben: Prostatahyperplasie, Prostata-Ca, Blasenhalssklerose, Harnröhrentumor, Harnröhrenstriktur, Fremdkörper

Akute Obstruktion

Symptomatik. In der Regel haben die Patienten kolikartige Schmerzen, die häufig mit Brechreiz und/oder Erbrechen einhergehen. Die Verwechslung mit einem sog. akuten Abdomen kommt vor, entsprechend ist die Differentialdiagnostik. Im Labor findet sich bei Steinen, aber auch bei Tumoren eine Mikrohämaturie.

Merke

Cave: Die Koinzidenz von Urolithiasis und Urothel-Ca ist nicht selten!

Chronische Obstruktion

Symptomatik. Oft asymptomatisch bis hin zu sekundären Problemen wie Infektionen (☞ folgende Kapitel).

1.3 Renale Hypertonie

☞ Innere Medizin, Herz und Gefäße, Kap. 9.4

1.4 Blasenfunktion

Funktionelle Anatomie

Physiologie der Kontinenz und Miktion. Das Speichervolumen der Erwachsenenblase beträgt 400–500 ml. Die gesunde Blasenwand besitzt die Fähigkeit, sich unterschiedlichen Füllungszuständen ohne Änderung des intravesikalen Drucks anzupassen (Compliance). Ab einem Füllungsvolumen von ca. 250 ml wird ein Harndrang ausgelöst, der ab Erreichen eines Blasenbinnendruckes von ca. 41 cm Wassersäule zu einer unwillkürlichen Miktion führt, falls vorher keine willkürliche Miktion erfolgte. Muskuläre Bestandteile sind der innere glatte, der äußere quergestreifte Musculus sphincter und der M. detrusor vesicae sowie die Beckenbodenmuskeln. Anatomisch besteht der Beckenboden aus den paarigen Mm. levatores ani et coccygei, die aus dem Plexus sacralis innerviert werden. Sie haben eine abstützende Funktion für die Beckenorgane. Eine Verletzung führt zum Organprolaps. Das sog. Levatortor wird durch das bindegewebige und muskuläre (Mm. transversi perinei) Diaphragma urogenitale verschlossen. Es wird von Ästen des N. pudendus versorgt.

Weitere wichtige Muskeln beim Mann sind die Mm. bulbospongiosus und ischiocavernosus, die ebenfalls vom N. pudendus versorgt werden.

Bei der Frau ist der M. sphincter urethrae nicht vollständig zirkulär. Die Vagina durchzieht das Diaphragma urogenitale, wodurch ein relativer Schwachpunkt entsteht. Die weibliche Harnröhre wird dorsal von der Vagina gestützt; man spricht hier auch von einer „Hängematte". Im Falle von Belastungsinkontinenzen versucht man, diese „Hängemattenfunktion" operativ zu rekonstruieren.

Die neurologische Steuerung wird übergeordnet zentral (Detrusorreflexzentrum im Frontalhirn, Blasenzentrum im Hirnstamm, N. Onuf), über einen peripheren Reflexbogen mit einem sakralen Miktionszentrum Höhe S2–S4 über den N. pelvicus (parasympathisch), N. pudendus (motorisch) und N. hypogastricus (sympathisch) gesteuert. Diese komplexe Steuerung wurde von Bradley in vier funktionellen Schleifen dargestellt:

- Schleife 1: Frontalhirn – Hirnstamm
- Schleife 2: Hirnstamm – sakrales Miktionszentrum
- Schleife 3: sakrales Miktionszentrum – Blase
- Schleife 4: Frontalhirn – sakrales Miktionszentrum

Die Füllungsphase ist durch eine autonome Kontraktion der beiden Sphinkteren und des Blasenbodens gekennzeichnet. Steigt der intravesikale Druck nun während der Füllung an, z.B. beim Husten, wird der externe Sphinkter zusätzlich aktiviert, um eine Belastungskontinenz zu gewährleisten. Übersteigt die gespeicherte Urinmenge die Blasendehnungskapazität (Compliance), kommt es zum intravesikalen Druckanstieg, der über den o.g. Reflexbogen eine Relaxation der Sphinkteren und des Beckenbodens sowie eine Kontraktion des Detrusor vesicae bewirkt, was eine Miktion auslöst.

Pathophysiologie. Eine Miktionsstörung kann zwei Ursachen haben:

- neurologisch (z.B. durch Meningomyelozele, Dermoidzysten, Tumoren, traumatische Querschnittsläsionen, Nervenfunktionsstörung, z.B. bei Diabetes mellitus und Multipler Sklerose, Morbus Parkinson, Morbus Alzheimer)
- obstruktiv (Prostataadenom/-karzinom, Harnröhrenklappen usw.)

☞ Kap. 13

Folgen. Einerseits Detrusorhypertrophie mit Balkenblase, Refluxbildung und aufsteigenden Infektionen als Folgen, andererseits Überlaufblase. Letztendlich können alle diese Blasenfunktionsstörungen zur terminalen Niereninsuffizienz führen.

2 Urologische Leitsymptome

2.1 Urinbeschaffenheit

Normaler Urin

Das spezifische Gewicht des Urins schwankt zwischen 1,003–1,030 g/l, die Farbe ist gelblich und klar, in der Regel ist er geruchlos. (Nahrungsstoffe – Spargel! – und Infektionen erzeugen einen typischen Geruch.)

Urinkonsistenz

Pathologische Veränderungen können sowohl die Konzentration (Isosthenurie → spez. Gewicht ca. 1,010 g/l; Hyposthenurie → spez. Gewicht < 1,010 g/l) als auch die Farbe des Urins betreffen. Zur Differentialdiagnose der Farbveränderungen ☞ Tab. 23.2.

Urinsediment

Normalurin

- 0–4 Erythrozyten pro Gesichtsfeld (größere Mengen können gelegentlich nach körperlicher Anstrengung, z.B. langen Fußmärschen, vorkommen)
- höchstens 1–4 Leukozyten pro Gesichtsfeld (mehr können auf Infektion hinweisen)
- in geringen Mengen Plattenepithelien (größere Mengen zusammen mit Lipideinschlüssen beim nephrotischen Syndrom)
- Hyaline Zylinder in geringer Zahl sind physiologisch (granulierte Zylinder haben stets Krankheitswert und weisen auf eine Permeabilitätssteigerung der Glomerula hin).

Bakteriurie. Ab 10^5 Keimen im sog. Mittelstrahlurin liegt eine signifikante Bakteriurie vor. Bei sterilem Einmalkatheterismus gewonnener Urin gilt bereits bei kleinen Keimzahlen als infiziert, da er in der Regel steril ist. Voraussetzung ist die richtige Entnahmetechnik. Blasenpunktionsurin hat immer steril zu sein, ansonsten ist ein Infekt bewiesen.

Erythozytenmorphologie. Bei einer Hämaturie kann die Morphologie Hinweis auf die Lokalisation einer Blutung (renal, nichtrenal) geben. Sehr subjektive und untersucherabhängige Diagnostik. Allein Akanthozyten sind typisch für glomeruläre Hämaturie.

Urinzylinder. Erythrozyten- und Hämoglobinzylinder bei renoparenchymatösen Erkrankungen. Bakterien- und Leukozytenzylinder bei Infektio-

Tab. 23.2: Pathologische Veränderungen der Urinfarbe

Urinfarbe	möglicher Befund
gelb, klar	normal
dunkelgelb	konzentriert, Dehydratation
farblos	• forcierte Diurese (medikamentös) • Diabetes insipidus • Diabetes mellitus
orangerot/rötlich	• medikamentös (Vitamin B, Flutamid, Azulfidin, pyrazolonhaltige Analgetika, Nitrofurantoin)
rot/braun	• Hämaturie • Hämoglobinurie (durch Erythrozytenzerfall bei Transfusionszwischenfällen, hämolytischen Anämien etc.) • nutritiv (rote Bete)
braun/schwarz	• Seifenhämolyse (Abort) • Melaninurie (malignes Melanom) • Alkaptonurie • Favismus • Bilirubinämie
grün/blau	• Pseudomonas • Methylenblau • medikamentös (Amitriptylin)
trüb/flockig	• Bakteriurie • Pyurie (Eiter) • Proteinurie (prärenal oder glomerulär) • Lipidurie (bei nephrotischem Syndrom auch mit Proteinurie kombiniert) • Fisteln

nen. Weiterhin finden sich Fettzylinder, hyaline, granulierte und Wachszylinder.

Hämaturie

Definition. Unter Hämaturie versteht man eine Blutbeimengung im Urin. Dabei unterscheidet man die Makrohämaturie mit sichtbarem Blut und die Mikrohämaturie mit klarem Urin, bei dem nur im Sediment Erythrozyten nachweisbar sind.

Ätiologie. Unterschiedliche Faktoren (Steine, Tumoren, Zysten, Fremdkörper, Tuberkulose, Fehlbildungen, Rupturen usw.) können an jedem Punkt des Urogenitalsystems zu Blutungen führen.

Merke

Jede Hämaturie muss abgeklärt werden. Die Arbeitsdiagnose lautet anfänglich immer „Verdacht auf Tumor" und muss dann verifiziert oder falsifiziert werden.

Diagnostik. Wichtig ist die klinische Unterteilung in schmerzlose und schmerzhafte Makro-/Mikrohämaturie. Schon der Schmerzcharakter kann zu einer Verdachtsdiagnose führen:

- schmerzlose Hämaturie → Tumor
- Hämaturie mit Koliken → Stein
- Hämaturie mit ständigen Schmerzen → Entzündung oder Embolie

Nichtinvasive Basisdiagnostik

- **Anamnese:** Schmerzcharakter, Vorerkrankungen, Medikamente usw.
- **Labor:** Urinstatus (quantitativ Erythrozyten, Nitrit, Protein), Urinkultur, Blutbild (Leukozytose mit Linksverschiebung = Entzündung), Blutgerinnung
- **Sonographie des gesamten Harntrakts:** Tumoren, Harntransportstörung
- **Urinzytologie:** maligne Zellen im Spontan-/Katheterurin
- **Ausscheidungsurogramm (AUG):** Standardmethode zur Beurteilung des oberen Harntraktes
- **ggf. Kontrastmittel-CT:** durch 3-D-Rekonstruktion Darstellung des oberen Harntraktes möglich
- **ggf. MRT mit Urogramm:** bei Allergie gegen Iod-KM oder Niereninsuffizienz

Invasive Diagnostik

- **Urethrozystoskopie:** Blutung aus Ostien? Seitenlokalisation, Tumoren?
- **ggf. Ureterspülzytologie:** wenn kein Blasentumor erkennbar, aber suspekte Spontanzytologie
- **ggf. Ureterorenoskopie (URS)** mit Histologiegewinnung

Klinischer Fall

Ihnen stellt sich wegen leichten Flankenklopfschmerzes links ein 60-jähriger Patient mit rezidivierender schmerzloser Makrohämaturie seit 6 Monaten vor. Er steht unter ASS-100-Medikation bei KHK. Sonographisch stellen Sie (bei entleerter Blase) einen Harnstau II° links fest. Urinbefund: 500 Erys/dl, sonst unauffällig.
Diagnose: zystoskopisch gesicherter Tumor der linken Blasenseitenwand.

2.2 Störungen der Harnausscheidung

☞ Innere Medizin, Niere, Kap. 2

Verändertes Harnvolumen

Die normale Urinausscheidung ist abhängig von der Trinkmenge bei 1 – 1,5 l/d.

- **Anurie < 100 ml/24 h**
- **Oligurie < 400 ml/24 h**
- **Polyurie > 4000 ml/24 h**

Anurie und Oligurie sind Leitsymptom des Nierenversagens (☞ Kap. 1, Urologie): Die Polyurie ist Leitsymptom der Uropathie nach erfolgreicher Therapie eines postrenalen Nierenversagens. Die Patienten können hierbei durch akute Elektrolyt- und Flüssigkeitsverschiebungen gefährdet sein.

Merke

Nach Therapie einer obstruktiven Uropathie immer sorgfältige Bilanzierung und Kontrolle der Retentionswerte/Elektrolyte!

2.3 Störungen der Harnentleerung

Miktionsstörungen

Da die Blasenkapazität 300–400 ml beträgt und täglich 900–1500 ml Urin produziert werden, muss es in 24 h 3- bis 5-mal zu einer Miktion kommen. Veränderungen der Miktionsfrequenz, Schmerzen oder die Unfähigkeit, die Miktion zu kontrollieren, werden mit folgenden Begriffen beschrieben:

- **Algurie:** Schmerz bei der Miktion, z.B. bei Zystitis
- **Dysurie:** erschwerte Miktion, z.B. bei Prostatahyperplasie
- **Pollakisurie:** erhöhte Miktionsfrequenz, z.B. durch bakterielle Zystitis
- **Strangurie:** abgeschwächter Harnstrahl
- **Nykturie:** nächtliches Urinieren, z.B. bei Herzinsuffizienz, Restharnbildung
- **Enuresis:** nächtliches Bettnässen bei Kindern ohne weitere Symptomatik
- **Inkontinenz:** unwillkürlicher Harnabgang
- **Pneumaturie:** Abgang von Luft bei Miktion, z.B. bei Fisteln

Bei **Veränderungen des Harnstrahls** (verdreht, abgeschwächt oder Nachtröpfeln) sind diagnostisch immer Stenosen der Urethra bzw. des Meatus abzuklären.

Harninkontinenz

Zu den verschiedenen Formen (Belastungsinkontinenz, Urgeinkontinenz, neurogene Inkontinenz etc.) ☞ Kap. 12.4.

Harnverhaltung

Die Harnverhaltung muss von der Anurie abgegrenzt werden: Anurie bedeutet eine fehlende Urinbildung (z.B. bei Schock, terminaler NI); Harnverhaltung die Unfähigkeit, den gebildeten Urin zu entleeren. Ursachen für die Harnverhaltung sind Blasenfunktionsstörungen (☞ Kap. 1.4) und Harnabflussbehinderungen (☞ Kap. 1.2).

2.4 Schmerz

Auf den Unterschied zwischen dumpfem Organschmerz und viszeralem Schmerz, z.B. wellenförmig verlaufenden Koliken, die nur in Hohlorganen vorkommen, wurde schon hingewiesen. Schmerzen können auch ausstrahlen, z.B. wenn anatomisch benachbarte Nerven gereizt werden (☞ Abb. 23.3). Gelegentlich kann man so ein Koliken verursachendes Abflusshindernis (z.B. Stein) rein klinisch lokalisieren, ohne bildgebende Verfahren einzubeziehen. Die exakte Lokalisation, z.B. durch ein Urogramm, muss aber immer erfolgen, da nur so eine dem Fall adäquate Therapieplanung möglich ist.

Differentialdiagnose. Bei Rückenschmerzen: Spondylarthrose, Wirbelkörpermetastasen, Bandscheibenvorfall usw.; bei Abdominalbeschwerden: Appendizitis, Divertikulitis.

Merke

Möglichst keine Analgetikagabe, bevor die Diagnose gesichert ist, da sonst die Erkrankung durch die Medikamente maskiert werden könnte und eine Diagnose erschwert wird.
Dies gilt nicht bei massiven Koliken. Sobald ein abdominelles Geschehen z.B. durch Ultraschall ausgeschlossen ist, darf man auch in anderen

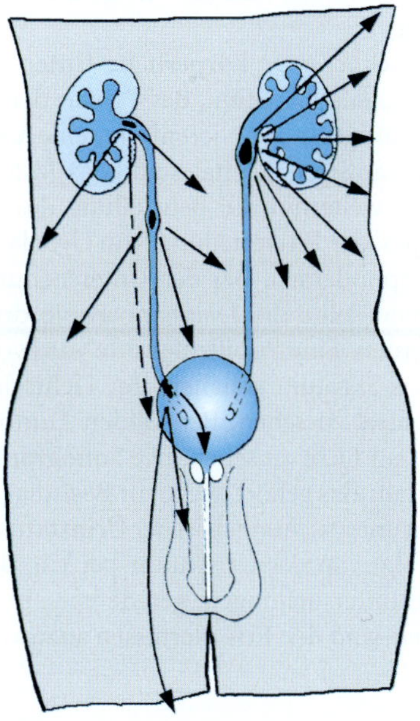

Abb. 23.3: Schmerzausstrahlung in Abhängigkeit von der Steinlokalisation [3]

Fällen die Schmerzen lindern. Häufig wird der Patient erst danach zu weiteren Untersuchungen fähig sein.

2.5 Begleiterscheinungen urologischer Erkrankungen

Bei urologischen Erkrankungen bilden sich wegen der engen anatomischen Beziehung häufig auch gastrointestinale Symptome aus. Dies sind vor allem Übelkeit und Erbrechen.

Als schwerwiegende Komplikation kann es bei der Harnleiterkolik zum paralytischen Ileus kommen.

Bei bestimmten Formen der neurogenen Blasenfunktionsstörung kann eine volle Blase zu hypertonen Krisen führen (☞ Kap. 13).

Die Schmerzen bei ossärer Metastasierung von urologischen Tumoren werden oft als Lumboischialgie fehlgedeutet und entsprechend häufig fehlbehandelt.

3 Urologische Diagnostik

3.1 Anamnese und Befunderhebung

Orientierend an der **Leitsymptomatik** ist die allgemeinmedizinische, Medikamenten-, Familien- und Sozialanamnese zu erheben. Die wichtigsten urologischen Leitsymptome sind die Urinbeschaffenheit, einschließlich Hämaturie, Schmerzen, Miktionsstörungen und die Menge der Harnausscheidung.

Die anschließende **körperliche Untersuchung** umfasst rektale Palpation, das Prüfen der Klopfschmerzhaftigkeit der Nierenlager, eine Untersuchung des äußeren Genitales und das Tasten nach Tumoren, weiterhin die Beurteilung des Behaarungstypes, der Fettverteilung, von Gynäkomastie und Lymphödemen. Bei der Untersuchung von Hydrozelen sollte die Diaphanoskopie durchgeführt werden: Eine Pupillenleuchte wird von dorsal an das Skrotum gehalten, der Lichtschein ist dann ventral zu sehen. Bei soliden Tumoren ist ventral kein Licht zu sehen. Die **Sonographie** des Urogenitaltrakts gehört heute zur Basisdiagnostik. An Laboruntersuchungen ist der **Urinstatus** essentiell, gefolgt von der Urinkultur bei V.a. Bakteriurie. Blutuntersuchungen, gerade vor operativen Eingriffen, sind den Erfordernissen anzupassen.

3.2 Bakteriologische und klinisch-chemische Untersuchungen

Blut

Die Serumdiagnostik sollte sowohl die Parameter einer eventuellen Nierenfunktionsstörung als auch z.B. die einer begleitenden Entzündung abdecken. Sinnvoll sind deshalb folgende Routineuntersuchungen: kleines Blutbild, BSG, harnpflichtige Substanzen, Elektrolyte. Der PSA-Wert sollte nur nach vorheriger Information des Patienten mit dessen Einverständnis erfolgen, da ein erhöhter Wert zu weiterer Diagnostik Anlass geben wird. Falls jedoch diese weiterführende Diagnostik vom Patienten nicht gewünscht wird, sollte auch die PSA-Testung unterbleiben. Hier gilt der allgemeine Grundsatz: keine Diagnostik ohne Therapieoption. Bei speziellen Fragestellungen müssen auch spezifischere Laboruntersuchungen – z.B. Antikörpersuchtests bei bestimmten Infektionen – durchgeführt werden.

Die Bestimmung der Hodentumormarker (AFP, β-HCG und LDH) gehört bei entsprechender Klinik ebenfalls zum Untersuchungsprogramm. Bei Verdacht auf Urosepsis erfolgt eine Blutkultur zum Erregernachweis.

Harn

Zur bakteriologischen Harndiagnostik darf nur frischer und unter sterilen Bedingungen gewonnener Urin verwendet werden (beim Mann

Mittelstrahlurin, bei der Frau Katheterurin, da Verunreinigungen des Spontanurins durch Scheidensekret möglich sind). Bei besonderen Fragestellungen kann der Urin über eine suprapubische Punktion gewonnen werden. Zur Beurteilung der Keimzahl ☞ GK; Medizinische Mikrobiologie, Kap. 3.

Ist eine Aufbewahrung nötig (z.B. Sammelurin), muss das bei +4 °C geschehen, um eine Überwucherung zu vermeiden. Zu den pathologischen Bestandteilen des Harnsediments nach Zentrifugation und deren Interpretation: ☞ Kap. 2.1.

Screeningmäßig (Urin-Stix) werden außerdem folgende Stoffe im Urin untersucht: Bilirubin, Glukose, Urobilinogen und Eiweiß. Eine Elektrophorese, z.B. als SDS-Elektrophorese, dient vor allem nephrologischen Fragestellungen, etwa bei der Abklärung einer Glomerulonephritis (Einzelheiten ☞ Innere Medizin, Niere, Kap. 2.4).

Sekrete der ableitenden Harnwege

Prostatasekret. Es lässt sich durch rektale Massage der Prostata und Ausstreichen der Harnröhre gewinnen und kann direkt mikroskopisch untersucht werden. Die Anwesenheit von zahlreichen Leukozyten (evtl. Bakterien) ist pathologisch (→ Prostatitis). Alternativ kann das Ejakulat bakteriell untersucht werden. Das bietet den Vorteil, auch das Samenblasensekret untersuchen zu können, um eine isolierte Vesiculitis seminalis nicht zu übersehen.

Klassisch ist hier die „Vier-Gläser-Probe", bei der Ersturin, Mittelstrahlurin, Exprimattropfen und Exprimatharn quantitativ auf Erreger untersucht werden.

Urethralsekret. Es wird durch Abstrich gewonnen und auf speziellen Nährböden angezüchtet. Ausnahme: Der Chlamydiennachweis erfolgt mikroskopisch durch Nachweis von Einschlusskörperchen, neuerdings auch durch PCR. Indikation für diese Untersuchungen ist der Verdacht auf eine sexuell übertragbare Erkrankung. Es muss sich immer auch eine Partneruntersuchung anschließen. Geschlechtsverkehr mit Kondom ist in diesem Fall bis zum gemeinsamen Therapieerfolg Pflicht.
Im Urethralsekret zeigen sich ferner:

- Trichomonaden → grünlich, schaumig
- Gonokokken → gelbgrün

Trichomonaden kann man im körperwarmen (!) Urin auch mikroskopisch sehen, Gonokokken anaerob anzüchten.

3.3 Funktionsdiagnostik

3.3.1 Obere Harnwege

Konzentrationsversuch nach Volhard

Indikation. Nierenfunktionseinschränkung. Angesichts der modernen Nierenfunktionsprüfung mittels Isotopenclearance gibt es heutzutage keine Indikation mehr für diese Untersuchung!

Endogene Kreatininclearance

Indikation. Verlaufskontrolle von Nierenerkrankungen.

Prinzip. Da Kreatinin fast nur glomerulär filtriert wird, eignet es sich zur Bestimmung der GFR im 24-h-Sammelurin.

Merke

Berechnung: $Cl = U \times V/P \times t$ [ml/min]
U = Urinkonzentration [in mg/ml]
V = Urinmenge [in ml/24 h]
P = Plasmakonzentration [in mg/ml]
t = 1440 min (= 24 h)

Interpretation. Normal ist eine GFR von > 95 ml/min. Kleinere Werte sprechen für eine eingeschränkte GFR (Filtrationsdruck ↓ etc.).

Alternativ kann die GFR näherungsweise als MDRD-GFR rechnerisch aus dem Serumkreatinin abgeschätzt werden.

Isotopennephrographie

Clearancebestimmung (seitengetrennte Nierensequenzszintigraphie, modifiziert nach Oberhausen)

Indikation. Sie ist die Standarduntersuchung zur Erfassung der Nierenleistung. Dabei ist eine seitengetrennte Funktionsdiagnostik möglich.

Prinzip. Radioaktives MAG III oder ^{131}Iod-Hippuran wird injiziert und über der Niere mit der Gammakamera gemessen. Die Tracer werden fast vollständig glomerulär filtriert.

Interpretation. Es können die globale sowie die seitengetrennte Funktion erfasst werden. Weiterhin kann eine Störung regional zugeordnet werden. Man unterscheidet initiale Perfusionsphase (bis 1 min p.inj.), Sekretionsphase (1–4 min p.inj.) und Exkretionsphase (5–30 min p.inj.). Bei einer Nierenstauung ist die Exkretionsphase auch mit Lasix-wash-out verlängert.

Statische Nierensequenzszintigraphie

Indikation. Nachweis von Funktionsdefekten im Nierenparenchym (pyelonephritische Narben), Nachweis ektoper Nieren.

Prinzip. ^{99m}Tc-DMSA wird funktionsabhängig in den proximalen Nierentubuli gespeichert. Es resultiert eine stabile funktionsanaloge Darstellung des Nierenparenchyms ohne Überlagerungen durch das Nierenbecken.

Stellenwert. Komplementär zur dynamischen Nierensequenzszintigraphie. Auch bei stark verminderter Nierenfunktion kann eine zuverlässige Ermittlung der Seitenanteile erfolgen.

3.3.2 Untere Harnwege

Uroflowmetrie

Indikation. Miktionsstörungen.

Prinzip. Es werden das maximale Sekundenvolumen, Miktionsvolumen und die Miktionszeit gemessen. Der Kurvenverlauf gibt zusätzlich Hinweise auf die wahrscheinliche Ursache der Miktionsstörung (☞ Abb. 23.4).

Interpretation. Normal sind Werte > 20 ml/s; kleinere Werte sind, ein ausreichendes Miktionsvolumen (mind. 150 ml) vorausgesetzt, pathologisch und erfordern weitere Abklärung.

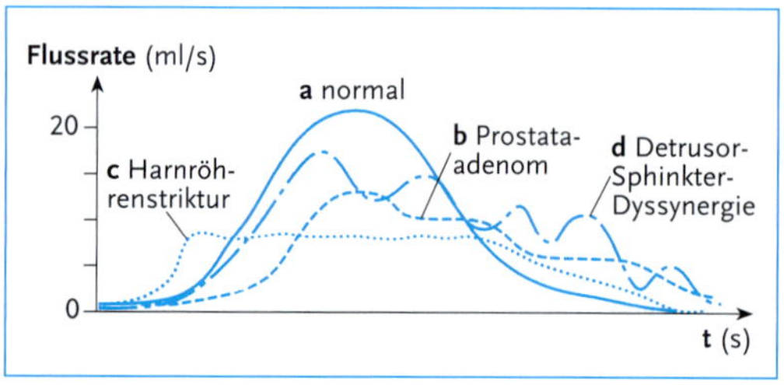

Abb. 23.4: Uroflowkurven bei verschiedenen Erkrankungen

Urodynamik/Videourodynamik

Indikation. Zur Diagnostik komplexer funktioneller und/oder morphologischer Veränderungen der Harnspeicher- oder Harnentleerungsfunktion.

Prinzip. Semiinvasive, sehr aufwändige Untersuchung, bei der mittels Kathetersonden die intravesikalen und intraabdominellen Drücke abgenommen und synchron mit den Uroflowkurven sowie der Durchleuchtung der kontrastmittelgefüllten Blase dargestellt werden können.

Stellenwert. Zur subtilen Diagnostik bei komplexen Fällen, besonders vor Inkontinenz-Operationen oder bei neurogenen Blasenentleerungsstörungen.

Beckenboden-EMG

Indikation. Blasenfunktionsstörungen mit Verdacht auf eine neurogene Ursache.

Prinzip. Mit Klebeelektroden wird die elektrische Aktivität der Beckenbodenmuskulatur gemessen.

Für die Untersuchung einzelner Muskelgruppen sind exakt platzierte Nadelelektroden notwendig; dies ist jedoch neurourologischen Speziallabors vorbehalten.

Interpretation. Die ggf. gestörte Koordination der Muskelaktivität des Beckenbodens ist ein Hinweis auf eine neurogene oder auch verhaltensbedingte Fehlfunktion der Blasenentleerung (Detrusor-Sphinkter-Dyssynergie bzw. -Dyskoordination). Einzelheiten: ☞ Kap. 13.

3.3.3 Genitale

Schwellkörperinjektionstest (SKIT)

Indikation. Erektile Dysfunktion (ED).

Prinzip. Es werden 5–40 µg PGE_1 (Prostaglandin) in die Corpora cavernosa des Penis injiziert.

Interpretation. Kommt es daraufhin zur penetrationsfähigen Erektion, liegt beim Patienten kein venöses Leck des Penis vor. Sinnvollerweise wird der SKIT mit einer **Farbduplexuntersuchung der Penisgefäße** vor und nach der Injektion kombiniert.

Risiko. Prolongierte Erektion. Der Patient muss darüber aufgeklärt werden und sollte ggf. ein α-Mimetikum als Antidot erhalten (z. B. Effortil®)

Tumeszenzmessung
Indikation. Erektile Dysfunktion.

Prinzip. Mit einem Rigiscan® erfolgt eine kontinuierliche Messung von Penisumfang und Rigidität über Nacht.

Interpretation. Der fehlende Nachweis von nächtlichen Tumeszenzen ist prognostisch ungünstig in Hinblick auf eine erreichbare Spontanerektion.

3.4 Bildgebende Verfahren

3.4.1 Sonographie

Da die Sonographie für den Patienten nicht belastend ist und sich bis auf nicht gestaute Harnleiter alle urologisch wichtigen Organe abbilden, ist der Ultraschall zum häufigsten Diagnostikum geworden. Es lassen sich sowohl Form, Größe und Lage der Organe als auch deren Binnenstruktur beurteilen. Zur Befundinterpretation ☞ Tab. 23.3.

Die Beurteilung sonographischer Befunde ohne Klinik ist oft schwierig. Deshalb kann die Sonographie klinische Untersuchung und Anamnese nicht ersetzen. Für interventionelle Eingriffe kann sie als Hilfsmittel eingesetzt werden, z. B. transrektaler Ultraschall (TRUS) bei der gezielten transrektalen Biopsie suspekter Prostatabefunde, zum Legen einer perkutanen Nephrostomie bei einer Harnstauungsniere o. a.

3.4.2 Ausscheidungsurographie (AUG)

Nach der Sonographie ist die Ausscheidungsurographie (AUG) die Standardmethode zur Beurteilung der Morphologie und Funktion des Urogenitalsystems. In der Literatur mehren sich die Stimmen, die das konventionelle AUG durch ein Kontrastmittel-CT, ggf. mit digitaler Rekonstruktion des Harntraktes, ersetzen wollen.

Obligate Vorsichtsmaßnahmen. Vor jeder Kontrastmittelgabe ist eine vorhandene Allergie gegen jodhaltige Kontrastmittel auszuschließen (Anamnese!). Ferner ist bei Frauen im gebärfähigen Alter eine Schwangerschaft auszuschließen. Weiterhin keine KM-Kabe bei akuten Koliken, hier besteht die Gefahr einer Fornix-Ruptur. Bei einem Kreatininwert > 1,6 mg/dl sollte (außer bei speziellen Indikationen) wegen des Risiko eines akuten Nierenversagens keine AUG durchgeführt werden, insbesondere dann nicht, wenn die chronische Niereninsuffizienz mit einem Diabetes mellitus vergesellschaftet ist! Auf eine ausreichende Hydratation vor und nach der Untersuchung (z. B. NaCl i. v.) ist zu achten. Prophylaktisch kann am Vortag ACC oral gegeben werden.

Durchführung. Zu Beginn ist eine Abdomenübersichtsaufnahme obligat. Anschließend wird ein nierengängiges, niedermolekulares jodhaltiges Kontrastmittel infundiert und 10 und 20 min danach jeweils eine Röntgenaufnahme angefertigt.

Interpretation. Zunächst wird die Fähigkeit zur Ausscheidung des Kontrastmittels im Seitenvergleich beurteilt. Man kann hier z. B. Harnstauungsnieren erkennen. Kontrastmittelaussparungen können auf Tumoren, Hämatome, Steine und Fremdkörper hinweisen; Kontrastmittelaussackungen können z. B. durch Divertikel oder Ver-

Tab. 23.3: Typische Sonographiebefunde

Diagnose	Sonographiebefund
normale Niere	Länge: ca. 12 cm; Breite: ca. 7 cm; Breite des zentralen Reflexbandes: ca. 2 cm; Parenchymdicke: ca. 2 cm
Hydronephrose	Hohlsystem dilatiert und Parenchym verschmälert
Nierenzysten	scharf abgegrenzte Raumforderung ohne Binnenechos dorsaler Schallverstärkung
Tumoren	meist unscharf abgegrenzte, teils echoarme und teils echoreiche Raumforderung
Stein	sehr echoreicher, gut abgrenzbarer Schallreflex; hinter dem Stein findet sich ein Schallschatten

letzungen bedingt sein. Tab. 23.4 zeigt die möglichen Befunde in einer Übersicht.

Merke

Kalziumhaltige Steine sind röntgendicht. Harnsäuresteine sind nicht schattengebend.

Absolute Kontraindikationen
- Kontrastmittelallergie
- Kreatininerhöhung > 2 mg/dl
- Schwangerschaft

Sonderformen
- **Veratmungsurogramm** (1 Bild bei Inspiration, 1 Bild bei Exspiration): Damit lässt sich die Beweglichkeit der Niere darstellen (eingeschränkt bei Verwachsungen, paranephritischem Abszess). Heute weitgehend verlassen dank Sonographie.
- **Urogramm im Stehen** (1 Bild liegend, 1 Bild stehend): Damit kann eine Nephroptose erkannt werden. Ob sie therapiepflichtig ist, lässt sich allerdings nur durch eine signifikante Differenz der Durchblutung bzw. der Clearancefunktion in Abhängigkeit von der Körperhaltung belegen.
- **Schichtaufnahmen:** Damit können störende Bildeinflüsse, z.B. Darmgasüberlagerungen, ausgeblendet werden.

3.4.3 Spezielle urologische Röntgendiagnostik

Retrograde Ureteropyelographie (UPG)

Mittels Zystoskop wird eine Harnleitersonde durch die Blase in den Ureter geschoben. Das Kontrastmittel kann so direkt in den Harnleiter und das Nierenbecken injiziert werden.

Hochsteriles Arbeiten ist dabei Pflicht. Wegen der Invasivität muss die Indikationsstellung streng erfolgen. Diese Methode steht deshalb am Ende der urologischen Röntgendiagnostik.

Indikation. Niereninsuffizienz (da hier keine AUG möglich ist), Kontrastmittelallergie (keine i.v. Applikation des Kontrastmittels nötig), unsicherer AUG-Befund. Bei Nierenkoliken zur Steinlokalisation und synchronen Einlage einer Harnleiterschienung.

Tab. 23.4: Typische Röntgenbefunde im AUG und mögliche Diagnosen

degenerative Knochenveränderungen	Osteochondrose, Spondylose, Syndesmophyten u. v. m.
Dysrhaphie	Spina bifida
Frakturen	Wirbelkanaleinengung: Hinweis auf mögliche neurogene Blasenentleerungsstörung
fleckförmige Knochenstruktur (aufgehellt oder verdichtet)	v. a. Knochenmetastasen, Morbus Paget
Psoasschatten verstrichen bzw. unscharf	retroperitoneales Hämatom paranephritischer Abszess Senkungsabszess retroperitoneale Fibrose
Niere (Kalk)	Steine verkalkte Tumoren Tbc
KM-Aussparung	Tumoren, Steine (Harnsäure, Koagel), nekrotische Papille
Kelchveränderung	chronische Pyelonephritis (plumpe Kelche) Tumoren Tbc (Kelchhalsstenose) Papillennekrose
Formunregelmäßigkeit	Tumoren, Fehlbildung Normvarianten (Doppelniere, Hufeisenniere, Kuchenniere)
vergrößerter Nierenschatten	Tumor Zyste Nierenvenenthrombose
Harnleiter (KM-Aussparung)	Steine Koagel Tumoren
Blase (KM-Aussparung)	Steine Tumoren Ureterozele Fremdkörper (einschl. DK) Blasenbodenanhebung durch Prostata
Darm	
• Gasüberlagerung	Meteorismus
• Spiegelbildung	Subileus, z. B. bei Kolik Ileus
verkalkte Lymphknoten	(oft) frühere Darm-Tbc

Miktionszystourethrographie (MZU, Refluxzystogramm)

Über einen Katheter wird Kontrastmittel in die Blase eingebracht und während der Miktion geröntgt.

Indikation. Hierdurch können ein vesikoureterorenaler Reflux des Kontrastmittels sowie die Form der Blase und der Urethra dargestellt werden.

Retrograde Urethrographie

Injektion des Kontrastmittels mittels einer auf das Oreficium externum urethrae aufgesetzten Olive in die Urethra.

Indikation. Darstellung von Harnröhrenstenosen, -divertikeln oder -verletzungen.

Weitere diagnostische Verfahren

Die Computertomographie (Nachteil: Nierenkelche und Harnleiter sind nur schwer zu beurteilen), die strahlungsfreie Kernspintomographie (MRT) und vor allem die Sonographie haben die Indikationen der AUG deutlich eingeschränkt. Dreidimensionale Bildnachbearbeitung, Realtime-Aufnahmen und eine umfassende Beurteilung der Umgebung urologischer Organe machen CT und MRT zum Routineinstrument in der Tumorabklärung.

Kontrastmittelzwischenfälle

Vor jeder Kontrastmittelinjektion wird eine Allergieanamnese erhoben. Da die allergischen Reaktionen von Rötungen der Haut bis zum allergischen Schock reichen, werden immer Antiallergika (H_1- und H_2-Blocker), Kalziumglukonat sowie Glukokortikoide bereitgehalten. Weiterhin sind Geräte zur Intubation und Beatmung notwendig.

3.5 Transurethrale Diagnostik

Katheterismus

Zum Katheterisieren werden Nélaton- (gerade Spitze), Tiemann- (vorn gebogen und sich leicht verjüngend) und Mercier-Katheter (gebogen, verjüngt sich nicht) verwendet. Ihr Kaliber wird in Charrière (1 Charr = $^1/_3$ mm) angegeben. Übliche Katheterstärken sind 14–18 Charr.

Es wird zwischen Einmal- und Dauerkathetern (mit Ballon) unterschieden.

Indikation. Entleeren der Blase bei Abflussbehinderungen, Bilanzierung des Wasserhaushalts, bakterielle Untersuchung des Harns bei der Frau (als Einmalkatheterismus, um Verunreinigungen des Urins durch Scheidenflora zu verhindern) und Kontrastmittelinjektion in die Blase.

Technik beim Mann. Zunächst wird ein Gemisch aus Anästhetikum und Gleitmittel in die Urethra instilliert. Der Penis wird dann zuerst nach ventral und kranial gezogen, bis die Urethra gestreckt ist, und danach so herabgebogen, dass die Harnröhre möglichst gestreckt bleibt, während der Katheter unter sterilen Bedingungen vorsichtig vorgeschoben wird, bis der Urin fließt. Bei einem Dauerkatheter wird nun der Ballon geblockt.

Technik bei der Frau. Es werden 20 cm lange Katheter benutzt. Auf Grund der anatomischen Verhältnisse geht das Katheterisieren bei Frauen leichter.

> **Merke**
>
> Jeder Katheterismus ist ein invasiver Eingriff, der grundsätzlich steril zu erfolgen hat. Die Indikationsstellung muss streng erfolgen.

Wenn eine längere Dauerableitung erforderlich ist, sollte grundsätzlich, vor allem aber beim Mann, auf einen transurethralen Dauerkatheter verzichtet und eine sog. suprapubische Harnableitung bevorzugt werden. Länger liegende transurethrale Katheter sind mit dem Risiko vor allem bulbärer Harnröhrenstrikturen im Verlauf behaftet.

Endoskopie

Jede urologische Endoskopie hat unter absolut sterilen Bedingungen zu erfolgen.

Die **Urethrozystoskopie** dient der Diagnostik von Harnröhre und Blase. Anwendungsbereiche sind die Abklärung von Entzündungen der Blasenschleimhaut und die Beurteilung von Tumoren, Divertikeln, Fremdkörpern, Steinen und unklaren Blutungen unter Sicht.

Bei der **Ureterorenoskopie (URS)** können die Harnleiter bis zum Nierenbecken eingesehen werden. Dieser Eingriff muss unter Narkose bzw. Spinalanästhesie erfolgen.

Ein weiterer Vorteil der Endoskopie ist die Möglichkeit der Biopsie (☞ Kap. 4.5).

Mit sog. **Resektoskopen** werden endoluminale Operationen (TUR) im Urogenitaltrakt durchgeführt.

Laparoskope eignen sich zur endoskopischen abdominellen Diagnostik, z.B. Hodensuche bei Kryptorchismus. In zunehmendem Maße für minimal-invasive Operationen (z.B. laparoskopische Nephrektomie).

3.6 Punktionsverfahren

Prostatabiopsie

Möglich ist sowohl ein transrektaler als auch ein perinealer Zugang. Das Material kann per Stanze oder durch Aspiration (selten) gewonnen und zur histologischen bzw. zytologischen Untersuchung eingereicht werden. Bei beiden Methoden wird durch transrektale Sonographie die Lage der Stanz- bzw. Biopsienadel kontrolliert. „Blinde" Biopsien unter alleiniger digitaler Kontrolle sollten nicht mehr durchgeführt werden, da die Rate falsch negativer Befunde dabei zu groß ist. Indikation der Biopsie ist die Tumordiagnostik. Komplikationen sind Infekte oder Blutungen. Sie lassen sich durch eine Antibiotikaprophylaxe (muss vor der Biopsie beginnen) bzw. sehr dünne Nadeln weitgehend beherrschen.

Suprapubische Blasenpunktion

Einen Querfinger kranial der Symphyse wird eine 10 cm lange Nadel senkrecht zur Bauchdecke eingestochen und der Harn aspiriert. Wichtig ist eine volle Blase, da sonst die Gefahr einer Peritoneal- bzw. Darmverletzung besteht.

Indikationen sind die sterile Gewinnung von Urin für bakteriologische Untersuchungen oder das Legen eines suprapubischen Blasenkatheters (Dauerkatheter). Letzteres erfolgt grundsätzlich in Lokalanästhesie und erfordert Spezialinstrumentarium (☞ Abb. 23.5).

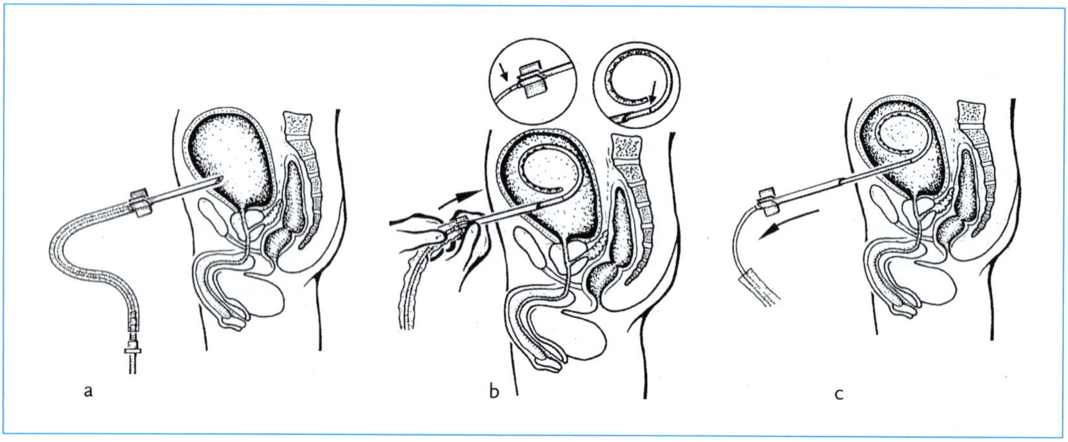

Abb. 23.5: Technik der suprapubischen Punktion und Kathetereinlage [4]

4 Urologische Therapie

4.1 Konservative Therapie

Zur konservativen Therapie der einzelnen urologischen Erkrankungen (Tumor, Urolithiasis usw.) siehe die jeweiligen Kapitel.

4.2 Offene Operationen

Nierenentfernung (Nephrektomie)

Indikation. Eine einfache Nephrektomie erfolgt bei benignen Erkrankungen, z.B. Nierenverletzungen (z.B. wenn ein Nierenriss nicht zu nähen ist), funktionslosen Nieren zur Sanierung eines Infektionsherdes und zur Prophylaxe einer renalen Hypertonie. Bei malignen Tumoren der Niere erfolgt die radikale Nephrektomie, bei der neben der Fettkapsel auch die Nebenniere entfernt wird. Besonderheiten sind die Organentnahmen im Rahmen einer Transplantation entweder als Lebend- oder Leichenspende.

Merke

Vor jeder Nephrektomie muss ein Ausscheidungsurogramm zur Abklärung der Funktionstüchtigkeit der kontralateralen Niere erfolgen.

Prognose. Einnierigkeit hat bei gesundem verbliebenem Organ eine günstige Prognose. Sind jedoch auch Beeinträchtigungen der übrig gebliebenen Niere vorhanden (Tumor, Tbc, Niereninsuffizienz), ist die Nierenersatztherapie wahrscheinlich. In diesem Fall sollte immer versucht werden, eine nephronsparende Operationstechnik zu verwenden.

Prostatektomie

Indikation. Bei benigner Prostatahyperplasie (BPH) und großem Prostatavolumen (> 80 ml), oder als radikale Prostatovesikulektomie bei Prostata-Ca.

Prinzip. Bei der Therapie der BPH wird über eine Sectio alta das Adenom ausgeschält, die Prostatakapsel bleibt in situ. Bei der radikalen Entfernung werden die Samenblasen, Samenleiter und die Prostatakapsel mitentfernt. Zugangswege sind entweder perineal oder suprapubisch. Zunehmend auch laparoskopisch und roboterassistiert.

Organerhaltende Nierentumorexstirpation

Indikation. Kleine periphere Nierenparenchymtumoren ohne Anschluss ans Hohlsystem.

Prinzip. Gerota-Faszie und Nebenniere werden belassen. Insbesondere bei bereits präoperativ niereninsuffizienten Patienten kann so eine Dialyse verhindert werden (= imperative Indikation).

Nierenbeckenplastik

Indikation. Pyeloureterale Stenosen, diese können anamnestisch bei Flankenschmerzen unter Flüssigkeitsbelastung vermutet und röntgenologisch im AUG diagnostiziert werden. Durch eine Nierensequenzszintigraphie mit Lasix-wash-out (☞ Kap. 3.3) lässt sich dann die Operationsindikation bestätigen.

Prinzip. Der stenosierte Teil des Ureters wird abgesetzt und dann der spatulierte Ureter wieder mit dem Nierenbecken anastomosiert (Operation nach Anderson-Hynes).

Harnleiterneueinpflanzungen (Ureteroneozystostomie)

Indikation. Distale Harnleiterstenosen oder Rupturen, z.B. nach Steinabgängen oder iatrogen nach Ureterorenoskopie (URS) oder Operationen im kleinen Becken. Harnleiterverletzungen kommen nicht selten als Komplikation von gynäkologischen Operationen vor.

Prinzip. Die End-zu-End-Reanastomosierung des Harnleiters schlägt aufgrund der besonderen nutritiven Situation meist fehl, so dass eine sog. Zipfelblase angelegt werden sollte (Psoas-Hitch oder Boari-Hitch). Ziel ist die Reimplantation des Harnleiters mittels eines submukösen Tunnels in die Blase.

Weitere plastische Operationen

Hier sind z.B. die Korrektur der weiblichen Belastungsinkontinenz (durch Kolposuspension oder

Faszienzügelplastik) und die Korrektur von urologischen Fehlbildungen bei Kindern (z. B. Funikulolyse bei Hodenhochstand, Zirkumzision bei Phimose, Hypospadieplastik) zu nennen. Siehe dazu die entsprechenden Kapitel.

Harnableitung

Zur vorübergehenden Harnableitung mittels Kathetern s. o.

Davon zu unterscheiden sind sog. permanente Harnableitungen. Abhängig von der Grunddiagnose und dem Allgemeinzustand des Patienten gibt es verschiedene Möglichkeiten. Grundsätzlich sind die inkontinenten von den kontinenten Harnableitungen zu unterscheiden. Letztere werden nochmals unterschieden in orthotope Ersatzblasen, bei denen eine natürliche Miktion möglich ist, und die nichtorthotopen Ersatzblasen, die über einen Katheterismus entleert werden müssen oder bei denen der Urin mit dem Stuhl abgeht.

Ureterokutaneostomie. Da hierbei eine Harnleiter-Haut-Fistel angelegt wird (Ausschaltung der Blase), ist das Tragen eines Auffangbeutels notwendig. Fast immer tritt im Verlauf eine Stenosierung im Anastomosenbereich auf.

Ureteropyelotransversostomie. Hierbei wird der Ureter in das gegenüberliegende Nierenbecken eingenäht, was jedoch voraussetzt, dass die Blase noch intakt ist. Indikationen sind z. B. ausgedehnte intraabdominelle Strahlenschäden.

Ileum- oder Kolonconduit. Die Ureteren werden in ein „stillgelegtes" Darmstück implantiert. Dieses Darmstück wird dann analog zum Anus praeterminalis als Urostoma in die Bauchwand implantiert. Vorteile gegenüber der Ureterokutaneostomie sind das niedrigere Infektionsrisiko und eine sehr viel geringere Neigung zu Stenosierungen.

Ureterosigmoideostomie. Die Ureteren werden in das Sigma implantiert. Vorteil: Es müssen keine Auffangbeutel benutzt werden und auch Stenosierungen der neuen Harnableitung kommen relativ selten vor. Nachteil: Wegen der Resorption des Urins kann oft eine hyperchlorämische Azidose entstehen. Deshalb kann eine Harnalkalisierung nötig werden. Präoperativ muss eine sichere Stuhlkontinenz bestehen!

Kontinente Ersatzblase

Indikation. Diese Version der permanenten Harnableitung wird vor allem nach radikalen Zystektomien wegen invasiver Blasentumoren durchgeführt.

Prinzip. Entweder als Ileumneoblase (nach Hautmann) oder unter Verwendung des Ileozökalsegments. Ein ca. 60 cm langes Dünn- und/oder Dickdarmsegment (terminales Ileum, Zökum) wird isoliert, antimesenterisch eröffnet und anschließend durch Nähte zu einem sog. Pouch verschlossen. Die Harnleiter werden implantiert und der Pouch mit der Harnröhre anastomosiert. Dank der Fortschritte der Operationstechnik können inzwischen auch Frauen kontinent versorgt werden. Ist ein orthotoper Anschluss an die Harnröhre nicht möglich, kann unter Verwendung des Ileozökalsegments (Mainz-Pouch I) ein kontinentes Nabelstoma (Appendix-Nabel-Stoma oder Ileum-Invaginationsnippel) angelegt werden.

Komplikationen. Bei allen Ureter-Darm-Implantationen besteht die Gefahr einer hyperchlorämischen Azidose (durch Rückresorption von Urinbestandteilen über den Darm), einer Hypokaliämie sowie von Infektionen. Um einer Azidose vorzubeugen, sind regelmäßige Blutgasanalysen (Kontrolle des Säure-Base-Status) notwendig. Bei Verwendung von Dünndarmsegmenten ist dieses Risiko aber zu vernachlässigen. Eine operative Intervention ist selten erforderlich, die orale Substitution (z. B. Bicarbonat) ist in der Regel ausreichend.

Wenn das aus dem terminalen Ileum entnommene Stück relativ lang ist (vor allem bei Pouchanlage), kann es zu einer Vitamin-B_{12}-Resorptionsstörung kommen. Die typischen Mangelerscheinungen entsprechen denen der perniziösen Anämie (☞ Innere Medizin, Blutzellsystem, Kap. 1.9). Die Therapie besteht in der regelmäßigen parenteralen Substitution. Ab dem 5. postoperativen Jahr können sich in Darm-Urin-Kontaktzonen Karzinome entwickeln.

4.3 Endoskopische Eingriffe

Endoskopische Instrumente (elektrische Schlingen, Messer, Häkchen, Lasersonden) und Optiken sind nicht nur dazu geeignet, Harnröhrenstenosen, Prostataadenome sowie Steine und einen Teil der Tumoren zu diagnostizieren, sondern auch zu entfernen. Die endoskopischen Eingriffe haben den Vorteil, dass sie sich meist in Spinalanästhesie durchführen lassen und mit einem wesentlich geringeren Blutverlust einhergehen. Somit kann die Belastung für den Patienten so gering wie möglich gehalten werden.

Perkutane Eingriffe

Perkutane Nephro-Litholapaxie (PNL). Unter Ultraschallkontrolle wird die Niere punktiert, der Punktionskanal aufgespreizt und ein Nephroskop eingeführt. Der Stein wird nun mit der Zange gefasst, durch eine laserinduzierte Stoßwellenlithotripsie oder mechanisch (Lithoclast®) zerstört und dann entfernt. Indikationen hierfür sind Steine > 2 cm sowie Steinleiden in Verbindung mit Infekten der Niere. Die PNL kann mit der ESWL kombiniert werden.

Perkutane Nephrostomie (PCN). Unter Ultraschallkontrolle wird zuerst eine Nadel in das gestaute Nierenbecken-Kelchsystem eingeführt und darüber ein Führungsdraht (Seldinger-Technik) vorgeschoben, über den dann ein Nephrostomiekatheter eingelegt wird.

Indikation. Jede Harnstauungsniere, bei der eine retrograde Manipulation nicht gelingt oder kontraindiziert ist.

Komplikationen. Bei allen perkutanen endoskopischen Eingriffen sind Infektionen, Hämaturien und Verletzungen von Nachbarorganen möglich.

Transurethrale Eingriffe

Transurethrale Resektion der Prostata (TUR-P). Indikationen sind Miktionsbeschwerden durch Prostataadenome, die konservativ-medikamentös nicht suffizient behandelt werden können. Das Adenom sollte im Allgemeinen maximal 70 g groß sein (ansonsten Blutverlust ↑, Risiko für TUR-Syndrom ↑). Wegen der geringen Komplikationsdichte ist die TUR-P das Verfahren der Wahl (Goldstandard) zur operativen Therapie eines Prostataadenoms.

Alternativ können Laserverfahren, TUNA (transurethrale Nadelablation) und Hyperthermie eingesetzt werden. Diese sog. minimal-invasiven Methoden sind nicht so effektiv wie die TUR-P. Bei Risikopatienten sind sie aber durchaus indiziert.

Transurethrale Blasentumorresektion (TUR-B). Mittels Resektoskop können auch Blasentumoren transurethral abgetragen werden. Je nach Infiltrationstiefe ist dieser Eingriff kurativ. Je nach Detailbefund wird die TUR-B mit weiteren Maßnahmen kombiniert (☞ Kap. 7.3).

Transurethrale Entfernung von Blasensteinen. Steine können transurethral durch elektrohydraulische Stoßwellen, Laser oder Ultraschall zertrümmert werden. Anschließend werden die Bruchstücke endoskopisch entfernt.

Komplikationen. Um in flüssigen Medien elektrisch schneiden zu können, muss mit einer elektrolytfreien Flüssigkeit gespült werden. Sie wird bei lang andauernden Eingriffen oder Venenverletzungen (besonders bei Prostataresektionen) unter Umständen resorbiert. Dies kann zu einer Wasserintoxikation bis hin zu Lungenödem und Schock führen (TUR-Syndrom). Die Therapie besteht in NaCl- und Diuretikagaben.

4.4 Extrakorporale Stoßwellenlithotripsie (ESWL)

Prinzip. Der Stein wird unter Ultraschall- oder unter Röntgensicht lokalisiert. Dann werden Stoßwellen erzeugt und auf den Stein fokussiert. Durch sie wird der Stein in kleine Fragmente zertrümmert, die mit dem Harn ausgeschieden werden. Der Patient muss zuvor meist sediert und auch analgesiert werden.

Steinreste können noch Wochen später unter forcierter Diurese abgehen, gelegentlich muss man sie jedoch endoskopisch (PNL, URS) entfernen, vor allem wenn sie im distalen Harnleiter stecken bleiben (sog. Steinstraße). Bei Steinen über 1 cm Durchmesser wird oft vorher eine innere Harnleiterschiene eingelegt.

Indikation. Steine < 2 cm

4.5 Ureterorenoskopie (URS)

Die Fortentwicklung der Endoskopie hat zur Miniaturisierung geführt. Daher können heute sog. Ureterorenoskope unter Narkose retrograd bis in die Niere eingeführt werden.

Indikation. Sowohl diagnostisch (Abklärung einer unklaren KM-Aussparung) als auch therapeutisch (Steinentfernung, Tumorabtragung).

4.6 Laparoskopie

Nach Anlage eines künstlichen „Pneumoperitoneums" kann mit speziellen Endoskopen, den sog. Laparoskopen, der Bauchraum inspiziert werden. Mittels spezieller Techniken ist auch das Retroperitoneum auf diese Weise zugänglich. Diese Technik befindet sich in den letzten Jahren in einer deutlichen Entwicklung. Grundsätzlich sind mittlerweile damit fast alle früher offenoperativen Verfahren anwendbar, jedoch auf wenige Zentren beschränkt. Nachteile sind sehr lange Lernkurven der Operateure, (noch) deutlich längere OP-Zeiten und deutlich höhere Kosten durch das Instrumentarium. Vorteil: kürzerer stationärer Aufenthalt, kleinere Narbe, weniger Schmerzen.

Indikation. Diagnostisch (Tumorsuche, Suche eines kryptorchen Hodens) und therapeutisch (Nephrektomie, Lymphadenektomie, Prostatektomie, Adrenalektomie etc.).

5 Fehlbildungen und Kinderurologie

5.1 Kindliche Symptome urologischer Erkrankungen

Angeborene Fehlbildungen zeigen sich in der Regel bereits im Kindesalter. Sie betreffen die Niere häufiger als jedes andere Organ. Oft ist die Niere auch im Rahmen eines Fehlbildungssyndroms betroffen (z.B. Hufeisennieren bei Turner-Syndrom). Für die rechtzeitige Diagnosestellung ist daher eine prä- und postnatale Ultraschalldiagnostik von großer Bedeutung.

Unterschiedliche urologische Erkrankungen (Harnstauungen, Anomalien etc.) führen bei Kindern zu folgenden **vier Hauptsymptomen:**

- **Harnwegsinfekt:** Gestaute Harnwege haben ein erhöhtes Infektrisiko; oft geht ein Infekt mit hochfiebrigen Temperaturen einher.
- **Bauchschmerzen:** Vage abdominelle Beschwerden, Übelkeit, Erbrechen können auf eine Pyelonephritis als Ursache hinweisen, aber auch ein Harnverhalt ist möglich.
- **abdomineller Tumor:** Urologische Erkrankungen gehen oft mit einem „abdominal palpablen Tumor" einher (DD: Wilms-Tumor, Neuroblastom, polyzystische Nierendegeneration, Harnverhalt usw.).
- **anomales Miktionsverhalten:** Eine An- oder Oligurie bei Neugeborenen legt den Verdacht auf eine Stenosierung der Harnwege nahe.

Merke

Bei Kindern muss bei „Bauchschmerzen" immer an einen Harnwegsinfekt oder einen Tumor gedacht werden.

5.2 Nierenanomalien

Die Nierenanomalien lassen sich in zystische Erkrankungen und Lage- sowie Verschmelzungsanomalien unterteilen (☞ Abb. 23.6).

Zystische Nierenerkrankungen

Nomenklatur. Man unterscheidet morphologisch: **einfache Nierenzysten** mit unauffälligem Nierenparenchym und **Zystennieren** mit dysplastischem Nierenparenchym und zahlreichen progredienten Zysten (☞ Tab. 23.5). Weiterhin können die zystischen Nierenerkrankungen ätiologisch in drei Gruppen eingeteilt werden: vererbte, angeborene und erworbene (☞ Tab. 23.6). Leider resultieren daraus verwirrende Nomen-

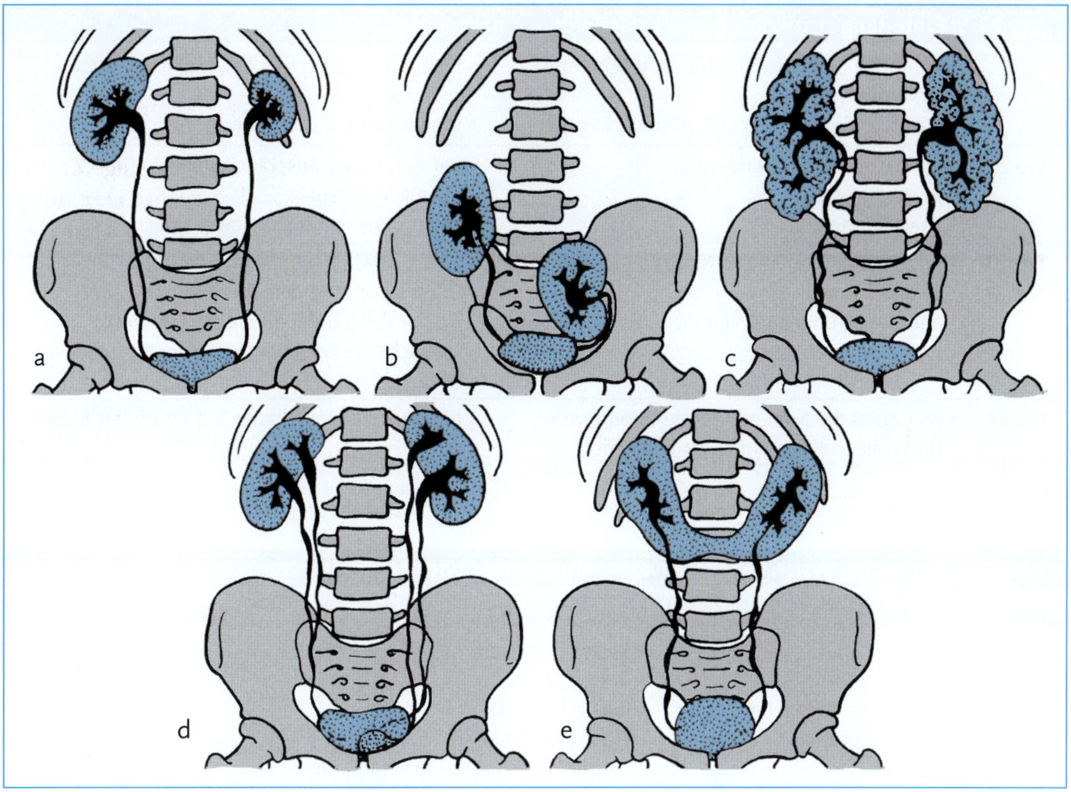

Abb. 23.6: Fehlbildungen der Harnorgane (modifiziert n. Alken). **(a)** Nierenhypoplasie links, **(b)** lumbaldystope Niere rechts, sakraldystope Niere links, **(c)** polyzystische Nierendegeneration, **(d)** Doppelniere bds. mit Ureter fissus rechts und Ureter duplex links, **(e)** Hufeisenniere [1]

klaturen, da die Einteilung nach Potter nicht allen klinischen und genetischen Formen gerecht wird.

Symptomatik. Solitärzysten sind symptomlos. Zystennieren führen zu chronischer Niereninsuffizienz, Flankenschmerzen, häufigen Infektionen, Hämaturie. In 65% der Fälle besteht außerdem eine Hypertonie. Nierenkarzinome können sich entwickeln.

Diagnostik. Die häufig vorkommenden Solitärzysten sind oft ein Zufallsbefund bei Nierensonographie oder Ausscheidungsurographie. Zystennieren sind eine meist bilateral auftretende, dominant oder rezessiv vererbte Erkrankung (☞ Tab. 23.5), die auch mit zystischen Veränderungen von Leber, Milz und Pankreas einhergehen kann. Charakteristisch sind Zysten, die sich progressiv vergrößern und das Nierenparenchym komprimieren. Die so entstehende Ischämie reduziert das funktionsfähige Nierenparenchym ständig weiter, bis letztlich die Niereninsuffizienz unvermeidlich ist.

Bei der polyzystischen Nierendegeneration werden Sonographie, Ausscheidungsurogramm (Verdrängungserscheinungen, Kelchausziehungen, großer Nierenschatten), gelegentlich auch Szintigraphie (da zystisch-degenerative Bezirke nicht speichern, zeigen sich Aussparungen) und Angiographie (gespreizte Gefäße, avaskuläre Zonen) zur Diagnostik eingesetzt. Die gleichen Untersuchungsmethoden sind auch bei Solitärzysten geeignet. Wichtig ist bei Nierenzysten immer die DD Tumor vs. Zyste (im Zweifel CT oder MRT). Im Unterschied zur polyzystischen Nierendegeneration ist das Entartungsrisiko von Solitärzysten mit ca. 1% jedoch gering (☞ Abb. 23.7).

Tab. 23.5: Einteilung zystischer Nierenveränderungen nach Potter

Typ I	• bilaterale polyzystische Nierendegeneration (infantiler Typ) • autosomal-rezessiv ererbt (Chromosom 6)	• immer mit zystischen Gallengängen vergesellschaftet • Kinder meist nicht lebensfähig
Typ II	• multizystische Nierendysplasie a) vergrößert b) verkleinert	• bei einseitiger Ausprägung meist klinisch stummer Verlauf • Leber ohne Fehlbildungen
Typ III	• bilaterale polyzystische Nierendegeneration (adulter Typ) • autosomal-dominant vererbt (Chromosom 16 und 4)	• zunehmende Niereninsuffizienz bis hin zur Urämie meist ab dem 40. LJ (große, von Zysten vollständig durchsetzte Nieren!) • zystische Gallengangerweiterungen finden sich selten
Typ IV	• polyzystische Nierendysplasie infolge von Ureterobstruktionen (in der Fetalzeit)	• bei massiver Ausbildung Tod im frühen Kindesalter

Tab. 23.6: Einteilung zystischer Nierenveränderungen nach der Ätiologie

vererbt	angeboren	erworben
• Potter I • Potter III • medulläre zystische Erkrankung • juvenile Nephronophthise • tuberöse Sklerose • v.-Hippel-Lindau	• Potter II a und b • Potter IV • fokale Dysplasie • Markschwammniere • multilokuläres zystisches Nephrom	• einfache Zysten • Zysten unter Dialyse

Therapie. Solitärzysten benötigen in der Regel keine Therapie. Wenn sie zur Größenzunahme neigen, sollten sie jedoch zur Verlaufsbeobachtung regelmäßig sonographisch kontrolliert werden. Führen sie z.B. zu einer Abflussbehinderung des Urins oder Schmerzen, werden sie entweder operativ marsupialisiert oder perkutan sklerosiert.

Zystennieren werden konservativ durch einen Nephrologen (proteinarme Diät, große Trinkmenge, Therapie der renalen Hypertonie) behandelt. Bei terminaler Niereninsuffizienz muss dialysiert oder transplantiert werden (☞ Innere Medizin, Niere, Kap. 4). Eine Nephrektomie ist bei Schmerzen, Infekten, Tumorverdacht oder bei sehr großen Konglomeraten als Transplantationsvorbereitung indiziert.

Lage- und Verschmelzungsanomalien

Das Nichtvorhandensein beider Nieren wird als bilaterale **Agenesie** bezeichnet. Sie ist selten und endet letal. Eine unilaterale Agenesie ist dagegen symptomlos. Die **Beckenniere** ist die wichtigste kongenitale Lageanomalie. Als Komplikationen können Infektionen sowie Harntransportstörungen wegen kreuzender Gefäße auftreten. Weiterhin neigen Beckennieren zur Steinbildung und sie können zu einem Geburtshindernis werden. Die

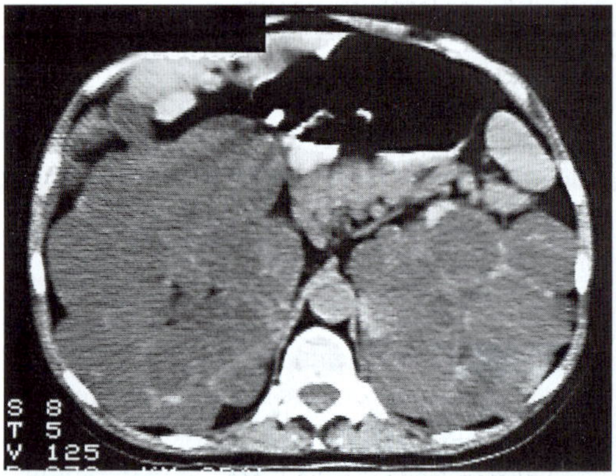

Abb. 23.7: CT einer polyzystischen Nierendegeneration beidseits [5]

Diagnose kann durch Sonographie, Urogramm und Angiogramm gesichert werden. Bei der **Hufeisenniere** sind die unteren Parenchympole miteinander verschmolzen, sodass eine normale Aszension durch die A. mesenterica inferior verhindert wird. Die **Kuchenniere** ist eine komplette Fusion beider Nieren mit einem resultierenden meist asymptomatischen Konglomerat. **Cave:** nicht mit einem Tumor verwechseln! Selten sind die **gekreuzten Ektopien,** bei denen sich die Nieren auf einer Seite befinden und hier meist fusioniert sind, wobei der Harnleiter der einen Niere zum kontralateralen Ostium zieht und dabei die Mittellinie kreuzt.

5.3 Anomalien des Hohlsystems

Ureterabgangsstenosen

Ätiologie. Überwiegend intrinsische Stenose durch Wandfehlbildung des pyelo-ureteralen Übergangs. Seltener ist extrinsisch eine Lumeneinengung durch kreuzende Gefäße möglich.

Therapie. Nierenbeckenplastik (z. B. Anderson-Hynes).

Ureter duplex, Ureter fissus bei Doppelniere

Ätiologie. Manchmal erreichen zwei Ureterknospen den nephrogenen Strang und verzweigen sich in zwei getrennte Hohlsysteme, wobei meist ein gemeinsames Parenchym entsteht. Die Harnleiter können entweder getrennt (Ureter duplex) in die Blase münden oder sich im Verlauf vereinigen und mit einem gemeinsamen Ostium in die Blase münden (Ureter fissus). Beim Ureter duplex mündet der Harnleiter der unteren Anlage kranial und lateral des Harnleiters der oberen Anlage **(Meyer-Weigert-Regel).** Klinisch resultieren daraus ein refluxiver unterer und ein obstruktiver oberer Anteil der Doppelniere.

Diagnostik. Anamnese (Infektionen), Sonographie, Urogramm, ggf. MZU.

Merke

Beim Ureter duplex mündet der Ureter des kaudalen Nierenanteils kranial und lateral des Ureters der oberen Anlage in die Blase **(Meyer-Weigert-Regel).**

Therapie. Operative Korrektur bei Obstruktion oder Reflux.

Ureterozele

Definition. Zystische Erweiterung des intravesikalen submukösen Harnleitersegmentes einer oder beider Nieren. Man unterscheidet Ureterozelen von einfachen und doppelten Harnleitern sowie intravesikale (orthotope) und ektope Ureterozelen. 80% der kindlichen Ureterozelen sind vom ektopen Typ mit Doppelsystem. Entsprechend der Meyer-Weigert-Regel ist der obere Anteil der Doppelniere betroffen und bei Diagnosestellung meist funktionslos. Neben der Harnstauung kann es bei großen Ureterozelen auch zu einem Miktionshindernis kommen, wenn sich die Zele vor den Blasenhals legt.

Diagnostik. Sonographie, Urogramm, Zystogramm, Zystoskopie.

Therapie. Operative Korrektur (ggf. mit Harnleiterneuimplantation), transurethrale Inzision der Ureterozele (Risiko der Refluxentstehung).

Ektope Harnleitermündungen

Sie sind fast immer mit Doppelnieren und Ureter duplex vergesellschaftet. Beim Mann münden die Ureteren meist suprasphinktär, so dass keine Inkontinenz entsteht; bei der Frau münden sie dagegen meist unterhalb des Sphinkters in die Vagina mit der Folge einer sog. extraurethralen Inkontinenz. Oft kommt es zu Infektionen und Stauungen im fehlmündenden Anteil.

Diagnostik. Genaue Inspektion der Vagina und der Harnröhre, Urogramm, Urethrogramm, Zystoskopie.

Therapie. Das ektope Ureterende wird reseziert und das distale Ureterende in die Blase implantiert, sofern die Nierenleistung dieses Anteils gut ist. Ansonsten besteht die Indikation zur Heminephroureterektomie.

Vesikoureteraler Reflux (VUR)

Definition. Rückfluss von Urin aus der Blase in den Harnleiter, das Nierenbeckensystem bis in die Sammelrohre. Einteilung nach Heikel und Parkkulainen in fünf Grade (☞ Abb. 23.8).

Symptome. Rezidivierende fieberhafte Harnwegsinfekte.

Diagnostik. Der Reflux wird radiologisch durch das Miktionszysturethrogramm und/oder sonographisch nach Instillation von Sono-Kontrastmittel in die Blase diagnostiziert (☞ Abb. 23.9). Zystoskopisch findet sich der refluxive Ureter lateralisiert und meist stadion- bis golflochähnlich konfiguriert.

Therapie. Unter konservativer Therapie (Infektprophylaxe) bilden sich bis zu 95% der Grad-1–3-VUR spontan zurück. Höhergradige VUR sowie fieberhafte Durchbruchinfektionen unter Antibiose sollten operiert werden. Bei einem kindlichen Reflux wird der proximale Anteil des Ureters unter die Blasenschleimhaut verlegt und dadurch stärker komprimiert (Antirefluxplastik nach Lich-Gregoir, Politano-Leadbetter, Cohen). Bei Erwachsenen wird der Harnleiter neu eingepflanzt (Psoas-Hitch).

5.4 Anomalien von Blase und Harnröhre

Harnblasendivertikel

Sie können sowohl angeboren als auch erworben sein. Erworbene Divertikel (Pseudodivertikel) entstehen im Rahmen einer Drucksteigerung durch Obstruktionen des Blasenabflusses oder durch eine neurogene Blasenfunktionsstörung. Da Pseudodivertikel keine Muskelzellen besitzen,

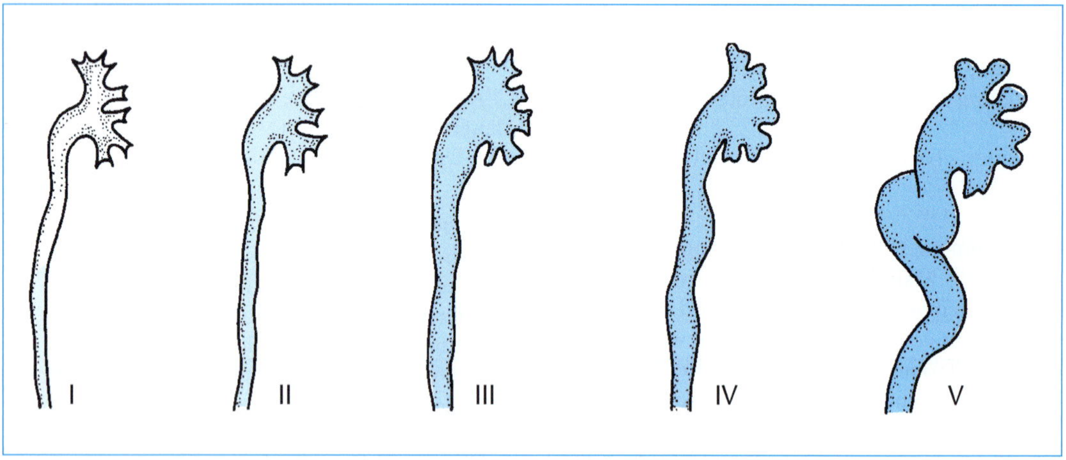

Abb. 23.8: Einteilung des vesikoureteralen Refluxes nach Heikel und Parkkulainen [2]

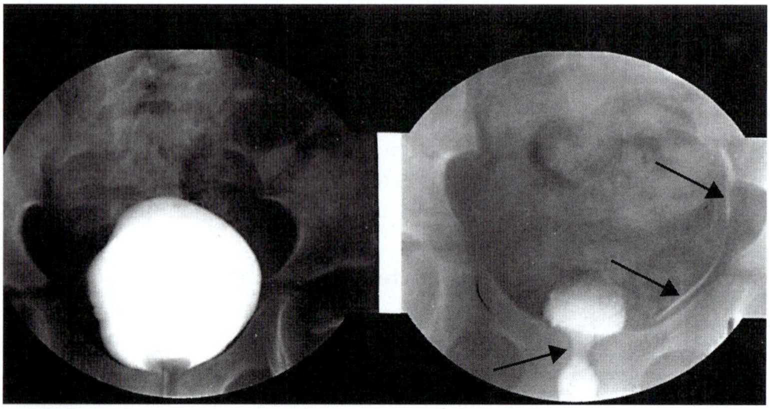

Abb. 23.9: Vesikoureteraler Reflux links, funktionelle Blasenhalsstenose (Sanduhrphänomen)

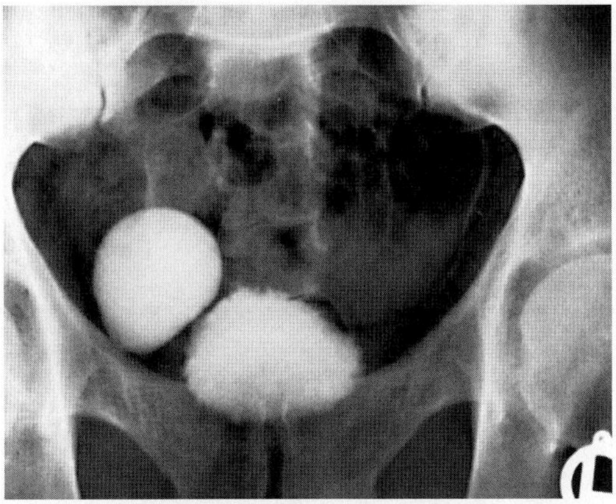

Abb. 23.10: Blasendivertikel [5]

können sie sich nicht kontrahieren, so dass nach der Miktion Restharn in der Blase zurückbleibt. Restharn ist die Basis für rezidivierende Infektionen (☞ Abb. 23.10).

Angeborene Divertikel (echte Divertikel) sind Aussackungen der Blase mit allen Wandschichten. Wenn sie eine bestimmte Größe erreichen, müssen sie reseziert werden. Gelegentlich mündet auch ein Harnleiter in ihnen. Weil es dann zur Harnstauung kommen kann, besteht auch hierbei die Indikation zur Operation.

Diagnostik. Ultraschall, Zystoskopie, Miktionszystourethrographie (MZU), Ausscheidungsurogramm.

Therapie. Pseudodivertikel werden nur operativ reseziert, wenn sie Beschwerden verursachen oder rezidivierende Infekte entstehen.

Zur Therapie der „echten" Divertikel s. o.

Urachuspersistenz

Der Urachus ist eine embryonale Struktur, die vom Blasendach zum Nabel zieht. Bleibt die Obliteration des Allantoisganges unvollständig, kann sich eine Blasen-Nabel-Fistel bilden (mit Austritt von Harn am Nabel). Außerdem können sich im Bereich des Urachus Zysten entwickeln, die sich unter Umständen infizieren. Bei ihnen besteht ein Entartungsrisiko (Adenokarzinom).

Diagnostik. Ein nässender Nabel ist immer verdächtig auf eine Urachuspersistenz (Darstellung der Fistel durch Einspritzen von KM).

Therapie. Wegen des Infektions- und Entartungsrisikos müssen alle Urachuszysten und -fisteln exstirpiert werden.

Blasenekstrophie-Epispadiekomplex

Bei dieser seltenen Fehlbildung kommt es in der 3./4. Schwangerschaftswoche nicht zur Einsprossung von Mesenchym in die kranialen Anteile der Kloakenmembran, sodass sich die Genitalhöcker nicht vereinigen können. Im Verlauf rupturiert die Kloakenmembran und es resultiert ein offenes Abdomen bei Geburt mit der Maximalform einer Beteiligung des Zoekums mit Kloakenbildung (kloakale Ekstrophie) (☞ Abb. 23.11). Die Epispadie ist die mildere Form, bei der die Bauchwand verschlossen ist, jedoch neben der Penisfehlbildung weitere morphologische und funktionelle Defizite bestehen, nach denen gezielt gesucht werden muss (☞ Abb. 23.12).

Therapie. Plastische Rekonstruktion mit dem Ziel eines Bauchwandverschlusses sowie einer gesicherten Harnableitung entweder als kontinente oder inkontinente Form. Weiterhin operative Rekonstruktion des Genitales.

Hypospadie

Die Hypospadie ist die häufigste Fehlbildung des männlichen Genitales (☞ Abb. 23.13). Hierbei liegt die Urethraöffnung – im Gegensatz zur Epispadie – ventral des Penis, was eine ventrale Peniskrümmung zur Folge haben kann. Die Mündung der Harnröhre kann überall ventral auf der Mittellinie zwischen Damm und Glans penis liegen.

Therapie. Der Erfolg der plastischen Rekonstruktion (ein- oder zweizeitig) ist langfristig meist gut. Die anspruchsvolle Operation wird an Zentren durchgeführt und sollte bis zum 3. Lebensjahr abgeschlossen sein.

Harnröhrenklappen

Eine persistierende Membran zwischen prostatischer und membranöser Harnröhre führt zur infravesikalen Obstruktion. Die Symptome können mild ausgeprägt sein, meist bestehen jedoch bereits schon bei Geburt hochgradige Harnstauungsnieren mit Reflux und Megaureteren sowie Hypertrophie der Blasenmuskulatur. Die Kinder sind von Niereninsuffizienz bedroht.

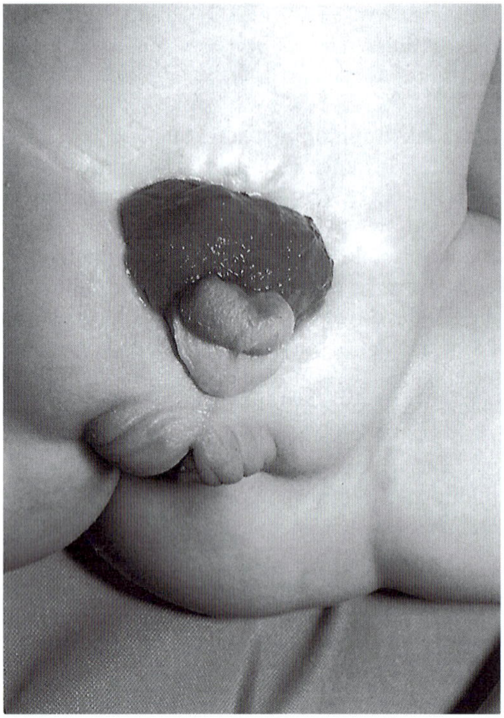

Abb. 23.11: Blasenekstrophie beim Neugeborenen [5], Scrotum bi partitum

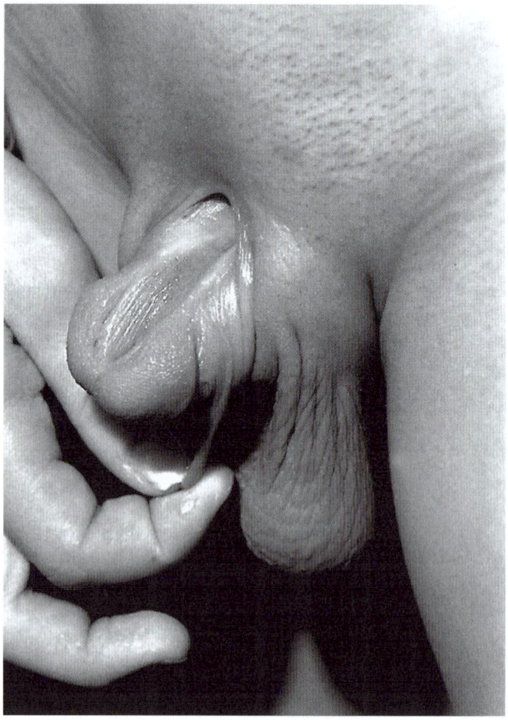

Abb. 23.12: Epispadie mit Urethralrinne auf der dorsalen Seite des Penis [5]

Diagnostik. Körperliche Untersuchung, Miktionsanamnese, Sono, Labor, MZU, Zystoskopie.

Therapie. Wenn Restharn gesichert ist, sofortige Anlage einer suprapubischen Blasenfistel und Zystoskopie mit transurethraler Resektion der Klappe. Kontrolle der Miktionsparameter und Retentionswerte bis nach Abschluss der Pubertät. Mit zunehmender Muskelmasse kann es auch im Verlauf noch zur Dekompensation einer chronischen Niereninsuffizienz kommen.

Meatusstenose

Die Meatusstenose ist häufig mit anderen Fehlbildungen (Hypospadie) vergesellschaftet. Die Diagnose lässt sich meist schon durch Inspektion und Sondierung stellen. Die Symptome sind die gleichen wie bei Harnstau.

Zur sekundären Meatusstenose bei Östrogenmangel der alternden Frau: ☞ Kap. 12.

5.5 Fehlbildungen des Genitales

5.5.1 Zwitterbildung

☞ Gynäkologie, Kap. 1.1

Hierbei ist das äußere Genitale intersexuell ausgebildet. Man unterscheidet einen Hermaphroditismus verus (gleichzeitig männliches und weibliches Keimdrüsengewebe vorhanden) und einen Pseudohermaphroditismus (gonadales Geschlecht stimmt nicht mit dem äußeren Geschlecht überein). Zur Systematisierung: ☞ Tab. 23.7.

Hermaphroditismus verus (echter Zwitter)

Gleichzeitiges Vorkommen von testikulärem und ovarialem Gewebe. Es können dabei sowohl Ovarien und Testes als auch ein sog. Ovotestis vorliegen. Der Karyotyp variiert zwischen normal männlichem (etwa $^2/_3$ d.F.) und normal weiblichem Karyotyp (sehr selten auch Mosaiktyp). Äußeres Genitale und die sekundären Geschlechtsmerkmale können dabei alle Stadien zwischen rein männlich und rein weiblich annehmen.

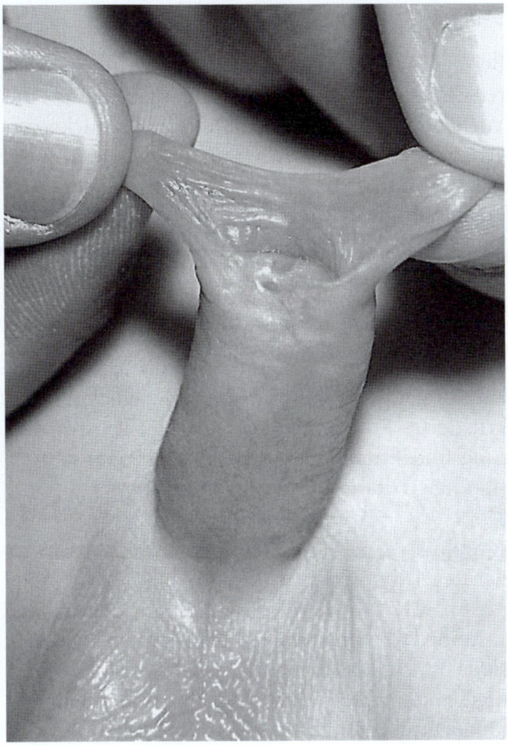

Abb. 23.13: Hypospadia glandis mit Präputialschürze

Therapie. Plastische Operation (bei Minderjährigen müssen die Erziehungsberechtigten entscheiden) und einseitige hormonelle Prägung mit dem Ziel, die Betreffenden in ihrem gewohnten und durch die Erziehung festgelegten Selbstverständnis zu stabilisieren. Psychologische Betreuung ist unverzichtbar.

Klinefelter-Syndrom

Es handelt sich um eine chromosomale Aberration mit mindestens einem überschüssigen X-Chromosom (XXY etc.). Dies führt zu einem Androgenmangel. Die äußeren Geschlechtsmerkmale sind männlich infantil.

Therapie. Androgensubstitution, plastische Operation.

Turner-Syndrom

Hierbei handelt es sich um eine Gonadendysgenesie (hypoplastische Gonaden mit völligem Fehlen der Keimzellen, Karyotyp X0). Es finden sich ein kleines weibliches Genitale und ein Kleinwuchs mit kurzem Hals. Oft bestehen renale und kardiale Fehlbildungen.

Therapie. Plastische Operation, Hormonsubstitution; wegen des weiblichen Phänotyps ist es meist sinnvoll, die Betreffenden als Mädchen zu erziehen.

Anorchie

Das völlige Fehlen der Keimdrüsenanlage hat eine fehlende Induktion der sexuellen Differenzierung zur Folge.

Wichtig: Bilaterale Bauchhoden müssen differentialdiagnostisch erwogen werden (Gonadotropintest).

Therapie. Plastische Operation, Hormonsubstitution.

Adrenogenitales Syndrom (AGS)

Es gibt zwei Typen: mit und ohne Salzverlust. Es liegt eine Störung der Glukokortikoidsynthese, zumeist auf Höhe der 21-Hydroxylase, in der Nebennierenrinde vor. Sie bewirkt, dass sich bei reduzierter bis aufgehobener Kortisolproduktion die Androgenproduktion erhöht. Höhere Androgenspiegel führen zur Vermännlichung des Körperbaus und des Genitales bei Mädchen und zur

Tab. 23.7: Abnorme Sexualdifferenzierung

Kategorie	Diagnose	Karyotyp	Gonade	Entwicklung
genetisch	echter Zwitter	XY/Mosaik	Ovar und Testes	männl. oder weibl.
	Klinefelter-Syndrom	XXY	Testes	männl./eunuchoid
	Turner-Syndrom	X0	Ovar	weibl./eunuchoid
gonadal	Anorchie	XY	fehlt	eunuchoid
phänotypisch	AGS	XX	Ovar	männlich
	testikuläre Feminisierung	XY	Testes	weiblich

Pubertas praecox bei Jungen. Diese werden oft erst in der Pubertät diagnostiziert, wenn kein Salzverlustsyndrom besteht.

Therapie. Dauersubstitution von Kortisol sowie zusätzlich Östrogen/Gestagen bei Mädchen.

Testikuläre Feminisierung

Infolge insuffizienter Androgenrezeptoren im Gewebe kommt es trotz eines männlichen Karyotyps zur Ausbildung eines weiblichen Genitalphänotyps (hairless women). Diagnose wird meist im Rahmen der Abklärung einer primären Amenorrhoe gestellt.

Therapie. Ablatio der meist inguinal angelegten Hoden (erhöhtes Entartungsrisiko). Weibliche Prägung. **Cave:** Psychische Komplikationen, wenn „sie" eines Tages erfährt, dass „sie" ein „er" ist.

5.5.2 Lageanomalien des Hodens

Wenn der Hoden nicht seine physiologische Lage im Skrotum einnimmt, droht ihm ab dem 2. Lebensjahr eine irreversible Schädigung (Spermatogenese stagniert, erhöhtes Risiko einer malignen Entartung des Hodens). Dies ist auf die etwa 4 °C höhere Temperatur im Abdomen zurückzuführen. Die Androgenproduktion in den Leydig-Zellen wird jedoch nicht im gleichen Maße gestört.

> **Merke**
>
> **Therapie.** Nach dem 1. Lebensjahr LH-RH; wenn es hierunter nicht zu einem Deszensus kommt, müssen sich eine operative Funikulolyse und Orchidopexie vor Abschluss des 2. Lebensjahres anschließen.

Man unterscheidet folgende Lageanomalien des Hodens:
- **Maldescensus testis:** alle Abweichungen von der skrotalen Lage der Hoden
- **Retentio testis:** Hodenhochstand = Kryptorchismus
- **Testis mobilis:** Gleit- bzw. Pendelhoden
- **Ectopia testis:** Verlagerung der Hoden (abweichend vom physiologischen Deszensusweg), z. B. nach perineal oder inguinal

5.5.3 Phimose

Bei der kindlichen Phimose besteht eine angeborene Enge des äußeren Vorhautringes, so dass die Vorhaut nicht über die Glans penis zurückgezogen werden kann. Beim Säugling ist sie physiologisch und löst sich meist in den ersten drei Lebensjahren.

Bei Diabetikern oder Hauterkrankungen (z. B. Lichen sclerosus) kann sich eine sekundäre Phimose bilden.

Komplikationen. Balanitis (rezidivierende Entzündungen), Präputialsteine (eingedicktes, inkrustiertes Smegma), im Extremfall Harnverhaltung und Entartung zum Peniskarzinom (durch ständige Irritation und Entzündung).

Therapie. Die Säuglingsphimose bildet sich in der Regel von selbst zurück.

Ruft eine Phimose jedoch Entzündungen oder gar einen akuten Harnverhalt hervor oder bildet sie sich nicht bis zum 6. Lebensjahr zurück, erfolgt die Zirkumzision (Beschneidung). Salbenbehandlungen mit z. B. Testosteronpropionat über vier Wochen sind alternativ möglich (80% erfolgreich).

5.6 „Akutes Skrotum" im Kindesalter

Meist ist das erste Zeichen ein schnell einsetzender Schmerz, den Kinder oft im Unterbauch angeben (DD Appendizitis etc.). Der Befund ist schnell progredient. Es bildet sich ein Ödem des Skrotums mit leichter Rötung. Die Therapie muss immer sehr schnell erfolgen, da schon nach wenigen Stunden die Schädigung des Keimgewebes einsetzt. Als Ursache kommen die in Tab. 23.8 aufgeführten Erkrankungen in Betracht.

> **Merke**
>
> Grundsätzlich gilt: Ein (kindliches) akutes Skrotum ist bis zum Beweis des Gegenteils eine akute Hodentorsion und erfordert immer die notfallmäßige operative Freilegung. Dies gilt selbst dann, wenn ein dopplersonographischer Befund scheinbar eine messbare Hodendurchblutung anzeigt! Ferner: Eine Epididymitis ist im Kindesalter eine Rarität!

Tab. 23.8: Die Differentialdiagnose des „akuten Skrotums" (siehe auch Merke-Kasten)

Erkrankung	Symptomatik	Therapie
Hodentorsion (☞ Abb. 23.24)	heftiger Schmerz, Anschwellen einer Skrotalhälfte, Übelkeit, kein Fieber, Patienten befinden sich meist in der Pubertät (negatives Prehn-Zeichen)	operative Detorsion/Fixation von Hoden und Samenstrang
Epididymitis	Fieber, Leukozytose, positives Prehn-Zeichen (weniger Schmerz beim Anheben des Hodens), meist ältere Patienten	Hoden hochlagern, medikamentöse Therapie mit Antibiotika
indirekte Hernie	Bruchpforte ist tastbar, kein Fieber	operativ

Klinischer Fall

Ein 12-jähriger Junge hat seit dem Morgen zunehmende Schmerzen im Unterbauch und wird deshalb von der Schule nach Hause geschickt. Er muss erbrechen und kommt mit Verdacht auf eine akute Appendizitis in die Klinik. Nach Stunden steht fest, dass diese Verdachtsdiagnose nicht stimmt. Bei der weiteren Abklärung wird auch ein Pädiater hinzugezogen, der den Jungen eingehend untersucht und das akute Skrotum diagnostiziert. Da er dopplersonographisch eine Hodendurchblutung findet, stellt er die Diagnose einer Epididymitis, und der Junge wird daraufhin antibiotisch behandelt. Wegen ausbleibenden Therapieerfolgs wird der Junge schließlich einem Urologen vorgestellt, der ihn sofort operiert. Doch er kann nur noch einen infarzierten Hoden feststellen, der entfernt werden muss.
Folge: Der Fall wurde vor Gericht verhandelt – der Junge bekam Schadenersatz wegen Fehlbehandlung.

5.7 Harnsteinleiden bei Kindern

Ein Steinleiden ist bei Kindern eher selten. Die Symptome sind uncharakteristisch (kolikartige Schmerzen werden als diffuse Schmerzen im Unterbauch angegeben). Bei kindlichen Steinen sind immer Zystinsteine (Infektsteine) zu erwägen.

Rezidivierende Harnwegsinfekte sind immer eine Indikation zum Röntgen, wenn sich die Diagnose bzw. Ursache mit einfachen Methoden nicht abklären lässt, da auch ein Stein dahinterstecken könnte (☞ Kap. 8).

5.8 Varikozele

Variköse Erweiterungen der V. testicularis und des Plexus pampiniformis. Unterschieden werden eine idiopathische Varikozele (90%), die zumeist links lokalisiert ist, von der symptomatischen bei venöser Kompression oder Verschluss der V. spermatica durch einen Tumor oder Tumorthrombus bei Nieren- oder Urothel-Ca. Die Diagnose wird oft im Rahmen der Fertilitätssprechstunde gestellt. Einteilung in drei Grade (☞ Tab. 23.9).

Diagnostik. Palpation, Sonographie, Spermiogramm.

Therapie. Operativ bei großer kindlicher Varikozele, kleiner kindlicher Varikozele und kleinem Hoden, skrotalen Beschwerden, schlechtem Spermiogramm. Als Therapieoptionen stehen neben den offenen resezierenden Verfahren (Bernardi, Ivanissevich) laparoskopische und sklerosierende Methoden zur Verfügung.

5.9 Kindliche Tumoren

☞ Pädiatrie, Kap. 10.5

Drei Tumoren sind urologisch hervorzuheben:
- Nephroblastom (= Wilms-Tumor)
- Neuroblastom
- Rhabdomyosarkom

Das **Nephroblastom** ist der häufigste urologische Tumor des Kindes und tritt vor allem im Kleinkindalter auf. Gedeihstörungen, eine palpable Raumforderung und Verfahren wie Sonographie und CT/MRT sichern die Diagnose. Tumornephrektomie und Chemotherapie führen zur Heilung

Tab. 23.9: Gradeinteilung der Varikozele
subklinisch: nur dopplersonographisch nachweisbar
Grad I: Füllung der Varikozele im Stehen und bei Valsalva-Pressversuch
Grad II: im Stehen gefüllte Varizen entleeren sich im Liegen
Grad III: ausgeprägte Varikosis auch im Liegen

der kleinen Patienten (je nach Stadium bis zu 100%).

Die Mehrzahl der **Neuroblastome** ist endokrin aktiv (erhöhte Ausscheidung von Vanillinmandelsäure), was Blutdruckkrisen bei den Kindern erklärt. Sie zeigen Fieber, Gewichtsverlust, Bauch- und Knochenschmerzen. Die Therapie umfasst Operation, Chemotherapie und Bestrahlung. Bei Säuglingen kann in bis zu 80% eine Heilung erfolgen, nach dem ersten Lebensjahr sind die Heilungsraten deutlich schlechter.

Das **Rhabdomyosarkom** betrifft vor allem die Blase, aber auch Weichteile im Unterbauch. Hämaturie ist ein Leitsymptom. Die Therapie besteht in Operation und Bestrahlung sowie Chemotherapie. In bis zu 50% ist eine Heilung möglich.

5.10 Blasenfunktionsstörungen bei Kindern

Enuresis

Definition. Nächtliches Einnässen als unwillkürliche Miktion entweder primär, ohne dass zuvor eine Kontinenz bestand, oder sekundär nach vorangegangener mehrmonatiger nächtlicher Kontinenz.

Ursachen. Multifaktorielle Genese, der primären Enuresis können eine Maturationsstörung, ADH-Sekretionsstörung, Schlafstörungen, abnorme Trinkgewohnheiten, psychogene Störungen und genetische/familiäre Disposition zugrunde liegen. Behandlung mit Biofeedback (Klingelhose) und/oder Desmopressin. Pro Jahr werden 15% der Kinder ohne Therapie trocken. Wichtig ist die Abgrenzung zur kindlichen Inkontinenz.

Diagnostik. Zielführend ist die Anamnese mit Miktionstagebuch, um den Kindern unnötige invasive Maßnahmen zu ersparen. Bei Vorliegen weiterer Symptome sollten diese jedoch abgeklärt werden.

Harnröhrenklappen

☞ Kap. 5.4

Neurogene Ursachen

Definition. Alle Funktionsstörungen des unteren Harntraktes, die im Rahmen neurologischer Erkrankungen auftreten, z.B. alle Formen der Dysrhaphie (Spina bifida/Meningomyelozele), Masernenzephalitis, Poliomyelitis, Rückenmarktraumata, Tumoren (☞ Kap. 13 und Neurologie, Kap. 1.3). Die Kinder sind hochgradig gefährdet, niereninsuffizient zu werden.

Diagnostik. Miktionstagebuch, Sonographie, MZU, MRT, Urodynamik.

Therapie. Sofortige Sicherung der Blasenentleerung mittels suprapubischer Blasenfistel, wenn Restharn besteht. Die Protektion des oberen Harntraktes hat Priorität! Weitere Therapie in Abhängigkeit von der Grunderkrankung.

6 Entzündungen

6.1 Harnwegsinfektionen (HWI)

Bei Harnwegsinfektionen finden sich hauptsächlich die gramnegativen Bakterien der Darmflora, wobei man erst ab 10^5 Keimen/ml Urin (im Mittelstrahlurin) von einer signifikanten Bakteriurie spricht. Ursache sind häufig Schmierinfektionen, die durch Obstruktionen begünstigt werden (Dauerkatheterträger haben immer eine Bakteriurie). Im ungünstigsten Fall können diese Keime zu einer Zystitis, Pyelonephritis oder Urosepsis führen.

Dies geschieht bei normaler Abwehrlage aber in der Regel nur durch Keime, die fähig sind, Adhäsine zu bilden, mit denen sie an die Wirtszelle (d.h. das Urothel) binden und sie ggf. infiltrieren können.

Im suprapubischen Punktions- oder im (Einmal-)Katheterurin ist jede Keimbesiedlung als Infekt zu werten, da der Urin in der Blase steril sein muss.

Definitionen

- **Bakteriurie:** asymptomatischer Keimnachweis im Urin (ab10^5 KBE)
- **unkomplizierter HWI:** keine begleitenden morphologischen/funktionellen Störungen des Harntraktes
- **komplizierter HWI:** mit zusätzlichen Anomalien des Harntraktes
- **rezidivierender HWI:** jeweils neue Keimaszension nach Keimeradikation
- **persistierender HWI:** dauerhafte Besiedelung mit dem gleichen pathogenen Keim

Merke

Der Terminus HWI sollte nur als Arbeitsdiagnose Verwendung finden, um dann nach kompletter Diagnostik durch die Bezeichnung des betroffenen Organs ersetzt zu werden (z.B. Zystitis, Pyelonephritis, Urethritis, etc.).

Diagnostik. Urinstatus, Urinkultur, Sonographie, ggf. radiologische Diagnostik.

6.2 Niere und Nierenhüllen

Akute Pyelonephritis

Es handelt sich um eine Entzündung des Nierenparenchyms. Sie wird durch Bakterien verursacht, die entweder hämatogen oder retrograd aszendierend in die Niere gelangen. Man unterscheidet zwischen einer akuten primären (z.B. durch Kälte oder Nässe mit verursacht) und einer akuten sekundären Pyelonephritis (hier sind prädisponierende Faktoren wie Reflux, Stauungen, Schwangerschaft, Diabetes mellitus, instrumentelle Eingriffe mit verantwortlich für die Infektion). Darüber hinaus gibt es auch eine genetische Disposition für die Pyelonephritis (spezielle Ausprägung eines P-Blutgruppen-Antigens).

Symptome. Starkes Krankheitsgefühl, Fieber, Schüttelfrost, Flankenschmerzen, gleichzeitige Zystitis.

Diagnostik. Siehe HWI, Flankenklopfschmerz, Sonographie (Harnstauung, Abszess), Labor (Entzündungszeichen).

Therapie. Antibiotische Therapie: Initial kalkuliert mit Breitbandantibiotika (z.B. Breitspektrumpenizilline, β-Laktamase-resistente Cephalosporine, Gyrasehemmer). Die Therapie muss mindestens 14 Tage lang fortgesetzt werden, um Rezidive durch Bakterienpersistenz zu vermeiden. Weitere Maßnahmen sind Bettruhe und erhöhte Flüssigkeitszufuhr. Im Intervall erfolgt grundsätzlich die Suche nach der Ursache, z.B. Reflux. Sobald sie gefunden ist, wird kausal therapiert.

Komplikationen. Dazu gehören chronische Pyelonephritis, abszedierende Pyelonephritis, Pyonephrose. Sie treten besonders dann auf, wenn die primäre Antibiotikatherapie, wie dies leider immer noch geschieht, nur einige Tage bzw. nur solange klinische Symptome bestehen, fortgeführt wird. Dies ist – es sei nochmals wiederholt – falsch! Weiterhin sollte anschließend engmaschig für mehrere Monate nachgesorgt werden.

Merke

Die antibiotische Therapie der Pyelonephritis muss mindestens 10–14 Tage lang erfolgen. Therapie der ersten Wahl sind Chinolone (= Gyrasehemmer). Bei der akuten sekundären Pyelonephritis muss die Ursache gefunden und beseitigt werden.

Chronische Pyelonephritis

Definition. Bezeichnung des radiologischen Phänomens von Kelchverplumpungen und Parenchymeinziehungen bis hin zur Schrumpfniere (☞ Abb. 23.14), die bis zu 2 Jahre nach Pyelonephritis auftreten können. Besonders gefährdet sind Kinder, Patienten mit vesikoureterorenalem Reflux, Harnstauung, Urolithiasis, Diabetes mellitus.

Diagnostik. Sonographie, AUG, ggf. DSMA-Nierenszintigraphie.

Therapie. Rechtzeitige Therapie der akuten Pyelonephritis und Beseitigung der Risikofaktoren.

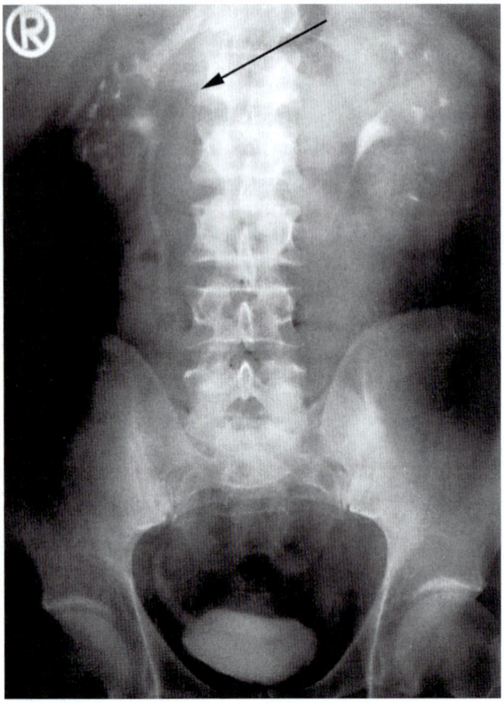

Abb. 23.14: Urogramm einer pyelonephritischen Schrumpfniere rechts [5]

Komplikationen. Abszedierung, renale Hypertonie, Schrumpfnieren (☞ Abb. 23.14), chronische Niereninsuffizienz bis zum Nierenversagen.

Abszedierende Pyelonephritis/ paranephritischer Abszess

Dies ist eine foudroyant verlaufende Form der akuten Pyelonephritis. Der Verdacht hierfür muss immer bestehen, wenn die konservative Therapie nicht innerhalb von 24–36 h anspricht oder sich der Zustand verschlechtert.

Diagnose. Sonographie, CT, Laborparameter (Verschlechterung der Entzündungsparameter und Retentionswerte)

Therapie. Operativ (Abszessdrainage, ggf. Nephrektomie).

Klinischer Fall

Eine 70-jährige Diabetikerin mit rezidivierender Zystitis in der Vorgeschichte wird wegen Fieber und Verschlechterung des Allgemeinzustandes vom Hausarzt in die Abteilung Innere Medizin überwiesen. Klopfschmerz rechte Flanke, Labor: CRP 20 mg/dl, Leukos 17 000/µl, Kreatinin 2,5 mg/dl, GFR 25 ml/min. Sonographie: Nierenparenchym aufgelockert, echoarme RF perirenal. **Diagnose:** Abszedierende Pyelonephritis.

Nierenkarbunkel

Ein Nierenkarbunkel entsteht meist durch hämatogene Staphylokokkenstreuung. Bricht ein Karbunkel auf, entsteht ein paranephritischer Abszess.

Therapie. Antibiose, operative Drainage.

Sonderformen der Pyelonephritis

Pyonephrose

Eine Pyonephrose bildet sich, wenn bei einer Pyelonephritis der Eiter nicht abfließen kann. Sie kann sowohl schleichend als auch hochakut verlaufen.

Therapie. Hochdosierte Antibiose, Beseitigung der Abflussbehinderung, bei verzögerten Verläufen jedoch oft nur noch Nephrektomie möglich.

Das Risiko der Operation besteht darin, dass bei der Nephrektomie hochvirulente Keime in die

Wunde geraten. Das kann auch heute noch in der Hälfte der Fälle tödlich ausgehen (SIRS siehe Intensivmedizin/Anästhesiologie).

Klinischer Fall

Ein 52-jähriger, sportlich gut durchtrainierter Mann kommt wegen Rückenschmerzen zum Orthopäden. Auf der Röntgenaufnahme der Wirbelsäule fällt eine Verkrümmung auf, daneben liegen kleine Nierenkonkremente. Das vom weiterbehandelnden Urologen durchgeführte Urogramm zeigt eine funktionslose rechte Niere. Die weitere Diagnostik bestätigt den Verdacht auf eine Pyonephrose. Bei der äußerst schwierigen Nephrektomie kommt es akzidentell zu einer kleinen Läsion des völlig verwachsenen Harnleiters. Die Wunde wird sofort gespült und nach Entfernung des Organs breitflächig drainiert. Anfänglich erholt sich der Patient gut, doch nach 4 Tagen bekommt er trotz weiterlaufender, testgerechter Antibiose Fieber, wird intensivpflichtig und stirbt trotz Maximaltherapie nach 3 Wochen an einer foudroyanten Sepsis.

Xanthogranulomatöse Pyelonephritis

Ätiologie. Unklar, oft mit Infektion durch Proteus mirabilis und Harnstau vergesellschaftet. In der Regel einseitiges Auftreten. Die Klinik entspricht der akuten Pyelonephritis. In der bildgebenden Diagnostik ist die Abgrenzung zum Nieren-Ca manchmal schwierig.

Therapie. Nephrektomie.

6.3 Retroperitonealraum

Retroperitoneale Fibrose (Morbus Ormond)

Beim Morbus Ormond findet retroperitoneal aus bisher unklarer Genese ein bindegewebiger Umbau statt. Die ebenfalls retroperitoneal liegenden Ureteren werden dabei „eingemauert", was zu Harnstau und bei beidseitigem Befall zur Urämie führen kann.

Diagnostik. Diffuse Rückenschmerzen im Harnleiterverlauf, Ausscheidungsurogramm mit zur Wirbelsäule hin verschobenen Ureteren und Stauungszeichen der Nieren.

Therapie. Konservativer Behandlungsversuch mit Glukokortikoiden, Immunsuppressiva, Interferon. Operative Verlagerung der Harnleiter nach intraperitoneal, ggf. Harnleiterinterponat durch Dünndarm, Einlage von Harnleiterschienen zumindest während konservativer Therapieversuche, selten als Dauertherapie.

6.4 Blase

Bakterielle Zystitis

Zystitiden kommen bei Frauen auf Grund der kürzeren Harnröhre häufiger vor. Es handelt sich hierbei um eine bakterielle Entzündung der Blasenschleimhaut, die dadurch ödematös anschwillt (→ Brennen, Pollakisurie, Hämaturie und Leukozyturie). Am häufigsten gramnegative Erreger (E. coli, Proteus, Klebsiellen), aber auch grampositive (Enterokokken). Anamnestisch liegt oft eine Kälte- oder Nässeexposition als akuter Auslöser vor. Eine akute Zystitis kann unter ungünstigen Voraussetzungen (Vorliegen eines Abflusshindernisses, z.B. Stein, Tumor etc.) in eine chronische Form übergehen, deren Symptomatik dann viel unspezifischer ist.

Wichtig: Bei dyshormoneller Situation (z.B. postmenopausalen Frauen) ist die Infektanfälligkeit deutlich erhöht. Harnwegsinfekte bei Männern sind dagegen selten. Sie sollten immer Anlass sein, nach einer Obstruktion bzw. anderen Ursachen zu suchen.

Laborparameter. Keine Leukozytose, keine BSG-Erhöhung, kein Fieber. Temperaturerhöhungen sprechen immer für eine Mitbeteiligung der oberen Harnwege. Eine Urinkultur sollte vor Therapiebeginn angelegt werden.

Therapie. Wärme, reichlich Flüssigkeit, Analgetika und Spasmolytika, Antibiose (bei unproblematischen Keimen reicht ein single-shot, d.h. einmalige Gabe einer Tagesdosis, aus), bei komplizierter Zystitis mindestens 7 Tage Therapie. Bei rezidivierenden Infekten muss die Ursache gefunden und kausal therapiert werden (z.B. Hormontherapie, Beseitigung von Divertikeln etc.).

Merke

Blasenspülungen sind bei der akuten Zystitis kontraindiziert.

Bei sexuell aktiven Patienten ist abzuklären, ob eine STD (sexually transmitted disease) vorliegt, dies erfordert die Abklärung mit speziellen Untersuchungen (☞ Medizinische Mikrobiologie, Kap. 10.4). Hier sollte auch unbedingt an die Partnerbehandlung gedacht werden.

Interstitielle Zystitis

Abakterielle chronische Entzündung mit progredienter Entwicklung einer Schrumpfblase. Klinisch besteht Pollakisurie, Schmerzen bei Blasenfüllung, die Entleerung ist schmerzfrei. Zystoskopisch typische Befunde sind petechiale Blutungen der Blasenschleimhaut nach maximaler Blasenfüllung bei reduzierter Blasenkapazität. Histologisch finden sich Hunner-Ulzera (Mastzellinfiltrationen).

Therapeutisch konservativ schwer zu beeinflussen. Oft ist die Zystektomie mit Anlage einer Harnableitung notwendig.

6.5 Harnröhre

Urethritis

Eine Urethritis entsteht meist durch aszendierende Keime, die beim Geschlechtsverkehr übertragen werden. Die Gefahr liegt dabei im Allgemeinen in einer möglichen Chronifizierung sowie Infertilität durch begleitende Entzündungen der Prostata und Samenblasen bzw. der weiblichen Adnexe. Die Diagnose Urethritis wird durch Abstrich mikroskopisch und kulturell gestellt.

Symptomatik. Leitsymptome sind Fluor (Ausfluss), Jucken und Dysurie.

Therapie. Gonokokken – Cephalosporine, z.B. Rocephin®; Hefen – Nystatin; Mykoplasmen und Chlamydien – Tetracyclin; Trichomonaden – Metronidazol. Grundsätzlich ist eine Partnerbehandlung erforderlich (Pingpong-Infektionen).

Die **Gonorrhö** kann mit einer Monoarthritis gonorrhoica (Befall eines großen Gelenks, Rheumafaktoren im Serum negativ, eitriges Gelenkpunktat) vergesellschaftet sein. Beim **Morbus Reiter** besteht eine Urethritis unklarer Genese (außerdem: Befall mehrerer Gelenke, kein eitriges Gelenkpunktat, Konjunktivitis, HLA-B27 positiv). (☞ Innere Medizin, Bewegungsapparat, Kap. 1.2)

6.6 Prostatitis-Syndrom

Einteilung. Durch die NIH (National Institutes of Health) wurde eine neue Klassifikation der Prostatitis erarbeitet (☞ Tab. 23.10). Schätzungsweise leidet die Hälfte aller Männer mindestens kurzzeitig unter Beschwerden des Prostatitis-Syndroms!

Akute bakterielle Prostatitis (Kategorie I)

Prostata und Samenblasen erkranken wegen ihrer topographischen Lage fast immer gemeinsam. Die akute Prostatovesikulitis kann sowohl hämatogen als auch aszendierend von der Harnröhre her entstehen. Das Keimspektrum entspricht der Zystitis.

Tab. 23.10: NIH-Klassifikation des Prostatitis-Syndroms

Kategorie	Name	Beschreibung
I	akute bakterielle Prostatitis	akute Infektion der Prostata mit Keimnachweis
II	chronische bakterielle Prostatitis	rezidivierende Infektion der Prostata mit Keimnachweis
III	chronisch abakterielle Prostatitis/chronisches Schmerzsyndrom des kleinen Beckens	keine Erreger nachweisbar
IIIa	entzündlich	Leukozyten im Ejakulat oder Exprimaturin
IIIb	nichtentzündlich	keine Leukozyten im Prostatasekret/Exprimaturin
IV	asymptomatische entzündliche Prostatitis	keine Beschwerden, zufällige Diagnose bei Prostatabiopsie oder Leukozytose im Ejakulat/Exprimaturin bei anderer Diagnostik

Die akute Form kann immer in eine chronische Verlaufsform übergehen, wozu besonders eine zu kurze und zu niedrig dosierte Antibiose beiträgt.

Symptomatik. Nur bei dieser zeigt sich ein charakteristisches Bild mit Pollakis-, Nykt- und Algurie, Schüttelfrost und z.T. septischen Temperaturen. Rücken- und perineale Schmerzen sowie Libidoverlust.

Diagnostik. Typische Anamnese, rektaler Tastbefund mit außerordentlich empfindlicher, weicher und vergrößerter Prostata, ggf. Fluktuationen bei Abszedierung, BSG ↑ und Fieber. Suche nach Problemkeimen (einschl. STD), Urinkultur. In der akuten Phase keine Prostatamassage!

Therapie. Antibiose (Gyrasehemmer, Cephalosporine, Breitspektrumpenizilline), möglichst nach Austestung. Bettruhe bei der akuten Form, Antiphlogistika, Analgesie.

Bei gestörter Miktion, vor allem mit Restharnbildung, sollte in der Akutphase eine suprapubische Harnableitung vorgenommen werden.

Klinischer Fall

Ein 54-jähriger Diabetiker wird mit kompletter Harnverhaltung stationär eingewiesen. Es bestehen septische Temperaturen und Krämpfe des Analsphinkters. Bei der rektalen Palpation ist eine fluktuierende Vorwölbung der Prostata zu tasten.
Diagnose: Prostataabszess.

Chronische bakterielle Prostatitis (Kategorie II)

Entsteht meist nach akuter bakterieller Prostatitis oder Zystitis (Anamnese), oft bei Obstruktionen oder Reflux von Urin in die prostatischen Ausführungsgänge. Klinisch finden sich neben dysurischen Beschwerden eine ED, perineale Schmerzen (beim Sitzen), rezidivierende Epididymitis/Zystitis.

Diagnose. Vier-Gläser-Probe, Sonographie, TRUS, Urinstatus/Kultur.

Therapie. Resistenzgerechte Langzeitantibiose, Kontrollen.

Chronisches Beckenschmerzsyndrom (Kategorie III)

Entzündliches chronisches Schmerzsyndrom (Kategorie IIIa). Symptome wie bei chronischer bakterieller Prostatitis. Diagnostisch können keine Keime, nur eine Leukozytose im Prostatasekret nachgewiesen werden. Therapie ist probatorisch antibiotisch (14 Tage Doxycyclin, Metronidazol oder Gyrasehemmer) sowie antiphlogistisch und analgetisch. **Cave:** bei „steriler“ Leukozytose immer auch an Tuberkulose denken!

Nichtentzündliches chronisches Schmerzsyndrom (Kategorie IIIb). Synonym: Prostatodynie. Symptome wie bei Kategorie IIIa, nur kein Nachweis von Leukozyten im Prostatasekret. Therapie konservativ, meist langwierig.

Asymptomatische entzündliche Prostatitis (Kategorie IV)

Zufallsbefund, Therapie (Antibiose) nur, wenn gleichzeitig z.B. unerfüllter Kinderwunsch oder ED bestehen.

6.7 Hoden und Nebenhoden

☞ Kap. 14.3

6.9 Urogenitaltuberkulose

☞ Innere Medizin, Niere, Kap. 2.23

Die Urogenitaltuberkulose entsteht meist als postprimäre Organmanifestation 10–20 Jahre nach Ausbildung eines meist pulmonalen Primärkomplexes durch sekundäre hämatogene Streuung von Mycobacterium tuberculosis. Alle Organe des Urogenitaltraktes können betroffen werden. Im ganzen Urogenitaltrakt können narbige Strikturen entstehen, die zu Obstruktionen führen. Einschmelzung führt im Endstadium zur totalen Verkäsung des betroffenen Organs.

Symptomatik. Unspezifisch, allgemein Abgeschlagenheit, subfebrile Temperaturen. Aufgrund der Seltenheit dieser Erkrankung ist es wichtig, die Urogenitaltuberkulose als Differentialdiagnose präsent zu halten!

Diagnostik. Tuberkulintest (Tine, Mendel-Mantoux), Ziehl-Neelsen-Färbung mit Morgenurin (☞ Abb. 23.15 im Farbteil), PCR und Kulturnachweis mit Hohn-Kulturen. Verdächtig ist aber schon jede **sterile Leukozyturie.** Radiologisch sind bei fortgeschritteneren Fällen in Abhängigkeit von der Lokalisation Verkalkungen, Strikturen und Divertikel zu sehen (Infusionsurogramm, Urethrogramm, Thoraxbild!).

Merke

Ein negativer Tuberkulintest bedeutet keine Tbc, ein positiver Tuberkulintest ist aber nicht beweisend für eine floride Tbc!
Tbc-Nachweis mit PCR kann helfen.

Therapie. Vor einer operativen Sanierung ist erst eine tuberkulostatische Vorbehandlung über 3 Monate erforderlich.

Konservative Therapie: 6–12 Wochen (stationäre) Dreifachtherapie (Rifampicin, Ethambutol, Isoniazid), danach 7–15 Monate Zweifachtherapie (Rifampicin und Isoniazid oder Ethambutol). Eine 3. Phase wird heute nicht mehr durchgeführt. Die Prognose ist dabei gut, die Veränderungen bilden sich fast immer gut zurück (für weitere Medikamente: ☞ Pharmakologie, Kap. 14.6.5).

Klinischer Fall

Bei einem 50-jährigen Patienten mit „steriler" Leukozyturie und anamnestischer Lungentuberkulose vor 15 Jahren findet sich am rechten Nebenhoden ein kirschgroßer, prall-elastischer kugelförmiger Tumor mit glatter Oberfläche. Dieser lässt sich nicht gegen den Hoden abgrenzen.
Diagnose: Urogenitaltuberkulose.

6.10 Parasitäre Erkrankungen

Bilharziose

Vorkommen. In Afrika. Bis zu 80% der ägyptischen Süßgewässer (Seen, Tümpel) sind befallen! Bei der Bilharziose liegt ein Nematodenbefall (Schistosomen) des Organismus vor. Diese legen ihre Eier in der Blasenschleimhaut ab. Dadurch kommt es zu chronischen, vernarbenden Infektionen der Blase (mit Schrumpfblasenbildung), die schließlich zu Harnleiterstenosen und Harnstauungsnieren führen können.

Die meistgefürchtete Komplikation ist eine karzinomatöse Entartung (50% Plattenepithelkarzinome), die oft zu spät erkannt wird und dann tödlich endet.

Symptomatik. Eosinophilie, Leukozytose und Hämaturie. Typische schalenförmige Blasenverkalkungen im Röntgenbild.

Wichtig: Untersuchung von **körperwarmem** (!) Urin auf Schistosomeneier.

Therapie. Am effektivsten ist derzeit Praziquantel (40 mg/kg KG als Einmalgabe). Sollte es zu Komplikationen kommen (unzureichende Primärtherapie, übersehene Diagnose), erfolgt die operative Beseitigung narbiger Veränderungen, ggf. der Blasenersatz.

Echinokokken

Vorkommen. Endemisch auf dem Balkan, vorderer Orient und Alpenländer. In Deutschland sehr selten. Es gibt zwei Typen: Hunde- und Fuchsbandwurm. Ersterer wächst verdrängend, letzterer infiltrativ.

Meist wird die Leber befallen, ein seltener Nierenbefall ist möglich. Bildgebend erscheint ein Tumor, dieser darf auf gar keinen Fall punktiert werden. Therapie der Wahl ist die Nephrektomie.

6.11 STD (Sexually transmitted diseases)

☞ Dermatologie, Kap. 26

7 Tumoren

7.1 Nierenparenchym

Benigne Tumoren des Nierenparenchyms sind das Angiomyolipom und die sehr seltenen metanephrogenen und papillären Adenome. Häufiger maligner Tumor des Erwachsenen ist das Nierenzellkarzinom (NCC), das in klarzelliges, papilläres und chromophobes NCC unterteilt wird. Beim Kind sind das Nephroblastom (Wilms-Tumor) und das mesoblastische Nephrom zu nennen. Frühsymptome gibt es nicht. Als gemeinsame Spätsymptome sind der palpable Abdominaltumor sowie Schmerzen bei Kompression benachbarter Strukturen und ossärer Metastasierung zu nennen. Wichtigstes Instrument zur Früherkennung ist die Sonographie.

Angiomyolipom

Gutartiger Tumor, d.h. kein infiltratives Wachstum, keine Metastasierung. Trotzdem sollten diese Tumoren entfernt werden, da es zu lebensbedrohenden retroperitonealen Blutungen durch Tumorperforation kommen kann.

Onkozytom

Prinzipiell gutartig, kann jedoch in bis zu 10% der Fälle maligne werden, außerdem besteht zu 10% ein synchrones Nierenzellkarzinom. Deshalb immer Operation.

Nierenzellkarzinom (NCC)

Synonym. Grawitz-Tumor. Die veraltete Bezeichnung „Hypernephrom“ ist ätiologisch falsch und sollte nicht mehr verwendet werden.

Dieses Adenokarzinom befällt ca. 3× so viele Männer wie Frauen, v.a. im 6. Lebensjahrzehnt.

Symptomatik. Im Frühstadium ist der Tumor symptomlos. Wächst ein Tumorthrombus in die V. renalis und dann per continuitatem in die V. cava, kann es zur symptomatischen Varikozele kommen. Hämaturie entsteht erst, wenn das Nierenhohlsystem perforiert wird.

Laborparameter. BSG ↑, Anämie, pathologische Leberwerte (v.a. bei Metastasen, auch als sog. Stauffer-Syndrom), alkalische Phosphatase ↑ (bei Knochenmetastasen), LDH ↑.

Paraneoplastisch bedingt kommt es z.T. zu Polyglobulie, Parathormonerhöhung, Reninerhöhung, ACTH-Erhöhung (mit den entsprechenden klinischen Folgen).

Diagnostik. Bei V.a. NCC im Sonogramm erfolgt die weitere Diagnostik:

- **Urogramm** (Verdrängungen des Kelchsystems)
- **CT** bzw. **MRT** (typische Dichte- bzw. Signalwerte), Staging
- **Angiographie** nur noch bei speziellen Fragestellungen

Metastasierung. Erfolgt hauptsächlich hämatogen in Nebenniere, Lunge, Knochen, Leber, aber auch in Gehirn und Milz sowie lokoregionär in Lymphknoten.

Therapie. Kleine Tumoren können organerhaltend exstirpiert werden. Ist dies nicht möglich, erfolgt die radikale Nephrektomie. Bei nachweisbarer Metastasierung ist eine Nephrektomie nicht mehr kurativ. Sie erfolgt dennoch, wenn damit eine lokale Kontrolle erreicht werden kann (Blutung, Schmerzen). Nach Einzelfallberichten kam es zu Spontanremissionen von Metastasen, wenn der Primärtumor entfernt wurde. Bei inoperablen, blutenden Tumoren kann eine palliative Tumorembolisation sinnvoll sein.

Palliative Konzepte bei Metastasierung sehen eine Chemotherapie mit Tyrosinkinaseinhibitoren und/oder Immunmodulation mit Interferon und Interleukin vor. Bestrahlung spricht nicht an.

Prognose. Die 5-Jahres-Überlebensrate beträgt ca. 50%. Die Prognose hängt vom T-Stadium ab. Spätmetastasen nach über 20 Jahren sind möglich. Bei primären Fernmetastasen beträgt die Überlebenszeit knapp 1 Jahr. Circa 30% der Patienten sind bei primärer Diagnose metastasiert.

7.2 Nierenbecken und Harnleiter

Etwa 10% aller Nierentumoren sind Urothelkarzinome des Nierenbeckens. Urothelkarzinome des Harnleiters sind dagegen selten (meist im distalen Drittel des Ureters gelegen). Beide sind maligne. In einem Viertel bis der Hälfte der Fälle wachsen die Tumoren multilokulär. Die Metastasierung erfolgt lymphogen und deszendierend-kanalikulär, aber auch in Lymphknoten, Leber, Knochen und Lunge.

Als ätiologische Faktoren der Tumorbildung werden mechanische Reizungen (Steine), chemische Noxen (Phenacetin), Rauchen sowie chronische Entzündungen angenommen.

Ganz wichtig ist auch die Berufsanamnese, z.B. Kontakt mit aromatischen Aminen. Seit 1895 ist dieser Zusammenhang bekannt. Bereits beim Verdacht auf eine solche berufliche Tumorentstehung muss die Mitteilung an die zuständige Berufsgenossenschaft erfolgen.

Symptomatik. Hauptsymptom ist die Hämaturie. Ist der Ureter durch den Tumor selbst oder durch Blutkoagel verlegt, kann es auch zu Koliken und Harnstauung kommen. Außerdem sind therapieresistente, rezidivierende Infektionen verdächtig (über den Weg der sekundär infizierten Stauungsniere).

Diagnostik. Ausscheidungsurogramm (bei Tumoren KM-Aussparungen mit unscharfer Abgrenzung zum Hohlsystem durch meist papilläre Oberflächenstruktur). Zeigt das Ausscheidungsurogramm einen verdächtigen Befund, schließen sich eine retrograde Harnleiterdarstellung sowie eine zytologische Untersuchung (Ureterkatheter) des Urins bzw. eine Ureterorenoskopie an.

Therapie. Standardtherapie ist die Nephroureterektomie unter Mitnahme des ipsilateralen Ureterostiums mit einer Heilungsrate von 80–100%. Bei Metastasen kann eine Chemotherapie versucht werden (die 5-Jahres-Überlebensrate beträgt dann weniger als 20–30%).

Nachsorge. Regelmäßige Blasen(!)-Spiegelung (in 25% hier spätere Tumorentstehung), Urinzytologie, Sonographie, Urogramm der Restniere.

7.3 Blase

Das Urothelkarzinom der Harnblase ist das zweithäufigste Malignom (nach dem Prostatakarzinom) des Urogenitalsystems. Es betrifft Männer doppelt so häufig wie Frauen. Der Verteilungsgipfel liegt im 6. Lebensjahrzehnt.

Ätiologie
- Zigarettenkonsum
- chronische Zystitiden (Steine oder Bilharziose)
- aromatische Amine (β-Naphthylamin etc.) – **typisches Berufskarzinom!**
- Leukoplakie

Symptomatik. Schmerzlose Hämaturie, Abflussbehinderungen, Pollakisurie. Oft auch nur Mikrohämaturie, die beim Screening auffällt.

Merke

Jede Hämaturie (auch Mikrohämaturie) ist so lange auf einen Tumor verdächtig, bis dieser sicher ausgeschlossen ist.

Diagnostik/Therapie. Nach zystoskopischer Sicherung und Zytologie sollte ein Ausscheidungsurogramm angefertigt werden (dabei ist eine Raumforderung als Aussparung zu erkennen), um nach weiteren Tumoren im oberen Harntrakt zu suchen (☞ Kap. 7.2).

Zur Sicherung der Diagnose erfolgt die transurethrale Resektion (TUR-B). Sie ist Diagnostik und – je nach T-Stadium – Therapie in einem. Sobald die Resektionshistologie – und ergänzende Urinzytologie (Suche nach okkultem Carcinoma in situ) – vorliegt, wird über das weitere Procedere entschieden.
- Ta – transurethrale Resektion des Tumors in der Regel ausreichend, anschließend 3-monatliche Zystoskopien
- T1 – Nachresektion in 4–6 Wochen. Daran schließt sich bei Bestätigung des T-Stadiums eine lokale Instillationstherapie mit einem Chemotherapeutikum und/oder einem Immuntherapeutikum an. Bei entdifferenziertem (GIII) Tumor kann hier schon eine Zystektomie indiziert sein.
- T2/T3 – Zystektomie und Harnableitung
- bei Metastasierung (Knochen, Lunge, Leber) Chemotherapie

Sonderform: Carcinoma in situ (CIS). Das CIS ist ein hochmaligner Tumor und fast nur in der Urinzytologie bzw. bei einem sog. Blasenmapping zu erkennen. Es kann rasch metastasieren. Zunächst Versuch einer lokalen Immuntherapie mit BCG (Heilung in ca. 50%), oft ist jedoch die Zystektomie nicht zu vermeiden; allerdings muss sie frühzeitig erfolgen, um kurativ sein zu können.

Wichtig: Da die Rezidivhäufigkeit groß ist, ist über Jahre hinweg eine engmaschige Nachsorge (Zystoskopie, Urinzytologie) nötig.

> **Merke**
>
> Bei Verdacht auf eine beruflich bedingte Tumorentstehung muss eine Meldung an die zuständige Berufsgenossenschaft (meist BG-Chemie) erfolgen.

Plattenepithelkarzinome der Harnblase. Haben eine schlechtere Prognose. Nach histologischer Sicherung mittels TUR-B und Staging mittels CT und Knochenszintigraphie möglichst rasche Zystektomie.

7.4 Penis

Das Peniskarzinom ist ein **Plattenepithelkarzinom,** das meist im 6. Lebensjahrzehnt auftritt. **Präkanzerosen** sind chronische Reizzustände (Smegmaretention, Leukoplakie, Erythroplasie, Morbus Bowen). Die **Metastasierung** erfolgt bei Tumoren am Präputium und am Penisschaft in die Leistenlymphknoten, bei Tumoren der Glans oder des Corpus cavernosum dagegen auch in die obturatorischen und iliakalen Lymphknoten.

Symptomatik. Zeichen sind chronisch-entzündliche Veränderungen an Glans und Präputium, Kontaktblutungen und Schwellung der inguinalen Lymphknoten. Der Tumor selbst ist als harter Knoten tastbar.

Diagnostik. In der Regel erfolgt eine Blickdiagnose. In Zweifelsfällen bzw. bei präkanzerösen Befunden wird eine Biopsie durchgeführt. Sonographie der Lymphknoten, Staging-CT.

Differentialdiagnose. Syphilitisches Ulkus (→ Spirochätennachweis); tuberkulöses Ulkus (→ säurefeste Stäbchen nach Ziehl-Neelsen-Färbung); Condylomata acuminata (→ Essigsäuretest, evtl. Biopsie). Lymphogranuloma inguinale (nach Tropenaufenthalt, typische Serologie).

Therapie. Bei Tumoren im Stadium T1–T2 erfolgt eine Penisteilamputation. Bei kleinen T1-Tumoren kann eine Laservaporisation heilend sein. Auch die lokale Bestrahlung ist eine Alternative. Bei ausgedehnten Tumoren muss dagegen der Penis amputiert werden. Im Fall von Metastasen kann eine Chemotherapie versucht werden. Über die Notwendigkeit einer ausgedehnten Lymphadenektomie gibt es Kontroversen. Angesichts der hohen Komplikationsrate (Lymphfisteln) und der ausbleibenden Verbesserung der Heilungsrate beschränkt man diesen Eingriff gelegentlich auf den sog. Sentinel-Lymphknoten, weil er ausreichend über eine Metastasierung informiert.

7.5 Hodentumoren

Histologie. Die benignen Hodentumoren Leydig-Zell-Tumor und Sertoli-Zell-Tumor stammen aus dem Stroma. Die malignen Tumoren des Hodens sind Keimzelltumoren. Die Keimzelltumoren leiten sich aus einer omnipotenten Keimzelle ab. Diese kann zu einem Germinom (= Seminom) oder einer multipotenten Stammzelle (= Nichtseminom) entarten. Die multipotente Stammzelle kann sich entweder embryonal zu einem reifen oder unreifen Teratom oder extraembryonal zu einem Chorionkarzinom oder Dottersacktumor entwickeln. Mischformen sind nicht selten.

Epidemiologie. Altersgipfel in der 2. bis 4. Dekade, späteres Auftreten ist möglich, aber selten. Derzeit steigende Inzidenz (7/100 000) in Deutschland.

Außer dem Maldescensus testis sind keine Risikofaktoren bekannt. Die Metastasierung erfolgt überwiegend lymphogen in die retroperitonealen Lymphknoten. Erst im Spätstadium kommen Organmetastasen hinzu.

Man unterscheidet die malignen Tumoren in Seminome und Nichtseminome.

Diagnostik. Es ist ein harter Knoten im Hodenparenchym zu tasten. Die meisten Tumoren werden bei einer Selbstuntersuchung des Betroffenen bzw. durch seinen Sexualpartner/in entdeckt.

Merke

Jeder harte Knoten im Skrotum gilt bis zum Beweis des Gegenteils als Hodentumor und wird entsprechend behandelt.
Vor der Operation werden immer die Tumormarker (α-Fetoprotein, β-HCG, LDH) bestimmt.

Therapie. Grundsätzlich werden alle Patienten bei V. a. Hodentumor operiert (inguinale Hodenfreilegung). Im anschließenden Staging (CT, Sonographie) wird das weitere Therapieregime festgelegt. In den Frühstadien mit Organbegrenzung und ohne Metastasen besteht die Möglichkeit des „watchful waiting", einer initialen Chemotherapie oder einer diagnostischen retroperitonealen Lymphknotendissektion (RPLA) (☞ Tab. 23.11 und 23.12). Die Therapiemöglichkeiten sind in der Literatur nicht unumstritten. Grundsätzlich sind stadienunabhängig über 90% der Patienten heilbar.

7.5.1 Seminome

Machen 40%–50% der Hodentumoren aus, entsprechen histologisch den Germinomen der Frau. Sie sind chemo- und strahlensensibel, haben ihren Altersgipfel um das 40. Lebensjahr und können bis ins hohe Alter vorkommen.

Tumormarker. α-Fetoprotein (AFP) ist normal, β-HCG nur bei 30% erhöht.

Therapie. Stadienadaptiert (watchful waiting/ Radiatio/Chemotherapie).

7.5.2 Nichtseminome

50%–60% der Hodentumore. Die nichtseminomatösen Keimzelltumoren liegen fast immer als Mischtumoren vor. Entscheidend für die Therapie ist immer der Tumor mit dem höchsten Malignitätsgrad. Sie sind alle nicht strahlen-, aber chemosensibel.

Embryonalkarzinom
Lymphogene Metastasierung.

Chorionkarzinom
Lymphogene und frühe hämatogene Metastasierung. Sie sind meist β-HCG-positiv.

Teratom
Werden unterschieden in reife und unreife, letztere sind maligner. Meist Tumormarker-negativ. Durch Chemotherapie Umwandlung der unreifen in reife. Diese sind dann chemoresistent und müssen operativ entfernt werden.

Dottersackkarzinom
AFP-positiv, lymphogene Metastasierung.

Teratokarzinom
Mischtumor aus Embryonalkarzinom und Teratom und/oder Dottersackkarzinom.

7.5.3 Stromatumoren

Leydig-Zell-Tumor
Leydig-Zell-Tumoren sind benigne, androgenbildende Tumoren mit dem Leitsymptom Gynäkomastie. 10% können maligne entarten.

Sertoli-Zell-Tumor
Sertoli-Zell-Tumoren sind benigne, östrogenbildende Tumoren.

Tab. 23.11: Stadieneinteilung der Hodentumoren nach UICC-Kriterien

Stadium I	Tumor auf den Hoden beschränkt, keine Fernmetastasen
Stadium II	retroperitoneale Lymphknotenmetastasen unterhalb des Zwerchfells
Stadium II A	Metastasendurchmesser < 2 cm
Stadium II B	Metastasendurchmesser 2–5 cm
Stadium II C	Metastasendurchmesser > 5 cm (sog. bulky disease)
Stadium III	Lymphknotenmetastasen auch oberhalb des Zwerchfells (d. h. mediastinal, supraklavikulär) sowie Fernmetastasen außerhalb des Lymphsystems

Tab. 23.12: Therapie der malignen Hodentumoren		
Stadium	Seminom	Nichtseminom
Stadium I	abwartende Kontrolle besser: Radiatio (20 Gy) alternativ: Carboplatin	abwartende Kontrolle besser: modifizierte retroperitoneale Lymphadenektomie alternativ: Chemotherapie
Stadium II A	Radiatio (30 Gy) alternativ: Chemotherapie	retroperitoneale Lymphadenektomie (evtl. anschließende Chemotherapie bei N+) alternativ: primäre Chemotherapie
Stadium II B	Radiatio (36 Gy) alternativ: Chemotherapie	retroperitoneale Lymphadenektomie, evtl. anschließend Chemotherapie, wenn N+ alternativ: primäre Chemotherapie
Stadium II C	Chemotherapie	Chemotherapie
Stadium III	Chemotherapie, bei residualem retroperitonealem Tumor und normwertigen Tumormarkern: retroperitoneale Lymphadenektomie	Chemotherapie, bei residualem retroperitonealem Tumor und normwertigen Tumormarkern: retroperitoneale Lymphadenektomie positiver Tumornachweis: erneute Chemotherapie

Therapie. Bei beiden Tumoren inguinale Semikastration.

7.5.4 Klinik der Hodentumoren

Symptomatik. Wichtigste Symptome sind eine schmerzlose Hodenvergrößerung und ein Schweregefühl im Skrotum. Begleitend kann eine Hydrozele vorkommen.

Diagnostik. Palpatorisch findet sich ein harter Hoden bzw. ein harter Knoten im Hoden. Nach Bestimmung der Tumormarker und einer orientierenden Sonographie erfolgt bei V.a. einen Hodentumor grundsätzlich als nächster Schritt die inguinale Freilegung, ggf. mit Schnellschnittuntersuchung.

Stadieneinteilung. Verwendet werden die TNM-Klassifikation sowie die Stadieneinteilung nach UICC-Kriterien (☞ Tab. 23.11).

Weitere Therapie. Die weitere Therapie nach der inguinalen Semikastration erfolgt entsprechend der Histologie und dem Staging (☞ Tab. 23.12).

Nachsorge. Durch die Nachsorge sollen therapierbare Rezidive zeitgerecht detektiert werden. Das Risiko für Rezidive ist in den ersten beiden Jahren am höchsten, entsprechend sind die empfohlenen Nachsorgetermine im 1. und 2. Jahr: vierteljährlich und im 3.–5. Jahr: halbjährlich.

Sie sollte umfassen: Tumormarker (AFP, β-HCG, LDH), Labor, Rö-Thorax und im Wechsel CT-Abdomen und Sonographie.

7.6 Prostata

7.6.1 Benigne Prostatahyperplasie (BPH) oder Prostataadenom

Das Prostataadenom ist eine gutartige Erkrankung, die etwa ab dem 5./6. Lebensjahrzehnt auftritt. Es handelt sich um eine Hyperplasie der Übergangszone und der periurethralen Drüsen, ätiologisch wird eine Verschiebung des Androgenstoffwechsels diskutiert.

Symptomatik. Da die Zellhyperplasie den urethralen Durchfluss zunehmend einengt und den Blasenhals nach oben verdrängt, sind erschwerte Miktion und Restharnbildung die Folge. Sekundär kommt es durch die subvesikale Widerstandserhöhung in der Regel zu einer Hypertrophie des Detrusormuskels (stärkste Ausbildung: Balkenblase), die wiederum Auslöser von Hydronephrose, rezidivierenden Infekten und Niereninsuffizienz sein kann. Die Patienten beklagen obstruktive Beschwerden wie schwachen Harnstrahl, Dysurie, Algurie aber auch irritative Symptome wie Dranginkontinenz, auch Urge-Inkontinenz (urge = engl. Drang) genannt.

Diagnostik. Bei der rektalen Palpation ist die Prostata prall-elastisch bis derb, vergrößert und gut abgrenzbar zu tasten.

Laborparameter: PSA-Erhöhungen sind in Abhängigkeit von der Zellaktivität und der Größe des Adenoms möglich. Bei Infekten finden sich im Urinsediment Leukozyten.

Die Größe der Prostata und die Restharnmenge werden sonographisch bestimmt. Obligat ist die Sonographie, um sekundäre Abflussstörungen der Nieren und gelegentlich synchrone Blasensteine feststellen zu können. Als Verlaufsparameter sollte immer der Internationale Prostata-Symptomen-Score (IPSS) mit Lebensqualitätsindex (QOL) erstellt werden.

Differentialdiagnose. Differentialdiagnostisch ist das Prostatakarzinom am wichtigsten. Seine Oberfläche fühlt sich allerdings höckriger an und ist palpatorisch deutlich hart. Eine sichere Diagnose lässt sich in Zweifelsfällen nur durch eine Biopsie stellen.

Therapie. Je nach Größe und vorhandenen Begleitstörungen der Blase und der Nieren kann anfangs eine konservative Therapie durchgeführt werden. Hierfür kommen bei leichten Beschwerden/Befunden pflanzliche Präparate (vor allem β-Sitosterin) in Frage, bei deutlicher Symptomatik Alphablocker (Tamsulosin) und 5α-Reduktasehemmer (Finasterid). Zu beachten ist, dass medikamentös nur die Symptomatik, nicht aber der Restharn behandelt wird! Sind die Symptome und/oder der Restharn unter Medikation progredient, sind operative Maßnahmen indiziert. Am häufigsten erfolgt die transurethrale Elektroresektion oder Laserablation, bei sehr großen Drüsen auch die offene Adenomektomie. Eine typische Nebenwirkung der Operation ist die retrograde Ejakulation. Darüber muss der Patient präoperativ aufgeklärt werden, da dies in der Regel eine Impotentia generandi zur Folge hat.

Ist der Patient inoperabel, bieten sich folgende Möglichkeiten: intraprostatischer Stent, Thermotherapie, suprapubischer – nur in Ausnahmefällen transurethraler – Katheter.

7.6.2 Prostatakarzinom

Das Prostatakarzinom ist das zweithäufigste Karzinom des Mannes mit einem Altersgipfel zwischen dem 50. und 60. Lebensjahr. Es gibt eine klare familiäre Häufung.

Da es sich meist in der Außendrüse bildet, ist es, wenn es eine bestimmte Größe erreicht hat, rektal palpabel. Die Metastasierung erfolgt lymphogen in die sakralen, lumbalen und iliakalen Lymphknoten und hämatogen in die Knochen (vorwiegend Wirbelsäule, Rippen und Beckenknochen).

Die Frühdiagnostik erfolgt heute mit hoher Sensitivität durch Bestimmung des PSA-Wertes. Sie wird grundsätzlich mit der rektalen Palpation kombiniert (harter Knoten oft erst in einem Stadium > T2).

Danach wird eine transrektale Sonographie (TRUS) durchgeführt, um den Herd dann unter Sicht gezielt zu biopsieren (☞ Abb. 23.16).

Stadieneinteilung. Klinisch wichtig ist die Unterscheidung zwischen lokal begrenztem Karzinom (Stadien T1 + 2) und organüberschreitendem Karzinom (T3 + 4). Ferner bestimmt man, sofern möglich, den Lymphknotenstatus und sucht nach Knochenmetastasen (mittels Knochenszintigramm). Zur präoperativen Risikoabschätzung dienen Nomogramme (Kattan, Partin). Bei N+ oder M+ ist eine Heilung nicht mehr möglich. N+ bzw. M+ sind gehäuft ab Stadium T3 zu finden.

Symptomatik. Es gibt keine Frühsymptome, und da nur die Stadien T1 und T2 N0 M0 geheilt werden können, ist das Screening im Rahmen der (gesetzlichen) Vorsorgeuntersuchung so wichtig. Diese Untersuchung sollte ab dem 45. Lebensjahr jährlich erfolgen, bei Männern mit positiver Familienanamnese auch häufiger.

Diagnostik. Bei der rektalen Palpation findet sich eine höckrige, derbe, bei fortgeschrittenen Tumoren auch schlecht abgrenzbare Prostata. Ein derartiger Befund muss immer durch eine transrektale bzw. perineale Stanzbiopsie abgeklärt werden. Um den Befund eindeutig zu lokalisieren, bedient man sich des TRUS.

Laborparameter: prostataspezifisches Antigen (PSA) ↑, saure Phosphatase ↑, bei Knochenmetastasen auch alkalische Phosphatase ↑.

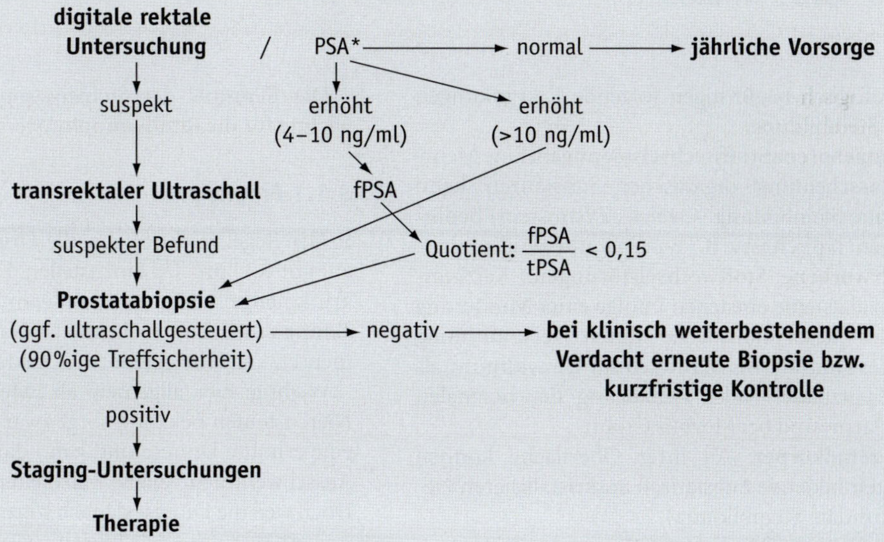

* (PSA = prostataspezifisches Antigen; fPSA = freies PSA; tPSA = Gesamt-PSA)
(aus: Merkle, Duale Reihe, Hippokrates 1997)

Abb. 23.16: Diagnostik beim Prostatakarzinom [4]

Merke

Keine Blutentnahme nach mechanischer Palpation der Prostata! Der Serum-PSA-Spiegel ist nach einer Palpation für eine gewisse Zeit erhöht.

Therapie. Im Stadium T1 bzw. T2 N0 M0 ist prinzipiell Heilung möglich. Angewandt wird vor allem die sog. radikale Prostatektomie mit Staging-Lymphadenektomie. Alternativen sind LDR/HDR-Brachytherapie sowie externe Bestrahlung oder High-Focused-Ultraschall (HIFU).

Im Stadium T3–4 N+ M+ ist der Tumor nicht mehr heilbar. In diesen Fällen führt man eine hormonablative Therapie durch, z.B. mit LH-RH-Analoga (bewirken chemische Kastration), oder eine operative Hodengewebeentfernung (subkapsuläre Orchiektomie nach Riba). Bis vor kurzem galt das metastasierte Prostatakarzinom als chemotherapieresistent, seit einiger Zeit werden mit dem Wirkstoff Docetaxel erste Erfolge erzielt.

Klinischer Fall

Ein 60-jähriger Patient klagt seit einigen Wochen über ischialgiforme Beschwerden und „Kreuzschmerzen". Im Röntgenbild zeigen sich fleckförmige Verschattungen im Bereich des knöchernen Beckens und der LWS. Die BSG beträgt 28/40. PSA > 200 ng/ml.
Diagnose: Metastasen eines Prostatakarzinoms.

Merke

Eine Frühdiagnose/Früherkennung gelingt derzeit praktisch nur mit der PSA-Bestimmung so rechtzeitig, dass die Patienten geheilt werden können. Da es aber auch PSA-negative Tumoren gibt (ca. 3 bis 4%), ist die rektale Palpation dennoch unverzichtbar! Bei Männern > 50 Jahre mit therapieresistenten Rückenschmerzen ist immer an ein metastasiertes Prostatakarzinom zu denken.

8 Urolithiasis

Ätiologisch begünstigen folgende Erkrankungen die Steinbildung:

- **angeborene Stoffwechselstörungen:** Eine Mehrausscheidung organischer Substanzen kann eine Steinbildung (Oxalat-, Zystinstein) bedingen; typisch ist z. B. Hyperparathyreoidismus.
- **erworbene Stoffwechselstörungen:** Kalziumoxalatsteine entstehen infolge einer Minderung der Resorptionsfläche durch Teilentfernung des Dünndarms (z. B. auch zur Umwidmung als Ersatzblase!) oder Zerstörung der normalen Darmwand bei Morbus Crohn.
- **Fremdkörper:** An ihrer Oberfläche können steinbildende Substanzen auskristallisieren (sekundäre Steinbildung).
- **Urinstase:** Durch Harnstauung kommt es zu Infektionen, die wiederum eine Steinbildung fördern (Phosphatsteine).
- **lang dauernde Immobilisation:** Die dadurch erhöhte Kalziumausscheidung kann, vor allem bei zu geringer Trinkmenge, zur Steinbildung führen. Therapie: Mobilisation, wo immer möglich.
- **unzureichende Flüssigkeitszufuhr** (weniger als 1,5 l Urinausscheidung pro Tag)

8.1 Steinarten

Die Steinanalyse erfolgt mit Infrarotspektroskopie oder Röntgendiffraktion. Tab. 23.13 zeigt die unterschiedlichen Steinarten mit ihren Charakteristika.

Die Kenntnis der Steinzusammensetzung ist wichtig für die Rezidivprophylaxe.

8.1.1 Prophylaxe

In der Regel reicht es aus, die Urinausscheidung auf gut 1,5 l pro Tag einzustellen. Die dazu nötige Trinkmenge hängt von äußeren Faktoren wie Temperatur, Lufttrockenheit, Nahrungszusammensetzung (Knäckebrot vs. Obsttag) ab.

Wichtig: Bier, allgemein als „Medikament" bei Nierensteinen bekannt, sorgt zwar kurzfristig für eine erhöhte Diurese und kann damit auch beim Ausschwemmen eines Harnleitersteins helfen. Doch weil die Diurese danach sogar gemindert ist, steigert Bier das Löslichkeitsprodukt und fördert damit geradezu die Steinbildung.

Deshalb sollte man lieber Tee oder stilles Wasser als Flüssigkeit zu sich nehmen.

8.1.2 Ätiologie und Pathogenese

Die Häufigkeit von Harnsteinen beträgt in der männlichen Bevölkerung ca. 1%, bei Frauen dagegen nur 0,5%.

Bei der Harnsteinentstehung handelt es sich um ein multifaktorielles Geschehen. Tab. 23.14 zeigt, welche prädisponierenden Faktoren die Bildung der unterschiedlichen Steinarten begünstigen. Dehydratation, chronische Harnwegsinfekte und Harnabflussstörungen sind allgemeine Faktoren, die eine Urolithiasis begünstigen. Eine Steinmatrix bzw. ein Nukleus (oft aus Harnsäure) im übersät-

Tab. 23.13: Steinarten und deren Charakteristika

Steinart	Häufigkeit	Darstellung im Röntgen	organisch/anorganisch
Kalziumoxalat	70%	röntgendicht	anorganisch
Harnsäure	20%	nicht röntgendicht	organisch
Mg-Ammonium-Phosphat	5%	wenig röntgendicht	anorganisch
Kalziumphosphat	3%	röntgendicht	anorganisch
Zystin	1%	kaum röntgendicht	organisch
Xanthin	1%	nicht röntgendicht	organisch
Inidavir	bis zu 10% unter HIV-Therapie	kaum röntgendicht	anorganisch

Tab. 23.14: Metabolische Störungen
• idiopathische Hyperoxalurie
• Vitamin-D-Überdosierung
• Hyperparathyreoidismus
• distale renal-tubuläre Azidose (RTA)
• Hyperoxalurie
• Hypozitraturie
• Hyperurikosurie
• Infekte mit ureasebildenden Bakterien
• angeborene Stoffwechselstörung (Zystinurie)

tigten Urin wird dann zum Kristallisationskern, um den herum der Stein zu wachsen beginnt.

Bei 50–70% der Steinpatienten ist keine Ursache zu finden.

Therapeutisch ist zu beachten, dass 80% der Steine < 0,5 cm spontan abgehen können. Die primären Therapieziele sind, die Schmerzen zu nehmen, den Harntransport sicherzustellen (Fornixruptur in der Kolik möglich!) und eine Infektprophylaxe zu betreiben. Der nächste Schritt ist die Planung der Steinentfernung.

Klinischer Fall

Ein 45-jähriger Mann mit bekannter Hyperurikämie hat seit längerer Zeit einen dumpfen Druckschmerz im Bereich der Flanke. Im Urogramm zeigen sich KM-Aussparungen im Bereich des rechten Nierenbeckens mit Kelchstauung ohne konkrementverdächtige Verschattung in der Röntgenübersichtsaufnahme. Sonographisch Harnstauung 1°.

Diagnose: Harnsäurestein

8.2 Nierenstein

Nierensteine können Kelch-, Nierenbecken- oder Ausgusssteine (☞ Abb. 23.17) sein. Besteht keine Harnabflussbehinderung, bleiben Steine meist symptomlos. Ansonsten kommt es zu dumpfen Flankenschmerzen mit Hämaturie, in schwereren Fällen können auch Koliken mit Übelkeit und Erbrechen auftreten. Ein paralytischer Ileus ist möglich, ebenso eine Urosepsis als Folge einer infizierten Harnstauungsniere.

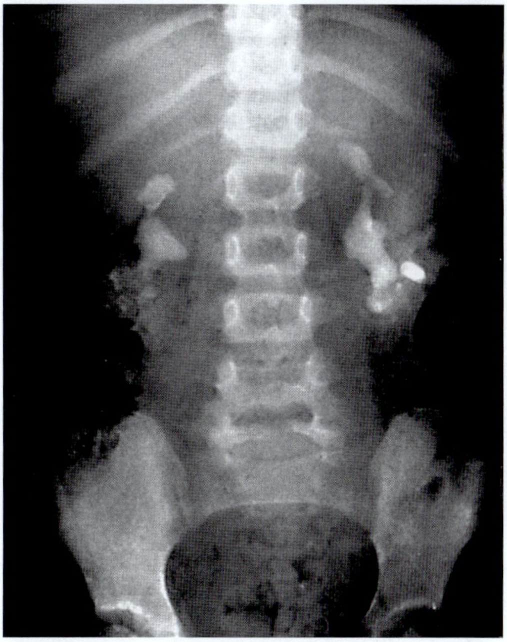

Abb. 23.17: Ausgusssteine [5]

Diagnostik. Ein Kelch- oder Nierenbeckenstein macht keine Beschwerden. Kommt jedoch ein Konkrement infundibulär (am pyeloureteralen Übergang) zu liegen, kann es wie ein Flaschenkorken wirken. Das Beschwerdebild ist dann häufig so charakteristisch (Koliken), dass die Diagnose anamnestisch gestellt werden kann. Es muss dabei immer auch nach den Risikofaktoren gefragt werden (Gicht, Immobilisation, Medikamente usw.). Im Übrigen ist die Ultraschalluntersuchung mittlerweile die Screening-Methode der Wahl. Neben dem direkten Steinnachweis können gleichzeitig die Harntransportverhältnisse beurteilt werden. Bei entsprechender Indikation kann eine ultraschallgesteuerte perkutane Nephrostomie angeschlossen werden. Das Urogramm ist nach wie vor Standard für die Therapieplanung, einige Autoren bevorzugen ein Nativ-CT.

Laborparameter: Im Urin finden sich häufig eine Mikrohämaturie und charakteristische Kristalle; die Konzentration steinbildender Substanzen ↑; der pH-Wert ist von Bedeutung (s. Therapie).

Röntgenbefund: Röntgenpositive Steine (73%) sind in der Übersichtsaufnahme zu sehen. Bei röntgennegativen Steinen (aus Urat, Zystin, Xanthin etc.) sieht man im Urogramm KM-Aussparungen (☞ Bildgebende Verfahren, Abb. 10.56).

Differentialdiagnose. Differentialdiagnostisch kommen prinzipiell folgende Krankheiten in Betracht:
- **Nierentumor:** Abgrenzung durch Sonographie, Urogramm, CT
- **Nieren-Tbc:** säurefeste Stäbchen im Urin
- **akute Pyelonephritis:** Hämaturie, Flankenklopfschmerz, keine Kolik
- **Porphyrie:** typischer Urinbefund (wird braun unter UV-Beleuchtung)

Therapie. Konservative Behandlung der unterschiedlichen Nierensteine:
- **Harnsäuresteine:** Alkalisierung des Urin, Trinkmenge ↑, Harnsäurespiegel im Serum ↓ (z.B. durch Allopurinol, Reduktion des Gewichts und der Eiweißzufuhr)
- **Zystinsteine:** Alkalisierung des Urin, Trinkmenge ↑↑↑, Vitamin C (verschiebt das Zystin-Zystein-Verhältnis zugunsten des besser löslichen Zysteins)
- **Kalziumoxalatsteine:** Trinkmenge ↑, kalziumarme Diät (wenig Milch), magnesiumreiche Kost (Lösungsvermittler für Oxalat, z.B. in Haferflocken), evtl. Thiazide
- **Magnesium-Ammonium-Phosphat-Steine:** Ansäuern des Urins (Wachstum alkalischer Bakterien wird verhindert), Beseitigung von Abflusshindernissen, Therapie eines Infektes.

Bei den **operativen Verfahren** zur Steinentfernung sind vor allem zwei Methoden wichtig geworden, nämlich die extrakorporale Stoßwellenlithotripsie (ESWL) und die perkutane Nephrolitholapaxie (PNL) (zu Prinzip und Indikation: ☞ Kap. 4.4 und 4.3). Die Schnittoperation der Niere ist selten geworden. Diese Indikation gibt es eigentlich nur noch bei komplizierten Ausgusssteinen oder wenn Abflusshindernisse wie z.B. eine Nierenbeckenabgangsstenose zusätzlich therapiert werden müssen.

8.3 Harnleiterstein

Es treten Koliken auf, wobei die Projektion der Schmerzen Aufschluss über den Sitz des Steines geben kann:
- im oberen Anteil des Harnleiters → Ausstrahlung in Rücken/Hoden
- prävesikal → Ausstrahlung in Skrotum/Vulva
- im Ostium → Glans/Klitoris; deutlicher Harndrang

Diagnostik. ☞ Kap. 8.2. Bei Harnleitersteinen ist das Urogramm, alternativ ein CT, unverzichtbar. Evtl. sind auch retrograde Pyelographie und URS erforderlich (z.B. bei unklarer KM-Aussparung).

Differentialdiagnose. Differentialdiagnostisch muss man immer auch an einen Harnleitertumor (Diagnose durch Urinzytologie, retrograde Pyelographie und URS) und eine extraurethrale Obstruktion wie z.B. eine retroperitoneale Fibrose oder Lymphknotenmetastasen (Diagnose durch Sonographie, CT) denken.

Therapie. Wenn eine operative Therapie nicht unbedingt notwendig ist (Schmerzfreiheit unter Spasmoanalgesie, keine Leukozytose, Fieber etc.), wird konservativ (Infektprophylaxe, Steigerung der Trinkmenge und Bewegung) weiterbehandelt.

Die operative Therapie erfolgt durch Einlage einer inneren Harnleiterschiene (DJ) oder PCN, ggf. auch eine primäre URS mit Steinextraktion. Oft besteht durch obstruierende Harnleitersteine eine Infektion der oberen Harnwege, die erst saniert werden muss, oder es kommt nach der Harnleiterschienung zur postobstruktiven Polyurie. In diesen Fällen erfolgt eine URS im Verlauf, ggf. mit In-situ-ESWL. Schlingenextraktionen von Harnleitersteinen sind obsolet.

Klinischer Fall

Bei einer 33-jährigen Patientin treten kolikartige Schmerzen rechts mit Ausstrahlung in die Klitoris, verbunden mit imperativem Harndrang und Pollakisurie, auf. Im Urinstatus Mikrohämaturie, keine Leukozyturie. Sonographisch Harnstau 2° rechts.

Diagnose: Harnleiterstein mit Lokation im Ostium.

8.4 Blasenstein

Männer sind häufiger betroffen als Frauen. Zur Blasensteinbildung kommt es meist im Rahmen von Blasenentleerungsstörungen (z. B. durch Prostataadenom, neurogene Blasenfunktionsstörung). Die Steine und damit der Urin sind immer infiziert, so dass vor invasiven Maßnahmen eine Keimbestimmung und resistenzgerechte Antibiose erfolgen sollte.

Symptomatik. Hämaturie, Infekte, Ausstrahlung des Schmerzes in den Penis, sehr typisch ist die „stotternde" Miktion.

Diagnostik. Sie erfolgt anamnestisch (lange vorbestehende obstruktive Symptomatik, Hämaturie); zur Sicherung der Diagnose sind Übersichtsaufnahme (schattengebende Steine), Sonographie und ggf. Zystoskopie geeignet. Unbedingt Klärung der Obstruktion, nicht einfach nur den Stein entfernen!

Therapie. Mittlerweile wird fast immer die transurethrale Lithotripsie, bei großen Steinen alternativ die Sectio alta eingesetzt. Dabei kann in gleicher Sitzung ggf. auch die auslösende Ursache (z. B. Prostataadenom) korrigiert werden (z. B. TUR-P/TVP).

9 Verletzungen des Urogenitalsystems

23

☞ Chirurgie, Kap. 30

Die Verletzungen des Urogenitalsystems machen ca. 0,2–2% aller Unfalltraumen aus, bei Polytraumatisierten bis 15%. Man unterscheidet zwischen offenen und geschlossenen Verletzungen. Einteilung: Grad I (leicht): Kontusion/Parenchymblutung; Grad II (schwer): Nierenruptur mit Extravasat, Grad III (kritisch): multiple Rupturen, Zertrümmerungen.

9.1 Nierenverletzungen

Sie entstehen durch stumpfe oder penetrierende Gewalteinwirkung auf den Thorax und/oder das Abdomen (z. B. Tritt in die Flanke, Messerstich, Verkehrsunfall, Fenstersturz) (☞ Abb. 23.18 und 23.19).

Symptome. Sehr unspezifisch. Gelegentlich Hämaturie (kann auch fehlen).

Merke

Bei Polytrauma, penetrierenden Verletzungen des Abdomens und hohen Gewalteinwirkungen auf Thorax und Abdomen immer an die Möglichkeit von Nierenverletzungen denken und im Verlauf sicher ausschließen.

Diagnose. Klinisch: Schockzeichen, Flankenschmerzen. Labor: Hb und HKT ↓, Retentionswerte, Urin, Sonographie, Abdomen-CT, i. v. Urogramm (fehlende KM-Ausscheidung oder -Extravasat), Nierenangiographie (Gefäßabbrüche und KM-Extravasat).

Therapie. Bei leichten Verletzungen konservativ (Bettruhe, Antibiose, DJ, DK). Bei jeder Form der penetrierenden Verletzung immer OP. Bei stumpfen schweren und kritischen Verletzungen möglichst organerhaltende Operation: Rekonstruktion des Hohlsystems, Naht von Nierenparenchym, Nierenstiel und größeren Gefäßen. Bei Nierenzertrümmerung ist die Nephrektomie indiziert.

9.2 Ureterverletzungen

Diese sind am häufigsten iatrogen bedingt (z. B. bei Operationen im Becken, gynäkologischen OP, urologischen OP). Traumatisch sind Ureterverletzungen bei penetrierenden Verletzungen (Schuss, Messerstich) möglich. Stumpfe Gewalteinwirkungen können in Form eines Dezelerationstraumas (z. B. Sturz aus großer Höhe, Verkehrsunfall) meist einen Abriss im oberen Harnleiterdrittel verursachen und sind sehr häufig mit Wirbelsäulenverletzungen kombiniert. Insgesamt am häufigsten

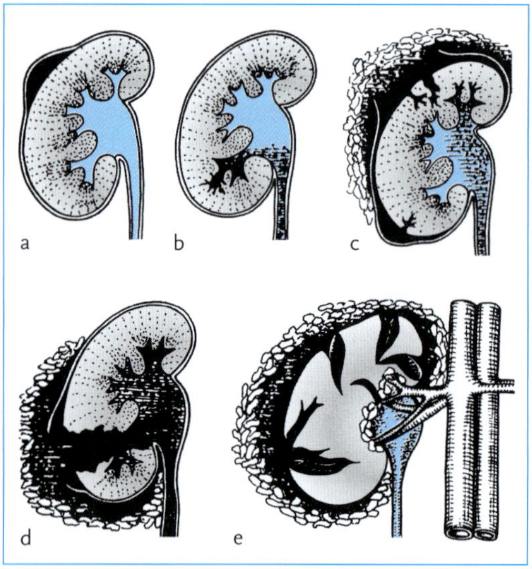

Abb. 23.18: Nierenverletzungen (nach Dutz/Mebel) [1]. **(a)** subkapsuläres Hämatom, **(b)** Einriss des Nierengewebes, **(c)** Nierenruptur mit Hämatom in der Nierenumgebung, **(d)** Abriss des unteren Nierenpols, **(e)** Nierenzertrümmerung

sind jedoch iatrogene Harnleiterverletzungen. Die Symptome entsprechen wie die Diagnostik denen des Nierentraumas.

Therapie. Primär sichere Urinableitung, z.B. mittels perkutaner Nephrostomie (PCN). Operative Versorgung im Intervall nach Sicherstellung der Vitalfunktionen und Versorgung der Begleitverletzungen. In Abhängigkeit der Läsionshöhe kommen hierfür in Frage:

- Ureterozystoneostomie (Psoas-Hitch oder Boari-Hitch) bei Verletzungen des unteren Drittels
- Pyeloureteroneostomie bei Verletzungen des oberen Drittels
- Dünndarm-Harnleiterersatz bei Verletzungen des mittleren Drittels
- Autotransplantation der Niere in seltenen Fällen

9.3 Blasenverletzungen

Sie entstehen durch stumpfe oder penetrierende Gewalteinwirkung auf die Blase (☞ Abb. 23.20), wobei die Verletzlichkeit mit zunehmender Blasenfüllung zunimmt. Blasenperforationen entste-

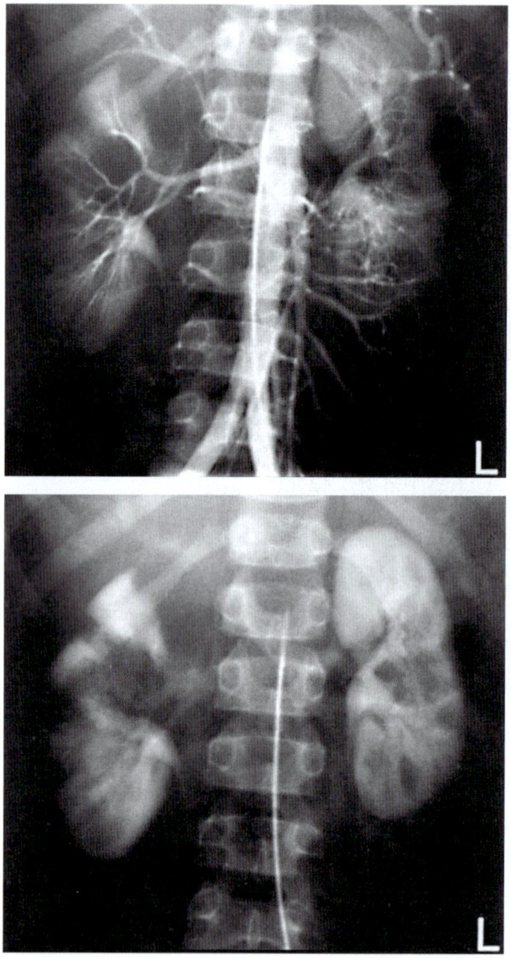

Abb. 23.19: Nierenruptur rechts [5]

hen bei gefüllter Blase am Blasendom der nach kranial von Peritoneum überzogen ist. Zu unterscheiden sind **intra- und extraperitoneale** Verletzungen.

Symptome. Schmerzhafter, tastbarer Unterbauchtumor, schmerzhafter Harndrang ohne Urinentleerung, akutes Abdomen mit peritonitischer Abwehrspannung und Anstieg des Kreatinins, durch peritoneale Rückresorption, bei intraperitonealer Verletzung. Zunahme des Bauchumfangs.

Diagnose. Vorsichtige rektale und vaginale Untersuchung durch einen erfahrenen Untersucher. Hier ist auf eine Vorwölbung im Bereich des

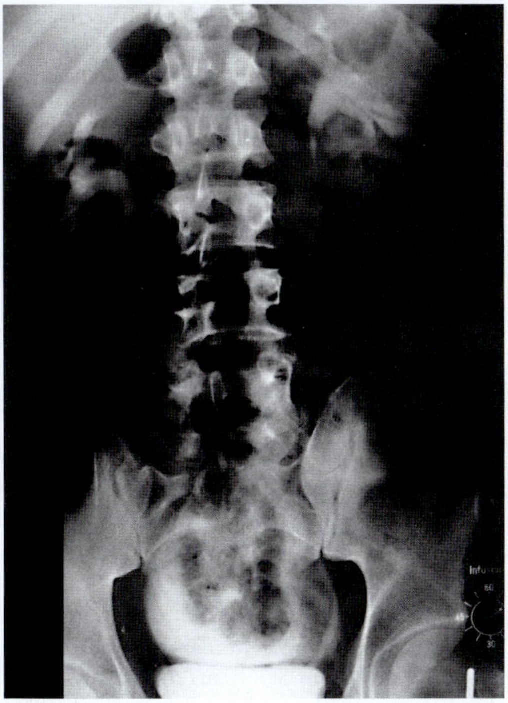

Abb. 23.20: Blasenruptur im Urogramm [5]

Douglas-Raumes und/oder eine Dislokation im Sinne eines Hochstandes der Prostata bei gleichzeitigem Harnröhrenabriss zu achten. Laborwerte: bei intraperitonealer Verletzung Anstieg der Retentionswerte aufgrund der peritonealen Resorption. Uro- und Zystogramm (KM-Extravasat), CT.

Therapie. Extraperitoneale Läsionen heilen meist unter konservativer Therapie (DK oder suprapubische Blasenfistel) aus. Bei intraperitonealen Verletzungen: Laparotomie und Verschluss des Defektes sowie Inspektion der Abdominalorgane.

9.4 Urethraverletzungen

Sie entstehen am häufigsten iatrogen (Katheterisierungen) sowie traumatisch durch stumpfe Gewalteinwirkung im Beckenbereich (Beckenringfraktur), Tritt oder Schlag auf den Damm (Fahrradstange) des Mannes. Weiterhin kommen autoerotische Manipulationen in Frage. Man unterscheidet zwischen infra- und supradiaphragmatischen Harnröhrenverletzungen (☞ Abb. 23.21 und 23.22). Bei der männlichen Harnröhre unterscheidet man zwischen membranösen, bulbösen und penilen Verletzungen.

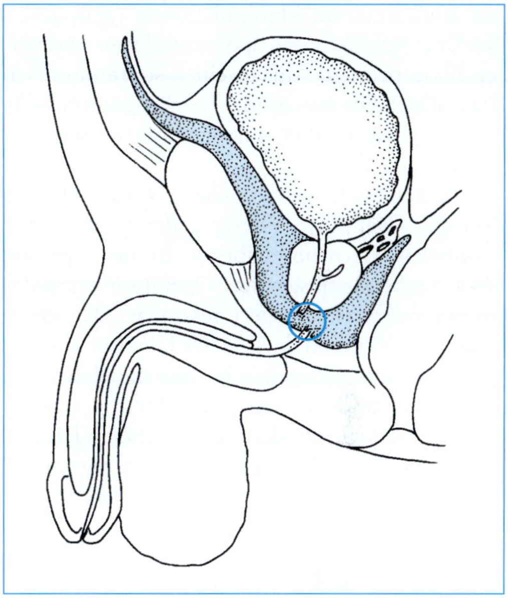

Abb. 23.21: Supradiaphragmale Harnröhrenruptur [2]

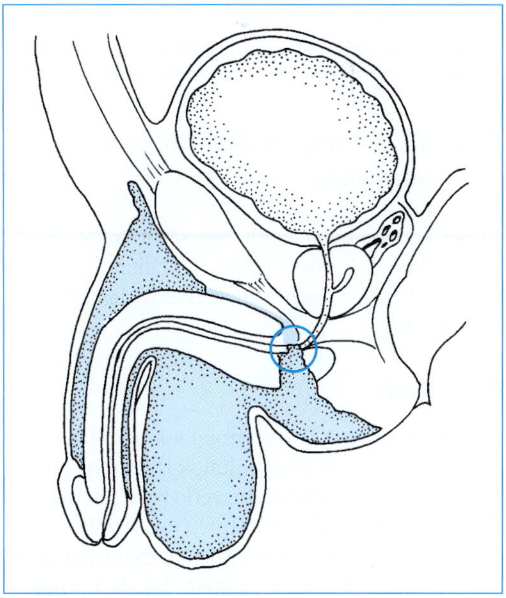

Abb. 23.22: Infradiaphragmale Harnröhrenruptur [2]

Symptome. Blut am Meatus, Hämaturie, Harnverhalt mit Harndrang, Damm-/Skrotal-/Penishämatom, Unfallmechanismus, traumatische DK-Einlage.

Diagnostik. Bei geringstem Verdacht Verzicht auf transurethrale Manipulationen (kein DK!). Bei Unmöglichkeit der Spontanmiktion und voller Blase primäre Anlage einer suprapubischen Blasenfistel. Ein retrogrades Urethrogramm sollte so schnell wie möglich durchgeführt werden.

Therapie. Sofortige Antibiose! **Cave:** Morbus Fournier! Definitive Therapie der totalen oder subtotalen Harnröhrenabrisse immer operativ nach Beckenstabilisierung. Operation entweder primär oder zeitverzögert sekundär. Der ideale operative Zeitpunkt wird in der Literatur kontrovers diskutiert. Gelegentlich muss die Harnröhre operativ, kombiniert antegrad und retrograd „aufgefädelt" werden, um dann bei liegendem DK den Rückgang des lokalen Hämatoms abzuwarten. Bei Läsionen ohne Kontinuitätsunterbrechung genügt die suprapubische Harnableitung.

Klinischer Fall

Ein 40-jähriger Mann hat eine Kompressionsfraktur des Beckens mit Fraktur der Schambeinäste erlitten. Er kann trotz Harndrangs nicht spontan urinieren. Blut am Meatus.
Diagnose: Verdacht auf Urethraabriss.

9.5 Verletzungen des äußeren Genitales

Diese Verletzungen sind insgesamt nicht selten. Ätiologisch kommen neben Unfällen vor allem traumatischer Geschlechtsverkehr/Masturbation in Betracht.

9.5.1 Penis

Frenulumeinriss: Vorkommen vor allem bei jungen Männern mit kongenital verkürztem Frenulum, das beim Geschlechtsverkehr oder bei forcierter Masturbation komplett oder inkomplett rupturiert. Es resultiert eine subjektiv beträchtliche Blutung. Therapie: initiale lokale Kompression, der in der Klinik eine Frenulotomie oder -plastik folgt.

Penistrauma: Hierbei sind das singuläre Trauma vom Kombinationstrauma zu unterscheiden. Als singuläre Verletzung kommen vor: **Ablederungsverletzungen,** bei denen der distale Penis, ggf. mit Kleidungstücken, in drehende Maschinen gerät und dadurch die Penishaut abgerissen wird. Die Corpora cavernosa und das Corpus spongiosum können unverletzt bleiben. Therapie: sofortige operative Versorgung. Weiterhin die Zerreißung der Tunica albuginea, die als **Penisfraktur** bezeichnet wird und beim gewaltsamen Abknicken des erigierten Penis beim Geschlechtsverkehr entstehen kann. Es wird vom Patienten meist ein schmerzhaftes „Knacken" angegeben, dem ein Verlust der Erektion und ein ausgedehntes Hämatom des Penis folgen. Therapie: operative Revision und Naht der Tunica albuginea.

Ein Kombinationstrauma (Haut, Schwellkörper und Harnröhre) entsteht z. B. als **Masturbationstrauma** im Zusammenhang mit der Verwendung einschürender Utensilien wie Metallringen, die über den Penis gezogen werden oder durch Einführen des Penis in Staubsaugerrohre. **Bisswunden** haben ein sehr großes Infektionsrisiko und sind meist mit weiteren Verletzungen am Skrotum vergesellschaftet. **Amputationen** können sowohl traumatisch (sehr selten) als auch im Rahmen autoerotischer Manipulationen entstehen.

Therapie. Operative Revision, Versuch einer Rekonstruktion.

9.5.2 Hoden- und Skrotalverletzungen

Die Einteilung erfolgt nach stumpfen und penetrierenden Verletzungen. Die stumpfen Verletzungen kommen bei Unfällen von Zweiradfahrern, Schlägereien und Kampfsportausübung vor. Penetrierende Verletzungen sind bei Pfählungsverletzungen im Dammbereich zu beobachten.

Diagnostik. Anamnese (Unfallhergang), klinisch (Hämatom, Palpation), Sonographie (Hodenparenchymbeurteilung), ggf. MRT.

Therapie. Kleinere Verletzungen/Hämatome konservativ (kühlen, Bettruhe). Größere Verletzungen operativ, ggf. mit Auslagerung der Testikel unter die Oberschenkelhaut mit zweizeitiger Skrotalrekonstruktion.

10 Nebenniere

10.1 Erkrankungen der Nebenniere

☞ Pädiatrie, Kap. 7.5, Chirurgie, Kap. 28, Innere Medizin, Niere, Kap. 8

Hyperkortisolismus (Cushing-Syndrom). Therapie: einseitige oder beidseitige Adrenalektomie.

Nebenniereninsuffizienz (Morbus Addison). Daran denken bei Z.n. Adrenalektomie und in postoperativen Stresssituationen. Therapie: Lebenslange Hydrocortisolsubstitution mit Anpassung an Stresssituationen (OP, Fieber!).

Primärer Hyperaldosteronismus (Conn-Syndrom). Therapie: Bei bilateralem Adenom konservativ (z.B. Spironolacton), bei einseitigem die Adrenalektomie.

Adrenogenitales Syndrom (AGS). Therapie: Hormonsubstitution.

Phäochromozytom. Therapie: Adrenalektomie, unbedingt präoperative Vorbehandlung mit α-Rezeptorenblocker (z.B. Phenoxybenzamin).

10.2 Nebennierentumoren

Inzidentalom

Definition. Ein Nebennierentumor, der zufällig (z.B. CT, Sonographie, MRT) bei der Abklärung anderer Erkrankungen aufgefallen ist und keine endokrinologischen Symptome bietet.

Diagnostik. Abklärung der adrenalen Hormonregelkreise.

Therapie. Sollte bei der Diagnostik ein endokrin aktiver Tumor gefunden werden, spricht man von einem Adenom, das entsprechend behandelt wird (s.o., meist Adrenalektomie). Die Therapie der Inzidentalome richtet sich nach der Größe, d.h. Adrenalektomie ab > 5 cm oder einer Größenprogredienz > 1 cm in 6 Monaten unter dem Verdacht auf ein Malignom.

Nebennierenkarzinom

Bis zur Hälfte aller Nebennierenkarzinome produzieren Hormone und bieten eine entsprechende Symptomatik. Die nicht hormonproduzierenden Karzinome fallen erst spät durch B-Symptomatik (Abgeschlagenheit, Gewichtsverlust) oder Schmerzen durch Infiltrationen oder Metastasen auf. Es ist ein insgesamt sehr seltener Tumor mit einer Inzidenz von 1 : 1,5 Mio. Die Diagnostik umfasst die Abklärung der adrenalen Hormonregelkreise sowie Bildgebung (Sonographie, CT/MRT, Szintigraphie). Einzig kurative Therapie ist die radikale Adrenalektomie.

11 Andrologie

Die Andrologie lässt sich in drei wichtigen Themenblöcken darstellen: den Fertilitätsstörungen (Impotentia generandi, Sterilität), der erektilen Dysfunktion (Impotentia coeundi) und den Veränderungen des alternden Mannes. Überschneidungen gibt es zwischen den Fächern Urologie, Dermatologie, Gynäkologie und Endokrinologie.

11.1 Männliche Infertilität (Impotentia generandi)

Definition. Unmöglichkeit eines sexuell aktiven Paares, innerhalb von zwei Jahren eine Schwangerschaft herbeizuführen.

Epidemiologie. Betroffen sind 25% der Paare. Ohne assistierende Maßnahmen entstehen bei 10% nach Ablauf eines Jahres Schwangerschaften, mit ärztlich assistierten Maßnahmen bei weiteren 15%. Insgesamt 5% bleiben trotz aller Unterstützung kinderlos. Die Ursachen für Kinderlosigkeit sind dabei zu gleichen Teilen zwischen den Geschlechtern verteilt, d.h., die Behandlung der Kinderlosigkeit ist immer eine Paartherapie, da entgegen früheren Auffassungen meist eine Störung bei beiden vorliegt. Wichtigster Einzelfaktor ist jedoch das Alter der Frau.

Ätiologie. Die Ursachen der männlichen Infertilität sind sehr unterschiedlich und können in angeborene, erworbene und idiopathische eingeteilt werden (☞ Tab. 23.15).

Merke

Ein Maldescensus testis ist nicht nur häufig Ursache einer Fertilitätsstörung, sondern geht mit einem erhöhten Risiko einer malignen Entartung einher. Deshalb muss dafür gesorgt werden, dass beide Hoden vor Abschluss des 2. Lebensjahres im Skrotum liegen.

Prognostische Faktoren. Die Aussichten auf spontane Schwangerschaften ohne assistierende Maßnahmen verschlechtern sich mit der Dauer der ungewollten Kinderlosigkeit. Weiterhin bedeutsam sind das Alter der Frau, frühere Schwangerschaften der Frau, Kinder des Mannes in der Vorgeschichte und die Befunde des Spermiogramms.

Diagnostik. Anamnese, körperliche Untersuchung, Mikrobiologie, Sonographie, Spermiogramm (☞ Tab. 23.16 und 23.17), Hormonuntersuchungen (FSH, LH, Testosteron, Prolaktin, TSH, T_3, Östradiol) und ggf. Hodenbiopsie, ggf. Chromosomenanalyse.

Therapie. Mikrochirurgie bei der obstruktiven Azoospermie. Medikamentöse Behandlungsversuche bei hypogonadotropem Hypogonadismus sowie nachgewiesenem Testosteronmangel. Bei den häufig idiopathischen Fertilitätsstörungen ist eine kausale Behandlung nicht möglich. Inzwischen ist es mit den Methoden der modernen Reproduktionsmedizin auch in scheinbar hoffnungslosen Fällen häufig möglich, Schwangerschaften zu induzieren. Zur Diagnosesicherung sollte eine Hodenbiopsie erfolgen, die idealer-

Tab. 23.15: Ätiologische Einteilung männlicher Infertilität

angeboren	erworben	idiopathisch
Anorchie Kryptorchismus genetische Defekte Sertoli-only-Syndrom spermatische Reifestörungen	Trauma Hodentorsion Entzündungen der Genitalorgane Bestrahlung Medikamente Überwärmung der Hoden Systemerkrankungen Drogen Hodentumoren Operationen im kleinen Becken/Leistenkanal Vasektomie	Oligoasthenoteratospermie (OAT-Syndrom)

Tab. 23.16: Normalbefunde Spermiogramm (WHO 1999)
• **Farbe:** milchig trüb bis gelblich
• **Geruch:** esskastanienblütenartig
• **Volumen:** 2–6 ml
• **Viskosität:** Spermafaden 1 cm an Faden ausziehbar
• **pH-Wert:** 7,2–7,8 (pH-Wert > 8,0 in mehreren Spermiogrammen ist hinweisend auf eine entzündliche Adnexerkrankung)
• **Motilität:** geschätzt unter mikroskopischer 400facher Vergrößerung: > 30% schnell progressiv bewegliche Spermatozoen (= schneller Raumgewinn) > 20% mäßig progressiv bewegliche Spermatozoen (= langsamer Raumgewinn) < 50% ortsständige bewegliche oder unbewegliche Spermatozoen Normalbefund: ca. 70% der Spermatozoen zeigen regelrechte Beweglichkeit
• **Dichte** (= Konzentration): Voraussetzung: Abtötung durch 3%ige NaCl-Lösung In einer Zählkammer wird die Dichte (Spermatozoen/ml) gemessen. Normalbefund: 20–250 Mio. Spermatozoen/ml
• **Gesamtzahl:** Dichte × Volumen Normalbefund: 40–800 Mio. Spermatozoen
• **Morphologie:** Auf vorgefertigten Objektträgern oder durch aufwendigere Färbungen (Papanicolaou, Schorr, Pappenheim) werden die Spermatozoen dargestellt. > 30% normal geformte Spermatozoen < 1 Mio./ml Germinalzellen aus der Hodentubuluswand < 500 000/ml Leuko- oder Lymphozyten (diese werden durch eine Peroxidasefärbung zusätzlich besonders gut markiert)
• **Vitalität:** >75% vitale Spermatozoen. Färbung mit wässriger Eosin-Lösung: lebende Spermatozoen weisen wegen einer intakten Kopfmembran den Farbstoff ab.

weise gleichzeitig mit einer MESA (mikrochirurgische epididymale Spermatozoenaspiration) und/oder TESE (testikuläre Spermatozoenextraktion) zur Gewinnung von Spermatozooen kombiniert wird.

11.2 Erektile Funktionsstörungen (Impotentia coeundi)

Synonym. Erektile Dysfunktion (ED).

Definition: Unfähigkeit des Mannes, eine für die Kohabitation ausreichende Erektion zu bekommen oder lange genug zu behalten.

Ätiologie. Multifaktorielles Geschehen. Die Prävalenz der ED steigt dramatisch mit zunehmendem Alter, insbesondere wenn mehrere Risikofaktoren (☞ Tab. 23.18) hinzukommen. Dies unterstreicht deutlich die Notwendigkeit einer interdisziplinären Zusammenarbeit.

Merke

Bei bis zu 19% der Patienten mit ED ist dies die Erstmanifestation einer generalisierten Endothelschädigung mit möglichen nachfolgenden Manifestationen in allen Organsystemen. Dies unterstreicht die Wichtigkeit von interdisziplinärer Zusammenarbeit und sorgfältiger Diagnostik.

Diagnostik. Anamnese (allgemeinmedizinische, Sexual-, Medikamenten-, Voroperationsanamnese), körperliche Untersuchung (Genitalstatus, Gynäkomastie, Behaarungstypus, periphere Pulse, Vibrationsempfindlichkeit), Labor (Glukose, HbA_{1c}, Lipidstatus, Hormonstatus), Urinanalyse. Farbkodierter Pharmako-Duplex der Penisgefäße, ggf. Tumeszenzmessung, ggf. invasive Diagnostik (Kavernosometrie).

Tab. 23.17: Pathologien im Spermiogramm
• **Oligozoospermie:** < 20 Mio./ml
• **Asthenozoospermie:** < 50% progressiv motil
• **Teratozoospermie:** < 30% normale Morphologie
• **Oligoasthenoteratospermie (OAT-Syndrom):** Störung aller o.g. drei Qualitäten
• **Azoospermie:** keine Spermien im Ejakulat
• **Aspermie:** kein Ejakulat

Therapie. Je nach Ursache und Einzelfall kommen folgende Therapieoptionen in Frage:

- Sexualtherapie
- orale Medikation (PDE-5-Hemmer)
- SKAT (Schwellkörper-Autoinjektionstherapie = penile Prostaglandininjektionen)
- MUSE (Prostaglandinapplikation in die Harnröhre)
- Vakuumpumpe
- Penisprothese
- Vaskularisierungsoperation

11.3 Veränderungen des alternden Mannes (aging male)

Synonym: Climacterium virile
Anders als bei der Frau kommt es beim Mann nicht zum abrupten Abbruch der gonadalen Funktion. Trotzdem treten eine Reihe von Veränderungen auf, die im Zusammenhang mit einem abnehmenden Testosteronserumspiegel stehen und gerade bei Patienten mit iatrogenem Androgenentzug (z.B. bei metastasiertem Prostata-Ca) relevante Nebenwirkungen hervorrufen.

Klinik: Osteoporose (Rückenschmerzen, zunehmende Frakturneigung), Reduktion der Muskelmasse, viszerale Adipositas (Bierbauch), Anämie (Erythropoetin ↓), zunehmende Insulinresistenz (Altersdiabetes), Erhöhung der Blutfette und des Cholesterins, erhöhte Schweißneigung, Libidoverlust, ED, nachlassende Spermaproduktion, Gereiztheit, Depressionen, Hitzewallungen.

Diagnostik: ☞ Kap. 11.2 (ED). Zumindest beim juvenilen Hypogonadismus kann zusätzlich ein β-HCG-Test erfolgen.

Therapie: Testosteronsubstitution (oral, s.c., i.m., transdermal) unter sorgfältigem Prostata-Ca-Screening.

Tab. 23.18: Risikofaktoren der Impotentia coeundi (Erektionsstörung)

Risikofaktor	Begründung
Diabetes mellitus	Mikroangiopathie
Polyneuropathie	somatisch (N. pudendus), autonom (Sympathikus, Parasympathikus)
Hypertonie	häufigster Risikofaktor
koronare Herzkrankheit	Vorsicht mit Phosphodiesterase(PDE)-5-Hemmern!
Herzinsuffizienz	Bis zu 0,9% der Patienten mit Herzinfarkt geben Koitus als auslösenden Faktor an!
Fettstoffwechselstörungen	Atherosklerose der kavernösen Sinus
Niereninsuffizienz	sekundärer Hyperparathyreoidismus
Drogen	Nikotin, Alkohol
neurologische Erkrankungen	Multiple Sklerose, Depressionen, Morbus Parkinson
Miktionsstörungen	BPH, Inkontinenz
Medikamente	Betablocker, Clonidin, Reserpin, Kalziumantagonisten, AT-III-Antagonisten, ACE-Hemmer, periphere α-Rezeptor-Antagonisten, β_1-selektive Rezeptorantagonisten
endokrin	Hyperprolaktinämie, hypergonadotroper Hypogonadismus

11.4. Induratio penis plastica (IPP)

Die IPP ist eine Erkrankung der Tunica albuginea des Penis mit Bildung von Plaques. Die Ursache ist nicht ganz klar. Es finden sich allerdings gehäuft durch Geschlechtsverkehr bedingte Mikrotraumen oder Begleiterkrankungen wie die Dupuytren'sche Kontraktur der Hand.

Die Plaques am Schaft sind palpatorisch festzustellen, ihre Größe lässt sich sonographisch ausmessen.

Die IPP führt zu Schmerzen bei Erektion bis hin zur Unmöglichkeit des Geschlechtsverkehrs sowie zu Penisdeviationen, die so stark sein können, dass eine Immissio unmöglich wird.

Therapie
- Versuch mit K-4-aminobenzoat (Potaba®) oral und evtl. Vitamin E über drei Monate.
- Operation bei Deviationen, 3–6 Monate nach Stabilisierung der Befunde. Idealerweise OP (z.B. Nesbit oder Essed-Schröder) nur im schmerz- und progressionsfreien Intervall.

11.5 Sterilisierung des Mannes

Bei der Vasoresektion wird der Ductus deferens durchtrennt und teilweise reseziert. Da das hormonelle System intakt bleibt, resultieren weder Libido- noch Potenzeinschränkungen. Nach etwa 6 Wochen muss eine Erfolgskontrolle mittels Spermiogramm stattfinden, bevor ein ungeschützter Geschlechtsverkehr erfolgen kann.

Komplikationen. Druckschmerz durch Stauung im Hoden, Spermagranulome, Bildung von Autoantikörpern gegen Spermien, was die Erfolge einer späteren Refertilisierung beeinträchtigt. Über das Risiko einer spontanen Refertilisierung muss aufgeklärt werden, sonst können dem Operateur überraschende Unterhaltszahlungen ins Haus stehen.

12 Urologische Erkrankungen der Frau

12.1 Bakteriurie

Eine Bakteriurie mit nachfolgender Zystitis ist bei der Frau aus folgenden Gründen sehr häufig:
- Die kurze Urethra bietet gute Voraussetzungen für aufsteigende Infektionen.
- Die Harnröhre mündet in den Scheidenvorhof und damit in unmittelbarer Nachbarschaft zur keimbesiedelten Vagina.
- Sobald die hormonelle Situation nicht optimal ist, wird die lokale Abwehr beeinträchtigt.
- Bei Deszensus/Zystozele kann Restharn entstehen.

Diagnostik. Anamnese, Katheterurin (für Urinkultur mit Antibiogramm). Überprüfung der hormonellen Situation (Urin-/Vaginalzytologie).

Therapie. ☞ Kap. 6, Entzündungen.

Merke

Wichtig: Zystitische Beschwerden können auch allein durch eine dyshormonelle Situation hervorgerufen werden. Deshalb kann nur die mittels Katheterurin gewonnene Urinkultur differentialdiagnostisch den Weg weisen.

12.2 Harnwegserkrankungen in der Schwangerschaft

☞ Gynäkologie, Kap. 3.4 und 3.5

Pyelonephritis

Etwa 3% aller Graviden erkranken an der sog. Schwangerschaftspyelonephritis. Sie entsteht durch die Weitstellung der Ureteren mit Verminderung ihrer Peristaltik, wenn der Harnleiter durch den Uterus bzw. die stark verdickte V. ovarica dextra komprimiert wird (s. u.).

Diagnostik. Anamnese (Fieber, Flankenschmerz; **cave:** Diese Befunde sind nicht obligat in der Schwangerschaft!), Urinstatus (Pyurie, Bakteriurie, pH-Verschiebungen), Sonographie (evtl. Stauungszeichen). Röntgenuntersuchungen sind obsolet.

Merke

Da in der Schwangerschaft die Symptomatik einer Pyelonephritis oft fehlt, gilt als Regel, dass **jede** Bakteriurie (Urinkultur per Katheter entnehmen!) in der Schwangerschaft wie eine Pyelonephritis behandelt wird.

Therapie. Antibiose mit Cephalosporinen oder Ampicillin, da diese nicht fruchtschädigend sind.

Wenn eine Stauungsniere vorliegt, muss sie z. B. durch Einlage einer DJ-Schiene in den Harnleiter entlastet werden.

Klinischer Fall

Im 7. Schwangerschaftsmonat klagt eine Patientin über Rückenschmerzen, Obstipation und Dysurie. Die bakteriologische Urinuntersuchung zeigt 10^6 Keime/ml Urin.
Diagnose: Pyelonephritis.

Vena-ovarica-Syndrom

Aufgrund der anatomischen Lagebeziehung zwischen rechter V. ovarica und rechtem Harnleiter kann es mit fortschreitender Schwangerschaft zu einer Kompression des Harnleiters mit konsekutiver Abflussbehinderung der rechten Niere kommen. Da die V. ovarica mit zunehmender Größe von Uterus und Fetus immer mehr Blut befördert, erweitert sie sich wesentlich. Die Patientinnen bemerken oft nichts davon, lediglich sonographisch erkennt man die Weitstellung des rechten Hohlsystems. In solchen Fällen ist zu prüfen, ob eine Bakteriurie vorliegt. Wenn ja, erfolgen Antibiose und Harnleiterschienung (☞ Kap. 6.2, Pyelonephritis).

Eine Schienung bleibt bis etwa 2 Wochen post partum bestehen.

12.3 Erkrankungen der Harnröhre

Fisteln

Nach gynäkologischen Operationen und Bestrahlungen von Tumoren des Beckens können sich Fisteln (Ureter-Scheiden-Fistel, Darm-Blasen-Fistel, Blasen-Scheiden-Fistel) bilden. Hauptsymptom der Fisteln ist die Inkontinenz.

Symptome. Zystitis, Pneumaturie, Fäkalurie, extraanatomische Inkontinenz.

Diagnostik. Die Anamnese ist zielführend, eine Mohnprobe (ein Esslöffel Mohnsamen mit Joghurt oral) kann in der primären Abklärung hilfreich sein. Wenn die Mohnsamen mit dem Urin ausgeschieden werden, ist eine vesiko-intestinale Fistel bewiesen und muss „nur" noch lokalisiert werden. Weiterhin können sich, nach Gabe von Methylenblau i. v. oder intravesikal, zuvor in die Vagina eingelegte Kompressen blau verfärben. Der Fistelnachweis kann manchmal schwierig sein, der zystoskopische Nachweis gelingt nicht immer. AUG, Zystographie, Sonographie, Urinstatus/Kultur sind unverzichtbar, das CT/MRT dient der OP-Planung und kann meist die Fistel selbst nicht, jedoch Umgebungsreaktionen darstellen.

Therapie. Bei Ureter-Scheiden-Fistel erfolgen die Exzision des Fistelgewebes und Neuimplantation des Ureters. Bei einer frischen Blasen-Scheiden-Fistel (max. 48 h nach Entstehung) wird ein sofortiger Blasenverschluss durchgeführt. Besteht sie länger, muss man abwarten, bis die Begleitentzündung durch das Urinom abgeklungen ist (Dauer: mehrere Wochen), dann wird der Fistelgang exzidiert und plastisch gedeckt, z. B. mit Omentum majus.

Komplikationen. Innere Fisteln leiten den Urin intraperitoneal ab, was zur Peritonitis und durch Rückresorption zum Anstieg der Retentionswerte führen kann. Äußere Fisteln neigen zu bakteriellen Infekten und aufsteigenden Infektionen.

Meatusstenose

Infravesikale Obstruktion durch Verengung des Orificium urethrae. Sie ist Hauptursache für rezidivierende Zistitis.

Therapie. Meatotomie.

Urethralkarunkel, -Polypen, -Prolaps

Symptome. Dysurie, Blutung, „Tumor"

Karunkel. Chronische Entzündung der Skene-Drüsen.

Prolaps. Verminderte Elastizität des submukösen Bindegewebes in der Menopause führt zum Vorfall der Urethraschleimhaut.

Polypen. Gestielter gutartiger Tumor im Senium.

Therapie. Operation.

12.4 Harninkontinenz

Definition. Unwillkürlicher objektivierbarer Urinverlust, der ein soziales oder hygienisches Problem darstellt. Etwa 30–40% der Frauen über 30 Jahre sind betroffen. Die Inkontinenz stellt somit einen relevanten Kostenfaktor im Gesundheitswesen dar. Es gibt zwei verschiedene Formen der Harninkontinenz: die urethrale und die extraurethrale. Ihre Therapie ist unterschiedlich, die Diagnostik dagegen grundsätzlich gleich.

Basisdiagnostik. Anamnese (Geburten mit Komplikationen, Hysterektomie, Hormonlage/-substitution), Miktionsprotokoll über drei Tage, PAD-Test, Uroflow und Restharn.

Weiterführende Diagnostik. Urodynamik mit Messung des Urethradruckprofils (leak-point), Zystoskopie (Blasentumoren können eine Urge-Inkontinenz vortäuschen!), laterales, doppelt-belichtetes Zystogramm (Deszensus?). Bei gleichzeitig auffälliger Stuhlganganamnese sind auch ein dynamisches Beckenboden-MRT (Descensus perinei? Enterozele?) und eine eingehende proktologische Untersuchung durchzuführen. Ferner ist die optimale Östrogenisierung eine wichtige Voraussetzung, sodass ggf. eine HRT (hormone replacement therapy) eingeleitet wird, um das Gewebe in einen für die Therapie optimalen Zustand zu bringen (Einzelheiten ☞ Gynäkologie, Kap. 1.8).

Die **Formen** der Harninkontinenz: Nach der ICS-Klassifikation von 2002 haben sich einige Änderungen in der Terminologie ergeben.

Belastungsinkontinenz

Alte Bezeichnung: **Stressinkontinenz.** Ursächlich ist eine Sphinkter- und/oder Beckenbodenschwäche. Symptome sind unwillkürlicher Urinabgang beim Husten, Laufen etc. Die Einteilung erfolgt in drei Grade:

- Grad 1 → Inkontinenz bei schwerer körperlicher Belastung
- Grad 2 → Inkontinenz bei leichter körperlicher Belastung
- Grad 3 → Inkontinenz im Liegen

Therapie. Bei den leichteren Formen sollte zunächst eine konservative Therapie mit Beckenbodentraining und ggf. Biofeedback und lokaler Östrogensubstitution im Vordergrund stehen. Seit 2004 ist der Serotonin- und Noradrenalin-Reuptake-Hemmer Duloxetin® zugelassen. Die therapierefraktären Fälle sollten einer Operation zugeführt werden. Man unterscheidet hier grundsätzlich abdominelle Suspensionsplastiken (Faszienzügelplastik, Kolposuspension nach Burch) von vaginalen Eingriffen (TVT; TOT, transobturatorisches Band). Transurethrale Injektionen haben bisher keine überzeugenden Langzeitergebnisse, als Ultima Ratio besteht noch die Möglichkeit der Implantation eines artefiziellen Sphinkters.

Dranginkontinenz

Synonym: **Urge-Inkontinenz.** Durch willentlich nicht unterdrückbare Kontraktionen des M. detrusor kommt es zum Harnabgang. Ursachen sind Infektionen, Blasentumor (vor allem CIS), Blasensteine, Östrogenmangel, subvesikale Obstruktion oder auch Altersvorgänge.

Sonderfall: neurogene Blasenfunktionsstörung (☞ Kap. 13).

Therapie. Kausale Therapie, wo immer möglich (Behandlung des Infektes, TUR-B, Blasensteinentfernung, Östrogensubstitution, Beseitigung der Obstruktion z. B. durch eine Prostatatherapie oder Operation einer Harnröhrenstriktur). Wenn dies nicht hilft und wenn die Ursache beseitigt ist: medikamentöse Dämpfung des M. detrusor mit Anticholinergika oder durch lokale Instillation von Botulinumtoxin.

Wichtig: Bei Therapieresistenz immer an eine neurogene Ursache denken.

Mischinkontinenz

Kombination aus Drang- und Belastungsinkontinenz.

Neurogene Dranginkontinenz

Alte Bezeichnung: **Reflexinkontinenz.** Bedingt durch eine Blasenüberaktivität bei bekannter neurologischen Grunderkrankung (z.B. MS, Querschnitt). Oft ist die Dranginkontinenz das erste Symptom einer Multiplen Sklerose! Therapie der Grunderkrankung, ggf. anticholinerg oder lokale Instillation von Botulinumtoxin.

Inkontinenz bei chronischer Retention

Alte Bezeichnung: **Überlaufinkontinenz.** Entsteht bei Blasenauslassobstruktion und/oder Detrusorhypo-/-akontraktilität. Bei prall gefüllter Blase kann sich der Blasenhals öffnen, und es geht Urin in dünnem Strahl ab. Bei Männern häufiger (BPH), bei Frauen meist deszensusbedingt.

Therapie. Die Therapie besteht in der Behandlung der Ursache.

Cave: Bei Überlaufinkontinenzen ist nicht selten der obere Harntrakt durch Harnstauung oder Reflux mitbetroffen.

Nykturie und nächtliche Inkontinenz

Dahinter können sich ein inadäquates Trinkverhalten, eine Herzinsuffizienz, inadäquate ADH-Sekretion oder Fehlmedikation (Diuretika nicht abends geben!) verbergen.

Extraurethrale Inkontinenz

Zur Inkontinenz durch Blasenfisteln s.o.

Inkontinenz durch fehlmündenden Harnleiter. Diese Inkontinenz ist angeboren und wird deshalb in der Regel bei Kindern festgestellt. Am häufigsten findet sich eine Doppelniere, deren kranialer Teil distal des Sphincter externus mündet. Typisch ist deshalb das ständige geringe Harnträufeln.

Therapie. Resektion des oberen, meist deutlich funktionsgeminderten Doppelnierenanteils mitsamt dem Ureter, Fistelchirurgie.

13 Neurogene Blasenfunktionsstörung

13.1 Definition und Symptomatik

Alle Funktionsstörungen des unteren Harntraktes, die im Rahmen neurologischer Erkrankungen des zentralen, spinalen und peripheren Nervensystems auftreten, werden als neurogene Blase bezeichnet.

Für die Symptomatik ist dabei von entscheidender Bedeutung, in welcher Höhe eine Läsion (oberes/unteres Motoneuron) eingetreten ist.

Läsionen des oberen Motoneurons (oberhalb des sakralen Miktionszentrums S2–4) führen zu Hochdrucksystemen mit Tonuserhöhung des Detrusors und Spastik des Sphinkters/Beckenbodens. Es resultiert eine funktionell aktive infravesikale Obstruktion. Bei gleichzeitig hoher Wandspannung des Detrusors und dadurch hohen Füllungsdrücken kommt es zur typischen Ausbildung von Divertikeln und Hypertrabekulisierung sowie eines Refluxes. Der Reflux führt im weiteren Verlauf zur Schädigung der Nierenfunktion.

Läsionen des unteren motorischen Neurons (unterhalb des sakralen Miktionszentrums S2–4) führen zu Niederdrucksystemen mit hypo- oder inaktivem Detrusor. Im Gegensatz zum Hochdrucksystem ist hier die funktionelle infravesikale Obstruktion passiv durch den schwachen Detrusor bedingt. Im zeitlichen Verlauf kommt es hier zu einer großkapazitären Blase, die hohe Füllungsdrücke aufweist. Die Blasenwand dünnt aus und die Ostien werden refluxiv, was ebenfalls zur Niereninsuffizienz führt.

> **Merke**
>
> Die neurogene Blase wird eingeteilt in Hochdruck- und Niederdrucksysteme mit typischen Schädigungsmustern und spezifischen Therapiekonzepten.

Symptomatik. Die meisten Patienten sind subjektiv durch Inkontinenz sehr und durch eine Blasenentleerungsstörung meist nur minimal gestört.

Dies ist dem tatsächlichen Gefährdungspotential diametral entgegengesetzt! Die Gefährdung der Patienten besteht in einer Schädigung des oberen Harntraktes durch den Reflux mit nachfolgender Niereninsuffizienz, der durch die Blasenentleerungsstörung ausgelöst wird.

Die klassische Einteilung neuronaler Läsionen in motorische und schlaffe Lähmungen ist an der Blase aufgrund der komplexen und miteinander interagierenden Innervation (motorisch, sensibel, autonom-sympathisch/parasympathisch) nur selten zu beobachten. Meistens liegen Mischtypen vor und die Patienten bieten sehr individuelle Schädigungsmuster.

Der **vollständige spastische Lähmungstyp** mit kompletter Schädigung des oberen Motoneurons liegt nur beim kompletten Querschnittssyndrom vor. Hierbei besteht Überkontinenz, die Patienten müssen mittels Einmalkatheterismus die Blase entleeren.

13.2 Diagnostik

Uroflow- und Restharnbestimmung zählen neben der Sonographie der Nieren (Parenchymdicke, Stauung) und der Blase (Wandhypertrophie, Pseudodivertikel, Steine) zur Basisdiagnostik, die wie Urinstatus/-kultur sowie kleines Blutbild, Elektrolyte und Retentionswerte nicht fehlen darf. Zeigen sich hierbei Auffälligkeiten, ist zwingend eine (video)urodynamische Abklärung (☞ Abb. 23.23 a und b) erforderlich, ergänzt durch Endoskopie und Zystogramm.

13.3 Therapie

Die Therapie ist grundsätzlich individuell einzustellen, da es „die“ neurogene Blasenfunktionsstörung nicht gibt. Entscheidungshilfen lassen sich aus den Untersuchungsergebnissen, vor allem der Urodynamik, ableiten. Doch selbst dann muss noch beachtet werden, dass die individuellen Möglichkeiten des Patienten (besteht z.B. bei einer MS eine ausreichende manuelle Geschicklichkeit für den Selbstkatheterismus?) ebenfalls Einfluss auf die Therapiewahl nehmen. Konsequenz: Patienten mit neurogener Blasenfunktionsstörung gehören in die Hände von Spezialisten, die über alle Therapiemöglichkeiten für eine optimale Betreuung verfügen. Ansonsten kommt es oft zu lebenszeitverkürzenden Komplikationen!

Als Therapieoptionen stehen konventionelle und operative Möglichkeiten zur Verfügung, die zur idealen individuellen Einstellung oft kombiniert werden müssen.

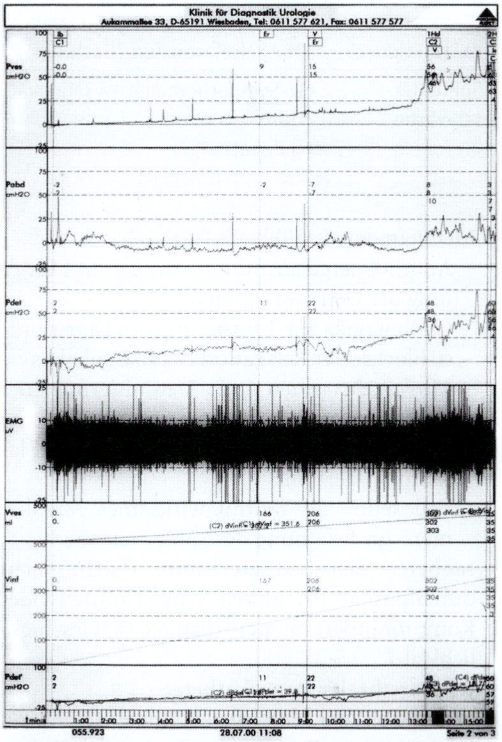

a

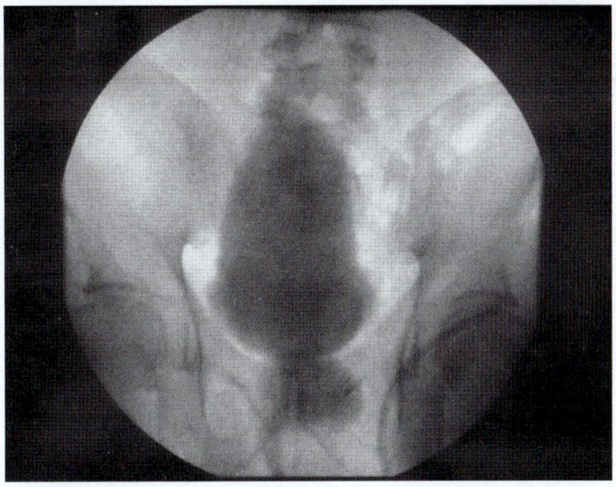

b

Abb. 23.23 (a) und (b): Videourodynamikbefund bei neurogener Reflexblase mit typischer DSD und sog. Tannenbaumblase

Tab. 23.19: Medikamentöse Therapiemöglichkeiten der Blasenfunktionsstörungen

Blasenfunktionsstörung	medikamentöse Therapie
Detrusorhyperaktivität	• Anticholinergika (Oxybutinin)
Detrusorhypoaktivität	• Cholinergika (Bethanechol)
Blasenauslassobstruktion	• α-Blocker (Phenoxybenzamin) • Muskelrelaxanzien (Baclofen)
Sphinkterschwäche	• α-Sympathomimetika (Midodrin) • Duloxetin®

- **Medikamente** (☞ Tab. 23.19):
  - Anticholinergika/Antimuskarinika zur Dämpfung der Detrusoraktivität
  - Cholinergika zur Tonisierung des Detrusors
  - α-Blocker zur Relaxation des Blasenhalses
  - Muskelrelaxanzien zur Detonisierung der Beckenbodenmuskulatur
  - α-Sympathomimetika zur Erhöhung des Blasensphinktertonus
  - Duloxetin® als zentral wirksames Medikament zur Erhöhung des Sphinktertonus
- **sauberer Selbstkatheterismus (CIC):** nicht durchführbar bei hohen Querschnitten oder Kompromittierung der manuellen Geschicklichkeit
- **transurethraler Dauerkatheter**
- **suprapubischer Blasenfistelkatheter**
- Injektion von **Botulinustoxin** in die Blasenwand zur Relaxation des Detrusors
- Implantation von sog. **„Blasenschrittmachern“** mit Impulsgebung auf die sakralen Spinalnerven bei Schädigung des oberen Motoneurons
- operative **Blasenaugmentation**
- Anlage einer kontinenten Ersatzblase mit Nabelstoma **(Mainz-Pouch I)**

Akute Rückenmarksverletzung (spinaler Schock)

Es kommt zunächst unabhängig von der Höhe der Läsion zur schlaffen Lähmung der darunterliegenden Segmente; dies gilt auch für die Blase. Der Füllungszustand der Blase wird nicht wahrgenommen, die Blase füllt sich, und es kommt zur Ausbildung einer Überlaufblase mit dem Bild einer automatischen Miktion. Nach einigen Wochen klingt der spinale Schock ab; die weitere Symptomatik hängt dann von der Höhe der Läsion ab. Die Behandlung besteht in dieser Zeit in der suprapubischen Harnableitung. So früh wie möglich sollte mit dem intermittierenden Selbstkatheterismus begonnen werden, der zwar einen hohen pflegerischen Aufwand bedeutet, aber zur Minderung der Folgekomplikationen unbedingt erforderlich ist. Je nach Höhe der Läsion kommt es auch zu einer Blutdruckdysregulation, sodass ein Schlaganfall möglich ist.

Merke

Es muss grundsätzlich das Therapieziel sein, den intravesikalen Füllungsdruck zu normalisieren, um den oberen Harntrakt zu schützen.

13.4 Nachsorge/Betreuung

Ist die Diagnose einer neurogenen Blase gestellt und eine entsprechende Therapie eingeleitet, muss der Befund regelmäßig kontrolliert werden, d.h. in der Regel mindestens jährliche Urodynamik, im Falle von schubartig verlaufenden Grunderkrankungen bei klinischer Verschlechterung auch öfter. Eine enge Zusammenarbeit mit Urologen und Neurologen ist wünschenswert.

14 Urologische Notfallsituationen

In diesem Kapitel sind nur die jeweiligen Notfallmaßnahmen aufgeführt (siehe dazu bitte auch die entsprechenden zugrunde liegenden Krankheitsbilder).

14.1 Harnverhaltung und Anurie

Harnverhalt (Ischurie)

Definition. Unvermögen, die gefüllte Blase zu entleeren.

Pathogenese. Unterscheidung in mechanische und funktionelle Ursachen. Am häufigsten ist die mechanische Obstruktion bei BPH. Weitere mechanische Ursachen können sein: Prostatakarzinom, Blasenhalssklerose, Prostatitis, Urethrastriktur, Urethraklappen, Urethrasteine, Fremdkörper, Urethratumoren, Phimose, Paraphimose. Auch an iatrogene Ursachen ist zu denken (Z.n. Manipulation bei Zystoskopie, verstopfte oder dislozierte Katheter!)

Die funktionellen Störungen werden eingeteilt in:

- neurogen (zentrale und periphere Läsionen)
- pharmakologisch (parasympatholytisch/sympathomimetisch, Morphine, trizyklische Antidepressiva, Narkosemittel)
- traumatisch (Harnröhrenverletzungen)
- psychogen

Symptome. Schmerzhafter Harnverhalt, Ausstrahlen des Schmerzes suprapubisch. Oft ist der Patient kaltschweißig, unruhig. Die prall gefüllte Blase ist palpabel. Anamnestisch werden oft schon länger bestehende Miktionsstörungen angegeben. Wichtig ist die Unterscheidung zur Anurie.

Diagnostik. Anamnese, rektale Palpation, Sonographie.

Therapie. Katheterisierung, suprapubische Harnableitung (grundsätzlich bei Harnröhrenverletzung und schon bei den geringsten Schwierigkeiten eines transurethralen Versuchs).

> **Merke**
> Bei zu schnellem Ablassen großer Urinmengen kann es zur Blutung „e vacuo" aus zuvor komprimierten Blasenvenen kommen. Deshalb fraktioniertes Ablassen!

Anurie

Definition. Die Urinausscheidung beträgt weniger als 100 ml/d. Die Ursache kann prärenal (Schock), renal (Nierenversagen) oder postrenal (Obstruktion) liegen. (☞ Kap. 1, Kap. 2).

Symptome. Im Gegensatz zur Ischurie bestehen keine Schmerzen. Palpatorisch und sonographisch ist die Blase entleert.

14.2 Steinkolik

Definition. Meist einseitiger wellenförmiger vernichtender Flankenschmerz mit möglicher Ausstrahlung.

Symptome. Übelkeit bis hin zum Erbrechen, Unruhe, geblähtes Abdomen bis zu reflektorischem Subileus. Fieber bei infiziertem Urin bis zur Urosepsis möglich. Schmerzausstrahlung je nach Lokalisation des Steins (Unterbauch, Skrotum/Labien), Mikro-/Makrohämaturie.

Diagnostik. Blickdiagnose, Urinstatus, Sonographie (Stau, Stein, ggf. FKDS), Urogramm, Nativ-CT. Kontrastmittelgabe nur bei Beschwerdefreiheit, sonst besteht die Gefahr einer Fornixruptur.

Differentialdiagnostik. Gallenkolik, Appendizitis, Ulcus ventriculi, perforiertes Bauchaortenaneurysma, Ovarialzysten, Adnexitis, Extrauterinschwangerschaft, Sigmadivertikulitis, Herzinfarkt, Nierenarterien/-venenverschluss.

> **Merke**
> Das Urogramm ist während der akuten Kolik kontraindiziert und wird deshalb erst nach eingetretener Schmerzfreiheit durchgeführt.

Therapie. Spasmolytika, Analgetika, Harnableitung z.B. durch innere Harnleiterschiene oder PCN. Definitive Therapie ist die Steinentfernung. 80% der distalen Steine gehen unter konservativer Therapie ab, 20% müssen operativ entfernt werden (☞ Kap. 8).

14.3 „Akutes" Skrotum

Definition. In Analogie zum „akuten Abdomen": jeder plötzliche Skrotalschmerz mit und ohne Schwellung.

14.3.1 Hodentorsion

Vorkommen. Bei Kindern und jungen Männern.

Pathogenese. Durch eine insuffiziente Fixierung des Hodens kann dieser spontan oder bei bestimmten Bewegungen um den Samenstrang rotieren und sich so die eigene Blutversorgung reduzieren bis komplett unterbinden.

Symptome. Rasches Anschwellen des Hodens (☞ Abb. 23.24), Übelkeit, Erbrechen. Oft aus dem Schlaf heraus, Eltern können genau die Uhrzeit angeben, wann das Kind plötzlich zu schreien anfing.

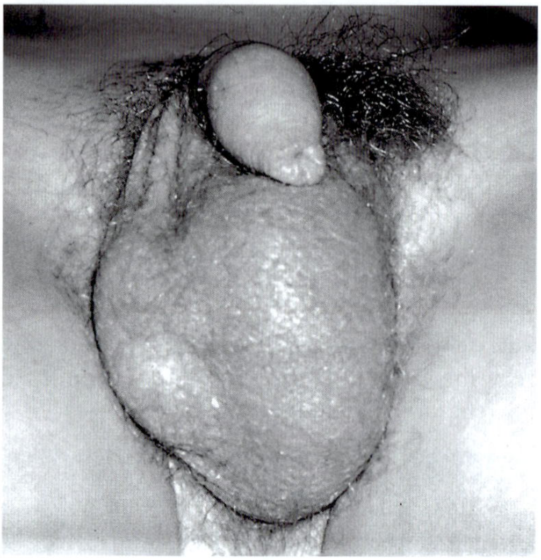

Abb. 23.24: Hodentorsion mit akuter, stark druckdolenter, einseitiger Schwellung [5]

Diagnostik. Prehn'sches Zeichen, Doppler-Ultraschall (Ischämie), Freilegung

Therapie. Sofortige operative Detorquierung innerhalb von maximal 6 h! Empfohlen wird dann auch die Pexie der Gegenseite!

Merke

Die Sonographie kann fehlleiten und trotz Hodentorsion eine Durchblutung vortäuschen. Deshalb gilt grundsätzlich: Bei jedem Verdacht auf eine Hodentorsion sofortige operative Freilegung!

14.3.2 Hydatidentorsion

Definition. Stieldrehung einer kleinen Wasserblase, entweder im Bereich der Appendix testis (Überrest des Müller'schen Gangs, Synonym: Morgagni-Hydatide) oder der Appendix epididymidis (obliterierter kranialer Anteil des Wolff'schen Ganges).

Vorkommen. Bei Kindern.

Symptome. Ähnlich der Hodentorsion, klinisch und sonographisch oft nicht sicher zu unterscheiden

Diagnostik. Operative Freilegung, Hydatidenabtragung, ggf. Pexie.

14.3.3 Akute Epididymitis

Definition. Entzündung des Nebenhodens.

Pathogenese. Entstehung in der Regel kanalikulär als aszendierende Infektion des Harntraktes, entsprechend dominieren gramnegative Erreger. Bei jungen Patienten (< 35 LJ) ist an Chlamydien zu denken. Eine hämatogene Keimabsiedelung ist möglich, aber sehr selten.

Vorkommen. Bei Erwachsenen. Risikofaktoren sind liegende transurethrale Katheter, Z.n. Manipulationen am Harntrakt (Spiegelungen, TUR), BPH, Diabetiker.

Symptome. Algurie, Fieber (> 40 °C). Stark druckdolenter Nebenhoden, dieser ist im Verlauf meist nicht mehr vom Hoden abzugrenzen.

Diagnostik. Anamnese (obstruktive Miktionssymptomatik), Labor (Entzündungszeichen), Urinstatus, Sonographie (Restharn, Abszess)

Therapie. Bei Restharnbildung sofortige Anlage einer suprapubischen Blasenfistel. Keine transurethralen Manipulationen! Antibiose, Hochlagerung des Skrotums, Kühlen, antiphlogistisch, Analgesie, Bettruhe. Ablatio testis bei klinischer Verschlechterung oder initial bei Abszedierung.

Merke

DD:
Hodentorsion → Prehn-Zeichen negativ, Ischämie
Epididymitis → Prehn-Zeichen positiv, Hyperämie

Klinischer Fall

Bei einem fünf Stunden alten Neugeborenen ist im Bereich des linken Skrotums eine derbe, pflaumengroße Schwellung tastbar. Die Skrotalhaut ist wenig verschieblich und livide verfärbt, die Diaphanoskopie ist negativ.
Diagnose: Hodentorsion.

14.3.4 Orchitis

Ätiologie. Meist Übergreifen einer bakteriellen Nebenhodenentzündung (Epididym-Orchitis), aber auch viral bei Mumps, Mononukleose, Varizellen und Coxsackieviren.

Symptome. Allgemeines Krankheitsgefühl, Rötung der Skrotalhaut, Verschwinden der Fältelung, ggf. Fortschreiten der Grunderkrankung.

Diagnostik. Wie bei Epididymitis, ggf. Nachweis von spezifischen Virusantikörpern.

Therapie. Bei viraler Genese konservativ, bei bakteriellen Infektionen (Abszedierung) meist operativ.

14.3.5 Hodenabszess

Ätiologie. Fortschreitende Epididymitis/Orchitis oder hämatogene Streuung (z.B. Tuberkulose).

Diagnostik. Palpation (Fluktuation), Sonographie, Labor.

Therapie. Operativ (Ubi pus, ibi evacuo).

14.4 Priapismus

Definition. Schmerzhafte Dauererektion über mehrere Stunden ohne sexuelle Stimulation, Ejakulation und Orgasmus. Glans penis und Corpus spongiosum sind nicht betroffen.

Ätiologie. Am häufigsten ist der primäre/idiopathische Priapismus mit bis zu 70% d.F., bei denen keine weitere Ursache gefunden werden kann. Als Ursache für sekundäre Formen kommen in Frage: hämatologische Erkrankungen (Sichelzellanämie, Leukämien), Hämodialyse, Medikamente (PDE-5-Inhibitoren, Prostaglandin lokal, Psychopharmaka, Anästhetika, Drogen), neurologische Erkrankungen (ZNS- und Wirbelsäulentumoren, Entzündungen, MS), traumatisch (Querschnittsverletzungen).

Pathophysiologie. Bei 90% liegt ein Low-flow-Priapismus vor, bei dem eine fast vollständige Blockade des venösen Abstroms aus den Corpora cavernosa vorliegt. Beim selteneren High-flow-Priapismus liegt ein erhöhter arterieller Einstrom vor, der im Verlauf in einen Low-flow-Typ übergeht, entsprechend kommen Mischtypen vor. Der Patient ist aktuell durch die Schmerzen kompromittiert, im Verlauf droht eine Schwellkörperfibrose und damit die irreversible erektile Dysfunktion. Eine Koagulation und Thrombosierung innerhalb der Corpora ist eine Seltenheit.

Symptome. Bei beiden Formen sind nur die Corpora cavernosa betroffen. Low-flow-Priapismus: holzharter Penisschaft, sehr schmerzhaft, Glans bläulich-livide. High-flow-Priapismus: elastischer Penisschaft, arterielle Pulsation, weniger schmerzhaft.

Diagnostik. Labor (Diff.-BB, BGA des Schwellkörperblutes: Low-flow mit pH < 7, High-flow mit arteriellen Werten), Sonographie (FKDS).

Therapie. Punktion der Corpora cavernosa mit Butterfly®-Kanüle, hierüber $^1/_2$ Ampulle Effortil®.

Cave: RR! Weiterhin Spülen der Corpora mit NaCl und Heparin, bei ungenügendem Ergebnis operative Ausräumung und Anlegung eines korporo-spongiösen Shunts (Chester-Winter, Ebbehoi, Al-Ghorab).

14.5 Paraphimose

Durch eine hinter die Glans penis gerutschte, zu enge Vorhaut kommt es zur Behinderung des venösen Rückflusses und zur ödematösen Schwellung des Präputiums. Erfolgt keine Behandlung, entwickelt sich eine Nekrose. Synonym: Spanischer Kragen.

Therapie. Manuelles Ausdrücken des Ödems und Reposition des Präputiums. Bringt dies keinen Erfolg, wird der stauende Schnürring dorsal gespalten. Im Intervall erfolgt dann die Zirkumzision.

14.6 Blasentamponade

Ätiologie. Eine Blasentamponade entsteht im Gefolge einer Makrohämaturie. Die hierbei auftretenden Blutgerinnsel können zum Harnverhalt führen. Ursachen können Blasentumoren, Strahlenzystitis oder Z. n. urologischen Voroperationen sein.

Diagnostik. Anamnese (Hämaturie), palpable Vorwölbung der Blase, Sonographie.

Therapie. Freispülung der Blase über großlumigen transurethralen Katheter, anschließend Dauerspülung. Zystoskopie so bald wie möglich und dabei Koagulation der Blutungsquelle/TUR.

14.7 Urosepsis

Definition. Septikämie/SIRS ausgehend von einem Infektionsherd im Urogenitaltrakt mit meist gramnegativen Erregern (E. coli, Pseudomonas, Proteus, Streptococcus faecalis, Klebsiellen). (☞ Innere Medizin, Infektionskrankheiten, Kap. 3.3, und Anästhesie, Kap. 2.2.5).

Therapie. Der Patient ist immer intensivpflichtig. Auch heute noch relativ hohe Sterblichkeit, auch wenn die Therapie sofort und richtig beginnt.

Klinischer Fall

Ein 67-jähriger Patient mit insulinpflichtigem Diabetes mellitus und rezidivierender Nephrolithiasis erkrankt plötzlich mit Fieber bis 39,5 °C, Schüttelfrost und linksseitigem Flankenschmerz. Die Niere ist sonographisch gestaut. Leukozytose, Thrombopenie, stark reduzierter Allgemeinzustand, Kreatinin 3,8 mg/dl, GFR 18 ml/min.
Diagnose: Urosepsis.

14.8 Fournier'sche Gangrän

Definition. Rasch progrediente, lebensgefährliche nekrotisierende Fasziitis von Penis und Skrotum.

Ätiologie. Am Skrotum gibt es kein subkutanes Fettgewebe, so dass eine Infektion der Skrotalhaut nach Infiltration der Tunica dartos schnell an die Faszie gelangt und sich an dieser schnell ausbreiten kann, insbesondere wenn der Patient zuvor durch eine Grunderkrankung (z. B. Diabetes mellitus, Adipositas, C_2H_5OH-Abusus, Nikotin, Immunsuppression, konsumierende Erkrankung) beeinträchtigt ist. Auslöser sind oft kleinere Eingriffe oder Verletzungen am Genitale. Es handelt sich meist um eine Mischinfektion (aerob/anaerob).

Symptome. Schmerzen lokal, Krepitationen (Gasbildner!), Ödem. Initial wird das Bild oft unterschätzt, dann foudroyanter Verlauf mit Urosepsis. Letalität bis 50%.

Diagnostik. Lokale Inspektion, sonst wie Urosepsis.

Therapie. Sofortige und radikale Exzision des betroffenen Gewebes mit ausreichend Abstand zum Gesunden. Gleichzeitig Breitbandantibiose, Patient ist in der Regel intensivpflichtig!

15 Nierentransplantation

Definitionen

- Allotransplantation: Transplantation zwischen genetisch unterschiedlichen Individuen der gleichen Spezies (Mensch – Mensch)
- Isotransplantation: Transplantation zwischen genetisch identischen Individuen der gleichen Art (eineiige Zwillinge: Mensch – Mensch)
- Autotransplantation: Entnahme und Retransplantation am selben Individuum
- Xenotransplantation: Transplantation zwischen Individuen unterschiedlicher Spezies (Schwein – Mensch)

Empfängerauswahl. Die Indikation zur Nierentransplantation (☞ Innere Medizin, Niere, Kap. 4.1) ist die terminale Niereninsuffizienz. Sie ist aber immer individuell am Zustand und an den Wünschen des Patienten orientiert zu stellen. Eine intensive und vertrauensvolle Zusammenarbeit zwischen Nephrologen und Transplanteuren ist unabdingbar. Absolute Kontraindikationen sind nicht sanierbare Infektionskrankheiten, nicht sanierte onkologische Erkrankungen, dauerhafte Non-Compliance oder allgemeine Erkrankungen, die ein nicht vertretbares Operationsrisiko darstellen. Derzeit werden hauptsächlich Allotransplantationen durchgeführt. Hierbei wird in Leichenspenden und Lebendspenden unterschieden.

Transplantationsgesetz. Die Organe der Leichenspender werden über die Stiftung Eurotransplant und die Deutsche Stiftung Organtransplantation (DSO) bundes- und europaweit in Zusammenarbeit mit den regionalen Transplantationszentren verteilt. Einzelheiten sind im Transplantationsgesetz vom 1.12.1997 geregelt.

Leichenspenden. Als Organspender kommen nur Patienten mit gesichertem Hirntod in Frage, der von einem unabhängigen Gutachter festgestellt werden muss. Weiterhin muss vor der Explantation eine Einwilligung der Verwandten erfolgen.

Lebendspenden. In den letzten Jahren ist eine stetige Zunahme der Lebendspender zu verzeichnen, bei denen die Niere eines lebenden Verwandten oder engen Freundes auf einen Empfänger übertragen wird. Dies erfordert neben der medizinischen Vorbereitung wie bei den Leichenspenden eine sehr sorgfältige psychosoziale und juristische Vorbereitung durch das regionale Transplantationszentrum, um möglichen Missbrauch (z.B. finanzielle Erpressung des Spenders) auszuschließen und auf mögliches Transplantatversagen vorzubereiten.

Technik der Transplantation. Standardisiert retroperitoneal in die Fossa iliaca, vorzugsweise kontralateral, d.h. die linke Niere wird nach Möglichkeit in die rechte Fossa und umgekehrt transplantiert. Dadurch kommen der Harnleiter und das Nierenbecken nach ventral zu liegen, es wird eine mögliche Kompression des Harnleiters vermieden und das Nierenbecken kann ggf. perkutan punktiert werden.

Ergebnisse. Die mittlere Funktionsdauer einer transplantierten Niere beträgt derzeit 8–10 Jahre (☞ Tab. 23.20).

Stand der Transplantationen in Deutschland. Derzeit sind von ca. 40000 Dialysepatienten in

Tab. 23.20: Vor- und Nachteile der Nierentransplantation

Vorteile	Nachteile
• erhöhte Lebensqualität durch Vermeidung der zeitintensiven Dialyse • keine Anämie/Osteopathie/Neuropathie • keine Shuntinsuffizienz • weniger erektile Dysfunktion	• perioperative Mortalität bis zu 5% • Lymphozelen • Strikturen der Ureter-Blasen-Anastomose • Komplikationen durch immunsuppressive Therapie • Transplantatversagen (Rejektion) • Stenosen der Gefäßanastomosen

Deutschland etwa 1/4 auf der Transplantationsliste gemeldet. Jährlich kommen ca. 2800 neue Patienten hinzu. Bei ca. 2200 Nierentransplantationen jährlich beträgt die durchschnittliche Wartezeit etwa 4–5 Jahre. Der Anteil der Lebendspenden beträgt langsam steigend derzeit 20%.

16 Psychosomatische Urologie

Bei einem Großteil urologischer Patienten ist die Symptomatik funktionell oder gar psychosomatisch verursacht oder wird sekundär verstärkt. Die Gründe hierfür kann man in der komplexen Funktionalität des Urogenitaltraktes als Ausscheidungs-, Speicher-, Lust- und Reproduktionsorgan sehen. Weiterhin werden hier relevante Hormone produziert, die systemische Wirkungen erzielen.

Einigen Studien zufolge bieten 30–50% der Patienten in der urologischen Sprechstunde eine psychosomatische Symptomatik.

Die Diagnostik ist manchmal schwierig und zeitaufwändig. Auf der einen Seite muss die entsprechende Organpathologie hinreichend abgeklärt werden, auf der anderen Seite sollte man eine Organfixierung unbedingt vermeiden. Diagnostisch entscheidend sind das empathisch zugewandte ärztliche Gespräch und die Anamnese.

Merke

Höre dem Patienten zu – er erzählt Dir seine Diagnose! Das ist der Leitsatz der Psychosomatik allgemein.

Dem psychosomatischen Geschehen liegen oft folgende Störungen zu Grunde:

- Karzinomangst
- Beziehungsstörungen/Bindungsangst
- Leistungsdruck/Versagensangst
- Abwehr
- Sexualtabuisierungen
- sexueller Missbrauch

In den 70er Jahren des letzten Jahrhunderts bestand eine hohe Tendenz in der Medizin, viele Krankheitsbilder psychosomatisch zu erklären, auch wurde der Pflichtkurs Psychosomatik in das Medizinstudium aufgenommen.

Neuere Forschungen haben jedoch körperliche Ätiologien mit enormen therapeutischen Konsequenzen für die Patienten aufgezeigt, z.B. Therapie der erektilen Dysfunktion mit PDE-5-Inhibitoren. Andererseits wurden psychosomatische Krankheitsbilder, für die bisher keine körperliche Ätiologie gefunden wurde, in die internationalen Klassifikationen aufgenommen, z.B. Kategorie III der Prostatitis/pelvic-pain-Syndrom.

Entsprechend sollten die nachstehend genannten Krankheitsbilder differenziert betrachtet und als Differentialdiagnose gesehen werden. Zur Therapie sei auf die psychosomatische Literatur verwiesen.

männliche Symptome:

- Kategorie III der Prostatitis/pelvic-pain-Syndrom
- Sexualstörungen:
  - Orgasmus praecox
  - Anorgasmie
  - erektile Dysfunktion

weibliche Symptome:

- Reizblase
- Urethralsyndrom
- Sexualstörungen:
  - Alibidinie
  - Anorgasmie
  - Scheidentrockenheit
  - Dyspareunie

bei beiden Geschlechtern:

- psychogene Harninkontinenz
- psychogene Blasenentleerungsstörung

bei Kindern:

- Enuresis (in der Literatur kontrovers diskutiert)

+ 031 IMPP-Fragen

24 Rechtsmedizin

Wolfgang Keil

Inhalt

1 Thanatologie

1.1 Begriffe

Klinischer Tod. Es handelt sich um einen Stillstand von Herz-Kreislauf und Atmung, der allerdings **reversibel** sein kann. Demzufolge besteht ein Koma mit Areflexie und meist weiten, lichtstarren Pupillen. Bei rechtzeitiger Reanimation kann in vielen Fällen eine eigene Herzaktion bzw. Atmung wieder hergestellt werden. Selten kann es auch ohne Reanimation, d.h. spontan zum Wiedereinsetzen der Herztätigkeit bzw. Atmung kommen.

Hirntod. Er ist gekennzeichnet durch die **irreversibel** erloschene Gesamtfunktion des Großhirns, Kleinhirns und des Hirnstamms. Die Betroffenen werden kontrolliert beatmet, wodurch ihre Herz-Kreislauffunktion aufrechterhalten werden kann. Die wichtigsten Symptome sind Koma, Hirnstamm-Areflexie (fehlender oculocephaler, Korneal-, Pharyngeal-Tracheal-Reflex) sowie Apnoe.

Merke

Der Hirntod stellt ein sicheres Zeichen des Todes dar.
Bei primärer Hirnschädigung (Verletzung, Blutung) ist der Irreversibilitätsnachweis der klinischen Ausfallsymptome nach mindestens 12 Stunden erneut zu erbringen, bei sekundärer Hirnschädigung (Hypoxie) nach mindestens 3 Tagen. Für Neugeborene, Säuglinge und Kinder unter 2 Jahren gelten andere Beobachtungszeiten als bei Erwachsenen. Die klinische Beobachtungszeit kann durch ergänzende Befunde (z.B. Null-Linien-EEG, cerebraler Zirkulationsstillstand) verkürzt werden.

Individualtod. Der Begriff ist gleichzusetzen mit dem Hirntod, wird aber auch im Zusammenhang mit einem klinischen Tod verwendet, wenn feststeht, dass die Reanimationsmaßnahmen erfolglos waren.

Biologischer Tod. Unter diesem kaum verwendeten Begriff wird das Absterben der letzten Körperzelle verstanden.

1.2 Todeszeichen

Sichere Todeszeichen. Dies sind die Totenflecke, die Totenstarre und die späten Leichenveränderungen wie z.B. Fäulnis. Aber auch eine abgeschlossene Hirntoddiagnostik und das Vorhandensein mit dem Leben nicht zu vereinbarenden Verletzungen, z.B. Abtrennung des Kopfes oder Durchtrennung des Rumpfes, stellen sichere Zeichen des Todes dar.

Unsichere Todeszeichen. So werden Symptome bezeichnet, die weder insgesamt noch einzeln die Feststellung des Todes erlauben, weil sie schon vor einem irreversiblen Herzstillstand auftreten können. Es handelt sich um Blässe der Haut, Abkühlung des Körpers, Areflexie, keine erkennbare Atmung, nicht tastbarer Puls, auskultatorisch, nicht wahrnehmbare Herztöne.

1.3 Scheintod

Tief komatöse Patienten können stark herabgesetzte Lebensfunktionen aufweisen – ein Zustand der als **Vita minima** bezeichnet wird. Die Vitalfunktionen, die auf niedrigstem Niveau vorhanden sind, können dann nur noch mit Geräten wie EKG festgestellt werden. Allein durch eine körperliche Untersuchung sind sie nicht mehr nachweisbar. Der Patient könnte für tot erklärt werden, obwohl die sicheren Zeichen des Todes fehlen. Die fälschliche Attestierung des Todes ist auch heute noch die Grundlage für den Scheintodglauben. Ursachen, die zu einer Vita minima führen können, wurden in der **AEIOU-Regel** zusammengefasst:

- **A:** Alkohol, Anämie, Anoxämie
- **E:** Epilepsie, Elektrizität, auch Blitzschlag
- **I:** Injury (gemeint sind Schädeltraumen)
- **O:** Opiate und andere Betäubungsmittel sowie zentral wirksame Pharmaka
- **U:** Urämie und andere metabolische Komata (z.B. Coma diabeticum), Unterkühlung.

Nicht selten sind Neugeborene oder alte Menschen betroffen. Bei letzteren kann ein Coma diabeticum als „Tod“ verkannt werden.

1.4 Agonie

Als **Agonie** (griech.: Todeskampf) wird die letzte Phase des Sterbens bis zum Eintritt des Individualtodes bezeichnet. Ihre Dauer ist abhängig von der Todesursache und kann stark variieren. Sie kann wenige Minuten (z.B. beim Erhängen) oder mehrere Stunden (z.B. bei Tumorerkrankungen) betragen. Bei plötzlichen Zertrümmerungen des Körpers (z.B. bei Explosionen) kann die Agonie völlig fehlen. Die Betroffenen können in dem Zeitraum unmittelbar vor dem Tod sehr unterschiedliche Reaktionen aufweisen. Insofern ist der Begriff „Agonie" nicht präzise definiert.

Bei länger dauernder Agonie kann das Blut infolge der nachlassenden Herzkraft in abhängige Körperpartien absinken. Die rosettenartigen Verfärbungen der Haut stellen Totenflecken dar, sog. **„Kirchhof-Rosen"**, die ausnahmsweise zu Lebzeiten entstanden sind und sich besonders im Gesicht ausbilden.

1.5 Intermediäres Leben

Der Zeitraum zwischen Individualtod und biologischem Tod wird als intermediäres Leben bezeichnet. Während dieser Zeit sterben die Zellen und Organe in Abhängigkeit von ihrer Sauerstoffempfindlichkeit unterschiedlich schnell ab, können ggf. jedoch auch wiederbelebt werden.

Die Wiederbelebungszeiten der Gewebe und Organe sind sehr unterschiedlich: Gehirn: 8–10 min, Herz: 15 min, Leber: 30 min, Lunge: 60 min, Niere: 90–120 min, Muskulatur: 2–8 h.

Rechtsmedizinisch ist dieser Zeitraum interessant, weil aufgrund der postmortalen Stoffwechselprozesse, insbesondere der anaeroben Glykolyse, die Gewebe auf exogene Reize noch Reaktionen zeigen, die als **„supravitale Reaktionen"** bezeichnet werden. Zu unterscheiden sind:

- Mechanische Erregbarkeit
  Beklopfen der Muskulatur führt bis zu etwa 2,5 hpm (hpm: Stunden post mortem) zu Kontraktionen ganzer Muskeln (Zsakó-Phänomen). Schläge auf die Muskulatur, insbesondere den M. bizeps, führen bis zu 13 hpm zu lokalen Kontrakturen (idiomuskuläre Wulstbildung)
- Elektrische Erregbarkeit
  Sie endet bei der mimischen Muskulatur nach etwa 20 hpm.
- Chemische Erregbarkeit
  Durch subkonjunktivale Injektionen von Atropin kann die Pupille bis zu 10 hpm erweitert werden. Acetylcholin führt zu Pupillenverengungen bis max. 46 phm.

Supravitale Reaktionen sind gewebespezifisch. Innerhalb des gleichen Gewebes finden sich Unterschiede der Reaktivität in Abhängigkeit von der Lokalisation im Körper. Dabei wirkt sich der unterschiedliche postmortale Temperaturabfall in den verschiedenen Körperregionen aus. Außerdem sind die Reizmethoden nicht ausreichend vergleichbar und somit die Reaktionsergebnisse nur schwer zu objektivieren. Insofern sind die Resultate der Untersuchung supravitaler Reaktionen für die Todeszeitbestimmung in der Regel nur von untergeordneter Bedeutung.

1.6 Todeszeit

Die Beurteilung des Todeszeitpunkts ist von Bedeutung für das Ausstellen der Todesbescheinigung nach der ärztlichen Leichenschau sowie für forensische Zwecke. Im frühen postmortalen Intervall, d.h. vor dem Auftreten von Fäulniserscheinungen, wird der Zeitraum zwischen dem Todeseintritt und der Auffindung einer Leiche in der Regel als **Todeszeit** bezeichnet. Im späten postmortalen Intervall, d.h. beim Vorhandensein von beispielsweise Fäulnis und Skelettierung, wird dieser Zeitraum häufig **Leichenliegezeit** genannt.

Häufig ist der Todeszeitpunkt (Synonym: Sterbezeitpunkt) genau bekannt, z.B. bei Todesfällen in Kliniken bzw. beim Todeseintritt in Anwesenheit anderer Personen. Manchmal kann der Zeitraum, in dem es zum Tod gekommen ist, auch durch Feststellungen wie Handy-Daten oder PC-Zugang eingegrenzt werden.

Aufgrund des Ausprägungsgrades der Totenflecken und der Totenstarre sowie auf der Basis der Rektaltemperatur, die praktisch mit der Körperkerntemperatur gleichgesetzt wird, kann versucht werden, den Todeszeitraum zu schätzen. Da diese Leichenparameter große Streuungen aufweisen, ist eine Angabe im Stunden- bzw. Minutenbereich nicht möglich. Aufgrund dieses Umstandes besteht in mehreren Bundesländern für den Arzt die Möglichkeit, nur den Auffindungszeitpunkt anzugeben, sodass eine Schätzung der Todeszeit entbehrlich ist.

Im späten postmortalen Intervall kann die Leichenliegezeit nur empirisch anhand der Leichenveränderungen geschätzt werden.

Die Beurteilung des Todeszeitpunkts unter kriminalistischer Fragestellung gehört zu den Spezialgebieten der Rechtsmedizin. Im frühen postmortalen Intervall werden derartige Begutachtungen aufgrund der Abkühlung des Körpers vorgenommen.

Gelegentlich können Menge und Verdauungszustand des Mageninhalts Hinweise für die Todeszeit geben. Im späten postmortalen Intervall werden Fragen nach der Liegezeit zunehmend durch die forensische Entomologie beantwortet. Dabei werden die Entwicklungsstadien von Insekten, die die Leiche besiedelt haben, ausgenutzt, um auf die Dauer der Liegezeit des Toten rückzuschließen. Die Metamorphose veschiedener Fliegenarten ist von besonderer Bedeutung. Todeszeitbestimmungen unter forensischem Aspekt dienen der Frage, ob ein Tatverdächtiger unter Berücksichtigung der zeitlichen Verhältnisse als Täter in Frage kommen kann.

Gelegentlich ist die Zeit zu bestimmen, die von einem bekannten Ereignis, z.B. einer Verletzung, bis zum Eintritt des Todes vergangen ist. Dieser Zeitraum wird als **Überlebenszeit** bezeichnet.

1.7 Leichenveränderungen

1.7.1 Frühe Leichenveränderungen

Abkühlung

Der Abkühlungsvorgang bei Leichen erfolgt in zwei Phasen. Zunächst besteht ein **Temperaturplateau,** welches 2–3 h anhalten kann. Die Körperkerntemperatur (Rektaltemperatur) bleibt nahezu konstant, weil sich zunächst ein Temperaturgefälle zwischen Körperkern- und -oberfläche aufbaut. Erst dann kommt es zum **Temperaturabfall.** Dieser Abfall lässt sich entsprechend dem Newton'schen Abkühlungsgesetz exponentiell beschreiben. Aufgrund des initialen Temperaturplateaus zeigen die Abkühlungskurven menschlicher Körper insgesamt eine sigmoidale Form, die mathematisch durch ein Zwei-Exponenten-Modell beschrieben werden kann. Zur Todeszeitbestimmung anhand dieses Modells stehen ein Nomogramm (Henßge, 1982) sowie Computerprogramme zur Verfügung.

Die Abkühlungsgeschwindigkeit hängt wesentlich von 2 Faktoren ab: dem Körpergewicht und der Umgebungstemperatur. Adipöse können bis zu $^1/_3$ langsamer abkühlen als Magere. Bei Umgebungstemperaturen ≤ 10 °C kann die Abkühlung doppelt oder dreifach schneller vor sich gehen als bei 21 °C. In der Praxis wird der Abkühlungsprozess durch variable Bedingungen beeinflusst. Zusammengekauerte Körperhaltung oder dicke Bekleidung können die Abkühlung verzögern. Feuchtigkeit, Luftbewegung oder kaltes Wasser führen zu einer Beschleunigung des Abkühlungsprozesses. Die variierenden Abkühlungsbedingungen können durch empirisch ermittelte Korrekturfaktoren des Körpergewichts bei der Auswertung berücksichtigt werden. Da die Abkühlung relativ große Streuwerte aufweist, hat die Beurteilung des Todeszeitpunktes im Strafverfahren nur selten beweisenden Charakter.

Totenflecke (Livores)

Dabei handelt es sich um fleckförmige bis flächenhafte hyperämische Hautverfärbungen, die sich infolge des Herz-Kreislauf-Stillstands an den abhängigen Körperregionen ausbilden. Das Absinken des Blutes in die Kapillarnetze entsprechend der Schwerkraft wird als **Hypostase** bezeichnet.

Die Totenflecke sind an den tiefliegenden Körperpartien vorhanden, bei Tod in Rückenlage an Nacken, Rücken, Gesäß und Beinrückseiten. Da Leichen im Wasser aufgrund ihres Schwerpunktes meist in Bauchlage, verbunden mit einer tiefen Position des Kopfes, treiben, weisen Wasserleichen die Totenflecke fast immer an vorderen Körperpartien unter Betonung von Gesicht und Brust auf. An den Auflagestellen des Leichnams und in Regionen eng anliegender Kleidungsstücke können sich infolge des erhöhten Gewebedruckes keine Totenflecken ausbilden. Die Verfärbungen sind in den ersten 4–5 hpm durch leichte Berührung mit den Fingern vollständig wegdrückbar.

Da aus den hyperämischen Arealen Serum in das Gewebe gepresst wird, kommt es intravasal zu einer Hämokonzentration. Dadurch wird das Blut schwerer verschiebbar, sodass die Totenflecken mit zunehmender Postmortalzeit schlechter wegdrückbar sind. Dieses Phänomen kann für grobe Einschätzungen der Todeszeit ausgenutzt werden. Die postmortale **Hämolyse** hat für die Entstehung der Totenflecke nur untergeordnete Bedeutung. Mit der verminderten Wegdrückbarkeit der Totenflecke geht auch eine reduzierte Umlagerbarkeit einher.

Bei Positionsänderungen eines Leichnams sind die Totenflecken bis zu 6 hpm vollständig umlagerbar, nach 16 hpm ist eine Umlagerbarkeit nicht mehr möglich.

Die Totenflecken bleiben auch im späten postmortalen Intervall erhalten und verschwinden letztlich infolge der weiteren späten Leichenveränderungen.

Die **Intensität** der Totenflecke ist vom verfügbaren Blutvolumen abhängig. Bei hypovolämischen Zuständen können die Totenflecke nur geringgradig ausgebildet sein, in seltenen Fällen sogar völlig fehlen. Ursachen verminderter Intensität der Totenflecken sind z.B. rupturierte Aortenaneurysmen sowie Blutungen im Magen-Darmtrakt, z.B. aus Geschwüren bzw. aus Ösophagusvarizen. Schwere Verletzungen mit Blutungen können ebenfalls zu einer verminderten Totenfleckausbildung führen.

Die **Farbe** der Totenflecke wird bestimmt durch die Anteile der vorhandenen Hämoglobinderivate. Häufig ist der Anteil des reduzierten Hämoglobins aufgrund von Sauerstoffmangel während des Sterbeprozesses relativ hoch, sodass die Totenflecken primär oft eine blaugraue bis blauviolette Farbe aufweisen („normale" Totenflecken). Wenn unmittelbar vor Todeseintritt im Rahmen von notfallmedizinischen Maßnahmen reichlich Sauerstoff verabreicht wird, ist der Anteil an Hb-O_2 unmittelbar nach dem Tod sehr hoch, die Totenflecken sind dann hellrot. Durch den postmortalen Sauerstoffverbrauch der Zellen bzw. der Gewebe im frühen postmortalen Intervall (Sauerstoff-Zehrung) verändert sich der Farbton nach dem Tod von hellrot nach blaugrau.

Bei tödlichen Kohlenmonoxidintoxikationen liegt der Anteil des CO-Hb in der Regel bei über 70%. Da CO-Hb ein sehr ähnliches Absorptionsspektrum aufweist wie das Hb-O_2, erscheinen auch diese Totenflecke hellrot. In diesem Fall bleibt die hellrote Farbe postmortal unverändert, weil nach dem Tod die Gewebe dem Hämoglobin keine relevanten Mengen an O_2 mehr entziehen können. Somit kommt dem unveränderlichen hellroten Farbton für die Erkennung von Kohlenmonoxidvergiftungen **diagnostische Bedeutung** zu.

Auch bei den extrem seltenen Zyanidintoxikationen wurde gelegentlich über einen auffallenden hellroten Farbton der Totenflecke berichtet. Er könnte entstehen, weil die CN^--Ionen die Enzyme der Atmungskette blockieren und insofern eine postmortale O_2-Zehrung der Gewebe nicht möglich sein sollte. Allerdings ist die hellrote Farbe bei CN^--Vergiftungen nicht so konstant wie bei den Kohlenmonoxidintoxikationen.

Tödliche Methämoglobinvergiftungen können infolge der Veränderungen am Hb-Molekül zu braunen bis braungrauen Totenflecken führen. Jedoch kommen zum Tode führende Intoxikationen in Deutschland nicht mehr vor.

Die **Temperatur** hat erheblichen Einfluss auf die Sauerstoffbindungskurve des Hämoglobins. Niedrige Temperaturen verschieben diese Bindungskurve nach links, wodurch die erhöhte Bindung des Sauerstoffs an das Hb charakterisiert wird. Demzufolge können Leichen, die bei Zimmertemperatur zunächst blaugraue Totenflecke aufwiesen, nach Lagerung in Kühlräumen zumindest teilweise eine hellrote Farbe zeigen. Dabei kommt es postmortal zur Sauerstoffaufnahme des Hämoglobins aus der Luft über die Haut. Zugleich ist in der Kälte der Effekt der Sauerstoffzehrung der Gewebe nur sehr gering. Somit sind beim Tod infolge allgemeiner Unterkühlung die Totenflecken hellrot. Die hellrote Farbe kann jedoch nicht als vitales Zeichen des Unterkühlungsprozesses angesehen werden.

Manchmal kommt es innerhalb der Totenflecke zu Kapillarzerreißungen, die zu postmortalen punktförmigen Blutaustritten führen. Sie werden als „Vibices" bezeichnet und dürfen nicht als vital entstandene Petechien interpretiert werden. Letztere sind auch außerhalb der Totenfleckareale zu finden.

Totenstarre (Rigor mortis)

Unter Totenstarre versteht man einen Zustand der Muskulatur mit verminderter oder aufgehobener Dehnbarkeit. Infolgedessen können im frühen postmortalen Intervall die Gelenke eines Toten nur mit größtem Kraftaufwand gestreckt oder gebeugt werden.

Nach dem Herz-Kreislauf-Stillstand kommt es zunächst zu einer allgemeinen Erschlaffung der Muskulatur. Aufgrund des anaeroben Stoffwechsels ist in der ersten Zeit nach dem Todeseintritt zunächst keine Muskelstarre wahrnehmbar, denn es erfolgt eine anaerobe ATP-Resynthese. Das ATP besitzt eine „Weichmacherfunktion" für die Muskulatur, da es die Energie zur Trennung der

Reaktionspartner Myosin und Aktin liefert. Sinkt schließlich der ATP-Spiegel unter 85% des Ausgangswertes, erfolgt eine permanente Haftung der Myosin-Querbrücken an die Aktin-Filamente, wodurch das Starrephänomen ausgelöst wird. Außerdem führt der ATP-Mangel zu einer Dehydratation, die die kontraktilen Proteine in einen Gelzustand überführt.

Da es sich bei der Ausbildung der Totenstarre um einen biochemischen Prozess handelt, besteht eine **Abhängigkeit von der Temperatur**. Bei Raumtemperatur (21 °C) ist die Starre häufig nach 6–9 h in allen Gelenken intensiv ausgebildet. Bei höheren Temperaturen tritt die Starre schneller ein als bei niedrigeren und löst sich entsprechend früher.

Die Nysten-Regel besagt, dass die Starre sich vom Kopf zu den Füßen hin entwickelt. Diese Regel hat für die praktische Arbeit keine Bedeutung.

Gewaltsames Beugen oder Strecken großer Gelenke bei vorhandener Starre wird als „Brechen der Totenstarre" bezeichnet. Dabei werden bereits erstarrte Muskelfasern irreversibel verlängert. Myosin-Aktin-Komplexe, die zum Zeitpunkt des Brechens noch nicht starr waren, bilden die Starre entsprechend später aus, sodass am Gelenk der Eindruck eines „Wiedereintretens" der Starre entsteht. Die Starre kann nicht mehr die Intensität erreichen, die ohne das Brechen aufgetreten wäre.

Wird die Starre innerhalb von 6–8 hpm gebrochen, kommt es an dem betreffenden Gelenk – zumeist wird am Ellenbogen geprüft – häufig wieder zur Ausbildung von Starre.

Die Starre löst sich nach etwa 2–3 Tagen durch Proteolyse im Rahmen der allgemeinen Autolyse.

Der Begriff „kataleptische Totenstarre" hat historische Bedeutung. Darunter verstand man ein plötzliches Auftreten der Starre unter Beibehaltung der Körperposition im Augenblick des Todes. Diese Möglichkeit wurde früher aufgrund von Einzelbeobachtungen diskutiert, ist jedoch wissenschaftlich nicht zu belegen.

Hautveränderungen

Vertrocknungen. Bereits wenige Stunden nach dem Tod können infolge von Verdunstung an der Körperoberfläche braune Vertrocknungen auftreten.

Zuerst betroffen sind die Konjunktiva bulbi, die Cornea, die Lippen und die Haut des Hodensacks.

Abschürfungen. Alle Oberhautabschürfungen vertrocknen ebenfalls postmortal, sodass sie als braune, teils lederartig gehärtete Befunde in Erscheinung treten. Die Ursache für die Vertrocknung der Hautabschürfungen ist ebenfalls die postmortale Verdunstung. Zu den Vertrocknungserscheinungen kommt es sowohl an zu Lebzeiten entstandenen Schürfungen als auch an Schürfungen, die erst nach dem Tod, z. B. in Folge von einem Transport des Leichnams entstanden sind.

An Läsionen des Stratum corneum, die durch senkrechten Druck auf die Haut verursacht wurden, kommt es ebenfalls zu braunen Vertrocknungen, sodass diese Befunde leicht erkennbar sind. Dabei handelt es sich beispielsweise um agonale Sturzverletzungen, Strangulationsmarken oder Stanzmarken um Einschusswunden, die mit aufgesetzter Waffe verursacht wurden.

Verfärbungen. Diese sind meist durch Hämatome der Haut bedingt, die v. a. in der Subcutis gelegen sind. Sie sind erst erkennbar, wenn aus den kapillaren Zerreißungen eine ausreichende Menge Blut in die Subcutis ausgetreten ist. Hämatome haben in den ersten 1–2 Tagen eine blaugraue Farbe, die ins blauviolette übergeht. Dieser Farbton kann bis zu 6 Tage erhalten bleiben.

Nach einem Trauma wird besonders der Rand von Blutergüssen etwa vom 5. bis zum 8. Tag grünlich. Weiterer Abbau des roten Blutfarbstoffes führt ca. ab dem 8. Tag zu einer gelblichen Verfärbung der Blutergüsse. Die Verfärbungen sind von Bedeutung, da auf den Entstehungszeitpunkt der Verletzungen rückgeschlossen werden kann.

Tierfraß. Der Befall mit Insekten, zumeist Fliegen, ist von größter Bedeutung. Die Fliegen legen ihre Eier bevorzugt im Augenbindehautsack, in Nasenlöchern und im Mund ab. Durch den Madenfraß kann es zu ausgedehnten Hautdefekten kommen, die teils kreisrund sind und einen Durchmesser von nur wenigen Millimetern besitzen. Sie wirken avital und sind meist mit Maden gefüllt. Ameisen hinterlassen an der Haut landkartenartige Vertrocknungsspuren bedingt durch die oberflächliche Säureeinwirkung.

Durch den Fraß der Fliegenmaden, aber auch durch höhere Tierarten wie Ratten, Hunde und Wildschweine, kann ein Leichnam zumindest teilweise skelettiert werden.

Waschhaut. Bei Wasserleichen kommt es zur sog. Waschhautbildung (☞ Kap. 4.6.4, Abb. 24.18). Sie tritt an der Leistenhaut von Händen und Füßen infolge von Quellungseffekten auf. Die betreffenden Hautpartien verfärben sich weiß und werden runzelig. Die Geschwindigkeit der Waschhautentstehung ist stark von der Wassertemperatur abhängig. Bei Temperaturen um 20 °C kommt es bereits nach wenigen Stunden am Handteller und den Fußsohlen zu Waschhautbildungen. Diese können sich nach wenigen Tagen auf Hand- und Fußrücken fortsetzen. Später kann es zur vollständigen handschuhartigen Ablösung der Oberhaut an Händen und Füßen einschließlich der Nägel kommen. Die Intensität der Waschhaut ist eines der Merkmale, die eine Grundlage für die Schätzung der Liegezeit im Wasser bilden.

1.7.2 Späte Leichenveränderungen

Die späten Leichenveränderungen sind sehr variabel und stark von Umgebungstemperatur und sonstigen Lagerungsbedingungen abhängig. Dies kommt in der Casper-Regel zum Ausdruck:

Der Zersetzungszustand nach 1 Woche an der Luft entspricht dem Zustand nach 2 Wochen in Wasser bzw. nach 8 Wochen im Erdgrab. Diese im Grundsatz richtige Grobeinschätzung ist allerdings für die praktische Arbeit im Detail bedeutungslos.

Autolyse

Autolyse ist die Auflösung von Körperstrukturen durch ungeregelte körpereigene Enzyme, die in den geschädigten Zellen freigesetzt werden.

Äußerlich ist die Autolyse in Form von Oberhautablösungen oder Erweichungen der Augäpfel erkennbar.

Bei Obduktionen können autolytische Veränderungen beispielsweise an der Magenschleimhaut und der Bauchspeicheldrüse beobachtet werden.

Fäulnis

Fäulnis ist ein bakterieller, reduktiver Abbau der organischen Körpersubstanzen zu H_2 und H_2-haltigen Endprodukten. Bei den Fäulnisveränderungen spielen sowohl physiologisch im Körper vorhandene Bakterien als auch die Bakterien aus der Umgebung des Leichnams eine Rolle. Bei Infektionen vermehren sich zusätzlich die pathogenen Erreger. Erstes von außen erkennbares Zeichen der Fäulnis ist oft eine Grünfärbung der Haut des rechten Unterbauchs. Zur Grünfärbung kommt es durch Verdoglobin, was früher als Sulfhämoglobin bezeichnet wurde. Es entsteht durch den Abbau von Hb in Anwesenheit von O_2 und H_2S. Letzteres ist ein Bestandteil der Fäulnisgase. Der rechte Unterbauch ist für den Beginn der Grünfärbung prädestiniert, weil das Coecum mit H_2S-bildenden Bakterien eng an der Bauchwand anliegt. Durch die Verdoglobinbildung können sich die Hautvenen abzeichnen – ein Phänomen, das als **Durchschlagen des Venennetzes** bezeichnet wird (☞ Abb. 24.1 im Farbteil). Durch die Bakterien, z. B. Proteus, E. coli, Amylobacter, und Bacillus subtilis, werden erhebliche Gasmengen produziert. Typische Fäulnisgasbestandteile sind: CH_4, H_2S, NH_3 und H_2. Durch die Gasbildung kommt es zur Blähung von Abdomen und Hodensack sowie aufgedunsenen Weichteilen. Der intracorporale Gasdruck presst Fäulnisflüssigkeit aus Mund, Nase und After, wodurch evtl. Blutungen vorgetäuscht werden. An der Haut entstehen Fäulnisblasen.

An den inneren Organen führt die Gasbildung zur Ausbildung sog. Schaumorgane.

Zusätzlich verursachen die Bakterien eine enzymatische Zersetzung der Körperstrukturen, sodass die Konsistenz der gashaltigen Weichteile vermindert ist.

Besonders an der Leberoberfläche können sich in Form von weißen Leuzin- und Thyrosin-Kristallen typische Fäulnisprodukte ablagern. Körperhaare sind leicht ausziehbar, Finger- und Fußnägel können sich ablösen und das Gehirn verflüssigt sich. In den Körperhöhlen sammelt sich Fäulnisflüssigkeit sowie verflüssigtes Körperfett.

Verwesung

Dabei handelt es sich um einen vorwiegend bakteriell-enzymatischen Abbauprozess organischer Substanzen, die bei Anwesenheit von O_2 oxidiert werden. Der damit verbundene eher trockene Gewebszerfall führt letztlich zur völligen Zersetzung des Körpers. Im Allgemeinen wird davon ausgegangen, dass zuerst Fäulnis die feuchte und danach Verwesung die trockene Zersetzung der Gewebe bedingt. Die Verwesungsprozesse, die bis zur völligen Skelettierung der Leiche führen können, sind stark von den konkreten Umgebungsbedingungen abhängig.

Sonderformen

Mumifizierung. Darunter versteht man die schnelle Austrocknung von Leichen in bewegter trockener Luft. Die Haut schrumpft, verhärtet sich und nimmt eine braune Farbe an. Unter günstigen Bedingungen kann die Austrocknung in wenigen Tagen so weit fortgeschritten sein, dass es nicht mehr zur Fäulnis kommen kann. Die Austrocknung beginnt häufig an Nasenspitze, Fingern und Zehen.

Fettwachsbildung. Dabei handelt es sich um die Umwandlung des Körperfetts in eine grauweiße harte Masse, die als Fettwachs bezeichnet wird. Feuchtigkeit und Luftabschluss begünstigen diesen Vorgang, dessen Chemismus nicht genau bekannt ist. Die Umwandlung des Körperfetts kann schon nach 3–5 Wochen beginnen.

Moorleichen. Dabei handelt es sich um eine Konservierung durch Einwirkung von Huminsäuren unter Luftabschluss im Moor. Es kommt zu einer Entkalkung der Knochen, Gerbung der Weichteile und zu einer typischen Rotfärbung der Haare. Muskulatur und innere Organe verwesen.

1.8 Leichenschau und Obduktion

1.8.1 Aufgaben des Arztes als Leichenschauer

Die Leichenschau ist eine gesetzlich vorgeschriebene, ärztliche Untersuchung jedes Verstorbenen. Sie dient der **Feststellung des Todes,** des **Todeszeitpunktes,** der **Todesart** und der **Todesursache.** In der Regel wird die Leichenschau von den nächsten Angehörigen oder von Personen, die beim Tod zugegen waren, veranlasst. Außerhalb von Kliniken ist die Leichenschau v.a. Pflicht der niedergelassenen Ärzte. In den Kliniken sind die Klinikärzte verantwortlich. Leichenschauen sind unverzüglich durchzuführen. Das Ergebnis der Untersuchung wird in einem **Leichenschauschein** (Synonym: Todesbescheinigung) eingetragen. Dieses Dokument ist Voraussetzung für die standesamtliche Beurkundung des Sterbefalls.

Der Leichenschauschein besteht aus zwei Teilen. Im **nicht vertraulichen Teil** werden die Personalangaben sowie Ort und Zeitpunkt des Todes, die Todesart und der zuletzt behandelnde Arzt vermerkt. Außerdem werden darauf etwaige Krankheiten im Sinne des Infektionsschutzgesetzes eingetragen. Der **vertrauliche Teil** enthält die Angaben zur unmittelbaren Todesursache und zu einem etwaigen Grundleiden. Die Todesursachen sind Erkrankungen im Sinne der ICD, d.h. der internationalen Klassifikation der Krankheiten. Das Versagen eines Organsystems, wie z.B. Herz-Kreislauf-Versagen ist ein Endzustand, jedoch keine Todesursache. Die Angaben auf dem vertraulichen Teil der Bescheinigung bilden eine Grundlage für die Todesursachenstatistik. Leichenschau und Bestattungswesen werden durch Landesgesetze geregelt.

Die medizinischen Erkenntnisse, die sich bei der Leichenschau ergeben, unterliegen der ärztlichen Schweigepflicht.

> **Merke**
> Die ärztliche Schweigepflicht besteht auch nach dem Tode des Patienten weiter.

Sonstige Pflichten des Arztes

Der Tod darf nur dokumentiert werden, wenn mindestens ein sicheres Zeichen des Todes eingetreten ist (→ sichere Todeszeichen).

Zur Einschätzung der Todesursache, aber auch der Todesart, sind auch äußere Umstände beim Auffinden der Leiche, z.B. Spritzen, Medikamentenreste und geleerte Alkoholflaschen zu beachten.

Grundsätzlich ist jede Leiche zu entkleiden, solange sich keine Anhaltspunkte für einen nicht natürlichen Tod ergeben. Sind derartige Hinweise vorhanden, ist die Polizei zu verständigen.

1.8.2 Todesart

Auf dem Leichenschauschein kann zur Einschätzung der Todesart „natürlicher Tod“ oder „nicht natürlicher Tod“ angekreuzt werden. Ist eine Entscheidung nicht möglich, wird die Todesart mit „nicht aufgeklärt“ vermerkt.

Natürlicher Tod. Es handelt sich um einen Tod, der völlig unabhängig von rechtlich bedeutsamen äußeren Faktoren als Folge einer bekannten inneren Krankheit eingetreten ist. Er lässt sich durch Leichenschau allein selten diagnostizieren, es sei denn aus der Vorgeschichte und der bisherigen klinischen Beobachtung ist eine lückenlose Kausalitätskette erstellbar. Nach Feststellung einer natürlichen Todesart kann die Bestattung einer Leiche erfolgen.

Nicht natürlicher (unnatürlicher) Tod. Dabei handelt es sich um einen Tod als Folge eines von außen verursachten, ausgelösten oder beeinflussten Geschehens: Unfall, Suizid, Tod durch eine strafbare Handlung oder sonstige Gewalteinwirkung.

Im Falle von Anhaltspunkten für einen nicht natürlichen Tod oder bei nicht aufgeklärter Todesart ist der Leichenschauer verpflichtet, die Polizei zu benachrichtigen. In der Regel handelt es sich um einen nicht natürlichen Tod, wenn das Grundleiden ein Trauma darstellt. Wenn der Tod infolge von Komplikationen eines Traumas eintritt, z. B. Bronchopneumonie oder Lungenembolie, ist trotzdem ein nicht natürlicher Tod gegeben, da das Trauma die Grundlage der pathogenetischen Kausalkette war.

1.8.3 Identifizierung

Bei einer Leichenschau hat der Arzt die Identität des Toten festzustellen. Ist dies nicht möglich, so ist die Polizei zu verständigen. Zur Identitätsfeststellung dienen Vergleiche mit Lichtbildern, aber auch besondere Merkmale wie Tätowierungen oder ein implantierter Herzschrittmacher können von Bedeutung sein. Die Angaben anwesender Personen sind bei der Identifizierung zu berücksichtigen. Ist die Identität dennoch nicht feststellbar, muss der Arzt die Polizei benachrichtigen.

Für polizeiliche Zwecke sind Fingerabdrücke und DNA-Merkmale, letztere bestimmt aus einem Wangenschleimhautabstrich, **sichere Identitätsmerkmale.** Bei Verstorbenen, die bereits stärkere Leichenveränderungen aufweisen, spielt für die Identifizierung v. a. der Zahnstatus eine Rolle, daneben auch das DNA-Merkmalmuster.

Zur **Altersbestimmung** werden bei Lebenden in erster Linie radiologische Methoden zur Beurteilung des Zustandes des Skelettsystems angewandt. Außerdem spielt der Zahnstatus einschließlich des Abnutzungsgrades der Zähne eine Rolle. Grundsätzlich können diese Merkmale auch bei

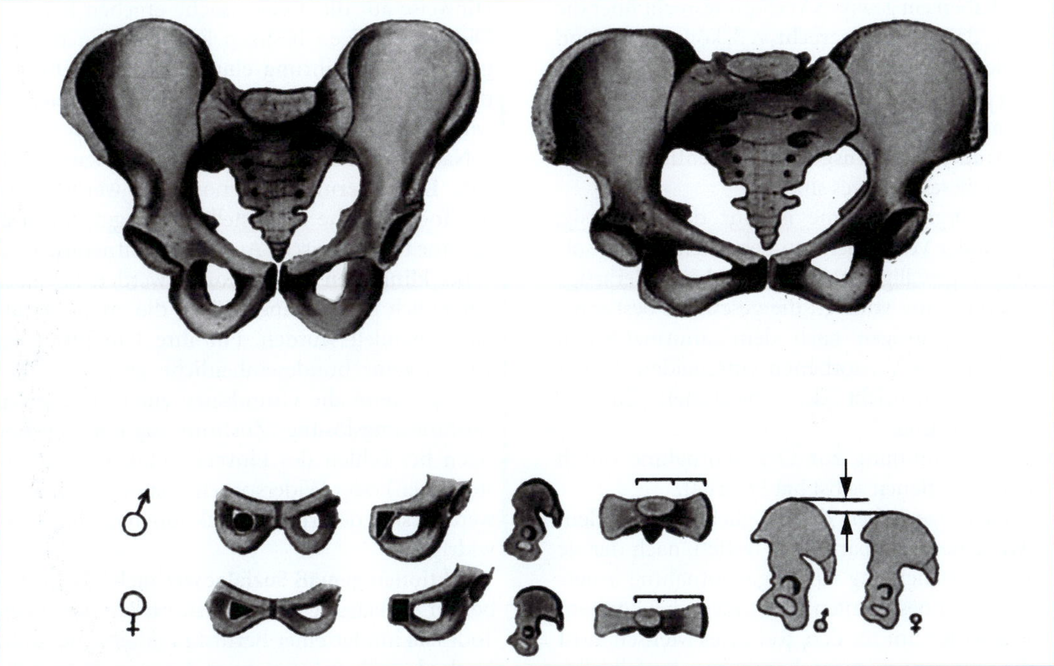

Abb. 24.2: Geschlechtsunterschiede am Becken, schematisch dargestellt [2]

unbekannten Verstorbenen zur Altersbestimmung verwendet werden. Bei Erwachsenen kann auch der Grad der Arteriosklerose einen Hinweis auf das mögliche Lebensalter geben.

Für die **Geschlechtsbestimmung** an verwesten bzw. skelettierten Leichen können die geschlechtsabhängigen Merkmale des Skelettsystems, beispielsweise des Beckens beurteilt werden (☞ Abb. 24.2). Aufgrund der großen Streuungen dieser Merkmale ist jedoch eine exakte Feststellung nicht möglich. Die Anwendung von geschlechtsspezifischen DNA-Merkmalen (Amelogenin-System) erlaubt jedoch heutzutage in jedem Fall eine genaue Feststellung des Geschlechts von verwesten Leichen bzw. Leichenteilen.

Zur **Körpergröße** sind Aussagen durch das Messen einzelner langer Röhrenknochen möglich. Die wahrscheinliche Körpergröße kann aus den Messungen aufgrund von Populationsstichproben berechnet werden.

1.8.4 „Leichenrecht" und Organentnahme

Eine Leiche ist rechtlich keine Person oder „verkehrsfähige" Sache, weshalb eine unbefugte Leichenöffnung keine Sachbeschädigung, sondern eine Störung der Totenruhe darstellt. Die Angehörigen haben ein gewisses Verfügungsrecht über die Leiche, das **Totensorgerecht,** z. B. können Ort und Zeit der Bestattung festgelegt werden.

Für die Entnahme von Leichenorganen zu Transplantationszwecken gilt in Deutschland seit 1997, das **Transplantationsgesetz**. Wesentliche Regelungen dieses Gesetzes sind:

- Eine Organentnahme ist nur dann zulässig, wenn der Verstorbene zu Lebzeiten in eine solche eingewilligt hat oder, falls keine derartige Zustimmung vorliegt, die gesetzlich bestimmten Angehörigen nach dem „mutmaßlichen Willen" des Verstorbenen entscheiden. Dieses Gesetz entspricht der erweiterten Zustimmungslösung.
- Die Zustimmung zur Organentnahme durch den Betroffenen selbst hat Priorität.
- Angehörige haben die Möglichkeit, mit dem Arzt eine Vereinbarung zu treffen, nach der sie ihre Entscheidung zur Organentnahme innerhalb einer bestimmten Frist widerrufen können.
- Das Kriterium für den Tod eines Menschen ist der endgültige, nicht behebbare Ausfall aller Hirnfunktionen (Hirntodkriterien).
- Voraussetzung für die Organentnahme ist die Feststellung des unumkehrbaren Todes nach den Hirntodkriterien durch zwei unabhängige und dafür qualifizierte Ärzte, die weder an der Entnahme noch an der Übertragung der Organe beteiligt sein dürfen.
- Zulässig sind Organübertragungen nur in dafür zugelassenen Transplantationszentren.
- Das Transplantationsgesetz enthält Vorschriften zur Strafbarkeit des Handels mit menschlichen Organen sowie unrechtmäßigen Verhaltens bei der Organentnahme bzw. der Übertragung und der Verwendung medizinischer Angaben und personenbezogener Daten Beteiligter.
- Die Regelungen gelten nicht für Blut und Knochenmark sowie embryonale und fetale Organe und Gewebe.

1.8.5 Obduktion

Im Ermittlungsverfahren kann die Staatsanwaltschaft einen Leichnam beschlagnahmen und nach § 87 der Strafprozessordnung eine Obduktion anordnen. Diese muss von zwei Ärzten durchgeführt werden, nicht vom etwaigen behandelnden Arzt. Der behandelnde Arzt kann aufgefordert werden, die Krankengeschichte darzulegen, woraus sich Hinweise auf die Todesursache ergeben können. Die Angehörigen besitzen kein Einspruchsrecht gegen die Ausführung einer derartigen Obduktion, die als **gerichtliche Obduktion** bezeichnet wird.

Nach § 87 der Strafprozessordnung kann auch eine **Exhumierung** vorgenommen werden, um die Todesursache festzustellen und ggf. Material für eine toxikologische Analyse zu entnehmen.

Bei **klinischen Obduktionen** werden fast ausschließlich Verstorbene seziert, die zuvor stationär behandelt wurden. Für ihre Durchführung gibt es keine bundeseinheitliche gesetzliche Regelung. Wenn die Grundsätze einer erweiterten Zustimmungslösung (Zustimmung der Angehörigen bei Fehlen des Einverständnisses des Verstorbenen) oder Widerspruchslösung eingehalten werden, sind derartige Obduktionen nicht rechtswidrig.

Sektionen gemäß Sozialgesetzbuch VII spielen bei der Aufklärung von Arbeitsunfällen oder beim Todesfall infolge einer Berufskrankheit eine Rolle. Nach dem Sozialgesetzbuch können diese Obduktionen angeordnet werden, bedürfen aber der

Zustimmung der Angehörigen. Verweigern die Angehörigen ihre Zustimmung, so müssen sie unter Umständen mit dem Verlust des Versicherungsanspruchs rechnen.

1.9 Plötzlicher Tod aus natürlicher Ursache

Definition
Plötzliche Todesfälle aus natürlicher Ursache treten bei scheinbar völliger Gesundheit auf. Unter unerwarteten Todesfällen versteht man solche, zu denen es nach banalen Krankheitserscheinungen oder nach rapider Verschlechterung einer erkannten, jedoch für unbedeutend gehaltenen Störung des Allgemeinbefindens aus innerer Ursache kommt. 10–15% aller natürlichen Todesfälle treten plötzlich oder unerwartet auf. In diesen Fällen muss der Leichenschauer auf der Todesbescheinigung oft eine ungeklärte Todesart angeben.

Plötzlicher Tod im Kindesalter
Der plötzliche Kindstod (Sudden Infant Death Syndrome, SIDS) ist ein Tod im Säuglingsalter, bei dem sich nach Überprüfung der Vorgeschichte, Untersuchung der Todesumstände und nach Ergebnissen von Obduktion und Zusatzuntersuchungen keine Todesursache feststellen lässt. Ursächlich wird von einem multifaktoriellen Geschehen ausgegangen, wobei eine primäre Störung der Atemregulation als konditionierender Faktor für möglich gehalten wird. Mehr als die Hälfte der Todesfälle im Säuglingsalter werden derzeit auf dieses Krankheitsbild zurückgeführt.

Bei Kindern und Jugendlichen spielen nicht erkannte maligne embryonale Tumoren, Meningitiden sowie Myokarditiden eine Rolle.

Plötzlicher Tod im Erwachsenenalter
Die häufigste Ursache für derartige Todesfälle bei Erwachsenen sind Herz-Kreislauf-Erkrankungen, insbesondere Sklerosen und Thrombosen der Koronararterien sowie Myokardinfarkte.

Klinischer Fall

Bei einem Fußballspiel zweier Gymnasialklassen wird ein 46-jähriger Studienrat als Torwart eingesetzt. Er stoppt einen aus 15 m Entfernung scharf geschossenen Ball mit der Brust. Wenige Sekunden später bricht er zusammen und verstirbt trotz Reanimation. Bei der Obduktion findet sich im Anfangsteil des Ramus interventricularis anterior der A. coronaria sinistra ein frischer, okklusiver Thrombus. Dadurch wird der plötzliche Tod erklärt.
Todesart: Natürlicher Tod.

Plötzlich zum Tode führende gastrointestinale Blutungen kommen vor.

2 Spurenuntersuchungen

2.1 Bedeutung

Die Untersuchung von Spuren dient v.a. der Aufklärung von Straftaten. Besonders für die Rekonstruktion von Tathergängen bzw. Unfällen haben Spuren relevante Bedeutung. Häufig steht im Vordergrund, fremdes Material am Körper eines Geschädigten aufzufinden. Das Fremdmaterial kann während des Tatgeschehens vom Täter auf das Opfer gelangt sein.

Die Untersuchung **biologischer Spuren** ist Aufgabe der Rechtsmedizin. Nichtbiologische Spuren wie Werkzeug-, Farb-, Reifen- und Erdspuren, die sich z. B. an Kleidungsstücken oder in Fahrzeugen finden können, werden in kriminalpolizeilichen Labors untersucht.

2.2 Biologische Spuren

Dazu gehören Spuren von Blut, Sperma, Vaginalsekret, Speichel, manchmal auch Nasensekret, aber auch Haare und Hautpartikel können spurenkundlich untersucht werden.

2.2.1 Blut

Blutspuren

Die **Analyse von Blutspurenmustern** kann eine Grundlage für die Beurteilung von Tatabläufen darstellen. Zu unterscheiden sind Tropf-, Spritz-, Wisch- oder sonstige Kontaktspuren. Manchmal kann sich aufgrund der Blutmenge ein Anhaltspunkt für die Vitalität bestimmter Verletzungen ergeben.

Blutspuren werden wie alle anderen biologischen Spuren mit Wattetupfern gesichert, die im Bedarfsfall vorher mit destilliertem Wasser angefeuchtet werden.

Untersuchungsmethoden

Tests zum **Blutnachweis** basieren in der Regel auf der Pseudoperoxidaseaktivität des Hämoglobins. In Anwesenheit von H_2O_2 kann das Hämoglobin bestimmte Substrate oxidieren, die dann farbige Reaktionsprodukte bilden.

Untersuchungsmethoden nach diesem Prinzip (z.B. Combur-Test) haben den Charakter von **Vorproben**. Bei positiver Reaktion kann jedoch meist von Blut ausgegangen werden, da andere Stoffe mit entsprechender Pseudoperoxidaseaktivität, z.B. Muskulatur oder Oxidationsmittel, praktisch nicht in Frage kommen. Auf diesem Prinzip beruht auch das „Luminol-Verfahren", welches an Tatorten zum Auffinden zunächst nicht sichtbarer Blutspuren angewandt wird. Das Reagenz führt zu einer Chemilumineszenz, die im Dunkeln die Verteilung und Form von Blutspuren wiedergeben kann. Eine fotografische Dokumentation ist dann möglich.

Die Tests zeigen noch positive Reaktionen bei höchsten Blutverdünnungen, bis etwa 1:5000. Somit können sich auch positive Reaktionen ergeben, wenn die Blutspuren mit dem bloßen Auge nicht mehr sichtbar sind, d.h. bei sog. latenten Blutspuren.

Andere Testprinzipien zum Blutnachweis, die auf der Struktur der Porphyrins bzw. Häms basieren, werden als spezifische Blutnachweise angesehen. Praktisch haben diese Methoden jedoch keine Bedeutung mehr, weil durch die notwendigen Arbeitsschritte, z.B. Säurebehandlung, die DNA denaturiert werden kann.

Wie bei allen anderen Spuren ist auch bei Blutspuren der **Nachweis humaner Spezies** zu führen. Dabei kommen Modifkationen der Immunpräzipitation zur Anwendung. Vielfach werden inzwischen auch speziesspezifische DNA-Sequenzen zur Herkunftsbestimmung ausgenutzt.

Die **Individualisierung** wird anhand der DNA-Merkmale vorgenommen, wobei die Typisierung von Short-tandem repeats (STRs) die Methode der Wahl ist.

> **Merke**
>
> Blutspuren werden mittels der STR-Polymorphismen individualisiert. Nachweise von phänotypischen Merkmalen wie der AB0-Blutgruppenantigene haben nur noch historische Bedeutung.

2.2.2 Sekrete

Auch Sekretspuren werden an der Körperoberfläche Geschädigter bzw. auf Spurenträgern mittels Wattestieltupfern gesichert. Gelegentlich können Sekretflecke auch direkt für die DNA-Analyse extrahiert werden.

Der **Nachweis von Speichel**, der auf der α-Amylase beruht, hat besonders an Zigarettenkippen, Kuss- und Bissspuren sowie an Trinkgefäßen Bedeutung.

Das Vorhandensein von **Sperma** wird nur durch den mikroskopischen Nachweis von Spermatozoen bewiesen. Eine positive Reaktion auf saure Phosphatase (☞ Kap. 4.11) ist eine relativ spezifische Vorprobe zum Spermanachweis. Das reaktive Substrat wird jedoch durch das Samenplasma gebildet.

Der Nachweis des prostata-spezifischen Antigens (PSA) wird als Beweis für das Vorhandensein von Sperma angesehen, da dieses Protein nur in der Prostata und den periuretralen Drüsen gebildet wird.

2.2.3 Haare

Auch bei der Untersuchung von Haaren ist zunächst zu klären, ob sie menschlicher Herkunft sind. Dabei spielt besonders die mikroskopische Untersuchung zur Bestimmung des Mark-Rinden-Verhältnisses eine Rolle. Menschenhaare besitzen einen wesentlich schmaleren Markraum als Tierhaare. Das Mark-Rindenverhältnis beim Menschen beträgt etwa 1:4, beim Tier etwa 1:2 bis 2:3 (☞ Abb. 24.3).

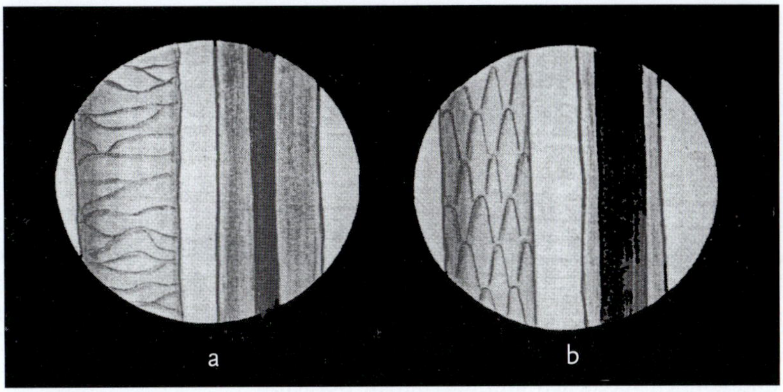

Abb. 24.3: Markstrangverlauf im Haarlängsschnitt. (a) Menschenhaar, (b) Tierhaar [2]

Weitere Merkmale sind die Länge, die Farbe und der Durchmesser. Humane Kopfhaare weisen Durchmesser zwischen 0,05 und 0,09 mm auf.

Besondere Beachtung kommt der Beurteilung der Haarwurzeln zu, da zwischen ausgefallenen (telogene Haare) und ausgerissenen Haaren unterschieden werden kann. An den Haarwurzeln ist eine STR-Analyse möglich. An Haaren können auch mitochondriale Polymorphismen (mtDNA) dargestellt werden.

2.3 Genetischer Fingerabdruck

2.3.1 Definition und Methoden

Als **genetischer Fingerabdruck** wird ein DNA-Profil eines Individuums bezeichnet, das für dieses charakteristisch ist. Heutzutage werden für derartige Profile Mikrosatelliten der DNA genutzt, die als Short-tandem repeats (STRs) bezeichnet werden. Praktisch sind von der Vielzahl der STR-Systeme etwa 20 autosomale, 10 Y- und 10 X-chromosomale STR-Systeme in Gebrauch.

Zunächst wird die DNA aus dem Untersuchungsmaterial (z. B. Wangenschleimhautabstrich, Blut oder Spurenmaterial) extrahiert. Die isolierte DNA ist die Vorlage (Template) für die nachfolgende Polymerase-chain-reaction (PCR). Dabei werden die Zielsequenzen auf der DNA, die die einzelnen STR-Merkmale tragen, exponentiell vermehrt. Somit können aus kleinsten Spurenmengen noch DNA-Analysen durchgeführt werden. Anschließend werden die STR-Sequenzen in einer automatischen Kapillar-Elektrophorese aufgetrennt. Die Auswertung erfolgt software-gestützt. Die Längen der PCR-Produkte in der Probe werden durch den Vergleich mit einem Standard bestimmt. Zumeist werden gleichzeitig mehrere STR-Systeme untersucht (Multiplex-PCR).

Gleichzeitig wird eine Geschlechtsbestimmung der Allele des Amelogenin-Gens vorgenommen.

Für forensische Zwecke erfolgen auch mtDNA-Analysen. Dabei werden mittels einer modifizierten PCR Sequenzierungen der HV1- und HV2-Region des mitochondrialen Genoms vorgenommen. Da die mtDNA aufgrund ihrer Ringform eine hohe Stabilität aufweist und außerdem in einer Zelle bis zu einigen Tausend mtDNA-Kopien vorhanden sind, sind derartige Untersuchungen besonders an limitierten Materialien wie z. B. alten Knochen oder telogenen Haaren angezeigt.

Während die STR-Merkmale im Sinne eines kodominanten Erbganges vererbt werden, wird das mitochondriale Genom nur über die mütterliche Linie vererbt.

2.3.2 Rechtslage

Die gesetzlichen Grundlagen für Materialentnahmen bei Lebenden zur Aufklärung von Straftaten werden durch die §§ 81a, c der StPO gebildet. Die Einzelheiten der DNA-Analysen sind in den §§ 81 e–h festgelegt worden. Wesentlich ist, dass die Materialentnahmen und Untersuchungen ohne schriftliche Einwilligung der Betroffenen nur durch das Gericht, bei Gefahr im Verzug auch durch die Staatsanwaltschaft und die Polizei angeordnet werden können.

Die gesetzlichen Bestimmungen haben im Wesentlichen zwei Aspekte:

- die Untersuchungen von Spurenmaterial und Körperzellen können bei einer konkreten Straftat durchgeführt werden.
- die DNA-Analyse kann auch zum Zwecke der Identitätsfeststellung bei künftigen Straftaten durchgeführt werden.

Letztere Untersuchungen dürfen nur bei Straftaten von erheblicher Bedeutung oder gegen die sexuelle Selbstbestimmung, auch bei wiederholter Begehung anderer Straftaten durchgeführt werden. Die DNA-Muster werden im Bundeskriminalamt in der DNA-Analyse-Datei gespeichert und können verglichen und übermittelt werden. Die DNA-Analyse-Datei ist ein Instrument zur schnelleren Ermittlung von Wiederholungstätern. Die DNA-Muster von Ersttätern, die keine Straftat von erheblicher Bedeutung begangen haben, werden nicht in der DNA-Analyse-Datei gespeichert.

Auch die Durchführung von sog. Massenuntersuchungen sind in der StPO gesetzlich geregelt. Das Untersuchungsmaterial muss vernichtet werden und die DNA-Muster müssen gelöscht werden, wenn sie für die Aufklärung eines Verbrechens nicht mehr von Bedeutung sind.

2.3.3 Interpretation

Die Ergebnisse von DNA-Tests sind Beweismittel im Strafprozess. Obwohl die routinemäßig angewandten 8 STR-Systeme stets zu Häufigkeiten von mindestens 1 in mehreren Milliarden führen, werden die Ergebnisse der DNA-Analyse letztlich nur als Indiz gewertet, das durch weitere Fakten zu einem Tatgeschehen ergänzt werden muss. Den DNA-Gutachten kommt aufgrund der großen Sicherheit der DNA-Technik sowie aufgrund der hohen Wahrscheinlichkeiten bezüglich der Zuordnung eines Spurenmaterials zu einer Person größte Bedeutung zu. Daher legen viele Tatverdächtige ein Geständnis ab, wenn sie mit den Resultaten der DNA-Analysen konfrontiert werden.

2.4 Ärztliche Sicherung von Untersuchungsmaterialien

Alkoholbestimmung: ☞ Kap. 6.3
Vergiftungen: ☞ Kap. 5
Vergewaltigung: ☞ Kap. 4.11

3 Vaterschaftsbegutachtung

3.1 Rechtsgrundlagen

Die Rechtslage geht aus dem IV. Buch des BGB, dem Familienrecht, hervor. Danach ist der Mann Vater eines Kindes, der zum Zeitpunkt der Geburt mit der Mutter verheiratet ist oder der die Vaterschaft anerkannt hat bzw. für den diese in einem gerichtlichen Verfahren festgestellt wurde.

Wird die Vaterschaft eines nichtehelichen Kindes nicht anerkannt, reicht das Jugendamt als Vertreter des Kindes Klage beim Amtsgericht ein. Als Vater ist der Mann festzustellen, der das Kind gezeugt hat. Grundsätzlich wird vermutet, dass ein Kind von dem Mann gezeugt ist, der während der Empfängniszeit (Zeit vom 181. bis zum 302. Tag vor dem Tag der Geburt des Kindes) der Mutter beigewohnt hat. Männer, die diese Bedingung erfüllen, werden als Putativväter, d. h. in Frage kommende Väter bezeichnet. Die Vermutung ein Putativvater zu sein gilt nicht, wenn nach Würdigung aller Umstände schwerwiegende Zweifel an der Vaterschaft des betreffenden Mannes bleiben. Auch im Fall eines in der Ehe geborenen Kindes ist die Anfechtung der Vaterschaft möglich.

Merke

§1600 BGB besagt, dass der leibliche Vater nicht die Vaterschaft des rechtlichen Vaters anfechten kann, wenn der rechtliche Vater mit dem Kind in einer „sozial-familiären" Beziehung lebt oder zum Zeitpunkt seines Todes gelebt hat.

3.2 Prinzipien der medizinischen Begutachtung

In der Vergangenheit wurden zur Beurteilung der Vaterschaft insbesondere die genetisch determinierten Merkmale des Blutes verwendet (Blutgruppengutachten). Diese Ära, die sich an phänotypischen Merkmalen orientierte, ist heutzutage durch die STR-Analyse abgelöst worden.

Bei den Untersuchungen wird vorausgesetzt, dass die Mutter die leibliche Mutter des Kindes ist (Prinzip: Mater semper certa est). Der Vergleich der STR-Merkmale von Mutter und Kind ergibt, welche Allele das Kind vom biologischen Vater ererbt haben muss. Schließlich wird festgestellt, ob der Putativvater die entsprechenden Allele besitze. Mutter, Kind und Putativvater sollen in diese Untersuchung einbezogen werden.

Bei der Begutachtung sind zwei Konstellationen zu unterscheiden: Ausschlusskonstellation und Nicht-Ausschlusskonstellation. Bei der **Ausschlusskonstellation** kann ein Mann von der Vaterschaft sicher ausgeschlossen werden, wenn er in mehr als 2 STR-Systemen auf unterschiedlichen Chromosomen nicht die für den Vater des Kindes zu fordernden Allele aufweist.

Begutachtungsfall (Auszug)

Mutter:	D3S13058 16/18, vWA 17/19, D16S539 11/12, D2S1338 24/26
Kind:	D3S13058 14/16, vWA 15/19, D16S539 11/13, D2S1338 26/26
Putativvater:	D3S13058 16/18, vWA 17/17, D16S539 9/12, D2S1338 25/25

Beurteilung: Der Putativvater ist als Erzeuger des Kindes auszuschließen, weil er in mehr als 2 Systemen (hier in 4 Systemen) Merkmale besitzt, die das Kind von seinem biologischen Vater nicht erhalten hat.

Bei der **Nicht-Ausschlusskonstellation** besitzt der Putativvater alle Allele, die das Kind vom Vater ererbt haben muss oder er stimmt maximal in zwei untersuchten Genorten mit dem Kind nicht überein. Zu den Abweichungen könnte es infolge von Mutationen gekommen sein.

Der Putativvater ist dann als Erzeuger des Kindes nicht auszuschließen. Es wird eine Berechnung der **Vaterschaftswahrscheinlichkeit** unter Einbeziehung möglicher Mutationen durchgeführt. Dabei werden zwei alternative Hypothesen verglichen:

- Hypothese 1:
  Der untersuchte Mann ist der Vater des Kindes.
- Hypothese 2:
  Ein anderer Mann, der mit dem untersuchten Mann nicht blutsverwandt ist, ist der Vater des Kindes.

Die Wahrscheinlichkeiten dieser beiden Hypothesen werden ins Verhältnis gesetzt, woraus sich die Vaterschaftswahrscheinlichkeit (Wahrscheinlichkeitswert = W-Wert) ergibt. Für die Höhe dieser Wahrscheinlichkeit sind die Häufigkeiten der Allele entscheidend, welche das Kind vom Vater ererbt hat. Seltene Merkmale bei Kind und Putativvater führen zu einer hohen Vaterschaftswahrscheinlichkeit, häufige Allele zu niedrigen W-Werten. Dem W-Wert liegt die Annahme zugrunde, dass der Putativvater und ein unbekannter, unverwandter Mann die gleiche A-priori-Chance hatten, der Erzeuger des Kindes zu sein. Das Ergebnis der statistischen Berechnungen wird prozentual ausgedrückt. Ein Wert über 50% bedeutet, dass die Vaterschaft des untersuchten Mannes wahrscheinlicher als seine Nicht-Vaterschaft ist. Ab einem W-Wert von 99,9% wird das verbale Prädikat „Vaterschaft praktisch erwiesen" vergeben. Mit der heute angewandten STR-Analyse werden in der Regel W-Werte von ≥ 99,9999 % erreicht. Ein W-Wert von 99,9% bedeutet: wenn 1000 Labore einen gleich gelagerten Fall untersuchen, ziehen 999 den richtigen Schluss, dass der untersuchte Mann der wahre Vater ist; in einem Labor würde der Putativvater nur zufällig passen. Stets ist zu berücksichtigen, ob Blutsverwandte des Putativvaters als Erzeuger in Frage kommen. Derartige Konstellationen können durch einen größeren Untersuchungsumfang und die Anwendung anderer Rechenverfahren geklärt werden.

4 Forensische Traumatologie

4.1 Rechtlicher Hintergrund

Unfall, „Unglücksfall"

Im Zivilrecht, Strafrecht und Sozialversicherungsrecht gelten unterschiedliche Kausalitätsprinzipien, nach denen die Ursache eines Unfalls rechtlich beurteilt wird.

Zivilrecht. Ein Ereignis ist dann als kausal anzusehen, wenn die Schadensursache nach allgemeiner Erfahrung geeignet war, den eingetretenen Schaden auszulösen – **Adäquanztheorie.**

Strafrecht. Ein Erfolg wird dann durch eine Handlung verursacht, wenn die Handlung nicht hinweggedacht werden kann, ohne dass der Erfolg entfiele: „Conditio sine qua non" – **Äquivalenztheorie.**

Sozialrecht. Im Sozialrecht gilt die **Lehre von der rechtlich wesentlichen Bedingung.** Sie ist vor allem für die Versicherungsfälle der gesetzlichen Unfallversicherung von Bedeutung. Der Unfall muss unter den zum Erfolg beitragenden Bedingungen die wesentliche gewesen sein. Es müssen mehr Argumente für den Kausalzusammenhang sprechen als dagegen. Ist durch einen Unfall ein unfall-unabhängiges Leiden wesentlich, also richtungsweisend verschlimmert worden und ist dadurch der Tod eingetreten, so kommt es im Sozialrecht nicht zu einer Kürzung der Versicherungsleistung. Dagegen wird nach zivilrechtlichen Grundsätzen (z. B. private Unfallversicherung) eine Minderung der Versicherungsleistung um den Anteil des unfall-unabhängigen Leidens vorgenommen. Der Sozialversicherungsträger haftet dem Versicherungsberechtigten gegenüber in voller Höhe.

Um Bagatellursachen, durch die ein bestehendes Leiden vielleicht erst offenbar wird, jedoch nicht wirklichen Unfällen gleichzusetzen, beziehen die Anspruchsberechtigten aus der Sozialversicherung nur dann eine Hinterbliebenenrente, wenn die Lebenserwartung des Versicherten durch das Unfallereignis um mindestens 1 Jahr verkürzt wurde.

Körperverletzung, Tötung

Das Strafrecht unterscheidet verschiedene Straftaten gegen die Gesundheit oder das Leben.

Körperverletzungsdelikte

- Körperverletzung: Sie wird häufig auch als „einfache" Körperverletzung bezeichnet. Darunter fällt jede körperliche Misshandlung, die das körperliche Wohlbefinden oder die körperliche Unversehrtheit nicht nur unerheblich beeinträchtigt.
- gefährliche Körperverletzung: Dabei handelt es sich um Körperverletzungen, bei denen eine in hohem Maße gefährliche Begehungsweise, wie Waffenbenutzung, hinterlistiger Überfall oder eine das Leben gefährdende Behandlung angewandt wurde. Bei derartiger Vorgehensweise ist die Strafandrohung erheblich erhöht.
- schwere Körperverletzung: damit werden Taten erfasst, bei denen das Ausmaß und der Erfolg der Verletzung besonders schwer ausfallen, z. B. Verlust des Sehvermögens. Verursacht der Täter die schwerwiegenden Folgen absichtlich, ist eine erhöhte Strafe angedroht.
- Körperverletzung mit Todesfolge: Im Todeserfolg muss sich die Gefahr verwirklichen, die der eigentlichen Tathandlung innewohnt. Beispielsweise kann das Schlagen einer Ohrfeige zu einem Sturz führen, in dessen Folge ein später zum Tode führendes Schädel-Hirntrauma auftritt.

Tötungsdelikte

- Dazu gehören alle Straftaten, die gegen das Leben gerichtet sind, z. B. Mord, Totschlag, und fahrlässige Tötung.

Besonders bei diesen Delikten ist die Beurteilung der **Schuldfrage** wichtig. Zu unterscheiden sind Vorsatz und Fahrlässigkeit:

- **Vorsätzlich** handelt, wer mit Wissen und Wollen der Tatumstände einen gesetzlichen Straftatbestand erfüllt.
- **Fahrlässig** handelt, wer eine ihm obliegende Sorgfaltspflicht außer Acht lässt.

Selbstbeschädigung, Suizidversuch, Suizid

Unter **Selbstbeschädigung** versteht man alle Arten am eigenen Körper herbeigeführter Veränderungen oder Schädigungen bis hin zur Selbstverstümmelung (Automutilation), jedoch ohne suizidale Absicht. Selbst verursachte Befunde, die ein Krankheitsbild vortäuschen sollen, werden als Artefakte bezeichnet. In der Rechtsmedizin sind häufig Selbstbeschädigungen in Form von oberflächlichen Hautritzverletzungen zu beobachten. Selbstbeschädigungen können unter Umständen wegen Vortäuschung einer Straftat strafbar sein.

Als **Suizidversuche** werden selbstverletzende Handlungen bezeichnet, bei denen die Todesfolge beabsichtigt war, sich aber nicht realisierte. Dabei handelt es sich in erster Linie um die Einnahme von Psychopharmaka, häufig kommen auch Pulsaderschnitte vor.

Suizid ist das vorsätzliche Beenden des eigenen Lebens durch beabsichtigtes Handeln, selten auch durch Unterlassen, z.B. durch Verweigerung von Nahrung. Rechtlich gesehen ist ein Suizidversuch straflos. Die Beihilfe zum Suizid kann unter bestimmten Umständen allerdings als Tötungsdelikt geahndet werden. Die Suizidrate steigt jenseits des 60. Lebensjahres deutlich an. Dabei ist die häufigste Todesursache Erhängen.

4.2 Diagnostik

Pathomechanismen, Todesursachen

Die einzelnen Arten der Gewalteinwirkungen bedingen unterschiedliche Verletzungen, die über verschiedene Pathomechanismen zum Tod führen können. Von wesentlicher Bedeutung sind:

- Verletzungen durch stumpfe Gewalt. Sie führen häufig zu Schädel-Hirn-Traumen. Diese können über Hirndruckerhöhungen letztlich zum Todeseintritt führen. Wenn Knochenbrüche an Rumpf und Gliedmaßen mit Weichteilverletzungen entstanden sind, kann es zum Verbluten in die Weichteile kommen. Infolge von Organ- bzw. Blutgefäßzerreißungen ist ebenfalls ein Verbluten möglich. Gelegentlich tritt Fett und/oder Knochenmark in die venöse Blutbahn über, sodass pulmonale Fett- und/oder Knochenmarksembolien auftreten können. Sie führen über ein akutes Cor pulmonale zum Tod. Infolge der Immobilisierung durch Verletzungen, die durch stumpfe Gewalt verursacht wurden, kommen als Spätfolgen Oberschenkelvenenthrombosen mit tödlichen Lungenembolien oder Pneumonien vor.
- Verletzungen durch scharfe Gewalt, die die Brusthöhle eröffnen, führen häufig zum Verbluten in den Brustraum. Bei der Obduktion können dann im Brustraum bis zu 2 l Blut gefunden werden. Zusätzlich spielt häufig ein Pneumothorax eine Rolle. Perforierende Verletzungen des Bauchraumes können ebenfalls zum Verbluten führen. Bei Anstichen von Magen bzw. Darm kann der Tod auch infolge einer Peritonitis auftreten. Ein Verbluten aus eröffneten großen Schlagadern von Hals, Armen und Beinen ist möglich. Werden große Venen im Halsbereich eröffnet, kann infolge des negativen Venendrucks eine pulmonale Luftembolie auftreten. Als tödliches Volumen werden etwa 50–120 ml Luft angesehen. Zu derartigen Embolien kann es auch bei Schädelbrüchen mit Verletzungen der Venensinus kommen. Pulmonale Luftembolien sind fast immer ein Nebenbefund, weil sie stets bei gravierenden Verletzungen auftreten, die für sich allein bereits die Todesursache darstellen, zumindest durch den relevanten Blutverlust. Als alleinige Todesursache haben Luftembolien der Lunge iatrogen beim Entfernen von Zentralvenenkathetern gewisse Bedeutung. Luftembolien lassen sich radiologisch unmittelbar nach dem Tod nachweisen.
- Aspirationen von Erbrochenem oder von Blut spielen als letztliche Todesursache bei verschiedenen Gewalteinwirkungen eine Rolle, teils auch bei Intoxikationen.
- Verschiedene zum Tode führende Traumen gehen an den inneren Organen mit der Ausbildung von **Schockzeichen** einher, z.B. mit einer Schocklunge, die bei der Obduktion diagnostiziert werden kann.

Vitale Reaktionen

Vitale Reaktionen sind morphologisch fassbare Reaktionen des Körpers, die nur zu Lebzeiten entstanden sein können. Es werden lokale und allgemeine vitale Reaktionen unterschieden.

Lokale Reaktionen. Diese betreffen Körperareale oder einzelne Organe. Beispiele sind Hämatom, Kälteerythem an den Kniegelenksvorderseiten oder akuter Überblähungszustand der Lungen beim Ertrinken.

Allgemeine Reaktionen. Sie betreffen die Herz-Kreislauf-Tätigkeit, die Atmung, aber auch das

Abwehrsystem. Somit sind alle Arten von Embolien Ausdruck eines zu diesem Zeitpunkt noch funktionierenden Herz-Kreislauf-Systems. Ein Ausblutungszustand des Leichnams, charakerisiert durch Anämie von Haut und Schleimhäuten sowie Blutarmut der inneren Organe, ist ebenfalls nur bei noch intakter Kreislaufzirkulation zu erzielen. Alle Formen der Aspiration sind Ausdruck noch intakter Atemtätigkeit. Auch Verschlucken ist als vitale Reaktion anzusehen. Die leukozytäre Infiltration von Verletzungen stellt ebenfalls ein vitales Geschehen dar.

Wundaltersbestimmung

Zur Altersschätzung von Verletzungen werden Nachweise zeitabhängiger pathophysiologischer Ab- und Aufbauprozesse des verletzten Gewebes genutzt. Die Untersuchungen haben Bedeutung für den Nachweis des Entstehungszeitpunkts (Überlebenszeit) von Verletzungen, beispielsweise zur Beurteilung der Reihenfolge mehrere Gewalteinwirkungen bei Misshandlungen.

Zur Altersschätzung von Hämatomen wird der zeitabhängige Abbau des Blutfarbstoffs genutzt. Durch mikroskopische Untersuchungen können genauere Beurteilungen vorgenommen werden. So beginnt die Infiltration des Rands von Hämatomen und Wunden frühestens nach 20 min, meist nach wenigen Stunden. Hämosiderin ist in Makrophagen am Rand von Blutungen nach frühestens 3 d nachweisbar. Hämatoidin kommt in Blutungen ab etwa 7 d vor.

Darüber hinaus sind zahlreiche Marker der Wundheilung für Zeitschätzungen geeignet, wobei zumeist immunhistochemische Verfahren angewandt werden. Beispielsweise tritt Fibronektin nach ca. 10–20 min auf, Kollagen 1 aber frühestens 4–6 d nach Entstehung einer Hautwunde.

Untersuchung lebender Personen

Die Untersuchung Lebender (Tatverdächtiger und/oder Zeugen) kann gemäß der Strafprozessordnung angeordnet werden. Die äußere Untersuchung unterscheidet sich nicht von der bei Verstorbenen. Alle erkennbaren Verletzungen werden protokolliert und möglichst fotografisch dokumentiert. Auch bezüglich der Asservierung von Spurenmaterial besteht zwischen Lebenden und Verstorbenen kein Unterschied. Verdächtige Materialien von der Körperoberfläche werden auf Wattestieltupfer aufgenommen, z. B. Speichelspuren. Je nach Sachlage werden aus Mund, Scheide und After Abstriche zur Untersuchung auf Sperma gefertigt. Ggf. können auch Penisabstriche gemacht werden.

Handlungsfähigkeit

Unter Handlungsfähigkeit wird die Fähigkeit von Verletzten verstanden, die nach einer Verletzung noch relevante Handlungen vollbringen können. Dies kann für die Beurteilung von Auffindungssituationen Verstorbener von großer Bedeutung sein. Längere Zeit noch erhaltene Handlungsfähigkeit wurde bei Schussverletzungen des Stirnhirns festgestellt sowie bei einseitigen Brustkorbverletzungen. Insofern ist es möglich, dass im Fall von Suiziden die Tatwaffen weit entfernt von den Betroffenen aufgefunden werden. Auch ist es möglich, dass sich ein Suizident zwei- oder sogar dreimal in den Kopf schießt.

Nach Eröffnung der Körperhauptschlagader oder beider Carotiden tritt nach wenigen Sekunden Handlungsunfähigkeit auf, Gleiches gilt für Verletzungen der Arteria pulmonalis.

4.3 Stumpfe Gewalt

4.3.1 Definition

Unter stumpfer Gewalt versteht man die Einwirkung von Flächen und Kanten fester Gegenstände auf den menschlichen Körper mit der Folge von Verletzungen.

Die Befunde entstehen durch selten auftretende statische Belastungen und wesentlich häufiger durch dynamische Belastungen. Bei letzteren kann es sich einerseits um Sturz- oder Schlaggeschehen, andererseits um Beschleunigungstraumen (Translations- oder Rotationstrauma) handeln. Die Krafteinwirkungen führen zu Zug-, Druck- oder Schubspannungen. Infolgedessen treten Deformationen auf. Werden die Belastungsgrenzen der Gewebe, Blutgefäße, Organe und Knochen überschritten, entstehen Zerreißungen bzw. Frakturen.

4.3.2 Haut und Weichteile

Pathomorphologie. Die Einwirkung stumpfer Gewalt auf Haut und Weichteile kann zu unterschiedlichen Verletzungen führen:

- Hautrötungen (Erytheme): Es handelt sich um hyperämische Vasodilatationen, die durch mechanische Reize ausgelöst werden können. Sie sind in der Regel bis zu 1 Tag nach ihrer Entstehung nachweisbar und haben v.a. bei der Untersuchung Lebender Bedeutung (typische Folge von Ohrfeigen).
- Schürfungen (Exkoriationen): Sie werden durch tangentiale oder nahezu parallele Gewalteinwirkung auf die Haut verursacht, sodass Epithelschüppchen des Stratum corneum Schürfungssäume bilden können. An der Leiche verfärben sich die Oberhautdefekte infolge von Eintrocknung schnell braun.
- Décollement: Dabei kommt es infolge tangentialer Gewalt zum flächenhaften Abriss der Cutis von der Subkutis oder der Subkutis von den Muskelfaszien. Meist besteht keine sichtbare äußere Verletzung, jedoch sind innen große Wundtaschen vorhanden. Der Befund tritt häufig beim Überrollen mit Kraftfahrzeugen an den Beinen auf (☞ Abb. 24.4).
- Hämatome: Sie kommen intrakutan, wesentlich häufiger jedoch subkutan vor. Bei intensiven Traumen können Hämatome in der Muskulatur auftreten.
- Riss-Quetschwunden (Synonym: Platzwunden): Sie entstehen durch Druckbelastung der Haut. Die Wunden sind fast ausschließlich an Stellen lokalisiert, an denen die Haut eine direkte knöcherne Unterlage hat, v.a. am Kopf (☞ Abb. 24.5). Die Wundmerkmale sind: Häufig leicht gezackter Wundrand mit Schürfungssaum, Gewebsbrücken im Inneren (unverletzte Nerven und Gefäße), Unterminierung, Begleithämatome in der Subkutis.
- Riss-Wunden: Sie sind durch Überdehnung oder Zug verursacht. Sie sind häufiger in Form von Dehnungsrissen entlang der Spaltlinien der Haut zu beobachten, beispielsweise am Unterbauch, bedingt durch intensives Anfahren von hinten, oder am Rand von Streifschüssen.
- Quetschwunden: Durch längeren Druck auf die Oberfläche.
- Bissverletzungen: Sowohl Tier- als auch Menschenbisse führen zu einer Kombination aus Rötungen, Schürfungen sowie Hämatomen und Quetschwunden. Teils finden sich auch Folgen scharfer Gewalt, die durch Schneidezähne bedingt werden können (→ Bissringe).

4.3.3 Innere Organe

Pathomorphologie. An den Organen kann es zur Erschütterung, **Commotio,** kommen. Diese führt ausschließlich zu funktionellen Störungen, z.B. Commotio cerebri. Bei den morphologisch fassbaren Befunden sind Prellungen, **Kontusionen,** von Zerreißungen, **Rupturen,** zu unterscheiden. Wesentliche Befunde sind:

- Brusthöhle: Rupturen von Herz, Lunge und Aorta. An den Lungen kommen häufig auch Kontusionen vor. Lungenverletzungen können zu Blutungen mit „innerer Blutaspiration" führen. Frakturen von Rippen und Brustbein sind häufig zu beobachten.
- Bauchhöhle: Milz- und Leberrupturen kommen häufiger vor, seltener Nierenrupturen. Nur selten bilden sich Darmrupturen aus.

4.3.4 Knochen

Direkte Frakturen entstehen am Ort der Gewalteinwirkung, indirekte durch fortgeleitete Kräfte

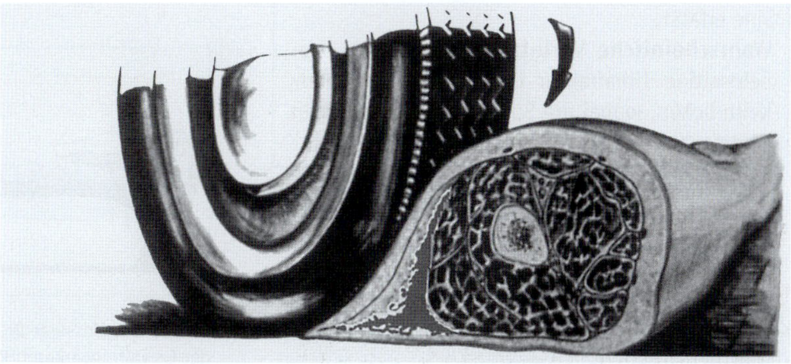

Abb. 24.4: Décollement durch tangentiale Gewalteinwirkung [3]

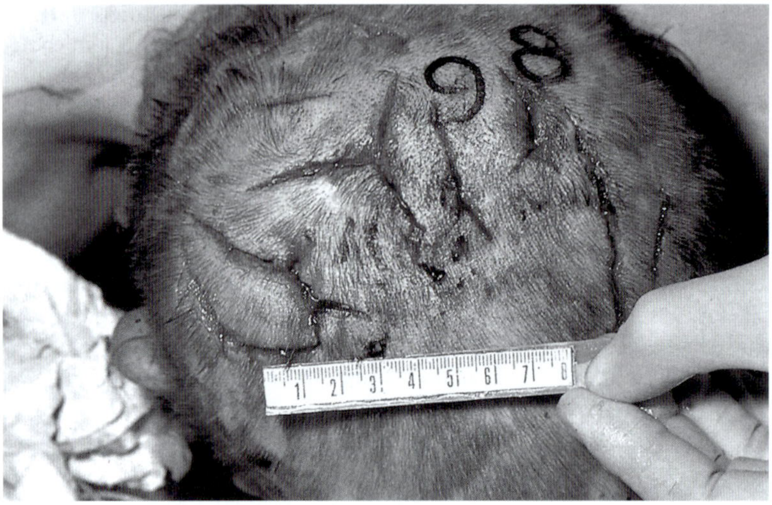

Abb. 24.5: Platzwunden nach stumpfer Gewalteinwirkung [1]

entfernt vom Ort der Gewalteinwirkung. Frakturen werden durch stumpfe Gewalt hervorgerufen, selten aber auch durch scharfe Gewalteinwirkung, Schüsse und Explosionen. Nach dem Entstehungsmechanismus sind Biegungs-, Berstungs-, Stauchungs-, Dreh-, Abscher- und Abrissfrakturen zu unterscheiden.

Ein klassischer Biegungsbruch ist die Messerer-Keilfraktur, die v.a. an Tibia und Fibula auftritt. Dabei bildet sich infolge von Zugbeanspruchung ein keilförmiges Knochenstück, dessen Basis an der gewaltnahen Seite liegt, während die Spitze des herausgebrochenen Dreiecks in Richtung der Krafteinwirkung weist (☞ Abb. 24.6). Der Befund tritt typischerweise bei primären Anstößen auf, die durch Stoßstangeneinwirkung bedingt sind.

Klinischer Fall

Ein 1,75 m großer Fußgänger wird von hinten angefahren und vom Frontbereich einer Limousine erfasst.

Wahrscheinliche Verletzungsfolge: Ein- oder beidseitige Tibiafraktur in Form von Messerer-Keilbrüchen, wobei die Spitzen der keilförmigen Fragmente nach vorne gerichtet sind.

Schädelfrakturen

Schädelbrüche können nach ihrer Lokalisation in Schädeldach-, Schädelbasis-, und Gesichtsschädelfrakturen eingeteilt werden. Im Einzelnen werden unterschieden:

Schädeldachfrakturen:

- Lochbrüche: Es handelt sich um Impressionsbrüche. Sie werden durch stumpfkantige Werkzeuge, z.B. Hammer, meist durch senkrecht auf das Schädeldach geführte Schläge verursacht. Die Schlagfläche beträgt max. 4 × 4 cm. Als kleinste Lochbrüche sind Schussdefekte anzusehen
- Terrassenbrüche: Sie entstehen durch schräges Einwirken der Gewalt mit Werkzeugen, deren Kantenlänge um 4 cm betragen kann. Die Tabula externa wird dabei unterschiedlich tief, d.h. terrassenartig imprimiert
- Globusbrüche: Sie werden durch flächenhafte Gewalt in Form von Sturz oder Schlag bedingt, die zu einer Verformung des Schädeldachs führt. Vom Zentrum der Verformung bilden sich radial verlaufende **Berstungsbrüche** („Längengrade"). Zugleich können **Biegungsbrüche** an den durch Berstung entstandenen Bruch-

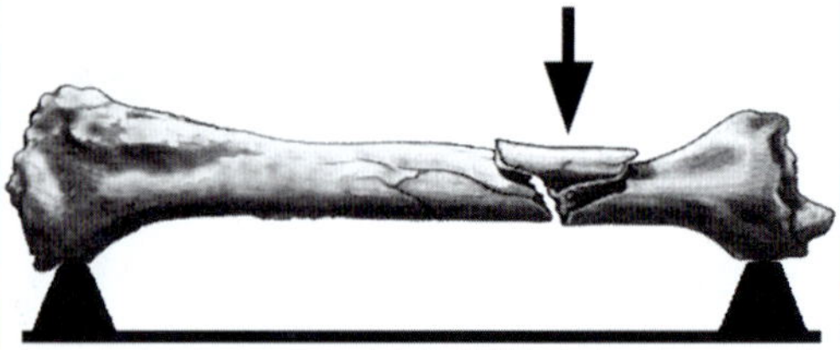

Abb. 24.6: Messerer-Bruch. Der Pfeil zeigt in die Richtung der Gewalteinwirkung [2]

stücken auftreten. Diese verlaufen konzentrisch um das Verformungszentrum („Breitengrade"). Infolgedessen erinnert das Bruchlinienmuster an das Koordinatennetz eines Globus. Meist kommt es zu unvollständigen Globusbrüchen, die nur Berstungsbruchlinien aufweisen

Schädelbasisfrakturen:

- Längsbruch: Dieser Berstungsbruch wird durch Längsdruck beim Sturz auf den Hinterkopf verursacht
- Querbruch (Synonym: Scharnierbruch): Die Ursache ist ein Querdruck auf die Schädelbasis, z.B. beim Überrollen des Kopfes. Es handelt sich ebenfalls um einen Berstungsbruch (☞ Abb. 24.7)
- Ringbruch: Dabei verlaufen die Bruchlinien zirkulär um das Foramen occipitale magnum. Ursächlich sind Stauchungen der Schädelbasis gegen die Wirbelsäule bei Stürzen aus der Höhe mit Aufschlag auf dem Kopf oder den Fersen. Gelegentlich führen starke Zugkräfte, z.B. bei Verkehrsunfällen, zu Ringbrüchen

Gesichtsschädelfrakturen:

- Nasenbeinfrakturen, die des Öfteren durch Faustschläge oder Sturzgeschehen bedingt sind
- Die übrigen Mittelgesichtsfrakturen werden meist nach Le Fort eingeteilt und sind vorwiegend durch intensive Gewalteinwirkungen bedingt.
- Blow-out-Fraktur: Dabei handelt es sich um eine Orbitabodenfraktur, die zumeist durch Faustschlag auf ein Auge ausgelöst ist. Sie ist häufig mit einem Monokelhämatom verbunden.

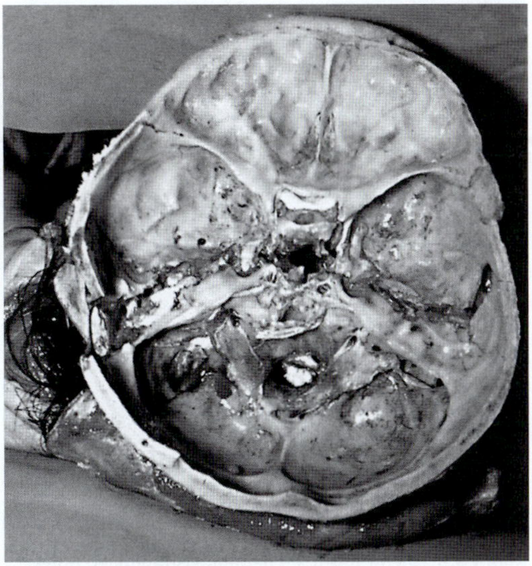

Abb. 24.7: Berstungsfraktur [1]

Merke

Die **Puppe-Regel** besagt: Bei mehreren, nacheinander folgenden Gewalteinwirkungen auf das Schädeldach enden die später entstandenen Bruchlinien an den zuvor verursachten ohne Überkreuzung. Somit kann die Reihenfolge der Einwirkungen rekonstruiert werden.

4.3.5 Hirn und Hirnhäute

Sowohl bei **gedeckten** als auch bei **offenen** Kopftraumen kann es auch zu Verletzungen von Hirn und Hirnhäuten kommen.

Die **Commotio cerebri** ist eine reversible Schädigung der Hirnfunktion, bei der keine pathologisch-anatomischen Veränderungen nachweisbar sind. Sie ist charakterisiert durch Bewusstlosigkeit, die zumindest mehrere Minuten anhalten kann. Während der Bewusstlosigkeit besteht die Gefahr einer Speisebreiaspiration. Die **Contusio cerebri** führt häufig zu längerer und höhergradiger Bewusstlosigkeit. Ihr pathologisch-anatomisches Substrat sind Hirnrindenprellungsherde. Sie entstehen unmittelbar an der Stelle der Gewalteinwirkung und werden hier als **Coup** bezeichnet. Im Fall eines Sturzes bilden sich an der dem Coup gegenüberliegenden Seite ebenfalls Hirnrindenprellungsblutungen aus, die in ihrer Gesamtheit den **Contre-coup** bilden. Der Contre-coup ist charakteristisch für Sturzgeschehen, weil sich an der dem Aufschlag gegenüberliegenden Seite in der Schädelhöhle kurzzeitig ein Unterdruck ausbildet, der die Contre-coup-Blutungen hervorruft, während der Coup jeweils durch Anschlagen des Hirns an die Tabula interna bedingt ist.

Merke

Der **Coup-Contre-coup-Mechanismus** gestattet am Hirn eine Unterscheidung von Schlag und Sturz. Bezüglich der Verletzungen an der Haut gilt die **Hutkrempenregel,** nach der Sturzverletzungen meist unterhalb, Schlagverletzungen meist oberhalb der gedachten Hutkrempenlinie liegen, wobei von einem Sturzgeschehen aus dem Stand ausgegangen wird.

Die Blutungsquelle von **Epiduralblutungen** sind Verletzungen der Äste der A. meningea media, die zumeist im Zusammenhang mit Frakturen des Schläfenbeins entstehen. Zu **Subduralblutungen** kommt es in erster Linie bei Verletzungen der Brückenvenen. Subduralblutungen sind bei zahlreichen Schädel-Hirn-Traumen ein zumindest begleitender Befund. Epi- und Subduralblutungen können unbehandelt letztlich infolge einer Compressio cerebri zum Tod führen. Traumatische **Subarachnoidalblutungen** sind häufig über Hirnrindenprellungsblutungen gelegen.

4.4 Scharfe Gewalt

4.4.1 Definition

Unter scharfer Gewalt versteht man Einwirkungen von Werkzeugen mit Klingen, z. B. Messer, bzw. mit klingenartigen Gegenständen, z. B. Glasscherben, auf den menschlichen Körper, sodass Verletzungen entstehen. Sonderformen scharfer Gewalt können durch einige Werkzeuge ohne Klingen verursacht werden, z. B. durch Schraubendreher, Sägen oder Schienenfahrzeuge.

Typischerweise sind Schnitt- von Stichverletzungen zu unterscheiden.

4.4.2 Pathomorphologie

Schnittverletzungen

Für die Entstehung von Schnittverletzungen ist eine Klinge notwendig, die lediglich eine Schneide aufweist, z. B. ein Rasiermesser. Eine Klingenspitze ist nicht erforderlich. Die Länge der Wunde an der Haut ist größer als die Wundtiefe. Die Wundränder sind glatt und ohne Schürfungen oder Hämatome, die Wundwinkel sind beidseits spitz und laufen häufig ritzerartig in der Epidermis aus.

Stichverletzungen

Die Entstehung von Stichen setzt eine Klinge mit einer Spitze voraus. Die Länge der Wunde an der Haut ist kürzer als die sondierbare Wundtiefe. Die Wundränder sind glatt, ohne Schürfungen. Die Wunden sind häufig spaltförmig. Gelegentlich bilden sich V-Formen, die auch als „Schwalbenschwanz" bezeichnet werden. Sie entstehen, wenn die Klinge nach dem Einstechen im Körper um ihre Längsachse etwas gedreht wird, sodass beim Herausziehen eine zweite Wunde entsteht, die dann mit der Einstichwunde die V-Form bildet. Wenn Opfer und Täter während der Stichbeibringung in derselben Körperposition bleiben, z. B. infolge einer unmittelbar zu Tatbeginn gesetzten, schwersten inneren Verletzung, findet man häufig parallel verlaufende Stichverletzungen (☞ Abb. 24.8).

Die sondierbare Tiefe von Stichverletzungen wird als Stichkanal bezeichnet. Er kann kürzer, gelegentlich auch länger als die Klinge des Werkzeuges sein. Letzteres ist ein Effekt, der durch die Kompression der Weichteile beim Einstechen mit großer Wucht entsteht. Häufig ist die Länge der Wunde an der Haut etwas größer als die maximale Klingenbreite, da beim Einstechen und Herausziehen fast immer auch eine Schnittkomponente vorhanden ist. An der Kleidung kann es durch einen einzigen Stich aufgrund von Faltenbildungen zu mehreren Durchtrennungen kommen.

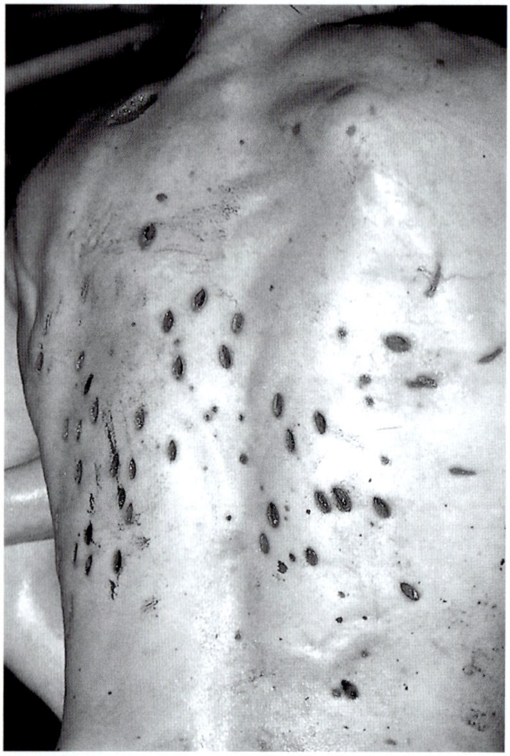

Abb. 24.8: Stichwunden am bewegungsunfähigen Opfer [1]

Scharfe Hiebverletzungen
Diese entstehen durch Einwirkung von Hiebinstrumenten mit Klingen auf die Körperoberfläche, v.a. durch Beile oder Äxte. Die Wunden ähneln Schnittverletzungen, sind jedoch meist etwas tiefer sondierbar. Aufgrund der Klingenbreite kommt es an den Wundrändern oft zu saumartigen Randabschürfungen. Aufgrund der hohen Masse der Hiebwerkzeuge entstehen Verletzungen der tiefer gelegenen Strukturen, insbesondere der Knochen (Scharten, Trümmerfrakturen).

4.4.3 Selbst- und Fremdbeibringung

Selbstbeibringung
Oberflächliche Schnitte sind die häufigste Verletzungsform bei Selbstbeschädigungen und Suizidversuchen. Bei Suizidversuchen kommen sehr häufig Pulsaderschnitte vor. Verletzungen durch eigene Hand sind charakterisiert durch ihre Lokalisation an selbst zugänglichen Körperregionen, Gruppiertheit, Oberflächlichkeit und Parallelität. Oberflächliche parallele Schnitte werden auch als Probierschnitte bezeichnet (☞ Abb. 24.9). Bei Halsschnitten ist beim Rechtshänder die Schnittführung häufig von links oben nach rechts unten. Für eine Selbstbeibringung spricht auch das Fehlen von Abwehrverletzungen sowie die Tatsache, dass die Kleidung häufig nicht beschädigt ist.

Fremdbeibringung
Für eine Fremdbeibringung sprechen wahllos gesetzte Verletzungen, bei denen es sich zumeist um Stiche und nicht um Schnitte handelt. Die Verletzungen haben in der Regel eine deutlich größere Verletzungstiefe. Bei den Betroffenen können Kampfspuren, häufig in Form von Abwehrverletzungen an den Händen, festgestellt werden.

4.5 Schuss

4.5.1 Verletzungsbiomechanik

Die Wirkung von Schüssen hängt im Wesentlichen von folgenden Faktoren ab:
- getroffene Körperregion: Kopf- und Herzdurchschuss im Gegensatz zum Extremitätendurchschuss.
- die Art des Projektils: Manche Projektile wie Blei- und Teilmantelgeschosse können sich im Körper zerlegen. Ihre Splitter führen dann zu zusätzlichen Verletzungen („Dumdumwirkung“).
- Geschwindigkeit und kinetische Energie des Geschosses: Projektile mit hoher Mündungsgeschwindigkeit, etwa 700–1000 ms, erzeugen eine wesentlich größere temporäre Wundhöhle. Eine hohe kinetische Energie kann schneller zu Sprengwirkungen, z.B. bei Kopfschüssen führen.

Schussverletzungen führen zu einem kanalartigen Defekt, dem bleibenden Schusskanal. Zerreißungen von Organen oder Blutgefäßen, die in diesem Schusskanal liegen, können schnell den Todeseintritt bedingen. Bei Schüssen in den Bauchraum kann durch Reizung parasympatischer Nervenfasern der Tod reflektorisch eintreten. Verläuft der bleibende Schusskanal durch flüssigkeitsreiche Organe wie Gehirn und Herz, so kann es zu einer

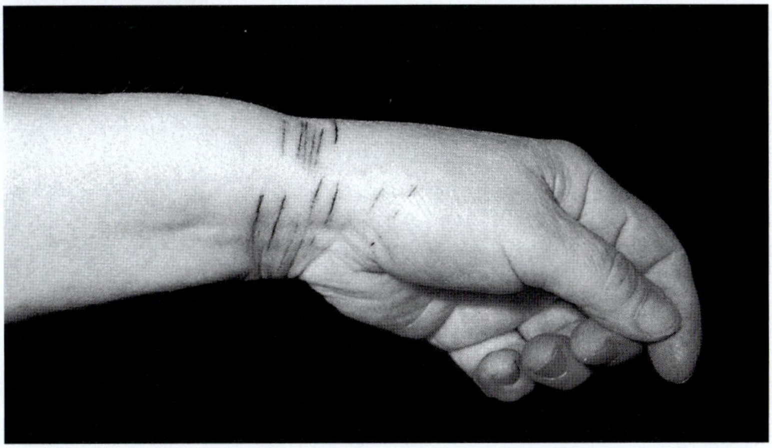

Abb. 24.9: Schnittverletzungen in suizidaler Absicht [1]

hydrodynamischen Sprengwirkung kommen, die zu groben Organzerreißungen führt. Senkrecht zu diesem Kanal werden die Gewebe durch das Projektil kurzzeitig radiär beschleunigt und es entsteht eine **temporäre Wundhöhle**, in der sich Kontusionsblutungen finden. Bei Hochgeschwindigkeitsgeschossen kann der Durchmesser der temporären Wundhöhle ein Mehrfaches des Durchmessers des bleibenden Schusskanals betragen. Innerhalb der temporären Wundhöhle kann es zu erheblichen Verletzungen kommen.

4.5.2 Schussformen

Sowohl für medizinische als auch kriminalistische Fragestellungen sind folgende Schussformen von Bedeutung:
- Durchschuss: Dabei findet sich ein Ein- und Ausschuss am Körper.
- Steckschuss: Es ist nur ein Einschuss vorhanden, das Projektil liegt im Körperinneren. Eine Sonderform eines Steckschuss ist der Ringelschuss. Dabei dringt das Projektil in den Schädel ein und folgt dann der runden inneren Kontur des Schädels.
- Streifschuss: An der Haut besteht eine rinnenartige Verletzung, die am Rand in Schussrichtung weisende Dehnungsrisse zeigt.
- Krönlein-Schuss: Damit wird ein Kopfschuss bezeichnet, bei dem es aufgrund der Sprengwirkung zum Bersten des Schädels und zum Austritt des Gehirns kommen kann.
- Geller-Schuss: Dabei wird das Projektil während des Fluges durch Anschlagen an Gegenstände abgelenkt und kommt ins Taumeln, sodass beim Eintritt in den Körper besonders schwere Verletzungen möglich sind.

4.5.3 Pathomorphologie

Einschuss

In der Regel ist die Einschusswunde kleiner als die Ausschusswunde. Der Einschuss weist einen meist runden Gewebsdefekt mit nicht adaptierbaren Wundrändern auf. Am Rand des Schussloches findet sich ein **Abstreifring** (Synonym: Schmutzring). Er entsteht durch Abriebreste aus dem Lauf, die das Projektil beim Eintritt in die Haut abstreifen kann. Ist die Hautwunde nicht der primäre Einschuss, findet sich der Abstreifring z.B. an Kleidungsstücken, die zuerst durchdrungen wurden. Am Schussloch ist auch ein **Schürfsaum** vorhanden. Er entsteht durch die Rotation des Geschosses, die zum Abspritzen von Gewebepartikeln führt. Abstreifring und Schürfsaum können sich überlagern. Nach außen schließt sich ein schwach blaugrauer Kontusionshof an. Als sichere Einschusszeichen gelten der Schmutzring sowie die unten beschriebenen Nahschusszeichen.

Ausschuss

Der Ausschuss ist durch Geschossstauchung oder mitgerissene Gewebsteile meist größer als der Einschuss, besitzt fetzige, unregelmäßige, manchmal mehrstrahlige Wundränder, die adaptierbar sind (☞ Abb. 24.10). Zeichen des Ausschusses gibt es nicht. Ausschusswunden sind im Wesentlichen durch das Fehlen von Einschusszeichen charakterisiert.

Nahschuss

Absoluter Nahschuss. Ein Schuss mit auf die Haut aufgesetzter oder fast aufgesetzter Waffe wird als absoluter Nahschuss bezeichnet. Die Ein-

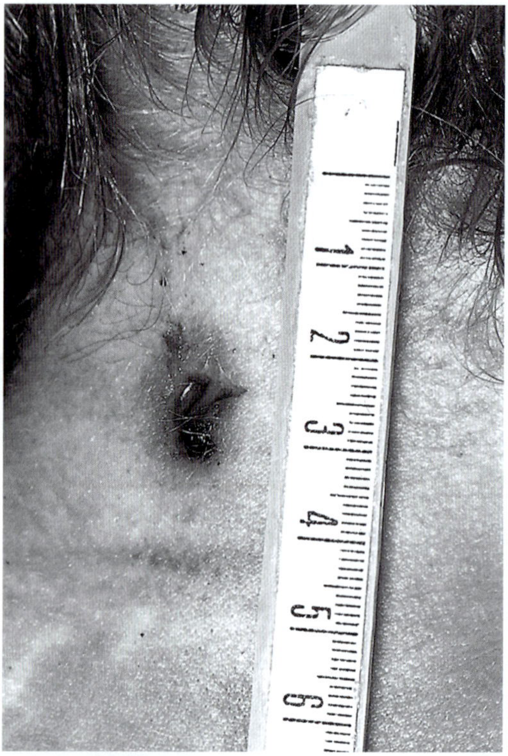

Abb. 24.10: Schussverletzung (Ausschussöffnung) [1]

schusswunde zeigt einen runden, nicht adaptierbaren Defekt, von dem häufig mehrstrahlige Hautaufplatzungen ausgehen, sodass die Einschusswunde zumeist größer als der Ausschuss ist. Unter der Hautwunde liegt eine Wundhöhle, die durch die Druckausbreitung der Pulvergase besonders über knöchernen Unterlagen wie dem Schädel entsteht. Sie wird **Schmauchhöhle** genannt (☞ Abb. 24.11). Die Druckausbreitung von innen her ist auch die Ursache für die sternförmigen Hautaufplatzungen. Zugleich können die Konturen der Laufmündung um das Schussloch zu einer Stanzverletzung, der **Stanzmarke,** führen. In der Schmauchhöhle sind Schmauch und gelegentlich auch unverbrannte Pulverpartikel nachweisbar.

Relativer Nahschuss. Dabei handelt es sich um Schüsse, die aus einer Entfernung von bis zu 50 cm abgegeben werden. Um den primären Einschussdefekt können dann Schmauch und unverbrannte Pulverpartikel nachgewiesen werden (☞ Abb. 24.12).

Das Vorhandensein von Schmauch bzw. unverbrannten Pulverpartikeln stellt ein **Nahschusszeichen** dar und kann zugleich die Einschusswunde charakterisieren.

Fernschuss

Darunter versteht man einen Schuss aus einer Distanz, die so groß ist, dass der primäre Einschuss keine Nahschusszeichen mehr aufweist. Schmauch und Pulverpartikel fehlen bei Pistolen ab einer Entfernung von etwa 50 cm, bei Gewehren ab

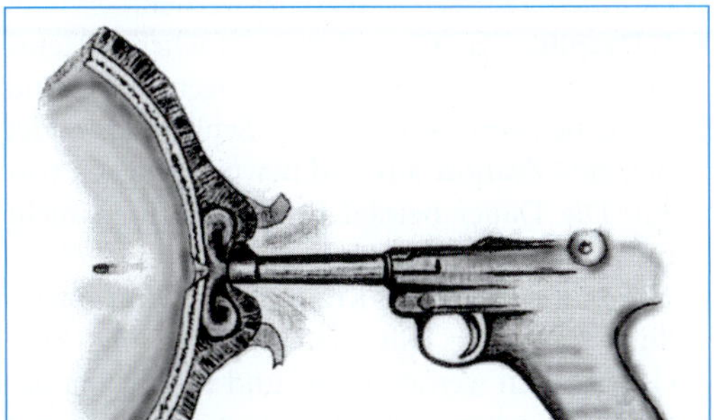

Abb. 24.11: Schematische Darstellung der Entstehung einer Schmauchhöhle unter der Kopfhaut bei absolutem Nahschuss [2]

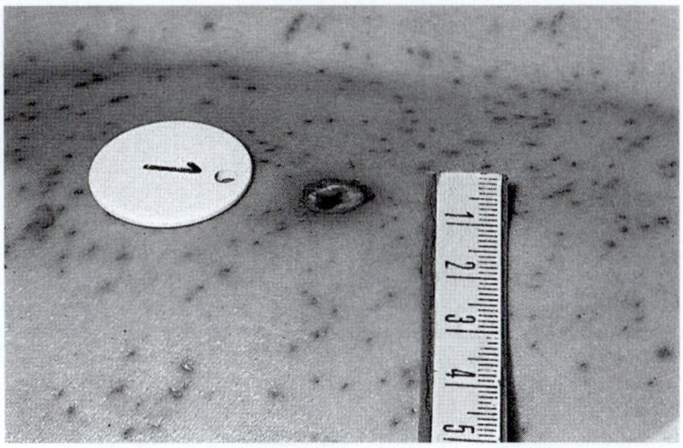

Abb. 24.12: Einschusswunde mit Schmauchhof und massenhaft eingesprengten Pulverpartikeln in der weiteren Umgebung (relativer Nahschuss) [1]

etwa 150 cm. Im Übrigen gelten die allgemeinen Wundkriterien für Ein- und Ausschüsse. Wiederum ist die Einschusswunde meist kleiner als die Ausschusswunde.

4.5.4 Schussrichtung und -entfernung

Die Schussrichtung wird durch Messen des Abstands von Einschuss- und Ausschusswunde, bezogen auf die Fußsohle, unter Beachtung der Körperhaltung des Opfers ermittelt. Beim senkrechten Auftreffen des Projektils ist der zentrale Schussdefekt eher rund, bei schrägem Auftreffen oval ausgezogen. Dasselbe gilt für das Areal der Beschmauchung. In dem sich zum Ausschuss hin erweiternden Schusskanal werden Knochensplitter mitgerissen. Bei Schädeldurchschüssen sind Randabsprengungen an der Kalotte ein wertvoller Befund zur Schussrichtungsbestimmung, da am Einschuss an der Tabula interna und am Ausschuss an der Tabula externa trichterförmig sich in Richtung des Schusses erweiternde Randabsprengungen vorhanden sind.

Nach den oben genannten Kriterien zur Wundmorphologie in Abhängigkeit von der Schussentfernung können entsprechende Aussagen getroffen werden. Weiterführende Analysen werden von kriminaltechnischen Labors vorgenommen.

4.5.5 Handlungsfähigkeit und Fremdbeibringung

Handlungsfähigkeit ist zum Teil nach Kopfdurchschüssen von Schläfe zu Schläfe, aber auch nach Brustschüssen mit Herz-Lungenbeteiligung gege-

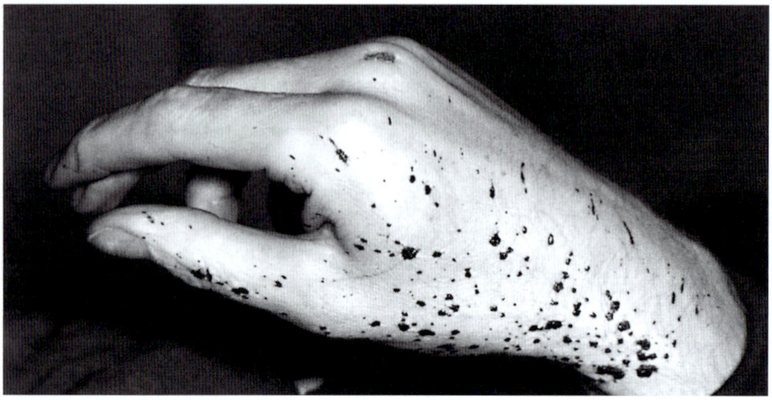

Abb. 24.13: Schusshandspuren bei Suizid [1]

ben. Ein Suizident kann sich unter Umständen selbst einen zweiten, letztlich zum Tode führenden Schuss setzen oder die Waffe an einem Ort hinterlassen, der von der späteren Auffindung des Betroffenen entfernt ist.

Für eine **Fremdbeibringung** sprechen vor allem wahllos verstreut liegende Einschüsse in untypischen Körperregionen. Demgegenüber werden beim **Suizid** die Schläfe bzw. die Herzregion bevorzugt. Das Auffinden von Blutspritzern und Gewebeteilchen sowie der Nachweis von Schmauch an einer Hand, kann einen Hinweis auf die Schusshand erbringen (☞ Abb. 24.13). Der Mehrzahl der Suizidenten gleitet nach dem Schuss die Waffe aus der Hand.

Bei der Obduktion sind alle notwendigen Materialien wie Ein- und Ausschusswunde, Kleidung mit etwaigen Schmauchspuren sowie aufgefundene Projektile zu asservieren, um sie zur Beurteilung der Gesamtsituation für kriminaltechnische Untersuchungen zur Verfügung zu stellen.

4.6 Ersticken

4.6.1 Pathophysiologie

Unter Ersticken versteht man einen Tod infolge von O_2-Mangel, meist durch Beeinträchtigung oder Aufhebung der Atmung verursacht, wobei gleichzeitig Störungen der cerebralen Durchblutung von wesentlicher Bedeutung sein können. Aufgrund seiner großen O_2-Empfindlichkeit ist das Gehirn das primäre Erfolgsorgan aller Arten des Erstickens.

Bei den meisten Erstickungsvorgängen handelt es sich um **äußeres Ersticken.** Es kann durch O_2-Mangel in der Atemluft, Verlegung der Atemöffnungen und -wege, durch Behinderung der Atemexkursionen bzw. durch verminderte O_2-Diffusion und -Perfusion in den Alveolen bedingt sein. Selten führen innere Erkrankungen, die z.B. mit Atemmuskellähmungen einhergehen, zum Ersticken. Meist hat das Ersticken eine traumatische Ursache, z.B. Erhängen oder Speisebrei- und Bluteinatmung bei Schädelhirntrauma.

Als **inneres Ersticken** werden Störungen des O_2-Transportes bei CO-Intoxikationen oder Störungen der O_2-Abgabe im Gewebe bei CN^--Intoxikationen bezeichnet.

Die meisten äußeren Erstickungsarten verlaufen primär nicht nur mit einem O_2-Mangel, sondern auch mit einem Anstieg des CO_2-Partialdrucks infolge der Atembehinderung und werden als **primär asphyktisches Ersticken** bezeichnet. Dabei können 5 Phasen abgegrenzt werden:

- **1. Dyspnoe:** Es kommt zu vermehrter Atemfrequenz mit vertieften Atemzügen, Puls- und Blutdruckwerte sind erhöht. Schließlich bildet sich eine Zyanose aus und Bewusstlosigkeit tritt ein. Die Dauer beträgt im Allgemeinen nicht mehr als 60 s
- **2. Tonisch-klonische-Krämpfe:** Im Krampfstadium kann der Puls weiter beschleunigt sein. Gelegentlich werden Urin- und Kotabgang beobachtet, selten kommt es zu Erektionen mit Ejakulation. Die Dauer dieser Phase beträgt im Allgemeinen bis zu 90 s
- **3. Präterminale Atempause:** Es besteht vorübergehende Apnoe. Der Blutdruck fällt ab, die Pulsfrequenz ist oft erhöht

- **4. Terminale Schnappatmung:** Diese Phase dauert häufig weitere 60–120 s
- **5. Apnoe:** Den endgültigen Atemstillstand kann die Herztätigkeit bis zu etwa 20 min überdauern

4.6.2 Pathomorphologie

Bei Überlebenden und Verstorbenen sind häufig folgende äußere Befunde vorhanden:

- Petechien (punktförmige Blutungen): Sie finden sich in unterschiedlicher Verteilung und Intensität bei allen Erstickungsarten. Besonders häufig kommen sie in den Konjunktiven, oft auch in der Haut der Augenlider vor. Gelegentlich sind sie in der Mundschleimhaut und der Gesichtshaut vorhanden, aber auch hinter den Ohren, am Hals, den Schultern und in der oberen Brustregion. Sind die Petechien in mehreren Körperregionen lokalisiert, spricht man vom Stauungssyndrom. Selten fehlen die Petechien bei Erstickungsvorgängen völlig. Bei Überlebenden von Erstickungsvorgängen sind die Petechien meist am 2 d nach dem Trauma resorbiert
- Zyanose der Gesichtshaut
- „Dunsung" des Gesichts: Zur Anschwellung der Gesichtsweichteile kann es infolge der venösen Stauung kommen
- Markenartige Befunde: Sie finden sich im Fall von Strangulationen am Hals. Bei Thoraxkompressionen können Druckmarken an Brust oder Rücken vorhanden sein
- Gelegentlich kann Urin- und Kotabgang, vereinzelt eine Ejakulation beobachtet werden. Bei Lebenden wird durch Urin- und Kotabgang die Angabe einer vorübergehenden Bewusstlosigkeit verifiziert

Die **inneren Befunde,** d.h. Obduktionsbefunde, sind im Wesentlichen folgende:

- Petechien: Sie finden sich in der Schleimhaut des Nasen-Rachenraums, unter dem Epicard sowie gelegentlich unter der Pleura pulmonalis, an letzterer Tardieu'sche Flecken genannt. Petechien können auch unter der Thymuskapsel vorhanden sein. Bei bestimmten äußeren Erstickungsmechanismen, z.B. bei Thoraxkompressionen, finden sich grobfleckige Einblutungen in der Zunge
- Akutes Lungenemphysem: Besonders bei Verlegungen der Atemwege
- Flüssiges Leichenblut
- Hyperämie der inneren Organe

Merke

Petechien sind nicht spezifisch für Ersticken. Sie kommen jedoch signifikant häufiger beim Ersticken als bei anderen Todesursachen vor. Die Diagnose „Ersticken" ist fast immer eine Ausschlussdiagnose!

4.6.3 Strangulation

Zu den Formen der Strangulation gehören:

- Erhängen: Zuziehen einer um den Hals liegenden Schlinge durch das eigene Körpergewicht. Meist handelt es sich um sog. **atypisches Erhängen,** wobei der Körper nicht frei hängt und der Knoten nicht in Nackenmitte vorhanden ist. Selten kommt **typisches Erhängen** vor. Dabei hängt der Körper völlig frei und der Knoten befindet sich in Nackenmitte
- Drosseln/Erdrosseln: Zuziehen eines Strangwerkzeuges um den Hals mit der Kraft der Hände bzw. Arme, wobei gelegentlich zur Verstärkung der Halskompression auch zusätzliche Gegenstände verwendet werden
- Würgen/Erwürgen: Kompression des Halses mit der Kraft der Hände

Erhängen

Pathophysiologie. Der wesentliche Faktor des Todeseintritts ist eine verminderte cerebrale Durchblutung. Dabei kommt es einerseits zur Behinderung des arteriellen Zuflusses durch Kompression der Carotiden und der Vertebralarterien. Die Carotiden sind bereits ab einem Gewicht von nur 3–5 kg verschlossen. Andererseits führt die Kompression der Halsvenen zur Behinderung des venösen Abflusses, wodurch ebenfalls eine cerebrale O_2-Mangelsituation entsteht. Die Blutstauung im Kopf-/Halsbereich (☞ Abb. 24.14 im Farbteil) bzw. an den Schultern und in der oberen Brustregion führt zur Ausbildung von Petechien per rhexis, die als Stauungsblutungen imponieren. Die zusätzliche Atembehinderung durch Kompression von Luftröhre bzw. Nasen-Rachenraum spielt eine vergleichsweise untergeordnete Rolle. Außerdem wird immer wieder der durch Halskompression auslösbare Carotis-Sinus-Reflex diskutiert, der durch akute Blutdrucksenkung zum cerebralen Sauerstoffmangel beitragen kann.

Pathomorphologie. Als **vitale** Befunde werden angesehen:

- Petechien: In der Regel bilden sie sich zuerst in den Konjunktiven, dann in der Haut der Augenlider und in der Mundschleimhaut aus. Sie sind beim typischen Erhängen spärlich vorhanden oder können sogar fehlen, beim atypischen Erhängen kommen sie in verschiedenen Lokalisationen in hoher Intensität vor (Stauungssyndrom)
- Kräftig umblutete Frakturen des Kehlkopfes, insbesondere der oberen Schildknorpelhörner, seltener der großen Hörner des Zungenbeins. In der vorderen Halsmuskulatur sind nur sehr selten dezente Einblutungen, beim Sprung in die Schlinge aus der Höhe vereinzelt auch Zerreißungen zu beobachten.
- Subperiostale Blutungen am Schlüsselbeinursprung der Kopfwendermuskeln: Die Befunde werden auch als Zerrungsblutungen bezeichnet. Beim typischen Erhängen ist die Intensität der Blutungen an beiden Schlüsselbeinen gleich und der Befund ist meist symmetrisch ausgebildet. Bei atypischen Erhängungspositionen ist die intensivere Hämorrhagie auf der Seite des höchsten Punktes der Strangmarke vorhanden, sodass eine Asymmetrie des Befundes entsteht.
- Blutungen in den ventralen Anteilen der Disci intervertebrales, besonders der Lendenwirbelsäule (Simon'sche Blutungen): Der Befund findet sich häufiger bei jüngeren Personen in typischer Erhängungsposition. Er soll im Krampfstadium entstehen.
- Akutes Lungenemphysem: Es wird nur gelegentlich beoachtet.

Weitere Befunde werden **nicht** als **vital** angesehen oder entstehen postmortal:

- Speichelabrinnspur: Sie findet sich häufig aus dem Mundwinkel, der dem höchsten Punkt der Strangmarke beim atypischen Erhängen gegenüberliegt. Der Befund ist offenbar rein positionsbedingt und nicht sicher auf eine vitale Reizung von Nervenfasern zurückzuführen, die zu einer verstärkten Sekretion aus der Parotis führen.
- Strangmarke: Sie entsteht durch Läsion des Stratum corneum der Epidermis und vertrocknet nach kurzer Zeit. Unter ihr finden sich fast nie subkutane Hämatome.
- Blutiger Zwischenkamm: Das Phänomen kann bei zwei- oder mehrtourigem Verlauf des Strangwerkzeuges auftreten. Zwischen den benachbarten Touren wird aus den Hautfalten Blut passiv im Epidermisbereich herausgepresst, welches zum Eindruck einer linienförmigen Blutung auf der Höhe der Hautfalten führt, die jedoch auch postmortal erzeugt werden kann.
- Zwischen den Zahnreihen befindliche, nach vorne gepresste Zunge: Dazu kommt es infolge der starken Kompression der Rachenweichteile.
- Hautschürfungen, seltener Blutergüsse: Sie können durch Anschlagen von Körperteilen an Gegenstände während des Erhängungsvorganges entstehen. An den Handrücken werden derartige Befunde als Tambour-Verletzungen bezeichnet. Sie werden auf das Krampfstadium zurückgeführt. Allerdings können diese Befunde auch zufällig beim Abschneiden des Leichnams mit Sturz auf den Boden entstehen oder infolge von Reanimationsbemühungen auftreten.
- Totenflecken in der unteren Körperhälfte: Das Phänomen wird zuweilen auch als „Strumpfhosenzeichen" bezeichnet. Innerhalb der Totenflecken kommt es häufig zu postmortalen Zerreißungen der Kapillaren, sodass punktförmige Blutaustritte (Vibices) entstehen.

Hinweise auf Fremd- oder Eigeneinwirkung. Für die Mitwirkung fremder Hand können beispielsweise Kampfspuren sprechen. Zum Ausschluss von griffbedingten Hämatomen sind bei jedem Leichnam mit einer Erhängungsposition die Oberarme zu präparieren. Auf zusätzliche Marken am Hals (zeitlich vor der Strangmarke ausgebildete Drosselmarke?) ist zu achten. Der kriminaltechnische Nachweis von Fasern des Strangwerkzeuges an den Händen des Betroffenen kann bei faserhaltigen Werkzeugen einen gewissen Anhaltspunkt für eine Selbstbeibringung bilden. Besonders bei Fällen von typischem Erhängen ist am Auffindungsort in unmittelbarer Nähe des Toten eine Steighilfe zu erwarten. Autoerotische Unfälle durch Strangulation sind durch die Betroffenen selbst bedingt. Die Opfer sind ausschließlich Männer, die nackt oder teilbekleidet in einer Erhängungsposition aufgefunden werden (☞ Abb. 24.15). Dazu werden häufig spezielle

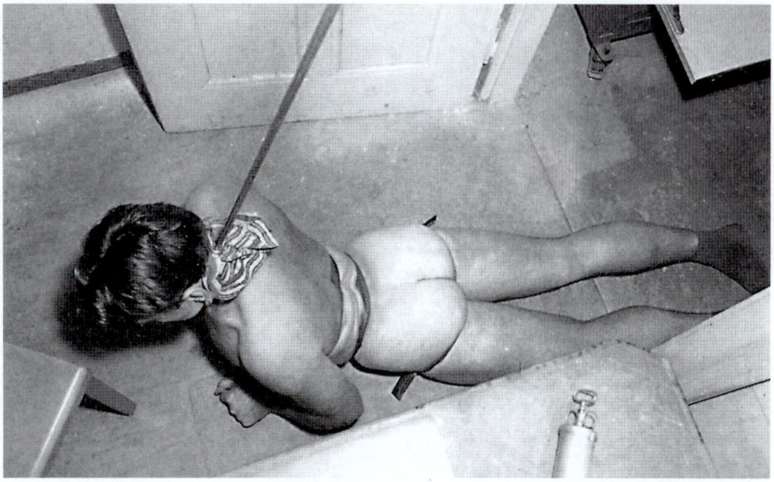

Abb. 24.15: Autoerotischer Unfall [1]

Vorrichtungen verwendet, um zur sexuellen Stimulierung ein dosiertes Beinahe-Erhängen zu erzielen.

Erdrosseln

Pathophysiologie. Beim Drosseln bzw. Erdrosseln steht der cerebrale Sauerstoffmangel infolge der stauungsbedingten Behinderung des venösen Abflusses im Vordergrund.

Pathomorphologie. Typische, als **vital** anzusehende Befunde sind:

- Petechien: Sie sind fast immer in Form eines Stauungssyndroms vorhanden. Nicht selten werden auch stauungsbedingte Einblutungen im Zungeninneren gefunden. Das Stauungssyndrom kann so intensiv sein, dass es infolge der Kapillarrupturen zu Blutungen aus Nase und Ohren kommen kann
- Blutungen in den Halsweichteilen: Sowohl im Unterhautfettgewebe als auch in der Muskulatur bzw. unter den Muskelfaszien sind relativ häufig Blutungen vorhanden, gelegentlich auch unter der Drosselmarke
- Subperiostale Blutungen am Schlüsselbeinursprung der Kopfwendermuskeln: Sie sind nur dann zu beobachten, wenn ein stehender Täter ein sitzendes oder liegendes Opfer drosselt und es dabei zu einer relevanten Zugwirkung am Halsbereich kommt.

Weitere Befunde sind:

- Drosselmarke: Sie verläuft häufig horizontal und ist nur im Zusammenhang mit darunter befindlichen Weichteilblutungen als vital anzusehen

Erwürgen

Pathophysiologie. Würgen/Erwürgen ist eine Kompression des Halses durch die Kraft der Hände. Der zum Tode führende O_2-Mangel des Gehirns kommt sowohl durch die Unterbindung des venösen Rückstroms als auch durch die Kompression von Kehlkopf bzw. Luftröhre zustande.

Pathomorphologie. Die wesentlichen **äußeren** Befunde sind:

- Stauungssyndrom: Es ist meist weniger intensiv als beim Drosseln. Blutungen aus Ohr und Nase kommen kaum vor
- Würgemale: Sie kommen in Form kurzer linienartiger oder bogenförmiger Schürfungen vor durch die Einwirkung der Fingernägel (☞ Abb. 24.16). Sie treten aber auch als Hämatome, bedingt durch den Fingerbeerendruck auf. Bei Lebenden sind auch kratzerartige und flächenhafte Hautrötungen zu beobachten

Die wesentlichen **inneren** Befunde sind:

- Petechien im Rahmen des Stauungssyndroms an den Strukturen des Nasen-Rachenraums und des Mediastinums
- Kräftig umblutete Frakturen von Kehlkopf und Zungenbein: Die Frakturen kommen besonders bei Älteren mit verknöchertem Kehlkopf und Zungenbein vor
- Blutungen in den vorderen Halsweichteilen: Beim Würgen sind fast immer kräftige Blu-

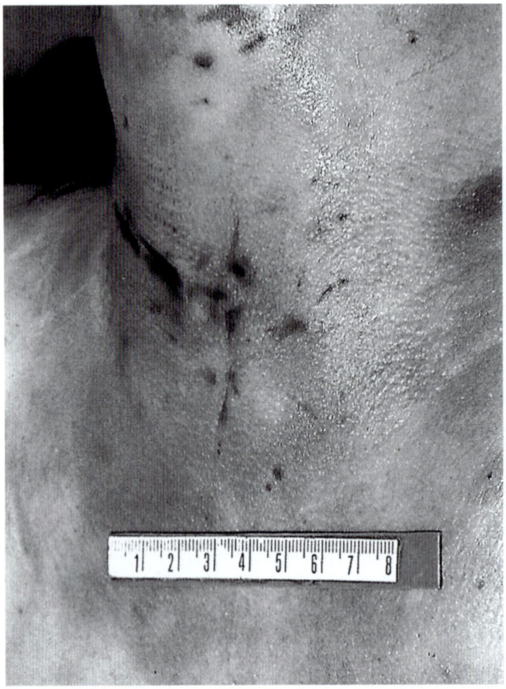

Abb. 24.16: Halsbefund beim Tod durch Erwürgen [1]

tungen im Unterhautfettgewebe sowie in den Muskeln und den Muskelfaszien vorhanden
- Akutes Lungenemphysem
- Gelegentlich weißer oder schwach blutig durchsetzter, weißer Schaum, wandanhaftend, in den Atemwegen
- Flüssiges Leichenblut
- Akute Blutfülle der inneren Organe

4.6.4 Tod durch Ertrinken

Pathophysiologie. Ertrinken ist eine Form des Erstickens aufgrund von Flüssigkeitsaspiration (meist Wasser). Dabei müssen die Atemöffnungen zumindest in die Flüssigkeit eintauchen. Vom Ertrinken ist die tödliche Aspiration von Wasser, das z.B. Bewusstlosen in die Mundhöhle gefüllt wurde, abzugrenzen.

Wie die anderen Arten des Erstickens verläuft das Ertrinken in Phasen. Bei Wasser, insbesondere kaltem, sind spezielle Bedingungen gegeben:
- **Reflektorische Inspiration:** Kaltes Wasser auf Rücken- und Brusthaut führt sehr häufig zum plötzlichen Einatmen. Allerdings können Ertrinkungsvorgänge sehr unterschiedlich beginnen, wie man beim Vergleich von Ertrinkungsgeschehen in temperiertem Badewannenwasser und in hohen Brandungswellen ersehen kann.
- **Willkürliche Apnoe:** Bewusstseinsklare Personen versuchen, nicht zu atmen. Der ansteigende pCO_2 führt jedoch wieder zum unwillkürlichen Einsetzen der Atmung
- **Dyspnoe:** Nunmehr wird beim Atmen auch Wasser aspiriert, allerdings bewirken die Schutzreflexe zunächst Husten. Dabei bildet sich in den Atemwegen Schaum, der aus Luft, Wasser und Bronchialsekret besteht. Der O_2-Mangel führt letztlich zur Bewusstlosigkeit
- **Weitere Phasen:** Sie entsprechen den bereits erwähnten Phasen des Erstickens, d.h. ein Krampfstadium, präterminale Atempause, terminale Schnappatmung und Apnoe folgen aufeinander

Der gesamte Vorgang dauert etwa 3–5 Minuten. Nur selten kommt es zum Überlebenskampf im Wasser.

Früher war man der Ansicht, dass Ertrinken im Süßwasser (hypoton) sich vom Ertrinken im Salzwasser (hyperton) unterscheidet. Theoretische und experimentelle Ansätze bezüglich dieser Differenzierung konnten praktisch nicht bestätigt werden. Auch für die notärztliche und intensivmedizinische Behandlung von Überlebenden hat die Osmolarität der Ertrinkungsflüssigkeit keine therapeutische Konsequenz.

Pathomorphologie. Wesentlicher **äußerer** Befund ist:
- Schaumpilz: Dabei handelt es sich um Schaum vor Mund und Nase (☞ Abb. 24.17). Diese Erscheinung ist an Leichen, die aus Gewässern geborgen wurden, zunächst meist nicht sichtbar, da der Schaum bei der Bergung abgewaschen wird. Infolge ansteigenden intrathorakalen Drucks, bedingt durch intracorporale Gasbildung, wird der Schaum gelegentlich einige Stunden nach dem Tod aus den Atemwegen nach außen, d.h. vor Mund und Nase herausgepresst

Als wesentliche **innere** Befunde sind feststellbar:
- Akutes Lungenemphysem (Emphysema aquosum): In situ berühren oder überkreuzen sich die Lungen vorne und sinken nicht zurück. Infolge von Zerreißungen elastischer Fasern ist das „Retraktionsvermögen“ des Lungengewe-

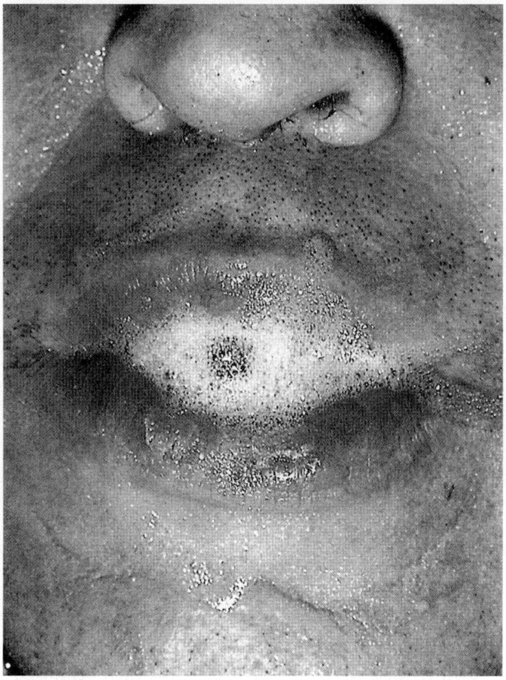

Abb. 24.17: Schaumpilz beim Tod durch Ertrinken [1]

bes aufgehoben, d.h. beim Berühren der Lungenoberfläche bleiben Eindellungen zurück. Das akute Lungenemphysem beweist im Zusammenhang mit Schaum in den Atemwegen einen Ertrinkungstod

- Schaum in den Atemwegen: Es findet sich mehr oder wenig reichlich feinblasiger Schaum, der ein zweifelsfreies Vitalitätszeichen darstellt
- Aspirierte Partikel aus dem Wasser: Gelegentlich können sich Sand oder Pflanzenteile in den Atemwegen finden. Liegen diese Partikel in den peripheren Bronchien, ist der Befund als Vitalitätszeichen zu werten
- Paltauf-Flecken: Es handelt sich um rötliche Flecken unter der Pleura pulmonalis, die durch die Hämolyse von Petechien entstehen sollen. Der Befund ist bezüglich seiner Entstehung nicht ausreichend geklärt und hinsichtlich seiner Beurteilung großer Subjektivität unterworfen. Deswegen stellt er kein sicheres Vitalitätszeichen dar
- Mageninhalt: Ein erhöhter Wassergehalt im Magen lässt sich dem „Verschlucken" während eines Ertrinkungsgeschehens zuordnen. Da vor dem Tod getrunken worden sein könnte, ist der Befund kein sicheres Vitalitätszeichen. Füllt man den Mageninhalt in ein Spitzglas, kann sich eine Dreischichtung einstellen: Unten feste, in der Mitte flüssige Phase, oben Schaum. Der Schaum ist Ausdruck einer aktiv erfolgten Bauchpresse, die beim Ertrinken besonders in den ersten Stadien vorkommt. Insofern ist dieser Befund als vital entstanden anzusehen. Ferner können im Mageninhalt Partikel der Ertrinkungsflüssigkeit vorhanden sein. Derartige Partikel haben für die Beurteilung der Vitalität einen hohen Stellenwert, da eine postmortale Speiseröhrenpassage ausgeschlossen ist
- Magenschleimhautrisse: Sie sind selten vorhanden und finden sich im Bereich der Kardia, wie beim Mallory-Weiss-Syndrom. Sie sollen durch Bauchpresse während des Ertrinkungsvorgangs entstehen
- Flüssiges Leichenblut
- Akute Blutfülle der inneren Organe
- Kieselalgen-Nachweis (Diatomeen): Der Nachweis in den Organen des großen Kreislaufs ist kein sicheres Zeichen dafür, dass diese Algen via Ertrinkungsflüssigkeit durch die Alveolen in den Kreislauf gelangt sind, da Kieselalgen eine große Verbreitung besitzen

Folgende **postmortale Veränderungen** können an Wasserleichen beobachtet werden:

- Waschhautbildung: Sie kommt besonders an Händen und Füßen vor (☞ Kap. 1.7). Sie ist auf Wassereinlagerungen, besonders in die Leistenhaut zurückzuführen. Die Haut kann handschuhartig abziehbar werden (☞ Abb. 24.18)

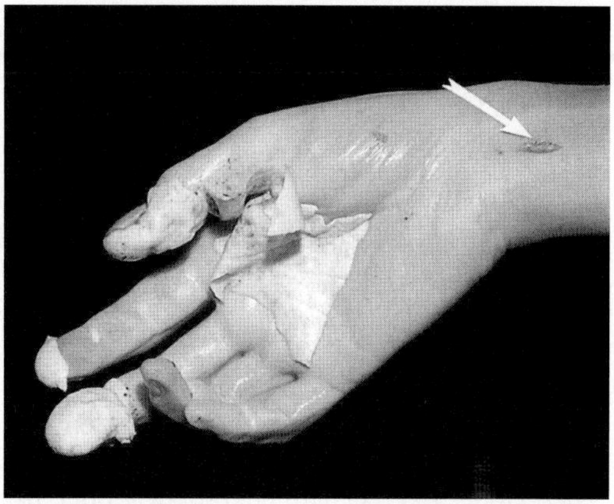

Abb. 24.18: Wasserleiche mit typischer Waschhautbildung. Der Pfeil markiert eine Schnittwunde. [1]

- Fettwachsbildung (Adipocire): Dabei handelt es sich um eine im feuchten Milieu begünstigte hydrolytische Spaltung der Körperfette in Glycerin und Fettsäure. Die Bezeichnung „Fettwachs" ist im chemischen Sinne falsch, da bei der Analyse des umgewandelten Körperfetts zwar Palmitin- und Stearinsäure, aber weder Fett noch Wachs nachgewiesen wurden. Je nach Bedingungen, kann es bereits nach 3–5 Wochen zur Fettwachsbildung kommen
- Algenrasen: Er kann sich schnell auf der Haut bilden, ist jedoch leicht abkratzbar
- Verletzungen: Sie können vital und postmortal z.B. durch Anschlagen beim Sturz ins Wasser entstehen. Treibverletzungen bilden sich besonders an Stirn, Nase und Handrücken in Form von Schürfungen aus. Bergungs-, Tierfraß- und Schiffsschraubenverletzungen sind zu beachten
- Totenflecke: Sie bilden sich aufgrund der Treibhaltung in Bauchlage an vorderen Körperpartien aus

Die **Wasserliegezeit** einer Leiche wird anhand der Intensität der beschriebenen postmortalen Veränderungen beurteilt. Dabei ist die von der Jahreszeit abhängige Wassertemperatur zu beachten, da sich die Veränderungen im warmen Wasser schneller ausbilden als im kalten.

Als **Badetod** werden seltene plötzliche Todesfälle im Wasser bezeichnet, die auf vagale Reflexe zurückgeführt werden. Demzufolge finden sich keine Ertrinkungsbefunde oder vorbestehende Erkrankungen, die den Tod erklären könnten.

Bezüglich der Vagus-Reflexe ist der Ebbecke- oder „Dive"-Reflex von besonderer Bedeutung, da die vagalen Reaktionen durch Eintauchen des Gesichts in kaltes Wasser bedingt werden. Auch im Nasen-Rachenraum kann kaltes Wasser parasympathische Reaktionen auslösen. Ferner ist der Valsalva-Mechanismus zu erwähnen, durch den im Wasser Blutdruck und Herzfreqenz plötzlich gesenkt werden können.

4.6.5 Weitere Formen des Erstickens

Hier gibt es folgende Erscheinungsformen:

- Ersticken durch O_2-Mangel in der Atemluft: Dazu gehört der Abfall der O_2-Konzentration in der Höhe, z.B. bei Höhenkrankheit oder bei Luftfahrtunfällen mit Abfall des Kabinendrucks. Aber auch Fälle mit sog. Rückatmung, d.h. das Atmen in über den Kopf gezogene Kunststoffbeutel oder in abgedichteten Containern gehören in diese Kategorie. Tüten werden nicht nur in suizidaler Absicht über den Kopf gezogen, sondern gelegentlich auch von Männern im Rahmen sexueller Stimulation durch Sauerstoffmangel benutzt. Dabei kommt es vereinzelt zu Todesfällen.
- Verlegung der Atemöffnungen: Dazu gehört das Ersticken durch „weiche Bedeckung", gemeint sind Textilien. Das Zuhalten von Mund und Nase mit den Händen ist eine weitere Erstickungsart.
- Verlegung der Atemwege: In seltenen Fällen können Knebelungen zum Ersticken führen. Aber auch die häufigste Form des Erstickens, die Speisebreiaspiration, gehört in diese Kategorie. Sie setzt Erbrechen und Bewusstlosigkeit voraus. Speisebreieinatmungen werden gehäuft bei Patienten mit Schädel-Hirntraumen beobachtet. Relativ häufig kommen auch zum Tode führende Blutaspirationen vor. Die Ursache von Blutaspirationen sind insbesondere Schädelbasisbrüche, Mittelgesichtsfrakturen, aber auch Lungenverletzungen
- Bolustod: Dabei ist der Kehlkopf durch einen Nahrungsbissen (Bolus) verlegt. Allerdings handelt es sich um keinen tatsächlichen Erstickungsvorgang, sondern um einen vagusindizierten Reflextod, der durch die mechanische Reizung der vagalen Fasern im Larynx, teils auch im Pharynx ausgelöst werden kann. Die Betroffenen sind häufig alkoholisiert
- Thoraxkompressionen: Sie kommen v.a. bei Verschüttungen, aber auch bei Unfällen mit Einklemmungen vor. Dabei bildet sich stets ein intensives Stauungssyndrom an Kopf, Hals und Schultern aus
- Positional asphyxia syndrome: Es handelt sich um eine Atembehinderung infolge einer zwangsweisen Körperhaltung, häufig einer Bauchlage. Die Betroffenen wehren sich fast immer vehement gegen diese Körperhaltung. Die mit der Erregung und Atembehinderung einhergehende vermehrte Adrenalinausschüttung erhöht den O_2-Bedarf, sodass es zu einem O_2-Defizit und letztlich zum Ersticken kommen kann. Risikofaktoren sind Adipositas, Herzkreislauferkrankungen sowie die Wirkung von Drogen und zentral wirksamen Medikamenten.

4.7 Hitze, Kälte, Strahlung

4.7.1 Hitze

Schädigungen des Körpers bzw. der Tod durch Hitzeeinwirkung sind abhängig von der Temperatur, der Dauer, der Art und vom Ausmaß der Schädigung.

Direkte Hitzewirkungen

Pathophysiologie. Hautschädigungen durch Verbrennungen werden folgendermaßen eingeteilt:
- Grad 1: Erythem
- Grad 2: Blasenbildung
- Grad 3: Nekrose
- Grad 4: Verkohlung

Verbrennungen von 40% der Körperoberfläche Erwachsener bzw. 15% der Oberfläche von Kindern können lebensgefährlich sein. Zur Einschätzung der Prognose gilt die sog. Neuner-Regel (☞ Chirurgie, Kap. 6.1).

Zum Tod führen können:
- Während des Brandes: O_2-Mangel und/oder CO-Vergiftung im Rahmen der Rauchgaseinatmung. Selten kann in Bränden CN^- entstehen, sodass die Zyanidwirkung den Tod bedingen könnte
- Frühstadium nach dem Brand: Wasserverluste durch periphere Gefäßkonstriktionen, Elektrolyt- und Permeabilitätsstörungen mit nachfolgendem Serumaustritt ins Gewebe, sodass ein hypovolämischer Verbrennungs- oder Hitzeschock auftreten kann
- Spätstadium nach dem Brand: Es stehen Schädigungen durch Eiweißabbauprodukte im Vordergrund. Dadurch kann es zu Leberveränderungen, Urämie und Nierenschädigungen durch massive Hämolyse kommen. Außerdem ist mit Infektionen durch Hospitalismuskeime zu rechnen, die eine Sepsis bedingen können. Anaphylaktische Reaktionen und blutende Stressulzera können auftreten. Ein Schocklungensyndrom wird v.a. in Folge der Einatmung heißer Dämpfe beobachtet (Inhalationstrauma)

Pathomorphologie. Die wichtigsten Befunde beim Verbrennen sind:
- Rußaspiration: Sie ist das am häufigsten vorkommende Vitalzeichen
- Verschluckte Rußpartikel im Magen oder Duodenum: Dies kann als seltenes vitales Zeichen gefunden werden
- Inhalationstrauma: Als Folge der Einatmung heißer Gase bilden sich an den Schleimhäuten der oberen Atemwege Koagulationsnekrosen mit Desquamationen aus
- Zeichen der CO-Intoxikation: Die Befunde wie lachsrote Farbe der Muskulatur und kirschrotes Leichenblut sind ab etwa 40% CO-Hb zu finden
- „Krähenfüße": Es handelt sich um Aussparungen in der Berußung an den äußeren Augenwinkeln, die durch Zukneifen der Augen bedingt sind. Dieser Befund wird als Vitalitätszeichen gewertet
- Verbrennungsbefunde der Haut: Erytheme und Blasen sind keine sicheren Vitalitätszeichen. Auch Nekrosen und Verkohlungen können postmortal entstehen
- Fechterstellung: Die Hitze führt zu einem Wasserverlust der Muskulatur mit Schrumpfung und letztlich Fixierung. Da die Beuger überwiegen, entsteht eine typische Körperposition
- Brandhämatom: Es handelt sich um eine epidurale postmortale Blutansammlung, wobei das Blut durch die Hitze aus der Diploe nach innen ausgetrieben wird
- Hautaufplatzungen und Knochenläsionen: Es handelt sich um avitale Befunde, die durch die Hitzeschrumpfung der Haut zustande kommen. Der Schädel kann durch die Hitze gesprengt werden. Diese Erscheinung darf nicht mit vital entstandenen Schädelbrüchen verwechselt werden

Hyperthermien

Pathophysiologie. Zu den Hyperthermien zählen:
- Hitzschlag: Hohe Außentemperaturen können zu starker und plötzlicher Überwärmung des Körpers auf Werte über 40 °C führen, wodurch der Tod verursacht werden kann
- Hitzekrämpfe: Sie entstehen durch Flüssigkeits- und Elektrolytverluste und können bis zum hypovolämischen Kollaps führen
- Sonnenstich: Er stellt einen „isolierten Hitzschlag des Kopfes" dar, der zur Reizung des Gehirns und der Hirnhäute führen kann

Die Hyperthermien führen in der Regel zu den bereits erwähnten Elektrolytstörungen mit Krämpfen, zu hypoxischen Zuständen, die letztlich zur Bewusstlosigkeit führen.

Pathomorphologie. Die pathologisch-anatomischen Befunde sind unspezifisch. Zumeist findet man flüssiges Blut und eine akute Hyperämie der inneren Organe. Vereinzelt kommen Kapillarschäden mit Diapedeseblutungen vor. Die inneren Organe können ödematös verändert sein. Vereinzelt finden sich Parenchymnekrosen, z. B. in Leber und Herz.

4.7.2 Kälte

Pathophysiologie. Zur **allgemeinen Unterkühlung, d. h. zur Hypothermie,** kommt es, wenn infolge von Kälte die Wärmeabgabe des Körpers über längere Zeit größer ist als die Wärmeproduktion. Aufenthalt in kaltem Wasser, nasse Kleidung, Bewegungsmangel und Alkoholkonsum begünstigen die Auskühlung. Körperkerntemperaturen von unter 27 °C führen zu Herzkammerflimmern und Asystolie, sodass der Tod eintreten kann. Unterkühlte entkleiden sich gelegentlich vor Eintritt der Bewusstlosigkeit (paradoxe Reaktion, „Kälteidiotie"). Daraus wird abgeleitet, dass sie offenbar temporär ein Wärmegefühl empfinden können. Derartige Situationen dürfen nicht als Sexualdelikt verkannt werden.

Lokale Erfrierungen, die bestimmte Körperregionen betreffen, führen in der Regel nicht zum Tod, sodass sie rechtsmedizinisch praktisch nicht relevant sind.

Pathomorphologie. Bei der allgemeinen Unterkühlung finden sich folgende Befunde:
- „Kälteerytheme": Sie sind häufig an den Knien, manchmal über den Schienbeinen, an Ellenbogen sowie Handrücken lokalisiert und stellen Vitalitätszeichen dar
- Hellrote Totenflecken: Sie sind kein Vitalitätszeichen, da auch ein an Herzinfarkt Verstorbener in der Kälte hellrote Totenflecke ausbildet (☞ Kap. 1.7.1)
- Hämorragische Erosionen der Magenschleimhaut: Sie werden auch als Wischnewski-Flecke bezeichnet. Sie werden im Zusammenhang mit den Erythemen als beweisend für den Unterkühlungstod angesehen
- Blutungen im M. iliopsoas: Sie werden nur selten beobachtet
- Prall gefüllte Harnblase: Ein Befund, der auch beim Tod durch allgemeine Unterkühlung infolge der langen Agonie auftreten kann
- Aceton im Urin: Häufig positive Befunde aufgrund der langen Agonie
- Gravierende vorbestehende Erkrankungen: Sie können der Möglichkeit einer Selbstrettung vor der Auskühlung entgegenstehen
- Bei allgemeiner Unterkühlung sollte stets eine Blutalkoholbestimmung vorgenommen werden, da zahlreiche Fälle offenbar im alkoholischen Rausch ausgelöst werden.

Bei den lokalen Erfrierungen sind folgende Befunde zu unterscheiden:
- Grad 1: Erythem
- Grad 2: Schwellung, Blasenbildung (Congelatio bullosa), auch Frostbeulen genannt, die sich besonders an Händen und Füßen ausbilden
- Grad 3: Nekrose.

4.7.3 Strahlung

Mit der biologischen Wirkung von Strahlen, insbesondere radioaktiven Strahlen, ist die Rechtsmedizin kaum konfrontiert. Die Wirkungen hängen in erster Linie von der Art, Energie und Dauer der Einwirkung ab. Typische **akute** Folgen sind: Hautrötungen, Schwellungen, Blasenbildungen, Störungen der Hämatopoese und gastrointestinale Störungen. Als **späte** Folgen können auftreten: Chromosomenanomalien, Störungen der Embryonalentwicklung, Knochenmarksinsuffizienz und eine erhöhte Krebsrate in der betroffenen Population.

4.8 Elektrische Energie

4.8.1 Technische Bedingungen/ Elektrizitätswirkungen

Elektrischer Strom erzeugt im Körper Wärme, außerdem werden Impulse auf das Nervensystem gegeben, bei sehr hohen Stromstärken können auch mechanische Wirkungen auftreten. Die Wirkungen sind abhängig von:
- **Spannung:** Kleinspannung unter 65 V ist harmlos, Niederspannung bis 1000 V führt zu Kammerflimmern, Hoch- und Höchstspannungen mit über 1000 V führen zu schweren Verbrennungen. Beim üblichen Haushaltsstrom von 230 V und 50 Hz kommt es zu unwillkürlichen Muskelkontraktionen, sodass die Hände vom Stromleiter nicht mehr gelöst werden können

- **Stromstärke:** Ab 25 mA kontrahiert die Hand- und Armmuskulatur, vor allem die Beuger, wodurch es unmöglich wird, die Stromquelle loszulassen. Der Stromfluss ist abhängig vom Widerstand des Körpers zwischen beiden Kontaktstellen und vom Widerstand der Bodenbeschaffenheit, von der Kleidung und vom Schuhwerk
- **Widerstand:** Er setzt sich zusammen aus Hautwiderstand an Ein- und Austrittsstelle sowie Innenwiderstand des Körpers in der Durchflussbahn
- **Stromart:** Gleichstrom ist im Allgemeinen weniger gefährlich als Wechselstrom
- **Frequenz:** (Hz)
- **Kontaktdauer:** Dabei handelt es sich um die Durchströmungszeit
- **Stromweg durch den Körper:** Besonders gefährlich sind Ströme, bei denen das Herz im Stromweg liegt
- **Kontaktfläche:** (cm^2)

Der Tod tritt zumeist infolge von Herzkammerflimmern ein. Ist der Kopf beteiligt, kann es zur sog. zentralen Lähmung des Hirns kommen. Spättodesfälle können durch Nierenversagen (Crush-Niere) auftreten.

Pathomorphologie und Differentialdiagnose

Wesentliche Befunde sind:

- Strommarken: Sie sind besonders an den Eintritts-, gelegentlich auch an den Austrittsstellen des Stroms vorhanden. Häufig finden sie sich an den Beugeseiten der Finger. Sie entstehen durch elektrothermische Effekte, insbesondere durch die Wärmewirkung (☞ Abb. 24.19). Besonders kleine Kontaktflächen, die die Stromflusslinien verdichten, führen zur Ausbildung von Strommarken. Bei großflächigem Kontakt oder feuchter Haut können die Marken völlig fehlen, z.B. beim Stromtod in der Badewanne. Die Strommarken zeigen zentral eine Verbrennung, häufig 3. Grades. Sie ist oft von wallartig aufgeworfener Haut umgeben, deren Farbe an weißes Porzellan erinnert (sog. Porzellanwall). Strommarken sind kein Vitalitätszeichen, sie können auch postmortal verursacht werden. Histologisch finden sich Wabenbildungen der Hornschicht im Wallbereich, eine Koagulationsnekrose der Epidermis, häufig eine Abhebung der Epidermis von der Cutis. Die Zellkerne der Basalzellschicht werden meist elongiert, sodass der Eindruck einer Palisadenstellung zustande kommt. Als Beweis für den Kontakt mit dem Stromleiter wird die Metallisation des Leitermaterials gesehen, d.h. in seltenen Fällen kann Leitermaterial im Strommarkenbereich nachgewiesen werden
- Innere Befunde: Das Leichenblut ist zumeist flüssig und es besteht eine akute Hyperämie der inneren Organe, gelegentlich ist ein Lungenödem vorhanden
- Verbrennungen höheren Grades: Diese kommen bei Hochspannungsunfällen vor, die bis zur völligen Verkohlung des Körpers führen können. Derartige Unfälle setzen nicht zwingend eine Berührung des Stromleiters voraus, denn es kann ein Lichtbogenphänomen auftreten. Dabei kommen Temperaturen von über 1000 °C vor, die den Körper in wenigen Sekunden verkohlen lassen

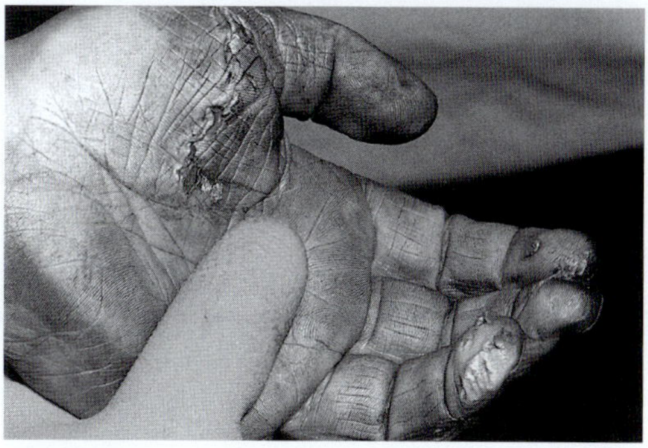

Abb. 24.19: Strommarken [1]

Merke

Die Diagnose Tod durch Elektrizität kann immer nur im Zusammenhang mit einem technischen Sachverständigen festgestellt werden, da es keine spezifischen pathomorphologischen Befunde für einen Stromtod gibt und die Strommarken kein Vitalitätszeichen sind.

4.8.2 Sonderform

Blitzschlag. Die Mortalität liegt bei über 30%. Es handelt sich um Höchstspannungsentladungen, die zu folgenden Befunden führen:

- Farnkrautartiges Erythem: An der Haut sind Blitzfiguren vorhanden (Lichtenberg-Blitzfiguren)

24

- Hitzewirkung: Verbrennungen können sich an der Bekleidung finden, Metalle in den Kleidungsstücken können schmelzen
- Wirkung der Druckwelle: Es kann zu Zerreißungen der Kleidungsstücke kommen

Schlägt ein Blitz in die Erde ein, bildet sich eine Spannung vom Zentrum zur Peripherie. Bei Schrittstellung der Beine am Boden wird eine Spannungsdifferenz wirksam, sodass Personen fernab vom eigentlich Blitzschlag dennoch infolge von Herzkammerflimmern versterben können.

Klinischer Fall

Im Juli wird bei 30 °C Außentemperatur und 80% relativer Luftfeuchtigkeit ein Mann 20 m von einer Straße entfernt in einem Wiesengelände tot aufgefunden. Auffallend sind zerfetzte Schuhe und Strümpfe sowie Verbrennungen 2. bis 3. Grades auf der rechten Seite an Stirn, Brust und Oberschenkelstreckseite.

Diagnose: Tod durch Blitzschlag.

4.9 Verkehrsunfall

Unfälle im Straßenverkehr entstehen meist aufgrund mangelnder Fahreignung, aufgrund von Alter, Krankheiten, Ermüdung, Alkohol-, Drogen- und Medikamenteneinwirkungen oder technischer Fehler.

Bei Jugendlichen und jungen Erwachsenen (im Alter von 18 Jahren oder knapp darüber) sind Straßenverkehrsunfälle mit Todesfolgen die mit Abstand häufigste Todesursache!

Fußgänger

Pathomorphologie. Zur den durch unmittelbaren Anstoß hervorgerufenen Verletzungen des Fußgängers zählen vor allem die bereits erwähnten Messerer-Brüche (☞ Kap. 4.3). Daneben finden sich aber auch Hautabschürfungen, Hämatome und Wundtaschen. Durch Hinschleudern oder Mitschleifen bzw. Überrollen können flächenhafte Hämatome, Décollements sowie Rumpfskelettfrakturen auftreten. Beim Überrollen sind selten Reifenprofilabdruckspuren an der Haut vorhanden.

Beim Anfahren von hinten entstehen häufig Beckenfrakturen und schwere Verletzungen der inneren Organe, z.B. Nieren-, Leber- und Milzrisse. Dehnungsrisse sind an der Haut möglich. Durch Anfahren mit hoher Geschwindigkeit können auch Aortenrupturen auftreten.

Zweiradfahrer

Pathomorphologie. Zweiradfahrer können gelegentlich sog. Sattelverletzungen, d.h. Hämatome im Dammbereich und an der Innenseite der Oberschenkel aufweisen. Selten finden sich Einblutungen an Handflächen bzw. im Handgelenksbereich; auch kommen Frakturen an Händen vor (sog. Abstützfrakturen des Fahrzeuglenkers).

Autofahrer

Pathomorphologie. Typische Verletzungen des nicht angeschnallten Autofahrers sind Brustkorbquetschungen mit Sternalfrakturen durch Aufprall auf das Lenkrad, Schädel- und Gesichtsverletzungen mit Riss-Quetschwunden durch Aufprall auf die Windschutzscheibe. In diesem Zusammenhang sind Glassplitterverletzungen möglich. Fußwurzelverletzungen kommen durch Stauchungen gegen die Pedale vor. Am Armaturenbrett kann es zu Brüchen der Patella und des Femur kommen (☞ Abb. 24.20). Auch Becken-

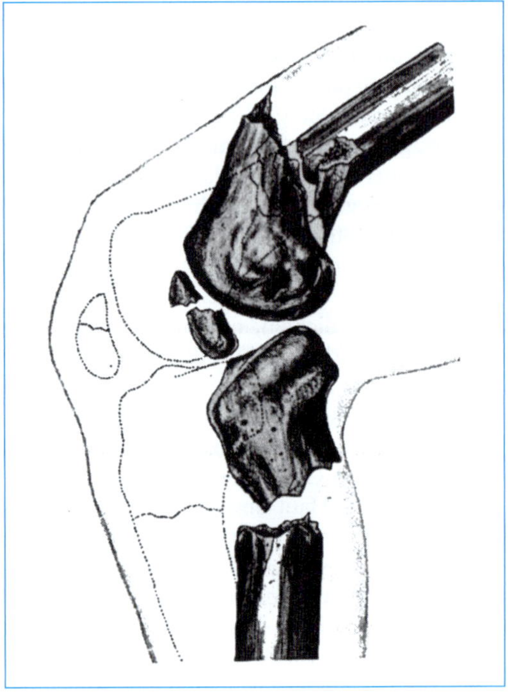

Abb. 24.20: Armaturenbrettverletzung durch Anprall des Knies [2]

brüche, evtl. Beckenringfrakturen können auftreten. Schleuderverletzungen der Wirbelsäule sind möglich und spielen besonders bei Lebenden eine Rolle (HWS-Syndrom).

Bei angeschnallten Kraftfahrzeuginsassen finden sich in einem geringen Prozentsatz an der Haut Abdruckmarken, die durch den Sicherheitsgurt hervorgerufen wurden. Zerreißungen innerer Organe, auch Aortenrupturen, kommen vor.

Eisenbahnunfälle

Sie gehen mit groben Zerreißungen des Körpers einher. Die Bahnräder können zu relativ scharfrandigen Abtrennungen von Körperteilen führen, die an den Rändern oft breite Schürfungen aufweisen. Während es in stehender Position zu diesen schweren Polytraumen kommt, wird bei Suizidenten nicht selten ein Abfahren des Kopfes beobachtet. Die vitalen Reaktionen in Form von Weichteilblutungen können gelegentlich spärlich ausgebildet sein.

4.10 Kindesmisshandlung

Definition. Unter Kindesmisshandlung versteht man die Beeinträchtigung des körperlichen Wohlbefindens eines Kindes meist durch schmerzhaftes körperliches Quälen oder rohes Misshandeln, aber auch durch Vernachlässigung, mangelhafte Pflege oder unzureichende Ernährung.

Pathomorphologie. Zu den typischen Verletzungsbefunden zählen Blutergüsse, gelegentlich unterschiedlichen Alters, besonders im Gesicht, an den Armen sowie im Gesäßbereich. Mundschleimhautverletzungen können die Folge des gewaltsamen Einstoßens eines Löffels sein. Daneben kommen alle anderen Intensitäten von unterschiedlicher Gewalt vor. Bei Verbrennungen und Verbrühungen von Kindern ist stets an eine Misshandlung zu denken. Knochenbrüche und innere Organverletzungen sind möglich. Stockschläge (☞ Abb. 24.21 im Farbteil) können zu doppelkonturierten Streifenhämatomen führen. Besonders bei Säuglingen deuten Epiphysen- und Metaphysenlösungen sowie periostale Verkalkungen auf Kindsmisshandlungen hin (Battered-Child-Syndrom).

Beim **Schütteltrauma** des Säuglings kommt es zu subduralen Hämatomen sowie auch zu Netzhautblutungen. Bei den geschüttelten Kindern können zerebrale Anfälle auftreten, aber auch Bewusstseinstrübungen und Hirnschwellungen, die letztlich zum Tod führen können.

Die Folgen einer **Vernachlässigung** sind Unterernährung, Ernährungsstörungen, Kachexie, Austrocknung und Hauterkrankungen.

In einzelnen Bundesländern besteht inzwischen für den Arzt die Pflicht, an die Jugendämter eine Meldung zu machen, wenn relevante Anhaltspunkte für eine Kindesmisshandlung gegeben sind. Aber auch ohne derartige Regelung kann der Arzt die Schweigepflicht brechen, wenn er durch eine Meldung bzw. Anzeige weiteren Schaden von dem betroffenen Kind abwenden will (Rechtsgüterabwägung).

Differentialdiagnose. Bezüglich einer möglichen Fremdeinwirkung ist besonders die Lokalisation von Verletzungen zu beachten. So finden sich durch Sturz bedingte Schürfungen und Hämatome besonders an den Streckseiten der Extremitäten, an Ellenbogen und Knien, aber auch an den Handflächen. Im Gesicht kommen sturzbedingte Verletzungen besonders an prominenten Arealen vor, die unterhalb der sog. Hutkrempenlinie gelegen sind (☞ Kap. 4.3). Der Arzt muss bei der Beurteilung der verletzungsbedingten Befunde besonders kritisch sein, um ungerechtfertigte Anschuldigungen zu vermeiden.

4.11 Sexualdelikte

Definitionen:

- **Sexueller Missbrauch** von Schutzbefohlenen, Kindern und Jugendlichen, meist ohne körperliche Gewalt
- **Sexuelle Nötigung** sind alle sexuellen Handlungen gegen den Willen des Partners, die nicht Beischlaf sind
- **Vergewaltigung** ist die Nötigung zum Beischlaf, d.h. das Eindringen des männlichen Gliedes in den Scheidenvorhof, durch Gewaltanwendung oder Drohung mit Gefahr für Leib oder Leben des Opfers

Pathomorphologie. Eine frische Defloration zeigt sich meist durch Einrisse am Hymen, das häufig Blutunterlaufungen und Rötungen aufweist. Besonders häufig sind Folgen stumpfer Gewalt zu beobachten, besonders in Form von Halteverletzungen, die sich an den Oberarmen und den Innenseiten der Oberschenkel finden. Aber auch Griffspuren in anderen Körperregionen, besonders an den Brüsten kommen vor. Die Folge von Schlägen in Form von Hautrötungen können sichtbar sein. Nicht selten gehen Sexualdelikte mit Würgen oder Drosseln einher, sodass auf Petechien besonders an den Konjunktiven zu achten ist. An der Körperrückseite können Schürfungen und Hämatome, im Sinne von Widerlagerverletzungen, vorhanden sein, wenn der Täter sich von vorne auf das Opfer legt.

Spurensicherung. Die **ärztliche Untersuchung des Opfers** muss genau erfolgen und auch Bagatellverletzungen sollten registriert werden. Die Befunde sind möglichst fotografisch zu dokumentieren. Die Befunderhebung kann später in einem Strafverfahren als Beweismittel genutzt werden. Sie dient nicht zuletzt auch der Überprüfung der Glaubwürdigkeit des Opfers.

Ferner sind Spurenmaterialien durch den Arzt zu asservieren. Sie sollen im Einzelnen dokumentiert werden. Von besonderer Bedeutung sind:

- Abstriche aus den Körperöffnungen: Dabei ist die Entnahme von Vaginalabstrichen (hinteres Scheidengewölbe, Cervixkanal) besonders wichtig
- Abstriche von Speichelantragungen an der Haut, z.B. an den Brustwarzen
- Etwaige Spermaspuren an der Kleidung
- Schamhaare: Sie sollten ausgekämmt werden, um ggf. fremde Schamhaare zu asservieren
- Abnahme von Materialien zur Untersuchung der Opfermerkmale: Blut- und Speichelproben
- Fingernagelschmutz: Polizeilicherseits werden derartige Asservierungen vorgenommen, um evtl. körpereigenes Material des Täters nachweisen zu können
- Faserspuren: Derartige Spuren werden ebenfalls durch die Kriminaltechnik gesichert

Die Abstriche sind an der Luft zu trocknen, um günstige Bedingungen für die DNA-Analyse zu schaffen. Der Arzt sollte das Opfer auf nachfolgende Untersuchungen bezüglich einer Schwangerschaft oder HIV-Infektion hinweisen.

4.12 Schwangerschaftsabbruch

☞ Gynäkologie, Kap. 4.4

Definition. Als Schwangerschaftsabbruch bezeichnet man die künstlich herbeigeführte vorzeitige Beendigung der Schwangerschaft. Die Schwangerschaft beginnt rechtlich mit der Nidation (ca. 6–7 Tage nach der Befruchtung).

Legaler Schwangerschaftsabbruch

Der Schwangerschaftsabbruch ist in Deutschland rechtswidrig, nach § 218 des Strafgesetzbuches. Er ist jedoch straffrei, wenn er innerhalb von 12 Wochen nach der Befruchtung (d.h. 14 Wochen, gerechnet ab dem ersten Tag der letzten Regelblutung) durchgeführt wird und wenn vor dem Eingriff eine Schwangerschaftskonfliktberatung stattgefunden hat.

Gültige Indikationen zum Schwangerschaftsabbruch. Bis zur Geburt ist die Abtreibung rechtskonform, wenn Gefahr für das Leben oder die Gefahr einer schwerwiegenden Beeinträchtigung des körperlichen oder seelischen Gesundheitszustandes der Mutter besteht und dies nur durch eine Abtreibung verhindert werden kann (die sogenannte **medizinische Indikation,** § 218a Abs. 2). Bis zur 12. SSW ist eine Abtreibung auch dann rechtskonform, wenn der begründete Verdacht besteht, dass die Schwangerschaft Folge einer Vergewaltigung oder vergleichbaren Sexualstraftat ist (die sogenannte **kriminogene Indikation,** § 218a Abs. 3). Das Gesetz regelt an dieser Stelle nicht konkret, wer für die Beurteilung in solchen Fällen zuständig ist; allerdings muss nach § 218b Abs. 1 die Beurteilung einer medizinischen oder kriminogenen Indikation durch einen unabhängigen Arzt erfolgen, der die Abtreibung nicht selbst vornimmt.

Die **embryopathische Indikation** bei zu erwartender schwerwiegender Schädigung des Kindes (nach dem alten Gesetz legale Interruptio bis zur 22. Woche p.c.) ist nicht ausdrücklich vorgesehen, in der Praxis ist sie jedoch in der medizinischen Indikation aufgegangen.

Liegt keine der oben genannten Indikationen vor, ist ein Abbruch der Schwangerschaft nach § 218 StGB strafbar.

Im Falle einer Abtreibung nach Beratung zwischen der 12. und 22. Woche bleibt die Mutter selbst straffrei, der Arzt handelt jedoch strafbar. Sollte das Kind die Abtreibung überleben, muss erste Hilfe geleistet werden. Erleidet die Schwangere einen Hirntod und wird künstlich am Leben erhalten, kann das Beenden der lebenserhaltenden Maßnahmen einen Schwangerschaftsabbruch durch Unterlassen darstellen. In der Rechtsprechung gibt es starke – häufig auch regionale – Unterschiede, was die Verfolgung von Rechtsverstößen angeht.

Handlungen, deren Wirkung vor der Nidation einsetzt, gelten nicht als Schwangerschaftsabbruch. Nach der Rechtsprechung des Bundesgerichtshofes begeht ein Täter keinen Schwangerschaftsabbruch, sondern ein Tötungsdelikt, sobald die Eröffnungswehen eingesetzt haben, da zu diesem Zeitpunkt „die Zäsur für den Beginn des menschlichen Lebens“ angenommen wird (BGHSt 32, 194).

Straflosigkeit wird nach § 218a StGB unter folgenden Voraussetzungen gewährt:
- Es liegt eine der oben genannten Indikationen vor
- Die Schwangere verlangt den Abbruch und weist dem Arzt durch eine Bescheinigung nach, dass sie sich mindestens drei Tage vor dem Eingriff hat beraten lassen
- Der Abbruch wird von einem Arzt vorgenommen
- Seit der Empfängnis sind nicht mehr als zwölf Wochen vergangen

Andernfalls droht Freiheitsstrafe bis zu drei Jahren oder Geldstrafe.

Illegaler Schwangerschaftsabbruch

Im Rahmen illegaler Abtreibungen durch Laien bestehen folgende Gefahren:
- Blutungen und Verblutung der Mutter durch mechanische Verletzungen und Manipulationen am Genitale
- Infektionen bis hin zur Sepsis mit septischem Schock, auch Endotoxinschock. Das Waterhouse-Friderichsen-Syndrom kann auftreten (morphologisch mit Einblutungen in das Nebennierenmark)
- In seltenen Fällen ist auch heutzutage noch an eine pulmonale Luftembolie zu denken, wenn Luft in das Genitale eingebracht wird. Sie kann durch die intervillösen Räume in das Blut der Mutter gelangen

Die forensisch bedeutsamen **medizinischen Untersuchungen** haben insbesondere zwei Fragen zum Inhalt:
- Hat eine **Geburt** stattgefunden? Diese Frage wird heutzutage durch die Gynäkologen beantwortet, z. B.: anhand der Vergrößerung und sonstiger Veränderungen des Uterus. Es ist möglich, dass Plazenta- und Eihautreste nachweisbar sind. Auch können die immunologischen Schwangerschaftsreaktionen (Gonadotropin) noch positiv sein.
- Handelt es sich um eine **(illegale) Abtreibung oder** einen **Spontanabort?** Antwort hierauf kann der Nachweis der beschriebenen Verletzungen oder Komplikationen geben. Die Beurteilung würde ebenfalls von einem Gynäkologen vorgenommen werden. Derartige Fälle kommen heutzutage angesichts der gesetzlichen und gesellschaftlichen Rahmenbedingungen in der rechtsmedizinischen Praxis de facto nicht mehr vor

4.13 Perinatalmortalität/ Kindstötung

Definitionen

Tod einer Lebendgeburt. Beim verstorbenen Säugling handelt es sich um ein Kind, bei dem nach der Trennung vom Mutterleib entweder das Herz geschlagen, die Nabelschnur pulsiert oder die natürliche Lungenatmung eingesetzt hat.

Zeigt ein Kind keines dieser Zeichen, ist es entweder eine **Totgeburt,** wenn es mindestens 500 g wiegt, oder aber eine **Fehlgeburt,** wenn es weniger als 500 g wiegt.

Frühgeburt. Darunter versteht man ein Kind, das vor Ende der 37. Schwangerschaftswoche geboren wird.

Reifezeichen. Die wichtigsten Reifezeichen sind das Körpergewicht (etwa 3000 g) sowie die Körperlänge (48–52 cm). Ferner haben zur Beurteilung der Reife Bedeutung: Kopfumfang (frontooccipital 34–35 cm), Schulterbreite (12,5 cm), Hüftbreite (9,5 cm) sowie insbesondere das Nagelwachstum (Überragen der Fingerkuppen), deszendierte Hoden, das Bedecken der kleinen Labien durch die großen und eine weitgehend geschwundene Lanugobehaarung.

Kindstötung

Definition. Darunter versteht man die Tötung eines Neugeborenen in oder unter der Geburt. Juristisch werden Kindstötungen heutzutage wie andere Tötungsdelikte bewertet. Die Mütter sind stets von einem Psychiater zu untersuchen, da sie während und nach der Geburt in einer besonderen psychischen Situation sind, die häufig zu einer Schuldminderung führen kann.

> **Merke**
>
> Die Tötung eines Neugeborenen wird aus juristischer Sicht heutzutage wie andere Tötungsdelikte bewertet. Für „Kindstötung" gibt es in Deutschland seit 1998 keinen gesonderten Paragraphen mehr im Strafrecht (ehemals § 217 StGB).

Pathomorphologie. Bei Verdacht der Kindstötung sind folgende Untersuchungen von Bedeutung:

- **Feststellung des Neugeborenseins:** Vorhandensein einer Nabelschnur bzw. eines frischen Nabelschnurstumpfes, Vorhandensein einer Plazenta und einer Geburtsgeschwulst, Blutbeschmierungen am Körper des Kindes ohne Verletzungen, „Käseschmiere" (Vernix caseosa) besonders hinter den Ohren und in den Gelenkbeugen
- **Feststellung der Reife:** siehe oben
- **Nachweis der Lebensfähigkeit:** Lebensunfähigkeit kann bei Unreife, geburtsbedingten Faktoren (z.B. intrazerebrale Blutungen, intrauterine Asphyxie), konnatalen Erkrankungen oder Fehlbildungen vorliegen
- **Nachweis des Gelebthabens:** Ein derartiger Nachweis ist nur über den Belüftungszustand der Lungen, d.h. den Nachweis der erfolgten eigenen Atmung möglich. Eine beatmete Lunge schwimmt auf einem Wasserspiegel (positive **Lungenschwimmprobe**). Die Probe kann falsch positiv bei Fäulnis oder künstlicher Beatmung ausfallen. Das Ergebnis ist an gefrorenen Lungen nicht verwertbar. Falsch negative Ergebnisse können sich ergeben, wenn das Kind vor dem ersten Atemzug getötet wurde oder wenn das Kind direkt in eine Flüssigkeit, z.B. einen Wassereimer geboren wurde
- **Zeitdauer des Gelebthabens:** Mit den ersten eigenen Atemzügen kommt es auch zum „Verschlucken" von Luft in den Magen-Darm-Trakt. Insofern kann aus dem Belüftungszustand des Magen-Darm-Trakts, ausgeführt mit der **Magen-Darm-Schwimmprobe,** die Überlebenszeit geschätzt werden. Auch die Verteilung von Mekonium im Darm bringt Anhaltspunkte für die Überlebenszeit eines Neugeborenen:
  - Luft im Magen und oberen Dünndarm → bis 30 min
  - Luft im ganzen Dünndarm → etwa 6 h
  - Luft im ganzen Dickdarm → > 12 h
  - Mekonium im ganzen Dickdarm → < 2 Tage
  - Mekonium nur noch in den Darmbuchten → 2–3 Tage

Fehlbildungen, Infektionen, geburtstraumatische Schädigungen, Blutgruppenunverträglichkeiten u.a. können zum natürlichen Tod in der Neugeborenenperiode führen. Getötet werden kann ein Kind passiv durch Liegenlassen ohne Versorgung, wobei z.B. allgemeine Unterkühlung von Bedeutung ist. Aktive Tötungsarten sind besonders Ersticken in verschiedenen Formen oder die Einwirkung stumpfer Gewalt.

Die betreffenden Kindsmütter behaupten oft, dass

- sie während der Geburt ohnmächtig geworden seien
- sie von der Geburt überrascht worden seien, nichts von ihrer Schwangerschaft gewusst hätten
- ihr Kind aus der Nabelschnur verblutet sei (nur bei starker Asphyxie möglich)
- ihr Kind von der Nabelschnur umschlungen worden sei (ist nur in seltenen Fällen bei abnorm kurzer Nabelschnur möglich)
- sie den Geburtsbeginn verkannt hätten
- sie sich selbst hätten helfen wollen
- das Kind zu Boden gefallen sei (gegen die sog. Sturzgeburt sprechen ein enges Becken, ein reifes Kind, eine ausgeprägte Geburtsgeschwulst, Schädelbasisbrüche und Brüche des Schädeldachs mit mehrfachen Bruchzentren)

5 Forensische Toxikologie

5.1 Begriffe

Forensische Toxikologie. Das Fachgebiet beschäftigt sich mit dem Nachweis von Vergiftungen bei Lebenden und Verstorbenen und der Beurteilung dieser Befunde unter rechtlichem Aspekt.

Gift. Es handelt sich um eine unbelebte Substanz, die ab einer bestimmten Konzentration – abhängig von ihrer Einwirkungsform und von Art, Zustand und individueller Verträglichkeit des betreffenden Organismus – biochemische Fehlleistungen auszulösen vermag. Gifte können auf verschiedenen Wegen aufgenommen werden: peroral, perkutan, per injectionem, per inhalationem, rektal, vaginal, nasal.

Vergiftungen. Diese können absichtlich durch eigene oder fremde Hand oder unabsichtlich, z. B. bei gewerblichen und medizinischen Vergiftungen oder Unfällen im Haushalt, herbeigeführt werden. Gelegentlich werden Gifte heimlich in Flüssigkeiten und Speisen eingebracht. Beispielsweise werden Substanzen, die als K. O.-Tropfen eingesetzt werden in Alkoholika vermischt. Zyankali wird aus geschmacklichen Gründen in Marzipan eingebracht. Im medizinischen Bereich lässt sich ein Gift auch als angebliches Arzneimittel verabreichen.

5.2 Nachweis von Vergiftungen

Die wesentlichen **Untersuchungsmaterialien** sind beim Lebenden Blut, Urin, Kopfhaare und evtl. Erbrochenes bzw. Mageninhalt. Die wesentlichen Untersuchungsmaterialien an Leichen sind Herz- und Femoralvenenblut, Urin, Mageninhalt, Kopfhaare sowie ggf. auch Augenkammerwasser und Liquor. Zum Nachweis von Brandbeschleunigern werden Gewebe aus Hirn und Lunge sowie Fettgewebe in gasdicht verschlossenen Gefäßen zurückbehalten.

Der Giftnachweis gelingt im Blut häufig nur über wenige Stunden bzw. am Tag der Aufnahme. Im Urin kann die Reinsubstanz sowie ihre Metaboliten oft noch nach einigen Tagen nachgewiesen werden. Kohlenmonoxid und organische Gifte wurden in Leichenmaterialien noch nach Monaten, E 605 noch nach etwa 17 Jahren nachgewiesen. Metallgifte waren sogar nach der Einäscherung nachweisbar. Insbesondere Drogen und ihre Metaboliten lagern sich in den Körperhaaren ab. Gleiches gilt für Verbindungen, die nur bei größerem Alkoholkonsum zustande kommen. Bei ausreichender Länge der Kopfhaare kann durch Analyse derselben eine Rückschau auf einen etwaigen Missbrauch dieser Substanzen vorgenommen werden.

5.3 Vergiftungsursachen

Kohlenmonoxid (CO)

Kohlenmonoxid ist ein farb- und geruchloses Gas, das bei unvollständigen Verbrennungen entsteht. Es besitzt im Vergleich zu O_2 eine 200- bis 300fach höhere Affinität zum Hb. Dadurch wird der O_2-Transport gestört und es kommt zum „inneren Ersticken". Nach Beendigung einer CO-Exposition kann das Gas rasch abgeatmet werden. Die Halbwertszeit von CO-Hb beträgt 2–3 h. Die tödliche Luftkonzentration beträgt 0,1% CO. Ab einem CO-Gehalt von etwa 12% in der Luft besteht Explosionsgefahr.

Bei allen Todesfällen in Räumen mit Außenwandheizern oder Durchlauferhitzern bzw. beim Holzkohlegrillen in geschlossenen Räumen oder bei Verwendung von Propankochern (z. B. Winter-Camping) und beim Todeseintritt in Garagen ist grundsätzlich an die Möglichkeit einer CO-Intoxikation zu denken.

Klinik. Die Symptome der CO-Wirkung sind abhängig von der CO-Hb-Konzentration (☞ Tab. 24.1).

Pathomorphologie. Hellrote Farbe der Totenflecke (ab etwa 40% CO-Hb erkennbar; ☞ Abb. 24.22 im Farbteil), hell- bzw. lachsrote Farbe der Muskulatur, flüssiges kirschrotes Leichenblut. Bei überlebten CO-Intoxikationen können sich gelegentlich beidseitige Nekrosen des Pallidums ausbilden.

Tab. 24.1: Vergiftungserscheinungen in Abhängigkeit von der CO-Hb-Konzentration

CO-Hb	Vergiftungserscheinungen
< 20%	keine
20–35%	Kopfschmerz, Schwindel, Übelkeit, Konzentrationsschwäche, Erbrechen
35–45%	Verwirrtheit, Ohnmacht bei Anstrengung, Mydriasis
45–55%	Bewusstseinsstörung, Koma, Lebensgefahr
> 55%	akute Lebensgefahr

Nachweis. Gaschromatographisch oder fotometrisch im Vollblut.

Merke

Zur CO-Hb-Bestimmung darf nur Blut aus dem Herzen und den Venensinus, **nicht** aus der Peripherie verwendet werden, da CO bis zu einem gewissen Grad postmortal durch die Haut diffundieren und sich an Hb binden kann.

E 605 (Parathion)

E 605 wurde Jahrzehnte als Schädlingsbekämpfungsmittel eingesetzt. Es handelt sich um einen organischen Phosphorsäureester mit hoher Toxizität. Inzwischen dürfen derartige Präparate in Deutschland nicht mehr verwendet werden, sodass es nur ausnahmsweise zu letalen Intoxikationen kommt. E 605 hat einen knoblauchartigen Geruch; ihm sind Warnfarben zugesetzt, um irrtümliche Einnahmen zu verhindern. Parathion blockiert wie andere Phosphorsäureester irreversibel die Azetylcholinesterase, sodass Azetylcholin im Körper angehäuft wird und es zu parasympathischen Erregungen kommt. Etwa 20–100 mg des reinen Parathions sind tödlich; dies entspricht etwa 300–500 mg der früheren Handelspräparate.

Klinik. Es kommt zu Krämpfen der Skelettmuskulatur, des Gastrointestinaltrakts sowie der Bronchien. Ferner sind verstärkte Schleimsekretion, vermehrter Tränen- und Speichelfluss sowie Harn- und Kotabgang zu beobachten. Es kann zur Miosis kommen. Der Tod tritt letztlich in Form eines Atem- und/oder Herzstillstands ein.

Pathomorphologie. Auffinden der türkisfarbenen Warnfarbe im Mund (☞ Abb. 24.23 im Farbteil) bzw. im übrigen Verdauungstrakt, reichlich Schleim in den Atemwegen, Lungenödem, akute Blutfülle der Organe.

Nachweis. Gaschromatographisch.

Quecksilber

Quecksilber ist ein Schwermetall, das bereits bei Raumtemperatur giftige Dämpfe bildet. Metallische Quecksilberdämpfe und anorganische Quecksilber-II-Salze (Mercurichlorid, Sublimat) sind extrem toxisch. Bestimmte Grenzkonzentrationen, die der arbeitsmedizinischen Überwachung unterliegen, dürfen nicht überschritten werden (☞ Arbeitsmedizin und Sozialmedizin, Kap. 4.2). Rechtsmedizinisch haben Quecksilbervergiftungen in Deutschland praktisch keine Bedeutung mehr.

Bei akuten Vergiftungen stehen gastrointestinale Symptome mit Übelkeit im Vordergrund. Die Patienten sind schwach und berichten über einen Metallgeschmack.

Thallium

Thallium, ein farb-, geschmack- und geruchloses Schwermetall, wurde früher als Rattengift verwendet. In diesem Zusammenhang kommen auch beim Menschen akute Thalliumintoxikationen vor, die durch gastrointestinale und neurologische Störungen charakterisiert sind. Heutzutage haben Thalliumintoxikationen in Deutschland aus rechtsmedizinischer Sicht völlig an Bedeutung verloren.

Blausäure (HCN)

Blausäure und ihre Salze, die Zyanide, gehören zu den stärksten Giften. Obwohl sie durch das Chemikaliengesetz einer strengen Kontrolle unterliegen, ereignen sich einzelne Suizide, selten auch Vergiftungen durch fremde Hand. Heutzutage werden Zyanide nach wie vor bei Anwendung galvanischer Technik verwendet. Das Gift wird meist oral aufgenommen und dann über die Schleimhäute resorbiert. Im Magen wird das CN^- durch die Salzsäure freigesetzt. Bei Sub- oder Anazidität des Magens können höhere Blausäuredosen toleriert werden. CN^- hat eine hohe Affinität zum dreiwertigen Eisen, welches an die Zytochromoxidasen der mitochondrialen Atmungskette gebunden ist. Das Ion blockiert schlagartig die Atmungskette, woraus eine sofortige Hypoxie resultiert. CN^- ist leicht flüchtig und wandelt sich bei Lagerung an der Luft in die entsprechenden Karbonate um. Der Nachweis der Substanz muss daher sehr schnell erfolgen.

Klinik. Es kommt sehr schnell zu Krämpfen, Atemnot und letztlich Atemstillstand. Gelegentlich wird Erbrechen beobachtet.

Pathomorphologie. Bittermandelgeruch des Mageninhaltes (von weniger als 20 % der Personen wahrnehmbar), positive Reaktion mit einem Spürgerät auf CN^--Ionen, auffallend hyperämische, leicht ödematöse Magenschleimhaut, in einem Teil der Fälle wird auch über hellrote Totenflecke berichtet.

Nachweis. Photometrisch im Blut, aber auch im Urin oder in Organen.

Ethylalkohol

☞ Kap. 6.3

Methylalkohol

Methylalkohol ist ein in Lacken, Beizen o. Ä. vorkommendes Gift; es wirkt durch Enzymhemmung und Blockierung von Oxidationsvorgängen, bedingt durch eine Kumulation von Ameisensäure.

Klinik. Rausch, Kopfschmerz, Schwindel, Sehstörungen (Degeneration des Sehnervs) bis zur Erblindung, Übelkeit, Koliken, Erbrechen, Zyanose, Tod durch Atemlähmung.

Pathomorphologie. Charakteristische Befunde treten nicht auf.

Nachweis. Gaschromatographisch im Serum.

Blei

Blei ist ein in Malerfarben, Akkumulatorenfabriken, der keramischen Industrie und als Treibstoffzusatz verwandtes Gift. Bleiintoxikationen spielen in der rechtsmedizinischen Praxis de facto keine Rolle mehr und sind Gegenstand arbeitsmedizinischer Fragestellungen.

Klinik. Nervenschäden (N. radialis), Enzephalopathie, Bleisaum am Zahnfleischrand, basophile Tüpfelung der Erythrozyten, Anämie, Porphyrinurie, Mees-Bänder nach Bleivergiftungen.

Pathomorphologie. Ikterus, entzündliche Veränderungen im Magen-Darm-Trakt, Leber- und Nierenschädigungen.

Arsen

Das giftige, geruch-, farb- und geschmacklose Halbmetall Arsen war in Form von Arsen(III)-Oxid über Jahrhunderte das am häufigsten verwendete Gift. Heute werden keine Todesfälle mehr beobachtet.

Klinik. Gastroenteritische Erscheinungen, Hautpigmentierung, Neuritiden, Hyperkeratosen, Mees-Bänder (weiße Querstreifen) an Fuß- und Fingernägeln nach längerer Zeit

Pathomorphologie. Schwellung und Rötung der Schleimhaut an Magen und Dünndarm, Exsikkose, Nekrosen.

Nachweis. Atomabsorptionsspektrometrie von Blut, Urin, Mageninhalt, Haarproben oder Organen.

Arzneimittel

Insbesondere Psychopharmaka, werden weitaus am häufigsten bei Suizidversuchen verwendet. Es besteht ein sehr großes Missbrauchspotential. Rechtsmedizinisch sind v. a. von Bedeutung:
- Hypnotika und Sedativa
- Psychopharmaka
- Analgetika
- Antiepileptika
- Flüchtige Narkosemittel

Klinik. Bei Überdosierung dieser Arzneimittel kommt es meist zu Atemdepressionen bis hin zur zentral ausgelösten Atemlähmung. Es besteht die Gefahr des Erbrechens mit zum Tode führender Speisebreieinatmung.

Nachweis. Alle Substanzen können bei Lebenden und Toten grundsätzlich nachgewiesen werden, wobei deutliche Unterschiede bezüglich des Metabolismus existieren. Der Nachweis von Benzodiazepinen aus Haaren ist grundsätzlich möglich (☞ Anästhesie, Kap. 1.2, und Klinische Pharmakologie, Kap. 17).

Hypnotika und Sedativa

Klinik. Zu dieser Gruppe zählen die Benzodiazepine, die zu den meist verordneten Medikamenten gehören. Diese Medikamentengruppe hat die höchste Missbrauchsrate. Das Gewöhnungs- und Abhängigkeitspotential ist hoch. Diazepam und Flunitrazepam werden als Substitutionsmittel verwendet. Da die therapeutische Breite sehr groß ist, kommen letale Intoxikationen, die allein durch Benzodiazepine verursacht werden, kaum vor. Sie werden häufig mit anderen, zentral wirksamen Substanzen und Alkohol kombiniert (Mischintoxikationen).

Pathomorphologie. Häufig besteht ein reichlicher Füllungszustand der Harnblase infolge der über Stunden andauernden Bewusstlosigkeit. Gehirn- und Lungenödem kommen vor. Als Komplikation können Aspirationspneumonien entstehen.

Nachweis. Immuno-Assays haben Vorprobencharakter. Der spezifische Nachweis wird zumeist mit Gaschromatographie in Kombination mit Massenspektrometrie (GC-MS) geführt.

Psychopharmaka

Klinik. Mundtrockenheit, Desorientiertheit, Somnolenz, Koma. Gelegentlich werden bestimmte Präparate wie Doxepin bevorzugt. Neuroleptika und Antidepressiva können zu tödlichen Herzrhythmusstörungen führen.

Pathomorphologie. Vergleichbar mit den Befunden, die bei Hypnotika und Sedativa beschrieben wurden.

Nachweis. Immunologische Tests als Vorproben sowie nachfolgende Spezifizierung mit GC-MS.

Analgetika

Klinik. Zu dieser größten Medikamentengruppe gehören Opioide, deren wesentliche Nebenwirkung eine Verminderung der Atemfrequenz ist. Schließlich kann sich eine Atemlähmung einstellen. Erbrechen mit Speisebreieinatmung kommt bei den Betroffenen in der Somnolenz bzw. im Koma vor.

Pathomorphologie. Die Befunde sind vergleichbar wie bei Hypnotika und Sedativa beschrieben.

Nachweis. Immunologische Vortests, zur Spezifizierung GC-MS.

Antiepileptika

Bei Überdosierungen steht die sedierende Komponente im Vordergrund. Manche Präparate können kardiale Überleitungsstörungen auslösen, die letztlich als Todesursache in Betracht zu ziehen sind.

Flüchtige Narkosemittel

Dazu gehören Halothan, Ether und Chloroform, die in seltenen Fällen rechtsmedizinische Bedeutung haben. Einige Substanzen haben euphorisierende Wirkung und werden auch als Suchtmittel missbraucht. Das flüssige Narkosemittel Gamma-Hydroxy-Buttersäure (GHB) ist in der Drogenszene als „Liquid Ecstasy" bekannt und wird neben Benzodiazepinen zunehmend als K.O.-Tropfen verwendet. Intoxikationen mit derartigen Substanzen führen in erster Linie zu Lähmungen der zentralen Atemsteuerung.

Pilze

In Deutschland kommen selten Vergiftungen durch Knollenblätter- und Fliegenpilze mit hepato- und nephrotoxischen Wirkungen vor.

Klinische Zeichen. Schweißausbruch, Speichelfluss, Erbrechen (nach 24 h), reiswasserähnliche Diarrhöen, Oligurie, gelbe Leberdystrophie (nach ca. 5 Tagen).

Pathomorphologie. Leberdystrophie möglich, ansonsten uncharakteristisch.

5.4 Drogenmissbrauch

Zu den verwendeten Substanzen gehören i. v. (Heroin, andere Opioide) oder oral (Amphetamin) bzw. über die Nasenschleimhäute oder durch Rauchen applizierte Drogen (Kokain, Haschisch, Marihuana).

Klinik. Für den Abhängigen ergeben sich neben dem Verlust sozialer Kontakte und Veränderungen der Persönlichkeit häufig körperliche Folgekrankheiten wie Hepatitis, Schädigung des Herzmuskels, Veränderungen an den Nägeln, Unterernährung, AIDS u.a.

Unter **Body-Packer-Syndrom** versteht man den Vergiftungszustand eines Drogenschmugglers, der die Drogen in seinem eigenen Körper versteckt hat. Die Drogen werden bei Auflösung des Verpackungsmaterials freigesetzt und verursachen dann die typischen Vergiftungserscheinungen und eventuell den Tod.

Zeichen einer **Rauschgiftintoxikation** sind Pupillenverengung, Bewusstseinsstörung, Atemdepression.

Pathomorphologie. Uncharakteristisch.

Nachweis. Dünnschichtchromatographisch, gaschromatographisch, enzymimmunologisch in Blut, Urin und Haaren.

5.5 Leichenschau, Obduktion bei Vergiftungen

Zum Nachweis einer Vergiftung ist immer die chemisch-toxische Untersuchung von Körperflüssigkeiten indiziert. Für die Leichenschau sind die meisten Befunde unspezifisch, wenig aussagekräftig und lediglich von hinweisendem Charakter; als charakteristisch für bestimmte Gifte können nur einige Befunde gelten (s. u.).

Allgemeine Befunde. Zeichen des akuten Herz-Kreislauf-Versagens mit flüssigem Leichenblut, Schockzeichnung der Nieren sowie enge Pupillen sprechen für eine Vergiftung mit einer zentral wirksamen Substanz.

Totenflecken
- bei Hämolysegiften oder Blei: keine bzw. Leichenblässe
- bei CO hellrote Farbe, manchmal auch bei HCN bzw. Zyaniden
- bei Barbituraten: blauviolett, d. h. unauffällig
- bei Methämoglobinämie (bei Vergiftungen durch Sulfonamide, Phenacetine, Phenylhydralazin, Anilin und dessen Derivate, Nitrite, Nitrobenzol, Kalium- und Natriumchlorat): fahlgrau-zyanotisch oder braun-rot

Hautverfärbung
- gelb bzw. ikterisch bei Lebergiften
- grün bei Arsen
- blau-violett-rot bei E 605, Quecksilber, Thallium oder Fluor, d. h. unauffällig
- braun bei Chrom oder Nitroderivaten aromatischer Kohlenwasserstoffe

Geruch
- aromatisch bei Alkohol, Lösungsmitteln, ätherischen Ölen
- knoblauchartiger Geruch bei organischen Phosphorsäureestern (E 605)
- Bittermandelgeruch bei Nitrobenzol, Blausäure oder Zyaniden
- Knoblauchgeruch bei Phosphor-, Tellur-, Selen- oder Arsenverbindungen

Cave: Bei längeren Leichenliegezeiten treten Fäulniserscheinungen und -geruch in den Vordergrund.

6 Verkehrsmedizin

6.1 Fahrtauglichkeit

Für die Verkehrssicherheit sind drei Voraussetzungen erforderlich:
- **Fahrfertigkeit:** Fähigkeit, ein Kraftfahrzeug zu lenken
- **Fahrtauglichkeit:** psychophysische Leistungsfähigkeit
- **Verkehrszuverlässigkeit:** Verlässlichkeit

Akute oder chronische Erkrankungen, Behinderungen, Medikamente (z. B. Digoxin bereits in therapeutischer Dosierung) oder toxische Substanzen (z. B. Alkohol) können die Fahrtauglichkeit beeinträchtigen.

Der Arzt unterliegt der ärztlichen Schweigepflicht, kann jedoch die Fahruntüchtigkeit seines Patienten an die zuständigen Behörden melden, wenn er durch das Weiterbestehen der Fahrerlaubnis ein höheres Rechtsgut bedroht sieht (z. B. bei konkreter Gefährdung anderer Verkehrsteilnehmer). Er ist verpflichtet, seine Patienten auf die Auswirkungen der Erkrankungen sowie der von ihm eingeleiteten Behandlungsmaßnahmen auf die Verkehrstauglichkeit hinzuweisen.

Fahrtauglichkeit liegt insbesondere bei folgenden Erkrankungen bzw. Behinderungen **nicht** vor:
- bei Hypertonie mit einem diastolischen Wert konstant über 140 mmHg
- bei Herzrhythmusstörungen (nicht bei regelmäßiger Überwachung und guter therapeutischer Einstellung)
- nach Herzinfarkt (mind. 3–6 Monate)
- bei Niereninsuffizienz
- bei Diabetes mellitus mit Neigung zu schwerer Stoffwechselentgleisung
- bei Anfallsleiden (fahrtauglich nur bei u. a. mindestens 2-jähriger anfallsfreier Zeit)
- bei Schädel-Hirn-Verletzungen (für mind. 3 Monate)
- bei endogenen Psychosen, Schwachsinn und schwerwiegenden senilen oder präsenilen Hirnerkrankungen
- bei schweren Persönlichkeitsstörungen
- bei Gliedmaßenausfällen. Bei technischen Veränderungen am Fahrzeug kann nach einem Gutachten Fahrtauglichkeit vorliegen.
- bei gestörtem Sehvermögen, soweit keine Brillenkorrektur möglich ist

6.2 Arzneimittel und Drogen

Folgende Arzneimittel und Drogen können die Fahrsicherheit beeinflussen: Narkosemittel und Lokalanästhetika, Schlaf- und Beruhigungsmittel, Tranquilizer, Antiepileptika, Antihistaminika (→ Sedation), Antihypertensiva (→ Sedation, orthostatische Dysregulation), Ophthalmika, Analgetika, spinale Muskelrelaxanzien (→ Koordinationsstörungen), Antidiabetika, Psychostimulanzien (→ Unruhe, Koordinationsstörungen) und alle eine Abhängigkeit erzeugenden Fremdstoffe (→ Leichtsinn, Gleichgültigkeit, Euphorie, Bewusstseinsstörungen, sinnesphysiologische Störungen).

6.3 Alkohol

6.3.1 Alkoholstoffwechsel

Resorption

Alkohol wird von den Schleimhäuten in allen Abschnitten des Magen-Darm-Kanals, v. a. im oberen Dünndarm, aufgenommen. Die **Resorptionsgeschwindigkeit** des Alkohols ist abhängig von der Menge und der Konzentration des Getränkes, dem Füllungszustand des Magens, der Motilität des Magen-Darm-Traktes und der Durchblutung der Schleimhäute. **Kurze** Resorptionszeiten finden sich bei nüchternem Magen, guter Schleimhautdurchblutung und nicht eingeschränkter Magenmotilität; die Aufnahme ist dann nach etwa 20–60 min abgeschlossen. **Verlängerte** Resorptionszeiten findet man bei Magen-Darm-Erkrankungen, bei Bewusstlosigkeit, im Schockzustand oder nach schweren Traumen.

Ein **Resorptionsdefizit** von 10–30% kann sich ergeben durch Bindung des Alkohols an unresorbierbare Nahrungsbestandteile, Veresterung von Alkohol und Aminosäuren oder vorzeitigen Abbau in der Leber, wodurch der Alkohol nicht in den Blutkreislauf gelangt.

In Abb. 24.24 ist ein flacherer Kurvenverlauf dargestellt, der typischerweise nach fettreicher Mahlzeit beobachtet werden kann (mit Ausbildung des sog. Grehant-Plateaus).

Die Abb. 24.25 zeigt den typischen Verlauf der Blutalkoholkurve bei „Nachtrunk" (Alkoholaufnahme nach einem rechtserheblichen Ereignis), bei dem zu prüfen ist, ob die Blutabnahme nicht durch die erneute Resorption verfälscht wird, evtl. durch Doppelabnahme innerhalb von 45 min. Die Ursache für die erneut gestiegene Blutalkoholkonzentration liegt darin, dass der „nachgetrunkene" Alkohol zum Zeitpunkt der ersten Blutabnahme nicht vollständig resorbiert war.

Als **Sturztrunk** bezeichnet man die Aufnahme großer Mengen Alkohol kurze Zeit vor einem Fahrtantritt.

Verteilung

Gleichzeitig mit der Resorption erfolgt die Verteilung des Alkohols im Körper mit Hilfe des Blutstroms. Die Verteilung ist abhängig vom Wassergehalt des Organsystems (Durchschnittswassergehalt des Mannes: 70%, der Frau: 60%). Im Gehirn findet aufgrund der hohen Durchblutung ebenso

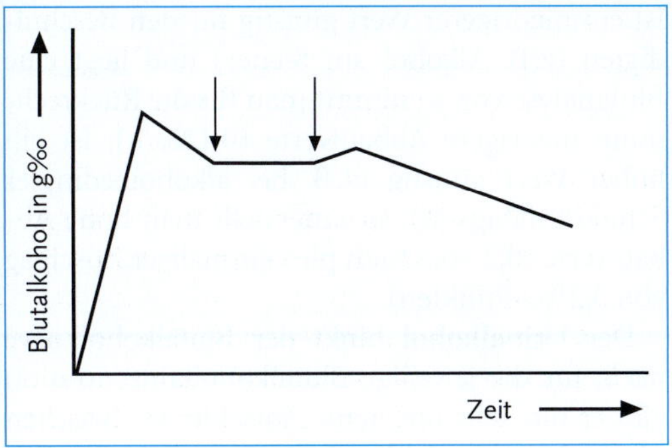

Abb. 24.24: Grehant-Plateau (schematisch); Beginn am ersten Pfeil, Ende am zweiten Pfeil, mit Nachresorptionszacke [4]

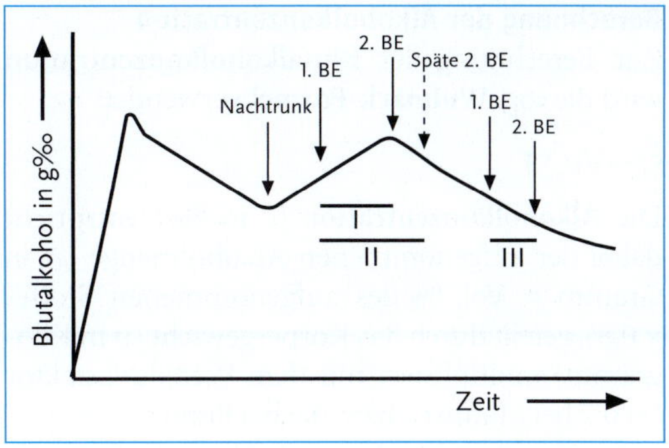

Abb. 24.25: Blutalkohol bei Nachtrunk, BAK-Anstieg zwischen der ersten und zweiten Blutentnahme (BE) **I.** Bei zu später zweiter Blutentnahme ca. gleiche Konzentration **II.** Abfall der BAK (Blutalkoholkonzentration), falls schon die erste Entnahme zu spät erfolgt **III.** [4]

wie im Nierengewebe ein schneller Konzentrationsausgleich statt. Der Alkoholgehalt der Leber ist aufgrund des hohen Gehalts an Alkoholdehydrogenase besonders niedrig: Das Verhältnis Blutalkohol : Leberalkohol ist 2 : 1. Alkohol lässt sich auch in der Augenflüssigkeit und in der Muttermilch nachweisen.

Elimination

Alkohol wird zu 90–95% in der Leber durch die Alkoholdehydrogenase verstoffwechselt. Bei Lebererkrankungen, insbesondere bei Leberzirrhose kann dementsprechend der Abbauprozess verlangsamt ablaufen. Der Rest wird unverändert über Atmung, Schweiß, Speichel und Urin ausgeschieden. Über Atmung und Schweiß werden je 2% der aufgenommenen Menge wieder abgegeben. Starkes Schwitzen bei schwerer körperlicher Arbeit oder eine forcierte Atmung können die Alkoholelimination jedoch nicht wesentlich beschleunigen. Der geradlinige Abfall der Alkoholkurve (Ausscheidungsgeschwindigkeit) nach der Resorptionsphase wird durch die Leistung des Enzymsystems der Leber bestimmt. Die Eliminationsgeschwindigkeit beträgt etwa 0,1–0,24‰ pro Stunde. Sie ist nur bei schwersten Störungen vitaler Funktionen (nicht bei Leberschädigungen oder größeren Blutverlusten) verlangsamt.

Aus den beschriebenen physiologischen Gesetzmäßigkeiten lässt sich ein typischer Verlauf einer Blutalkoholkurve ermitteln (☞ Abb. 24.26).

Abb. 24.27 zeigt das Bild, das typischerweise bei sehr raschem Trinken konzentrierter alkoholischer Getränke entsteht: steiler Anstieg (shooting over) durch schnelle Anreicherung des Alkohols

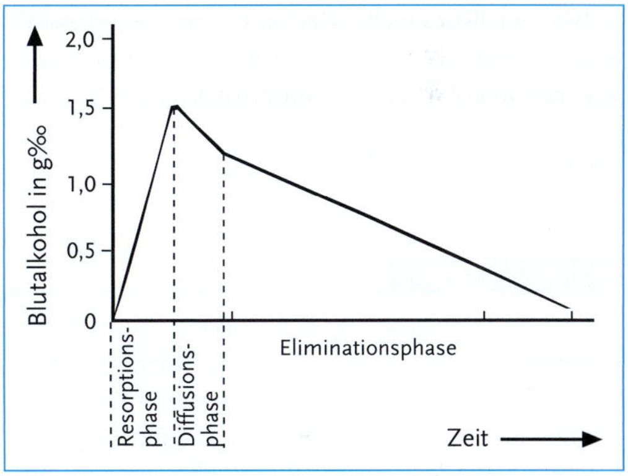

Abb. 24.26: Ideale Alkoholabbaukurve [4]

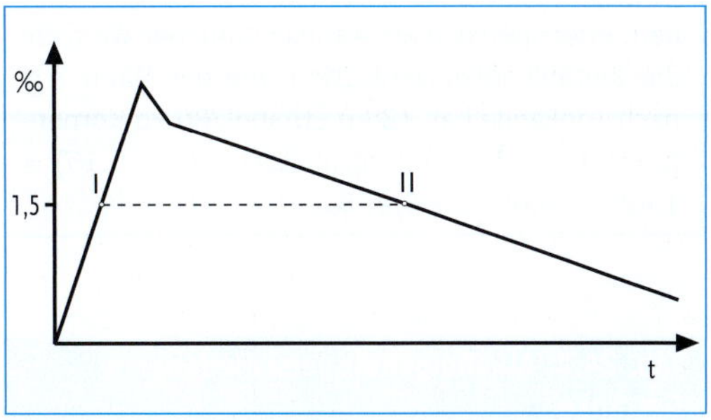

Abb. 24.27: Punkte gleicher Konzentration in der Verlaufskurve [4]

im Blut und starker Abfall (Diffusionssturz) durch Diffusion des überschüssigen Blutalkohols ins Gewebe.

Berechnung der Alkoholkonzentration

Zur Berechnung der **Blutalkoholkonzentration** wird die sog. **Widmark-Formel** verwendet:

$c = A/p \times r$

Die **Alkoholkonzentration** (c in ‰) entspricht dabei der aufgenommenen Alkoholmenge (A in Gramm = Vol.-% des aufgenommenen Stoffes × 0,8), geteilt durch das Körpergewicht (p in Kilogramm) multipliziert mit dem Verteilungsfaktor (r) 0,7 bei Männern bzw. 0,6 bei Frauen.

Zu beachten ist, dass der Alkoholgehalt verschiedener Getränke unterschiedlich hoch ist (☞ Tab. 24.2)

Zur Berechnung der wahrscheinlichen **Alkoholkonzentration im Blut** (BAK) ist das Resorptionsdefizit von 10% von der aufgenommenen Alkoholmenge abzuziehen.

Bei der Rückrechnung auf den Tatzeitpunkt sind Alkoholabbau und eliminierte Alkoholkonzentration entsprechend einzurechnen:

$c_{Tatzeit} = c_{Blutentnahme} + c_{Elimination}$

Klinischer Fall

Ein 80 kg schwerer, 1,89 m großer Mann trinkt gleichmäßig innerhalb 1 h 1 l Weißwein, der 80 g Ethanol enthält. Wenn man die durch Alkoholelimination (Abbau und Ausscheidung) bewirkte Verminderung des Blutalkoholspiegels mit 0,15 ‰ pro Stunde veranschlagt und wenn weder ein Resorptionsdefizit noch eine Resorptionsverzögerung bzw. -verlangsamung unterstellt werden, errechnet sich als wahrscheinlicher Wert für die Blutalkoholkonzentration, die der Mann 3 h nach Trinkende hat. (80 g Ethanol/80 kg Körpergewicht × 0,7 Verteilungsfaktor) – (3 × 0,15) = 1,42 ‰ – 0,45 ‰ = 0,97 ‰.

Tab. 24.2: Alkoholgehalt verschiedener Getränke

Getränk	Vol.-%	Gew.-%
Bier	4,2–5,5	3,3–4,4
Rotwein	11,5–13	9,2–10,4
Sherry	21,5	17,2
Obstbrand	40–50	32–40

Ist ein niedrigerer Wert günstig für den Beschuldigten (z.B. Alkohol am Steuer) und liegt eine Blutanalyse vor, so nimmt man für die Rückrechnung niedrigere Abbauwerte (0,1 ‰/h); ist ein hoher Wert günstig (z.B. bei alkoholbedingter Schuldunfähigkeit), so unterstellt man hohe Abbauwerte (0,2–0,3 ‰/h plus einmaliger Zuschlag von 0,2 ‰-Punkten).

Der **Urinalkohol** hinkt der Blutalkoholkurve nach, für die jeweilige Blutalkoholkonzentration gibt er nur sehr ungenaue Aufschlüsse. Zwischen **Atemalkohol** und Blutalkohol bestehen enge Beziehungen, sodass die **Atemalkoholkonzentration (AAK)** im Ordnungswidrigkeitenrecht ermittelt wird.

Restalkohol ist die Alkoholmenge, die im Körper nach vorangegangener Alkoholaufnahme nach der Nachtruhe zurückgeblieben ist.

6.3.2 Alkoholwirkung

Die Wirkung des Alkohols hängt in erster Linie von einer möglichen Alkoholgewöhnung ab. Chronische Zufuhr kann zu Organschäden an Leber, Pankreas, Gehirn und Herz führen, bei akuter Zufuhr sind verkehrsmedizinisch v.a. die Wirkungen auf Psyche, Sinnesorgane und Nervensystem wichtig (riskante Fahrweisen, Schlangenlinienfahren, Abkommen von der Fahrbahn, Auffahrunfälle).

Eingeteilt werden die Stadien der Trunkenheit bei Nicht-Gewöhnten nach folgendem Schema:

- 0–1,4 ‰: leichte Trunkenheit
- 1,5–2,4 ‰: mittlere Trunkenheit
- 2,5–3,0 ‰: schwere Trunkenheit
- > 3 ‰: schwerste Trunkenheit mit unmittelbarer Lebensgefahr

Folgende Wirkungen sind – in den meisten Fällen – zu erwarten:

- 0,5 ‰: leichte Enthemmung, Beginn des sog. „Gesellschaftsschwipses"
- 0,5–1 ‰: häufig bereits deutlich erkennbarer „Schwips" mit Rededrang, Enthemmung, Selbstüberschätzung, Euphorie, Kritikschwäche; in vielen Fällen bei guter Alkoholgewöhnung keine erkennbaren äußerlichen Trunkenheitszeichen, bei Intoleranz dagegen schon sehr starke Symptome
- 1–2 ‰: deutliche Zeichen des Angetrunkenseins, häufig eindeutige Ataxie, Beeinträchtigung der Sehleistung (verminderte Tiefensehschärfe

und herabgesetzte Fähigkeit zur Fixation, Hell-Dunkel-Adaptation und Konvergenz), Distanzlosigkeit, teilweise Aggressivität, Uneinsichtigkeit, leichte Beeinflussbarkeit (beginnende „toxische Reizoffenheit")
- 2–3 ‰: deutliche Trunkenheit, Rausch, starke Ataxie (Torkeln, Lallen), psychische Störungen (Denkstörungen, Orientierungsstörungen), später evtl. Amnesie; dem Wesen des Betreffenden „fremd" erscheinende Handlungen
- > 3 ‰: schwerer Rausch, Benommenheit, eventuell Bewusstlosigkeit, in vielen Fällen Lebensgefahr (Atemlähmung, Aspiration von Erbrochenem, Unterkühlung). Bei chronischen Trinkern jedoch oft überraschend wenig Trunkenheitszeichen
- Die tödliche Dosis liegt etwa bei 4 ‰.

Klinisch fassbar bei der ärztlichen Untersuchung sind unsicherer Gang, unsichere Finger-Finger-Probe, unsicherer Finger-Nase-Versuch, unsicherer Romberg-Stehversuch (Aufrechtstehenlassen mit geschlossenen Füßen unter beidseitigem Lidschluss), lallende Sprache, verzerrtes Schriftbild und verlängerter Drehnachnystagmus (Patienten in 10 s 5-mal um die eigene Achse drehen lassen und nach Anhalten das Augenzucken bei Fixieren des vorgehaltenen Zeigefingers in Sekunden messen: normal bis 6 s). Bei der Untersuchung und Behandlung bewusstloser Patienten ist immer auch an eine Kombination einer alkoholischen mit einer traumatischen Bewusstseinsstörung zu denken (Commotio cerebri, intrakranielle Blutungen etc.).

Die Bezeichnung „Alkoholkrankheit" wird bei lang dauerndem Alkoholkonsum mit Alkoholsucht und bereits eingetretenen körperlichen Schäden verwendet (☞ Psychiatrie, Kap. 5.2).

6.3.3 Nachweismethoden

Blutentnahme

Rechtlicher Hintergrund. Eine Blutentnahme kann nach § 81a, c der Strafprozessordnung (StPO) zur Feststellung der Blutalkoholkonzentration (BAK) erzwungen werden. Diese Maßnahme der Beweissicherung kann sich sowohl auf den Beschuldigten als auch auf einen eventuellen Zeugen beziehen und darf auch ohne Einwilligung des Betroffenen geschehen.

Methodik. Die Blutentnahme erfolgt durch Venenpunktion mittels Vakuumvenüle. Die Hautdesinfektion erfolgt mit Sublimat (nicht mit Alkohol!). Die Venüle wird zur Blutabnahme vorbereitet, indem mit einer Ampullensäge die Glaskappe der Kanüle entfernt wird, ohne den Winkel zwischen Kanüle und Röhrchen zu verändern (→ Ausgleich des Vakuums). Die Venüle wird mit Daumen, Zeige- und Mittelfinger vor dem Gummistopfen gehalten. Erst wenn der Einstich erfolgt ist und die Nadel gut in der Vene liegt, darf das Ventil durch Verkleinern des Winkels zwischen Kanüle und Röhrchen geöffnet werden.

An der **Leiche** soll Blut grundsätzlich aus der Femoralvene entnommen werden (nicht aus dem Herzen wegen der Möglichkeit postmortaler Diffusionsvorgänge aus dem Magen). Da Leichenblut häufig weniger Wasser als Blut von Lebenden enthält, ist die Konzentration zu messen und bei der Beurteilung der BAK zu berücksichtigen.

Die körperliche Untersuchung und Befragung des alkoholisierten Patienten (nach Blutverlust, Schock, Erbrechen, Medikamenteneinnahme etc.) durch den Arzt hat das Ausmaß der körperlichen und psychischen Störungen zu erfassen (s. o.). Die Identität des Beschuldigten wird von polizeilicher Seite festgestellt; die Untersuchungsstelle hat dafür zu sorgen, dass keine Verwechslungen von Blutproben vorkommen.

Zum Nachweis von Alkohol dienen folgende Verfahren:

- **Widmark-Verfahren:** jodometrisches Titrationsverfahren, das die reduzierenden Eigenschaften des Ethylalkohols ausnutzt (nicht alkoholspezifisch → Ketonkörper und Narkotika führen zu erhöhten Werten).

> **Merke**
> Das Widmark-Verfahren wird heute für forensische Zwecke nicht mehr eingesetzt.

- **ADH**(Alkoholdehydrogenase)-Verfahren: alkohol-, aber nicht ethanolspezifische photometrische NADH-Bestimmung (aus der Oxidation von Alkohol zu Acetaldehyd)
- **Gaschromatographische Verfahren** erlauben eine Trennung verschiedener Alkohole und eine Aussage über deren Konzentrationen. Sie haben das Widmark-Verfahren abgelöst und stellen die schnellste Nachweismethode dar.
- **Alcotestverfahren**: grobquantitatives Verfahren auf ähnlicher Grundlage wie das Widmark-Ver-

fahren zur Bestimmung des Alkoholgehaltes der Ausatemluft (wird nur als Vorprobe verwandt, da die Fehlermöglichkeiten beträchtlich sind)

Weitere indirekte Nachweismethoden können einen Anhalt für einen (chronischen) Alkoholabusus liefern:

- Die **Gamma-Glutamyltransferase** (γ-GT) wird bei einer Fettleber in Folge chronischen Alkoholkonsums vermehrt in das Blut ausgeschüttet.
- Das **Carbohydrat-defiziente Transferrin** (CDT) ist bei chronischem Alkoholabusus im Blut erhöht nachweisbar.
- Das **mittlere korpuskuläre Volumen** (MCV) gibt das Verhältnis des Hämotokrit in Prozent zur Anzahl der Erythrozyten in einem gewissen Volumen an. Bei Alkoholikern kann es in Folge einer Mangelernährung zu einem Folsäuremangel kommen, der zu einer megalozytären Anämie führt. Das bedeutet eine Erhöhung des Erythrozytenvolumens auf MCV > 95 fl.

6.3.4 Trunkenheit im Verkehr

Die Führung eines Fahrzeugs nach Alkoholkonsum kann wegen Trunkenheit im Verkehr bzw. Gefährdung des Straßenverkehrs bestraft werden (geregelt in §§ 315 und 316 Strafgesetzbuch). **Absolute** Fahruntüchtigkeit liegt vor bei einer Blutalkoholkonzentration von über 1,1 ‰ (Autofahrer) bzw. über 1,6 ‰ (Fahrradfahrer), **relative** Fahruntüchtigkeit bei einer Blutalkoholkonzentration von 0,3 – 1,1 ‰ und bewiesenem Kausalzusammenhang zwischen Alkoholeinfluss und Unfall. Überschreitet ein motorisierter Verkehrsteilnehmer den Gefahrengrenzwert (0,5 ‰), z. B. im Rahmen einer Verkehrskontrolle, so liegt in jedem Fall eine Ordnungswidrigkeit vor, die mit Fahrverbot und Geldbuße geahndet wird. Sozial- und Privatversicherungen verweigern bei Werten ab 1,1 ‰ i. d. R. den Versicherungsschutz. Tab. 24.3 gibt einen Überblick über die derzeit geltenden Rechtsfolgen einer Alkoholfahrt.

6.3.5 Verkehrstüchtigkeit bei Arzneimittel-Alkohol-Kombination

Folgende Wechselwirkungen zwischen Alkohol und Medikamenten sind verkehrsmedizinisch relevant:

- Unverträglichkeit von Alkohol durch Tetrathiuramdisulfid, Pyrazolderivate, INH-Verbindungen und Sulfonylharnstoffpräparate
- Verstärkung der Alkoholwirkung durch Sedativa, Hypnotika, Antihistaminika, Morphinderivate, Neuroleptika, Tranquilizer und Antidepressiva
- abnorme Alkoholreaktion durch Psychopharmaka, Mischpräparate und Barbiturate
- Verringerung der Alkoholwirkung (fraglich)

Der Arzt hat den Patienten – auch zum eigenen Schutz vor straf- und zivilrechtlichen Folgen – über die Wechselwirkungen der von ihm verordneten Medikamente aufzuklären. Wird Medikamenteneinnahme geltend gemacht, sollten möglichst eine Blut- und eine Harnprobe sichergestellt werden.

Tab. 24.3: Folgen einer Alkoholfahrt

Blutalkohol	ohne Ausfallerscheinungen/Gefährdung/Schaden	mit Ausfallerscheinungen/Gefährdung/Schaden
< 0,3‰	Strafe/Bußgeld/Fahrverbot: nein	Strafe/Bußgeld/Fahrverbot: nein
0,3 – 0,5‰	Strafe/Bußgeld/Fahrverbot: nein	
0,5 – 0,8‰	Bußgeld: ja Fahrverbot: ja Strafe: nein	Strafe/Entzug der Fahrerlaubnis: ja
0,8 – 1,09‰	Bußgeld/Fahrverbot: ja Strafe: nein	
≥ 1,1‰	Strafe/Entzug der Fahrerlaubnis: ja	Strafe/Entzug der Fahrerlaubnis: ja

7 Forensische Psychopathologie

☞ Neurologie, Kap. 2
☞ Psychiatrie, Kap. 3

Schuldfähigkeit

Schuldunfähigkeit. Diese liegt vor, wenn der Täter aufgrund krankhafter seelischer Störungen (z. B. exogene und endogene Psychosen, chronische hirnorganische Störungen, Schizophrenie, Zyklothymien), tief greifender Bewusstseinsstörungen (z. B. Schlaftrunkenheit, Hypnose, Übermüdung, Erschöpfung, psychogene Bewusstseinsstörungen, Steuerungs- und Einsichtsdefizit, Affektzustände), Schwachsinn oder anderer schwerer seelischer Abartigkeit (z. B. sexuelle Triebstörungen, Psychopathien, Neurosen) **unfähig** ist, das Unrecht einer Tat einzusehen oder nach dieser Einsicht zu handeln (§ 20 StGB).

Zur Beurteilung der Schuldfähigkeit sind für den Rechtsmediziner oder forensischen Psychiater die Täterpersönlichkeit, der psychische Zustand während der Tatausübung und das Alter des Beschuldigten von entscheidender Bedeutung; generell schuldunfähig ist eine Person, die zum Zeitpunkt der Tat ein Alter von 14 Jahren noch nicht erreicht hatte.

Verminderte Schuldfähigkeit. Diese liegt vor, wenn die Fähigkeit des Täters, das Unrecht der Tat einzusehen oder nach dieser Einsicht zu handeln, aus o. g. Gründen vermindert ist (§ 21 StGB).

Merke

Nach § 21 StGB kann die Strafe wegen verminderter Schuldfähigkeit gemildert werden (muss aber nicht)!

Der **Alkoholrausch**, der zu den krankhaften seelischen Störungen gehört, kann entsprechend den genannten Vorschriften zu einer erheblichen Verminderung der Schuldfähigkeit führen. Die Beurteilung der Schuldfähigkeit orientiert sich an der Höhe der Blutalkoholkonzentration zu einem bestimmten Zeitpunkt. In der Regel kann erst ab Werten von über 2 ‰ von einem Rausch mit verminderter Schuldfähigkeit ausgegangen werden. Gang- und Sprachstörungen korrelieren mit den psychischen Auffälligkeiten und bilden Hinweise für die Erheblichkeit der Beeinflussung. Ab 3 ‰ BAK ist gelegentlich an einen Vollrausch mit aufgehobener Schuldfähigkeit (§ 20 StGB) zu denken. Die Blutalkoholkonzentration gilt jedoch aufgrund der individuell unterschiedlichen Alkoholverträglichkeit lediglich als Indiz. Als weitere Kriterien zur Begutachtung der Schuldfähigkeit bei einem Alkoholrausch gelten die Primärpersönlichkeit, die Beurteilung und Würdigung des Gesamtverhaltens und die Hemmschwelle des Täters.

Haft- und Verhandlungsunfähigkeit

Haftunfähigkeit liegt nur in seltenen Fällen vor, wenn der Verurteilte in Geisteskrankheit verfällt, wenn sich der Verurteilte in naher Lebensgefahr befindet oder wenn eine sofortige Vollstreckung nicht vereinbar mit dem körperlichen Zustand des Verurteilten ist.

Verhandlungsunfähigkeit liegt vor bei schweren körperlichen Mängeln, schweren seelischen Mängeln oder schweren Krankheiten, wenn diese nicht vorsätzlich oder fahrlässig herbeigeführt wurden.

Rechts- und Geschäftsfähigkeit

Die Rechtsfähigkeit beginnt zivilrechtlich mit der Geburt (z. B. Erbberechtigung), mit Vollendung des 18. Lebensjahres wird die **volle** Geschäftsfähigkeit erlangt.

Geschäftsunfähig sind außerdem Personen, die sich in einem die freie Willensbestimmung ausschließenden Zustand mit krankhafter Störung der Geistestätigkeit befinden, sofern der Zustand seiner Natur nach ein vorübergehender ist, oder Personen, die wegen Geisteskrankheit entmündigt sind.

Wird eine Person unter Betreuung gestellt, so bezieht sich diese Betreuung nicht auf alle Lebensbereiche. Die Betreuung kann z. B. auf die Geschäftsfähigkeit eingeschränkt sein.

Entmündigt werden können auch Personen, die durch Verschwendung sich oder ihre Familie der Gefahr des Notstandes aussetzen, in Folge von Trunksucht ihre Angelegenheiten nicht zu besorgen vermögen oder ihre Familie der Gefahr des Notstandes aussetzen oder die Sicherheit anderer gefährden.

Besondere Bestimmungen bei Kindern und Jugendlichen

Strafrechtlich werden Kinder unter 14 Jahren als strafunmündig betrachtet. Bis zum 18. Lebensjahr werden sie abhängig von ihrer Verstandesreife, ethischen Reife und Widerstands- bzw. Willensbildungsfähigkeit als bedingt strafmündig behandelt und unterliegen dem Jugendstrafgesetz. In einem solchen Fall ist eine individuelle Prüfung durch das Gericht notwendig, ob Entwicklungs- oder Milieumängel zu einer Verzögerung des Reifungsprozesses geführt haben. Im Alter von 18–21 können sowohl das Erwachsenen- als auch das Jugendstrafrecht angewandt werden. Ab dem 21. Lebensjahr sind Personen voll strafmündig (☞ Tab. 24.4).

Zivilrechtlich ist eine Person für den Schaden, den sie einem anderen zufügt, bis zum 7. Lebensjahr generell nicht verantwortlich (**delikt- und geschäftsunfähig**) und bis zum 18. Lebensjahr nicht verantwortlich, wenn sie bei Begehung der schädlichen Handlung nicht die Erkenntnis der Verantwortlichkeit hat (**bedingt delikt- und geschäftsfähig**); wirksame Rechtsgeschäfte können bis zum 18. Lebensjahr nur mit Einwilligung des gesetzlichen Vertreters getätigt werden. Die volle Geschäftsfähigkeit erreicht eine Person nach dem Zivilrecht mit dem 18. Lebensjahr. Die **Verhandlungsfähigkeit** gilt für den momentanen Zeitpunkt der Gerichtsverhandlung und bezieht sich nicht auf eine Geschäftsunfähigkeit für die Tat, wenn sie zu dem betreffenden Zeitpunkt noch nicht eingetreten war.

Tab. 24.4: Straf- und zivilrechtlich wichtige Altersgrenzen

Alter	rechtlicher Status
Strafrecht	
< 14 Jahre	strafunmündig
14–18 Jahre	bedingt strafmündig (Jugendstrafrecht)
18–21 Jahre	strafmündig (Erwachsenenstrafrecht) bei mangelnder Reife: bedingt strafmündig (Jugendstrafrecht)
> 21 Jahre	strafmündig (ausnahmslos Erwachsenenstrafrecht)
Zivilrecht	
Vollendung der Geburt	rechtsfähig, erbberechtigt
< 7 Jahre	geschäftsunfähig, deliktunfähig
7–18 Jahre	bedingt geschäfts- und deliktfähig
> 16 Jahre	testier- und eidesfähig
> 18 Jahre	volle Geschäftsfähigkeit

Die **Testierfähigkeit** ist mit Vollendung des 16. Lebensjahres gegeben (☞ Tab. 24.4). Ausnahme sind Entmündigung oder krankhafte Störungen der Geistestätigkeit, Geistesschwäche oder Bewusstseinsstörungen mit fehlender Einsicht in die Bedeutung der abgegebenen Willenserklärung.

8 Forensische Sexualmedizin

8.1 Sexuelle Delikte

Folgende Tatbestände sind strafbar:

- Vergewaltigung (☞ Kap. 4.11)
- sexueller Missbrauch von Kindern (unter 14 Jahren) nach § 176 StGB
- sexueller Missbrauch von Schutzbefohlenen (zur Erziehung, Ausbildung, Betreuung oder im Rahmen eines Arbeitsverhältnisses anvertraute Personen unter 16 bzw. 18 Jahren)
- Förderung oder Duldung sexueller Handlungen von Minderjährigen
- Einwirken auf Minderjährige durch Vorzeigen pornographischer Darstellungen
- Sexueller Missbrauch von Jugendlichen unter Ausnutzung einer Zwangslage bzw. die Vornahme sexueller Handlungen gegen Entgeld oder bei fehlender Fähigkeit zur sexuellen Selbstbestimmung, letzteres Personen unter 16 Jahre betreffend.

- Inzest (Beischlaf zwischen in gerader Linie Verwandten)

8.2 Sexuelles Fehlverhalten

Unter sexuellem Fehlverhalten versteht man abnorme geschlechtliche Verhaltensweisen wie sexuelle Handlungen an Tieren (**Sodomie**) oder an Toten (**Nekrophilie**). Strafrechtlich werden diese Handlungen im Allgemeinen nicht verfolgt. Es liegt jedoch ein Verstoß gegen das Tierschutzgesetz oder eine Störung der Totenruhe vor. Zu den sonstigen Deviationen und Perversionen zählen:

- **Exhibitionismus:** Zurschaustellen der Genitalien in der Öffentlichkeit
- **Fetischismus:** Partnerersatz durch Gegenstände
- **Frotteur:** Reiben des Genitales im Gedränge
- **Pädophilie:** sexuelle Neigung zu Kindern
- **Sadomasochismus:** Zufügen oder Erdulden von Schmerz
- **Transvestitismus:** Anlegen von Kleidern des anderen Geschlechts
- **Voyeurismus:** sexuelle Befriedigung durch Beobachten anderer während sexueller Handlungen

8.3 Sexuelle Funktionsstörungen

☞ Dermatologie, Kap. 27

Unter sexuellen Dysfunktionen werden Störungen im Ablauf der sexuellen Reaktionen verstanden, die von betroffenen Personen als nachteilig empfunden werden und für die eine eindeutige somatische Ursache in der Regel nicht nachweisbar ist.

Zivilrechtlich relevante sexuellen Dysfunktionen sind vor allem diejenigen, die die eheliche Gemeinschaft unmöglich machen: **Impotentia coeundi** (Störung der Beiwohnungsfähigkeit durch z.B. Erektionsstörungen oder Vaginismus), **Impotentia generandi** (Störung der Fortpflanzungsfähigkeit) sowie **Vaginismus** (starke Empfindlichkeit des Scheideneinganges gegenüber Berührung mit Finger oder Penis).

9 Ärztliche Rechts- und Berufskunde

9.1 Ausübung der Heilkunde

9.1.1 Approbation

Die (**Voll-)Approbation** ist Voraussetzung für die Ausübung des ärztlichen Berufs. Sie wird von den obersten Gesundheitsbehörden des Landes auf Antrag bei Vorliegen der Voraussetzungen erteilt. Dazu gehören: ein 6-jähriges Studium der Medizin mit Abschluss gemäß der Bundesärzteordnung, sich keines unwürdigen oder unzulässigen Verhaltens schuldig gemacht zu haben und nicht wegen körperlicher oder geistiger Schwächen oder Sucht für den ärztlichen Beruf ungeeignet zu sein.

Die Approbation

- muss zurückgenommen werden, wenn die entsprechenden Voraussetzungen nicht vorlagen
- muss widerrufen werden, wenn sich nachträglich aus dem Verhalten des Arztes Unwürdigkeit oder Unzuverlässigkeit ergibt
- kann ruhen, wenn sich der Verdacht der Unwürdigkeit oder Unzuverlässigkeit aus einem eingeleiteten Strafverfahren gegen den Arzt ergibt (z.B. bei Sucht)
- wird ausgesetzt, wenn der Antragsteller zurzeit seiner Antragstellung aufgrund eines Strafverfahrens als unzuverlässig gilt

Die Approbation kann nur von der zuständigen Verwaltungsbehörde entzogen werden.

Die Ausübung der Heilkunde ist nach § 1 des **Heilpraktikergesetzes** von 1939 möglich, wenn eine Heilpraktikererlaubnis vorliegt.

9.1.2 Berufsverbot und Berufsgerichte

Berufsverbote können nur von ordentlichen Gerichten für 3–5 Jahre, u.U. auch lebenslänglich, aufgrund von richterlichen Strafverfahren verhängt werden, in denen der Betroffene wegen einer rechtswidrigen Tat verurteilt wurde, die er unter Missbrauch seines Berufes oder unter grober Verletzung der damit verbundenen Pflichten begangen hat.

Der Arzt hat mit Erhalt der Approbation theoretisch die Möglichkeit, sich niederzulassen. Besteht in einem Gebiet eine zu große Ärztedichte, werden Niederlassungsbeschränkungen ausgesprochen.

Die Niederlassung bedeutet jedoch nicht die Anerkennung als Vertragsarzt für die gesetzliche Krankenversicherung. Hierzu sind die Bestimmungen der Kassenärztlichen Vereinigungen zu beachten.

Ärzte können unabhängig von Straf- oder Zivilverfahren und deren Urteil bei Verstößen gegen Berufs- und Standespflichten mit Verwarnung, Verweis, Rüge, Geldstrafe, Feststellung der Berufsunwürdigkeit und Aberkennung des Wahlrechts zur Ärztekammer bestraft werden. Das Aussprechen eines Berufsverbotes mit Entzug der Approbation ist dem ärztlichen Berufsgericht jedoch nicht möglich.

9.1.3 Weiter- und Fortbildung

Aufgaben der Ärztekammern

Bundesärztekammer. Diese ist eine privatrechtliche Vereinigung, die einer freiwilligen Arbeitsgemeinschaft der Landesärztekammern entspricht. Sie hat den Rechtsstatus eines eingetragenen Vereins und bemüht sich um einen Erfahrungsaustausch zwischen den Ärztekammern, um die Pflege des Zusammengehörigkeitsgefühls der Ärzte und um die Organisation, Förderung und Abstimmung einer möglichst einheitlichen Regelung der ärztlichen Fort- und Weiterbildung.

Landesärztekammern. Sie sind – im Gegensatz zur Bundesärztekammer – gesetzlich begründete Standesorganisationen und somit Körperschaften des öffentlichen Rechts. Sie unterstehen jeweils der Aufsicht der obersten Gesundheitsbehörde des Landes. Zu den Aufgaben der Landesärztekammern gehören die Überwachung und Regelung der ärztlichen Berufsausübung, die Förderung der ärztlichen Fortbildung, die Vertretung der Belange der Ärzte, der Erlass von rechtsverbindlichen Berufs- und Weiterbildungsordnungen und die Prüfung und Anerkennung von Gebietsärzten.

Kassenärztliche Vereinigungen. Es handelt sich um genossenschaftliche Vereinigungen der Kassenärzte. Ihre Aufgaben bestehen aus der Sicherstellung der ärztlichen Versorgung der Kassenpatienten, der kooperativen Erfüllung der Verpflichtungen und der Wahrung der Wirtschaftlichkeit der kassenärztlichen Versorgung.

Aufgaben der Gesundheitsämter

Der einheitlichen Durchführung des öffentlichen Gesundheitsdienstes dienen die **Gesundheitsämter.** Sie sind kommunale oder staatliche Einrichtungen, die besonders die Abwehr und Verhütung gesundheitlicher Gefahren, die Gesundheitshilfe, die Gesundheitsberatung und -erziehung, die Überwachung des Lebensmittelverkehrs, die Bekämpfung und Verhütung übertragbarer Krankheiten, die Überwachung der Arzneimittel und Gifte, die Betreuung von Tuberkulosekranken und die Aufsicht über Berufe und Einrichtungen des Gesundheitswesens als Aufgabe haben.

Pflichten der Ärzte

Die **Berufsordnung** normiert die Berufspflichten und regelt die Berufsausübung der Ärzte mit Bestimmungen u.a. über das Verhalten gegenüber den Patienten und gegenüber anderen Ärzten (Werbeverbot, Schweigepflicht, Richtlinien zur Honorarforderung etc.), über die Fortbildungspflicht und über die Pflichten zur Anfertigung und Aufbewahrung von Aufzeichnungen oder über die Beteiligung am Notfalldienst.

Die **Bundesärzteordnung** ist ein Bundesrecht, das die Ausübung des ärztlichen Berufs als Ausübung der Heilkunde, dazu notwendige Vorschriften und die Voraussetzungen zur Erteilung und zum Entzug der Approbation (Approbationsordnung) definiert. Für Ärzte besteht nach dieser Ordnung kein genereller **Kurierzwang** (Kurierfreiheit), sodass z.B. ein Nichtkassenarzt die Behandlung eines Kassenpatienten ablehnen kann, wenn sich dadurch keine Nachteile für das Wohl des Patienten, das Risiko einer gesundheitlichen Gefährdung oder der Tatbestand einer unterlassenen Hilfeleistung im Sinne des Strafgesetzbuches ergeben. Der bei einer gesetzlichen Krankenkasse zugelassene Arzt (Kassenarzt) ist jedoch verpflichtet, einen Kassenpatienten in seinem Zulassungsbezirk zu behandeln. Für Nichtärzte wurde die Kurierfreiheit durch das Heilpraktikergesetz von 1939 eingeschränkt.

Die **Weiterbildungsordnung** nennt die Voraussetzungen für die Qualifizierung in Gebieten, Schwerpunkten und Bereichen, die zum Führen von Facharzt-, Schwerpunkt- und Zusatzbezeichnungen erforderlich sind.

Die Berufs- und Weiterbildungsordnung sind auf dem Gesetz beruhende, unmittelbare, rechtsverbindliche autonome Satzungen der Ärztekammer.

9.1.4 Behandlungspflichten

☞ Rechtsmedizin, Kap. 9.4 und 9.6

9.1.5 Sterbehilfe

☞ Medizin des Alterns, Kap. 7
☞ Allgemeinmedizin, Kap. 1.5

Sterbehilfe ist die Herbeiführung des Todes eines Menschen, um beispielsweise ein qualvolles Leiden zu beenden. Sie ist weder aktiv (z.B. durch die Gabe toxisch wirkender Stoffe oder das Abstellen der Beatmungsmaschine; rechtliche Bewertung: Tötung bzw. Tötung auf Verlangen) noch passiv (durch Unterlassen der Behandlung Schwerkranker oder Behinderter) zur Abkürzung des Lebens erlaubt. Wohl aber kann der Arzt nach sorgfältiger Abwägung, z.B. bei einem moribunden Karzinompatienten, die Therapie z.B. einer Urosepsis unterlassen.

9.2 Ärztlicher Eingriff

Rechtliche Einordnung

Jeder ärztliche Eingriff stellt im strafrechtlichen Sinne den objektiven Tatbestand einer Körperverletzung nach §§ 223, 226, 230 StGB dar. Die Tatsache der Körperverletzung ist unabhängig davon, ob ein Eingriff erfolgreich verlaufen ist oder zu bleibenden Schäden geführt oder ob der Arzt kunstgerecht bzw. fehlerhaft fahrlässig gehandelt hat. Nur die Einwilligung des Patienten (sog. Selbstbestimmungsrecht) hebt, wenn sie bestimmte Voraussetzungen erfüllt (s.u.), die Rechtswidrigkeit des Eingriffs, nicht aber den Tatbestand der Körperverletzung auf.

Einwilligung des Patienten

Die Rechtmäßigkeit des ärztlichen Eingriffs setzt eine entsprechende Indikation (einziges oder bestes Mittel, Leben, Gesundheit oder Wohlbefinden des Patienten zu erhalten oder wiederherzustellen), die Aufklärung (☞ Kap. 9.5) und die schriftliche Einwilligung des Patienten, seines gesetzlichen Vertreters (bei Minderjährigen) oder des Sorgeberechtigten (bei Willensunfähigen) voraus. Die Einwilligung eines Minderjährigen ist gültig, wenn „er nach seiner geistigen und sittlichen Reife die Bedeutung und Tragweite des Eingriffs und seiner Gestattung zu ermessen vermag". Widersetzen sich Sorgeberechtigte bzw. gesetzliche Vertreter einem lebenserhaltenden Eingriff, so ist der Arzt berechtigt, im Interesse des Minderjährigen den Eingriff vorzunehmen und eine Entscheidung des Vormundschaftsgerichts nachträglich herbeizuführen.

In Ausnahmefällen kann die Einwilligung des Patienten auch mündlich erfolgen, wenn außer dem behandelnden Arzt noch zwei weitere Zeugen anwesend sind.

Außerdem existieren folgende Spezialfälle:

Bewusstlosigkeit. Eine Einwilligung ist nur dann rechtswirksam, wenn der Patient klar einsichtig ist. Ist der Patient bewusstlos, wird der „mutmaßliche Wille" des Patienten, gesund zu werden, unterstellt, womit der ärztliche Eingriff im Rahmen einer „Geschäftsführung ohne Auftrag" vorgenommen werden kann. Der Arzt benötigt bei vitaler Indikation ebenfalls keine Einwilligung zum Eingriff, wenn nur rasches Handeln eine Lebensgefahr beseitigen kann oder andere Sorgeberechtigte nicht rechtzeitig gefragt werden können. Eine schriftliche Dokumentation des Sterbenwollens, die vor Eintritt einer Bewusstlosigkeit abgegeben wurde, ist als Grund für einen Behandlungsabbruch nicht ausreichend, da durch den Eintritt der neuen Situation eine Willensänderung des Patienten nicht ausgeschlossen werden kann. Im Falle des Nichthandelns würde der Arzt dann auch den Tatbestand einer unterlassenen Hilfeleistung (nach § 323c StGB) erfüllen.

Suizid. Gegen den Willen eines voll einsichtsfähigen Suizidenten darf der Arzt keinen Eingriff vornehmen (auch nicht bei vitaler Indikation), bei bereits bewusstlosen Personen geht die Rechtsprechung allerdings davon aus, dass unterstellt werden muss, dass der Patient die Einwilligung wahrscheinlich nicht verweigern würde, wenn er sie geben könnte, da niemand wissen könne, ob er nicht im Augenblick des Behandlungsbeginns vom Suizidversuch zurückgetreten wäre. Da Suizid keine strafbare Handlung darstellt, erfüllt ein Arzt, der eine Beihilfe zum Suizid durch an sich nicht strafbare Maßnahmen begeht, keinen Straftatbestand.

Klinischer Fall

Ein Notarzt wird zu einer bewusstlosen 17-jährigen Patientin gerufen, neben der zwei leere Tablettenschachteln eines Schlafmittels sowie eine leere Flasche Rotwein liegen. Ferner findet sich ein Zettel mit den Worten: „Ich bin todunglücklich aus Liebeskummer. Lasst mich sterben, keine ärztliche Hilfe oder Krankenhaus!" Der Notarzt untersucht die bewusstlose Patientin kurz orientierend.

Entscheidung: Der Notarzt ist zu notfallmäßigem Eingreifen und sofortiger Verbringung der Patientin ins Krankenhaus verpflichtet.

Erzwingbare Eingriffe und Duldung von Operationen

Ohne Einwilligung können ärztliche Eingriffe aus folgenden Gründen erzwungen werden:

- nach dem Infektionsschutzgesetz
- nach dem Unterbringungsgesetz
- nach § 81a der Strafprozessordnung (Blutentnahme bei Alkohol im Straßenverkehr)
- nach § 81c der Strafprozessordnung (Blutentnahme bei Zeugen, wenn dies zur Erforschung der Wahrheit erforderlich ist)
- nach § 372a der Zivilprozessordnung (z.B. bei Vaterschaftsgutachten)

Entzieht sich ein Verletzter ohne triftigen Grund einer zumutbaren Maßnahme der Heilbehandlung (auch Operationen, wenn sie keinen erheblichen Eingriff in die körperliche Unversehrtheit bedeuten), der Berufshilfe, einer Nachuntersuchung oder einer Beobachtung, so können sozialversicherungsrechtliche Leistungen ganz oder teilweise versagt werden, wenn er auf diese Folgen vorher schriftlich hingewiesen worden ist.

Für die Durchführung eines ärztlichen Eingriffs gegen den Willen des Patienten und die Anwendung von Zwang ist letztlich die Polizei bzw. die Staatsanwaltschaft oder das Gericht verantwortlich. In jedem Fall ist das Prinzip der Verhältnismäßigkeit zu wahren.

Zwangsunterbringung

Geisteskranke, Geistesschwache, Alkohol- und Rauschgiftsüchtige oder andere Personen können, wenn sie eine Gefahr für sich selbst oder die öffentliche Ordnung darstellen, vorübergehend in einem geschlossenen Teil eines Krankenhauses zwangsuntergebracht werden. Voraussetzungen für die Zwangseinweisung sind das Zeugnis des einweisenden Arztes (nach gründlicher eigener Untersuchung) und die richterliche Entscheidung (rechtskräftiges Strafurteil, richterlicher Verwahrungsbeschluss, richterlicher Beschluss einer vorläufigen Unterbringung oder vorrichterliche Entscheidung). Im Fall akuter Gefahr kann die Einweisung nach der ärztlichen Untersuchung auch durch die Polizei erfolgen, wenn innerhalb bestimmter Fristen bis 24 Uhr des folgenden Tages von einem auf der Station Dienst tuenden Arzt der richterliche Beschluss nachträglich herbeigeführt wird.

Eingriffe in die Geschlechtlichkeit des Patienten

Sterilisation. Sterilisation ist die Unterbindung der Samen- oder Eileiter auf operativem Weg. Sie ist erlaubt bei Vorliegen einer medizinischen, eugenischen oder schwerwiegenden sozialen Indikation, jedoch nur bei rechtswirksamer Einwilligung des über 25-jährigen Patienten.

Kastration. Kastration ist die Unfruchtbarmachung durch operative, physikalische oder chemische Ausschaltung bzw. Entfernung von Hoden oder Eierstöcken. Sie ist wie die Sterilisation erlaubt bei Vorliegen einer medizinischen (Tumoren, Prostatakarzinom etc.) oder kriminologischen Indikation (abnormer Geschlechtstrieb, der die Begehung rechtswidriger Taten erwarten lässt), jedoch nur bei rechtswirksamer Einwilligung des über 25-jährigen Patienten.

Geschlechtsumwandlung. Eine Geschlechtsumwandlung kann wegen der Schwere des körperlichen Eingriffs in organisch gesunde Körperteile und ihrer die gesamte Persönlichkeit verändernden Auswirkungen nur in ganz eindeutigen Ausnahmefällen, in denen sie zur Vermeidung schwerster seelischer und körperlicher Beeinträchtigungen unerlässlich erscheint, als nicht sittenwidrig bewertet werden.

Insemination

Homologe Insemination. Dies ist die künstliche Befruchtung der Ehefrau mit dem Samen des Ehemannes. Sie bleibt bei Einverständnis beider Partner zivil- und strafrechtlich ohne Folgen. Das Kind gilt als ehelich. Bei einer Insemination ohne Zustimmung der Ehefrau kann sie Haftpflichtansprüche gegen den Arzt und ihren Ehemann geltend machen.

Heterologe Insemination. Es handelt sich um eine künstliche Befruchtung der Ehefrau mit dem Samen eines/mehrerer Dritter oder die Befruchtung einer unverheirateten Frau. Beim Einverständnis beider Partner ergeben sich keine strafrechtlichen Folgen wie Körperverletzung, Nötigung oder Beleidigung. Zivilrechtlich kann der Ehemann trotz seines einmal gegebenen Einverständnisses später die Ehelichkeit anfechten, ebenso das Kind selbst. Gegen den Arzt oder den Spender können dann Haftpflichtansprüche (Alimente) geltend gemacht werden.

9.3 Ärztliche Haftpflicht

Rechtliche Grundlagen der Haftung

Für seine eigenen Fehler haftet der Arzt strafrechtlich und zivilrechtlich, für die Fehler seiner Erfüllungsgehilfen (Arzthelferin, MTA oder sein Vertreter) nur zivilrechtlich. Zivilrechtlich kann der Arzt bei der Behandlung eines Patienten haftbar gemacht werden, weil er durch den Arzt-Patienten-Vertrag die Verpflichtung der Behandlung übernommen hat (**Vertragshaftung**) oder weil er sich einer unerlaubten Handlung (**Deliktshaftung**) schuldig gemacht hat. Bei der Vertragshaftung muss der Arzt auch die Fehler seiner Erfüllungsgehilfen verantworten, der Patient kann Ersatz seines Vermögensschadens (Verdienstausfall, Behandlungskosten etc.) erhalten. Auch bei Haftung aus unerlaubter Handlung haftet der Arzt für seine Erfüllungsgehilfen, er kann allerdings den sog. „Entlastungsbeweis" führen (Nachweis, dass er das Personal sorgfältig ausgewählt hat). Der Arzt wird dann aus der Deliktshaftung befreit, während der Schuldige persönlich haftbar gemacht werden kann. Der Geschädigte kann neben seinem Vermögensschaden u. U. Schmerzensgeld erhalten.

Im Team gleichgeordneter Kollegen haftet der einzelne Arzt nicht für die Fehler der anderen. Grundsätzlich muss dem Arzt ein schuldhaftes, d. h. vorsätzliches oder fahrlässiges Handeln bzw. Unterlassen nachgewiesen werden. Dies kann darin bestehen, dass er einen Fall übernommen hat, von dem er wissen konnte oder musste, dass er aufgrund seiner Erfahrung und Ausbildung nicht in der Lage sein würde, den Patienten „lege artis" zu behandeln (**Übernahmeverschulden**). Gleichzeitig haftet er aber auch für Schäden, die auf einer fehlenden oder unzureichenden Aufklärung beruhen.

Beweislast

Grundsätzlich muss dem Arzt nachgewiesen werden, dass sein Fehlverhalten ursächlich für den Schaden (die Körperverletzung, den Tod) des Patienten war. Nur bei typischen Folgen grober Behandlungsfehler braucht der Patient diesen Beweis nicht zu führen, sondern der Arzt muss nunmehr beweisen, dass entgegen dem ersten Anschein („Prima-facie-Beweis") sein Handeln nicht ursächlich für den eingetretenen Schaden war (Beweislastumkehr; zu den verschiedenen Kausalitätsprinzipien im Zivil-, Straf- und Sozialrecht, ☞ Kap. 4.1).

Fahrlässigkeit

Im **zivilrechtlichen** Sinne handelt derjenige fahrlässig, der die erforderliche – nicht die übliche – Sorgfalt (z. B. Kenntnis und Erfahrung neuer Erkenntnisse der Heilkunde) außer Acht lässt. Für die Beurteilung des Verschuldens unterscheidet man einerseits die **unbewusste** (der Schädigende hat die Folgen seines Tuns nicht bedacht) und die **bewusste** Fahrlässigkeit (der Schädigende hat zwar die Folgen bedacht, aber darauf vertraut, dass sie nicht eintreten würden), andererseits die **leichte, grobe** und **konkrete** Fahrlässigkeit. Die Abgrenzung der Grade der Fahrlässigkeit orientiert sich an einem objektiven, abstrakten Maßstab und nicht an der Person des Schädigenden (wie im Strafrecht).

Im **strafrechtlichen** Sinne handelt derjenige fahrlässig, der eine ihm obliegende Sorgfaltspflicht verletzt. Im Gegensatz zum Zivilrecht orientiert sich das Verschulden an den Kenntnissen und Erfahrungen des Täters und nicht am allgemeinen Durchschnittsmaßstab. Wie im Zivilrecht wird auch im Strafrecht die unbewusste von der bewussten Fahrlässigkeit unterschieden.

Wird ein Patient im Krankenhaus geschädigt, kann er das Krankenhaus bzw. den Eigentümer des Krankenhauses (z.B. die Stadtverwaltung) auf Schadensersatz verklagen. Nur im Fall grober Fahrlässigkeit (oder bei Vorsatz) kann der Krankenhausträger im Innenverhältnis Regressansprüche gegen den betreffenden Arzt geltend machen.

Kunstfehler

Als Kunstfehler bezeichnet man einen nicht definierten Verstoß gegen die von Wissenschaft und Praxis anerkannten und zurzeit des Eingriffs gültigen Regeln und Erkenntnisse der ärztlichen Kunst in Diagnose und Therapie. Das Abweichen von dieser Regel muss begründet sein, auch wenn eine regelrechte ärztliche Tätigkeit in keinem Gesetzestext verankert ist. Für eine zivil- oder strafrechtliche Haftung muss dem Arzt ein Verschulden (s.o.) nachgewiesen werden.

9.4 Arzt-Patienten-Vertrag

Definitionen

Zwischen Arzt und Patient wird bei einer medizinischen Behandlung (oder bereits bei einer telefonischen Beratung) stillschweigend ein Vertrag geschlossen. Dieser Vertrag verpflichtet den Patienten bzw. seine Krankenkasse zur Zahlung eines Honorars, den Arzt zur ärztlichen Behandlung (gewissenhafte Untersuchung, sorgfältige Behandlung nach den Regeln der ärztlichen Heilkunst, Durchführung aller erforderlichen Maßnahmen, um Schaden vom Patienten abzuwenden, Dokumentation der Befunde und Ausstellung von Zeugnissen). Für den Arzt besteht eine **Garantenpflicht** für Gesundheit und Leben des Patienten, die grundsätzlich über die allgemeine Hilfeleistungspflicht hinausgeht. Der Arzt sichert dem Patienten somit eine optimale Behandlung, nicht aber einen Behandlungserfolg zu (**Dienstvertrag** §611 BGB, im Gegensatz zum **Werkvertrag** nach §631 BGB, der ein bestimmtes Ergebnis bzw. einen Erfolg verlangt). Der Abschluss eines Arzt-Patienten-Vertrages durch eine übereinstimmende Willenserklärung und eine eventuelle Haftung aus diesem sind in den zivilrechtlichen Vertragsbestimmungen des Bürgerlichen Gesetzbuches (BGB) geregelt. Im Rahmen der Bestimmungen eines Arzt-Patienten-Vertrages übernimmt der Arzt sowohl die Haftung für sein eigenes Handeln als auch die Haftung für ein Verschulden der bei ihm angestellten Arzthelferinnen, medizinisch-technischen Assistenten, Pfleger oder Krankenschwestern (Erfüllungsgehilfen; nach §278 BGB).

Bei der Behandlung von Privatpatienten kommt ein direkter Vertrag zwischen Arzt und Patient zustande. Mit einem Kassenpatienten kommt kein direkter Vertrag zustande, die Behandlung erfolgt zu Lasten einer gesetzlichen Krankenkasse.

Im Krankenhaus kann der Patient mit dem Träger einen **totalen Krankenhausvertrag** (Vertrag über Pflege, Unterkunft und ärztliche Behandlung) oder einen **gespaltenen Krankenhausvertrag** (Vertrag über Pflege und Unterkunft mit dem Träger und über die Behandlung mit einem Arzt) abschließen.

Überweisung an weiteren Arzt

Ein Arzt kann einen Patienten an einen anderen Kollegen überweisen, wodurch ein neuer Vertrag zwischen Patient und Arzt entsteht, jedoch keine Vertragsbeziehung zwischen den beiden Ärzten. Er kann aber auch Untersuchungsmaterial an einen Kollegen übersenden (Labor oder Pathologie), wodurch ein Vertrag zwischen beiden Ärzten, jedoch kein neuer Arzt-Patienten-Vertrag zustande kommt.

Ärztliche Aufzeichnungen

Krankenunterlagen sind alle Aufzeichnungen eines Arztes über die Behandlung eines Patienten sowie alle Gegenstände, die aus Anlass der Behandlung angefertigt bzw. sichergestellt worden sind. Sie sollen in der Regel 5 Jahre, Röntgenbilder und Sektionsbefunde 10 Jahre aufbewahrt werden.

Alle Unterlagen verbleiben im Eigentum des Arztes, können aber in einem Strafverfahren beschlagnahmt werden, wenn sie als Beweismittel gegen den Arzt dienen. Der Patient hat lediglich das Recht, innerhalb der Unterlagen objektive Befunde und Berichte über therapeutische Maßnahmen einzusehen, nicht jedoch durch den Arzt getroffene Wertungen.

9.5 Aufklärungspflichten

Rechtliche und ethische Begründung

Der Arzt muss seinen Patienten über folgende Punkte aufklären:

- Diagnose und geplante Eingriffe (ergeben sich aus dem Behandlungsvertrag)

- erforderlicher Eingriff (als Erfordernis der Rechtmäßigkeit zum Eingriff)
- Folgen, typische und seltene Komplikationen und Risiken des ärztlichen Eingriffs
- Auswirkungen (z.B. eine eingeschränkte Fahrtauglichkeit)

Für ein Gericht gelten Häufigkeitsangaben über Komplikationen in der Literatur nur als grobe und somit nicht verbindliche Orientierungshilfe. Die Grenze, ab der Komplikationen aufklärungspflichtig sind, liegt allgemein bei 1–3%.

Je nach Dringlichkeit eines Eingriffs (z.B. Notfallsituation) kann auch die Aufklärung über typische Risiken ausreichend sein. Der Patient wiederum hat das Recht, auf eine Aufklärung zu verzichten (Ausnahmen: bei legalem Schwangerschaftsabbruch oder bei übertragbaren Geschlechtskrankheiten).

Die Aufklärung vor einem ärztlichen Eingriff ist zwingend vorgeschrieben, während die Aufklärung über Diagnose und Therapiemöglichkeiten insbesondere bei schwerwiegenden Erkrankungen (z.B. Karzinom) im Einzelfall von der Persönlichkeit des Patienten abhängig gemacht werden kann, wenn starke Beeinträchtigungen der psychischen Gesundheit des Patienten zu befürchten sind.

Verfahren und Inhalte

Der Arzt hat seinen Patienten vor einem geplanten Eingriff aufzuklären über Befund und Diagnose seiner Erkrankung, über Indikation, Art, Umfang (evtl. geplantes Abweichen vom Plan, Erweiterung des Eingriffs), typische Risiken und Komplikationen (typisch heißt in einer Häufigkeit von mindestens 1–3%) und Folgen des Eingriffs bzw. Folgen der Nichtbehandlung. Der Umfang des Aufklärungsgesprächs steht im umgekehrten Verhältnis zur Dringlichkeit: Bei einer Operation aus vitaler Indikation kann eine eingeschränkte Aufklärung erfolgen, bei einem Wahleingriff sollte eventuell auch über Schmerzen, Dauer der Bettlägerigkeit, Aussehen (Kosmetik) und Wohlbefinden gesprochen werden. Der Umfang der Aufklärung richtet sich auch nach dem Vorwissen, der Einsicht und den Wünschen des Patienten: Der Patient kann die Aufklärung auch über Minimalrisiken wünschen, er kann die Aufklärung auch ganz ablehnen.

Spezialfragen

Ein ärztlicher Eingriff darf auch bei Einwilligung des Patienten nicht gegen die guten Sitten verstoßen.

Einwilligung und Inhalte der Aufklärung sollten zur rechtlichen Absicherung des Arztes schriftlich festgehalten werden (eventuell vorhandene Formblätter verwenden) (Aufklärung und Einwilligung Minderjähriger und psychisch Kranker, ☞ Kap. 9.2).

9.6 Ärztliche Hilfspflichten

Für den Arzt gilt nicht nur die allgemeine Hilfeleistungspflicht wie für jeden anderen Staatsbürger, sondern auch die Pflicht zur Hilfeleistung und zur Behandlung eines Patienten. Dies gilt insbesondere in folgenden Fällen:

- als **Vertragsarzt** aus dem Vertragsarztverhältnis – es besteht für den Arzt nach Erstkonsultation kein Kurierzwang; nach Fallübernahme jedoch Behandlungspflicht (Ablehnung bei Notfällen nicht möglich); der Arzt darf die Behandlung nur dann abbrechen, wenn schwerwiegende Gründe bestehen, z.B. Beleidigung oder gleichzeitige Behandlung durch einen Heilpraktiker
- als **Krankenhausarzt** zumindest durch eine erste Untersuchung
- im **Bereitschaftsdienst** (der Arzt muss für den Patienten erreichbar sein → Garantenstellung)
- in allen **dringenden Notfällen.** Ausnahmen: Er macht sich dadurch selbst strafbar, z.B. alkoholisierte Autofahrt zu einem Hausbesuch. Er ist selbst krank, erschöpft, oder ein anderer Arzt vertritt ihn.

Unerheblich für die Pflicht zur Hilfeleistung ist, ob sie erfolgreich ist bzw. den späteren Tod verhindern kann (Ausnahme: offensichtlich aussichtslose Fälle). Als Unglücksfall gelten nicht nur plötzliche von außen kommende Ereignisse, sondern auch die plötzliche Verschlimmerung einer bereits bestehenden Erkrankung.

Auch bei einem Suizidversuch ist der Arzt grundsätzlich zur Hilfeleistung verpflichtet, wenn nicht der Patient bei vollem Bewusstsein entscheidet, dass er nicht behandelt werden will (Hilfeleistung bei bewusstlosen Patienten, ☞ Kap. 9.2).

Klinischer Fall

Ein Arzt fährt – als Privatperson – an einem Unfallort mit Verletzten vorbei, ohne zu helfen. Einer der Verletzten stirbt kurze Zeit darauf an einer Blutaspiration.
Tatbestand: Der Straftatbestand der unterlassenen Hilfeleistung ist erfüllt.

9.7 Schweigepflicht

Rechtsgrundlagen

Die **Schweigepflicht** (nach § 203 StGB) gilt als eine der wesentlichsten Grundlagen des Vertrauensverhältnisses zwischen Arzt und Patient (Standespflicht des Arztes). Sie ist deshalb nicht nur im Strafrecht (Verletzung von Privatgeheimnissen oder Verwertung fremder Geheimnisse) und Zivilrecht (Vertragsverletzung, Geschäftsführung ohne Auftrag oder aus unerlaubter Handlung), sondern auch in der Berufsordnung geregelt. An die Schweigepflicht gebunden sind alle Angehörigen eines Heilberufes (nicht Heilpraktiker und Sozialarbeiter) und einige andere Berufsgruppen sowie ihre berufsmäßig tätigen Gehilfen (Masseure, Krankenschwestern und -pfleger, Krankengymnasten) und sich in der Vorbereitung auf diesen Beruf befindliche Personen (z. B. Medizinstudenten, Praktikanten).

Unter die Schweigepflicht fallen alle ihm im Rahmen seiner Eigenschaft als Arzt anvertrauten oder sonst bekannt gewordenen Geheimnisse (auf einen bestimmten Personenkreis begrenztes Wissen, das nicht offenkundig oder allgemein bekannt ist). Sie erstreckt sich neben medizinischen Angelegenheiten (z. B. der Diagnose oder der Tatsache, dass der Patient überhaupt in Behandlung ist) auch auf nichtmedizinische Belange, die die Person oder das Umfeld des Patienten betreffen (z. B. Familienangelegenheiten oder berufliche Dinge). Die Schweigepflicht besteht für den Arzt grundsätzlich gegenüber jedermann, auch gegenüber Angehörigen des volljährigen Patienten, Angehörigen des minderjährigen Patienten (eventuelle Rechtsgüterabwägung zwischen dem Erziehungsrecht der Angehörigen und der Schweigepflicht), Versicherungsträgern, Arbeitgebern, Gerichten oder anderen Ärzten (Ausnahmen: ☞ Kap. 9.7). Sie besteht auch nach dem Tod des Patienten fort.

Nach dem Zeugnisverweigerungsrecht, welches in § 53 der StPO geregelt ist, hat der Arzt das Recht, die Aussage über Angelegenheiten, die der Schweigepflicht unterliegen, zu verweigern.

Geheimnisbruch

Die Verletzung der Schweigepflicht (Geheimnisbruch) ist eine strafbare Handlung (nach §§ 203 und 205 StGB und § 53 der Strafprozessordnung). Sie wird jedoch nur auf Antrag verfolgt; auch muss der Arzt bewusst und gewollt (vorsätzlich) den Geheimnisbruch begangen haben. Die Schweigepflicht besteht auch unter Schweigepflichtigen (z. B. von Arzt zu Arzt). Zur Anzeige meldepflichtiger Krankheiten und bei Mitteilungen an Versicherungsträger muss die Schweigepflicht durchbrochen werden (weitere Ausnahmen: ☞ Kap. 9.7).

Entbindung von der Schweigepflicht

Der Patient kann den Arzt von der Schweigepflicht entbinden: Der Arzt ist dann befugt, den Personen gegenüber für die ihm die Befugnis erteilt wurde oder zu dem Zweck, zu dem ihm die Befugnis erteilt wurde, Aussagen zu machen. Er besitzt allerdings weiterhin das sog. Zeugnisverweigerungsrecht bzw. Schweigerecht. Ausnahme: die Entbindung als Zeuge, Gutachter oder Sachverständiger vor Gericht verpflichtet den Arzt zur Offenbarung; dies gilt jedoch nicht für Tatsachen, die ihm aus einer früheren ärztlichen Behandlung vor Beginn der Begutachtung bekannt geworden sind. Der Patient kann die Entbindung jederzeit und nach seinem Ermessen einschränken oder widerrufen. Die Angehörigen eines Patienten besitzen nicht das Recht zur Entbindung des Arztes von der Schweigepflicht.

Durchbrechen der Schweigepflicht

In folgenden Fällen ist der Arzt zur Offenbarung generell verpflichtet:

- gemäß §§ 138 und 139 StGB (Nichtanzeige geplanter Straftaten, wie z. B. Hochverrat, Völkermord, Taten terroristischer Vereinigungen, Menschenhandel, Mord, Totschlag oder Raub)
- gemäß Infektionsschutzgesetz (Meldung innerhalb von spätestens 24 h an das zuständige Gesundheitsamt). Dabei sind namentliche von nichtnamentlichen Meldungen für Krankheiten und den Nachweis von Krankheitserregern zu unterscheiden

- gemäß § 1543 RVO (Auskünfte gegenüber den Sozialversicherungen, die diese zur Durchführung ihrer Aufgaben benötigen), wenn der Patient nicht auf der Schweigepflicht des Arztes besteht (dies kann allerdings zu Leistungseinschränkungen der Versicherung führen)
- gemäß Personenstandsgesetz (Anzeige von Geburt und Tod gegenüber dem Standesamt, falls die Angehörigen dies unterlassen)
- gemäß Berufskrankheitenverordnung (unverzügliche Meldung bei Feststellung einer anerkannten Berufskrankheit an das zuständige Versicherungsamt)
- über Körperbehinderungen (bei Minderjährigen, wenn die Angehörigen die Behandlung nicht durchführen lassen oder vernachlässigen)

Auch kann die Wahrung erheblicher Eigeninteressen (z.B. bei Honorarfragen oder als Beschuldigter in einem Strafverfahren) den Arzt zur Offenbarung berechtigen.

Bei Interessen- oder Pflichtenkollision kann der betroffene Arzt zwischen der Schweigepflicht bzw. der Pflicht zur Meldung und verschiedenen anderen Rechtsgütern eine Güterabwägung zugunsten des höherwertigen Rechtsgutes vornehmen (z.B. Kindesmisshandlung, Abtreibung, erhebliche Gefährdung für die Allgemeinheit, Warnung Betroffener bei einer geplanten Straftat, Wahrung der Interessen eines betroffenen Sexualpartners, epileptische Kraftfahrer u.a.). Der Arzt kann in einzelnen Fällen also unter Berufung auf seine ärztliche Schweigepflicht auf die Erstattung einer Anzeige verzichten, wenn er sich stattdessen ernstlich bemüht, den Täter von einem geplanten Verbrechen abzuhalten. Folglich kann ein Arzt weder straf- noch zivilrechtlich für eventuell eingetretene Folgen zur Verantwortung gezogen werden, wenn er auf seiner Schweigepflicht besteht.

9.8 Klinische Prüfungen und wissenschaftliche Versuche

Klinische Prüfungen erfolgen in mehreren Phasen unter Einschaltung des **Bundesgesundheitsamtes.**

Wissenschaftliche Versuche dürfen am einsichtsfähigen Patienten nur dann vorgenommen werden, wenn der Patient über alle denkbaren Risiken aufgeklärt wird, der Patient einwilligt, der Versuch nicht gegen die guten Sitten verstößt und nicht mit dem Risiko des tödlichen Ausgangs verbunden ist.

10 Ärztliche Begutachtungskunde

10.1 Versicherungsmedizin

☞ Arbeitsmedizin und Sozialmedizin, Kap. 1.1

Nach der Reichsversicherungsordnung (RVO) ist der Begriff **Krankheit** als regelwidriger Körper- oder Geisteszustand definiert, der die Notwendigkeit einer Heilbehandlung und/oder Arbeitsunfähigkeit zur Folge hat. Nur im Falle einer Berufskrankheit (z.B. Lungenfibrose bei Metallarbeitern) oder eines Wege- oder Arbeitsunfalls handelt es sich um einen gesetzlichen Versicherungsfall, der jedoch stets durch eine ärztliche Untersuchung zu objektivieren ist.

Der Begriff **Unfall** ist nach den allgemein gültigen Versicherungsbedingungen als eine durch ein plötzlich von außen einwirkendes Ereignis unfreiwillig erlittene Gesundheitsschädigung definiert. Ein gesetzlicher Versicherungsfall liegt nicht vor, wenn sich der Unfall als Folge von Bewusstseins- oder Geistesstörungen (z.B. bei starker Trunkenheit) oder während einer privaten Tätigkeit ereignet hat.

10.2 Der Arzt als Zeuge und als Sachverständiger

Der Arzt kann (es besteht außer vertraglichen oder gesetzlichen Bestimmungen hierzu keine Pflicht) als sachverständiger Gutachter in Zivil- und Strafprozessen, sozialgerichtlichen Verfahren und von Behörden herangezogen werden, um Beweismaterial sorgfältig und nach bestem Wissen und Gewissen auszuwerten und daraus Schlüsse zu ziehen, die eine Urteilsfindung auf Gebieten ermöglichen, für die die Sachkunde der Entscheidenden nicht ausreicht. Der Arzt kann als Gutachter aus verschiedenen Gründen (z.B. Besorgnis der Befangenheit) genauso wie ein Richter abgelehnt werden oder selbst von seinem Verweigerungsrecht Gebrauch machen.

Im Rahmen seiner Gutachtenerstattung ist die ärztliche Schweigepflicht in Bezug auf Tatsachen, die der Arzt im Rahmen seiner gutachterlichen Tätigkeit erfährt, aufgehoben. Die Schweigepflicht über Tatsachen, die er im Rahmen früherer ärztlicher Tätigkeiten erfahren hat, besteht jedoch weiter.

Pflicht zur Gutachtenerstattung. Entsprechend der Zivil- und Strafprozessordnung **muss** begutachten, wer zur Erstattung von Gutachten öffentlich bestellt ist, wer als Gutachter vor Gericht bestellt ist, wer eine Wissenschaft, Kunst oder ein Gewerbe, deren Kenntnis Voraussetzung der Begutachtung ist, öffentlich zum Erwerb ausübt oder hierfür öffentlich bestellt ist und wer sich zur Erstellung eines Gutachtens bereit erklärt hat.

Gutachten. Das freie Gutachten (im Gegensatz zum Formulargutachten bzw. Fragebogen mit vorgegebenem Schema für Versicherungsgesellschaften und Behörden) sollte so gegliedert sein:

- Auftrag und Fragestellung
- Vorgeschichte aufgrund der Akten
- eigene Untersuchung
- Beurteilung und Beantwortung der Beweisfrage
- Zusammenfassung

Im Zivil- und Strafrecht gelten die Begriffe der „an Sicherheit grenzenden Wahrscheinlichkeit“ (99,8%), der „Sicherheit“ (100%) oder „mit hoher Wahrscheinlichkeit“ (90%). Im Sozialrecht gilt der Begriff der Wahrscheinlichkeit ($>$ 50%).

Folgen unrichtiger Zeugnisse und Gutachten. Bei Falschgutachten kann der Arzt aus folgenden Gründen bestraft werden:

- Meineid: bei vereidigter wissentlicher Vorlage eines falsches Gutachtens
- fahrlässiger Falscheid: bei vereidigter fahrlässiger Vorlage eines falschen Gutachtens
- uneidlicher Falschaussage: bei nicht vereidigter Vorlage eines falschen Gutachtens
- Verletzung der Berufsordnung

032 IMPP-Fragen

25 Arbeitsmedizin und Sozialmedizin

1 Arbeitsmedizin

RALF HOSSE

Inhalt

1 Wichtige Arbeitsschutzvorschriften

Das **Grundgesetz** garantiert jedem Bürger das Recht auf körperliche Unversehrtheit. Um dieses Recht sicherzustellen, werden vom Staat Gesetze und Verordnungen erlassen, welche die rechtlichen Grundlagen des Arbeits- und Gesundheitsschutzes darstellen. Das **Arbeitsschutzrecht** ist hierarchisch geregelt. In der Normenhierarchie an oberster Stelle steht die Verfassung (Grundgesetz), sie regelt die Grundrechte der Menschen in sehr allgemeiner Art und Weise.

Eine Stufe darunter sind die verschiedenen Gesetze angesiedelt, die in Kap. 1.1 abgehandelt werden. In Gesetzen werden allgemeine Regelungen auf einen bestimmten Gesetzeszweck hin getroffen. Die Ausführungsbestimmungen werden dann von den im jeweiligen Gesetz ermächtigten **Institutionen** (Bundesregierung, Ministerien, Länderregierungen etc.) in Verordnungen geregelt. Zur Erfüllung der Verordnungen werden dann konkrete detaillierte **Handlungsanleitungen** in Form von Richtlinien, Technischen Regeln oder Durchführungsverordnungen durch staatliche Stellen erlassen. Die durch die **Berufsgenossenschaften** erlassenen **Unfallverhütungsvorschriften** (früher VBG, jetzt Berufsgenossenschaftliche Vorschriften, BGV) sind diesen als Satzungsrecht gleichgestellt. Auf der untersten Stufe der Hierarchie finden sich allgemein anerkannte Regeln wie DIN-Normen oder VDE-Richtlinien. Der Sinn dieser kompliziert anmutenden Konstruktion ist, dass neue Erkenntnisse und Erfahrungen schnell und einfach über Richtlinien und Verordnungen für die Bevölkerung nutzbar gemacht werden können, ohne dass ein Gesetzgebungsverfahren mit dem entsprechenden Zeitbedarf durchgeführt werden muss. Hier der Ablauf am Beispiel der Temperatur am Arbeitsplatz:

- **Grundgesetz:** Recht auf körperliche Unversehrtheit
- **Arbeitsschutzgesetz:** regelt Sicherheit und Gesundheitsschutz der Beschäftigten
- **Arbeitsstättenverordnung:** regelt die allgemeinen Anforderungen an Arbeitsstätten
- **Arbeitsstättenrichtlinien:** regeln spezielle Werte wie z.B. Temperatur an Arbeitsplätzen sowie eventuelle Schutzmaßnahmen

Durch die EU hat sich im Arbeitsschutzrecht vieles geändert. Die vormals rein nationalen Gesetze und Verordnungen sind in den letzten Jahren an das europäische Recht angepasst worden, welches sich in den EU-Richtlinien nach Artikel 118a (Richtlinien zum Schutz der Gesundheit und Gewährleistung der Sicherheit von Beschäftigten in ihrer Arbeitsumwelt) sowie Artikel 100a (Richtlinien zum Schutz von Gesundheit, Sicherheit, Umwelt- und Verbraucherschutz) ausdrückt. Hierbei ist der hierarchische Aufbau der Gesetze und Verordnungen beibehalten worden. Die EU-Richtlinien geben hier den nationalen Gesetzgebern Rahmenvorschriften auf Gesetzesebene vor, die in nationales Recht umgesetzt werden müssen.

Überwachung

Für die Überwachung der Gesetze sind die Stellen des staatlichen Arbeitsschutzes zuständig (Staatliche Gewerbeaufsicht, Staatlicher Gewerbearzt, ☞ Kap. 1.4). Sie überwachen die Einhaltung der Gesetze und Verordnungen, für die die einzelnen Unternehmer in ihren Betrieben selbst verantwortlich sind. Aus der Fülle der Vorschriften sind im Folgenden die im früheren Gegenstandskatalog erwähnten ausgewählt. (Die im GK vollzogene strikte Trennung von Gesetzen und Verordnungen erschwert das Verständnis für die Zusammenhänge. Aus diesem Grund erfolgt eine gemeinsame Abhandlung der Gesetze und der zugehörigen Verordnungen und Regelungen.)

1.1 Bedeutsame medizinische Sachverhalte in Gesetzen und Verordnungen

Arbeitsschutzgesetz (ArbSchG)

Das Kernstück der Arbeitsschutzvorschriften ist das **Arbeitsschutzgesetz** (ArbSchG). Es stellt die direkte Umsetzung der europäischen Rahmenrichtlinien für den Arbeitsschutz dar. In ihm werden Sicherheit und Gesundheitsschutz des Beschäftigten bei der Arbeit geregelt. Es gilt einheitlich für alle Arbeitnehmer, also auch für

Beamte, Richter, Soldaten, Beschäftigte in Behindertenwerkstätten und arbeitnehmerähnliche Personen. Dies ist ein wesentlicher Unterschied zur früheren Gesetzgebung. Explizit ausgenommen sind Heimarbeiter, Hausangestellte und Beschäftigte in Betrieben, die der Bergaufsicht unterliegen (im Bergrecht gibt es eigene Regelungen). Normadressat ist der Arbeitgeber, dem folgende Pflichten auferlegt werden: Alle Arbeitsplätze müssen von ihm auf eine mögliche Gefährdung oder Belastung des Arbeitnehmers hin beurteilt und die Arbeitsplätze so gestaltet werden, dass die Belastung minimiert wird. Er hat alle möglichen Gefahren an der Quelle abzuwenden, entsprechend dem aktuellen Stand der Technik und den Erkenntnissen aus Arbeitsschutz und Arbeitsmedizin. Die Arbeitnehmer müssen von ihm in geeigneter Form über die Gefahren am Arbeitsplatz und deren Vermeidung unterwiesen werden. Er hat den Beschäftigten in gesundheitsgefährdenden Bereichen auf ihren Wunsch hin eine arbeitsmedizinische Untersuchung zu ermöglichen. Im Gegenzug ist das Recht auf Untersuchung bei Nichtgefährdung weggefallen. Alle Gefährdungsbeurteilungen, Schutzmaßnahmen, Unterweisungen und Arbeitsunfälle müssen dokumentiert werden, es sei denn, es handelt sich um einen Kleinstbetrieb. Den Beschäftigten legt das Gesetz die Pflicht auf, alle Schutzmaßnahmen und Arbeitsmittel korrekt einzusetzen. Dafür erhalten die Beschäftigten auch ein Vorschlagsrecht für die Fragen des Arbeitsschutzes. Aus der Fülle der Aufgaben wird klar, dass der Unternehmer diese Maßnahmen nicht ohne fachkundige Beratung durchführen kann. Daher muss er sich einen innerbetrieblichen Arbeitsschutz aufbauen, welcher im Arbeitssicherheitsgesetz (ASiG, s. u.) näher beschrieben wird.

Aus dem Arbeitsschutzgesetz resultieren viele Verordnungen zur Regelung von Einzelheiten. Als Beispiel sei die Bildschirmarbeitsverordnung genannt: Sie regelt bis ins Detail die Anforderungen an Bildschirmarbeitsplätze (Bildwiederholfrequenz, Zeichengröße, Anforderungen an das Mobiliar etc.) und erforderliche Augenuntersuchungen.

In der **Arbeitsstättenverordnung** sind die Anforderungen geregelt, die zum Schutz vor Unfällen und Gesundheitsschäden an eine Arbeitsstätte zu stellen sind. Mit den grundsätzlichen Anforderungen befasst sich die Verordnung, während die Details in den **Arbeitsstättenrichtlinien** festgelegt wurden. Diese enthielten sicherheitstechnische, arbeitsmedizinische und hygienische Regeln, nach denen Arbeitsplätze gestaltet werden sollen, mit genauen Zahlen oder Größenangaben. Sie beginnen bei völlig normalen Büros und erstrecken sich über Arbeitsplätze im Freien und Baustellen hin bis zu Arbeitsplätzen auf Wasserfahrzeugen und schwimmenden Anlagen auf Binnengewässern. Die Richtlinien befassen sich mit Fragen der Räume, Verkehrswege und Einrichtungen in Gebäuden wie z.B. Lüftung, Raumtemperatur, Beleuchtung, Brandschutz, Rettungswege etc. Aber auch die Raumabmessungen, der Luftraum, die Größe und Anzahl der Sozial- und Pausenräume, der Schutz der Nichtraucher und die Frage der Waschräume auf Baustellen sind hier geregelt. Im Rahmen der Deregulierungsbemühungen sind diese zum Teil sehr einengenden Regelungen teilweise außer Kraft gesetzt worden. Stattdessen wurde der Begriff der allgemein anerkannten Erkenntnisse eingeführt. Im Ergebnis orientiert man sich im Alltag wieder an den alten Arbeitsstättenrichtlinien!

Arbeitssicherheitsgesetz (ASiG)

Im Arbeitssicherheitsgesetz (ASiG) aus dem Jahr 1973 werden die Tätigkeiten und Anforderungen an Betriebsärzte, Sicherheitsingenieure und andere Fachkräfte für Arbeitssicherheit im innerbetrieblichen Arbeitsschutz geregelt.

Paragraph 2. **§2** regelt die Bestellung der Betriebsärzte. Der Arbeitgeber hat hiernach Betriebsärzte schriftlich zu bestellen, abhängig unter anderem von der Betriebsart und den damit verbundenen Unfall- und Gesundheitsgefahren sowie der Zahl und der Zusammensetzung der Arbeitnehmer. Er muss die ordnungsgemäße Tätigkeit der Betriebsärzte überwachen und ist verpflichtet, erforderliche Räume, Material und eventuelle Hilfskräfte zur Erfüllung der betriebsärztlichen Tätigkeit zur Verfügung zu stellen. Die Betriebsärzte sind zu ständiger Fortbildung verpflichtet, welche zur Erfüllung ihrer Aufgaben notwendig ist und vom Arbeitgeber ermöglicht werden muss.

Paragraph 3. **§3** regelt die gesetzlichen Aufgaben der Betriebsärzte. Da diese Aufgaben gern abgefragt werden, ist der §3 im genauen Wortlaut unter dem Abschnitt „betrieblicher Arbeitsschutz" aufgeführt (☞ Kap. 1.4.3).

Paragraph 4. **§4** regelt die Anforderungen an Betriebsärzte. Als Betriebsarzt darf tätig werden, wer approbiert ist und entweder die Gebietsbezeichnung „Arzt für Arbeitsmedizin" oder die Zusatzbezeichnung „Betriebsmedizin" führt.

Ausbildung

Die **Gebietsbezeichnung** „Arbeitsmedizin" erfordert eine fünfjährige Weiterbildungszeit: zwei Jahre Innere Medizin (davon ein Jahr Akutkrankenhaus) sowie drei Jahre Arbeitsmedizin bei einem weiterbildungsermächtigten Arzt (Tätigkeiten in Dermatologie, Chirurgie, Orthopädie, Allgemeinmedizin oder Psychiatrie können bis zu ein Jahr angerechnet werden). Außerdem müssen arbeitsmedizinische Kurse von insgesamt drei Monaten Dauer besucht werden.

Die Anforderungen an die **Zusatzbezeichnung** „Betriebsmedizin" sind deutlich geringer, es werden neben den zwei Jahren Innere Medizin eine 9-monatige Weiterbildung bei einem weiterbildungsermächtigten Arzt sowie die Ableistung der arbeitsmedizinischen Kurse verlangt. Derzeit ist diese Zusatzbezeichnung in einigen Ärztekammern bereits abgeschafft worden.

Entsprechend werden im ASiG in vergleichbarer Form die Bestellung, die Aufgaben und Anforderungen an Sicherheitsingenieure und andere Fachkräfte für Arbeitssicherheit geregelt.

Paragraph 11. **§11** regelt die Durchführung von regelmäßigen Sitzungen des Arbeitsschutzausschusses und dessen Zusammensetzung.

Außerdem sind im ASiG die Unabhängigkeit des Betriebsarztes, seine dienstliche Unterstellung sowie die Zusammenarbeit mit dem Betriebsrat geregelt. Abschließend sind die Aufgaben der Überwachungsbehörden (Gewerbeaufsicht) beschrieben.

Die Details werden wieder über Verordnungen oder Unfallverhütungsvorschriften bestimmt. So ist in der BGV A2 von jeder Berufsgenossenschaft die für die jeweiligen Mitgliedsbetriebe nötige Mindeststundenzahl für die Bestellung von Betriebsärzten festgelegt. Diese orientiert sich an der Gefährlichkeit der Tätigkeit und reicht von 6,25 min/Jahr bis zu 1,2 h/Jahr und Mitarbeiter, je nach Risiko.

Gesetz über technische Arbeitsmittel (GtA), Gerätesicherheitsgesetz (GSG)

Das Gesetz regelt grundsätzliche Ziele für das In-den-Verkehr-Bringen technischer Arbeitsmittel sowie Errichtung und Betrieb überwachungsbedürftiger Anlagen. Es wird festgelegt, dass Maschinen und Arbeitsgeräte so beschaffen sein müssen, dass sie bei ordnungsgemäßer Benutzung den Anwender und andere nicht gefährden. Hierbei hat der Gesetzgeber den Hersteller und eventuelle Importeure in die Haftung mit einbezogen, wenn von ihnen vertriebene Geräte gegen dieses Gesetz verstoßen. Die Hauptverantwortung für die Aufrechterhaltung des ordnungsgemäßen Zustands der Geräte trägt jedoch der Betreiber der Maschinen. Einzelheiten werden auch hier über Verordnungen geregelt, z. B. in der Maschinenverordnung, der Maschinenlärmverordnung etc. Im Gesundheitswesen ist die Medizingeräteverordnung (MedGV) sicherlich die bekannteste Verordnung. Hier ist unter anderem geregelt, dass jeder Anwender von einem Geräteverantwortlichen in die Benutzung eines Gerätes eingewiesen werden muss, was schriftlich zu dokumentieren ist.

Chemikaliengesetz

Im Chemikaliengesetz (ChemG) werden die Definitionen für Einstufung, Verpackung und Kennzeichnung gefährlicher Stoffe und Zubereitungen geregelt. Die Bedingungen für den Umgang und das In-den-Verkehr-Bringen der Substanzen werden in der Verordnung über gefährliche Stoffe (GefStoffV) festgelegt. In dieser Verordnung sind Fragen der Einteilung in Schutzstufen und Kennzeichnung von Stoffen behandelt, aber auch Vorschriften zu Umgang, Aufbewahrung, Lagerung und Vernichtung von giftigen, Krebs erzeugenden, erbgutverändernden oder entzündlichen Gefahrstoffen sowie vorgeschriebene oder den Beschäftigten anzubietende Vorsorgeuntersuchungen beim Umgang mit Gefahrstoffen. Ursprünglich bildete eine Gefahrstoffliste den Abschluss, in der ca. 1500 Stoffe explizit genannt und eingestuft wurden, einschließlich der in diesem Zusammenhang zu beachtenden Schutzmaßnahmen und Beschäftigungsverbote. Jetzt werden einige Stoffe in einem Anhang explizit erwähnt, alle andern werden über die Stoffeigenschaften laut Sicherheitsdatenblatt und den konkreten Umgang im Betrieb eingestuft. Genaue Vorgaben, z. B.

Grenzwerte und wie sie zu messen sind, werden dann in den Technischen Regeln für Gefahrstoffe (TRGS) festgelegt.

Biostoffverordnung (BioStoffV)

Diese Verordnung gilt für Tätigkeiten mit biologischen Arbeitsstoffen sowie in deren Gefahrenbereich. Zweck der Verordnung ist der Schutz der Beschäftigten bei Ausübung ihrer Tätigkeit vor Gefährdung ihrer Sicherheit und Gesundheit. Für Tätigkeiten, die dem Gentechnikrecht unterliegen, gilt diese Verordnung nicht, soweit dort gleichwertige oder strengere Regelungen bestehen.

Biologische Arbeitsstoffe sind Mikroorganismen, hierunter fallen auch gentechnisch veränderte Mikroorganismen, Zellkulturen sowie humanpathogene Endoparasiten, die beim Menschen Infektionen, sensibilisierende oder toxische Wirkungen hervorrufen können.

Tätigkeiten im Sinne dieser Verordnung sind das Herstellen und Verwenden von biologischen Arbeitsstoffen, insbesondere das Isolieren, Erzeugen und Vermehren, das Aufschließen, das Ge- und Verbrauchen, das Be- und Verarbeiten, Ab- und Umfüllen, Mischen und Abtrennen sowie das innerbetriebliche Befördern, das Lagern einschließlich Aufbewahren, das Inaktivieren und das Entsorgen. Ebenfalls zu diesen Tätigkeiten zählt der berufliche Umgang mit Menschen, Tieren, Pflanzen, biologischen Produkten, Gegenständen und Materialien, wenn bei diesen Tätigkeiten biologische Arbeitsstoffe freigesetzt werden können und dabei Beschäftigte mit den biologischen Arbeitsstoffen direkt in Kontakt kommen können. Hieraus resultiert der gesetzliche Zwang zur arbeitsmedizinischen Betreuung von Beschäftigten im Gesundheitswesen. Der Arbeitgeber hat die Mitarbeiter regelmäßig über die gesundheitlichen Risiken ihrer Arbeit und deren Vermeidung zu unterrichten. Zu diesem Zweck muss er die Arbeitsplätze und Tätigkeiten auf ihre Gefährdung hin beurteilen und die entsprechenden Unterlagen aufbewahren. Welchen Umfang die Untersuchung und Beratung der Mitarbeiter haben müssen, ist in einem Anhang zur Verordnung festgelegt.

Gentechnik-Sicherheitsverordnung (GenTSV)

Analog zur Biostoffverordnung werden hier die Bedingungen für den Umgang mit gentechnischen Verfahren und Produkten geregelt. Analog zu Gefahrstoffverordnung und Biostoffverordnung ist ein Schutzstufenkonzept eingeführt worden, welches je nach Umgang und Produkt die Schutzmaßnahmen sowie Art und Umfang der arbeitsmedizinischen Betreuung regelt.

Bildschirmarbeitsverordnung

Die Bildschirmarbeitsverordnung regelt die Ausstattung und Einrichtung von Bildschirmarbeitsplätzen. Sie gilt nicht für Bildschirmgeräte für den ortsveränderlichen Gebrauch, Bedieneinrichtungen von Maschinen oder Arbeitsmittel mit kleinen Anzeigenvorrichtungen. Die Arbeitsplätze müssen einer regelmäßigen Gefährdungs- und Belastungsanalyse unterzogen werden. Der Arbeitgeber hat den Beschäftigten eine Untersuchung des Sehvermögens durch eine fachkundige Person anzubieten. Die Teilnahme ist für den Beschäftigten nicht verpflichtend! Sollten normale Lese- oder Fernbrillen nicht zu einem ausreichenden Sehvermögen führen, ist der Arbeitgeber verpflichtet, eine spezielle Sehhilfe zur Verfügung zu stellen. Dies ist in der Regel erst bei älteren Arbeitnehmern mit einer Akkommodationsbreite unter 1,5 dpt der Fall.

Atomgesetz

Im Atomgesetz werden der Umgang mit den entsprechenden Substanzen und Anlagen sowie auch die daraus resultierenden Anforderungen an den Arbeitsschutz geregelt.

Die daraus abgeleiteten **Strahlenschutz-** und **Röntgenverordnungen** befassen sich mit Genehmigungs- und Betriebsfragen entsprechender Anlagen. Bei der Röntgenverordnung sind dies beispielsweise:

- Anwendungsbereich (Art der Anlagen, für die die Verordnung gilt; § 1)
- Begriffsbestimmung (Wer ist strahlenexponiert? Was sind Röntgenuntersuchungen? § 2)
- Genehmigung des Betriebs von Röntgeneinrichtungen (§ 3)
- Wartung und Instandsetzung von Röntgenröhren (§ 6)
- Benennung des Strahlenschutzverantwortlichen (für jede Anlage muss ein Verantwortlicher benannt werden! § 11)
- allgemeine Schutzmaßnahmen (§ 12)
- Messung der Dosisleistung bei Röntgeneinrichtungen zur Behandlung von Menschen (§ 13)

- Festsetzung von Kontrollbereich und Überwachungsbereich (§ 14)
- Schutzkleidung (§ 19)
- Festlegung der zur Anwendung berechtigten Personen (§ 20)
- Bestimmung der höchstzulässigen Dosen für beruflich strahlenexponierte Personen (§ 32)
- Vorschrift über die Anzeigepflicht bei Dosisüberschreitung (§ 36)
- Bestimmungen über ärztliche Untersuchung der beruflich strahlenexponierten Personen (§ 42)

Arbeitszeitgesetz (ArbZG)

Das Arbeitszeitgesetz regelt für die Arbeitnehmer Arbeitszeit, Pausen und Ruhezeiten sowie Schutz der Sonn- und Feiertage. Zwar gibt es viele Ausnahmeregelungen, trotzdem dürfte dieses Gesetz das im Gesundheitswesen meistgebrochene Gesetz sein. In diesem Gesetz wird auch die arbeitsmedizinische Untersuchung von Nachtarbeitern festgelegt, welche jedoch nur freiwillig auf Wunsch des Arbeitnehmers erfolgt.

Betriebsverfassungsgesetz

Im Betriebsverfassungsgesetz sind die Rechte und Pflichten der Arbeitnehmer zur Wahl einer Arbeitnehmervertretung (Betriebsrat) sowie auch dessen Rechte und Pflichten festgelegt. Eine wichtige Aufgabe ist die Mitwirkung des Betriebsrates beim Arbeitsschutz: Der Betriebsrat hat das Recht, die Einhaltung der Arbeitsschutzvorschriften im Betrieb zu überwachen. Hieraus ergibt sich auch die Zusammenarbeit mit dem Betriebsarzt, der ebenfalls als Berater des Betriebsrates fungiert. Auch dies ist im ASiG geregelt.

Sozialgesetzbuch VII

Das Sozialgesetzbuch VII hat zum 1.1.1997 die alte Reichsversicherungsordnung für die Unfallversicherung abgelöst. Es regelt die Aufgaben der Unfallversicherungsträger (Gewerbliche und Landwirtschaftliche Berufsgenossenschaften sowie Gemeindeunfallversicherungsverband). Gegliedert ist es in zehn Kapitel, von denen hier nur die wichtigsten Teile besprochen werden. Versicherte sind fast alle in einem Arbeitsverhältnis stehenden Personen, mit Ausnahme von Beamten, Richtern sowie Angehörigen von geistigen Orden und selbständigen Heilberufen. Weiterhin fallen auch Personen unter den Versicherungsschutz, bei denen kein Arbeitsverhältnis besteht, wie z.B. Schüler, in Notfällen Hilfeleistende, Ehrenamtliche in staatlichen Einrichtungen, Kranke während Behandlungsmaßnahmen oder Gefängnisinsassen. Aufgaben und Leistungen der Unfallversicherungsträger werden bei den Ausführungen zur Berufsgenossenschaft (☞ Kap. 1.4.2) und zur Berufskrankheit (☞ Kap. 4.1) näher besprochen.

Bundesimmissionsschutzgesetz (BImSchG)

Es legt den Schutz der Bevölkerung vor schädlichen Umwelteinwirkungen durch Luftverunreinigungen, Geräusche, Erschütterungen und ähnliche Einflüsse fest.

Merke

Immission: Einflüsse (wie Lärm, Luftschadstoffe), die auf Menschen, Tiere oder Sachen einwirken
Emission: Einflüsse, die von einer Anlage ausgehen

Da dieses Gebiet im Fachgebiet Hygiene ausführlicher abgehandelt wird, sei hier nur beispielhaft anhand von Luftverunreinigungen der Regelungsablauf erläutert:

Ergänzend zum BImSchG existiert in Deutschland die „Technische Anleitung zur Reinhaltung der Luft" (TA-Luft). Luftverunreinigungen gemäß TA-Luft sind Veränderungen der natürlichen Luftzusammensetzung durch Staub, Gase, Ruß, Aerosole, Dämpfe. Es werden sowohl Grenzwerte für die Emission von Schadstoffen aus einer Anlage als auch maximal zulässige Immissionswerte (MIK) für Langzeiteinwirkung (IW 1) oder Kurzzeiteinwirkung (IW 2) sowie unter Berücksichtigung des Zeitfaktors maximale Immissionsraten (MIR) festgelegt. Bei Überschreitung der Emissionswerte einer Anlage muss diese abgeschaltet oder verändert werden, bis sie den Anforderungen genügt. Bei Überschreitung von Immissionsgrenzwerten können ganze Verursachergruppen mit Einschränkungen belegt werden, um so die Gesamtemissionen zu vermindern, zum Beispiel Fahrverbote für Kfz bei Überschreitung von NO_x, CO und SO_2 sowie seit 1995 auch Ozon (O_3).

Gesetze zum Schutz einzelner Arbeitnehmergruppen

Gesetz zur Sicherung der Eingliederung Schwerbehinderter in Arbeit und Beruf. Als schwerbehindert gilt, wer einen durch Gutachten des

Versorgungsamtes bestätigten Grad der Behinderung von mindestens 50% hat. Für Schwerbehinderte sind ein besonderer Kündigungsschutz sowie Zusatzurlaub vorgesehen. Außerdem ist jeder Betrieb mit mehr als 20 Mitarbeitern verpflichtet, 5% der Arbeitsplätze mit Schwerbehinderten zu besetzen oder eine Ausgleichsabgabe zu entrichten. Für schwerbehinderte Mitarbeiter schreibt das Gesetz einen eigenen Obmann zur Personalvertretung vor. Die Arbeitsmedizin hat durch eine engmaschige und konsequente Betreuung dieser Arbeitnehmer die Verschlimmerung des Grundleidens oder Folgeschäden zu verhindern. Dies wird durch Anpassung des Arbeitsplatzes mit technischen Hilfen an die körperlichen Möglichkeiten des Arbeitnehmers, Anpassung des Arbeitsablaufs und der Arbeitsbelastung sowie Verhinderung aller sonstigen schädlichen Faktoren am Arbeitsplatz erreicht.

Gesetz zum Schutze der Jugend (Jugendarbeitsschutzgesetz). Dieses Gesetz bezieht sich auf alle Arbeitnehmer, die noch nicht 18 Jahre alt sind, unabhängig davon, ob sie sich in der Ausbildung befinden oder andere Tätigkeiten ausüben.

Jugendliche dürfen nicht mehr als 8 h pro Tag und nicht mehr als 40 h in der Woche arbeiten. Des Weiteren dürfen sie nur zwischen 7 und 20 Uhr und nicht an Samstagen, Sonn- und Feiertagen arbeiten. Ausnahmen sind z. B. Bäckereien, Gaststätten oder Krankenanstalten. Ferner besteht für Jugendliche ein Verbot von Tätigkeiten unter Tage, im Akkord und von Tätigkeiten, bei denen sie außergewöhnlicher Kälte oder Hitze oder gefährlichen schädigenden Stoffen oder ionisierender Strahlung ausgesetzt sind. Ausnahmen sind auch hier möglich, wenn es der Ausbildung des Jugendlichen dient. Ohne Ausnahme verboten sind Tätigkeiten mit sittlicher Gefährdung der Jugendlichen.

Die Beschäftigung von Jugendlichen unter 15 Jahren ist grundsätzlich verboten. „Grundsätzlich" ist hier im juristischen Sinn zu verstehen, das heißt, es gibt Ausnahmen. So dürfen Jugendliche unter 15 Jahren, die der Vollzeitschulpflicht nicht mehr unterliegen, im Berufsausbildungsverhältnis mit leichten, für sie geeigneten Tätigkeiten bis zu 6 h täglich und 35 h wöchentlich beschäftigt werden. Personen unter 15 Jahren gelten dem Gesetz nach als Kind. Kinder dürfen als Ausnahmen im Rahmen des Betriebspraktikums während der Vollzeitschulpflicht, zum Zwecke der Beschäftigungs- und Arbeitstherapie oder auf Grund einer richterlichen Weisung beschäftigt werden. Außerdem dürfen Kinder über 13 Jahre in der Landwirtschaft bis zu 3 h werktäglich, mit leichten Tätigkeiten wie z. B. dem Austragen von Zeitungen bis zu 2 h werktäglich beschäftigt werden. Diese Tätigkeiten dürfen nicht zwischen 18 und 8 Uhr, vor oder während des Schulunterrichts ausgeübt werden. Für noch jüngere Kinder können Ausnahmegenehmigungen für Veranstaltungen durch die Aufsichtsbehörden erteilt werden.

Jeder Jugendliche muss vor Beginn eines mehr als nur geringfügigen Beschäftigungsverhältnisses von einem Arzt seiner Wahl untersucht werden. Diese Untersuchung muss nach einem Jahr beruflicher Tätigkeit wiederholt werden. Über beide Untersuchungen sind dem Arbeitgeber Bescheinigungen vorzulegen, ohne die der Jugendliche nicht beschäftigt werden darf. Der Arzt hat in dieser Bescheinigung Arbeiten zu vermerken, bei denen er den Jugendlichen in seiner Gesundheit oder Entwicklung für gefährdet hält. Der Jugendliche darf dann für diese Tätigkeiten nicht mehr eingesetzt werden. Im Einvernehmen mit dem Arzt kann eine solche Tätigkeit durch die Aufsichtsbehörde mit Auflagen zugelassen werden. Der Arbeitgeber hat den Jugendlichen für diese Untersuchungen freizustellen, die Kosten für die Untersuchung trägt das jeweilige Bundesland.

Gesetz zum Schutze der erwerbstätigen Mutter (Mutterschutzgesetz). Im Mutterschutzgesetz ist geregelt, dass werdende Mütter sechs Wochen vor und acht Wochen (bei Mehrlingsschwangerschaften 12 Wochen) nach der Entbindung nicht beschäftigt werden dürfen. Auf Wunsch der werdenden Mutter darf diese jedoch auch in den sechs Wochen vor der Entbindung arbeiten. Für werdende Mütter gelten Beschäftigungsverbote für Tätigkeiten, die mit dem Heben von schweren Lasten einhergehen oder bei denen sie gesundheitsschädlichen Stoffen, Strahlen, Staub, Gasen, Dämpfen, Hitze, Kälte, Nässe, Erschütterungen oder Lärm ausgesetzt sind. Außerdem gilt ein Verbot der Akkord- und Fließbandarbeit sowie der Nacht- und Feiertagsarbeit. Im Bereich des Gesundheitswesens darf eine werdende Mutter zum Beispiel keine Bereitschaftsdienste mehr leisten und muss keine (darf aber) Tätigkeiten mit stechenden oder schneidenden Instrumenten (wie

z. B. Blutentnahmen) ausführen. Werdende Mütter genießen Kündigungsschutz. Um in den Schutz des Gesetzes zu gelangen, ist es notwendig, dass die Schwangere ihrem Arbeitgeber ihren Zustand mitteilt, sobald ihr die Schwangerschaft bekannt ist. Der Arbeitgeber kann ein Attest eines Arztes oder einer Hebamme verlangen. Nach der Entbindung kann die Mutter zurzeit bis zu drei Jahre Erziehungsurlaub beantragen. Dies ist auch dem Vater möglich, seit kurzem können auch beide Elternteile gleichzeitig Erziehungsurlaub bekommen. Während des Erziehungsurlaubs darf der entsprechende Elternteil momentan bis zu 30 h/Woche beim gleichen Arbeitgeber arbeiten.

1.2 Bedeutsame medizinische Sachverhalte in Verordnungen

Nachdem die meisten Verordnungen aus didaktischen Gründen bereits im Zusammenhang mit den entsprechenden Basisgesetzen abgehandelt wurden, soll hier nur kurz das berufsgenossenschaftliche Recht erläutert werden. Wie oben erwähnt dürfen die Berufsgenossenschaften gemäß SGB VII eigene Unfallverhütungsvorschriften (UVV) erlassen, die als Satzungsrecht den gesetzlichen Verordnungen gleichgestellt sind und sich sowohl an Arbeitnehmer als auch an Arbeitgeber richten können. Im Jahr 1999 wurde begonnen, die Struktur des Regelwerks komplett zu überarbeiten. Nachdem bis dahin sämtliche Verordnungen der Berufsgenossenschaften (VBG) laufend durchnummeriert wurden, wird jetzt zwischen Berufsgenossenschaftlichen Vorschriften (BGV), Regeln (BGR) und Informationen (BGI) in absteigender Hierarchie unterschieden. Der GK zitierte beispielhaft die UVV BGV A4 „arbeitsmedizinische Vorsorge", oder die UVV BGV A2 „Betriebsärzte und Fachkräfte für Arbeitssicherheit". Soweit die Vorschriften relevant sind, werden sie in den entsprechenden Punkten genannt.

1.3 Empfehlungen und Richtlinien internationaler Organisationen

Die Integration des deutschen Arbeitsschutzrechts in das europäische Recht wurde bereits in Kap. 1.1 besprochen. Abgesehen hiervon finden z. B. auch Empfehlungen und Richtlinien des internationalen Arbeitsamtes oder der Weltgesundheitsorganisation im Arbeitsschutzrecht ihren Niederschlag. Soweit diese wichtig sind, werden sie bei den einzelnen Unterpunkten erwähnt.

1.4 Organisationen und Aufgaben

1.4.1 Staatlicher Arbeitsschutz

Der Staat erlässt die Gesetze des Arbeitsschutzes und überwacht deren Einhaltung. Zu diesem Zweck sind dem Bundesarbeitsministerium die einzelnen Landesregierungen und diesen vor Ort wiederum die Gewerbeaufsichtsämter nachgeschaltet. In den staatlichen Stellen sind die „Staatlichen Gewerbeärzte" tätig. Sie sorgen einerseits für die Überwachung der Arbeitsschutzgesetze, wie z. B. Mutterschutzgesetz, Jugendarbeitsschutzgesetz (☞ Kap. 1.1), in der Wirtschaft und öffentlichen Einrichtungen, andererseits sind sie auch in der Unterrichtung von Arbeitgebern, Arbeitnehmern und Ärzten tätig. Außerdem ermächtigt der staatliche Gewerbearzt andere Ärzte, die Arbeitsmediziner, zur Untersuchung von Beschäftigten in besonders überwachten Bereichen. Dies sind Beschäftigte, die beispielsweise unter dem Schutz der Strahlenschutzverordnung oder der Röntgenverordnung (☞ Kap. 1.1) stehen.

1.4.2 Berufsgenossenschaften

Wie bereits oben erwähnt, sind Fragen der Unfallversicherung im Sozialgesetzbuch geregelt. Hier ist festgelegt, dass die Berufsgenossenschaften (BG) Träger der gesetzlichen Unfallversicherung für die gewerbliche Wirtschaft sind. Für die öffentliche Hand nehmen die Gemeindeunfallversicherungsverbände diese Aufgaben wahr. Es gibt für jeden Gewerbezweig eine eigene BG, zum Beispiel Bau-BG, Eisen- und Stahl-BG, Landwirtschaftliche BG und andere. Ähnlich den Krankenkassen sind die Unfallversicherungsträger Körperschaften des öffentlichen Rechts mit Selbstverwaltung, deren Organe (Vorstand und Vertreterversammlung) paritätisch aus Vertretern der Versicherten und der Arbeitgeber zusammengesetzt sind. Jeder Arbeitgeber ist Pflichtmitglied in seiner Berufsgenossenschaft. Selbständige Ärzte, Zahnärzte und Apotheker sind versicherungsfrei. Die Kosten der Berufsgenossenschaften werden durch die Mitgliedsbeiträge gedeckt, die ausschließlich von den Arbeitgebern zu entrichten sind.

Aufgaben der Berufsgenossenschaften
Diese sind die Unfallverhütung, die Heilbehandlung, die Berufshilfe und die Entschädigung durch Renten.

Unfallverhütung. Die Berufsgenossenschaften haben das Recht, Unfallverhütungsvorschriften (UVV) zu erlassen und zu überwachen. Zu den Maßnahmen der Unfallverhütung gehört außerdem auch die Ausbildung von Sicherheitsbeauftragten in den Mitgliedsfirmen.

Kostenübernahme. Die Kosten einer Heilbehandlung von Berufskrankheiten oder Arbeitsunfällen werden von der Berufsgenossenschaft übernommen. Wenn eine vollständige Heilung nicht möglich ist, werden auch die Kosten für eine eventuelle Umschulung sowie die Absicherung der Angehörigen während dieser Zeit übernommen. Falls eine Erwerbsminderung (MdE) > 20% durch eine Berufskrankheit oder einen Arbeitsunfall vorliegt, zahlt die Berufsgenossenschaft eine Rente.

1.4.3 Betrieblicher Arbeitsschutz

Die Verantwortung für den betrieblichen Arbeitsschutz obliegt dem Unternehmer selbst. Er hat dafür Sorge zu tragen, dass die verschiedenen ihn betreffenden Verordnungen wie zum Beispiel Arbeitsstättenverordnung oder Gefahrstoffverordnung in seinem Betrieb eingehalten werden. Er hat die im Arbeitssicherheitsgesetz geforderten Fachkräfte für Arbeitssicherheit fest oder frei zu beschäftigen. Laut § 11 ASiG hat er im Betrieb einen Arbeitssicherheitsausschuss einzurichten. Diesem gehören der Betriebsarzt, Sicherheitsbeauftragte, Sicherheitsingenieure, Fachkräfte für Arbeitssicherheit sowie ein Beauftragter des Arbeitgebers oder er selbst und zwei Betriebsratsmitglieder an.

In diesem Zusammenhang ist festzustellen, dass der Betriebsarzt nur seinem ärztlichen Gewissen verantwortlich ist. Nach § 8 ASiG hat er die Regeln der ärztlichen Schweigepflicht zu beachten und darf Diagnosen einzelner Arbeitnehmer nicht dem Arbeitgeber mitteilen.

Beispielhaft seien hier die Aufgaben der Betriebsärzte laut § 3 des Arbeitssicherheitsgesetzes angeführt.

Paragraph 3 ASiG,
Aufgaben der Betriebsärzte
Die Betriebsärzte sollen den Arbeitgeber beim Arbeitsschutz und bei der Unfallverhütung in allen Fragen des Gesundheitsschutzes unterstützen. Sie haben folgende Aufgaben:

Beratung. Betriebsärzte beraten den Arbeitgeber und die sonstigen für den Arbeitsschutz und die Unfallverhütung verantwortlichen Personen, insbesondere bei:
- Planung, Ausführung und Unterhaltung von Betriebsanlagen und von sozialen und sanitären Einrichtungen
- Beschaffung von technischen Arbeitsmitteln und der Einführung von Arbeitsverfahren und Arbeitsstoffen
- Auswahl und Erprobung von Körperschutzmitteln
- arbeitsphysiologischen, arbeitspsychologischen und sonstigen ergonomischen sowie arbeitshygienischen Fragen, insbesondere des Arbeitsrhythmus, der Arbeitszeit und der Pausenregelung, der Gestaltung der Arbeitsplätze, des Arbeitsablaufs und der Arbeitsumgebung
- Organisation der Ersten Hilfe im Betrieb
- Fragen des Arbeitsplatzwechsels sowie der Eingliederung und Wiedereingliederung Behinderter in den Arbeitsprozess

Untersuchung. Sie untersuchen die Arbeitnehmer, sie beraten und beurteilen sie arbeitsmedizinisch, und weiterhin erfassen sie die Untersuchungsergebnisse und werten sie aus.

Die Betriebsärzte haben dem Arbeitnehmer das Ergebnis arbeitsmedizinischer Untersuchungen mitzuteilen, der Arbeitnehmer kann der Weitergabe des Ergebnisses an den Arbeitgeber widersprechen!

Zu den Aufgaben der Betriebsärzte gehört es nicht, Krankmeldungen der Arbeitnehmer auf ihre Berechtigung zu überprüfen.

Arbeitsschutz. Die Betriebsärzte beobachten die Durchführung des Arbeitsschutzes und der Unfallverhütung. Dazu ist es erforderlich,

- die Arbeitsstätten in regelmäßigen Abständen zu begehen und festgestellte Mängel dem Arbeitgeber oder der sonst für den Arbeitsschutz und die Unfallverhütung verantwortlichen Person mitzuteilen, Maßnahmen zur Beseitigung dieser Mängel vorzuschlagen und auf deren Durchführung hinzuwirken
- auf die Benutzung der Körperschutzmittel zu achten
- Ursachen von arbeitsbedingten Erkrankungen zu untersuchen, die Untersuchungsergebnisse zu erfassen, auszuwerten und dem Arbeitgeber Maßnahmen zur Verhütung dieser Erkrankungen vorzuschlagen.

Aufklärung. Die Betriebsärzte haben darauf hinzuwirken, dass sich alle im Betrieb Beschäftigten den Anforderungen des Arbeitsschutzes und der Unfallverhütung entsprechend verhalten. Insbesondere haben sie die Beschäftigten über die Unfall- und Gesundheitsgefahren, denen sie bei der Arbeit ausgesetzt sind, sowie über die Einrichtungen und Maßnahmen zur Abwendung dieser Gefahren zu belehren. Ferner haben sie bei der Einsatzplanung und Schulung der Helfer in „Erster Hilfe" und des medizinischen Hilfspersonals mitzuwirken.

1.5 Verhütung und Früherkennung beruflich bedingter Schäden, Begutachtung

1.5.1 Allgemeine Vorsorgeuntersuchungen

Zu den allgemeinen Vorsorgeuntersuchungen werden die Einstellungs- und Eignungsuntersuchungen gezählt. Beispielsweise gehören hierzu die im Jugendarbeitsschutzgesetz vorgeschriebene Untersuchung des Jugendlichen bei Erstantritt zur Arbeit und die obligatorische Einstellungsuntersuchung, die der Personalarzt bei jedem neuen Mitarbeiter routinemäßig durchführt.

1.5.2 Spezielle Vorsorgeuntersuchungen

In der Strahlenschutzverordnung, der Verordnung zur arbeitsmedizinischen Vorsorge (ArbMedVV) und in der UVV Arbeitsmedizinische Vorsorge BGV A4 sind Vorschriften für spezielle Untersuchungen erlassen. Die BGV A4 schreibt Vorsorgeuntersuchungen vor für alle Arbeitnehmer, die biologischen, chemischen, physikalischen oder sonstigen gefährdenden Einflüssen ausgesetzt sind. Auch ist hierin geregelt, dass bestimmte chronische Erkrankungen als Ausschlusskriterien für bestimmte Tätigkeiten zu werten sind. Als solche kommen Arteriosklerose, Hypertonie, Diabetes mellitus, Zerebral- und Anfallsleiden oder Hepatopathie in Betracht. Als Beispiel sei die regelmäßig erforderliche Untersuchung von Berufsbusfahrern in der Personenbeförderung genannt. Anfallsleiden, aber auch ein schlecht eingestellter Hypertonus oder Diabetes führen zum Erlöschen der Beförderungserlaubnis. Auch der umgekehrte Fall ist möglich. Besteht bei einem Arbeitnehmer die Gefahr der Verschlimmerung seines Leidens durch die Tätigkeit, so darf er diese nicht mehr ausüben. Diese speziellen Untersuchungen werden immer mit Blick auf die spezielle Tätigkeit des Arbeitnehmers durchgeführt. Es gibt von den Berufsgenossenschaften festgelegte Grundsätze, wie diese Untersuchungen durch einen fachkundigen Arzt durchgeführt werden müssen. Für die Untersuchungen nach staatlichen Verordnungen sieht der Staat diese Fachkunde bei einem Arzt für Arbeitsmedizin oder bei Vorhandensein der Zusatzbezeichnung Betriebsmedizin als gegeben an. Die Berufsgenossenschaften führen für die Untersuchungen nach BGV A4 ein spezielles Ermächtigungsverfahren durch.

Merke

Die Ermächtigung für Untersuchungen gemäß staatlichen Verordnungen sind ersatzlos weggefallen, die Ermächtigung für Untersuchungen gemäß BGV A4 (z. B. G25, G35, G37) erteilt die Berufsgenossenschaft.

Derzeit existieren 46 dieser Grundsätze, die sich nach folgendem Schema richten:

- Anwendungsbereich
- Untersuchungsarten
- Erstuntersuchung (allgemeine und spezielle Untersuchung, arbeitsmedizinische Kriterien)
- Nachuntersuchungen (Fristen, allgemeine und spezielle Untersuchung, Kriterien)
- nachgehende Untersuchung (nach Ende der Exposition)

- ergänzende Hinweise (Vorkommen und Gefahrenquellen, Aufnahme, Wirkweise, Krankheitsbild, Analytik, Literatur)

Beispielhaft seien hier die BG-Grundsätze G20 Lärm, G25 Fahr-, Steuer- und Überwachungstätigkeiten, G35 Arbeit im Ausland unter besonderen Belastungen (Tropen), G37 Bildschirmarbeitsplätze sowie G42 Infektionsgefährdung (Biostoffverordnung) erwähnt. Teilweise sind die Untersuchungen zwingend in der Anlage zur ArbMedVV vorgeschrieben (G20), Biostoffverordnung (G42), teilweise sind die Untersuchungen freiwillig im Rahmen einer Betriebsvereinbarung geregelt (G25, G37). Die Untersuchungsergebnisse werden dem Arbeitgeber nur als Beurteilung der erhobenen Befunde in Form eines standardisierten Satzes mitgeteilt. Das Schema erstreckt sich von „Keine gesundheitlichen Bedenken" über „Keine gesundheitlichen Bedenken unter bestimmten Auflagen" bis hin zu „Befristete" oder „Dauerhafte gesundheitliche Bedenken".

In der ArbMedVV wird zwischen Pflicht- und Angebotsuntersuchung unterschieden.

Pflichtuntersuchungen muss der Arbeitgeber anbieten, der Mitarbeiter muss sich untersuchen lassen und darf bei negativem Ergebnis die Tätigkeit nicht ausführen.

Angebotsuntersuchungen kann der Mitarbeiter wahrnehmen. Er kann selbst entscheiden, ob der Arbeitgeber das Ergebnis erfahren soll. Ebenfalls darf er auch bei negativem Ergebnis gegen ärztlichen Rat weiter arbeiten.

Für Arbeitsstoffe, die nach langer Latenzzeit noch Berufskrankheiten auslösen können (z.B. Kanzerogene, Asbest etc.), werden auch nach Beendigung des Umgangs nachgehende Untersuchungen durchgeführt.

1.5.3 Technischer Arbeitsschutz

Der technische Arbeitsschutz dient der Verringerung der gesundheitlichen Risiken am Arbeitsplatz durch größtmögliche Entschärfung der Arbeitsplätze. Hier sind zu nennen:

- Absaugung schädlicher Stäube, Gase und Dämpfe am Entstehungsort
- Schaffung von geschlossenen Systemen, wenn zum Beispiel die Möglichkeit des Austritts von radioaktivem Material besteht
- Absonderung von Arbeitsräumen, in denen schädliche Substanzen verwendet werden oder in denen großer Lärm entsteht
- Ersatz schädlicher Arbeitsstoffe durch weniger schädliche
- konstruktive Änderungen von Maschinen zum Schutz vor Fehlbedienungen, wie zum Beispiel Einsatz der Zweihandbedienung, damit kein Arbeiter mit einer freien Hand in die laufende Maschine fassen kann

1.5.4 Persönlicher Arbeitsschutz

Hierzu zählt man Arbeitskleidung und Körperschutzmittel. Die Arbeitskleidung (wie zum Beispiel Labor- oder Arztkittel) soll Kontakt des Körpers mit Schadstoffen verhindern, mechanische Einwirkungen vermindern (durch Sicherheitsschuhe mit Stahleinlage) oder auch Strahlenschäden reduzieren (z.B. mittels einer Bleischürze beim Röntgen). Zu den Körperschutzmitteln zählt man Schutzhelme oder Ohrstöpsel, aber auch Hautpflegemittel oder Handschuhe, gerade im medizinischen Bereich. Grundsätzlich sollen zunächst die technischen Maßnahmen ausgeschöpft sein, bevor persönlicher Arbeitsschutz angewendet wird.

2 Analyse von Arbeitsplatz- und Berufsbelastungen

2.1 Arbeitsphysiologische Aspekte

2.1.1 Belastung und Beanspruchung

Eine Belastung ist eine von außen auf den Menschen einwirkende Einflussgröße. Die Veränderungen des Organismus, die durch diese Einflüsse hervorgerufen werden, nennt man Beanspruchung. Es werden folgende Beanspruchungen unterschieden:

- Beanspruchung der Muskulatur
- Beanspruchung der Sensomotorik
- Beanspruchung des kardiopulmonalen Systems
- Beanspruchung des Intellekts

Muskuläre Leistungsfähigkeit. Diese entspricht der Messung der Muskelarbeit, die von einer Muskelgruppe willentlich aufgebracht werden kann. Man unterscheidet dynamische (Bewegung) und statische (Haltearbeit) Muskelarbeit. Während bei dynamischer Arbeit durch die Muskelpumpe Blut in der Muskulatur ausgetauscht wird, ist dieser Mechanismus bei statischer Beanspruchung (Haltearbeit) durch die konstante Anspannung der Muskulatur nicht verfügbar. Es kommt, verstärkt durch die Kompression der Blutgefäße, zur Ansammlung von Stoffwechselabbauprodukten und infolgedessen zu Muskelermüdung und reversiblen Muskelschmerzen. Die Muskelarbeit wird mit einem Dynamometer mit standardisierten Messpositionen bestimmt, da nur statische Messungen vergleichbar sind. Die muskuläre Leistungsfähigkeit erreicht zwischen dem 25. und 30. Lebensjahr ihr Maximum (Frauen ca. 20% weniger als Männer) und fällt bis zum 65. Lebensjahr auf ca. 80% ab.

Sensomotorische Leistungsfähigkeit. Sie betrifft Bewegungsgeschwindigkeit, Körperbeherrschung, Koordinationsfähigkeit und Handgeschicklichkeit. Letztere wird zum Beispiel durch den Finger-Dexterity-Test nach O'Conner gemessen (Stifte müssen in eine Lochplatte gesteckt werden, die benötigte Zeit wird gemessen). Diese Leistungsfähigkeit nimmt schon ab dem 35. Lebensjahr ab.

Mentale Leistungsfähigkeit. Sie umfasst Wahrnehmung, Informationsaufnahme, Informationsverarbeitung und Informationsabgabe. Persönlicher Intellekt und Motivation spielen eine nicht zu unterschätzende Rolle.

Kardiopulmonale Leistungsfähigkeit. Sie wird durch die O_2-Transportfähigkeit limitiert. Diese kann man durch die maximale Sauerstoffaufnahme messen. Hierzu bedient man sich der Spiroergometrie. Atemfrequenz, Ventilation, O_2-Aufnahme, CO_2-Abgabe und Herzfrequenz können unter EKG-Kontrolle gemessen werden. Die Leistungsfähigkeit ist von Trainingszustand, Alter und Geschlecht abhängig. In der Praxis setzt man den Probanden auf ein Fahrradergometer und ermittelt die geleistete Wattzahl bei einer definierten Pulsfrequenz von 170. Die so ermittelte W 170 gilt als Vergleichsmaßstab für die kardiopulmonale Dauerleistungsfähigkeit. Die maximale individuelle Dauerbelastbarkeit eines Probanden erkennt man daran, dass der O_2-Verbrauch in ein Steady-State übergeht. Wenn kein Steady-State erreicht werden kann, sondern der O_2-Verbrauch ständig weiter steigt, ist die Arbeit erschöpfend. Außerdem kann man aus der O_2-Aufnahme mittels indirekter Kalorimetrie auf den Energieumsatz schließen.

Physiologische Leistungsfähigkeit. Sie ist von Trainingszustand, Alter und Geschlecht abhängig. Diese Faktoren haben einen Einfluss auf die Muskelkraft und die O_2-Aufnahme. Durch Training lassen sich zusätzlich Herz- und Blutvolumen sowie die Vital- und Totalkapazität beeinflussen. Das Alter beeinflusst die Koordinationsleistung und die maximale Pulsfrequenz.

Energieumsatz. Er lässt sich, wie oben erwähnt, bei körperlicher Arbeit mittels indirekter Kalorimetrie berechnen. Der Energieumsatz berechnet sich aus Grundumsatz, der einschließlich des Freizeitumsatzes bei ca. 2000–2300 kcal = 8400–9600 kJ liegt. Hinzu kommt der Arbeitsumsatz (☞ Tab. 25.1).

Tab. 25.1: Arbeitsumsatz in 8 h

Schweregrad	Arbeitsumsatz [kcal]	
	Mann	Frau
leicht	1000	700
mittel	1000 – 1500	700 – 1000
schwer	1500 – 2000	1000 – 1350
sehr schwer	> 2000	> 1350

Belastungsgrenzen. Die Unterteilung der Arbeit in verschiedene Schweregrade lässt sich auch anhand der Herzschlagfrequenz vornehmen. Die Steigerung der Herzfrequenz (bei einer Ruheherzfrequenz von 70/min) um bis zu 20 Schläge/min steht für leichte Arbeit, 21 – 30 Schläge/min für mittelschwere Arbeit, 31 – 40 Schläge/min für schwere Arbeit sowie über 40 Schläge/min für sehr schwere Arbeit. Die Dauerleistungsgrenze über 8 h liegt für Männer bei 35 Schlägen/min, für Frauen bei 30 Schlägen/min (☞ Tab. 25.2). Die Dauerleistungsgrenze gilt als eingehalten, wenn während der Arbeit die Pulsfrequenz nicht weiter ansteigt und innerhalb von 15 min nach Arbeitsende die Ruhefrequenz wieder erreicht wird. Die individuelle Dauerleistungsgrenze kann man spiroergometrisch über die Sauerstoffaufnahme bestimmen. Bei Untrainierten liegt die Dauerleistungsgrenze bei 30% der maximalen Sauerstoffaufnahme, mit Pausen bei 50%, Hochleistungssportler können auf bis zu 90% kommen.

Stress. Als Folge von Über- oder Fehlbelastung körperlicher oder geistiger Art reagiert der Organismus als Selbstschutz mit Stress. Dieser äußert sich zunächst in einer erhöhten Alarmbereitschaft, die sich als Flucht- oder Kampfbereitschaft zeigen kann. Stress sollte durch Erholung oder Änderung der Anforderungen abgebaut werden, da sich sonst Folgestörungen am Herz-Kreislauf-System, am Verdauungssystem oder im endokrinen System einstellen können. Das Stressempfinden ist individuell sehr unterschiedlich, manche Menschen gelangen erst unter sehr hohen Anforderungen zu Höchstleistungen. Im Gegensatz zum belastenden „Disstress" steht der eher euphorisierende „Eustress", der sich bei oder nach der erfolgreichen Bewältigung von großen Anforderungen einstellt.

2.1.2 Arbeit und Ermüdung

Arbeitszeit
Sie beträgt gegenwärtig je nach Tarifvertrag 35 – 42 h in der Woche, verteilt auf fünf Tage, gesetzlich sind bis zu 48 h/Woche möglich. Außer in Arbeitszeitelemente, zu denen Hauptzeiten und Nebenzeiten (zum Beispiel Reinigung von Gerät und Arbeitsplatz), Pausen, aber auch arbeitsgebundene Freizeit, wie Wegezeiten, gerechnet werden, unterteilt man den Tag noch in Freizeit und Schlafzeit.

Ermüdung
Sie tritt als Folge von Belastungen auf und bewirkt eine reversible Leistungs- und Funktionsverminderung. Die Ermüdung äußert sich in einem Nachlassen der Arbeitsfreude, einer Steigerung des Anstrengungsgefühls und Störungen von Wahrnehmung, Bewegungskoordination, Konzentration und Aktivitätsniveau. Eine Erholung ist durch Pausen möglich.

Pausenformen und Wirkungen
Eine Pause ist eine Arbeitsunterbrechung unterschiedlicher Länge während einer Arbeitsschicht. Man unterscheidet:

Ruhepausen. Sie sind arbeitsrechtlich vorgeschrieben: bei einer Arbeitszeit von mehr als 6 h mindestens eine halbe oder zweimal eine Viertelstunde. Arbeiterinnen haben schon nach 4½ h Anspruch auf eine 20-minütige, Jugendliche auf eine 30-minütige Pause. Um den gesetzlichen An-

Tab. 25.2: Dauerleistungsgrenzen des Energieumsatzes und der Belastung über 8 h

Dauerleistungsgrenze	Mann	Frau
Energieumsatz	4 kcal/min	2,6 kcal/min
Belastung (Steigerung der Herzfrequenz)	35 Schläge/min	30 Schläge/min

25

forderungen an eine Ruhepause zu genügen, muss die Pause mindestens 15 min dauern, im Voraus feststehen und Teil der Arbeitsordnung sein.

Erholungspausen. Sie sind erforderlich, wenn die Arbeit so schwer ist, dass mit einer Überlastung des Arbeiters zu rechnen ist. Diese zusätzlichen Pausen werden als Erholungszuschlag (Erholungszuschlag ist kein Geldbetrag) bezeichnet.

Ablaufbedingte Wartezeiten. Bei Fließbandarbeit, aber auch an anderen Orten mit mangelhafter Organisation (zum Beispiel in Kliniken) treten sie meist auf. Sie sind unvorhersehbar und haben keinen Erholungswert, eher einen nachteiligen Effekt.

Willkürliche Pausen. Dies sind Pausen, die der Arbeiter unabhängig von geregelten Pausenzeiten einlegt. Diese Pausen, die oft nur sehr kurz sein können (z.B. einmal zurücklehnen und entspannen), haben einen relativ guten Erholungswert.

Kaschierte Pausen. Dies sind solche, bei denen der Arbeiter keine echte Unterbrechung der Arbeit vornimmt, sondern unwesentliche Nebentätigkeiten mit geringerer Arbeitsintensität verrichtet.

Pauseneffektivität. Sie beruht entscheidend auf Dauer und Anzahl der Pausen. Der Erholungswert einer Pause ist zu Beginn am höchsten, um dann langsam abzufallen. Sehr lange Pausen steigern daher den Erholungswert nicht mehr, besser ist es, mehrere Pausen mittlerer Länge einzulegen. Wenn die Produktionseinbuße während einer Pause durch eine Produktionssteigerung nach oder schon kurz vor der Pause wieder ausgeglichen wird, spricht man von einer lohnenden Pause.

2.1.3 Besondere Arbeitsformen

Akkordarbeit. Darunter versteht man ein leistungsbezogenes Entlohnungssystem, wobei sich die Entlohnung beim Stückgeldakkord nach gefertigter Stückzahl pro Zeiteinheit richtet. Beim Zeitakkord richtet sich die Entlohnung nach dem Verhältnis der benötigten Zeit zu einer festgelegten Vorgabezeit.

Fließbandarbeit. Sie beinhaltet als arbeitsmedizinische Probleme hauptsächlich die Monotonie der Arbeit und die Gefahr der Arbeitshetze für ungeübte Arbeiter bei individuell zu hoher Bandgeschwindigkeit. Job Enlargement (Erweiterung der Arbeitsinhalte) und Job Rotation (Ausübung mehrerer Tätigkeiten, „Springer“) sollen diesen Gefahren abhelfen. Ein Schritt zur Humanisierung der Arbeitswelt ist die Bildung von Produktionsgruppen von Arbeitern, in denen Arbeitsmethoden und Aufgabenverteilung von der Gruppe selbst geregelt werden.

Nacht- und Schichtarbeit. Diese Arbeitsformen verursachen Wechselschichtarbeitern häufig Appetitlosigkeit, Schlafmangel, Störungen im sozialen Leben und ein Gefühl verminderter Leistungsfähigkeit während der Nachtschichtperioden. Die Arbeiter leiden häufig unter Störungen des Gastrointestinaltraktes.

Der dem Menschen angeborene 24-h-Rhythmus wird von Zeitgebern, wie zum Beispiel Zeitbewusstsein und sozialem Kontakt, synchronisiert. Diese Zeitgeber können durch die Schichtarbeit nicht umgestellt werden, sodass der Schichtarbeiter immer gegen seinen eigenen Rhythmus leben muss, eine Adaptation ist nicht möglich. Aus diesen Gründen ist Nachtarbeit für Personen unter 25 und über 50 Jahre oder für Arbeitnehmer mit Tendenz zu Erkrankungen des Gastrointestinaltraktes oder mit schweren Vorerkrankungen (Diabetes, Anfallsleiden, psychische Erkrankungen) abzulehnen. Als günstiges Schichtsystem ist ein vorwärtsrotierendes Schichtsystem (Früh-, Spät-, Nachtschicht mit anschließender Freizeit) mit kurzen Intervallen anzusehen.

Überwachungs-, Kontroll- und Steuertätigkeiten. Dabei tritt die körperliche Arbeit in den Hintergrund, da diese Tätigkeiten hauptsächlich die geistige Aufmerksamkeit beanspruchen. Es muss eine Vielzahl optischer und akustischer Signale wahrgenommen und geistig richtig ausgewertet werden. Je länger diese Beanspruchung andauert, desto höher ist die Fehlerquote.

2.1.4 Arbeitsplatzgestaltung

Mensch-Maschine-System. Bei der Entwicklung neuer Maschinen wird gefordert, die Maschinen dem durchschnittlichen Menschen so weit wie möglich anzupassen. Umgekehrt wird bei der Auswahl der Arbeiter darauf geachtet, dass der Arbeiter zu der Maschine „passt". Bei einer guten Kombination kann aus diesen Überlegungen gesteigerte Produktivität bei geringerem Arbeitsaufwand resultieren. Wichtige Faktoren in diesem System sind beim Menschen Intelligenz, gutes Gedächtnis, gute Signalverarbeitungsfähigkeit. Bei der Maschine begünstigen eine hohe mögliche Arbeitsgeschwindigkeit, konstante Leistung und Mehrkanaligkeit bei komplexen Tätigkeiten ein gutes System.

Anthropometrische Größen. Abhängig von den Körpermaßen sind bei der Gestaltung von Arbeitsplätzen die Körperhaltung, der Blickwinkel, die Höhe von Arbeitsflächen sowie der Wirkraum zu beachten. Exemplarisch sei hier bei der Berücksichtigung anthropometrischer Größen der Greifraum genannt. Dieser ist normalerweise durch die Unterarmlänge bestimmt und umfasst den Bereich, der ohne Anheben der Oberarme erreicht werden kann. Der maximale Greifraum ist der Bereich, der der Länge des ausgestreckten Armes entspricht. Arbeiten im normalen Greifraum sind durch die geringere Haltearbeit weniger ermüdend als solche im maximalen Greifraum. Bei der Gestaltung von Arbeitsplätzen lassen sich durch Verbesserung der Ergonomie erhebliche Verbesserungen der Produktionsabläufe erzielen.

Physiologische Parameter. Ihre Berücksichtigung bei der Planung, zum Beispiel von Anzeigevorrichtungen, ergibt, dass bei quantitativen Anzeigen für das Ablesen nummerischer Werte ein nur kleiner Ablesebereich (kleiner sichtbarer Skalenteilbereich im sogenannten offenen Fenster) die geringsten Ablesefehler produziert. Außerdem sollten alle Anzeigen eines Arbeitsplatzes möglichst gleich gestaltet werden. Bei qualitativen Anzeigen (Ampel) sollten deutliche Unterschiede in Farbe und Position geplant werden.

2.2 Arbeitspsychologische Aspekte

Zu den Aufgaben der Arbeitspsychologie zählen Aufgabenanalyse, Anforderungsanalyse und Erstellung von Anforderungsprofilen mit den psychischen und physischen Anforderungen, die an den Arbeitnehmer und an den speziellen Arbeitsplatz gestellt werden. Eine wichtige Rolle spielen dabei die im Folgenden angeführten Faktoren.

Motivation. Sie resultiert aus dem Drang nach der Befriedigung verschiedener Bedürfnisse wie Grundbedürfnissen (Nahrung, Kleidung, Wohnung), Gewinnbedürfnis, sozialer Bedürfnisse, Sicherheitsbedürfnis und Entfaltungsbedürfnis.

Arbeitszufriedenheit. Sie hängt von den Aufstiegsmöglichkeiten, der Arbeitsplatzsicherheit, den Entfaltungsmöglichkeiten, den Vorgesetzten, der Bezahlung und den Arbeitsplatzbedingungen ab. Diese Faktoren kann man als Betriebsklima zusammenfassen. Bei gutem Betriebsklima sinkt der Krankenstand und steigt die Produktivität, bei schlechtem Betriebsklima ist es umgekehrt.

Monotonie und Sättigung. Monotonie (ständig gleichförmige Arbeitsabläufe) und Sättigung (Reizüberflutung gleichartiger Reize) führen zu rascher Ermüdung mit dem Risiko vegetativer Fehlsteuerung und psychoneurotischer Verhaltensweisen. Die körperliche Auswirkung mentaler Tätigkeit sowie die Arbeit unter Zeitdruck äußern sich in Reaktionen des endokrinen Systems (erhöhte Katecholaminausschüttung) oder als Leistungsminderung des Sensoriums (z.B. Verkleinerung der Akkommodationsbreite).

2.3 Arbeitsplatz und Umgebungseinflüsse

2.3.1 Allgemeine Anforderungen an Arbeitsräume

Die Anforderungen an Arbeitsräume sind in der Arbeitsstättenverordnung und durch Arbeitsplatzrichtlinien (☞ Kap. 1.1) geregelt.

2.3.2 Klima am Arbeitsplatz

Klimaeinzelfaktoren. Dies sind die Lufttemperatur und Luftfeuchtigkeit (Messung mit Psychrometer), die Luftbewegung (Messung mit Anemometer) und die Wärmestrahlung (Messung mit Globethermometer). Der Luftgeschwindigkeit kommt wegen der Zuglufterscheinungen besondere Bedeutung zu (für Bürotätigkeit nicht über 0,1 m/s). Zu hohe Luftfeuchtigkeit behindert die Wärmeabgabe durch Schwitzen, zu niedrige Luftfeuchte führt zu Reizerscheinungen der Atemwege.

Klimasummenmaße. Diese beinhalten die Normaleffektivtemperatur (bezogen auf Personen in Straßenkleidung), die Basiseffektivtemperatur (bezogen auf Personen mit unbekleidetem Oberkörper) und die korrigierte Effektivtemperatur, die die Wärmestrahlung berücksichtigt.

Hitzearbeitsplatz. Ein Arbeitsplatz, bei dem bereits in Ruhe die Regulation der Körpertemperatur durch Schwitzen erfolgt, wie zum Beispiel am Hochofen, wird als Hitzearbeitsplatz bezeichnet. Folgeerscheinungen sind Ermüdung, Nachlassen von Arbeitsleistung und Aufmerksamkeit sowie Hitzekollaps und Hitzschlag. Arbeitstechnische Schutzmaßnahmen sind Schutzkleidung, Abschirmung und Abkühlungspausen. Eine Hitzeadaptation kann zum Teil durch Erhöhung der Schweißmenge auf bis zu 3 l/h bei sinkender Salzkonzentration bereits innerhalb von 10–14 Tagen erfolgen, geht aber auch binnen sieben Tagen wieder verloren. Hitzearbeiter schwitzen bereits bei niedriger Temperatur und werden nach BG-Grundsatz G30 betreut.

Kältearbeitsplatz. An Kältearbeitsplätzen(Kühlhaus) sind besondere Anforderungen an den Schutz der Akren vor Kälteschäden zu berücksichtigen. Kältearbeiter werden nach BG-Grundsatz G21 betreut.

Klimatisierung. Zur Klimatisierung von Arbeitsplätzen bedient man sich einer Erhöhung der Luftbewegung, der Luftkühlung, der Lufttrocknung sowie der Luftfilterung. Das Behaglichkeitsempfinden variiert sehr stark, es ist daher nicht möglich, für mehr als 60% der Personen in klimatisierten Zonen ein Klima herzustellen, das als behaglich empfunden wird.

2.3.3 Licht und Beleuchtung am Arbeitsplatz

Für grobe Arbeiten mit geringen Ansprüchen an die Beleuchtung reichen 100–200 Lux als Allgemeinbeleuchtung aus. Für mittlere Ansprüche (Stanzen, Verpacken) sind 200–500 Lux, für hohe Ansprüche (Lesen, Schreiben, Justieren) sind 500–1000 Lux erforderlich. Bei sehr feinen Tätigkeiten sind eine Platzbeleuchtung von bis zu 3000 Lux sowie eine Allgemeinbeleuchtung von 300 Lux notwendig. Das Licht soll blendungsfrei und gleichmäßig sein. Bei Blendung unterscheidet man Absolutblendung durch den Leuchtkörper selbst von der Relativblendung durch Reflexionen von Flächen in der Umgebung. Zur Vermeidung von Blendung sollen sich im Gesichtsfeld keine Leuchtkörper befinden. Der Blickwinkel zwischen der Horizontalen und dem Leuchtkörper soll größer als 30° sein. Ältere Menschen haben einen erhöhten Lichtbedarf und längere Adaptationszeiten.

2.4 Lärm am Arbeitsplatz

2.4.1 Beurteilungsmaße

☞ Abb. 25.1, 25.2

Die objektive Schallmessung erfolgt auf der Basis des Schalldrucks in Dezibel (dB). Bezugspunkt ist die Hörschwelle bei 1000 Hz (0 dB = 2×10^{-4} µbar).

Der Schalldruck ist definiert als:

p [dB] = 20 log × (tatsächlicher Schalldruck/Bezugsschalldruck).

Die Schmerzschwelle liegt bei 2×10^{2} µbar = 120–130 dB.

Da der Mensch hohe und tiefe Töne anders empfindet als den Hauptlärmbereich zwischen 800 und 3000 Hz, filtert man bei der Lärmmessung die hohen und tiefen Frequenzen heraus. Die so erhaltenen Werte bezeichnet man mit der Einheit dB (Dezibel = A), wobei A für den Filter steht. Andere Frequenzgemische kann man auch mit anderen Filtern messen, diese Messungen erkennt man am anderen Zusatz (B) oder (C). Die Phonskala beruht auf der subjektiven Lautheitsempfindung. Bei 1000 Hz sind die Phon- und Dezibelskala deckungsgleich. Die logarithmische Natur der Dezibelskala bewirkt, dass eine Zunahme um ca. 10 dB etwa eine Verdopplung der Lautstärkewahrnehmung darstellt. Eine Zu- oder Abnahme um 3 dB bewirkt eine Verdopplung der Schallenergie.

Als äquivalenten Dauerschallpegel bezeichnet man den mittleren Pegel zum Beispiel während einer Arbeitsschicht unter der Annahme, dass der veränderliche Pegel sich in seiner Wirkung

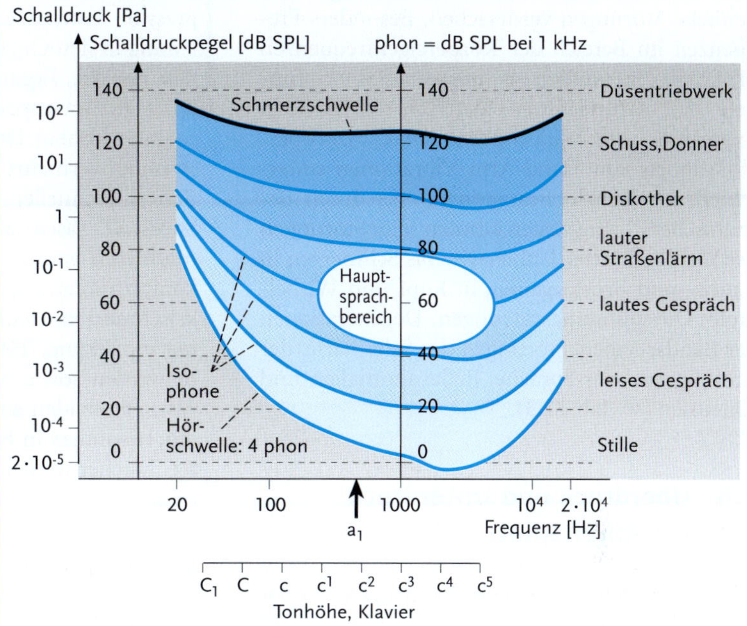

Abb. 25.1: Das Hörfeld des Menschen. Hörerlebnisse in Abhängigkeit von Frequenz und Schalldruck bei Testung mit Sinustönen [1]

von einem gleichmäßigen Pegel nicht unterscheidet. Dieser Pegel sollte bei geistiger Arbeit ca. 55 dB (A), bei einfachen Tätigkeiten 70 dB (A) und bei allen anderen Tätigkeiten 85 dB (A) nicht überschreiten. Ab einem Pegel von 80 dB (A) sind persönliche Lärmschutzmittel anzubieten, ab 85 dB (A) müssen Lärmschutzmittel getragen werden. Für Lärmspitzen gibt es Begrenzungen, die für eine momentane Einwirkung gelten. Schwangere dürfen nicht in Lärmbereichen arbeiten.

2.4.2 Lärmeffekte

Die wichtigsten Lärmwirkungen sind Behinderung der Kommunikation und der akustischen Umweltorientierung, Gehörschädigung und eine nicht zu unterschätzende Leistungsbeeinflussung. Extraaurikulär aktiviert Lärm die Formatio reticularis und kann Veränderungen des Blutdrucks, der Muskelaktivität, der Atemfrequenz sowie der Magen-Darm-Motilität bewirken. Zu Erkrankungen: ☞ Kap. 4.5.10.

2.5 Vibrationen am Arbeitsplatz

Vibrationen werden nach VDI 2057 systematisiert in drei senkrecht aufeinanderstehenden Richtungen erfasst, es resultiert eine **bewertete Schwingstärke** (K-Wert), die als dimensionslose Maßzahl

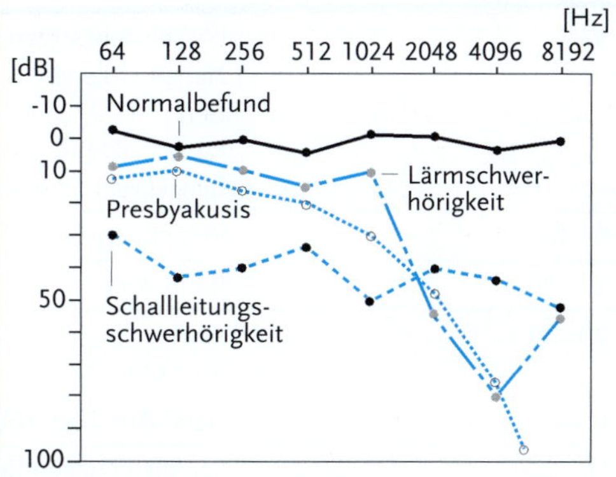

Abb. 25.2: Audiogramme bei Luftleitung [2]

angegeben wird. Frequenzen unter 16 Hz, aber auch bis 80 Hz können beim Menschen gesundheitliche Störungen verursachen. Besonders Frequenzen im Bereich der Körpereigenfrequenzen (4, 12, 30 Hz) werden als unangenehm empfunden. Auf Grund ihrer Unterschiedlichkeit in Exposition und Wirkung werden Ganzkörpervibrationen von Hand-Arm-Vibrationen unterschieden. Folgen der Beanspruchungen durch mechanische Schwingungen können sein: Störungen des Wohlbefindens, Unbehagen bis Schmerzen in Bauch- und Brustorganen, in Kopf und Wirbelsäule, Durchblutungsstörungen, Degenerationen der Bandscheiben, Störungen der Sehschärfe, der Atmung und der Sprache, Reflexanomalien und Kinetosen (☞ Tab. 25.3).

2.6 Überdruck und Unterdruck am Arbeitsplatz

Schäden entstehen bei einem Überdruck von 1 bar und mehr. Häufigkeit, Lokalisation und Ausmaß sind abhängig von der Höhe der Isokompression (Tauchtiefe), der Dauer der Isokompression (Tauchdauer) sowie der Dauer der Dekompression (Länge der Auftauchphase). Man unterscheidet die Kompressionsphase (Abtauchen) und die Dekompressionsphase (Auftauchen). In der Kompression kommt es durch ungleiche Druckverteilung in den Organen zu Barotraumen, so können Einrisse, Ergüsse oder Blutungen entstehen, z.B. Hämatotympanon im Mittelohr.

Unter hohem Druck wird in den Körperflüssigkeiten vermehrt Stickstoff physikalisch gelöst. Bei zu schneller Dekompression tritt dieser Stickstoff rasch aus, sodass eine Gasembolie resultieren kann (Caissonkrankheit). Akute Dekompressionssymptome sind Gelenk- oder Muskelschmerzen, Hautjucken (Taucherflöhe), Hautmarmorierung, Herz-, Kreislauf- und Atembeschwerden sowie zentralnervöse Erscheinungen. Als Spätschäden sind aseptische Knochennekrosen, besonders in Femur und Humerus, gefürchtet. Taucher werden nach BG-Grundsatz G31 betreut.

Beschäftigungsverbot an Druckluftarbeitsplätzen. Dort dürfen Personen mit Übergewicht (30% nach Broca), Anfallsleiden, Gerinnungsstörungen, Herz-Kreislauf-Störungen, mit Erkrankungen der Atemwege, des Verdauungstraktes, der Gelenke, der Ohren, der Nebenhöhlen und des Nervensystems nicht beschäftigt werden.

Tab. 25.3: Vibrationen und Zielorgane

Resonanzfrequenz [Hz]	Körperteil	Gesundheitsfolgen
≤ 0,5	Innenohr	Kinetosen mit Übelkeit und Erbrechen
1–2	Ganzkörper liegend	
3–7	Wirbelsäule sitzend Magen sitzend Herz Rumpf sitzend Ganzkörper sitzend/stehend	Rückenschmerzen (Bk 2110) Bauch- und Magenbeschwerden
5–12	Rumpf liegend	
10–20	Hand-Arm	Gelenkbeschwerden (Bk 2103)
20–30	Kopf Augapfel	Sehstörungen
bis 40	Hand-Arm (bei hoher Andruckkraft)	Gelenkbeschwerden (Bk 2103)
50–100	Schädelknochen liegend	
200–300	Fingeroberfläche	Durchblutungsstörungen (Bk 2104)

Tab. 25.4: Anwendung und Wirkung elektromagnetischer Strahlung [4]

Faktor	Anwendung/Vorkommen	Wirkungen
statische elektrische Felder	elektrostatische Aufladungen, Gleichspannungsanlagen	Muskelkontraktionen, Schreck
statische magnetische Felder	Elektrolyse, Beschleuniger	Wärmeeffekte, Störungen des vegetativen Nervensystems
50-Hz-Felder (elektrische)	Arbeiten an oder unter Hochspannungsanlagen, Elektrolichtöfen	elektrische Entladungen, Reizwirkungen
50-Hz-Felder (magnetische)	Widerstandsschweißen	Störungen des vegetativen Nervensystems
hochfrequente elektromagnetische Felder (30 kHz–300 MHz)	Nachrichten, Funk, Fernsehen kapazitive u. induktive Erwärmung, Diathermie	thermische Wirkungen biologische Wirkungen
höchstfrequente Felder Mikrowelle, (300 Mhz–300 GHz)	Radar, Richtfunk, Vulkanisation (Mikrowellenherde)	1. thermische Wirkungen 2. grauer Star, thermische Wirkung
Infrarotstrahlung	Wärmestrahlung von Aggregaten, Geräten, Öfen	Hitzebelastung, lokal: grauer Star
Laserstrahlen	Vermessung, Forschung, Fernmeldewesen, Medizin	meist unfallartige Erwärmung von Geweben, Augenschäden
UV-Strahlung	Freiluftarbeitsplätze, polygraphische Industrie, Therapie	Pigmentierung, Verbrennung, Hautkarzinome

2.7 Nichtionisierende Strahlen und Elektrizität

Als nichtionisierende Strahlung werden magnetische, elektrische und elektromagnetische Wellen von 0 Hz bis 300 GHz, Infrarot, sichtbares Licht und der UV-Bereich (☞ Tab. 25.4) zusammengefasst. Nach der Definition der WHO wird auch Ultraschall als mechanische Schwingung zur nichtionisierenden Strahlung gerechnet.

Gesundheitliche Auswirkungen.

- **Infrarotstrahlung** an Hochöfen oder in der Glasbläserei kann zur Trübung der Augenlinsen führen. Der strahlungsbedingte graue Star unterscheidet sich nicht von anderen Starformen.
- **UV-Strahlen** haben hauptsächlich eine Wärmewirkung.
- **UV-B-Strahlung** kann Tumoren induzieren.
- **Laserstrahlung** verursacht in der Hauptsache Verbrennungen durch die Wärmewirkung bei der Absorption der Strahlen, meist am Auge.
- **Mikrowellen** können Schrittmacherstörungen verursachen. Derzeit ist das Schlagwort Elektrosmog sehr aktuell. Mikrowellen werden danach als Ursache für umfangreiche psychovegetative Störungen verantwortlich gemacht.

2.8 Ionisierende Strahlen und Radionuklide

Sie sind potentielle Gefahrenquellen im medizinischen und technischen Bereich (Materialprüfung) sowie in Energiegewinnung und Forschung. Man unterscheidet akute Strahlenschäden nach Ganzkörperbestrahlung: Strahlenkater, Schäden in der Blutbildung mit Gerinnungsstörungen. Chronische Schäden nach Ganzkörperbestrahlung verlaufen weniger dramatisch, aber ähnlich. Auf die akuten Schäden wird in Kap. 4.5.12 genauer eingegangen.

2.9 Stäube, Gase, Rauche, Dämpfe, Flüssigkeiten

Auf die gesundheitlichen Auswirkungen wie Reizungen, Entzündungen und Fibrosen wird bei den einzelnen Stoffen und deren Berufskrankheiten näher eingegangen.

3 Toxizität von Arbeitsstoffen

3.1 Bedeutsame Arbeitsstoffe

Ganz allgemein sind Eigenschaften wie Toxizität, Resorption, Verteilung, Metabolismus und Ausscheidung von Metallen und deren Verbindungen, Reizgasen, Erstickungsgasen sowie organischen Verbindungen wichtig. Soweit speziell arbeitsmedizinische Aspekte relevant sind, werden diese unter den einzelnen Berufskrankheiten abgehandelt.

3.2 Pathophysiologische Auswirkungen

Hier seien nur allgemeine Grundbegriffe wie Belastung, Beanspruchung, Belästigung, Schädigung, Allergien, Reizwirkungen, humankanzerogene und mutagene Wirkungen, Neurotoxizität und Schädigungen parenchymatöser Organe erwähnt. Soweit nicht bereits erläutert, werden spezielle arbeitsmedizinisch relevante Aspekte unter den einzelnen Berufskrankheiten abgehandelt.

3.3 Arbeitsmedizinisch relevante Beurteilungskriterien

Um Grenzwerte für Belastungen festzulegen, bedarf es der Definition von arbeitsmedizinischen Grenzwerten. Bei Einhaltung dieser Grenzwerte sollten keine Schädigungen oder Belästigungen der Arbeiter, bezogen auf eine 8-h-Schicht und 40 Wochenarbeitsstunden, eintreten. Diese Werte werden ständig durch die Senatskommission der DFG überarbeitet und neuesten Erkenntnissen angepasst. Rechtsverbindlich werden die Werte erst, wenn sie vom Ausschuss für Gefahrstoffe beim Bundesarbeitsminister verabschiedet und in der TRGS 900 veröffentlicht werden. Da in diesem Ausschuss auch die Interessen der Wirtschaft gehört werden, müssen die DFG-Werte nicht mit den offiziellen Werten übereinstimmen!

Arbeitsplatzgrenzwert – AGW

Der MAK-Wert (maximale Arbeitsplatzkonzentration) ist die höchstzulässige Konzentration eines Arbeitsstoffes als Gas, Dampf oder Schwebstoff in der Luft am Arbeitsplatz, die nach dem gegenwärtigen Stand der Kenntnis auch bei wiederholter und langfristiger, in der Regel täglich achtstündiger Exposition, im Allgemeinen die Gesundheit der Beschäftigten nicht beeinträchtigt. Gemessen werden die Werte in mg/m³ oder ml/m³ (ppm, parts per million). Die Werte gelten für toxische und irritative Wirkungen der Stoffe und berücksichtigen neben der Inhalation auch die Hautresorption. Sie werden als Mittelwert über eine 8-h-Arbeitsschicht angegeben.

Da Gefahrstoffe meist nicht kontinuierlich anfallen, werden Kurzzeitexpositionen, welche über dem MAK-Wert liegen, für viele Stoffe zugelassen. Diese Spitzenbegrenzungen werden in Kategorien von I–V eingeteilt, welche sich nach maximaler Höhe der Überschreitung, Überschreitungsdauer sowie Überschreitungshäufigkeit je Arbeitsschicht unterscheiden. Weiterhin werden mit dem AGW Informationen über krebserzeugende, erbgutverändernde und fruchtschädigende Konzentrationen sowie Hinweise auf Allergenität und Hautresorption gegeben. AGW gelten grundsätzlich nur für Reinstoffe und nicht für Gemische.

Bei Überschreitung der Auslöseschwelle sind arbeitsmedizinische Vorsorgeuntersuchungen durchzuführen. Wenn die Einhaltung des AGW nicht nachgewiesen werden kann, gilt die Auslöseschwelle automatisch als überschritten.

Biologischer Grenzwert – BGW

Der biologische Grenzwert gibt die beim Menschen höchstzulässige Quantität eines Arbeitsstoffes beziehungsweise seiner Metaboliten oder die dadurch ausgelöste Abweichung eines biologischen Indikators von der Norm an, die nach dem gegenwärtigen Stand der wissenschaftlichen Kenntnis im Allgemeinen die Gesundheit der Beschäftigten auch dann nicht beeinträchtigt, wenn sie durch Einflüsse am Arbeitsplatz regelmäßig erzielt wird. Der BGW ist demnach ein Wert, der die aufgenommene Menge eines Stoffes direkt oder indirekt misst. Man nennt dies auch **biologisches Monitoring.** Beispiel: Blei im Blut und daraus resultierende Erhöhung der δ-ALA (δ-Aminolävulinsäure) im Urin als Indikator. Für BGWs gibt es genaue Entnahmerichtlinien, die einen definierten zeitlichen Abstand zur Exposition sowie teilweise auch eine bestimmte Expositionsdauer vorschreiben. Ferner sind bei einzelnen Stoffen definierte Gerinnungshemmer oder metallfreie Entnahmebestecke zu verwenden.

Merke

AGW: beziehen sich auf Konzentrationen am Arbeitsplatz, denen ein Arbeiter ausgesetzt ist.
BGW: misst die aufgenommene Menge eines Stoffes direkt oder indirekt in Blut und/oder Urin.

Arbeitsmedizinische Bedeutung. AGW und BGW beziehen sich ausschließlich auf den Arbeitsplatz. Werte, die für die Umwelt und die Bevölkerung relevant sind, müssen wesentlich niedriger sein. Ein solcher Wert ist zum Beispiel der MIK-Wert (maximale Immissionskonzentration), der im Teil Hygiene unter Lufthygiene abgehandelt wird (☞ Kap. 1.1, BImSchG).

3.4 Begutachtung

☞ Kap. 6.2

4 Berufskrankheiten

4.1 Allgemeines

4.1.1 Gesetzliche Definitionen

Berufskrankheit. Der Begriff der Berufskrankheit ist in § 9, Kap. 1, SGB VII geregelt. Hier wird festgelegt, dass eine Berufskrankheit einem Arbeitsunfall versorgungsrechtlich gleichgestellt ist. Eine Berufskrankheit liegt dann vor, wenn ein Versicherter sie bei einer versicherten Tätigkeit erleidet und diese Erkrankung in der Berufskrankheitenliste (BK-Liste) vom Verordnungsgeber erfasst ist. Die Erkrankten müssen dabei der auslösenden Noxe in deutlich höherem Umfang ausgesetzt gewesen sein als die übrige Bevölkerung. Außerdem kann der Verordnungsgeber festlegen, dass nur Erkrankungen in bestimmten Unternehmen als Berufskrankheiten anerkannt werden.

Im Einzelfall können auch nicht in der BK-Liste genannte Erkrankungen entschädigt werden, wenn ein Kausalzusammenhang zwischen der Erkrankung und der ausgeübten Tätigkeit nachgewiesen werden kann (zum Beispiel eine HIV-Infektion bei medizinischem Personal).

Arbeitsbezogene und arbeitsbedingte Erkrankungen. In Abgrenzung zur Berufskrankheit stehen die arbeitsbezogenen und arbeitsbedingten Erkrankungen, welche nicht unter das Berufskrankheitenrecht fallen. Sie sind ätiologisch multifaktoriell bedingt und stehen nicht notwendigerweise in ursächlichem Zusammenhang mit der ausgeübten Tätigkeit (WHO-Definition), wie zum Beispiel das chronische unspezifische respiratorische Syndrom.

Wegeunfälle. Ein Wegeunfall liegt vor, wenn der Unfall auf dem Weg zu oder von einer versicherten Tätigkeit geschieht. Es muss ein kausaler Zusammenhang zwischen Weg und versicherter Tätigkeit bestehen, Umwege (Einkaufen) führen zum Erlöschen des Versicherungsschutzes.

Arbeitsunfall. Ein Arbeitsunfall liegt vor, wenn ein plötzlich von außen einwirkendes Ereignis infolge eines Arbeitsvollzugs unfreiwillig eine Gesundheitsschädigung hervorruft. Ein direkter Zusammenhang mit der Tätigkeit muss bestehen. Ein Unfall, der sich z. B. beim Brötchenholen in der Pause ereignet, ist kein Arbeitsunfall, während Unfälle auf dienstlichen Fahrten als Arbeits- und nicht als Wegeunfall behandelt werden.

4.1.2 Berufskrankheitenverordnung

Gemäß der Berufskrankheitenverordnung, die auf dem SGB VII aufbaut, ist jeder Arzt verpflichtet, jeglichen Verdacht auf eine Berufskrankheit zu melden. Diese Meldung ergeht an den jeweiligen Träger der gesetzlichen Unfallversicherung, der Patient ist über den Adressaten und den Inhalt zu informieren. Diese Träger leiten dann entweder eigene Untersuchungen ein oder beauftragen andere Gutachter. In dem Verfahren wird festgestellt, ob die Erkrankung durch die Tätigkeit bedingt ist und in die BK-Liste einzuordnen ist. Gegebenenfalls wird die Höhe der Minderung der Erwerbsfähigkeit (MdE) festgelegt. Eine Entschädigung für Berufskrankheiten wird erst ab 20% MdE geleistet. Bei geringerer MdE, z.B. bei einseitigem Hörverlust, wird dem Versicherten nichts erstattet.

4.1.3 Epidemiologie der Berufskrankheiten

Die gewerblichen Berufsgenossenschaften registrierten 2001 mehr als 18600 Fälle anerkannter Berufskrankheiten und mehr als 74000 Anzeigen auf Verdacht einer Berufskrankheit. Die häufigste berufsbedingte Krankheit ist Lärmschwerhörigkeit. Auf sie entfällt rund ein Fünftel aller Berufskrankheiten. Es folgen durch Asbest bedingte Krebserkrankungen (15%) und schwere Hauterkrankungen (10%). Tendenziell ist jedoch ein deutlicher Zuwachs bei den allergischen Atemwegserkrankungen festzustellen, während Silikosen und schwere Hauterkrankungen rückläufig sind.

4.1.4 Unspezifische Arbeitsplatzeinflüsse als Mitursache berufsunabhängiger Erkrankungen

Unspezifische Arbeitsplatzeinflüsse wie Witterung oder körperliche Belastung können zur Exazerbation bestehender oder zur Manifestation anlagebedingter Erkrankungen führen. So kann es bei einem vorhandenen Wirbelsäulensyndrom durch versehentliche Bewegungen zu einem Bandscheibenvorfall kommen. Meist handelt es sich aber um multifaktoriell bedingte Erkrankungen, wie zum Beispiel das chronische unspezifische respiratorische Syndrom bei unspezifischem Luftschadstoffgehalt. Die Begutachtung solcher Erkrankungen ist im Regelfall schwierig, da entschieden werden muss, ob die Krankheit einen spontanen Verlauf der Grunderkrankung darstellt oder durch die Arbeit hervorgerufen wurde. Eine wesentliche Verantwortung bei der Verhinderung solcher Erkrankungen, aber auch der Erkennung von möglichen Kausalzusammenhängen liegt hier bei den Ärzten im Rahmen der arbeitsmedizinischen Vorsorgeuntersuchungen.

4.2 Durch Metalle und Metalloide verursachte Berufskrankheiten

4.2.1 Blei und seine Verbindungen

Anorganisches Blei

Vorkommen. Die Herstellung und Verarbeitung von Blei (Pb) erfolgt in der Farben-, Glas- und Akkumulatorenindustrie, außerdem wird es beim Recycling von Altmetall mit Bleigehalt freigesetzt.

Aufnahme und Pathophysiologie. Die Aufnahme erfolgt zum größten Teil inhalatorisch, weniger über den Magen-Darm-Trakt (Essen während der Arbeit). Nach der Inkorporation verteilt sich Blei zunächst über 90% an Erythrozyten gebunden im gesamten Organismus. Langfristig verdrängt es im Skelettsystem die Kalziumionen aus ihren Bindungen, so dass im Endstadium die Knochen das größte Bleireservoir darstellen. Die Ausscheidung erfolgt zu zwei Dritteln über die Galle und zu einem Drittel über den Urin. Die Bleianämie beruht auf der Wirkung des Bleis als Enzyminhibitor der Hämsynthese. In der Hauptsache wird die δ-Aminolävulinsäuredehydratase (δ-ALA) gehemmt. Daraus resultiert eine erhöhte Ausscheidung von δ-ALA und Koproporphyrin III im Urin. Die Folge ist eine sideroachrestische Anämie. An den Erythrozyten zeigt sich eine basophile Tüpfelung, die bei Färbung nach Manson und Schwarz sowie bei Dunkelfeldbetrachtung erkennbar ist. Bis 1000 Tüpfelzellen/Mio. Erythrozyten gelten als unbedenklich, eine beginnende Bleieinwirkung liegt bei 2000–3000 Tüpfelzellen vor, Werte ab 3000 Tüpfelzellen sprechen für eine Bleivergiftung.

Symptomatik. Klinische Zeichen der Bleiintoxikation sind Müdigkeit, Abgespanntheit, Reizbarkeit, Magen-Darm-Störungen, Anämie, rauchgraues Bleikolorit der Haut, Radialislähmung sowie der blau-schwärzliche, 1–2 mm breite Bleisaum (Bleisulfid) am Zahnfleisch. Bleikoliken treten bei ausgeprägter Vergiftung als periodische, oft tage- und wochenlang anhaltende Darmkrämpfe mit hartnäckiger Stuhlverstopfung auf.

Diagnostik. Entscheidend sind die δ-ALA-Bestimmung im Urin sowie die direkte Bestimmung der Bleikonzentration im Vollblut (Normwert bis 350 μg/l).

Grenzwerte. Der BGW für Blei beträgt beim Mann 400 μg/l, bei der Frau 300 μg/l Vollblut. Vorsorgeuntersuchung nach BG-Grundsatz G2, BK-Liste Nr. 1101.

Organisches Blei

Aufnahme. Sie erfolgt inhalativ (Bleitetraethyl, Bleitetramethyl aus verbleitem Benzin), ingestiv (Verbleiung der Vegetation) und auch perkutan.

Organische Bleiverbindungen sind lipophil, daher erfolgt die Verteilung bevorzugt in Nervensystem und Nebennieren.

Symptomatik. Klinische Anzeichen sind: Vagotonie (RR-Abfall, Bradykardie, Hypothermie), Kopfschmerzen, Ohrensausen, Schlaflosigkeit mit Schreckträumen (Bleialkylpsychose), Tod.

Grenzwerte. Der AGW für Bleitetraethyl und Bleitetramethyl beträgt 0,05 mg/m^3. Vorsorge nach BG-Grundsatz G3.

Therapie. Die Therapie einer Bleivergiftung besteht in der Gabe von Na_2-Ca-EDTA oder D-Penicillamin zur Förderung der Bleiausscheidung.

Prävention. Es werden hauptsächlich technische Maßnahmen zur Absaugung und Beseitigung von Bleistäuben eingesetzt. Nach der Erstuntersuchung der Mitarbeiter sind Nachuntersuchungen nach zwei und 12 Monaten (bei anorganischem Blei) beziehungsweise sechs und 24 Monaten (bei organischen Bleiverbindungen) vorgeschrieben.

4.2.2 Quecksilber und seine Verbindungen

Quecksilber

Vorkommen. Quecksilber (Hg) wird in der Messgeräteherstellung (Thermo-, Barometer), in der Elektrotechnik, in der Hochvakuumtechnik, in der Sprengstoffherstellung sowie in Verbindungen als Holzschutzmittel oder Saatgutbeize eingesetzt.

Aufnahme. Sie erfolgt durch die Atemwege (hoher Dampfdruck des Hg), durch die Haut und den Magen-Darm-Trakt. Anorganische Quecksilberverbindungen werden in Nierenrinde und Leber gespeichert, organische Quecksilberverbindungen reichern sich bevorzugt in Fettgewebe und Gehirn an. Quecksilber bewirkt eine Eiweißdenaturierung. Die Ausscheidung erfolgt zu 90% über Harn und Stuhl.

Akute Vergiftung. Sie äußert sich in einer Reizung der Luftwege (bei inhalativer Aufnahme), gastroenteritischen Erscheinungen und Nierenversagen. Dabei treten starker Speichelfluss, Erbrechen, Diarrhöen, Oberbauchschmerzen sowie Schock und Urämie auf.

Chronische Vergiftung. Es kommt zur Ausbildung eines blauvioletten Hg-Saumes am Zahnfleisch, Leber- und Nierenfunktionsstörungen. Außerdem sind Erethismus mercuralis (Zustand von ängstlicher Befangenheit, Empfindlichkeit, Stimmungslabilität und zeitweiliger hemmungsloser Erregung), Tremor mercuralis (Zittern der Finger und Arme) und Psellismus mercuralis (Stottern und verwaschene Sprache) beschrieben. Veränderungen an der vorderen Linsenkapsel der Augen erscheinen bei der Untersuchung mit der Spaltlampe als hellgraubraune bis dunkelrotbraune Farbreflexe (Atkinson-Reflex).

Grenzwerte. Der AGW für Hg beträgt 0,1 mg/m^3; BGW sind für metallische und anorganische Quecksilberverbindungen: in Vollblut 25 μg/l, in Harn 100 μg/l; für organische Quecksilberverbindungen: in Vollblut 100 μg/l. Vorsorge nach BG-Grundsatz G9, Beschäftigungsverbot von Jugendlichen und schwangeren oder stillenden Frauen, BK-Liste Nr. 1102.

4.2.3 Chrom und seine Verbindungen

Vorkommen. Chrom (Cr) wird in der Galvanoindustrie, der Farben- und Lackherstellung, der Glas- und Kunststoffindustrie sowie in der Zementherstellung eingesetzt, außerdem wird Chrom beim Schweißen von Edelstahl freigesetzt. Für die toxischen Wirkungen von Chrom sind fast ausschließlich die sechswertigen Chromverbindungen verantwortlich.

Symptome einer akuten wie chronischen Chromintoxikation sind Tab. 25.5 zu entnehmen (☞ Abb. 25.3 im Farbteil).

Grenzwerte. Da alle Cr(VI)-Verbindungen kanzerogen sind, existiert in Deutschland lediglich ein alter TRK-Wert von 0,1 mg/m^3 bei Lichtbogenhandschweißen und der Herstellung von löslichen Cr(VI)-Verbindungen sowie von 0,05 mg/m^3 für alle übrigen Expositionen. Ein BGW existiert noch nicht. Cr(VI)-Exponierte werden nach BG-Grundsatz G15 betreut; Beschäftigungsverbot besteht für Jugendliche sowie schwangere oder stillende Frauen. BK-Liste Nr. 1103.

4.2.4 Cadmium und seine Verbindungen

Vorkommen und Aufnahme. Cadmium (Cd) wird verwendet als Legierungszusatz, in der Galvanik, der Akkumulatorenherstellung sowie als Farbstoffkomponente in der Keramik- und Kunststoffherstellung. Zigarettenraucher haben vierfach höhere Cadmiumspiegel im Blut als Nichtraucher. Die Aufnahme erfolgt meist inhalativ, seltener oral.

Symptomatik. Es zeigen sich die typischen respiratorischen Zeichen, die in Tab. 25.6, zusammen mit den Symptomen der chronischen Intoxikation, zu sehen sind.

Grenzwerte. Tierexperimentell liegen Hinweise auf Kanzerogenität vor, daher gibt es keinen AGW. Vorsorge nach BG-Grundsatz G33, BK-Liste Nr. 1104.

4.2.5 Mangan und seine Verbindungen

Vorkommen. Mangan (Mn) wird bei der Düngemittel-, Eisen-, Farben-, Feuerwerks- und Batterieherstellung verwendet.

Symptomatik. Es treten Reizerscheinungen an den Atemwegen auf, die in schweren Fällen zur Manganpneumonie führen können. Durch jahrelange Manganexposition können neurologische Ausfälle entstehen, die als Manganismus einem Parkinson-ähnlichen Krankheitsbild entsprechen. Durch die Anreicherung in der Leber sind Leberparenchymschäden beschrieben worden.

Tab. 25.5: Schädigungen durch Chrom (v. a. Chrom-VI-Verbindungen)

akut	chronisch
• Verätzungen der Haut: kreisrunde, tief gehende Hautulzera Magen-Darm-Ulzera schmerzlose Perforation der Nasenscheidewand	• Chromstaublunge • Chromatlungenkrebs (☞ Tab. 25.7) • allergisches Kontaktekzem durch Kaliumdichromat bei Maurern (☞ Abb. 13.35)

Tab. 25.6: Schädigungen durch Cadmium (Cd)

akut	chronisch
• Kopfschmerz, Schwindel • Übelkeit, Gastroenterokolitis • Durstgefühl • „trockener Hals" • Tracheitis, Bronchitis • Bronchopneumonie • Lungenödem • Tod	• Schädigung von Niere, Leberparenchym • Atrophie und Ulzeration der Nasenschleimhaut • Anosmie (Verlust des Geruchssinns) • chronisches Lungenemphysem • Gelbfärbung der Zahnhälse (nicht des Zahnfleisches!) • Knochenschmerzen • Spontanfrakturen • Osteomalazie

Grenzwerte. In Deutschland inzwischen von untergeordneter Bedeutung, ist die Manganvergiftung in China eine der häufigsten Berufskrankheiten. Der AGW beträgt 0,5 mg/m^3. Beschäftigungsverbot besteht für Jugendliche und schwangere oder stillende Frauen, BK-Liste Nr. 1105.

4.2.6 Thallium und seine Verbindungen

Vorkommen. Es wird zur Herstellung von Legierungen und Verbindungen in der Farbstoff-, Glas-, Schädlingsmittel-, pharmazeutischen und pyrotechnischen Industrie verwendet.

Symptomatik. Die akute Vergiftungsform ist durch ein toxisches Allgemeinsyndrom mit Abgeschlagenheit, Appetitlosigkeit, Verstopfung, Durstgefühl und Erbrechen, gefolgt von einer aszendierenden polyneuritischen Symptomatik mit Parästhesien, Burning Feet und Reflexabschwächung, gekennzeichnet. Nach Inkorporation größerer Mengen kommt es zusätzlich zu Haarausfall, der den ganzen Kopf betrifft. An den Nägeln bilden sich weiße Lunulastreifen. Im Endstadium der Vergiftung findet man eine Okulomotorius- und Optikusneuritis. Die Bulbärparalyse führt über eine Atemlähmung zum Tod. Psychische Veränderungen sowie Nierenfunktionsstörungen sind ebenfalls beschrieben.

Therapie. Als Antidot wird „Berliner Blau" empfohlen.

Grenzwerte. Der AGW für Thalliumverbindungen existiert derzeit noch nicht. BK-Liste Nr. 1106.

4.2.7 Vanadium und seine Verbindungen

Vorkommen und Aufnahme. Vanadium findet seine Verwendung bei Reinigungsarbeiten von Feuerungsanlagen, in der Werkzeugproduktion sowie als Katalysator in der chemischen Industrie und als Rostumwandler. Die Aufnahme erfolgt ingestiv und inhalativ.

Symptomatik. Es entstehen akute Reizerscheinungen an Haut und Schleimhäuten wie Augenbrennen, Schnupfen und Heiserkeit. Eine grünlich-schwärzliche Verfärbung der Zunge ist ein sicherer Hinweis auf eine Intoxikation. Bei chronischer Vanadiumexposition kommt es zu chronischen Bronchitiden, Bronchopneumonien und asthmaähnlichen Zuständen, selten auch zu Ekzemen und Parkinsonismus.

Grenzwerte. Der AGW für Vanadiumpentoxid ist 0,05 mg/m^3, der BGW 70 µg/g Kreatinin im Harn, BK-Liste Nr. 1107.

4.2.8 Arsen und seine Verbindungen

Vorkommen und Aufnahme. Arsen findet seine Verwendung bei der Herstellung von Pigmenten und Anstrichmitteln sowie in der Glasindustrie. Toxisch wirken die drei- und fünfwertigen Verbindungen und das Gas Arsenwasserstoff.

Die Aufnahme erfolgt zum größten Teil inhalativ, die Speicherung in Leber, Haaren (wichtig für Diagnostik) und Haut, die Ausscheidung überwiegend renal.

Symptomatik der akuten und chronischen Intoxikation. Das akute Krankheitsbild umfasst krampfartigen Husten, Thoraxschmerzen, Atemnot, gastrointestinale Störungen und Störungen des ZNS. Eine akute Arsenwasserstoffintoxikation beginnt nach einem mehrstündigen symptomfreien Intervall mit allgemeinem Krankheitsgefühl (Übelkeit, Leibschmerzen, Unruhe, Zyanose). Es kommt zu einer Hämolyse, in deren Folge Dunkelverfärbung des Urins eintritt, der Eiweiß und Hämoglobinderivate enthält. Durch Verstopfung der Nierentubuli mit Hämoglobinschollen und daraus resultierender Oligo- und Anurie kann der Tod durch Urämie eintreten. Diagnostisch hilfreich ist dabei der Atemgeruch nach Knoblauch.

Arbeitsmedizinisch relevanter sind jedoch die chronischen Gesundheitsschädigungen mit lokalen Reizwirkungen auf die Haut, die zu Hyperkeratosen der Handflächen und Fußsohlen, zu Hautpigmentierungen (sogenannte Arsenmelanose, tritt nie an Schleimhäuten auf), zu diffusem Haarausfall sowie zu weißen Querstreifen an den Nägeln, den Mees-Bändern, führen können. Auf dem Boden einer Hyperkeratose kann es zur malignen Entartung in Form von Spinaliomen und Basaliomen (☞ Tab. 25.7) kommen.

Grenzwerte. Grenzwerte existieren derzeit nicht. Beschäftigungsverbot besteht für Jugendliche,

Tab. 25.7: Berufsbedingte Malignome: Auslöser und Lokalisation

Noxe	Lokalisation möglicher Malignome
Arsen	Spinaliome und Basaliome
Asbest	Kehlkopf, Lunge, Mesotheliome von Pleura, Peritoneum oder Perikard
aromatische Amine (Benzidin, β-Naphthylamin, Anilin etc.)	Harnblase
Benzol	Leukämien, bevorzugt akute myeloische
Chrom-VI-Verbindungen	Lunge
Eichen- und Buchenholzstaub	Adenokarzinome der Nasenhaupt- und -nebenhöhlen
Nickel	Lunge, Plattenepithelkarzinome der Nase
polyzyklische aromatische Kohlenwasserstoffe (PAH), Benzo(a)pyren	Lunge, obere Atemwege bei inhalativer Aufnahme, Spinaliome bei Hautkontakt
Vinylchlorid, Trichlorethylen	Hämangiosarkom

schwangere oder stillende Frauen. Vorsorge nach BG-Grundsatz G16, BK-Liste Nr. 1108.

4.2.9 Phosphor und seine Verbindungen

Vorkommen und Aufnahme. Verwendung in der chemischen und pharmazeutischen Industrie sowie in der Pyrotechnik. Aufnahme durch Atemwege und Haut.

Symptomatik. Bei direkter Einwirkung auf die Haut entstehen Brandwunden und Nekrosen. Nach oraler Aufnahme zeigen sich Übelkeit, Diarrhöen und blutiges Erbrechen, danach treten Schockzustände, Leber- und Nierenparenchymschäden auf. Durch fortgesetzte Inhalation von Phosphordämpfen kommt es zur chronischen Verlaufsform, deren Symptome Appetitlosigkeit, Mattigkeit, Blutungen an Haut und Schleimhäuten, Osteoporose und Osteomyelitis (vorzugsweise der Kieferknochen) sind.

Grenzwerte. Der AGW beträgt für Phosphorpentoxid 2 mg/m^3. Vorsorge nach BG-Grundsatz G12, BK-Liste Nr. 1109.

4.2.10 Beryllium und seine Verbindungen

Vorkommen und Aufnahme. Beryllium wird in der Elektrotechnik und zur Herstellung von Schleif- und Schweißmaterialien eingesetzt. Die Aufnahme erfolgt meistens durch Inhalation von Berylliumstäuben, die in Lunge, Leber, Knochen und lymphatischem Gewebe gespeichert werden.

Symptomatik der akuten Intoxikation. Die Inhalation führt zu Pharyngitis, Tracheobronchitis und zur Berylliumpneumonie. Die Patienten leiden unter schwerer Atemnot mit quälendem Husten und nur geringem Auswurf. Bei nur geringer Temperaturerhöhung, retrosternalen Schmerzen und Zyanose sind feinblasige Rasselgeräusche auskultierbar.

Symptomatik der chronischen Intoxikation. Die chronische Berylliumexposition führt zu einer granulomatösen interstitiellen Lungenfibrose (Berylliose). Die Granulome sind auch in den anderen Beryllium speichernden Geweben auffindbar. Die Berylliose kann zu einem Spontanpneumothorax führen.

Grenzwerte. Tierexperimentell wird Kanzerogenität beschrieben, daher existiert kein AGW. BK-Liste Nr. 1110.

4.3 Erstickungsgase

4.3.1 Erstickungsgase allgemein

Man unterscheidet zwischen **äußerer Erstickung,** bei der Sauerstoff der Atmosphäre durch andere Gase, zum Beispiel Kohlendioxid, Stickstoff, Methan oder Propan, verdrängt wird, und **innerer Erstickung**, bei der Aufnahme und Transport von Sauerstoff in den Organismus durch eine Blockade von Stoffwechselvorgängen verhindert werden, zum Beispiel bei Kohlenmonoxid, Blausäure und Schwefelwasserstoff.

4.3.2 Kohlenmonoxid

Vorkommen und Aufnahme. Kohlenmonoxid (CO) entsteht bei der unvollständigen Verbrennung von Kohlenstoff, zum Beispiel in Autoabgasen (auch mit Katalysator), bei schlecht ziehenden Öfen oder sonstigen Verbrennungsanlagen. Die Aufnahme erfolgt über die Atemwege. Kohlenmonoxid bindet sich mit einer ca. 250- bis 300-fach höheren Affinität an Hämoglobin als Sauerstoff. Dieses COHb steht für den Sauerstofftransport nicht mehr zur Verfügung, es kommt zur inneren Erstickung.

Symptomatik. Die akuten Symptome, durch Sauerstoffmangel verursacht, sind Tachykardie, Kopfschmerzen, Atemnot, Bewusstlosigkeit. Spätschäden können am Herz-Kreislauf-System (Hypotonie, Rhythmusstörungen und Myokardnekrosen durch Myokardischämien während der Exposition) und im ZNS (Psychosen, neurologische Ausfälle, Amnesie, Lähmungen) auftreten. Die Diagnose wird durch die Bestimmung von COHb gesichert. Zur Prävention versucht man, die Verbrennungsvorgänge zu optimieren.

Grenzwerte. Der AGW beträgt 35 mg/m^3. Der BGW liegt lediglich bei 5% COHb, Raucher bieten in schweren Fällen jedoch auch ohne zusätzliche CO-Exposition bereits COHb-Werte bis zu 10% vom Gesamt-Hb. Vorsorge nach BG-Grundsatz G7, BK-Liste Nr. 1201.

4.3.3 Schwefelwasserstoff

Vorkommen und Aufnahme. Schwefelwasserstoff (H_2S) entsteht bei Fäulnisprozessen organischen Materials. Charakteristisch ist der Geruch nach faulen Eiern, wobei die Geruchswahrnehmung bei sehr hohen Schwefelwasserstoffkonzentrationen inaktiviert werden kann. Die Aufnahme erfolgt über die Atemwege, kann aber auch über Haut und Schleimhäute erfolgen. Eine Blockierung der Zellatmung führt zur inneren Erstickung.

Symptomatik der akuten Intoxikation. Die akute Symptomatik äußert sich in Schleimhautreizung, Störung des Geruchs- und Geschmackssinns (Metallgeschmack), Schädigung des Nerven- und Herz-Kreislauf-Systems. Eine Vergiftung kann ab 200 mg/m^3, mit letalem Ausgang ab 700 mg/m^3 eintreten. Bei entsprechend hohen Konzentrationen (über 1800 mg/m^3) ist der sofortige Tod möglich.

Symptomatik der chronischen Intoxikation. Bei chronischer Vergiftung kommt es zu eher allgemeinen Symptomen wie Gewichtsabnahme, Störungen des Gastrointestinaltraktes und Einschränkung der geistigen Leistungsfähigkeit. Charakteristischer sind Polyneuritiden und das sogenannte Spinnerauge, eine Keratitis punctata oder superficialis, die aber praktisch ausschließlich in der Viskoseindustrie entsteht.

Grenzwerte. Ein AGW existiert derzeit noch nicht. Vorsorge nach BG-Grundsatz G11, BK-Liste Nr. 1202.

4.4 Lösungsmittel, Schädlingsbekämpfungsmittel (Pestizide) und sonstige chemische Stoffe

4.4.1 Lösungsmittel allgemein

Als organische Lösungsmittel bezeichnet man eine Gruppe von chemischen Verbindungen, die in flüssiger Form vorliegen und wasserunlösliche Stoffe aufnehmen. Ihr hohes Fettlösungsvermögen begünstigt die perkutane Aufnahme und ihre hohe Flüchtigkeit die sehr gute inhalative Aufnahme. Die Lipophilie der Lösungsmittel bewirkt eine Anreicherung im Nervensystem. Die Metabolisierung erfolgt in der Leber, wobei hydrophile Produkte entstehen, welche die Ausscheidung über Niere und Galle ermöglichen. Diese Wirkmechanismen erklären den oft zweiphasigen Verlauf einer Vergiftung. Zuerst tritt durch die rasche Anflutung im Nervensystem ein rauschartiger Zustand ein, danach kommt es durch die Metabolisierung zu den einzelnen Organschädigungen.

Als Stoffgruppen sind hervorzuheben:

- Alkohole und Ketone wie Azeton
- aliphatische Kohlenwasserstoffe wie Hexane und Tetrachlorkohlenstoff

- aromatische Kohlenwasserstoffe wie Benzol, Phenol, Toluol, Xylol
- halogenierte Kohlenwasserstoffe wie Dichlormethan, Chloroform, Trichlorethylen, Hexachlorcyclohexan (Lindan)
- Ester wie Butylacetat

4.4.2 Schädlingsbekämpfungsmittel allgemein

Als Schädlingsbekämpfungsmittel setzt man organische Phosphorverbindungen, chlorierte Kohlenwasserstoffe, Carbamate und aromatische Nitroverbindungen ein.

Die Wirkmechanismen der einzelnen Stoffgruppen sind verschieden:

- **Organische Phosphorverbindungen** blockieren die Cholinesterase (indirekte Parasympathikomimetika); der bekannteste Vertreter dürfte Parathionethyl (E 605) sein.
- **Carbamate** sind ebenfalls Cholinesterasehemmer, wirken aber nur kurzzeitig.
- **Chlorierte Kohlenwasserstoffe** führen durch Bildung freier Radikale zu Membranschädigungen an den Mitochondrien und am endoplasmatischen Retikulum. Außerdem bilden sie kanzerogene Epoxide sowie CO. Da sie sehr langsam abgebaut werden, reichern sie sich in der Nahrungskette (bei Menschen in Fettgewebe und Muttermilch) an. Bekannte Beispiele sind DDT, DDD und die polychlorierten Biphenyle (PCB) sowie Hexachlorcyclohexan (Lindan).
- **Aromatische Nitroverbindungen** hemmen die ATP-Bildung und blockieren die oxidative Phosphorylierung.

4.4.3 Aromatische Amine

Vorkommen und Aufnahme. Die aromatischen Amine, zu denen man Stoffe wie Benzidin, β-Naphthylamin und 4-Aminodiphenyl zählt, finden ihre Verwendung in der Farbenindustrie. Die Aufnahme erfolgt über Atemwege und Haut, die Ausscheidung entweder unverändert oder durch Abbauprodukte über die Harnwege.

Symptomatik. Nach anfänglich entzündlichen Veränderungen der Harnwege mit zum Teil rezidivierenden Pyelonephritiden kommt es nach langjähriger Exposition zur Methämoglobinbildung und zu Blasenkarzinomen (☞ Tab. 25.7). Zur Prävention sind daher regelmäßige Harnuntersuchungen unerlässlich. Die aromatischen Amine liegen mit knapp 9% Anteil auf dem 2. Platz (hinter Asbest mit ca. 70%) der beruflich bedingten Krebserkrankungen. Vorsorge nach BG-Grundsatz G33, BK-Liste Nr. 1301.

4.4.4 Halogenkohlenwasserstoffe

Für alle halogenierten Kohlenwasserstoffe gilt BK-Liste Nr. 1302.

Vorkommen und Symptomatik. In fast allen Bereichen des täglichen Lebens findet diese Stoffklasse als Lösungsmittel (☞ Kap. 4.4.1), Kältemittel (Frigene), Treibgas, Pestizid (DDT), Narkosemittel (Halothan), Weichmacher (polychlorierte Biphenyle) oder Ausgangsmaterial von Kunststoffen (PVC) ihre Verwendung. Die akute Intoxikation ist gekennzeichnet durch: ZNS-Störungen (Benommenheit, Schwindel, Tremor, Kopfschmerzen, Lähmungen), Reizerscheinungen an den Schleimhäuten sowie Beeinträchtigungen der Herzfunktion in Form von Rhythmusstörungen. Bei chronischer Exposition kann es zu bleibenden Organschädigungen, besonders der Leber und Nieren, kommen. In der Folge sind einige Stoffe exemplarisch angeführt:

- **Dichlormethan** ist als Lösungsmittel in Gebrauch. Es bildet im Rahmen seines Abbaus im Körper CO, sodass die Gefahr einer COHb-Bildung besteht. AGW 260 mg/m^3, BGW 1 mg/l Vollblut oder 5% COHb.
- **Trichlorethylen (Tri)** wirkt nach seiner inhalativen Aufnahme zunächst leicht irritativ und kann im Verlauf eine narkotisierende Wirkung ausüben. In der Exzitationsphase kommt es zu Rausch- und Euphoriezuständen. Diese Wirkungen auf das ZNS können zum Tod durch Atemlähmung führen, bei chronischer Exposition können hirnorganische Veränderungen vorkommen. Außerdem hat Tri eine kardiotoxische Wirkung, die zu Herzmuskelschäden und Herzrhythmusstörungen bis zum Exitus führen kann. Tri hat ein hohes Suchtpotential als Schnüffelstoff, das Suchtbild ähnelt dem des Alkoholismus. Bei Kontakt mit offener Flamme oder heißen Gegenständen zersetzt sich Tri zu Phosgen (Kampfgas) mit entsprechender Lebensgefahr. Vorsorgeuntersuchung nach BG-Grundsatz G14. Tri ist seit 1996 auf

der Liste der Stoffe mit gesicherter Kanzerogenität, daher gibt es keinen AGW. BGW: Trichlorethanol 5 mg/l Vollblut, Trichloressigsäure 100 mg/l Harn.

- **Tetrachlorethylen (Per)** wirkt ebenfalls auf ZNS, Herz, Leber und Nieren. Tri und Per können sich im Fettgewebe anreichern und über Muttermilch oder Nahrungskette aufgenommen werden. Seit kurzem ist Per ebenfalls als kanzerogen eingestuft, daher gibt es auch hier keinen AGW. BGW 1 mg/l Vollblut. Vorsorge nach BG-Grundsatz G17.
- **Phosgen ($COCl_2$)** ist ein lipophiles Reizgas, es erhöht die Permeabilität der Alveolarkapillaren und führt nach einer Latenzzeit von einigen Stunden zu einem toxischen Lungenödem.
- **Monochlorethylen,** besser unter dem Namen Vinylchlorid bekannt, ist das Monomer des an sich ungiftigen PVC. Vinylchlorid verursacht Leberzellschäden, Splenomegalie, Osteolyse der Fingerendphalangen, sklerodermieähnliche Hautveränderungen sowie ein Raynaud-Syndrom der Finger. Die wesentliche Gefahr stellt die epidemiologisch gesicherte kanzerogene Wirkung (☞ Tab. 25.7) dar (insbesondere Hämangiosarkome der Leber). Aufgrund dieser Kanzerogenität existiert kein AGW. Als Metabolit kann im Harn Thio-diessigsäure nachgewiesen werden. Vorsorge nach BG-Grundsatz G36.
- **Chlorierte zyklische Kohlenwasserstoffe** (wie polychlorierte Biphenyle, PCB) wurden als Schmiermittel, zur Wärmeübertragung, in der Elektroindustrie (Transformatoren) und als Weichmacher in der Kunststoffindustrie (auch Fugendichtmittel) eingesetzt. Ihre Produktion ist seit 1983 in Deutschland verboten, auf Grund ihrer bis zu 50 Jahre dauernden Abbauzeiten sind Expositionsmöglichkeiten, zum Beispiel beim Austausch von Kühlflüssigkeiten in Transformatoren, noch immer gegeben. Die akute Vergiftung macht sich durch neurologische Symptome bemerkbar wie Schwindel, Tremor, Krämpfe und Verwirrtheit. Bei chronischer Exposition treten Leberschäden, Chlorakne und Polyneuropathien auf.
- Ebenfalls zu den chlorierten zyklischen Kohlenwasserstoffen zählen die **Dioxine,** sie werden in der Papierherstellung (Chlorbleichen) und als Holzschutzmittel eingesetzt. Die Vergiftungserscheinungen ähneln denen der PCB. Zu dieser Stoffklasse zählt auch das so genannte **Seveso-Gift** 2,3,7,8-TCDD.

Prävention. Für alle Stoffe sollte die Vorsorge neben einer Untersuchung der möglicherweise betroffenen Organsysteme (Leberwerte, Nierenleistung) auch eine Bestimmung des Stoffes im Blut umfassen. Auf Grund der noch nicht ausreichenden Datenbasis konnten für Dioxine bisher weder AGW noch BGW erarbeitet werden; fest steht, dass ein Kontakt unbedingt vermieden werden sollte. Vorsorgeuntersuchungen sollten nach BG-Grundsatz G40 durchgeführt werden.

4.4.5 Benzol und seine Homologe

Vorkommen und Aufnahme. Benzol gilt als klassisches Lösungsmittel, seit 1972 darf es in Deutschland nicht mehr eingesetzt werden, wenn geeignete Ersatzstoffe vorhanden sind. Es ist aber noch immer in Vergaserkraftstoffen enthalten und bewirkt mit einer Menge von 50 000 t pro Jahr in den Abgasen eine große Umweltbelastung. Derzeit wird auf europäischer Ebene ein Konsens zur Verminderung des Benzolanteils im Vergaserkraftstoff gesucht. Die Aufnahme erfolgt über die Atemwege und nur zu einem geringen Teil über die Haut. Benzol wird zu ca. 50% wieder ausgeatmet. Die verbleibende Menge wird in der Leber zu Benzolepoxid umgewandelt und dann, zu Phenol und Dihydroxybenzol umgesetzt, über den Harn ausgeschieden.

Symptomatik der akuten Intoxikation. Die akute Vergiftung äußert sich in zentralnervösen Symptomen, Leber und Nierenschäden sind beschrieben.

Symptomatik der chronischen Intoxikation. Die chronische Vergiftung kann (nach einer Expositionszeit von drei Monaten bis 30 Jahren) hämatologische Schäden bewirken, die zu akuten myeloischen oder unreifzelligen Leukämien führen können. Diese lange Zeitspanne deutet auf große Unterschiede der individuellen Empfindlichkeit und ist typisch für die Benzolvergiftung. Welche Komponente für die toxische und leukämogene Eigenschaft (☞ Tab. 25.7) verantwortlich ist, ist noch offen, eine zytotoxische Wirkung des Epoxids wird diskutiert.

25

Grenzwerte. Beschäftigungsverbot besteht für Jugendliche sowie schwangere oder stillende Frauen. Arbeitnehmer, die bereits einmal eine Benzolvergiftung erlitten haben, sind bei erneuter Exposition überdurchschnittlich gefährdet und dürfen daher nie wieder exponiert werden. Vorsorge nach BG-Grundsatz G8, BK-Liste Nr. 1303.

Toluol (Methylbenzol) und Xylol (Dimethylbenzol)

Sie sind deutlich weniger giftig als Benzol und haben dieses als Lösungsmittel weitgehend ersetzt.

Vorkommen und Metabolismus. Die Homologe Toluol und Xylol werden oxidiert und nach einem Kopplungsschritt als Hippursäure beziehungsweise als Methylhippursäure über den Urin ausgeschieden. Diese Hippursäuren werden zum biologischen Monitoring genutzt.

Symptomatik. Beide Homologe sind neurotoxisch; die Wirkungen am ZNS äußern sich als Benommenheit, Müdigkeit und Erbrechen. Bei chronischer Exposition kommt es zur Ausbildung einer Enzephalopathie im Sinne eines hirnorganischen Psychosyndroms, zerebellaren oder extrapyramidalen Störungen. Blutbildveränderungen durch Xylol scheinen ausgeschlossen zu sein. Für Toluol ist dies zurzeit noch nicht zu sagen, da bisher die Verunreinigung des Toluols durch Benzol bis zu 15% betrug.

Grenzwerte. Die AGW betragen für Toluol 190 mg/m^3, für Xylol 440 mg/m^3. BGW für Toluol 1 mg/l im Vollblut oder 3 mg/l o-Kresol im Harn, für Xylol 1,5 mg/l im Vollblut, alternativ 2000 mg/l Methylhippursäure im Harn. Vorsorge nach BG-Grundsatz G29 (Toluol) und G2 (Xylol), BK-Liste Nr. 1303.

4.4.6 Nitro- und Aminoverbindungen des Benzols, seiner Homologe und ihrer Abkömmlinge

Durch Bindung von NO_2-Gruppen an Benzolringen entstehen die Nitroverbindungen, durch NH_2 die Aminoverbindungen des Benzols.

Vorkommen und Aufnahme. Sie werden als Farb- und Sprengstoffe sowie als Herbizide eingesetzt. Bekannt sind hier Stoffe wie Trinitrotoluol (TNT), Nitrobenzol, Trinitrophenol, Pikrinsäure als Nitroverbindungen, Anilin (AGW 7,7 mg/m^3, BGW 100 µg aus Hämoglobinkonjugat) und Benzidin als Aminoverbindungen. Die Aufnahme erfolgt über die Atemwege, die Ausscheidung renal. Nitroverbindungen sind sehr gut hautresorptiv (Nitrospray!); aus diesem Grund sind Sprengstoffe zur Vermeidung von Hautkontakt in Wachspapier verpackt.

Symptomatik. Beide Stoffgruppen führen im Rahmen ihres Abbaus zu Methämoglobinbildung, durch die es zu Sauerstoffmangel kommen kann. Eine Anämie kommt durch Hämolyse zustande, als Charakteristikum finden sich Heinz-Innenkörper in den Erythrozyten. Einige Verbindungen sind hepatotoxisch (Trinitrotoluol, Trinitrobenzol), andere können Blasenschäden bis zum Blasenkarzinom verursachen. Pikrinsäure ruft eine Gelbverfärbung der Haut, Haare und Skleren hervor, Trinitrotoluol (AGW 0,1 mg/m^3) kann zu einer rötlichen Verfärbung der Haare führen. Vorsorge nach BG-Grundsatz G33, BK-Liste Nr. 1304.

4.4.7 Schwefelkohlenstoff

Vorkommen und Aufnahme. Schwefelkohlenstoff (CS_2) spielt bei der Viskoseherstellung und -verarbeitung sowie bei der Extraktion von Fetten aus Samen und Knochenabfällen eine Rolle. Die Aufnahme erfolgt hauptsächlich über die Atemwege, in geringem Maße auch über die Haut. Durch die gute Fettlöslichkeit lagert sich CS_2 bevorzugt im Nervensystem ein und wirkt durch Enzymhemmung hepatotoxisch.

Symptomatik. Bei der akuten Intoxikation steht die ZNS-Wirkung (Euphorie, Erregungszustände, Bewusstlosigkeit) im Vordergrund. Die chronische Exposition führt neben zentralen und peripheren Schäden des Nervensystems (Polyneuropathie, Enzephalopathie) zu psychischen Veränderungen und Leberfunktionsstörungen sowie durch die Störung des Fett- und Glukosestoffwechsels zu Gefäßschädigungen im Sinne einer Arteriosklerose.

Grenzwerte. Das Risiko einer Fruchtschädigung ist wahrscheinlich. Der BGW beträgt 8 mg/l im Harn. Vorsorge nach BG-Grundsatz G6, BK-Liste Nr. 1305.

4.4.8 Methanol

Vorkommen und Metabolismus. Methanol wird als Lösungsmittel in der Farbenindustrie eingesetzt, außerdem zur Vergällung von Ethylalkohol. Die Aufnahme erfolgt inhalativ, über die Haut oder per os. Methanol wird vom Organismus zum Teil unverändert abgeatmet, der Rest wird in der Leber metabolisiert. Als Endprodukt entsteht Ameisensäure, die eine Azidose bewirkt.

Symptomatik und Therapie. Methanol ist hepato- und nephrotoxisch und führt zu Rauscherscheinungen und Schädigung des Nervensystems. Typisch sind die durch Methanol verursachten Sehstörungen, die bis zur Erblindung führen. Als Therapie bekämpft man die Azidose und versucht durch Gabe von Ethylalkohol, Methanol aus der Leber zu verdrängen. Bereits 30 ml Methanol können tödlich sein.

Grenzwerte. Der AGW beträgt 270 mg/m^3, der BGW 30 mg/l im Harn. Vorsorge nach BG-Grundsatz G10, BK-Liste Nr. 1306.

4.4.9 Organische Phosphorverbindungen

Vorkommen und Aufnahme. Organische Phosphorverbindungen finden als Lösungsmittel und Weichmacher in der Kunststoffindustrie Verwendung. Bekannter ist aber ihr Einsatz als Schädlingsbekämpfungsmittel. Die Aufnahme kann über die Atemwege, die Haut oder per os erfolgen. Die Alkylphosphatverbindungen (Thiophosphorsäureester wie Parathion oder E 605) blockieren die Cholinesterase, es kommt zu einem Anstieg des Acetylcholinspiegels, der zu Störungen des zentralen und peripheren Nervensystems führt.

Symptomatik. Typische Symptome treten an den Augen (enge Pupillen), der glatten Muskulatur (Bronchospasmus, erhöhte Peristaltik des Magen-Darm-Traktes mit Koliken, Durchfällen, Erbrechen) und den sekretorischen Drüsen (Speichelfluss, Bronchialsekretion) auf. Die Intoxikationserscheinungen können bei oraler Aufnahme bereits nach 10 min deutlich ausgeprägt sein.

Diagnostik und Grenzwerte. Die Diagnose wird durch den Nachweis einer erniedrigten Acetylcholinesteraseaktivität gestellt (BGW $< 70\%$ des Bezugswertes in Erythrozyten oder Vollblut, alternativ 500 µg/l p-Nitrophenol im Harn). Als Antidot gibt man Obidoxim oder Atropin. AGW zum Beispiel für Parathion 0,1 mg/m^3, BK-Liste Nr. 1307.

4.4.10 Fluor und seine Verbindungen

Vorkommen und Aufnahme. Fluor wird in Form seiner wässerigen Lösung als Flusssäure sowie den Salzen dieser Säure, den Fluoriden in der Industrie zur Glasherstellung, zum Galvanisieren, bei der Aluminiumgewinnung und bei der Metallverarbeitung eingesetzt. Die Aufnahme erfolgt über die Haut, die Atemwege und in geringem Umfang über den Magen-Darm-Trakt.

Symptomatik der akuten Intoxikation. Im Vordergrund stehen die Verätzungen durch die Säure und deren Salze, die die Haut durchdringen und nach einer Latenzzeit zu tiefen Gewebsnekrosen führen. Bei inhalativer Aufnahme sind Schleimhautreizungen mit Tränenfluss und pulmonale Symptome, die von Bronchitis bis zum Lungenödem reichen, zu erwarten. Bei oraler Aufnahme kommt es zu Übelkeit, blutigem Erbrechen sowie blutiger Diarrhö, auch sind Leber-, Herz- und Nierenschäden beschrieben.

Symptomatik der chronischen Intoxikation. Die chronische Exposition zeigt sich in einer Störung des Kalziumstoffwechsels, der Fluorose. Bei dieser Knochenerkrankung, die sich zunächst in rheumatoiden Beschwerden äußert, entstehen nebeneinander Osteoporose und Osteosklerose, bevorzugt an Becken und Wirbelsäule. Im weiteren Verlauf tritt eine Verkalkung des Bandapparates ein.

Therapie und Grenzwerte. Zur Therapie der akuten Vergiftung gibt man bei oraler Vergiftung nach einer Magenspülung Kalziumgluconat, bei Verätzung der Haut erfolgen eine lokale Spülung mit Natriumhydrogencarbonatlösung sowie eine Umspritzung mit 10%iger Kalziumgluconatlösung. AGW für F_2 1,6 mg/m^3. BGW 7 mg/g Kreatinin bei Schichtende. Vorsorge nach BG-Grundsatz G34, BK-Liste Nr. 1308.

4.4.11 Salpetersäureester

Vorkommen und Wirkungsweise. Salpetersäureester finden in der Sprengstoffherstellung, zum Beispiel als Nitroglycerin, Verwendung. Wie aus der Pharmakologie bekannt, sind Nitrokörper sehr gut hautresorptiv und wirken erweiternd auf die Blutgefäße, wobei zunächst der systolische und später auch der diastolische Blutdruck absinken.

Symptomatik. Die Symptomatik besteht in Kopfschmerzen, Brechreiz, Schwindel, Appetitlosigkeit und Schlafstörungen. Bei länger andauernder Exposition tritt häufig eine Gewöhnung ein, und nach einer Arbeitsunterbrechung (Wochenende) kann es zu einer Verminderung oder zum Verschwinden der Beschwerden kommen. Da die Beschwerden nach Wiederaufnahme der Tätigkeit erneut auftreten, bezeichnet man diese Erkrankung auch als Montagskrankheit.

Grenzwerte. Ein AGW existiert derzeit nicht. Vorsorge nach BG-Grundsatz G5, BK-Liste Nr. 1309.

4.4.12 Halogenierte Alkyl-, Aryl- oder Alkylaryloxide

Vorkommen und Aufnahme. Diese Stoffe werden als Pflanzen- und Holzschutzmittel sowie als Desinfektionsmittel eingesetzt. Außerdem finden sie in der Herstellung von Epoxidharzen und Klebstoffen Verwendung. Die Aufnahme findet über die Atemwege, in geringem Umfang auch über die Haut statt.

Symptomatik. Die Chlorhydrine (ein Vertreter ist Epichlorhydrin zur Epoxidharzherstellung) haben eine hohe Reizwirkung auf Haut und Schleimhäute. Sie können Asthmaanfälle auslösen und sogar zum Lungenödem führen. Daneben verursachen sie Schäden an Leber, Nieren und ZNS. Chlorphenole (wie PCB, Pentachlorphenol, ☞ Kap. 4.4.4, inzwischen verbotenes Holzschutzmittel) verursachen ZNS- und Leberschäden und die so genannte Chlorakne, außerdem kann es zu Störungen des Wärmehaushalts kommen. Dichlordimethylether löst Bronchialkarzinome aus. Dioxine gehören ebenfalls in diese Stoffklasse (☞ Kap. 4.4.4), BK-Liste Nr. 1310.

4.4.13 Halogenierte Alkyl-, Aryl- oder Alkylarylsulfide

Diese Stoffklasse hat als Kampfgas in den Weltkriegen traurige Berühmtheit erlangt. Dichlorethylensulfid gilt unter dem Namen Senfgas als Ausgangssubstanz für einige weitere Verbindungen (Lost). Die Inhalation führt zu Bronchitiden, Lungenödem, Magen-Darm-Störungen und Nephritiden. Auf Haut und Schleimhäuten bilden sich Blasen und Ulzera. Die Lostverbindungen sind kanzerogen. Arbeitsmedizinisch spielen diese Stoffe nur noch bei der Kampfmittelbeseitigung eine Rolle. Durch die billige Herstellung gelangen diese Stoffe aber in diversen kriegerischen Auseinandersetzungen wieder zu einer medizinischen Bedeutung. BK-Liste Nr. 1311.

4.4.14 Erkrankungen der Zähne durch Säuren

Arbeitsmedizinisch relevant sind von den mineralischen Säuren die Salz-, Schwefel- und Salpetersäure. Sie werden in Metallbeizereien, bei der Batterieproduktion und in der Zinkelektrolyse verwendet. Von den organischen Säuren sind besonders die kurzkettigen Vertreter Ameisen- und Essig- sowie Oxal-, Wein- und Zitronensäure zu nennen. Sie werden in der Textilindustrie und -reinigung eingesetzt und in der pharmazeutischen und Lebensmittelindustrie verwendet. Allen gemeinsam ist die Verursachung von Zahnschäden. AGW für Ameisensäure 9,5 mg/m^3, für Essigsäure 25 mg/m^3. Vorsorge nach BG-Grundsatz G22, BK-Liste Nr. 1312.

4.4.15 Benzochinon

Benzochinon entsteht als Zwischenprodukt bei der Herstellung von Hydrochinon, welches als Antiseptikum und Entwickler eingesetzt wird.

Benzochinon führt zu Reizerscheinungen an Konjunktiven und Kornea. Nach längerer Exposition kommt es zu Trübungen der Hornhaut und Verquellungen, die zu einem irreversiblen Astigmatismus führen können. Auch nach Ende der Exposition können noch nach Jahren schwere Rezidive bis hin zu einem Ulcus serpens auftreten. BK-Liste Nr. 1313.

4.4.16 p-t-Butylphenol

Verwendung findet para-tertiär-Butylphenol (ptBP) in Form von Klebstoffen und Kunstharzen in der Automobilindustrie, aber auch als Lackrohstoff, Emulgator oder Antioxidans. Es verursacht Leberfunktionsstörungen und wirkt auf den Schilddrüsenstoffwechsel so ein, dass eine Struma resultieren kann. Dominierend sind aber die durch ptBP verursachten symmetrischen vitiligoartigen Depigmentierungen der Haut, die bevorzugt an Handrücken und proximalen Extremitäten, einschließlich der Axillen und des Genitalbereichs, auftreten. AGW 0,5 mg/m³, BGW 2 mg/l im Harn, BK-Liste Nr. 1314.

4.4.17 Dimethylformamid

Dimethylformamid (DMF) ist eines der am häufigsten verwendeten Lösemittel, es wird z. B. bei der Herstellung von Polyacrylnitrilfasern oder bei der Kunststoffbeschichtung verwendet. Die Aufnahme ist inhalativ und dermal möglich. Im Vordergrund steht die Lebertoxizität, es kommt zu Nekrosen und Verfettung. DMF hemmt die Aldehyddehydrogenase und führt so Alkohohlintoleranzerscheinungen vom Disulfiramtyp (Flush, Palpitationen).

AGW 30 mg/m³, BK-Liste Nr. 1316.

4.5 Durch physikalische Einwirkungen verursachte Berufskrankheiten

4.5.1 Allgemeines

Relevant für die Entstehung einer Berufskrankheit durch physikalische Einwirkungen ist in den meisten Fällen ein Zusammenhang zwischen den Belastungsfaktoren wie Dauer und Intensität der Belastung sowie der Beanspruchung, die diese auf den Belasteten ausüben. Das Maß der Beanspruchung ist zum Beispiel von der Konstitution des Belasteten abhängig. Zur Definition von Belastung und Beanspruchung: ☞ Kap. 2.1.1.

4.5.2 Sehnenscheidenerkrankungen

Ursachen und Symptomatik. Sehnenscheidenerkrankungen kommen bei einseitiger oder lang andauernder mechanischer Beanspruchung vor. Am häufigsten dürfte die Tendovaginitis im Bereich des Handgelenks und des Unterarms vorkommen. Charakteristisch ist ein Bewegungsschmerz im betroffenen Bereich mit Schwellung, Druckempfindlichkeit und Knirschgeräuschen.

Arbeitsmedizinische Aspekte. In der Regel führt die Erkrankung nur zu einer vorübergehenden Arbeitsunfähigkeit. Daher wird eine Entschädigung wegen einer Berufskrankheit nur gewährt, wenn die Erkrankung zur Unterlassung aller Tätigkeiten zwingt, die zur Entstehung, Verschlimmerung oder zum Wiederaufleben der Erkrankung führen können oder dafür ursächlich sein können (diese Einschränkung der Entschädigung gilt auch für die vibrationsbedingten Durchblutungsstörungen, ☞ Kap. 2.5 und 4.5.5, sowie die allergisch und chemisch-irritativ verursachten Atemwegserkrankungen). Auf Grund der vielfältigen, auch außerberuflichen, Möglichkeiten, sich eine Sehnenscheidenerkrankung zuzuziehen, und der obigen Einschränkung wird nur etwa 1% der gemeldeten Erkrankungen entschädigt.

Prävention. Zur Vorbeugung sollen die Vermeidung einseitiger Muskelbeanspruchung, eine richtige Sitzgestaltung, ergonomische Maschinengestaltung und Kurzpausen mit Lockerungsübungen dienen. BK-Liste Nr. 2101.

4.5.3 Meniskusschäden

Bis 1988 wurde lediglich eine Entschädigung an Bergleute gezahlt, die mindesten drei Jahre unter Tage gearbeitet hatten. Inzwischen ist diese Beschränkung entfallen, so dass jetzt auch andere Berufsgruppen mit vorwiegend kniender Tätigkeit, zum Beispiel Fliesenleger, eine Entschädigung erhalten können. Die Menisken werden bei kniender Tätigkeit mit gleichzeitiger aktiver Gelenkarbeit besonders belastet. Als Frühsymptome werden Schmerzen beim Laufen oder bei bestimmten Bewegungen und Knackgeräusche in den Knien angegeben, BK-Liste Nr. 2102.

4.5.4 Erkrankungen durch Erschütterungen bei Arbeiten mit Druckluftwerkzeugen

Bevorzugt an Os lunatum, Os naviculare sowie im Ellbogen- und Schultereckgelenk kommt es durch Tätigkeit mit Werkzeugen, die mechanische Schwingungen und Rückstoßerscheinungen auf den Anwender bewirken, zu degenerativen Knochenveränderungen. Die Anerkennung als Berufskrankheit setzt eine mindestens 2-jährige Tätigkeit mit solchen Werkzeugen voraus, im Durchschnitt scheint für diese Veränderungen eine ca. 10-jährige Expositionszeit notwendig. Jährlich werden etwa 200 Fälle neu als BK anerkannt. BK-Liste Nr. 2103.

4.5.5 Vibrationsbedingte Durchblutungsstörungen an den Händen

Ursachen. Bei der Arbeit mit Werkzeugen, die eine Schwingungsfrequenz von 20–800 Hz auf den Körper übertragen (dies sind in erster Linie Bohrer, Meißel, Fräsen, Sägen und Schleifmaschinen), kommt es zu Schäden an Gefäßen und Nerven im Bereich der Hände, die zu Durchblutungs- und Sensibilitätsstörungen führen können. Prädisponierend können Kälteexposition, Nikotinabusus und eine individuelle Disposition sein.

Symptomatik. Die Erkrankung beginnt an einer distalen Phalanx der Finger 2–5 (der Daumen ist nie befallen) und breitet sich über die anderen Finger proximal aus. Die Finger sind während eines Anfalls, der Minuten bis Stunden dauern kann, zunächst weiß, dann zyanotisch, es bestehen Gefühllosigkeit und Kribbeln. Die Wiederdurchblutung soll oft sehr schmerzhaft sein, die Anfallsfrequenz steigt im Verlauf der Belastung an.

Arbeitsmedizinische Aspekte. Wie bereits erwähnt, wird nur bei Zwang zur Aufgabe aller ursächlichen Tätigkeiten eine Entschädigung nach BK-Liste Nr. 2104 geleistet. Zu sonstigen Vibrationsfolgen: ☞ Kap. 2.5.

4.5.6 Chronische Erkrankungen der Schleimbeutel durch ständigen Druck

Betroffen sind Personen mit dauernder kniender Tätigkeit, z. B. Fußbodenleger (bei Befall der Knie). Selten sind Ellbogen und Schulter betroffen. Zur Prävention sollen Knieschützer getragen werden, die eine bessere Druckverteilung ermöglichen. 1991 wurde die geringe Anzahl von 618 Fällen angezeigt, von denen nur acht nach BK-Liste Nr. 2105 entschädigt wurden. Es bestehen gute operative Heilungschancen.

4.5.7 Drucklähmungen der Nerven

Betroffen sind bei arbeitsbedingten Fehlhaltungen hauptsächlich die Nn. ulnaris und fibularis. BK-Liste Nr. 2106.

4.5.8 Abrissbrüche der Wirbelfortsätze, Schipperkrankheit

Abrissbrüche der Dornfortsätze im unteren HWS- und oberen BWS-Bereich traten erstmals beim Bau der Reichsautobahnen auf, als Ungeübte lang andauernde Schaufelarbeiten verrichteten, daher der Name Schipperkrankheit. Es handelt sich um Ermüdungsbrüche, die bei unphysiologischer Beanspruchung meist im Bereich von C7 und Th1 auftreten, BK-Liste Nr. 2107. Die beiden letztgenannten Erkrankungen sind heute selten geworden.

Erkrankungen der HWS und LWS

Im Jahr 1993 sind bandscheibenbedingte Erkrankungen der Hals- und Lendenwirbelsäule in die Liste der Berufskrankheiten aufgenommen worden. Sie seien kurz erwähnt, da sie in naher Zukunft sicher eine große arbeitsmedizinische und volkswirtschaftliche Bedeutung erlangen werden. Allen Wirbelsäulenerkrankungen ist gemeinsam, dass eine Entschädigung nur geleistet wird, wenn die Erkrankung zur Aufgabe der Tätigkeit zwingt.

Risikogruppen. Betroffen sind Berufe, die durch ständiges Heben oder Tragen von Lasten geprägt sind, wie zum Beispiel Bauberufe, Bergbau (verstärkt durch ständige gebückte Haltung), Kranken-, Alten- und Behindertenpflege. Zur Klinik und Therapie: ☞ Orthopädie, Kap. 3.1 und 3.7.

Arbeitsmedizinische Aspekte. Präventionsmaßnahmen sind Lastenbegrenzung und grundsätzliche Vermittlung und Beachtung von Hebe- und Trageregeln. Für die Begutachtung sind die Korrelation von Beschwerden und funktionellen Störungen mit den Röntgen-/CT-Befunden sowie ein Zusammenhang mit der Exposition gefordert. Allgemein wird eine mindestens 10-jährige Exposition mit einer ausreichenden Häufigkeit und

Regelmäßigkeit der Beanspruchung gefordert, BK-Liste Nr. 2108 für HWS und 2109 für LWS.

Vibrationsbedingte Bandscheibenleiden
Ebenfalls seit 1993 sind vibrationsbedingte Bandscheibenleiden der LWS durch vertikale Schwingung im Sitzen als BK unter der Nr. 2110 anerkannt. Betroffen sind in erster Linie Fahrer von Schleppern, Baggern, Kettenfahrzeugen, aber auch von Gabelstaplern und Lkws sowie Hubschrauberbesatzungen.

4.5.9 Erkrankungen durch Druckluft

☞ Kap. 2.6

4.5.10 Erkrankungen durch Lärm

Die Gefahr einer Gehörschädigung ist abhängig von der Höhe der Schallpegel und der Dauer der Einwirkung, wobei < 80 dB (A) (Grundlagen: ☞ Kap. 2.4.1) eine Schädigung auszuschließen ist. Ab 120 dB (A) können Schäden schon nach Minuten, ab 140 dB (A) (Knalltrauma) sofort entstehen (☞ Tab. 25.8).

Definition und Stadieneinteilung. Bei der Lärmschwerhörigkeit handelt es sich um eine irreversible Innenohrschwerhörigkeit, die durch Zerstörung der Haarzellen gekennzeichnet ist.

Die Ausbildung einer Lärmschwerhörigkeit verläuft in charakteristischen Stadien. Es wird zwischen TTS (temporary threshold shift, reversible Hörschwellenverschiebung) und PTS (permanent threshold shift, irreversible Hörschwellenverschiebung) unterschieden. Zu Anfang tritt eine vorübergehende Störung (TTS) im Hochtonbereich zwischen 4 und 6 kHz auf. Da die menschliche Sprache im Bereich um 1–3 kHz angesiedelt ist, kann diese Phase eventuell vom Betroffenen unbemerkt verlaufen. Klingt diese Störung nach 16 h nicht mehr ab, spricht man definitionsgemäß von einer Hörerschöpfung. Besteht diese nach einem Jahr weiter, handelt es sich um eine Lärmschwerhörigkeit. Die Lärmschwerhörigkeit entwickelt sich in verschiedenen Phasen:

- **Phase der Gewöhnung:** Nach Beginn der Exposition gewöhnt sich der Betroffene an den Lärm, die PTS ist gering ausgeprägt.
- **Phase der Kompensation:** Diese Phase kann 8 bis 15 Jahre dauern und ist die Phase der besten Lärmverträglichkeit, PTS ist nur gering verändert.
- **Phase des Zusammenbruchs:** Ohne erkennbaren Anlass verschlechtert sich die PTS rapide in kurzer Zeit (1–5 Jahre).
- **Phase der Sättigung:** Das Gehör verschlechtert sich nicht mehr, trotz anhaltender Lärmbelastung, die PTS bleibt auf ihrem hohen Niveau bestehen.

Audiometrische Befunde. Charakteristisch ist die sog. C^5-Senke (4096 Hz) im Audiogramm (☞ Abb. 25.4), im Gegensatz zur Altersschwerhörigkeit, bei der vor allem die ganz hohen Frequenzen betroffen sind. Es lassen sich bei der

Tab. 25.8: Beispiele für Schalldruck [4]

Hörempfindung	Schalldruckpegel [dB]	Schallintensität (in W/m^2)
Hörschwelle (bei 1 kHz)	0	10^{-12}
Blätterrauschen	20	10^{-10}
leiser Tischventilator	20	10^{-10}
normale Unterhaltung	60	10^{-6}
lautes Rufen	80	10^{-4}
Aufbrechhammer	100	10^{-2}
Start eines Düsenflugzeugs	120	10^{-1}
Schmerzgrenze	130	10
Knalltrauma	140	100

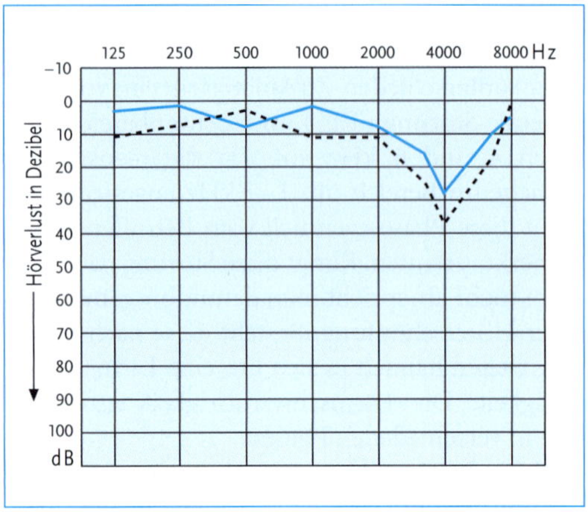

Abb. 25.4: Audiogramm mit C^5-Senke, beginnende Schwerhörigkeit [4]

Lärmschwerhörigkeit audiometrisch keine Unterschiede zwischen Knochen- und Luftleitung feststellen, da es sich um eine reine Innenohrschwerhörigkeit handelt. Zur Feststellung einer Lärmschwerhörigkeit wird von den Berufsgenossenschaften die Durchführung eines SISI-Tests verlangt. Dieser misst indirekt das Recruitment (☞ Hals-, Nasen-, Ohrenheilkunde, Kap. 1.2).

Arbeitsmedizinische Aspekte. Zur Prävention sind an allen Arbeitsplätzen mit einem Bezugsschallpegel von über 80 dB (A) persönliche Gehörschutzmittel zu tragen. Arbeitsbereiche, in denen der Lärmpegel nicht unter 85 dB (A) herabgesetzt werden kann, sind als Lärmbereiche zu kennzeichnen, die dort Beschäftigten nach BG-Grundsatz G20 entsprechend zu überwachen. Lärmschwerhörigkeit ist die häufigste Berufskrankheit, nach 10-jähriger Exposition bei 85 dB (A) ist bei 10%, bei 110 dB (A) sogar bei 50% der Beschäftigten eine Lärmschwerhörigkeit festzustellen. Die Anzeige eines Verdachts auf Lärmschwerhörigkeit muss bereits durch entsprechende Befunde abgesichert sein. Als relevant wird ein Hörverlust von 40 dB (A) bei 3 kHz auf dem besser hörenden Ohr angesehen. Da die MdE häufig auf unter 20% eingeschätzt wird, sind Renten wegen Lärmschwerhörigkeit allein selten.

4.5.11 Erkrankungen durch Wärmestrahlung

☞ Kap. 2.7

4.5.12 Erkrankungen durch ionisierende Strahlen

Berufliche Strahlenschäden sind eher selten. Man unterscheidet zwischen stochastischen (zufällig verteilten) Schäden, wie Leukämien und Tumoren, und nichtstochastischen dosisabhängigen Schäden, den akuten oder chronischen Strahlensyndromen. Das akute Strahlensyndrom äußert sich in Lokalschädigungen der Haut mit Rötung, Ödem, Ulzerationen, besonders bei Teilkörperbestrahlung, Störungen des Magen-Darm-Trak-

Tab. 25.9: Akute Wirkungen ionisierender Strahlen (Gesamtkörperbestrahlung) [4]

Dosis [Gy]	Sofortsymptome	Spätsymptome
1–2	Erbrechen, Übelkeit	nach 4 Wochen reversibles Sinken der Anzahl der Granulozyten und Thrombozyten
2–4,5	Schwindel, Übelkeit, Erbrechen, Lymphozyten fallen unter $0{,}5 \times 10^9$/l	nach 3–4 Wochen Fieber, Hämorrhagien, Infekte, Granulo- und Thrombozytopenie
4,5–9	unstillbares Erbrechen, Fieber, Lymphozytenabfall unter $0{,}5 \times 10^9$/l, Schwindel	nach 1 Woche Hämorrhagien, Diarrhöen, Haarausfall, Erytheme, schwere Granulo- und Thrombozytopenien
9–16	unstillbares Erbrechen, Schock, Fieber, Bewusstseinstrübung, Lymphozytopenie gegen null, Granulozytose	nach Stunden Diarrhöen, Schleimhautulzerationen, ab 5. Tag schwere Granulo- u. Thrombozytopenien
> 16	Kreislaufkollaps, unstillbares Erbrechen, Diarrhöen, Blutungen	sofort: Koma, gastrointestinale Symptome, meist kurzfristig letal

tes sowie Blutbildungsstörungen. Bei chronischer Strahlenexposition kommt es zu Schäden an parenchymatösen Organen (Leber, Lunge, ZNS), Tumoren (Mammakarzinom, Bronchialkarzinom, Leukämien) und chronischen Hautschädigungen mit Haarausfall und Teleangiektasien. Genauere Strahlenauswirkungen ☞ Tab. 25.9 (☞ Kap. 2.8).

Arbeitsmedizinische Aspekte. Die Strahlenschutz- und Röntgenverordnung legt fest, welche Beschäftigten in welchen Bereichen wie zu untersuchen und welche Grenzwerte zu beachten sind. So darf zum Beispiel im Kontrollbereich eine Jahresdosis von 50 mSv bei Ganzkörperexposition nicht überschritten werden, für Teilkörperbestrahlungen gelten Jahreshöchstdosen von 500 mSv für Hände und Unterarme und 50 mSv für Keimdrüsen oder rotes Knochenmark. Die teratogene Strahlenwirkung bedroht vor allem Feten im ersten Trimenon, eine Fruchtdosis von 20 rad (Rö-Thorax: ca. 50–100 mrad Organdosis) gilt als Indikation zum Schwangerschaftsabbruch.

4.6 Durch Infektionserreger oder Parasiten verursachte Berufskrankheiten sowie Tropenkrankheiten

☞ Innere Medizin, Infektionskrankheiten, Kap. 3.2

4.6.1 Allgemeines

Für die Anerkennung einer Infektionskrankheit als Berufskrankheit müssen einige Bedingungen erfüllt sein. Zunächst muss es sich bei den Erkrankungen um während der Berufstätigkeit unter Beachtung der Inkubationszeiten neu aufgetretene Ansteckungen handeln. Zudem sollte die Infektionsquelle nachweisbar sein oder mit hoher Wahrscheinlichkeit im Bereich der Berufstätigkeit liegen. Bei nicht nachweisbarer Quelle muss die berufsbedingte Infektionsgefährdung wesentlich höher sein als die nicht berufsbedingte. Im Gesundheitswesen erstreckt sich die Verordnung auch auf Personen, die nur vorübergehend in infektionsgefährdeten Bereichen tätig sind, wie zum Beispiel Reinigungspersonal, Hausmeister oder Mitarbeiter in Kläranlagen. Um diesen Kriterien zu genügen, empfiehlt es sich, vor Antritt einer neuen Stelle durch den Personalarzt eine Hepatitis- und HIV-Serologie als Leerwert bestimmen zu lassen, sofern dies nicht sowieso gefordert wird.

4.6.2 Von Tieren auf Menschen übertragbare Krankheiten

Gefährdete Personengruppen sind diejenigen, die beruflich mit Tieren zu tun haben, also Landwirte, Schlachthofmitarbeiter, Tierärzte und eventuell Laborpersonal. Die im vorigen Absatz genannten Bedingungen müssen erfüllt sein. An Erkrankungen kommen Brucellose, Erysipeloid, Salmonellose, Leptospirose, Tbc, Tollwut, Psittakose, Listeriose, Toxoplasmose sowie Echinokokkose in Betracht. Brucellose und Leptospirose können zu Dauerschäden führen, bei Toxoplasmose und Listeriose ist in der Schwangerschaft eine Gefährdung des Fetus möglich. Das Verhältnis der entschädigten Erkrankungen, die von Tier zu Mensch übertragen werden, zu den Erkrankungen, die von Mensch zu Mensch übertragen werden, beträgt etwa 1:20.

4.6.3 Wurmkrankheiten der Bergleute

Diese Erkrankungen sind in den Tropen und Subtropen beheimatet. In Mitteleuropa relevant ist nur eine Einschleppung durch dort tätige Arbeitskräfte. Als Erreger kommen Ancylostoma duodenale und Strongyloides stercoralis in Frage. Die Diagnose des Befalls mit Ancylostoma duodenale erfolgt durch Eiernachweis im Stuhl oder Larvenanzüchtung aus eierhaltigem Stuhl, für Strongyloides stercoralis gelingt der Nachweis nur durch Larven in frischem Stuhl.

4.6.4 Tropenkrankheiten

Als häufigste Berufskrankheiten treten hier Amöbiasis, Malaria, Bilharziose und Filariose in Erscheinung. Waren früher nur Seeleute und Luftfahrtpersonal arbeitsmedizinisch relevant, hat sich der Kreis der zu Überwachenden heute auf alle beruflich im Ausland Tätigen ausgedehnt. Vorsorge nach BG-Grundsatz G35, BK-Liste Nr. 3104.

4.7 Lungenerkrankungen infolge anorganischer Stäube

Man unterscheidet zwischen Lungenerkrankungen infolge organischer oder anorganischer Stäube. Als Staub bezeichnet man fein verteilte Feststoffe mit einer Korngröße bis zu 200 µm in Gasen. Die Staubkonzentration wird in mg/m^3, bei faserigen Stäuben in $Fasern/m^3$ angegeben. Unter einer Pneumokoniose versteht man die Ansammlung und Ablagerung von Staub in den Lungen. Die Erkrankungen durch anorganische Stäube werden dabei als Pneumokoniosen im engeren Sinne bezeichnet. In der Liste der Berufskrankheiten finden sich 13 Pneumokoniosen, die in den folgenden Abschnitten besprochen werden. Von den geleisteten Entschädigungen durch die Berufsgenossenschaften entfällt die Hälfte aller Zahlungen auf Lungenerkrankungen, obwohl die Zahl der neu angezeigten Fälle in den letzten 15 Jahren stark rückläufig war.

Pathogenese. Die Schwere der Schädigung der Atmungsorgane ist von der Konzentration des eingeatmeten Staubs, der Dauer der Exposition, der Schadstoffwirkung und der Staubteilchengröße abhängig. Zur Beurteilung der Staubteilchengröße betrachtet man den aerodynamischen Durchmesser, der neben dem geometrischen Durchmesser auch die Sinkgeschwindigkeit in strömender und ruhiger Luft umfasst. Ein aerodynamischer Durchmesser von bis zu 10 µm ist alveolargängig, die meisten dort vorgefundenen Stäube liegen im Bereich um 1–2 µm, Stäube unter 0,05 µm werden sofort wieder exhaliert. Staubpartikel, die größer sind als 10 µm, werden im Bronchial- und Nasen-Rachen-Raum zurückgehalten. In den Alveolen wird der Staub durch Makrophagen phagozytiert, in den höher gelegenen Bereichen transportiert das Flimmerepithel die Staubteilchen nach kranial. Diese Transportmechanismen werden durch toxische Nebenwirkungen der Stäube gestört, so dass eine Elimination erschwert wird.

Symptomatik. Entsprechend der Eindringtiefe lassen sich Störungen im Bereich der Bronchien oder des Lungenparenchyms oder in beiden Systemen feststellen. Lang andauernde Expositionen führen oft zu kombinierten Störungen, die als chronisches unspezifisches respiratorisches Syndrom (CURS) bezeichnet werden. Die reinen Bronchopathien imponieren als obstruktive Ventilationsstörungen, die Pneumopathien treten als restriktive Störung in Erscheinung.

Diagnostik. Der wichtigste Punkt in der Diagnostik ist die genaue Berufs- und Arbeitsplatzanamnese, bei der sämtliche mögliche Schadstoffe erfasst werden sollten. Im Anschluss daran erfolgt die Röntgenuntersuchung. Zur Klassifizierung hat das ILO (International Labour Office) in Genf ein rein deskriptives Schema entwickelt, das eine internationale Vergleichbarkeit der Befunde ermöglicht. Man beurteilt Form, Größe, Anzahl und Lokalisation der Schatten sowie zusätzlich Befunde wie Cor pulmonale und Pleuraerguss und bezeichnet diese mit definierten Klein- oder Großbuchstaben.

4.7.1 Quarzstaublungenerkrankungen (Silikosen)

Betroffen sind Beschäftigte im Berg- und Stollenbau und an allen sonstigen Arbeitsplätzen mit Quarzsandbelastung. Silikogener Staub enthält kristalline Kieselsäure, SiO_2, besser als Quarz bekannt. Kohle weist einen Quarzgehalt von 2–7% auf, aber andere Stoffe wie zum Beispiel Glas (ca. 65% Quarzanteil) oder Emaille (ca. 25%) weisen zum Teil deutlich höhere Quarzkonzentrationen auf. Die Teilchengröße liegt zwischen 0,5 und 5 µm, ist also alveolargängig. In den Alveolen werden die Partikel durch Makrophagen phagozytiert. Die Makrophagen zerfallen und werden wiederum phagozytiert. Daraus resultieren die Bildung von hyalinschwieligen Granulomen, so genannten Silikoseknötchen, und eine retikuläre und kollagene Bindegewebsneubildung.

Ätiologie. Das Ausmaß der Schädigung hängt von der Expositionsdauer, der Staubkonzentration und der stofflichen Zusammensetzung ab. Im Regelfall entwickelt sich eine Silikose über viele Jahre hinweg, es sind aber auch nach sehr hoher Exposition bereits nach einigen Monaten auftretende akute Silikosen beschrieben. Rauchen oder chronische Lungenerkrankungen begünstigen durch Beeinträchtigung der Reinigungsfähigkeit der Atemwege die Entstehung von Silikosen.

Symptomatik. Am Beginn steht eine restriktive Ventilationsstörung, im Verlauf kommt eine obstruktive Störung mit Beeinträchtigung des Gasaustausches hinzu. Im Spätstadium entwickelt sich ein Emphysem mit zusätzlichen Symptomen der kardiopulmonalen Insuffizienz. Die Beschwerden sind eher unspezifisch: Luftnot, Husten, Auswurf.

Diagnostik. Die Diagnose wird anhand der Arbeitsplatzanamnese, der Lungenfunktion und des Röntgenbildes gestellt. Dieses wird nach der ILO-Staublungenklassifikation (s. o.) beurteilt. Im Frühstadium (☞ Abb. 25.5) zeigen sich multiple, verteilt bilaterale, einzeln stehende Fleckschatten mit gleicher Dichte sowie multiple, dem Bronchienverlauf folgende Streifenschatten. Die Hili stellen sich vergrößert mit verkalkten Lymphknoten dar. Im Spätstadium zeigen sich typische Bilder wie die Schrotkorn-, Schneegestöber- oder Honigwabenlunge (☞ Abb. 25.6). Es sind auf den Aufnahmen zahlreiche, meist im Lungenmantel befindliche, unscharf begrenzte Fleckschatten von gleicher Dichte sowie Pleuraschwielen zu finden.

Arbeitsmedizinische Aspekte. Die karzinogene Wirkung von Quarzstaub ist im Gegensatz zu Asbest nicht erwiesen, jedoch sollte die Möglichkeit eines Lungenkrebses nie außer Acht gelassen werden. Arbeitsmedizinisch wird ein Zusammenhang dann angenommen, wenn der Tumor von einer silikotischen Veränderung der Lunge ausgeht. Für die Minderung der Erwerbsfähigkeit ist nicht das radiologische Bild, sondern die funktionelle Einschränkung der Lungenfunktion ausschlaggebend. Vorsorge nach BG-Grundsatz G1.1. BK-Liste Nr. 4101.

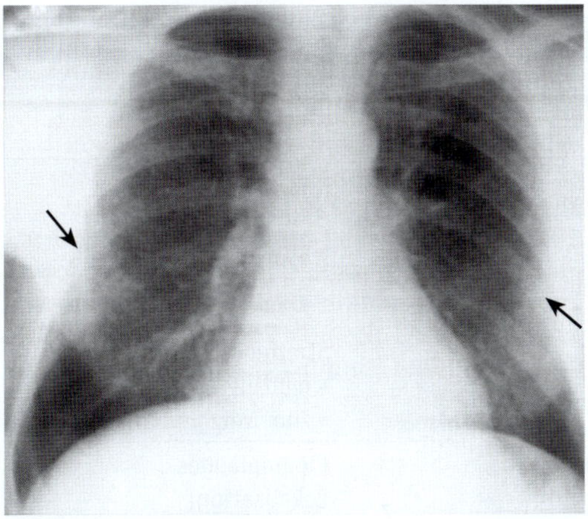

Abb. 25.5: Silikose I. Geringe Herdbildung im Lungenmantel (2/1; p/p) nach ILO-Klassifikation [5]

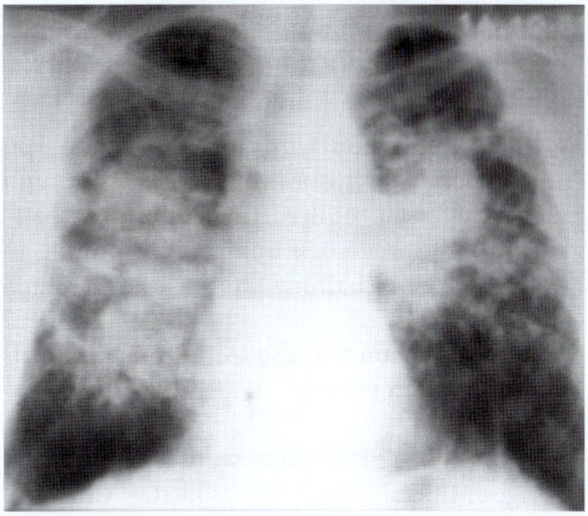

Abb. 25.6: Silikose III. Ausgeprägte doppelseitige Schwielenbildung und grobknotige Veränderungen in beiden Lungen. Nach ILO: Silikose III, C (Schwielenbildung größer als der rechte Oberlappen) und große unscharfe Herde (3 – 10 mm) in beiden Lungen (3/3; n/n) [5]

4.7.2 Silikotuberkulose

Eine der möglichen Komplikationen der Silikose ist die Silikotuberkulose, die bei bis zu 20% aller Silikosen auftritt. Es kann sich hierbei um eine Exazerbation alter Herde oder um eine Neuerkrankung handeln. Die Symptomatik entspricht der einer normalen Tbc, die Differentialdiagnostik und Behandlung ebenfalls (Innere Medizin, Atmungsorgane, ☞ Kap. 6.5). Solange die Tuberkulose aktiv ist, wird die Erkrankung als eigene Berufskrankheit gewertet, nach Abheilung der Tuberkulose wird wie bei normaler Silikose verfahren.

Merke

Personen mit Silikose bekommen **100-mal häufiger** als Normalpersonen eine Tuberkulose. Bei diesem Personenkreis sollten **regelmäßige Tuberkulintests** durchgeführt werden.

4.7.3 Asbeststaublungenerkrankung (Asbestose) oder durch Asbeststaub verursachte Erkrankungen der Pleura

Vorkommen. Asbest wird zur Herstellung von Isoliermaterial, Bremsbelägen, Dichtungen und Filtern eingesetzt. Außerdem hat es als Asbestzement und Spritzasbest zur Feuerhemmung in Gebäuden die Schaffung von asbestbelasteten Bauruinen gefördert.

Heute ist besonders die Asbestsanierung als akute Exposition relevant.

Definition und Pathogenese. Asbest ist ein faseriges Mineral (Magnesiumsilikat = Chrysotil = Weißasbest, Natriumeisensilikat = Krokydolith = Blauasbest) mit einer Faserdicke bis unter 0,1 µm, aber einer Faserlänge von bis zu 250 µm. Sind sie kürzer als 100 µm und dünner als 3 µm, gelangen die Fasern bis in die Alveolen. Hier werden sie durch Makrophagen phagozytiert. Durch die ungünstige Form der Fasern ragen die Enden der Fasern aus den Makrophagen heraus und spießen sich in das Lungeninterstitium. Diese Eigenschaft wird als Ursache für die Fibrose und die tumorinduzierende Wirkung der Fasern angesehen. So bilden sich im Verlauf Fibrosierungen besonders im Mittel- und Unterlappen heraus, es entstehen Pleura- und Zwerchfelladhäsionen.

Histologie. Histologisch lassen sich Fremdkörperriesenzellen und die typischen Asbestosekörperchen finden. Asbestosekörperchen sind hantelförmige Asbestnadeln, die von einer eisenhaltigen Eiweißschicht umgeben sind. Diese Eiweißschicht führt zu einer Anfärbbarkeit mit Berliner Blau.

Merke

- Ungiftig ist Asbest als chemischer Stoff.
- **Pathogen** ist nur die **lange, schmale Faserform,** die durch interstitielle Reizung eine Lungenfibrose und einen Tumor verursacht.

Symptomatik. Die klinische Symptomatik ist, wie schon bei der Silikose beschrieben, unspezifisch: Reizhusten, zäher, schleimiger Auswurf und eine stadienabhängige Belastungsdyspnoe.

Diagnostik. Auskultatorisch findet sich feinblasiges Knisterrasseln. Zu Beginn besteht eine restriktive Ventilationsstörung, die sich im Verlauf zu einer kombinierten obstruktiven und restriktiven Lungenfunktionsstörung entwickelt. Zur Diagnostik wird wie bei Silikosen das Röntgenbild nach der ILO-Klassifikation herangezogen (☞ Tab. 25.10). Die Befunde entsprechen denen einer klassischen Lungenfibrose, die sich auch im CT zeigt (☞ Abb. 25.7 und 25.8). Bei der Asbestose sieht man multiple, zu einem Netz verbundene Streifenschatten sowie unregelmäßige kleine Fleckschatten in Unterfeldern und Pleura (Pleuraplaques). Die Silikose ist dagegen in den Mittelfeldern und basalen Anteilen der Oberfelder lokalisiert und geht mit einer Verkalkung der Hiluslymphknoten einher.

Tab. 25.10: Radiodiagnostische Unterschiede zwischen Silikose und Asbestose nach ILO-Klassifikation

Silikose		Asbestose
Frühstadium	**Spätstadium**	
Fleckschatten: • multipel • bilateral verteilt • einzeln stehend • mit gleicher Dichte Streifenschatten: • multipel • dem Bronchienverlauf folgend	Fleckschatten: • multipel • unscharf begrenzt • v. a. im Lungenmantel • mit gleicher Dichte	Fleckschatten: • klein • unregelmäßig verteilt Streifenschatten: • multipel • zum Netz verbunden
Verkalkung der Hiluslymphknoten Lokalisation: • Mittelfelder • basale Anteile der Oberfelder	Pleuraschwielen	Pleuraplaques Lokalisation: • Unterfelder • Pleura

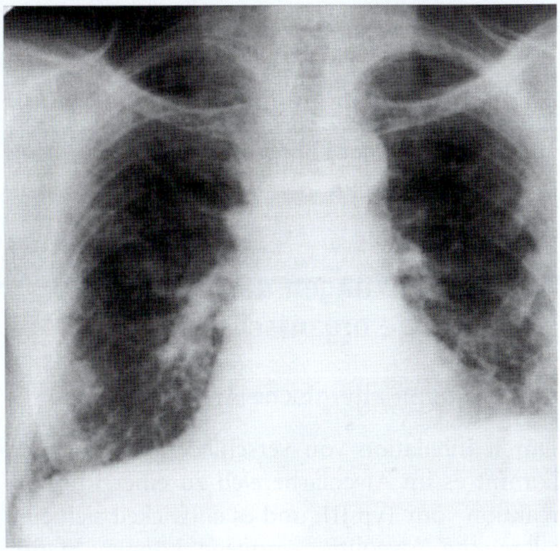

Abb. 25.7: Asbestose mit fibrös-wabigen Veränderungen in beiden Unterlappen und Pleuraplaques links [5]

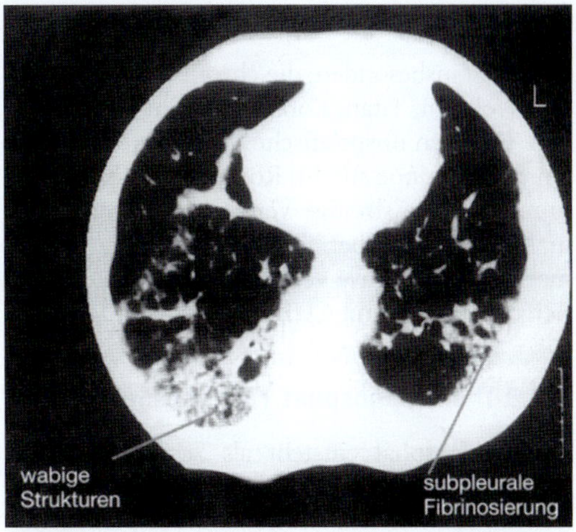

Abb. 25.8: Typische subpleurale Fibrose im CT (anderer Patient) [5]

Arbeitsmedizinische Aspekte. Die Höhe der Minderung der Erwerbsfähigkeit bemisst sich ausschließlich nach der Stärke der Funktionseinschränkungen des kardiopulmonalen Systems, der reine Nachweis von Asbestosekörperchen bestätigt lediglich die Exposition. Da die Asbestose eine sehr lange Latenzzeit hat, steigen die Erkrankungsmeldungen immer noch an, obwohl der Einsatz von Asbest ständig zurückgeht und seit 1994 in Deutschland ganz verboten ist. Problematisch ist die Entwicklung von Ersatzstoffen, da die eigentliche Gefahr des Asbests in der Faserform liegt und somit ein Restrisiko auch bei Neuentwicklungen bestehen dürfte.

4.7.4 Lungenkrebs durch Asbest

☞ Tab. 25.7

4.7.5 Mesotheliome durch Asbest

Auf dem Boden einer Asbestose entwickeln sich, besonders bei Rauchern, Bronchialkarzinome und, auch bei Nichtrauchern, Pleura- und Peritonealmesotheliome (☞ Tab. 25.7). Seit kurzem sind auch Kehlkopfmalignome als BK anerkennungsfähig. Fasern mit einer Länge von mehr als 10 µm und einer Dicke von weniger als 0,3 µm gelten als besonders karzinogen. Krokydolith scheint die stärkste karzinogene Wirkung zu haben. Die Latenzzeiten sind extrem lang, im Falle des Mesothelioms sind Zeiträume von bis zu 40 Jahren beschrieben, in der Regel beträgt die Latenzzeit ca. 10 bis 15 Jahre. Diagnostik, Therapie und Verlauf entsprechen den durch andere Ursachen entstandenen Tumoren.

Arbeitsmedizinische Aspekte. Diese Tumoren werden bereits beim Nachweis einer Minimalasbestose ohne funktionale Einschränkungen als Berufskrankheit anerkannt. Asbestosen und asbestinduzierte Malignome werden nach BK-Liste Nr. 4103, 4104 und 4105 entschädigt. Für Abbruchs- und Sanierungsarbeiten gibt es keine AGW, empfohlen wird maximale Vorsorge in Form von Schutzmitteln, lediglich bei nachgewiesener Belastung von weniger als 15 000 Fasern/m³ kann davon abgewichen werden. Vorsorge nach BG-Grundsatz G1.2.

4.7.6 Aluminium und seine Verbindungen

Aluminiumhaltige Stäube führen zu einer diffusinterstitiellen Lungenfibrose mit starker Schrumpfungsneigung der Lunge (Koker- und Schmelzerlunge) und möglichem Pneumothorax. Sie können aber auch zu einem chronischen unspezifischen respiratorischen Syndrom (CURS) führen.

4.7.7 Metallstäube

Hier sind insbesondere die chronische Aufnahme von Wolfram, Titan, Kobalt und Chrom zu nennen. Es treten unspezifische Symptome wie Husten und Dyspnoe auf. Im Röntgenbild finden sich unregelmäßige streifige Verdichtungen, verstärkt in Mittel- und Oberfeldern. Zu Beginn besteht meist eine restriktive Ventilationsstörung, aus der sich eine Fibrose mit CURS entwickeln kann.

4.7.8 Thomasphosphat (Thomasmehl)

Thomasphosphat entsteht als Schlacke bei der Stahlgewinnung. Es führt zu Mehl, das vermahlen nach inhalativer Aufnahme zu einer primär obstruktiven Ventilationsstörung mit häufigen Katarrhen und Herdverschattungen im Röntgenbild führt. Bei chronischer Exposition sind Lungenfibrosen beschrieben. In Europa ist kein Stahlwerk nach dem Thomasverfahren mehr in Betrieb.

4.7.9 Nickel und seine Verbindungen

Nickelsalze sind in der Regel ungiftig (Ausnahme: Nickelzyanid), dafür aber stark kanzerogen und sehr stark sensibilisierend (Kontaktekzeme, bekanntes Beispiel ist der Jeansknopf).

Arbeitsmedizinische Aspekte. Die kanzerogene Wirkung auf Lunge und Atemwege (☞ Tab. 25.7) hat ein Beschäftigungsverbot für Jugendliche und schwangere oder stillende Frauen zur Folge. Vorsorge nach BG-Grundsatz G38, BK-Liste Nr. 4109.

4.7.10 Kokereirohgase

Wenn organisches Material unter Sauerstoffmangel erhitzt wird oder verbrennt, entstehen in Abhängigkeit von Ausgangsmaterial und Reaktionsbedingungen unterschiedlich zusammengesetzte Gemische, die, unter vielen anderen Stoffen, polyzyklische aromatische Kohlenwasserstoffe enthalten. In diesen äußerst komplexen Gemischen kommen, soweit bisher überprüft, nebeneinander in sehr unterschiedlichen Anteilen Krebs erzeugende, fördernde und hemmende Anteile vor. Unter den polyzyklischen aromatischen Kohlenwasserstoffen, die in Pyrolyseprodukten auftreten, sind zahlreiche im Tierversuch kanzerogen (☞ Tab. 25.7). Von großer Bedeutung ist hierbei Benzo(a)pyren. Der Anteil dieser Stoffe ist in Kokereirohgasen besonders hoch, diese Stoffgruppe führt daher zu bösartigen Neubildungen, bevorzugt im Bereich der Lungen.

BK-Liste Nr. 4110.

4.8 Erkrankungen der Atemwege infolge organischer Stäube

4.8.1 Exogen allergische Alveolitis

Durch Inhalation von verschiedenen Antigenen kommt es im Alveolarbereich zu einer Immunreaktion vom Typ III, und es entwickelt sich eine allergische Alveolitis. Antigene können Staubbestandteile organischer Substanzen wie Pflanzenrückstände, Heu, Getreide, Käseschimmel, Taubenstallmist etc. sein. Entsprechend dem auslösenden Allergen werden die einzelnen Krankheitsbilder benannt, wie zum Beispiel Farmerlunge, Taubenzüchterlunge, Käsearbeiterlunge.

Symptomatik. Charakteristisch ist das verzögerte Auftreten von Symptomen ca. 3–24 h nach dem Antigenkontakt. Husten, Dyspnoe und Fieber sind die typischen Symptome, auskultatorisch finden sich feinblasige Rasselgeräusche. Ein typisches Röntgenbild mit fleckförmigen Lungeninfiltraten zeigt die Abb. 1.38 (Abschnitt Innere Medizin). Zu Beginn der Erkrankung imponiert eine restriktive Ventilationsstörung mit einer kombinierten Gasaustauschstörung, nach chronischer Exposition kann es zu einer Lungenfibrose kommen.

Diagnostik. Zur Diagnostik werden inhalative Provokationstests eingesetzt, Hauttestungen sind nutzlos. Einen Auszug aus den ca. 30 verschiedenen Typen einer exogen allergischen Alveolitis gibt die Tab. 25.11 wieder.

4.8.2 Baumwoll-, Rohflachs- oder Rohhanfstaub

Diese Stäube können eine Alveolitis mit einer obstruktiven Ventilationsstörung auslösen (Byssinose). Pathogenetisch geht man von einer Histaminfreisetzung der Mastzellen aus. Diese These erklärt die charakteristische Montagssympto-

Tab. 25.11: Ätiologie der exogen allergischen Alveolitis [5]

Krankheit	Antigenquelle	Antigen
Farmerlunge	verschimmeltes Heu und Getreide	Micropolyspora faeni, Thermoactinomyces vulgaris, Thermoactinomyces candidus, Thermoactinomyces viridis, Aspergillus, Pleurodus sapidus
Pilzarbeiterlunge	Kompost als Nährboden für Pilzkulturen	Micropolyspora faeni, Thermoactinomyces vulgaris
Bagassosis	verschimmelte Zuckerrohrrückstände (Bagasse)	Thermoactinomyces vulgaris
Befeuchterfieber	kontaminierte Luftbefeuchter, Klimaanlagen, Heizsysteme	Thermoactinomyces vulgaris, candidus, Pullularia, Amöben
Byssinosis	Baumwoll-, Flachs- und Hanfstaub	unbekanntes Antigen
Weizenkäferkrankheit	verschimmelter Weizen bzw. Mehl	Sitophilus granarius
Käsewäscherkrankheit	Fremdschimmel auf Käserinden	Penicillium casei, Acarus siro
Holzarbeiterlunge	verschimmeltes Holz	Alternaria tenuis
Ahornrindenschälerkrankheit	kontaminierte Borke des Ahorns	Cryptostroma corticale
Malzarbeiterlunge	verschimmelte Gerste und Malz	Aspergillus clavatus, Aspergillus fumigatus
Paprikaspalterlunge	verschimmelte Paprikaschoten	Mucor stolonifer
Kaffeearbeiterlunge	Kaffeebohnenstaub	unbekanntes Antigen
Suberosis	verschimmelte Eichenrinde, Korkstaub	Penicillium frequentans, thermophile Actinomyceten
Sequoiosis	verschimmeltes Redwoodholz, Sägemehl	Aureobasidum pullans, Graphicum spp.
Silolunge	landwirtschaftliche Fermentationssilos	Streptomyces albus
Waschmittellunge	proteolytische Enzyme	Bacillus subtilis
Lycoperdonose	Bovist („puff-ball")	Lycoperdon-Sporen
„New Guinea lung"	Staub von verschimmelten Strohdächern	Streptomyces olivaceus, Phoma violacea
Kürschnerlunge	Pelze	Tierhaare (?)
Weinbergsprüherlunge		thermophile Actinomyceten
Pituitary snuff taker's disease	Hypophysenhinterlappenextrakte	Fremdeiweiß (Schwein, Rind)
Vogel- bzw. Taubenzüchterkrankheit	Tauben, Wellensittiche, Papageien	Serumeiweiß in Ausscheidungen und an Federn
Hühnerzüchterkrankheit	Hühner	Serumeiweiß in Ausscheidungen und an Federn

25

matik, da nach expositionsfreiem Wochenende die nun wieder aufgefüllten Mastzellen schlagartig ihre Mediatoren freisetzen. Es kommt dann zu Abgeschlagenheit, Kurzatmigkeit mit Husten und Auswurf. Bei chronischer Exposition sind die Symptome auch in der expositionsfreien Zeit nachweisbar.

4.8.3 Stäube von Eichen- oder Buchenholz

Epidemiologische Untersuchungen ergaben, dass Adenokarzinome der Nasenhaupt- und -nebenhöhlen gehäuft bei Personen auftraten, die in der Holzindustrie den Stäuben von Eichen- und Buchenholz ausgesetzt waren (☞ Tab. 25.7). Die genaue Ursache konnte bisher nicht gefunden werden, jedoch gehen die Experten davon aus, dass sie in den Holzinhaltsstoffen zu suchen ist und nicht in den Konservierungsstoffen oder Lösungsmitteln, die bei der Verarbeitung eingesetzt werden. Die Latenzzeiten sind mit durchschnittlich 40 Jahren sehr lang. Vorsorge nach BG-Grundsatz G44, BK-Liste Nr. 4203.

4.9 Obstruktive Atemwegserkrankungen

4.9.1 Allergisierende Arbeitsstoffe

Mehl, Getreidesorten, Haare, Federn, Pilzsporen, Hölzer und andere Stoffe können allergische Typ-I-Reaktionen (IgE) auslösen, die sich in einer allergisch bedingten obstruktiven Atemwegserkrankung äußern. Selten sind auch Typ-III-Reaktionen (IgG) möglich. Bekanntester Vertreter dürfte das Bäckerasthma sein. Die Erkrankung ist durch eine Sensibilisierung mit einer anschließenden Antigen-Antikörper-Reaktion gekennzeichnet, die zu einem Bronchospasmus führt.

Symptomatik. Charakteristisch ist ein dreiphasiger Verlauf. Zu Beginn zeigt sich lediglich eine Rhinitis mit Niessalven, starker Sekretion und Schwellung der Nasenschleimhäute. In der zweiten Phase treten die eigentlichen asthmatischen Beschwerden wie Bronchospasmus bei Ödem der Bronchialschleimhaut mit den klinischen Zeichen einer obstruktiven Dyspnoe auf. Das Erscheinen dieser Phase wird auch als Etagenwechsel bezeichnet, weil nun auch tiefere Lungenabschnitte betroffen sind. In der dritten Phase treten Sekundärkomplikationen auf wie Emphysembronchitis, respiratorische und rechtskardiale Insuffizienz und eine unspezifische Hyperreagibilität des Bronchialsystems, die auch zu allergischen Reaktionen bei anderen Allergenen führt.

Diagnostik. Die Diagnose wird durch Anamnese, Nachweis von IgE mittels RAST (Radio-Allergo-Sorbent-Test) und durch inhalative Provokationstestung mittels Ganzkörperplethysmographie gestellt. Die Hauttestung spielt eine untergeordnete Rolle, da ihre Aussagekraft auf das Bronchialsystem sehr beschränkt ist.

Therapie und arbeitsmedizinische Aspekte. Die Therapie richtet sich nach den üblichen Behandlungsprinzipien des Asthma bronchiale. Die wichtigste Maßnahme stellt hier die Allergenkarenz, im Extremfall durch Arbeitsplatz- und Berufswechsel, dar. Die Höhe der MdE ist von der funktionalen Einschränkung des kardiopulmonalen Systems abhängig, eine Entschädigung wird aber nur geleistet, wenn die Erkrankung zur Aufgabe der versicherten Tätigkeit führt. Meist tritt die Erkrankung in den ersten Berufsjahren auf, 50% der Betroffenen sind unter 30 Jahre alt. Daher steht die berufliche Rehabilitation meist in Form einer Umschulung oder eines Arbeitsplatzwechsels im Vordergrund.

4.9.2 Chemisch-irritativ oder toxisch wirkende Arbeitsstoffe

Diese Stoffe haben entweder eine direkte lokale irritative Reizwirkung, die zu einer Reflexbronchokonstriktion führt, oder sie sind in der Lage, eine toxische Wirkung auf Schleimhäute und Lungenparenchym hervorzurufen. Die Erkrankung kann akut, aber auch langsam unter dem Bild einer chronisch obstruktiven Lungenerkrankung verlaufen. Die Wasserlöslichkeit der einzelnen Stoffe bestimmt ihren Wirkungsort. Stoffe mit einer hohen Wasserlöslichkeit greifen an Augen und im oberen Teil der Atemwege (Larynx, Trachea) an. Zu diesen Stoffen gehören Fluor, Chlor, Brom, Ammoniak, Schwefeldioxid, Formaldehyd, Diisocyanate und Säuredämpfe. Isocyanate können zur Entwicklung eines allergischen Asthma bronchiale führen. Durch ihre Verwendung in der Farben- und Schaumstoffproduktion erlangen sie zunehmende Bedeutung. In den tiefen Anteilen der Atemwege greifen an: Ozon, Phosgen, Stickoxide, Nickelcarbonyl, Ethylenimin, Dimethylsulfat. Einige Stoffe wie Phosgen, Dimethylsulfat und Stickoxide entfalten ihre Wirkung erst nach einer bis zu 12 h währenden Latenzzeit und können dann zu einem Lungenödem führen. Metalldämpfe von Magnesium, Kupfer und Zink können ebenfalls zu einem den obstruktiven Atemwegserkrankungen ähnlichen Krankheitsbild führen, das mit grippeähnlichen Symptomen nach ca. 24 h abklingt. Eine Entschädigung durch die Berufsgenossenschaften wird nur geleistet, wenn auch nach Aufgabe der versicherten Tätigkeit eine Schädigung zurückbleibt.

Merke

Untersuchungsverfahren der Lunge:
- **Metacholintest:** Provokationstest zum Nachweis einer bronchialen Hyperreagibilität.
- **Bronchospasmolysetest:** Nachweis einer Bronchokonstriktion bei obstruktiven Lungenerkrankungen
- **Messung der pulmonalen Diffusionskapazität:** Nachweis restriktiver Lungenerkrankungen
- **Spiroergometrie:** Nachweis der kardiopulmonalen Leistungsfähigkeit
- **Ganzkörperplethysmographie:** Erkennung pathologischer Veränderungen bereits im Frühstadium

4.10 Berufskrankheiten der Haut

Bei Verdacht auf eine beruflich bedingte schwere Hauterkrankung hat der Arzt die Möglichkeit, zunächst auf Kosten des Unfallversicherungsträgers einen Hautarzt oder speziell zugelassenen Arbeitsmediziner einzuschalten, um seinen Verdacht zu sichern. Sollte der Hautarzt ebenfalls zu dem Schluss kommen, dass die Erkrankung berufsbedingt ist, veranlasst er die BK-Meldung, und das eigentliche Verfahren kommt in Gang. Dieses Hautarztverfahren ist also dem Berufskrankheitenverfahren vorgeschaltet und trägt zur Kostenreduktion auf Seiten des Unfallversicherungsträgers bei, indem unbegründete Anzeigen weitgehend vermieden werden.

4.10.1 Allergische, infektiöse und toxisch bedingte Hauterkrankungen

Eine immer größer werdende Anzahl von Stoffen wirkt auf die Haut allergisierend, beispielhaft seien hier nur die wichtigsten erwähnt: Chromate, Nickel, Kobalt, Arsen, Gummi und Gummiinhaltsstoffe, Weichmacher, Formaldehyd, Desinfektionsmittel, Haarfärbe- und Haarwellpräparate und Arzneimittel. Für das Auftreten von Kontaktekzemen sind die Sensibilisierungsfähigkeit und die Konzentration der Substanz, die Häufigkeit und Dauer des Kontakts mit der Haut sowie deren Zustand relevant.

Das allergische Kontaktekzem

☞ Kap. 4.2.3. Es entsteht durch eine Typ-IV-Reaktion, ist also zellvermittelt mit einer Reaktionszeit zwischen 1 und 14 Tagen. Nach einer erfolgten Sensibilisierung reichen auch kleine Stoffmengen aus, um eine Reaktion der Haut auszulösen. Seltener ist auch eine Typ-I-Reaktion mit Urtikaria und Quaddeln möglich.

Symptomatik. Das allergische Kontaktekzem durchläuft mehrere Stadien, die sich bei einmaliger Exposition als monochrome Polymorphie zeigen.

Die Stadien im Einzelnen:
- initiale Rötung
- ödematöse Schwellung
- Papeln
- Pusteln
- Blasen
- Krusten
- lamellöse Desquamation
- Resterythem
- Ausheilung

Bei chronischer Exposition entwickeln sich sämtliche Stadien nebeneinander, es kommt zu einer metachromen Polymorphie.

Latexallergie

Allergie vom Soforttyp gegen Naturlatex, etwa 5–10% des Krankenpflegepersonals sind sensibilisiert. Naturlatex wird aus Gummibäumen gewonnen und ist Bestandteil vieler Gegenstände, z.B. Matratzen, Kondome, Handschuhe, Kleidungsstücke. Beginn mit Kontakturtikaria, aber auch Rhinokonjunktivitis, allergische Rhinitis bis zum Asthma bronchiale sind möglich. Einzige therapeutische Maßnahme ist Allergenkarenz in Form einer latexfreien Umgebung. Hauptverursacher der Latexallergie waren gepuderte Einmalhandschuhe, seit Verbot dieser Handschuhe ist ein starker Rückgang der Erkrankung festzustellen.

Das toxische Kontaktekzem
Es kann durch Säuren, Laugen, Lösungsmittel, Desinfektions- und Reinigungsmittel, Mineralöle und Lacke verursacht werden. Es entsteht durch direkte Einwirkung der obligat toxischen Substanz auf die Haut. Hierbei kann es sich um eine Ätzwirkung handeln (durch Säuren oder Laugen) oder auch um eine Anlösung der Haut (durch Lösungsmittel wie Benzol, Toluol, Xylol).

Symptomatik. Es kommt zu Rötung, Blasenbildung, Erosionen, Krusten und Schuppenbildung im betroffenen Bereich.

Diagnostik und arbeitsmedizinische Aspekte. Zur Diagnostik bedient man sich der Epikutantestung, Intrakutantestung, des RAST und der Alkaliresistenztestung. Letztere ist eine Hautfunktionstestung, deren prognostische Aussage umstritten ist. Als Berufskrankheit anerkannt werden diese Hauterkrankungen nur dann, wenn der sichere Nachweis der beruflichen Verursachung gegeben ist und die Erkrankung sich nach ausreichend langer sachgemäßer Behandlung als therapieresistent erwiesen hat. Dies wird dann als gegeben angenommen, wenn nach Ausheilung mindestens zwei Rezidive aufgetreten sind. Eine Entschädigung wird ferner nur gewährt, wenn die Erkrankung zur Unterlassung der versicherten Tätigkeit gezwungen hat.

Berufsakne
Sie wird durch Mineralöle sowie Chlorderivate aromatischer Kohlenwasserstoffe und einige andere Stoffe ausgelöst. Es entwickelt sich das Bild einer typischen Akne an untypischen Stellen, also auch an Körperstellen, die nicht reich an Talgdrüsen sind. So findet sich zum Beispiel die Ölakne meist an den Vorderseiten der Oberschenkel und Unterarme. Bevorzugt werden Personen mit unzureichender Hautpflege und seborrhoischem Hauttyp befallen. Als Vertreter der Dermatomykosen spielen Trichophytie und Candidiasis bei Berufen im feuchtwarmen Milieu oder mit Tierkontakt (Landwirtschaft) eine Rolle.

4.10.2 Abnutzungsdermatosen

Die Abnutzungsdermatose ist ein chronisch kumulativ-toxisches Kontaktekzem. Es entsteht durch unterschwellig toxisch wirkende chemische oder physikalische Reize. Hierbei steht die wiederholte Einwirkung kleiner Dosen einer Noxe im Vordergrund, die langsam zu einem Verlust der Regenerationsfähigkeit der Haut durch Schädigung der Hornschicht führt. Als Noxen kommen organische Lösungsmittel und mechanische Reize in Betracht. Bei entsprechender Disposition (Sebostase, Atopie, Dyshidrosis) und vernachlässigter Hautpflege ist das Risiko besonders erhöht. Klinisch zeigen sich schmerzhafte Rhagaden, Bläschen, Krusten und eine starke Tendenz zur Lichenifikation, eine Sensibilisierung muss nicht nachweisbar sein.

4.10.3 Ruß, Rohparaffin, Teer, Anthrazen, Pech und ähnliche Stoffe

Diese Stoffe sind in der Lage, Hautkrebs zu verursachen. Bereits 1775 beschrieb Perceval Pott den durch Ruß induzierten Hautkrebs am Skrotum englischer Schornsteinfeger. Zu Beginn können akut-dermatitische oder chronisch-ekzematöse Reaktionsformen der Haut imponieren. Im weiteren Verlauf kann es zu Follikulitis und Pigmentierungen kommen, das Auftreten von Keratosen ist bereits als Präkanzerose zu werten. Diese Präkanzerosen können in Spinaliome übergehen. Derzeit beläuft sich der Anteil an den gesamten beruflich bedingten Krebserkrankungen auf 2%. Als Ursache können auch hier polyzyklische aromatische Kohlenwasserstoffe angesehen werden (☞ Kap. 4.7.10).

5 Arbeitsunfälle

5.1 Allgemeines

Definition. Zur Definition von Arbeitsunfall, Wegeunfall und Berufskrankheit: ☞ Kap. 4.1.1

Unfallanalyse

Eine wichtige Aufgabe bei der Verhinderung von Unfällen kommt der Erforschung der Unfallursache zu. Durch Rekonstruktion und Analyse des Unfallgeschehens nach Unfallbedingung, -hergang und -folge sollen die Unfallursachen ermittelt werden. Man unterscheidet zwischen direkten (persönlichen) Unfallursachen und indirekten Unfallursachen.

Direkte Unfallursachen. Dazu gehören Nichtbenutzung, falsche Benutzung oder mangelhafte Instandsetzung von Schutz- und Sicherheitseinrichtungen, Ignorieren von Sicherheitsvorschriften, mangelnde Zusammenarbeit, Unordnung, Fahrlässigkeit.

Indirekte Unfallursachen. Sie bestehen aus Umwelteinflüssen und körperlich-psychischen Eigenschaften. Letzteren sind Leichtsinn, persönliche Probleme, Ermüdung oder sonstige Gefährdungen, die aus einer körperlichen, geistigen oder nervösen Schwäche resultieren, zuzuordnen.

Arbeitsmedizinische Aspekte. Das Risiko, einen Arbeitsunfall zu erleiden, ist bei jungen und unerfahrenen Arbeitern sowie Gastarbeitern erhöht; Frauen haben dagegen ein geringeres Risiko als Männer. Bei der Ursachenforschung ergeben sich als sachliche Mängel häufig Mängel in Ausführung von Bauten, Konstruktionen, Werkstoffen und Maschinen, aber auch Mängel bei der Arbeitsplatzgestaltung (Lärm, Luftbeschaffenheit, Beleuchtung). Schätzungen zufolge ist bei ca. 15–20% der Arbeitsunfälle Alkohol beteiligt. Der überwiegende Teil aller Verletzungen betrifft die Hände (50%), dann folgen Füße (15%) und der Kopf.

Durchgangsarzt

Bei allen Arbeitsunfällen, bei denen Arbeitsunfähigkeit droht, muss der Patient dem Durchgangsarzt, kurz als D-Arzt bezeichnet, vorgestellt werden. Dieser ist nicht mit dem Betriebsarzt identisch (☞ Kap. 1.4.3), sondern von den Berufsgenossenschaften ermächtigt. Es handelt sich meist um Chirurgen, die für diese Tätigkeit eine definierte Vorbildung haben müssen und bestimmte organisatorische Voraussetzungen, wie zum Beispiel die Bereitstellung eines kleinen Operationssaales, erfüllen müssen. Der D-Arzt entscheidet, ob der Patient berufsgenossenschaftlich (durch ihn oder ein Krankenhaus) behandelt wird oder ob eine kassenärztliche Behandlung erfolgt.

Heilverfahrensarzt

Der Heilverfahrensarzt (H-Arzt) wirkt ergänzend an der berufsgenossenschaftlichen Heilbehandlung mit und ist von der Vorstellung seiner Patienten beim D-Arzt befreit.

5.2 Verletzungsarten

Mechanische Unfälle. Sie ereignen sich am häufigsten als Arbeitsunfälle. Gegenstände fallen auf die Körperteile der Arbeiter, Arbeiter stürzen oder verletzen sich an Maschinen oder Werkzeugen. Die einschlägigen Vorschriften zum Schutz der Beschäftigten sind unter anderem im Arbeitssicherheitsgesetz und in den Unfallverhütungsvorschriften geregelt (☞ Kap. 1.1 und 1.2).

Verbrennungen und Verbrühungen. Sie stellen eine weitere Hauptgruppe möglicher Verletzungen dar. Bei beiden Gruppen ist das Tragen von Körperschutzmitteln (Sicherheitsschuhe mit Stahlkappen, Handschuhe, Schutzbrille, Helm, Gehörschutz) oberstes Gebot zur Unfallverhütung. Auch Hör- und Sehtests spielen in der Unfallvermeidung eine Rolle.

Unfälle mit elektrischem Strom. Da sie zwar selten vorkommen, aber oft tödlich enden, sind gerade im Umgang mit Strom die Sicherheitsvorschriften unbedingt zu beachten. Die Schwere eines Unfalls mit elektrischem Strom hängt von Stromstärke, Spannung, Frequenz, Stromweg und

Dauer der Einwirkung ab. Weiteres ☞ Rechtsmedizin, Kap. 4.8.

Akute Schäden durch ionisierende Strahlen. ☞ Kap. 2.8 und 4.5.12

Akute Schäden durch nichtionisierende Strahlen. ☞ Kap. 2.7

Unfälle durch chemische Substanzen. Sie entstehen meist durch Säuren und Laugen in Form von Verätzungen oder durch Inhalation von Reizstoffen. Die konkreten Wirkungen der einzelnen Stoffe finden sich bei den entsprechenden Substanzen.

5.3 Erste-Hilfe-Maßnahmen

Der Betriebsarzt hat laut ASiG und der UVV „Allgemeine Grundsätze der Prävention" BGV A1 die Versorgung des Betriebes mit entsprechend ausgebildeten Ersthelfern sowie das dafür notwendige organisatorische Umfeld sicherzustellen. Je nach der Art des Betriebes müssen 5–10% der Mitarbeiter als Ersthelfer ausgebildet sein. Ab 1500 Mitarbeitern ist ein Betrieb verpflichtet, einen Betriebssanitäter zu haben, und ebenso muss Rettungsmaterial für die Versorgung der im Betrieb möglichen Unfälle vorhanden sein. Jede Hilfeleistung muss im Verbandbuch eingetragen werden. Die Ersthelfer müssen in der Lage sein, neben lebensrettenden Sofortmaßnahmen auch die Rettungskette (bestehend aus lebensrettenden Sofortmaßnahmen, Notfallmeldung, Erster Hilfe, Krankentransport, ärztlicher Versorgung) richtig auszulösen.

5.4 Arbeitsunfälle als wesentliche Teilursache für die Exazerbation bestehender chronischer Leiden

Arbeitsunfälle können neben dem eigentlichen Unfallschaden auch Auswirkungen auf andere Systeme des Organismus haben. So können durch unfallbedingten psychischen Stress Angina-pectoris-Anfälle auftreten, die zu einem Herzinfarkt führen können, oder bei einer plötzlich notwendigen Ausweichbewegung Schäden am Bewegungsapparat (Wirbelsäule, Knie) resultieren. Da für eine Anerkennung als Folge eines Arbeitsunfalls ein kausaler Zusammenhang zwischen Ereignis und Folge nachgewiesen oder sehr wahrscheinlich sein muss, ergibt sich für den Gutachter das Problem, festzustellen, ob der Unfall oder beispielsweise eine bestehende KHK für den beim Unfall eingetretenen Infarkt verantwortlich ist. Diese Schwierigkeiten ergeben sich auch bei Apoplex mit vorbestehender Hypertonie und Zerebralsklerose, bei Leberzellschäden durch Intoxikation bei vorgeschädigter Leber oder bei Stoffwechselentgleisungen durch Unfallereignisse bei bestehendem Diabetes mellitus.

5.5 Bestehende chronische Leiden als Risikofaktor und wesentliche Teilursache bei Arbeitsunfällen

Umgekehrt kann sich natürlich auch ein bestehendes chronisches Leiden als Teilursache bei Arbeitsunfällen auswirken. Beispiele sind Epilepsie, Diabetes mellitus, Hypertonie, chronische Bronchitis, Alkohol- und Drogenabhängigkeit. Zwar ist durch verbesserte medikamentöse Einstellung in den letzten Jahren eine deutlich höhere Integration möglich geworden, dennoch gelten nach wie vor gewisse Einschränkungen.

Epilepsie. Patienten mit Anfallsleiden können nicht auf Arbeitsplätzen mit Eigen- oder Fremdgefährdung (Fahr-, Steuer- und Überwachungstätigkeiten) eingesetzt werden. Bei der auszuübenden Tätigkeit sollte darauf geachtet werden, dass keine anfallauslösenden Einflüsse auf den Mitarbeiter einwirken. Diese Möglichkeiten müssen realistisch anhand des konkreten Arbeitsplatzes betrachtet werden, eine abstrakte Arbeitsplatzbeschreibung wird diesem Anspruch oft nicht gerecht.

Diabetes mellitus. Diabetiker dürfen, auch wenn sie gut eingestellt sind, nur unter Auflagen für Fahr-, Steuer- und Überwachungstätigkeiten eingesetzt werden. Für andere Tätigkeiten gelten Diabetiker als bedingt gesund. Aus Gründen der persönlichen Sicherheit sollten sie jedoch Berufe mit möglicher Eigengefährdung meiden, ebenso ist ihnen von einer Tätigkeit mit unregelmäßiger

Lebensweise abzuraten, da die Möglichkeiten zur Einhaltung von Diät oder Insulininjektion eingeschränkt sein können.

Hypertonus und koronare Herzerkrankung. Für an Hypertonie oder KHK Erkrankte oder Personen, die einen Herzinfarkt hatten, gilt bei schlechter Einstellung ein Ausschluss für Fahr-, Steuer- und Überwachungstätigkeiten. Tätigkeiten mit Akkord, Nachtarbeit oder hoher psychischer Belastung sollten von Personen nach einem Herzinfarkt nicht ausgeübt werden.

Suchterkrankung. Auf die Risiken, die durch Alkohol- oder Drogenabhängigkeit am Arbeitsplatz entstehen, wird hier nicht weiter eingegangen. Siehe dazu die entsprechenden Kapitel in den Abschnitten zur Inneren Medizin, Psychiatrie u.a.

6 Begutachtungskunde

6.1 Allgemeine Grundlagen

Hier sei auf die Unfallversicherung im System der sozialen Sicherung hingewiesen.

☞ Kap. 1.4.2 und Sozialmedizin, Kap. 4.5

6.2 Begutachtung

6.2.1 Begriffe

Arbeitsunfähigkeit

Sie liegt dann vor, wenn der Betroffene infolge einer Krankheit nicht oder nur unter der Gefahr der Verschlimmerung seines Zustands in der Lage ist, seine Erwerbstätigkeit auszuüben.

> **Merke**
>
> Arbeitsunfähigkeit bezieht sich immer auf die zuletzt ausgeübte konkrete Tätigkeit!

Berufsunfähigkeit

Sie besteht, wenn ein Versicherter, dessen Erwerbsfähigkeit infolge von Krankheit, anderen Gebrechen oder Schwäche seiner körperlichen oder geistigen Kräfte auf weniger als die Hälfte der Erwerbsfähigkeit eines körperlich und geistig Gesunden mit vergleichbarer Ausbildung, Kenntnissen und Fähigkeiten abgesunken ist (MdE: 50%).

Erwerbsminderung

Sie liegt vor, wenn ein Versicherter infolge von Krankheit, anderen Gebrechen oder Schwäche seiner körperlichen oder geistigen Kräfte auf nicht absehbare Zeit eine Erwerbstätigkeit in gewisser Regelmäßigkeit nicht mehr ausüben kann. Bezugsgröße ist die mögliche tägliche Arbeitsdauer: ist sie < 6 h, aber > 3 h, besteht Teilerwerbsminderung; wenn weniger als 3 h täglich gearbeitet werden kann, besteht volle Erwerbsminderung.

6.2.2 Zusammenhang zwischen schädigendem Ereignis und Gesundheitsschaden

Die Zusammenhänge zwischen Ursache und Wirkung werden in den unterschiedlichen Rechtssystemen unterschiedlich bewertet.

Strafrecht. Es gilt die **Äquivalenztheorie,** die besagt, dass alle Bedingungen, die nicht außer Acht gelassen werden können und ohne die das Ereignis nicht eingetreten wäre, gleichwertig sind.

Zivilrecht. Im Zivilrecht gilt die **Adäquanztheorie,** nach der alle Bedingungen, die zu einem Ereignis geführt haben, nach dem Grad ihrer Mitwirkung unterschieden werden. Als adäquate Bedingungen werden die Ursachen bezeichnet, die nach allgemeiner Erfahrung zu dem Ereignis geführt haben.

Sozialrecht. Hierbei gilt die deutlich einschränkendere Theorie der **wesentlichen Bedingung.** Es werden nur noch die Ursachen berücksichtigt, die wesentlich am Eintritt eines Ereignisses beteiligt waren. Der kausale Zusammenhang muss dabei im Einzelfall konkret nachgewiesen werden.

Kausalität

In der Begutachtung von Gesundheitsschäden betrachtet man eine Kausalkette, die aus versicherter Tätigkeit, Unfallereignis und Gesundheitsschaden besteht. Die so genannte haftungsbegründende Kausalität bedeutet, dass eine Haftung durch den Unfallversicherungsträger nur dann besteht, wenn bei einer versicherten Person eine versicherte Tätigkeit Anlass des schädigenden Ereignisses war. Die haftungsausfüllende Kausalität bedingt, dass der eingetretene Gesundheitsschaden in Form einer Berufskrankheit auch tatsächlich durch das schädigende Ereignis verursacht worden ist. Alle Kausalzusammenhänge müssen mindestens wahrscheinlich sein. Die Wortwahl ist im Einzelnen:

- **sicher:** Es ist völlig ausgeschlossen, dass ein anderes Ereignis die Ursache des Gesundheitsschadens ist.
- **zweifelsfrei:** Es besteht kein begründeter Zweifel, dass keine anderen als das betreffende Ergebnis die Ursache des Gesundheitsschadens sind.
- **wahrscheinlich:** Es spricht nach geltenden wissenschaftlich gesicherten Erkenntnissen mehr für das Ereignis als Ursache der Gesundheitsschädigung als dagegen.
- **möglich:** Es ist nicht auszuschließen, dass das Ereignis die Ursache der Gesundheitsschädigung ist.

6.2.3 Ursache und Verschlimmerung

Man unterscheidet den Zusammenhang im Sinne der Entstehung und den Zusammenhang im Sinne der Verschlimmerung.

Zusammenhang im Sinne der Entstehung. Er ist gegeben, wenn ein Gesundheitsschaden durch ein schädigendes Ereignis erstmalig entstanden ist. Dabei ist es unerheblich, ob vor dem Ereignis ein pathologisch-anatomischer Vorschaden bestand, sofern dieser klinisch-funktionell unbedeutend war.

Zusammenhang im Sinne der Verschlimmerung. Wenn beim Eintritt eines schädigenden Ereignisses bereits ein klinisch-funktioneller Vorschaden bestand, handelt es sich um einen Zusammenhang im Sinne einer Verschlimmerung. Der bestehende Vorschaden könnte sich auch ohne berufliche Belastung weiter verschlechtern. Daher teilt man die beruflich bedingten Verschlimmerungen in vorübergehend, anhaltend begrenzt und richtunggebend ein. Eine vorübergehende Verschlimmerung lässt sich durch Behandlung wieder auf den Stand vor dem schädigenden Ereignis zurückführen. Eine anhaltend begrenzte Verschlimmerung verschlechtert den Zustand des Betroffenen dauerhaft, aber überschaubar begrenzt. Eine richtunggebende Verschlimmerung bewirkt eine Beschleunigung und Erschwerung des Krankheitsverlaufs.

Zur Beschreibung und Abgrenzung der Schäden unterscheidet man:

- Vorschaden (bestand vor dem Ereignis)
- Restschaden (der Teil des Schadens, der sich nicht mehr beheben lässt)
- Folgeschaden (der Schaden, der durch das Ereignis entsteht)
- Nachschaden (Gesamtschaden nach dem Ereignis)

Tab. 25.12: Anhaltswerte der MdE

Anhaltswert	MdE [%]
rechte Hand bei Rechtshändern	60
gesamtes Bein	80
beide Beine	100
alle Zehen an einem Fuß	20
einseitiger Hörverlust	15 (keine Rente!)
beidseitiger Hörverlust	70
ein Auge	25
beide Augen	100
posttraumatische Epilepsie	20–100
bronchopulmonale Erkrankungen, je nach pulmokardialer Funktionseinbuße	30–100

6.2.4 Minderung der Erwerbsfähigkeit (MdE)

Am Ende einer Begutachtung steht meist die Frage nach dem Grad der Minderung der Erwerbsfähigkeit. Die vor dem schädigenden Ereignis vorhandene Erwerbsfähigkeit wird auch bei bestehenden Vorschäden als 100% betrachtet. Unter Berücksichtigung des allgemeinen Arbeitsmarktes wird nun die Differenz zwischen der Erwerbsfähigkeit vor und nach dem Ereignis festgestellt. Aus dieser Regel ergibt sich, dass die einzelnen MdEs aus verschiedenen Ereignissen nicht einfach addiert werden dürfen, sich andererseits aber MdEs von über 100% ergeben können. Ab einer MdE von 20% wird eine Rente geleistet (☞ Tab. 25.12).

7 Ärztliche Aspekte der Rehabilitation

7.1 Allgemeines

7.1.1 Leistungen zur Rehabilitation

Zu den Leistungen zählen die Kosten für ärztliche Behandlung, Rehabilitationsaufenthalte in Kurorten, Kur- und Spezialeinrichtungen sowie die Kosten für Krankengymnastik, für die Versorgung mit technischen Hilfsmitteln und für psychologische Hilfen.

7.1.2 Einrichtungen zur Rehabilitation

Hier sind vor allem folgende Gruppen zu nennen: Rehabilitationskliniken zur beruflichen Rehabilitation (dies können Krankenhäuser mit Reha-Abteilung, Kur- oder Spezialeinrichtungen sein), Werkstätten, Berufsförderungs- und Schuleinrichtungen für Behinderte.

7.2 Rehabilitationsverfahren

7.2.1 Indikationen für Rehabilitationsverfahren

Es wird zwischen medizinischer, beruflicher und sozialer Indikation unterschieden (☞ Rehabilitation, Physikalische Medizin und Naturheilverfahren).

7.2.2 Einleitung einer Rehabilitation

Rehabilitationsmaßnahmen müssen vom Versicherten selbst beantragt werden.

Procedere. In der Regel spricht ein Sozialberater mit dem Antragsteller das Verfahren durch. Für die berufliche Rehabilitation sind die Anträge an die Arbeitsverwaltung (Arbeitsamt) zu stellen. Der Kostenträger holt nach Antragseingang entsprechende Gutachten bei den behandelnden Ärzten ein und entscheidet über die Genehmigung einer Reha-Maßnahme. Für die Durchführung der Reha-Maßnahme wird von allen am Heilungsprozess Beteiligten ein interdisziplinärer Reha-Plan erstellt.

Maßnahmen der beruflichen Rehabilitation. Sie umfassen die innerbetriebliche Umsetzung, technische Hilfen am Arbeitsplatz, Arbeitserprobung mit zunächst nur stundenweiser Arbeit sowie eine eventuell notwendige Umschulung.

Kostenübernahme. Die Bundesanstalt für Arbeit ist bei der beruflichen Rehabilitation vorleistungspflichtig, das heißt, sie übernimmt zunächst die Kosten, kann sich diese Kosten aber bei anderen Kostenträgern zurückholen, falls dort eine Zahlungsverpflichtung besteht.

033 IMPP-Fragen

25 Arbeitsmedizin und Sozialmedizin

2 Sozialmedizin

ANDREA KRANZER

Inhalt

1 Grundbegriffe der Sozialmedizin

1.1 Sozialmedizin

Definition. Die Sozialmedizin untersucht Einflüsse und Zusammenhänge der Umwelt, des Lebensstils und sozialen Milieus, der medizinischen Versorgung und genetischer Faktoren auf die Gesundheit.

Inhalte. Die Hauptinhalte der Sozialmedizin sind folgende:
- Erforschung der Ursachen von Gesundheitsstörungen, insbesondere psychosozialer, psychischer und physikalischer Erkrankungen/Störungen der Gesundheit
- deren medizinische Versorgung durch Prävention, Therapie und Rehabilitation
- Untersuchung der Häufigkeit und Verteilung von Erkrankungen, speziell der Volkskrankheiten
- Organisation der sozialen Sicherungssysteme, speziell des Gesundheitssystems
- Begutachtung und wissenschaftliche Bewertung

Elemente der Sozialmedizin sind u.a. die Epidemiologie, Demographie, Umweltmedizin, Arbeitsmedizin, Gesundheitswissenschaften und -systemforschung, Prävention und Rehabilitation.

Public Health. Der engl. Begriff wird in Deutschland meist synonym für die Gesundheitswissenschaften verwendet. Public Health beschäftigt sich vor allem mit ökonomischen (aber auch medizinischen und soziologischen) Fragen der gesundheitlichen Versorgung der Bevölkerung, wobei die Untersuchung auf der Makroebene geschieht.

Während Public Health in Deutschland meist als ein Bestandteil der Wirtschaftswissenschaften, speziell der Gesundheitswissenschaften gilt, ist die Sozialmedizin ein Teilgebiet der Medizin.

1.2 Gesundheit

Definition
- **ganzheitliche Sicht des Hippokrates:** Gesundheit = Balance zwischen Umweltfaktoren, körperlicher Homöostase und persönlichem Lebensstil
- **negative Definition** (biomedizinisches Modell): Gesundheit = Abwesenheit objektiv messbarer organischer Störungen
- **integratives Modell** der WHO (1946): Gesundheit = Zustand vollkommenen körperlichen, geistigen und sozialen Wohlbefindens und nicht allein das Fehlen von Krankheit und Gebrechen. Gesundheit gilt als Grundrecht. Damit wird auch die **subjektive** Dimension des Wohlbefindens hervorgehoben, in der nicht nur individuelle Bewertungsmaßstäbe, sondern auch gesellschaftlich determinierte Wertmaßstäbe, Standards und Erwartungen relevant sind.
- **Public-Health-Modell:** Gesundheit = Ergebnis der Lebensbedingungen.

2 Demographie

2.1 Grundbegriffe

Demographie (Bevölkerungswissenschaft). Diese beschäftigt sich mit dem Leben und Sterben der menschlichen Bevölkerung und untersucht hierbei insbesondere deren Einflussfaktoren und Gesetzmäßigkeiten. Untersuchungsobjekte sind die (Welt-)Bevölkerung, deren Struktur und Bewegung.

Population. Diese Gruppe von Menschen ist durch mindestens ein gemeinsames Merkmal definiert (z.B. Bevölkerung eines Landes, einer Region oder von einer bestimmten Erkrankung betroffene Patienten).

Demographische Entwicklung. Prognostizierte Veränderung der Gesellschaft in Bezug auf ihre Anzahl auf einer bestimmten Fläche.

Natürliche Bevölkerungsentwicklung. Differenz zwischen Geburten- und Sterbezahlen. In Deutschland besteht seit 1972 Sterbeüberschuss, d.h., die natürliche Bevölkerungsentwicklung ist negativ.

2.2 Kennziffern zur Demographie Deutschlands

Demographische Kennziffern. Diese dienen der Beschreibung der Bevölkerung in der Demographie und beziehen sich i.d.R. auf eine Stichprobe. Sie werden z.T. nicht einheitlich verwendet. Wichtigste demographische Kennziffern:

- Geburtenrate
- Sterberate
- Migrationsrate
- Lebenserwartung
- Altersstruktur

Die wesentlichen demographischen Kennziffern sind in Tab. 25.13 aufgeführt.

Bevölkerungsprozess. Dieser wird bestimmt durch Geburtenrate, Lebenserwartung (bzw. Sterberate) und Migrationsrate.

Geburtenrate und Sterberate

Allgemeine Geburtenrate/-ziffer. Zahl der Lebendgeborenen pro Jahr pro Frau im Altersbereich zwischen 15 und 45 Jahren. Die **Entwicklung** der Geburtenziffer gibt an, inwieweit sich jede Generation durch Geburten ersetzt.

Zusammengefasste Geburtenziffer. Diese gibt an, wie viele Kinder eine Frau im Alter zwischen 15 und 45 Jahren durchschnittlich zur Welt bringt. Die Erhaltung der Bevölkerung ist gewährleistet, wenn die zusammengefasste Geburtenziffer dauerhaft bei oder über 2 liegt. Die Anzahl der Lebendgeburten betrug 2007 684682 Geburten.

Spezifische Geburtenziffer. Zahl der Geburten pro Frau in einem Jahr bezogen auf einen spezifischen Indikator z.B. Alter (Frauen mit 23 Jahren) oder Bundesland (Hessen).

Sterberate (Mortalität). Anzahl der Todesfälle in einem spezifischen Zeitraum bezogen auf die Gesamtanzahl aller Indiviuen.

Tab. 25.13: Wesentliche demographische Kennziffern für Deutschland (Stand 2007, Statistisches Bundesamt Deutschland)

Art der Kennziffer	Kennziffer
Einwohner in Deutschland (Bevölkerungsgröße)	82,2 Mio.
Männer	40,274 Mio.
Frauen	41,943 Mio.
Ausländer in Deutschland	7,257 Mio.
Deutsche/Personen mit deutscher Staatsbürgerschaft	74,960 Mio.
Bevölkerungsdichte	230 Einwohner/km²
Geburtenrate pro Frau (zusammengefasste Geburtenziffer)	1,37
Lebenserwartung von Mädchen bei Geburt	82,3 Jahre
Lebenserwartung von Jungen bei Geburt	76,9 Jahre

Lebenserwartung

Zu erwartende Zeitspanne eines Individiuums ab einem gegebenen Zeitpunkt bis zu seinem Tod unter der Annahme, dass die Lebensumstände und Sterblichkeitsraten während der Zeitspanne konstant bleiben. Die Berechnung der Lebenserwartung erfolgt anhand von Sterbetafeln, welche die exakte Zahl der Überlebenden und Gestorbenen pro 100 000 Einwohner nach Lebensalter in Jahren ausweisen. Die Lebenserwartung ab Geburt wird meistens herangezogen.

Die Lebenserwartung differiert regional (auch in Deutschland: Männer zwischen 70,1 und 78,2; Frauen zwischen 77,1 und 83,1). Großen Einfluss auf die regionale Lebenserwartung haben Wanderungsbewegungen und Migration.

Hauptursache der gestiegenen Lebenserwartung ist die gesunkene Säuglingsmortalität.

Altersstruktur

In den letzten Jahrzehnten hat sich die **„klassische Alterspyramide"** zu einer „Urnenform" verändert (☞ Abb. 25.9), d.h., die bevölkerungsstärksten Jahrgänge sind in einem immer höheren Alter zu finden. Ursachen sind die geringe Geburtenrate und die höhere Lebenserwartung (auch aufgrund besserer Gesundheitsversorgung.)

Der **Altersquotient,** d.h. das Verhältnis der über 65-Jährigen zu den 15- bis 64-Jährigen, lag im Jahr 2000 noch bei ca. 24% und wird im Jahr 2030 bei ca. 35% liegen. Eine Abschwächung wird nur durch die Migration junger Menschen mit derzeit hoher Geburtenrate erreicht. Wissenschaftler prognostizieren für die Zukunft gleichbleibend niedrige Geburtenraten und damit einen deutlichen Bevölkerungsrückgang. Es besteht die Gefahr der **Überalterung** der Gesellschaft.

Merke

Die Änderung der Geburtenrate wirkt sich stärker auf das Bevölkerungswachstum aus als eine gleich große Änderung der Lebenserwartung.

Wandel der Bevölkerungsstruktur

Bevölkerungsstruktur. Zusammensetzung einer Bevölkerung aus Teilgruppen, deren Struktur-

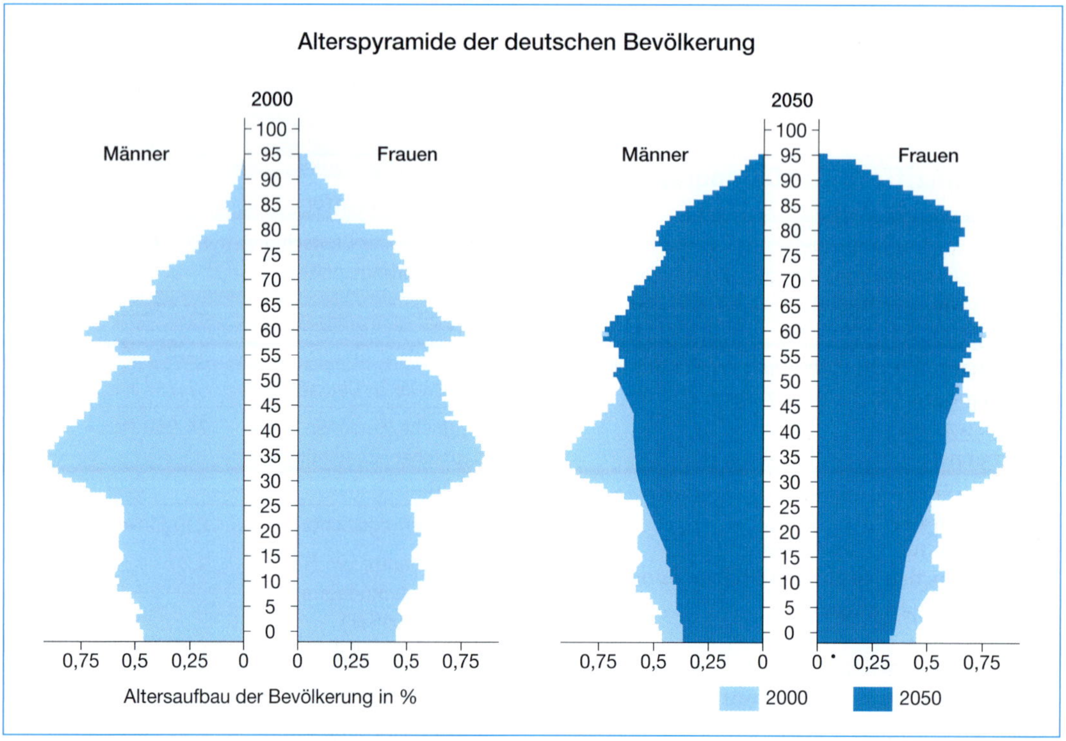

 Abb. 25.9: Alterspyramide der deutschen Bevölkerung [6]

bzw. Unterscheidungsmerkmale z.B. Geschlecht, Altersaufbau, soziale, familienrechtliche, sprachliche oder wirtschaftliche Merkmale sein können.

Wandel der Bevölkerungsstruktur. Dieser hat seit 1989 z.B. in Ostdeutschland stattgefunden: In ländlichen Gegenden sind Jugendliche in die Stadt gezogen, sodass es zu einer Überalterung der Gesellschaft kam. Weiteres Beispiel: Sprachliche Merkmale und Religionszugehörigkeit haben sich in Berlin-Kreuzberg im letzten Jahrhundert deutlich geändert.

Demographischer Wandel. Prognostizierte Veränderung der Bevölkerungsstruktur, die sich z.B. in Deutschland durch die zunehmende Lebenserwartung, die niedrige Geburtenrate und die Auswanderung der Bevölkerung ergibt.

2.3 Internationale Bevölkerungsentwicklung

Zahlen zur internationalen Bevölkerungsentwicklung

Quelle: Berlin-Institut für Bevölkerung und Entwicklung, 2006

International verzeichnen viele Länder eine steigende Lebenserwartung und sinkende Geburtenraten, wodurch v.a. entwickelte Regionen eine schrumpfende Bevölkerung besitzen.

- **Europa** wird in den nächsten 50 Jahren ca. 50 Mio. Menschen verlieren (UN-Berechnungen) und unter zunehmendem Einwanderungsdruck leiden.
- Der **Orient** wird bis 2050 um ca. 700 Mio. Menschen anwachsen.
- **Russlands** Bevölkerung schrumpft jährlich um ca. 750 000 Menschen aufgrund von niedriger Geburtenrate, hoher Abtreibungsrate, Abwanderung und niedriger Lebenserwartung.
- **Indien** ist, nach China, der zweitbevölkerungsreichste Staat der Welt und wird China bis 2045 einholen. Mit 1,6% wächst Indien durchschnittlich.
- **Ostasien** verzeichnet massive Überalterung, z.T. aufgrund politischer Maßnahmen („1-Kind-Politik" in China). Japan hat höchstes Durchschnittsalter.
- In **Afrika** verzeichnen Liberia, Burundi, Uganda und Kongo den höchsten Bevölkerungszuwachs der Welt (2,4–4,83%).
- Die Anzahl der nordamerikanischen Bevölkerung ist ebenso stark und kontinuierlich im Wachsen begriffen wie die der Südamerikaner. Gründe dafür sind die weiterhin hohen Geburtenraten sowie eine ungebremste Tendenz der Zuwanderung (1,5 Mio. Menschen/Jahr in USA).

Probleme des Bevölkerungsanstiegs

Bevölkerungszahl. Volkswirtschaften mit einer hohen Bevölkerungszahl benötigen in der Regel alle bestehenden Ressourcen für Lebensunterhalt und Infrastruktur. Somit stehen für Investitionen wenig Mittel zur Verfügung.

Bildung. Hinzu kommt, dass in der armen Bevölkerung meist ein geringes Bildungsniveau vorherrscht. Die darin begründete niedrige Produktivität führt letztendlich in die Armutsfalle.

Ernährung. Armut, kombiniert mit hoher Bevölkerungszahl, resultiert in der Regel in Unter- und Mangelernährung. Diese mindern erheblich die Leistung.

Lösungsansätze zur Bevölkerungsexplosion

Theorie der demographischen Transformation. Diese schlägt sozioökonomische Lösungen vor: z.B. verstärkte Familienplanung, bessere Ausbildung der Frau, gleichmäßige Einkommensverteilung, Kinderbetreuung.

Malthusisches Bevölkerungsgesetz. Ziel ist die biologische Steuerung des Problems, z.B. über 1-Kind-Politik (vgl. Iran, China).

2.4 Migration und räumliche Bevölkerungswanderungen

Migration (Wanderungsvorgang). Dauerhafte (bzw. langfristige) Änderung des Wohnsitzes eines Individuums. Man unterscheidet:

- internationale Migration (über Ländergrenzen hinweg) vs. Binnenmigration (z.B. Land-, Stadtflucht, Umsiedlung innerhalb eines Staates)
- dauerhafte Migration (Auswanderung, Flucht) vs. semipermanenter Wechsel (z.B. Exil)

Mobilität. Räumliche Veränderungen innerhalb eines Systems unabhängig von Reichweite und Häufigkeit.

Immigration. Einwanderung in eine „neue Heimat". Gegenteil von **Emigration.**

Wanderungen (Immigration, Emigration). Diese beschreiben die Veränderung der Bevölkerungszusammensetzung durch Zu- und Abwanderung in einem bestimmten Zeitraum.

Wanderungssaldo. Differenz zwischen Zu- und Fortzügen. In Deutschland in den letzten 50 Jahren positiv (ca. 200 000 Personen).

Zuwanderungen werden laut Statistischem Bundesamt langfristig sinken, da Zuwanderungen aus Osteuropa zurückgehen. Deutschland ist mit 12 Mio. Menschen, die nicht in Deutschland geboren wurden oder nicht die deutsche Nationalität besitzen, zweitgrößtes Einwanderungsland nach den USA.

Zugewanderte verfügen über andere demographische Kenngrößen als Deutsche, wodurch sich Änderungen für den Gesamtdurchschnitt ergeben. Beispiel: Geburtenrate der Zugewanderten: 1,9 (Deutsche: 1,2 in West-Deutschland, 1,4 in neuen Bundesländern). Die zugewanderte Population wird bis 2050 durch ihre Geburtenüberschüsse und durch weitere Einwanderungen weiter wachsen.

2.5 Demographische Berechnungen

Quellen für demographische Daten sind:
- Volkszählungen
- fortgeschriebene Statistiken des Statistischen Bundesamtes
- sonstige Stichproben

Für Daten aus vorstatistischen Zeiten dienen meist Auswertungen der Kirchen- und Ortsfamilienbücher.

Modell des demographischen Übergangs

Das Modell des demographischen Übergangs dient der Beschreibung von Veränderungen in der Bevölkerungsentwicklung von hohen zu niedrigen Sterbe- und Geburtenraten und den Auswirkungen auf das Bevölkerungswachstum.

Je nach Anzahl der Phasen können das vier- und das fünfphasige Modell sowie ein variables Modell unterschieden werden.

Das **Vier-Phasen-Modell** beschreibt die Veränderung des Bevölkerungswachstums über vier Phasen:
- Phase I mit hoher, schwankender Geburten- und Sterberate und zugleich geringem Bevölkerungswachstum
- Phase II mit hoher, konstanter Geburtenrate bei gleichzeitig langsam sinkender Sterberate, was zu einem Öffnen der Bevölkerungsschere führt
- Phase III, bei der die schnell sinkende Geburtenrate bei langsam sinkender Sterberate wieder zu einem geringen Bevölkerungswachstum führt
- Phase IV, die sich durch ein niedriges Bevölkerungswachstum aufgrund von geringer, stabiler Geburten- und Sterberate auszeichnet

Das gängigere **Fünf-Phasen-Modell** (☞ Abb. 25.10) fügt zwischen der zweiten und dritten Phase des Vier-Phasen-Modells die „Umschwungphase" ein, in der das Bevölkerungswachstum am höchsten ist, da die Geburtenrate langsamer als die Sterberate zurückgeht. Diese Phase ist auch durch wirtschaftliche Prosperität gekennzeichnet.

Das **variable Modell** geht in der Betrachtung des Transformationsprozesses stärker auf die Besonderheiten der betrachteten Region ein. Durch verschiedene Neigungen des Kurvenverlaufs von Geburten- und Sterberate kann detaillierter und flexibler auf Unterschiede in der Dauer des demographischen Übergangs und die Ausprägung der Bevölkerungsschere eingegangen werden.

Aussagekraft von demographischen Prognosen

Bevölkerungsprognose. Annahmen werden so gesetzt, dass die Wahrscheinlichkeit des Eintreffens der Prognose maximal und der Fehler minimal ist.

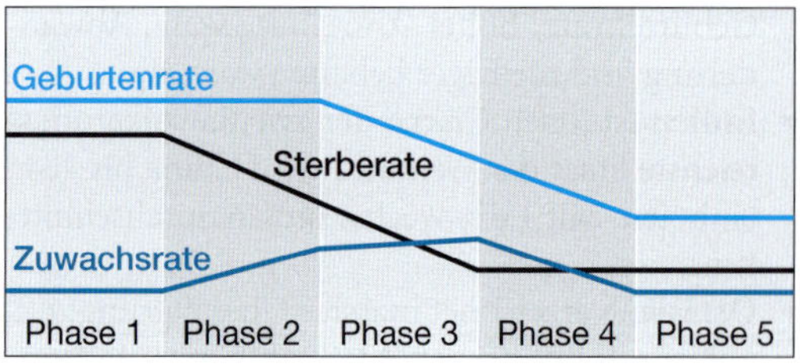

Abb. 25.10: Fünfphasiges Modell des demographischen Übergangs

Bevölkerungsprojektion. Auf Basis der Ermittlung eines Intervalls mit einer oberen (ggf. mittleren) und unteren Variante werden Vorausberechnungen erstellt.

Modellrechnung. Vorausberechnung ausschließlich auf Basis von Geburtenraten, Lebenserwartung und Migration.

Wissenschaftliche Prognosen gehen vom Normalfall aus und unterstellen in ihren Wenn-dann-Bedingungen das Ausbleiben von Katastrophen.

Kritikpunkte an Prognosen

- Problem der Berechenbarkeit von Bevölkerungsveränderungen, da es sich entweder um Extrapolationen vergangener Trends oder um Berechnungen auf Vermutungen handelt.
- Bestimmte Einflussfaktoren können nicht im Vorhinein berücksichtigt werden, z.B. AIDS, Antibabypille.
- Basis bilden Annahmen über Geburtenrate, Lebenserwartung sowie Zahl und Altersstruktur von Migrationen. Damit bestimmt die Qualität der Annahmen die Qualität der Prognose.

Dennoch sind Bevölkerungsprognosen zuverlässiger als z.B. wirtschaftliche Prognosen, da das Verhalten der Menschen einen geringeren Einfluss hat. Der Fehler für Weltberechnungen beträgt für Berechnungen der UN ca. 2%, für Staatenberechnungen liegt er im Promillebereich.

3 Epidemiologie

3.1 Grundbegriffe und Aufgaben

Definition. Epidemiologie ist die Wissenschaft, die sich mit der (regionalen) Verteilung von physiologischen Variablen sowie von Krankheiten, deren physikalischen, chemischen, psychischen und sozialen Determinanten und deren Folgen für die Bevölkerung befasst. Sie ist die Grundlagenwissenschaft der Sozial- und Präventivmedizin. **Zentrale Frage: Warum treten Krankheiten auf?**

Die **Sozialepidemiologie** untersucht soziale Faktoren, welche die Verteilung von Erkrankungen beeinflussen (Teilgebiet der Epidemiologie und der Medizinsoziologie).

Ziele und Aufgaben der Epidemiologie. Laut Definition der Internationalen Epidemiologischen Gesellschaft (IEA) sind dies folgende:

- Beschreibung und Untersuchung der Verteilung und Häufigkeit von Krankheiten in menschlichen Populationen
- Identifikation ätiologischer Faktoren in der Pathogenese von Krankheiten
- Bereitstellung von Daten für Planung, Durchführung und Beurteilung von Maßnahmen zur Vorbeugung, Bekämpfung und Behandlung von Krankheiten und für die Festlegung von Prioritäten zwischen den verschiedenen Maßnahmen.

Systeme zur Klassifikation von Diagnosen

Zur Erstellung von Häufigkeitsverteilungen ist es sinnvoll, Diagnosen zu kodieren, d.h., jeder Diagnose mit Hilfe einer Nummer eine eindeutige Identifikation zuzuweisen (disjunkte Verschlüsselung). Eine Verschlüsselung muss umfassend und erschöpfend sein. Es gibt mehrere Klassifikationssysteme zur Standardisierung von Krankheitsdiagnosen in der Medizin:

Internationale Klassifikation der Krankheiten und Todesursachen (ICD). Von der WHO aufgestellter 4-stelliger Diagnoseschlüssel, der vom Statistischen Bundesamt Wiesbaden veröffentlicht und für Deutschland als verbindlich erklärt wurde. Ziel ist die weltweite, einheitliche Erforschung und Erfassung von Morbidität und Mortalität. Die ICD wurde ursprünglich zur Erfassung der Todesursachen entwickelt. Sie wird ca. alle 10 Jahre erneuert. Aktuelle Version (2005): ICD-10.

ICD-10 liegt in drei Bänden vor: „Systematisches Verzeichnis“, „Regelwerk“ und „Alphabetisches Verzeichnis“. Jeder ICD-Klasse wird ein bis zu fünfstelliger Schlüssel zugeordnet, dessen erste drei Stellen die Bezeichnung der Diagnose darstellen.

Seit 2004 wird in Deutschland der **„ICD-10-GM"** als Diagnosesystem zur Abrechnung von Gesundheitsleistungen im ambulanten und stationären Sektor verwendet.

Die **Todesursachenstatistik** wird auf Grundlage der Todesbescheinigungen durch die Statistischen Landesämter nach der ICD-Klassifizierung erstellt.

Systematized Nomenclature of Pathology (SNOP). Für die Pathologie aufgestellter vierstelliger Zahlenkode mit den Dimensionen Topographie (T), Morphologie (M), Ätiologie (E) und Funktionsstörung (F) (z.B. T 1349 = Muskel, Larynx, ohne nähere Angaben).

Systematized Nomenclature of Medicine (SNOMED II). Auf den Prinzipien von SNOP aufbauend; enthält sieben Achsen (Topographie T, Morphologie M, Ätiologie E, Funktion F, Krankheit D, Arbeit J, Prozedur P). Die deutsche Fassung enthält 81 000 Einträge.

Klinischer Diagnoseschlüssel (KDS). Für die klinische Dokumentation entwickelter 5-stelliger nummerischer Diagnoseschlüssel, dessen Positionen 1 und 2 die Topographie, Positionen 3 und 4 die Nosologie und dessen 5. Position eine örtliche oder krankheitsabhängige Modifikation beschreiben.

TNM-Klassifikation. Sie wurde von der Union Internationale Contre le Cancer zur Stadieneinteilung von Tumoren entwickelt und beschreibt maligne Tumorausprägungen mit den folgenden drei Achsen:

- **T:** Tumor, örtliche Ausdehnung des Tumors (5 Klassen: T0–T4)
- **N:** Nodus, Befall der regionalen Lymphknoten (4 Klassen: N0–N3)
- **M:** Metastasen, Fehlen bzw. Vorhandensein von Fernmetastasen (2 Klassen: M0–M1)

Die Ausprägungen in den einzelnen Achsen variieren je nach Tumor. Die TNM-Klassifikation ist eine primär klinische präoperative Tumoreinteilung, die durch eine 4.–8. Kategorie ergänzt werden kann. Nach der OP bzw. der histologischen Aufarbeitung wird der Befund überprüft und entsprechend abgeändert:

- **C** (certainty): Sicherheit des Befundes, von C1 bis C5 abnehmend
- **G** (grading): Maß für den Umfang der Veränderung des Tumorgewebes im Vergleich zum normalen Gewebe, Aggressivität des Tumors, 4 Klassen: G1 (gut differenziert) – G4 (undifferenziert)
- **R** (Residualtumor): Vollständigkeit der operativen Entfernung des Tumors: R0 (kein Resttumor), R1/R2 (Resttumor unterschiedlichen Ausmaßes), RX (keine Aussage möglich)
- **V** (Veneninvasion): Invasion des Tumors in Venen: V0 (nicht nachweisbar), V1 (mikroskopisch erkennbar), V2 = (makroskopisch erkennbar)
- **L** (Lymphgefäßinvasion): L1 (Invasion des Tumors in Lymphbahnen), L0 (keine Invasion).

Das Präfix „p" wird vorangestellt, wenn für den betreffenden Tumor ein pathologisches Stadium gesichert ist (pTNM-Klassifikation). Weitere gebräuchliche Präfixe sind:

- **c:** klinisches Stadium
- **m:** multiple Primärtumoren
- **y:** Zustand nach Therapie
- **a:** Klassifikation erst nach Autopsie
- **r:** Rezidiv

Grundlagen der Krankheitsfrüherkennung (Screening)

In epidemiologischen Studien werden Screenings häufig als Reihenuntersuchung bei vielen Menschen angewendet, um frühzeitig zu relativ gesicherten Aussagen über Risikofaktoren bzw. das Vorliegen von best. Krankheiten zu gelangen (**Vorsorgeuntersuchungen**). Es werden dabei zwei Stichproben untersucht: eine Anzahl nachweislich gesunder und eine Anzahl kranker Patienten ohne Symptome. Das Verhältnis der Anteile an Patienten in den Gruppen wird aus vorher bekannten Anteilen an der Gesamtheit berechnet.

Prinzipien der Krankheitsfrüherkennung. Es müssen geeignete Untersuchungsverfahren vorhanden sein, die zuverlässig und ohne Schaden eingesetzt werden können. Für die zu entdeckenden Krankheiten müssen effektive therapeutische Maßnahmen zur Verfügung stehen. Der Aufwand bei der Krankheitssuche muss in einem sinnvollen Verhältnis zum Ergebnis stehen.

Beispiele: Blutgruppenuntersuchung, Mammographie-Screening, Schwerhörigkeit bei Kindern.

3.2 Epidemiologische Berechnungen

3.2.1 Datenquellen

Primärerhebung. Sie liegt vor, wenn Forscher, mangels Rückgriffsmöglichkeit auf anderes geeignetes Datenmaterial, eine spezielle Erhebung (epidemiologische Studie, s.u.) vornehmen. Für die Gesundheitsberichterstattung werden zumeist Querschnittsstudien verwendet.

Sekundärerhebung. Sie liegt vor, wenn bereits vorhandenes Material unabhängig vom ursprünglichen Zweck und Bezugsrahmen der Datensammlung ausgewertet wird. Hierzu gehören:

- Sekundäranalysen mit Zahlen der amtlichen Statistik (z.B. Mikrozensuserhebungen)
- Sekundäranalysen mit Daten aus nichtamtlichen Statistiken (z.B. Prozessdaten der GKV)
- Sekundäranalysen mit Primärerhebungen anderer Personen und Institutionen (z.B. Daten aus dem Krebsregister Hamburg).

3.2.2 Methodik

Maße für die Krankheitshäufigkeit

Inzidenz. Sie gibt die Zahl des Neuauftretens einer Krankheit in einer Population in einem bestimmten Zeitraum an. Die **Inzidenzrate** ist definiert als die Zahl neuer Fälle oder Zahl der Personen mit Neuerkrankung/Zeiteinheit im Verhältnis zur Anzahl der exponierten Personen.

Prävalenz. Sie gibt den Bestand oder die Häufigkeit einer Krankheit oder eines Merkmales zu einem Zeitpunkt (**Punktprävalenz**) oder in einem Zeitraum (**Periodenprävalenz,** selten) an. Die **Prävalenzrate** ist definiert als die Zahl der Erkrankten bzw. die Häufigkeit des Merkmales im Verhältnis zur Anzahl der untersuchten Personen.

Krankheits- bzw. Morbiditätsrate. Darunter versteht man die in einem bestimmten Zeitraum registrierte Zahl der Krankheitsfälle an einer bestimmten Krankheit, bezogen auf die Bevölkerungszahl.

Mortalität (Sterblichkeit). Sie gibt den Rückgang der Bevölkerung durch Todesfälle an.

Klinischer Fall

Ein deutsches Bundesland hatte 2008 eine durchschnittliche Bevölkerungszahl von 6 Mio., von denen 5000 an einer nicht heilbaren Krankheit X litten. Im Laufe des Jahres wurden in diesem Bundesland 300 neue Fälle dieser Krankheit X diagnostiziert, und 70 Personen starben daran.

Frage: Wie hoch war die Prävalenz für die Krankheit X je 100 000 Einwohner am 31. 12. 2008?

Richtige Antwort: 87,2

Lösungsweg: Erkrankte insgesamt: 5000 + 300 – 70 = 5230; 5230 Erkrankte/6 000 000 Einwohner = ca. 0,000 872

Lösung: Also sind 87,2 Personen pro 100 000 Einwohner an X erkrankt.

Die Mortalität ist die Zahl der Gestorbenen, bezogen auf die Gesamtzahl der Bevölkerung. Man unterscheidet:

- perinatale Mortalität: Anzahl der während oder bis zu sieben Tage nach der Geburt verstorbenen Säuglinge, bezogen auf 1000 Geburten
- relative Mortalität: Anteil einer bestimmten Todesursache an der Gesamtmortalität (z.B. Anzahl an Verkehrstoten im Verhältnis zu allen Unfalltoten)

Sterbetafeln verdeutlichen, wie eine bestimmte Population im Laufe der Zeit gestorben ist/stirbt. Sie geben Auskunft über Sterbens- und Überlebenswahrscheinlichkeiten jeder Altersgruppe sowie über die mittlere Lebenserwartung der Personen im Altersjahrgang.

Sterbe- bzw. Mortalitätsziffer. Sie bezeichnet das Verhältnis der Anzahl der Sterbefälle zum Durchschnittsbestand einer Population. Man unterscheidet:

- allgemeine Sterbeziffer: Anzahl der in einem Jahr Gestorbenen, bezogen auf 1000 Personen der Bevölkerung
- altersspezifische Sterbeziffer: Maß für die Sterblichkeit innerhalb von Altersgruppen in einem Jahr, bezogen auf 1000 Personen dieser Altersgruppe.
- ursachenspezifische Sterbeziffer: alle an einer bestimmten Krankheit verstorbenen Personen in einem Jahr, bezogen auf 100 000 Personen der Bevölkerung.

Säuglingssterblichkeit: Zahl der im 1. Lebensjahr Verstorbenen, dividiert durch alle Lebendgeborenen, mal 1000. Gebräuchlichster (internationaler) Indikator für die gesundheitliche Situation einer Bevölkerung. Säuglingssterblichkeit wird beeinflusst durch Maßnahmen der Schwangerenbetreuung, Ernährung, Hygiene, Impfung und Geburtshilfe.

Letalitätsrate. Sie ist definiert als das Verhältnis der Anzahl der an einer bestimmten Krankheit Verstorbenen zur Anzahl der Neuerkrankungsfälle. Sie ist nur bei akuten Krankheiten sinnvoll zu berechnen.

Direkte Altersstandardisierung. Ihr Ziel ist es, diejenige Sterbeziffer der untersuchten Bevölkerung zu berechnen, die diese aufwiese, wenn sie den Altersaufbau einer Standardpopulation hätte (Todesfälle in Bezug auf die Bevölkerung altersspezifisch nach den Altersklassen x). Die altersspezifischen Sterbeziffern werden mit der Personenzahl der jeweiligen Altersgruppe der Standardpopulation multipliziert, dann werden die Produkte summiert und durch die Gesamtpersonenzahl der Standardpopulation dividiert.

Die Standardpopulation beschreibt die erwartete Fallzahl einer definierten Referenzbevölkerung. Eine Altersstandardisierung führt man durch, um Effekte, wie sie z.B. durch eine steigende Lebenserwartung zustande kommen, aus der Berechnung auszuschließen.

Indirekte Altersstandardisierung. Ihr Ziel ist es, die erwarteten Sterbefälle in einer Bevölkerung zu berechnen, wenn dort die altersspezifischen Sterbeziffern der Standardpopulation gelten würden. Den Quotienten aus der beobachteten und der erwarteten Zahl der Sterbefälle multipliziert man dann mit der Sterbeziffer der Standardpopulation.

Zusammenhangsmaße

Risiko. Wahrscheinlichkeit, innerhalb eines bestimmten Zeitraums an einer bestimmten Krankheit zu erkranken oder zu versterben. Dabei kann z.B. eine Person mehrmals an der Krankheit erkranken, z.B. Schnupfen-Neuerkrankungen.

Risikofaktor. Ein Risikofaktor ist die erhöhte Wahrscheinlichkeit, an einer bestimmten Krankheit zu erkranken. Ursächlich hierfür können z.B. Dispositionen oder genetische Prädispositionen sein.

Relatives Risiko. Dies ist ein Maß für den Zusammenhang zwischen einem Risikofaktor und einer Krankheit. Es gibt an, um welchen Faktor eine bestimmte Krankheit bei Personen mit Risikofaktor häufiger (oder seltener) auftritt als bei Personen ohne den Risikofaktor (☞ Tab. 25.14).

Es ist der Quotient aus der Wahrscheinlichkeit, dass die Krankheit auftritt, wenn der Risikofaktor vorliegt, und der Wahrscheinlichkeit, dass die Krankheit auftritt, wenn der Risikofaktor nicht vorliegt:

relatives Risiko = (**a** / [**a** + **b**]) / (**c** / [**c** + **d**])
a: Anzahl Erkrankter mit Risikofaktor
b: Anzahl Nicht-Erkankter mit Risikofaktor
c: Anzahl Erkrankter ohne Risikofaktor
d: Anzahl Nicht-Erkankter ohne Risikofaktor

Ein relatives Risiko von 1 bedeutet, dass die beiden Erkrankungshäufigkeiten gleich sind, also kein zusätzliches Risiko durch die Exposition besteht. Die Wahrscheinlichkeit, dass die Exposition einen Effekt hat, lässt sich mit Hilfe eines Konfidenzintervalls (Vertrauensbereich) von z.B. 95% beschreiben. Die Irrtumswahrscheinlichkeit be-

Tab. 25.14: Beispiel zur Ermittlung des relativen Risikos

Risikofaktor: Cholesterin im Serum	Krankheit „Herzinfarkt" (Anzahl der Fälle)	
	tritt auf	tritt nicht auf
> 250 mg%	10	125
< 250 mg%	21	449

Rechnung: relatives Risiko = (10 / [10 + 125]) / (21 / [21 + 449]) = 1,66.
Das relative Risiko, bei einem Cholesterinwert über 250 mg% an einem Herzinfarkt zu erkranken, ist 1,66-mal höher als bei einem Wert unter 250 mg%.

trägt in diesem Fall 5%. Ein relatives Risiko von 0 erhält man, wenn im Zähler eine 0 steht, d.h., die Exposition einen absoluten Schutzfaktor für diese Erkrankung darstellt.

Attributionelles (zuschreibbares) Risiko. Es beschreibt die Wahrscheinlichkeit einer bestimmten Krankheit unter Einfluss eines Risikofaktors **minus** der Wahrscheinlichkeit einer bestimmten Krankheit ohne Einfluss des Risikofaktors. Dies entspricht der Differenz zweier relativer Häufigkeiten.

Beispiel: attributionelles Risiko (Lungenkrebs) = Inzidenzrate (Raucher) – Inzidenzrate (Nichtraucher)

Arten von Zusammenhängen. Ein Zusammenhang zwischen einem Merkmal und einer Krankheit besteht, wenn eine statistische Abhängigkeit vorliegt. Es werden drei Arten von Zusammenhängen unterschieden:

- Artefakte oder unechte Zusammenhänge (beruhen auf systematischen Fehlern)
- sekundäre Zusammenhänge (untersuchtes Merkmal und Krankheit haben einen gemeinsamen Faktor)
- kausale Zusammenhänge (Ursache-Wirkungs-Beziehung). Ein Merkmal führt direkt zu einer Erkrankung.

Studientypen

In der Epidemiologie werden folgende Studientypen unterschieden:

- **analytische Studien:** Beobachtungsstudie (Fall-Kontroll- und Kohortenstudie) bzw. Interventionsstudie
- **deskriptive Studien** zur Untersuchung von
  - Individuen: Fallberichte, Querschnittstudien, Surveys
  - Populationen: ökologische Studie/Korrelationsstudie

Fall-Kontroll-Studie. Ihr Ziel ist der Vergleich einer Gruppe von Personen mit der in Frage stehenden Krankheit **(Fälle)** und einer Gruppe ohne diese Krankheit **(Kontrollpersonen).** Die Einflussnahme auf Quantität und Qualität der Daten kann bei der retrospektiven Fall-Kontroll-Studie eingeschränkt sein. Bei der **Matched-Pairs-Technik** wird nur ein Kriterium der Krankheit im Rahmen einer Fall-Kontroll-Studie untersucht.

Kontrollierte Therapiestudie. Sie dient dem Therapievergleich. Durch Randomisierung wird die Zugehörigkeit der Probanden zur Therapiegruppe bzw. zur Kontrollgruppe festgelegt. Verum und Placebo sind gleich verpackt. Lediglich aus der unter Verschluss liegenden Kodeliste ist ersichtlich, ob eine Packung Verum oder Placebo enthält. Beispiel: Phasen-Studien der Arzneimittelprüfung.

Um den Therapieerfolg auch während der Studie zu messen, besteht die Möglichkeit des sequentiellen Auswertungsverfahrens. Dabei wird nach jedem auswertbaren Fall neu geprüft, ob eine der Therapieformen der anderen signifikant überlegen ist. Voraussetzungen sind eine präzise Hypothese und ein detaillierter Studienplan.

Pilotstudien werden häufig Therapiestudien vorangestellt. Dazu werden in einer repräsentativen Population Daten erhoben, anhand deren das Studienprotokoll erstellt werden kann.

Kohortenstudie. Diese geht von gesunden Personen aus, die in unterschiedlichem Ausmaß den vermuteten Risikofaktoren ausgesetzt sind. Kohortenstudien erlauben die Berechnung von Inzidenzen.

- Die **prospektive Kohortenstudie** klassifiziert die zu Beginn der Untersuchung gesunden Personen in Exponierte und Nichtexponierte und beobachtet sie in Hinblick auf das Auftreten einer bestimmten Krankheit. Ihr Vorzug liegt darin, auf Planung, Durchführung, Auswertung und Interpretation der Ergebnisse in größtmöglicher Weise Einfluss nehmen zu können.
- Eine **historische Kohortenstudie** ist eine retrospektive Studie, bei der Daten der Personengruppen über einen längeren Zeitraum ausgewertet werden, um den Einfluss eines Risikofaktors zu bestimmen.

Interventionsstudie. Diese ist eine quasi experimentelle Langzeitstudie, in der durch eine Veränderung oder das Ausschalten von vermutlich krank machenden Faktoren erzielte Effekte auf die Gesundheit von Bevölkerungsgruppen (z.B. Wirksamkeit von Präventivmaßnahmen) untersucht werden.

Querschnittsstudien. Zwei Möglichkeiten, eine Querschnittsstudie (Punkt-Prävalenz-Studie) zu erheben: Entweder wird der Anteil der Bevölkerung, der durch ein oder mehrere Merkmale gekennzeichnet ist, oder die Verteilung der Häufigkeiten verschiedener Stufen von quantitativen Werten (z.B. relatives Körpergewicht oder Blutdruck) in einer definierten Bevölkerung zu einem bestimmten Zeitpunkt ermittelt. Die Studie dient zur exakten Prüfung von Hypothesen, die anhand von Mortalitäts- oder Morbiditätsstatistiken oder auch bei klinischen Vergleichsstudien an Patienten aufgestellt wurden. Überprüft wird der Kausalzusammenhang, d.h., man nimmt an, dass ein Faktor, der gleichzeitig mit der Erkrankung gefunden wird, auch die Krankheit verursacht haben könnte.

Ökologische Studien (Korrelationsstudien). Darunter versteht man Forschungsansätze, bei denen Merkmale von Gruppen (Aggregaten) beobachtet und analysiert werden. Sie dienen der Kennzeichnung der regionalen Verteilung sowie des zeitlichen Verlaufs. Es lassen sich verschiedene Typen dieser Studien unterscheiden:

- **explorative Studie:** Für bestimmte Merkmale (z.B. Krankheits- und Sterbeziffern) werden geographische Verteilungsmuster ermittelt, sodass ersichtlich wird, in welcher Region welches Merkmal gehäuft auftritt.
- **Gruppenvergleich:** Für bestimmte Bevölkerungsgruppen und -gebiete wird der Zusammenhang zwischen Expositionsniveau gegenüber bestimmten Risikofaktoren und Krankheits- bzw. Sterbeziffern untersucht.
- **Zeittrendstudie:** Diese Studie stellt den Zusammenhang zwischen der Veränderung der durchschnittlichen Exposition gegenüber einem Risikofaktor in einem Zeitraum in einer Bevölkerung zu der Veränderung von Krankheits- bzw. Sterbeziffern dar.
- **geographische Studie:** Es werden zwei oder mehrere Bevölkerungsgruppen in unterschiedlichen Regionen hinsichtlich der Häufigkeit des Auftretens bestimmter Krankheiten verglichen, d.h., es wird nach Unterschieden in der Häufigkeit gesucht.
- **kombiniertes Studiendesign:** Diese Studie ist eine Kombination des multiplen Gruppenvergleichs und der Zeittrendstudie.

Ökologischer Fehlschluss. Dieser liegt vor, wenn von den Randverteilungen auf die bedingten Verteilungen geschlossen wird.

- **Randverteilung:** Verteilung einer oder mehrerer Variablen, wenn die restlichen Variablen unberücksichtigt bleiben (☞ Tab. 25.15: A, B, C, D)
- **bedingte Verteilung:** Verteilung einer oder mehrerer Variablen, wenn bereits bekannt ist, welche Werte die restlichen Variablen angenommen haben (☞ Tab. 22.15: a, b, c, d)

Bei gegebenen äußeren Verteilungen A, B, C, D sind mehrere innere Verteilungen a, b, c, d möglich. Daher ist es nicht zulässig, von der äußeren Verteilung (A, B, C, D) auf die innere Verteilung (a, b, c, d) zu schließen.

Beispiel: Es gibt 60 Raucher (A) und 40 Todesfälle mit Lungenkrebs (C). Es kann jedoch nicht darauf geschlossen werden, dass die Mehrzahl der Raucher auch an Lungenkrebs stirbt (a) (☞ Tab. 25.16: 10%).

Odd's Ratio (Chancen-Verhältnis): Die Verhältniszahl gibt an, um wie viel größer die Erkrankungswahrscheinlichkeit in der Gruppe mit Risi-

Tab. 25.15: Untersuchung des Zusammenhangs zwischen Faktor X (z.B. Rauchen) und der Todesursache Y (z.B. Lungenkrebs)

	Y	nicht Y	gesamt
X	a	b	A
nicht X	c	d	B
gesamt	C	D	

Tab. 25.16: Beispiel: Untersuchung des Zusammenhangs zwischen dem Faktor Rauchen und der Todesursache Lungenkrebs

	Lungenkrebs	kein Lungenkrebs	gesamt
Rauchen	10	50	60
Nichtrauchen	30	10	40
gesamt	40	60	100

kofaktoren im Vergleich zur Gruppe ohne Risikofaktoren ist.

(a × d) / (b × c)

Bei 1 ist das Chancenverhältnis zwischen Risikofaktor und kein Risikofaktor gleich.

Im Beispiel: (10 × 10) / (50 × 30) = 100 / 1500 = 0,067; das heißt, die Chance, an Lungenkrebs zu sterben, ist bei Rauchern geringer als unter Nichtrauchern (da < 1).

Chancen-Verhältnis von kein Risikofaktor zu Risikofaktor: (50 × 30) / (10 × 10) = 15; die Chance, als Nichtraucher an Lungenkrebs zu sterben, ist um 15-mal höher als bei Rauchern (Vorsicht: fiktives Beispiel!).

Weitere Studientypen

- Eine **Prävalenzstudie** hat die Erhebung von Daten zur Berechnung der Prävalenz zum Ziel.
- Eine **Längsschnittstudie** beobachtet zeitliche Verläufe.

Klinischer Fall

Es wurde vermutet, es bestehe ein Zusammenhang zwischen der Einnahme eines bestimmten „Appetitzüglers" und dem Auftreten einer pulmonalen Hypertonie. Zur Abklärung des Verdachtes wurde eine repräsentativ zusammengesetzte Gruppe erkrankter Personen einer adäquat gebildeten Gruppe Nichterkrankter gegenübergestellt. In beiden Gruppen wurde die Anzahl der Probanden, die den „Appetitzügler" eingenommen hatten, ermittelt.
Hierbei handelt es sich um eine **Fall-Kontroll-Studie.**

Datenerhebung

Methoden der Datenerhebung sind Beobachtung, Experiment, Befragung, Interview und Inhaltsanalyse.

Beobachtung. Sie sollen entweder einen Zustand nur beschreiben (deskriptive Studien) oder auch Hypothesen untersuchen (analytische Studien). Dabei wird der Proband lediglich von außen betrachtet, ohne Kontakt zu ihm aufzunehmen.

Experiment. Das Experiment untersucht die (erwarteten) Veränderungen durch einen willkürlichen Eingriff in ein System. Dabei sollen die Folgen des Eingriffs detailliert untersucht werden. Zum Vergleich zieht man oft ein Kontrollsystem heran, in dem man den experimentellen Eingriff nicht vornimmt, um seine Auswirkungen von Veränderungen abzugrenzen, die sich ohnehin vollziehen und die man sonst fälschlich als eine Folge des Experimentes ansehen könnte.

Interview. Bei wissenschaftlichen Interviews mit epidemiologischen, statistischen Fragestellungen muss im Gegensatz zur einfachen Anamneseerhebung zu ausschließlich diagnostischen Zwecken **die intra- und interpersonelle Vergleichbarkeit** gegeben sein. Zu diesem Zweck stehen Fragebögen und Computer-Dialog-Systeme zur Verfügung.

Befragung. Die Befragung ist ein wichtiges Instrument zur Gewinnung von Informationen über Einstellungen, Meinungen, Wissen und Verhaltensweisen von Menschen. Sie erfolgt in der Regel mittels eines standardisierten Fragebogens. Nach der Art der Kommunikation mit den Befragten unterscheidet man persönliche, telefonische, schriftliche (Postbefragung) und Online-Befragungen. Jede Art hat ihre spezifischen Vor- und Nachteile.

Gütekriterien für Fragebögen. Wesentlich sind Objektivität, Reliabilität und Validität. Als Nebengütekriterien kommen in Frage: Vollständigkeit bezüglich des Problembereichs, Zumutbarkeit für den Probanden, Wirtschaftlichkeit und Dokumentierbarkeit.

Fehlermöglichkeiten. Messungen physiologischer oder klinisch-chemischer Parameter weisen häufig Abweichungen auf, weil sie den in Tab. 25.17 aufgeführten Faktoren unterworfen sind. Um einen **zufälligen** Fehler auszugleichen, ist es sinnvoll, die Anzahl der Messungen möglichst hoch zu wählen. Einen **systematischen** Fehler kann man vermeiden, indem man Außenkriterien wie Vorerfahrung, andere Erhebungen und Normwerte genau überprüft.

Ursache-Wirkungs-Beziehungen (Ätiologie) bei Krankheiten

Kausaler Zusammenhang. Er ist gegeben, wenn zwischen einem Faktor und einer Krankheit eine Ursache-Wirkungs-Beziehung besteht. Voraussetzung ist eine **statistische Abhängigkeit.** Ein

Tab. 25.17: Fehlermöglichkeiten bei standardisierten Untersuchungsverfahren

Fehlerquelle	Ursache des Fehlers
Messinstrumente	technischer Zustand, Kalibrierung bzw. Eichung
Untersucher	Qualifikation, Konzentrationsfähigkeit
Umgebungseinflüsse Dritter	Lärm, Raumtemperatur, Anwesenheit
Proband	biologische, psychische Verfassung

kausaler Zusammenhang liegt vor, wenn ätiologische Faktoren Teil eines Komplexes von Bedingungen bilden, der die Wahrscheinlichkeit des Auftretens der Krankheit erhöht, und wenn die Verminderung eines oder mehrerer dieser Faktoren zu einem Rückgang der Erkrankungshäufigkeit führt. Es gibt verschiedene Arten von Kausalitätsbeziehungen:

- Dosis-Wirkungs-Beziehung (je stärker der Faktor, umso ausgeprägter die Krankheit)
- Alles-oder-nichts-Beziehung (wenn Faktor, dann Krankheit; z. B. Allergien)
- direkte oder indirekte Beziehung (ohne oder mit Zwischenglied; z. B. RR↑ → Arteriosklerose → KHK.

Nachweis des Zusammenhangs. Er kann nur unter den künstlichen Bedingungen eines streng kontrollierten Experiments erbracht werden. Gemäß Austin Bradford Hill definieren neun **Kriterien** eine vermutete Ursache-Wirkungs-Beziehung: Stärke, Folgerichtigkeit, Spezifität (wenn ein bestimmter Faktor auch mit anderen Krankheiten in Beziehung steht, ist ein Kausalzusammenhang weniger wahrscheinlich), Zeitlichkeit (Wirkung erfolgt nach Ursache), biologischer Gradient (je stärker, desto häufiger der Effekt), Plausibilität, Stimmigkeit, Experiment und Analogie.

Die **drei C der Ätiologie** geben die Stärke des Zusammenhangs an:

- Causa (Ursache), d. h., wenn ein Ereignis A eintritt, dann **muss** auch ein Ereignis B eintreten.
- Contributio (Beitrag): wenn Ereignis A eintritt, dann tritt häufig auch Ereignis B ein.
- Correlatio (Zusammenhang, Korrelation): Es besteht kein klar erforschter Ursache-Wirkungs-Zusammenhang, da auch andere Faktoren (Variablen) Einfluss haben können.

Störfaktoren

Bei der Zusammenstellung von Probandengruppen können (zusätzlich zu den beabsichtigten Auswahlkriterien) durch das Auswahlverfahren oder durch andere Gründe weitere Kriterien wirksam werden, in denen sich die Probanden unterscheiden. Dies führt zu **Ergebnisverzerrungen** (Bias). Bias entsteht auch durch die Beeinflussung des Befragten in einem Interview.

Lead-Time-Bias. Es handelt sich um einen systematischen Fehler, der entsteht, wenn die Laufzeit einer Studie zu kurz gewählt wurde.

Störvariablen (Confounder). Dies sind Größen, die bei einer Studie nicht untersucht werden, aber Einfluss auf das Ergebnis haben. Es handelt sich um Faktoren, die in nicht randomisierten Studien nur in der Vergleichsgruppe wirken und damit das Ergebnis systematisch verfälschen.

Zufall. Dieser spielt bei Studien, die einen genügend großen Umfang haben und keine systematischen Fehler beinhalten, nur eine untergeordnete Rolle. Die Bedeutung des Zufalls steigt mit abnehmender Zahl der Untersuchten.

4 Inhalte der Sozialmedizin

4.1 Testverfahren

Gütekriterien

Für Testverfahren bestehen drei Hauptgütekriterien:

- Die **Objektivität** ist der Grad der Unabhängigkeit des Testergebnisses von den an der Auswertung und Interpretation beteiligten Personen (Objektivität der Durchführung, der Auswertung und der Interpretation).
- Die **Reliabilität** (**Zuverlässigkeit**) ist der Grad der Genauigkeit, mit dem ein Messverfahren ein bestimmtes Merkmal misst. Es handelt sich um die Stabilität der Ergebnisse bei der Wiederholung einer Untersuchung (**Retest-Stabilität**). Dabei wird festgestellt, wie ähnlich eine Messung einer solchen mit anderen Instrumenten ist (**Paralleltest-Reliabilität**). Außerdem kann untersucht werden, wie konsistent (beständig) die Verteilung der Messungen einer nach dem Zufall in zwei Hälften geteilten Studiengruppe bei Vergleich beider Hälften ist (**innere Konsistenz**).
- Die **Validität** (**Gültigkeit**) ist der Grad der Genauigkeit, mit dem ein Messverfahren auch tatsächlich jenes Merkmal erfasst, welches gemessen werden soll. Zur Prüfung der Validität dienen u.a. Vergleiche mit Messungen anderer Merkmale am gleichen Individuum (**kriteriumsbezogene Validität**) oder die Prüfung der Vereinbarkeit der Messergebnisse mit dem zugrunde liegenden Konstrukt (**Konstruktvalidität**). Die Validität eines Tests ist abhängig von Sensitivität und Spezifität.

Die Beurteilung der Qualität diagnostischer Maßnahmen kann mit der Sensitivität und Spezifität vorgenommen werden. Ziel ist die 100%ige Sensitivität und Spezifität. Beim Vergleich zweier Maßnahmen ist das Verfahren vorzuziehen, welches eine höhere Sensitivität und Spezifität aufweist.

Sensitivität. Darunter versteht man die Wahrscheinlichkeit eines Tests, eine erkrankte Person als krank zu erkennen. Sie ist definiert als der Anteil der richtig positiv Diagnostizierten innerhalb aller Erkrankten: **a/(a + c)**

Sensitivität = erkannte Kranke / Gesamtzahl aller Erkrankten

Spezifität. Darunter versteht man die Wahrscheinlichkeit, eine gesunde Person als gesund zu erkennen. Sie ist definiert als der Anteil der richtig negativ Diagnostizierten innerhalb aller Gesunden: **d/(b + d)**

Spezifität = Gesunde / Gesamtzahl aller Gesunden

Merke

Sensitivität und Spezifität stehen im umgekehrten Verhältnis zueinander, d. h. dass eine höhere Spezifität nur mit einer niedrigeren Sensitivität erkauft werden kann, und umgekehrt.

Prädiktion

☞ Tab. 25.18, 25.19

Definition. Die Prädiktion (Vorhersage, Voraussage) gibt die Wahrscheinlichkeit an, bei einem positiven (bzw. negativen) Testergebnis an einer bestimmten Krankheit zu leiden (bzw. nicht zu leiden). Beispiel: Voraussagevermögen bei einem Screeningtest in Bezug auf die gesuchte Krankheit.

Prädiktionsfaktoren (Prädiktoren).

a: Anzahl tatsächlich Erkrankter mit positivem Testergebnis (richtige Vorhersage)

b: Anzahl tatsächlich Gesunder mit positivem Testergebnis (falsche Vorhersage, Fehler 1. Art)

c: Anzahl tatsächlich Erkrankter mit negativem Testergebnis (falsche Vorhersage, Fehler 2. Art)

d: Anzahl tatsächlich Gesunder mit negativem Testergebnis (richtige Vorhersage)

Tab. 25.18: Ermittlung der Prädiktionsfaktoren

	tatsächlich erkrankt (Anzahl der Fälle)	tatsächlich gesund (Anzahl der Fälle)
positives Testergebnis	a	b
negatives Testergebnis	c	d

Tab. 25.19: Beispiel zur Ermittlung der Prädiktionsfaktoren

	tatsächlich erkrankt (Anzahl der Fälle)	tatsächlich gesund (Anzahl der Fälle)	gesamt
positives Testergebnis	25 (a)	15 (b)	**40**
negatives Testergebnis	5 (c)	55 (d)	**60**
gesamt	**30**	**70**	**100**

Rechnungen:
- positive Korrektheit = 25 / (5 – 15) = 25 / 40 = 0,625; in 62,5% der untersuchten Fälle ist der Patient mit einem positiven Testergebnis auch tatsächlich krank.
- negative Korrektheit = 55 / (5 + 55) = 55 / 60 = 0,92; in 92% der untersuchten Fälle ist der Patient mit einem negativen Testergebnis auch tatsächlich gesund.

Es werden die positive und negative Korrektheit unterschieden, die eine Aussage über die Richtigkeit des Ergebnisses treffen
- **positive Korrektheit:** Sie ist die Wahrscheinlichkeit, tatsächlich erkrankt zu sein, unter der Bedingung, dass ein positives Testergebnis erhoben wurde.
  positive Korrektheit = a / a + b
- **negative Korrektheit:** Darunter versteht man die Wahrscheinlichkeit, tatsächlich gesund zu sein, unter der Bedingung, dass ein negativer Befund erhoben wurde.
  negative Korrektheit = d / c + d

Die Prädiktion wird von der Spezifität und Sensitivität des Tests sowie von der Prävalenz der Krankheit beeinflusst.

Mathematischer Hintergrund

Grundbegriffe

(Arithmetischer) Mittelwert. Dies ist der Quotient aus der Summe der Messwerte und der Anzahl der Werte.

Modalwert. Dies ist der am häufigsten auftretende Wert.

Median. Dieser Wert liegt bei aufsteigender Reihe aller Messwerte in der Mitte, d.h., er wird also jeweils von der Hälfte der Werte über- bzw. unterschritten.

Streuungsmaße

Streuung. Darunter versteht man Maßzahlen, die der Einschätzung der Streubreite/Abweichung von (Stichproben-)Werten um ihren Mittelwert dienen, z.B. Standardabweichung, Varianz etc.

Spannweite (Range). Sie ist die Differenz zwischen dem größten und kleinsten Wert.

Varianz (s^2). Diese ist ein Maß für die Abweichung einer Zufallsvariable von ihrem Erwartungswert. Man erhält sie, wenn man die Abweichung eines jeden Wertes vom Mittelwert quadriert, die Resultate addiert und diese Summe durch die Anzahl der Werte teilt (Durchschnitt der Abweichungsquadrate vom Durchschnitt eines statistischen Merkmals).

Standardabweichung (s). Diese ist die Quadratwurzel der Varianz.

Gauß- oder **Normalverteilung.** Die besondere Bedeutung dieser wichtigsten Wahrscheinlichkeitsverteilung beruht u.a. auf dem zentralen Grenzwertsatz, der besagt, dass eine Summe von n unabhängigen, identisch verteilten Zufallsvariablen im Grenzwert $n \rightarrow \infty$ normalverteilt ist.

Variationskoeffizient. Er gibt prozentual die Abweichung des arithmetischen Mittels von der Standardabweichung an.

Standardfehler. Er beschreibt die Streuung der Stichprobenverteilung.

Wahrscheinlichkeitsrechnung

Wahrscheinlichkeit (P). Es handelt sich um einen theoretischen Wert, der eine Voraussage über zukünftige Beobachtungen macht. Sie ist außerdem ein Maß für die Unsicherheit zukünftiger Ereignisse und ein Maß für die relative Häufigkeit des Auftretens von Ereignissen bei Auswahl aus mehreren Möglichkeiten.

P (A): Wahrscheinlichkeit, dass das Ereignis A eintritt

P (B): Wahrscheinlichkeit, dass das Ereignis B eintritt

P (A/B): A-posteriori-Wahrscheinlichkeit (**bedingte** Wahrscheinlichkeit) des Eintretens von Ereignis A, wenn Ereignis B vorliegt

P (B/A): A-posteriori-Wahrscheinlichkeit (bedingte Wahrscheinlichkeit) des Eintretens von Ereignis B, wenn Ereignis A vorliegt

Die Wahrscheinlichkeitsrechnung macht Aussagen über das Auftreten bestimmter Ereignisse, z. B. kann man mit der **Formel nach Bayes** errechnen, mit welcher Wahrscheinlichkeit P (A/B) die Krankheit A vorliegt, nachdem Symptom B festgestellt wurde.

Vereinbarkeit. Vereinbar sind Ereignisse, wenn sie gleichzeitig vorliegen können, nicht vereinbar, wenn sie nicht gleichzeitig vorliegen können.

Abhängigkeit. Abhängig sind Ereignisse, wenn die Wahrscheinlichkeit für ein Ereignis das Auftreten eines zweiten Ereignisses beeinflusst. Andernfalls sind die Ereignisse unabhängig.

Häufigkeit. Die absolute Häufigkeit gibt an, wie viele Merkmalsträger zu einer bestimmten Merkmalsausprägung in einem Datensatz existieren.

Zum Vergleich von Datensätzen verwendet man die relative Häufigkeit, d. h. die absolute Häufigkeit, dividiert durch die Anzahl (n) der Wiederholungen des Experiments (z. B. von den 30 Kindern einer Schulklasse sind vier im Januar geboren [absolute Häufigkeit]. $^4/_{30}$ der Kinder sind im Januar geboren). Die relative Häufigkeit wird in der Statistik auch oft als **Wahrscheinlichkeit** verwendet.

Signifikanz. Signifikante Unterschiede bestehen, wenn diese Unterschiede zwischen Werten nur mit einer bestimmten geringen Wahrscheinlichkeit zustande kommen. Mittels Signifikanztests wird die statistische Signifikanz, d. h. die Abschätzung der Irrtumswahrscheinlichkeit, überprüft.

Die Irrtumswahrscheinlichkeit wird vorher festgelegt (in der Regel als $\alpha = 0{,}05$ für 5% Irrtumswahrscheinlichkeit, max. $\alpha = 0{,}1$).

Durchführung eines statistischen Tests

Zur Durchführung eines statistischen Tests geht man in folgenden Schritten vor:

- **Nullhypothese** („Testergebnisse sind Zufallsprodukt") und **Alternativhypothese** („Testergebnisse spiegeln die Grundgesamtheit wider") formulieren
- Signifikanzniveau/Irrtumswahrscheinlichkeit festlegen
- **Testverfahren** auswählen (☞ Tab. 22.20)
- **Prüfgröße** aus den vorliegenden Werten errechnen
- Nullhypothese überprüfen

Grundbegriffe für Experimente

Bei der Durchführung eines Experiments ist Folgendes zu beachten:

25

Tab. 22.20: Testverfahren

Testverfahren für	unverbundene Stichproben	verbundene Stichproben
Normalverteilung der Daten	Student-t-Test für unverbundene Stichproben	Student-t-Test für verbundene Stichproben
unbekannte Verteilung der Daten	Wilcoxon-Test, U-Test	Wilcoxon-Test
nur qualitative Werte	Vierfeldertest	Vierfeldertest
Vergleich mehrerer Stichproben	Varianzanalyse	Varianzanalyse
Abhängigkeit zweier Merkmale	Korrelationsanalyse	Chi-Quadrat-Test

- **Prüf- und Kontrollgruppe** sollen nach der Zufallsverteilung zusammengesetzt werden, damit unbekannte Störfaktoren möglichst ausgeschaltet werden.
- Die **Zielgröße** ist das zu untersuchende Merkmal.
- Eine **Einflussgröße** ist ein Faktor, der das zu untersuchende Merkmal beeinflusst.
- Eine **Störgröße** wirkt wie eine Einflussgröße, ist jedoch quantitativ nicht beschreibbar.
- Eine **Stichprobe** ist **repräsentativ,** wenn in ihr Ziel- und Einflussgrößen im gleichen Verhältnis vorliegen wie in der Grundgesamtheit. Andernfalls handelt es sich um eine **selektive Stichprobe.**

4.2 Modelle von Gesundheit und Krankheit

Die Modelle von Gesundheit und Krankheit unterscheiden sich v.a. durch die Perspektive:
- medizinische Modelle: klassisches medizinisches Krankheitsmodell, biomedizinisches Krankheitsmodell, Risikofaktorenmodell etc.
- psychologisch geprägte Modelle: z.B. Stressmodell

Klassisches medizinisches Krankheitsmodell

Das klassische medizinische Krankheitsmodell unterscheidet zwischen krank vs. nicht-krank. Das Modell basiert auf der Annahme eines deterministischen Ursache-Wirkungs-Zusammenhangs. Die (erkennbare) Ursache führt zu einer Schädigung oder Deregulation von mechanischen oder biochemischen Prozessen. Wissenschaftlich ausgebildete Ärzte können auf Basis der Symptome eine Diagnose stellen und Therapieempfehlungen aussprechen. Diese Therapien basieren vornehmlich auf Maßnahmen der mechanischen Korrektur, strahlentechnischer Intervention, biochemischer Bekämpfung von Erregern, der Substitution von körpereigenen Stoffen und der Beeinflussung des Stoffwechselgeschehens durch Zuführung von bestimmten Substanzen.

Aufgrund seiner beschränkten Sichtweise der Krankheitsursachen und Einflussfaktoren (z.B. psychosoziale Aspekte) ist es für die heutigen Zivilisationskrankheiten und chronischen Erkrankungen nur eingeschränkt anwendbar. Aspekte der Prävention und des Mitwirkens anderer Leistungserbringer im Gesundheitswesen bleiben ausgeschlossen. Ferner führt das Modell zur „Medikalisierung" sozialer Probleme.

Biomedizinisches Krankheitsmodell

Das biomedizinische Krankheitsmodell geht davon aus, dass der Körper mit einer Maschine vergleichbar ist, deren Funktionen und Funktionsstörungen verstanden werden können, indem die Organsysteme und -strukturen sowie die physiologischen Prozesse möglichst genau analysiert werden.

Jede Krankheit hat eine Ursache, die sich durch eine bestimmte Gesundheitsschädigung auszeichnet. Krankheiten haben außerdem typische äußere Zeichen (Symptome) und sind in ihrem Ablauf beschreibbar und vorhersehbar. Ohne medizinische Intervention verschlimmern sie sich. Krankheitssymptome (körperliche Beschwerden, körperliche Veränderungen, psychische Auffälligkeiten) werden so durch organische (anatomische oder physiologische) Defekte erklärt, die die eigentliche Krankheit bilden.

Die Therapie erfolgt durch Medikamente oder Eingriffe; mögliche Einflussmöglichkeiten des Patienten werden jedoch nicht betrachtet. Da angenommen wird, dass die Krankheiten durch genetische, chemische, bakterielle oder virale Strukturveränderungen hervorgerufen werden, wird das Modell vor allem bei Infektionserkrankungen angewendet.

Risikofaktorenmodell

Risiko. Diese bezeichnet die Häufigkeit oder Wahrscheinlichkeit des Auftretens eines Ereignisses, bezogen auf die Population (☞ Kap. 3.2.2).

Risikofaktor

- angeborenes oder vererbtes Merkmal
- durch die Umwelt vermittelte Exposition
- bestimmtes Lebensstil- oder Verhaltensmuster

Diese Risikofaktoren sind auf der Basis von epidemiologischen Untersuchungen mit dem Auftreten von bestimmten Erkrankungen assoziiert. Es handelt sich um Eigenschaften eines Individuums, die das persönliche Risiko beeinflussen können.

Als Risikofaktoren wurden v.a. Alkoholkonsum, Rauchen, Übergewicht, Bluthochdruck, Bewegungsmangel identifiziert.

Ein bestimmter Einfluss für eine Krankheit

ist als Risikofaktor anzusehen, wenn die Personen, die diesem Einfluss ausgesetzt sind, erfahrungsgemäß mit größerer Wahrscheinlichkeit von dieser Krankheit befallen werden als Personen, die diesem Einfluss nicht ausgesetzt sind. Es gibt jedoch Personen, die keinen bekannten Risikofaktor aufweisen, aber dennoch erkranken, und andere, die Risikofaktoren ausgesetzt sind, aber nicht erkranken. Sie heißen **paradoxe Fälle.**

Das Risikofaktoren-Modell geht davon aus, dass es einen statistischen Zusammenhang zwischen einer bestimmten Lebensweise und einer Erkrankung gibt. Problematisch ist dabei der Gruppenbezug, weshalb es für einzelne Individuen und Prognosen im Einzelfall nicht geeignet ist.

Stress-Coping-Krankheitsmodell

Neben dem organischen Krankheitsverlauf werden auch psychische, soziale und umweltbedingte Faktoren als Krankheitsursache einbezogen.

Beim Stress-Coping-Modell handelt es sich um eine Weiterentwicklung des psychosomatischen Modells. Stress-Coping bezeichnet die Möglichkeit des Einzelnen, mit Belastungen umzugehen. Dabei wird zwischen individuellen (z.B. Problemlösung, Alkoholmissbrauch) und kollektiven (z.B. soziales Netzwerk) Copingmechanismen unterschieden. Damit orientieren sich die Therapiemöglichkeiten sowohl im medizinischen als auch im psychosomatischen Bereich.

4.3 Prävention

Definition. Prävention bedeutet die Vorbeugung einer Krankheit. In der Regel wird es synonym mit **Gesundheitsförderung** verwendet. Ziele sind die Vermeidung des Auftretens von Krankheiten, die Reduktion der Auswirkungen sowie die Eindämmung der Verbreitung von Krankheiten. Auf der Basis von Prognosen über die Wirkung von Risikofaktoren versucht die Prävention die Reduktion oder Vermeidung dieser Risiken. Gesundheitsförderung zielt eher auf die Verbesserung und Stärkung der Lebensbedingungen ab und setzt „Schutzfaktoren“ ein.

Arten von Prävention.

- Primärprävention (Prophylaxe): Dient der allgemeinen Gesunderhaltung durch Verhinderung risikoreichen Verhaltens, prophylaktische Maßnahmen, Schutzimpfungen und z.B. gesunde Ernährung. Tritt vor Auftreten einer Störung ein.
- Sekundärprävention (Krisensituation): Diagnose und Therapie bereits vorhandener symptomloser Krankheiten (z.B. Krebsscreening)
- Tertiärprävention: Verhinderung bzw. Milderung von Rückfällen und Folgeschäden bereits eingetretener Krankheiten.

4.4 Krankheitsfolgenmodelle

Von der Weltgesundheitsorganisation (WHO) wurde 1980 das Krankheitsfolgenmodell entwickelt, das eine allgemein anerkannte Grundlage für ein umfassendes Verständnis der Rehabilitation darstellen kann. Es war ein störungs- und defizitorientierter Ansatz, der die erste Klassifikation für Behinderungen bildete (ICIDH = International Classification of Impairment, Disability and Handicap). Das Krankheitsfolgenmodell beeinflusste auch die Gestaltung des SGB IX (Rehabilitation und Teilhabe behinderter Menschen).

Im Jahr 2001 modifizierte und aktualisierte die WHO diese Klassifikation als **International Classification of Functioning, Disability and Health (ICF = Internationale Klassifikation der Funktionen)** (ressourcenorientierter Ansatz).

Das **Krankheitsfolgenmodell** von **Wood** geht von drei Dimensionen aus, die zueinander in einem kausal-linearen Verhältnis stehen:

- Impairment (Schädigung)
- Disability (Fähigkeitsstörung)
- Handicap (soziale Beeinträchtigung)

4.5 Sozialmedizinische Begutachtung

Hausärztliches Attest. Bescheinigung des Hausarztes, dass der Patient entweder frei von ansteckenden Krankheiten oder an bestimmten Krankheiten erkrankt ist. Gilt als rechtkräftiges Beweismittel. Probleme bestehen bzgl. Objektivität des Arztes und Interessenskonflikten.

Formulargutachten. Gutachten in Form eines Formulars/Fragebogens zur einheitlichen Erhebung des Zustandes. Anamnese, Diagnostik und Befunde werden i.d.R. nur stichpunktartig beschrieben. Meist für Versicherungen, z. B. Reiserücktritts-, Unfall- und Lebensversicherung.

Arbeitsunfähigkeitsbescheinigung (Krankschreibung). Häufigste Form der Begutachtung. Bestätigung der vorübergehenden oder andauernden/dauerhaften Dienstunfähigkeit. Sollte Angaben zur Diagnose, Einschränkung, Dauer, Prognose und Nachuntersuchungen enthalten.

Sozialmedizinische Begutachtung. Sozialmedizinische Überprüfung von Anträgen ärztlich empfohlener Rehabilitationsmaßnahmen in Form von körperlicher Untersuchung oder schriftlicher Aktenprüfung. Die Anträge werden auf Art und Umfang der beantragten und ärztlich empfohlenen Maßnahmen zur **Rehabilitation** begutachtet. Ferner wird geprüft, ob die Maßnahmen für den Patienten zweckmäßig und Erfolg versprechend sind, weitere oder andere Maßnahmen (z. B. Schulungen) in Frage kommen, der Patient motiviert und fähig ist, an der Maßnahme teilzunehmen. Schließlich geben die Gutachter einen Vorschlag über den quantitativen und qualitativen Bedarf der Rehabilitation ab. Die sozialmedizinische Begutachtung wird gesondert vergütet.

Gründe für die sozialmedizinische Begutachtung:

- Prüfung, ob Leistungspflicht der Sozialversicherung (z. B. Rentenversicherung) besteht
- Prüfung, ob Voraussetzungen für die Gewährung einer Leistung gegeben sind
- Prüfung von Art und Umfang der Leistung oder alternativer Maßnahmen

Weitere Anwendungsgebiete der sozialmedizinischen Begutachtung:

- Feststellung der **Erwerbsminderung.** Hierfür wird ein Gutachter herangezogen, der nicht nur die Leistungsminderung im Erwerbsleben, sondern auch die Rehabilitationschancen beurteilen muss. Relevant für Renten- und Entschädigungsleistungen. Durchführung durch „Medizinischer Dienst der Krankenkassen" (MDK) oder Gesundheitsamt.
- Pflegeversicherung: Feststellung bzw. Beurteilung der Pflegestufe; Durchführung meist durch MDK
- Versorgungsämter: Gutachten nach Schwerbehindertengesetz
- Unfallversicherung: z. B. Vorliegen eines Arbeitsunfalls; Durchgangsärzte (DA)
- Arbeitsamt: Beurteilung der Fähigkeiten, die für Job notwendig sind (Arbeitsfähigkeit) durch medizinisch-psychologischen Dienst des Arbeitsamtes.
- sonstige Fachgutachten für **Gerichte** durch freie Gutachter

Gutachter. Der Gutachter muss folgende Voraussetzungen erfüllen: Spezialkenntnisse zu Rehabilitation und Sozialmedizin, professionelle Distanz, um objektive Dokumentation zu ermöglichen.

Häufige Gutachtenfehler sind:

- Wertung der Befunde/Präjudizierung
- fehlende Objektivität (für oder gegen Patienten) oder einseitige Beweisführung
- unzureichende Erfassung der relevanten Fakten
- Themaverfehlung
- fehlende Evidenzbasierung bzw. veraltete Untersuchungsmethoden
- falscher Gebrauch der Fachterminologie
- Verallgemeinerungen
- fehlende Objektivität gegenüber Resultaten
- Fristversäumnis

5 Soziale Umwelt und Krankheit

Die WHO definiert folgende sozialen Determinanten der Gesundheit: sozialer Status, Arbeitslosigkeit, soziales Umfeld, Ernährung, Verkehr und Bewegung, Stress, soziale Ausgrenzung bzw. Unterstützung, Arbeitsbedingungen (☞ Arbeitsmedizin Kap. 2).

5.1 Einflüsse soziokulturell vermittelter Lebensstile

Inzidenz und Prävalenz vieler Krankheiten sind von den soziokulturellen Verhaltensweisen der Gesellschaft direkt abhängig. Hier sind in erster Linie **Ernährungsgewohnheiten** zu nennen. In Deutschland sind dies vor allem reichhaltiges, fettes Essen (Statussymbol), Alkoholgenuss und Rauchen. Daraus resultieren Übergewicht, Alkoholismus, Diabetes mellitus, Arteriosklerose etc.

Ein weiterer Faktor ist der **Bewegungsmangel** mit daraus resultierenden Erkrankungen des Stütz- und Bewegungsapparates (z.B. chronische Rückenschmerzen).

Eine nicht zu unterschätzende Rolle spielt die **Werbung**, die den Menschen eine Idealfigur suggeriert, die von den meisten nur mit strengster Diät zu erreichen ist. Hieraus resultieren oft psychosomatische Ernährungsstörungen (z.B. Bulimie). Viele Menschen ernähren sich deshalb von sog. Light-Lebensmitteln. Auf der anderen Seite gibt es auch immer mehr Vegetarier und Anhänger der Vollwertküche.

Hinzu kommen weitere Faktoren, z.B. eine zunehmende Zahl von Single-Haushalten, in denen das Kochen „sich nicht lohnt". In diesen ernährt man sich oft vorwiegend durch Kantinenessen, Fastfood und Konserven, was häufig Übergewicht zur Folge hat.

Schließlich muss auch noch der **Stress** in allen Erscheinungsformen genannt werden (beruflich, Freizeitstress, Streben nach Statussymbolen etc.). Er verursacht koronare Herzkrankheiten und psychosomatische Krankheiten.

5.2 Einflüsse soziodemographischer Variablen

Im Berufsleben verzeichnet man eine Abnahme der körperlich anstrengenden Tätigkeiten zugunsten von **sitzenden Tätigkeiten.** Der Trend zu Fließbandarbeit und stark rationalisierten, d.h. oft gleichförmigen Arbeitsabläufen hält an, es werden immer mehr Arbeitnehmer leistungsorientiert bezahlt.

Soziale Unterschiede ergeben sich heute vielfach durch Immigranten, die einen anderen gesellschaftlichen Hintergrund und mangelnde Sprachkenntnisse besitzen.

Die Bildungsunterschiede haben in den letzten 20 Jahren deutlich abgenommen. Trotzdem finden sich manche Krankheiten (z.B. Alkoholismus und degenerative Gelenkerkrankungen) häufiger in Familien mit niedrigerem Bildungsstand, deren Mitglieder körperlich hart arbeiten.

Soziale Mobilität. Darunter versteht man den Auf- oder Abstieg von einer sozialen Schicht in eine andere. Man unterscheidet **Intergenerationenmobilität** (z.B. Arbeitertochter wird Akademikerin) und **Intragenerationenmobilität** (z.B. Arbeiter wird auf zweitem Bildungsweg Ingenieur, oder Arzt wird durch Sucht zum Sozialhilfeempfänger).

Geographische Mobilität. Damit bezeichnet man die Änderung des räumlichen und damit meist auch sozialen Umfeldes, z.B. bei Wohnortwechsel.

Soziale Inkongruenz. Diese ist gegeben, wenn z.B. Eheleute aus verschiedenen sozialen Schichten stammen, was soziale Konflikte hervorrufen kann.

Wohnverhältnisse. In den letzten 15 Jahren ist ein deutlicher Trend weg von der Großfamilie und hin zu kleinen Familien zu erkennen. Durch die hohen Scheidungsraten nimmt die Zahl der allein erziehenden Mütter/Väter zu, und es entstehen immer mehr Single-Haushalte und Patchworkfamilien. Die Wohnverhältnisse, zumindest die Differenzierung zwischen (Groß-)Stadt und Land, spielen eine Rolle bei der epidemiologischen Erfassung von Krankheitshäufigkeiten.

5.3 Einflüsse des sozialen Wandels

Die **3-Sektoren-Hypothese** unterscheidet drei Wirtschaftssektoren:
- Primärsektor: land- und forstwirtschaftliche Produktion
- Sekundärsektor: Industrie und Handwerk, verarbeitendes Gewerbe (industrieller Sektor)
- Tertiärsektor: Dienstleistungssektor

Neu hinzugekommen sind folgende Sektoren:
- Quartärsektor: Beratung, IT
- Quintärsektor: Entsorgung

Während Deutschland bis Ende des 19. Jh. eine Agrargesellschaft (starker Fokus auf Primärsektor), bis ca. 1970 Industriegesellschaft (starker Sekundärsektor) war, besteht heute eine **Dienstleistungsgesellschaft.**

In der Dritten Welt ist auch heute noch vielfach Agrargesellschaft zu finden. Soziale Probleme ergeben sich dort durch starke Unterschiede zwischen der Sozialisation auf dem Land und in der Stadt. Dies führt zur sozialen und politischen Aufspaltung der Gesellschaft.

Sozialer Wandel. Gesellschaftliche Veränderung über einen längeren Zeitraum aufgrund folgender Ursachen: technische Entwicklung, ökonomische Verschiebungen etc.

Der soziale Wandel hat zahlreiche Veränderungen hervorgerufen:
- Probleme durch **Rationalisierung** v. a. von älteren Arbeitnehmern, die aufgrund ihres Alters und ihrer Ausbildung kaum Chancen auf dem Arbeitsmarkt haben.
- zunehmender **Freizeitstress:** Die Reduzierung der Wochenarbeitszeit und veränderte Freizeitgewohnheiten haben dazu geführt, dass viele Menschen sich in ihrer Freizeit völlig verausgaben. Es entsteht eine neue Freizeitsoziologie.
- **Wellnessboom:** modernes Lebensstilkonzept, welches auf Wohlbefinden, Spaß, gesundheitsbewusste Ernährung, körperliche Fitness und gute körperliche Verfassung abzielt. Heute existiert ein ganzer Industriezweig mit Hotels, Bädern, Nahrungsmitteln etc. Bewusstere und gesunde Ernährung, regelmäßige Bewegung und Sport sowie vermehrte Entspannung haben nachgewiesenermaßen positive Auswirkungen auf die Gesundheit („medical wellness"). Deshalb erhält dieser Industriezweig auch Förderung durch die Krankenkassen.
- Technologische und wirtschaftliche Entwicklungen führen dagegen eher zu einer gewissen **Bequemlichkeit.** So werden kurze Strecken mit dem Auto zurückgelegt, Besuche oder Briefe werden durch Telefongespräche/Mails/SMS ersetzt usw.

5.4 Sozialanamnese

Sozialanamnese. Erfragung und Beschreibung der sozialen Verhältnisse, in denen ein Patient lebt. Im Unterschied zur rein organischen Anamnese betrachtet die Sozialanamnese das Umfeld des Patienten. Sie deckt oft Krankheitsursachen und Ansatzpunkte für Therapie auf, da psychische Erkrankungen und Störungen vielfach auch von dem Milieu beeinflusst werden, dem der Patient entstammt (z. B. Alkoholikerfamilien).

5.5 Behandlungsfehler und Gesundheitsschäden

Behandlungsfehler. Oberbegriff für verschiedene Formen ärztlichen Fehlverhaltens. Es handelt sich dabei um einen Sorgfaltsverstoß durch den Arzt, da dieser bei der medizinischen Behandlung, im Handeln oder Unterlassen der Leistung, die nach der evidenzbasierten Medizin objektiv erforderliche Sorgfalt außer Acht gelassen hat.

Formen ärztlichen Fehlverhaltens:
- Verletzung der Aufklärungspflicht
- nicht indizierter Eingriff
- Nichtbehandlung, unterlassener Eingriff
- Fehlversorgung (Diagnose-, Indikations-, Therapie- oder Nachsorgefehler; des Weiteren Fehler in der Verordnung von Medikamenten bzw. des Einsatzes von medizinisch-technischen Geräten)

Fehlversorgung. Liegt vor, wenn eine medizinische Leistung durchgeführt oder unterlassen wurde, die nach medizinischer Evidenz in der Regel zu einem Behandlungsschaden oder zu einem entgangenen Nutzen führt (lege artis).

Behandlungsschaden. Oberbegriff aller Gesundheitsschäden, die nicht durch Krankheitskomplikationen, sondern durch vermeidbare Behandlungsfehler oder unvermeidbare Folgen der Behandlung entstanden sind.

Gesundheitsschaden. Liegt vor, wenn der Patient infolge einer medizinischen Behandlung dauerhaft oder vorübergehend eine Einschränkung der Gesundheit erlebt, die jedoch nicht im Verschulden des Behandelnden liegt.

Medikationsfehler. Medikamentengabe, die nicht entsprechend der Krankenakte verabreicht wurde (Systemfehler).

Medizinischer Fehler. Bezeichnet einen Ausführungsfehler, d.h. ein Vorgehen, welches nicht planmäßig oder ungeeignet in Hinsicht auf das Behandlungsziel ist.

Unerwünschte Arzneimittelwirkung. Gesundheitsschädliche oder unbeabsichtigte Wirkungen eines Arzneimittels in der Regeldosierung.

Arzneimittelschaden. Schaden infolge der Verabreichung eines Arzneimittels.

6 Sozialmedizinische Aspekte einiger Krankheiten

Inzidenz. Anzahl von Fällen in einer Population, bei der das Ereignis bzw. eine bestimmte Krankheit in einer bestimmten Zeit auftritt (☞ Kap. 3.2.2).

Koronare Herzkrankheit

Inzidenz. Diese nimmt in Europa von Norden nach Süden ab. Grundsätzlich ist sie bei Männern höher als bei Frauen und nimmt im Alter zu. Die Gesamtmortalität betrug 1994 für Männer 20,1% und für Frauen 19,7%. Die 5-Jahres-Letalität bei Männern mit akutem Herzinfarkt im Alter bis 65 Jahren betrug im Zeitraum von 1970–1980 45%, die 10-Jahres-Letalität 62%.

In Deutschland zeigen die Sterbeziffern seit 1980 bei Männern keinen, bei Frauen nur einen geringen Anstieg, wenn man sie auf den Altersaufbau von 1970 bezieht. In anderen Ländern gilt dieses schon seit Anfang der 70er Jahre.

Risikofaktoren. Sie werden in unbeeinflussbare und beeinflussbare Risikofaktoren unterteilt:

- unbeeinflussbare Risikofaktoren: genetische Disposition, Geschlecht (Männer haben ein höheres Risiko) und Alter (Risiko steigt im Alter)
- beeinflussbare Risikofaktoren: u.a. Hypertonie, Diabetes mellitus, Rauchen, Adipositas (1. Ordnung), Bewegungsarmut und psychosoziale Faktoren wie Stress (2. Ordnung)

Des Weiteren gibt es soziale Risikofaktoren, sog. Stressoren: Verstädterung, geographische und berufliche Mobilität, Arbeitsplatzsituation, Lebenskrisen, Trauer, Depression u.a. Diese führen zum Stress, d.h., sie vermögen physiologische und biochemische Reaktionsabläufe im Körper auszulösen.

Das Herzinfarktrisiko erhöht sich bei zwei Risikofaktoren 1. Ordnung um das 4-Fache, bei drei Risikofaktoren 1. Ordnung sogar um das 10-Fache gegenüber einer Normalperson.

Diagnostik. Objektive Diagnosemethoden sind z.B. EKG, Koronarangiographie und Laborwerte (☞ Innere Medizin, Herz und Gefäße, Kap. 3.1); subjektive Diagnosemethode ist ein von der WHO empfohlener Fragebogen zur Erfassung der Schmerzanamnese.

Schlaganfall (Apoplex)

Der apoplektische Insult (Schlaganfall) tritt als ischämischer Hirninfarkt oder arterielle intrazerebrale Massenblutung vorwiegend im höheren Alter und bevorzugt bei Männern auf. Aufgrund der schweren bleibenden Schäden und der damit weit reichenden Auswirkungen auf die Lebensqualität und auch auf das Umfeld ist der Schlaganfall von besonderer Bedeutung.

Inzidenz. Die WHO rechnet in Westeuropa mit einer Inzidenz von 1–4 Fällen pro Jahr und 1000 Einwohner. Für Deutschland wurde 2003 eine Schlaganfallinzidenz von 182 pro 100 000 Einwohner ermittelt.

Risikofaktoren. Diese sind Hypertonie, KHK und andere arterielle Gefäßerkrankungen, Rauchen, Diabetes mellitus und erhöhte Blutfettwerte. Außerdem stehen extensiver Alkoholkonsum, Kontrazeptiva, Übergewicht und Polyglobulie in der Diskussion.

Die seit 1993 tätige Stiftung Deutsche Schlaganfall-Hilfe widmet sich der aktiven Aufklärung, der Verhinderung von Schlaganfällen und der Verbesserung der Versorgung.

Hypercholesterinämie

Die gewöhnliche Hypercholesterinämie ist bei weitem die häufigste Ursache für ein Ansteigen des Serumcholesterins und Ausdruck von Wechselwirkungen einer Vielzahl von Genen mit diätetischen und anderen umweltbezogenen Faktoren. Sie ist ein Hauptrisikofaktor für Herz-Kreislauf-Krankheiten.

Risikofaktoren. Hierzu gehören männliches Geschlecht, Rauchen, Diabetes mellitus, Hypertonus, Herzinfarkt eines Familienmitgliedes in relativ jungem Alter, Herzschmerzen und orale Kontrazeptiva.

Diagnostik. Sie erfolgt durch die Bestimmung des Cholesterins und der Triglyzeride im Serum 12 h nach der letzten Nahrungsaufnahme; eventuell Lipoproteinelektrophorese.

Diabetes mellitus

Es werden zwei Typen von Diabetes mellitus unterschieden: Typ I (insulinabhängig) und Typ II (insulinunabhängig). Der Typ I tritt vorwiegend im jugendlichen Alter auf.

Inzidenz. Die Zahl der an Diabetes mellitus erkrankten Menschen stieg in Deutschland von 1998 bis 2001 um 43% auf 5,7 Mio., wobei es sich hierbei hauptsächlich um Typ-2-Diabetiker handelt. Ebenso ist auch die Zahl der insulinabhängigen Diabetiker gestiegen (ca. 1,35 Mio. in Deutschland). Studien gehen davon aus, dass jeder Dritte im Laufe seines Lebens Diabetes entwickelt.

Die Mortalität nimmt in den letzten Jahren kontinuierlich ab.

Positiv zu werten sind die gestiegene Früherkennung und verbesserte Behandlung der Diabetiker in den letzten Jahren, was zu einer höheren Lebenserwartung dieser Chroniker führte. Aufgrund der zunehmenden Anzahl übergewichtiger Menschen (Risikofaktor) ist jedoch auch weiterhin mit einem Anstieg der Zahl an Diabetikern zu rechnen.

Risikofaktoren. Neben dem Übergewicht führen familiäre Häufung, humorale Faktoren u.a. zu einer Risikoerhöhung.

Diagnostik. Bei epidemiologischen Untersuchungen sollte man zunächst den Urinzucker und den postprandialen Blutzucker (2 h nach einer kohlenhydratreichen Mahlzeit) bestimmen. Ist einer der beiden Werte erhöht, folgt ein Glukosetoleranztest.

Diabetiker müssen eine regelmäßige Nahrungsaufnahme sicherstellen. Daher sollte der Arbeitsplatz dieser Anforderung genügen. Wegen der Gefährdung der allgemeinen und der eigenen Sicherheit dürfen Diabetiker nicht als Piloten, Lokomotivführer o.Ä. arbeiten. Berufe, bei denen Absturzgefahr besteht (z.B. Dachdecker), sind ebenfalls ausgeschlossen. Ansonsten ist der gut eingestellte Diabetiker als vollwertige Arbeitskraft zu betrachten.

Rheumatische Erkrankungen

Rheumatische Erkrankungen umfassen ca. 450 verschiedene Erkrankungen, die sich durch chronisch schmerzhafte und mit dauerhaften Bewegungseinschränkungen verbundene Störungen des Stütz- und Bewegungsapparates auszeichnen.

Inzidenz. Ca. 15% der Bevölkerung sind jährlich mindestens einmal wegen rheumatischer Beschwerden beim Arzt, vorwiegend wegen Rückenschmerzen, Arthrosen oder entzündlich-rheumatischer Krankheit. Viele rheumatische Erkrankungen verlaufen chronisch.

Todesfälle durch rheumatische Erkrankungen

haben nur einen Anteil von 0,3% an der Gesamtmortalität. Diese Krankheiten stellen aber die **zahlenmäßig größte Morbiditätsursache** dar.

Neben anderen Erkrankungen stehen die rheumatischen Erkrankungen sowohl in der Häufigkeit als auch in der Dauer der durch sie bedingten Arbeitsunfähigkeit weit vorn. Die durchschnittliche Dauer der Arbeitsunfähigkeit beträgt hier zwischen 20 und 30 Tagen. Eine Häufung innerhalb einer sozialen Schicht oder einer Region wurde bisher nicht festgestellt.

Rheumatische Erkrankungen verursachen dem Gesundheitswesen und der gesamten Volkswirtschaft jährlich Kosten von mehreren Milliarden Euro. Hauptkostenverursacher sind Arthrosen, die ca. 5 Milliarden Euro/Jahr an Kosten verursachen. Rheumatoide Arthritis im Speziellen verursacht ca. 15 000 Euro pro Jahr und Patient.

Der Deutsche Rheumaliga Bundesverband e.V. dient der Unterstützung der Rheumakranken. Er gibt Informationen über Funktionshilfen und koordiniert die Zusammenarbeit von Ärzten, anderen Gesundheitsberufen und Laienhelfern.

Bösartige Neubildungen

Inzidenz. In Deutschland erkranken etwa 230500 Männer und 206000 Frauen jährlich an Krebs. In den letzten Jahren ist die Inzidenz der Neuerkrankungen stetig gestiegen. Die meisten Fälle treten im Alter von über 60 Jahren auf. Jedes Jahr erkranken in Deutschland rund 1750 Kinder unter 15 Jahren an Krebs. Bei Kindern sind vor allem Leukämien, Gehirntumoren und Lymphknotenkrebs die Hauptdiagnosen.

Bei Frauen sind vor allem Brustkrebs (ca. 18%), Darmkrebs (ca. 15,5%) und Lungenkrebs (ca. 10%) die Hauptkrebsarten, bei Männern vor allem Lungenkrebs (ca. 27%), Darmkrebs (12,5%) und Prostatakrebs (ca. 10%).

Ein **Krebsregister** enthält die Gesamtzahl der Neuerkrankungen in einem regionalen Bezirk, die Anzahl der Todesfälle an einer vorher nicht diagnostizierten Krankheit und die Struktur der Bevölkerung und der Patienten (Alter, Geschlecht, Beruf u.Ä.).

Risikofaktoren. Die Entstehung einer Krebserkrankung beruht in der Regel auf der Kombination verschiedener Faktoren. Prädisponierende Faktoren (nach Heilmann u. Steidl, 1990) sind:

- **Lungen-Ca:** Nikotin, Luftverschmutzung
- **Magen-Ca:** untere soziale Schicht, Ernährungsgewohnheiten
- **Mamma-Ca:** hohes Alter, obere soziale Schicht; hormonelle Ursachen: Nulliparität, späte erste Schwangerschaft, selteneres Stillen o.Ä.
- **Endometrium-Ca:** Adipositas, Diabetes, Hypertonie, Übergröße, höhere soziale Schicht
- **Zervix-Ca:** junges Alter beim ersten Koitus, häufig wechselnde Geschlechtspartner, mangelnde Genitalhygiene

Psychosoziale Faktoren können auch bei der Krebsgenese von entscheidender Bedeutung sein (z.B. Verlusterlebnisse oder gestörte bzw. ungelöste Eltern-Kind-Beziehungen).

Durch die 2007 zugelassene Impfung gegen HPV bei 12–17-jährigen Mädchen hofft man auf einen Rückgang der Inzidenz bei Gebärmutterhalskrebs.

Diagnostik. Aufgrund der gestiegenen Früherkennungsuntersuchungen konnten in den letzten Jahren viele Tumoren bereits frühzeitig erkannt und behandelt werden. **Krebsfrüherkennungsuntersuchungen** umfassen neben der Ermittlung und Eliminierung der Risikofaktoren auch die Früherkennung von Krankheitssymptomen (Pränotion). Zu folgenden Organen bzw. Organsystemen werden Vorsorgeuntersuchungen angeboten: Brust, Dickdarm, Rektum, Nieren, Genitalien, Zervix, Haut und Prostata.

Nachsorge. Hierfür ist die psychosoziale Betreuung von besonderer Bedeutung, damit der psychische Leidensdruck, der auf den Patienten einwirkt, gemindert wird. Im Anschluss an die akute Behandlung steht dem Patienten eine **Anschlussheilbehandlung** in einer Nachsorgeklinik zur Verfügung; eine ambulante Betreuung am Heimatort, evtl. mit der Unterstützung einer Selbsthilfegruppe, ist ebenfalls möglich.

Asthma und COPD

Asthma bronchiale ist eine chronische entzündliche Erkrankung der Atemwege, charakterisiert durch bronchiale Hyperreagibilität und variable Atemwegsobstruktion.

Die **chronisch obstruktive Bronchitis (COPD)** ist eine chronische, in der Regel progrediente Atemwegs- und Lungenerkrankung, die durch eine nach Gabe von Bronchodilatatoren und/oder Glukokortikosteroiden nicht vollständig reversible Atemwegsobstruktion auf dem Boden einer chronischen Bronchitis mit oder ohne Lungenemphysem gekennzeichnet ist.

Prävalenz. Epidemiologische Daten schätzen die Prävalenz für Asthma bronchiale auf bis zu 6% der erwachsenen Bevölkerung in Deutschland. Bei Kindern ist Asthma bronchiale die häufigste chronische Erkrankung. Hier wird die Prävalenz auf ca. 10% geschätzt. Eine Zunahme der Erkrankungshäufigkeit ist zu erwarten.

Die Datenlage zu COPD ist aufgrund von Klassifikationsschwierigkeiten unzureichend. Basierend auf den Angaben zur Symptomhäufigkeit leiden nach dem Gesundheitsbericht für Deutschland 1998 10–30% der Erwachsenen in Deutschland an einer chronischen Bronchitis. Von diesen Menschen entwickeln wahrscheinlich 15–20% eine obstruktive Lungenerkrankung.

Therapie und Prognose. Beide Erkrankungen fallen unter die Bezeichnung chronisch obstruktive Atemwegserkrankung. Nach Auffassung des Sachverständigenrates für die Konzertierte Aktion im Gesundheitswesen ist die Struktur der pneumologischen Versorgung zur Prävention, Kuration und Rehabilitation bei Asthma- und COPD-kranken Kindern und Erwachsenen in Deutschland verbesserungsbedürftig. Bei den chronisch obstruktiven Atemwegserkrankungen vermag der Patient durch Selbstmanagement und über eine Verhaltensänderung bei lebensstilassoziierten Risikofaktoren, z. B. durch eine Aufgabe des Rauchens, den Krankheitsverlauf erheblich zu beeinflussen. Die Prognose der Patienten verbessert sich erheblich und eine flexible Lebensführung wird ermöglicht.

7 Sozialmedizinische Aspekte gesundheitsrelevanter Verhaltensweisen

Rauchen

Epidemiologie. In der Bundesrepublik sind ca. 50% aller männlichen und ca. 30% aller weiblichen Erwachsenen Raucher. Arbeiter rauchen mehr als Angestellte, in ländlichen Gebieten wird weniger geraucht als in den Städten. Seit 1975 ist jedoch der jährliche Zigarettenverbrauch kontinuierlich zurückgegangen.

Sucht. Ein wesentlicher Faktor für die Entstehung der Tabakabhängigkeit ist der soziale Kontext und die gesellschaftliche Einstellung gegenüber dem Rauchen. Die Wahrscheinlichkeit, selbst Raucher zu werden, ist bei Gruppen, in denen geraucht wird, wesentlich höher. Rauchen wird ein wesentliches Suchtpotential zugeschrieben, welches zu einer physischen Abhängigkeit nach Tabakerzeugnissen führt. Der Schwerpunkt liegt hier bei Aufklärung und Prävention. Werbung für Tabakprodukte ist in Deutschland reglementiert, u. a. müssen auf jeder Zigarettenpackung Warnhinweise des Gesundheitsministers abgedruckt werden.

Folgen. Das direkte oder indirekte Einatmen von Tabakrauch gilt u. a. als Risikofaktor für Lungenerkrankungen (z. B. Asthma, COPD), verschiedene Krebsarten, erektile Dysfunktion, Schlaganfall, arterielle Verschlusskrankheiten, koronare Herzkrankheiten und Herzinfarkt. Auch Passivrauchen hat gesundheitliche Folgen, die in letzter Zeit in der öffentlichen Diskussion stärker hervorgehoben werden.

Alkoholkonsum

Epidemiologie. Der Genuss von Alkohol ist in Deutschland fast uneingeschränkt möglich und für jeden erschwinglich. Etwa 60% der Bevölkerung konsumieren regelmäßig alkoholische Getränke (fast 50% täglich!). Alkoholkonsum ist in allen Sozialschichten und Altersgruppen üblich, Jugendliche trinken meist schon vor dem 16. Lebensjahr zum ersten Mal Alkohol.

Sucht. Der Konsum von Bier, Wein oder Spirituosen hat oft soziale und kulturelle Funktion. Bei den meisten Festlichkeiten spielt der Alkoholkonsum eine große Rolle (Schützenfeste, Karneval, Hochzeiten, Polterabende, Geburtstagsfeiern etc.).

Die mit dem vermehrten (täglichen) Alkoholgenuss einhergehende Suchterkrankung wird Alkoholkrankheit bzw. Alkoholismus genannt. Das ICD-10 klassifiziert Alkohol in der Kategorie F10 „Psychische und Verhaltensstörungen durch Alkohol".

In Deutschland sind ca. 4,3 Mio. Menschen alkoholabhängig, davon 70% Männer, wobei die Tendenz bei Frauen ansteigend ist. Weitere ca. 5 Mio. konsumieren Alkohol in suchtgefährdeter Weise. Während Frauen im Regelfall erst im mittleren Lebensalter beginnen auffällig zu trinken, sind bei Männern die Anfänge eines exzessiven Trinkverhaltens meist schon in der frühen Jugend erkennbar.

Wichtige Anlaufstellen für Alkoholiker sind die Anonymen Alkoholiker (AA), die Guttempler, der Kreuzbund, das Blaue Kreuz u.a.

Folgen. Der regelmäßige Alkoholkonsum führt zu einer Reihe von Begleiterkrankungen (Pankreatitis, Leberzirrhose, Enzephalopathie, kardiale Arrhythmien, erhöhter arterieller Blutdruck, Polyneuropathie, hämorrhagischer Insult etc.). Enorme Bedeutung haben auch die sozialen Folgen von Alkoholismus (Verwahrlosung, Kündigung, Scheidung, Schulden usw.). Bei Berufs- und Verkehrsunfällen spielt Alkoholgenuss ebenfalls eine führende Rolle. Etwa 20–40% aller Verkehrsunfälle und 10–30% aller Arbeitsunfälle passieren unter Alkoholeinfluss. Die Bundesregierung gibt für 2004 die Zahl der Todesfälle als Folge übermäßigen Alkoholkonsums in Deutschland mit 40 000 an, davon 17 000 an Leberzirrhose.

Von einer Gesundheitsgefährdung muss man bei Männern ab einem Konsum von mehr als 60 g reinen Alkohols pro Tag ausgehen, bei Frauen schon ab 20–40 g pro Tag (eine Flasche Bier enthält ca. 25 g reinen Alkohol).

Ernährung

Die Ernährungsgewohnheiten haben sich in den letzten Jahren deutlich gewandelt. Insgesamt hat der Konsum von Milch und Kartoffeln stark abgenommen, während der Konsum von Fleisch, Zucker, Obst und Gemüse zugenommen hat.

Als Folge der Übergewichtigkeit wird das Auftreten bestimmter Erkrankungen mit zunehmendem Alter häufiger. Hierzu gehören KHK, Bluthochdruck, Diabetes, Gicht u.Ä.

Normalgewicht. Es gibt drei wesentliche Indizes für die Ermittlung des Normalgewichts:

1. Sheldon-Index:
Körpergröße (cm) / Gewicht (kg) = 41,0

2. Broca-Index:
Gewicht (kg) / Körpergröße (cm) – 100 = 1,0

3. Body-Mass-Index (BMI):
Gewicht (kg) / Körpergröße (m^2) = 24,0

Die Relevanz des BMI als Indikator für normales Körpergewicht ist umstritten, da hierdurch keine Aussage über das Risiko für Herz-Kreislauf-Erkrankungen getroffen werden kann. Deshalb wird neben dem BMI häufig auch der Körperfettanteil, das Taille-Hüft-Verhältnis oder der Bauchumfang als Indikator für das Fettverteilungsmuster berücksichtigt. Die gesamte Fettmasse kann über Caliper-Messungen (Bestimmung der Dicke der subkutanen Fettschicht an verschiedenen Körperstellen = Hautfaltendicke) näherungsweise bestimmt werden.

Übergewicht (Präadipositas). Es handelt sich um ein zu hohes Körpergewicht. Die WHO definiert Übergewicht als einen Körpermasse-Index (BMI) von 25 oder mehr.

Adipositas (Fettleibigkeit). Damit wird ein schweres Übergewicht bezeichnet. Adipositas wird laut WHO in drei Grade zwischen 30 und über 40 eingeteilt.

Essstörungen. Es handelt sich um eine moderne Form der „Fehlernährung". Als Essstörung bezeichnet man die gesundheitsschädliche Nahrungsaufnahme oder Nahrungsverweigerung, die meist psychosomatischer Natur ist. Die klinisch häufigsten davon sind Magersucht (Anorexia nervosa) und Ess-Brech-Sucht (Bulimia nervosa), die in chronischer Form zu lebensgefährlichen körperlichen Schäden führen können. Frauen sind von Essstörungen häufiger betroffen, doch die Anzahl essgestörter Männer stieg in den letzten Jahren rapide an.

Therapie. Adipositas und Essstörungen werden heute meist durch langfristige, z.T. stationäre oder rehabilitative Therapien behandelt.

Körperliche Aktivität

Vermehrte körperliche Aktivität. Diese beansprucht nicht nur im Sport, sondern auch im Beruf vermehrt muskuläre Tätigkeiten. Der tägliche Kalorienumsatz von Schwerarbeitern kann dabei ähnlich hoch sein wie bei Sportlern. Intermittierend können bei körperlicher Aktivität im Beruf Belastungsspitzen mit erheblichen Blutdruckanstiegen auftreten, besonders bei muskulären Beanspruchungen mit hohem Krafteinsatz mit gleichzeitiger Pressatmung.

Bewegungsarmut. Hinsichtlich des dadurch bedingten Übergewichts findet zurzeit ein Umdenken in der Gesellschaft statt. Dem Übergewichtigen werden die Freude an der körperlichen Aktivität und veränderte Essgewohnheiten nahegebracht. Dem Wirtshausbesucher werden nicht mehr Bier, sondern alkoholfreie Getränke als billigste Durstlöscher angeboten. Insgesamt werden gesundheitsfördernde Verhaltensweisen als positiv bewertet.

8 Sozialmedizinische Aspekte von Unfällen

Definition

- Arbeits- oder Dienstunfälle: Unfälle, die Erwerbstätigen bei der Ausübung ihrer Erwerbstätigkeit (am Arbeitsplatz) zugestoßen sind
- Wegeunfälle: Unfälle auf dem Weg von und zur Arbeit. Sie werden der Gruppe der Verkehrsunfälle zugeordnet
- Verkehrsunfälle: Unfälle im öffentlichen Verkehr und auf privaten Verkehrswegen
- häusliche Unfälle: Dazu gehören die Unfälle im häuslichen Bereich (einschließlich Zugang, Hoffläche, Hausgarten, Garage), die sich bei hauswirtschaftlicher oder sonstiger Tätigkeit ereignen.
- Schulunfälle: Unfälle, die sich bei einer schulischen Veranstaltung ereignen, nicht aber Unfälle auf dem Schulweg, die als Wegeunfälle den Verkehrsunfällen zuzurechnen sind

Inzidenz. Laut Statistischem Bundesamt waren im Jahr 2005 Freizeitunfälle die häufigste Unfallursache (30%), gefolgt von häuslichen Unfällen (27%) und Arbeitsunfällen (20%). Bei der Gruppe der Männer waren Arbeitsunfälle mit 29% an zweiter Stelle. In Jahr 2005 wurden im Straßenverkehr 5362 Personen getötet, was die geringste Zahl an Unfalltoten in den letzten 50 Jahren ist. Verletzt wurden im Straßenverkehr ca. 433 500 Menschen.

Alkohol ist eine wesentliche Unfallursache im Straßenverkehr. Ca. 5% aller Unfälle waren alkoholbedingt.

034 IMPP-Fragen

26 Klinische Umweltmedizin

Ralf Hosse

Inhalt

1 Darstellung und Abgrenzung des Fachs Umweltmedizin

1.1 Geschichte, Standortbestimmung

Die Umweltmedizin definiert sich weder durch den Bezug auf ein bestimmtes Organsystem oder Lebensalter, noch zeichnet sie sich durch einen besonderen methodischen Zugang aus. Seit Einführung der **Zusatzbezeichnung Umweltmedizin** hat sich das Fachgebiet besser etablieren können. Trotzdem leidet die Akzeptanz des Gebiets daran, dass es nur wenig wissenschaftlich abgesichertes Wissen gibt und so persönliche Einstellungen und Moden zur unterschiedlichen Beurteilung von Fakten führen. Auch der Mangel an geeigneten Weiterbildungsstellen verhindert eine einheitliche Sichtweise des Gebiets.

Wichtige Meilensteine:

- Gründung des ersten Umweltausschusses der Bundesärztekammer in den 70er Jahren des letzten Jahrhunderts
- Gründung der ersten Kompetenzzentren an deutschen Universitäten in den 80er Jahren
- 1992 bindet der Deutsche Ärztetag die Umweltmedizin an das Fach Hygiene; es entsteht das Fachgebiet **Hygiene und Umweltmedizin.**

Derzeit geht die Tendenz dahin, die Zusatzbezeichnung wieder in Frage zu stellen, da die Weiterbildung nicht gesichert scheint. In einigen Staaten wird die Umweltmedizin von der Arbeitsmedizin zunehmend vereinnahmt, z.B. in den USA. Dort hat sich eine zweite umweltmedizinische Richtung etabliert, die **klinische Ökologie.** Diese eher unkonventionelle Sichtweise der Umweltmedizin entwickelt sich auch in Deutschland.

1.2 Definition und Aufgaben

Man unterscheidet **Hygiene und Umweltmedizin** und **klinische Umweltmedizin.**

- Die **Hygiene und Umweltmedizin** befasst sich mit den Belastungen von Wasser, Luft, Boden und Lebensmitteln und den daraus resultierenden Einflüssen auf die Bevölkerung. Aus diesen Erkenntnissen sollen **präventive Maßnahmen** zum Schutz der Gesundheit der Bevölkerung abgeleitet werden.
- Die Bundesärztekammer definiert die **klinische Umweltmedizin** wie folgt: „Die Umweltmedizin umfasst die **medizinische Betreuung** von Einzelpersonen mit gesundheitlichen Beschwerden oder auffälligen Untersuchungsbefunden, die von ihnen selbst oder ärztlicherseits mit Umweltfaktoren in Verbindung gebracht werden."

1.3 Grundbegriffe und Konzepte der klinischen Umweltmedizin

Der GK bezeichnet die klinische Umweltmedizin als **Querschnittsfach.** Auch der Themen- und Lernzielkatalog der **Deutschen Gesellschaft für Arbeitsmedizin und Umweltmedizin (DGAUM)** zeigt die Schnittstellen zu anderen Fächern auf: So wird z.B. die Umwelthygiene im Kapitel Hygiene abgehandelt, allgemeine epidemiologische Fragen in der Sozialmedizin und einzelne Organerkrankungen in den entsprechenden Fachgebieten. Aufgrund der von Umweltfaktoren geprägten Betrachtungsweise von Erkrankungen lassen sich Überschneidungen nicht vermeiden.

1.4 Institutionen

Derzeit existieren **umweltmedizinische Beratungsstellen** an Universitäten (Hamburg, Heidelberg, Gießen, Erlangen, München), deren Aktivitäten in einem gemeinsamen Arbeitskreis abgestimmt werden. Die Universitäten betreuen jedoch nur einen geringeren Teil der Patienten; die meisten Patienten werden im niedergelassenen Bereich behandelt. Bemerkenswert ist die Tatsache, dass im universitären Bereich lediglich bei 8% der Patienten ein kausaler Zusammenhang zwischen Gesundheitsstörung und ermittelter Exposition gefunden wird; Erfahrungsberichte aus dem niedergelassenen Bereich zeigen einen Prozentsatz von 41%. Dies mag mit daran liegen, dass unter den Betroffenen über Selbsthilfegruppen Adressen von spezialisierten Ärzten verbreitet werden, sodass dort eine ausgelesene Klientel betreut wird.

2 Methoden der Umweltmedizin

Merke

Bei allen Untersuchungsverfahren ist darauf zu achten,
- dass die Proben sachkundig entnommen werden
- dass die Proben passend zum Untersuchungsziel mit geeigneten Probenahmeverfahren und Sorbentien entnommen werden
- dass die Entnahmeumstände (Klimaparameter, Raumparameter, Umgebungsauffälligkeiten etc.) genau dokumentiert werden.

2.1 Untersuchung von Belastungsquellen

2.1.1 Luftmessungen

Man unterscheidet aktive und passive Raumluftmessung.
- **aktive Raumluftmessung:** Ansaugen eines definierten Luftvolumens aus der Raumluft an ein Sorptionsmittel über einen definierten Zeitraum; das Sorptionsmittel muss auf die erwarteten Belastungen abgestimmt sein.
- **passive Raumluftmessung:** Bindung der Schadstoffe an ein geeignetes Trägermaterial durch Diffusion über einen längeren Zeitraum (z.B. Aktivkohle für organische Lösemittel, polyethylenglykolgetränkte Glasfaservliese für PCP und Lindan)

Bei beiden Verfahren erfolgt anschließend, nach Desorption der Substanzen, i.d.R. eine **gaschromatographische Auswertung.**

2.1.2 Staubmessungen

Staub bindet aufgrund der großen Oberfläche, seiner langen Verweildauer und der guten Zirkulation im Raum Luftschadstoffe. Hierdurch eignet er sich zum Screening auf verschiedene Schadstoffe. Reproduzierbare Werte sind schwierig zu erreichen, da die inhomogene Zusammensetzung, das Alter und der Ort der Probennahme nicht standardisiert sind.

2.1.3 Materialmessungen

Materialmessungen werden z.B. in Textilien, Bodenbelägen, Möbeln oder Baumaterialien zur Ermittlung einer Schadstoffquelle durchgeführt.

2.2 Monitoring

2.2.1 Expositionsmonitoring

Merke

Das Expositionsmonitoring beschreibt die Messung der auf den Menschen **von außen** einwirkenden Einflüsse.

Zur Methodik: ☞ Kap. 4

Die überwiegende Zeit seines Lebens hält sich der Mensch in geschlossenen Räumen auf. Innenraumbelastungen (raumklimatisch, chemisch oder biologisch) sind daher von besonderem umweltmedizinischem Interesse. Zur Diagnostik werden **Luftmessungen** (Klima/Luftschadstoffe), **Staubmessungen** und **Materialmessungen** herangezogen. Schallmessungen sowie die Messung von ionisierender und nichtionisierender Strahlung ergänzen das Expositionsmonitoring.

2.2.2 Humanmonitoring

Merke

Die **innere Belastung des Menschen** kann mittels Biomonitoring gemessen werden.

Es werden körpereigene Substanzen (Blut, Serum, Urin, Haare, Gewebe, Frauenmilch und Speichel) auf das Vorhandensein von Schadstoffen untersucht, um so das Ausmaß der Belastung nachzuweisen. Grundvoraussetzung für die Anwendbarkeit des Verfahrens ist die Existenz von geeigneten **Referenzwerten** für die nachzuweisenden Stoffe. Dabei sind natürlich nur Stoffe nachweisbar, die systemisch aufgenommen werden. Schwierig ist die Erkennung einer Umweltbelastung, wenn der zu messende Parameter bereits physiologisch vorhanden ist, da die unter Umständen nur geringen umweltrelevanten Veränderungen nicht auffällig werden. Ebenfalls problematisch ist die Aussage des Biomonitorings für kanzerogene Stoffe, da hier nicht von einer linearen Dosis-Wirkungs-Beziehung ausgegangen werden kann, sondern theoretisch bereits ein Molekül des kanzerogenen Stoffes zur Auslösung einer Erkrankung ausreichend ist.

2.2.3 Effektmonitoring

Das Effektmonitoring beschreibt die Suche nach **biologischen Veränderungen im Organismus.** Als einfachstes Beispiel seien hier Lungenfunktionsveränderungen nach chronischer Schadstoffbelastung genannt. Als Effektmarker können aber auch Enzymveränderungen, Metaboliten, Proteine oder Hb- und DNA-Addukte dienen. Besonders letztere sind seit einigen Jahren im Fokus der Forschung. Ein weiterer Ansatz zum Nachweis funktioneller Veränderungen im Körper ist der Einsatz von SPECT (Single photon emission computerized tomography) und PET (Positron emission tomography) (☞ Radiologie, Kap. 1.1.6).

2.3 Suszeptibilität

Die Suszeptibilität (Empfänglichkeit) eines Menschen beschreibt die Abhängigkeit der Schadstoffwirkung von individuellen Unterschieden in Absorption, Metabolismus, Verteilung und Ausscheidung eines Schadstoffes sowie von genetisch bedingten Einschränkungen der Schadstoffelimination. Diese Faktoren erklären teilweise, warum einzelne Menschen bestimmte Schadstoffe besser vertragen als andere.

2.4 Umweltepidemiologie

Die Umweltepidemiologie dient der **Erkennung umweltbedingter Gesundheitsrisiken.** Hierzu wird ein Zusammenhang zwischen Erkrankungen oder Beschwerden mit Umweltbelastungen untersucht. Man unterscheidet verschiedene Studientypen.

- In einer **Querschnittstudie** wird die Prävalenz einer Erkrankung in einer exponierten Gruppe und einer nichtexponierten Kontrollgruppe untersucht. So kann festgestellt werden, ob eine bestimmte Exposition eine Veränderung hervorruft.
- In einer **Längsschnittstudie** wird die Inzidenz einer Erkrankung in einer exponierten mit der Inzidenz in einer nichtexponierten Gruppe über einen definierten Zeitraum verglichen. So lassen sich Ursachen besser abklären als mit Querschnittstudien.
- **Fall-Kontroll-Studien** ergeben einen Beleg für ein Erkrankungsrisiko bei einer vorhandenen Exposition in der Vorgeschichte. Man vergleicht dabei Erkrankte mit Exposition mit nichtexponierten Kontrollgruppen. So erhält man das **relative Risiko** einer Exposition, aber keine Informationen über Prävalenz und Inzidenz.
- In **aggregativen Studien** werden mehrere Gruppen auf ein Merkmal hin untersucht. Dann betrachtet man die eventuellen Auslöser und prüft, ob sich die Unterschiede darauf zurückführen lassen. Dies ermöglicht einen schnellen Überblick über die Gruppen, aber keinerlei Entscheidung über vorhandene Risiken.

2.5 Umwelttoxikologie

Die Umwelttoxikologie befasst sich mit der **Bewertung von Schadstoffwirkungen** oder **Umwelteinflüssen** auf den menschlichen Organismus. Die Besonderheit liegt in der Problematik, Risiken lang andauernder Einflüsse von kleinsten Stoffmengen korrekt zu bewerten.

Von Interesse sind:

- das **toxische Wirkprofil**
- die Ermittlung einer evtl. **Dosis-Wirkungs-Beziehung**
- die daraus resultierende Ableitung von **Grenzwerten**

Dafür werden Erkenntnisse über die Zielorgane und Art der Wirkung (mutagen, reproduktionstoxisch oder kanzerogen) benötigt. Dies wird in Tierversuchen ermittelt. Die daraus gewonnenen Erkenntnisse bergen viele Unsicherheiten. Prinzipiell ist die Übertragbarkeit von Erfahrungen aus dem Tierversuch auf den Menschen schwierig. Hinzu kommt, dass der Mensch in seiner Umwelt nie einer Einzelsubstanz ausgesetzt ist, sondern einem Stoffgemisch, welches so im Tierversuch nicht abbildbar ist, sodass evtl. additive Effekte nicht abschätzbar sind. Ein weiteres Problem stellt die Einwirkung kleinster Stoffmengen dar, die sich so nicht im Tierversuch realisieren lassen. In diesen Fällen wird die Dosis-Wirkungs-Beziehung für den Menschen nach unten extrapoliert werden. Die Sicherheit solcher Betrachtungen ist umso höher, je mehr Wissen über Biotransfomation und Wirkmechanismen vorhanden sind. Auch kann die Frage nach kanzerogenen Wirkungen durch Tierversuche aufgrund der speziesbedingten Unterschiede und der zwangsläufig kleinen Untersuchungskollektive nicht sicher beantwortet werden.

Folgende **Modelle zur Risikoabschätzung** werden verwendet:

- Die **Unit risk** bezeichnet die **zusätzliche Wahrscheinlichkeit,** aufgrund einer lebenslänglichen Exposition von 1 µg/m³ (in Luft) oder 1 µg/l bzw. 1 µg/kg (bei oraler Aufnahme des Stoffs) an einer Krankheit/einem Tumor zu versterben.
- Die **Unit dose** bezeichnet die **Substanzkonzentration,** die unter 100 000 lebenslänglich exponierten Personen einen zusätzlichen Tumorfall verursacht.

2.6 Grenzwerte

Trotz der obigen Einschränkungen definiert man für den alltäglichen Umgang Grenzwerte, welche auf Tierversuchen basieren.

- **NOAEL-, ADI-, PL-Werte:**
  - Zunächst wird die Konzentration eines Stoffes ermittelt, bei der im Tierversuch gerade kein Effekt mehr festzustellen ist. Diese bezeichnet man als **NOAEL** (No observed adverse effect level).
  - Zur Sicherheit wird dieser Wert durch den Faktor 10 bis 1000 dividiert, wobei dieser Faktor politisch festgelegt wird. Daraus resultiert der **ADI** (Acceptable daily intake) – ein Wert, der bei normalen Lebensbedingungen lebenslänglich aufgenommen werden kann, ohne dass eine gesundheitliche Schädigung resultiert.
  - Aus dem ADI werden, unter Annahme einer normalen Ernährung, Grenzwerte für den Schadstoffgehalt in Lebensmitteln errechnet. Diese werden als **PL** (Permissive level) bezeichnet.
- Für einige Stoffe wurden wissenschaftlich begründete Humanbiomonitoring-Werte (HBM) aufgestellt. Bei Überschreitung des **HBM-I-Wertes** kann eine gesundheitliche Schädigung nicht ausreichend sicher ausgeschlossen werden, bei Überschreitung des **HBM-II-Wertes** ist eine gesundheitliche Beeinträchtigung möglich.
- **Normal-** oder **Referenzwert:** Er kennzeichnet die 95%-Perzentile der Normalverteilung eines Stoffes im Organismus in einer Bevölkerungsgruppe. Diese Werte lassen keinerlei Rückschlüsse auf gesundheitliche Folgen zu, da Belastungen nichts über Wirkungen aussagen.

Merke

- **NOAEL-Werte:** aus Versuchen ermittelt
- **ADI- und PL-Werte:** aus NOAEL-Werten errechnet
- **HBM-I- und HBM-II-Werte:** wissenschaftlich begründet

Für Luftbelastungen existieren ebenfalls Grenzwerte, exemplarisch seien die MRK (maximale Raumluftkonzentration), die MEK (maximale Emissionskonzentration) oder die MIK (maximale Immissionskonzentration) genannt (☞ Arbeitsmedizin, Kap. 1.1, BImSchG).

2.7 Risikobewertung

Besonders in der Umweltmedizin ist die Risikobewertung durch die oft unterschiedlichen Meinungen von Experten und Laien häufig problematisch. Wissenschaftlich betrachtet muss man die **Risikobewertung in vier Stufen** vornehmen:

- Erkennen eines Gefährdungspotenzials
- Charakterisierung des Gefährdungspotenzials
- Expositionsabschätzung
- Risikocharakterisierung

In der Risikobewertung durch Laien spielen aber subjektive Einflüsse, sei es durch persönliche Meinungen oder durch Medieninformationen, eine große Rolle. So wird z.B. die Strahlenbelastung durch eine Röntgenaufnahme kritischer gesehen als die gleiche Belastung durch den Flug in den Urlaub. Grundsätzlich ist die Risikobereitschaft bei vertrauten und fassbaren Risiken, freiwillig eingegangenen Risiken oder Situationen, die durch eine beherrschbar erscheinende Technik gekennzeichnet sind, höher als in abstrakten Situationen (z.B. in Bezug auf elektromagnetische Felder oder die Lebensmitteltechnologie).

Bei wissenschaftlicher Betrachtungsweise sollte stets berücksichtigt werden, dass je nach Expositionsart unterschiedlich empfindliche Gruppen in der Bevölkerung betrachtet werden müssen. **Besondere Risikogruppen** sind:

- Frauen und Männer mit Kinderwunsch
- Feten, Embryos, Neugeborene und Kleinkinder
- Schwangere und Stillende
- Menschen mit Vorerkrankungen, chronischen Erkrankungen, genetischen bedingten Erkrankungen
- alte oder geschwächte Menschen

3 Umweltmedien, Expositionen

3.1 Wasser

Jährlich können in Deutschland ca. 180 Mrd. m^3 Wasser gewonnen werden. Tatsächlich genutzt wird davon etwa ein Viertel. Die größten Wassernutzer sind Kraftwerke und Industrie. Beide benötigen Wasser zur Kühlung und für ihre Produktionsprozesse. Die privaten Haushalte verbrauchen lediglich 12% des geförderten Wassers. Der private Verbrauch ist in den letzten Jahren kontinuierlich gesunken. In den 70er Jahren verbrauchte jeder Bundesbürger täglich noch 180 l Wasser, im Jahr 2004 waren es nur noch 127 l. Das meiste davon wird für Körperpflege, Toilettenspülung und Wäsche waschen verbraucht; lediglich 5 l werden für Essen und Trinken benötigt.

3.1.1 Trinkwasser

Als Trinkwasser wird ein Wasser bezeichnet, das für den menschlichen Gebrauch geeignet ist. Trinkwasser soll laut **Trinkwasserverordnung** „... appetitlich sein und zum Genuss anregen. Es soll farblos, klar, kühl, geruchlos und geschmacklich einwandfrei sein. Trinkwasser muss frei von Krankheitserregern sein und darf keine gesundheitsschädigenden Eigenschaften haben. Es soll keimarm sein."

Da die genaue Zusammensetzung der Quell- und Brunnenwässer je nach geologischen Bedingungen stark voneinander abweichen kann (teilweise muss auf Oberflächenwasser aus Trinkwasser-Talsperren zurückgegriffen werden), sind für eine große Anzahl von Inhaltsstoffen Grenzwerte festgelegt worden. Trinkwasser kann aus Grundwasser oder Oberflächenwasser gewonnen werden.

Grundwasser

Grundwasser entsteht durch Versickerung von Niederschlägen. Es wird durch die Bodenpassage mechanisch filtriert und durch Bodenmikroorganismen gereinigt. Es ist daher das ideale Trinkwasser, da es hygienisch einwandfrei, geschmacksneutral, klar und gekühlt ist. Die chemische Zusammensetzung entspricht den durchsickerten geologischen Formationen. Leider können verschiedene Emissionen das Grundwasser gefährden:

- Nitrate aus überdüngten landwirtschaftlichen Flächen
- Pflanzenschutzmittel aus der Landwirtschaft
- Wasser gefährdende Stoffe (z.B. Chlorkohlenwasserstoffe) aus unsachgemäßem Umgang
- Sickerwässer aus undichten Deponien
- Schwermetalle durch Altlasten oder unsachgemäßen Umgang
- Keime durch undichte Kanalisationen

Oberflächenwasser

Oberflächenwasser ist ein Gemisch aus Quellwasser, Grundwasser, Regenwasser und teilweise auch Abwasser. Es kann mit Schadstoffen aus Industrie und Haushalten (z.B. Schwermetallen, organischen Verbindungen) belastet sein. Alle Oberflächengewässer enthalten ein Gemisch aus Bakterien, Viren und Protozoen. Mangels der Bodenpassage ist ein wesentlicher höherer Aufwand zur Aufbereitung notwendig.

3.1.2 Mineralwasser

Der Trend zu kalorienarmer Ernährung, aber auch Verunsicherung über die Trinkwasserqualität durch Medienberichte haben den Mineralwasserverbrauch in den letzten Jahren stark ansteigen lassen. Mineralwasser unterliegt der **Mineralwasserverordnung.** Da es zur Abfüllung nicht behandelt werden darf, liegen einige Grenzwerte höher als in der Trinkwasserverordnung, andere (z.B. die für Nitrit und Nitrat) fehlen ganz. Die mikrobiologischen Grenzwerte gelten nur für den Zeitpunkt der Abfüllung. Wasser in Kunststoffflaschen ist für eine Verkeimung anfällig; dies gilt besonders für kohlensäurearme Wässer. Die in den letzten Jahren boomenden Wasserspender mit aufgesetzten Kunststoffwassergallonen müssen penibel gewartet werden, um hygienisches Wasser zu spenden. Insbesondere Spender in verschmutzter Umgebung, mit viel Publikumsverkehr oder an von der Sonne beschienenen Aufstellorten sind hygienisch bedenklich.

3.1.3 Badegewässer

Zu unterscheiden sind Naturbäder und Beckenbäder. Für beide Gewässer existieren Grenzwerte, wobei die für Beckenbäder deutlich strenger sind.

Naturbäder

Bei Naturbädern muss die Einhaltung der Grenzwerte durch die Selbstreinigungskraft des Gewässers gewährleistet werden. Problematisch ist die Ableitung von Abwasser in Badegewässer oder eine zu hohe Zahl Badender im Verhältnis zur Wassermenge. Bei zu hohem Sauerstoffverbrauch kommt die Selbstreinigung des Gewässers zum Erliegen, und das Gewässer „kippt um“ (z.B. durch massenhaftes Algenwachstum nach Einleitung von düngemittelbelastetem Wasser). Des Weiteren gefährden chemisch stabile Stoffe, wie Mineralöle oder Detergentien, die Selbstreinigungsfähigkeit von Naturgewässern.

Beckenbäder

Wasser in Hallen- oder Freibädern wird technisch aufbereitet. Dies geschieht durch Filtration und Chlorierung. Chlor kann zu Augenreizungen führen. Ansonsten sind die größten Schadstoffemittenten die Badegäste selbst. Es kommt zu einer Belastung durch Mikroorganismen und Viren.

Zu Grenzwerten für die einzelnen Gewässer: ☞ Hygiene, Kap. 2

3.1.4 Abwasser

Man unterscheidet kommunale und industrielle Abwasser.

- **Kommunale Abwasser** bestehen aus:
  - Niederschlagswasser mit den abgeschwemmten Stoffen der Oberflächen (z.B. Streusalzrückstände, Reifenabriebe, Stäube oder Mineralölrückstände)
  - Haushaltsabwässern mit Fäkalien, Speiseresten und Haushaltschemikalien (wie Wasch- und Reinigungsmittel)
- Bei **industriellen Abwassern** ist je nach Einleiter von leicht abbaubaren organischen Stoffen über schwer abbaubaren organischen Stoffen bis zu anorganischen Stoffen (z.B. Schwermetallen, Säuren und Laugen) alles möglich.

Der Abwasseranfall bewegt sich je nach Gemeinde zwischen 50 und 400 l pro Tag und Einwohner. Als Endprodukt verbleibt in vielen Fällen **Klärschlamm.** Dieser ist bei Einhaltung von Schwermetallgrenzwerten als Düngemittel in der Landwirtschaft verwertbar, führt aber bei zu hoher Belastung zu Entsorgungsproblemen.

Klinischer Fall

An möglichen Krankheitserregern in Abwässern sind z.B. Legionella pneumophila, Pseudomonas aeruginosa, Listeria monocytogenes, Hepatitis-A-Viren oder Mykobakterien zu nennen. Eine Infektion ist durch direkten oder indirekten Kontakt über die Nahrungsaufnahme möglich; das Risiko in Deutschland ist jedoch gering.

3.2 Luft

Merke

Bestandteile der Luft: 78% Stickstoff; 21% Sauerstoff; 0,9% Argon; 0,03% Kohlendioxid; Spuren von Neon, Helium, Methan, Krypton, Distickstoffoxid, Wasserstoff, Xenon und Ozon (in absteigender Reihenfolge); geringe Mengen radioaktiver Spurenstoffe

Alle anderweitig vorhandenen Stoffe werden **Luftverunreinigung** genannt (zu den einzelnen Substanzen: ☞ Kap. 4). Ein anderer umweltmedizinischer Aspekt ist die **Kombination von Luftschadstoffen und Wetterphänomenen.** Wenn sich die übliche Kalt-Warmluft-Schichtung umdreht und warme Luft über kalter Bodenluft liegt, kommt es bei weiterer Emission von SO_2, NO_x und Staub zum sog. **Smog** (engl. **sm**oke und **fog**). Unter diesen Bedingungen können die Schadstoffkonzentrationen so ansteigen, dass es zu Gesundheitsschäden (Atemwegserkrankungen, Asthma) bei der Bevölkerung kommt. Stand früher der Wintersmog durch SO_2-Emissionen durch Industrie und Hausbrand im Vordergrund, gewinnt in den letzten Jahren der Sommersmog durch Ozon (unter Sonneneinstrahlung aus NO_x-Emissionen des Straßenverkehrs gebildet) immer mehr an Bedeutung.

Der **Treibhauseffekt** wird durch Veränderungen in der Luftzusammensetzung verursacht. So hat der Gehalt von Kohlendioxid (+33%), Methan (+150%) und Distickstoffoxid (+10%) im Laufe der Industrialisierung immer weiter zugenommen; Luftschadstoffe wie **FCKW** und **bodennahes Ozon** sind erstmals in der Luft aufgetaucht.

3.3 Boden

Drei mögliche Wirkungspfade kennzeichnen die Schadstoffaufnahme aus dem Boden:

- direkte Exposition durch orale Aufnahme
- Aufnahme von Stoffen über exponierte Nutz- oder Futterpflanzen
- Aufnahme von kontaminiertem Grund- oder Oberflächenwasser

Bereits natürlicher Boden enthält (meist anorganische) Schadstoffe. Diese werden durch Schadstoffbelastungen vermehrt. Großflächige Schadstoffbelastungen sind durch Absinken von luftgetragenen Schadstoffen oder durch Überschwemmungen denkbar. Aber auch Überdüngung oder Klärschlammaufbringung auf landwirtschaftliche Flächen können zu Bodenbelastungen führen. Eher kleinflächig sind die Bodenbelastungen durch alte Industrieanlagen oder durch illegale Müllentsorgung.

Altlasten

Altlasten sind nach der Definition des Bundes-Bodenschutzgesetzes „stillgelegte Abfallbeseitigungsanlagen sowie sonstige Grundstücke, auf denen Abfälle behandelt, gelagert oder abgelagert worden sind **(Altablagerungen)** und Grundstücke stillgelegter Anlagen und sonstige Grundstücke, auf denen mit umweltgefährdenden Stoffen umgegangen worden ist **(Altstandorte)**, durch die schädliche Bodenveränderungen oder sonstige Gefahren für den Einzelnen oder die Allgemeinheit hervorgerufen werden."

Nachdem viele Altlasten in den westlichen Teilen Deutschlands in den letzten Jahrzehnten saniert wurden, liegt der Schwerpunkt der Fälle in den Gebieten der ehemaligen DDR. Der Bodenschutzbericht der Bundesregierung von 2002 geht von 360000 altlastverdächtigen Flächen in Deutschland aus. In der **Bodenschutzverordnung** wurden Prüfwerte festgelegt, bei deren Überschreitung von einer Bodenbelastung ausgegangen wird und Maßnahmen eingeleitet werden müssen. Diese **Prüfwerte** sind nach der Hauptnutzungsart des Bodens gestaffelt. Sie werden unter der Annahme einer direkten Exposition für Kinderspielflächen, Wohngebiete, Park- und Freizeitanlagen sowie für Industrie- und Gewerbegebiete in aufsteigender Höhe festgelegt (Faktor ca. $1 \rightarrow 2 \rightarrow 5 \rightarrow 5$ bis 20).

- Prüfwerte existieren für:
  - Arsen, Blei, Cadmium, Cyanide, Chrom, Nickel, Quecksilber als **anorganische Stoffe**
  - Aldrin, Benzo(a)pyren, DDT, Dioxine, Furane, Hexachlorbenzol, Hexachlorcyclohexan (als Gemisch), Pentachlorphenol und polychlorierte Biphenyle (PCB) als **organische Stoffe**
- Für den indirekten Wirkungspfad über Pflanzen unterscheidet die Verordnung Prüfwerte für **Ackerbau und Nutzgarten** (direkter Verzehr der Pflanzen) und **Grünland** (Futterpflanzen). Hier stehen Schwermetalle und Benzo(a)pyren durch ihre gute Pflanzengängigkeit im Vordergrund.
- Für die **Beurteilung der Grundwassergefährdung** sind Prüfwerte für Schwermetalle, aromatische Kohlenwasserstoffe, Mineralölbestandteile, Halogenkohlenwasserstoffe, Pestizide, PCB und polyzyklische aromatische Kohlenwasserstoffe festgelegt worden.

3.4 Abfallwirtschaft

(☞ Hygiene, Kap. 2.6)

3.5 Ernährung/Lebensmittel

Zu Fehlernährung und Genussmitteln: ☞ Sozialmedizin; zu Infektionen, Toxiinfektionen und biogenen Infektionen: ☞ Hygiene, Kap. 1.

Schadstoffe in Lebensmitteln reichern sich im Verlauf der Nahrungskette an. Am Beginn der Nahrungskette stehen Nutz- und Futterpflanzen, sodass die potenziellen Schadstoffe aus dem Boden aufgenommen werden (z.B. **Schwermetalle, Pestizide** und **andere organische Stoffe**). Je nach biologischen und physikalischen Eigenschaften reichern sich die Schadstoffe am Ende der Nahrungskette in verschiedenen Organen des Menschen ein. Besonders lipophile und stabile Stoffe neigen zur Ablagerung in Fettgewebe, Knochen und inneren Organen. Eine weitere Schadstoffquelle stellt der **Einsatz von Pharmaka** in der Massentierhaltung dar; hierdurch können sich Rückstände in Fleisch, Milch und Eiern bilden. **Radioaktive Rückstände** finden sich in Waldpilzen und ernährungsbedingt in Wildfleisch.

3.6 Innenräume

Zur allgemeinen Wohnraumhygiene: ☞ Hygiene, Kap. 2.9.

Merke

Ein gesundes Raumklima sollte eine Temperatur von ca. 18–21 °C, eine Luftfeuchtigkeit von 45–60% rel. Feuchte und eine Luftwechselrate von 1,0–1,5 pro Stunde aufweisen.

Durch die immer stärker werdende Wärme- und Schallschutzdämmung der modernen Häuser sinken die Luftwechselraten auf 0,1 pro Stunde, sodass die Raumluft nur noch alle 10 h einmal ausgetauscht wird. Dies begünstigt die Entstehung von Gesundheitsbeeinträchtigungen durch biologische und chemische Innenraumbelastungen, reicht aber in den meisten Fällen allein auch schon aus, um Befindlichkeitsstörungen auszulösen. Untersuchungen haben gezeigt, dass es nicht möglich ist, ein Raumklima zu erzeugen, welches von mehr als 66% der Personen in einem Raum gleichzeitig als angenehm empfunden wird.

An **biologischen Innenraumfaktoren** sind Schimmelpilze, Bakterien (Klimaanlagen, Luftbefeuchter) sowie Hausstaubmilben zu nennen. Das Spektrum der **chemischen Innenraumfaktoren** ist deutlich vielschichtiger.

- Allein im Tabakrauch sind über 4000 verschiedene Substanzen enthalten, vom Feinststaub bis zu Dioxinen und Furanen. Er stellt die wichtigste Schadstoffquelle in Innenräumen dar.
- Weitere Belastungen entstehen durch die Verbrennung von organischen Materialien zur Beheizung (Ofenheizung, Kamine, Kerzen, Duftlampen etc.) in Form von anorganischen Gasen, PAK, PAH, Metallen und flüchtigen organischen Verbindungen (VOC).
- Auch in den Räumen befindliche Gegenstände können Innenraumbelastungen verursachen. Im Vordergrund stehen Belastungen durch Holzschutzmittel, Lacke und Farben, Teppichböden, Möbel und Textilien. Allen gemein ist die mögliche Freisetzung von VOC (Volatile organic compounds). Dies können einfache Verbindungen (Alkohole, Ester etc.) sein, aber auch Aromaten, chlorierte Kohlenwasserstoffe oder Terpene. Letztere finden bevorzugt als Duftöle (Orangen, Limonen) in alternativen Reinigern oder in Naturhölzern Anwendung, sodass die Belastung in Ökobauten deutlich höher sein kann als in konventionellen Bauten.

4 Umweltschadstoffe, Umweltnoxen

4.1 Schwebstaub und Staubinhaltsstoffe

Die Staubbelastung der Umwelt stammt aus **natürlichen** (z.B. Bodenerosionen, Brände, Pollen) und **anthropogenen Quellen** (Verbrennungsprozesse, Industrie, Straßenverkehr, Zigarettenrauch etc.). Entscheidend für die Auswirkungen auf den Menschen ist die Größe der einzelnen Staubpartikel. Nur Partikel, die in Bronchialsystem und Lunge eindringen können, sind biologisch relevant.

Merke

Je kleiner die Partikelgröße, desto tiefer kann der Staub in die Lunge vordringen. Zur Beurteilung der Luftqualität wird derzeit nur der **Staub < 10 µm** herangezogen; dieser wird als **Feinstaub** bezeichnet.

In der aktuellen Feinstaubdiskussion wird dieser Staub weder nach Inhaltstoffen noch nach weiteren Größenunterschieden differenziert; es wird lediglich die **Staubmasse** betrachtet. Das bedeutet, dass einem 10-µm-Partikel dieselbe Gefährlichkeit zugeschrieben wird wie 1 000 000 Partikeln von 0,1 µm Größe. Dies entspricht aber nicht der Realität. Stäube zwischen 10 und 5 µm lagern sich lediglich in den oberen Atemwegen ab, 50% davon bereits im Nasopharynx. Partikel < 5 µm sind alveolengängig, Partikel um 1 µm haben die größte Ablagerungswahrscheinlichkeit in den Alveolen. Stäube, die eine Partikelgröße von < 0,1 µm haben, werden als **Nanostäube** oder **Ultrafeinstäube** bezeichnet. Da die Makrophagen der Lunge Stäube umso schlechter erkennen können, je kleiner die Partikel sind, wird diesen Stäuben eine besonders hohe Schädigungswirkung zugeschrieben.

Klinischer Fall

Die möglichen Schädigungen sind stoffabhängig: Irritation, Sensibilisierung, Fibrosierung, Obstruktion oder Kanzerogenese.

4.2 Bioaerosole

Weitere Luftbestandteile können Pollen, Bakterien, Viren und Pilzsporen sein.

Pollen

Pollen unterliegen in Zusammensetzung und Intensität jahreszeitlichen Schwankungen, je nach Blütezeit des Emittenden. An der See und im Hochgebirge ist die Belastung geringer. In den Städten korreliert die Pollenkonzentration mit den Schwankungen der Feinstaub- und Schwefeldioxidkonzentrationen.

Pilzsporen

Schimmelpilzsporen sind in der Luft in etwa 10^2- bis 10^3-fach höherer Konzentration als Pollen enthalten. Sie sind natürlicher und ubiquitärer Bestandteil der Außen- und Innenraumluft; es gibt keinen schimmelpilzfreien Innenraum. Unter der Kombination aus erhöhter Luftfeuchtigkeit und mangelnder Luftwechselrate kommt es zu den typischen Verfärbungen an Wänden und Decken. Schimmelpilze setzen **Mykotoxine** und **MVOC** (Microbial volatile organic compounds) frei. Sie können zu allergischen Reaktionen vom Typ I (Asthma bronchiale) oder Typ III (exogen allergische Alveolitis; ☞ Arbeitsmedizin, Kap. 4.8.1) führen. Eine Pilzinfektion ist ein eher seltenes Ereignis und meist bei immunsupprimierten Patienten zu beobachten. Die Mykotoxine (z.B. Aflatoxin) sind zum großen Teil kanzerogen, während MVOC v.a. Geruchsbelästigungen und Befindlichkeitsstörungen (Zephalgien, Augenirritationen) verursachen.

Bakterien und Viren

Aus mangelhaft gewarteten raumlufttechnischen Anlagen können Bakterien und Viren in die Raumluft gelangen und zu Erkrankungen führen (z.B. Legionellen; ☞ Innere Medizin, Infektiologie, Kap. 2.6.6).

4.3 Metalle und Metalloide

Aluminium

Aluminium kommt in der Umwelt überwiegend als schwerlösliches Oxid oder Silikat vor; in diesem Zustand erfolgt keine relevante Aufnahme. Aluminium findet breite Verwendung in der Nahrungsmittelindustrie als Emulgator, Stabilisator oder Trennmittel. Es ist nach Trinkwasserverordnung zur Trinkwasserflockung zugelassen. Aluminium findet sich in vielen Pharmazeutika und Kosmetika. Hieraus ergibt sich, dass die **Hauptaufnahme über Lebensmittel** erfolgt. Im sauren Medium wird Aluminium aus Gestein oder Verbindungen freigesetzt. Dies führt bei saurem Wasser zu einer erhöhten Trinkwasserbelastung, gleiches gilt für in Aluminiumfolie verpackte säurehaltige Lebensmittel.

Insgesamt ist aber ein erhöhtes Gesundheitsrisiko für die Bevölkerung durch Aluminium nicht gegeben. Ein erhöhtes Risiko zur Entwicklung eines Morbus Alzheimer durch Aluminiumbelastung wird kontrovers diskutiert und ist derzeit nicht bewiesen.

Zu inhalativen Aluminiumbelastungen: ☞ Arbeitsmedizin, Kap. 4.7.6.

Blei

Zu Pathophysiologie und Klinik der akuten Bleivergiftung: ☞ Arbeitsmedizin, Kap. 4.2.1.

Die Hauptbelastungsquelle der nicht beruflich Exponierten stammt aus dem Straßenverkehr. Blei wurde in Form von Bleitetramethyl und -ethyl als Antiklopf- und Ventilsitzschmiermittel in Kraftstoffen verwendet. Seit Einführung bleifreier Kraftstoffe ist die Bleibelastung der Umwelt deutlich rückläufig. Dennoch ist die Bleibelastung in Schwebstäuben noch vorhanden. Die größte **Bleiaufnahme** erfolgt daher **über Lebensmittel,** bei Rauchern **aus dem Tabakrauch.** Eine relevante Bleiaufnahme über das Trinkwasser ist in Altbauten mit Bleiwasserleitungen möglich.

Die gastrointestinale Absorptionsquote ist bei Kindern mit 50% deutlich höher als bei Erwachsenen (10%). Bei strengem Fasten oder Kalzium-, Vitamin-D- und Eisenmangel steigt sie an. Blei ist plazentagängig und kann ins zentrale Nervensystem übertreten. Bei Werten oberhalb des BAT-Werts sind reproduktionstoxische Eigenschaften beschrieben worden. Bereits bei Werten über 100 µg/l wurden neurologische Symptome und Wachstumsstörungen bei Kindern gesehen.

- Der HBM I beträgt 100 µg/l für Kinder und Frauen bis 45 Jahre sowie 150 µg/l für Männer.
- Der HBM II beträgt entsprechend 150 µg/l und 250 µg/l.

Cadmium

Der Hauptaufnahmeweg für Cadmium bei Nichtrauchern ist die **Nahrungsaufnahme.** Cadmium wird über Schwebstaub, Dünger und Klärschlamm in den Boden eingebracht und von Pflanzen sehr effizient aufgenommen. Dies gilt auch für die Tabakpflanze, sodass Raucher eine ca. 4-mal höhere Cadmiumbelastung haben als Nichtraucher.

Zu Zeichen der akuten und chronischen Schädigung: ☞ Arbeitsmedizin, Kap. 4.2.4, Tab. 22.5.

Chrom

☞ Arbeitsmedizin, Kap. 4.2.3

Chrom führt neben den im Kapitel Arbeitsmedizin genannten Gesundheitsstörungen in der nicht beruflich exponierten Bevölkerung zu möglichen Allergien (v.a. durch chromatgegerbtes Leder oder chromathaltige Holzschutzmittel).

Kupfer

Kupfer wurde als Fungizid im Weinbau eingesetzt, darüber hinaus ist ein Kontakt der Bevölkerung über Wasserleitungen und Küchenutensilien möglich. Für Erwachsene besteht kein Erkrankungsrisiko, bei Kindern sind bei genetischer Disposition Leberzirrhosen durch Kupferbelastungen bekannt.

Quecksilber

Quecksilber ist ein bei Normaltemperatur flüssiges Metall. Man unterscheidet:

- elementares Quecksilber
- anorganische Salze
- organische Quecksilberverbindungen (z.B. Methylquecksilber)

Für die Bevölkerung spielen die anorganischen Salze eine untergeordnete Rolle. Relevant sind dagegen die Belastungen durch **Methylquecksilber** in Fischen und Meeresfrüchten und die Belastung mit **elementarem Quecksilber** aus Amalgamfüllungen.

Methylquecksilber

Da Methylquecksilber lipophil ist, reichert es sich besonders in fetthaltigen Fischen an. Weitere Faktoren sind das Alter und die Fanggewässer der Fische. Methylquecksilber stellt die **Hauptbelastungsquelle für die Bevölkerung** dar.

Zur Klinik der Quecksilbervergiftung: ☞ Arbeitsmedizin, Kap. 4.2.2.

Elementares Quecksilber

Amalgam ist eine Mischung aus Quecksilber, Silber, Zinn, Kupfer, Indium und Zink. Durch den hohen Dampfdruck des Quecksilbers kann Quecksilberdampf aus Amalgamfüllungen freigesetzt werden. Dieser kann dann inhalativ aufgenommen werden (eine gastrointestinale Aufnahme ist zu vernachlässigen). Die gesundheitlichen Folgen werden kontrovers diskutiert.

Eine Diagnostik auf eine Quecksilberbelastung durch Amalgam sollte im Urin durchgeführt werden.

Das **Bundesinstitut für Arzneimittel und Medizinprodukte** rät lediglich dazu, bei Schwangeren auf das Legen und Entfernen von Amalgamfüllungen zu verzichten und bei Kindern die Notwendigkeit von Amalgamfüllungen sorgfältig zu prüfen, sowie bei Patienten mit schweren Nierenfunktionsstörungen auf Amalgam ganz zu verzichten. Gleichzeitig wird eine **Studie der Universität Gießen** zitiert, die bei Patienten mit amalgambezogenen Beschwerden signifikant mehr psychische Belastung, Depressivität und Somatisierungsstörungen, jedoch keine höheren Quecksilber-Konzentrationen in Blut und Urin als bei einer Kontrollgruppe mit vergleichbarem Zahnstatus fand. Die Autoren schlussfolgern, dass die Ergebnisse der Studie nicht für Amalgam als Ursache der psychischen oder neurologischen Störungen sprechen.

4.4 Anorganische Gase

Methan

Außer seiner Wirkung als Treibhausgas werden dem Methan keine direkten Gesundheitsschäden zugeschrieben. Jedoch steigt sein Gehalt in der Luft stetig an. Methan entsteht in der Abfall-, Abwasser- (Klärschlamm) und Landwirtschaft (Tierhaltung).

Ozon

Ozon entsteht bodennah durch UV-Einstrahlung aus NO_x; diese resultiert aus dem Straßenverkehr. Es schädigt die Schleimhäute und führt zu Einschränkungen der Lungenfunktion bis hin zur Auslösung von Asthmaanfällen.

Schwefeldioxid

Schwefeldioxid entsteht bei der Verbrennung schwefelhaltigen organischen Materials. Unter Wassereinwirkung entsteht als Endprodukt **Schwefelsäure.** Dieser Mechanismus ist für den sauren Regen maßgeblich mitverantwortlich. Durch den gleichen Mechanismus führt Schwefeldioxid zu Reizungen der Atemwege mit Verengung der Atemwege und massiver Steigerung des Atemwegswiderstandes.

Stickstoffoxide

Hauptemittenden in den Städten sind Verbrennungsprozesse und der Straßenverkehr. Man summiert die verschiedenen Stickoxide unter NO_x. Stickstoffdioxid ist wie Ozon ein starkes Reizgas und führt zu Atemwegsreizungen.

Kohlenmonoxid (CO)

☞ Arbeitsmedizin, Kap. 4.3.2

Neben den im Kapitel Arbeitsmedizin genannten Punkten ist umweltmedizinisch der Straßenverkehr relevant. An stark befahrenen Straßen in Großstädten erreicht die CO-Konzentration Spitzenwerte bis 10 ppm und damit ca. $^1/_3$ der am Arbeitsplatz zulässigen Maximalkonzentration. Besonders bei kardial vorgeschädigten Menschen kann dies zu Problemen führen.

4.5 Halogenorganische Verbindungen

FCKW

Fluorchlorkohlenwasserstoffe (FCKW) werden als Kältemittel in Kühlanlagen sowie als Treibmittel in Spraydosen eingesetzt. FCKW sind überwiegend wenig toxisch und nach derzeitiger Kenntnis nicht kanzerogen oder teratogen. Sie wirken in höheren Dosen schleimhautreizend. FCKW sind hauptverantwortlich für die Entstehung des „Ozonlochs“; daher soll ihre Verwendung weltweit massiv eingeschränkt werden. Da die FCKW für den Aufstieg in die Stratosphäre ca. 15 Jahre benötigen, ist die Wirksamkeit dieser Maßnahmen erst in ferner Zukunft zu erwarten.

Chlorierte Lösungsmittel

Beispiele sind Trichlorethen und Tetrachlorethen (Per) (☞ Arbeitsmedizin, Kap. 4.4.4).

PCB

Zu Verwendung und Grundlagen: ☞ Arbeitsmedizin, Kap. 4.4.4.

Polychlorierte Biphenyle (PCB) reichern sich über die Nahrungskette in fetthaltigen Nahrungsmitteln (Fisch, Fleisch und Milch) an. Sie lassen sich durch ihre Lipophilie in fast allen menschlichen Geweben finden. Besonders hohe Aufnahmemengen haben Säuglinge über die Muttermilch. Da PCB über die Leber verstoffwechselt wird, sind Personen mit Leberschäden ebenfalls gefährdet. Die Kanzerogenität ist nicht eindeutig gesichert, da PCB häufig mit Dioxinen und Furanen verunreinigt sind.

PCDD und PCDF

Polychlorierte Dibenzo-p-dioxine (PCDD) und polychlorierte Dibenzofurane (PCDF) entstehen bei der unvollständigen Verbrennung von chlorhaltigen organischen Materialien als unerwünschtes Nebenprodukt (Müllverbrennung, Industriefeuerungen). Die Emissionen sind durch verbesserte Technik rückläufig. Der Aufnahmeweg ist mit dem der PCB vergleichbar, bei deutlich längerer biologischer Halbwertszeit (ca. 8–10 Jahre). Kanzerogenität wird vermutet, für das sog. „Seveso-Gift" 2,3,7,8-TCDD ist sie gesichert.

PCP

Pentachlorphenol (PCP) wurde als Konservierungsmittel in der Farben- und Textil-/Lederindustrie sowie als Holzschutzmittel eingesetzt, da es fungizid, bakterizid und herbizid ist. Hauptaufnahmewege sind inhalativ und dermal. Technisches PCP ist mit PCDD und PCDF verunreinigt. PCP wird für das sog. Holzschutzmittelsyndrom verantwortlich gemacht.

4.6 Aromatische nicht halogenierte Kohlenwasserstoffe

Man unterscheidet **monozyklische** (Benzol, Toluol etc.; ☞ Arbeitsmedizin, Kap. 4.4.5) und **polyzyklische aromatische Kohlenwasserstoffe** (PAK oder PAH).

PAK

Polyzyklische aromatische Kohlenwasserstoffe (PAK) entstehen bei unvollständigen Verbrennungen. Sie sind fester Bestandteil von Teeren, Pechen und Kokereirohgasen. Als Leitsubstanz der Gruppe wird Benzo(a)pyren zur Messung herangezogen. PAK sind als kanzerogen eingestuft. Wenn sie an Rußpartikel gebunden auftreten, ist die Wirkung überadditiv (Dieselruß). Bis zu den 70er Jahren wurde ein teerhaltiger Parkettkleber verwendet, welcher zu Innenraumbelastungen führt, je mehr sich die einzelnen Fugen durch Holzschrumpfung vergrößern.

4.7 Pestizide

Unter dem Begriff „Pestizid" werden alle Substanzen zusammengefasst, die zur Vorbeugung gegen oder zur Vernichtung von Tieren, Pflanzen und Mikroorganismen eingesetzt werden. Durch den ubiquitären Einsatz finden sich Pestizide in allen Bereichen des täglichen Lebens. In den letzten Jahren ist die Pestizidbelastung des Trinkwassers deutlich zurückgegangen, da langlebige und hochtoxische Pestizide in Deutschland nicht mehr zugelassen sind. Die in Lebensmitteln zulässige Pestizidmenge ist deutlich höher als die in Trinkwasser erlaubte.

4.8 Endokrin wirksame Substanzen

Für eine Reihe von Stoffen sind hormonelle/antihormonelle Wirkungen beschrieben. Hierzu zählen u.a.:

- Halogenkohlenwasserstoffe (☞ Kap. 4.4)
- Schwermetalle
- Nitromoschusverbindungen

Die deutlich geringere Rezeptoraffinität wird durch längere Gewebepersistenz teilweise wieder aufgehoben. Teilweise sind auch im Trinkwasser erhöhte Hormonwerte feststellbar (z.B. durch Einsatz von Hormonen in der Viehzucht).

4.9 Lärm

Zu Grundlagen: ☞ Arbeitsmedizin, Kap. 2.4 und 4.5.10)

Für Lärmschäden liegt der **Grenzwert** derzeit bei **80 dB(A),** jedoch bezieht sich dies nur auf die Entstehung einer Lärmschwerhörigkeit. Auch durch deutlich geringere Lärmpegel können dauerhaft Schäden entstehen. So ist z.B. bei einem Dauerschallpegel von 70 dB(A) eine deutliche Erhöhung der Herzinfarktinzidenz beschrieben; die Schlafqualität leidet ab Pegeln von 50 dB(A) deutlich. Aus diesen Gründen sind **Schallimmissionsgrenzwerte** für Wohngebiete festgelegt, die **zwischen 40 und 50 dB(A)** liegen, je nach Tageszeit und Lärmquelle. Selbst Kinderlärm hat sich diesen Werten gemäß der Rechtsprechung zu unterwerfen. Schallschutzmaßnahmen bei Neubauten sind so zu bemessen, dass im Innenraum tagsüber 35 dB(A) und nachts 25 dB(A) nicht überschritten werden.

4.10 Nichtionisierende elektromagnetische Felder und Strahlen

Zu Grundlagen und Strahlungsarten: ☞ Arbeitsmedizin, Kap. 2.7.

Elektromagnetische Felder erzeugen **thermische** und **nichtthermische Effekte.**

Thermische Effekte

Die direkte Anregung polarer Molekülstrukturen erzeugt **Wärme** (Prinzip der Mikrowellenherde). Das Maß der Gewebeerwärmung ist die frequenzabhängige spezifische Absorptionsrate in W/kg.

Nichtthermische Effekte

Die **magnetischen Anteile der Strahlung** sind für die nichtthermischen Effekte verantwortlich. In Zellkulturen lassen sich durch magnetische Wechselstromfelder Einflüsse auf die Zellmembranen bis zur Zerstörung nachweisen. Das stärkste Magnetfeld in der normalen Umwelt ist das Magnetfeld der Erde mit ca. 30–70 μT. Die Belastung durch Haushaltsgeräte ist deutlich geringer und hängt von der Frequenz (50 Hz), der Spannung (220 V) und der Stromstärke des Geräts ab. So kann ein Haartrockner ca. 10 μT verursachen, moderne Computerbildschirme liegen unter 0,25 μT, bei TFT-Schirmen ist lediglich eine Minimalbelastung aus dem Netzteil zu erwarten. Sog. **Elektrosensible** reagieren mit allgemeinen Befindlichkeitsstörungen (Müdigkeit, Zephalgien, Tinnitus) auf Elektrogeräte oder Sendeanlagen in ihrer Nähe.

4.11 Ionisierende Strahlen

Abgesehen von den beruflichen Strahlenrisiken (☞ Arbeitsmedizin, Kap. 4.5.12) stellt die Strahlenbelastung durch medizinische Maßnahmen die Hauptbelastungsquelle für die Bevölkerung dar. Deutschland ist bedingt durch die ubiquitär vorhandene Technik und die Abrechnungsmöglichkeiten Weltmeister im Röntgen; im Durchschnitt beträgt die jährliche Strahlendosis ca. 2 mSv. Die natürliche Strahlung summiert sich aus terrestrischer Strahlung, Radonbelastung und interner Strahlung auf ca. 2,2 mSv, sodass ca. die Hälfte der Strahlenbelastung medizinische Gründe hat!

5 Wirkungen auf den Menschen und seine Organe

5.1 Atemwegs- und Lungenerkrankungen

Merke

Grundsätzlich gilt: Je weniger gut wasserlöslich ein Stoff ist, desto tiefer kann er in die Atemwege eindringen und angreifen. Gut wasserlösliche Stoffe (Ammoniak oder Formaldehyd) schädigen Kehlkopf und Luftröhre, schlecht wasserlösliche (Ozon oder Feinstaub) dringen bis in die Alveolen vor.

Auch die Pathogenität von Schadstoffen hängt von ihrer Eindringtiefe ab.

- Die Entstehung eines **hyperreagiblen Bronchialsystems** wird Stoffen wie Schwefeldioxid, Kohlenmonoxid oder Isocyanaten, aber auch dem Passivrauchen und NO_x angelastet. Klinisch Resistance↑, FEV1↓. Auf der Basis einer bronchialen Hyperreagibilität kann sich ein **Asthma bronchiale** entwickeln (☞ Innere Medizin, Atmung, Kap. 2.3). Reizgase und Stäube sowie Isocyanate und Acrylate (Sekundenkleber) können einen Asthmaanfall auslösen.
- Tiefer eindringende Schadstoffe können zu einer **chronischen Bronchitis** führen. Als größter Umweltfaktor ist der Tabakrauch zu nennen. Als Endstadium kann sich ein **Lungenemphysem** entwickeln.

Zur exogen-allergischen Alveolitis: ☞ Arbeitsmedizin, Kap. 4.8.

5.2 Haut

Zu Grundlagen: ☞ Dermatologie, Kap. 7.1 bis 7.4.

Die Haut ist als größtes der Umwelt ausgesetztes Organ Angriffspunkt für allergene und irritative Stoffe. Aber auch als Eintrittspforte für hautgängige lipophile Chemikalien ist die Haut ein relevanter Aufnahmeweg. Umweltbedingte Schädigungen sind z. B.:

- Plattenepithelkarzinome durch UV-Strahlung
- Malignome der Haut durch (beruflichen) Kontakt zu Ruß, Teer etc. (☞ Arbeitsmedizin, Kap. 4.10)

5.3 Magen- und Darmerkrankungen

Zur Zöliakie: ☞ Innere Medizin, Verdauungsorgane, Kap. 3.3.1.

Carrageen, ein Verdickungsmittel in Lebensmitteln, steht im Verdacht, durch Schädigung der Darmschleimhaut **Malignome** zu begünstigen.

5.4 Blut und blutbildendes System

Zu gutartigen Bluterkrankungen: ☞ Innere Medizin, Kap. 1 bis 4.

- Benzol verursacht gesichert **Leukämien.**
- Einige Pestizide stehen im Verdacht, **kanzerogen** zu sein. Ionisierende Strahlung ist als sicherer Verursacher anzusehen, gepulste elektromagnetische Felder und Radar gelten als Risikofaktoren.

5.5 Immunsystem und allergische Erkrankungen

- Zusatzstoffe in Lebensmitteln können **Nahrungsmittelunverträglichkeiten** auslösen. Am bekanntesten dürfte die Glutamatunverträglichkeit sein (China-Restaurant-Syndrom), die Herzklopfen, Schwächegefühl und Kopfschmerzen hervorruft.
- Süßungsmittel wirken bei erhöhter Zufuhr laxierend.
- Benzoesäure ist nachgewiesen allergen, sowohl als Nahrungsmittelallergen als auch als Kontaktallergen bei Bäckern.
- Schweflige Säure, eingesetzt als Konservierungsmittel in Wein, führt bei empfindlichen Menschen zu **Zephalgien.**

5.6 Leber

Die Leber als zentrales Entgiftungsorgan nimmt Schaden, wenn ihre natürliche Entgiftungskapazität überschritten wird.

- Der **chronische Leberzellschaden** reicht von der Enzymerhöhung bis hin zur **Leberzirrhose.**

Zunächst sollten virusbedingte Erkrankungen und Alkohol oder Medikamente als Ursache ausgeschlossen werden. Problematisch für die Ursachenforschung ist die Tatsache, dass sich Leberschäden nicht nach einzelnen Schadstoffen unterscheiden lassen. Chronische Schädigungen rufen Transaminasenerhöhungen, Cholestasen, Fettleber, Fibrosen und Zirrhosen in Abhängigkeit von Höhe und Dauer einer Exposition hervor. Chlorkohlenwasserstoffe, Nitroparaffine, Benzolhomologe und Pestizide führen auf diese Art zu Leberschäden.
- **Leberzellkarzinome** können durch Vinylchlorid und arsenhaltige Pestizide verursacht werden. Aflatoxin, welches durch Aspergillus (z. B. auf Erdnüsssen oder Mais) gebildet wird, ist die häufigste Ursache für ein primäres Leberzellkarzinom.

Zur Diagnostik von Leberschäden ☞ Innere Medizin.

5.7 Niere

Zwei Faktoren begünstigen die toxische Schädigung der Nieren: die sehr gute Durchblutung der Nierenrinde und die Konzentration der Schadstoffe im Harn.
- Schwermetalle, Chlorkohlenwasserstoffe, Toluol, Pestizide und Glykolverbindungen können zu **akuten Nierenschäden** führen.
- Benzolhomologe, Glykolverbindungen, Anilin, Arsenwasserstoff und Naphthaline erzeugen eine **Hämoglobinurie.**
- Kohlenmonoxid führt zu einer **Myoglobinurie.**
- Blei, Cadmium, Aflatoxine und radioaktive Strahlung rufen eine **interstitielle Nephritis** hervor.
- Quecksilber und Kohlenwasserstoffe verursachen ein **nephrotisches Syndrom.**

5.8 Reproduktionsorgane, Fertilität

- Alkohol und Rauchen führen bei Frauen und Männern zu **Störungen der Fertilität.** Aber auch andere Genussgifte, wie Cannabis und Kaffee, können diese Wirkung haben.
- Blei führt zur Abnahme des Prolaktin- und LH-Spiegels im Blut, bei Männern führt es zu reduzierter Spermienzahl und -beweglichkeit.
- Cadmium (Rauchen!) reduziert ebenfalls Spermienzahl, -beweglichkeit und -penetrationsfähigkeit.
- Quecksilber führte im Tierversuch zur Anovulation, gleiches gilt für Pestizide.
- Bei sterilen Frauen wurden erhöhte Konzentrationen von PCB, HCH (Hexachlorcyclohexan) und DDT (Dichlor-diphenyl-trichlorethan) in der Follikelflüssigkeit gefunden.
- Benzol, Ethylenbromid und Glykole reduzieren die Spermienqualität.
- Benzo(a)pyren, Chlorobutadien und Styrol senken durch Schädigung der Testes die Fertilität.
- Radioaktive Bestrahlungen führen gesichert zu Samenveränderungen, bei elektromagnetischen Feldern wird dieser Effekt vermutet.

5.9 Nervensystem

Quecksilber wirkt neurotoxisch (☞ Arbeitsmedizin, Kap. 4.2.2).
- Lösemittel können zur **Enzephalopathie** führen, aber auch schon in niedrigen Konzentrationen neurologische Symptome hervorrufen. Dies erklärt wahrscheinlich einen Teil des Sick-building-Syndroms (☞ Kap. 6.4).
- Thallium, Blei, Arsen und Insektizide (DDT, Lindan) verursachen eine **toxische Polyneuropathie** (☞ Neurologie, Kap. 5.1).

5.10 HNO

Die Zahl der **Allergiker** steigt in den letzten Jahren kontinuierlich an. Hierbei ist zu beobachten, dass Kinder von Allergikern zu 70% ebenfalls Allergiker werden, wenn beide Eltern betroffen sind; bei einem allergischen Elternteil liegt die Wahrscheinlichkeit bei 30%. Atopiker haben ebenfalls ein höheres Allergierisiko. Auch die soziale Herkunft spielt eine Rolle: Kinder aus gut situierten Familien entwickeln häufiger Allergien. Regional gibt es eine geringere Allergikerzahl in den neuen Bundesländern im Vergleich zum Westen der BRD. Die Pollenbelastung ist durch höhere Bodentemperaturen und gehäufte Inversionswetterlagen in Großstädten deutlich höher als auf dem Land. Verstärkt wird dieser Effekt noch durch die ebenfalls erhöhten Luftschadstoffe SO_2, NO_x und Ozon in den Städten.

- Neben den in saisonaler Regelmäßigkeit auftretenden Blütenpollen spielen die **perennialen Allergene** eine immer größere Rolle. Tierhaare, Hausstaubmilben und Schimmelpilze sind ganzjährig im Umfeld der Allergiker vorhanden.
- **Pollenallergiker** können zusätzlich noch **Kreuzallergien auf Lebensmittel** aufweisen (Birke → Äpfel, Birkenfeige → Latex, Beifuß → Paprika).

Klinischer Fall

Bei Allergien stehen klinisch zunächst Augenjucken und Fließschnupfen im Vordergrund; mit zunehmender Dauer der Allergie steigt jedoch das Risiko eines Etagenwechsels, bis hin zum Asthma bronchiale (☞ Innere Medizin, Atmungsorgane Kap. 2.3). Bei Pollen- und Nahrungsmittelallergien sind teilweise Hyposensibilisierungen möglich, ansonsten hilft nur Allergenkarenz. Bei perennialen Allergenen ist eine konsequente Sanierung der Umgebung die einzige Lösung.

In Mundhöhle, Rachen und Kehlkopf kann die Kombination aus Rauchen, Alkohol und Reizgasen die Wahrscheinlichkeit einer **Tumorentstehung** deutlich steigern.

5.11 Auge

- Im Rahmen eines Sick-building-Syndroms wird häufig eine **Bindehautentzündung** in Verbindung mit trockener Raumluft gefunden (**cave:** Auch ein Brechungsfehler kann eine Konjunktivitis verursachen).
- UV-Strahlung (Elektroschweißen, Hochgebirge) führt zu **Binde- und Hornhautreizung.**
- Methanol verursacht eine **Optikusdegeneration** und kann zur Erblindung führen; erstes Anzeichen bei chronischer Exposition ist ein verändertes Farbensehen.

5.12 Psyche

Bei vielen umweltmedizinischen Krankheitsbildern spielen psychische Faktoren eine Rolle. Ob die psychischen Veränderungen vorbestehend oder auslösend für ein Krankheitsempfinden sind oder ob psychische Erkrankungen erst sekundär im Verlauf der umweltassoziierten Beschwerdesymptomatik entwickelt werden, lässt sich in vielen Fällen nicht sicher sagen. Studien haben ergeben, dass z.B. ca. 40% der Patienten mit einer Amalgamerkrankung parallel psychische Probleme hatten. Aus diesen Gründen sollte bei unklaren Beschwerdebildern immer eine psychiatrische Diagnostik durchgeführt werden – nicht um den Patienten bei mangelnder anderer Erklärung zu etikettieren, sondern um dem Patienten lange frustrane Behandlungsversuche und eine Chronifizierung der Beschwerden zu ersparen (zu Diagnostik und Therapie: ☞ Psychiatrie).

Merke

Wenn eine somatoforme Störung bereits in der Vorgeschichte nachweisbar und der Manifestation einer unspezifischen umweltassoziierten Gesundheitsstörung vorausgegangen ist, spricht man von **Environmental somatization syndrome (ESS).**

6 Häufige klinisch-umweltmedizinische Problemstellungen

6.1 Multiple Chemikalienüberempfindlichkeit (MCS, IEI)

MCS (die Bezeichnung „Idiopathic environmental intolerance [IEI]“ ist eher unzutreffend) beschreibt eine **erworbene Überempfindlichkeit gegen bestimmte chemische Auslöser.** Die Patienten entwickeln auf definierte sensorische Reize reproduzierbare Beschwerden, die alle Organsysteme betreffen können, wobei die Expositionen bereits in sehr niedriger Intensität zur Auslösung von Beschwerden führen. In den USA wird eine sehr hohe Chemikalienexposition in der Vorgeschichte gefordert; dies ist im deutschen Sprachraum derzeit nicht der Fall. Meist stehen Geruchsreize im Vordergrund einer Belastungsreaktion. Als Auslöser kommen Stoffe wie Pestizide, Imprägnierungen, Kleber, Reinigungsmittel, Baustoffausdünstungen, Duftstoffe, Passivrauch und Laserdruckeremissionen in Betracht. Psychische und physische Faktoren können die Beschwerden modulieren; gesicherte Erkenntnisse liegen derzeit aber nicht vor.

Klinischer Fall

Die einzige derzeit mögliche Therapie ist die Meidung der spezifischen Reize und eine psychische Stabilisierung der Patienten, die meist eine Odyssee durch sämtliche Spielarten der alternativen und Schulmedizin durchlebt haben.

6.2 Chronisches Müdigkeitssyndrom (CFS)

Das CFS beschreibt eine für mindestens 6 Monate bestehende neu aufgetretene Müdigkeit, welche nicht durch Bettruhe verschwindet und zu einer nachhaltigen Verminderung der gewohnten Aktivität führt. Es treten Begleitsymptome wie Schwächegefühl, Unwohlsein, Halsschmerzen, Muskelschmerzen, Fiebergefühl, schmerzhafte Lymphknoten an Hals und Axillen, Übelkeit, Durchfall, Zephalgien, Arthralgien, Depressionen und Konzentrationsstörungen auf. Personen zwischen 40 und 50 Jahren scheinen gehäuft betroffen zu sein. Genaue epidemiologische Zahlen existieren derzeit noch nicht. Es kommt nach längerem Verlauf (Jahre) zu Spontanheilungen; aber auch chronische Erkrankungen sind beschrieben.

Merke

Diagnostisch wichtig ist ein Ausschluss anderer Erkrankungen (z. B. eines Schlaf-Apnoe-Syndroms), bei denen ebenfalls eine massive Tagesmüdigkeit besteht.

6.3 Fibromyalgiesyndrom (FMS)

Fibromyalgie ist eine chronische, nichtentzündliche Erkrankung, die mit Schmerzen von Muskel- und Sehnenansätzen einhergeht und sich durch erhöhte Empfindlichkeit sog. Tender points auszeichnet. Das Verhältnis von Frauen zu Männern beträgt ca. 9 : 1; in erster Linie sind Frauen im gebärfähigen Alter betroffen. Die Erkrankten geben über 100 verschiedene weitere Symptome an. Die genaue Entstehung ist nicht bekannt. (☞ Innere Medizin, Bewegungsapparat, Kap. 9.2)

6.4 Sick-building-Syndrom (SBS)

Das Sick-building-Syndrom beschreibt einen Symptomenkomplex, der mit dem Aufenthalt in einem bestimmten Gebäude assoziiert ist. Es kommt zu Beschwerden der Augen, der Atemwege, der Haut und des ZNS (☞ Tab. 26.1).

Durch neuere Studien konnten die meisten Ursachen für ein SBS gefunden werden.

- In 50% der Fälle sind **fehlerhafte raumlufttechnische Anlagen (RLT)** für die Symptomentstehung verantwortlich (Temperatur, Luftfeuchte, Verteilung der Luft, Luftwechselraten, mangelhafte Wartung).
- Ein weiterer großer Anteil resultiert aus **Tabakrauch** oder **Ausdünstungen von Reinigern, Baustoffen, Klebern** und Einrichtungsgegenständen.

Bei durch Energiesparmaßnahmen immer besser abgedichteten Gebäuden steigt die **Belastung**

durch Bakterien und Pilze im Innenraum an, dies kann ebenfalls ein SBS auslösen.

Bei gewerblich genutzten Gebäuden haben auch das **Arbeitsklima** und die **Arbeitszufriedenheit** einen wesentlichen Einfluss. Bei der Diagnostik sollte dieser Gesichtspunkt nicht unterschätzt werden.

6.5 Intestinale Candida-Besiedlung

Nach Einschätzung einiger Autoren können Candidamykosen im Gastrointestinaltrakt durch chronische Schädigung durch Umweltgifte hervorgerufen werden. Die Betroffenen äußern Symptome, die teilweise mit denen eines CFS oder einer MCS übereinstimmen (auch: Candidasyndrom). Als Therapie werden Antimykotika sowie eine „Pilzdiät" (Reduktion von Zucker und Kohlenhydraten) verabreicht. Laut einer **Stellungnahme des Robert-Koch-Instituts** kann ein Zusammenhang mit Umweltfaktoren nicht durch Studien belegt werden. Auch konnte eine Korrelation der Beschwerden mit der tatsächlich vorhandenen Candidabesiedlung nicht nachgewiesen werden. Als Fazit wird festgestellt, dass die Ökologie der Darmflora und die Beziehungen zwischen Mikroorganismen und Darmmukosa noch nicht ausreichend verstanden sind. Die antimykotische Therapie vermag den Candidagehalt im Stuhl lediglich kurzzeitig zu senken, die Wirksamkeit von Diäten ist nicht belegt.

Tab. 26.1: Symptome des SBS

betroffenes Organ	Symptome
Augen	Konjunktivitis, Brennen, Juckreiz, Sicca-Syndrom
Atemwege	verstopfte/laufende Nase, Epistaxis, trockener Hals, Heiserkeit
Haut	Rötung, Trockenheit, akneiforme Ausschläge
zentrales Nervensystem	Ermüdung, Antriebsschwäche, depressive Verstimmungen, Konzentrationsschwierigkeiten, Zephalgien, Geruchs- und Geschmacksstörungen

6.6 Gesundheitliche Bewertung nichtionisierender Strahlung (z. B. Mobilfunk)

Im Zeitalter des Handys und angesichts der zunehmenden Anzahl von Sendeantennen gilt ein Hauptaugenmerk der Bevölkerung den Mobilfunkbasisstationen. Die biologischen Effekte dieser Anlagen werden sehr kontrovers und emotional diskutiert.

Merke

Derzeit gehen sämtliche seriöse Gutachten davon aus, dass es nach aktuellem Wissensstand keinen Nachweis von gesundheitlichen Schäden durch Mobilfunkstationen gibt.

Die abgegebene Strahlung überschreitet lediglich in Senderichtung im Abstand von wenigen Metern zur Antenne die zulässigen Grenzwerte; dieser Bereich ist aber für die Bevölkerung nicht betretbar. Außerhalb dieser Bereiche ist die Belastung durch das Handy selbst höher als durch den Sendemast. Auge und Gehirn stellen die Hauptzielorgane der Handystrahlung dar. Eine Schädigung der Linse in Form einer Kataraktbildung ist theoretisch denkbar. Die tatsächlich nachgewiesene Strahlung liegt jedoch deutlich unter den Grenzwerten. Um Vergleiche zwischen verschiedenen Modellen ziehen zu können, werden inzwischen für alle Telefone **spezifische Absorptionsraten (SAR-Werte)** angegeben. Der Grenzwert beträgt 2 W/kg. Da die Belastung frequenzabhängig ist, ist sie für GSM-Telefone im 1900-MHz-Netz deutlich höher als im 900-MHz-Bereich.

Deutlich kritischer sind dagegen die als Haustelefone eingesetzten DECT-Telefone zu sehen; sie senden stets mit der maximalen Leistung (Handys regeln die Sendeleistung automatisch herab) und strahlen auch dann noch ein Feld ab, wenn nicht telefoniert wird. Insgesamt erscheinen die derzeitigen Schutzmaßnahmen und Regelungen ausreichend. Die den elektromagnetischen Feldern zugeschriebenen, nicht arbeitsbedingten Gesundheitsstörungen können wissenschaftlich nicht belegt werden.

6.7 Toxische Einwirkung von Chemikalien

Schwermetalle, Lösemittel oder Pestizide können zunächst unspezifische Beschwerden verursachen, die eine mögliche Diagnose verschleiern. Als Beispiel sei hier das **Holzschutzmittelsyndrom** genannt. In den 70er und 80er Jahren häuften sich Fälle von unspezifischen Beschwerden (wie bei SBS), welche bei Expositionskarenz wieder verschwanden. Erst nach einigen Jahren Exposition traten chronische Beschwerden auf. Biomonitoring-Werte ließen sich mit Materialproben aus den belasteten Gebäuden in Einklang bringen. Nach Sanierung der Gebäude verschwanden die Beschwerden.

Merke

Zur Diagnostik solcher unspezifischen Beschwerden gehören daher:
- eine ausführliche Anamnese
- eine gezielte Begehung
- ein sorgfältig durchdachtes Monitoring von Umgebung (Ambientmonitoring) und Patient (Biomonitoring)

035 IMPP-Fragen

27 Medizin des Alterns

Alexander Hirsch

Inhalt

1 Bedeutung des Alterns

1.1 Demographische Faktoren

Die demographische Entwicklung zeigt nicht nur in Deutschland, sondern in allen Industriestaaten eine deutliche Änderung in der Altersverteilung: Konnte man bisher von einer Bevölkerungspyramide sprechen, an deren Basis die jungen Menschen und an deren Spitze die ältere Bevölkerungsschicht standen, so muss man in naher Zukunft eher von einem „Bevölkerungspilz" sprechen, da es mehr ältere Menschen geben wird als junge.

Ca. 20% der alten Menschen leben in einem Altenpflegeheim, da sie den Aufgaben des täglichen Lebens alleine nicht hinreichend nachkommen können.

Allerdings sollte „alt" nicht mit „krank sein" gleichgesetzt werden. Es gibt viele Menschen die auch in hohem Alter gesund sind.

1.2 Definition

Man unterscheidet Lebensalter und biologisches Alter. Letzteres wird durch das Ausmaß des morphologischen (z.B. als Knochenalter) und funktionellen Entwicklungsstandes des Organismus oder seiner Teile bestimmt. So gibt es durchaus 60-jährige Menschen in durch Alterungsprozesse verursachtem debilem Zustand wie auch leistungsfähige, geistig und körperlich fitte 80-jährige Senioren. Unter Senium versteht man demnach das individuell zeitlich sehr verschieden beginnende, durch Einschränkung körperlicher und geistiger Fähigkeiten gekennzeichnete „Greisenalter".

1.3 Biologische Ursachen

Der Alterungsprozess beginnt beim Menschen bereits im 3. Lebensjahrzehnt. Folgende Ursachen spielen dabei u.a. eine Rolle:

Mit zunehmendem Lebensalter kommt es vermehrt zu **chromosalen Strukturanomalien,** gehäuften Einzelstrangbrüchen, gehäufter DNS-Methylisierung sowie Beeinträchtigung mitochondrialer Strukturen. Durch die DNS-Telomerase-Sequenzen ist die Zelle nicht unbegrenzt teilungsfähig und damit deren maximale Lebensdauer festgelegt.

Dies bringt auch eine **verringerte Reparaturfähigkeit** der einzelnen Chromosomen mit sich, so dass z.B. UV-Exposition schneller zu Malignomen führen kann.

Insgesamt führt dies zu einer Anhäufung zufälliger Chromosomenschäden und damit zu vielgestaltigen gesundheitlichen Problemen.

1.4 Auswirkungen

Die Homöostase des Menschen nimmt schon im 3. Lebensjahrzehnt ab, man spricht von Homöostenose. Damit unterliegt die Homöostase im fortgeschrittenen Alter einem eher labilen Gleichgewicht, da hier die körperliche Adaptationsfähigkeit sowie die körperlichen Reserven herabgesetzt sind. Bereits kleine Störungen können dieses Gleichgewicht zum Zusammenbruch bringen. Die Niere zum Beispiel, die durchaus unter Belastung mehr als 100% Reserveleistung aufweist, kann jedoch im Alter durch verminderte Durchblutung u.a. schon an ihrer Grenze arbeiten, wenn sie den alltäglichen Aufgaben nachkommt.

Oft weisen deshalb die Symptome eines Krankheitsbildes nicht monokausal auf die eigentliche Erkrankung hin, da die Krankheit zunächst bevorzugt am schwächsten Teil dieses labilen Gleichgewichts ausbricht. Daher sind die Krankheitssymptome meist atypisch und vielgestaltig. Auch zeigen sich die Symptome im Krankheitsverlauf eher als bei jüngeren Menschen, da diese größere Kompensationsmechanismen aufweisen.

Weiter handelt es sich bei geriatrischen Patienten oft um kumulative Erkrankungen mit mehreren Begleiterkrankungen. Dadurch kann allerdings schon ein kleiner Behandlungserfolg zu gravierenden positiven Symptomverbesserungen führen.

Gerade bei diesen Patienten kommt es immer wieder zu Zufallsbefunden, die keinen Krankheitswert haben müssen. So lassen sich z. B. häufig Bakterien im Urin nachweisen, obwohl die Symptomatik einer Harnwegsinfektion fehlt. Dies bedarf keiner Therapie.

Auch die Untersuchung psychischer Auffälligkeiten erfordert Vorkenntnisse:

Durch das Leben in einem anderen Lebensabschnitt liegt den Vorstellungen, Wünschen und Bedürfnissen des geriatrischen Patienten ein anderes Werturteil zugrunde. Auch die Erfahrungen sind spezifisch. Nicht selten hat der Patient freiwillig oder gezwungenermaßen seine gewohnte Umgebung verlassen oder Angehörige und Freunde verloren. Dies führt häufig zum Gefühl der Isolation und Trauer. Hier sollte genau beobachtet werden, ob es sich um eine krankhafte Depression oder um einen gesunden und physiologischen Trauerprozess handelt.

2 Anamnese und Untersuchung

Der körperlichen Untersuchung sowie der Anamneseerhebung obliegt beim ersten Patientenkontakt ein hoher Stellenwert. In der Medizin des Alters nennt man dies geriatrisches Assessment, was zeigt, dass hier neben der allgemeinen Anamnese noch andere Faktoren eine Rolle spielen. Prinzipiell verlaufen Anamnese und körperliche Untersuchung wie bei anderen Patienten auch. Besonderes Augenmerk wird dabei allerdings auf altersspezifische Probleme gelegt.

2.1 Anamnese

Hier ist besonders auf folgende Aspekte zu achten:

- Arzneimitteleinnahme: Viele ältere Menschen konsumieren nichtrezeptpflichtige Arzneimittel.
- Diät: Allergie, Aufbaukost, Nahrungsmittelergänzung
- Sturzneigung: s. u.
- Depression
- Vorsorgeuntersuchungen

2.2 Körperliche Untersuchung

Hier ist zu beachten:

- Gewicht
- Blutdruck
- Visus
- Hörvermögen
- Mammauntersuchung
- Auskultation, bes. systolisches Geräusch infolge Aortenstenose
- Beurteilung des Gangbildes, ☞ Neurologie; Kap. 3.3

Die genaue Beobachtung kann schon hier eine erste Vermutung auf ein schweres Krankheitsbild lenken.

Besondere Bilder finden sich bei:

- Arthrose: Der Patient nimmt Schonhaltungen ein, versucht möglichst bewegungsarm seinen Aufgaben nachzukommen.
- Morbus Parkinson: klassischer feintrippeliger Gang, nach vorn geneigt
- Z. n. Frakturen: Bewegungseinschränkungen in z. B. Knien, Hüfte etc.
- Z. n. Apoplex: besonders hemiparetisches Gangbild, Nachziehen eines Beines etc.

Um die verschiedenen Eigenarten eines Patienten zu deuten und einen objektiven Befund über den körperlichen Fitnessgrad zu gewinnen, hat sich folgende Untersuchungsmethode etabliert: Der Patient soll nach Aufforderung aufstehen, eine abgesteckte Strecke laufen und sich schließlich wieder auf seinen Platz setzen. Dabei wird die dafür benötigte Zeit gemessen.

2.3 Feststellung des funktionellen Status

Der funktionelle Status geriatrischer Patienten wird nach den ADL (activities of daily living) im Barthel-Index (Hamburger Manual) schematisch erfasst (☞ Tab. 27.1).

In Tab. 27.2 ist der MMST (Mini-Mental-State-Test) zur Erkennung von Demenz dargestellt. Er

Tab. 27.1: Barthel-Index, ADL [1]

Aktivität	Abstufung	Punkte
Essen	• komplett selbstständig	10
	• Hilfe bei mundgerechter Vorbereitung, selbstständiges Einnehmen oder Hilfe bei PEG-Versorgung (Nahrungssonde)	5
	• nicht selbstständig	0
Toiletten-benutzung	• komplett selbstständig	10
	• Hilfe oder Aufsicht bei Benutzung oder Reinigung	5
	• benutzt weder Toilette noch Toilettenstuhl	0
Stuhlkontinenz	• stuhlkontinent, selbstständig bei rektalen Abführmaßnahmen/AP-Versorgung (Anus praeter)	10
	• max. 1-mal wöchentlich inkontinent oder Hilfe bei rektalen Abführmaßnahmen/AP-Versorgung	5
	• mehr als 1-mal wöchentlich inkontinent	0
Harnkontinenz	• harnkontinent oder Selbstversorgung des DK (Dauerkatheter)	10
	• max. 1-mal täglich inkontinent oder Hilfe bei DK	5
	• mehr als 1-mal täglich inkontinent	0
Waschen	• selbstständig	5
	• nicht selbstständig	0
Baden	• selbstständig inkl. Ein-/Aussteigen und Abtrocknen, ohne Aufsicht	5
	• nicht selbstständig	0
An- und Auskleiden	• in angemessener Zeit komplett selbstständig inkl. ATS (Antithrombosestrümpfe), Prothesen	10
	• kleidet zumindest Oberkörper selbstständig an und aus	5
	• keine der oben genannten Kriterien	0
Auf- und Umsetzen	• komplett selbstständig (auch Rollstuhl)	15
	• Aufsicht oder geringe Hilfe	10
	• erhebliche/professionelle Hilfe	5
	• kein Transfer aus dem Bett	0
Aufstehen und Gehen	• ohne Aufsicht/Hilfe Aufstehen und Gehstrecke ohne Rollator 50 m	15
	• ohne Aufsicht/Hilfe Aufstehen und Gehstrecke mit Rollator 50 m	10
	• Hilfe beim Aufstehen aus dem Sitzen, kurze Strecken mit Hilfe oder Rollator oder Rollstuhl	5
	• keine der oben genannten Kriterien	0
Treppensteigen	• ohne Aufsicht oder Hilfe ein Stockwerk hinauf und hinunter	10
	• mit Aufsicht oder Hilfe ein Stockwerk hinauf und hinunter	5
	• keine der oben genannten Kriterien	0
Summe		**max. 100**

Tab. 27.2: Mini-Mental-State-Test nach Folstein et al. [2]. Jede korrekt beantwortete Frage/durchgeführte Aufgabe wird mit einem Punkt bewertet. Bei einem Ergebnis von < 24 Punkten sollte unbedingt abgeklärt werden, welche Ursachen dafür vorliegen.

Test

1. Was für ein Datum ist heute?
2. Welche Jahreszeit ist?
3. Welches Jahr haben wir gerade?
4. Welcher Wochentag ist heute?
5. Welchen Monat haben wir jetzt?
6. Wo sind Sie? Welches Bundesland?
7. Welche Region/Landkreis?
8. Welche Stadt?
9. Welches Krankenhaus?
10. Welche Station bzw. Stockwerk?
11. Bitte merken Sie sich: Apfel
12. Pfennig
13. Tisch

Anzahl der Versuche, die durchgeführt worden sind: ________

Ziehen Sie von 100 jeweils 7 ab oder buchstabieren Sie „Stuhl" rückwärts.

14. 93 L
15. 86 H
16. 79 U
17. 72 T
18. 65 S

Was waren Dinge, die Sie sich vorhin gemerkt haben?

19. Apfel
20. Pfennig
21. Tisch
22. Was ist das? (Patienten Gegenstände zeigen:) Uhr
23. Bleistift/Kugelschreiber
24. Sprechen Sie nach: „Kein Wenn und oder Aber"

Machen Sie bitte Folgendes:

25. Nehmen Sie bitte das Blatt in die Hand.
26. Falten Sie es in der Mitte.
27. Lassen Sie es auf den Boden fallen.
28. Lesen Sie bitte die Anweisung auf dem Blatt vor und befolgen sie.
29. Schreiben Sie bitte einen Satz (Subjekt und Prädikat).
30. Kopieren Sie bitte die Zeichnung.

28.

Augen zu

30.

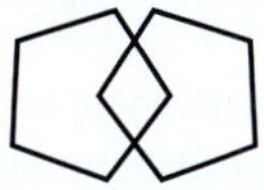

Gesamtpunktzahl: ________

Auswertung:

25–30: kein Hinweis auf kognitive Einschränkung
18–24: leichte kognitive Einschränkungen
0–17: schwere bis schwerste kognitive Einschränkung

wird standardmäßig bei einem geriatrischen Assessment durchgeführt.

Das geriatrische Assessment erfüllt verschiedene Aufgaben und ist nicht nur als Anamneseersatz, sondern auch als „Zwischenbilanz“ zu verstehen. Dabei lassen sich bei chronischen Erkrankungen Behandlungsziele mit eingetretenen Erfolgen vergleichen.

Das geriatrische Assessment soll folgende Funktionen erfüllen:

- Verbesserung der diagnostischen Treffsicherheit
- Sensibilisierung für leicht übersehbare Defizite
- Bestimmung des Therapieziels
- Prioritätsbestimmung bei multiplen Problemen
- Aufstellung eines individuellen Therapieplans
- Festlegung eines geeigneten Betreuungsortes
- Verlaufsbeurteilung
- Basis für Prävention

3 Ernährung im Alter

Ein alter Mensch benötigt keine besondere oder andere Ernährung als ein junger Mensch. Eine normale Ernährung mit frischen Zutaten ist vollkommen hinreichend und optimal.

Allerdings kommt es aufgrund anderer Probleme, wie Einschränkungen der ADL, erschwerter Einkaufsmöglichkeiten, falsch sitzender Prothesen, Depressionen und letztlich auch finanzieller Gründe, häufig zu Unterernährung bzw. Mangelversorgungen.

Ein weiterer Aspekt ist die Flüssigkeitsbilanz, da insbesondere ältere Menschen ein nachlassendes Durstgefühl entwickeln. Insbesondere in Kombination mit Medikamenten kann dies sehr folgenschwer sein, ☞ Pharmakologie, Kap. 1.4.

Deshalb sind geriatrische Patienten ausreichend mit Multivitaminpräparaten, Vitamin-D und Kalziumgaben zu versorgen und müssen immer wieder zum Trinken animiert werden.

4 Häufige Krankheitsbilder

4.1 Physiologische Veränderungen

Im Alter wird das physiologische Gleichgewicht durch einige Veränderungen gestört, was zu einer erhöhten Prädisposition für Krankheiten führt.

Alterweitsichtigkeit. Die Elastizität der Linse nimmt mit dem Alter physiologisch ab. Dadurch kommt es zu einer verringerten Akkommodationsbreite, so dass über 60-Jährige nur noch eine geringe Akkommodation aufweisen. Hier kommt eine Sammellinse in Form der Lesebrille zu tragen, ☞ Augenheilkunde, Kap. 15.3.

Linsentrübung. Die Linse wird durch verschiedene Ablagerungen trübe und es kommt zu Schleierbildung, ☞ Augenheilkunde, Kap. 6.3.

Hochtonschwerhörigkeit. Durch verschiedene Prozesse verliert das Gehör im Alter die Fähigkeit, besonders hohe Töne wahrzunehmen. Je mehr das Gehör in jungen Jahren belastet wurde, umso größer ist dieser Effekt im Alter, ☞ HNO, Kap. 1.5.1.

Glukosestoffwechsel. Veränderungen des Glukosestoffwechsels im Alter führen zu geringerer Glukosetoleranz, ☞ Innere Medizin, Endokrine Organe, Kap. 6.1 „Altersdiabetes“.

Arterien. Die Arterien unterliegen Alterungsprozessen, die besonders abhängig von Risikofaktoren wie Blutdruck, Blutzucker, Blutfetten sind. Sie verlieren ihre Elastizität und damit auch ihre Windkesselfunktion. Hinzu kommen die üblichen Risikofaktoren wie Hypertonie, Diabetes etc.

Abnehmende β-Rezeptoren-Empfindlichkeit. Dadurch vermindertes Herzzeitvolumen; insgesamt resultiert ein labiles Herz-Kreislauf-Verhältnis.

Leberfunktion. Abnehmende Leberfunktion durch abnehmende Enzymfunktion sowie abnehmende Leberdurchblutung.

Abnehmende Magensäureproduktion. Dies bewirkt eine verringerte Kalziumresorption, was schon durch andere Risikofaktoren das Risiko einer Osteoporose erhöht.

Abnehmende Peristaltik. Diese erhöht die Neigung zu Obstipationen, besonders in Verbindung mit Diätfehlern, Flüssigkeitsmangel u. a.

Abnehmende Nierenfunktion. Die GFR sowie die Nierendurchblutung nehmen ab. Dadurch ist schon unter normalen physiologischen Aspekten ein erhöhter Kreatininwert zu erwarten, ☞ Pharmakologie, Kap. 1.4.

Schleimhautveränderungen. Gerade bei der Frau findet man oft eine physiologische Altersveränderung der Vulva durch Schleimhautdystrophie. Dies prädisponiert für Infektanfälligkeit, Pilzinfektionen, Harnwegsinfekten. ☞ Gynäkologie, Kap. 1.9.

Prostataveränderung. Bei der Mehrzahl der über 40-Jährigen findet man bereits eine Prostatahypertrophie. Auch wenn es sich nicht um ein malignes Wachstum handelt, kann dies zu Symptomen führen. Durch mechanische Urethraverengung kommt es dabei zu Restharnbildung mit den u. U. daraus resultierenden Komplikationen, ☞ Urologie, Kap. 7.6.1.

ZNS-Veränderungen. Folgende Veränderungen sind als altersspezifisch anzusehen:

- abnehmende Katecholaminsynthese, welche eine Neigung zu Depressionen erklärt
- verminderte Funktionsfähigkeit des dopaminergen Systems, wodurch der Morbus Parkinson gerade als Krankheit des Alterns bekannt ist
- allgemeine verringerte Funktion der Propiozeptoren, wodurch besonders der Stellreflex Einbuße nimmt. So kommt es gehäuft zu Gleichgewichtsstörungen.

4.2 Krankheitsbilder

Im Folgenden sind typische Symptome eines geriatrischen Patienten aufgelistet, die besonderen Augenmerks bedürfen

Harninkontinenz

(☞ Urologie, Kap. 12.4).
Es gibt verschiedene Möglichkeiten, eine Inkontinenz einzuordnen. Zur genauen Einordnung bedarf es eingehender Diagnostik.

Transitorische Harninkontinenz

Definition. Hier handelt es sich um eine, wenn therapiert oder manchmal auch nur diagnostiziert, vorübergehende Unfähigkeit, den Urin willkürlich zu entleeren.

Ätiologie. Als Ursachen kommen häufig in Frage:

- Verwirrtheit
- Harnwegsinfekt
- atrophische Urethritis, besonders beim weiblichen Geschlecht
- Depression
- starke Diurese, z. B. bei Herzinsuffizienz (Nykturie)
- eingeschränkte Mobilität, wenn der Patient die Toilette nicht erreichen kann
- Obstipation: Als Therapie genügen oft schon Abführmaßnahmen.
- Medikamente:
  - Sedativa
  - Alkohol
  - Diuretika
  - Anticholinergika
  - Antipsychotika
  - trizyklische Antidepressiva
  - Antiparkinsonmittel
  - Opiate
  - α-Blocker
  - Kalziumantagonisten
  - ACE-Hemmer

Die transitorische Harninkontinenz ist immer eine sekundäre Krankheit. Nach Kuration der Grundkrankheit/Ursache ist diese therapiert.

Permanente Harninkontinenz

Ätiologie. Hier kommen nur wenige Ursachen in Frage:

- Detrusorschwäche, -überfunktion
- defekter Schließmechanismus
- demenzielle Erkrankungen im Endstadium

Die weitere Einteilung wird nach der eigentlichen Ursache durchgeführt.

Hier ist keine Therapie möglich, man kann lediglich symptomatisch unterstützend eingreifen.

Dranginkontinenz

Definition. Diese Art der Harninkontinenz findet man in 2/3 d. F., somit ist sie die häufigste Form. Es handelt sich hierbei um unwillkürliche Harnblasenkontraktionen, die zu rezidivierenden kleinen Mengen von Harnentleerungen führen.

Stressinkontinenz

Definition. Vor allem bei Frauen eine häufige Form. Oft durch Beckenbodenschwäche, auch in jüngeren Jahren nach Schwangerschaft (☞ Gynäkologie, Kap. 10.2). Hier kommt es schon bei kleinen Belastungen wie z. B. Husten zum Urinabgang.

Therapie. Es kommen Krankengymnastik/Beckenbodengymnastik und letztlich die chirurgische Sanierung in Frage.

Überlaufinkontinenz

Pathogenese. Hier handelt es sich um ein physikalisches Problem: Die Harnblase ist derart gefüllt, dass sie nichts weiter aufnehmen kann und von daher „überläuft"; bei neurologischen Erkrankungen oder auch bei Harnstau unterschiedlicher Genese.

In der Geriatrie wird weiterhin noch von einer funktionellen Inkontinenz gesprochen, wenn der Patient aus komplexen Gründen nicht in der Lage ist, die Toilette zu erreichen; als Beispiel sei der verwirrte Patient genannt, der den Weg dorthin nicht finden und daher den Harn nicht mehr halten kann.

Therapie. Die Versorgung sollte diejenige sein, die am wenigsten Komplikationen mit sich bringt, insbesondere, wenn es sich um ein chronisches Leiden handelt. Vorlagen und Windeln begünstigen einen Dekubitus; eine Dauerkatheteranlage allerdings erhöht das Risiko eines Harnwegsinfektes. Daher bleibt bei gefährdeten Patienten mit einer dauernden Harninkontinenz oft nur die Versorgung mittels eines suprapubischen Katheters.

> **Merke**
>
> Für die Inkontinenz ist der transurethrale Dauerkatheter nie die Therapieoption der Wahl.

Stürze und „Sturzkrankheit"

Innerhalb eines Jahres stürzen 30% der Alten- und Pflegeheimbewohner; weibliche mehr als männliche.

Ätiologie. Der aufrechte Gang bedarf eines guten Gleichgewichts. Beides ist nur durch das komplexe Zusammenspiel von vielen Systemen möglich. Wie bereits geschildert, erfahren einige dieser Systeme im Alter aus physiologischen Gründen Einbußen. Das oft beobachtete mangelnde Gleichgewicht erklärt sich außerdem durch die altersbedingt eher minimalen Reserveleistungen.

Auch mangelnde Übung kann die Ursache von Stürzen sein. Ein vorübergehend bettlägriger geriatrischer Patient bedarf danach je nach Dauer des Zustandes und körperlichem Training einer gewissen Zeit, bis der ursprüngliche Status wieder erreicht ist. Viele alte Menschen finden aber nicht mehr genug Kraft und Mut, dieses wieder zu „trainieren", wodurch es oft zu unnötiger Immobilität kommt. Daher ist die Prophylaxe so wichtig.

Als Sturzrisiken seien genannt:

Patientenspezifische Ursachen:

- eingeschränktes optisches Vermögen
- Gleichgewichtsstörungen/vestibuläre Schädigungen, Polyneuropathie
- Tiefensensibilitätsstörungen (auch an Vitamin B_{12} und degenerative Erkrankungen der HWS denken!)
- Demenz
- allgemeine Störungen oder Funktionseinbußen des Bewegungsapparates
- orthostatische Dysregulationen
- Medikamente

Umweltbedingte Ursachen:

- Schuhwerk des Patienten

- Beleuchtung
- Treppen
- Unebenheiten des Bodens

Oft sind Risiken in Kombination vorhanden. Da sich die einzelnen Faktoren nicht additiv, sondern eher multiplikativ verhalten, ist jedes einzelne Risiko möglichst gering zu halten.

Bei ca. $^1/_4$ aller gestürzten Patienten kommt es aufgrund des Sturzes zu ernsten Verletzungen. Insbesondere zu erwähnen sind hier die Schenkelhalsfraktur sowie das subdurale Hämatom.

Synkopen

Definition. Bewusstlosigkeit von max. 3 s Dauer mit darauf folgendem spontanem Erwachen.

Ätiologie. Vielfältigste Ursachen, ☞ Neurologie, Kap. 3.7., Innere Medizin, Herz, Kap. 10.

Häufig allerdings findet man in der Geriatrie vaskuläre Ursachen:

- orthostatische Dysregulation
- zerebrale Minderperfusion
- kardiale Ursachen

Immobilität

Definition und Ätiologie. Hier handelt es eher um einen Zustand als um ein Symptom. Gerade in einem nicht geriatrisch spezialisierten Krankenhaus werden ältere Patienten vorschnell als immobil angesehen oder bei einer akuten Erkrankung, die Bettruhe fordert, aufgrund mangelnder Mobilisation „bettlägrig" gemacht. Es gibt vielfältigste Ursachen, die zu einer Immobilität führen können, z. B.:

- Herzinsuffizienz im fortgeschrittenen Stadium
- Post-OP-Zustand
- Morbus Parkinson im fortgeschrittenen Stadium
- Demenz im fortgeschrittenen Stadium
- Depression
- Arthrosen
- viele andere Erkrankungen, die spätestens im fortgeschrittenen Stadium zu einem Verlust der freien Beweglichkeit führen

Therapie. Viele Patienten, gerade ängstliche, depressiv verstimmte, benötigen ein immenses Engagement seitens der medizinischen Betreuer, um die nötige Motivation zur Remobilisierung hervorzubringen.

Kommen hierzu noch Probleme wie Schmerzen (z. B. post-OP) oder arthritische Beschwerden, bedarf es fachgerechter Kenntnisse und auch Ausrüstung, um diese Personen spezifisch mobilisieren zu können.

Immobile Patienten stellen insbesondere für die Pflegekräfte ein großes Problem dar. Diese sind größtenteils für die Durchführung prophylaktischer Maßnahmen verantwortlich. Zentrale Themen sind hier die Mobilisation sowie die speziellen Lagerungen. Dabei werden vorwiegend Lagerungstechniken nach Bobath angewandt, die eine bestmöglichte Druckentlastung sowie bestmögliche Kontrakturenprophylaxe und mehr bieten sollen.

Risiken der Immobilität. Hier nun einige wichtige Risiken der Immobilität, deren Prophylaxe immens wichtig ist:

Thrombose und Embolie

Pathogenese. Wie eine Operation mit folgender Bettruhe bringt auch die reine Immobilität stets ein erhöhtes Risiko für eine Thrombose mit sich. Der Blutfluss ist verlangsamt, oft sind mindestens Mikroangiopathien vorhanden; meist besteht gerade in einer Klinik zusätzlich ein entzündliches Geschehen mit erhöhter Gerinnungsneigung.

Hierzu sollte man auch das erhöhte Risiko einer Embolie, insbesondere der Lungenembolie, rechnen.

Prophylaxe. Es kommen zum Einsatz:

- Antithrombosestrümpfe
- krankengymnastische/physiotherapeutische Mobilisierung
- Antikoagulanzien (niedermolekulare Heparine)

Pneumonie

Ätiologie. Ältere Menschen sind per se immungeschwächter als junge. Begleitende Krankheiten schwächen ebenfalls. Durch die Bettlägrigkeit kommen weitere Faktoren hinzu, die das Entstehen einer Pneumonie begünstigen:

Fehlende Bewegung, Einengung des Brustkorbes durch das Eigengewicht und fehlende Atemanreize zum tiefen Atmen führen zu mangelnder Belüftung der Lunge. Es werden nur noch Anteile der Lungen belüftet. So bleiben beispielsweise die apikalen Anteile ohne nennenswerte Funktion und damit auch minderdurchblutet.

Besonders soll hier die Aspirationspneumonie, insbesondere bei Schluckstörungen, erwähnt werden.

Prophylaxe. Hier kommen Atemgymnastik und mechanische Hilfsmittel in Frage (Easy-Flow – atemgymnastisches Gerät, bei dem durch Pusten eine Kugel in einem dazu passenden Gefäß nach oben gebracht werden soll) u. a. Auch das Inhalieren mit NaCl zum Befeuchten der Atemwege hat prophylaktische Wirkung.

Kontraktur

Pathogenese. Durch Nichtbewegen der Gelenke können diese schnell versteifen; die Muskeln atrophieren, es kommt zur Kontraktur.

Prophylaxe. Auch hier ist das Mittel der Wahl die Mobilisation; durch zumindest passives Bewegen jedes einzelnen Gelenkes kann eine Kontraktur verhindert werden. Hilfreich sind auch hier wieder besondere Lagerungen, die Kontrakturen verhindern helfen.

Dekubitus

Pathogenese. Durch das Liegen wird Druck auf das Gewebe ausgeübt. Hält dieser Druck länger an, so kommt es an diesen Stellen zu Durchblutungsstörungen und zu Funktionsstörungen in diesen Arealen. Den Anfang nimmt der Dekubitus an der Haut, da diese dem Druck am meisten ausgeliefert ist und damit auch am schnellsten einer Unterversorgung unterliegt. Es kommt zu nekrotischen Veränderungen bis hin zu tiefen nekrotischen Ulzera.

Ätiologie. Störungen des gesunden Hautmilieus wie trockene Haut, vermehrte Schweißproduktion und auch die Gabe von Antibiotika oder Kortikosteroiden führen zu besonderer Anfälligkeit.

Ebenfalls sind verschiedene Stellen aus anatomischen Gründen besonders gefährdet: Es handelt sich um Areale mit wenig subkutanem Fettgewebe, die als Auflagestellen dienen: Ferse, Knie, Trochanter major/Hüfte, Steiß, Ellenbogen, Schulterblatt, Schulter, Hinterkopf und Ohr.

Prophylaxe.

- Aufrechterhaltung eines gesunden Hautmilieus durch hautpflegende Substanzen (Cremes und Lotionen), Trockenhaltung der Haut (**cave:** Inkontinenz) und allgemein guten Ernährungszustand
- Mobilisation, z. B. Drehen und Wenden des Patienten, Setzen in einen Stuhl
- durchblutungsfördernde Maßnahmen wie Krankengymnastik und Einreibungen (Antidekubitussalbe)
- Antidekubitusmatratzen: Hier reicht das Angebot von Schaumstoffmatratzen bis zu hochtechnischen Luftpolsterbetten; der Einsatz ist durch den finanziellen Aufwand limitiert.

Therapie. Die Therapie richtet sich nach dem Schweregrad des Dekubitus. Hier teilt man in 4 Stufen ein:

- **Stadium 1** (nicht wegdrückbares Erythem/Rötung): Es genügt im Allgemeinen noch eine intensivierte Hautpflege mit hinzukommender Druckentlastung.
- **Stadium 2** (Befall von Dermis und Epidermis): Es bedarf besonderer Dekubitus-Wundversorgung. Dabei bedarf es vieler Erfahrung, um unter der großen Anzahl erhältlicher Pflegemittel das richtige auszuwählen und so für jeden Patienten die passende Wundversorgung zu gewährleisten.
- **Stadium 3** (Befall des subkutanen Fettgewebes): In leichteren Fällen reicht hier ein enzymatisches Débridement in Form von speziellen Salben. Ansonsten wie bei Stadium 4.
- **Stadium 4** (Nekrosen mit Befall von Muskelgewebe und Knochen): Eine chirurgische Intervention mit einem Debridement ist nötig.

Demenz

Definition. Bei einer Demenz kommt es zum chronisch progredienten Verlust intellektueller Fähigkeiten, zum Verlust der Fähigkeit zur Bewältigung der ADL, zur Verschlechterung der kognitiven Leistungen sowie zur Beeinträchtigung des Gedächtnisses. Dieses wird folgendermaßen eingeteilt (Anmerkung: Die Zwischenformen wurden ausgelassen):

- primäres Gedächtnis (Kurzzeitgedächtnis): speichert bis zu 10 verschiedene Informationen für ca. 30 s
- Altgedächtnis

Bei einer Demenz ist zunächst das primäre Gedächtnis betroffen: Dabei ist zum einen das Zeitgitter gestört, wodurch die zeitliche Einordnung erschwert oder unmöglich wird, zum anderen fehlt die Reproduktionsfähigkeit der jungen Gedächtnisinhalte. Erst zum Schluss kommt eine Beeinträchtigung des Altgedächtnisses zum Tragen.

Die Entwicklung einer Demenz ist altersabhängig: 10% der über 70-Jährigen leiden darunter und 20–40% der über 85-Jährigen.

Klinik. Als Frühsymptom können schnelle Ermüdbarkeit, Konzentrationsschwäche, Unausgeglichenheit und andere psychische Auffälligkeiten beobachtet werden. Allerdings wird dies häufig übersehen. Eindeutige Symptome einer Demenz sind:
- Persönlichkeitsveränderungen
- Gedächtnisstörungen
- mangelnde Orientierung
- Einengung des Denkens
- perseverierendes Denken (psychiatrischer Begriff: „an einem Gedanken festhaltend")
- verminderte Abstraktionsfähigkeit
- Störungen des Affektes: Affektabflachung, überschwängliches emotionales Erleben

Merke

Eine Bewusstseinsstörung deutet nicht auf eine Demenz hin.

Diagnostik. Die Demenz ist ein zentrales Problem der geriatrischen Medizin. Umso wichtiger ist es gerade hier, die richtige Diagnose zu stellen und Differentialdiagnosen zu berücksichtigen. Immer wieder werden ältere Menschen ohne hinreichende Diagnostik fälschlicherweise mit dieser Diagnose versehen.

Als diagnostische Maßnahmen kommen verschiedene testpsychologische Verfahren zum Einsatz: Hier ist der Mini-Mental-State-Test (☞ Tab. 27.2) zu erwähnen.

Je nach Klinik oder Institution wird außerdem eine Vielzahl verschiedener Scores eingesetzt, die jeweils eine andere Priorität verfolgen.

Unerlässlich ist eine somatische Abklärung, die Folgendes beinhalten muss:
- Urinstatus
- Blutbild
- Elektrolytbestimmung
- Harnstoffbestimmung
- Kreatininbestimmung im Serum
- Bestimmung der Leberfunktion/Leberwerte
- Schilddrüsendiagnostik
- Vitaminstatus, insbesondere Vitamin B_{12} und Folsäure
- Blutfette
- EKG
- Röntgen-Thorax in zwei Ebenen
- CCT/MRT

Erst nach der ausführlichen diagnostischen Abklärung darf von einer Demenz geredet werden!

Differentialdiagnosen.

Häufig:
- vaskuläre Demenz
- Alzheimer-Demenz
- Parkinsonoid/Morbus Parkinson
- Alkoholabusus
- Depression, s. u.

Selten:
- Vitaminmangel
- endokrinologische Störungen
- chronische Infekte
- Traumata (Z. n. Sturz mit Kontursion)
- Neoplasien

Therapie. An erster Stelle hat immer die Behebung eventueller somatischer Ursachen zu stehen. Da es sich bei der Demenz um einen chronisch progredienten, nicht aufhaltbaren Prozess handelt, ist es nicht das Ziel, einen ursprünglichen Status wiederherzustellen. Vielmehr wird versucht, den Prozess zu verlangsamen und die Lebensqualität so lange wie möglich hoch zu halten.

Der Einsatz folgender Medikamente, so genannter „Antidementiva", ist umstritten, da ihre Wirkung nach neuer Studienlage nicht nachgewiesen werden konnte:
- Nootropika: positive Beeinflussung des Gehirnstoffwechsels, z. B. durch erhöhte Glukoseverwertung, Verbesserung der Membraneigenschaften u. a.
- Acetylcholin-erhöhende Mittel: insbesondere bei Alzheimer-Demenz verminderte Wirkung, z. B. Acetylcholinesterasehemmer

Allgemein therapeutischer Ansatzpunkt ist es, dem Patienten Sicherheit zu gewährleisten, indem man ihn fordert, aber nicht überfordert. Der Patient sollte bei der Erfüllung seiner Tagespflichten dringend eine tägliche Routine erlangen, um nicht von der für ihn nicht überschaubaren Fülle von Informationen „erschlagen" zu werden.

Merke

Routine, Geborgenheit und Ruhe sind das A und O für einen dementen Patienten.

Wird der Erkrankte von seinen Angehörigen betreut, so sollten diese ebenfalls in die Therapie einbezogen werden. Oft ist es für die Angehörigen schwerer als für den Betroffenen, mit der Erkrankung umzugehen und den psychischen Verfall des geliebten Elternteils oder Ehepartners hilflos mit ansehen zu müssen.

Hier können häufig die Empfehlung einer Selbsthilfegruppe sowie eine gute Aufklärung von Nöten sein.

Depression

Definition. Wie bereits geschildert, ist es aufgrund der vielen möglichen Trauererlebnisse eines alten Menschen nicht immer leicht, eine Depression von einer depressiven Verstimmung in Form einer Trauerreaktion zu unterscheiden.

Außerdem kann es bei einer Depression wie bei einer Demenz oft zu verschiedenen, mannigfaltigen Verhaltensänderungen kommen, so dass eine Abgrenzung schwierig ist: Auch hier ist bei lang währendem Krankheitszustand ein intellektueller Abbau möglich.

Gerade bei Bewohnern von Seniorenheimen ist die Depression ein häufiges Problem. Hier sind durchschnittlich 5–10% betroffen.

Es handelt sich um eine Depression, wenn mindestens 4 der 8 folgenden Symptome mindestens für zwei aufeinander folgende Wochen beobachtet werden:
- Schlafstörung
- Interesselosigkeit
- Schuldgefühle
- Antriebsarmut
- Konzentrationsschwäche
- Appetitlosigkeit
- psychomotorische Unruhe
- Suizidgedanken

Therapie. Als Mittel der Wahl hat sich Methylphenidat erwiesen, das bereits nach wenigen Tagen eine positive Wirkung hat. Aufgrund der orthostatischen Nebenwirkungen soll Amitriptylin in der Gerontologie nicht verwendet werden. Weitere Therapiemöglichkeiten sind Verhaltens-, Gesprächs- sowie Gruppentherapie.

Altersdiabetes

☞ Innere Medizin, Endokrine Organe, Kap. 6.1

Definition. Auch wenn ein hohes Alter einen Diabetes Typ I nicht ausschließt, handelt es sich bei dem klassischen Altersdiabetes um den Diabetes Typ II. Hier kommt es aufgrund eines relativen oder absoluten Insulinrezeptormangels zu verminderter Insulinwirkung.
Man unterscheidet folgende Formen:
- Typ IIa: bei normalgewichtigen Patienten
- Typ IIb: bei übergewichtigen Patienten

Ätiologie. Die Ursachen sind mannigfaltig: Vererbung, Überernährung, körperliche Inaktivität. Eine Bettlägerigkeit beeinflusst den Glukosestoffwechsel daher negativ.

Therapie. Bekämpfung möglicher Adipositas, Bewegung, diätetische Maßnahme/Diätlehrgänge und schließlich die medikamentöse Therapie.

5 Pharmakologie

Durch Nebenwirkungen von Medikamenten werden 5–10% der Einweisungen in ein Krankenhaus verursacht. Daran zeigt sich die Wichtigkeit des richtigen Einsatzes von Pharmaka.

Eine regelmäßige Kontrolle der Medikation ist unerlässlich; viele der älteren Patienten erhalten seit Jahren Medikation, ohne dass zwischenzeitlich eine Kontrolle stattgefunden hätte.

Untersuchungen zufolge nehmen insbesondere $^3/_4$ aller älteren Patienten neben den verordneten Medikamenten zusätzlich noch nichtrezeptpflichtige Medikamente ein. Besonders zu beachten sind hier Analgetika, Antilaxanzien und Schlafmittel.

Wie auch bei den Krankheitsbildern beobachtet man bei den Nebenwirkungen von Pharmaka durch das oben erwähnte labile homöostatische Gleichgewicht ein schnelles, frühes und z.T. sehr variables Einsetzen.

Auch findet man bei älteren Patienten ungefähr 3-mal häufiger eine paradoxe Arzneimittelwirkung als bei jungen Menschen: Dies kann an der veränderten Serumkonzentration des Medikaments liegen (s.u.). Oft zeigen sich bei geriatrischen Patienten auch trotz ähnlicher Serumkonzentration unterschiedlichste Wirkungen (veränderte Pharmakodynamik).

Gerade bei neuen Medikamenten sollte die Anfangsdosierung möglichst gering gehalten werden, um sich langsam an die ideale Therapiemenge heranzutitrieren. So lassen sich unerwünschte Nebenwirkungen möglichst ausschließen bzw. so früh wie möglich erkennen.

5.1 Compliance

Unter Compliance versteht man die Zusammenarbeit zwischen Patient und Arzt. Diese ist sicher gerade bei der Pharmakotherapie in verschiedenen Richtungen essentiell, allerdings auch sehr schwer zu erreichen.

Dem Patienten muss eindeutig klar werden, dass die Medikamente, die er erhält, unabdingbar wichtig sind. Kommt es zu Nebenwirkungen bzw. unerwünschten Wirkungen, muss er selbst den Arzt darüber informieren. Der nicht aufgeklärte Patient setzt oft bei unerwünschten Nebenwirkungen Medikamente, deren essentiellen Nutzen er nicht versteht, eigenständig ab. Als Beispiel sind blutdrucksenkende Mittel zu nennen. Gerade hier kommt es bei zu schneller Reduktion des Blutdrucks unweigerlich zu ungünstigen Wirkungen wie Müdigkeit, Konzentrationsmangel u.a.

Vor allem bei multimorbiden Patienten spielt außerdem die Anzahl der einzunehmenden Tabletten eine Rolle. Eine gute Compliance lässt sich durch eine geringe Anzahl an Tabletten einfacher erreichen. Wenn auf Kombinationspräparate verzichtet werden muss, sollte die dem Patienten zumutbare Anzahl an Tabletten genau überlegt werden.

Merke

In der Geriatrie ist bei Multimorbidität der Einsatz von Kombinationspräparaten gerechtfertigt.

Darüber hinaus ist im Sinne einer optimalen Compliance darauf zu achten, dass der Patient ausschließlich die verordneten Pharmaka einnimmt. Zusätzliche frei verkäufliche Medikamente können unüberschaubare Wirkungen hervorrufen.

Größte Vorsicht und Kontrolle ist außerdem geboten, wenn der Patient zwar guten Willens ist, aufgrund von dementieller Erkrankung aber unfähig, den Verordnungen Folge zu leisten. Man wird sich in solch einem Fall nie sicher seien können, ob der Patient eine komplette Packung der Medikamente oder aber vielleicht über Tage oder Wochen gar keine nehmen wird. Es bedarf Erfahrung und Übung, um den Patienten einzuschätzen und die Medikation so auszuwählen, dass es nicht zu einer bedrohlichen Situation kommen wird. Eventuell kommen hier die Applikation von Depotpräparaten (z.B. Psychopharmaka) sowie die Beauftragung eines ambulanten Pflegedienstes in Frage.

5.2 Verändertes Verteilungsvolumen

Definition. Aufgrund physiologischer Veränderungen im Alter unterliegen die meisten Pharmaka einer veränderten Verteilung.

Wichtige Veränderungen diesbezüglich sind:
- Abnahme des Wassergehaltes
- Zunahme der relativen Körperfettmasse
- abnehmende Leberfunktion/-durchblutung
- abnehmende glomeruläre Filtrationsrate
- abnehmende Albuminmenge, insbesondere bei entzündlichen Erkrankungen

Folgen. Durch das erhöhte Körperfettvolumen steigt auch das Verteilungsvolumen fettlöslicher Medikamente. Entgegengesetzt sinkt das Verteilungsvolumen wasserlöslicher Pharmaka durch das verringerte Wasservolumen. Dies führt zu einer Zunahme der Serumkonzentration wasserlöslicher Arzneimittel; für fettlösliche Arzneimittel steigt die Halbwertszeit.

Die herabgesetzte Leberfunktion führt natürlich zu einem reduzierten Stoffabbau für in der Leber metabolisierte Medikamente.

Pharmaka, die über die Niere ausgeschieden werden, verbleiben durch die eingeschränkte Nierenfunktion länger im Körper.

Viele Medikamente werden an Albumin gebunden. Dessen Abnahme hat zur Folge, dass nur eine kleinere Menge gebunden vorliegt, während die freie und damit aktive Form vermehrt vorkommt.

5.3 Veränderte Wirkung von Medikamenten

Viele Pharmaka sind essentiell; eine übertriebene Furcht vor Nebenwirkungen ist nicht nötig und darf nicht zum Enthalt nötiger Arzneien führen. Andererseits sollte hinreichend Respekt vor deren Wirkung vorhanden sein, um sie mit Bedacht zu gebrauchen, und die Patienten sind gezielt auf Nebenwirkungen zu befragen und zu untersuchen. Nur so kann ein optimales Ziel erreicht werden.

Opiate

Diese zeigen im Alter eine erhöhte Wirkung. Insbesondere sind Sedation, verminderter Atemantrieb und Obstipation zu berücksichtigen. Zur finalen Schmerzbekämpfung ist es dennoch das Mittel der Wahl.

Antikoagulanzien

Auch hier findet man eine erhöhte Wirkung. Die Risiken sind höher als bei jüngeren Patienten; es kommt schneller zu spontanen Blutungen, Stürze werden gefährlicher u. a. Allerdings profitieren gerade ältere Menschen von diesen Pharmaka.

β-Mimetika

Deren Wirkung ist alleine schon durch die abnehmende β-Rezeptoren-Funktion herabgesetzt. Durch die vielfältigen positiven Wirkungen ein häufig eingesetztes Medikament, ☞ Pharmakologie, Kap. 2.1.5.

Sedativa

Insbesondere als Schlafmittel oder Beruhigungsmedikament eingesetzt. Häufig kommt es durch langjährigen Gebrauch zu Abhängigkeiten. Wichtig ist es, diese bei der DD Demenz zu beachten. Empfohlen wird für die Geriatrie der Gebrauch von mittellang wirkenden Benzodiazepinen wie Oxazepam.

Antibiotika

Die meisten Antibiotika werden über die Niere ausgeschieden. Hier ist aufgrund der oben genannten Ursachen mit erhöhten Spiegeln und damit mit erhöhten Nebenwirkungen zu rechnen. Daher nur bei klarer Indikation zu verordnen.

Herzmittel

Diese bieten nur ein sehr enges therapeutisches Fenster. Die Nebenwirkungen sind schwer zu kalkulieren und werden entsprechend leicht fehlgedeutet.

H_2-Rezeptoren-Blocker

Durch ihre Metabolisierung in der Leber interferieren diese schnell mit anderen Medikamenten mit hepatischer Metabolisierung. Als Nebenwirkung wichtig ist hier die Verwirrtheit.

Antipsychotika/trizyklische Antidepressiva

Diese führen durch ihre anticholinerge Wirkung besonders schnell zu Verwirrtheit. Weiter kommt es gehäuft zu Harnretention, Obstipation und Mundtrockenheit.

Analgetika

Viele führen zu Flüssigkeitsretention, Verwirrtheit und gastrointestinalen Blutungen.

6 Geriatrische Versorgung

Es gibt unterschiedliche Institutionen, deren stationäres Setting auf die Betreuung älterer Patienten ausgerichtet ist.

Geriatrische Akutklinik

Derart spezialisierte Akutkliniken sollten Folgendes erfüllen:

- wohnortnah
- Notfall-/Direktaufnahmemöglichkeit
- Krankenhausbehandlung und präventiver Therapieansatz mit frührehabilitativen Elementen

Geriatrische Rehabilitationsklinik

Merkmale einer Rehabilitationsklinik für ältere Patienten sind:

- multiprofessionelles Assessment und Therapie inklusive Neurologie, Neuropsychologie
- rehabilitative geriatrische Pflege inklusive Physiotherapien nach Bobath, Ergotherapie
- soziales Beratungsmanagement inkl. Seelsorge und Entlassungsmanagement

Geriatrische Tagesklinik

Diese Möglichkeit bietet sich bei Patienten mit folgenden Ressourcen:

- Patient steht in sicherer häuslicher Versorgung (Eigenversorgung oder Hilfspersonen).
- Patient ist fähig, den nötigen Weg zurückzulegen.
- Belastbarkeit des Patienten ist hinreichend, um auch den Aufenthaltsortswechsel mit produktiver Wirkung zu verkraften.

Gerontopsychiatrische Klinik

Diese Institution bietet für eine breite Patientengruppe eine optimale Interventionsmöglichkeit. Auch hier gibt es die Differenzierung zwischen offenen Stationen sowie geschlossenen Abteilungen bei Selbst- oder Fremdgefährdung. Für folgende Störungen werden hier gute Therapieoptionen geboten:

- schwere Verwirrtheitszustände
- Weglauftendenz
- Störungen im Tag-und-Nacht-Rhythmus
- wahnhafte Zustände
- Selbst- und Fremdgefährdung
- schwere depressive Zustände, insbesondere mit suizidalen Neigungen

Gerontopsychiatrische Tagesklinik

Diese Tagesklinik ist eher als ambulante Hilfseinrichtung zu verstehen. Ihre Aufgaben sind:

- Diagnostik von Störungen
- Fördern von Ressourcen durch Biographiearbeit, Milieutherapie
- Angehörigenunterstützung inkl. Beratung und Selbsthilfegruppen

Ambulantes Setting

Gerade in den letzten 20 Jahren hat sich die Versorgung von hilfsbedürftigen Menschen durch ambulante Versorgungseinrichtungen immens verbessert. So sind viele ältere Menschen in der Lage wesentlich länger in ihrer gewohnten Umwelt zu leben.

Dazu einige Beispiele:

- Seniorenwohnheime mit Tagespflegeangebot
- betreutes Wohnen
- ambulante Pflegeeinrichtungen
- Essen auf Rädern
- Hausnotruf

End-of-life-care

Hierzu werden Hospize oder auch ambulante Hospizdienste gezählt, ☞ Kap. 7.

7 Sterbebegleitung

Die Sterbebegleitung ist ein sehr empfindliches Thema und führt immer wieder zu neuen Streitpunkten:

- Wie soll Sterbebegleitung stattfinden?
- Wer bezahlt dies?
- Ab wann darf man Sterben erleichtern?

Folgende Begriffe werden unterschieden:

- Thanatologie: Lehre vom Tode
- Sterben: beschreibt einen aktiven Prozess
- Tod: beschreibt einen passiven, endgültigen Status

70% der Bevölkerung sterben heutzutage in Institutionen wie Krankenhäusern, Seniorenwohnheimen etc. mit einem Alter über 70 Jahre.

Auf das Personal wird hier während der Sterbebegleitung besondere Verantwortung übertragen.

Erschwerend ist es, dass „Tod" immer noch ein Tabuthema ist. Weder im Medizinstudium noch in irgendeiner anderen Ausbildung wird man darauf vorbereitet, einen Menschen beim Sterben zu begleiten. Somit ist man oft im Ernstfall das erste Mal mit seinen eigenen Hemmungen, Ängsten und seiner Unsicherheit konfrontiert. Sicher ist allerdings, dass eine Sterbebegleitung nicht im Sinne von sozialer und kommunikativer Strategie erlernt werden kann. Führt man sich vor Augen, dass ein Sterbeprozess sehr individuell und sicher unabdingbar mit dem eigentlichen Verhaltens- und Erlebensmuster des Sterbenden verknüpft ist, so wird klar, dass jede Begleitung dabei ebenfalls individuell sein muss. Insbesondere hier sind der persönliche Kontakt, die Empathie besonders wichtig. Auch kann man die eigene Angst, die eine derartige Situation mit sich bringt, nicht „weglernen"; man kann nur lernen, sie zu akzeptieren. Auch vor dem Sterbenden sollte sie nicht verleugnet werden.

7.1 Sterben und Tod

Den Prozess des Sterbens versucht man schon lange in verschiedene Phasen einzuteilen. Nach heutigem Standard spricht man von einem **präfinalem Syndrom** mit folgenden Kriterien:

- Reduktion kognitiver Leistung
- Entwicklung von Abwehrmechanismen (Verdrängung, Verleugnung u.a.)
- Stimmungsschwankungen: einerseits euphorische Phasen, in denen der Patient sich z.B. über jeden neuen Tag immens freut und hoffnungsvoll in die Zukunft schaut, andererseits Angst und Hoffnungslosigkeit
- intensive Beschäftigung des Betroffenen mit Angelegenheiten von subjektiv immenser Bedeutung, z.B.: Wiedersehen eines Angehörigen, Klären der finanziellen Situation

Wichtige Bedürfnisse und damit auch Rechte des Sterbenden sind:

- Schmerzlosigkeit: Hier darf nicht mit stark wirkenden Schmerzmitteln gespart werden. Insbesondere bei Opiaten sind die Nebenwirkungen zu vernachlässigen. Eine Abhängigkeit im Sinne einer Sucht ist zu vernachlässigen!
- Information: Der Patient ist mit sehr wenigen Ausnahmen über seinen Zustand informiert. Oft erfasst er diesen intuitiv, „aus dem Bauch heraus"; eine Lüge oder das Vortäuschen falscher Hoffnung raubt ihm jede Möglichkeit des Vertrauens sowie der adäquaten Auseinandersetzung mit seinem eigenen Tod.
- Akzeptanz seines Zustandes und seiner Person: Angst vor dem Alleinsein stellt ebenfalls ein zentrales Problem für einen Patienten dar, der im Sterben liegt. Durch Akzeptanz kann man ihm das Gefühl von Nähe und die Möglichkeit geben, sein bisheriges Leben als sinnvoll anzusehen. Sicher ist es schwer und auch unmöglich, eine kontinuierliche körperliche Nähe zu gewährleisten.

7.2 Sterbehilfe

Gerade in der letzten Zeit ist dieses Thema ein auch in der Öffentlichkeit umstrittenes Thema, so dass es schwerfällt, dieses für eine Prüfungsvorbereitung zu erwähnen.

Wesentlich ist die Unterscheidung von aktiver oder direkter Sterbehilfe und sogenannter passiver Sterbehilfe.

Unter **passiver Sterbehilfe** versteht man den Verzicht auf lebenserhaltende Maßnahmen. Bei der **aktiven Sterbehilfe** werden aktive Maßnahmen (z. B. Medikation) zur Lebensverkürzung ergriffen. Die aktive Sterbehilfe ist in Deutschland nach § 216 StGB strafbar.

Jeder in der Klinik tätige Arzt wird vor der Entscheidung stehen, bei welchem Patienten welche Maßnahmen nötig sind und bei welchem Patienten auf diese verzichtet werden sollte. Dies ist und bleibt eine ethische Entscheidung.

Hilfreich ist in jedem Fall ein sogenanntes Patiententestament, welches auch rechtliche Bindung hat. Ein derartiges Dokument sollte folgende Fragen beantworten: Welche Maßnahmen sind erwünscht, auf welche soll verzichtet werden? Hier kann ausdrücklich verlangt werden, dass z. B. auf eine Reanimation, auf ein Beatmungsgerät, aber auch auf eine Bluttransfusion verzichtet werden soll. Für den betreuenden Arzt stellt dies natürlich eine Ideallösung dar, die aber leider nur selten der Fall ist. Gültigkeit im rechtlichen Sinne hat ein derartiges Testament nur dann, wenn:

- die persönlichen Daten komplett sind,
- der Patient zum Zeitpunkt der Niederschrift im Vollbesitz seiner geistigen Kräfte war,
- der Patient nicht unter Depressionen leidet bzw. litt,
- die Niederschrift handschriftlich oder ansonsten notariell beglaubigt ist,
- eine Unterschrift vorliegt.

Liegt ein solches Dokument vor, haben selbst die Angehörigen kein Entscheidungsrecht im rechtlichen Sinne.

Auch im umgekehrten Falle, wenn vermutet werden muss oder kann, dass der Patient auf jeden Fall Wert auf lebenserhaltende Maßnahmen legt, haben die Angehörigen kein Recht, diese zu unterbinden. Dazu wird keine schriftliche Verfügung benötigt.

28 Geschichte, Theorie und Ethik der Medizin

MICHAEL HAHN

Inhalt

1 Soziale und kulturelle Grundlagen der Medizin

1.1 Der Kranke in seiner individuellen und sozialen Situation

1.1.1 Der Kranke in seiner individuellen Situation

Jeder Mensch erlebt Schmerzen, Hilflosigkeit, Angst und Hinfälligkeit bei einer Erkrankung anders. Dabei ist die Art der Erkrankung ebenso entscheidend wie der Umgang des Patienten mit der neuen Situation. Oft werden sie hilflos, können ihren Beruf nicht mehr ausüben, ihre Familien nicht mehr ernähren, haben vor allem ihre Gesundheit und ihr Leben nicht mehr selbst im Griff und müssen sich in die Hände anderer (Ärzte, Wohlfahrt, Gott) begeben.

1.1.2 Der Kranke in seiner sozialen Situation

In der Gesellschaft wurden und werden Kranke oft ausgeschlossen, isoliert und diskriminiert. So wurden Kranke bei den Ur- und Naturvölkern ausgeschlossen, damit ihre Schwäche keine Gefahr für die Gruppe darstellte. Isoliert wurden in der Geschichte vor allem die an Seuchen (Aussatz, Pest) Erkrankten, die Geisteskranken und Besessenen und die ansteckend Kranken. Diskriminiert wurden und werden Kranke mit Erkrankungen, mit denen ein fragwürdiger Lebensstil verbunden wird, z. B. Sucht und Geschlechtskrankheiten.

Andererseits wurde den Kranken seit je auch eine besondere Zuwendung zuteil. So galt im antiken Griechenland der Gott Asklepios auch als Gott der Armen und Bedürftigen. Mit dem Aufstieg des Christentums wurden Kranke zum Objekt christlicher Barmherzigkeit (Caritas). Zu diesem Ziel entstanden, häufig an Klöster angeschlossen, Herbergen und erste Hospitäler. In Gottes Namen wurden Kranke, Schwache, Arme und Obdachlose versorgt. Seit der Aufklärung gibt es eine staatliche Krankenfürsorge (Gründung der Berliner Charité als Staatskrankenhaus), öffentliche Gesundheitspflege und ab dem 19. Jh. auch die Sozialversicherung (☞ Kap. 3.2.6). Parallel entwickelte sich die private Philanthropie, die aus Menschenliebe den Kranken uneigennützig helfen wollte, z. B. durch gemeinnützige Organisationen, Stiftungen oder Vermächtnisse.

1.2 Formen und soziale Stellung der Heilberufe

1.2.1 Professionalisierung des Arztes

Arzttypen in der Geschichte der Medizin

Bei den Natur- und Urvölkern sollten Medizinmänner die bösen Geister vertreiben, welche die Krankheiten verursachen. In der theurgischen Medizin (☞ Kap. 3.2.1) vermittelten die Priesterärzte die göttliche Heilung. In der griechischen Antike gab es Wanderärzte, Stadtärzte und beim Militär Feld- und Flottenärzte. Zu römischer Zeit gab es außer Hof-, Leib- und Gladiatorenärzten auch schon verschiedene Spezialbereiche: überwiegend chirurgisch oder „internistisch" tätige Ärzte und z. B. Augen-, Ohren- und Frauenärzte. Im frühen Mittelalter war die Medizin zum großen Teil Aufgabe der Klöster.

Merke

Zu den Merkmalen, die als typisch für die **mittelalterliche Mönchsmedizin (monastische Medizin)** gelten können, zählen die Deutung von Krankheit als Teil des göttlichen Heilplans, die Pflege der heilkundlichen Überlieferungen in Klöstern, die heilkundlich orientierte Anlage von Klostergärten und die Übersetzung griechischer Originaltexte ins Lateinische.

Im 12. Jh. änderte sich das Bild mit dem Verbot der ärztlichen Tätigkeit für Mönche und der Trennung von Medizin und Chirurgie. Die akademischen Ärzte arbeiteten meist für die Reichen, in Städten oder an Fürstenhöfen, während sich das einfache Volk mit den Wundärzten zufrieden geben musste. Seit der Neuzeit gab es angestellte Spitalsärzte, in größeren Städten einen Stadtphysikus und frühe Stadtgesundheitsbehörden. Im 17. Jh. wurden erstmals Ärzte im Staatsdienst verbeamtet. Ab dem 19. Jh. kam es dann zu einer Professionalisierung des Arztberufes und zum Aufstieg der Ärzte zur gesellschaftlichen Spitze. Sie galten, gestützt von der naturwissenschaftlichen Medizin, als Experten in Sachen Gesundheit. 1852 wurde in Preußen der ärztliche Einheitsstand gebildet; alle Ärzte trugen danach den Titel „Praktischer Arzt, Wundarzt und Geburtshelfer". 1869 wurde der Arztberuf ein freies Gewerbe.

Weitergabe von Heilwissen

Im antiken Griechenland und Rom fand die ärztliche Ausbildung an kleinen bis mittelgroßen Ärzteschulen statt. Dort wurde den Ärzten nicht nur Medizin, sondern auch Rhetorik, Astrologie, Grammatik und Philosophie gelehrt. Seit dem Mittelalter wurden die Ärzte dann an Schulen und Universitäten ausgebildet und sollten außer Medizin auch Logik, Anatomie und Chirurgie studieren. Dabei waren in **Salerno** (Blütezeit: 10.–12. Jh.) und **Montpellier** die ältesten medizinischen Schulen im frühen Mittelalter. Im 17. Jh. begann der Unterricht am Krankenbett (vor allem in Leiden), seitdem wurde das Studium praxisorientierter. Die Ausbildung und das ärztliche Handeln wurden schon seit dem 12. Jh. durch Ausbildungs- und Approbationsordnungen legitimiert.

Vereinheitlichung und Spezialisierung der ärztlichen Tätigkeit

Im 19. Jh. wurde die Chirurgie endgültig wieder eine Teildisziplin der Medizin. Darüber hinaus wurden Medizin und ärztliche Ausbildung durch neue Erkenntnisse und Möglichkeiten mit vielen weiteren Spezialfächern (z. B. Pädiatrie, Dermatologie, Hygiene) ergänzt.

1.2.2 Organisationsformen des ärztlichen Standes

Über Jahrhunderte waren die medizinischen Fakultäten die Vertreter der Standesinteressen der Ärzte und dienten als Kontrollinstanz für Ärzte, Chirurgen, Hebammen und Apotheker. Sie erließen Ausbildungsvorschriften sowohl für Ärzte als auch für Apotheker und überwachten die Ausbildung der Hebammen und Chirurgen. Die Chirurgen waren als Handwerker in Zünften organisiert, und so versuchten auch die Ärzte seit dem 16. Jh. einen eigenen Stand als Berufsvereinigung zu organisieren, um sich gegen andere Heilberufe abzugrenzen. 1872 wurde der Deutsche Ärztevereinsbund gegründet, 1900 der Hartmannbund als Verband der Ärzte Deutschlands. Vor und nach dem 2. Weltkrieg bildeten sich dann die Ärztekammern auf Landes- und Bundesebene. Eine weitere Organisationsform der Ärzte waren wissenschaftliche Fachgesellschaften, die ab dem 17. Jh. entstanden.

Merke

Der „Aufruf zu mehr Geschlossenheit" des praktischen Arztes Dr. Hermann Hartmann aus dem Jahr 1900 führte zur Gründung des sog. „Leipziger Verbandes" und des „Verbandes der Ärzte Deutschlands zur Wahrung ihrer wirtschaftlichen Interessen".

1.2.3 Andere Heilberufe

Entwicklung der Stände der Hebammen, Wundärzte und Apotheker

Bis ins Mittelalter lagen die praktischen Aufgaben der Geburtshilfe fast komplett in den Händen der Hebammen, die eigene Berufs- und Ausbildungsordnungen hatten. Ab dem 16. Jh. wurde die Geburtshilfe immer mehr Teil der Medizin und Chirurgie und seit 1850 wurde die Geburtshilfe Pflichtfach für Ärzte. Die Hebammen wurden so aus der Geburtshilfe verdrängt.

Nach der Trennung von Chirurgie und Medizin organisierten sich die Wundärzte zusammen mit Badern und Barbieren als Handwerker in Zünften.

Ein Gesetz aus dem 13. Jh. gilt als Gründung des Apothekerstandes und wurde zum Vorbild für die Gesetzgebung dieses Standes in ganz Europa. Der Hauptinhaltspunkt des Gesetzes bestand darin, dass Ärzte selbst keine Apotheken besitzen durften.

Entwicklung der Krankenpflege

Im Christentum gehört die Krankenpflege zu den sieben Werken der Barmherzigkeit. Sie wurde durchs gesamte Mittelalter von der klösterlichen und der Ordenspflege dominiert. Lange Zeit bestimmten die katholischen Ordensfrauen die Krankenpflege, erst im 19. Jh. traten mit den Diakonissen die ersten evangelischen Schwestern in den Pflegedienst ein. 1836 wurde von Theodor Fliedner die erste diakonische Krankenpflegeschule gegründet, die zum Vorbild für andere Anstalten dieser Art in ganz Europa wurde. Zu dieser Zeit entstand das neue Berufsbild der Krankenschwester. So wurde die Krankenversorgung eine wichtige Dienstleistung, die sich von der kirchlichen Wohlfahrtspflege löste.

Zu Beginn des 20. Jh. wurden die ersten nichtkonfessionellen Pflegeschulen eröffnet und die Berufsorganisation der Krankenpflegerinnen Deutschlands gegründet. Einen besonderen Stellenwert in der Krankenpflege hat das Rote Kreuz: Gegründet zur Versorgung Kriegsverletzter, wurde es danach zur internationalen Wohlfahrts- und Friedensorganisation und leistet es heute humanitäre Hilfe.

Differenzierung medizinischer Dienste

Im Zuge der Spezialisierung der Medizin kann sich der einzelne Arzt heute nicht mehr allen Teilaspekten der Medizin widmen. So wird die Medizin in viele Spezialfächer unterteilt (Innere, Chirurgie, Neurologie, Pädiatrie), außerdem übernehmen andere Berufsgruppen bestimmte Dienste der Medizin komplett.

Beispiele hierfür sind:

- diagnostische Dienste: Labormedizin, Radiologie, Neurofunktion, Hygiene
- therapeutische Dienste: Krankengymnastik, Logopädie, Physiotherapie, Psychotherapie
- soziale Dienste: Bemühen um sozialrechtliche Angelegenheiten wie Wohnung, Arbeit, finanzielle Versorgung und Wiedereingliederung des Kranken in soziales Umfeld
- seelsorgerische Dienste: Gottesdienste, Begleitung von Patienten und Angehörigen, Umgang mit Leben und Tod, Ethikseminare

1.3 Formen medizinischer Institutionen

1.3.1 Praxismodelle

Schon im antiken Griechenland gab es mit der „Iatrei“ eine Form der Einzelpraxis. Seit der Neuzeit sind Einzelpraxen typisch für niedergelassene Ärzte, später entstanden Gruppenpraxen von Kollegen. Eine junge Entwicklung des 20. Jh. ist das Zusammenlegen verschiedener Fachrichtungen unter einem Dach in Ärztehäusern, Polikliniken, Großpraxen oder Ambulatorien.

1.3.2 Hospital

Typen und Funktionen des Hospitals

- Das **Hospiz** war ursprünglich eine christliche Herberge für Bedürftige, Arme, Fremde und Kranke und hatte mit der Krankenpflege schon früh eine Funktion als Sozialasyl angenommen.
- In **Leprosorien** wurden Aussätzige untergebracht und gepflegt. Dort wurden sie zwar isoliert, aber auch sozial abgesichert.
- Das **Pesthaus** (Pesthof) diente der Isolierung der Pestkranken. Auch die Berliner Charité soll ursprünglich als Pesthaus geplant gewesen sein.
- **Xenodochion** (lat. hospitalium). Die Hospitäler, die im Mittelalter in Europa vielfach von Ritterorden gegründet wurden, waren Anstalten, in denen Kranke, Alte und Bedürftige aus christlicher Nächstenliebe gepflegt wurden.
- Die **Infirmerie** (Siechenhaus, Krankenhaus) war die Weiterführung des Hospitals und speziell der Pflege Kranker gewidmet. In der Regel war sie im Mittelalter an Klöster angeschlossen.

1.3.3 Krankenhaus

Einrichtungen zur Versorgung heilbarer Kranker

Bis zum 18. und 19. Jh. waren die Hospitäler hauptsächlich für die Pflege und Versorgung der Kranken zuständig, nicht für deren Heilung. Erst mit den Fortschritten der Medizin spezialisierten sie sich auf die heilbaren Krankheiten und wurden als Krankenhäuser zu Orten der Heilung. Auch die medizinische Ausbildung der naturwissenschaftlichen Medizin wurde ins Krankenhaus verlegt. Mit der Entwicklung der Medizin und Chirurgie spezialisierten sich die Krankenhäuser, es entstanden Klinik, Poliklinik und Chirurgie, Labormedizin; weitere neue Disziplinen hielten Einzug. Beispielhaft für die europäische Entwicklung war dabei Paris.

Für die Frauen- und Kinderheilkunde wurden im Anschluss eigene Abteilungen und Einrichtungen gegründet. Ab 1750 gab es die ersten Entbindungsanstalten, daraus wurden in der Folge Entbindungs- und Geburtskliniken. Kranke Kinder waren bis Ende des 18. Jh. meist mit Erwachsenen im Krankenhaus untergebracht, erst danach entstanden eigene Kinderabteilungen und erste reine Kinderkrankenhäuser.

Einrichtungen zur Betreuung chronisch und psychisch Kranker

Die chronisch, unheilbar und psychisch Kranken wurden mit der Entwicklung der Krankenhäuser zu Orten der Heilung in neu gegründeten Anstalten untergebracht, z. B. Altenheime, Pflegeheime, Pflegeanstalten für geistig Kranke.

1.3.4 Einrichtungen zur Gesundheitssicherung

Medizinalordnungen

Schon 1240 hatte Friedrich II. von Hohenstaufen eine vorbildliche Studienordnung erlassen. Voraussetzung des Medizinstudiums war ein mindestens 3-jähriges Studium der Logik. Nach Ablauf von 5 Studienjahren sollte die ärztliche Kunst 1 Jahr unter Anleitung eines erfahrenen Arztes ausgeübt werden, auch Chirurgen sollten mindestens 1 Jahr anatomische und chirurgische Sachverhalte studiert haben. Lehrstoff des Studiums waren die „echten" Bücher von Hippokrates und Galen. Außerdem sollte der Arzt seinen Lohn von Armut oder Reichtum des Patienten abhängig machen.

Im 16. und 17. Jh. gaben sich viele Städte Medizinalordnungen und regelten so die Tätigkeit der Heilberufe. In Preußen wurden im 18. Jh. durch ein Medizinaledikt das Gesundheitswesen geordnet und die Aufgabenbereiche der akademischen Ärzte und der Wundärzte abgegrenzt. Weiteren Medizinaledikten folgte 1852 die Bildung des ärztlichen Einheitsstandes.

Medizinische Polizei im 18. Jahrhundert

☞ Kap. 3.3.1

Einrichtungen der öffentlichen Gesundheitspflege

Schon in der römischen Kaiserzeit wurden mit Kloaken und Wasserversorgung erste Einrichtungen zur öffentlichen Gesundheitspflege errichtet. Seit dem 17. Jh. gab es eine Abteilung Gesundheitswesen im preußischen Innenministerium. In der Folgezeit wurden Armen-, Irren- und Krankenhäuser errichtet und zentrale Gesundheitsbehörden gegründet. Von staatlicher Seite wurden das Hygieneinstitut und das kaiserliche Gesundheitsamt gegründet und diverse Gesetze (Reichsimpfgesetz, Nahrungsmittelgesetz, Reichsseuchengesetz) erlassen. Weitere Institutionen der öffentlichen Gesundheitspflege waren kirchliche Fürsorgestellen und Wohlfahrtsvereine.

2 Ärztliches Denken, Wissen und Handeln

2.1 Ärztliches Denken

Ärztliches Denken hat im Laufe der Geschichte viele Veränderungen durchgemacht. Es wurde und wird durch Erfahrungen und Tradition, philosophische Konzepte und in heutiger Zeit hauptsächlich durch wissenschaftliche Methoden geleitet.

Erfahrung als Leitbild

Auf Erfahrung setzte vor allem die Schule der Empiriker im antiken Griechenland. Sie lehnten wissenschaftliche Experimente, physiologische und anatomische Theorien ihrer Zeit und philosophische Spekulationen in der Medizin ab. Sie verließen sich im Gegenteil ganz auf eigene Beobachtungen und Erfahrungen oder die Überlieferung von Fremderfahrung. So soll Glaukias von Tarent den empirischen Dreifuß, bestehend aus eigener Erfahrung, Fremderfahrung und Analogieschluss, formuliert haben.

Die Empiriker konzentrierten sich auf die Entwicklung der Therapie, besonders der Arzneimitteltherapie.

Tradition als Leitbild

Die Medizin im Mittelalter und in der frühen Neuzeit war eine durch Tradition geleitete Medizin. Die Lehren der antiken Autoritäten (wie Hippokrates, Galen oder Avicenna) wurden übernommen und kritiklos weiter unterrichtet. Dies betraf inhaltlich vor allem die Humoralpathologie und die Anatomie Galens. Durch diese jahrhundertelange Tradition wurden neue Erkenntnisse nur schwer oder gar nicht akzeptiert. Über Jahrhunderte wurden die alten Konzepte nicht einmal in Frage gestellt.

Aber auch in der Neuzeit blieb es schwierig, mit Traditionen zu brechen (z. B. Blutkreislauf, Desinfektion). Durch naturwissenschaftliche Erkenntnisse und Methoden zu ihrer Verbreitung (Buchdruck, Zeitschriften, Fachgesellschaften) wurde es aber seit der Neuzeit einfacher, neue Erkenntnisse durchzusetzen.

Philosophische Konzepte als Leitbild

Philosophische Konzepte beeinflussten das ärztliche Denken seit Beginn der Medizin bis in die heutige Zeit. Nur die bedeutendsten seien hier genannt:

Elementenlehre der Griechen. Im antiken Griechenland gab es schon Ansätze einer frühen Elementenlehre, die Beziehungen zu späteren pathologischen Konzepten zeigte. Dabei handelte es sich um die Suche nach einer treibenden Urkraft der belebten und unbelebten Natur.

Kartesianische Maschinentheorie des Lebendigen. Diese Lebenstheorie wurde durch den Philosophen René Descartes (1596–1650) populär und führt alle Vorgänge des menschlichen Körpers auf physikalische und mechanistische Prinzipien zurück. Eng verbunden mit der kartesianischen Philosophie ist auch die Entwicklung der Iatrophysik (☞ Kap. 3.2.4) als mechanistische Deutung der Lebensvorgänge.

Vitalismus. Im Mittelpunkt des Vitalismus steht ein besonderes Lebensprinzip, welches für alle Zustände des Lebendigen als ursächlich angesehen wird. Krankheit entspricht einer Störung des Lebensprinzips. Die Therapie wurde nach dem Prinzip des „contraria contrariis“ vorgenommen. In Deutschland wurde dieses Konzept vor allem von Christoph Wilhelm Hufeland (1762–1836) angenommen und weiterentwickelt (☞ Kap. 3.1).

Naturphilosophie. Die Naturphilosophie hat ihre Wurzeln im alten Griechenland. Die völlig ungeformte, ewige und unzerstörbare Urmaterie ist das Material der Elemente Erde, Wasser, Luft und Feuer. Alle Naturstoffe sind Mischungen dieser Elemente. Die moderne Naturphilosophie untersucht die Natur im Bezug zur Gesamtwirklichkeit. Im Gegensatz zu den Naturwissenschaften arbeitet sie auf einer höheren Abstraktionsstufe; sie untersucht nicht die Gesetzmäßigkeiten der Naturvorgänge, sondern will bis zum „inneren Wesen“ der Natur vordringen. Die naturphilosophische Schule wurde entscheidend von Friedrich Wilhelm Josef von Schelling (1775–1854) geprägt.

Romantische Medizin. Die romantische Naturphilosophie geht von einer Trennung der Welt in eine Welt der Zahlen und Figuren und in eine Welt des Gefühls und des Wunderbaren aus. Somit ist sie philosophisch als Gegenströmung zur Aufklärung mit der Vernunft und der streng naturwissenschaftlichen Medizin zu verstehen. Sie war, inspiriert von der Naturphilosophie, eine Reaktion auf die „Medizin des Messens und Zählens“. In der deutschen Romantik wurden so auch wieder Verbindungen zwischen Krankheiten und Sünde diskutiert.

Positivismus. Der Positivismus ist die „Lehre des Tatsächlichen“. In der Philosophie bezeichnet er eine Strömung, welche die Welt mit Hilfe der Naturwissenschaften (ohne Theologie oder Metaphysik) erklären will. Der Positivismus orientiert sich an Physik und Chemie und steht für eine naturwissenschaftliche Basis der Medizin.

Naturwissenschaftliches Denken als Leitbild

Das ärztliche Denken in der Moderne wird durch naturwissenschaftliches Denken geleitet. Seit dem 17. Jh. entwickelt sich die induktive Naturforschung: Durch viele Einzelbeobachtungen versucht man Aussagen über das Allgemeine zu machen. Damit begann die Zeit der systematischen Beobachtung, der Experimente und der Aufstieg von Physik, Chemie, Mathematik und Physiologie als Naturwissenschaften.

2.2 Ärztliches Wissen

2.2.1 Morphologie

Im 3. vorchristlichen Jahrhundert war Alexandria das geistige Zentrum der Antike. Bedeutende Ärzte befassten sich hier mit der menschlichen Anatomie und Physiologie. Ihre Werke gingen allerdings verloren; wir kennen ihre Schriften nur aus den Erwähnungen im medizinischen Werk des Galen. Einer ihrer Hauptvertreter war Herophilos, auf den genaue Beschreibungen des Gehirns, der Augen, der Arterien und der Genitalorgane zurückgehen sollen.

Wichtigste Figur in der Geschichte der Anatomie war von der Antike bis in die frühe Neuzeit **Galenos von Pergamon** (ca. 130–200). Er war Gladiatorenarzt und hatte hervorragende Kenntnisse der Anatomie der Extremitäten, über Muskelverläufe, Gefäßstrukturen und Gelenkanatomie. Sein Wissen über innere Organe beruhte auf der Tieranatomie. So hat er vor allem Affen, Hunde und Schweine seziert und seine Erkenntnisse auf den Menschen (teilweise fälschlicherweise) übertragen. Sein anatomisches Wissen hat Galen in der Ars Medica gesammelt, die über 1000 Jahre das Standardwerk für anatomische Vorlesungen blieb.

Erst durch **Andreas Vesalius** (1514–1564) wurde die Anatomie in der Zeit der Renaissance revolutioniert. Während des Mittelalters dienten die spärlich durchgeführten Sektionen nicht dazu, neues Wissen zu erlangen, sondern nur dazu, Galen zu bestätigen. Vesal führte sorgfältige Menschensektionen durch und verglich seine Ergebnisse kritisch mit den Lehren Galens. Dadurch entdeckte er einige Fehler, die sich durch den unzulässigen Analogieschluss von der Tier- auf die Humananatomie in Galens Anatomie ergaben. Charakteristisch für sein anatomisches Hauptwerk („De humani corporis fabrica libri septem") war deshalb die Betonung der Autopsie (das Selbst-Sehen) für das anatomische Erkennen.

Einen der berühmtesten Fehler Galens hat aber auch Vesal nicht widerlegt: Galen hatte Poren in der Herzscheidewand beschrieben, die seiner Theorie des Blutkreislaufs entsprachen. Vesal konnte diese Poren nicht erkennen, aber er dachte, dass der Durchtritt des Blutes von der rechten zur linken Herzkammer durch Poren möglich sei, die so klein seien, dass das menschliche Auge sie nicht zu erkennen vermöge.

Merke

Vesal wollte mit der Beschreibung dieser „unsichtbaren" Poren die Vorstellung eines zentrifugalen Blutstroms retten, die Autopsie in der Anatomie stützen, Galens Blutbewegungsphysiologie retten und Gott für seine wunderbare Schöpfung loben.

Aber auch Vesal und andere Anatomen konnten nur die makroskopische Anatomie untersuchen. Erst die Erfindung des Mikroskops durch **Leeuwenhoek** (1632–1723) ermöglichte den Blick in die mikroskopischen Strukturen des Körpers und eröffnete eine neue Epoche der Anatomie. Bald darauf konnten die Lungenkapillaren, die Erythrozyten, die Fasern der Augenlinse und die Spermien beschrieben werden. Damit war auch die Grundlage für die Erforschung der Zellen gelegt.

2.2.2 Physiologie und physiologische Chemie

Galen prägte auch die Physiologie über Jahrhunderte. Er führte erste Experimente (Gefäßunterbindungen und Nervendurchtrennungsversuche) bei Tieren durch. In seiner Theorie des Blutkreislaufs wurde das Blut in der Leber gebildet, über das Herz zentrifugal durch Arterien und Venen im Körper verteilt und im Herz durch den Lebensgeist (spiritus vitalis) angereichert.

Die Erforschung des Blutkreislaufs geht damit bis auf Galen zurück. Nach seiner Theorie waren die von ihm beschriebenen Poren in der Herzscheidewand für den Übertritt des Blutes von der rechten in die linke Kammer entscheidend. Erst nachdem Sydenham die Herzmotorik beschrieben hatte, brach **William Harvey** (1578–1657) mit dieser Theorie und beschrieb den heute akzeptierten Blutkreislauf. Seiner Meinung nach wurde das Blut vom Herzen beständig im Kreislauf gehalten und trat von den Arterien in die Venen über. Vor allem wurde es nicht – wie Galen dachte – ständig in der Leber neu gebildet. Seine Erkenntnisse konnten in physiologischen Experimenten größtenteils bestätigt werden. Der letzte Beweis wurde jedoch erst ein Jahrhundert später mit dem mikroskopischen Nachweis des Übergangs der Arterien in Venen über die Kapillaren erbracht. Erst mit Hilfe des Mikroskops konnte der kleine Kreislauf gesehen und verstanden werden

Auch die Stoffwechselphysiologie geht ins antike Alexandria zurück. **Erasistratos** hatte sich besonders mit der Aufnahme von Nahrung und ihrem Verbrauch beschäftigt. Er soll Stoffverluste mit dem Begriff „unmerkliche Transpiration" (transpiratio insensibilis) erklärt haben.

Neben den Funktionen des Körpers wandte sich die Physiologie auch dessen Krankheiten zu. Die Pathophysiologie deutete Gesundheit und Krankheit als Funktion und Störung der Körperfunktionen. Nach **François Magendie** (1783–1855) sollte die Physiologie naturwissenschaftlich werden und kausalanalytisch bleiben. Durch wissenschaftliche Experimente konnte die Naturphilosophie widerlegt werden. Die Gruppe der Physiologen um **Hermann von Helmholtz, Emil du Bois-Reymond** und **Ernst Wilhelm Brücke** verpflichtete sich 1847, die Physiologie in eine „organische Physik" zu verwandeln. Unter diesem Begriff verstanden sie die Gesamtheit der im Organismus wirkenden „physikalisch-chemischen" Kräfte.

2.2.3 Arzneimittellehre

Für knapp 1500 Jahre (bis in die Neuzeit) war die **Materia Medica** des Pedanius Dioskurides das bedeutendste Werk der Arzneimitteltherapie. Sie entstand im 1. Jh. n. Chr. und umfasste in fünf Bänden alle möglichen Heil- und Arzneimittel, Nahrungs- und Genussmittel, Getränke, Mineralien und Salben. Vor allem aber die Beschreibungen der Pflanzen und deren Wirkungen waren überraschend detailreich. Auch die ersten großen Kräuterbücher der Neuzeit basierten zu großen Teilen auf der Materia Medica. Seit dem 16. Jh. wurden viele neue Bücher geschrieben, Überlieferungsfehler wurden berichtigt, und das antike Wissen über die Pflanzenheilkunde wurde aktualisiert.

Die moderne Pharmakotherapie beginnt im 19. Jh. Die Biophysiologie und die (noch junge) Lebensmittelchemie ermöglichten die Herstellung erster reiner Substanzen für die Arzneimitteltherapie. Durch neue Methoden wie experimenteller Erprobung, klinische Prüfung und physiologische Experimente erlebte die junge Pharmakotherapie einen starken Aufstieg und stellte die Weichen für die Entwicklung der wissenschaftlichen Pharmazie.

Merke

Zu den ersten medizinisch relevanten und **therapeutisch einsetzbaren Stoffen** im 19. Jh. gehörten:
- Chloroform (1831)
- Chloralhydrat (1845)
- Acetylsalicylsäure (1853)
- Aminophenazon (1896)

Anfang des 20. Jh. erforschte **Paul Ehrlich** antibakterielle und chemotherapeutische Substanzen. Er entwickelte 1910 das arsenhaltige Salvarsan für die Behandlung der Syphilis. Weitere Meilensteine waren die Entwicklung von Prontosil (1935) und Penizillin (ab 1943 im Einsatz).

2.2.4 Klinische Medizin

Auf den wohl berühmtesten Arzt der Geschichte – **Hippokrates von Kos** – gehen die Ursprünge der klinischen Medizin zurück. Zentrale Bestandteile seines Wirkens waren die genaue Krankenbeobachtung und die Prognosestellung. Die Diagnose selber war weniger wichtig. Für ihn spielte der Begriff der Krise als die entscheidende Phase der Krankheit eine große Rolle. Nach ihm wurde auch ein ängstlicher Gesichtausdruck als „Facies hippocratica" benannt.

Merke

Zu den Charakteristika der **hippokratischen Medizin** zählen die differenzierte Beobachtung des Kranken, die Beachtung der Krankengeschichte, die diätetische Therapie und die Prognostik.

Im Mittelalter war die Untersuchung von Urin und Puls das Standardmittel zur Diagnostik. Deshalb trägt der Arzt auf Bilddokumenten des europäischen Mittelalters meist ein bauchiges Harnglas, es wurde in dieser Zeit zum Erkennungszeichen des Arztes.

Einer der ersten großen „Kliniker" der Medizingeschichte ist **Thomas Sydenham** (1624–1689). Er beobachtete und verglich systematisch seine Patienten und deren Krankheitssymptome. Durch die Zusammenführung vieler Einzelfälle wollte er

Krankheitsbilder entwickeln und klassifizieren. Der Einzelfall (die Kasuistik) trat in den Hintergrund. In seinem ärztlichen Handeln strebte er nach Vervollkommnung der hippokratischen Medizin (Neohippokratismus).

Durch die Einführung neuer klinischer Untersuchungsmethoden im 18. und 19. Jh. wurde die klinische Medizin revolutioniert. Der Patient wurde durch Perkussion, Auskultation und Temperaturmessung „messbar". Vor allem Leiden, Wien und Paris waren Vorreiter der klinischen Beobachtung der Patienten.

Unter der Führung von **Boerhaave** etablierte Leiden den Unterricht am Krankenbett und wurde im 18. Jh. zum wichtigsten Zentrum der klinischen Ausbildung in Europa. In Wien setzte man auf die regelmäßige Verlaufsbeobachtung am Krankenbett und auf Überprüfung und Beobachtung des Verlaufes der Krankheiten. Außerdem fand das Fahrenheit-Thermometer ersten (noch unregelmäßigen) Einsatz.

Im 19. Jh. bestimmte Paris die neue klinische Medizin. Von Symptomen und pathologischen Befunden wollte die **Pariser Schule** zu einer strengen Klassifizierung von Krankheiten kommen. Dazu nutzte sie die neuen Untersuchungsmethoden und die postmortale Sektion. Die klinische Thermometrie (spezifische Fieberkurven) gehörte allerdings noch nicht zu den Untersuchungsmethoden.

Merke

Zu den Charakteristika der **Pariser Schule** (ca. 1800–1835) gehören die sorgfältige Beobachtung, die statistische Auswertung pathologischer Befunde (nummerische Methode), einfache physikalische Untersuchungsmethoden (Perkussion und Auskultation) und die pathologische Anatomie und Sektion.

Im Zusammenhang mit der Wiener Schule muss auch eine andere Richtung der neueren klinischen Medizin genannt werden. Skodas und Dietl, welcher der Wirksamkeit der Arzneimittel seiner Zeit skeptisch gegenüberstand, plädierten für eine weitestgehende Abstinenz in der Therapie. Dieser **„therapeutische Nihilismus"** sollte so lange betrieben werden, bis wirksame Therapien und Medikamente zur Verfügung standen.

Durch die naturwissenschaftliche Forschung in der Medizin und die Untersuchung von Blut und Urin konnte die Laboratoriumsmedizin Ende des 19. Jh. ihren Platz in der klinischen Medizin erobern. Durch die Chemodiagnostik konnten Elektrolyte, Proteine, Vitamine, Enzyme und Hormone bestimmt und erforscht werden. Dadurch kam es zu großen Fortschritten in der Stoffwechsel-, der Verdauungsphysiologie und der Endokrinologie.

Auch für die Serologie legte die klinische Chemie die Grundlage. Im frühen 20. Jh. konnten durch Gruber und Vidal die ersten Bakterienstämme definiert werden, und die Serologie wurde zur klinischen Diagnostik eingesetzt. So wurde die 1906 von Wassermann und Bruck entwickelte Methode der Komplementbindungsreaktion zuerst im Rahmen der Syphilisdiagnostik bedeutsam. Die Immunologie nahm ihren Anfang mit **Emil Behring,** der z.B. die Diphtherieimpfung und das Tetanusserum erforscht hatte. Wegen der Entwicklung des Diphtherieantiserums wurde Emil Behring in populären Biographien gelegentlich als „Retter der Kinder" bezeichnet und bekam er 1901 den Nobelpreis.

Die Ära der technisierten und hochtechnisierten Medizin begann Anfang des 20. Jh. Erste Röntgenstrahlen waren schon gegen Ende des 19. Jh. im Einsatz und wurden ständig weiterentwickelt. Ab den 60er Jahren wurde die Szintigraphie eingesetzt, das CT kam in den 70er, das MRT seit den 80er Jahren dazu. Das EKG nach Einthoven wurde 1902/03 entwickelt, das EEG 1929 (Hans Berger), und ab den 60er Jahren gab es EMG und NLG. Die Sonographie stammt aus den 70er Jahren, wo sie in der Gynäkologie zuerst eingesetzt wurde, seit den 80ern gehört sie zur klinischen Routine. Die Endoskopie wurde schon seit Ende des 19. Jh. eingesetzt und im 20. Jh. weiter verbessert. Der Herzkatheter wurde zuerst vom Berliner Chirurgen Forssmann 1929 im Selbstversuch erprobt. Im Verlauf des 20. Jh. kam die genetische Diagnostik in die klinische Medizin, sie wurde 1953 durch die Entdeckung der Doppelhelixstruktur der DNA ermöglicht und soll als Human Genome Project das gesamte menschliche Genom entschlüsseln.

2.2.5 Handwerkliche Tradition der Chirurgie

Schon in der römischen Antike gab es Ärzte, die hauptsächlich chirurgisch arbeiteten. Erst durch das IV. Laterankonzil 1215 wurden Chirurgie und (Innere) Medizin im christlichen Mittelalter getrennt und den Chirurgen blieb der Zugang zu den Universitäten größtenteils verwehrt. Die Chirurgie wurde zum Handwerk und als solches von Badern, Barbieren und Starstechern ausgeübt. Bis zur Renaissance bestanden die Möglichkeiten der Chirurgie hauptsächlich aus Feuer und Eisen, d.h., es wurde geschnitten, ausgebrannt und verbunden.

Im 15.–16. Jh. kam es durch den Einsatz von Feuerwaffen zu dramatischen Änderungen bei den Verletzungen. Die Schusswunden wurden als giftig betrachtet und mit dem Brenneisen, mit kochendem Öl und ätzenden Stoffen behandelt. Erst durch **Ambroise Paré** (1510–1590) wurde die Chirurgie revolutioniert: Er führte Gefäßligaturen bei Amputationen wieder ein, setzte Gliedmaßen im Gesunden ab und verzichtete auf das Ausbrennen der Wunden. Stattdessen versorgte er die Brandwunden mit kühlenden und lindernden Wundmitteln (wie Rosenöl, Terpentinöl, Eier). In der Geburtshilfe geht außerdem noch die „Wendung des Kindes auf die Füße" mit nachfolgender Extraktion auf Paré zurück.

Noch zu Beginn des 18. Jh. wurde die Chirurgie als zweitrangig aufgefasst. Erst danach begannen die Trennung der Chirurgen von der Gilde der Barbiere und die Annäherung an den Ärztestand. In der Folgezeit wurden Vereine und Lehranstalten für Chirurgen gegründet.

Im 19. Jh. hielt mit der Verwissenschaftlichung der operativen Fächer wie Anästhesie, Asepsis und Radiologie die Wissenschaft Einzug in die Chirurgie. Ein großes Problem der Chirurgie wurde durch die **Möglichkeit zur Narkose** der Patienten gelöst: 1844 durch Lachgas, dann durch Äther und Chloroform, später durch Infiltrations- und Leitungsanästhesie. Die **Asepsis,** 1847 von Semmelweis in der Geburtshilfe eingeführt, verlangte die Keimfreiheit aller Gegenstände, die mit einer Wunde in Berührung kommen. Damit ließ sich die horrende Zahl der Wundinfektionen drastisch senken. Eine weitere starke Veränderung brachte die Radiologie und mit ihr die neuen diagnostischen Möglichkeiten im Rahmen der Chirurgie.

2.2.6 Wissensvermittlung

Entstehung und Funktion der medizinischen Fachsprache

Die Ursprünge der Medizin und der medizinischen Fachsprache liegen im antiken Griechenland und im alten Rom. Über Jahrhunderte wurden die alten Autoritäten auf Griechisch oder Latein gelesen oder gelehrt. Dabei hatte die medizinische Fachsprache sehr lange keine eindeutige Terminologie. Schon Galen benutzte viele Synonyme und hinterließ viele Unklarheiten. Bis zum Ende des 19. Jh. war sie alles andere als einheitlich. Erst 1955 wurde in Paris die heute international gültige Pariser Nomina Anatomica (PNA) festgelegt.

Die Funktion der medizinischen (und jeder wissenschaftlichen) Fachsprache war und ist es, dass Begriffe eindeutige Sachverhalte darstellen und deren Bedeutung möglichst unmissverständlich definieren. Auch dafür boten sich Latein und Griechisch an. Während Latein den Vorteil der klaren Definition eines Begriffs in Geschlecht und Zahl hat, kann das Griechische verschiedene Wörter zusammensetzen und so einen Sachverhalt in einen einzelnen Begriff gießen.

Wissensvermittlung im Schüler-Lehrer-Verhältnis

In der Antike unterrichteten die Ärzteschulen nicht nur medizinische Konzepte, sondern meist auch eine philosophische Ausrichtung. Frei nach Galen: Jeder Arzt soll auch Philosoph sein.

An den ersten Universitäten stand die **scholastische Vorlesung** im Mittelpunkt. Lehrinhalte waren oft (Tier-)Anatomie und Arzneimittelkunde. Der Lehrer las seinen Schülern aus den Werken der antiken Autoritäten (Hippokrates, Galen, Avicenna) der griechischen und arabischen Medizin vor. Anatomische Sektionen fanden bisweilen statt, dienten aber nur der Bestätigung des antiken Wissens und nicht dazu, neue Erkenntnisse zu erlangen. Die Chirurgie hingegen wurde nur gering geschätzt.

Erst seit der Renaissance und Vesal war die Sektion zum **Wissensgewinn** Teil des Unterrichts. Unterricht am Patienten gab es in der Regel bis zum Beginn der Neuzeit nicht, die Krankenbeobachtung und der Unterricht am Krankenbett wurden erst im 18. Jh. in Leiden eingeführt. Die ersten Krankenhäuser im 18. Jh. waren so nicht zuletzt Zentren der Lehre und Ausbildung.

Frauen waren im Laufe der Geschichte größtenteils vom Medizinstudium ausgeschlossen. Nachdem in anderen europäischen Staaten (z.B. Schweiz, Frankreich) Frauen schon in der zweiten Hälfte des 19. Jh. offiziell zum Medizinstudium zugelassen wurden, dauerte es noch bis 1908, bis Frauen in Preußen ein vollständiges Studium absolvieren durften.

Wissensvermittlung durch Medien

In den Zeiten vor Hippokrates wurde die Medizin meist nur mündlich überliefert, erst das Corpus Hippocraticum (Schriftensammlung der griechischen Medizin, die unter dem Namen des Hippokrates überliefert ist) verhalf der Medizin zur Schriftlichkeit.

Merke

Hippokrates hat die Medizin als **schreibende Wissenschaft** gegründet: „Für eine bedeutende Leistung in der Heilkunde halte ich die Fähigkeit, auch die schriftliche Überlieferung richtig zu beurteilen. Wer sie kennt und benutzt, dürfte wohl in der Praxis kaum schwere Fehler begehen."

Schon in der griechischen und römischen Antike gab es Lehrwerke in schriftlicher Form. Nach dem Untergang des Römischen Reiches konnte das antike ärztliche Wissen so von byzantinischen Ärzten gesammelt, zusammengefasst und neu verbreitet werden. An den medizinischen **Schulen von Salerno und Toledo** wurden die medizinischen Werke der Griechen aus ihren arabischen Versionen ins Lateinische übersetzt und damit dem abendländischen Mittelalter wieder zugänglich gemacht.

Auf Bildern waren lange Zeit vor allem anatomische Strukturen und Begebenheiten dargestellt. Erst seit der Renaissance wurden vermehrt Bilder benutzt, um Krankheitsbilder und Kranke darzustellen. Die überragenden neuen anatomischen Erkenntnisse des Vesal wurden in kunstvollen Holzschnitten festgehalten. Seit dieser Zeit bemühte man sich zum ersten Mal, die wirklichen Gegebenheiten des menschlichen Körpers wiederzugeben.

Mit der Erfindung des Buchdrucks im 15. Jh. mussten die medizinischen Werke nicht mehr mühselig abgeschrieben, sondern konnten viel einfacher verbreitet werden. In den folgenden Jahrhunderten wurden Fachzeitschriften gegründet und publiziert, die eine schnellere und umfangreichere Wissensverbreitung erlaubten. Seit dem 20. Jh. wird das medizinische Wissen auch auf elektronischem Wege verbreitet, über Telefon und Radio, später über das Fernsehen und zuletzt in großem Ausmaß über das Internet.

2.3 Ärztliches Handeln

2.3.1 Prognostik und Diagnostik

In der antiken Medizin wurde die Prognostik vor allem durch die hippokratische Medizin geprägt. Die Überlebens-, Heilungs- und Wiederherstellungsaussichten der Patienten waren viel wichtiger als die Diagnose.

Merke

Folgende Textpassage ist charakteristisch für die **hippokratische Medizin:** „Ich halte es für sehr wertvoll, dass sich der Arzt in der Voraussage übe. Denn wenn er am Krankenbett von sich aus erkennt und ankündet, was da ist, was geschehen und was noch eintreten wird, wenn er ferner lückenlos darlegt, was die Kranken ihm verheimlichen, so brächte man ihm größeres Zutrauen entgegen, dass er das Schicksal der Kranken durchschaue."

Im 17. und 18. Jh. wurde mit der **Semiotik** eine eigene Lehre für Krankheits- und Prognosezeichen begründet. In dieser Zeit wurde die systematische Verlaufsbeobachtung am Krankenbett zum wichtigsten Mittel der klinischen Medizin. Auch neue Untersuchungsmethoden (Perkussion, Auskultation) fanden Einzug in die Klinik. Außerdem wurde der klinische Verlauf gründlich mit Sektionsergebnissen überprüft.

Im 19. Jh. kamen zur Patientenbeobachtung und zu physikalischen Untersuchungsmethoden neue diagnostische Möglichkeiten hinzu: laborchemische Untersuchungen, Chemodiagnostik, Serologie, Radiologie und Endoskopie.

2.3.2 Grundmuster therapeutischen Handelns

Diätetik

☞ Kap. 3.1

Arzneimittelbehandlung

☞ Kap. 2.2.3
Seit der Antike wurden bei Erkrankungen (zusätzlich zu diätetischen Maßnahmen) pflanzliche und tierische Stoffe gegeben. Im 19. Jh. kamen die ersten künstlich entwickelten Medikamente zum Einsatz. Nach der Entdeckung des Blutkreislaufs wurden erste Medikamente (und Bluttransfusionen) auch intravenös gegeben.

Chirurgie

Bei offenen Wunden, Verletzungen und Unfällen war die Chirurgie das Mittel der Wahl. Allerdings waren ihre therapeutischen Möglichkeiten auf Schneiden, Brennen und Verbinden beschränkt. Erst durch neue anatomische Erkenntnisse seit der Renaissance und die Zuordnung von Krankheiten zu Organen konnte die Chirurgie bei einem größeren Krankheitsspektrum eingesetzt werden. Die technischen Neuerungen (vor allem die Anästhesie) ermöglichten den Masseneinsatz seit dem letzten Jahrhundert.

2.3.3 Therapeutisches Handeln am Rande der Schulmedizin

Naturheilkunde

Mit dem Einzug der Wissenschaften in die Medizin und dem Erstarken der Schulmedizin entstand als Gegenbewegung zu Beginn des 19. Jh. die Naturheilkunde. Ihre Anhänger wollten eine Rückbesinnung zur Natur. Vor allem die Hydrotherapie nach Kneipp fand große Anerkennung. Aber auch die deutsche Lebensreformbewegung war eine Antwort auf naturwissenschaftliche Universitätsmedizin und gehörte zur Naturheilkunde.

Merke

Die **Hydrotherapie** gehörte zum Spektrum der Naturheilkunde, stand im Spannungsverhältnis zur Schulmedizin, stieß in der Ärzteschaft auf Ablehnung, war oft Teil eines polypragmatischen Heilkonzepts (körperliche Bewegung, Luft, Ernährung) und wurde in praktischen Anwendungen maßgeblich von Preißnitz und Kneipp propagiert.

Merke

Folgende Einzelströmungen sind der **deutschen Lebensreformbewegung um 1900** zuzurechnen: Vegetarismus, Ernährungsreform, Freikörperkultur, Naturheilbewegung, Sport, Impfgegnertum.

Homöopathie

Der Begründer der Homöopathie war **Samuel Hahnemann** (1755–1843). Seiner Theorie nach wurde die Lebenskraft des Kranken durch krankmachende Reize beeinträchtigt. Während die Schulmedizin gegen diese pathologischen Reize wirken sollte (contraria contrariis), wollte die Homöopathie ähnliche Symptome auslösen wie die Krankheit (similia similibus). Der Körper sollte auf die Kunstkrankheit mit einer Steigerung der Abwehrmaßnahmen reagieren. Dabei sollten die krankheitsauslösenden Stoffe dem Körper natürlich nicht schaden, weshalb sie in möglichst geringer Dosierung (Potenz) eingesetzt wurden. Eine Forderung der Homöopathie Hahnemanns war deshalb: „Wähle, um sanft, schnell, gewiss und dauerhaft zu heilen, in jedem Krankheitsfalle eine Arznei, welche für sich ein ähnliches Leiden erregen kann, als sie heilen soll." Die Homöopathie bedeutete zur Zeit ihrer Entstehung einen relativen therapeutischen Fortschritt, da sie hohe Dosen toxischer Stoffe mied.

Gegenwärtig ist die öffentliche Akzeptanz der Homöopathie weit höher als ihre wissenschaftliche Akzeptanz. Wissenschaftliche Studien haben bislang große Probleme, ihre propagierte Wirksamkeit zu belegen. Während die Schulmediziner der Homöopathie deshalb oft skeptisch gegenüberstehen, suchen immer mehr Patienten bei Versagen der Schulmedizin Heilung durch die Homöopathie.

Außenseitermethoden

Auch die sogenannten Außenseitermethoden werden (weniger ablehnend) zum Gebiet der alternativen Medizin gerechnet. Folgende Formen der Außenseitermedizin haben in der Geschichte der Medizin größere Bedeutung erlangt:

Animismus. Nach Georg Stahl gibt es eine Seele im Körper, welche die Kraft für alle Vorgänge des Lebens gibt. Bei den Zeichen einer Krankheit handelt es sich um Abwehraktionen der Seele, die durch die Medizin unterstützt werden muss. Der Animismus wurde später in den Vitalismus (☞ Kap. 2.1) aufgenommen.

Mechanismus. Nach Friedrich Hoffmann waren physikalische Faktoren wie Gestalt, Größe, Bewegung und das Zusammenwirken der einzelnen Körperbestandteile wichtig für Funktion oder Defekt, also Gesundheit und Krankheit des Körpers.

Mesmerismus. ☞ Kap. 3.2.4

Brownianismus. ☞ Kap. 3.2.4

2.4 Ethische Aspekte ärztlichen Handelns

2.4.1 Tradition ärztlicher Ethik

Eide, Gelöbnisse, Ordnungen

Hippokratischer Eid. Dieser ist mit Sicherheit das bekannteste Textstück des Corpus Hippocraticum und wird heute noch für das ethische Verhalten gegenüber Patienten und als Gelöbnisformel gebraucht. Er ist aber weder das älteste Stück aus dem Werk, noch hat ihn sicher Hippokrates verfasst. Auf keinen Fall war er in der Antike für alle Ärzte gültig, sondern er wurde wahrscheinlich nur von einer kleinen Ärztesekte benutzt. Die wichtigsten Inhaltpunkte waren: Achtung vor den Lehrern, Weitergabe der Kunst an eigene und Kinder der Lehrer und an Schüler, die Vertrag und Eid geleistet haben, Kranke vor Schaden und Unrecht bewahren, kein tödliches Medikament verabreichen, keine Abtreibung vornehmen, nur zum Vorteil der Kranken handeln, Einhaltung der Schweigepflicht und Verbot des Messers (Steinschnitt). Der Sittenkodex des Eides war für seine Übernahme durch das Christentum sicherlich förderlich.

Genfer Gelöbnis. Die 1948 in Genf verabschiedete Deklaration des Weltärztebundes ist der Versuch einer modernen Fassung des hippokratischen Eides mit folgenden Postulaten:
- Die Gesundheit meines Patienten wird meine erste Sorge sein.
- Ich werde nicht zulassen, dass sich religiöse, nationale, rassische, Partei- oder Klassengesichtspunkte zwischen meine Pflicht und meine Patienten drängen.
- Meine Kollegen sollen meine Brüder sein.
- Selbst Drohungen werden mich nicht dazu bringen, meine ärztlichen Kenntnisse entgegen den Pflichten der Menschheit anzuwenden.

Berufsordnung für Ärzte. Diese regelt in Deutschland die Rechte und Pflichten der Ärzte gegenüber Patienten, Kollegen und Ärztekammern z.B. in folgenden wichtigen Punkten: Arzt-Tätigkeit ist kein Gewerbe, Schweigepflicht, Pflicht zur Weiterbildung, berufliches Verhalten, gemeinsame Praxisausübung.

(Revidierte) Deklaration von Helsinki. Sie wird vom Weltärzteverband regelmäßig aktualisiert und legt ethische Grundsätze als Leitlinie für Ärzte und andere Personen fest, die in der medizinischen Forschung an identifizierbaren menschlichen Materialien oder Daten arbeiten. Bei medizinischen Humanexperimenten ist sie in Deutschland die wichtigste Entscheidungsgrundlage.

Deontologie und Entwicklung ärztlicher Pflichtenlehre

Die ärztliche Pflichtenlehre (Deontologie) beschreibt das Verhältnis von Ärzten zu Kollegen, zu Patienten und zu anderen Heilberufen. Schon in der Antike verlangte Hippokrates in seinem Eid (s.o.) Respekt vor den Lehrern und Handeln zum Nutzen des Patienten. Bis ins 18. Jh. waren die Aussagen der antiken Ärzte die Basis für die Pflichtenlehre der Neuzeit.

Ab der frühen Neuzeit wurden Pflichten und Tugenden eines Arztes genauer definiert: Habgier, Ruhmsucht und Neid auf Kollegen galten als Kardinalfehler, ein Arzt sollte nicht unnötig viel von einem Patienten fordern und er sollte im Rahmen christlicher Nächstenliebe auch Zahlungsunfähige, Sterbende und Unheilbare behandeln. **Hufeland** z.B. veröffentlichte folgendes (übersteigertes?) Arztideal: Leben für andere ist das Wesen des Arztberufs, der Arzt muss Gesundheit, Leben, Ehre und Ruhm für die Gesundheit und das Leben anderer opfern.

Nach dem 2. Weltkrieg ersetzten das **Genfer Gelöbnis,** die Deklaration von Helsinki und andere internationale Abkommen und Richtlinien die losen ethischen und moralischen Vorstellungen der Ärzte.

Ärztliches Handeln in Grenzsituationen

An den Eckpunkten des Lebens gerät ärztliches Handeln leicht in Grenzsituationen:

Am Lebensbeginn stellen sich ethische Fragen besonders bei ungewollten Schwangerschaften, Schwangerschaftsabbruch und bei der so genannten „späten Abtreibung". Auch Babyklappen, die anonyme Geburt und die Bestattung von Frühgeburten sind oft nicht frei von ethischen Problemen.

Durch die Weiterentwicklung der Medizin stellt sich heute immer häufiger die wichtige Frage nach dem „Vollzug des technisch Machbaren". Soll, darf oder muss alles gemacht werden, was technisch machbar ist? Die moderne Medizin ermöglicht zum Beispiel die vorgeburtliche Diagnostik, Reproduktionsmedizin, Retortenbefruchtung, Präimplantationsdiagnostik, Embryonenforschung, embryonale Stammzellenforschung oder das Klonen. Diese neuen Methoden werfen viele Fragen auf und verlangen eine gewissenhafte Abwägung im Einzelfall. Als Hilfe gibt der Gesetzgeber Gesetze und Richtlinien für Entscheidungen.

Auch **am Lebensende** stellt sich die Frage, ob das technisch Machbare immer das Richtige ist. Eine wichtige ethische Frage ist, ob das Leben um jeden Preis erhalten werden soll, muss oder darf oder ob es nicht eher im Sinne des Sterbenden wäre, in Frieden zu sterben. Diese Frage stellt sich besonders dann, wenn der Patient nicht mehr in der Lage ist, für sich selbst zu antworten, z.B. Komapatienten. Weitere ethische Problemfälle am Lebensende sind Patiententestamente, Achtung der Patientenwürde und des (sicheren oder mutmaßlichen) Patientenwillens, Organspenden, Hirntod, Sterbebegleitung und Sterbehilfe (direkt, indirekt, aktiv, passiv; ☞ Allgemeinmedizin, Kap. 1.5.4).

Humanexperiment

Medizinische Versuche am Menschen sind notwendig, um wirksame Therapien zu entwickeln. Sie sind ein moralisches Gebot. Allerdings sind dabei ethisch und rechtlich strenge Rechtlinien einzuhalten. Jeder Versuch am Menschen verlangt eine sorgfältige Nutzen-Risiko-Abwägung und die Aufklärung und Zustimmung des Probanden. Dafür sind Aufsichtsbehörden an den medizinischen Fakultäten und Ethikkommissionen an den Landesärztekammern eingerichtet worden, welche Forschungsvorhaben genehmigen müssen. Außerdem befassen sich in Deutschland unter anderem das Arzneimittelgesetz, das Medizinproduktionsgesetz und die Strahlenschutzverordnung mit Versuchen am Menschen.

Humanexperimente haben in der Medizin eine lange – und oft unrühmliche – Geschichte. So wurden in der Anatomie schon seit der Antike Lebendsektionen durchgeführt. Auf das Problemfeld Humanexperimente wurde die breite Öffentlichkeit erst in der Neuzeit aufmerksam. Um 1900 hatte Neisser für seine **Serumforschung** unwissenden Patienten das Serum von Personen mit Syphilis gespritzt. Dieser Fall führte zwar nur zu einer geringen Strafe, aber auch zu einer ersten Regelung der humanexperimentellen Forschung in preußischen Krankenhäusern.

Die extremste Form der Humanexperimente wurde als sogenannte **Medizin ohne Menschlichkeit** in den Konzentrationslagern der Nazidiktatur durchgeführt. Vor dem Hintergrund dieser verbrecherischen Humanexperimente wurde nach dem 2. Weltkrieg durch den 1. Amerikanischen Militärgerichtshof am 20.8.1947 der Nürnberger Codex verabschiedet. Dieser bezog sich auf Zulässigkeit medizinischer Versuche am Menschen, forderte die aufgeklärte Einwilligung der an Humanexperimenten beteiligten Versuchspersonen und war dem Urteilsspruch im Nürnberger Ärzteprozess vorangestellt. Auch das **Genfer Ärztegelöbnis** und die **Deklaration von Helsinki** waren letzten Endes Reaktionen auf die NS-Zeit.

Tierexperiment ☞ Kap. 2.4

Auch Tierversuche gibt es in der Medizin seit der Antike. Galen zum Beispiel hat einen Großteil seiner anatomischen und physiologischen Kenntnisse durch Tiersektionen gewonnen. Heute sind Tierversuche ein wichtiger Bestandteil der medizinischen Forschung. Tiere dienen als **Krankheitsmodell,** an denen medizinische Produkte und operative Eingriffe erprobt und erforscht werden sollen. Die Versuche in der Medizin dienen der Vorbeugung, Erkennung und Behandlung von Krankheiten.

Allerdings sind Tierversuche streng reglementiert und werden in Deutschland durch das **Tierschutzgesetz** überwacht. Bei geplanten Versuchen muss ein Antrag gestellt werden, der von einer Kommission verhandelt wird. Nach dem Tierschutzgesetz dürfen die Versuche nur zur Bekämpfung und Vermeidung gesundheitlicher Gefahren durchgeführt werden und sie müssen zwei Bedingungen erfüllen: **Unerlässlichkeit** und **ethische Vertretbarkeit.** Das bedeutet, dass die Daten nicht anders gewonnen werden können dürfen und die Schmerzen, Leiden und Schäden der Tiere ethisch vertretbar sein müssen.

Zum Sinn und Zweck und vor allem zur Ethik der Tierversuche gibt es viele kontroverse Diskussionen. Zurzeit ist ein Ende der Tierversuche in der Medizin aber noch nicht abzusehen. Wenigstens konnten die Tierversuche in anderen „Disziplinen", wie der Waffenforschung, der Tabakindustrie und der Waschmittelherstellung, verboten werden, und auch für kosmetische Forschungen sind Tierversuche nur noch in Ausnahmefällen zugelassen.

2.4.2 Ethische Entscheidungsfindung

Grundlagen der Entscheidungsfindung

Für eine ethische Entscheidungsfindung müssen verschiedene Begriffe definiert werden. Allgemeine Aufgabe der Ethik (nicht nur der medizinischen) ist die gemeinsame Verständigung über Lebensformen und Verhaltensweisen. Sie soll helfen, Probleme zu formulieren und damit diskutierbar zu machen. Dabei kann es sich um grundsätzliche Haltungen oder konkrete Entscheidungen handeln. Ethik stellt die Frage nach Maßstäben, sittlichen Werten, moralischen Grundhaltungen und Normen des Handelns.

Normenethik. Alle Handlungsweisen werden grundsätzlich von immer gültigen Normen bestimmt. Damit wird die Normenethik an bestehenden Normen gemessen, die in jeder Situation gelten.

Situationsethik. Weil jede Situation verschieden ist, gelten für neue Situationen keine festen Normen, sondern diese hängen von der jeweiligen Situation ab. Erst die Einsicht in die Situation gewährt auch Einsicht in das ethisch Gebotene. Die Situationsethik wird an der Meisterung der Situation gemessen.

Verantwortungsethik. Nur dann, wenn die Konsequenzen von Handlungen verantwortet und für „gut" (ethisch vertretbar) befunden werden, ist die jeweilige Handlung ethisch vertretbar. Die Verantwortungsethik bezieht die künftigen Folgen einer Handlung in der Entscheidungsfindung mit ein.

Werte

Menschenwürde. Der Begriff Menschenwürde ist Ausdruck der philosophischen Idee, dass jeder Mensch, unabhängig von seiner Herkunft, Geschlecht, Religion, Nationalität oder anderen Unterscheidungsmerkmalen, schon wegen seiner bloßen Existenz einen eigenen Wert besitzt, den er nicht verlieren und der ihm auch nicht genommen werden kann. Jeder Mensch wird als eigene Persönlichkeit anerkannt und darf niemals als Objekt behandelt werden. In Deutschland ist die Würde des Menschen explizit im Grundgesetz festgehalten; sie kann als einziges Grundrecht der Verfassung nicht eingeschränkt werden.

Autonomie. Im ethischen Sinne bedeutet Autonomie, dass jeder Mensch sein (moralisches) Verhalten selbst steuern und verantworten und moralische Entscheidungen alleine treffen kann. Die Autonomie eines Menschen beschreibt aber auch seine Willensfreiheit, sein Selbstbestimmungsrecht und damit auch die Unabhängigkeit von äußeren Autoritäten.

Gerechtigkeit. Die Gerechtigkeit wird heute oft als Versuch beschrieben, alle Menschen fair und moralisch angemessen zu behandeln. In verschiedenen Lebensbereichen spielen Formen der Gerechtigkeit eine herausragende Rolle; dort werden sie zum Teil gesetzlich geregelt: als Gesetze in der Rechtssprechung, als soziale Gerechtigkeit im sozialen Zusammenleben, als Chancengleichheit oder zum Beispiel bei der Gleichberechtigung und der Generationengerechtigkeit.

Fürsorge. Die (öffentliche) Fürsorge ist ein zusammenfassender Begriff für die soziale Sicherung in einer Gesellschaft. Der Ausdruck Fürsorge kommt aus dem ethischen Konzept der (christlichen) Barmherzigkeit.

Praktische Umsetzung der ethischen Entscheidungsfindung

In der Medizin kommt es an vielen Stellen zu Fragen oder Problemen, die eine ethische Entscheidungsfindung verlangen. Um möglichst keinen moralisch und rechtsleeren Raum zu schaffen, haben Gesetzgeber, Ethikkommissionen, Ärzteverbände u.a. Gesetze, Vorschriften und Richtlinien erlassen. So darf z.B. ein Eingriff am Patienten nur nach dessen Aufklärung und Einwilligung vorgenommen werden. Der Schwangerschaftsabbruch und die Sterbehilfe sind gesetzlich geregelt.

Zur Übermittlung der Wahrheit am Krankenbett gibt es mittlerweile Seminare für Ärzte. Hier sollen sie lernen, wie man schlechte Nachrichten überbringt. Außerdem erfahren sie, dass der Patient zwar das Recht hat, über seine Situation informiert zu werden, aber ebenso das Recht hat, nicht wissen zu wollen.

Auch in der Suchtberatung, bei Psychotherapien und beim Umgang mit unheilbar Kranken sind ethische Leitlinien vorgegeben. Allerdings bleiben trotzdem viele Stellen, an denen der Arzt sich ohne Hilfe entscheiden muss. Seit kurzem gehört die Medizinethik zum Studium, damit angehende Ärzte lernen, ethisch Werte abzuwägen und zu entscheiden.

Versagen

In totalitären Systemen versagen oft die gesamten ethischen und moralischen Grundlagen, bzw. diese werden außer Kraft gesetzt oder neu definiert. Vor allem die Menschenwürde ist dann häufig nicht mehr die respektierte Grundlage der Gemeinschaft und des Handelns. Im Großen oder im Kleinen lassen sich dafür durch die gesamte Geschichte Beispiele finden. In der deutschen Geschichte haben wir mit der Herrschaft des Nationalsozialismus das vielleicht brutalste Beispiel des Versagens ethischer Grundsätze. In der Medizin fand dieses Versagen als „Medizin ohne Menschlichkeit“ (☞ Kap. 3.2.7) seinen Höhepunkt.

3 Wandel der Vorstellungen von Gesundheit und Krankheit

3.1 Gesundheitslehren

3.1.1 Gesundheitstheorien auf der Basis der Elementen- und Säftelehre

Basierend auf den Elementen- und Säftelehren war die **Diätetik** die wichtigste Gesundheitslehre; seit der hippokratischen Medizin war sie das wichtigste therapeutische Mittel neben chirurgischen Eingriffen. Dabei ging es nicht nur um Essen und Trinken, sondern um eine Ausgewogenheit der Grundbedürfnisse des Menschen wie Schlafen und Wachen, Arbeit und Ruhe, Liebesleben und Enthaltsamkeit. Aber auch Aderlass, Schröpfen und Ausscheiden gehörten zur Diätetik. Im Mittelalter waren Gesundheitsregeln nach dem Vorbild der Diätetik („Regimen sanitas“) sehr beliebt.

3.1.2 Gesundheitsprogramme der Neuzeit

Gesundheitskatechismus. Im 18. Jh. waren die Ärzte als Diener des Staates für die Gesundheit des Volkes verantwortlich und somit Träger der öffentlichen Gesundheitserziehung. Jeder Bürger hatte das Recht auf Gesundheit und gleichzeitig die Pflicht, diese zu erhalten. Die Gesundheitsschulung begann bereits im Kindesalter, und es wurden Gesundheitskatechismen erstellt, die dem Volk Gesundheitsbildung bringen sollten.

Makrobiotik. Hufeland veröffentlichte 1796 ein äußerst populär gewordenes Werk über die Kunst, das menschliche Leben zu verlängern. Schon 1805 erschien es unter dem neuen Titel „Makrobiotik“ in der 3. Auflage. Er wollte den Menschen ein langes Leben in Gesundheit ermöglichen. Dazu sollten Gesundheitsregeln von Kindheit an in die Pädagogik einfließen. Für ihn war die Medizin ein Hilfsmittel der Makrobiotik.

Eugenik. Auf Basis des Darwinismus gründete F. Galton die Eugenik. Die negative Eugenik sollte der Verschlechterung von Erbanlagen vorbeugen und die positive soll deren Verbesserungen fördern. Auf ihrer Basis entwickelte sich die Rassenhygiene.

3.2 Krankheitsvorstellungen

3.2.1 Krankheitsvorstellungen in Frühkulturen und in der Volksmedizin

Magisch-animistische Vorstellungen

In den Krankheitsvorstellungen der magisch-animistischen Medizin wurden sowohl Gesundheit als auch Krankheit von Dämonen und Geistern ausgelöst. Deshalb hatten die Naturvölker Schamanen und andere „Magiekundige", welche die bösen Geister vertreiben sollten. Die Medizin des ägyptischen Altertums war durch die Koexistenz magisch-animistischer, theurgischer und empirischer Elemente gekennzeichnet.

Theurgische Vorstellungen

In den Vorstellungen der Antike unterlagen Gesundheit und Krankheit göttlichem Einfluss. Die theurgische Medizin ist demnach eine göttlich heilende Medizin. Praktiziert wurde diese Form der Medizin von Priesterärzten in Tempeln und anderen gottgeweihten Stätten. Die bekanntesten Heilkulte waren der **Imhotep-Heilkult** in Ägypten und der **Asklepios-Heilkult** in Griechenland. Außer Votivgaben waren vor allem der heilende Tempelschlaf und das Traumorakel zentrale Elemente der theurgischen Medizin. Allerdings kann man davon ausgehen, dass auch Heilkundige ihren Anteil an der Genesung Kranker hatten.

Merke

Beispiele für theurgische Medizin:
- Patient legt sich in einem Sakralbau nieder, er träumt, er werde geheilt und erwacht beschwerdefrei.
- „Ein Mädchen, stumm. Als dieses im Heiligtum umherlief, sah sie eine Schlange von einem der Bäume herabkriechen. Voller Furcht schrie sie sofort nach ihrer Mutter und ihrem Vater und ging dann gesund weg!"
- Patient legt sich im Heilraum zum Schlafe nieder, er träumt, dass Gott ihm 4 Monate im Tempel verordnet, und verlässt den Heilraum nach 4 Monaten gesund.

3.2.2 Humoralpathologie

Das Fundament der Säftelehre (Humoralpathologie) geht auf Empedokles aus Agrigent zurück. Er hat das Mischungsverhältnis der Körpersäfte als Grund für Krankheit und Gesundheit beschrieben. **Harmonie (Synkrasie)** der Säfte entsprach Gesundheit und **Disharmonie (Dyskrasie)** Krankheit. Im hippokratischen Sinne war Krankheit eine schlechte Mischung der Körpersäfte, welche entweder vom Körper selbst oder durch den Arzt ausgeglichen werden musste.

Galen hat die Säftelehre fortgeführt und erweitert. Er beschrieb vier Säfte: Blut, schwarze Galle, gelbe Galle und Schleim. Außerdem fügte er die vier Elemente Luft, Wasser, Feuer und Erde hinzu und berücksichtigte auch die vier Jahreszeiten bei Krankheitsentstehung und Therapie.

Merke

Die Krankheitsbezeichnung **Rheumatismus** deutet auf einen **humoralpathologischen** Ursprung hin, da der Begriff vom griechischen Wort für „fließen" bzw. „strömen" abstammt. Ursprünglich wurde so der fließende und strömende Schmerz bei dieser Erkrankungsgruppe bezeichnet.

Die Humoralpathologie war das Leitkonzept der professionellen Medizin bis in die Neuzeit. Dementsprechend wurden Pulslehre und Harnschau zu den wichtigsten Methoden der Diagnostik. Analog entwickelten sich Therapien mit evakuierenden Maßnahmen, wie Aderlass, Schröpfen, Abführen, Erbrechen und Niesen lassen, um das Gleichgewicht der Säfte wiederherzustellen. Außerdem wurde großer Wert auf Diätetik und die Arzneimitteltherapie im Sinne des „contraria contrariis" gelegt.

Im Mittelalter wurde die Säftelehre noch um die **Qualitätenlehre** und die **Charakterlehre** ergänzt. In der Qualitätenlehre wird den Elementen zusätzlich eine Qualität (trocken, feucht, warm, kalt) zugeordnet. Die Charakterlehre beschrieb den Menschen nach dem vorherrschenden Saft:
- Choleriker: zu viel gelbe Galle
- Melancholiker: zu viel schwarze Galle
- Sanguiniker (Überreizung und Erregung): zu viel Blut
- Phlegmatiker (langsam, zähflüssig, zögerlich): zu viel Schleim

Merke

Beispiele für Konzepte der Humoralpathologie:
- „Knoblauch ist warm im 3. und trocken im 4. Grad." (IMPP-Beispiel!)
- „Es enthält der Körper des Menschen in sich Blut, Schleim, gelbe und schwarze Galle, wegen diesen ist er krank oder gesund. Gesund ist er, wenn sie im richtigen Verhältnis stehen, und krank, wenn einer in größerer oder geringerer Menge im Körper ist."

Merke

Den **Zusammenhang von Humoralpathologie und Diätetik** zeigt dieses Zitat:
„Dieser Kranckheyt folgt gemeyniglich die fallende Sucht. Das geschicht denen am ersten, die viel essen und übel dauen. Darum reinige das Haupt von der Feuchte, die überhand darin hat, danach stärke den Magen und ordne die Speiß."

3.2.3 Solidarpathologie

Die Solidarpathologie besagt, dass Krankheiten durch eine fehlerhafte Beschaffenheit der festen Körperbestandteile hervorgerufen werden.

Organpathologie

Mit dem Ende der Humoralpathologie als beherrschendes Krankheitsprinzip ist der Name **Morgagni** (1682–1771) eng verbunden. Erstmals wurden die festen Solida wichtiger empfunden und erkannt, dass nicht die Säfte, sondern die Organe die Ursache bestimmter Krankheitssymptome waren.

Carl von Rokitansky betrachtete das Blut als Organ und wies dem Blutchemismus eine besondere Bedeutung bei der Krankheitsentstehung zu. Eigentlich war er mit seiner „Krasenlehre" aber ein letzter Verfechter der Humoralpathologie.

Gewebepathologie

Mit **Bichat** (1771–1802) begann die durchdachte Organpathologie. Er führte über 600 Humansektionen durch und konzentrierte sich dabei auf die Struktur der Gewebe. In seinen Werken ist von der antiken Säftemischung überhaupt keine Rede mehr.

Merke

Die Lokalisation krankhafter Störungen entsprechend der unterschiedlichen Beteiligung von spezifischen Gewebearten mit ihren jeweils besonderen vitalen Vermögen und strukturellen Besonderheiten entspricht den pathogenetischen Vorstellungen Bichats.

Zellularpathologie

Durch die Verlagerung der Krankheiten in die Organe und Gewebe wurde der Weg für Virchows Forschungen und die Zellularpathologie geebnet. **Rudolf Virchow** (1821–1902) führte mikroskopische Untersuchungen zur Morphologie und Entstehung der Zellen durch. Seiner Zellularpathologie nach konnten alle Krankheiten auf Veränderungen der Körperzellen zurückgeführt werden. Für ihn ist die Zelle die kleinste Einheit des menschlichen Lebens und der Mensch nichts anderes als die Summe vieler Zellen. Jede Störung und jede Krankheit hat somit einen lokal definierbaren Anfang, und jede Therapie muss auf die Behandlung der Zellen und ihrer Verbände zielen. Virchow beendete damit endgültig die Ära der Humoralpathologie und machte das Mikroskop zum wichtigsten Werkzeug der Pathologen.

Merke

Folgendes Zitat beschreibt die von **Virchow** begründete **pathologische Auffassung:** „Alle Krankheiten lösen sich zuletzt auf in active oder passive Störungen grösserer oder kleinerer Summen der vitalen Elemente [Zellen], deren Leistungsfähigkeit je nach dem Zustande ihrer moleculären Zusammensetzung sich ändert, also von physikalischen und chemischen Veränderungen ihres Inhaltes abhängig ist."

Molekularpathologie

Auf den Ergebnissen Virchows aufbauend, konnten neue, feinere Methoden entwickelt werden. Die Biochemie, das Elektronenmikroskop und die Molekularbiologie konnten der Zellularpathologie neue Dimensionen öffnen. Die Molekularpathologie mit Methoden aus der Biochemie wie PCR oder FISH ist ein noch recht junges Forschungsgebiet.

3.2.4 Funktionelle Krankheitstheorien

Alchimistisch-chemische und mechanisch-physikalische Interpretation der Lebensprozesse

Einer der größten Kritiker der Humoralpathologie und der alten Autoritäten war gegen Ende des Mittelalters Theophrast von Hohenheim, besser bekannt als **Paracelsus** (1493–1541). Er war Arzt, Chemiker und Astrologe, und seine medizinische Lehre gründete er auf Erfahrung, Alchemie, Astrologie und Mystik. Als Chemiker und Alchimist war er Begründer einer neuzeitlichen Arzneimitteltherapie. Auf ihn geht folgender Ausspruch zurück: „Nur die Dosis macht das Gift." Außerdem beschrieb er die Gruppe der **„tartarischen Krankheiten"**, die nach heutigem Verständnis als Stoffwechselkrankheiten zu verstehen wären.

Merke

Berühmt geworden ist **Paracelsus** durch seine **Ablehnung der antiken Autoritäten:** „Wer weiß denn nicht, dass die meisten Ärzte heutiger Zeit zum größten Schaden der Kranken in übelster Weise danebengegriffen haben, da sie allzu sklavisch am Worte des Hippokrates, Galenos und Avicenna und anderer geklebt haben!"

Iatrochemie

Die Iatrochemie gilt als früher Versuch, Krankheiten naturwissenschaftlich zu deuten, und zeichnet sich eher durch eine Vielzahl von Theorien als durch tragfähige Ergebnisse aus. So wurde die Chemie zum wichtigen Pfeiler der Medizin und entwickelte sich zu einer Wissenschaft.

Paracelsus gilt als der Begründer der Iatrochemie. Er deutete alle physiologischen und pathophysiologischen Geschehen als körperchemische Vorgänge. Den Körper beherrscht ein dynamisches Prinzip (Archeus), das die Vorgänge des Lebens steuert. Grundstoffe des Lebendigen und von Gesundheit und Krankheit waren Sulphur (Schwefel) als feuriges Element, Mercurius (Quecksilber) als flüchtiges Element und Sal (Salz) als festes Element. Die Kernaussage war: Alle Lebensvorgänge sind chemisch erklärbar. Die Astrologie und die Magie verloren sich in der paracelsischen Iatrochemie schnell, nur die Chemie gewann an Bedeutung.

Merke

Die **paracelsische Physiologie** und **Pathophysiologie** war Voraussetzung für das Konzept des 17. Jh., dass die Vorgänge im menschlichen Körper vorrangig auf chemische Zusammenhänge zurückzuführen sind.

Zu wichtigen Iatrochemikern gehören außerdem de le Boé (Sylvius) und van Helmont, der das Kohlendioxid entdeckt hat.

Merke

Die Beschreibung der Atmung als Aufnahme von Sauerstoff und Abgabe von Stickstoff geht nicht auf die Iatrochemie zurück, sie gelang erst im 19. Jh.

Iatrophysik

Die Iatrophysik war der 1. Schritt zur Solidarpathologie. Sie bezog Gesundheit und Krankheit auf mechanische Vorgänge des Körpers. Höhepunkt der Iatrophysik ist die Maschinentheorie des Lebendigen (☞ Kap. 2.1) von Descartes, dazu passt das Hauptwerk des Iatrophysikers La Mettrie (1709–1751): L'homme machine.

Merke

Die Entwicklung der **Iatrophysik** als Konzept einer mechanistischen Deutung der Lebensvorgänge ist eng verbunden mit der **kartesianischen Philosophie** (☞ Kap. 2.1).

Ein Anhänger Descartes' und der Iatromechanik schrieb dazu: „Das Fundament, auf das ich mich stütze, ist der sichere Beweis, dass alle Krankheiten, welche aus dem Blute und den Säften kommen, von derselben Verdickung ihren Ursprung haben, Verstopfungen und allerhand Zufälle nach Proportionen solcher Verdickung, als auch der Enge oder Weite der Kanäle oder Röhren, wodurch das Blut und die Säfte passieren müssen, verursachen und zuwege bringen. …"

Vitalistische Interpretation der Lebensprozesse

Brownianismus. James Brown entwickelte seine sehr populär gewordene Theorie um 1800. Seinen Lehren nach wird das Leben durch innere und äußere Reize erregt und aufrechterhalten. Krankheit und Gesundheit sind demnach durch die Reizbarkeit des Organismus determiniert. Reizüberflutung bewirkt sthenische Krankheiten mit Abnahme der Erregbarkeit und indirekter Schwäche, während Reizmangel zu asthenischen Krankheiten mit Zunahme der Erregbarkeit und direkter Schwäche führt.

Merke

Aufregungen und **Gemütsbewegungen** beeinflussen im **Brownianismus** die Gesundheit, es gibt sthenische und asthenische Krankheiten, und die Gesundheit liegt zwischen Sthenie und Asthenie.

Mesmerismus (tierischer Magnetismus). Franz Anton Mesmer entwickelte diese Methode im 19. Jh. Seiner Theorie nach ist der Körper von einem magnetischen Feld durchzogen, welches vom Arzt als „wunderbare Gewalt" durch Handauflegen beeinflusst werden kann. Seine Methode wurde zwar Ende des 19. Jh. als Scharlatanerie abgetan, gilt heute aber als erster Schritt zur Hypnose und zu den Anfängen der Psychotherapie.

Pathophysiologische Interpretation der Lebensprozesse

Seit dem frühen 19. Jh. war der naturphilosophische Einfluss auf die Physiologie überwunden und wurde durch naturwissenschaftliche Beobachtung und Experimente abgelöst. In diesem Zusammenhang sind vor allem zwei Persönlichkeiten zu nennen:

Claude Bernard (1813–1878). Er gehörte zu den bedeutendsten französischen Physiologen des 19. Jh. Der von ihm geprägte Begriff des **„Milieu intérieur"** betrifft vorrangig die Aufrechterhaltung der chemischen Blutzusammensetzung. Er untersuchte auch die Physiologie der Verdauung, der inneren Sekretion und der Gefäße und lieferte erste Anhaltspunkte für das Verständnis des Zuckerkreislaufs, indem er den Glykogenaufbau in der Leber nachweisen konnte.

Hans Seyle (1907–1982). Er prägte den Begriff **„Stress"** und stellte in den 50er Jahren seine Stresstheorie vor: Stress ist die Anpassungsreaktion des Körpers auf alles, was die Balance lebenswichtiger Funktionen wie Temperatur oder Blutdruck (Homöostase) stört.

3.2.5 Theorien seelischer Störungen und psychischer Erkrankungen

Konzepte der Psychopathologie im 19. Jahrhundert

Bis ins 18. Jh. wurden Geisteskranke eingesperrt und in Ketten gelegt. Erst später wurde ihr Leiden als Krankheit verstanden. Mit dem Namen **Philippe Pinel** (1745–1826) werden heute die Befreiung der Geisteskranken und die Reform der Psychiatrie verbunden. Er empfahl eine ärztliche Behandlung der Patienten und ermöglichte damit Reformen in ganz Europa.

In Deutschland übernahm **Wilhelm Griesinger** (1817–1868) Pinels Reformen und setzte sich für eine humane Behandlung und Pflege psychisch Kranker ein. Für ihn stellten Geisteskrankheiten pathologische Störungen im Gehirn dar. Mit Griesinger begann die Ära der somatischen Psychiatrie.

Emil Kraeplin (1856–1926) schließlich klassifizierte die Geisteskrankheiten 1883 nach organischen Gesichtspunkten.

Die Einsicht „Geisteskrankheit ist Gehirnkrankheit" geht aber bis auf die hippokratische Medizin zurück, die Epilepsie wurde als heilige Krankheit verstanden.

Konzepte tiefenpsychologischer Schulen

Merke

Zur **Entwicklung tiefenpsychologischer Konzepte** zu Beginn des 19. Jh. gehörten die Postulierung eines **tierischen Mesmerismus** durch Mesmer, die **Theorien zu Hysterie und Hypnose** der Pariser Schule (Charcot), die **Suggestionstheorie** der Hypnose und die Technik der Induzierung des **„hypnotischen Schlafs"** (Braid).

Sigmund Freud (1856–1939). Er prägte den Begriff der **Psychoanalyse.** In seinen Theorien wird das Bewusstsein in verschiedene Stufen aufgeteilt: Es, Ich und Über-Ich. Jeder Mensch macht in seiner Entwicklung verschiedene Phasen durch: orale, anale und phallische Phase. Außerdem ist die Libido ein zentraler Trieb des Menschen. Wenn sich die Libido in der Entwicklung auf eine Phase fixiert, kann es zu seelischen Problemen kommen, und die Unterdrückung der triebhaften Vorstellungen kann neurotisches Verhalten hervorrufen.

Außerdem kommt es zu Hysterie, Konversion und damit zur Ausbildung psychopathologischer Symptome.

Die Psychoanalyse ist eine diagnostische Methode, die durch freie Assoziation zur Aufdeckung der unbewussten Seelenzustände gelangen will. Außerdem benutzte Freud Psychotherapie und Traumdeutungen in der Therapie seiner Patienten.

Alfred Adler. Adler war ein Schüler Freuds und entwickelte dessen Theorien weiter zur **Individualpsychologie.** Nach dieser erlebt jeder Mensch während seiner Entwicklung hemmende Ereignisse, die ihn von der Durchführung seines Lebensplanes abhalten. Das führt bei den Patienten zu Minderwertigkeitsgefühlen, zu kompensatorischem Geltungsbedürfnis und eventuell zu krankhaftem Geltungsstreben und Machthunger. Die Ziele seiner Psychotherapie waren ein ausgeglichenes Verhältnis von Lebensplan und -stil und ein positives Gemeinschaftsgefühl.

Merke

Minderwertigkeitskomplex, Überkompensation und **Lebensplan** sind Begriffe aus der **psychotherapeutischen Schule** und der **Individualpsychologie nach Adler,** die auch in der Umgangssprache gebraucht werden.

Carl Gustav Jung. Er war ebenfalls ein Schüler Freuds und entwickelte eine analytische Psychologie. Für ihn war die Libido eine allgemeine psychische Kraft, und er beschrieb ein „kollektives Unbewusstes“, dessen Inhalt aus Urbildern bestand. Er entwickelte eine **Typenlehre** mit komplementären Begriffspaaren und unterschied innere und äußere Funktionen des Bewusstseins.

In Jungs **Neurosenlehre** entstanden Neurosen durch die Bewusstwerdung einer minderwertigen Funktion oder durch Störungen der Gesamtpsyche in Form von Komplexen. Seine Psychotherapie wollte die Patienten mit ihrem Unterbewussten auseinandersetzen, um dadurch ihre seelische Reifung zu fördern.

Konzepte psychosomatischer Medizin

Die Psychosomatik beschreibt das Wechselspiel zwischen Körper und Geist bei Entstehung, Verlauf und vor allem bei der Behandlung von Krankheiten. In der Psychosomatik sind Krankheiten (auch) Ausdruck seelischer Störungen.

Als **Konversionsstörungen** beschreibt sie seelische Störungen, die körperlich ausgedrückt werden oder mit körperlichen Missempfindungen einhergehen. Auch Emotionen und Konflikte können zur Krankheit führen. Noch um 1950 galten als die „Holy Seven“ der psychosomatischen Krankheiten: Ulkus, Asthma, Colitis ulcerosa, rheumatoide Arthritis, Neurodermitis, Hyperthyreose, essentielle Hypertonie. Auch die Hypochondrie gehört ins Feld der Psychosomatik.

Behaviorismus

Der Behaviorismus geht u. a. auf die Erkenntnisse Pawlows zurück und vertritt die Ansicht, dass alle seelischen Merkmale durch die Beeinflussung des Verhaltens steuerbar sind. Ein Hauptvertreter war J. Watson, und im frühen 20. Jh. entwickelte sich die Verhaltenstherapie.

3.2.6 Theorien sozialer Genese von Krankheiten

Soziale Medizin

Großen Einfluss auf die Volksgesundheit hatte die technische und industrielle Revolution Mitte des 19. Jh. In den Ballungsräumen sammelten sich soziale und gesundheitliche Gefahren, und durch hygienische Missstände und mangelhaftes Hygienebewusstsein nahmen Krankheit und Tod zu. Die arbeitende Bevölkerung war sozial und gesundheitlich benachteiligt und es war nicht mehr zu übersehen, dass Krankheiten auch sozial bedingt waren. Neuman und Virchow betonten den sozialen Charakter der Medizin (☞ Kap. 3.3.3), und um 1900 entstanden in Deutschland Sozialmedizin und Sozialhygiene als eigene Wissenschaften.

Die kaiserliche Reichsregierung führte 1881 eine moderne Sozialgesetzgebung ein (Kranken-, Unfall- und Rentenversicherung), weil ihr klar wurde, dass die Unruhen in der Arbeiterschaft am besten zu beruhigen waren, indem man die sozialen Verhältnisse der Arbeiter besserte. 1911 wurden die Bismarck'schen Sozialgesetze und ihre späteren Novellierungen durch die Reichsversicherungsordnung zusammengefasst.

Soziale Hygiene

Aus der noch jungen Hygiene und der Bakteriologie entwickelte sich in den ersten Jahrzehnten des 20. Jh. die Sozialhygiene. Sie stellt die Erweiterung des hygienischen Aufgabenfeldes auf alle Krankheiten dar, die ursächlich durch die sozialen Lebensbedingungen der Bevölkerung bedingt waren. Alle Faktoren des Lebens und der Umwelt haben Einflüsse auf Gesundheit und Krankheit, und die Therapie ist nicht nur vom Arzt, sondern auch von der Sozialpolitik zu leisten.

Zu Zeiten der Weimarer Republik war Alfred Grotejohan für die praktische Umsetzung einer sozialhygienisch orientierten öffentlichen Gesundheitspflege wichtig. Ihm ging es nicht nur um das Beobachten der Zusammenhänge, sondern er wollte sie aktiv beeinflussen. Auch wegen der großen Benachteiligung der arbeitenden Bevölkerung waren viele Marxisten und Sozialisten in der Sozialhygiene engagiert.

Die Sozialhygiene sollte als vorbeugende Medizin die großen Gesundheitsprobleme der Zeit lösen helfen. Ihre Blütezeit lag in den 20er Jahren, und sie wurde unter der NS-Diktatur als Grundlage für die Rassenhygiene missbraucht (☞ Kap. 3.2.7).

3.2.7 Theorien biologischer Genese von Krankheiten

Frühe Vererbungslehre

In der Antike dachte man u.a., dass die Männer vererben und die Frauen ernähren würden. Neue Erkenntnisse auf diesem Gebiet wurden spätestens im 17. Jh. mit der Entdeckung der Spermien unter dem Mikroskop gemacht.

1865 veröffentlichte Gregor Mendel (1822–1884) seine heute noch gültigen Mendel'schen Gesetze zur Vererbung. Und 1910 konnte T.H. Morgan zeigen, dass die Chromosomen die Träger der Erbinformationen sind.

Sozialdarwinismus

Vom Darwinismus inspiriert, übertrug der Sozialdarwinismus die natürliche Auslese auf Gesellschaften und Krankheiten. Auslesefaktoren waren vielfältig in jedem sozialen Bereich zu finden: Erziehung, Klima, Arbeit, Wohlstand, Erbfaktorenmischung, natürliche, militärische, politische oder ökonomische Ungleichheiten. Werke wie „Über die Ungleichheit der menschlichen Rassen" und „Vererbung und Auslese im Lebenslauf der Völker" stützten den Sozialdarwinismus.

Medizin im Nationalsozialismus

Schon vor der NS-Diktatur hatte sich die Rassenhygiene ausgebildet, deren Grundlage Sozialhygiene, Sozialdarwinismus und die junge wissenschaftliche Vererbungslehre waren. Ziele der Rassenhygiene waren die Erhaltung und Fortpflanzung der biologischen Rasse unter den günstigsten Bedingungen. Unterstützt wurde sie von der Eugenik (☞ Kap. 3.1).

Unter der NS-Diktatur wurde die Sozialhygiene größtenteils von der Rassenhygiene als neue Leitideologie ersetzt. Es war nicht mehr erwünscht, dass sich der Arzt um jeden Patienten gleich bemühen sollte, da so die natürliche Auslese verhindert würde und auch die „biologisch Schwachen" überleben könnten. Schon im Juli 1933 wurde das Gesetz zur Verhütung erbkranken Nachwuchses erlassen, und es begannen die ersten Zwangssterilisationen. Im Jahr 1939 begann dann die als Euthanasie bezeichnete organisierte Vernichtung „lebensunwerten" Lebens, die danach als Aktion Gnadentod erst auf Geisteskranke und danach auf Alte, Schwache und z.B. TBC-Kranke ausgeweitet wurde. Einer der Tiefpunkte der perversen Medizin des Nationalsozialismus waren die Humanexperimente in den Konzentrationslagern: Medizin ohne Menschlichkeit!

> **Merke**
>
> Zu den Leitlinien der Medizin im **Nationalsozialismus** gehörten Rassenhygiene, Leistungsmedizin, naturheilkundlich orientierte Neue deutsche Heilkunde und die Zwangssterilisierung aller farbigen deutschen Kinder („Rheinlandbastarde").

Um ein gesundes, kriegsfähiges und „überlegenes" Volk zu haben, wurde die Neue deutsche Heilkunde zur Leitidee in der NS-Zeit. Sie versuchte die naturwissenschaftliche Medizin mit den Zielen der Lebensreformbewegung zusammenzubringen.

> **Merke**
>
> Zu den wesentlichen Merkmalen der **Neuen deutschen Heilkunde** gehören die Bemühung um Gesundheitskostendämpfung, Rückgriff auf

landeseigene Materia medica, Bezugnahme auf Volks- und Naturheilkunde, Kritik an rein naturwissenschaftlicher Medizin und heroisch-asketische Lebensauffassung.

3.3 Gesundheit, Krankheit und Gesellschaft

3.3.1 Öffentliche Hygiene und Gesundheitsschutz

Frühe Maßnahmen öffentlicher Hygiene

Bereits im Mittelalter gab es städtische Erlässe zu Straßenschmutz und Umgang mit Lebensmitteln. Hohen gesellschaftlichen Stellenwert hatte die Badekultur im Mittelalter. Seuchen wie die Pest oder Lepra führten zu ersten Schritten einer modernen Stadthygiene. Kranke wurden isoliert, und es gab Absperrungen, Kontrollen, Isolierungen und Regeln. Im Zuge der Pest wurden auch schon erste Desinfektionen durchgeführt, indem man den Hausrat Erkrankter verbrannte.

Öffentliche Hygiene in der Aufklärung

Zu Zeiten der Aufklärung und des aufgeklärten Absolutismus erkannten die Herrscher, dass ein schlechter Gesundheitszustand der Bevölkerung den Staatsinteressen zuwiderläuft. Die Medizin wurde als Staatsdienerin, Wächterin und Mehrerin des gemeinen Wohls und als Erzieherin des Volkes gesehen. Die öffentliche Gesundheitspflege wurde zur Spezialdisziplin der Medizin und „Medizinische Polizey“ sowie „Staatsarzneykunde“ zu ihren Zentralbegriffen.

Die **Pockenimpfung** durch Jenner konnte ab 1796 der lange gefürchteten Pockenkrankheit Einhalt gebieten. Eine Form der Pockenimpfung (Variolation) war zwar seit Jahrhunderten im Orient bekannt, sie wurde aber nicht verstanden und hatte sich wegen ihrer teils tödlichen Verläufe nie durchgesetzt. Dabei wurden (in Griechenland und in der Türkei schon um 1720) echte Pocken in Kinder und junge Personen eingeimpft. So sollten sie gegen die Krankheit immun werden. Allerdings bekamen viele von der „Impfung“ selber Pocken. Jenner arbeitete mit demselben Prinzip, benutzte aber die weit weniger virulenten Kuhpocken.

In die Aufklärung fallen auch die Anfänge der **Gesundheitsstatistik** und der Aufzeichnung von Geburten und Todesfälle im 16. Jh. Im 18. Jh. erschienen dann viele medizinisch-hygienische Übersichtsarbeiten.

Naturwissenschaftliche Hygiene im 19. Jahrhundert

Max von Pettenkofer gilt als Begründer der modernen Hygiene im 19. Jh. Als die Zusammenhänge zwischen der hygienischen Situation und Seuchen erkennbar wurde, stieg die Bedeutung der Hygiene, und man bemühte sich um die Erforschung und Verbesserung der natürlichen Lebenswelt des Menschen. Eine der treibenden Vorstellungen der Zeit war, dass Gesundheit ein erstrebenswertes wirtschaftliches Gut sei. Ihre Erhaltung unterlag staatlicher Aufsichtspflicht. Ziele der Hygiene waren die Verbesserung der Lebensbedingungen und die Erforschung der wichtigsten Seuchen. So wurden z. B. in der zweiten Hälfte des 19. Jh. in den europäischen Großstädten Wasserversorgungen und Kanalisationen errichtet.

Merke

Pettenkofer war Anhänger der **Miasmatheorie,** nach der die Ursache vieler Krankheiten in tellurisch-atmosphärischen Ausdünstungen lag. Typisch für dieses Konzept war z. B. die Annahme, dass Epidemien mit der Bewegung des Grundwassers harmonierten.

Bakteriologie und Immunologie zur Gesundheitssicherung

Louis Pasteur (1822–1895). Der Beginn der wissenschaftlichen Bakteriologie geht auf seine Arbeiten zurück. Er erforschte Entstehung, Vermehrung, Übertragung und Abtötung (**Pasteurisieren!**) von Mikroorganismen. Außerdem untersuchte er die Beziehung zwischen Mikroben, Infektionen und Krankheitszeichen. Er konnte Impfstoffe gegen Hühnercholera, Milzbrand und Tollwut entwickeln und legte mit seinen Ergebnissen die Grundlage für die Bakteriologie, die Desinfektion, Asepsis und Antisepsis.

Robert Koch (1843–1910). Er war ein weiterer Urvater der bakteriellen Forschung. Er entdeckte Mycobacterium tuberculosis und Vibrio cholerae. Außerdem stellte er seine bekannten Erregerpostulate auf (☞ Medizinische Mikrobiologie, Kap. 1.2). Durch Kochs Forschungen konnte sich die Kontagionstheorie endgültig durchsetzen. Die Ergebnisse der jungen Bakteriologie ermöglichten die Serologie und die Antibiotika. Im Anschluss wurden das Institut für Infektionskrankheiten gegründet und das Reichsimpf- und das Reichsseuchengesetz erlassen.

3.3.2 Volkskrankheiten und Seuchen

Volkskrankheiten im Zusammenhang mit ökologischen und sozialen Verhältnissen

Ergotismus. Auch Antoniusfeuer, Kribbelkrankheit oder Heiliges Feuer genannt. Ergotismus war im Mittelalter eine Erkrankung aufgrund Vergiftung mit Mutterkornalkaloiden durch verdorbenes Getreide.

Skorbut. Diese Krankheit war als Vitamin-C-Mangel erst Erkrankung der Kreuzfahrer und später der Seefahrer. Die normale Bevölkerung war meist nur in Zeiten von Hungersnöten betroffen.

Typhus und Tuberkulose. Sie fanden in den Ballungszentren des 19. Jh. unter der in schlechten und unhygienischen Bedingungen lebenden und unterernährten Bevölkerung viele Opfer. Es gab weder Kanalisationen noch Kontrollen von Wasser und Essen.

Rachitis. Die Erkrankung wurde erst in der industriellen Zeit zur Volkskrankheit, als Kinder und Arbeiter zu wenig Sonne und vollwertige Ernährung bekamen. Mit dem Aufkommen der Pädiatrie wurde die Ursache erkannt; 1939 wurde die Rachitisprophylaxe eingeführt.

Größere Seuchen und epidemiologischer Wandel

Aussatz (Lepra). Die sichtbare und entstellende Krankheit verschreckte die Menschen des Mittelalters. Die bedauerlichen Kranken mussten Hörner, Schellen und Klappern als Signale tragen und wurden in besonderen Häusern isoliert, die meist außerhalb der Stadtmauern lagen und häufig dem hl. Georg geweiht waren.

Pest. Sie kam als „Schwarzer Tod" in wahren Seuchenzügen. Historisch gab es zwei große Pestwellen, im 6. Jh. und im 14. Jh. Die zweite Pestwelle traf Europa in einer Entwicklungsphase, Kriege und Hunger hatten die Menschen geschwächt und die Pest, die als Strafe Gottes empfunden wurde, fällte bis zu 30% der Bevölkerung. Auch Minderheiten oder die Konstellation der Gestirne wurden für den Ausbruch der Krankheit verantwortlich gemacht. Die Pest erzwang aber auch einige Fortschritten: Stadthygiene, Desinfektion und Bekämpfung der Rattenplage.

Merke

Folgen der Pest: Judenpogrome, Geißlerzüge, Verehrung des Pestheiligen St. Rochus und erste seuchenpräventive Maßnahmen wie die Quarantäne.

Syphilis. Diese trat nach der Belagerung Neapels 1495 als neue Krankheit auf. Girolamo Fracastoro studierte die Krankheit, benannte sie und beschrieb Symptome, Verlauf und Therapie. Er entwickelte die Theorie einer ansteckenden Krankheit und war damit ein Vorreiter der Kontagionstheorie. Seine Überlegungen zum Ursprung ansteckender Krankheiten konnten sich aber über Jahrhunderte nicht durchsetzen.

Cholera. Diese im 19. Jh. gefürchtetste und verheerendste Seuche suchte weite Gebiete Europas als Pandemie heim. Im Zusammenhang mit den großen Choleraausbrüchen in den 30er Jahren wurden allgemein Zusammenhänge zwischen den hygienischen Bedingungen und dem Ausbrechen von Krankheiten deutlich. Daraufhin wurde es zum Ziel, die hygienische Situation der Bevölkerung zu verbessern. Außerdem kam es zum Aufschwung der wissenschaftlichen Hygiene, zur Ursachenforschung (Miasma- gegen Kontagionstheorie) und in der Folge zur Geburt der modernen Bakteriologie.

Entstehung der Epidemiologie

Im Gefolge der Hygiene, der Bakteriologie, der Sozialmedizin und der medizinischen Statistik entstand im 19. Jh. die Epidemiologie, die sich mit der Ausbreitung von Krankheiten in der Bevölkerung befasste. Sie soll einen Überblick über Krankheiten ermöglichen, Voraussetzungen der Krankheitsentstehung aufzeigen und helfen, Krankheiten präventiv zu vermeiden. So erkannte J. Snow nach sorgfältiger Beobachtung eines Choleraausbruchs, dass sich die Krankheit über schmutziges Wasser ausbreitete.

3.3.3 Einfluss der technisch-industriellen Zivilisation auf Krankheits- und Todesursachen

Berufsbedingte Krankheiten. Diese wurden vereinzelt schon in der Antike beschrieben. Bernardino Ramazzini lieferte in seinem berühmten Werk „De morbis artificum diatriba" (um 1700) die früheste zusammenhängende Darstellung von Berufskrankheiten und unterscheidet zwei Ursachen berufsbedingter Krankheiten: schädliches Arbeitsmaterial und schädlicher Arbeitsablauf.

Zusammenhänge von Armut und Krankheit. Als diese im Zeitalter der Industrialisierung erkannt wurden, gab es einige Bestrebungen, um Krankheiten medizinisch und politisch zu bekämpfen. J. P. Frank hatte die Idee der „vollständigen medizinischen Polizei", und nach seinen Ideen entwickelten sich öffentliche Gesundheitspflege und Sozialmedizin. Ein Vorkämpfer sozialer Änderungen war E. Chadwick, der 1842 einen folgenschweren Parlamentsbericht verfasste.

Merke

Der **Chadwick-Bericht** führte zu Verbesserung der hygienischen Verhältnisse in den Städten (Kanalisation, Installation von „water closets"), zur Bildung eines General Board of Health, ist Dokument der englischen Hygienebewegung („Public Health Movement") und widmete sich der „Sanitary Condition of the Labouring People of Great Britain".

In Deutschland hatten R. Virchow und S. Neumann großen Anteil am Aufschwung der Sozialmedizin. Virchow war neben seinen wissenschaftlichen Forschungen auch stark politisch aktiv und nannte die Medizin eine soziale Wissenschaft. Auch Neumann hatte schon 1847 die soziale Natur der Medizin unterstrichen.

Verschiebung des Krankheitsspektrums. Hierzu kam es durch Änderungen der Wohnverhältnisse, der Ernährung und der Hygiene. Die Bildung von Ballungszentren und einer armen und unterernährten Bevölkerungsschicht begünstigten das Auftreten von Seuchen und Vitaminmangelerkrankungen.

Demographischer Wandel. Er vollzieht sich durch die Fortschritte der Medizin und der Sozialpolitik seit der industriellen Revolution: Durch Zunahme der Lebenserwartung kommt es zu einem langfristigen und stetigen Rückgang der Sterblichkeit, insbesondere der Säuglings- und Alterssterblichkeit. Dadurch entstehen Verschiebungen in der **Alterspyramide:** Statt vieler Junger und weniger Alter (**Pyramidenform**) gibt heute es mehr Alte als Junge (**Pilzform**).

29 Gesundheitsökonomie, Gesundheitssystem und öffentliche Gesundheitspflege

Dr. Andrea Kranzer

Inhalt

1 Soziale Sicherungssysteme in Deutschland

Überblick

Soziale Sicherung und Sozialgesetzbücher

Die soziale Sicherung in Deutschland hat das Ziel, soziale Risiken zu beseitigen oder zu mildern. Maßnahmen der sozialen Sicherung werden als Gesetze und Verordnungen in **12 Sozialgesetzbüchern (SGB)** niedergeschrieben.

Träger der sozialen Sicherung

Unter den **Trägern der sozialen Sicherung** versteht man diejenigen Organisationen, die, bundesweit einheitlich aufgebaut, die soziale Sicherung übernehmen. Hierbei handelt es sich um

- **P** – die gesetzliche **P**flegeversicherung (seit 1995)
- **A** – die gesetzliche **A**rbeitslosenversicherung (seit 1927) und Sozialhilfe
- **K** – die gesetzliche **K**rankenversicherung (seit 1883)
- **U** – die gesetzliche **U**nfallversicherung (seit 1885)
- **R** – die gesetzliche **R**entenversicherung (seit 1889)

Merkhilfe: PAKUR

Gestaltungs- und Wirkprinzipien der sozialen Sicherung

Die soziale Sicherung folgt **drei Gestaltungs- und drei Wirkprinzipien,** die die Versorgung durch die Sicherungssysteme formulieren.

Die Wirkprinzipien sind:

- Das **Versicherungsprinzip** impliziert eine beitragsfinanzierte Vorsorge gegenüber bestimmten, kalkulierbaren Risiken. Das Risiko und der Bedarf an Mitteln werden dadurch für den Versicherungsnehmer abschätzbar. Beispiel: Auto-Haftpflichtversicherung.
- Das **Versorgungsprinzip** besagt, dass Leistungsansprüche nicht aufgrund von Beitragszahlungen, sondern aufgrund anderer Voraussetzungen entstehen. Ihre Finanzierungsquelle sind Steuereinnahmen. Beispiel: Risikoabsicherung von Polizisten wird vom Staat getragen.
- Das **Fürsorgeprinzip (Sozialhilfeprinzip)** tritt als Absicherung im Notfall ohne vorherige Beitragsleistung nach Prüfung der Bedürftigkeit des Betroffenen ein. Die Leistungen werden von der Gemeinschaft getragen. Beispiel: Wohngeld.

Davon zu unterscheiden sind die **drei wichtigsten Gestaltungsprinzipien:**

- Entsprechend des **Subsidiaritätsprinzips** (Vorrangprinzips) besteht die Gesellschaft aus immer größer werdenden Gemeinschaften (Familie, Gemeinde, Bundesland, Staat etc.). Das Prinzip verlangt die Zuständigkeit der kleineren Einheit gegenüber allen größeren, wobei bei Überforderung die übergeordnete Ebene unterstützend (= „subsidiär") tätig wird. Beispiel: Pflegefall. Der Patient erhält nur dann Unterstützung, wenn die Familie nicht mehr helfen kann.
- Das **Äquivalenzprinzip** besagt, dass sich Leistung und Gegenleistung (Beitrag) entsprechen müssen. Steigt das Risiko des Schadenseintritts, so nimmt auch der zu zahlende Beitrag zu. Beispiel: Hausratversicherung. Die Beitragsbelastung steigt mit dem Wert der Gegenstände.
- Nach dem **Solidaritätsprinzip** soll jeder entsprechend seinem Vermögen Beiträge leisten und Leistung nach seinem persönlichen Bedarf erhalten. Ziel ist das gegenseitige Unterstützen bei der Bewältigung von Lebensrisiken.

Schließlich sind bei den Krankenversicherungen noch **zwei gegensätzliche Prinzipien** zu erwähnen:

- Nach dem **Sachleistungsprinzip** (z.B. von den gesetzlichen Krankenkassen und Pflegeversicherungen angewendet) haben die Versicherten einen Anspruch auf direkte und kostenfreie ärztliche Leistung. Die Abrechnung der erbrachten Leistungen erfolgt zwischen den Leistungserbringern, Kassenärztlichen Vereinigungen und Krankenkassen. Versicherte haben keine Kenntnis von den entstandenen Kosten, was zu Fehlverhalten führen kann.
- Beim **Kostenerstattungsprinzip** bezahlen die Patienten zunächst die Kosten für die Inanspruchnahme ärztlicher Leistungen selbst und erhalten später den Gesamt- oder Teilbetrag von ihrer Versicherung zurückerstattet. Dieses Prinzip wird in der privaten Krankenversicherung angewendet.

Ferner stärkt die Sozialversicherung die Eigenverantwortung und greift auf die Solidargemeinschaft zurück.

- **Eigenverantwortung und Eigenvorsorge:** Hier versucht der Einzelne individuell, sich vor einem Notstand zu schützen, wofür jedoch ein beträchtlicher finanzieller Rückhalt notwendig ist.
- **Solidargemeinschaft:** In einer sog. Solidargemeinschaft zahlt jedes Mitglied Beiträge entsprechend dem wirtschaftlich für ihn tragbaren Ausmaß; aus dem Beitragspool werden die Leistungen bestritten.

Umlage- und Kapitaldeckungsverfahren

Bei den Sozialversicherungen sind zwei Finanzierungsmethoden zu unterscheiden:

- **Umlageverfahren:** Die einbezahlten Beiträge werden unmittelbar für die Finanzierung der erbrachten Leistungen heranzogen. Daraus erhält der Beitragszahler einen Anspruch auf Leistung im Versicherungsfall. Anwendung bei der gesetzlichen Altersvorsorge, Krankenversicherung und Arbeitslosenversicherung.
- **Kapitaldeckungsverfahren:** Jeder Versicherte betreibt mit seinen Beiträgen einen eigenen Kapitalfonds, aus dem seine Leistungen im Bedarfsfall finanziert werden.

Gesetzliche vs. private Sozialversicherungen

Die gesetzlichen Versicherungen gelten für die Mehrzahl der Bundesbürger (z. B. Krankenversicherung: 90% gesetzlich versichert). Ein Vergleich zwischen gesetzlicher und privater Versicherung ist in Tab. 29.1 dargestellt.

Beitragsgrenzen

Es sind drei Arten von **Beitragsgrenzen** zu unterscheiden:

- **Geringfügigkeitsgrenze** (Versicherungspflichtuntergrenze): Sie legt die Untergrenze fest, ab welchem Arbeitseinkommen eine Versicherungspflicht in den gesetzlichen Kassen besteht.
- **Versicherungspflichtgrenze** (Jahresarbeitsentgeltgrenze): Sie legt die Obergrenze fest, bis zu welchem Bruttoeinkommen Mitglieder versicherungspflichtig sind. Personen mit einem höheren Einkommen können entscheiden, ob sie freiwillig gesetzlich versichert, anderweitig (z. B. privat) oder gar nicht versichert sein wollen.
- Die **Beitragsbemessungsgrenze** (BBG) stellt die Obergrenze dar, bis zu deren Höhe die Beiträge entsprechend des Solidaritätsprinzips prozentual erhoben werden. Für Versicherte, deren Einkommen die BBG überschreitet, bleiben die Beiträge konstant. Sie wird jährlich festgelegt.

Die gesetzliche Unfallversicherung (gUV)

Grundlage: Sozialgesetzbuch VII sowie Berufskrankheitenverordnung (BKV).

Alle Arbeitnehmer sind Mitglied in der gesetzlichen Unfallversicherung. Die gUV versichert ihre Mitglieder gegen alle Erkrankungen, die in kausalem Zusammenhang mit der versicherten beruflichen Tätigkeit auftreten, d. h. **Arbeitsunfälle,** Unfälle auf dem Weg von und zur Arbeits-

Tab. 29.1: Vergleich zwischen gesetzlicher und privater Versicherung

gesetzliche Versicherungen	Unterschied bei privaten Versicherungen
Pflichtversicherung für die Bürger	freiwillige Entscheidung (nach Vorliegen bestimmter Voraussetzungen)
Leistungsaufwand ist gesetzlich festgelegt	Leistungsaufwand ist Ergebnis von Vertragsverhandlungen
Organisation als Körperschaften des öffentlichen Rechts (KdöR)	jegliche mögliche Unternehmensform, z. B. AG
Grenzen der Beitragszahlung festgelegt (Versicherungspflichtunter- und -obergrenze sowie Beitragsbemessungsgrenze)	Beitragshöhe ist Sache von Vertragsverhandlung zwischen Versichertem und Versicherungsunternehmen
vorrangig gilt das Sachleistungsprinzip (s. o.)	speziell in der privaten Krankenversicherung gilt das Kostenerstattungsprinzip (s. o.)
Versicherte dann als Mitglieder bezeichnet, wenn sie „Beitrag“ bezahlen	Versicherte zahlen „Prämie“

stelle (**Wegeunfälle**) sowie **Berufskrankheiten.** Weitere Aufgaben der gesetzlichen Unfallversicherung sind u. a. die Wiederherstellung der Erwerbsfähigkeit, Geldleistungen (Übergangsgeld, Rente, Sterbegeld) nach einem Arbeitsunfall sowie die Unfallverhütung und Prävention der Arbeitnehmer.

Die **Träger** der Unfallversicherung haben Verträge mit **Durchgangsärzten** (sog. D-Ärzte). Diese Ärzte, meist Chirurgen oder Orthopäden, sind in der Regel nach jedem Arbeitsunfall aufzusuchen und entscheiden über die weitere Behandlung.

Leistungen. Bei Vorliegen eines Versicherungsfalles im Sinne des SGB VII können Geldleistungen in Form von Verletztengeld, Pflegegeld, Verletztenrente, Hinterbliebenenrente, Sterbegeld, Erstattung von Überführungskosten oder Beihilfen in Betracht kommen. Ein bei einem Unfall Verletzter erhält eine **Unfallrente,** wenn die zu entschädigende **Minderung der Erwerbsfähigkeit (MdE)** über 27 Wochen nach dem Unfall hinaus andauert und mindestens 20% beträgt.

Gesetzliche Rentenversicherung (gRV)

Gesetzliche Grundlage ist das Sozialgesetzbuch VI.

Die gRV bildet zusammen mit den anderen gesetzlichen Altersvorsorgeformen (z.B. Alterssicherung der Landwirte, berufsständische Pflichtversorgung der verkammerten freien Berufe) eine der **drei Säulen des deutschen Alterssicherungssystems.** Die zweite Säule ist die betriebliche/überbetriebliche/tarifliche Altersversorgung. Die dritte Säule ist die private Vorsorge (gefördert im Rahmen der sog. „Riester-Rente"). In der gRV sind alle **abhängig beschäftigten Arbeitnehmer** einschließlich Auszubildender mit erstmaliger Aufnahme der Arbeitstätigkeit pflichtversichert nach § 1 SGB VI (Zwangsversicherung); darüber hinaus bestimmte Gruppen von Selbstständigen, die sich ansonsten freiwillig versichern können.

Die gRV versichert als Risiken das Alter, die verminderte Erwerbsfähigkeit oder Erwerbsunfähigkeit und den Tod. Sie ist im Umlageverfahren aufgebaut.

Grundbegriffe und Leistungen

Unter **Rente** werden in Deutschland allgemein Leistungsbezüge im Ruhestand aus den gesetzlichen Sozialversicherungssystemen zusammengefasst.

Verminderte Erwerbsfähigkeit liegt vor, wenn die Fähigkeit zur Ausübung der beruflichen Tätigkeit durch die Folgen eines Krankheitszustandes eingeschränkt ist. Sie wird in Prozent-Graden angegeben (Minderung der Erwerbsfähigkeit MdE). Zu unterscheiden ist zwischen **teilweiser** und **voller Erwerbsminderung**. Der Begriff „Erwerbsunfähigkeit" wird nicht mehr verwendet.

Die Untersuchung und Erfassung des **Grades der Behinderung** (GdB) sowie die Ausstellung der Schwerbehindertenausweise obliegen nach dem Schwerbehindertenrecht (SGB IX, Teil 2) den Versorgungsämtern. Eine Behinderung liegt bei einem GdB von mindestens 20 vor, eine **Schwerbehinderung** ab einem GdB von 50.

Beide Begriffe unterscheiden sich dadurch, dass die MdE nur auf Schädigungsfolgen und der GdB auf alle Gesundheitsstörungen unabhängig von der Ursache bezogen ist.

Unter **Berufsunfähigkeit** versteht man eine dauernde, ärztlich bestätigte Beeinträchtigung der Berufsausübung durch Krankheit, Unfall oder Invalidität, wonach man den Beruf nicht mehr ausüben kann.

Leistungen der gRV sind Rentenzahlungen auf Grund von Alters-, Erwerbsminderungs- oder Hinterbliebenenrente sowie Leistungen zur medizinischen Rehabilitation und zur Wiederherstellung der Erwerbsfähigkeit.

Arbeitslosenversicherung

Die Arbeitslosenversicherung (AV) hat das Ziel, Erwerbstätige während ihrer Arbeitslosigkeit mit Einkommen abzusichern. Der Gesamtbereich wird Arbeitsförderung genannt und im **Sozialgesetzbuch II und III** geregelt. Die **Bundesagentur für Arbeit** in Nürnberg ist Träger der Arbeitslosenversicherung.

Die Arbeitslosenversicherung ist eine Pflichtversicherung für Arbeitnehmer. Versichert sind alle Personen, die einer bezahlten, mehr als geringfügigen Beschäftigung nachgehen.

Leistungen

Leistungen der Arbeitslosenversicherung (Auszug):

- Entgeltersatzleistungen (Leistungen zum Lebensunterhalt wie z.B. Arbeitslosengeld I; Übergangsgeld; Insolvenzgeld etc.)

- Leistungen zur Arbeitsbeschaffung und -vermittlung (auch Reise- oder Trennungskostenbeihilfe)
- Förderung der Teilhabe behinderter Menschen am Arbeitsleben (berufliche Rehabilitation)
- Förderung der ganzjährigen Beschäftigung in der Bauwirtschaft (Mehraufwands-Wintergeld; Zuschuss-Wintergeld; Winterausfallgeld)
- Kurzarbeitergeld

Darüber hinaus liefert die Arbeitslosenversicherung auch Leistungen an Arbeitgeber, z. B. Weiterbildungsförderung oder Leistungen zur Eingliederung von Behinderten.

Auf **Arbeitslosengeld I** haben Arbeitssuchende Anspruch, die vor Eintritt der Arbeitslosigkeit mindestens 12 Monate in einem Versicherungspflichtverhältnis standen, sich persönlich bei der Agentur für Arbeit arbeitslos gemeldet haben und eine neue Beschäftigung suchen.

Arbeitslosengeld II

Das **Arbeitslosengeld II** (**ALG II, Hartz IV**) ist eine Sozialleistung in Deutschland, die als „Grundsicherung für Arbeitssuchende" zum 1. Januar 2005 die Arbeitslosenhilfe und die Sozialhilfe bei erwerbsfähigen Beziehern abgelöst hat. Sie wird im **SGB II** geregelt. Personen, die erwerbsfähig und hilfebedürftig sind, erhalten für die Sicherung ihres Lebensunterhalts Geldleistungen. Außerdem werden die Kosten für eine angemessene Unterkunft und Heizung übernommen. **Hilfebedürftig** ist jemand, der nicht gemeinsam mit seiner Familie für seinen Lebensunterhalt sorgen kann und auf staatliche Unterstützung angewiesen ist. Arbeitslosigkeit ist keine zwingende Voraussetzung für ALG II.

Sozialhilfe

Die **Sozialhilfe** (**SH**) hat das Ziel, Bedürftigen ein Leben in Würde zu ermöglichen. Bis 1961 wurde die SH im Bundessozialhilfegesetz (BSHG) geregelt, seit 1. 1. 2005 im Zwölften Buch des Sozialgesetzbuches. Seit 1. 1. 2005 erhalten nur noch **Erwerbsunfähige** auf Zeit, Vorruheständler mit niedriger Rente, längerfristig Erkrankte und hilfebedürftige Kinder mit selbst nicht hilfebedürftigen Eltern **Sozialhilfe.**

Leistungen sind im Wesentlichen Hilfe zum Lebensunterhalt (laufende Sozialhilfe), Grundsicherung im Alter und bei Erwerbsminderung (laufende Sozialhilfe für Menschen ab 65 sowie für Erwerbsunfähige unter 65 Jahren) sowie Hilfe in anderen Lebenslagen (besondere Sozialhilfeleistungen z. B. bei Krankheit, Pflegebedürftigkeit, Behinderung etc.).

Beiträge zur sozialen Sicherung

Die Mehrzahl der Sozialversicherungen wird **paritätisch finanziert,** d. h. zu gleichen Teilen aus Beiträgen der Arbeitgeber und Arbeitnehmer (☞ Tab. 29.2). Dies ist der Fall bei der Arbeitslosenversicherung (Beitragssatz 2005: Defizite und versicherungsfremde Leistungen gleicht hier der Bund aus), der gesetzlichen Krankenversicherung und der Rentenversicherung. Dagegen muss der Arbeitgeber die Beiträge zur gesetzlichen Unfallversicherung komplett leisten. Versorgungsleistungen und Sozialhilfe werden aus Steuermitteln finanziert.

Tab. 29.2: Beitragssätze der Sozialversicherungen (Quelle: Deutsche Rentenversicherung 2009)

Sozialversicherung	Beitragssatz gesamt [%]	Anteil für Versicherten [%]
Krankenversicherung	14,9	7,45
Rentenversicherung	19,9	9,95
Arbeitslosenversicherung	2,8	1,4
Pflegeversicherung	1,95	0,975
Beitragszuschlag der Pflegeversicherung für Kinderlose		0,25, damit insg. 1,22

2 Das System der medizinischen Versorgung

2.1 Grundbegriffe

Die **Krankenversicherung** regelt die Kosten, die durch Krankheit, Behinderung, Tot oder Geburt entstehen. Sie hat die Aufgabe, die Gesundheit der Versicherten zu erhalten, wiederherzustellen oder ihren Gesundheitszustand zu verbessern.

Jeder gesetzlich Versicherte hat Anspruch auf **Krankengeld,** wenn er infolge einer Krankheit arbeitsunfähig oder auf Kosten der Krankenkassen stationär behandelt wird. Das Krankengeld beträgt 70% des zuvor erzielten monatlichen Bruttoeinkommens. Für gesetzlich versicherte Selbständige ist das Krankengeld ab 2009 eine Wahlleistung. Privatversicherte können eine Krankentagegeldversicherung abschließen.

Als **Arbeitsunfähigkeit** (**AU**) wird ein Zustand bezeichnet, bei dem der Versicherte aufgrund seines Gesundheitszustandes nicht fähig ist, seiner bisher ausgeübten Tätigkeit nachzugehen.

Die gesetzliche Grundlage der medizinischen Versorgung bildet das **SGB V.**

2.2 Die gesetzliche und die private Krankenversicherung

Die gesetzliche Krankenversicherung

Die gesetzliche Krankenversicherung (GKV) versichert ca. 90% der Bundesbürger, unabhängig von Alter, Geschlecht oder Vorerkrankungen gegen Krankheit. Man unterscheidet zwischen primären Trägern (sog. Primärkassen) und Ersatzkassen der GKV.

Beiträge und Beitragssatz

Die Krankenkassen finanzieren seit 1. 1. 2009 ihre Zuweisungen aus dem **Gesundheitsfond.** Mit dem Gesundheitsfond sind erstmals die Beitragssätze über alle gesetzlichen Kassen bundeseinheitlich (Juli 2009: 14,9%). Der Gesundheitsfond setzt sich zum Großteil aus den Beiträgen von Arbeitgebern (7%) und Arbeitnehmern (7% + 0,9% Zusatzbeitrag für Versicherungsnehmer) zusammen. Für Selbständige gibt es einen **ermäßigten** Beitragssatz von 14,3%, wenn auf das Krankengeld verzichtet wird. Arbeitnehmer zahlen nur bis zur **Beitragsbemessungsgrenze** den Beitrag als prozentualen Anteil des Bruttoarbeitsentgeltes. Familienversicherte (Ehepartner und Kinder) zahlen nichts. Zusätzlich zu den Arbeitnehmern und -gebern zahlt der Bund Mittel für versicherungsfremde Leistungen in den Gesundheitsfonds ein.

Jede Krankenkasse erhält aus dem Gesundheitsfonds pro Versichertem eine **pauschale Zuweisung.** Darüber hinaus werden durch den **morbiditätsorientierten Risikostrukturausgleich,** der besonders schwerwiegende und kostenintensive chronische Krankheiten berücksichtigt, ergänzende Zu- und Abschläge für die Versicherten je nach Alter, Geschlecht und Krankheit des Versicherten an die Kassen gezahlt.

Versicherungspflichtgrenze (Jahresentgeltgrenze)

Mitglieder der GKV sind entweder **pflichtversichert** oder freiwillig versichert. **Freiwillig versichert** sind sie dann, wenn ihr jährliches Bruttoeinkommen oberhalb der Versicherungspflichtgrenze liegt.

Die **Versicherungspflichtgrenze** legt fest, bis zu welcher Höhe des jährlichen Bruttoarbeitseinkommens Versicherte der Versicherungspflicht in der GKV unterliegen. Diese Grenze lag 2009 bei 48 600 Euro (4050 Euro pro Monat). Liegt das Bruttoarbeitsentgelt über der Grenze, können Arbeitnehmer zwischen „freiwillig versichertem Mitglied" in der GKV wählen oder sich für eine private Krankenversicherung entscheiden.

Leistungen und Grundsätze der GKV

Die Leistungen der GKV werden durch den **Leistungskatalog** bestimmt, der den Gesamtumfang aller GKV-Leistungen festlegt. Er besagt, dass jeder Versicherte einen Anspruch auf Krankenbehandlung hat.

Die Leistungen, die sich aus ärztlichen, zahnärztlichen, psychotherapeutischen, stationären und pflegerischen Behandlungen, Leistungen zur medizinischen Rehabilitation sowie aus der Versorgung mit Arznei-, Heil- und Hilfsmitteln sowie Verbandsstoffen zusammensetzen, müssen dem **Wirtschaftlichkeitsgebot** entsprechen und in

ausreichendem, zweckmäßigem und wirtschaftlichem Maß erbracht werden. Die **Wirtschaftlichkeit** wird von der KV überprüft (Gewährleistungsauftrag laut SGB V). Unwirtschaftliches Tätigwerden des Arztes ist mit Entzug seines Honorars bedroht.

Der Grundsatz der **Gleichmäßigkeit** sichert allen Versicherten eine Behandlung zu und erlaubt keine Bevorzugung.

Regelleistungen sind alle Leistungen, zu deren Erbringung die Krankenkassen gesetzlich verpflichtet sind. Sie erfolgen als Geld-, Dienst- (ärztliche Behandlung, Krankenhauspflege) oder Sachleistungen (Arzneimittel) nach Maßgabe des SGB V.

Die ambulanten und stationären Leistungen der GKV umfassen Maßnahmen zur **Prävention** (primäre, sekundäre und tertiäre), die Mutterschaftshilfe, Krankenhauspflege, häusliche Krankenpflege, Betriebshilfe, Kur, Versorgung mit Arzneimitteln, Verbandsmittel, Maßnahmen zur Früherkennung von Krankheiten, Leistungen zur Förderung der Gesundheit, Krankengeld nach Beendigung der Lohnfortzahlung, Heil- und Hilfsmittel, Entbindungspauschale und sonstige Hilfen (Beratung zur Empfängnisverhütung o.Ä.). Als **Heilmittel** werden alle sächlichen Dinge bezeichnet, die zur Heilung oder Linderung einer Erkrankung eingesetzt werden, ohne Arzneimittel zu sein (z.B. physikalische Therapie). **Hilfsmittel** sind erforderlich, um den Erfolg einer Therapie zu sichern bzw. eine Behinderung auszugleichen (z.B. orthopädische Gehhilfen, Hörhilfen).

Im Gegensatz zur PKV darf die GKV keinem Versicherungsberechtigten den Eintritt in die Kasse verbieten **(Kontrahierungszwang und Diskriminierungsverbot).** Jeder Versicherte erhält von seiner Krankenkasse eine Krankenversicherungskarte, die den Nachweis über die Mitgliedschaft darstellt.

Seit Januar 2004 können die Versicherten, anstatt des bis dahin ausschließlich geltenden **Sachleistungsprinzips**, auch das **Kostenerstattungsprinzip** wählen. Versicherter und Arzt treffen dabei eine Vereinbarung auf Honorarbasis, die im Anschluss privat abgerechnet wird und dann bei der Kasse eingereicht wird. Der gesetzlich Versicherte wird damit zum Privatpatienten, wobei die GKV nur die Kosten nach dem Sachleistungsprinzip erstattet. Alle darüber hinausgehenden Kosten muss der Versicherte tragen.

Die private Krankenversicherung

In der **privaten Krankenversicherung (PKV)** sind alle diejenigen Personen versicherungsberechtigt, die nicht der Versicherungspflicht der GKV (s.o.) unterliegen, d.h. Arbeitnehmer, deren jährliches Bruttoarbeitseinkommen über der Versicherungspflichtgrenze liegt. Darüber hinaus können auch Selbständige, Freiberufler und Beamte Mitglied einer privaten Krankenkasse sein.

Für GKV-Pflichtversicherte besteht die Möglichkeit, über **Zusatzversicherungen** einen ergänzenden Versicherungsschutz abzuschließen, der über die Leistungen der GKV hinausgeht. Die Versicherungen werden durch private Unternehmen angeboten.

Beiträge. Die **Beiträge** bemessen sich nicht am Einkommen des Versicherten, sondern an deren Risikofaktoren **(risikoäquivalent)** „Eintrittsalter, Geschlecht und Erkrankungen" und den gewünschten Leistungen. So sind z.B. die Beiträge eines 33-jährigen und eines 56-jährigen Mannes, oder von Frauen und Männern desselben Alters verschieden. Für bestimmte Vorerkrankungen kann die Kasse den Versicherungsschutz ausschließen. Es besteht keine beitragsfreie Familienversicherung (auch Kinder und Ehepartner müssen entsprechend ihrer Risikofaktoren Beiträge entrichten).

Über das **Kapitaldeckungsverfahren** bildet jeder Versicherte ab Vertragsschluss aus seinen Beiträgen Altersrückstellungen, um mögliche hohe Krankheitskosten im Alter aufzufangen und so Beitragserhöhungen zu vermeiden.

Leistungen. Der Versicherte ist in der PKV selbst Vertragspartner des Arztes oder Krankenhauses. Das Leistungsspektrum der PKV ist nicht gesetzlich geregelt, sondern wird im Rahmen des Versicherungsvertrages und nach den entsprechenden Tarifen bestimmt. Es gilt das **Kostenerstattungsprinzip,** wonach der Versicherte für die Leistungen in finanzielle Vorleistung tritt und diese später der Kasse in Rechnung stellt. Seit 2002 wird das Leistungsangebot durch die Bundesanstalt für Finanzdienstleistungen überwacht.

2.3 Versicherte Personen

In der gesetzlichen Krankenversicherung gibt es drei Arten von Versicherten:

- **Pflichtversicherte:** Diese Gruppe umfasst den Großteil der Versicherten, d. h. Arbeitnehmer, deren regelmäßiges Einkommen die Versicherungspflichtgrenze nicht übersteigt; Auszubildende und Praktikanten; Arbeitslosengeld- und Sozialhilfeempfänger, Rentner, die vor Renteneintritt pflichtversichert waren.
- **freiwillig Versicherte:** Personen, deren Erwerbseinkommen über der Versicherungspflichtgrenze liegt oder die aus der Familienversicherung ausscheiden, können unter bestimmten Voraussetzungen freiwillig in der GKV bleiben.
- **Familienversicherte:** Alle Familienangehörigen ersten Grades eines **gesetzlich** versicherten Mitglieds (Ehe-/Lebenspartner und Kinder), die kein eigenes bzw. zu geringes Einkommen erzielen, werden **kostenlos** in der GKV mitversichert und erhalten die gleichen Leistungen (außer Krankengeld).

Keine Versicherungspflicht, d. h. **Versicherungsfreiheit,** besteht für Selbständige, Beamte, Richter, Berufssoldaten, Angestellte von Körperschaften des öffentlichen Rechts sowie geringfügig Beschäftigte.

Merke

Mitglieder: zahlen in der Versicherung einen Beitrag
Versicherte: erhalten Versicherungsschutz und Leistungen von der Versicherung

2.4 Leistungserbringer und Versorgungseinrichtungen

Leistungserbringer: Sammelbegriff für Personengruppen, die in Zusammenarbeit mit den Krankenkassen für die Versorgung der Patienten zuständig sind. Hierunter fallen Vertragsärzte, Krankenhäuser, Apotheken, Arzneimittelhersteller, Psychotherapeuten, Erbringer von Heil- und Hilfsmittelleistungen, Hebammen, Personen und Einrichtungen der Pflege, Rettungsdienste und Krankentransportunternehmen. Alle Leistungserbringer sind der Wirtschaftlichkeit, Qualität und Humanität verpflichtet.

2.4.1 Versorgungsebenen

Ein Merkmal des dt. Gesundheitssystems ist die **institutionelle Trennung** zwischen öffentlichem Gesundheitsdienst, primärer und sekundärer ambulanter Versorgung sowie stationärer Versorgung in Krankenhäusern.

Primärversorgung (hausärztliche Versorgung, § 73 SGB V): wird in Deutschland v. a. durch niedergelassene Hausärzte erfüllt. An der hausärztlichen Versorgung nehmen auch Kinderärzte, Internisten ohne Schwerpunktbezeichnung und Allgemeinärzte teil. Wesentliche Aufgaben sind die Behandlung und Betreuung von Gesunden und Kranken sowie das Erkennen und Behandeln von Notfällen, Koordination diagnostischer, therapeutischer und pflegerischer Maßnahmen, Dokumentation der Behandlung und Prävention. Primärversorgung muss laut WHO an jedem Ort und zu jeder Zeit sichergestellt sein (☞ Kap. 2.7, Sicherstellungsauftrag). Die **Sekundär-** und **Tertiärversorgung** wird von Fachärzten und weiterführenden Einrichtungen (v. a. Krankenhäusern) geleistet.

In Deutschland besteht **freie Arztwahl,** d. h., der Patient kann direkt zum Arzt seines Vertrauens gehen. Für Versicherte der gesetzlichen Krankenversicherung muss der Arzt ein **Vertragsarzt** der Krankenkasse sein.

Seit der Einführung der **Praxisgebühr** im Jahre 2003 zahlen alle gesetzlich Versicherten beim ersten Arztbesuch pro Quartal eine Zuzahlung in Höhe von 10 Euro. Ziel der Praxisgebühr ist es, neben einer Stärkung der Eigenverantwortung der Patienten für ihre Gesundheit auch die Zahl der kostenintensiven **Selbstüberweisungen** der Patienten an Fachärzte zu reduzieren. Damit für den Facharztbesuch keine weitere Zuzahlung für den Patienten anfällt, benötigt er einen Überweisungsschein. Die Zuzahlung kommt nach Verrechnung mit den Arzthonoraren den Krankenkassen zu Gute.

2.4.2 Einrichtungen der ambulanten, teilstationären und stationären Versorgung

Die **ambulante** ärztliche Versorgung gliedert sich in die haus- und fachärztliche sowie die zahnärztliche Versorgung. Sie wird vorwiegend durch niedergelassene Vertragsärzte übernommen. Sie schließt alle umfassenden und ausreichenden Tätigkeiten der Verhütung, Früherkennung und Behandlung von Krankheiten ein. Der **Leistungskatalog** gibt die Behandlungsmethoden vor, die der ambulante Arzt erbringen darf. Innerhalb dieses Rahmens ist der Arzt in der Wahl der Behandlungsmethode frei.

Für hochspezialisierte Leistungen, die Behandlung seltener Erkrankungen und Erkrankungen mit besonderen Krankheitsverläufen wie z.B. Krebs, Mukoviszidose oder Aids wurde der Zugang zur **ambulanten Behandlung** im Krankenhaus ermöglicht. Die ambulante Behandlung ist auch möglich, wenn das Krankenhaus hierfür speziell bestimmt wurde. Die Rahmenbedingungen zur ambulanten Behandlung sind in § 116 b SGB V geregelt.

Medizinische Versorgungszentren (MVZ) sind Einrichtungen für eine ambulante und fachübergreifende Zusammenarbeit unterschiedlicher medizinischer Fachgebiete mit dem Ziel der engen Zusammenarbeit aller an der Behandlung beteiligten Leistungserbringer über den gesamten Behandlungsverlauf hinweg.

2.4.3 Praxen niedergelassener Ärzte

Organisationsformen ambulanter Versorgung

Bei der **Einzelpraxis** ist der Arzt in seiner Praxis selbst Inhaber und übt seinen Beruf annähernd selbständig aus. Die **Gemeinschaftspraxis** ist der Zusammenschluss von Ärzten mit gemeinschaftlicher Abrechnung; Vorteil: zwei oder mehr Ärzte teilen sich das Risiko und die Kosten. Voraussetzung ist gute Harmonie der Partner. Zu dieser Praxisform gehört auch die **Nachfolgegemeinschaft,** bei der der Übergang zwischen bisherigem und zukünftigem Praxisinhaber fließend gestaltet wird. Bei der **Praxisgemeinschaft** nutzen mehrere Ärzte gemeinsam die gleiche Infrastruktur, d.h. Mitarbeiter, Räume und Geräte. Gegenüber der KV tritt jedoch jeder Arzt als Einzelunternehmer auf.

Polikliniken sind Einrichtungen der Hochschulen mit angestellten Ärzten, in denen Patienten u.a. vor und nach stationärem Aufenthalt ambulant betreut werden können.

Vergütung

Die Gesamtvergütung der vertragsärztlichen Leistungen wird für die jeweiligen Regionen durch die Verbände der Krankenkassen und die KV bestimmt. Die KV ist für die Verteilung der Gesamtvergütung auf den Einzelarzt zuständig. Durch die Zahlung der Gesamtvergütung werden bei den Ärzten jegliche Honoraransprüche abgegolten.

Seit 2009 gilt für die vertragsärztliche Honorarordnung der morbiditätsbezogene **Einheitliche Bewertungsmaßstab** „EBM2007plus". Der Einheitliche Bewertungsmaßstab bestimmt den Inhalt der berechnungsfähigen Leistungen und ihr wertmäßiges, in Punkten ausgedrücktes Verhältnis zueinander. Der EBM wurde im Jahre 2005 grundlegend reformiert, wonach Diagnose und Behandlung aufgewertet, der Einsatz von Technik abgewertet und bisherige Einzelleistungen zu Pauschalen zusammengeführt wurden. Nach dem neuen EBM2007plus werden die Leistungen in der hausärztlichen Versorgung nach Versichertenpauschalen vergütet und für die fachärztliche Versorgung Grund- und Zusatzpauschalen eingeführt, die ab 2011 um diagnosebezogene Fallpauschalen ergänzt werden. (☞ Kap. 3, Vergütung der Leistungserbringung).

Arztdichte und Zahlen

Arztdichte: Die Zahl der ambulant tätigen Ärzte ist in den vergangenen Jahren stetig angestiegen. Auf jeden Arzt entfielen im Jahr 2007 261 Einwohner. Auf 10 000 Einwohner kamen 12,6 Ärzte.

Im Überblick (31.12.2007, Quelle: Bundesärztekammer):
- Ärzte und Ärztinnen insgesamt: ca. 413 700
- davon ambulant tätige Ärzte: ca. 137 500
- davon privatärztlich tätige ambulante Ärzte: ca. 7300
- davon stationär tätige Ärzte: ca. 150 600

2.4.4 Krankenhäuser

Die **Krankenhausplanung** obliegt den Bundesländern, die für eine bedarfsgerechte Versorgung der Bevölkerung zu sorgen haben. Auf Grundlage des Krankenhausfinanzierungsgesetzes und der Krankenhausgesetze werden **Krankenhauspläne** aufgestellt. Darin werden in einem abgestuften Versorgungssystem Standorte und Entwicklungsbedarf dargestellt. Es werden vier **Versorgungsstufen** unterschieden:
- **Grund- und Regelversorgung:** ortnahe Häuser mit bis zu drei Fachrichtungen; sie sichern die flächendeckende stationäre Versorgung; meist

mit den Abteilungen für Innere Medizin, Chirurgie, Gynäkologie und Geburtshilfe.

- **Schwerpunktversorgung:** übernehmen die überregionale Versorgung und bestehen aus bis zu zehn Fachabteilungen mit Subspezialisierungen (meist akademische Lehrkrankenhäuser)
- **Maximalversorgung:** häufig Universitätskliniken mit hoch differenziertem medizinisch-technischem Angebot

Die Krankenhausversorgung wird von öffentlichen, freigemeinnützigen und privaten Trägern übernommen (☞ Tab. 29.3).

Gliederung des Krankenhausbetriebes

Der Krankenhausbetrieb gliedert sich in drei Teile: **Administration, ärztlicher Sektor** und **Krankenpflege.** Diesen hierarchisch organisierten Handlungsbereichen stehen der Verwaltungsdirektor, der Ärztliche Direktor und die Pflegedienstleitung vor. Der **Verwaltungsdirektor** plant den gesamten Betrieb, koordiniert die Investitionen, schafft die Voraussetzungen für den Einkauf und die Lagerhaltung, steht der Verwaltung im engeren Sinne vor und bereitet die jährlichen Pflegesatzverhandlungen vor. Der **Ärztliche Direktor** hat die Verantwortung für die Koordination der fachärztlichen Tätigkeit, für die Koordination der ärztlichen Ausbildung, für die Krankenhaushygiene sowie für Fragen der Qualitätssicherung. Die **Pflegedienstleitung** verantwortet die Gestaltung des Dienstplanes, den Personaleinsatz, die Fortbildung im pflegerischen Dienst, die langfristige Personalplanung und die Bestimmung des pflegerischen Sachbedarfs, außerdem hat sie ein Auswahl- und Vorschlagsrecht bei Einstellungen.

Neben den angestellten Ärzten können **Belegärzte,** d.h. nicht angestellte Vertragsärzte, die im Krankenhaus berechtigt sind, Patienten in „Belegbetten“ stationär oder teilstationär zu behandeln, an der stationären Versorgung teilnehmen. Belegärzte rechnen ebenso nach DRG (s.u.) ab und können die Infrastruktur des Krankenhauses nutzen.

Finanzierung

Seit dem Krankenhausfinanzierungsgesetz (1972) besteht in Deutschland eine **dualistische Krankenhausfinanzierung,** wonach sich die Bundesländer und die GKV die Finanzierung der Krankenhäuser teilen: die Bundesländer übernehmen die **Investitionskosten,** die Kassen finanzieren die **Betriebskosten.**

DRG

Im Krankenhaussektor wurden im Jahr 2002 **Diagnosis Related Groups (DRG)** zur Abrechnung der stationär erbrachten Leistungen eingeführt. Dieses Klassifikationssystem fasst Patienten mit bestimmten Kriterien (ICD-10, Alter, Schweregrad etc.) zu Gruppen von Fällen mit ähnlichem Behandlungsverlauf zusammen. Auf Basis dieser DRG werden dann alle Behandlungsfälle mit pauschalierten Preisen vergütet.

Zahlen

Zahlen zur Krankenhausversorgung 2007 (Quelle: Deutsche Krankenhausgesellschaft [DKG] und Bundesärztekammer [BÄK]):

- Anzahl der Krankenhäuser insgesamt: 2087
- Anzahl Betten in Krankenhäusern: ca. 507 000
- Zahl der Beschäftigten (Ärzte, Pflegepersonal etc.) insgesamt: ca. 792 300
- Anzahl der im Krankenhaus tätigen Ärzte: ca. 150 600

Ausgaben in der GKV in 2007 für Krankenhausbehandlungen insgesamt ca. 50,85 Milliarden Euro. Mit 35% der Gesamtausgaben ist der statio-

Tab. 29.3: Größe und Bettenzahl der dt. Krankenhäuser (Quelle: DKG 2007)

	öffentliche Krankenhäuser	freigemeinnützige Krankenhäuser	private Krankenhäuser
Anzahl Häuser	587	678	526
Anzahl Betten gesamt in 1000	230,0	167,7	70,5
Fälle in 1000	8416	5846	2408
Belegungstage in 1000	65 364	45 497	19 082

näre Sektor der größte Ausgabenblock in der GKV, d.h., jeder dritte Euro des Beitragsaufkommens der GKV wird hierfür verwendet.

2.4.5 Öffentlicher Gesundheitsdienst (ÖGD) und Medizinischer Dienst der GKV (MDK)

Öffentlicher Gesundheitsdienst (ÖGD). Neben der ambulanten und stationären Versorgung bildet der ÖGD die dritte Säule des Gesundheitswesens. Er besteht aus den Gesundheitsämtern und -ministerien sowie Bundesoberbehörden. Er übernimmt z.B. in den einzelnen Bundesländern die Aufgabenbereiche „Gesundheitsschutz", „Gesundheitshilfe" sowie die Aufsicht über die Berufe und Einrichtungen des Gesundheitswesens. Weitere Aufgaben: Prävention und Gesundheitsförderung, Gesundheitsberichterstattung und Epidemiologie, Gesundheitserziehung, Sozialmedizin etc.

Medizinischer Dienst der GKV (MDK). Der MDK (§§ 275–283 SGB V) ist der sozialmedizinische Beratungs- und Begutachtungsdienst der gesetzlichen Kranken- und Pflegeversicherung. In jedem Bundesland wurde durch die Krankenkassen ein MDK gegründet. Auf Bundesebene erfolgt die Koordination durch den Medizinischen Dienst der Spitzenverbände (MDS). Er wird nur im Auftrag der Kassen tätig. Die Aufgaben des MDK sind u.a. die Prüfung und Beratung in sozialmedizinischen Belangen und grundsätzlichen Fragen (z.B. Krankenhausplanung und Prüfung der Arbeitsfähigkeit) sowie die Begutachtung der Pflegebedürftigkeit.

2.4.6 Sonstige Leistungserbringer

Sozialarbeiter im Gesundheitswesen. Im Akutkrankenhaus besteht auf Grund der kurzen Verweildauer die Hauptaufgabe darin, die poststationäre Versorgung vor allem für ältere Patienten sicherzustellen. In Sonderkrankenhäusern stehen betreuende Aufgaben im Vordergrund.

Heilpraktiker. Der Heilpraktiker darf grundsätzlich alle Behandlungs- und Untersuchungsmethoden ausführen; ausgenommen sind die Behandlung meldepflichtiger Krankheiten, Geburtshilfe, Leichenschau, die Verordnung von verschreibungspflichtigen Medikamenten und Betäubungsmitteln und die eigenverantwortliche Anwendung von Röntgenstrahlen. Die Vergütung erfolgt meist privat.

Hebammen, Entbindungspfleger. Sie müssen nach dem Hebammengesetz (HebG) von der Schwangeren oder dem Arzt bei der Entbindung hinzugezogen werden. Sie betreuen die Wöchnerin und das Neugeborene im Rahmen der nachgehenden Fürsorge.

Weitere Heil- und Hilfsberufe. Krankengymnasten, Masseure, Psychologen und Psychotherapeuten u.a.

Rettungsdienste und Krankentransportunternehmen. Sind gemäß § 133 SGB V für alle lebensrettenden und transportierenden Tätigkeiten kranker und verletzter Personen sowohl im Notfall als auch in der Weiterbehandlung zuständig. Die Leitung der Einsätze obliegt meist Notärzten. Die Kosten werden dabei von den Krankenkassen übernommen.

2.4.7 Nicht-professionelle Hilfssysteme

Während bei den **Selbsthilfegruppen** das Gespräch in der Gruppe der Betroffenen im Vordergrund steht, geht es bei den **Selbsthilfeorganisationen** oft zusätzlich um ein nach außen gerichtetes Ziel wie die konkrete Verbesserung der sozialen und ökonomischen Situation durch Beeinflussung des Gesetzgebers. Als wichtige Beispiele derartiger Einrichtungen sind zu nennen die Rheuma-Liga, Herzsportgruppen, Anonyme Alkoholiker und viele weitere Zusammenschlüsse Betroffener.

2.5 Bedarfsplanung

Die **Bedarfsplanung** (§§ 99–105 SGB V) regelt die ausreichende und regional flächendeckende ärztliche Versorgung. Hierfür werden vom **Gemeinsamen Bundesausschuss** (oberstes Beschlussgremium der gemeinsamen Selbstverwaltung der Ärzte, Zahnärzte, Psychotherapeuten, Krankenhäuser und Krankenkassen in Deutschland; Vertreterversammlung bestehend aus Vertretern der Ärzteschaft und der Krankenkassen) Bedarfsplanungsrichtlinien erlassen, auf deren Basis Verhältniszahlen (Einwohner pro Arzt) berechnet werden, die das Verhältnis zuzulassender Ärzte je Einwohner bestimmen und damit den bedarfsgerechten Versorgungsgrad festlegen.

Wird der allgemeine Versorgungsgrad in einem Planungsbereich um zehn Prozent überschritten, liegt dort eine Überversorgung vor. Dann können die Landesausschüsse der Ärzte und Krankenkassen räumlich begrenzte und arztgruppenspezifische Zulassungsbeschränkungen anordnen bzw. bei Wegfall der Überversorgung wieder aufheben. Die Überprüfung erfolgt vierteljährlich.

2.6 Inanspruchnahme von Versorgungseinrichtungen und Leistungserbringern

Die Nachfrage nach und die Inanspruchnahme von medizinischen Leistungen müssen nicht notwendigerweise übereinstimmen. So kann z. B. eine bestimmte Untersuchung vom Patienten gewünscht werden, der Arzt unterlässt diese Untersuchung jedoch, weil er sie nicht für notwendig hält. Die Inanspruchnahme von medizinischen Leistungen wird also sowohl vom Arzt als auch vom Patienten bestimmt.

Die Inanspruchnahme medizinischer Leistungen durch **ältere Menschen** ist überdurchschnittlich hoch. Gründe hierfür sind die hohe **Multimorbidität** und die meist räumliche Trennung von Angehörigen.

In Deutschland repräsentieren **Migranten** mehr als 12% der Bevölkerung, ihr Zugang zur Gesundheitsversorgung ist jedoch oft schlechter als der der Allgemeinbevölkerung. Hierfür sind u. a. drei Gründe zu nennen: Kommunikationsprobleme, differierende Krankheitskonzepte und im Zusammenhang mit der Migration gemachte Erfahrungen.

Regionale Disparitäten: Zwischen der ökonomischen Lage einer Region und der medizinischen Versorgung besteht ein kumulativer Effekt, d. h., die ökonomisch starken Regionen weisen eine überdurchschnittlich hohe, die armen eine geringere Arztdichte auf.

2.7 Kassenärztliche Vereinigung und Interessensgemeinschaften der Ärzte

Die **Kassenärztliche Vereinigung (KV)** ist die von den niedergelassenen Kassenärzten frei gewählte Selbstverwaltung, die die Zusammenarbeit mit den Krankenkassen sicherstellt und die gesamten Honorarverhandlungen mit den Krankenkassen **(Interessenwahrung)** übernimmt. Sie ist Körperschaft des öffentlichen Rechts. Außerdem überwacht sie die Wirtschaftlichkeit der niedergelassenen Ärzte **(Gewährleistungsauftrag).** Die KV regelt mit den Kassenärzten und den Krankenhäusern die Kostenfragen.

Gegenwärtig übernimmt die Kassenärztliche Bundesvereinigung (KBV) mit den 17 KVen den **Sicherstellungsauftrag** nach § 72 ff. SGB. Hierunter versteht man den staatlich erteilten Auftrag, für die Krankenkassen und ihre Verbände die Gewähr zu übernehmen, dass die vertragsärztliche Versorgung den gesetzlichen und vertraglichen Erfordernissen entspricht und die Versorgung der Bevölkerung mit Haus- und Fachärzten sowie einem Notdienst gewährleistet.

Ärztekammern. Die Berufsorganisationen der Ärzte sind die Ärztekammern, denen jeder Arzt kraft Gesetzes angehört. Die 17 Ärztekammern unterliegen als Körperschaften des öffentlichen Rechts der staatlichen Aufsicht; sie sind in der Bundesärztekammer, deren Hauptversammlung der **Deutsche Ärztetag** („Parlament der Ärzte") ist, zusammengeschlossen. Die Ärztekammern regeln in den Berufsordnungen, den ärztlichen Weiterbildungsordnungen und dem weiteren Standesrecht die Berufsausübung und überwachen die Einhaltung der Berufspflichten.

3 Finanzierung der Gesundheitsversorgung

Der Bereich der Finanzierung beschäftigt sich mit den Fragen, wie die Ausgaben für erbrachte Leistungen erhoben/finanziert, wofür die erhobenen Mittel verwendet (Ausgabenverteilung) und in welcher Form die Güter und Dienstleistungen vergütet werden.

Begriffsdefinition

- **Kosten:** bewerteter Verbrauch an Produktionsfaktoren (Betrag), der für die Erstellung einer Leistung notwendig ist; (Gegenteil: Leistungen)
- **Ausgaben:** Betrag, der für eine Leistung bezahlt werden muss (Gegenteil: Einnahmen)
- **Gewinn:** Differenz zwischen Preis und Kosten eines Gutes
- **Preis:** Anzahl der Güter/Geldeinheiten, auf die man verzichten muss, um eine Einheit des nachgefragten Gutes zu erhalten.
- **Gebühr/Beitrag:** Festgelegter „Preis" für eine Dienstleistung einer Behörde oder Anstalt; Oberbegriff ist Abgaben. Im Bereich der privaten ambulanten Versorgung gilt die **Gebührenordnung der Ärzte (GOÄ)** als Abrechnungsgrundlage.

Das Gesundheitssystem in der Volkswirtschaft

Volkswirtschaftlich betrachtet stellt die gesundheitliche Versorgung einen Markt aus Angebot und Nachfrage dar.

Das Gesundheitssystem ist wesentlich von der **Konjunktur** des Landes geprägt. Herrschen geringes oder negatives Wirtschaftswachstum (Rezession), dann steigt meist die Arbeitslosigkeit. Die Einnahmen der sozialen Sicherung aus den Arbeitseinkommen sinken folglich, wobei die Ausgaben der öffentlichen Haushalte steigen. In der Regel geht dies einher mit Kürzungen der Leistungen. Problematisch ist jedoch ein Anstieg der staatlichen Ausgaben für die soziale Sicherung zu sehen, da aufgrund eines gegebenen Budgets (feste Einnahmen eines Jahres) ein erhöhter Ausgabenanteil in einem Bereich mit einer Reduktion an Ausgaben in einem anderen Bereich (z.B. Erziehung, Verkehr etc.) einhergehen muss **(Allokationsproblem)**. Die Aufnahme von **Staatsschulden** ist dabei meist nicht ratsam, da dies mit erhöhten Zinszahlungen in der Zukunft verbunden ist, und kann nur bei gesichertem Konjunkturanstieg befürwortet werden.

Finanzierung des Gesundheitssystems

Die **Finanzierung** gibt an, wer die für das Gesundheitssystem notwendigen Ausgaben für Leistungen trägt. Die wichtigsten Ausgabenträger im deutschen Gesundheitssystem sind die GKV, private Ausgabenträger, die PKV und die öffentlichen Haushalte (Staat) (☞ Tab. 29.4)

In Deutschland gilt im Bereich der GKV das **Umlageverfahren**, d.h., dass die Gesundheitsausgaben eines Jahres durch die Einnahmen desselben Jahres gedeckt sein müssen.

Seit der Einführung des **Gesundheitsfonds** im

Tab. 29.4: Ausgaben für Gesundheit in Deutschland in 2005 (Quelle: Statistisches Bundesamt)

	in Mio. Euro	in %
Öffentliche Haushalte	13583	5,7
Gesetzliche Krankenversicherung	135877	56,8
Soziale Pflegeversicherung	17888	7,47
Gesetzliche Rentenversicherung	3582	1,50
Gesetzliche Unfallversicherung	3998	1,7
Private Krankenversicherung	22023	9,2
Arbeitgeber	10142	4,2
Private Haushalte	32236	13,5
Gesamt	**239329**	**100**

Jahre 2009 finanziert sich die gesetzliche Krankenversicherung vorwiegend durch Beiträge der Versicherten und Arbeitgeber nach einem festgelegten einheitlichen Beitragssatz. Hinzu kommen steuerfinanzierte Bundeszuschüsse, z. B. für die beitragsfreie Mitversicherung von Kindern. Die Verteilung der Fondsmittel an die Krankenkassen erfolgt nach einer für alle Versicherten einheitlichen Kopfpauschale. Der morbiditätsorientierte Risikostrukturausgleich wird in den Gesundheitsfond integriert.

Ausgaben im Gesundheitssystem

Im Jahr 2006 betrug der Anteil der Gesundheitsausgaben am Bruttoinlandsprodukt in Deutschland 10,6% (245 Mrd. €). Der Anteil ist seit 1992 jährlich gestiegen. Die Ausgaben je Einwohner waren durchschnittlich 2970 €.

In der gesetzlichen Krankenversicherung wurden 2007 153,62 Mrd. € ausgegeben. Die größten Ausgabenblöcke waren dabei Krankenhausbehandlungen (2007: ca. 51 Mrd. €, 33,2%) und Arzneimittel (2007: 27,8 Mrd. €, 18,1%) (Quelle: Bundesministerium für Gesundheit).

Vergütung der Leistungserbringung

Als mögliche **Vergütungsarten** stehen Gehalt, Kopf-, Fallpauschale und Einzelleistungsvergütung zur Verfügung. Häufig wird eine Kombination verwendet.

Bei einer **Fall-** bzw. **Kopfpauschale** erhält der Arzt für jeden behandelten Patienten quartalsweise eine Pauschale ausbezahlt. Beispiel: England.

In Deutschland herrscht zurzeit der Bezahlungsmodus **„Vergütung nach Einzelleistungen"**, wobei die jeweilige Leistung laut Gebührenordnung mit einem bestimmten Punktwert belegt ist. Gesamtvergütung und Punktwert werden zwischen GKV und KV ausgehandelt. Sonderregelungen (Festbeträge, Zuschüsse, Erstattungen) ergänzen diese.

Der Risikostrukturausgleich

Der am 1. 1. 1994 eingeführte Risikostrukturausgleich (RSA) soll den Wettbewerb zwischen den Krankenkassen unterstützen, indem finanzielle Auswirkungen unterschiedlicher Versichertenstrukturen (bzgl. Alter, Geschlecht, Bezug einer Erwerbsminderungsrente, Einkommenssituation der Versicherten sowie der unterschiedlichen Zahl der beitragsfrei mitversicherten Familienmitglieder) der Krankenkassen ausgeglichen werden. Seit 2002 werden ferner die durchschnittlichen Ausgaben für chronisch Kranke berücksichtigt, wenn diese an Disease-Management-Programmen (☞ Kap. 4.3) teilnehmen. Mit der Einführung des Gesundheitsfonds wurde der RSA um einen **morbiditätsorientierten** Faktor erweitert, wonach schwerwiegende und kostenintensive chronische Krankheiten im RSA zusätzlich berücksichtigt werden.

4 Gesundheitspolitik

4.1 Probleme im Gesundheitswesen

Finanzierungsprobleme: In Deutschland sind aufgrund hoher/steigender Arbeitslosigkeit sowie eines großen Anteils an nicht beitragspflichtigen Kapitaleinkommen (z. B. durch Unternehmensbeteiligungen für Arbeitnehmer und Aktien) Finanzierungsprobleme zu erkennen.

Strukturprobleme: Vor allem an den Schnittstellen zwischen ambulanter und stationärer Versorgung kommt es aufgrund von fehlender Kommunikation und Kooperation und damit einhergehender Intransparenz zu Doppeluntersuchungen (☞ Kap. 4.3).

Effizienz- und Qualitätsprobleme in Form von Über-, Unter- und Fehlversorgung: Der Sachverständigenrat für die konzertierte Aktion im Gesundheitswesen hat Versorgungsmängel im dt. Gesundheitssystem festgestellt (Über-, Unter- und Fehlversorgung). Eine der wesentlichen Ursachen liegt in der mangelnden Abstimmung zwischen Ärzten, Krankenhäusern und anderen Leistungserbringern. Durch mehr Wettbewerb und verbesserte Zusammenarbeit im Rahmen von DMP, integrierter Versorgung und Hausarztsystemen sollen diese Defizite im Rahmen der letzten Gesundheitsreformen abgebaut werden.

Mangelnder Wettbewerb der Krankenkassen: Ein funktionierender Wettbewerb (gleiche Rahmenbedingungen für alle Marktteilnehmer) hat das Ziel, die Effizienz und Qualität im Gesundheitswesen zu sichern. Hierfür wurde im Jahr 2000 das freie Kassenwahlrecht eingeführt, doch sind nach wie vor einige Kassen geschlossen.

Monopolstellung der KV: Alle Ärzte, die für die GKV tätig sein wollen, müssen Mitglied der KV sein. Dies führt zu einem Monopol der KV, da nur sie Verhandlungspartner der Kassen für den Bereich ambulanter ärztlicher Leistung sein kann und die Mitglieder keine Wahlmöglichkeit hinsichtlich anderer Verbände besitzen.

4.2 Steuerung im Gesundheitswesen

Direkte Steuerung bezeichnet Aktivitäten, die per Gesetz, Verordnung, Vereinbarung oder Vorgaben von Bund/Ländern oder den Krankenkassen und KV festgelegt sind. Dies kann durch **Festsetzungen/Budgetierungen** (Ausgabenbegrenzung, Sonderformen: **Festbeträge**), **Kontingentierungen** (Festsetzung eines maximalen Anteils an Fällen, z. B. Härtefälle in der Pflege) sowie **Verhandlungen** (meist zwischen GKV und KV, Ergebnis: **Bundesmantelvertrag**) erfolgen.

Auch **normative Steuerungselemente** sind eine Form der direkten Steuerung. Arten sind **Richtwerte** (Empfehlung für Werte ohne bindenden Charakter), **Richtlinie** (bindende Handlungsvorschriften aus dem Arbeitsrecht, die durch Sanktionen wie Kündigung verfolgt werden, z. B. für Angestellte im Krankenhaus) sowie **Leitlinien.** Leitlinien sind systematisch entwickelte, validierte Entscheidungshilfen für Ärzte oder Patienten, die derzeit vor allem in Disease-Management-Programmen (☞ Kap. 4.3). Anwendung finden. Sie dienen der **Qualitätssicherung** in der Versorgung.

Bei der **indirekten Steuerung** wird versucht, durch Marktmechanismen und die Bildung von Gesundheitszielen auf das Gesundheitssystem Einfluss zu nehmen. Bei indirekter Steuerung wird dem Leistungserbringer die Wahl zwischen verschiedenen Handlungsformen gelassen. Arten: monetäre Anreize, wonach der Arzt für gewünschtes Verhalten finanziell „belohnt“ wird, bzw. rechtliche Anreize (z. B. ärztliches Standesrecht).

In einigen Formen, wie z. B. in Selbstbeteiligungen, Anreizsystem und den neuen Versorgungsmodellen (☞ Kap. 4.3) werden sowohl direkte als auch indirekte Steuerungselemente verwendet. Bei **Anreizsystemen** wird positives Verhalten durch „Incentives“ (z. B. Boni) belohnt und negatives Verhalten durch „Desincentives“ (z. B. **Sanktionen**) bestraft. Eine weitere Form der Steuerung bieten die **Modelle der ärztlichen Versorgung.** Ziel: Steigerung der Wirtschaftlichkeit und Qualität der Leistungen durch verbesserte Kooperation.

4.3 Kooperation und Integration im Gesundheitswesen

Allgemeine Probleme der primärärztlichen Versorgung

An den Schnittstellen zwischen stationärer und ambulanter Versorgung (**prä- und poststationärer Versorgung**) herrschen vielfach fehlende Kommunikation und fehlende Übermittlung der Befundberichte sowie starkes Misstrauen hinsichtlich des medizinischen Wissens, was zu vielen Doppeluntersuchungen (z. B. Röntgen- und Laboruntersuchungen) führt. Dies führte in der Vergangenheit zu Effizienzverlusten (☞ Kap. 4.1) und hohen Kosten für das Gesundheitswesen. Durch Modellvorhaben (§§ 63, 64 SGB V), Strukturverträge (§ 73a SGB V), Verträge der Integrierten Versorgung (§§ 140 ff. SGB V) und Hausarztmodelle (§ 73b SGB V) haben Krankenkassen bzw. KV die Möglichkeit, Verträge über alternative Versorgungsformen zu schließen, um diese Schwierigkeiten zu überwinden.

Modellvorhaben und Strukturverträge

Im Rahmen der **Strukturverträge** (§ 73a SGB V) können die KV und Verbände der Krankenkassen unbefristete Verträge mit Budgets abschließen, bei denen die Teilnahme von Versicherten und Ärzten freiwillig ist. Strukturverträge schließen die Mitwirkung der Krankenhäuser oder Arzneimittelhersteller aus und Beitragsrückerstattungen sind nicht möglich.

Mit den zeitlich befristeten (max. 8 Jahre) **Modellvorhaben** (§§ 63, 64 SGB V) können Kassen selektiv mit einzelnen Gruppen von Leistungsanbietern kontrahieren, bei denen auch neue Vergütungsformen eingesetzt werden können.

Integrierte Versorgung

Mittels der Integrierten Versorgung (IV) (§§ 140 ff. SGB V) haben Krankenkassen die Möglichkeit, eine koordinierte Versorgung zwischen Haus- und Fachärzten, ambulantem und stationärem Bereich unter Einbindung auch von Apotheken und nichtärztlichen Leistungserbringern zu ermöglichen und diese den Patienten anzubieten. Patienten können durch Beitragsermäßigungen für die Teilnahme an der IV belohnt werden. Es sind auch Einzelverträge mit Leistungserbringern möglich.

„Managed Care"

Steuerungs- und Versorgungsmodell der USA und Schweiz, in dem Krankenversicherungen (Health-Maintenance-Organizations – HMO) für Patienten die gesamte Versorgung organisieren, wozu sie mit einzelnen Ärzten Verträge abschließen. Wesentliche Steuerungselemente von „Managed Care" sind Disease- und Case-Management (Einzelbetreuung kostenintensiver Erkrankter durch HMO-Case-Manager), Leitlinien, „Gate-Keeper-Prinzip" und Kopfpauschalen.

Disease-Management-Programme (DMP, strukturierte Behandlungsprogramme)

Disease-Management-Programme (§ 137f. SGB V) sind spezielle Steuerungsmodelle zur besser abgestimmten Behandlung aller an der Behandlung Beteiligten (Haus- und Fachärzte, Krankenhäuser und Patienten) von Gruppen chronisch Kranker. Sie sind bisher für Diabetes, COPD/Asthma, Mammakarzinom und koronare Herzkrankheiten verfügbar. Für die **Versicherten** ist die Teilnahme an strukturierten Behandlungsprogrammen ihrer Krankenkasse freiwillig.

Zentrale Elemente dieser sektorenübergreifenden Behandlung sind evidenzbasierte Leitlinien, Einschreibeverfahren für Versicherte, Schulungen der Leistungserbringer und Versicherten, Qualitätssicherungsmaßnahmen sowie Dokumentation und Evaluation der Ergebnisse.

Wichtigste Vorteile von DMP für Patienten: stärkere Einbeziehung in den Behandlungsprozess inkl. detaillierter Information und Schulung, bessere Versorgung durch koordinierte Behandlung, besser qualifizierte Leistungserbringer sowie ggf. finanzielle Anreize durch die Kasse bei Teilnahme.

Veränderung für die Ärzte: Der vom Patienten gewählte DMP-Arzt koordiniert und dokumentiert den gesamten Versorgungsprozess.

Veränderung für die Krankenkasse: stärkere Einbeziehung der Krankenkasse z. B. durch Erinnerung zu Untersuchungsterminen auf elektronischem Weg sowie Angebote zu Schulungen.

Hausarztmodell

Das Hausarztmodell (§ 73b SGB V) soll die hausärztliche Versorgung stärken. Dabei entscheidet sich der Patient freiwillig für mindestens ein Jahr für ausschließlich einen Hausarzt als ständigen Partner (Lotsenfunktion/„gate keeper"), der vor jedem Facharztbesuch zu konsultieren ist (Überweisungspflicht). Alle Untersuchungsergebnisse werden beim Hausarzt gesammelt. Der Hausarzt ist u. a. zur Teilnahme an Schulungen und Qualitätszirkeln sowie zur Anwendung evidenzbasierter Leitlinien und eines praxisinternen Qualitätsmanagements verpflichtet. Für die Patienten ist bei Teilnahme ein finanzieller Bonus durch die Kassen möglich.

Weitere Kooperationsformen

Weitere Formen der **kooperativen Versorgung** sind die therapeutische Gemeinschaft in psychiatrischen und psychosomatischen Einrichtungen, Sozialarbeiter und Psychologen in der primärmedizinischen Versorgung und die Förderung der Kooperation von Selbsthilfe, Laieneinsatz und professioneller Hilfe. Darüber hinaus die in Kapitel 2 beschriebenen Formen.

Tageskliniken kommt eine Brückenfunktion zu zwischen den stationären und ambulanten Einrichtungen der medizinischen Versorgung. Solche teilstationären Einrichtungen wurden besonders im Bereich der Psychiatrie geschaffen.

4.4 Qualitätssicherung

4.4.1 Definitionen

Qualität

Definition Qualität. Gesamtheit von Eigenschaften und Merkmalen eines Produktes oder einer Dienstleistung, die sich auf deren Eignung zur Erfüllung festgelegter oder vorausgesetzter Erfordernisse beziehen (DIN EN ISO 9004).

Einteilung in die drei **Dimensionen:**
- **Strukturqualität:** Rahmenbedingungen für die medizinische Versorgung, d. h. personelle, organisatorische und finanzielle Mittel der Versorgung
- **Prozessqualität:** Eigenschaften, die Handlungen zwischen Patient und allen Leistungserbringern betreffen
- **Ergebnisqualität:** Veränderungen des Gesundheits- oder Zufriedenheitszustandes des Patienten bzw. der Bevölkerung, d. h. beispielsweise Lebensqualität, klinische Werte, Mortalität

Qualitätsmanagementmethoden im Gesundheitswesen

Qualitätsmanagement in der Arztpraxis: systematisches Bemühen um eine kontinuierliche Qualitätsverbesserung bzw. -sicherstellung durch detaillierte Dokumentation, Vermeidung von Doppeluntersuchungen, kontinuierliche Fortbildung, Durchführung von Qualitätssicherungsmaßnahmen

Beispielhafte Qualitätsmanagement und Qualitätssicherungsmethoden im Gesundheitswesen:
- **Qualitätszirkel:** freiwillige, regelmäßige Zusammenkunft von Ärzten (identischer Zusammensetzung) für einen kontinuierlichen, interkollegialen Erfahrungsaustausch von problembezogenen, zielgerichteten Themen
- **Leitlinien:** systematisch entwickelte, wissenschaftlich begründete, nicht bindende und regelmäßig überprüfte Hilfen zur Entscheidungsfindung, die Ärzten bei der angemessenen, effizienten und effektiven Behandlung von speziellen Gesundheitsproblemen der Patienten dienen sollen
- **Benchmarking:** ☞ Kap. 4.4.4
- Veröffentlichungspflicht für bestimmte Qualitätskriterien, z.B. Qualitätsbericht der Krankenhäuser

4.4.2 Qualitätsmängel im Gesundheitswesen

Der Sachverständigenrat hat in seinem Gutachten 2000 u. a. folgende Qualitätsmängel festgestellt:
- Dominanz der akutmedizinischen, naturwissenschaftlich-fachärztlichen und auf Organschäden gerichteten Sichtweise der Diagnose und Therapie
- Vernachlässigung von Prävention, Gesundheitsförderung und Rehabilitation vor allem bei chronisch Kranken
- mangelnde Durchdringung der Präventionsmaßnahmen bei den sozialen Schichten mit den höchsten Erkrankungsraten
- fehlende Berücksichtigung der psychischen und sozialen Dimension bei der Krankheitsanalyse
- partielle Überversorgung v. a. in der Diagnostik
- mangelhafte Koordination der Versorgungsprozesse im hausärztlichen Bereich
- Betrachtung des Patienten als passiven Empfänger bei mangelhafter Einbindung in den Versorgungsprozess
- regionale Unterschiede im Versorgungsangebot von Ärzten

4.4.3 Qualitätsmessung

Messung der Qualität auf Basis der klinischen Messgrößen „Kriterien", „Indikatoren" und „Referenzbereiche"

Qualitätskriterien: Eigenschaften, deren Erfüllung bei einer qualitativ hochwertigen medizinischen Versorgung erwartet werden. Beispiele:
- Zugänglichkeit z.B. im Hinblick auf Wartezeiten bei Behandlung
- Angemessenheit v. a. in Bezug auf diagnostische und therapeutische Maßnahmen
- Wirksamkeit der Versorgungspraxis (☞ Kap. 5.2.1, Effizienz und Effektivität)
- Aus-, Weiter-, Fortbildung des Praxisteams

Qualitätsindikatoren: Maße bzw. Kennzahlen, deren Ausprägung eine Unterscheidung zwischen guter und schlechter Qualität ermöglichen

Referenzbereich: Intervall, welches die Einstufung der Indikatoren als „gut" bzw. „unauffällig" ermöglicht

Zertifizierung: Verfahren, in dem ein unparteiischer Prüfer schriftlich bestätigt, dass ein geprüftes/r Produkt, Prozess oder eine Dienstleistung den vorher festgelegten Anforderungen entspricht; Ergebnis einer Evaluation

4.4.4 Qualitätsvergleiche

Qualitätsvergleiche dienen zur Bestimmung der eigenen Stärken und Schwächen in der Qualität und zum Vergleich dieser mit anderen Versorgungseinrichtungen.

Für Krankenhäuser ist **externe vergleichende Qualitätssicherung** seit 1989 verpflichtend vorgeschrieben (§ 137 SGB V) mit dem Ziel, einen bundesweiten Vergleich von medizinischen und pflegerischen Krankenhausleistungen zu ermöglichen.

Benchmarking ist ein Verfahren zum Vergleich eines Angebotes mit den besten anderen Angeboten nach einem festgelegten Schema. Neben der Suche und Festlegung von Zielgrößen zeigt das Benchmarking, durch Rückgriff auf Erfahrung anderer, auch den Weg zum Ziel auf.

Qualitätsberichte sind seit Einführung der diagnoseorientierten Fallpauschalen im § 137 SGB V für alle Krankenhäuser erforderlich. Sie sollen zu mehr Transparenz und Qualität in der stationären Versorgung führen.

4.4.5 Institutionen der Qualitätssicherung

Ärztliches Zentrum für Qualität (ÄZQ). Einrichtung von BÄK und KBV zur Qualitätssicherung in der ärztlichen Berufsausübung. Aufgaben sind u. a. die Weiterentwicklung der Methoden der evidenzbasierten Medizin und die Entwicklung und Implementierung nationaler Leitlinien.

Institut für Qualität und Wirtschaftlichkeit im Gesundheitswesen. **Ziel:** Verbesserung der Qualität der Patientenversorgung. **Wichtigste Aufgaben** (§ 139a SGB V) sind u. a. die Recherche, Darstellung und Bewertung des aktuellen medizinischen Wissensstandes zu diagnostischen und therapeutischen Verfahren bei ausgewählten Krankheiten, die Erstellung von Gutachten etc. zu Qualitäts- und Wirtschaftlichkeitsfragen in der Leistungserbringung der GKV, die Bewertung von Leitlinien, Empfehlungen zu DMP (☞ Kap. 4.3) und die Bewertung des Nutzens von Arzneimitteln.

Qualitätssicherung durch MDK. Das Pflegeversicherungsgesetz gibt in § 80 SGB XI dem **Medizinischen Dienst der Krankenversicherung** den gesetzlichen Auftrag, Qualitätsprüfungen bei ambulanten und stationären Pflegeanbietern durchzuführen.

5 Gesundheitsökonomie

5.1 Überblick

Gesundheitsökonomie (medizinische Ökonomie) ist die empirische und theoretische Lehre von den wirtschaftlichen Zusammenhängen der Gesundheit und Gesundheitsversorgung sowie des medizinischen Systems. Sie beschäftigt sich mit der Produktion und der Verteilung von Gesundheitsgütern und sucht nach ihrer möglichst optimalen Nutzung und Verteilung. **Ziel** ist die effizientere und effektivere, qualitativ höhere und gerechtere Gestaltung der Gesundheitsversorgung.

Beispielhafte **Untersuchungsgegenstände:**

- Angebot, Nachfrage, Kosten, Nutzen, Effizienz, Effektivität sowie Qualität von Gesundheitsleistungen
- Krankenhaus und Krankenversicherungsmanagement
- neue Versorgungsformen

5.2 Gesundheitsökonomische Evaluation

5.2.1 Begriffsdefinitionen

Evaluation: Prozess der Beurteilung des Wertes eines Produktes, Prozesses oder eines Programms; dient i. d. R. als Planungs- und Entscheidungshilfe für die Bewertung von Handlungsalternativen; ziel- und zweckorientiert. Gesundheitsökonomische Evaluationen vergleichen Kosten und Nutzen medizinischer Maßnahmen.

Kosten

- **direkte Kosten:** derjenige bewertete Ressourcenverbrauch, der unmittelbar durch die Maßnahme entsteht
- **indirekte Kosten:** Kosten, die erst in zweiter Linie durch die Maßnahme entstehen (Folgekosten), z.B. Komplikationen durch den Eingriff,

aber auch Produktivitätsverluste durch Arbeitsausfall und Tod
- **intangible Kosten:** schwer zu messen (Angst, Schmerz, Glück, Erleichterung etc.)

Nutzen

Outcome: In der Gesundheitspolitik wird das Ergebnis als Outcome bezeichnet.

Bewertung des (direkten oder indirekten) Nutzens in Geldeinheiten, z.B. durch Annahme der Kosten alternativer Behandlungsformen.

Komponenten des Nutzens/Nutzenkriterien:
- Morbidität: z.B. Veränderung der Krankenhaustage nach Maßnahme
- Mortalität: z.B. Anzahl Überlebender nach Maßnahme
- Lebensqualität: gewonnene Lebensqualität bzw. Lebensjahre
- klinische Effekte: z.B. Verbesserung der Lungenfunktionswerte etc.
- Geldwerte: ökonomische Parameter

Effizienz und Effektivität

Effektiv ist eine Maßnahme oder ein Verfahren, wenn durch sie ein vorgegebenes Ziel erreicht wird (unabhängig vom Ressourcenverbrauch).

Effizient ist eine Maßnahme oder ein Verfahren, das sowohl tatsächlich zur Erreichung des Nutzens führt („effektiv“) als auch den dafür notwendigen Aufwand möglichst gering hält.

Merke

Effektivität bedeutet „das Richtige tun“ („doing the right things“); Effizienz bedeutet: „etwas richtig tun“ („doing things right“).

5.2.2 Arten von Analysen

Kosten-Analyse (cost analysis): erfasst Kosten einer Maßnahme („Input“); Frage: Wie viel kostet die Behandlung von X?

Krankheitskosten-Analyse (cost-of-illness analysis): Ermittlung der volkswirtschaftlichen Kosten einer Krankheit unter Einbeziehung der direkten und indirekten Kosten. Ergebnis: „Die Krankheit X kostet die Volkswirtschaft Y Euro.“

Kosten-Kosten-Analysen: Vergleich zweier Kosten-Analysen. Frage: Welche ist die kostengünstigste Alternative?

Kosten-Nutzen-Analysen (cost-benefit analysis): Alle Kosten und der gesamte Nutzen einer Maßnahme werden in Geldeinheiten bewertet; Frage: Wie groß ist der geldwerte Nutzen im Vergleich zu den Kosten bei Behandlung X?

Kosten-Wirksamkeits-Analyse (cost-effectiveness analysis): nichtmonetäre Bewertung des Nutzens; Vergleich alternativer Behandlungsweisen mit Quotient aus Input (in Geldeinheiten) und Outcome (in natürlichen Einheiten); Beispiel: Ressourcen (in Euro)/gewonnene Lebensjahre; Effektivitätskriterium (Outcome-Einheit) muss jeweils gewählt werden, z.B. Lebensqualität, Lebensjahre; Frage: Welche ist die kostengünstigste Alternative bei der Behandlung von …?

Kosten-Nutzwert-Analyse (cost-utility analysis): anspruchsvollste Analyse; Nutzenzugewinnvergleich unterschiedlicher Maßnahmen aus subjektiver Patientensicht! Nutzwert: QALY; Frage: Wie groß ist der subjektive Nutzen verschiedener Behandlungen für den Patienten im Vergleich zu den Kosten?

Arten der Evaluation

- **Prozessevaluation:** Wie wird eine Maßnahme durchgeführt?
- **Effektivitätsevaluation:** Werden die angestrebten Ziele erreicht?
- **Effizienzevaluation:** Mit welchem Aufwand werden die Ziele erreicht?
- **Qualitätsevaluation:** Wie ist die Qualität der Ergebnisse zu beurteilen?

5.2.3 Messung der Lebensqualität

Lebensqualität (Definition der WHO): Subjektive Wahrnehmung einer Person über ihre Stellung im Leben in Relation zur Kultur und zu deren Wertsystemen, in denen sie lebt, und in Bezug auf ihre Ziele, Erwartungen, Standards und Anliegen. Lebensqualität wird beeinflusst durch die körperliche Gesundheit, den psychischen Zustand, den Grad der Unabhängigkeit, die sozialen Beziehungen sowie durch ökologische Umweltmerkmale.

Lebensqualitätsmessung: Möglichkeit, die „subjektiv empfundene Gesundheit des Menschen“ zu ermitteln, meist durch Befragung in Form von Rating-Skalen, Index- oder Profilinstrumenten, bekannte Instrumente: Nottingham-Health-Profile; Sickness-Impact-Profile, SF-36, EuroQol

Verfahren zur Messung der Lebensqualität:
- **krankheitsspezifische Instrumente:** beziehen sich mit der Untersuchung der Lebensqualität auf eine spezielle Krankheit (z. B. Asthma, Diabetes), Gruppe (z. B. Kinder), Symptomgruppe (z. B. Schmerz) oder Therapie (z. B. Transplantationen)
- **krankheitsübergreifende Instrumente:** generische Instrumente, die für eine Vielzahl von Krankheiten (Krankheitsgruppen) oder gesunde Menschen gleichzeitig angewendet werden können

5.3 Gesundheitssystemforschung

Begriffe

Das **Gesundheitssystem** (= Gesundheitswesen) umfasst alle Personen, Einrichtungen, Prozesse und Strukturen, die mit der Förderung und Erhaltung der Gesundheit der Bevölkerung bzw. der Behandlung und Prävention von Krankheiten befasst sind.

Ziele: Zugang für alle, hohe Qualität der Leistungen, Wirksamkeit, Wirtschaftlichkeit, Effizienz, Effektivität, Kostenbegrenzung sowie Zufriedenheit.

Gesundheitssystemforschung: Wissenschaftsgebiet, das sich mit dem Bedarf, der Inanspruchnahme, den Ressourcen, Strukturen, Prozessen und Ergebnissen des Gesundheitssystems befasst. Ziel ist es, handlungsrelevante Informationen für Entscheidungserbringer zu erhalten.

Arten von Gesundheitssystemen

Es können drei Grundtypen von Gesundheitssystemen unterschieden werden:
- **staatliches Gesundheitssystem:** Prinzip der Staatsvorsorge mit Finanzierung aus Steuermitteln, meist kein expliziter Leistungskatalog, z. B. Großbritannien, Italien, Spanien, Dänemark
- **Sozialversicherungssystem:** Prinzip der Gruppenvorsorge mit Finanzierung durch gesetzliche und private Versicherungsunternehmen, einkommensabhängiger, nicht risikoabhängiger Versicherungsbeitrag, Versicherungspflicht, z. B. Deutschland, Frankreich, Österreich
- **marktwirtschaftlich geprägtes System:** Prinzip der Individualvorsorge mit Finanzierung durch individuelle oder Arbeitgeberbeiträge, z. B. USA

Beschreibungsmodelle

Zur Beschreibung und zum Vergleich von Gesundheitssystemen dienen u. a. die Struktur des Versorgungsangebotes, die Kapazitäten der Versorgung, Vergütungsregelungen, die Qualität der Versorgung sowie die Art der Finanzierung (z. B. Steuer-, Beitragsfinanzierung) etc.

Anderes Beschreibungsmodell ist das **Input-Output-Modell.** Unter **Input** werden alle Faktoren verstanden, die zur Erstellung einer Leistung (**Output**) verwendet und benötigt werden.

> **Merke**
>
> **Output:** Ergebnis eines Prozesses, z. B. Anzahl geschulter Asthmapatienten
> **Outcome:** Ergebnis bzw. Wirkung des Outputs, z. B. Reduktion von stationär behandelten Asthmaanfällen

Die Gesundheitssystemanalyse greift zur Evaluation auf **Input-Indikatoren** (z. B. Arztdichte, Beitragsaufkommen), **Prozess-Indikatoren** (z. B. Wartezeiten, Verweildauer im Krankenhaus, Überweisungshäufigkeit) bzw. **Outcome-Indikatoren** (z. B. Lebensqualität, Mortalitätsrate, Komplikationen) zurück.

5.4 Gesundheitsberichterstattung

Die **Gesundheitsberichterstattung des Bundes (GBE)** dient der aktuellen Information über die gesundheitliche Lage und Versorgung der Bevölkerung. Die GBE versucht, Transparenz im Gesundheitssystem zu schaffen und einen Überblick über die gesundheitliche Situation der Bevölkerung zu geben. Hierzu stützt sie sich auf daten- und indikatorengestützte Beschreibungen und Analysen. Hauptadressaten der durch die GBE bereitgestellten Informationen sind v. a. die Politik, Bürger und die Verwaltung.

6 Öffentliche Gesundheitspflege

6.1 Gesetzliche Pflegeversicherung (GPfV)

Überblick

Die soziale Pflegeversicherung (SGB XI) ist die **„fünfte Säule"** der Sozialversicherung und sichert seit 1995 das Risiko der Pflegebedürftigkeit ab.

Gemäß § 14 SGB XI sind diejenigen Personen **pflegebedürftig,** die wegen einer körperlichen, geistigen oder seelischen Krankheit oder Behinderung für die gewöhnlichen und regelmäßig wiederkehrenden Verrichtungen im Ablauf des täglichen Lebens auf Dauer, voraussichtlich für mindestens sechs Monate, in erheblichem oder höherem Maße (§ 15) der Hilfe bedürfen.

Pflegepersonen sind Personen, die nicht erwerbsmäßig einen Pflegebedürftigen in seiner häuslichen Umgebung pflegen (§ 19).

Versicherte: Die gesetzliche Pflegeversicherung umfasst automatisch alle, die in der gesetzlichen Krankenversicherung versichert sind. Privat versicherte Patienten müssen eine private Pflege(pflicht)versicherung abschließen.

Die gesetzliche Pflegeversicherung ist wie alle gesetzlichen Versicherungen als **Körperschaft des öffentlichen Rechts** organisiert (§ 46 Abs. 2 SGB XI). **Träger** sind die Pflegekassen (§ 1 Abs. 3 SGB XI), d.h., bei jeder gesetzlichen KV wird gemäß § 46 Abs. 1 SGB XI eine Pflegekasse eingerichtet.

Die **Regelungen** der GPfV entsprechen denen der GKV:

- Die Versicherungspflicht gilt für fast alle Bürger; Unterscheidung ebenfalls in Pflicht-, freiwillig oder Familienversicherte
- Finanzierung durch einkommensabhängige Beiträge; es gelten die jeweiligen Beitragsgrenzen der Krankenversicherung (☞ Kap. 1).

Finanzierung

Die Ausgaben werden jeweils **hälftig** durch die Beiträge der Mitglieder und der Arbeitgeber finanziert. Ihre Höhe richtet sich nach den beitragspflichtigen Einnahmen. Mitversicherte Familienangehörige sowie eingetragene Lebenspartner sind beitragsfrei. Der Beitragssatz der GPfV, der für alle Mitglieder gleich gilt, lag zum 1. 1. 2005 bei 0,85 Prozent des Bruttoeinkommens (Gleiches gilt für den Arbeitgeberanteil!). Seit 2005 werden Eltern im Vergleich zu kinderlosen Beitragszahlern entlastet und müssen einen um 0,25 Prozentpunkte niedrigeren Beitragssatz zahlen.

Zwischen den Versicherungsunternehmen besteht ein **Risikostrukturausgleich** (§ 111), der den Ausgleich unterschiedlicher Belastungen zwischen den Pflegekassen entsprechend des RSA der Krankenkassen sicherstellt.

Die Pflegekassen haben – ähnlich wie die Krankenkassen – einen **Sicherstellungsauftrag** (§ 69 SGB XI), nach dem sie für bedarfsgerechte und qualitativ hochwertige Anbieterstrukturen zu sorgen haben.

Pflegeformen

Es werden drei Pflegeformen unterschieden:

- **häusliche Pflege/ambulante Versorgung:** familiäre, nachbarschaftliche oder sonstige ehrenamtliche (nichtprofessionelle) Pflege, professionelle Betreuung durch Mitarbeiter von Pflegediensten sowie Kombination beider
- **teilstationäre Pflege:** Zwischenstufe zwischen ambulanter Pflege und vollstationärer Pflege, wenn häusliche Pflege nicht (in ausreichendem Maße) sichergestellt werden kann; häufigste Form ist die **Tagespflege** (teilstationäres Angebot, bei dem Pflegebedürftige in zugelassener Einrichtung täglich betreut werden)
- **vollstationäre Pflege:** Unterbringung von Pflegebedürftigen in **Pflegeheimen;** in Übergangs- und Krisensituationen kann für max. 4 Wochen pro Jahr vollstationäre Pflege in Form von **Kurzzeitpflege** (§ 42 SGB XI) in Anspruch genommen werden.

Leistungen

Bei den Leistungen handelt es sich um Dienst-, Sach- und Geldleistungen für den Bedarf an Grundpflege, zur hauswirtschaftlichen Versorgung sowie als Kostenerstattung. Art und Umfang der Leistungen richten sich nach dem Schweregrad und der Pflegeform. Hierfür werden die Pflegebedürftigen auf Basis des SGB XI in drei Pflegestufen eingeteilt (☞ Tab. 29.5).

Personen, die „nicht in erheblichem Umfang" pflegebedürftig sind, werden der „Pflegestufe 0"

Tab. 29.5: Überblick über Pflegestufen I bis III

		Pflegestufe I	Pflegestufe II	Pflegestufe III
Bezeichnung		erheblich pflegebedürftig	schwer pflegebedürftig	schwerstpflegebedürftig
gesetzliche Regelung		§ 15 Abs. 1 i. V. m. Abs. 3 Nr. 1 SGB XI	§ 15 Abs. 2 i. V. m. Abs. 3 Nr. 2 SGB XI	§ 15 Abs. 3 i. V. m. Abs. 3 Nr. 3 SGB XI
Umfang des Pflegebedarfs	**Bedarf an Hilfe für Körperpflege, Ernährung, Mobilität**	• mind. 1 × täglich bei mind. 2 Verrichtungen aus einem oder mehreren Bereichen • mind. 45 min	• mind. 3 × täglich zu verschiedenen Tageszeiten • mind. 2 h	• täglich, rund um die Uhr • auch nachts • mind. 4 h pro Tag
	Bedarf an Hilfe für hauswirtschaftliche Versorgung	zusätzlich mehrfach pro Woche	zusätzlich mehrfach pro Woche	zusätzlich mehrfach pro Woche
	Zeitbedarf an Hilfe insgesamt	mind. 1,5 h pro Tag	mind. 3 h pro Tag	mind. 5 h pro Tag

zugeordnet und erhalten keine Leistungen aus der Pflegeversicherung.

6.2 Private Pflegepflichtversicherung

In der privaten Pflegepflichtversicherung sind diejenigen Personen versichert, die ihr Krankheitsrisiko bei einer privaten Krankenversicherung abgesichert haben. Es gilt die Versicherungspflicht. Freiwillig Krankenversicherte können sich auch hier von der Versicherungspflicht befreien lassen und sich privat pflegeversichern.

Die **Leistungen** und **Bewertungsmaßstäbe** für den Pflegefall in der privaten Pflegepflichtversicherung müssen gleichwertig mit denen der sozialen Pflegeversicherung sein.

Entsprechend der privaten Krankenversicherung sind auch die Prämien jüngerer Versicherter i. d. R. niedriger als die Beiträge der gesetzlichen Pflegeversicherung und steigen mit dem Alter an. Ehepartner sind nicht automatisch mitversichert.

Versicherungsleistungen müssen zunächst privat vorgestreckt und können dann bei den Kassen eingereicht werden. Daher kommen hier ausschließlich **Geldleistungen** in Frage.

Privat Pflegeversicherte erhalten einen Prämienzuschuss ihres Arbeitgebers in Höhe von 50% bis zur Höchstgrenze des Arbeitgeberbeitrags in der sozialen Pflegeversicherung.

6.3 Zahlen zur Pflege in Deutschland

(Quelle: Statistisches Bundesamt; Stand: 31. 12. 2006)

Zahl der Versicherten
- soziale Pflegeversicherung: rd. 70,16 Mio.
- private Pflegepflichtversicherung: rd. 9,20 Mio.

Gesamtzahl der Leistungsbezieher
rund 2,01 Mio., davon:
- ambulant: rd. 1,40 Mio.
- stationär: rd. 0,70 Mio.

Zahl der Leistungsbezieher im ambulanten Bereich

1. soziale Pflegeversicherung: Gesamtzahl der ambulant Pflegebedürftigen: rd. 1,31 Mio., davon:
- Pflegestufe I: 58,6%
- Pflegestufe II: 32%
- Pflegestufe III: 9,4%

2. private Pflegepflichtversicherung: Gesamtzahl rd. 93 000, davon:
- Pflegestufe I : 50,8%
- Pflegestufe II: 35,7%
- Pflegestufe III: 13,4%

Zahl der Leistungsbezieher im stationären Bereich

1. soziale Pflegeversicherung: Gesamtzahl der Pflegebedürftigen in vollstationären Einrichtungen rd. 659 000, davon:

- Pflegestufe I: 40,3%
- Pflegestufe II: 40,2%
- Pflegestufe III: 19,6%

2. private Pflegepflichtversicherung: Gesamtzahl rd. 41 000, davon:

- Pflegestufe I: 27,3%
- Pflegestufe II: 45,3%
- Pflegestufe III: 27,4%

Prognose

Risiko der Pflegebedürftigkeit:

- vor 60. Lebensjahr: rd. 0,6%
- zw. 60. und 80. Lebensjahr: rd. 3,9%
- nach 80. Lebensjahr: rd. 28,3%

036 IMPP-Fragen

30 Prävention: Gesundheitsbildung und Krankheitsverhütung

Carola Kienzle

Inhalt

30

1 Grundlagen

Prävention. Darunter versteht man Maßnahmen zur Vorbeugung von Krankheiten und Unfällen und zur Förderung der Gesundheit.

Es ist nicht nur effizienter, sondern auch oft wesentlich billiger, Gesundheit zu schützen als sie wiederherzustellen.

Präventionsmaßnahmen. Diese kann man auf verschiedene Weise einteilen:

- nach der Zielgröße:
  - Bei der Verhaltens- oder personalen Prävention soll das Individuum durch Aufklärung oder Information, Stärkung der Persönlichkeit oder auch durch Sanktionen dazu motiviert werden, Risiken zu vermeiden bzw. gesundheitsförderndes Verhalten zu übernehmen.
  - Bei der Verhältnis- oder strukturellen Prävention werden die strukturellen Bedingungen verschiedener Lebensbereiche (Arbeit, Familie, Freizeit) oder Umweltfaktoren möglichst risikoarm gestaltet.
- nach dem Zeitpunkt:
  - primäre Prävention
  - sekundäre Prävention
  - tertiäre Prävention
- nach der Methode:
  - Gesundheitspolitik
  - Gesundheitsbildung und -erziehung
  - Gesundheitsberatung und -aufklärung
  - Präventivmedizin

Gesundheitsbildung. Diese umfasst die Bereiche Aufklärung, Erziehung und Beratung. Ziel ist die Vermittlung von Zusammenhängen. Die Ottawa-Charta, die 1986 von einem internationalen Gremium der WHO verabschiedet wurde, beinhaltet als grundlegendes Dokument Strategien der Gesundheitsförderung. Das darin enthaltene „health-believe-Modell" will den Patienten die Überzeugung von der Richtigkeit bestimmter Verhaltensweisen vermitteln.

2 Primäre Prävention

Definition. Maßnahmen der primären Prävention sollen den allgemeinen Gesundheitszustand verbessern und Unfälle oder die Entstehung von Krankheiten vermeiden.

Man versteht hierunter die Gesundheitsförderung, Gesundheitserziehung und -aufklärung, die Krankheitsverhütung bei noch nicht Erkrankten durch Prophylaxemaßnahmen, Ausschalten von Risikofaktoren, Zuführung lebenswichtiger Nährstoffe und Erhöhung der Resistenz.

Man unterscheidet:

- **spezifische Maßnahmen:** verhindern gezielt Krankheiten.
  Beispiele: Impfungen, Trinkwasserfluoridierung, Kochsalzjodierung
- **unspezifische Maßnahmen:** fördern die Gesundheit, ohne dass gezielt einer bestimmten Krankheit vorgebeugt wird.
  Beispiele: gute Ernährung, adäquate Kleidung, Verbesserung der Arbeitsverhältnisse, Urlaub, Umweltschutz etc.

3 Sekundäre Prävention

Definition. Sekundäre Prävention bezieht sich auf Früherkennung von Krankheiten (Screening) und Behandlung in einem möglichst frühen Stadium (z.B. Krebsvorsorge). Ziel ist es, den Krankheitsverlauf positiv zu beeinflussen.

Die Leistungen der gesetzlichen Krankenversicherung auf dem Gebiet der Sekundärprävention umfassen den Anspruch auf:

- ärztliche Gesundheitsuntersuchung zur Früherkennung von Krankheiten (v.a. Herz-Kreislauf-, Nierenerkrankungen und Zuckerkrankheit) jedes 2. Jahr ab dem 35. Lebensjahr
- Vorsorgeuntersuchungen (☞ Tab. 30.1)

Tab. 30.1: Von gesetzlichen Krankenkassen übernommene Vorsorgeuntersuchungen

Zielgruppe	Vorsorgeuntersuchung
Kinder	9 Untersuchungen von der Geburt bis zur Vollendung des 6. Lebensjahres
Frauen	• **Gebärmutterhalskrebs:** ab 20 einmal jährlich Untersuchung des **äußeren und inneren Genitales** und Abstrichuntersuchung von Gebärmuttermund und Gebärmutterhals • **Brustkrebs:** ab 30 1-mal jährlich Abtastung der Brüste und der Achselhöhlen, Anleitung zur Brustselbstuntersuchung; ab 50 bis einschließlich 69 alle 2 Jahre Einladung zur Mammographie • **Hautkrebs:** ab 30 1-mal jährlich gezielte Befragung nach Hautveränderungen (keine visuelle Ganzkörperuntersuchung im entkleideten Zustand)
Männer	• **Prostatakrebs:** ab 45 1-mal jährlich Abtastung der Prostata vom **Enddarm** aus, Untersuchung des **äußeren Genitales** und Abtastung der **Lymphknoten** in der Leiste • **Hautkrebs:** ab 45 1-mal jährlich gezielte Befragung nach Hautveränderungen (keine visuelle Ganzkörperuntersuchung im entkleideten Zustand)
Frauen und Männer	• **Dickdarmkrebs:** ab 50 1-mal jährlich digitale rektale Untersuchung und Test auf okkultes Blut im Stuhl. Ab 55 eine Koloskopie, einmalige Wiederholung nach 10 oder mehr Jahren oder anstelle der Koloskopie ab 55 Test auf okkultes Blut alle 2 Jahre

4 Tertiäre Prävention

Definition. Zur tertiären Prävention zählen Maßnahmen, die Krankheitsrückfälle vorbeugen, die Verschlimmerung von chronischen Erkrankungen verlangsamen oder Folgestörungen bei bestehenden Krankheiten verhindern (☞ Kap. 3).

037 IMPP-Fragen

31 Rehabilitation, Physikalische Medizin, Naturheilverfahren

Carola Kienzle, Wolfgang Miesbach,* Klaus-Peter Schaps,*
Frank Stubbe*

* Autor der teilweise übernommenen Vorauflage

Inhalt

1 Rehabilitation

Klaus-Peter Schaps, Frank Stubbe

1.1 Zielsetzung und Definitionen

Aufgaben, Ziele und Erfolgskriterien

Rehabilitation stellt sich als Gemeinschaftsaufgabe, allen Menschen entsprechend ihren Fähigkeiten zu helfen, einen angemessenen Platz in der Gesellschaft einzunehmen. Ziel der Rehabilitation (Reha) ist es, Behinderte und Kranke dauerhaft in Gesellschaft und Beruf wiedereinzugliedern. Sie hat nach Möglichkeit kurative Ziele, oft kann jedoch nur palliativ rehabilitiert werden. Der Erfolg einer Rehabilitation sollte an dem vorher aufgestellten Reha-Plan gemessen werden. Dabei darf aber nicht der Patient in seiner Persönlichkeit außer Acht gelassen werden.

Wesentliche Begriffe

Schädigung. Anspruch auf Reha-Maßnahmen haben alle Behinderten (z.Zt. ca. 4 Mio. in Deutschland). Der Behinderung liegt eine Schädigung zugrunde, die unterschiedliche Ursachen haben kann, z.B. kann ein Unfall, aber auch ein Knochentumor zur Amputation eines Beines und damit zur erheblichen Einschränkung der Bewegungsfunktion führen.

Behinderung. Die Behinderung wird als nicht nur vorübergehende Erwerbsminderung > 10% definiert. Einbezogen sind 55 Arten der Behinderung mit 8 Ursachen (einschließlich Suchtkrankheiten). Eine Schwerbehinderung liegt vor bei einer dauerhaften Erwerbsminderung > 50%.

Die Begriffe „impairment" (Feststellung eines Schadens), „disability" (Muster an funktionellen Einschränkungen) und „handicap" (Beeinträchtigung im sozialen Feld) helfen bei einer umfassenden Definition von Behinderung. Es ist Aufgabe des Arztes, den Patienten entsprechend dieser Klassifikation der WHO einzuordnen, um ihm ein optimales Rehabilitationskonzept anbieten zu können. So kann sein sozialer Nachteil so gering wie möglich gehalten werden.

Für die abgestufte Beurteilung der Behinderungen werden Tabellen verwendet (☞ Tab. 31.1). Bei Mehrfachbehinderung ist immer von der schwersten auszugehen; im Einzelfall muss ein Gutachter prüfen, inwieweit die anderen Behinderungen das Leiden verstärken.

Tab. 31.1: Grad der Behinderung (Beispiele)

Art der Behinderung	Grad der Behinderung
Verlust des Kehlkopfes	70–80%
schweres Stottern	30%
schwere Form der Hypertonie	0–100%
Colitis ulcerosa	50–70%
Verlust der Gebärmutter in jungen Jahren	20%
Versteifung des Hüftgelenks	30–60%
degenerative Veränderung der Wirbelsäule	20–30%

Berufsunfähigkeit. Berufsunfähig ist nach § 1246 RVO ein Versicherter in der gesetzlichen Rentenversicherung (GRV), dessen Erwerbsfähigkeit auf weniger als die Hälfte eines gesunden Versicherten mit gleichen Voraussetzungen (Ausbildung, Kenntnisse, Fähigkeiten) abgesunken ist.

Erwerbsunfähigkeit. Eine Erwerbsunfähigkeit liegt nach § 1247 RVO vor, wenn ein Versicherter der GRV auf nicht absehbare Zeit keine oder nur noch geringfügige Erwerbstätigkeiten ausüben kann. Das ärztliche Gutachten hat vor allem ein positives und negatives Leistungsbild zu erstellen, aus dem hervorgeht, was der Begutachtete noch zu leisten vermag und wozu er nicht mehr in der Lage ist.

Pflegebedürftigkeit. Die Pflegebedürftigkeit der fest gemeldeten Wohnbevölkerung betrifft ca. 5% und wird in 3 Grade eingeteilt:

- **Pflegestufe 1:** Personen, die bei mind. 2 Verrichtungen aus mindestens einem der 3 Bereiche Körperpflege (Hygiene), Ernährung und Fortbewegung (Mobilität) 1-mal täglich Hilfe benötigen. Mehrmals wöchentlich ist Unterstützung im Haushalt erforderlich.

- **Pflegestufe 2:** Pflegebedürftige, denen in den 3 oben benannten Bereichen mind. 3-mal täglich zu verschiedenen Zeiten geholfen werden muss. Hauswirtschaftliche Hilfestellung muss mehrfach pro Woche geleistet werden.
- **Pflegestufe 3:** notwendige Rund-um-die-Uhr-Versorgung. Hauswirtschaftliche Hilfestellung muss ebenfalls mehrfach pro Woche geleistet werden.

Mit Wirkung vom 1.4.95 wird für die häusliche Pflege ein Pflegegeld je nach Pflegestufe in Höhe von 205/410/665 € pro Monat gezahlt. Alternativ werden die Kosten von Pflegeeinsätzen durch ambulante Dienste erstattet, und zwar je nach Einstufung bis zum Betrag von 380/920/1430 € pro Monat. Leistungserbringer der gesetzlichen Pflegeversicherung (GPV) sind die Krankenkassen. Das Sozialgesetzbuch XI bildet die gesetzliche Grundlage der GPV. Die Finanzierung erfolgt paritätisch durch Arbeitgeber und Mitglieder der GPV mit einem Beitragssatz von derzeit 1,7% des Bruttoeinkommens. Zuständig ist die GPV für alle Pflichtmitglieder und freiwillig Versicherten der GKV und PKV.

Einrichtungen der Reha. Dazu zählen u.a. Reha-Krankenhäuser (privat oder in Trägerschaft der Rentenversicherung und Kurkliniken), Berufsförderungswerke, Berufsbildungswerke und Werkstätten für Behinderte.

Arten der Rehabilitation

Die **medizinische Rehabilitation** lässt sich als Fortsetzung der medizinischen, technisch orientierten Behandlung verstehen, d.h. eine Behandlung durch Arznei-, Verbands- und Heilmittel, ärztliche und zahnärztliche Behandlung, Krankenpflege, Nachsorge, Prothesen und orthopädische Hilfsmittel sowie Krankengymnastik, bewegungs-, beschäftigungs- und sprachtherapeutische Maßnahmen.

Die **schulisch-pädagogische Rehabilitation** bezieht ihre Maßnahmen auf angeborene oder im Kindesalter erworbene Behinderungen durch Frühförderung oder andere pädagogisch-therapeutische Hilfen.

Die **berufliche Rehabilitation** umfasst berufsfördernde Maßnahmen wie die Hilfe zur Erhaltung oder Erlangung eines Arbeitsplatzes.

Die **soziale Rehabilitation** soll die Wiedereingliederung in soziale Lebenszusammenhänge (Familie, Nachbarschaft, Gemeinde u.a.) fördern.

1.2 Rechtliche Grundlagen und Grundsätze der Rehabilitation

Reha-Maßnahmen müssen vom Versicherten selbst beim Kostenträger beantragt werden. Der Antrag auf Rehabilitationsmaßnahmen ist bereits vor Klärung der Kostenübernahme möglich. Nach Prüfung der medizinischen Notwendigkeit wird eine berechtigte Maßnahme dann vom Kostenträger zugewiesen. Vor jeder Maßnahme sollte ein Reha-Plan erstellt werden, dieser wird dann in Reha-Kliniken oder Berufsförderungswerken umgesetzt.

Das Sozialgesetzbuch (SGB) stellt eine Kodifikation des Sozialrechts in 11 Büchern dar: SGB I (allg. Teil), SGB II (Ausbildungsförderung), SGB III (Arbeitsförderung), SGB IV (Gemeinsame Vorschriften für die Sozialversicherung), SGB V (Gesetzliche Krankenversicherung), SGB VI (Wohngeld), SGB VII (Kindergeld), SGB VIII (Jugendhilfe), SGB IX (Sozialhilfe), SGB X (Verwaltungsverfahren) und SGB XI (Pflegeversicherung).

Insbesondere das Rehabilitationsangleichungsgesetz bringt den reformerischen Grundsatz zum Ausdruck, dass alle Behinderten und von Behinderung bedrohten Personen einen Rechtsanspruch auf medizinische und berufliche Wiedereingliederung haben, unabhängig von Art und Ursache ihrer Behinderung.

1.3 Gesetzliche Leistungsträger der Rehabilitation

Die Rehabilitation wird von den verschiedensten Körperschaften getragen. Die Träger sind in der Bundesarbeitsgemeinschaft für Rehabilitation zusammengeschlossen. Die Zuständigkeit richtet sich nach dem Versicherungsstatus des Versicherten.

Träger der gesetzlichen Krankenversicherung sind: Ortskrankenkassen, Betriebskrankenkassen, Innungskrankenkassen, Seekasse, Ersatzkassen, Bundesknappschaft und Landwirtschaftliche Krankenkassen.

Träger der Rentenversicherung sind: Landesversicherungsanstalt, Bundesbahn-Versicherungsanstalt, Seekasse, Bundesversicherungsanstalt für Angestellte, Bundesknappschaft und Landwirtschaftliche Alterskassen.

Träger der gesetzlichen Unfallversicherung sind: Gewerbliche Berufsgenossenschaften, See-Berufsgenossenschaft, Landwirtschaftliche Berufsgenossenschaften, Gemeindeunfall-Versicherungsverbände, Ausführungsbehörden für Unfallversicherungen des Bundes, der Länder und Gemeinden und Feuerwehr-Unfallversicherungskassen.

Träger der Bundesanstalt für Arbeit sind die Landesarbeitsämter und die Arbeitsämter.

Die **Sozialhilfe** hat örtliche und überörtliche Träger.

Träger der sozialen Entschädigung bei Gesundheitsschäden nach dem Bundesversorgungsgesetz sind: Landesversorgungsämter, Versorgungsämter, Hauptfürsorgestellen und Fürsorgestellen.

1.4 Berechtigte Personenkreise, Einleitung und Ablauf der Rehabilitationsverfahren

Maßnahmen der Rehabilitation beziehen sich im Wesentlichen auf behinderte Menschen, die durch ein angeborenes Leiden, eine Verletzung, einen Unfall oder eine chronische Krankheit persönlich, beruflich oder sozial benachteiligt sind. Der Antrag auf eine Rehabilitationsmaßnahme wird vom Versicherten selbst gestellt. Sein Hausarzt gibt Auskunft über seinen Gesundheitszustand (Attest). Nach Prüfung der versicherungsrechtlichen (6 Pflichtbeiträge innerhalb der letzten 24 Monate oder 60 Monate Versicherungszeit) und medizinischen Voraussetzungen (Prüfung durch einen sachverständigen Arzt) weist der Versicherungsträger den Versicherten einer Klinik zu, die diesen nach einer Wartezeit einbestellt. Ein dort interdisziplinär erstellter Reha-Plan bildet die Grundlage der Maßnahme. Der Betroffene ist verpflichtet, bei der Durchführung der Reha-Maßnahme nach Kräften mitzuwirken. Im Rahmen der medizinischen Rehabilitationsmaßnahmen stellen die Skelett-, Muskel- und Bindegewebskrankheiten mit insgesamt ca. 40% die häufigste Diagnosegruppe dar.

1.5 Leistungen im Rahmen der medizinischen Rehabilitation

Träger der medizinischen Rehabilitation sind die Rentenversicherungen, die Berufsgenossenschaften, die Versorgungsämter sowie **subsidiär** (d.h., wenn keine anderen Träger zuständig sind) die gesetzlichen Krankenkassen. In der Regel umfasst die medizinische „Reha-Kur" einen 3- bis 4-wöchigen stationären Aufenthalt in einem Rehabilitationskrankenhaus oder einen ambulanten Aufenthalt in einer Kurklinik, der um 2 Wochen verlängert werden kann. Die Patienten sind hierbei nicht arbeitsunfähig, es droht aber oft eine Erwerbsunfähigkeit, die durch die Kur hinausgezögert oder abgewendet werden soll. Solche Reha-Heilmaßnahmen können im Allgemeinen alle 4 Jahre wiederholt werden, bei drohender Arbeitsunfähigkeit kann dieser Zeitraum unterschritten werden. Während dieser Maßnahmen muss der Arbeitgeber bis zu 6 Wochen Lohnfortzahlung leisten, danach zahlt die Rentenversicherung ein Übergangsgeld.

Anschlussheilbehandlungen (AHB) sind Maßnahmen, die arbeitsunfähige Patienten im Anschluss an eine meist stationäre Behandlung möglichst schnell in das Arbeitsleben zurückführen sollen. AHB sollen spätestens 3 Wochen nach Entlassung aus der Akutklinik beginnen.

Zur stufenweisen Wiedereingliederung in den Arbeitsprozess werden neben den genannten medizinischen Leistungen auch Maßnahmen der beruflichen Rehabilitation unternommen.

Ein Beispiel für ärztlich verordneten Rehabilitationssport ist der Koronarsport, der für Patienten mit Zustand nach Infarkt und stabiler Verfassung eine Kompensation des Kontraktilitätsdefektes bewirken sowie einen Reinfarkt verhüten soll. Gleichzeitig soll ihnen ihr körperliches Selbstbewusstsein wiedergegeben werden. Ferner gibt es noch Kinder- und Rentnerkuren, Müttergenesungskuren sowie Krebsnachsorgekuren.

1.6 Leistungen im Rahmen der beruflichen, schulisch-pädagogischen und sozialen Rehabilitation

Berufliche Rehabilitation

Berufliche Rehabilitation umfasst häufig eine betriebsinterne Umsetzung, technische Hilfen am Arbeitsplatz oder eine Umschulung im Berufsförderungswerk, so dass eine Neuvermittlung möglich wird. Bei den Kosten für die berufliche Rehabilitation ist die Bundesanstalt für Arbeit vorleistungspflichtig. Je nach Versicherungsstatus können auch die folgenden anderen Träger die Kosten übernehmen: Rentenversicherung (für Mitglieder, die über 15 Jahre Beiträge gezahlt haben), Kriegsopferversorgung, Unfallversicherung und Sozialhilfe (☞ Tab. 31.2).

Schulisch-pädagogische Rehabilitation

Einrichtungen der schulisch-pädagogischen Rehabilitation sind Zentren der Frühförderung, Sonderkindergärten, -tagesstätten und -schulen (für Blinde, Gehörlose, körperlich oder geistig Behinderte etc.). Tätig sind hier Pädagogen, Sozialpädagogen, Heilpädagogen, Erzieher, Psychologen u.a.

Soziale Rehabilitation

Oft müssen Behinderte vor oder während einer Berufstätigkeit (nach)geschult werden, um in Schule und Beruf bestehen zu können. Im Rahmen der sozialen Rehabilitation können dem Behinderten Zuschüsse zum Kraftfahrzeug, zu Behindertentransporten oder zu einer Wohnung gewährt werden. Ferner können die Sozialversicherungsbeiträge übernommen werden, und es kann Übergangsgeld bezahlt werden.

Zur sozialen Rehabilitation gehören Maßnahmen zur Entwicklung der geistigen und körperlichen Fähigkeiten vor der Schulpflicht, zur angemessenen Schulbildung, Verbesserung der wohnungsmäßigen Unterbringung u.a. Auf dem Arbeitsmarkt nicht mehr vermittelbare Behinderte können in einer Werkstätte für Behinderte auf Dauer beschäftigt werden, für jugendliche Behinderte, die keinen Ausbildungsplatz finden, kann die Ausbildung in einem Berufsbildungswerk erfolgen.

Tab. 31.2: Träger der verschiedenen Rehabilitationsmaßnahmen (nach Seidel)

	medizinische Rehabilitation	berufliche Rehabilitation	schulische Rehabilitation	soziale Rehabilitation/ Existenzsicherung
gesetzliche Krankenversicherung	+	/	/	/
gesetzliche Rentenversicherung	+	+	/	+
gesetzliche Unfallversicherung	+	+	+	+
Arbeitsförderung	/	+	/	/
Versorgungswesen	+	+	+	/
Sozialhilfe	+	+	+	+

31

2 Physikalische Therapie

Carola Kienzle, Wolfgang Miesbach

2.1 Grundlagen

Definition. Die physikalische Therapie umfasst mehrere medizinische Behandlungsformen, die auf physikalischen Methoden beruhen. Dazu gehören: Wärme, Gleichstrom, Infrarot- und UV-Licht, Wasseranwendungen und mechanische Behandlungen (z.B. Massage). Durch jede dieser Maßnahmen setzt man am Körper einen Reiz, auf den er reagieren muss. Hierdurch soll eine Heilung durch Anregung von Selbstheilungsprozessen erzielt werden.

Merke

Der Reiz soll umgekehrt proportional zur Schwere der Erkrankung gesetzt werden. Je kränker und funktionsgestörter das Individuum, desto vorsichtiger die Intensität des Reizes.

Grundsatz von Kneipp (entspricht Arndt-Schulz-Gesetz): Der schwächste Reiz, der gerade noch ausreicht, die gewünschte Reaktion hervorzurufen, stellt die beste Reizstärke dar; dagegen wirken starke Reize lähmend und stärkste Reize schädigend.

Indikation. Physikalische Methoden werden sowohl als dominierende oder flankierende Maßnahme bei Erkrankungen als auch zur Prävention und Rehabilitation eingesetzt.

2.2 Therapieformen

Bewegungstherapie

Definition. Bewegungstherapeutische Verfahren (muskuläre Entspannungsmethoden, Sporttherapie, Krankengymnastik) wirken durch systematische und gezielt aufgebaute Bewegung im Rahmen eines ganzheitlichen Therapiekonzeptes. Hierbei unterscheidet man die Übung (wiederholte Bewegungsabläufe zur Steigerung der Koordination) vom Training, welches durch wiederholte Bewegungsabläufe die Leistungsfähigkeit einzelner Muskelgruppen oder des gesamten Organismus steigern soll.

Körperliches Ausdauertraining

Definition. Dabei kommt es zu Anpassungserscheinungen mit Steigerung der Leistungsfähigkeit einzelner Organe (Herz, Lunge, Kreislauf, Blut, Skelettmuskulatur, zentrales Nervensystem), der Stoffwechselleistung (Blutzucker, Fette, Leberfunktion) und des psychischen Wohlbefindens.

Indikation. Es wird besonders zur Prävention empfohlen. So verbessert Training in der Herzsportgruppe die subendokardiale Durchblutung, bei Patienten mit AVK I–II verbessert das Intervalltraining (Laufen bis zur Schmerzgrenze) die Blutzirkulation durch Kollateralenbildung, bei Diabetikern sinkt durch körperliche Aktivität der Insulinbedarf.

Ein Trainingseffekt auf die Muskulatur wird durch aktive Übungen gegen Widerstand erreicht.

Passive Übungen bei mangelnder Beweglichkeit dienen der Vorbeugung von Kontrakturen.

Krankengymnastik

Die Krankengymnastik unterscheidet passive Bewegungen wie Dehnungen und aktive Bewegungen mit statischem oder dynamischem Charakter.

Aktive Bewegungen mit statischem Charakter. Bei diesen isometrischen Übungen spannt sich der Muskel zwar an, aber verkürzt nicht. Isometrische Kontraktionen dienen der Kräftigung der Muskulatur und können zur Einleitung anschließender Entspannungstechniken genutzt werden. Da sie dabei einen Blutdruckanstieg bewirken, sind sie nicht für Hypertoniker geeignet. Beispiel: Bei der progressiven Muskelrelaxation nach Jacobsen nutzt man bewusst den Gegensatz von Anspannung und Entspannung von einzelnen Muskelgruppen zur tiefenmuskulären Entspannung.

Aktive Bewegungen mit dynamischem Charakter. Die Methoden nach Bobath und Vojta sind dynamisch im Bewegungsablauf konzipiert und werden besonders bei neurologischen Patienten als Techniken zur Bahnung von Bewegungen eingesetzt. Krankengymnastik sollte in den Reha-Plan eines Kranken mit Zustand nach Apoplex, multipler Sklerose, Morbus Parkinson, chirurgischen Eingriffen und orthopädischen Leiden integriert werden.

Hydrotherapie

Definition. Unter Hydrotherapie versteht man die therapeutische Anwendung von Wasser in den verschiedensten Formen. Nach Krauß (1990) lassen sich die hydrotherapeutischen Wirkungen gemäß der Stärke des applizierten Reizes in folgende Dosierungsstufen einteilen:

- **milde Reize** (kleine Hydrotherapie):
  - Waschungen, Abreibungen, Trockenbürstungen
  - ansteigende Teilbäder (bis Unterarm, Fuß), wechselwarme Fußbäder, kalte Güsse bis Knie
  - Wassertreten
  - Wickel (bis Brustwickel)
  - kleine Anwendung feuchter Wärme (Heusack, kleine Peloidpackung)
- **mittelstarke Reize** (mittlere Hydrotherapie):
  - ansteigende Bein-, Sitz- und Halbbäder
  - Schöpfbäder
  - warme Zusatz-Halbbäder
  - kaltes Reibesitzbad
  - wechselwarme Sitzbäder
  - Rumpfwickel, feuchte ³/₄-Packung mit mittlerer Liegedauer
- **starke Reize** (große Hydrotherapie)
  - Überwärmungsbad
  - russisch-römisches Dampfbad
  - subaquales Darmbad
  - kalter oder heißer Voll-Blitzguss
  - langanliegende feuchte ³/₄- oder Ganzpackung

Natürlich sollte die Reizstärke des gewählten Verfahrens an das Befinden und die Erkrankung des Patienten angepasst sein. Innerhalb einer Serie sollte mit leichten Reizen begonnen werden und dann eine Steigerung erfolgen.

Indikation. Diese ist vielfältig und reicht von der Behandlung von beginnenden Infekten über Ischialgien und Muskelverspannungen hin zu Hämorrhoiden, Krampfadern und Asthma bronchiale.

Thermotherapie

Definition. Thermotherapie bezeichnet die therapeutische Nutzung von Wärme. Die Reizung besteht aus Wärmeentzug (Kryotherapie) oder Wärmezufuhr (Wärmetherapie).

Kryotherapie

Indikation

- lokale Anwendung von Eis: Diese Kurzzeittherapie wird bei entzündlichen Prozessen, Verbrennungen oder Schmerzen genutzt. Bei diesen Indikationen wirkt die Kryotherapie antihämorrhagisch, antiödematös und antiphlogistisch.
- Ganzkörperkältetherapie mit flüssigem Stickstoff: Diese ist bei rheumatoider Arthritis oder Spondylosis ankylosans indiziert.

Kontraindikation. Bei trophischen Störungen, arteriellen Durchblutungsstörungen und schweren Herz- und Kreislauferkrankungen (Gefahr der Kältebradykardie) wird die Kryotherapie nicht eingesetzt.

Wärmetherapie

Definition. Der Übergang von Wärme in den Körper geschieht über Leitung, Konvektion oder Strahlung. Auch bei der Ultraschalltherapie mit Wellen von 800–10000 kHz wird Wärme appliziert. Die Wärmeanwendung ist lokal tiefenwirksam und kann durch lokale Spasmolyse analgetisch wirken. Bei wiederholter UV-Bestrahlung muß die Expositionszeit in Folge von erhöhter Pigmentbildung verlängert werden.

Indikation. Angewendet wird die Wärmetherapie bei erhöhtem Muskeltonus, abdominellen spastischen Beschwerden und chronischen entzündlichen Prozessen wie Erkrankungen aus dem rheumatischen Formenkreis.

Kontraindikation. Akute Entzündungen und eingeschränkte Koronarfunktion (→ Gefahr der Wärmetachykardie).

Massagetherapie

Definition. Die Massage ist eine der ältesten Therapieformen zur Beeinflussung von Tonus und Turgor der Haut und der Muskulatur. Definierte Grifftechniken führen zur Verbesserung der örtlichen Durchblutung und entstauen Venen- und Lymphbereiche.

Klassische Massage

Definition. Bei der klassischen Massage gibt es mehrere Grifftechniken jeweils unterschiedlicher Wirkungen (☞ Tab. 31.3):

Indikation. Anwendung bei Erkrankungen des rheumatischen Formenkreises, Muskelhartspanne, neurologische Erkrankungen.

Kontraindikation. Hierzu gehören lokale Entzündungen, Malignome, fieberhafte Erkrankungen, arterielle Verschlüsse und Kreislaufdekompensationen.

Heilmassage nach Hamann

Definition. Diese Massage baut auf die klassische Massage auf, sie wird jedoch durch dehnende Griffe und den gezielten Einsatz am gestörten Gewebe vervollständigt.

Indikation. Besondere Indikationen der Heilmassage sind Erkrankungen des Unterhautbindegewebes, der Faszien und des Periosts.

Reflexzonenmassage

Definition und Indikation. Bei der Reflexzonenmassage geht man davon aus, dass die inneren Organe über den viszerokutanen Reflex mit den sogenannten Reflexzonen in der Körperperipherie verbunden sind. Durch bestimmte Massagezonen kann man über diese Zonen auf das zugeschaltete innere Organ Einfluss nehmen.

Die Reflexzonen sind in unterschiedlicher Schichttiefe angeordnet. Entsprechend werden die Reflexzonenmassagen unterteilt:

- Segmentmassage (Gläser, Dalicho): Massage, die Haut, Bindegewebe, Muskulatur und Periost innerhalb eines bestimmten Organsegmentes behandelt. Indikation: chronische Erkrankungen innerer Organe, die zu reflektorischen Krankheitszeichen in der Peripherie führen
- Bindegewebsmassage(Dicke, Kohlrausch, Teirich-Leube): mit tangentialen Zugreizen am subkutanen Bindegewebe werden bestimmte Bindegewebszonen behandelt. Indikation: re-

Tab. 31.3: Grifftechniken der klassischen Massage

Griff	Technik	Funktion
Streichung	großflächige Bewegung über Muskulatur von peripher nach zentral	Entstauung des Venen- und Lymphsystems
Knetung	S-förmige Bewegung von distal nach proximal über eine Muskelgruppe	Normalisierung des Muskeltonus
Walkung	großflächige Knetung	
Rollung	Sonderform der Knetung, rollend in Muskellängsrichtung	Dehnung
Reibung	flache, bei höherem Druck tiefergehende, schnelle Bewegung	Erwärmung des Gewebes, Lösung von Gewebsverklebungen
Zirkelung	feste, kleine, spiralförmige Bewegung	Lösung von Verspannungen
Klopfung	kurze Schlagbewegung mit der Handkante, Hohlhand oder Finger	Durchblutungssteigerung, Förderung der Expektoration
Klatschung	kurze Schlagbewegung mit der flachen Hand	
Vibration	Zitterbewegung bei flacher Hand	muskuläre Entspannung, Milderung spastischer Magen-Darm-Beschwerden
Schüttelung	lockere Schüttelbewegung von Extremitäten, Rumpf oder Muskelgruppen	Entspannung und Krampflösung

flektorische Bindegewebsveränderungen bei Schmerzsyndromen (z.B. Migräne, Menstruationsstörungen, peripher arterielle Verschlusskrankheit oder Morbus Sudeck)
- Periostbehandlung (Vogler, Krauß): rhythmische, massageähnliche Druckbehandlung, die mit den Fingerkuppen über dem Periost ansetzt. Indikation: Stenokardien, Schmerzen bei Ulcus ventriculi und duodeni, Gallenkoliken, vasokonstriktorische oder vertebragene Schmerzen (Migräne)
- Fußreflexzonenmassage: sie zählt zu den Umstimmungs- und Ordnungstherapieformen. Durch eine bestimmte Grifftechnik hyperämisiert und ordnet sie die Reflexzonen am Fuß. Indikation: funktionelle Beschwerden des Verdauungstraktes (Gastritis, Meteorismus), des Urogenitaltraktes (Zystitis, postoperativer Harnverhalt), psychosomatische Erkrankungen (Schlafstörungen, klimakterische Beschwerden), Herz-Kreislauf-Beschwerden (Angina pectoris, Varikosis), Beschwerden der Atmungsorgane (Bronchitis, Asthma bronchiale), des Nervensystems (Schmerzzustände wie zum Beispiel Trigeminusneuralgie, Schwindel) und der Haut (Neurodermitis, Urtikaria)

Kolonmassage (Vogler, Krauß)

Definition. Durch die manuelle Reizung von 5 retroperitoneal gelegenen Kolonpunkten wirkt man funktionsordnend auf die Bauchorgane ein.

Indikation. Reizkolon, chronische Obstipation, Gallenwegsleiden.

Massage mit Hilfsmitteln

Definition. Es handelt sich u.a. um die Massage im Wannenbad mit Hilfe eines warmen Wasserdruckstrahls oder die Massage durch Bürstungen der Haut.

Indikation. Die Unterwasserdruckstrahlmassage detonisiert die verspannte Muskulatur und fördert damit die Schmerzlinderung. Bürstenmassagen nutzt man hauptsächlich zur vorbeugenden Gesundheitspflege zur Anregung von Herz und Kreislauf z.B. bei Hypotonie.

Phototherapie

Definition. Hierunter versteht man die therapeutische Anwendung von optischer Strahlung: Infrarotstrahlung, sichtbares und ultraviolettes Licht mit künstlichen Strahlern oder Sonnenlicht.

Man unterscheidet verschiedene Erythemgrade der Haut, die durch Strahlung hervorgerufen werden können:
- Suberythem: keine Hautreaktion
- 1. Grades: Erythemschwelle: Rötung nach 7 (bis 24) h
- 2. Grades **(Reizdosis):** deutliche Schwellung, leichte Schuppung
- 3. Grades **(Entzündungsdosis):** starke Rötung und Schuppung
- 4. Grades: starke Rötung und Blasenbildung

Indikation

Infrarotstrahlung wirkt hyperämisierend, analgetisch, muskeltonisierend und resorptionsfördernd.

Heliotherapie (Sonnenlicht) wirkt hypophysenstimulierend, blutdrucksenkend und dämpft die Immunreaktionen der Haut.

UV-Strahlung wird bei Infektanfälligkeit, zur Rachitisprophylaxe und bei Hauterkrankungen genutzt.

Balneotherapie

Definition. Balneotherapie bezeichnet die Behandlung mit bestimmten Kurmitteln in einem Kurort. Sie besteht aus:
- Trinkkuren mit Heilwässern
- Heilpeloide aus Heilschlamm
- Badekuren mit pflanzlichen Zusätzen
- Inhalationsbehandlungen

Kontraindikation. Balneotherapeutische Maßnahmen sind bei akut entzündlichen Prozessen, Anfallsleiden, Tumoren und Herzinsuffizienz kontraindiziert, da durch den hydrostatischen Druck bewirkte Volumenverschiebungen zur Belastung des Herz-Kreislauf-Systems führen.

Kohlensäurebad

Definition. Lokalreaktion und Reizung der Kälterezeptoren führen zur Schonung des Herzens (Schlagvolumen ↑, peripherer Widerstand ↓). Im Gegensatz zum Kohlensäurewasserbad ergibt sich beim CO_2-Gasbad kein hydrostatischer Druck. Dadurch ist die hydrostatische Belastung deutlich geringer. Die Wirkung entsteht nach perkutaner Diffusion in erhöhter CO_2-Konzentration. Eine weitere Besonderheit liegt in der Änderung des Temperaturempfindens; die als angenehm empfundene Indifferenztemperatur liegt etwa 3–5 °C unter der des Wasserbads. Außerdem führt das Kohlensäuregasbad zur Blutdrucksenkung.

Indikation. Es wird bei Hypertonie, AVK, Mikrozirkulationsstörungen, rheumatischen und degenerativen Gelenkerkrankungen eingesetzt.

Schwefelbad

Definition. Es handelt sich um eine lokale Durchblutungsanregung mit keratolytischer Wirkung.

Indikation. Rheumatische Erkrankungen, Hautkrankheiten und Kreislaufstörungen.

Moorbad

Definition. Moor entsteht aus Verwesung von Pflanzen und enthält u.a. Huminsäuren. Es wirkt schmerzstillend und durchblutungsfördernd, ist aber kreislaufbelastend.

Indikation. Chronisch entzündliche Prozesse.

Thalassotherapie (Meeresheilkunde)

Definition. Heilbehandlung mit erwärmtem oder kaltem Meerwasser zum Baden, Inhalieren oder Trinken.

Indikation. Vielzahl von Erkrankungen (bronchitische Syndrome, Hypotonie, dermatologische Erkrankungen).

Nebenwirkungen. Ähnlich wie bei der Fastenkur und der Homöopathie können im Verlauf der 2. Woche krisenartige Veränderungen auftreten, die jedoch im Rahmen der Gesamtumstellung als Versuch zur Wiederherstellung des vegetativen Gleichgewichts gedeutet werden.

Kontraindikation. Trinkkuren können zur Verschlechterung einer bestehenden Hypertonie führen.

Klimatotherapie

Definition. Bei dieser Therapieform wird die Exposition gegenüber Luft, Wind, Sonne und Regen genutzt.

Nach Hentschel werden die folgenden 4 Heilklima-Faktoren unterschieden (☞ Tab. 31.2):

- thermohygrische Faktoren: Luftfeuchte, Luftbewegung, Lufttemperatur, Wärmestrahlung
- aktinische Faktoren: Kombination von wärmewirksamer Strahlung und UV-Licht durch Sonnenlichtbehandlung
- luftchemische Faktoren: Luftverunreinigungen, natürliches Aerosol, Sauerstoffpartialdruck
- örtliche atmosphärische Faktoren: Wetter-, Witterungseinfluss, Jahreszeiten

Indikation. ☞ Tab. 31.4

Elektrotherapie

Definition. Behandlungsverfahren, bei denen die Elektrizität selbst und unmittelbar zur Reizwirkung genutzt wird. Dabei wird die Elektrizität vorher nicht in eine andere Energieform (z.B.

Tab. 31.4: Therapeutische Nutzung verschiedener Klimazonen

Klimaregion	Eigenschaften	Indikationen
Küstenklima	• starke Abkühlungsreize • gute Luft • Meerwasseraerosol	• rez. chron. Entzündungen (Haut, Schleimhaut, bronchial)
Klima von Wald- und Hügellandschaft	• gute Luftqualität • gute Reizdosierbarkeit	• Schonwirkung für Schwerkranke
Mittelgebirgsklima	• gemilderte Abkühlungsreize • gemilderte Strahlungswirkung	• Herz-Kreislauf-Erkrankungen • Atemwegserkrankungen
Hochgebirgsklima	• stark verringerte Lufttemperatur • intensive UV-Strahlung	• Herz-Kreislauf-Erkrankungen • Lungenerkrankungen • Hauterkrankungen

Schall, Licht, Bewegung) umgewandelt. Ausgelöst durch direkte Reizung vasomotorischer Nervenfasern bzw. durch Freisetzung vasoaktiver Substanzen im Gewebe (z. B. Histamin), kommt es zur gesteigerten Durchblutung im Stromflussgebiet.

Kontraindikation. Träger von Schrittmachern und aller Arten von Metalleinschlüssen sowie Patienten mit entzündlichen und konsumierenden Erkrankungen sind von der Elektrotherapie ausgeschlossen.

Gleichstrombehandlung

Indikation. Die stabile Galvanisation (Gleichstrombehandlung) wird bei neuro- und radikulopathischen Schmerzen eingesetzt. Hierbei soll die Anwendung einschleichend durchgeführt werden, um keine Muskelzuckungen zu provozieren.

Bei der transkutanen elektrischen Nervenstimulation (TENS) wird durch Applikation von Stromstößen mit 50–100 Hz und subkutaner Nervenreizung eine Schmerzmodulation (Gegenirritation) und damit -senkung erreicht. Die Stellen, auf denen die Pads zur Stromapplikation platziert werden, und die Art der modulierenden Spannung müssen bei jedem Patienten individuell ausgearbeitet werden. Durch die Reizung wird die zerebrale Schmerzweiterleitung und damit die Schmerzempfindung gehemmt. Diskutiert wird auch eine Wirkung auf die Ausschüttung körpereigener Endorphine (Opioide).

Wechselstrombehandlung

Je höher die Frequenz, desto niedriger ist die Eindringtiefe ins Gewebe:

Der niederfrequente Strom (Kurzwelle) besitzt daher die beste Tiefenwirkung.

Die Diathermie (Hochfrequenztherapie) benutzt Wechselströme über 300 kHz, wird im Körper absorbiert und wirkt als Wärme.

Das Prinzip des Ultraschalls (um 1 MHz) beruht in der hochfrequenten Vibrationsmassage mit Hyperämie und Stoffwechselsteigerung. An Grenzzonen verschiedener Dichte im Gewebe wird dabei auch Wärmeenergie freigesetzt.

Indikation und Kontraindikation. ☞ Tab. 31.5. Ultraschall wird bei posttraumatischen Zuständen und chronisch-degenerativen Erkrankungen eingesetzt.

Tab. 31.5: Therapeutisch genutzte Stromimpulse

Form	Wirkung	Indikation	Kontraindikation
Niederfrequent	Tetanisierend	Parese, Spastik	Gefahr der Hautverätzung
mittelfrequent, 1–100 Hz	Abstufung der Kontraktion, analgetisch	Reinnervationstraining, Myogelose	MS, Myasthenia gravis, M. Parkinson
bis 1000 Hz (Reizstrom)	Reintegration von Motoneuronen, analgetisch	Schmerzen, Gelenkergüsse	Tumoren, Thrombosen, Hautschäden, Fieber, Herzschrittmacher
Hochfrequent	Erwärmung	chronisch-entzündliche Erkrankungen	akute Entzündung, M. Sudeck, Gravidität

3 Naturheilverfahren

Carola Kienzle, Wolfgang Miesbach

3.1 Grundlagen

Naturheilverfahren als Teil des therapeutischen Spektrums der heute praktizierten Medizin

Definition. Naturheilverfahren sind ein Teil der Gesamtmedizin. Im Rahmen der Allgemeinmedizin sind Naturheilverfahren Methoden, die sich an die körpereigenen Heil- und Ordnungskräfte wenden, um sie zu aktivieren, und die sich bevorzugt in der Natur vorkommender Mittel bedienen, um den Menschen diagnostisch und/oder therapeutisch in seiner Ganzheit zu erfassen (Definition des Zentralverbandes der Ärzte für Naturheilverfahren).

Position der Naturheilverfahren in der heute praktizierten Medizin. Während ein großer Teil der Medizin sich noch ausschließlich dem linearen Ursache-Wirkungs-Denken im Sinne Descartes', Newtons und Virchows verpflichtet fühlt (der so genannten Schulmedizin), gehen die Naturheilverfahren, einige mit jahrtausendealter Tradition, von komplex vernetzten Systemen aus. Von der Schulmedizin in der Vergangenheit wegen der unübersichtlichen Vielfalt und Wirkungsweise ihrer Methoden als Außenseitermethode oder Paramedizin abgegrenzt, integrieren sie sich jetzt als Ergänzung und nicht als Konkurrenz in die Gesamtmedizin. Obwohl bereits 80% der niedergelassenen Ärzte Naturheilverfahren anwenden, besitzt die Naturheilkunde nicht die volle Anerkennung innerhalb der Medizin. So wird vielfach ein den wissenschaftlichen Regeln entsprechender Wirksamkeitsnachweis verlangt, der bei einigen Verfahren (wie physikalischer Therapie, Phytotherapie) leichter zu führen ist als bei den stark individualisierten Behandlungsmethoden der Homöopathie oder anthroposophischen Medizin. Der Therapieerfolg ist bei den Letzteren von der jeweiligen Persönlichkeit und Situation des Patienten und den dazu passenden Fähigkeiten und Erfahrungen des Therapeuten abhängig.

Kontraindikationen. Naturheilverfahren sind unter folgenden Umständen kontraindiziert:

- Patienten mit reinem Anspruchsdenken, fehlender Compliance, Passivität und mangelnder Reaktionsfähigkeit
- ungenügende Ausbildung und Erfahrung des Arztes
- substitutionsbedürftige Erkrankungen (insulin- oder hormonpflichtige Stoffwechsellage)
- operative Behandlungsnotwendigkeit
- Notfälle

Die Natur des Menschen als Ausdruck selbstregelnder Prozesse des Organismus in Richtung Gesundheit

Vor allem seit Paracelsus (1493–1541) wird im Menschen eine gesundheitsbildende Kraft vermutet, die als angeborener Träger des Lebens **Archaeus** der Krankheit als **inwendiger Arzt** entgegenwirkt. Somit wird die Natur selbst zur Heilerin der Krankheit und soll vom **auswendigen Arzt** erst unterstützt werden, wenn sie der Krankheit unterliegt.

Viele ganzheitliche Verfahren bewirken über spezifische Reizung (Akupunktur, Neuraltherapie) oder unspezifische Stimulation (Schröpfen, Balneotherapie) eine Gegenregulation des Organismus unter Mobilisierung dieser Selbstheilungskräfte (Reiztherapie). In der Praxis werden jedoch immer mehr **Therapieversager** beobachtet: In diesen Fällen ist die Reaktionsfähigkeit der Patienten in Folge einer chronischen Belastung abgeschwächt.

Merke

Naturheilkunde ist mehr als die Fortsetzung der Schulmedizin mit anderen Mitteln.

Da Naturheilverfahren die Mitarbeit des Patienten, den Willen zur Gesundung und eine erhaltene Reaktionsfähigkeit voraussetzen sowie vom Arzt individuelles Handeln verlangen, folgen einige Leitgedanken:

- Behandlung des Individuums, nicht einer Krankheit; Behandlung des ganzen Körpers, nicht eines Teils

- Die Sinnhaftigkeit einer speziellen Erkrankung für den Patienten ist zu berücksichtigen. Was drückt er damit aus? Was nimmt man ihm, wenn die Krankheit geheilt wird?
- Der Arzt ist auch für den Patienten da, wenn dieser nicht erkrankt ist, zur Prävention, als Hilfe bei der Lebensplanung oder zur lang dauernden konstitutionellen Therapie.
- Die Indikation für Naturheilverfahren ist genau zu stellen und zu prüfen, ob eine Kontraindikation vorliegt und der Patient auch fähig ist, regulative Reize anzunehmen und darauf zu reagieren (beispielsweise unwahrscheinlich beim polytoxikomanischen Patienten).
- Der psychische Zustand und die Befindlichkeit des Patienten sind ebenso in die Behandlung mit einzubeziehen wie das Gefühl des Arztes zu seinem Patienten (fühlt er sich bei dem Patientenkontakt zufrieden oder erschöpft?).
- Viel bewirkt nicht unbedingt viel. Auch schwache Reize können starke Reaktionen hervorrufen.
- Die einzelnen Therapien sollten nicht alle gleichzeitig angewendet werden, um die Reaktion des Patienten nicht zu überfordern.
- Bei chronischen Erkrankungen, die sich langsam entwickelt haben, erfolgt auch die Heilung langsam und in mehreren Schritten. Die Behandlung erfordert Geduld von Patient und Arzt.
- Bei Versagen der Therapie ist an das Vorliegen von Blockaden zu denken (Narben, Medikation, toxische Belastung wie etwa Amalgam).

Vorstellungen zu Mechanismen einer Reiz- und Reaktionstherapie

Reflexorientiertes Erklärungsmodell

Zwischen Organen und Hautarealen (Head-Zonen), Muskulatur mit Triggerpunkten und Bindegewebszonen, die von identischen Nervenwurzeln versorgt werden, bestehen Reflexbeziehungen, die diagnostisch und therapeutisch nutzbar sind. Viele manuelle Behandlungsmethoden, wie die Massage des Bindegewebes, der Muskulatur und der so genannten Reflexzonen, aber auch die klassische Massage und die (Ohr-)Akupunktur entfalten durch reflexiv wirksame Reize ihre gesundende Wirkung. Beschwerdenzunahme nach lokaler Therapie ist hinweisend auf ein Störfeld (Nachweis und Therapie durch Neuraltherapie).

Regulationsorientiertes Erklärungsmodell

Die einzelnen Zellen, Gewebe und Organe von Lebewesen sind in ihrer Funktion so aufeinander abgestimmt, dass der Gesamtorganismus selbst unter starken Belastungen zur Selbsterhaltung fähig bleibt. Dies verdankt er einem sinnvollen Ineinandergreifen all seiner Regulationssysteme. Da Krankheit sich nur auf dem Boden gestörter Regulationsmechanismen entwickeln kann (die schwerste Form ist die chaotische Regulation bei malignem Prozess), wird in der Therapie die Wiederherstellung der Regulation angestrebt. Die Diagnose kann durch Thermographie (Messung der Wärmeregulation) gestellt werden, therapeutisch unterstützen alle Naturheilverfahren (insbesondere Bewegungs-, Balneotherapie und anthroposophische Medizin) geordnete Regulationsmechanismen.

Individuelle Anpassung von Reizen in Abhängigkeit von Konstitution, Erkrankung und Akuität der Erkrankung

Nicht nur die Behandlung, sondern auch die Vorbeugung von Krankheitszuständen ist durch Naturheilverfahren möglich, die nach Individualität und Konstitution des Patienten ausgewählt und in Darreichungsform und Stärke angepasst werden. Dieses Wechselspiel verlangt vom Arzt exakte Kenntnis seiner Therapierichtung und Einfühlungsvermögen in die Reaktionsfähigkeit des Patienten. Dabei soll einschleichend die Reizschwelle des Organismus gering überschritten werden; stärkere Reize sind im Allgemeinen zu vermeiden. Mögliche krisenartige Reaktionen sind Erstverschlimmerung, die beim Fasten, bei der Balneologie und Homöopathie erwünscht ist, oder Übertraining.

Historisches humoralpathologisches Erklärungsmodell

Hippokrates (460–377 v. Chr.) sieht Kranksein als Folge einer falschen Mischung der Säfte, die den Körper bestimmen. Instrumente zur Selbsthilfe des Körpers sind Kochung und Ausscheidung der Materia peccans (Stoffwechselgifte) mittels Schweiß, Auswurf, Hautausschlag, Stuhl und Urin. Durch Entzündungs- und Fieberreaktion wird die Ausscheidung unterstützt. Die ärztliche Kunst besteht im Zusetzen des Fehlenden durch geordnete Lebensführung und Diätetik sowie im Entziehen des Überschüssigen durch Ausleitungsverfahren, dem **Entschlacken.** Ein weiterer Schritt ist die Assoziation von 4 Grundelementen (Feuer, Wasser, Luft und Erde) mit den 4 Körpersäften (☞ Tabelle 31.6) In den traditionellen Heilkunden Asiens findet sich eine Lehre der 5 Elemente. Gestörtes Gleichgewicht zwischen den Eigenschaften und Säften kann durch Arzneimittel mit der entgegengesetzten Eigenschaft ausgeglichen werden.

Die Humoralmedizin, bis weit ins Mittelalter gültig, gab die Rechtfertigung für die häufige Praxis ausleitender Verfahren (Aderlässe, Einläufe), die auch heute noch, zeitgemäß fortentwickelt, unter den Aschner-Methoden zu finden sind.

Risiken und Kontraindikationen. Bei Ausleitungsverfahren ist generell an das Risiko einer Volumenmangelsituation zu denken, besonders bei schon geschwächten Patienten mit vegetativer Labilität und akuter Erkrankung. Hautreizende Verfahren über entzündeten Hautveränderungen sind kontraindiziert.

Konstitution und Diathese als körperliche Bedingtheit mit Disposition zu bestimmten Krankheiten und Krankheitsmustern

Disposition. Darunter wird angeborene oder erworbene Krankheitsbereitschaft verstanden.

Konstitution. Die anlagebedingte individuelle Ganzheit beziehungsweise die unter Einbeziehung der Umwelt verwirklichte Gesamtverfassung des Organismus wird als Konstitution bezeichnet. Sie ist die Summe aller Dispositionen.

Diathese. Sie definiert sich durch die unterschiedliche Reaktionsbereitschaft einzelner Menschen gegenüber gleichen Reizen.

Konstitutionelle Einteilung. Die konstitutionelle Betrachtungsweise nimmt bei den Naturheilverfahren großen Raum ein, da Heilung über konstitutionelle Umstimmung und nicht über Symptombeseitigung angestrebt wird. Es wurde auf verschiedenen Ebenen eine Einteilung nach Konstitutionstypen versucht:

- morphologisch nach der Typenlehre von Kretschmer (Leptosom: Schizophrenie, Pykniker: affektive Psychose und der Athlet)
- humoral nach den 3 Körpersäften der tibetischen Medizin, den vier Körperflüssigkeiten der hippokratischen Medizin oder nach den fünf Elementen der chinesischen Medizin
- psychisch nach den homöopathischen **Miasmen** (**Psora:** Zuwenig an Reaktion, **Sykosis:** Zuviel an Reaktion, **Syphilis:** destruktive Reaktion)
- nach den konstitutionell zu verordnenden homöopathischen Arzneien

Auch die Einteilung nach den fundamentalen Regulationssystemen (Doshas) des Ayurveda oder den Wesensgliedern der anthroposophischen Medizin (physischer, ätherischer, astralischer Leib und Ich-Organisation) beruht auf einer konstitutionellen Sichtweise.

3.2 Ernährungstherapie

3.2.1 Grundlagen der Ernährung

Lebensmittel. Dies sind jene Bestandteile der Ernährung, die natürlichen Ursprungs sind. Sie können pflanzlicher oder tierischer Herkunft sein. Je vielfältiger das Lebensmittelangebot, desto größer die Chance, auf breiter Basis täglich die mehr als 40 für den Menschen lebensnotwendigen Substanzen mit der Nahrung aufzunehmen.

Nährstoffe. Es handelt sich um die energiehaltigen Bestandteile der Lebensmittel. Sie gehören folgenden chemischen Gruppen an:

- Fette: treten sowohl in Pflanzen als auch bei Tieren als Energiespeicher auf. Pflanzen enthalten vermehrt die für den Menschen essentiellen mehrfach ungesättigten Fettsäuren, die er jedoch nicht selbst herstellen kann.

Tab. 31.6: Die vier Körpersäfte der Humoralpathologie und ihre Entsprechungen

Körpersaft	Grundelement	Organbezug	Eigenschaft	Temperament
gelbe Galle	Feuer	Leber	trocken-heiß	Choleriker
Schleim	Wasser	Gehirn	feucht-kalt	Phlegmatiker
Blut	Luft	Herz	heiß-feucht	Sanguiniker
schwarze Galle	Erde	Milz	kalt-trocken	Melancholiker

- Proteine: Proteine sind die bevorzugte Bausubstanz des Tierkörpers, liegen jedoch auch in jeder Pflanze vor.
- Kohlenhydrate: mit Ausnahme des tierischen Reservekohlenhydrates Glykogen, in erster Linie die Reservestoffe der Pflanzen
- Vitamine
- Mineralstoffe und Spurenelemente

Die Nährstoffe der Lebensmittel dienen nicht nur der Energieerzeugung im Körper, sie enthalten auch wichtige Baustoffe in Form von essentiellen Aminosäuren und essentiellen Fettsäuren sowie Mineralstoffe und Biokatalysatoren in Form von Vitaminen und Spurenelementen.

3.2.2 Ernährungsbedingte Störungen und Erkrankungen

Störungen der Nahrungsaufnahme

Ätiologie

- Mangelernährung (Anorexie, Bulimie, fortgeschrittene Demenz)
- einseitige Ernährung im Rahmen von Extremdiäten
- Appetitverlust im Rahmen von Tumorerkrankungen
- Alkoholismus
- gestörte Resorption bei Schleimhautveränderungen, Fehlen von Intrinsic-Faktor (Komplexbildner mit Vitamin B12), beschleunigte Darmpassage
- erhöhter Nährstoffbedarf (Wachstum, Leistungssport, Schwangerschaft und Stillzeit)

Therapie. Diese richtet sich nach der zugrundeliegenden Ursache. Bei Anorexie oder Bulimie steht eindeutig ein psychotherapeutischer Ansatz im Vordergrund. Dem im Rahmen einer Tumorerkrankung und -therapie häufig auftretenden Appetitmangel kann man z. B. mit Absinth-Tropfen in homöopathischer Dosierung begegnen.

Ernährungsbedingte Erkrankungen

Adipositas

Zwei Drittel der Deutschen sind übergewichtig. Auch bei Kindern und Jugendlichen nimmt die Tendenz zum Übergewicht zu.

Ätiologie. Ursächlich ist meist ein chronisches Ungleichgewicht zwischen Energiezufuhr und Energieverbrauch bei zu geringer körperlicher Bewegung und fettreicher Ernährung. Diskutiert wird auch eine erbliche Belastung, besonders wenn bereits andere Familienmitglieder stark übergewichtig sind.

Therapie. Hierzu gehören sowohl eine kalorienbegrenzte Ernährung als auch vernünftiges Essverhalten und gesteigerte körperliche Bewegung.

Dyslipoproteinämien

Die Konzentration der Lipoproteine im Plasma weicht bei diesen Fettstoffwechselstörungen, die durch genetische Faktoren, Ernährung und körperliche Aktivität bestimmt werden, vom Normalwert ab.

Therapie. Der ernährungstherapeutische Ansatz ist die gezielte Entlastung des von genetischen Defekten betroffenen Lipoproteinstoffwechsels.

Diabetes mellitus

☞ Innere Medizin, Endokrine Organe, Stoffwechsel und Ernährung, Kap. 6.1

Entstehung und Verlauf des Diabetes mellitus werden entscheidend von der Ernährung mitbestimmt.

Therapie. Speziell beim Typ-2-Diabetiker ist der Abbau von Übergewicht von entscheidender Wichtigkeit. Eine gesunde Ernährung bei Diabetes besteht aus dem Verzehr mehrerer kleiner Mahlzeiten. Dabei sollten sich die Gesamtkalorien aus ca. 10–15% Eiweiß (fettarmes Fleisch, Fisch), 30% Fett (möglichst viele ungesättigte Fettsäuren) und 50–60% Kohlenhydraten (langkettige Kohlenhydrate, z. B. Vollkornprodukte) zusammensetzen.

Hypertonie

Der primäre Hypertonus entsteht auf dem Boden einer erblichen Disposition, wobei die Manifestation durch Übergewicht begünstigt wird.

Gicht

☞ Innere, Endokrine Organe, Kap. 7.4

Als typische Wohlstandserkrankung wird bei entsprechender Veranlagung durch Übergewicht, purinreiche Nahrung und erhöhten Alkoholkonsum die Manifestation der Gicht gefördert.

Therapie. Bei bekannter Neigung zu Gicht sollte möglichst das Gewicht normalisiert und auf ausreichende Diurese von mindestens 1,5 l/d geachtet werden. Da bei extremen Fastenkuren der Harnsäurespiegel ansteigt, sollten diese vermieden werden. Besser sind das Einhalten einer purinarmen Diät (fleischarme Kost, Verzicht auf Innereien) und der Verzicht auf Alkohol.

3.2.3 Naturheilkundlich orientierte Ernährungstherapien

Als wichtiger Pfeiler der Naturheilkunde dient die Ernährungstherapie als Prävention von Krankheiten und zur Wiederherstellung von Gesundheit.

Angesichts vieler ernährungsbedingter Erkrankungen kann die Bedeutung einer gesunden Ernährung ohne raffinierte Nahrungsmittel, Fett und übermäßig Alkohol nicht hoch genug eingeschätzt werden.

Vollwerternährung nach Kollath

Definition. Die Vollwerternährung nach Kollath (1892–1870) ist eine möglichst einfache, natürliche, basenreiche Kost mit viel frischem Obst, Gemüse, Getreide und nur wenig Fleisch. Kollath ordnet die Nahrung nach Wertigkeit ein und teilt verschiedenen Lebensmitteln und Nahrungsmitteln gemäß ihrem biologischen Wert eine Ordnungskraft zu (☞ Tab. 31.7).

Als **Lebensmittel** bezeichnet er Mittel zum Erhalt des Lebens, die naturbelassen, zerkleinert oder fermentativ verändert sind.

Nahrungsmittel, nach Kollath Mittel zur Beseitigung von Hunger, sind dagegen erhitzte, konservierte und präparierte Nahrung.

Kollath stellte zusätzlich einige Verhaltensregeln zum Essen auf:

- Jeder Bissen soll mindestens 25-mal gekaut werden.
- Die Mahlzeit sollte bereits bei leichter Sättigung beendet werden.
- Die Einnahme der Hauptmahlzeit soll vor 15 Uhr erfolgen.
- Abends soll nur leichte Kost, die letzte Mahlzeit vor 19 Uhr genommen werden.
- Frischkost sollte zu Beginn der Mahlzeit verzehrt werden.

Indikation. Die Vollwerternährung nach Kollath wird in ihrer ursprünglichen Form nur noch von wenigen Menschen betrieben. Sie ist von einer ökologisch-biologisch anspruchsvollen Ernährungsweise abgelöst worden und wird so von vielen Menschen im täglichen Leben genutzt.

Tab. 31.7: Wertstufen der Nahrung nach Kollath

Wertstufe	Lebensmittel	Beispiele	Anteil an der Gesamtkost
A	natürliche Lebensmittel	Nüsse, Getreide, Frischobst und -gemüse, Kräuter, Eier, Milch, Honig, Quellwasser	10%
B	mechanisch veränderte Nahrung	kalt gepresste Öle, Vollkornmehl, Kleie, Schrot, Salate, Natursäfte, Blut, Buttermilch, Butter, Molke, Leitungswasser	20%
C	fermentativ (enzymatisch) veränderte Nahrung	Sojamilch, -käse, rohe Vollkornbreie, vergorene Fruchtsäfte, Most, Met, Sauerkraut, Sauermilch, Joghurt, Quark, Schabefleisch, Wein, Bier	30%
D	erhitzte Nahrung	Vollkornbrot, gekochte Gemüse, erhitztes Fleisch und Fisch, gekochte Milch, Tees, Brühen	40%
E	konservierte Nahrung	chemisch sterilisierte oder gefrorene Früchte und Gemüse, geräuchertes, gesalzenes, gefrorenes Fleisch, Trockenmilch, Backwaren aus Auszugsmehl, Feingebäck, Konfekt, Likör, Kunstwein, gechlortes Wasser	0%

Schroth-Kur

Definition. Bei dieser Kur erfolgt ein rhythmischer Wechsel von Trockentagen (Gemüsesuppe, Getreideschrot, eingeweichtes Trockenobst, Vollkornbrot und Nüsse) und Trinktagen (Weißwein oder Obst- und Gemüsesäfte). Zusätzlicher Bestandteil sind sogenannte Schrothpackungen, feucht-kalte Ganzkörperpackungen, die für 2–3 h angewendet werden.

Indikation. Die Schroth-Kur wird gerne noch bei Stoffwechselerkrankungen (Diabetes mellitus, Gicht), chronischen Magen-Darm-Problemen, Herz-Kreislauf-Erkrankungen und in vielen anderen Gebieten eingesetzt. Kontraindiziert ist sie jedoch bei allen akuten Erkrankungen, Tumorerkrankungen, dekompensierten Herzfehlern, dekompensiertem Diabetes mellitus und Psychosen.

Molke-Trinkkur

Definition. Für mehrere Wochen werden täglich 1–1,5 l Molke in kleinen Schlucken sowie Kräutertee, Gemüsesaft und Mineralwasser getrunken.

Indikation. Sie wird häufig auch ohne ärztliche Betreuung zur Gewichtsreduktion durchgeführt. Zudem sagt man der Molke bei rezidivierenden funktionellen Beschwerden eine reinigende Wirkung auf den Gastrointestinaltrakt nach.

Bircher-Benner-Diät

Definition. Bei der strengen Form isst man viel Frisch- und Rohkost, Müsli, Nüsse, Säfte und Honig. Bei der erweiterten Form zusätzlich Kartoffeln, Milch und Milcherzeugnisse.

Indikation. Die Diät wird meist in Form von Kuranwendungen mit dem Ziel einer Entgiftung und Entschlackung durchgeführt. Zu Beginn der Therapie kommt es meist zu gastrointestinalen Nebenwirkungen (starker Meteorismus, abdominelle Schmerzen).

Heilfasten

Definition. Beim Heilfasten verzichtet man für eine bestimmte Zeit auf Nahrung und Genussmittel bei reichlicher Flüssigkeitszufuhr und regelmäßiger Darmreinigung. Ziel des Heilfastens

Tab. 31.8: Indikationen und Kontraindikationen des Heilfastens

Indikationen	• Adipositas • Diabetes mellitus Typ 2 • Hyperurikämie • arterielle Hypertonie • Hyperlipidämie • Fettleber • arterielle und venöse Durchblutungsstörung • degenerative Gelenkerkrankungen • Hauterkrankungen • Asthma, Pollinosis • chronische Obstipation • chronische Enterokolitiden
Kontraindikationen	• Tuberkulose • Krebs • Z. n. schwerer Erkrankung oder Operation • Psychosen • Anorexie, Bulimie • Thyreotoxikose • Leberzirrhose • Kardiomyopathie • Florides Ulcus ventriculi/duodeni • mangelnde Einsichtsfähigkeit • Schwangere, Stillende, Kinder

ist die Normalisierung der Produktion von Verdauungssäften, die innere Reinigung und die Förderung der Ausscheidung von Salz, Harnsäure, Cholesterin und Protein.

Indikation. ☞ Tab. 31.8

Hildegard-Medizin

Definition. Nach Hildegard von Bingen (1098–1179) verhindert eine maßvolle und gesunde Ernährung die Entstehung von „schlechten" Säften und Schleim und damit die Entwicklung von Krankheiten. Grundlage der Nahrung soll Dinkelgetreide sein, das – verschiedenartig zubereitet – gegen viele körperliche Leiden helfen soll. Verboten sind sogenannte Hildegard-Küchengifte, die von Gesunden und Kranken gemieden werden sollten. Diese sind: Porree, Pfirsich, Erdbeere, Pflaume. Rohkost sollte durch eine Essig-Öl-Beize aufgeschlossen werden. Nachtschattengewächse, z.B. Tomaten, sollten nur bedingt gegessen werden.

Indikation. Hildegard-Medizin wird auch heute noch besonders bei funktionellen Beschwerden angewendet. Ausgeschlossen sind akute Krankheitsbilder oder Tumorerkrankungen.

F.-X.-Mayr-Kur

Definition. Für F. X. Mayr (1875–1965) waren Verdauungsstörungen die Hauptursache für eine beeinträchtigte Gesundheit. Seiner Meinung nach verursachten durch Gärung produzierte Säuren und Alkohole sowie Eiweißabbauprodukte eine chronische Darmschleimhautentzündung, die dann unbemerkt zur Aufnahme von Abbauprodukten in das Blut- und Lymphsystem führten.

Das Behandlungskonzept ist 3-stufig:

- Fasten
- Milch-Semmel-Diät
- milde Ableitungsdiät

Indikation. Die F.-X.-Mayr-Kur wird immer noch als Entschlackungskur durchgeführt. Durch die intensive Darmreinigung sollen Giftstoffe aus dem Körper eliminiert werden.

Orthomolekulare Medizin

Definition. Die orthomolekulare Medizin nach Linus Pauling (1901–1994) geht davon aus, dass der Mensch etwa 45 lebensnotwendige Nähr- oder Vitalstoffe (Vitamine, Spurenelemente, Mineralstoffe, Amino- und Fettsäuren) benötigt. Erst wenn sie in der richtigen Menge und im richtigen Verhältnis im Organismus vorhanden sind, besteht Gesundheit. Welche Vitalstoffe beim Einzelnen fehlen, wird über eine sogenannte Vitalstoffanalyse festgestellt. Hierunter versteht man einen Blut- oder Urintest, alternativ auch eine Haaranalyse, wobei die im Körper vorhandene Menge der einzelnen Stoffe gemessen wird. Dies erfolgt mittels Atom-Absorptions-Spektrometrie im Vollblut. Die fehlenden Vitalstoffe werden entsprechend in Form von Tabletten oder Pulver ersetzt.

Indikation. Befürworter der orthomolekularen Medizin postulieren, dass auch in unserer Überflussgesellschaft ein Mangel an Nährstoffen aufgrund von unausgewogener Ernährung vorherrscht. Somit ist der Ersatz dieser fehlenden Vitalstoffe für jeden als Prävention und „Anti-Aging" indiziert. Auch bei allen Arten von Erkrankungen wird der Einsatz von Vitalstoffen propagiert. So gibt es vereinzelte Hinweise zur protektiven Wirkung von Bioflavonoiden (insbesondere Anthocyanen) auf das Kapillarsystem von Diabetikern. Es ist bislang jedoch nicht bewiesen, dass damit die Entwicklung diabetischer Augenveränderungen verhindert oder verzögert wird.

3.3 Phytotherapie

3.3.1 Grundlagen

Die therapeutische Anwendung von Heilpflanzen beruht auf langer, bewährter Tradition. Die moderne Phytotherapie ist durch die Charakterisierung, Isolierung und Wirkungsbegründung von Pflanzenheilstoffen gekennzeichnet.

Es stimmt nicht, dass die Verwendung rein pflanzlicher Heilmittel unschädlich und nebenwirkungsfrei ist. Nur bei sachgerechter Anwendung und Dosierung von Heilpflanzen ist der therapeutische Nutzen gegeben und unerwünschte Nebenwirkungen bleiben möglichst gering.

Arzneizubereitung aus Heilpflanzen

Ein kleiner Teil der Arzneipflanzen wird in Form von Frischpflanzenzubereitungen (roh oder Saft) verwendet.

Haltbarere Zubereitungsformen sind:
- Dekokt: mit Wasser abgekochte harte Pflanzenteile wie Wurzeln und Rinden
- Destillat: durch Wasserdampfdestillation gewonnenes konzentriertes Extrakt aus Drogen mit leicht flüchtigen Wirkstoffen
- Elixier: weingeistige Tinktur
- Extrakt: konzentrierter Pflanzenauszug mit wässrigen, alkoholischen oder ätherischen Lösungsmitteln
- Infus: Aufguss mit kochendem Wasser (meist bei Blüten, Blättern, Samen)
- Mazeration: Kaltwasserauszug bei schleimhaltigen Drogen (z. B. Baldrian)
- Spezies (Teegemisch): Mischung zerkleinerter oder ganzer Pflanzenteile
- Tinktur: dünnflüssiger Drogenauszug (Mazeration mit Ethanol)

Nebenwirkungen

Folgende Nebenwirkungen sind bei Phytotherapeutika bekannt:
- Nephrotoxizität von gereinigtem Terpentinöl und Wacholderbeeren
- allergische Reaktionen auf Ammivisnagafrüchte, Arnikablüten, Benediktenkraut, Bockshornsamen, Brennnesselkraut, Cayennepfeffer, Chinarinde, Fenchelöl, Flohsamen, Ginkgoblätter, Hamamelisblätter, Heublume, Kava-Kava, Keuschlammfrüchte, Knoblauch
- Mundtrockenheit: Belladonna, Glockenbilsenkraut-Wurzelstock, Hyoscyanblätter
- Leukopenie: Herbstzeitlose
- Mutagenität: Huflattich, Beinwellwurzel, Fuchskreuzkraut, Pestwurz, Raute

Bachblütentherapie

Definition. Bei der Bachblütentherapie handelt es sich um die homöopathische Aufbereitung der wässrigen Auszüge von 38 wildwachsenden Pflanzen und Bäumen. Begründer dieser Therapieform ist der englische Forscher und Arzt Edward Bach (1886–1936). Laut Bach ist Krankheit die Folge einer Disharmonie zwischen dem inneren göttlichen Wesenskern des Patienten und dessen täglichem Verhalten. Die originalen Bachblüten werden an festgelegten Fundorten in freier Natur gesammelt und zu individuell zusammengestellten Bach-Blüten-Mischungen gemischt.

Indikation. Einsatzgebiete der Bachblütentherapie sind häufig psychisch verursachte oder beeinflusste funktionelle Beschwerden.

3.3.2 Therapieformen bei ausgewählten Erkrankungen

Atemwegserkrankungen

Im Anfangsstadium, bei Reizhusten, helfen reizlindernde, schleimhaltige Pflanzen wie Eibisch, Spitzwegerich und Isländisch Moos. Sie beruhigen die gereizte Schleimhaut. Der ebenfalls reizlindernde Huflattich wird in letzter Zeit aufgrund seiner potentiell kanzerogenen Wirkung nicht mehr empfohlen.

Später, bei produktivem Husten, bevorzugt man saponinhaltige Heilpflanzen wie Primel, Königskerze, Wollblume, Haselwurz und Efeu. Sie werden als Expektorantien, d. h. als Heilmittel, die die Schleimhautentfernung aus den oberen Luftwegen fördern, eingesetzt.

Zusätzlich krampflösend wirken Thymian, Pestwurz und Sonnentau.

Äußerlich helfen Einreibungen mit ätherischen Ölen, wie z. B. Eukalyptusöl.

Magen- und Darmerkrankungen

Übelkeit und Erbrechen

Empfohlen wird Teefasten mit Heilpflanzen, die Bitterstoffe enthalten, wie Tausendgüldenkraut und Wermut, kombiniert mit beruhigenden Pflanzen wie Melisse oder Fenchel. Ebenso wirksam ist Ingwer als frische Pflanze oder Tee und Kalmus.

Obstipation

Anthranoidhaltige Pflanzen wie Senna oder Faulbaumrinde wirken über die Anregung der Darmperistaltik abführend. Ihre Anwendung sollte jedoch auf höchstens 2–4 Wochen beschränkt werden. Besser sind neben einer ballastoffreichen Ernährung Quellmittel wie Lein- oder Flohsamen.

Ebenso leicht abführend wirken die Beeren des Holunders und der Schlehe.

Diarrhö

Gerbstoffhaltige Pflanzen, die adstringierend, also die Schleimhaut schützend und abdichtend, wirken, haben sich in der Behandlung der Diarrhö bewährt. Geeignete Pflanzen sind Blutwurz (Tinktur) oder Heidelbeere (getrocknet, da frische Heidelbeeren abführend wirken). Ebenso geeignet sind die Uzarawurzel, die mit ihren Glykosiden die physiologische Darmperistaltik unterstützt, und Myrrhe, die adstringierend und antiseptisch wirkt.

Meteorismus

Bewährte Karminativa (blähungstreibende Mittel) sind die Doldengewächse Kümmel, Fenchel und Anis. Kümmel wirkt zusätzlich noch krampflösend und fördert die Durchblutung der Schleimhäute. Fenchel fördert die Beweglichkeit der glatten Muskulatur und Anis wirkt krampflösend und antibakteriell.

Lebererkrankungen

Eine Heilpflanze, die die Entgiftungs- und Synthesefunktion der Leber anregt, ist die Mariendistel. Sie hat eine Leberschutzwirkung, indem sie das Leberparenchym vor dem Eindringen toxischer Substanzen schützt und die Neubildung von Leberzellen anregt.

Betain, ein Stoff der roten Bete, regt ebenfalls die Leberregeneration an.

Schöllkraut und Artischocke stärken die Funktion von Leber und Gallenblase.

Gallenwegserkrankungen

Choleretische und cholagoge Pflanzen sind Schöllkraut, Löwenzahn und Artischocke. Sie regen die Neubildung von Gallenflüssigkeit in den Leberzellen an und fördern die Gallensekretion. Ebenso fördern sie den Galleabfluss.

Ebenso choleretische Pflanzen sind Boldo, japanische Gelbwurz und Erdrauch.

Da bei Erkrankungen der Gallenwege meist auch Krämpfe auftreten, ist es sinnvoll, auch spasmolytische Pflanzen wie Scharfgarbe oder Pfefferminze einzusetzen.

Niere und ableitende Harnwege

Harntreibende Mittel

Im Gegensatz zu den meisten synthetischen Präparaten fördern pflanzliche Diuretika wie Birke, Goldrute, Ackerschachtelhalm und Orthosiphon nur die Wasserdiurese ohne Ausschwemmung von Elektrolyten.

Harndesinfizierende Mittel

Antibakteriell wirken unter anderem Bärentraubenblätter, Kapuzinerkresse und Meerrettich. Meerrettich ist jedoch bei entzündlichen Nierenerkrankungen und Magenulzera kontraindiziert.

Bei Steinleiden wirken Pestwurz und Khella krampflösend auf die glatte Muskulatur der ableitenden Harnwege.

Benigne Prostatahyperplasie

Bei leichtgradiger Prostatahyperplasie (Stadium 1: Miktionsbeschwerden, Reizblase, dünner Harnstrahl) können Brennnessel, Kürbissamen und Sägepalmenfrüchte im Wechsel eingesetzt werden. Kürbissamen regulieren den Blasenmuskel- und den Sphinktertonus.

Erkrankungen des Endokriniums

Bei klimakterischen Beschwerden werden Pflanzen mit östrogenartiger Wirkung, wie Traubensilberkerze oder Mönchspfeffer, genutzt. In geringerem Ausmaß wirken auch Hopfen und Rhapontikrhabarber östrogenartig.

Bei einer leichten euthyreoten Struma können jodhaltige Pflanzen wie Blasentang oder Brunnenkresse eingesetzt werden.

Bei Hyperthyreose werden Pflanzen mit thyreostatischer Wirkung wie Wolfstrapp und Herzgespann eingesetzt. Wolfstrapp hemmt die Ausschüttung von Thyroxin, setzt den Jodumsatz herab und wirkt beruhigend. Herzgespann beeinflusst die durch die Überfunktion bedingten Herzbeschwerden positiv.

Immunsystem

Zur phytotherapeutischen Unterstützung des Immunsystems wird meist der Sonnenhut genutzt. Er ist die bekannteste Heilpflanze mit immunmodulatorischen Eigenschaften. Weitere pflanzliche Immunmodulatoren sind wilder Indigo, Lebensbaum und Wasserhanf.

Nervensystem

Polyneuropathie

Es gibt keine spezifischen Heilpflanzen zur Behandlung der Polypathie. Jedoch können Pflanzen wie Mistel oder Ginkgo die Durchblutung und Mikrozirkulation verbessern und somit das Krankheitsbild bessern.

Migräne
Zur Schmerzlinderung können Pestwurz und Mutterkraut eingesetzt werden. Sie sind im akuten Anfall meist jedoch nur zur Unterstützung der schulmedizinischen Therapie geeignet.

Depression
Johanniskraut ist die Pflanze der Wahl bei Depressionen. Sie wirkt aber erst nach einer Latenzzeit von etwa 2 Wochen und ist daher nur zur Langzeitbehandlung geeignet. Wichtige Nebenwirkungen sind eine Lichtsensibilisierung und die Einflussnahme auf den Abbau anderer Arzneimittel (z.B. Kontrazeptiva) über Induktion von Abbauwegen in der Leber.

Sedativ und anxiolytisch wirken Baldrianwurzel, Hopfen und Kava-Kava.

Hauterkrankungen
Zur äußerlichen Lokalbehandlung bei nässenden Ekzemen werden meist gerbstoffhaltige Heilpflanzen wie Bittersüß, Eichenrinde, Walnuss und Stiefmütterchen eingesetzt. Sie bilden eine schützende Membran und wirken dadurch entzündungshemmend und oberflächlich anästhesierend. Die äußerliche Anwendung von Kamillenextrakten ist weit verbreitet, jedoch kritisch zu sehen. Allergien gegen Korbblütler (Kamille), besonders bei der Anwendung auf Schleimhäuten, sind häufig.

Für die innere Anwendung können stoffwechselanregende Pflanzen wie Löwenzahn, Bittersüß und Stiefmütterchen verwendet werden.

Stütz- und Bewegungsapparat

Arthrose
Pflanzen mit stoffwechselanregenden und schmerzlindernden Eigenschaften sind Ackerschachtelhalm, Teufelskralle, Löwenzahn und Brennnessel. Sie verbessern den Stoffwechsel und die Durchblutung im Gelenkbereich. Zur äußerlichen Anwendung eignen sich Rosmarinöl und andere Öle mit durchblutungsfördernder Wirkung.

Distorsionen
Zur Behandlung des verletzungsbedingten Ödems kann man Rosskastanienpräparate einsetzen. Ebenso wirkt Arnika (wegen möglicher Nebenwirkungen wie Tachykardie und Diarrhö nur äußerlich anzuwenden) durchblutungsfördernd und schmerzlindernd.

Herz- und Gefäßsystem
Die am häufigsten eingesetzten koronarwirksamen Heilpflanzen sind Weißdorn und Khella. Weißdorn verbessert insgesamt die Herzleistung, Khella wirkt spasmolytisch und verbessert die Durchblutung des Myokards.

Liegen kardiovaskuläre Risikofaktoren vor, ist zusätzlich Knoblauch zur Senkung der Cholesterin- und Triglyzeridspiegel und zur Erweiterung der Gefäße indiziert.

Herzstärkende Heilpflanzen, also zur Therapie der Herzinsuffizienz geeignet, sind Digitaloide wie Maiglöckchen, Meerzwiebel, Adonisröschen und Oleander. Sie werden bei leichter bis mittelschwerer Form der Herzinsuffizienz zur Langzeittherapie genutzt.

Bei Herzrhythmusstörungen in Zusammenhang mit einer Schilddrüsenüberfunktion wird Herzgespann eingesetzt. Besenginster, das das Alkaloid Spartein enthält, hemmt die beschleunigte Reizbildung und dämpft die gesteigerte Reiz- und Erregbarkeit im Reizleitungssystem und reguliert die Herztätigkeit.

Bei Hypertonie kann die reserpinhaltige Rauwolfia eingesetzt werden. Sie bringt aber Nebenwirkungen wie Mundtrockenheit, depressive Verstimmung und Müdigkeit mit sich.

Mild blutdrucksenkende Wirkung haben Mistel, Ölbaum, Knoblauch, Weißdorn und Alpenrose.

Pflanzen, die bei Varikosis venentonisierend wirken, sind Rosskastanie, Mäusedorn, Steinklee, Buchweizen und Hamamelis. Sie straffen erweiterte Venen und wirken dadurch der Bildung von Ödemen entgegen.

3.4 Homöopathie

Prinzip der Homöopathie
Definition. Die Homöopathie ist ein von Samuel Hahnemann (1755–1843) entwickeltes Heilverfahren, bei dem die Krankheiten mit denjenigen Mitteln in potenzierten Dosen behandelt werden, die unverdünnt bei Gesunden ähnliche Erscheinungen erzeugen würden: Similia similibus curentur (Ähnlichkeitsgesetz). Homöopathische Mittel stärken die geschwächte Lebenskraft, deren Ausdruck die Krankheitssymptome sind, und geben ihr dadurch die Möglichkeit, selbst die Krankheit zu heilen. Durch die entspre-

chende Arznei sollen also nicht nur die Symptome, sondern auch die Krankheitsursachen therapiert werden, um die Gesundheit von Grund auf wiederherzustellen. Eine Therapie mit Gegenmitteln (Allopathie) lehnt Hahnemann wegen der Gefahr der langfristigen Verschlimmerung durch Symptomunterdrückung oder der Entstehung neuer Krankheiten ab. In Notfällen ist sie jedoch erlaubt.

Therapeutisches Vorgehen

Das homöopathische Erstgespräch ist erforderlich, um neben dem körperlichen Befund und der Diagnosestellung ein möglichst vollständiges Bild der Gesamtheit der Symptome des Patienten zu erstellen (☞ s.u. Krankheitsbild). Zur Arzneimittelfindung werden homöopathische Repertorien verwendet. Dort sind detailliert Krankheitssymptome aufgelistet, denen jeweils homöopathische Arzneien zugeordnet sind, die sich durch Arzneimittelprüfungen oder beobachtete Heilungen am Kranken bestätigten. Es ist eine genaue Kenntnis der Arzneimittellehre erforderlich (☞ s.u. Arzneimittelprüfung), um der Krankheit des Patienten das entsprechende Mittel zuzuordnen.

Die Hering-Regel und ihre Interpretation

Krankheiten gleicher klinischer Diagnose sind prognostisch unterschiedlich zu bewerten, wobei die Beurteilungsgrundlage des Heilungsverlaufs die Hering-Regel ist. Danach ist eine Heilung dauerhaft zu erwarten, wenn sich die Symptome von oben nach unten, von innen nach außen und in der umgekehrten Reihenfolge ihres Auftretens zurückbilden. Diese Regel ist Ausdruck der Selbstregulationstendenz des Menschen, wonach die Krankheit auf einer möglichst tiefen Ebene (körperlich, peripher) gehalten werden soll, um die Existenz des Menschen nicht zu gefährden. Der Befall der höheren Ebenen (emotional, geistig) zeigt ein Fortschreiten der Krankheit an; das Wiederauftreten auf einer tieferen Ebene ist Ausdruck des Heilungsprozesses.

Anforderungen an den homöopathisch tätigen Arzt

Vom homöopathischen Arzt wird ein hohes Maß an Geduld und Bereitschaft verlangt, den Patienten auch während der eventuellen Krisen, die durch den Heilungsverlauf bedingt sind (homöopathische Erstverschlimmerung als Zeichen der aktivierten Lebenskraft), zu betreuen, ohne den Gesundungsprozess durch weitere Arzneigaben zu stören.

Klinischer Fall

Eine 45-jährige Patientin klagt über einen seit 12 Jahren bestehenden heftigen Fluor vaginalis, der bisher allen Behandlungsversuchen seitens verschiedener Gynäkologen widerstand. Sie ist eine resolut wirkende Frau, die aber verschiedene deutlich ausgeprägte Ängste hat. Sie kann zum Beispiel nicht allein zu Hause bleiben, wenn der Ehemann mit dem Auto wegfährt. Unter Einmalgabe der entsprechenden homöopathischen Arznei waren nach ungefähr 6 Wochen die Ängste wesentlich gebessert, der Ausfluss jedoch unverändert. Für den Homöopathen bedeutet dies, dass der Heilungsprozess an der zentralen Störung eingesetzt hat. Er muss warten, bis nach der Hering-Regel auch äußere, peripher gelegene Krankheitssymptome einbezogen werden. Etwa 4 Monate nach der Mittelgabe war auch der Fluor geheilt.

Indikationen, Kontraindikationen, Risiken

Homöopathie ist bei allen Krankheiten indiziert, die einer Selbstregulation des Organismus zugänglich sind. Ausgenommen sind somit substitutionsbedürftige, operationspflichtige Krankheiten und Notfälle. Tiefpotenzen (bis C6, siehe Dosierungslehre) können je nach Grundsubstanz toxisch wirken und werden deswegen vorsichtig verwendet. Das Auftreten einer Erstverschlimmerung ist darauf zurückzuführen, dass die Arznei erst die Symptomatik zu erzeugen vermag (sonst wäre sie nicht das gesuchte Heilmittel), und wird deshalb als prognostisch günstig gewertet. Zu vermeiden ist die Erstverschlimmerung jedoch bei Patienten mit überschießendem Reaktionsvermögen (relative Indikation der Homöopathie). Bei längerer Einnahme können möglicherweise Symptome nach der Ähnlichkeitsregel entstehen (ungewollte Arzneimittelprüfung), deswegen verbieten sich prophylaktische Gaben.

Arzneimittelprüfung

Hahnemann führte als erster kontrollierte Experimente mit Arzneimitteln an Gesunden durch. Eine Substanz soll nach standardisiertem Verfahren in Urtinktur, tiefen, mittleren und hohen Potenzen geprüft werden. Je nach Potenz ist die Wirkung eher im köperlichen, psychischen oder geistigen Bereich zu vermerken. Die gesammelten Ergebnisse finden als Arzneimittelbild Eingang in den Arzneimittellehren beziehungsweise, geordnet nach Symptom und Häufigkeit, in Repertorien (zum Beispiel nach Kent). Sie liefern die Indikationen, nach denen das heilende Mittel für den Patienten ausgewählt wird. Beinahe jede beliebige Substanz (selbst gewöhnliches Kochsalz) besitzt ein weites Spektrum ausgesprochen individueller Symptome. Da die Wirkung von mehreren, gleichzeitig gegebenen Arzneimitteln ungeprüft ist, lehnen klassische Homöopathen die Therapie mit so genannten Komplexmitteln ab (☞ siehe Abgeleitete Heilsysteme).

Hilfreich zum Verständnis der Arzneimittelbilder sind philosophische (Ortega, Masi-Elizalde) und psychoanalytische (Vithouklas, Paschero, Sankaran) Ansätze.

Krankheitsbild

Das Krankheitsbild ist vom Arzt mit Geduld und vorurteilsfreiem Beobachtungsvermögen aufzunehmen. Wichtig ist das Verständnis des Patienten nach seiner Gesamtpersönlichkeit in den verschiedenen Ebenen (siehe Tabelle 31.9).

Krankheitssymptome

Um den Krankheitsprozess zu erfassen, wird jede nur denkbare Äußerungsform des Patienten verwendet. Die Vielzahl der Symptome bedarf zusätzlicher Ordnungskriterien: Bei der Hierarchisierung werden primär die Geistessymptome berücksichtigt, während körperliche Symptome aufgrund ihres häufigeren Vorkommens weniger charakteristisch sind. Um Deckungsgleichheit mit den Arzneimittelprüfungssymptomen zu erhalten, werden besonders **auffallende, sonderliche, ungewöhnliche** und **charakteristische** (Hahnemann) Symptome verwendet, da sie in besonderer Weise die Eigenart des Patienten wie des Arzneimittels repräsentieren.

So ist es möglich, dass Patienten mit der gleichen klinischen Diagnose unterschiedliche homöopathische Arzneien benötigen (was eine wissenschaftliche Nachprüfbarkeit des Therapieerfolgs erschweren kann).

Chronische Krankheiten

Hahnemann verwendet den Begriff der **chronischen Krankheiten** für Krankheiten, deren Symptome bei homöopathischer Therapie der lokalen Beschwerden kurzfristig verschwinden, um dann in veränderter Gestalt unter miasmatischen Reaktionsformen erneut aufzutreten. Gerade hier ist die Berücksichtigung der Persönlichkeit und des Lebenslaufes des Patienten zur Mittelfindung notwendig.

Dosierungslehre

Ausgangsstoffe für homöopathische Arzneimittel

Homöopathische Mittel werden genau nach Vorschrift (Homöopathisches Arzneimittelbuch, HAB) aus Pflanzen, Mineralien, Tieren oder Krankheitsprodukten (evtl. auch aus allopathischen Medikamenten) hergestellt.

Bedeutung der Trägersubstanzen

Um die Arzneikraft aufzuschließen, ist es notwendig, das Arzneimittel in eine lösliche und möglichst haltbare Form zu bringen, dabei aber eine

Tab. 31.9: Erfassen der Individualität des Patienten in verschiedenen Ebenen

Ebene	charakterisiert durch
körperliche Ebene	• Lokalsymptome, Ätiologie (objektivierbar)
subjektive Ebene	• Empfindungen (z. B. Missempfindungen, Schmerzen) • Lokalisation der Beschwerden • Modalitäten (Umstände, durch die die Beschwerden verändert werden, wie Ruhe, Bewegung, Tageszeit) • Allgemeinsymptome (z. B. Kälte-, Wärmeempfinden, Schlaf, Ernährungsgewohnheiten)
psychische Ebene	Gemütssymptome, emotionelles Befinden
geistige Ebene	Geistessymptome (bewusste Verarbeitung innerer und äußerer Eindrücke)

nicht mehr toxisch wirkende, therapeutisch nutzbare Verdünnung zu erreichen. Als neutrale Trägersubstanzen eignen sich 43%-iger Alkohol oder Milchzucker.

Zur Anpassung an die Vitalkraft dienen die von Hahnemann entwickelten Potenzen, in denen bei jedem Verdünnungsvorgang durch die Verreibung oder Verschüttelung eine Strukturveränderung des Mediums und damit eine weiter übertragbare Informationsausbreitung mit Überführung der Arzneikraft aus der stofflichen in eine energetische Ebene erfolgt.

Potenzierung

In der Homöopathie gilt dafür folgende Nomenklatur: Wird die fortlaufende Reihe im Verhältnis 1:10 (1 Teil Ursubstanz : 10 Teile Alkohol) verdünnt und verschüttelt, so spricht man von Dezimalpotenzen (D-Potenz). Bei einer Verdünnung von 1:100 erhält man eine Centesimal- oder C-Potenz und bei einer Verdünnung von 1:50000 eine Q- oder LM-Potenz. Die erste Potenz von 1:100 wird C1 genannt, die dreißigste C30 ($1:100^{30}$) und die tausendste C1000 ($1:100^{1000}$) oder 1 M. Je öfter eine Substanz verschüttelt und verdünnt wird, desto spezifischer wird ihr Einfluss auf die dynamische Lebenskraft und desto geringer ihre toxische Wirkung. Für Hahnemann galt das Ideal einer Arznei **von höchster Kraftentwicklung und gelindester Wirkung**. Jede Potenz, die über D24, C12 oder Q5 (Grenze der Lohschmidt-Zahl) hinausgeht, besitzt kein Ausgangsmolekül mehr in der Lösung, heilt also weit über eine chemische Wirksamkeit des Stoffes hinaus (Vorwurf der Therapie mit Plazeboeffekt). Mit ansteigender Potenzierung spricht man von niedrigen, mittleren oder hohen Potenzen. Den niedrigen Dosierungen (C6, C12) wird eine organotrope Wirkung zugesprochen mit dem Ziel, die Organbeschwerden zu therapieren. Dosierungen über C30 wirken personotrop und therapieren primär das Gesamtindividuum. Meist genügt eine einmalige Dosis; solange eine Verbesserung anhält, darf das Mittel nicht wiederholt werden.

Merke

Ein Medikament wird durch die Verordnung nach der Ähnlichkeitsregel homöopathisch, durch die Art der Herstellung wird es der Vitalkraft des Patienten anpassbar.

Abgeleitete Heilsysteme

Klinische Homöopathie

Diese Behandlungsmethode stammt aus der Frühzeit der Hahnemann-Homöopathie. Sie wendet das Ähnlichkeitsgesetz nur auf die Ebene der Krankheitssymptome an, ohne Berücksichtigung der Besonderheiten des Menschen (organotrope Therapie). Der Analogieaspekt liegt nahezu vollständig auf dem körperlichen Bereich und hat seine Berechtigung bei der Behandlung von Notfällen, auf keinen Fall aber bei chronischen Krankheiten. Die Gefahr besteht in der Unterdrückung körperlicher Symptome, da die zugrunde liegende Störung nicht behandelt wird.

Komplexmittelhomöopathie

Hierbei werden einige für eine Krankheit in Frage kommende Arzneimittel in niedriger Potenz zusammengemischt (zum Beispiel Schnupfen- oder Migränekomplexmittel). Bei weitgehender Zeitersparnis hat diese Methode jedoch nichts mehr mit der klassischen Homöopathie gemeinsam.

Anthroposophische Medizin

Potenzierte Substanzen werden auch in der anthroposophischen Medizin verwendet, jedoch unter abgeänderter Ähnlichkeitsregel. Die anthroposophische Medizin versteht sich als erweiterte Heilkunst auf der Grundlage geisteswissenschaftlicher Erkenntnisse ausgehend von Rudolf Steiner (1861–1925). Er stellt ein Bild dar, das die Seinsebenen des Menschen – physischer Leib, Lebensvorgänge, Seelen- und Geistestätigkeiten – in ihren jeweiligen Gesetzmäßigkeiten und gegenseitigen Abhängigkeiten beschreibt. Anthroposophische Heilmittel gründen in der evolutiven Verwandtschaft zwischen dem Menschen und den Naturreichen und greifen, unterstützt von künstlerischen Therapien, regulierend bei gestörtem Verhältnis der menschlichen Wesensglieder ein.

Rechtliche Verankerung

Homöopathische Arzneimittel sind gemäß § 2 AMG Arzneimittel im Sinne des Gesetzes und werden grundsätzlich allen übrigen Arzneimitteln rechtlich gleichgestellt. Homöopathische Arzneimittel, die bestimmte Stoffe oder Zubereitungen enthalten, welche der Verordnung verschreibungspflichtiger Arzneimittel unterliegen, fallen unter die Verschreibungspflicht, soweit die Endkonzentration der betreffenden Wirksubstanz die vierte Dezimalverdünnung (D4) nicht übersteigt. Eine Definition des Begriffs **homöopathisches Arzneimittel** findet sich im Arzneimittelgesetz (AMG) nicht; nach § 39 ist jedoch für die Charakterisierung die Herstellung nach einer homöopathischen Verfahrenstechnik, insbesondere nach dem Homöopathischen Arzneibuch (HAB), von Bedeutung.

Bedeutung des Homöopathischen Arzneibuchs (HAB)

Im HAB sind Monographien zahlreicher homöopathischer Arzneimittel beschrieben, die der Anforderung nach pharmazeutischer Qualität und Unbedenklichkeit genügen und nach definierten Regeln hergestellt werden. Der erste Teil (HAB 1) regelt verbindlich das Herstellen aller Arzneimittel der verschiedenen gleichberechtigten Richtungen besonderer Heilweisen, soweit die Arzneimittel nach homöopathischen Verfahren hergestellt werden. Im zweiten Teil (HAB 2) sind die Qualitätsanforderungen für Rohstoffe und Arzneiformen zur Sicherstellung einer gleich bleibenden Qualität in den Monographien festgelegt.

Aufgabe der Arzneimittelkommission für die homöopathische Therapierichtung am Bundesinstitut für Arzneimittel und Medizinprodukte

Das BfArM hat nach § 25 AMG die Aufgabe, wissenschaftliches Erkenntnismaterial für die Arzneimittel, die nicht der automatischen Verschreibungspflicht unterliegen, durch Kommissionen aufbereiten zu lassen. Die für die homöopathische Therapierichtung zuständige Kommission D hat Monographien zu erstellen, die der Beurteilung der Wirksamkeit und Unbedenklichkeit homöopathischer Arzneimittel im Rahmen der Zulassung zugrunde gelegt werden können.

038 IMPP-Fragen

32 Medizinische Statistik, Biometrie, Epidemiologie und medizinische Informatik

SYLVÈRE STÖRMANN

Inhalt

1 Medizinische Statistik und Biometrie

1.1 Grundlagen

1.1.1 Beobachtung und Experiment

Prinzipien

Aus dem Alltag kennt man die spontane Beobachtung, die durch Zufälligkeit geprägt ist. Die Interpretation dieser Beobachtungen basiert auf der Wahrnehmung und den Vorkenntnissen des Beobachters und ist von der jeweiligen Situation abhängig. Dementsprechend sind die Ergebnisse solcher Beobachtungen starken Schwankungen ausgesetzt. In der Wissenschaft bedient man sich zahlreicher Werkzeuge und Methoden, um präzise und allgemeingültige Erkenntnisse zu gewinnen. Bei systematischen Beobachtungen legt der Beobachter vorher die Kriterien seiner Untersuchung fest. In der Medizin ist die gängige Beobachtungsform das Experiment, in dem die zu untersuchende Situation geschaffen und durch kontrollierte Bedingungen beeinflusst wird.

Deterministisch und zufällig

Ein Beobachtungsgegenstand ist deterministisch, wenn er durch eine Gesetzmäßigkeit vorgegeben ist und daher auch eindeutig bestimmt werden kann (z.B. Alter eines Patienten). Zufällige Einflüsse sind nicht kontrollierbar und können zu Verzerrungen der Beobachtung führen. Eine wissenschaftliche Untersuchung muss reproduzierbar sein, also bei gleichen Versuchsbedingungen auch gleiche Ergebnisse liefern. Demnach dürfen zufällige Effekte nur geringfügig beeinflussen.

Hypothesen

Bei der induktiven Schlussweise werden die Beobachtungen auf die Allgemeinheit übertragen. Beispiel: Bei einer ACE-Hemmer-Studie wird die Nebenwirkung Husten bei Frauen doppelt so häufig beobachtet wie bei Männern. In der Schlussfolgerung sind Frauen (im Allgemeinen) anfälliger für Husten bei Gabe von ACE-Hemmern.

Im Gegensatz dazu steht die deduktive Schlussweise, bei der von der Allgemeinheit her geschlossen wird. Sie findet vor allem bei der Herleitung neuer Hypothesen Anwendung. Eine Hypothese ist eine Vermutung, die sich auf wissenschaftliche Vorkenntnisse stützt, aber noch nicht auf ihren Wahrheitsgehalt untersucht wurde. Beispiel: Die Erkenntnisse „Patienten haben nach einem Herzinfarkt ein erhöhtes Reinfarktrisiko" und „Rauchen ist ein Risikofaktor für Herzinfarkt" können zum Schluss „Nikotinabstinenz senkt das Reinfarktrisiko nach Herzinfarkt" führen. Dies kann als Hypothese formuliert und dann im Experiment untersucht werden.

Beobachtungen aus dem klinischen Alltag verbunden mit gesichertem Wissen führen oft zu Vermutungen, die als Hypothese formuliert untersucht werden können (z.B. Epileptiker unter Topiramat-Therapie erleiden seltener Migräneanfälle → Hypothese: Topiramat ist ein wirksames Migräneprophylaktikum). Ferner unterscheidet man **Alternativhypothese** (das neue Wissen, also das, was man nachweisen möchte) und **Nullhypothese** („alles wie gehabt").

1.1.2 Planung von Beobachtungen und Experimenten

Grundprinzipien

Die Erhebung biostatistischer Daten setzt eine sorgfältige **Studienplanung** voraus. Dabei ist die Festlegung der Studienpopulation wichtig. Unter dem Begriff Population versteht man eine Gruppe von Untersuchungsobjekten, die über ein gemeinsames Merkmal verfügen (etwa Kandidaten eines bestimmten Examens, Menschen mit einer bestimmten Erkrankung). Alle Untersuchungsobjekte einer Population stellen die Grundgesamtheit dar. Wenn sie alle in einer Studie erfasst werden, spricht man von einer Vollerhebung. Im Allgemeinen verwendet man aber **Stichproben,** also Teile der Grundgesamtheit. Eine Stichprobe ist hinsichtlich der untersuchten Merkmale im Idealfall der Grundgesamtheit gleich, also repräsentativ.

Um statistische Fehler zu vermeiden, ist bei der Studienplanung die **Strukturgleichheit** der Stichprobe anzustreben. Dazu eignet sich die Stratifizierung, bei der die Population anhand verschiedener Kriterien in Schichten aufgeteilt wird (etwa Alter oder Geschlecht). In klinischen Studien ist die bedeutendste Methode die Randomisation (zufällige Zuteilung). Sie ist bei retrospektiven Studien nicht anwendbar. Dort verwendet man die Matched-Pairs-Technik, um Strukturgleichheit zu erzielen: Die beiden Stichproben werden bezüglich verschiedener Merkmale wie Alter, Geschlecht, Gewicht etc. abgeglichen, sodass sich Fall und Kontrolle möglichst nur in den beobachteten Risikofaktoren unterscheiden.

Behandlungs- und **Beobachtungsgleichheit** werden in klinischen Studien am besten durch Doppelverblindung erreicht, d.h., weder Patient noch Arzt wissen, welche Therapie der Patient bekommt.

In einem gesonderten **Studienprotokoll** sind alle wesentlichen Aspekte einer Studie zu erfassen, unter anderem Projektleitung, Fragestellung, Methodik (Auswahl der Stichprobe, Durchführung der Studie) sowie **ethische Aspekte.**

Studientypen

Querschnittstudien (Transversalstudien) erfassen die momentane Situation („Wie viele Bundesbürger leiden derzeit unter Leberzirrhose?"), wohingegen **Longitudinalstudien** (Längsschnittstudien) einen zeitlichen Zusammenhang darstellen („Wie entwickelt sich die Leberzirrhose bei betroffenen Bundesbürgern?"). Letztere unterteilt man wiederum in retrospektiv und prospektiv.

Ein Beispiel für retrospektive Studien sind **Fall-Kontroll-Studien.** Dabei werden Daten aus der Vergangenheit untersucht, um Unterschiede zwischen Fall (Kranke) und Kontrolle (Gesunde) zu finden.

Beispiele für prospektive Studien sind **kontrollierte Studien** und **Kohortenstudien.** Bei der Kohortenstudie werden zwei Gruppen über einen längeren Zeitraum beobachtet, um die gesundheitliche Entwicklung zu erfassen. Beispiel: Raucher und Nichtraucher werden über Jahre hinsichtlich der Entwicklung von Bronchialkarzinomen untersucht.

1.1.3 Merkmale

Merkmalsstrukturen

Probanden, Patienten und Versuchstiere stellen in medizinischen Studien typische Merkmalsträger dar. Unter einem Merkmal versteht man eine Eigenschaft (z.B. die Haarfarbe), die mehrere Ausprägungen haben kann (z.B. blond, braun, rot). Wenn die Ausprägung quantifizierbar ist, kann man sie durch Messwerte beschreiben.

Merkmalstypen

Als Zielvariable bezeichnet man das Merkmal, das als Ziel der Studie zu verstehen ist. Beispiel: Eine Studie, die den Erfolg beim Staatsexamen untersucht, hätte die erzielte Note als Zielgröße, während Vorbereitungszeit und -intensität die untersuchten Merkmale darstellten. Als Einflussvariablen bezeichnet man die Größen, die die Zielvariable beeinflussen (z.B. mangelnde Konzentration an den Prüfungstagen). Störgrößen beeinflussen das Ergebnis, werden aber nicht erfasst. Begleitvariablen sind erfasste Merkmale, die nicht weiter analysiert werden.

Merkmalsskalierung

Der Skala eines Merkmals entspricht der Bereich der möglichen Ausprägungen. Skalierungen werden zwischen qualitativ (Nominal- und Ordinalskala) und quantitativ (Intervall- und Verhältnisskala) unterschieden. Eine Übersicht mit Beispielen für Merkmalsskalierungen gibt Tab. 32.1.

Quantitative Merkmale werden als diskrete Merkmale bezeichnet, wenn sie abgezählt werden (z.B. die Zahl der Sexualpartner). Im Gegensatz dazu werden stetige Merkmale wie die Körpergröße oder der Harnsäurewert gemessen.

1.2 Deskriptive Statistik

1.2.1 Eindimensionale Häufigkeitsverteilungen

Häufigkeiten

Häufigkeiten stellen in der Statistik ein wichtiges Instrument zur Einordnung von Daten dar. Die Häufigkeitsverteilung bietet einen Überblick darüber, wie häufig jede einzelne Ausprägung eines Merkmals vorkommt. Bestimmt man etwa die erreichte Note aller Examensteilnehmer, kann man bestimmen, wie viele Kandidaten die Note 1 erreicht haben (absolute Häufigkeit). Die Summe aller absoluten Häufigkeit entspricht dem Stichprobenumfang. Die relative Häufigkeit ist entsprechend der Anteil derer mit Note 1 an der Ge-

Tab. 32.1: Merkmalsskalierungen

Skala	Wertebereich	Anmerkungen/Beispiel
Nominalskala	„Kategorien"	Nominale Skalen unterscheiden nur durch Begriffe (Kategorien), etwa Geschlecht, Haarfarbe, Raucher/Nichtraucher.
Ordinalskala	Rangfolge (meist Zahlen)	Noten: von „sehr gut" bis „ungenügend" oder auch 1 bis 6; man kann unterscheiden, aber nicht damit rechnen (Note 1 und 2 ergeben nicht die Note 3).
Intervallskala	Werte mit Nullpunkt	Abstände zwischen den Werten sind gleich, aber sie stehen nicht zueinander im Verhältnis: Das Jahr 2000 ist nicht das Doppelte vom Jahr 1000.
Verhältnisskala	Werte mit absolutem Nullpunkt	Einzelne Werte können in ein Verhältnis zueinander gebracht werden: Ein 68-jähriger Patient ist doppelt so alt wie ein 34-jähriger, beim Kreatinin ist der Wert 1 halb so groß wie 2.

samtzahl der Teilnehmer und wird meist in Prozent ausgedrückt.

Maßzahlen

Zur Beschreibung der Daten verwendet man Maßzahlen, die Aussagen zu Lage, Streuung und Form ermöglichen. **Lagemaße** (☞ Abb. 32.1) geben an, wo die Daten liegen. Das bekannteste Lagemaß ist der Mittelwert (Summe aller Daten/Anzahl der Daten), der ungefähr die Mitte der Werte angibt, jedoch sehr leicht durch Störfaktoren beeinflusst werden kann. Der Median hingegen teilt die Werte in zwei Hälften und liegt genau in der Mitte, 50% der Werte sind also kleiner oder gleich dem Median. Im Idealfall sind der Mittelwert und der Median gleich (☞ Abb. 32.2).

Der Median selbst ist ein sog. Quantil und gibt an, wie viele Werte bis zu diesem Quantil vorliegen. Häufige Verwendung finden die Quartile, die den Wertebereich vierteln (25%-, 50%- und 75%-Marke respektive 1., 2. und 3. Quartil). Das 2. Quartil ist gleich dem Median. Dezile (10%-Abschnitte) und Perzentile (1%-Abschnitte) sind weitere Beispiele für Quantile. Beispiel: Bei Neugeborenen und Kindern wird im Somatogramm die körperliche Entwicklung gemessen und in Perzentilen ausgedrückt (☞ Pädiatrie, Kap. 1.1).

Streuungsmaße dienen dazu, die Variabilität der Daten zu quantifizieren. Die Varianz ist ein Maß, das die Abweichung der Stichprobendaten vom Mittelwert beschreibt. Die Varianz ist der Durchschnitt aller Abstandsquadrate zum Mittelwert (Quadrat aus: jeder Wert minus Mittelwert) und daher stets ein positiver Wert. Verständlicher wird dieser Wert, wenn man dessen Wurzel zieht und so die Standardabweichung erhält.

Das wichtigste **Formmaß** ist die Schiefe. Sie lässt sich berechnen und gibt an, ob die Daten um die Mitte herum symmetrisch verteilt sind oder zu einer Seite neigen. Dabei ist zu beachten, dass eine rechtsschiefe Häufigkeitsverteilung ihren Gipfel links zeigt, wenn man die Daten visualisiert (z.B. in einem Histogramm). Entsprechend liegt der Gipfel bei einer linksschiefen Verteilung rechts. Abb. 32.1 zeigt linksschiefe Daten als Liniendiagramm (als Funktion der Zeit) mit Mittelwert, Median und Standardabweichung (Fläche um Mittelwert herum; darin liegen ca. 68% der gemessenen Werte). Das Histogramm zeigt die Häufigkeitsverteilung der Werte. Vorsicht: Der Gipfel des Liniendiagramms hat nichts mit der Schiefe, also der Häufigkeitsverteilung, zu tun.

Merke

Linksschief heißt, der Gipfel liegt rechts – und umgekehrt.

Überlebenszeitverteilungen

Große Bedeutung für die Weiterentwicklung des medizinischen Wissens haben Überlebenszeitstudien, die genaue Kenntnisse über Prognosen (verbleibende Lebenszeit) ermitteln. Das kann etwa im Rahmen einer neu entwickelten Therapie ge-

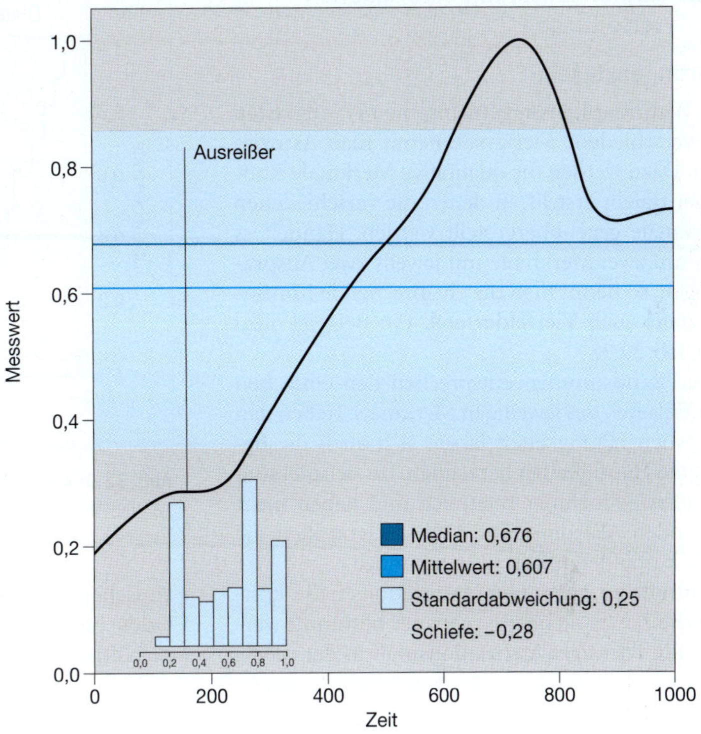

Abb. 32.1: Diagramm mit Mittelwert, Standardabweichung und Median

schehen oder bei der Erforschung neuer Krankheiten. In diesen Studien wird die Zeit ab einem bestimmten Zeitpunkt (Diagnosestellung, Therapieanfang etc.) bis hin zu einem Endereignis (Tod, Rezidiv, Remission) untersucht. Da diese Studien meist sehr langfristig angelegt sind, kommt es hierbei häufig vor, dass Patienten ihre Teilnahme an der Studie vorzeitig abbrechen (sog. Drop outs; etwa wegen Nebenwirkungen). In anderen Fällen endet die Studie, noch bevor ein Endereignis eingetreten ist. Diese Daten sind eigentlich unvollständig, man nennt sie zensiert.

Zensierte, also unvollständige Daten dürfen aber nicht einfach verworfen werden, weil das starke Verzerrungen der Ergebnisse zur Folge hätte. Daher verwendet man für Überlebenszeitanalysen häufig den **Kaplan-Meier-Schätzer,** der anhand aller gewonnenen Daten eine Schätzung zur Überlebenszeit ermöglicht. Im Diagramm (☞ Abb. 32.3) lässt sich dann leicht ablesen, welcher Anteil der Stichprobe wie lange überlebt.

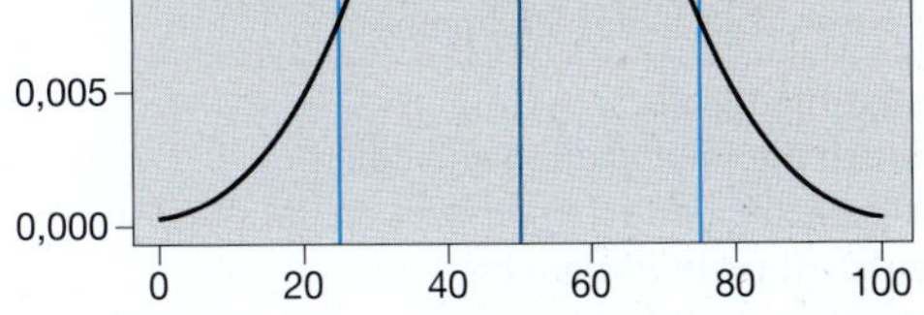

Abb. 32.2: Normalverteilung mit eingezeichneten Quartilen

Grafische Darstellungen

Statistische Daten lassen sich sehr gut darstellen und vermögen durch Visualisierung mehr auszusagen als seitenweise Datenkolonnen (☞ Tab. 32.2, Abb. 32.4 und Abb. 32.5).

1.2.2 Zweidimensionale Häufigkeitsverteilungen

Kontingenztafeln

Die Bestimmung von gemeinsamen Häufigkeiten für verschiedene Merkmale nennt man Assoziation. Dazu werden für qualitative Merkmale Kontingenztafeln erstellt, in denen die verschiedenen Merkmale gegenübergestellt werden. Handelt es sich um zwei Merkmale mit jeweils zwei Ausprägungen, so nennt man die entsprechende Kontingenztafel auch **Vierfeldertafel.** Ein Beispiel dazu gibt Tab. 32.3.

Die Randsummen entsprechen den einfachen Häufigkeiten des jeweiligen Merkmals. Neben den einfachen Häufigkeiten lassen sich auch die **bedingten Häufigkeiten** berechnen. Im Beispiel sind 2% aller Teilnehmer männlich und haben nicht bestanden. Allerdings sind 57% (40) von allen, die nicht bestanden haben (70), männlich.

Mithilfe so genannter Assoziationsmaße können die Zusammenhänge genauer bestimmt werden. Ein wichtiges Assoziationsmaß in der medizinischen Statistik ist die **Odds Ratio** (OR). Als Odds bezeichnet man ein Wahrscheinlichkeitsverhältnis (oft als Chance bezeichnet), also z.B.

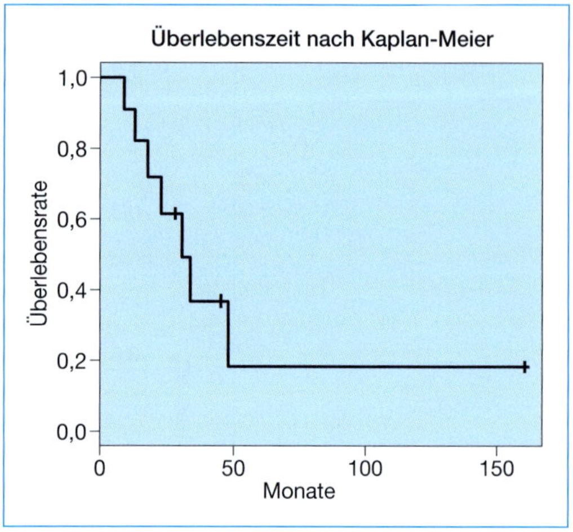

Abb. 32.3: Kaplan-Meier-Überlebenszeitanalyse (Querstriche stellen Drop-outs dar)

Tab. 32.2: Grafische Darstellungen eindimensionaler Verteilungen	
Kreis-/Kuchendiagramm	• besonders geeignet für die Darstellung von Häufigkeiten nominalskalierter Merkmale (z. B. Haarfarbe, Geschlecht)
Balken-/Säulendiagramm	• ermöglicht die Gegenüberstellung der Häufigkeiten mehrerer Merkmalsausprägungen • bei quantitativen Skalen nur bei diskreten Merkmalen sinnvoll
Histogramm	• nur bei stetigen Merkmalen • die Merkmalsausprägungen werden gruppiert und die Häufigkeit der Gruppe aufgetragen • die Häufigkeit im Histogramm ist das Produkt aus Breite und Höhe • zur besseren Vergleichbarkeit sollten alle Gruppen (Klassen) die gleiche Breite haben; das Histogramm sieht dann aus wie ein Balkendiagramm
Box-and-Whiskers-Plot	• der Kasten (Box) stellt 50% der Stichprobe dar und wird durch das 1. und 3. Quartil begrenzt • innerhalb des Kastens wird der Median eingetragen • die Barthaare (Whiskers) reichen bis zum Minimum und Maximum, also dem niedrigsten und höchsten Wert in der Stichprobe
empirische Verteilungsfunktion	• beginnt mit der niedrigsten Häufigkeit • von links nach rechts werden die Häufigkeiten aufaddiert • an jedem Punkt der x-Achse kann man so einen Wert an der y-Achse ablesen, der die **Summenhäufigkeit** wiedergibt • Beispiel: Im Herbst 2008 haben 5,9% der Teilnehmer am Zweiten Abschnitt der Ärztlichen Prüfung 181 – 190 Punkte oder weniger erzielt und nur 0,1% mehr als 290 Punkte (☞ Abb. 32.5)

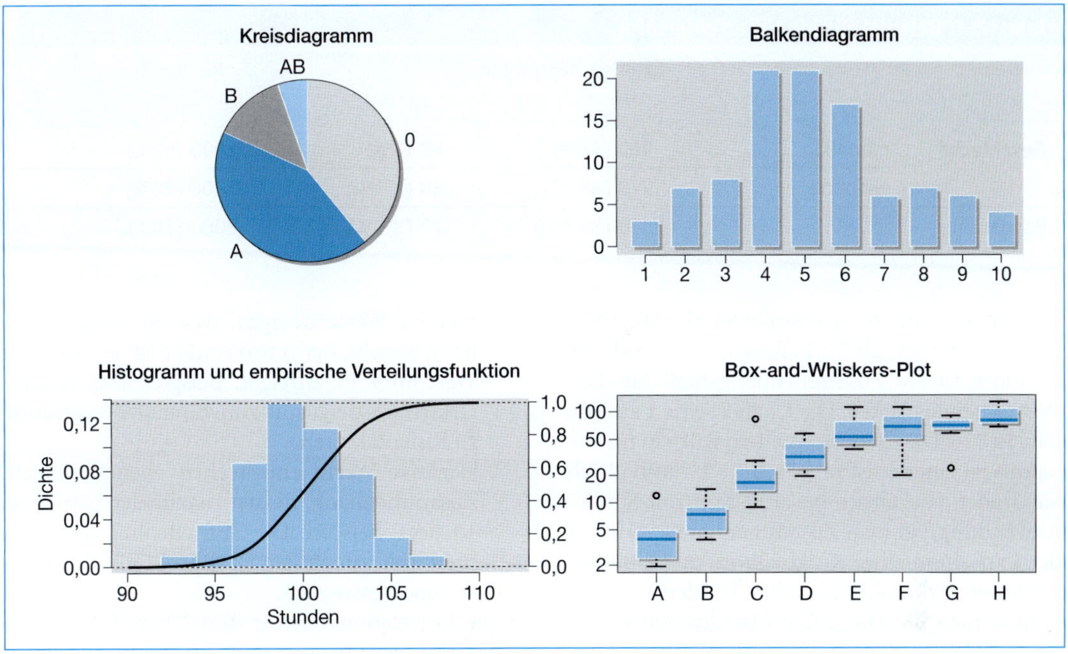

Abb. 32.4: Beispiele für die graphische Darstellung eindimensionaler Häufigkeitsverteilungen

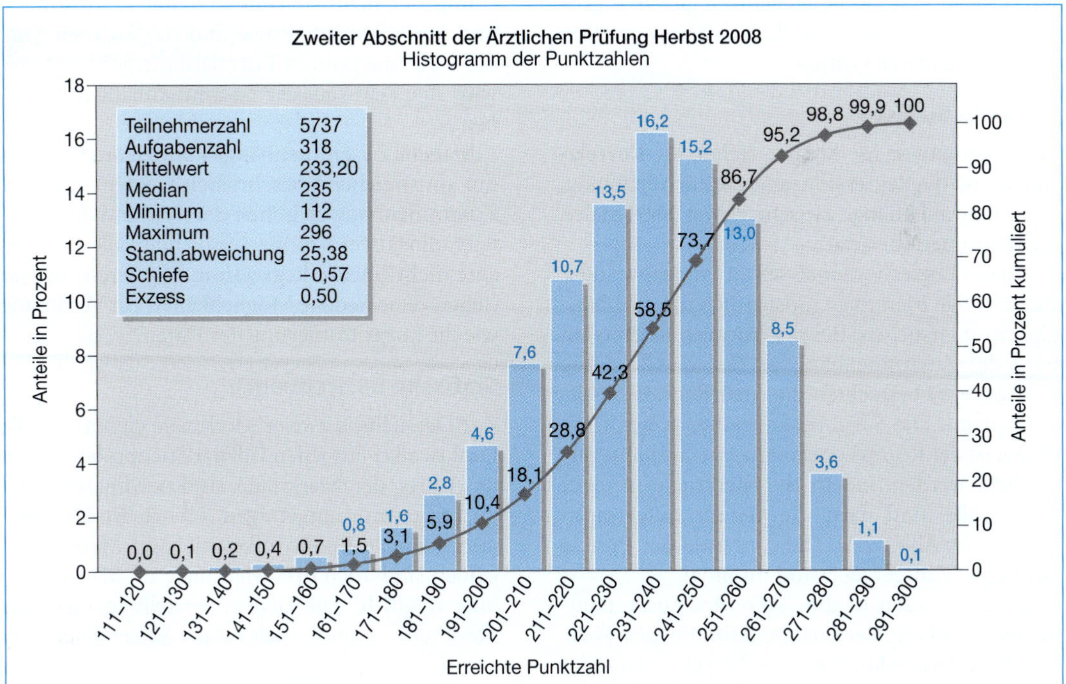

Lesebeispiel: 4,6 % aller Prüfungsteilnehmer haben eine Punktzahl zwischen 191 und 200; 42,3 % haben eine Punktzahl, die kleiner ist als 231.

Abb. 32.5: Histogramm und empirische Verteilungsfunktion der Staatsexamensergebnisse Herbst 2008 (Quelle: IMPP)

Tab. 32.3: Beispiel für eine Vierfeldertafel

		Examen bestanden		Randsumme
		ja	nein	
Geschlecht	männlich	960 (48%)	40 (2%)	1000 (50%)
	weiblich	970 (48,5%)	30 (1,5%)	1000 (50%)
Randsumme		1930 (96,5%)	70 (3,5%)	2000 (100%)

die Chance, eine 6 zu würfeln (1:6). Die Odds Ratio wiederum, als Verhältnis zweier Odds zueinander, ist ein Zusammenhangsmaß für diese Wahrscheinlichkeiten. Die Chance, eine 1 zu würfeln, ist 1:6. Die Chance, eine 1 zu würfeln im Verhältnis zu einer 6, ist (1:6/1:6 =) 1 – also gleich. Sie findet vor allem bei Fall-Kontroll-Studien Anwendung, wo man Zusammenhänge zwischen der Exposition eines Risikofaktors und einer bestimmten Erkrankung sucht. In dem Beispiel könnte man die Odds Ratio bestimmen für die Frage: „Haben Männer eine höhere Wahrscheinlichkeit, nicht zu bestehen, als Frauen?" Die Odds Ratio beträgt 40:960/30:970 = 1,3. Wenn die Odds Ratio gleich 1 ist, sind die Chancen gleich; je größer sie ist, desto höher auch die Chance im Vergleich zur anderen Gruppe.

Bivariate Statistik

Bei quantitativen Merkmalen stehen die **Korrelations-** und die **Regressionsanalyse** zur Verfügung, um Zusammenhänge zwischen zwei Merkmalen zu bestimmen (bivariat).

Mit der Regressionsanalyse kann man zwei oder mehr stetige Merkmale hinsichtlich ihrer Abhängigkeit untersuchen. Bei der **linearen Regression** wird der Zusammenhang als lineare Gleichung ($y = ax + b$) betrachtet, die man Regressionsgerade nennt. Die Steigungskonstante dieser Gleichung ist der Regressionskoeffizient. Sie kann verbildlicht werden, indem die Merkmale in einer Punktwolke und dazu die Gerade aufgetragen werden (☞ Abb. 32.6). Die Abstände der Punkte zur Regressionsgeraden sind minimal.

Die Korrelation ist die Stärke des Zusammenhangs zwischen Merkmalen. Mithilfe des **Pearson-Korrelationskoeffizienten** (abgekürzt: **r**) lässt sich dieser Zusammenhang beziffern. Dessen Wert reicht von –1 bis +1.

- Ein Wert von **0** bedeutet, dass kein Zusammenhang zwischen den Merkmalen besteht.
- **Positive Werte** besagen, dass ein Zusammenhang besteht, der umso stärker ist, je näher der Wert an 1 heranreicht. Beispiel: Das Herzinfarktrisiko steigt mit zunehmender Exposition zu Risikofaktoren.
- **Negative Werte** entsprechen ebenfalls einem Zusammenhang, dessen maximaler Stärke bei –1 liegt. Beispiel: Die Zufriedenheit der Ärzte sinkt mit zunehmender Bürokratisierung des Gesundheitswesens.

Die Korrelation vermag zwar einen Zusammenhang zu identifizieren und quantitativ auszudrücken, erlaubt aber keine Schlüsse darauf, ob sich die Merkmale bedingen. So könnte eine Untersuchung der Schmetterlingsaktivität in Australien und der Windverhältnisse auf der anderen Seite der Welt eine positive Korrelation ergeben. Damit wird aber kein kausaler Zusammenhang beschrieben.

Manche Zusammenhänge können mit Geraden nur unzureichend beschrieben werden, etwa der Zusammenhang zwischen der Zeit und dem Zerfall radioaktiver Isotope. In solchen Fällen besteht eine **nicht-lineare Regression.** Für deren Analyse stehen verschiedene Möglichkeiten zur Verfügung wie die Logarithmierung der Daten.

Grafische Darstellungen

Zur Darstellung zweier Merkmale eignet sich die Punktwolke: Für jeden Fall der Stichprobe werden die Werte der Merkmale als Koordinatenpunkt im Diagramm eingetragen. Üblich ist die zweidimensionale Punktwolke mit zwei Merkmalen, jedoch sind auch drei Merkmale als 3D-Darstellung möglich. Zur Gegenüberstellung mehrerer Merkmale eignet sich das Säulendiagramm (☞ Abb. 32.6).

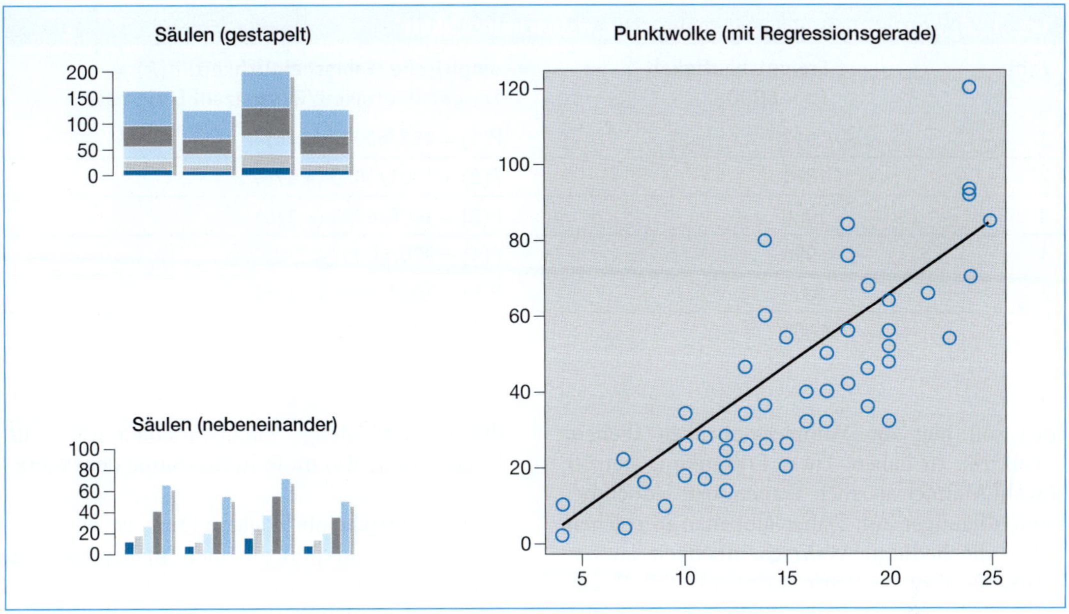

Abb. 32.6: Beispiele für Säulendiagramme und Punktwolkendiagramm

1.3 Wahrscheinlichkeit

1.3.1 Grundbegriffe

Im Gegensatz zu genau bekannten Zusammenhängen zwischen Werten, die sich also bestimmen lassen (deterministisch), geht es bei der Wahrscheinlichkeitsrechnung darum, für nicht exakt bestimmbare Werte Annäherungen zu finden, die wahrscheinlich sind (probabilistisch). Für Prozesse, deren deterministische Zusammenhänge nicht erkennbar sind, lassen sich probabilistische Modelle erstellen.

Das **Zufallsexperiment** ist ein Experiment, bei dem die Durchführung genau festgelegt ist, aber mehrere vom Zufall abhängige Ergebnisse möglich sind. Ein Beispiel hierfür ist das Würfelexperiment (☞ Tab. 32.4). Es gibt bei jedem Wurf sechs verschiedene Ergebnismöglichkeiten, jedoch tritt nur eines davon ein (zufälliges Ereignis). Ein bestimmtes dieser Ereignisse tritt demnach mit der Wahrscheinlichkeit (abgekürzt P) $^1/_6$ auf. Wenn man diesen Versuch wiederholt, bis man 6000 Ereignisse produziert hat, kann man für ein bestimmtes Ereignis die empirische Wahrscheinlichkeit berechnen, die der theoretischen Wahrscheinlichkeit sehr nah ist.

Wahrscheinlichkeiten können auch kombiniert werden. Nach dem Prinzip der **Additivität** ist die Wahrscheinlichkeit, eine 1 oder eine 2 zu würfeln, die Summe der Einzelwahrscheinlichkeiten, also $^1/_6 + ^1/_6 = ^2/_3$. Die Wahrscheinlichkeit, nicht eine 5 zu würfeln, beträgt $1 - ^1/_6 = ^5/_6$ (komplementäres Ereignis).

Wenn nun ein zweiter Würfel hinzugenommen wird und berechnet werden soll, wie wahrscheinlich die gleiche Zahl gewürfelt wird, so werden die Einzelwahrscheinlichkeiten miteinander multipliziert: $^1/_6 \times ^1/_6 = ^1/_{36}$. Das gilt beim Einwürfelexperiment auch dafür, wie wahrscheinlich es ist, zweimal hintereinander die gleiche Zahl zu würfeln.

Wenn sich zwei Ereignisse ergänzen, nennt man sie **komplementär** (bei zwei Würfeln können sich die Wahrscheinlichkeiten, eine 1 zu würfeln, überschneiden). Zwei miteinander unvereinbare Ereignisse nennt man **disjunkt** (das Würfeln einer 2 schließt das Ereignis 3 aus). Wenn ein Ereignis keinerlei Einfluss auf das Eintreten eines anderen Ereignisses hat, sind die Ereignisse voneinander unabhängig (bei zwei Würfeln hat der eine Würfel keinen Einfluss auf den anderen). Zwei Ereignisse sind abhängig, wenn sie sich beeinflussen.

In bestimmten Fällen ist die Angabe einer einfachen Wahrscheinlichkeit nicht sinnvoll. Als Bei-

Tab. 32.4: Würfelexperiment und empirische Wahrscheinlichkeit

Zahl	Ereignishäufigkeit (n = 6000)	empirische Wahrscheinlichkeit: P(A) = Ereignishäufigkeit/Gesamtzahl Ereignisse
1	997	P(1) = 997/6000 (≈ 1/6)
2	1001	P(2) = 1001/6000 (≈ 1/6)
3	1000	P(3) = 1000/6000 (= 1/6)
4	996	P(4) = 996/6000 (≈ 1/6)
5	1003	P(5) = 1003/6000 (≈ 1/6)
6	1003	P(6) = 1003/6000 (≈ 1/6)

spiel soll hier die Wahrscheinlichkeit dienen, Brustkrebs zu haben. Diese Erkrankung betrifft sowohl Männer als auch Frauen, tritt jedoch bei Frauen häufiger auf. Daher gibt man in solchen Fällen die **bedingte Wahrscheinlichkeit** an (☞ Tab 32.5), also die Wahrscheinlichkeit P, Brustkrebs zu haben, unter der Bedingung, dass das Geschlecht männlich (bzw. weiblich) ist (☞ Kap. 1.3.3).

1.3.2 Wahrscheinlichkeitsverteilungen

Grundlagen

Die Werte, die man im Zufallsexperiment erhält, sind in gewisser Weise vom Zufall abhängig. Fragt man etwa Personen im Alter von 12 bis 90 nach der Zahl ihrer aktuellen Beschwerden, so wird mit zunehmendem Alter auch die Zahl der Beschwerden zunehmen. Die Beschwerdezahl wird in diesem Fall Zufallsvariable genannt und ist durch ihre Verteilung eindeutig charakterisiert. Zufallsvariablen können ebenfalls verschiedene Skalenniveaus annehmen und werden ferner auch in diskrete und stetige Zufallsvariablen unterteilt. Es entspricht also im weitesten Sinne dem Merkmal.

Die Wahrscheinlichkeitsfunktion ist eine mathematische Funktion, die einer Zufallsvariable zu jedem Ereignis eine Wahrscheinlichkeit zuordnet, einen bestimmten Wert anzunehmen. Beim Würfelbeispiel lautet diese Funktion $f(x_j) = 1/6$, wobei j eine der Zahlen von 1 bis 6 (Würfelaugen) darstellt. Sie entspricht der Häufigkeitsverteilung aus der deskriptiven Statistik.

Mit der Verteilungsfunktion kann der Zufallsvariablen die Wahrscheinlichkeit zugeordnet werden, ob für ein Ereignis x der Wert kleiner oder gleich x ist. Um das zu verdeutlichen: Das Ereignis 4 beim Würfeln tritt mit der Wahrscheinlichkeit $1/6$ ein, so auch 1, 2 und 3. Die Verteilungsfunktion besagt, dass bei x = 4 die Werte 1, 2, 3 oder 4 mit einer bestimmten Wahrscheinlichkeit auftreten, nämlich $2/3$ (gemäß Additionsgesetz). Das Korrelat der Verteilungsfunktion in der deskriptiven Statistik ist die empirische Verteilungsfunktion. Bei stetigen Zufallsvariablen wird statt der Summe

Tab. 32.5: Beispielrechnung zur Wahrscheinlichkeit der Diagnose Brustkrebs. Anmerkung: Die Zahlen wurden aus didaktischen Gründen so gewählt; sie spiegeln keine akkuraten epidemiologischen Daten wider.

		Brustkrebs		Randsummen
		ja (j)	nein (n)	
Geschlecht	männlich (m)	2	4998	5000
	weiblich (w)	200	4800	5000
Randsummen		202	9798	10 000
Wahrscheinlichkeit Brustkrebs	P(j) = 202/100 000 (≈ 0,2%)	bei Männern	P(j|m) = 2/5000 (= 0,04%)	
		bei Frauen	P(j|w) = 200/5000 (= 4%)	

das Integral verwendet. Die erste Ableitung der stetigen Verteilungsfunktion wird Dichtefunktion genannt. Mit ihr lässt sich die Wahrscheinlichkeit berechnen, mit der eine Zufallsvariable einen Wert in einem bestimmten Intervall annimmt.

Der **Erwartungswert** ist das Analogon zum arithmetischen Mittelwert. Er ist ein Summenprodukt aus den Ereignissen und ihrer Wahrscheinlichkeit. Im Beispiel wäre der theoretische Erwartungswert für die Zufallsvariable: $E(X) = 1 \times {}^1/_6 + 2 \times {}^1/_6 + \ldots + 6 \times {}^1/_6 = {}^{21}/_6 = 3{,}5$. Er beschreibt den Mittelwert, den man bei genügend Wiederholungen erhält. Je mehr Wiederholungen des Zufallsexperiments durchgeführt werden, desto näher kommen sich Erwartungswert und tatsächlicher Mittelwert. Entsprechend ist die Varianz bei Zufallsvariablen die quadratische Abweichung vom Erwartungswert. Ihre Wurzel ist die Standardabweichung. Erwartungswert und Varianz werden bei stetigen Zufallsvariablen auch aus Integralen statt Summen gebildet.

Der Median ist bei diskreten Zufallsvariablen als der kleinste Wert definiert, der in der Verteilungsfunktion eine Wahrscheinlichkeit größer oder gleich 0,5 ergibt. Entsprechendes gilt für die Quantile.

Der **Binomialkoeffizient** ist die Gesamtzahl aller möglichen Kombinationen, aus einer Zahlenmenge eine bestimmte Zahl Elemente auszuwählen. Beispiel: In der mündlichen Prüfung bietet der Prüfer an, von vier versiegelten Umschlägen mit Prüfungsfragen zwei herauszupicken. Dadurch sind sechs verschiedene Prüfungsabläufe möglich (☞ Tab. 32.6).

Der Binomialkoeffizient lässt sich berechnen, indem die Fakultät der Auswahlmenge n geteilt wird durch das Produkt aus k! und (n – k)!, im Beispiel mit den Umschlägen also $4!/(2! \times 2!) = {}^{24}/_4 = 6$.

Verteilungen

Diskrete Zufallsvariablen finden sich häufig in der sog. **Binomialverteilung** wieder. Das Zufallsexperiment mit dem Würfel soll 100-mal durchgeführt und dabei das Ereignis 1 beobachtet werden. Die Zufallsvariable X erhält bei $n = 100$ jeweils mit einer Wahrscheinlichkeit von $p = {}^1/_6$ die Anzahl der gewürfelten 1, also $X : B\,(n = 100; p = {}^1/_6)$. Theoretisch kann sie alle Werte von 0 (kein einziges Mal 1 gewürfelt) bis 100 (nur 1 gewürfelt) annehmen. Die Binomialverteilung gibt an, wie wahrscheinlich jeder der möglichen Werte ist. Der Erwartungswert für die Binomialverteilung lässt sich als $n \times p$ berechnen, in diesem Fall also $100 \times {}^1/_6 = {}^{100}/_6$ (≈ 17). Auch die Varianz lässt sich berechnen: $n \times p \times q$ (q steht für die komplementäre Wahrscheinlichkeit), also $100 \times {}^1/_6 \times {}^5/_6 = {}^{500}/_{36}$ ($\approx 13{,}8$).

Mithilfe des Binomialkoeffizienten lässt sich für jeden möglichen Wert k, den die Zufallsvariable annehmen kann, die Wahrscheinlichkeit berechnen, mit der sie das auch tut. Diese Wahrscheinlichkeiten kann man in einem Diagramm auftragen und erkennt daran leicht den Bereich mit der größten Wahrscheinlichkeit für den Wert der Zufallsvariablen X (☞ Abb. 32.7).

Für stetige Zufallsvariablen hat vor allem die **Normalverteilung** (☞ Abb. 32.8) große Bedeutung. Die Dichtefunktion der Normalverteilung wird durch die Gauß-Glockenkurve beschrieben. Sie ist symmetrisch aufgebaut mit ihrem Gipfel beim Erwartungswert (μ). An den Ordinaten $\mu - \sigma$ und $\mu + \sigma$ verfügt sie über Wendepunkte und hat

Tab. 32.6: Beispiel zum Binomialkoeffizient

n = 4 durchnummerierte Umschläge mit Prüfungsumfragen k = 2 werden gewählt. Es ergeben sich folgende sechs möglichen Prüfungsabläufe:

	1. Frage aus Umschlag x	2. Frage aus Umschlag y
1	1	2
2	1	3
3	1	4
4	2	3
5	2	4
6	3	4

32

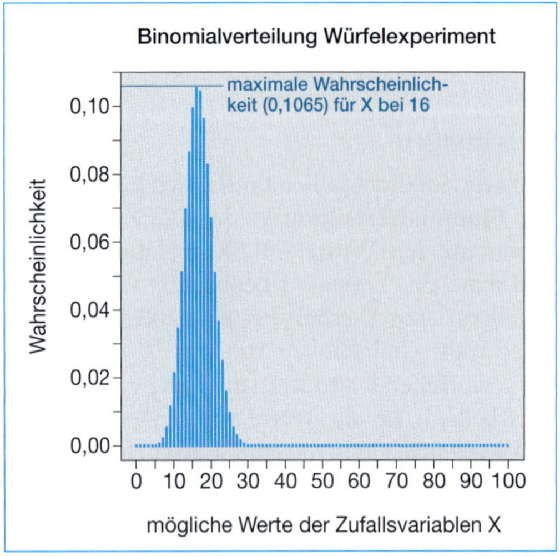

Abb. 32.7: Binomialverteilung beim Würfelexperiment bei 100 Wiederholungen

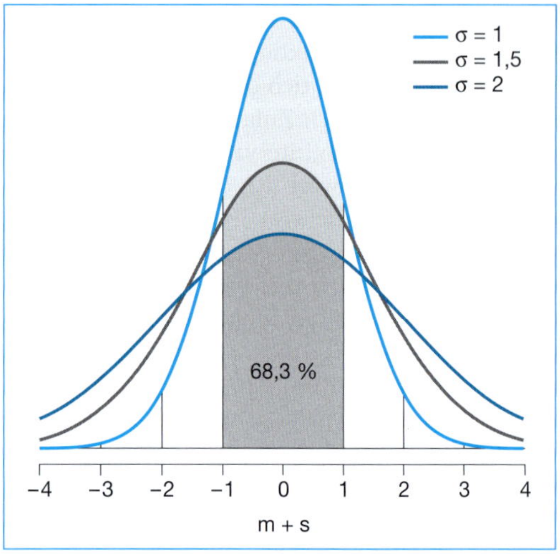

Abb. 32.8: Normalverteilungen (μ = 0) mit grau hinterlegten 1σ-Intervallen

dadurch einen sigmoiden Kurvenverlauf. Als besonderes Charakteristikum in ihrer Eigenschaft als Dichtefunktion beschreibt die Fläche unter der Normalverteilung die Wahrscheinlichkeit, mit der ein Wert in dem gewählten Intervall liegt. Dies wird in Abb. 32.8 illustriert. Im Intervall $\mu - \sigma$ bis $\mu + \sigma$ ist die Wahrscheinlichkeit, dass ein normalverteilter Wert darin liegt, stets 0,6827 (≈ 68,3%). Bestimmt man etwa das Gewicht von 100 000 Personen, so werden 68,3% der Personen ein Gewicht haben, das vom Erwartungswert höchstens um eine Standardabweichung abweicht. Hat jemand ein Gewicht, das drei Standardabweichungen über dem Erwartungswert liegt, gehört er zu den oberen 1,4‰. Wichtige Intervalle und ihre Wahrscheinlichkeit sind in ☞ Tab. 32.7 zusammengefasst.

1.3.3 Anwendungen der Wahrscheinlichkeitsrechnung in der Medizin

In der Medizin gibt es zahlreiche Anwendungsmöglichkeiten für Wahrscheinlichkeitsrechnungen. In der täglichen Praxis des ärztlichen Berufs spielen Laborbestimmungen und andere diagnostische Tests eine große Rolle. Im Idealfall ist es möglich, genau zu bestimmen, ob ein Mensch erkrankt ist oder nicht. Dieses Ideal erfüllt aber kein Test und so kann es zu falschen Ergebnissen kommen. Die Wahrscheinlichkeit, mit der ein Test eine kranke Person richtig als krank ausweist, nennt man **Sensitivität.** Mit der **Spezifität** wird die Wahrscheinlichkeit beschrieben, dass das Testergebnis bei nichterkrankten Personen entsprechend „nicht erkrankt" lautet. Sensitivität und Spezifität des idealen Tests wäre also 1 (= 100%).

Merke

S**e**nsitivität = richtig-positives Ergebnis (**er**krankt)
Sp**e**zifität = richtig-negatives Ergebnis (**p**utzmunter)

Vorhersagewerte sind bedingte Wahrscheinlichkeiten zur Richtigkeit des Testergebnisses. Der positiv prädiktive Wert (PPW) gibt die Wahrscheinlichkeit wieder, mit der die Krankheit vorliegt bei einem positiven Testergebnis (= krank). Umge-

Tab 32.7: Wichtige Intervalle der Normalverteilung und ihre Wahrscheinlichkeit

1σ-Intervall (heißt $\mu - \sigma$ bis $\mu + \sigma$)	P = 0,6827
2σ-Intervall	P = 0,9545
3σ-Intervall	P = 0,9973
μ – 1,96 bis μ + 1,96	P = 0,95 (95%-Intervall)
μ – 2,58 bis μ + 2,58	P = 0,99 (99%-Intervall)

kehrt nennt man die Wahrscheinlichkeit der Gesundheit bei negativem Testergebnis den negativ prädiktiven Wert (NPW). Wenn bei einem Test der PPW 98% ist, dann sind von 100 positiv getesteten Personen immerhin zwei tatsächlich nicht erkrankt.

Die Prävalenz beschreibt die Wahrscheinlichkeit, mit der eine x-beliebige Person der Grundgesamtheit zu einem bestimmten Zeitpunkt erkrankt ist. Sie wird auch als „A-priori"-Risiko (von vornherein) bezeichnet. Das Gegenstück, „a posteriori" (im Nachhinein), stellt der positiv prädiktive Wert dar.

Die Begriffe Sensitivität, Spezifität, positiv prädiktiver und negativ prädiktiver Wert lassen sich in einer Vierfeldertafel, wie sie in der Medizin oft genutzt wird (Tumorscreening), den Spalten und Reihen zuordnen (☞ Tab. 32.8).

In den meisten Fällen ist es aber unmöglich, ideale Testbedingungen zu erhalten. Bei Testanwendungen wie dem Tumorscreening gibt es große Überlappungen zwischen den Werten, die man bei Kranken und Gesunden erhält. Führt man einen diagnostischen Test an einer großen Stichprobe durch, so erhält man eine mehrgipflige Häufigkeitsverteilung (Häufigkeit eines Ergebniswerts gegen den Ergebniswert). Führt man nun zusätzliche Untersuchungen an der Stichprobe durch, mit denen es möglich ist, die richtige Diagnose klinisch zu stellen, kann man die gemessenen Testergebnisse in zwei Häufigkeitsverteilungen (positiv = krank, negativ = gesund) aufteilen. Es stellt sich die Frage, welcher Testwert gewählt werden soll, um zwischen einem positiven Testbefund und einem negativen Testbefund zu unterscheiden. Dieser Wert wird **Cut-off-Wert** genannt. Je nachdem, wie er gelegt wird, hat es Einfluss auf Sensitivität und Spezifität und damit auch auf die Werte der positiven und negativen Prädiktion (☞ Abb. 32.9).

1.4 Statistisches Testen

1.4.1 Prinzipien des statistischen Schließens

Induktive Schlussweise

Durch die Beobachtung einer Stichprobe und Analyse der daraus gewonnenen Daten erhält man eine Vielzahl Informationen über die Stichprobe. Bei einer Untersuchung des Körpergewichts in Deutschland könnte man nicht nur die Daten jedes Einzelnen benennen, sondern auch im Rahmen statistischer Auswertungen Aussagen zur gesamten Gruppe der Stichprobe treffen. Das Prinzip der induktiven Schlussweise ist es, diese Aussagen auf die Allgemeinheit zu übertragen, sprich der Grundgesamtheit, aus der die Stichprobe stammt.

Diese Vorgehensweise ist anfällig für Fehler. Es werden zufällige und systematische Fehler unterschieden. Zu den zufälligen Fehlern zählen:
- interindividuelle Variabilität (Schwankungen innerhalb der Stichprobe)
- intraindividuelle Variabilität (Schwankungen bei einer Person, z.B. Blutdruck)

Während zufällige Fehler nicht zu vermeiden sind, sind systematische Fehler auf Mängel bei Planung und Durchführung von Studien zurückzuführen. Dazu zählen:
- Mess- und sonstige Erfassungsfehler, etwa durch fehlerhafte Messgeräte oder einen unausgereiften Fragebogen

Tab. 32.8: Grundbegriffe in der medizinischen Diagnostik: Sensitivität, Spezifität, positiv prädiktiver und negativ prädiktiver Wert

	Test positiv	Test negativ	Summe	Güte
Patient positiv („erkrankt")	RP (richtig-positiv)	FN (falsch-negativ)	PP (RP + FN)	Sensitivität: RP/PP
„Patient" negativ („putzmunter")	FP (falsch-positiv)	RN (richtig-negativ)	PN (FP + RN)	Spezifität: RN/PN
Summe	TP (RP + FP)	TN (FN + RN)		
prädiktiver Wert	positiv prädiktiv: RP/TP	negativ prädiktiv: RN/TN		

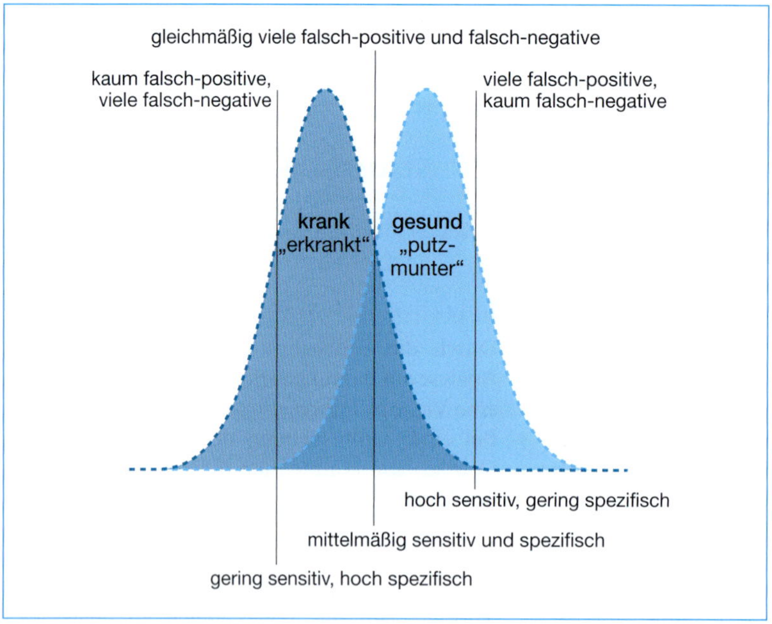

Abb. 32.9: Problematik der Bestimmung eines Cut-off-Werts

- Bias
  - Selektionsbias: Bei Vergleichen zwischen zwei oder mehreren Gruppen müssen die Gruppen auch vergleichbar sein. Beim Selektionsbias ist keine Vergleichbarkeit gegeben (z. B. eine Fall-Kontroll-Studie zu einer neuen Therapie, in der eine Gruppe mit 70- bis 80-jährigen Fällen 20- bis 30-jährigen Kontrollen gegenübergestellt wird).
  - Informationsbias: Das Informationsniveau muss gleich sein. Wenn bei einer Medikamentenstudie die Verum- und die Placebo-Gruppe wissen, was sie bekommen, so wird alleine schon ihre Erwartungshaltung das Ergebnis beeinflussen.
  - Lead-Time-Bias: Dieser Fehler bezeichnet eine zu kurz gewählte Studiendauer.
  - Confounder: Damit bezeichnet man Störfaktoren, die mit den beobachteten Merkmalen zusammenhängen, aber nicht erfasst werden. Bei einer Medikamentenstudie könnte die Compliance der Patienten ein Confounder sein: Patienten, die das Medikament nicht einnehmen, werden auch kein Ergebnis liefern können, das die Medikamentenwirkung beschreibt.

Hypothesen und Testentscheidungen

Die Formulierung einer Hypothese muss möglichst genau sein. Sie teilt sich auf in die **Alternativhypothese** (H1), also die neue noch zu beweisende Erkenntnis, und die **Nullhypothese** (H0), die der Alternativhypothese entgegengesetzt ist, meist den bisherigen Status quo darstellt und folglich bei Zutreffen der Alternativhypothese widerlegt wird. Ein Beispiel wäre: „Nichtrauchen führt zu besseren Studienleistungen" (H1) und „Nichtrauchen führt nicht zu besseren Studienleistungen" (H0). Da keine Richtung vorgegeben ist, in die die Ergebnisse weisen, nennt man ein solches Hypothesenpaar zweiseitig. Lautete die Nullhypothese jedoch „Nichtrauchen beeinflusst die Studienleistung nicht", so wäre sie einseitig, da hierbei das Ergebnis „Nichtrauchen führt zu schlechteren Studienleistungen" gar nicht erst berücksichtigt wird.

Merke

Alternativhypothese ist, was zu **beweisen** wäre.
Nullhypothese ist, was zu **widerlegen** wäre.

Anhand des Untersuchungsergebnisses und der statistischen Testanalyse entscheidet man sich dann für eine der formulierten Hypothesen. Da das Ergebnis, das man letzten Endes erzielt, zufälligen Einflüssen (etwa in Form zufälliger Fehler in der Stichprobe) unterworfen ist, kann man auch nicht mit Sicherheit die tatsächlich richtige Hypothese als richtig identifizieren. Ähnlich wie beim Konfidenzintervall gibt es auch hierbei einen Wahrscheinlichkeitsbereich, bei dem man mit z. B. 95%iger Wahrscheinlichkeit das richtige Resultat erzielt. Mit dem **Signifikanzniveau** (auch **α-Niveau**) legt man die Wahrscheinlichkeit fest, mit dem man irrtümlicherweise die Alternativhypothese wählt, obwohl die Nullhypothese gilt. Dieser Fehler wird auch **Fehler der 1. Art** (α-Fehler) genannt. Einen **Fehler 2. Art** (β-Fehler) begeht man, wenn man bei der Nullhypothese bleibt, obwohl die Alternativhypothese richtig wäre. Die Größe β ist abhängig vom Erwartungswert und kann daher nicht eindeutig quantifiziert, geschweige denn festgelegt werden (☞ Tab. 32.9),☞ Kap. 1.4.2).

1.4.2 Testverfahren

Prinzipielle Vorgehensweise

Zunächst steht vor jeder analytischen Arbeit die Datenerhebung, und vor dieser wiederum statistische Überlegungen. So müssen bereits bei der Formulierung der Hypothesen H0 und H1 die zu überprüfende Größe feststehen („Was soll eigentlich untersucht werden?") und das Signifikanzniveau festgelegt werden. Liegen die Daten vor, ist ein geeigneter Test auszuwählen, mit dem die Prüfgröße bestimmt wird. Es gibt eine Vielzahl verschiedener Tests, deren sachgemäße Anwendung unter anderem von der Art der Untersuchung und der Beschaffenheit der Daten abhängig ist. Hier soll einer der **t-Tests** und die Testanalyse damit anhand eines verallgemeinerten Beispiels aus der klinischen Forschungsroutine dargestellt werden.

Eine Medikamentenstudie soll herausfinden, ob ein neues Präparat besser ist als das bisherige Standardpräparat. Die Vermutung ist, dass dem so ist. Daraus ergibt sich die Alternativhypothese „Präparat X ist wirksamer als Y". Die Nullhypothese lautet dementsprechend „Präparat X ist nicht wirksamer als Y". Die Wirksamkeit besteht in der Zunahme eines krankhaft niedrigen Blutwerts, der im Labor bestimmt werden kann.

Es werden zwei sorgfältig ausgewählte Patientenstichproben gebildet, die zueinander möglichst homogen sind. Der initiale Blutwert wird bestimmt, ab dann erhält eine Gruppe das Standardpräparat, die andere Gruppe das neue Präparat. Nach einem festgelegten Zeitraum werden der Blutwert ein zweites Mal und die Veränderung bestimmt. Dies stellt die untersuchte Größe dar. Trägt man diese Werte in ein Diagramm ein, so ergibt sich ein Bild wie in Abb. 32.9. Darin sieht man schnell, dass die Mittelwerte der beiden Gruppen unterschiedlich sind. Wenn Präparat X genauso wirksam wäre wie Y, dann könnte es trotzdem sein, dass die Mittelwerte sich voneinander unterscheiden, da ohnehin durch zufällige Schwankungen Abweichungen vom Erwartungswert bestehen. Die Nullhypothese zu verwerfen, ist erst dann legitim, wenn die Abweichung eine bestimmte Größenordnung überschreitet und damit der Schluss der Alternativhypothese plausibel wird. Diese Abweichungsgröße ist vom Signifikanzniveau abhängig.

Die mathematische Vorgehensweise sieht vor, den t-Test für zwei unverbundene Stichproben zu verwenden. Es wird zunächst anhand einer dem jeweils verwendeten Test charakteristischen Formel die Prüfgröße berechnet. Es wird in diesem Fall auch der sogenannte kritische Wert berechnet werden. In der Abbildung ist der dazugehörige kritische Bereich mit α markiert (☞ Abb. 32.10). Solange der Mittelwert von H1 diesen kritischen Bereich nicht passiert, gibt es keinen Grund zur Annahme, dass H1 einen Unterschied zu H0 darstellt. In diesem Fall liegt aber der Mittelwert von

Tab. 32.9: Fehlerarten bei der Testentscheidung.
Anmerkung: Angaben in Klammern geben Wahrscheinlichkeit der Konstellation an.

		tatsächlich	
		H0	H1
entschieden für	H0	richtig (1 – α)	Fehler 2. Art (β)
	H1	Fehler 1. Art (α)	richtig (1 – β)

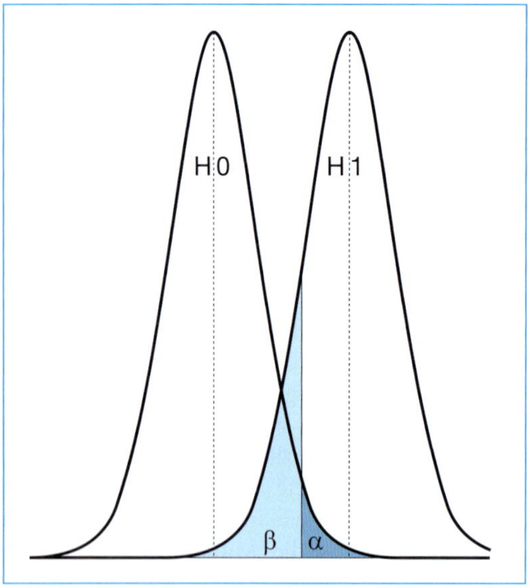

Abb. 32.10: t-Verteilung von Null- und Alternativhypothese (mit α und β)

H1 im kritischen Bereich. H0 kann also verworfen werden. Durch eine weitere Berechnung erhält man den **p-Wert,** der die Wahrscheinlichkeit ausdrückt, mit der das vorliegende Testergebnis eintreten kann, falls die Nullhypothese richtig ist. Je kleiner er ist, umso niedriger ist die Wahrscheinlichkeit, dass H0 zutrifft. Ist es niedriger als das vorher festgelegte Signifikanzniveau, wird H1 angenommen. Sollte trotzdem H0 richtig sein, hat man somit einen Fehler 1. Art begangen.

Aus der Abbildung wird auch ersichtlich, was es mit dem Fehler 2. Art auf sich hat. Entscheidet man sich nämlich in dieser Konstellation dazu, die Nullhypothese beizubehalten, begeht man diesen Fehler. Je kleiner β, desto unwahrscheinlicher ist es, den Fehler 2. Art zu begehen. Kleiner wird β entweder, indem man α größer wählt und damit auch die Wahrscheinlichkeit zum Fehler 1. Art vergrößert, oder, indem H1 so weit von H0 entfernt ist, dass kaum mehr Schnittpunkte bestehen, worauf man aber keinen Einfluss hat. Dementsprechend entspricht der Wert $1 - \beta$ der **Power** (Trennschärfe) der Alternativhypothese. Die Power ist nichts anderes als die Wahrscheinlichkeit, die Nullhypothese richtigerweise zu verwerfen. Bei hoher Power reicht im Prinzip bereits eine kleine Stichprobe, um eine Entscheidung hinsichtlich der Annahme von H1 zu fällen.

Einige gebräuchliche Tests

Die Möglichkeiten, neue Hypothesen aufzustellen und zu verifizieren, sind vielfältig, und die richtige Herangehensweise ist von vielen Faktoren abhängig. So gibt es etwa Tests für einseitige Untersuchungen, für verbundene Stichproben oder für kleine Stichprobenumfänge.

Von diesen Tests gibt es meist mehrere Varianten, so etwa Varianten für verbundene und für unverbundene Stichproben. Stichproben werden als verbunden bezeichnet, wenn es zu jedem Element in der einen Stichprobe ein Element in der anderen gibt, mit dem es inhaltlich ein Paar bildet. Beispiel: Eine Untersuchung möchte Unterschiede bei der sexuellen Zufriedenheit zwischen Männern und Frauen ermitteln und bildet dabei zwei Stichproben, die durch die Partnerschaft jeden Elements zum anderen verbunden sind. Unverbundene Stichproben sind hingegen voneinander unabhängig.

- Mit dem Vorzeichentest werden verbundene Stichproben untersucht. Dabei werden Differenzen der Paare erstellt und anschließend die Zahl positiver Vorzeichen bestimmt. Anhand einer Binomialverteilung ergeben sich die nötigen Informationen, um zwischen H0 und H1 entscheiden zu können.
- Der **t-Test** kann für einzelne Stichproben wie auch für zwei Stichproben (s. o.) verwendet werden. Außerdem ist es möglich, verbundene und unverbundene Stichproben zu analysieren. Grundlage des t-Tests ist die t-Verteilung, die man als standardisierte Normalverteilung auffassen kann. Der t-Test funktioniert sehr gut bei Normalverteilungen, verliert aber zunehmend an statistischer Power, je mehr die Verteilung von der Normalverteilung abweicht.
- Rangtests wie der **Wilcoxon-Test** können ebenfalls für einzelne oder zwei, verbundene oder unverbundene Stichproben verwendet werden. Die Prüfgrößen werden aus den Rangzahlen der Differenz zum Sollwert berechnet. Im Gegensatz zum t-Test ist der Wilcoxon-Test nichtparametrisch, → keine Normalverteilung.
- Der **χ^2-Test** (Chi-Quadrat) wird zur Untersuchung von Häufigkeitsunterschieden verwendet. Er kann etwa benutzt werden, um die Unabhängigkeit zweier qualitativer Merkmale zu prüfen. Das Grundprinzip besteht darin, die vorliegenden Häufigkeiten mit den Häufigkeiten der Nullhypothese zu vergleichen.

1.4.3 Interpretation von Testergebnissen

Mithilfe statistischer Tests zur Datenanalyse wird die Entscheidungsfindung zwischen den Optionen „H0 verwerfen" und „H0 beibehalten" durch objektivierbare Kriterien und mathematische Werkzeuge vereinfacht. Von großer Bedeutung ist hierbei die Signifikanz, mit der die Annahme der Alternativhypothese begründet wird. Es haben sich Standards für bestimmte α-Werte herausgebildet und dafür, wie sie umschrieben werden:

- schwach-signifikant ($\alpha = 10\%$),
- signifikant ($\alpha = 5\%$),
- hoch-signifikant ($\alpha = 1\%$) und gar
- höchst-signifikant ($\alpha = 0{,}1\%$).

Eine wissenschaftliche Untersuchung kann konfirmativ sein und bestätigt als solche eine Hypothese, die durch genaue Hintergrundkenntnisse, Erfahrungen und Vermutungen ausformuliert wurde. Das Gegenstück dazu ist die explorative Untersuchung, die empirisch gewonnene Daten untersucht, um daraus neue Hypothesen zu gewinnen.

1.5 Statistik in der medizinischen Forschung

1.5.1 Klinische Forschung

Grundlagen

Die klinische Forschung kennt mehrere Ziele:

- Verbesserung des Verständnisses von Krankheit
- Verbesserung der Behandlung von Krankheit
- Identifizierung von Faktoren zur Verhinderung von Krankheit

Die Planung wissenschaftlicher Studien setzt eine sorgfältige Vorbereitung voraus (☞ Kap. 1.1, Grundlagen). Bei klinischen Studien ist besonders auf die Unversehrtheit der Patienten zu achten. So gelten bei Medikamentenstudien die „Grundsätze für die ordnungsgemäße Durchführung der klinischen Prüfung von Arzneimitteln". Bei solchen Studien steht die Untersuchung der therapeutischen Wirksamkeit und Verträglichkeit im Vordergrund (☞ Kap. 1.6, Prinzipien der therapeutischen Prüfung). Dazu gehört auch die Erkennung unerwünschter Arzneimittelwirkungen.

Studien in der medizinischen Forschung weisen bestimmte Eigenschaften auf, die hauptsächlich ihre Methodik beschreiben. Bei kontrollierten Studien handelt es sich um vergleichende Studien, deren Ziel es ist, die Wirksamkeit im Vergleich darzustellen. Ein neues Medikament wird einer Patientengruppe verabreicht, während die sogenannte Kontrollgruppe ein Standardpräparat (oder wenn rechtlich möglich und ethisch unbedenklich gar nur ein Placebo-Präparat). Der Begriff „randomisiert" beschreibt die zufällige Zuteilung der Stichproben z. B. zu einer bestimmten Therapie. Prospektive Studien sind dadurch charakterisiert, dass ein Verlauf „live" beobachtet wird (☞ Kap. 1.2.1, Überlebenszeit), während die retrospektive Studie einen Verlauf im Nachhinein in Augenschein nimmt. Transversalstudien erfassen zu einem bestimmten Zeitpunkt oder einem eng umgrenzten Zeitraum z. B. das Auftreten einer bestimmten Erkrankung, während Longitudinalstudien einen Verlauf (z. B. einer Krankheit) über längere Zeit beobachten.

Krankheitsverläufe und Prognoseverfahren

Der Verlauf einer Krankheit lässt sich als Funktion eines bestimmten Werts (etwa TPO-Antikörper bei Hashimoto-Autoimmunthyreoiditis) gegen die Zeit auftragen. Mit **Regressionsanalysen** (☞ Kap. 1.2.2, Bivariate Statistik) können aus empirisch gewonnenen Daten eines Krankheitsverlaufs Prognoseparameter gewonnen werden. So kann bei anderen Patienten empirisch geschätzt werden, wie sich die Krankheit in ihrem Fall wahrscheinlich weiterentwickeln wird bzw. kann. Bei schweren Erkrankungen, die unweigerlich oder zumindest stark mit dem Tod verbunden sind (Herzinfarkt, Krebserkrankungen), gibt es eine spezielle Form der Verlaufsbeobachtung: die Überlebenszeitanalyse. Auch sie hat prognostischen Wert und erfasst empirisch die Wahrscheinlichkeiten, in welcher Zeit einen Erkrankten der Tod ereilt.

1.5.2 Medizinisch-experimentelle Forschung

Dosis-Wirkungs-Beziehungen

Die Wirkung eines Pharmakons kann in unterschiedlicher Ausprägung von dessen Dosis abhängig sein. Die Kurvenverläufe stellen meist komplexe Funktionen mit sigmoidem Verlauf dar, die vor allem durch logarithmische Transformationen vereinfacht werden können. Durch die Logit-Transformation erhält man so etwa die Halbwertszeit. Die zahlreichen Verteilungsfunktionen pharmakokinetischer Eigenschaften lassen sich durch mathematische Modelle bearbeiten und mit entsprechenden statistischen Hilfsmitteln umschreiben.

Wichtige Begriffe stellen die ED50 und die LD50 dar. Die ED50 stellt die **Effektivdosis** dar, bei der bei 50% der Population ein Effekt erzielt wird. Anders ausgedrückt: Mit der Dosis ED50 eines Medikaments wird nur bei 50% der Patienten ein Effekt bemerkt. Die LD50 entspricht der **letalen Dosis,** bei der 50% der Population versterben. Analog dazu gibt es auch ED5, ED95, LD5 etc. Die Differenz aus LD50 und ED50 heißt **therapeutische Breite.** Allerdings muss auch beachtet werden, dass bei extrem flachen Verläufen der Empfindlichkeitsverteilung eine ED50 sich bereits mit der LD5 überschneiden kann. Näheres ☞ Klinische Pharmakologie, Kap. 1.1.4.

Validierung von Messverfahren

In der medizinischen Forschung werden viele Werte durch Messungen gewonnen. Da Messungen zufälligen Schwankungen ausgesetzt sein können oder im schlimmeren Fall durch systematische Fehler beeinflusst werden, bedient man sich mathematischer Methoden, um die Abweichungen des Messwertes vom tatsächlichen Wert zu beschreiben.

- **Richtigkeit:** Werden viele Messungen durchgeführt, so kann man aus der Datenmenge einen Mittelwert bilden, der damit einen Erwartungswert bildet. Je stärker er mit einem anerkannten Referenzwert (etwa eines Referenzlabors) übereinstimmt, desto höher ist die Richtigkeit.
- **Präzision:** Wenn viele Messungen dicht beieinander liegen, so entspricht das einer hohen Präzision. Es sagt nichts über die Richtigkeit des Ergebnisses aus, sondern vielmehr, wie präzise die Werte um einen Wert in ihrer Mitte liegen (zur Verdeutlichung ☞ Abb. 32.11).
- **Genauigkeit:** Sie stellt die Kombination aus Richtigkeit und Präzision dar (☞ Abb. 32.11). Wenn die gemessenen Werte präzise um den richtigen Wert (Erwartungswert) liegen, sind die Messungen genau.

1.5.3 Evidence-Based Medicine

Die Evidence-Based Medicine (EBM) ist die Anwendung des besten medizinischen Wissens. Konkret bedeutet dies, dass in der EBM sämtliche aus der konventionellen medizinischen Praxis be-

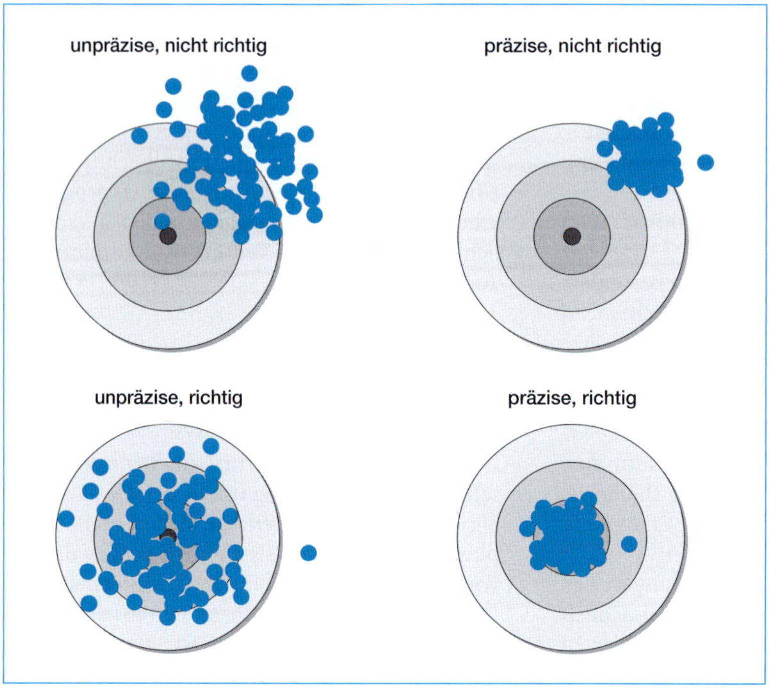

Abb. 32.11: Präzision, Genauigkeit und Richtigkeit

Tab. 32.10: Evidenz bei klinischen Prüfungen	
Ia	Metaanalyse mehrerer kontrollierter, randomisierter Studien
Ib	mehrere kontrollierte, randomisierte Studien
II	kontrollierte, prospektive, nicht-randomisierte Studien
III	nicht-kontrollierte Studien (retrospektive Studien, Expertenmeinung)

kannten Vorgehensweisen mit statistischen Methoden verquickt werden (☞ Tab. 32.10). Ein Beispiel dafür ist die Entscheidung, mit welchem Medikament eine atypische Pneumonie bei einem 25-jährigen Patienten behandelt werden soll. Es stellt damit nur eine Erweiterung der bisherigen Praxis dar, in der man das Medikament wählen würde, das erfahrungsgemäß am besten wirkt. In der EBM geht es darum, dann das Medikament zu wählen, das nachweislich am besten wirkt. Die EBM erfordert klare Fragestellungen, vermag dann aber auch klare Antworten zu liefern. Um diese Entscheidungsprozesse zu unterstützen, gibt es mittlerweile verschiedene Institutionen, die medizinisches Wissen zur Verwendung EBM-gestützter Entscheidungen verarbeiten. Die bekannteste dieser Institutionen ist die Cochrane Collaboration. Die Hauptform dieser Wissensaufbereitung stellt das systematische Review (**Metaanalyse**) dar. Hierbei werden möglichst alle zu einer bestimmten Fragestellung verfügbaren Studien hinsichtlich ihrer Aussagekraft untersucht und anhand der Ergebnisse dieser Studien eine Art globales Ergebnis gebildet. Ein Beispiel hierfür ist die Frage, ob bei einer pAVK die Stentung oder die Ballondilatation prognostisch günstiger ist.

1.6 Prinzipien der therapeutischen Prüfung

1.6.1 Grundlagen

Als therapeutische Studien bezeichnet man Wirksamkeitsstudien zu Therapien im weitesten Sinne. Damit sind zwar vor allem Medikamente gemeint, doch auch chirurgische bzw. orthopädische wie auch psychologische (usw.) Verfahren gehören dazu.

Entsprechend den „Grundsätzen für die ordnungsgemäße Durchführung der klinischen Prüfung“ (rechtlicher Rahmen) und der „Deklaration von Helsinki“ (ethischer Rahmen) müssen zur Prüfung neuer Medikamente strenge Vorsichtsmaßnahmen beachtet werden.

In Deutschland ist für die Überprüfung und Zulassung von Medikamenten das Bundesinstitut für Arzneimittel und Medizinprodukte (BfArM) zuständig. Das Äquivalent dazu auf europäischem Raum ist die European Agency for the Evaluation of Medicinal Products (EMEA).

Die Arzneimittelprüfung ist vierstufig gegliedert (☞ Tab. 32.11).

1.6.2 Phasen der therapeutischen Prüfung

Phase-I-Studie

In dieser Phase wird das neue Präparat zunächst nur an einer kleinen Stichprobe gesunder Probanden getestet. Beobachtungsmerkmale sind die Bioverfügbarkeit des Medikaments sowie die Kinetik und Verträglichkeit beim Menschen. Bevor ein Medikament an Menschen getestet werden darf, müssen eindeutige Belege aus Tierversuchen zur theoretischen Unbedenklichkeit des Medikaments vorliegen.

Phase-II-Studie

Wenn Phase I abgeschlossen ist und keine Bedenken gegen die Fortführung der Prüfung bestehen

Tab. 32.11: Ablauf der therapeutischen Prüfung

Phase I	Phase II	Phase III	Phase IV
Vorprüfungen zu Verträglichkeit und Wirksamkeit an Gesunden (I) und Patienten (II)		Wirksamkeitsnachweis an Patienten	Kontrolle des zugelassenen Medikaments

(etwa wegen zu schlechter Verträglichkeit des Medikaments in Phase I), wird das Medikament an einer kleinen Patientenstichprobe beobachtet. Hauptziele dieser Phase sind die Ermittlung der richtigen Dosierung und der Wirksamkeit hinsichtlich der Erkrankung (entsprechend der Indikationsstellung des Medikaments).

Phase-III-Studie (kontrollierte klinische Prüfung)

Die dritte Phase der therapeutischen Prüfung entspricht einer kontrollierten Studie zum Nachweis der Wirksamkeit und vor allem der Überlegenheit des neuen Medikaments. Sie wird an großen Patientenstichproben durchgeführt. Die Alternativhypothese lautet in etwa „Das neue Medikament X ist zur Behandlung von Y geeignet."

Die Auswahl der Stichprobe muss hierbei mit strengen **Ein-** und **Ausschlusskriterien** erfolgen. Ein Einschlusskriterium ist ein Kriterium, das ein Patient erfüllen muss, um überhaupt für die Studie in Betracht zu kommen. Entsprechend ist die Erfüllung eines Ausschlusskriteriums ein klarer Grund, einen Patienten nicht in die Studie einzuschließen (z. B. weitere Risikofaktoren, die einerseits eine Gefahr für den Patienten darstellen könnten und andererseits die Studienergebnisse verzerren könnten). Durch Randomisierung und Doppelverblindung wird Struktur- und Beobachtungsgleichheit erreicht, allerdings ist Voraussetzung zur Randomisierung, dass nach derzeitigem Wissensstand keine Benachteiligung von Patienten besteht. Es wäre schließlich ethisch nicht vertretbar, zufällig zu entscheiden, wer das bessere Medikament erhält, wenn vorher schon bekannt ist, welches das überlegene Medikament ist. Dies wird von der Ethikkommission geprüft und muss gewährleistet sein. Eine genaue Studienplanung und -dokumentation sowie zahlreiche Nachweise (Patienteninformation, Finanzierung etc.) sind vorgeschrieben.

Die während der Studie aufgetretenen Nebenwirkungen werden entsprechend einem bestimmten **Nebenwirkungsschema** registriert:

- sehr häufig: mehr als 1 von 10 Behandelten
- häufig: weniger als 1 von 10, aber mehr als 1 von 100 Behandelten
- gelegentlich: weniger als 1 von 100, aber mehr als 1 von 1000 Behandelten
- selten: weniger als 1 von 1000, aber mehr als 1 von 10 000 Behandelten
- sehr selten: weniger als 1 von 10 000 Behandelten, einschließlich Einzelfällen

In manchen Fällen kann eine sehr häufige Nebenwirkung einen günstigen Effekt haben. Dies ist die Grundlage dafür, mit dem Medikament wieder bei Phase I mit einer anderen Indikationsstellung zu starten.

Im Anschluss an die Studie wird ein Antrag auf Zulassung an die staatliche Gesundheitsbehörde eingereicht. Die Zulassungskriterien sind im Arzneimittelgesetz (AMG) geregelt, wo auch die Prüfrichtlinien für die Zulassung von Arzneimitteln zu finden sind.

Phase IV (therapeutische Prüfung und epidemiologische Studien)

Erhält ein Medikament die Zulassung, tritt es automatisch in Phase IV der therapeutischen Prüfung ein. In dieser Phase wird die Medikamentenwirkung in der Praxis getestet, d. h., dass weiterhin ständig überprüft wird. So können unerwünschte Nebenwirkungen auftreten, die durch die Phase-III-Studie möglicherweise nicht erfasst wurden (etwa Agranulozytoserisiko), die zwar selten sind, aber Zulassungseinschränkungen erforderlich machen können. In dieser Phase ist es auch möglich, dass es zu Indikationserweiterungen oder -einschränkungen kommt. Aufgrund der Anwendung des Medikaments auf die Grundgesamtheit lassen sich auch größere Datenmengen sammeln, die sich etwa zur Untersuchung der Ätiologie von Nebenwirkungen nutzen lassen können.

1.6.3 Maßzahlen für unerwünschte Wirkungen

Kein Medikament ist ohne Nebenwirkung (oder aber dann auch ohne Hauptwirkung). Daher birgt jede Medikamenteneinnahme das **Risiko,** dass eine Nebenwirkung auftritt. Statistisch gesehen ist Risiko eine Wahrscheinlichkeitsangabe. Da Ätiologie und Pathophysiologie eine zentrale Rolle beim Verständnis von Krankheiten spielen, unterscheidet man in der Medizin zwei hauptsächliche Risikoformen:

- **Risiko unter Exposition:** Für viele Erkrankungen wie die koronare Herzkrankheit kennt man verschiedene Risikofaktoren, also Faktoren, die das Erkrankungsrisiko beeinflussen. Das Risiko unter Exposition ist die bedingte Wahrschein-

lichkeit, eine Krankheit unter der Bedingung der Exposition zu erleiden. Beispiel: Von 500 Rauchern bekommen 50 Lungenkrebs, also ist das Risiko unter Exposition 50:500 (10%).
- **Risiko bei Nicht-Exposition:** Trotz der zahlreichen Bemühungen, Krankheitsursachen genau zu identifizieren, gibt es viele Krankheiten, die auch ohne Exposition von Risikofaktoren auftreten können (z.B. Viruserkrankungen) oder bei denen die Risikofaktoren nicht bekannt sind („idiopathisch", „essenziell"). Das Risiko bei Nicht-Exposition ist also die Wahrscheinlichkeit, mit der eine Person ohne Risikofaktoren an einer bestimmten Krankheit erkrankt (Beispiel: 5 Erkrankte unter 500 Nicht-Rauchern, also 5:500 = 1%).

Das **relative Risiko** ist der Faktor, um den sich beide Risiken unterscheiden (Risiko unter Exposition durch Risiko bei Nicht-Exposition). Im Beispiel also 10. Da es auch begünstigende „Risikofaktoren" gibt, kann es sein, dass das relative Risiko 0 beträgt, da auch das Risiko unter Exposition 0 ist. Ein relatives Risiko kann nicht angegeben werden, wenn das Risiko bei Nicht-Exposition 0 beträgt. Das **Exzessrisiko** wiederum errechnet sich aus der Differenz von Expositionsrisiko zu Nicht-Expositionsrisiko. Im obigen Beispiel wäre das 10% – 1% = 9%. Es gibt das Risiko an, eine Krankheit wegen der Exposition zu erleiden. Das ergibt sich im obigen Beispiel daraus, dass von den 10 Personen auch ohne Risikofaktor eine Person erkrankt wäre, also müssen die 9 übrigen Personen wegen des Risikofaktors erkrankt sein. Handelt es sich um eine Exposition gegenüber einer Therapie, so spricht man von der absoluten Risikoreduktion. Ihr Kehrwert ist die **Number-Needed-to-Treat** (NNT), also die Zahl der Patienten, die man behandeln muss, damit einer einen Nutzen davon hat. Im besten Fall ist die NNT = 1. Die Odds Ratio (☞ Kap. 1.2.2, Kontingenztafeln) ermöglicht es, das relative Risiko abzuschätzen. In dem Beispielfall berechnet sie sich zu 50:450/5:495 = 11. Sie kann als gute Annäherung an das relative Risiko aufgefasst werden. Ihre Hauptanwendung findet sich daher bei Fall-Kontroll-Studien, bei denen das relative Risiko nicht sinnvoll berechnet werden kann.

1.6.4 Fehlerquellen nicht-experimenteller Studien

Wie bei experimentellen Studien auch gibt es bei nicht-experimentellen Studien zahlreiche mögliche Fehlerquellen. Wie allgemein gültig, trifft das etwa auf schlechtes Studiendesign, unpräzise Fragestellungen, nicht-validierte Auswerteverfahren und mangelhaftes Datenmaterial zu. So kann es zu Fehlern bei der Datenerhebung oder auch der Übermittlung der Daten (Reporting) kommen. Fehler sind auch denkbar bei der Auswahl der Beobachtungs- bzw. Vergleichsgruppen, bei der anschließenden Analyse (falsche Anwendung statistischer Tests etc.) und auch durch zufällige oder nicht beeinflussbare Fehler wie etwa Dropouts.

1.7 Unterstützung von Diagnostik und Prognostik

1.7.1 Analyse des diagnostischen und prognostischen Prozesses – diagnostische Verfahren

Zur Früherkennung von bestimmten Erkrankungen bietet sich das **Screening** an. Damit bezeichnet man gezielte Untersuchungen (z.B. Tumormarkerwerte im Blut), um eine Krankheit oder auch eine besondere Veranlagung zu einer bestimmten Erkrankung möglichst früh zu erkennen. Der erhebliche Aufwand lohnt mit einer höheren Lebenserwartung, indem frühzeitig behandelte Patienten eine bessere Prognose haben. Dennoch ist nicht jede Untersuchung für eine Erkrankung auch automatisch ein guter Screeningmarker. Ein großes Problem stellt die Auswahl des richtigen Cut-off-Werts dar (☞ Kap. 1.3.3, Anwendungen der Wahrscheinlichkeitsrechnung in der Medizin).

Prognoseverfahren: ☞ Kap. 1.5.1

Maßzahlen für die Güte diagnostischer und prognostischer Entscheidungen: ☞ Kap. 1.3.3, Anwendungen der Wahrscheinlichkeitsrechnung in der Medizin.

1.7.2 Modelle zur Entscheidungsunterstützung

- Entscheidungstabellen definieren Regeln, welche Entscheidungen zu treffen sind, wenn bestimmte Bedingungen zutreffen.

- Eine Diagnose-Symptom-Matrix listet zeilenweise Symptome auf und enthält Diagnosen in der Spalte. Jedes Symptom, das bei einer bestimmten Diagnose vorhanden oder möglich ist, wird mit einem festgelegten Code markiert. So lassen sich anhand vorhandener Symptome leicht mögliche Diagnosen und damit auch Differentialdiagnosen ablesen.
- Entscheidungsbäume sind hierarchisch gegliederte Bäume, die einen Entscheidungsprozess darstellen und durch die Baumstruktur vom ganz Allgemeinen bis hin zum Speziellen führen. Ein Beispiel für einen solchen Baum sind Algorithmen, wie sie gerne in Kliniken genutzt werden (etwa Reanimationsalgorithmen).
- Bedingte Wahrscheinlichkeiten erlauben es, ein bestimmtes Symptom unter Bedingung einer bestimmten Krankheit zuzuordnen und eine Wahrscheinlichkeit dazu anzugeben. In der klinischen Praxis ist aber oft genau das Gegenteil gewünscht, nämlich, eine Diagnose unter Bedingung bestimmter Symptome oder Untersuchungsergebnisse zu finden. Mithilfe des Bayes'schen Ansatzes ist das möglich.
- Die Diskriminanzanalyse ist ein statistisches Klassifikationsverfahren. Dies etwa bei einem diagnostischen Test mit hoher Sensitivität und Spezifität: Eine Person mit positivem Testergebnis kann zur Klasse der „Kranken" zugeordnet werden.
- Bei binären Daten (Krankheit ja/nein) ist eine lineare Regressionsanalyse (☞ Kap. 1.2.2, Bivariate Statistik) nicht möglich. Man verwendet dann die logistische Regression, die für den Einfluss der unabhängigen Variable die Wahrscheinlichkeit angibt, dass die unabhängige Variable 1 ist (also z. B. „krank").

1.8 Medizinische Dokumentation

1.8.1 Grundlagen

Ziele

Eine ausführliche und nachvollziehbare Dokumentation ist nicht nur aus juristischen Gründen imperativ, es dient zugleich auch als Gedächtnisstütze. Sie ist besonders hilfreich, wenn in Kommunikation mit Kollegen die Übermittlung längst vergangener medizinischer Tatsachen notwendig sein könnte. Auch spätere Analysen lassen sich dann leicht durchführen (interessante Kasuistiken für Kollegen, Qualitätsmanagement). Letztlich ist es aber auch eine Maßnahme zum Selbstschutz, wenn ein Patient verstirbt und man nachweisen kann, ihn lege artis betreut zu haben. Daher sind auch nicht-pathologische Befunde explizit zu vermerken, da ein Befund nur als erhoben gilt, wenn er auch dokumentiert ist.

Arten

Für viele Bereiche der medizinischen Dokumentation gibt es keine eindeutigen Standards, so etwa beim Arztbrief. Dennoch gibt es neben einigen wenigen Erfordernissen auch einen gewissen Konsens über inhaltliche Notwendigkeiten der Dokumentation.

Die gebräuchlichste Form des kollegialen Austauschs erfolgt als Freitext. Über Kasuistiken und Berichte in Journals und auf Symposien erfolgt ebenfalls Informationsaustausch. Hierbei gibt es je nach Medium verschiedene Anforderungen an die Aufbereitung des Textes bzw. Vortrages.

Besonders in Krankenhäusern – und im Rahmen bestimmter Tests auch in der Praxis – werden standardisierte Dokumentationsbögen eingesetzt. Diese sind jeweils für bestimmte Dokumentationsabschnitte (Patientenaufnahme, geriatrisches Assessment, Patientenaufklärungen) ausgelegt und ermöglichen eine rasche Dokumentation. Sie bergen allerdings auch die Gefahr, sich weniger mit den Befunden gedanklich auseinanderzusetzen, da der Prozess der Gewichtung („Was ist besonders wichtig?") durch Ankreuzen und Durchstreichen entfällt.

Aufbau

Aus jeder Dokumentation muss hervorgehen, welcher Patient von welchem Arzt zu welchem Datum untersucht wurde. So kann der eigentliche Befund mit allen wesentlichen Informationen eindeutig eingeordnet werden. Ein konventioneller Arztbrief enthält (fett gedruckte Elemente gehören zum Minimum, ohne die ein Arztbrief wenig sinnvoll ist, da er dann mehr Fragen aufwirft als beantwortet):

- **Stammdaten** (Adressat, Patientenname und Geburtsdatum, Unterzeichner, Datum)
- **Diagnosen**
- Anamnese
- **Befunde** (inkl. Laborwerte)
- Behandlungsverlauf

- **aktuelle Therapie** (z.B. „Therapie bei Entlassung") und **Empfehlungen** für die weitere Therapie

Obwohl der Behandlungsverlauf auch gelegentlich weggelassen wird, wird gerade diese Angabe vom weiterbehandelnden Arzt als wichtigste empfunden. Daher sollte man sie trotz der Mehrarbeit nach Möglichkeit in jeden Arztbrief schreiben.

In der klinischen Praxis wird die Dokumentation üblicherweise kasuistisch angefertigt und aufbewahrt, also patientenbezogen (Patientenakte). Demgegenüber steht die patientenübergreifende Dokumentation, wie sie etwa bei Meldungen an die Krankenkasse nötig sind. Die Verlaufsdokumentation erfasst einen oder mehrere Parameter im Verlauf. Dies ist gerade bei Laborwerten sinnvoll, da sich diese gut tabellarisch listen lassen und somit einen schnellen Überblick über den Verlauf erlauben.

Wiederauffinden von Dokumenten

Entsprechend gesetzlicher Auflagen sind Krankenhäuser und Arztpraxen verpflichtet, Patientendokumentationen über Jahre hinweg zu archivieren. Daher sind Systeme zum schnellen Wiederauffinden von großer Bedeutung. **Retrievalsysteme** werden Systeme genannt, die speziell darauf ausgerichtet sind, Informationen zu organisieren und zur schnellen Verfügbarkeit auffindbar machen. Dies kann ein „konventionell" gestaltetes Archiv im Krankenhauskeller sein, in dem beispielsweise Patientenakten alphabetisch sortiert aufbewahrt werden. Nach welchen Kriterien die Sortierung und der Zugriff darauf erfolgen, ist von mehreren Faktoren abhängig, wie etwa den verfügbaren Kapazitäten und der zu erwartenden Menge. In einer kleinen Praxis wird ein einfaches Aktenschranksystem ausreichen, in einem Krankenhaus der Maximalversorgung sind die Anforderungen komplexer.

Retrievalsysteme können durch zwei Qualitätsmaße in ihrer Güte bewertet werden: **Recall** und **Präzision.** Die Vollständigkeit der Suche wird als Recall bezeichnet und ist der Anteil der gefundenen relevanten Dokumente, bezogen auf alle verfügbaren relevanten Dokumente. Die Präzision gibt an, wie viele der gefundenen Dokumente überhaupt relevant sind.

Vorschriften zur Dokumentation

In der Musterberufsordnung der Bundesärztekammer sind in § 10 die Dokumentationspflichten des Arztes festgehalten. Sie gilt als Muster für die Landesärztekammern, die jeweils eine für das entsprechende Land gültige Ordnung verfassen. Auch durch die Abrechnungsrichtlinien zur ambulanten und stationären Versorgung der kassenärztlichen Vereinigungen wird eine sorgfältige Dokumentation gefordert. Zur Dokumentation im Krankenhaus gibt es besondere Bestimmungen, die in der Krankenhausstatistik-Verordnung festgelegt sind. Darin sind auch genaue Vorgaben zu den Inhalten (Erhebungseinheiten) enthalten. In der Bundespflegesatzverordnung ist festgehalten, dass für das Pflegesatzverfahren die inhaltliche Aufarbeitung der Dokumentation durch die Spitzenverbände der Krankenkassen und die Deutsche Krankenhausgesellschaft festgelegt wird. Die Todesbescheinigung wiederum stellt ebenfalls eine Form der Dokumentation dar, die durch sehr strenge Maßregeln vorgegeben ist. Sie dient vor allem der Forensik und der Todesursachenstatistik.

1.8.2 Schlüsselsysteme in der Medizin

Ziele

Die Schlüsselsysteme in der Medizin sind systematisch geordnete Abkürzungscodes. Der bekannteste Code ist hierzulande der ICD-10-GM. Sinn und Zweck solcher Systeme ist es, einen Dokumentationsstandard zu schaffen und Analyse- bzw. Vergleichsprozesse zu vereinfachen. Während also der eine Arzt lieber „Krupp" und der andere eher „akute obstruktive Laryngitis" feststellt, bezeichnet der ICD-10-Code mit J05.0 die Krankheit eindeutig. So können Fälle entsprechend ihrer Codes schnell herausgesucht werden, ohne dass man auf unterschiedliche Bezeichnungen achten muss.

Grundbegriffe und Struktur

Schlüsselsysteme in der Medizin dienen der Klassifikation und Standardisierung von Befunden und Diagnosen. Sie können in allen Bereichen der medizinischen Beschreibung verwendet werden: Topographie, Nosologie, Morphologie, Ätiologie, Funktion/Dysfunktion, Maßnahmen oder auch Fallgruppen (DRG). Schlüsselsysteme können hierarchisch gegliedert sein. Sie müssen zweckmäßig sein, dürfen also keine Lücken aufweisen, müssen eindeutige Codezuordnungen vorweisen und sind gegebenenfalls zu aktualisieren.

Beispiele

- **ICD:** Die International Classification of Diseases and Related Health Problems wird von der Weltgesundheitsorganisation definiert. Die seit 1992 bestehende 10. Auflage des Codierungssystems wird jedes Jahr auf den neuesten Stand gebracht und stellt einen hierarchisch strukturierten Diagnosecode dar. In der Gruppe I, den kardiologischen Krankheitsbildern, stellen die Diagnosegruppen I10 bis I15 die Kategorie „Hypertonie" dar und enthalten darin Diagnosen von der essenziellen bis hin zur sekundären Hypertonie. Durch einen Punkt getrennt wird die Diagnose durch eine zusätzliche Ziffer präzisiert (I10.0 benigne essenzielle Hypertonie, I10.1 maligne essenzielle Hypertonie). Die deutsche Variante (German Modification) trägt den Namen ICD-10-GM.
- **OPS-301:** Im Operationsschlüssel werden stationäre Therapiemaßnahmen als Codes vereinheitlicht. Der Name bezieht sich auf § 301 des SGB V im Abschnitt „Übermittlung von Leistungsdaten". Zusammen mit den entsprechenden ICD-Codes eines Falls wird daraus eine Fallgruppencodierung (DRG).
- **DRG:** Die Diagnosis-Related Groups kodieren Diagnosen und erbrachte Leistungen in Fallgruppen. Eine Fallgruppe stellt ein Patientenkollektiv dar, das durch verschiedene Parameter definiert ist (Alter, Verweildauer usw.) und wird als Grundlage für die Entgeltung verwandt (Fallkostenpauschale).
- **weitere Beispiele:** TNM-Klassifikation (Tumor, Nodus, Metastasis), SNOMED (Systematized Nomenclature of Medicine), ICPM (International Classification of Procedures in Medicine), DSM (Diagnostic and Statistical Manual of Mental Disorders)

1.8.3 Medizinische Register

Registertypen

Ein medizinisches Register ist eine systematische Sammlung von medizinischen Informationen, meist zu einem bestimmten Thema. Sie können aufgeteilt werden in:

- klinische Register
- epidemiologische Register

Beispiele

Ein Krebsregister sammelt Informationen zu Tumorerkrankungen, also etwa Auftreten und Verlauf. Ein epidemiologisches Krebsregister versucht dabei, das Krebsgeschehen zu beobachten, um beispielsweise besondere Häufungen zu entdecken und damit eine Ursachenforschung anzuregen. Bei klinischen Krebsregistern steht die Verbesserung der Krebstherapie im Vordergrund. Weitere Register mit ähnlichem Prinzip sind das Register für Arzneimittelnebenwirkungen, das Transplantations- und das Herzschrittmacherpatienten-Register.

Möglichkeiten und Grenzen der Auswertung

Die in Registern gesammelten Daten erlauben die Schätzung von **Inzidenz** und **Prävalenz** bestimmter Erkrankungen. Für die weitere Erforschung der Erkrankungen können die Registerdaten für die Formulierung neuer Hypothesen hilfreich sein und liefern Unterlagen für die Planung klinischer und epidemiologischer Studien. Dadurch lassen sich auch neue prognostische Faktoren ermitteln und durch die Verteilung einer Erkrankung eine Unterstützung der Krankenversorgung im Sinne einer Organisationshilfe erreichen. Während bei kontrollierten Studien die Untersuchungssituation geschaffen wird, ist bei Registern die Untersuchungssituation vorgegeben. Daher ist Grundlage der Auswertung der Ist-Zustand, wie aber ein Soll-Zustand zu erreichen ist, lässt sich daraus nicht eruieren.

1.8.4 Qualitätssicherung ärztlichen Handelns

Messen der Qualität

Im Qualitätsmanagement unterscheidet man drei Qualitäten:

- **Strukturqualität:** Sie bezieht sich auf die Qualität der vorgegebenen Struktur, beispielsweise Qualifikation der Personen, Qualität der technischen Geräte, Infrastruktur und Organisationsstruktur.
- **Prozessqualität:** Darunter versteht man die Qualität des Ablaufs, in der Medizin also die Qualität der Behandlung (Arzt-Patienten-Kontakt, diagnostische Prozeduren, Therapie).

- **Ergebnisqualität:** Das Ende einer Behandlung kann als Ergebnis beurteilt werden. Eine vollständige Remission einer Krankheit kann qualitativ als gutes Ergebnis aufgefasst werden. Anhand dokumentierter Daten lässt sich die Ergebnisqualität auch objektivieren und dient somit dem Feedback an die behandelnden Ärzte über den Erfolg ihrer Therapie.

Vor allem im **SGB V** (etwa §§ 135 ff.), dem Transplantations-, Transfusions- und Medizinproduktegesetz sowie der Röntgen- bzw. Strahlenschutzverordnung werden explizite Vorschriften zur Qualitätssicherung in der Medizin gemacht. Einige Kliniken haben aber auch eigene Standards des Qualitätsmanagements, die über den gesetzlichen Rahmen hinausgehen. Weit verbreitet ist die Anwendung der Leitlinien der Arbeitsgemeinschaft der Wissenschaftlichen Medizinischen Fachgesellschaften (AWMF) und die Evidence-Based Medicine (☞ Kap. 1.5.3).

Qualitätsindikatoren dienen der objektiven Erfassung von Qualitätsmerkmalen. Sie stellen in der Medizin vor allem klinische Messgrößen dar.

Methoden der Qualitätssicherung

Qualitätsmonitoring bezeichnet die ständige Kontrolle der Qualität, während Problemanalysen ein Qualitätsmanagementprozess ist, bei dem gezielt bei Problemen nach Ursachen und Lösungen gesucht wird. Diese Problemlösungen werden als weitere Qualitätskontrolle evaluiert und können nach erfolgter Prüfung auf künftige Probleme gleicher Art übertragen werden.

Beispiele

Laborergebnisse können Schwankungen ausgesetzt sein. Damit eine hohe Präzision und Richtigkeit der Ergebnisse gewährleistet sind, werden stichprobenartig Analysen wiederholt, um die Ergebniskonsistenz zu prüfen, sowie vergleichende Untersuchungen mit Referenzlabors durchgeführt.

Rechtliche Vorschriften

Der gesamte neunte Abschnitt des SGB V (§§ 135–139) enthält zahlreiche Vorschriften zur Qualitätssicherung in der Medizin. Zentraler Satz dieser Bestimmungen ist § 135a(1): „Die Leistungserbringer sind zur Sicherung und Weiterentwicklung der Qualität der von ihnen erbrachten Leistungen verpflichtet." Das Gesetz umfasst Regeln zur Qualitätssicherung in Krankenhäusern, Arztpraxen und weiteren Bereichen des Gesundheitswesens. Die Kassenärztliche Bundesvereinigung enthält in ihren KBV-Richtlinien weitere ausführliche Bestimmungen zur Qualitätssicherung vor allem auch in Form konkreter Angaben (Beispiel „Regelmäßige, strukturierte Teambesprechungen").

1.9 Datenschutz

1.9.1 Prinzipien

In der Medizin wird mit höchst intimen und vertraulichen Daten gearbeitet. Grundlage eines guten Verhältnisses zwischen Patient und Arzt ist die Vertraulichkeit des Informationsaustauschs, die durch den Datenschutz gewährleistet sein muss. Dadurch soll vor allem der Missbrauch sensibler Daten verhindert werden. Prinzipiell besteht standardmäßig Datenschutz. Die Weitergabe von Daten darf nur mit expliziter Einwilligung des Patienten erfolgen. Dazu gibt es einige wenige gesetzlich geregelte Ausnahmen (etwa bei der Übermittlung von Daten in Form des Arztbriefes zur Weiterbehandlung des Patienten). Liegt keine Entbindung der **Schweigepflicht** vor, darf eine Weitergabe nur anonymisiert erfolgen, woraus in keiner Weise ein Rückschluss auf die Identität des Patienten möglich sein darf. Dies gilt vor allem für die medizinische Forschung, wo die Veröffentlichung wesentlich, die Nennung von Namen aber unerheblich ist.

1.9.2 Rechtliche Vorschriften

Die komplexen Bestimmungen zum Datenschutz fußen auf dem Bundesdatenschutzgesetz (BDSG) und den entsprechenden Landesdatenschutzgesetzen. Weiterführende Regelungen erfolgen etwa in Datenschutzverordnungen und Landeskrankenhausgesetzen. Besondere Wichtigkeit zur Einhaltung des Datenschutzes wird aus den entsprechenden Paragraphen im **Strafgesetzbuch** (StGB) ersichtlich. Laut StGB ist die Enthebung vom Datenschutz im Notfall erlaubt (wenn dadurch Leben gerettet werden kann) und die Pflicht zum Datenschutz auch über den Tod hinaus gegeben. Zuwiderhandlungen können mit Freiheitsstrafen bis zu einem Jahr geahndet werden. Zusätzliche

Bestimmungen liefern auch die ärztliche Berufsordnung, das Statistikgesetz und SGB X (im zweiten Abschnitt: „Datenerhebung, -verarbeitung und -nutzung").

1.9.3 Maßnahmen zur Gewährleistung des Datenschutzes

Zur zweckmäßigen Erfüllung des Datenschutzes sind technische und organisatorische Schutz- und Kontrollmaßnahmen zu erbringen. Das bedeutet etwa, dass Patientenakten für Ungefugte unzugänglich aufbewahrt und computerbasierte Systeme ausreichend durch kryptographische Methoden (Verschlüsselung) abgesichert werden. Zugangsdaten wie Passwörter sollten nicht am Monitor kleben und durch ausreichend starke Verschlüsselung einen ausreichenden Schutz bieten.

Seit Jahren beschäftigt sich die Politik mit der Einführung von Patienten-Chip-Karten, auf denen auch sensible Daten wie Röntgenbilder und Befunde gespeichert werden sollen. Aufgrund datenschutzrechtlicher Bedenken wurde die Einführung der elektronischen Gesundheitskarte mehrfach verzögert. Sie befindet sich derzeit in der Testphase.

2 Epidemiologie und Bevölkerungsstatistik

☞ Sozialmedizin, Kap. 3

3 Medizinische Informatik

3.1 Grundlagen

3.1.1 Allgemeine Funktionsweise von Computern

In der Informatik bezeichnen Daten jegliche Information (Texte, Bilder, Musik, Programmeinstellungen). Davon grenzt sich der Code ab, also die Instruktionen, die den Computer und seine einzelnen Bauteile (**Hardware**) ansteuern (z.B. Prozessor, Grafikkarte, Tastatur). Die Interaktion erfolgt über angeschlossene Geräte (Peripherie). Die Funktionsweise moderner Systeme basiert auf mehreren Schichten (Abstraktionsschichten), die man sich wie eine Zwiebel vorstellen kann:

Im Innersten befindet sich der Kern, an den man von außen nicht herankommt. Der Kern umfasst die Hardware und ist auch das Herzstück eines **Betriebssystems** (Windows, Linux, Mac OS). Jegliche Ansteuerung der Hardware geschieht exklusiv über den Betriebssystemkern. Dieser spricht die Hardware an, indem er allgemein formulierte Instruktionen („Zeichne einen Punkt an X/Y mit der Farbe Z") an einen **Treiber** sendet, welcher wiederum diesen Befehl in eine Instruktion übersetzt, die speziell von der jeweiligen Hardware verstanden wird. Um den Kern herum liegt die Benutzer- und Anwendungsschnittstelle des Betriebssystems, die viele Funktionen bereithält, über die Benutzer und auch Anwendungen den Computer nutzen können. In der äußersten Schicht liegen die **Programme.** Tippt man etwa in einem Schreibprogramm eine Taste, empfängt zunächst der Kern die Information („Taste S gedrückt"), leitet diese weiter an das Betriebssystem, welches sie wiederum dem gerade aktiven Programm mitteilt. Das Schreibprogramm wird daraufhin dem Betriebssystem mitteilen, es möge auf dem Bildschirm der Buchstabe S gezeichnet werden. Dieses zerlegt den Buchstaben in Bildschirmpunkte und instruiert den Kern, jeden einzelnen dieser Punkte zu zeichnen. Der Buchstabe erscheint dann letzten Endes auf dem Monitor. Grundlegend für die Arbeitsweise von Programmen sind Algorithmen. Damit drückt man genau definierte Handlungsvorschriften aus, die Software ist „dazu programmiert, etwas Bestimmtes zu tun." Das Ereignis des gedrückten Buchstabens im Beispiel startet einen Buchstaben-Eingabe-Ereignis-Algorithmus, das die Darstellung auf dem Monitor veranlasst, aber auch weitere Algorithmen aufrufen kann („Ergibt das jetzt ein Wort?", „Wenn ja, ist das in der Rechtschreibdatenbank drin?", „Wenn nein, könnte es einer der bekannten Schreibfehler sein?", „Wenn ja, korrigiere, sonst markiere es als womöglich falsch.").

Anwendungssysteme sind Computerprogramme, welche die Benutzung des Computers zu bestimmten Verwendungszwecken zulassen (**Software**). Dazu gehören Textverarbeitungsprogramme wie auch Musikprogramme und Software zum Abspielen von DVD.

Informationssysteme sind spezielle Systeme, die vornehmlich der Erfassung, Speicherung, Benutzung und Verbreitung von Informationen dienen. Informationssysteme in großen Netzwerken können so Kommunikations- und Austauschprozesse etablieren. Dies ist mittlerweile Standard in Krankenhäusern und Arztpraxen.

3.1.2 Informationssysteme in der Medizin

Mit Informationssystemen lassen sich in der Medizin zahlreiche Daten erfassen, so etwa interne Mitarbeiterlisten mit Telefonnummer, Funk und E-Mail-Adresse. Wesentliche Aspekte eines Krankenhausinformationssystems sind:

- Verwaltung von Patientenstammdaten
- Verwaltung elektronischer Akten (Anamnesen, Symptome, Befunde, Diagnosen, Therapien, Eingriffe, Laborwerte, Medikation, Arztbriefe etc.)
- Diagnose-Code-Thesauri („ICD für Vogelgrippe?", Antwort „J09")
- Buchführungssysteme (Fallkostenberechnung, DRG-Codierung und -Verwaltung, Erstellung von automatisierten Abrechnungen, Lagerführung, Apothekenbestand)
- Dokumentation und Archivierung
- Qualitätsmanagement (Überprüfung interner Abläufe, Prüfung der Datenkonsistenz, Reporting)

Die Einrichtung eines solchen Informationssystems richtet sich nach den Anforderungen, die an das System gestellt werden, aber auch an der Arbeitsumgebung. In einem großen Klinikum, in dem klassische Wege der Datenübermittlung mit Zeiteinbußen einhergehen, kann die Einrichtung eines ausgereiften und umfassenden Informationssystems gewinnbringend sein, es darf aber auch nicht so gestaltet sein, dass das Personal damit überfordert wird und seinen eigentlichen Aufgaben nicht mehr adäquat nachkommen kann.

3.1.3 Spezielle Begriffe

Kernstück eines computergestützten Informationssystems ist die **Datenbank.** Das ist eine Sammlung verschiedener Daten, die als Tabellen organisiert sind. Jede Zeile der Tabelle enthält jeweils einen Datensatz, der eine Anordnung von Daten ist, die durch Felder (Spalten) definiert sind. Wenn mehrere Tabellen miteinander verknüpft werden, spricht man von relationalen Datenbanken.

Beispiel: In einer Datenbank „Patienten" befinden sich die Tabellen „Stammdaten", „Befunde", „Diagnosen". Die Tabelle „Stammdaten" enthält je einen Datensatz pro Patient (mit Feldern wie Vorname, Nachname, Anschrift). Diese Datensätze sind jeweils über ein eindeutiges Feld (Patientennummer) mit „Befunde" und „Diagnosen" verknüpft, in denen wiederum Codes gespeichert sind, die über eine Verknüpfung mit der Datenbank „Dokumentation" verknüpft sind. Das illustriert, dass Datenbanksysteme sehr komplizierte Strukturen haben können und daher auch einer intensive Wartung und Pflege bedürfen.

3.1.4 Planung, Entwicklung und Auswahl von Anwendungssystemen

Bei der Planung zur Einrichtung eines Anwendungssystems ist zunächst die Frage zu klären, welche Aufgaben sie erfüllen soll. Dazu untersucht man die interne Struktur des künftigen Einsatzortes, um die Bedürfnisse an das System zu klären und es bei der Entwicklung auf den Zweck zugeschnitten werden zu können. Die Ist-Analyse erfasst also vorhandene Strukturen und erstellt daraus ein Soll-Konzept, auf dessen Grundlage der Systementwurf entsteht. Ein wichtiger Schritt ist dann die Auswahl des richtigen Systems, da die

Kombinationsvielfalt zwar groß ist, aber nicht beliebig. Wenn die Programmierung des Systems und zwischenzeitliche Anpassungen (etwa aufgrund neuer Anforderungen) abgeschlossen ist, kann es getestet werden. Idealerweise wird dazu ein Modellnetzwerk errichtet, das die Benutzung des Systems ermöglicht, während die Arbeiten zur endgültigen Einrichtung laufen. Laufen die Tests erfolgreich ab (evtl. nach einigen Nachkorrekturen), kann das System endgültig umgesetzt und durch spezielle Schulungen das Personal darin eingeführt werden.

3.2 Anwendungssysteme in der Medizin

3.2.1 Krankenhausanwendungssysteme

Medizinische Informationssysteme, wie sie in Krankenhäusern zum Einsatz kommen, enthalten meist eine zentrale Datenbank, die alle wesentlichen Informationen zu den Patienten enthält. Über eine Vernetzung der Krankenhauscomputer mit dem zentralen Datenbankrechner (Server) lässt sich so von jedem Computer mit einem persönlichen Login für Ärzte der Zugriff auf Patientendaten ermöglichen. Zusätzlich kann bestehende Anwendungssoftware (z.B. Textverarbeitung) mit der Datenbank vernetzt werden und so eine integrierte Lösung geschaffen werden. Bereits heute ist es in einigen Kliniken üblich, dass der Radiologe seinen Befund direkt in die Datenbank hineindiktiert. Eine spezielle Software zur Spracherkennung wandelt die Tonsignale des Diktats in digitalen Text um. Ähnliches gilt auch für das Einscannen von alten Akten, die dann als Bilder in der Datenbank vorliegen oder noch besser, durch eine Software zur Texterkennung in Text umgewandelt wird und dadurch auch mittels einer Suchfunktion gefunden werden kann („Zeige mir bei Patient X alle Befunde, in denen der Hashimoto erwähnt wird"). Durch Integration spezieller Technik an das Informationssystem kann jeder Aspekt der Behandlung zentral gespeichert werden, so etwa bei der direkten Abspeicherung von Bronchoskopie-Bildern auf dem Datenbankserver.

3.2.2 Anwendungsbeispiele

Direkt bei der Patientenaufnahme können grundlegende Daten (Name, Alter, Gewicht, Symptomatik, Verdachtsdiagnose) gespeichert werden und stehen ab dem Zeitpunkt den Stationsärzten und Ärzten in diagnostischen Abteilungen zur Verfügung. Jeder Abschnitt der Behandlung kann dem Patientendatensatz hinzugefügt werden. Dies lässt im Anschluss die Automatisierung weiterer Prozesse (Qualitätssicherung, Abrechnung) zu. Bisher gibt es nur wenige Krankenhäuser, die vollständig digital arbeiten.

3.2.3 Dezentrale Anwendungssysteme im Krankenhaus

Anders als bei der integrierten Lösung ist es auch möglich und heutzutage noch üblich, den Computer als Gerät zur Bearbeitung von Text und Bildern zu verwenden und diese auch lokal (statt zentral) abzuspeichern. Ein Befund, der so erfasst wird, ist dann auch nur auf diesem Computer (allenfalls Teilnetz) abrufbar und bleibt dadurch auf die Station bzw. Abteilung beschränkt. Dies ist vor allem in Forschungsabteilungen an Kliniken der Standard, da eine Vermengung der Messdaten mit den Patientendaten in den seltensten Fällen erwünscht oder gar sinnvoll ist. Beispiele für häufige dezentrale Anwendungssysteme sind Textverarbeitungsprogramme (Arztbrief) und Hilfsprogramme für abteilungsspezifische Aufgaben (Steuerungsprogramme für Computertomographen, Erfassungs- und Auswerteprogramme für EKG oder EEG, Programme zur Überwachung der Vitalparameter von Intensivpatienten oder auch Analyseprogramme in der Labordiagnostik).

3.2.4 Arztpraxissysteme

Ein Arztpraxissystem unterscheidet sich von dem eines Krankenhauses nur in einigen wenigen Punkten. Auch hier sind integrierte Lösungen von dezentralen zu unterscheiden, hinsichtlich der Größe der Praxis und der Datenmengen aber nicht unbedingt notwendig. Zentrale Aufgaben von Praxissoftware besteht darin, den Arzt bei der Erfassung der Patientendokumentation zu unterstützen und Hilfestellung bei der Praxisorganisation sowie Leistungsabrechnung zu leisten.

3.3 Daten- und Wissensbanken in der Medizin

3.3.1 Patientendatenbanken

Eine Patientendatenbank ist als Bestandteil von Informationssystemen in Arztpraxen und Krankenhäusern für die Speicherung aller relevanten Daten zuständig. Dazu ist ein flexibler Aufbau der Datenbank notwendig, der Verknüpfungen zulässt und eine unlimitierte Zahl an Einträgen aufnehmen kann. Schließlich ergäbe eine Patientendatenbank, die jeweils nur einen Befund und eine Diagnose zulässt, keinen Sinn. Trotz des komplexen Aufbaus muss eine Patientendatenbank einen schnellen Zugriff bieten können und zwecks Integrität der Daten regelmäßig gesichert werden. Zu diesem Zwecke gibt es heutzutage in den meisten Krankenhäusern außerhalb der üblichen Technikabteilung eine eigene Abteilung, die mit diesen Aufgaben vertraut ist.

3.3.2 Wissensdatenbanken

Wissensdatenbanken stellen enzyklopädisch Wissen zur Verfügung. Dies kann in der Medizin eingesetzt werden, um Diagnostik, Behandlung und weitere Behandlungsabläufe zu unterstützen. Spezielle Wissensdatenbanken können etwa für bestimmte Krankheiten oder Krankheitsgruppen spezifische Informationen darbieten. Ein Beispiel für eine Wissensdatenbank stellt das Programm UpToDate dar.

3.3.3 Literaturdatenbanken

In Literaturdatenbanken werden wissenschaftliche Veröffentlichungen bibliographisch gespeichert. Das bekannteste Beispiel dafür ist die MEDLINE (erreichbar über PubMed) mit beinahe 20 Millionen wissenschaftlichen Veröffentlichungen aus dem Bereich der biomedizinischen Wissenschaft. Weitere Beispiele großer Literaturdatenbanken sind CANCERLIT (onkologische Veröffentlichungen; ebenfalls über PubMed zu erreichen) und die DIMDI-Datenbank (Deutsches Institut für Medizinische Dokumentation und Information). Literaturdatenbanken sind allerdings vornehmlich bibliographische Indizes und enthalten keine Volltexte. Diese können über Literaturdienste bestellt werden.

3.3.4 Faktendatenbanken

Faktendatenbanken entsprechen ihrem Wesen her Wissensdatenbanken, enthalten aber keine Erläuterungen, sondern bloße Fakten. Das sind etwa Arzneimitteldatenbanken wie die Online-Version der Roten Liste (hierbei sind Überschneidungen zur Faktendatenbank gegeben). Weitere Beispiele sind Proteindatenbanken und toxikologische Datenbanken.

3.3.5 Lernsysteme

Mit dem sogenannten eLearning hat der Computer auch eine große Bedeutung in der medizinischen Ausbildung. Mithilfe von Computerprogrammen und bestimmten Internetangeboten ist es möglich, medizinische Grundfertigkeiten und klinisches Wissen multimedial aufbereitet näherzubringen. Prüfsysteme bieten dem Anwender die Möglichkeit, das eigene Wissen zu überprüfen, und stellen auch eine Möglichkeit dar, sich auf eine bestimmte Prüfungssituation vorzubereiten (z. B. Beantwortung der Fragen von Altexamina am Computer). Mit Computersimulationen werden reale Situationen nachgestellt und meist mit theoretischen Hintergründen unterfüttert. So kann das Lesen von EKGs genauso geübt werden wie die Beherrschung eines Notfallalgorithmus. Eine interessante Kasuistik kann man durch eigene Eingaben lenken. Man übt so virtuell die Behandlung von Patienten, wobei man Besonderheiten bestimmter Krankheiten, deren Pathomechanismen und auch deren Therapie kennen lernt.

3.3.6 Anwendungen in der Forschung

Der Computer nimmt in der medizinischen Forschung eine wichtige Rolle ein. Vor allem in der Entwicklung neuer diagnostischer Methoden und oft auch Behandlungsformen ist die Benutzung von Computern unabdingbar (z. B. bei aufwändigen Laborversuchen oder in der neurokognitiven Forschung). Die Hauptaufgabe des Computers in der Forschung befindet sich jedoch bei der Auswertung. Hierbei müssen nämlich gigantische Zahlenkolonnen mit adäquaten statistischen Methoden verarbeitet werden. Da eine der elementaren Aufgaben des Computers das Rechnen ist (Stichwort: Rechner), ist er geradezu prädestiniert zur statistischen Analyse großer Datenmengen. Dazu gibt es mehrere Programmpakete, die eine Vielzahl statistischer Tests zulassen. Die bekanntesten Vertreter sind SPSS und SAP. Auch wenn die Software es nicht vermag, die Arbeit ganz abzunehmen, so ist sie doch unabdingbarer Bestandteil. Das frei verfügbare Programmpaket R ist von der Anwendung her weniger einfach zu nutzen und erfordert gute Kenntnisse der Materie, ist aber flexibler und lässt dadurch eine präzisere Arbeit zu.

Ein besonderes Anwendungsgebiet der computergestützten Forschung stellt die Computersimulation. Durch so genanntes **Grid-Computing** werden beispielsweise Proteinfaltungen auf miteinander vernetzten Computern berechnet und simuliert. Bei einigen dieser Projekte erfolgt die Vernetzung durch das Internet, sodass jeder Computer im Internet mittels einer bestimmten Software an dieser Forschung teilnehmen kann.

039 IMPP-Fragen

33 Checkliste Hammerexamen – Leitsymptome von A bis Z

1 Das Wichtigste zur körperlichen Untersuchung

Sönke Müller, Thomas Kia

1.1 Von HNO über Pulmo und Cor bis zur Niere

Inspektion von Haut, Schleimhäuten und Hautanhangsgebilden

Neben dem Erfassen und dem Beurteilen von Hautläsionen, insbesondere von Effloreszenzen ☞ Dermatologie, Kap. 1, kann die Betrachtung von Haut und Schleimhäuten wertvolle diagnostische Hinweise geben:

Haut

Blässe: Blässe kann folgende Ursachen haben:
- Konstitutionell
- Anämie
- Schock
- Kardiale Erkrankungen

Folgende Faktoren sind in Verbindung mit Blässe zu betrachten:
- Nagelbett: füllt sich das Nagelbett nach Druck sofort mit Blut? (Mikrozirkulationsstörung → Schock?, Anämie?)
- Blässe der Lid-/Bindehaut, Schleimhäute → Anämie?
- Blasse und gelbliche Haut: Anämie? Ikterus? Nierenerkrankungen?

Rötung:
- Rote Haut: Polyzythämie? Hypertonie? Rosazea? Fieber? Hypertonie? M. Cushing? Alkoholismus?
- Blaurote Haut: Zyanose? Cor pulmonale? Polyglobulie? Herzfehler?

Hautpigmentationen: M. Addison? M. Wilson? Hämochromatose?
Ödeme: Herzinsuffizienz? Venöse Insuffizienz? Lymphödem?
Xanthome, Xanthelasmen: Fettstoffwechselstörungen?
Teleangiektasien: Polymyositis? M. Osler-Rendu-Weber?
Spider-Nävi: Leberzirrhose?

Hände

Palmarerythem: Leberzirrhose?
Uhrglasnägel, Trommelschlägelfinger: pulmonale Erkrankungen?
Periphere Zyanose: Herzinsuffizienz?

Haare

Spröde, atrophisch? Alopezie (krankhafter Haarausfall)?

Kopf und Hals

Augen

Allgemein: Ptosis (hängendes Oberlid)? Exophthalmus? Enophthalmus? Bulbusbeweglichkeit? Nystagmus? Strabismus (Schielen)? Augeninnendruck (grobe Beurteilung mit Fingerkuppen bei geschlossenem Lid)
Pupillen: Direkte und konsensuelle Lichtreaktion (reflektorische Reaktion der Pupille des abgeschirmten Auges bei Belichtung des anderen Auges)? Konvergenz (gleichsinnige Augenbewegung nach innen mit Akkommodation und Pupillenverengung beim Betrachten eines nahe vor dem Auge gelegenen Gegenstandes)? Isokorie (gleiche Weite der Pupillen)?
Skleren/Kornea: Ikterus? Blutung? Kornealringe?
Augenhintergrund: Papille, Makula (Exsudate, Blutungen, Zysten).

Ohren

Äußere Inspektion, Otoskopie

Einfacher Hörtest (Zahlenflüstern), Luft- und Knochenleitung (Weber, Rinne).
Weber-Versuch: Aufsetzen einer schwingenden Stimmgabel auf die Mitte des Scheitels. Bei Schallleitungsstörung (z. B. infolge Mittelohrerkrankung) wird der Ton auf der kranken Seite stärker empfunden, bei Schallempfindungsstörung (z. B. bei Innenohrerkrankung) auf der gesunden Seite (Abb. 1.1).

> **Merke**
> Schallleitungsstörung: Weber ins kranke Ohr lateralisiert
> Schallempfindungsstörung: Weber ins gesunde Ohr lateralisiert

Rinne-Versuch: Aufsetzen einer schwingenden Stimmgabel auf den Warzenfortsatz bzw. Halten vor den Gehörgang. Normalerweise ist die Luftleitung ca. doppelt so lang wie die Knochenleitung („Rinne positiv"). Bei Mittelohrschwerhörigkeit ist die Knochenleitung länger als Luftleitung: „Rinne negativ"; bei Innenohrschwer-

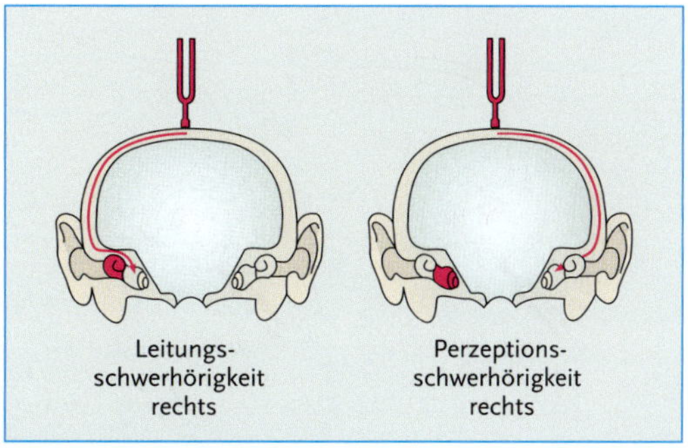

Abb. 1.1: Weber-Versuch [1]

hörigkeit ist die Luftleitung empfindlicher und anhaltender als die Knochenleitung, aber beide Leitungsarten sind verkürzt: „Rinne positiv" (Abb. 1.2).

Nase

Naseneingang, Scheidewand, Sekret: blutig?, eitrig? Nasennebenhöhlen: Druck- oder Klopfschmerz?

Mund

Lippen: Ulzerationen? Fissuren? Rhagaden?
Zahnfleisch: Entzündung? Hyperplasie?
Zunge: Farbe? Beweglichkeit? Auflagerungen?
Pharynx: Entzündung? Beläge? Tonsillen, Seitenstränge.

Hals

Allgemein: Schwellungen? Beweglichkeit?
Lymphknoten: Schwellung? Schmerzen (submandibulär, zervikal, nuchal, supraklavikulär)?
Schilddrüse: Knoten? Struma?
Gefäße:
- Arterien: Pulsationen? Auskult. Geräusche?
- Venen: Füllungszustand? Paradoxe Pulsationen?

Thorax

Inspektion

Form: Fassthorax? Trichterbrust?
Atembewegungen: symmetrisch? Einziehungen bei Inspiration?

Mammae

Symmetrie? Einziehungen? Apfelsinenhaut? Indurationen? Knoten?

Atmung

Stridor? Dyspnoe? Pathologischer Atmungstyp?

Palpation

Allgemein: instabiler Thorax? Hautemphysem? („Schneeknistern").
Stimmfremitus: palp. Erfassen von Vibrationen (Leitfähigkeit des Thoraxgewebes) durch Auflegen der Hände auf den Rücken des Patienten (links und rechts), der dann mehrmals mit tiefer Stimme „99"sagen muss.

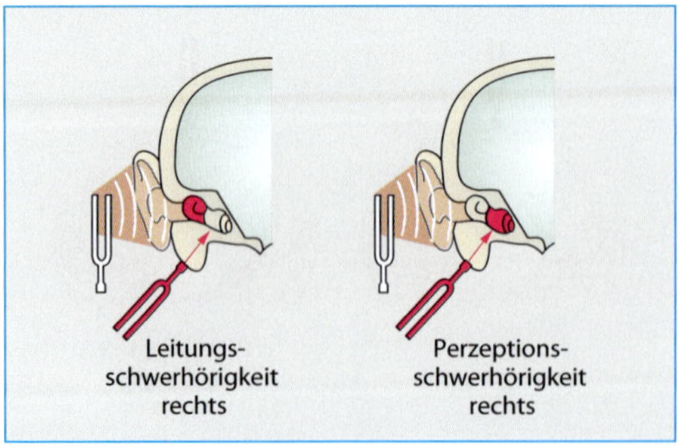

Abb. 1.2: Rinne-Versuch [1]

Ein verstärkter Stimmfremitus zeigt sich bei:
- Pneumonie

Ein herabgesetzter Stimmfremitus zeigt sich bei:
- Pneumothorax
- Pleuraerguss
- Pleuraschwarte
- Pleuratumor

Perkussion

Bei der Perkussion der Lunge sollte schematisch vorgegangen werden ☞ Abb. 1.3.

Die **abgrenzende indirekte Perkussion** dient zur Bestimmung der Lungengrenzen. Dabei wird mit dem Mittelfinger auf das Mittelglied des fest aufgelegten anderen Mittelfingers geklopft ☞ Abb. 1.4.

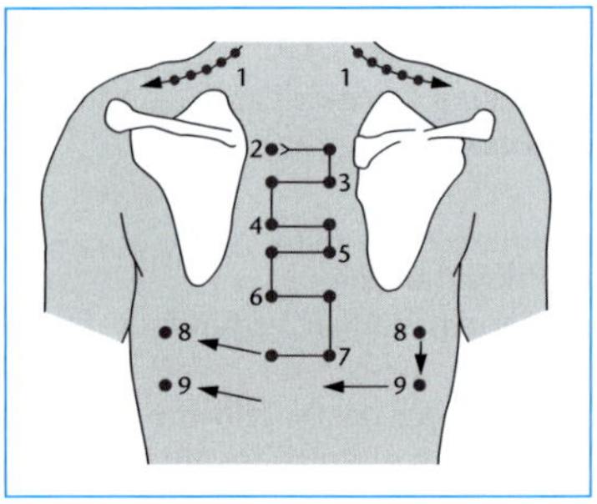

Abb. 1.3: Routine-Lungenperkussions-Schema am Rücken in der Reihenfolge 1 bis 9 [2]

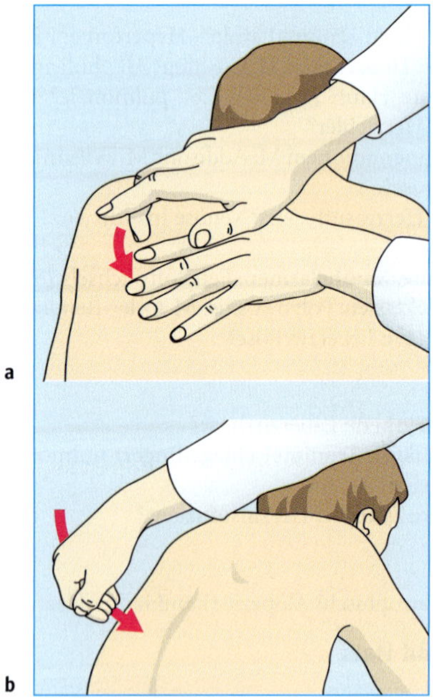

Abb. 1.4: Fingerhaltung bei der abgrenzenden (a) und vergleichenden (b) Perkussion der Lunge [1]

Die **vergleichende Perkussion** wird zur Aufdeckung krankhafter Prozesse durch symmetrischen Vergleich angewendet. Der angebeugte Mittelfinger klopft direkt auf die Thoraxwand ☞ Abb. 1.4. Die unterschiedlichen Schallqualitäten ☞ Abb. 1.5.

Gedämpften Klopfschall findet man bei:
- Ergüssen
- Schwarte
- Peripher liegende Tumoren (Pleuratumor)
- Physiologisch über Herz und Leber

Tympanitischer Klopfschall präsentiert sich bei:
- Lungenkavernen

Hypersonoren Befund zeigt sich bei:
- Asthma
- Lungenemphysem
- Pneumothorax

Auskultation der Lunge

Der Patient soll während der Auskultation tief mit leicht geöffnetem Mund atmen. Grundsätzlich sind alle Abschnitte der Lunge vergleichend zu auskultieren, jede Stelle sollte in In- und Exspirationsphase abgehört werden (Tab. 1.1 und 1.2).

Tab. 1.1: Auskultationsbefunde der Lunge

Atemgeräusch	Eigenschaften	Vorkommen
vesikulär	praktisch nur während der Inspiration hörbar (Bläschenatmen)	Normalbefund
abgeschwächt		bei Infiltration, verminderter Entfaltung
fehlend		bei Pneumothorax, Pleuraerguss
verschärft, „Bronchialatmen"	laut, fauchend, auch im Exspirium hörbar, beim Gesunden nur über Trachea und Hauptbronchien	bei beginnenden infiltrativen Prozessen (z. B. beg. Pneumonie)
pfeifend, „Stridor"	in- und exspiratorisch	Verlegung der oberen Luftwege

Herz und Kreislauf

Puls

Frequenz (Tachykardie > 100, Bradykardie < 60), Rhythmus (regelmäßig, unregelmäßig, Pulsdefizit), seitengleich?

Blutdruck

- Wichtig ist die passende Manschette: sie sollte $^3/_5$ des Oberarms bedecken, unterer Manschettenrand mind. 3 cm von Ellenbeuge entfernt → bei zu schmalen Manschetten falsch hohe RR-Werte!
- beide Arme messen, Seitendifferenz > 20 mmHg pathologisch
- Klassifikation des Blutdrucks ☞ Leitsymptome A–Z, Tab. 2.3

Merke

Bei Hemiplegikern nicht an der gelähmten Seite, bei Dialysepatienten nicht am Shuntarm messen! Bei Kindern und bei Adipösen spezielle Manschetten verwenden!

Herzinspektion, -palpation, -perkussion

Herzgröße: orientierende Beurteilung (immer wieder üben!)

Schallqualität	Synonym	Vergleichbar mit
verkürzt	Schenkelschall	Hüfte, Oberschenkel
gedämpft		Leber
sonor	normal	Lunge normal
tympanitisch	paukentonartig, musikalisch	Magenblase, geblähte Wangen
hypersonor	Schachtelton	Lungenemphysem, Pneumothorax (kein Vergleich möglich)

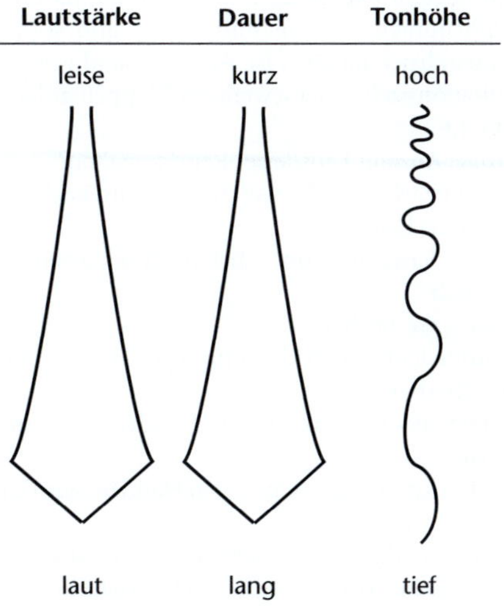

Abb. 1.5: Klopfschall-Qualitäten [2]

Tab. 1.2: Typische Auskultations- und Perkussionsbefunde

	Thoraxinspektion	Perkussion	Stimmfremitus	Atemgeräusch	Nebengeräusche
Normal	unauffällig	sonor	normal	vesikulär	keine
Bronchitis (ohne Obstruktion)	unauffällig	sonor	normal	vesikulär	trocken, grob-/mittel-blasig, eher inspiratorisch
Asthma (Obstruktion)	symmetrisch überbläht	hypersonor, Zwerchfell tief, verlängert wenig verschieblich	vermindert	abgeschwächt, Exspiration	Brummen, Giemen, Pfeifen, betont exspiratorisch
Infiltrat (Pneumonie)	unauffällig	umschriebene Dämpfung	verstärkt	umschrieben, Bronchialatmen	feucht klingend, überwiegend inspiratorisch
Erguss	symmetrisch oder asymmetrisch	Dämpfung (lageabhängig)	fehlt	abgeschwächt bis fehlend	keine
Pleuraschwarte	Asymmetrie	Dämpfung (lageunabhängig)	vermindert	abgeschwächt bis fehlend	keine
Fibrose	symmetrisch	weniger sonor, Zwerchfell hoch u. wenig verschieblich	normal bis verstärkt	verschärft	meist feinblasig, klingend, end-exspiratorisch
Pneumothorax	Asymmetrie (bes. bei Spannungspneumothorax)	hypersonor, evtl. Mediastinalverlagerung	fehlt	fehlt	keine

Herzspitzenstoß: normal im 5. ICR in der MCL; bei Linksherzhypertrophie nach außen unten verlagert, evtl. hebend
Pulsationen: z.B. bei Mitralinsuffizienz rechts vom Sternum, bei Hyperthyreose in mehreren Interkostalräumen
Schwirren (Hand flach mit leichtem Druck präkordial auflegen): als mögl. Hinweis für Klappenstenosen oder Herzfehler

Herzauskultation

☞ Innere, Kap. Herz

Man beginnt am besten am Erb-Punkt, da hier alle Schallphänomene wahrnehmbar sind und somit ein Gesamteindruck möglich ist. Anschließend werden die Auskultationsstellen der jeweiligen Klappen aufgesucht ☞ Abb. 1.6

Herztöne: Anzahl? Laut/leise? Rein/gespalten?

Die Lautstärke von Herzgeräuschen wird nach folgendem Schema beurteilt:
- $^1/_6$: sehr leise, nur vom Chef noch wahrnehmbares Geräusch
- $^2/_6$: leise, gut hörbar
- $^3/_6$: mittellaut, durch die aufgelegte Hand hindurch auskultierbar
- $^4/_6$: laut, noch proximal des Handrückens auskultierbar
- $^5/_6$: sehr laut, von der aufgelegten Hand bis zum Unterarm fortgeleitet
- $^6/_6$: ohne Stethoskop hörbare Distanzgeräusche

Herzgeräusche: Wo? Systolikum/Diastolikum? ☞ Abb. 1.7
Rhythmus: Arrhythmien? Extrasystolen?

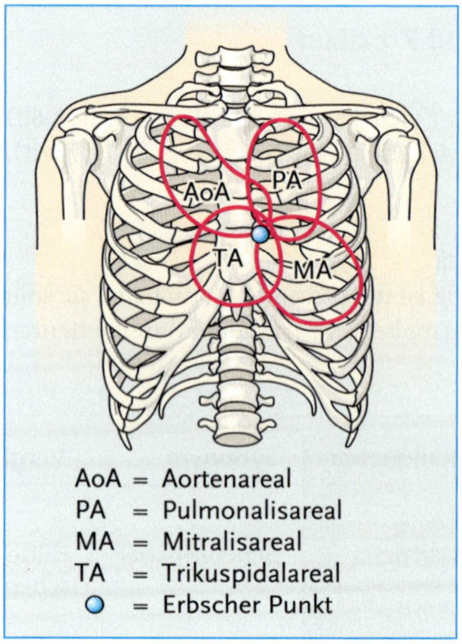

Abb. 1.6: Auskultationspunkte des Herzens [1]

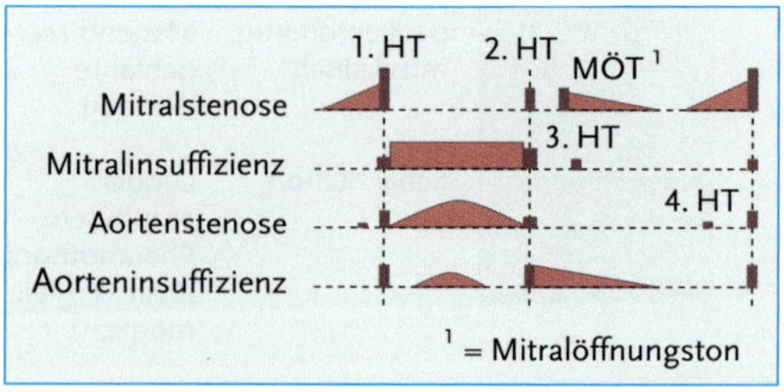

Abb. 1.7: Auskultationsbefunde bei Herzklappenfehlern [1]

Gefäße

- **Pulse:** tastbar? seitengleich? (Abb. 1.8)
- **Geräusche:** Karotiden, Femoralarterien, Abdominalgefäße
- **Venen:** Varikosis? Besenreiservenen?

Ratschow-Lagerungsprobe: Methode zur Beurteilung des *Kompensationsgrades bei arteriellen Durchblutungsstörungen der unteren Gliedmaße*. Liegender Patient führt mit senkrecht erhobenen (gestützten) Beinen kreisende Fußbewegung aus (ca. 2 min). Bei unzureichend kompensiertem Arterienverschluss starkes, meist seitenbetontes Abblassen des Fußes, vorzeitige Ermüdung, evtl. ischämiebedingter Schmerz. Anschließend Beine abwärts halten: minutenlange Verzögerung der reaktiven Hyperämie und der Wiederauffüllung der Venen (normal nach 8 s). Bei sehr schlecht kollateralisierten Gefäßverschlüssen heftige Nachrötung nach Minuten.

Trendelenburg-Test (Abb. 1.9): Methode zur Prüfung der *Funktionsfähigkeit des Klappensystems der Vena saphena magna und ihrer Kollateralen* (V. saphena parva, Vv. perforantes): am stehenden Patienten Aufsuchen der Einmündung der Vena saphena magna in die V. femoralis. Patienten hinlegen lassen. Nach Ausstreichen der Venen am hochgehobenen Bein Kompression der V. saphena magna nahe ihrer Mündung mit Stauschlauch. Patienten aufstehen lassen und Venen während der nächsten 10–15 s beobachten, dann Kompression der V. saphena magna entfernen, weiter beobachten.

Normalerweise bei intakten Venenklappen unter Kompression fehlende oder nur langsame Füllung von der Peripherie her, nach Lösen der Kompression langsame Füllung von distal nach proximal (Trendelenburg negativ).

Eine rasche Füllung von proximal nach distal trotz Stauung spricht für eine Insuffizienz der V. saphena parva oder der Vv. communicantes (Trendelenburg positiv). Eine rasche bzw. zusätzliche Füllung der Venen von der Leiste her nach Lösen der Kompression spricht für eine Insuffizienz der Vena saphena magna.

Perthes-Test (Abb. 1.10): Methode zur Prüfung der *Durchgängigkeit der tiefen Venen*. Bei Varikose des Beins leichtes Abschnüren (Gummibinde) oberhalb der Varizen am Stehenden, dann – durch Kniebeugen oder Um-

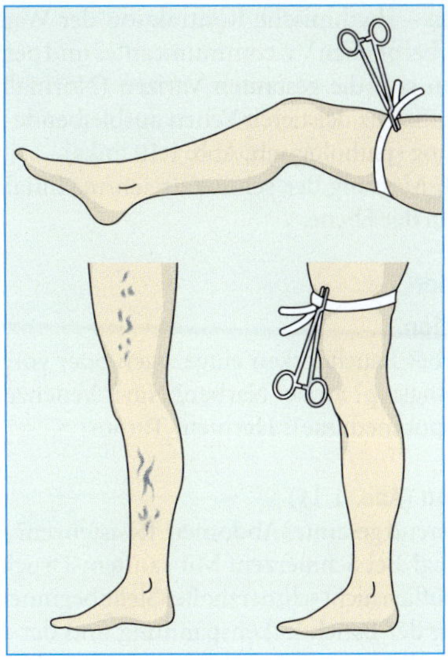

Abb. 1.9: Trendelenburg-Test [1]

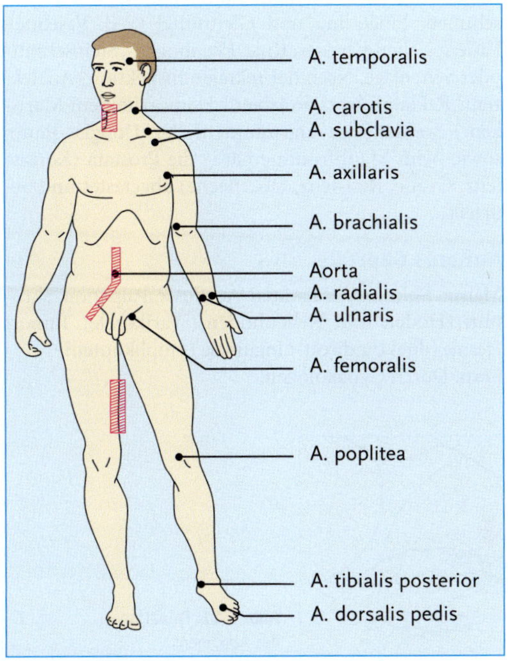

Abb. 1.8: Palpations- und Auskultationspunkte der großen Arterien [1]

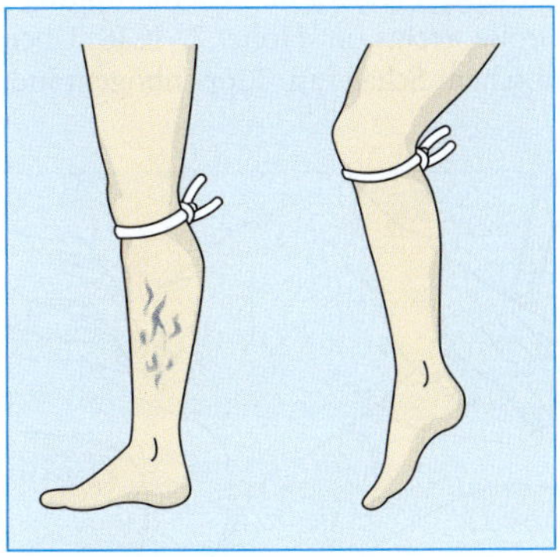

Abb. 1.10: Perthes-Test [1]

hergehen – rhythmische Kontraktion der Wadenmuskulatur; bei offenen Vv. communicantes und perforantes entleeren sich die gestauten Varizen (Normalbefund). Bei Insuffizienz der tiefen Venen ausbleibende Varizenentleerung (pathologisch, Abb. 1.10 links).
Gehtest: Messung der schmerzfreien/maximalen Gehstrecke in der Ebene.

Abdomen

Inspektion

Hautfarbe? Bauchdecken eingezogen oder vorgewölbt? Behaarungstyp? Striae? Narben? Nävi? Venenzeichnungen (Caput medusae)? Hernien? Tumor?

Palpation (Abb. 1.11)

Orientierend gesamtes Abdomen. Resistenzen? Abwehrspannung? Bei Schmerzen: Mit sanftem Druck immer an vermutlich nicht schmerzhafter Stelle beginnen (Überwindung der Bauchdeckenspannung und der Abwehrhaltung), langsames Annähern an evtl. schmerzhafte Region. Untersuchung einzelner Organe: Leber: Größe, Oberfläche (glatt?, höckerig?), Druckschmerzhaftigkeit der Leber? Milz: nur bei Vergrößerung palpabel.

Gallenblase normalerweise nicht, bei Empyem, Hydrops am unteren Leberrand tastbar. Bei Cholezystitis druckschmerzhaft.

Merke

Leberpalpation durch Sechsfingerpalpation: Die drei mittleren Finger jeder Hand nebeneinander an den Rippenbogen legen, Patienten tief ein- und ausatmen lassen, beim Ausatmen mit den Fingern in die Bauchdecken mit hineingehen, um beim Einatmen das Anstoßen des Leberrandes zu tasten (Abb. 1.12). Milzpalpation am besten durch bimanuelle Palpation (Abb. 1.11c).

Perkussion

Orientierend gesamtes Abdomen zur Größenbestimmung von Abdominalorganen. Bestimmung der Milzgröße mit leiser Perkussion. Leberdämpfung bei normaler Größe rechts in Höhe 7. ICR, Übergang in tympanitischen Schall an Rippenbogenrand in der

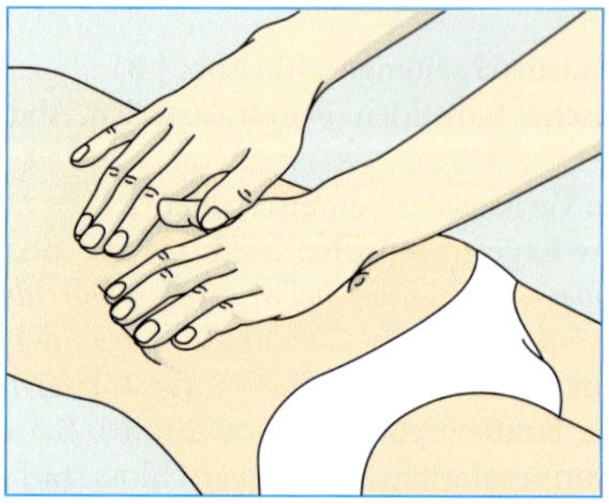

Abb. 1.12: Leberpalpation mit Sechsfingerpalpation [5]

Medioklavikularlinie, zum Nachweis von Flüssigkeit oder Luft. Besondere Bedeutung zur Feststellung von *Aszites* (Abb. 1.13).

Auskultation

Beurteilung der Peristaltik: gesteigert bei Irritation der Mukosa, z. B. bei Gastritis, Enteritis, aber auch als Hyperperistaltik bei partieller oder vollständiger Obstruktion, Plätschergeräusche bei Stenosen, Sistieren der Peristaltik bei Irritationen des Peritoneums (entzündliche Prozesse) und bei paralytischem Ileus.

Kratzauskultation zur Größeneinschätzung der Leber.

Rektale Untersuchung

Aufklärung des Patienten. Zuhilfenahme von Handschuhen, Fingerling und Gleitmittel (z. B. Vaseline). Patient stehend, besser: Knie-Ellenbogen-, Steinschnitt- oder Seitenlage. Nach der rektalen Inspektion (Analekzem? Rektalprolaps? prolabierte Hämorrhoiden? Marisken?) werden das Darmlumen, der Douglas-Raum sowie beim Mann routinemäßig die Prostata (Konsistenz, Größe, Resistenz, Oberfläche) abgetastet und beurteilt.

Äußeres Genitale

Mann: Phimose? Balanitis? Ausfluss? Palpation Skrotum (Hoden und Nebenhoden): Varikozele? Tumor? Hernie (direkt/indirekt)? Inguinale Lymphknoten?
Frau: Durch Gynäkologen.

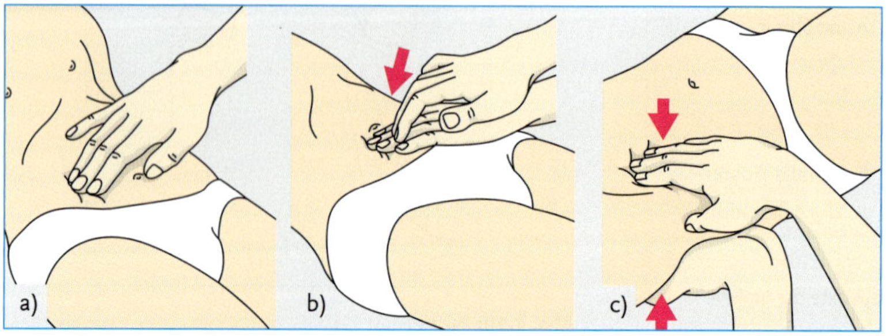

Abb. 1.11: Palpation des Abdomens.
a) orientierende Palpation,
b) Palpation mit beiden Händen,
c) bimanuelle Palpation [5]

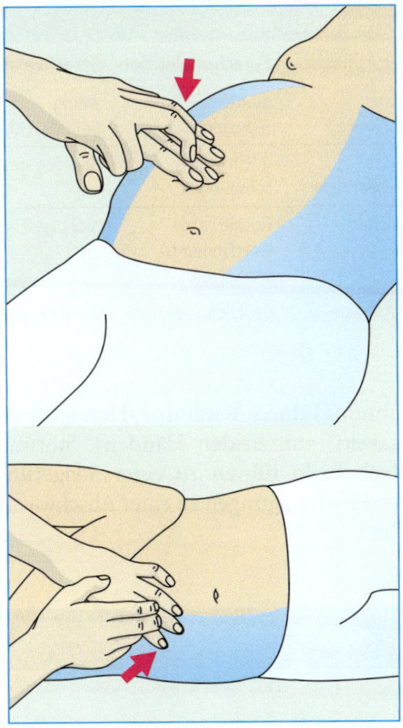

Abb. 1.13: Feststellung eines Aszites durch wechselnde Dämpfung bei Perkussion in Rücken- und Seitenlage [1]

Nieren

Nierenlager klopfempfindlich? Nierenpalpation bimanuell (Abb. 1.11c): Pathol. Resistenzen?

1.2 Checkliste neurologische Untersuchung

Die neurologische Untersuchung eines Patienten muss nach einem klaren Checksystem ablaufen. Dieses umfasst neben der äußeren Inspektion unter neurologischem Aspekt (orientierender Neurostatus) die Überprüfung der *Hirnnerven*, der *Eigen- und Fremdreflexe*, die Suche nach *Pyramidenbahnzeichen*, die Kontrolle von *Muskeltonus und -kraft*, die Überprüfung von *Koordination und Sensibilität* sowie die gezielte Suche nach häufigen neurologischen Krankheitssymptomen.

Orientierender Neurostatus

Bewusstseinslage

Störungen von der passageren Desorientiertheit über die Somnolenz bis hin zum Koma (Tab. 1.3).

Eine weitere Skala zur Quantifizierung von Bewusstseinsveränderungen, die sich v.a. im Notarztdienst durchgesetzt hat, ist die Glasgow-Coma-Scale ☞Anästhesie, Kap. 5.2.2

Psychischer Status

Eine erste grobe Basisuntersuchung soll Informationen darüber geben, inwieweit bei dem Patienten evtl. ein psychiatrisches Krankheitsbild mit von Bedeutung ist.

Mit möglichst einfachen Fragen wird geklärt, ob der Patient räumlich, zeitlich, zur Situation und zur eigenen Person *orientiert* ist, inwieweit sein *Kurz-* und sein *Langzeitgedächtnis* intakt sind und inwieweit eine auffällige Beeinträchtigung der *Stimmungslage* (depressiv? euphorisch? der Situation nicht angepasst?) vorliegt.

Sinnestäuschungen (Halluzinationen), *Wahnvorstellungen* und *Affektstörungen* lassen sich bei der Erstuntersuchung in Abhängigkeit von der Ausprägung oft nur schwer erkennen.

Auffälligere psychopathologische Befunde sind:
- Verwirrtheit ☞ Psychiatrie, Kap. 2.1
- Angst-/Erregungszustand ☞ Psychiatrie, Kap. 1.9.2
- Delir ☞ Psychiatrie, Kap. 2.1

Sprache

Ist der Patient dazu in der Lage, sich klar und verständlich zu artikulieren, oder liegen Sprachstörungen *(Dysarthrien)* oder Formen einer *Aphasie* vor (Tab. 1.4)?

Tab. 1.3: Einteilung der Tiefengrade einer Bewusstseinsstörung

Bewusstseinslage	Untersuchungsbefund			
bewusstseinsklar	örtlich, zeitlich u. zur Person orientiert			
somnolent	schläfrig, kann durch Reize geweckt werden, ist dann auch orientiert			
soporös	im Tiefschlaf, kann nur durch starke Reize kurzzeitig zum Bewusstsein gebracht werden			
komatös	nicht erweckbar, Pat. hat Augen geschlossen			
	Motorik	**Pupillen**	**Augenbewegungen**	**Synonyme**
Grad I	gezielte Beugereaktion	normal	intakt	„light coma", MHS I
Grad II	Verlangsamung, abnorme Flexion, Parese, Anfälle	normal/leichte Anisokorie	intakt	MHS II
Grad III	Strecksynergismen mind. einer Extremität	normal oder Anisokorie	Störung mögl. (Divergenz)	MHS III (= Mittelhirnsyndrom)
Grad IV	fehlend, schlaff, hypoton	bds. reaktionslose Dilatation	fehlend	Bulbärhirnsyndrom

Merke

Aphasie ist nicht gleichzusetzen mit der Unfähigkeit zu sprechen!

Hirnnerven

Die Untersuchung der Hirnnerven soll in erster Linie Hinweise auf isolierte oder multiple Schädigungen im Bereich des Gehirns und des Schädels erfassen (Tab. 1.5).

Reflexe

Eigenreflexe (propriozeptive Reflexe)

Die sensiblen Rezeptoren als Ursprung der reflexogenen Zone liegen in den Muskelspindeln: monosynaptischer Reflexbogen (Abb. 1.14).

Kennzeichen: Auslösung nach dem Alles-oder-nichts-Prinzip. Unermüdbarkeit. Erleichterte Auslösung (Bahnung) durch Jendrassik-Handgriff (kräftiges „Fingerhakeln" mit beiden Händen). Störungen der Pyramidenbahnen führen zu einer Steigerung, periphere Nervenschädigungen zu einer Abschwächung der Eigenreflexe.

Tab. 1.4: Formen der Aphasie

Form der Aphasie	Sprachproduktion	Sprachverständnis
motorische Aphasie (Broca)	deutlich reduziert	wenig beeinträchtigt
sensorische Aphasie (Wernicke)	gut bis überschießend	deutlich gestört
amnestische Aphasie	flüssig, aber Wortfindungsstörungen	nicht gestört
globale Aphasie	deutlich reduziert	deutlich gestört

Tab. 1.5: Hirnnervenprüfung (nach Pongratz, D. E. [Hrsg.]: Klinische Neurologie. In: Gerok/Hartmann/Schuster [Hrsg.]: Innere der Gegenwart; Bd. 12. München, Urban & Schwarzenberg 1992).

Hirnnerv	Funktion	Ausfall
N. I (N. olfactorius)	Riechen	Anosmie
N. II (N. opticus)	Sehen (Sehbahn)	Visusstörung b. Läsion i. vorderen Abschnitt d. Sehbahn (N. opticus; unterschiedliche Gesichtsfeldausfälle b. Läsion der Sehbahn u. Sehrinde)
N. III (N. oculomotorius)	äußere Augenmuskeln (ohne M. obliquus sup. u. M. abducens), M. sphincter pupillae u. M. levator palpebrae	Doppelbilder in Blickrichtung des gelähmten Muskels, die schräg versetzt sind, wenn M. obliquus inf. mit betroffen (kompl. äußere Okulomotorius-Parese)
N. IV (N. trochlearis)	M. obliquus sup.	Doppelbilder, schräg versetzt, beim Blick des betroffenen Auges
N. V (N. trigeminus)	sensibel: 3 Äste (V_1–V_3) Gesicht u. z. T. d. Nasen-Rachen-Raum motorisch: Kaumuskeln u. Mundöffner	unterschiedl. Sens.-Störungen i. d. verschied. Arealen; Kieferabweichungen bei einseit. Ausfall der Kiefermuskulatur
N. VI (N. abducens)	M. rectus lat.	Abduktion des Augapfels u. damit parallel nebeneinander stehende Doppelbilder beim Blick zur gelähmten Seite, d. h. konjugierte Blicklähmung nach der geschädigten Seite bzw. Déviation conjuguée nach der gesunden Seite hin
N. VII (N. facialis)	mimische Muskulatur d. Gesichts; Tränen- u. Speicheldrüsen, Geschmacksempfindung vord. ²/₃ d. Zunge	Störung der Mimik (Stirnrunzeln, Nasenflügeln, Augenschließen etc.), path. Schirmer-Test (Tränen, s. u.), Geschmacksstörungen
N. VIII (N. vestibulocochlearis)	Gehör u. Gleichgewicht	(einseit.) Hör- und/oder Gleichgewichtsstörungen mit u. ohne Schwindel (Rinne- und Weber-Test, s. Kap. 1.1)
N. IX (N. glossopharyngeus)	motorisch: Schluckmuskulatur sensibel: Mittelohr, Pharynx, Zungengrund Geschmack: hintere ²/₃ Zunge	Schluckstörungen (Kulissenphänomen: Abweichen der Uvula u. der hint. Rachenwand zur gesunden Seite nach Auslösung d. Würgreflexes), Geschmacks- und Sensibilitätsstörungen
N. X (N. vagus)	mot.: Gaumensegel, Kehlkopfmuskulatur vegetativ: parasympathische Innervationen (u. a. Herz, Magen)	Heiserkeit (Stimmbandlähmung), Schluckstörung (s. o.); Herzrhythmusstörungen
N. XI (N. accessorius)	M. sternocleidomastoideus u. oberer Anteil M. trapezius	meist Akzessorius-Teilparese (Läsion am Hals) mit Parese Trapeziusanteil (Scapula alata)
N. XII (N. hypoglossus)	Zungenmuskulatur	periphere Läsion: Parese u. Atrophie d. betroffenen Seite, Abweichen der Zunge zur gelähmten Seite; zentrale Läsion: Abweichen kontralateral zum zentralen Herd

Reflex	Auslösungsart	Effekt
Bizepsreflex (BSR): Schlag auf den Daumen, der auf der Bizepssehne liegt	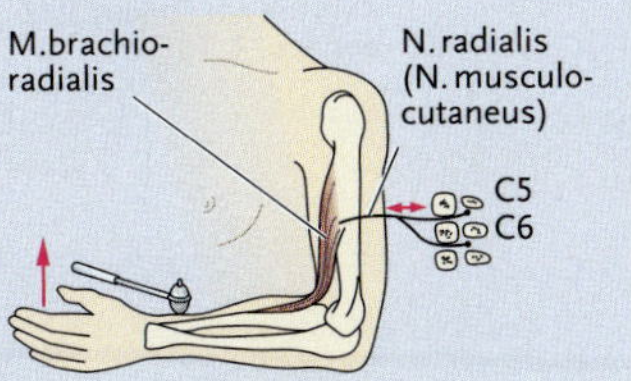	Bizepskontraktion mit Beugung im Ellenbogengelenk
Radiusperiostreflex (RPR): Schlag auf d. dist. Radiusende nahe Proc. styloideus. Handstellung bzw. Pro- u. Supination	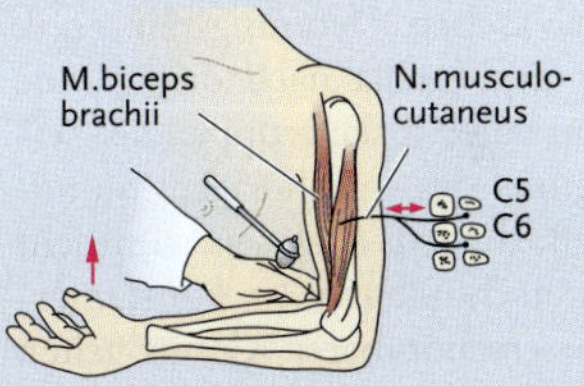	leichte Beugung des Unterarmes im Ellenbogengelenk
Trizepsreflex (TSR): Schlag auf Trizepssehne i.d. Nähe d. Olekranons	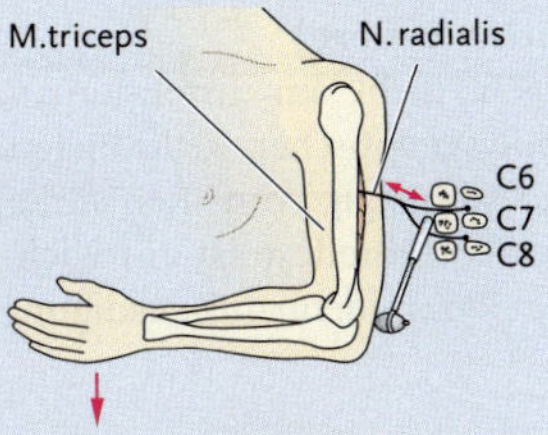	Streckung des Unterarms
Patellarsehnenreflex (PSR): Schlag auf Quadrizepssehne bei angehob. Bein im Liegen oder entspanntem Unterschenkel im Sitzen	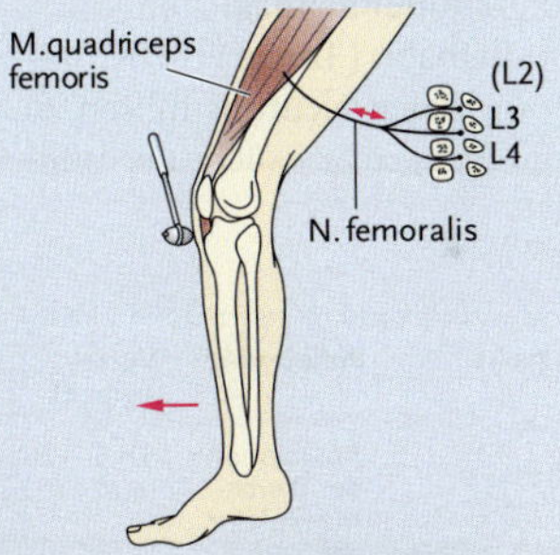	Streckung des Beines im Kniegelenk
Achillessehnenreflex (ASR): bei entspannten, i. Knie gebeugtem Bein und lockerem Fußgelenk, Schlag a. Achillessehne	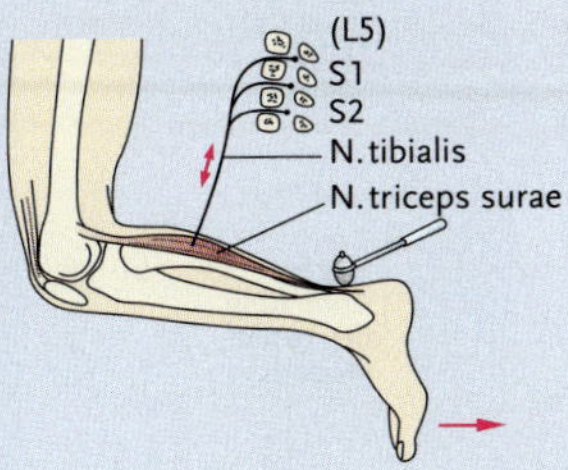	Plantarflexion des Fußes
Trömner-Reflex: schnelle Bewegung gegen Kuppen d. leicht gebeugten Finger 2–5 durch Untersucher	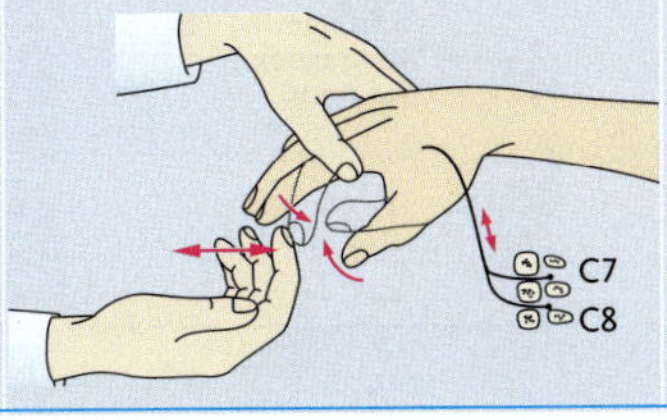	Beugung d. Finger einschl. Daumens; pathol. nur bei Seitendifferenz

Abb. 1.14: Muskeldehnungsreflexe [3]

Knipsreflex: Knipsen am Fingernagel des 3. u. 4. Fingers	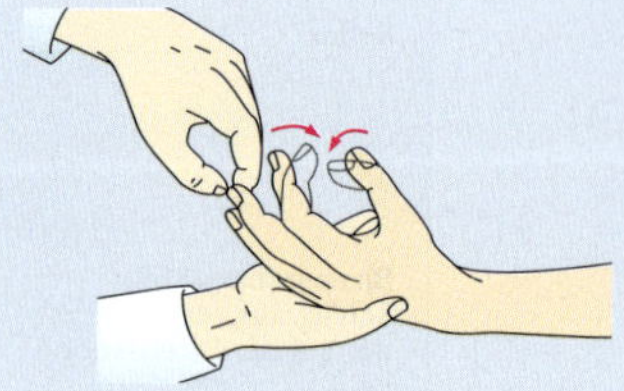	Beugung d. Finger einschl. Daumens; pathol. nur bei Seitendifferenz

Abb. 1.14: *Fortsetzung*

Kloni

Lässt sich durch einen raschen Dehnungsreiz (z. B. ruckartiges Verschieben der Patella nach distal) eine rhythmische Kontraktion von Muskelgruppen als Zeichen einer Daueranregung des zugehörigen monosynaptischen (Eigen-)Reflexbogens auslösen, so spricht man von Kloni. Ein unerschöpfbarer (= konstanter) und ein seitendifferenter erschöpfbarer Klonus gelten als *Pyramidenbahnzeichen.*

Fremdreflexe (exterozeptive Reflexe)

Sensible Rezeptoren liegen nicht im Erfolgsorgan, sondern an der Haut: polysynaptischer Reflexbogen. *Kennzeichen*: Reflexstärke abhängig von Reizstärke, Ermüdbarkeit. Verlust der Fremdreflexe ist ein wichtiger Indikator für eine Pyramidenbahnschädigung (Abb. 1.15).

Pathologische Reflexe, Pyramidenbahnzeichen

Schädigungen der Pyramidenbahn (Tractus corticospinalis) bzw. des ersten motorischen Neurons führen zu Störungen der Feinbewegungen, zu Schwäche der Willkürbewegungen, zu Massenbewegungen und ggf. auch zu spastischer Tonussteigerung. Bei der neurologischen Untersuchung lassen sich eine Steigerung der Eigenreflexe, eine Abschwächung oder Verlust der Fremdreflexe sowie pathologische Reflexe (sog. *Pyramidenbahnzeichen*) finden (Abb. 1.16).

Reflex	Auslösungsart	Reflexerfolg	Wurzelsegment
Bauchhautreflex: Bestreichen der Bauchhaut von außen nach innen (schwierig bei Adipösen)	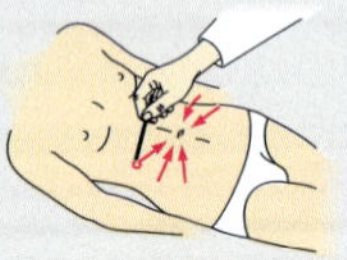	Anspannung der Bauchmuskulatur, ggf. Verschiebung des Nabels	Th 6–12
Kremasterreflex: Bestreichen der Innenseite Oberschenkel	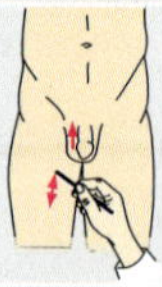	träge Anhebung des ipsilat. Hodens	L1–L2
Analreflex: bei auseinandergezogenen Gesäßfalten leichtes, rasches Bestreichen der Perianalhaut	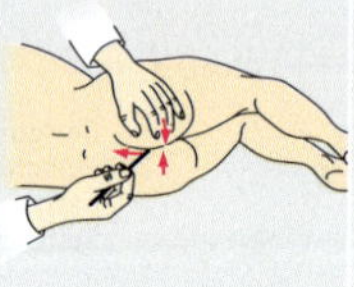	sichtbare Kontraktion des Anus	S3–5

Abb. 1.15: Fremdreflexe [3]

Dehnungsschmerz und Meningismus

Bei radikulären oder meningealen Läsionen lassen sich typischerweise Dehnungsschmerzen und/oder Meningismus nachweisen (Abb. 1.17 u. Tab. 1.6).

Tonus

Der Muskeltonus wird geprüft, indem Hand-, Ellenbogen- und Kniegelenk des Patienten passiv mehrmals gebeugt und gestreckt werden. Der Untersuchte soll dabei die Muskulatur möglichst locker lassen (was nicht einfach ist!). Achten Sie besonders auf anhaltenden, durchgehenden *Widerstand* (Spastik) oder auf das *Zahnradphänomen* (ruckartige Bewegungen oft als Hinweis auf Parkinsonismus). Ein *totaler Tonusverlust* ist das Kennzeichen einer peripheren oder einer frischen zentralen Parese.

Kraft

Bei der äußerlichen Inspektion der Muskulatur soll bereits auf Atrophien, Seitendifferenzen und Faszikulationen geachtet werden. Die Kraftprüfung kann orientierend nach dem Schema in Tabelle 1.7 vorgenommen werden.

Bezeichnung	Auslösung	Antwort
Babinski	Bestreichen des lateralen Fußrands	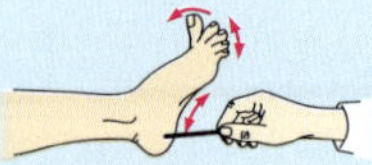
Oppenheim	kräftiges Bestreichen der Tibiavorderkante von oben nach unten	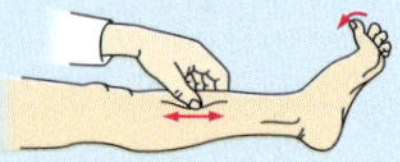
Gordon	Kompression („Kneten") der mittleren Wadenmuskulatur	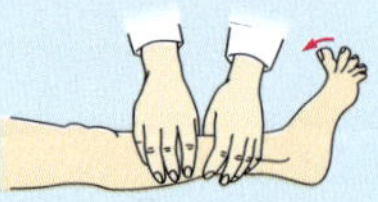

Abb. 1.16: Pyramidenbahnzeichen [1]

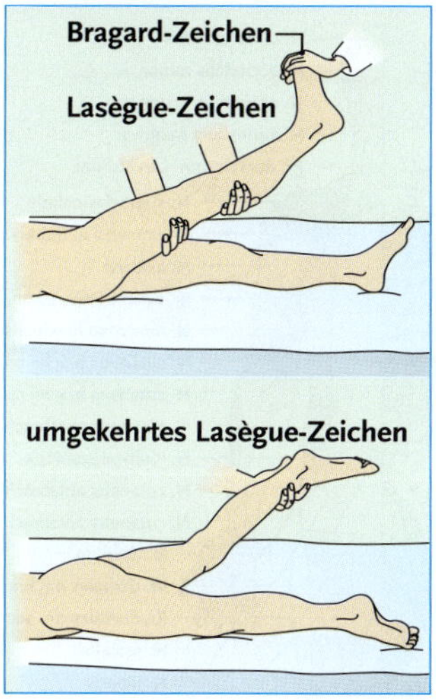

Abb. 1.17: Dehnungszeichen Lasègue und Bragard [1]]

Tab. 1.7 Schema zur Überprüfung der Kraft

Kraftgrad	Merkmale
5	normale Kraft
4	Bewegung gegen leichten Widerstand möglich
3	Anheben von Gliedmaßenabschnitten gegen die Schwerkraft möglich
2	Bewegung nur unter der Aufhebung der Schwerkraft möglich
1	Muskelkontraktionen sichtbar, jedoch keine Bewegung auslösbar
0	keine Muskelaktivität auslösbar

Koordination

Mit den folgenden Untersuchungen soll versucht werden, einen Überblick über die motorische Koordinationsfähigkeit des Patienten zu erhalten (Tab. 1.8).

Tab. 1.6: Dehnungszeichen (Meningismus und radikuläre Läsionen).

Bezeichnung	Auslösung	Antwort	Bedeutung
Lasègue	Anheben d. gestreckten Beines beim auf dem Rücken liegenden Pat. (bds. positiv!)	radikuläre Schmerzen	Kompression der Wurzeln L4 bis S1 oder meningeale Reizung
umgekehrter Lasègue	passives Heben des Beines beim auf dem Bauch liegenden Pat.	radikuläre Schmerzen	Kompression der Wurzeln L1 bis L4
gekreuzter Lasègue	wie Lasègue	Schmerzen auf der Gegenseite der Dehnung	ausgeprägte kontralaterale Wurzelkompression
Bragard	wie Lasègue; zusätzlich passive Dorsalextension des Fußes	Zunahme der radikulären Schmerzen	wie Lasègue
Kernig	wie Lasègue	Beugung im Kniegelenk	meningeale Reizung
Brudzinski	passive Beugung des Kopfes	Beugung im Kniegelenk	meningeale Reizung

Tab. 1.8 Untersuchungen zur Koordinationsprüfung.

Art der Untersuchung	Durchführung und Interpretation
Finger-Nase-Versuch	in weit ausholender Bewegung führt der Patient die Zeigefingerspitze exakt auf die Nasenspitze
Finger-Finger-Versuch	weit ausholend sollen die Zeigefinger beider Hände mit ihren Fingerkuppen miteinander in Berührung gebracht werden
Knie-Hacken-Versuch	in weitem Bogen führt der Patient die Ferse des senkrecht hochgehobenen Beines auf das Knie des anderen Beines, anschließend soll die Ferse zügig auf dem Schienbein des gestreckten Beines nach distal geführt werden
Diadochokinese	der Patient soll alternierende Bewegungen ausführen wie beim Einschrauben einer elektrischen Birne oder die Finger rasch bewegen wie beim Klavierspiel oder beim Schreibmaschineschreiben
Romberg-Versuch	der Patient steht frei mit dicht aneinandergestellten Füßen (ohne Schuhwerk) im Raum; der Untersucher steht „auffangbereit" in der Nähe und fordert den Patienten auf, die Augen zu schließen; normalerweise müsste der Patient sicher stehen, allenfalls darf ein leichtes Schwanken auftreten. Stärkeres Schwanken und Fallneigung sind Ausdruck von Koordinationsstörungen im Bereich der Tiefensensibilität
Unterberger-Tretversuch	mit geschlossenen Augen tritt der Patient langsam für ca. 2 min auf der Stelle. Bei unilateraler, vestibulärer oder zerebellärer Störung kommt es zu einer rosettenartigen Drehung zur kranken Seite hin (Befund muss reproduzierbar sein!)

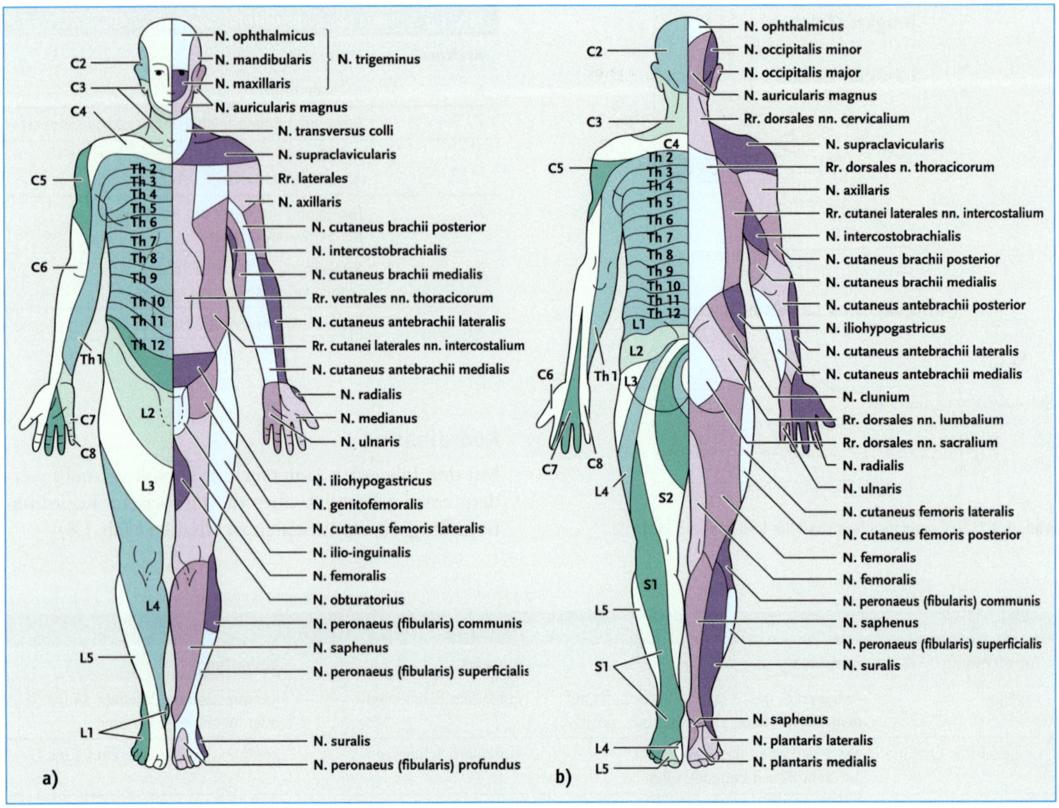

Abb. 1.18: Segmentale und periphere Innervation der Haut **(a)** von vorn, **(b)** von hinten.

Sensibilität

Zur Erhebung eines brauchbaren Sensibilitätsbefundes benötigt man nicht nur Zeit und Geduld, sondern man ist v.a. auf die Mitarbeit des Patienten angewiesen. Wenn die Anamnese keine anderen Hinweise ergibt (Schmerzen, Parästhesien), kann sich die Routineuntersuchung deshalb auf einige wenige Körperregionen – auf alle Fälle jedoch im Seitenvergleich – beschränken, etwa auf Stirn, Hand- und Fußrücken.

Merke

Eine Sensibilitätsprüfung ist bei bewusstseinsgetrübten und erregten Patienten sinnlos.

Die Überprüfung der Berührungsempfindlichkeit erfolgt mit einem Wattebausch, der um ein Holzstäbchen gewickelt ist, die Überprüfung der Schmerzwahrnehmung mit spitzem Ende oder stumpfem Kopf einer Nadel (spitzer und stumpfer Reiz). Zur segmentalen und peripheren Innervation ☞ Abb. 1.18.

1.3 Checkliste orthopädische Untersuchung/Bewegungsapparat

Inspektion und Palpation

- Körperhaltung
- Gangbild
- Gelenkschwellungen, -fehlstellungen
- Deformitäten: Längendifferenz, Kontrakturen, Atrophie
- Hautbefunde: Psoriasiseffloreszenen, Narben, Verschieblichkeit, Überwärmung, Rheumaknoten?
- Gelenke: Krepitation, Reiben und Knirschen?
- Druck-/Klopfschmerz
- Haut- u. Muskeltonus
- Äußere Verletzungszeichen

Funktionsprüfungen und Messungen

- Beweglichkeit: *Neutral-Null-Methode* (Syn.: Nulldurchgangsmethode) (Abb. 1.19): Bestimmung u. Dokumentation des möglichen Ausmaßes (in Winkelgraden) von Gelenkbewegungen in den Normalebenen unter Bezugnahme auf eine definierte Nullstellung („anatomische Normalstellung": aufrecht,

Arme hängend, Daumen nach vorne, Füße geschlossen parallel, Blick nach vorne).
- Umfangsdifferenzen
- Kraft- u. Stabilitätsprüfung
- schmerzhafte Bewegungseinschränkungen
- Seitendifferenzen

Wirbelsäule

- Stauch-/Klopfschmerz
- Form: Skoliose? Kyphose? Lordose? ☞ Abb. 1.21

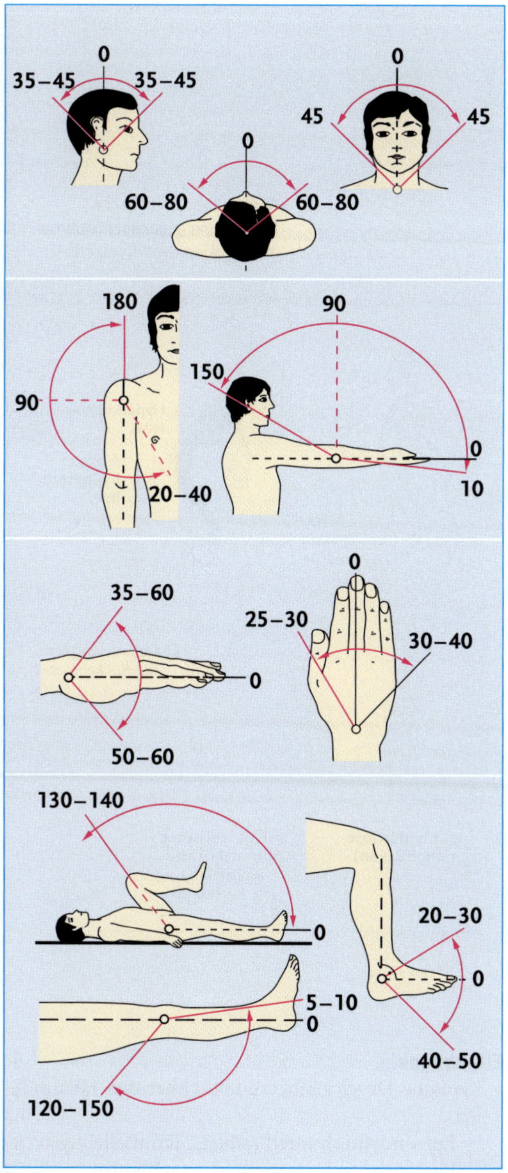

Abb. 1.19: Neutral-Null-Methode [1]

- Bewegungseinschränkung:
  - *Schober-Zeichen:* Untersuchung zur Objektivierung einer Bewegungseinschränkung der Lendenwirbelsäule: Aufbringen je einer Hautmarkierung über dem Dornfortsatz S1 u. 10 cm darüber; normalerweise vergrößert sich der Abstand der Hautmarken bei maximaler Vorneigung auf ca. 15 cm.
  - *Ott-Zeichen*: Markierung HWK 7 und 30 cm darunter (normal: Verlängerung auf 38 cm).
  - *Fingerbodenabstand (FBA):* Maß für die Gesamtbeweglichkeit der Wirbelsäule, Angabe in Zentimetern bei maximaler Rumpfbeugung mit gestreckten Knien (Abb. 1.20).
- Wurzelkompressionszeichen: Dehnungsschmerzen? Hypästhesien? Paresen?

Dokumentation

Exakte Dokumentation des Verlaufes anhand Schemazeichnung wie in Beispielbefund in Abb. 1.22.

Spezielle Gelenkuntersuchung

Hand und Finger

- Gelenkbefallsmuster: symmetrisch, asymmetrisch, Lokalisation?
- Derbe Verdickungen: Arthrose
- fluktuierend-weiche Schwellungen: Arthritis
- Rheumaknoten?
- Deformierungen: z. B. Ulnardeviation

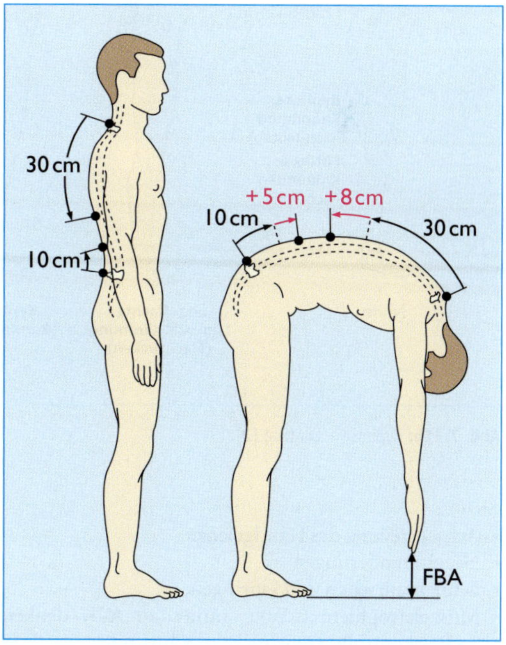

Abb. 1.20: Schober-Zeichen, Ott-Zeichen und FBA [1]

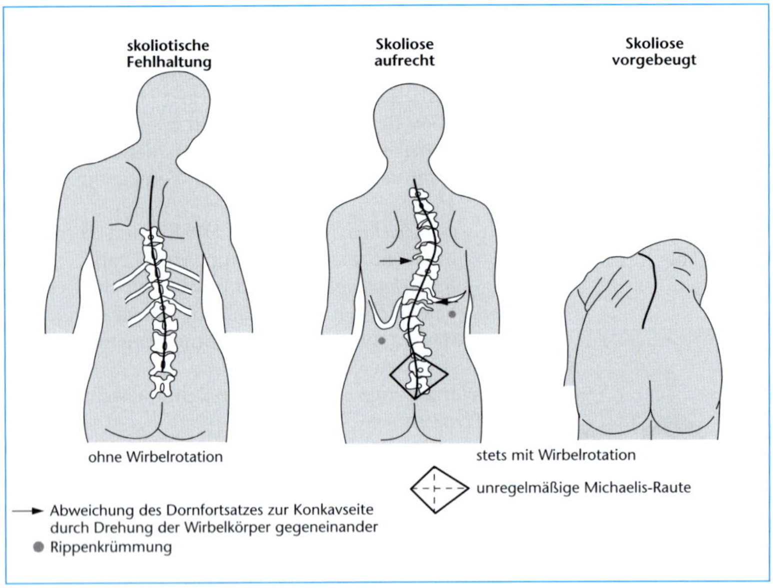

Abb. 1.21a: Skoliotische Fehlhaltung gegenüber Skoliose mit Rotation der Wirbelkörper.

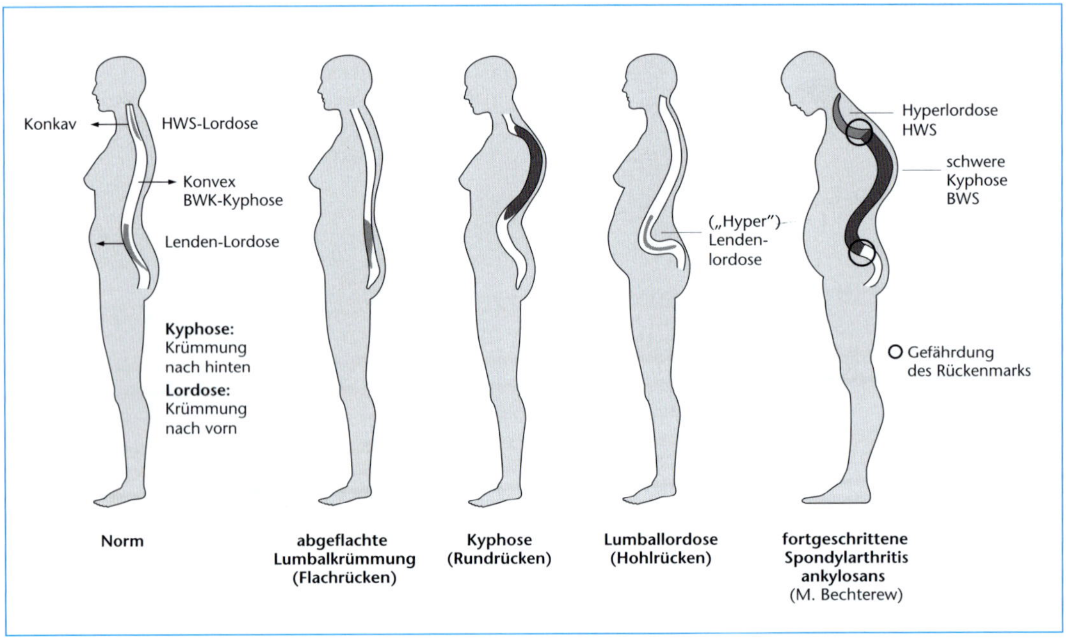

Abb. 7.21b: Kyphose – Lordose [2]

- Achsenstellung des Handgelenks
- Nagelveränderungen
- Sehnenknirschen und -springen
- Muskelatrophien: CAVE: immer an AVK denken → Pulskontrolle, Gehstrecke ☞ Chirurgie
- Karpaltunneltest: ☞ Neurologie

Ellenbogen

- Typische Druckschmerzpunkte über den Epikondylen:
  - Epicondylitis humeri radialis: Tennisellebogen
  - Epicondylitis humeri ulnaris: Golferarm
- Bursitis olecrani? Rheumaknoten? Schwellung?

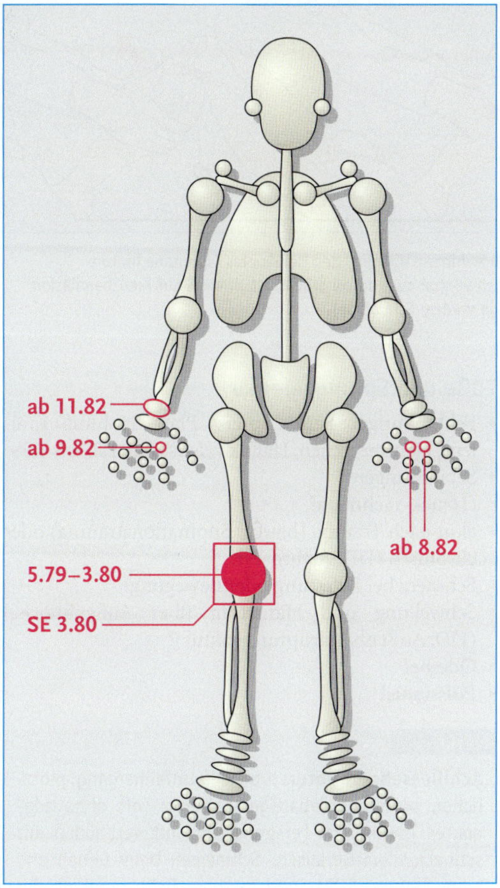

Abb. 1.22: Beispiel für Dokumentation Gelenkanamnese und -befund. (Ab Mai 1979 schmerzlose Schwellung re. Kniegelenk. März 80 Synovialektomie [SE], dann beschwerdefrei. Seit Aug. 82 Schmerzen und Schwellung der Fingergrundgelenke 2 und 3 links, seit Sep. 82 auch des Fingergrundgelenkes re. Ab Nov 82 Schmerzen re. Handgelenk) [1]

Schulter

- Typische Druckschmerzpunkte über Supraspinatus-/Deltoideussehnenansatz
- Bursitis subdeltoidea/subacromialis?
- Bewegungsschmerz bei Elevation über 90°?
- Impingement-Phänomen und schmerzhafter Bogen: schmerzhafte Abduktion zwischen 60° und 90°
- Schulterhochstand?

Kniegelenk

- Fehlstellung: Varusfehlstellung (O-Bein-Stellung)/Valgusfehlstellung (X-Bein-Stellung)?
- Schwellung/Erguss: tanzende Patella?
- derbe Verdickung: Gonarthrosis deformans? Bursitis prae- und infrapatellaris?
- Muskelatrophie?
- Druck- und Bewegungsschmerz:
  - Menisken (Steinmann I u. II, Abb. 1.23 und 1.24)?
  - Seitenbänder (Abb. 1.25)
  - Kreuzbänder (Schubladenphänomen, Abb. 1.26)?

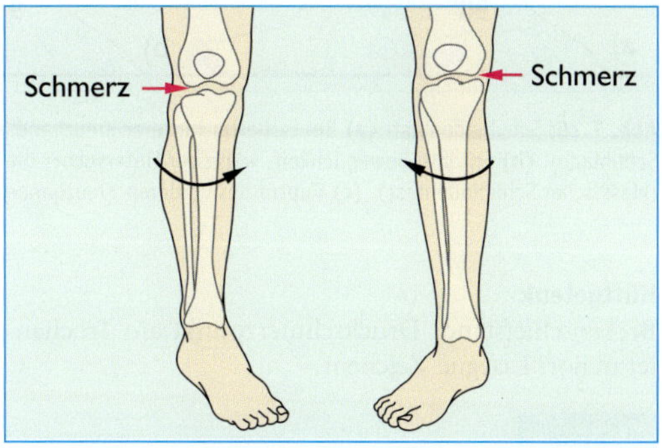

Abb. 7.23: Steinmann-Zeichen I: schmerzhafte Innenrotation bei Außenmeniskusschäden, schmerzhafte Außenrotation bei Innenmeniskusschäden.

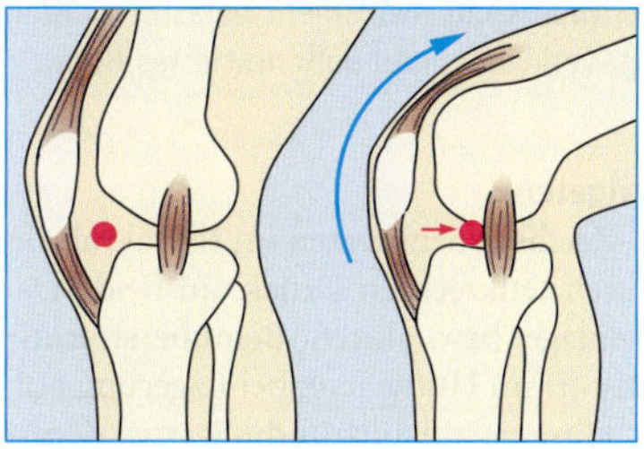

Abb. 1.24: Steinmann-Zeichen II: Bei Meniskusverletzung wandert mit zunehmender Unterschenkelbeugung das zunächst vorn angegebene Druckempfindlichkeitsmaximum in Richtung Kniekehle

a

b

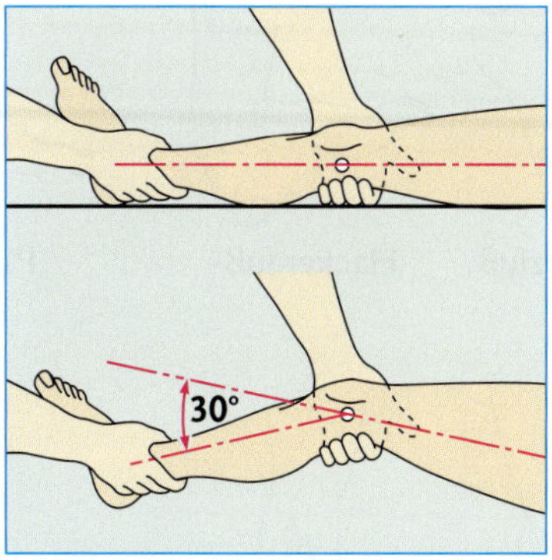

Abb. 1.25: Überprüfung der Seitenbandstabilität: Bei gestrecktem Knie ist ein Aufklappen nicht möglich, wenn das Kreuzband intakt und das Seitenband gerissen ist **(a)**. In 30°-Beugung ist das Kniegelenk auf der Seite des gerissenen Seitenbandes aufklappbar, da sich das vordere Kreuzband entspannt **(b)**.

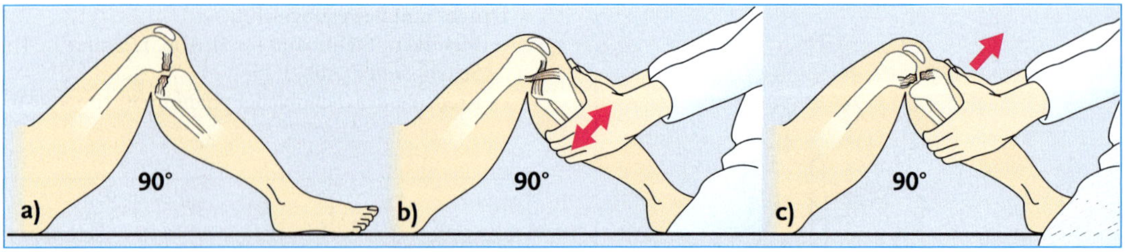

Abb. 7.26: Schubladentest: **(a)** Bei isolierter hinterer Kreuzbandläsion „Nach-hinten-Hängen" des Tibiakopfes (spontane hintere Schublade). **(b)** Erhöhte Beweglichkeit, wenn der Untersucher die Tibia nach ventral oder dorsal drückt, ist Hinweis auf Kreuzbandläsion (klassischer Schubladentest). **(c)** Ruptur des vorderen Kreuzbandes (positive vordere Schublade).

Hüftgelenk

Beckenschiefstand? Druckschmerzpunkt am Trochanter major? Lasègue-Zeichen?

Merke

Schenkelhalsfraktur: Sehr häufige, aber auch häufig übersehene Fraktur bes. bei älteren Menschen (Osteoporose); häufig nach (banalem) Sturz auf die Hüfte. Meistens mediale Schenkelhalsfraktur (> 85%). Schmerz in Ruhe, Bein kann nicht mehr belastet werden, Fehlstellung: verkürztes und außenrotiertes Bein.

Iliosakralgelenk

Mennell-Zeichen: Schmerzen im Iliosakralgelenk, ausgelöst durch senkrechten Druck auf beide Darmbeine in Rückenlage bzw. durch Beinüberstreckung (Hyperextension) im Hüftgelenk bei Lagerung auf der Gegenseite: Hinweis auf Entzündung bzw. degenerativen Schaden (u. a. bei Bechterew-Krankheit).

Füße und Sprunggelenke

- Fehlstellungen: Senk-, Spreiz-, Platt-, Hohlfuß; Krallen-, Hammerzehen, Hallux valgus Abb. 1.27 bis 1.29
- Schwellungen?
- (Druck-)Schmerz?
- akut nach Trauma (häufig: Supinationstrauma) oder chronisch (DD: Arthrose)?
- Schmerz bei Belastung oder Bewegung?
- Schwellung und Hämatom über Außenknöchel (DD: Außenbandruptur, Fraktur)?
- Ödeme?
- Pulsstatus!

Merke

Achillessehnenruptur: typischer Unfallhergang: plötzlicher, peitschenhiebartiger Schmerz (oft ohne adäquates Trauma) im Fersenbereich, oft verbunden mit schnalzendem Geräusch, Schmerzen beim Gehen und beim Stehen. Sicht- und tastbare Delle oberhalb der Ferse. Zehenstand ist nicht mehr möglich.

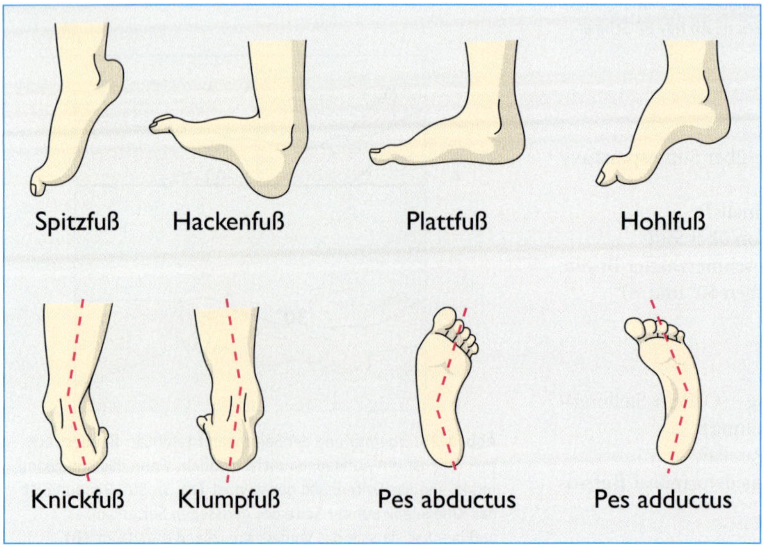

Abb. 7.27: Fußfehlstellungen [1]

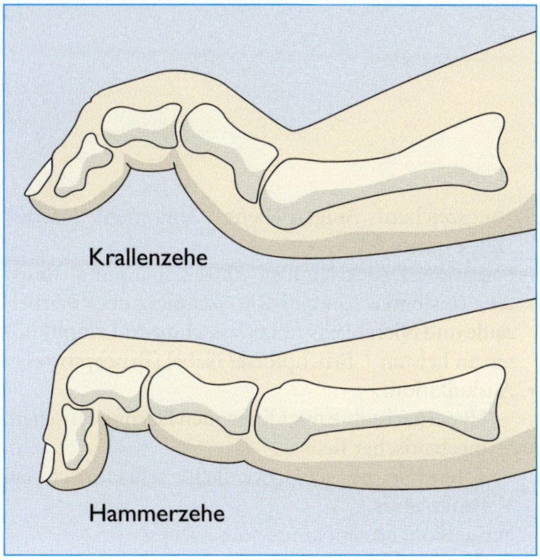

Abb. 1.28: Krallen- und Hammerzehen nach [19]

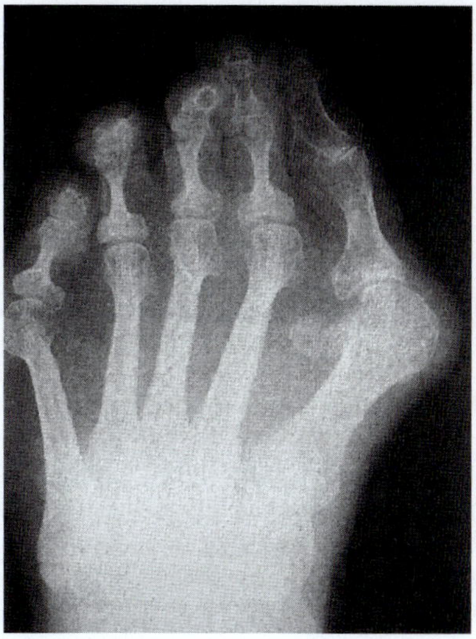

Abb. 1.29: Hallux valgus

2 Leitsymptome A bis Z

Akutes Abdomen bis Zyanose

THOMAS KIA

2.1 Akutes Abdomen (Adulte)

Definition. Starke, akute Schmerzen im Bauchraum, die sich rasch verschlimmern und aufgrund der potentiellen Lebensgefahr eine schnelle Klärung und häufig eine chirurgische Therapie erforderlich machen.

Merke

Häufigste Ursachen sind bei jüngeren Patienten akute Appendizitis, bei älteren Patienten inkarzerierte Hernien, Tumoren, Koprostase, Angina intestinalis, Verwachsungen.

Prozedere

☞ Abb. 2.1, Tab. 2.1

Anamnese

Schmerzen:
- Schmerzlokalisation (☞ Tab. 2.1)
- Schmerzbeginn:
  - rascher Beginn und heftig, vorübergehende Besserung, dann Peritonitis: Perforationsschmerz (z.B. Hohlorganperforation, Mesenterialinfarkt)
  - ab- und zunehmende Intensität: Kolikschmerz (z.B. Gallen- oder Nierenkolik)
  - langsam zunehmende Intensität: Entzündungsschmerz, jegliche viszerale „-itis"
- Schmerzausstrahlung:
  - Epigastrium in den Rücken: Pankreatitis
  - Epigastrium zur rechten Schulter: Ulcus duodeni
  - rechter Oberbauch zur rechten Schulter und Rücken: Cholezystitis/-lithiasis
  - Flanke in die Leiste: Nierenstein

Miktion: Brennen? Farbe?
Defäkation: Farbe? Blut? Wann zuletzt?
Begleiterscheinungen: Fieber? Erbrechen? Übelkeit?
Begleiterkrankungen: Diabetes mellitus? Nieren-/Gallensteine? Ulkus? Gefäßleiden? Alkoholanamnese? Tumorleiden? Vor-OPs?
Kardiale und pulmonale Anamnese: Husten mit Auswurf? Dyspnoe? Schmerzen im Thoraxbereich? Angina pectoris? Dysphagie?
Gynäkologische Anamnese: Schwangerschaft möglich? Letzte Regelblutung?
Medikamentenanamnese: NSAR

Körperliche Untersuchung

Abdomen:
- Inspektion: Narben? Bruchpforten? Äußere Verletzungszeichen? Aufgetriebenes Abdomen? Ikterus? Herpes zoster?
- Palpation: Druckschmerz? Abwehrspannung? Resistenz (tastbarer Tumor)? Klopfschmerz über Wirbelsäule und Nierenlagern? Loslassschmerz? Lymphknoten an Leisten + Bruchpforte? Nabel (Bruchpforte?)
- Auskultation:
  - Hyperperistaltik mit klingenden Darmgeräuschen: mechanischer Ileus
  - Totenstille: paralytischer Ileus, reflektorisch bei Pankreatitis
- Perkussion: Meteorismus oder Aszites?

Rektale digitale Austastung:
- Blut am Fingerling, z.B. Rektalkarzinom, Mesenterialinfarkt
- tastbarer Tumor: Rektalkarzinom (bis zum Beweis des Gegenteils!)
- pararektale Raumforderung: Abszess
- Douglas-Schmerz: Appendizitis, Adnexitis

Temperaturmessung: rektal und axillär > 0,6 °C Differenz ist pathologisch!

Merke

Patienten, die sich vor Schmerzen stöhnend bewegen, haben meist keine Perforation eines Hohlorgans, sondern eher eine **Gallen- oder Nierenkolik.** Bei **Peritonitis** liegt der Patient bewegungslos und atmet flach, da jedes Husten und Berühren des Bauches den Schmerz verstärkt. Ein Patient mit **Pankreatitis** dagegen sitzt häufig nach vorn gebeugt und „krümmt" sich vor Schmerzen.

Labor: CRP, BB, Elektrolyte, Lipase, Amylase, BZ, CK, Laktat, Kreatinin, AP, Quick/INR, GOT, γ-GT, Bilirubin, Urinstatus, β-HCG, BGA, Blutgruppe

Apparative Untersuchung

Abdomensonographie: Freie Flüssigkeit? Ggf. Punktion und Untersuchung auf Blut? Exsudat? Konkremente? Peristaltik? Milzinfarkt? Abszessbildung?
EKG: Herzinfarkt? Lungenembolie?
Rö-Thorax und Rö-Abdomen: im Stehen und in Linksseitenlage. Freie Luft unter dem Zwerchfell? Luft in den Gallenwegen? Pankreasverkalkungen, Gallensteine? Nierensteine? Flüssigkeitsspiegel im Darm?
Notfall-CT: Bei klinischem oder sonographischem Verdacht auf eine intraabdominale Verletzung ohne dringliche Operationsindikation oder bei nicht sicherer Beurteilbarkeit im Ultraschall

Differentialdiagnose

Tab. 2.1: Differentialdiagnose des akuten Abdomens

Verdachtsdiagnose	Richtungweisende Untersuchung
Rechter Oberbauch	
duodenale Ulkusperforation (☞Innere, Verdauungsorgane, Kap. 2.4)	Rö-Abdomenübersicht im Stehen + li. Seitenlage
akute Cholezystitis, Cholezystolithiasis (☞ Innere, Verdauungsorgane, Kap. 6.2)	Sonographie
Lebertrauma (Ruptur) (☞ Chirurgie, Kap. 24.3)	Sonographie, (CT)
Pfortaderthrombose (☞ Pathologie, Kap. 17.9)	Caput medusae, Sonographie (Farbdoppler)
Pyelonephritis, Urolithiasis (☞ Innere, Niere, Kap. 2.7)	Sonographie, Urinstatus
Linker Oberbauch	
Milzruptur, -infarkt (☞ Chirurgie, Kap. 28.1)	Sonographie
akute nekrotisierende Pankreatitis (☞ Chirurgie, Kap. 26.3)	Lipase, Sonographie, CT
Pyelonephritis, Urolithiasis (☞ Innere, Niere, Kap. 2.7)	Sonographie, Urinstatus
Epigastrium	
Myokardinfarkt (Hinterwand) (☞ Innere, Herz und Gefäße, Kap. 3.3)	CK, Troponin, GOT, LDH, EKG
Dissektion o. Ruptur eines Aortenaneurysmas (☞ Innere, Herz und Gefäße, Kap. 11.1)	Sonographie, (CT)
perforiertes Ulcus ventriculi (☞ Chirurgie, Kap. 19.2)	Rö-Abdomenübersicht im Stehen + li. Seitenlage
Ruptur einer Pankreaspseudozyste (☞ Chirurgie, Kap. 2.3)	Sonographie
Mittleres Abdomen	
Mesenterialinfarkt (☞ Chirurgie, Kap. 13.1.2)	Anamnese, Angiographie, Klinik
Mittleres Abdomen	
akute nekrotisierende Pankreatitis (☞ Chirurgie, Kap. 26.3)	Lipase, Sonographie, CT
Mesenterialinfarkt (☞ Chirurgie, Kap. 13.1.2)	kardiale Anamnese, Angiographie
Dissektion o. Ruptur eines Aortenaneurysmas (☞ Innere, Herz und Gefäße, Kap. 11.1)	Sonographie, (CT)
mechanischer Ileus (inkarzerierte Hernie, Volvulus) (☞ Chirurgie, Kap. 23.3)	Klinik, Rö-Abdomenübersicht im Stehen + li. Seitenlage
Rechter Unterbauch	
akute Appendizitis (☞ Chirurgie, Kap. 21.2.1)	Klinik, Labor, (Sonographie)
M. Crohn (☞ Chirurgie, Kap. 21.2.2)	
Akutes Auftreten	
perforierte Divertikulitis (☞ Innere, Verdauungsorgane, Kap. 4.3)	Rö-Abdomenübersicht, CT
mechanischer Ileus (hohe Dünndarmobstruktion) (☞ Chirurgie, Kap. 23.3)	Erbrechen, Rö-Abdomenübersicht im Stehen + li. Seitenlage
Tubenruptur bei Extrauteringravidität (☞ Gynäkologie , Kap. 3.5.2)	Sonographie, β-HCG-Test
akute Adnexitis (☞ Gynäkologie und Geburtshilfe, Kap. 7.4.1)	Sonographie, gyn. Untersuchung
Stoffwechselerkrankungen	
diabetische Ketoazidose	BZ, BGA
Addison-Krise (☞ Innere, Endokrine Organe, Kap. 3.1)	Na↓, K↑, ACTH-Kurztest
akute intermittierende Porphyrie (☞ Innere, Endokrine Organe, Kap. 7.5)	Porphobilinogen im Urin
Herzinfarkt (inferiorer und posteriorer) (☞ Innere, Herz und Gefäße, Kap. 3.3)	EKG, CK, CK-MB, Troponin, GOT, LDH
hämolytische Krisen (☞ Innere, Blutzellsystem, Kap.1.3)	BB, Retikulozyten, LDH, Haptoglobin
Pneumonie (☞ Innere, Atmungsorgane, Kap. 3.1)	Rö-Thorax
Lungenembolie (☞ Innere, Atmungsorgane, Kap. 4.5)	D-Dimere, Lungenszinti, Spiral-CT, Angiographie

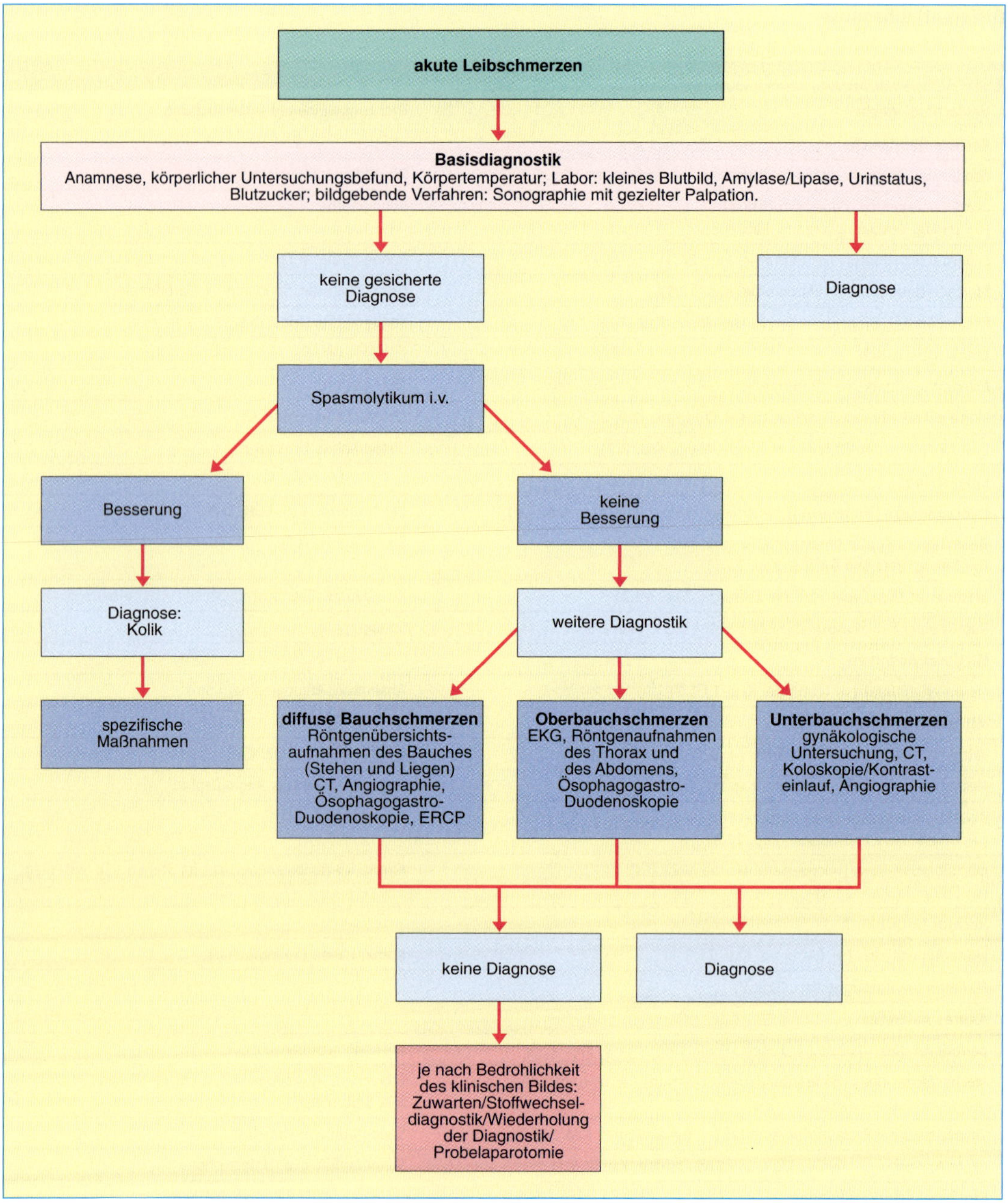

Abb. 2.1: Diagnostischer Weg bei akutem Bauchschmerz [1]

2.2 Akutes Abdomen (Kinder)

Bauchschmerzen können meistens von älteren Kindern direkt benannt werden. Häufig kann der Arzt indirekt aufgrund von Schmerzreaktionen bei der Palpation, Anspannen der Bauchdecke die Verdachtsdiagnose eingrenzen. Im Säuglingsalter können lebensbedrohliche Erkrankungen im Bereich des Abdomens ohne wesentliche klinische Symptome auftreten. Anhaltendes Schreien, Anziehen der Beine und berührungsempfindlich gespannter Bauch können Zeichen eines akuten Abdomens sein.

Merke

Von Kleinkindern (< 3 Jahre) werden allgemeine Schmerzen nicht näher bezeichnet und fast immer in einer Ganzheitsreaktion dramatisch erlebt. Häufig besteht die Neigung, Schmerzen einfach als „Bauchschmerzen" kundzugeben und zur Lokalisation auf den Nabel zu zeigen.
Cave: Die subjektive Lokalisation ist häufig wenig brauchbar!

Prozedere

☞ Abb. 2.2, Tab. 2.2

Anamnese

Schmerzen:
- Schmerzcharakter und -lokalisation (☞ Tab. 2.2)
- Schmerzbeginn:
  - vor oder nach dem Essen: gastroösophagealer Reflux, Ulkuskrankheit, Obstipation
  - beim Wasserlassen: Harnwegsinfekt, Appendizitis, jegliche „-itis" im kleinen Becken, Abszess
  - vor oder nach dem Stuhlgang: Fissur, Afterdermatose, Kolitis, Obstipation
- Schmerzausstrahlung: akutes Abdomen bei Erwachsenen

Begleiterscheinungen: Fieber? Erbrechen? Übelkeit? Durchfall?
Trauma: Wenn ja, Chirurg rufen! Zurückliegende Traumata: Pankreaspseudozyste
Gynäkologische Anamnese: Schwangerschaft möglich? Letzte Regelblutung?

Körperliche Untersuchung

Prädilektionsalter: Altersverteilung der wichtigsten Erkrankungen ☞ Tab. 2.2
Abdomen:
- Inspektion: Narben? Bruchpforten? Äußere Verletzungszeichen? Aufgetriebenes Abdomen? Ikterus? Herpes zoster?
- Palpation: Druckschmerz? Abwehrspannung? Resistenz (tastbarer Tumor)?, Loslassschmerz? Lymphknoten an Leisten + Bruchpforte? Nabel: Bruchpforte?
- Auskultation:
  - Hyperperistaltik mit klingenden Darmgeräuschen: mechanischer Ileus, Obstruktion, Gastroenteritis
  - Totenstille: paralytischer Ileus, reflektorisch bei Pankreatitis
- Perkussion: Meteorismus oder Aszites?
- Zeichen einer intestinalen Obstruktion:
  - proximale Obstruktion: Erbrechen (gallig), diffuse Schmerzen, hochgestellte Darmgeräusche, ggf. Koliken
  - distale Obstruktion: aufgetriebenes Abdomen, diffuse Schmerzen, ggf. Miserere, blutig tingierte Stuhlentleerung: „Himbeergelee" bei Invagination, diastal intestinales Obstruktionssyndrom bei Mukoviszidose (DIOS)
- Iliopsoasschmerz: beim Strecken des Beines Schmerzen: Peritonitis

Inguinalregion und Femoralregion: direkte Leistenhernie, Schenkelhernie
Skrotum: immer Skrotum und Hoden palpieren: Torsion?
Rektale digitale Austastung:
- Blut am Fingerling (Begleitsymptome, ☞ Tab. 2.2)
- tastbare Stuhlmassen: Obstipation
- Douglas-Schmerz: Appendizitis, Adnexitis, Peritonitis

Temperaturmessung: rektal und axillär > 0,6 °C Differenz ist pathologisch!
Labor: CRP, BB, Elektrolyte, Lipase, Amylase, BZ, CK, Laktat, Kreatinin, AP, Quick/INR, GOT, γ-GT, Bilirubin. Urinstatus. β-HCG, BGA, Blutgruppe

Apparative Untersuchung

Abdomensonographie: Freie Flüssigkeit? Ggf. Punktion und Untersuchung auf Blut? Lymphknoten? (Konglomerat-)Tumor? Peristaltik? Milz? Abszessbildung? Freie Luft? Gallenblasen-/-gangstein? Nierenstein?
EKG: Herzinfarkt? Lungenembolie?
Rö-Thorax: bei Bauchschmerzen und auskultatorischen RGs
Rö-Abdomen: im Stehen und in Linksseitenlage bei Verdacht auf Perforation
Notfall-CT: bei klinischem oder sonographischem Verdacht auf eine intraabdominale Verletzung ohne dringliche Operationsindikation und bei Tumorverdacht („Nachweis von Massen").

Differentialdiagnose

Aus Alter, Schmerzcharakter, Schmerzlokalisation bzw. objektivem Lokalbefund und Begleitsymptomen ergeben sich Muster, die differentialdiagnostisch auf bestimmte Ursachen/Erkrankungen hinweisen (☞ Abb. 2.2, Tab. 2.2).

2.3 Arterielle Hypertonie

90% aller Hypertonien zählen zur Form der primären, essentiellen Hypertonie. Die Ursache ist unbekannt, wahrscheinlich multifaktorielle, polygene Erkrankung. Innerhalb der Gruppe der sekundären Hypertonieformen (insgesamt < 10% aller Hypertonien) überwiegen die renalen deutlich vor den endokrinen Hypertonien (insges. < 1%).

Prozedere

☞ Bd. 1, Innere, Herz, Kap. 9

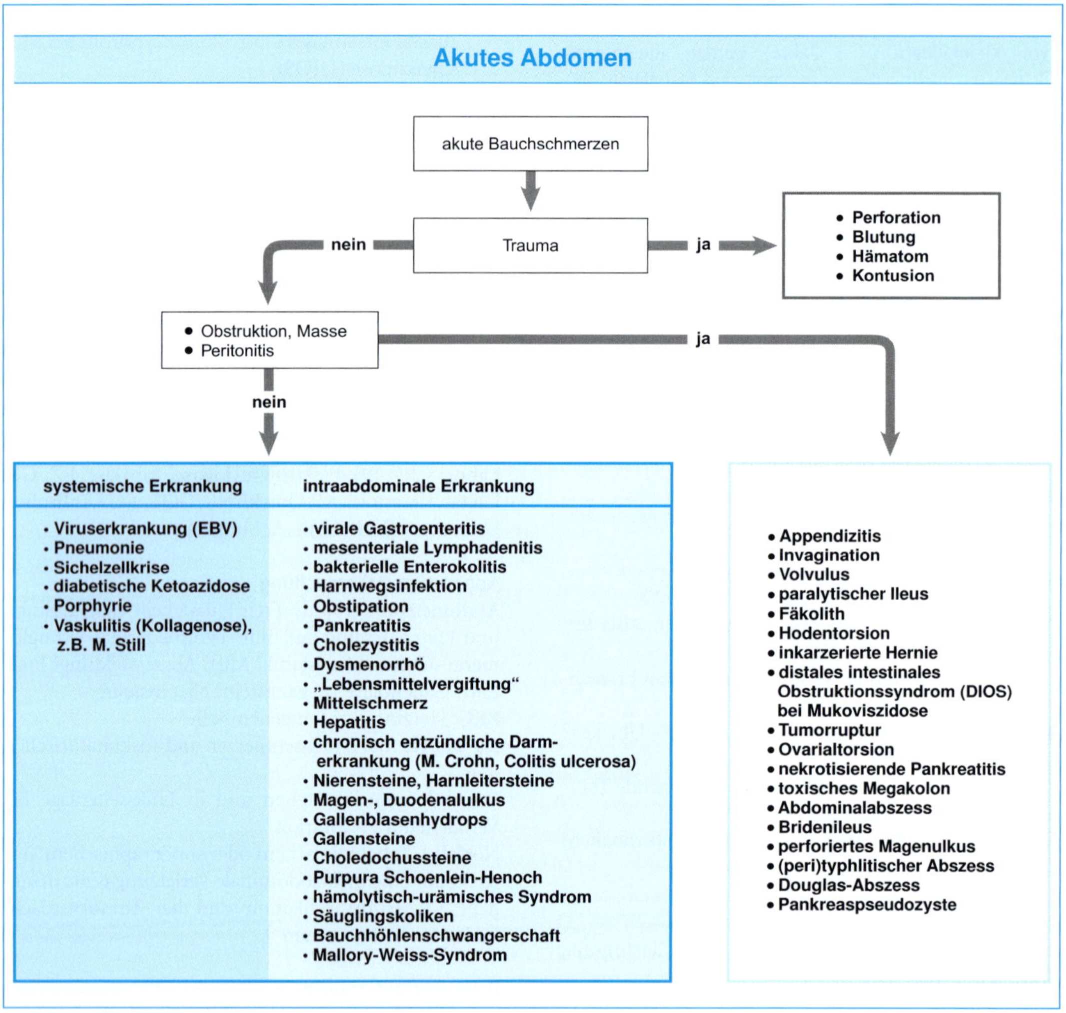

Abb. 2.2: Differentialdiagnose des akuten Abdomens in der Pädiatrie [2]

Anamnese und Diagnostik

Eine geläufige Klassifizierung des Blutdrucks bei Erwachsenen ist in Tab. 2.3 wiedergegeben.

Differentialdiagnose

☞ Abb. 2.3.

2.4 Anämie

Definition. Bei einer Verminderung der Hämoglobinkonzentration unter den alters- und geschlechtsspezifischen Normbereich spricht man von Anämie:

- Männer: 8,1–11,2 mmol/l bzw. 13–18 g/dl
- Frauen: 7,4–9,9 mmol/l bzw. 12–16 g/dl

Unterschieden werden:

- **Mikrozytäre, hypochrome Anämie:** MCV und MCH vermindert
- **Normozytäre, normochrome Anämie:** MCV und MCH normal
- **Makrozytäre, hyperchrome Anämie:** MCV und MCH erhöht.

Prozedere

☞ Innere, Blutzellsystem und Hämostase, Kap. 1

Anamnese und Diagnostik

☞ Abb. 2.4.

Tab. 2.2: Differentialdiagnose des akuten Abdomens im Kindesalter (Auswahl der häufigsten Ursachen)

Verdachtsdiagnose	Schmerzcharakter und -lokalisation	Begleitsymptome	richtungweisende Untersuchung
Neugeborene			
nektotisierende Enterokolitis (☞ Pädiatrie, Kap. 4.8)	heftig, gesamter Bauch	erblähter berührungsempfindlicher geröteter Bauch, galliges Erbrechen, schleimig-blutige Stühle; besonders bei hypotrophen Früh-/Neugeborenen	Rö-Abdomen, Sonographie
Mekoniumileus (☞ Pädiatrie, Kap. 12.4.6)	heftig, gesamter Bauch	fehlender Mekoniumabgang, Erbrechen	Rö-Abdomen, Mukoviszidosediagnostik
Dünndarmatresie/-stenose (☞ Pädiatrie, Kap. 2.3.1)	heftig, aufgetriebenes Abdomen	Aspiration und Zwerchfellhochstand	Rö-Abdomen
M. Hirschsprung (☞ Pädiatrie, Kap. 13.1.3)	diffus, aufgetriebener Bauch	blutige Stühle	Rö-Abdomen
Säuglinge und Kleinkinder < 2 Jahre			
Dreimonatskoliken	heftig, phasenweise, bes. am späten Nachmittag und Abend, gesamtes Abdomen	Bauch gebläht, Besserung manchmal unter kuhmilchfreier Ernährung des Säuglings bzw. der stillenden Mutter	Anamnese und (ansonsten normaler) klinischer Befund
akute Gastroenteritis (viral oder bakteriell) (☞ Pädiatrie, Kap. 13.2.1)	kolikartig; mäßig bis heftig; intermittierend, initial Oberbauch, dann periumbilikal, diffus	Übelkeit, Erbrechen, Durchfall (wässerig, hell, säuerlich riechend), lebhafte Darmgeräusche; Fieber, Umgebungserkrankungen	Anamnese, klinischer Befund, Stuhlbeschaffenheit, ggf. Stuhluntersuchung (Salmonellen, Campylobacter, Shigellen, EHEC)
Invagination (☞ Pädiatrie, Kap. 13.1.4)	kolikartig, sehr heftig, freie Intervalle, periumbilikal, Unterbauch	Erbrechen, Resistenz im rechten Oberbauch, bei längerer Dauer blutig tingierter (Himbergelee-) Stuhl, intermittierend heftiges Schreien, reduzierter AZ	Sonographie, Kontrasteinlauf
inkarzerierte Hernie (☞ Urologie, Kap. 5.6)	heftig, anhaltend; Leiste	Vorwölbung Leiste	klinischer Befund
Volvulus	kolikartig, heftig, freie Intervalle, periumbilikal, Unterbauch	Erbrechen, fehlende Darmgeräusche, intermittierend heftiges Schreien, reduzierter AZ	Sonographie, Rö-Abdomenübersicht
Hodentorsion (☞ Urologie, Kap. 14.5.5)	heftig, anhaltend, Leiste bis Hoden, verstärkt bei Bewegung	meist Übelkeit; druckempfindlich verdickter Hoden und Samenstrang	klinischer Befund, ggf. Sonographie
Klein- und Schulkinder (2 – 12 Jahre)			
akute Gastroenteritis (☞ Pädiatrie, Kap. 13.2.1)	s. o.	s. o.	s. o.
Harnwegsinfektion, Pyelonephritis (☞ Innere, Niere, Harnwege, Wasser- und Elektrolythaushalt, Kap. 2.7)	brennend, bes. bei Miktion, Unterbauch, Harnröhre	Fieber, Erbrechen	Urin-Schnelltest, Bakteriurie und Leukozyturie
Appendizitis (☞ Pädiatrie, Kap. 13.2.2)	anhaltend mit evtl. rascher Zunahme der Stärke, heftig, verstärkt beim Laufen, Hüpfen; re. Unterbauch	Übelkeit, Erbrechen; meist Fieber, reduzierter AZ	klinisch, ggf. Sonographie
Trauma (☞ Neurologie, Kap. 3.5)	je nach Ausmaß heftig; umschrieben an Verletzungsstelle oder diffus	äußere Verletzungszeichen (nicht obligat), Hinweise auf Organverletzungen	Sonographie, gegebenenfalls CT/MRT, Hb, Hämatokrit, Leukozyten, Leberenzyme
Obstipation (☞ Innere, Verdauungsorgane, Kap. 4.1.2)	kolikartig; mäßig bis sehr heftig; kurzzeitig rezidivierend; periumbilikal, linker Unterbauch	Defäkationsschmerz; Stuhl hart, evtl. Blutauflagerungen; meist Resistenz linker Unterbauch; rektal-digital fester Stuhl	klinischer Befund, Stuhlbeschaffenheit
Pneumonie (☞ Innere, Atmungsorgane, Kap. 3.1)	atemabhängig, diffus	Husten, Fieber, Rasselgeräusche	O_2-Sättigung, Rö-Thorax

Tab. 2.2: *Fortsetzung*

Verdachtsdiagnose	Schmerzcharakter und -lokalisation	Begleitsymptome	richtungweisende Untersuchung
Purpura Schoenlein-Henoch (☞ Pädiatrie, Kap. 9.3.4)	kolikartig, heftig; diffus	Hautblutungen (Petechien, Suffusionen), Hämaturie, Blut im Stuhl, Gelenkschmerzen	Erythrozyten, Eiweiß im Urin, Sonographie Abdomen
diabetische Ketoazidose (☞ Pädiatrie, Kap. 6.1.2)	heftig, diffus	Übelkeit, Erbrechen; anamnestisch Polyurie, Polydipsie, evtl. Gewichtsverlust	Blutzucker, Zucker und Azeton im Urin
Pankreatitis (☞ Bd. 1, Pädiatrie, Kap. 13.6.5)	heftig, anhaltend, Oberbauch, gürtelförmig, ausstrahlend in den Rücken	Übelkeit, Erbrechen, Druckschmerz oberhalb Nabel, Mumps	Serumlipase, Sonographie, ggf. CT
Jugendliche			
akute Gastroenteritis (☞ Pädiatrie, Kap. 13.2.1)	s. o.	s. o.	s. o.
Harnwegsinfektion (☞ Pädiatrie, Kap. 14.3.2)	s. o.	s. o.	s. o.
Appendizitis (☞ Pädiatrie, Kap. 13.2.2)	s. o.	s. o.	s. o.
Mittelschmerz	ziehend bis krampfartig, einseitig Unterbauch	Auftreten ca. 2 Wochen nach letzter Regelblutung; unauffälliger AZ	Anamnese und (normaler) klinischer Befund
diabetische Ketoazidose (☞ Pädiatrie, Kap. 6.1.2)	s. o.	s. o.	s. o.
Laktoseintoleranz (☞ Pädiatrie, Kap. 6.1.2)	variabel, periumbilikal, diffus	geblähtes, vorgewölbtes Abdomen, Flatulenz, Übelkeit, Erbrechen, Durchfälle, wunder Po	H_2-Atemtest auf Laktose
(ektope) Schwangerschaft (☞ Gynäkologie und Geburtshilfe, Kap. 3.5)	ziehend, dumpf; diffus	Ausbleiben der Periodenblutung, Übelkeit, Gewichtszunahme	Schwangerschaftstest, Sonographie
Adnexitis (☞ Gynäkologie und Geburtshilfe, Kap. 7.4.1)	heftig, einseitig Unterbauch	hohes Fieber, gespannter Unterbauch	Blutbild, BSG, CRP, Sonographie

Tab. 2.3: Klassifizierung des Blutdrucks bei Erwachsenen (WHO)

Blutdruck	Systolisch (mmHg)	Diastolisch (mmHg)
optimal	< 120	< 80
normal	< 130	< 85
hochnormal	130–139	85–89
Bluthochdruck • Grad 1: mild • Grad 2: mäßig • Grad 3: schwer • Grad 4: sehr schwer	 • 140–159 • 160–179 • 180–209 • > 210	 • 90–99 • 100–109 • 110–119 • > 120

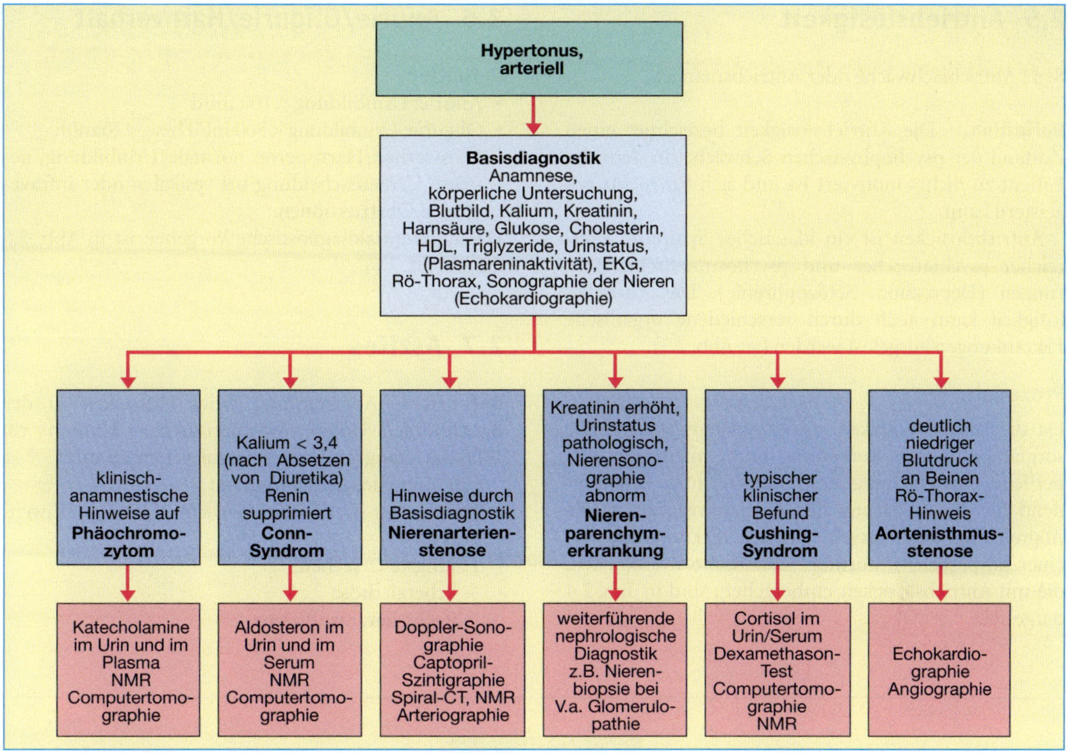

Abb. 2.3: Algorithmus zur Differentialdiagnose der Hypertonie [1]

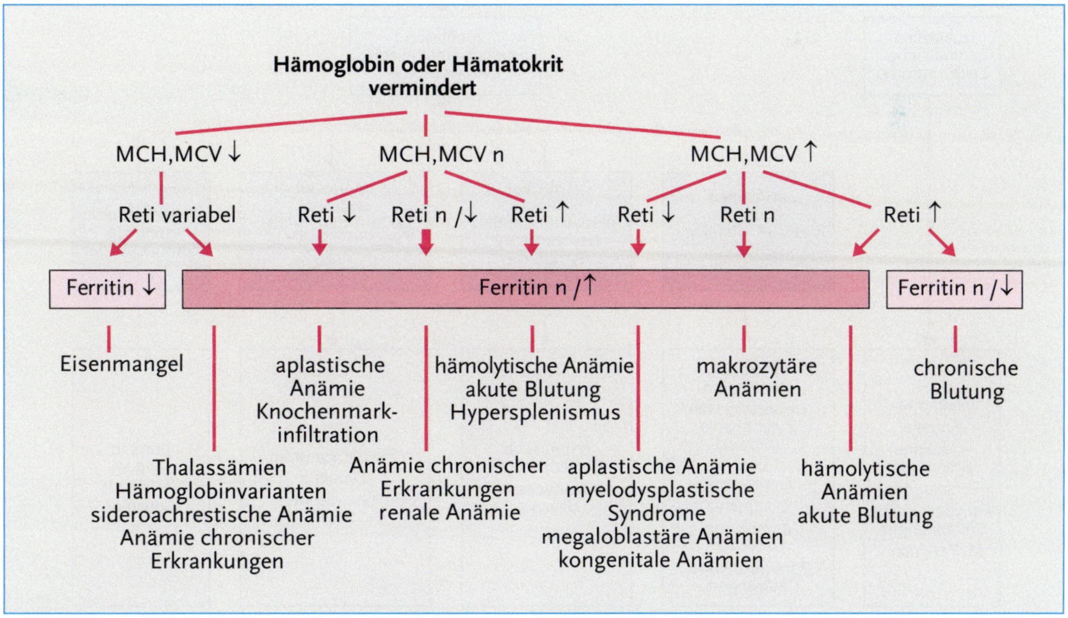

Abb. 2.4: Differentialdiagnostik der Anämien auf der Grundlage des mittleren Erythrozytenvolumens (MCV), des mittleren Hämoglobingehalts (MCH), der Serumferritinkonzentration (Ferritin) und der absoluten Retikulozytenzahl (Reti); n = normal, ↑ = erhöht, ↓ = erniedrigt. [3]

2.5 Antriebslosigkeit

Syn.: Antriebsschwäche oder Antriebsmangel

Definition. Die Antriebslosigkeit bezeichnet einen Zustand der psychophysischen Schwäche, in dem der Patient zu nichts motiviert ist und sich für nichts begeistern kann.

Antriebslosigkeit ist ein klassisches Symptom zahlreicher psychiatrischer und psychosomatischer Störungen (Depression, Schizophrenie). Die Antriebslosigkeit kann auch durch verschiedene organische Erkrankungen ausgelöst werden (☞ Abb. 2.5).

Prozedere

Da die Antriebslosigkeit nicht messbar ist, sind die sorgfältige Anamneseerhebung und umfassende körperliche Untersuchung besonders wichtig. Entscheidend für die Abklärung der Antriebslosigkeit ist die Abgrenzung einer psychiatrischen Erkrankung von einer körperlichen Störung. Somatische Krankheiten, die mit Antriebslosigkeit einhergehen, sind in Tab. 2.4 dargestellt.

2.6 Anurie/Oligurie/Harnverhalt

Definition

- Anurie: Urinbildung < 100 ml/d
- Oligurie: Urinbildung < 500 ml/d bzw. < 20 ml/h
- Harnverhalt/Harnsperre: normale Urinbildung, gestörte Urinausscheidung bei vesikalen oder infravesikalen Obstruktionen.

Das differentialdiagnostische Vorgehen ist in Abb. 2.6 dargestellt.

2.7 Aszites

Definition. Ansammlung freier Flüssigkeit in der Bauchhöhle. Untere Nachweisgrenze klinisch ca. 1000 ml, sonographisch ca. 50 ml, CT ca. 25 ml.

Unterschieden wird zwischen:

- **Transsudat:** spezifisches Gewicht < 1015 g/l, Eiweiß < 25 g/l.
  Häufigste Ursachen:
  – Leberzirrhose
  – Rechtsherzinsuffizienz

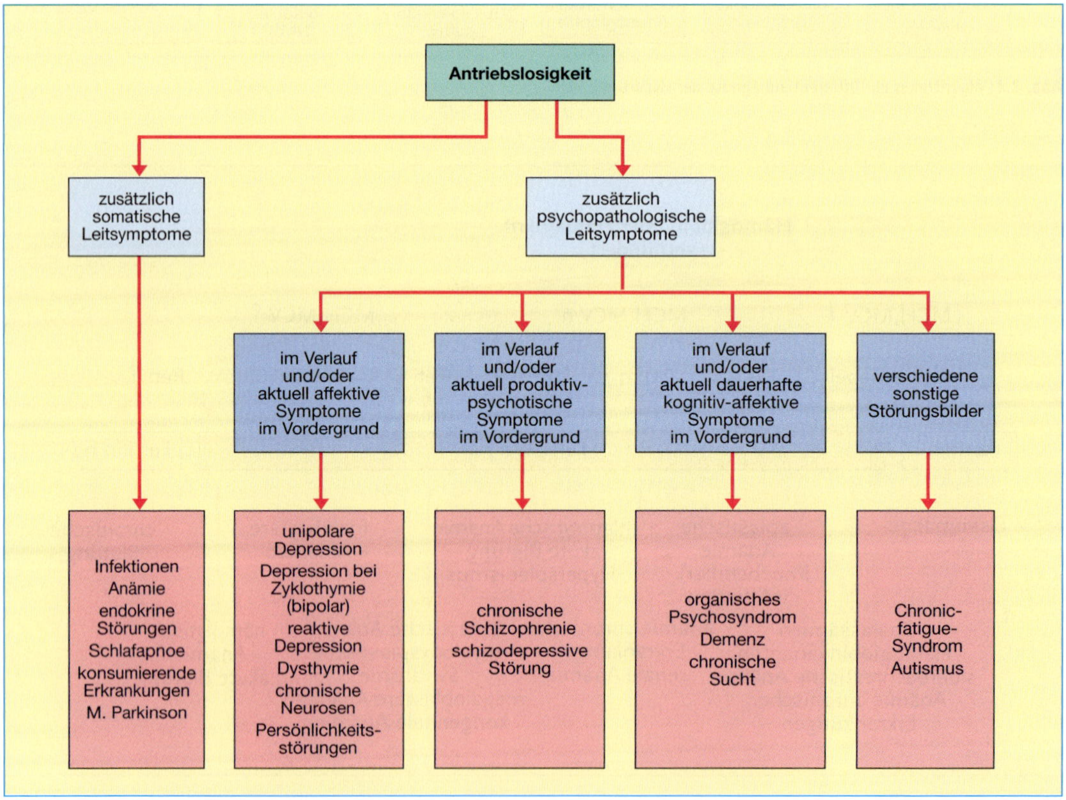

 Abb. 2.5: Mögliche Erkrankungen bei Antriebslosigkeit [1]

Tab. 2.4: Somatische Krankheitsbilder, die mit Antriebslosigkeit einhergehen (Auswahl)

Krankheit	Verweis
Neurologische Erkrankungen	
Migräne	☞ Neurologie, Kap. 1.8.2
apoplektischer Insult	☞ Neurologie, Kap. 3.6.2
Hirntrauma	☞ Neurologie, Kap. 3.5
ZNS-Tumoren	☞ Neurologie, Kap. 3.2
Multiple Sklerose	☞ Neurologie, Kap. 3.4.6
Parkinson-Syndrom	☞ Neurologie, Kap. 1.3.4
M. Wilson	☞ Neurologie, Kap. 3.3.3
Infektionen	
Virusinfektionen allgemein	☞ Innere, Infektionskrankheiten, Kap. 4.1
HIV-Infektion	☞ Innere, Infektionskrankheiten, Kap. 4.9
Tuberkulose	☞ Innere, Infektionskrankheiten, Kap. 2.5.1
Pilzinfektionen	☞ Innere, Infektionskrankheiten, Kap. 5
Pneumonie	☞ Innere, Infektionskrankheiten, Kap. 3.4.
chron. bakterielle Infektionen	☞ Innere, Infektionskrankheiten, Kap. 2
Entzündliche Erkrankungen	
chronische Polyarthritis	☞ Innere, Bewegungsapparat, Kap. 1.1
Arteriitis temporalis	☞ Innere, Herz und Gefäße, Kap. 8.2
Sjögren-Syndrom	☞ Innere, Bewegungsapparat, Kap. 14.1
Lupus erythematosis	☞ Innere, Bewegungsapparat, Kap. 13.1
Andere internistische Erkrankungen	
Malignome	
chronische Nierenerkrankungen	☞ Urologie, Kap. 1.1
Porphyrie	☞ Innere, Endokrine Organe, Kap. 7.5
Hypovitaminosen (v. a. B-Komplex)	
Endokrine Störungen	
Cushing-Syndrom	☞ Innere, Endokrine Organe, Kap. 3.2
Hyper- und Hypoparathyreoidismus	☞ Innere, Endokrine Organe, Kap. 5.3
M. Addison	☞ Innere, Endokrine Organe, Kap. 3.1
Hypothyreose	☞ Innere, Endokrine Organe, Kap. 2.3
Medikamentennebenwirkung	
Analgetika	☞ Klinische Pharmakologie, Kap. 10.1.1
Antibiotika	☞ Klinische Pharmakologie, Kap. 14.1
Chemotherapeutika	☞ Klinische Pharmakologie, Kap. 15.2
Neuropharmaka	☞ Klinische Pharmakologie, Kap. 17.2.12
Antihypertensiva	☞ Klinische Pharmakologie, Kap. 3.4
Antihistaminika	☞ Klinische Pharmakologie, Kap. 8.2.1

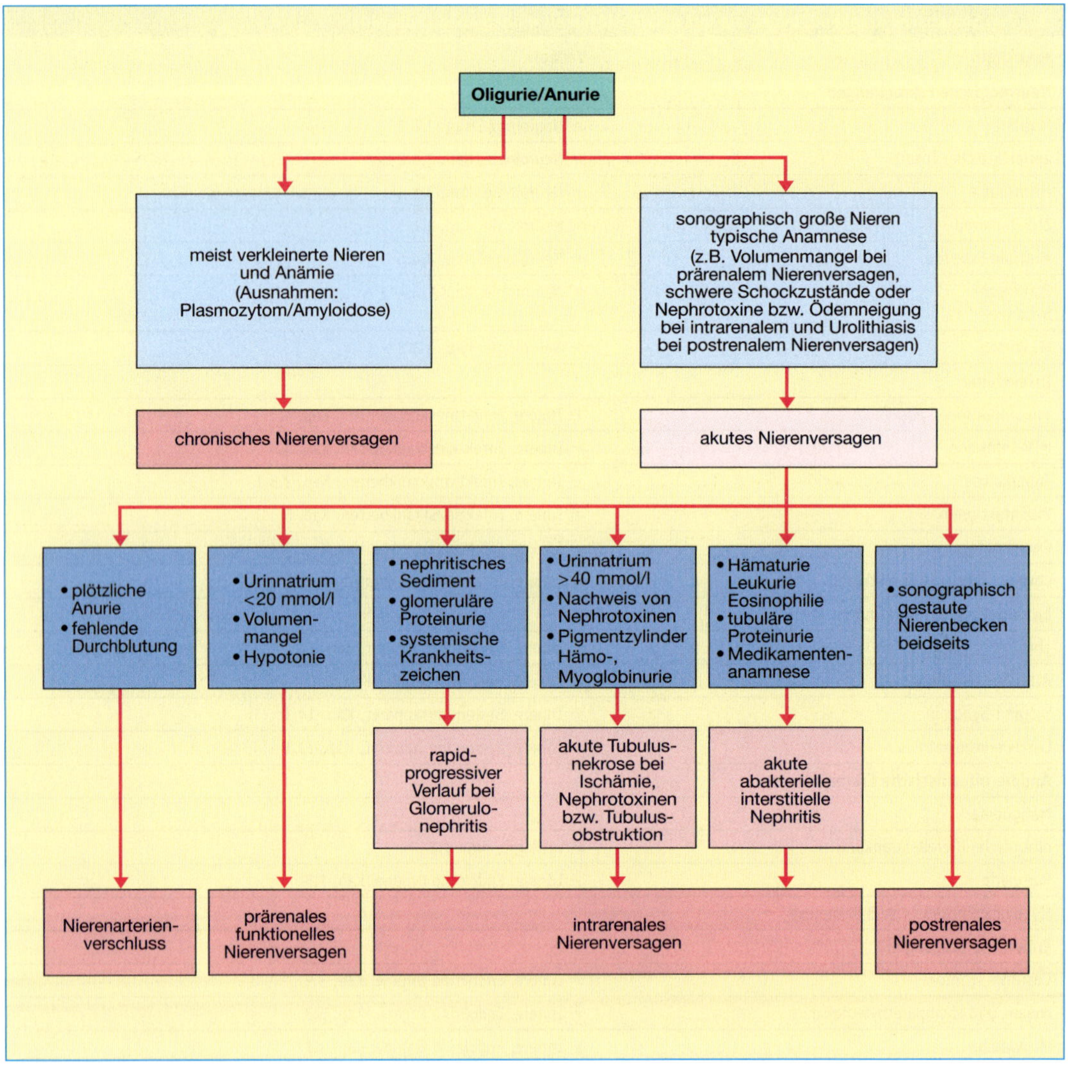

Abb. 2.6: Differentialdiagnostisches Vorgehen bei Anurie bzw. Oligurie [1]

- **Exsudat:** spezifisches Gewicht > 1015 g/l, Eiweiß > 25 g/l.
  Häufigste Ursache: maligne Erkrankungen (meistens Abdomen)
- **chylöser Aszites:** bildet sich, wenn die Darmlymphe (Chylus) nicht mehr über den Ductus thoracicus abfließen kann. Lymphabflussstörungen können hier Folge von Tumoren oder eines Traumas (Gewalteinwirkung) sein.
- **hämorrhagischer Aszites:** kann auf das Zerreißen eines Gefäßes folgen (Gefäßruptur).
  Cave: Hämorrhagischer Aszitis ist immer tumorverdächtig bis zum Beweis des Gegenteils!

Prozedere

Anamnese

Grunderkrankungen: ☞ Tab. 2.5
Medikamente und Alkoholkonsum?
Begleiterscheinungen: Fieber? Schmerzen? Übelkeit? Ikterus?

Körperliche Untersuchung

Ikterus? Ödeme?
Leberhautzeichen: Spider-Nävi („Lebersternchen“), Palmarerythem (rote Handfläche), Dupuytrensche Kontraktur mit strangförmigen Verhärtungen an den Fingersehnen, Weißnägel, Lackzunge (Himbeerzunge,

Tab. 2.5: Differentialdiagnose des Aszites entsprechende richtungweisende Untersuchungen

Flüssigkeit	Ätiologie	Verdachtsdiagnose	Richtungweisende Untersuchung
Transsudat	portale Ursachen	Leberzirrhose, Fettleberhepatitis (☞ Innere, Verdauungsorgane, Kap. 5.2)	GOT, GPT, γ-GT, Quick, Albumin, Sonographie, Klinisch
		Budd-Chiari-Syndrom (☞ Innere, Herz, Kap. 11.2)	Duplexsonographie, ggf. MRT, Leber-PE
		Pfortaderthrombose (☞ Pathologie, Kap. 17.9)	Duplexsonographie
		Zystenleber (☞ Bildgebende Verfahren, Kap. 5.2.6)	Sonographie
	kardiale Ursachen	Rechtsherzinsuffizienz (☞ Innere, Herz, Kap. 1.1)	Rö-Thorax, Echokardiographie
		Pericarditis constrictiva (☞ Innere, Herz, Kap. 7.5)	Rö-Thorax, Echokardiographie
	Albuminmangel	Malabsoption/Maldigestion (☞ Innere, Verdauungsorgane, Kap. 3.3)	Bestimmung von Stuhlfett, Stuhlinspektion, ggf. Endoskopie
		nephrotisches Syndrom (☞ Innere, Niere, Kap. 2.5)	Urin auf Eiweiß, Kreatinin, Elektrophorese
Exsudat	Malignome	Peritonealkarzinose bei intraabdominellen Karzinomen (☞ Chirurgie, Kap. 19.4.1)	Sonographie, CT, Gyn, Endoskopie
		hepatozelluläres Karzinom (☞ Innere, Verdauungsorgane, Kap. 5.8.2)	AFP, Sonographie
		maligne Lymphome (☞ Pathologie, Kap. 8.6)	Sonographie, CT
		Karzinoid (☞ Chirurgie, Kap. 20.6)	5-Hydroxy-Indolessigsäure im Urin/24 h
	Entzündungen	Tuberkulose (☞ Innere, Atmungsorgane, Kap. 6)	Punktatzytologie
		akute Pankreatitis (☞ Innere, Verdauungsorgane, Kap. 7.1)	Punktatzytologie
		primäre Peritonitis (☞ Chirurgie, Kap. 23.2)	Punktatzytologie, CrP, Leukos,
Exsudat	seltene Ursachen	rheumatoide Aszites	ACR-Kriterien
		Kollagenosen (☞ Innere, Immunsystem, Kap. 2.1)	antinukleäre Autoantikörper
		Amyloidose (☞ Innere, Endokrine Organe, Kap. 7.10)	Rektum-PE
		M. Whipple (☞ Innere, Verdauungsorgane, Kap. 3.3.3)	Duodenoskopie + PE
		Hypothyreose (☞ Innere, Endokrine Organe, Kap. 2.3)	TSH
chylöser Aszites		Lymphome (☞ Pathologie, Kap. 8.6)	Sonographie, CT

Erdbeerzunge), Caput medusae (vermehrte Venenzeichnung der Bauchhaut), Bauchglatze, Gynäkomastie
Labor: CRP, BSG, BB, Elektrolyte, Lipase, Amylase, Albumin, Kreatinin, AP, Quick/INR, GOT, GPT, γ-GT, Bilirubin. Urinstatus, ggf. Tumormarker (AFP, CEA)

Apparative Untersuchung

Abdomensonographie: Freie Flüssigkeit? Ggf. Punktion und Untersuchung auf Blut? Lymphknoten? (Konglomerat-)Tumor? Peristaltik? Milz? Abszessbildung? Freie Luft? Gallenblasen-/-gangstein? Nierenstein?
Rö-Thorax: Herzvergrößerung?
Untersuchung der Aszitesflüssigkeit:

- Eiweißkonzentration, spezifisches Gewicht, LDH, Amylase, Triglyceride, Cholesterin
- zytologisch: Zellzahl mit Differenzierung
- bakteriologisch: Kultur, ggf. Gram-Färbung und Ziehl-Neelsen-Färbung

Differentialdiagnose

Das praktische Vorgehen bei der Differenzierung des Aszites stellt Abb. 2.7 dar. Tab. 2.5 zeigt die Differentialdiagnose des Aszites und die richtungweisende Untersuchung dar.

2.8 Ataxie

Definition. Ataxie bezeichnet Störungen der Gleichgewichtsregulation und der Bewegungskoordination. Eine Ataxie kann sowohl bei einer Parese als auch bei vollkommen normaler Muskelkraft auftreten.

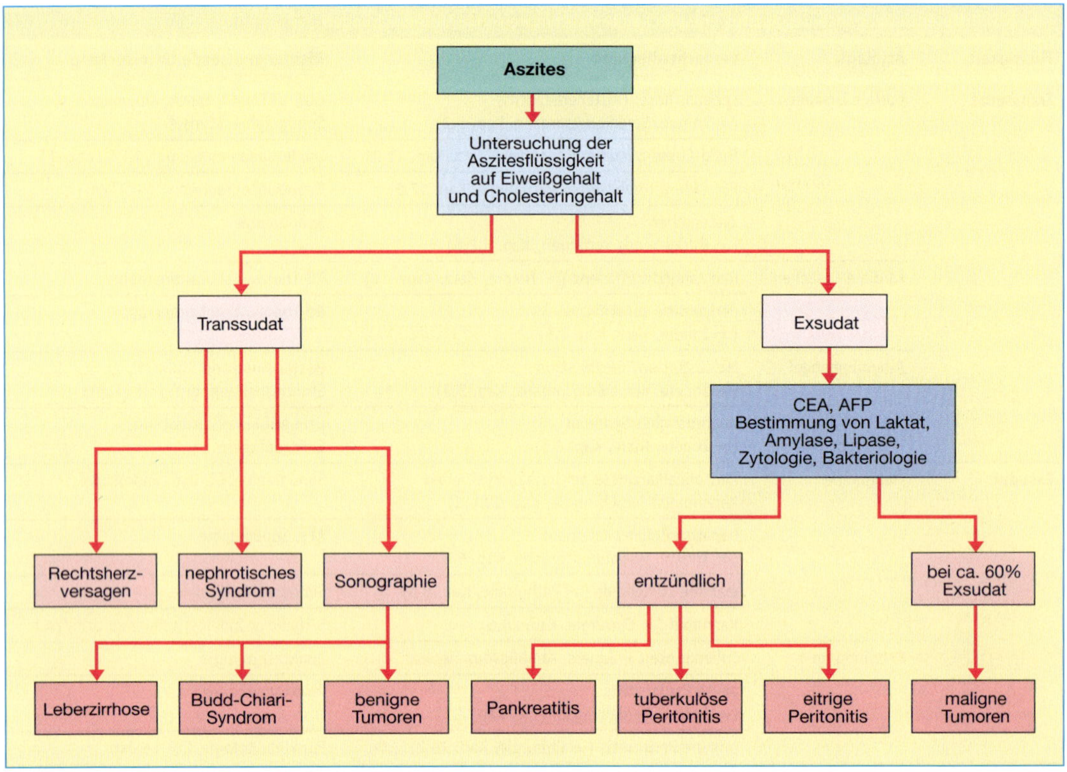

Abb. 2.7: Praktisches Vorgehen bei der Differenzierung des Aszites [1]

Prozedere

Anamnese

Ataxiebeginn:

- akut: akute Intoxikation, Alkohol, apoplektischer Insult
- langsam: degenerative Erkrankungen, Medikamente (Antiepileptika, Barbiturate, Sedativa), chronische Intoxikation, Alkoholabusus
- schubförmig: Multiple Sklerose

Begleiterscheinungen: Kopfschmerzen (Tumor?, Blutung?), Doppelbilder, Dysarthrie, Schluckstörung, Schwindel

Körperliche Untersuchung

Ataxieformen:

- **Rumpfataxie:** Unfähigkeit, gerade zu sitzen. Betroffene können nur noch mithilfe einer Stütze sitzen.
- **Standataxie:** Unfähigkeit zu stehen, Falltendenz
- **Gangataxie:** breitbeinig-unsicheres Gangbild
- **Ataxie bei Zielbewegungen** führt zu Bewegungen falschen Ausmaßes mit:
  - danebenzeigen (Dysmetrie)
  - überschießend-ausfahrenden Bewegungen (Hypermetrie)
  - unflüssig-verwackelten Bewegungen (Asynergie)
  - Unfähigkeit zu einer raschen Folge antagonistischer Bewegungen (Dysdiadochokinese)

Ataxie (☞ Abb. 2.8): Symmetrisch? Asymmetrisch?

Weitere neurologische Symptome:

- Muskeltonus: schwach?
- Hirnnervenbeteiligung:
  - okulomotorische Symptome: Nystagmus? Parese (Hirnstamminsult)?
  - Horner-Syndrom
  - Pupillenabblassung (Optikusneuritis bei multipler Sklerose)
- Reflexstatus: Kap. 33.1 ☞ Körperliche Untersuchung

Labor: BB, CrP, BSG, Vaskulitismarker

Apparative Untersuchung

Duplexsonographie: Aa. vertebrales (Verschluss, Stenose, Dissekat)

CT: Ischämie, Blutung, Atrophie, Tumor

MRT: Demyelinisierungsherde?, Tumor

Angiographie: Gefäßdarstellung

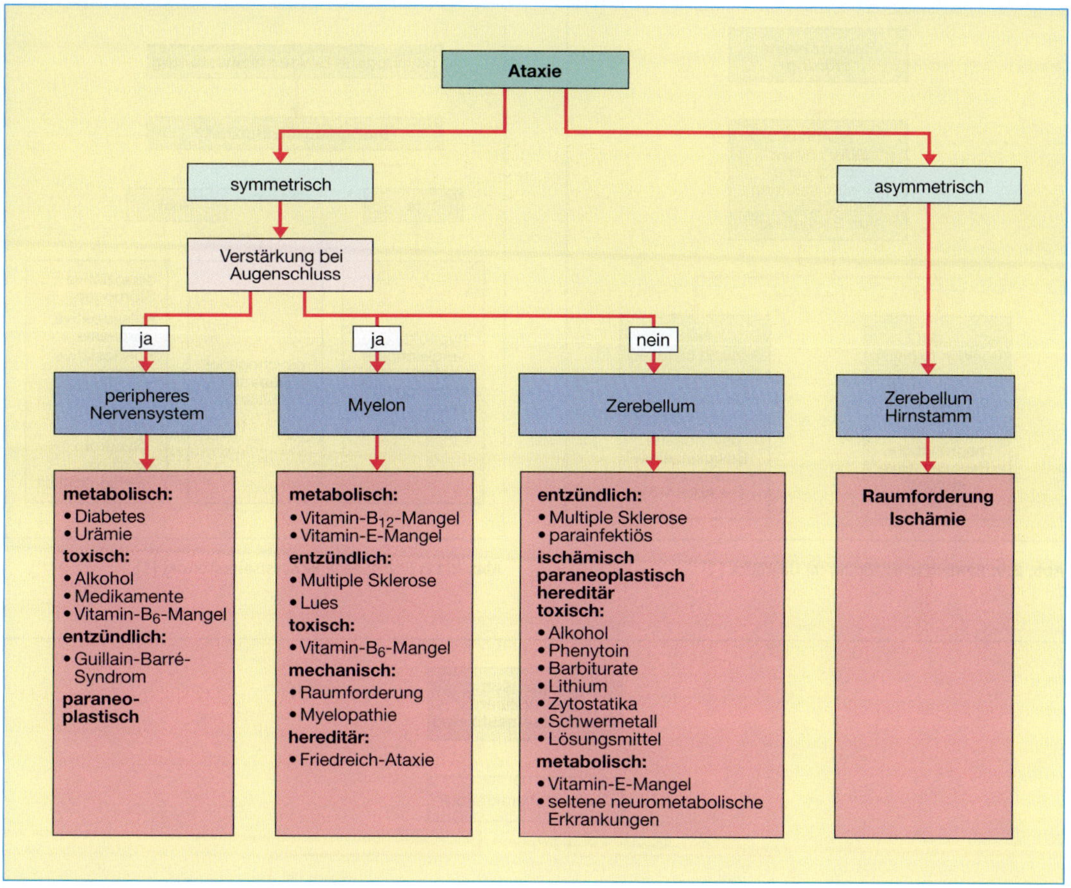

Abb. 2.8: Diagnostisches Vorgehen bei Ataxie [1]

2.9 Bewusstseinsstörungen

Bewusstseinsstörung ist ein Leitsymptom für zahlreiche neurologische, psychiatrische und internistische Erkrankungen.

Merke

Bei Bewusstseinsstörung ist immer primär an eine akute organische Hirnstörung zu denken.

Bewusstseinsstörungen werden unter quantitativen (☞ Tab. 2.6) und qualitativen Aspekten beurteilt.

Qualitative Bewusstseinsstörung: Sie spielt vor allem in der psychiatrischen Diagnostik eine wesentliche Rolle:

- Desorientiertheit zu Zeit, Ort, Situation, Person
- illusionäre Verkennung der Umgebung, Halluzination
- Dämmerzustand mit verringerter Ansprechbarkeit auf Außenreize

Die Abb. 2.9 bis 2.11 strukturieren das große Feld der Bewusstseinsstörungen.

Tab. 2.6: Einteilung quantitativer Bewusstseinsstörungen (Vigilanzstörungen)

Vigilanzstörung	Klinik	auslösbare Reaktion
Benommenheit	leichte Beeinträchtigung, schläfrig, verlangsamt	weckbar durch Ansprache
Somnolenz	schlafähnlicher Zustand, stark verlangsamt, keine spontane Äußerung	weckbar durch Anfassen, gezielte Abwehrbewegung
Sopor	keine verbalen Äußerungen	durch starke Schmerzreize kurz erweckbar
Koma	nicht weckbar	keine

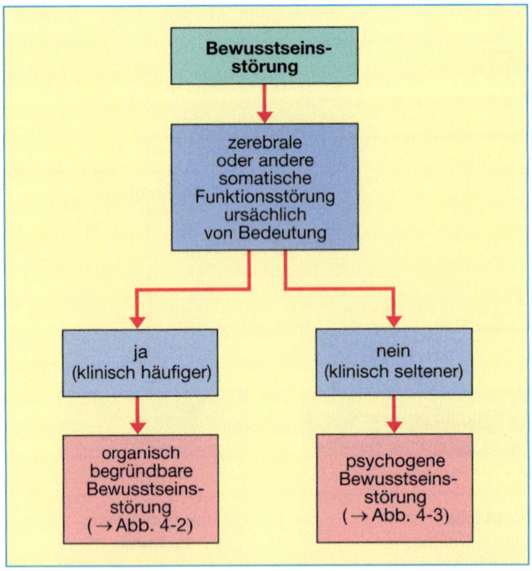

Abb. 2.9: Bewusstseinsstörung im Überblick [1]

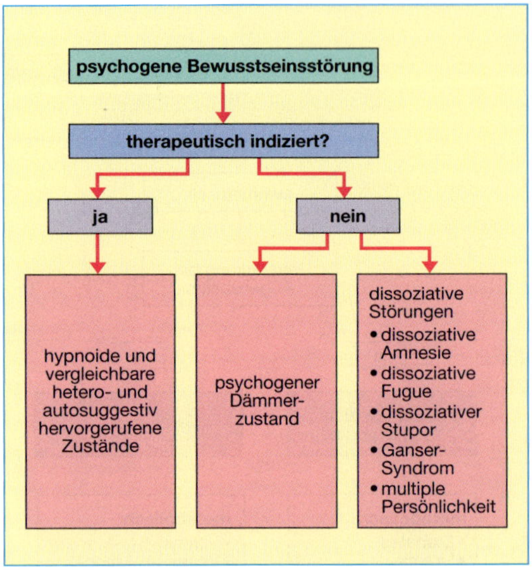

Abb. 2.11: Psychogene Bewusstseinsstörung [1]

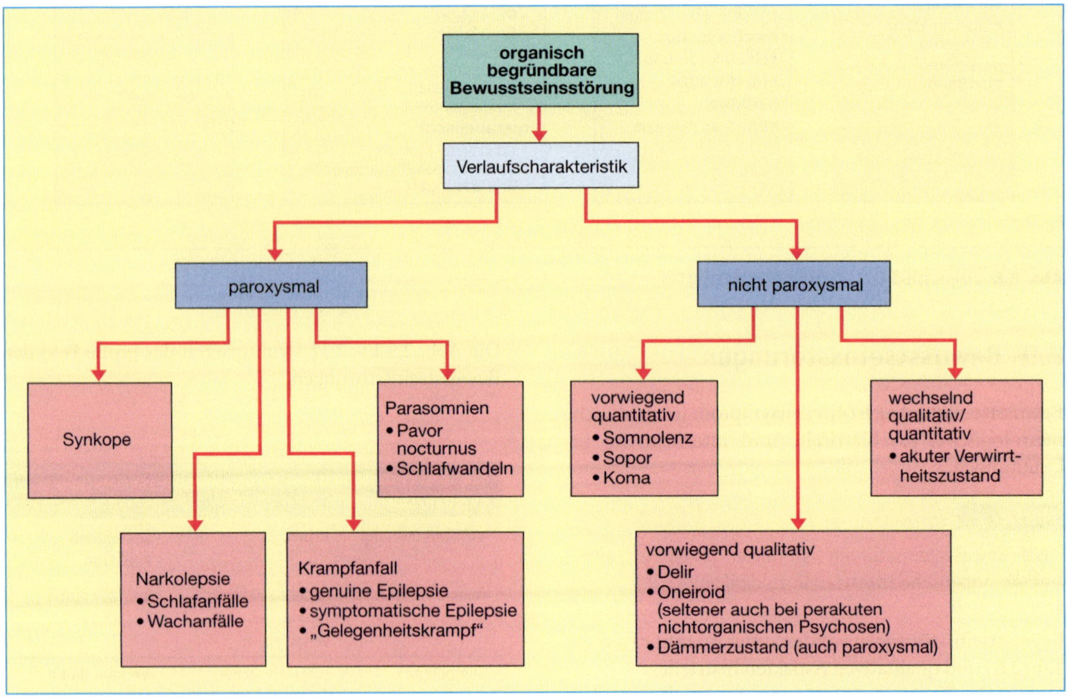

Abb. 2.10: Organisch begründbare Bewusstseinsstörung [1]

Prozedere

Anamnese

Fremdanamnese:

- Seit wann bewusstseinsgestört? Akutes oder langsames Geschehen?
- Trauma, Anhalt für Suizid
- Krampfanfall
- Medikamentenanamnese
- Begleiterkrankungen: Diabetes mellitus? Alkoholismus? Leber- und Nierenerkrankungen? Neurologische Erkrankungen? Kardiale Vorerkrankungen?

Körperliche Untersuchung

Vitalzeichen:

- Blutdruck, Puls: Kreislaufinsuffizienz?
- Atmung: ja/nein?
  - Hyperventilation: metabolische Azidose, SHT, Intoxikation, Sepsis
  - periodisch: SHT

Blutzucker: Hypo-/Hyperglykämie

Mund-Rachen-Raum:

- Zungenbiss: Epilepsie
- Fremdkörper?

Haut:

- Zyanose: respiratorische Ursachen
- blass: Schock, Blutung?
- Ikterus: hepatobiliäre Ursachen
- Hautblutung (☞ Kap. 2.10)
- Exsikkose: Fieber, Dehydratation v. a. in den Sommermonaten
- rosige Haut: CO-Intoxikation

Foetor: alkoholisch, Azeton (diabetisches Koma), Lebergeruch (hepatisches Koma: Paracetamol-Intoxikation?), Knoblauch (Alkylphosphatintoxikation), Bittermandel (Zyanidintoxikation), Urin (urämisches Koma)

Körpertemperatur:

- ↑: Infektion, Malaria, Sepsis, Hitzeschlag
- ↓: Intoxikation (Alkohol, Barbiturate), Hypothyreose

Orientierender thorakaler und abdomineller Befund: Verletzungszeichen?

Neurologischer Status:

- Glasgow Coma Scale
- Pupillenfunktion:
  - Reaktion auf Licht: keine Reaktion als Hinweis auf SHT, Blutung, Apoplex, Exitus
  - Miosis: Opiatintoxikation, Alkylphosphatintoxikation
  - Mydriasis: Atropinvergiftung, Antidepressiva
  - Seitendifferenz: SHT, zerebrale Blutung, Apoplex
- Nackensteifigkeit: Meningitis
- Reflexe
- Halbseitensymptomatik: pathologische Reflexe mit Seitenunterschied bei unilateraler Hirnschädigung

Labor: CRP, BB, Elektrolyte, BGA, BZ, CK, Laktat, Ammoniak, Kreatinin, AP, Quick/INR, PTT, GOT, GPT, γ-GT, Bilirubin. Alkoholspiegel, Drogenscreening. Urinstatus

Apparative Untersuchung

Schädel-CT: Blutung, Ischämie, Tumor, Abszess
Lumbalpunktion: Blutung, Meningitis
EEG
EKG

2.10 Blutung

Direkt erkennbare Blutung

Man unterscheidet:

- **externe Wunde durch Trauma:** Eine arterielle Blutung zeigt sich spritzend und pulsierend, eine venöse dagegen diffus sickernd.
- **Weichteilblutungen (Purpura):**
  - Petechien: stecknadelkopfgroße Blutung in die Unterhaut (nicht mit dem Glasspatel wegdrückbar)
  - Ekchymosen: fleckförmige Einblutung
  - Sugillation bzw. Suffusion: münzgroße bzw. großflächige Blutung
  - Hämatom: tiefergehende Weichteilblutung, in der Resorptionsphase erkennbar als „blauer Fleck“

Merke

Ursachen für **punkt- bis fleckförmige Blutungen** sind meistens:

- allgemein thrombozytäre Störungen (Thrombozytopenie / -pathie)
- vaskuläre Störungen:
  - Gefäßanomalien: z. B. M. Osler
  - Infektionen aller Art
  - Proteinanomalien: z. B. Kryoglobulinämie, Amyloidose
  - diverse Erkrankungen: z. B. Purpura Schoenlein-Henoch, akute Glomerulonephritis, rheumatoide Arthritis, Hämochromatose

Ursache für **flächenhafte Blutungen** sind meistens plasmatische Störungen (alle Formen einer Koagulopathie).

- **Blutung aus Körperöffnungen** (☞ Abb. 2.12)

Nicht sichtbare (innere Blutung)

- Hämarthros
- intrakranielle Blutung
- intrathorakale Blutung
- intraabdominelle Blutung
- retroperitoneale Blutung

Epistaxis

Trauma (z.B. digitale Manipulation)
Infektionen (Virusinfekte, Rhinitis, Typhus)
hämorrhagische Diathese
Koagulopathien
thrombozytäre Störung
Vasopathien (z.B. Morbus Osler)
Hypertonie, Arteriosklerose
Tumoren

gynäkologische Blutungen

Metrorrhagie
Kardinalsymptom von Uterusmalignomen!
Schleimhautpolypen
Myome
Portioerosionen
Uterusschleimhaut-Entzündungen

Menorrhagie
Uterusmyome
Adenomyosis uteri interna
Schleimhautpolypen
Gestagenmangel

gastrointestinale Blutungen

Hämatemesis

- obere gastrointestinale Blutung:
  aus Ösophagusvarizen
  erosive Refluxösophagitis
  Mallory-Weiss-Syndrom
  Ulcus ventriculi
  erosive Gastritis
  Ulcus duodeni
  Neoplasie: Ösophagus/Magen
  aus Pankreas- und Gallenwegen

DD: Blutung aus Nasopharynx/Lunge

Meläna

- obere gastrointestinale Blutung:
  Ursachen wie Hämatemesis
  Blutungsquelle bis Dünndarm
- untere gastrointestinale Blutung:
  → auch Hämatochezie, träge Darmpassage!

Hämatochezie
Colitis ulcerosa
Morbus Crohn
Polyp(en)
Divertikulose
Angiodysplasien
Malignome
Darminfektionen (z.B. Amöben)
Intoxikationen (z.B. Säure)
Hämorrhoiden
Fissuren
Meckel-Divertikel
Mesenterialinfarkt bzw. ischämische Kolitis
pseudomembranöse Kolitis

Cave: massive obere GI-Blutung

Abb. 2.12: Ursachen einer Blutung aus Körperöffnungen [4]

Prozedere

Das praktische Vorgehen bei einer Blutung verdeutlicht Abb. 2.13.

2.11 Blut im Stuhl

Definition. Man unterscheidet folgende Formen:

- Meläna: Teerstuhl (je nach Literatur auch Synonym für Blutstuhl)
- Hämatochezie: Blutstuhl, frisches Blut im Stuhl
- okkulte Blutung: Makroskopisch nicht sichtbares Blut im Stuhl → Nachweis von Blut durch Haemoccult®

Merke

Eisenhaltige Nahrungsergänzungsmittel, Wismut, Kohle oder Nahrungsmittel wie Blutwurst, Rote Bete, Blaubeeren, Lakritze können einen Teerstuhl vortäuschen.

Prozedere

☞ Tab. 2.7

Anamnese

Stuhlgewohnheiten: Regelmäßig? Schmerzhafter Stuhlgang (Hinweis auf Analfissur)? Neigung zu Obstipation? Diarrhö?
Vorerkrankungen: M. Crohn, Colitis ulcerosa, Divertikulose, Z.n. Darm-OP, Leberzirrhose, Ulzera, Hämorrhoidalleiden, Radiotherapie u.a.
Medikamentenanamnese: NSAR, Antikoagulanzien, ASS, Antibiotika,
Gewichtsverlust

Tab. 2.7: Differentialdiagnosen und richtungweisende Untersuchungen bei Blut im Stuhl

Verdachtsdiagnose	Richtungweisende Untersuchung
Blutung im HNO-Bereich	Inspektion, HNO-Konsil
Hämoptoe	Rö-Thorax, Bronchoskopie
obere GI-Blutung (☞ Chirurgie, Kap. 24.2)	Gastroösophagoduodenoskopie (ÖGD)
Hämobilie (Trauma, Gallengangs-Ca, „-itis")	ÖGD,ERCP
untere GI-Blutung	Rektoskopie, hohe Koloskopie
infektiöse Kolitis (☞ Innere, Verdauungsorgane, Kap. 4.8)	Stuhlkultur
pseudomembranöse Kolitis (☞ Innere, Verdauungsorgane, Kap. 4.7)	Anamnese (Antibiotika?), Koloskopie
Endometriose (☞ Gynäkologie und Geburtshilfe, Kap. 9.1.3)	Koloskopie, Gyn-Konsil

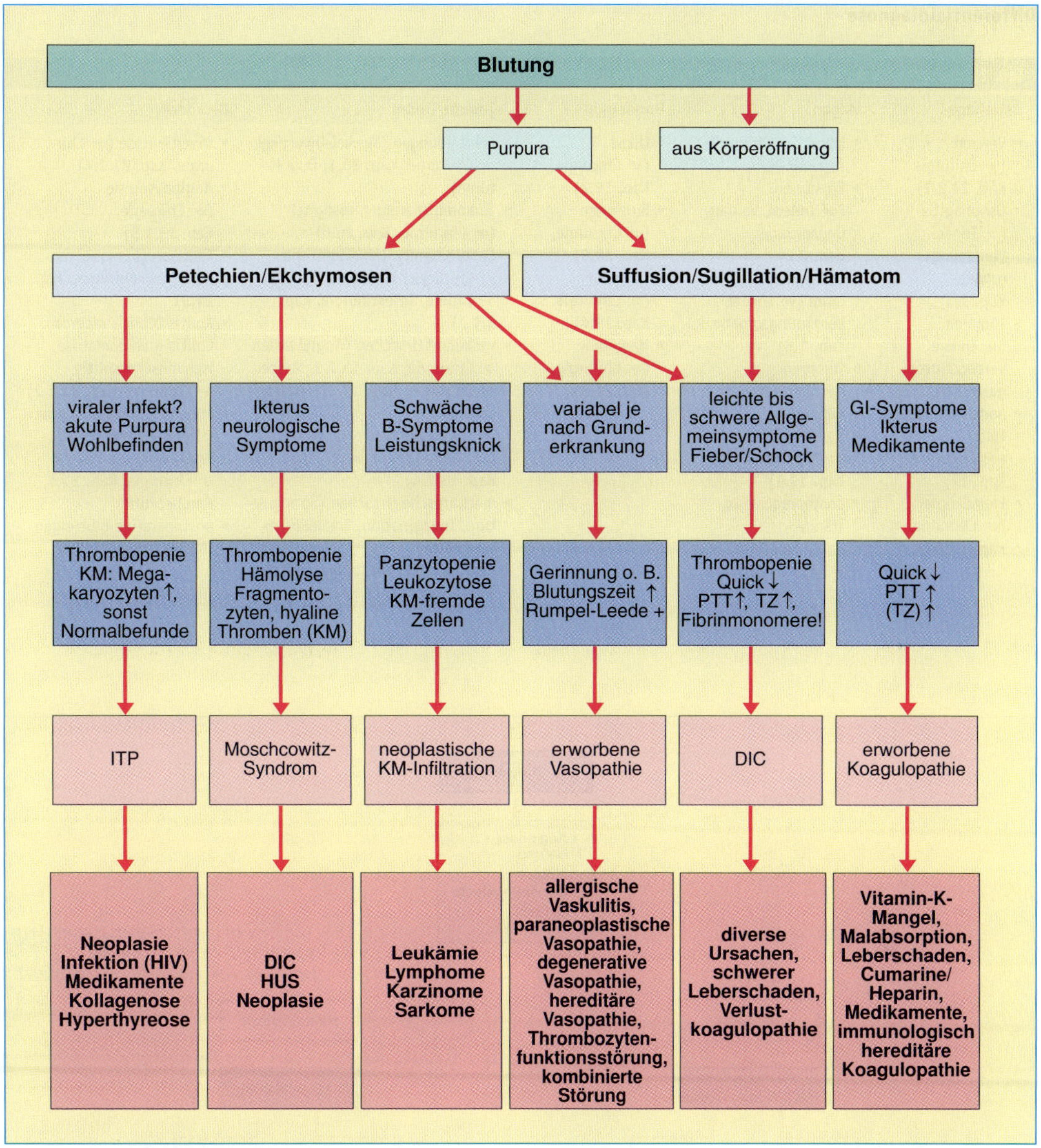

Abb. 2.13: Praktisches Vorgehen bei einer Blutung [1]

Körperliche Untersuchung

- Inspektion der Analregion
- Abdomenpalpation: Druckschmerz? Resistenz (tastbarer Tumor)?
- rektale digitale Austastung:
  - Blut am Fingerling, z.B. Rektalkarzinom, Mesenterialinfarkt
  - tastbarer Tumor: Rektalkarzinom (bis zum Beweis des Gegenteils!)
  - pararektale Raumforderung: Abszess
- Labor: Hb, Hkt, Thrombozyten, Gerinnung, Blutgruppe

Apparative Untersuchung

Ösophagogastroduodenoskopie: bei Meläna mit/ohne Hämatemesis

☞ Tab. 2.8, Abb. 2.14

Doppelballonenteroskopie (DBE): endoskopische Darstellung des gesamten Dünndarms bei Verdacht auf eine Blutungsquelle im Dünndarm

Differentialdiagnose

Tab. 2.8: Ursachen von Blutungen in der verschiedenen Abschnitten der Gastrointestinaltraktes [1]

Ösophagus	Magen	Duodenum	Jejunum/Ileum	Dickdarm
• Varizen (☞ Chirurgie, Kap. 24.2.1) • Ösophagitis (☞ Innere, Verdauungsorgane, Kap. 1.3) • Tumoren (☞ Innere, Verdauungsorgane, Kap. 1.5) • aortoösophageale Fistel (☞ Chirurgie, Kap. 17) • Fremdkörper (☞ Chirurgie, Kap. 17.2.2)	• Ulkus (☞ Chirurgie, Kap. 19.2) • Erosionen (☞ Innere, Verdauungsorgane, Kap. 2.2) • Mallory-Weiss-Syndrom (☞ Innere, Verdauungsorgane, Kap. 1.8) • Tumoren (☞ Chirurgie, Kap. 19.4) • Gefäßfehlbildungen (☞ Chirurgie, Kap. 19.1) • postoperative Zustände	• Ulkus (☞ Chirurgie, Kap. 19.2) • Erosionen (☞ Chirurgie, Kap. 19.2) • Tumoren (☞ Chirurgie, Kap. 19.4) • Hämobilie (☞ Chirurgie, Kap. 24.3)	• Fehlbildungen (Meckel-Divertikel ☞ Chirurgie, Kap. 20.1, Duplikaturen) • Tumoren (benigne, maligne) (☞ Chirurgie, Kap. 20.6) • Entzündungen (Morbus Crohn ☞ Chirurgie, Kap. 20.3, Typhus ☞ Innere, Infektiologie, Kap. 2.1.1) • vaskuläre Ursachen (Angiektasien ☞ Chirurgie, Kap. 13.1.5, Varizen ☞ Chirurgie, Kap. 13.1.7, Vaskulitiden ☞ Innere, Immunsystem, Kap. 2.3, Aneurysmen ☞ Chirurgie, Kap. 13.1.4) • mechanische Ursachen (Strangulation, Invagination, Fremdkörper, Traumata) • postoperative Blutungen (Nähte, Anastomosen)	• Divertikulose (☞ Chirurgie, Kap. 21.2.4) • Angiodysplasie (☞ Chirurgie, Kap. 13.1.5) • Tumoren (benigne, maligne) (☞ Chirurgie, Kap. 21.3) • Kolitis (Colitis ulcerosa, Colitis granulomatosa, ischämische Kolitis, ☞ Chirurgie, Kap. 21.2.2) • andere Ursachen (Manipulationen, Fremdkörper, arteriokolische Fisteln ☞ Chirurgie, Kap. 21.1, Amöbenruhr • postoperative Blutungen (Nähte, Polypektomie)

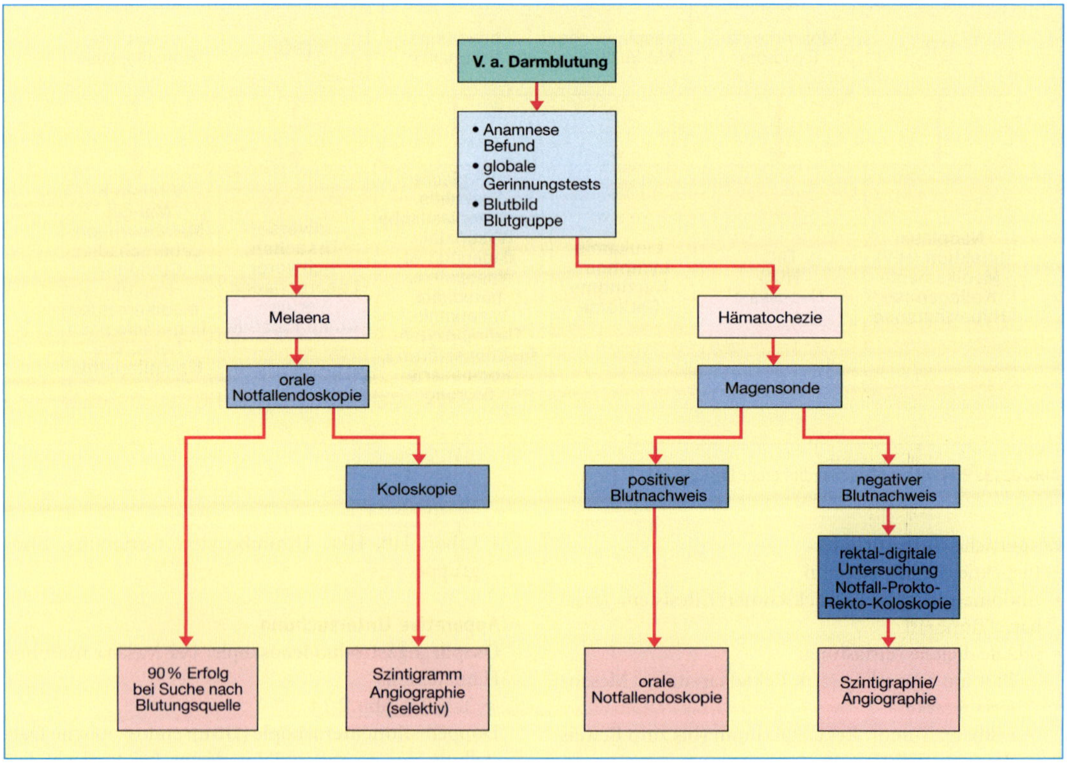

 Abb. 2.14: Differentialdiagnostisches Vorgehen bei Verdacht auf eine Darmblutung [1]

Rekto- bzw. Rektosigmoideokoloskopie: bei Hämatochezie bzw. okkulten Blutungen mit Biopsien zur histologischen Sicherung der Grunderkrankung
Angiographie: wenn oben genannte Untersuchungen zu keinem Ergebnis führen
Ggf. Kapselendoskopie
Szintigraphischer Blutungsnachweis: v. a. chronische oder akut rezidivierende Blutungen
OP: explorative Laparotomie, Enteroskopie (on table endoscopy) wenn der Patient instabil ist und keine Blutungsquelle endoskopisch identifiziert werden kann

2.12 Durchfall (Diarrhö)

Definition. Es handelt sich um Diarrhö, wenn folgendes zutrifft:
- Gesamtstuhlgewicht: > 250 g/d
- Frequenz: > 3/d oder > 20/Woche
- Wasseranteil: > 75%

Akute Diarrhö: abrupter Beginn, Dauer < 2–3 Wochen
Chronische Diarrhö: allmählicher Beginn, Dauer > 3 Wochen

Prozedere

☞ Tab. 2.9 und 2.10

Differentialdiagnose ☞ Tab. 2.8, Abb. 2.14

Tab. 2.9: Differentialdiagnose der akuten Diarrhö

Ursache	Anmerkung/typische Symptome	Richtungsweisende Untersuchung
Bakterielle Nahrungsmittelvergiftungen (Inkubationszeit Stunden bis Tage)		
Salmonellen	Erbsbreistuhl	Anamnese, Erregerdiagnostik im Stuhl, Serologie
Shigellen	**Klinik:** blutig-eitriger Stuhl	
E. coli	**Ätiologie:** ETEC, häufigste Erreger der Reisediarrhö	
Yersinia enterocolitica	**Klinik:** Erythema nodosum, Arthritis	
Lebensmittelvergiftung durch Bakterientoxine		
Staphylokokken, Clostridien	Inkubationszeit wenige Stunden	Anamnese
Parasiten		
Amöben	Stuhl himbeergeleeartig, krampfartige Bauchschmerzen	Erregerdiagnostik im Stuhl, Serologie
Lamblien	übel riechende Stühle, Blähbauch, gelegentlich Fieber	
Kryptosporidien	**Risikogruppe:** v. a. Immungeschwächte	
Askariden	Lungeninfiltrate, Ileus möglich!	Eier im Stuhl
Sonstige		
Typhus, Paratyphus (☞ Innere, Infektionskrankheiten, Kap. 2.1.1)	Begleitsymptome	Reiseanamnese, Erregernachweis im Blut
Cholera (☞ Innere, Infektionskrankheiten, Kap. 2.2.6)	innerhalb von 48 h nach Rückkehr aus verseuchtem Gebiet geruchloser Reiswasserstuhl, Exsikkose	Reiseanamnese, Erregernachweis im Stuhl
Viren, Rotaviren (vorwiegend Kinder), Parvoviren, Norwalk-Viren	meist unkomplizierte Gastroenteritis	Klinik
allergische Ursachen	**Klinik:** Nahrungsmittelunverträglichkeiten	Anamnese
medikamentöse Ursachen	Laxanzien, Zytostatika, Digitalisüberdosierung	Anamnese
antibiotikaassoziierte Kolitis	**Klinik:** leichte Diarrhö	Anamnese
pseudomembranöse Kolitis (☞ Innere, Verdauungsorgane, Kap. 4.7)	**Klinik:** wässrige, gelegentlich blutige Diarrhö **Therapie:** Clindamycin und Lincomycin	Stuhl auf Clostridientoxine, Endoskopie

Tab. 2.10: Differentialdiagnose der chronischen Diarrhö

Verdachtsdiagnose	Anmerkung/typische Symptome	Richtungsweisende Untersuchung
funktionelle Störungen („Reizdarm")	Wechsel zwischen Obstipation und Diarrhö, fehlende nächtliche Beschwerden, diffuse abdominelle Schmerzsymptomatik, rektaler Schleimabgang, guter AZ, keine Gewichtsabnahme	Ausschlussdiagnose
kolorektale Karzinome (☞ Chirurgie, Kap. 21.3.2)	Wechsel zwischen Obstipation und Diarrhö, evtl. Bleistiftstühle, fakultativ Blutbeimengungen, Gewichtsverlust, Anämie	digital-rektale Untersuchung, Koloskopie, Familienanamnese
Divertikulitis (☞ Chirurgie, Kap. 21.2.4)	episodenhafte Diarrhö, fakultativ Blut- und Schleimbeimengungen, Krämpfe und Schmerzen meist linker Unterbauch, evtl. Fieber	Klinik
Malabsorptionssyndrome		
Kurzdarmsyndrom (☞ Innere, Verdauungsorgane, Kap. 3.3.4)	abhängig von Nahrungsaufnahme	OP-Anamnese
M. Crohn (☞ Chirurgie, Kap. 20.3)	breiige Stühle, meist ohne Blut und Eiter, Schmerzen im rechten Unterbauch (DD Appendizitis!), Fistelbildung	Koloskopie
Zöliakie (☞ Innere, Verdauungsorgane, Kap. 3.3.1)	fettglänzende, klebrige Stühle	AK-Nachweis im Stuhl und im Blut
Morbus Whipple (☞ Innere, Verdauungsorgane, Kap. 3.3.3)	übelriechende Stühle, Muskelschwäche, Anämie	Duodenalbiopsie
Amyloidose (☞ Innere, Endokrine Organe, Kap. 7.10)	Blutungen, Perforation, Ileus möglich	Rektumbiopsie
Maldigestionssyndrom		
Colitis ulcerosa (☞ Innere, Verdauungsorgane, Kap. 4.4)	chronische Diarrhö, breiig-wässrig mit Blut und/oder Eiterbeimengungen, Tenesmen	Koloskopie
chronische Pankreatitis (☞ Innere, Verdauungsorgane, Kap. 7.2)	Gewichtsverlust, Alkoholismus	Sonographie, Elastase-1-Bestimmung im Stuhl
Gallensäuredekonjugation durch bakterielle Überwucherung/blind loop	großvolumige, stinkende Fettstühle, postprandiale Abdominalschmerzen, Gewichtsverlust	Anamnese, Sellink, H_2-Test
hepatobiliäre Erkrankungen	Verschlussikterus, primär biliäre Zirrhose, intrahepatische Cholestase	Bilirubin, alkalische Phosphatase, γ-GT, Sonographie
Endokrin-metabolische Störungen		
Diabetes mellitus (☞ Innere, Endokrine Organe, Kap. 6.1)	autonome Polyneuropathie	Anamnese
Hyperthyreose	☞ Innere, Endokrine Organe, Kap. 2.2	TSH
M. Addison	☞ Innere, Endokrine Organe, Kap. 3.1	Klinik, Na↓, K↑
Karzinoid-Syndrom	☞ Chirurgie, Kap. 20.6	5-Hydroxy-Indolessigsäure im 24-h-Urin
VIPom	☞ Innere, Verdauungsorgane, Kap. 2.6	VIP im Plasma
Zollinger-Ellison-Syndrom	☞ Innere, Verdauungsorgane, Kap. 7.3	Serum-Gastrin
Sonstige		
ischämische (Entero-)Kolitis	postprandiale Schmerzen, generalisierte Arteriosklerose	EKG, Angiographie
Nahrungsmittelallergien	zeitlicher Zusammenhang mit der Nahrungsaufnahme	Anamnese
Infektionen	☞ akute Diarrhö	☞ akute Diarrhö
Medikamente	☞ akute Diarrhö	☞ akute Diarrhö
Strahlenkolitis	Meist Kolon, Fistelbildung und Stenosen möglich. Obstipation im Intervall	Anamnese
paradoxe Diarrhö	bei Kotstein: dünner Darminhalt umfließt den Kotballen und entleert sich durch den reflektorisch dilatierten Analsphinkter	digital-rektale Untersuchung

Anamnese

Verlauf: akut oder chronisch? Frequenz? Wechsel zwischen Obstipation und Diarrhö? Nächtliche Diarrhö?
Stuhlbeschaffenheit: Geformt/nicht geformt/breiig/wässrig? Farbe? Fettig/ölig? Unangenehmer Geruch? Beimengungen von Blut/Eiter/Schleim?
Begleiterkrankungen: Übelkeit/Erbrechen? Tenesmen/Schmerzen? Fieber? Gewichtsverlust? Allgemeines Krankheitsgefühl?
Vorerkrankungen: abdominelle Operationen? Gastrointestinale Erkrankungen? Familienanamnese?
Beziehung zur Nahrungsaufnahme: Anhalt für Malabsorption → Besserung beim Fasten?
Medikamentenanamnese: Laxanzien? Antibiotika? Zytostatika?
Sonstiges: Auslandsaufenthalte? Durchfallerkrankungen bei Kontaktpersonen?

Untersuchung

Akute Diarrhö

> **Merke**
>
> Bei akuten Diarrhöen ergibt die Diagnostik in > 80% keine eindeutige Ursache und ist bei unkompliziertem Verlauf auch entbehrlich!

Labor: BB, Hkt, Elektrolyte, Retentionsparameter, CRP, ggf. Säure-Basen-Haushalt
Bakteriologische Diagnostik: pathogene Keime im Stuhl, evtl. auch im Serum (Typhusverdacht). Bei pseudomembranöser Kolitis Erreger- und Toxinnachweis im Stuhl, Wurmeier
Serodiagnostik: Agglutination (Widal'sche Reaktion auf Salmonellose), KBR auf Yersiniose, Campylobacter, Clostridium difficile, Amöben-AK nach Tropenaufenthalt
Rekto-/Koloskopie: Biopsie (Amöben), Stuhlprobe für Kultur und Direktpräparat (Amöben, Shigellen), gelblich-weißliche Plaques bei pseudomembranöser Kolitis

Chronische Diarrhö. **Stuhluntersuchung** auf pathogene Keime, Parasiten, okkultes Blut, Darmdysbiose, ggf. Elastase, Chymotrypsin
Rektoskopie mit Biopsie: bei V.a. Amyloidose, Colitis ulcerosa, Rektum-Ca, Kollagenkolitis
Koloileoskopie: bei V.a. Colitis ulcerosa, M. Crohn, kolorektales Karzinom, Divertikel, Z.n. Strahlentherapie
Ggf. Kolonkontrasteinlauf: Divertikulitis? Fistelbildung?
Gastroduodenoskopie mit Dünndarmbiopsie: bei V.a. Sprue, M. Whipple
MDP mit Dünndarmdarstellung, Sonographie, ERCP
H_2-Atemtest, Laktose-Toleranztest

2.13 Dysphagie

Definition. Die Dysphagie ist eine Schluckstörung. Sie tritt auf, wenn die Strukturen, die am Schluckakt beteiligt sind, in ihrer Funktion oder deren Zusammenwirken beeinträchtigt sind. Der Schluckakt kann sowohl am Übertritt vom Mund-Rachen-Raum (**oropharyngeale Dysphagie**), als auch bei der Passage durch den Ösophagus gestört sein (**ösophageale Dysphagie**).

Prozedere

☞ Tab. 2.11

Anamnese

Schluckanamnese:
- Dauer? Häufigkeit? Progredienz?
- Umfang der Beschwerden:
  - Anschluckstörungen (oropharyngeale Dysphagie)
  - Störungen beim Nahrungstransport (ösophageale Dysphagie)
  - Schmerzen beim Schlucken (Odynophagie)
  - Regurgitation? Saueres Aufstoßen? Sodbrennen?
- Abhängigkeit von der Art der Speisen: Flüssige oder feste Nahrung?

Begleiterscheinungen: Gewichtsabnahme? Heiserkeit? Fieber und Halsschmerzen?
Begleiterkrankungen: Refluxkrankheit? Z.n. Magen- oder Ösophagus-OP? Neuromuskuläre Erkrankungen? Apoplex? Diabetes mellitus?
Risikofaktoren: Alkoholanamnese? Nikotin? Z.n. Verätzungen? Reflux?

Körperliche Untersuchung

Neben der allgemeinen körperlichen und neurologischen Untersuchung:
- genaue Inspektion der Hals- und Schilddrüsenkontur (Tumor, Struma, Zenker-Divertikel)
- Inspektion des Rachenraumes
- Palpation der Schilddrüse, regionale Lymphknoten

Apperative Untersuchung

- Röntgen: Thorax und Ösophagusbreischluck
- Ösophagoskopie, bei Tumoren Endosonographie
- ggf. Ösophagusmanometrie und -pH-Metrie: zur Abgrenzung von funktionellen Störungen
- Thorax-CT mit KM: obligat bei Karzinom

Differentialdiagnose

In Tab. 2.11 sind Ursachen und richtungsweisende Untersuchungen dargestellt.

Tab. 2.11: Differentialdiagnose der Dysphagie

Verdachtsdiagnose	Richtungweisende Untersuchung
Oropharyngeale Dysphagie	
zentralnervöse Ursachen: • zerebrovaskuläre Ursachen (Apoplex, Pseudobulbärparalyse, Willenberg-Syndrom) • M. Parkinson • Multiple Sklerose • Tabes dorsalis • Chorea Huntington	Anamnese, neurologische Untersuchung
periphernervöse Ursachen: • Nervenläsion (OP, Trauma, Tumor) • Guillain-Barré-Syndrom • amyotrophe Lateralsklerose	Anamnese, neurologische Untersuchung
muskuläre Ursachen: • Myasthenia gravis • Polymyostis • Muskuläre Dysprophie	Anamnese, neurologische Untersuchung
oropharyngeale Tumoren	Inspektion, HNO-Konsil
Entzündungen im Mund-/Rachenraum	Inspektion, HNO-Konsil
Zenker-Divertikel	Ösophagusbreischluck
Xerostomie (Mundtrockenheit)	Medikamentenanamnese, HNO-Konsil
Ösophageale Dysphagie	
primäre Ösophagusmotilitätsstörung	
Achalasie	Ösophagusbreischluck, Manometrie
diffuser Ösophagusspasmus	
sekundäre Ösophagusmotilitätsstörung	
Sklerodermie	BSG, ANA, AK gegen Scl-70, Ösophagusbreischluck
Alkoholismus, Diabetes mellitus	Anamnese
gastroösophagealer Reflux	Endoskopie, 24-h-pH-Metrie
Tumoren (mediastinal, luminal)	Endoskopie, Thorax-CT
thorakale Struma	Thorax-CT
Aortenaneurysma	Thorax-CT
Entzündungen:	
• viral, Pilzinfektion, HIV	Endoskopie, PE
• medikamenteninduziert	Anamnese (Tetrazyklin, Eisentabletten)
• Verätzungen	Anamnese, Endoskopie
• Plummer-Vinson-Syndrom	Fe↓, Ferritin↓, Transferrin↑
• Schatzki-Ring, Webs	Ösophagusbreischluck

2.14 Dyspnoe

Definition. Man unterscheidet:

- **Dyspnoe:** subjektives Empfinden von Luftnot
- **Ruhedyspnoe:** subjektives Empfinden von Luftnot in Ruhe
- **Belastungsdyspnoe:** Atemnot bei Belastung (z.B. Treppensteigen)
- **Orthopnoe:** Atemnot, die nur durch Aufrichten des Oberkörpers und unter Einsatz der Atemhilfsmuskulatur kompensiert werden kann.
- **Tachypnoe:** beschleunigte Atmung: > 25 Atemzüge/min
- **Asthma cardiale:** paroxysmale nächtliche Dyspnoe
- **Stridor:** pfeifendes Atemgeräusch durch Verengung der Luftwege. Nach dem Auftreten bei Ein- bzw. Ausatmung unterscheidet man:

- **inspiratorischer Stridor:** Atemgeräusch bei der Inspiration, typisch für Verengung oder Verlegung der oberen Atemwege (Epiglottitis, Krupp, Pseudokrupp, Struma, Fremdkörperaspiration, gutartige oder bösartige Tumoren im Bereich der Atemwege oder an Organen im Mediastinum, einseitige oder doppelseitige Stimmbandlähmung
- **exspiratorischer Stridor:** Atemgeräusch bei der Exspiration, typisch für obstruktive Lungenerkrankungen, z.B. Asthma bronchiale

Merke

Die häufigsten Ursachen für akute Dyspnoe sind kardiales Lungenödem, Asthma bronchiale, Hyperventilationssyndrom, Fremdkörperaspiration, Pneumothorax, Larynxödem.

Prozedere

☞ Tab. 2.12

Tab. 2.12: Differentialdiagnose der Dyspnoe

Verdachtsdiagnose	Anmerkung/typische Symptome	Richtungsweisende Untersuchung
Akute Dyspnoe		
kardial:		
• Lungenödem (☞ Innere, Atmungsorgane, Kap. 4.4)	akute oder dekompensierte Linksherzinsuffizienz (Myokardinfarkt!): Ortho-, Tachypnoe, grobblasige, brodelnde RG	Auskultation, Rö-Thorax, EKG
bronchopulmonal:		
• Bronchopneumonie (☞ Pädiatrie, Kap. 12.5.1)	Husten, Fieber, purulenter Auswurf	Auskultation, Rö-Thorax
• Lobärpneumonie (meist durch Pneumokokken) (☞ Klinische Pharmakologie, Kap. 14.6.5)	plötzliches Fieber, schweres Krankheitsgefühl	
• Asthma (☞ Innere, Atmungsorgane, Kap. 2.3)	exspiratorischer Stridor	Auskultation, Rö-Thorax, BGA
• exogen-allergische Alveolitis (☞ Innere, Atmungsorgane, Kap. 3.2)	Husten, beidseits feuchte RG, Fieber	
Obstruktion der oberen Atemwege:		
• Epiglottitis (☞ Pädiatrie, Kap. 12.4)	inspiratorischer Stridor	Notfall sofort handeln
• Krupp/Pseudokrupp (☞ Pädiatrie, Kap. 12.4)		
• Larynxödem (☞ Pathologie, Kap. 15.6.1)		
• Fremdkörperaspiration (☞ Innere, Atmungsorgane, Kap. 2.5)		Bronchoskopie
Obstruktion der oberen Atemwege:		
• Lungenembolie (☞ Innere, Atmungsorgane, Kap. 4.5)	Tachykardie, Tachypnoe, Hypotonie, Hypoxämie	EKG, BGA, D-Dimere, ggf. Spiral-CT
• Pneumothorax (☞ Chirurgie, Kap. 11.3.2)	Tachykardie, Tachypnoe, einseitig abgeschwächtes Atemgeräusch	Auskultation, Rö-Thorax
• metabolische Azidose (☞ Klinische Pharmakologie, Kap. 4.2.4)	diabetisches Koma mit Kussmaul-Atmung	BGA, Glukose
• Intoxikation: (☞ Anästhesiologie, Kap. 7.4)	z. B. Alkohol, Opiate, Neuroleptika	Drogen-Screening
• Hyperventilationssyndrom (☞ Innere, Niere, Kap. 3.2)	w >> m Hyperventilation, akrale Parästhesien, Pfötchenstellung der Finger, Angst	positives Chvostek-Zeichen, BGA

Tab. 2.12: *Fortsetzung*

Verdachtsdiagnose	Anmerkung/typische Symptome	Richtungsweisende Untersuchung
Chronische Dyspnoe		
kardial:		
• Linksherzinsuffizienz (☞ Innere, Kap. 1)	Ortho-, Tachypnoe, beidseits basal nicht feinblasige RG, Tachykardie mit/ohne Rhythmusstörungen, periphere und zentrale Zyanose	Rö-Thorax, EKG, Herz-Echo
bronchopulmonal:		
• chronische Bronchitis (☞ Innere, Kap. 2.2)	eitriger Auswurf, v. a. morgendlich, trockene und feuchte RG, Raucheranamnese	Rö-Thorax, Lungenfunktion
• Asthma (☞ Innere, Atmungsorgane, Kap. 2.3)	wechselnde Dyspnoe auch in Ruhe, exspiratorisches Giemen, zäher Auswurf, trockene RG	Auskultation, BGA, Lungenfunktion
• Bronchialkarzinom (☞ Chirurgie, Kap. 11.6.3)	glasiger oder blutiger Auswurf, allg. Tumorzeichen	Rö-Thorax, Spiral-CT
• Mukoviszidose (☞ Pädiatrie, Kap. 12.4.6)	Mekoniumileus, Gedeihstörungen, Fettstühle, rezid. bronchopulmonale Infekte	Schweißtest, Bestimmung des Genotyps
• Lungenfibrose (☞ Innere, Atmungsorgane, Kap. 3.9)	trockener Husten, feuchte RG, Belastungsdyspnoe	Rö-Thorax, Lungenfunktion
• Lungenemphysem (☞ Innere, Atmungsorgane, Kap. 2.4)	hypersonorer Klopfschall, abgeschwächtes Atemgeräusch, leise Herztöne	Rö-Thorax, Lungenfunktion
bronchopulmonal:		
• Anämie (☞ Innere,Blutzellsystem und Hämostase, Kap. 1)	Blässe, Tachykardie, Belastungsdyspnoe, keine Zyanose! Kein Husten	BB
• Pleuraerguss/Pleuratumoren (☞ Innere, Atmungsorgane, Kap. 8.2)	einseitig abgeschwächtes Atemgeräusch, perkutorische Dämpfung, trockener Husten	Auskultation, Rö-Thorax, Sonographie
• rezidivierende Lungenembolien (☞ Innere, Atmungsorgane, Kap. 4.5)	Thromboseneigung? Allmählich zunehmende Dyspnoe	D-Dimere, Spiral-CT oder Lungenszintigraphie, ggf. Pulmonalisangiographie
tracheale Atemwegsobstruktion:		HNO-Konsil
• retrosternale Struma (☞ Innere, Endokrine Organe, Kap. 2)	inspiratorischer Stridor	Rö-Trachea
• Z. n. Trachealtrauma	Strikturen und Stenosen als Komplikation	Laryngoskopie, Bronchoskopie
• Trachealtumor	inspiratorischer Stridor	Bronchoskopie, Histologie
Hyperthyreose (☞ Innere, Endokrine Organe, Kap. 2.2)	Tachykardie	TSH, T_3, T_4
neuromuskuläre Erkrankungen:		
• Myasthenia gravis	☞ Neurologie, Kap. 6.7	
• Guillain-Barré-Syndrom	☞ Neurologie, Kap. 5.1.5	
• amyotrophe Lateralsklerose	☞ Neurologie, Kap. 4.1	
• spinale Muskeldystrophie	☞ Neurologie, Kap. 6	

Anamnese

Atemnot:

- akut (s.o.) oder chronisch (Linksherzinsuffizienz, COPD)
- erstmalig oder wiederholt?
- Erleichterung im Sitzen, Verschlechterung im Liegen?
- nur bei Belastung oder auch in Ruhe?
- pfeifendes Atemgeräusch: Stridor (exspiratorisch oder inspiratorisch?)
- Husten oder Auswurf: Pneumonie, Infekt der (oberen) Atemwege, COPD
- Hämoptoe: Bronchialkarzinom, Bronchiektasie, Tuberkulose, Bronchitis
- Schmerzen: Pneumothorax
- Begleiterscheinungen: Fieber? Rasche Gewichtszunahme (Ödeme)?

Vorerkrankungen: z. B. Asthma? Thrombosen? Herzerkrankung? Medikamente?

Körperliche Untersuchung

Herz und Lunge: Herzrhythmus, -frequenz, -töne, -geräusche, RR, Atemgeräusch im Seitenvergleich, Nebengeräusche, in-/exspiratorischer Stridor, Giemen, Dämpfungsklopfschall

Sonstiges: Zyanose? Halsvenenstauung? (Bein-)Ödeme? Aszites? Leber-/Milzgröße?

Labor: CRP, BB, Hb, BSG, CK, CK-MB, Troponin T, Leberenzyme, Retentionsparameter, D-Dimere, BGA bei schwerer Dyspnoe, Urinstatus. Sputumkulturen bei V.a. Pneumonie

Apparative Untersuchung

EKG: Infarktausschluss, Hinweise für akute Rechtsherzbelastung, Rhythmusstörungen

Rö-Thorax: kardiales Lungenödem, Pneumonie, Lungenüberblähung, Pneumothorax, Atelektase, Emphysem

BGA: zur Objektivierung der Dyspnoe

- Hypoxämie: Lungenödem, Asthma bronchiale, Lungenödem
- Hypokapnie: Hyperventilation, (Asthma bronchiale, Lungenödem)

Ventilations-/Perfusionsszintigraphie: bei V.a. Lungenembolie

CT-Thorax in Spiraltechnik: bei V.a. Lungenembolie, Raumforderung

Ggf. Bronchoskopie, bronchoalveoläre Lavage (BAL) und transbronchiale Biopsie.

Ggf. Echokardiographie: eingeschränkte LV-Funktion, akute Rechtsherzbelastung, Klappenvitien, Perikarderguss.

2.15 Erbrechen

Definition. Rückläufige Entleerung von Magen- und/oder Darminhalt, meist begleitet von Übelkeit und Brechreiz.

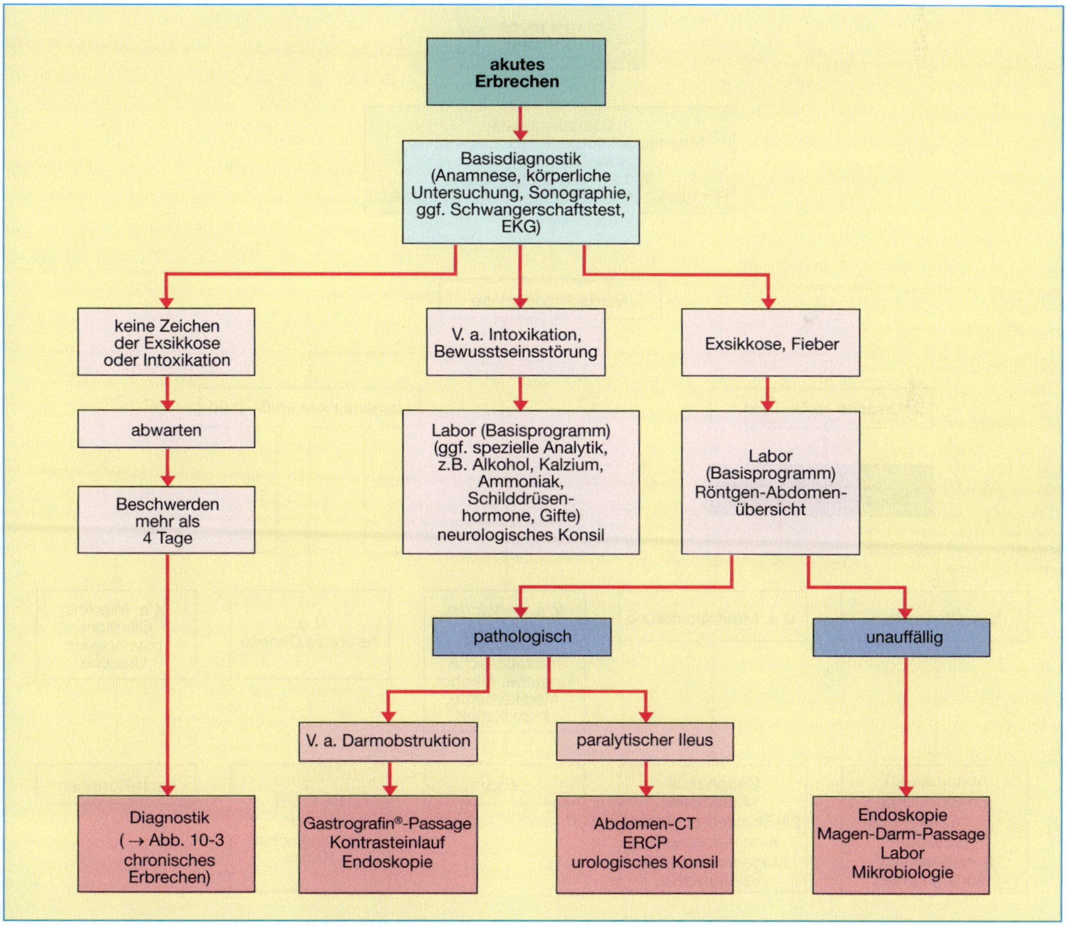

Abb. 2.15: Diagnostisches Vorgehen bei akutem Erbrechen [1]

Merke

Erbrechen ist meistens ein Begleitsymptom. Praktisch alle organischen und eine Reihe funktioneller Störungen können zum Erbrechen führen.

Prozedere

☞ Tab. 2.13, Abb. 2.15 und 2.16

Anamnese

Akutes oder chronisches Erbrechen: erstmalig, seit Stunden, Tagen oder Wochen?
Zeitpunkt des Erbrechens:
- morgens: Schwangerschaft, Alkoholintoxikation
- postprandial: Ulkus, Gastritis, Nahrungsmittelallergie
- > 1 h nach dem Essen: Magenausgangsstenose, Z.n. OP im oberen GI-Trakt

Konsistenz des Erbrochenen:
- verdauter/unverdauter Nahrungsbrei: DD Regurgitation (Zenker-Divertikel, Z.n. Ösophagus-OP)
- Flüssigkeit?
- Kaffeesatz: GI-Blutung (☞ Chirurgie, Kap. 19.5)
- Kot: mechanischer Ileus (☞ Chirurgie, Kap. 23.3)
- sauer? Gallig-bitter?

Nahrungsmittelanamnese: Zusammenhang mit der Nahrungsaufnahme? Intoxikation, Alkoholexzess?
Äußere Einwirkungen: ausgiebige Sonneneinwirkung? Schädel-Hirn-Trauma?
Begleitsymptome: Durchfall (☞ Kap. 2.12), Fieber (☞ Kap. 2.16), Bauchschmerzen (☞ Kap. 2.1), Gewichtsabnahme (☞ Kap. 2.17), Kopfschmerzen, Schwindel, Bewusstseinsstörungen (☞ Kap. 2.9), Augenschmerz, neurologische Auffälligkeiten?

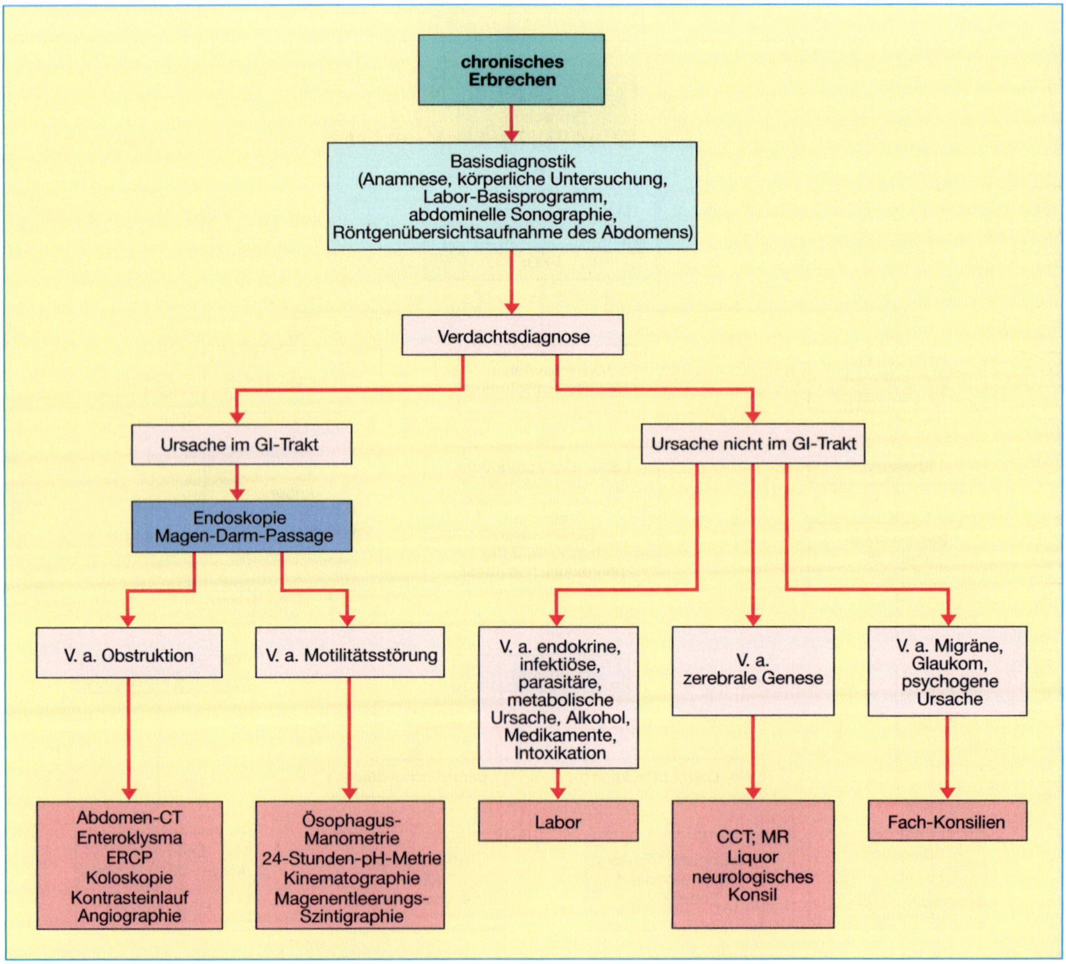

 Abb. 2.16: Stufendiagnostik bei chronischem Erbrechen [1]

Differentialdiagnose

Tab. 2.13: Differentialdiagnose des Erbrechens

Verdachtsdiagnose	Richtungweisende Untersuchung
Erkrankungen von Verdauungstrakt, Leber, Gallenwege und Pankreas	
Ösophagusstenose, Ösophagusdivertikel, Achalasie	Anamnese, Ösophagogastroskopie
Gastroenteritis	Anamnese, ggf. Stuhluntersuchung
Gastritis, Ulcus duodeni/ventriculi	Gastroskopie
Magenausgangsstenose, Magenkarzinom	Gastroskopie
Z. n. Magen-OP	Anamnese
Hepatitis	Alkoholanamnese, Transaminasen, Hepatitisserologie
Cholezystitis, Gallenkolik	Sonographie
Pankreatitis	Lipase, Amylase
Pankreaskarzinom	Sonographie, Abdomen-CT
akutes Abdomen (☞ Kap. 2.1)	Klinik
Erkrankungen der Nieren und Harnwege	
Nierenkolik, Pyelonephritis	U-Status, Klinik
Zerebrale und neurologische Ursachen	
Migräne	Anamnese
Commotio cerebri	Anamnese
Meningoenzephalitis, Hirntumor	Schädel-CT, Liquor-Punktion
Hirnblutung, Hirninfarkt	Klinik, Schädel-CT
akute Vestibulopathie, M. Menière	Klinik, Nystagmus
Herz-Kreislauf-Erkrankungen	
Herzinfarkt	CK. Troponin-Test, EKG
hypertensive Krise (☞ Innere, Herz, Kap. 9.2)	RR
Herzinsuffizienz	Klinik, Rö-Thorax, Herz-Echo
Endokrine Erkrankungen, Stoffwechselstörungen, Elektrolytentgleisungen	
diabetische Ketoazidose	BZ
Urämie	Kreatinin
diabetische Polyneuropathie (Magenentleerungsstörung)	Anamnese, HbA_{1c}
Hyperthyreose	TSH, T_3, T_4
NNR-Insuffizienz (M. Addison)	Na↓, BZ↓, K↑, ACTH-Kurz-Test
hypotone De- und Hyperhydratation	Elektrolyte
Hyperparathyreoidismus	Ca↑
Sonstige	
Medikamente	Anamnese, Medikamenten-Screening
Hitzschlag	Anamnese
Glaukom	Klinik, Augendruckmessung
Frühschwangerschaft	β-HCG-Test
Bestrahlungsfolge	Anamnese

Begleiterkrankungen: Schwangerschaft, Stoffwechselerkrankungen (Diabetes mellitus), abdominelle Erkrankungen (Vor-OPs), Nieren- und Herzerkrankungen, neurologische Erkrankungen, Dialysepatient, HIV?
Medikamentenanamnese: Digitalis, Opiate, NSAR, Zytostatika, Antibiotika u. a.

Körperliche Untersuchung

- Bewusstseinslage, Körpertemperatur, Puls, RR.
- Foetor ex ore?
- Exsikkose?
- Untersuchung des Abdomens:
  - Inspektion: Narben? Bruchpforten? Äußere Verletzungszeichen? Aufgetriebenes Abdomen? Ikterus? Herpes zoster?
  - Palpation: Druckschmerz? Abwehrspannung? Resistenz (tastbarer Tumor)? Klopfschmerz über Wirbelsäule und Nierenlagern? Loslassschmerz? Bruchpforte?
  - Auskultation: Hyperperistaltik mit klingenden Darmgeräuschen bei mechanischem Ileus. Totenstille bei paralytischem Ileus
  - Perkussion: Meteorismus oder Aszites?
- neurologische Untersuchung: Meningismus, Nystagmus, neurologische Ausfälle?

Labor: BB, Hkt, Elektrolyte, BZ, CK, GOT, GPT, γ-GT, Bilirubin, Kreatinin, alkalische Phosphatase, Lipase, U-Status (ggf. β-HCG-Test), BGA als Basisuntersuchung

Apparative Untersuchung

Abhängig von der Verdachtsdiagnose:

- EKG, Oberbauch-Sono, Rö-Abdomen im Stehen oder Linksseitenlage, Rö-Thorax
- ggf. Gastroskopie, MDP, Kolon-KE
- bei V.a. ZNS-Erkrankung: CT, MRT, ggf. Liquorpunktion

2.16 Fieber

☞ Innere, Infektionskrankheiten, Kap. 1.3

2.17 Gewichtsverlust

Definition. Abnahme des Körpergewichts (unabhängig vom Ausgangsgewicht), nicht willentlich herbeigeführt. Unterschieden wird zwischen raschem (Tage bis Wochen) und allmählichem Gewichtsverlust (Wochen bis Monate).

Ein differenzierteres Maß für die Bewertung des Soll- bzw. Normalgewichts ist der **Body-Mass-Index** (Körpermassenzahl):

Körpermassenzahl = Masse/Größe²

(Masse: Körpergewicht in [kg], Größe: Körpergröße in [m])

Werte von normalgewichtigen Personen liegen gemäß der WHO-Klassifikation zwischen 18,5 kg/m² und 24,9 kg/m².

Bei der Interpretation des BMI ist das **Alter** einer Person zu berücksichtigen (☞ Tab. 2.14).
Cave: Bei fehlenden Gliedmaßen muss man vor der Berechnung des BMI das theoretische Körpergewicht berechnen (☞ Tab. 2.15):

- $$\text{Theoretische Masse} = \frac{\text{Masse} \times 100}{100 - \text{Summe Korrekturwerte}}$$

Beispiel: Ein Patient ist 65 kg schwer, 40 Jahre alt und 1,80 m groß. Der linke Unterschenkel wurde amputiert. BMI errechnet sich wie folgt:

- **theoretisches Körpergewicht:**

$$\frac{65 \times 100}{100 - 5{,}3 - 1{,}8} = 69{,}9$$

Dieses Gewicht dann in die normale BMI-Formel einsetzen:

- **Normalgewicht:**

$$\frac{69{,}9\ \text{kg}}{1{,}8\ \text{m} \times 1{,}8\ \text{m}} = 21{,}6\ \text{kg/m}^2$$

Prozedere

Anamnese

Gewichtsverlust: Beabsichtigt oder unbeabsichtigt? Bei normaler oder verminderter Nahrungszufuhr? Über welchen Zeitraum? Appetit? Änderung der Ernährungsgewohnheiten?

Tab. 2.14: Altersabhängiges Normalgewicht

Alter (Jahre)	BMI-Idealwert (kg/m²)
19–24	19–24
25–34	20–25
35–44	21–26
45–54	22–27
55–64	23–28
> 64	24–29

Tab. 2.15: Werte zur Berechnung des theoretischen Körpergewichts

Körperteil	Korrekturwert
Hand	0,8
Unterarm	2,2
Oberarm	3,5
Fuß	1,8
Unterschenkel	5,3
Oberschenkel	11,6

Begleiterscheinungen: Leistungsknick? Durstgefühl? Schluckstörungen? Defäkationsschmerz? Obstipation? Diarrhö? Nachtschweiß? Fieber? Wärme-/Kälteintoleranz?
Vorerkrankungen: Magen-/Darm-OPs? Chronische Pankreatitis?

Körperliche Untersuchung

- Ermittlung des BMI
- Hautturgor? Hautkolorit? LK-Vergrößerung? Tastbare innere Organe oder Tumoren?
- Herzfrequenz, RR, Temperatur

Labor: BB, Serum-Elektrolyte, BSG, BZ, SD-Werte, Leberwerte, Kreatinin, Albumin, Kortison, Serumelektrophorese; Urinstatus; bei Verdacht gezielt Tumormarker, HIV-Test, Tbc-Diagnostik, Stuhl auf Parasiten, Haemoccult®

Apparative Untersuchung

- Rö-Thorax
- Sono-Abdomen und -Schilddrüse
- Endoskopie: Ösophagogastroduodenoskopie, hohe Koloskopie
- ggf. Thorax-, Abdomen-CT
- ggf. Gyn-, HNO-, Uro-Konsil

Differentialdiagnose ☞ Tab. 2.16

Tab. 2.16: Differentialdiagnose des Gewichtsverlustes

Verdachtsdiagnose	Anmerkung/typische Symptome	Richtungsweisende Untersuchung
akute Infektionskrankheiten	Erbrechen und Durchfälle	Stuhluntersuchung
HIV-Infektion	☞ Innere, Infektionskrankheiten, Kap. 4.9	HIV-Test
Neoplasmen		
hämatopoetisch/lymphatisch	B-Symptomatik	Tumorsuche/-staging abhängig vom Verdacht
Respirationstrakt	s. Bronchialkarzinom (☞ Chirurgie, Kap. 11.6.3)	
GI-Trakt	s. Magen- und Colonkarzinom (☞ Chirurgie, Kap. 19.4)	
Urogenitaltrakt	s. Prostatakarzinom (☞ Urologie, Kap. 7.6.2)	
Endokrine Störungen		
Diabetes mellitus	Polyurie, Polydipsie	BZ, HbA_{1c}
Hyperthyreose	Wärmeintoleranz, feucht-warme Hände, evtl. Tachykardie, Haarausfall	TSH, T_3, T_4
Cushing-Syndrom	☞ Innere, Endokrine Organe, Kap. 3.2	Klinik, Dexamethason-Kurztest
Phäochromozytom	paroxysmale Hypertonie (☞ Innere, Endokrine Organe, Kap. 3.4)	Klinik, Katecholamine im 24-h-Urin
M. Addison	Hyperpigmentation, Elektrolytstörungen, Hypoglykämie	Na↓, K↑, ACTH-Kurztest
Erkrankungen des GIT		
Magenausgangsstenose	Erbrechen	Anamnese, Gastroskopie
Maldigestions-/Malassimilationssyndrom	☞ Innere, Verdauungsorgane, Kap. 3.3	Anamnese, voluminöser Stuhlgang
Chronische Entzündungen		
Tuberkulose	Husten	Rö-Thorax, Tuberkulin-Test
chronische Pyelonephritis	Algurie, Pollakisurie	U-Status
rheumatoide Arthritis	☞ Innere, Immunsystem, Kap. 2.2	Klinik, CCP-AK
Psychogen		
Alkoholabusus, Drogensucht	☞ Psychiatrie, Kap. 2	Drogen-Screening
Anorexia nervosa	☞ Psychosomatische Medizin, Kap. 2.6	Anamnese, Psych-Konsil
larvierte Depression	☞ Psychiatrie, Kap. 3.2	Ausschluss organische Erkrankung
Medikamente	z. B. Digitalis, Antibiotika, Psychopharmaka, NSAR, Zytostatika u. a.	Anamnese

2.18 Hämaturie

Definition. Man unterscheidet folgende Formen:

- **Hämaturie:** Harnbluten. Vermehrtes Vorkommen von Erythrozyten im Urin (Norm: im Urinsediment < 5 Erys/Gesichtsfeld)
- **Mikrohämaturie:** Hämaturie kann nur durch eine mikroskopische Beurteilung festgestellt werden (im Urinsediment > 5 Erys/Gesichtsfeld)
- **Makrohämaturie:** Mit bloßem Auge ist die Rotfärbung des Urins sichtbar.

Merke

Nicht jede Rotfärbung des Urins entspricht einer Hämaturie:

- **Hämoglobinurie:** durch Hämolyse freigesetzt; fleischwasserfarben bis intensiv rot (Streifentest positiv, in Sediment keine Erys)
- **Myoglobinurie:** durch eine Rhabdomyolyse (☞ Neurologie, Kap. 6.8) freigesetzt; rotbraune Färbung
- **Nahrungsmittel:** Rote Bete, Brombeeren (Streifentest negativ)
- **Medikamente:** Phenothiazin, Rifampicin, α-Methyldopa u. a. (Streifentest negativ)
- **Kontamination:** bei gynäkologischen (Menstruation!) oder intestinalen Blutungen (Streifentest negativ)
- **akute intermittierende Porphyrie** (☞ Bd. 1, Innere, Endokrine Organe (Streifentest negativ)

Prozedere ☞ Abb. 2.17

Anamnese

Schmerzen: Dauer, Intensität, Lokalisation (Flankenschmerz?), Miktionsbeschwerden (Brennen?)
Erkrankungen der Niere: bekanntes Nierensteinleiden? Andere Erkrankungen der Niere oder ableitenden Harnwege? Blutungsneigung?
Begleiterkrankungen: Diabetes mellitus? Arterielle Hypertonie? Karzinom?
Medikamenteneinnahme: insb. NSAR, Antikoagulanzien?
Trauma: z. B. Sturz auf das Becken

Körperliche Untersuchung

Allgemeinstatus, Palpation der Nierenlager, Druck-/Klopfschmerz? Abdomenpalpation (Druckschmerz, Abwehrspannung, Resistenz?), Haut-/Schleimhautblutungen? Rektal-digitale Untersuchung, RR
Labor: Urinstatus (Teststreifen); Urinsediment mit Bestimmung der Ery-Morphologie, BSG, Hb, Hkt, Gerinnungs- und Retentionsparameter, K^+, Na^+, Ca^{2+}, Phosphat
Ggf. gynäkologisches/urologisches Konsil

Apparative Untersuchung

Sono-Abdomen, i. v.-Urogramm, ggf. CT/MRT, Nierenangiographie, Zystoureteroskopie, Zystographie, EKG (Rhythmuskontrolle: Niereninfarkt bei Arrythmie?)

2.19 Hämoptoe/Hämoptyse

Definition

- **Hämoptoe:** massiver blutiger Auswurf
- **Hämoptyse:** geringgradiger blutiger Auswurf

Prozedere

☞ Tab. 2.17

Differentialdiagnose

Tab. 2.17: Differentialdiagnose von Hämoptoe und Hämoptyse

Verdachtsdiagnose	Eigenschaften und richtungweisende Untersuchung
Entzündliche Ursachen	
Bronchiektasen	maulvolle Expektoration, Bronchographie, ggf. CT
Bronchitis/Bronchopneumonien	Rö-Thorax, Sputum
Lungenabszess	BB, CrP, Fieber, Rö-Thorax, CT
Tuberkulose	Anamnese, Sputum, Rö-Thorax
Tumoren	
Bronchialkarzinom	Bronchoskopie, CT
Lungenmetastasen	(multiple) Rundherde im Rö-Thorax, CT, ggf. Bronchoskopie, Primärtumor?
iatrogen	
nach Lungen-OP	Anamnese
nach Bronchoskopie, Punktion	
Seltene Ursachen	
Mukoviszidose	junge Patienten, Anamnese! Schweißtest
invasive Aspergillose/Aspergillom	Rö-Thorax, (CT), AK-Test, Sputum
Goodpasture-Syndrom	rapid progressive Glomerulonephritis, Basalmembran-AK, Urinstatus, Kreatinin
idiopathische Lungenhämosiderose	Kinder!, Rö-Thorax, Bronchoskopie
Wegenersche Granulomatose	Rö-Thorax, cANCA
bronchogene Zyste	Bronchographie
Echinokokkose	Erregernachweis in Sputum oder Bronchialsekret
pulmonale Endometriose	Anamnese
intrapulmonale arteriovenöse Fisteln	Angiographie, (MRT)
Sonstige	
Lungenembolie, -infarkt	EKG, CT, Bronchoskopie
Lungenkontusion, traumatische Bronchusruptur	Anamnese, Rö-Thorax, (CT)
Linksherzinsuffizienz	Stauungslunge, Rö-Thorax, EKG

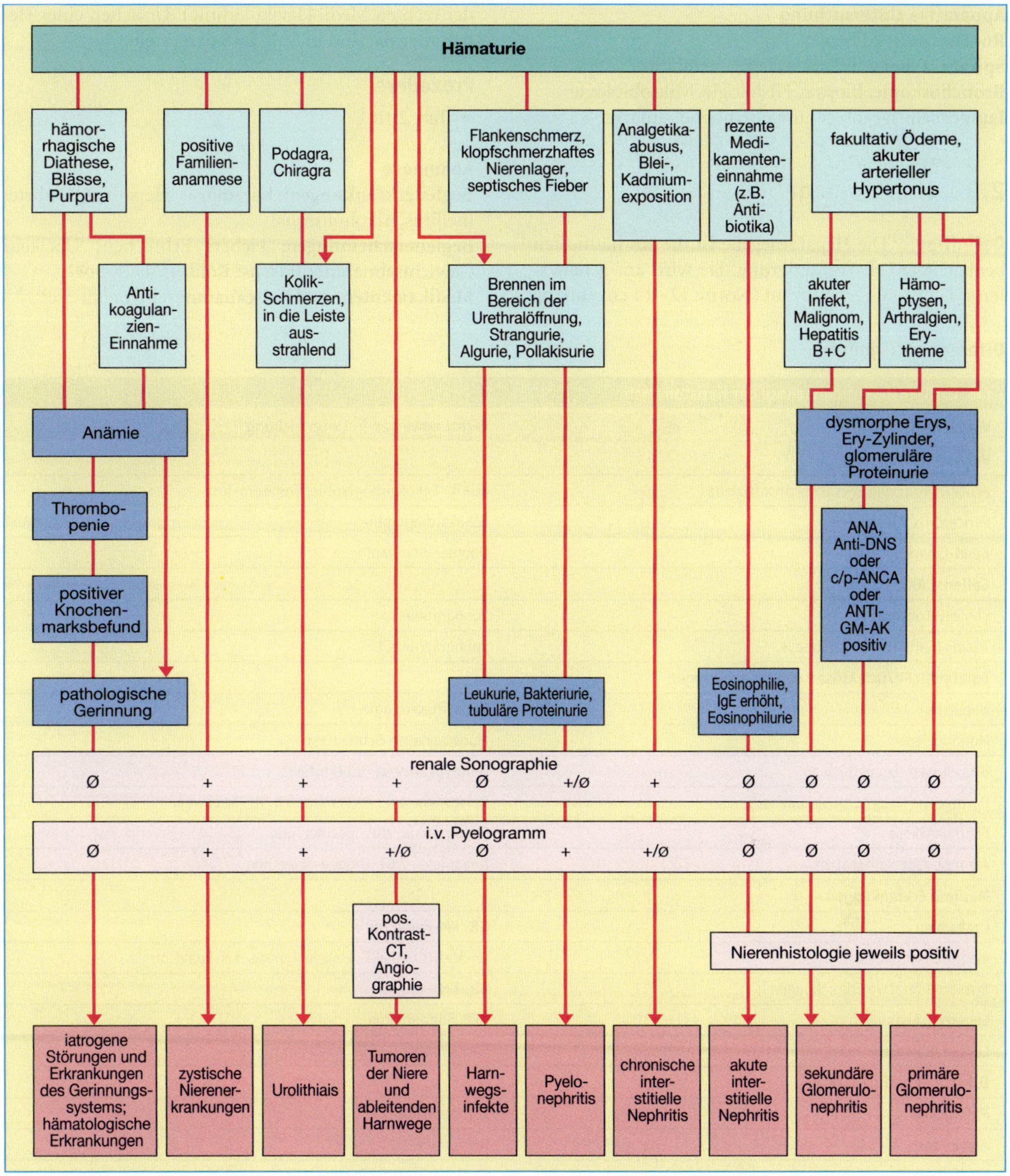

Abb. 2.17: Algorithmus des Diagnosevorganges bei Patienten mit Hämaturie [1]

Anamnese

Allgemein: Atemnot? (Atemabhängige) Schmerzen? Gewichtsverlust? Fieber? Seit wann?

Vorerkrankungen: Tumorleiden, Tuberkulose, kardial, Operationen, Thrombosen, Systemerkrankungen, Verletzung, generelle Blutungsneigung

Inhalative Noxen: Nikotingenuss?

Körperliche Untersuchung

- Allgemeinzustand? Zyanose? Nachschleppen einer Thoraxseite? Obere Einflussstauung?
- Auskultation von Herz und Lunge
- Inspektion von Mund und Rachen

Labor: CRP, BB, Kreatinin, Quick/INR, PTT, Urinstatus, BGA, Blutgruppe, Sputum (Mikroskopie, Kultur, Zytologie), Tbc-Test

Apparative Untersuchung
Rö-Thorax in 2 Ebenen
Spiral-CT: bei V. a. Tumor, Lungenembolie
Bronchoskopie: Biopsie, Histologie, Mikrobiologie
Lungenszintigraphie: Lungenembolie, -infarkt

2.20 Hepatomegalie

Definition. Die Hepatomegalie ist die am häufigsten beobachtete Leberveränderung. Sie wird am genauesten sonographisch bestimmt (Norm: 12–14 cm entlang der rechten Medioklavikularlinie). Ursachen einer Hepatomegalie sind in Abb. 2.18 dargestellt.

Prozedere

☞ Tab. 2.18

Anamnese
Begleiterkrankungen: Karzinom? Hepatitis? Diabetes mellitus, Alkoholismus?
Begleiterscheinungen: Fieber? Erbrechen? Übelkeit? Gewichtsabnahme? Ikterus? Koliken? Dyspnoe?
Medikamenten- und Reiseanamnese: Tropenreise?

Diferentialdiagnose

Tab. 2.18: Differentialdiagnose der Hepatomegalie

Verdachtsdiagnose	Richtungweisende Untersuchung
Venöse Leberstauung	
akute/chronische Rechtsherzinsuffizienz	Klinik, Echokardiographie, Troponin-Test
Pericarditis constrictiva	Echokardiographie
Budd-Chiari-Syndrom	Dopplersonographie
Gallenstauung	
Cholezystolithiasis	Sonographie
Tumor (Gallengang, Pankreas)	Sonographie, CT
Entzündliche/infektöse Lebererkrankungen	
Hepatitis	Hepatitisserologie
Mononukleose	Mononukleose-Schnelltest
Brucellosen, Leptospirosen	Berufsanamnese, Blutkultur
Protozoen (Malaria, Leishmaniose)	Reiseanamnese, Dicker Tropfen, AK-Nachweis
Echinokokkose	Sonographie, MRT, Eosinophilie
Alkohol-/Drogenhepatitis	Anamnese, γ-GT, Drogen-Screening
Maligne Erkrankungen	
Leukämien	BB, KM-Punktion
maligne Lymphome	LK-Status und -PE, Elektrophorese, KM-Punktion
myelopoliferative Erkrankungen	BB, KM-Punktion
Leberzellkarzinom	AFP, Sonographie
Lebermetastasen	Sonographie und CT Abdomen
Diffuse Leberinfiltration	
M. Gaucher	KM-Punktion
Amyloidose	Rektum-PE
Hämochromatose	Fe, Ferritin, Transferrinsättigung
M. Wilson	Leber-PE, Kupfer im 24-h-Urin
Miliartuberkulose	Rö-Thorax, Leber-PE
Sarkoidose	Rö-Thorax, ACE
Sonstige	
Leberzirrhose	Sonographie
Fettleber	Sonographie
Leberabszess	Sonographie, BB, CrP
Zystenleber	Sonographie, MRT

Körperliche Untersuchung

Allgemeinstatus: reduziert? Zeichen einer Rechtsherzbelastung (gestaute Halsvenen, Beinödeme)?

Abdomen:

- Inspektion: aufgetriebenes Abdomen? Ikterus? Leberhautzeichen (Caput medusae)
- Palpation: Druckschmerz? Abwehrspannung? Resistenz (tastbarer Tumor)? Lebergröße bestimmen (palpatorisch und perkutorisch)? Splenomegalie?
- Perkussion: Meteorismus oder Aszites?

Rektale digitale Austastung: Blut am Fingerling (Rektalkarzinom!)

Lymphknotenstatus

Labor: BSG, CRP, diff. BB, Elektrolyte, Lipase, Amylase, BZ, CK, AP, Quick/INR, GOT, GPT, γ-GT, Bilirubin, LDH, Cholesterin, Triglyzeride. Hepatitisserologie, ggf. Autoantikörper, Ferritin, Eisen

Apparative Untersuchung

Sono-Abdomen, EKG, Herzultraschall, Rö-Thorax, ggf. CT/MRT, Feinnadelpunktion, ERCP

Gleichmäßige Lebervergrößerung	
Leberverfettung	Speicherkrankheiten
Akute Hepatitis	M. Wilson
Kardiogene Leberstauung	Hämochromatose
Maligne Lymphome	
Ungleichmäßige Lebervergrößerung	
Chronische Hepatitis	Leberzysten, Zystenleber
Leberzirrhose	Echinokokkose
Lebermetastasen	Maligne Lymphome
Hepatozelluläres Karzinom	Benigne Lebertumoren (z.B. Adenom, fokal-noduläre Hyperplasie)
Cholangiozelluläres Karzinom	
Partielles Budd-Chiari-Syndrom	

Abb. 2.18: Ursachen der Hepatomegalie [4]

2.21 Husten

Definition. Husten ist eines der häufigsten und frühesten Leitsymptome einiger ernster Erkrankungen. Husten wird durch Veränderungen in Hals-Nasen-Ohren-Raum, Kehlkopf, Trachea und Bronchien, an der Pleura oder am Hustenzentrum ausgelöst. Physiologischerweise dient der Husten der Selbstreinigung der Atemwege. Klinische Ursachen für Husten sind in Abb. 2.19 dargestellt.

Prozedere

Der diagnostische Ablauf der Hustenabklärung ist in Abb. 2.20 dargestellt.

Anamnese

Inhalative Noxen: Nikotin, Allergenexposition, Luftschadstoffe (Beruf?)

Begleiterscheinungen: Fieber? Gewichtsabnahme? Dyspnoe? Gliederschmerz? Leistungsknick? Heiserkeit?

Hustentyp:

- trockenes Hüsteln: interstitielle Lungenkrankheit, Pharyngitis
- Hustenattacken: Asthma bronchiale
- bellender, heiserer Husten: Kehlkopfaffektionen (Krupp)
- feuchter Husten: Bronchitis, Bronchiektasie
- trockener Husten: Laryngitis, Tracheitis, Fremdkörperaspiration, Bronchitis
- unterdrückter (unterbrochener) Husten: schmerzbedingt bei z.B. Frakturen (Rippe, WK), Pleuritis, Pleuropneumonie, Oberbaucherkrankungen, Lungenembolie
- anfallsweise auftretender Husten: Keuchhusten, Mukoviszidose, Bronchiektasie, eitrige Bronchitis, Sarkoidose
- postprandialer Husten: Ösophagusdivertikel, ösophagotracheale Fistel, neurogene Schluckstörung
- nächtlicher Husten: Refluxkrankheit, Linksherzinsuffizienz

Auswurf:

- Farbe:
  - gelb-grün: Hinweis auf bakterielle Infektion

Hypersekretion Dyskrinie mechanische Ursachen	Entzündungen	Extrathorakale Ursachen	Abnorm gesteigerter Hustenreflex[1)]	ZNS
Bronchitis Asthma bronchiale kardialer Husten Bronchiektasie Mukoviszidose Bronchialkarzinom mediastinale Prozesse	Asthma bronchiale Virusinfekte Pertussis interstitielle Lungenkrankheiten Pneumonie Pleuritis	Nasennebenhöhlenaffektionen Mittelohrerkrankungen Kehlkopferkrankungen gastroösophagealer Reflux Therapie mit ACE-Hemmern	Asthma bronchiale nach Virusinfekten nach Pertussis interstitielle Lungenkrankheiten idiopathischer Husten	psychogener Husten

[1)] Ein abnorm gesteigerter Hustenreflex kann (nach Ausschluss eines hyperreagiblen Bronchialsystems) durch Inhalation von Capsaicinlösung nachgewiesen werden.

Abb. 2.19: Klinische Ursachen des Hustens [1]

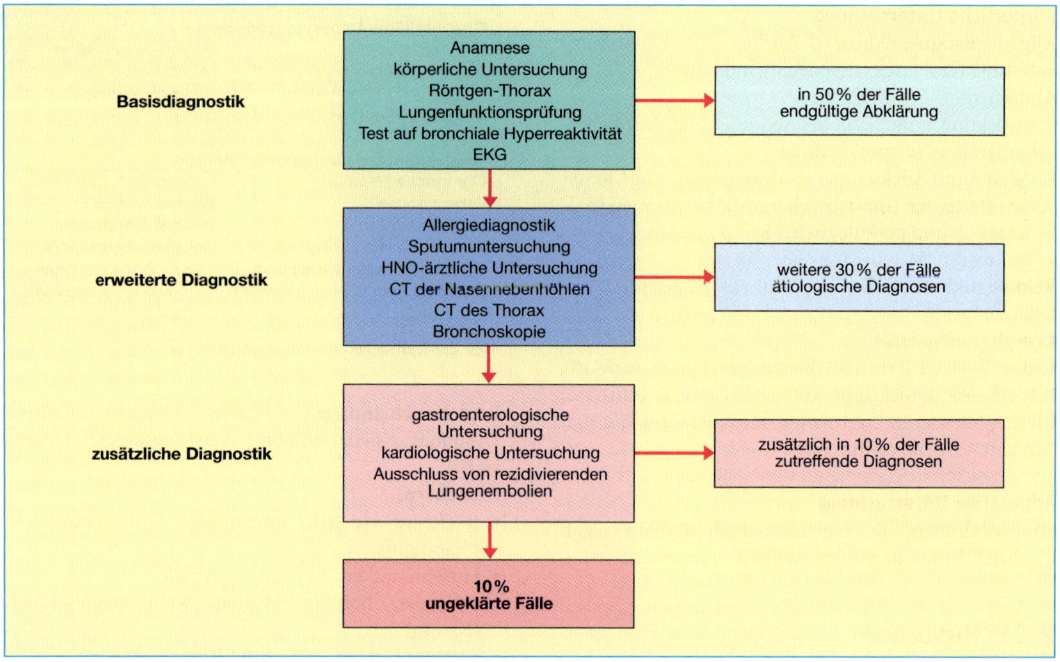

Abb. 2.20: Diagnostikprogramm zur Abklärung von Husten [1]

  - rot: Hämoptyse (**Cave**: immer an Karzinom und Tuberkulose denken!)
  - rostbraun: Pneumokokkenpneumonie, kardiale Ursache
  - dreischichtig (Schleim-Eiter-Blut): Bronchiektasie
- Geruch: faulig riechend: Lungenabszess, Karzinom, Bronchiektasie

Dauer:
- akut: < 3 Wochen, banaler Infekt, Aspiration, Lungenembolie
- chronisch: > 3 Wochen, chronische Bronchitis, Karzinom, Herzinsuffizienz

Medikamentenanamnese: ACE-Hemmer?

Merke

Chronischer, trockener Husten > 3 Wochen ist dringend klärungsbedürftig!

Körperliche Untersuchung

Allgemeinstatus: reduziert? Kachexie? Zyanose? Stridor? Emphysemzeichen? Hypoxiezeichen (Trommelschlägelfinger, Uhrglasnägel), Zeichen einer Linksherzbelastung

Thorax:
- Inspektion: Thoraxform (Fassthorax → Emphysem), Einsatz der Atemhilfsmuskeln
- Auskultation und Perkussion

Mund-Rachen-Raum

Lymphknotenstatus

Labor: BSG, CRP, diff. BB, Quick/INR, Sputumdiagnostik

Apparative Untersuchung

Rö-Thorax, Bronchoskopie, Lungenfunktion, BGA, EKG, Herzultraschall, ggf. CT

2.22 Ikterus

Definition. Gelbliche Verfärbung von Körperflüssigkeiten und Geweben durch Zunahme der Bilirubinkonzentration im Blut. Man unterscheidet:
- **Sklerenikterus:** > 2 mg/dl Gesamtbilirubin
- **generalisierter Hautikterus:** > 3–4 mg/dl Gesamtbilirubin

Merke

Ein exzessiver Karottengenuss kann auch eine Gelbfärbung der Haut verursachen. Hierbei sind die Skleren und Schleimhäute nicht verfärbt und Bilirubin liegt im Normbereich **(Pseudoikterus).**

Prozedere

☞ Tab. 2.19 und 2.20

Tab. 2.19: Unterscheidung der verschiedenen Ikterusformen anhand der Laborparameter

Laborparameter	Prähepatischer (hämolytischer) Ikterus	Hepatischer (hepatozellulärer) Ikterus	Posthepatischer (cholestatischer) Ikterus
Serum			
direktes Bilirubin		+	+
indirektes Bilirubin	+	+	
Urin			
Bilirubin		+	+
Urobilinogen	+	+	
Stuhl			
Gallenfarbstoffe	normal	vermindert bis acholisch	acholisch

Differentialdiagnose

Tab. 2.20: Differentialdiagnose des Ikterus

Verdachtsdiagnose	Eigenschaften und richtungweisende Untersuchung
Prähepatischer Ikterus	
hämolytischer Ikterus (☞ Pädiatrie, Kap. 4.7.2)	**Klinik:** Stuhl dunkel **Diagnostik:** indirektes Bilirubin ↑, Haptoglobin ↓, LDH ↑, Retikulozyten ↑
Zieve-Syndrom	**Klinik:** hämolytische Anämie, cholestatische Fettleber/Leberzirrhose bei Alkoholismus, häufig auch Pankreatitis (☞ Innere, Verdauungsorgane, Kap. 5.5)
ineffektive Erythropoese	**Diagnostik:** Retikulozyten und Serum-Eisen ↑, keine weiteren Hämolysezeichen. KM-Untersuchung
Lungenembolie	**Diagnostik:** passagere Bilirubinerhöhung nach ausgedehntem Lungeninfarkt (☞ Innere, Atmungsorgane, Kap. 4.5)
Hepatischer Ikterus	
akute Virushepatitis	**Diagnostik:** GOT ↑, GPT ↑, Hepatitisserologie (☞ Innere, Verdauungsorgane, Kap. 5.1)
akute bakterielle Hepatitis	**Klinik:** Leptospirose (M. Weil, ☞ Innere, Infektionskrankheiten, Kap. 2.1.6), Q-Fieber (☞ Innere, Infektionskrankheiten, Kap. 2.3.3)
Arzneimittelhepatitis	**Ätiologie:** Paracetamol, INH, Rifampicin. Ausschlussdiagnose. **Diagnostik:** sorgfältige Medikamentenanamnese
Intoxikationen	**Ätiologie:** Chlorkohlenwasserstoffe, Kupfersulfat, Knollenblätterpilz. **Diagnostik:** Anamnese!
akute Schwangerschaftsfettleber	**Epidemiologie:** meist Erstgebärende zwischen der 30. und 38. SSW, **Klinik:** akuter Beginn mit Übelkeit, Erbrechen, Bauchschmerzen, dann Ikterus, Enzephalopathie, ANV, Verbrauchskoagulopathie
chronisch-aktive Hepatitis	☞ Innere, Verdauungsorgane, Kap. 5.1
Fettleberhepatitis	**Ätiologie:** Adipositas, Diabetes mellitus **Diagnostik:** γ-GT ↑↑, AP ↑, GOT (↑), GPT (↑), Leber-PE
Leberzirrhose	**Diagnostik:** Klinik, Anamnese, Sono, Leber-PE (☞ Innere, Verdauungsorgane, Kap. 5.3)
Stauungsleber	**Ätiologie:** Rechtsherzinsuffizienz, Hepatomegalie, Aszites
Budd-Chiari-Syndrom	**Klinik:** Oberbauchschmerzen, Hepato-/Splenomegalie, Aszites **Diagnostik:** Sono, Doppler (☞ Innere, Herz und Gefäße, Kap. 11.2)
Neugeborenenikterus	☞ Pädiatrie, Kap. 4.7.2
Cholestatischer Ikterus	
primäre biliäre Zirrhose	**Ätiologie:** Pruritus, langsam progredienter Ikterus **Diagnostik:** AMA, Histologie (☞ Innere, Verdauungsorgane, Kap. 5.3)
primär sklerosierende Cholangitis	**Diagnostik:** ERCP, pANCA (Innere, Verdauungsorgane, Kap. 6.4)
Arzneimittelcholestase	**Klinik:** gelegentlich Begleitexanthem **Diagnostik:** Ausschlussdiagnose, Medikamentenanamnese!

Tab. 2.20: *Fortsetzung*	
Verdachtsdiagnose	**Eigenschaften und richtungweisende Untersuchung**
Cholestatischer Ikterus	
Cholelithiasis, Choledocholithiasis	**Diagnostik:** Sonographie, ggf. ERCP
akute/chronische Cholangitis	**Diagnostik:** Sonographie, ERCP
Raumforderungen der Leber	**Diagnostik:** Sonographie, CT, ggf. PE
Tumoren der Gallenwege und benachbarter Organe	**Diagnostik:** Sonographie, CT, ggf. PE
parasitärer Gallenwegsverschluss	**Ätiologie:** Askariasis, Wurmeier im Stuhl (☞ Innere, Infektiologie, Kap. 7)
akute Pankreatitis	**Diagnostik:** Lipase, Amylase, Sonographie (☞ Innere, Verdauungsorgane, Kap. 7.1)
idiopathische Schwangerschafts-cholestase	**Ätiologie:** Pruritus und Ikterus bei gutem Allgemeinbefinden im III. Trimenon
Familiäre Hyperbilirubinämie-Syndrome	
Crigler-Najjar-Syndrom	☞ Pädiatrie, Kap. 4.7.2
Meulengracht-Gilbert-Syndrom	☞ Pädiatrie, Kap. 4.7.2
Dubin-Johnson-Syndrom	☞ Pädiatrie, Kap. 4.7.2
Rotor-Syndrom	☞ Pädiatrie, Kap. 4.7.2
benigne, rekurrierende Cholestase	**Ätiologie:** rezidivierender Ikterus mit Cholestasezeichen ohne Transaminasenerhöhung **Diagnostik:** Ausschlussdiagnose

Anamnese

Zeitlicher Ablauf:
- plötzlicher Beginn: akute Hepatitis, akute Hämolyse, akuter Choledochusverschluss
- schleichender Beginn: Tumor der Gallenwege, chronische Lebererkrankung
- Beginn Säuglingsalter: hereditäre Lebererkrankung
- Beginn Adoleszenz: M. Wilson, juvenile Zirrhose, akute Virushepatitis

Stuhl- und Urinfarbe: ☞ Tab. 2.19

Begleitsymptome: Oberbauchbeschwerden? Koliken? Fieber? Gewichtsabnahme? Teerstuhl? Hämatemesis? Juckreiz?

Vorerkrankungen: Hepatitis oder andere Lebererkrankungen? Gallensteinleiden? Tumorerkrankung? Bluttransfusion? Alkoholkonsum? I.v.-Drogenabusus? Schadstoffexposition?

Medikamentenanamnese

Familienenamnese: Gelbsucht bei Verwandten/Bekannten? Blutkrankheiten? Störungen des Bilirubinstoffwechsels? Gallenwegserkrankungen?

Körperliche Untersuchung

Leberhautzeichen: ☞ Abb. 2.21 und 2.22

Hämorrhagische Diathese: Petechien, Sugillationen, Hämatome

Abdomen: Leber-/Milzgröße und -konsistenz? Aszites? Ödeme? Umgehungskreislauf?

Labor: BSG, BB; Bilirubin (gesamt, direkt/indirekt), Serumelektrophorese; GOT, GPT, GLDH und γ-GT als Parameter der hepatozellulären Schädigung; AP und γ-GT als Cholestaseparameter; Quick, Serumalbumin und ChE als Syntheseparameter.

V.a. Hämolyse: Retikulozyten, Haptoglobin, LDH, Coombs-Test.

V.a. infektiöse Hepatitis: Hepatitis-, evtl. Leptospirose- oder EBV-Serologie.

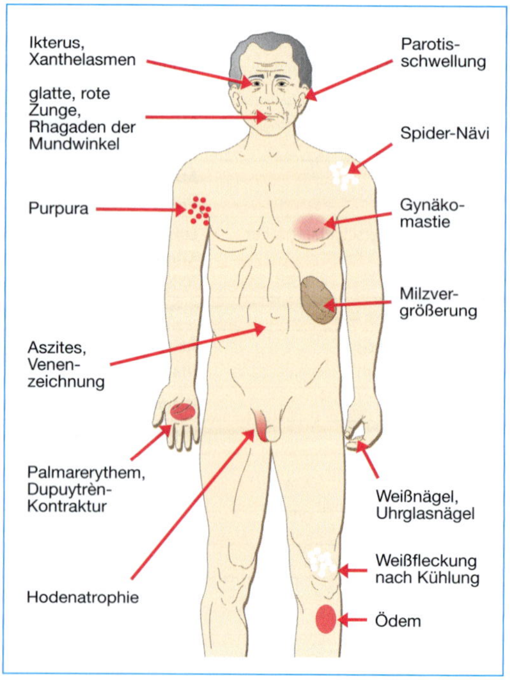

Abb. 2.21: Unspezifische Zeichen bei chronischen Lebererkrankungen [4]

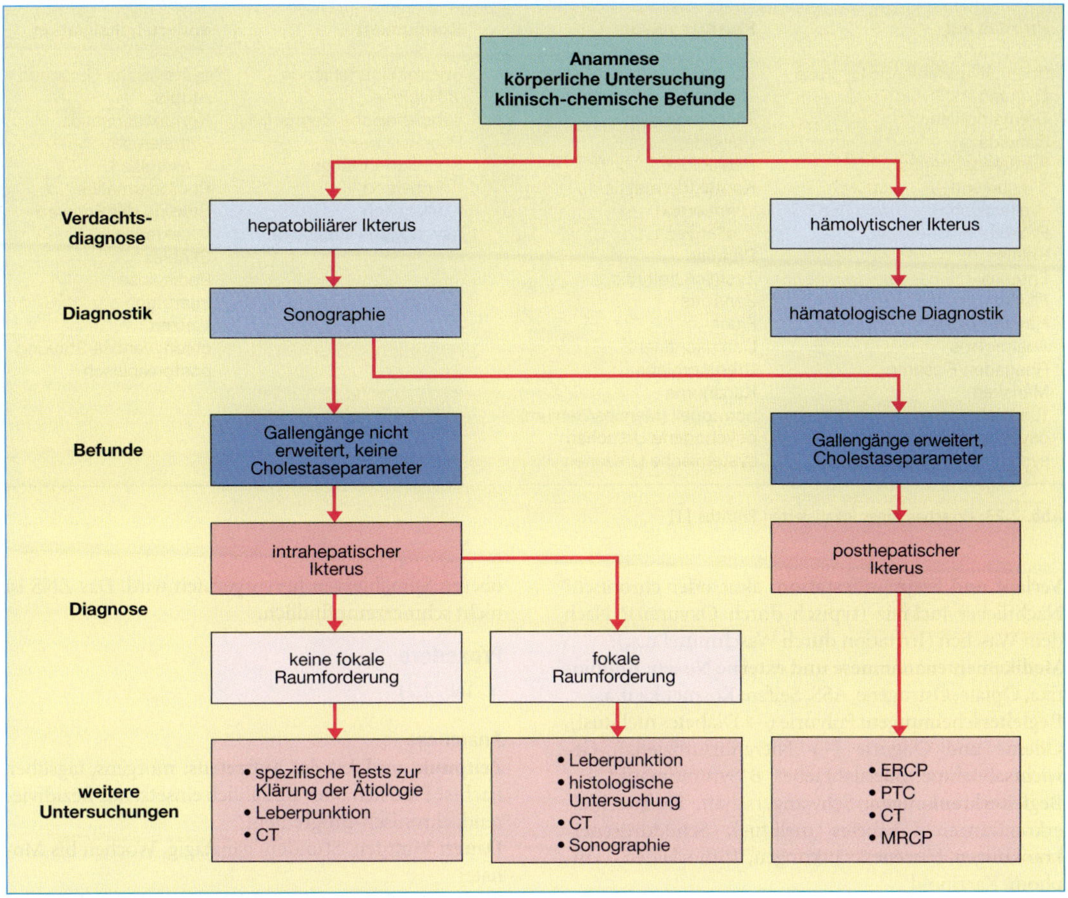

Abb. 2.22: Plan für eine stufenweise Diagnostik bei unklarer Gelbsucht [1]

V. a. primäre biliäre Zirrhose: AMA.

V. a. angeborene Stoffwechselstörungen: z. B. Coeruloplasmin (M. Wilson), Serumelektrophorese (α_1-Antitrypsin-Mangel).

V. a. Malignom: Tumormarker

Apparative Untersuchung

Abdomensonographie: bei erweiterten Gallengängen, sonographiegesteuerte Feinnadelpunktion

ERCP, ggf. PTC

CT/MRT: bei Raumforderung

Laparoskopie: in seltenen Fällen

2.23 Juckreiz (Pruritus)

Definition. Pruritus ist eine unangenehme Empfindung der Haut, die Kratzen provoziert. Der Juckreiz ist häufig das Symptom für eine Erkrankung. Die verursachten Hautveränderungen stellen sich als strichförmige Rötungen, Krusten, Hyperpigmentierung, Lichenifikation und Pyodermie dar. Man unterscheidet:

- **Pruritus cum materia:** Juckreiz als Begleiterscheinung von Hauterkrankungen (atopisches Ekzem, Urtikaria, Dermatomykosen)
- **Pruritus sine materia:** Juckreiz ohne primäre sichtbare Hautveränderungen, der auf Erkrankung innerer Organe hinweisen kann (z. B. Cholestasesyndrom, biliäre Zirrhose, Niereninsuffizienz, Urämie, Diabetes mellitus, Leukämie, Lymphome, maligne Tumoren) oder in ca. 50% d. F. ohne nachweisbare auslösende Faktoren (idiopathisch) ist.
- **Pruritus senilis:** Altersjuckreiz beruht auf zu trockener Haut, die durch altersbedingte degenerative Hautveränderungen verursacht wird.

Prozedere

Anamnese

Lokalisation: generalisiert oder lokalisiert (☞ Abb. 2.23)

Pruritus ani	Pruritus vulvae	Kopfjucken	andere Lokalisation
übermäßige/fehlende Hygiene	übermäßige/fehlende Hygiene	übermäßige/fehlende Hygiene	systemische Ursachen
Oxyuren	Oxyuren	seborrhoische Dermatitis	Atopie
Dermatophyten	Trichomonaden	Psoriasis capitis	Kontaktdermatitis
Candida	Candida	Kontaktdermatitis	• irritierend
Kontaktdermatitis	Pedikulose	• irritierend	• allergisch
• irritierend	Kontaktdermatitis	• allergisch	Photodermatitis
• allergisch	• irritierend	psychogene Ursachen	Störung der Schweißsekretion
Proktitis	• allergisch		Skabies
Kolitis	Proktitis		Pedikulose
Enteritis	Zystitis/Urethritis		Intertrigo
Fisteln	Zervizitis		Varizen
Hämorrhoiden	Fluor		chron. venöse Stauung
Analprolaps	Urininkontinenz		postphlebitisch
Rhagaden/Fissuren	Uterusprolaps		
Marisken	Karzinome		
Tumoren	hormonell (Menses/Senium)		
psychogene Ursachen	psychogene Ursachen		
systemische Ursachen	systemische Ursachen		

Abb. 2.23: Ursachen eines lokalisierten Pruritus [1]

Verlauf und Erstmanifestation: akut oder chronisch? Nächtlicher Juckreiz (typisch durch Oxyuren)? Nach dem Waschen (Irritation durch Waschmittel u.a.)?
Medikamentenanamnese und externe Noxen: Antibiotika, Opiate, Östrogene, ASS, Seifen, Kosmetika u. a.
Begleiterscheinungen: Polyurie (→ Diabetes mellitus!), Ödeme und Oligurie (→ Niereninsuffizienz), Gewichtsabnahme? Ikterus? Fieber? B-Symptomatik?
Begleiterkrankungen: Schwangerschaft, Stoffwechselerkrankungen (Diabetes mellitus), Schilddrüsenerkrankungen, Nierenerkrankungen, Tumorleiden, Lymphom, Karzinoid
Berufsanamnese: Farbstoffe? Metallstäube? Glaswolle?

Körperliche Untersuchung

Haut: Rötungen? Krusten? Hyperpigmentierung? Kratzspuren? Trockene Haut? Ekzem, Exanthem?
Eingehende körperliche Untersuchung: ☞ Begleiterkrankungen
Labor: zum Ausschluss der gängigsten Erkrankungen, die einen generalisierten Juckreiz verursachen, reichen: BB, diff. BB, Nieren- und Leberparameter, Schilddrüsenfunktion, Cholestasewerte, BZ, Glukosetoleranztest, Ca (Nebenschilddrüse!), ggf. HIV-Test

Differentialdiagnose

In den Abb. 2.23 und 2.24 sind die wichtigsten Differentialdiagnosen des Pruritus mit wegweisenden Befunden zusammengefasst.

2.24 Kopfschmerz

Definition. Kopfschmerzen sind ein sehr häufiges Phänomen, das durch eine Reizung der Schädeldecke, Hirnhäute, Blutgefäße im Hirn, Hirnnerven oder der oberen Spinalnerven hervorgerufen wird. Das ZNS ist nicht schmerzempfindlich.

Prozedere

☞ Tab. 2.21

Anamnese

Zeitpunkt und Art des Auftretens: morgens, tagsüber, nachts? Plötzlich oder allmählich einsetzend? Rezidivierend, chronisch-progredient?
Dauer: Minuten, Stunden, ganztägig, Wochen bis Monate?
Art des Kopfschmerzes: pulsierend, pochend, drückend oder stechend?
Lokalisation: halbseitig, Stirn, Schläfen, Augen, Gesicht oder ganzer Kopf?
Auslöser: z. B. Stress/Entspannung, Alkohol, tyraminreiche (Rotwein, Käse, Schokolade) oder glutamathaltige Nahrung (chinesisches Essen), Kauen, Nitrate, schwere körperliche Belastung, vorangegangenes Trauma
Begleiterscheinungen: z. B. Übelkeit, Erbrechen, Sehstörungen
Familien- und Medikamentenanamnese: Schmerzmittel?

Körperliche Untersuchung

Allgemein: Infektzeichen, Fieber? RR-Messung! Stauungspapille? Sehstörungen? Meningismus? Horner-Syndrom? Lokaler Druckschmerz über den NAP (Sinusitis frontalis/maxillaris), den Temporalarterien (Arteriitis temporalis) oder dem Kiefergelenk (Costen-Syndrom)?
Ergänzende Untersuchung: je nach Symptomatik ggf. Augen-, HNO- und zahnärztliche Untersuchung
Labor: BSG, CRP, BZ, BB, Harnstoff, Krea, Urinstatus

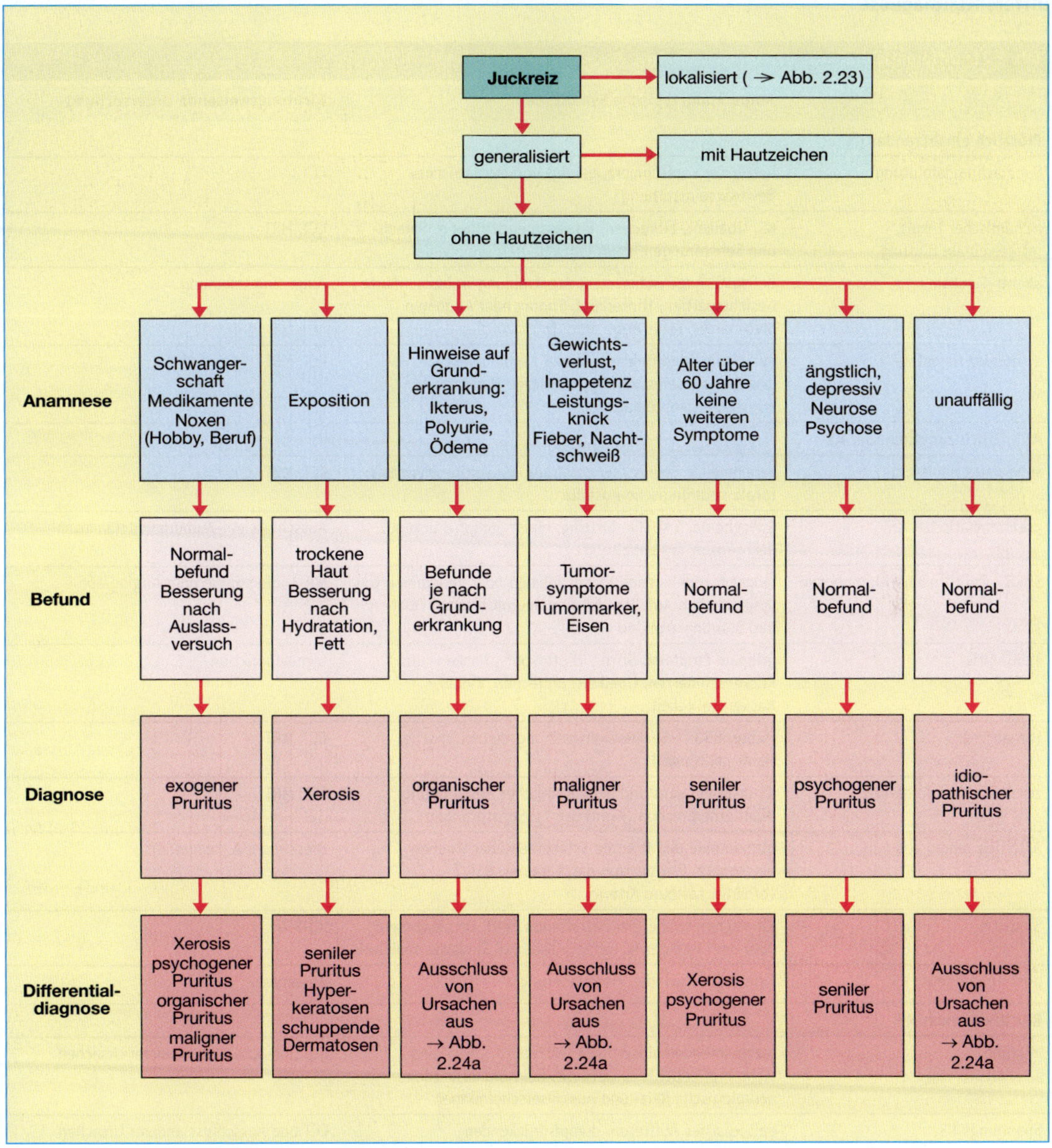

Abb. 2.24a: Differentialdiagnostisches Vorgehen bei Juckreiz [1, 4]

Apparative Untersuchung

Röntgen: je nach Verdachtsdiagnose Rö-Schädel, -NNH, -HWS, Kiefergelenke und Gebiss

EEG

CT/MRT: bei entsprechenden klinischen und anamnestischen Hinweisen

Doppler-/Duplexsonographie: hämodynamisch relevante Karotisstenose? A. vertebralis?

Angiographie: bei V.a. Karotisdissektion oder zerebrale Durchblutungsstörung

Augendruckmessung: bei V.a. Glaukom

Lumbalpunktion und Liquordiagnostik: bei V.a. Meningitis. Vorher Ausschluss Stauungspapille/Hirndruck!

Differentialdiagnose

Tab. 2.21: Differentialdiagnose der Kopfschmerzen

	Anmerkung/typische Symptome	Richtungsweisende Untersuchung
Plötzlich einsetzender KS		
Subarachnoidalblutung	heftigster Kopfschmerz, gefolgt von Meningismus, Bewusstseinstrübung	CCT
ischämischer Insult/ intrazerebrale Blutung	KS, Übelkeit, Erbrechen, Bewusstseinstrübung, Sprach- und Sehstörungen, neurologische Herdsymptome	CCT, MRT
akutes Glaukom	heftigste Augenschmerzen, Ausstrahlung in benachbarte Gesichtspartien, Hinterkopf, Thorax oder Abdomen. Steinhartes, rotes Auge ohne Infektzeichen	Augendruckmessung
epidurales Hämatom	mit Trauma und freiem Intervall zunehmende KS und Bewusstseinstrübung, einseitige Mydriasis, Halbseitensymptomatik	CCT, MRT
Allmählich zunehmender KS		
subdurales Hämatom	zunehmende Bewusstseinstrübung, einseitige Mydriasis, fokale neurologische Ausfälle	CCT, MRT
posttraumatischer KS	1 Woche nach Kopfverletzung, meist dumpf-drückend, den ganzen Tag anhaltend	Ausschluss epi-/subdurales Hämatom
Sinus- und Hirnvenenthrombosen	langsam zunehmende KS mit fokalen oder generalisierten epileptischen Anfällen, fokalen neurologischen Zeichen und Stauungspapillen	MR-Angiographie oder Angiographie
Meningitis	grippale Prodromi, Stirn-, Hinterkopf-, Nacken- und Rückenschmerzen, Übelkeit, Erbrechen, Fieber, Nackensteifigkeit	Lumbalpunktion
Hirnabszess	Fieber, BSG ↑, Bewusstseinstrübung, neurologische Herdsymptomatik	CCT, MRT
zerebrale Raumforderung	KS insb. morgens und bei körperlicher Anstrengung, Nüchternerbrechen (Hirndruck ↑), Sehstörungen	CCT, MRT
Arteriitis temporalis	bitemporale und frontale Schmerzen über Wochen bis Monate, Provokation durch Kauen, BSG ↑, verhärtet tastbare Arterie	Biopsie der A. temporalis
Sinusitis	Klopfschmerz über der betroffenen NNH, Druckschmerz über dem NAP des N. infraorbitalis bei Sinusitis maxillaris	Rö-NNH
postpunktioneller KS	Tinnitus, Schwindel, Hörminderung	Anamnese
Rezidivierender KS		
Migräne	rezidivierende halbseitige KS-Attacken, Lärm- und Lichtempfindlichkeit, Übelkeit, bei Aura zusätzlich neurologische Reiz- und Ausfallserscheinungen	CCT und Ausschluss anderer Ursachen
Spannungs-KS	episodisches Auftreten, dumpf-drückender, bilateraler KS, der frontal, bitemporal, okzipital oder auch holozephal lokalisiert wird	CCT und Ausschluss anderer Ursachen
Cluster-KS	streng einseitige Schmerzattacken periorbital, retroorbital und temporal; Rhinorrhö, Lakrimation, konjunktivale Injektion des ipsilateralen Augenlids	CCT und Ausschluss anderer Ursachen
medikamenteninduzierter KS	diffuser KS, insb. bei täglicher Einnahme von Schmerz- und Migränemitteln	Anamnese
Hypertonie	Stirn-KS, Schwitzen, Zittern, Gesichtsrötung, Übelkeit	RR-Messung
vertebragener KS	Hinterkopf- und Nackenschmerzen bei schmerzhafter Verspannung der Nackenmuskulatur, evtl. Bewegungseinschränkung der HWS	manuelle Untersuchung
Polycythaemia vera ruba	Schwindel, Ohrensausen, Müdigkeit, Nasenbluten, Hypertonie, Gesichtsrötung (Plethora), Pruritus	BB, KM-Punktion

Tab. 2.21: Differentialdiagnose der Kopfschmerzen

	Anmerkung/typische Symptome	Richtungsweisende Untersuchung
Rezidivierende Gesichtsschmerzen		
atypischer Gesichtsschmerz	brennende Dauerschmerzen im Gesicht ohne schmerzfreie Intervalle, meist einseitig	MRT zum Ausschluss anderer Ursachen
Neuralgien	blitzartig einschießende, stechende, Sekunden anhaltende Schmerzen	MRT, Anamnese
Mandibulargelenk-(Costen-)Syndrom	in die Umgebung ausstrahlende, präaurikuläre, durch Kauen verstärkte Schmerzen	kieferorthopädisches Konsil, Kiefer MRT

Xerosis

seniler Pruritus

Medikamente und exogene Noxen

endokrine und metabolische Ursachen
Diabetes mellitus
chronische Niereninsuffizienz
Hyper-/Hypothyreose
Hyper-/Hypoparathyreoidismus
Diabetes insipidus
erhöhte Östrogenspiegel
Vitaminmangelzustände
Hyperurikämie
Eisenmangel
Porphyrien

hepatobiliäre Erkrankungen
Zirrhose/Hepatitis mit biliärer Komponente
primär biliäre Zirrhose
sklerosierende Cholangitis
schwangerschaftinduzierte intrahepatische Cholestase
extrahepatisches biliäres Abflusshindernis
medikamenteninduzierte Cholestase

hämato-onkologische Erkrankungen

solide Tumoren

Allergien
Nahrungsbestandteile
Kontaktallergene (Kleidung, Kosmetika)
Berufsstoffe (z. B. Chromate bei Zementarbeitern)

Parasitosen

multiple Sklerose

psychogene Ursachen

idiopathisch

Abb. 2.24b: *Fortsetzung*

2.25 Lymphknotenschwellung

Definition. Lymphknotenvergrößerungen kommen bei einer Vielzahl von malignen und benignen Erkrankungen vor. Eine Übersicht zeigt Abb. 2.25.

Prozedere

Anamnese

Zeitliche Entwicklung:
- akuter Beginn: virale, bakterielle Infekte, akute Leukämie
- allmähliche Vergrößerung: Metastasen, Sarkoidose, Tuberkulose, Toxoplasmose u. a.

Begleitsymptome:
- Fieber? Nachtschweiß? Gewichtsverlust?
- Nachlassen der Leistungsfähigkeit?
- Arthralgien? Myalgien?
- Halsschmerzen? Husten? Exantheme?

Vorerkrankungen: Malignom? Infektionen? Krampfleiden?
Medikamentenanamnese: Phenytoin, Impfungen, Silikonprothese
Exposition: Reisen? Beruf? Tierkontakte? HIV-Risikogruppe? Infektionen bei Angehörigen?

Körperliche Untersuchung

Lokalisation der LK-Schwellungen: eine oder mehrere Regionen?
LK-Palpation:
- Größe und Zahl der palpierten LK
- Konsistenz:
  - vermehrt: bei Karzinommetastasen und Sarkomen
  - weich/fluktuierend: Tbc, Infektionen
  - derb (und schmerzlos): maligne Tumoren, Autoimmunerkrankungen, Sarkoidose, Tbc, HIV-assoziiert
- Schmerzhaftigkeit: v. a. bei reaktiven LK-Schwellungen, Infektionen, Entzündungen
- Verschiebbarkeit: erhalten bei entzündlichen Prozessen, schlecht verschiebbar bei Neoplasien

Infektionen	viral	Epstein-Barr, Zytomegalie, Herpes simplex, humanes Herpesvirus 6, Herpes zoster, Röteln, Masern, Hepatitis, epidemische Keratokonjunktivitis, Adenoviren
	bakteriell	Staphylokokken, Streptokokken, Katzenkratzkrankheit, Brucellose, weicher Schanker, Pest, Tularämie, Salmonellen, Diphtherie, Tuberkulose, Syphilis
	Chlamydien	Lymphogranuloma venereum, Trachoma
	Protozoen	Toxoplasmose, Leishmaniose, Trypanosomen
	Pilze	Histoplasmose, Kokzidioidomykose, Parakokzidioidomykose
	Rickettsien	Rickettsienpocken, Rickettsia tsutsugamushi
	Würmer	Filarien
Malignome	Lymphome	Hodgkin- und Non-Hodgkin-Lymphome
	Hämoblastosen	akute und chronische lymphatische Leukämie, akute myeloische Leukämie, myeloproliferative Erkrankungen, maligne Histiozytose
	Metastasen	bei jedwedem Primärtumor
Autoimmunerkrankungen	rheumatoide Arthritis, juvenile rheumatoide Arthritis, Sjögren-Syndrom, Sharp-Syndrom, Dermato- und Polymyositis, Lupus erythematodes	
Allergien	Serumkrankheit, medikamenteninduziert, graft versus host disease, Silikon	
Speichererkrankungen	Morbus Gaucher, Niemann-Pick-Krankheit, Fabry-Syndrom, Tangier-Krankheit	
Andere Ursachen	Castleman-Erkrankung, angioimmunoblastische Lymphadenopathie, Sarkoidose, eosinophiles Granulom, Kawasaki-Syndrom, Kikuchi-Syndrom, Hyperthyreose	

Abb. 2.25: Ursachen für Lymphknotenvergrößerungen [4]

- Verbackenheit: v. a. bei chronisch entzündlichen Prozessen (Tbc, Aktinomykose) und Metastasen

Splenomegalie (☞ Innere, Infektiologie, Kap. 1.3)
Labor: BSG, BB und Diff.-BB, Blutausstrich, Transaminasen, Elektrophorese. ACE (↑ bei Sarkoidose), spezifische Erregerdiagnostik (Serologie, direkter Erregernachweis, Kultur) abhängig von der Verdachtsdiagnose (KM-Punktion)
LK-Exstirpation und Histologie: wenn keine Ursache für die LK-Schwellung nachweisbar ist bzw. bei maligner Erkrankung

Merke

Bei einer malignen Erkrankung ist die diagnostische Punktion nicht ausreichend, da ein negativer Befund eine Malignität nicht zwingend ausschließt, daher: immer exstirpieren. Bei V. a. Metastasen eines malignen Melanoms ist die LK-Punktion absolut kontraindiziert (→ Aussaat maligner Zellen)!

Apparative Untersuchung

Sonographie der vergrößerten LK, Sono-Abdomen, Rö-Thorax, CT, MRT, ggf. Lymphangiographie

Differentialdiagnose

Das differentialdiagnostische Vorgehen wird in Abb. 2.26 dargestellt.

2.26 Obstipation

Definition. Stuhlentleerung nur alle 3 Tage oder seltener und nur unter starkem Pressen.

Merke

Obstipationen sind meist funktionell, selten organisch bedingt. Bei einer chronischen Obstipation im Erwachsenenalter muss ein kolorektales Karzinom ausgeschlossen werden!

Prozedere

☞ Tab. 2.22 und Abb. 2.27

Anamnese

Allgemein: akute oder chronische Obstipation
Stuhlkonsistenz:
- Bleistiftstuhl: Rektumkarzinom
- Schafkotstuhl: Reizdarm

Stuhlbeimengung:
- Blut: Entzündung, Tumor, Gefäßfehlbildung, Divertikel
- Schleim: Reizdarm, Entzündung, Laxanzien
- Eiter: Fistel, Entzündung

Stuhlfärbung:
- acholischer Stuhl: Cholestase (☞ Innere, Verdauung, Kap. 6)
- Teerstuhl: Darmblutung (☞ Chirurgie, Kap. 19.5)

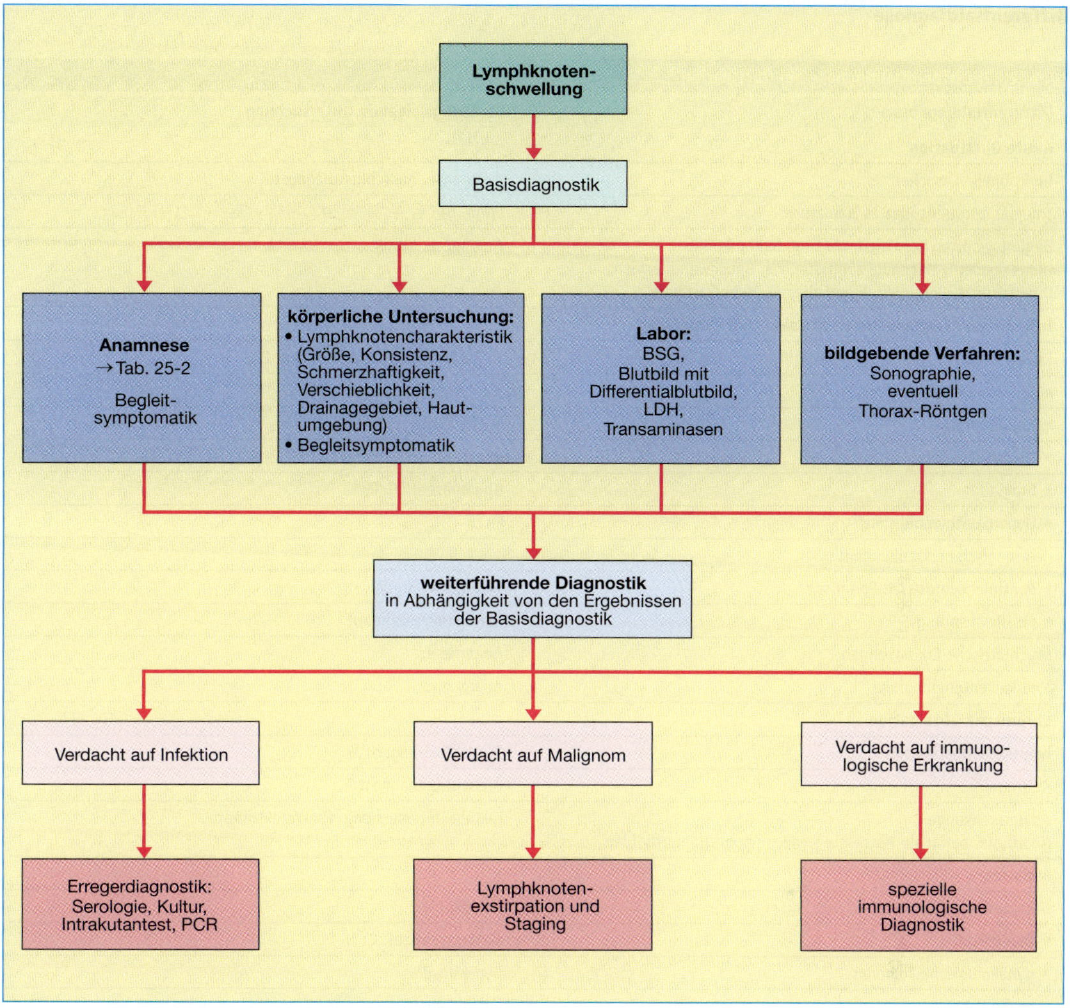

Abb. 2.26: Diagnostisches Vorgehen bei Lymphknotenschwellungen [1]

Schmerzen: Analfissur, -prolaps, Perianalthrombose
Begleiterscheinungen: Fieber? Miktionsstörung (→ organübergreifender Tumor im Urogenitaltrakt)? Gewichtsabnahme? Neurologische Symptome (→ neurogene Obstipation)? Wesensänderungen (vermehrtes Schlafbedürfnis, Adynamie)?
Medikamentenanamnese: Opiate, Psychopharmaka (Antidepressiva, Phenothiazine, Benzodiazepine), Parasympatholytika, Antazida (Aluminiumhydroxid, Kalziumkarbonat), Laxanzien(-abusus)?

Körperliche Untersuchung
- Beurteilung von AZ, EZ, Exsikkose
- Abdomen: Darmgeräusche, Druckschmerzhaftigkeit, Resistenzen, Bruchpforten?
- Inspektion der Analregion
- rektal-digitale Austastung: Sphinkterrelaxation beim Pressen? Kotstein?
- neurologische Untersuchung: Erkrankungen von ZNS oder Rückenmark?

Labor: BB, Hkt, Elektrolyte, Kreatinin, BZ, TSH-basal, okkultes Blut im Stuhl, Urinstatus

Apparative Untersuchung
Koloskopie
Prokto-, Rektoskopie
Sono-Abdomen
Defäkographie selten erforderlich (Rektozele)
Kolontransitzeit: Abdomenleeraufnahme am 7. Tag nach 6-tägiger Einnahme von röntgendichten (Hinton-)Markern zum Nachweis einer stark verlangsamten Transitzeit

Differentialdiagnose

Tab. 2.22: Differentialdiagnose bei Obstipation

Differentialdiagnosen	Richtungweisende Untersuchung
Akute Obstipation	
funktionelle Ursachen	Anamnese, Ausschlussdiagnostik
Trauma: retroperitoneales Hämatom	Sono, CT
Begleitsymptom verschiedener Grunderkrankungen: Ulcus duodeni, Magenausgangsstenose, Bauchwandhernien, Divertikulitis, Porphyrie, Hypokaliämie, Hyperkalzämie	Anamnese, Klinik
Intestinale Pseudoobstruktion (akut und chronisch)	
Kollagenosen	☞ Innere, Immunsystem, Kap. 2.1
endokrine Erkrankungen:	
• Hypothyreose	T_3, T_4, TSH
• Diabetes mellitus	BZ, HbA_{1c}
• Gravidität	Anamnese, HCG-Test
• Hyperparathyreoidismus	Ca↑↑
neurologische Erkrankungen:	
• Multiple Sklerose, M. Parkinson	Anamnese, Klinik
• M. Hirschsprung	Kolonkontrasteinlauf
psychiatrische Erkrankungen	Anamnese
Medikamenteneinnahme	Anamnese
Chronische Obstipation	
habituelle Obstipation	Ausschlussdiagnostik
Reizdarm	Ausschlussdiagnostik
Analerkrankungen: Analfissur, perianale Abszesse, Analkarzinom, Hämorrhoiden	rektale Untersuchung, Proktorektoskopie
Stenosen:	
• kolorektales Karzinom	Koloskopie
• Divertikulitis	Kontrasteinlauf, CT
• gynäkologische Tumoren	Gyn-Konsil
• große Polypen	Koloskopie
• Verwachsungen, Briden	Op-Anamnese
anorektale Obstruktion: Rektozele, Rektumprolaps	Rektoskopie, Defäkographie

2.27 Ödeme

Definition. Umschriebene oder diffuse Flüssigkeitseinlagerung in das interstitielle Gewebe. Klinisch zeigt sich die Dellenbildung nach Fingerdruck.

Prozedere

☞ Abb. 2.28 und Abb. 2.29

Anamnese

Verteilungsmuster: lokalisierte oder generalisierte Ödeme?

Beginn und Verlauf: plötzlich/allmählich, flüchtig/anhaltend, rezidivierend

Begleiterscheinungen: Dyspnoe? Juckreiz, Schmerzen, Hautveränderungen (Quaddeln, livide Verfärbung)? Fieber? Miktionsstörung? Gewichtsabnahme?

Bei Frauen: Abhängigkeit vom Regelzyklus?

Vorerkrankungen: Schilddrüse, Herz, Leber, Nieren, Tumorleiden, Allergien?

Ernährungsanamnese: Eiweißmangel (Alkoholismus, Kwashiorkor, Kachexie)?

Medikamentenanamnese: Kontrazeptiva, Laxanzien, Diuretika (Missbrauch durch Abmagerungszwecken), Nebennierenrindenhormone

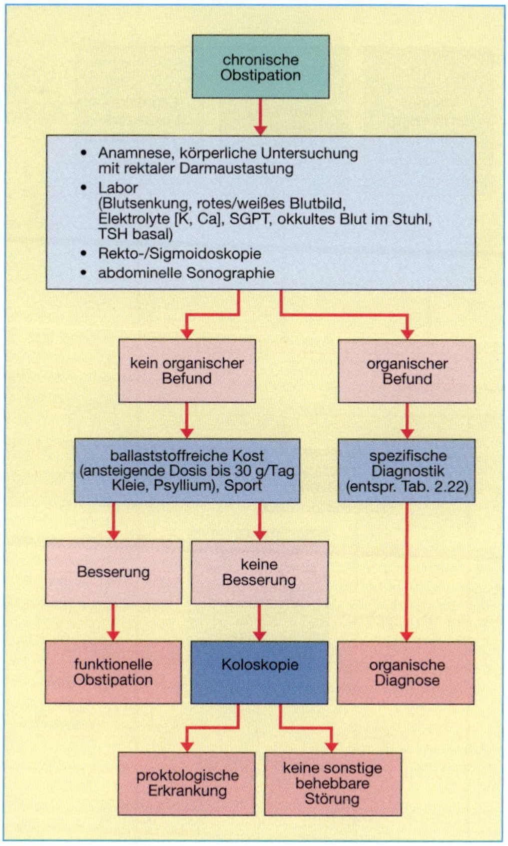

Abb. 2.27: Differentialdiagnostisches Vorgehen bei chronischer Obstipation [4]

Sonstiges: Auslandsaufenthalte (Malaria, Filariose)? Trauma (Erysipel)?

Körperliche Untersuchung

Allgemeiner klinischer Status: Herz, Lunge, Leber, Nieren, klin. Zeichen einer Hyper-/Hypothyreose, LK-Schwellungen

Inspektion:
- lokalisierte oder generalisierte Ödeme
- symmetrisch/asymmetrisch
- bei Unterschenkelödemen: Einbeziehung der Zehen? Hautfarbe über dem Ödem (bläulich-livide, weißlich-pastös)?

Ödemkonsistenz:
- weich oder derb?
- Dellenbildung durch Fingerdruck?

Labor: BSG, BB, Elektrolyte, Leberenzyme, Retentionsparameter, Serumeiweiß, Serum-Elektrophorese, TSH, Urinstatus, Gesamteiweiß i. U.

Apparative Untersuchung

EKG, Rö-Thorax, Sono-Abdomen, Doppler-Sono, Phlebographie

2.28 Pleuraerguss

Definition. Flüssigkeitsansammlung im Pleuraraum. Man unterscheidet:
- **Pleuraempyem:** eitriger Erguss in der Pleurahöhle
- **Hämatothorax:** blutiger Erguss in der Pleurahöhle
- **Chylothorax:** Ansammlung von Lymphflüssigkeit in der Pleurahöhle

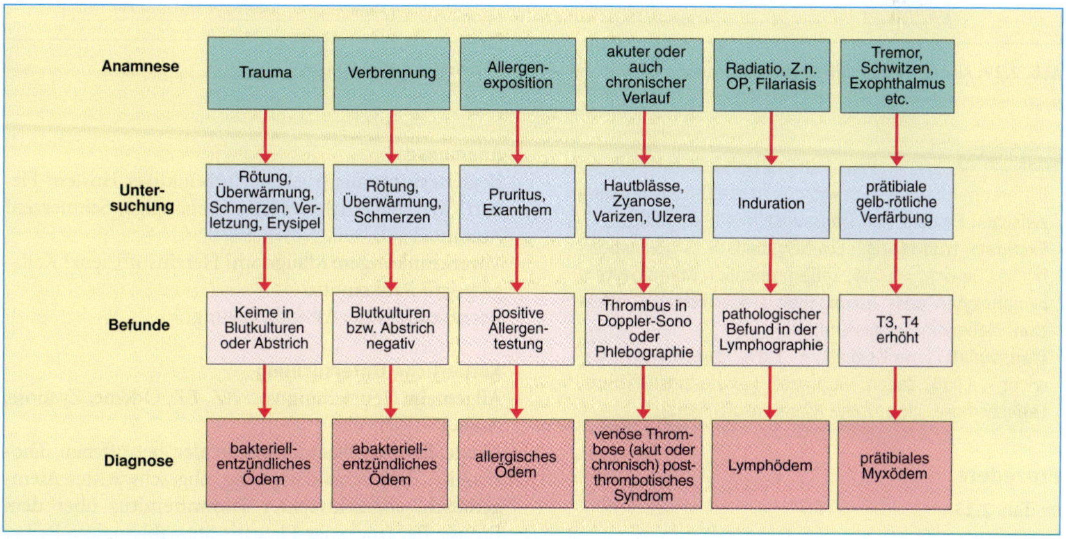

Abb. 2.28: Algorithmus zur Differentialdiagnose von Ödemen mit generalisiertem Verteilungsmuster [1]

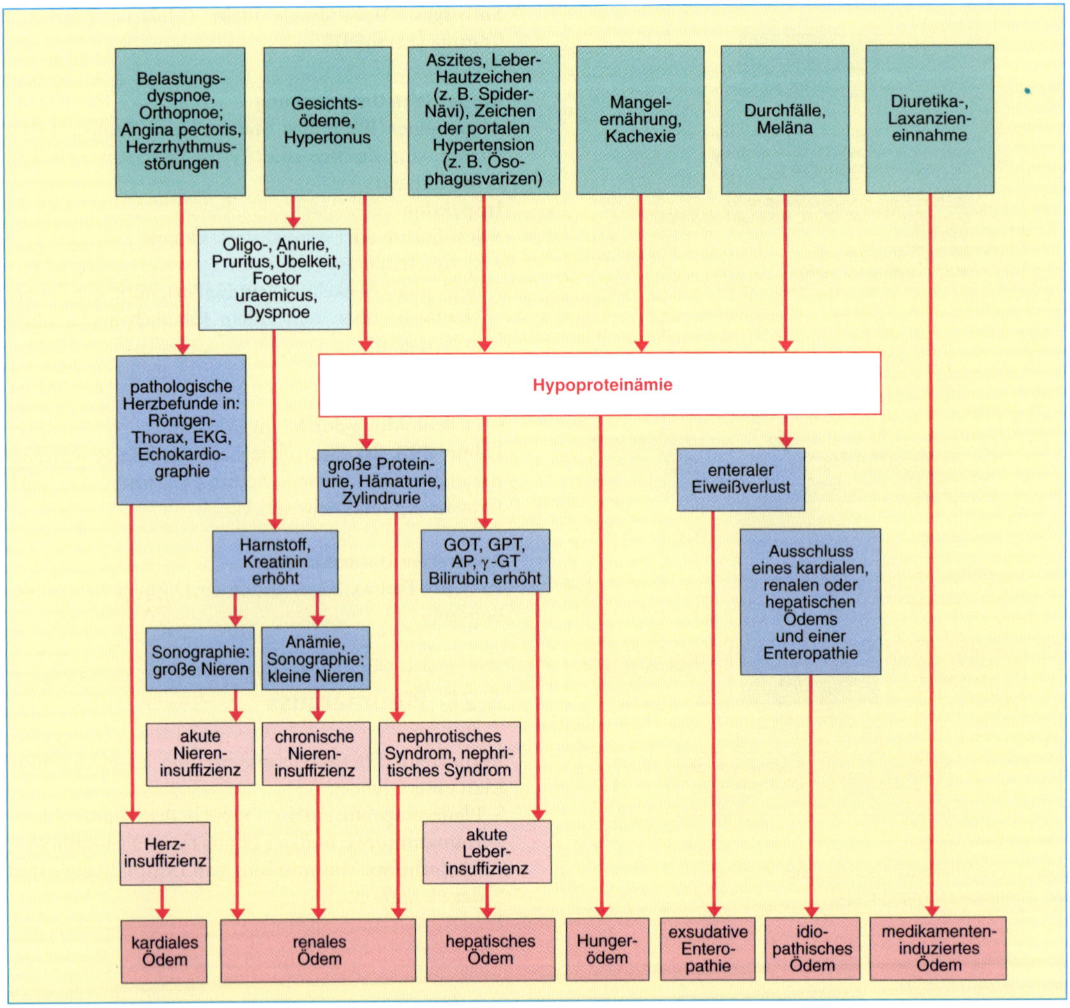

Abb. 2.29: Algorithmus zur Differentialdiagnose von Ödemen mit regional lokalisiertem Verteilungsmuster [1]

Merke

Differentialdiagnostisch wichtig ist die Unterscheidung zwischen Exsudat und Transsudat im Pleurapunktat:
Exsudat: trüb-blutig, Eiweißgehalt > 3 g%, spezifisches Gewicht > 1015, Zellen: reichlich Granulozyten, Lymphozyten oder Tumorzellen (→ bakterielle Infektion, Malignom, Lungenembolie).
Transsudat: Eiweißgehalt < 3 g%, spezifisches Gewicht < 1015, Zellen: vereinzelt (→ Herzinsuffizienz, Leberzirrhose, chronische Niereninsuffizienz).

Prozedere

☞ Tab. 2.23

Anamnese

Begleitsymptome: trockener/produktiver Husten? Fieber? Gewichtsabnahme? (Atemabhängige) Schmerzen? Atemnot?
Vorerkrankungen: Malignom? Herzinsuffizienz? Kollagenosen? Pankreatitis?
Berufsanamnese: Asbestbelastung?

Körperliche Untersuchung

Allgemein: Beurteilung von AZ, EZ, Ödeme, Zyanose, Aszites
Lunge/Thorax: Nachschleppen der betroffenen Thoraxseite, Klopfschalldämpfung, abgeschwächtes Atemgeräusch, abgeschwächter Stimmfremitus über dem Erguss. Bei trockener Pleuritis atemabhängiges Reibegeräusch

Differentialdiagnose

Tab. 2.23: Differentialdiagnose des Pleuraergusses

Differentialdiagnosen	Richtungweisende Untersuchung
Transsudat	
kardiales Stauungstranssudat bei Herzinsuffizienz	Anamnese, Echokardiographie, meist rechtsseitiger Erguss
Leberzirrhose	Sonographie, Albumin↓, Quick↓
nephrotisches Syndrom	Urinstatus, Kreatinin
Niereninsuffizienz, Urämie	Urinstatus, Kreatinin
Peritonealdialyse	Anamnese
Störungen des Wasser- und Elektrolythaushalts	Elektrolyte, Kreatinin
Atelektase	Rö-Thorax
Exsudat	
infektiös-entzündlich:	
• viral, mykotisch oder parasitär	Punktat, Kultur, Fieber
• Tbc	Rö-Thorax, Sputumuntersuchung
• Pneumonie	Rö-Thorax, Auskultation
• iatrogen (nach Punktion/OP)	Anamnese
malignes Exsudat	Tumorsuche: Thorax, Abdomen, genital
abdominelle Erkrankungen:	
• subphrenischer Leber- oder Milzabszess	Z. n. OP? Sonographie
• Hepatitis, Cholangitis	Labor, Sonographie, rechtsseitiger Erguss
abdominelle Erkrankungen:	
• Pankreatitis	Sonographie, Lipase, linksseitiger Erguss
• Milzinfarkt, -hämatom	Sonographie, linksseitiger Erguss
• Meigs-Syndrom	Sonographie: Ovarialtumor, Aszites
immunologische Reaktionen:	
• rheumatoide Arthritis	Anamnese
• Kollagenosen	ANA (☞ Innere, Immunsystem, Kap. 2.1)
• Postmyokardinfarkt- und Postkardiotomie-Syndrom	Anamnese
iatrogen:	
• Radiotherapie	Anamnese
• Ösophagusvarizensklerosierung	Anamnese
• medikamenteninduzierte Pleuritis	Anamnese
Sonstige:	
• Thoraxtrauma, Pneumothorax	Anamnese, Rö-Thorax
• Ösophagusruptur	Rö-Thorax, Mediastinalemphysem
• Asbest-Pleuritis	Anamnese
Chylothorax: traumatischer Riss, operative Verletzung oder Arrosion (Tumor, Tbc) des Ductus thoracicus	Anamnese, CT
Hämatothorax	
• bei Malignom, Z. n. Verletzung	Anamnese, CT
• spontan	Marcumar®?

Kardiale Untersuchung: Zeichen einer Herzinsuffizienz?
Labor: BSG, CrP, diff. BB, BZ, Quick/INR, PTT, Gesamteiweiß

Apparative Untersuchung

Sonographie: Kleinste Mengen können einfach lokalisiert werden.
Rö-Thorax in 2 Ebenen
Pleurapunktion:

- makroskopische Beurteilung: Farbe, Geruch, trüb oder klar
- Untersuchung der Pleuraflüssigkeit auf Transsudat oder Exsudat
- Bakteriologie: säurefeste Stäbchen?
- Zytologie: Leukozytenzahl, -differenzierung, Tumorzellen

Nadelbiopsie, ggf. Thorakoskopie mit PE: wenn die Ergussursache anders nicht geklärt werden kann.

2.29 Schwindel

Definition. Gleichgewichtsstörung durch fehlende Übereinstimmung der vestibulären, somatosensiblen und optischen Informationen oder durch eine zentrale Störung der Verarbeitung dieser Informationen. Mit dem Schwindel können Angst bis Vernichtungsgefühl, vegetative Symptome (Erbrechen, Übelkeit, Schweißausbruch, Tachykardie, Kollaps) und Nystagmus einhergehen.

Prozedere

☞ Tab. 2.24

Anamnese

Richtungskomponente: Dreh-, Seitwärts-, Liftschwindel? Nicht richtungsbezogener diffuser Schwindel oder Schwankschwindel?
Verlauf: Schwindelattacken? Chronisch-fluktuierender Schwindel?
Begleitsymptome: Übelkeit? Kopfschmerzen? Ohrgeräusche, Hörminderung? Sehstörungen?
Auslösende/verstärkende Faktoren: z. B. Lagewechsel, Kopfbewegungen, Armarbeit
Begleiterkrankungen: Herz-Kreislauf-Erkrankungen? Neurologische Erkrankungen? Diabetes mellitus? Gefäßleiden? Alkoholanamnese? Tumorleiden? Vor-OPs? Nikotin?
Medikamentenanamnese: Psychopharmaka, Parkinsonmedikation

Körperliche Untersuchung

Neben der allgemeinen körperlichen Untersuchung mit beidseitiger RR-Messung:
Neurologische Untersuchung: Hirnnervenausfälle, zerebelläre Symptome? Koordinationsprüfung (Finger-Nase-Versuch, Romberg-Versuch u. a.)
HNO-Untersuchung: Hörprüfung und Prüfung auf vestibulären Nystagmus (konstante Schlagrichtung im Gegensatz zum Blickrichtungsnystagmus, bei dem die schnelle Phase jeweils in der Blickrichtung liegt)
Labor: BSG, BB, BZ

Apparative Untersuchung

Langzeit-EKG, transkranielle/extrakranielle Doppleruntersuchung, ggf. CT/MRT.

Differentialdiagnose

Tab. 2.24: Differentialdiagnose des Schwindels

	Anmerkung/typische Symptome	Richtungsweisende Untersuchung
benigne, paroxysmale Vestibulopathie	rezidivierender Drehschwindel und/oder Gang- und Standunsicherheit von kurzer Dauer	HNO- und neurologisches Konsil
akute Vestibulopathie	plötzlich einsetzender Drehschwindel, Übelkeit, Verstärkung durch Kopfbewegungen, im akuten Stadium vestibulärer Nystagmus, allmähliches Abklingen nach Stunden bis Tagen	Klinik, HNO- und neurologisches Konsil
benigner, paroxysmaler Lagerungsschwindel	durch Lagewechsel ausgelöste Dreh-Schwindelattacken	Lagerungsversuch
M. Menière	Attacken mit Drehschwindel, Übelkeit, Hörminderung, Ohrgeräuschen, vestibulärer Nystagmus	Klinik, HNO-Konsil
Hörsturz	evtl. mit Drehschwindel und Übelkeit	Anamnese, HNO-Konsil
Labyrinthschädigung durch Infektionen oder Intoxikationen	Dreh- und Schwankschwindel, meist auch Ohrgeräusche und Hörminderung	Medikamentenanamnese (Aminoglykosid-Antibiotika, Zytostatika, Salizylate)
Hirnstamminsult	Schwindel, Übelkeit, Hirnnervenausfälle, zerebelläre Symptome, Sensibilitätsstörungen	Klinik, CT/MRT

Tab. 2.24: *Fortsetzung*

	Anmerkung/typische Symptome	Richtungsweisende Untersuchung
Multiple Sklerose	Dauerschwindel unterschiedlicher Intensität, weitere neurologische Symptome	Klinik, MRT
vertebrobasiläre Insuffizienz	intermittierender oder chronischer Schwindel	Dopplersonographie
orthostatischer Schwindel	Schwankschwindel, Schwarzwerden vor den Augen, Kollapsneigung	Schellong-Test
kreislaufbedingter Schwindel	diffuser Schwindel, häufig Benommenheit, Kopfdruck/-schmerzen	Langzeit-RR und -EKG
Herzrhythmusstörungen	Schwindelattacken	Langzeit-EKG
hochgradige Anämien	Blässe	Anamnese, BB
vertebrogener Schwindel	Schwindel, Verspannungen, HWS-Syndrom	manuelle Untersuchung, Ausschlussdiagnose

2.30 Splenomegalie

Definition. Milzvergrößerung. Normalerweise ist die Milz nicht tastbar, Ausnahmen sind Zwerchfelltiefstand, bei sehr schlanken Patienten, Kindern und schlaffen Bauchdecken.

Sonographisch beträgt die normale Milzgröße 47-11:

- Tiefe: 4 cm
- Breite: 7 cm
- Länge: 11 cm

Merke

Eine ausgeprägte Splenomegalie ist das Leitsymptom der **myelopoliferativen** Erkrankungen!

Prozedere

☞ Tab. 2.25

Anamnese

- Schmerzen in der Milzgegend? Druck und Völlegefühl?
- Beginn der Beschwerden und Verlauf?

Begleiterkrankungen: Fieber, Gewichtsverlust, Nachtschweiß? Allgemeine Mattigkeit, Atemnot, Ödeme? Gelenkschmerzen?
Vorerkrankungen: z. B. Gelbsucht/Hepatitis? Andere Infektionen?
Reiseanamnese: Tropenaufenthalt?

Körperliche Untersuchung

Inspektion: Ikterus u. a. Leberhautzeichen (☞ Chirurgie, Kap. 28.2), Exantheme, hämorrhagische Diathese, Anämie, Zyanose, Ödeme, Bauchvenenzeichnung
Palpation: Beurteilung von Milzgröße, -konsistenz und Atemverschiebbarkeit in Rechts-Halbseitenlage. Leber- und LK-Vergrößerungen? Aszites?
Labor: BB und Diff.-BB, BSG, Leberenzyme, Serumeiweiß, Elektrophorese, Bilirubin, Eisenspiegel, Gerinnungsparameter. Bakteriologische/serologische Untersuchungen bei V. a. infektiöse Genese

Apparative Untersuchung

Sono-Abdomen: Leber? LK? Pfortadersystem?
Rö-Thorax: Mediastinale Verbreiterung?
CT, MRT

Differentialdiagnose

Tab. 2.25: Differentialdiagnosen bei Splenomegalie

Differentialdiagnosen	Richtungweisende Untersuchung
Infektionen: • akute/chronische Hepatitis, infektiöse Mononukleose, HIV-Infektion, Mumps, Röteln, CMV • Typhus/Paratyphus, Tbc, Leptospirose, Brucellose • Malaria, Leishmaniasis, Chagas-Krankheit, Schistosomiasis, Toxoplasmose	Anamnese, Nachweis von AK, Erregernachweis
Erkrankungen des Blut- und Lymphsystems:	
• hämolytische Anämie	BB, Coombs-Test, indirektes Bilirubin
• M. Werlhof	Klinik, IgG-AK gegen Thrombozyten
• ALL, CLL	diff. BB, KM-Punktion
• Lymphome	diff. BB, KM-Punktion
• chronische myeloproliferative Erkrankungen	diff. BB, KM-Punktion

Tab. 2.25: *Fortsetzung*

Differentialdiagnosen	Richtungweisende Untersuchung
andere Systemerkrankungen:	
• Sarkoidose	Rö-Thorax, ACE
• systemischer Lupus erythematodes	antinukleäre AK
• juvenile rheumatoide Arthritis, Felty-Syndrom	Klinik, ACR-Kriterien
andere Systemerkrankungen:	
• Panarteriitis nodosa	Klinik, ACR-Kriterien
portale Hypertension	Abdomen-Sono, Farbdoppler
Speicher- und Stoffwechselkrankheiten:	
• Hämochromatose	Fe↑, Ferritin↑, Transferinsättigung↑
• M. Wilson	Augensymptome, Cu im 24-h-Urin
• Lipidspeicherkrankheiten	KM-Punktion
• Amyloidose	Rektumbiopsie
Milztumoren:	
• Zysten, Sarkom, Metastasen, Hämatom	Anamnese, Sonographie
• Echinokokkose der Milz	Eosinophilie, Sonographie, Serologie

2.31 Synkope

Definition. Anfallsartiger, kurzzeitiger Bewusstseins- und Tonusverlust infolge einer Minderdurchblutung des Gehirns.

Merke

Synkopen werden von harmlosen Kreislaufregulationsstörungen bis hin zu lebensbedrohlichen Erkrankungen verursacht, daher: niemals auf die leichte Schulter nehmen!

Prozedere

☞ Tab. 2.26

Anamnese

Fremdanamnese: besondere Empfindungen vor, während und nach dem Anfall, z. B. Übelkeit, Kaltschweißigkeit, pektanginöse Beschwerden, Benommenheit?
Auslöser: Rasches Aufrichten aus dem Sitzen oder Liegen? Längeres Stehen? Schreck oder Schmerz? Husten, Niesen, Lachen, Wasserlassen, Stuhlentleerung, Spielen eines Blasinstruments? Mechanische Irritation der Halsregion (enger Kragen, Kopfbewegungen)? Armarbeit? Körperliche Belastung?
Vorerkrankungen: Herz-Kreislauf-Erkrankungen? Neurologische Erkrankungen? Alkoholismus? Diabetes mellitus?

Körperliche Untersuchung

Internistische und neurologische Untersuchung:
- RR: beide Arme, Differenz > 20?
- Puls: rhythmisch?
- Herzgeräusche: Vitien?
- Lungenauskultation: Lungenödem?
- Strömungsgeräusch über den Karotiden?
- Zeichen eines Krampfanfalls: Zungenbiss, eingenässt
- Reflexstatus, Pupillen, Ausfälle
- ggf. Schellong-Test

Labor: BB, BZ

Apparative Untersuchung

Kardia:
- (Langzeit-)EKG
- Belastungs-EKG
- Echokardiographie
- ggf. Ergometrie

Dopplersonographie: A. carotis, A. vertebralis
EEG
Kipptisch-Versuch: bei Patienten mit Synkopen ohne erkennbare kardiale Grunderkrankung

Differentialdiagnose

Tab. 2.26: Differentialdiagnose der Synkope

Verdachtsdiagnose	Richtungweisende Untersuchung
orthostatische Hypotonie mit Synkopen	Anamnese, Kipptisch-Versuch, Schellong-Test
autonom-nerval vermittelte Synkopen:	
• neurokardiogene Synkope	Kipptisch-Versuch
• Karotissinussynkope	Karotis-Sinus-Druckversuch
• Schmerz- und Schrecksynkopen	Anamnese
• Miktions-, Hust-, Defäkationssynkopen	Anamnese
kardiogene Synkopen:	EKG
• mechanische Obstruktion: Aortenklappenstenose, Mitralklappenstenose, hypertrophische obstruktive Kardiomyopathie, Vorhofmyxom	Echokardiographie
• Rhythmusstörung (Adams-Stokes-Anfall)	Anamnese, Langzeit-EKG
• Myokardinfarkt	EKG, Troponin-Test, CK, GOT
• Aneurysma	Echokardiographie
zerebrovaskuläre Synkopen:	
• transitorische ischämische Attacke	Anamnese, Dopplersonographie
• Subclavian-steal-Syndrom	Dopplersonographie, Angiographie
• Takayasu-Arteriitis	Klinik, junge Frauen, Dopplersonographie
• Subarachnoidalblutung	Klinik, CT
Synkopen durch unerwünschte Arzneimittelwirkungen	Anamnese (Antidepressiva, Antiarrhythmika, Vasodilatanzien)
zerebrale Synkopen: Epilepsie, M. Parkinson	Klinik, EEG
metabolisch ausgelöste Synkopen:	
• Hyperventilation	Anamnese, Klinik
• Alkohol/Drogen	Anamnese, Screening
• Hypoxie	Anamnese (rascher Höhenanstieg)
Synkope unklarer Genese	20% d. F. Ausschlussdiagnose

2.32 Thoraxschmerzen

Merke

Bei Thoraxschmerzen muss immer eine lebensbedrohliche Erkrankung ausgeschlossen werden, v. a. Myokardinfarkt und Angina pectoris!

Prozedere

☞ Tab. 2.27

Anamnese

Schmerzqualität und -intensität: Vernichtungsschmerz, retrosternales Druck-/Engegefühl, Herzstiche, Todesangst?
Schmerzdauer: akut (Minuten bis Stunden), chronisch, rezidivierend
Schmerzlokalisation und -ausstrahlung: linker/rechter Arm, Unterkiefer, Epigastrium, Rücken
Auslösende Faktoren: körperliche Belastung, Kälteexposition, voluminöse Mahlzeiten, (Tiefe) Inspiration, Lagewechsel, Liegen
Vorerkrankungen und Risikofaktoren der Arteriosklerose: Nikotinabusus, Hypertonie, Hypercholesterinämie, Diabetes mellitus, Übergewicht
Familienanamnese

Körperliche Untersuchung

Auskultation: Herzgeräusche, Zusatztöne, systolisch-diastolisches Reibegeräusch, Rhythmusstörungen
Periphere Pulse: abgeschwächt, seitengleich
Blutdruck: Differenz linker/rechter Arm?
Hinweise auf Phlebothrombose: Umfangsdifferenz der Beine, Warnvenen, Wadenschmerzen?
Labor: CRP, BSG, Leukos, CK, CK-MB, GOT, GPT, LDH, Troponin (bei Verdacht immer Herzinfarkt ausschließen)

Apparative Untersuchung
EKG, ggf. Belastungs- und Langzeit-EKG
Rö-Thorax in 2 Ebenen
Echokardiographie
Ggf. transthorakale/transösophageale Echokardiographie
Ggf. Notfallangiographie

Differentialdiagnose

Tab. 2.27: Differentialdiagnose des Thoraxschmerzes

	Anmerkung/typische Symptome	Richtungsweisende Untersuchung
Kardiale Erkrankungen		
Angina pectoris (☞ Innere, Herz, Kap. 3.2)	promptes Ansprechen auf Nitrat bei stabiler, verzögertes Ansprechen bei instabiler AP	(Belastungs-)EKG, Echokardiographie, Koronarangiographie
akuter Myokardinfarkt (☞ Innere, Herz, Kap. 3.3)	kein Ansprechen auf Nitrat	EKG, Troponin-Test, CK, GOT
akute Peri(myo)karditis (☞ Innere, Herz, Kap. 4.1)	präkordialer und retrosternaler Schmerz, verstärkt bei tiefer Inspiration und Änderung der Körperhaltung. Fieber und Perikardreiben	EKG, Echokardiographie
hypertrophische und dilatative Kardiomyopathie (☞ Innere, Herz, Kap. 4)	ggf. mehr Schmerzen auf Nitrat	Echokardiographie
Klappenvitien	Aortenklappenstenose (☞ Innere, Herz, Kap. 7.1), Mitralklappenprolaps (☞ Innere, Herz, Kap. 7.4)	Auskultation, Echokardiographie
akute Aortendissektion (☞ Innere, Herz, Kap. 11.1)	reißender Brust- und Thoraxschmerz, Sensibilitätsstörungen und Lähmungen der Beine	Rö-Thorax, transthorakale/ -ösophageale Echokardiographie
Erkrankungen von Lunge, Pleura und Mediastinum		
Lungenembolie (☞ Innere, Atmungsorgane, Kap. 4.5)	Tachykardie, Tachypnoe, Dyspnoe, Zyanose	BGA, EKG, D-Dimere, CT-Thorax
Pneumothorax (☞ Chirurgie, Kap. 11.3.2)	junge Patienten, plötzlicher Schmerz, Dyspnoe	Auskultation, Rö-Thorax
Pleuritis (☞ Innere, Atmungsorgane, Kap. 8.2.2)	atemabhängige Schmerzen	Auskultation
Pleurodynie (Bornholm-Krankheit) (☞ Innere, Infektiologie, Kap. 4.4)	Kopf- und Muskelschmerzen, Fieber	Erregernachweis (Rachenabstrich, Stuhl, Liquor)
Mediastinitis (☞ Innere, Atmungsorgane, Kap. 9.1)	bei Infektionen (Fieber, Leukozytose) und Ösophagusruptur	Rö-Thorax, CT
gastrointestinale Erkrankungen		
Refluxösophagitis (☞ Innere, Verdauungsorgane, Kap. 1.3)	Sodbrennen	ÖGD
Ösophagusmotilitätsstörungen	Achalasie (☞ Innere, Verdauungsorgane, Kap. 1.1), diffuser Ösophagusspasmus (☞ Innere, Verdauungsorgane, Kap. 1.1.2)	ÖGD, Manometrie, pH-Metrie
Ösophagusruptur (Boerhaave-Syndrom) (☞ Chirurgie, Kap. 18.2.4)	Schmerzausstrahlung retrosternal, Rücken, Oberbauch; Abwehrspannung	Rö-Ösophagus mit wasserl. KM
akute Pankreatitis (☞ Innere, Verdauungsorgane, Kap. 7.1)	gelegentlich Schmerzen wie bei Myokardinfarkt	Lipase, Sonographie
Magen- und Duodenalulzera	epigastrale Schmerzen	ÖGD
Cholezystitis, Cholelithiasis	selten thorakale Schmerzen	Sonographie
sonstige Ursachen		
Interkostalneuralgie	interkostaler Druckschmerz und atemabhängiger Schmerz	Ausschlussdiagnose, Rippenmanipulation
Frakturen	Trauma, atemabhängiger Schmerz	Anamnese, Rö-Thorax
BWS-/Rippenmetastasen	Tumoranamnese	Rö-Thorax, CT

Tab. 2.27: Differentialdiagnose des Thoraxschmerzes

	Anmerkung/typische Symptome	Richtungsweisende Untersuchung
sonstige Ursachen		
Tietze-Syndrom	parasternale, (druck)schmerzhafte Rippenauftreibungen, meist 2. oder 3. Rippe	Klinik
Herpes zoster	einseitig thorako-abdominelle Schmerzen, können den typischen Hauterscheinungen vorausgehen	zunächst Ausschlussdiagnose, Klinik
psychovegetative und funktionelle Herzbeschwerden	umschriebene Schmerzen in der Herzgegend	Ausschlussdiagnose

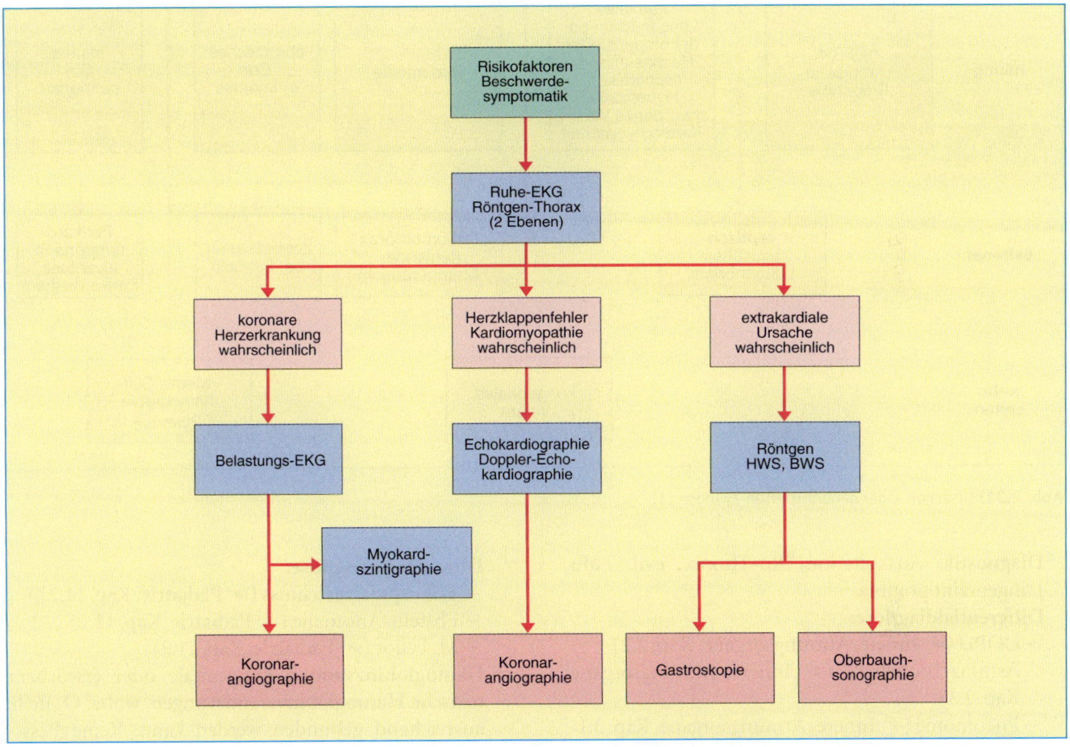

Abb. 2.30: Zusammenfassende Darstellung des diagnostischen Ablaufs beim Leitsymptom Brustschmerz [1]

2.33 Zyanose

Definition. Blauverfärbung von Haut und Schleimhäuten bei einer Konzentration des reduzierten Hämoglobins > 5 mg/dl Blut (**echte Zyanose**).

Merke

Bei anämischen Patienten kann eine Zyanose fehlen!

Pseudozyanose: bläuliche Färbung der Haut infolge abnormer Pigmentierung

Prozedere

Anamnese und Untersuchung

Dyspnoe (☞ Kap. 2.14)

Zentrale Zyanose. Blaufärbung, auch der Zunge; Test nach Lewis: Drücken des Ohrläppchens bis zur Weißfärbung, unmittelbare Blaufärbung nach dem Loslassen. Man unterscheidet:

- **pulmonale Zyanose:** durch Ventilations-, Perfusions- oder Diffusionsstörungen. Besserung der Symptomatik durch O_2-Zufuhr, Aufhellung des Blutes beim Stehenlassen an der Luft.

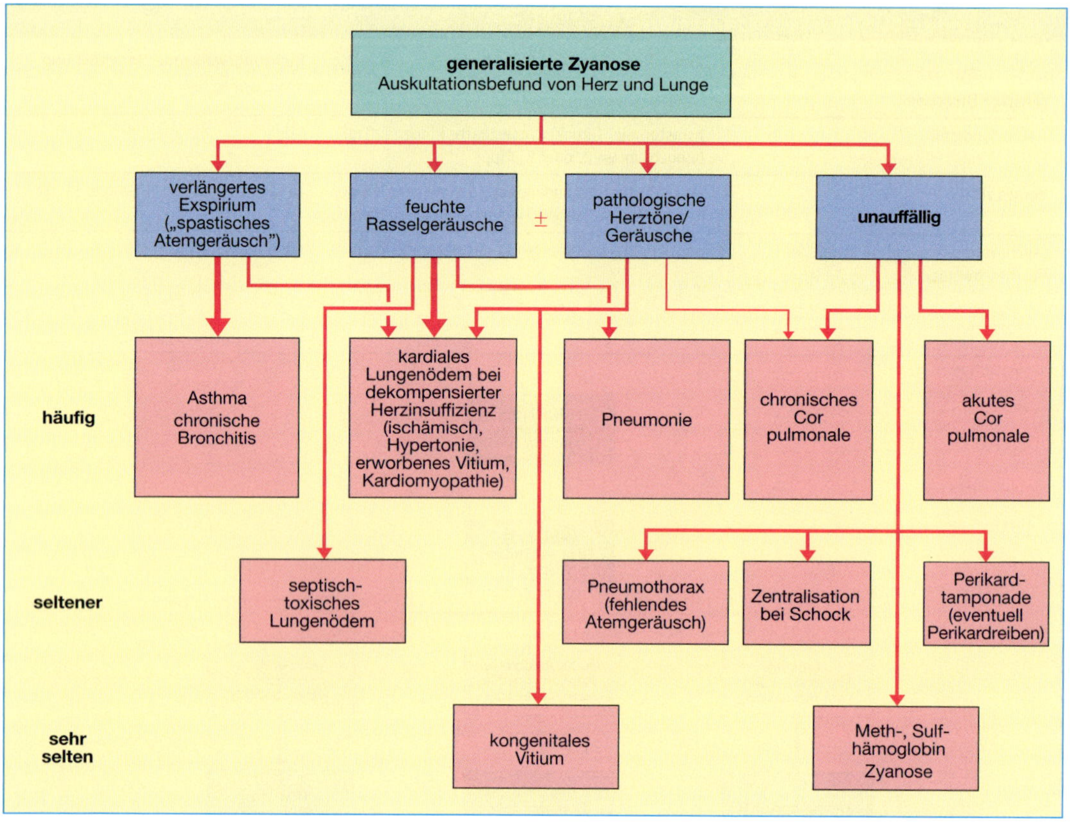

Abb. 2.31: Ursachen einer generalisierten Zyanose [1]

Diagnostik: Auskultation, Rö-Thorax, evtl. Lufu, Lungenszintigraphie
Differentialdiagnose:
- COPD (☞ Innere, Atmungsorgane, Kap. 2.2)
- Asthma bronchiale (☞ Innere, Atmungsorgane, Kap. 2.3)
- Pneumonie (☞ Innere, Atmungsorgane, Kap. 3.1
- Pneumothorax (☞ Chirurgie, Kap. 11.3)
- Lungenembolie (☞ Innere, Atmungsorgane, Kap. 4.5)
- Lungenemphysem (☞ Innere, Atmungsorgane, Kap. 2.4)
- Lungenfibrose (☞ Innere, Atmungsorgane, Kap. 3.9)

• **Mischblutzyanose:** bei kardialem, selten pulmonalem Rechts-links-Shunt. Keine wesentliche Besserung durch O_2-Zufuhr, Aufhellung des Blutes beim Stehenlassen an der Luft.
Diagnostik: Auskultation, (Doppler-)Echokardiographie, Rechtsherzkatheteruntersuchung. Selten Erstmanifestation im Erwachsenenalter:
Differentialdiagnose:
- Trikuspidalverschluss (☞ Pädiatrie, Kap. 11.2)
- Ebstein-Anomalie (☞ Pädiatrie, Kap. 11.2)
- M. Fallot (☞ Pädiatrie, Kap. 11.2)

• **Hämoglobinzyanose:** kongenitale oder erworbene toxische Hämoglobinveränderungen, wobei O_2 nicht ausreichend gebunden werden kann. Keine Besserung der Symptomatik durch Sauerstoffzufuhr, keine Aufhellung des Blutes beim Stehenlassen an der Luft.
Differentialdiagnose:
- Methämoglobinämie
- Sulfhämoglobinämie

Periphere Zyanose. Zunge meist rosafarben, verzögertes Eintreten der Zyanose beim Test nach Lewis. Vermehrte Sauerstoffausschöpfung des Blutes durch verlangsamten Blutstrom. Man unterscheidet:
• generalisiert: bei chronischer Herzinsuffizienz unterschiedlicher Genese.
Cave: häufig in Kombination mit zentraler pulmonaler Zyanose!
• lokal: Phlebothrombose, Raynaud-Syndrom, pAVK

3 Kapitelübergreifende Tabellen

3.1 Tumormarker

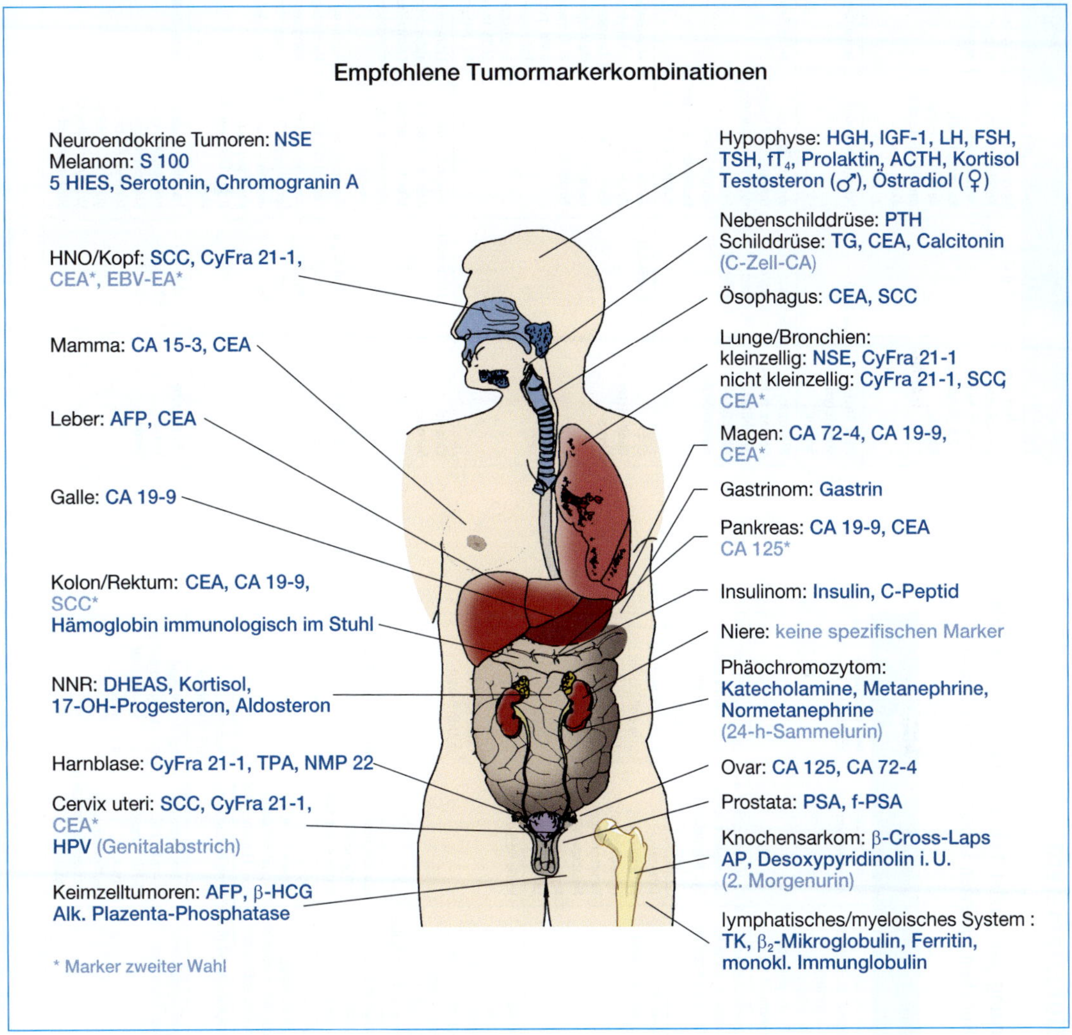

Abb. 3.1: Tumormarker [2]

3.2 Bewertung von Blutparametern

Blut: Normwerte und Bewertung (aus Müller/Löll/Bechtold: Basisleitfaden Famulatur & PJ, 2. Auflage. München, Elsevier, Urban & Fischer 2004)

Analyt. Material	Referenzwert	erhöht	erniedrigt	Besonderheiten
ACE Serum	10–35 U/ml (Liebermann) 115–419 U/l (Neels)	Sarkoidose, Asbestose, Silikose, M. Gaucher, Hyperthyreose, HIV, Amyloidose, Myelom, D. m.	Einnahme von ACE-Hemmern	sehr methodenabhängig
ADH EDTA-Plasma	2–8 pg/ml	paraneoplastisch, renaler D. insipidus, Schwarz-Bartter-Sy.	D. insipidus centralis, nephrotisches Sy., Alkoholabusus	stark beeinflusst durch Medikamente → 48 h vorher absetzen
Albumin Serum	3,7–5,3 g/dl	Exsikkose, Hyperproteinämie	Infekte, Proteinverlust (renal/enteral), Verbrennungen, Malabsorption, Malignome, Leberzirrhose, SS	Nachweis auch in Urin und Liquor möglich
α-Amylase Serum	40–130 U/l	Pankreatitis, Pankreasbeteiligung, Parotitis, Niereninsuffizienz, Medikamente, Z. n. ERCP, Extrauteringravidität	keine Bedeutung	Lipase mit bestimmen, da sehr geringe HWZ. Nachweis in Urin besser
$α_1$-Antitrypsin Serum	150–350 mg/dl	Malignome, SS, hormonelle Kontrazeption	Leberzirrhose, Lungenerkr., angeborener Mangel	Akute-Phase-Protein
Anionenlücke Serum	8–16 mmol/l	Azidose, Laktatazidose, Salicylatintoxikation, Niereninsuffizienz	Hyperkalzämie, Hypermagnesiämie, Hypoaldosteronismus, Plasmozytom	
Anti-DNAseB Serum	≤ 200 U/l	Streptokokken-Inf.	keine Bedeutung	wichtig für GN-Diagnostik
Antithrombin III Zitratplasma	0,14–0,39 g/l	Antikoagulanzienther., Cholestase	Verbrauchskoagulopathie, DIC, AT-III-Mangel, Sepsis, nephrotisches Sy., hormonelle Kontrazeptiva	bei V. a. Mangel mehrfach, möglichst auch die Aktivität bestimmen
AP: alkalische Phosphatase Serum, evtl. 12 h Nahrungskarenz	60–170 U/l	Leber- Gallenerkr., Knochentumoren, -metastasen, Rachitis, Ostitis deformans, Hyperparathyreoidismus, Akromegalie, 3. Trimenon	angeborene Hypophosphatämie, Hypothyreose	Isoenzymbestimmung möglich
ASL: Antistreptolysin Serum	≤ 1:80	Streptokokkeninf.	keine Bedeutung	
Bilirubin Serum: lichtgeschützt, Hämolyse vermeiden!	Gesamt: ≤ 1 mg/dl direktes: ≤ 0,3 mg/dl	**direkt:** intraposthepatische Cholestase, Medikamente, Fettleber, Vergiftungen **indirekt:** Hämolyse, Malaria, Transfusion	keine Bedeutung	DD Ikterus
CHE: Cholinesterase Serum	3000–8500 U/l	Fettleber, D. m., Hyperlipoproteinämie Typ IV, KHK, nephrotisches Sy., Adipositas	Leberparenchymschaden, Mangelernährung, Malabsorption, 2. Trimenon bis 6 Wo. postpartal, Inf., schwere Entzündungen, E605-Intoxikation, HI, Malignome	sehr methodenabhängig
Chlorid Serum	98–110 mmol/l	renal tubuläre Azidose, enteraler Bikarbonatverlust, Ureterosigmoidostomie	Erbrechen, Hyperaldosteronismus, Lakritzabusus, diuretische Therapie	falsch neg. bei lipämischem Serum
Cholesterin Serum	120–200 mg/dl HDL bis 65 LDL bis 150 Quotient LDL/HDL 3,9	Hypothyreose, Cholestase, nephrotisches Sy., Hypercholesterinämie, Thiaziddiuretika, orale Kontrazeptiva, D. m., Übergewicht, Gicht	Hyperthyreose, Malabsorption, Mangelernährung, längerfristige Vit.-C-Aufnahme	zur Abschätzung des atherogenen Risikos Lipoproteine bestimmen
CK: Kreatinkinase Serum	≤ 80 U/l CK-BB 0,1% CK-MB 5 %	Traumen, Muskelnekrose, Myositis, Krampfanfall, schwere Anstrengung, HI, Myokarditis, Hyperthyreose, Muskeldystrophie	keine Bedeutung	Isoenzyme: **CK-BB:** Gehirn **CK-MB:** Herz **CK-MM:** Muskel

Blut: Normwerte und Bewertung *(Fortsetzung)*

Analyt. Material	Referenzwert	erhöht	erniedrigt	Besonderheiten
CK-MB Serum	5 % der CK gesamt	Myokardinfarkt	keine Bedeutung	Hinweis auf HI: • Anteil > 6 % • > 20 U/l
C-Peptid Serum: nüchtern abnehmen!	1,1–3,6 ng/ml	D. m. Typ IIb, Insulinom	D. m. Typ I und IIa	Parameter für Pankreas-Syntheseleistung
CRP: C-reaktives Protein Serum	≤ 10 mg/l	akute o. chron. Entzündung, Kortison, antiinflammatorische Medikation	CRP steigt als Erstes an, fällt als Erstes ab. Normales CRP schließt schweren bakteriellen Inf. nahezu aus	
Eisen Serum	**M:** 35–168 **F:** 23–165 µg/dl	Hämochromatose, Hyperthyreose, Hep., Hämolyse, sideroblastische und megaloblastäre Anämie, Thalassämie, Bleiintoxikation, Östrogenther.	Blutung, Dialyse, Malabsorption, Mangelernährung, Malignome, SS	Beurteilung mit Ferritin und Transferrin
Eiweiß Serum	6,6–8,6 g/dl	Dehydratation, Makroglobulinämie, Plasmozytom, chron. Entzündungen, kompensierte Leberzirrhose	M. Crohn, Colitis ulcerosa, Malabsorption, dekompensierte Leberzirrhose, Anorexie, Mangelernährung, nephrotisches Sy., starke Verbrennungen, Hyperthyreose, Hyperhydratation	Eiweißelektrophorese s. o.
Ferritin Serum	**M:** 4–665 **F:** 13–651 µg/l	Hämochromatose, Erythropoese ↓, Plasmozytom, Malignome, chron. Entzündung, Lebererkr.	Eisenmangel, Blutverlust, Proteinverlust, SS	Ferritin spiegelt Eisenspeicher wider
Fibrinogen Zitratblut	200–450 mg/dl	Entzündung, Trauma, Tumoren, Urämie, nephrotisches Sy.	Fibrinogenmangel, DIC, Thrombembolie, gesteigerte Fibribnolyse	Akute-Phase-Protein
Folsäure Serum	3,6–16,9 ng/ml	keine Bedeutung	megaloblastäre Anämie, Alkoholismus, Malabsorption, Tumoren, Med. (ASS, Methotrexat, Phenytoin)	
FSH: Follikelstimulierendes Hormon Serum	**M:** 1–10 U/l **F:** zyklusabhängig, bis 82 U/l	primärer Hypogonadismus	sekundärer und tertiärer Hypogonadismus	
GLDH: Glutamat-Dehydrogenase Serum	**M** ≤ 4 U/l **F** ≤ 3 U/l	Leberzellnekrose, -Ca., Verschlussikterus, Lebermetastasen, -zirrhose, Hep., Alkohol, Ketoazidose. Intoxikation mit Halothan, Aflatoxin, Arsen, Tetrachlorkohlenstoff	normal	gleichzeitig GOT, GPT und γ-GT bestimmen
Glukose Serum	80–120 mg/dl	D.m., Cushing, Akromegalie, Hyperthyreose, postaggressives Sy.	Insulinom, Überdosierung von Antidiabetika, Hunger, Anstrengung, Alkohol	Blut schnell nach Abnahme zentrifugieren, sonst Wert ↑
GOT = AST Serum	**M:** < 18 U/l **F:** < 15 U/l	akute Hep., akut-toxischer Leberschaden, HI, Muskeltrauma, Muskelerkr., akute Pankreatitis, Hirninfarkt, Leberzirrhose, EBV, Lungenembolie	normal	Hämolyse, Lipämie, Orthostase, zu langes Stauen → falsch hohe Werte
GPT: Glutamat-Pyruvat-Transaminase Serum	**M:** < 23 U/l **F:** < 19 U/l	akute Hep., akut-toxischer Leberschaden, EBV, Leberstauung, -zirrhose, chron. aktive Hep., Pankreatitis, Leberzell-Ca., Lebermetastasen	normal	DeRiti-Quotient GOT/GPT über 1 → schwerer Leberschaden
γ-GT: Gamma-glutamyl-transferase Serum	**M:** < 28 U/l **F:** < 18 U/l	Verschlussikterus, akut toxische Schädigung der Leber, Hepatitis, Alkoholabusus, Leber-Ca., zahlreiche Medikamente	normal	Hämolyse vermindert den Wert
Hämoglobin, freies Heparinplasma	≤ 5 mg/dl	intravasale Hämolyse, HUS, TTP, G6PD-Mangel, Trauma, Verbrennungen, Inf. (Hämolyse)	normal	Nachweis nur, wenn Kapazität von Haptoglobin überschritten

Blut: Normwerte und Bewertung *(Fortsetzung)*

Analyt. Material	Referenzwert	erhöht	erniedrigt	Besonderheiten
Haptoglobin Serum	40–300 mg/dl	Akute-Phase-Reaktion	intravasale Hämolyse, EBV, Lebersynthesestörung	Bestimmung mit CRP
Harnsäure Serum	**M:** 2–7 mg/dl **F:** 2–5,7 mg/dl	Hyperurikämie, Ernährung, Niereninsuffizienz, Alkohol, Leukämie, Zellumsatz ↑, Medikamente	Medikamente, Fanconi, Xanthinurie, Gravidität	
Harnstoff Serum	10–50 mg/dl	Niereninsuffizienz, Ernährung, obere GI-Blutung, Postaggressions-Sy., Glukokortikoide, schwere Herzinsuffizienz, Exsikkose	schwere Lebererkr., metabolische Azidose, Gravidität, 3. Trimenon	
HbA_{1c} EDTA-Blut	< 7 %	D. m.	normal	zur D.-m.-Einstellung
HBDH Serum	50–140 U/l	HI, Myokarditis, Lungenembolie, Hämolyse	keine Bedeutung	Isoenzym der LDH, besonders in Erythrozyten und Myokard
β-HCG Serum	< 5 U/l	SS, Blasenmole, Chorion-Ca., Keimzelltumor des Hoden	normal	Verlaufskontrolle in der SS
Kalium Serum	3,6–5,6 mmol/l	Niereninsuff., kaliumsparende Diuretika, Hypoaldosteronismus, Nebenniereninsuff., Azidose, Hämolyse, Zellzerfall, Succinylcholin	Cushing, Steroide, Hyperaldosteronismus, Erbrechen, Durchfall, Laxanzien, Alkalose, Diuretika	falsch hohe Werte bei zu langem Stauen und Hämolyse
Kalzium Serum: Zusätze im Röhrchen, z. B. Ca-Zitrat, können Messung beeinflussen	2,2–2,65 mmol/l	Paraneoplasien, primärer und tertiärer Hyperparathyreoidismus, Immobilisation, Sarkoidose, M. Paget, Medikamente	Vit.-D-Mangel, Hypoproteinämie, Hypoparathyreoidismus, Hyperphosphatämie, akute nekrotisierende Pankreatitis, Medikamente, Niereninsuffi.	Proteingehalt-Änderungen → gleichsinnige Ca-Veränderungen. Azidose und Alkalose beeinflussen nur freies Ca
Kortisol Serum	tageszeitlich 0–24 µg/dl	Cushing, NNR-Tumor, Paraneoplasie	NNR-Insuff., Hypophysenunterfunktion	starke tageszeitliche Schwankungen

Analyt. Material	Referenzwert	erhöht	erniedrigt	Besonderheiten
Kreatinin Serum	0,6–1,36 mg/dl	Niereninsuff. ab 50%, Trauma, Verbrennungen, Akromegalie, Medikamente	SS, geringe Muskelmasse, Nierendurchblutung ↑	Bewertung zusammen mit Urin-Analytik
Laktat Na-Fluorid-Blut	5–15 mg/dl	Hypoxie, bakterielle Sepsis, Schock, metabolische Azidose, Sport	keine Bedeutung	sensibler Hinweis auf Mesenterialinfarkt
LDH: Laktatdehydrogenase Serum	120–240 IE/l	HI, Myokarditis, Myopathie, Hep., EBV, toxische Leberschädigung, Malignome, Lungeninfarkt, Hämolyse	keine Bedeutung	5 Isoenzyme LDH/HBDH < 1,3 weist auf HI hin
Lipase Serum	< 190 U/l	Pankreatitis, Niereninsuffizienz	normal	
Magnesium Serum	2–3 mg/dl	Oligurie, Niereninsuff., zu hohe Zufuhr	Mangelernährung. Malabsorption, Alkoholismus, Erbrechen, Durchfall, Pankreatitis, D.m., Plasmozytom, SS, Diuretika, Hyperparathyreoidismus, Hyperthyreose	
Met-Hb, Hämoglobin Serum	< 1%	Raucher, familiär, Analgetika, Nitrate	normal	< 15 % keine Symptome > 70 % letal
Myoglobin Serum	**M:** < 75 **F:** < 65 µg/l	HI, Trauma, Skelettmuskelerkr., Nierenversagen, maligne Hyperthermie	normal	
Natrium Serum	135–144 mmol/l	Durchfall, Fieber, Schwitzen, mangelnde Wasserzufuhr, D. insipidus, osmot. Diurese, Hyperaldosteronismus, Cushing, Diuretika	Erbrechen, Durchfall, renaler Salzverlust, SIADH, Trauma, Verbrennungen, Ketoazidose, Hypoaldosteronismus	stark abhängig von Hydratationszustand → Wasserbilanz prüfen und evtl. korrigieren
Phosphat Serum	2,6–4,5 mg/dl	Niereninsuff., Hypoparathyreoidismus	primärer Hyperparathyreoidismus, Sepsis, Malabsorption, Anorexie, renal-tubuläre Defekte	Beurteilung in Zusammenhang mit Ca und AP i. S.

Blut: Normwerte und Bewertung *(Fortsetzung)*

Analyt. Material	Referenzwert	erhöht	erniedrigt	Besonderheiten
Retikulozyten EDTA-Blut	0,5–2 %	nach Hypoxie, Blutverlust, Leberzirrhose, Retikulozytenkrise 4–10 d nach Ther. einer megaloblastären Anämie	aplastische Anämie, megaloblastäre Anämie, Thalassämie, sideroblastische Anämie, Strahlentherapie, Zytostatika	
Transferrin Serum	200–400 mg/dl	Eisenmangel, SS, Östrogene, Gestagene	Eiweißmangel, Entzündungen, Hämochromatose, Hämosiderose, Tumoren	gleichzeitig Ferritin und Eisen im Serum bestimmen
Triglyceride Serum: 12 h nüchtern	160 mg/dl	primäre Hyperlipoproteinämie außer IIa, HI, D. m., Adipositas, Hypothyreose, Lebererkr., nephrotisches Syndrom	Anämie, Tumoren, Marasmus, Hunger, Hyperthyreose, Verbrennungen, M. Crohn, Colitis ulcerosa	gleichzeitig Cholesterin bestimmen
Troponin T Messung: Serum	< 0,2 µg/l	HI		Reperfusionskontrolle der Lysetherapie
TSH Serum	0,3–3,5 mU/l	primäre Hypothyreose, Iodmangel	Hyperthyreose, sekundäre Hypothyreose	
T_3, T_4 Serum	**T_3:** 0,9–1,8 **T_4:** 45–115 µg/l	Hyperthyreose	Hypothyreose	

3.3 Bewertung von Urinparametern

Mittelstrahlurin und 24-h-Sammelurin: Normwerte und Bewertung
(aus Müller/Löll/Bechtold: Basisleitfaden Famulatur & PJ, 2. Auflage. München, Elsevier, Urban & Fischer 2004)

Analyt	Referenzwert	erhöht	erniedrigt	Besonderheiten
α-Amylase MSU oder Sammelurin	≤ 600 U/l	Pankreatitis, Parotitis, Pankreas-Ca.		Abfall in Serum schneller als im Urin
Bence-Jones-Proteine MSU	negativ	multiples Myelom, Paraproteinämie		meist durch Teststreifen nicht nachweisbar
Blut MSU	negativ	Tumor im Urotrakt, Urolithiasis, GN, Infektion, Trauma		bei Verletzung (Katheterisierung) falsch positiv
Chlorid MSU	20–130 µg/d	massive NaCl-Aufnahme, Diurese, primärer Hyperaldosteronismus, Saluretika	NaCl-Aufnahme ↓, Erbrechen, Durchfall, starkes Schwitzen	immer mit Serum- und Urinwerten von Na und K sowie BGA beurteilen
Eiweiß MSU	≤ 150 mg/d	GN, Infektion, Fieber, Herzinsuff., Schock, orthostatische Proteinurie		mehr als 3,5 g/d beweisen Glomerulusschaden
Glukose Sammelurin	< 0,3 g/d	D. m., renaler Diabetes, Tubulusschaden, SS besonders 3. Trimenon		zu Beginn des Sammelns 1 g Natriumazid in Sammelgefäß. Vit. C → falsch negativ
Hämoglobin MSU	negativ	Hämolyse, wenn Bindungskapazität von Haptoglobin überschritten		bei Verletzung (Katheterisierung) falsch positiv
Harnsäure Sammelurin	500–700 mg/d, 2,4–4,5 mmol/d	Gicht, Leukämie, Chemotherapie	Niereninsuff., Ketoazidose	sehr nahrungsabhängig
β-HCG MSU	negativ	SS ab 2. Wo., Blasenmole, Chorion-Ca., Keimzelltumor des Hodens	normal	quantitativer Nachweis mittels Urin-Stix
Kalium Sammelurin	2–4 g/d, 25–100 mmol/ 24 h	Polyurie bei akutem Nierenversagen, interstitielle Nephritis, renal-tubuläre Azidose, Fanconi, Bartter, Conn, Cushing, D. m., Diuretika, Medikamente, Alkalose	Erbrechen, Durchfall, Malabsorption, Addison, Azidose, GN, Pyelonephritis, Laxanzien	bei Hyperaldosteronismus nur hoch, wenn genügend NA vorhanden ist
Kalzium Sammelurin	0,1–0,4 g/d < 3,8 mmol/d	Paraneoplasie, Hyperkalzämie, Immobilisation, primärer Hyperparathyreoidismus, Hyperthyreose, Cushing, tubuläre Azidose, Östrogene, Lithium, Diuretika	Hypoparathyreoidismus, Niereninsuff., Malabsorption	immer im Zusammenhang mit Phosphat und Kalzium im Serum bestimmen
Katecholamine Sammelurin	< 180 µg Adrenalin + Noradrenalin < 500 µg Adr., Nor. und Dopamin	Phäochromozytom, Neuroblastom, Ganglioneurom, Stress, art. Hypertonie, Hypoglykämie	normal	Absetzen aller relevanten Med., Vermeiden von Kaffee, Nüssen, Zitrusfrüchten, Käse, Bananen, Vanille
Kreatinin Sammelurin	< 250 mg/d 8,8–14 mmol/d	viel Muskelmasse, Crush-Niere, Myopathie	wenig Muskelmasse, Niereninsuff.	
Natrium Sammelurin	3–6 g/d 100–260 mmol/d	Nierenversagen, hepatorenales Sy., Schwartz-Bartter, Fanconi, Hypoaldosteronismus, SIADH, Alkalose, H_2O-Intoxikation, Ketoazidose	Erbrechen, Durchfall, dekompensierte Herzinsuff., Cushing, Stress (postop.)	beim Fasten Abfall auf nahe 0
Osmolalität MSU	400–800, maximal 50–1400 mOsmol/kg	Durchfall, Fieber, Volumenmangel	D. insipidus, osmotische Diurese	immer mit Na messen, da zu 50% durch Na
Phosphat Sammelurin	300–1000 mg/d 95–320 mmol/d	primärer Hyperparathyreoidismus, Tumoren, renal-tubuläre Azidose	Niereninsuff., Hypoparathyreoidismus, Hypothyreose	immer mit Ca und Krea im Serum bestimmen
Urobilinogen MSU	negativ	Ikterus, Leberparenchymschaden	normal	

4 Übersichten zur klinischen Infektiologie nach Fachgebieten

4.1 Infektionen der Harnwege

Krankheitsbild	wichtigste(r) Erreger	Diagnostik	kalkulierte Chemotherapie
Zystitis	E. coli	Mikroskopie und quantitative Kultur, meist von Mittelstrahlurin	Cotrimoxazol bei Erstinfektion, Fluorochinolone bei Rezidiven nach Abnahme der Kultur, dann nach Antibiogramm
	Andere Enterobacteriaceae		
	Enterokokken		
	Staph. saprophyticus/aureus		
	Pseudomonas aeruginosa (selten)		
	Candida sp. (v. a. bei Dauerkatheter-Trägern)		Fluconazol
Pyelonephritis	E. coli und andere Enterobacteriaceae	Urin- und Blutkultur	Fluorochinolone, Cotrimoxazol
Urethralsyndrom (Frau)	Chlamydia trachomatis (30%)	DFT, EIA, Gensonde oder Kultur (Zellkultur), quantitative Kultur aus Urin, Keimzahl oft $\leq 10^4$/ml	Tetrazykline, Fluorochinolone (Therapie nur bei Pyurie, d. h. ≥ 10 Leukozyten/µl Urin)
	Escherichia coli (30%)		
	Staph. saprophyticus (5–10%)		
	Unbekannte Erreger (20%)		
Unspezifische Urethritis (nicht-gonorrhoische Urethritis, NGU)	Chlamydia trachomatis	DFT, Gensonde/PCR oder Kultur (Zellkultur)	Tetrazykline, Makrolide
	Trichomonas vaginalis	Mikroskopie (Kultur)	
	Mycoplasma genitalium Ureaplasma urealyticum	Kultur (Spezialmedien), PCR	
Urogenitale Tuberkulose	Mycobacterium tuber-culosis	Mikroskopie und Kultur von Urin (3 x 30–50 ml)	Mehrfachkombination
Microsporidiose	Microsporidia (Enterocytozoon und vier weitere Spezies)	Mikroskopie von Urinsediment, evtl. PCR, EIA (?)	Metronidazol, Albendazol
Schistosomiasis (Bilharziose)	Schistosoma haematobium	Mikroskopie des Urinsediments, Serologie	Praziquantel
Nephropathia epidemica/hämorrhagisches Fieber mit renalem Syndrom (HFRS)	Hantaan-/Puumula-Virus	Serologie	supportive Therapie, passagere Hämodialyse
Prostatitis (Pat. > 35 J.)	E. coli	Mikroskopie, Kultur von Prostatasekret, Urin (quantitative Urinkultur, weniger geeignet)	Fluorochinolone, Cotrimoxazol
	Andere Enterobacteriaceae		
	Pseudomonas aeruginosa		
	Enterokokken		
	Staph. aureus		
Prostatitis (Pat. ≤ 35 J.)	Neisseria gonorrhoeae	Kultur oder Gensonde	Fluorochinolone
	Chlamydia trachomatis	DFT, EIA, Gensonde oder Kultur	Tetrazykline, Makrolide
Vulvovaginitis	Candida-Arten	Mikroskopie, evtl. Kultur	orale Azole, z. B. Fluconazol
	Trichomonas vaginalis	Mikroskopie (nativ), 2 Objektträger mit luftgetrocknetem Sekret einschicken (für Giemsa-Färbung oder DFT)	Metronidazol
	Herpes-simplex-Virus	Isolierung oder Antigennachweis aus Sekret	Aciclovir

Krankheitsbild	wichtigste(r) Erreger	Diagnostik	kalkulierte Chemotherapie
Unspezifische Vaginitis (Vaginose)	oft mehrere Bakterien beteiligt: Gardnerella vaginalis, Mycoplasma hominis, Mobiluncus sp., gramnegative Anaerobier	Mikroskopie („clue cells") und Kultur aus Vaginalsekret (Spezialmedien); Interpretation vieler Befunde problematisch, da Keime der Normalflora	Metronidazol, Clindamycin

4.2 Infektionen der Genitalorgane (venerische Infektionen)

Krankheitsbild	wichtigste(r) Erreger	Diagnostik	kalkulierte Chemotherapie
Endometritis, Zervizitis, Oophoritis, Salpingitis, Pelveoperitonitis	Neisseria gonorrhoeae	Mikroskopie, Kultur, PCR	3.-Generation-Cephalosporin + Doxycyclin (immer Gonokokken und Chlamydien gemeinsam therapieren)
	Chlamydia trachomatis	DFT, PCR, Kultur (Zellkultur)	
	anaerobe Mischflora	Mikroskopie, Kultur	
	Trichomonas vaginalis	Mikroskopie (Kultur)	Metronidazol
	seltener:		
	• Enterobakterien	Kultur (Zellkultur)	nach Antibiogramm
	• Streptococcus sp.	Kultur	Fluorochinolon + Metronidazol oder 3.-Gen.-Cephalosporin + Tetrazyklin
	• Gardnerella vaginalis	Kultur	
	• Mycoplasma hominis	(Spezialmedien)	
	• Mycobacterium tuberculosis	Mikroskopie und Kultur	Kombinationstherapie
Lymphogranuloma venereum	Chlamydia trachomatis (Serovare L1, L2, L3)	mikroskopischer Antigen-Nachweis (DFT, EIA), DNA-Nachweis oder Isolierung (Zellkultur)	Tetrazykline, Makrolide
Genitaler Herpes	Herpes-simplex-Virus Typ 2 (HSV-2), seltener HSV-1	Isolierung, DFT oder DNA-Nachweis aus Sekret	Aciclovir
Gonorrhö	Neisseria gonorrhoeae	Mikroskopie (2–3 Objektträger für Gram-/Methylenblau-Färbung und DFT), Kultur (Spezial-Transportmedium), EIA, DNA-Nachweis	3.-Gen.-Cephalosporine oder Fluorochinolon + Makrolid oder Tetrazyklin **cave:** 50% der Pat. haben gleichzeitig eine Chlamydia-trachomatis-Infektion
Granuloma inguinale (Donovanosis)	Calymmatobacterium granulomatis	Mikroskopie von Biopsiematerial (Donovan-Körper), Isolierung (Zellkultur)	Cotrimoxazol oder Tetrazykline oder Makrolide oder Fluorochinolone
Syphilis (Lues, harter Schanker)	Treponema pallidum (subsp. pallidum)	Mikroskopie (Dunkelfeld, DFT oder Silberfärbung) von Material aus Effloreszenzen der Stadien I und II, Serologie	Penicillin
Ulcus molle (weicher Schanker, „Chancroid")	Haemophilus ducreyi	Mikroskopie von Abstrichen aus Ulkusrand, Kultur (schwierig)	3.-Gen.-Cephalosporine oder Makrolide

4.3 Infektionen des Zentralnervensystems

4.3.1 Meningitis

Krankheitsbild	wichtigste(r) Erreger	Diagnostik	kalkulierte Chemotherapie
Virale Meningitis	Enteroviren (häufigster Erreger)	Isolierung und RNA-Nachweis aus Liquor und Stuhl	Aciclovir (bis zum Ausschluss einer HSV-Infektion)
	Herpes-simplex-Virus Typ 2 (HSV-2)	DNA-Nachweis und Isolierung aus Liquor	
	Frühsommer-Meningoenzephalitis-(FSME)-Virus	Serologie in Serum und Liquor (IgM)	
	Lymphozytäre-Choriomeningitis-Virus (LCMV)		
	HIV (Primärinfektion)		
	Mumpsvirus (selten seit Impfung)		
	sonstige Viren		
Bakterielle Meningitis	Streptococcus pneumoniae (ca. 30%)	Mikroskopie und Kultur von Liquor, Blutkultur, Antigen-Nachweis (Schnelltest)	3.-Gen.-Cephalosporine + Ampicillin ± Vancomycin
	Neisseria meningitidis (ca. 20%)		
	Haemophilus influenzae Typ b (Hib; seltener durch Impfung)		
	Listeria monocytogenes	Mikroskopie und Kultur von Liquor, Blutkultur	
	Selten: • Enterobakterien (Senium) • Staphylokokken (post-op., Shunt-Infektion) • Pseudomonas aeruginosa • Mycobacterium tuberculosis • Spirochäten (Treponema pallidum, Borrelia burgdorferi, Leptospira interrogans)		
	Neonatologie: • Strept. agalactiae (B-Strept.) • E. coli • Listeria monocytogenes		
Pilz-Meningitis	Cryptococcus neoformans	Mikroskopie und Kultur von Liquor; ggf. Antigen-Nachweis, Serologie	Azole
	Candida-Arten		
	Coccidioides immitis		

4.3.2 Enzephalomyelitis

Krankheitsbild	wichtigste(r) Erreger	Diagnostik	kalkulierte Chemotherapie
Virale Enzephalomyelitis	Enteroviren	RNA-Nachweis aus Liquor, Isolierung aus Liquor und Stuhl	Aciclovir (bis zur Virusdiagnostik)
	Herpes-simplex-Virus Typ 1 (HSV-1) andere Herpesviren (VZV, EBV, CMV, HHV-6)	DNA-Nachweis und Isolierung aus Liquor und Rachenspülflüssigkeit (CMV), • CMV: DFT • EBV: zusätzlich Serologie	Aciclovir (bis zur Virusdiagnostik), dann: • HSV, VZV: Aciclovir • CMV: Ganciclovir
	Frühsommer-Meningoenzephalitis-(FSME)-Virus	Serologie in Serum und Liquor (IgM)	
	Masernvirus	Serologie, (Isolierung, Antigen-Nachweis)	
	Mumpsvirus		
	Influenza A und B	RNA-Nachweis aus Liquor	
	Adenovirus	Isolierung aus Liquor, Stuhl und Rachensekret, DNA-Nachweis	
	Rötelnvirus	Serologie	
	HIV	RNA-Nachweis aus Liquor, Serologie	
	Selten: • Togavirus • Bunyavirus • Arenavirus • Lyssavirus (Tollwut)	Virusisolierung aus Liquor und Blut sowie Serologie im Speziallabor Antigen-Nachweis (DFT) aus Speichel, Liquor, Kornealabdruck, nuchale Hautbiopsie, Hirnbiopsie; Serologie	
Bakterielle Enzephalomyelitis	Rickettsia-Arten	Mikroskopie, Serologie	nach Erregernachweis
	Brucella-Arten		
	Bartonella-Arten		
	Borrelia-Arten (Lyme-Borreliose)	Antigen-Nachweis (DFT), Serologie	
	Legionella-Arten	Serologie; Mikroskopie und evtl. Kultur aus Liquor und Blut	
	Leptospira interrogans		
	Treponema pallidum	Syphilis-Serologie	
	Listeria monocytogenes	Mikroskopie und Kultur aus Liquor	
	Mycobacterium tuberculosis	Mikroskopie, Kultur und DNA-Nachweis aus Liquor	
Pilz-Enzephalomyelitis	Aspergillus-Arten	Mikroskopie, Kultur von und Antigen-Nachweis aus Liquor, Serum, Urin, Biopsien; Serologie	Amphotericin B
	Cryptococcus neoformans (Kryptokokkose)		
	Mucorales, z. B. Mucor		
Protozoen-Enzephalitis	Naegleri fowleri	Mikroskopie (Liquor)	Je nach Erreger
	Acanthamoeba-Arten	Mikroskopie (Liquor)	
	Toxoplasma gondii	Serologie, Mikroskopie, Zellkultur, DNA-Nachweis aus Liquor	
	Trypanosoma-Arten	Mikroskopie (Liquor), Serologie	
	Plasmodium falciparum	Mikroskopie (Blut), Serologie	
Helminthen-Enzephalitis	Taenia-solium-Zystizerkose	Serologie	Je nach Erreger
	Echinococcus-Arten		
	Toxocara-Arten		

4.3.3 Andere ZNS-Infektionen

Krankheitsbild	wichtigste(r) Erreger	Diagnostik	kalkulierte Chemotherapie
Hirnabszess, Epiduralabszess, subdurales Empyem	Streptokokken (60–70%) Bacteroides (20–40%) Enterobacteriaceae (25–35%) Staphylococcus aureus (10–15%)	Mikroskopie und Kultur von Eiter	Penizillin und Metronidazol ± 3.-Gen.-Cephalosporin
	selten: • Nocardia asteroides • Toxoplasma gondii • Mucoraceae • Aspergillus-Arten • Candida-Arten	• Mikroskopie und Kultur von Eiter; Serologie • Mikroskopie und DNA-Nachweis (Liquor, Gehirnbiopsie); Serologie, Isolierung (schwierig), Mikroskopie (Biopsie) • Mikroskopie und Kultur von Eiter und Liquor • Mikroskopie und Kultur von Eiter und Liquor	• Cotrimoxazol • Mehrfachkombination, **cave:** häufige opportunistische Infektion bei AIDS-Patienten • Amphotericin B • Amphotericin B • Amphotericin B
Tetanus	Clostridium tetani	Toxinnachweis (Tierversuch) aus Wundsekret und Blut, Mikroskopie	unverzügliche aktive und passive Immunisierung, Metronidazol
Botulismus	Clostridium botulinum	Toxinnachweis (Tierversuch) aus Blut oder Nahrung; Kultur von C. botulinum aus Fäzes	unverzügliche Gabe von polyvalentem Antitoxin
Lepra (periphere Nerven)	Mycobacterium leprae	Mikroskopie von Biopsiematerial oder von Geschabsel aus Nasenschleimhaut	Rifampicin und Dapson ± Clofamizin

4.4 Enteritische Infektionen

4.4.1 Nicht-invasive Gastroenteritis/Enterokolitis (keine Leukozyten)

Krankheitsbild	wichtigste(r) Erreger	Diagnostik	kalkulierte Chemotherapie
Nicht-invasive Gastroenteritis/ Enterokolitis (keine Leukozyten)	ohne Erregernachweis	Mikroskopie und Kultur, Biopsie, evtl. Elektronenmikroskopie	Fluorochinolon oder Cotrimoxazol (bei schwerer Verlaufsform)
	Rotavirus Adenovirus selten: Enteroviren, Corona-, Astro-, Calici-, Norwalk-Viren	direkter Virusnachweis mittels immunologischer Methoden (z. B. EIA) oder Elektronenmikroskopie (Speziallabors)	keine Chemotherapie
	Staph. aureus (Enterotoxine A–E)	Toxinnachweis (mit Antikörpern) in Nahrung und Stuhl	in der Regel Lebensmittelvergiftung, keine spezifische Therapie
	E. coli (EPEC, ETEC, EHEC)	Kultur aus Stuhl und Identifizierung der Pathovare mit DNA-Technik; Serovar kann Hinweis geben (z. B. 0157: H7). Kein einfacher Test zur Differenzierung vorhanden	Reisediarrhö (meist durch E. coli) Cotrimoxazol oder Fluorochinolon
	Bacillus cereus Clostridium perfringens (Lebensmittel)	quantitative Kultur aus Nahrung und Stuhl	
	Vibrio parahaemolyticus (Lebensmittel, Meerestiere)	Kultur aus Stuhl	
Cholera	Vibrio cholerae	Kultur aus Stuhl und Erbrochenem	Tetrazykline

4.4.2 Invasiv-entzündliche Gastroenteritis/Enterokolitis (Leukozyten vorhanden)

Krankheitsbild	wichtigste(r) Erreger	Diagnostik	kalkulierte Chemotherapie
Salmonellose	Salmonella enterica (enteritische Serovare)	Kultur aus Stuhl, Serovarbestimmung	Antibiotika nur in Ausnahmefällen: Fluorochinolon
	Campylobacter jejuni	Kultur aus Stuhl	Makrolid
Yersiniose	Yersinia enterocolitica	Kultur aus Stuhl	Fluorochinolon
	Escherichia coli (EIEC)	Kultur aus Stuhl	Cotrimoxazol
Shigellose (bakterielle Ruhr)	Shigella-Arten	Kultur aus Stuhl	Fluorochinolon
Amöbiasis (Amöbenruhr)	Entamoeba histolytica	Mikroskopie von Stuhl (Trophozoiten oder Zysten), evtl. DANN-Nachweis; Serologie	Metronidazol
Pseudomembranöse Kolitis	Clostridium difficile	Toxinnachweis (EIA) im Stuhl	Metronidazol p. o.

4.4.3 Parasitäre Gastroenteritis/Enterokolitis

Krankheitsbild	wichtigste(r) Erreger	Diagnostik	kalkulierte Chemotherapie
Giardiose (Lambliasis)	Giardia lamblia	Mikroskopie von Stuhl und Duodenalsaft (Zysten)	Metronidazol
Kryptosporidiose	Cryptosporidium ssp.	Mikroskopie von Stuhl (Oozysten), DFT, EIA	Nitazoxanide
Microsporidiose	Microsporidia, z. B. Enterocytozoon bieneusi	Mikroskopie von Stuhl, EIA	Albendazol
Cyclosporose	Cyclospora cayetanensis	mikroskopischer Nachweis von Oozysten im Stuhl	Cotrimoxazol
Sarkozystiose	Sarcocystis-Arten	Mikroskopie von Stuhl	
Isosporose	Isospora belli	Mikroskopie von Stuhl	Cotrimoxazol
Blastozystiose	Blastocystis hominis	Mikroskopie von Stuhl	Metronidazol
Trematoden-Infekte	Schistosoma-Arten	mikroskopischer Nachweis von Wurmeiern im Stuhl; Schistosoma: ggf. Serologie	Praziquantel
	Fasciolopsis buski		
	Heterophyes heterophyes		
Zestoden-Infekte, Taeniasis	Hymenolepis-Arten	mikroskopischer Nachweis von Wurmgliedern (Proglottiden) und evtl. Wurmeiern im Stuhl	Praziquantel oder Niclosamid
	Taenia-Arten		
	Diphyllobothrium-Arten		
Nematoden-Infekte	Ancylostoma- und Necator-Arten	mikroskopischer Nachweis von Wurmeiern im Stuhl, Serologie	Mebendazol, Albendazol
Trichuriasis	Trichuris trichiura		
Trichinose	Trichinella spiralis		
Askariasis	Ascaris lumbricoides		
	Strongyloides stercoralis	Nachweis von Larven im Stuhl	
Enterobiasis (Oxyuriasis)	Enterobius vermicularis	mikroskopischer Nachweis von Wurmeiern (Analklebestreifen auf Objektträger) oder von Würmern im Stuhl	

4.5 Infektionen der oberen und unteren Atemwege I

Krankheitsbild	wichtigste(r) Erreger	Diagnostik	kalkulierte Chemotherapie
Rhinitis	Rhinovirus	Labordiagnose nicht empfohlen	Chemotherapie nicht empfohlen
	Coronavirus		
	Myxoviren		
	Adenoviren		
Sinusitis	Streptococcus pneumoniae	Mikroskopie, DFT und Kultur aus Sinussekret/Eiter (Punktat) oder aus Spülflüssigkeit	Amoxicillin/Clavulansäure oder Cotrimoxazol oder Makrolid
	Haemophilus influenzae		
	Staphylococcus aureus		
	Moraxella catarrhalis		
	Streptococcus pyogenes		
	Myxoviren	Serologie	
	Adenoviren	Serologie	
	Rhinovirus	Labordiagnose nicht empfohlen	
	Coronaviren		
Pharyngitis, Tonsillitis	Viren (30–40%): Rhinovirus, RS-Virus, Adenoviren, Parainfluenza-Virus, Influenza-Virus, Myxoviren	evtl. Isolierung oder Direktnachweis aus Rachenspülflüssigkeit oder Nasensekret; Serologie	
	Streptokokken der Gruppe A (15–30%), selten der Gruppen B, C oder G	Kultur von Abstrich; Direktnachweis (DFT) im Abstrichmaterial	Oralpenicillin oder Oralcephalosporin oder Makrolid
Herpangina	Coxsackie-Virus der Gruppe A	evtl. Isolierung	
Gingivitis, Stomatitis	Herpes-simplex-Virus	Isolierung, Direktnachweis (DFT)	Aciclovir, Symptomatisch
	Coxsackie-Virus		
Infektiöse Mononukleose	Epstein-Barr-Virus	Serologie	Symptomatisch, **kein** Ampicillin
	Zytomegalie-Virus (selten)	Kultur aus Rachenspülflüssigkeit und Urin; Serologie	
Angina Plaut-Vincenti	Treponema vincentii plus anaerobe Mischflora	Mikroskopie von Abstrich (anaerobe Kultur)	Penicillin
Akute nekrotisierende Gingivostomatitis	Treponema vincentii plus anaerobe Mischflora	Mikroskopie von Abstrich	Penicillin
Diphtherie	Corynebacterium diphtheriae	Kultur von Abstrichmaterial	Diphtherie-Antitoxin und Penicillin
Akute Laryngotracheobronchitis (Pseudokrupp)	Parainfluenza-Virus	Isolierung aus Rachenspülflüssigkeit oder Bronchialsekret, kombiniert mit Serologie	
	Influenza-Virus		
	RS-Virus		
	Adenoviren		
	Enteroviren		
	Rhinovirus		
Epiglottitis	Haemophilus influenzae (meist Serovar b)	Mikroskopie und Kultur aus Abstrich (cave: Atemstillstand) oder Nasen-Rachen-Sekret, Blutkultur	3. Gen.-Cephalosporin
	selten: Streptococcus pyogenes		
Pertussis	Bordetella pertussis	Kultur (spezielle Materialentnahme und Transport beachten)	Makrolid

Krankheitsbild	wichtigste(r) Erreger	Diagnostik	kalkulierte Chemotherapie
Akute Bronchitis/ Bronchiolitis	Viren (90%)	Isolierung aus Rachenspülflüssigkeit, Direktnachweis (DFT)	keine Antibiotika-Therapie
	RS-Viren (50%)		
	Parainfluenza-Virus (25%)		
	Influenza-Virus		
	Adenoviren		
	Rhinovirus	nicht empfohlen	
	Mycoplasma pneumoniae (10%)	Serologie	Makrolid oder Cotrimoxazol oder Amoxicillin/Clavulansäure
	Chlamydia pneumoniae (5%)		
Chronische Bronchitis (akute Exazerbation)	Viren (20–50%)	Mikroskopie, Kultur aus Sputum oder Bronchialsekret	Antibiotika-Therapie umstritten
Chronische Bronchitis (akute Exazerbation)	Haemophilus influenzae		evtl. Makrolid oder Cotrimoxazol oder Amoxicillin/Clavulansäure
	Chlamydia pneumoniae (5%)		
	Streptococcus pneumoniae		
	Branhamella catarrhalis		
Tuberkulose	Mycobacterium tuberculosis, andere Mykobakterien	Mikroskopie und Kultur (Dauer: 3–6–8 Wochen), mit DNA-Direktnachweis kombinieren	Mehrfachkombination
Virale Pneumonie	Parainfluenza-Virus (Kinder)	Direktnachweis (DFT), Isolierung aus Nasopharyngealabstrich, Bronchialsekret oder Lungengewebe	keine Antibiotikatherapie
	RS-Virus (Kinder)		
	Influenza-Virus A, B		Influenza A: Zanamivir, Oseltamivir
	Adenoviren		keine Antibiotikatherapie
	Rhinovirus		
	Herpesviren (HSV, VZV, CMV, EBV)		
	Masernvirus		
	Enteroviren		
	pulmonales Hantavirus (USA)	Serologie, PCR, Isolierung	
Ambulant erworbene bakterielle Pneumonie	Streptococcus pneumoniae (30%) seltener: • Haemophilus influenzae (5%) • Staph. aureus (5%) • Moraxella catarrhalis • Klebsiella pneumoniae • Legionella pneumophila	Mikroskopie und Kultur aus expektoriertem Sputum, besser aus transtrachealem oder bronchialem Aspirat, aus bronchoalveolärer Lavage oder aus Biopsiematerial.	Makrolid oder 2. Gen.-Cephalosporin
Pneumonie nach Aspiration	anaerobe Mischflora	Mikroskopie und Kultur; bei V. a. Anaerobier spezielles Transportgefäß verwenden; Sputum ist ungeeignet	Clindamycin
	Mycoplasma pneumoniae (10%)	Serologie	Makrolid
	Coxiella burnetii	Serologie	
	Chlamydia pneumoniae	Serologie	
	Chlamydia psittaci	Serologie	
Im Krankenhaus erworbene bakterielle Pneumonie	Enterobacteriaceae	Mikroskopie und Kultur aus expektoriertem Sputum, besser aus transtrachealem oder bronchialem Aspirat, aus bronchoalveolärer Lavage oder aus Biopsiematerial	Breitband-Antibiotikum, z. B. Ceftazidim/Tazobactam + Aminoglykosid oder Carbapenem
	Pseudomonas aeruginosa		
	Staphylococcus aureus		
	Anaerobier		

Krankheitsbild	wichtigste(r) Erreger	Diagnostik	kalkulierte Chemotherapie
Pilzpneumonie	Aspergillus-Arten	Mikroskopie und Kultur aus expektoriertem Sputum, besser aus transtrachealem oder bronchialem Aspirat, aus bronchoalveolärer Lavage oder aus Biopsiematerial, zusätzlich Serologie	Amphotericin B (wenn keine Entfieberung unter Breitspektrum-Antibiose)
	Candida-Arten		
	Cryptococcus neoformans		
	Histoplasma capsulatum		
	Coccidioides immitis		
	Blastomyces-Arten		
	Mucoraceae		
Pneumonie durch Parasiten	Pneumocystis carinii	Mikroskopie, direkter Immunfluoreszenz-Test oder DNA-Nachweis aus induziertem Sputum oder Bronchiallavage	Cotrimoxazol
	Toxoplasma gondii	Serologie	Erreger-spezifisch
	Echinococcus-Arten	Serologie	
	Schistosoma-Arten	Serologie; Wurmeier aus Stuhl	
	Toxocara canis (Larven)	Serologie	
	Ascaris lumbricoides (Larven)	Serologie (spez. IgE), (Wurmeier aus Stuhl)	
	Paragonimus-Arten	Wurmeier aus Stuhl und Sputum; Serologie	
Empyem	Streptococcus pneumoniae	Mikroskopie und Kultur; Transport im Anaerobiermedium	3. Gen.-Cephalosporin
	Staphylococcus aureus		
	Streptococcus pyogenes		
	zahlreiche weitere Bakterien (Anaerobier!)		
Lungenabszess, nekrotisierende Pneumonie	meist endogene Infektion mit einer Mischflora aus gramnegativen/grampositiven Anaerobiern, selten Pilze (Candida, Aspergillus, Mucor)	Mikroskopie und Kultur aus transtrachealem oder bronchialem Aspirat, aus bronchoalveolärer Lavage oder Lungenbiopsie; Transport im Anaerobiermedium	Clindamycin oder Pipericillin/Tazobactam

4.6 Hepatitis

Krankheitsbild	wichtigste(r) Erreger	Diagnostik	kalkulierte Chemotherapie
Akute Virushepatitis	Hepatitis-A-Virus	Serologie (IgM)	Evtl. IgG
	Hepatitis-B-Virus	Serologie, Antigen- und Antikörpernachweis im Blut	Interferon α ± Lamivudine
	Hepatitis-C-Virus	Serologie, PCR	Ribavirin + Interferon α 2B
	Hepatitis-D-Virus	Serologie	
	Hepatitis-E-Virus	Serologie (Referenzlabor)	Keine
Chronische Virushepatitis	Hepatitis-B-Virus	Serologie (HBe-Ag), Viruslast	Interferon α ± Lamivudine
	Hepatitis-C-Virus	Serologie, Viruslast	Ribavirin + Interferon α 2B
Parotitis epidemica	Mumpsvirus	Serologie	Keine
Gelbfieber	Gelbfieber-Virus	Serologie (Speziallabor), evtl. Isolierung (Speziallabor)	Keine
Zytomegalie	Zytomegalie-Virus	Isolierung aus Speichel, Urin und evtl. Biopsiematerial, Direktnachweis (PCR, Immunhistochemie)	Ganciclovir
Leptospirose	Leptospira interrogans	Serologie, Kultur aus Urin und Blut (schwierig)	Penicillin oder Tetrazykline

4.7 Infektionen des Herzens

4.7.1 Endokarditis

Krankheitsbild	wichtigste(r) Erreger	Diagnostik	kalkulierte Chemotherapie
Bakterielle Endokarditis	Streptococcus-Arten (50–70%)	Blutkultur: 3 × pro Tag im Abstand von jeweils mehreren Stunden (Minimum: 1 Stunde), 5–10 ml Venenblut in je eine aerobe und anaerobe Flasche	Erreger-spezifische, lang dauernde und hoch dosierte Therapie! Ausnahme: (per)akute bakterielle Endokarditis (meist Staph. aureus): Staphylokokken-Penicillin + Aminoglykosid
	Staphylococcus-Arten (20–35%)		
	Enterokokken (5–10%)		
	gramnegative Stäbchen (2–13%)		
	zahlreiche weitere Bakterienarten (5%)		
Pilz-Endokarditis (2–4%)	Candida	Blutkultur	Amphotericin und chirurgisch
Kultur-negative Endokarditis (5–25%)	Coxiella burnetii	Serologie	Erreger-spezifisch
	Chlamydia ssp.	Zellkultur	
	Bartonella ssp.	Mikroskopie, Serologie	
	Brucella ssp.	lange Bebrütung	
	HACEK-Gruppe (Haemophilus, Actinobacillus, Cardiobacterium, Eikenella, Kingella)	lange Bebrütung	

4.7.2 Myokarditis/Perikarditis

Krankheitsbild	wichtigste(r) Erreger	Diagnostik	kalkulierte Chemotherapie
Virale Myokarditis/ Perikarditis (häufig)	Enteroviren	Serologie, evtl. in Kombination mit Isolierung/Direktnachweis aus Biopsie oder Punktat	Keine
	Adenoviren		
	Herpesvirus-Gruppe		
	Myxoviren		
	Paramyxoviren		
Bakterielle (purulente) Perikarditis	Staph. aureus	Mikroskopie und Kultur aus Punktat/Biopsie	3. Generation-Cephalosporin + Aminoglykosid ± Staphylokokken-Penizillin
	Strept. pneumoniae		
	Strept. pyogenes		
	Enterobacteriaceae		
	Mycobacterium tuberculosis	Mikroskopie und Kultur aus Punktat/Biopsie, evtl. DNA-Nachweis aus Punktat	Umstellen je nach Erregernachweis
	Mycoplasma pneumoniae	Serologie; evtl. Kultur	
	Neisseria-Arten	Mikroskopie und Kultur aus Punktat. Transport in Anaerobiermedium	
	Gramnegative Anaerobier		
	Actinomyces-Arten		
	Nocardia-Arten		
	Rickettsia-Arten	Serologie	
	Chlamydia ssp.	Serologie	
	Borrelia burgdorferi	Serologie	
Myo-/Perikarditis durch Pilze	Candida-Arten	Serologie, evtl. in Kombination mit Kultur und Mikroskopie aus Punktat	Amphotericin B
	Aspergillus-Arten		
	Cryptococcus neoformans		
	Histoplasma capsulatum		
	Mucoraceae		
Myo-/Perikarditis durch Protozoen	Entamoeba histolytica	Serologie	Erreger-spezifisch
	Toxoplasma gondii		
	Trypanosoma cruzi		
Myo-/Perikarditis durch Helminthen	Echinococcus granulosus	Serologie	chirurgisch

4.8 Augeninfektionen

4.8.1 Konjunktivitis/Skleritis

Krankheitsbild	wichtigste(r) Erreger	Diagnostik	kalkulierte Chemotherapie
Virale Konjunktivitis/ Skleritis (häufig)	Adenoviren (häufig)	Isolierung aus Abstrich, Direktnachweis (DFT)	keine spezifische Therapie
	Enteroviren		
	Orthomyxoviren (Influenzavirus)		
	Paramyxoviren (Masernvirus)		
Bakterielle Konjunktivitis/Skleritis	Chlamydia trachomatis (Serovare D–K; Einschlusskonjunktivitis, Schwimmbadkonjunktivitis)	mikroskopischer und kultureller Nachweis in Konjunktivalsekret oder in Geschabsel	Antibiotikahaltige Augensalbe
	Neisseria gonorrhoeae		
	Staphylococcus aureus		
	Streptococcus-Arten		
	Haemophilus-Arten		
	Moraxella lacunata		
	selten andere Bakterien		
Helminthen	Loa loa	mikroskopischer Nachweis von Mikrofilarien im Tagblut oder in Konjunktivalbiopsie; Serologie	Diäthylcarbamazin, Ivermectin

4.8.2 Infektiöse Keratitis (Kornealulzera)

Krankheitsbild	wichtigste(r) Erreger	Diagnostik	kalkulierte Chemotherapie
Virale Keratitis (häufig)	Herpes-simplex-Virus (häufig)	Isolierung aus Konjunktivalabstrich oder Kornea-Geschabsel	Trifluridin-Augensalbe, evtl. Aciclovir p. o.
	Varicella-Zoster-Virus		
	Adenoviren		Famciclovir
Trachom (chronische follikuläre Keratokonjunktivitis)	Chlamydia trachomatis (Serovare A–C)	mikroskopischer Nachweis von Einschlüssen in Konjunktivalzellen (Giemsa-Färbung); Direktnachweis (DFT, PCR), Zellkultur, Serologie	Makrolid- oder Tetrazyklin-Augensalbe (keine Tetrazykline bei Kindern)
Andere bakterielle Keratitiden	Staphylococcus-Arten	Mikroskopie und Kultur von Konjunktivalabstrich oder Kornea-Geschabsel; Mikroskopie und Kultur aus Kontaktlinsen-Spülflüssigkeit	Antibiotika-haltige Augensalbe
	Streptococcus-Arten		
	Enterobacteriaceae		
	Pseudomonas-Arten (v. a. Kontaktlinsen-Träger)		
Mykotische Keratitis	Aspergillus-Arten	Mikroskopie und Kultur von Konjunktivalabstrich oder Kornea-Geschabsel	Amphotericin-haltige Augensalbe, Natamycin (F.), evtl. zusätzlich Fluconazol p. o. (C.)
	Candida-Arten		
	Fusarium solani		
Keratitis durch Protozoen	Acanthamoeba-Arten (v. a. Träger von weichen Kontaktlinsen)	Mikroskopie und Kultur aus Konjunktivalabstrich, Kornea-Geschabsel und evtl. Kontaktlinsen-Spülflüssigkeit	Propamidin- oder Aminoglykosid-haltige Augentropfen
	Microsporidium-Arten (Enzephalitozoon ssp., Vittaforma corneae, Nosema sp.)		Albendazol p. o., Fumagillin-Augentropfen
Keratitis durch Helminthen	Onchocerca volvulus	klinische Diagnose, Direktnachweis (PCR) aus Hautbiopsie, Serologie	Suramin, Ivermectin

4.8.3 Endophthalmitis

Krankheitsbild	wichtigste(r) Erreger	Diagnostik	kalkulierte Chemotherapie
Bakterielle Endophthalmitis (ca. 60% post-op., 20% posttraumatisch)	Staphylococcus-Arten	Mikroskopie, Kultur und Direktnachweis (PCR) aus Kammerwasser und Glaskörpermaterial, Blutkultur (bei endogener Endophthalmitis)	intravitreale Antibiotikagabe (z. B. Vancomycin + Ceftazidim), evtl. zusätzlich systemische, Erreger-spezifische Antibiose
	Streptococcus-Arten		
	Haemophilus influenzae		
	Pseudomonas-Arten Enterobacteriaceae		
	Bacillus-Arten (häufig posttraumatisch)		
Mykotische Endophthalmitis	Candida-Arten (häufig)	Mikroskopie und Kultur aus Kammerwasser und Glaskörpermaterial	intravitreale Gabe von Amphotericin B
	Aspergillus-Arten		

4.8.4 Uveitis/Retinitis

Nur 10% aller Uveitiden und Retiniden sind infektiös bedingt.

Krankheitsbild	wichtigste(r) Erreger	Diagnostik	kalkulierte Chemotherapie
Anteriore Uveitis (Iridozyklitis)	Herpes-simplex-Virus (häufig)	Mikroskopie, Isolierung und Direktnachweis (DFT, PCR)	s. Keratitis
	Varicella-Zoster-Virus		
	Zytomegalie-Virus		
	Treponema pallidum		
Posteriore Uveitis (Chorioretinitis)	Toxoplasma gondii (häufig)	Mikroskopie, Kultur und Direktnachweis (PCR)	Pyrimethamin + Sulfadiazin + Leucovori
	Zytomegalie-Virus		s. Keratitis
	Candida-Arten		
	Cryptococcus		
	Histoplasma		

4.9 Ohrinfektionen

Krankheitsbild	wichtigste(r) Erreger	Diagnostik	kalkulierte Chemotherapie
Otitis externa durch Bakterien	Pseudomonas-Arten	Mikroskopie und Kultur von Abstrichmaterial	Antibiotika-haltige Ohrentropfen
	Enterobacteriaceae		
	Staphylococcus aureus (akute Infektion)		Penicillin p. o.
Otitis externa durch Pilze	Aspergillus-Arten	Mikroskopie und Kultur von Abstrichmaterial	
	Candida-Arten		
Otitis externa maligna	Pseudomonas aeruginosa (Diabetiker)	Mikroskopie und Kultur von Abstrichmaterial, CT	Parenterale Pseudomonas-spezifische Therapie
Akute Otitis media durch Bakterien (ca. 50%)	Streptococcus pneumoniae (40–50%)	Mikroskopie und Kultur von Mittelohrpunktat (Tympanocentesis)	Amoxicillin/Ampicillin mit Beta-Laktamase-Inhibitor
	Haemophilus influenzae (20–25%)		
	Moraxella catarrhalis (10–15%, Kinder)		
Akute Otitis media durch Viren (48%)	respiratorische Viren	Isolierung, Direktnachweis aus Mittelohrpunktat (DFT)	Keine

4.10 Haut- und Bindegewebsinfektionen und Hautmanifestationen systemischer Infekte (alphabetisch)

4.10.1 Virale Haut- und Bindegewebsinfektionen

Krankheitsbild	wichtigste(r) Erreger	Diagnostik	kalkulierte Chemotherapie
Erythema infectiosum	Parvovirus B19	Serologie	Keine
Exanthema subitum	Humanes Herpesvirus 6 (HHV-6)	Serologie	Keine
Hämorrhagisches Fieber	Bunyaviren (Hantaanvirus) Arenaviren Flaviviren (Dengueviren) Marburg-Virus Ebola-Virus	Serologie (Speziallabor); evtl. Isolierung aus Blut oder Leber; Elektronenmikroskopie	Ribavirin
Herpes labialis und Herpes genitalis	Herpes-simplex-Virus Typ 1 und Typ 2	Isolierung, Direktnachweis (DFT, PCR) aus Bläscheninhalt	Aciclovir, Famciclovir, Valacyclovir
Masern (Morbilli)	Masernvirus	Evtl. Isolierung aus Rachenspülwasser und Urin; Serologie	Keine spezifische, Vitamin A
Molluscum contagiosum	Molluscum-contagiosum-Virus	Histologie von Hautläsionen, Molluskumkörper	Keine
Pocken	Variolavirus, Parapoxviren	Isolierung (Zellkultur), Elektronenmikroskopie von Pustelinhalt; Serologie (Speziallabor)	Keine
Röteln	Rubeolavirus	Serologie	Keine
Varicella (Windpocken, Gürtelrose)	Varicella-Zoster-Virus	Serologie (IgG, IgM), Isolierung	Ggf. Acyclovir
Warzen/Papillome	Papillomaviren	Histologie, Direktnachweis (PCR) Elektronenmikroskopie	Lokaltherapie, Kryotherapie

4.10.2 Bakterielle Haut- und Bindegewebsinfektionen

Krankheitsbild	wichtigste(r) Erreger	Diagnostik	kalkulierte Chemotherapie
Erysipel, nekrotisierende Faszitis	Strept. pyogenes		Penicillin G + Clindamycin
Erysipeloid	Erysipelothrix rhusiopathiae	Mikroskopie und Kultur aus Abstrich von Hautläsionen	Penicillin oder Ampicillin
Erythema chronicum migrans	Borrelia burgdorferi	Serologie	Doxyzyklin
Erythrasma	Corynebacterium minutissimum	Mikroskopie und Kultur aus Hautläsion	Erythromycin p.o., topisch Clindamycin
Furunkel/Karbunkel, Pemphigus, Follikulitis, Impetigo	Staph. aureus	Mikroskopie und Kultur aus Abstrich oder Eiter	Mupirocin-Nasensalbe zur Eradikation von Staph.-aureus-Trägerschaft, Penicillin
Gangränöse Zellulitis	oft Mischflora: Clostridium-Arten, Bacterioidaceae, Pseudomonas-Arten, Enterobacteriaceae	Mikroskopie aus Abstrich oder Eiter; Transportmedium für Anaerobier verwenden	Penicillin + Clindamycin oder 3. Gen.-Cephalosporin
Hautanthrax	Bacillus anthracis	Mikroskopie und Kultur aus Abstrich von Hautläsionen	Penicillin oder Fluorochinolone
Lepra	Mycobacterium leprae	Mikroskopie für säurefeste Stäbchen (Ziehl-Neelsen-Färbung) aus Hautläsionen (Biopsie) oder Geschabsel von Nasenschleimhaut	Dapson + Clofazimin + Rifampicin
Maduramykose/Myzetom	Nocardia brasiliensis Actinomadura madurae Streptomyces somaliensis	Mikroskopie für partiell säurefeste Stäbchen (mod. Ziehl-Neelsen-Färbung) und Kultur aus Material von Läsionen	Cotrimoxazol
Rickettsiosen (Fleckfieber und weitere)	Rickettsia-Arten	Serologie	Doxyzyklin
nicht-venerische Treponematosen (endemische Syphilis, Pinta, Frambösie)	Treponema pallidum (ssp. endemicum) Treponema pallidum (ssp. pertenue) Treponema carateum	Mikroskopie aus Material von Effloreszenzen versuchen, Serologie (Syphilistests)	Penicillin

4.10.3 Mykotische Haut- und Bindegewebsinfektionen

Krankheitsbild	wichtigste(r) Erreger	Diagnostik	kalkulierte Chemotherapie
Dermatomykosen	Dermatophyten, z. B. Tinea-Arten	Mikroskopie und Kultur von Hautschuppen	antimykotische Salbe, evtl. Terbinafin p. o.
	Candida-Arten		
Onychomykose	Tinea unguium	Mikroskopie und Kultur von Nagelfragmenten	Terbinafin, Itraconazol oder Fluconazol p. o.
Sporotrichose	Sporothrix schenckii	Mikroskopie und Kultur aus Eiter von Läsionen	Itraconazol
Maduramykose, Myzetom	Madurella-Arten	Mikroskopie und Kultur aus Material von Läsionen	Miconazol, chirurgische Resektion
	Pseudoollescheria-Arten		
	Aspergillus-Arten		
Chromomykose	Phialophora verrucosa	Mikroskopie und Kultur aus Eiter von Läsionen	Itraconazol, chirurgische Exzision
	Fonsecaea pedrosoi		
	Cladosporium carrionii		
	Wangiella dermatitidis		

4.10.4 Parasitäre Haut- und Bindegewebsinfektionen

Krankheitsbild	wichtigste(r) Erreger	Diagnostik	kalkulierte Chemotherapie
Kutane Leishmaniose	Leishmania tropica Leishmania major	Mikroskopie und Kultur aus Biopsien von Läsionen; DNA-Nachweis	Antimonium
Amerikanische Hautleishmaniose	Leishmania brasiliensis Leishmania mexicana		
Zerkariendermatitis	Zerkarien von Schistosoma-Arten	Serologie	Nach Erregernachweis
Larva migrans externa (Hautmaulwurf)	Larven von Ankylostoma-Arten	Klinische Diagnose	Nach Erregernachweis
Onchozerkose	Onchocerca volvulus (Mikrofilarien)	Mikroskopischer Nachweis von Mikrofilarien in der Haut; Serologie	Nach Erregernachweis
Loaose	Loa loa (Wanderfilarie)	Mikroskopischer Nachweis von Mikrofilarien im Tagblut; Serologie	Nach Erregernachweis
Zystizerkose	Taenia solium	Serologie, (CT)	Nach Erregernachweis
Drakunkulose	Dracunculus-Arten	Klinische Diagnose	Nach Erregernachweis
Zeckenbefall	Ixodes ricinus u. a.	Inspektion der Haut	Nach Erregernachweis
Skabies	Sarcoptes scabiei	Mikroskopie	Nach Erregernachweis
Läusebefall	Pediculus-Arten Phthirus pubis	Inspektion von Haaren, Haut und Kleidung (bei Kleiderläusen) auf Läuse und Eier	Permethrin
Myiasis	Fliegenlarven	Inspektion	Permethrin
Flohbefall	Ctenocephalides	Nachweis von Flöhen und Flohkot an Tieren und deren Umstellung	Permethrin
Sandflohbefall	Tunga penetrans	Klinische Diagnose, evtl. Hautbiopsie	Permethrin

4.11 Bewegungsapparat

Krankheitsbild	wichtigste(r) Erreger	Diagnostik	Kalkulierte Chemotherapie
Pleurodynie Epidemische Myalgie (Bornholm)	Coxsackie-Viren der Gruppe B	Isolierung aus Stuhl und Rachenflüssigkeit; Serologie	keine
Gasbrand/Gasödem	Clostridium perfringens, andere Clostridium-Arten	Mikroskopie und Kultur aus Wundsekret. Anaerober Transport des Materials!	Penizillin + Clindamycin
Trichinellose	Trichinella spiralis	mikroskopischer Nachweis in Muskelbiopsie; Serologie	Albendazol
Zystizerkose	Taenia solium	Serologie, Radiologie	Albendazol oder Praziquantel

4.12 Knocheninfektionen

Krankheitsbild	wichtigste(r) Erreger	Diagnostik	kalkulierte Chemotherapie
Osteomyelitis/Ostitis	Staphylococcus aureus Koagulase-negative Staphylokokken Streptococcus-Arten Enterobacteriaceae Pseudomonas-Arten Selten: grampositive und gramnegative Anaerobier	Mikrokopie und Kultur, möglichst aus Biopsie- oder Operationsmaterial Abstrich von Fistelgang nicht geeignet	Staphylokokken-Penicillin oder 1. Gen. Cephalosporin, ggf. mit 3. Gen. Cephalosporin
Septische Arthritis	Staphylococcus aureus Streptococcus pyogenes Streptococcus pneumoniae Haemophilus influenzae Neisseria gonorrhoeae Enterobacteriaceae Pseudomonas-Arten	Mikrokopie und Kultur aus Synovialflüssigkeit, gleichzeitig Blutkultur	Staphylokokken-Penicillin oder 1. Gen. Cephalosporin, + ggf. 3. Gen. Cephalosporin
Reaktive Arthritis (Reiter-Syndrom)	Folgekrankheit nach vorhergegangener Infektion mit C. trachomatis, Campylobacter, Yersinia, Salmonella/Shigella	Serologie	Nicht-steroidale Antiphlogistika
Reaktive Arthritis (Post-Streptokokken-Arthritis)	Folgekrankheit nach Strep.-A-Infektionen, v. a. Pharyngitis	Klinische Diagnose, evtl. Serologie	Therapie der Pharyngitis, dann Nicht-steroidale Antiphlogistika

4.13 HIV-assoziierte opportunistische Infektionen

Diagnostik und kalkulierte Chemotherapie: siehe vorangegangene Kapitel.

Tabellen in Anlehnung an F. H. Kayser, K. A. Bienz, J. Eckert, R. M. Zinkernagel: Medizinische Mikrobiologie, 10. A., Thieme Verlag 2001.

Modifiziert aus: Oethinger, Kurzlehrbuch Mikrobiologie und Immunologie, 11. Auflage, Urban & Fischer, München, 2004.

Abbildungsquellen

1 Innere Medizin

[1] Zetkin/Schaldach, 1998.
[2] D. Novosel 1998.
[3] H. Löllgen, Remscheid, mit freundlicher Genehmigung.
[4] F. X. Lohr/Bös, 1996.
[6] Papke, K. Dr. med.: Münster, Institut für Klinische Radiologie der Universität Münster, mit freundlicher Genehmigung.
[7] Echolabor Klinikum Offenbach, mit freundlicher Genehmigung.
[8] Classen/Diehl/Kochsiek (Hrsg.): Innere Medizin. 5. A. Elsevier Urban & Fischer, München – Jena 2004.
[9] Lohr/Keppler.
[10] H. Stobbe, Berlin, mit freundlicher Genehmigung.
[11] B. Wiesner, 1996.
[12] R. Loddenkemper, 1996.
[13] Renz-Polster/Braun: Basislehrbuch Innere Medizin. 3. A. Elsevier Urban & Fischer, München – Jena 2004.
[14] Classen/Diehl/Kochsiek (Hrsg.): Innere Medizin. 4. A. Urban & Schwarzenberg Verlag, München – Jena 1998.
[15] F. Hiepe, 1996.
[16] R. Baumgarten, 1996.
[17] Kaestner/Warzok/Zechmann: Crashkurs Innere Medizin. 1. A. Elsevier Urban & Fischer, München – Jena 2004.
[18] Marre/Mertens/Trautmann/Vanek. Klinische Infektiologie. 1. A. Urban & Fischer, München – Jena 2000.
[19] IMPP.

2 Chirurgie

[1] Bertolini et al.: Systematische Anatomie des Menschen. 5. A. Ullstein Mosby, Berlin 1995.
[2] Senst: Spezielle Krankheitslehre – Chirurgie, Anästhesie, Urologie. 2. A. Verlag Volk und Gesundheit, Berlin 1987.
[3] IMPP.
[4] Wehner/Sander (Hrsg.): Unfallchirurgie. Verlag Volk und Gesundheit, Berlin 1981.
[5] Müller: Hexal Memo Med. 2. A. Urban & Fischer, München – Jena 2002.
[6] Spiro: Mediastinal Masses. Medicine International 1986; 36: 1475. Mit freundlicher Genehmigung: The Medicine Publishing Group.
[7] Souza-Oftermatt et al.: Intensivkurs Chirurgie. 1. A. Elsevier Urban & Fischer, München – Jena 2004.
[8] Baudisch (Hrsg.): Grundlagen der medizinischen Radiologie. 4. A. Verlag Volk und Gesundheit, Berlin 1988.
[9] Henne-Bruns et al. (Hrsg.): Duale Reihe Chirurgie. 2. A. Georg-Thieme-Verlag, Stuttgart 2003.
[10] Berchtold: Chirurgie. 5. A. Elsevier Urban & Fischer, München – Jena 2005.
[11] Hepp/Kogel: Gefäßchirurgie. 1. A. Urban & Fischer, München – Jena 2001.
[12] Zetkin, Schaldach: Lexikon der Medizin. 16. A. Ullstein Medical Verlagsgesellschaft, Wiesbaden 1998.
[13] Renz-Polster et al., Basislehrbuch Innere Medizin, 3. Aufl. Elsevier Urban & Fischer, München – Jena 2004.
[14] Carus, Lightfaden Chirurgische Operationen, 2. Aufl. Urban & Fischer, München – Jena 1998.
[15] Haus et al. Chirurgie Orthopädie Urologie, Prüfungsvorbereitung für Pflegeberufe. 6. A. Elsevier Urban & Fischer, München – Jena 2005.
[16] Pauthner/Reichert: Chirurgie Orthopädie Urologie, Kurzlehrbuch für Pflegeberufe. 3. A. Elsevier Urban & Fischer, München – Jena 2006.
[17] Reifferscheid/Weller: Chirurgie. 7. A. Georg-Thieme-Verlag, Stuttgart 1986.
[18] Hintzenstern: Notarzt-Leitfaden. 4. A. Elsevier Urban & Fischer, München 2004.
[19] Hasse/Nürnberger: Klinikleitfaden Chirurgie. 3. A. Urban & Fischer, München 2002.
[20] Zippel: Orthopädie, Leitfaden für Studierende. 3. A. Verlag Volk und Gesundheit, Berlin 1988.

3 Pathologie

[1] IMPP
[2] Buchta/Höper/Sönnichsen: Erster Schritt zum Hammerexamen. 1. A. Elsevier, München – Jena 2005.
[3] Bühling/Lepenies/Witt: Intensivkurs Allgemeine und spezielle Pathologie. 3. A. Elsevier Urban & Fischer, München – Jena 2004.
[4] Massalme: Crashkurs Pathologie. 1. A. Elsevier Urban & Fischer, München – Jena 2004.

[5] H. Stobbe 1991.
[6] A. Hecht 1989.
[7] Trepel: Neuroanatomie. 3. A. Urban & Fischer, München – Jena 2003.

4 Klinische Pharmakologie

[1] Burgis: Intensivkurs Allgemeine und spezielle Pharmakologie. 3. A. Elsevier Urban & Fischer, München 2005.
[2] Karow/Lang-Roth: Allgemeine und Spezielle Pharmakologie und Toxikologie. Pulheim, 2005.
[3] Deutsche Liga Bluthochdruck 2003.
[4] ACC/AHA-Guidelines 2004 und 2002 und Deutsche Gesellschaft für Kardiologie 2004 und Europäische Gesellschaft für Kardiologie 2003.
[5] Mutschler: Arzneimittelwirkungen. Wissenschaftliche Verlagsgesellschaft, Stuttgart 2001.

5 Klinisch-pathologische Konferenz

[1] Renz-Polster et al.: Basislehrbuch Innere Medizin. 3. A., Elsevier Urban & Fischer, München – Jena 2004.
[2] Pfreundschuh/Schölmerich: Pathophysiologie Pathobiochemie. 2. A. Elsevier Urban & Fischer, München – Jena 2004.
[3] Renz et al.: Fünferband Grundlagenfächer. 3. A. Urban & Fischer, München – Jena 2000.
[4] Hick et al.: Intensivkurs Physiologie. 4. A. Elsevier Urban & Fischer, München – Jena 2006.
[5] Buchta/Höper: Das Erste. 2. A. Elsevier Urban & Fischer, München – Jena 2001.
[6] Deetjen/Speckmann: Physiologie. 4. A. Elsevier Urban & Fischer, München – Jena 2004.
[7] Buchta et al.: Erster Schritt zum Hammerexamen. 1. A. Elsevier, München – Jena 2005.
[8] IMPP.

6 Immunologie

[1] Heckner/Freund: Praktikum der mikroskopischen Hämatologie. 10. A. Urban & Fischer, München – Jena 2001.

8 Medizinische Mikrobiologie

[1] Buchta et al.: Erster Schritt zum Hammerexamen. 1. A. Elsevier Urban & Fischer, München – Jena 2005.
[2] Köhler: Medizinische Mikrobiologie. 8. A. Urban & Fischer, München – Jena 2001.
[3] Kayser: Taschenlehrbuch Medizinische Mikrobiologie. 11. A. Thieme-Verlag, Stuttgart 2005.
[4] Oethinger: Kurzlehrbuch Mikrobiologie und Immunologie. 11. A. Elsevier Urban & Fischer, München – Jena 2004.
[5] Emminger: Exaplan. 3. A. Urban & Fischer, München 2002.
[6] Classen/Diehl/Kochsiek: Innere Medizin. 3. A. Urban & Fischer, München – Jena 1994.
[7] Seeliger/Schröter: Medizinische Mikrobiologie. 2. A. Urban & Schwarzenberg, München – Jena 1990.
[8] Stein/Staub: Kommentierte Examensfragen GK 2, 3/95. Mediscript Verlag, Bad Wörishofen 1995.
[9] Deutsche Wellcome GmbH (jetzt GlaxoSmithKline GmbH & Co. KG).
[10] Quirmbach/Müller: GK 2 Medizinische Mikrobiologie. 8. A. Chapman & Hall, London 1994.

9 Anästhesiologie, Intensivmedizin und Notfallmedizin

[1] Rossaint/Werner/Zwißler: Die Anästhesiologie. 1. A. Springer, Heidelberg 2004.
[2] Klöss: Anästhesie. 1. A. Elsevier Urban & Fischer, München – Jena 2003.
[3] Cyrys: Viererband Grundlagenfächer. 1. A. Urban & Fischer, München – Jena 2002.
[4] Burchardi: Akute Notfälle. 2. A. Thieme, Stuttgart 1985.

10 Bildgebende Verfahren, Strahlenbehandlung und Strahlenschutz

[1] Lasserre/Blohm: Kurzlehrbuch Radiologie. 3. A. Urban & Fischer, München – Jena 2003.
[2] Kauffmann/Moser/Sauer: Radiologie. 3. A. Elsevier Urban & Fischer, München – Jena 2006.
[3] IMPP.
[4] Papke, K. Dr. med.: Münster, Institut für Klinische Radiologie der Universität Münster, mit freundlicher Genehmigung.
[5] Corres et al. in Baudisch (Hrsg.): Grundlagen der medizinischen Diagnostik. 4. A. Verlag Gesundheit GmbH Berlin 1988, mit freundlicher Genehmigung.
[6] Bittner/Roßdeutscher: Leitfaden Radiologie. 1. A. Gustav Fischer Verlag, Stuttgart 1996.
[7] Löllgen, H. Prof. Dr. med., Chefarzt der Medizinischen Klinik Kardiologie, Pneumologie, Klinikum Remscheid GmbH, Remscheid, mit freundlicher Genehmigung.
[8] Baudisch, E. (Hrsg.): Grundlagen der medizinischen Diagnostik. 4. Aufl. Verlag Gesundheit GmbH. Berlin 1988, mit freundlicher Genehmigung.

[9] Nilius, R, Rink, C.: Gastroenterologie und Hepatologie. Ullstein Mosby GmbH & Co. KG, Berlin – Wiesbaden 1995.

[10] Lüning, M. in Lüning, M., Felix, R. (Hrsg.): Komplexe bildgebende Diagnostik. Abdomen. VEB Georg Thieme, Leipzig 1989.

11 Klinische Chemie und Laboratoriumsdiagnostik

[1] Gödde: Fünferband Grundlagenfächer. 1. A. Mediscript Verlag, Bad Wörishofen 1997.

[2] Guder/Nolte: Das Laborbuch für Klinik und Praxis. 1. A. Elsevier Urban & Fischer München – Jena 2005.

[3] Renz-Polste/Braun: Basislehrbuch Innere Medizin. 3. A. Elsevier Urban & Fischer, München – Jena 2004.

12 Humangenetik

[1] IMPP.

13 Allgemeinmedizin

[1] Gesenhues/Ziesché: Praxisleitfaden Allgemeinmedizin. 4. Aufl. Urban & Fischer, München – Jena 2003.

[2] Huppmann/Wilker: Medizinische Psychologie, Medizinische Soziologie. Urban und Schwarzenberg, München – Jena 1988.

[3] Jobst: Facharztprüfung Allgemeinmedizin. In Fällen, Fragen & Antworten. 1. A. Elsevier Urban & Fischer, München – Jena 2004.

[4] IMPP.

14 Neurologie

[1] Liebsch: Kurzlehrbuch Neurologie. 2. A. Urban & Fischer München – Jena 2001.

[2] Bertolini et al. 1995.

[3] Wallesch (Hrsg.): Neurologie. 1. A. Elsevier Urban & Fischer München – Jena 2005.

[4] Trepel: Neuroanatomie. 3. A. Elsevier Urban & Fischer München – Jena 2004.

[5] IMPP.

[6] Böcker/Denck/Heitz (Hrsg.): Pathologie. 3. A. Elsevier Urban & Fischer München – Jena 2004.

[7] Lößner/Thies 1990.

[8] nach Duus.

15 Pädiatrie

[1] Patzer in: Patzer/Großmann/Braun: Pädiatrie. Ein Lehrbuch für Studenten. 4. A. VEB Verlag Volk und Gesundheit, Berlin 1988.

[2] Amendt in: Patzer/Großmann/Braun: Pädiatrie. Ein Lehrbuch für Studenten. 4. A. VEB Verlag Volk und Gesundheit, Berlin 1988.

[3] Palitzsch: Pädiatrie. 3. A. Ferdinand Enke Verlag. Stuttgart, 1990.

[4] Braun et al. in: Patzer/Großmann/Braun: Pädiatrie. Ein Lehrbuch für Studenten. 4. A. VEB Verlag Volk und Gesundheit, Berlin 1988.

[5] Zetkin/Schaldach: Lexikon der Medizin. 16. Aufl. Ullstein Medical Verlagsgesellschaft, Wiesbaden 1998.

[6] IMPP.

[7] Muntau: Intensivkurs Pädiatrie. 3. A. Elsevier Urban & Fischer, München – Jena 2003.

[8] Stagelschmidt in: Consilium Cedip Practicum. 24. Aufl. PMSI Cedip Verlagsgesellschaft mbH, München 1996.

[9] Bartel in: Patzer/Großmann/Braun: Pädiatrie. Ein Lehrbuch für Studenten. 4. A. VEB Verlag Volk und Gesundheit, Berlin 1988.

[10] Thal in: Patzer/Großmann/Braun: Pädiatrie. Ein Lehrbuch für Studenten. 4. A. VEB Verlag Volk und Gesundheit, Berlin 1988.

[11] v. Harnack/Koletzko: Kinderheilkunde. 9. A. Springer-Verlag, Heidelberg 1994.

[12] Fiehring et al. in: Patzer/Großmann/Braun: Pädiatrie. Ein Lehrbuch für Studenten. 4. A. VEB Verlag Volk und Gesundheit, Berlin 1988.

[13] Dietel in: Patzer/Großmann/Braun: Pädiatrie. Ein Lehrbuch für Studenten. 4. A. VEB Verlag Volk und Gesundheit, Berlin 1988.

16 Gynäkologie und Geburtshilfe

[1] Schwarz/Retzke: Gynäkologie und Geburtshilfe. 5. A. Verlag Volk und Gesundheit, Berlin 1989.

[2] Moll: Kurzlehrbuch Anatomie. 17. A. Urban & Fischer, München – Jena 2003.

[3] Goerke/Valet: Kurzlehrbuch Gynäkologie und Geburtshilfe. 6. A. Urban & Fischer, München – Jena 2006.

[4] Feige/Rempen/Würfel/Jawny/Rohde: Frauenheilkunde. 3. A. Elsevier Urban & Fischer, München – Jena 2006.

[5] Goerke/Steller/Valet: Klinikleitfaden Gynäkologie und Geburtshilfe. 6. A. Urban & Fischer, München – Jena 2003.

17 Orthopädie

[1] Zippel 1988.

[2] IMPP.

[3] Krämer/Stock/Winter: Klinikleitfaden Ortho-

pädie. 3. A. Gustav Fischer Verlag, Stuttgart 1997.
[4] Rössler/Rüther: Orthopädie und Unfallchirurgie. 19. A. Elsevier Urban & Fischer, München – Jena 2006.

18 Dermatologie und Venerologie

[1] Reinhardt, Kiel 1997.
[2] IMPP.
[3] Gross: Lehrsammlung der Universitätsklinik für Dermatologie und Venerologie, Rostock.
[4] Rakosi: Diagnose und Therapie der Fuß- und Nagelmykosen – Stand heute. Der informierte Arzt – Gazette Médicale 19: 231–234, 1998.
[5] Voigtländer in: Jung (Hrsg.): Dermatologie. Hippokrates Verlag, Stuttgart 1989.
[6] Zetkin/Schaldach: Lexikon der Medizin. 16. A. Ullstein Medical Verlagsgesellschaft, Wiesbaden 1998.
[7] Moll in: Jung (Hrsg.): Dermatologie. Hippokrates Verlag. Stuttgart, 1989.
[8] Rauterberg in: Jung (Hrsg.): Dermatologie. Hippokrates Verlag, Stuttgart 1989.
[9] Mach: Dermatologie. Ferdinand Enke Verlag. Stuttgart, 1995.
[10] Rassner: Dermatologie. Lehrbuch und Atlas. 7. A., Urban & Fischer, München – Jena 2002.
[11] Jung (Hrsg.): Dermatologie. Duale Reihe. 3. A. Hippokrates Verlag. Stuttgart, 1995.
[12] Gross/Jablonka/Hügel in: Gross/Barrasso (Hrsg.): Human Papilloma Virus Infection. A Clinical Atlas. Ullstein Mosby, Berlin – Wiesbaden 1997.
[13] Rohde: Dermatologie in Stichworten. Glaxo GmbH, 1998.
[14] Gross/Barrasso (Hrsg.): Human Papilloma Virus Infection. A Clinical Atlas. Ullstein Mosby, Berlin – Wiesbaden 1997.
[15] Mach: Dermatologie. Ferdinand Enke Verlag, Stuttgart 1995.
[16] Kumbartzki, Wiesbaden.

19 Psychiatrie

[1] Brunnhuber/Frauenknecht/Lieb: Intensivkurs Psychiatrie und Psychotherapie. 5. A. Elsevier Urban & Fischer, München – Jena 2005.

20 Psychosomatik

[1] IMPP.

21 Augenheilkunde

[1] G. Leutert.
[2] Bertolini et al. 1995.
[3] E. Baudisch.
[4] IMPP.
[5] Kanski: Klinische Ophthalmologie 5. A. Urban & Fischer, München – Jena 2003.

22 Hals-, Nasen- und Ohren-Heilkunde

[1] Oeken/Plath/Federspil:Hals-Nasen-Ohren-Heilkunde. 7. A. Ullstein Mosby, Berlin 1993.
[2] Franzen: Kurzlehrbuch Hals-Nasen-Ohren-Heilkunde., 2. A. Urban & Fischer, München – Jena 2001.
[3] Renz: Kurzlehrbuch Fünferband Kleine operative Fächer. 3. A. Urban & Fischer, München – Jena 2000.
[4] Boenninghaus: Hals-Nasen-Ohren-Heilkunde. 10. A. Springer-Verlag, Heidelberg 1996.
[5] IMPP.
[6] Bertolini et al. 1995.

23 Urologie

[1] Senst et al. in Senst: Spezielle Krankheitslehre – Chirurgie, Anästhesie, Urologie. 2. A. Verlag Volk und Gesundheit, Berlin 1987.
[2] Renz (Hrsg.): Fünferband kleine operative Fächer. 3. A. Urban & Fischer, München – Jena 2000.
[3] Baudisch (Hrsg.): Grundlagen der medizinischen Radiologie. 4. A. Verlag Volk und Gesundheit, Berlin 1988.
[4] Merkle: Duale Reihe Urologie. Hippokrates, Stuttgart 1997.
[5] IMPP.

24 Rechtsmedizin

[1] IMPP.
[2] Reiman/Prokop/Geserick: Vademecum Gerichtsmedizin. 5. A. Verlag Gesundheit, Berlin 1990.
[3] Krause/Schneider/Blaha: Leichenschau am Fundort. Ein rechtsmedizinischer Leitfaden. Ullstein Medical Verlagsgesellschaft, Wiesbaden 1998.
[4] Forster/Joachim: Blutalkohol und Straftat. Ferdinand Enke Verlag, Stuttgart 1997.

25 Arbeitsmedizin und Sozialmedizin

[1] Golenhofen: Basislehrbuch Physiologie. 4. A. Elsevier Urban & Fischer, München – Jena 2004.
[2] Hick: Intensivkurs Physiologie. 5. A. Elsevier Urban & Fischer, München – Jena 2006.

[3] Burg et al. 1996.
[4] K. Ruppe 1996.
[5] B. Wiesner 1996.
[6] Bundesfinanzministerium 2006.

27 Medizin des Alterns

[1] Mahoney/Barthel: Functional evaluation: the Barthel index. Md Med J, 14, 61–65 (1965).
[2] Stoppe in Wächtler: Demenzen. Thieme, Stuttgart 1997.

33.1 Körperliche Untersuchung

[1] Müller: Hexal Memo Med, 2. Auflage. München, Urban & Fischer Verlag 2002.
[2] Cyris: Viererband Grundlagenfächer. Kurzlehrbuch zum Gegenstandskatalog 2. München, Urban & Fischer Verlag 2002.
[3] Pongratz, D. E. (Hrsg.): Klinische Neurologie. In: Gerok/Hartmann/Schuster (Hrsg.): Innere Medizin der Gegenwart; Bd. 12. München, Urban & Schwarzenberg 1993.
[4] Mc Rae, R.: Klinisch-orthopädische Untersuchung, 3. Auflage. Stuttgart, Gustav Fischer 1995.
[5] Savic, B.: Allgemeine klinische Untersuchung. Heidelberg: Springer 1978.

33.2 Leitsymptome von A–Z

[1] Classen et al.: Differentialdiagnose auf einen Blick. München, Urban & Fischer Verlag 2002.
[2] Michalk/Schönau: Differentialdiagnose Pädiatrie, 2. Auflage. München, Elsevier, Urban & Fischer Verlag 2004.
[3] Müller: Hexal Memo Med, 2. Auflage. München, Urban & Fischer Verlag 2002.
[4] Classen et al.: Differentialdiagnose Innere Medizin. München, Urban & Fischer Verlag 1998.

33.3 Kapitelübergreifende Tabellen

[1] Wolff/Weihrauch: Internistische Therapie 2008/2009, 17. Auflage. München, Urban & Fischer 2008.
[2] Labor Schönian Harzer, Am Prime Parc 17, 65479 Raunheim.

33.5 Tabellen zur Arzneimitteltherapie

[1] Müller: Hexal Memo Med, 6. Auflage. München, Urban & Fischer Verlag 2002.

Sachverzeichnis

A

B

C

F

G

H

I

J

L

M

O

P

Q

R

S

U

V

W

FARBTAFELTEIL

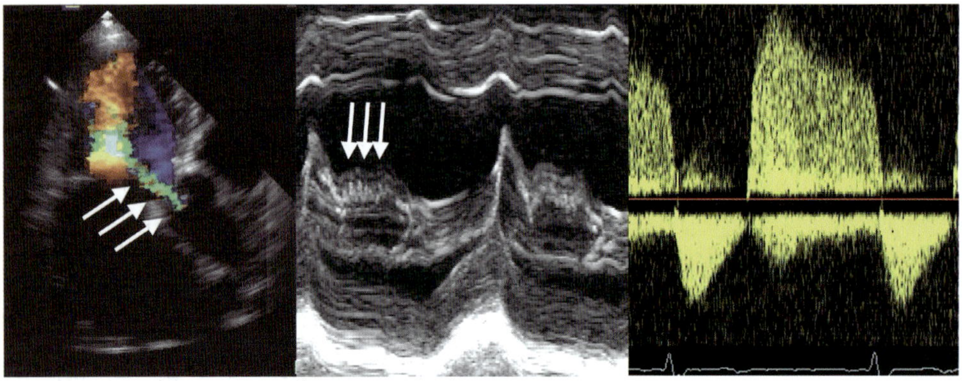

a b c

Abb. 1.32: Regurgitationsjets einer Aortenklappeninsuffizienz im farbkodierten Doppler-Echokardiogramm (**a**, Pfeile) bzw. als cw-Doppler-Flussprofil (**c**). Das M-Mode-Echokardiogramm (**b**) zeigt häufig hochfrequente Oszillationen der vom Regurgitationsjet getroffenen Strukturen, hier des anterioren Mitralsegels (Pfeile). [14]

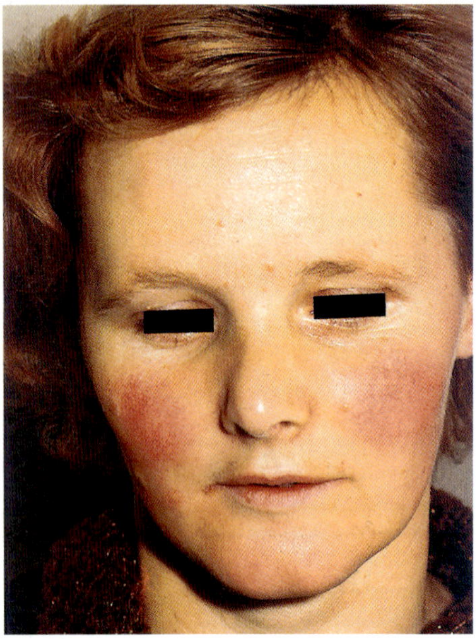

Abb. 1.33: Facies mitralis (periphere Zyanose) bei Mitralstenose [19]

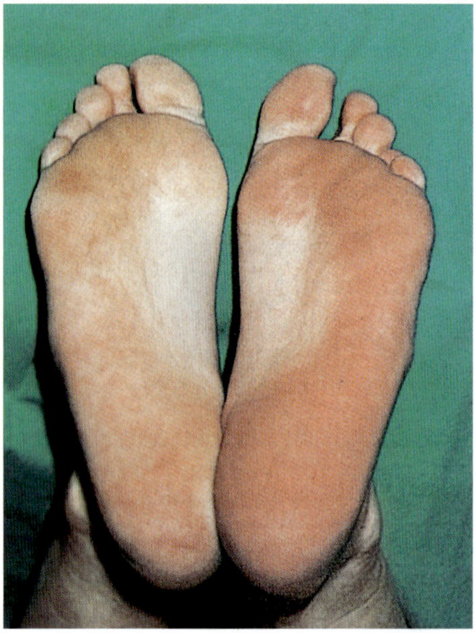

Abb. 1.38: In der Elevationsphase deutlich seitendifferentes Abblassen der Fußsohlen [14]

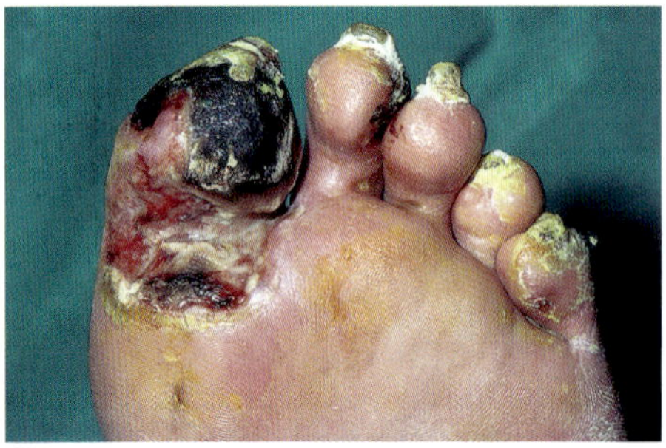

Abb. 1.39a: Gangrän [14]

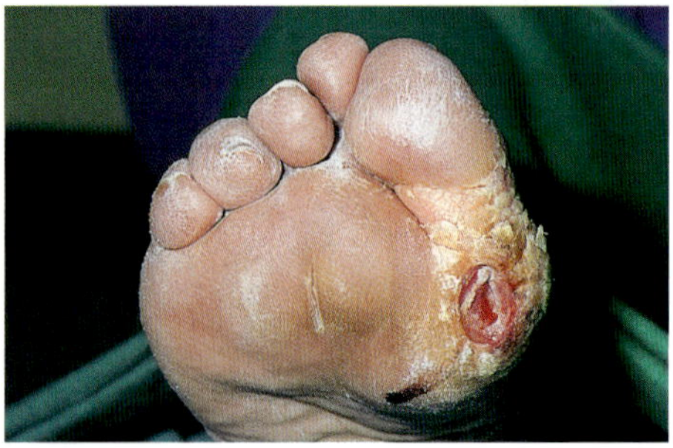

Abb. 1.39b: Diabetischer Fuß: ausgestanztes Ulkus an druckexponierter Stelle mit Verhornung [14]

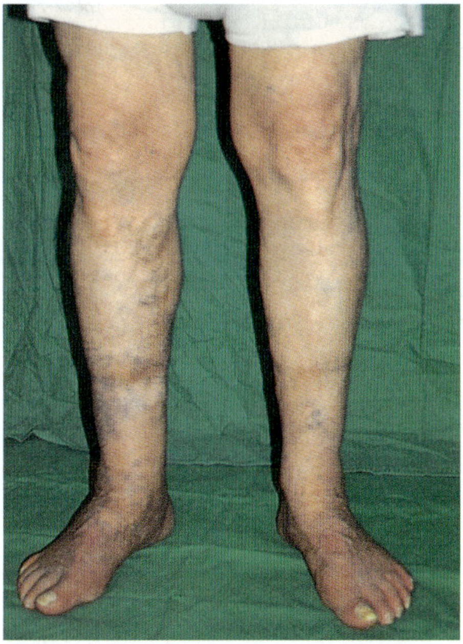

Abb. 1.40: Chronische venöse Insuffizienz beider Beine im Stadium II mit Zyanose der Füße im Stehen, Hyperpigmentierung und Corona phlebectatica paraplantaris rechts sowie Ödembildung mit Einschnürungen an den distalen Unterschenkeln durch die Socken [14]

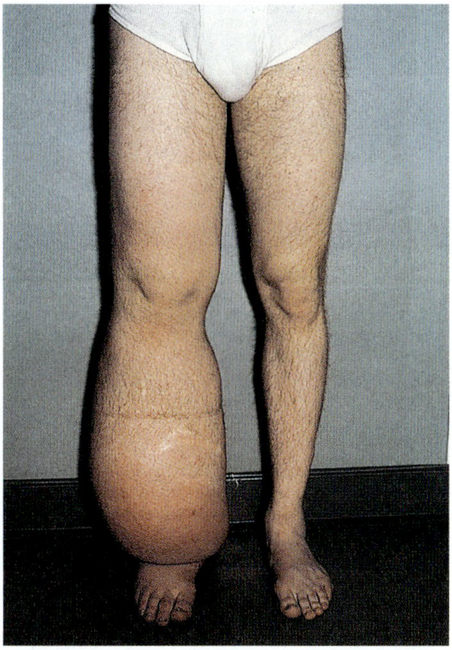

Abb. 1.42: Primäres Lymphödem (lymphostatische Elephantiasis) vor Therapie [14]

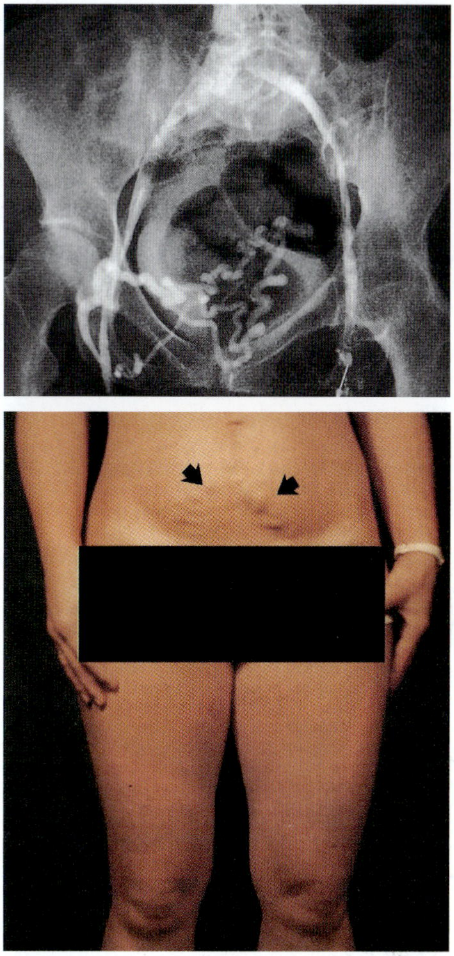

Abb. 1.41: „Spontan-Palma" (Kollateralbildung an der vorderen Beckenwand bei chronischem Beckenvenen-Verschluss): (a) Röntgenbild nach KM-Gabe, (b) Beckenregion [14]

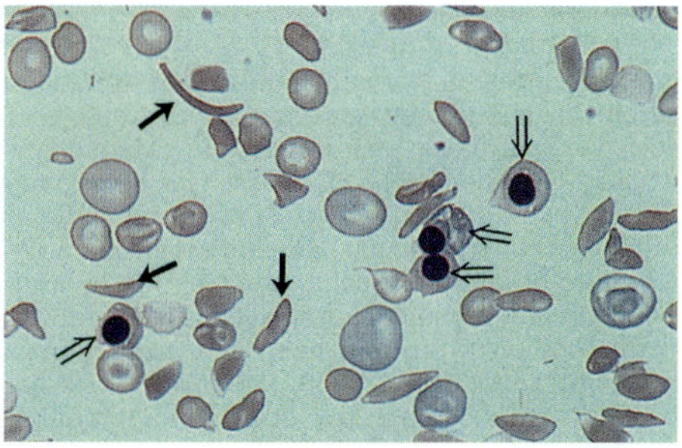

Abb. 1.44: Zur Sichelzellbildung kommt es, wenn Erythrozyten des Patienten unter Luftabschluss mit Natriumdithionitlösung versetzt werden. Kristallisiert durch die reduzierende Wirkung das Hb-S in den Zellen, nehmen sie die typische Sichelform an. [14]

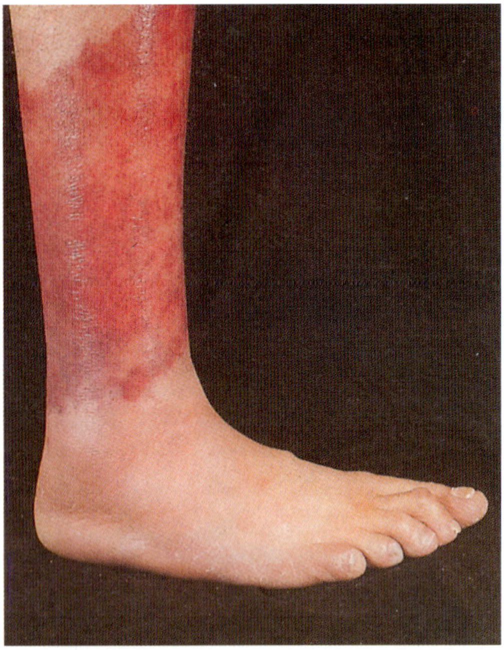

Abb. 1.85: Unterschenkel-Erysipel infolge einer Streptokokkeninfektion [19]

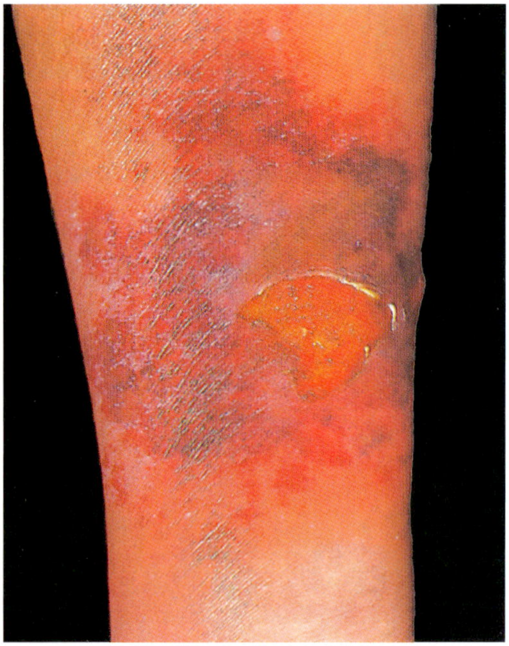

Abb. 2.6: Erysipel des Unterschenkels [3]

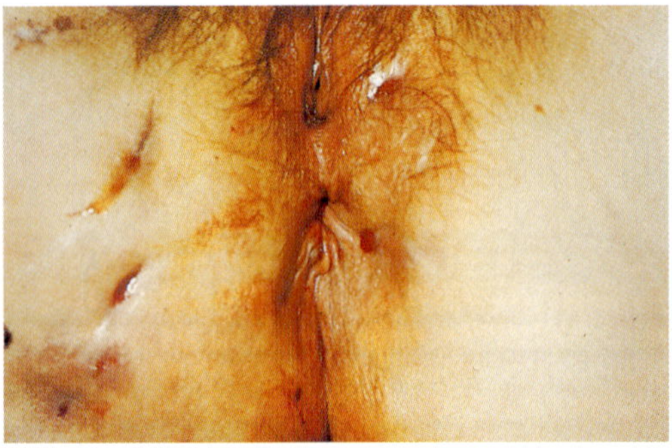

Abb. 2.54: Mehrere perianale Fistelöffnungen bei Morbus Crohn

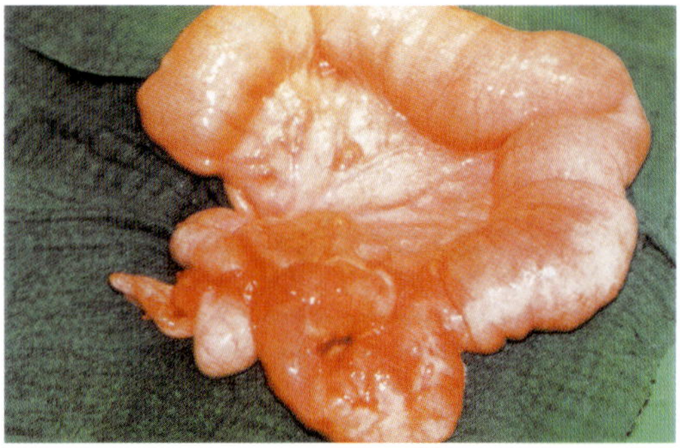

Abb. 2.53: Morbus Crohn, der terminale Ileumanteil ist entzündlich verändert

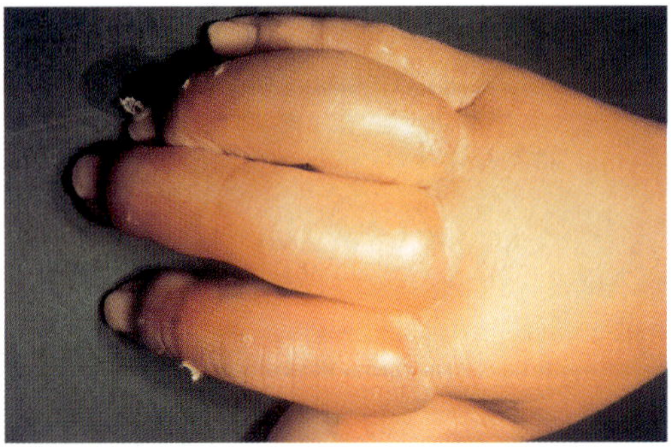

Abb. 2.74: Erfrierungen 2.–3. Grades

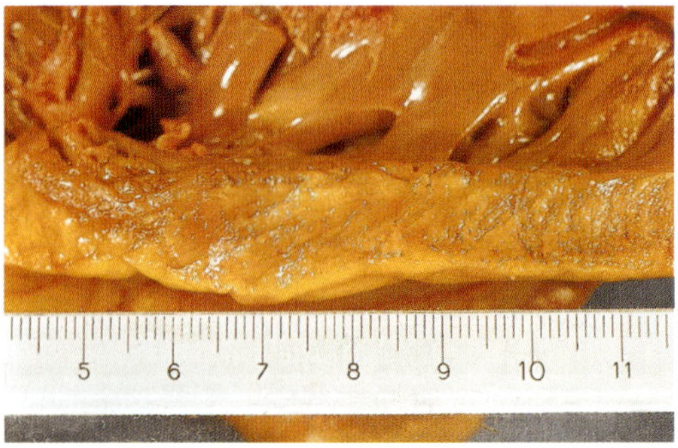

Abb. 3.1: Lipomatosis cordis [1]

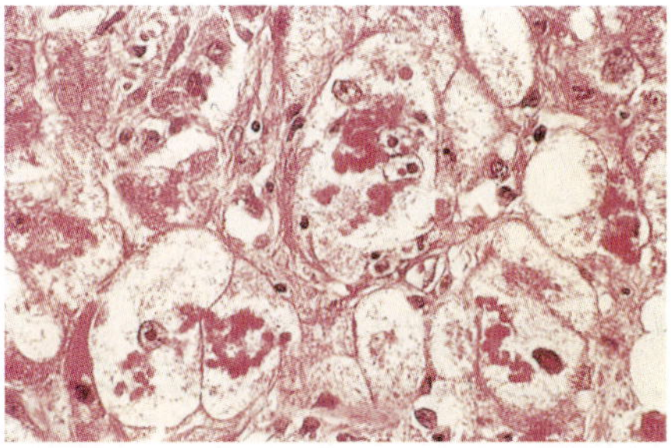

Abb. 3.2: Mallory-Bodies. Läppchenzentral gelegene hydropische Hepatozyten mit alkoholischem Hyalin [3]

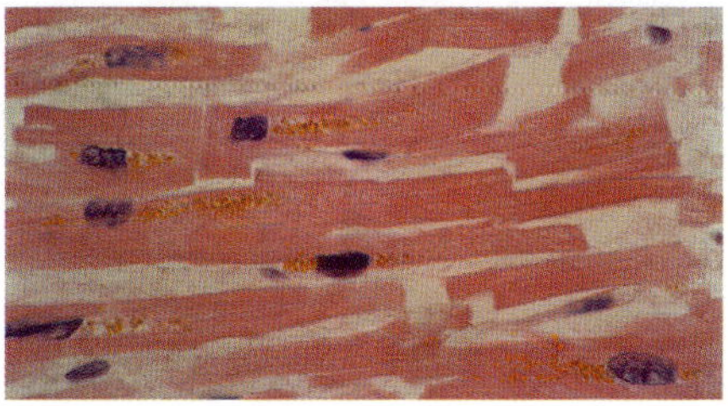

Abb. 3.6: Braune Atrophie des Herzens, bevorzugte Pigmentablagerung an den Kernpolen [3]

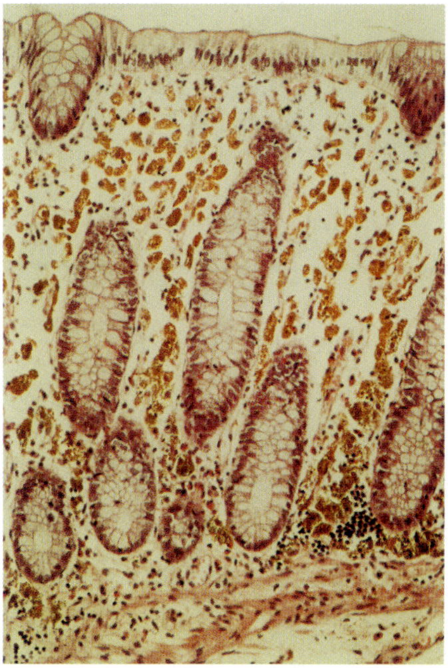

Abb. 3.5: (Pseudo-) Melanosis coli: HE-gefärbtes histologisches Kolonpräparat [1]

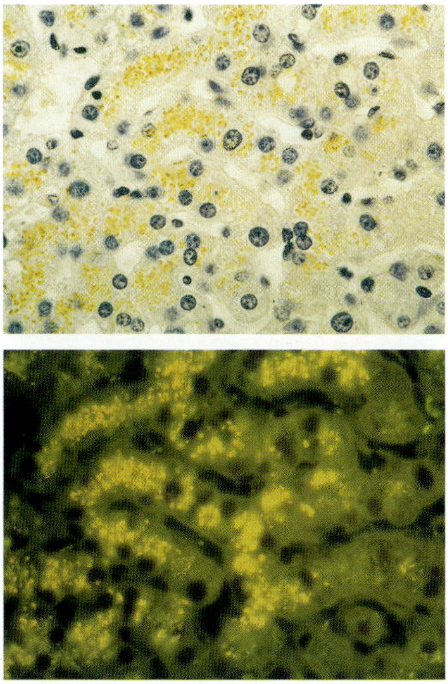

Abb. 3.7: Gealterte Leberzellen: 1. Bild: Lebergewebe mit Hämatoxylin gefärbt; 2. Bild: Eigenfluoreszenz bei UV-Anregung [1]

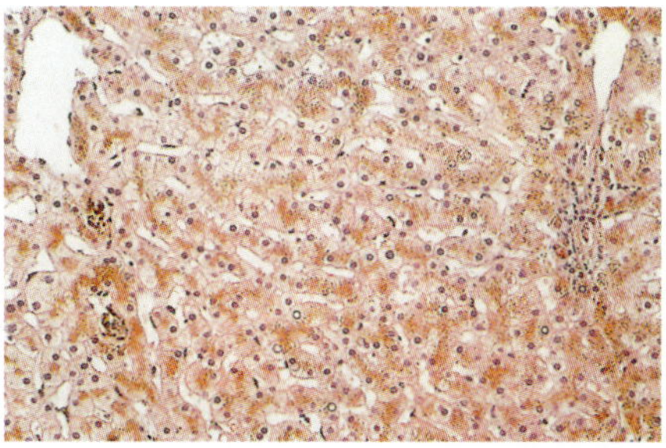

Abb. 3.8: Hämosiderin in Hepatozyten bei Hämochromatose [2]

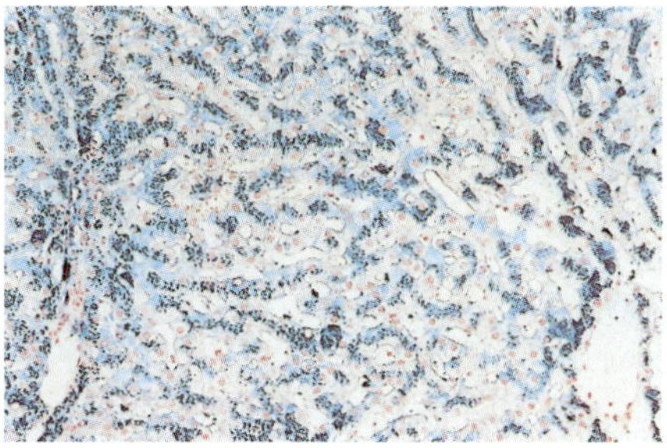

Abb. 3.9: Schwarz angefärbtes Hämosiderin in Hepatozyten bei Hämochromatose; Berliner-Blau Färbung [2]

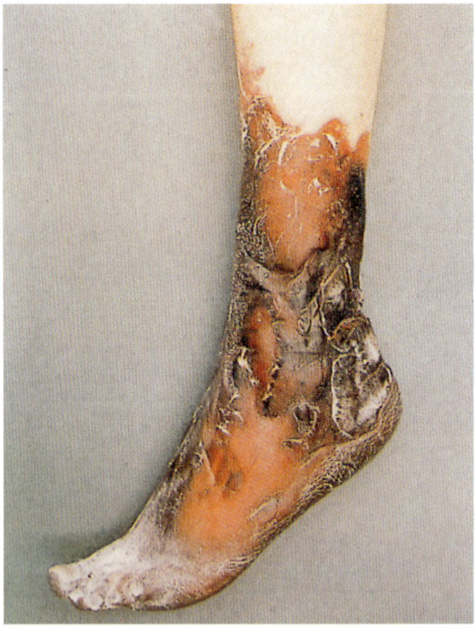

Abb. 3.10: Mumifizierte trockene gangränöse Nekrose bei arterieller Verschlusskrankheit [2]

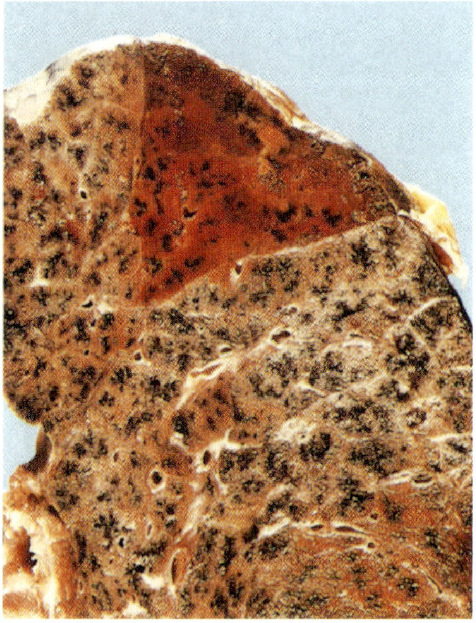

Abb. 3.11: Hämorrhagischer Lungeninfarkt [3]

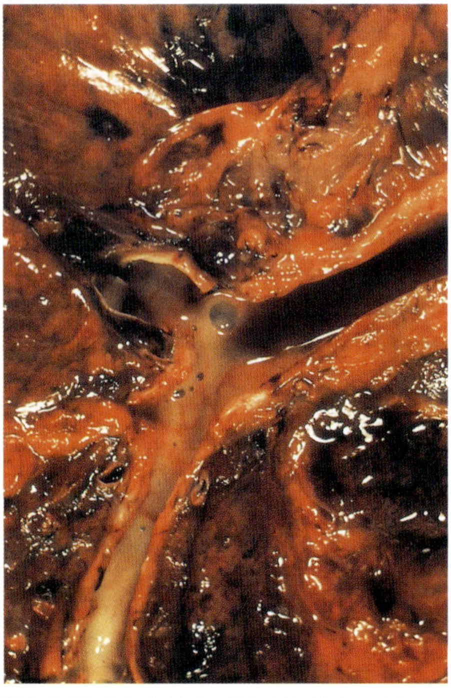

Abb. 3.12: Katarrhalisch-eitrige Entzündung. Bronchien sind mit Eiter und Schleim bedeckt [1]

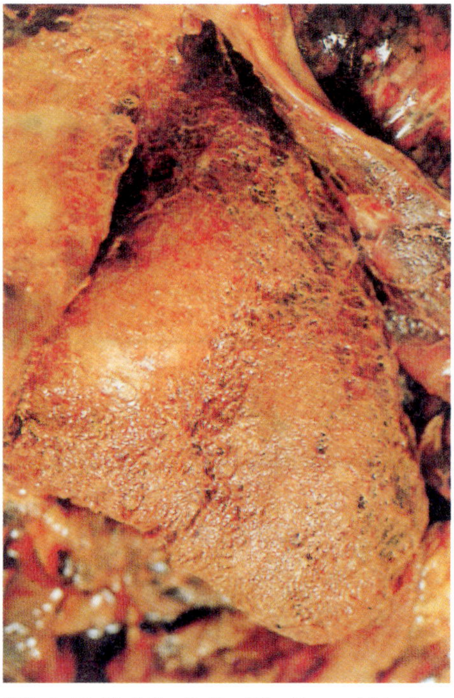

Abb. 3.13: Fibrinöse Perikarditis: Herzansicht mit eröffnetem Herzbeutel: unregelmäßige „zottige", gelbliche Fibrinauflagerungen (Cor villosum) [2]

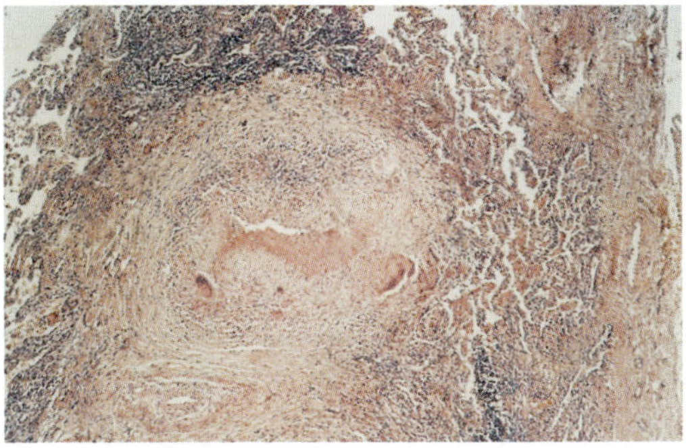

Abb. 3.15: Tuberkulose. Granulom mit zentral verkäsender Nekrose [4]

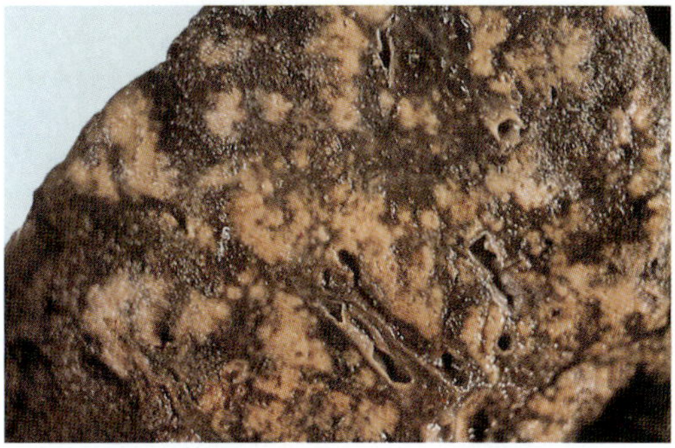

Abb. 3.16: Azinös-nodöse Lungentuberkulose [2]

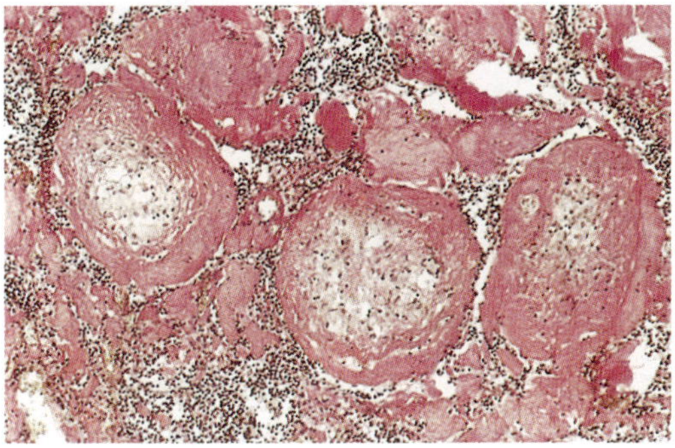

Abb. 3.17: Granulom des Sarkoidose-Typs [3]

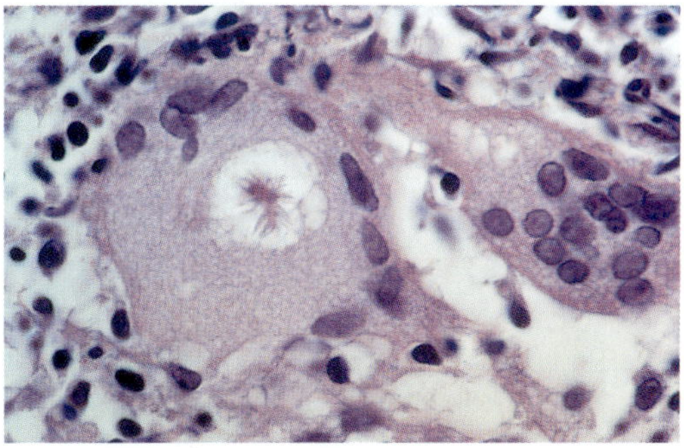

Abb. 3.18: Sarkoidose. Riesenzelle vom Langhans-Typ mit einem sternförmigen Asteroidkörper [4]

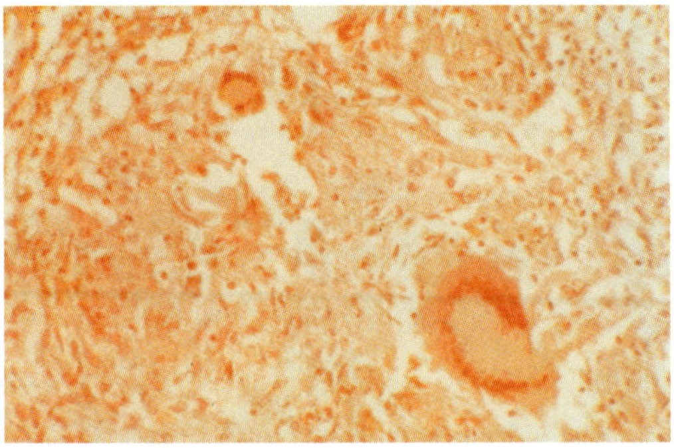

Abb. 3.19: Langhans-Riesenzelle in einem nicht verkäsenden Epitheloidzellgranulom [2]

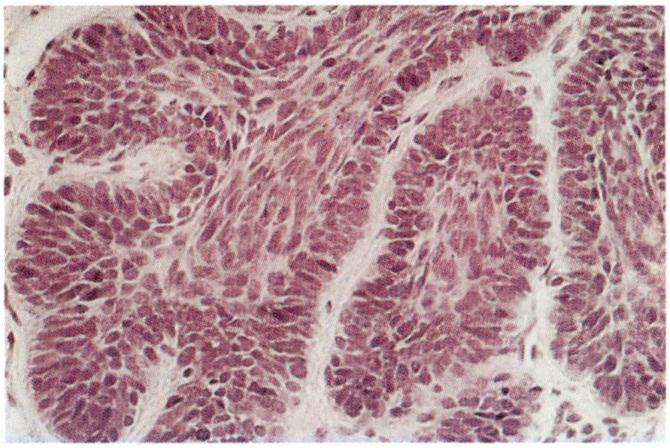

Abb. 3.20: Basaliom mit palisadenartiger Anordnung der basalzellähnlichen Tumorzellen [2]

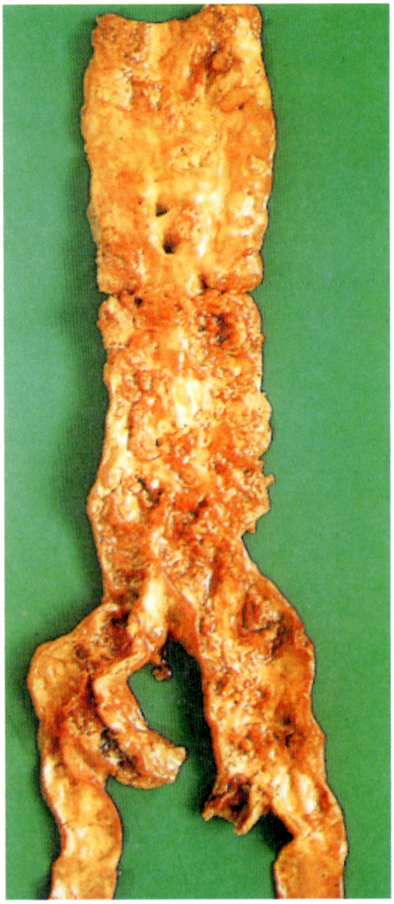

Abb. 3.23: Fortgeschrittene Arteriosklerose der Aorta abdominalis und der Iliakalarterien [2]

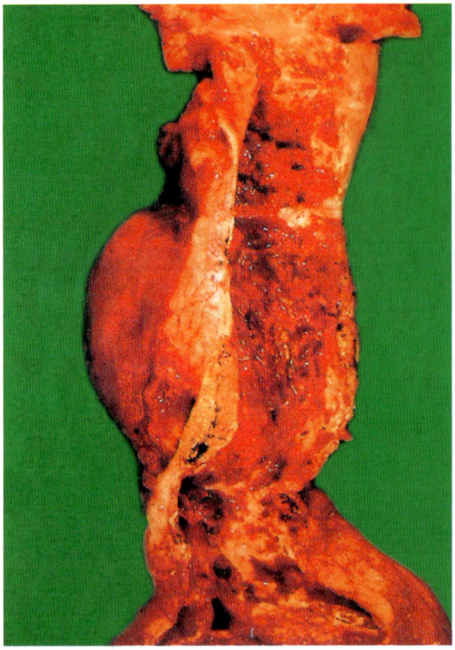

Abb. 3.25: Arteriosklerotisch bedingtes Aneurysma der Aorta abdominalis [2]

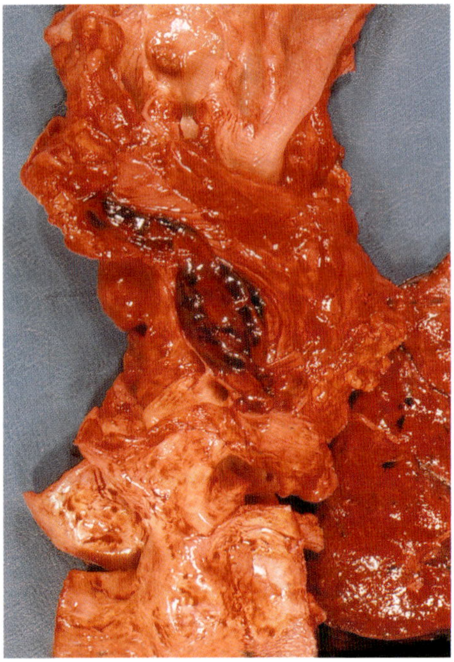

Abb. 3.27: Thrombose-Strickleiterphänomen [3]

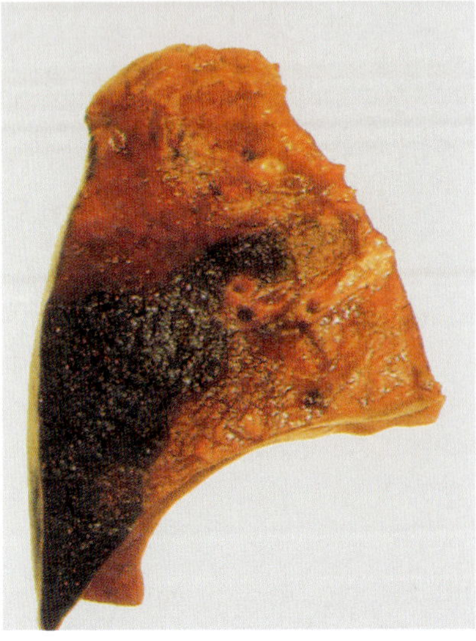

◀ Abb. 3.26: Keilförmiger hämorrhagischer Lungeninfarkt nach Embolie [2]

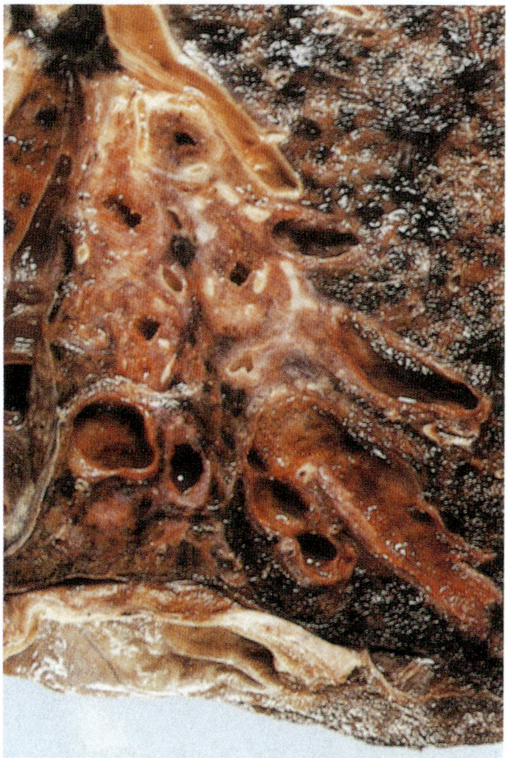

Abb. 3.31: Zylindrische Bronchiektasien [3]

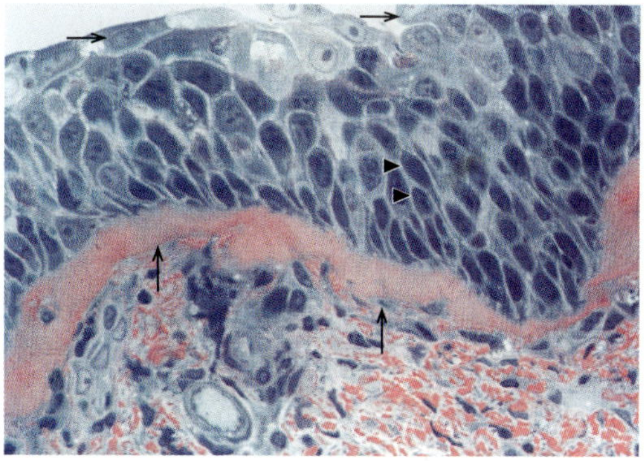

Abb. 3.32: Typische histologische Veränderung bei einer chronischen Bronchitis [3]

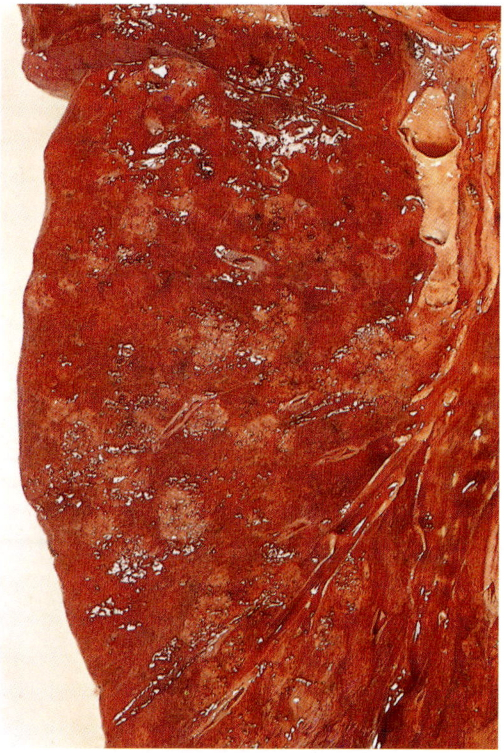

Abb. 3.34: Eitrige Herdpneumonie [1]

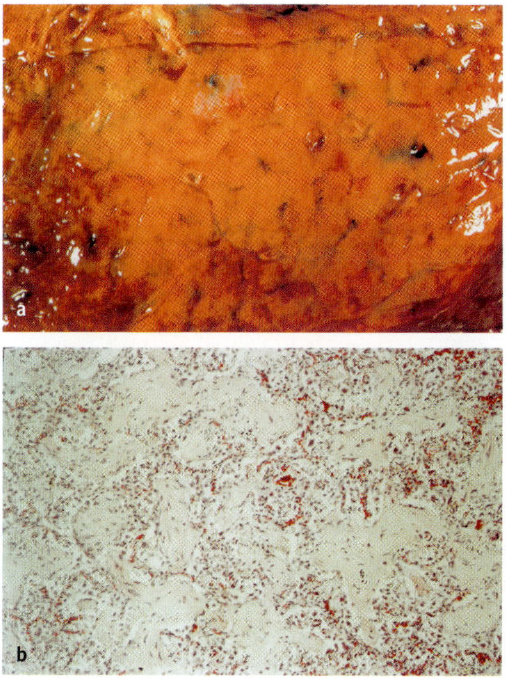

◄ **Abb. 3.33: a.** Makroskopischer und **b.** mikroskopischer Aspekt einer Bronchiolitis obliterans [3]

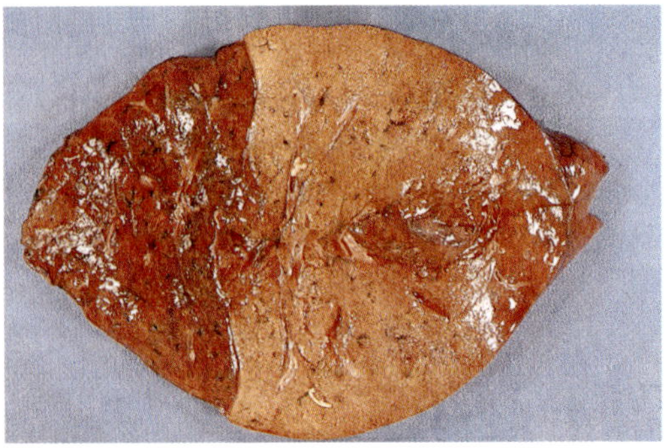

Abb. 3.35: Lobärpneumonie [1]

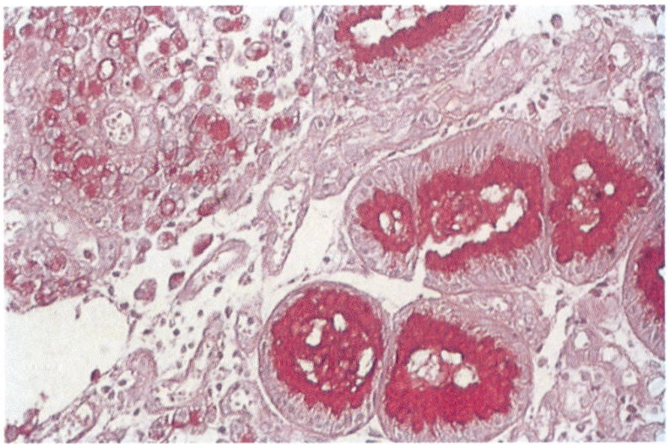

Abb. 3.36: Siegelringzellkarzinom des Magens: zahlreiche Siegelringzellen mit PAS-positiven, rot angefärbten intrazellulären Schleimkugeln [2]

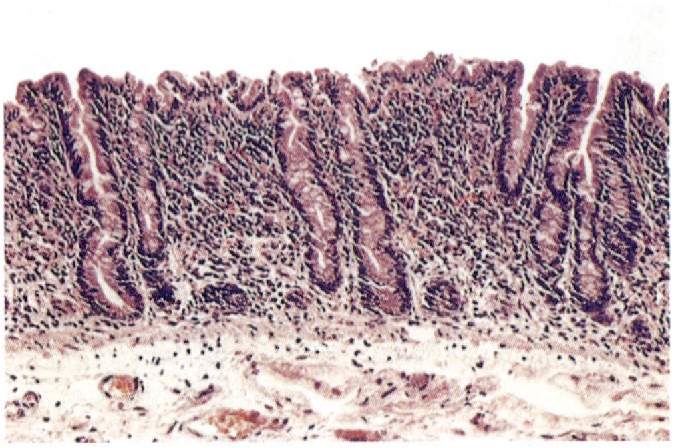

Abb. 3.37: Zottenatrophie und Kryptenhyperplasie mit Entzündungsinfiltration bei Zöliakie [3]

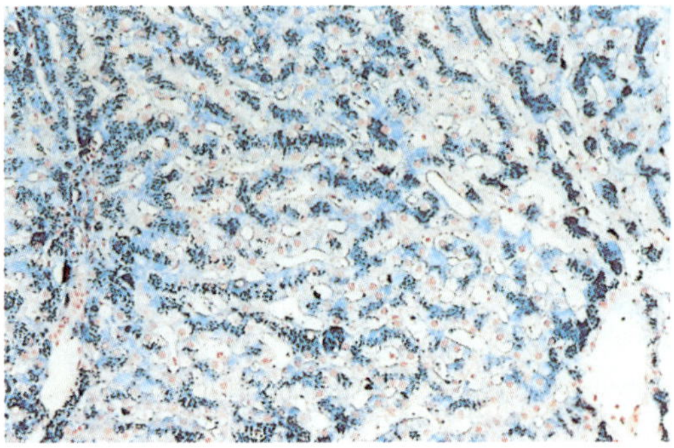

Abb. 3.41: Schwarz angefärbtes hepatozelluläres Hämosiderin bei Hämochromatose. (Berliner-Blau-Färbung) [2]

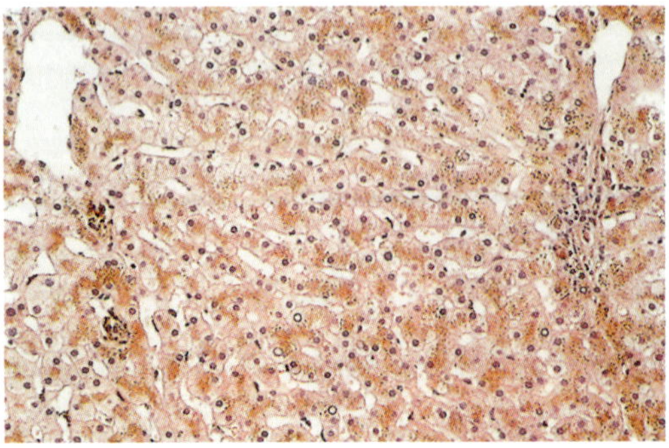

Abb. 3.42: Intrazellulär in den Hepatozyten eingelagertes Hämosiderin bei Hämochromatose (HE-Färbung) [2]

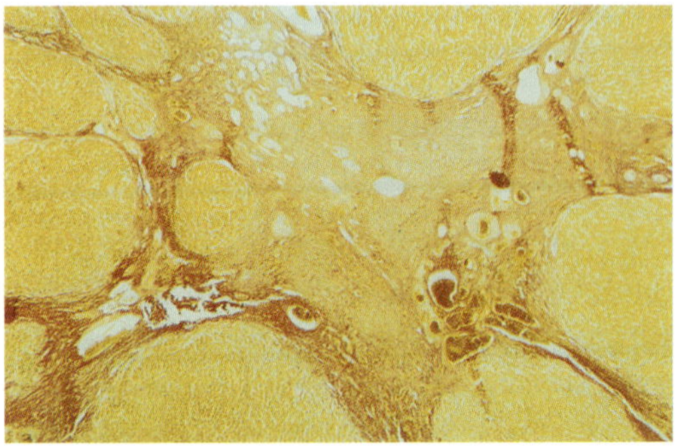

Abb. 3.43: Fokale noduläre Hyperplasie bei jahrelanger Einnahme von Ovulationshemmern [1]

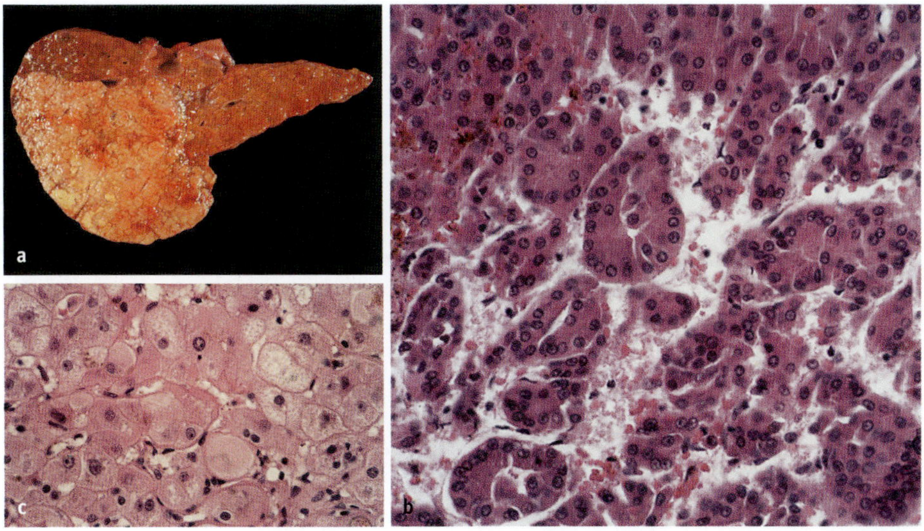

Abb. 3.44: Hepatozelluläres Karzinom bei chronischer Hepatitis B [1]

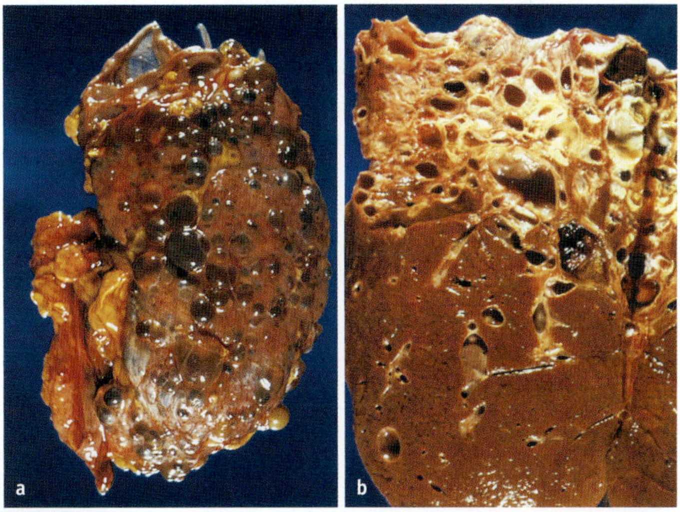

Abb. 3.45: Polyzystische Nierenerkrankung vom adulten Typ [1]

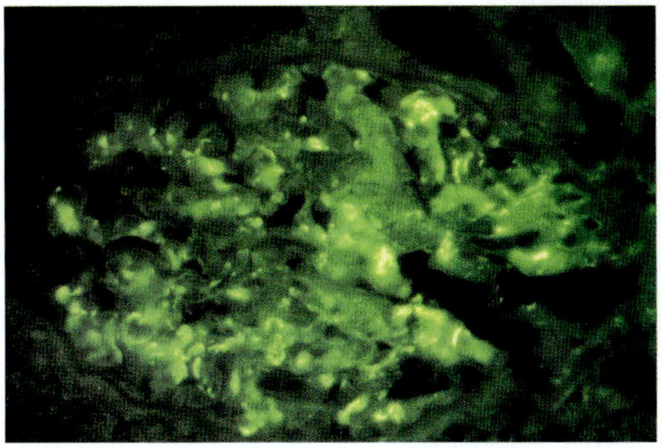

Abb. 3.46: Endokapilläre Glomerulonephritis, Immunkomplexablagerungen an der Basalmembran [1]

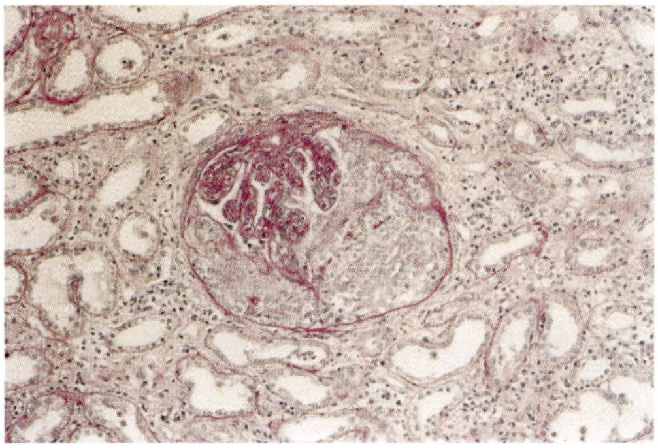

Abb. 3.47: Rapid-progressive Glomerulonephritis [1]

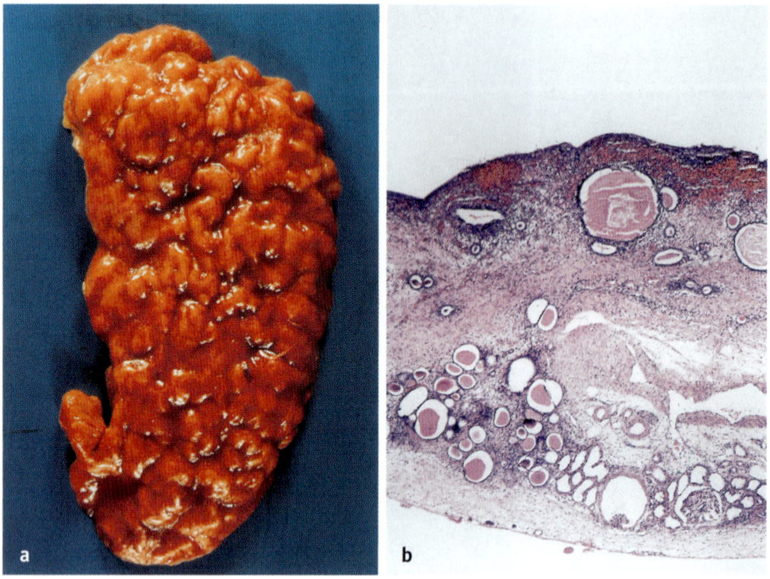

Abb. 3.48: Chronisch herdförmige destruktive interstitielle Nephritis [3]

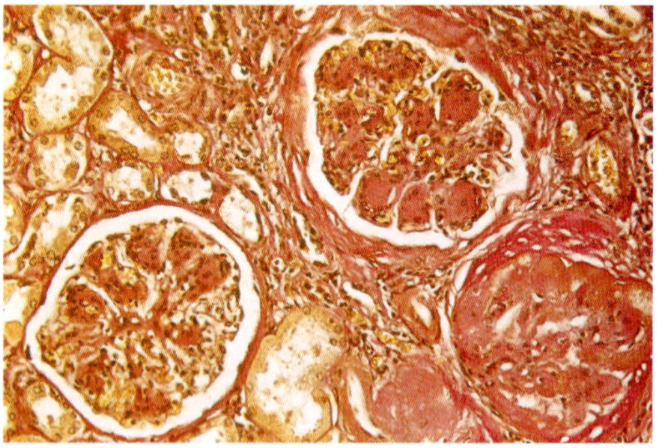

Abb. 3.50: Diabetische Glomerulosklerose [1]

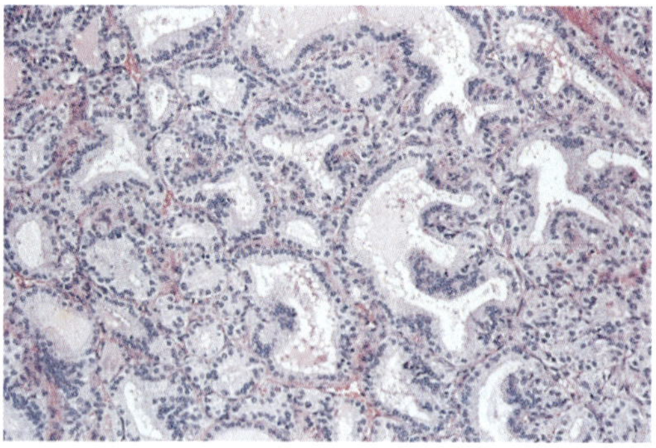

Abb. 3.52: Struma Basedow [3]

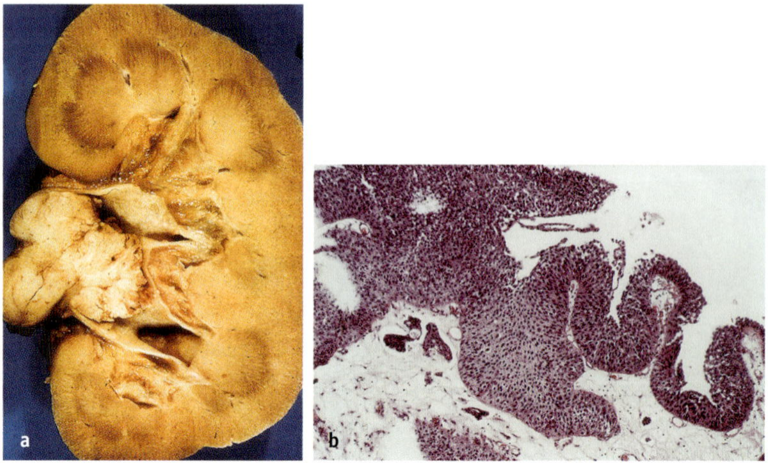

Abb. 3.51: Urothelkarzinom des Nierenbeckens [1]

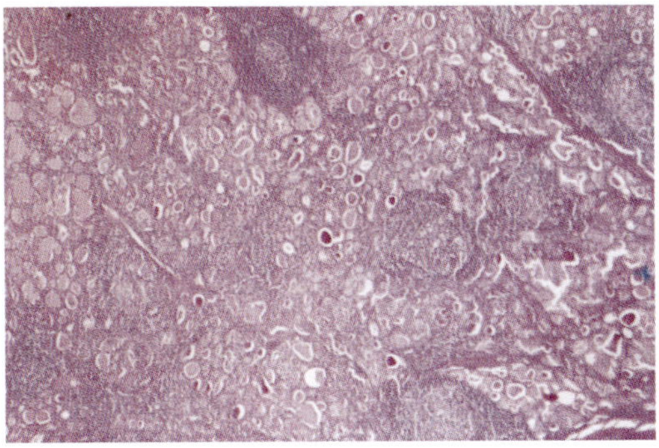

Abb. 3.54: Thyreoiditis Hashimoto [1]

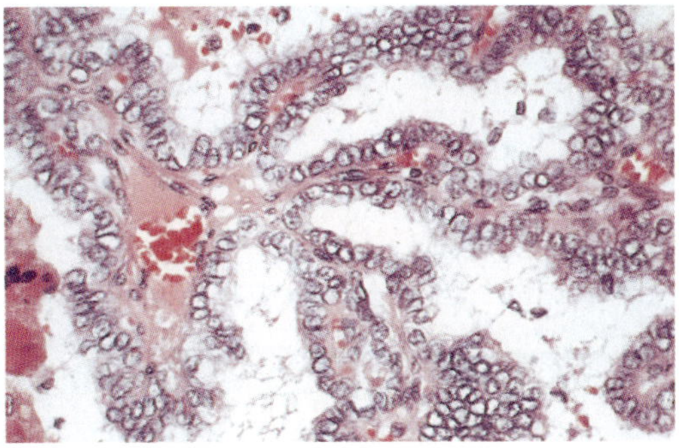

Abb. 3.55: Papilläres Schilddrüsenkarzinom [3]

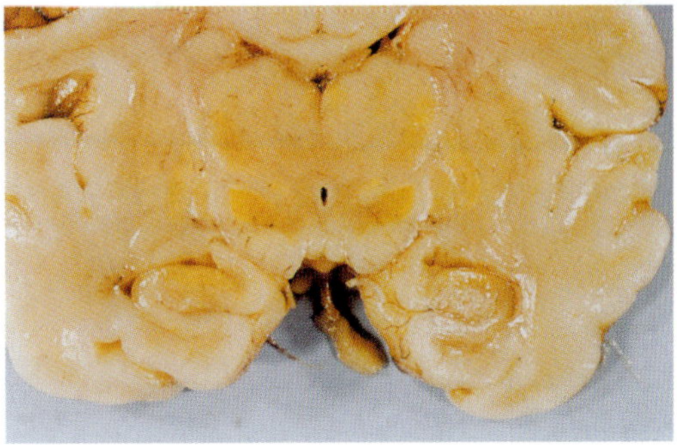

Abb. 3.56: Kernikterus: Durch eine unreife Leber kommt es zur verminderten Elimination von Bilirubin, welches sich in den Basalganglien und in der grauen Substanz anreichert und eine gelbliche Verfärbung hervorruft [3]

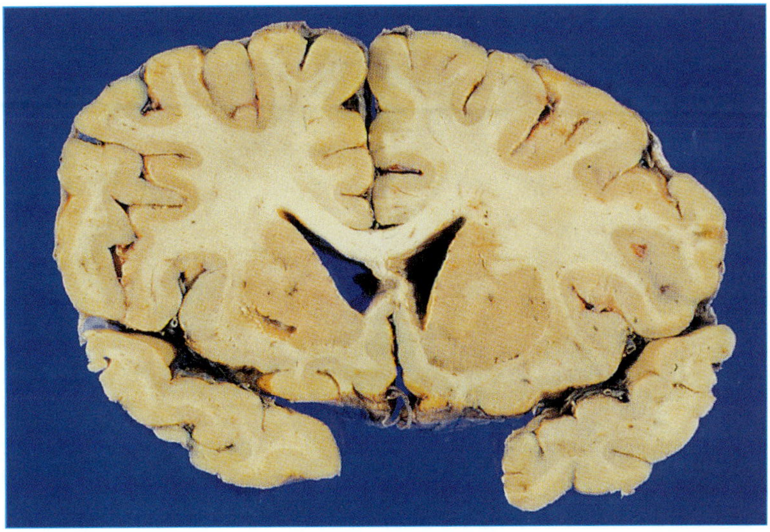

Abb. 3.59: Untersuchung des Gehirns eines 73 Jahre alt gewordenen Mannes. Im Bereich der Basalganglien sieht man zystische Umwandlungen alter Mikroinfarkte → Status lacunaris [1]

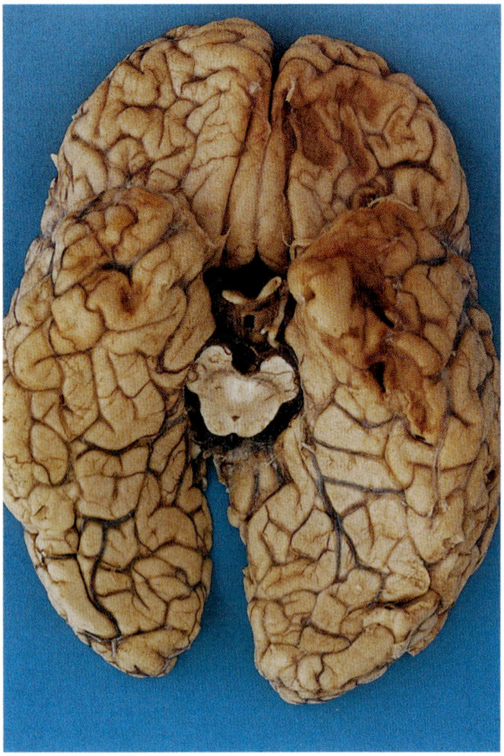

Abb. 3.60: Alte Rindenprellungsherde [1]

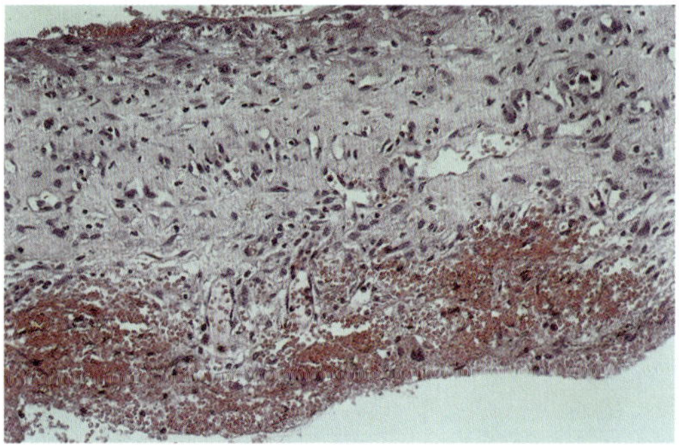

Abb. 3.61: Äußere Hämatomkapsel eines chronischen Subduralhämatoms mit frischen Hämatomanteilen [1]

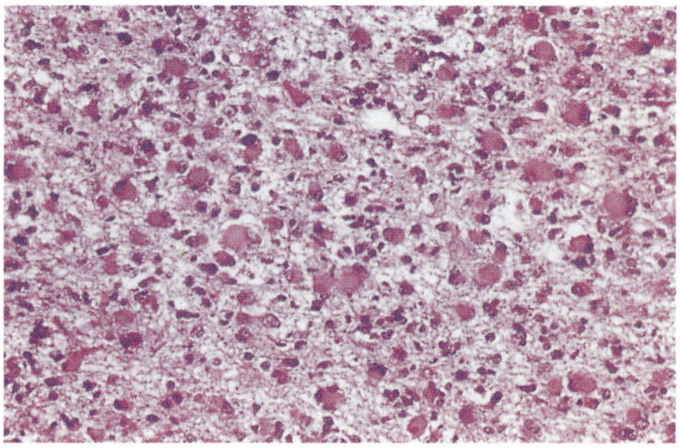

Abb. 3.62: Astrozytom mit pflasterförmigen Zellen und kleinen Zysten [1]

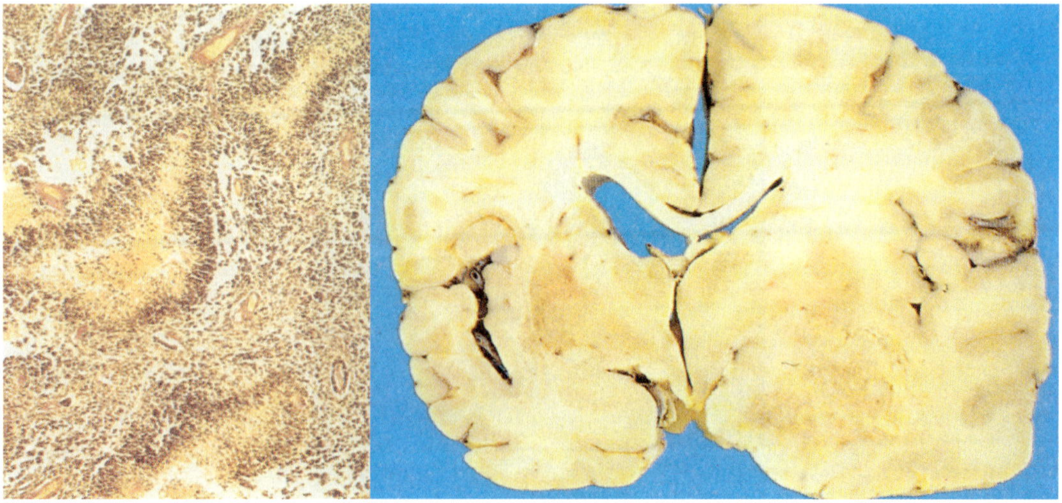

Abb. 3.63: Glioblastom: Histologie und Makroskopie [1]

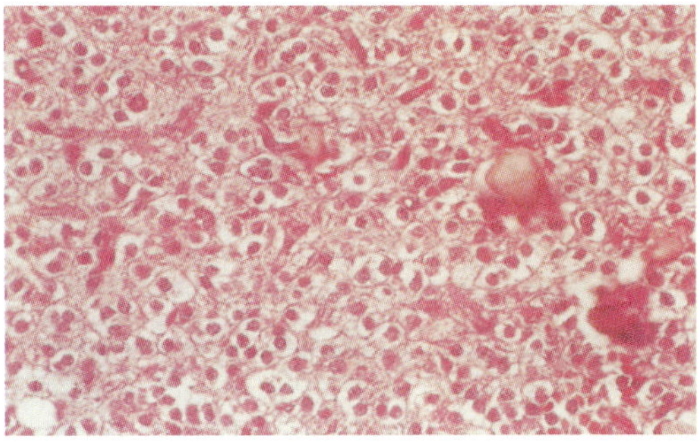

Abb. 3.64: Oligodendrogliom mit honigwabenartiger Zellanordnung [1]

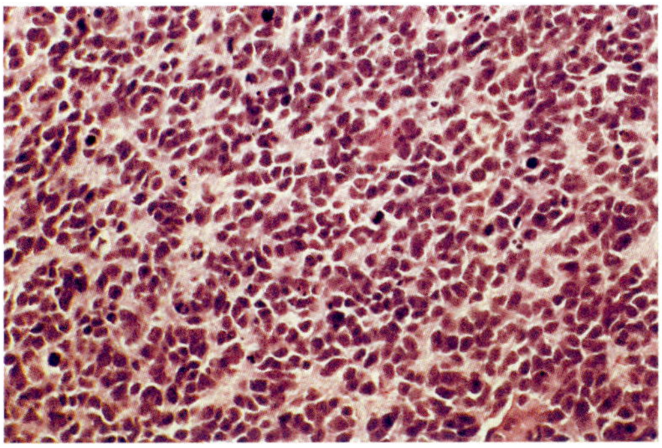

Abb. 3.66: Medulloblastom: hohe Zelldichte, angedeutete Rosettenbildung [1]

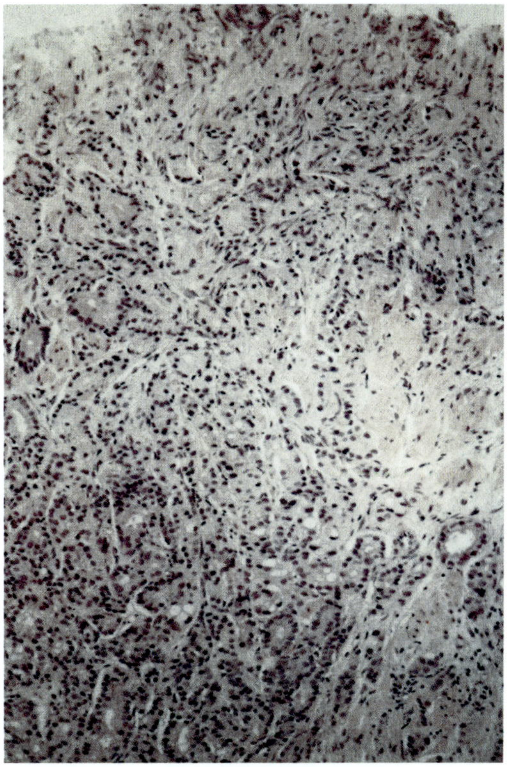

Abb. 3.67: Adenokarzinom der Prostata [1]

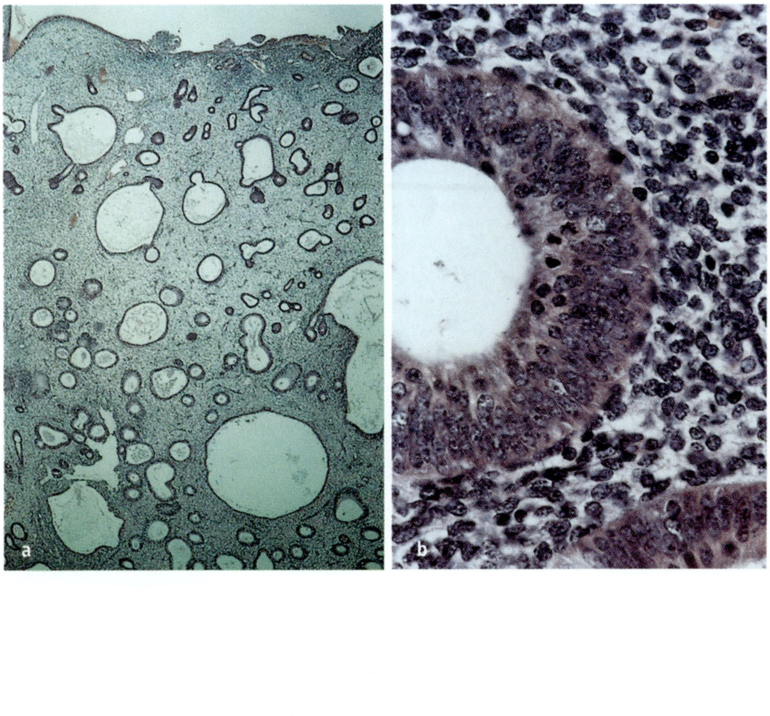

Abb. 3.69: Thekazelltumor (Thekom) [1]

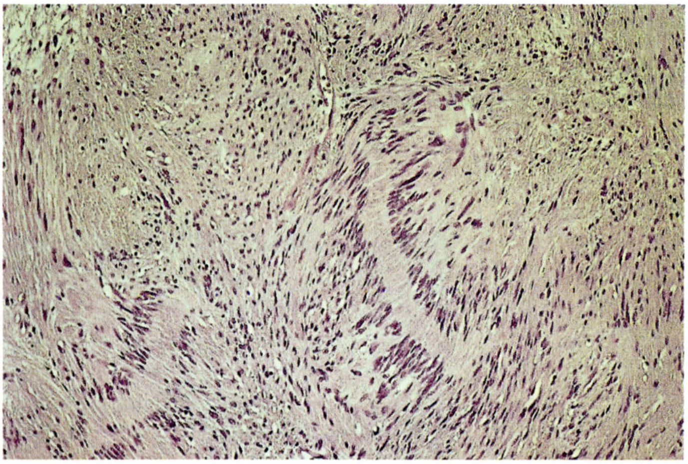

Abb. 3.70: Neurinom mit palisadenartiger Anordnung der spindelförmigen Zellen [1]

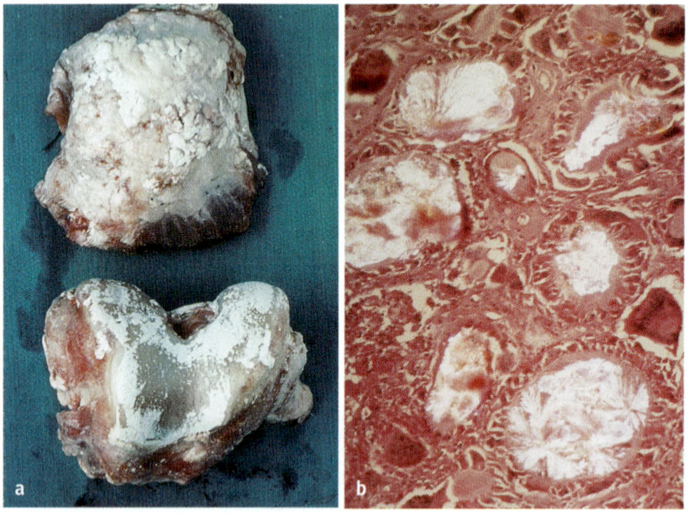

◄ **Abb. 3.71:** Gichtarthropathie eines Kniegelenks [1]

▼

Abb. 10.59: Meckel-Divertikel. Die Szintigraphie eines 11 Monate alten Jungen zeigt eine Anreicherung in Projektion auf den Mittelbauch, die einem Meckel-Divertikel entspricht. Im linken Oberbauch physiologische Anreicherung der Milz beim Erythrozytenscan [3]

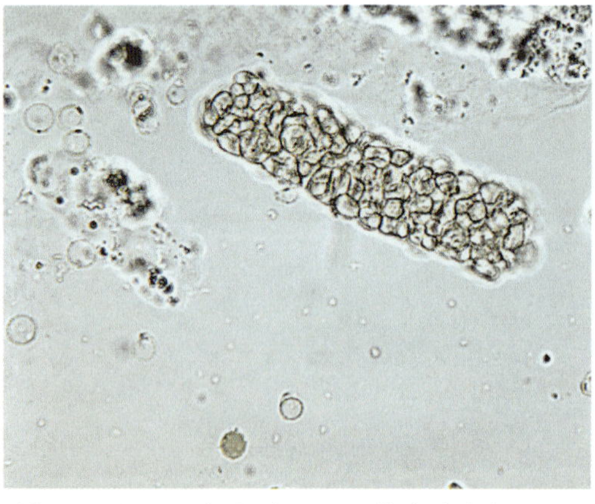

Abb. 5.15: Dysmorphe Erythrozytenzylinder bei glomerulärer Hämaturie [1]

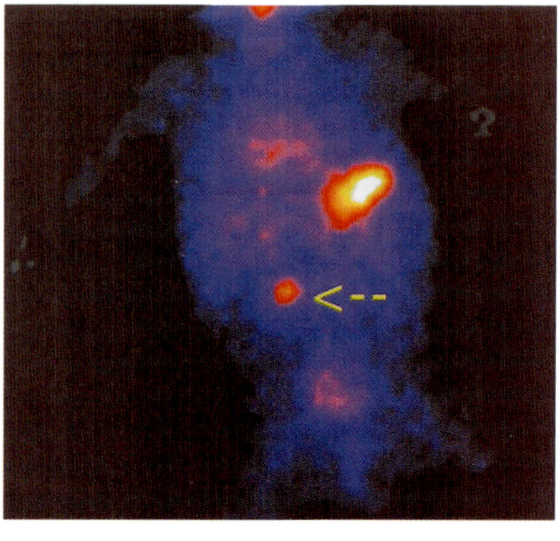

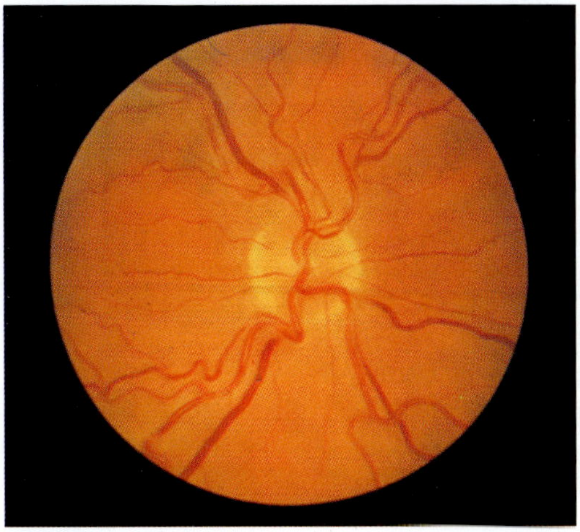

Fundoskopiebefund	Beschreibung
Stauungspapille	**anfangs:** hyperämische Papille, Blutungen in der Nervenfaserschicht, kleine Randgefäße wegen Ödem verdeckt, Teleangiektasen der peripapillären retinalen Kapillaren **später:** erweiterte geschlängelte Venen, Cotton-wool-Herde, Paton'sche Linien, evtl. harte Exsudate im Makulabereich **chronisch:** Champagnerkorken-Papille (Übergang in die Atrophie, retinochorioidale Shunts)
Ablatio retinae (B)	**anfangs:** bei Augenbewegungen indulierende Netzhautablösung **später:** intraretinale Zystenbildung, subretinale fibrotische Stränge, „Hochwasserlinien"
Retinopathia diabetica (D)	Mikroaneurysmen, intraretinale Blutungen, perlschnurartig veränderte Venen, harte Exsudate

Abb. 13.4: Fundus hypertonicus [4]

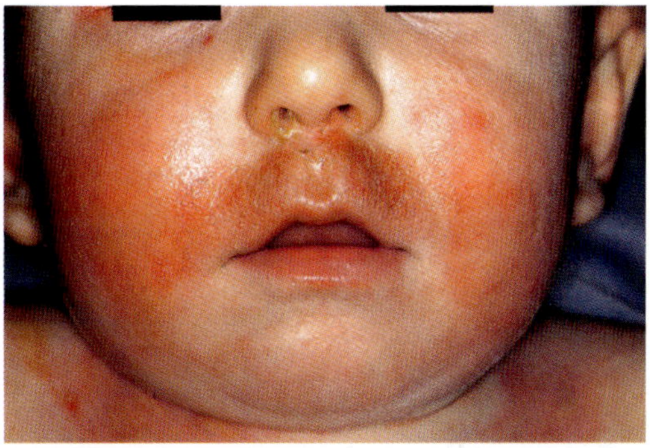

Abb. 15.17: Neurodermitis [6]

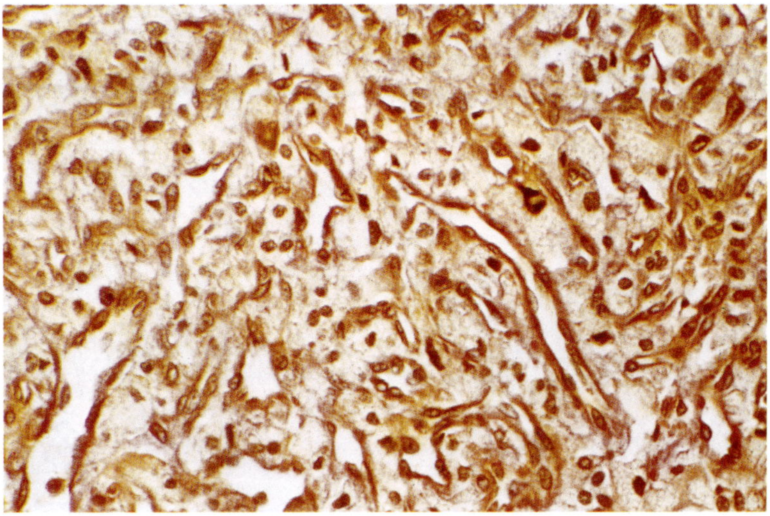

Abb. 14.15: Angioblastom [5]

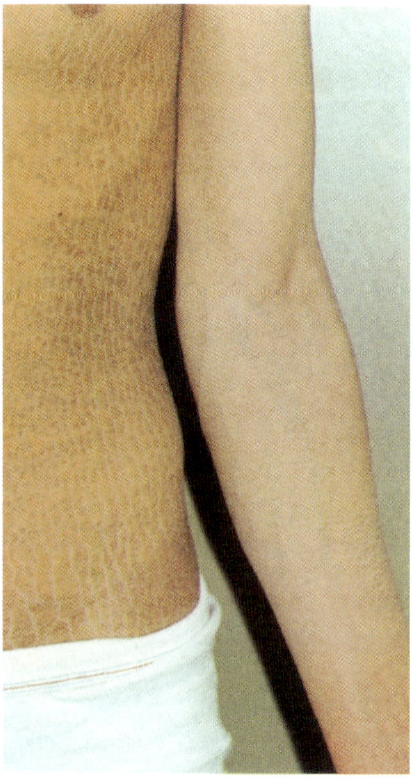

Abb. 18.5: Ichthyosis vulgaris [2]

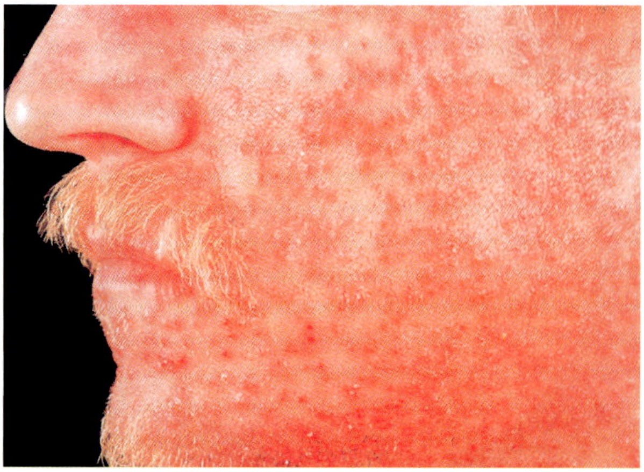

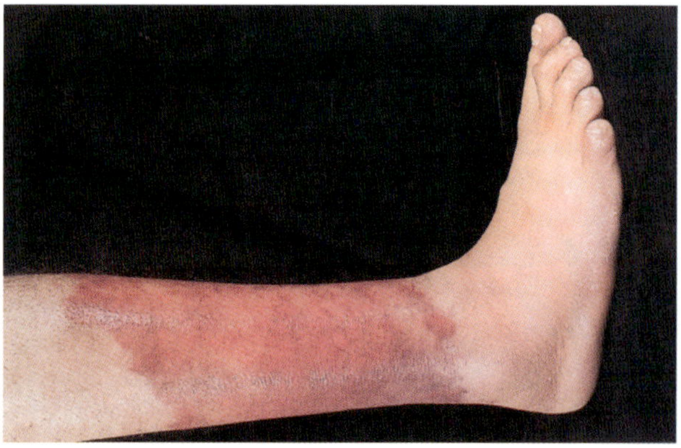

▲
Abb. 18.12: Eczema herpeticatum [2]

▲
Abb. 18.15: Erysipel [2]

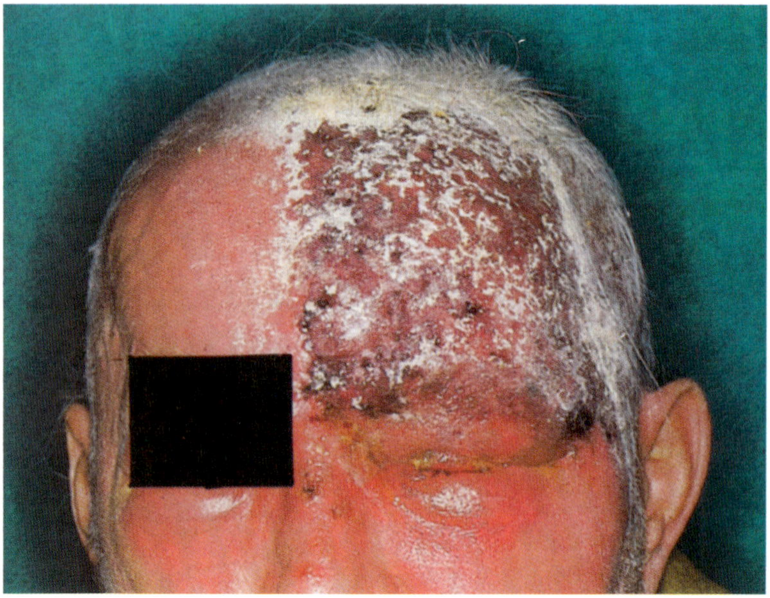

Abb. 18.13: Herpes zoster [2]

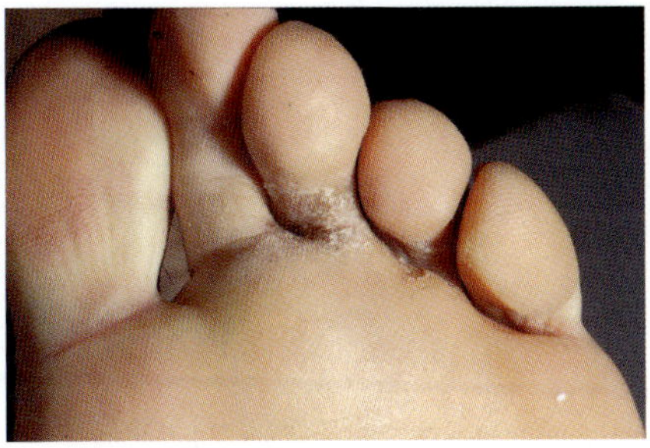

Abb. 18.16: Tinea pedis [4]

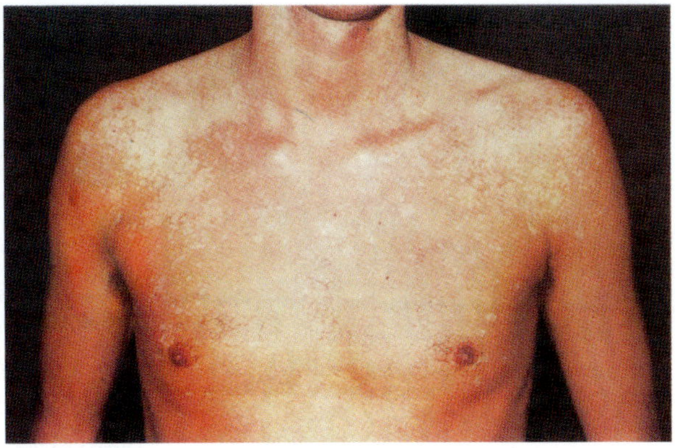

Abb. 18.19: Pityriasis versicolor [2]

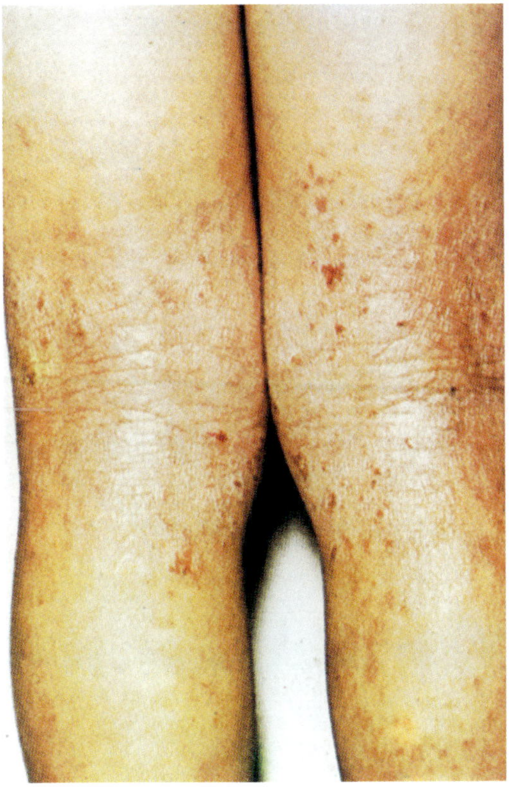

Abb. 18.20: Atopisches Ekzem [2]

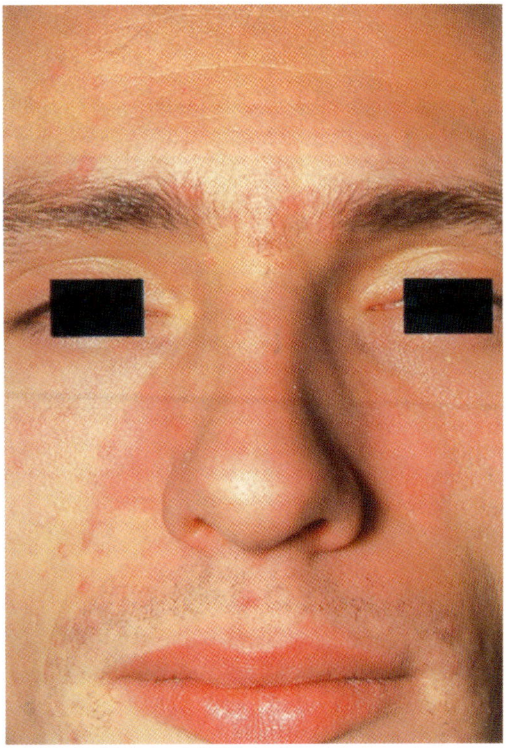

Abb. 18.21: Seborrhoisches Ekzem [5]

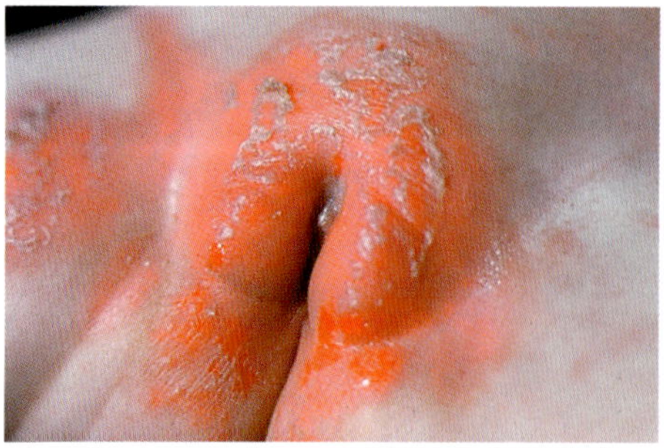

Abb. 18.22: Windeldermatitis [6]

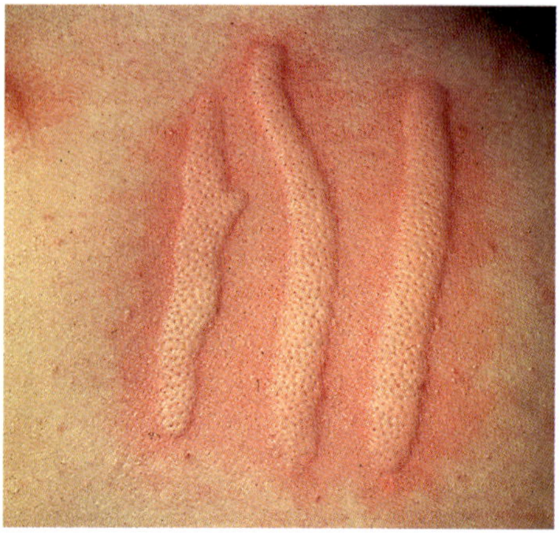

Abb. 18.23: Urtikaria [3]

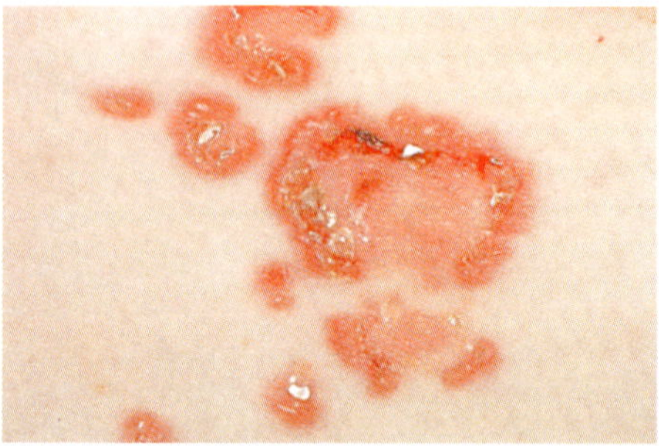

Abb. 18.26: Pemphigus vulgaris [7]

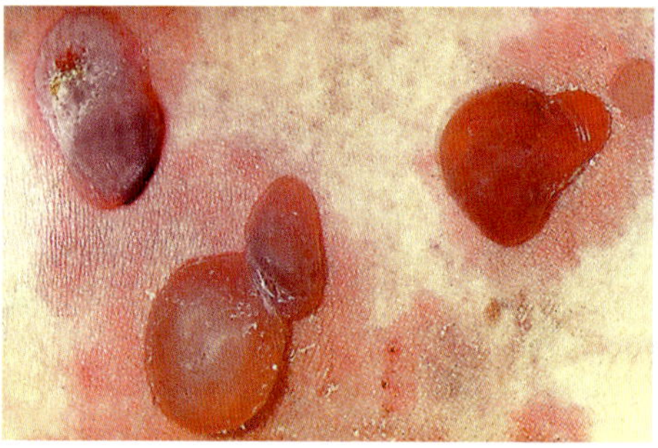

Abb. 18.27: Bullöses Pemphigoid [3]

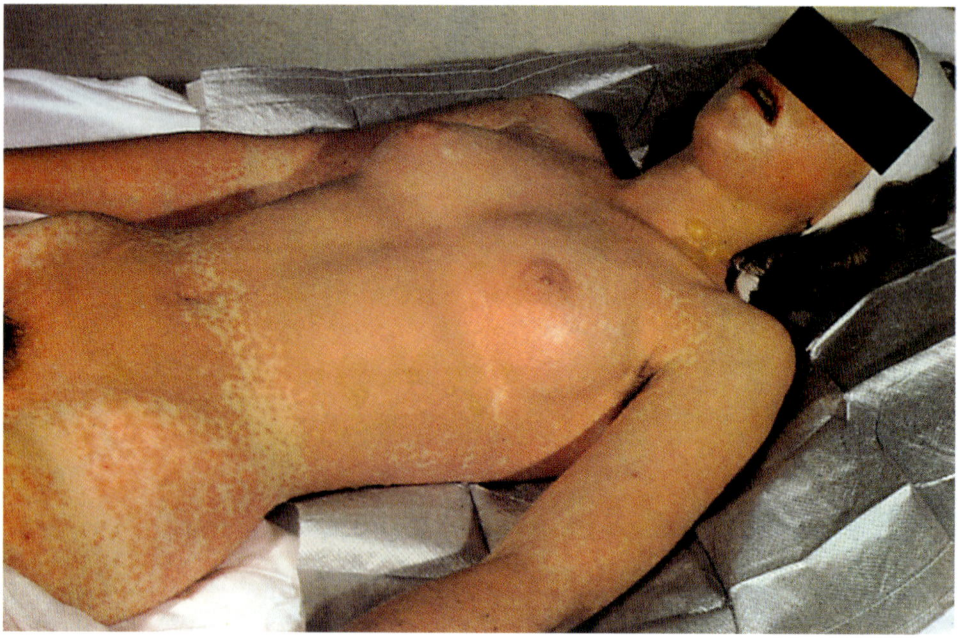

Abb. 18.25: Lyell-Syndrom [2]

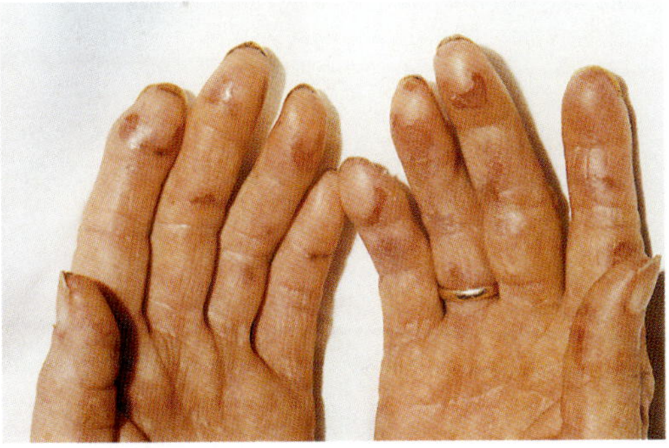

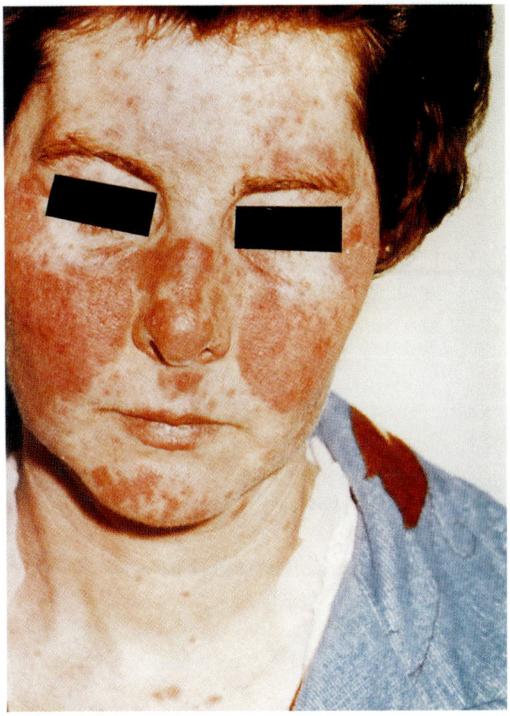

▲
Abb. 18.28 und 18.29: Systemischer Lupus erythematodes [2] ▶

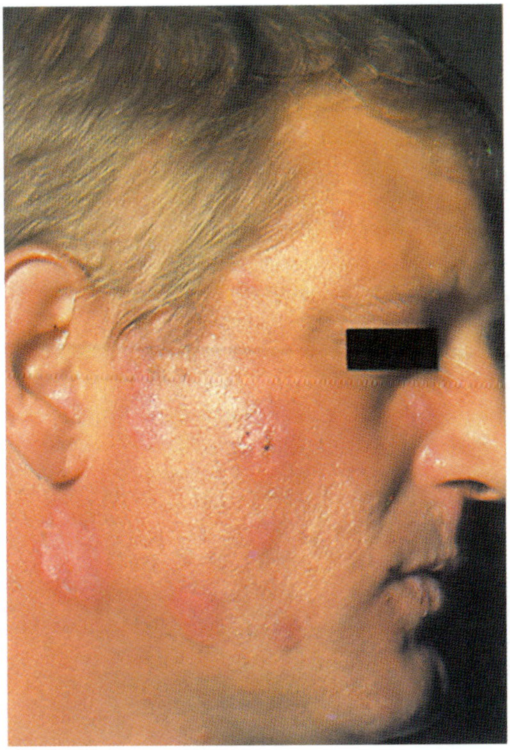

Abb. 18.30: Chronischer diskoider Lupus [8]

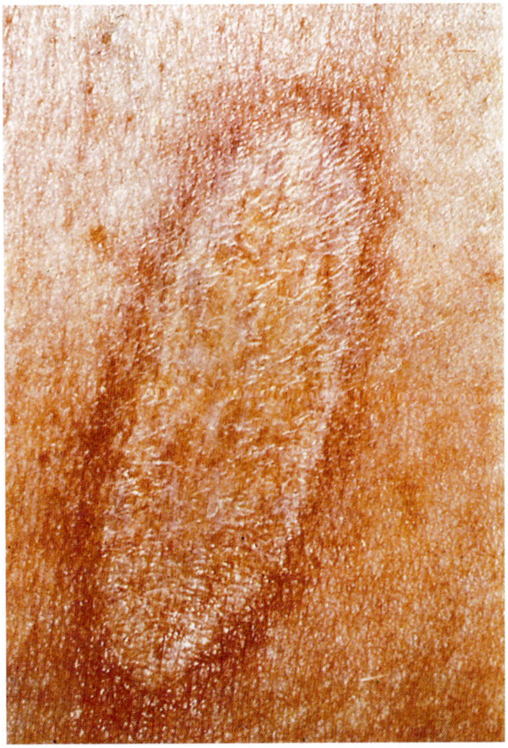

Abb. 18.33: Zirkumskripte Sklerodermie [2]

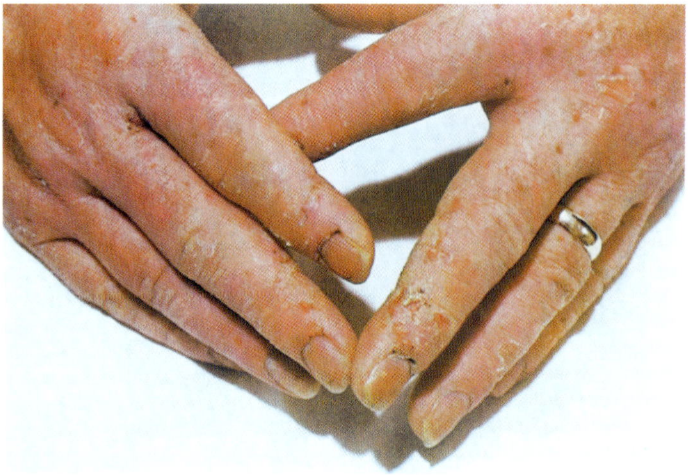

Abb. 18.34: Allergische Kontaktdermatitis [2]

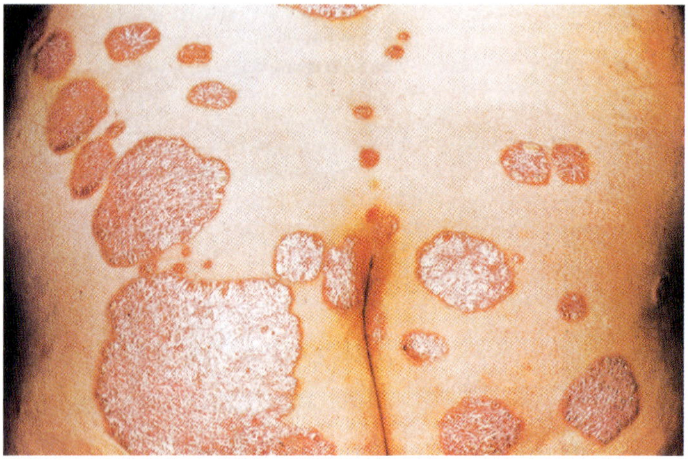

Abb. 18.36: Psoriasis vulgaris [2]

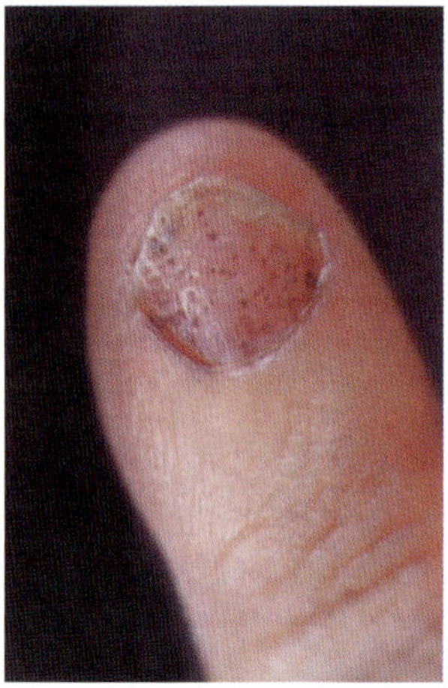

Abb. 18.38: Tüpfelnägel [11]

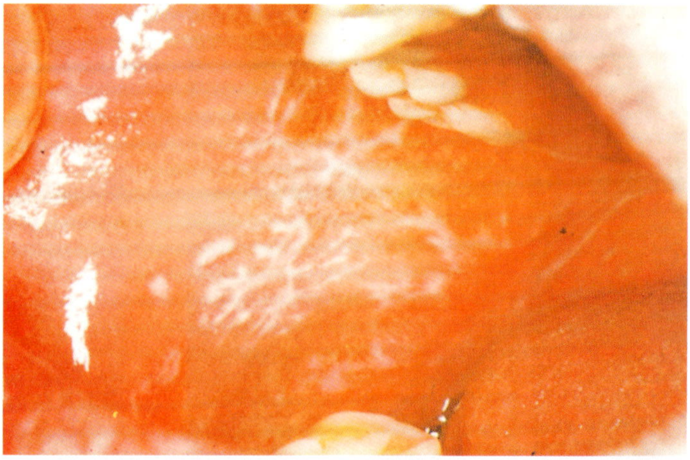

Abb. 18.39: Lichen ruber planus [2]

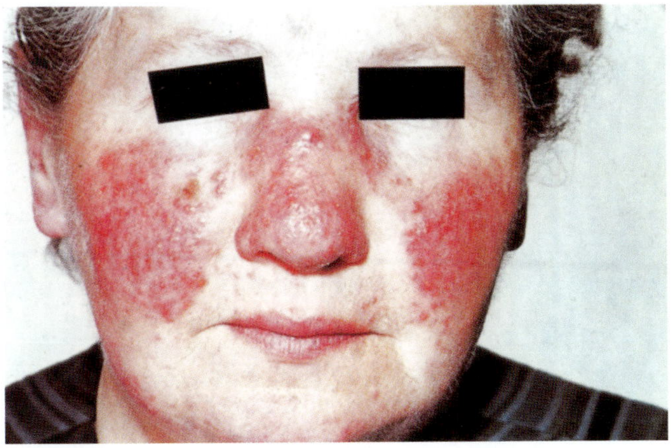

Abb. 18.40: Rosazea [2]

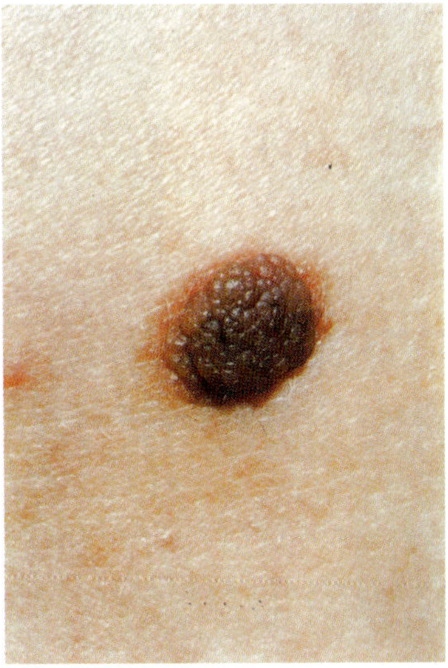

Abb. 18.42: Nävuszellnävus [2]

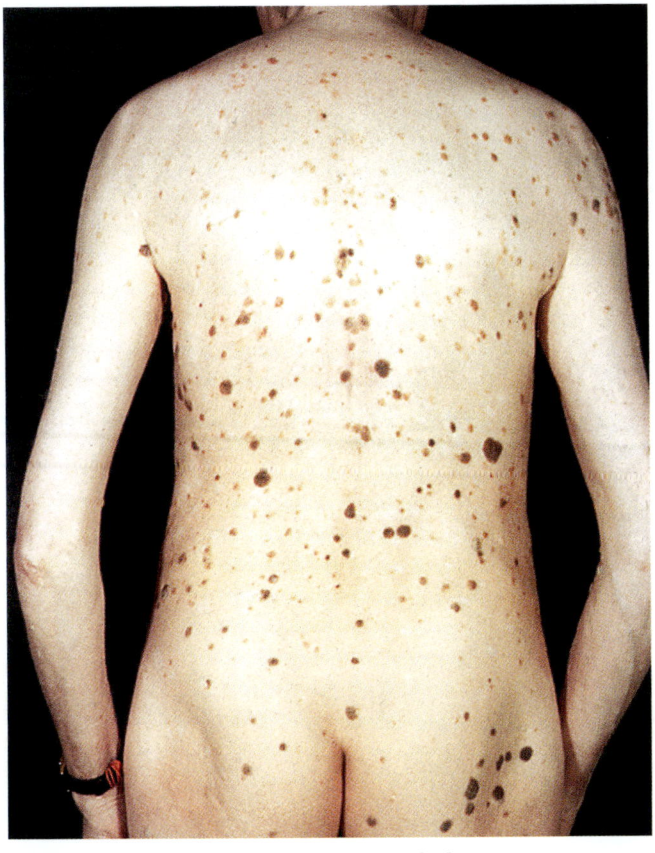

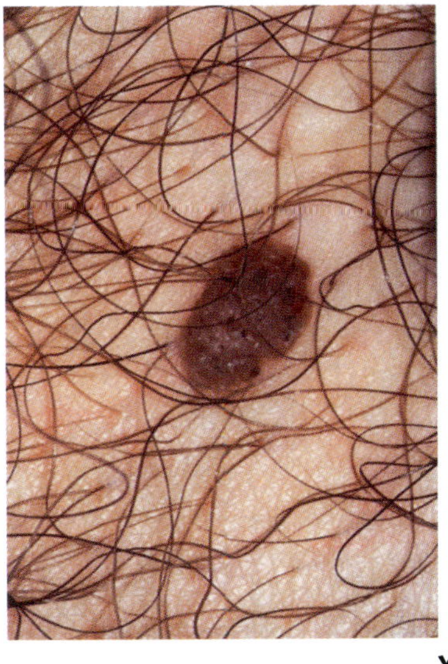

Abb. 18.43 und 13.44: Seborrhoische Keratose [12]

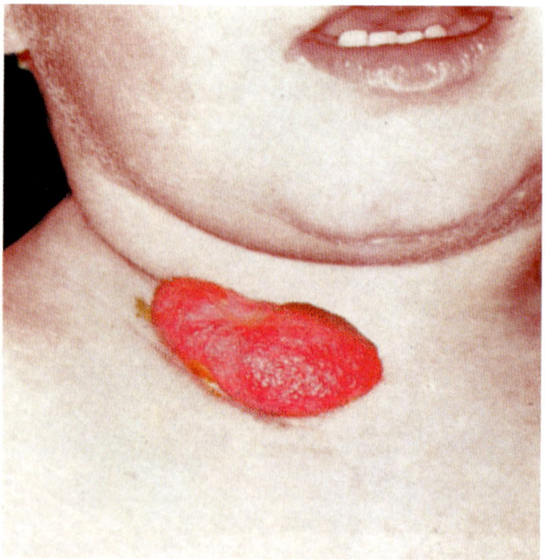

Abb. 18.45: Kavernöses Hämangiom [2]

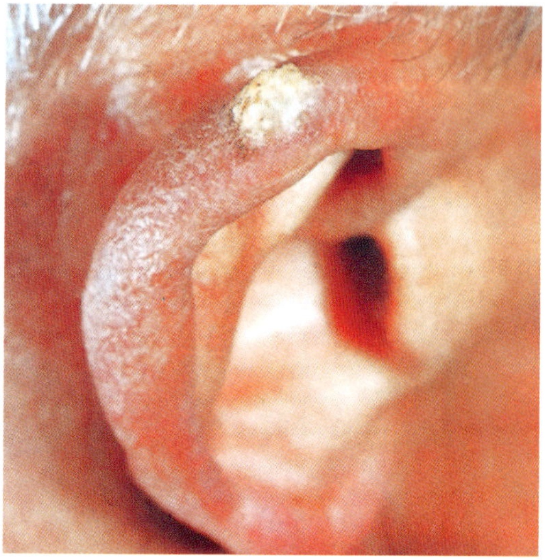

Abb. 18.46: Keratosis actinica [2]

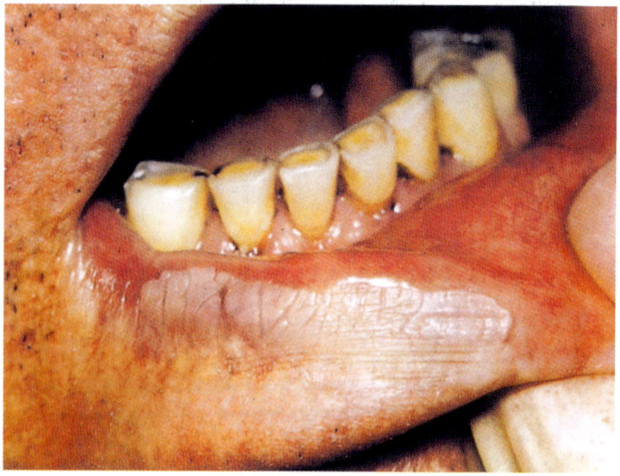

Abb. 18.49: Leukoplakie [2]

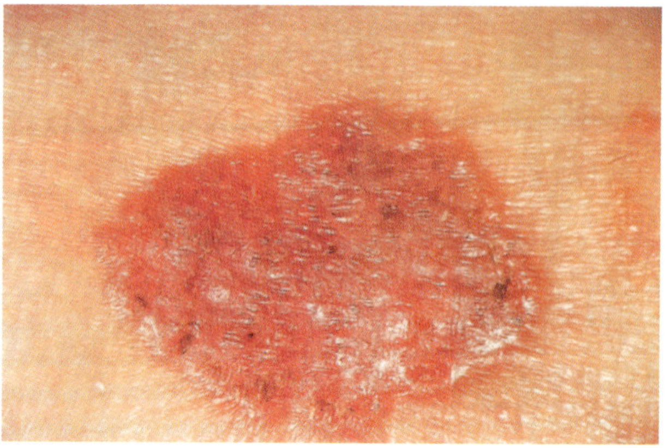

Abb. 18.51: Basaliome [2]

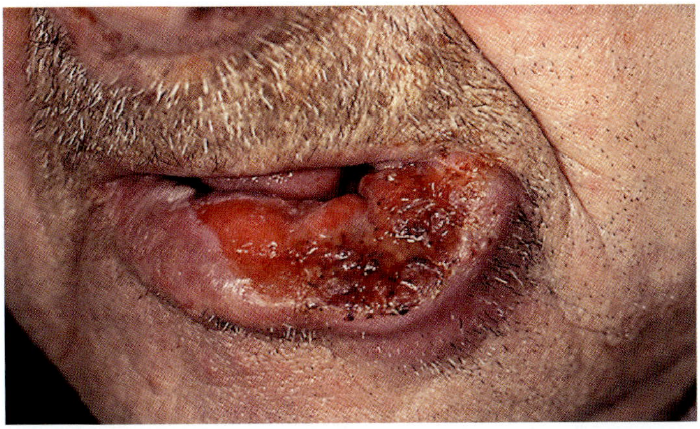

Abb. 18.52: Spinaliom [3]

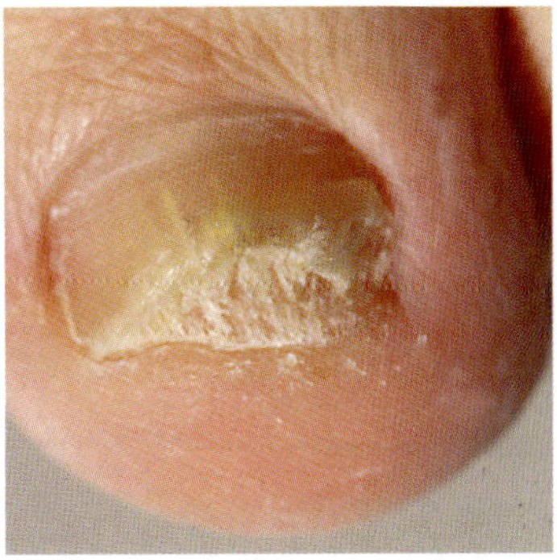

Abb. 18.55: Onychomykose [4]

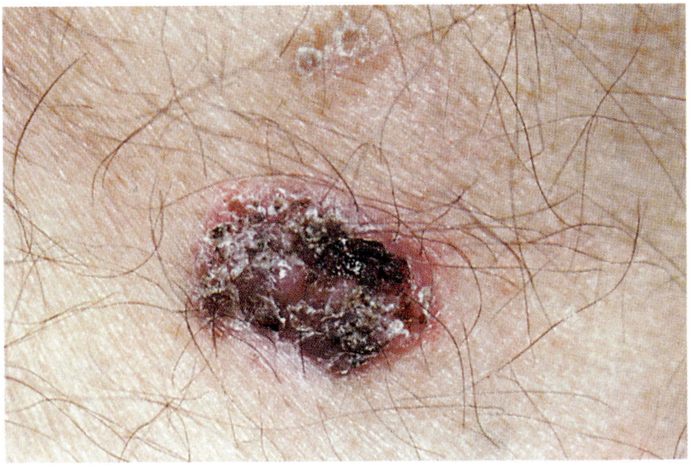

Abb. 18.53: Malignes Melanom [14]

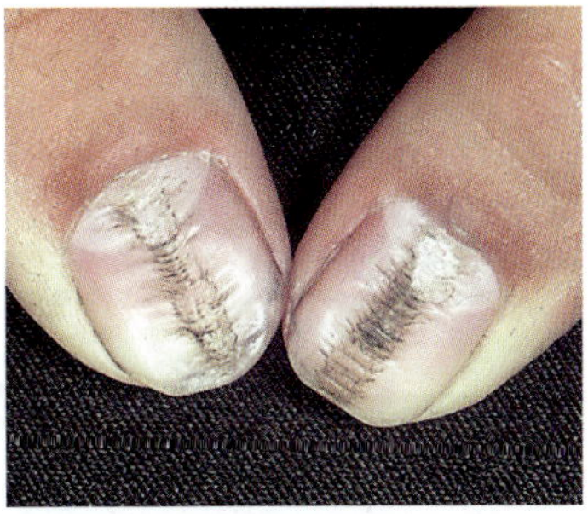

Abb. 18.56: Onychodystrophie [3]

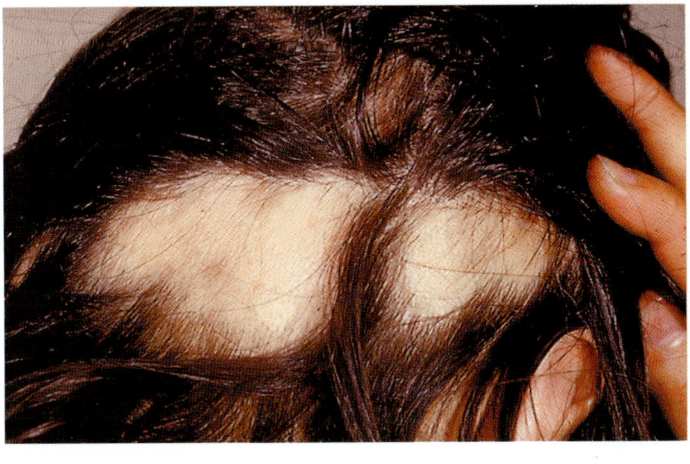

Abb. 18.57: Alopecia areata [3]

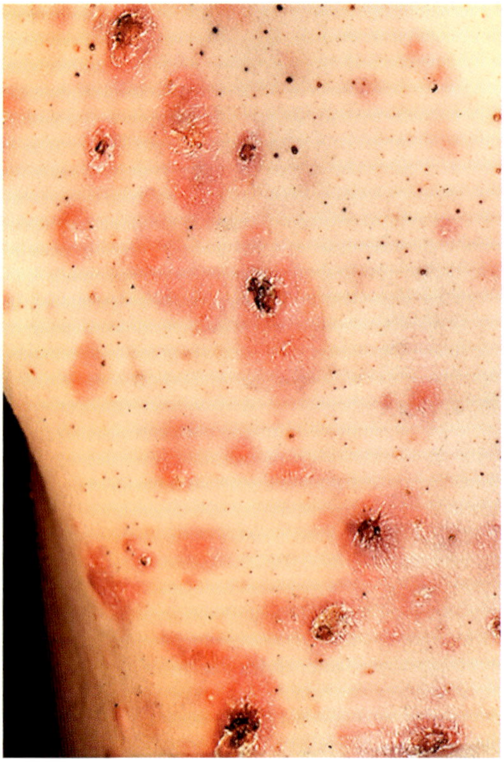

Abb. 18.58: Acne conglobata [3]

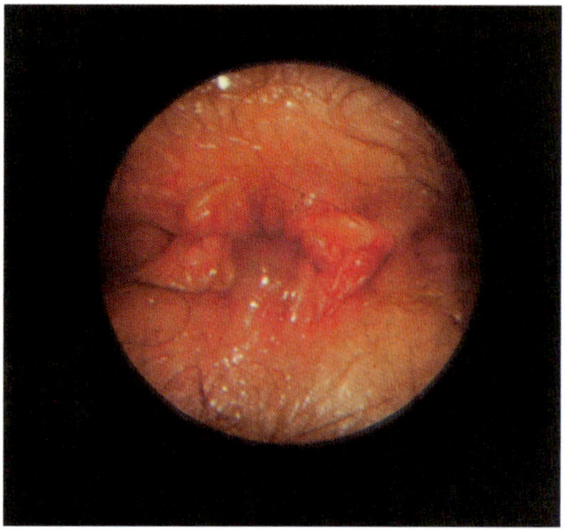

Abb. 18.61: Analvenenthrombose [2]

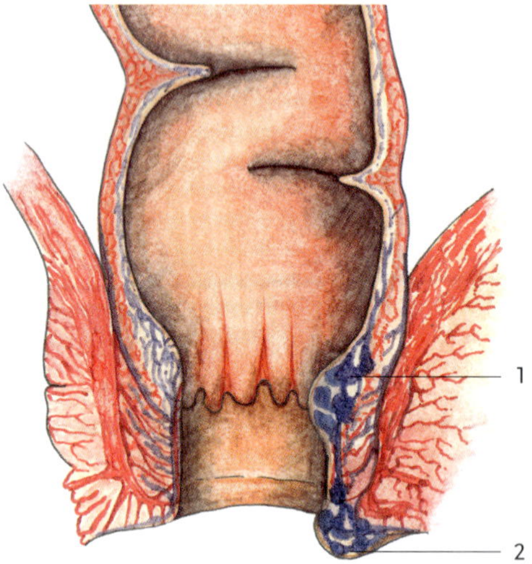

1 Interne rektale Venenplexus
→ Innere Hämorrhoiden

2 Externe rektale Venenplexus
→ äußere Hämorrhoiden

Abb. 18.60: Hämorrhoiden [16]

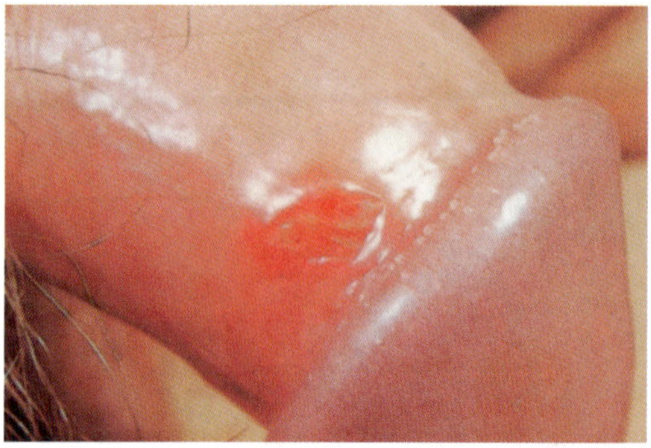

Abb. 18.63: Lues Primäraffekt [2]

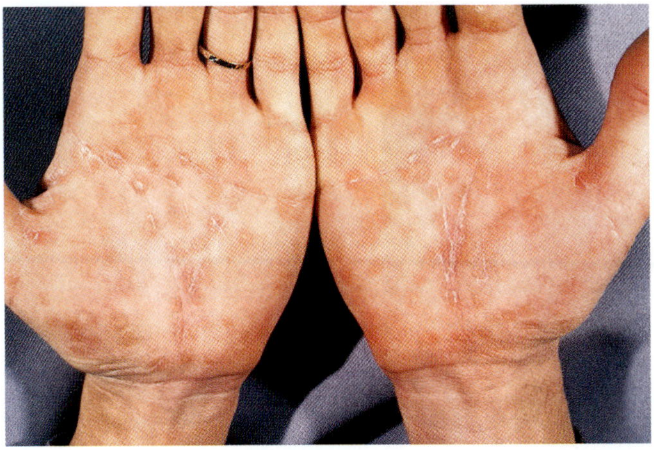

Abb. 18.64: Syphilitische Exantheme [2]

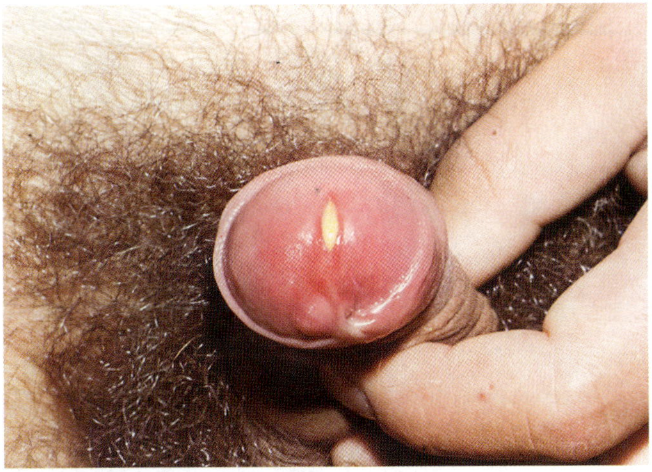

Abb. 18.65: Gonorrhö [13]

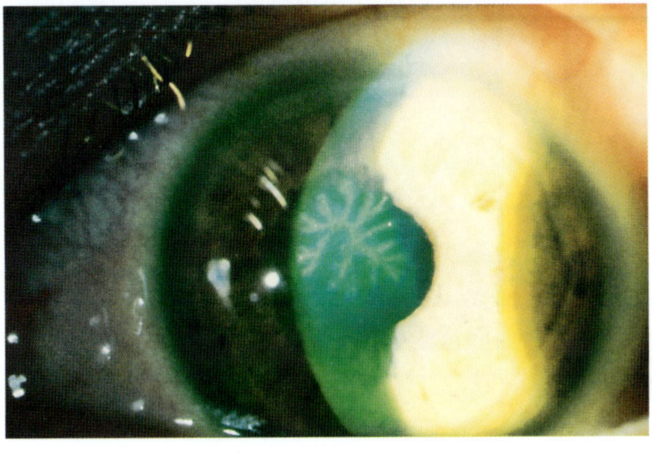

Abb. 21.14: Keratitis dendritica: Ödembildung und Trübung der Hornhaut, die typischerweise zu einem dendritischen (bäumchenartigen) Uklus führt [4]

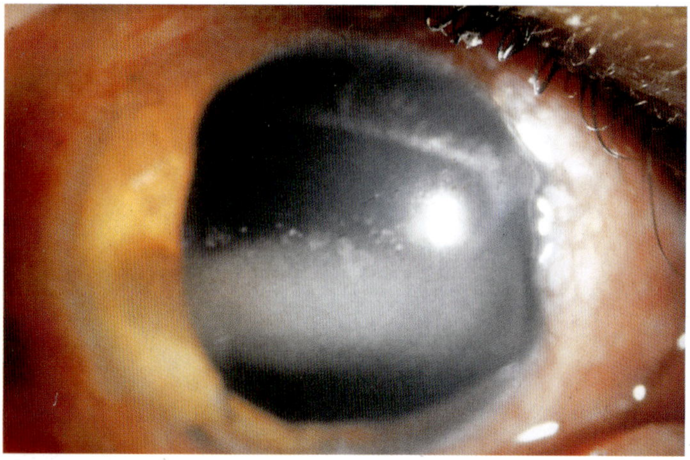

Abb. 21.16: Bandkeratopathie: seltene, erworbene bandförmige Hornhautdegeneration mit weißlich-scholligen Trübungen im Lidspaltbereich [4]

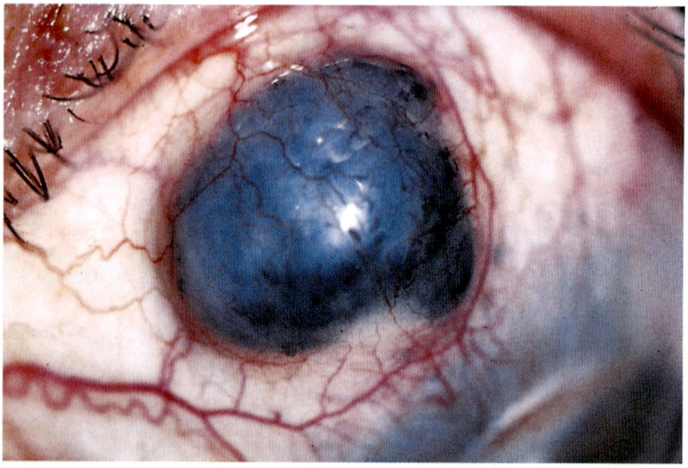

Abb. 21.18: Sklerastaphylom [4]

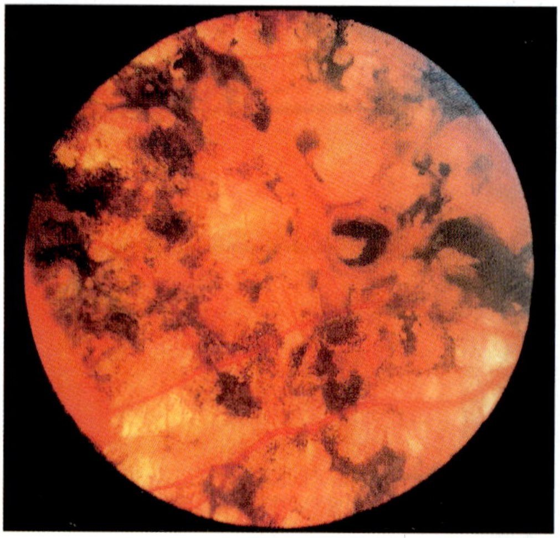

Abb. 21.20: Chorioretinitis disseminata [4]

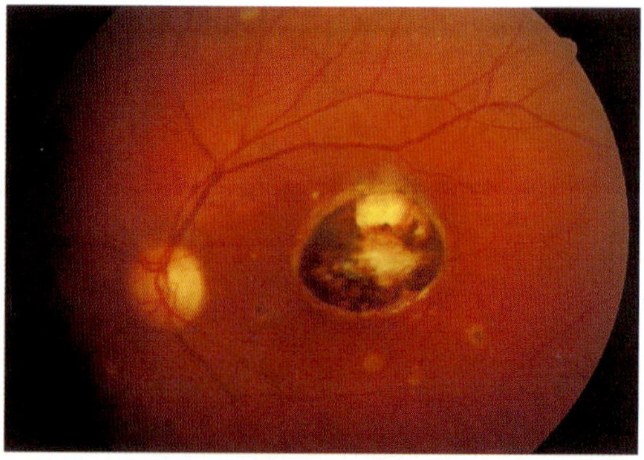

Abb. 21.21: Kongenitale Toxoplasmosenarbe. In der Makula gelegene chorioretinale Narbe mit fokaler Atrophie und Hyperplasie des retinalen Pigmentepithels [4]

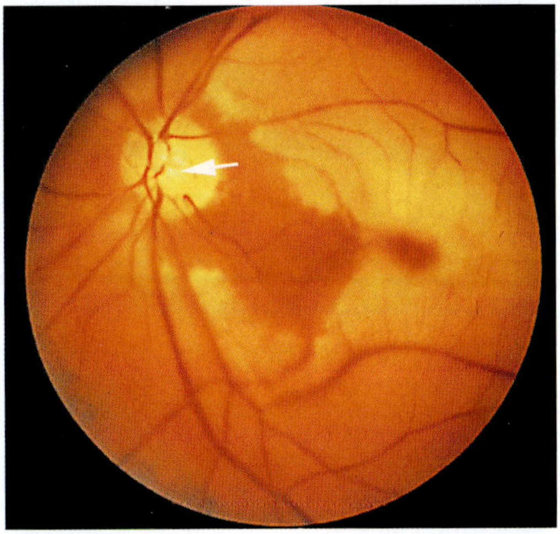

Abb. 21.28: Arterienverschluss der Netzhaut [4]

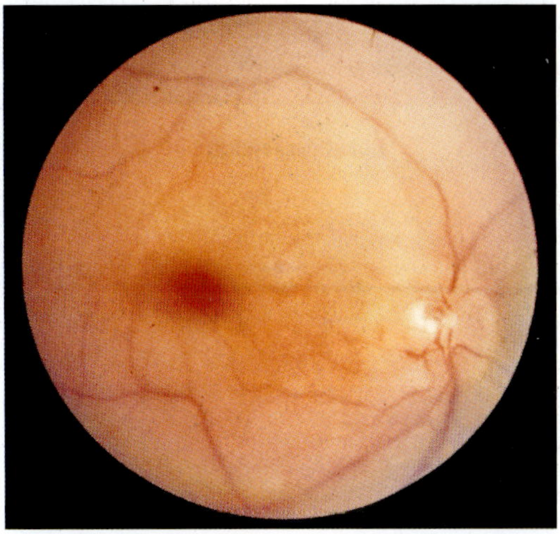

Abb. 21.29: Zentralarterienverschluss der Netzhaut mit abgeblasster Retina [4]

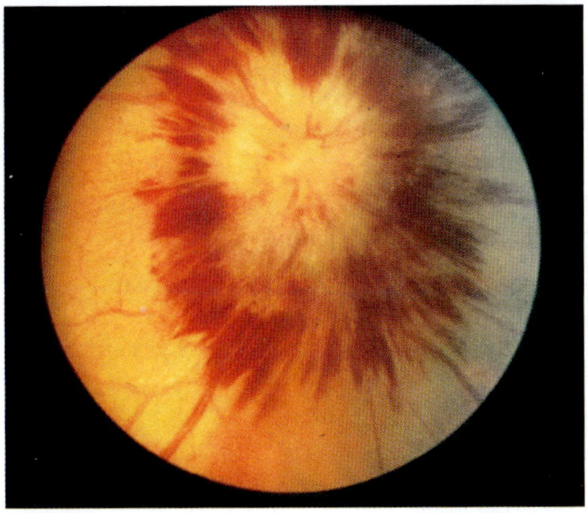

Abb. 21.30: Komletter Verschluss der Zentralvene mit Fundusblutungen [4]

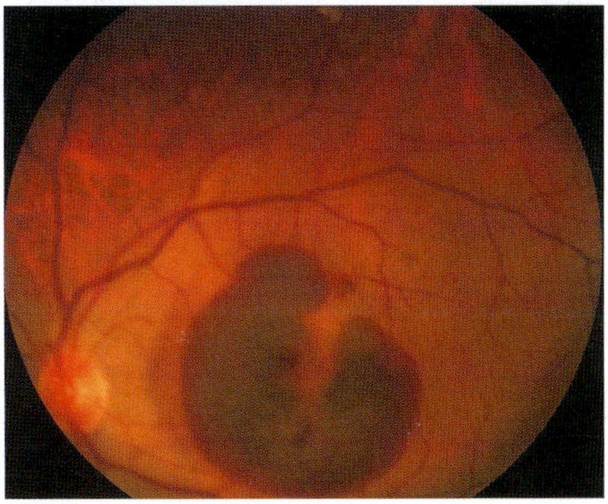

Abb. 21.31: Überwiegend subretinale Blutung im Bereich der Makula. Die Genese einer solchen Blutung können subretinale oder chorioidale Neovaskularisationen (SRNV oder CNV), z.B. im Rahmen der altersabhängigen Makuladegeneration (AMD), sein [4]

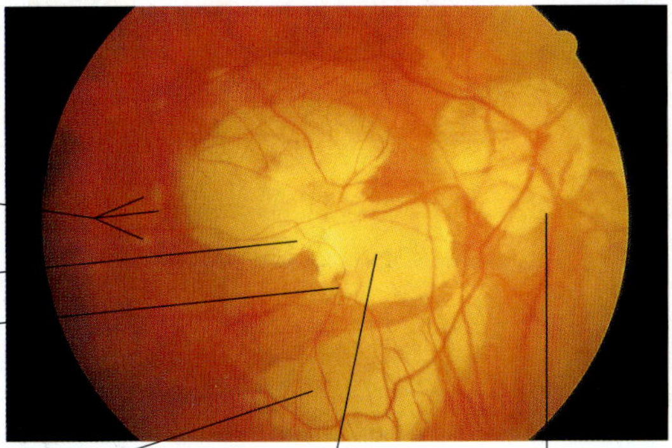

Abb. 21.32: Myotoper Fundus [4]

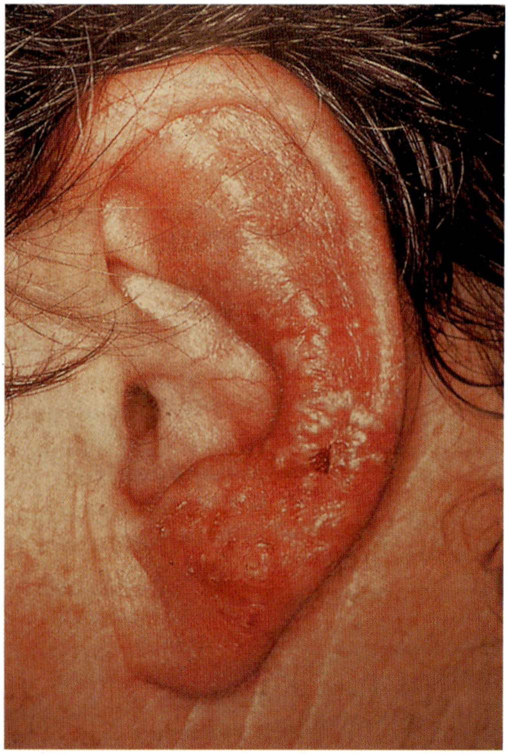

Abb. 22.7: Zoster oticus [2]

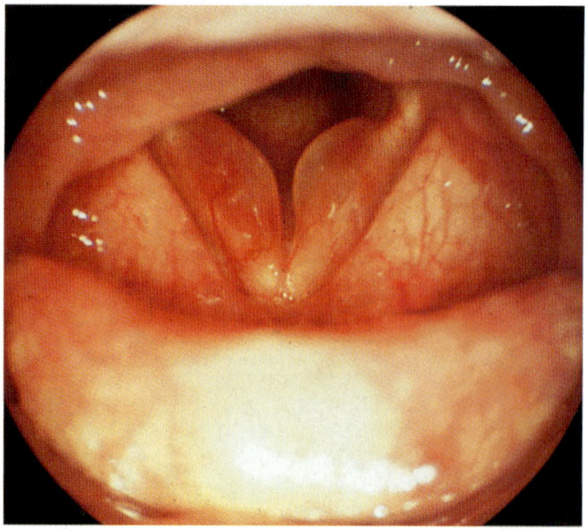

Abb. 22.16: Reinke-Ödem [5]

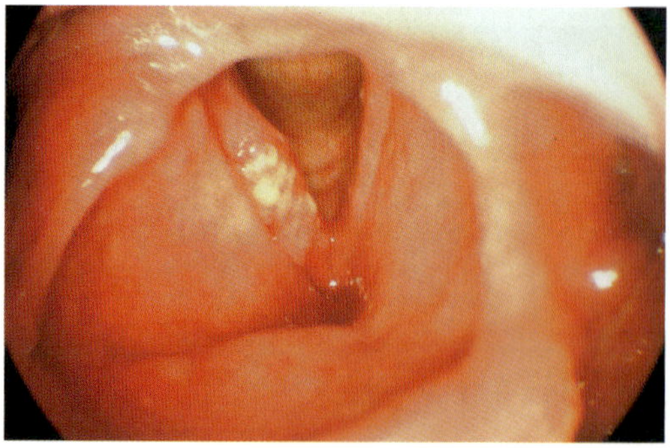

Abb. 22.17: Glottisches Larynxkarzinom [5]

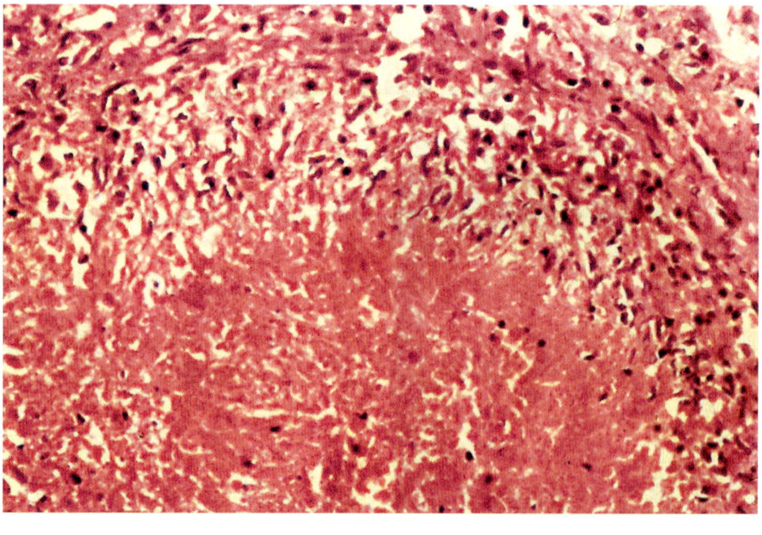

Abb. 23.15: Nierentuberkulose; Mykobakterien in der Ziehl-Neelsen-Färbung [5]

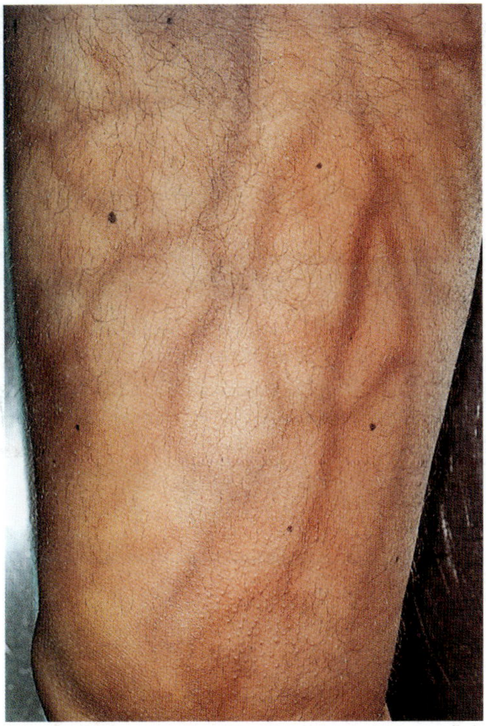

Abb. 24.1: Fäulnisbedingtes Durchschlagen der Venennetze [1]

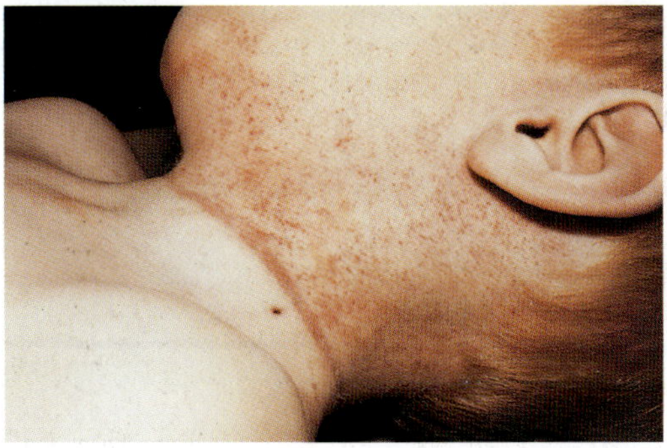

Abb. 24.14: Strangulation [1]

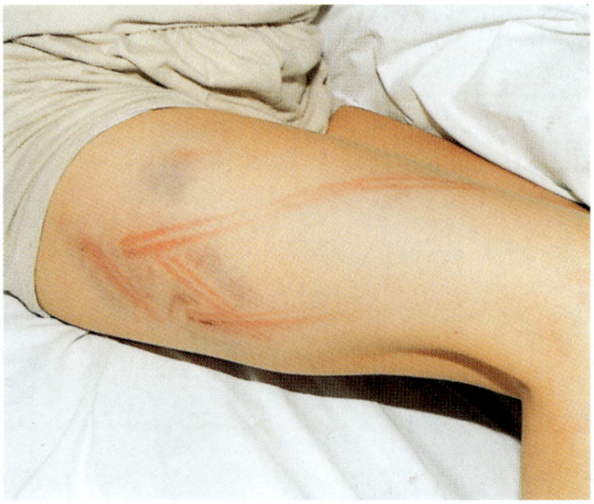

Abb. 24.21: Misshandlung durch Stockschläge [1]

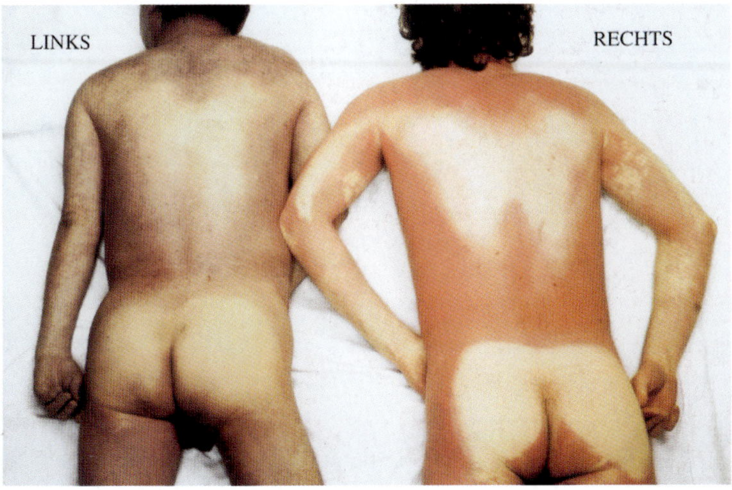

Abb. 24.22: Hellrote Totenflecken [1]

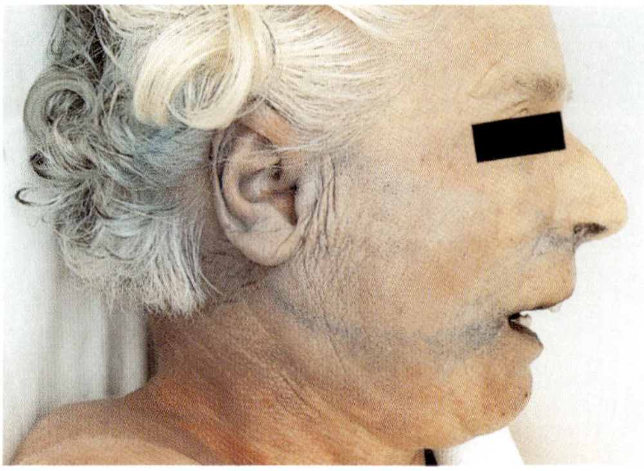

Abb. 24.23: Pflanzenschutzmittel-Intoxikation (E 605) [1]

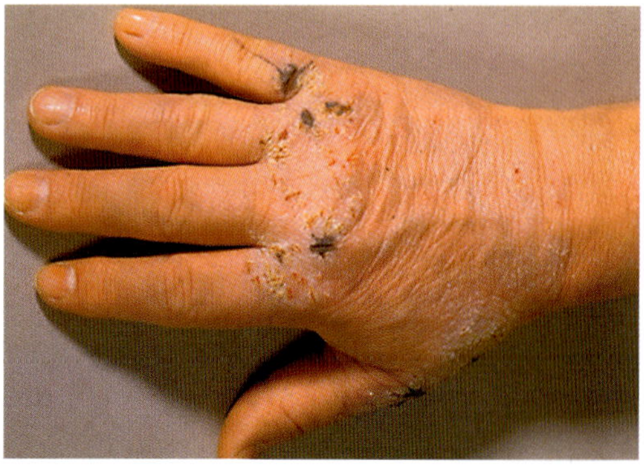

Abb. 25.3: Chronisches Handekzem durch Chromate [3]

Laborwerte	Referenzbereiche			
Laborparameter	**konventionelle Benennung**	**Umrechnungsfaktor**	**SI-Einheiten**	
Angiotensin converting enzyme (ACE)	18–55 U/ml			
Albumin	3,5–5,5 g/dl	× 10	35–55 g/l	S
APC-Ratio	< 2,0			C
α-Amylase	70–300 U/l			P/S
	U: 100–2-000 U/l			
α_1-Fetoprotein	< 10 ng/ml			S
Alkalische Phosphatase (AP)	65–220 U/l			P/S
Ammoniak	m: 19–80 µg/dl		m: 11–48 µmol/l	P/S
	w: 25–94 µg/dl		w: 15–55 µmol/l	
Antithrombin	75–120%	× 17,1		S
β-Crosslaps	m (> 50. Lj.): < 700 mg/L			
	w (postmonopausal): < 580 mg/l			
Bilirubin, gesamt	0,2–1,1 mg/dl	× 17,1	3,4–18,8 µmol/l	P/S
Bilirubin, direkt	0,05–0,3 mg/dl	× 17,1	0,9–5,1 µmol/l	P/S
Bilirubin, indirekt	bis 0,8 mg/dl	× 17,1	bis 13,7 µmol/l	P/S
Blutgase (arteriell):				B
pH	7,35–7,45		7,35–7,45	
pCO_2	35–45 mmHg	× 0,134	4,67–6,00 kPa	
pO_2	65–100 mmHg	× 0,134	8,66–13,3 kPa	
Basenabweichung (BA)	– 3 bis + 3 mmol/l		– 3 bis + 3 mmol/l	
Standard-Bicarbonat	22–26 mmol/l		22–26 mmol/l	
O_2-Sättigung	90–96%	× 0,01	0,9–0,96	
Blutkörperchen-			m: 3–8 mm (1 h)	C
Senkungsgeschwindigkeit (BKS)			5–18 mm (2 h)	
			w: 6–11 mm (1 h)	
			6–20 mm (2 h)	
Calcium	9,2–10,5 mg/dl	× 0,25	2,3–2,63 mmol/l	S
	U: 4,02–4,99 mmol/l		U: 4,02–4,99 mmol/l	U
CA 15-3	< 28 U/ml			S
CA 19-9	< 37,5 U/ml			S
CA 72-4	< 6,7 U/ml			S
Carcino-embryonales Antigen (CEA)			2,5–10 µg/l	S
Chlorid	98–112 mmol/l		98–112 mmol/l	P/S
	U: 6–6,3 g/d		U: 169–178 mmol/d	U
Cholesterin, gesamt	120–200 mg/dl	× 0,026	3,1–5,2 mmol/l	P/S
Cholinesterase (CHE)	3-000–8-000 U/l			S
C3-Komplement	0,55–1,2 g/l	× 100	55–120 mg/dl	S
C4-Komplement	0,2–0,5 g/l	× 100	20–50 mg/dl	S
Coeruloplasmin	15–60 mg/dl		0,94–3,75 µmol/l	S
Cortisol (Basalwert zwischen 8 u. 9 Uhr)	10–25 µg/dl			
C-Peptid	0,37–1,2 nmol/l	× 2,975	1,1–3,6 µg/l	S
C-reaktives Protein (CRP)	< 0,005 g/l	× 100	< 0,5 mg/dl	P/S
Creatinin-Clearance	80–160 ml/min			
Creatinin	0,5–1,2 mg/dl	× 88,4	44–106 µmol/l	S
Creatinkinase (CK)	bis 80 U/l			P/S
Creatinkinase – Isoenzym	< 10 U/l, max. 6% der			P/S
MB (CK-MB)	Gesamt-CK			
CYFRA 21-1	< 1,5 ng/ml			S
D-Dimer (Fibrinogen-Spaltprodukte)	< 250 ng/ml			
Differentialblutbild:				E
stabkernige Granulozyten	3–5%			
segmentkernige	50–70%			
Granulozyten	2–4%			
eosinophile Granulozyten	0–1%			
basophile Granulozyten	2–6%			
Monozyten	25–45%			
Eisen (Fe)	m: 80–150 µg/dl		m: 14,3–26,9 µmol/l	S
	w: 60–140 µg/dl		w: 10,7–25,1 µmol/l	
Eiweißelektrophorese:				S
Albumin	45–65%		36–50 g/l	
α_1-Globulin	2–5%		1–4 g/l	
α_2-Globulin	7–10%		5–9 g/l	
β-Globulin	9–12%		6–11 g/l	
γ-Globulin	12–20%		8–15 g/l	
Erythrozyten	m: 4,6–5,9 Mio./µl		m: 4,6–5,9 T/l	E
	w: 4,0–5,2 Mio./µl		w: 4,0–5,2 T/l	
Ferritin	30–200 µg/l		30–200 nmol/l	S
Fibrinogen	200–400 mg/dl	× 0,03	5,88–11,76 µmol/l	P
Folsäure	3–15 ng/ml			P
Gesamteiweiß	6–8,4 g/dl	× 10	60–84 g/l	S
Glucose	70–100 mg/dl	× 0,056	3,89–5,55 mmol/l	B/P/S
γ-Glutamyl-Transferase	m: 6–28 U/l			S
(γ-GT)	w: 4–18 U/l			